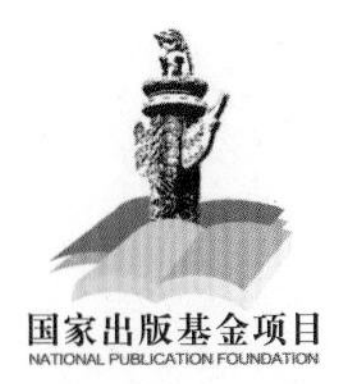

“十四五”国家重点出版物出版规划项目

超声医学

第7版

上册

名誉主编　周永昌
主　　编　唐　杰　郭万学
副 主 编　燕　山　王金锐
田家玮　王志刚

科学出版社
龍門書局
北　京

内 容 简 介

本书自第1版出版至今，不断再版和重印，受到广大读者的喜爱和支持，已成为超声医师必备的专业书。本书第7版由国内各地的数十名知名专家和众多专业技术骨干集体修订、编著而成，被列为国家出版基金项目、"十四五"国家重点出版物出版规划项目。全书结合超声医学设备、技术和临床应用等诸多方面新的发展和进步，对超声专业经典内容进行了系统的阐述，介绍了超声医学发展的科研动态和新技术应用等方面的内容。

全书分上下两册，共有三篇，分别为超声医学基础、超声诊断、超声治疗。

第一篇超声医学基础，阐述了超声医学概论、超声声学基础、超声生物物理学、超声测量和安全性、超声诊断原理及诊断基础、超声诊断仪、超声治疗仪、超声造影、介入性超声、超声组织定征。

第二篇超声诊断，按照解剖部位论述了颅脑疾病、眼部疾病、颌面部疾病、甲状腺与甲状旁腺疾病、乳腺疾病、浅表淋巴结疾病、心血管疾病、周围血管疾病、胸腔疾病、肝脏疾病、胆道系统疾病、脾脏疾病、胰腺疾病、胃肠疾病、肾上腺疾病、肾及输尿管疾病、膀胱疾病、尿道疾病、前列腺和精囊疾病、阴囊疾病、子宫及附件疾病、正常妊娠超声表现、异常妊娠子宫、肌肉骨骼系统疾病、腹膜后疾病等，专门论述了小儿疾病。

第三篇超声治疗，讲述了各种超声疗法、超声碎石、颅面部超声疗法、高强度聚焦超声治疗、超声造影剂治疗研究。

本书图文并茂，是国内超声医学领域的经典权威参考工具书，适合各年资超声医师和相关专业技术人员、研究人员参考阅读。

图书在版编目（CIP）数据

超声医学 / 唐杰，郭万学主编 . — 7 版 . — 北京：龙门书局，2024.3

国家出版基金项目，"十四五"国家重点出版物出版规划项目

ISBN 978-7-5088-6380-1

Ⅰ . ①超…　Ⅱ . ①唐…　②郭…　Ⅲ . ①超声波诊断　②超声波疗法　Ⅳ . ① R445.1　② R454.3

中国国家版本馆 CIP 数据核字（2023）第 25366

责任编辑：姚　磊　郭　威　郭　颖　高玉婷 / 责任校对：张　娟

责任印制：霍　兵 / 封面设计：吴朝洪

科学出版社 龍門書局 出版

北京东黄城根北街 16 号

邮政编码：100717

http://www.sciencep.com

三河市春园印刷有限公司印刷

科学出版社发行　各地新华书店经销

*

2024 年 3 月第　七　版　开本：880 × 1230　1/16

2025 年 2 月第二次印刷　印张：118

字数：4 084 800

定价：698.00 元（上、下册）

（如有印装质量问题，我社负责调换）

编著者名单

名誉主编 周永昌

主　　编 唐　杰　郭万学

副 主 编 燕　山　王金锐　田家玮　王志刚

编　　委 （以姓氏笔画为序）

丁文虹	主任医师	首都医科大学附属北京安贞医院
王　伟	副主任医师	中国人民武装警察部队特色医学中心
王　牧	教授　主任医师	吉林大学中日联谊医院
王　健	教授　主任医师	山西医科大学第一医院
王　静	教授　主任医师	华中科技大学同济医学院附属协和医院
王正滨	教授　主任医师	青岛大学附属医院
王志刚	教授　主任医师	重庆医科大学附属第二医院
王岳恒	教授　主任医师	河北医科大学第二医院
王金锐	教授　主任医师	北京大学第三医院
王建华	教授　主任医师	中国人民解放军总医院第七医学中心
王俊峰	副教授　副主任医师	哈尔滨医科大学附属第一医院
王彩荣	主任医师	首都医科大学宣武医院
王新房	教授　主任医师	华中科技大学同济医学院附属协和医院
文华轩	副主任医师	南方医科大学附属深圳市妇幼保健院
田家玮	教授　主任医师	哈尔滨医科大学附属第二医院
冉海涛	教授　主任医师	重庆医科大学附属第二医院
朱　樱	副主任医师	上海交通大学医学院附属瑞金医院
伍于添	教授	中山大学生物医学工程学院
牟　芸	主任医师	浙江大学医学院附属第一医院
杜国庆	教授　主任医师	中山大学孙逸仙纪念医院
李　猛	副主任医师	北京大学首钢医院
李发琪	教授	重庆医科大学生物医学工程学院
李安华	教授　主任医师	中山大学肿瘤防治中心
李志艳	主任医师	深圳市第三人民医院
李建初	教授　主任医师	中国医学科学院北京协和医院
李秋洋	副教授　副主任医师	中国人民解放军总医院第一医学中心

李胜利	教授　主任医师	南方医科大学附属深圳市妇幼保健院
李瑞珍	教授　主任医师	中南大学湘雅三医院
吴长君	教授　主任医师	哈尔滨医科大学附属第一医院
何　文	教授　主任医师	首都医科大学附属北京天坛医院
何静波	主任医师	湖南省儿童医院
汪　伟	主任医师	中国人民解放军总医院第一医学中心
汪龙霞	主任医师	中国人民解放军总医院第一医学中心
张　艳	副教授　副主任医师	中国人民解放军总医院第一医学中心
张　晶	教授　主任医师	中国人民解放军总医院第五医学中心
张红霞	主任医师	首都医科大学附属北京天坛医院
张志强	教授　主任医师	中国医科大学附属盛京医院
张青萍	教授　主任医师	华中科技大学同济医学院附属同济医院
张桂珍	主任医师	首都医科大学附属北京安贞医院
陆文明	主任医师	湖州市第一人民医院
陈亚青	教授　主任医师	上海交通大学医学院附属新华医院
陈思平	教授	深圳大学
林周璋	教授　主任医师	同济大学附属同济医院
罗渝昆	教授　主任医师	中国人民解放军总医院第一医学中心
周建桥	主任医师	上海交通大学医学院附属瑞金医院
郑哲岚	主任医师	浙江大学医学院附属第一医院
赵玉华	教授　主任医师	中国人民解放军海军军医大学上海长海医院
赵齐羽	主任医师	浙江大学医学院附属第一医院
赵夏夏	主任医师	中国人民解放军原第一医院
段星星	副主任医师	长沙市妇幼保健院
姜　雪	副教授　副主任医师	中国医科大学附属盛京医院
姚　磊	主任医师	浙江大学医学院附属第一医院
耿　斌	主任医师	首都医科大学附属北京安贞医院
徐启彬	主任医师	浙江大学医学院附属第一医院
徐钟慧	主任医师	中国医学科学院北京协和医院
徐秋华	教授　主任医师	上海交通大学医学院附属第九人民医院
徐辉雄	教授　主任医师	复旦大学附属中山医院
高　敬	主任医师	首都医科大学宣武医院
郭万学	主任医师	中国人民解放军原北京军区总医院
唐　杰	教授　主任医师	中国人民解放军总医院第一医学中心
崔振双	副主任医师	中国人民解放军总医院第七医学中心
崔海滨	主任医师	黑龙江省眼科医院

彭红梅　主任医师　　　　　　中国人民解放军总医院第一医学中心
蒋　珺　副主任医师　　　　　上海交通大学医学院附属新华医院
蒋天安　教授　主任医师　　　浙江大学医学院附属第一医院
智　光　教授　主任医师　　　中国人民解放军总医院第一医学中心
谢　芳　副教授　副主任医师　中国人民解放军总医院第一医学中心
谢阳桂　教授　主任医师　　　南通大学附属医院
谢明星　教授　主任医师　　　华中科技大学同济医学院附属协和医院
詹维伟　教授　主任医师　　　上海交通大学医学院附属瑞金医院
燕　山　教授　主任医师　　　上海交通大学医学院附属第九人民医院
薛志艳　主任医师　　　　　　哈尔滨市眼科医院
薛恩生　教授　主任医师　　　福建医科大学附属协和医院

第 7 版前言

第6版《超声医学》出版发行至今已进入第12年。在过去的12年中，超声医学从设备、技术和临床应用等诸多方面又有了新的发展和进步，为了及时将超声医学领域的这些新发展、新技术呈现给广大读者，经与科学出版社协商，我们在第6版《超声医学》的基础上进行再次修订，即将出版发行第7版《超声医学》。

经过几代超声工作者的不懈努力，今天，超声医学已从单一的检查科室发展成为诊治兼备，甚至拥有独立病床的临床学科，在住院医师规范化培训中，已成为独立的培训学科。超声医学发展到今天，我们必须铭记以郭万学老会长为代表的老一代超声医学家为此作出的巨大贡献。郭老是我国超声医学发展的重要奠基人之一，同时建立了不朽的功勋：他创建了我国第一个国家级超声医学专业学会——中国超声医学工程学会；他创办了我国第一本国家级超声医学刊物——《中国超声医学杂志》；他组织举办了国内影响最大、届数最多的超声医学培训班，为我国超声医学事业培养了大批优秀人才；他主编了业界影响力最大、学术最权威、再版次数最多的综合性超声医学专业学术专著——《超声医学》。

从1989年《超声医学》第1版发行至今的第7版，本书能够拥有众多读者，深受广大从业者青睐，要得益于郭万学老会长一贯的治学理念、甘于奉献的高尚情操，从第1版组稿伊始，他就明确提出了本书编写的宗旨：第一是为读者服务；第二是发扬民主作风、选贤任能；第三是追求专著内容丰富、全面新颖、文字简练、形式朴实无华、价格低廉。这些编写宗旨确保了《超声医学》能够成为超声医学专业里的专著常青树和不老松。这些编写宗旨将在未来的《超声医学》再版中得到坚持和发扬。

第7版《超声医学》被列为“十四五”国家重点出版物出版规划项目、国家出版基金项目，参加的编著者既有耄耋之年的德高望重的老前辈、老专家，也有在超声临床工作中卓有建树的中、青年专家，他们是超声医学发展的参与者和推动者，也是超声医学逐步发展成充满活力的独立学科（“从弱小走向辉煌”）的见证者。本书凝聚了这些老、中、青超声医学专家的专业学识和经验，也展现了中外超声医学的最新发展成果。

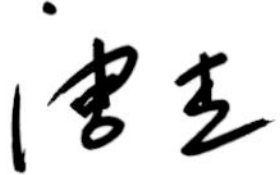

中国人民解放军总医院第一医学中心

2023年12月

上册目录

下册目录

第一篇

超声医学基础

第1章

超声医学概论

第一节　引言

应用超声来进行医学成像已有超过50年的历史。由于超声成像具有安全、无创、便携、易用、价格低、实时等优势，早在20世纪末，超声检查占各类医学影像检查方式的比例已超过1/4，且这一比例还在持续上升。图1-1-1是一个典型的诊断超声仪器原理图。尽管超声医学诊断技术已经趋于成熟，但推动其不断发展的医学超声工程（本章以医学超声工程为背景的介绍简称医学超声）却绝非一个停滞不前的学科，大量新进展不断涌现：换能器的改进、新的成像参数的检测、新的信号处理算法、新的应用领域等，可以预见，超声医学的明天定会更加美好。

所谓隐含信息就是暂时未知的信息。本章以超声隐含信息的发现（幅度信息、速度信息、谐波信息、弹性信息等）为线索，简要回顾了国内外医学超声的发展史，详细阐述了医学超声当前的技术发展水平，并列举了一些临床应用和未来的发展方向。

第二节　医学超声成像原理及发展简史

1880年Pierre和Jacques Curie发现的压电效应是超声探头的基础。1917年逆压电效应的发现，以及压电超声辐射器的发明，开创了应用超声探测技术的时期。

1942年，奥地利K. T. Dussik用超声穿透法来探测颅脑疾病，并于1949年用此方法获得了头部（包括脑室）的图像，超声从此开始用于医学诊断。不过此透射法并未达到实用程度。

一、幅度信息提取

我们认为，超声回波信号的检测历史是一部不断发展的揭示隐含信息的历史。人们首先认识到，超声的反射和折射所产生的各层回波带来了幅度信息，决定此幅

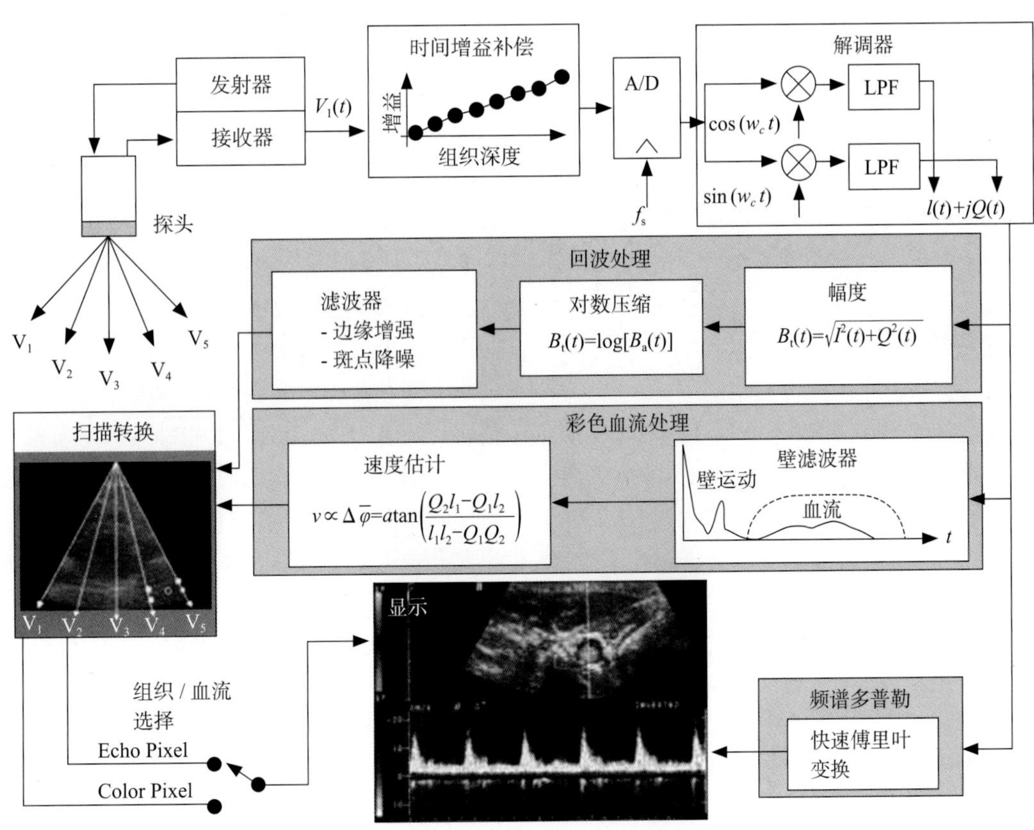

图1-1-1　典型的诊断超声仪器原理

度信息的物理基础则是人体内声特性阻抗值的不连续分布，利用这些信息及其变换就可以进行超声诊断。

于是，1952年，美国Wild等做了先驱工作。他们应用脉冲反射式A型超声诊断仪分析组织结构，这是一种将超声回波幅度表示为纵坐标、超声传播时间表示为横坐标的显示方式。然而，A型超声诊断仪所显示的波形图只能反映某一方向的一维深度各点的回波波形信息，缺少解剖形态，至20世纪70年代末，此方法逐渐被实时超声显像法所取代，仅在眼科、脑中线测量等少数器官中保留应用。

从1954年起，Edler等开始用M型超声诊断多种心血管疾病。M型超声以回波幅度调制声束各扫描点的亮度，以随时间变化的曲线显示心脏结构运动变化情况，特别适用于观察脏器的运动情况，因此专用于心脏的各类疾病的诊断，同时可以输入心脏的其他有关生理信号进行比较研究，另外还可以用于对胎儿和动脉血管搏动等的检测。现在多与B型超声联合应用。

20世纪60年代末，B型超声被广泛研究。B型超声也是以回波的幅度调制光点亮度，形成二维显示切面图。此成像方法检测的实质是界面的声特性阻抗特性差。1973年，Bom提出的多阵元探头电控扫查实现了B型超声实时显像。此后，应用灰阶、DSC（数字信号控制）、DSP（数字信号处理）和计算机图像与信号处理技术，使超声仪体积缩小，图像质量提高，具有高速实时、多功能和定量化等特点，成为医学图像诊断的首选技术，目前正广泛应用于腹部、妇产科、表浅器官（甲状腺、乳腺）的超声检查。

20世纪90年代兴起的三维超声成像技术，则是采用二维序列图像和三维重建算法获得的。应用此技术可得到某感兴趣区域的横切面、纵切面、C切面及三维的轴向切面的图像，从而可用于观察胎儿是否有畸形、周围血管与肿瘤有否粘连等。

二、速度信息提取

在提取幅度信息进行成像之后，人们又考虑到胎心、瓣膜、血管壁、血流等都是人体中的运动体，当超声照射到它们时会产生多普勒效应（速度信息），那么，只要在体外检测由体内运动体产生的多普勒频移信号就可达到无创伤地检测体内运动状况的目的。

1957年，日本里村茂夫认为从超声频移信号中可以判断心脏瓣膜病，并发表了关于连续式多普勒超声诊断的文章。20世纪50年代末，Fram Kein研制出脉冲多普勒超声。多普勒超声诊断法主要用于心血管，以频谱显示血流动力学指标。

频谱多普勒法能在某个特定位置精确地定量血流。为能使血流速度分布形象化，彩色多普勒血流成像（彩超，CDFI）将某个特定区域内的血流速度映射为一幅伪彩色图像，并且实时显示在一幅二维B型超声图像上。20世纪80年代初，彩色多普勒超声兴起，日本Aloka公司首先推出血流彩色成像。深圳安科公司也于1990年生产出我国第一台彩超机。彩色多普勒血流成像以伪彩色图像显示血流动力学指标，在心脏、外周血管检查及某些肿瘤的良恶性鉴别上进一步补充和完善B型超声的诊断。

彩色多普勒血流成像受探测角度的影响较大，且检测低速血流的能力受限。彩色多普勒能量（color Doppler energy，CDE）法以多普勒信号的幅度为信息来源，不受流速、血管方位、声束角度的影响，不存在彩色混叠现象，可用于肿瘤血管的检测、实质性脏器血流灌注的检测、血管病变的观察等方面。然而，此方法不能显示血流的方向和速度。

以上是彩色多普勒血流成像技术。1992年，McDicken等在传统的检查心腔内血流的彩色多普勒基础上，提出了多普勒组织成像（Doppler tissue imaging，DTI）技术，用于显示心肌运动产生的频移信号。此技术现已广泛应用于临床分析心肌活动功能，为心脏疾病的诊断与治疗提供了一种安全简便、无创的监测手段。

目前，医学超声多普勒技术在医学超声工程领域内已仅次于脉冲回声技术，获得了广泛的临床诊断应用。

三、谐波信息提取

以上两种信息的提取，都沿用了线性声学的规律。实际上，声波在介质中传播，以及在反射和散射时，都具有非线性效应，导致产生谐波，其中二次谐波幅度最强，其他高次谐波都可忽略不计。利用人体回波中谐波信息进行成像是超声诊断技术的又一次飞跃。

谐波成像技术最初是为超声造影（试图利用微泡在超声场作用下的非线性振动能力来构成“仅含微泡”的图像）而开发的。最早的超声造影可以追溯到大约一个世纪以前，Rayleigh对茶壶中沸腾的水所发出声音的思考，微泡的振动启发人们将其用于医学成像。1968年，Gramiak和Shah报道了使用小气泡来增强超声对比度，由此开始了早期超声造影剂的研究工作。早先的超声造影剂无成膜物质，稳定性差，制剂成泡太大，不能通过肺循环，导致只能使右心显影。1984年，Feinstein等发明了利用声振法制备由白蛋白包裹的微泡超声造影剂的方法，这类造影剂在血液中的保留时间明显延长，直径明显缩小。这是超声造影史上的关键性突破，标志着超声增强造影开始跨入左心造影时代。

将超声成像接收系统的通带设计在倍频范围内，利用造影剂反射回波的二次谐波成像方式称为造影谐波成像（AHI）。其不但能降低一般基波成像的噪声，还可达到微血管水平成像。随后，基于造影剂特殊的属性，又开发了许多新成像技术，如低机械指数成像能实现血流连续谐波成像，反向脉冲谐波成像能提高成像空间分辨力，造影剂爆破成像能获取丰富的谐波，谐波多普勒能量成像能有效探测小血管内血流情况等。此外，随着第三代声学造影剂的研制成功，造影剂已能到达心外脏器，实现心外脏器造影，增强实质脏器的二维图像和多普勒信号。

人们又发现组织产生的谐波信号虽然弱，但也是有用的，于是提出了组织谐波成像（THI）：采用滤波技术，去除基波而利用人体组织反射回波的二次谐波进行成像。用这种方法可以消除旁瓣产生的混响、近场伪像干扰和近场混响，提高图像的对比度，对不适宜声学造影或经济困难的肥胖患者深部病变的观察可首先考虑使用。目前大多数中高档超声诊断仪均具有组织谐波成像功能。

谐波成像技术对探头的要求较高。另外，通过美国食品药品监督管理局（FDA）标准的造影剂也较少。

四、弹性信息提取

千百年来，医师们常使用“触诊”来检测某些疾病，因为“坚硬”的组织通常是早期病变的标志：当软组织发生病变时，其组织的弹性特征会随之改变。此外，现代医学成像仪器对肿瘤的漏诊时有发生，这是因为现有医学成像模态中缺少由“触诊”获取的信息。这就启示人们应当提取与组织弹性有关的参数，以弥补医学成像模态的不足。

超声弹性成像技术在20世纪90年代开始出现并迅速成为研究热点，在随后的20多年里，涌现了大量的文献、专利，以及各种不同的实现方法。超声弹性成像的核心是用一定方法激励组织使其动起来，并用超声技术来检测组织对于激励的响应。根据激励方式的不同，超声弹性成像大致可以分为3类：准静态激励、低频振动激励、声辐射力激励。准静态方式以美国得克萨斯大学Ophir教授领导的研究组为代表，他们首先提出了超声弹性成像（ultrasound elastography）的概念并实现了准静态弹性成像。这项工作开创了超声弹性成像的先河，影响深远。低频振动弹性成像是采用低频（几十到几百赫兹）振动源在体表激励组织，并用超声检测振动引起的在体内传播的剪切波，在文献中这种方法通常又被称为瞬态弹性成像（transient elastography，TE）。声辐射力弹性成像利用声辐射力激励人体内部组织产生剪切波传播，然后通过脉冲—回波方式对体内的剪切波进行检测。由于声辐射力激励产生的是剪切波（质点振动方向和波传播方向垂直），这种弹性成像方法往往又被称为剪切波弹性成像。声辐射力的作用位置集中在局部区域，因此能实现对组织内弹性的高分辨率成像。根据激励与检测方法的不同，声辐射力弹性成像又有不同的具体实现方法，如剪切波弹性成像（shear wave elasticity imaging，SWEI）、声辐射力脉冲成像（acoustic radiation force impulse imaging，ARFI）、快速剪切波成像（supersonic shear imaging，SSI）方法等。

经过20多年的发展，超声弹性成像技术已经逐步成熟，部分技术已经在商业化的超声系统上实现。法国Echosens公司根据瞬态弹性成像技术，在2001年研发了FibroScan产品，专门用于肝脏硬度测量，并得到了广泛应用。日本Hitachi公司2005年推出的超声诊断仪（Hitachi EUB-8500），集成了准静态弹性成像功能，采用了与B型超声图像叠加显示的方法，使得组织的弹性信息直接与其解剖结构对应，方便医师诊断。西门子公司在2008年推出ACUSON S2000高档彩超，包含了声触诊组织量化（virtual touch tissue quantification，VTQ）技术，其原理就是利用ARFI方法。法国SuperSonic Imagine公司的Aixplorer系统，集成了剪切波弹性成像功能。在临床应用中，超声弹性成像被广泛用于人体各种组织和器官的测量，包括肝脏、乳腺、前列腺等，被称为继A型、B型、D型、M型之后的E型（elastography）模式。

第三节　医学超声工程当前技术发展水平

自上述隐含信息发现以来，人们一直致力于研究如何利用这些信息进一步提高图像质量，获取更丰富的诊断信息，近年来成果颇丰。本节以对这几种隐含信息的处理技术为线索，对医学超声工程各领域研究特点及代表性方法作一全面介绍。

一、幅度信息处理技术进展

B型超声成像即是利用了幅度信息。众所周知，传统B型超声图像存在一些固有缺陷，如斑点噪声和伪影、分辨力与穿透力的矛盾、视野较小等。以下领域的研究归根到底都是通过对幅度信息的处理来改善传统B型超声存在的问题，有的已经投入临床使用。

（一）数字声束形成

如今，大多仪器都标记有“全数字声束形成”。该技术采用前端数字化技术，对探头接收到的回波进行采样，再用数字电路来实现信号的延迟与叠加，从而克服了传统模拟声束形成技术的缺点，使超声医师可以指定焦点的位置和数目以精确控制聚焦点。

数字声束形成技术的主要优点：①可编程性；②能获取高带宽、高动态范围的信息；③动态孔径；④变迹能力。其中，可编程性使得不同换能器的使用和新技术的更新更加快捷。获取高带宽、高动态范围的信息为实现高频技术和谐波成像技术提供了保障。动态孔径使全程声场的时空特性得到改善，使系统的分辨力接近理论水平。变迹能力对于减少旁瓣产生和图像退化非常有效。

利用数字声束形成技术可以改善超声成像的图像质量。但值得指出的是，超声设备的成像质量与很多因素有关，如探头中振子的材料及工艺、换能器中的电学和声学匹配、电子聚焦中的延迟精度等。因此采用了数字声束形成技术的设备，其图像质量不一定比模拟设备高。

总之，数字声束形成技术以其高空间分辨率、升级能力、宽频技术、低伪像、高可靠性等特点，成为当今超声诊断仪的发展趋势，使超声诊断仪更加高性能和小型化。目前，该技术在我国已有相当厚实的前期开发基础，并已批量生产。

（二）编码超声

传统超声存在平均功率小、信噪比（SNR）差、分辨率与穿透力的矛盾等问题。编码超声（coded ultrasound）技术借鉴雷达通信中的“编码激励”“脉冲压缩”技术，通过发射宽带、长持续时间的编码调制信号代替目前超声扫描中广为使用的单载波、短脉冲信号，以期达到提高SNR及帧频、增加探查深度的目的。编码超声系统的基本工作原理如图1-3-1所示。

目前编码超声中研究最多是降低旁瓣的问题。旁瓣是在SNR提高的同时，由脉冲压缩产生的，它会导致空间分辨力的下降。解决这一问题需要适当地设计发射编码信号和解码方式（滤波器）。目前最常用的编码方式有Barker码、Golay码和线性调频Chirp码：在单发射编码中，Barker码具有最佳距离旁瓣等级；Golay码的编码发射理论上可以在保持主瓣宽度不变的情况下，完全消除旁瓣，但实际应用中，由于两次发射间组织的运动，往往达不到理论的效果；Chirp信号具有很好的自相关特性和频移鲁棒性，很适合应用于超声编码发射。最常用的滤波器是匹配滤波器。在高斯白噪声存在的情况下，匹配滤波器的输出具有最佳SNR。

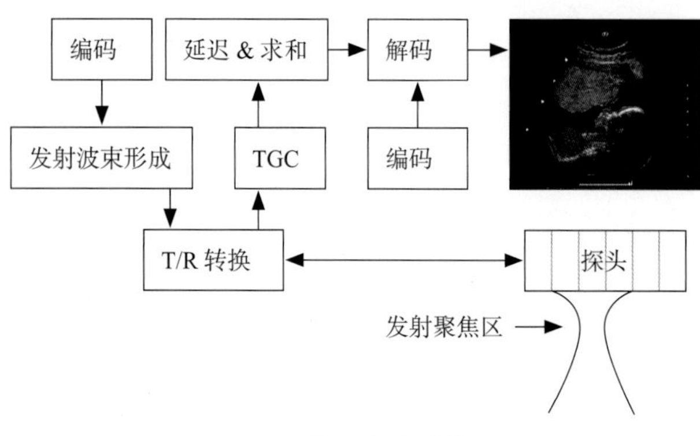

图1-3-1 编码超声成像原理

TGC.时间增益补偿

GE公司的研发人员对编码超声的工程化贡献突出。1992年，O′ Donnell论述了预期提高的SNR，得出编码方法可以潜在提高15～20dB的SNR的结论，这为编码超声的工程化奠定了基础。Chiao通过临床试验证明，在同样分辨力的前提下，编码超声技术产生了3cm的穿透力提高。如今，GE和西门子公司已经推出了采用编码激励技术（基于二进制相位码或Chirp码）的商用系统。我国西安交通大学较早进行了这个领域的理论研究，并提出了超声多普勒扩谱技术，该技术能够在低发射功率条件下，具有良好的SNR。清华大学在这方面的研究工作也取得了一定的成果。

编码超声成像技术所具有的优势，使得它几乎可以应用到传统超声的所有成像模式中：B型成像、彩色血流成像、组织谐波成像等。如应用于B型成像，能提高传统B型超声图像的SNR、扫查深度和轴向分辨力。

编码超声技术源自数字通信技术，可以预见，数字通信技术的发展，会对编码超声技术的发展起到相当大的促进作用。而进一步提高SNR、帧频、成像质量和成像速度，依然是编码超声技术以后努力的方向。

（三）复合成像

斑点噪声是由人体内大量尺寸小于波长的组织结构的后向散射（背向散射）声波共同作用产生的，它降低了B型超声图像的对比度和组织内可获取的细节信息。尽管B型超声成像技术已经很成熟，但如何在抑制斑点噪声的同时保持图像细节仍是一个难题。为此，人们进行了大量研究，复合成像技术就是其中一种行之有效的方法。

复合成像（compound imaging）有时间复合、空间复合和频率复合三种方式。其原理是将由不同成像条件下获取的同一目标的多幅图像作平均，以期在减少变化的斑点噪声的同时，增强不变的信号（如组织边界）。时间复合技术是在假定帧频足够低（以确保斑点噪声是不相关的）的基础上，将当前未经滤波的图像与先前输出的图像作平均。空间复合是对同一目标，从多个角度获取多幅扫描图（以确保斑点噪声是不相关的），如图1-3-2所示，再把这些图像作帧平均。频率复合则是通过改变发射的声频率来制造不相关的斑点模式。然而，时间复合对于快速运动的物体会出现拖尾现象，空间复合计算较为复杂，频率复合为抑制噪声要付出轴向分辨力降低的代价。另外，这三种方法由于都需要对多幅图像作平均，可导致帧频降低。

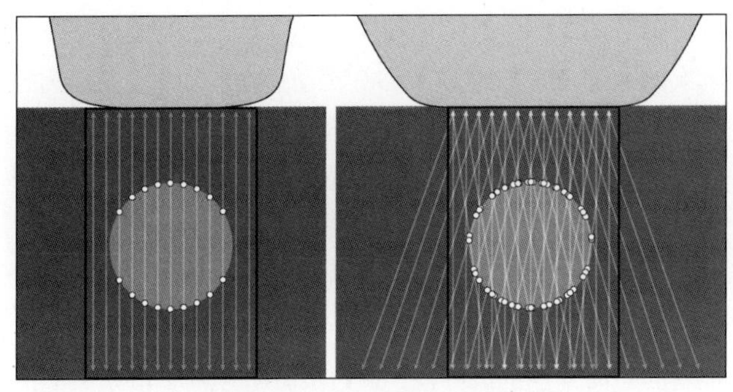

图1-3-2　空间复合成像原理

右图中比左图中多出的白色小圆点表示声束遇到反射体的角度为90°的概率比左图提高了，从而使空间分辨力得到改善

近年来，随着计算机处理能力的增强，实时空间复合成像技术备受关注，已有厂商推出了基于此项技术的产品，如飞利浦公司的SonoCT实时复合成像系统ATL HDI 5000。该系统使用电子声束控制装置快速获取多达9个不同视角的图像，再将这些图像实时联合为一幅复合图像。该系统已在乳腺、血管、骨骼肌超声等领域得到应用。与SonoCT技术不同，Behar提出用3个换能器来获取数据。其中，位于此换能器系统中间的是1个相控阵探头，它同时用于发射和接收，其他换能器仅作接收用。最终的图像由每个换能器获取的数据联合构成。对模拟B型超声图像的定量分析结果显示，此方法能在不降低帧频的同时，有效抑制噪声，且使对低对比度病灶的检测能力得到明显改善。

空间复合成像在改善超声图像质量上有非常好的效果，如可用于更好地鉴别乳腺肿瘤的良恶性。而将实时空间复合技术与其他技术（如组织谐波技术、自适应图像处理技术等）相结合，对于某些疾病（如颈动脉粥样硬化斑块）的评估效果在所有的超声技术中可能是最佳的。另外，也有学者通过和磁共振成像（MRI）的实验比较，建议使用空间复合成像来进行半月板损伤的日常检查。

（四）超高速超声成像

现有超声设备的成像帧频在B模式下为50～200帧/秒，在彩色血流模式下为10～20帧/秒，目前这一技术水平仍不能满足对快速变化病理信息（如血液复杂涡流模式等）进行时空诊断的临床要求，超高速超声成像这一技术概念的提出为解决上述难题提供了新思路，其成像速度可达数千乃至万帧每秒，从而可以在毫秒和亚毫秒的时间分辨率上来提取生物体较高频的隐含信息。

从成像原理方面来讲，超高速超声技术突破了传统超声设备的逐线扫描成帧方式，其可以通过换能器阵列的单次激励和并行数据采集获得一幅二维图像，从而可以将实时成像速度提高一到两个数量级。根据目前已报道超高速超声成像具体方法的不同，可以初步将其分为以下3类。

1. 基于平面波发射方式的超高速超声成像　该方法同时激励成像探头的所有阵元，形成平面超声波进入组织传播和反射，接收到的回波信号通过数据算法实现动态聚焦和图像重建，并可以通过角度复合成像方法进一步改善图像质量，其成像帧频可达1000帧/秒以上。基于这种成像原理的超高速超声技术已经在矢量血流成像（vector flow imaging）和剪切波弹性成像方面取得了长足进展。其中特别指出的是，E. Mace等通过平面波发射方式及复合成像算法，实现了对大鼠脑部进行功能性超声诊断，其得到的超高速超声脑成像结果如图1-3-3A所示；进一步依据神经电信号与血流变化量之间的对应关系，超高速超声首次实现了对大鼠脑部外部刺激与癫痫样电活动的在体记录，其结果如图1-3-3B所示。

2. 基于发散波发射方式的超高速超声成像　该方法通过激励成像探头的单个阵元或某一阵元组合形成发散波（或球面波）进入组织，并设计多个虚拟换能器阵列来形成并行接收波束，从而实现单次激励可以获得多条相邻扫描线。其成像帧频同样可达1000帧/秒以上。J. Provost等将此技术应用于二维相控阵探头，实现了超

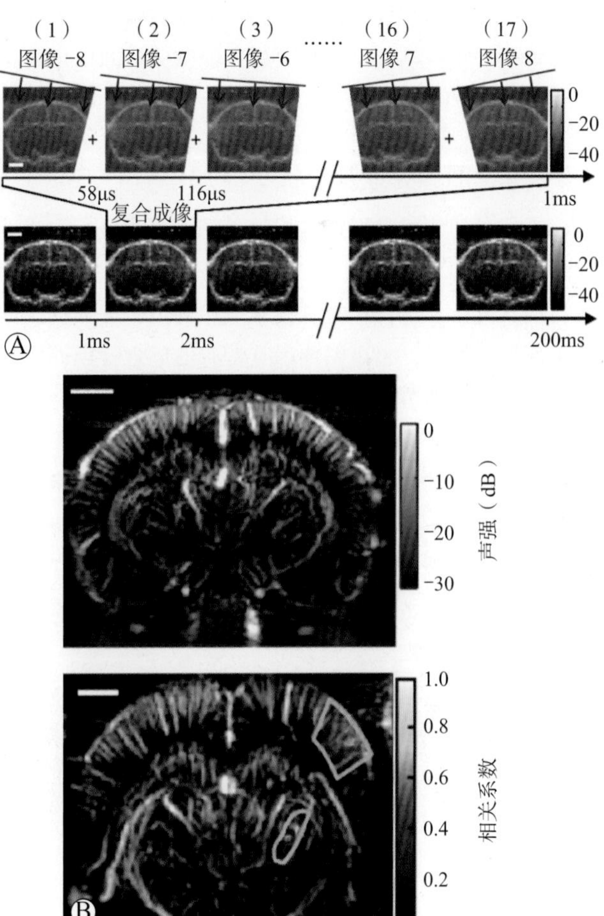

图1-3-3　超高速超声脑成像

A.基于复合成像技术的大鼠脑部超高速成像结果；B.脑部血流频谱多普勒图像（上）和大鼠胡须刺激条件下得到的脑部功能成像结果（下）

高速超声三维成像（2325帧/秒），可以展示人体左心室在一个心动周期内的三维血流动态及人颈动脉分叉处的复杂流场分布。目前基于此方法的超声图像质量和成像速度，仍受入射超声能量（激励阵元数量）和接收波束孔径（虚拟接收阵元数量）等参数的限制。

3.基于回溯门控技术的超高速超声成像 此项技术依据心脏/血液运动特征与心动周期同步的生物物理原理，利用心电信号作为门控时序对整个超声成像区域进行分区划割和回溯拼接，重建后整幅图像帧频可以由单个分区成像时间来决定，从而将成像速度提高一到两个数量级。目前该种方法应用在小鼠颈动脉和心脏血流成像时，其帧频可达10 000帧/秒以上。此种方法依赖于规律性的心电信号进行区域分割成像，因此不适用于心房颤动等病理情况下的心脏成像。

除了上述介绍的技术方法以外，并行波束发射合成技术在超高速超声领域的研究也取得了一定进展。尽管超高速超声已经在血流模式成像、心肌机械成像、脑功能成像、心脏电生理成像等领域展现了积极的应用前景，但目前此项技术仍然存在成像深度与图像质量等方面的瓶颈问题。未来几年，随着超声成像硬件设备运算能力的提高，以及复合成像算法的改进，超高速超声成像技术有希望实现产品化，为医学超声的临床诊断应用带来新发展和新应用。

（五）图像处理及分析

人们最初将医学图像分析技术纳入模式分析和机器智能（PAMI）范畴，他们认为在这一领域的成果无非就是将模式分析和计算机视觉技术应用到另一类数据库的结果而已。然而，超声图像因其特有的斑点噪声而质量较差，对图像细节的识别和分析比较困难；由于受探头尺寸的限制，成像宽度较小。研究者们据此开发了一些适合超声图像的处理技术，下面分图像滤波、图像分割与测量、模式分类、扩展视野成像四个部分进行讨论。

1.图像滤波（image filtering） 滤波的效果取决于对斑点噪声统计特性的了解。研究表明，斑点噪声模型可近似分为3类，即完全随机模型（如血液细胞）、长程阶次的非随机分布模型（如肝实质的小叶）、短程阶次的非随机分布模型（如组织表面和血管），它们的背向散射信号分别服从Rayleigh分布、K分布、Rician分布。这启示人们对于不同的区域，应该选用不同的滤波方式。

2000年以前的超声图像滤波算法可参考综述文章。2002年非线性滤波技术得到进一步发展，Yu等提出了一种新的各向异性扩散方程，通过设计适当的扩散系数使沿梯度方向的扩散较小，垂直于梯度方向的扩散较大。此方法在平滑噪声和保留图像细节上均有良好性能，从而成为这一时期的研究热点。2005年，Loizou对10个去噪滤波器在440幅超声颈动脉血管图像上的性能进行了详细的比较分析，结果显示基于局部统计（lsmv和lsminsc）和基于几何的简单滤波器能够成功地处理这一类图像。值得注意的是，备受关注的各向异性扩散滤波和小波滤波在对这些图像的去噪性能上不如上述两种算法，这说明没有一个算法能保证在所有的应用中都是最优的。

飞利浦医疗系统已推出了一套实时自适应灰度图像滤波方法XRES，其基于多分辨率算法，通过对局部梯度的估计来选择是做平滑处理还是做增强处理。XRES主要用于辅助空间复合成像技术（如SonoCT），临床应用显示这两种技术的结合能改善图像质量。图1-3-4展示了传统B型超声、空间复合、XRES对甲状腺左叶成像的效果对比，可见，在C和D中的斑点噪声明显小于在A和B中的斑点噪声。

目前已有的超声图像滤波算法都能在一定程度上滤除超声图像的噪声，但每种方法都存在一些不足：中值滤波、同态滤波和同质性分析都过于简单，导致一些细节的损失；局部统计滤波对对数压缩的信号严重失效，且其引入的参数并不十分适合实际噪声模型；各向异性扩散滤波在噪声图像的梯度过大时，噪声可能仍然存在，且计算量较大；形态滤波运算效率低，且对数据依赖性很强；小波变换法主要是针对高斯分布的噪声，解决其他分布的噪声效果并不理想。可以说，超声图像的滤波问题仍然是一个有待解决的问题。

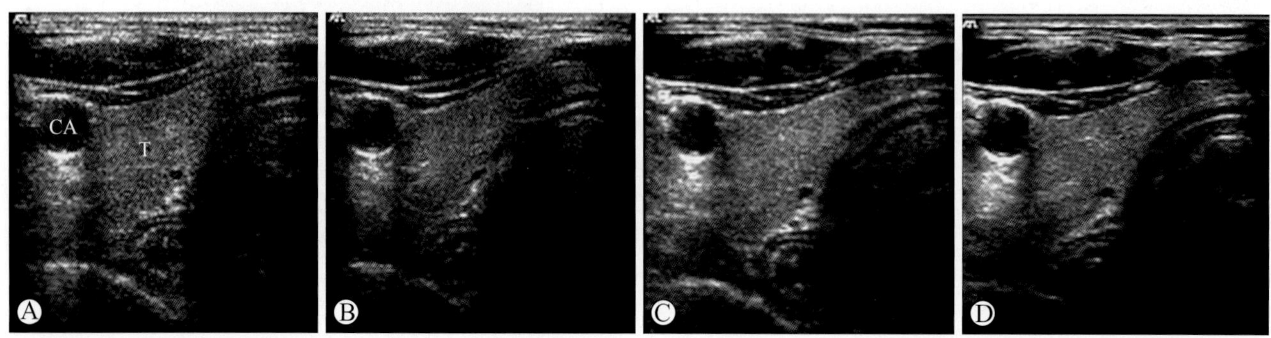

图1-3-4 传统B型超声（A）、XRES（B）、空间复合（C）、XRES＋空间复合（D）对甲状腺左叶（T）和颈动脉（CA）的成像

2.图像分割与测量（image segmentation and measurement） 超声图像的分割一直都是超声图像处理领域研究的热点。研究者们也提出了大量的方法：阈值分割、区域生长、分类器、聚类、马尔可夫随机场、人工神经网络、形变模型、分水岭等。这些一般的方法对于其他医学图像如CT、MRI等可能比较有效，但对于具有复杂特性的医学超声图像往往显得无能为力。

随着近几年超声成像技术的发展，超声图像质量得到明显改善。这使得超声不再仅限于其传统应用——诊断，更扩展至诸如超声引导的介入及治疗等应用领域。于是重新燃起了人们对于图像分割这一问题的研究热情。2006年，Noble等将这一时期的超声图像分割算法按不同临床应用分门别类地进行了一个全面的综述，并指出，一个成功的超声图像分割方法需要用到所有与任务相关的约束和先验：成像物理、解剖形状、时间等。Bosch等提出的用主动表观运动模型（AAAM）对心内膜及其运动建模，即是用到了亮度、形状和运动先验；Xie等提出的基于水平集（level set）框架的算法用于肾脏图像的分割，即是用到了纹理和形状先验；Madabhushi等提出的用形变模型分割乳腺肿瘤，即是联合了亮度、纹理信息和专家经验知识。2008年西门子公司推出的Siemens ACUSON S2000超声诊断系统，集成了胎儿解剖器官的自动测量功能。该方法基于机器学习领域的AdaBoost算法，将分割问题转化为结构检测，测量的平均精度接近专家水平，且处理时间不到0.5s（图1-3-5A、B）。此后，该研究者又将生成学习和判别学习技术相结合，成功应用到胎儿脑部最优切面的搜索及测量任务中，大大缩短了传统检查所需的时间（图1-3-5C、D）。

应该说超声图像分割及测量近几年取得了许多可喜的进展，但实际应用效果仍不够理想，如亮度及经验知识等信息的使用，使算法的泛化性能受到影响，因为在实际应用中，会面临不同的成像条件；且上述Siemens ACUSON S2000的自动测量功能在我国深圳市妇幼保健院使用时，还达不到临床医师的要求。不过，相信随着超声图像质量的进一步提高、计算机视觉及机器学习领域的进一步发展，超声图像分割这一难题总有解决的一天。

图像分割是三维可视化的先决条件，也可用于图像的定量分析。目前，超声图像分割已在临床上广泛使用：心脏病方面，分割及跟踪左心室可评估心脏疾病，跟踪心内膜运动可用于评估左心室面积/体积以测量射血分数等；乳腺癌方面，自动检测和描述超声图像中的乳腺肿块可用于鉴别肿瘤的良恶性；前列腺方面，前列腺体积和边界的检测对于前列腺癌的诊断和治疗都有重要作用；血管疾病方面，精确地分割管腔、斑块等是定量分析的前提；妇产科方面，由分割产生的测量结果对于评估胎儿生长及畸形诊断都很有价值。

3.模式分类（pattern classification） 该方法在超声图像中应用的热点研究是计算机辅助诊断（CAD），其价值在于辅助临床医师做决策。而超声图像辅助诊断中的热点当属乳腺肿瘤的良恶性鉴别，Cheng等将这一领域的工作进行了细致的综述，并给出了乳腺肿瘤检测和诊断的CAD系统框架，如图1-3-6所示。

较具代表性的是Giger等的工作，他们提出了一套算法框架：中值滤波去噪—基于种子点的自动轮廓提取—病灶描述—贝叶斯神经网络分类器。另外，他们在给出传统诊断结果的同时，提供“可信度”这一指标，从而进一步提升了系统性能，同时也对临床医师更有帮助。然而，二维灰度图像能提供的诊断信息毕竟有限，加之图像分割常常存在误差，使得基于B型超声图像的自动肿瘤识别离临床使用尚有距离。随着超声成像技术的发展，利用多普勒血流信息、组织弹性信息等与传统B型超声二维灰度图像相结合进行诊断，才是未来的发展方向。

此外，模式分类方法还能广泛用于许多超声检查中，如分析胎儿肺部成熟度，这对于围生期管理有重要价值；心尖四腔观和心尖二腔观的自动分类，能推进临床检查的自动化流程并方便后续的心脏内壁运动分析；血管内超声组织病变分类，能避免医师的主观性及减少工作量。

4.扩展视野成像（EFOV imaging） 常规超声只能为临床提供视野很小的超声图像，从而一次只能看到某个大器官的一部分。为了将视野扩大，以便能观察到更大的器官（甲状腺、肝等）及它们周围的组织，Weng等于1997年开发了扩展视野（EFOV）成像技术。图1-3-7

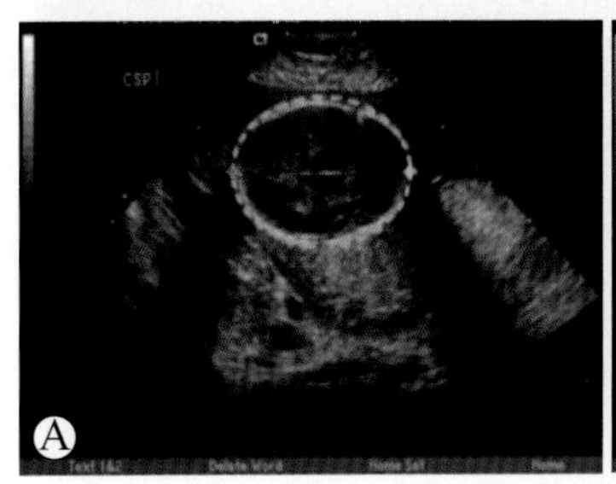

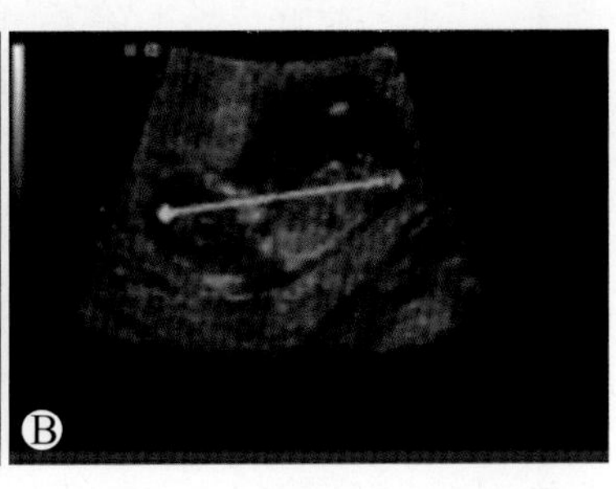

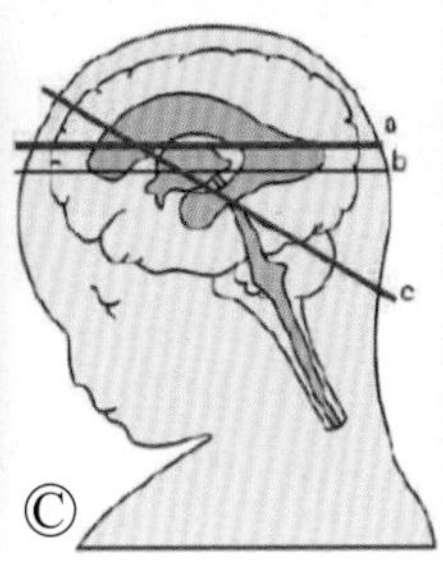

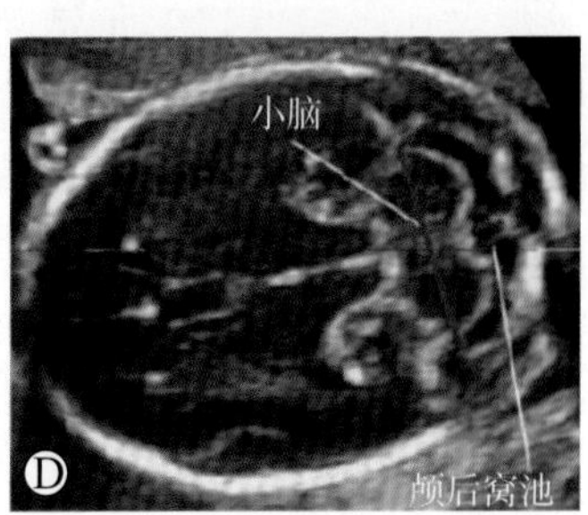

图1-3-5 图像分割与测量

A.腹围测量；B.头臀长测量；C.胎儿脑部三个标准切面；D.小脑测量

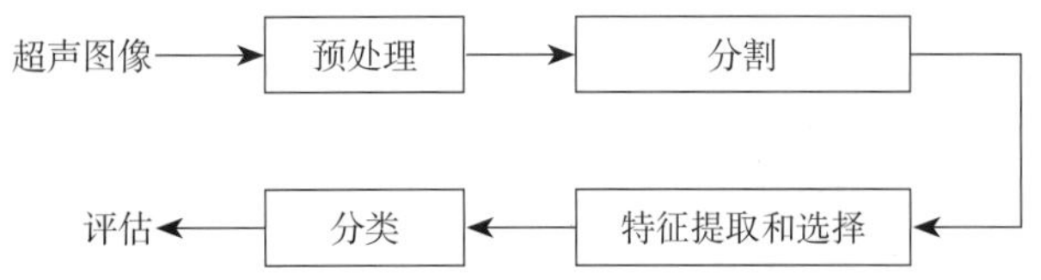

图1-3-6 乳腺肿瘤检测和诊断的CAD系统

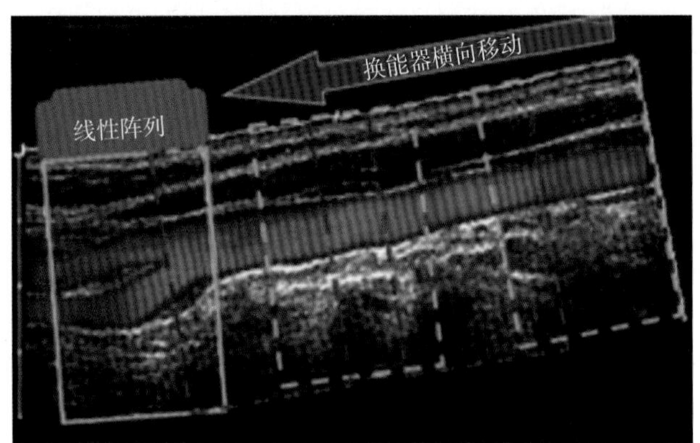

图1-3-7 扩展视野彩色血流成像的数据获取过程原理

显示了其技术原理，该技术可分3步实现：①图像获取。探头缓慢地沿着目标器官朝一侧移动，此过程会获取到一系列二维切面图像。②图像配准。计算出相邻图像之间的平移和旋转分量。③图像拼接。将配准后的图像实时地拼接成能完整反映组织或器官结构的全景图像。

其中，实时得到高精度的图像配准是EFOV成像技术成功的关键。这套系统需要一个高速可编程图像处理器来进行配准、拼接等操作，整个图像处理板安装在数字化超声仪中，无须其他定位装置来估计探头的运动，大大增加了成像灵活性，节省了成本。用基于此方法的西门子SieScape系统来测量人的腿部，误差率仅为1.7%（±2.2%）。

目前，EFOV成像已可支持诸如彩色血流成像、能量模式成像和三维成像（误差率0.4%）等。许多厂商都推出了EFOV成像的产品，如SieScape、LOGIQView、FreeStyle扩展成像、ApliClear和全景成像等，这也说明此技术能较好地满足临床需求，因为其对于传统超声难以表达的许多情形具有独到的诊断价值，如其能提供盆腔的纵断全景扫查，诊断双胎和多胎妊娠、正常和异常胎位，定位和测量胎盘等。其测量准确且重复性较好，对巨大且复杂的病变，能迅速提高检查速度，缩短检查时间。

实时扩展视野成像作为一种新技术，尚存在一些不足。进一步简化操作、加快重建时间、改善图像配准和拼接精度是今后的努力方向。

（六）三维（四维）超声

传统的超声成像将三维的结构以二维显示，这存在许多问题：①限制了医师对某些疾病的观察和定量分析；②导致医师的诊断带有主观性；③难以确定一幅二维图像切面在器官中的具体位置；④有时难以找到最佳的切面。三维超声（three dimensional ultrasound）成像正是致力于解决上述问题。

与CT、MRI等大多数医学图像的三维成像过程类似，三维超声成像技术由3部分组成：获取、重建和显示。其中，图像的获取是精确三维超声成像的先决条件。表1-3-1总结了目前的3类图像获取方式。

表1-3-1 三维超声扫描方式、图像获取方法及主要优缺点

扫描方式	图像获取方法	优势	缺陷
机械驱动扫查	传统二维超声探头被附着在一个机械驱动装置上，该装置带动探头（可分为线性、摆动和旋转3种方式）获得序列超声二维图像	成本低，定位快速、精确，重建方便	设备笨重，分辨率随深度降低，操作复杂
自由臂扫查	在超声探头上附着一个传感器，随意移动探头，传感器可获取每帧图像的空间坐标和方位用于重建	扫查方便灵活，重建准确可靠	易受外部电磁场干扰，且仅用于静态三维重建
二维阵列	采用二维阵列超声探头发出宽带超声波，实时扫查整个空间获取体数据	效率极高，无须配准，可实时成像	分辨率较低，探头制造复杂，成本高

由杜克大学的Von Ramm等研制成功的实时容积超声成像系统，采用了二维阵列换能器，代表了最先进的三维扫描方式，它有可能是实时三维成像数据获取的最终解决方案。飞利浦医疗系统于2002年推出的实时三维（四维）超声心动图成像系统Sonos7500（每秒超过20幅立体图），即是基于二维阵列探头，其阵元数约有2800个。之后该系统又实现了实时三维彩色血流成像功能。

三维图像可由两种重建方式获得：①基于特征的重建。通过对每一幅二维图像分割出感兴趣的特征（如脏器边界），重建出目标的表面信息。由于仅提取了边界信息，导致一些细节特征和组织纹理的丢失，再加上耗时而不精确的分割过程，此方法并不常用。②基于体素的重建。通过将二维平面图像中的每一个像素都转换到一个三维坐标系中，来构建基于体素的立体图。由于保存了全部的图像信息，医师可以选择任意一个二维平面来观察，还可以使用分割和分类算法来对感兴趣目标进行体积测量。此方法是目前最常用的重建方法。O. V. Solberg等综述了现有重建算法，并按照运算时间和重建质量等指标，对比了这些算法在不同应用中的优缺点。

三维图像的显示实际上是一个体数据的可视化问题，它除了能显示组织的立体形态和结构，还可以显示该组织的任意剖面。在实际应用中，大多数图像都采用体绘制技术产生，该技术最大的优点是可以显示实质性脏器的内部结构。

三维超声作为一种新的成像技术，已经在临床各领域得到越来越广泛的应用。例如，在妇产科中，应用面绘制可观察胎儿面部形态，发现有无唇、腭裂等畸形；应用体绘制可观察胎儿四肢、胸廓、脊柱骨骼系统，以早期发现其有无发育畸形。在心脏定量中，可用于心室容积测量、心肌质量测量、反流量研究等。其在超声引导的治疗中也扮演了重要角色。另外，三维彩色血管能量成像可用于观测血管走行、血供情况等，具有较大临床应用价值。

使用三维超声成像仍有一定的局限性：①图像的分辨率相对较低；②图像采集过程中往往受呼吸运动、肋骨、胃肠气体等因素干扰而影响显示效果；③操作要求较高，影响了其应用的普及性。

二、速度信息处理技术进展

医学超声成像技术从解剖成像向着功能成像发展，临床上能直接测量的功能参数就是血流和器官的运动。传统技术如频谱多普勒、彩色血流成像、彩色多普勒能量法等都存在一些缺陷，如“彩色溢出”伪差、声束和血流夹角不能过大等。为此，研究者们提出了大量新的技术来改善这些缺陷，本部分主要介绍B型血流成像（B-flow）、矢量血流成像及多普勒组织成像技术。

（一）实时灰阶二维血流显示及编码激励

由GE公司开发的B-flow，是通过扩展编码激励（coded excitation）技术，对血流回声直接观察的一种新技术。其可在二维图像中同时显示实时血流的灰阶回声，如图1-3-8所示。同传统多普勒成像相比，B-flow能提高图像的帧频、分辨率，能快速清晰地显示动脉、静脉的血流信息（传统方法只能显示静脉中的慢速血流）和血管壁的解剖关系，可获得血流的多普勒超声时间-速度曲线。然而，该技术显示血流的灰阶强度仍有角度依赖，且不能区别血流方向。

B-flow的主要技术如下。①编码激励：发射一系列宽带脉冲，并在接收端用解码器压缩回声为一单脉冲，从而提高了空间分辨力、信噪比和帧频，同时不降低轴向分辨力。②组织均衡：实际上就是前后两帧图像相减，以增加对血流回声信号的灵敏度并抑制静止的组织回声。最初，Chiao等是采用Barker码作为B-flow的发射编码，其后，考虑到Golay码在理论上可完全消除旁瓣，他们又采用了Golay码。最近，Leavens等通过将输入脉冲由4个改为3个，进一步将基于Golay码的B-flow的帧频提高了33%，并称之为快速B-flow，不过该方法会使信噪比受到一些影响。

B-flow在临床上的应用主要如下。①外周动脉粥样硬化性疾病。能清晰显示颈动脉狭窄部位的管腔，因而能更准确地测定血管内径、估计狭窄程度。还能实时观察动脉分叉处、扭曲处、狭窄处及斑块溃疡处的血流动力学改变，直观地展示层流和涡流的声像图。此外，B-flow在椎动脉检查中，不受取样框大小或取样部位的限制，可以快速、清晰、动态地全程观察病变血管，且避免对细小病变的漏诊。②外周静脉疾病。可清晰观察血流背景下的瓣膜形态，可直接观察血栓与管壁附着关系。B-flow还是监测血液透析患者治疗过程中造瘘血管状况的有效辅助检测手段之一。③肝血管显示。B-flow能直接观察血流信息和血管壁信号，能区分肝动脉及门静脉的血流信号，而CDFI不能；能鉴别瘤内血流信号和干扰信号；能更好地显示瘤内富血管现象。

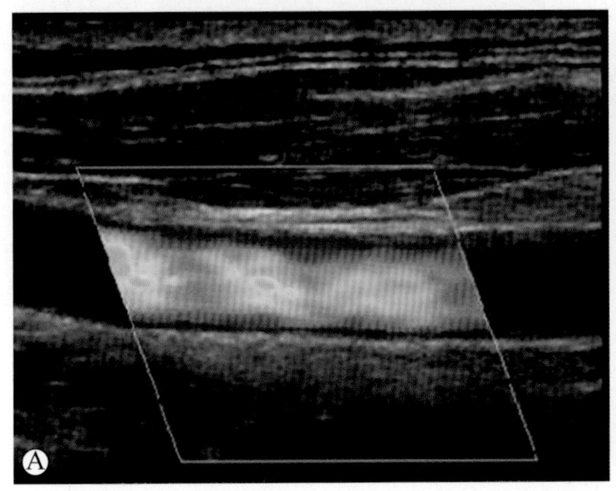

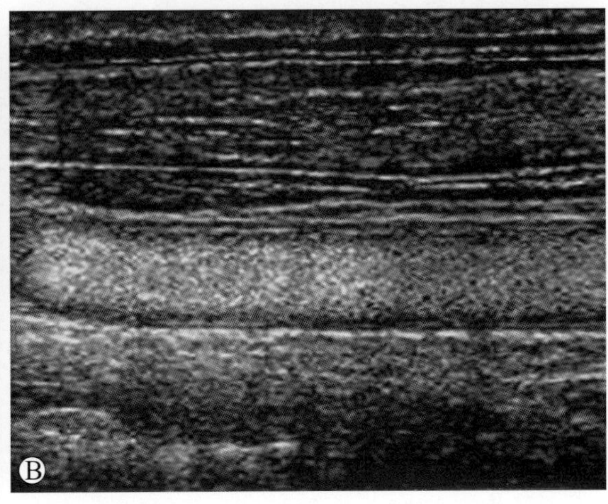

图1-3-8　颈动脉中的血流

A.彩色多普勒模式；B.B-flow模式。注意A中，血流左边的高速区域显示为黄色和蓝色，对应于B中灰度较高的区域

此外，编码激励技术还可与多普勒血流测量相结合，能在不改变最大深度的前提下，增大可测量的最大速度。Lamboul等从理论和仿真两个方面，讨论了编码激励技术可能给彩色血流成像应用带来的（在敏感性、分辨率和统计学性能上）的改善。Xiang等使用13位Barker码来改进经颅多普勒系统检测血栓的敏感性，实验结果显示，与20个周期的脉冲相比，此方法在信噪比相同的情况下，敏感性提高。

（二）矢量血流成像

当前的超声系统仅能测量沿着超声声束方向的血流速度，这严重限制了多普勒系统的使用，因为许多血管都是与皮肤近似平行的。最近，Udensen等使用一个基于自相关策略的横向振动的方法，可以同时得到血流的轴向和侧向速度分量，进而能对二维血流速度矢量进行显示。该方法可以测量传统方法所不能检测的角度，从而可以测量任意的血液流动，如声束和血流的夹角接近90°时的情况。他们用此方法对颈动脉、颈静脉（图1-3-9A）和颈动脉分叉（图1-3-9B）进行了检测，将血流图像叠加在二维灰度图上显示，并用箭头指示脉管中各处血流速度的大小和方向（箭头长表示速度快，反之则慢），同时也用彩色编码来显示速度。

最近，该研究小组将这种方法与磁共振血管成像（MRA）通过在体测量每搏量进行了对比，其相关性为0.91（$P<0.01$）。这说明这种不依赖于角度的方法能可靠地在体测量矢量血流速度，从而可做到定量分析。可以预见，这类成像方式将会改善超声的诊断能力，使医师能更好地理解体内的血流模式，有着广阔的临床应用前景。

（三）多普勒组织成像

由McDicken等提出的超声多普勒组织成像（DTI）技术，为心脏疾病的诊断与治疗提供了一种安全简便、无创的检测手段。与传统彩色多普勒血流成像（CDFI）的原理相反，DTI利用组织运动频移信号进行成像。它通过改变多普勒滤波系统，采用调节增益和低通滤波器，滤除心腔内血流产生的高频低幅频移信号，而只检测心肌运动产生的低频高幅频移信号，以彩色或脉冲多普勒的方式实时展现心室壁运动的信息。

DTI技术现已发展为组织多普勒速度成像（DTV）、加速度成像（DTA）和能量成像（DTE）等多种方式，广泛应用于临床分析和研究心肌活动、评估心室壁内心肌机械收缩（如速度和加速度）、心脏（窦房结）电生理的研究等，进一步拓展了超声诊断的范围和视野。

目前的DTI技术亦存在局限性，有待进一步改进：①频谱测量值受取样容积的影响；②声束与被检测结构表面夹角及周围组织运动等会影响DTI速度测量；③图像帧频较低，对微弱信号分辨力较低。

三、谐波信息处理技术进展

利用人体回波的二次或高次谐波进行成像的方法称为谐波成像，它可提高图像清晰度和分辨力。当前应用较广的有组织谐波成像（THI）和造影谐波成像（AHI）。由于AHI是超声造影成像技术中的一种，故将其放在“超声微泡造影剂”部分中介绍。

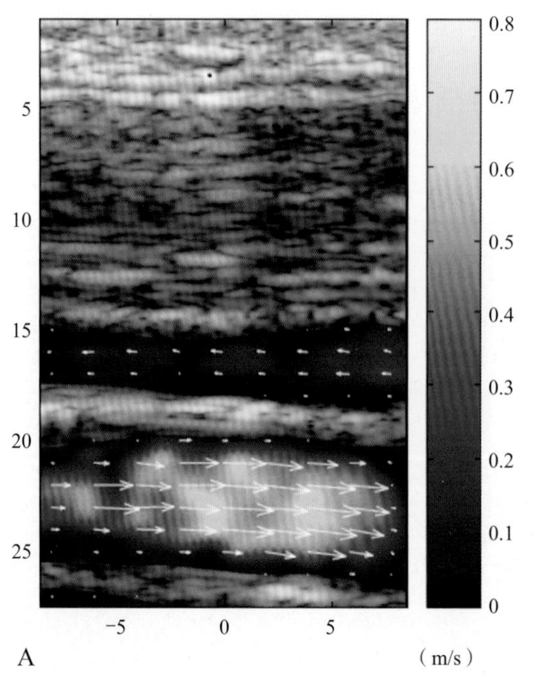

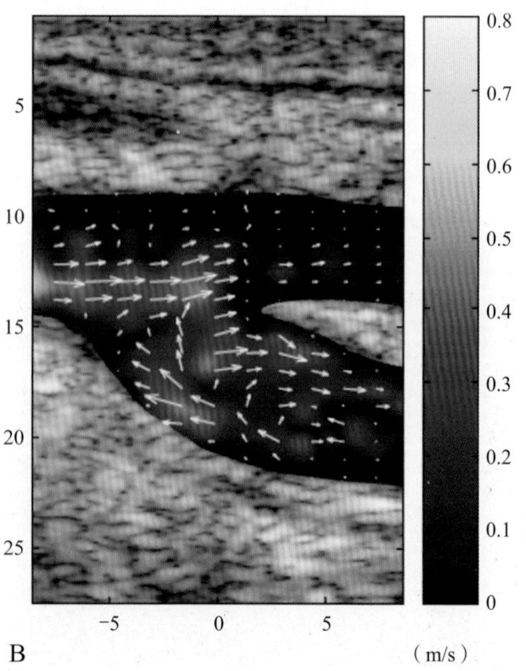

图1-3-9 颈动脉（下）和颈静脉（上）在心脏收缩期峰值的矢量速度（A）及颈动脉分叉处在心脏收缩期峰值的矢量速度（B）

（一）组织谐波成像

声波在人体组织中传播，具有非线性效应。声速随着声压而变化，声速的不同会导致声波在传播过程中产生畸变，从而使其含有二次和更高次的谐波。利用组织谐波进行成像的方法，通常称为组织谐波成像（tissue harmonic imaging，THI）。THI具有以下优势：①提高信噪比。传统基波成像时，大部分伪像来源于浅层胸、腹壁或肺、胃肠道等含气组织的干扰，而这些伪像中含有极少的谐波能量。因此，利用二次谐波成像，可消除大部分近场伪像，提高信噪比。②消除旁瓣干扰、改善远场图像质量。谐波的旁瓣比基波的低很多，近场区不足以成像，因此采用二次谐波成像可消除近场区旁瓣的干扰。且由于谐波的非线性效应，在某一深度其能量明显增强，有力地提高了该深度范围的图像质量。上述优势使THI适用于传统基波成像显像困难的患者（图1-3-10）。

目前，已有一些方法可用于提取组织的谐波成分。其中最基本的方法是将接收到的回波进行滤波，只显示其谐波成分。该技术因仅需要一个信号脉冲而具有最佳的时间分辨力，但信噪比较低，也无法有效抑制谐波溢漏。还有的方法如发射多个脉冲，然后通过各种减法和反向脉冲技术来提取非线性信号。这样得到的合成信号能有更好的信噪比，且可有效消除谐波溢漏，产生最低的旁瓣，但帧频会受到影响，产生运动伪像。

由于区分谐波成分和基波成分需要限制发射脉冲的宽度，这将导致轴向分辨力降低，而且谐波的穿透力低。如果将编码超声应用到THI中，就可以同时提高对比度分辨力和穿透力。在实际应用中，Brien等认为要想让THI对成像效果有所改善，除了要采用编码超声技术外，还需要医师去选取最优的深度和焦点数。不过，在超声心动图的应用中，THI因总能大大提高成像质量而备受好评。最近，Frijlink将THI用于改善血管内超声（IVUS）的成像质量，他们用换能器旋转型腔内超声显像导管搭建了一个IVUS的THI系统原型，并通过在体实验证实了此方法有望改善IVUS图像的质量。另外，将THI技术与实时空间复合成像等技术相结合，能更好地评估某些疾病。

一般认为，除二次谐波外的其他高次谐波都可忽略不计。Ma指出，三次谐波比二次谐波有更好的空间分辨力（但声压更低），并提出了一个相位编码脉冲技术，将三次谐波的声压增强了9.5dB，且有效地压缩了基波和二次谐波，使信噪比提高了4.7dB。在一些生物组织上的实验结果显示，用该方法获得的三次谐波图像比基波和二次谐波图像的清晰度和对比度高得多。可以预测，随着超宽频带的发展，四次谐波成像也会出现。另外，从穿透深度的要求着手，对次谐波（频率为基频的一半）成像也在研究。

THI目前正广泛应用于临床：①心脏病方面。能清晰显示心内膜边缘，减少心腔内伪像，能更清晰地显示左室心尖段及侧壁心内膜；对心脏瓣膜病变患者，可清晰显示主动脉瓣和二尖瓣上的赘生物；能清晰显示肥厚型心肌病的心肌与心内膜。②腹部疾病方面。能清晰显示肝脏肿瘤、门静脉癌栓的轮廓、内部回声，特别可清晰显示肿瘤组织和正常组织界线；清晰显示胆总管管腔及管壁结构，结石、息肉、弥漫性胆囊壁增厚，还可提高胰腺的显示率。③可使肾皮质、肾髓质和肾窦区的管壁结构边界更清晰，从而提高诊断准确性。而且THI不需要造影剂，使用十分方便，是一种比较实用的模式。

（二）超声微泡造影剂

过去十来年，对比度增强超声已成为临床上常用的诊断技术，这得益于微泡造影剂及其相应成像技术的进展。此外，可将超声造影剂作为一种载体，利用超声波

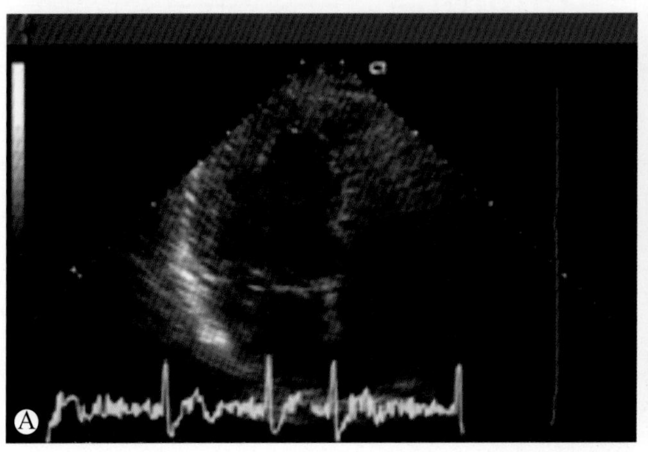

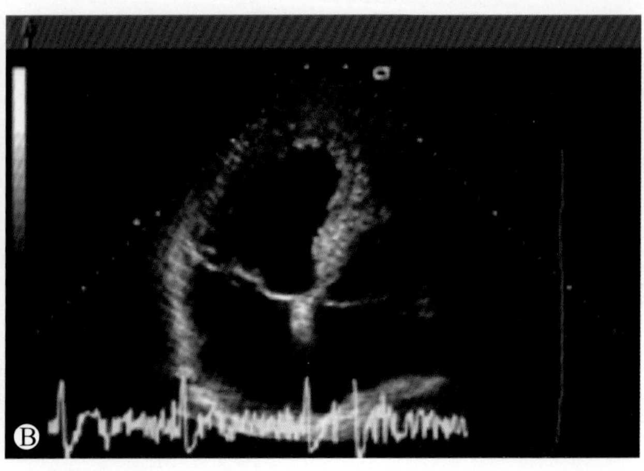

图1-3-10　组织谐波成像对成像困难患者成像的改善

A.传统基波成像；B.组织谐波成像

与微泡造影剂的相互作用及所产生的生物效应，实现携带药物、基因等靶向组织的转移释放，起到靶向治疗的作用。可以说，超声微泡造影剂（ultrasound microbubble contrast agents，UCA）的出现是医学超声史上的又一重大飞跃。

1.微泡造影剂及其分类方法　为了提高微泡在血管内的稳定性，20世纪90年代以来，研制出了包裹氟碳类气体的微球、乳剂、脂质体和微泡等第二代超声造影剂。其中微泡超声造影剂的使用最为广泛。微泡由一层厚度为几十纳米的膜包裹而成，直径为几微米并趋于一致，从而显著增强其在组织里的对比信号，延长其在血液循环中的持续时间。这类造影剂以意大利博莱科（BRACCO）公司生产的声诺维（SonoVue）为代表，文献列举了目前部分商用造影剂的资料。第三代造影剂是以脂质体为壳膜携带某些药物或抗体、基因的具有靶向治疗或诊断的造影剂。目前正在研制的纳米造影剂，若它的表面与某些特异抗体相连接，可达到靶向造影或靶向治疗的目的。

微泡超声造影剂有多种分类方法，其中Ophir等将医学成像中的造影剂大概分为自由气泡、包膜微泡、胶质悬浮液、乳状液和水溶液。

2.微泡的声学特性　微泡的可压缩性是它们能用作造影剂的基础。微泡是由气体填充，其直径远小于超声波波长而呈散射体，与刚性微粒相比，微泡具有高散射截面，因此微泡造影剂可以产生强烈的声散射，这使得存在造影剂与不存在造影剂的部位之间的声散射信号强度的差距加大，从而使成像对比度增加。微泡在超声波作用下非对称性地膨胀和压缩，产生的谐波幅度比周围组织的高几十倍至几百倍，再应用谐波成像技术可改善图像质量。微泡的声学特性依赖于气体的可压缩性和密度、周围介质的黏性和密度、施加的超声频率和声功率，以及微泡的尺寸；有外壳的微泡还需考虑外壳的黏性阻尼和弹性阻尼的影响。在高机械指数（MI）情况下，微泡破裂，释放自由气体，导致强烈的散射和丰富的谐波成分，造影效果大大增强但非常短暂。

3.微泡造影剂成像技术　能量多普勒成像技术在信噪比和低速血流的检测方面比传统的多普勒成像技术具有更高的灵敏度。注入造影剂后，超声对毛细血管和低速血流更加敏感。因此，能量多普勒成像技术和造影剂的联合能进一步提高小血管中血流情况的可检测性。但组织运动产生的多普勒信号甚至比对比增强信号更强烈，从而造成闪动伪像（flash artefact），这是多普勒成像技术应用中的一个严重的问题。

为此，人们提出了一些能在突出非线性造影回波的同时抑制周围组织回波的方法。二次谐波成像就是在接受回波时，人为抑制基波，重点接收二次谐波信号。虽然是一项有用的技术，但二次谐波成像技术也有自身的局限性，这主要表现在两方面：一方面，其需要在系统的灵敏度和成像分辨率之间做出平衡；另一方面，声压比较高的超声波在组织中的非线性传播，也会滋生谐波成分，从而影响对比度分辨力。

为了解决这些问题，一种被称为反向脉冲成像技术的新型超声成像技术（图1-3-11）应运而生。此技术向组织发射两束形状相同、方向相反的脉冲，并适当延迟第二个脉冲的发射时间。对于线性介质而言，两个脉冲的响应因大小相等、方向相反而相互抵消；对于微泡等非线性介质，两个信号的响应不能完全抵消。同能量多普勒成像技术和谐波成像技术相比，反向脉冲成像技术的主要优势在于它可接收回波信号的整个频带，因而可获得极佳的成像分辨率。但是，声波的非线性传播仍然限制了该成像技术所能得到的最大造影组织比（CTR）。

其他的多脉冲造影成像技术如西门子公司的对比脉

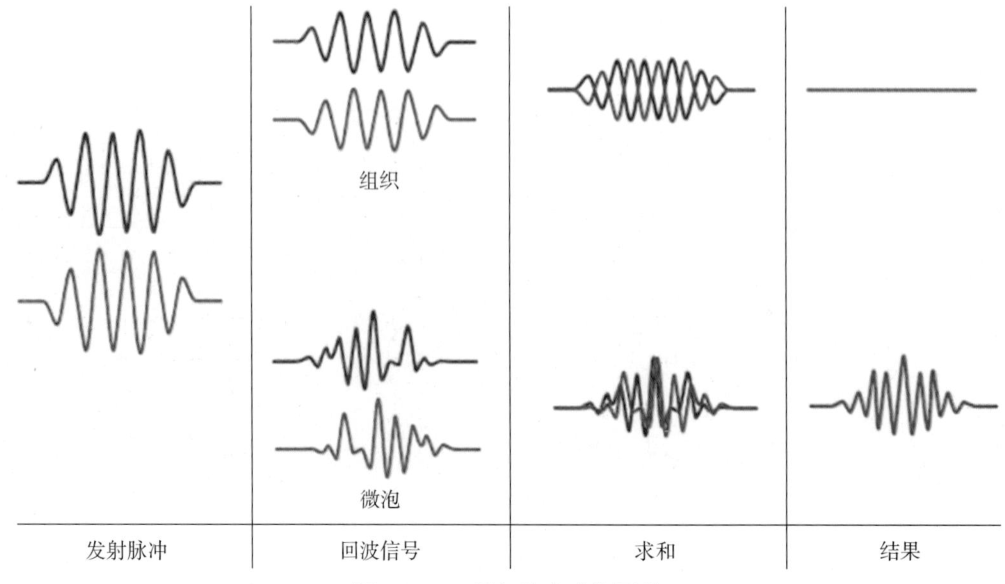

图1-3-11　反向脉冲成像原理

冲序列（CPS）技术，通过缩放接收到的回波，排除了组织信号，保留了微泡的非线性基频波，显著增强了造影剂成像的敏感性和特异性。

此外，由于在高MI作用下，微泡会遭到破坏。如果用一个破坏性的超声脉冲去使待成像区域内的造影剂微泡破裂，然后再用低压、高频、非破坏性的脉冲来观察血管内的造影剂微泡重新进入该区域的情况，那么，造影剂重新充满该区域的时间就可以反映局部血流的速度。1998年，Wei等提出了这样一个“破坏—再灌注”的方法用于测量心肌中的血流速度。此后，其他方面的成像应用也在研究中，如肾移植灌注和血管再生术的定量和监控等。

最近，使用超声造影剂进行分子成像成为医学影像学的研究热点之一。将特异性配体连接到造影剂微泡表面，通过血液循环使微泡选择性聚集于靶组织，观察靶组织在分子或细胞水平的特异性显像，能够反映病变组织在分子基础上的变化。

4.微泡造影剂的医学应用　经过40多年的努力，目前，超声造影技术已广泛应用于全身实质性脏器造影来增强组织的超声显影，下面列出一些常见的应用。

（1）左室声学造影：可清晰勾画左室心内膜边界，精确评估左室收缩功能，识别异常室壁运动，判断左室心肌肥厚度。

（2）改善多普勒成像对心血管内血流速度的测量精度：可评估瓣膜疾病引起的血流动力学异常。

（3）腹部超声：可检测评估肝部病灶，检测门静脉或门体静脉分流后的通畅度。

（4）组织器官灌注：微血管灌注可对血管形成过程成像，这对肿瘤的诊断和治疗评价研究十分重要；心肌灌注可无创检测冠心病和急性心肌梗死。其他器官灌注包括肾、脑、皮肤移植、骨骼肌等。

此外，微泡造影剂还可用于对炎症、血栓、肿瘤等的治疗，超声分子影响诊断及基因治疗也在研究中。

四、弹性信息处理技术进展

利用超声对组织的弹性特性进行测量和成像，在临床上具有重要的诊断价值和广阔的应用前景，已成为医学超声领域的研究热点。超声弹性成像的核心是利用一定方式激励组织，然后用超声检测组织的响应，最后根据组织的物理模型假设和响应情况反向求解组织的弹性信息。这个求解的过程通常又被称为逆问题求解。根据激励方法的不同，弹性成像方法可以分为静态方法和动态方法；根据测量的物理量的不同，弹性成像方法可以分为应变（或者位移）成像和剪切波速度成像。本部分按照激励方法的分类来讨论现有的弹性成像方法。

（一）静态方法

静态方法（static method）是指对组织受静态/准静态激励时所产生的位移或应变进行成像的方法。最常用的内部激励包括心脏收缩和血流搏动等；外部激励包括通过探头压缩或者气囊激励等。

心肌弹性成像采用的激励是心脏自身的收缩—舒张，并通过获取连续的射频（RF）信号来估计在完整的心动周期中心肌的位移和应变。此方法可被认为是准静态的，因为同测量时间相比，组织运动的幅度较小、速度较慢。心肌弹性成像能够准确客观地对局部心肌功能进行定量评价，具有高精度、高分辨率（时间、空间）、角度无关性及很好的重复性等优点，可应用于心肌梗死和心肌缺血的定位。最近，Luo等实现了一个高帧频（8kHz）、全景的左心室心肌弹性图自动轮廓跟踪技术（图1-3-12），该技术可以将左心室心肌与其他结构分离开来，在精确提供其功能信息的同时，将用户操作减至最少，从而可以更好地观察在完整心动周期中心肌的应变情况，以检

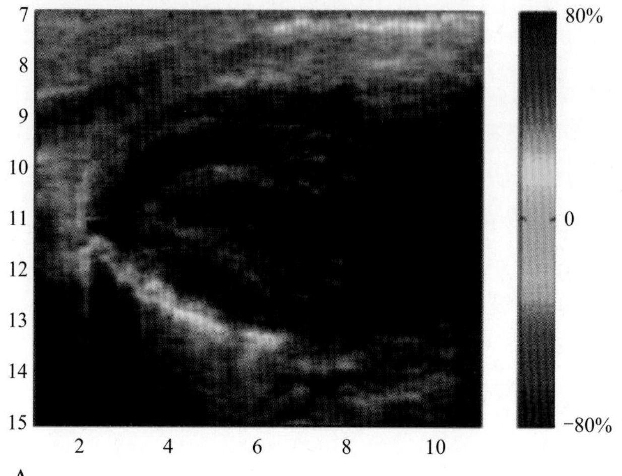

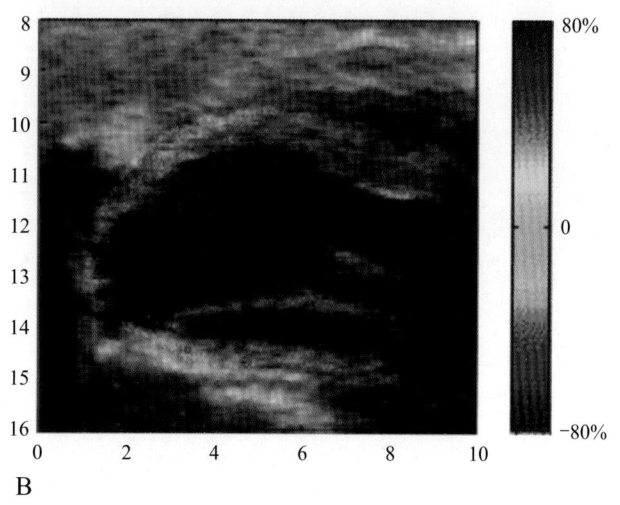

图1-3-12　正常心肌（A）和心肌梗死（B）在收缩末期的弹性图

B中隔膜内的负应力精确显示了心肌梗死的位置

测疾病。

静态条件下采用外部压缩的方式形成应变图像最早是由Ophir等于1991年提出的，其大致方法是对压缩前后的射频信号进行互相关分析，估计组织内部各点的位移，从而计算出其应变分布情况；再根据对组织内的应力分布假设（通常假设应力均匀分布）对组织的弹性模量进行估计，并加以成像，可显示患者的炎症、增生、纤维化等病变。此后，为提高成像质量，研究者们提出了许多改进方法，罗建文等从理论、算法、实用化等方面综述了此类弹性成像技术的进展，他们对弹性成像的算法提出3个问题并给出相应的解决方法：①采用信号拉伸和多次压缩的方法来精确估计组织的位移；②采用估计位移去除噪声的方法来准确估计组织的应变；③通过逆问题的求解可以得到组织的弹性模量分布。很多商业化超声设备都集成了静态弹性成像方法，以实时彩色图像（近8帧/秒）显示组织的相对硬度，并且弹性图像与B型超声图像同时显示。此类弹性成像方法目前已在临床上取得了广泛的应用，如乳腺肿瘤良恶性鉴别、粥样斑块的组成成分估计等。

（二）动态方法

动态方法（dynamic method）也可分为两种：一种是采用从外部给组织施加振动的方式，另一种是采用内部振动使组织运动的方式。这两种方法通常都是对激励产生的剪切波速度进行测量或者成像，在简化组织物理模型的条件下，剪切波速度和组织的剪切模量直接相关。

Lerner和Parker首先提出声弹性成像（sono-elasticity imaging）的概念，采用从外部给组织施加低频机械振动的方式，对组织进行激励，借助经改造的多普勒仪器对组织的振动速度幅值进行测量，从而推知组织的弹性模量。他们通过实验证明，对于肿瘤的检测，声弹性图比传统的超声成像敏感度更高。Yamakoshi等测量了由外部振动引起的组织内低频振动的幅度和相位分布。相位信息反映了低频振动在组织内传播的方向，他们假设低频情况下剪切黏性可忽略，计算出与剪切弹性模量相关的剪切波传播的速度。然而，外加激励向组织内的传播和在组织内的分布受到边界条件的影响，这加大了组织弹性重构的复杂程度。Catheline等提出瞬时弹性成像可消除衍射的影响：采用脉冲激励，使组织内产生瞬时剪切波，同时测量剪切波在组织内的传播情况，其速度与组织的弹性模量直接联系。

Sugimoto等提出了一种用聚焦超声的辐射力来产生组织局部位移的方法，这指出了一种新的思路。据此，Rudenko等研究了耗散介质中利用非线性聚焦超声声束产生辐射力的问题。随后，Sarvazyan等提出剪切波弹性成像：利用调幅的聚焦超声波束在生物黏弹性组织内产生剪切波，继而可估计剪切模量。由于焦区外辐射力迅速衰减，剪切波只限于组织内局部区域，因此该技术可消除边界条件的影响，简化弹性重构。

（三）组织的物理模型

超声弹性成像实际上是根据组织在一定激励下的响应情况，对组织的弹性信息进行估计，这需要预先假设组织的物理模型。最简单的模型假设组织均匀、各向同性，并且是线性弹性。在这样的简化条件下，剪切波速度与剪切弹性模量之间存在简单关系：

$$c_s=\sqrt{\frac{\mu}{\rho}} \tag{1-3-1}$$

其中c_s是剪切波速度，μ是剪切弹性模量，ρ是组织密度。

目前采用线性弹性模型的方法相对比较成熟，大多数的商业化系统中都是使用这个模型。然而实际人体组织中存在各种液体，不可避免具有黏性，因此黏弹性模型能更准确地描述组织的力学信息。对黏弹性模型的研究比较复杂，目前还没有比较成熟的方法，一种应用比较广泛的方法利用的是剪切波的频散（dispersion）特性。频散是指不同频率的剪切波具有不同的相速度，通过频散特性可以将剪切波速度与物理模型联系起来。最常用的两种黏弹性物理模型是Voigt模型和Maxwell模型。对Voigt模型，频散关系式如下：

$$c_s=\sqrt{2\left(\frac{\mu^2+\omega^2\eta^2}{\rho\left(\mu+\sqrt{\mu^2+\omega^2\eta^2}\right)}\right)} \tag{1-3-2}$$

其中c_s是剪切波速度，ω是剪切波频率，μ是剪切弹性模量，η是剪切黏性模量，ρ是组织密度。值得注意的是式（1-3-1）和式（1-3-2）中的剪切波速度有不同的含义，前者称为群速度（group velocity），后者称为相速度（phase velocity）。式（1-3-2）是一个非线性关系式，实际应用中先测量不同频率的剪切波速度，然后代入式（1-3-2）进行非线性拟合，就可以得到黏弹性模量。

目前黏弹性模型的应用多数集中在对肝脏的研究中，包括对肝纤维化和非酒精性脂肪肝的研究，深圳大学在这方面的研究工作也取得了一定的成果。但是对黏弹性模型的研究比较复杂，许多问题仍有待解决。例如，采用什么频率范围的剪切波比较合适？针对具体应用怎样选择物理模型？这些问题都需要进一步研究。

五、超声治疗技术进展

超声不仅在诊断领域发挥着重要的作用，在治疗领域也发挥一定作用。早在1915年法国科学家Paul Langevin在进行水下超声探测时，就发现探测超声波在传播的路径中，会对鱼虾等小型水生物产生致死作用。随后，美国科学家R. W. Wood和A. L. Loomis展开了超声波引起的生物效应的研究，并于1927年发表了第一篇关于超声波生物效应的文章。同时期的德国科学家Raimar Pohlman在1938年提出采用低能量的超声能够对人体产生积极的治疗作用。从此超声开始逐渐应用于临床治疗中。到如今，超声治疗涵盖了许多方面，如超声理疗、超声药物透入、超声雾化、超声碎石、超声乳化、超声溶栓、高强度聚焦超声等。随着超声微泡技术的发展，低频低强度聚焦超声联合微泡介导的药物输送越来越受到研究者的重视，尤其是在脑部疾病的药物输送方面，在治疗领域具有很大的潜力。除此之外，超声波实现神经调控的研究近几年逐渐开展起来，使得医学超声有望在中枢神经系统类疾病和神经调控这两类前沿领域扮演重要角色。

（一）高强度聚焦超声

将体外发射的超声波聚焦到体内的病变组织（靶点），由于聚焦部位的强大能量存积，将对生物组织产生热效应、空化效应及其他一些物理效应，从而达到靶向破坏病变的目的，而周围组织及超声波通过的组织则没有损伤，这项技术称为高强度聚焦超声（high intensity focused ultrasound，HIFU）。目前此技术的适应证包括肝癌、乳腺癌、骨肉瘤、胰腺癌、肾癌、前列腺癌和软组织肿瘤等，还可用于妇产科领域中，如治疗子宫肌瘤、慢性宫颈炎、终止妊娠等。不过由于颅骨的存在，要在脑部聚焦声束几乎是不可能的。最近，Fink等利用“时间反转声学”技术解决了这一问题，成功地靶向了动物的脑部肿瘤。至今，HIFU技术距全面临床应用尚有一段距离，仍需加强各种物理因子的生物效应研究、温度场的检测、物理治疗剂量及其疗效关系的研究、治疗设备关键技术的研究，使HIFU治疗能真正的无损、安全而可靠。

（二）超声联合微泡

1.血脑屏障的开放　将具有治疗作用的药物分子靶向性、高效率地转运至脑内一直是个巨大的挑战。靶脑给药首先遇到的障碍即是血脑屏障。血脑屏障的存在，使得分子质量大于400Da的分子无法通过，一方面保证了脑的内环境的高度稳定性，但同时也阻碍了许多有潜在治疗价值的大分子物质进入脑内，从而影响疾病的治疗效果。近几年来的国内外动物实验研究发现，低频聚焦超声联合微泡可短暂性地促进伊文思蓝和镧离子通过多种形式跨越血脑屏障（图1-3-13），且病理切片显示神经元未见损伤，避免了传统开放方法的局限性和副作用，提示低频聚焦超声联合微泡的方法能可逆、靶向、局部地开放血脑屏障，这为改善中枢神经系统疾病药物靶向输送和治疗开辟了一个新途径。

目前许多动物实验已证实低频低能量超声联合微泡能够介导多种大分子药物进入脑组织，如抗肿瘤药物、抗体类药物等，并在动物模型（脑胶质瘤模型、阿尔茨海默病模型）上验证了该方法的有效性。2015年11月，加拿大Sunnybrook健康科学中心的科学家和医师将该技术首次在脑胶质瘤患者身上进行了第一例临床试验，输送抗癌药物多柔比星进入脑组织。

2.溶栓治疗　超声治疗血栓早期是利用传输导线将低频高能超声的能量直接传送至血管内闭塞或狭窄部位，使得血栓和斑块破碎消融、分解至小于25μm的残块进行

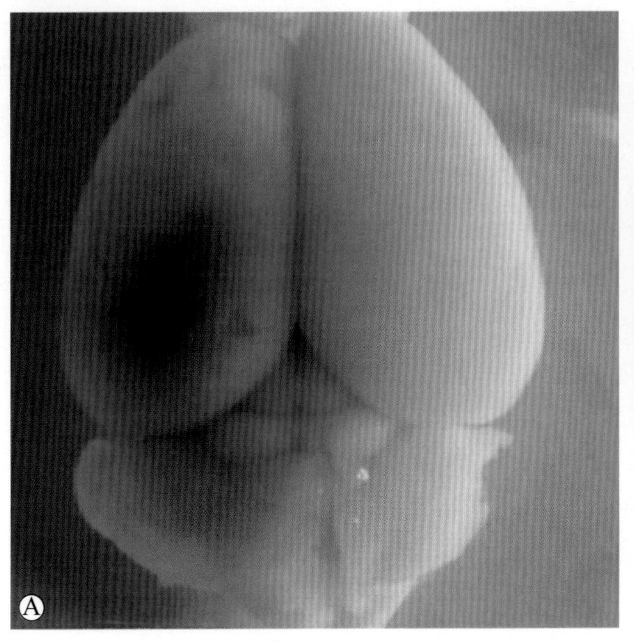

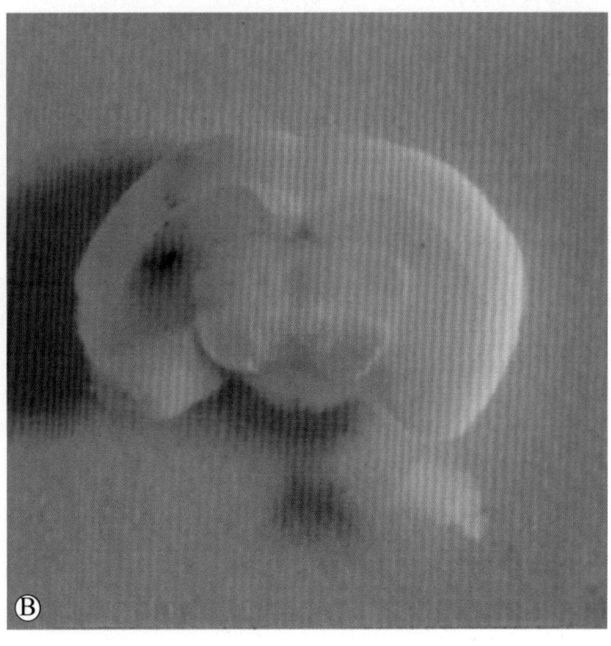

图1-3-13　超声联合微泡开放小鼠血脑屏障后伊文思蓝进入脑组织俯视图（A）和冠状切面图（B）

溶栓，但缺点是该方法有创，患者可能出现并发症。随后20世纪末期，体外超声辅助溶栓研究进展很快，同时联合微泡造影剂及溶栓药物成为研究的热点。该技术将超声探头置于血栓形成处相对应的体表部位，探头不接触血栓，经皮发射超声，通过耦合介质，聚焦至血管内的血栓。尤其是利用超声波经颅治疗血栓是一种不断发展的具有诱人前景的技术，目前研究人员正在致力于探讨最佳的体外超声溶栓方法。

3.基因输送 超声微泡造影剂为基因治疗提供了一种安全高效的新型载体，其原理是微泡造影剂在超声波一定强度的辐照情况下被瞬间击碎，在其产生的空化和机械效应作用下，细胞膜通透性增加，导致微血管内皮细胞间隙增宽。从而，靶基因可通过血管壁到达组织。国内外的研究表明，超声联合微泡可使基因的转染率和表达明显提高。目前，超声微泡介导的基因输送涉及肿瘤、心脏、血管、肝脏、肾脏、神经系统等众多领域。

超声联合微泡除了能够进行药物和基因输送外，少数研究表明该技术还能够增强干细胞的移植，目前此方面研究尚处于初期。

（三）超声无创脑神经调控方向

脑刺激技术是神经科学研究和神经系统疾病干预的重要手段之一。目前广泛使用的是脑深部电刺激技术，该技术采用立体定向手术，将微电极植入患者的脑内靶点，通过可控的电刺激抑制靶点细胞的异常功能，达到有效干预疾病的目的。但是，该技术有创，装置和手术费用昂贵，存在手术并发症、靶点耐受、排斥反应等风险。

近年来，国际上兴起了利用超声波实现大脑无创神经调控的技术研究，该技术可以通过超声聚焦辐照，可以使被刺激部位的中枢神经产生兴奋或抑制效应，对神经功能产生双向调节的可逆性变化。对于该研究方向国外较突出的研究团队是亚利桑那州立大学由William Tyler领导的小组，该小组于2010年首次通过活体动物实验证明了利用超声波实现神经调控的可行性。此外，2014年，Legon Wynn等首次将超声波直接作用于人体初级躯体感觉皮质，研究该刺激对触觉分辨能力的影响。实验结果发现，该方法可能增强人体触觉的分辨能力。

第四节 总结及展望

我们回顾过去几十年，从超声回波中检测出幅度信息，到检测出多普勒频移信息，进而检出谐波信息、弹性信息，可以说超声回波信号的检测历史就是一部不断发展的揭示隐含信息的历史。从B型超声、彩超，到谐波成像、弹性成像……应该说每一步都有一个跃进。可以预见新的隐含信息被检测出来将会带来超声诊断新的突破。

长期以来，已有大量的基础研究在寻找各种新的成像参数或组织定征方法，但这些技术大多还没有在临床上得到完全的认可。同时，改进现有技术并将其用于新的领域仍然是当前的研究热点。为此，本章介绍了医学超声工程各领域研究特点及代表性方法，并指出了相应的技术难点和发展方向，综述内容包括二维成像方面的数字声束形成、编码超声、复合成像、图像处理、扩展视野成像、组织谐波成像、造影谐波成像等；功能成像方面的B-flow成像、矢量血流成像、多普勒组织成像、弹性成像、灌注成像、分子成像等；多维方面的三（四）维成像；治疗方面的微泡携带基因或药物治疗等。这些技术都有其各自的优势和缺陷，是否具有临床使用价值，才是衡量其成功与否的标准。

最后，需要进一步指出的是，尽管医学超声并非一个新的研究课题，但仍然充满了挑战，需要投入大量精力对其进行更深入的研究，尤其需要深入基础性研究，也需要针对新的应用领域开展专门的系统研究，需要借鉴数字通信、计算机、机械、材料科学、生物医学等领域的最新进展。相信经过一代又一代研究人员深入细致的研究，医学超声技术将会更好地为人类造福。

（陈思平）

第2章 超声声学基础

第一节 超声波的基本概念与物理量

一、超声波的定义

振动在空间传播称为波。波有机械波和电磁波两大类。

物体在平衡位置附近来回往复地运动称为机械振动，产生振动的系统是振源（波源或声源），它是产生振动的根源。机械振动通过传声介质（sound bearing medium）才能传播形成波动。所以传声介质（也称媒质）是能够传递声波的物质，是具有质量和弹性的物质，包括各种气体、液体、固体，都是传声介质，传声介质有均匀的、不均匀的；有各向同性的、各向异性的；有频散的、非频散的等。这种由机械振动通过介质间的相互作用而形成的波称为机械波。它是一种能量的传播方式。机械波依频率不同而分为次声波、声波和超声波，通常把频率高于可听声频率范围（20 000Hz）的机械波称为超声波（ultrasonic wave），有时简称为超声（ultrasound）。各种射线、紫外线、光波和无线电波都属于电磁波，它们是电磁振动在电磁场中传播，不需要传播介质，能在真空中传播。

二、超声波的波动方程

声波在绝热条件下传播（即传播过程中无热量交换），且不考虑介质吸收时，对于声强不是太大的纵波（在生物软组织或水等剪切弹性模量极小的介质中存在）可以导出关于声压p的一维波动方程：

$$\frac{\partial^2 p}{\partial Z^2}-\rho_0 K\frac{\partial^2 p}{\partial t^2}=0 \qquad (2\text{-}1\text{-}1)$$

以及关于质点运动速度u的一维波动方程：

$$\frac{\partial^2 u}{\partial Z^2}-\rho_0 K\frac{\partial^2 u}{\partial t^2}=0 \qquad (2\text{-}1\text{-}2)$$

式中p代表声压，Z代表水平距离，ρ_0代表介质的平均密度，K代表介质的压缩系数，t代表时间，u代表质点的运动速度。

简单正弦波的波动过程示意如图2-1-1所示。

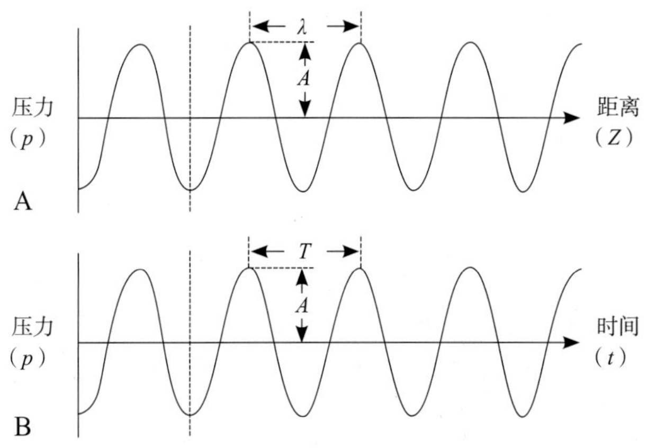

图2-1-1 简单正弦波的波动过程
A代表振幅；λ代表波长；T代表周期

三、横波与纵波

机械波有横波与纵波2种振动方式（图2-1-2）。

在波动中，波的振动方向和波的传播方向相互垂直时，这种波属于横波（transversal wave），见图2-1-2A。而波的振动方向和波的传播方向互相平行时，这种波属于纵波（longitudinal wave），见图2-1-2B。纵波由高低声压区组成。高声压区（压缩区）也称波峰，低声压区（稀疏区）也称波谷。在液体和气体内部只能传播纵波。所以，在人体软组织中传播的超声波主要是纵波。

虽然电磁波不是机械波，但是光波、X线、无线电波等都是横波。

有些波不能简单地归为纵波或者横波。这些波称为

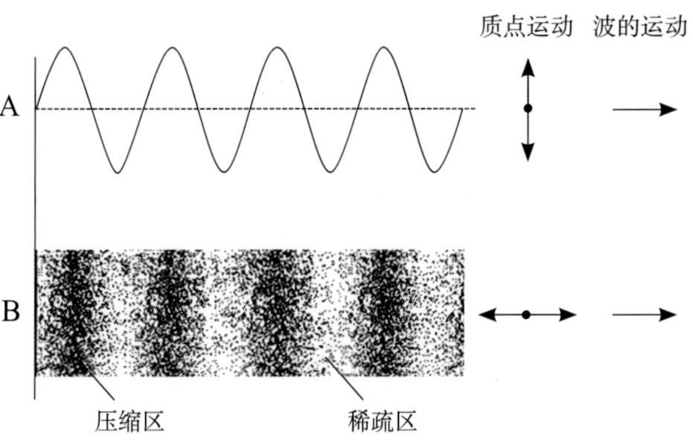

图2-1-2 横波（A）与纵波（B）

表面波（surface wave）。表面波中的质点只能在支持这种波传播的介质表面薄层中传播。

四、超声的基本物理量

（一）振幅

质点从平衡位置到最大位移的距离称为振幅（amplitude，A）或幅度。它是声学变量的最大值和平均值之差。声压振幅的单位为牛顿每平方米（N/m^2）。

（二）频率、波长、声速及三者之间的关系

1.频率（frequency，f） 单位时间内质点振动的次数。单位采用赫［兹］（Hz）、千赫（kHz）、兆赫（MHz）。频率的倒数（$1/f$）为周期（T），它表示一个完整的波通过某点所需的时间。单位采用秒（s）、毫秒（ms）或微秒（μs）。

2.波长（wavelength） 声波在介质中传播时，在一个周期的时间内所传播的距离，也就是2个相邻的周期质点之间的距离，波长通常以λ表示。单位是厘米（cm）、毫米（mm）和微米（μm）。

3.声速（velocity of sound） 是指声波在介质中传播的速度，通常以c表示。由波动方程可知，各质点仅在各自的平衡位置附近振动，而振动的状态以一定的速度向前传播。所以声速就是指波动的某一个振动相位在介质中的传播速度。声速在数值上等于单位时间内某个振动相位在介质中传播的距离，单位为米每秒（m/s）。声速是由介质的密度（density）和弹性模量（elastic modulus）决定的。密度是指单位体积包含的物质质量，单位是kg/m^3或g/cm^3。弹性模量是指产生单位应变所需要的应力，单位是Pa。应力是指物体单位面积上所受的力，而应变是指形变与物体原有尺寸之比。

在液体和气体内部只能传播与容变有关的纵波。超声在液体和气体的传播速度与介质的容变弹性模量（E）及密度（ρ）有关：

$$c=\sqrt{\frac{E}{\rho}} \qquad (2\text{-}1\text{-}3)$$

在固体中既能传播与切变有关的横波，又能传播与容变有关的纵波，它们传播的速度分别与切变弹性模量（G）和杨氏弹性模量（Y）有关：

$$c_{横}=\sqrt{\frac{G}{\rho}} \qquad (2\text{-}1\text{-}4)$$

$$c_{纵}=\sqrt{\frac{Y}{\rho}} \qquad (2\text{-}1\text{-}5)$$

由上述公式可见，不同的传播介质（如不同的人体组织）声速都不同；而不同频率的超声在同一介质中的声速是相同的，即声速与频率无关。

对于电磁波，无论光波或无线电波都是以光速（3×10^8m/s）传播的。表2-1-1列出不同介质中的声速。

表2-1-1 不同介质中的声速

介质	声速（m/s）
空气	330
脂肪	1450
蓖麻油	1500
水	1540
血液	1570
肌肉	1585
锆钛酸铅（PZT）	4000
颅骨	4080
钢	5850

4.波长、频率和声速之间的关系 它们的关系符合关系式：

$$\lambda=\frac{c}{f} \qquad (2\text{-}1\text{-}6)$$

上式表明波长和声速成正比，与频率成反比。在声速一定时，频率越高，波长越短。

机械波的频段很宽，为10^{-4}～10^{14}Hz。其依频率划分为次声波、声波和超声波三大类。20Hz以下的波动为次声波；20Hz至20kHz的波动为声波；20kHz以上的波动称为超声波。由于超声波中的10^8～10^{12}Hz频段对应电磁波的微波频段，因此这个频段的超声为微波超声，也称特超声。声波在介质中的传播速度比电磁波低5个数量级，当声电波同频率转换时，声波的波长要比电磁波小5个数量级。

用于治疗和清洗的超声频率在20～2 000kHz。高强度聚焦超声治疗仪采用1MHz左右的频率。

用于临床诊断的超声频率在1～60MHz。其中心脏及腹部成像的超声频率在2～6MHz；浅表器官成像的超声频率在7～12MHz；皮肤及血管内成像的超声频率在10～40MHz；生物超声显微镜成像的超声频率则高达40～60MHz。目前诊断最常用的超声频率是2～12MHz。

以人体软组织平均声速1540m/s计算，诊断用的波长都＜1mm。表2-1-2列出了几种在人体软组织中传播的超声频率和波长的对应关系。

相同频率的超声波在不同介质中传播，其声速不相同，由于人体软组织中声速的总体差异约为5%。所以采用软组织平均声速进行测距的误差也在5%左右。目前，超声诊断仪多数采用软组织平均声速1540m/s作为测量标

表2-1-2　人体软组织中超声波长和频率对应关系

频率（MHz）	2.0	3.0	3.5	5.0	7.0	10.0	12.0	20.0	60.0
波长（mm）	0.77	0.51	0.44	0.31	0.22	0.15	0.13	0.08	0.03

准，所以回波法深度标尺以13μs表示1cm，也就是1cm的探测深度所需时间为13μs。

（三）能量密度、能流、强度和声压

当波在介质中传播时，原来静止的质点开始运动，因而具有动能。同时该质点离开平衡位置，因而还具有势能。波动质点的总能量是动能和势能之和。所以，波的传播过程，也是能量的传输过程。

在密度为ρ的体积元ΔV中，当波动传播到这个体积元时，该体积元将具有的总能量W为动能W_K和势能W_P之和。

$$W=W_K+W_P=\rho A^2\omega^2(\Delta V)\sin^2\omega(t-\frac{x}{c}) \quad (2\text{-}1\text{-}7)$$

式中表示沿x轴方向传播的简谐波，其最大位移A（即振幅）、声速c、角频率ω、在t时刻的总能量。

由式（2-1-7）可见，体积元的总能量随时间周期性变化。说明体积元在不断地接收能量和释放能量。这是波动传播能量的原因。

能量密度ε是指单位体积介质中的波动能量：

$$\varepsilon=\frac{W}{\Delta V}=\rho A^2\omega^2\sin^2\omega(t-\frac{x}{c}) \quad (2\text{-}1\text{-}8)$$

其1个周期内的平均值为

$$\varepsilon=\frac{1}{2}\rho A^2\omega^2 \quad (2\text{-}1\text{-}9)$$

能流是指单位时间内通过介质中某个面积的能量。声功率是声源在单位时间内发射出的总能量。而通过垂直于波动传播方向的单位面积的能流称为能流密度或波的强度即声强I，单位为W/cm^2或mW/cm^2。声强的物理意义还可理解为单位面积上被照射（或发出）的声功率。

$$I=\frac{1}{2}\rho cA^2\omega^2 \quad (2\text{-}1\text{-}10)$$

声压p是指介质中有声波传播时的压强与没有声波传播时的静压强之差。它随着介质中各质点振动位置的周期性变化也作周期性变化。简谐波传播时，它的声压振幅：

$$p_m=\rho cA\omega \quad (2\text{-}1\text{-}11)$$

声压的单位是帕（斯卡）（Pascal，Pa），1帕等于1牛顿/米²（$1Pa=1N/m^2$），以前用巴（bar）或标准大气压（atm）作单位，$1bar=1atm=10^5Pa$。

由于声场中的超声强度（简称声强）在空间和时间上分布都不均匀，故常采用“空间峰值”（sp）和“空间平均值”（sa）及“时间峰值”（tp）和“时间平均值”（ta）等概念，如I_{spta}表示空间峰值时间平均声强，I_{sppa}表示空间峰值脉冲平均声强等。详见第4章第一节。

（四）声特性阻抗与声阻抗

1.声特性阻抗（acoustic characteristic impedance）　平面声波在介质中某一点处的声压（p）与质点振动速度（u）之比，称为声特性阻抗（Z）。其数值等于介质密度（ρ）与声速（c）之积：

$$Z=\frac{p}{u}=\rho c \quad (2\text{-}1\text{-}12)$$

ρc称为介质的声特性阻抗Z。单位采用帕［斯卡］·秒/米，单位符号为（Pa·s）/m也有用瑞利（Rayl）表示。

对纵波而言：

$$\sqrt{Z=}\ E\rho \quad (2\text{-}1\text{-}13)$$

它由介质的密度和弹性决定。不同的介质有不同的密度和弹性，因而有不同的声特性阻抗。

声特性阻抗、声压和声强三者之间的关系如下：

$$I=\frac{p^2}{Z}=\frac{p^2}{\rho c} \quad (2\text{-}1\text{-}14)$$

2.声阻抗（acoustic impedance）　当声波在介质中传播时，介质某表面上的声压（p）和通过该面积（A）的质点体积速度（u）的比值称为该处质点的声阻抗（Z_A），即$Z_A=p/u$，对于平面波有$U=u\cdot A$，结合式（2-1-12）得到$Z_A=Z/A$，单位采用声欧，1声欧等于$1Pa\cdot s/m^3$。

第二节　超声波的传播

一、平面波、球面波和柱面波

超声波在介质中主要有平面波、球面波、柱面波3种传播方式。图2-2-1是这3种波形的波阵面示意图。

1.平面波（plane wave）　波阵面平行于与传播方向垂直的平面的波，在传播过程当中它的波面的面积不改变。

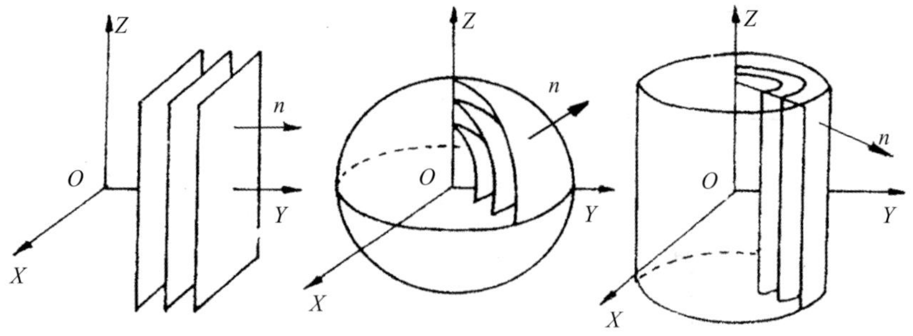

图2-2-1　3种波形的波阵面

A.平面波；B.球面波；C.柱面波

2.球面波（spherical wave）　波阵面为同心球面的波，在传播过程当中它的波面的面积随着传播距离增加而增加。

3.柱面波　波阵面是以声源的轴线为轴，以不同r为半径的一系列同轴圆柱面的波。

二、反射和折射

1.声波入射到两个声特性阻抗不相同的介质组成的分界面上，如果界面的线度远远大于波长，则入射声波的能量有一部分返回到同一介质中，另一部分则进入到下一层介质中。前者称为反射（reflection），后者称为透过。若透过的声波改变方向传播时，称为折射（refraction）。见图2-2-2。

当平面波从介质Ⅰ（$\rho_1 c_1$）入射到介质Ⅱ（$\rho_2 c_2$）时，入射角θ_i、反射角θ_r和折射角θ_t满足下述关系：

$$\theta_r = \theta_i \quad (2\text{-}2\text{-}1)$$

$$\frac{\sin\theta_i}{\sin\theta_t} = \frac{c_1}{c_2} \quad (2\text{-}2\text{-}2)$$

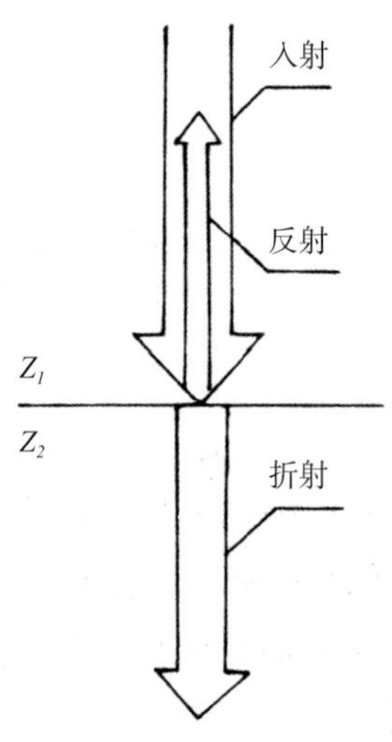

图2-2-2　反射与折射

声压反射系数：

$$r_p = \frac{Z_2\cos\theta_i - Z_1\cos\theta_t}{Z_2\cos\theta_i + Z_1\cos\theta_t} \quad (2\text{-}2\text{-}3)$$

声压折射系数：

$$\tau_p = \frac{2Z_2\cos\theta_i}{Z_2\cos\theta_i + Z_1\cos\theta_t} \quad (2\text{-}2\text{-}4)$$

当声波垂直入射时，即$\theta_i = \theta_t = 0$。

$$r_p = \frac{Z_2 - Z_1}{Z_2 + Z_1} \quad (2\text{-}2\text{-}5)$$

$$\tau_p = \frac{2Z_2}{Z_2 + Z_1} \quad (2\text{-}2\text{-}6)$$

当考虑垂直界面的入射波的能量在反射波和透射波之间分配时，声能反射系数R_I和声能透射系数T_I分别为

$$R_I = \left(\frac{Z_2 - Z_1}{Z_2 + Z_1}\right)^2 \quad (2\text{-}2\text{-}7)$$

$$T_I = \frac{4Z_1 Z_2}{(Z_2 + Z_1)^2} \quad (2\text{-}2\text{-}8)$$

从上述公式分析如下。

（1）不垂直入射界面时，声束的折射角由该两种介质声速（c_1和c_2）的比值决定，见式（2-2-2）。

（2）声束垂直入射界面时，反射声束沿入射方向反方向传播，而且反射波幅度最大。透射声波则按入射方向继续传播。

（3）当$Z_2 = Z_1$时，为均匀介质，此时$R_I = 0$，$T_I = 1$，无反射，全部传播。

（4）当Z_1和Z_2相当接近时，即声特性阻抗差异小的界面，R_I很小，T_I近似1，表示反射很小，基本透过。

（5）当$Z_2 \ll Z_1$时（如水和气），即声特性阻抗差异很大的界面，此时$R_I \approx 1$，$T_I \approx 0$，产生强反射。

界面反射是回波法超声波的检测基础，虽然人体软组织声特性阻抗差异很小，但只要有1‰的差异，所产生的回波便可以检测，所以超声波对软组织的检测能力远高于X线。

2.垂直入射三层的介质。声速由第一层介质经第二层介质进入第三层介质（图2-2-3）。

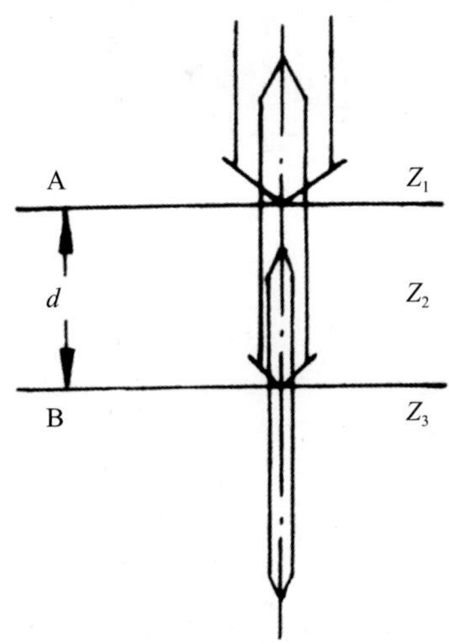

图2-2-3　垂直入射声波在三层介质中的反射和折射

在什么条件下进入第三层介质的超声波能量最多？理想情况下，第一层的入射波全部进入第三层，此时第二层是一个透声层。

通过声能透射系数各式联合推导得出透声层的条件是该层厚度d要符合：

$$d=(2n-1)\frac{\lambda}{4}, (n=1, 2, 3\cdots) \qquad (2\text{-}2\text{-}9)$$

该层声特性阻抗Z_m，符合：

$$Z_m=\sqrt{Z_p \cdot Z_t} \qquad (2\text{-}2\text{-}10)$$

此时声特性阻抗匹配，因此，透声层也称声特性阻抗匹配层。也就是匹配层（matching layer）的厚度为1/4波长或1/4波长的奇倍数，而且匹配层的声特性阻抗（Z_m）为Z_p（压电晶体的声特性阻抗）和Z_t（人体软组织平均声特性阻抗）的几何平均值。

人体软组织平均声特性阻抗约为1.5×10^6 Rayl，而压电陶瓷片的声特性阻抗可高达30×10^6 Rayl。

空气的声特性阻抗值非常低，在超声检查时，换能器与皮肤之间有气泡，大部分声能被反射。所以，要选用声特性阻抗合适的超声耦合剂涂布在换能器与皮肤之间，以达到好的声耦合。

三、衍射和散射

1.衍射和散射的形成　当声波通过1个线度为1～2个波长的障碍物时，声波的传播方向将偏离原来方向产生衍射（diffraction）。

当声波传播过程中遇到线度远小于波长的粒子时，粒子吸收声波能量后再向四周各个方向辐射，这种现象称为散射（scatter）。介质声特性阻抗不连续性的粗糙表面、小障碍物都会产生散射。许多人体组织的表面并不是规则的，声波入射到它们表面会产生散射。其中由入射途径返回（如回到超声换能器）的称为背向散射或后向散射。

2.红细胞散射　血红细胞的线度为5～8μm。频率为MHz（即波长为mm数量级）的超声遇到红细胞后将产生散射。散射强度与入射强度成正比，与频率的4次方成正比，与距离的平方成反比。

血流中有大量红细胞。超声入射到血流中形成的散射信号是一个随机窄带信号。此外血管中血流速度存在速度剖面，血管处于不同深度，组织的反射回波大于血流的散射回波。这些都是血流超声多普勒信号的特点。

3.背向散射系数（μ_b）是标志背向散射的定量参数：

$$\mu_b=\frac{\text{背向散射的能量}}{\text{参考能量}\times\text{立体角}\times\text{距离}} \qquad (2\text{-}2\text{-}11)$$

式中，参考能量等于声脉冲的总能量。

四、超声波的声场特性

1.声场分布

（1）声场（sound field）：介质中有声波存在的区域，即有声能占据的空间，也就是发射超声在介质传播时其能量所达到的空间。

（2）声束（sound beam）：换能器发出的声波，由于有指向性而在某个方向上形成集中传播的束状超声波。这种声波也称为声束。

在稳定发射超声时，根据惠更斯（Huygens）原理，其发射源的表面可以看成由无数个小源组成，每个小源都发出1个均匀的球面波（spherical wave），它们互相干涉（interference）构成声束。假设I_o是半径为a的换能器表面的声强，I_x是沿中心轴上距换能器X处的声强，则

$$\frac{I_x}{I_o}=\sin^2\left\{\frac{\pi}{\lambda}\left[\left(a^2+X^2\right)^{\frac{1}{2}}-X\right]\right\} \qquad (2\text{-}2\text{-}12)$$

此式常用来表达声场。

2.干涉　当2个或2个以上的声源同时传播时，介质内有些质点因为2个声波的叠加，振动幅度增大；而有些质点则相互减弱，振动幅度减小，这种现象称为声的干涉。

3.主瓣和旁瓣

（1）主瓣（main lobe）：换能器的方向图中，离声束轴线最近的两极小方向间的声束。极大部分的声能都集中在主瓣中，主瓣的形状代表了声束在空间的扩散情况。主瓣越尖锐，表示声束在空间的扩散越小。通常将声强下降到极大值的50%（−3dB）处作为主瓣或声束的宽度。

（2）旁瓣（side lode）：主瓣外出现极大值形成的声束均为旁瓣，离主瓣最近的为第一旁瓣，依次为第二旁瓣、第三旁瓣……。旁瓣也称副瓣。副瓣是产生伪像的重要原因之一。所以要求仪器尽量增强主瓣、抑制旁瓣，才能提高性能。

4.近场与远场　对于圆形单晶片探头的声场，其近场声束集中，呈圆柱形，直径接近探头直径，而长度即近场长度L则取决于超声频率f、探头的半径r和声速c：

$$L=2rf/c \quad (2\text{-}2\text{-}13)$$

近场虽呈规则的圆柱形，但由于旁瓣的干扰作用，其横切面上的声能分布很不均匀，会影响诊断。

远场声束扩散，呈喇叭形。其扩散快慢由扩散角θ决定：

$$\sin\theta=\frac{\lambda}{r} \quad (2\text{-}2\text{-}14)$$

由上式可见，频率越高、半径越大、扩散角越小，指向性越好。远场横切面上的能量分布比较均匀。在超声装置中，一般都采用聚焦探头或聚焦技术来提高分辨力。

五、超声波的衰减特性

1.声衰减（acoustic attenuation）是指声波在介质中传播时，由介质的黏滞性、热传导性、分子吸收及散射等原因导致声能减少，而产生声强减弱的现象。广义地讲，因声束扩散而使声强减弱的现象也包括在内。

2.声衰减系数（acoustic attenuation coefficient）声强为I_o的声波在介质中传播的过程中，声能随距离增加而减弱的现象称为衰减。声波在介质传播的声强I_x与其传播距离X的关系，符合：

$$I_x=I_o e^{-2\alpha X} \quad (2\text{-}2\text{-}15)$$

式中，e为自然对数底数，约等于2.71；α为声衰减系数，它是吸收衰减α_a和散射衰减α_s之和，即$\alpha=\alpha_a+\alpha_s$。它几乎随频率呈线性增加。人体软组织平均声衰减系数为1dB/（cm·MHz）。表2-2-1是水和一些人体组织的声衰减系数。

组织中蛋白成分尤其胶原蛋白成分越高，衰减越显著。组织中钙质成分越多，衰减也越多。组织中水分含量越多，衰减越少。水几乎可视为无衰减或透声（echolucent）。

六、超声多普勒效应

振源与散射体之间存在相对运动时，振源发射的超声波入射散射体后，产生散射波的频率发生改变的现象，称为多普勒效应。由多普勒效应产生变化的频率称为多普勒频移（f_d）。图2-2-4是多普勒效应示意图。此时：

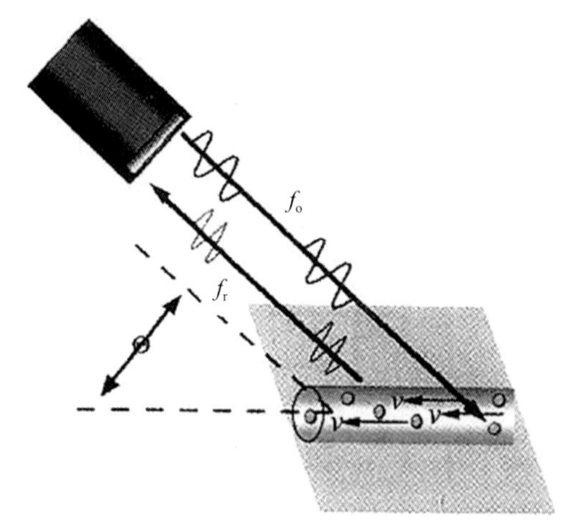

图2-2-4　多普勒效应

$$f_d=f_r-f_o=\frac{2v\cos\theta}{c}f_o \quad (2\text{-}2\text{-}16)$$

$$v=\frac{f_d c}{2f_o\cos\theta} \quad (2\text{-}2\text{-}17)$$

式中f_o为发射超声频率，f_r为接收超声频率，f_d为多普勒频移，c为声速，θ为入射声束与运动方向之间的夹角，v为运动速度。

在超声医学诊断中，利用多普勒频移的解调（demodulation of Doppler shift）效应可以检测出血流速度。此时，v即红细胞的运动速度，c为人体软组织平均声速，f_o为探头的发射频率。当接收频率f_r大于f_o时，多普勒频移f_d为正，表示红细胞朝探头方向流动；当f_r小于f_o，即f_d为负值时，表示红细胞背离探头方向流动。当θ角一定时，f_d越大，红细胞流速v越快。当v一定时，θ角越小，f_d也越大。

七、超声的生物效应

超声通过介质时，与介质产生相互作用。一方面，

表2-2-1　人体组织的声衰减系数（α）　　[单位：dB/（cm·MHz）]

	水	血液	脂肪	肝	肾	平行肌肉	横断肌肉	颅骨	肺	空气
α	0.002	0.18	0.63	0.94	1.0	1.3	3.3	2.0	40.0	12.0

不同的介质对超声都会产生作用，这些作用会使超声特性产生不同的改变。我们正是利用某些特性的改变来作为超声诊断的基础。另一方面，超声同样会对介质产生作用。而对生物组织的作用会引起生物效应。

所谓超声生物效应，即一定能量的超声（由辐照的声强和时间两个因素决定）在生物组织中传播时，导致生物组织的功能和结构发生变化的现象。这些作用机制详见相关内容。

第三节　评价超声成像系统性能的基本参数

一、超声波的分辨力

分辨力是评价图像空间分辨本领与清晰度的重要参数。通常首先关注的是空间分辨力，空间分辨力是指超声检查时，显示屏上能区分两个细小目标的能力，即这两个目标的最小距离，空间分辨力依方向不同可分为轴（纵）向分辨力、侧向分辨力和层厚分辨力。

1. 轴向分辨力（axial resolution）　指在声束传播方向（即声束轴向）上区分两个目标的能力。也称为纵向分辨力（longitudinal resolution），它与超声波的频率成正比。其最大理论分辨力为$\lambda/2$。由于受到发射脉冲持续时间（T，即脉冲包络宽度）的影响，实际纵向分辨力是发射脉冲宽度的50%，即$T/2$，它是理论值的2～8倍，由仪器的性能决定。

2. 侧向分辨力（lateral resolution）　是指声束扫描方向的分辨力，由声束扫描方向的声束宽度决定。通常采用电子（即相控）聚焦来提高侧向分辨力。

3. 层厚分辨力　是切层厚度方向的分辨力，也称切层厚度分辨力，由探头厚度方向上声束的宽度决定。目前主要采用声透镜聚焦来改善层厚分辨力，只有1.5维阵和二维阵探头在短轴方向上采用电子聚焦。

目前3.5MHz探头的轴向分辨力约为1.0mm，侧向分辨力为1.5mm左右，层厚分辨力为2.0mm左右。这里所指的层厚分辨力与侧向分辨力均指在聚焦区。

此外，除了空间分辨力外还有对比分辨力（即灰阶分辨能力，与灰阶级数有关）、时间分辨力（与帧频，即成像速度有关）、细微分辨力（与频带宽度、信息量有关）。

其中对比度是评价图像质量的另一个重要参量。它反映从图像的明暗度（灰阶）差异来识别图像中物体或结构的能力。在光学图像中称为图像的反差。超声回波成像的灰阶，取决于其背向散射系数。图像的对比度r_i可用图像中被成像物体的灰阶g_0与其周围背景或其他物体的灰阶g_m的相对差来表示：

$$r_i = \frac{g_0 - g_m}{g_0} \tag{2-3-1}$$

4. 在超声医学标准中规定测量的参数

（1）背向散射对比度（backscatter contrast）：是两个物体背向散射系数的差值除以两个背向反射系数中的最大值。

（2）对比度细节检测能力（contrast-detail detectability）：是在有背景灰阶的图像中，能识别出物体的最小直径。实际上反映的是物体相对于背景的背向散射对比度。

（3）对比度细节分辨力（contrast-detail resolution）：是指在灰阶图像中，能检出具有规定特性（形状、大小或声速）的散射或反射结构的回波幅度的最小差异。

二、超声波的穿透力

超声波的穿透力是指它能检测的最大深度。其影响因素包括衰减系数、发射声功率、仪器的信噪比、动态范围和增益等。而衰减系数又与组织的特性、形状及发射超声的频率等有关。

通常用提高频率来增加分辨力的方式是以减少穿透力为代价的。所以检测深部组织要用较低的频率，而表浅组织可以用较高的频率。

我们可以通过适当增加声功率来提高穿透力，但声功率的增加必须注意安全性。特别在检测胎儿和眼时，必须将声功率减小到安全水平。详见第4章有关超声安全性部分。

三、分辨力与穿透力的测试

通常采用生物模块来测试。

（伍于添）

第3章

超声生物物理学

第一节　概述

超声生物物理学是研究超声在生物介质中传播及相互作用的规律及这些规律在生物学、医学中应用的一门学科。

一、超声生物物理学主要的研究内容

超声生物物理学的研究内容主要有以下几方面。

1.超声波在生物介质中的传播性质。这些传播性质包括超声波在生物介质中的传播速度，超声传播吸收、散射及衰减等参数，以及这些参数与生物介质的成分、结构及状态等之间的相应关系。

2.超声波在生物介质传播过程中，它们之间的相互作用及作用的物理机制。

3.在超声波辐射下，生物体系的结构、形态及功能的变化，即所谓的超声生物效应。

4.超声剂量学、声场参数与生物效应之间的定量关系。

二、超声生物物理学对超声医学的作用

上述研究对超声诊断的发展具有重要的意义，特别有以下几个主要作用。

1.为正确合理地设计临床超声诊断设备提供声学数据。

2.有助于正确识别、分析人体组织的超声图像，获取更多、更准确的生理和病理信息。

3.为开拓和发展定量超声诊断技术创造条件。

4.探索描述组织状态的新参量，建立新的诊断参量和相应的诊断设备。

5.了解生物组织中超声传播及超声与组织之间的相互作用，发展超声治疗学。

涉及生物组织超声性质的主要物理参数：声速、超声吸收、超声衰减、声速频散、超声吸收谱、超声衰减谱、超声背向散射系数、超声背向散射谱、声学非线性参量B/A等。

第二节　生物组织超声性质的实验研究方法

人体的软组织，如心、肝、脾、肾及肌肉等，不同于一般的固体和液体，它们有一定的体积，但形态易受环境条件影响。因此，对实验技术有特殊要求。本节将对几种主要测试方法进行简要介绍。

一、生物组织超声吸收的测量

目前用于直接测量生物软组织超声吸收的方法是瞬态热电偶法。该法是采用直径远小于声波波长的热电偶结插入被测组织内，再用强度为I，时宽1s的矩形脉冲超声，辐射热电偶结及其周围组织，组织吸收超声使其自身温度上升，从而在热电偶结上引起热电动势。热电动势的增长如图3-2-1所示，它包括下述两部分。

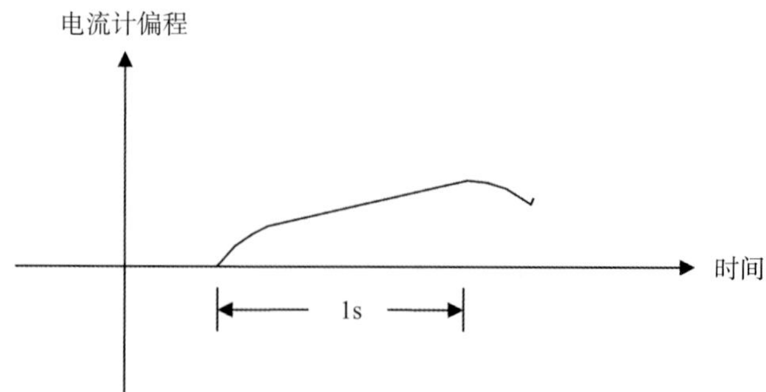

图3-2-1　声脉冲引致的热电动势曲线

1.由组织与热电偶丝之间黏滞损耗引起的迅速上升部分。它的平衡值主要取决于热电偶丝半径、组织黏滞性、声强及频率。

2.线性增长部分，这是对超声吸收的结果。测量出线性增长部分的斜率$\frac{\Delta T}{\Delta t}$，即可按下式确定组织的超声吸收系数（$\alpha$）：

$$\alpha=\frac{\rho C_p K}{I}\cdot\frac{\Delta T}{\Delta t}(\text{cm}^{-1}) \quad (3\text{-}2\text{-}1)$$

式中ρ为组织密度，单位g/cm^3；C_p为定压比热，单位

cal/（℃·g）；K为热功当量，单位J（1cal＝4.18J）；I为声强，单位W/cm²；$\frac{\Delta T}{\Delta t}$为组织吸收超声而引起的温度随时间的上升率，单位℃/s。

该法适用于在0.5～4MHz频段内测量软组织的超声吸收系数。影响测量精度的主要因素为组织的热学性质及超声吸收本身随温度的变化，但只要在测量中温度升高不大于1℃，测量$\frac{\Delta T}{\Delta t}$的总误差即为5%～10%。

二、生物组织超声衰减的测量

（一）辐射压力法测量超声衰减

辐射压力法是测量声强和声功率的首选方法。

声波传输能量产生辐射压力，其数值等于声波动量的时间变化率，当连续声波入射到靶面上时，就会对靶在传播方向上产生一个不随时间变化的辐射压力。利用微量电子天平，便可直接测出这个辐射压力的数值。

对于理想的声吸收靶，当声波垂直入射时，辐射压力F为靶所接收到的时间平均声功率P和声速c之比：

$$F=\frac{P}{c} \tag{3-2-2}$$

如在水中时，声速c为1500m/s，则1mW功率的超声波可对全吸收靶产生67μg的辐射压力。

对理想的声反射靶，为避免在声源与靶之间形成驻波，常使声束与靶的垂线方向成θ角，此时靶上受到的辐射压力F符合下式：

$$F=\frac{2P}{c}\cos^2\theta \tag{3-2-3}$$

当$\theta=45°$时，$\cos^2\theta=\frac{1}{2}$，这时式（3-2-2）与式（3-2-3）相同，即灵敏度仍为67μg/mW。图3-2-2为测量装置示意图。

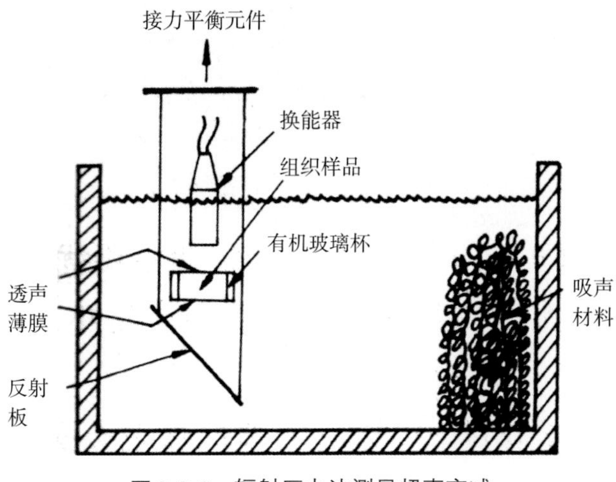

图3-2-2　辐射压力法测量超声衰减

当把厚度为D的组织样品置放在有机玻璃杯（面向换能器和反射板两侧均为透声薄膜）时，先后测量出置入样品前后的辐射压力值F与F'，则由下式可计算出组织的超声衰减系数A：

$$A=\frac{1}{D}10\log\frac{F}{F'} \tag{3-2-4}$$

该式忽略水与组织样品之间存在很小的声反射损耗，但在测试中要注意以下几点。

1.传声介质（水或生理盐水）对声波的吸收，不可避免地产生声流（streaming）。为避免它经辐射压力的测量带来系统误差，可以在靶前置一透声的声流阻挡层，如拉紧的聚乙烯薄膜即可。

2.声束与靶的方向要严格对准，因为力平衡元件只响应与悬线同方向的作用力。

3.使用声全吸收靶时，靶吸收声波能量会使其自身温度上升，体积膨胀而浮力增加，从而会引起测量误差。

4.消除测试环境中的机械和气流扰动等影响。

（二）插入取代式的脉冲传输法测量超声衰减

插入取代式的脉冲传输法可以同时测量超声衰减的速度，还可以研究超声频散（声速随频率变化）现象等，其工作原理如图3-2-3所示，发射换能器T_1与接收换能器T_2同轴相向浸入水槽的水中，水作为耦合介质，样品盒朝向换能器两侧均敷以透声薄膜窗口，内置组织样品S的厚度为D，将样品盒置入T_1与T_2之间。测量时，先将厚度为D_1的样品盒置入T_1与T_2之间。此时，接收的声压脉冲信号的幅度将下降，由串联在接收电路中的衰减器测出下降的分贝数DB_1；然后置换另一厚度为D_2的装同一样品的样品盒，测出相应的衰减值DB_2，最后按式（3-2-5）计算出组织S的衰减系数A。

$$A=\frac{DB_2-DB_1}{D_2-D_1}(\text{dB/cm}) \tag{3-2-5}$$

（三）共振法测量生物组织的超声衰减

共振法是驻波干涉法的一种。它采用声程d固定而

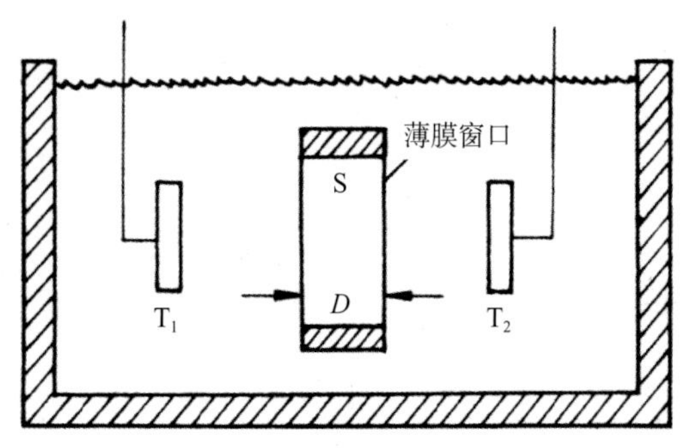

图3-2-3　插入取代式脉冲传输法

改变频率（亦即改变声波波长λ），使之周期地满足形成驻波的条件，即$d=n\frac{\lambda}{2}$（n为整数），此法要求测量样品的需求量少，而且可以同时测量声衰减和声速。

测试用的共振腔是采用两个同样基频（如5MHz）的X切圆形压电石英片置于圆环的两端，构成圆柱形腔体，腔体内充测试样品，整个共振腔放在恒温水槽中，其中一个石英片作超声发射器，另一个用作接收器。当频率连续变化的射频电压激励发射换能器时，在满足共振腔谐振频率f_n之间的间隔大小取决于样品的声速，而共振峰的半功率率（-3dB）点对应的频宽Δf与样品在一个声波波长（$\Delta\lambda$）距离上的超声衰减值A'有关。实际测量时，常选用一定的参考液体进行比较测量。共振法的测量原理如图3-2-4所示。

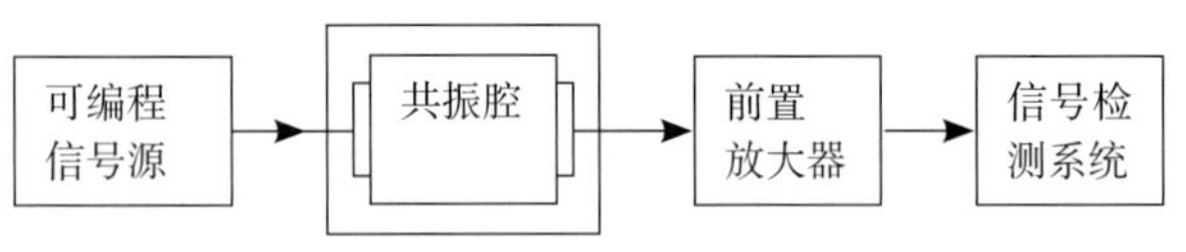

图3-2-4 共振法测量原理

被测样品相对参考液体在一个声波波长距离上的超声衰减值A'由下式计算：

$$A'=\pi(\Delta f_s-\Delta f_r)/f_n \quad (3\text{-}2\text{-}6)$$

式中Δf_s与Δf_r分别为样品与参考液体在第n个共振峰上的-3dB带宽。

三、生物组织超声声速的测量

（一）插入取代式的脉冲传输法测量生物组织声速

前面已介绍采用插入取代式的脉冲传输法测量生物组织的超声衰减，该法同样还可以测量生物组织的声速，其工作原理同样如图3-2-3所示。

测量利用扫描速度经过严格校准的示波器，直接测量样品取代水后所引起的超声脉冲的时移Δt，已知水的声速c_w及样品厚度D，即可按下式算出样品声速c_s。

$$c_s=\frac{c_w D}{D-c_w\Delta t} \quad (3\text{-}2\text{-}7)$$

当$D>1$cm时，测得声速的误差<1m/s，可满足对测量生物组织声速在超声医学应用频段的微小频散现象的要求。

（二）共振法测量生物组织的声速

共振法测量生物组织声速的工作原理同图3-2-4，测量声速时，由下式算出：

$$\frac{\Delta c_f}{c_f}=\frac{\Delta f_n}{f_n} \quad (3\text{-}2\text{-}8)$$

式中c_f为谐波频率f_n下的参考液体声速，Δf_n为被测样品与参考液体的第n个共振峰频率之差，Δc_f为样品与参考液声速值之差。

四、生物组织的声学非线性参量

从本质说，声波的传播过程是非线性过程，由于超声波在组织中的非线性传播，会发生波形畸变，高次谐波成分增多，超声衰减系数增大，当声强足够大时，可能出现声饱和现象。非线性参量B/A这个物理常数则是表征传声介质非线性效应的一个基本参量。在线性声学中，介质的声压p与密度ρ是线性关系。但涉及非线性时，它们之间严格的关系应符合公式：

$$p=p_O+A\left(\frac{\rho-\rho_0}{\rho_O}\right)+\frac{B}{2}\left(\frac{\rho-\rho_O}{\rho_O}\right)^2 \quad (3\text{-}2\text{-}9)$$

由式（3-2-9）可见，非线性参量B/A在p与ρ的关系中是平方项与线性项之比的量度，B/A是介质状态的特征参数。利用此参量可研究发展新的超声诊断方法，测定B/A有下述3种方法。

（一）有限振幅绝对测量法

可使用频谱分析仪检测超声在生物介质传播过程中产生的二次谐波声压$p_2(x)$随距离x的变化，又测出基频为f_0的声波在发射换能器表面处的声压（p_1），做出$\frac{p_2(x)}{p_1^2 x}$随x的变化曲线。当$x\to 0$时，有下式：

$$\frac{p_2(x)}{p_1^2 x}/_{x\to 0}=\left(\frac{B}{A}+2\right)\frac{\pi f_0}{2\rho c^3} \quad (3\text{-}2\text{-}10)$$

式中ρ与c分别为样品的密度和声速。

（二）有限振幅相对测量法

有限振幅相对测量法的工作原理如图3-2-5所示。

用2MHz的射频脉冲激励基频为2MHz的X切石英换能器上，为有效地接收和测量其二次谐波，除了使用4MHz的石英片作为接收换能器之外，还在接收电路中使用带嘴滤波器对2MHz信号抑制40dB，并使用超声放大器使4MHz信号增益80dB，测量示波器用于测量二次谐波幅值，如测试样品紧靠接收换能器时：

$$\left(\frac{B}{A}\right)_x=\left(\frac{p_{2x}}{p_{2o}}\cdot\frac{L}{dD''D'}-\frac{L}{d}+1\right)\frac{(\rho c^3)_x}{(\rho c^3)_o}\cdot\frac{(B/A)_o+2}{D''}-2 \quad (3\text{-}2\text{-}11)$$

式中ρ与c分别为样品的密度和声速，L为发射换能器之间距离，d为样品厚度，p_2为二次谐波声压，D''为水与样品之间界面的声压透射系数，D'为样品与水之间界面的声压透声系数。脚标o与x则分别表示该量是属于水与

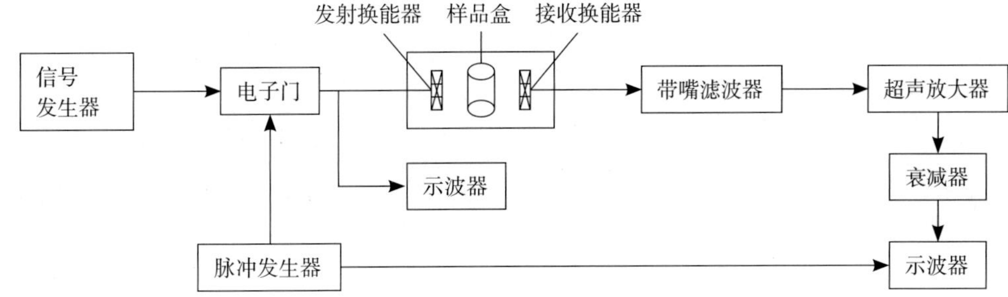

图3-2-5　有限振幅相对测量法

被测样品的。L、d、c、p_2、ρ均可测出，D'与D''可算出，$(B/A)_0$为已知，这样从式（3-2-11）便可算出$(B/A)_x$值。

（三）改善的热力学方法

在绝热的条件下，从实验中测出超声波在被测介质中的传播相位随压力的变化关系（$\Delta\varphi/\Delta p_s$），并按下式求出B/A值：

$$\frac{B}{A}=-\frac{2\rho_0 c_0^2}{t\omega}\left(\frac{\Delta\varphi}{\Delta p_s}\right)_s \tag{3-2-12}$$

式中c_0和ρ_0分别为样品在小振幅声波下的声速和密度，ω为声波的角频率，t为声波在发射换能器与接收换能器之间的传播时间。因此改善的热力学方法亦称相移法。该法只需压力变化范围为101.33～202.66kPa即可。

五、超声背向散射谱

A型、M型和B型等超声诊断仪仅利用了超声脉冲回波的幅度参数来提取信息。然而回波信号不仅在幅度上包括被测组织的信息，而且在其频谱分析中可能含有更丰富的、更能表征组织特征的信息。通过对回波信号进行宽带频谱分析可以获取更多反映组织特征的信息。

超声背向散射特性由背向散射系数表征，它定义为在与入射波成180°的方向上的单位体积和单位立体角的微分散射截面。组织的背向散射特性可用宽带脉冲取代法来测量。

首先测量组织样品内一小体积的背向散射功率谱$P_s(f)$，然后用一刚性反射板取代样品，再测量反射信号的功率谱$P_r(f)$，两者之比$P_s(f)/P_r(f)$称背向散射传递函数，示以$|\text{BST}|^2$，对其进行超声衰减与衍射修正之后，即可得到背向散射系数$\sigma_{BS}(f)$。

$$\sigma_{BS}(f)=<|\text{BST}|^2>\cdot A_{tt}(x_0\cdot\Delta Z)\cdot D_{iff}(f,Z_s,Z_r) \tag{3-2-13}$$

式中$<|\text{BST}|^2>$为背向散射传递函数$|\text{BST}|^2$的空间统计平均值；$A_{tt}(x_0,\Delta Z)=e^{4\alpha(f)x_0}\left\{\frac{\text{sh}2\alpha(f)\Delta Z}{2\alpha(f)\Delta Z}\right\}^{-1}$为对组织的超声衰减修正项。$D_{iff}(f,Z_s,Z_r)=\frac{Z_s^2}{4A(f)\Delta Z}\cdot\left(\frac{Z_s}{Z_r}\right)^2$为对远场条件下的衍射修正项。$\alpha(f)$为样品的超声衰减系数；$x_o$为被测样品的前界面至门选散射体元中心的距离；$\Delta Z=c\tau/2$为样品内门选散射体元的厚度；$\tau$为电子门的时宽；$c$为组织样品的声速；$A(f)$为距离换能器$Z_s$处声束的-3dB截面，$Z_s$为样品在声轴上（远场）的位置；$Z_r$为刚性反射板在声轴上的位置（$Z_r\approx Z_s$）。

超声背向散射系数仅反映了在组织内的散射特性。许多工作引入积分背向散射系数（IBSC）和背向散射系数的频率依赖关系（FDBSC）作为表征组织散射特性的参量。所谓积分背向散射系数，即是将背向散射系数在测量频段积分平均。它是样品在测量频段内总散射强度的量度，它反映的是样品在声学上不均匀性的程度：

$$\text{IBSC}=\frac{1}{f_2-f_t}\int_{f_1}^{f_2}\sigma_{BS}(f)\text{d}f \tag{3-2-14}$$

把背向散射系数随频率变化的测量数据通过回归分析，获得频率幂指数模型拟合方程，则取B值表示背向散射系数随频率的变化关系，即$B=\text{FDBSC}$。FDBSC值的大小反映了组织的散射元尺寸大小：

$$\sigma_{BS}(f)=Af^B \tag{3-2-15}$$

第三节　生物组织的声学特性

一、声速与声衰减

在生物组织超声特性中研究比较多的是声速和声衰减。测出的数据都有一定分布范围。测量的差异与测试方法条件（如温度）及样品个体之间的差异有关。就声速而言，人体软组织的平均声速在1540m/s，大多数在1500m/s左右。胶原含量高的组织，声速偏高。脂肪组织声速偏低。肺组织声速更低，这与肺充气状态关系甚大。

表3-3-1是Dohnhammer给出的若干动物组织的超声衰减系数、传播速度及它们的组织成分（水、胶原、脂肪及总蛋白质含量）。表中的数据都有一定分布范围，这与测试方法、条件及样品个体之间的差异有关。

表 3-3-1　动物组织的超声衰减（吸收）系数、传播速度及其主要组分含量的数据

组织名称	超声衰减系数（Np/cm）			声速（m/s）	水（%）	脂肪（%）	胶原（%）	总蛋白质（%）
	1MHz	3MHz	5MHz					
骨								
头颅骨	1.5 ～ 2.2	8 ～ 20		2920 ～ 3360				
轴向骨	1.4	1.5 ～ 6		3160 ～ 4360	22 ～ 34	（13 ～ 20）	0.00	（13 ～ 20）
横向骨				3180 ～ 3490（PL）				
脑								
人脑	0.074 ～ 0.23	0.29 ～ 0.69	0.58 ～ 1.38					
动物脑	0.032 ～ 0.11	0.12 ～ 0.43	0.28 ～ 0.54	1506 ～ 1580	72 ～ 85	（0.03 ～ 0.34）	8.6	（6 ～ 11）
	0.026 ～ 0.032*	0.088（I）*	0.160（I）*					
软骨	0.58	1.44	2.19	1665	70 ～ 73	10 ～ 20		20 ～ 25
脑脊液	0.001 2			1499 ～ 1515	99		0.00	0.015 ～ 0.040
眼（房水/玻璃体）	0.02（E）	0.04（E）	0.06（E）	1490 ～ 1544	99 ～ 99.9	0.01 ～ 0.067	0.004 ～ 0.007	0.01 ～ 0.1
脂肪	0.044 ～ 0.090	0.076 ～ 0.46	0.14 ～ 1.0	1410 ～ 1479				
				1438 ～ 1602（OF）	10 ～ 35		50 ～ 86	3.2 ～ 7.0
				975 ～ 1225（SF）				
心	0.09 ～ 0.24	0.16 ～ 0.64	0.36 ～ 0.87		63 ～ 79.2	（0.40 ～ 2.6）	3.6 ～ 21	15 ～ 19
肾	0.027 ～ 0.039*	0.088（I）*	0.149（I）*	1570 ～ 1585				
	0.09 ～ 0.12	0.28 ～ 0.35	0.5 ～ 0.6（E）	1558 ～ 1568	75.9 ～ 82.7	0.39 ～ 1.47	3.3 ～ 6.7	15.4 ～ 16.8
	0.00 ～ 0.087*	0.086（I）*	0.145（I）*					
肝	0.074 ～ 0.15	0.19 ～ 0.50	0.35 ～ 0.79	1553 ～ 1607	66.9 ～ 80.3	（0.18 ～ 1.1）	3.7 ～ 10	16.5 ～ 21.2
肺	0.019 ～ 0.027*	0.095（I）*	0.174（I）*					
	3.5 ～ 5.0	3.6 ～ 8.8	6.0 ～ 11.6	300 ～ 1118	76.7 ～ 79.0	（1.8 ～ 2.4）	3.3 ～ 3.8	16.8 ～ 19.3
（牛奶）	0.04 ～ 0.042	0.12 ～ 0.14	0.20 ～ 0.26	1480 ～ 1485	87 ～ 88		3.5 ～ 5	3 ～ 4
纹肌	0/12（I）			1568 ～ 1595				
不沿肌纤维方向	0.064 ～ 0.15	0.22 ～ 0.30	0.40 ～ 0.70	1545 ～ 1631	63 ～ 75.7	（0.4 ～ 3.1）	4.0 ～ 13.3	17.3 ～ 21.8
沿肌纤维方向	0.16 ～ 0.20	0.44 ～ 0.56	0.70 ～ 1.4	1585 ～ 1603				
血清	0.01 ～ 0.02	0.03 ～ 0.06	0.067 ～ 0.10	1571	90 ～ 95	18.6 ～ 27.5	0.9 ～ 2.0	5.4 ～ 8.0
皮	0.14 ～ 0.66	0.3 ～ 1.2（I）	0.43 ～ 1.7	1498 ～ 2030	72	（0.5 ～ 1.2）		（17 ～ 28）
脾	0.06	0.23	0.46	1515 ～ 1591	74.4 ～ 77.4		3.0 ～ 3.9	17.1 ～ 18.8
腱	0.074 ～ 0.146*	0.53（I）*	0.92（I）*					
不沿肌纤维方向	0.54 ～ 0.73	1.25 ～ 1.88	1.95 ～ 2.86	1750	62.9	30.0 ～ 31.6		（22 ～ 35）
沿肌纤维方向	0.41 ～ 0.58	1.37	2.35					
睾丸	0.012 ～ 0.038*	0.040 ～ 0.051（I）*	0.040 ～ 0.090（I）*		84.0 ～ 85.0		0.045	（9 ～ 11）
舌								
不沿肌纤维方向	0.29	0.87	1.5					
沿肌纤维方向	0.14	0.42	0.70		61 ～ 74.3	0.00	5.3 ～ 23	13.7 ～ 18.5
（水）	0.001 ～ 0.000 3	0.000 13 ～ 0.000 23	0.0037 ～ 0.0063	1483 ～ 1529	100		0.00	0.00

注：E. 外推值；I. 内插值；OF. 眼眶脂肪；SF. 皮下脂肪；* 超声吸收系数。括号中数值为计算值

二、声速、声衰减与组织组分的关系

本部分主要介绍水、胶原、总蛋白质及脂肪对生物组织超声性质的影响。

（一）水

水是人体组织含量最多的组分，一般占70%～80%。水在人体不同组织中的含量差异很大，如脂肪组织的含水量约为10%，而在血液中可高达83%。人体的总含水量随着年龄增长而下降。成年男子约为52%，女子为46%。由于水是人体组织的重要组分，因此探讨水对组织超声性质的影响是十分有意义的。

水的超声吸收系数比软组织低得多。所以，含水量高的组织，其超声衰减往往较低。例如，婴儿脑中含水量约为90%，而成年人只有77%。所以，婴儿脑的超声衰减大约为成年人脑的1/3。但成年人脑积水时，其超声衰减比婴儿还低。又如，Wladimiroff等发现胎儿脑的声速，随着胎龄的增长而增加，声速值由1513m/s增加到1540m/s。他认为，这个变化是脑中水含量逐渐减少、固体成分逐渐增多的结果。

（二）胶原

1.胶原是高抗张强度且不溶解的纤维状蛋白。它占人体总蛋白质的25%～33%，占人体重量6%左右。在人体的软骨、腱、骨骼、皮肤及肌肉的结缔组织中存在。

2.与人体组织的其他组分相比，胶原有明显不同的声学性质。尤其胶原纤维的静弹性模量大约是其他组分的1000倍，意味着它的声速值应比其他组分高得多。声速大则声特性阻抗高，从而造成胶原纤维与周围组织之间的声特性阻抗失配，引起超声在其传播时出现反射和散射。这被认为是软组织超声回波形成的主要原因。

胶原含量丰富的组织表现出较高的声衰减和声速。O′ Brien等用超声显微镜研究受伤的皮肤组织，发现声速与声衰减均随瘢痕老化而增大，其原因仍归结为胶原含量增多及胶原性质发生变化。又如，心肌梗死的组织，胶原含量增多，致使声衰减增大。骨、软骨、皮和腱所含的胶原为10%～35%，比其他组织含量高许多倍。与此相应，它们的声衰减也比其他组织（除肺之外）高许多倍。生物组织（骨与肺除外）声衰减与胶原含量间的关系如下：

$$A = 0.11C_t^{0.51} \qquad (3\text{-}3\text{-}1)$$

式中A为超声衰减系数（Np/cm），C_t为胶原组分的重量百分比。

声速与胶原含量的关系如下：

$$c = 1588 + 32\ln C_t \qquad (3\text{-}3\text{-}2)$$

式中c为声速（m/s），$\ln C_t$为胶原组分的重量百分比的自然对数。

（三）蛋白质

Dunn给出的表3-3-2列出了按照组织超声性质与其总蛋白质含量之间的关系对组织的分类。而冯若等的研究以图3-3-1表明人血红细胞在25℃、pH 6.7时的声速（c_e）与其中所含平均红细胞血红蛋白浓度（MCHC）之间的关系。

表3-3-2　组织的平均超声衰减

衰减分类	1MHz衰减值（Np/cm）	组织名称	组织成分变化趋势
很低	0.03	血清	
	0.01	血	↑增加结构蛋白含量；↓增加水含量；↓增大声速
低	0.06～0.07	脂肪	
	0.08～0.11	神经组织	
	0.08～0.16	肝	
中等	0.23	肌肉	
	0.3	心、肾	
	0.4	皮肤	
高	0.5	腱	
	0.6	软骨	
很高	1以上	骨	
	>4	肺	

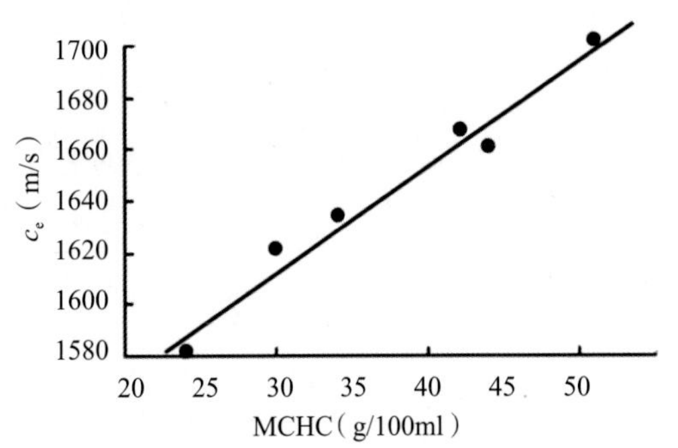

图3-3-1　人血红细胞声速与平均红细胞血红蛋白浓度的关系

（四）脂肪

脂肪是含水量很低的组织，人体的含水量很大程度上取决于脂肪的多寡。通常婴儿的脂肪含量低于男青年，而男青年又低于女青年，对应他们身体的含水量分别是76%、60%及50%。

脂肪组织的声速比其他软组织声速低50～100m/s，特别是皮下脂肪甚至要低300～600m/s。例如，绝经后乳房组织的声速比绝经前低3%～4%，这是绝经后腺性组织退化和脂肪组织增生的结果。

脂肪肝中的脂肪是以微粒形式分布存在的。由于脂肪声速低（从而声特性阻抗亦低），这些脂肪微粒会产生明显的声散射，使声衰减增大。由此可见，组织的生理或病理状态变化将会通过脂肪含量的变化改变它的超声性质。

三、超声吸收与衰减随频率变化的关系

由表3-3-3可以看到，在超声衰减系数与频率的$A \sim f^n$型关系中，n值有比较明显的变化范围。对于水，超声衰减系数与频率关系表示为$A \sim f^2$，这说明生物组织的超声衰减机制要比水复杂得多。但是，为方便起见，往往把生物软组织的超声衰减随机频率的变化近似地表示为$A \sim f^{1.1}$，甚至粗略地看成是与频率呈线性关系即$A \sim f$。

表3-3-3 超声衰减系数A与频率f变化关系（1～13MHz，37℃）

样　品	实验数据的拟合方程	拟合相关系数
血管	$A=0.41f^{1.36}$	0.999
脑	$A=0.34f^{1.38}$	0.998
肾	$A=0.39f^{1.14}$	0.998
心	$A=0.68f^{1.02}$	0.998
脾	$A=0.38f^{0.988}$	0.990
肝	$A=0.95f^{0.96}$	0.999

Goss等在37℃下、0.5～7MHz频段内，对脑、心、肾、肝、肌腱、睾丸6种动物组织的超声吸收做了测量，其将1MHz时的结果列于表3-3-4中。此表同时表明超声吸收值仅为超声衰减值的18%～43%。

表3-3-4 1MHz时超声吸收系数α与衰减系数A的比较

组织	α（dB/cm）	A（dB/cm）	α/A
脑	0.20	0.61	0.33
心	0.24	1.31	0.18
肾	0.24	0.87	0.28
肝	0.23	0.72	0.32
肌腱	1.22	4.87	0.25
睾丸	0.13	0.30	0.43

四、声速频散与声衰减的关系

声衰减与频散间的关系由Kramers-Kronig关系来表达。

设传声介质的压缩系数为$\beta(\omega)=\beta_1(\omega)+\beta_2(\omega)$，式中$\omega$是声波角频率，$\beta_1(\omega)$与$\beta_2(\omega)$分别表示压缩系数的实部与虚部，则方程式为

$$\beta_1(\omega)-\beta_1(\infty)=\frac{2}{\pi}\int_0^{\infty}\frac{\omega'\beta_2(\omega')}{\omega'^2-\omega^2}\mathrm{d}\omega' \tag{3-3-3}$$

$$\beta_2(\omega)=-\frac{2}{\pi}\int_0^{\infty}\frac{\omega[\beta_1(\omega')-\beta_1(\infty)]}{\omega'^2-\omega^2}\mathrm{d}\omega' \tag{3-3-4}$$

式中$\beta_1(\infty)=\lim\beta_1(\omega)$。

当$\beta(\infty)$的虚部远小于实部时，介质的声衰减$A(\omega)$、声速$c(\omega)$与压缩系数之间的关系简化为

$$A(\omega)=\frac{\rho_0 c(\omega)}{2}\beta_2(\omega) \tag{3-3-5}$$

$$c(\omega)=\frac{1}{[\rho_0\beta_1(\omega)]^{1/2}} \tag{3-3-6}$$

式中ρ_0为介质的静止密度。

O' Donnell等以式（3-3-4）为基础，在频散条件下，利用式（3-3-5）和式（3-3-6），经一定的数字变换为下述近似的定域表达式：

$$A(\omega)=\frac{\pi\omega^2}{\alpha c^2(\omega)}\cdot\frac{\mathrm{d}c(\omega)}{\mathrm{d}\omega} \tag{3-3-7}$$

$$c(\omega)-c_0=\frac{\alpha c_0^2}{\pi}\int_{\omega_0}^{\omega}\frac{\alpha(\omega')}{\omega'^{1/2}}\mathrm{d}\omega' \tag{3-3-8}$$

式中，c_0为初始频率下的声速值。此近似的定域表达式，一般能符合生物软组织的情况。

五、生物组织的超声背向散射数据

由不均匀连续介质散射理论可知，组织的散射是由其结构在声学上的不均匀性引起的。实验结果表明，肝组织的散射最强，其声学的不均匀性应该最大。肝是一种复管状腺组织，由肝小叶集合而成。肝大约有肝小叶100多万个，相邻肝小叶之间约为1mm。在肝小叶之间的三角区域内分布着肝门管，内含动脉、静脉、胆管和微细的神经，四周有胶原纤维支撑，肝小叶内含中央静脉、大量肝细胞及丰富的窦状腺等。因此，肝组织的组分众多、结构复杂，在声学上是一种很不均匀的随机介质。在3～7MHz频段内介质不均匀性的相干长度为0.1～0.04mm。因为引起散射的主要结构尺度应与相干长度在数量级上接近，所以可以认为肝小叶应该是引起肝内超声散射的主要散射元。

相对肝组织而言，心肌组织的结构比较简单，比肝

组织均匀性要好，散射也相对弱些。心肌组织是由大量几乎沿同一方向排列的呈长圆柱体的肌纤维组成的。心室肌纤维长度为100～150μm，粗为10～20μm，每根肌纤维的声特性阻抗值与其周围介质不同，因而构成一个声学界面。心肌组织背向散射的频率依赖关系约为三次方，其散射元半径应小于声波波长，即5MHz时散射元半径应<50μm，所以在心肌组织超声散射中，肌纤维是主要的散射元。

脾组织是一种比较致密和均匀的实质性组织，其背向散射也相应弱。其背向散射的频率依赖关系约为二次方，即基本散射元的尺度与肝组织接近。由此可见，在脾组织中由网状纤维和网状细胞构成的海绵状网架结构应该是脾组织的主要散射元。

肾皮质的超声背向散射呈各向异性。在肾皮质中分布着许多称为髓射线的辐射线状微结构，可能这些半有序的微结构造成了肾皮质超声散射的各向异性。

在心肌组织中，肌纤维是有序排列的，其力学特性必然为各向异性。当入射波波长小于或近似肌纤维尺度时，心肌引起的超声散射就应该呈现各向异性，即声波相对肌纤维走向以不同角度入射时，其背向散射将不同，呈现出一种角度分布。声波垂直于入射肌纤维走向时的背向散射大于平行肌纤维走向时的背向散射。当在低频段，即声波波长比心肌纤维尺度大得多时，散射的各向异性表现减弱。

六、生物组织的声学非线性参量*B*/*A*

F. Dunn等对生物液体和软组织等样品的研究结果表明，生物组织的非线性参量*B*/*A*，74%来自组织组分的贡献，26%由组织结构决定。其结果如下。

1.生物分子水溶液的*B*/*A*值随溶液浓度增加而线性升高。

2.生物分子水溶液的*B*/*A*值与分子量的大小无明显关系。

3.不同结构层次的生物样品的参量*B*/*A*值随样品结构复杂程度的增加而增大。

4.新鲜离体动物软组织多数*B*/*A*值为7左右，但脂肪组织*B*/*A*值可达10以上，而猪脑的*B*/*A*值仅为5.9。猪的多种软组织*B*/*A*值（26℃）如表3-3-5所示。

龚秀芬等用有限振幅二次谐波法及改进的热力学法检测生物流体和组织的非线性参量*B*/*A*的实验结果如表3-3-6所示。

表3-3-6中的X_1、X_2、X_3分别表示组织中水、蛋白质及脂肪的体积比；+则表示未分析其组分。表中数据表明，病变组织的*B*/*A*值变化明显，肝硬化的病变主要表现为结构变化，故对应的*B*/*A*值变化尤为明显。

此外，还有研究表明血液的*B*/*A*值随含水量增多而下降，且与蛋白质含量成正比。当血液凝固后，其*B*/*A*值从6.0增大到7.2，即增加20%。

从已有的研究工作可以看到，以*B*/*A*为参量的超声成像技术在临床诊断上有较大的潜在价值。

第四节 超声生物效应

超声波是一种能量形式，在生物体内传播时，超声波与生物组织发生相应作用。当超声波能量达到一定剂量时，会引起生物体的功能、结构或状态发生变化，这种作用称为超声生物效应。超声治疗就是利用超声生物效应来达到某种治疗、康复的目的。

表3-3-5 猪的多种软组织的*B*/*A*值（26℃）

组织	（水）	肝	脾	肾	心	脑	舌	皮下脂肪	（油脂）
B/*A*	5.2	7.3	6.8	6.9	7.1	5.9	6.5	10.8	10.4

表3-3-6 肝组织的非线性参量*B*/*A*值

样品	声速（m/s）	密度（g/cm³）	衰减系数（dB/cm）		*B*/*A*	体积比		
			2Hz	4MHz		X_1	X_2	X_3
正常肝	1607	1.05	1.10	2.16	6.9	71.1	21.5	5.96
颗粒变性肝	1702	1.02	1.28	2.23	7.5	62.3	29.2	4.66
脂肪变性肝	1601	1.05	1.27	2.20	8.0	56.8	23.2	1.40
肝硬化（轻）	1573	1.04	1.83	2.15	7.8		+	
肝硬化（重）	1580	1.06	1.05	2.24	8.5			

一、超声生物效应的研究内容

1.研究超声对人体组织作用的机制，以促进超声治疗学的发展。

2.在研究超声生物效应的基础上，广泛开拓超声在生物医学领域的应用范围，如超声基因疗法、超声药物渗透、超声灭菌、粉碎细胞及裂解生物大分子等。

3.在超声剂量学研究基础上，确定安全诊断阈值剂量标准和超声治疗的最佳辐照剂量。

二、超声生物效应的基本实验结果

将不同研究者的工作，按超声对照射哺乳动物的整体、组织与器官、细胞及生物大分子等不同层次的生物体系产生的生物效应进行简要归纳，见表3-4-1。

三、超声生物效应的物理机制

超声生物效应的物理机制主要表现在3个方面：热机制、机械机制和空化机制。

（一）热机制

当强度为I的平面行波在声压吸收系数为α的介质中传播时，单位体积内超声作用t时间产生的热量为

$$\vartheta = 2\alpha It \qquad (3\text{-}4\text{-}1)$$

式中热量ϑ的单位为J/cm^3，I的单位为W/cm^2，α的单位为cm^{-1}，t的单位为s。

超声探头通过耦合剂进行人体组织超声检查时，由于人体软组织有较高的声衰减系数，其内部散射波可以忽略，近似满足于式（3-4-1）。而动物软组织的声压吸收系数符合近似式：

$$\alpha = 0.026 f^{1.1}(\text{cm}^{-1}) \qquad (3\text{-}4\text{-}2)$$

如设软组织密度ρ = 1.00g/cm^3；比热与水相同，即c_m = 4.14J/（cm^3·℃），且产生的热量不失散，那么辐照t（s）后，软组织温升为

$$\Delta T = \frac{\alpha \times 0.026}{\rho c_m} Itf^{1.1} = 0.012 Itf^{1.1}(℃) \qquad (3\text{-}4\text{-}3)$$

如f = 1MHz，I = 1W/cm^2，则超声辐照引起的温升为0.012℃/s或0.72℃/min，所以，超声在临床应用时，注意作用的时间不能过长。

超声辐照低浓度的细胞悬浮液或生物大分子溶液时，或使用较低频率的超声时，由于声压吸收系数很小，所产生的热量和温升不显著。

（二）机械机制

超声波是机械振动能量的传播，其有关力学参量，

表3-4-1 超声在生物体系的各个层次上引起的生物效应

层次	样品	f（MHz）	I_{spta}（W/cm^2）	I	效应
整体	小白孕鼠	1	0.35cw	3min	分娩胎儿死亡增加
	小白孕鼠	1	1cw	5min	胎重下降
	脑	1～9	2×10^4～1cw	10μs至10min	致伤阈值剂量 $It^{1/2}$ = 200W·cm^{-2}s$^{1/2}$
组织与器官	肝	3	2×10^4～3×10^{2}cw	10μs至1s	致伤阈值剂量
	幼鼠腰椎	1	200～1cw	10^{-2}～10min	$It^{1/2}$ = 400W·cm^{-2}s$^{1/2}$
	睾丸	1	25p	0.5min	后肢瘫痪阈值剂量
	肾母细胞瘤	1	1.5cw		$It^{1/2}$ = 25W·cm^{-2}s$^{1/2}$
	实验肿瘤	1	8cw		精母细胞早于精原细胞受影响（与离子辐射作用相反）
	恶性脑肿瘤	1	3cw	5min（3次/周）	
	兔耳伤口	3.6	0.1cw	10min（4×3次/周）	瘤体及重量下降
	静脉曲张溃疡部位	3	1cw		与X线协同作用，使肿瘤退化的X线剂量减少
					与化疗协同作用增强化疗效果
					加速伤口恢复
					效果令人鼓舞
细胞	小白鼠白血病细胞	1	15	0.17min	有丝分裂优先瓦解
	Ehrlich腹水细胞	1	1	5min	电泳能力下降
	大白鼠胸腺细胞	1.8	＞1		钾含量立即下降
生物大分子	蛋白质（分子量＜10^4）	1～27	30		有空化时发生降解
	DNA（分子量＞10^6）	1			无空化时发生降解

注：I_{spta}指空间峰值时间平均声强，t指辐射时间，cw指连续声波，p指脉冲声

如质点位移、振动速度或加速度及声压等都可能与声波的生物效应有关。例如，当频率为1MHz、声强为100W/cm²的平面声波，在密度为1g/cm³、声速为1500m/s的介质中传播时，声场中的介质质点位移为0.18μm，振动速度为120cm/s，加速度为7400m/s²，声压为1723kPa（17atm）。

由此可见，当机械运动达到一定变化强度时，作为介质的生物大分子、细胞及组织结构的动能、生理过程及结构都可能受到影响。

当声场中的一些二阶声学参量明显时，其导致的各种非线性现象会增强生物效应。

（三）空化机制

空化包括声致气泡各种形式的活性。空化机制导致的生物效应可通过温升、应力、自由基及加速化学变化等来进行检测。按气泡的动力学行为，可分为稳态空化和瞬态空化2种。

1. 稳态空化　当液体声场存在适当大小的气泡时，在交变声场作用下，它们可能进入体共振状态。在声频接近气泡体共振的特征频率时，振动幅度达到最大。这种气泡的动力学过程称为稳态空化。当水中球形自由气泡的半径$R \geqslant 10\mu m$时，其体共振频率f_0有

$$f_0 = \frac{3280}{R} \tag{3-4-4}$$

当气泡的$R = 5\mu m$时，其共振频率$f_0 = 656kHz$。

在进行体共振过程中，会伴随发生一系列二阶现象。首先是辐射力作用，其次是伴随气泡脉动而发生的微声流，它可使气泡表面存在很高的速度梯度和黏滞应力，足以导致该处的细胞和生物大分子产生生物效应。

这种稳态空化现象，在水中平面行波情况下，可发生在声压幅度为101kPa（相当于声强等于0.3W/cm²）以下的较低声强下。Miller等在红细胞悬浮液中引入气泡的情况下，使用2MHz脉冲超声辐照，当$I_{spta} = 6mW/cm^2$甚至更低时，即可发现ATP（三磷酸腺苷）的释放。由此可见已发生了细胞效应。

2. 瞬态空化　较高强度的声场中气泡的动力学过程更为复杂而激烈。在声场负压相，存在于液体的空化核迅速膨胀，随即在正压相突然收缩以至崩溃。该过程称为瞬态空化。在气泡体积缩至极小时，该情况可能持续零点几纳秒（ns），温度可高达几千摄氏度。气泡中的水蒸气在高温下分解为·H与·OH自由基，它们又迅速与其他组分相互作用而发生化学反应。在水溶液中，气泡崩溃时，还常伴有声致发光、冲击波及高速微射流发生。因此，处于空化中心附近的细胞等生物体都会受到严重的损伤乃至破坏。

超声理疗机常用的输出强度在1～4W/cm²。但已有研究表明，用强度1～4W/cm²的连续波超声辐照水溶液，会引起瞬态空化发生。

上述2类空化的产生，都必须存在气泡。当气泡大小适当时，可在低声强下产生稳态空化。而当气泡太小时，只能作为空化核，这时要求较高的声强以产生瞬态空化。

一般认为，在低声强下长时间辐照引起损伤的机制以热机制为主；而在高声强短时间辐照时，损伤机制以瞬态空化机制为主；当声强处于100～1500W/cm²时，损伤机制则主要为机械机制。

（伍于添）

第4章

4

超声测量和安全性

评价医学超声设备的基本指标，是它的有效性和安全性。两者均与施加的超声剂量直接相关。医学超声剂量学（dosimetry）是研究超声作用于生物体和人体产生的作用与超声用量用法关系的科学，它既包含超声剂量问题，也包括生物效应和医学超声有效性和安全性的问题。

由于各种超声医学设备输出声场的多样性、介质中传播规律的复杂性和声输出量的定量描述的多参数性，医学超声测量难以在生物材料或人体内进行。因此，目前医学超声源的输出量测量都在规定温度和压力条件下的水中的自由场进行。

第一节　超声测量

超声测量，包括声源与声场的特性描述和测量2个方面。只有对声源和声场的性质有充分的了解和具备足够的知识，才能对测量中的问题进行分析判断，提出适当的解决办法，得到可靠准确的结果。

超声的生物效应取决于整个辐射声场的时空分布。但是要测量整个声场是不现实的。为此，研究者对声场的特性进行了许多实验，提出了表征医用超声声场特性的参量和测试方式。国际电工委员会（IEC）于1991年发布了医用诊断超声声场特性的参量和测试方法标准：IEC 61102：1991。我国相应采用的标准号为GB/T 16540—1996。

一、主要描述声场特性的参量

（一）声压P

声场的声压有多种表达方式，它的单位为帕（Pa）。

1.正峰值声压（P_+或P_c）　声场中或某一指定平面上在声重复周期中正瞬时声压的绝对值。

2.负峰值声压（P_-或P_r）　声场中或某一指定平面上在声重复周期中负瞬时声压的绝对值。

3.空间峰值均方根声压（P_{spr}）　声场中或某一指定平面上的均方根声压的最大值。

4.空间峰值脉冲声压（P_{spp}）　声场中或某一指定平面上的脉冲声压的最大值。

5.空间平均均方根声压（P_{sar}）　对非自动扫描系统，为声束平均均方根声压；对自动扫描系统，为均方根声压对扫描面积的平均。其中均方根声压是在整个扫描重复周期中取得的。

6.空间平均脉冲声压（P_{sap}）　对非自动扫描系统，为声束平均脉冲声压；对自动扫描系统，采用声束平均脉冲声压。

7.声束平均均方根声压（P_{bar}）　超声换能器产生的均方根声压。在某一指定平面上的或包含空间峰值时间峰值声压点的面上-6dB声束面积内的平均值。

8.声束平均脉冲声压（P_{bap}）　超声换能器产生的脉冲声压。在某一指定平面上的或包含空间峰值时间峰值声压点的面上-6dB声束面积内的平均值。

9.声峰值因素　声场中空间峰值时间峰值声压与它的峰值周期中计算的均方根声压之比。

（二）声强I

声强有多种表达方式，其单位为瓦每平方米（W/m^2）。

1.空间峰值时间峰值声强（I_{sptp}）　在声场中或某一指定平面上的时间峰值声强的最大值。

2.空间峰值时间平均声强（I_{spta}）　在声场中或某一指定平面上的时间平均声强的最大值。

3.空间峰值脉冲平均声强（I_{sppa}）　在声场中或某一指定平面内的脉冲平均声强的最大值。

4.空间平均脉冲平均声强（I_{sapa}）　对非自动扫描系统，为声束平均脉冲平均声强；对自动扫描系统，只能采用声束平均脉冲声强。

5.空间平均时间平均声强（I_{sata}）　对非自动扫描系统，为声束平均时间平均声强；对自动扫描系统，为时间平均声强在扫描面积内的平均值。其中时间平均声强是在整个扫描重复周期中获得的。

6.声束平均脉冲平均声强（I_{bapa}）　超声换能器产生的脉冲平均声强，是在指定平面上的或包含空间峰值时间峰值声压点的面上-6dB声束面积内的平均值。

7.声束平均时间平均声强（I_{bata}）　超声换能器产生的时间平均声强，是在某一指定平面上的或包含空间峰值时间峰值声压点的面上-6dB声束面积内的平均值。

（三）频率

频率单位为赫兹（Hz）。

1. 脉冲重复频率（f_{pr}） 单位时间脉冲重复的次数，即1个脉冲波形的重复频率，是脉冲重复周期的倒数。

2. 扫描重复频率（f_{sr}） 一个方向或位置上的声束重复的频率。

3. 算术平均声工作频率（f_{awf}） 水听器放在声场中与空间峰值时间峰值声强相应的位置上，对其输出信号采取过零频率技术或谱分析方法进行分析得出的工作频率。

一般采用算术平均声工作频率：f_1和f_2的算术平均值，f_1、f_2分别为声压谱中幅度从最高点下降3dB所对应的频率。

（四）其他

1. 声脉冲波形 声场中某一指定位置处瞬时声压的时间波形。显示该波形的时间应足够长，使1个单脉冲或猝发脉冲，或者在连续波的单个或多个周期中，能包括所有有意义的声信息的一段波形。

2. -20dB声束面积（A_b）和脉冲声束宽度（Wpb_{20}） -20dB声束面积是指由具有下列性质的所有点构成的某指定面的面积。这些点处，脉冲声压平方积分大于该面上脉冲声压平方积分最大值的1%，单位平方米（m^2）。对于圆柱形有源元件的超声换能器这个指定面是圆柱形的，对于球形有源元件的超声换能器这个指定面是球形的，且有一定的半径。

-20dB脉冲声束宽度（Wpb_{20}）是指在某指定面上，通过该面上脉冲声压平方积分最大值点的指定方向的两点距离。这两点的脉冲声压平方积分应为该面上脉冲声压平方积分最大的1%，单位为米（m）。这两点是在脉冲压力平方积分最大值点的两边，且距离最远，如果没有指定平面，则该面应通过整个声场的空间峰值时间峰值点。

3. -6dB声束面积和脉冲声束宽度（Wpb_6） -6dB声束面积是指具有下列性质的所有点构成的某指定面积。在这些点处，脉冲声压平方积分大于该面上声压平方积分最大值的25%，单位为平方米（m^2）。对圆柱形有源元件的超声换能器这个指定面是圆柱形的，对于球形有源元件的超声换能器这个指定面是球形的，且有一定的半径。

-6dB脉冲声束宽度（Wpb_6）是指在某指定面上，通过该面上脉冲声压平方积分最大值点的指定方向的两点距离。这两点的脉冲声压平方积分应为该面上脉冲声压平方积分最大值的25%，单位为（m）。这两点是在脉冲压力平方积分最大值的两边，且距离最远。如果没有指定平面，则该面是通过整个声场的空间峰值时间峰值点。

4. 非线性传播参数（σ_m） 对某一指定超声换能器，可用于超声的非线性畸变预测的一个指数。

二、可直接测量的声场特性参量

国际电工委员会的IEC 61102：1991标准规定了进行声场参数的测试方法——水听器法。从此，声压成为基本测量的量，可直接测量声场的参量。

1. 正峰值声压（P_+或P_c）。
2. 负峰值声压（P_-或P_r）。
3. 空间峰值均方根声压（P_{spr}）。
4. 空间峰值脉冲声压（P_{spp}）。
5. 声束平均均方根声压（P_{bar}）。
6. 声束平均脉冲声压（P_{bap}）。
7. 空间平均均方根声压（P_{sar}）。
8. 空间平均脉冲声压（P_{sap}）。
9. 声峰值因素。
10. -20dB声束面积（A_b）。
11. -6dB声束面积（A_b）。
12. 扫描面积。
13. 非线性传播参数（σ_m）。
14. 声脉冲波形。
15. 空间峰值时间峰值声压的位置。
16. 脉冲重复频率（f_{pr}）。
17. 扫描重复频率（f_{sr}）。
18. 算术平均声工作频率（f_{awf}）。
19. 超声扫描线间距。
20. 超声换能器尺寸。
21. 超声换能器阵元组尺寸。

三、需导出的声场特性参量

按照IEC 61102：1991规定的方法，可由测量出的声压参量导出相应的声强。

1. 导出声强的公式及导出相应的声强参数 在平面波传播的情况下，可由所测量出的瞬时声压$P(t)$参数及水的密度ρ（单位为kg/m^3）和水中的声速c（单位为m/s）按式（4-1-1）导出。

$$I(t)=\frac{P(t)^2}{\rho c} \tag{4-1-1}$$

根据式（4-1-1），可以从对应到测试出的声压分别导出下列的声强参数。

（1）空间峰值时间峰值声强（I_{sptp}）。

（2）空间峰值时间平均声强（I_{spta}）。

（3）空间平均时间平均声强（I_{sata}）。

（4）空间平均脉冲平均声强（I_{sapa}）。

（5）空间峰值脉冲平均声强（I_{sppa}）。

2.声强参数的意义及关系　从声场的空间和时间特性考虑，描述声场特性的参量有多种。首先，声强在空间是不均匀的。聚焦区的声强可以是声场平均强度的几倍。其次，声强在时间上亦是不均匀的。无论连续波或脉冲波都有时间峰值和时间平均之分。在脉冲波情况下，用于平均的时间间隔又有不同的取法。

上述5种声强和最大声强（I_m）有如下关系：

$$I_{sptp}=2I_m>I_{sppa}>I_{spta}>I_{sata}$$

I_m是指在空间峰点上，在最大声压（P_m）半周期内对瞬时声强取平均值，数值上为I_{sptp}的一半。

四、医学超声设备的典型输出特性

1.医学超声设备的输出特性各类设备是不相同的。诊断超声设备的声输出强度最小，治疗超声中的理疗强度、康复超声的强度次之，手术超声和高强度治疗超声的强度最大。

2.诊断超声设备不同类型的输出也不相同，而且随着对诊断信息质量要求的不断提高，其声输出强度也有所提高，甚至有的已达到理疗超声的声输出强度水平，详见表4-1-1。

表4-1-1　各类诊断超声设备声输出强度及其变化趋势（I_{spta}）（单位：mW/cm^2）

模式	年份			
	1990	1995	1999	2004
B 型	240	980	1200	1250
D 型	4500	6800	4600	4650
CFM型	220	1660	2000	2050

3.医学超声设备的典型输出特性。医学超声设备常关注的输出参数包括频率范围、声源面积、占空系数、输出功率、I_{spta}和P_-等。现将这些参数列在表4-1-2中。

第二节　超声安全性

医学超声的安全性问题，一直是超声诊断与治疗中最令人关注的问题之一。对于医学超声安全性的相关因素的认识和描述，有一个不断深入和发展的过程，而且还要不断发展下去。本节只对现有的认识进行简要介绍。

一、超声辐照剂量

前面已指出超声辐照剂量学是研究超声作用于生物体和人体产生的作用与超声用量用法关系的科学。超声

表4-1-2　医学超声设备的典型输出特性

设备类型	频率范围（MHz）	声源面积（mm^2）	占空系数	输出功率（mW）	体外探头		腔内探头	
					I_{spta}（mW/cm^2）	P_-（MPa）	I_{spta}（mW/cm^2）	P_-（MPa）
B型	1～20	100～3000	0.001	4～256	1～1330	0.45～5.54	0.8～284	0.66～3.5
M型	1～20	100～3000	0.001	0.5～213	4.2～604	0.45～5.54	2.0～210	0.66～3.5
胎心监护	2～4	100	1	5～30				
D型（PW）	5～10	100	0.01	11～324	36～9080	0.67～5.32	97.1～1440	0.97～3.53
CFM型	5～10	100	0.01	35～295	21～2150	0.46～4.25	0.97～3.53	1.14～3.04
声辐射力								
冲击成像	7.2		0.15		$>10^6$			
理疗								
CW	0.75～3	300	1	0～15 000	500			
PW	0.75～3	300	0.2	0～3000	500	0.5		
手术	0.5～10	5000	1	200 000	500	5		
HIFU	0.5～5	2×10^6		50 000	（1～20）$\times10^6$	5～24		
碎石	上升时间					P_+：70		
	＜8ns					P_-：12		

辐照剂量是与一定的生物效应或对生物系统的作用相联系的。因此，对应各不同的生物效应，相关联的超声输出量也是不同的。超声辐照剂量不仅由超声的作用声强或声压作用时间、作用方式决定，而且还和相关的生物效应对应。下面举例说明。

1.对于超声诊断中的热效应，起初是关心较大体积中心的平稳温度，用热球理论来描述，采用的声强是I_{sppa}。

2.对于超声诊断中的空化效应，相关的声输出就不是声强，而是最大负声压P_-。

前面已介绍过，这些声输出量都是在标准媒介水中测得的，与人体内实际情况相差较大。与人体指定部位生物效应相关的超声辐射剂量，受影响因素较多，超声诊断中的扫描模式和非扫描模式对人体指定部位的作用都不同，换能器孔径及骨骼结构的位置都会对热效应产生影响。所以，近年把水中自由场测定的声输出量与人体组织的简化热学模型结合起来，针对几种典型的组织结构，提出用热指数和机械指数来估计热损伤和空化损伤风险。

二、实时显示诊断超声设备安全的参量

目前，诊断超声设备采用的输出显示标准（ODS），可直接在诊断仪上显示安全参量，以提醒操作者规避风险。机械指数和热指数可以粗略地指示发生在生物体上热效应和空化等机械效应可能性的程度，是目前最适用的安全性参数。现对它们进行简要介绍。

（一）机械指数

机械指数（mechanical index，MI）用来表示与机械效应相关的指示值。明显的机械效应实例是超声压力波通过组织时，可压缩气泡周围的运动（流动）和空化引起的瞬态气泡崩溃时释放的能量。尽管诊断超声，目前尚未报道有不利的机械生物效应，然而显示MI可以使使用者对机械效应的可能性和产生条件有足够的认识，特别对含气器官组织（如肺、肠等）和使用造影剂等进行超声检查时要小心。

机械指数定义为

$$MI = \frac{P_{ra}}{C_{MI}\sqrt{f_{awf}}} \qquad (4\text{-}2\text{-}1)$$

式中$C_{MI}=1MPa\cdot MHz^{-1/2}$；$P_{ra}$为衰减后峰值负（疏）声压，单位是MPa。此值应在位于声场中衰减后脉冲声强积分的最大点处测得，即最大声强所在点处的P_{ra}。f_{awf}为声工作频率，单位是MHz。

由式（4-2-1）可见，MI与峰值负（疏）声压成正比，与声工作频率的平方根成反比。所以，声工作频率越高，MI的值就越小；超声波的负峰值声压越小，MI的值也越小，产生机械效应的可能程度就越低。它指示发生诸如空化等机械效应可能性的程度。

（二）热指数

热指数（thermal index，TI）是指定点的输出功率W_P与在指定组织热学模型条件下使该点温度上升1℃所需的衰减后输出功率W_{deg}的比值，即

$$TI = W_P/W_{deg} \qquad (4\text{-}2\text{-}2)$$

许多研究表明，单独的声输出测量的参数，诸如声输出功率（W）、时间平均声强（I_{ta}）和空间峰值时间平均声强（I_{spta}）均不能用来表示超声所致的组织温升，还要与声源几何形状和声场分布信息相结合，才能较好地计算软组织或者组织中温升估计值的指数。

基于一般条件的简化模型，又定义了3种可供选择的热指数类别软组织热指数（TIS）、骨热指数（TIB）和颅骨热指数（TIC），以适用于超声成像应用中常见的不同软组织和骨组织的解剖学组合。每种类别又按换能器孔径或声束尺寸和成像模式，采用1种或多种TI模型。

1.TIS　基于3种软组织模型，其中2种模型覆盖非扫描模式（诸如多普勒和M模式）下的小孔径和大孔径的情况；另一种模型覆盖了扫描模式（如B模式和CFM模式）。

2.TIB　在非扫描模式下，采用骨位于聚焦区的模型（可能在6～9个月胎儿中应用）。在扫描模式下，因为在体表处的温升通常高于或等于焦点处骨组织的温升，所以采用软组织模型。

3.TIC　基于骨组织位于体表附近的模型（如成年人颅骨应用领域）。其适用于扫描和非扫描模式。表4-2-1中列出了上述3种热指数类别和模型。表4-2-2中列出了5种模型的热指数公式。

TI的3种模式指示不同组织在受超声辐射时可能产生的温升，从TI的公式可知它的数值与超声功率及组织的特性有关。它指示超声在该组织内可能引起的温度升高值。

三、诊断超声安全的规范和标准

随着诊断超声设备的发展，因其输出声功率在不断提高及其潜在的生物效应风险，国际上包括我国都相继发布了诊断超声安全的标准和规范。

1.国际电工委员会（IEC）的IEC 61157：1992《医用超声诊断设备声输出公布要求》 该标准认为只要低于某个声输出水平，则制造商不必提供技术数据，选定这组数据的基础是将产生热或空化现象生物危害的可能性降至可以忽略不计的程度，设备免于公布需同时满足下

表4-2-1 热指数类别和模型

热指数类别	热指数模型	
	扫描模式	非扫描模式
TIS（软组织）	A.表面处软组织	B.大孔径 C.小孔径
TIB（焦点处骨组织）	A.表面处软组织	D.焦点处骨组织
TIC（表面处骨组织）	E.表面处骨组织	

表4-2-2 5种模型的热指数公式

名称		公式
A. 体表处软组织	TIS（扫描）	$\frac{P_1 f_{awf}}{C_{TIS1}}$
	TIB（扫描）	$\max\left[\min\left(\frac{P_a f_{awf}}{C_{TIS1}},\frac{I_{spta,a} f_{awf}}{C_{TIS2}}\right)\right]$
B. 大孔径＞1cm²	TIS（非扫描）	$Z>1.5\text{Deg}$
C. 小孔径≤1cm²	TIS（非扫描）	$\frac{P f_{awf}}{C_{TIS1}}$
D. 焦点处骨组织	TIB（非扫描）	$\min\left[\frac{\sqrt{P_a I_{zpta,a}}}{C_{TIB1}},\frac{P_a}{C_{TIB1}}\right]$在max（$P_a I_{pia}$）处即$Z_b$处$Z=Z_b$
E. 体表处骨组织	TIC（扫描或非扫描）	$\frac{P/\text{Deg}}{C_{TIC}}$

述3个条件。

（1）峰值负压P_-＜1MPa。

（2）输出波束声强I_{ob}＜20mW/cm²。

（3）空间峰值时间平均声强I_{spta}＜20mW/cm²。

上述条件即代表安全值，也就是说，满足此组条件的声输出是安全的。

我国的国家标准基本采用IEC 61157：1992标准，我国等同采用号为GB/T 16846—2008。此外，还有国家标准GB 10152—2009《B型超声诊断设备》、行业标准YY/T 0593—2022《超声经颅多普勒血流分析仪》、行业标准YY 0449—2009《超声多普勒胎儿监护仪》等。

2. IEC 60601-2-37：2015《医用电气设备 超声诊断和监护设备基本安全和基本性能专用要求》（我国等同标准为GB 9706系列标准） 该标准在超声安全方面，采纳了美国ODS标准的相关内容，同时也提出了一些其他方面的要求。主要内容如下。

（1）要求在超声设备的技术说明中，增加关于声输出的技术数据，对每一种模式提供每一个指数的最大值（同时列出产生最大指数时操作的参数），并列出哪一个操作模式是最大的（或唯一的）分量。表4-2-3是声输出报告的表格。

（2）超声换能器的超温。使用模拟软组织、皮肤或骨组织进行声学和热学的耦合试验时，作用于患者的超声换能器表面温度不应超过43℃。

将表面清洁（无耦合剂）的超声换能器悬挂在静止空气中或置于超声换能器表面空气流通减到最小的环试箱内固定位置，其表面的温度不应超过50℃。试验环境温度为（23±3）℃。

（3）有关安全参数的指示。若诊断超声设备在任何操作模式下，其TIS或TIB不可能超过1.0，则不需显示热指数。

满足IEC 61157：1992中免于分布要求的诊断超声设备，预期其TIS或TIB不可能超过1.0，且针对所有的工作条件，同时满足f_{awf}＜10.5MHz，A_{aprt}＜1.5cm²，则不需显示TI。

若诊断超声设备，TIS或TIB有可能超过1.0，则在任何操作模式时，设备应具备显示TIS或TIB的能力（当两者的数值超过0.4时），但在该模式下，不需同时显示两者。

若诊断超声设备预期仅应用于成年人头盖骨，则在TI≥1.0时，仅需显示头盖骨热指数。

表4-2-3　声输出报告表格

指数名称	MI	TIS			TIB	TIC
		扫描	非扫描		非扫描	
			$A_{aprt} \leqslant 10m^2$	$A_{aprt} > 10m^2$		
最大的指数值	√	√	√	√	√	√
P_{ra}	√					
P		√	√		√	√
P_a和I_{tad}（x）最小值				√		
Z_s				√		
Z_{bp}				√		
Z_b					√	
Z	√					
Deg					√	
f_{awf}	√	√	√	√	√	√
A_{aprt}的直径$\frac{X}{Y}$		√	√	√	√	
td	√					
P_{rr}	√					
P_r在最大I_{pi}处	√					
Deg在最大I_{pi}处	√					
$I_{pa.d}$在MI最大处	√				√	
控制1	√	√	√	√	√	√
控制2	√	√	√	√	√	√
控制3	√	√	√	√	√	√

注：①不产生该模式下最大TIS值时，不需提供任何TIS信息；②对任何不用于腔内或新生婴儿头部的换能器组件，不需提供关于TIC的信息；③若设备同时满足TIS或TIB＜1.0和MI＜0.4，则不需提供MI和TI的信息；④有“√”，表示需要提供信息

若诊断超声设备在实时B模式工作时（其他模式均未启动），其MI具备超过1.0的能力，则在该模式下，MI≥0.4时，应显示MI值。

满足IEC 61157：1992中免于公布要求的诊断超声设备，预期其MI不可能超过1.0，且对所有的工作条件，同时满足f_{awf}＞1.0MHz，则不需要显示MI。

对不具备实时B模式成像功能的系统，系统应允许操作者选择显示TI或MI，但不需具备同时显示两者的能力。若显示TI，则其显示的增量在整个显示范围内应不超过0.2。若超声诊断设备准备经食管使用，其表面温度有可能超过41℃，则在表示温度超过41℃时，应显示表面温度或应向操作者提供其他的指示。

3.美国食品药品监督管理局（FDA）对诊断超声的法令要求　FDA在1985年发布了第一个针对超声设备的法规。1987年又对此法规进行了修改。1991年美国超声医学会（AIUM）/美国全国电气制造商协会（NEMA）发表了《诊断超声设备声输出热指数和机械指数实时显示标准》，FDA在1993年以法规规定采用该标准，并同时规定，除眼科应用规定$I_{spta} \leqslant 50mW/cm^2$，MI＜0.23外，其他的应用规定$I_{spta} \leqslant 720mW/cm^2$，MI＜1.9。另外，如果设备的TI在任何情况下超过6，则制造商必须说明在临床应用中的合理性。如果不实时显示TI和MI，则按1987年诊断超声的法规要求。

四、超声临床应用安全的指引

大量的研究表明诊断超声确定存在潜在的生物效应。值得关注的是，近年为了获得更好的超声诊断质量和对病症的检出能力，诊断超声输出水平在不断提高。从表4-1-1诊断超声强度的发展趋势可见，已有些

诊断超声模式的超声强度比用于治疗的理疗超声设备规定的强度≤3W/cm^{2}还要高，这需要引起足够的重视。特别在产科方面，在临床应用时更应采取相对保守的原则。

（一）正确理解和掌握TI和MI所提供的信息

操作者有责任了解设备输出的危险，并采取措施使被检者的危害减至最小时获得所需的诊断信息。为此，操作者必须了解设备制造商提供显示的超声辐射参数、TI和MI方面的信息。

综合考虑TI和MI影响温升和空化可能性所涉及的因素，诸如输出能量、模式、波束形状、焦点的位置、中心频率、波形、帧频和工作持续时间等。向用户提供潜在的热和机械生物效应的瞬时信息。

TI和MI反映的是瞬时的信息，未考虑到整个检查期间的累积效应，这点对热效应尤其值得重视。

指数并没有提供安全的限制，因为生物效应的安全限制还未制定。安全水平和潜在生物效应水平之间的划分，对操作者来说十分重要。世界超声医学与生物学联合会（WFUMB）提出的指导原则：体内受精卵和胎儿的温度高于41℃，持续5min或更长的时间，就要考虑潜在的伤害。若预期在出生后婴儿肝部表面承受超过1MPa声压，则建议进行危险程度分析。例如，在产科应用时，应避免靠近上限TI值，即不要超过1.0，这种限制与上述WFUMB建议并不矛盾。若TI值较低无法获取所需的诊断信息，可增大输出但要注意限制辐照时间。母亲发热时对胎儿的任何热负荷都是不利的。此时更要避免较高的TI值。

在灌注较差的组织应用TI值时可能会低估温升，而对灌注良好的器官，其值可能被高估。

检查乳房时，会辐射到肋骨，而且血管靠近前表面时，除了注意TIS显示，还应注意TIB的数值。

在空气与软组织界面（如检查心脏可能辐射到肺部）时，特别在进行超声造影时，应给予MI最大关注。

（二）ALARA原则

ALARA（as low as reasonably achievable，合理抑低）原则为在满足获得所需诊断信息的条件下，使用最低的声输出水平。该原则表述了物理能量与生物组织相互作用是所有诊断方法应用的原则。

要符合ALARA原则，诊断超声操作者必须具备对换能器性能、系统结构、成像模式和扫描方法的全面认识。

1. 在扫查软组织时TIS最高的发热处通常靠近扫查表面。降低风险的因素主要如下。

（1）提高毛细血管的灌注以减少热效应。

（2）增大扫查身体部分的体积以减少热效应。

2. TIB是扫查近焦点的骨的相关指数（产科的第二和第三孕期），最大温升出现在骨的位置，可能降低这种风险的因素如下。

（1）扫查部位上层的组织类型。

（2）减少辐射时间。

3. TIC是经颅多普勒检查合适的指数，靠近扫描表面骨是最重要的因素。为了减少TIC，可考虑扫查头骨较薄部位。这样可以使用较低的声输出设置。

4. 设置选择。通过选择诊断超声设备的设置来降低MI的风险。

（1）适当的换能器类型。

（2）较高的超声频率。

（3）恰当的聚焦区域。

（4）适当的接收增益。

5. 使潜在风险降至最小的途径。

（1）选择适当类型和频率的探头。

（2）在获得合适的图像时，输出功率调至最低。

（3）增加接收增益获取均衡的组织成像。

（4）仅在进行完这些调节后，再考虑是否要增加声输出水平。

6. 系统模式的影响

（1）B模式、M模式或者多普勒模式，作用于组织的能量都将极大不同。

（2）扫描型的每个检查目标的声辐射仅是非扫描型辐射的一部分。当用通用的诊断超声设备进行眼科检查时，必须将TI和MI的设置调到最低，以免可能误用引起的伤害。

7. 对多普勒扫查的应用。通用诊断超声设备的多普勒是多模式复合的，即复合扫描型，安全指数可能显示的是B模式的声输出，必须十分慎重，使用时应遵守下列步骤。

（1）在获得所需的信号时，将多普勒声输出调至最小。

（2）调准合适的速度显示标尺。

（3）增加接收增益，以获取良好的诊断信息。

产科第二和第三孕期使用多普勒模式时，应特别小心，因为取样门具有高强度的声输出水平。

8. 进行超声造影时，应注意以下几点。

（1）在获得满意图像质量的情况下，尽量降低MI。

（2）扫描时尽量使用较高的频率。

（3）尽量降低总辐射时间。

（4）尽量降低造影剂的剂量。

（5）调整好心脏触发的时间程序（通常心动收缩末期是最容易引起触发心律失常的相位）。

（6）对要进行超声引导碎石手术的患者，应避免在手术前的24小时内使用超声造影剂。

（7）在产科和眼科不应使用增强造影剂。

（三）中国超声医学工程学会关于胎儿检查的超声安全使用建议摘要

1.妊娠期超声检查的安排和模式选择

（1）在胚胎妊娠龄10周以内，超声检查应慎重使用，如无特殊的医学指征，应尽量避免使用频谱和彩色多普勒模式检查。

（2）在胎儿妊娠龄10周之后，B模式和M模式可用于例行检查。对于胎儿的头、脑、脊柱、眼等敏感部位，不推荐使用频谱和彩色多普勒模式；在具有临床指征需要应用时，超声仪器的使用者必须对声输出有足够的了解或能获得相关的热指数值。

（3）在空气中温升较高的超声探头，不可用于经阴道探查，遇有孕妇发热时，应特别注意减少对胚胎或胎儿的辐照声输出和辐照时间。

2.TI和MI的应用　具有产科检查功能的仪器，建议仪器厂家严格按照下述要求设置产科条件，医师在进行产科检查时，应使用厂家设置的产科条件进行检查。

（1）屏幕上显示TI和MI的超声设备，操作者应连续监视TI、MI值，并利用输出控制设置（键或钮），在尽量低的TI、MI值条件下获得有用的诊断结果。

在产科诊断中，对妊娠龄10周内的超声检查，应监视TIS；后期要监视TIB。

TI的阈值选择：TI＞0.7时，应按表4-2-4中的规定对胚胎或胎儿的总辐照时间加以限制；TI＞1.0时，可对胎儿进行常规检查，在条件允许的情况下，尽可能使用TI＜1.0，但不推荐对眼部进行专项检查；TI＞3.0时，无论时间多短，都不推荐对胚胎或胎儿做超声检查。

表4-2-4　对胚胎和胎儿做超声检查推荐的最长辐照时间

TI	最长辐照时间（min）
0.7	60
1.0	30
1.5	15
2.0	4
2.5	1

注：表中所列TI值应假设为实际最坏情况下温升的50%

（2）MI的阈值选择。MI＞0.3时，可能对新生儿的肺或肠有轻微损伤。如相关辐照仍有必要进行，则应尽量减少辐照时间。0.3的MI值代表有可能使含气器官（如肺或肠）毛细血管出血的阈值。当MI＜0.7时，若使用含微泡的造影剂，就有产生空化的危险；在不使用造影剂的场合，理论上也存在空化的危险。MI＞0.7时，危险性增加。故将0.7的MI选为空化阈值。

对于屏幕上不显示TI和MI的超声设备，按以下有关减少胎儿风险的操作要点操作。

3.有关减少胎儿风险的操作要点

（1）仪器的开机模式应将功率控制的默认值设置为最低。如无此种功能，则应在开机后选择最低输出设置。对每一个新的检查对象均应选用最低输出设置，然后在诊断过程中依据需要调整声输出以获得满意的结果。

（2）在达到获得有用诊断结果的前提下，应使辐照所用声输出尽量低、总的检查时间尽量短。

（3）探头不应在一个固定的位置上做不必要的过长时间的停留。在无须实时成像或提取频谱多普勒信息时，应将探头从母体身上移开。

4.超声诊断设备的非医学需要　禁止非医学需要的胎儿超声检查，不得以留念或商业展示为目的拍摄胎儿的超声影像。

（伍于添）

第5章

5

超声诊断原理及诊断基础

超声诊断学是研究超声通过人体组织时，与人体组织相互作用的规律，并利用这些作用和人体结构或功能相关的信息，形成各种超声诊断法，对人体进行检查和诊断。

随着医学、声学和计算机技术的发展，超声诊断法的诊断模式越来越多，方便起见可按照下述方式进行分类：①按超声的传播方式，可分为透过法和反射（回声）法；②按利用的超声物理参数，可分为幅度法、频移法和应变弹性法；③按照显示的空间，可分为一维、二维和三维；④按照声束的扫查技术，可分为手动、机械和电子扫查法；⑤按图的形状，可分为方形、扇形和梯形；⑥按成像速度，可分为实时和非实时；⑦按传递的信息，可分为结构学信息成像、运动学信息成像和力学信息成像等。

现将已在临床上应用纵波的超声诊断法的主要种类概括在表5-0-1。

下面将对在临床应用的一些主要超声诊断模式进行简要介绍。

第一节　A型超声诊断法

一、原理

A型超声诊断法是幅度调制显示（amplitude modulation display）法，简称“A超”。该法在显示器上，以纵坐标表示脉冲回波的幅度；以横坐标表示检测深度，即超声波的传播时间。它有单相和双相（或称单迹和双迹）两种。

A型超声诊断法显示组织界面的回波幅度。图5-1-1是A型超声显示，它是组织界面回声示意图。超声波在人体组织中传播时，遇到声特性阻抗不同的组织所组成的界面时就会产生反射。反射波的大小和2种组织的声特性阻抗之差有关。差异越大，反射波幅也越大。没有差异，也就没有反射，呈现无回声的平段。回波可按波的幅度分为饱和波、高波、中波、低波、小波和微波；也可按波数分为稀疏、较密、密集；或依波的形态分为单

表5-0-1　临床上应用的主要超声诊断法

信号特点	信息空间	超声诊断法		主要特点	显示方式	显示信息
脉冲回波幅度法（基波）	一维	A型		深度方向的组织界面回波幅度	幅度调制	结构学
		M型		深度方向的组织界面的时间位移曲线	辉度调制	
		B型		一维扫查，显示与声束方向一致的切面	辉度调制	
	二维	C型		二维扫查，显示与声束方向垂直的平面	辉度调制	
		F型		二维扫查，显示与声束方向垂直的曲面	辉度调制	
	三维	3D型		二维扫查，显示组织的立体图	辉度调制	
		伪彩		将上述模式的灰阶显示改为彩阶显示	彩色编码	
多普勒法（基波）	一维	D型	CW	发射连续波，可检测高速血流	辉度调制	运动学（速度）
			PW	发射脉冲波，能检测深度位置，但可测高速血流受脉冲重复频率限制		
	二维	CDFI		以彩色显示血流的二维运动信息	彩色编码	
		CDTI		以彩色显示组织的二维运动信息		
		CDE		以彩色显示低速血流的分布，但没有方向		
		DPA		结合CDFI和CDE的特点既显示低速血流的分布又显示方向		
	三维	3DCFM		以彩色显示血管的立体透视图或立体图		
谐波法（谐波）		CHI		利用微泡造影二次谐波显示血流灌注情况	辉度/彩色编码	分子成像血流灌注
		THI		利用组织高次谐波改善图像信噪比	辉度调制	改善信噪比

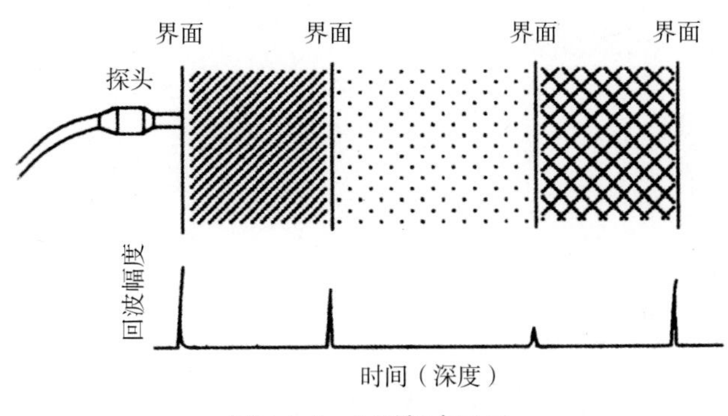

图5-1-1　A型超声显示

波、复波、丛波、齿状波等。A型超声就是根据组织界面回波的距离，测量组织或脏器的厚度和大小，并根据回波波幅的高低、形状、多少进行诊断。

二、临床应用

超声波在临床诊断的应用，始于A型超声诊断法。虽然，现今以B型超声和彩超为主。但A型超声仍有一定的应用价值。该法使用简单方便而且显示的组织界面比较明确，便于对组织或器官厚度、大小、距离等的测量。此外在组织定征界面也有用该法进行研究。

目前A型超声在临床应用比较多的是在脑中线探测、眼球的探测、胸膜腔和积液探测、心包积液探测和肝脓肿探测等方面。

第二节　M型超声诊断法

M型（M-mode）中M表示活动（motion）的意思，M型是沿声束传播方向各个目标的位移随时间变化的一种显示方式。M型超声诊断法，是用垂直方向表示探查的深度；用水平方向表示时间；用亮度表示回波的幅度。这种显示模式把沿声束检测到的心脏各层组织界面回声展开成随着时间变化的活动曲线。所以常称为M型超声心动图。

M型超声可以显示心脏的一维解剖结构，因而可以测量有关心脏结构的大小（如管壁、室壁、中隔的厚度）、大血管、心腔内径。

通过M型超声的活动曲线可以观察心脏结构如心肌、瓣膜等的活动功能，计算其活动速度，计测心腔的缩短分数与射血分数等，借此了解心脏活动功能情况。

由于M型超声不能提供心脏二维解剖结构，目前这种模式与下一节介绍的B模式结合在一起。通过B模式的切面图上显示M型取样线，并以M型取样线指示显示M型在解剖平面的取样位置。这样通过移动M型取样线可以获取相应解剖位置的M型图。M型取样线可以有1条、2条和多条，并相应显示1幅、2幅或多幅M型图。

传统M型取样线是在切面内，以切面顶点为起点，沿声束取向，这种单声束超声心动图只能清晰显示与声束垂直的心脏组织结构界面的运动情况，而不能显示与声束平行的心脏组织结构界面的活动情况。近年发展了一种新技术，它允许M型取样线在360°范围内任意取样，并显示相应的心脏结构活动情况，称为“解剖M型”（anatomical M-mode）。这种技术是对数字化的二维图进行处理，将M型取样线与各声束的交叉点的灰阶值提取出来，显示出取样线上各点灰阶随时间的变化。所以M型的质量取决于二维图的清晰度。

关于M型超声的应用及检测方法详见相关内容。

通过M型超声可以了解人体心脏的活动情况，但M型和A型超声一样都是仅反映人体组织的一维结构学信息，还不能称为超声影像。能反映人体二维或三维的结构学信息才能称为影像。下面将介绍有关这方面的超声成像模式。

第三节　B型超声诊断法

一、原理

B型超声诊断法是采用辉度调制显示（brightness modulation display）声束扫查人体切面的声像图的超声诊断法，简称“B超”。

B型超声扫查方式主要有两种：线性扫查和扇形扫查。前者以声束平移位置为横坐标，以超声波的传播距离（即检测深度）为纵坐标；后者是以距离轴为半径，圆周角为扫查角的极坐标形式扫查。

在切面声像图上，以回波的幅度调制光点亮度，并以一定的灰阶编码显示，所以称为切面灰阶图。如果对回波幅度进行彩色编码显示（color code display），则称为切面彩阶图，这是一种伪彩色显示法。

B型超声不仅利用组织界面的回波，而且十分重视组织的散射回波（背向散射）。它是利用组织界面回波和组织背向散射回波幅度的变化来传达人体组织和脏器解剖形态及结构方面的信息。

二、诊断基础

B型超声是通过组织器官切面图的亮度变化来了解人体解剖结构学的信息，而切面图的亮度既与组织的声衰减特性有关，也与组织之间的声特性阻抗之差有密切的关系。这两者是超声切面图分析的基础。在前边内容已指出人体不同组织的声衰减不同，特别是与它们的含水量、胶原和其他蛋白质、脂肪等含量及钙化有关，并随超声频率的增加而增加，即超声频率越高衰减越大。表5-3-1列出了各种组织的声衰减程度。

表5-3-1 声像图人体组织声衰减的程度

声衰减程度						
极低	甚低	低	中等	高	甚高	极高
尿液	血液	脂肪	脑	肌腱	瘢痕	骨
胆汁	血清		肝	软骨		钙化
囊液			肌肉			肺（含气）
			心脏			
			肾			

三、临床应用

B型超声是目前超声在临床诊断应用的最基本模式，能提供临床有关人体脏器的解剖学（结构学）信息。在下面有关临床应用章节都有详细介绍。

B型超声虽然提供人体组织结构学信息，但因回波幅度除了和组织的声特性阻抗、声衰减有关外，还受入射角度、发射声强和仪器操作调节等因素影响，而且人体的组织结构十分复杂，这些原因都使得B型超声提供的诊断信息特异性不够强。为了进一步满足临床诊断的要求，随后不断发展出新的超声诊断模式。下面将介绍这些超声诊断模式。

第四节 其他回波幅度法

上面3节介绍的都是回波幅度法，即这一类仪器都是利用回波幅度的变化来获取组织结构学信息。除了这3种之外，还有C型、F型和三维成像等模式，都属于回波幅度法。

一、C型和F型超声诊断法

上面所述的A型和M型超声的声束都是不进行扫查的，B型超声的声束也只进行一个方向的扫查（按直线或弧线扫查），即通过一维扫查形成1个切面图。但是C型和F型超声的声束要进行X、Y 2个方向的扫查，即通过二维扫查形成1个与声波传播方向垂直的平面（C型）或曲面（F型）。其中C型的距离选通（成像平面的深度）是一个常数，而F型的距离选通是一个位置函数（变量）。它们都是采用辉度调制方式显示。

二、三维成像法

它显示的是组织器官的立体图（三维图）。同样是利用辉度来表示回波的幅度信息。但我们要知道，目前在临床应用的三维成像（three-dimensional imaging）法，都是将探测的三维物体图像以平面显示的方法显现。而真正的立体显示，还未在临床上应用。

三维成像按成像速度可分为静态三维成像（static three-dimensional imaging）和动态三维成像（dynamic three-dimensional imaging），而动态三维成像又可分为非实时三维成像和实时三维成像。

（一）重建三维图

这是一种通过一组二维图像的采集、处理进行三维重建和显示的成像模式。由于对二维图组的扫查采集方式不同，目前主要有下述2种类型。

1.自由臂扫查法（静态三维成像） 是利用手持常规B型超声探头，通过自由移动探头扫查获取重建三维所需的二维图组。这种方法有非定位的和定位的，但所重建的三维图都是静态三维图。这种方法已逐渐被淘汰。

2.机械式三维成像法（动态三维成像） 将B型超声电子探头固定于一个机械装置上，由机械装置带动探头进行平行扫查、扇形扫查或旋转扫查，以获取某一立体空间的二维图组进行三维重建。由于机械装置的速度可控，而且速度比手持扫描快，可以重建动态的三维图像，但目前机械式三维成像速度在20幅左右，只是属于非实时动态三维成像。这类三维成像的探头称为机扫一维阵探头，目前有机扫线阵探头和机扫凸阵探头。

（二）实时三维成像

1.二维矩阵探头成像法 这种实时三维成像，需要高灵敏度的二维矩阵阵列探头。这些阵列往往有成千上万个晶片（64×64矩阵的探头，就有4096个晶片），通常采用相控技术在方位角和仰角方向进行电子偏转和聚焦，实现金字塔形立体扫查。采用实时并行的数字波束技术，目前可按每秒160MB的高信息量持续形成三维图像，实现实时三维成像。

2.声全息图（acoustical hologram） 是基于声波的干涉和衍射原理，利用探测波和参考波之间的干涉，把探测波振幅和相位携带的有关探测物结构的全部信息提取与再现的技术。用这种技术将三维物体图像以平面显示的方法显现成的具有立体感的图像称为声全息图。它是实时三维图。

在声全息中，受到物体声学特性调制并到达全息图记录面上的波，称为物波（object wave）。为构成全息图而用的直接照射全息图记录面并与物波相干的空间分布均匀的波，称为参考波（reference wave）。

产生声全息图的方法有很多种，如液面声全息（liguid surface acoustical holography）、布阵声全息（acoustical holography with detector array）、数字重建声全息（numerical holography）和布拉格衍射声成像（acoustic imaging by Bragg diffraction）等。

目前声全息图尚未进入临床应用阶段。

（三）超声三维重建的临床应用

目前超声三维重建技术主要应用在心脏科和产科，此外，在妇科、眼科、腹部和血管中都有应用，往往作为B型超声的补充。特别利用超声三维重建技术的多平面成像，可以获取B型超声不能得到的C平面甚至F曲面。利用此技术，可对人体脏器感兴趣区进行逐层、多角度的观察，获取比B模式更为充分的解剖学信息。

除了体表三维成像探头，还有经腔道三维成像探头，如经阴道三维成像探头和经食管三维成像探头，甚至还有血管内三维成像探头。

目前灰阶三维成像在临床应用较多。其中利用灰阶差异的变化显示组织结构表面轮廓的三维表面成像已较广泛应用于含液性结构及被液体环绕结构的三维成像。其不仅能显示被检结构的立体形态、表面特征和空间关系，而且能提取和显示感兴趣结构，精确测量其面积和体积等，适用于胎儿、子宫、胆囊、膀胱等含液性的或被液体环绕的结构。另一种用得较多的三维重建成像是透明成像，它利用透明算法淡化周围组织结构的灰阶信息而呈透明状态，着重显示感兴趣组织的结构，使重建结构具有立体透明感。透明成像因采用算法不同而有不同模式，如最小回声模式、最大回声模式和X线模式，或它们之间的混合模式等。其中最小回声模式适用于观察血管、胆管等无回声或低回声结构；最大回声模式适用于观察实质性脏器内强回声结构，如胎儿的颅骨、脊柱、胸廓、四肢骨骼等；X线模式的效果类似于X线片的效果等。

彩色多普勒血流三维成像用于观察血流的走向、血管与周围组织的关系及感兴趣部位血流灌注的评价等，都引起了临床的关注。

第五节　超声多普勒技术

前面4节着重介绍通过检测回声的幅度获取人体结构学信息的技术；本节则着重介绍通过检测回声的多普勒信号来获取人体血流（运动）信息的技术。

一、血流动力学基础知识

人体内的血液是一种流动的液体，具有黏滞性和很小的可压缩性。应用多普勒技术研究和测量血流的特性，必须了解血流动力学的一些基本规律。

（一）血流流动的一般规律

1.稳流和非稳流　稳流（steady flow）是指流体以恒定的速度和方向运动。而流体内质点运动速度与方向随时间变化时，这种流动称为非稳流。

2.层流与湍流

（1）层流：流体以相同方向呈分层的有规律流动，流层间没有横向的交流，同一层流体的流速相同，不同层流体的流速不同，这种流动称为层流。层流有稳定层流，如人体的肝门静脉血流；以及非稳定层流，如人体的动脉血流。

图5-5-1是层流抛物线速度分布示意图。图中箭头的长短表示速度的快慢，ΔL表示相距；Δv表示2层液体的流速差。式（5-5-1）是泊肃叶方程（Poiseuille's equation）：

$$v=\frac{P_1-P_2}{4\eta L}\left(R^2-r^2\right) \tag{5-5-1}$$

式中v为距离血管轴心r处的层流速度；R为血管的半径；P_1-P_2为相距L两端的压差；L为血管中某一段长度；η为血流的黏滞系数。

按泊肃叶方程可知，层流在管道轴线处（即$r=0$）流速最高，越接近管道壁处流速越低，管壁处流速为零。因此，其速度分布剖面呈抛物线状。血管腔横切面积的平均流速为

$$\bar{v}=\frac{P_1-P_2}{8\eta L}R^2 \tag{5-5-2}$$

由上两式可见，稳定层流中，平均流速是最大流速的50%。血流速度越快，抛物线曲度越大；反之，血流速度越慢，抛物线变得越平坦。

在动脉血流中，由于心脏收缩和舒张的影响，血流失去稳定性，不再符合泊肃叶方程。动脉系统流速分布的决定因素有血流加速度、血流流经的几何形态、血液

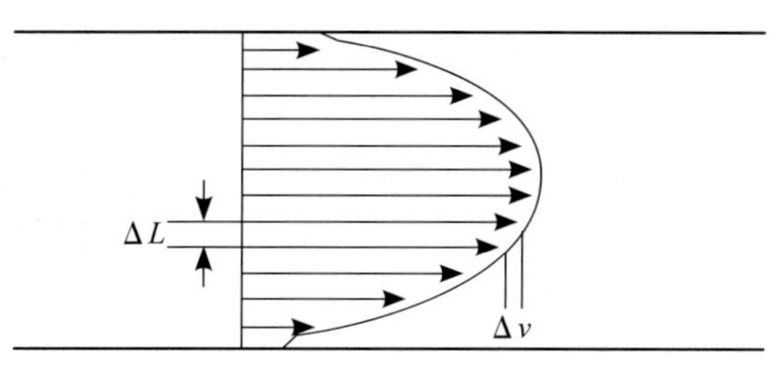

图5-5-1　层流抛物线速度分布

的黏滞性等。在这些因素影响下，速度分布剖面可从抛物线状变为多种形状流速剖面。

流体在弯曲管道的流动：当进入管道弯曲部分时，流体因向心加速度的作用，在管腔内侧处的流速较快；流体在管道的弯曲部分时，在管道中央处流速增快；绕过管道的弯曲部分后，在管道外侧处流速增快，内侧缘处流速低。流体在弯曲管道中的流速变化，形成流体在管道内的横向循环（流速增快从内侧缘→中央→外侧缘）或称为二次流动。人体血流从升主动脉到主动脉弓、从主动脉弓到降主动脉的流动，属于这种流动。

流体在扩张管道的流动：在管道中央部分仍然是均匀的稳定层流，在膨大部近管壁处的流体呈旋涡状流动。

流体在狭窄管道的流动：在通过狭窄区之前仍为层流，在狭窄区流体的流速剖面从"锥削形"变为"活塞形"，但流速明显增快，称为射流（jet）；通过狭窄区后，流体扩散，流动方向改变，在管道壁处最明显，呈旋涡流动，此处的流体称反向（reverse）漩流。流体中部流速增快超过2000雷诺数（*Re*）时称为湍流（turbulence）状态。再往远处延伸，湍流逐渐恢复为层流。

（2）湍流：流速及流动方向都是多样化杂乱无章的不规则流体。而流体不分层，流体成分互相混杂交错。湍流经常在流体通过一窄孔后发生。当血流经过窄孔时，血流分布可分为射流区、湍流区、射流旁区、边界层和再层流化区等几部分。

（二）血流流动的能量守恒定律

理想流体在管中呈稳流时，其流体能量E是单位体积的压强（P）、动能（$Pv^2/2$）和势能（ρgh）之和。即三者之和为一常数，能量之间可以互相转换，但遵循能量守恒定律，它符合伯努利方程（Bernoulli equation）：

$$E = P + \rho gh + Pv^2/2 \qquad (5\text{-}5\text{-}3)$$

式中ρ为密度。

为了实际计算的方便，可将此方程简化为简化伯努利方程：

$$\Delta P = 4v_{max}^2 \qquad (5\text{-}5\text{-}4)$$

可用此方程计算跨瓣压差、心腔及肺动脉的压力等。

（三）血流流动的质量守恒定律

液体在管道里流动时，如管道内径宽窄不一，即存在各种大小不等的横断面积A和快慢不一的流速v，但流经管道各处的质量m总是恒定，即$m = \rho_1 A_1 v_1 = \rho_2 A_2 v_2 = \rho_3 A_3 v_3 \cdots$。$\rho Av =$恒量，这就是流体力学中心连续方程。例如，流过心脏4个瓣口的血流量（Q）总是相等的，即$Q_{TV} = Q_{PV} = Q_{MV} = Q_{AV}$，利用频谱多普勒的连续方程，可以计算病变瓣膜口的面积。

（四）血管弹性与平均动脉压

1.血管顺应性　血管两端的压强差，是导致血流流动的动力，而血管内外侧的压强差，即跨壁压强是引起血管扩张的动力。当血管内外侧的压强相等时，血管容积保持不变；只有内外侧（跨壁）压强为正值时，血管才会扩张。在血流动力学中，通常用血管顺应性来描述血管容积变化的跨壁压强之间的关系：

$$C = \frac{dv}{dp} = \frac{1}{dp}\int Q dt \qquad (5\text{-}5\text{-}5)$$

式中C为血管的顺应性，dv为血管容积增量，dp为血管跨壁压强增量。血管顺应性反映了血管的弹性，血管的弹性越大，容纳脉动性血流的能力也越强。

血管壁的弹性是脉搏形成的先决条件。随着心脏周期性收缩和舒张，有节律地流入动脉血流是脉搏形成的动力。脉搏以波的形式沿血管向前传播，即形成脉搏波。

2.平均动脉压　整个心动周期（T）内，各瞬时动脉压的总平均值，称为平均动脉压（MABP或$\overline{P}$）。它等于1个完整周期的压强曲线下的积分面积除以周期T：

$$\overline{P} = \frac{1}{T}\int_0^t P(t)dt \qquad (5\text{-}5\text{-}6)$$

平均动脉压并不等于收缩压和舒张压的平均值，而是要比其小。$\overline{P}$用来描述驱动血液流动的动力，要比收缩压P_s和舒张压P_d更具有代表性。

二、多普勒血流的检测方式

（一）连续波多普勒

连续波多普勒（continuous wave Doppler，CW）检测方式探头内有2个超声换能器，一个用于连续发射超声，另一个用于连续接收回声，如图5-5-2A所示。由于连续工作，无选择检测深度的功能（即不能提供深度信息），但可测高速血流，不会产生混叠（aliasing）伪像。

（二）脉冲波多普勒

如图5-5-2B所示，脉冲波多普勒（pulsed wave Doppler，PW）检测方式采用同一个超声换能器间歇式（交替）发射和接收超声。通常瞬间发射一个超声短脉冲后，在间歇期通过深度可调节的距离取样门（SV）获取回声信号。不仅检测取样的深度可以调节，而且取样的大小也可通过SV调节。

1.取样深度与脉冲重复频率的关系　单位时间发射脉冲波的次数称为脉冲重复频率（pulse repetition frequency，PRF）。PW检测的最大取样深度d_{max}取决于PRF：

$$d_{max}=c/2PRF \quad (5\text{-}5\text{-}7)$$

当声速c一定时，脉冲重复频率越高，2个脉冲间隔越短，取样深度也越小。

2.PW检测血流速度与PRF的关系　PW检测血流速度受到PRF限制：

$$f_d<\frac{1}{2}PRF \quad (5\text{-}5\text{-}8)$$

如果相应于f_d的流速超过这一极限时，就会出现流速大小和方向的伪差，即频率失真（frequency aliasing），产生频谱混叠，这一极限称为奈奎斯特频率极限（Nyquist frequency limit）。

3.如何提高PW检测流速的能力

（1）增加PRF：根据式（5-5-8），通过增加PRF可以提高f_d，从而增加血流速度测值。

（2）由式（2-2-17）、式（5-5-7）、式（5-5-8）可得

$$v\leqslant\frac{c^2}{8f_0 d\cos\theta} \quad (5\text{-}5\text{-}9)$$

因此，选择频率（f_0）较低的探头、减小取样深度（d）和适当增加角度（θ）都可以提高检测血流速度的能力。

（3）移动零位线使单方向频移值增加1倍，流速可测值也随之增大1倍。

（三）高脉冲重复频率多普勒

高脉冲重复频率多普勒（high pulsed repetition frequency Doppler，HPRF）是在PW基础上改进的一种模式，如图5-5-2C所示。这种模式是在探头发射一组超声脉冲后，不等取样处的回声返回探头，又提前发射出新的超声脉冲，从而增加了发射脉冲的重复频率，并提高了对血流速度的可测范围。由于它有较高脉冲重复频率，称为高脉冲重复频率。

这种方式有2个或2个以上可显示的取样门。而且$d_{max}>c/2PRF$。

三、多普勒频谱分析技术

（一）频谱分析的原理

多普勒超声检测的不是1个红细胞，而是众多的红细胞，各个红细胞的运动速度及方向不可能完全相同。因此，探头接收的背向散射回声含有许多不同的频移信号，接收后成为复杂的频谱分布。把形成复杂振动的各个简谐振动的频率和振幅分离出来，列成频谱，称多普勒频谱分析（Doppler spectrum analysis）。频谱分析法的基础是快速傅里叶转换（FFT）技术。

频谱显示主要有3种方式：速度（频移）-时间谱（图5-5-3）、功率谱（图5-5-4）和三维显示（图5-5-5）。其中最常用的是速度（频移）-时间谱。在图5-5-3中，谱图中的横轴（X轴）表示血流持续时间，单位为秒（s）；纵轴（Y轴）代表血流速度（频移）大小，单位为cm/s（Hz）。

（二）频谱波形的意义

1.零位基线上方的波形表示血流朝探头方向流动，而基线下方的波形表示血流背离探头方向流动。

2.频谱的灰阶表示取样门内速度方向相同的红细胞数量。灰阶高的数量多。

3.频谱宽度（频带宽度）是在频谱垂直方向上的宽度，表示某一时刻取样门中红细胞运动速度分布范围的大小。频带宽，反映速度分布范围大（速度梯度大）；频带窄，反映速度分布范围小（速度梯度小）。通常湍流频谱宽，层流频谱窄。频谱宽度也受取样门大小的影响，取样门小，易获窄频谱；取样门大，可使频谱变宽。大的动脉，常为窄频谱；外周小动脉，常为宽频谱。

4.“收缩峰”指在心动周期内达到的收缩峰频率，即峰值流速v_s或v_p。

5.“舒张末期”指将要进入下一个收缩期的舒张期最末点，此点为舒张末期流速v_d。

6.“窗”为无频率显示区域，也称为“频窗”。

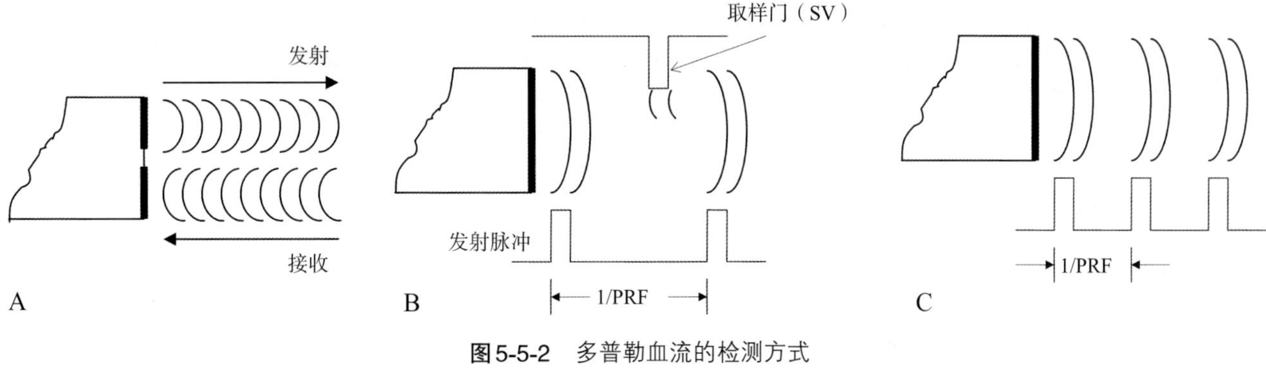

图5-5-2　多普勒血流的检测方式

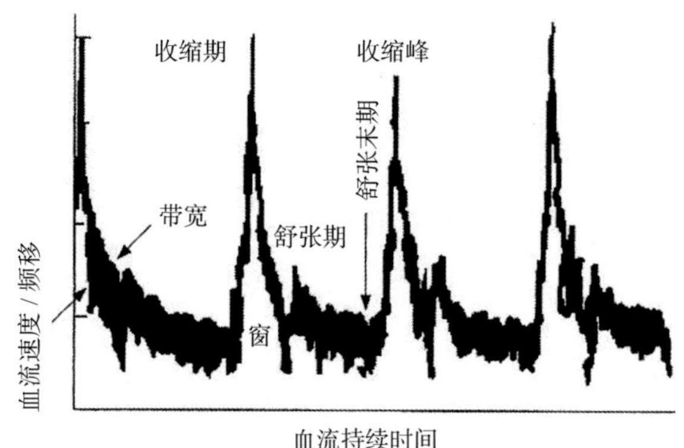

图5-5-3 速度-时间谱

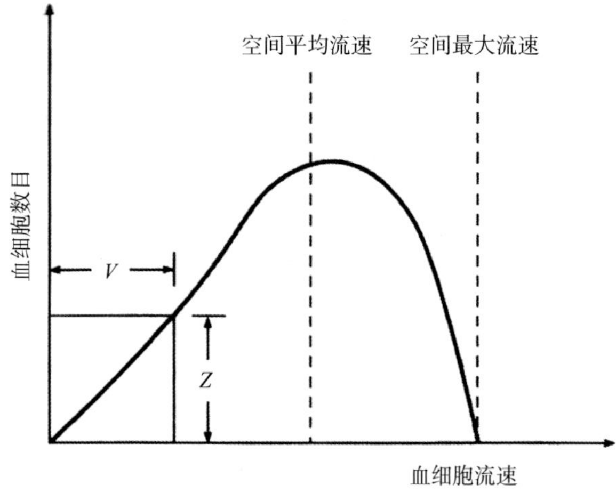

图5-5-4 功率谱

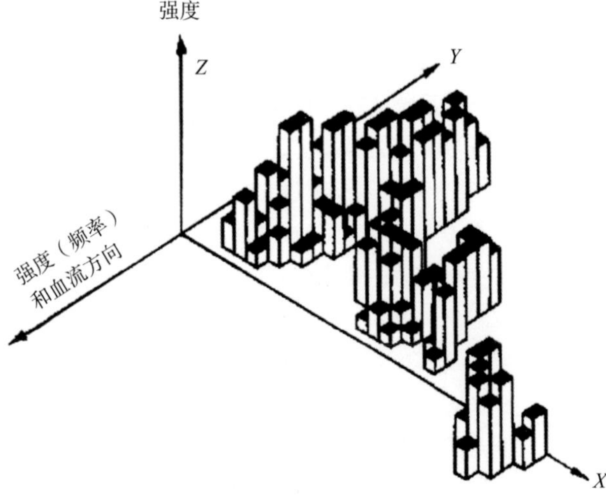

图5-5-5 三维显示

7.零频移线或基线表示频移为零的水平线。在基线上面的频谱为正向频移，血流朝探头流动；在基线下面则为反向（负向）频移，血流背离探头流动。

（三）频谱多普勒对血流性质的判断

1.层流 显示为窄频谱，频谱波形规整、单向，频窗明显。频谱信号音柔和有乐感。

2.湍流 显示为宽频谱，频谱波形不规整、双向、没有频窗。频谱信号音粗糙、刺耳。

3.动脉血流 频谱图形呈脉冲波形，收缩期幅度（速度）明显大于舒张期，舒张期开始可出现短暂的反向脉冲波形。频谱信号音呈明确的搏动音。

4.静脉血流 频谱呈连续的、有或无起伏的曲线。曲线的起伏由呼吸时静脉压力的变化所致，大的静脉如腔静脉更易出现起伏，对静脉远端部位加压也可产生同样的效果。频谱信号音呈连续的吹风样或大风过境样声音。

（四）频谱多普勒测量的血流参数

1.由频谱图直接测量出v_s和v_d，单位m/s。

2.选取一个心动周期的曲线包络，仪器自动对其进行积分算出空间峰值时间平均流速v_m（单位m/s）和速度时间积分（VTI）。

3.收缩舒张比值S/D＝v_s/v_d。

4.舒张平均比值D/M＝v_d/v_m或收缩平均比值S/M＝v_s/v_m。

5.阻力指数（resistive index，RI）。RI＝（v_s-v_d）/v_s。

6.搏动指数（pulsative index，PI）。PI＝（v_s-v_d）/v_m。

7.加速时间Aot（AT）：频谱图从基线开始到波峰的时间，单位ms。

8.平均加速度（mAV）：频移的峰值速度（v_p或v_s）除以AT，即mAV＝v_p/AT，单位m/s²。

9.减速时间Dot（DT）：从频谱图波形顶峰下降到基线的时间，单位ms。

10.平均减速度（mDV）：mDV＝v_p/DT。

11.测量跨瓣压差。用简化伯努利方程$\Delta P=4v^2_{max}$计算，式中ΔP即压差（PG），v_{max}为频移的峰值速度（v_p）。

12.测量心腔及肺动脉压，用简化伯努利方程，计算两心腔之间或大血管与心腔之间的压差（PG），然后再换算为心腔或肺动脉压。例如，测量右心室收缩压（RVSP），先用三尖瓣反流的峰值速度（v_{TR}）计算右心室与右心房间的压差ΔP_{TR}，即$\Delta P_{TR}=4V_{TR}^2$，而ΔP_{TR}＝RVSP-RAP，右心房压RAP已知为10mmHg，因此右心室收缩压RVSP＝ΔP_{TR}＋10mmHg。

13.测量分流量。用B型超声及频谱多普勒测量体循环量（Q_S）及肺循环量（Q_P），则分流量＝Q_P-Q_S。

14.测量反流量及反流分数。用B型超声及频谱多普勒测量有关心腔的血流量，计算出射入主动脉的血流量（AVF）及二尖瓣口血流量（MVF），然后计算反流量（AVF-MVF）及反流分数RF＝（AVF-MVF）/AVF＝1-MVF/AVF。

15.测量瓣口面积。通过已知的正常瓣口面积、正常瓣口的平均血流速度、病变瓣口的血流速度就可以求得病变的瓣口面积。例如，利用二尖瓣环截面积A_{MC}、二尖瓣环平均血流速度v_{MC}、主动脉瓣口平均血流速度v_{AO}可以求出主动脉瓣口面积$A_{AO}=A_{MC}\times v_{MC}/v_{AO}$。

（五）频谱多普勒技术的调节方法

1.频谱多普勒工作方式的选择　对于流速不太高的血流，一般选用脉冲多普勒，如腹腔、盆腔脏器及外周血管、表浅器官的血流。对于高速血流的检测，多选用PW，如瓣膜口狭窄的射流、心室水平的分流、大血管与心腔间的分流及大血管间的分流等的高速射流。用HPRF也可检测到6m/s的高速血流。

2.滤波条件的选择　根据血流速度高低选择。检测低速血流时，采用低通滤波，要注意低速血流是否被去掉；检测高速血流时，采用高通滤波，要注意是否有低速信号干扰。

3.速度（频移）标尺的选择　要选择与检测血流速度（频移范围）相应的速度标尺。用高速标尺显示低速血流不清楚；而用低速标尺显示高速血流，会出现混叠现象。

4.取样门的选择　检测血管时，取样门应小于血管内径；而检查心腔内、瓣膜口血流时，取样门选用中等大小。

5.零位基线的调节　移动零位基线，可增大某一方向的频移测量范围，以避免出现混叠。

6.频移信号上、下反转　将负向频谱换成正向，以便于测量及自动包络频谱波形。

7.入射角　图5-5-6表示不同入射角的速度估计误差。超声束与血流方向的夹角越小，测量值越准确，但有时受到检查方向的限制无法太小，一般检测心血管系统时应≤20°，检测外周血管时应≤60°，并应进行角度校正。

8.发射频率的选择　低速血流选用较高的频率，高速血流则选用较低的频率。

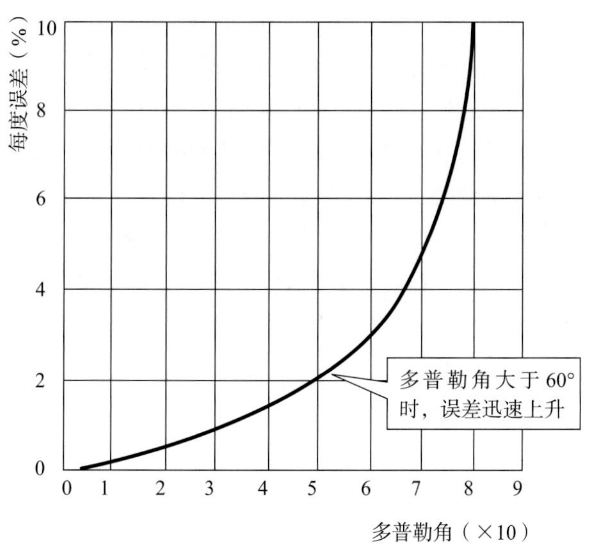

图5-5-6　不同入射角的速度估计误差

第六节　彩色多普勒技术

多普勒成像（Doppler imaging）是通过多普勒技术获取人体血流（或组织）运动速度在组织平面上的分布并以灰阶或彩阶方式形成的运动速度分布图。在二维超声图的基础上，用彩色图像实时显示血流的方向和相对速度的技术，称为彩色多普勒血流成像（color Doppler flow imaging，CDFI）或彩色血流图（color flow mapping，CFM）。在此基础上，发展出彩色能量图和方向能量图，以及彩色多普勒组织成像法。通过这类技术，既可以了解人体组织的结构学信息，又可以了解人体血流（或组织）的运动学信息。所以，通常把这类超声诊断系统称为双功系统。

一、彩色多普勒技术原理

以PW为基础，通过动目标显示（moving target indication，MTI）、自相关技术、彩色数字扫描转换、彩色编码得到的彩色血流与B型超声图叠加而形成彩色血流图。

MTI实际上是一种壁滤波器。它将血流信号成分分离出，而滤去心壁、瓣膜或血管壁等组织的信号。MTI滤波器有高通滤波和低通滤波，它的性能决定了显示的血流图的质量。如果性能不佳，就会出现非血流成分（如心壁、瓣膜等）的伪像，致使整个图像带红色或蓝色，或低速血流不显示。

自相关技术用于对比来自同一取样部位的2个以上的多普勒频移信号，分析相位差，并计算平均多普勒血流速度、速度离散度及平均功率。它由延迟电路、复数乘法器和积分器组成。

经MTI得到的运动信息，由方向、速度、离散度3个因素组成。通常用红色表示朝探头方向流动的血流，用蓝色表示背离探头方向的血流。它们的辉度（颜色的深浅）表示速度的大小，浅色的流速快。血流离散度显示也称方差方式，通常用叠加绿色表示。因而，朝向探头的湍流出现黄色（红＋绿），背离探头的湍流产生湖蓝色（蓝＋绿）。明显的血流紊乱时，出现多彩的镶嵌图。

彩色多普勒血流图是以红、蓝、绿三基色及由三基色混合产生的二次色来显示相应的血流信息。

二、彩色血流的显示方式

1.速度-方差显示（v-T）　它显示血流速度及方向，同时显示湍流（变化程度），多用于心腔高速血流检查。

2.速度显示（*V*） 它显示血流速度及方向，以红色显示朝向探头的血流，蓝色显示背离探头的血流，颜色的明亮度表示流速的快慢。常用于腹部及低速血流检查。

3.方差显示（*T*） 它显示血流离散度，当血流速度超过仪器检测的极限或湍流时，彩色信号从单一彩色变为多种朦胧色，直至五彩镶嵌。常见于瓣膜口狭窄的射流及心室水平的分流等。

4.能量显示（*P*） 用彩色的饱和度显示血流能量大小，多用于低速血流的显示。

三、彩色多普勒技术的种类

1.速度型彩色多普勒 彩色多普勒速度图（CDV）即彩色多普勒血流图，以红细胞运动速度为基础，用彩色显示血流图像。它用彩色表示血流方向和分散性，用彩色的明暗度表示血流平均速度的快慢，能反映血流的性质。但存在下述局限性。

（1）存在对入射角的依赖性，入射角的改变不仅可以引起色彩亮度的改变，甚至可以改变颜色（因血流方向改变了），当入射角为90°时，cos90°为零，不显示血流。

（2）超过奈奎斯特频率极限时出现彩色混叠。

（3）检测深度与成像帧频及可检测流速之间互相制约。

（4）湍流显示的判断误差。当采用方差显示方式时，由于血流速度过快，超过奈奎斯特频率产生混叠，也会出现绿色斑点等湍流的表现形式。因此，出现绿色斑点不一定就是湍流，也可能由高速血流所致。因此，应慎重鉴别。

（5）对B型图质量的影响。彩色血流图叠加在B型图上。因彩色血流图处理数据量很大，为了获得实时显示，需要较高的帧频，就要减小扫查角度，这会影响到B型图像质量。现在多采用多通道多相位同时分别处理彩色血流图与B型图，既提高血流图帧频又保持B型图质量。

2.能量型彩色多普勒 简称能量图，又称功率多普勒成像（PDI）、彩色多普勒能量（CDE）图、彩色多普勒能量成像（CDPI）。此技术是以红细胞散射能量（功率）的总积分进行彩色编码显示。通常以单色（如红色）表示血流信息。其有如下特点。

（1）对血流的显示只取决于红细胞散射的能量（功率）存在与否，彩色的亮度依赖于多普勒功率谱总积分，能量大小与红细胞数量有关；即使血流平均速度为零，只要存在运动的红细胞，能量积分不等于零，就能用能量图显示，所以能显示低速血流。

（2）成像相对不受超声入射角的影响。

（3）不能显示血流的方向、速度和性质。

（4）对高速血流不产生彩色混叠。

（5）为了提高检测血流灵敏度，需要增加仪器动态范围10～15dB。

3.速度能量型彩色多普勒 彩色多普勒速度能量图（CCD）又称方向性能量图（DCA）。它既以能量型多普勒显示血流，同时又能表示血流的方向。综合了前2种技术的优势。既能敏感地显示低速血流，又以双色表示血流方向。

4.彩色多普勒组织成像（color Doppler tissue imaging，CDTI） 也称多普勒组织成像（Doppler tissue imaging，DTI）。它与CDFI不同点在于采用血流滤波器代替壁滤波器滤去低幅高频的血流信息而保留高幅低频的组织运动信息，一般用来观察心肌组织运动情况。其能显示的速度范围在0.03～0.24m/s。图5-6-1是CDFI、CDTI和CDE的关系原理图。

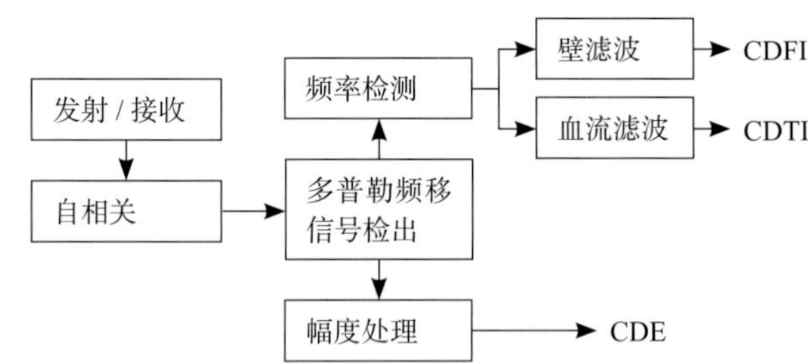

图5-6-1 CDFI、CDTI和CDE的关系原理

四、彩色多普勒技术检测血流的用途

1.检出血管。在B型图上显示血管及其分布。

2.鉴别管道性质。在实际脏器内所显示的管道，可能是血管、胆管及其他结构。用彩色血流图可以容易地鉴别血管与其他管道。

3.识别动脉与静脉。动脉血流速快，收缩期、舒张期流速差别明显，动脉血流信号是闪动显现，亮度高，在低速标尺时易出现彩色混叠。静脉血流速度低，无时相之分，血流彩色信号连续出现且较暗。

4.显示血流的起源、走向、时相。

5.反映血流性质。

6.表示血流速度快慢。

7.引导频谱多普勒的取样位置。通过彩色血流图能引导频谱多普勒对瓣口狭窄、关闭不全、心内分流、大血管间分流、心腔与大血管的分流等异常血流的检测。

第七节　谐波成像

一、超声波的非线性特性

（一）非线性参量B/A

前面几节所述的超声诊断法都是基于线性波动方程的技术。随着超声诊断仪功能的不断提高，出现了许多新的超声诊断模式，声输出水平也明显提高。此时，有些超声诊断技术是建立在非线性波动方程上。实际上，有限振幅波在介质中传播时会发生非线性现象，诸如波形畸变、谐波滋生、辐射压力和冲流等。介质对非线性声学现象产生的影响，可以通过非线性参量来描述。

在绝热条件下，声波的压强P仅是密度ρ的函数，其物态方程：

$$P = P(\rho) \tag{5-7-1}$$

对于液体，将式（5-7-1）在$\rho=\rho_0$附近按泰勒级数展开，并只保留二次项，得

$$\frac{B}{A}=\frac{\rho_0}{C_0^2}\left[\frac{\partial P}{\partial \rho}\right]_{\rho_0}=2C_0\rho_0\left[\frac{\partial C}{\partial P}\right]_{S,0} \tag{5-7-2}$$

进一步变换为

$$\frac{B}{A}=2C_0\rho_0\left[\frac{\partial C}{\partial P}\right]_{0,T}+\frac{2C_0T\alpha'}{\rho_0 C_P}\left[\frac{\partial C}{\partial T}\right]_{0,P} \tag{5-7-3}$$

式中：

$$A=P_0\left[\frac{\partial P}{\partial \rho}\right]_{\rho_0}=\rho_0C_0^2;\quad B=\rho_0^2\left[\frac{\partial P}{\partial \rho^2}\right]_{\rho_0};$$

$$C_0^2=\left[\frac{\partial P}{\partial \rho}\right]_{\rho_0}$$

式中T是介质的绝对温度；α'是介质的热膨胀系数；C_P是定压比热；式中的下角标“S”表示绝热过程，“T”表示等温过程，“0”表示平衡态。

由式（5-7-2）可见，非线性参量B/A是物态方程的泰勒级数展开式中，二级项系数B与一级项（线性项）系数A的比值。它表示某一介质被有限振幅声波激起的以二次谐波为代表的非线性程度，相对于基频成分的比例量度。通过测量恒温下速度的压力系数$\left[\frac{\partial C}{\partial P}\right]_{0,T}$和恒压下声速的温度系数$\left[\frac{\partial C}{\partial T}\right]_{0,P}$由式（5-7-3）求出。

B/A是非线性声学中的一个基本参量。它表明了超声波通过介质时产生非线性效应的大小，并可以对高频、大功率超声导致的波形畸变、输出饱和、谐波滋生等非线性现象进行表示。近年已有不少研究表明，非线性参量B/A能较线性参量（如声特性阻抗、声速、声衰减等）更灵敏地反映生物组织性质的变化，从而为组织定征及疾病的诊断提供新的途径。B/A非线性参量成像技术目前还不成熟，还未能进入临床应用阶段。本节不作详细介绍。

（二）基波与谐波

超声波在介质中传播时，出现波形的畸变，这意味着谐波的滋生。若对畸变波形进行频谱分析，就会发现其频谱有一个幅度最大、频率最低的波，称为基波，基波的频率称为基频f_0（图5-7-1）。此外，还有若干个频率为基频整数倍的谐波，如图5-7-1中的$2f_0$，$3f_0$，$4f_0$，…，nf_0等，这些谐波分别称为二次谐波、三次谐波、四次谐波……n次谐波等。

有限振幅波在介质中开始传播，直到锯齿波的形成所经历的距离，通常称为间断距离。当介质和频率确定后，间断距离和声学马赫数成反比，即声源发射的声压越大，则形成锯齿波需要的距离就越短。在形成锯齿波时，谐波是最丰富的。谐波的形成有2个突出的特点。

1.谐波强度随深度的变化呈非线性　如图5-7-2所示，其中基波的强度是随深度线性衰减的，而谐波强度的变化则是非线性的。谐波在皮肤层的强度实际为零，随着深度的增加而增强，直到深度因组织衰减作用超过组织的非线性参数B/A的作用时，该点（深度）成为幅度下降的转折点（如图5-7-2箭头所指的位置）。然而，在所有的深度上，组织谐波的强度都低于基波。

2.谐波能量与基波能量呈非线性关系　从图5-7-3可见，弱的基波几乎不产生谐波能量，而强的基波产生较

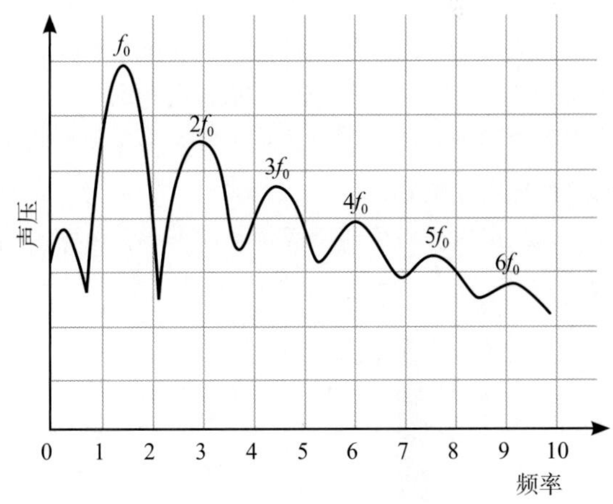

图5-7-1　基波与谐波

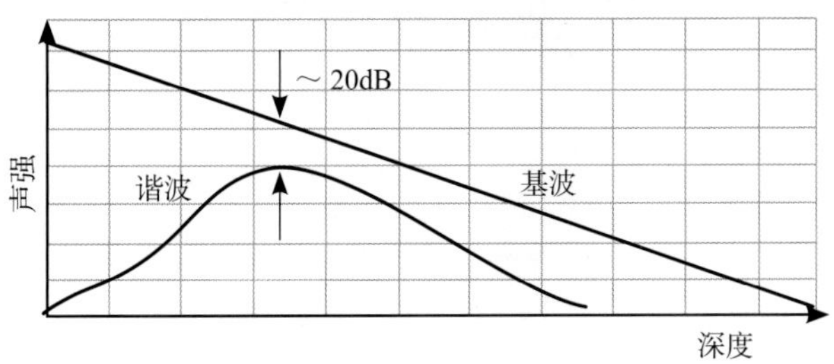

图5-7-2　谐波强度随深度的非线性变化

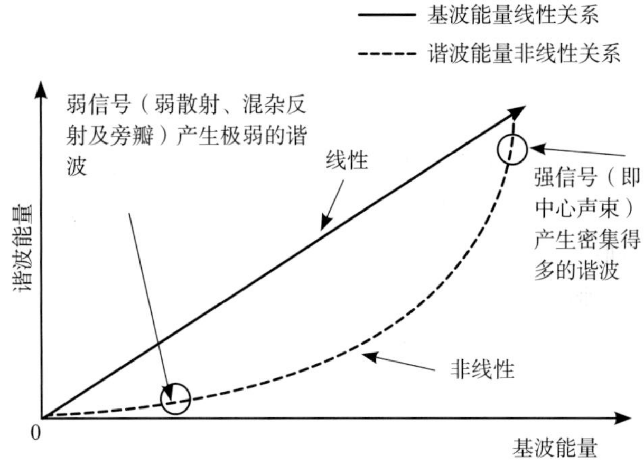

图5-7-3 谐波能量与基波能量呈非线性关系

大的谐波能量。因此，频率为中心频率的基波产生的谐波能量较强，而旁瓣产生的谐波能量就非常弱。

二、组织谐波成像

常规超声成像仅利用基波的信息进行成像。如果采用滤波技术，去除基波而利用组织谐波进行成像，通常称为组织谐波成像（THI）。当然这种方法还包括在基波的基础上增加二次谐波成分的成像技术。图5-7-4是基波和谐波通过滤波进行分离的示意图。由于组织谐波具有上述非线性的特性，用这种方法可以消除基波的噪声和干扰，以及旁瓣产生的混响，这样可以消除近场伪像干扰和近场混响，明显改善声噪比，提高图像的质量和对病灶的检测能力。特别对传统基波成像显像困难的患者，组织谐波成像对心内膜和心肌的显示及腹腔深部血管病变边界的显示（心腔血流状态）、血栓的轮廓、腹部占位性病变、腹部含液性脏器内病变及囊性病变的内部回声的显示有明显的改变。

仪器组织谐波成像质量取决于：①超宽频探头能否

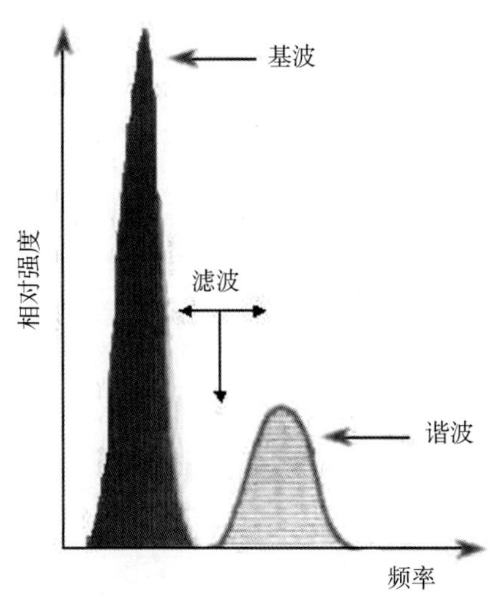

图5-7-4 基波和谐波的滤波分离

准确发射和接收宽频带信号，以及是否有足够高的灵敏度；②动态范围；③滤波器的技术和性能；④信号处理技术等。因此，不同仪器的组织谐波成像质量有很大的差异。

要区分谐波成分和基波成分需要限制发射脉冲的带宽，这将导致轴向分辨力的降低。所以，在基波的信噪比比较大、显像不困难时，不必采用谐波成像。

三、造影谐波成像

造影谐波成像（CHI或agents harmonic imaging，AHI），是一种利用造影剂非线性振动产生的谐波进行成像的技术。该技术不仅提供血流灌注信息，还为超声分子影像和靶定位治疗打下基础，将在第8章详细介绍。

第八节 超声弹性成像

一、基本原理及相关物理参量

（一）基本原理

弹性成像（elasticity imaging），是对生物组织的弹性参数（elasticity coefficient）或硬度（stifness）进行成像和量化。

人体软组织，除含有水分外，还含有一定量的纤维结构（如结缔组织、胶原纤维等），具有纵向伸缩弹性和横向剪切弹性，既可以传播纵波，也可以传播剪切波。组织的弹性主要由反映其纵向伸缩弹性的杨氏模量E，以及反映横向切变弹性的剪切模量μ来确定。软组织剪切波速度c_s仅为纵波声速c的$10^{-3}\sim10^{-2}$量级。而且，在B型超声探头的激励下，剪切波的声压与纵波的声压幅度相比也极其微小。在B型超声成像中，将其忽略，只考虑纵波。如果在新的超声诊断系统中，采用特殊的推动脉冲激励方式和信号提取，以及斑点跟踪和快速平行采集技术，在预测位置测出剪切波速度c_s，进而利用公式$c_s=\sqrt{\frac{\mu}{\rho}}$计算出对应的剪切模量$\mu$。剪切模量越大，组织越硬。因此，根据组织的剪切模量分布图可以定性地判断组织的硬度或弹性。所以，弹性成像的原理是对组织施加一个内部（包括自身的）或外部的、动态的或静态的或准静态的激励，按照弹性力学、生物力学等物理规律的作用，组织将产生一个响应，导致描述组织弹性的物理量在不同病变程度的组织（正常组织和病变组织）中产生一定的差异或改变，通过检测这些物理量的变化，可以了解组织内部弹性属性的弹性模量等差异，并以图像显示。

（二）相关物理参量

1.超声辐射力（acoustic radiation force，ARF） 通过聚焦超声入射生物组织，由超声在组织中的扩散和反射引起动力传输，从而产生的体积（volumic）辐射力。

$$F(r,t)=\frac{2\alpha I(r,t)}{c} \tag{5-8-1}$$

式中c是组织声速，α是声衰减系数，I是超声强度。这个力导致在组织内产生剪切波，剪切波在组织内的传播速度（1～10m/s）与组织的弹性有关。超声辐射力越大，产生的剪切波幅度越大。在应用时，要注意符合诊断超声的安全性标准。

2.杨氏模量（Young's modulus，E） 当物体（如人体组织）受到应力作用时，应力（σ）与由此所导致的应变（ε）之间的比值，称为杨氏模量：

$$E=\frac{\sigma}{\varepsilon} \tag{5-8-2}$$

单位：kPa，E越大，组织越硬。

3.剪切模量（shear modulus，μ） 是组织剪切弹性的固有物理量，对不可压缩的纯弹性组织，存在$E=3\mu$。μ越大，组织越硬。

4.剪切波速度（c_s） 剪切波是由应力引起的横向波动的弹性波，其传播速度比声波的传播速度要小得多，一般为1～10m/s。c_s与组织的弹性有关，c_s越大，组织越硬。纯弹性体的c_s符合下式：

$$c_s=\sqrt{\frac{\mu}{\rho}} \tag{5-8-3}$$

5.应变（strain）与应变率（strain rate） 物体受到应力作用时，其长度、形状和体积都要发生变化，这种变化与物体原来的长度、形状或体积的比称为应变。其为张量，分为正应变和剪应变。组织越硬，应变越小。

6.组织位移 指组织内一点位置的移动，通常分为纵向（轴向）位移和横向位移。组织位移越小，说明组织越硬。

7.泊松比（Passion's ratio） 是描述各向同性不均匀固体的物理性质的物理量，是每单位宽度横向压缩与单位长度纵向扩张的比值。

在上述物理量中，杨氏模量（E）和剪切模量（μ）是最适于描述组织或材料弹性性质的固有物理量，具有最大的动态范围。

二、超声弹性成像的类型

（一）多普勒组织成像

早在彩色多普勒血流成像（CDFI）用来获取人体血流运动信息的同时就发展了多普勒组织成像（DTI）技术（见本章第六节），它是最早应用在心血管的超声生物力学技术。心脏除了运动以外还有形变，而应变和应变率是对形变的描述，并且还反映了组织的弹性，应变越小，组织越硬。

采用高幅率的组织多普勒（high frame rate tissue Doppler）及声学采集（acoustic capture）获取多普勒组织成像，并利用自动定量应变率成像（strain rate imaging，SRI）技术获取某一局部心肌的应变、应变率、达峰时间、达峰速度、位移等参数，借此了解心肌收缩与舒张引起形变在空间与时相上细微的变化，用于评估缺血性心脏病、其他各种心肌病及心脏同步化治疗等方面。但基于多普勒原理的DTI受限于采样角度、帧频等因素。

（二）速度矢量成像

速度矢量成像（velocity vector imaging，VVI）用于对血液和软组织小单元的运动速度矢量进行成像。小单元是指其尺寸小至相当于1个像素大小；其回波特性是小单元中微散射体（红细胞、纤维结构等）背向散射的相干叠加数据，称为斑纹图案。像素斑点（pixel speckle）的运动速度矢量的测量基于一种斑点跟踪（speckle tracking）法。

新一代的超声诊断系统中，利用新的平行波束采集处理技术，可在极快速度和足够精度上，实现血流和软组织的二维速度矢量成像。进一步将此技术运用于二维阵探头和三维（3D）成像系统，通过整体跟踪（ensemble tricking），还可实现3D-VVI。

VVI含空间定位信息的成像原始信息。从中可以获取及形成各种图像与数据、曲线、彩色三维的速度图、应变图、应变率图，为定量检测心脏、心肌、血管壁的各种运动，借以评价其功能提供了新的手段。因而，VVI促进了心血管超声技术的发展，特别是在心脏结构力学方面的新突破。

该方法克服了DTI受角度和帧频限制的问题，它将生物力学参数获得的准确性、重复性及应用的广泛性提高到了一个新的水平。

（三）弹性成像

上述两种成像技术，虽然可以获取有关人体组织的力学信息（包括应变、应变率及与之相关的弹性与形变），但都不是直接采用有关弹性的参数进行成像。所以还不能算弹性成像。下面介绍直接采用有关组织弹性的应变（ε）或剪切模量（μ）进行成像的技术。

1.静态弹性成像 检查时，慢慢压缩组织，并测出产生的纵向位移，利用弹性方程算出应变，然后显示应变图。通常组织越硬，应变越小。弹性方程求解要明确边界条件，但这是十分困难的。一般是尽可能控制边界条件。因此，只能提供定性的弹性信息。

（1）应变成像：根据压缩前后的射频信号，利用一维互相关（cross-correlation）的方法来估计位移和应变。所以应变成像首先通过常规的A或B（模式）获取压缩前的射频信号。然后向组织表面施加一个均匀压力，该压力导致的变形不大于组织深度的1%。并通过超声诊断仪获取压缩后的射频信号，跟踪斑点，计算纵向位移 $d=\frac{1}{2}c\cdot\tau$，式中延迟时间（τ）从互相关的峰值位置获得。

根据下式计算应变值：

$$\varepsilon=\frac{\partial d}{\partial z}=\frac{\partial \tau}{\partial t} \qquad (5\text{-}8\text{-}4)$$

采用这种方法求梯度时往往会引入噪声，影响测量结果。所以在实际应用中，梯度可以根据2个相隔 ΔT 的时间窗，采用下式来获取：

$$\varepsilon=\frac{\tau_2-\tau_1}{\Delta T} \qquad (5\text{-}8\text{-}5)$$

由上式可见，延迟时间（τ）的测量精度直接决定应变图像的质量。在以互相关的峰值位置确定τ的方法中，若进行小的纵向压缩，其压缩前后散射体是高度相关的，斑点的运动充分代表了组织的运动，此时斑点的跟踪方法是有效的。但当纵向压缩过大时，会引起大的位移和应变的不确定性。因为大的位移变化率和成像平面外的质点运动会引起压缩前后2帧信号的相关，一旦应变＞0.01，相关系数会低于0.9，导致互相关峰值出现不确定性，图像会被相关噪声淹没。

（2）剪切模量成像：由于应变成像忽视了边界条件及组织内应力的分布，其只能提供定性的弹性信息。在静态应变图中，边界条件的影响是很大的，有学者以逆问题的方式试图以纵向位移和应变求出弹性模量的分布。假定生物组织是各向同性的线性弹性体，只发生平面应变，在二维成像平面去考虑组织结构和边界问题。这样简化后，可以使用直接的方法或迭代算法解决逆问题，实现剪切模量成像。

目前，心肌弹性成像和血管内弹性成像的基本原理与静态压缩弹性成像类似。只是心肌弹性成像的激励方式是依靠心脏自身的搏动。当连续采集2帧数据时，通过估计组织沿声束方向的纵向位移，获取心肌的应变和速度等参数的空间分布及随时间的变化。该法没有角度依赖性，具有较高的精度、时间和空间分辨力及好的重复性，可以客观地对局部心肌功能进行定量评价，特别用于心肌梗死和心肌缺血的定位。而血管内弹性成像是利用气囊、血压变化或者外部挤压来激励血管，通过纵向位移的检测得到应变分布图，从而了解血管的弹性。

静态弹性成像，采用人工加压法，受人为影响因素较多，产生的应变与位移可因施加压力的大小不同而不同，也可因压、放的频率快慢而不同，而且对成像的深度和位置都有限制。这种方法只能提供定性的弹性信息。

2.动态弹性成像　为了解决静态弹性成像的缺陷，后来在普通超声探头基础上，增加了一组产生激励组织运动的超声束，以此取代人工加压的方法，构成超声动态弹性成像技术。目前动态超声弹性成像主要有下述2类方法。

（1）利用外加低频振源（low frequency vibration）作用于组织，使其运动。然后用常规超声探头检测多普勒信号，以获取组织低频振动的幅度和相位信息。弹性组织的运动速度不仅依赖于组织的硬度，而且和低频振动的频率有关。

由于这种方法使用了低频振动源和检测探头2个器件，在实际操作中不实用，而且存在方向的局限，当剪切波无法传播到组织时，便无法测量。

（2）利用聚焦于体内的超声束引起组织运动：是利用聚焦超声束在组织内的扩散和反射引起动力传输，产生体积辐射力。它将在组织内产生剪切波并在组织内传播，剪切波的传播速度（1 ～ 10m/s）与组织弹性有关。

通常组织是各向异性、不均匀和黏弹性的，弹性模量表达为复杂的四阶张量。如果假定组织是各向同性、局部均匀和不可压缩的线性弹性介质，则可简化为只有一个独立的弹性参量即剪切模量（μ）。

这类利用声学射频压力诱发局部内部振动并追踪组织运动轨迹的方法是组织弹性成像有前途的发展方向。

3.利用聚焦超声束加压的动态弹性成像的主要技术　目前主要有1998年由Greenloaf等提出的超声激发振动声成像（ultrasonic stimulated vibro-acoustography，USVA），2001年由Nightingale等提出的声辐射力脉冲成像（acoustic radiation force impulse imaging，ARFI），以及Jeremy Bercoff研究小组提出的超声剪切波成像（supersonic shear imaging，SSI）3种技术。USVA技术目前还未进入临床应用。下面着重介绍已在临床应用的ARFI和SSI技术。

（1）ARFI：也有学者称为微触诊。它以持续时间＜1.0ms的脉冲超声束作用于组织，并使组织内部产生局部位移，利用互相关算法评估组织的位移。可以用灰阶或彩阶进行显示。采用ARFI的弹性成像系统中，同一个探头既能产生射频压力，同时又能接收射频回波数据。应用ARFI技术的超声诊断设备ACUSON S2000，提供了定性的声触诊组织量化（virtual touch tissue quantification，VTQ）技术，即实现了定性的组织纵向位移图像和定量的小区域剪切波速度显示。

ARFI技术采用实时采集离线处理，不能实时跟踪组织运动的情况。最近有学者采用超快速成像的方法来跟踪组织的运动，从而出现了超声剪切波成像。

（2）SSI：法国SSI公司采用SSI技术生产的剪切波弹性成像（shear wave™ elastography）超声诊断仪实际采用的是多波超声诊断系统，包括产生B型高图像质量的超声波及能测量和显示局部组织弹性的剪切波。

其将超声触诊和超快速成像技术结合起来，能定量评估大范围的由超声辐射力引起的组织运动，从而提供感兴趣区定量的弹性信息。

这种技术所采用的探头有2组晶片，一组用于成像，频率较高；另一组发射频率较低的聚焦超声，利用聚焦超声辐射力在组织中产生准平面剪切波，提供可定量的弹性信息。检测的回波，采用互相关技术估算由剪切波引起的组织位移，并计算出组织的剪切横量，以灰阶或彩阶编码显示。一个完整的工作周期约需时20ms，可以实时成像。

从这些介绍可见，超声弹性成像和前面介绍的超声诊断法最大的不同是，前面所介绍的技术都是利用超声在组织传播的纵波有关参数进行成像；而超声弹性成像不仅要利用纵波还要利用横波，以获取剪切模量（μ）进行成像，所以超声弹性成像能反映组织的力学特性，对传统的超声成像是一个重要的补充。

第九节　其他超声诊断法

超声诊断技术随着在临床上广泛而深入的应用，以及相关科学的发展而发展，不断出现新的超声诊断法。前面几节介绍的方法包括：①利用超声回波幅度获取人体解剖学信息的主要超声诊断模式；②利用超声回波多普勒信号获取人体血流动力学的主要超声诊断模式；③利用非线性效应的超声造影模式，在分子水平上获取组织血流灌注信息；④利用超声参数的弹性成像模式获取人体组织的力学信息。此外，还有一些为了补充上述方法不足，或是在一些特殊范围应用的模式或方法，将在本节介绍。

一、介入性超声

介入性超声是为了弥补超声无创法的不足而发展起来的。近年，它与介入治疗一起取得较大发展，受到临床的重视，详见第9章。

二、超声组织定征

传统的超声影像虽然给临床带来了丰富的信息，但特异性不强。为了增强超声诊断的特异性，陆续探讨超声组织定征的诊断模式。目前对超声组织定征的方法都比较关注，在第10章将对这些情况进行介绍。

三、超声诊断骨质疏松技术

骨质结构主要由骨松质和骨皮质构成，骨质疏松症在骨松质和骨皮质中有着不同的超声传播特性，对它们采用的超声检测方法是不同的。目前，对于骨松质主要采用超声透射法；而对骨皮质则采用超声轴向传播技术的第一接收波法。这两种方法都不同于前面几节所介绍的回波法。它们利用的都不是组织的回波，而是穿透波或传播波。

（一）骨松质的超声诊断原理及方法

目前，在临床上应用的骨松质超声诊断系统与上述所介绍的模式不同，它采用超声透射法而不是穿透法，图5-9-1是超声透射法测量骨松质的示意图，超声换能器和皮肤的耦合方法有采用超声耦合剂的方式耦合（图5-9-1A）和采用水耦合的湿耦合（图5-9-1B）2种。超声透射法主要测量骨的3项指标：超声传播速度（SOS）、宽带超声衰减（BOA或BUA）和硬度指数（SI）。SOS是指超声纵波通过骨松质的平均速度，其值与骨密度（BMD）具有较高的相关性。BOA是宽带超声以不同频率穿过跟骨测定其净衰减值，因声衰减近似频

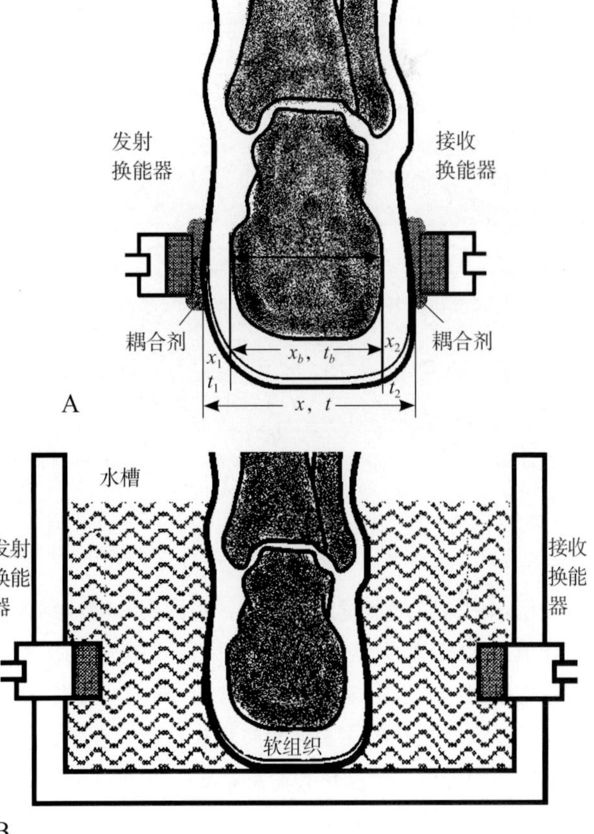

图5-9-1　超声透射法测量骨松质
A.采用超声耦合剂耦合；B.采用水耦合

率的线性函数，其回归线的斜率即为BUA。在采用带宽200～300kHz到600kHz至1MHz范围内，BUA与频率接近线性关系，并与BMD有较高的相关性。SI是SOS和BUA的线性组合，它同时反映骨松质的质量和结构性质，常用来预测和诊断骨质疏松症。

目前，SOS和BUA的测量主要是在跟骨。因为跟骨90%由骨松质组成，而骨松质的新陈代谢率是骨皮质的8倍，能更早更准确地反映骨质疏松和骨折的情况。此外，跟骨软组织较薄、有较大的平行面而易于测量。

健康人、骨质疏松症无骨折者和骨质疏松症有骨折者，SOS、BUA及SI的测值都是递减的，而且有显著性差异。所以，这3项指标有助于骨质疏松症的诊断，并能预测发生的危险性，但在反映骨质改变程度和确定骨折方面的价值，仍在研究。

目前的仪器不但能给出SOS、BUA和SI的测值，还分别将它们和BMD相比，得出T值，并将结果以图显示（图5-9-2）。世界卫生组织（WHO）提出骨质疏松的诊断标准是，T值不低于正常年轻成年人平均值1个标准差为正常（图5-9-2中的Ⅰ区）；T值低于正常年轻成年人平均值1个标准差但不超过2.5个标准差（图5-9-2中的Ⅱ区）为骨质减少。T值低于正常年轻成年人平均值2.5个标准差（图5-9-2中的Ⅲ区）为骨质疏松；T值低于2.5个标准差，并有1次或多次脆性骨折为严重骨质疏松。

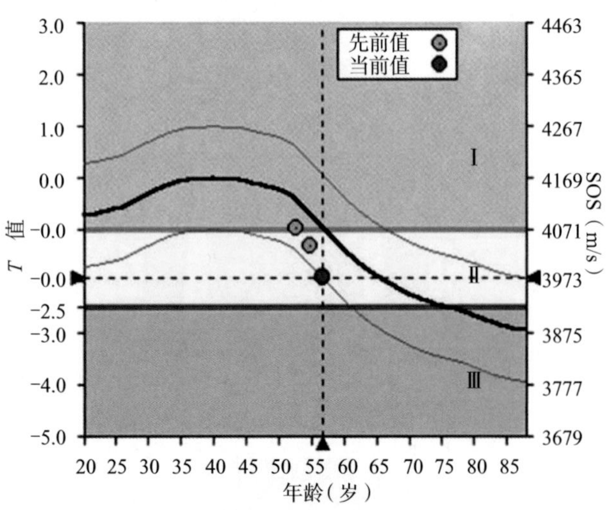

图5-9-2 测量结果

但国内大量的测量结果显示，中国人不同性别人群的峰值或BMD都明显低于国外，中国人BMD的标准差多在均值的10%以上，明显高于国外的5%，为此，中国老年学学会骨质疏松委员会骨质疏松诊断标准学科组提出了以峰值骨量为依据作为诊断标准：T值低于同性别人群峰值骨量均值1个标准差之内为正常；T值低于同性别人群峰值骨量均值1～2个标准差为骨量减少；T值低于同性别人群峰值骨量均值2个标准差以上为骨质疏松症，同时伴有身体1处或多处部位骨折者为严重骨质疏松症。

应该注意到，上述参数虽与骨密度有高度的相关性，但它们很少反映骨骼的微结构信息，而这些微特性和骨的强度、硬度及骨折直接相关。因此，仅测量SOS和BUA等参数，并不能全面反映骨的质量和骨折风险，在上述方法中，并没有考虑到散射和频散等，实际上，骨组织是一种各向异性、非均匀的流体多孔复合介质。发生散射和频散是不可避免的。近年有研究表明，超声背向散射信号能有效反映骨松质的微结构。由于超声背向散射的复杂性，目前其只处于实验研究阶段，还未进入临床应用。

（二）骨皮质超声诊断的原理及方法

目前骨皮质超声诊断主要是采用超声轴向传播技术。测量时将发射换能器和接收换能器置于长骨的同一侧，超声波沿长骨轴向传播。检测方法有达波法（FAS法）和超声导波（Lamb波和超声柱面波）法2种。

1.达波法 称第一接收波法（FAS法）。FAS是指在用超声轴向传播技术评价长骨骨皮质时，由接收换能器接收到的第一个时域信号。FAS的速度v_{FAS}是两换能器之间的距离（Δl）与传播时间（t）的比值：

$$v_{FAS}=\frac{\Delta l}{t} \quad (5\text{-}9\text{-}1)$$

由此可见，v_{FAS}与相速度和群速度是不同的。测量传播时间（t）有阈值法、第一最大值法和过零点法3种。

阈值法定义为射频信号的幅度第一次超过提前设定值后的时间，利用阈值两边样点的线性插值来估计。

第一最大值法是采用最大值两边样点的抛物线插值来估计。

过零点法是由零点两边样点的线性插值来估计的。

近年来，用FAS法评价长骨状况及骨质疏松有较大的进展，相关骨皮质超声诊断仪已在临床上应用，但其存在以下问题。

（1）FAS法对皮质厚度及骨内膜区域不敏感，尤其波长小于骨皮质厚度时非常不敏感。但测量结果表明，正常骨皮质和患骨质疏松症的骨皮质中，速度差别在2%左右。

（2）FAS法对骨的特性不敏感。

（3）FAS法不能评价整个长骨骨皮质厚度内骨的特性。它主要反映骨外板区域骨的材料特性，而在骨质疏松症中，骨皮质的变化主要发生在骨内膜区域。骨内膜孔隙度的增加最终导致了骨内膜的再吸收，骨皮质变薄，因而导致骨折危险增加。

（4）FAS的波幅较小，且传播距离对其衰减较大。往往难以分辨其波形。现在已开始关注研究第二个接收到的波形——Lamb波。

2.超声导波法　超声导波是超声波在介质中传播时，由反射、模式转换及纵波和横波的相互干涉而产生的，其频散特性依赖于材料密度、弹性常数、几何结构和介质的厚度、相邻的介质及所用的频率等。

超声导波包括超声Lamb波和超声柱面波。Lamb波是在板状结构中传播的超声导波，也称为板波；超声柱面波是指柱状或管状结构中传播的超声导波。

已有文献认为Lamb波A模式的速度对骨皮质厚度的改变较敏感。在低频下，其相速度与胫骨皮质厚度有很高的相关性，并且和CT方法有很高的相关性（$r = 0.81$）。因此，比FAS法更能准确评估骨皮质厚度变化，对整个骨皮质厚度的材料更敏感（而不只是骨外膜区域结构的变化）。这样Lamb波法能更好地反映长骨的病理变化和评估骨质疏松。但是只有在长骨内半径与骨皮质厚度比大时，才能用板状结构简单地代替长骨来进行研究。例如，该比值＞10时，只有频厚在0.5MHz/mm以上，管状和板状结构中导波的频散才基本一致。但一般长骨该比值＜5。所以，用板状结构代替长骨的研究结果有误差。为此，近年又开展了超声柱面波来评价长骨状况的研究。该法的优点：①柱面波在整个长骨骨皮质厚度内传播，对骨皮质厚度十分敏感，能获取较全面的骨皮质结构内部信息；②对骨皮质材料特性敏感，能测量骨皮质的弹性模量等；③部分柱面波模式的衰减较小；④每一个导波模式具有独特的模式形状和能流分布。由此可见，柱面波能提供更多的关于长骨骨皮质状况及特性的信息，有利于评价长骨骨皮质状况及骨质疏松症的诊断。然而，该法在技术上，如超声柱面波模式的激发、检测与识别的问题，特别是在流动的各种超声柱面波模式信号中如何识别并提取所需要的模式上，还有许多问题需要解决。

对于骨质的评价和骨质疏松症的诊断，超声骨诊断技术在临床上具有广阔的应用前景，特别是在大规模人群骨质疏松筛查中。

四、超声CT

CT是计算机断层成像（computerized tomography）的缩写。

断层成像技术，一般系指通过在物体外部获取某一物理量的大量一维投影数据来重建该物体的二维切面图像的技术。

F. Greenleaf等首先于1974～1975年相继研制出了以超声衰减系数和超声速度为参量的2种超声CT，并于1977年在临床诊断上试用。

超声CT的工作原理如图5-9-3所示。图中从摄像获取被测物的某一切面的大量投影数据开始，经模拟数据进行量化后输入计算机，计算机按某一重建理论进行切面像的重建，然后再经数模转换变成模拟信号并在显示器上显示。摄像方块中的T_1和T_2分别为发射与接收超声波的换能器阵列，图为声束与水平方向成投影角为θ的情况。为获取全部投影角下的数据，在保持T_1与T_2相对位置不变的条件下，应在0°～180°范围内依次扫描，并把不同投影角下T_2的每个换能器阵元获取的数据全部输入计算机处理，方可重建一幅完整的切面图像。从超声波在T_1与T_2之间的传播时间获取声速参量的数据，而由T_2接收到的超声波幅度来获取超声波的衰减数据。

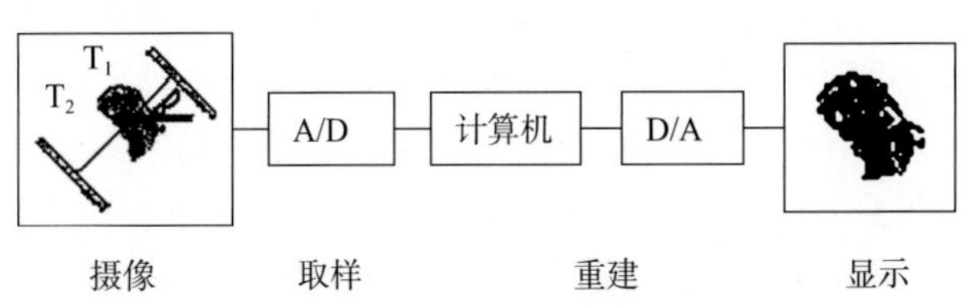

图5-9-3　超声CT的工作原理

从以上的讨论可知，在获取了大量投影数据之后，获取重建切面图像的关键是建立重建模型。

超声CT选用了区别于B型超声诊断仪的新的成像参量（如声速、声衰减等），因而可获得有关人体组织结构与状态的新的信息。

总体说来，超声CT自问世以来并没有取得预期的重大进展。这种情况可能主要源于它本身所固有的若干局限性。

（1）目前在超声CT中采用的几何光学重组理论是近似的，它没有考虑到超声波在人体传播时发生的折射、衍射等现象，而非几何光学的重组理论研究工作尚不成熟。今后研究的方向是开发反射型超声CT，并探索最佳工作参量及相应的重组理论。

（2）需要在180°扫查角内获取投影数据，往往受到人体内气体和骨组织的限制，这就大大限制了人体上可能接受诊断的部位。

（3）重组计算量大，不能做到实时成像。

（4）相对B型超声诊断仪而言，它的成本高而且设备复杂。

五、声学显微镜

目前的B型超声图像分辨力一般为2mm，而声学显微镜已获得的分辨力比B型超声图像的分辨力要高出4个数量级以上。

声学显微镜用于观察生物样品时，不像电子显微镜那样，必须将样品置于真空中；也不像光学显微镜那样，必须要给样品加着色剂；它完全可以在自然的条件下进行观察。因此，将会在生物医学中开拓出新的应用领域。

在光学显微镜中，用光波作为探测和揭示物质结构信息的载体，而在声学显微镜中，则代之以声波作为探测信息的载体。我们知道，由于波的衍射作用，显微镜的分辨力大小主要取决于探测波的波长，波长越短，分辨力越高。当声波的频率相当高时，声波波长甚至可以比可见光的波长短得多。因此，声学显微镜的分辨力不仅能与光学显微镜的分辨力相媲美，而且还有可能超过它。

早在1978年，Quate等就成功研制出了频率为3×10^9Hz的声学显微镜，他们用水作为显微镜的声耦合媒质。水中的声速为1.5×10^9μm/s，所以对应的声波波长为$1.5\times10^9/(3\times10^9)=0.5$μm，比绿色的可见光波长0.55μm还要短些。他们第一次把声学显微镜的分辨率提高到了光学显微镜的水平。

声学显微镜有不同的工作方式和结构。Quate等的反射式扫描声学显微镜的镜头部分结构如图5-9-4所示。

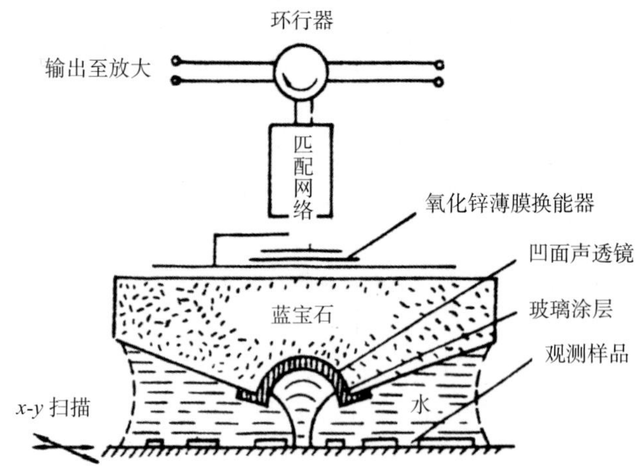

图5-9-4 反射式扫描声学显微镜镜头部分结构

显微镜镜头的核心部分是一块蓝宝石，其上边为一平面，下边为一抛光的凹面声透镜。上边的平面沉积一层氧化锌压电薄膜，作为实现微波与声波之间能量相互转换的换能器，用于发射与接收高频声波。下边的凹面上涂了一层玻璃，在蓝宝石与水之间的声阻抗变化上起缓冲（匹配）作用，以减少声波的界面发射。

把宽度为20～100ns、频率为3×10^9Hz的微波脉冲加到氧化锌换能薄膜上，微波电脉冲转换为微波声脉冲，它传播至蓝宝石下边经半球形透镜聚焦，然后辐射到观测样品上作机械扫描。高频声脉冲经样品内部及表面反射后又由蓝宝石捕获，并经氧化锌薄膜通过压电效应将声脉冲转换成微波电信号。在信号中包含了样品表面及其内部精细结构的信息，经电子信号处理之后在阴极射线管的屏幕上显示。

后来，他们在0.1K温度下，用液氦作为声耦合媒质，获得了0.09μm的高分辨力。

声学显微镜目前主要应用在眼科，特别是对闭角型青光眼前房深度和角膜厚度测量及视网膜病变的观测方面。但是，声学显微镜在细胞病理学的研究与应用方面，其潜力可能更大。

（伍于添）

第6章 超声诊断仪

第一节 概述

在第5章介绍了已在临床上应用的各种超声诊断模式。现今的超声诊断仪往往含有多种超声诊断模式。不论简单的或复杂的超声诊断仪，都由3部分组成：超声探头（换能器）、主机、显示器。这3部分的组成和原理，将在本章第二节介绍。

超声诊断仪的主要发展历程包括：①由仅提供人体器官一维结构信息的A型和M型发展到提供人体器官二维结构信息的切面影像的B型，甚至出现了提供三维结构信息的3D型。B型的出现使超声诊断技术进入超声影像时代。②在仅提供人体结构信息的基础上，发展了又能提供运动信息的双功系统（B＋D或B＋CDFI），B＋CDFI双功系统使超声诊断技术进入彩色多普勒成像时代。③从线性声学领域扩展到非线性声学领域，引人注目的超声造影不仅为临床提供了血流灌注的信息，而且为超声诊断开创分子影像技术创造了条件。此外，靶技术又开创了超声诊断与治疗相结合的途径。④从仅利用纵波传递信息扩展到利用纵波和横波传递信息，超声弹性成像又开创了超声参量的新天地，进一步提供人体组织的力学信息。⑤从模拟技术发展到数字技术，为超声诊断技术的发展提供了一个更高的平台。目前在临床应用的超声诊断仪主要分为实时灰阶切面超声诊断仪（简称B超仪或黑白超仪）和彩色多普勒超声诊断仪（简称彩超仪）两大类。B超含有M模式和B模式，有些还含有A模式、D模式和3D模式。“彩超”除了含有上述B超中的模式外，重要的是有CDFI模式，以及新发展的许多模式，如CDTI、3D、HI和E模式等。

在《超声医学》前几版中，对B超及其所涉及的超声诊断模式均已有介绍，本章在第三节中重点介绍有关彩超的主要技术。

第二节 超声诊断仪的基本组成

超声诊断仪的基本组成包括超声探头、主机和显示器三大部分。

一、超声探头

超声探头是超声诊断仪用于产生超声辐射和接收超声的关键部件。在这里重点介绍产生和接收超声的原理，以及超声探头的基本结构和类型。

（一）压电效应与压电材料

在压电晶片上施加机械压力或振动，其表面产生电荷。这种机械能转变为电能的现象，称为压电效应。而在压电晶片上施加交变电场，引起晶片产生形变，产生相应的机械振动，这种电能转化为机械能的现象，称为逆压电效应。

能产生压电效应的材料，称压电材料，如天然石英晶体、压电陶瓷（钛酸钡、铅钛酸铅等）、压电有机聚合物［如聚偏氟乙烯（polyvinylidene fluoride，PVDF）］。

压电陶瓷要经高压电场极化处理后才具有压电性能。

压电陶瓷的振动频率由其频率常数和厚度决定。

（二）超声探头的基本结构

1.核心部分——压电材料　通过它的逆压电效应发射超声波，而由正压电效应接收回波。

2.背材　是压电晶片背面的充填吸声材料，用于吸收后向超声，并起阻尼作用，产生短促的超声脉冲，提高纵向分辨力。

3.匹配层和保护层　在压电晶片前面的一层材料，既可以保护压电材料，又使压电材料与人体皮肤声特性阻抗进行匹配，达到更多声能进入人体从而提高灵敏度的目的。

（三）超声探头的种类

1.根据结构和工作原理分为电子扫描探头和机械扫描探头。

（1）电子扫描探头：是由数十个以上晶片构成并利用电子学方法驱动声束扫描的探头。它又分为线阵探头、凸阵探头和相控阵探头。

（2）机械扫描探头：是由机械方法驱动1～4个晶

片进行声束扫查的探头。它又分为摆动式、转子式机械扇扫探头，环阵（相控）扇扫探头及旋转式扫描探头等。

2.根据用途和使用方式可分为体表探头、经腔内探头和术中探头等。

（1）经体表检查的常用探头：①电子凸阵探头，用于腹部、妇产科检查；②电子线阵探头，用于外周血管、表浅器官检查；③相控阵探头，用于心脏检查；④微凸阵探头，用于心脏检查。

（2）经腔内检查的常用探头：①经食管探头，用于心脏检查；②经直肠探头，用于泌尿系检查；③经阴道探头，用于妇产科检查；④经血管内探头，用于血管内检查。

（3）穿刺探头或穿刺附加器。

（4）术中探头。

（5）超声内镜探头。

（四）探头频率

1.单频探头　频宽较窄、中心频率固定的探头。其标称频率是发射声强最强的频率，同时也是接收回声的频率。例如，3.5MHz探头、5.0MHz探头，分别发射和接收3.5MHz或5.0MHz频率的超声。

2.变频探头　有2～3种甚至更多种的频率可供选择，应用时随着探查深度不同可由面板操作切换。

3.宽频带探头　多采用宽频带复合压电材料，能发射一个很宽的频带范围的超声，如2～12MHz。宽频带探头接收回声时有以下3种方式。

（1）选频接收：按临床检查的深度选某一特定中心频率接收回声。

（2）动态接收：接收回声时，随深度变化自动选取不同的频率。浅部选取高频，中部选取中频，深部只接收低频。

检查成年人心脏一般选2～4MHz，小儿心脏3～5MHz，腹部妇产科3～5MHz，外周血管表浅器官6～12MHz，血管内20～40MHz，眼科超声显微镜40～100MHz。6MHz以上工作频率的探头称高频探头。

（3）宽频接收：接收宽频带内所有频率的回声。

（五）探头的振子数

电子探头由许多晶片组成，其中能独立工作的最基本单元是振子，也常称为阵元，阵元数的增加有利于提供聚焦性能和增加线密度。常规一维探头的阵元数有80阵元、96阵元、128阵元，而高密度探头阵元数有198阵元、256阵元、512阵元等。

1.5维高密度探头阵元数有128×8阵元，即1024阵元。它可采用短轴电子聚焦改善横向分辨力。

二维高密度探头阵元数有60×60阵元（3600阵元），80×80阵元（6400阵元）。它不仅可以实现电子二维聚焦，还可以进行声束二维扫描，实现实时三维成像。

二、主机部分

超声主机负责控制电脉冲激励换能器发射超声，同时接收超声探头获取的回波信号进行放大、检测处理然后显示。下面介绍几个关于超声成像的关键问题和技术。

（一）超声信息线

探头发射一短脉冲超声后，超声束透过皮肤进入人体，遇到不同声特性阻抗组织组成的大、小界面产生的反射或背向散射的回波返回探头，被探头接收转换成对应该深度界面的回声电信号。不同深度的界面，便依次产生相应的回声电信号，经过放大、处理后在荧光屏由一串明暗不同的亮点显示成一条超声波信息线，它表示沿声束相应深度各组织界面的信息。所以，发射一次短脉冲产生一条超声信息线，而脉冲的间隔由最大探测深度决定，即探测深度越大，要求脉冲间隔也越大，脉冲重复频率也越低，单位时间获得的超声信息线也越小。由于光点的亮度表示回声的大小，这种显示模式称为辉度调制型（brightness mode），也称为B型显示。

（二）声束扫描

一条超声信息线不能构成图，只有声束进行扫描才能获得图像。当声束进行一维扫描，获取的一组超声信息线便可形成一幅二维超声图像（断层图或切面图）。而声束进行二维扫描时，便可组成三维图（立体图）。声束扫描的方法有手动式、机械式和电子式3种。

1.手动式扫描　利用手动方法移动探头实现声束扫描的方式。这种方式扫描速度慢，只能获得静止的声像图，属于静态超声图。目前已不使用。

2.机械式扫描　利用机械运动结构使换能器按某一方式运动而实现声束扫描的方式。

3.电子式扫描　利用电子学技术使声束按某一方式扫描的方式。

机械式和电子式都可以快速扫描，实时获得动态声像图，因而称为实时超声（real-time ultrasound）。

（三）帧频及其对图像的影响

帧频是指每秒成像的帧（幅）数。帧频过低会产生图像闪烁现象，它决定图像的时间分辨力。帧频高于每秒26帧的成像称为实时图。超声探查一般选用每秒30帧左右，这样的图像稳定而失真小。但帧频也不宜过高，过高会减少线密度，影响图像质量。腹部探查时可选用较低的帧频，但也不宜低于每秒16帧。

帧频受脉冲重复频率、最大检查深度、多点聚焦的数目所限制。当在B型图上加彩色血流图时，帧频也可能下降。而且彩色取样框越大，帧频越低。

（四）图像处理

1.前处理（pre-processing） 包括深度增益补偿（DGC或称TGC、STC）、滤波、动态范围的曲线变换或压缩等。

（1）超声束通过人体组织时，受组织作用而衰减，如肝、肾实质衰减系数平均值为1dB/（cm·MHz）。为了弥补衰减对图像的影响，采用深度增益补偿技术。目前仪器的补偿调节有2种方式：分区（近、中、远）调节和分段（8段、10段或12段）调节。

（2）动态范围：指仪器接收不失真的最大信号幅值A_1与最小信号幅值A_2之比，单位采用分贝（dB）。

采用较大的信号动态范围，图像信息量丰富，显示反差小、较柔和；反之，图像信息量相对少，反差增大，边缘较清晰而不柔和。所以，临床应用时，应针对不同的脏器和不同检查目的而适当调节动态范围。

B型超声诊断仪的动态范围一般在80～120dB，彩色超声仪诊断的动态范围一般在120～170dB，而具有造影功能的动态范围更要在170dB以上。

一般显示器的亮度动态范围因只有30dB左右，所以仪器要采用动态压缩使接收信号的动态范围与显示器的动态范围相匹配。

（3）滤波：滤去不需要频率的信息。

2.数字扫描转换器（digital scan converter，DSC） 借助数字电路和储存媒介，把各种不同扫描方式获得的超声图像信息存入储存器，然后转换成标准的电视扫描制式进行图文显示。它有如下作用。

（1）采用TV，特别是逐行扫描的方式显示，克服闪烁，可显示稳定的图像。

（2）具有“冻结”功能，可以选择动态图像任一幅所需的图像进行静态显示，即冻结在显示屏上。

（3）可多幅图像同屏显示，便于图像的对比分析（静态的或动态的）。

（4）具有多种数字图像处理功能及进行线性插补和图像放大等功能。

（5）灰阶编码：通常仪器是将回声信号强度分成若干等级，并以相应等级的灰度等级（灰阶）表示，等级越多，对比分辨力越好。目前，较好的仪器一般都采用256级灰阶。

彩色数字扫描转换器除了具有上述功能外，还能进行图像的彩色编码及处理。

3.后处理（post-processing） 是DSC以后的图像处理，包括以下几点。

（1）灰阶变换（包括线性、S形、对数、指数等多种变换曲线）和r变换。

（2）图像平滑化。

（3）彩色编码变换。

（4）图像存储及电影回放。

三、显示与记录

（一）显示部分

由主机获取的图像信号最后采用标准电视光栅方式由显示器显示。黑白超（B超）通常采用高分辨黑白显示器，而彩超采用彩色显示器。早期的显示器采用示波管，后来采用显像管，现在越来越多地使用液晶显示器（LCD）。液晶显示器具有体积小、重量轻、工作电压低和省电等优点。

（二）图像记录、传输与存档

传统的超声图像记录方式是采用视频图像打印机，目前其仍然是一种有用的图像记录方式。

随着超声、MRI及放射影像在临床的普及应用，需要更有效地利用这些医学影像信息，促进了医学影像在图像的采集、存储、处理、传输、重显、查询等各个环节采用数字化和现代信息技术。由此促进了新的医学图像管理系统——图像存储与传输系统（picture archiving and communication system，PACS）的出现及发展。

PACS将各种医学影像设备生成的图像转变为数字信息，实现医学图像信息的采集、存储、处理和传送全部电子化，以数字文体形式存储的信息临床可随时调用，以有效做出客观的诊断。

PACS主要包括图像采集、存储、处理、检索、传送、显示和打印等环节。核心是数字化管理。超声数字图像工作站的主要功能如下。

1.图像存储 对超声图像可以无数量限制的单帧和多帧连续捕获，进行静态图像存储和动态图像存储。可进行动态电影回放、电影编辑（如不同时相、相同切面同屏显示，相同时相、不同切面同屏显示，以及其他影像同屏显示等），回放速度快慢可调。

2.管理系统 快速生成图文并茂的超声检查报告单，病历资料全部数字化管理，可以存盘、调用、查询和打印。

3.病历资料 可按姓名、性别、年龄、病案号、超声号、科别、脏器、病种等进行病历资料检索、查阅和各种资料统计。

4.规范诊断系统　预置各部位（如心脏、腹部、妇科、产科、小器官……）超声诊断报告的规范化图像描述及诊断提示，医师也可根据需要自编修改。

目前运用超声影像设备的图像输出格式：①视频Video和S-Video；②数字图像R、G、B分量数据；③DICOM3.0标准的数字图像数据。对于非DICOM3.0标准的图像数据需通过图像采集卡，将图像数据转为数字信号，这种传输才能实时跟踪超声诊断仪显示和动态图像。对于符合DICOM3.0数字图像数据可直接通过网络与基于DICOM3.0标准的PACS连接，进行图像传输。

DICOM是医学数字成像和通信（digital imaging and communication in medicine）的缩写。它具有如下功能：一是以统一的影像管理规范，快速、真实地进行图像传输与交流，方便地将图像存入PACS；对医学图像进行统一归档、存储、检索查询。二是医师可对由DICOM传送到PACS的各种影像资料进行集中处理，分析比较。三是数字化传递图像，可保证为原始图像的完全复制，进行远程医疗。

第三节　彩色多普勒超声诊断系统

一、概　述

彩色多普勒超声诊断系统是由主机、探头、LCD显示器、控制面板、ATX电源和车体等部分组成。主机是系统的核心部分，由PC机主板、探头选择器、成像模块板、PCI接口板和电源板组成。图6-3-1是主机组成框图。

图6-3-2给出了彩色血流仪的原理框图。图中的下半部分是B型成像通道，该通道输出的是人体解剖结构的切面图。图中的上半部是血流检测通道，它输出反映切面图中各点处的血流信息。上、下2个通道输出最后合成1幅彩色血流图。目前，一个彩超系统往往含有多种超声诊断模式，如M型、B型、3D型、D型、CDFI、CDE、THI、CHI及弹性成像等（图6-3-3）。

随着电子技术与数字信号处理技术的发展，超声成像系统中数字信号与图像处理日益重要，相比模拟部分，其所占的比重越来越大。从基本的结构成像（B超）到彩超及其他高级成像模式都离不开数字信号与图像处理。目前全数字超声诊断仪是指已采用数字波束形成技术的系统。图6-3-4是数字波束形成技术的原理框图。

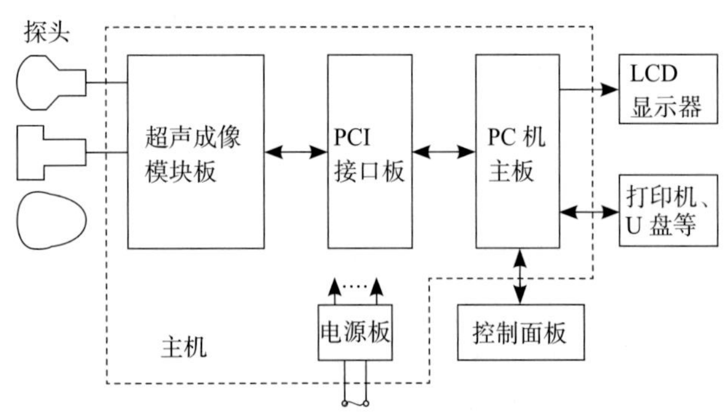

图6-3-1　彩色多普勒超声诊断系统主机组成

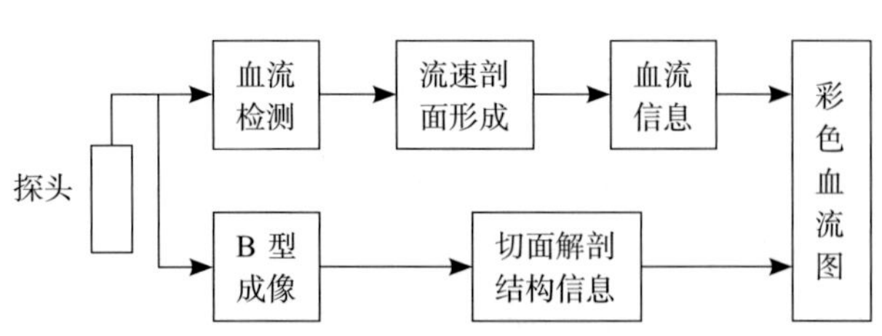

图6-3-2　彩色血流仪的原理

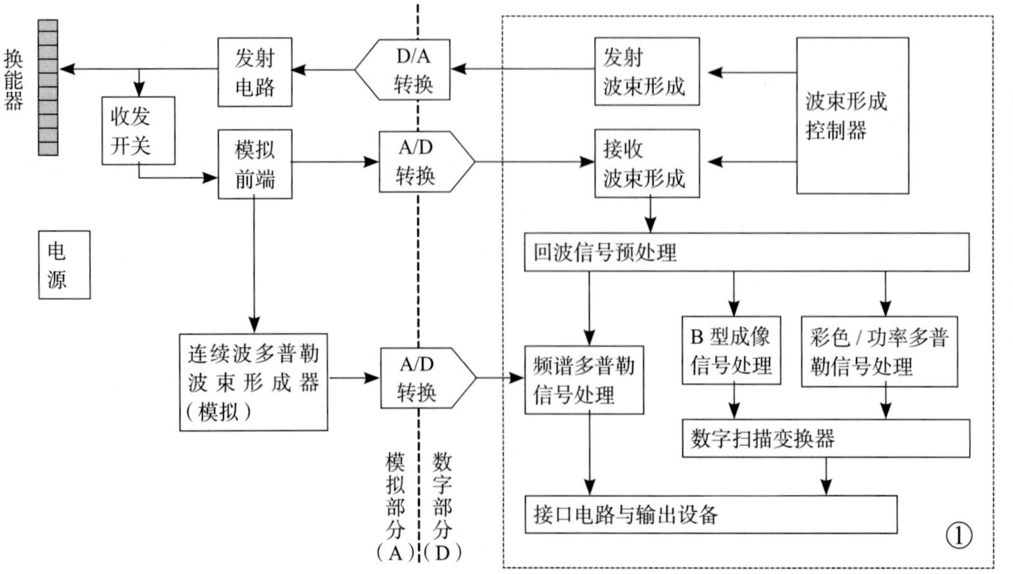

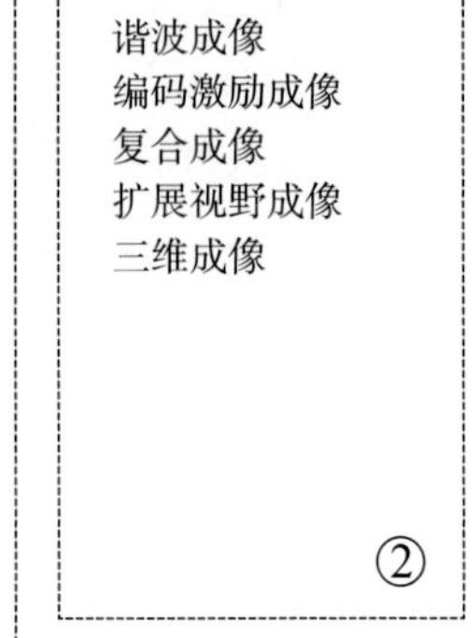
高级成像模式
谐波成像
编码激励成像
复合成像
扩展视野成像
三维成像
②

图6-3-3　超声诊断系统组成（数字信号与图像处理）

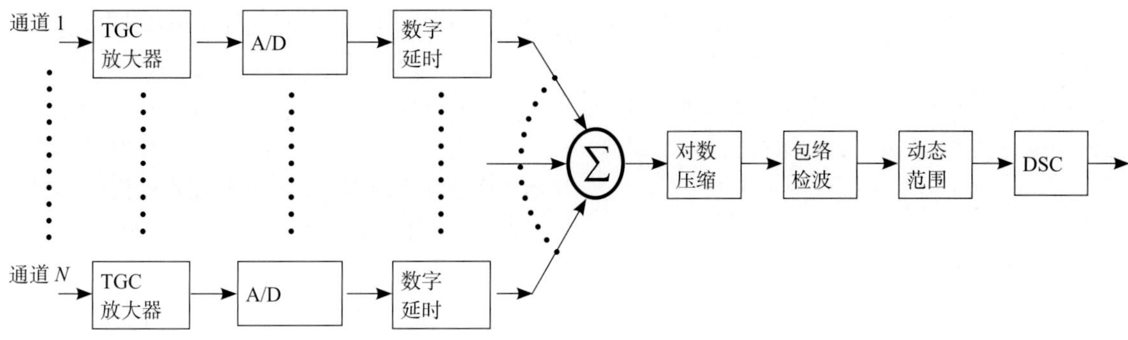

图6-3-4 数字波束形成技术的原理

下面介绍几个与图像质量有关的重要技术。

二、波束形成

(一)波束形成技术

波束形成(beamforming,BF)是超声诊断仪的关键部分。波束形成的质量影响图像的质量。波束形成包括发射与接收2个过程。目前有传统的模拟式波束形成(analog beamforming,ABF)技术和现代的数字式波束形成(digital beamforming,DBF)技术2种波束形成技术。采用DBF技术可以明显提高超声诊断仪的空间分辨力、时间分辨力和对比分辨力。此外,DBF还具有体积小、稳定性好、频带宽和可编程性能好等优点。

DBF与传统ABF最大的区别,在于它们的声束形成及处理过程不同。前者采用的过程为采样(sampling)—延迟(delay)—求和(sum)—检测(detection),简称为SDSD过程;而后者是采用延迟—求和—检测—采样,即DSDS过程。所以DBF是采用前端(射频信号)数字化技术,它对探头各阵元接收的回声信号先进行采样,并将采样数据存入存储器;而ABF是对接收的回声信号进行放大和检波后,取出视频信号再进行数字化。此外,两者对信号采用的延迟技术也不同,DBF采用数字延迟线技术,而ABF采用的是模拟延迟线技术。两者相比,DBF除了数字化(A/D)前移外,还采用了数字延迟线代替ABF的模拟延迟线。

(二)数字式波束合成方法

1.时域波束合成法 有射频信号波束合成和基带信号波束合成2种。目前通常采用射频信号波束合成法。均匀时钟采样法更是最常用的一种方法。这种方法是在对各通道的回波信号进行A/D采样后,先对数据进行M点插值,然后再将各通道的信号延迟相加,最后再对合成的信号进行M点抽取,并得到合成的回波信号。

2.频域波束合成法 是将各通道采样信号进行快速傅里叶变换(FFT),在频域进行延迟和波束合成的处理方法。这种方法不需要专门的延迟处理环节,而且采样频率不会影响波束合成的精度。这种方法的缺点是要进行FFT和复数乘法运算,计算量大。

3.采用Delta-sigma模数变换的数字波束合成法 图6-3-5是过采样一阶Delta-sigma ADC的原理框图,由图可见,模拟信号先通过一个积分器,然后以较高的采样率f_s'和较低的采样精度B'(A/D输出的位数)进行模数转换采样,采样的结果通过一个D/A反馈到输入回路,与模拟输入信号相减。通常称这一环节为Δ-ε量化。Δ-ε量化的输出经过一个低通滤波器后,进行L抽取,最后得到一个采样率为f_s、采样精度为B的数字输出。其中$B > B'$,$f_s < f_s'$。这种方法在保证图像质量的同时,极大地降低了线路的复杂性和后继数字信号处理的计算量。由于Δ-ε量化时的采样率比较高,逐点接收聚焦时,不需要进行额外的插值处理来提高延迟精度。

(三)变迹技术

通过对发射激励脉冲进行加权来抑制发射波束旁瓣的方法,称为发射变迹。而通过对接收孔径上各阵元接收到的回波信号进行加权,来降低接收孔径空间

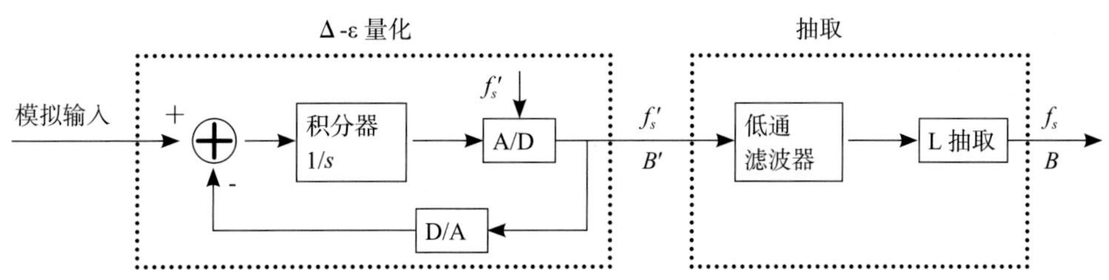

图6-3-5 过采样一阶Delta-sigma ADC的原理

响应旁瓣的方法，称为接收变迹。通过Hanning窗变迹后，旁瓣幅度明显降低的同时主瓣的宽度却增加了。但是通过增加阵列中的阵元数，可以减小主瓣宽度。由此可见，变迹技术改善了波束的特性，进而提高了图像质量。

（四）多波束形成技术

在数字化系统中通常采用多波束形成技术来提高成像的帧频。它是在一组换能器阵元输出同时连接到数个波束形成器上，并通过适当调整每个波束形成器中的延迟曲线来改变聚焦波束的指向性，使其相位之间略有错位。这样相当于每一次发射后就可以得到多条扫查的信息。例如，一个四波束形成器，每次发射后形成4条扫描线。如果保持每帧图像发射的次数不变，则采用这个四波束形成器就使每帧图像的线密度提高了；如果保持每帧图像和线密度不变，则可以提高帧频4倍，即提高了系统的时间分辨力。文中涉及几个术语，其中换能器阵元数（N）在超声探头部分已经介绍，物理通道数（Z）、波束形成通道数（M）和波束形成器数（P）等常和波束形成器的性能指标有关，现对它们进行简要介绍。

1.物理通道数（Z） 在数字式波束形成器中，每一个阵元都至少与一个物理通道相连。在这个通道中包含1个模拟放大器、1个模数转换器、1个数据存储器和1个存储器地址控制电路。

如果系统中只有1个波束形成器，则Z和这个波束形成器中所含的通道数相符。此时，系统需要1个多路开关电路，在逐线扫描中实现波束形成器与阵元间的切换。

为了简化线路中的连接关系（线）和避免多路开关在切换中引入的干扰，有不少系统都采用1个阵元配置1个物理通道，即Z与换能器阵元数（N）相符。此时，仅通过控制每个物理通道的通断，来选择每次波束形成时所选用的阵元。

如果采用多波束形成器，则物理通道的数目还会相应增加。

2.波束形成通道数（M） 指在一个波束形成器中所包含的通道数，它决定系统的最大孔径。较大的孔径有利于改善侧向分辨力。

3.波束形成器数（P） 在1个系统中所采用的波束形成器数以P表示。P增加可以提高系统的帧频。所以，它是超声诊断仪中一个重要的技术参数。

三、其他重要技术

（一）斑点噪声的抑制

在声束照射时，许多散射的背向散射声波加权时，因相位各不相同，可能由于相加而增强；也可能由于相减而削弱。这样，在检波后的输出产生随机起伏，导致图像出现斑点。斑点（speckle）噪声是影响图像质量的一个重要问题。

斑点噪声的出现会降低图像的对比度和细节分辨力。而且斑点噪声抑制方法有复合成像和滤波方法。前者是通过对一组同一目标的图像进行相干平均，以去除随机斑点噪声，后者采用的滤波方法有维纳滤波法、自适应滤波法、小波域内细节抛弃法及多尺度非线性阈值算法等。下面对帧相关、空间复合成像和自适应滤波等方法加以介绍。

1.帧相关 是一种简单易行的消除斑点噪声的方法。帧相关本质上是一个递归式滤波器，或者说是一种无限冲激响应（IIR）结构的低通滤波法。相关系数（α）值越大，高频成分被抑制得越厉害，或者说，对于图像上某个像素来说其灰度值越不容易出现锐变。这对于消除斑点噪声无疑是有好处的。但是，高频成分的抑制也会影响图像的动态特性。因此，在腹部检查时可以选择较大的相关系数以获得较少斑点噪声的图像，而在心脏检查时应选择较小的相关系数，以保证图像有足够好的动态特性。

2.空间复合成像 指将从不同角度采集的图像融合成1幅图来显示的技术。作为一种不相干处理方法，采用空间复合成像有助于消除斑点噪声，并且由于能获取更多边缘信息，图像边缘的显示得到改善。但在叠加过程中这些图像对不准，会造成界面模糊，失配造成的模糊与复合成像中选择的图像帧数有关。通常操作时，可以选择参与融合的图像帧数（3～9帧）。对于腹部脏器的检查，可以选择较高的帧数，而对有明显运动的脏器，则不宜选择高帧数。

3.自适应滤波（adaptive filtering） 上两种方法都是采用多幅图像平均的技术。这些技术往往在被检目标和探头相对位移时，经过平均后就会造成图像的模糊。自适应滤波是在图像过程中始终能有效地鉴别目标信号与噪声，找到两者的差异并分别采取有针对性的措施。其可以被视为一种人工智能的实时处理方法。它能增强边缘、抑制斑点噪声、增加信噪比等，因而明显改善图像质量。自适应滤波与空间复合成像结合使用可以明显提高对比分辨力。

（二）编码激励成像

在传统的脉冲回波成像系统中，通常采用单激励的方法，并利用窄脉冲来提高轴向分辨力。这种情况下，发射信号的占空比非常小，实际的平均声功率往往不到最大安全允许值的1%，而增加发射脉冲的长度可以提高信噪比。但简单的加长发射脉冲会降低轴向分辨力。在编码激励成像系统中，采用持续时间较长的编码信号激励换能器。激励信号可以是一串长脉冲序列，也可以是持续一定时间的连续信号。

激励信号的持续时间远长于传感器的脉冲响应时间，增加了信号的能量，提高了信号的平均声功率。同时，对回波信号的处理要进行脉冲压缩（解码），以得到与单脉冲激励宽度相近，但是幅度高很多的压缩脉冲信号。因此，在峰值负声压一致的前提下，脉冲压缩信号的信噪比远高于传统的单脉冲激励回波信号的信噪比，信噪比增加值正比于编码长脉冲的时宽-带宽（time bandwith，TB）积。信噪比的提升提高了系统的灵敏度，增加了检测深度，并改善了图像质量。

这里值得一提的是B-flow技术是一种具有高分辨力、大动态范围和高帧频的B型显像。其核心技术是编码激励技术。

（三）扩展视野超声成像

扩展视野超声成像（extended field-of-view ultrasound imaging，EFOV）技术又称大视野超声成像技术，它可通过在常规超声成像中移动探头生成一系列图像，找出相邻2帧图像间像素点的坐标及角度变换关系，进行实时配准、拼接、存储并显示1幅观察时视野更大的图像。

扩展视野超声成像技术的核心问题是寻找2幅图像的空间相对位置关系。目前较多采用图像特征配准来实现。

该法利用图像自身所包含的信息，包括图像中的灰度、梯度等底层信息和边缘、结构等高层的信息，通过数字图像处理来获得相邻图像间的空间位置变换关系，作为最终图像拼接的依据。操作时，将探头在扫查切面上沿水平方向慢慢移动，采集到被成像组织的一系列超声图像。这些被采集到的相邻图像之间大部分是重合的。此时，对这些图像进行配准和拼接就可以得到1幅在二维扫查切面上沿探头移动方向扩展了观察视野的图像。

扩展视野超声成像技术可获取组织的全景图像与周围组织之间的关系，作为常规超声成像的一个补充，目前在甲状腺、乳房、颈部多发淋巴结的占位性病变诊断方面有较大的应用价值。例如，该技术能提供左、右甲状腺的全景显示，能观察双侧甲状腺的横切面和纵切面，并准确测量各径线，便于对其病变进行客观而准确的判断。在腹部检查时，也可以用于对肝、胆囊和胆道、胰腺、肾、脾、膀胱和前列腺等组织系统的诊断。在产科中应用也十分广泛。它适合于妊娠子宫，尤其是中、晚期正常与异常妊娠子宫和胎儿、胎盘等宫内结构完整断层的图像显示和客观记录。对双胎和多胎妊娠、正常和异常胎位的诊断、羊水过多或过少的判断、胎盘的定位和测量、各种胎盘疾病包括胎盘肿瘤的全景评价都有独到之处。

第四节　超声诊断设备的正确使用与维护

超声诊断设备是精密电子设备，品种、型号繁多，功能也十分丰富。在安装和使用之前，必须详细阅读说明书和操作手册，了解仪器的性能、安装和操作要点。下面介绍几个值得关注的问题。

一、对工作环境的要求

1.超声诊断室应具备干燥、清洁、防尘等环境条件。使用环境温度在5～35℃。

2.应有良好的接地装置，并避免强电磁场干扰。在我国，超声诊断设备对电源的要求是单相，交流（220±22）V，（50±1）Hz。一般应有稳压电源。

3.超声诊断设备应稳固放置在平坦地面上或工作台上，避免振动、机械冲击和阳光的直射。仪器的排风口与墙壁间应有一定距离，便于设备散热。

二、日常维护

（一）保持清洁

应使用软布或干刷子清除机箱与操作面板上的尘土，或用微湿的软布擦净机箱外壳。清洁仪器时，不要使用任何腐蚀性的清洁剂，也不允许水或其他溶液进入仪器内部。仪器不使用时，应切断电源，罩上防尘罩。

必须定期清洁，除去防尘网上的灰尘。随时检查风扇运转是否正常。假如发现排风扇有故障，应关机排查。

探头在每次使用后应用软纸擦去超声耦合剂。每天探头使用完毕后，应注意清洁和消毒。

（二）使用注意事项

对使用交流稳压电源的超声诊断室，应先开启稳压电源，预热1～2min，待稳压电源进入正常工作状态后再开机。若有自检过程的仪器，应在仪器完成自检后才对仪器进行操作。在工作结束时，应先关主机电源，最后才关闭稳压电源。

仪器给用户提供可移动式多插孔电源插座，用于向和仪器配套使用的其他设备供电，应注意不要随意连接非仪器配套的其他设备，否则可能会造成危险。

在仪器附近，如果有其他电气设备和仪器使用同一相电源，则当其他设备在使用马达或可控硅类的开关工作时，不要使用仪器，以免受到干扰。

在仪器工作过程中，如果由于误操作而使仪器不能正常工作或死机，应强制关机，关闭主电源开关，等待数分钟后再次开机。如果再次开机，仪器仍有异常，不能启动或进行正常操作，应立即切断电源，请有关部门检修。

需要移动仪器时，应注意卸除所有同仪器连接的电缆线，各种连接线和探头线应用固定件进行固定，将探头放在探头架中，对于抽屉式键盘应将键盘缩进，移动过程中要避免仪器过于倾斜或过于颠簸。

仪器内部装有电池以保证实时时钟电路正常工作或保存某些数据，应注意按照使用说明书的要求及时更换电池。

（三）探头的注意事项

探头是易损易碎部件，使用中应避免受到外力冲击或跌摔。

不允许过分扯拉弯曲和扭动电缆及电缆两头的护套，也不允许用手术刀或烧灼刀等尖锐的器具撳、刺电缆及护套。电缆一旦损坏，就会产生安全问题。

避免接触有机溶剂和对探头有害的液体，特别是说明书中指出的液体。否则探头会开裂损坏。

探头使用前要进行检查：检查探头外壳和声透镜是否有破损、碰伤和变质等异常情况。若看到电缆内线或外壳破碎都应停止使用。

保护好透声面，透声面一旦损坏，耦合剂就容易进入探头，损坏换能器。

不准高温消毒，非水密探头不能浸水使用，以免损坏探头。

（四）正确的消毒灭菌

不同的探头对消毒灭菌有不同的要求，如穿刺探头，术中探头的消毒灭菌工作要比普通探头严格得多，即使同一种探头在用于不同目的时也需要进行不同的消毒灭菌。例如，普通探头在一般情况下使用完毕不需要做专门的消毒工作，只需要用干净的纱布或柔软的卫生纸擦拭干净。考虑到防止交叉感染，使用完毕就必须对探头进行专门的严格消毒，以防疫病传染给他人。当然，防止院内交叉感染，最好是选用杀菌耦合剂。

穿刺探头和术中探头在使用前一定要进行消毒灭菌，通常使用的方法有以下几种。

1.液体消毒法　可用1∶1000苯扎溴铵、0.5%的氯己定溶液、2%的戊二醛或75%的乙醇溶液浸泡消毒。浸泡前，必须确认所用探头能否浸泡，能经受什么消毒液，不能经受什么消毒液（生产厂家一般都进行信赖性试验确认这些内容），特别是透声面和外壳，避免探头因浸泡消毒而受损。因为不同厂家的探头，可能使用不同的外壳材料，使用不同的密封技术，经受浸泡的性能就不同。因此，应严格按使用说明书上的规定，允许浸泡消毒的探头才能浸泡，同时在浸泡时要注意浸泡的高度，要防止消毒液进入电缆出口内。

2.气体熏蒸消毒法　使用这种方法时，首先将探头与机器的接插件部分装入塑料袋，用绳子扎紧袋口，使这一部分不接触气体，以免损坏金属部件，然后将探头放入密闭器皿中。这种密闭器皿可以是熏蒸消毒箱，也可以是带盖的大玻璃缸。使用的气体可以是环氧乙烷，也可以是甲醛，一般在常温常压下熏蒸12 ～ 24小时即可。

3.包裹隔离法　有些探头是不允许浸泡的，对这类探头可用消毒好的塑料薄膜或塑料袋将探头包裹密封，探头的透声面与塑料膜之间应涂上超声耦合剂，以使超声波顺利通过。

若使用附加穿刺导向器，则应将其从探头上卸下另外消毒。导向器若是金属，则可按常规高压灭菌消毒，若是塑料零件，则应进行浸泡消毒。

对于经阴道探头、经直肠探头、经尿道探头等腔内探头可进行浸泡消毒，所用药液与前面介绍的相同。要注意浸泡时的液面高度要按使用说明书的规定进行，一般不要超过把手。

对于探头制造厂家，在选取外壳材料时，除考虑外壳的强度、注塑工艺的可行性和外壳的耐磨性能外，还必须考虑外壳耐消毒液的性能，特别是穿刺探头、术中探头等，必须满足临床使用中关于消毒杀菌的要求，要选取强度高、变形小、耐有机溶剂、耐各种消毒液的材料。材料确定后，要按照严格的试验规程，对材料的耐消毒液性能进行确认。只有通过了严格试验的材料才能采用。这样才能保证探头耐消毒液的性能。

4.采用杀菌耦合剂　这种杀菌耦合剂具有杀菌功能，能满足上述需要，使用十分方便。

（五）对超声耦合剂的要求

1.超声耦合剂首先能充填换能器表面与人体之间的微小空隙，这些微小空隙内的空气被赶走（这些空气的声特性阻抗较换能器和人体组织都低，是超声波传输的障碍），超声耦合剂的声特性阻抗介于探头和人体皮肤之间，起到匹配作用，使超声波能较好地传输进人体，从而得到正常的声像图。其次，耦合剂黏稠度适当起到润滑作用。有了耦合剂，医师在临床应用中就可将探头在人体各部位滑动，探头与皮肤之间的摩擦力大大减小，既连续得到所需声像图，又减少了探头由摩擦所造成的损坏。当然也能减少摩擦时对人体皮肤可能造成的损伤。

2.正确使用超声耦合剂。做超声检查时，挤出适量的超声耦合剂涂覆在探头表面进行检查，检查完毕，用柔软的纸巾擦去多余耦合剂即可。在使用耦合剂过程中注意观察耦合剂的质量，如透明度、色泽、黏滞性、保湿性及杂质等，发现不合格产品要停止使用，更换合格耦合剂使用。

经阴道或经直肠探头、眼科用探头及防止交叉感染时应使用杀菌耦合剂，而穿刺时则应使用无菌型杀菌耦合剂。

3.超声耦合剂是确保超声波由探头向人体组织传播的中介媒质。国家已制定了医用超声耦合剂的医药行业新标准。这是按一类医疗器械要求制定的国家行业标准，仅适用于低风险行为，即与完好皮肤接触的检查用。若属于风险行为，即与破损皮肤及黏膜接触，包括眼部、阴道、直肠和会阴部分的超声检查，则要符合二类医疗器械要求。国家还未制定适用于二类医疗器械要求的超声耦合剂行业标准。目前，仅有企业标准。其杀菌型（无菌级）适用于超声穿刺检查，杀菌型（普通级）适用于与腔道黏膜接触或者防止医源性交叉感染时使用。

为保证对人体的安全有效，防止对探头的损坏，必须使用符合国家标准规定，并获得国家药品监督管理局相关注册证的耦合剂。

（伍于添）

第7章

超声治疗仪

第一节　概述

超声医学包括超声诊断与超声治疗两方面。

第5、6章中介绍的超声诊断模式和超声诊断仪中，超声波作为信息的载体。它们都是利用人体组织对超声波的作用，使超声波某些特性（参量）发生改变，通过检测超声波某些相关特性的改变，以图像方式显示，给临床提供相关的诊断信息。然而，超声波在介质（人体组织）中传播时，既有被介质作用的一面，又有作用于介质，并对介质产生影响的一面。利用这种作用机制，也可以研制各种医用超声治疗设备。在超声治疗中，超声波作为一种机械能，这种机械能能对介质（包括人体组织）产生影响、改善以至破坏它的状态、性质及结构。

超声治疗学是超声医学的重要组成部分。它是利用超声波的机械能对人体病变部位的作用，达到治疗疾病和促进康复的目的。

超声治疗是与超声生物效应密切相关的，有关生物效应的问题在第3章已做论述。此外，超声治疗仪还涉及超声剂量、安全性和测量等问题。这些问题在第4章中也进行了介绍。本章不再重述。

超声治疗仪在临床应用早于超声诊断仪。早在1922年，德国出现了首例超声治疗仪的发明专利。但其发展落后于超声诊断仪。近20年，超声治疗技术才在某些方面（如高强度聚焦超声治疗仪）取得了突破性进展，促进了超声治疗技术进入一个新的发展时期。

第二节　超声治疗仪的种类

一、低强度超声治疗仪

常用超声治疗仪的超声频率多不高于1MHz，连续波的$I_{sata} \leqslant 3W/cm^2$，脉冲波的$I_{sapa} \leqslant 5W/cm^2$，所以，这类设备也称小功率超声治疗仪。

常用超声治疗仪的超声强度比较低，不会对组织产生破坏作用和使其出现不可逆性变化，仅对组织有刺激和调节作用，最多仅引起人体组织轻微的可逆性变化来达到治疗和康复的目的。临床上往往将声、电两种物理因子结合用于治疗，它就是超声-电疗法。其中又分为超声-低频电疗法和超声-中频电疗法。

常用超声治疗仪的基本结构比较简单，主要由超声功率发生器和超声换能器（声头）两大部分组成。仪器具有超声功率调节和指示，甚至配有定时器。

二、中强度聚焦超声治疗仪

中强度聚焦超声治疗仪简称聚焦超声（focused ultrasound，FU）治疗仪，它采用的超声频率为0.8～4MHz，最大声功率为3～$100W/cm^2$，因仪器用途不同而异。

FU治疗仪是用于治疗表浅组织病变的超声治疗仪。目前主要用于妇科和皮肤科。适应证有外阴瘙痒、外阴白色病变、慢性宫颈炎、尖锐湿疣、神经性皮炎、瘢痕、鸡眼和皮肤痣等。而乳腺专用或前列腺专用的超声治疗仪正在开发中。

FU治疗仪的治疗原理和小功率超声治疗仪不同。它是利用超声波在人体软组织有良好的穿透性、方向性、可聚性和能量可累积的特点，通过一定剂量的超声照射表浅组织（器官），将能量沉积到皮肤层、真皮层，利用超声的组织效应使病变组织（包括病毒）损伤甚至凝固性坏死，并改善局部组织微循环，促进组织重建，从而达到治疗的目的。

FU治疗仪的基本结构包括超声功率发生器、超声换能器（声头）两大部分。除了有输出功率调节和指示外，还配有定时器，以便调节超声的治疗剂量。有些FU治疗仪还配有电刀和阴道镜等。

三、高强度聚焦超声治疗仪

高强度聚焦超声（HIFU）治疗仪是将体外低能量密度的超声波聚焦于生物体内，在生物体内形成高能量密度的焦域，焦域处的高强度超声波将对生物组织产生热效应、空化效应及其他一些物理效应，从而达到瞬间破坏和杀灭病变组织的目的。

HIFU治疗仪的超声频率通常为0.2～5MHz，焦域声强I_{spta}为5000～15 000W/cm^2。

(一)HIFU治疗仪的基本结构及工作原理

HIFU治疗仪的基本结构如图7-2-1所示，它主要由组合式聚焦超声治疗头、大功率发生器、扫描运动装置、显像定位监视装置、计算机自动控制和处理装置、治疗床、水处理器和电源控制柜等组成。

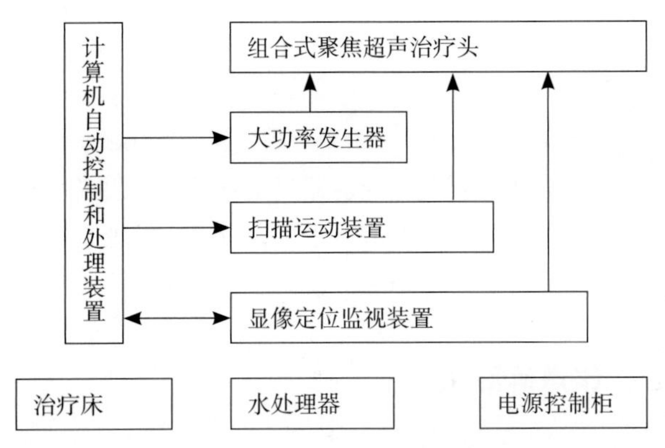

图7-2-1　HIFU治疗仪基本结构

1.组合式聚焦超声治疗头　由大功率压电换能晶片、聚焦透镜和显像定位探头组成。

(1)大功率压电换能器：目前有单晶片和多晶片2种。要求焦域可小到1.1mm×1.1mm×3.3mm，焦域处声强I_{spta}达到5 000～15 000W/cm^2，以使聚焦区组织瞬间温升可达80℃以上。

(2)显像定位探头：一般采用3.5MHz的凸阵探头。

目前HIFU治疗仪的组合式聚焦超声治疗头有湿式和干式2种。湿式的治疗头是置于治疗床的水槽中，通过水与人体耦合，超声容易进入人体，治疗效果较好。干式的治疗头置于治疗床上方，通过耦合剂与人体接触，但由于治疗头的外膜会损耗一部分声能，影响治疗效果。虽然这种方式有操作方便、治疗时患者可以仰卧等优点，但由于治疗效果差，目前应用不多。

2.大功率发生器　产生大功率的高频连续正弦波，以推动治疗头发射功率足够大的超声。

3.扫描运动装置　能使治疗头进行空间大自由度扫描运动，以在计算机控制下精确调整组合式聚焦超声治疗头与病变部位或靶区的位置，使焦域处于病灶的某一确定部位。

4.显像定位监视装置　可采用CT、MRI等影像的立体定位系统。这种系统定位精确，但操作复杂，要求有一定条件而且成本高。

目前一般采用超声定位，它可以比较准确地定位和实时监视治疗全过程。经HIFU治疗后，凝固性坏死组织的声特性阻抗发生变化，致使B超图像的灰度发生变化，以及组织血流图变化，通过对比治疗前后治疗区域的变化，医师能判断治疗范围和程度。

早期多数采用B超，要取得好的监视和定位效果，应选用分辨率高的图像质量好的B超。现在，有些HIFU开始采用彩超进行监视和定位，甚至根据临床的需要，辅以超声造影，以取得更好的效果。

5.计算机自动控制和处理装置　专家根据病灶图像和临床需要制订治疗方案，选择扫描方式，控制扫描精度，并自动处理文字和图像信息。

6.治疗床　组合式聚焦超声治疗头是置于治疗床的水槽中。治疗床用于保持患者体位，调整病灶部位使其处于有效治疗范围(使病灶位于治疗头发射超声的焦域中)。

7.水处理器　为治疗床的水槽提供治疗所需的超声波传输介质水(无气水)，保证超声能量有效耦合进入人体并对皮肤表面进行冷却。

8.电源控制柜　为整个系统提供所需的电源。

(二)HIFU治疗仪的几个关键问题

1.要有良好的聚焦区，并在聚焦区中有足够高的声强，以便使聚焦区的组织瞬间温升达80℃以上。解决该问题的关键是聚焦超声治疗头，要求它有好的聚焦性能，能高效地发射大功率的超声。要提高发射效率还要求有大功率发生器，除了产生足够的功率外，还要与换能器有良好的匹配。

2.定位要精确，以保证聚焦区落在病变组织区，这是获取治疗效果的关键。选用既方便又准确的影像定位技术和灵活准确的扫描运动装置是十分重要的。

3.如何监测和评估治疗效果是目前HIFU装置最引人关注的问题。其中包括测温技术和凝固性坏死组织的判定。目前有人利用超声弹性成像来显示病灶及判定HIFU是否引起病灶组织热凝固性坏死。这一方法有很好的应用前景。

四、超声外科设备

(一)超声手术刀的原理及特点

超声外科是以“超声手术刀”代替常规使用的手术刀，切除人体病变组织，进行外科治疗。超声手术刀发射超声功率在10W/cm^{2}以上。工作时，以较大振幅进行超声振动。

超声手术刀主要利用瞬时冲击加速度、微声流及声空化对组织进行切割。

1.瞬时冲击加速度　当频率为f($\omega/2\pi$)的超声，振动位移幅值为A时，其产生相应的振动速度(u)与加速度(a)分别为

$$u=\omega A \tag{7-2-1}$$

$$a = \omega^2 A \quad (7\text{-}2\text{-}2)$$

由于质点加速度为5×10^4g（重力加速度$g = 10\text{m/s}^2$）的机械振动用于活体生物组织时，即可迅速切开被作用的部位，并不会伤及其周围的组织。因此，通常把5×10^4g的振动加速度称为切割的阈值加速度。

当超声频率为20kHz时，从式（7-2-2）得

$$A = a/\omega^2 \quad (7\text{-}2\text{-}3)$$

由式（7-2-3）可得出超声频率为20kHz时刀头的A应不小于32μm。A是反映超声手术刀切割能力的物理量，是表征超声手术刀的一个重要参数。

2.微声流的作用　接触式超声手术刀在切割人体组织时，很容易使组织液化。液化组织在刀头振动时产生的单向力（由于非线性效应）作用下，可在刀头附近形成微声流，微声流伴生的切应力可以破坏组织细胞。

3.声空化的作用　在含有空化核（微泡）的液化生物组织中，在强超声作用下空化核被激活，产生非线性振荡或扩大后迅速被压缩至崩溃。空化过程伴随发生的切向力、局部高温高压、冲击波及射流等，都能破坏人体组织，切割组织。

对于具备抽吸功能的超声手术刀，在手术过程中冲洗液不断地注入切口处，会增强微声流和声空化机制作用。而瞬时冲击加速度因其借助于液体介质传递，则会相对减弱。这类手术刀切割速度较慢，但它在破坏和吸除高含水量组织细胞的同时，却可使弹性较强的高胶原含量组织完好无损，从而使手术在安全、少血或无血条件下进行。

接触式超声手术刀的切割速度快，与一般手术刀相比，其刀头温升会促进凝血反应机制，因而有明显的止血作用。

超声手术刀的优点：①不出血或少出血；②速度快而省力；③组织的破坏面小且切口整齐；④可层层剥落且随时冲洗吸除，使切面清晰可见，方便手术；⑤在某些情况下，还具有焊接与加速组织再生等优点。

（二）超声手术器械

超声外科包括超声切割、焊接、加速再生和治疗等几个方面。它已在骨、矫形、胸、脑、眼、肿瘤、动脉粥样硬化病变及息肉摘除等外科手术中得到成功的应用与推广。下面介绍几种专用的超声手术器械。

1.用于牙科的超声器械（ultrasonic dentistry device）　如超声牙钻，它可以修整牙管与清洗管内残留物。装上去垢刀头后可以消除牙垢而不损伤牙质与牙神经。

2.超声白内障乳化仪（ultrasonic emulsification instrument）　采用PZT压电陶瓷换能器，产生脉冲宽度为1μs、重复频率为100Hz、工作频率为90～100MHz的脉冲超声。在治疗时，换能器的辐射面距眼睛约2mm，被超声作用区的温度升高约1℃，此时即可将白内障乳化并吸除。

3.超声骨锯（ultrasonic bone saw）　采用20～30kHz超声波，由聚能型超声换能器带动锯齿形刀刃来切割骨组织，可用于开颅、截肢等手术，可以比常规手术速度快10倍。

五、超声碎石机

（一）冲击波碎石原理

水中高压放电产生的冲击波，经椭球反射体反射汇聚在第二焦点处，形成高达几百乃至上千个大气压的冲击波压力，它可以粉碎体内的结石而不致明显损伤人体组织。

由于结石的抗压强度在100个标准大气压（约为10^7Pa）左右，而抗张强度只有抗压强度的1/10，约10个标准大气压。当结石前后表面作用的压力与张力大于结石自身的承受极限时，冲击波的反复作用将使结石从前后两表面压碎与撕裂。而周围的软组织因能承受更高的冲击波压力而不致损伤。此外，结石一般多孔而充满液体，冲击波作用可导致空化核产生空化作用。空化作用也可加速结石的粉碎。

在冲击波能量中，对碎石起主要作用的是1～2MHz的超声波。高于2MHz的超声波在人体内衰减较大，而低于1MHz的超声波聚焦效果欠佳。

（二）超声碎石机的类型及基本结构

按冲击波发生的原理分类，超声碎石机（ultrasonic lithotripter）可分为液电式、微爆破式、压电式和电磁式等。

超声碎石机的基本结构：①冲击波发生器；②聚焦装置；③定位系统；④机械系统；⑤心电监护。

（伍于添）

第8章

超声造影

超声造影（contrast-enhanced ultrasonography，CEUS）通过将与人体软组织回声特性明显不同，或声特性阻抗有显著差别的物质注入体腔内、管道内或血管内，增强对脏器或病变的显示，以及血流灌注信息。

20世纪60年代Gramiak和Shah发现并在不久被证实气泡可增加各组织声学特性的差异，达到回声增强，这一发现揭开了超声诊断的新序幕——超声造影诊断方法。经过40年的努力，尤其是近20年，超声造影从最初的心脏分流性疾病及心瓣膜反流的检测开始，到现在的用于全身实质脏器造影成像来进行疾病的诊断、鉴别诊断和用超声造影技术进行初步的超声分子影像诊断及基因治疗，本章主要介绍超声在非心脏疾病中的临床应用。

超声造影成像技术的出现使超声与其他影像如CT、MRI一样实现了增强显像，被称为超声医学的第三次革命（B型二维灰阶超声出现为第一次革命，彩色多普勒超声出现为第二次革命）。广义的超声造影包括2个方面，一是利用液体作"造影剂"，饮入或注入体腔内形成良好的透声窗，增加一些腔室和管道显示效果，又称为负性造影；二是利用含气的微泡做造影剂，注射于血管或管腔内，其产生声特性阻抗差异极大的液-气界面，明显增强背向散射强度。此外有些造影剂微泡的弹性外壳能产生丰富的二次谐波，通过造影谐波成像技术，选择性地接收二次谐波，明显提高了信号的信噪比，改善了造影增强图像的质量。本章重点介绍第二类超声造影。随着仪器性能的改进和新型声学造影剂的出现，超声造影已能有效增强心肌、肝、肾、脑等实质器官及实体肿瘤的二维超声影像和血流信号，利用超声造影技术观察正常组织和病变组织的血流灌注情况、肿瘤血管分布和灌注特点，评价肿瘤介入治疗和靶向药物治疗效果等方面已成为临床超声诊断十分重要的手段和科研热点。

第一节　超声造影原理

血细胞的散射回声强度比软组织低（两者相差1000～10 000倍），在灰阶二维图表现为"无回声"。当经静脉注入超声造影剂后，血管内的微泡作为"散射体"随血液流遍全身。它们既可以在声场中产生谐振，提供丰富的非线性谐波信号，又在血液中产生大量的液-气界面来增强血液的背向散射，从而明显增加了血液的回波信号强度，成为可"看见"的血池示踪剂。

超声造影剂（ultrasound contrast agent，UCA）的主要特点在于使用气体微泡，增加血液与周围组织的对比，来达到增强图像效果的目的。UCA类似一种血球示踪剂，随血流分布到全身，反映器官的血流灌注情况，而又不干扰血流动力学。它与快速发展的超声造影新技术相结合，能有效增强诸多器官的二维超声影像和血流多普勒信号，明显改善超声对微循环显像的灵敏性和特异性，从而进一步拓展了临床超声诊断范围和应用潜力。与X线成像、CT、MRI等检测手段相比较，UCA在人体微小血管和组织灌注检测与成像方面具有显像效果好、实时高帧频伪像少、操作简便、无离子辐射、无损性、相对价廉、适用面广及便于床旁检查等诸多无法比拟的优点。因此，UCA在影像医学诊断方面得到了越来越多的应用，已成为医学超声检测中必不可少的诊断试剂。无疑，造影显像技术对于现代超声诊断学的发展具有重要意义，开创了无创超声医学的一个崭新领域。

在心脏，常规超声对于心腔内膜或大血管的边界通常容易识别。但由于混响的存在和分辨力的限制，有时心内膜显示模糊，而且无法显示心肌内小血管。使用超声造影剂后，由于在血液中的造影剂回声比心壁更均匀，而且造影剂是随血液流动的，不易产生伪像。此外，微泡造影剂产生的微泡具有弹性的外壳。它在超声作用下能产生丰富的多次谐波。其谐波信号强度比周围组织的要强数十倍甚至上百倍，明显提高了信噪比，改善了图像质量。下面首先介绍几个造影剂重要参数。

1.造影剂背向散射强度（I_s）　主要取决于造影剂散射体的截面积（δ）。符合下面的关系式：

$$I_s=\frac{I_i\delta}{4\pi R^2} \qquad (8\text{-}1\text{-}1)$$

式中的I_i是入射超声强度，R是探头与散射体之间的距离。

2.造影剂散射体截面积（δ）　由散射体及散射体所在介质（血液）的绝热压缩系数（K_S和K）、散射体及散射体介质的密度（ρ_S和ρ）、散射体的半径（r）及入射的超声频率（f_o）所决定，符合关系式：

$$\delta=\frac{4\pi f_o^{\ 4}r^6}{9}\left\{\left[\frac{K_S-K}{K}\right]^2+\frac{1}{3}\left[\frac{(\rho_S-\rho)^2}{2\rho_S+\rho}\right]\right\} \quad (8\text{-}1\text{-}2)$$

在同样f_o和r的情况下，气体作为造影剂的散射体截面积（δ）明显大于液体和固体，它比同样大小的固体粒子大10^9倍，可使背向散射强度大大增强，以突出感兴趣区域的图像，改善图像的信噪比，提高显像效果。这是选用微泡作为超声造影剂的根本原因。

3.造影剂在血液循环中的持续时间（T） 和微泡半径的平方（r^2）及密度（ρ）成正比，与微泡的弥散度（D）及饱和浓度（C_S）成反比，符合关系式：

$$T=\frac{r^2\rho}{2DC_S} \quad (8\text{-}1\text{-}3)$$

4.造影剂的衰减 微泡造影剂的引入必然导致声场衰减系数的变化，衰减系数的变化将带来超声回波信号的变化，使超声图像发生一定的改变。背向散射与衰减相关联，都与微泡造影剂的浓度有关。在低浓度时，背向散射强度随微泡造影剂的浓度增加而增加；在高浓度时，衰减却起主要作用。

5.造影剂共振 由于造影微泡的包壳具有弹性，当接收到某一特定入射频率的超声波后，并且其频率等于微泡的固有振动频率时，在声场交替声压的作用下可产生共振运动（谐波信号），这种能使微泡产生共振的入射频率称为共振频率。在这个频率上，微泡提供的声学能量最大，它们的振动会被放大，而且不与微环境的压力成比例。有了这种特性，在不同发射频率的超声中会产生不同的很强的回声信号或者谐波。谐波散射时血液/组织强度比（信噪比）提高。基于此，造影微泡的这种非线性振动信号可将微循环内的灌注血流与组织及大血管的声像信息区别开来。这种共振效应很重要，因为入射声波的能量全部被微泡共振吸收，形成共振散射，它能使共振微泡的有效散射面积增加数倍，远大于其实际散射面积。共振频率与微泡的直径成反比，即微泡越大，共振频率越低。此外，微泡共振频率还与微泡的韧性密切相关。不同大小微泡的共振频率见表8-1-1。

表8-1-1 不同大小微泡的共振频率

微泡直径（μm）	1	3	5	8	10
共振频率（MHz）	9.5	2.4	1.3	0.8	0.6

第二节 超声造影剂

对于不同的应用，需要选用不同的造影剂。目前最受关注的是用来观察组织灌注状态的微泡造影剂。通常把直径小于10μm的小气泡称为微泡。

高质量的新型声学造影剂应具有如下特点：①高安全性、低不良反应、对组织无刺激、不影响生理平衡，不致癌；②微泡大小均匀，直径＜10μm，一般为1～6μm并能控制，可自由通过毛细血管，有类似红细胞的血流动力学特征；③能产生丰富的谐波；④具有高的背向散射强度（I_S）和大的散射体截面积（δ）、低弥散度（D）和低饱和浓度（C_S），即持续时间（T）长（＞5min），稳定性好。微泡有良好的声背向散射性、能产生丰富的谐波及受声压作用下具有破裂效应，即声空化特性等3个重要特性。造影剂中的气体微泡直径一般在2～6μm，远小于波长而呈散射体，与固体和液体的散射体相比，气泡粒子的散射效果最佳。声空化是指在强声波作用下，由于声波交变场的负压相作用而使液体中产生气体及其生长、闭合与破灭的现象。在血液中的超声造影剂，其微泡相当于空化核使血液的空化阈大为下降，此时的血液很容易发生空化，因此当声压增大到＞100kPa时，空化就会发生。造影剂中的微泡在超声波的作用下发生振动，即微泡在正压下压缩和负压下膨胀，但通常微泡的压缩和膨胀是非对称的，这就导致了微泡的非线性特征。其实含气泡液体的强非线性特性早在理论和实验中得到了证实，由于超声造影剂的非线性参数约为人体组织的数十倍甚至数百倍以上，这也意味着造影剂所产生的谐波幅度比其周围组织的高数十倍至数百倍以上，再应用谐波技术成像得到更清晰的声像图。

目前除了用于组织显像的声学造影剂的制备和应用发展迅速外，具有诊断和治疗双重作用的靶向声学造影剂即第四代造影剂也在加速研究。这类特殊用途的微泡造影剂已引起大家的关注。

超声造影剂历史

1969年，Gramiak首先提出超声对比显影的概念，他发现使用吲哚菁绿染料（indocyanine green dye）心内注射后，在超声心动图上发现了云雾状声影。1972年，Ziskin研究认为该现象的机制是由于液体包裹了气体形成微泡，并认为造影效果取决于液体的物理化学性质。因此，人们开始寻找各种较为理想的液体进行超声成像，如生理盐水及过氧化氢、右旋糖酐、山梨醇、泛影葡胺、葡萄糖、蔗糖、甘露醇溶液，甚至患者的血液等都是当时的研究对象。当时所有的造影剂均为游离气泡，无成膜物质，靠液体自身包裹，稳定性差，经静脉注射仅能够产生短暂的右心显影，无法通过肺循环进入左心室。只能通过心导管插入主动脉或心腔内，属创伤性检查方法，因此其应用受到了很大的限制。不幸的是微泡的大小不能控制，导致了一些严重的并发症，气泡阻塞肺循环造成患者有明显的不良反应如剧烈头痛、头晕、咳嗽等，产生短暂的或长期的缺血性损伤，甚至死亡。正因为这些原因，该研究领域的发展非常缓慢。直到1984年美国的Feinstein发明了能成功通过肺循环并可使左心显影的人体白蛋白微球，有关超声造影的研究才重新活跃起来。

按照制备超声造影剂材料和方法的不同，造影剂的发展大致可以分为3个阶段。

第一代超声造影剂是以实验用生理盐水、染料、胶体、乳液和含有自由气泡的液体为代表的无壳型造影剂。它以空气或氧气为主要成分，分子量小，受动脉压力影响大，微球里的自由气体扩散很快，球壁容易塌陷而迅速失去声反射性，不能随血流分布至全身，因此其使用范围受到了较大的限制，通常只用于右心系统显影。

第二代超声造影剂以包裹空气的人血清白蛋白微泡为代表，也包括糖类空气微泡。白蛋白微泡采用超声声振法制备，使气液交界面的部分蛋白质变性，可形成以非常薄的外壳包裹的微泡，可有效地稳定微泡。第二代造影剂经静脉注射后可通过肺循环达左心系统，使左心腔显影（图8-2-1）。Albunex是第一个商品化的超声造影剂，是第二代造影剂的典型代表。它是含空气的声振白蛋白微泡，在1984年由Feinstein发明，1988年Molecular Biosystems公司购得该项专利并将其命名为Albunex，1993年和1994年分别在日本和美国被批准上市，成为世界上第一个能通过肺循环使左心显影的商品化超声造影剂。

德国先灵公司研制推出的Levovist和Echovist也为第二代超声造影剂，它们均为糖类物质包裹的空气微泡。Echovist为半乳糖制剂。静脉注射后，在循环中存活的时间很短，因为它的壳膜不够稳定，不能在心肺传输中存活，只能用于发现心内分流。虽然它比振荡盐水更安全（可控制微泡的大小），但是显像增强效果无明显改善，不过它仍被用于超声输卵管造影。Levovist于1995年在德国完成Ⅱ期临床试验，是首先被广泛应用的造影剂，由半乳糖微晶体组成，与Echovist相比，由于使用了表面活性剂棕榈酸，其稳定性得到大大提高。经静脉注射后可通过肺循环使左心腔、体循环及实质脏器显影，主要用于冠心病室壁运动障碍、瓣膜疾病、先天性心脏病及肝脏等疾病的诊断。Levovist和Albunex微泡壳厚、易破，谐振能力差，而且不够稳定。当气泡不破裂时，谐波很弱，而气泡破裂时谐波很丰富。所以通常采用爆破微泡的方式进行成像。心脏应用时，采用心电触发，腹部使用时采用手动触发。增强效果不佳、持续时间短，诊断价值有限，加上新型造影剂的出现，2000年后其已逐渐退出造影剂市场。

以Bracco公司的SonoVue为代表的第三代微泡造影剂，其内含高密度的惰性气体，如SF6，由于分子量大，在血液中的饱和浓度（C_S）和弥散度（D）都较小，由式（8-1-3）可知，它有较长的持续时间（T），所以稳定性好。在低声压的作用下，微泡也具有好的谐振特性，振而不破，能产生较强的谐波信号，可以获取较低噪声的实时谐波图像。这种低MI（如0.2）的声束能有效地保存脏器内的微泡而不被击破，有利于较长时间扫描各个切面，如心脏多个切面多个节段心肌灌注的评价、多个肝切面不同时相上多个肿瘤的动态血流灌注表现等。由于新一代造影剂的发展，实时灰阶灌注成像成为可能。通过对组织灌注过程的观察和分析，可明显提高对病变的鉴别能力。

第三代超声造影剂是以全氟化碳等高分子量气体作

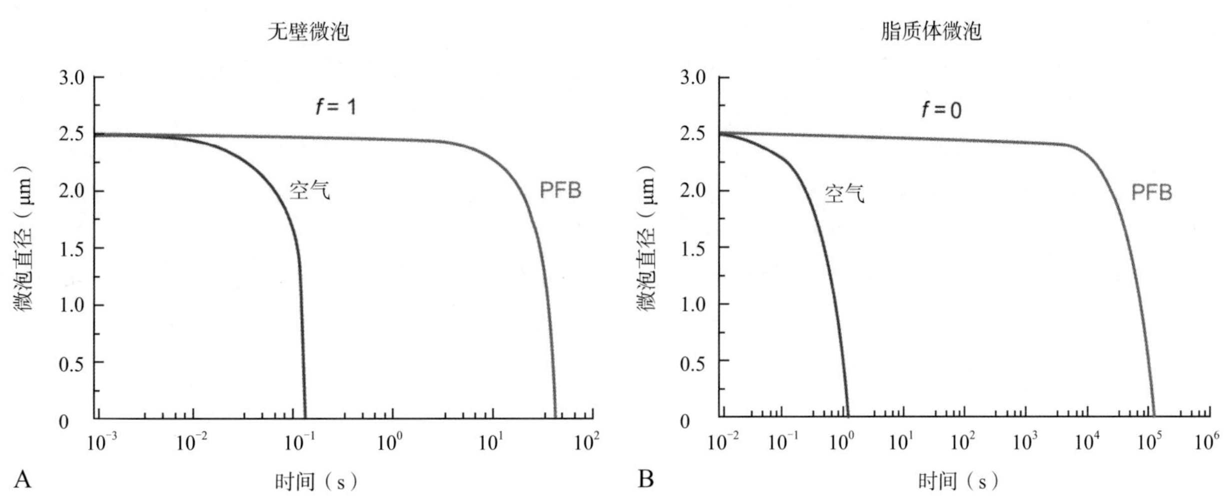

图8-2-1　微泡的溶解动力学计算采用改良过的EP方程

A.空气和全氟丁烷（PFB）的无壁微泡直径-时间曲线。模型参数：$\sigma_{shell}=72mN/m$，$R_{shell}=0$，$P_a=101.3kPa$，$f=1$（饱和状态）。空气的弥散参数：$L=0.02, D_w=2\times10^{-5}/(cm^2\cdot s)$。PFB的弥散参数：$L=0.0002, D_w=0.7\times10^{-5}/(cm^2\cdot s)$。B.无气水中脂质体微泡的直径-时间曲线（$f=0$），含空气微泡模型参数：$R_{shell}=10^4 s/m$，含PFB微泡模型参数：$R_{shell}=10^7 s/m$，$\sigma_{shell}=0mN/m$，余模型参数同上。所有曲线使用MATLAB，采用标准四次龙格-库塔（Runge-Kutta）法计算

为填充物为特征的新型微泡。由于引入了低溶解性、低弥散性的高分子量气体如氟碳气体和氟硫气体，显著提高了微泡在血流中的稳定性，可在心血管系统中反复循环，甚至能够通过冠脉循环达到心肌显影的目的。氟碳类微泡造影剂有较强的声波反射性能，能够显著增强超声检测信号，目前被认为是最好的人体微血管的超声造影材料，具有良好的开发价值和广阔的应用前景。同时，微泡的膜层材料也多种多样，包括表面活性剂、磷脂、聚电解质、蛋白质、多糖等多种材料在内的物质均可作为包膜制取第三代微泡造影剂。近年来，基于不同材料、不同制备方法、不同成像原理的超声造影剂纷纷出现。其中包括Optison、SonoVue、Definity、Sonazoid、Sonovanist、Echogen、Aerosomes、AFO15、全氟显、脂氟显等（表8-2-1）。

表8-2-1　一些代表性超声造影剂

商标名	外壳	内含气体	直径（μm）
Levovist	半乳糖和棕榈酸	空气	2～4
Sonovanist	多丁基氰基丙烯酸酯	空气	平均2.0
Imavist	表面活性剂	全氟己烷、空气	＜5
SonoVue	磷酸酯	六氟化硫	平均2.5
Definity	磷酸酯双层	全氟丙烷、空气	1.1～2.3
Sonazoid	脂质	全氟丁烷	2.4～3.5
全氟显	人血清蛋白	全氟丙烷	2～5
脂氟显	新型脂质	全氟丙烷	3～10，98%＜8

选择分子量高的惰性气体作为造影剂是因为它们在血液中弥散缓慢，循环中有效生存期较长，可以承受心脏瓣膜活动和减低声束的机械性破坏。氟碳类气体便成为一个良好的候选者。这种气体中碳链氢原子完全被氟所代替。氟化碳（如氟化丙烷）有极好的持续时间和增强效应。SonoVue和Sonazoid的理化特性比较见表8-2-2。

微泡的膜材料也是决定造影剂稳定性和声场共振特性的关键因素，选用时也必须考虑其具备生物惰性的安全因素。变性的人血清白蛋白（HSA）被用于多种类型造影剂的基质（如Albunex、Optison和Quantison）。虽然白蛋白在变性处理时消除了免疫原性的潜能，但理论上认为由于是人源性蛋白，可能传输病毒。虽然发生这种情况的可能性很小，但还是令人担心，必然影响到这一类型造影剂的应用。

值得一提的是Imavist、Sonovanist和Sonazoid均是具备组织特异性的造影剂，它的肝实质延迟相晚期（超过5min）增强与肝窦内皮系统中的库普弗（Kupffer）细胞吞噬有关，也可能与造影剂在肝窦内的机械减速有关。

目前许多采用磷脂材料制作微泡的超声造影剂通常以非微泡的冻干粉末形式存放在小瓶内。使用时用溶剂稀释（盐水或注射用水）即刻产生微泡悬浮液。微泡的大小和外壳的厚度主要是由不同的磷脂和相关的表面活性物质的精确混合决定的。微泡具有良好的均一性和理想的大小。另外，壳膜为微泡的稳定性和反射性提供了基础和保证。

超声造影剂正在向具备靶向诊断（包括分子成像）、靶向载药的第四代功能性声学造影剂方面发展。造影微泡除了作为超声诊断试剂外，近年来还发现其具有分子成像、促进血栓溶解、促进基因转染和药物体内运输定点释放的作用，但前提是需要制备出能够高效携带靶向分子的新型微泡超声造影剂。人们将特异性配体连接到造影剂微泡表面，使它到达感兴趣的组织或器官，选择性地与相应受体结合，从而达到特异性增强靶区超声信号的目的。靶向声学造影剂不仅能作为诊断疾病的工具，还可作为基因或药物治疗的载体和传输工具，利用超声波与微泡造影剂的相互作用及产生的生物效应，实现所携带药物、基因等向靶组织的转移释放，达到靶向治疗的目的，这无疑极大地拓展了超声造影剂的应用领域，并可能建立一种安全、有效、无创的超声介导靶向传输系统。

第三节　超声造影成像技术

主要的超声造影成像技术：①触发成像术（trigger imaging），分为心电触发、时间触发和手动触发；②二次谐波成像（second harmonic imaging）技术，包括连续和间歇谐波成像2种方式；③次谐波成像（sub-harmonic imaging）技术，选择性接收次谐波信号用于造影成像的技术，因为造影剂微泡与组织器官产生次谐波信号的比

表8-2-2　SonoVue和Sonazoid的理化特性比较

	分子式	分子量	微泡大小（μm）	包壳	微泡数（mb/ml）	Ostward系数
Sonazoid	C_4F_{10}	276.04	2.0～2.8	脂质	2×10^9	212
SonoVue	SF_6	140.1	2.0～8.0	磷脂	$(2～5)\times10^8$	5 950

注：Ostward系数可描述为某一气体离开或进入微泡或溶液的速度，此系数越高，气体弥散度越大

值远高于两者产生二次谐波信号的比值，所以具有更高的信噪比；④1.5次谐波成像（1.5 harmonic imaging）技术，它利用造影剂微泡在1.5次谐波位置上与组织信号相比具有最大成分，通过1.5次谐波成像，可以消除组织谐波的影响，提高造影灌注成像的质量；⑤基波脉冲抵消成像技术（fundamental pulse subtracting imaging），它有脉冲反向谐波成像（pulse inversion harmonic imaging）和能量调制成像（power modulation imaging）等双脉冲反向成像技术，此外还采用单脉冲的相干造影成像（coherent contrast imaging）；⑥能量脉冲反向成像（power pulse inversion imaging）技术；⑦实时成像（real-time imaging）技术，也称低机械指数实时成像。实时灰阶造影成像最重要之处是保留了超声影像比其他影像方法的优势——实时性。因而，可以在实时观察心肌灌注的同时，同步观察室壁的节段运动，还能与负荷超声心动图等并用。特别可用于动态观察肝灌注的动脉相、肝门静脉相、延迟相（又称肝窦相）等特征，精确估算实质性器官的灌注时间及灌注量，了解实质性器官的功能状态并进行鉴别诊断。

实时超声造影成像技术，是利用发射MI＜0.15的低声压的超声来实时跟踪造影剂气泡的组织灌注过程，是目前超声领域心肌血流灌注、肿瘤鉴别诊断的新技术。这种技术常用的MI为0.01～0.07，这种强度的超声波在选用的第二代微泡造影剂时基本不爆破微泡；仪器要有足够高的动态范围和灵敏度。通常从时域或频域上来提取有用的谐波信号。前者技术比较简单，但容易出现运动伪差，而且帧频低；后者可以保持高帧频和小的运动伪差，但技术要求比较高，关键要有一个合适的高质量的滤波器，要求发射的超声波比较“纯净”，即没有谐波的纯基波。下面介绍几种目前临床常用的实时超声造影成像技术。

1.CnTI™实时造影技术　百胜公司仪器采用频域处理的方法，发射“纯净的”基波信号，接收二次谐波的信号，噪声低、动态范围大，具有高的信噪比，可获取高质量的二次谐波图像。数字化信号处理获取纯正的造影剂二次谐波信号，得到1幅没有运动伪差、高帧频的二次谐波图像。

该法可用很低声压的超声来实时跟踪造影剂微泡的灌注过程，并能提供完整的各种参数，如造影时间、MI、直接声压等。

2.造影脉冲序列（contrast pulse sequences，CPS）成像技术　西门子公司仪器采用编码脉冲序列技术进行造影成像。CPS在扫描过程中向同一个方向发射多个脉冲，每个反射的脉冲有不同的幅度和相位，每次反射后将接收到的波形存储起来一并处理，提取微泡的非线性基频波。这样可以最大限度地利用和显示造影剂微泡产生的回波成分，提高了敏感度和分辨力。

3.脉冲反向谐波成像（pulse inversion harmonic imaging，PIHI）技术　飞利浦仪器采用同时发射2个方向、大小和频率一致但相位相反的脉冲进行造影成像。接收时线性回波因相位相反而抵消，造影剂所产生的谐波信号在相加后产生1个谐波增强信号得以显示。PIHI是通过减去基波信号的方法取代滤过基波信号，这样发射频带的宽度不受限制，可明显提高成像的空间分辨力。脉冲反向谐波成像原理如图8-3-1所示。

4.能量反向脉冲成像（power pulse inversion imaging，PPI）技术　PIHI技术虽能有效消除组织基波信号，但由于组织的移动，2个脉冲序列不能完全配对，使基波抵消不完全造成类似多普勒运动伪差。PPI技术是2000年由Powers等提出，其原理是连续发射3个振幅相同的脉冲，3个脉冲方向正负交替，即正向、负向和正向，3个脉冲在时间上有约10μs的延迟（假设组织移动的速率相同），将第1个正向波和第3个正向波相加后除以2，得到的脉冲在振幅和位置与第2个波相同，只是方向相反，这种处理方法是在纠正组织移动后进行反向脉冲成像，因此PPI与PIHI相比能完全去除组织基波，得到更完善的造影声像图。

5.血管识别成像（vascular recognition imaging，VRI）技术　东芝公司仪器使用，它在超低声强下同时显示血管分布和造影剂灌注情况，具有独特的双处理模式，

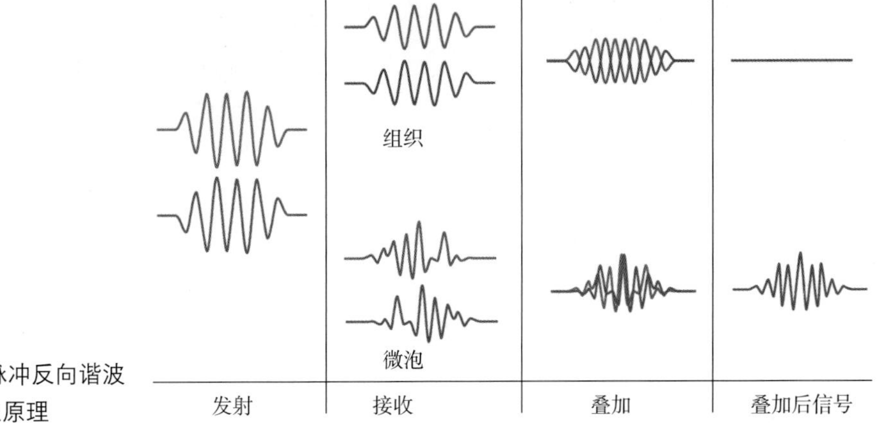

图8-3-1　脉冲反向谐波成像原理

能使造影剂气泡的二次谐波信号和组织的回波信号分离。显示时，可按需要加权显示某一模式。同时显示时，以灰阶编码显示组织回波信号，而以彩色编码显示谐波信号。以三色模式同时显示并区分造影剂充盈/清除（wash in/wash out）的气泡灌注情况，达到观察造影剂灌注的最佳效果。

第四节 超声造影临床应用技术

1.团注法 又称为弹丸注射，被推荐用于除心脏超声造影外所有脏器灌注和肿瘤定性诊断的超声造影注射方法。具体做法是上肢建立肘静脉通道后，快速注射规定剂量的超声造影剂（＜3s），紧接着尾随快速注射3～5ml生理盐水冲管。计时从开始注射造影剂起。团注法最大优点是简单、易行，方便用于日常临床超声造影对肿瘤强化方式的定性检查中。

团注法也可用来做灌注量分析，其理论根据是指示剂稀释定理，团注超声造影剂后，连续测量组织内感兴趣区造影剂浓度随时间的变化，可得到先上升后下降的时间强度曲线（图8-4-1）。

通过函数：

$$I(t)=a_0+a_1\frac{e^{-a_2t}}{1+e^{-a_3(t-t_0)}}$$

对时间强度曲线进行拟合，可以得到反映组织灌注的相关参数：峰值强度（peak intensity，PI）、峰值时间（time to peak，TTP）、曲线下面积（area under the curve，AUC）、平均通过时间（mean transit time，MTT）。其中峰值强度主要反映感兴趣区的血容量，曲线下面积主要反映感兴趣区的血流量和血流速度，流入斜率与血流量有关。这种方法已经用于定量评价组织器官（包括肾、心脏和脑组织）和肿瘤的血流灌注。最近亦有用于评价肿瘤血管生成和抗血管生成的报道。

2.持续灌注法 是最早使用的注射超声造影剂方法。主要用于显示组织如心肌血流灌注情况。将造影剂按千克体重稀释到生理盐水中，经肘静脉持续滴注，必须使用微量输液泵控制注射速度和时间，才能准确判断组织灌注量。此法是目前进行超声造影定量分析的经典方法。当造影剂为持续灌注并且达到稳态浓度时，使用高机械指数的声脉冲对检查切面的微泡进行击破，检查切面邻近组织内的微泡就会以特定的速度进行再灌注，通过指数函数$I=A(1-e^{-\beta t})$对这一过程进行拟合（图8-4-2），可以得到参数A和β，其中A与组织血容量呈线性关系，β为速率常数，$A\cdot\beta$与血流量呈线性关系。因此，可以定量评价组织的血流灌注，是研究组织血流灌注较为理想的方法。目前有大量这方面的研究，主要用于评价心肌缺血、脑血管病变、移植肾排斥反应及肿瘤血管生成和抗血管生成等。

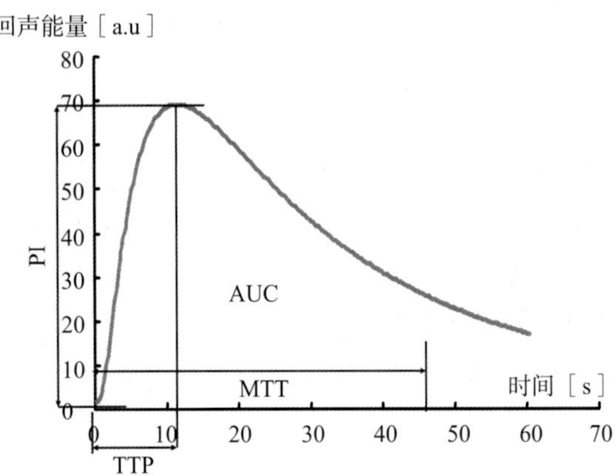

图8-4-1 团注法伽马函数拟合曲线

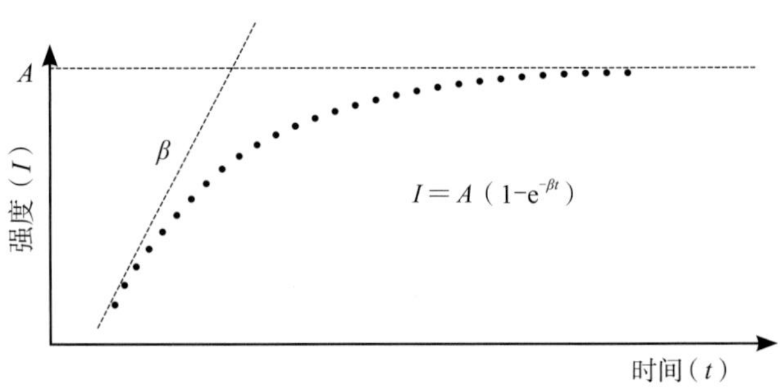

图8-4-2 持续灌注法指数函数拟合曲线

3.击破-再灌注法 鉴于团注法注射速度不均一和持续注射法较烦琐的问题，最近有研究者提出此法。由于高机械指数的声脉冲能够引起检查切面内微泡的破裂，当造影剂经团注快速输入并且达到稳态浓度时，使用高机械指数的声脉冲对检查切面的微泡进行击破，检查切面邻近组织内的微泡就会以特定的速度进行再灌注，即可得到组织的再灌注曲线。同样能够通过指数函数$I(t)=BI+A(1-e^{-\beta t})$对这一过程进行拟合，得到参数$A$和$\beta$，其中$A$与组织血容量呈线性关系，$\beta$为速率常数，$A\cdot\beta$与血流量呈线性关系。因此，可以半定量评价组织的血流灌注，是研究组织血流灌注较为理想的方法。目前有大量这方面的研究，主要用于评价器官血流灌注肿瘤血管生成和抗血管生成治疗及缺血性疾病的促血管生成治疗等，都显示了巨大的应用潜力。

为更好地评估分析超声造影结果，首先应将造影过程用连续或分段存储方法存储于超声仪的硬盘内或连接仪器的工作站内，在对每个病例做诊断前均应通过回放造影录像仔细观察分析。分析评估方法目前有定性和半定量2种，前者通过检查者目测估计正常和异常组织强化情况，包括有无增强、增强开始时间、增强的均匀程度、增强方式和廓清方式等观察指标。后者是通过某种软件得到各种分析曲线和图表，依据所给出的曲线、图表和数据等评价某一组织增强的方式或灌注的情况。最后由诊断医师根据各种组织疾病血流动力学特征和（或）结合其他模式声像图特征，给出相应的超声影像学诊断意见。

第五节　超声造影应用领域

超声造影剂及超声造影技术的发展成功开辟了全新的超声造影领域。经过近40年的努力，超声造影从最初的心脏分流性疾病及心瓣膜反流的检测开始，到现在的用于全身实质脏器造影成像来进行疾病的诊断、鉴别诊断和用超声造影技术进行初步的超声分子影像诊断及基因治疗。本节简述超声造影目前在各种疾病和研究中的应用现状和部分报道结果，详述见各种疾病有关章节。

一、肿瘤的定性诊断

相同肿瘤可以血供不同，不同肿瘤又可能血供类似。超声造影剂作为纯血池增强剂，仅仅显示了各种肿瘤的血液供应方式及造影剂在肿瘤内停留时间，通过分析这些血供特点，推断该肿瘤的良恶性，而不是病理学意义的定性诊断。因此，必然存在一定比例的假阳性和假阴性发生率。

超声造影在腹部器官首先被用于对肝局灶性占位病灶的定性诊断，准确率为89%～92%，将常规超声40%～60%的诊断符合率提高超过了30%，也是目前临床使用最为广泛的领域。国内外大样本报道已证实超声造影与增强CT（CECT）和增强MRI（CEMRI）具有相近的诊断率。目前国内使用的肝局灶性占位病灶临床诊断指南是欧洲超声医学与生物学联合会2004年颁布的，并于2008年再次修订并增加了许多内容，如超声造影在肾癌、前列腺癌、介入治疗和靶向药物疗效评价等的应用指引。

超声造影对肾癌的诊断：国内外较多报道，主要观点认为其意义是提高直径＜2cm的等回声肾癌病灶的检出率。由于此类肾癌的回声常与周围正常肾实质回声非常接近，而且肿瘤体积较小，在肾内的占位效应并不明显，因此常规超声往往难以检测。病理研究证实大部分肾癌为富血供肿瘤，超声造影能使肾癌病灶及其包膜增强，从而提高小肾癌的检出。

超声造影对胰腺肿瘤的诊断：以中国严昆和谢晓燕等报道病例数为多，主要用于胰腺癌与良性、炎性病灶的鉴别。由于胰腺恶性肿瘤中腺癌占80%～90%，而且绝大多数腺癌为乏血供型，超声造影时多表现为弱增强或周边增强、内部为无增强的坏死区，并较周围正常胰腺组织消退快。内分泌肿瘤为富血供型，造影时多表现为高回声，且消退慢。与胰腺肿瘤最难鉴别的团块型慢性胰腺炎表现为与周围正常胰腺实质同步增强和消退。以上超声造影特点对于常规超声诊断率较低的胰腺肿瘤来说，临床价值是确定的。

乳腺肿瘤的鉴别诊断：与肝肿瘤相比，超声造影对乳腺肿瘤的良恶性鉴别的研究相对滞后，目前还处于探索阶段。超声造影应用于增强多普勒信号，可提高肿瘤内微小血管的显示率，在较长一段时间内，是超声造影在乳腺肿物应用方面的主要研究方向。但由于大多研究的诊断参数，如血管数目、血管走行、造影后总体血流灌注增强情况，增强模式等，都具有很强的主观性，极大程度地依赖于操作者的手法和评估。有学者使用时间强度曲线分析乳腺肿瘤超声造影增强特点，报道分歧较大，关键原因是乳腺良恶性肿瘤本身血供交叉很大，如果以富血供作为恶性肿瘤诊断依据，乳腺良性肿瘤约40%为富血供，而恶性肿瘤30%为乏血供。因此，无法根据基于血供特点原理的超声造影灌注分析来提高诊断准确率。

超声造影对前列腺癌诊断价值的研究大约起于20世纪末，由于前列腺癌的特点是多发性微小病灶，而造影剂在前列腺内持续时间太短，无足够时间逐层观察，目前的二维灰阶超声造影除对部分呈浸润型生长的前列腺癌病灶的检测有一定帮助外，对多数早期前列腺癌的检出有一定局限性，在许多方面有待进一步研究探讨，因而目前超声造影不应作为前列腺癌的一线诊断手段。目前的临床研究中心还是围绕能否提高前列腺癌病灶的检出率，使用经直肠超声造影检测有靶目标的前列腺穿刺活检取代系统多点穿刺。

妇科肿瘤一直是超声造影研究热点。Ordn等认为，时间-强度曲线定量指标中，造影剂作用持续时间（DCE）和曲线下面积（AUC）是鉴别肿物良恶性的较好指标。此外，超声造影用于鉴别子宫肌瘤与腺肌瘤、观察子宫动脉供血情况、显示黏膜下血流情况及用于输卵管造影处于研究阶段。根据肌瘤的增强特点，造影能明显提高不典型子宫肌瘤诊断的准确率，肌瘤与腺肌瘤不同的增强方式可以帮助两者的鉴别；此外，在子宫肌瘤的高强度聚焦超声（HIFU）消融治疗中，超声造影也是一个很好的评价消融疗效的影像方法。

超声造影通过对卵巢肿瘤血管形态学评估，包括造影后肿瘤血管的位置、形态和密度（血管面积占肿物面积的比例）综合评分、造影前后多普勒信号强度比较和时间-强度曲线定量分析，鉴别卵巢肿瘤的良恶性，弥补了超声检查仪器灵敏度有限而造成的误诊，但也有较多报道认为意义不大，目前无法用于常规临床应用。

二、在钝性腹部外伤中的应用

临床研究显示，超声造影可显著增强实质器官损伤部位与相邻正常组织间的对比，发现常规超声不能发现的实质器官损伤变化，确定损伤的实际病变范围，显示器官活动性出血，提示肝、脾、肾等外伤后被膜损伤的确切部位，并能对损伤的程度进行分级，为临床医师准确评价器官损伤的程度及确定治疗方案提供可靠依据。Catalano等临床研究表明，实时超声造影检查脾损伤时，撕裂伤表现为与脾包膜垂直的片状、线状或分支状低回声区；挫裂伤区和实质血肿表现为不均匀的低回声，没有占位效应或血管显示；脾内的出血显示为小的和持续存在的强回声，脾外的微泡外泄提示活动性出血。超声造影可为脾外伤治疗方案的选择提供可靠依据，国内以梁峭嵘和唐杰等研究报道较有代表性。

对可以超声引导局部注射治疗者，由超声造影引导经皮穿刺对血肿及活动性出血部位分别注射蛇毒凝血酶和可吸收性氰基丙烯酸酯进行介入治疗。在急诊工作中应用超声造影诊断肾损伤、肠系膜损伤、胰损伤、腹膜后血肿，结果均较常规超声准确或能提供更多有用信息。

三、在血管方面的临床应用

超声造影在血管方面的临床应用主要是确定是否栓塞、栓子性质和通畅程度。研究报道热点是动脉斑块的稳定性和治疗，目的是希望能预测和减少脑血管疾病的发生率。超声造影对肾动脉狭窄诊断的价值虽仍在探讨研究中，但超声造影能提高肾动脉的显示率，弥补常规超声对肾动脉不能完全显示的价值是肯定的，F. Calliada等认为通过描绘时间-强度曲线，对肾动脉狭窄的诊断敏感度为93%，特异度达100%，可协助临床选择合适的血管成形术，术后可及时发现肾动脉再狭窄征象的存在。同时，超声造影使肾动脉检查时间大为缩短，受操作者水平好坏的影响较小。

四、在器官灌注及器官移植中的应用

在组织器官局限性灌注异常中，超声造影主要是通过正常组织和病变组织造影增强结果的对比，判断该组织器官中有无局部灌注异常，异常的部位、范围及病变的性质。局部的缺血、梗死、损伤，超声造影常表现为病变处无增强，与周围正常组织形成鲜明的对比。

超声造影在器官移植中的应用研究在不断深入，主要用于移植后器官并发症的判断，尤其是动脉、静脉并发症。对移植器官整体或局部灌注异常也有明显价值。

五、在疾病治疗中的作用

目前超声造影已经逐步加入到疾病治疗过程中。初步显示出优越性的是应用于肝肿瘤消融治疗时，极大地改善了局部消融肿瘤的各个步骤，如对患者的选择和病灶的探查、靶病灶内重要供血动脉的判定、引导进针、即时评估消融的效果及远期效果的随访。超声造影在引导消融治疗的同时可以发现常规超声怀疑或未发现的病灶，此外，超声造影对评价碘油化疗栓塞的效果有一定的临床价值（详见第9章）。

有报道在前列腺活检前超声造影，发现高灌注区或低灌注区，随即穿刺，能提高阳性率。但也有学者认为意义不大。

极有前途的研究是利用造影剂微泡爆破时的理化作用促使肿瘤内微血管网破裂而引起肿瘤缺血、坏死。也可以携带血栓形成物的微泡在肿瘤内爆破、释放，可形成血栓或阻塞血管，使肿瘤坏死。靶向微泡超声造影剂不仅可引导药物由外周进入肿瘤组织，造成局部的高浓度效应，还可进行肿瘤部位局部注药治疗。

六、在心脏方面的应用

超声造影最早用于心肌灌注，大量研究集中于使用超声造影剂的增强效果来检测心肌梗死区及冠心病心肌缺血区、测定冠状动脉血流储备、评价心肌存活性等。但因显像技术和心脏运动等原因，至今仍不能用于临床诊断。

第六节 超声造影研究热点及存在问题

一、超声造影功能性成像

功能性成像是通过研究组织器官的血流、代谢和受体的改变来反映各种病理生理或解剖结构的变化。由于绝大多数疾病在早期仅有功能（血流、代谢和受体）的改变，因此，功能性成像可以为疾病的早期诊断提供信息。目前在功能性成像方面研究较多的影像学方法主要包括CT、MRI、单光子发射计算机断层成像（SPECT）和正电子发射断层成像（PET）等，微泡造影剂的引入使超声功能性成像研究在原来多普勒超声基础上有了巨大进步。超声造影剂注入人体后，微泡会随着血液流经身体各个组织或器官，若以微泡为指示剂，观察同一个位置在不同时刻微泡的浓度变化，则可以时间为横轴、浓度为纵轴，得到微泡的时间-浓度曲线（time-concentration curve）（实际为时间-回声强度曲线），然后用数学模型进行拟合，可以得到反映组织器官血流灌注的参数。

1.超声造影功能性成像的理论基础　超声造影剂微泡与常用的CT和MRI所采用的小分子对比剂不同，其直径为1～10μm，平均直径2.5μm，是纯血池造影剂，静

脉注射后始终在血液循环中流动，不渗入血管外，是研究组织血流灌注较为理想的示踪剂，符合药动学规律。另一方面，体内外实验已经证实在一定浓度范围内，超声造影的信号强度与血液内微泡浓度存在线性关系，利用时间-强度曲线软件对超声造影过程进行定量分析，可以得出有关组织血流灌注的参数。

2.超声造影功能性成像分析的数学模型　为了获取反映组织血流灌注的参数，如到达时间、峰值时间、峰值强度、曲线下面积、平均通过时间、血容量和血流量等，必须采用特定的数学模型对原始的时间强度曲线进行拟合分析，目前常用的数学模型包括团注法模型、击破-再灌注模型和造影剂衰竭模型。

（1）团注法模型（bolus kinetics）：超声造影剂团注法是目前超声造影最常用的造影剂注射方法，研究超声造影剂团注后的血流动力学过程也是目前超声造影研究组织血流灌注最常用的方法，这种方法来源于CT灌注成像和MRI灌注成像。根据典型的指示剂稀释定理和中心容积定律：血流量＝血容量/平均通过时间。Heidenreich等根据此定理提出超声造影团注法计算组织血流灌注量的公式：

$$F_v \approx \frac{AUC_R}{2\,AUC_i(MTT_R - MTT_i)} \qquad (8\text{-}6\text{-}1)$$

式中F_v为单位组织内的灌注量，AUC_R为组织内时间强度曲线的曲线下面积，AUC_i为输入曲线的曲线下面积，MTT_R为指示剂在组织内的平均通过时间，MTT_i为输入曲线的平均通过时间。要获得输入曲线的曲线下面积和平均通过时间，必须测量输入动脉和引流静脉的时间强度曲线，适用于研究肾和心脏的血流灌注。但是在许多情况下（如测量肿瘤和脑组织的血流灌注），要在同一超声切面显示输入或输出血管是不可能的。因此在临床及实验研究中，通常是团注超声造影剂后，连续测量组织内感兴趣区造影剂浓度随时间的变化，可获得先上升后下降的时间-强度曲线，见图8-6-1。

然后通过以下函数：

$$I(t) = a_0 + a_1 \frac{e^{-a_2 t}}{1+e^{-a_3(t-t_0)}} \qquad (8\text{-}6\text{-}2)$$

对原始曲线进行拟合，不同于CT和MRI通常所采用的伽马函数，它充分考虑了造影剂微泡的再循环及微泡在声场中的破坏。从函数可以获得反映组织血流灌注的参数：峰值强度（maximum intensity，I_{max}）、达峰时间（time to peak，TTP）、曲线下面积（area under the curve，AUC）、平均通过时间（mean transit time，MTT）及反映曲线拟合情况的拟合优度（quality of fit，QOF）等。其中峰值强度主要反映感兴趣区的血容量，曲线下面积主要与感兴趣区内的血容量和血流速度有关，流入斜率与血流量

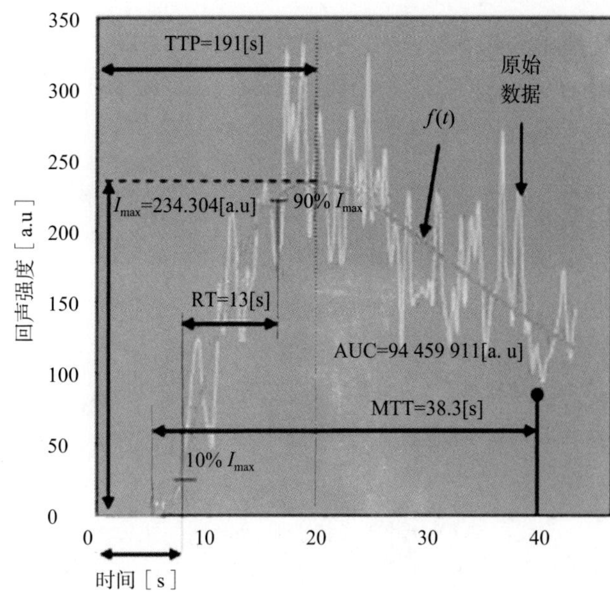

图8-6-1　团注法时间-强度曲线

有关。由于不能获得组织血流灌注的定量指标（血流量和灌注量），因此这种评价组织血流灌注的方法只能是半定量的。团注法是超声造影剂注射最常用的方式，并且与放射性微球测量的组织血流动力学参数之间有良好的相关性，因此这种方法广泛用于评价心肌、肾和脑等组织器官的血流灌注及评价肿瘤血管生成和抗血管生成治疗。

（2）击破-再灌注模型（flash-replenishment kinetics）：见本章第四节。

（3）造影剂衰竭模型（depletion kinetics）：Wilkening等提出此模型来评价腹部脏器的血流灌注。由于造影剂微泡在高声压脉冲时可被迅速击破，在超声造影过程中，设定合适的帧频，对检查切面微泡进行固定时间间隔的击破和再灌注，击破和再灌注交替进行，可得到一条逐渐下降并最终达到一个新稳定状态的时间-强度曲线，见图8-6-2。

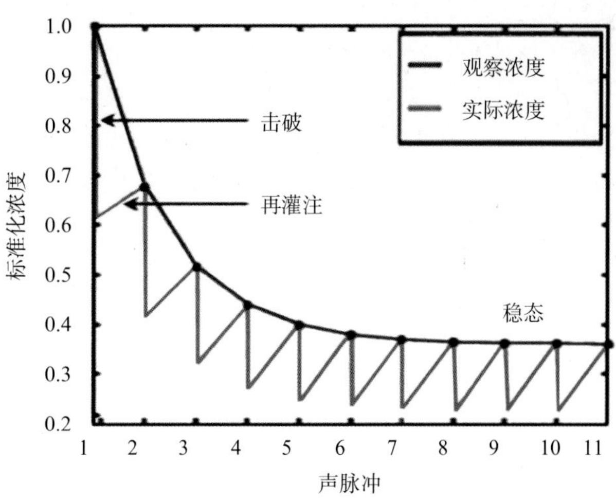

图8-6-2　造影剂衰竭模型曲线

通过以下函数进行拟合：

$$C_{(n)}=C_{(0)}\left(x^{n-1}+y\frac{x^{n-1}-1}{x-1}\right),\ x=\mathrm{e}^{-D}\mathrm{e}^{-p\Delta t},\ y=(1-\mathrm{e}^{-p\Delta t}) \qquad (8\text{-}6\text{-}3)$$

式中C为造影剂浓度，n为声脉冲数目，$\Delta t=1/$帧频，D为破坏系数，从拟合函数可以得到反映组织血流灌注的参数p。此模型由于样本采集时间短（1～10s），特别适于腹部受呼吸影响较大的脏器血流灌注的研究。造影剂的输入方法可以是团注或持续输入。Wilkening等采用此模型测定正常人脑组织血流灌注参数，并且与MRI灌注成像获得的结果进行对比分析，发现两者测量的结果具有很好的相关性。

3.超声造影功能性成像的临床应用　相比其他功能性成像方法，超声造影在功能性成像方面的研究刚刚起步，但具有很多优点：造影剂注射量少，0.6～2.4ml就足够（小剂量用于大血管的研究，大剂量用于评价组织血流灌注）；造影剂无不良反应；超声检查本身所具有的优点（价廉、实时显像、无辐射等），在许多方面的研究中已经展示出良好的应用前景。

（1）渡越时间（transit time）：血管型超声造影剂经外周静脉注射后经肺循环进入左心系统，其微泡始终在血液循环中流动，因此，可用来作为肝血池示踪剂，以团注法注入超声造影剂后，可观察其在肝动脉、肝门静脉、肝实质和肝静脉相继显影的过程，测定造影剂在肝的通过时间，能够反映整个肝的血流动力学状况。正常情况下，造影剂要经过三重毛细血管网（肺、胃肠和肝窦）才能到达肝静脉，这三重毛细血管网中任何一个发生动静脉短路都会使造影剂到达肝静脉的时间提前。利用超声造影剂测定肝静脉渡越时间或更加精确的肝动脉-静脉渡越时间（除外肺和胃肠道可能存在的血管短路）的方法主要用于肝硬化和肝转移癌诊断的研究。Lim等的研究发现轻型肝炎、中/重型肝炎和肝硬化的肝静脉渡越时间逐渐缩短，肝静脉渡越时间与肝纤维化评分呈负相关（$r=-0.73$，$P<0.001$）。因此，超声造影测定肝静脉渡越时间是评价肝硬化的有效方法。

目前常规影像学方法对肝内＜1cm的转移瘤诊断仍比较困难，由于肝转移瘤对肝门静脉的机械压迫，转移瘤内动静脉瘘的发生及其他一些体液因素，通常会导致肝血管的动脉化，肝渡越时间可以有效反映肝转移瘤引起的这些病理生理改变。Blomley等首先报道了肝转移瘤引起肝动脉-静脉渡越时间的缩短。为了尽量减少个体血流动力学差异和造影剂注射部位不同对肝静脉渡越时间的影响，Bernatik等用肝动脉-静脉渡越时间来描述造影剂（Optison）在肝的通过时间，有肝转移瘤的肝动静脉渡越时间明显短于无肝内转移者，笔者团队首次报道了国人肝动脉-静脉渡越时间，正常人＞12s（时间-强度曲线法），脂肪肝及肝良性肿瘤该时间无改变，但在肝硬化和肝转移瘤则明显缩短，分别为＜8s和6s（$P<0.05$，$P<0.01$），研究认为肝动脉-静脉渡越时间的测定可以鉴别肝内有无转移瘤。Zhou等在研究中详细分析了肝转移瘤引起的肝动脉和肝静脉血流参数（包括肝动脉到达时间、肝动脉峰值时间、肝动脉峰值强度、肝静脉渡越时间、肝静脉峰值时间、肝静脉峰值强度和肝脉动脉-静脉渡越时间）的改变，肝动脉和肝静脉的血流参数与原发肿瘤类型和转移瘤大小及数目无关。因此，研究认为肝静脉渡越时间和肝动脉-静脉渡越时间的测定有望可以早期诊断肝内较小的转移瘤。

（2）评价肿瘤血管生成和抗血管生成治疗：肿瘤血管生成是肿瘤生长的关键因素，不仅为肿瘤提供营养和氧气，更是肿瘤细胞进入循环系统和转移的通路，与肿瘤的生长、浸润和转移密切相关。肿瘤微血管密度（MVD）是定量分析肿瘤血管生成最常用的方法，MVD测定技术已成为目前评价肿瘤血管生成的“金标准”。肿瘤新生血管在结构上与正常血管显著不同，表现在肿瘤血管异常扩张、扭曲，异常分支形成、血管网状结构紊乱，肿瘤血管的病理特点导致肿瘤血流灌注和血管通透性的异常，这些特点有可能成为评价肿瘤生长的潜在标记。Wang等团注超声造影剂（SonoVue）后，利用时间-强度曲线对肝细胞肝癌血流灌注参数进行测定，并与微血管密度进行相关性分析，研究结果提示超声造影定量分析可以反映肿瘤的血管生成状况：峰值强度与微血管密度具有很好的相关性（$r=0.886$，$P<0.05$）。同时，超声造影测定的肿瘤血流灌注参数与其他影像学方法测量结果具有很好的相关性。Broumas等采用击破-再灌注方法对大鼠乳腺癌动物模型的血流灌注参数进行测定，结果显示超声造影测定的血流量、峰值强度和曲线下面积均与增强CT测量的灌注量呈正相关。Yankeelov等对超声造影击破-再灌注方法测量小鼠肺癌移植瘤的血流量与增强MRI测量的肿瘤灌注量进行比较，同样发现两者具有很好的相关性（$r=0.57$，$P<0.022$）。以上研究都说明，超声造影剂作为较理想的示踪剂，可将活体器官和肿瘤的实时血流灌注过程栩栩如生地展示出来。超声成像从灰阶二维形态学显像向组织器官和肿瘤灌注的功能性显像跃进。

现代肿瘤治疗学最重要的进步之一就是抗血管生成靶向药物在临床的应用，由于抗血管生成治疗最终导致肿瘤坏死，但并不引起肿瘤体积的显著变化，以WHO或实体瘤临床疗效评价标准（response evaluation criteria in solid tumors，RECIST）规定的病灶大小改变这一标准作为疗效评价方法并不适合。抗肿瘤血管生成治疗靶向于由肿瘤细胞产生的多种新生血管刺激因子，抑制血管内皮生长因子（VEGF）等血管刺激因子的产生、分泌和与血管内皮上的受体结合，使得肿瘤内异常的微血管结构萎缩、失去功能。由于这种靶向治疗会引起肿瘤组织内血流微灌注改变，监测这些灌注参数的改变有望成为临床上监测抗肿瘤血管生成治疗效果的理想指标。McCarville等经鼠尾静脉团注超声造影剂后，用增强灰阶超声评价血管生成抑制对小鼠神经母细胞瘤血管生成的影响，表达血管生成抑制药（基质金属蛋白酶-3和截短的可溶性血管内皮生长因子受体-2）的神经母细胞瘤的峰值强度低于正常对照组（$P<0.03$），同时峰值强度与微血管密度具有相关性（$r=0.45$，$P=0.003$）。Bertolotto等经静脉持续输入超声造影剂（SonoVue），采用超声造影击破-再灌注的方法评价沙利度胺抗血管生成治疗肝细胞肝癌的疗效，治疗15天和3个月后复查，肿瘤体积缩小，肿瘤的血流量也显著下降（$P<0.001$），而肿瘤周边的肝组织的血流量治疗前后无明显变化（$P>0.05$）。中山大学附属肿瘤医院超声科最新研究证实超声造影灌注参数成像可以敏感地显示鼠肝癌动物模型和人肝癌患者使用抗血管生成药物后肿瘤灌注减少的效果。

二、其他研究热点

1.动脉粥样斑块稳定性研究及利用微泡爆破击碎软斑是较多中心的研究课题。

2.经皮下注射造影剂行淋巴管和前哨淋巴结显影研究已经显示初步结果。

3.经各种非血管腔道超声造影的研究。

4.3D超声造影显示血管空间结构及其临床应用的研究在肿瘤血管架构和移植器官大血管完整性方面已经显示比DSA更加精确的显示率。

5.器官和肿瘤硬度与灌注量的相关性是随着弹性成像技术的出现而产生的新课题，有望成为未来几年内的新热点。

三、目前超声造影应用和研究中存在的问题

1.超声造影在表浅器官中应用的问题　甲状腺、乳腺、表浅淋巴结等表浅器官的超声造影由于受到目前使用的造影剂（如SonoVue）共振频率较低和线阵探头频率（>7MHz）较高的限制，能在高频声场中达到共振的微泡数极少，则背向散射信号也必定微弱。因此，使用二次谐波信号成像技术的仪器，更加不适于这类器官的超声造影。由于造影剂在1min内大部分已经消退，无法得到类似肝超声造影较满意的增强效果，也不能真实反映表浅器官肿瘤的血供状态。已有仪器选择较低频率的线阵探头（<7MHz），造影效果有改进。Sonazoid等微泡直径更小和均一的造影剂已经显示在高频状态下有较理想的增强效果。即将面世的适用于较高频率探头的超声造影剂有望解决这个困境。

2.超声造影定量分析问题　超声造影灌注曲线虽能反映器官和肿瘤内微灌注情况，但严格讲不是准确的全定量。其最大意义在于同一个肿瘤化疗或靶向药物治疗过程中血供变化的监测。目前使用定量分析软件种类不同，但都是依据超声造影剂随时间变化强度的关系而做出的时间-强度曲线，差别在于每种仪器给出的造影剂强度数据被压缩的程度不同，最理想的是用原始数据（raw data）做定量分析。但是，原始数据体积过大，处理起来费时，大部分仪器采用对数压缩后数据显示，而且压缩比例差别较大。因此，不可以将不同仪器的造影图像用同一种软件分析而得出结论，因为没有可比性。另外，同一种仪器也必须注意所有造影条件设置的一致性，否则也无法分析。

3.超声造影应用范围问题　依据超声造影原理，其临床价值在于血供有特点和有规律可循的肿瘤的定性诊断，如肝局灶性占位病灶。反而言之，一些肿瘤本身就是乏血供，如乏血管的转移瘤，或者良性、恶性之间没有明显血供差别的肿瘤，如甲状腺和乳腺肿瘤等，使用超声造影剂并不能明显提高定性诊断准确率。不考虑这点，不仅将增加患者费用负担，而且还得不到理想诊断效果。

第七节　未来发展方向

具备分子影像学成像功能的超声造影剂的研发将是超声造影技术未来发展的重要环节。携带特异性抗原、抗体或其他蛋白分子的微泡将为肿瘤个体化显影提供可能性。

一、靶向超声造影剂

靶向超声造影剂是进行超声分子成像的物质基础，目前超声分子成像是建立在以单克隆抗体修饰超声微泡基础上的血管内分子成像。这种以单克隆抗体-微泡复合物构筑的靶向超声造影剂具有分子量大、组织穿透力弱、静脉注入后局限于血管内、实际到达靶组织的浓度低、显像效果不理想等缺陷。同时单克隆抗体结构太复杂，导致生产成本高、稳定性差、不能耐高温及强酸强碱、必须在低温下保存，这些因素严重限制了超声分子成像的临床实际应用。因此，寻找高效、特异性强、稳定性好、穿透力强的靶向超声造影剂已成为超声分子成像领域最为重要的研究方向。

靶向超声造影剂的制备：靶向性微泡造影剂是指

将特异性配体结合或连接到微泡表面，这些微泡可以通过血液循环到达靶器官，被击破后局部释放并穿过微血管壁，积聚到特定的靶组织上，从而使靶组织在超声影像中得到特异性增强。与普通造影剂相比，由于靶向造影剂能够从分子水平识别并结合于病灶，在靶点产生特异性显影，因而能够提高超声对早期病变的诊断能力和特异性。理想的靶向微泡应具有以下特点：微泡能够到达靶目标，并在结合部位聚集；在超声检测期间微泡具有足够的稳定性，而且，微泡与靶结合牢固，能耐受血流剪切力的作用。目前常用的靶向配体包括单克隆抗体及其碎片、蛋白多肽（peptide）、无唾液酸糖蛋白（asialoglycoprotein，ASGP）和多聚糖（polysaccharide）、适配体（aptamer）等。制备靶向超声造影剂的关键是将靶向配体连接到微泡的表面上。连接方式有赖于微泡的化学组成，常用的方法主要有以下3种。

（1）静电吸附法：这种方法相对简单，但是配体和微泡结合往往不够牢固，在实际应用上受到限制。例如，利用脂质微泡外壳固有的电荷特性和抗体的两性特性，通过静电吸附法将靶向配体或者靶向配体混合物直接连接到泡壁成分上。

（2）共价连接法：在制备好的造影微泡上将功能活性化学物（如醛等）与造影剂表面相结合，作为一种化学桥与靶向性配体结合。以蛋白质为成膜材料的微泡泡壁上具有氨基酸基团，可以共价方式结合靶向配体。也可以用碳二亚胺激活表面的羧化物，利用配体的化学特性进行选择性共价结合。通常靶向配体不能耐受微泡制备过程中所需经历的高速声振、离心或高温等严峻条件，故一般将配体连接到已制备好的微泡表面。若配体与纳米微泡表面连接过紧，则微泡在路经病变部位的短暂时间内不能充分与受体进行识别和结合，因此在微泡外壳与配体之间采用聚乙二醇（PEG）、单己酸盐等作为连接子，使配体充分暴露在微泡表面，为配体与受体结合提供充足的接触时间与更多的接触机会，以便微泡高浓度聚集于靶点。

（3）亲和素-生物素连接法：亲和素与生物素间有高度亲和力。在生理条件下两者即可发生快速而稳定的结合。制备造影剂时，首先获得生物素标记的配体如单克隆抗体，它能与特异性的分子表面抗原决定簇进行靶向结合；其次，将亲和素加入，它可与配体的生物素标记部分相结合；最后，将生物素标记的超声造影剂如微泡或微粒加入，并使之与亲和素上的生物素结合区相结合，从而成功制备出“三明治”样的配体-亲和素-造影剂结构。此种通过亲和素-生物素连接法制备的造影剂可避免血管网状内皮系统快速清除。此外，在亲和素上有4个独立的生物素结合点，这可以结合较多的微泡，使信号放大，并能提高超声检测造影剂的敏感性。

二、纳米靶向超声造影剂

纳米级的小粒径可赋予超声造影剂极强的组织穿透力和在血液循环中更长的半衰期。纳米级微泡的出现为高效、特异性超声造影剂的研制开拓了新的思路，为超声造影在超声分子成像领域中开辟了崭新的天地。不同于微米级造影剂的成像原理，纳米级造影剂为聚集显像，即只有当大量造影微泡聚集于病灶后，才会在靶区产生明显增强的回声信号，从而在清晰的背景环境下有效地探测到强化突出的靶区病灶。因此，它高度符合分子显像对造影剂的要求。

构筑如上特点的靶向超声造影剂最为关键的技术为靶向分子的高效性和高特异性，以及靶向分子和造影剂的高稳定性及小型化。单链抗体（single-chain Fv，ScFv）是抗原结合的最小活性单位，克服了传统靶向载体——单克隆抗体抗原性强、分子量过大、穿透力弱等诸多缺陷，具有分子量小、免疫原性低、非靶部位存留时间短、组织穿透能力强、易于基因工程制备和改造等优点，为构建理想靶向声学造影剂提供了较好载体。纳米抗体是一种新出现的抗体，分子量（15）只有单克隆抗体的1/10，但化学性质更加活泼，具有更高的亲和力，且免疫原性低。纳米抗体的化学结构简单，能被单基因编码，可进行大规模生产，价格低廉，易于普及应用。Cortez-Retamozo等以纳米抗体作为靶向分子构建的造影剂穿透性好，亲和力高，在数小时内肿瘤组织的显像效果明显提高，在正常的组织中没有发现显影剂的存在。因此，纳米抗体是构建理想靶向超声造影剂的良好靶向分子。最近，特异性短肽及小分子叶酸等物质因具有分子量小、组织穿透力强等优点也被证实是构建理想靶向超声造影剂的良好配体。

纳米级超声造影剂的出现有力地推动了超声分子显像与靶向治疗向血管外领域拓展。若将纳米抗体、短肽及叶酸等小分子配体作为纳米级超声造影剂的靶向分子，定会使它们的优势得到更好的体现，从而制备出新型高效的靶向超声造影剂，更好地实现血管外组织的靶向显影与治疗，使超声医学的优越性进一步提高。

三、药物输送与基因治疗

携带药物或治疗基因的载体：微泡超声造影剂作为一种能携带微粒穿过内皮层进入靶组织的非创性载体，可增加靶组织的药物浓度和基因表达量。运用超声破坏含有载体的微泡可在特定组织释放药物或治疗基因。

利用靶向分子导向药物控制释放一直是一个非常活跃的研究领域。目前，超声造影剂正在向具备靶向诊断

（包括分子成像）、靶向载药的第四代功能性声学造影剂方面发展。在微米微泡及纳米载药微球表面上分别引入能发生相互作用的分子或基团，然后将微泡与微球载药体按一定比例连接，经静脉注入体内后，在特定组织部位通过超声引爆微米微泡，利用微泡崩溃时产生的能量将周围连接的微球击碎，从而达到药物及微泡靶向运输与控制释放的目的，这一过程可以同时实现造影与释药，即同时实现诊断与治疗的目的。由于不涉及体内的生化反应，而微泡与微球的连接很容易通过一些化学方法实现，如羧基与氨基之间的作用等。此外，由于体外超声引爆微米微泡的安全性和可控性在微泡超声造影剂的应用中已得到证实，因此，这一方案可能会成为今后较短时期内靶向给药及控制释放的突破点。除了可以在微泡表面接入载药微球之外，也可在微泡制备时将药物包裹在微泡中，形成同时包裹药物和气体的微泡。如果在内部包裹药物的表面接入靶向分子，则可以实现微泡定向爆破和靶向分子导向的双重靶向作用。最近，Rapoport等报道了以全氟戊烷和可生物降解的嵌段共聚物为材料制备出将超声诊断与靶向治疗合二为一的载药微泡，此种微泡在药物靶向治疗前可先对肿瘤进行显像，并可在超声波辐射的引导下释放药物，从而引起人们的广泛注意，携带药物微泡被击破并释放药物的过程见图8-7-1。

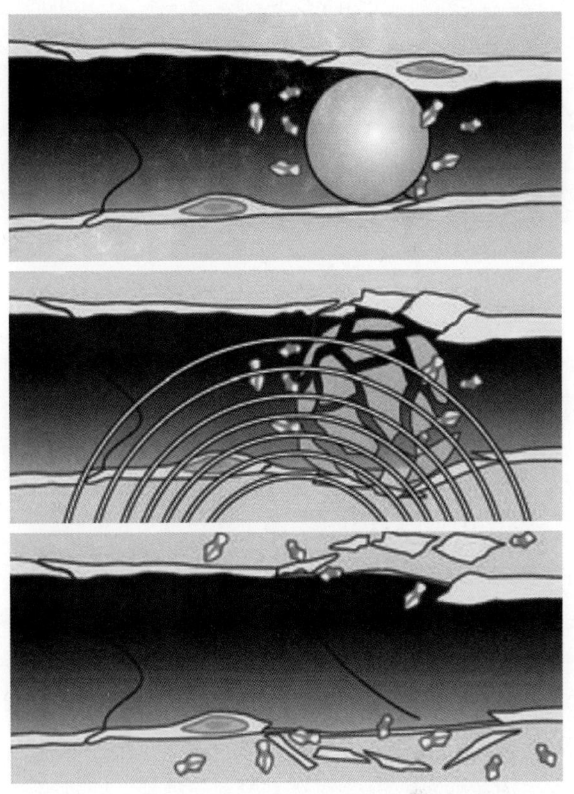

图8-7-1　携带药物微泡被击破并释放药物的过程

随着人类基因组的组成和致病基因的不断发现，心脑血管病和恶性肿瘤已成为基因治疗研究中最活跃的领域之一。选择适当的纳米载体，使基因靶向性和特异性地在一些人体组织部位表达，是基因治疗成功的关键。目前，在基因治疗中有85%的临床项目采用危险性较高的病毒载体。其缺点主要表现在免疫原性高、毒性大、插入性基因突变、目的基因容量小、靶向特异性差、制备较复杂及费用较高等方面。因此，人们正在积极研制非病毒载体。脂质体作为载体，虽然包裹DNA后直接注射安全、无免疫原性，但是靶向性仍然有待研究解决。近10年来，虽然有许多新的靶向性特异性基因治疗，但是成功的基因治疗仍然是难以捉摸和具有挑战性的，最主要的障碍是缺乏无创、有效、靶向特殊器官和组织的载体释放系统。超声爆破微泡进行基因转染作为一种新的基因转染方法，由于其简便、安全、有效等优点越来越受到人们的重视。

（李安华）

第9章

9

介入性超声

介入性超声（interventional ultrasound）是指在超声实时监视或引导下将特制的针具、导管、导丝及消融电极等器械引入人体，完成抽吸、插管、造影和注入药物等操作的微创诊疗技术。广义上讲，各种超声引导下的诊断与治疗、术中超声、侵入性超声、腔内超声，都属于介入性超声的范畴。介入性超声，从最初的A型超声简单定位，到彩色多普勒血流成像（color Doppler flow imaging，CDFI）、三维超声、超声造影（contrast-enhanced ultrasound，CEUS）实时引导，到如今的腔内超声、术中超声及导航技术的应用，历经了五十多年的发展，介入性超声真正步入了影像与病理、诊断与治疗相结合的新阶段，并成为现代超声医学的重要组成部分。介入性超声具有实时监视、引导准确、安全可靠、简便快捷、无辐射等优点，在临床各科疾病的诊治中发挥着不可替代的作用，随着超声设备及介入医疗器具的不断改进和发展，介入性超声必将发挥越来越重要的作用。

第一节　介入性超声基础

一、超声仪器与探头选择

需配备高分辨率彩色多普勒超声仪，有穿刺引导功能，最好兼有超声造影功能。用于穿刺的探头种类主要有专用穿刺探头和普通探头两种。专用穿刺探头自身带有穿刺针槽，根据穿刺针槽的位置和形状分为中央孔型、侧旁孔型和中央槽型三种类型，不同规格的针槽可固定相应的穿刺针，使穿刺针沿预先设定的引导线行进，准确性较高。普通探头一般附有穿刺导向器，导向器安装在探头长轴的一端或侧方，引导穿刺针进入预设目标，不但扩大了探头的效用，也节省了购买专用穿刺探头的费用。腹部穿刺选择3.5～5MHz凸阵探头，甲状腺、乳房、淋巴结等浅表组织器官穿刺一般采用7.5～10MHz高频线阵探头，经直肠引导穿刺可选择5～7MHz探头。穿刺架与探头应正确配置，穿刺引导槽的规格应与穿刺针一致（图9-1-1～图9-1-3）。

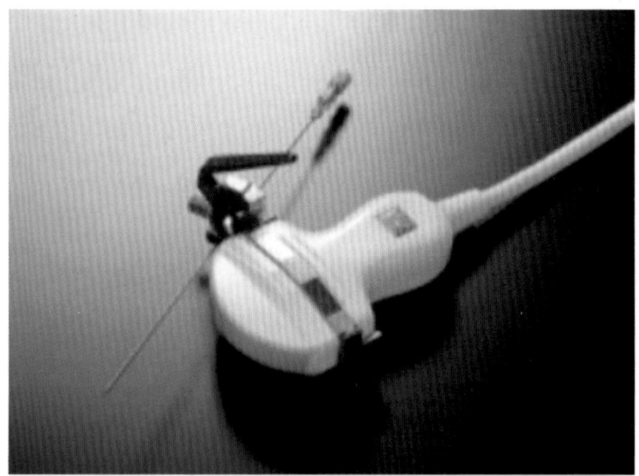

图9-1-1　凸阵探头与穿刺导向器、穿刺针

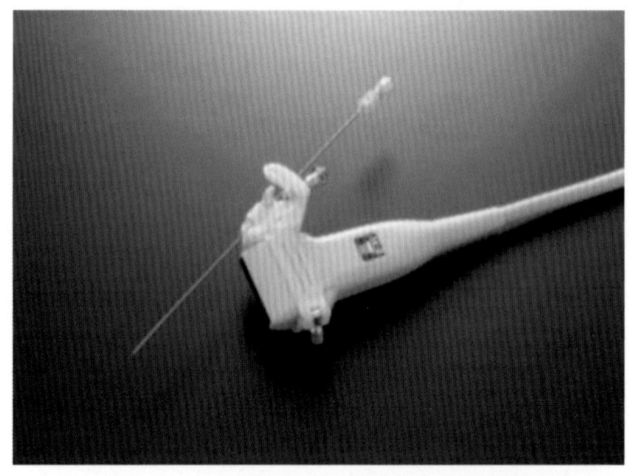

图9-1-2　线阵探头与穿刺导向器、穿刺针

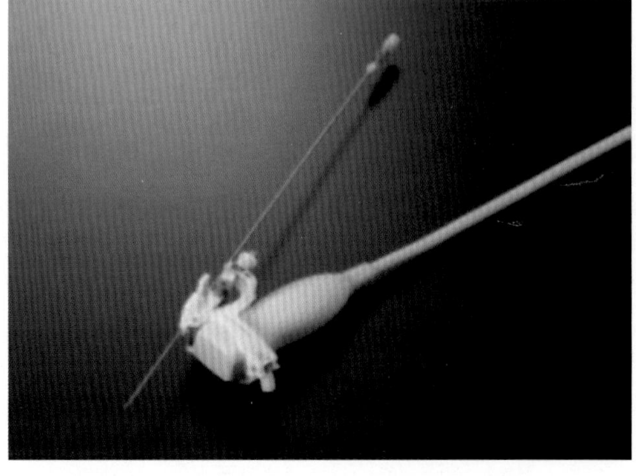

图9-1-3　相控阵探头与穿刺导向器、穿刺针

二、介入性超声常用器具

1.穿刺针　穿刺用的针具一般由不锈钢针管和针芯两部分组成，穿刺针分为针尖、针杆和针座三部分。针尖的外形呈矛刺状、三棱针形或圆锥形。穿刺针的主体为针杆或称针管，由不锈钢管制成，长度为5～35cm。理想的针管由超薄壁无缝钢管制成，外径较细而内径相对较宽，利于穿刺抽吸或取材。针座也称针柄，便于用手持针和接注射器，针座的外形可根据临床需要而改变。

穿刺用的针具有长短、粗细不同规格。国际通用的穿刺针管外径以gauge（G）表示，其前冠以数码，如23G、18G等，与国产规格号数相反，其数码越大，针管外径越细。国内根据针体的外径分为不同型号，国产穿刺针以号数表示外径。常用国内外不同穿刺针的型号对照见表9-1-1。

表9-1-1　常用穿刺针的直径规格

国际规格	23G	22G	21G	20G	19G	18G	17G	16G	14G
国内规格	6号	7号	8号	9号	10号	12号	14号	16号	20号
外径（mm）	0.6	0.7	0.8	0.9	1.0	1.2	1.4	1.6	2.0
内径（mm）	0.4	0.5	0.6	0.7	0.8	1.0	1.2	1.4	1.8

粗、细针的划分是以穿刺针的外径划分的，粗针一般指19G（国产10号，外径1.0mm）以上的穿刺针。与细针相比，外径1.2mm(18G）的粗穿刺针粗细相对适中，取材标本更能满足病理检查需要，而在并发症发生率方面无明显增加，临床使用最为普遍。

穿刺针按用途不同，分为普通经皮穿刺针（PTC针）、多孔穿刺针和组织活检针，普通经皮穿刺针是临床上最常用的穿刺针型。经皮细针穿刺主要用于细胞学取材、羊膜腔穿刺、脐带穿刺、囊肿和含液性病变诊断性穿刺抽吸，以及经皮经肝胆道穿刺造影；经皮粗针穿刺主要用于抽吸黏稠液体，如脓肿、血肿等，也可用于经皮肝胆道穿刺置管引流；多孔穿刺针主要用于积液或囊肿的抽吸引流或者肿瘤药物注射，其最大的优点是抽液效率较相同针号的普通针显著提高，液流中断、阻塞的概率降低，有利于大量抽吸和灌洗，尤其适用于普通穿刺针抽吸有困难者。目前常用的进口组织活检针有Sure-cut针和Tru-cut针，国产组织活检针主要有槽式穿刺切割针和多孔倒钩针两种，包括手动活检针、半自动活检针及与活检枪配套的活检针。Tru-cut针是目前临床最常用的组织活检针，与自动活检枪配套使用，能迅速完成活检，而且活检成功率高，标本质量好；Sure-cut针是针与枪合一，使用便捷、安全，但该活检针只能一次性使用，价格较贵。

2.置管引流用具　常用的有导管针、经皮经肝穿刺胆道造影导管、胆道引流管及导丝等。导管针由导管和穿刺针两部分组成，穿刺前，先将导管套在穿刺针管上，然后插入针芯，三者应彼此铆合好，松紧合适，穿刺时，导管随同穿刺针一起进入需要引流的腔隙。导管应具有合适的硬度、弹性和柔软性。导管针主要用于大量胸腔、腹腔、盆腔脓肿和积液，较大囊肿液的抽吸引流与灌洗，比金属针管更为安全，留置导管可持续性充分引流。

3.活检装置　活检装置的发展经历了手动活检、半自动活检，到目前自动活检的过程。以往的活检装置取材慢，组织条易碎，取材组织不满意，自动活检装置的问世极大地推动了介入性超声的发展，使得穿刺活检更加迅速安全、准确，组织标本完整，成功率高。目前用穿刺活检的装置较多，主要有两大类，即手动活检针（手动切割式活检针、手动负压抽吸式活检针）和自动弹射活检装置。针对取材部位及组织的性质不同，其优缺点也各不相同，应用较多的是自动弹射活检枪，它能在一次击发后自动完成活检切割，效率高，取材质量好。

三、介入性超声操作原则

1.遵守无菌操作规则，皮肤消毒范围较临床常规腹腔穿刺、腰椎穿刺更广泛。

2.局部麻醉一般达壁腹膜或胸膜，以达到良好的止痛效果。

3.穿刺针进达胸腹腔时，嘱患者屏气，避免咳嗽或急促呼吸。

4.切取组织动作要敏捷、准确。

5.密切注视针尖位置，为防止进针过深，可测量距离并在穿刺针作标记。

6.自动活检枪在穿刺针刺入肿瘤表面方能打开保险，确认针尖部位后方能按动切割开关。

7.避免在一个针点反复穿刺，以减少并发症发生的可能性。

8.除注意避开重要脏器和大血管外，应采用彩色多普勒仔细观察穿刺途径，以避开异常增粗的血管及血供丰富区。

9.对边界清晰、回声均匀的低回声或无回声肿块，须除外动静脉瘤。

10.在患者屏气状态下出针，自动活检枪切割组织，须快速出针，以减少并发症。

11.穿刺活检后常规进行超声检查，观察有无出血，有无气体、液体渗漏等征象。

12.穿刺时，先无菌病例，有菌病例安排在后，途中发现有菌者，为防止交叉感染，应暂停其后的穿刺病例。

四、介入性超声术前准备

1.术前必须全面掌握患者的病史，明确穿刺的目的，超声检查了解病变情况、是否有合适的穿刺点及进针途径，确定是否可行介入性超声。注意严格掌握适应证和禁忌证。

2.测定血常规、尿常规、凝血功能、血型等，对于年龄较大或复杂疾病的患者，检查心、肺、肝、肾功能，糖尿病患者测量血糖等。

3.穿刺前一周停止服用抗凝药物（如阿司匹林等）。腹部病变的介入性操作需要禁食8～12小时，盆腔病变介入性操作前需排空小便，经直肠前列腺活检者要清洁灌肠等。特殊患者因腹胀消化道充气明显时，应事先服用消胀药或清洁灌肠。

4.准备并消毒所需器械，如引导架、穿刺针、活检枪、探头等。

5.术者与患者及其家属术前谈话，告知穿刺适应证及可能出现的并发症等，消除患者紧张情绪，签署知情同意书。

五、介入性超声并发症

1.出血和血肿形成　出血是介入性超声最常见的并发症，其发生率与所涉及的脏器、病灶性质，使用针具的类型和外径，以及操作人员的熟练程度等有关。术前应检查了解患者的血小板计数和凝血功能，严格掌握穿刺适应证和禁忌证，对凝血功能异常的患者应谨慎，纠正后方可行穿刺诊疗术，选择穿刺路径时应用彩色多普勒，避开血管，并最好选择经过一段正常组织再进入肿瘤的路径，穿刺过程中当针尖抵达脏器表面时应要求患者短暂屏气，迅速进针，防止针尖斜面对脏器包膜造成切割损伤，减少粗针穿刺次数，有出血倾向者可注射止血药物，并改用细针穿刺。

2.感染　穿刺活检并发感染的发生率很低，引起术后感染的主要原因是介入性器械细菌污染和操作不规范。严格器械灭菌和无菌操作，是预防感染的最有效途径。

3.疼痛　是穿刺术后最常见的不良反应，以穿刺局部轻微疼痛为主。肝占位性病变穿刺术后疼痛主要发生在术后48小时内。穿刺点局部疼痛且疼痛轻微者，可不予特殊处理；如果穿刺区疼痛严重，应警惕出血或腹膜炎可能。

4.针道种植　恶性肿瘤穿刺活检的针道种植转移发生率极低。一般认为针道种植转移的发生主要与肿瘤细胞类型、多次重复穿刺、穿刺针口径过大有关，但多由粗针盲穿所致。采用自动活检枪技术、每次活检之后消毒冲洗穿刺针等，有助于减少针道种植转移发生。

5.酒精毒性反应　接受囊肿穿刺硬化治疗及无水乙醇肿瘤消融治疗的患者，可出现酒精毒性反应，表现为注入无水乙醇时，出现颜面潮红、头颈灼热感，女性多见，一般不需处理。

6.其他　邻近器官的损伤、休克等。出现严重并发症时应及时与相关临床专科联系，及时诊治。

六、影响穿刺精确度的因素

1.超声仪器　应注意仪器分辨率和厚度容积效应的影响，尤其是对于小病灶穿刺。穿刺过程中，往往超声显示穿刺针进入病灶内部，但取材不满意或抽不出，此时，轻轻侧动探头，变动探头方向，寻找最大切面，在靶目标回声最强、显示最清晰时进针。由于新型高档超声仪的性能显著提高，图像质量明显改善，尤其是实时三维超声导向技术的应用，有力地提高了穿刺的准确性。

2.引导架　导向器或穿刺针配备不当均会造成穿刺中发生偏差，影响穿刺的精确性。目前许多超声引导架配有2个以上进针角度的针槽，这样有利于对病灶进行穿刺活检，精确命中靶目标，但穿刺者在进行穿刺之前应确定是否选择了与针槽一致的引导线。另外引导架的安装也要注意其方向，引导架进针端与探头的标识端应一致。术前或定期行水槽穿刺实验校正超声仪的引导线，检验和调试穿刺针是否沿引导线进入靶目标。引导架尤其是塑料材质的引导架，长期使用会老化，导致引导装置松动，应定期进行更换。

3.呼吸及吞咽活动　胸、腹部病灶随呼吸有不同程度范围的移动，穿刺时禁止患者做深呼吸，进针时嘱患者屏气并迅速进针。例如，对肝脏近膈面的肿瘤进行穿刺时，应在患者屏气时进针并迅速完成穿刺过程，否则容易损伤胸腔或肝脏包膜，造成气胸、血胸、出血及包膜下血肿等并发症，此外，呼吸的影响还可导致靶目标的偏移，导致穿刺失败。甲状腺疾病穿刺时，穿刺过程中应禁止患者吞咽，以免损伤气管、神经及颈部大血管，造成穿刺失败。总之，患者适当的呼吸控制对于准确穿刺尤为重要。

4.穿刺目标　当穿刺针接触到靶器官时，该器官或多或少会发生移位，可导致靶目标偏离预定穿刺路线，特别是质地较硬、包膜光滑、活动度大的病变，如乳腺肿物、系膜肿物、卵巢囊肿等。可让助手帮助固定穿刺部位，此外，应用锋利的穿刺针和熟练的操作技术可以减少这一影响。

5.针尖形状　穿刺针针尖有直斜两面，斜面型针尖会在穿刺过程中由于阻力作用发生针的偏移，尤其是位置较深、较小的病灶，偏离就较大。针尖面斜角越大、穿刺距离越远、组织越硬，则针的偏移就越大。针尖形状不对称时，采用锋利的穿刺针快速进针，边旋转边进针可以减少这种偏移作用。

6.组织阻力　当穿刺针遇到阻力很大的组织或阻力不均衡的组织，如某些厚实的皮肤、筋膜及纤维结缔组织、硬化的管道、较硬的肿瘤性病灶，细长的针体可能发生弯曲变形，偏离穿刺方向。为了避免穿刺针穿刺皮肤和腹壁筋膜时发生弯曲，可先用粗的引导针穿刺皮肤和腹壁筋膜，再将细长针通过引导针进针，则能保证细针的穿刺方向，或更换粗针进行穿刺，此外，力求垂直进针亦可减小这一偏差。如使用经皮酒精针等细针进行穿刺时，应配合穿刺引导针使用，先将引导针穿过皮肤、皮下组织，再将经皮酒精针经引导针穿入病灶。

7.进针角度及穿刺路径　穿刺路径的选择原则是避开重要脏器，在多个穿刺点可选择的情况下，选择以最短距离、穿刺针与皮肤接近垂直的角度进入靶目标，有助于提高穿刺精准度。

第二节　超声引导穿刺活检

一、超声引导经皮肝脏穿刺活检

超声引导下穿刺活检可用于肝脏弥漫性病变及肝占位性病变，前者包括脂肪肝、病毒性肝炎、肝纤维化、肝硬化、肝血吸虫病等，后者主要包括肝内的各种局灶性病变，如原发性肝癌、转移瘤、血管瘤、炎性假瘤、局灶性结节样增生等。

（一）适应证

1.肝内占位性病变性质不明确且不能除外恶性者。

2.原发灶不明的肝内转移性病变。

3.肝弥漫性病变需明确组织病理学者。

4.慢性肝炎肝纤维化程度的动态监测。

5.原因不明的黄疸且已排除肝外胆道梗阻者。

6.恶性肿瘤治疗后的疗效评估。

（二）禁忌证

1.一般情况差，不能耐受穿刺，呼吸无法配合者。

2.有明显出血倾向及凝血功能障碍者。

3.严重肝硬化及大量腹水者。

4.位于肝脏表面、穿刺路径上没有正常肝组织的病变。

5.胆系或膈肌周围感染等，穿刺后易发生继发感染者。

6.肿瘤内血管丰富，或肿瘤组织邻近大血管，穿刺难以避开者。

7.严重的肝外阻塞性黄疸者。

（三）操作方法

一般采取左侧卧位、仰卧位，手臂上举置于头后。局部消毒、铺巾，2%利多卡因局部麻醉，尖刀切皮0.5cm。多用18G活检针穿刺活检，针尖达肝包膜即停针，嘱患者屏气数秒，快速进针入肝内1.5～2.0cm，击发活检枪后迅速退针，完成活检（图9-2-1），取出标本置于标本瓶并用福尔马林固定，穿刺点消毒、包扎，留观1～2小时。粗针活检次数一般为2～3次，细针活检穿刺次数以3～4次为宜。穿刺取样时，每次穿刺后须用75%乙醇纱布仔细擦拭针杆及针尖，之后用无菌生理盐水冲洗，以免造成针道污染及肿瘤种植。

肿瘤性病灶穿刺时需注意取材部位的选择，肿瘤中心组织容易合并出血坏死，该部位取材容易造成假阴性结果，选择肿瘤周边血供丰富但无大血管的低回声区多点取样，有条件者还可采用超声造影引导下穿刺活检，这些措施有助于避开坏死组织，减少假阴性发生率。

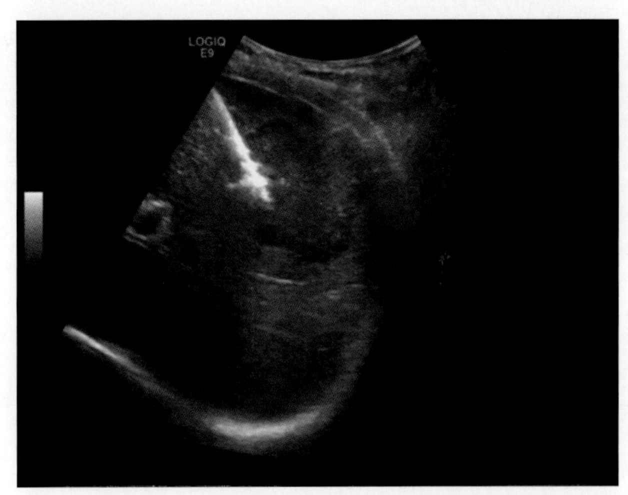

图9-2-1　超声引导下肝占位性病变穿刺活检

二、超声引导经皮肾脏穿刺活检

肾脏弥漫性病变主要是指累及双侧肾小球的各种疾病，肾小球病变是具有相似临床表现（如血尿、蛋白尿、高血压等），但病因、发病机制、病理改变、病程和预后不尽相同的一组疾病，可分原发性、继发性和遗传型，肾脏穿刺活检是肾脏疾病（尤其是肾小球疾病）诊治中必不可少的手段，对确定组织病理学类型、选择适宜的治疗方案、判断预后均有重要意义。

（一）适应证

1.原发性肾病综合征。

2.肾小球肾炎导致的快速进展的肾衰竭。

3.累及肾脏的全身性免疫性疾病，伴有蛋白尿、异常的尿沉渣或肾衰竭。

4.病因不明的肾小球性蛋白尿，伴有异常的尿沉渣或持续性蛋白尿。

5.持续性或复发性肾小球性血尿。

6.高血压伴肾功能损害原因不明者。

7.肾炎、肾病的鉴别和分型。

8.鉴别肾移植排斥反应、环孢素毒性、原有肾脏疾病复发或新发的肾脏病变、原因不明的肾功能降低。

9.原因不明的急性肾衰竭少尿期延迟伴蛋白尿，以及肾小球性蛋白尿，肾脏大小正常且无梗阻因素时。

（二）相对适应证

1.单纯性肾小球性蛋白尿＞1.0g/24h，但尿沉渣正常。

2.缓慢进展的肾小管间质疾病。

3.肾脏大小正常、病因不清的肾衰竭。

4.疑为遗传性家族性的肾小球疾病。

5.糖尿病肾病。

（三）禁忌证

1.凝血功能障碍：各种原因的凝血功能障碍均属禁忌，必须纠正后才可施行穿刺活检。

2.高血压：是肾炎和肾病的常见症状，肾脏活检前应加以控制。

3.孤立肾或另一侧肾功能丧失者虽非绝对禁忌，但肾脏穿刺活检后，有时会出现氮质血症或尿毒症，选择穿刺活检需慎重。

4.萎缩性小肾脏：由于肾皮质甚薄，不易取到满足病理诊断的组织。

5.多囊肾。

6.高度腹水、肾周积液、极度衰弱、妊娠等。

7.精神病或不配合操作。

（四）操作方法

术前接受透析的患者，穿刺前、后3天暂时停用抗凝药物。患者取俯卧位，腹部肾区垫平枕，使背部弓起肾脏紧贴腹壁，避免穿刺时肾滑动移位。肾穿刺活检一般首选右肾，穿刺点一般选肾下极实质较宽厚处，避开肾窦。常规消毒、铺巾，用2%利多卡因作穿刺点局部麻醉，局部皮肤切小口。成人一般选用16G活检针，儿童可用18G活检针。将活检针经腹壁及肾周脂肪囊，快速刺入浅层肾实质内，激发活检枪后立即拔针，一般穿刺2～3针（图9-2-2）。肾组织分切后送光镜（甲醛固定）、免疫荧光（或免疫酶标）、电镜（戊二醛固定）检查。术后加压包扎，平卧休息24小时，严密观察血压、脉搏和尿液性状等，有肉眼血尿时，应延长卧床时间，一般在24～72小时肉眼血尿可消失。

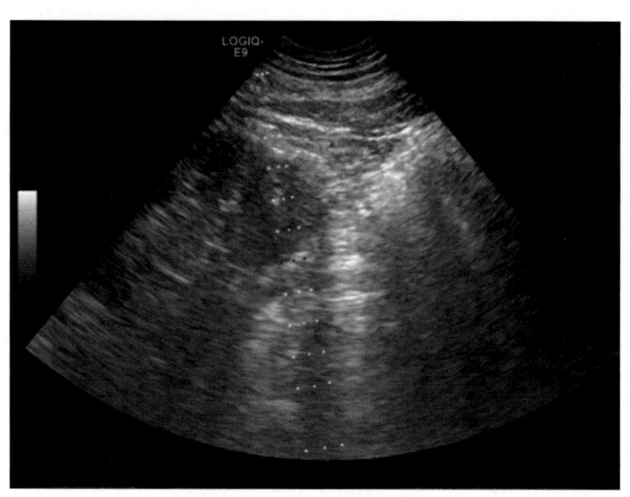

图9-2-2 右肾下极穿刺活检

三、超声引导经皮乳腺穿刺活检

乳腺穿刺主要包括细针抽吸活检和粗针穿刺活检，粗针穿刺活检可获得病变组织标本大，相对容易做出病理学诊断，临床最常用，但在某些情况下，如可疑为恶性且体积较小病变，仍需要选择细针穿刺抽吸细胞学检查。

（一）适应证

1.乳腺内有可扪及的肿块，超声发现的实性结节或不典型囊肿需要定性者。

2.临床高度怀疑为乳腺癌者。

3.乳腺癌拟施行保乳术或新辅助化学药物治疗者。

4.临床确诊为晚期乳腺癌，但不适合手术治疗，须提供病理学和激素受体检查结果，以施行新辅助化疗或新辅助内分泌治疗者。

5.可能为良性病灶，但不能随访的患者或准备妊娠的妇女。

（二）禁忌证

1.凝血功能障碍者。

2.严重心肺疾病。

3.超声无法显示及无安全穿刺路径的病变。

（三）操作方法

1.超声引导乳腺病变细针穿刺抽吸细胞学检查　取仰卧位或侧卧位，常规消毒、铺巾。乳腺细针穿刺抽吸细胞学检查可不用麻醉，对表浅部位进行穿刺时不需要探头穿刺架，超声实时引导穿刺针沿探头长轴方向斜向刺入病变内，穿刺针保持负压状态下反复提插数次后拔针，抽吸物立即涂片并用95%乙醇固定，常规HE染色，显微镜下观察。

2.超声引导下乳腺病变粗针穿刺活检　常规消毒、铺巾后，用2%利多卡因对穿刺点、穿刺路径及肿块附近进行局部麻醉。沿超声探头长轴方向将穿刺针斜行刺入肿瘤内，启动穿刺活检枪取材（图9-2-3），退针后用纱布按压止血，重复取材2～4条，标本固定后送组织病理学检查。穿刺结束后，消毒穿刺点并加压包扎。

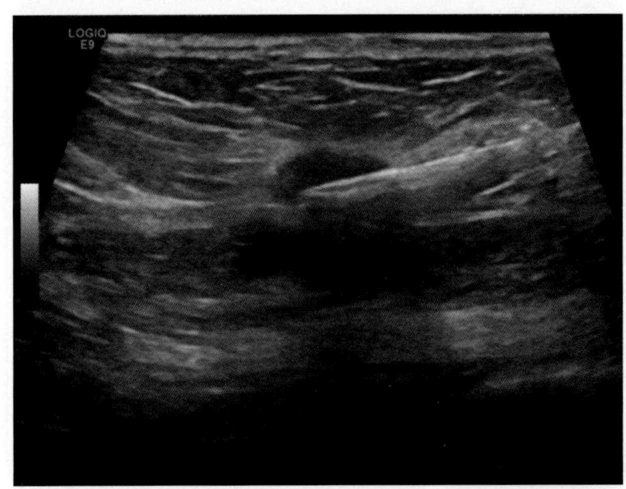

图9-2-3　超声引导下乳腺肿瘤粗针穿刺活检

四、超声引导经皮甲状腺结节穿刺活检

超声是甲状腺结节首选检查手段，人群中甲状腺结节超声检出率可达30%～50%，部分结节超声难以明确诊断，经皮穿刺活检成为此类结节确诊的重要手段，主要包括结节细针抽吸活检（fine-needle aspiration biopsy，FNA）和粗针穿刺活检。FNA获得细胞学标本，该方法具有创伤小、操作简便、安全、经济实用、制片快速、阅片费时少等优点，适用于所有甲状腺疾病的诊断，对于早期甲状腺癌，其诊断敏感度和特异度分别可达65%～98%和72%～100%；粗针穿刺活检能获取组织学标本，一般适用于肿大Ⅱ度以上的甲状腺和直径大于1cm的甲状腺结节，相比FNA，其创伤性较大、操作相对复杂、并发症相对多，但在诊断方面与FNA有互补性，有利于特殊病例的诊断，二者可依具体情况选择。

（一）甲状腺结节细针抽吸活检

1.适应证

（1）临床怀疑的恶性结节，如质地坚硬、生长迅速、有颈部放射线暴露史或甲状腺癌家族史等。

（2）有可疑恶性超声特征的结节。

（3）其他检查难以诊断的弥漫性甲状腺病变。

（4）甲状腺癌外科手术后新发病灶。

2.禁忌证

（1）患者不合作。

（2）有原因不明的出血病史。

（3）凝血功能异常。

（4）无合适的穿刺路径。

（5）甲状腺或肿瘤组织血流异常丰富者。

（6）高血压控制不好，如收缩压＞180mmHg者。

3.操作方法　患者仰卧位，肩部垫高，使头部呈过伸位，充分暴露颈前区。常规消毒、铺巾，用2%利多卡因由皮肤至甲状腺被膜进行局部麻醉。操作者一手固定超声探头，另一手持22～27G穿刺针沿着扫描平面斜行插入，实时观察，当针尖到达结节中心时停止进针，结节内伴有钙化时应尽量在钙化灶周边穿刺，在不同针道于5s内来回提插4～5次（无负压或负压状态下），迅速退针，用纱布压迫进针点。用空注射器将吸取物推射到载玻片一端，并用另一块载玻片将标本均匀涂抹开，立即置于固定液中10min，结节穿刺不超过4针。穿刺结束后，包扎穿刺点，加压15min以上预防出血。

（二）甲状腺结节粗针穿刺活检

甲状腺结节粗针穿刺活检是用穿刺活检针切取甲状腺组织供组织病理检查，适用于经细针抽吸活检未明确诊断的患者，主要适用于弥漫性甲状腺疾病伴Ⅱ度以上肿大及甲状腺结节直径1cm以上者。

操作方法　患者仰卧位，肩部垫高，使头部呈过伸位，充分暴露颈前区。常规消毒、铺巾，用2%利多卡因由皮肤至甲状腺被膜进行局部麻醉。穿刺针可选择18～21G，操作者手持超声探头，助手持穿刺针沿着扫描平面斜行刺入，超声实时监视，当针尖到达结节边缘时停止进针，激发活检枪，迅速退针（图9-2-4）。将组织条置于甲醛固定液中，穿刺2～3次。穿刺结束后，包

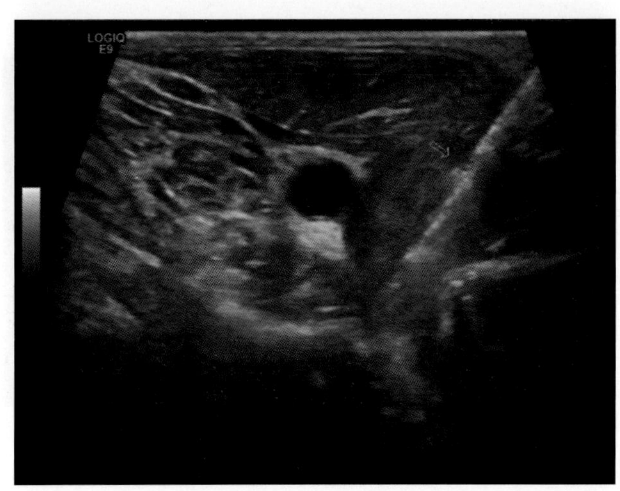

图9-2-4　超声引导下经峡部入路甲状腺右叶结节粗针穿刺活检

扎进针点，用手压迫15min以上防止出血。

五、超声引导经皮肺占位性病变穿刺活检

超声引导经皮穿刺肺活检的先决条件是超声能显示病灶，即病变的表面不能有含气肺组织，且未被肋骨、胸骨或肩胛骨等完全遮挡，主要适用于贴近胸膜的周围型肺占位性病变，以及少数中央型肺癌伴阻塞性肺不张者。

（一）适应证

1.临床及影像学检查疑为肺部恶性肿瘤且超声能显示者。

2. X线发现并经超声检查证实的肺外周型肿瘤，行纤维支气管镜检查失败者。

3.原发肺恶性肿瘤或转移癌及不能手术的肺部肿瘤，为选择放疗或化疗方案而需要明确病理组织学类型者。

4.原发部位不明确的肺部转移癌，需要穿刺活检了解转移瘤的组织来源者。

5.肺部炎性肿块（如肺炎性假瘤、肺脓肿、结核球和叶间积液等），临床治疗前需明确诊断者。

6.位于实变肺深部的中央型占位性病变。

（二）禁忌证

1.有严重出血倾向者。

2.近期内严重咯血、呼吸困难、剧烈咳嗽或不能合作者。

3.有严重肺气肿、肺淤血性心脏病者。

4.位于心脏和大血管边缘的小病灶或与其分界不清者。

5.超声难以显示的病变。部分超声可显示的病变，但受肋骨遮挡，缺乏合适进针入路者。

（三）操作方法

常规消毒、铺巾，局部用2%利多卡因作浸润麻醉，要避免麻醉时伤及肺组织，局部皮肤用尖头刀切一小口，组织学穿刺选18～16G活检针及自动活检枪，穿刺进针时嘱患者暂时屏气，针尖到达病变表面时，触发扳机，随即退针，一般取2～3针，穿刺时注意避开病变内的大血管及坏死区（图9-2-5，图9-2-6）。术毕将切割组织条用10%甲醛溶液或无水乙醇固定后送组织病理学检查。

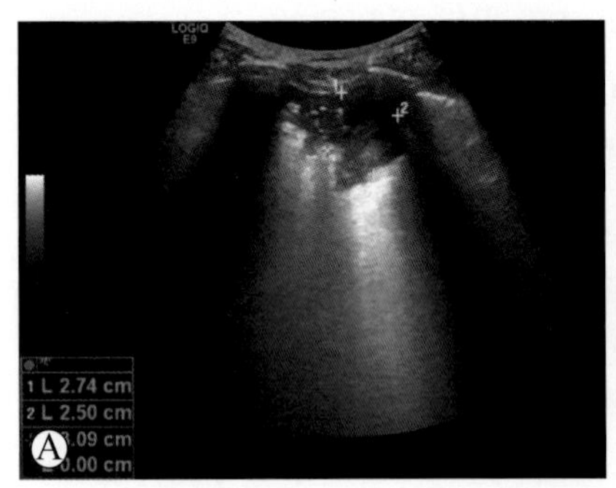

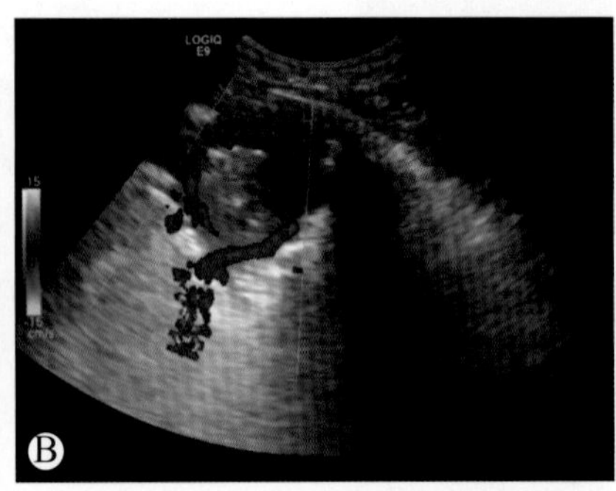

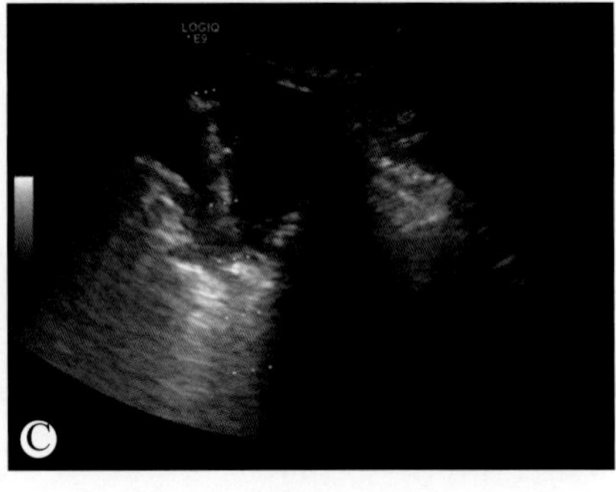

图9-2-5 超声引导下肺占位性病变穿刺活检

A. 二维超声示肺内低回声结节；B. CDFI显示结节周边条状血流信号；C. 避开大血管穿刺取材

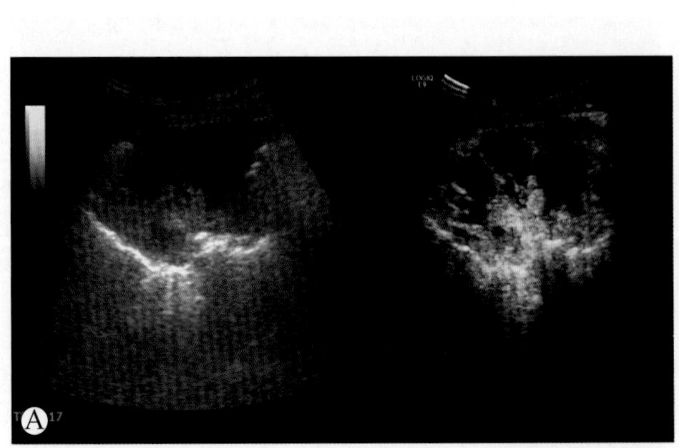

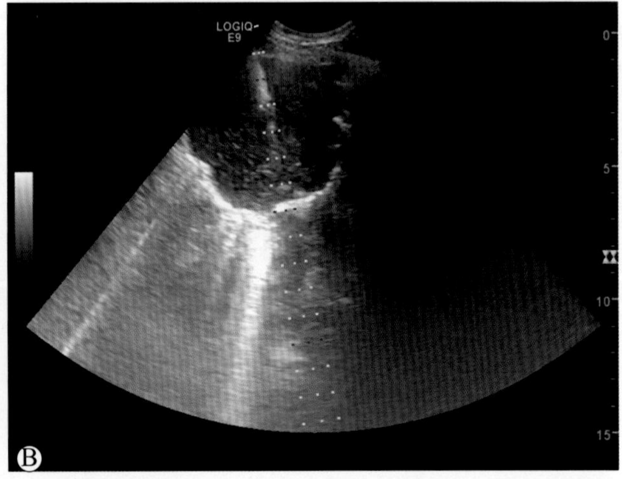

图9-2-6 超声造影指导穿刺取材

A. 术前超声造影显示病变有大片不规则液化坏死区；B. 在B型超声引导下避开液化坏死区取材

六、超声引导经皮淋巴结穿刺活检

局部或全身疾病常表现为相应部位的淋巴结肿大，明确肿大淋巴结的性质、来源对指导临床诊断及治疗有重要意义。良恶性肿大淋巴结的分布和形态学表现多有交叉，造成影像学定性困难。超声引导经皮淋巴结穿刺活检可以有效取得肿大淋巴结的组织学标本，现已成为淋巴结定性诊断的首选方法。

（一）适应证

1.所有超声能够显示的肿大淋巴结。

2.不明原因无痛性肿大淋巴结。

3.痛性肿大淋巴结，经非特异性抗炎、抗感染治疗无效者。

4.恶性肿瘤，需判断肿大的淋巴结是否为肿瘤转移者。

（二）禁忌证

无合适进针路径及严重凝血功能障碍者。

（三）操作方法

浅表部位选择频率5.0～10MHz线阵探头，深部或较大淋巴结的穿刺可选择3.5～5.0MHz凸阵探头。采用体表直接检查定位，体位根据穿刺部位不同而定。尽量选择肿大淋巴结的长轴作为穿刺径路，并避开周围器官及大血管。常规消毒铺巾，用2%利多卡因局部麻醉，尖刀片切皮0.5cm，应用自动活检枪或一次性活检装置，选择16～20G穿刺活检针，超声引导下穿刺活检针刺入肿大淋巴结，激发活检，迅速出针（图9-2-7），一个淋巴结穿刺次数一般为2～3次，每次穿刺1～3个。将所取组织条置于消毒滤纸上，用10%甲醛溶液固定，送组织病理学检查，针腔内的残留组织可涂片送细胞学检查。

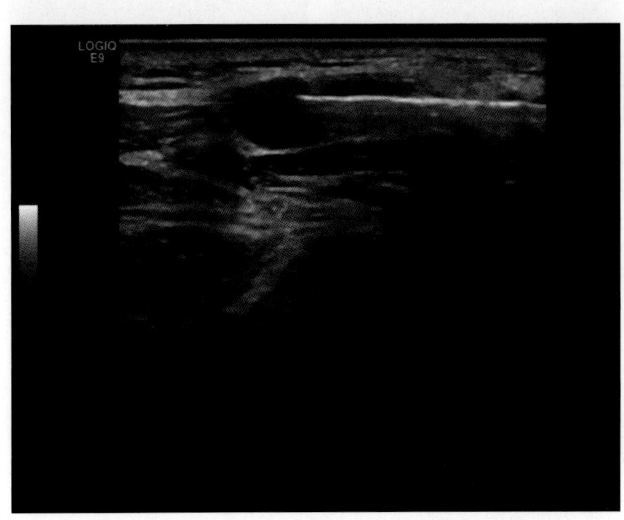

图9-2-7　超声引导下表浅淋巴结穿刺活检

第三节　超声引导穿刺抽吸治疗与置管引流

一、囊肿穿刺抽吸硬化治疗

超声引导下囊肿的抽吸硬化治疗，即在超声引导下穿刺抽出囊肿内囊液后，于囊腔内注入化学药物，可使囊壁上皮细胞发生脱水，蛋白质凝固变性，导致细胞死亡而失去分泌囊液的功能，同时刺激囊壁组织产生无菌性炎症，纤维组织增生，囊壁粘连，最终使囊腔闭合，囊肿消失。囊内注入无水乙醇后因囊壁组织产生凝固硬化反应，对乙醇的通透性降低，周围组织受影响较小。超声介导囊肿穿刺硬化治疗具有方法简便、治愈率高、并发症少、创伤小、术后恢复快等优点，目前，超声介导经皮穿刺硬化治疗已成为肝、肾囊肿的首选治疗方法。囊肿硬化治疗的硬化剂种类繁多，无水乙醇因容易获得、价格低廉、副作用少、硬化效果好，临床应用最多。

（一）适应证

1.肝、肾囊肿直径＞4～5cm。

2.囊肿产生压迫症状或影响肝、肾功能者。

3.囊肿合并囊内出血或感染者。

4.囊肿疑有恶变，需要通过穿刺抽液明确诊断者。

5.多囊肝或多囊肾，个别囊肿较大，为了防止破裂或解除压迫症状者。

符合以上情况之一，且能耐受及配合手术，有穿刺进针路径者，均是囊肿穿刺抽吸硬化治疗的适应证。

（二）禁忌证

1.存在严重心、肺等重要脏器疾病，不能配合完成治疗者。

2.有严重出血倾向者。

3.穿刺入路有大血管等重要结构不能避开者。

4.肝、肾囊肿与胆管或肾盂交通者。

5.酒精过敏，不宜行无水乙醇硬化治疗者。

6.转移性囊性肿瘤。

7.囊肿性质不明者。

（三）操作方法

肝囊肿穿刺多取仰卧位或侧卧位，肾囊肿穿刺多取俯卧位、侧卧位。手术区域皮肤常规消毒、铺巾，于穿刺点周围腹壁注射2%利多卡因行局部浸润麻醉，在超声实时监视下将穿刺针经腹壁、囊肿周围组织刺入囊肿内，调整针尖至囊肿中后方2/3处拔出针芯，接吸引软管及注射器，抽净囊液后注入无水乙醇行硬化治疗（图9-3-1，图9-3-2）。首次抽出的囊液留样送生化及细胞学等检查。肝、肾囊肿无水乙醇硬化治疗中，硬化剂用法尚不统一，用量及注入方法差别较大，目前多用冲洗法，即在超声引导下PTC针穿刺成功后，抽净囊液，用一定量乙醇溶液冲洗囊腔，留置数分钟后完全抽出，重复冲洗抽吸过程3～4次，最后抽净囊内液，单次乙醇注入量多为抽出囊液总量的1/5～1/2，但囊液量较大时，单次注入量建议不超过50～60ml，留置2～3min后完全抽出，经多次冲洗后，抽出的冲洗液外观会由浑浊逐渐转清亮，抽净囊内液后拔针。

囊腔经反复冲洗后，无水乙醇不断置换出残留的囊液，囊腔内乙醇浓度会逐渐增高，在抽吸较彻底的情况下，经过3～4次冲洗，囊腔内无水乙醇的浓度可达99%，反复冲洗还可使囊内沉淀的蛋白质及时抽出，防止因蛋白质析出附壁影响硬化效果，加压冲洗可冲开皱缩的囊壁，使乙醇溶液与囊壁上皮接触更充分。使用冲洗法囊壁与无水乙醇的接触时间较短，安全性高，因此，不严格限定无水乙醇用量，经反复置换可以充分保证最终囊液的乙醇浓度，前提是一定要将每次注入的无水乙醇完全抽出，否则可导致酒精中毒的发生。

囊肿硬化治疗后2～3个月，囊肿多缩小不明显或无变化，最初1个月内甚至比治疗前略有增大，这种情况与治疗后囊肿壁组织坏死后液体渗出有关，少数可能合并存在治疗不彻底。渗液的吸收需要较长的过程，以3个月内最明显，术后6个月以后吸收速度减慢。因此，肝、肾囊肿硬化治疗后，疗效评价应在硬化治疗后3～6个月以后甚至更长时间进行。

二、囊肿穿刺置管引流及硬化治疗

超声引导下穿刺抽吸引流主要适用于较小的含液性病灶的诊断与治疗，当用于较大囊肿、脓肿及大量体腔积液的治疗时，单次穿刺抽吸往往疗效不佳，此时，需置管以便进行反复多次注药与彻底引流。超声引导下穿刺置管引流技术的引入极大地拓宽了超声介入手术的适应证范围，成为临床又一重要的诊疗技术。

（一）适应证

超声引导下穿刺置管引流及硬化治疗主要适用于8～10cm以上或多次穿刺抽吸硬化治疗复发的肝、肾囊肿，并有穿刺进针路径者。

（二）禁忌证

参见“囊肿穿刺抽吸硬化治疗”。

（三）操作方法

术前超声定位穿刺点及穿刺路径，常规消毒、铺巾，局部麻醉，多选择6～7F引流管，可用套管针法或Seldinger法置管（图9-3-3）。若囊液量在1000ml以内，可以缓慢抽吸干净后即行冲洗硬化治疗；若估计囊液量超过1000ml，置管后可接引流袋持续引流，待次日引流干净后再进行硬化治疗。每次硬化治疗注入无水乙醇50～60ml，共冲洗3～4次，硬化完毕后保持引流管持续开放，间隔1～2天后可重复硬化治疗，一般需进行2～3次硬化治疗，治疗期间保持持续引流，待囊肿内引流液明显减少（每日10ml以内）时可拔管。

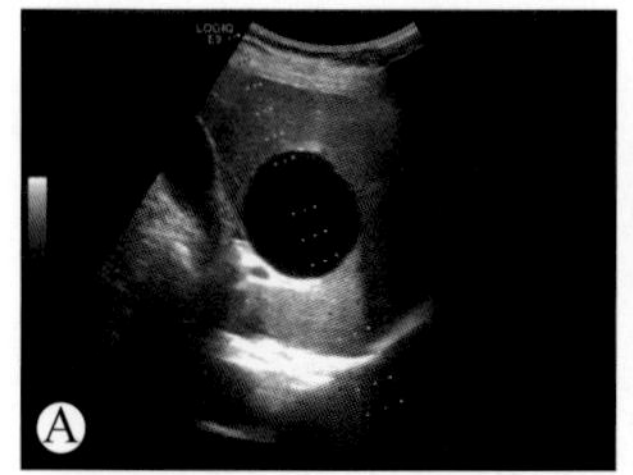

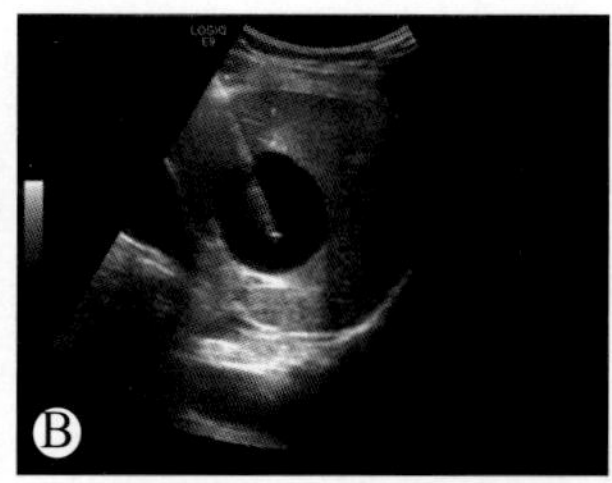

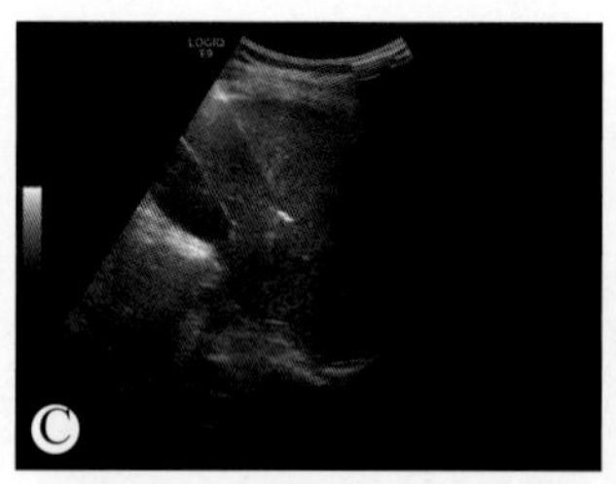

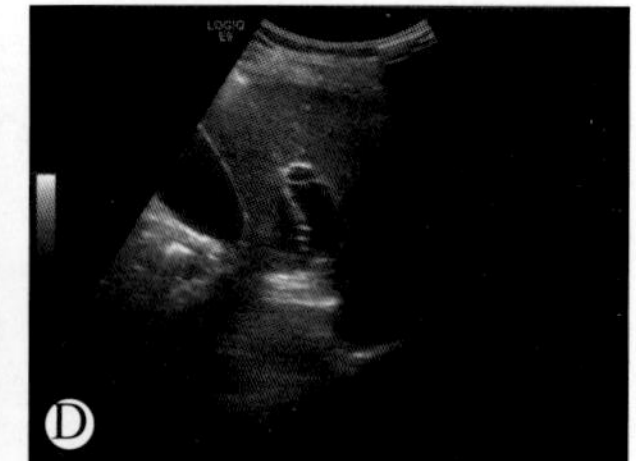

图9-3-1 肝囊肿超声引导穿刺抽吸硬化治疗

A. 术前定位进针路径；B. 穿刺针沿预设路径刺入囊肿内部；C. 抽出囊内液体，显示肝内“无回声”区消失；D. 注入无水乙醇硬化囊壁

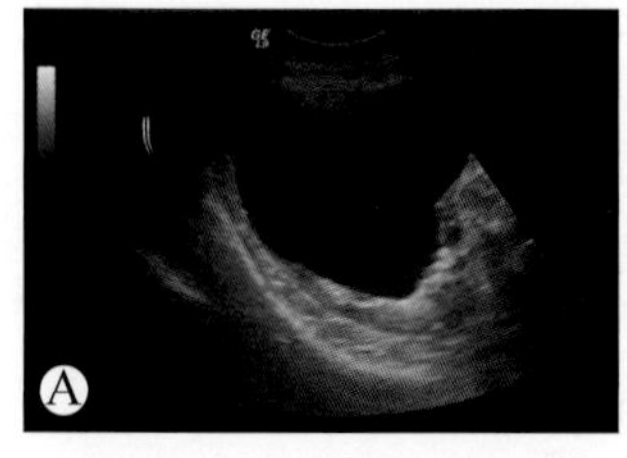

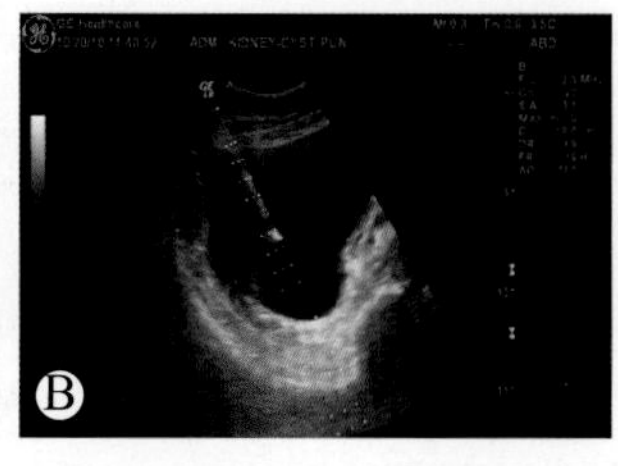

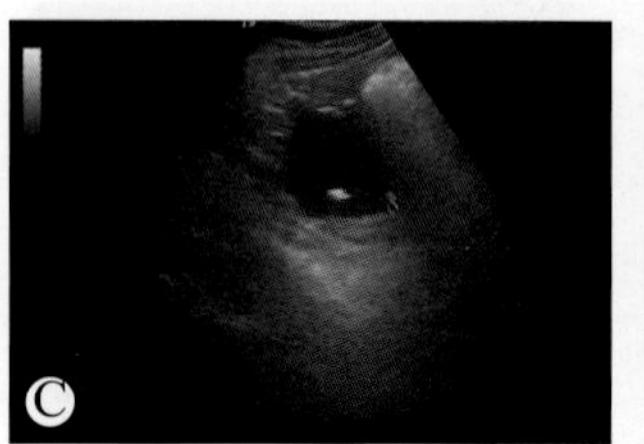

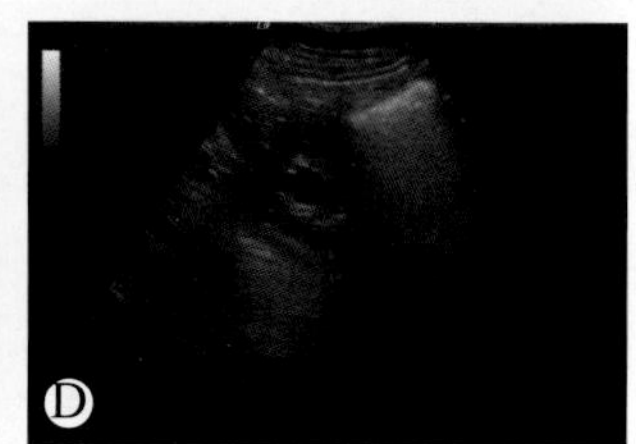

图9-3-2 肾囊肿超声引导穿刺抽吸硬化治疗

A. 灰阶超声显示肾实质内外凸型囊肿；B. 穿刺针沿预设路径刺入囊肿内；C. 肾囊肿硬化治疗中；D. 肾囊肿硬化治疗后

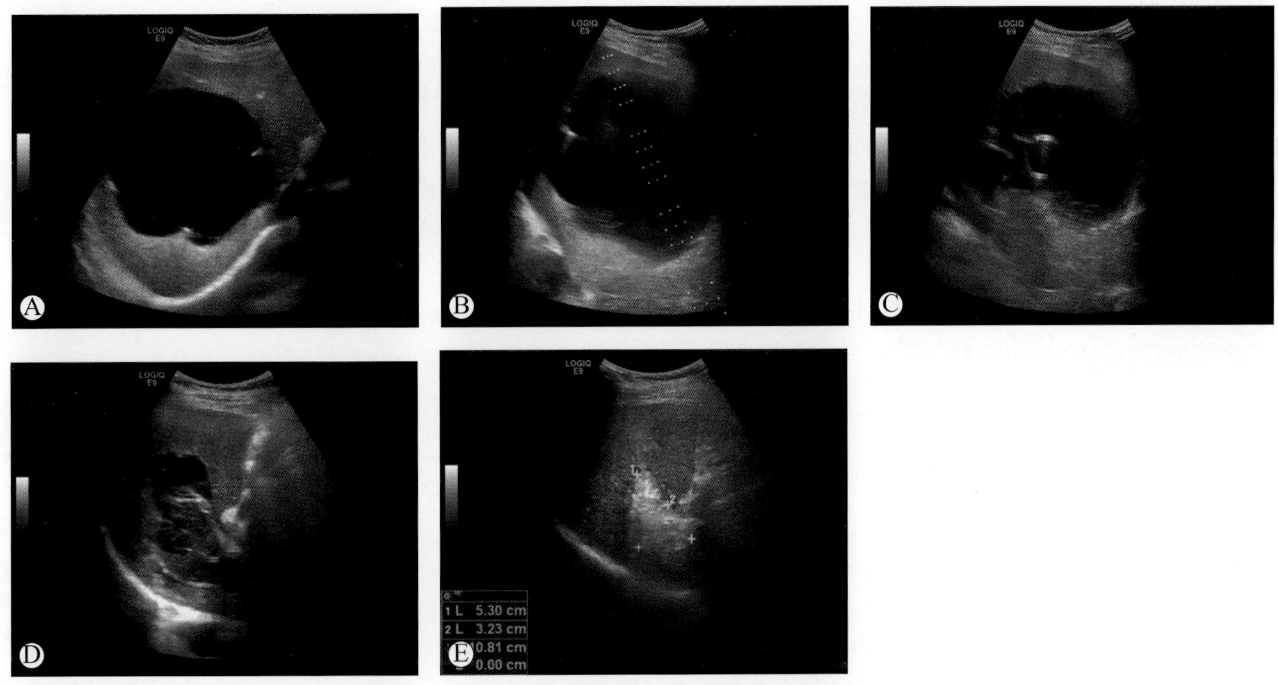

图9-3-3　超声引导下肝巨大囊肿穿刺置管引流与硬化治疗

A. 二维超声显示肝内巨大囊肿（11cm×10cm）；B. 预计穿刺路径；C. 引流管置入囊肿内；D. 硬化治疗后3天，囊肿缩小，囊腔内纤维组织增生，囊腔呈蜂窝状；E. 硬化治疗后2个月，渗液彻底被吸收，囊肿进一步缩小，增生的纤维组织使囊腔粘连闭合，呈高回声实性团块

三、肝脓肿穿刺抽吸治疗

肝脓肿既往主要全身应用抗生素行内科保守治疗或外科手术引流。然而，内科治疗对3cm以上的脓肿疗效欠佳，手术引流治疗创伤大，并发症多，尚有部分患者不能耐受手术。超声引导穿刺抽吸治疗为肝脓肿患者提供了一种简便、安全、疗效肯定、创伤小的局部治疗方法，配合全身及局部抗生素治疗，可以治愈绝大部分肝脓肿，现基本替代了手术引流。

（一）适应证

液化完全的肝脓肿，有安全穿刺路径，无凝血功能障碍者，均适宜行穿刺抽吸治疗。

（二）禁忌证

1. 有严重出血倾向者。
2. 大量腹水者。
3. 无安全进针路径者。
4. 脓肿显示不清或液化不明显者。
5. 不能排除动脉瘤、动静脉瘘等血管源性疾病者。
6. 恶性肿瘤或血管瘤合并感染者。

（三）操作方法

患者多取仰卧位或左侧卧位。常规消毒、铺巾，局部麻醉，超声引导下将穿刺针刺入脓肿灶内，拔出针芯，抽吸脓液，抽净脓液后用生理盐水和甲硝唑反复冲洗脓腔，直至冲洗液变清亮为止，冲洗完毕后，于脓腔内保留适量敏感抗生素巩固治疗（图9-3-4）。首次治疗时，应将抽取的脓液留取少量行细菌培养及药敏试验。

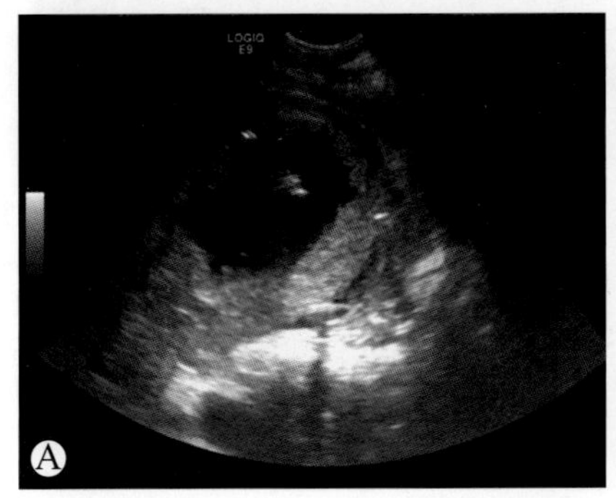

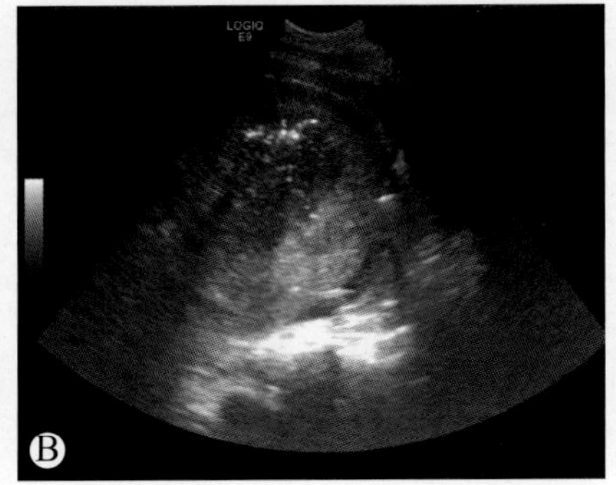

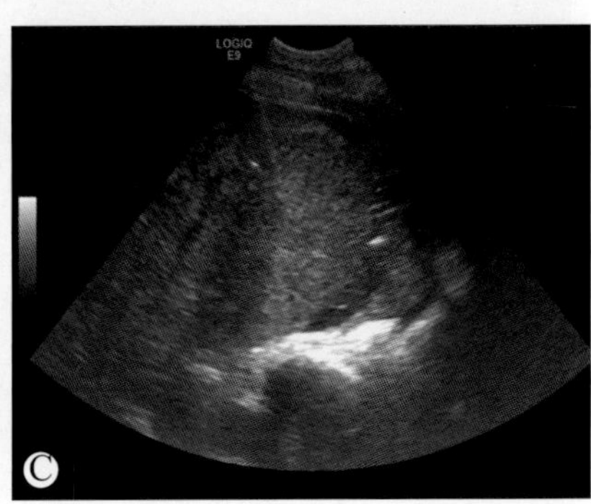

图9-3-4　超声引导下肝脓肿穿刺抽吸治疗

A. 超声引导下穿刺脓肿；B. 注入生理盐水及抗生素冲洗脓腔；C. 治疗后脓腔消失

四、肝脓肿穿刺置管引流

体积较小的肝脓肿行1～2次穿刺抽吸引流治疗多可治愈，但较大的肝脓肿，单次穿刺抽吸引流很难治愈，往往需要置管，行反复冲洗及彻底引流。

（一）适应证

肝脓肿＞5cm或经多次穿刺抽吸引流治疗效果不佳者，均适宜行穿刺置管引流术。

（二）禁忌证

严重心肺疾病、不能耐受置管操作、严重凝血功能障碍、无穿刺路径，是肝脓肿置管引流的主要禁忌证。

（三）操作方法

可采用套管针法或Seldinger法置管，可选择8～12F引流管，引流管多选用带侧孔的猪尾管，引流管管径根据脓肿大小及部位选择。置管成功后，尽量抽净脓液，用生理盐水及甲硝唑反复冲洗，脓腔内保留适量广谱抗生素。妥善固定引流管，导管连接低负压引流袋（图9-3-5）。将首次抽出的脓液送病原学及药敏试验等，根据细菌培养及药敏试验结果针对性地选择敏感抗生素治疗。置管后每天用生理盐水及抗生素冲洗引流管及脓腔1～2次，待引流量持续减少至10ml/d以内，体温降至正常达3天，可以考虑拔管。

五、体腔积液穿刺抽吸与置管引流

体腔积液可以由体腔表面覆盖的浆膜本身的病变引起，亦可继发于多种全身疾病。引起体腔积液的疾病涉及广泛，抽取积液进行相关化验检查是明确病因最常用的手段，确诊后进行胸膜腔、腹膜腔或心包腔内注药治疗和引流成为体腔积液重要的治疗手段。

（一）胸腔积液

1.适应证　各种原因引起的游离性或包裹性胸腔积液，需抽取胸腔积液进行化验以明确诊断，明确诊断后需要进一步引流和（或）注药治疗者。

2.禁忌证

（1）有严重凝血功能障碍者。

（2）合并严重心肺疾病不能耐受手术者。

（3）包裹性积液位置深，不能避开大血管和支气管者。

（4）胸腔积液量极少者。

3.操作方法　游离性胸腔积液患者，一般取面向椅背骑坐位，背部朝向操作者，各种原因不能取坐位者，可以取头高侧卧位；包裹性胸腔积液坐位或各种卧位均可，以便于操作及患者能耐受为宜。常规消毒、铺无菌巾，局部浸润麻醉。积液量少者，超声引导下PTC针经皮穿刺至积液积聚处，穿刺成功后针尾端接软管，用注射器直接抽吸（图9-3-6）。积液量多者，可用套管针法或Seldinger法穿刺置管，置管成功后，将导管与引流袋连接，以低负压持续吸引引流，待引流量显著减少至10ml/d以内时拔管。

（二）腹水

1.适应证

（1）肠管间隙积聚液体厚径达2～3cm，可疑腹腔内出血、感染或原因不明的积液需要做诊断性穿刺者。

（2）大量腹水引起呼吸困难及腹胀等症状，需引流以缓解症状者。

（3）需腹腔内注药治疗者。

（4）少量腹腔游离或包裹性积液，盲穿困难或失败者。

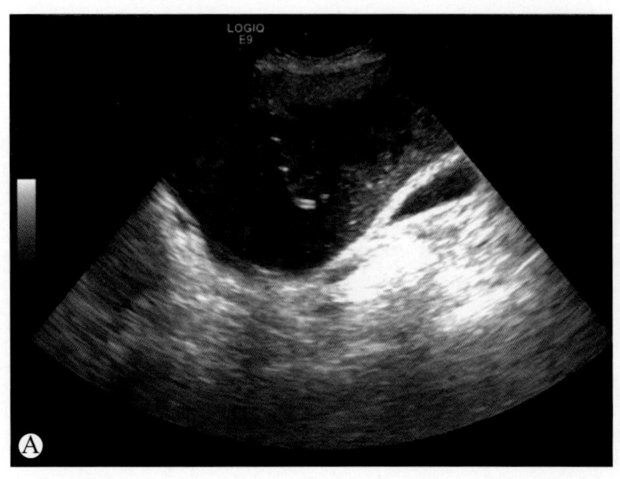

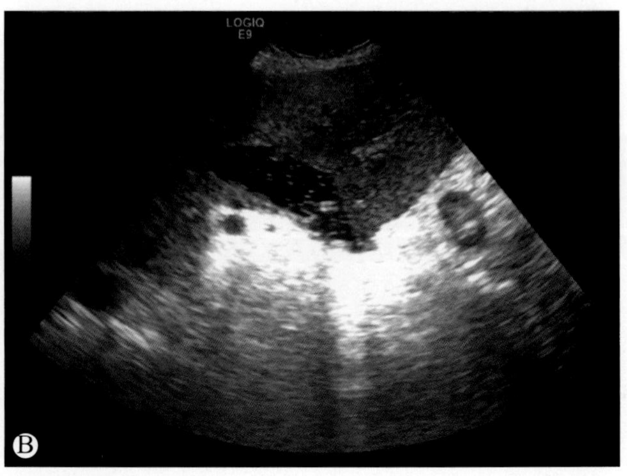

图9-3-5　较大肝脓肿的穿刺置管引流治疗

A.脓腔内置入引流管；B.经引流管抽吸引流及盥洗治疗

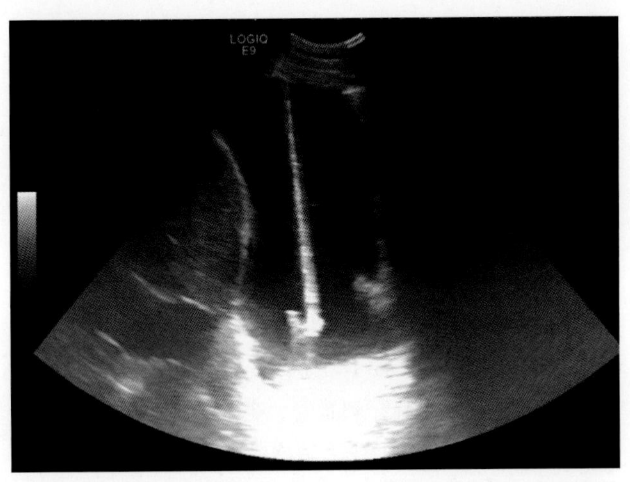

图9-3-6 超声引导胸腔积液穿刺置管术（Seldinger法）
图中显示置入的导丝

2.禁忌证

（1）正在接受抗凝治疗或有出血倾向者。

（2）有肝性脑病先兆者。

（3）有严重电解质紊乱合并大量腹水，禁忌大量放腹水者。

（4）无穿刺路径者。

（5）不能配合操作者。

3.操作方法　根据病情可取半卧位、平卧位及侧卧位，常规消毒、铺无菌巾，定位穿刺点，用2%利多卡因局部麻醉。单纯穿刺抽吸者，超声引导下将PTC针刺入积液积聚区，拔出针芯，接注射器抽吸，抽吸过程中应随积液范围缩小不断调整针尖位置，使针尖始终位于积液内，抽吸完毕后拔针。需要反复引流者或冲洗治疗者可选择置管，接负压引流袋持续引流，待引流量明显减少时可以拔管。首次抽出液进行病原学及生化等检测。

（三）心包积液

多种疾病可合并心包积液，心包穿刺既可以明确心包积液性质，又是解除心脏压塞最有效的手段。心包穿刺及置管引流在临床得到推广应用是在超声心动图及超声介入技术开展以后，超声可以实时显示心脏及其毗邻结构和运动状态，引导心包穿刺或置管成功率高，并发症少。

1.适应证　心脏压塞需要减压引流、抢救生命；需要获取心包积液进行病因诊断者。

2.禁忌证

（1）正在接受抗凝治疗者。

（2）凝血功能障碍者。

（3）心包积液量过少者。

（4）穿刺部位有感染或合并菌血症、败血症者。

（5）不能配合者。

3.操作方法　心包穿刺或置管引流可取仰卧位、坐位及半坐位，选择距离最短、显示清晰、积液积聚最厚且便于穿刺操作处为穿刺点，多选剑突下途径。确认穿刺点后，常规消毒、铺巾，用2%利多卡因局部麻醉至心包壁层。诊断性穿刺者，在超声实时引导下用PTC针穿刺至积液内，拔出针芯，注射器适量抽吸后拔针，抽吸液用于进行各种化验检查；置管引流者，以经剑突下途径为最佳选择，可采用套管针法或Seldinger法穿刺。

六、经皮经肝胆管穿刺置管引流术

经皮经肝胆管穿刺置管引流术（percutaneous transhepatic cholangial drainage，PTCD）是在经皮经肝穿刺胆管造影术基础上发展而来的，是指经皮经肝胆管穿刺成功后，在影像设备引导下，将引流管或支架植入胆管内，用于治疗梗阻性黄疸的方法。主要目的是建立胆管造影通道，实施胆管造影，显示胆管树，了解梗阻的部位、程度、长度及原因等，引流胆汁，解除黄疸，改善肝功能，控制感染，为胆管支架植入或取石建立通道。超声引导下胆管穿刺置管引流具有操作简便、手术时间短、创伤小、并发症少、避免X线辐射、可床旁进行等优点。目前，超声引导已成为诊治胆道疾病的首要手段，X线及CT引导现已很少使用。

（一）适应证

1.各种良性或恶性病变引起的梗阻性黄疸，肝内胆管直径4～5mm以上，需要术前胆道减压或姑息性胆道引流者。

2.胆道梗阻合并化脓性胆管炎，尤其是高龄和休克等危重患者，须紧急胆道减压引流者。

3.梗阻性黄疸不能手术减压亦无法施行内镜逆行胰胆管造影（ERCP）或ERCP失败者。

4.胆道疾病需经PTCD引流管造影，了解胆管树病变情况者。

（二）禁忌证

1.严重出血倾向者、全身衰竭无法耐受手术者。

2.神志障碍，或呼吸、体位不能配合穿刺者。

3.无安全进针路径者。

4.有大量肝前腹水者。

5.胆道扩张不明显，肝内胆管＜4mm，肝外胆管＜10mm者。

6.远端胆管壁增厚、硬化，内径＜3mm，预测导管进入胆管内并行进长度不足5cm者。

（三）操作方法

黄疸严重者术前3天开始肌内注射维生素K，术前2天静脉滴注胆道排泄性抗生素。术前禁食8～12小时。

常规消毒、铺巾，局部麻醉，超声引导采用套管针法或Seldinger法完成穿刺置管引流，引流管多选择7～8F。穿刺靶胆管的选择符合以下几方面：①超声扫查应容易显示靶胆管且距皮肤距离较近。②管径相对较粗（≥4mm），纡曲较少。③穿刺路径无较大血管和肿瘤。④穿刺针与胆管长轴夹角要适当，一般以小于60°～70°为宜，且方向应有利于将引流管送入肝门部或胆总管内。

套管针法：超声引导下将套管针刺入胆管，拔出针芯见胆汁流出后，将针尖斜面转向肝门，将导丝由针孔引入胆管内，然后向前推套管，放入合适位置后将穿刺针和导丝一并拔出。对于胆管扩张明显，且不要求置管较深的病例，可不用导丝，将金属穿刺针退出后直接将引流管推向肝门部的远端胆管，最后将引流管外露端缝合固定于皮肤上。

Seldinger法：超声引导下将18G穿刺针刺入靶胆管，拔出针芯见胆汁，将针尖斜面转向肝门，插入导丝，拔出针鞘，用扩张导管扩张针道，顺导丝插入引流管。将引流管缝合固定在皮肤上，接无菌引流袋（图9-3-7）。

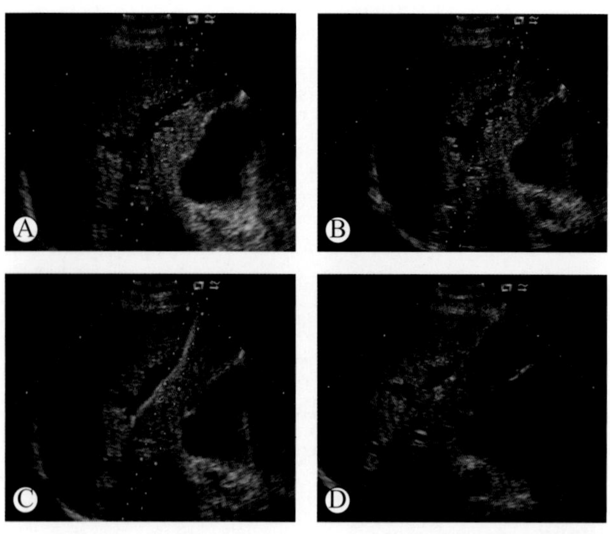

图9-3-7　超声引导下Seldinger法行经皮经肝胆管穿刺置管引流

A. 术前超声定位靶胆管及穿刺路径；B. 穿刺靶胆管；C. 进导丝；D. 进导管

（四）注意事项

1.穿刺中经常发生显示器上见穿刺针已进入胆管而回抽未见胆汁的情况，出现此现象为部分容积效应所致，穿刺针其实并未真正进入胆管。预防方法是显示靶胆管后侧动探头，使靶胆管显示最清晰时穿刺，此时靶胆管已位于声束中央，同时操作者应体会穿刺针进入胆管时的突破感。

2.局部麻醉必须到达肝包膜，避免针尖刺入肝包膜时患者因疼痛而深呼吸，使肝脏发生移位。

3.避免将左、右肝管及肝总管作为靶胆管，此处容易发生胆瘘。

4.为了减少出血并发症，应尽可能减少进针次数，避免误伤大血管。重新穿刺时，穿刺针不必退出肝包膜外。一般穿刺3～5次不成功，应暂停置管计划。

5.术后卧床24小时，观察胆汁是否混有血液成分，并密切观察引流量，以防引流管堵塞或脱落。

6.术后继续使用广谱抗生素和维生素K 3天以上。

7.当肝内胆管扩张不明显时（靶胆管内径＜4mm），应待其扩张后再进行穿刺置管，若病情需要立刻进行治疗，建议超声引导下穿刺，在X线监视下置管，可增加成功率，降低并发症的发生率。

8.注意穿刺时切勿经过肋膈角进针，避免胸腔胆汁漏形成。

（五）并发症

1.胆瘘和胆汁性腹膜炎　是最主要的并发症，与胆道梗阻后胆道腔压力较高、穿刺直接损伤胆管、放置引流管不顺利及置管后短期内脱出等有关。如果患者出现右上腹剧烈疼痛和明显肌紧张，强烈提示有胆瘘发生，应尽早进行超声检查，并经引流管造影，了解引流管位置，保证胆道外引流通畅。若腹腔内有积液，需在超声引导下做腹腔穿刺抽液及置管引流，病情严重者应转手术治疗。

2.胆道内出血　原因是置管操作过程中损伤血管，在胆道压力性坏死或胆道恶性肿瘤侵犯基础上穿刺时容易发生，如胆汁内混有少量血液可不做特殊处理，如涌出大量血液应立即将引流管封闭，同时采用血管造影下肝动脉栓塞控制胆道出血。

3.菌血症　临床上有明显急性胆道感染表现而需行PTCD胆道引流者，不宜行造影检查，否则，推注造影剂后可急剧增加胆道内压，使小胆管与肝血窦间形成解剖性吻合，造成感染胆汁直接流入静脉，发生术后菌血症。

4.胆管-门静脉瘘　胆管与门静脉紧贴，穿刺针穿透胆管后很容易进入门静脉，以致压力较高的胆汁经针道进入门静脉，使患者出现寒战、高热，继而发生菌血症；当门静脉压力高于胆道压力时，门静脉血液进入胆道，出血量大时可在胆道内形成大量凝血块，引起胆道系统感染和黄疸加重。可调整引流管位置并更换更粗的引流管压迫止血。

5.引流管堵塞或脱落　大多发生在远期，可冲洗或更换引流管，必要时重新置管。

（六）疗效评价

PTCD可使胆管减压，改善肝肾功能、全身营养状况和免疫功能，为手术治疗创造条件，减少术后并发症，提高术后存活率。对于不能手术的患者，PTCD可以作为姑息性治疗措施，起到改善症状并延长生命的作用，同时为胆道支架的植入建立良好通道，此外，PTCD是急性化脓性胆管炎患者首选的急救措施。

七、超声引导经皮经肝胆囊穿刺置管引流术

超声引导经皮经肝胆囊穿刺置管引流术（percutaneous transhepatic gallbladder drainage，PTGBD），又称胆囊造口术，是一种简便的胆囊穿刺置管引流技术，是结石性或非结石性胆囊炎、胆管炎、胆道梗阻的一种减压方法。目的在于胆囊引流减压，控制感染，对低位胆道梗阻患者也可达到引流胆汁、减轻黄疸、改善肝功能的作用。PTGBD主要用于治疗患有急性胆囊炎而手术风险很高的危重和老年患者。

（一）适应证

1.急性胆囊炎　患者症状危重或年老体衰，或合并有心、肾、肝等脏器疾病，不能耐受外科手术者。

2.胆总管下段梗阻　胰头癌、胆管癌或结石嵌顿引起胆总管梗阻合并胆囊肿大者，尤其是经皮经肝胆管穿刺置管引流失败而病情危重者。

3.急性化脓性胆管炎　胆石症并发急性胆管炎病例，肝内胆管扩张并不明显而胆囊显著肿大，用超声引导作胆囊引流比PTCD更简单且效果相同。

4.妊娠期急性胆囊炎　有效减轻症状，待产后行胆囊切除术。

（二）禁忌证

1.有凝血功能障碍者。

2.全身衰竭者。

3.有大量腹水者。

4.胆囊充满结石，或无胆囊结石但胆囊腔过小者。

5.由于胃肠气体、肋骨干扰或过于肥胖胆囊显示不清者。

6.无安全穿刺路径者。

（三）操作方法

术前积极纠正严重的内科并发症，术前禁食8～12h。常规消毒、铺巾，局部麻醉，原则上选择经肝脏胆囊床进入胆囊，但解剖学上的胆囊床超声难以判别，一般可选择右侧季肋部扫查胆囊体部的中心或近颈侧的体部作为穿刺部位。超声引导采用套管针法或Seldinger法完成穿刺置管引流，置管成功后将引流管缝合固定在皮肤上，接无菌引流袋。术后卧床休息24小时，密切监测生命体征并观察症状（图9-3-8）。

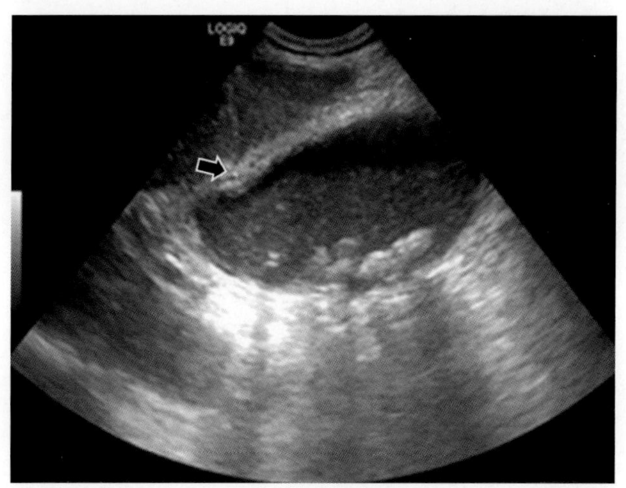

图9-3-8　超声引导经皮经肝胆囊穿刺置管引流术后
箭头示引流管进入胆囊的位置

PTGBD应注意以下问题：要力求一次穿刺置管成功，尽可能减少粗针对肝脏和胆囊的损伤；局部麻醉需达肝包膜，避免针尖刺入肝包膜时患者因疼痛而深呼吸，使肝发生移位；置入的引流管在胆囊腔内应有一定的长度，以防脱出；术后1周应进行胆囊造影，判断胆囊管的通畅程度、有无胆囊管结石和观察引流管位置，术后2～3周试行闭管，待胆囊管通畅且胆囊造口窦道形成后方可拔出引流管；长期置管引流患者，须3个月更换一次引流管。

（四）并发症

PTGBD的并发症较少。胆瘘是最常见的并发症之一，处理同PTCD；胆道内出血发生率较低，约占10%，多发生于术后24小时内，一般症状较轻，如血块未造成胆道梗阻，则无须特殊处理；远期并发症有引流管脱出和胆囊炎复发，其他少见并发症有脓血症、气胸、肠管穿孔、继发感染和引流管脱出等。

（五）疗效评价

PTGBD是一种应急治疗措施，常用于高龄、危重而不宜进行外科手术的患者，通过胆囊引流减压达到控制感染、改善肝功能和全身情况的目的，为手术创造条件。通过留置在胆囊内的导管，还可进行胆道系统造影，抽吸胆汁做细胞学或细菌学检查，以进一步明确病变性质和病因，还可通过导管进行溶石疗法和取石。

八、超声引导经皮穿刺肾盂造瘘术

肾盂造瘘术目的在于进行尿路造影，引流尿液，改善肾功能，对感染性疾病进行引流减压，控制感染，通过造瘘口对肾盂和上尿路疾病进行诊断和治疗。以往须在X线定位下进行，既不能观察到肾盂的解剖结构，又无法看到穿刺针的路径和针尖到达的位置，有很大的盲

目性，近年来，临床上多采用超声引导下穿刺，后者可以清晰显示肾及其周围结构，引导术者选择最安全的路径和部位穿刺，操作简便安全。

（一）适应证

1.急性上尿路梗阻引起的尿闭，挽救肾功能。

2.不宜手术的上尿路梗阻患者和恶性肿瘤患者的姑息性经皮尿流改道治疗。

3.肾盂积脓或肾脓肿时，用于减压、引流、冲洗、控制感染，为进一步手术治疗创造条件。

4.肾盂积水引流后的功能评价，作为是否保留病肾的依据。

5.输尿管手术后由水肿或炎症引起的尿路梗阻，采用本方法可促进炎症消除，避免再次手术。

6.输尿管损伤后出现尿外渗，采用本方法临时转移尿流以促进愈合。

7.移植肾术后出现肾盂积水、积血或积脓等并发症，采用此方法促使肾功能恢复。

8.经皮肾镜检查或取石的术前准备。

9.药物溶石或肿瘤化疗。

（二）禁忌证

1.有严重出血倾向者。

2.无安全的穿刺路径者。

3.非梗阻原因引起的严重肾衰竭者。

4.未控制的严重高血压患者。

5.穿刺局部皮肤感染或严重皮肤病者。

（三）操作方法

患者取俯卧位或侧卧位，俯卧位者腹部垫高，侧卧位者对侧腰部垫高。穿刺路径一般应选择侧腹膜或后腹膜腔进针，以免发生尿性腹膜炎。常规消毒、铺巾，局部麻醉，采取套管针法或Seldinger法完成穿刺置管引流，套管针法适用于中度到重度积水的置管引流，Seldinger法适用于各种程度积水的置管引流。造瘘部位尽可能选在肾脏后侧方无血管区，穿刺针通过中下部肾盏或肾盏与漏斗部交界处，以防损伤叶间动脉或弓状动脉；进针时应尽量一次到位，如出血较多应及时冲洗，防止血块堵塞引流管，并使用利尿药，术后注意监测血压；对于肾盂积脓患者，尤其应注意穿刺动作要轻柔，穿刺通道建立后要及时减压，避免引起肾盂内压急剧增高的操作，防止肾盂内脓液逆流入血，导致脓毒血症；双侧肾积水时一般不要做双侧肾同时穿刺造瘘；双侧肾积水程度均较严重时，宜先穿刺积水程度相对较轻的肾或梗阻发生较晚的肾，以挽救可能尚未完全丧失功能的肾；双侧肾积水程度较轻者，宜先穿刺积水相对较重的肾，以减轻积水对肾功能的损害。

（1）Seldinger法：最常用，超声引导下将穿刺针刺入扩张的肾盂，拔出针芯见尿液后插入导丝，拔出针鞘，用扩张导管扩张针道，顺导丝插入引流管。

（2）套管针法：先用尖头手术刀或粗针刺破穿刺点皮肤，再选用带有塑料外鞘的导管针穿刺扩张的肾盏，进入肾盂后，一边向前轻轻推进外鞘，一边拔出针体，外鞘作为导管留置于肾盂内。置管成功后将引流管缝合固定在皮肤上，接无菌引流袋，术后绝对卧床24小时以上，严密观察血压、心率变化。对需长期置管引流患者，必须注意保持引流管通畅无菌，定期更换引流管（图9-3-9）。

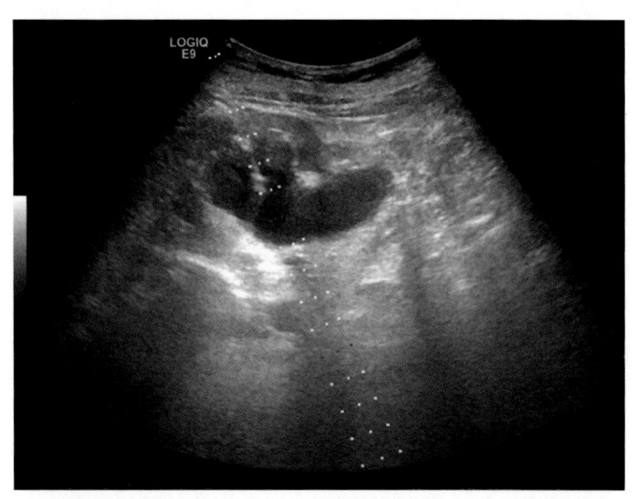

图9-3-9 超声引导下经皮肾造瘘术，显示穿刺针经下极肾盏进入肾盂

（四）并发症

1.出血 是最常见且最严重的并发症，可发生在操作过程中，也可发生在拔管时或在其后延迟出血。如尿液混杂血量增多，而尿量又不多，可能是引流管侧孔在肾实质内，必须调整引流管位置。为了防止血凝块阻塞引流管，应用生理盐水冲洗。如果引流量不多但血细胞比容下降，应做超声检查是否有内出血。严重出血常因大血管损伤，有些患者可通过插入更粗的引流管以堵塞通道达到止血的目的，如无法止血则要进行血管栓塞或外科手术治疗。

2.感染和脓毒血症 多发生在脓肾患者，可能与操作技术不良引起肾盂过度扩张、肾盂内压力剧增有关，一旦发生感染，应延迟拔管。此外，如果发生肾周脓肿，应予引流治疗。

3.肾周血肿 小血肿可不予处理，较大的血肿应抽吸干净或切开清除。

4.尿外渗、肾盂穿孔 多数由操作不当造成。

5.血管并发症 如动静脉瘘、假性动脉瘤，主要原因是用较粗的穿刺针引起血管损伤，糖尿病、高血压等其他肾硬化类型病变导致血管壁弹性下降，血管并发症是造成后期出血的主要原因，须行外科手术或血管栓塞治疗。

6.引流管滑脱和堵塞　引流管置入深度要适当，过深会影响引流，过浅则容易滑脱，治疗后发生引流不畅者应及时用注射器抽吸或经引流管注入少量生理盐水进行冲洗，防止血块或组织碎屑堵塞引流管。

（五）疗效评价

超声引导下肾盂造瘘术可迅速建立梗阻部位以上肾盂尿液的引流，是保护肾功能不受损害的最有效措施，为患者接受进一步治疗赢得机会，此外，它可提供腔道泌尿外科肾盂、肾盏疾病的治疗通道。

第四节　超声引导肿瘤消融治疗

消融治疗是利用物理或化学的方法原位灭活肿瘤，坏死的肿瘤组织自然融解吸收，达到非手术“切除”肿瘤的效果。射频、微波、高强度聚焦超声及氩氦刀等方法是利用冷热所产生的蛋白质凝固坏死作用来破坏癌组织，属于物理消融。化学消融是将化学药物，如无水乙醇、乙酸、盐酸等蛋白凝固剂，经皮直接注射到肿瘤内，破坏肿瘤组织的肿瘤内注射疗法。

一、超声引导肝癌射频、微波热消融治疗

在超声引导下将射频、微波电极导入肿瘤组织，通过电极的热效应使病灶及周围组织发生凝固性坏死，达到治疗肿瘤的目的，又称热消融治疗。治疗途径主要有超声引导下经皮穿刺、腹腔镜及腹腔镜超声下、开腹手术中进行，以经皮穿刺消融治疗应用最多。超声引导下射频、微波热消融治疗是临床治疗肝癌等肝恶性肿瘤的重要手段，对小肝癌可达到根治，较大病灶可达到姑息性减瘤目的，可减轻症状，延长患者生命，与其他方法联合应用可提高疗效。热消融对肝功能的要求比开腹手术低，损伤较小，可使部分不能手术切除的患者得到根治性治疗，拓宽了肝癌根治性治疗的适应证。

（一）适应证

1.不愿意手术的小肝癌患者。

2.各种原因不能手术切除者、术后复发者、年老体弱不宜手术者或其他部位有转移者。

3.肝癌合并肝硬化（肝功能Child A级或B级），癌灶局限者。

4.复发性肝癌、手术未能切除或术后残留者。

5.用于较大肿瘤或中晚期肿瘤的减瘤，一般可用于肿瘤直径≤6cm单发结节，或多发结节≤4枚者。

（二）禁忌证

1.严重黄疸、腹水，或大量腹水经保肝、利尿等治疗后，肝前仍有较多腹水。

2.严重出血倾向，血小板计数＜70×10^9/L，凝血酶原活动度＜40%，经输血、给予止血药等治疗仍无改善。

3.严重肝肾功能损害者（肝功能Child C级）。

4.弥漫性肝癌。

5.巨块型肝癌或肿瘤体积过大者。

6.特殊部位肿瘤如靠近胆囊、大血管、胆管和肠管者应慎用热消融，对这些区域局部可注射热蒸馏水、化疗药和无水乙醇等。

7.有其他部位的急性或活动性的感染病变，待感染控制后方可治疗。

8.植入心脏起搏器者。

（三）操作方法

术前禁食8～12小时，禁水4小时。消融治疗前可给予镇静药，对有出血倾向者，术前用维生素K和巴曲酶（立止血）等，建立静脉通道，连接心肺监护仪。可选用平卧位或侧卧位，超声定位后常规消毒、铺巾，一般情况下可采用2%利多卡因5～10ml于进针点局部麻醉或加静脉镇痛麻醉，常用的静脉药物为枸橼酸芬太尼、咪达唑仑、氟哌利多。进针点尖刀切皮0.5cm，嘱患者屏气，超声引导下将电极针沿着引导线穿入预定肝肿瘤部位，穿刺成功后，启动射频或微波进行消融（图9-4-1）。

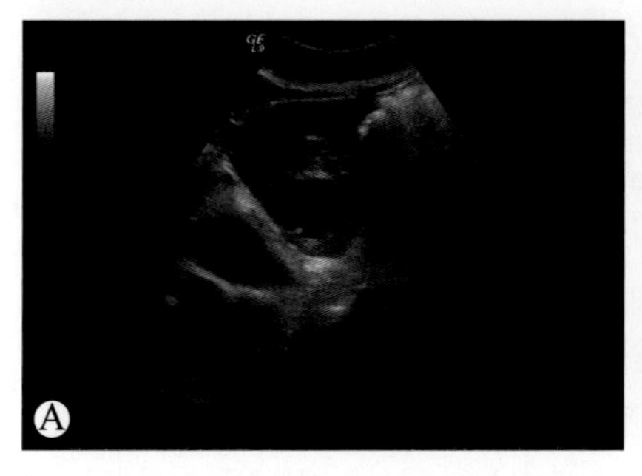

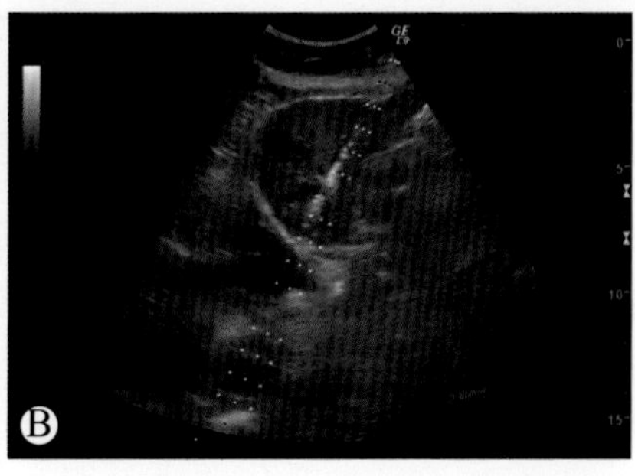

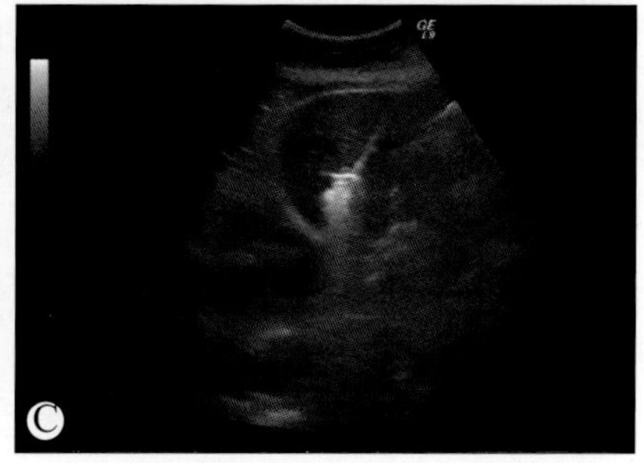

图9-4-1　超声引导下原发性肝癌微波消融

A.灰阶超声显示肝左叶低回声癌灶；B.超声引导下导入微波电极；C.微波消融治疗中，病灶区被强回声完全覆盖

根据肿瘤形态、大小布针，对大肿瘤分次从不同方向多点多部位分段凝固，多点组合，合理布针，保证足够凝固时间，有利于增大坏死范围。对较大肿瘤周边封闭凝固，并凝固肿瘤滋养血管。消融结束，边退针边凝固针道，防止针道种植和出血。治疗中连续监测血压、脉搏、呼吸和血氧饱和度，及时调整麻醉药剂量。肿瘤靠近大血管、胆囊者局部先用热蒸馏水或无水乙醇治疗，以防副损伤发生。为保证肿瘤的完全灭活，消融区的边缘应覆盖肿瘤外缘5mm。治疗时监测温度可作为评估疗效及了解周围正常组织受损情况的重要手段。消融结束后拔出消融针，局部包扎，卧床休息，注意观察生命体征及腹部情况等，超声检查腹腔有无积液。治疗后应至少住院观察1天。需要再次治疗者，可在前次治疗后1周左右进行。

（四）并发症

肝癌热消融治疗常见不良反应主要包括疼痛、发热、无症状性胸腔积液等，多数患者在治疗后1～2周症状自行消失，需要干预处理的严重并发症较少，此外，少数患者还有可能发生一些严重的并发症，如肠穿孔、腹腔出血、胆道损伤及膈肌损伤等，对于邻近膈肌、肠管及肝门部位的病灶，消融范围应适当减少，可以联合无水乙醇注射治疗等手段加以防范。

（五）疗效评价

肝癌热消融治疗后疗效评价可在治疗结束后1周至1个月内进行，主要包括超声造影、增强CT或MRI检查，血清甲胎蛋白（AFP）检查，肝功能检查，组织活检。原发性肝癌治疗前后血清AFP水平的改变是判断疗效的重要生化指标，治疗后血清AFP水平明显下降或恢复正常，是治疗显效的标志；通过治疗前后影像学改变可判断肿瘤大小变化、坏死情况及正常组织是否受损，超声造影、增强CT或MRI可显示肿瘤内血流灌注情况，是肿瘤消融后疗效评价的可靠影像学方法；消融治疗后还可对瘤周或影像学可疑残留区域再穿刺活检，更加客观地了解肿瘤坏死情况。治疗后第1个月评估为完全消融者，第2～3个月继续行超声造影、肿瘤标志物及肝功能检查，第3个月复查仍为完全消融者，可间隔3个月复查超声造影、肿瘤标志物及肝功能。增强CT或MRI每年复查一次为宜。

二、超声引导肝癌无水乙醇消融治疗

超声引导经皮无水乙醇注射（percutaneous ethanol injection，PEI）消融治疗是经皮化学消融的一种，具有创伤小、依从性好、简便易行、费用低廉、疗效肯定等优点，是目前临床常用的治疗小肝癌的方法。无水乙醇因其容易获得、价格低廉、疗效好、并发症少，被临床广泛应用于治疗小肝癌。将无水乙醇注入肿瘤内，引起肿瘤细胞及其血管内皮细胞迅速脱水，蛋白质凝固变性，血管内血栓形成，引起癌组织缺血坏死，纤维组织形成。肝癌富血供的病理特点有助于无水乙醇在肿瘤结节内部均匀扩散，肿瘤包膜的限制使注入的无水乙醇容易聚集在肿瘤内部而不易向正常组织扩散，故对正常肝组织影响较小。

（一）适应证

1.肿瘤直径小于3cm，数目不超过3个。

2.肿瘤直径大于3cm时，有包膜者是相对适应证。

3.肝癌术后复发。

4.拒绝手术者。

5.高龄体弱不能耐受手术的小肝癌患者。

6.与经导管动脉栓塞化疗（TACE）等其他非手术疗法联合应用，以提高疗效。

7.与手术治疗联合可扩大手术切除的适应证，如主瘤位于一侧肝叶，其他肝叶仅有1～2个小子灶，便可以采用主瘤手术切除，子灶术中无水乙醇消融治疗。

8.肝移植前受供体影响，受体需要等候手术，及时对肿瘤行PEI可使等待时间延长。

（二）禁忌证

1.严重出血倾向患者，凝血酶原时间延长3s以上、凝血酶原活动度≤50%、血小板计数≤5×10^9/L。

2.酒精过敏患者。

3.肝功能较差已达Child C级者，一般不宜选择PEI治疗，但多数对热生理盐水或热蒸馏水治疗并无禁忌。

4.严重心、肝、肾及呼吸功能不全患者。

5.大量腹水患者。

6.晚期巨块型大肝癌。

7.弥漫型肝癌或伴癌栓及转移者。

8.肝衰竭伴有黄疸。

9.全身情况差或已出现恶病质不能耐受PEI者。

（三）操作方法

患者取仰卧位或侧卧位，常规消毒、铺巾，用2%利多卡因局部麻醉直至肝包膜。对治疗的靶目标进行超声定位后，超声引导经皮穿刺将细针刺入肝癌病灶后部，退出针芯，缓慢注入无水乙醇，注意边注射边缓慢退针，注射过程中观察无水乙醇弥散的强回声区域逐渐增大至充满整个肿瘤（图9-4-2），注射完毕后插入针芯退针。肝包膜下肝癌应尽量使穿刺针经过一定厚度正常肝组织再进入肝癌病灶，以防止无水乙醇漏出。注射过程中注

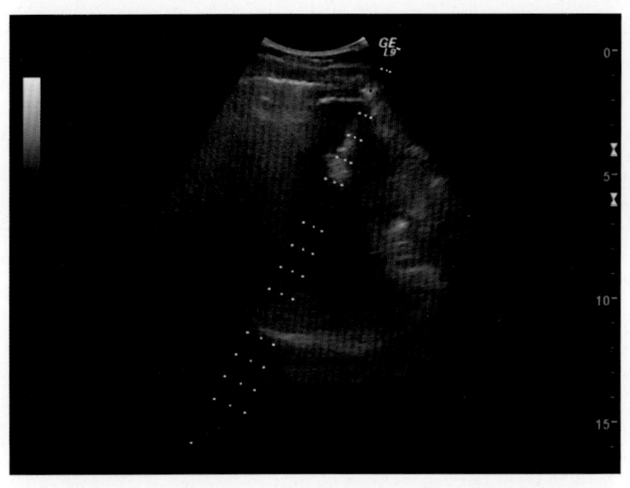

图9-4-2 超声引导下肝癌结节无水乙醇硬化治疗

意旋转穿刺针以使无水乙醇均匀弥散，如见药物进入血管，穿刺针应调整避开血管再行注入，注射完毕后插入针芯退针，拔针时注意针退至肿瘤边缘时停数秒，以防止药物外溢，之后即可拔出穿刺针。无水乙醇注入量根据肿瘤大小而定，要求强回声覆盖整个瘤体。

PET介入治疗肝癌时无水乙醇的注射总量与每次注射量及注射时间间隔，目前尚不完全统一，主要有以下方法供参考。①按$V=4/3\pi(r+0.5)^3$公式计算注射总剂量，式中V为注射总剂量，r为病灶半径；②注射量按肿瘤直径＋1（＜5cm）与直径＋2（＞5cm）来计算；③按瘤体直径大小计算，一般以1～1.5ml/cm为宜，初次注射量可略多，以后逐渐减少；④疗程按肿瘤直径1cm注射一次再追加1～2次计算。一般直径为2cm的肿瘤，每次注射无水乙醇量为2～4ml，间隔3～4天1次，共2～4次即可；如直径为3cm的肿瘤，则每次注射5～8ml无水乙醇，间隔3～4天1次，共4～6次即可。

PEI对于≤3cm的肝癌疗效好，对于＞3cm的肝癌需多次多点消融治疗。以往PEI的治疗对象主要是直径≤3cm、病灶数目不超过3个的小肝癌，目前由于治疗技术的不断改进，治疗范围已扩展到直径≤5cm的肝癌。PET治疗肝癌较常见的不良反应与并发症有发热、疼痛、肝功能损害等，肝功能损害者主要发生在肝癌体积较大伴肝硬化，无水乙醇注射量较大时，如出现此情况，再次治疗时无水乙醇量应适当减少，治疗后可服保肝药。

（四）疗效评价

疗效评价一般于介入治疗疗程结束后1个月进行，判断肿瘤灭活情况主要根据影像学检查与生化检查结果来判定，可参考热消融疗效评价。影响局部疗效的主要因素是肿瘤的大小、肿瘤的位置及肝功能分级，位于膈顶或靠近胃肠、胆囊等脏器的病灶，为避免损伤邻近的脏器而被迫放弃消融肿瘤边缘以外的组织，容易导致消融不全；较大结节容易消融不全，通常直径≤3cm或肝功能为Child A或B级者疗效较直径＞3cm及肝功能为Child C级者好。

三、超声引导甲状腺病变热消融治疗

目前，随着热消融技术的成熟，应用领域越来越广泛，近年来国内外学者将热消融技术用于各种良性甲状腺疾病的治疗中，取得了较好的疗效，是具有应用前景的治疗手段。

（一）适应证

1.单发结节最大直径2～4cm；多发结节，直径2～3cm，结节数小于4个。

2.不能耐受外科手术的患者，或不愿接受外科手术者。

3.无明显甲状腺功能低下者。

（二）禁忌证

1.合并有严重感染性疾病。

2.有严重的凝血功能障碍和严重出血倾向者。

3.患者身体状况差，不能耐受治疗。

4.结节合并亚急性甲状腺炎或桥本甲状腺炎。

（三）操作方法

患者颈部垫高头后仰，头偏向健侧，常规消毒铺巾，用2%利多卡因溶液局部麻醉皮肤穿刺点、穿刺路径、甲状腺包膜周围。超声引导下于甲状腺前包膜与颈前肌之间、甲状腺外侧包膜与颈动脉之间、甲状腺后包膜与喉返神经穿行区域之间分别注射2%利多卡因生理盐水溶液，形成一定宽度液体隔离带，使甲状腺与上述结构彼此分离，以保护颈前肌群、颈动脉、喉返神经和食管，确保微波消融针与其间形成安全距离。利多卡因生理盐水溶液注射总量不宜超过30ml，以免患者颈部产生紧迫感。用尖刀片在皮肤穿刺点作一小切口，超声引导下从该切口将消融针穿入病灶内，预设好功率，启动消融系统，依据先深部后浅部、先远端后近端的顺序进行移动式多点消融，至局部消融凝固区域完全覆盖原病灶，治疗后可即刻行超声造影检查，如显示病灶部位完全无增强则可以结束消融（图9-4-3），显示灭活不全者可酌情补针消融。对囊实混合性腺瘤先将液性胶质抽吸完，再对残留的实性瘤体或囊壁进行消融。术后加压包扎，密切观察有无局部出血等。

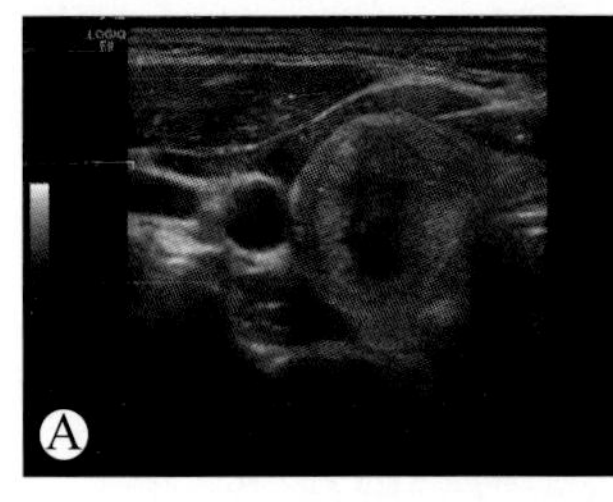
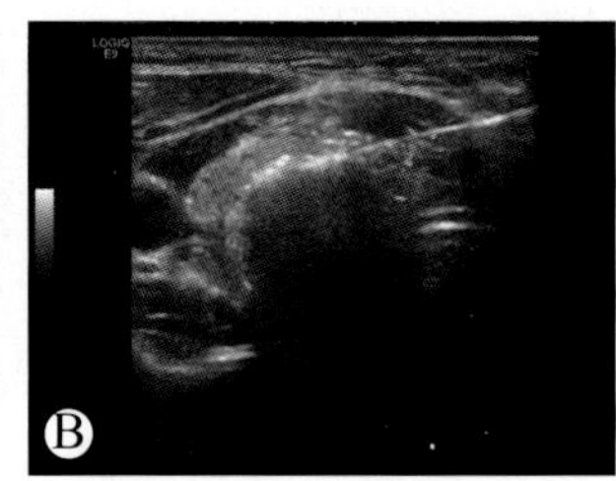
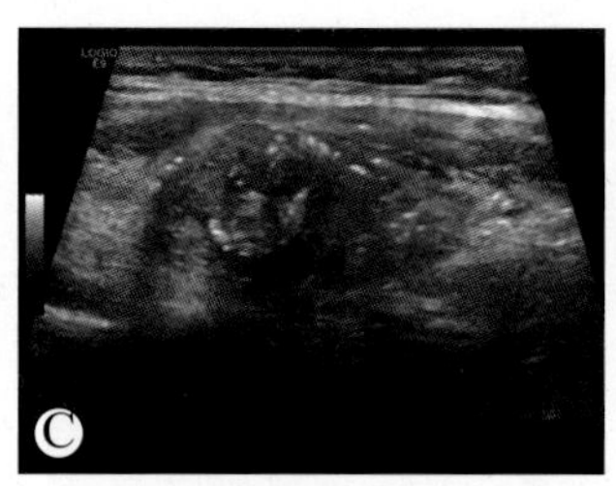
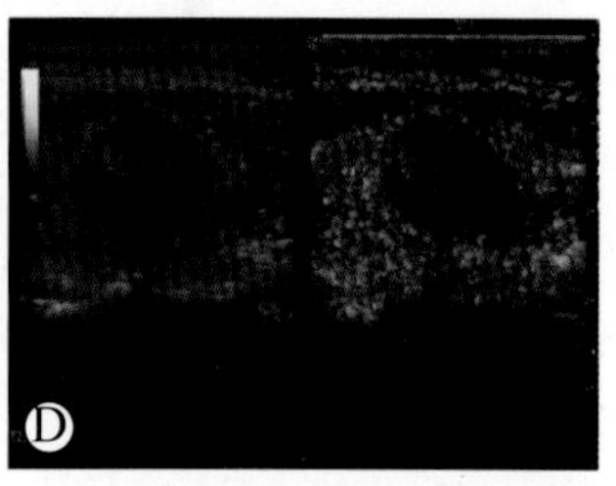

图9-4-3 超声引导下结节性甲状腺肿微波消融治疗

A. 术前注射液体隔离带分离甲状腺周围结构；B. 微波消融治疗过程中，病灶被强回声覆盖；C. 微波消融治疗后结节呈不均匀混合回声团；D. 微波消融治疗后超声造影显示消融区内无增强

（四）疗效评价

患者的主观症状（如吞咽不适、疼痛、声音嘶哑、颈部肿胀感等）是否消失；普通超声观察病灶大小及内部血流的变化；超声造影观察病灶是否完全无灌注，以及残留；测定血清三碘甲腺原氨酸（T_3）、甲状腺素（T_4）、游离三碘甲腺原氨酸（FT_3）、游离甲状腺素（FT_4）、促甲状腺激素（TSH）、甲状腺过氧化物酶抗体（TPOAb）、甲状腺球蛋白抗体（TgAb）。

四、超声引导肺癌热消融治疗

肺脏是实体恶性肿瘤的好发和转移部位，手术切除肺癌仍然是根治的主要手段，但肿瘤发现时多数患者已失去手术机会，能早期诊断而行手术根治切除者不多。肺转移肿瘤目前缺乏有效的治疗手段，超声引导肺癌热消融治疗可达到减瘤、减轻患者临床症状、延长其生存时间的目的。

（一）适应证

1.全身状态差不能耐受或拒绝手术切除者、手术切除后复发者、其他器官肿瘤转移至肺者。

2.超声能显示的周围型肺肿瘤及合并肺不张的中央型肺肿瘤。

3.一般用于肿瘤直径≤5cm单发结节，或多发结节<3个者。

（二）禁忌证

1.严重心肺功能不全者。

2.凝血功能障碍不能控制者。

3.特殊部位如靠近心脏、大血管者应慎用消融治疗。

4.严重胸腔积液、巨大肺癌或弥漫性肺癌、血液系统病变和妊娠等。

5.装有心脏起搏器者，应避免射频消融治疗。

（三）操作方法

消融治疗前给予患者适当的镇静药，建立静脉通道，监测患者血压、心率、呼吸及周围血氧饱和度。患者取仰卧或侧卧位，确定肿瘤的大小、部位并选择穿刺点和进针路径。多采用局部浸润麻醉加静脉镇静镇痛药，必要时行静脉全身麻醉。消融治疗按照先肿瘤深部后浅部及多切面定位的原则制订治疗方案，布针考虑从三维空间热场上覆盖病灶，采用由深至浅分段、多点多部位消融病灶和周围部分正常肺组织（图9-4-4），治疗结束后对针道进行凝固，避免出血或针道转移。术后包扎伤口，嘱患者卧床休息，严密观察生命体征。对于病灶位置特殊，如靠近心脏、大血管者消融应慎重，对这些区域可联合化学消融，但应注意剂量和注入速度，以免无水乙醇渗入气道引起呛咳。

（四）并发症

疼痛、发热、气胸、出血为消融常见并发症。疼痛多为穿刺局部轻中度疼痛，数天后可缓解；发热常由肿瘤坏死产生的吸收热所致，一般体温<38.5℃，无须特殊治疗；少量气胸可自行恢复，中至大量气胸应行胸腔闭式引流，术中、术后注意观察患者是否有喘憋、呼吸困难等情况；出血包括胸腔内出血及咯血，若肿瘤内或周边有大血管穿行，可先选取大功率将其凝固，对于有出血倾向者，术前、术后应用维生素K和巴曲酶等。

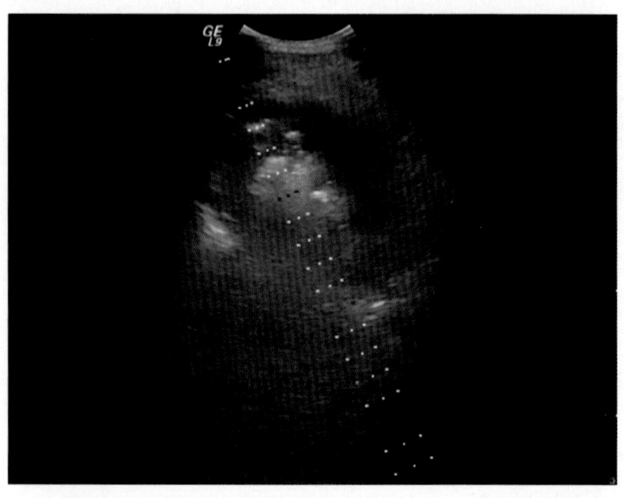

图9-4-4 超声引导肺癌微波消融治疗，病灶被不均匀强回声覆盖

（五）疗效评价

疗效评价主要包括患者临床症状体征评估及化验检查等；治疗前后影像学判断肿瘤大小改变及肿瘤坏死情况等。增强CT/MRI病灶不强化或超声造影病灶无增强，表明病灶完全灭活；增强CT/MRI病灶部分强化或超声造影病灶不均匀增强，表明灭活不全。必要时可再次活检了解肿瘤组织病理学改变。

第五节 超声造影在肝脏疾病介入诊疗中的应用

超声造影可反映病变微循环的灌注状况，在肝脏疾病介入诊疗中的价值在于，极大提高了肝脏疾病的超声诊断水平，使用超声造影引导经皮肝穿活检，可有效提高穿刺的准确性和安全性，进一步提高肝脏局灶性病变穿刺活检的成功率，减少假阴性结果。

一、超声造影在肝穿刺活检中的应用

1.避开病变坏死区，提高组织取材满意率。

由于较大的病灶容易出现液化、坏死，内部结构不均，坏死区表现为动脉相局部区域无增强，超声造影能够清晰显示肿瘤的无灌注区和灌注区，因此，在肿瘤活检时避开坏死区在增强区取材易获得阳性诊断，可使取材更加准确，提高经皮穿刺活检的成功率，易获得明确的病理诊断。

2.定位可疑恶变部位，提高取材阳性率。

在活检体积较大、组织成分复杂的肝内结节时，取材的代表性非常重要，超声造影有助于显示肝内结节部分恶变，对良性和可疑恶变部位分别活检可减少漏诊。

3.介入治疗后超声造影准确显示残存癌灶，减少穿刺假阴性结果。

对于乙醇、微波、射频等非手术治疗后的肝癌结节，由于反复多次的治疗，其内可能有液化坏死、纤维化及变性的癌细胞和残存活性癌细胞等多种组织结构并存。而内部血流也多被破坏，常规超声表现为回声杂乱、无血流信号，无法显示残存癌组织的确切部位。因此，超声造影可作为疗效判断的有效工具，也可在超声造影引导下对残留组织穿刺活检进行疗效评估，进行准确有效的穿刺。

4.对于普通超声显示困难的病变，超声造影为引导穿刺的重要影像学方法。临床上有15%～20%的病灶呈等回声，普通超声显示困难，此外，病灶消融或TACE治疗后残留或局部肿瘤进展，部分在普通超声下亦不能清晰显示，为了确保引导精准，穿刺准确需要在超声造影引导下进行。使用超声造影引导穿刺时建议使用双幅显示功能，可以更清楚显示穿刺针针尖位置，减少穿刺风险。

二、超声造影在肝肿瘤消融治疗中的应用

肿瘤局部治疗后是否完全灭活，理论上病理组织学检查是最可靠的手段，但除非将肿瘤摘除连续切片检查，用穿刺活检的方法来判断局部疗效并不可靠，即使是多点穿刺抽检，也无法避免取样误差。因此消融治疗的局部疗效评估依然主要依赖影像学检查。判断肝脏肿瘤完全消融的最主要依据是增强影像技术显示肿瘤组织内没有血供，即表现为无增强，既往以增强CT、MRI作为金标准，目前已有文献证实，超声造影（CEUS）对肝癌消融治疗的局部疗效判断与增强CT、MRI相当。

CEUS判断局部疗效的时机，可选择在治疗后即刻、1周、1个月左右。术后即刻评估目的在于初步判断肿瘤是否被完全消融。经皮热消融治疗过程中肿瘤内都会出现局部强回声覆盖现象，普通超声以其覆盖病灶的程度来粗略了解消融范围，但不能准确判断肿瘤病变灭活情况，一般来说热消融操作完成后10～15min，覆盖于病灶的强回声团会散去，因此，CEUS可在消融治疗短时间内进行检查，目前，CEUS已经成为判断消融治疗即刻疗效的最主要增强影像学方法。肿瘤完全无增强可以认为已获得完全灭活，可停止继续治疗，肿瘤残留多表现为位于病灶边缘的不规则结节状增强，应予以补充治疗。因此，可使用CEUS进行治疗后即刻疗效评估，评价此次治疗是否获得技术成功。但是对于无水乙醇消融，病灶内强回声团持续时间较长，药效发挥时间需要较长，不提倡对无水乙醇消融病例行术后即刻CEUS评估。此外，需要注意的是，消融后早期往往可在消融区边缘见到平滑的连续环状样增强，这并不一定是残瘤，而有可能是病灶周边的充血反应带，充血反应带一般要在治疗后1个月左右才消失，少数可持续数月。典型的充血反应带CEUS表现为动脉期消融灶周边不规则环形高增强环，周边可见较多毛刺，一般于门脉期及延迟期消退为等增强。此动脉期消融灶周边高增强带会影响对消融灶周边残留部分的观察。

第六节 介入性超声在血管疾病中的应用

一、超声引导下静脉穿刺置管术

临床有很多患者需要长期静脉输液和用药，反复静

脉穿刺可能会导致静脉炎、血栓形成等并发症，给实际操作带来很大困难，经外周静脉穿刺置管技术可有效解决以上问题。既往该技术主要用于临时性血液透析患者及重症患者抢救性静脉通路的开通，现正被越来越多地应用于术中输血输液、静脉高营养、中心静脉压测定、经静脉放置起搏导管等。传统的静脉穿刺置管主要依据解剖标志进行穿刺操作，成功与否取决于操作者的经验及患者自身条件，在穿刺过程中常会误伤到静脉周围组织，出现一些并发症，严重时甚至可致患者死亡。超声引导静脉穿刺置管术具有成功率高、并发症少、简单便捷、可床边进行等优点，是临床十分重要而又常用的诊疗技术。深静脉穿刺置管首选穿刺静脉为颈内静脉，颈内静脉具有位置相对固定、休克状态下不易塌陷、穿刺成功率高、患者活动受限小、不易发生静脉血栓、保持置管时间长、可监测中心静脉压等优点。

（一）适应证

1.肾功能不全需透析者。

2.上腔静脉综合征患者。

3.监测中心静脉压和输血输液。

4.重症患者经常需要行中心静脉压监测、静脉取样及胃肠外营养等。

5.需要中、长期静脉输液或化疗用药，而外周静脉条件较差的患者。

（二）禁忌证

1.有严重的凝血功能障碍者。

2.穿刺部位存在感染者。

3.腔静脉、颈内静脉、股静脉等通路不畅或损伤者。

4.重度肺气肿、呼吸急促者。

5.躁动不能配合者。

6.全身出血性疾病不能控制、严重高血压或心脏疾病。

（三）操作方法

患者多取仰卧位，肩部垫枕仰头，头偏向穿刺对侧，常规消毒、铺巾，局部麻醉。操作者站于患者头侧，多数采用高位前路法颈内静脉穿刺插管，进针点为甲状软骨上缘水平、胸锁乳突肌前缘、颈总动脉外侧。针体与颈部成20°～35°角，缓慢进针防止穿透静脉后壁，边进针边抽吸，穿刺深度为2～4cm，抽得回血后固定穿刺针，放入导丝，退出穿刺针，用尖刀片在穿刺点处切开皮肤0.2～0.3cm，用扩张器沿导丝扩张皮下组织，退出扩张器，沿导丝放入中心静脉导管（图9-6-1），导管头端应位于右心房或上腔静脉近心房段。超声经胸骨上窝探测导管走向，若发现导管走向错误，需即刻退管并重新调整体位、重新送管，中心静脉导管放置到位后，缝线将其固定。

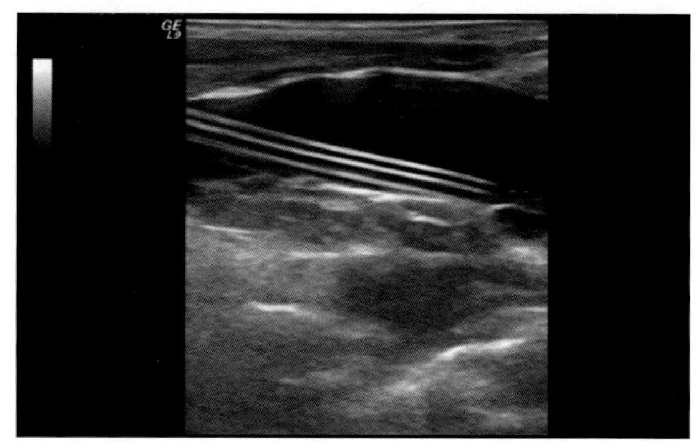

图9-6-1 超声引导颈内静脉穿刺置管

二、超声引导下射频治疗静脉曲张

大隐静脉高位结扎剥脱术是治疗大隐静脉曲张的传统方法，手术治疗创伤大、住院时间长、术后瘢痕明显、并发症多。腔内射频闭合术是近年来临床兴起的治疗大隐静脉曲张的微创技术，是利用热能直接破坏静脉内皮，使胶原纤维收缩、血管腔闭合，而对管壁外组织影响很小，具有局部麻醉下操作、创伤小、术后恢复快等优点，在超声引导下可进一步简化操作步骤。利用超声引导直接穿刺大隐静脉，技术简单易行，避免了手术切开损伤，此外，可以避开足靴部溃疡，灵活选择穿刺部位。在超声引导下注射局部麻醉药，穿刺准确，特别对于隐股汇合处和肥胖者等位置较深处的大隐静脉，能准确定位，有效减轻疼痛，提高了患者对手术的耐受性。

（一）适应证

1.原发性大隐静脉瓣膜功能不全所致的下肢静脉曲张，适合传统的大隐静脉高位结扎加抽剥术治疗的患者。

2.不能耐受传统手术腰麻或硬膜外麻醉者。

3.要求美观，不愿意采用传统手术治疗的患者。

4.术前患者行多普勒超声检查示下肢深静脉通畅，血液回流良好、无血液倒流或血液倒流程度较轻，无功能不全的穿静脉与大隐静脉主干或属支相连。

（二）禁忌证

超声引导下大隐静脉曲张腔内射频闭合治疗的主要禁忌证如下。

1.下肢深静脉血栓形成。

2.伴有动脉闭塞症，感染的急性期。

3.先天性动静脉瘘。

4.伴有溃疡或反复发作的浅静脉炎患者。

5.血液高凝状态、妊娠、哺乳期及全身情况差不能耐受手术者。

6.有心脏起搏器者。

（三）操作方法

术前常规给予哌替啶和地西泮肌内注射。取头低足高位，常规消毒、铺巾，于超声引导下在大隐静脉周围（尤其是大隐静脉近腹股沟部）注射局部麻醉药和肿胀液，避开皮肤溃疡或色素明显沉着部位穿刺大隐静脉主干，Seldinger法置入6F导管鞘，引入6F射频导管，在导丝导引下，至大隐静脉隐股交汇下方1cm处打开射频导管头端，助手按压射频导管头部以驱除静脉内血液，打开射频仪，保持温度在85℃左右缓慢后撤导管直至大隐静脉全程。术毕予弹力袜或棉垫加压包扎患肢以加强闭合作用。

（四）疗效评价

主要根据血管闭塞、再通及反流情况判断疗效。大隐静脉射频闭合技术成功率高，总闭塞率在73.3%～100%，近期效果较远期好，临床症状改善明显，但有一定比例的再通和反流。再通可能与大隐静脉粗致物理性闭合不完全、驱血不完全致血栓性闭合及术后未予弹力袜充分加压等因素有关。大隐静脉射频治疗后再通者，其远期临床影响尚有待进一步随访观察。

三、超声引导假性动脉瘤凝血酶注射治疗

假性动脉瘤好发于四肢动脉干，多为外伤、医源性、炎症或肿瘤等原因损伤动脉壁所致。由于介入治疗的广泛应用，各种大口径管、鞘的运用及围术期抗凝药物的应用，医源性假性动脉瘤的发生也随之增加。假性动脉瘤的治疗措施包括超声引导下压迫法（ultrasound-guided compression repair，UGCR）、超声引导下凝血酶注射（ultrasound-guided thrombin injection，UGTI）和手术治疗。UGTI治疗假性动脉瘤的机制是利用凝血酶将纤维蛋白原转化为纤维蛋白，最终导致假性动脉瘤腔内血栓形成，将与载瘤动脉之间的异常通道封闭。

（一）适应证

UGTI的适用范围广、创伤小、安全有效，目前已成为治疗假性动脉瘤的首选方法。

1.瘤腔大于1cm×1cm，其前方无血管及其他重要结构者。

2.无凝血酶过敏史。

3.患者存在动脉粥样硬化、高血压、糖尿病等基础疾病，经包扎加压、超声引导下加压治疗失败或有残腔者。

4.患者不能耐受UGCR。

5.接受抗凝治疗的患者。

（二）禁忌证

1.有活动性出血者。

2.有神经压迫症状者。

3.有局部感染者。

4.影响邻近组织结构者。

5.瘤颈大于1cm的“宽颈”假性动脉瘤，UGTI治疗后可能引起动脉栓塞，建议手术治疗。

（三）操作方法

常规消毒、铺巾，局部麻醉。将三通管分别连接生理盐水注射器、凝血酶注射器和超声引导经皮穿刺针，在生理盐水注射器保持负压下，超声监视下压迫通道后超声引导下将穿刺针经皮穿入假性动脉瘤腔中，通过生理盐水注射器回抽出假性动脉瘤腔中不凝血液，观察穿刺针路径和针尖位置，当清晰地显示针尖位于假性动脉瘤腔内时，将生理盐水通过穿刺针注入瘤腔中，证实穿刺针尖在假性动脉瘤腔中，即提示穿刺成功。使针尖尽量远离颈部的瘤腔边缘血流缓慢处。压迫假性动脉瘤近心端，超声实时监测下，开始将凝血酶注入假性动脉瘤腔，每次注入50～100U，如瘤腔较大或多个瘤腔可注入凝血酶200～300U，直至瘤腔内、瘤颈部中的血流信号消失并出现絮状血栓，之后拔针，局部加压包扎，术后患肢伸直平卧休息，密切观察患者一般情况，包括瘤体大小、局部血管杂音、患肢皮温、色泽及动脉搏动等情况。彩色多普勒超声观察瘤腔内血栓状况，了解假性动脉瘤有无再通，周围血管是否通畅。每次注入凝血酶量应根据瘤体大小及血流情况决定。凝血酶栓塞治疗成功的超声判断标准是瘤腔内出现不均质实性回声，瘤腔内血流信号消失，载瘤动脉与瘤腔之间通道内血流信号消失。

（何　文　张红霞）

第10章 超声组织定征

超声组织定征（ultrasonic tissue characterization）是探讨组织声学特性与超声表现之间相互关系的基础与临床应用研究。

人体组织的超声特性系根据组织的声学性质来研究其物理学特性。影响超声声速、衰减、散射、组织硬度、回声强度的因素包括组织结构、弹性、水分、胶原含量、血供等。例如，心室壁构型就不一致，仅按目前的二维超声16节段分析法及心肌构型研究来看，主要为纵行肌、斜行肌与环形肌，但每个节段的具体构型又有差异；又如，心肌血供丰富与缺血以至梗死、瘢痕形成时，心肌的超声特性不同；再如，心脏瓣膜钙化、肝硬化、糖尿病致组织变性等诸多病变时，均可引起超声特性的一系列变化。运用这种因果关系，通过超声与病理对照，将会在超声组织特性的研究中开拓一个新的领域，探索出超声组织定征、定量的新的检诊方法，使超声检诊结果更为客观、准确。

超声组织定征试图通过定量提取人体组织中的有用信息，并做出解释以达到识别各种正常和病理组织并对其进行鉴别和分析的目的；通过分析了解正常、异常组织的病理、生理状况与组织声学参数和病理结果之间的关系，分析其形态学基础。由于超声波通过组织的传输和反射特性的复杂性，超声波和组织相互作用的机制尚未十分明晰，人们只能从不同方面进行超声组织定征的探讨。此是其重要的研究方向，很有实用价值。

目前，超声组织定征的基础及临床应用研究范围有声速、声衰减、声散射、回声强度、组织硬度、声学参数测量与组织成分的对照、超声显微镜、超声与病理、超声组织定征在超声治疗学和组织声学造影中的应用、经验判断和感度切面法、组织动态分析及其他有关方法等。较有发展前途和实用价值的是射频分析法的“超声背向散射积分”研究和视频分析法的“回声强度”研究。

第一节　超声散射与回声强度

一、超声散射

近年，超声组织定征的研究工作有较大比重放在组织超声散射的测量上，展示出了一定的研究、应用前景。测定散射系数可为了解组织状况提供有用的信息。

此超声组织定征方法为射频分析法。

（一）超声散射

超声束进入人体内组织时，组织的细微结构可以构成散射体，使超声波向各个方向散射。散射强弱受散射体的几何形状、散射体和其所在介质的声学特性（声速、密度、衰减系数等）等因素的影响；也与入射声束频率和形态有关。有些因素相关性很明显。

（二）超声背向散射

超声背向散射定义：在入射声波成180°方向上的单位体积和单位立体角的微分散射截面。超声背向散射特性由背向散射系数表征。

（三）超声背向散射积分

超声背向散射积分（integrated backscatter，IB）是将背向散射系数在测量频段内取积分平均。它是样品在声学上不均匀性的程度，可为了解组织状态提供有用的信息。单位为分贝（dB）。

（四）IB超声影像系统

IB超声影像系统由商业超声仪和1个A/D转换器及个人电脑系统组成。与常规影像系统不同的是，该IB超声影像系统检测信号是用IB程序器产生连续IB比值的对数信号。

（五）IB值的表达

IB值为组织（或心肌）超声散射的能量与定标物产生超声散射能量的比值：

$$\mathrm{IB}=\frac{\int_{\tau-\Delta\tau}^{\tau+\Delta\tau}|m(t)|^2\,\mathrm{d}t}{\int_{\tau-\Delta\tau}^{\tau+\Delta\tau}|c(t)|^2\,\mathrm{d}t} \tag{10-1-1}$$

式中，$m(t)$和$c(t)$分别是组织（或心肌）和定标物接收到的信号；τ是所测区域的中心位置时间；$\Delta\tau$是相应的半宽时间。应注意所测区域的距离在组织和定标物之间是相同的。

假如，同样的超声在组织（或心肌）与定标物的不同深度，其IB值表达如下。

$$IB=\frac{\int_{\tau_1-\Delta\tau_1}^{\tau_1+\Delta\tau_1}|v(t)|^2\,dt}{\int_{\tau_2-\Delta\tau_2}^{\tau_2+\Delta\tau_2}|v(t)|^2\,dt} \tag{10-1-2}$$

式中，$v(t)$是从组织（或心肌）接收到的信号或定标物的信号；τ_1是所测心肌中心位置的时间；$\Delta\tau_1$是相应的半宽时间；τ_2是定标物区域中心的时间；$\Delta\tau_2$是相应的半宽时间。因为被测组织（或心肌）与定标物在不同的深度，探头与系统的参数应预先调节，以便在不同深度比较超声散射幅度。此项工作，有研究者采用已知的代血浆悬液的背向散射系数进行。

（六）背向散射积分心动周期变化幅度

在心动周期中，心肌的IB值呈周期性变化，变化的最大值与最小值之差为背向散射积分心动周期变化幅度（cycle variation of integrated backscatter，CVIB），系反映心肌IB值随心脏运动的活性指标。

（七）背向散射积分指数

背向散射积分指数（integrated backscatter index，IBI）为IB与被检测组织厚度的关系。

（八）IBI%

IBI%为以定标物回声强度作为100%，将感兴趣区IBI值与定标物IBI值相比。

（九）补偿IBI

补偿IBI（compensated integrated backscatter index，CIBI）为将回声信号（射频）以厚度修正后的IBI值。

（十）跨壁背向散射积分梯度

跨壁背向散射积分梯度（transmural gradient of integrated backscatter，TGIB）为取心内膜下1/2心肌的IB值与心外膜下1/2部分的心肌IB值相比。

（十一）研究、应用情况

1.在正常心脏检诊中的应用　Naito等进行了经胸与开胸IB测量的比较研究。研究者为探讨是否能经胸壁进行心肌背向散射的测量，用新近开发的IB影像系统对5例成年杂犬心肌的IB参数进行了测量。用2.5MHz或3.5MHz频率探头，在室间隔和心室后壁行开胸和经胸的心肌IB定标检测，经统计学处理，二者无显著性差异。且研究证实，使用不同频率探头、经胸与开胸条件时，IB在不同心动周期的变异幅度比较亦无差异。提示经胸壁检测心肌IB可行，不仅可测量IB随心动周期的变异幅度，而且可以用2.5MHz或3.5MHz探头进行精确的定标测量。

Perez提出血液定量有潜在用途，在很宽的血细胞比容水平范围有非常低而稳定的背向散射。

冉海涛、王志刚等观察了CVIB测值与探头频率及发射声波能量（AP）的关系。他们用HP-5500型超声诊断仪，取胸骨旁乳头肌短轴切面，测量了32例正常人在不同探头频率和AP设置条件下，左心室后壁心肌组织的CVIB值。研究发现探头频率为2.0MHz时，所测CVIB值较探头频率为3.0MHz和4.0MHz时降低。AP过高（＞35dB）或过低（＜20dB）均使CVIB测值明显降低。由此认为，CVIB测值受探头频率和AP设置的影响，测量局部心肌组织的实际最大CVIB值需要选择恰当的探头频率和合理的AP设置。

宫琳、王志刚等探讨了心肌组织IB和回声强度（EI）与心肌纤维走行的关系。给16只犬静脉注射高钾、高钙溶液，使犬心脏分别停搏于舒张、收缩状态，取胸骨旁乳头肌短轴观左心室前壁心肌立方体组织块，分别从该组织块垂直矢状切面、垂直冠状切面及侧冠状切面采集超声射频、视频图像，用HP-5500型超声诊断仪声学密度定量（AD）技术和“DFY型超声图像定量分析诊断仪”，获得感兴趣区IB及EI值。研究发现心肌组织IB、EI值与心肌纤维走行方向密切相关，超声束与心肌纤维垂直时IB、EI值最大，平行时最小，均表现为各向异性。研究还进一步探讨了心肌IB值与心肌线粒体的关系。给12只犬分别静脉注射高钾、高钙溶液，使其心脏停搏于舒张状态、收缩状态，用HP-5500型超声诊断仪，于停搏即刻、停搏后30min、停搏后60min分别从胸骨旁乳头肌短轴观采集射频图像，测得感兴趣区心肌IB值（图10-1-1，图10-1-2），在上述各时间点取心肌组织行透射电镜观察，用计算机图像分析系统测量并计算线粒体体视学参数。研究发现，随着犬心脏停搏时间延长，心肌线粒体肿胀，出现空泡，基质内电子密度降低，

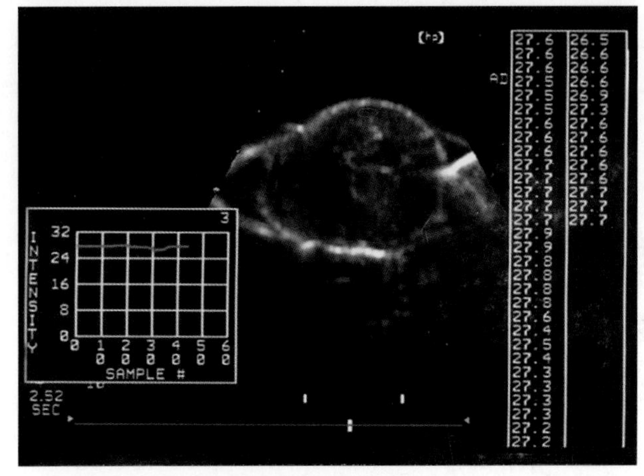

图10-1-1　胸骨旁乳头肌短轴观犬心脏收缩状态停搏即刻射频图及前壁心肌IB值

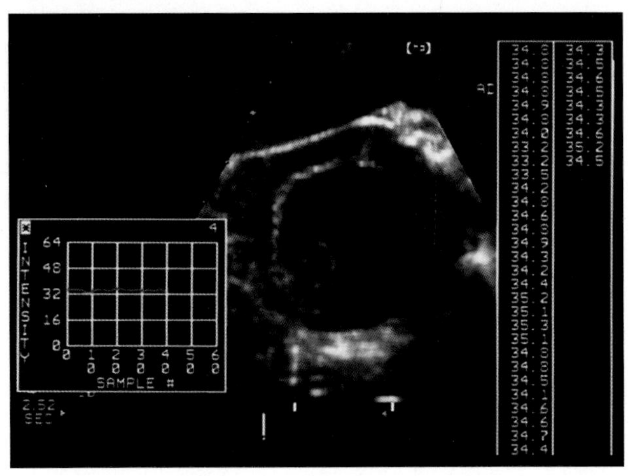

图10-1-2 胸骨旁乳头肌短轴观犬心脏舒张状态停搏即刻射频图及前壁心肌IB值

嵴排列紊乱、变短、消失；线粒体体视学参数：体密度（V_v）、表面积密度（S_v）、平均体积（$\overline{V}$）、平均表面积（$\overline{S}$）均增大（$P<0.05$），表面积与体积比（R_{sv}）减小（$P<0.05$），数密度（N_v）无明显改变（$P>0.05$）；收缩状态与舒张状态IB值均减小（$P<0.05$）。IB与V_v、S_v、$\overline{V}$、$\overline{S}$、R_{sv}的相关性均具有统计学意义。由此认为，线粒体可能是心肌组织中对IB起较主要作用的散射体之一。

2.在心肌缺血或心肌梗死诊断中的应用 Mimbs等在活体心肌进行了IB研究，发现冠状动脉闭塞数小时后，非缺血心肌的IB为-51.3dB，而缺血区增加至-45.1dB。Masuyama等发现正常心肌IB的最大值在舒张末期，最小值在收缩末期，其差值为5～6dB，且其差值的绝对变化有随年龄增长而逐渐减少的趋势，从而推断出，心肌纤维化者这种差异亦减少。有学者对超声散射与心肌血流之间的关系进行了研究，发现严重缺血时IB增加，中度缺血时则无改变，提示散射的增加不仅仅是由于血流量的减少，还由于缺血造成心肌结构的改变。在一项散射与组织胶原关系的研究中发现，胶原的完整性是散射增加的重要决定因素，而完整和破碎的胶原总和是衰减增加的重要因素。研究还表明，冠状动脉闭塞30min后，散射的周期性变化消失，而心肌再灌注后，周期性变化逐渐恢复，提示散射的周期性变化可为心肌缺血提供一种非创伤性的检查方法。

Rijsterborgh等进行了心脏等容收缩期心肌背向散射积分与灌注压和室壁厚度的关系研究。研究者对9只分离的猪的心脏进行血流灌注，灌注压不是由左心室压力产生的，而是于等容收缩和舒张期内由左心室内插入的一只不可压缩的水囊实现的。在第1个实验中，灌注压恒定（85mmHg），IB（3～7MHz）、心肌壁厚度和左心室压同时由水囊的容量决定（5～25ml）。将水囊容量半静止地增加50%，室壁厚度平均增加6.5%（$P<0.01$），IB平均增加1.1dB（$P<0.01$）。室壁厚度每降低1%，IB显著增加（0.14±0.014）dB。对心室收缩末期心肌壁的增厚从-10%至＋10%进行测量，平均为0.15%±4.5%［无显著性差异（NS）］；IB的心动周期变异为-3.9～＋3.9dB，平均为（0.19±1.5）dB（NS）。第2个实验，水囊容量恒定在中等范围，用不同的灌注压（20～120mmHg）进行同样参数的测量。灌注压增加50%，引起的心肌壁增厚虽然小，却是有统计学意义的增加（1.5%）。此现象可用血管内容量增加来解释，但IB却不具有统计学意义的变化。收缩末期心肌壁增厚由-8.9%至＋7.8%，平均为0.13%±4.0%，而IB的周期性变化是-1.8～＋4.2dB，平均为（0.37±1.3）dB（NS）。当心肌被妨碍而增厚时，心肌组织心动周期散射积分的变异幅度降低。研究者认为，心肌IB值变化主要由心肌厚度决定。

van der Steen等研究了顿抑心肌IB和心肌增厚运动的关系。将宽频（3～7MHz）超声探头直接缝在开胸猪的左心室心肌壁上，对10只实验猪进行研究。其IB由3种不同方法计算而获得。研究发现无论何种方法，在急性缺血期间，室壁增厚的周期性变异和IB的周期性变异均被顿抑。再灌注后1min恢复或高于基线水平。随后，在顿抑期间渐降至基线以下。未观察到IB的周期性变异早期恢复现象。研究还发现，最大和最小IB并不一定都发生在舒张末期和收缩末期。

Sagar等基于IB进行了心肌梗死范围的定量诊断，并对术后离体心脏行氯化三苯基四氮唑（triphenyltetrazolium chloride）和专利蓝染色确定的范围进行比较，发现相关性良好。

朱永胜、钱蕴秋等进行了急性中度缺血心肌组织超声IB变化及其与室壁厚度相关性的实验研究。研究测量了13条开胸犬左心室后壁中部心肌IB和相应时相的室壁厚度（WT），比较正常冠状动脉灌注时和冠状动脉左旋支血流量减少40%～50%（中度急性心肌缺血）即刻及缺血30min时左心室后壁的IB和WT的测量结果。研究以心包为定标，把心肌和心包IB测值的比值作为心肌IB的校正值（IB%），以正常左心室后壁舒张末期厚度为标准，计算出校正WT（Th%）。对正常心肌的IB%和Th%进行回归分析。缺血时心肌IB%的预计值用回归方程和室壁厚度计算。结果：正常心肌的IB%与室壁Th%密切相关（$r=-0.54～0.78$）。中度急性心肌缺血即刻和缺血30min时的平均IB%较正常心肌增大（48.70±3.70，52.00±4.30 vs. 39.20±7.40，$P<0.01$），校正IB周期变化幅度（CVIB%）明显减低（10.00±4.20，6.30±2.40 vs. 20.70±4.70，$P<0.01$），缺血30min时的IB%和CVIB%变化较缺血即刻更为显著（$P<0.05$）。大部分实验犬（11/13）缺血即刻IB%的实测值和预测值无显著性差异。缺血30min时差异显著（$P<0.05$）。由此认为，中度急

性缺血较长时间后，除室壁厚度变薄的作用，尚有其他影响因素使心肌IB增大。

3.在评估冠状动脉狭窄程度和早期判断梗死血管是否再通中的应用　Lung-chun Lin等测量了37例急性心肌梗死患者右冠状动脉、冠状动脉左前降支和左回旋支支配区域局部心肌组织的CVIB值、位相、位相差和位相校正CVIB值，同时与冠状动脉造影对比。研究发现，冠状动脉完全闭塞区域心肌组织的CVIB值、位相差和位相校正CVIB值均明显低于正常冠状动脉支配区域心肌组织测值（$P<0.01$）。以位相差≤67°作为判断冠状动脉再通的标准，其敏感度、特异度和精确度分别为77.70%、66.60%和73.30%。从而提出，超声组织定征不但可评估冠状动脉狭窄程度，而且可作为临床早期判断梗死血管是否再通的检诊方法。

Takiuchi等报道，急性心肌缺血再灌注后，顿抑心肌组织CVIB的恢复要早于室壁厚度率的恢复，认为超声组织定征可用于早期评估缺血心肌再灌注后心肌的存活性。

冉海涛、王志刚等也对急性心肌梗死、急性心肌缺血与再灌注的IB和回声强度进行了研究，见本节“二、回声强度”部分。

4.在心肌病变诊断和鉴别诊断中的应用　心肌组织结构和功能的变化不但导致IB、CVIB的改变，同时引起CVIB跨壁梯度（TG-CVIB）发生相应的变化。综合分析这些参数变化，在一定程度上有利于评估心肌病变的程度和病因。国内外已有相关报道。

Solomon等用二维超声背向散射自相关技术研究心肌组织特征，通过肥厚型心肌病与正常对照说明，此技术可以为辨认正常、异常心肌提供与组织表现相关的超声组织特征信息。

夏红梅、高云华等探讨了声学密度定量技术在尿毒症性心肌损害方面的临床应用价值，对30例尿毒症患者及30例正常人心脏各节段心肌密度进行测定。研究发现，尿毒症患者各节段平均心肌密度（AII）均明显高于正常人（$P<0.01 \sim P<0.005$），两组的峰值-峰值密度（PPI）及密度标准差（SDI）测值相差不显著（$P>0.05$），两组的左心室内血流测值PPI、AII及SDI相差不显著（$P>0.05$）；尿毒症者左心房明显扩大（$P<0.005$），室间隔及左心室后壁明显增厚（$P<0.05$），左室心肌重量增加（$P<0.05$）；尿毒症患者左心室舒张功能减退（$P<0.05 \sim P<0.0005$），左心室收缩功能改变不明显（$P>0.05$）。由此认为，声学密度分析技术能客观反映尿毒症性心肌病变，对鉴别心肌异常有一定诊断意义。

张华、姜志荣等探讨了IB参数测定在评价糖尿病患者心肌病变方面的临床应用价值。研究检测了17例无微血管并发症的2型糖尿病患者（Ⅰ组）和17例有微血管并发症的糖尿病患者（Ⅱ组），以及16例正常人（对照组）心肌的心动周期时间平均IB、IB标化值、CVIB、TG-CVIB等参数，发现如下。

（1）糖尿病Ⅰ组、Ⅱ组室间隔及左心室后壁心肌的IB均明显高于对照组。

（2）糖尿病Ⅰ组、Ⅱ组室间隔及左心室后壁心肌的CVIB均明显低于对照组。

（3）糖尿病Ⅰ组、Ⅱ组室间隔及左心室后壁心肌的TG-CVIB均显著高于对照组。

（4）糖尿病Ⅱ组室间隔及左心室后壁心肌的IB均明显高于糖尿病Ⅰ组。

（5）糖尿病Ⅱ组室间隔及左心室后壁心肌的CVIB均明显低于糖尿病Ⅰ组。

（6）糖尿病Ⅱ组室间隔及左心室后壁心肌的TG-CVIB均显著高于糖尿病Ⅰ组。

（7）糖尿病组（Ⅰ组、Ⅱ组）室间隔及左心室后壁心肌的TG-CVIB与糖化血红蛋白（HbA1c）水平之间呈较高的相关性，相关系数有统计学意义。故而，心肌IB参数测定可敏感地早期评价糖尿病患者的心肌病变，协助判断心肌病变的程度，揭示其内在进展，作为一种无创、安全、价廉的检查方法值得临床推广和应用。

5.在监测心脏移植排斥反应中的应用　Masuyama等发现，在心脏移植发生排斥反应时，心肌组织CVIB明显降低。他们对23例接受心脏移植的患者和18例正常人左室后壁、室间隔的CVIB进行了监测，将未发生急性排斥反应前的值［分别为左心室后壁（6.20±1.30）dB、室间隔（3.80±2.0）dB］与正常对照组［分别为左心室后壁（5.98±0.90）dB、室间隔（4.80±1.10）dB］相比，无显著性差异。以左心室后壁CVIB降低≥1.50dB或室间隔降低≥1.0dB作为急性排斥反应发生的诊断标准，并以心肌活检的中度或重度排斥反应为阳性对照，发现其敏感度为86%，特异度为85%。由此提出，超声组织定征可作为临床早期诊断心脏排斥反应简便、无创的可靠手段。

6.用于评估梗死后心肌组织的重构　Wickline等对正常和梗死后心肌组织的各向异性进行了研究，发现超声组织定征有利于评估梗死后心肌组织的重构。

7.在腹部等脏器检诊中的应用　Bamber等测定了肝肿瘤组织单位体积内的散射情况，发现肝肿瘤组织的散射低于正常肝组织，但变化范围很大，一般只在同一标本正常组织对比时才有意义。

赵玉华等用HP-5500型超声诊断仪进行了以IB为基础的声学密度定量（AD）研究，探讨了人体正常、异常结构的AD值及临床应用范围。正常组50个取样区，150个测值；异常组实性、囊性病变或肿瘤11例，共50个参数。AD测值结果：正常肝均值21.00dB，肾锥体最低

13.20dB，眼球后组织最高54.30dB，尿液9.20dB，血液15.00～17.20dB，混合性胃内容物26.50dB，含气的胃窦40.00dB。异常组肝小血管瘤、胆囊息肉、脂肪肝、子宫肌瘤及其他肿瘤与正常AD值参数不同。故AD检测含微弱不同成分的结构，定量参数不一；可提示性质不同的溶质或组织；结合2D图像能辅助定性与鉴别诊断，应用范围广。

（十二）限制与展望

组织背向散射信号有较大离散性，即样本个体差异大。组织结构本身的个体差异、背向散射中掺杂了大于波长结构反射回来的伪信号、检测心肌梗死时冠状动脉走行的差异，以及在开胸研究中探头触压心脏引起的微小几何形变等原因均可导致差异（虽然IBI可做部分校正）。如能建立一种理想的组织超声传播函数模型，则这些差异可能被消除；而且，不同研究者所用探头的中心频率、频带宽率、频率效应不同，也影响各组结果的可比性。如果能设计一种新型背向散射信号的表现形式，或采用宽带探头，上述不足也许能得到改善。IB测定对组织定征仍不失为一种敏感性高、特异性好、准确度高的好方法。

二、回声强度

回声强度（echo intensity，EI）可直接反映回声图像的变化。组织钙化或瘢痕时，回声明显增强，肥厚型心肌病、心肌淀粉样变性也可出现类似的变化。

（一）声像图回声强度定量

EI定量系借助电子计算机定量分析声像图回声强度的基础和临床应用研究。

王志刚等用自己研制的“DFY型超声图像定量分析诊断仪”（以下简称“定量仪”），对组织回声图像具体的最大值、最小值、平均灰阶（GS）值、分贝（dB）值进行了检测。人眼仅可鉴别8～16灰度级，从超声诊断角度希望能鉴别高动态范围。“定量仪”将超声图像转化为数字图像，获得每一像素点的具体数值。分辨率为660×440像素（pixel），256级GS（黑0至亮255），85个超声强度等级（0～85dB）。其可连接于多种超声仪使用。此方法需强调操作、取样的标准化，所取二维图像以日常操作最佳图像为准。可将后心包作为回声幅度的上限参照，因其胶原含量极为恒定；回声幅度的下限可用左心室腔内的血液作为参照。

此超声组织定征方法为视频分析法。

自1993年5月起，王志刚等在其所在医院和外院用“定量仪”分别连机于国内外多台超声仪，行经胸、腹或腔内超声检测，对数千人正常、异常心脏的室间隔、主动脉根部前壁、二尖瓣前叶、二尖瓣后叶、腱索、主动脉瓣、肝、脾、肾、乳腺、胎盘、胎儿骨骼、子宫、卵巢等组织结构声像图进行了EI定量诊断的临床应用，获得了上述部位的分贝值及GS正常、异常值，并进行了有关相对比较和统计学分析。

1.在心脏检诊中的应用　通过正常组与冠心病组主动脉瓣超声图像定量检测，发现冠心病患者组主动脉瓣回声图像的分贝值、GS均值高于正常组，有显著性差异，客观证实冠心病患者主动脉瓣钙化程度严重。此情况仅用目测常难以区别。

通过风湿性心脏病组与正常组的分贝值、GS测值和“强回声、高回声、等回声、低回声、弱回声、无回声”的经验判断的六级分类法进行比照研究，发现风湿性心脏病组的主动脉根部前壁回声明显大于正常组的“高回声”水平。在正常组属于“等回声”的室间隔肌部和属于“低回声”的二尖瓣前叶的平均分贝值、GS值也大于正常组的“高回声”水平。二尖瓣后叶也约等于正常组的“高回声”水平，即分别高于正常组1～2个声强级，更客观地证实了风湿性心脏病这一全身性胶原组织的炎性病变侵及了整个心脏组织；也提示对心肌炎等多种心脏病患者的心肌组织声像图定量研究有其较明确的可比性和临床实用价值。在冠心病的无冠瓣回声的比照研究中也发现，无冠瓣在正常组属于“低回声”水平，而在冠心病组中却约等于“等回声”水平，客观提示冠心病组钙化较正常组重。

他们用“定量仪”对病变组14例风湿性心脏病二尖瓣病变患者的二尖瓣行经胸声像图定量，测量其最大值、最小值、平均分贝值、GS值，与正常组36例对比，进行统计学分析，病变组明显高于正常组（$P<0.01$）。“定量仪”反映EI的三维图显示病变瓣叶的峰态明显增高，超过了后心包的峰态高度，且其峰态的高低、稀密亦不一致。研究对病变组14例均进行了术后二尖瓣组织声像图定量和病理检查。病检发现，所有病变瓣膜均有不同程度的增厚、变硬等改变；镜下显示有程度不同的血管内壁增生、纤维结缔组织增生、软骨样变、胶原纤维变性、玻璃样变、钙化等改变。这些因素均可导致回声增强且呈不均匀性改变，提示声像图定量在一定程度上有助于组织病理改变的辨别（图10-1-3～图10-1-9）。

2.在腹部脏器、乳腺、胎儿和胎儿骨骼检诊中的应用　邹建中等通过在肝相近的2个部位取样进行定量对比，发现分贝值、GS值无显著性差异。用具体数值证实回声在正常肝内的分布属相对均匀，但通过自肝下缘至肝膈面间隔取样8个部位，均不含可见血管，获得了分贝值、GS值，发现肝回声图像的分贝值、GS值右前叶比右后叶强，左外叶比内叶强，有显著性差异。研究证实

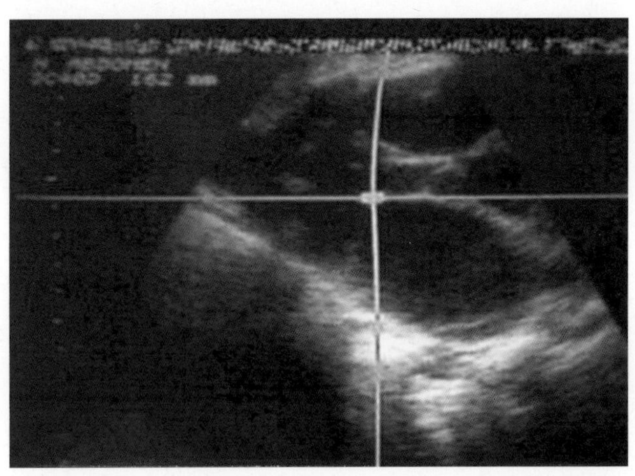

图10-1-3 “定量仪”光标在一例风湿性心脏病患者的2D左心室长轴图像取样二尖瓣前叶测量分贝值、GS值

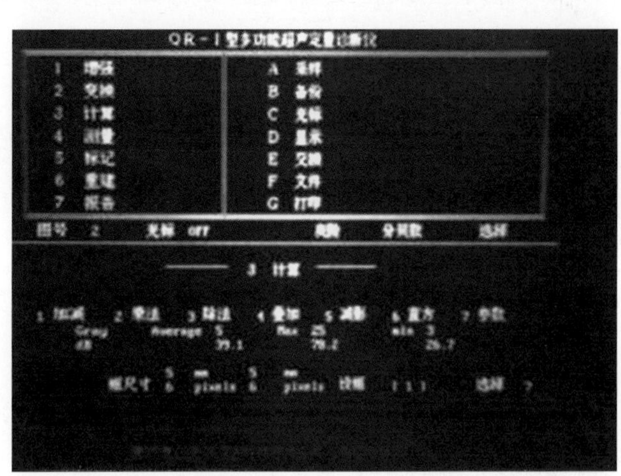

图10-1-4 “定量仪”显示图10-1-3取样处的最大值、最小值、平均分贝值、GS值、像素点及取样大小

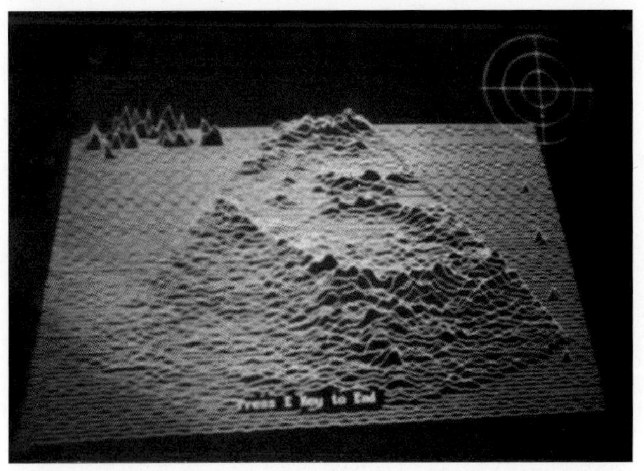

图10-1-5 图10-1-3病例用“定量仪”绘制的反映回声强度的三维图像

显示病变瓣叶峰态明显增高，超过了后心包的高度，且峰态高低、稀密不均匀

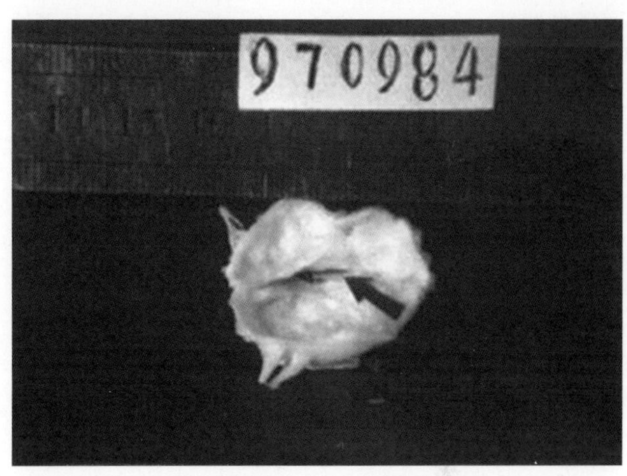

图10-1-6 图10-1-3病例，二尖瓣置换术取出的完整组织

瓣膜呈灰白色，瓣口呈“一”字形，瓣口大小0.2～0.8cm，瓣口厚0.22～0.25cm，略高低不平，切缘厚0.1cm，右联合处厚0.6cm，切面呈灰黄色，质较硬，有沙泥感

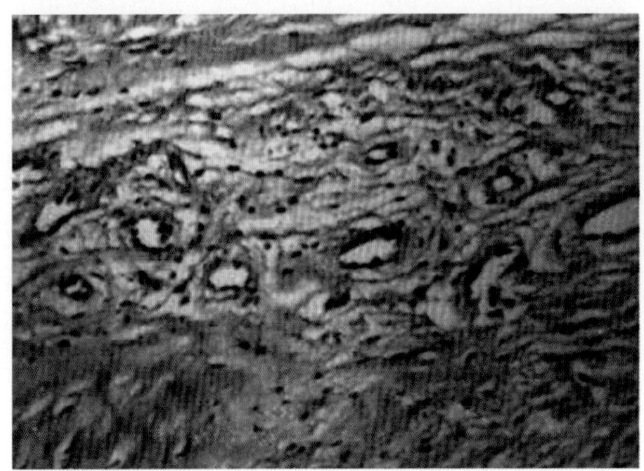

图10-1-7 图10-1-3病例病理切片，HE染色

显示小血管壁增厚，内皮细胞增生向腔内突起，周围纤维组织增生，黏液变性及淋巴细胞浸润

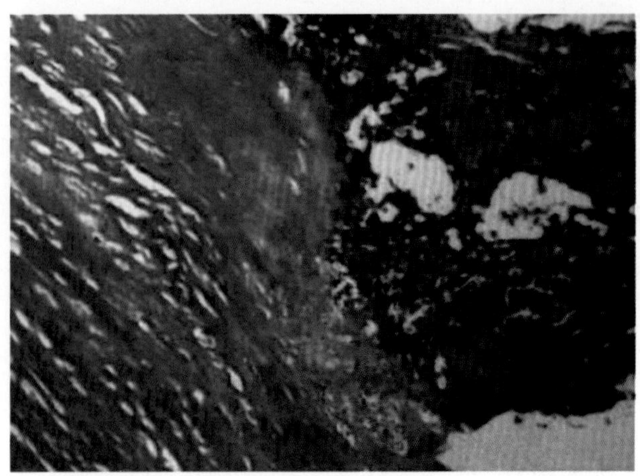

图10-1-8 二尖瓣病理切片，Masson染色见溃疡出血坏死区呈红色，胶原纤维呈蓝色

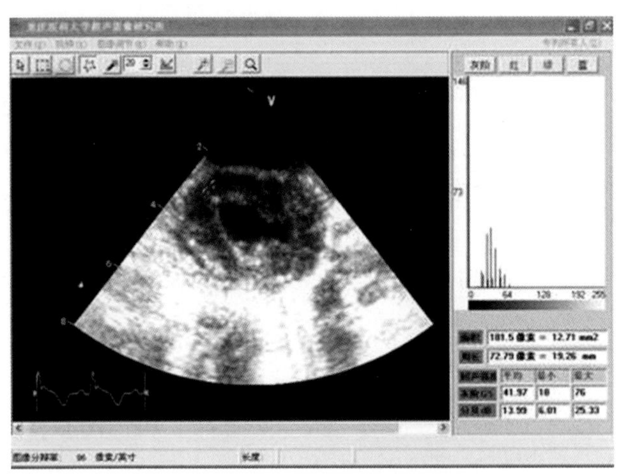

图10-1-9 升级后的“定量仪”的测量界面图例

“定量仪”能分辨出人眼不能识别的细微变化。研究者测定了正常脾的分贝值、GS值，并与正常肝一组对比，无显著性差异。在左、右肾同部位取样检测结果无显著性差异，肾与肝对比，亦无差异，说明肾实质EI并非像人们通常认为的比肝低，这与Platt等的结果一致。

研究者对三级胎盘回声图像的最大值、最小值、平均分贝值、GS值进行测定，相差不大，符合均质区之说。但其最大分贝值、GS值超过了同组研究的胎儿股骨下端的最小分贝值、GS值，客观提示有钙化情况。通过一、二、三级胎盘对比显示出胎盘老化情况。

邹建中等还进行了正常乳腺与乳腺疾病声像图定量及病理基础研究。分析了50例正常乳腺及210例乳腺疾病的声像图EI定量，全部病例均经手术病理证实。结果显示正常乳腺测值两侧对照无显著性差异。正常乳腺与乳腺增生、实性肿块、囊肿、纤维腺瘤及乳腺癌比较，均有显著性差异，且均以正常组测值为大；纤维腺瘤与乳腺癌测值比较无显著性差异。

谢昭鹏等用Siemens Q-2000型超声仪与“定量仪”连机，对乳腺实质性占位病变进行了声像图定量分析。观察组59例中，乳腺癌13例、乳腺纤维瘤34例、乳腺增生结节6例、乳腺管内乳头状瘤3例、炎性肉芽肿2例及乳腺化脓性结节1例。正常对照组50例。结果：正常对照组GS及分贝值与各种占位性病变比较，均有显著性差异。由此认为，声像图EI定量对乳腺实性占位病变的定性诊断价值肯定，有助于客观评价，但对其良性、恶性鉴别有待进一步研究。

卓忠雄、高云华等进行了超声引导Nd：XAG激光凝固羊肝灰阶定量分析。经皮穿刺超声引导激光对羊肝行组织凝固，用“定量仪”行靶区灰阶定量分析，观察其灰阶变化规律。结果显示随着激光功率的增大及作用时间的延长，靶区灰阶强度逐渐增加，很快达到最高强度并维持这一高强度水平，靶区以外肝组织灰阶强度无明显变化，说明激光作用靶区肉眼可见从一强光点到强光团，最后形成强回声区，且声像图EI定量结果亦证实这一变化。由此认为，此能准确观察其组织变化情况。

3.在经阴道超声检测中的应用　胡丽娜、潘丽华等用“定量仪”与Aloka-1700型超声仪连机，探头频率5MHz，经阴道超声，对30例育龄健康妇女的子宫底部、前后壁、侧壁和宫颈前后唇，进行了声像图EI的分贝值、GS值检测。研究发现正常子宫底、体部测值比较，无显著性差异。而子宫颈部与子宫底、体部比较，其最大值、最小值、平均分贝值、GS值均明显增高（$P<0.05$）。由此认为EI定量分析可为子宫附件异常变化提供有价值的临床参考数据。

他们还对38例有卵泡发育女性和16例无卵泡发育女性卵泡期的卵巢内卵泡、卵泡皮质、子宫内膜基底层及功能层，进行了EI定量检测分析。结果发现，有卵泡发育女性卵巢内卵泡、卵泡皮质与髓质、子宫内膜基底层和功能层比较，其分贝值、GS值有显著性差异。无卵泡发育女性卵巢皮质、子宫内膜基底层的分贝值、GS值明显高于有卵泡发育女性。研究者认为，超声组织定征可有效用于监测卵泡和子宫内膜发育，有利于生殖医学研究。

4.超声组织定征视频法EI和射频法IB的比较　冉海涛、王志刚等观察了10只犬急性心肌缺血与再灌注过程中IB、EI心动周期变化幅度（CVIB、CVEI），并分析其与心肌收缩力的关系。用HP-5500型超声诊断仪和“定量仪”连机测量10只犬冠状动脉左前降支阻断前、后及再灌注不同时间左心室前壁心肌组织IB、EI值和CVIB、CVEI值，同时测量室壁厚度（WT）和收缩期增厚率（WH%）的动态变化。结果显示冠状动脉阻断20min，缺血心肌组织IB、EI均增高（均为$P<0.01$），CVIB、CVEI均降低（均为$P<0.01$）。再灌注10min，IB、EI恢复正常，与WT相关。CVIB和CVEI的恢复相对缓慢，至再灌注90min后方恢复正常，CVIB和CVEI的变化与Th%的变化密切相关（$r_1=0.87$，$r_2=0.82$，均为$P<0.01$）。研究结果显示心肌组织IB、EI在急性心肌缺血与再灌注过程中存在相同的变化规律，无显著性差异；CVIB和CVEI与局部心肌组织收缩功能密切相关；通过分析CVIB和CVEI的变化不但能区别正常和缺血心肌组织，同时可评估心肌组织的收缩功能（图10-1-10）。

王志刚、冉海涛等进行了IB、EI在临床急性心肌梗死的诊断及应用中价值的研究。在急性心肌梗死发病2周内，用HP-5500型超声诊断仪和“定量仪”，于胸骨旁左心室乳头肌短轴观，分别测量急性心肌梗死患者冠状动脉左前降支、左回旋支和右冠状动脉支配区域心肌组织（分别相当于左心室乳头肌短轴观12点钟、4点钟、8点钟的位置）的CVIB和CVEI值，以CVIB和CVEI≤同一切面3个不同部位中最高值的1/2，作为诊断心肌梗死的标准。结果显示用此2种超声组织定征方法诊断急性心肌梗死的敏感度均为90.48%，所确定的梗死部位与冠状动脉造影吻合。由此认为，利用IB和EI进行超声组织定征（两者无显著性差异），可作为临床检诊急性心肌梗死的一种无创性定性、定量新方法（图10-1-11～图10-1-14）。

胡英等进行了超声组织定征视频法和射频法的比较研究。他们分别对10只自发性高血压大鼠（SHR）和10只Wistar大鼠进行超声视频法分析，观察大鼠心肌灰阶均值、灰阶离散度等指标；同时进行射频法分析，观察大鼠心肌IB的最大值与最小值的差（PPI）、均值（AII）和离散度（SDI）等指标。同时测定大鼠心肌Ⅰ型、Ⅲ型胶原的容积分数，并将超声组织定征的结果与胶原容积分数进行相关分析。结果：SHR组的视频分析法指标灰阶均值高于Wistar大鼠组（$P < 0.05$）。与免疫组化分析的Ⅰ型、Ⅲ型胶原的容积分数结果一致。超声心肌灰阶均值与两型胶原容积分数呈正相关（$r = 0.80$和0.73，$P < 0.001$）。然而射频分析法不能显示同一对比组间的各指标差别（$P > 0.05$），同时与免疫组化分析的Ⅰ型、Ⅲ型胶原的容积分数不相关（$P < 0.05$）。由此认为，视频法在反映心肌胶原变化方面较射频法敏感。

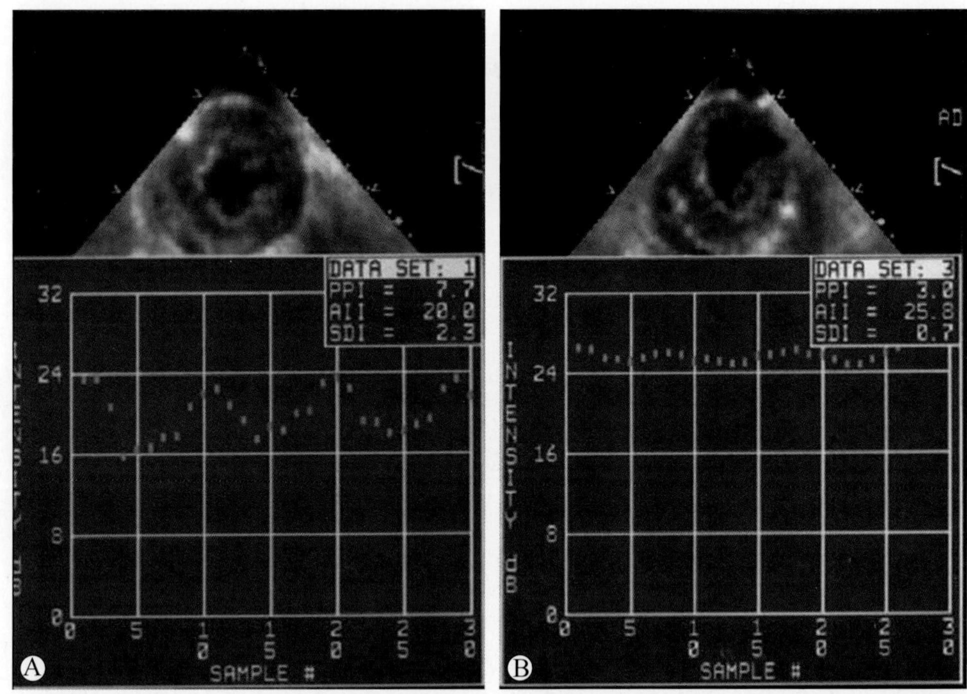

图10-1-10　犬左心室乳头肌短轴观，冠状动脉左前降支阻断后，缺血心肌组织IB值增高，CVIB降低

A.冠状动脉阻断前；B.冠状动脉阻断20min后

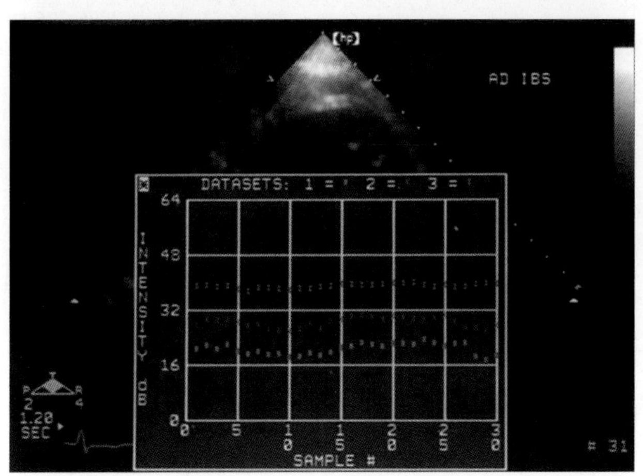

图10-1-11　急性心肌梗死患者IB检测

左室乳头肌短轴观收缩末期，取样部位为冠状动脉、左冠状动脉前降支和回旋支供血区的心肌组织IB心动周期变化曲线，CVIB值分别为2.1dB、6.3dB和6.5dB

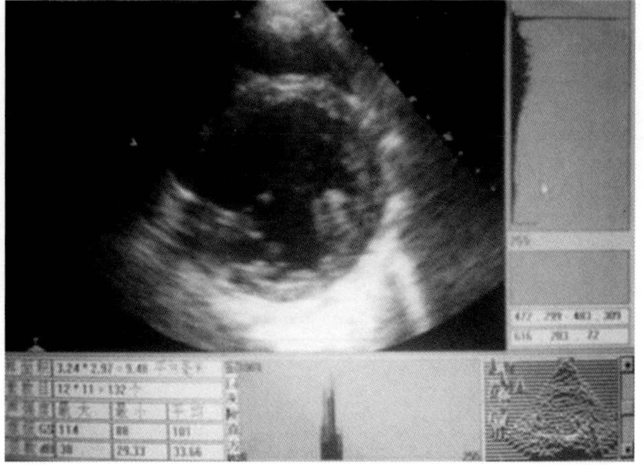

图10-1-12　EI分析法

图10-1-11病例由上至下分别为右冠状动脉左回旋支血供区域。图左下显示取样容积内心肌组织的EI均值为28.66dB，图右下为反映回声强度的三维图

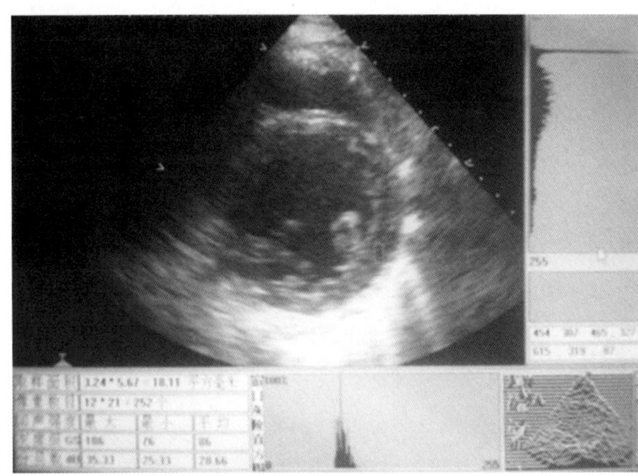

图10-1-13 图10-1-11病例，舒张末期相同部位心肌组织的EI均值为33.66dB，其CVEI＝5dB

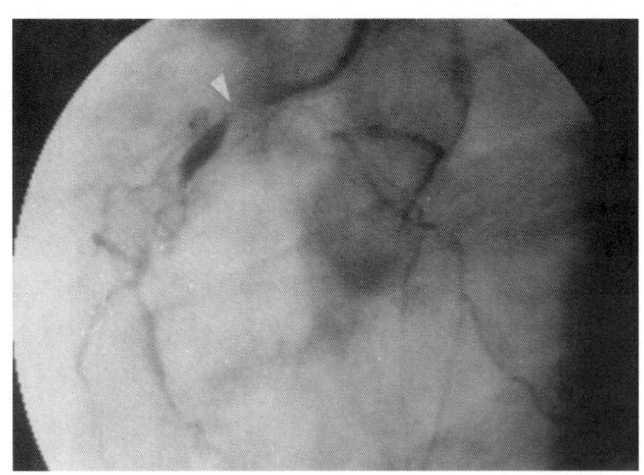

图10-1-14 图10-1-11病例，冠状动脉造影示右冠状动脉严重狭窄

凌智瑜、王志刚等同时采用视频法和射频法对正常、缺血及梗死心肌组织进行了量化分析。结果显示视频法和射频法所测TIC各项参数均能准确反映心肌的血流灌注状态。视频分析所用“定量仪”可从0～255个灰阶进行量化分析，且图像分辨率高。射频分析法的散射信号未经过后处理图像较模糊，且定量分析范围较小，但仍能区分正常、缺血与梗死心肌，可用于心肌声学造影，对心肌血流量进行量化分析（图10-1-15）。

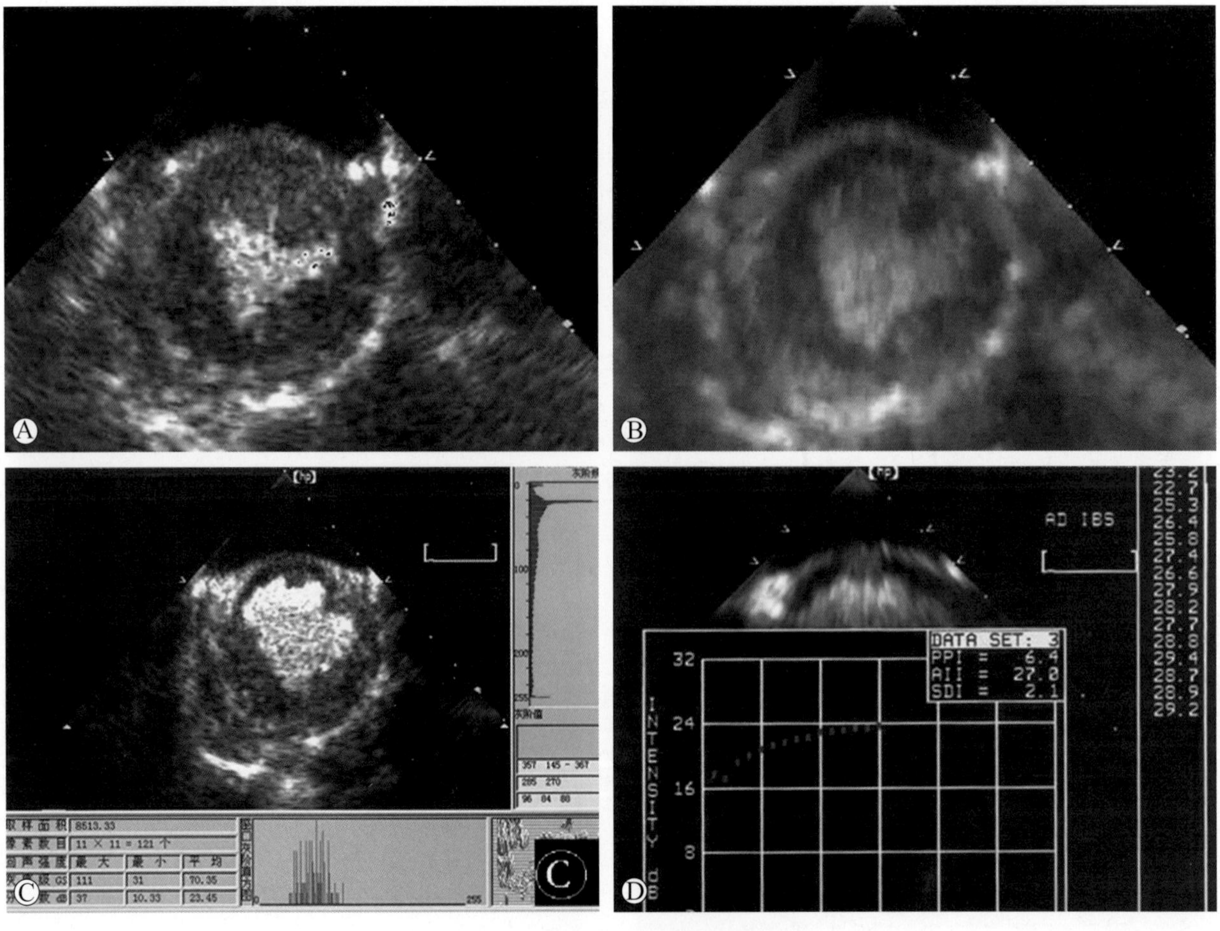

图10-1-15 犬心肌声学造影及定量分析

A. 正常犬心肌声学造影视频图像；B. 正常犬心肌声学造影散射图像；C. “定量仪”对冠状动脉狭窄后犬心肌声学造影视频图像进行定量分析；D. AD软件对冠状动脉狭窄后犬心肌声学造影散射图像进行定量分析，触发间歇均为1∶8个心动周期

(二)反映回声强度的三维图

为了能够形象地观察到声像图画面像素点的灰度级随坐标X、Y变化的情况，以间接了解组织回声强度和轮廓形态，“定量仪”设计了绘制立体三维图的功能。三维坐标系中X轴、Y轴和表示灰度G的纵坐标轴，二维图像置于X、Y平面（图10-1-16）。

软件允许在二维超声图像上方以任意视点（立体角）观察三维图，视线指向二维图像所在的坐标原点，为确定视点，设置立体球选择环，圆心代表地球北极，第一环代表北回归线，第二环代表赤道，竖线下方表示格林尼治（Greenwich）0°，竖线上方代表国际换日线。水平线左侧表示西经90°，右侧表示东经90°，视线指向地球球心。由于从下方观察无实际意义，故南回归线和南极未绘出（图10-1-17）。

三维图给出适度的透视以增强真实感，按键使光标在视点选择环内任意移动，选定视点后按回车键，立即绘出三维图。利用“定量仪”进行回声强度的三维图像观察，通过图像的峰态变化，了解灰阶值的分布情况，间接观察回声强弱及组织结构轮廓形态。回声强的组织峰态增高且密集，反之，回声弱的组织峰态则降低及稀疏（图10-1-18，图10-1-19）。

反映回声强度的三维图系质地分析法，可较形象、直观地了解灰阶值分布情况。图像峰态减低、减少意味着灰阶分布曲线较宽，说明测定区灰阶值具有较大多相性。这种方法对发现心肌梗死的区域性异常有效。

(三)限制与展望

视频法的回声强度定量如同射频法的IB检测一样，受样本个体差异的影响，与操作者的个人经验亦有关。操作时做到标准化、以最佳图像为准、用定标物对照，可以弥补上述不足。由于其使用仪器价格低廉，操作方便，结果较经验判断客观，能达到与IB检测相同的效果，不失为一种敏感性、特异性、准确性高，实用性好，应普及推广的超声组织定征方法。

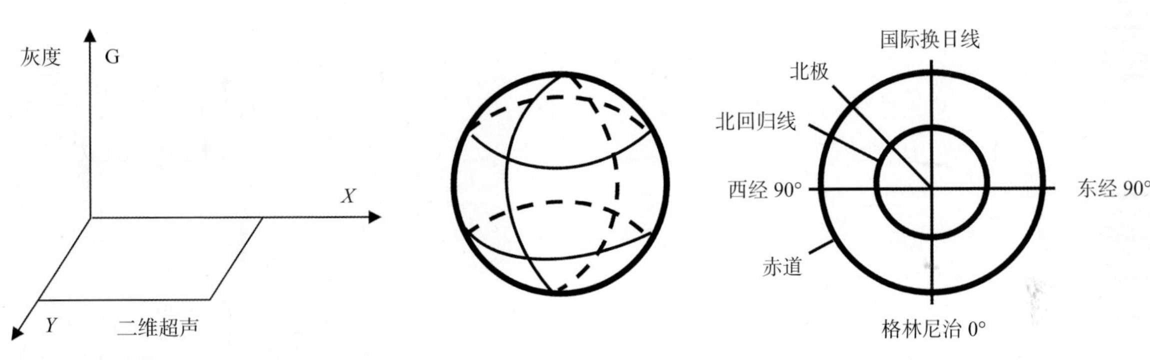

图10-1-16 三维坐标

图10-1-17 立体球选择环

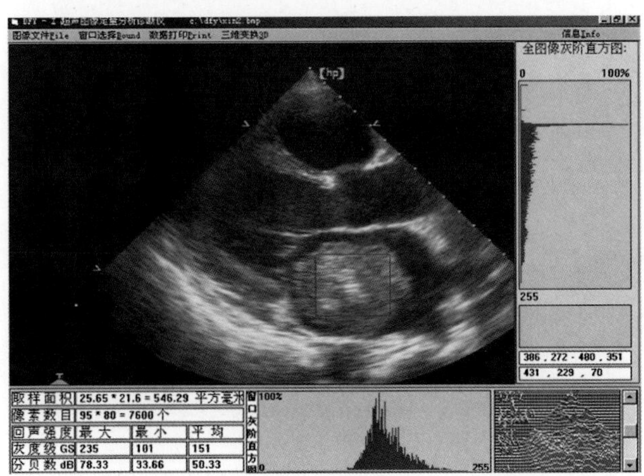

图10-1-18 “定量仪”屏幕显示二维超声图左心室长轴观左心房黏液瘤图像，并取样定量

屏幕左下角显示取样长宽、面积；像素点；最大值、最小值、平均值、分贝值、GS值。屏幕下中显示取样区的灰阶直方图。屏幕右上显示全图的灰阶分布。屏幕右下角为反映回声强度的三维图像

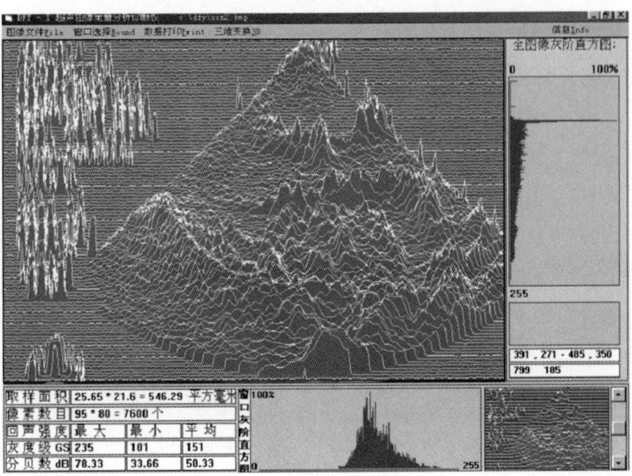

图10-1-19 反映图10-1-18左心房黏液瘤回声强度的三维图像

可见左心房黏液瘤的峰态增高且密集

第二节 其他超声组织定征方法

一、声速

超声波在不同组织中传播时，传导速度与组织弹性系数和密度相关，这一关系可以表示为下面的公式：

$$\sqrt{c} = \kappa/\rho \qquad (10\text{-}2\text{-}1)$$

式中c为声速，κ为体积弹性模量，ρ为密度。不同组织结构其组织弹性、密度有异，超声声速亦受其影响而不同。Hayashi等测量了正常肝、脂肪肝和肝硬化时肝组织的声速，结果显示脂肪肝时声速减低，肝硬化时声速升高。Bamber的工作表明，肝肿瘤时多数情况声速较正常组织明显降低。

声速的测量方法如下。

1. 声速体外测量　系将发射与接收换能器分别置于标本的两端，测得两者之间的距离（I）和发射脉冲与接收脉冲之间的时间间隔（t），根据声速$c = I/t$，则能求得声速值。

2. 声速体内测量　方法较多，如交叉声束测量法。此系将发射与接收换能器分别固定于体表不同位置，两者中心形成一定角度，声束进入体内组织会发生反射，并被接收器接收。此时，超声波传导的距离$I = I_1 + I_2$，可由两换能器夹角求得，传导时间t也由换能器发射与接收脉冲的间隔测出，因此根据公式$c = I/t$，可求出声束在体内传播的速度。此外，还有集合声束测定法、参考点测定法等。

此方法主要用作实验研究。

二、声衰减

声衰减系声波轴向振动与介质之间摩擦致能量消耗的结果，它与超声探头频率及声波运行距离有关。在正常及病理情况下，组织的衰减会发生变化。声衰减是重要的组织声学特性，有助于组织定征检测。

20世纪70年代，小林利次注意到乳腺肿瘤后方的回声表现，即衰减的表现与肿瘤组织内纤维成分含量有关，纤维成分较多的肿瘤如硬癌，后方可有明显的声影，细胞成分多的肿瘤如髓样癌，后方多有回声增强。随后发现在离体标本衰减系数测量中，乳腺恶性肿瘤组织有较强的衰减。这些研究结果引起了人们对组织声衰减的兴趣。更多的研究者对组织声衰减进行了有成效的研究，包括对肝、脾、心脏、胎盘等组织的声衰减测定。

已测得肝硬化患者的肝声衰减系数高于正常肝，脂肪肝的声衰减系数高于肝硬化的肝。国内连娟、周康源等采用中国科学技术大学与福建医科大学附属协和医院合作研制的KX-1型体内超声衰减测试仪，对61例脂肪肝患者的肝进行了声衰减系数测定，经计算机数据处理，得出脂肪肝声衰减系数均值为0.74dB/（cm・MHz），标准差0.12dB/（cm・MHz），明显高于正常肝声衰减系数；有研究通过声像图定量分析，获得了肝组织近、中、远场灰阶级和分贝值。结果显示：①各级脂肪肝实质的近、中、远场灰阶和分贝值明显不同；②病变越重，近场EI值越大，远场EI值越小；③由于近场/远场值受操作者及仪器设置等影响较小，该项指标更有助于对脂肪肝损害程度的判断。

脂肪肝测值可以灰阶曲线图显示（图10-2-1，图10-2-2）。

叶真、林礼务等用同样的仪器对38例正常孕中期及以上的孕妇进行了胎盘声衰减系数体内测定，以探讨胎盘成熟度的定量诊断。将38例分为中孕、晚孕、足月3组，另按Grannum B型超声胎盘成熟度分级法分为4组。将KX-1型体内声衰减测试仪连接于Aloka 256型超声诊断仪进行检测，探头频率为3.5MHz。结果显示声衰减系数随B型超声胎盘成熟度分级数增加而有增大趋势；不

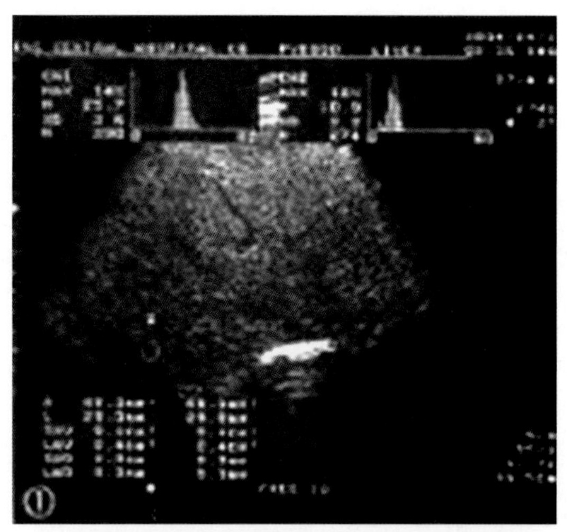

图10-2-1　中度脂肪肝的近场与远场比值为2.5

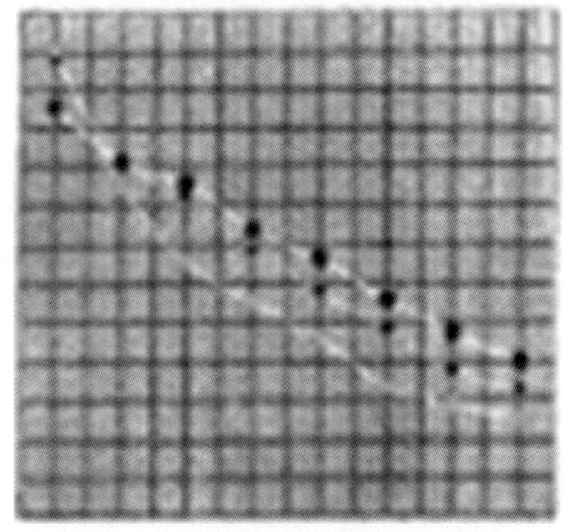

图10-2-2　不同程度脂肪肝深度-灰阶值曲线
系列1，Ⅰ度脂肪肝；系列2，Ⅱ度脂肪肝；系列3，Ⅲ度脂肪肝

同孕期组的声衰减测值随孕期的增长而逐渐升高，尤以中孕组的声衰减系数较晚孕组与足月组的差异更为显著（$P<0.01$）。研究者认为此变化特点符合胎盘发育过程中的组织生理变化，测定声衰减系数可以定量估计胎盘成熟程度，作为胎盘定量监测的一个重要参数。

Miller等首先研究了心肌缺血与衰减的关系，发现衰减斜率与磷酸激酶消耗有关，因此可作为心肌损害的定量指标。有研究发现冠脉闭塞15～24小时缺血区声衰减减小，但3～6周后衰减明显增加，而得出结论，声衰减的减少是心肌缺血的早期表现，声衰减增加则为心肌瘢痕所致。另有资料表明，胶原含量增加是衰减增加的一个决定因素。

张立明、管清等用中国科学技术大学开发的ST-1型声衰减系数测定仪，采用幅差法对自制、进口、国产海鹰牌及生理盐水4种耦合剂进行了20例样本超声衰减系数的测定。检测物是声衰减系数为（0.5±0.05）dB/（cm·MHz）的标准人体仿真模块，符合中华人民共和国国家计量检定规程JJG 639—1998标准。所测上述4种耦合剂声衰减系数均值分别为0.4985、0.5095、0.5039、0.5013，经统计学处理，无显著性差异。研究者认为，耦合剂的不同及其使用的多少，一般来说只影响换能器到组织之间声束强度的传播，而对传入组织后回声强度随组织深度的衰减过程并无影响。

冯祖德、S. Han、John Medige等用超声声速和声衰减预测人骨松质的生物力学性质，用声速、声衰减及两者结合来预测人骨松质在准静态和动态加载条件下生物力学性质的实验和分析。结果：超声声速（UV）和声衰减（BUA）的线性组合显然比单个UV或BUA更能准确地预测人骨松质在准静态和动态加载条件下的力学性质；骨松质试样的平均动态压缩模量E、强度S分别比准静态加载时的相应力学性质参数高82%和63%，而骨松质试样的平均动态压缩终应变E_m则比准静态加载时低18%。

组织声衰减的测量方法有体内测量的时域法和频域法两类，还有透过反射法、相对衰减法等。

三、组织硬度（或弹性）

组织硬度指组织的软硬或弹性，反映了组织本身的特性，是超声组织定征研究的内容之一。体内软组织在心血管搏动、呼吸及外力影响下存在着被动运动，国外学者已报道应用各种分析技术通过定量分析软组织运动幅度来揭示其硬度特征，展示了其研究、应用价值。

国内孙英、周永昌进行了有意义的研究。研究对象为外科上腹部手术患者64例（男36例，女28例，平均年龄48.30岁），做术前、术中的肝硬度测定；另外204例（男、女各102例，平均年龄43岁）正常人作为超声参数正常值测定对象。仪器为Aloka SSD-680型超声诊断仪、3.5MHz凸阵探头和改良眼压计。测定方法为术前超声测定左肝膈面、腹主动脉前和下腔静脉前的肝的压缩幅度，前者用B型、后者用B/M型显示。实时观察肝在心脏、血管搏动作用下产生的压缩、复原，利用仪器的冻结、回放功能，用B型测定肝压缩的最大幅度，用M型观察其肝组织的周期性压缩和复原形成曲线的最大振幅；检测深吸气末左肝压缩率。此系用B/B型双幅显示肝腹主动脉纵切面，测量平静呼气和深吸气末冻结图像，测量左肝厚度，计算压缩幅度和压缩率（压缩率＝肝压缩幅度/肝压缩前厚度×100%）；检测施加外力后左肝压缩率。方法同前，唯在探头施压前后分别冻结图像，测量左肝厚度，计算压缩率。据术中所见及部分病例术中取肝组织活检，把54例手术患者分为3组：正常组33例，肝硬化组10例，其他肝病组11例。

结果显示，术前肝各超声参数测值均存在正相关关系，相关系数显著性检验均有统计学意义（均为$P<0.01$）；54例术中检测显示均数的显著性检验结果提示正常组各超声参数均值均大于肝硬化组和其他肝病组（均为$P<0.01$）；204例正常肝超声测定，各参数值呈正态分布，各年龄组超声参数均值比较提示腹主动脉前肝压缩幅度的年龄组间有显著性差异（$P<0.01$），且测值随年龄增长呈下降趋势。

研究者认为，超声测定肝压缩幅度大小可代表肝硬度，为其肝硬度判断提供客观依据；本研究结果还表明下腔静脉前肝压缩幅度、左肝膈面压缩幅度和施压后左肝压缩率与术中肝硬度测值相关性较好（r分别为0.8753、0.7688、0.7604），研究者认为这3个指标可作为肝硬度判断的敏感参数。本方法用市售超声仪，不需特殊设备，可通过测定反映肝动态的多个参数来判断肝硬度，并提出了一组正常肝各超声参数的正常值范围。然而，对于各肝病间测值比较及肝硬度分级还有待进一步探索。

四、经验判断法

1.回声强度六级分类法　通过目测回声图像变化，将回声图像的强弱分为强回声、高回声、等回声、低回声、弱回声、无回声6级，进行半定量分析。也有学者只将其分为强回声、等回声、弱回声3级。此系临床常用方法。

2.感度切面法　系将接收到的超声波输入信号在一定幅度阶段放大处理后，读取逐渐出现在布朗管上的组织相对回声辉度的方法。此亦是一种半定量评价回声强度的方法。通过调节仪器敏感度的增益，把开始出现的心外膜回声作为标准，进行必要的敏感度调节（单位dB），直到被探查组织回声出现，对相对回声强度进行定量。田中等利用这种方法进行研究，结果显示心肌梗死的瘢痕部分比正常心肌部分的回声强度增加10～15dB。一般调节敏感幅度把3dB作为有意义的界限。

3.彩阶显示　黑白灰阶超声图像经人工数码微机处理后，形成彩阶声像图，以间接反映回声强度。

五、声学参数测量与组织成分的对照

Hill和Bamber等对人体肝组织的成分及与声学参数关系进行了研究。他们取正常肝组织及脂肪肝、肝硬化和肿瘤的标本先进行声学参数（声速、衰减和散射）的测量。然后用称重法测定水分，用组织学染色的方法测定纤维和脂肪的含量。测量结果表明，肿瘤和脂肪肝的声速低于正常肝组织。肿瘤的衰减低于或接近于正常组织，肝硬化时升高；肿瘤内的散射低于正常肝组织。在成分分析中发现肿瘤中水分含量升高，脂肪肝中脂肪量高，胶原纤维在肝硬化时增加，在某些转移癌中也见到胶原纤维。他们认为，肝不同组织中的声速减低与水和脂肪含量增加有关，水与声速的负相关性尤其明显。水含量增加，衰减系数、单位体积散射与频率相关的衰减均减少，呈负相关，脂肪含量则与这些参数呈正相关，当然也不能除外这是水含量减少的结果。因而可以部分解释正常组织与肿瘤组织声像图表现不同的原因。Cloostermans体外测量声学参数及组织学检查对应关系的研究结果也表明肝组织中胶原组织含量与衰减斜率有明显关系。

六、超声与病理

目前国内外不少学者进行了超声图像与病理结构包括组织超微结构的对照观察研究。主要方法是对人体或动物被检测组织的回声图像灰度强弱进行目测观察或声像图定量，并进行该组织切片常规HE染色或特殊染色，行病理检测、光镜观察等，以分析声像图与组织病理间的关系，探讨超声波的热作用、机械作用、空化作用对组织病变的治疗效果及人体组织的安全剂量。这确系超声组织定征的一种有益、实用的方法。

赵玉华等对超声检查大肠肿瘤早期诊断的病理基础与临床应用进行了系列研究。人工诱发大鼠结肠肿瘤33个，超声图像特征与病理诊断符合率为96.90%。卓忠雄、高云华、杨浩等对硬化性胰腺炎的超声显像及病理基础进行研究。声像图显示胰腺不规则增大、周边轮廓模糊，胰体回声不均质，可见类肿块样回声，胰管不扩张，可伴有肝外胆管梗阻征象，其病理基础为胰腺小叶萎缩，腺体内纤维组织不规则增厚，纤维组织增生。朱尚勇等研究了甲状腺腺瘤声像图及其病理基础。其对86例患者进行了手术前后病理检查，发现肿瘤细胞和滤泡的大小及排列方式，以及血管和纤维组织的含量和分布状态，决定了腺瘤的回声强度，而腺瘤的出血和囊性变常导致声像图上腺瘤多以混合性肿块出现。包膜外的微血管、甲状腺组织受压萎缩、炎性渗出及包膜本身是导致暗环的主要原因。

第三节　超声组织定征在治疗及组织声学造影的应用

一、超声组织定征在超声治疗学的应用

目前超声治疗学发展很快。国内王智彪等的高强度聚焦超声（HIFU）终止早孕、治疗肿瘤的研究取得了较好成果，并运用声像图定量这一无创性技术行组织治疗前后的定量观察、随访。

现HIFU治疗肿瘤已经用于临床，并被证实治疗肝癌、乳腺癌、骨肿瘤和软组织肿瘤安全有效。HIFU治疗肿瘤的根本是能损伤靶区组织，但要取得好的效果，尚需从肿瘤边界的识别、治疗效果的反馈及转归、随访等方面努力。特别是在治疗过程中能否寻求有效的无创的检测方法，在现场快速、精确判断组织损伤的部位、范围、损伤程度并随访其组织衍变情况，是直接关系到治疗效果的关键因素。目前，“定量仪”已配置在获国家药品监督管理局生产批文的“海扶超声聚焦刀”上，进行超声组织定征监控，达到观察及时、准确、客观的效果（图10-3-1）。

同样，现已开展较多的肿瘤微波治疗，不仅可以用超声引导进行介入治疗，而且可用超声组织定征进行监控、随访。

二、超声组织定征在组织声学造影的应用

心肌造影（myocardial contrast）是研究心肌微循环功能的最有前途的方法之一。新近研制的造影剂Echo Gen具有低于体温的沸点，其微泡在血液中具有高度稳定性，静脉注射后由液相变为气相，心肌显影较持久，可清楚显示缺血区的灌注缺损。二次谐波成像（second harmonic imaging）是根据血液中微泡的共振特性建立的一种新的成像技术。由于血液中的微泡产生共振，而血管壁和心肌组织无共振现象，因此采用谐波显像方法可数倍增强心肌造影的显像效果，有利于对心肌组织特性的观察分析。

运用IB、EI可以观察、随访组织声学造影效果，了解造影剂在不同脏器组织最初显示、滞留及衰减时的IB、EI值及其变化情况，有利于对不同组织特性的判断，也

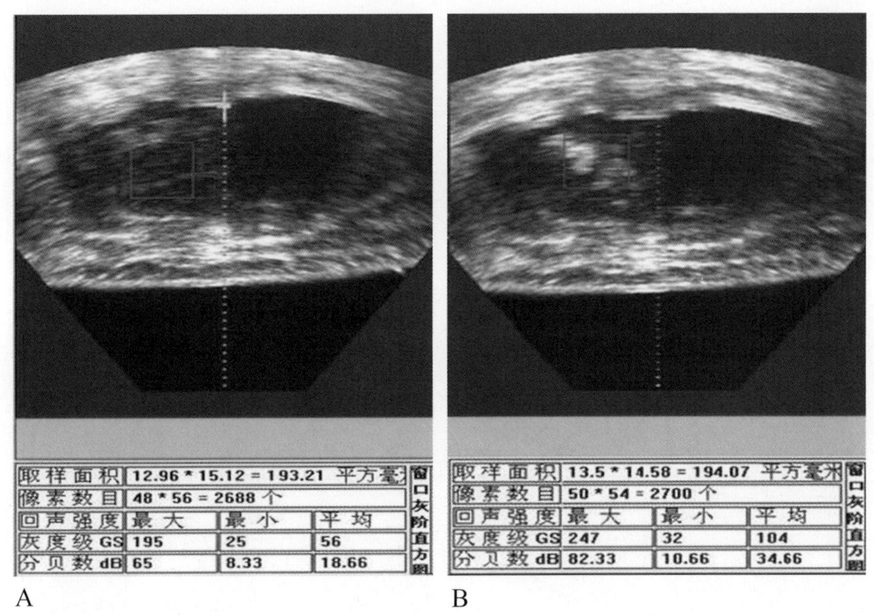

取样面积 12.96 * 15.12 = 193.21 平方毫
像素数目 48 * 56 = 2688 个
回声强度 最大 最小 平均
灰度级GS 195 25 56
分贝数dB 65 8.33 18.66
窗口灰阶直方图
A
取样面积 13.5 * 14.58 = 194.07 平方毫米
像素数目 50 * 54 = 2700 个
回声强度 最大 最小 平均
灰度级GS 247 32 104
分贝数dB 82.33 10.66 34.66
窗口灰阶直方图
B

图10-3-1　HIFU治疗前后灰阶发生明显变化

A.治疗前；B.治疗后

可用于对造影剂质量的优劣进行鉴别、判断。景香香等采用超声组织定征的视频法进行白细胞靶向超声造影剂对犬心肌缺血再灌注损伤的量化分析，结果显示，损伤心肌声像图EI值（22.56±4.62）明显增高，与正常心肌（16.57±3.82）和缺血心肌（5.00±2.58）比较，差异均有统计学意义，能较准确、客观地反映再灌注损伤的严重程度（图10-3-2）。

朱永胜、钱蕴秋等探讨了静脉弹丸注射氟碳造影剂后心肌显影强度与冠状动脉狭窄程度的相关性。研究检测了10条犬冠状动脉左旋支（LCX）不同程度狭窄时，静脉弹丸注射全氟显示的左心室后壁心肌声学密度。结果显示基础状态到LCX轻、中、重度狭窄左心室后壁心肌声学造影剂（MCE）时间-强度曲线的峰值强度（PI）和曲线下面积（AUC）均逐渐减小，但相邻两组间差别不显著，LCX完全阻断时，PI、AUC均显著减小。由此认为，MCE所测参数与冠状动脉狭窄程度呈非线性相关，但不能用于准确区分狭窄程度。

李清、沈学东等进行了心肌声学造影定量急性心肌

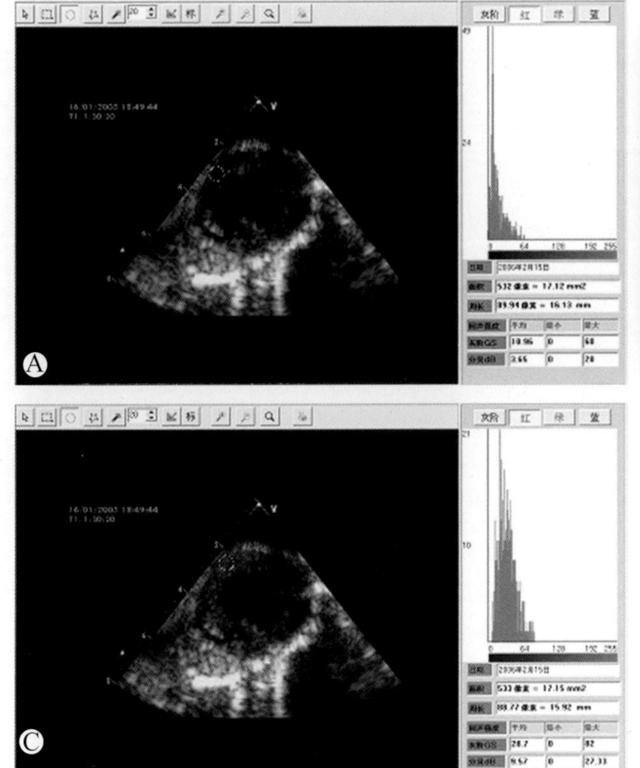

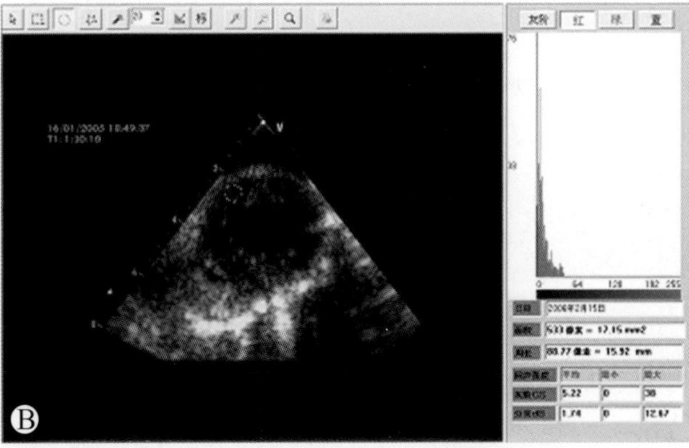

图10-3-2　“定量仪”分析

A.基础状态；B.缺血状态；C.再灌注状态。显示再灌注后，损伤心肌部位EI高于基础状态和缺血状态时心肌EI

梗死后心肌血流量的实验研究，测定了心肌视频密度。结果显示，心肌造影时间-强度曲线参数中的AUC和PI，可准确定量心肌梗死后局部心肌血流量。

近年来，重庆医科大学超声影像学研究所又对“定量仪”进行了升级，升级后的“定量仪”增添了更多功能：①可行组织能量多普勒信号定量分析（图10-3-3）；②可行彩色多普勒信号定量分析；③可对组织声学造影进行监控分析；④可用于超声微泡粒径分析（图10-3-4）；⑤可用于测定微小血管血流速度（图10-3-5）；⑥可用于定量分析组织、肿瘤血流灌注量（图10-3-6）。

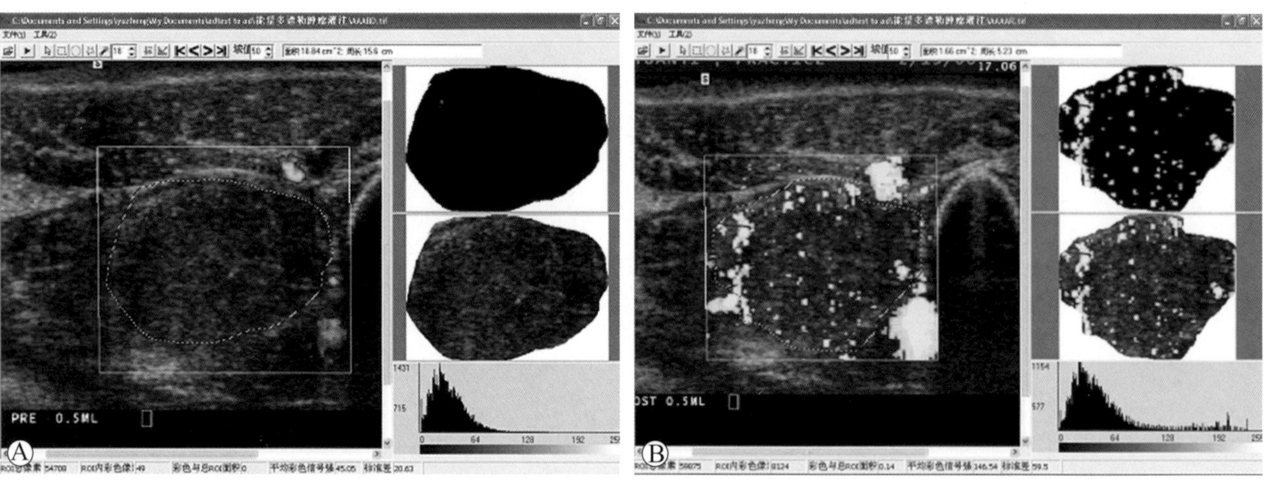

图10-3-3　结合超声微泡造影剂，并用“定量仪”的能量多普勒功能检测肿瘤微血管

A. VX-2肿瘤造影前，多普勒不能发现微血管信号；B. VX-2肿瘤造影后，微血管面积占肿瘤面积的14%

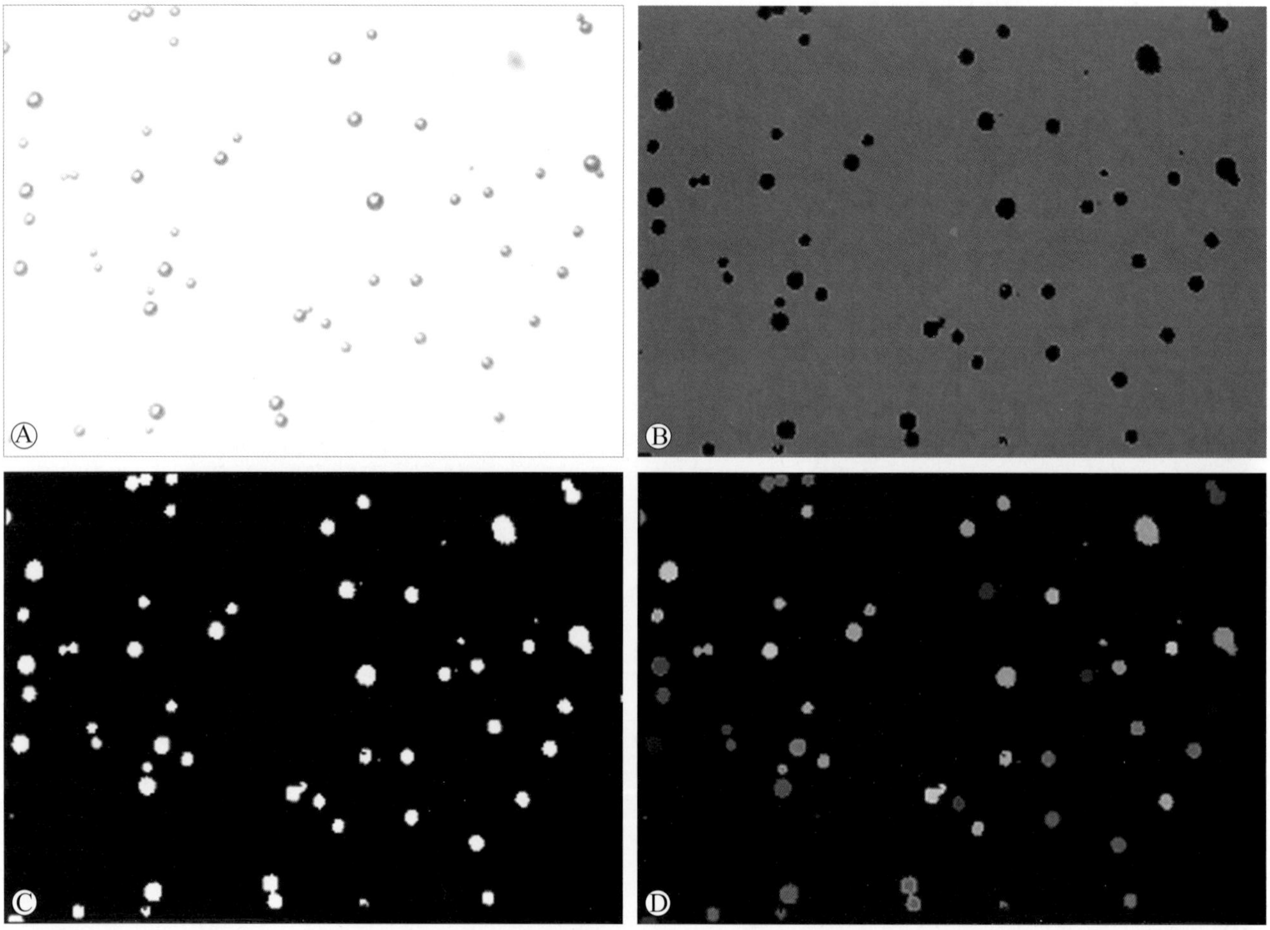

图10-3-4　“定量仪”的微泡浓度与粒径分析

A. 微泡光学显微镜观察（×400）；B. 经DFY软件初步识别处理后的图像；C. 对图像进行二值化处理以备下一步图像识别用；D. 计算机图像识别与微泡标记，并自动计算每个微泡的直径与微泡浓度

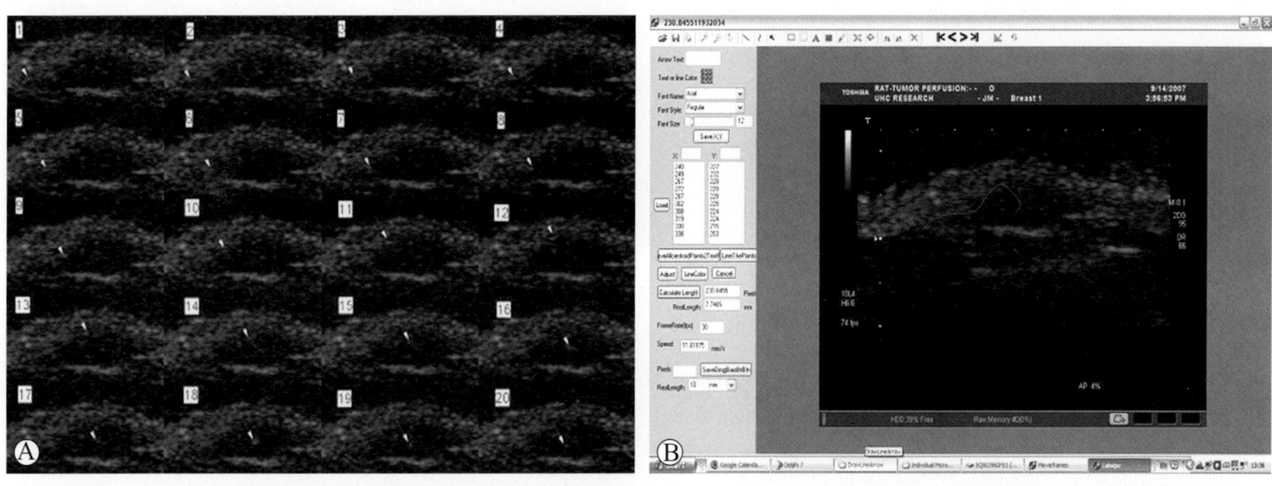

图10-3-5 "定量仪"分析单个超声信号在大鼠直肠癌微小血管内的运动轨迹

A."定量仪"描记的在观测时间内每帧中单个微泡信号的位置；B.将微泡在每帧中的位置连成线，显示微泡的移动过程

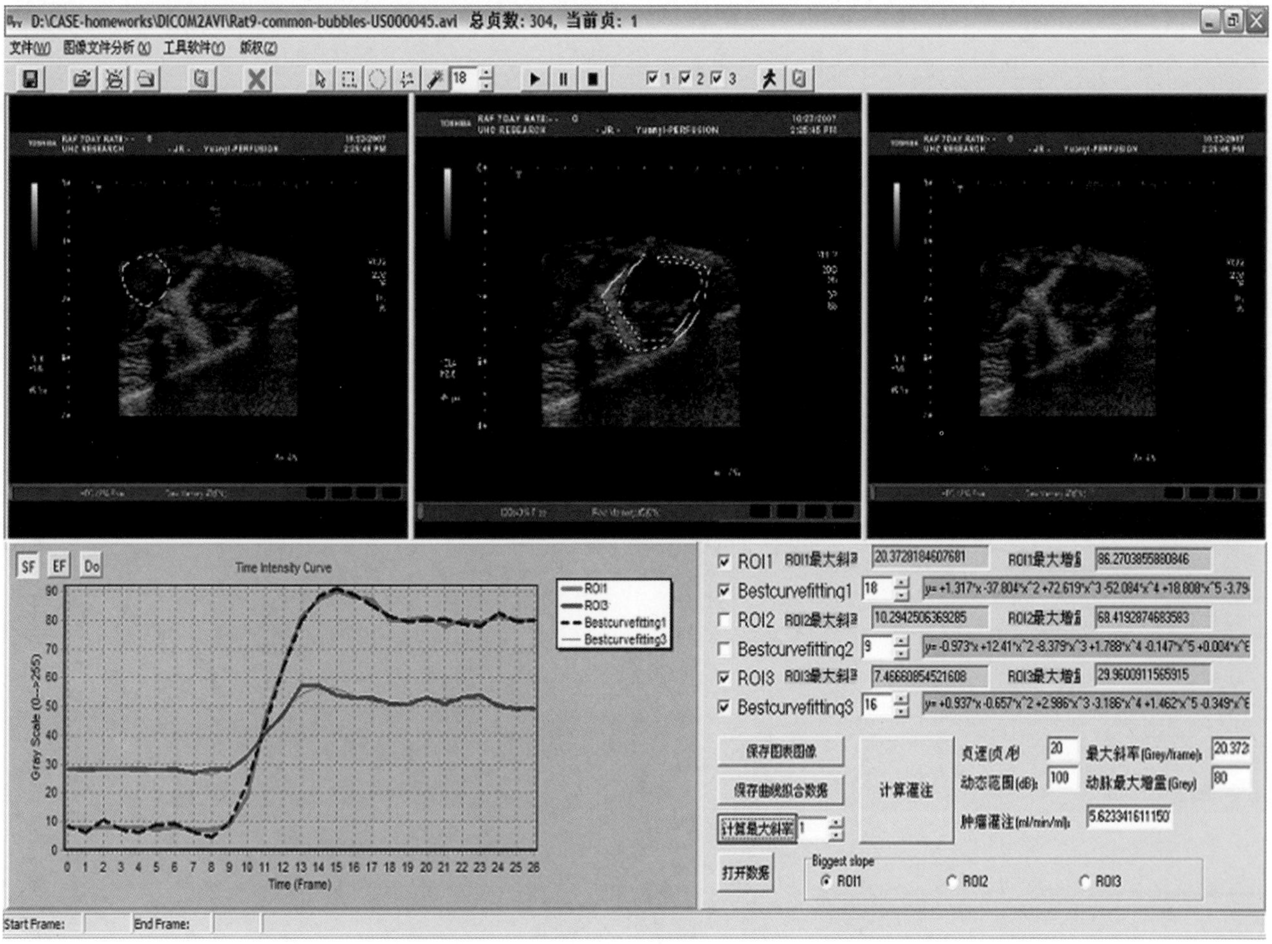

图10-3-6 "定量仪"分析组织、肿瘤血流灌注量

第四节 可用于超声组织定征的相关方法

一、组织动态分析

正常或病变组织存在着微细的运动，这些运动一方面受相邻器官或血管搏动的影响，一方面也来自组织本身的血流状态。分析这些运动有助于了解组织的状况。

1.M型运动分析　先从二维图像上选择一条位置线，然后改为M型显示，从M型图像上运动幅度的数值中借助微机的帮助选择出具有代表性的模式数值，不同的运动模式可表示出不同的曲线。正常肝的运动模式和不同类型肝肿瘤的运动模式不同；主动脉旁淋巴结转移（睾丸胚胎癌）时在化疗前后运动模式亦有差异。

2.多普勒信号　不同的动脉有不同的多普勒信号。Taylor等的研究显示了腹部和盆腔的动脉有其特有的多普勒信号特征。这些信号除反映了血管本身的大小及弹性特征外，也反映了组织对血流的阻抗。他们还发现卵巢动脉随月经周期而发生声阻抗的改变。因此，研究动脉信号改变有助于了解动脉供血范围内组织的特征。这方面的深入研究将会开拓出新的超声诊断途径。

3.多普勒组织成像（Doppler tissue imaging，DTI）技术 是采用特殊的滤波装置删除心内血流信号而单独显示室壁运动速度的技术。其采用一种新的多普勒频移信息进行彩色编码，仅显示心肌和室壁的低速运动信号，快速检测与评估心肌的灌注与活性、传导、运动状态及分析其组织特征。

4.彩色室壁动态（color kinesis，CK）技术 采用声学定量原理将心动周期中心内膜边缘的位移以不同色彩加以显示。收缩期向内运动，颜色由红变黄；舒张期向外运动，颜色由蓝变青。由此可实时显示心内膜的运动幅度，有利于了解其组织特征。国内陈丽、沈学东等采用CK技术进行了检测存活心肌的动物实验研究，他们将此技术与小剂量多巴酚丁胺超声心动图负荷试验相结合，并行病理检查比较。结果表明：检出存活心肌较核素心肌灌注显像敏感。

二、相关新技术

1.声学定量（acoustic quantifica-tion，AQ）技术 是根据心肌和血液的背向散射特征不同自动勾画心内膜边缘，并计测心脏功能参数的新方法。该技术可以根据背向散射积分更好地区别组织和血流信号，减少噪声的干扰；是建立在未处理的射频超声信号上，允许根据局部组织返回的能量来定量分析。

2.血管内超声（intravascular ultra-sound，IVUS） 系将小型高频超声探头安装于导管顶端，应用高频声波显示血管组织结构和几何形态的细微解剖信息，为临床了解动脉粥样硬化的病理生理变化提供了更为可靠的手段。

有报道，粥样硬化动脉的IVUS表现为内膜界面回声增强增厚或中层透声区增厚。据斑块回声强度可判别软斑、硬斑及斑块内纤维化、钙化及脂质分布等，对组织成分行定性诊断。新鲜血栓表现为细密光点，可随血液活动。

（王志刚）

参考文献（第一篇）

卞维静，付芳婷，张凌，等，2000．477例患者血液透析中留置中心静脉导管的临床分析．中日友好医院学报，14（2）：83-86．

曹兵生，张华，梁建琴，等，2010．超声引导下穿刺活检对颈部淋巴结病变的诊断价值．临床超声医学杂志，12（4）：268-270．

陈东东，宾建平，吴平生，2008．超声造影的应用和研究进展．临床超声医学杂志，10（3）：185-187．

陈思平，1991．超声多普勒扩谱技术及伪随机码彩色超声多普勒血流成像研究．中国生物医学工程学报，10（1）：56-65．

陈思平，2005．医学超声影像产业现状和发展．应用声学，24（4）：201-207．

董宝玮，梁萍，于晓玲，等，2004．超声引导微波凝固治疗肝癌的远期疗效评价．中华医学超声杂志，1（1）：12-13．

董宝玮，梁萍，于晓玲，等，2000．超声引导粗针与细针穿刺活检比较．中华超声影像学杂志（2）：71-73．

董宝玮，温朝阳，2013．介入超声学使用教程．北京：人民军医出版社．

董怡，王怡，2004．实时灰阶二维血流显示（B-flow）的临床应用进展．上海医学影像，13（3）：232-233，235．

段宗文，2004．庆祝中国超声医学工程学会成立20周年．长沙：庆祝中国超声医学工程学会成立20周年暨第八届全国超声医学学术会议．

房月明，李德才，2006．超声引导下浅表淋巴结穿刺活检130例．临床超声医学杂志，8（7）：433-434．

付树军，阮秋琦，李玉，等，2005．基于各向异性扩散方程的超声图像去噪与边缘增强．电子学报，33（7）：1191-1195．

郭佳，杨甲梅，吴孟超，等，2001．超声介入无水酒精瘤内注射治疗肝癌的意义（附2000例报告）．中国实用外科杂志，21（8）：494-495．

何文，2012．实用介入性超声学．北京：人民卫生出版社．

何文，胡向东，邬冬芳，等，2007．超声引导经皮穿刺微波消融治疗肺癌．中国微创外科杂志，7（5）：406-408．

何文，姜晓红，徐利群，等，2003．超声引导微波介入治疗实体瘤的临床评价．中国微创外科杂志，3（3）：216-218．

何文，梁晓宁，徐利群，等，2004．超声引导微波介入治疗大肝癌临床评价．中华医学超声杂志，1（1）：13．

何文，余锋，陈丹，等，2000．超声引导下微波介入治疗中晚期肝癌临床研究．中华超声影像学杂志，9（6）：329-331．

季大玺，2002．中心静脉留置导管与血液净化血管通路．肾脏病与透析肾移植杂志，11（4）：347-348．

李俊博，万明习，李仰梅，2001．基于超声剪切波的生物组织仿体轴向应变高精度估计方法研究．声学学报，26（2）：121-126．

廖锦堂，郑宗英，肖萤，等，1999．超声引导下经皮肺胸膜穿刺自动活检．中华超声影像学杂志，8（3）：162-163．

林礼务，叶真，薛恩生，等，2000．超声介入注射无水酒精治疗肝癌的量化研究．中国超声医学杂志，16（7）：514-516．

林少芒，张智辉，吴伟京，2009．腔内射频闭合术联合旋切术（Triex）治疗下肢静脉曲张（附392例报告）．临床外科杂志，17（5）：306-308．

刘波，欧阳一辛，史忠，等，2009．338例颈内中心静脉穿刺置管术并发症临床分析．重庆医学，38（20）：2540-2541，2543．

刘峰，姜玉新，2005．乳腺疾病的影像学引导经皮穿刺组织活检．中华超声影像学杂志，14（6）：474-476．

刘吉斌，2004．现代介入性超声诊断与治疗．北京：科学技术文献出版社．

罗建文，白净，2005．超声弹性成像的研究进展．中国医疗器械信息，11（5）：23-31．

骆翔，2007．实时超声引导下胸腔积液穿刺在临床治疗中的应用．中国现代医药杂志，9（2）：87．

吕明德，董宝玮，2001．临床腹部超声诊断与介入超声学．广州：广东科技出版社．

钱丰，刘艳萍，王中，等，2010．彩色多普勒超声引导经外周穿刺置入中心静脉导管．中国医学影像技术，26（2）：275-277．

申权，薛焕洲，姜青锋，等，2007．单纯性肝囊肿两种方式无水乙醇硬化治疗的比较．中国医药导报，4（12）：58-59．

汪天富，郑昌琼，李德玉，等，2001．超声心脏图像多维重建研究进展．生物医学工程学杂志，18（1）：133-137．

王鹏，刘鲁明，孟志强，等，2007．2528例原发性肝癌细针穿刺细胞学检查及其并发症．中华肝脏病杂志，（10）：758-762．

王威琪，汪源源，余建国，2002．诊断用医学超声学的现状．声学技术，21（2）：4-14．

王艳丹，高上凯，2006．超声成像新技术及其临床应用．北京生物医学工程，25（5）：553-555．

王志刚，2009．超声分子影像学研究进展．中国医学影像技术，25（6）：921-924．

王智彪，2003．高强度聚焦超声治疗技术在妇产科的应用．中华妇产科杂志，38（8）：510-512．

温朝阳，刘小平，程志刚，等，2008．腔内射频闭合术治疗大隐静脉曲张3年超声随访结果．中华医学超声杂志（电子版），5（6）：938-942．

伍于添，2004．超声诊断方法和设备的前沿技术．中国超声医学杂志，20（6）：470-475.
熊建明，黄建华，卢伶俐，2010. 射频闭合治疗大隐静脉曲张96例临床分析. 临床和实验医学杂志，9（9）：651-652.
熊雅玲，郝晶，王辉，等，2009. 超声引导下经颈内静脉淋巴结穿刺细胞学检查. 中国介入影像与治疗学，6（6）：594-595.
杨海英，冯斌，樊安华，等，2009. 彩色多普勒超声在诊断颈部淋巴结核及手术定位中的应用. 中国介入影像与治疗学，6（4）：349-351.
曾红艳，彭格红，陶文鸿，等，2007. 超声引导徒手穿刺活检在乳腺癌诊断中的应用. 中国介入影像与治疗学，4（6）：431-432.
张大海，顾伟中，叶强，2000. 肝细胞癌的非手术治疗. 介入放射学杂志，9（2）：122-123.
张涤华，郊智华，许元文，等，2006. 深静脉置管行血液净化治疗临床病例分析. 中国血液净化，5（2）：72-74，78.
张庆，钱林学，贺文，等，2007. 单纯性肝肾囊肿三种酒精硬化治疗方法临床疗效评价. 中国医学影像技术，23（10）：1555-1557.
赵树魁，李德玉，汪天富，等，2001. 超声医学图像滤波算法研究进展. 生物医学工程学杂志，18（1）：145-148.
智光，赵玉英，2004. 谐波成像技术临床应用. 人民军医，47（3）：161-163
中国医师协会超声医师分会，2014. 介入性超声应用指南. 北京：人民军医出版社.
周永昌，郭万学，2006. 超声医学. 第5版. 北京：科学技术文献出版社.
周玉斌，吴丹明，柳青峰，等，2009. 腔内射频消融闭合联合电凝术治疗下肢静脉曲张. 中国美容整形外科杂志，20（6）：345-347.
朱家安，2009. "中国上海超声诊断创建50周年庆典"、"首届长三角超声医学论坛"暨"2008上海超声医学大会"胜利召开. 声学技术，28（1）：97.
朱正，朱惠清，沈伟强，等，2007. 超声引导经皮徒手穿刺硬化治疗肝肾囊肿不同方法疗效的评估. 上海医学影像，16（4）：298-299，302.
Achim A，Bezerianos A，Tsakalides P，2001. Novel bayesian multiscale method for speckle removal in medical ultrasound images. IEEE Trans Med Imaging，20（8）：772-783.
Aryal M，Arvanitis CD，Alexander PM，et al，2014. Ultrasound-mediated blood-brain barrier disruption for targeted drug delivery in the central nervous system. Adv Drug Deliv Rev，72：94-109.
Baek JH，Moon WJ，Kim YS，et al，2009. Radiofrequency ablation for the treatment of autonomously functioning thyroid nodules. World J Surg，33（9）：1971-1977.
Bang N，Bachmann Nielsen M，Vejbarg I，et al，2000. Clinical report：contrast enhancement of tumor perfusion as a guidance for biopsy. Eur J Ultrasound，12（2）：159-161.
Barella JM，1999. ATL and Philips Medical Systems. MedicaMundi，43（3）：3-5.
Beccaria K，Canney M，Goldwirt L，et al，2013. Opening of the blood-brain barrier with an unfocused ultrasound device in rabbits. J Neurosurg，119（4）：887-898.
Becher H，Tiemann K，Schlosser T，et al，1998. Improvement in endocardial border delineation using tissue harmonic imaging. Echocardiography，15（5）：511-518.
Behar V，Adam D，Friedman Z，2003. A new method of spatial compounding imaging. Ultrasonics，41（5）：377-384.
Bohannon J，2008. Acoustics 08. Ultrasound uses in medicine heat up. Science，321（5887）：338-339.
Bosch JG，Mitchell SC，Lelieveldt BPF，et al，2002. Automatic segmentation of echocardio-graphic sequences by active appearance motion models. IEEE Trans Med Imaging，21（11）：1374-1383.
Bountouroglou DG，Azzam M，Kakkos SK，et al，2006. Ultrasound-guided foam sclerotherapy combined with saphenofemoral ligation compared to surgical treatment of varicose veins：early results of a randomised controlled trial. Eur J Vasc Endovasc Surg，31（1）：93-100.
Bridal SL，Correas JM，Saied A，et al，2003. Milestones on the road to higher resolution，quantitative，and functional ultrasonic imaging. Proc IEEE，91（10）：1543-1561.
Caballero KL，Barajas J，Pujol O，et al，2006. In-vivo IVUS tissue classification：a comparison between RF signal analysis and reconstructed images. Lect Notes Comput Sc，4225：137-146.
Carneiro G，Amat F，Georgescu B，et al，2008. Semantic-based Indexing of Fetal Anatomies from 3-D Ultrasound Data Using Global/Semi-local Context and Sequential Sampling. IEEE Conf Comput Vis Pattern Recognit，1：1-8.
Carneiro G，Georgescu B，Good S，et al，2008. Detection and measurement of fetal anatomies from ultrasound images using a constrained probabilistic boosting tree. IEEE Trans Med Imaging，27（9）：1342-1355.
Castaneda-Zuniga WR，Clayman R，Smith A，et al，1982. Nephrostolithotmy：percutaneous techniques for urinary calculus removal. AJR Am J Roentgenol，139（4）：721-726.
Catheline S，Gennisson JL，Delon G，et al，2004. Measurement of viscoelastic properties of homogeneous soft solid using transient elastography：an inverse problem approach. J Acoust Soc Am，116（6）：3734-3741.
Catheline S，Wu F，Fink M，1999. A solution to diffraction biases in sonoelasticity：the acoustic impulse technique. J Acoust Soc Am，105（5）：2941-2950.
Chen SG，Sanchez W，Callstrom MR，et al，2013. Assess-

ment of liver viscoelasticity by using shear waves induced by ultrasound radiation force. Radiology, 266（3）: 964-970.

Chen X, Shen YY, zheng Y, et al, 2013. Quantification of liver viscoelasticity with acoustic radiation force: a study of hepatic fibrosis in a rat model. Ultrasound Med Biol, 39（11）: 2091-2102.

Cheng HD, Shan J, Ju W, et al, 2009. Automated breast cancer detection and classification using ultrasound images: a survey. Pattern Recogn, 43（1）: 299-317.

Chérin E, Williams R, Needles A, et al, 2006. Ultrahigh frame rate retrospective ultrasound microimaging and blood flow visualization in mice in vivo. Ultrasound Med Biol, 32（5）: 683-691.

Chiao RY, Hao XH, 2005. Coded excitation for diagnostic ultrasound: a system developer's perspective. IEEE Trans Ultrason Ferroelectr Freq Control, 52（2）: 160-170.

Chiao RY, Mo LY, Hall AL, et al, 2000. B-mode blood flow（B-flow）imaging. Ultrason Symp, 2: 1469-1472.

Choi JJ, Pernot M, Small SA, et al, 2007. Noninvasive, transcranial and localized opening of the blood-brain barrier using focused ultrasound in mice. Ultrasound Med Biol, 33（1）: 95-104.

Cikes, Tong L, Sutherland GR, et al, 2014. Ultrafast cardiac ultrasound imaging: technical principles, applications, and clinical benefits. JACC Cardiovasc Imaging, 7（8）: 812-823.

Dallari R, Gollini C, Barozzi G, et al, 1999. Ultrasound-guided percutaneous needle aspiration biopsy of peripheral pulmonary lesions. Monaldi Arch chest Dis, 54（1）: 7-10.

De la Rosette JJMCH, Manyak MJ, Harisinghani MG, et al, 2009. Imaging in Oncological Urology. London: Springer, 373-379.

Deffieux T, Gennisson JL, Bousquet L, et al, 2015. Investigating liver stiffness and viscosity for fibrosis, steatosis and activity staging using shear wave elastography. J Hepatol, 62（2）: 317-324.

Dong BW, Liang P, Yu XL, et al, 2003. Percutaneous sonographically guided microwave coagulation therapy for hepatocellular carcinoma. AJR Am J Roentgenol, 180（6）: 1547-1555.

Doyley MM, 2012. Model-based elastography: a survey of approaches to the inverse elasticity problem. Phys Med Biol, 57（3）: R35-R73.

Drukker K, Sennett CA, Giger ML, 2009. Automated method for improving system performance of computer-aided diagnosis in breast ultrasound. IEEE Trans Med Imaging,28（1）: 122-128.

Duck FA, 2002. Nonlinear acoustics in diagnostic ultrasound. Ultrasound Med Biol, 28（1）: 1-18.

Duncan JS, Ayache N, 2000. Medical image analysis: progress over two decades and the challenges ahead. IEEE TPattern Anal, 22（1）: 85-108.

Dwarakanathan AA, Ryan WG, Staren ED, et al, 1989. Fine needle aspiration biopsy of the thyroid. Arch Intern Med, 149（9）: 2007-2009.

Dyer RB, Regan JD, Kavanagh PV, et al, 2002. Percutaneous nephrostomy with extensions of the technique: step by step. Radiographics, 22（3）: 503-525.

Entrekin RR, Porter BA, Sillesen HH, et al, 2001. Real-time spatial compound imaging: application to breast, vascular, and musculoskeletal ultrasound. Semin Ultrasound CT MR, 22（1）: 50-64.

Fenster A, Downey DB, 2000. Three-dimensional ultrasound imaging. Annu Rev Biomed Eng, 2: 457-475.

Ferrara K, Pollard R, Borden M, 2007. Ultrasound microbubble contrast agents: fundamentals and application to gene and drug delivery. Annu Rev Biomed Eng, 9: 415-447.

Forsberg F,2004. Ultrasonic biomedical technology; marketing versus clinical reality. Ultrasonics, 42（1-9）: 17-27.

Frijlink ME, Goertz DE, van Damme LCA, et al, 2006. Intravascular ultrasound tissue harmonic imaging in vivo. IEEE Trans Ultrason Ferroelectr Freq Control, 53（10）: 1844-1852.

Frilling A, Görges R, Tecklenborg K, et al, 2000. Value of preoperative diagnostic modalities in patients with recurrent thyroid carcinoma. Surgery, 128（6）: 1067-1074.

Frinking PJ, Bouakaz A, Kirkhorn J, et al, 2000. Ultrasound contrast imaging: current and new potential method. Ultrasound Med Biol, 26（6）: 965-975.

Fs G, 1928. The physical and biological effects of high-frequency sound-waves of great intensity. J Franklin I, 205（1）: 151-153.

Gharib H, Goellner JR, 1993. Fine-needle aspiration biopsy of the thyroid: an appraisal. Ann Intern Med, 118（4）: 282-289.

Goldberg BB, Pollack HM, 1973. Ultrasonic aspiration biopsy transducer. Radilolgy, 108（3）: 667-671.

Goldberg SN, 2002. Comparison of techniques for image-guided ablation of focal liver tumors. Radiology, 223（2）: 304-307.

Goldberg SN, Grassi CJ, Cardella JF, et al, 2005. Image-guided tumor ablation: standardization of terminology and reporting criteria. Radiology, 235（3）: 728-739.

Hamming, JF, Goslings BM, van Steenis GJ, et al, 1990. The value of fine-needle aspiration biopsy in patients with nodular thyroid disease divided into groups of suspicion of malignant neoplasms on clinical grounds. Arch Intern Med, 150（1）: 113-116.

Hangiandreou NJ, 2003. AAPM/RSNA physics Dutorial for residents. Topics in US: B-mode US: basic concepts and new technology. RadioGraphics, 23 (4): 1019-1033.

Hansen KL, Udesen J, Thomsen C, et al, 2009. In vivo validation of a blood vector velocity estimator with MR angiography. IEEE Trans Ultrason Ferroelectr Freq Control, 56 (1): 91-100.

Holm HH, Rasmussen SN, Kristensen JK, et al, 1973. Ultrasonically guided percutaneous puncture technique. J Clin Ultrasound, 1: 27-31.

Hynynen K, McDannold N, Vykhodtseva N, et al, 2001. Noninvasive MR imaging-guided focal opening of the blood-brain barrier in rabbits. Radiology, 220 (3): 640-646.

Jago J, Collet-Billon A, Chenal C, et al, 2002. XRES: adaptive enhancement of ultrasound images. MedicaMundi, 46: 36.

Jensen JA, 2007. Medical ultrasound imaging. Prog Biophys Mol Biol, 93 (1-3): 153-165.

Jeong WK, Baek JH, Rhim H, et al, 2008. Radiofrequency ablation of benign thyroid nodules: safety and imaging follow-up in 236 patients. Eur Radiol, 18 (6): 1244-1250.

Lamboul B, Bennett MJ, Anderson T, et al, 2009. Basic considerations in the use of coded excitation for color flow imaging applications. IEEE Trans Ultrason Ferroelectr Freq Control, 56 (4): 727-737.

Leavens C, Burns PN, Sherar MD, 2007. Fast B-flow imaging: a method for improving frame rate in golay coded B-flow imaging. IEEE Trans Ultrason Ferroelectr Freq Control, 54 (11): 2272-2282.

Lee WN, Pernot M, Couade M, et al, 2012. Mapping myocardial fiber orientation using echocardiography-based shear wave imaging. IEEE Trans Med Imaging, 31 (3): 554-562.

Legon W, Sato TF, Opitz A, et al, 2014. Transcranial focused ultrasound modulates the activity of primary somatosensory cortex in humans. Nat Neurosci, 17 (2): 322-329.

Lerner R M, Huang S R, Parker K J, 1990. "Sonoelasticity" images derived from ultrasound signals in mechanically vibrated tissues. Ultrasound Med Biol, 16 (3): 231-239.

Lindner JR, 2004. Microbubbles in medical imaging: current applications and future directions. Nat Rev Drug Discov, 3 (6): 527-532.

Loizou CP, Pattichis CS, Christodoulos CI, et al, 2005. Comparative evaluation of despeckle filtering in ultrasound imaging of the carotid artery. IEEE Trans Ultrason Ferroelectr Freq Control, 52 (10): 1653-1669.

Löwhagen T, Willems JS, Lundell G, et al, 1981. Aspiration biopsy cytology in diagnosis of thyriod cancer. World J Surg, 5 (1): 61-73.

Lu MD, Yu XL, Li AH, et al, 2007. Comparison of contrast enhanced ultrasound and contrast enhanced CT or MRI in monitoring percutaneous thermal ablation procedure in patients with hepatocellular carcinoma: a multi-center study in China. Ultrasound Med Biol, 33 (11): 1736-1749.

Lucidarm O, Howarth N, Finet JF, et al, 1998. Intrapulmonary lesions, 18-guage, coaxial cutting needle. Radiology, 207: 759-765.

Luo JW, Konofagou EE, 2008. High-frame rate, full-view myocardial elastography with automated contour tracking in murine left ventricles in vivo. IEEE Trans Ultrason Ferroelectr Freq Control, 55 (1): 240-248.

Ma QY, Gong XF, Zhang D, 2006. Third order harmonic imaging for biological tissues using three phase-coded pulses. Ultrasonics, 44 suppl 1: e61-e65.

Macé E, Montaldo G, Cohen I, et al, 2011. Functional ultrasound imaging of the brain. Nat Methods, 8 (8): 662-664.

Madabhushi A, Metaxas DN, 2003. Combining low-, high-level and empirical domain knowledge for automated segmentation of ultrasonic breast lesions. IEEE Trans Med Imaging, 22 (2): 155-169.

Marston W, 2007. Evaluation and treatment of leg ulcers associated with chronic venous insufficiency. Clin Plastic Surg, 34 (4): 717-730.

McDicken WN, Sutherland GR, Moran CM, et al, 1992. Color Doppler velocity imaging of the myocardium. Ultrasound Med Biol, 18 (6-7): 651-654.

McFarlane ME, Venugopal R, McDonald A, et al, 2001. Management of hepatic cysts by percutaneous drainage and instillation of tetracycline hydrochloride. West Indian Med J, 50 (3): 230-233.

McGahan JP, 2004. The history of interventional ultrasound. J Ultrasound Med, 23 (6): 727-741.

Nagueh SF, Middleton KJ, Kopelen HA, et al, 1997. Doppler tissue imaging: a noninvasive technique for evaluation of left ventricular relaxation and estimation of filling pressures. J Am Coll Cardiol, 30 (6): 1527-1533.

Noble JA, Boukerroui D, 2006. Ultrasound image segmentation: a survey. IEEE Trans Med Imaging, 25 (8): 987-1010.

O' Brien RT, Holmes SP, 2007. Recent advances in ultrasound technology. Clin Tech Small Anim Pract, 22 (3): 93-103.

O' Cannell AM, Keeling F, Given M, et al, 2008. Fine-needle trucut biopsy versus fine-needle aspiration cytology with ultrasound guidanee in the abdomen. J Med Imaging Radiat Oneol, 52 (3): 231-236.

O' Donnell M, 1992. Coded excitation system for improving the penetration of real-time phased-array imaging systems. IEEE Trans Ultrason Ferroelectr Freq Control, 39 (3): 341-351.

O' Malley ME, Weir MM, Hahn PF, et al, 2002. US-guided fine-needle aspiration biopsy of thyroid nodules: adequacy of cytologic material and procedure time with and without immediate cytologic analysis. Radiol ogy, 222（2）: 383-387.

Oguzkurt L, Tercan F, Kara G, et al, 2005. US-guided placement of temporaryinternal jugular vein catheters: immediate technical success and complications in normal and high-risk patients. Eur J Radiol, 55（1）: 125-129.

Ophir J, Céspedes I, Ponnekanti H, et al, 1991. Elastography: a quantitative method for imaging the elasticity of biological tissues. Ultrason Imaging, 13（2）: 111-134.

Ophir J, Parker KJ, 1989. Contrast agents in diagnostic ultrasound. Ultrasound Med Biol, 15（4）: 319-333.

Otto R, 2002. Interventional ultrasound. Eur Radiol, 12（2）: 283-287.

Pacella CM, Bizzarri G, Guglielmi R, et al, 2000. Thyroid tissue: US-guided percutaneous interstitial laser ablation—a feasibility study. Radiology, 217（3）: 673-677.

Pardridge WM, 2005. The blood-brain barrier: bottleneck in brain drug development. NeuroRx, 2（1）: 3-14.

Parker KJ, Doyley MM, Rubens DJ, 2011. Imaging the elastic properties of tissue: the 20 year perspective. Physics Med Biol, 56（1）: R1-R29.

Parker KJ, PartinA, Rubens D, et al, 2015. What do we know about shear wave dispersion in normal and steatotic livers? Ultrasound Med Biol, 41（5）: 1481-1487.

Pedersen MH, Misaridis TX, Jensen JA, 2003. Clinical evaluation of chirp-coded excitation in medical ultrasound. Ultrasound Med Biol, 29（6）: 895-905.

Pham DL, Xu C, Prince JL, 2000. Current methods in medical image segmentation. Annu Rev Biomed Eng, 2: 315-337.

Poon TC, Rohling RN, 2006. Three-dimensional extended field-of-view ultrasound. Ultrasound Med Biol, 32（3）: 357-369.

Prakash KNB, Ramakrishnan AG, Suresh S, et al, 2002. Fetal lung maturity analysis using ultrasound image features. IEEE Trans Inf Technol Biomed, 6（1）: 38-45.

Preim B, Bartz D, 2007. Visualization in Medicine. Amsterdam: Elsevier.

Provost J, Gurev V, Trayanova N, et al, 2011. Mapping of cardiac electrical activation with electromechanical wave imaging: an in silico-in vivo reciprocity study. Heart Rhythm, 8（5）: 752-759.

Provost J, Papadacci C, Arango JE, et al, 2014. 3D ultrafast ultrasound imaging in vivo. Phys Med Biol, 59（19）: L1-L13.

Ramchandani P, Cardella JF, Grassi CJ, et al, 2001. Quality improvement guidelines for percutaneous nephrostomy. J Vasc Interv Radiol, 12（11）: 1247-1251.

Rudenko OV, Sarvazyan AP, Emelianov SY, 1996. Acoustic radiation force and streaming induced by focused nonlinear ultrasound in a dissipative medium. J Acoust Soc Am, 99（5）: 2791-2798.

Saitoh M, Watanabe H, Ohe H, et al, 1979. Ultrasonic real-time guidance for percutaneous puncture. J Clin Ultrasound, 7（4）: 269-272.

Sanchez JR, Oelze ML, 2009. An ultrasonic imaging speckle-suppression and contrast-enhancement technique by means of frequency compounding and coded excitation. IEEE Trans Ultrason Ferroelectr Freq Control, 56（7）: 1327-1339.

Sandrin L, Fourquet B, Hasquenoph JM, et al, 2003. Transient elastography: a new noninvasive method for assessment of hepatic fibrosis. Ultrasound Med Biol, 29（12）: 1705-1713.

Sarvazyan A, Hall TJ, Urban MW, et al, 2011. An overview of eastography—an emerging branch of medical imaging. Curr Med Imaging Rev, 7（4）: 255-282.

Sarvazyan AP, Rudenko OV, Swanson SD, et al, 1998. Shear wave elasticity imaging: a new ultrasonic technology of medical diagnostics. Ultrasound Med Biol, 24（9）: 1419-1435.

Schlottmann K, Klebl F, Zorger N, et al, 2004. Contrast-enhanced ultrasound al lows for interventions of hepatic lesions which are invisible on convential B-mode. Z Gastroenterol, 42（4）: 303-310.

Schrope B, Newhouse VL, Uhlendorf V, 1992. Simulated capillary blood flow measurement using a nonlinear ultrasonic contrast agent. Ultrason Imag, 14（2）: 134-158.

Shen CC, Li PC, 2002. Motion artifacts of pulse inversion-based tissue harmonic imaging. IEEE Trans Ultrason Ferroelectr Freq Control, 49（9）: 1203-1211.

Shen YY, Zhang AL, Guo JX, et al, 2014. Fluorescence imaging of Evans blue extravasation into mouse brain induced by low frequency ultrasound with microbubble. Biomed Mater Eng, 24（6）: 2831-2838.

Shiina T, Nightingale KR, Palmeri ML, et al, 2015. WFUMB guidelines and recommendations for clinical use of ultrasound elastography: Part 1: basic principles and terminology. Ultrasound Med Biol, 41（5）: 1126-1147.

Shulman MS, Kaplan DB, Lee DL, 2000. An anteromedial internal jugulai vein successfully cannulated using the assistance of ultrasonography. J Clin Anesth, 12（1）: 83-86.

Simpson DH, Chin CT, Burns PN, 1999. Pulse inversion doppler: a new method for detecting nonlinear echoes from microbubble contrast agents. IEEE Trans Ultrason Ferroelectr Freq Control, 46（2）: 372-382.

Smith EH, 1991. Complications of percutaneous abdominal fine needle biopsy. Review. Radiology, 178（1）: 253-258.

Smith SW, Trahey GE, Von Ramm OT, 1992. Two-dimensional arrays for medical ultrasound. Ultrasound Imaging,

14（3）：213-233.

Smyczek-Gargya B，Krainick U，Müller-Schimofle M，et al，2002. Large-core needle biopsy for diagnosis and treatment of breast lesions. Arch Gynecol Obstet，266（4）：198-200.

Solberg OV，Lindseth F，Torp H，et al，2007. Freehand 3D ultrasound reconstruction algorithms—a review. Ultrasound Med Biol，33（7）：991-1009.

Solbiati L，1998. New application of ultrasonography：interventional ultrasound. Eur JRadiol，27 Suppl 2：S200-S206.

Spencer JA，Swift SE，Wilkinson N，et al，2001. Peritoneal carcinomatosis：Image guided peritoneal core biopsy for tumor type and patient care. Radiology，221（1）：173-177.

Sugimoto T，Ueha S，Itoh K，1990. Tissue hardness measurement using the radiation force of focused ultrasound// Proceedings of IEEE Ultrasonics Symposium. Piscataway：IEEE，1377-1380.

Taki S，Kakuda K，Kakuma K，et al，1997. US-guided core biopsy of the breast with an automated biopsy gun：comparison with an aspirati on core needle device. Nihon Igaku Hoshasen Gakkai Zasshi，57（1）：1-4.

Tanter M，Bercoff J，Sandrin L，et al，2002. Ultrafast compound imaging for 2-D motion vector estimation：application to transient elastography. IEEE Trans Ultrason Ferroelectr Freq Control，49（10）：1363-1374.

Tanter M，Fink M，2014. Ultrafast imaging in biomedical ultrasound. IEEE Trans Ultrason Ferroelectr Freq Control，61（1）：102-119.

Treat LH，McDannold N，Zhang YZ，et al，2012. Improved anti-tumor effect of liposomal doxorubicin after targeted blood-brain barrier disruption by MRI-guided focused ultrasound in rat glioma. Ultrasound Med Biol，38（10）：1716-1725.

Tufail Y，Matyushov A，Baldwin N，et al，2010. Transcranial pulsed ultrasound stimulates intact brain circuits. Neuron，66（5）：681-694.

Udesen J，Nielsen MB，Nielsen KR，et al，2005. Blood vector velocity estimation using an autocorrelation approach：in vivo investigation. Ultrason Symp，1：162-166.

Watanabe H，2001. History of WFUMB and AFSUMB. J Med Ultrasound，9（4）：167-175.

Wei K，Jayaweera AR，Firoozan S，et al，1998. Quantification of myocardial blood flow with ultrasound-induced destruction of microbubbles administered as a constant venous infusion. Circulation，97（5）：473-483.

Wells PN，2000. Current status and future technical advances of ultrasonic imaging. IEEE Eng Med Biol Mag，19（5）：14-20.

Weng L，Tirumalia AP，Lowery CM，et al，1997. Ultrasound extended-field-of-view imaging technology. Radiology，203（3）：877-880.

Wild J J，Reid J M，1952. Application of echo-ranging techniques to the determination of the structure of biological tissues. Science，115（2983）：226-230.

Wu W，Chen MH，Yin SS，et al，2006. The role of contrast-enhanced sonography of focal liver lesions before percutaneous biopsy. AJR Am J Roentgenol，187（3）：752-761.

Xiang L，Zhao H，Gao SK，2009. Barker code in TCD ultrasound systems to improve the sensitivity of emboli detection. Ultrasound Med Biol，35（1）：94-101.

Xie J，Jiang YF，Tsui HT，2005. Segmentation of kidney from ultrasound images based on texture and shape priors. IEEE Trans Med Imaging，24（1）：45-57.

Yamakoshi Y，Sato J，Sato T，1990. Ultrasonic imaging of internal vibration of soft tissue under forced vibration IEEE Trans Ultrason Ferroelectr Freq Control，37（2）：45-53.

Yang CF，Liang HL，Pan HB，et al，2006. Single-session prolonged alcohol-retention sclerotherapy for large hepatic cysts. AJR Am J Roentgenol，187（4）：940-943.

Yang FY，Wong TT，Teng MC，et al，2012. Focused ultrasound and interleukin-4 receptor-targeted liposomal doxorubicin for enhanced targeted drug delivery and antitumor effect in glioblastoma multiforme. J Control Release，160（3）：652-658.

Yang PC，2000. Ultrasound-guided transthoracic biopsy of the chest. Radiol Clin North Am，38（2）：323-343.

Yen CL，Chang HY，Huang SY，et al，2009. Combination of tissue harmonic sonography，real-time spatial compound sonography and adaptive image processing technique for the detection of carotid plaques and intima-medial thickness. Eur J Radiol，71（1）：11-16.

Yiu BYS，Yu ACH，2013. High-frame-rate ultrasound color-encoded speckle imaging of complex flow dynamics. Ultrasound Med Biol，39（6）：1015-1025.

York G，Kim Y，1999. Ultrasound processing and computing：review and future direction. Annu Rev Biomed Eng，1：559-588.

Yoshida H，Onda M，Tajiri T，et al，2003. Long-term results of multiple minocycline hydrochloride injections for the treatment of symptomatic solitary hepatic cyst. J Gastroenterol Hepatol，18（5）：595-598.

Yu. Y，Acton ST，2002. Speckle reducing anisotropic diffusion. IEEE Trans Image Process，11（11）：1260-1270.

Zhao SK，Li DY，Zheng Y，et al，2003. Quantitative analysis of sinoatrial node using Doppler tissue images. IEEE Trans Ultrason Ferroelectr Freq Control，50（10）：1336-1341.

Zhou SK，Park JH，Georgescu B，et al，2006. Image-based multiclass boosting and echocardiographic view classification. IEEE Conf Comput Vis Pattern Recognit, 2: 1559-1565.

Zhu Y, Zhang XY, Zheng Y, et al, 2014. Quantitative analysis of liver fibrosis in rats with shearwave dispersion ultrasound vibrometry: comparison with dynamic mechanical analysis. Med Eng Phys, 36 (11): 1401-1407.

第二篇

超声诊断

第11章 11

颅脑疾病

第一节 经颅及颅脑术中彩色多普勒超声应用

一、颅脑解剖概要

颅脑由头皮、颅骨、脑膜及脑等组成。颅骨分为颅顶和颅底两部分，颅底分为颅前窝、颅中窝、颅后窝，其中颅后窝具有枕大孔，是常用的经颅超声透声窗。脑膜分为硬脑膜、蛛网膜及软脑膜三层（图11-1-1）。脑由胚胎时期的神经管前端演化发育形成，分为端脑、间脑、小脑、中脑、脑桥和延髓。端脑为脑的最大部分，分为左、右两个半球，并经胼胝体连接而成，每侧大脑半球分为额叶、颞叶、顶叶、枕叶及岛叶，间脑上外侧被端脑覆盖，下接中脑，中脑、脑桥、延髓合称为脑干，脑干的末端向下与脊髓相延续，小脑位于脑桥和延髓的后方。大脑半球皮质各部分发育不平衡，在大脑半球表面有许多隆起的脑回和深陷的脑沟，脑回和脑沟是对大脑半球进行分叶和定位的重要标志。脑室包括侧脑室、第三脑室及第四脑室，各脑室经室间孔及中脑水管相互交通，脑室内充满脑脊液，由脑室内脉络丛分泌。侧脑室左右各一，为位于两侧大脑半球内的腔隙，延伸至半球的各叶内，每一侧脑室从侧面观均为枕部有尾的“C”字形，可分为前角、体部、后角和下角四部分。第三脑室位于间脑，为两侧丘脑和下丘脑之间的狭窄腔隙。第四脑室位于脑桥、延髓和小脑之间，由中脑水管向下和脊髓中央管向上扩大而成。

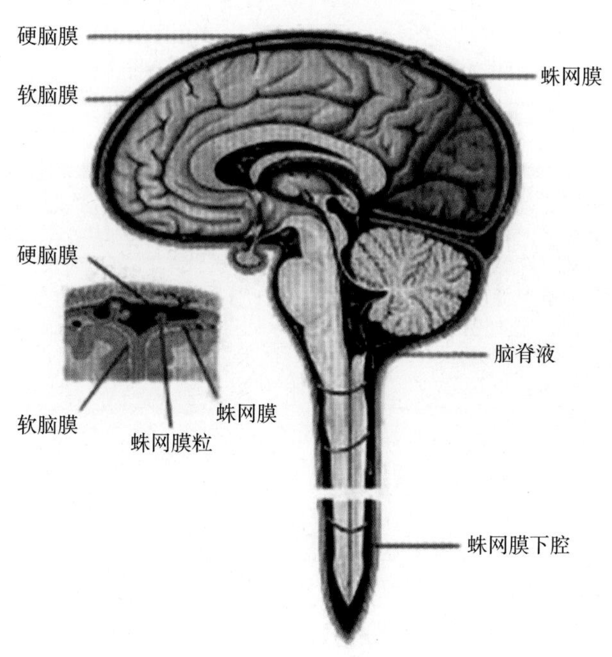

图11-1-1 脑膜解剖

二、颅脑疾病超声检查方法

（一）经颅超声检查方法

1.仪器配置 彩色多普勒超声诊断仪，配备频率为2.0～3.5MHz电子相控阵探头，新生儿经前囟检查配备7～10MHz线阵探头。

2.检查方法 经颞窗检查采用仰卧位，检查椎基底动脉时取俯卧位或坐位。经颅超声主要扫查声窗包括颞窗、枕窗、眼窗、额窗。检测颅内占位性病变时，除了在同侧声窗多角度扫查外，还需在病变对侧相应声窗进行补充扫查，以全面显示病变。

颞窗：横切扫查主要显示脑中线结构大脑镰、背侧丘脑、第三脑室、侧脑室及大脑血管，大脑血管包括大脑中动脉、大脑前动脉、大脑后动脉、后交通动脉、基底动脉、大脑浅中静脉、横窦、直窦、颈内动脉末端等。枕窗：主要显示颅内椎动脉、基底动脉及直窦。眼窗：主要显示眼动脉及颈内动脉进颅后的虹吸部。额窗：主要显示小脑、侧脑室的后角及脉络丛等。

（二）颅脑术中超声检查方法

1.仪器配置 根据术中需求选择超声仪和探头，颅脑术中超声常用的探头为小凸阵探头、冰球棍形探头、笔式探头等，频率5～12MHz。

2.检查方法 神经外科应用术中超声，一般采用三步扫查法，即切开硬脑膜前、后各扫查一次，病灶切除后再扫查一次。在硬脑膜外扫查，主要是确定病变的边界及病变与周围毗邻关系，探头扫查时在硬脑膜上滑动、侧动、旋转；剪开硬脑膜后，在脑表面直接扫查，主要是为了确定病变与脑表面脑沟回的位置关系，确定最佳手术入路，扫查时动作需轻柔，尽量避免滑动和旋转探头，以防止脑组织挫伤；术后扫查主要是为了明确病变切除范围，确定有无病变残留，有无颅内血肿等手术损伤。常用的扫查方法主要有直接扫查法及间接扫查法。直接扫查法：探头和被扫查部位直接接触，在脑表面直接进行扫查。这种扫查方法探头移动灵活，操作简便，不受患者体位的影响，但由于脑表面凹凸不平，探头与被扫查部位间易有空气而影响扫查效果，同时也增加了由操作不当导致脑损伤的风险。间接扫查法：探头和被扫查部位不直接接触，而是通过水等中间介质进行扫查，如在探头和被扫查部位之间放置水囊，或术后将手术残腔内注满水，将探头置于水中，不与残腔接触。间接扫查法主要适于检查浅表部位的病变，但需要介质，操作不方便，易受患者体位的影响。

三、经颅超声检查适用范围

（一）适应证

1.颅脑积液性及囊性病变：脑积水、积水性无脑畸形、蛛网膜囊肿等。

2.颅内血管性疾病：脑动脉狭窄、闭塞、脑出血、颅内动脉瘤、颅内动脉畸形、烟雾病、脑血管痉挛、脑梗死及脑室周围白质软化、颅内静脉血栓形成等。

3.颅脑损伤并发症：颅内血肿、颈内动脉海绵窦瘘等。

4.颅脑占位性病变：颅内肿瘤、脑包虫病、脑脓肿等。

5.新生儿缺氧缺血性脑病。

（二）临床应用

1.脑积水　是婴幼儿直至成年较常见的颅脑病变。小儿有先天性脑积水及产伤引起的脑积水，成年人脑积水常见原因是外伤。轻度脑积水时，只显示侧脑室体部扩张；重度脑积水时，侧脑室的前角、后角、下角都可能显示扩大。正常颅脑的第三脑室呈裂隙状，脑积水时第三脑室也显示扩大。超声显示脑室扩张、积液，超声诊断脑积水敏感且准确。

2.蛛网膜囊肿　常见病因有感染、创伤、脑梗死等，新生儿至成年人均可发生。在大脑半球及脊髓外有脑膜包裹，脑膜分为三层，外层为硬脑膜，内层为软脑膜，二者之间为蛛网膜，蛛网膜与软脑膜之间为蛛网膜下腔，在颅底和脑干周围的蛛网膜下腔宽大，称为脑池，如小脑延髓池、脑桥池、脚间池等，蛛网膜比较松软，深入到脑裂及脑回间沟中。蛛网膜囊肿常见于颅后窝、颅中窝、大脑半球的凸面、蝶鞍上区及第三脑室后方等处。婴幼儿颅骨透声好，蛛网膜囊肿较易显示，成年人的蛛网膜囊肿能否用超声检出，取决于蛛网膜囊肿的位置，位于颞叶区、蝶鞍区及第三脑室等部位的蛛网膜囊肿，超声相对容易显示，蛛网膜囊肿的超声图像特点与其他腺体器官内的囊肿相似，呈圆形或椭圆形的无回声区，边界清晰、规整。

3.脑动脉硬化狭窄、闭塞　脑动脉粥样硬化是中老年人的常见病，可导致脑动脉狭窄。超声主要通过测量脑动脉的血流速度，即血流动力学参数变化，判断有无脑动脉狭窄。与外周动脉狭窄血流动力学变化规律一致，脑动脉狭窄时，血流速度增快的程度与狭窄程度呈正相关，但需注意，严重狭窄时血流速度可变慢，侧支循环会影响狭窄处的流速，此外，脑动脉多普勒频谱形态改变也是诊断脑动脉硬化性狭窄的重要依据，应与流速指标综合应用来判断狭窄程度。正常具有外周动脉血流频谱的典型特点，即收缩期第1峰尖锐、高幅，紧邻第1峰的第2峰比第1峰低，舒张期有一向下的切迹及随后向上的舒张期第3峰，中老年人脑动脉血流多普勒频谱表现为第1峰比第2峰低或幅度相等，波峰圆钝，与脑动脉粥样硬化导致的血管弹力下降有关。

4.颅内动脉瘤　颅内是动脉瘤的好发部位，因脑动脉壁的中层、外层都较薄弱，脑动脉在颅内走行纡曲，脑血流又特别丰富，血流对脑动脉管壁的冲击大，如患者合并动脉粥样硬化或高血压，容易发生动脉瘤，往往为多发，脑动脉瘤的好发部位为颈内动脉颅内末端、前交通动脉、大脑中动脉、大脑前动脉及椎基底动脉。经颅彩色多普勒可在脑动脉条形血流中检出局部膨大呈圆形或椭圆形的血流呈旋涡状流动（图11-1-2）。

5.颅内动静脉畸形　动静脉畸形是脑血管畸形中最常见的一种，在颅内某一区域内形成异常血管团，90%以上在幕上，最常见于大脑中动脉分布的颞叶外侧面、顶叶，其次为额叶、枕叶，小至粟米粒样，大至10cm以上。异常血管团内包括动脉和静脉，病变血管扭曲、管腔大小不一、管壁较薄，并存在多处动脉-静脉瘘，与异常血管

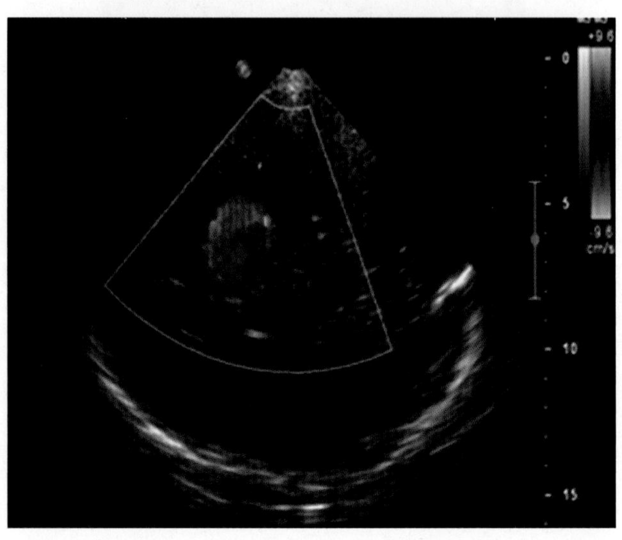

图11-1-2　经颅超声示颅内动脉瘤

团连接的动脉称为供血动脉；与异常血管团连接的静脉称为引流静脉，从一支至数支不等。灰阶超声显示为颅内圆形或椭圆形的无回声或低回声包块，彩色多普勒或能量多普勒显示包块内血流信号丰富，在包块内能检测到动脉与静脉血流信号，包块内及供血动脉流速较快，可达1.5～2.0m/s，而引流静脉流速较低，因此，供血动脉较易用超声检出，引流静脉则检出困难。超声诊断本病需与颅内动脉瘤鉴别，动脉瘤是在脑动脉血流显像上呈现局部膨大，而动静脉畸形是独立存在的异常血管团，与脑动脉血流的分布走行不一致（图11-1-3）。

6.颅内血肿　分脑外血肿及脑内血肿。脑外血肿，多由头部创伤引起，包括硬脑膜外和硬脑膜下血肿。硬脑膜外血肿超声表现为颅骨高回声下的片状低回声区，硬脑膜下血肿表现为颅骨及硬脑膜高回声下的片状低回声区。脑内血肿，浅部血肿多由创伤引起，多位于额叶、颞叶，超声表现为脑实质表浅处的高回声团，常合并硬脑膜下血肿；深部血肿多见于患脑动脉硬化及高血压的老年人，多无创伤史，由血管破裂引起，多位于额叶、颞叶，少数在顶叶、枕叶或其他部位，超声表现为脑实质较深处的高回声团，深部血肿可破入脑室使脑室扩大，侧脑室出血可蔓延至整个脑室系统，脑室内的出血如量少，可逐渐被吸收消失，或机化钙化呈条状、斑片状高回声。

7.颈内动脉海绵窦瘘　海绵窦位于蝶鞍旁，是颈内动脉穿行经过的部位，颈内动脉海绵窦瘘是颅脑创伤，如颅中窝骨折刺破颅内颈内动脉时，颈内动脉出血流入海绵窦内形成的。脑动脉系统的血大量流入海绵窦，可使窦内压力增高、静脉回流障碍，临床有搏动性突眼。流入海绵窦的血流除来自同侧的颈内动脉外，还可来自同侧或患侧其他脑动脉的逆行血流。彩色多普勒超声显示在蝶鞍区周围异常杂色血流团，边界尚清楚，未显示脑动脉与此区域异常血流区相连，压迫同侧颈内动脉病灶区可变小，病灶内可检测到较高速动脉血流频谱，患侧的大脑中动脉、大脑前动脉血流速度明显减低，阻力指数明显减低；对侧大脑中动脉、大脑前动脉及椎基底动脉的血流速度则明显增快，阻力指数正常；患侧眼动脉血流速度明显减慢，阻力指数正常。从面部检测患侧的眼上动脉，其血流呈低阻力动脉型血流频谱。以上血流动力学所见结合患者搏动性突眼体征，超声对颈内动脉海绵窦瘘的诊断不困难。

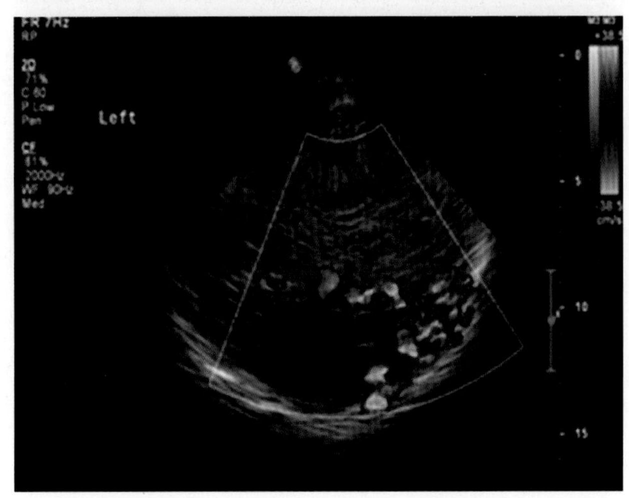

图11-1-3　经颅超声示颅内动静脉畸形

8.脑肿瘤　超声对脑肿瘤的检出率主要取决于肿瘤的发生部位，通常来说，小脑幕上的肿瘤超声可以检出，小脑幕下的肿瘤超声难检出。小脑幕上的肿瘤，又以位于颞叶、蝶鞍部、背侧丘脑、侧脑室、第三脑室、垂体区及松果体区等部位的肿瘤容易检出。额叶、枕叶、胼胝体、透明隔等部位的肿瘤检出率低于颞叶等部位的肿瘤，顶叶、蝶骨嵴、小脑、第四脑室、脑桥小脑三角、斜坡等处的肿瘤很难检出。超声诊断脑肿瘤应注意肿瘤部位、大小、有无包膜、成分性质、血供情况及与周围颅脑结构的关系等，如有无压迫侧脑室、脑中线结构移位等。

9.脑包虫病　包虫病又称棘球蚴病，其虫卵进入人体后，在十二指肠卵化成幼虫，然后进入肝门静脉系统，随血流到肺及肝中发育成包虫囊。幼虫也可通过颈动脉进入颅内，分布在顶叶、额叶最多，脑室、颅底等区少见。包虫囊分内外两层，内囊即包虫囊，外囊为脑组织形成的一层纤维包膜，二者间有轻度粘连，其中含有血管。脑包虫病超声表现为有完整包膜的囊性包块，包膜规整。

四、新生儿颅脑超声检查

（一）检查方法

1.囟门区中线矢状纵切扫查　在超声图像中央可显示弯曲形状的无回声区，是透明隔腔，在其上方为脑表层沟、回，其中扣带沟为高回声。第三脑室显示为轮廓欠清晰的无回声区。透明隔腔正下方的第三脑室顶部脉络丛呈弯曲状高回声。透明隔腔后下方的无回声区是韦尔加腔，是穹窿与胼胝体间的裂隙，也称第六脑室。第三脑室下可显示高回声的脑干，脑干的上段是脑桥，下段是中脑。第四脑室是脑干与小脑之间的腔隙，在其旁侧是高回声的小脑蚓部（图11-1-4）。

2.囟门区中线旁矢状纵切扫查　探头从囟门中线向外后方倾斜，通过侧脑室体部及侧脑室额角即前角行矢状纵切扫查。在图像中央显示侧脑室额角、体部，在体部向后可显示侧脑室的侧副三角，这也称为侧脑室的房区。有时可把侧脑室从额角、体部三角区、枕角（后角）、颞角（下角）等都较完整地显示。在侧脑室下方是低回声的椭圆形尾状核，侧脑室体部下方是也呈低回声的椭圆形丘脑。侧脑室脉络丛为高回声，显示在近枕角

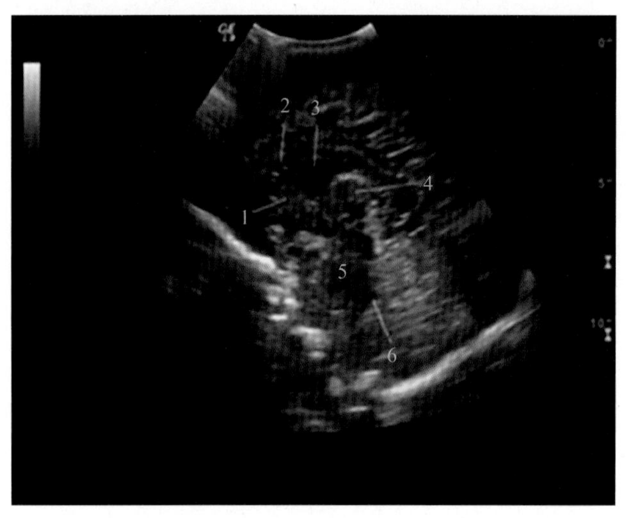

图11-1-4 经前囟矢状切面

1.尾状核；2.胼胝体；3.透明隔腔；4.丘脑；5.脑干；6.第四脑室

或侧副三角区。

3.囟门区冠状扫查

（1）在室间孔稍后方处扫查：在图像上部中央处，显示呈线状高回声的半球间裂，与半球间裂回声呈互相垂直的线状回声是扣带沟，在半球间裂下方与半球间裂呈垂直的低回声是胼胝体，胼胝体两侧是裂隙状无回声区的侧脑室体部及体部的脉络丛高回声。胼胝体下方可显示第三脑室顶部的脉络丛，呈斑点状较高回声。第三脑室顶部脉络丛下方是呈半圆形的脉络膜裂。在第三脑室的外侧是低回声的背侧丘脑。

（2）通过尾状核头及侧脑室额角扫查：可显示半球间裂、侧脑室、尾状核、透明隔腔、胼胝体、胼胝体沟等结构。

（3）通过四叠体池扫查：比通过室间孔扫查切面更向后，除了显示半球间裂、侧脑室体部、脉络丛，还显示三角形高回声的小脑蚓部，四叠体池/板复合体，在小脑蚓部上方，呈星形较低回声；脉络膜裂在小脑蚓部外上方，为高回声；侧脑室的额角在脉络膜裂外侧，也是高回声。

（二）新生儿经颅超声临床应用

1.新生儿脑出血　多见于早产儿，尤其是合并有产伤的孕龄在35周以下及体重不到1500g的早产儿，与脑缺血缺氧致组织内血管扩张和压力变化有关。超声是检查新生儿脑出血非常敏感和具有特异性的影像学手段，可以独立做出诊断。出血部位有硬脑膜下、蛛网膜下，最常见的是室管膜下胚胎生发层基质，这些组织大部分在尾状核上、侧脑室的底部，从侧脑室的额角逐渐变细，也存在于第三脑室、第四脑室的顶部。新生儿脑出血急性期灰阶超声呈均匀高回声，边界较规整或不规整，出血灶分解、吸收、机化过程中，出血灶高回声可逐渐变为等回声，10～14天后，出血灶中心液化显示为低回声，完全液化者可显示为无回声囊肿，1～2个月后，凝血块逐渐分解缩小，可残存囊性脑贯通畸形。

2.新生儿脑积水　脑积水是脑脊液在其产生、流动、吸收过程中发生阻塞引起的，表现为脑室扩大。大多数脑积水是由于脑脊液在流动循环过程中受阻塞、过量积聚，少数是由于脑脊液回流吸收不够充分或脑脊液分泌过多，如脉络丛乳头状瘤。脑积水可分为脑室内（即非交通性）脑积水及脑室外（即交通性）脑积水。脑室内阻塞性脑积水是由于导水管闭塞，闭塞的原因主要是导水管发育不良，其他的因素包括在子宫内的血管损害、感染、缺氧等，较大的儿童则常由于肿瘤或囊肿压迫，导水管阻塞还可见于阿诺德-基亚里（Arnold-Chiari）畸形等。脑室外阻塞性脑积水常见于脑脊膜和蛛网膜下腔出血或感染后，蛛网膜下腔闭塞，第四脑室孔的周围、颅后窝、脚间池或脑的凸面等发生粘连，造成脑脊液循环障碍而致脑积水。少量脑积水，侧脑室的侧副三角区、后角增大，随着积水量的增多，前角、中央部、下角也增大，第三脑室增宽。侧脑室冠状切面宽度大于4mm，侧脑室外壁距离脑中线大于11mm，侧脑室外壁到脑中线的距离与脑中线到同侧颅骨距离的比值增大超过0.36均说明侧脑室扩大（图11-1-5）。

五、颅脑术中超声

（一）适应证

1.颅内肿瘤、颅内感染及颅内血管性疾病定位、诊断、确定边界。

2.了解脑肿瘤血流动力学信息。

3.了解脑肿瘤周围有无重要血管及对周围结构有无侵犯和压迫。

4.区别颅内动静脉畸形栓塞区与灌注区。

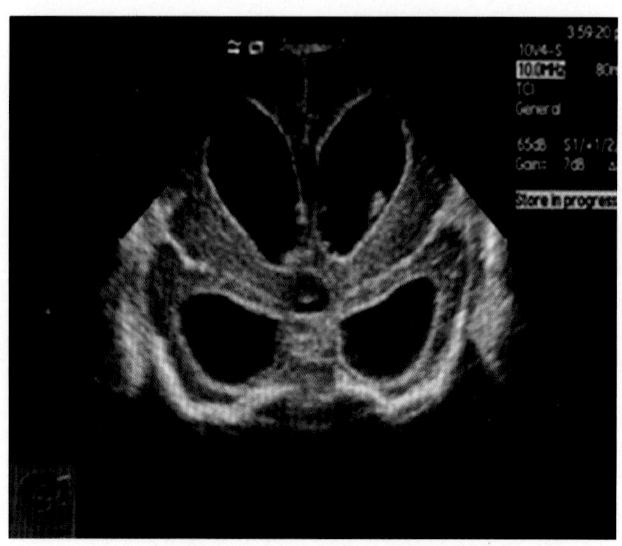

图11-1-5 新生儿大量脑积水

5.识别颅内动静脉畸形供血动脉和引流静脉。

6.纠正颅脑手术偏差，协助术中导航及术中定位。

7.评价颅内病变切除程度及有无残余。

8.超声引导下穿刺活检、引流及放射性粒子置入。

(二)检查方法

1.经大脑皮质横切面　以大脑镰为标志。大脑镰位于大脑纵裂内，贯穿中线分隔两侧大脑半球，在声像图上表现为条带状强回声。当颅内肿瘤性疾病压迫大脑镰时，可引起受压处大脑镰偏离中线，形成弧形强回声。大脑镰旁为两侧大脑半球，切面图上可见沟回密布。脑沟表现为弯曲线样高回声，脑回为位于脑沟之间的低回声带，形态不规则。

2.经丘脑、基底节区横切面　此切面侧脑室体部消失，前角呈三角形，后角呈“八”字形或弯曲三角形伸入枕叶。侧脑室前角多表现为无回声，后角内因充满脉络丛组织常呈偏强回声，可在偏强回声周围见窄带样无回声。侧脑室前角的前上壁为胼胝体膝，后角的外侧壁为胼胝体压部，分别联系两侧大脑半球额叶及枕叶皮质。声像图中表现为均匀的偏低回声区，呈“八”字形。侧脑室前角的外侧壁可见长椭圆形的尾状核头，回声较周围脑回略高。前角与后角之间可见呈卵圆形的背侧丘脑，回声与尾状核头相似(图11-1-6)。

3.经侧脑室前角、基底节区冠状切面　以大脑镰和两侧侧脑室前角为标志。侧脑室前角呈三角形无回声，其顶为胼胝体干，表现为均匀的偏低回声，略呈“一”字形。侧脑室外侧为基底节区及岛叶。

4.经小脑正中矢状切面　以清晰显示第四脑室为标志。第四脑室位于脑桥和延髓的背侧，形如帐篷，尖指向后。脑桥和延髓的腹侧邻枕骨大孔前方的斜坡。小脑蚓的前下方为小脑扁桃体，小脑与延髓之间可见呈无回声的小脑延髓池或枕大池。

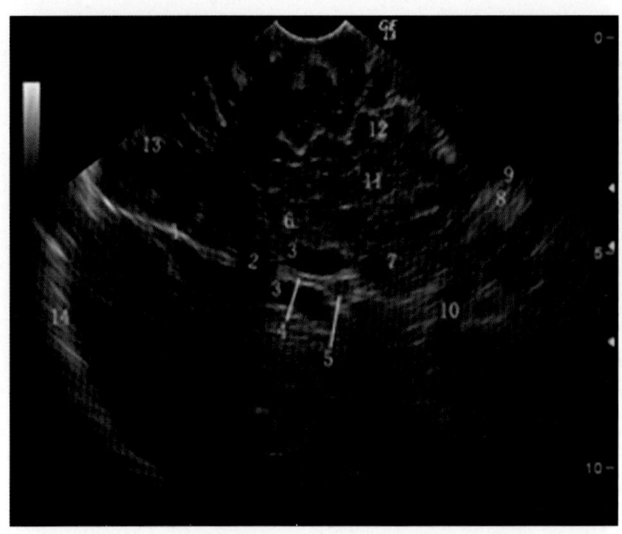

图11-1-6　术中超声经丘脑、基底节区横切面

1.大脑镰；2.胼胝体膝；3.侧脑室前角；4.透明隔；5.穹窿柱；6.尾状核头；7.背侧丘脑；8.侧脑室脉络丛；9.侧脑室后角；10.胼胝体压部；11.豆状核；12.岛叶；13.额叶；14.颅骨

(三)临床应用

精准定位病灶是神经外科手术成功的关键因素之一，术中超声检查可实时显示及反馈病灶信息，指导医生最大限度切除病灶及减少手术损伤，具有重要的临床价值。术前颅脑CT、MRI等影像学检查结果虽对病灶定位有一定指导意义，但无法做到实时动态指导手术过程。神经导航虽然可以对病变进行准确定位，但术中牵拉、脑脊液流失、脑组织肿胀等可引起脑组织术中漂移，从而影响导航的准确性；术中超声检查无颅骨阻挡，可以通过手术窗口清晰显示病灶及周围结构，达到实时显示指导手术的目的。

1.脑血管性疾病　颅内血管性疾病主要包括动静脉畸形及海绵状血管瘤等。动静脉畸形是由皮质表面原始血管丛内异常连接演变而来的，可发生于任何组织，包括供血动脉及引流静脉，血管内径不一，组成的致密程度也不相同，静脉血管常有节段性扩张甚至呈囊状，发生于脑组织的动静脉畸形常以脑出血为首发临床症状。颅内海绵状血管瘤亦为先天性脑血管疾病，属于脑血管畸形的一种，由微动脉延伸出来的大小不等的血管窦构成，血管窦壁仅由菲薄的单层内皮细胞和纤维细胞构成，窦腔内充满血液，异常血管间为疏松纤维结缔组织。颅内动静脉畸形灰阶超声显示病灶为不均匀强回声，边界欠清，CDFI显示为五彩镶嵌样血管团，有明显增粗的供血动脉及引流静脉(图11-1-7)，供血动脉内探及高速低阻型动脉血流频谱，引流静脉内探及低速类动脉样血流频谱，手术成功的关键是术中准确辨认供血动脉并进行阻断，术后判定畸形血管是否残留，对于位置深的体积小的病灶准确定位，术中能准确显示病灶轮廓、供血动脉及引流静脉，为手术提供有价值的信息。颅内海绵状血管瘤灰阶超声显示为脑实质内边界清晰的强回声团，形态规则，中心多呈蜂窝状不均匀回声，这与反复出血有关，病灶内还可伴钙化，CDFI示无血流信号或仅有点状血流信号。

2.脑胶质瘤　是最常见的颅内原发性肿瘤，占全部颅脑肿瘤的40%～50%。脑胶质细胞瘤多呈浸润性生长，无明显边界，肿瘤周围常有不同程度脑水肿。常见的超声表现：多为不均匀强回声，由于肿瘤浸润性生长，多显示为边界不清晰(图11-1-8)。恶性程度较高，生长速度较快的胶质瘤常见囊变及坏死，肿瘤生长活跃区可见较丰富血流信号。部分肿瘤周围可见指样水肿带，水肿组织回声较肿瘤组织回声略偏低，且沿脑回向外伸展表现为“手指样”。由于胶质瘤与周围脑组织无明显分界，

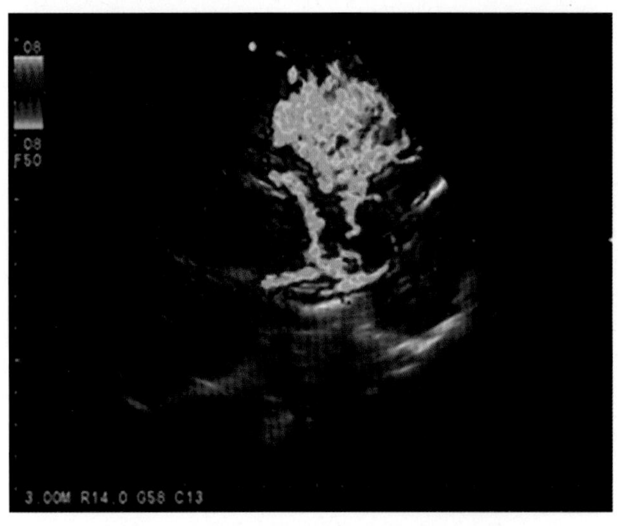

图11-1-7 术中超声显示颅内动静脉畸形

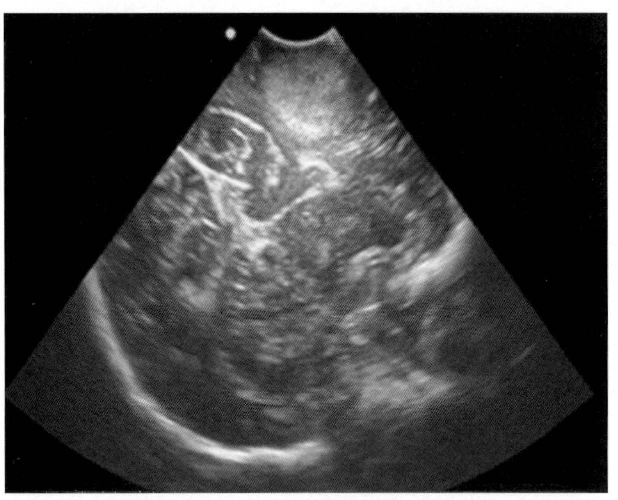

图11-1-8 术中超声显示脑胶质瘤

存在手术容易残留及术后容易复发的难题，术中超声能清晰显示肿瘤边界，可用于评价病变切除程度及有无残留，指导最大限度切除病变，进而改善患者的预后。

3.脑膜瘤 发生率仅次于胶质瘤，属颅内常见肿瘤之一。脑膜瘤为起源于脑膜的肿瘤，绝大多数为良性肿瘤，可发生在颅内任何部位，幕上者占85%，其他部位包括嗅沟、蝶骨嵴、鞍旁、岩骨、小脑幕和颅后窝。临床表现主要为颅内压增高及相应脑组织或神经受压症状。灰阶超声显示为边界清晰的偏强回声团，因肿瘤内部出血、坏死、囊变等改变，部分肿瘤灶内可见不规则无回声及低回声区，颅骨改变可表现为颅骨内板增厚，增厚的颅骨内可含肿瘤组织，也可表现为骨板受压变薄、被破坏，甚至穿破骨板侵蚀至帽状腱膜下，头皮局部可见隆起。术中超声能准确显示肿瘤边界，确定脑膜瘤病灶的切除范围，指导彻底切除，减少术后复发。

4.颅脑损伤 是全身常见的外伤类型之一。外伤性脑内血肿以浅部血肿多见，是脑挫伤的脑皮质血管破裂出血所引起，超声多表现为边界不清的高回声团块，形态不规则，边界欠清晰。硬脑膜外血肿常为脑膜中动脉破裂所致，出血积聚于硬脑膜与颅骨内板之间，超声显示为靠近颅骨内板边缘清晰的梭形高回声，内可伴多发点状低回声。硬脑膜下血肿受脑脊液影响，可呈高回声、等回声及低回声。深部血肿多位于脑白质内，是深部血管破裂所致，可破入脑室。术中超声可准确显示损伤病灶的轮廓、位置及周围大血管等结构，术中实时指导手术，术后评价手术疗效并及时发现延迟性颅内血肿等。

第二节 经颅多普勒超声

一、经颅多普勒超声概述

经颅多普勒超声（transcranial Doppler，TCD）是通过检测颅内动脉血流动力学参数诊断脑血管疾病的技术。1982年挪威学者Rune Aaslid及其同事首次报道了用多普勒超声记录颅内动脉血流速度，至此TCD检测技术开始应用于临床。TCD超声检测仪问世几十年来，技术不断提高，从最初的一通道只能检测1支血管1个深度范围，发展到今天可以同时检测双侧2支动脉8个不同深度范围的设备，目前，TCD技术被广泛应用于神经内外科、重症监护病房、血管外科、手术室及麻醉科等临床科室，应用领域不断拓展，如脑供血动脉狭窄及侧支循环建立的评价，脑动静脉畸形的筛查，颅内压增高和脑死亡的辅助诊断，颈动脉内膜剥脱术的术中微栓子监测，颅内动脉介入治疗手术前、后的评价等。研究表明，颅内动脉TCD检测结果与数字减影血管造影（DSA）技术有着很高的一致性，此外，它还可以提供颅内血管血流动力学信息，具有无创、廉价、操作简便、重复性好等优点，临床价值已得到充分肯定。

二、TCD检测方法

（一）血管的识别与检查方法

TCD主要用于颅内动脉的血流检测，然而，TCD检测不能仅限于颅内动脉，还应包括颅外动脉，因为颅内动脉的血流是心脏血液通过颅外动脉流入的，颅外动脉的狭窄将直接引起颅内动脉血流动力学参数的改变，所以，在进行颅内动脉检测的同时也要进行颅外动脉的检测（图11-2-1）。

1.颅外动脉的识别与检查方法 TCD通常采用4MHz或8MHz探头进行颅外动脉检测。需要检查的颅外动脉主要有颈总动脉（CCA）、颈内动脉（ICA）、颈外动脉（ECA）、锁骨下动脉（SubA）、椎动脉（VA）等。检查CCA时探头先放置于锁骨上缘胸锁乳突肌内侧的CCA起始部，使声束方向与血流方向的角度＜45°，探头

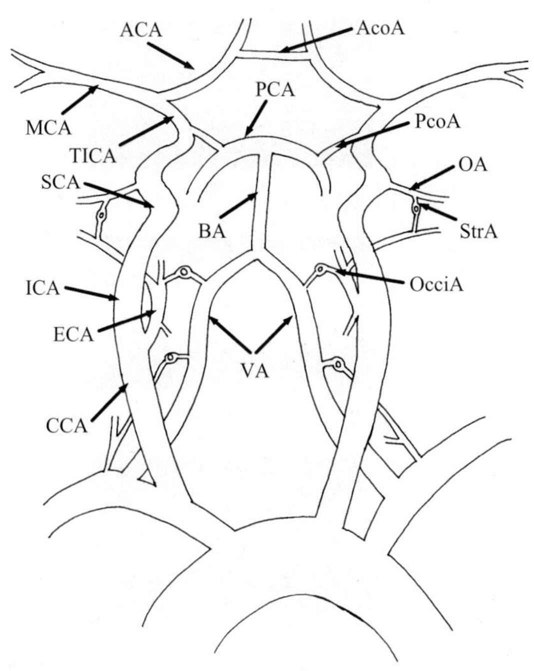

图11-2-1　颅内、外动脉的识别

ACA.大脑前动脉；MCA.大脑中动脉；TICA.颈内动脉终末端；SCA.颈内动脉虹吸部；ICA.颈内动脉；ECA.颈外动脉；CCA.颈总动脉；PCA.大脑后动脉；BA.基底动脉；VA.椎动脉；AcoA.前交通动脉；PcoA.后交通动脉；OA.眼动脉；StrA.滑车上动脉；OcciA.枕动脉

向头部移动进行检测，到达分叉处时，向内侧移动检测ECA，向外侧移动检测ICA。检测SubA时探头置于锁骨上窝处声束方向，指向心脏。检查VA颅外段时探头置于锁骨上缘偏外侧，并尽可能检查其全长。

2.颅内动脉的识别与检查方法　TCD通常选用2MHz探头进行颅内动脉的血流检测。TCD检查颅内动脉时，超声束需要穿过颅骨进行检查，为了获得满意的血流信号，探头需要选择颅骨相对薄弱、超声束易于穿透的部位，这个部位称为声窗。常用的扫查声窗有颞窗（颞前窗、颞中窗、颞后窗）、眼窗、枕骨大孔窗。颞窗用于检测大脑中动脉（MCA）、大脑前动脉（ACA）、大脑后动脉（PCA）等；当颞窗透声不好时可由眼窗进行检测，眼窗可以检测眼动脉（OA）、颈内动脉虹吸部（SCA）、滑车上动脉（StrA）等；枕骨大孔窗用于检测椎动脉（VA）和基底动脉（BA）等。

（1）MCA：探头放于颞窗，在颞前窗时探头稍向耳侧倾斜，在颞中窗时探头基本保持水平，在颞后窗时探头稍向眼侧倾斜，探测深度从50～60mm开始，深度逐渐减小直至血流信号消失，血流方向为朝向探头的频谱即是MCA，当探测深度增加至55～70mm时会出现血流方向背离探头的频谱，此时进入ACA，这个深度就到达了MCA与ACA分叉处，也是MCA的起始部分，至此完成了全段MCA检测。

（2）颈内动脉终末端（TICA）：在MCA检测时，当探测深度逐渐加深到60～70mm时，会有双向血流频谱出现，此时把探头稍向下倾斜，可以探查到朝向探头的血流频谱，此时探测进入TICA。在实际检测时，由于与MCA血流方向相同，难以区分，可以通过压颈进行鉴别，即当压迫CCA时，TICA会出现血流消失或反向小尖波，MCA则表现为血流速下降。

（3）ACA：与MCA检测方法相同，探头放于颞窗处，探测深度在60～70mm时，血流方向背离探头即为ACA的A1段，但在实际检测时，由于病变或先天发育等原因，也经常出现血流方向逆转或检测不到的情况，则可能无法确认，此时需结合压颈试验进行判断。

（4）PCA：探头放于颞窗处向耳侧微倾，在60～75mm处可以探测到双向血流频谱，其中朝向探头的为PCA的P1段，背向探头的为PCA的P2段。正常情况PCA流速要慢于MCA及ACA，通常PCA由BA供血，但是PCA的变异也经常出现，一个重要的变异就是由ICA供血，此时可以通过CCA压颈来鉴别，即如果压颈后PCA流速增高则表明PCA由BA供血，且后交通动脉（PcoA）存在；如果压颈显示PCA流速不变表明PCA由BA供血，而PcoA发育不良；如果试验显示PCA流速减慢，则表明PCA发生变异，完全由ICA供血。

（5）OA和SCA：探头垂直放置于眼窗处，能量调整为5%，在深度40～60mm处，可探测到朝向探头的血流频谱，此为OA，当探测深度逐渐加到60～70mm处，可测到朝向或背向探头的血流频谱，此为SCA，探头指向水平偏下方为海绵窦段信号（正向），探头指向上方可获得前床突段信号（负向）。

（6）VA和BA：探头放于枕窗，探测深度为40～75mm处，测得背向探头的血流频谱为VA，随着深度增至80～110mm，同时探头方向稍向内侧转动，测得背向探头的血流频谱为BA。检测时要注意尽可能检查血管的全长。

（二）颈动脉压迫试验

颈动脉压迫试验也称压颈试验，是指使用手指在甲状软骨下缘侧方压迫颈总动脉，使血流暂时阻断来观察检测动脉血流变化的方法（图11-2-2）。正常情况下压迫颈总动脉使其血流暂时阻断，将使颅内部分动脉血流频谱发生变化，以此来判断颅内血流代偿是否良好，也用于诊断血管狭窄病变或变异等。

（三）TCD检测参数、正常值与分析方法

1. TCD检测参数

（1）深度：是指探头到检测血管的距离。在检测中通过调整探头接收时间来检测不同深度血管的血流情况。

（2）血流方向：通过频谱与基线的关系判断血流方

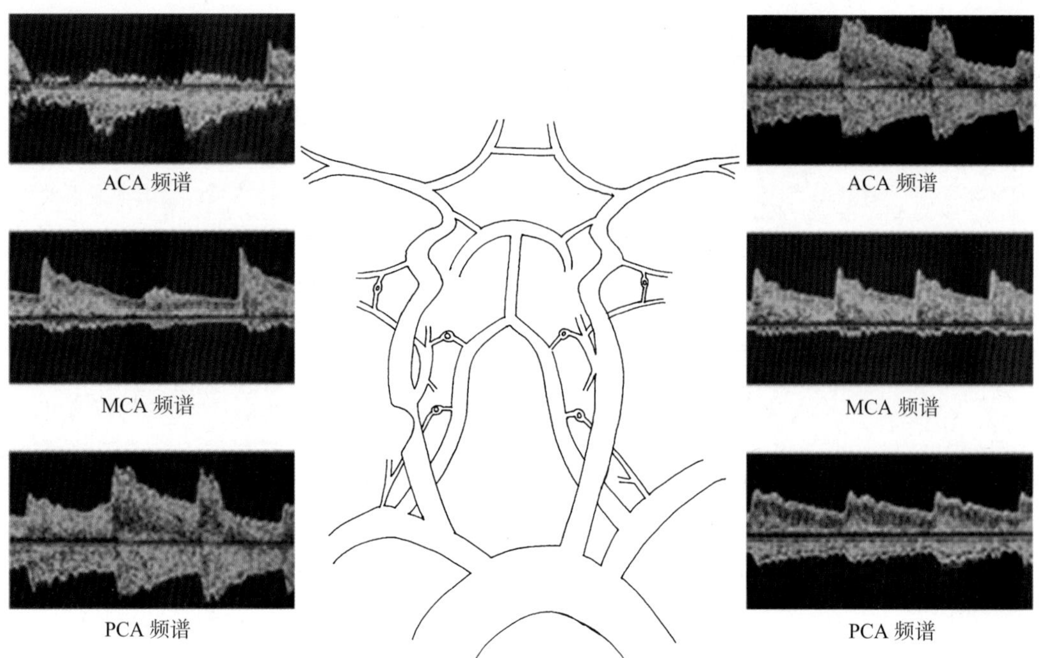

图11-2-2 压迫一侧颈总动脉双侧大脑前、中、后动脉的频谱变化

向，对识别动脉及判断侧支有重要价值。

（3）血流速度：主要包括收缩期峰值血流速度（v_s）、舒张期血流速度（v_d）、平均血流速度（v_m）。

（4）血流搏动指数（PI）和阻抗指数（RI）：反映血管阻力的参数，$PI=(v_s-v_d)/v_m$，$RI=(v_s-v_d)/v_s$。

2.正常颅内动脉血流速度参考值 自从TCD技术引入临床检测以来，国内外多家研究机构均报道过其测得的血流速度的正常参考值，数值比较接近但范围较大。研究发现随着被检测者年龄的增长，其动脉血流速度持续减慢，成年女性血流速度比男性快。目前，关于血流速度的正常值还没有统一标准，这是由于血流速度在不同人群中存在着很大差异。在实际判断动脉狭窄时，正常值并不起决定因素，更多依靠综合评价。表11-2-1中提供的TCD颅内外动脉血流速度正常值可供参考。

表11-2-1 TCD检测颅内外动脉血流速度正常参考值（单位：cm/s）

血管	年龄（岁）							
	30～39		40～49		50～59		60～69	
	v_s	v_d	v_s	v_d	v_s	v_d	v_s	v_d
MCA	97±13	44±7	96±12	44±8	91±12	40±7	90±14	38±6
ACA	84±15	38±9	84±14	39±8	79±15	36±9	78±15	35±10
PCA	58±12	28±7	55±10	27±6	51±12	26±5	51±12	23±6
TICA	101±14	48±9	99±12	46±8	90±15	40±8	87±14	37±6
VA	54±8	26±5	53±6	26±6	51±6	23±5	50±9	21±5
BA	64±9	29±6	63±8	28±7	60±8	26±10	57±9	24±3

3.正常颅内动脉TCD频谱的特点 以MCA为例，颅内动脉频谱形状近似直角三角形，频谱可见频窗，在心脏收缩期血流速度最高，在频谱上的最高峰称为收缩峰1，其后会产生一个小波峰称为收缩峰2，进入舒张期时还会产生一个小波峰称为舒张峰（图11-2-3）。

（四）TCD血流速度的意义

血流速度是TCD检测的重要参数，但分析血流速度时需要综合考虑血流方向、频谱形态和搏动指数等指标，下面分别讨论血流速度增快和减慢的病理意义。

1.血流速度增快 第一种情况表现为TCD频谱峰值升高，频窗充填并伴有杂音，多见于被检血管管腔狭窄（图11-2-4）；第二种情况表现为频谱峰值升高但频谱形态正常，多由其他部位血流变化而引起的代偿性增快；第三种情况表现为频谱峰值升高的同时搏动指数降低，

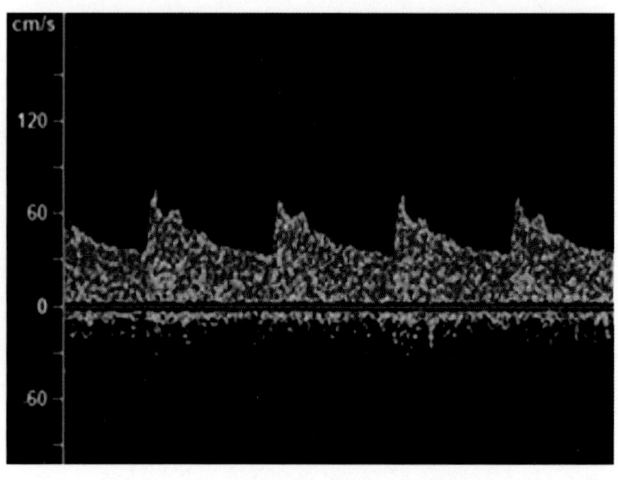

图11-2-3 正常TCD频谱（MCA频谱）

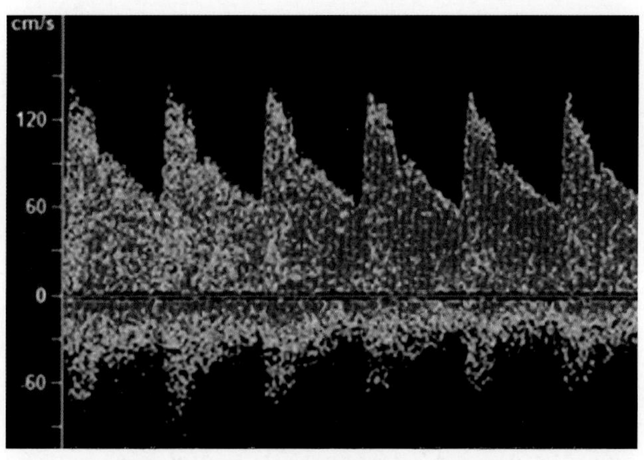

图11-2-4　血流速度增快的TCD频谱

多见于动静脉畸形。

2.血流速度减慢　第一种情况频谱表现为峰尖消失变平缓，搏动指数降低，这种“波浪状”频谱是典型的动脉严重狭窄或闭塞后远端动脉的血流频谱，这是因为血流通过狭窄血管后，其压力降低，血流速度自然减慢，血流到达峰值的时间延迟，出现搏动指数降低；第二种情况是TCD频谱在整体峰值降低时，舒张期峰值降低尤为明显，可见于动脉近端及远端狭窄时，动脉近端严重狭窄导致血流速度降低，而动脉远端狭窄导致血流阻力增加，舒张期血流压力差变小甚至没有差别，血流速度明显降低；第三种情况TCD频谱出现收缩期血流方向反向，舒张期正常形态，这种情况出现在血管狭窄后，在收缩期时由于对侧动脉压力大于同侧动脉，对侧血流通过代偿血管流入同侧动脉，造成狭窄动脉远端血流反向，而在舒张期由于两侧动脉压力降低，压力差也就降低甚至消失，狭窄动脉远端的血流方向恢复正常，如锁骨下动脉狭窄导致椎动脉窃血；第四种情况是收缩期血流方向正向，舒张期反向，形成特殊的振荡波，可见于脑死亡患者。

三、动脉狭窄与闭塞的诊断

（一）颅内动脉狭窄和闭塞的诊断

1.颅内动脉狭窄　已知在血流量一定的情况下，血管横截面积与血流速度成反比，故动脉狭窄时会出现血流速度增快。当狭窄程度＜50%时，通常不会引起血流动力学明显变化，TCD检测流速无明显增快，所以，TCD主要用于检测＞50%的动脉狭窄。由于个体间动脉流速参数波动范围较大，TCD诊断动脉狭窄除了依据狭窄处流速外，同时还需结合狭窄近端和（或）远端的血流速度，综合来判断动脉的狭窄程度。以MCA为例，50%以下的轻度狭窄，狭窄处血流速度增快不明显，频谱形态变化不大，需参考对侧同名动脉流速，当双侧同名动脉血流速度之差＞30cm/s时，可能存在轻度狭窄；v_s达150～190cm/s，伴频窗充填及粗糙杂音时，可能存在50%～70%的中度狭窄；v_s＞190cm/s，伴频窗充填及明显高强度粗糙杂音时，可能存在70%以上的重度狭窄。

2.颅内动脉闭塞　颅内动脉狭窄发展会出现闭塞。在TCD检测中诊断动脉闭塞的一个重要指标就是血流信号消失，但是在实际应用中还会有其他原因造成检测不到血流信号的情况，其中最有可能的原因是颞窗闭合而没有TCD信号，另一个原因是操作人员经验不足没有探测到。对于第一种情况，可以通过在同一颞窗检测其他动脉的存在来排除，但对于人员经验原因，在要求提高检测人员水平的同时，还可通过一些间接指标来证实闭塞的存在，此时主要通过检测侧支循环的代偿情况进行判断。例如，MCA闭塞时，TCD检测往往会发现ACA、PCA出现代偿性血流速度增快的情况，后者可以间接证实MCA闭塞的存在。

颅内ACA、PCA血流走向和血管粗细存在很大差异，并且多见先天变异的情况，故检测不到血流信号不能作为闭塞的指标，我们在临床对颅内动脉闭塞的诊断主要是针对MCA做出的，TCD检测会出现以下频谱特点：MCA位置未探及血流信号，而能探及ACA、PCA血流信号，常为代偿性增快血流频谱，在MCA位置深度探及多条低速低搏动和高速狭窄频谱并存的现象。

（二）颈动脉狭窄和闭塞的诊断

1.颈动脉狭窄　TCD主要用于诊断50%以上的颈动脉狭窄。当狭窄程度＞50%时，狭窄处频谱会出现血流速度增快，频窗充填并伴有杂音；当颈动脉狭窄＞70%时，会引起颅内动脉的血流动力学变化，此时会出现颅内侧支动脉开放，这是由于狭窄严重时，颈内动脉颅内供血压力减低，供血相对不足，而引发了对侧颈内动脉和椎基底动脉代偿供血，对于局限性狭窄还可同时检测到狭窄远端血流速度下降。

2.颈动脉闭塞　最直接的指标就是TCD检测不到颈动脉血流信号，同时由于颈动脉闭塞会引起颅内动脉血流动力学变化，颅内动脉的频谱变化也是诊断颈动脉闭塞的重要间接指标。以下是颈动脉闭塞引起颅内各主要动脉血流变化的情况。

（1）根据血流动力学分析，闭塞造成远端动脉压力减低，出现血流速度减慢，血管代偿性扩张引起的搏动指数减低，TCD频谱表现为低平频谱形态，这种情况常见于MCA的检测中。

（2）闭塞造成的远端压力降低，同时还会引起颅内动脉两侧压力不同，大脑动脉环两侧的原有压力平衡被打破，前交通动脉（AcoA）开放，血流从对侧ACA通过AcoA流入患侧ACA，造成患侧ACA反向，即为朝向探头方向，且频谱形态相对低平，健侧ACA血流速度代偿性增快。

（3）同样道理，闭塞也造成大脑动脉环前后压力平衡被打破，后交通动脉（PcoA）开放，血流从PCA通过PcoA流入患侧MCA。TCD检测出患侧PCA、VA、BA血流速度代偿性增快，PcoA血流与患侧MCA同向，朝向探头方向。

以上3种情况在ICA和CCA闭塞时都会出现，但有时颅内血流在ICA闭塞和CCA闭塞时有着不同的变化情况，如ICA闭塞时，SCA无法为OA供血，当OA分支与ECA的颌内动脉和面动脉分支之间存在侧支吻合时，ECA为OA供血，OA血流方向改变，为流向SCA方向，故TCD能检测到OA反向，呈低搏动的颅内化频谱；而CCA闭塞时枕动脉开放，VA为ECA供血，并通过ECA为ICA供血，OA仍由ICA供血，故不会出现OA反向的情况。正如上面所述，CCA闭塞时，出现枕动脉反向，出现VA—ECA—ICA供血情况，TCD会在颅外检测到ECA反向血流信号，支持CCA闭塞的诊断。

通常TCD诊断颅内外动脉狭窄或闭塞是较可靠的，但在某些情况下，TCD对颅外段ICA严重狭窄或闭塞可能出现误诊和漏诊，如颅外ICA闭塞，由于ECA代偿性增快，频谱形态类似于狭窄的ICA，故将ICA闭塞误诊为狭窄，另外可将血管纡曲等原因造成的局部流速增快误诊为ICA狭窄。

（三）椎动脉狭窄和闭塞的诊断

1. VA狭窄

（1）VA颅内段狭窄：探头通过枕窗进行VA颅内段检测，狭窄时表现为血流速度加快，频谱紊乱，同侧VA起始段和寰枢段往往伴血流速度减慢和阻力增高。颅内段的VA检测容易左右混淆，此时还可通过同侧颅外段VA血流动力学改变来鉴别。

（2）VA颅外起始部狭窄：VA起始部狭窄可以直接检测颅外段VA的血流频谱诊断，当出现血流速度增快和频谱紊乱时，可基本诊断VA颅外段狭窄，而如果同时检测到双侧VA寰枢段及颅内段血流不对称，也可间接做出VA起始段狭窄的诊断，当VA起始部严重狭窄时，寰枢段有低流速低搏动血流频谱。

2.VA闭塞

（1）VA颅内段闭塞：TCD检测首先是发现VA颅内段和寰枢段没有血流频谱，其次可以检测到VA起始部有高阻力小尖波且舒张期无血流的频谱形态。同时由于BA段供血仅来自对侧VA，所以可检测到对侧VA出现血流速度代偿性增快。

（2）VA颅外段闭塞：当VA起始段闭塞时，TCD检测首先表现在VA起始段没有血流频谱。但需注意，VA起始段闭塞时，SubA将通过甲状颈干对VA颅内段进行代偿性供血，而甲状颈干与VA起始段位置接近，TCD检测很容易把甲状颈干与VA混淆，误认为甲状颈干的血流频谱是VA的血流频谱，而出现误判。如果代偿完全，VA颅内段血流可以是正常的，因此，颅外段VA闭塞，完全有可能检测到VA颅内段血流正常，所以，TCD检测时仍应强调各支血管全面检测。

（四）锁骨下动脉狭窄和闭塞及锁骨下动脉窃血的诊断

1.SubA起始部狭窄和闭塞　SubA起始部狭窄时，TCD检测到局部收缩期血流速度不同程度增快，舒张期反向血流速度减低或消失，频窗充填，狭窄远端流速减低或正常，频谱圆钝；当SubA闭塞时，局部探不到血流，其远端呈低速、单相连续样血流频谱。

2.SubA窃血　由SubA起始部严重狭窄或闭塞引起同侧VA供血不足，此时对侧VA向患侧VA供血，血流倒流入患侧VA，患侧VA血流方向改变，向SubA远端供血，称为SubA窃血。常见的窃血途径：①VA—VA：当一侧SubA狭窄或闭塞时，健侧VA血流将通过VA与BA交界处向患侧VA供血，此时TCD检测患侧VA反向，健侧VA血流速度增快，搏动指数增高，说明出现VA—VA的窃血情况；②BA—VA—SubA：当BA的压力大于患侧VA或SubA远端动脉时，TCD可检测到BA血流反向，说明出现BA—VA—SubA的窃血情况；③枕动脉—VA：ECA通过枕动脉侧支循环向VA供血，并向SubA窃血，此时TCD检测到枕动脉血流速度较对侧增快，同时出现VA窃血频谱。以上3种窃血途径一般最常出现VA—VA窃血，只有在对侧VA供血不足时，才出现BA—VA或枕动脉的窃血途径。以上窃血途径出现于一侧SubA出现严重狭窄或闭塞时，如果双侧SubA都出现闭塞时，VA—VA的窃血就不存在了，而只能有PcoA开放，双侧ICA通过BA向VA窃血，或者枕动脉开放，通过ECA向VA窃血。

四、TCD检测的其他应用

（一）颅内动脉介入治疗

血管内介入治疗越来越普及，当采用球囊扩张术或血管支架植入术来治疗脑血管狭窄时，TCD可进行术前、术中脑血流动力学的监测及术后远期疗效评估。TCD在术前、术后的检测内容主要包括狭窄动脉血流动力学情况、判断侧支供血动脉的存在，术前全面掌握动脉狭窄程度及侧支开放情况，术后了解狭窄改善情况等。

（二）微栓子监测

早在20世纪60年代就有研究者发现气体栓子在血

液中流动时可以产生多普勒信号，但并没有加以重视进行深入研究，直到1990年，在颈内动脉内膜剥脱术中对患者进行监测时，学者Spencer发现了短暂增强但弱于气栓的多普勒信号，开始怀疑是血栓或血小板栓子，从此，开始了微栓子TCD监测的研究，随后在心肌梗死、心房颤动、颅内外大动脉狭窄、颈内动脉内膜剥脱术等监测中均有检测到栓子的报道。

目前，TCD微栓子监测已被广泛应用于临床，TCD微栓子监测主要用于MCA，正常情况下，TCD检测到的红细胞流动时显示出蓝色的低强度信号，当有栓子通过取样容积时，在其蓝色的血流频谱上会出现短时高强度红色信号。微栓子通过而引起的TCD频谱变化主要有以下特点。

1.短时程性　TCD记录的是微栓子通过取样容积时的超声波信号，所以持续时间很短，一般持续时间在数毫秒至数十毫秒之间，最大不超过300ms，具体时间是由血管内血流速度而定的。

2.相对高强度性　在血流中微栓子的超声波信号要强于其周围红细胞的信号，一般以微栓子的相对强度（栓子信号强度/红细胞血流信号强度）来表示，微栓子相对强度与栓子的组成和大小有关，体积越大信号越强，气体栓子信号强于固体栓子信号，一般情况下固体栓子信号的相对强度为3dB左右，气体栓子信号的相对强度为60dB左右。

3.单向性　微栓子是顺着血流方向运动的，所以，其运动方向与血流方向相同，在TCD检测中微栓子信号以单方向出现在心动周期的任何位置。

4.尖锐的哨音　当微栓子通过取样容积时，TCD检测可以听到尖锐的较高音调信号，音调越高，TCD频谱上栓子信号越强。

5.时间差　使用双深度探头检测血流，微栓子在先后通过近端和远端两个不同深度时，会在不同时间出现于多普勒信号中，从而产生时间差的概念。微栓子持续时间非常短暂，因此只有在时间窗中才能看出并计算出其时间差，而多普勒频谱中难以看出。

以上特点是TCD进行微栓子监测过程中识别微栓子的重要依据。在实际检测过程中一些人为因素，如患者吞咽唾液、打嗝，甚至探头的移动等，都会出现类似微栓子的伪差信号，但是伪差信号没有方向性，在TCD频谱上表现为基线上下同时出现且基本对称，此外，还可以采用双深度探头识别伪差信号，由于双深度探头可以同时检测到血管不同位置的血流情况，这样当有微栓子先后通过不同取样容积时，TCD频谱会检测到存在时间差的栓子信号，而伪差信号在两个位置上不存在时间差。

（1）心房颤动的微栓子监测：心房颤动与脑栓塞有直接关联，是卒中的危险因素之一。在心房颤动患者的微栓子监测中大多能发现有栓子，通过对心房颤动患者药物治疗前后的微栓子监测，可以判断药物对患者的疗效，进而指导临床用药。

（2）人工心脏瓣膜的微栓子监测：对人工心脏瓣膜患者进行TCD微栓子监测发现，人工心脏瓣膜患者中有超过50%的患者会出现微栓子信号，所以，人工心脏瓣膜是脑栓塞的高危因素。研究还发现，机械性瓣膜微栓子发生率高于生物瓣膜。可以通过TCD微栓子监测来评价人工心脏瓣膜患者的预后情况。

（3）颈动脉狭窄的微栓子监测：颈动脉狭窄是脑栓塞发生的重要原因，并且颈动脉狭窄程度越大，脑栓塞的可能性越大，TCD微栓子监测也证实了这一点，同时还发现出现栓子信号多少还与狭窄患者是否出现症状有关，也与距离症状发生的时间，以及是否接受抗凝治疗有关。有症状的颈动脉狭窄患者更易监测到栓子信号的出现；距离症状发生时间越近，栓子数量越多；许多接受抗凝治疗的患者后期没有症状发生，同时随访监测均未发现栓子信号。

（4）卵圆孔未闭的诊断：由于卵圆孔未闭会引起一些不明原因栓塞，所以，明确卵圆孔是否闭合的检查是非常有必要的。卵圆孔未闭公认的确诊方法是经食管超声，但是，经食管超声检查痛苦大，检查时受检者很难完成Valsalva动作，进而会影响检查结果。TCD微栓子监测方法有助于检出卵圆孔未闭，方法是在右侧肘前静脉注射由生理盐水和空气混合的混悬液（手振生理盐水微泡），同时嘱受检者做Valsalva动作，TCD微栓子监测是监测注射后10～15s的栓子信号，在这段时间内如果检测到栓子通过MCA则可诊断卵圆孔未闭。中国人民解放军总医院2006～2007年对41例偏头痛患者同时进行了经食管超声和TCD微栓子监测两项检查，结果表明以经食管超声为标准时，TCD的敏感度为94%，特异度为92%。TCD检测因为其微创、无痛苦、患者容易合作、操作方便、价格低廉的多项优点，现已广泛用于卵圆孔未闭的筛查中。

（三）脑动静脉畸形的检测

脑动静脉畸形（arterial venous malformation，AVM）的形成是由于人类在胚胎期血管发育时，血管正常发育障碍，出现动脉与静脉直接相通，血流不经过毛细血管直接进入静脉。AVM最常见的是蛛网膜下腔或脑内出血，其次是癫痫发作，还有诸如头痛、神经功能缺损、颅内压增高等症状。AVM由供血动脉、畸形血管团和引流静脉组成，TCD检测主要是针对供血动脉进行，其频谱主要有以下特征。

1.由于血流从动脉直接流入静脉，而不经过毛细血管，所以血管内阻力降低直接引起血流速度增快，一般会是正常血流速度的2～3倍，TCD频谱表现为血流速度增快，尤其舒张期血流速度增快更加明显，这样血管的搏动指数也随之下降，一般会低于0.65。

2. TCD频谱还出现基底增宽或紊乱，并且舒张期血流频谱边缘不整齐，呈尖刺状，还可出现涡流和湍流信号，甚至出现同时分布基线上下的双向频谱。

3.也可以通过TCD检测到其他颅内动脉的血流变化来间接证明AVM的存在。因为发生AVM的供血动脉血流速度增加，所以单位时间内通过的血流量随之增加。原来同侧的血流量已经不足以满足对供血动脉血流量的需求，这样会出现对侧血流通过各侧支循环的开放同时为AVM供血，产生窃血现象，TCD可检测到对侧动脉血流速度增快，而本侧动脉血流反向等代偿性血流动力学改变。

4. AVM还会引起颅内血管对血流的自动调节功能降低，因为AVM会引起血管扩张，血管壁的弹性降低，调节功能自然下降。可通过压颈试验来判断AVM的供血动脉自动调节能力，正常人压颈试验会引起血流速度减慢，而AVM供血动脉在压颈试验时，血流变化很小甚至无明显变化，这证明自动调节功能减退。

5. AVM造成血管扩张同时还会引起CO_2对血流调节作用的下降，在做屏气（增加CO_2浓度）和换气（降低CO_2浓度）时，TCD均检测不到血流速度变化。

（四）脑血管痉挛的TCD检测

蛛网膜下腔出血（subarachnoid hemorrhage，SAH）是一种常见的脑血管病，较重者可出现脑血管痉挛，而脑血管痉挛可能会导致神经系统损害，造成脑缺血卒中，具有较高的致残率和死亡率，所以，发生SAH后对脑血管痉挛的诊断至关重要。此外，血管痉挛多发生在SAH之后数分钟甚至数小时之内，在数天后达到高峰，临床需要反复检测，TCD由于其无创性、可重复检测等优势，成为脑血管痉挛重要的辅助检查方法。

脑血管痉挛最显著的特征就是血管变细，这样为了保证血管内流过的血流量不变，发生痉挛血管内的血流速度必然会增快，TCD检测正是利用这种血流动力学变化来对脑血管痉挛进行诊断。颅内血管以MCA为最佳的检测血管，这是由于MCA走行较平直，并且主干较长，这些都利于TCD的探测。另外，由于MCA没有明显侧支循环的存在，TCD检测的结果没有太多代偿血流变化的干扰，可以直观反映血管管径变化引起的血流速度变化。在蛛网膜下腔出血之后进行TCD检测可以诊断血管痉挛的出现情况，一般情况下可以把MCA的血流速度分成3种情况分析。首先，当MCA的血流速度＜120cm/s时，可认为没有出现血管痉挛；当血流速度在120～200cm/s时，可认为是中轻度的血管痉挛；但血流速度＞200cm/s时，可认为是重度的血管痉挛。

（五）颅内压增高和脑死亡的检测

1.颅内压增高　颅内压指颅内容物对颅腔壁所产生的压力。正常的脑供血量对脑组织代谢有重要意义，颅内压的增高，明显会影响脑供血量。脑供血量一般以脑血流量来表示，在血管管径不变的情况下，脑血流量与脑灌注压成正比。脑灌注压是脑灌注的引流压力，是脑动脉输入压（平均颈内动脉压）与脑静脉输出压（颈静脉压）之差，近似等于平均体动脉压与平均颅内压之差，见以下公式：

脑血流量＝（平均体动脉压－颅内压）/脑血管阻力

研究表明，当出现轻度颅内压增高时，由于脑血管自动调节功能的作用，使脑灌注压保持基本稳定状态，脑血流量保持不变；当颅内压明显增高时，脑血管自动调节功能丧失，脑灌注压下降，引起脑血流量下降，当脑灌注压降到零时，脑血流停止，就出现了脑死亡。TCD检测可以通过脑血流速度变化来反映脑灌注压的变化，而进一步可反映脑血流量的变化。同时，研究表明，颅内压升高时引起v_s、v_d和v_m下降，而v_d下降更为明显，故PI值也随之升高。

2.脑死亡的TCD表现　随着颅内压的不断增高，血流量逐渐降低，当降低到零时，则出现脑死亡。对脑死亡患者的MCA进行TCD检测时会发现以下表现：①振荡波频谱，表现为收缩期血流为正向波形变尖，而舒张期血流为反向；②尖波频谱，表现为收缩期早期有非常小的针尖样血流，而整个舒张期无血流；③无血流频谱，颅内血管未检测到脑血流。

（六）大动脉炎

大动脉炎（takayasu arteritis，TA）是指主动脉及其主要分支的慢性进行性、非特异性炎性病变。本病发病原因不明，多数文献认为其发病与自身免疫因素、内分泌失常及遗传因素有关。大脑动脉炎患者颅内大脑动脉环主干血管舒张期血流速度有不同程度的升高，各血管的搏动指数均明显降低，颅内动脉的TCD表现为频谱波形衰减，波峰变钝、峰值后移，呈几乎无搏动的波浪式频谱形态。

（七）TCD在外科手术中的应用

TCD已经被用于各种心脑血管术中脑血流的动态监测，TCD对脑循环及功能监测可以起到指导手术、评估手术效果的作用。临床多用于颈动脉内膜切除术、颈动脉结扎术、颅外-颅内动脉吻合术、体外循环心脏内直视手术等。

颈动脉内膜切除术（carotid endarterectomy，CEA）是治疗脑缺血疾病的有效方法。术中通过TCD监测无法做到同时从颞窗监测多条血管，故通常选用病变侧的大脑中动脉作为TCD监测动脉。在手术前进行TCD监测，尤其是压颈试验记录MCA血流速度变化情况，可以对手术中夹闭CCA后脑供血进行评估，为手术中是否采用分流措施预防脑缺血提供依据。在手术全过程中进行TCD监测，通过对血流速度和微栓子的监测，可以随时为医师是否采用临时性内分流手段提供及时信息。在手术中CCA再开放以后，TCD监测的微栓子信号数量信息是判断手术是否成功的重要因素。术后TCD监测，通过观察血流速度的变化、微栓子数量的情况，可以评估预后，如MCA血流速度减慢或微栓子信号的增加可能会引起急性颈动脉闭塞血栓形成，而MCA血流速度明显增快，可能引起脑灌注压升高，导致出血。

（何　文　张红霞）

第12章 眼部疾病

超声在眼科的应用，从宏观到微观有独到之处，可为许多疾病提供明确的诊断。根据现状，本章第三节讲述各种眼科疾病的B型超声诊断法，第四节介绍彩色多普勒超声，第五节介绍超声生物显微镜（UBM）的应用，第六节介绍A型超声在眼科生物测量中的应用，第七节介绍超声造影在眼科的应用。

第一节　眼和眼眶的超声应用解剖

眼球是具有特殊构造的光感觉器官，眼眶虽是一个较小的骨腔，却内含许多重要结构，眼部超声探测的解剖范围涉及眼睑、眼球、视神经、眼外肌、泪器、眶内筋膜、脂肪体及眶壁（图12-1-1）。

眼球近似球形，其前面较小部分是透明的角膜，其余大部分为白色的巩膜。正常眼球的前后径出生时约16mm，3岁时达23mm，成年时平均为24mm。其角膜中央顶点到黄斑中心凹的距离称为眼轴长度，可通过A型超声、B型超声及Master IOL测得。

眼球位于眼眶前部，借眶筋膜、韧带与眶壁联系，周围有眶脂肪垫衬，其前面有眼睑保护，后部受眶壁保护。眼球与前方平视时，一般突出于外侧眶缘12～14mm，两眼之间相差通常不超过2mm。

眼球由眼球壁与眼球内容组成（图12-1-2）。

一、眼球壁

眼球壁分为3层，外层为纤维膜，中层为葡萄膜，内层为视网膜。

1.外层　由前1/6透明的角膜和后5/6的巩膜构成眼球的外壁，起到保护眼内组织，维持眼球形状的作用。

（1）角膜：横径11.5～12mm，垂直径为10.5～11mm，中央厚度为0.5～0.55mm，周边约为1mm。组织学上分为5层，分别为上皮细胞层、前弹力层、基质层、后弹力层及内皮细胞层。

（2）巩膜：是眼球壁超声反射最强的结构，常常作为眼内病理膜鉴别诊断的参数。

2.中层　为葡萄膜，因含有丰富的血管和色素又称为血管膜或色素膜。此层由相互衔接的3个部分组成，由前到后为虹膜、睫状体和脉络膜。在巩膜突、涡静脉出口和视神经3个部分与巩膜牢固附着，其余处均为潜在腔隙，称睫状体脉络膜上腔。

（1）虹膜：为色素膜的前部，为一圆盘状膜，自睫状体伸展到晶状体前面，将眼前部腔隙分隔成前、后房，虹膜即悬在房水中，其中央有1个2.5～4mm的圆孔，称为瞳孔。虹膜周边部与睫状体连接处为虹膜根部，此部

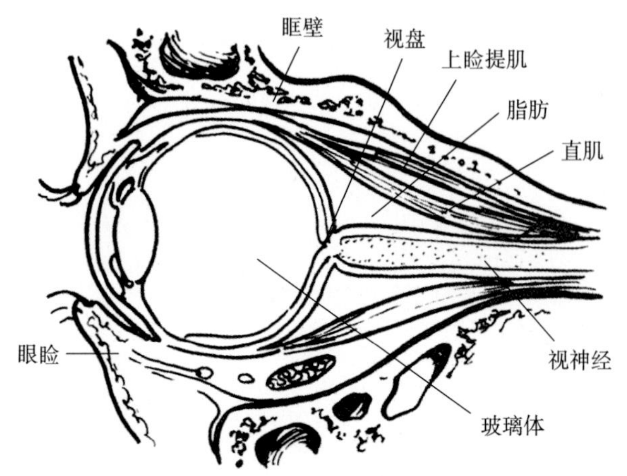

图12-1-1　眼球和眼眶解剖（侧面观）

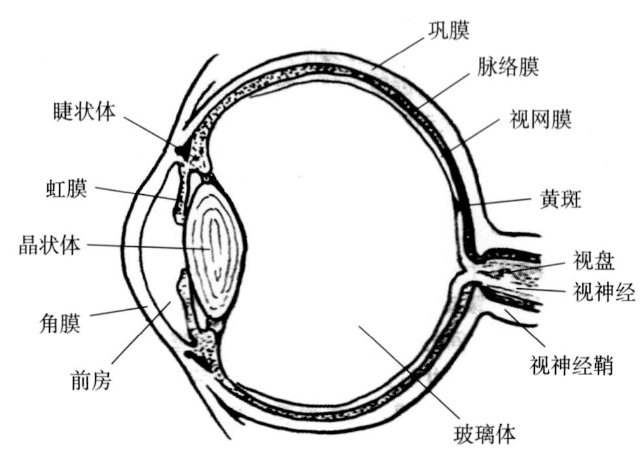

图12-1-2　眼球解剖（侧面观）

很薄，当眼球受挫伤时，易从睫状体离断，通过UBM可以明确诊断、定位及确定范围。

（2）睫状体：为位于虹膜根部与脉络膜之间的、宽6～7mm的环状组织，其矢状面略呈三角形。巩膜突是睫状体基底部附着处，睫状体前1/3较肥厚，称睫状冠，宽约2mm，富含血管，内表面有70～80个放射状皱褶，称睫状突，后2/3薄而平坦，称睫状体扁平部，扁平部与脉络膜连接处呈锯齿状，称锯齿缘，为睫状体后界。睫状体受伤后容易与巩膜分离，称为睫状体离断，UBM可清楚显示。

（3）脉络膜：为色素膜的后部，前起于锯齿缘，后止于视盘周围，介于视网膜与巩膜之间，有丰富的血管和色素细胞。其平均厚度为0.25mm，睫后长动脉、睫后短动脉、睫状神经均经脉络膜上腔通过，血管神经穿过巩膜处，脉络膜与巩膜黏着紧密，但在炎症或外伤时，也可以与之分离，B型超声及UBM可见。也是眼内肿瘤的好发部位。

3.内层　为视网膜，是极薄的透明膜，由神经组织构成。组织结构上分为10层，最外层是色素上皮层，其余9层为感觉部视网膜，视网膜脱离是色素上皮层与其余9层间的分离。视网膜后极部有一中央无血管的凹陷区，解剖上称为中心凹，临床上称为黄斑。距黄斑鼻侧约3mm处，有约1.5mm×1.75mm边界清楚的、橙红色的圆形盘状结构，称为视盘，是视网膜上视神经穿出眼球的部位。视盘上有视网膜中央动脉、静脉通过。

二、眼球内容

眼球内容包括房水、晶状体和玻璃体3种透明物质。

1.房水　为充满前后房的透明的液体。

2.晶状体　晶状体直径为9mm，厚度为4～5mm，通过UBM可以探测到晶状体悬韧带的小断裂区及晶状体的脱位情况。

3.玻璃体　为充满玻璃体腔的透明胶质体，其中央可见密度较低的中央管，称Cloquet管，在B型超声中，玻璃体为无回声的液性暗区。

三、前房角

前房角位于周边部角膜与虹膜根部的连接处，其结构见图12-1-3，其前外侧壁为角巩膜缘，从角膜后弹力层止端（Schwalbe线）至巩膜突，后内侧壁为睫状体的前端和虹膜根部。在前房角内依次可见如下结构：Schwalbe线、小梁网和Schlemm管、巩膜突、睫状带和

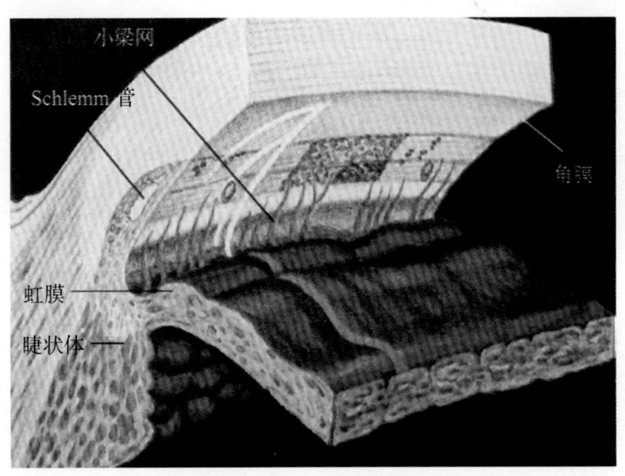

图12-1-3　前房角结构

虹膜根部。前房角是青光眼的重要解剖结构，对青光眼的诊断有重要的价值，通过UBM清晰可见。

四、眼眶

眼眶为四边锥形的骨窝，开口向前，尖向后略偏向内侧，成年人眶深为40～50mm，容积为25～28ml，眼眶内容为眼球、眼外肌、泪腺、血管、神经和筋膜等，其间有脂肪填充。每眼有6条肌肉，即4条直肌和2条斜肌。这4条直肌都从眶尖部围绕视神经孔的纤维环开始，各成一束，向前向外展开，穿过眼球筋膜止于巩膜。4条直肌围成锥体形，以视神经孔为顶点，眼球为底部，视神经位于其内，称为肌肉圆锥，内盛脂肪体。

1.泪器　分为泪道及泪腺2个部分。泪腺位于眶外上方眶缘的泪腺窝内，固定在眶骨膜上，被上睑提肌肌腱膜分成眶部和睑部，眶部泪腺较大，睑部泪腺较小，泪腺异常时超声可见。

2.视神经　是中枢神经系统的一部分，从视盘起至视交叉前脚，这段称为视神经，全长约40mm，按部位可划分为眼内段、眶内段、管内段及颅内段4个部分。超声可显示眼内段视盘及眶内段视神经的前部。

3.眶内脂肪体　眶内各结构之间充满脂肪体，按位置分中央及周边2个部分，中央部分位于眼球后的肌肉圆锥内，周边部分位于肌锥与眶壁之间。提供眼部血液供应的眼动脉、静脉及分支穿行于脂肪体中，这些血管的异常，如颈动脉海绵窦瘘、眼眶静脉曲张等，均可在超声检查时有特异的表现。

五、眼部血管

1.动脉　眼动脉为颈内动脉的第1分支，眼动脉在视神经硬脑膜鞘内随视神经穿过视神经管进入眼眶后部，在眶外下方向前走行至视神经，在中部绕过视神经至鼻

侧，分出两终端支，CDFI检查在距眼球后壁15mm以后，视神经一侧红色血流为眼动脉（图12-1-4）。

（1）视网膜中央动脉：为眼动脉眶内段的分支，由眼球后9～12mm处从内下或下方进入视神经中央，再从视盘穿出，分鼻上、鼻下、颞上及颞下4支，走行于视网膜神经纤维层内，营养视网膜内层，视网膜中央静脉与之伴行（图12-1-5），CDFI显示红、蓝血流信号。

（2）睫状动脉：分为睫后长动脉和睫后短动脉及睫前动脉，也是由眼动脉发出，睫后短动脉在视神经鼻侧、颞侧有2个主干，再分数支。从视神经周围脉络膜逐渐分支，供应视网膜外层；睫后长动脉分2支在视神经鞘外侧穿入巩膜，主要供应眼前节，CDFI主要检测睫状后动脉鼻侧和颞侧2个主干的血流。

2.静脉

（1）眼静脉：分为眼上静脉和眼下静脉，为引流眼球及附属器的血液的主要血管，由内眦静脉、鼻额静脉、眶上静脉汇合成眼上静脉主干向后走行，沿上直肌内侧缘向后走行至上直肌下方，进入肌锥内，再沿上直肌外侧缘至眶上裂入海绵窦。眼下静脉入海绵窦前发出分支进入眼上静脉，另一支汇入翼状丛。

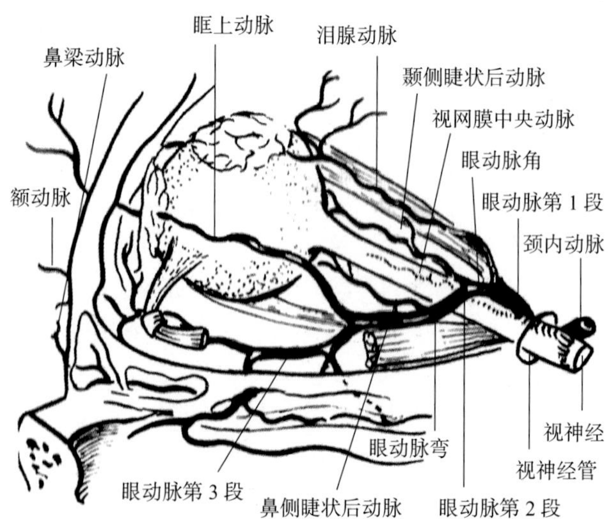

图12-1-4 眼动脉的起始、行程及主要分支

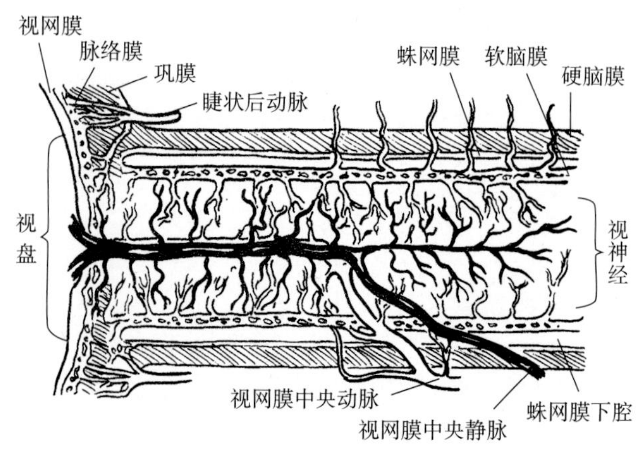

图12-1-5 视网膜中央动脉的行程

（2）涡静脉：所有虹膜、睫状体、脉络膜静脉都汇集到大的总静脉干，称为涡静脉，正常分为4～6支，在眼球赤道后5.5～8mm 4条直肌间穿出巩膜。

（薛志艳 崔海滨）

第二节 超声仪器、检查方法及正常声像图

目前临床常用的眼部超声检查有A型超声（包括用于生物测量的A型超声和标准化A型超声）、B型超声、彩色多普勒超声及超声生物显微镜（UBM）。

一、A型超声

A型超声是一维图像，将所探测的组织的界面回声显示以波形的形式，按回声返回探头的时间顺序依次排列在基线上，构成与探测方向一致的一维图像。可得到探测源到探头的距离及回声信号的波峰高度，前者是生物测量的基础，后者是定性及定量测量的依据。在生物测量中，A型超声测得的数据非常准确，但在定性定量方面不易识别，一般与B型超声联合应用更准确。

（一）测量范围

1.角膜厚度。

2.前房深度。

3.晶状体厚度。

4.玻璃体长度。

5.眼轴长度。

6.各眼外肌的厚度。

7.眼内及眶内病变的定量及定性测量。

（二）检查方法

一般分为间接浸润检查法和直接接触检查法。

间接浸润检查法一般需要放置1个眼杯在眼内，杯内置入耦合剂后，将探头置于耦合剂内，不直接与角膜接触，距角膜5～10mm，测得所要的数据。

直接接触检查法在临床上应用较多，也较方便，就是把探头直接与眼球表面接触，获得数据及图像。

间接浸润检查法的数据较直接接触检查法更为准确。在进行生物测量时，一定要注意将探头垂直角膜中心，通过晶状体的中心直达黄斑中心凹。

1.患者坐位或仰卧位，眼内滴入表面麻醉药。

2.测量眼轴长度、前房深度、晶状体厚度及玻璃体腔长度时，将A型超声探头置于角膜表面，垂直于眼轴。并根据眼的情况不同采用不同的分贝增益。

3.测量眼肌厚度或其他眼内、眶内病变时，可以将探头置于眼球上的任何部位。此时应和B型超声联合使用，测量得更为准确。

4.测量结束后，结膜囊内滴抗生素眼药水。

（三）眼的A型超声测量正常值

正常眼的A型声像图见图12-2-1。

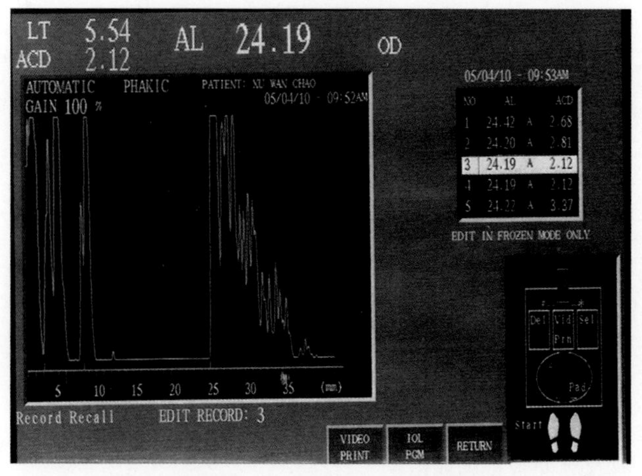

图12-2-1　正常眼的A型声像图

最前面的高峰波是角膜，第2个和第3个高峰波分别是晶状体前后囊，后面高峰波为球壁及球后脂肪。正常眼A型超声测得的数据如下：眼轴长度22.5～24mm；前房深度2.5～3mm；晶状体厚度4～5mm；玻璃体腔长度15.7～16.72mm。

二、B型超声

B型超声是通过扇形或线阵扫描，将组织的界面回声转化为不同亮度的回声光点，由无数回声光点组成的二维声学切面图像。

B型超声的探头常用为3.5～10MHz，眼科专用的为10MHz或以上，声束聚焦带在24～25mm，相当于眼球后壁和眼眶的前部，探测深度为40～60mm，轴向分辨率为0.12mm，侧向为0.3mm。探头的标志代表声束的方向和屏幕上图像的上方，由前向后可以探查到的是（图像是由左向右，也可由上至下）眼睑、角膜、前房、晶状体、玻璃体、眼球后壁、视神经及眶内组织。

（一）探查范围

B型超声一般对眼前节的观察比较模糊，对眼后节的观察相对较精确。

1.晶状体的位置。

2.玻璃体的细微变化。

3.视网膜、脉络膜的改变。

4.视神经的病变。

5.眼肌的改变。

6.泪腺的病变。

7.眼内及眶内占位性病变等。

（二）检查方法

1.患者通常取仰卧位，嘱其微闭双眼，涂耦合剂在眼睑上。

2.调节增益至最佳分辨率，使病变部位位于图像的中心。

3.扫描方法分为轴向扫描、横向扫描及纵向扫描。

（1）轴向扫描：将探头与角膜，晶状体中轴及视神经垂直扫描，可探及角膜及晶状体前、后囊，视神经，主要用于后极部病变的扫描。

（2）横向扫描：将探头置于角膜缘平行的位置，指向后方，从角膜缘滑向穹隆部，探查对侧眼底，水平横向扫描（探头置于6点位或12点位），标志在鼻侧，垂直横向扫描（探头置于3点位或9点位），探头标志向上，声束会穿过多条子午线，与轴向扫描不同的是声束避过晶状体，有更高的分辨率。

（3）纵向扫描：探头方向与横向扫描垂直，探头标志总是指向角膜中心，患者向探头相反方向注视。此种扫描方式仅产生一条经线方向上的眼球前后声学切面图，从视神经至眼底周边，视神经始终位于声像图的下方，周边眼底位于上方，纵向扫描适用于显示病变的前、后边界，了解病变与视神经的关系及贴附于视盘上的病变。

一般从上方开始，顺时针方向横向扫查，先探及后极部，然后将探头向穹隆部移动，依次探查赤道部及周边部图像，对四个象限进行探查，发现可疑病变后，再进行详细探查，将病变定于图像中心，观察其厚度、与球壁的联系、活动度、后运动、大小、密度范围及位置、是否有声影及尾影等，减低增益后，看其回声是否消失，与球壁相比较分为弱回声、中强回声及强回声。

4.眼肌厚度的测量方法：患者向要检测的眼肌方向注视，探头标志向角膜缘，得到最清晰的图像后，定格，测量最宽处的厚度。眼外肌厚度的正常值见表12-2-1。

表12-2-1　眼外肌厚度的正常值（mm）

	平均值	最大值	两眼最大差值
上直肌	4.2	5.2	1.3
外直肌	4.3	5.1	1.1
下直肌	3.8	4.5	1.5
内直肌	3.6	4.5	1.5

5.几种特殊的检查法

（1）动态扫查法：将探头置于眼球表面，探及病变后，嘱患者各个方向快速转动眼球，观察病变的活动度、后运动及是否有形态的变化、与球壁的关系等。

（2）眼球压迫扫查法：将探头置于眼睑上，轻轻加压，观察加压后病变的形状是否发生变化，多用于眶内囊样病变及血管瘤等。

（3）感度断层扫查法：当探及球内或眶内有强回声时，降低增益，直到球壁回声消失，观察此强回声是否存在，如不消失，考虑为金属异物、钙化或骨化。

（4）形态学扫查法：主要是观察病变的位置、形状、边界等。

（5）定量诊断法：主要是指回声强度、内回声及声影衰减等。

（三）正常眼的B型超声声像图

正常眼的B型声像图见图12-2-2。

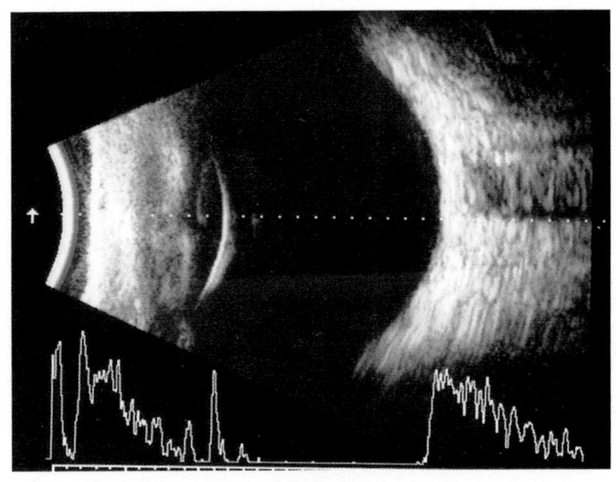

图12-2-2 正常眼的B型声像图

三、彩色多普勒超声

20世纪80年代末90年代初CDFI及高频超声血管探头的出现，使得对眼眶内及球壁部分微细血管的观测得以实现，它不仅能根据血流色彩来分辨动脉、静脉，还可观测血流方向、血流速度，提供血流时间和空间信息，给人以直观的印象，它可揭示活体眼部血流的生理及病理动力学情况，对临床诊断眼底血管病变、评价疗效及研究某些疾病造成眼动脉、静脉变化起到重要作用。

（一）检查范围

1.玻璃体疾病与视网膜疾病的诊断及鉴别诊断。

2.眼内及眶内肿瘤的诊断。

3.眼动脉、视网膜中央动脉及睫状后动脉的测量。

（二）检查方法

1.准备　同B型超声。

2.检查方法　按下列步骤进行。

（1）首先扫查出眼球及眼眶二维切面图，找到视神经。

（2）沿着视神经找眼动脉彩色血流柱。因为眼动脉血流方向随着走行方向不同而变化，当血流方向几乎与声束垂直时，多普勒频移最小，不显示血流频移，故必须把声束与血流方向成一定夹角，以取得最大频移。将取样容积向球后深部移动，偏向颞侧在距球后极2.0～2.4mm视神经处或视神经上方显出红色血流柱，为眼动脉血流信号。

（3）测量眼动脉直径。

（4）将取样容积放在规定的眼动脉位置上，取脉冲多普勒频谱。

（5）根据频谱图可用电脑测出眼动脉的最大血流速度、平均血流速度、流速积分等数据。

（6）将取样容积移至眼球后极水平线与视神经暗区相交处，测出视网膜中央动脉及分支到视网膜的彩色血流及脉冲多普勒频谱。

（7）将取样容积移至球后极1.0～1.5cm处，在视神经的两侧各有1支睫状后动脉，显示为红色血流柱。

（三）正常人眼眶血流彩色多普勒及脉冲多普勒频谱形态

1.眼动脉彩色多普勒　正常眼动脉血流通常为层流，层流时血流较为均匀，一般管腔中心流速较接近管壁的流速高，但眼动脉较细，采样显示更要注意。眼动脉彩色多普勒显示为沿着眶内视神经颞侧从眶尖向眼球方向走行的红色血流柱，其直径正常值为1～2mm（图12-2-3）。

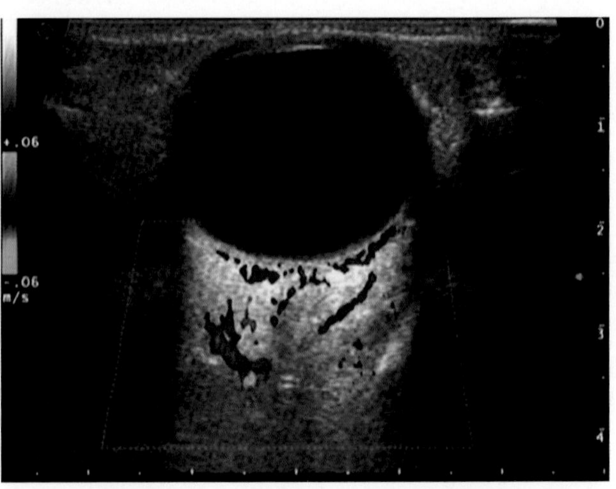

图12-2-3 眼动脉的彩色多普勒声像图

眼动脉脉冲多普勒正常频谱：眼动脉频谱带较窄，点状回声密集，包络线比较光滑，频谱图为基线以上正向的三峰二谷型或二峰二谷型，第一峰为心脏收缩期血流，第二、三峰为舒张期血流。

用脉冲多普勒可做血流动力学分析。

（1）血流速度：指单位时间内血流流动的距离，可根据频谱测出眼动脉最大血流速度、平均血流速度、流速容积等（表12-2-2）。

表12-2-2 正常人群眼动脉血流参数（参考值）（$\bar{x}\pm s$）

收缩期最大速度（cm/s）	舒张期最大速度（cm/s）
31.4±4.2	7.11±1.5

（2）血流量和阻力指数、搏动指数的测定：眼动脉血流量和其他周围血管计算方法相同，即流量（Q）等于眼动脉横截面积（A）和流速积分（v_i）的乘积。

$Q=A\cdot v_i$（单位：常用ml计算）

阻力指数（RI）和搏动指数（PI）也和其他周围血管计算方法相同。

2.睫状后动脉彩色多普勒　正常睫状后动脉位于视神经两侧，显示为红色血流柱，朝向探头流动。

睫状后动脉脉冲多普勒频谱形态似一个直角形三峰波，波形外缘完整，收缩期呈尖峰状，舒张期为低振幅频谱。正常人群睫状后动脉鼻侧及颞侧支血流参数见表12-2-3。

表12-2-3 正常人群睫状后动脉鼻侧及颞侧支血流参数（参考值）（$\bar{x}\pm s$）

	收缩期最大速度（cm/s）	舒张期最大速度（cm/s）
鼻侧	11.53±2.18	4.48±1.16
颞侧	10.81±1.94	3.95±0.45

3.视网膜中央动脉的彩色多普勒　正常视网膜中央动脉在眼球后极水平线与视神经暗区相交处可观测到，显示为红色血流柱。

视网膜中央动脉的脉冲多普勒频谱形态与眼动脉的频谱相似，是三峰二谷型，波形外缘完整。

正常人群视网膜中央动脉血流参数见表12-2-4。

表12-2-4 正常人群视网膜中央动脉血流参数（参考值）（$\bar{x}\pm s$）

收缩期最大速度（cm/s）	舒张期最大速度（cm/s）
10.01±1.98	4.23±1.05

正常眼眶血流受诸多因素影响，如眼动脉的血流速度与年龄呈显著负相关，故在今后的工作有待进一步标准化。

四、超声生物显微镜

超声生物显微镜（ultrasound biomicroscopy，UBM）是在20世纪90年代发展起来的一种无创伤性的眼用超高频超声图像诊断技术，其分辨率高达50μm，探头为35～100MHz。

（一）检查范围

1.角膜病变。

2.结膜病变。

3.巩膜病变。

4.虹膜、睫状体及脉络膜病变。

5.前部玻璃体及周边部视网膜的病变。

6.前房、后房及晶状体的病变。

7.青光眼的诊断及手术的评价。

8.白内障手术及玻璃体切割术的手术评价。

9.眼外伤。

（二）检查方法

1.准备

（1）患者仰卧位，局部结膜囊内滴麻醉药。

（2）眼杯消毒后放入结膜囊将眼睑撑开，眼杯内置入耦合剂。

2.检查方法

（1）嘱患者注视天花板，探头距角膜缘5～10mm，探查中轴部，观察角膜、前房、晶状体的情况。

（2）嘱患者向下、向右、向上及向左注视，将探头置于12点、3点、6点及9点位角巩膜缘，并使探头的标志线与角巩膜缘垂直，向穹隆部滑动探头，依次探查前房角、后房、周边虹膜、睫状体、周边部脉络膜及周边部玻璃体的情况，并且可以探及晶状体赤道部，晶状体悬韧带的情况，同时探查眼肌的厚度，在图像最清晰的时候定格、储存。

（3）发现可疑病变后，可加强探查的密度，如按时钟位逐一探查。然后将探头的标志线与所探查部位的角巩膜缘平行，再次进行探查。

（4）由于UBM的探查范围只有5mm×5mm，如需要探查深部组织的病变，在常规下，一般将延迟（delay，DLY）设置为2.4mm，可探查到角膜到晶状体前囊，如将DLY增大，如4.4mm，则看不到角膜的声像图，但可看到晶状体前囊后1mm的情况。

（三）图像的后处理

UBM具有图像转换功能（transfer function，TF），可通过图像转换功能达到更高的图像质量。

TF1：为最常用的检查图像，这种状态下图像的亮度和灰度水平为最理想的比例，其最大动态回声范围为50dB。

TF2：为对比度最强的图像，最大限度地抵制低水平的假象和不显著回声，一般为最大动态范围的75%。

TF3：可以增加中等强度回声的对比度，即回声强度低于25%时，将被滤除，回声强度在25%～75%时，图像的信息将被加强，回声强度在75%以上时，图像信息将不变。

TF4：应用此功能则所有监视器上显示的图像回声强度被削减3dB。

TF5：应用此功能对动态范围33%～75%的图像有增强作用。

TF6：应用此功能可将全部图像的增益水平提高3%，但动态回声水平在＞70%的部分所获得的修改十分有限。

TF7：应用此功能可提高灰阶水平的对比度。

（四）正常人眼UBM声像图

正常人眼UBM声像图见图12-2-4。

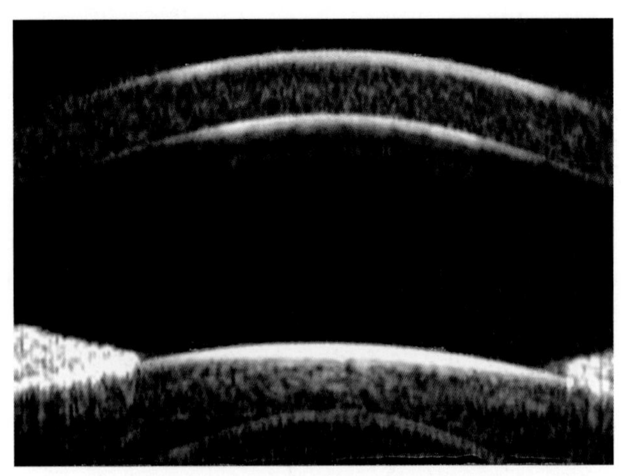

图12-2-4 正常人眼UBM声像图

（薛志艳）

第三节 B型超声在眼科的应用

一、玻璃体疾病

玻璃体主要成分是水（99%）和胶质，胶质的主要结构成分是呈细纤维网支架的Ⅱ型胶原和交织于其间的透明质酸黏多糖，正常情况下玻璃体呈凝胶状态，代谢缓慢，不能再生，具有塑形性、黏弹性和抗压缩性。随着年龄的增长，玻璃体的胶原纤维支架结构塌陷或收缩，玻璃体液化。

（一）玻璃体轻混浊及玻璃体后脱离

严格地说玻璃体混浊不是一种病，而是一种体征，是因玻璃体液化、网状结构破坏产生的物质；可由炎症细胞产生，也可由出血或机化引起。在这里定义的玻璃体轻混浊是指玻璃体液化后，网状结构漂浮在玻璃体中的物质。玻璃体后脱离（posterior vitreous detachment，PVD），是指玻璃体后皮质与视网膜内表面分离。其通常在玻璃体液化的基础上发生，随着玻璃体中央部的液化腔扩大，玻璃体后皮质层变薄并出现裂口，液化的玻璃体通过裂口进入玻璃体后间隙，使后皮质与视网膜迅速分离。由于玻璃体与视盘边缘有紧密的粘连，分离后在视网膜前出现一个视盘大小的环形混浊物（Weiss环），日久此环可下沉或变形，它是诊断玻璃体后脱离的确切体征。所以，玻璃体后脱离分为完全或部分后脱离。患者一般会主诉眼前有黑影及闪光感。

超声所见如下。

（1）玻璃体轻混浊：玻璃体内可探及点、线状弱回声，不与球壁相连，活动度尚可，后运动不明显。

（2）玻璃体部分后脱离：玻璃体内可探及串珠样弱回声，部分与球壁相连，活动度尚可，后运动存在。

（3）玻璃体后脱离：玻璃体内可探及连续弱带状回声，呈吊床样，中心可见一个斑块状中强回声，不与球壁相连，活动度明显，后运动活跃。玻璃体后脱离声像图见图12-3-1。

（二）玻璃体积血

由于玻璃体内无血管，严格地说不能称之为玻璃体出血，而应称为玻璃体积血，根据积血所在的位置不同，一般分为玻璃体内积血、玻璃体后界膜下积血，玻璃体后界膜下积血也可以突破后界膜，进入玻璃体内；根据积血的时间及形态不同，可以分为新鲜和陈旧积血。玻璃体积血多发生于高血压、糖尿病患者，年轻患者要考虑视网膜静脉周围炎可能，少量的玻璃体积血时，患者有轻度视力下降，视物变红，眼前有黑影、黑烟等，多量积血时，视力明显下降，甚至可以无光感。

超声所见如下。

（1）玻璃体后界膜下积血：玻璃内可探及连续弱带状回声，其与球壁间可探及均匀分布的细弱点状回声，活动度明显，后运动佳（图12-3-2）。

（2）玻璃体内积血：玻璃体内可探及回声强度不等的，团状、点状，分布不均匀的回声，活动度好，后运动佳，可部分与球壁相连。如是陈旧积血，积血可以呈细沙状，也可以呈团絮状，活动度活跃，后运动明显。陈旧的积血如果不吸收，有的可以收缩，使玻璃体后界膜与球壁间分离，产生后脱离，此时是眼外科手术的最佳时机。

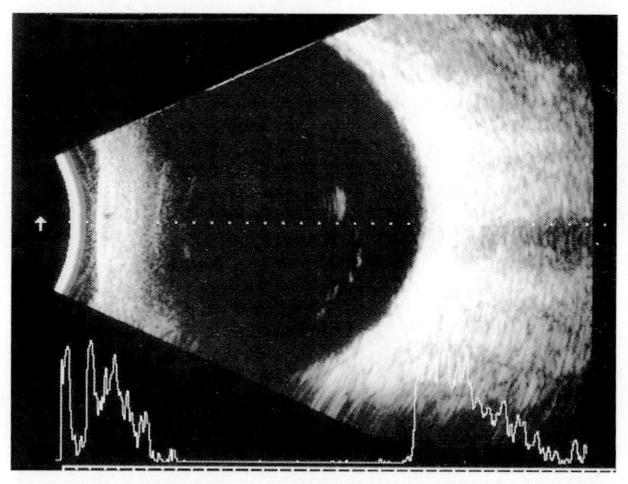

图12-3-1　玻璃体后脱离声像图

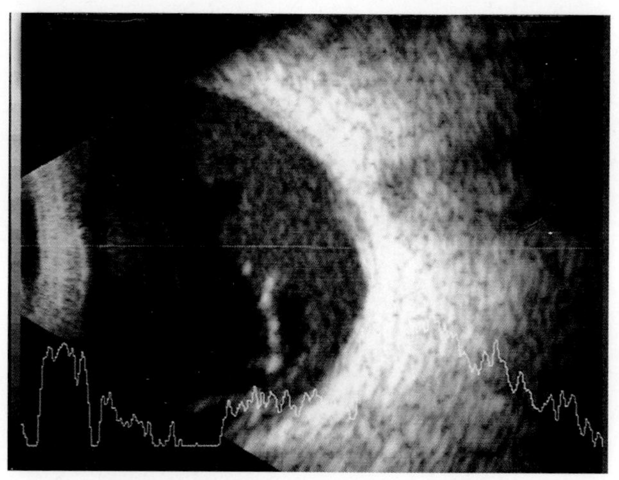

图12-3-2　玻璃体后界膜下积血声像图

（3）外伤性玻璃体积血：玻璃体积血在外伤中很常见，无论是眼球穿通伤，还是钝挫伤，都可以导致玻璃体积血。

超声所见：新鲜眼外伤导致的玻璃体积血一般形态不是固定的，但积血的位置会和外伤的创口或者角度有关，呈团状回声，内回声强且乱，陈旧的可以合并视网膜脱离、玻璃体机化。

（三）玻璃体机化

玻璃体的炎症、外伤或陈旧性玻璃体积血，不能吸收，导致增生性玻璃体视网膜病变（proliferative vitreoretinopathy，PVR），其基本病理过程是，视网膜色素上皮（RPE）在炎症因子等刺激下，游离、移行、增生并有表型转化，如变为成纤维细胞样细胞，分泌胶原，在玻璃体内和视网膜前、后表面形成增生性膜，膜及其收缩的形态多样，在视网膜内表面可形成星形皱襞、弥漫性皱襞及环形或前部收缩，在视网膜下可形成膜样改变，造成牵拉性视网膜脱离，使视网膜僵硬、缩短，最终形成漏斗和“牵牛花”样，完全脱离。

超声所见：玻璃体内可探及强弱不等、纵横交错的无序排列的带状回声，一处或多处与球壁相连，无活动度，并可以将球壁拉起，牵拉产生视网膜脱离（图12-3-3）。

（四）星状玻璃体变性

星状玻璃体变性表现为无数黄白色、金色或多色的胆固醇结晶位于玻璃体内，多见于老年人，也可见于反复严重眼外伤或手术后伴大量眼内出血者，常有玻璃体后脱离。对视力无影响，患者都是体检时发现，也有个别患者主诉眼前黑影，与玻璃体积血的最大区别就是无视力下降。

超声所见：玻璃体内可探及均匀分布的粗大的中强点状回声，不与球壁相连，活动度活跃，后运动明显，伴有玻璃体后脱离（图12-3-4）。

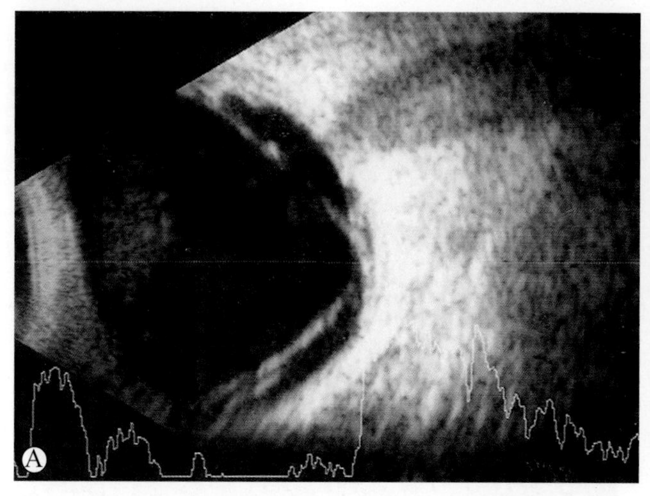

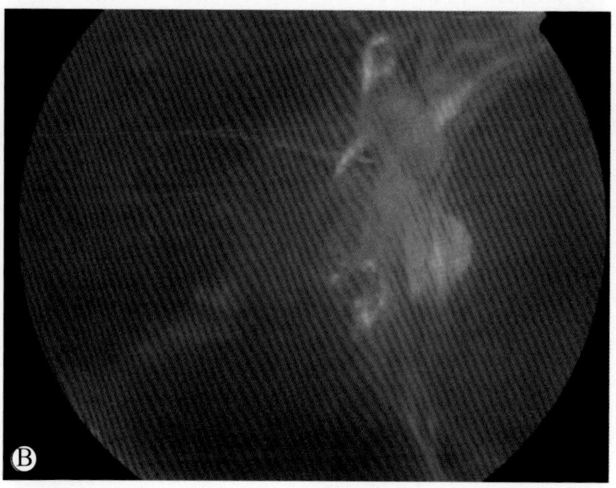

图12-3-3　玻璃体机化图像

A. 玻璃体机化声像图；B. 玻璃体机化眼底图像

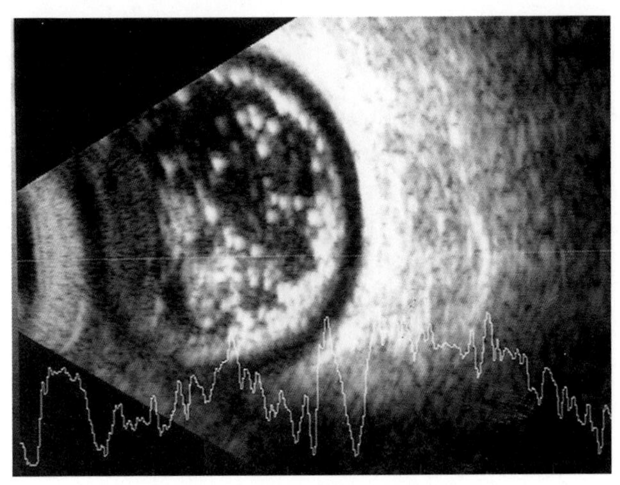

图12-3-4 星状玻璃体变性声像图

（五）玻璃体内的猪囊尾蚴

眼的猪囊尾蚴多数发生在视网膜下或者玻璃体内，少数可以在前房内、结膜下发现。玻璃体内的猪囊尾蚴患者一般会有眼前团状大的黑影移动，视力下降，裂隙灯下或者三面镜下，可看到玻璃体内的有囊泡状物，其内可见致密的头节，活的猪囊尾蚴见强光后可以不断蠕动。

超声所见：玻璃体内可见环形极薄的囊样结构，头节呈强回声，并与环形的囊样回声部分相连，活的猪囊尾蚴可以蠕动，使囊壁变形、颤动。可伴玻璃体混浊、机化，死的可固定不动，并可形成牵拉性视网膜脱离（图12-3-5）。

（六）眼球内异物

在外伤中，大部分患者合并有眼内异物的存在，异物对眼球的刺激很大，尤其是金属异物，会在眼内发生化学反应，如眼内异物是铁，会导致铁锈症；如是铜，就会产生铜锈症，这些均可使视力下降，合并白内障，视神经损害，甚至失明。而异物本身大多数带菌，玻璃体又是良好的培养基，会导致眼内炎。异物如果使玻璃体或者视网膜损伤，可导致视网膜脱离等一系列的眼病，所以异物的诊断和定位至关重要。

目前各种检查方法均可诊断异物或明确地为异物定位，但由于超声诊断简便，扫描的范围相对较大，一直是异物的首选检查法。

超声所见如下。

（1）金属异物：玻璃体内的异物显示团状或点状强回声，甚至极小的异物也可以显示点状强回声，降低增益，球壁组织消失，仍可见其后有声影，其后的球壁及眶内脂肪不显示，或有“彗星尾征”，即在异物的强回声团后可见形状相同、距离相等、逐渐减弱的声影直至消失（图12-3-6）。

（2）玻璃异物：可为强回声，形态不规则，易漏诊。

（3）其他异物：木屑、植物类等异物，由于易被包裹，可呈团状强回声，但减低增益后会消失，且这类异物易将细菌带入眼内，合并眼内炎，变化较快，开始可为团状强回声，过数小时后就有可能出现低回声或无回声区的脓腔。

（4）所有的异物周围均可合并出血，异物周围的玻璃体内可探及团状弱回声，或团状中强回声。

（5）眼球穿通伤后，也可将气泡带入眼内，气泡的回声和金属异物相似，有“彗星尾征”及声影，但它与异物不同，气泡一般为球形，且随体位改变而动，气泡还可随时间延长而变小。

（七）晶状体脱位

眼球在受到钝挫伤后，晶状体悬韧带断裂，可导致晶状体脱位于前房或玻璃体内，如脱位于玻璃体，就要借助超声诊断。一般患者主诉突然视力下降，如患者患有严重的白内障，会主诉视力提高。临床特点是晶状体会随体位移动。

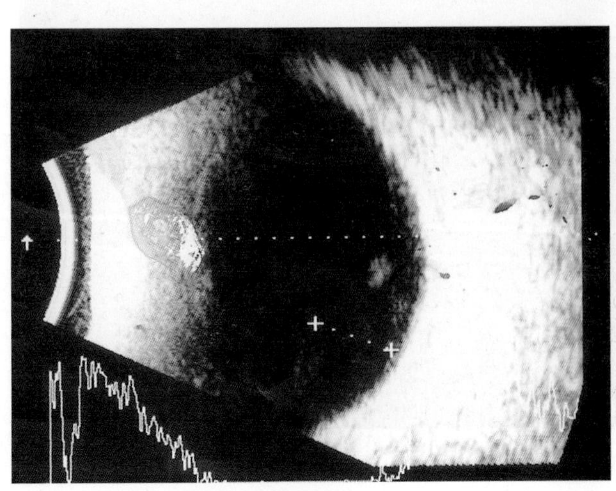

图12-3-5 玻璃体猪囊尾蚴声像图

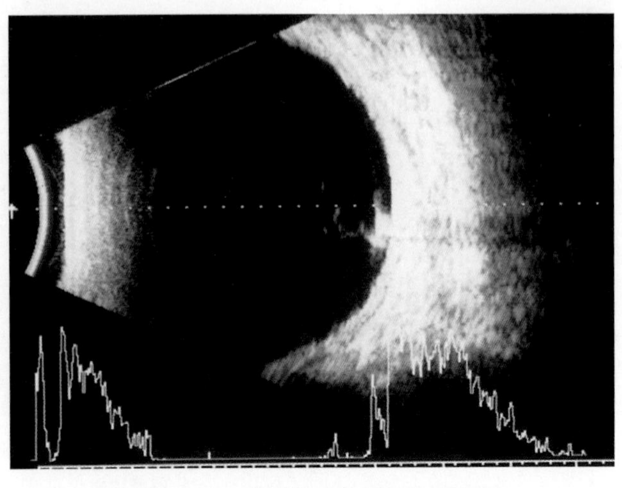

图12-3-6 玻璃体内金属异物声像图

超声所见：如晶状体全脱位于玻璃体腔内，可探及玻璃体内圆形或椭圆形环状强回声，如晶状体混浊，可显示圆形或椭圆形团状强回声并见声影；如果是晶状体囊膜破裂，脱入玻璃体内的晶状体可以是皮质或者是核，呈团状强回声，由于其囊膜破裂，可以导致炎症反应，使周围的玻璃体混浊、机化，甚至产生牵拉性视网膜脱离。如果是人工晶状体脱位于玻璃体内，可探及其特有的团状强回声，与球内异物一样有声影及"彗星尾征"。无论是晶状体还是人工晶状体都是可以移动的，随着体位可以变化位置（图12-3-7）。

二、视网膜疾病

（一）视网膜脱离

临床上的视网膜脱离不是脉络膜与视网膜之间的分离，而是视网膜内9层组织结构与其本身色素上皮层之间的分离。一般在临床上将视网膜脱离分为原发性视网膜脱离及继发性视网膜脱离，而继发性视网膜脱离是各种原因引起的，常合并其他玻璃体或者脉络膜及晶状体疾病。原发性视网膜脱离患者一般会主诉眼前有黑影飘动，有的会有黑灰飘动及闪光感，然后出现眼前固定黑影，且黑影会逐渐扩大。而继发性视网膜脱离的患者往往先有其他疾病的临床表现，一旦出现视网膜脱离，视力一般会明显受损。

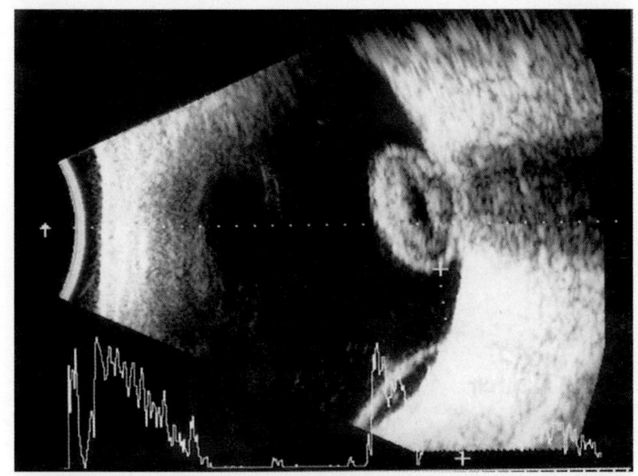

图12-3-7　晶状体脱位于玻璃体内视网膜前声像图

超声所见如下。

（1）部分性视网膜脱离：早期玻璃体内可探及点线状或者团状弱回声，玻璃体内可探及与球壁相连的中强带状回声，规则且相对纤细，凹面向前，呈波浪状，一般会与视神经相连，新鲜的视网膜脱离活动度明显，后运动佳；陈旧性视网膜脱离活动度明显减弱，有巨大裂孔的视网膜脱离可见带状回声有中断现象（图12-3-8）。

（2）视网膜全脱离：视网膜脱离发展到一定程度，会渐渐全脱离，玻璃体内可探及与视神经相连的"V"形带状回声，强度中等，一般这个阶段，由于玻璃体可能已发生增殖，视网膜表面或者视网膜下可能有机化膜形成，带状回声的活动度会减弱，后运动不明显，而且回声带会相对较粗大，纵向扫查最清楚，病情严重者，回声带可呈"Y"形或者"T"形，表面可有囊样无回声区，一般呈"T"形的回声时，说明玻璃体前部增殖明显，已经是视网膜脱离的最晚期了，此时视网膜回声带已经不均匀，粗细不等，并可同时伴有玻璃体内的机化带，应用彩色多普勒可鉴别（图12-3-9）。

（3）渗出性视网膜脱离：一般由脉络膜的炎症及严重的后部巩膜炎等引起。不会有裂孔。超声检查：玻璃体内可探及一个连续的带状中强回声，表面光滑，活动度好，会随体位变化，其与球壁间可见均匀的细弱点状回声，有的也可以无回声，一般都是扁平的，与球壁间距离不大，同时可能伴有脉络膜回声增厚，或者巩膜回声增厚。

（4）眼内占位性病变所致的视网膜脱离：眼内常见的占位性病变是视网膜血管瘤、脉络膜血管瘤、脉络膜恶性黑色素瘤及脉络膜转移癌等。脉络膜的良性或恶性原发性或转移性肿瘤，在生长发展的过程中，都可发生不同程度的视网膜脱离，波及后极部者致视力下降。超声检查，玻璃体内可探及带状中强回声，一般隆起度随肿瘤的大小变化，但有一个共同的特点，回声与球壁之间可探及实性回声。视网膜血管瘤合并视网膜脱离声像

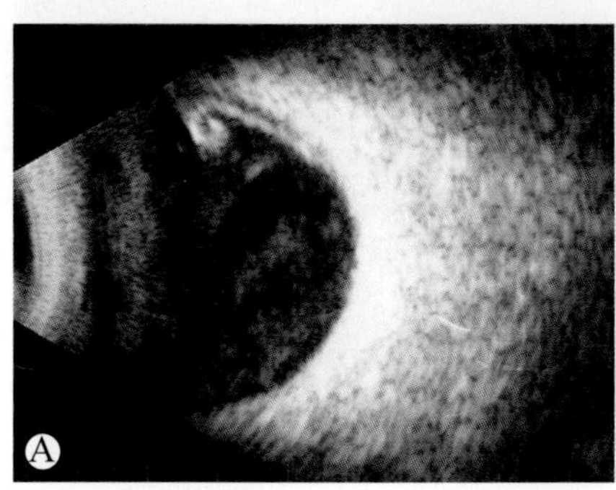

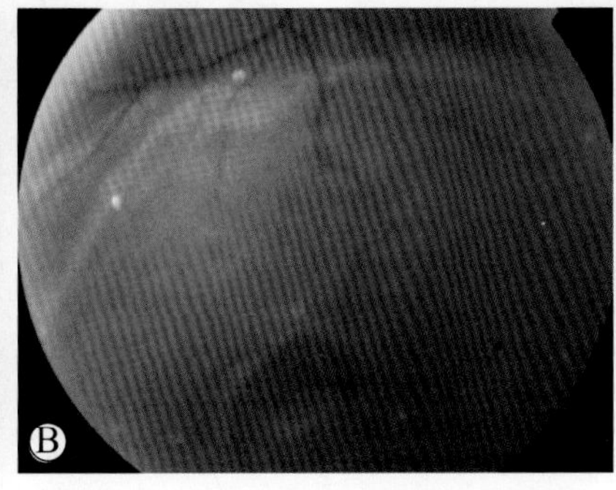

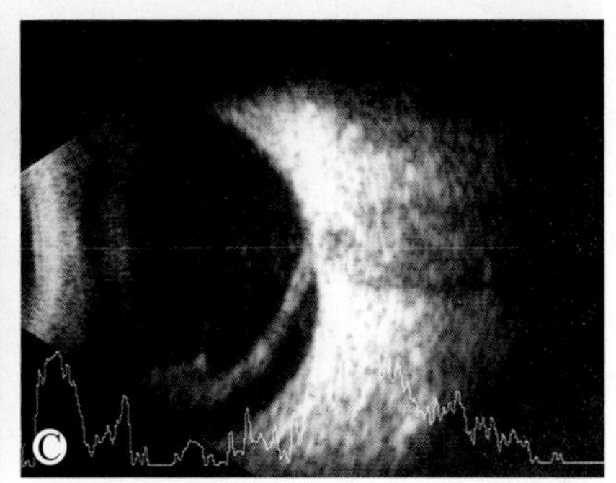

图12-3-8　部分性视网膜脱离声像图

A. 锯齿缘断离；B. 局部视网膜脱离眼底；C. 局部视网膜脱离

图见图12-3-10。

（5）外伤性视网膜脱离：较原发性视网膜脱离要复杂许多，因为可能合并多种眼的损伤，玻璃体很难像原发性视网膜脱离那样混浊，而是多伴有玻璃体积血、脉络膜出血或者脉络膜脱离、球内异物等，玻璃体易机化，形成牵拉条索。

（6）陈旧性视网膜脱离：无论何种原因导致的视网膜脱离，到了一个时期，未经治疗都会合并其他的改变，由于玻璃体及视网膜下的增殖，视网膜会明显增厚且缩短。

超声检查：玻璃体内可见粗大的带状回声，与视神经相连，无活动度，回声可以纡曲，表面可有1个或多个囊性无回声区，与球壁之间可有杂乱的、不均匀的光团或光带，如全视网膜脱离回声可呈“Y”形或“T”形，当呈粗大的“Y”形回声时，只有视网膜相连，且光带后的球壁组织回声会减低甚至消失。晚期，视网膜回声强度减弱，表面粗糙不平，降低增益，病变较后壁回声消失，玻璃体内病变无运动，但提高增益后，纵向、横向细心的扫查还可看到细的或者粗的光带与视盘相连，或似与视盘相连。有的已部分机化（图12-3-11）。

（7）脉络膜脱离型视网膜脱离：患者多数睫状充血伴有眼痛，房水闪光体征强阳性，有浮游细胞，但少见角膜后沉着物，虹膜向后塌陷，虹膜、晶状体震颤。晚期有虹膜粘连和玻璃体混浊及增殖病变，约有50%的患者眼压偏低，角膜可被三面镜压迫变形，检查眼底时透过脱离的视网膜可见隆起的棕色脉络膜。脉络膜脱离的范围和形态不一，一个象限的脱离为一球形，若脱离已超越赤道部，则被涡静脉分隔，呈3～4个球形，也可同时伴有睫状体脱离。早期可查到视网膜裂孔，多位于后极部，但如果葡萄膜炎症反应及重度玻璃体视网膜增殖，便很难查到裂孔，此时视网膜脱离多在2个象限以上。

超声检查见玻璃体内可探及2条带状回声，视网膜脱离的回声与球壁回声之间可见1条光滑而且较视网膜回声带粗大的呈球形或者扁平隆起的脉络膜回声带，脉络膜和视网膜的回声有明显不同，很易区分，视网膜脱离的回声隆起不会太高，且纡曲呈波浪状，而脉络膜回声较视网膜回声明显粗大，光滑无皱褶，且不与视盘相连（图12-3-12）。

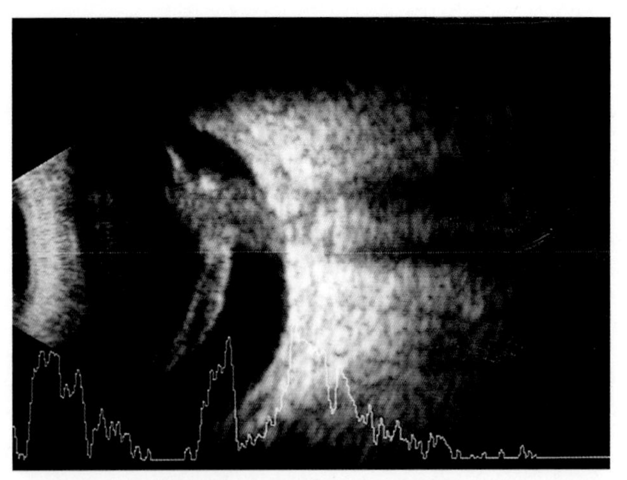

图12-3-9 视网膜全脱离声像图

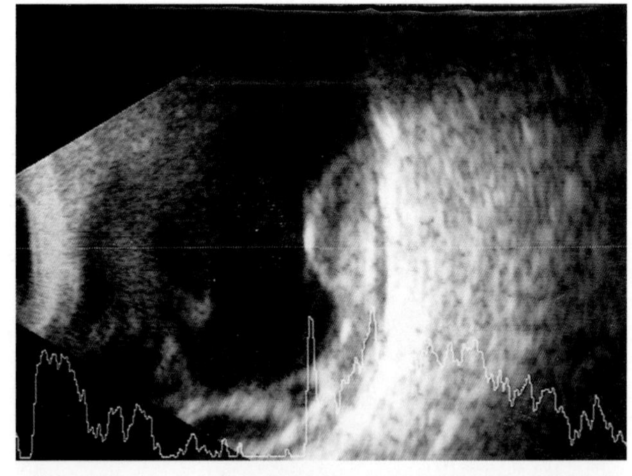

图12-3-10 视网膜血管瘤合并视网膜脱离声像图

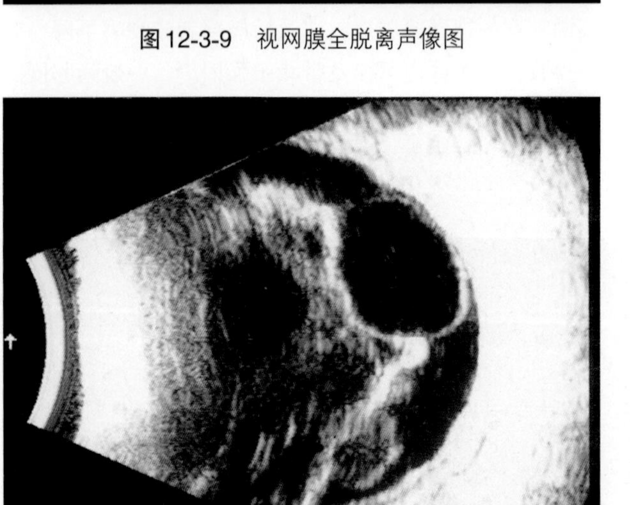

图12-3-11 陈旧性视网膜脱离声像图
带状回声上可见视网膜囊肿

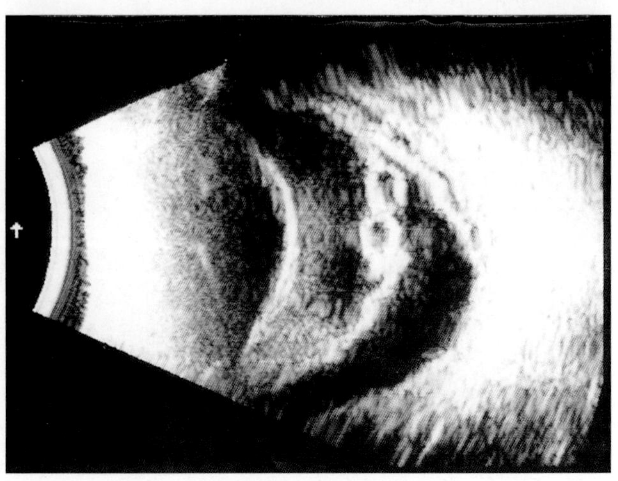

图12-3-12 脉络膜脱离型视网膜脱离声像图

（8）视网膜脱离巩膜环扎及局部外垫压术后：视网膜脱离的环扎手术一般是在巩膜的赤道部固定一个硅胶条，环形收紧，联合局部外垫压术是在此基础上于环扎带有视网膜裂孔的地方与巩膜间再加一个宽的硅胶或者硅海绵，也有用自体的阔筋膜做加压的材料。使球壁内陷。

超声检查见与外加压垫相应处的球壁向玻璃体腔内凸起，边界清楚，如为硅胶则呈低回声，如为硅海绵则呈强回声，声衰减显著，其后可见声影。环扎带相应的球壁如扣带紧，可见相应处的球壁内凸与围绕眼球一周的与环扎带一致的无回声区（图12-3-13）。

（9）眼内气体充填：当空气充满玻璃体腔时，因入射的超声99%被反射回来，阻碍了超声探查，眼内的结构根本无法显示清楚，气体后面相应的球壁回声出现特征性的切开状，如果眼内只是小气泡残留，只要改变体位就可以扫查清楚眼内的结构。气泡呈强回声，其后是尾影（图12-3-14）。

（10）眼内硅油充填：超声在正常玻璃体内的传播速度是1550mm/s，而在硅油中的传播速度是980mm/s，明显减慢，这就造成了硅油充填眼的眼轴被延长，大约延长1/3，声波在硅油中显著衰减，妨碍眼后节的分辨。如果硅油乳化，玻璃体内会出现密集的点状强回声，如这些密集的点状强回声出现在玻璃体的上部，说明硅油已经部分乳化；如果全部玻璃体内都是点状强回声，球壁回声不能显示时，表明硅油已经全部乳化（图12-3-15）。

（11）眼内硅油残留：玻璃体内可探及散在的、均匀分布的点状强回声，自发运动明显（图12-3-16）。

（二）视网膜劈裂症

视网膜劈裂症即视网膜层间分裂症，与视网膜脱离有相似之处，但其病变部位却根本不同。本病是视网膜神经层本身从外丛状层劈裂为内、外两层，是一种少见的原发性的视网膜变性疾病。一般发生在视网膜囊样变性的基础上，大多出现在颞侧网膜周边部，其特点是视网膜周边部外丛状层产生变性与分裂，将视网膜分裂为内、外两层，内层向眼内隆起，外层仍贴在脉络膜上，视网膜自然分为广泛血管网组成的牢固内层和缺乏血管组织而仅由细胞组成的外层层次。本病常双眼对称发生，常见于一眼发生视网膜脱离，检查眼底时，才发现另一

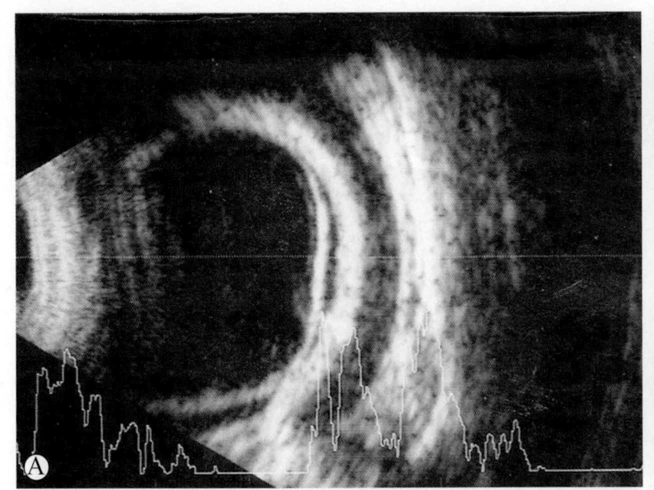

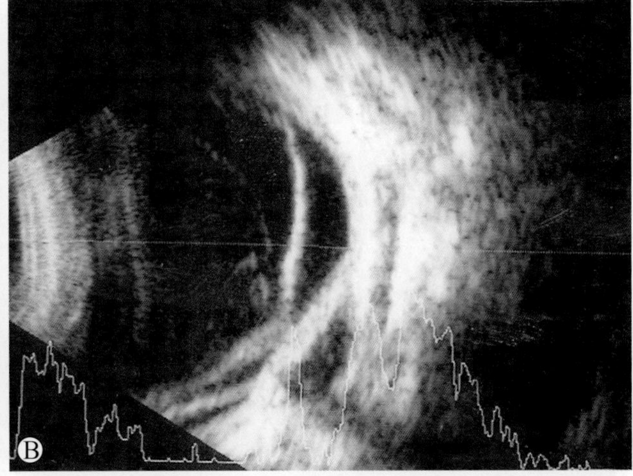

图12-3-13 视网膜脱离巩膜环扎术后（A）和视网膜脱离巩膜外垫压术后（B）声像图

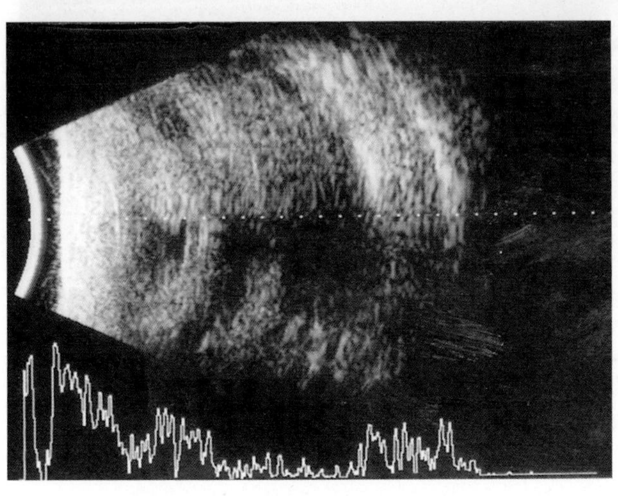

图12-3-14 眼内气体充填声像图

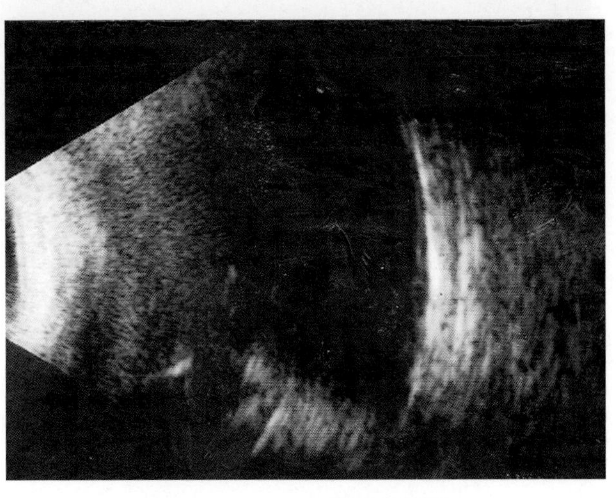

图12-3-15 眼内硅油充填声像图

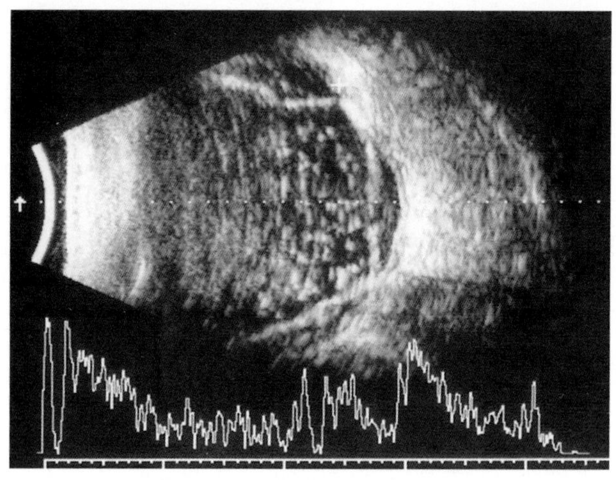

图12-3-16 眼内硅油残留声像图

眼有视网膜劈裂症。

超声所见：玻璃体内可探及周边部的部分与球壁相连的带状中强回声，多数光带有大的断裂，这是由于劈裂的视网膜可有多发性的形态各异的裂孔，无活动度。

视网膜劈裂症见图12-3-17；视网膜劈裂症与其他疾病的鉴别诊断见表12-3-1。

（三）视网膜肿瘤

1. 视网膜母细胞瘤（retinoblastoma，RB）是婴幼儿最常见的一种眼内恶性肿瘤，对视力有严重危害，甚至威胁生命。3岁以上的儿童很少患病，单眼发病的居多，约23%双眼患病，男女患儿无显著差异。

（1）临床上根据视网膜母细胞瘤的一般发展过程，将其分为4期。

1）眼内生长期：其早期症状和体征是视力障碍和眼底改变，可以发生在眼底的任何部位，但以后极部偏下方为多，若肿瘤发生在内核层，则易向玻璃体生长，称为内生型，眼底检查可见肿瘤呈圆形或椭圆形，边界不清，呈白色或黄白色隆起的结节，表面有新生血管或出血，结节大小不一，约1/2或4个视盘直径或更大，可单独发生，也可数个结节同时发生。如肿瘤发生在外核层，则易向脉络膜生长，称外生型，常引起视网膜脱离，脱离的视网膜血管怒张弯曲。肿瘤团块可播散于玻璃体及前房，造成玻璃体混浊、假性前房积脓、角膜后沉着或在虹膜表面形成灰色肿瘤结节。可有视力的改变及视力丧失，瞳孔可开大，经瞳孔可见黄白色反光，称为“黑矇性猫眼”。

2）眼压增高期：此时肿瘤生长增大，特别是影响脉络膜和前房时，可导致眼压升高，眼球变大，眼球膨胀，形成“牛眼”。

3）眼外扩展期：肿瘤向眼外蔓延，突破球壁，或者向颅内蔓延。

4）全身转移期：晚期瘤细胞可经视神经向颅内转

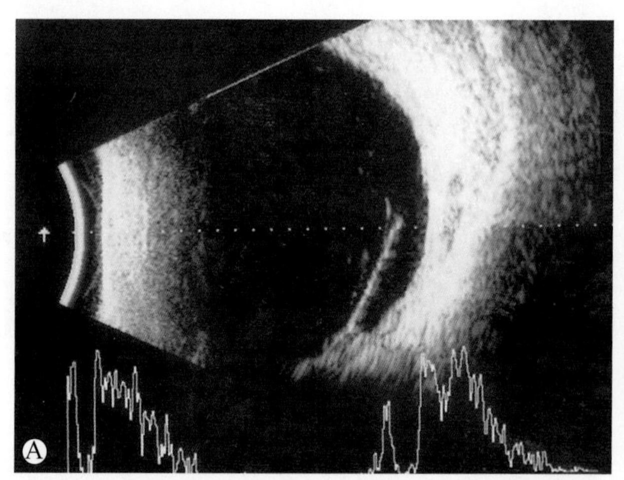

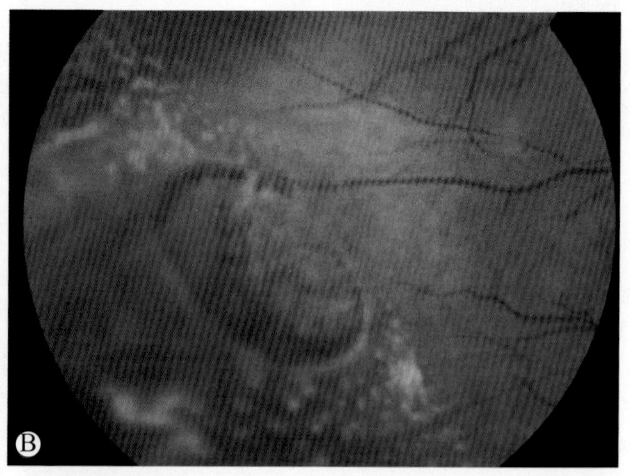

图12-3-17 视网膜劈裂症声像图

A. 视网膜劈裂症；B. 视网膜劈裂眼底

表12-3-1 视网膜劈裂症与其他疾病的鉴别诊断

	视网膜脱离	视网膜劈裂	视网膜囊肿	脉络膜恶性黑色素瘤
带状回声	较厚	相对较薄	在脱离视网膜的光带上面	视网膜与脉络膜同时脱离，光带厚
活动度	新鲜的（+）	（-）	（-）	（-）
眼底所见	可以有裂孔，透明度差	透明的，可以是多发的裂孔	不透明，不会有裂孔，一般是在陈旧性视网膜脱离的基础上，很少能看到眼底	为实性，光彻照不透光
内部回声	可无回声，也可有均匀低回声	无回声	内为无回声暗区	实性，回声可不均匀，可以有挖空现象

移，经淋巴管向局部淋巴结、软组织转移，或经血液循环向骨骼、肝、脾、肾或者其他组织器官转移，最终导致死亡。

除了以上典型经过外，还有的视网膜母细胞瘤可以自发消退。

（2）超声所示视网膜母细胞瘤具有以下特点（图12-3-18）。

1）肿瘤可为自球壁向玻璃体腔内隆起的单个或多个结节，大小不一，形状多样，也可以探及眼球壁增厚，可为结节样或圆形，大的瘤体可以是不规则形，边界不清楚，也可以不整齐，甚至可以充满整个玻璃体腔。

2）肿物的内回声不均匀，内回声多，多数可探及内部的强回声斑块，也就是钙斑，甚至很小的肿物内也可探及钙斑，这是视网膜母细胞瘤的特征性表现，几乎80%～95%的病例可探及钙斑，有时可融合成强的回声斑块，其后可探及声影，这种强回声斑块，在减低增益至球壁组织消失后，仍可存在。

3）多数会发生视网膜脱离，脱离的高度和位置不一。

4）肿物自身极易发生坏死，所以可以在瘤体内探及囊性低回声区或无回声区。

（3）白瞳征的鉴别诊断见表12-3-2。

2.视网膜血管瘤（von Hippel-Lindau病） 少见，多在20岁以后发病，约20%病例为家族显性遗传。20%的患者合并中枢神经系统症状，于是将视网膜血管瘤合并小脑血管瘤称为von Hippel-Lindau病。

（1）临床表现：位于周边部的比平时粗大数倍而极度纡曲扩张的动静脉与一粉红色或黄白色瘤体相连，周围及黄斑有脂肪渗出，可合并视网膜脱离及玻璃体渗出和牵拉，晚期由渗出、出血、视网膜脱离而导致视力极度下降，最终导致青光眼或眼球萎缩。

（2）超声所见：突入玻璃体内椭圆形或圆形的病变，

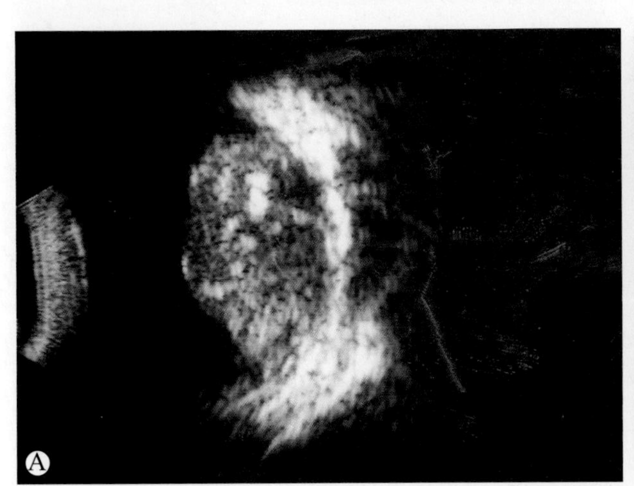

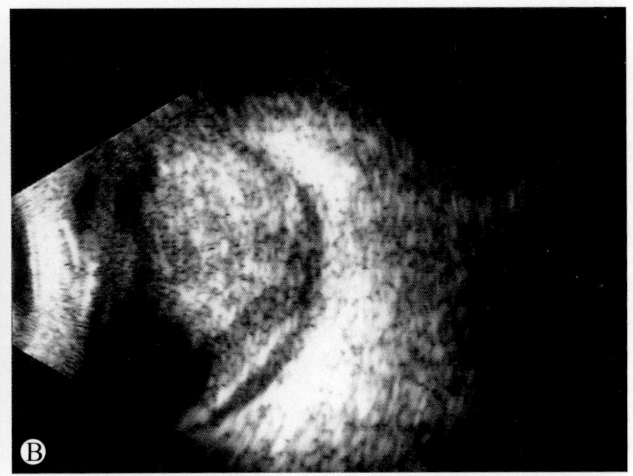

图12-3-18 视网膜母细胞瘤声像图

A.大的病灶，钙化斑，声影，后壁组织消失；B.漏斗形视网膜脱离，视网膜下大量回声光点，未见钙化斑

表12-3-2 白瞳征的鉴别诊断

病名	临床表现	超声所见	CDFI
视网膜母细胞瘤	<3岁发病，前房可见到漂浮的肿物碎屑，瞳孔可呈猫眼状，单眼或双眼	形状大小不一的球壁肿物，边界不清楚，可有钙斑，其后有声影	显示与中央动、静脉相连的动、静脉血流，呈高速、高阻的血流频谱
Coats病	年龄常在6～12岁，单眼多见，眼前节正常，常见视网膜大块的渗出病灶合并视网膜脱离	粗大的与视神经相连的带状中强回声，活动度差，其与球壁间可见较细弱的或强的点状或斑片状回声	带状中强回声上可显示视网膜血流
永存原始玻璃体增生症（眼先天异常）	足月婴儿白瞳征，晶状体后面有较厚的灰白色结缔组织并伴有新生血管，多伴有小眼球、瞳孔异常等	晶状体后增殖膜或有斑块状强回声，有条索与视神经相连或漂浮在玻璃体内	条索内可探及动、静脉血流
未成熟儿视网膜病变	多发生在接受高浓度氧治疗的早产儿，出生后2～6周双眼同时发病，晶状体后纤维增生	晶状体后及玻璃体内可探及大量的纤维增殖条索，可有细条带与视神经相连	可显示动、静脉血流
转移性眼内炎及葡萄膜炎	全身感染史，可有前房炎症反应及玻璃体内的炎症	玻璃体内可探及弥漫的弱点状回声，其间可有无回声暗区	无血流信号

内回声均匀，呈强回声，两端与一中强回声光带相连。可合并视网膜脱离及玻璃体混浊、玻璃体机化牵拉。

（四）其他视网膜疾病

1.外层渗出性视网膜病变（Coats病） 多发生于6岁以上男性儿童，病程较长，发展较慢。

（1）临床表现：视网膜血管广泛异常扩张，常伴有血管瘤，视网膜下大片白色渗出，常伴有出血和胆固醇结晶，进而继发视网膜脱离而呈白色瞳孔。

（2）超声所见：早期只可见到球壁前的斑片状中强回声或点片状强回声，没有实性肿块，晚期可合并视网膜脱离，视网膜下可见均匀流动性的细弱点状回声。

2.转移性眼内炎及葡萄膜炎 转移性眼内炎是在小儿高热、急性感染后，由病原体（细菌、病毒等）引起的视网膜血管阻塞，形成局限性黄白色病灶，进而导致玻璃体脓肿，则呈黄白色瞳孔。

葡萄膜炎虹膜可形成后粘连，并发白内障或者玻璃体形成脓肿，最后可形成渗出性视网膜脱离。

超声所见：玻璃体内为均匀的弱回声，回声呈棉絮状，活动度明显，后运动活跃，可与球壁相连，严重时可以机化，形成带状中强回声，并将视网膜拉起，形成牵拉性视网膜脱离。

3.未成熟儿视网膜病变晶体后纤维增生症（Terry综合征） 多发生于接受过高浓度氧治疗的早产儿，未成熟的视网膜，即未完全血管化的视网膜引起原发的血管收缩和继发的血管增殖。多在出生后2～6周发病，早期视网膜小动脉变细，静脉纡曲扩张，新生血管形成，继而全部血管扩张，视网膜水肿、混浊、出血，并有新生血管向玻璃体内突出，晚期玻璃体内血管增生，形成增殖条索，牵拉视网膜脱离，也可见晶状体后机化纤维牵拉睫状突，形成睫状体脱离。

超声所见：晶状体后可见机化条索，玻璃体内增殖明显，可见分布不均匀的带状强回声，并与球壁相连，合并视网膜脱离时玻璃体内的回声更加紊乱。

4.永存原始玻璃体增生症 是胎儿期的玻璃体动脉未消失并有增殖所致，为先天异常，表现为晶状体后面有较厚的灰白色结缔组织并伴有新生血管。一般为足月儿出生后即可见白瞳征，多为单眼发病，多伴有小眼球、小角膜等其他先天性疾病。

超声所见：晶状体后可探及斑块状强回声及增殖膜，并与视网膜相连（图12-3-19）。

5.糖尿病性视网膜病变 临床分期及超声所见见表12-3-3。

糖尿病性视网膜病变见图12-3-20。

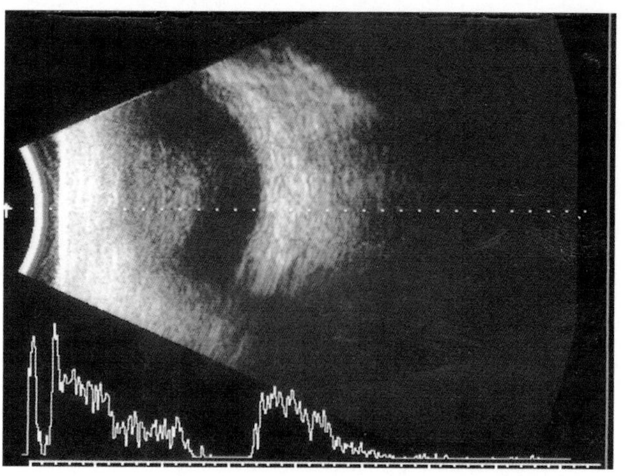

图12-3-19 永存原始玻璃体增生症声像图

表12-3-3 糖尿病性视网膜病变的临床分期及超声所见

临床分期	视网膜病变	超声所见
Ⅰ期	微动脉瘤或合并有小的出血点	无变化
Ⅱ期	除Ⅰ期的改变外，还有黄白色硬性渗出或出血点	无变化
Ⅲ期	除Ⅱ期的改变外，还有白色的软性渗出	无变化
Ⅳ期	除Ⅲ期的改变外，视网膜还可见新生血管或玻璃体积血	玻璃体积血，有时可新旧并存
Ⅴ期	除Ⅳ期的改变外，还有新生血管及玻璃体的机化	玻璃体积血及机化条带，机化的条带有其特异的改变，一般与视网膜有多个连接处，且成钝角，活动度差，无后运动，多位于后极部
Ⅵ期	除Ⅴ期的改变外，还有视网膜脱离	玻璃体内的机化条索可以牵拉导致视网膜脱离，更有甚者，可以导致前部PVR

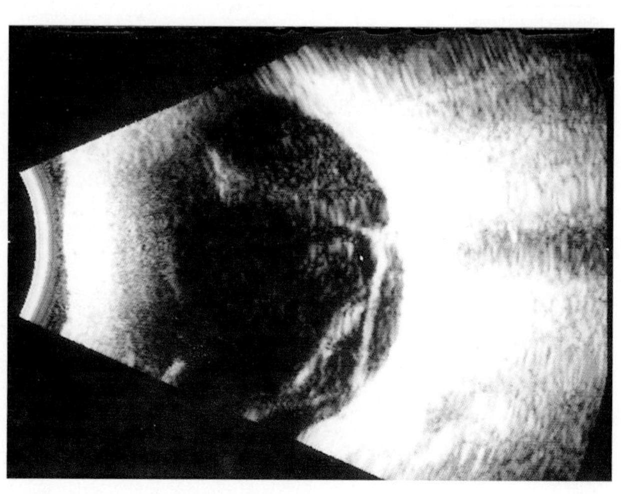

图12-3-20 糖尿病性视网膜病变玻璃体机化合并玻璃体积血

三、葡萄膜疾病

1.葡萄膜缺损　在眼的先天异常中，葡萄膜发育畸形并不少见，其中以脉络膜缺损较多。一般都发生在眼底的下方偏鼻侧，约60%双眼受累。检眼镜下表现为在眼底偏鼻下方有一个呈圆形或椭圆形的缺损区。有的缺损也包括视盘在内，有的合并有虹膜及睫状体缺损，缺损的边界清楚，并常有色素沉着，缺损区常表现为一定程度的凹陷，向眼外扩张，显著者可呈囊肿状。

超声所见：球壁回声局限性后凸，边界清楚，需要与后巩膜葡萄肿相鉴别。

脉络膜缺损见图12-3-21；后巩膜葡萄肿见图12-3-22。

2.葡萄膜炎　通常可分为虹膜炎、虹膜睫状体炎及脉络膜炎，前部的葡萄膜炎应用裂隙灯显微镜很容易观察到，脉络膜炎在裂隙灯下或者三面镜下可见玻璃体内的团絮状混浊，或灰白色点状混浊，可有纤维素性渗出，有的还可见视网膜水肿、黄斑水肿，甚至视网膜坏死。

超声所见：一般前部葡萄膜炎超声无法观察到，只有脉络膜炎超声可探及玻璃体内的团絮状弱回声，不与球壁相连，活动度活跃，后运动明显，内回声比较均匀，也可有中强光带，可合并球壁及黄斑区向玻璃体内凸出，严重时可合并脉络膜脱离及视网膜脱离（图12-3-23）。

3.眼内炎　由外伤导致的眼内炎。眼的临床表现也多样，但应有一个共同特点，即有眼球穿通伤，通过异物或者伤口带入细菌，导致眼内感染。起病急，有剧烈的疼痛，视力明显下降，甚至可无光感，眼压低，前房可见积脓，玻璃体可窥不见，严重的除有剧烈疼痛外，还伴有眼压升高，甚至数小时内就可导致角膜脓肿、软化，眼球变软，球壁脓肿，角膜穿孔。可合并视网膜脱离，脉络膜出血，球内异物等。

超声所见：玻璃体内可探及均匀的细弱点状或充满玻璃体的絮状回声，后运动活跃，可见于前段玻璃体内，也可与球壁相连接，经过一定时间后可出现无回声区，提示形成脓肿，可探及视网膜渗出性脱离，或牵拉性视网膜脱离，球壁回声明显增厚（图12-3-24）。

4.脉络膜出血　有较重要的临床意义，无论出血多少，由于对内层视网膜的损害，可导致永久性的视力障碍，特别是位于黄斑部的出血。

超声可见轻型的暴发性脉络膜出血（图12-3-25），

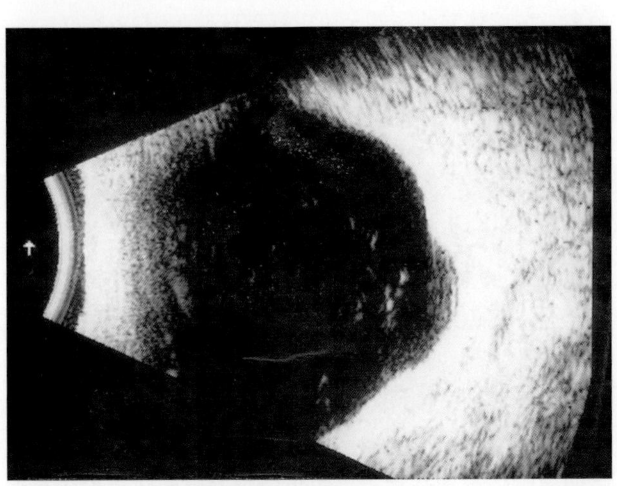

图12-3-21　脉络膜缺损

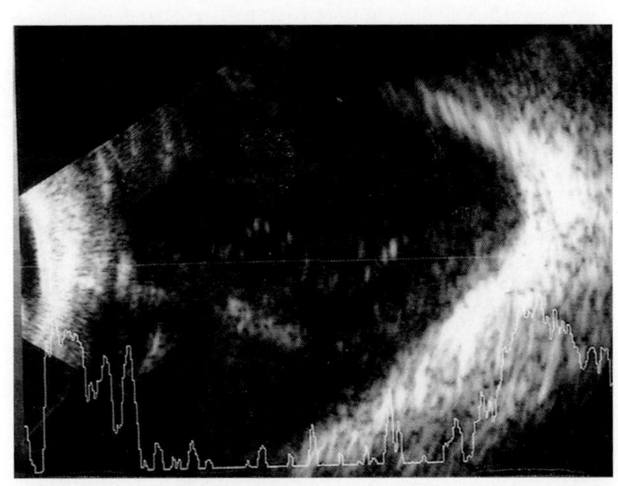

图12-3-22　后巩膜葡萄肿

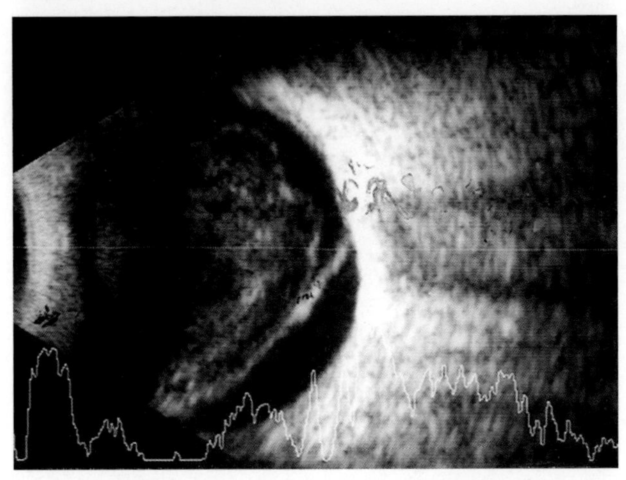

图12-3-23　葡萄膜炎合并视网膜脱离

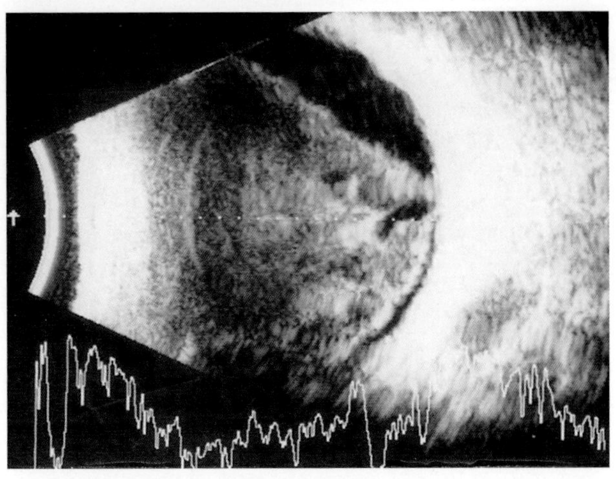

图12-3-24　眼内炎

絮状弱回声内可探及无回声区，提示脓肿形成

通常由内眼手术中或术后低眼压造成，严重时可直接导致眼内容全部溢出，丧失视力。较轻的为眼压升高，眼睑高度肿胀，眼球剧烈疼痛，视力极度下降甚至丧失。

超声所见：玻璃体内可探及多个球形的实性回声，早期可以互相融合，无法分辨玻璃体内的结构，全部表现为玻璃体内致密的强回声，通过用药出血有所吸收后可以看到玻璃体内多个凸起的球形回声，内回声均匀致密，无活动度及后运动。图12-3-25是白内障手术中出现暴发性脉络膜出血，术后第28天时超声所见。

5.脉络膜脱离　多见于眼外伤或内眼手术后，也可发生于巩膜炎、葡萄膜炎等炎症性病变，有的原因不明，脉络膜脱离多合并有睫状体脱离。

（1）临床表现：除非脉络膜脱离波及黄斑区，一般很少有视力下降，如脉络膜脱离时间久或范围广泛，可出现黄斑水肿，并有视力障碍，且视力障碍不易恢复。典型的在眼底可见周边部的灰褐色或棕黑色的、不透明、边缘清楚的局限性隆起，其表面的视网膜正常，并无脱离，由于被涡静脉分隔，可表现为多个球形或半球形的隆起，伴有低眼压、浅前房或无前房。轻者常可在1～2周自行消退，严重的可继发青光眼等其他疾病。

（2）超声所见：玻璃体内可探及1个或多个圆形的强回声光带，互相可接触，其与球壁间为无回声区，无后运动，活动度差（图12-3-26）。

6.葡萄膜肿瘤

（1）脉络膜黑色素瘤：是成年人较常见的眼内恶性肿瘤，在我国眼内肿瘤发病率仅次于视网膜母细胞瘤，居眼内恶性肿瘤的第2位，而在葡萄膜黑色素瘤中占61.5%。其好发于中年，男性略多于女性。

1）临床表现：脉络膜黑色素瘤如位于黄斑区，早期自觉症状为以视物变形、小视或者大视症和色觉改变等为主的视力减退，视野有缺损或有比较性或相对性暗点，有的表现为持续远视度数增加，或眼前有黑影飘动，当肿瘤位于周边部时，可长期无症状。随着肿瘤的增大，玻璃体被突破，肿瘤向色素上皮与视网膜神经上皮间隙生长蔓延，引起视网膜脱离，视力高度下降并有明显的视野缺损。肿瘤可在侵入视网膜后向玻璃体内生长，导致眼压升高，严重者引起眼红、眼胀、恶心及呕吐等症状。同时脉络膜黑色素瘤还可以向巩膜浸润或沿巩膜导水管蔓延至眼外。

眼底检查时，肿瘤早期可见扁平或稍微隆起的色素性肿瘤，颜色不均匀，表面可有色素，呈棕色或灰色。可是结节型或弥漫型。晚期肿瘤坏死，可导致玻璃体积血、玻璃体混浊，种植到前房和房角可导致继发性青光眼及眼内炎或者白内障。

2）超声所见：肿瘤的图像可有很大差异，其形状可自球壁呈圆屋顶形突出隆起，形状规则，大小则各异，如是蘑菇形的，在半球形的肿物基底部隆起较低，厚薄不一，顶端有一细颈，向前有一个膨大部分。半球形及蘑菇形的肿瘤前缘光滑、锐利，回声光点较强，向后逐渐变弱，接近球壁处有一暗点，即挖空现象，此为脉络膜黑色素瘤的特异性表现；肿瘤基底部的脉络膜缺乏回声光点，在视网膜及脉络膜回声的衬托下呈一浅凹陷，即为脉络膜小凹；由于肿瘤衰减声能较多，肿瘤的后方呈无回声或低回声区，如果肿瘤增大，可以继发视网膜脱离、玻璃体混浊，甚至可以穿破球壁（图12-3-27）。

（2）脉络膜血管瘤：是在先天性血管发育不良的基础上发展的良性肿瘤。多见于中年男性，以单眼为主，因瘤体深在，发展缓慢，一般早期无自觉症状，肿瘤发展到一定程度，患者开始有视力减退，严重者可并发顽固性青光眼。

1）临床表现：病变多位于后极部，邻近视盘或黄斑，为一黄色或红色圆形或近圆形隆起，表面可有色素沉着，几乎无一例外地合并浆液性视网膜脱离，程度较重者，脱离的范围和高度可随体位而改变，脱离的范围与肿瘤的大小无关，而是与肿瘤的血管通透性有关，相应的视野缺损逐渐扩大，渗出的视网膜脱离可发生囊样变性，形成视网膜劈裂，甚至发生视网膜裂孔，如果肿瘤邻近视盘，早期可以出现视盘缺血性改变。

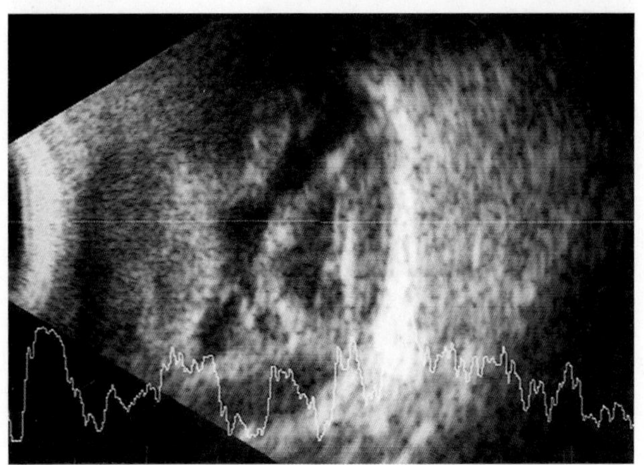

图12-3-25　暴发性脉络膜出血

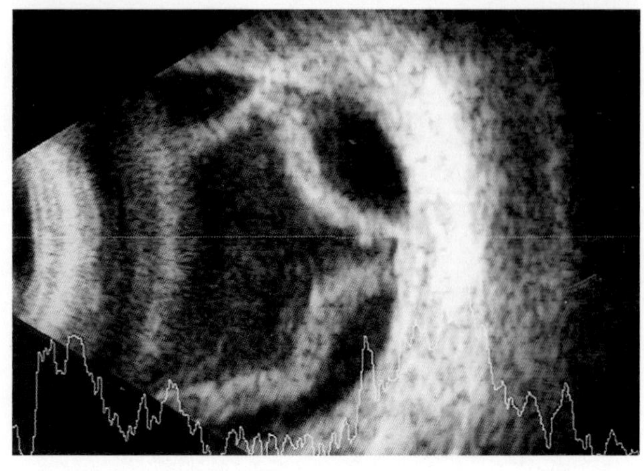

图12-3-26　脉络膜脱离

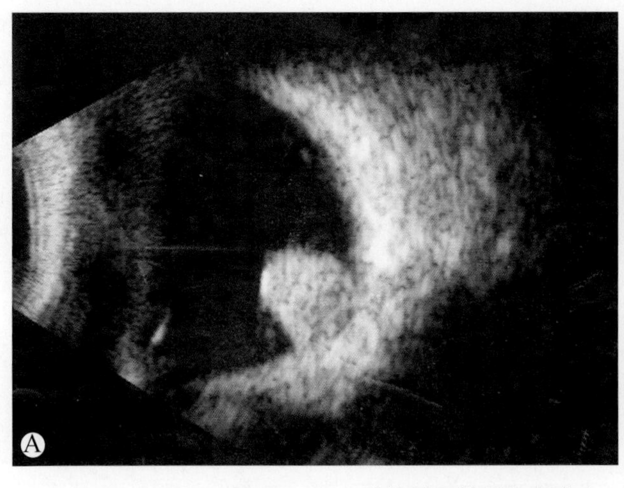
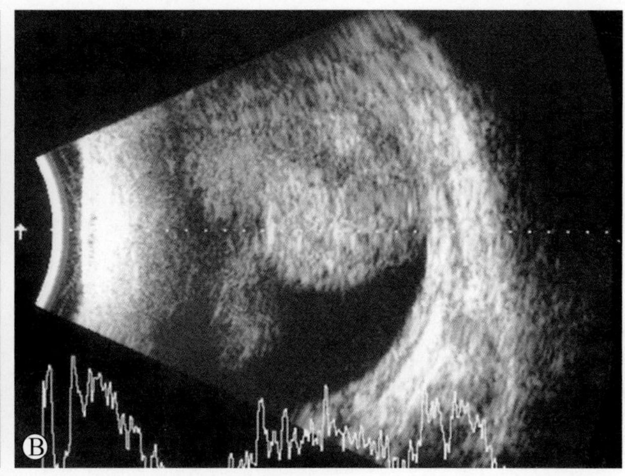

图12-3-27　脉络膜恶性黑色素瘤（A）和伴有全视网膜脱离继发青光眼（B）

2）超声所见：孤立的脉络膜血管瘤多呈扁平状隆起，位于眼底的后极部，表面光滑，内部呈均匀的强回声，无活动度及后运动，肿瘤大小差异较大，肿物基底为3～7mm，隆起度为1～3mm，可以诊断。肿物可合并浅的视网膜脱离或全视网膜脱离。

脉络膜血管瘤的超声见图12-3-28；眼底图像见图12-3-29。

（3）脉络膜转移癌：较少见，好发于女性，左眼多于右眼。乳腺癌占首位，约占65%；肺癌次之，占14%；约有9%的脉络膜转移癌的原发灶未查明。

1）临床表现：早期有视力减退或有闪光感，发病时间越长，视力下降越严重，肿瘤在黄斑区时，可出现中心暗点，随肿瘤的增大，中心暗点扩大，可伴视网膜脱离，由于转移癌生长快，可压迫睫状神经，在早期就伴有眼痛和头痛，甚至恶心呕吐，这是和其他肿瘤的区别点。检眼镜下，在后极部可见圆形或椭圆形扁平隆起，有时可在眼内看到多个隆起的肿物，为灰黄色或者黄白色，有时略带红色，边缘不清楚，呈浸润性生长，肿物附近可有黄白色渗出或出血，表面可以有色素沉着，病程长者，可伴有视网膜脱离，表现为球状脱离或者广泛性脱离，如是广泛脱离，其视网膜下积液可随头位而改变。

2）超声所见：呈扁平隆起，基底广泛，厚薄不一，侵犯的范围＞15mm，最大隆起度在2～5mm，有的病变区只可探及脉络膜增厚，并可探及强弱不等的分布不均匀的回声，多伴有视网膜脱离。脉络膜转移癌的声像表现见图12-3-30。

四、眼眶疾病

（一）Graves病

Graves病是最常见的眼眶病，是一种原因不明的全身性疾病，具有以下任何一项或多项均为本病：甲状腺功能亢进症或甲状腺弥漫增生、浸润性眼病及浸润性皮肤病。

1临床表现　临床上发现有眼睑回缩和迟落或原因不明的眼睑水肿应考虑Graves病的可能性。结膜血管扩张，结膜水肿，眼球突出，眼外肌麻痹。继发性改变有暴露性角膜炎及视神经病变。

2超声所见　80%～91%的患者可探及眼外肌肥大，且波及双眼，63%出现在眼球突出之前，边界清楚，内回声不均匀，脂肪垫扩大，如图12-3-31所示下直肌呈梭形肥厚。

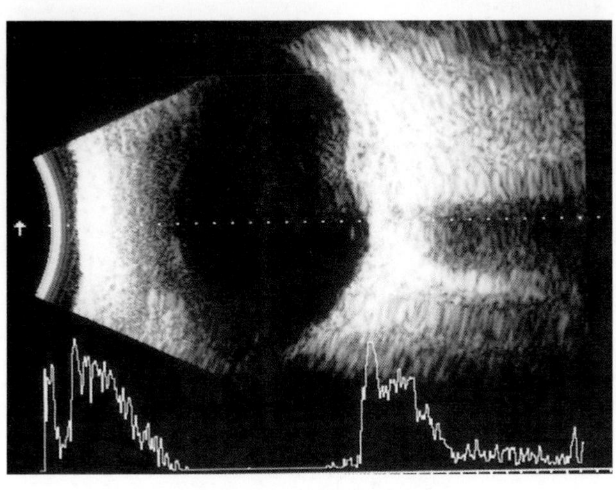

图12-3-28　脉络膜血管瘤

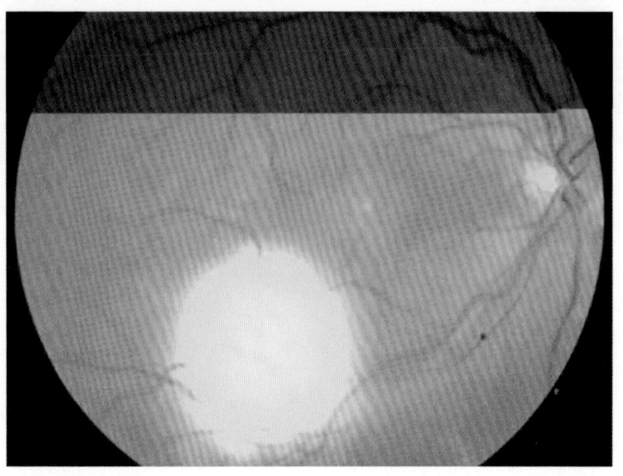

图12-3-29　脉络膜血管瘤眼底图像

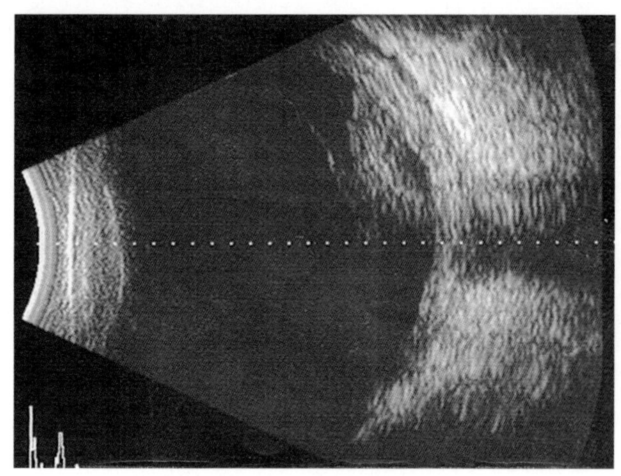

图12-3-30 脉络膜转移癌

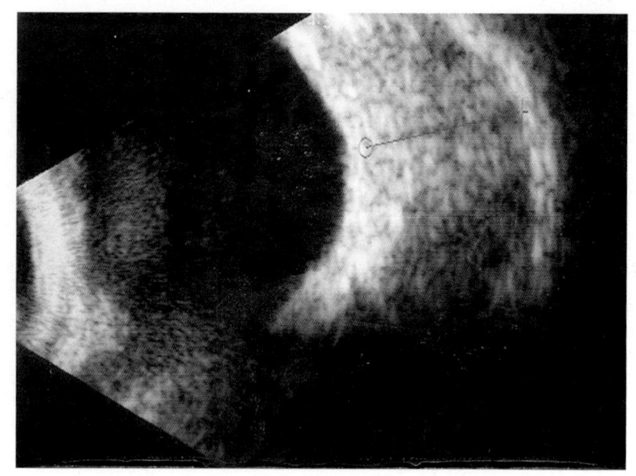

图12-3-31 Graves病（突眼性甲状腺肿）

（二）眶蜂窝织炎和眶脓肿

眶蜂窝织炎和眶脓肿均是发生于眶内的急性化脓性炎症，可引起永久性视力丧失，并可危及生命，常被视为危症。

1.临床表现 眼眶疼痛，压迫眼球及转动眼球疼痛加重，眼睑水肿，球结膜高度水肿，可以突出眼外，眼球突出，严重者可出现眼球固定，眼底视盘水肿，视网膜出血和静脉扩张，侵犯视神经常发生视力明显减退和视神经萎缩。全身可有高热、寒战、食欲缺乏等。

2.超声所见 超声对眶蜂窝织炎并非特异性，可探及眶脂肪回声区增宽，内回声不均匀，当出现脓肿时，可以探及边界清楚的低回声或无回声区，眼肌可肥厚等。图12-3-32所示是一个黄豆崩伤的患者，一个月，眼球高度突出，视力明显下降，球结膜高度水肿，脱出于睑裂外，B型超声中可看到球后、眶内一个内呈低回声的巨大的腔样物，边界清楚，经临床开眶，证实是眶脓肿。

（三）眼眶炎性假瘤

眼眶炎性假瘤的病因至今不明，发病人群分布广泛，好发于中老年人，多单眼发病，约1/4发生于双侧，预后较好，但常复发。

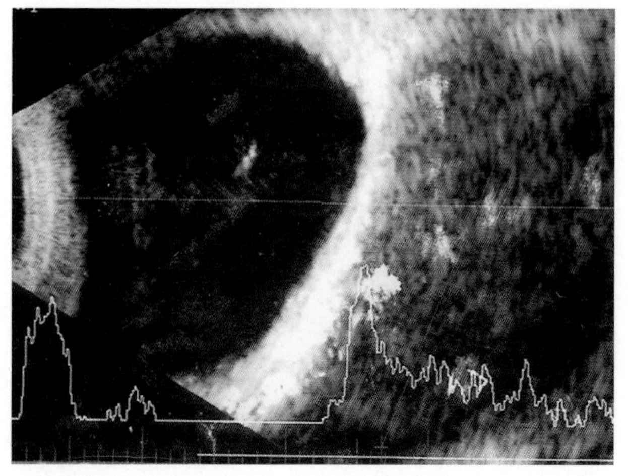

图12-3-32 眶脓肿

1.临床表现 眼球突出和移位，持续性眼睑肿胀，波及上睑和下睑，眼肌型的假瘤常呈急性发作，结膜充血、水肿，被侵犯眼肌表面的结膜水肿更为明显，局部可见粗大的血管，发生于泪腺区的假瘤，水肿主要位于上睑外侧，向前隆起，睑裂变形。眼球运动障碍，1/3的假瘤从眶缘可扪及肿物，肿物的大小和形状各异，可呈圆形或椭圆形、结节状，有的边界清楚，表现为疼痛、复视、视力下降及眼底改变。

2.超声所见

（1）弥漫浸润型：可在眶内探及不规则形或类圆形的占位病变，边界清楚，内回声少而弱，发生在眶顶的病变可无内回声，不能压缩，多数可探及眼球筋膜囊积液，表现为“T”形征。

（2）肉芽肿型：可探及占位病变，内回声强弱不等，分布也不均匀，不能压缩。

（3）泪腺炎型：一侧或两侧泪腺肿大，呈扁圆形或椭圆形，内回声少而弱，不能压缩。

（4）肌炎型：单一眼外肌受累较多见，明显肿大，内回声低或无回声。

（5）纤维增生型：边界不清，其后界不能显示，内回声不均匀，与肿瘤无法区分。

（四）眼眶皮样囊肿

眼眶皮样囊肿为先天发育异常，儿童多见，出生时即有。

1.临床表现 在眶内可触及圆形或椭圆形的囊样肿物，表面光滑、界清，囊可以是单房，也可以是多房，囊内可见软骨、毛发、牙、腺体及脱落的上皮等。

2.鉴别诊断 需要与脑膜膨出相鉴别。①脑膜膨出固定于眶骨处，不能移动；②可能触到骨缝；③有搏动；④压迫肿物可缩小（因为脑脊液被压颅腔）；⑤穿刺出来的一定是清亮的脑脊液。

3. 超声所见　在眼眶的外上或内上可探及一个边界清楚的囊样回声区，内部可有多样的回声，强弱不等，如果是软骨和牙齿，则回声强，有声影，其周围可是无回声区；可探及后界。压缩性明显。

（五）黏液囊肿

黏液囊肿多为眼眶周围鼻窦长期慢性炎症、外伤、新生物阻塞或压迫排泄管道，使分泌物滞留所致。

1. 临床表现　在眼眶的内上方可触及1个圆形或椭圆形的肿物，质软，活动度差。

2. 超声所见　在眼眶的内上方可探及圆形或椭圆形的边界清楚的囊样肿物，其内为细弱的回声或无回声，可压缩（图12-3-33）。

（六）眼眶血管瘤

眼眶血管瘤是眼眶内最常见的肿瘤。绝大部分为海绵状血管瘤，属于先天发育畸形，可单独发生，但多数患者伴有眼睑及邻近皮肤的血管瘤。

1. 临床表现　眶内可触及具压缩性的、质地柔软的、有弹性的肿块。病程缓慢，起病于不知不觉间，但受外伤后则发展迅速，眼球可以轻度受限或有不同程度的视力减退。

2. 超声所见　可在眶内探及边界清楚、内部呈均匀一致的强回声，可探及后界，具有一定的压缩性（图12-3-34）。

（七）泪腺混合瘤

泪腺的肿瘤较少见，但在泪腺病中，肿瘤的发病率最高，种类繁多，其中以泪腺混合瘤最为常见。

1. 临床表现　进展缓慢，早期可无任何自觉症状，在眶缘和皮下可移动，眼球突出，偏于鼻下方，向外上侧转动受限，可发生复视，如肿瘤压迫眼球，可产生视网膜出血、视神经水肿等，导致视力减退。检查时在眶外上缘可扪及肿块，易推动，表面呈结节状，质地硬，一般无压痛，如有压痛，恶性的可能大。

2. 超声所见　于泪腺部位探及实性的圆形或椭圆形的占位性病变，边界清楚，前界回声强，后界回声稍弱，可探及后界，内部呈均匀的中强回声，不能压缩（图12-3-35）。

（八）Mikulicz综合征

1. 临床表现　双侧对称性泪腺和腮腺慢性炎症性肿大。原因不明，任何年龄均可发病，以30岁以上多见。泪腺肿大发生缓慢，不伴全身症状，开始为单侧，不久双侧对称性肿大，肿大的泪腺软而有弹性，无压痛，在皮下及眶缘下可以移动，经过数周或数年后，侵犯腮腺，表现为双侧腮腺对称性肿大，由于唾液分泌减少，口腔、鼻咽部、咽部出现干燥症状。很多伴有全身性疾病，如网状细胞增多症、肉样瘤病、结核、梅毒、流行性腮腺炎、葡萄膜炎等。

2. 超声所见　双眼泪腺区的睑部可探及多个囊性低回声区（图12-3-36），位于眶部的可探及前后界清楚的

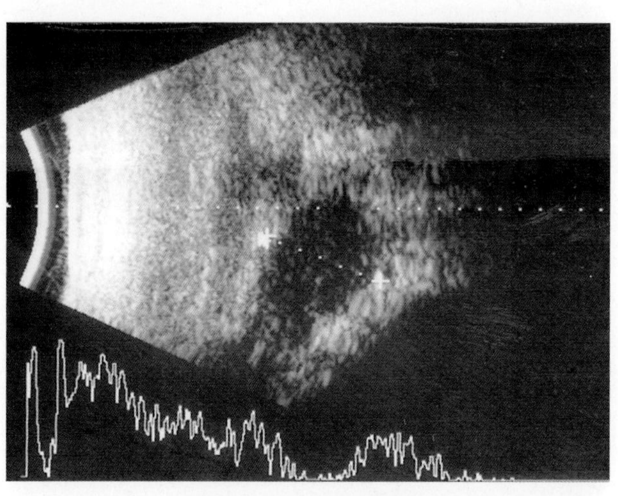

图12-3-33　黏液囊肿

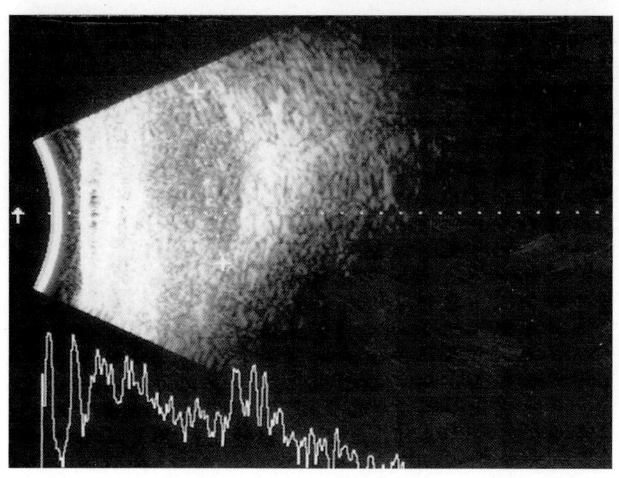

图12-3-34　眼眶血管瘤

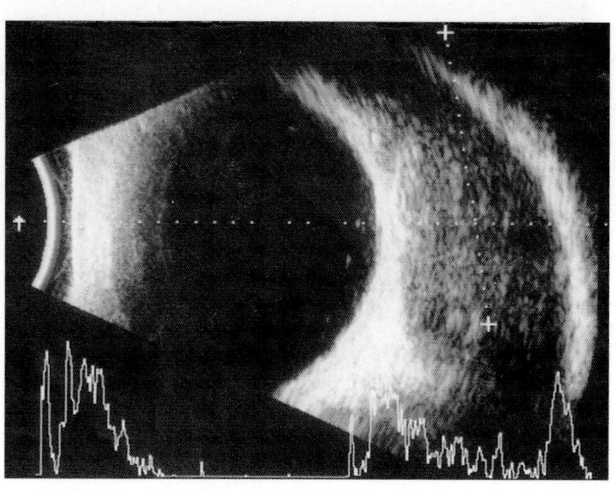

图12-3-35　泪腺混合瘤

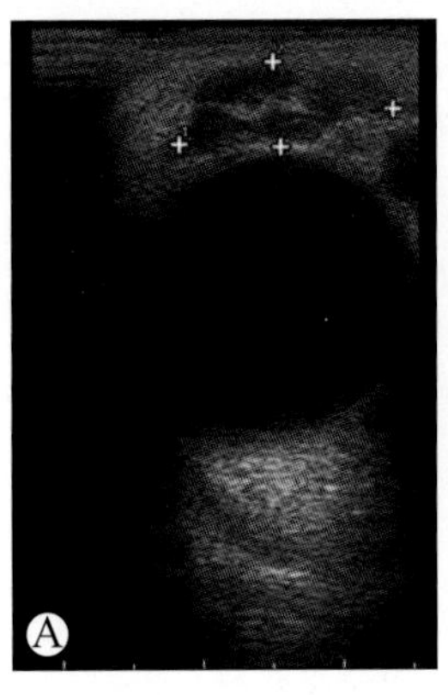
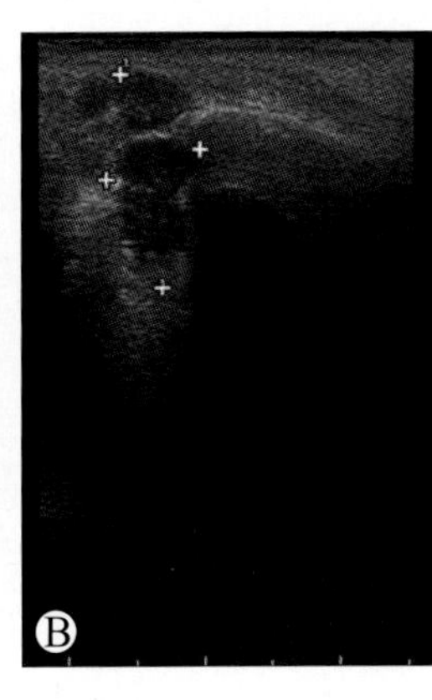
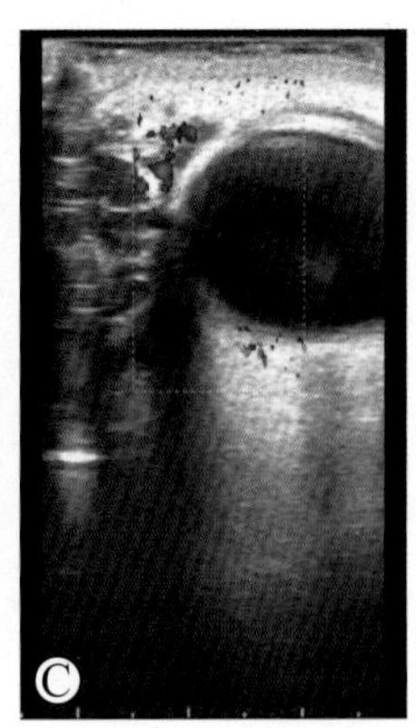

图 12-3-36 Mikulicz 综合征

A. 睑部泪腺肿大；B. 眶部泪腺肿大；C. 泪腺肿大，可探及丰富血流信号

低回声区，前界可有回声。

（九）颈动脉-海绵窦瘘

颈动脉-海绵窦瘘是由血管病或外伤引起的颈动脉与海绵窦间的异常交通，是比较常见的眶内血管畸形。

1. 临床表现　颈动脉-海绵窦瘘的原发部位在颅内，但由于眶、颅静脉的特殊关系，其症状和体征几乎都表现在眼部。本病多见于中老年，开始多发生于一侧眼，临床症状和体征严重程度取决于瘘孔在海绵窦内的位置、瘘孔的大小、不同的静脉与海绵窦开放程度及异常动脉和静脉交通期间的变化。

在临床上多有以下表现。

（1）搏动性眼球突出：眼球突出、与心脏同步搏动，主观和客观均可能闻及杂音，压迫同侧颈动脉，搏动及杂音消失。眼球表面血管怒张：几乎每个患者都有此征，且均为第一个体征。血管高度纡曲扩张，呈螺丝状，色鲜红或紫红。扩张的血管自穹窿至角膜缘，以角膜为中心，呈放射状。

（2）复视及眼外肌麻痹：多数病例主诉复视，部分存在眼外肌麻痹，展神经麻痹最常见，也是最早发生的体征之一。

（3）眼底改变：视网膜静脉回流受阻，可以引起视盘充血、视网膜静脉纡曲和视网膜出血，压迫眼球可有视网膜中央静脉搏动。

（4）巩膜静脉窦充血和眼压升高：由于房水静脉内的血流逆流，房水流出阻力增加，巩膜静脉压也同时升高，眼内压升高是必然的。

（5）视力下降：不多见，但在高流瘘中，眼动脉可逆流，长期眼球缺血缺氧，导致视神经萎缩、白内障和角膜变性，视力丧失。

（6）头痛：约1/2患者主诉头痛，疼痛部位多限于患侧的额部及眶区，也可以由于眼压升高而头痛。

2. 超声所见

（1）眼上静脉扩张：轴位扫查时，眼上静脉位于视神经和上直肌之间的圆形无回声区，边界清楚，当声速指向眼的鼻上方时，眼上静脉呈腊肠样无回声区（图12-3-37）。

（2）扩张的眼上静脉和心脏同步搏动。

（3）用手指压迫同侧颈内动脉或用探头压迫眼球，当压力超过颈内动脉或动脉化的眼上静脉压时，这种无回声空腔就会消失，搏动消失。如果眼上静脉的空腔不能消失，可能为眼上静脉或海绵窦血栓，如扩张的眼上静脉既不能压缩也不能搏动，则可高度疑为眶内占位性病变。

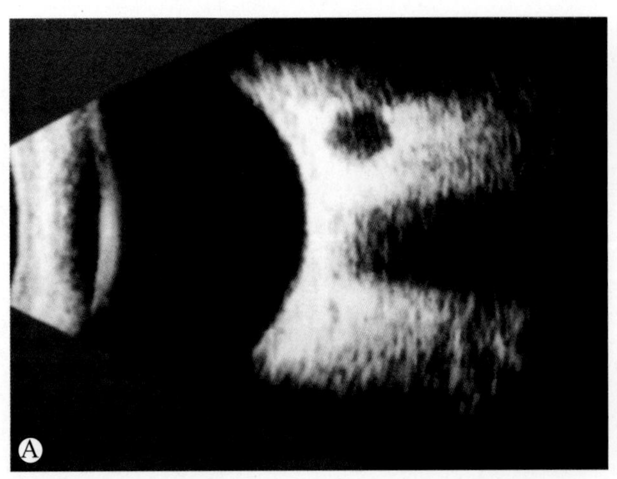
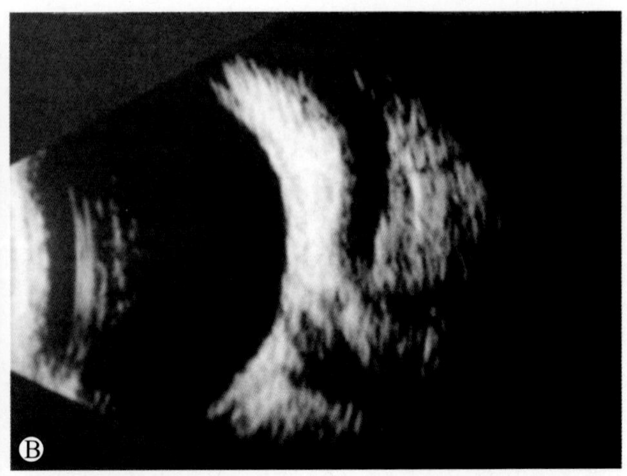

图 12-3-37　颈动脉-海绵窦瘘

A. 颈动脉-海绵窦瘘轴位扫查；B. 颈动脉-海绵窦瘘声速指向眼的鼻上方

（4）静脉血倒流：用CDFI可探知。

（5）眼外肌轻度或中度肿大及球后脂肪垫扩大。

（薛志艳）

第四节　彩色多普勒超声在眼科的应用

一、视网膜脱离

视网膜脱离是指视网膜色素上皮细胞与神经层之间的层间分离，临床上分为原发性视网膜脱离和继发性视网膜脱离2种。

1.原发性视网膜脱离　发生的原因尚不明确，与近视有关，由于近视眼的视网膜周边部常有囊样变性，以致视网膜变薄；同时玻璃体变性，产生液化和脱离，有纤维的主体条索牵拉视网膜，引起视网膜破裂形成裂孔，这时液化的玻璃体经过裂孔进至视网膜层间，使视网膜的色素上皮与神经层分离。原发性视网膜脱离，男性发病多于女性，多为单眼发病，多发生于高度近视患者。

彩色多普勒超声：病变早期由于视网膜的血液供应尚未完全中断，可在脱离的视网膜上探测到多普勒血流信号（图12-4-1）。

2.继发性视网膜脱离　是由其他眼病继发的，这些疾病的彩色多普勒表现，在其他的眼病中叙述。

二、视网膜母细胞瘤

视网膜母细胞瘤是儿童时期最常见的眼内恶性肿瘤，多发生于3岁以下的婴幼儿，本病起源于视网膜的原始细胞，具有遗传性和家族特性。可侵犯单眼或双眼，因恶性度高，多在发病后1～2年死亡，偶见自然退化者。

彩色多普勒超声表现为肿物内红色血流信号，与视网膜中央动脉相连，频谱为类似于视网膜中央动脉的动脉血流，与其病理组织来源相符。

临床上引起婴幼儿白瞳征的疾病很多，如先天性白内障、外层渗出性视网膜病变、永存原始玻璃体增生症、视网膜母细胞瘤等。这些疾病的临床鉴别诊断有时颇为困难，普通的B型超声对其有较高的诊断性，但在微观上仍具有相似性，不易鉴别。而彩色多普勒检查可显示出其各自的特征表现。

先天性白内障，可见晶状体的回声增强，但在玻璃体腔内未见占位性回声，彩色多普勒无血流信号；永存原始玻璃体增生症二维声像图上可见玻璃体内有中度回声的三角形结构，位于晶状体与视盘之间，后面三角的尖端与视盘相连，彩色多普勒多为动脉血流（图12-4-2）；外层渗出性视网膜病变，二维声像图上可见玻璃体暗区内出现带状回声，为渗出引起的继发性视网膜脱离，此带状回声与眼球壁之间的渗出液内因有血和胆固醇结晶，并可见点状弱回声，彩色多普勒超声可在脱离的视网膜上探测到多普勒血流信号。

三、脉络膜恶性黑色素瘤

脉络膜恶性黑色素瘤是成年人最常见的眼内恶性肿瘤，起源于脉络膜外层的色素小泡或睫状神经的施万（Schwann）细胞，属于神经外胚叶肿瘤。多发于50～70岁人群，为单侧性。本病有遗传因素，外伤及长期眼内炎症可为诱因。

1.临床表现　患者自觉症状根据病变部位而有所不同，位于黄斑部或其附近者，早期有闪光感和视力障碍，因而易被发现；如果病变位于周边部，则在视野有显著缺损或发生继发性青光眼等并发症时才被发觉。发病早期，肿瘤将在视网膜下腔向各个方向较快地发展，从而形成一个底大、颈细、头圆的典型蕈状肿物，即肿瘤顶部呈球形膨大，在玻璃膜处呈一细颈，在脉络膜上有较宽的基底。肿瘤将表面的视网膜顶起，可继发视网膜脱离。多数脉络膜黑色素瘤病例用检眼镜可窥见肿瘤，为棕灰色或灰黑色半球形或蘑菇形肿物，呈实体感，肿物

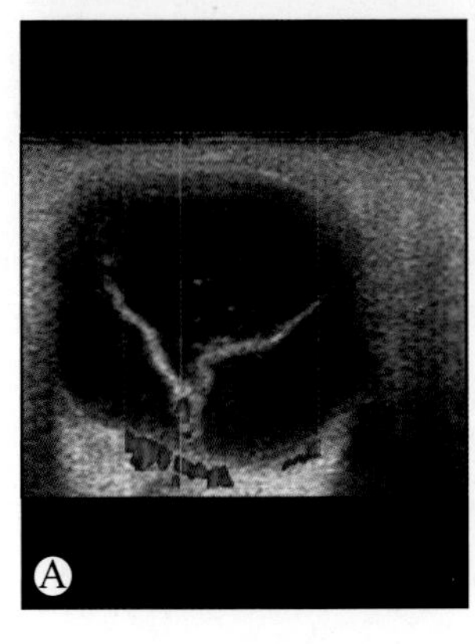

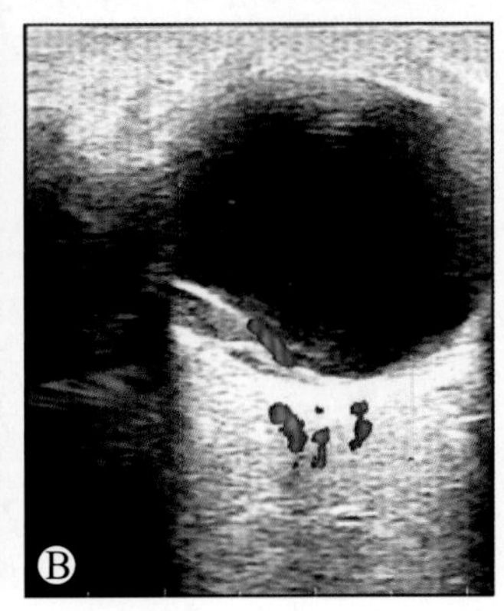

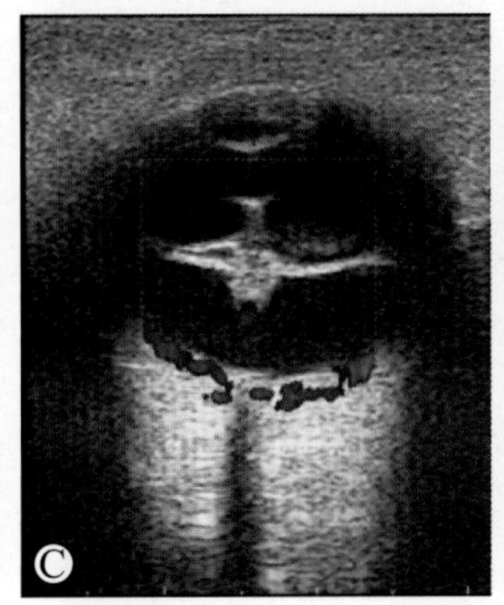

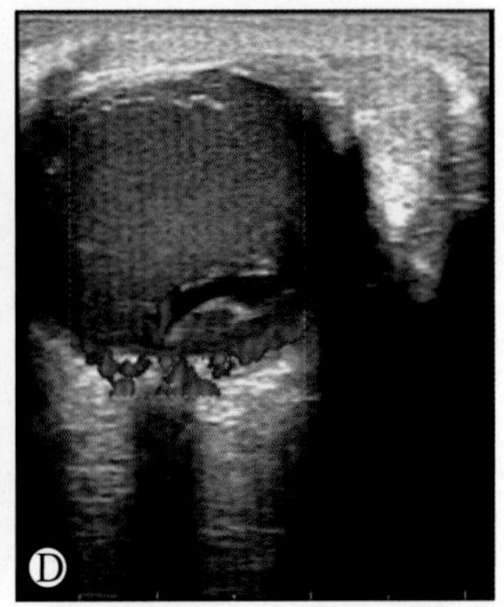

图12-4-1　原发性视网膜脱离

A.原发性全视网膜脱离；B.部分视网膜脱离；C.陈旧性闭合性全视网膜脱离；D.玻璃体积血合并全视网膜脱离

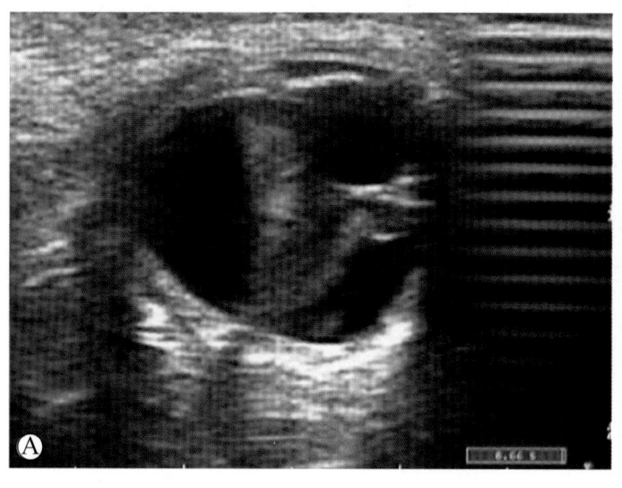

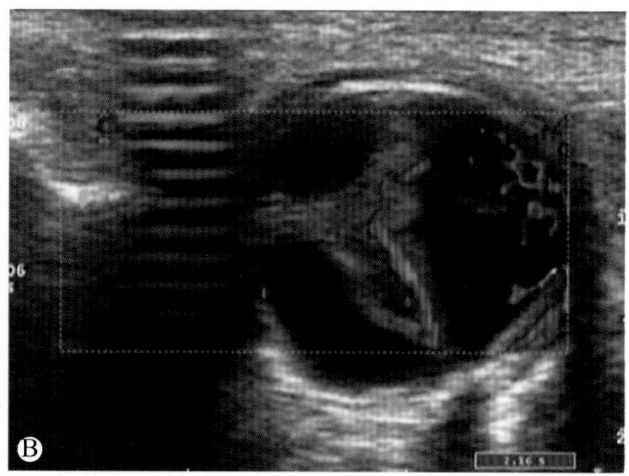

图12-4-2 永存原始玻璃体增生症

A.永存原始玻璃体增生症二维图；B.永存原始玻璃体增生症彩色多普勒图

周围尤其是下部，可见灰白色视网膜脱离。

2.彩色多普勒超声 在球内病灶内可见异常多普勒血流信号，多数肿瘤的基底部可见到静脉血流。大多数脉冲多普勒频谱表现为中高速的收缩期血流速度。其异常血管的平均收缩期血流速度是（18.8±7.6）cm/s，时间均值速度为（12.3±5.3）cm/s，比正常人眼动脉血流速度低，而比视网膜中央动脉的血流速度高，并且肿瘤血管收缩期峰值速度和时间均值速度均与肿瘤的体积无明显相关（图12-4-3）。

脉络膜恶性黑色素瘤多发生在黄斑部，且常合并视网膜脱离。故须与类似的疾病相鉴别，如老年性黄斑部盘状变性、中心性浆液性视网膜病变、原发性视网膜脱离及脉络膜血管瘤。前三者在临床眼底检查时有特异的变化，二维声像图无占位性改变。而脉络膜血管瘤的鉴别诊断比较困难。这是由于两者早期在形态上相似，均可合并广泛的视网膜脱离，肿瘤位于隆起较高的视网膜之后，检眼镜及荧光血管造影等均不易窥见。彩色多普勒超声在脉络膜血管瘤瘤体内可见斑点状多普勒血流信号。脉冲多普勒频谱显示为高收缩期和高舒张期血流速度。有一半的脉络膜血管瘤在肿瘤基底部显示出很大的血管池。

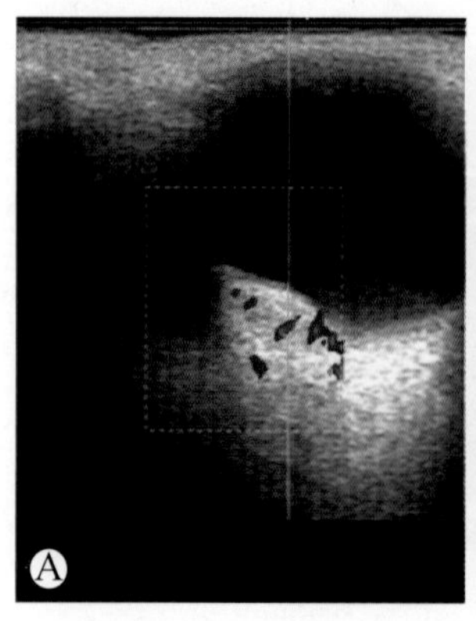

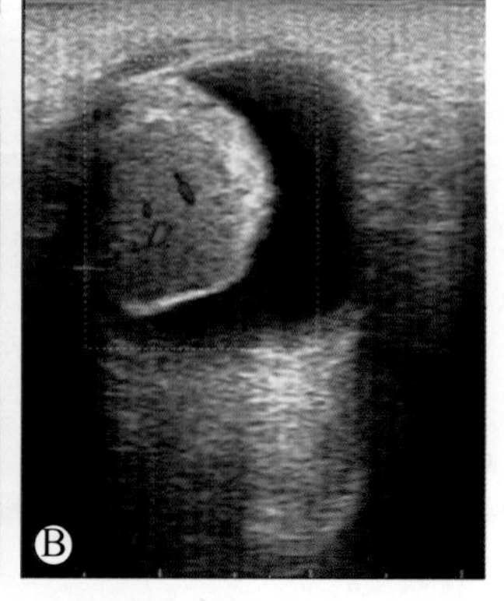

图12-4-3 脉络膜黑色素瘤

四、原发性眼眶静脉曲张

眼眶静脉曲张可分为原发性和继发性2类。前者是一种先天血管异常，表现为1条或数条静脉病理性扩张，后者常为眶内或颅内动、静脉直接交通引起的眶内静脉纡曲扩张。

1.临床表现 原发性眶静脉曲张发生的原因不明，眶内增殖纡曲扩张的静脉可为多血管性，也可为一根血管囊性膨大。平时无自觉症状，但任何原因的颈内静脉压升高，如低头、咳嗽、大哭等均可使这些异常静脉充血，引起眶内压升高，出现眼球突出、疼痛、视物模糊等症状，颈内静脉压降低后症状消失。此病常为单侧发病。

2.彩色多普勒超声 做Valsalva测验时，可显示为流向探头的红色血流。扩张的血管可遮挡视神经暗区，扩展到最大时，血流信号消失，表示血流停止。试验结束时，血管逐渐缩小，彩色为背向探头的蓝色血流。多普勒频谱为流进及流出的无波动、持续的静脉血流。

原发性眼眶静脉曲张，需与同样有眼球突出的继发性颈内动脉海绵窦瘘的眶内静脉曲张相鉴别。颈动脉-海绵窦瘘是指动脉交通发生在海绵窦的血管畸形，由于反常的动静脉交通引起静脉压力升高，使流入海绵窦的静脉血流动脉化。临床表现为搏动性眼球突出，眼睑及结膜水肿，静脉纡曲、扩张。彩色多普勒检查可见眼动脉上方的眼上静脉扩张，显示为红色血流，多普勒频谱为动脉化的静脉血流。静脉搏动不是总能看到，这取决于瘘的发生时间的长短，新近发生的瘘，表现为舒张末期流速增高，阻力指数和搏动指数降低。长期存在的瘘，静脉极度动脉化，几乎无舒张末期血流，阻力指数和搏动指数均很高。

五、视网膜动脉硬化

视网膜动脉硬化在一定程度上反映了大脑或肾血管系统方面的同样情况，因为视网膜中央动脉是脑循环系统的一部分，所以视网膜动脉所显示的动脉硬化程度，也就是脑动脉及周身动脉硬化的指征。在一般情况下，发生动脉硬化和年龄有关，多出现在老年时期。如果动脉硬化出现在中、青年时期，则多为高血压所致。

1.临床表现　视网膜动脉硬化早期，患者多无自觉症状，只在眼底检查时发现动脉血管弯曲度增加，动脉管径不规则，粗细不匀，动脉管壁增厚、管径变细及动静脉交叉压迫现象。晚期由于硬化管壁产生渗出和出血，患者出现视力障碍。高血压早期的临床表现及检眼镜检查与动脉硬化性视网膜病变相近似。

2.彩色多普勒超声　视网膜的动脉起自眼动脉的分支，在高血压、视网膜动脉硬化可以测出眼动脉脉冲多普勒频谱变化，表现为第1峰流速下降。第1峰变小，相对第2峰增大或峰谷消失（图12-4-4）。

六、视网膜中央静脉阻塞

视网膜中央静脉阻塞是由视网膜中央静脉的主干或分支发生血栓所致。在中年或老年患者，多见于血管硬化，并常伴有肾炎、糖尿病或高血压等；青年患者，为病灶、中毒及视盘血管炎等引起视网膜静脉内膜炎或静脉周围炎所致；另外，一些局部的原因，如眶蜂窝织炎也可引起本病。本病多发生在单眼，偶见于双眼，视网膜中央静脉完全阻塞者中有10%～25%在3～4个月发生新生血管性青光眼，预后不佳。

1.临床表现　外眼正常，视力明显减退，如果仅发生在1个分支的阻塞，则相当于该分支处发生扇形视野缺损。检眼镜检查，如果阻塞发生在中央静脉主干，则病变侵犯全视网膜。视盘充血，边缘模糊；静脉高度纡曲扩张，血柱呈分段状，动脉变细，常有硬化现象；视网膜水肿，视网膜上见多数形状大小不等的线状、火焰状、不规则或大片的出血，以后极部为重，大血管破裂可形成视网膜前出血，出血也可以突破玻璃体后界膜进入玻璃体内；若视网膜中央静脉分支发生阻塞，则病变仅见于该血管的分布区，其中以颞上支阻塞最常见。

2.彩色多普勒超声　不仅对视网膜中央静脉阻塞具有诊断价值，而且能预测视网膜中央静脉阻塞患者发生虹膜新生血管的危险性及视力预后。视网膜中央静脉阻塞患者的彩色多普勒超声主要表现如下。

（1）视网膜中央静脉血流速度较正常人低。

（2）视网膜中央动脉收缩期血流速度显著下降，而阻力指数增高，说明在视网膜中央静脉阻塞的急性期，视网膜中央动脉血流受损。

（3）在阻塞的初始3个月，视网膜中央静脉的最小血流速度（v_{min}）下降明显者，虹膜发生新生血管的可能性大。v_{min}＜3cm/s者，具有高危险性（图12-4-5）。

七、糖尿病性视网膜病变

糖尿病性视网膜病变多见于患糖尿病时间较久者，患病时间越长，眼底变化的可能性越大。严重糖尿病患者，并不一定发生视网膜改变，而在轻度糖尿病患者有较长的高血糖病史者，视网膜改变反而较常见。眼底病变一般多见于50岁左右患者，但在20～30岁患者中也可见到。眼底变化的发生与毛细血管抵抗力的降低和新陈代谢功能失调有关。因此，在成年人或青年人中常首先出现视网膜血管改变，如串珠状小血管瘤等，这成为

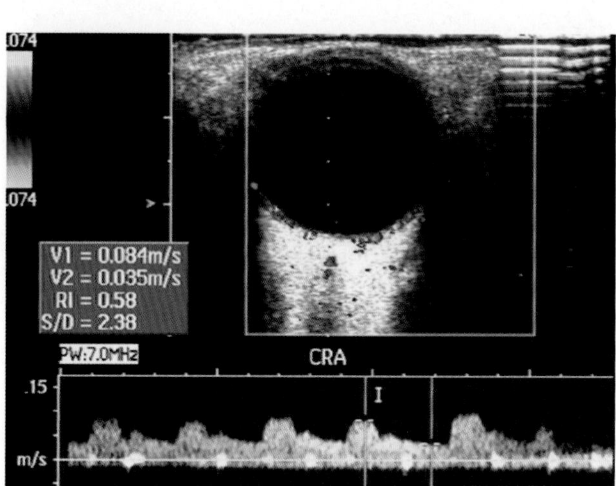

图12-4-4　视网膜动脉硬化的彩色多普勒频谱

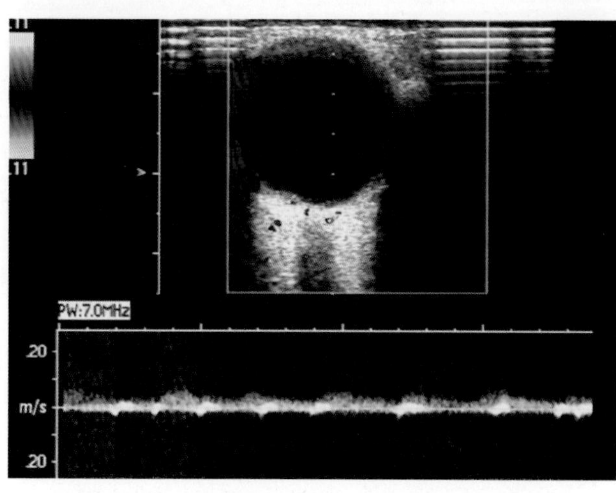

图12-4-5　视网膜中央静脉阻塞彩色多普勒频谱

诊断糖尿病眼底特征。本病常双侧发病，也可仅见于单侧。

1.临床表现　全身伴有多尿、多饮、多食、疲乏、消瘦等症状。国内将糖尿病视网膜病变分为单纯型和增殖型两类。视力减退取决于黄斑区的受累情况，以及出血和渗出物的数量和范围。如同时伴有玻璃体积血、增生型视网膜病变、视网膜脱离、白内障等，则视力显著减退，甚至失明。检眼镜检查，主要眼底改变是在视网膜的后极部。于视网膜后极部，可见散在大小不一的视网膜出血和渗出物。出血点常为圆形，位于深层，这些小出血点长久不变，实为毛细血管扩张，称为微动脉瘤。也有较大火焰状或不规则出血，并有很多不规则灰白色或黄白色、边缘清楚的点状渗出物，也位于视网膜深层。增殖期的糖尿病视网膜病变除有以上全部改变外，尚可看到新生血管和纤维膜形成。

2.彩色多普勒超声　各期糖尿病性视网膜病变的视网膜中央动脉血流速度显著下降，其中增殖期视网膜中央动脉血流速度下降最明显；各期糖尿病性视网膜病变的眼动脉和睫状后动脉的血流参数与正常人相比无显著性差异；各期糖尿病性视网膜病变的视网膜中央静脉的血流速度明显增高，而且各期血流速度的改变亦不同。

八、视网膜动脉阻塞

视网膜中央动脉供应视网膜内层，睫状后动脉发出分支形成的脉络膜毛细血管供应视网膜外层，它并发出分支形成睫状视网膜动脉。有15%～30%的眼有睫状视网膜动脉供应视网膜内层部分区域，特别是它供应黄斑区范围的大小有重要的临床意义。视网膜中央动脉终末动脉阻塞引起视网膜急性缺血，视力严重下降，是导致目盲的急症之一。睫状血管系统彼此有交通，故阻塞性疾病不多见。如果眼动脉发生阻塞，则其分支视网膜中央动脉和睫状后动脉缺血，使视网膜内层和外层营养全部断绝，致盲率更高，后果更严重。

本病多发生在高血压、糖尿病、心脏病、颈动脉粥样硬化患者。

1.临床表现　视力急剧下降，甚至仅有手动或光感，少数患者有先兆症状，出现单眼一过性黑矇，数分钟后视力恢复，可反复发作。瞳孔开大，对光反应迟缓，眼球后极视网膜呈弥漫性乳白色水肿，黄斑区呈樱桃红色。

2.彩色多普勒超声　眼动脉的各项血流参数无明显改变，但视网膜中央动脉收缩期的血流参数显著下降，舒张末期的血流参数显著下降，甚至为0，阻力指数升高。

九、玻璃体积血与肿瘤的鉴别诊断

许多玻璃体积血在二维图像下与肿瘤相似，但是通过彩色多普勒可观察到，带状回声无血流，如图12-4-6A所示玻璃体积血二维声像图，玻璃体内可探及一个内回声均匀的实性肿物，不随体位改变；图12-4-6B所示彩色多普勒下，未探及任何血流信号。

十、视网膜脱离与玻璃体机化的鉴别诊断

二维图像：有些玻璃体机化与视神经相连，回声也相对均匀，并且回声较粗大时，就无法与视网膜脱离相鉴别，此时彩色多普勒可以明确诊断。

如图12-4-7A所示二维图像，可探及与视神经相连的粗大的中强带状回声，活动度尚可，容易误诊为视网膜脱离；但是在彩色多普勒下，可见粗大的带状回声中无血流信号。

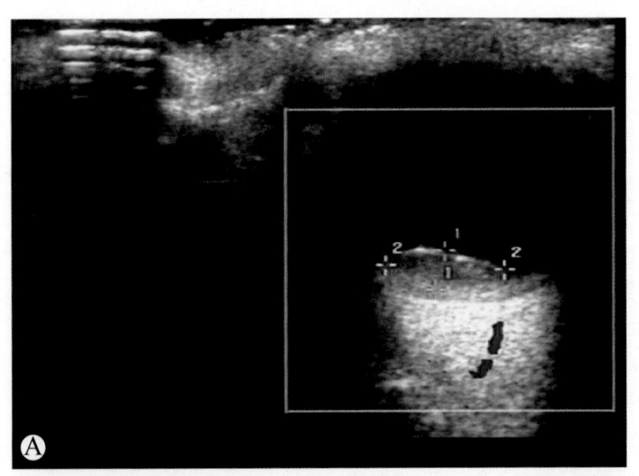

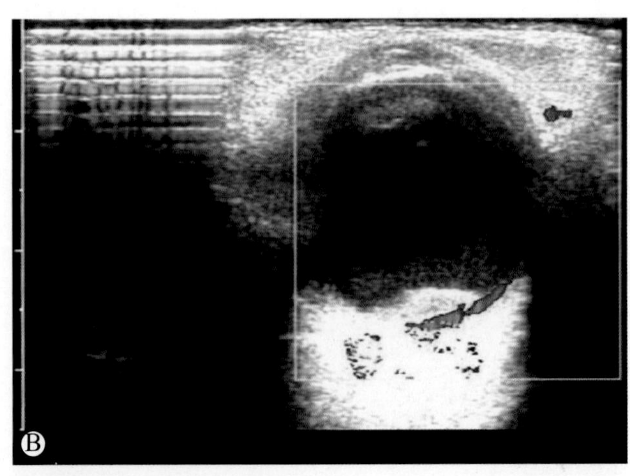

图12-4-6　玻璃体积血

A.玻璃体积血的二维图；B.玻璃体积血的彩色多普勒图

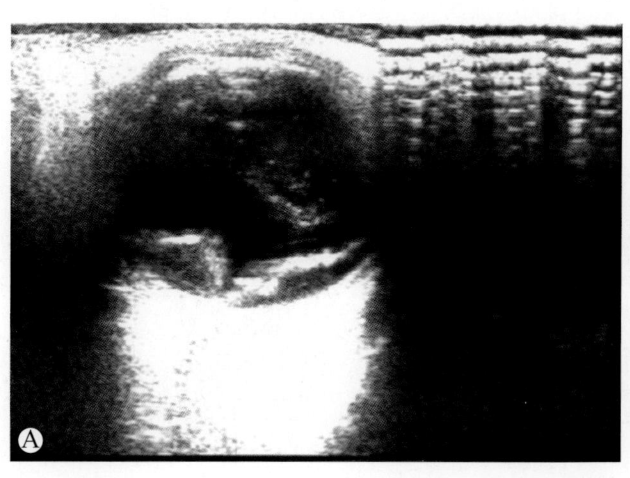

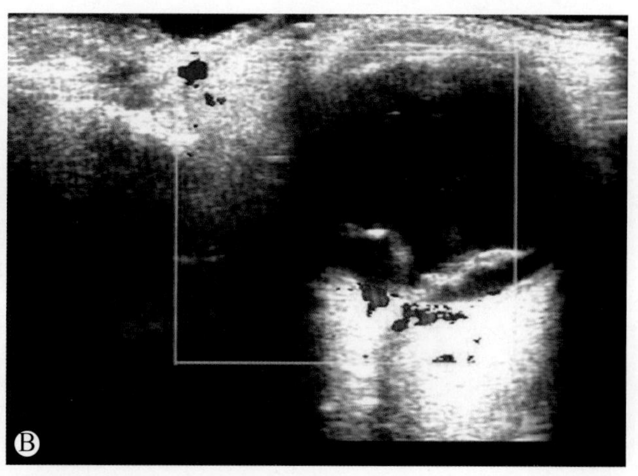

图12-4-7　玻璃体机化
A.玻璃体机化的二维图；B.玻璃体机化的彩色多普勒图

（崔海滨　王顺章　吴丹西）

第五节　超声生物显微镜在眼科的应用

超声生物显微镜（UBM）的检查方法和正常声像图在第二节中已经叙述。本节介绍的是UBM在眼病中的应用。

一、角膜疾病

（一）角膜水肿

只要伤及角膜或角膜内皮，都可导致角膜水肿。临床上最常见的是急性闭角型青光眼发作期、角膜炎、角膜内皮炎、角膜外伤等。

UBM表现如下。

1. 角膜上皮水肿　角膜上皮回声明显增厚、变弱。

2. 角膜基质层水肿　基质层回声变厚、变弱。

3. 角膜内皮水肿　内皮回声增强，部分可以发生中断，内皮回声线变扭曲（图12-5-1）。

（二）粘连性角膜白斑

粘连性角膜白斑是指角膜与虹膜粘连，融合在一起，多数在外伤或者炎症导致角膜穿孔时发生。角膜与虹膜粘连在一起，会使虹膜部分或者大部分前粘连，导致瞳孔变形，甚至白内障。而角膜白斑时，很难窥清眼内结构，尤其在需要做角膜移植手术时，了解内眼的情况就非常重要，UBM可以确切地观察到角膜白斑遮挡的变化。

混浊的角膜回声增强、不均匀，与后部的虹膜粘连处清楚可见，一般都呈片状粘连，将虹膜拉起（图12-5-2）。

二、巩膜疾病

（一）巩膜炎

巩膜炎常为全身结缔组织疾病的眼部表现，其病因不明，一般根据炎症侵犯巩膜或表层巩膜组织中的部位、

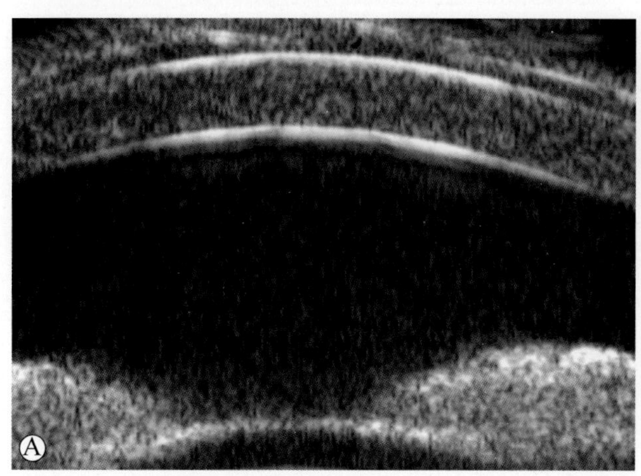

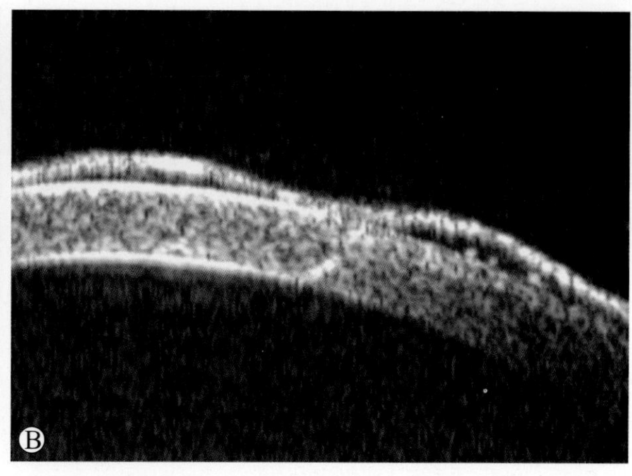

图12-5-1　角膜疾病UBM声像图
A.角膜水肿；B.角膜大疱

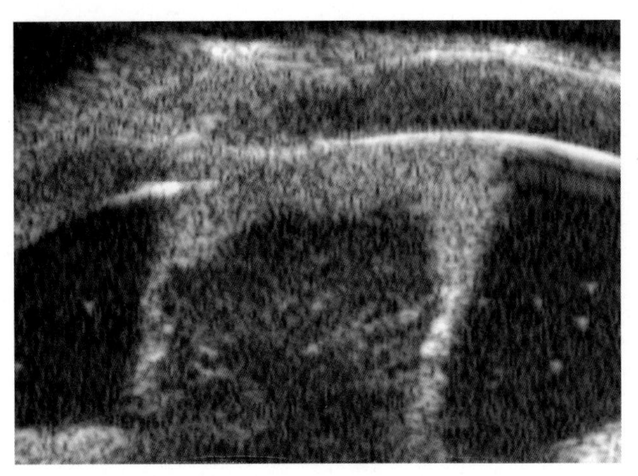

图12-5-2 粘连性角膜白斑声像图

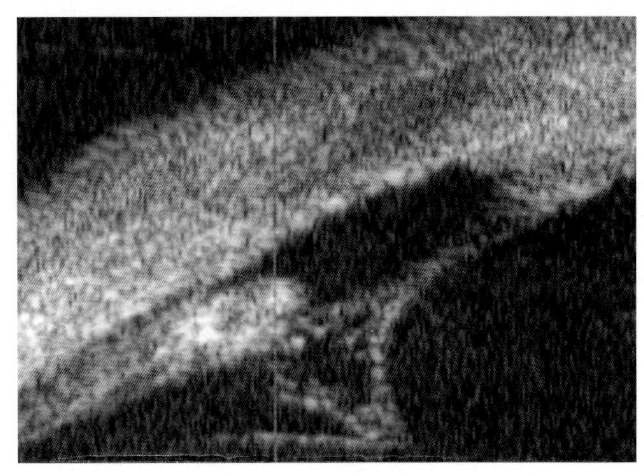

图12-5-3 巩膜炎声像图

症状及预后，将巩膜炎分为巩膜外层炎和巩膜炎。UBM能看到的是发生在前部的巩膜炎，可探及巩膜的回声明显减弱，甚至与结膜回声无法分辨，增厚，边界不清楚（图12-5-3）。

（二）巩膜葡萄肿

巩膜葡萄肿是巩膜及葡萄膜在眼压增高或正常眼压作用下，由于巩膜的先天异常或病理损害，导致抵抗力降低，巩膜及相应的葡萄膜部分或全部膨出。UBM能看到的是前葡萄肿，UBM所能探及的巩膜葡萄肿，也是前巩膜葡萄肿，巩膜变薄或增厚，回声与结膜葡萄膜的回声一致且减弱，较其他巩膜区的光带隆起。

三、晶状体疾病

（一）晶状体缺如

晶状体缺如时，在晶状体区不能探及晶状体的光带（图12-5-4）。

（二）晶状体半脱位

UBM下可看到晶状体的位置发生改变，向一侧、向前或向后偏离，晶状体与球壁及虹膜的位置全周不等，偏离侧较远，反之距离变短，部分晶状体脱位合并有玻璃体脱入前房，可见到从后房到前房的边界清楚的极低的球形回声（图12-5-5）。

（三）眼内人工晶状体

眼内人工晶状体在UBM下呈梭形的强回声，袢呈强回声光斑。可以通过UBM观察到袢的位置是在睫状沟内还是在晶状体囊袋内，人工晶状体是否有偏移及倾斜，还可探查到人工晶状体与周围组织的关系，定位人工晶状体的位置是否正常，为临床医师提供依据（图12-5-6）。

四、青光眼

青光眼是一组以特征性视神经萎缩和视野缺损为共同特征的疾病，病理性眼压增高是其主要危险因素之一。青光眼是主要致盲的眼病之一，有一定遗传倾向。

（一）分类

根据房角的形态、病因机制及年龄3个主要因素，一般将青光眼分为原发性、继发性及先天性三大类。

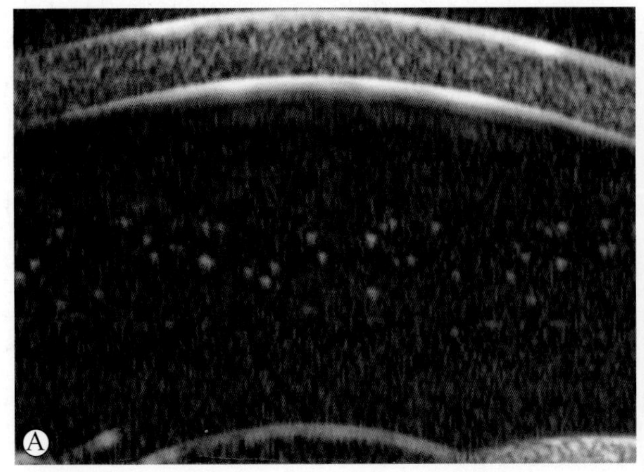

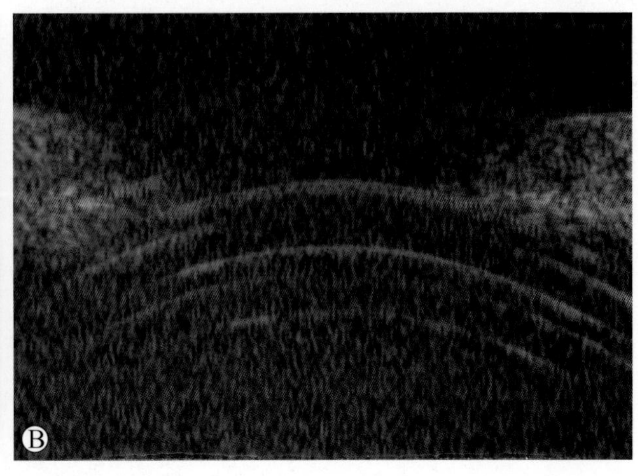

图12-5-4 无晶状体眼UBM声像图

1.原发性青光眼

（1）闭角型青光眼。

（2）慢性闭角型青光眼。

（3）开角型青光眼。

2.继发性青光眼

3.先天性青光眼

（1）婴幼儿型青光眼。

（2）青少年型青光眼。

（3）先天性青光眼伴有其他先天异常。

（二）青光眼的UBM表现

1.闭角型青光眼　前房角关闭使房水外流受阻，导致眼压升高。患者前房较浅，虹膜膨隆，在未关闭时，虹膜与小梁间存在窄隙样无回声区，虹膜虽然膨隆但未遮蔽巩膜突，睫状体前旋，前移与虹膜之间相接触，较正常的成角明显变小，且肥厚。一旦关闭时，虹膜与小梁间的缝隙消失，虹膜部分遮蔽巩膜突，睫状体肥厚加重（图12-5-7）。

2.虹膜高褶型青光眼　前房轴深并不明显变浅，虹膜表面平坦，但虹膜周边部却有极高的皱褶，几乎与小梁相贴，使虹膜与小梁之间在皱褶的周边部出现1个三角形的无回声区。此类患者的睫状体也明显前移，且肥厚，所以一般的虹膜周边切除手术不能解决房角关闭的问题（图12-5-8）。

3.瞳孔阻滞性青光眼　是虹膜与晶状体接触的面积

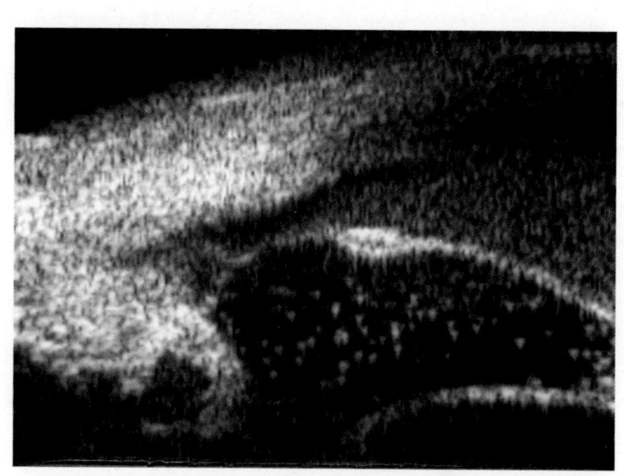

图12-5-5　晶状体半脱位声像图

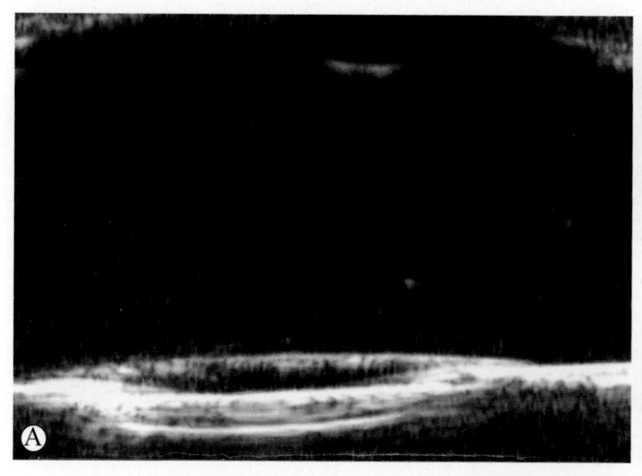

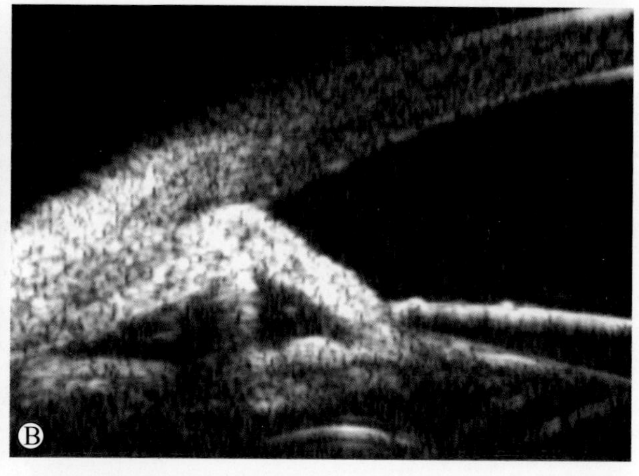

图12-5-6　人工晶状体声像图

A.无虹膜的人工晶状体；B.人工晶状体夹持

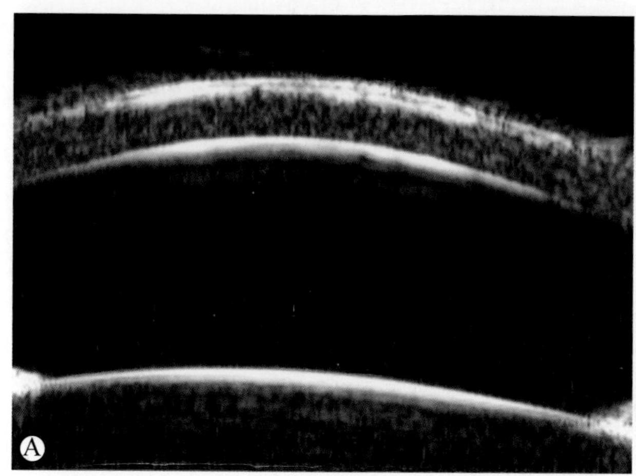

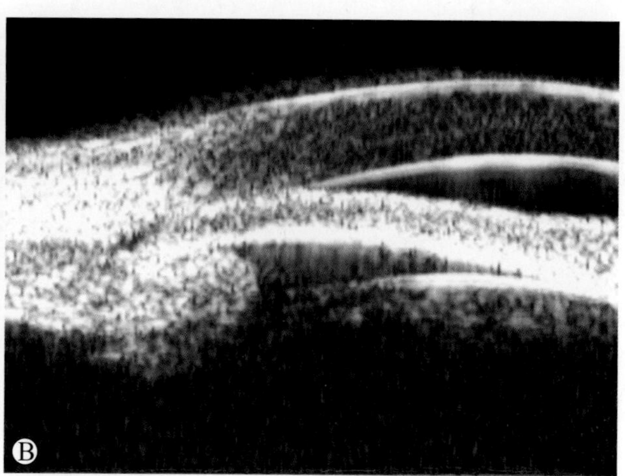

图12-5-7　闭角型青光眼声像图

A.前房浅；B.房角狭窄

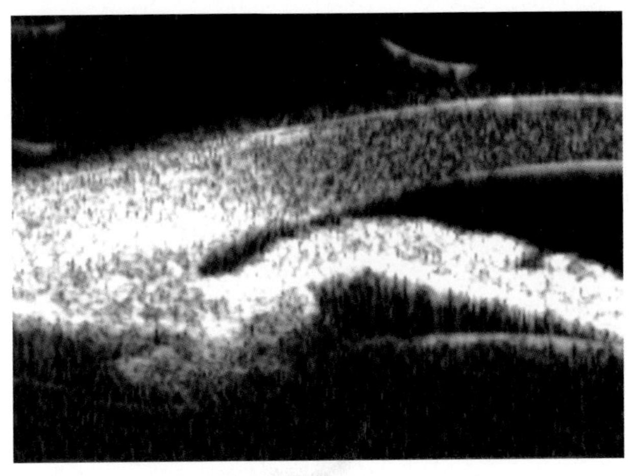

图12-5-8 虹膜高褶型青光眼声像图

明显加大，导致后房内的房水不能从瞳孔流入前房，这样后房压力明显升高，使虹膜极度膨隆，进而与小梁接触，使房角关闭，眼压升高。

UBM表现：前房明显变浅，虹膜高度膨隆，虹膜与晶状体接触面积明显加大，虹膜部分遮蔽巩膜突（图12-5-9）。

4.开角型青光眼　特点是眼压虽高，但房角却是开放的，房水的外流受阻是在小梁网-Schlemm管系统。

UBM表现：早期无明显改变，至晚期时，由于长期高眼压，可看到睫状体及虹膜明显变薄（图12-5-10）。

5.虹膜睫状体炎继发青光眼　可以看到虹膜在瞳孔区与晶状体紧密相贴，使虹膜高度膨隆，虹膜变得极度肥厚，有的隆起似球形，周边虹膜大片状地与小梁相贴，遮蔽巩膜突，呈典型的“M”形（图12-5-11）。

6.恶性青光眼　多见于内眼手术后，发病机制主要是晶状体或玻璃体与水肿的睫状环相贴，后房水不能进入前房而向后逆流，并积聚在玻璃体内，同时将晶状体-虹膜隔向前推挤，使整个前房变浅，虹膜与小梁相接触，遮蔽巩膜突，使眼压极度升高。

UBM表现：前房消失，后房消失，晶状体前囊回声光带与角膜内皮光带相贴，无法区分（图12-5-12）。

7.婴幼儿型青光眼　80%病例在1岁内被发现，原因不明，多认为是房角发育不完全所致。临床表现为角膜直径增大，角膜呈磨玻璃样混浊，有的可有后弹力层破裂。

UBM表现：角膜直径大，回声增强且变厚，内弹力层光带变纡曲，前房深，虹膜、睫状体回声明显变薄，似兔眼。先天性青光眼图像见图12-5-13。

（三）青光眼手术的评价

1.激光周边虹膜打孔术及周边虹膜切除术　在闭角

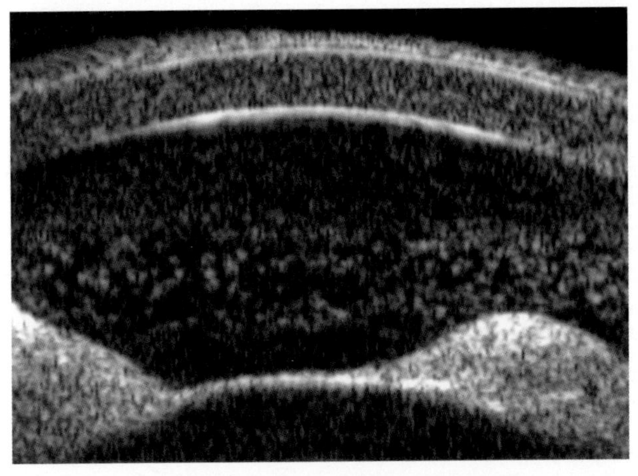

图12-5-9 瞳孔阻滞型青光眼声像图

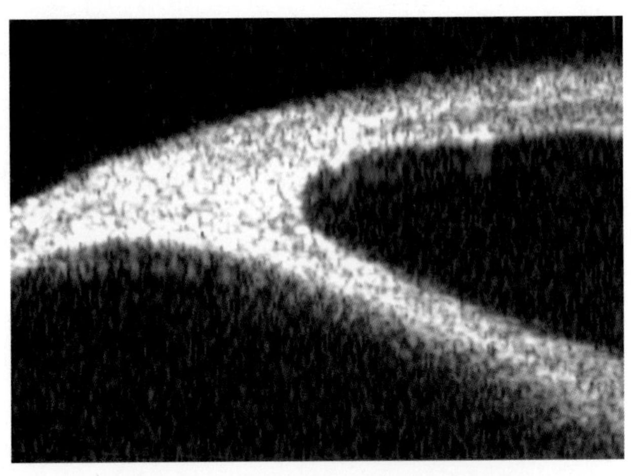

图12-5-10 开角型青光眼晚期声像图

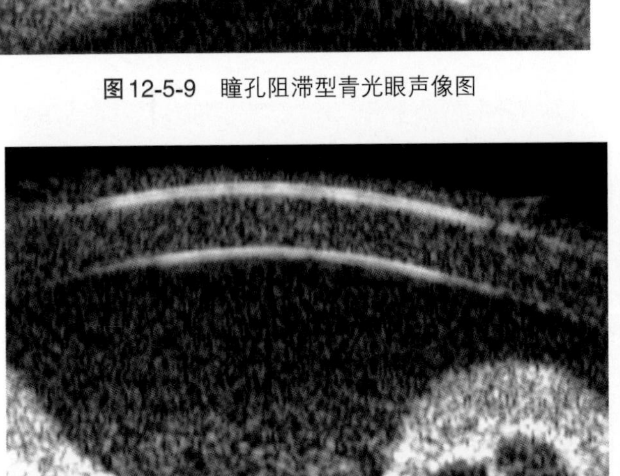

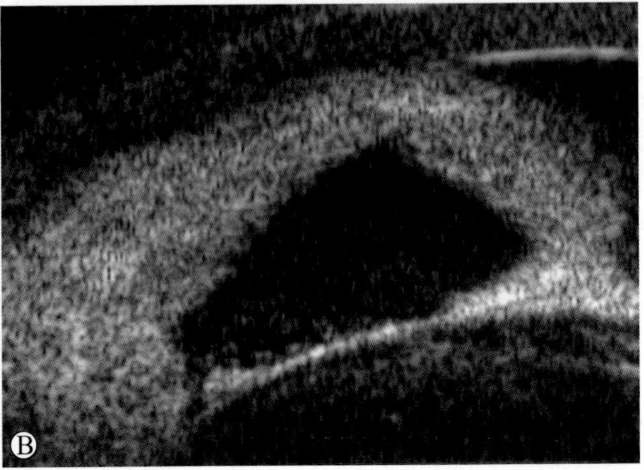

图12-5-11 虹膜睫状体炎继发青光眼声像图

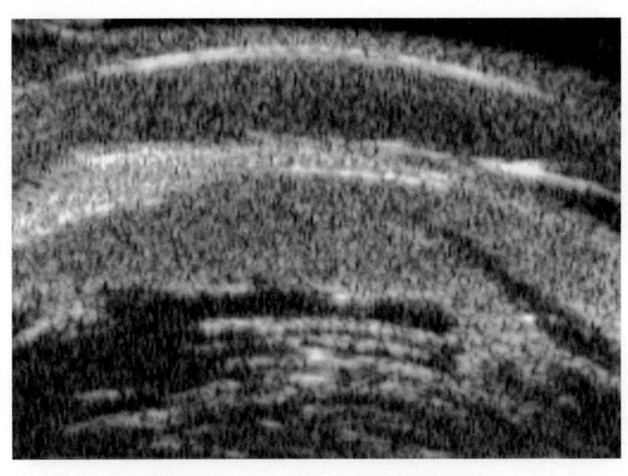

图12-5-12 恶性青光眼声像图

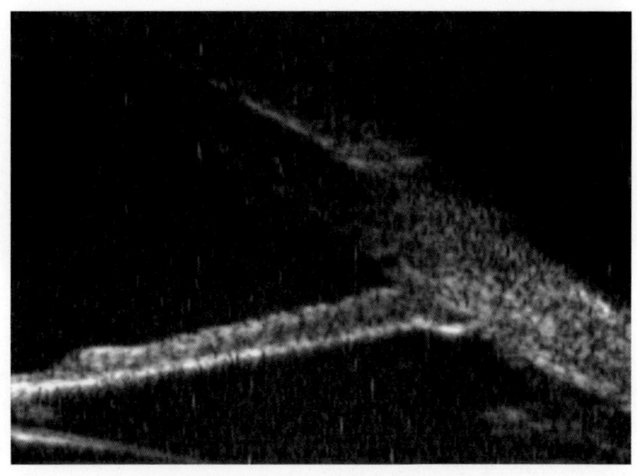

图12-5-13 先天性青光眼声像图

型青光眼的缓解期，如果房角开放占2/3以上，可以行激光虹膜打孔术或周边虹膜切除术，要观察手术前、后房角的开放情况，房角是否还狭窄。如果术后虹膜变平坦，房角开放，就认为手术是成功的（图12-5-14）。

2.小梁切除术 要观察的是手术的滤过道是否通畅，如果术后滤泡存在，滤过道通畅，则表示手术成功。小梁切除术后见图12-5-15。

3.非穿透小梁切除术 观察滤泡是否形成，见图12-5-16。

4.青光眼引流阀术后的观察 主要观察引流管是否在前房内，以及其与周围组织的关系。

5.抗青光眼手术并发症的观察 通过UBM可以清楚地观察到青光眼手术后浅前房的形成原因，是睫状体脉络膜脱离，还是睫状环阻滞，或者是结膜瓣渗漏等，继而临床医师可以做出有针对性的处理。

五、葡萄膜疾病

（一）虹膜囊肿

虹膜囊肿的病因有多种，包括先天性、外伤植入性、炎症渗出性和寄生虫性等。其中以外伤植入性最常见，是眼球穿通伤或内眼手术后，结膜或角膜上皮通过伤口进入前房，种植于虹膜并不断增生所致。虹膜囊肿可向后房伸展，于瞳孔区可见到虹膜后有黑色隆起，易被误诊为黑色素瘤，当囊肿增大占据前房或堵塞房角时，可引起难以控制的青光眼。

UBM表现：可清楚地探及囊肿的边界、内部情况及其与周围组织的关系，鉴别是囊肿还是黑色素瘤。在前房或后房内可探及一个边界清楚的大疱样肿物，其内多呈无回声，也可以有细弱的点状回声，如果囊肿较大，其边缘回声可与周围的角膜内皮、晶状体带回声重叠（图12-5-17）。

（二）虹膜色素痣

在虹膜的任何部位，瞳孔缘多见，探及一个前界回声强、后界回声弱、内回声不均匀的实性肿物，边界清楚，大小可测量。

（三）虹膜睫状体恶性黑色素瘤

由于睫状体部位隐蔽，发生恶性黑色素瘤时不像在

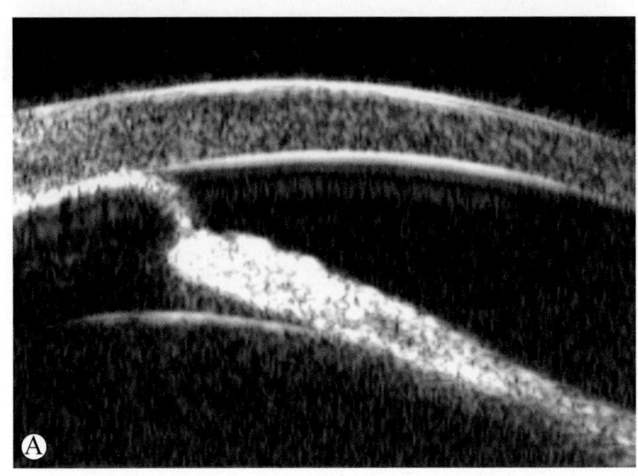

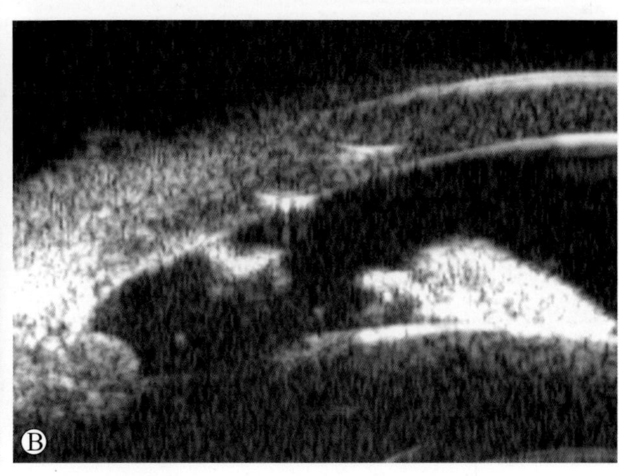

图12-5-14 青光眼手术后声像图

A.虹膜周切术后色素层残留；B.虹膜激光打孔术后

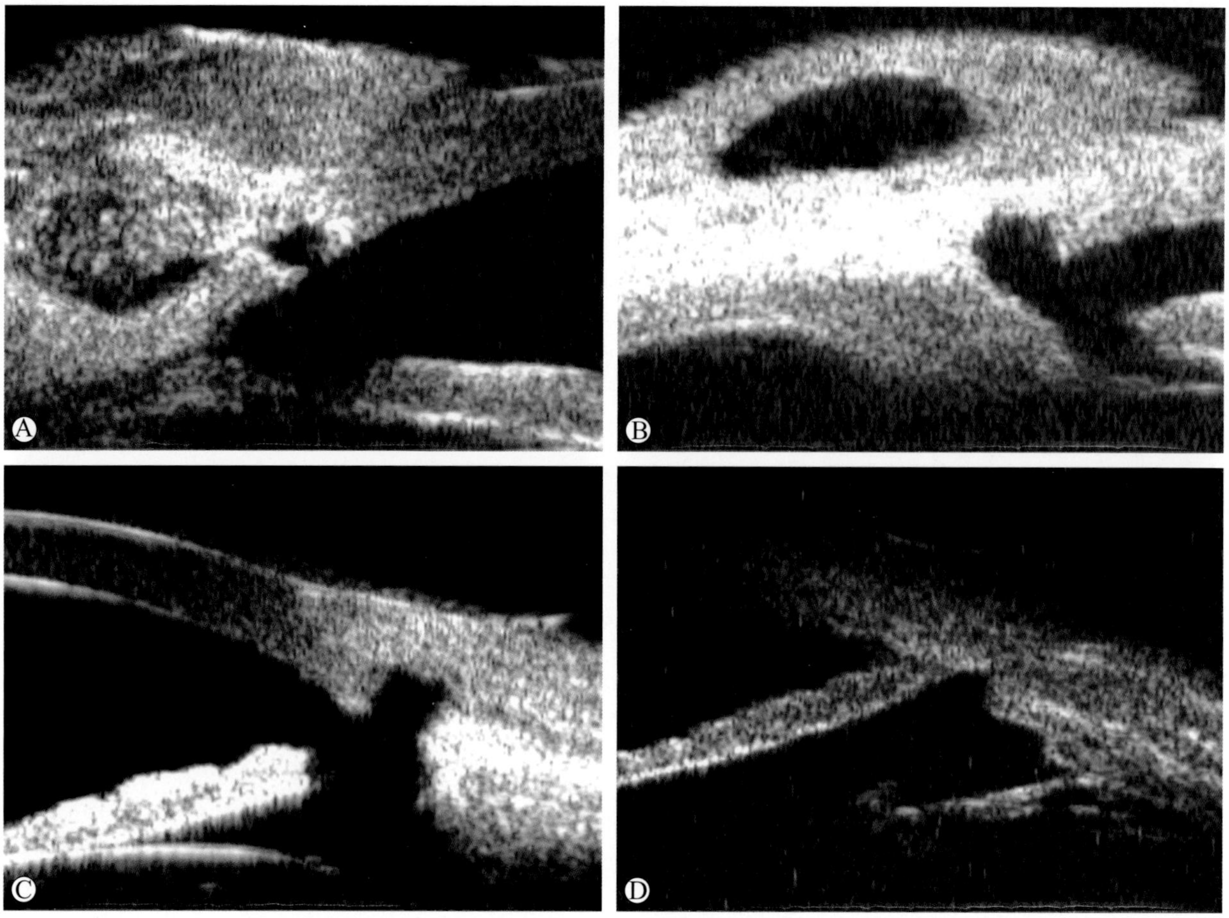

图12-5-15 小梁切除术后声像图

A.小梁切除术后滤泡纤维化；B.小梁切除术后滤过泡；C.小梁切除术后滤过道不通；D.小梁切除术后虹膜前粘连

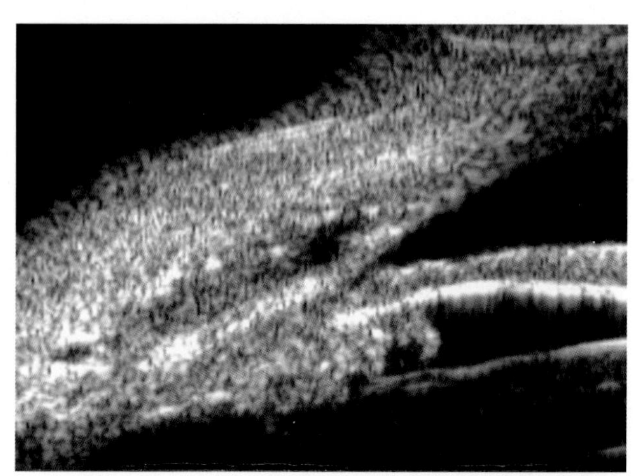

图12-5-16 非穿透小梁切除术声像图

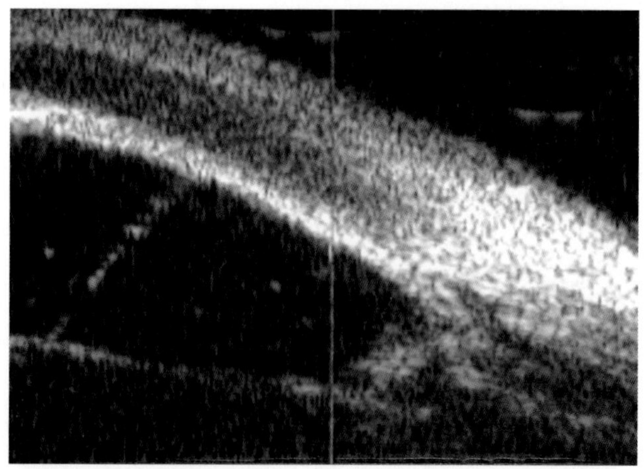

图12-5-17 虹膜囊肿声像图

虹膜那样易识别，常在肿瘤长得很大或侵犯虹膜时才被发现。常累及单眼，肿瘤较小时，可不引起任何症状，当其增大时，患者可感到眼前有持续性的黑影，如肿瘤浸润或压迫神经，可引起阵发性疼痛，若肿瘤增长向内突向晶状体，可影响晶状体悬韧带或压迫晶状体，使其形状改变并产生调节障碍性近视和散光，严重时发生晶状体脱位及白内障。肿瘤可坏死，血管破裂、出血流向玻璃体，或瘤体细胞进入玻璃体导致玻璃体混浊，肿瘤还可以侵入睫状上皮，尤其是无色素上皮，影响房水分泌而表现为低眼压。肿瘤可以是孤立的或弥漫性的，也可以向球外生长，使球壁破裂。

UBM表现：可探及与虹膜睫状体回声相关联的边界清楚、内回声均匀、呈实性回声的肿物，其内部可探及圆形或椭圆形的小的无回声区，可能为病变内的血管的回声。可以侵犯周围组织或遮蔽巩膜突及小梁，阻塞房角，继发青光眼；多向玻璃体内生长，如果较大，无法探及后部的边缘；可侵犯晶状体使晶状体部分缺如或脱位；也可以继发脉络膜上腔渗漏或视网膜脱离（图12-5-18）。

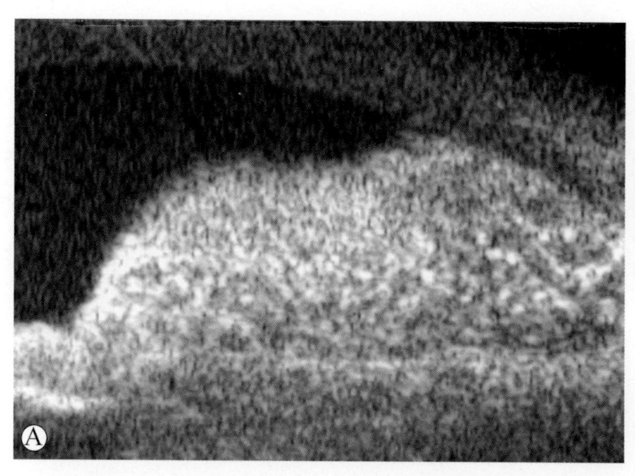

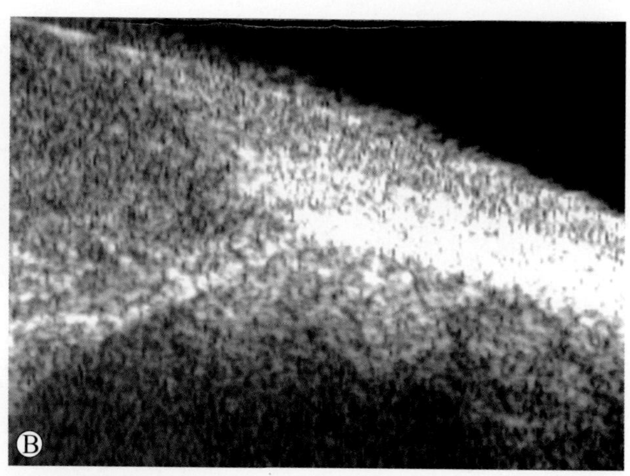

图12-5-18　睫状体恶性黑色素瘤声像图

六、玻璃体疾病

（一）玻璃体混浊和机化

B型超声在玻璃体混浊和机化的诊断中更有意义，但是某些前部的病变，只有通过UBM才可以发现。

UBM表现：周边部玻璃体内可探及线状弱回声光带及点状弱回声或团状强回声。

（二）前部增生型视网膜病变

前部增生型视网膜病变一般都发生在玻璃体积血晚期、眼外伤或者在内眼手术后，尤其是玻璃体切割术后，切除不彻底导致前部玻璃体增殖成纤维条索，并将睫状体拉起，使睫状体脱离。

UBM表现：可探及前部玻璃体内多条混乱的中强回声光带，并与睫状体相连，部分将睫状体拉起，睫状体回声减弱，且极度增厚（图12-5-19）。

（三）玻璃体积血

玻璃体前部可探及团状强弱不等的回声，大多数与球壁相连。

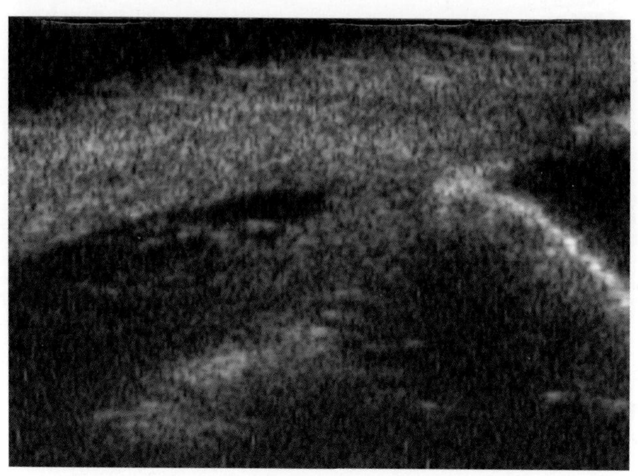

图12-5-19　前部增生型视网膜病变声像图

（四）玻璃体切割术后的观察

玻璃体手术后可探及与创口相连的回声光带，是玻璃体条索所致；可探及是否存在前部增生型视网膜病变，玻璃体是否残留，与睫状体是否有牵拉；玻璃体内的气体及硅油充填情况，以及前房内是否有气体及硅油残留，尤其是硅油充填眼是否有前部的视网膜脱离及前部增生型视网膜病变。这对眼内硅油取出后眼的处理至关重要（图12-5-20）。

七、眼外伤

（一）穿通伤UBM检查的意义

对于眼前节的损伤，有时由于角膜透明度欠佳，往往无法看到眼内的情况，所以通过UBM可以探查到角膜、虹膜、睫状体、前房、房角、晶状体及前部玻璃体的情况，针对这些情况临床医师可做出处理。

（二）钝挫伤

1.房角后退及房角劈裂　虹膜与小梁的距离较其他部位明显加大，有的可以看到睫状体从中间撕开，房角可以呈钝圆形或M形。房角劈裂见图12-5-21。

2.外伤性睫状体离断　前房较对侧眼明显变浅，非离断处的虹膜与小梁距离明显缩短甚至相接触，导致房角关闭，这也是有些睫状体离断的患者眼压不降低的原因；睫状体离断表现为脉络膜上腔与前房相交通，且常常合并虹膜根部离断，全部会有脉络膜上腔渗漏，睫状体及脉络膜呈网状回声，回声明显增宽，睫状体与脉络膜之间存在明显的无回声区；严重的可合并脉络膜下腔出血，在脉络膜与巩膜间存在明显的致密的点状回声；有的会合并晶状体悬韧带断裂、晶状体脱位等。通过UBM检查可清楚地确定其离断的范围及其与周围组织的关系，为临床手术及治疗提供可靠的依据（图12-5-22，图12-5-23）。

3.球内异物 较常见，大多数为铁类磁性金属，也有非磁性的金属异物如铜和铅。非金属异物包括玻璃、碎石及植物和动物异物。以往位于房角、后房、晶状体及前部玻璃体的小的异物很难发现，UBM的出现使这些都可以被直接观察到，而且定位、异物的大小都非常准确，并且可以明确其与周围组织的关系。

UBM表现：金属异物表现为强回声光斑，且有声影及尾影，其后的组织回声消失，边界清楚。非金属异物的回声也比巩膜的回声强，但无声影（图12-5-24，图12-5-25）。

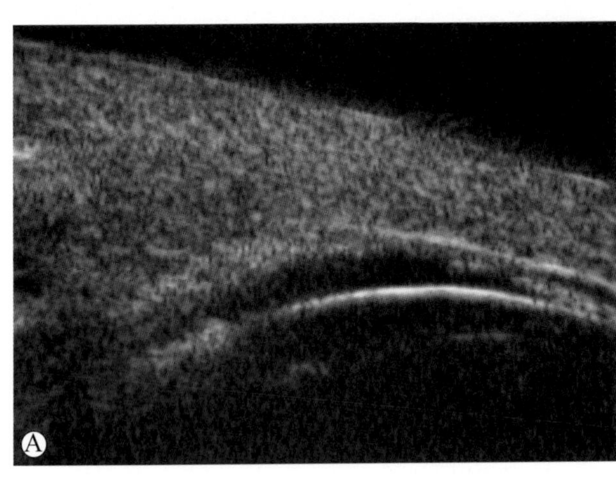

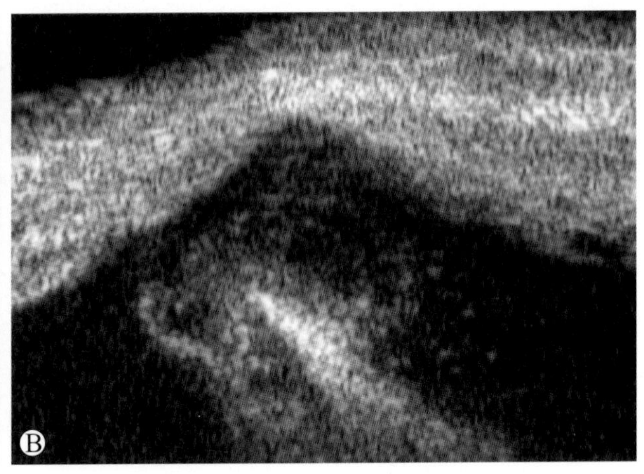

图12-5-20 玻璃体切割术后声像图

A.玻璃体切割术硅油充填眼；B.玻璃体切割术后创口玻璃体残留

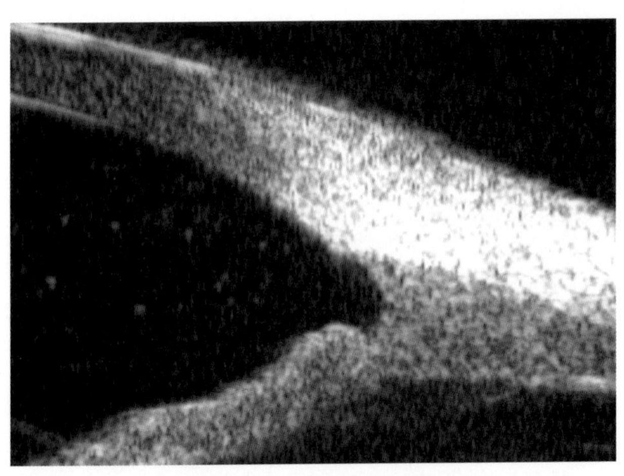

图12-5-21 房角劈裂声像图

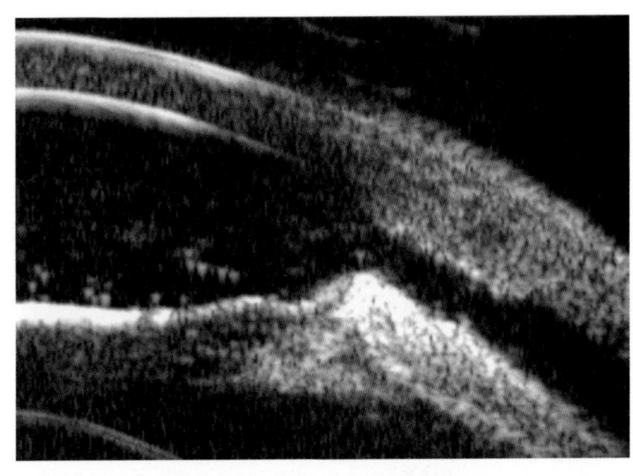

图12-5-22 睫状体离断声像图

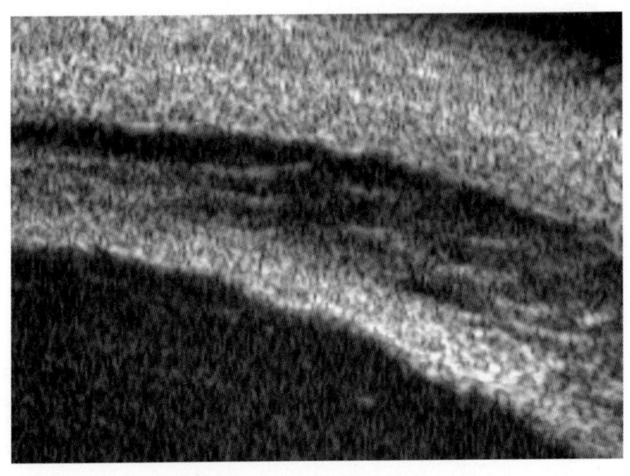

图12-5-23 脉络膜渗漏声像图

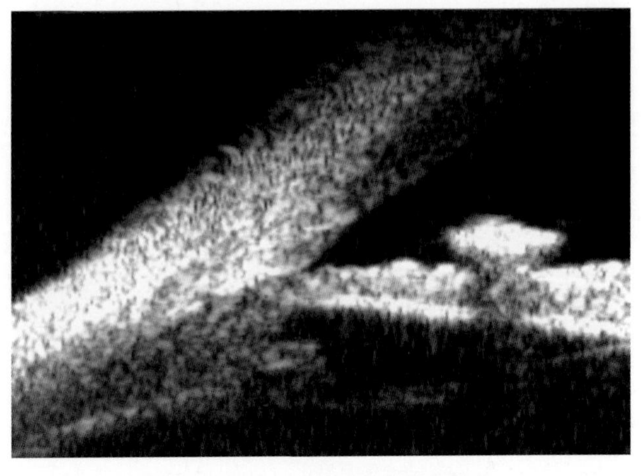

图12-5-24 虹膜金属异物声像图

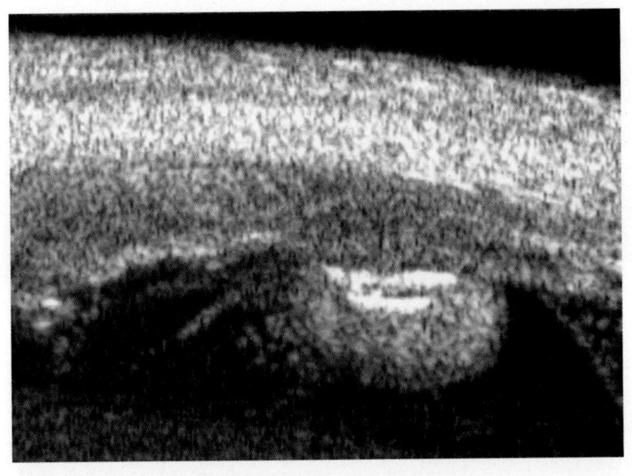

图12-5-25　睫状体异物声像图

（薛志艳）

第六节　A型超声在眼内人工晶状体的生物测量中的应用

随着白内障摘除人工晶状体植入技术的发展越来越成熟，大多数临床医师在关注手术技巧的提高、人工晶状体材质选择的同时，也越来越重视眼内参数的测量及人工晶状体度数的计算。那么如何做到准确测量眼内的各种参数及精确计算人工晶状体的屈光度就变得至关重要。

一、测量需要的仪器

（一）角膜曲率仪

1. 手动角膜曲率仪。
2. 自动角膜曲率仪特点。
3. IOL Master光学生物测量仪。

（二）A型超声

1. 基本原理　利用A型超声轴向分辨率好的特点，根据不同组织声阻抗差的不同，A型超声所表现的波形不同，对欲探测的组织进行测量，根据不同界面产生A型超声波形的时间不同，选择声波在该组织中的最适声速，根据公式"距离＝速度×时间"获得相关组织的生物测量值。

2. 检查方法　直接接触检查法（常用）及间接浸润检查法。

3. 测量时的注意事项

（1）患者的眼位。注视探头或正上方。

（2）探头和眼要轻轻接触，做到不加压。

（3）探头要与眼的视轴方向一致，不可倾斜。

（三）B型超声

一般不会使用B型超声测量眼轴的长度，但是在特殊情况下，也可以应用，如硅油充填眼。

二、需要测量的数据

1. 角膜曲率。
2. 前房深度。
3. 晶状体厚度。
4. 眼轴长度。

常见的参数定义见表12-6-1。

表12-6-1　常见的参数定义

参数	单位	定义
AL	mm	眼轴长度
DR	D	术后预留度数
K1K2	D	角膜屈光度
A		人工晶状体常数
ACD		术后前房深度
D.EM	D	正视眼人工晶状体的屈光度
D.AM	D	术后保持DR时，需植入的人工晶状体度数
IOL	D	人工晶状体度数
ANTE/POST		前房型/后房型

仪器中常见字段的含义见表12-6-2。

表12-6-2　仪器中常见字段的含义

符号	名称	数据
v（A）	超声在前房的传播速度	1537m/s
v（L）	超声在晶状体中的传播速度	1641m/s
v（V）	超声在玻璃体中的传播速度	1532m/s
LENS	晶状体厚度	
VITR	玻璃体长度	
AL	眼轴长度	
AV	测量的平均值	

A、ACD及SF之间的关系：

$$SF = (A \times 0.5663) - 65.6$$

$$SF = (ACD \times 0.9704) - 3.59$$

三、A型超声测量的模式

1. NORMAL　正常眼。

2. APHAKIC 无晶状体眼。

3. PHEUDOO 人工晶状体眼。

4. CATARACT 白内障眼。

四、各种情况的A型超声测量

1.有晶状体眼的特点 可见到角膜的饱和波，晶状体前囊、后囊的饱和波，球壁的饱和波及其后的眶脂肪的波形（图12-6-1）。

2.无晶状体眼的特点 与正常眼相比，如果为有晶状体后囊残留的眼，则缺乏晶状体前囊的饱和波；如晶状体完全缺如，那么只有角膜及球壁的饱和波（图12-6-2）。

3.人工晶状体眼的特点 与正常眼相似，只是晶状体饱和波的后面有逐渐减弱的波群。由于伪像较多，所以要减低增益（图12-6-3）。

4.高度近视眼的特点 高度近视眼大多数合并后巩膜葡萄肿，所以测量眼轴长度比较困难，可重复性差，要测得视轴的长度，须要求患者注视探头。

5.膨胀期白内障的测量 由于膨胀期白内障的晶状体含水量增加，厚度也增加，所以传播速度也随之下降，从原来的1641m/s降至1590m/s，可采用分段测量，然后计算，有的A型超声上可设置在晶状体及玻璃体中的传播速度，如不能设置，可采用分段测量法，或者用平均声速法，平均声速法是将声速调至1550m/s。

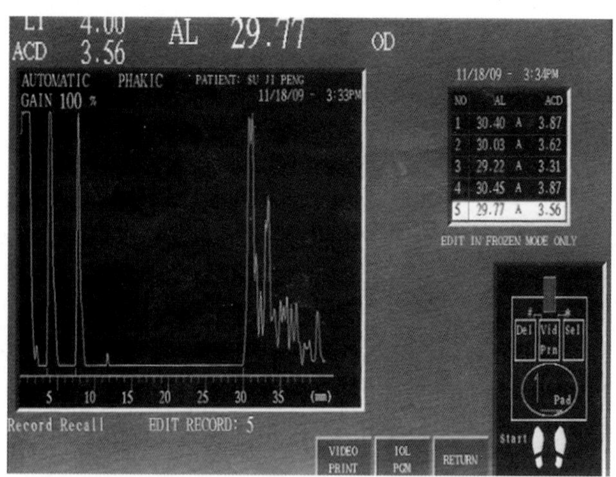

图12-6-1 有晶状体眼A型超声图像

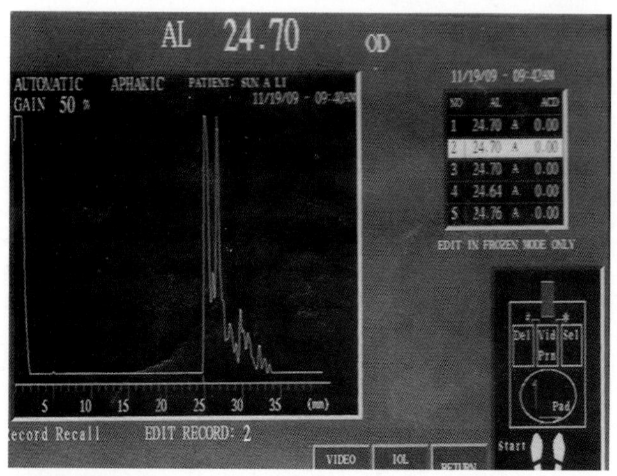

图12-6-2 无晶状体眼A型超声图像

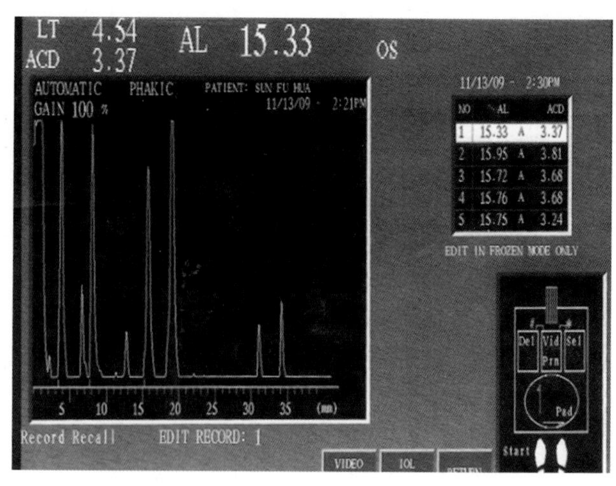

图12-6-3 人工晶状体眼的A型超声图像

6.硅油充填眼的测量 硅油充填眼很难用A型超声测得其眼轴长度，所以我们一般用B型超声测其眼轴长度，用A型超声测量其前房深度和晶状体厚度，然后采用分段测量法，求得实际的玻璃体长度。其方法如下。

（1）建议坐位检查，因为如果硅油充填得不够满，坐位时玻璃体的轴位应该也全部是硅油。

（2）根据硅油的黏度（硅油的黏度是由厂家提供的）：黏度为1000cST的声速为980m/s；黏度为5000cST的声速为1040m/s。

（3）修正：V（玻璃体的实际长度）＝

V1532（测得的长度）×1/1532×980（或1040）。

实际眼轴长度＝前房深度＋晶状体厚度＋实际长度。

（崔海滨 薛志艳）

第七节 超声造影在眼科的应用

超声造影被誉为无创性微循环血管造影。它的研究和应用可以追溯到1969年，由Gramiak首先提出超声对比显影的概念，它能提供比普通超声及彩色多普勒超声更丰富、更明确的诊断信息。超声造影检查是一种新的检查方法，可显著增强超声检测信号，清晰显示血管和组织的血流灌注，增加图像的对比分辨率，提高病变组织在微循环灌注水平的检测能力。它在常规超声检查的基础上，通过静脉注射超声造影剂，来增强人体的血流信号，实时动态地观察组织的微血管灌注信息，以提高病变的检出率并对病变的良恶性进行鉴别，整个检查过程相当短暂，约10min即可完成，是一项无创、无电离辐射的新型影像学技术。

（一）检查范围

1.鉴别视网膜脱离和玻璃体机化膜。

2.眼内肿瘤的良恶性鉴别。

3.眼内出血与肿瘤的鉴别。

4.眼眶肿瘤的诊断。

5眼部缺血性病变的诊断。

6.眼球血供的基础研究

（二）检查方法

1.造影剂　为博莱科（Braeco）公司的造影剂SonoVue（SF6），它由六磷酸酯包裹的六氟化硫微泡组成，微泡平均直径为2～5μm，90%以上的微泡直径为＜8μm。配制时在造影剂粉末中加入5ml生理盐水，然后剧烈摇动20s即可使用。造影时每次抽取1.0～1.2ml溶液经肘部浅静脉快速注入，再注射5ml生理盐水，实时连续观察灌注过程，记录回声强度变化，动态存储图像。

2.图像分析　根据造影剂在病变组织内填充的情况将造影增强的模式分为有增强和无增强两类。其中有造影剂增强的病例，根据造影剂在同侧正常视网膜和脉络膜内与病变组织内充盈的情况进行对比，如果造影剂充盈病变组织的过程早于正常组织，称为“快进”；如果造影剂充盈病变组织的过程同步于或者晚于正常组织，称为“慢进”；如果造影剂在病变组织的消退过程早于正常组织，称为“快出”；如果造影剂在病变组织的消退过程同步于或晚于正常组织，称为“慢出”。

（三）安全性

美国食品药品监督管理局（FDA）于1997年批准超声造影剂的临床使用，而欧盟超声学会在欧洲临床超声造影指南中指出：超声造影通常非常安全，但是诊断超声与超声微泡联合使用有可能产生生物效应，如空化效应可能引起组织溶血，微泡爆破的机械效应可能引起微血管出血，仍有可能对眼组织产生有害影响，所以需要在超声造影前，权衡其使用价值和潜在的危险。

（四）超声造影在眼科的应用

由于超声造影检查的特点及安全性，目前其在眼部的应用尚处于起步阶段，对眼内及眶内肿瘤还缺乏详细的研究。

1.眼内占位和视网膜下出血的鉴别诊断　由于视网膜下出血，出血内无血管，彩色多普勒表现为隆起的内部血流信号缺失，而眼内肿瘤，受肿瘤位置的限制，当肿瘤内的血管与多普勒方向垂直时，也可以表现为血流信号缺失，所以医师很难做判断（图12-7-1）。而超声造影解决了这个问题，在超声造影中，视网膜下出血表现为病变边缘可见环形显影，而其内部无造影剂充填。眼内肿瘤可见病变组织内造影剂不同程度的充填。

2.眼内肿瘤良恶性的鉴别　有多项研究报道，眼内恶性肿瘤超声造影表现为快进快出型（图12-7-2），而良性肿瘤呈慢进慢出型。

3.眶内肿瘤的鉴别诊断　眼眶肿瘤种类较多，超声造影检查的特点目前尚缺少详细的研究。一般来说与正常组织对照，病灶增强慢者，表明病灶内供血血管密度低，血管管径小；病灶与正常组织同步增强，表明病灶内供血血管密度与正常组织相近；病灶增强快者，表明病灶内供血血管密度高，血管管径大。造影剂消退时间短，提示病灶内血管回流通畅，血管密度大，管径大，亦与病灶内存在动静脉短路有关。造影剂强化程度的差异，可能与病灶内血管生成的程度有关。良性肿瘤内部血管生成较少，造影剂一般表现为与正常组织内造影剂同步增强，病变内造影剂消退的速度比正常组织慢或者与正常组织同步；恶性肿瘤外周及内部有大量侵袭性生长的毛细血管，因此和正常组织对比，病灶造影剂强化

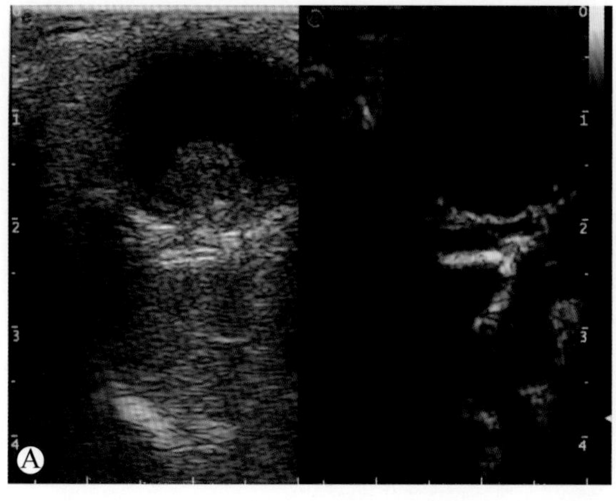

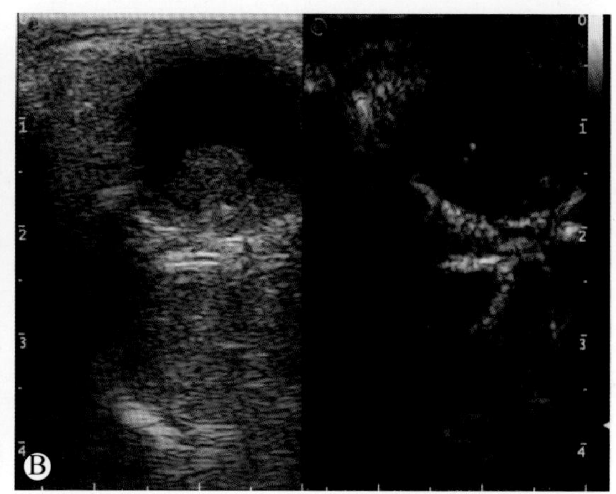

图12-7-1　视网膜下出血超声造影

A.视网膜下出血肿物未探及血流信号；B.视网膜下出血与肿物轮廓一致的串珠样血流信号

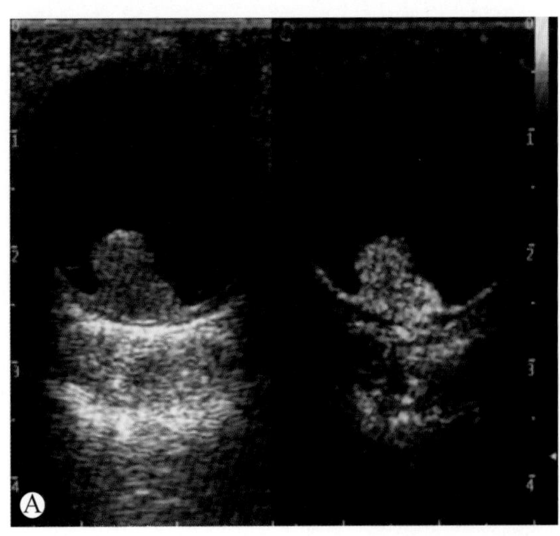

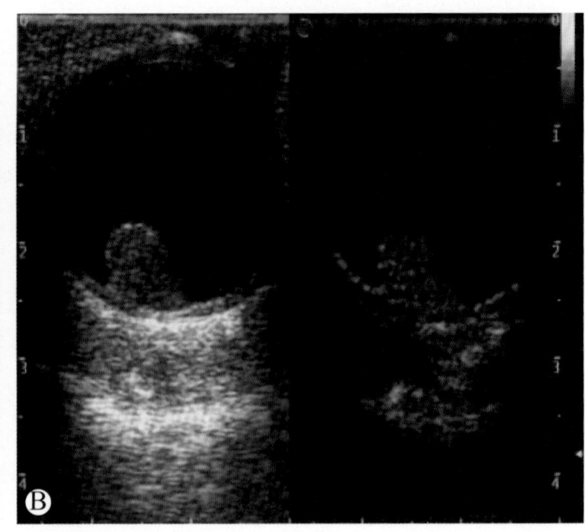

图12-7-2 脉络膜黑色素瘤超声造影

A.脉络膜黑色素瘤快进；B.脉络膜黑色素瘤快出

快，这也提示病灶内供血血管密度高。恶性肿瘤往往造影剂的消退较正常组织快，提示组织内部血管的管径较大，与周围组织血管交通支丰富。所以一般良性肿瘤表现为慢进慢出型，恶性肿瘤一般表现为快进快出型。部分眶内点位性病变由于无血管，内部无血流信号，表现为与肿瘤大小一致的环形增强，而肿瘤内部无信号。

4.其他　有研究报道，通过超声造影的充盈模式可以判断脉络膜恶性黑色素瘤的预后，同时可以评估脉络膜黑色素瘤放疗后的效果，若已放疗的脉络膜黑色素瘤造影明显增强，表示放疗不足。

（王顺章　薛志艳）

第13章 13

颌面部疾病

第一节 涎腺

涎腺又称唾液腺（salivary gland），主要由腺组织和结缔组织成分组成。它具有分泌唾液，湿润口腔黏膜，协助消化、杀菌、调和食物，便于吞咽等作用。其包括三对大涎腺（腮腺、颌下腺和舌下腺）及无数分布于舌、唇、颊、腭等处的小涎腺。

因涎腺位置较表浅，随着超声仪及探头性能的提高，目前涎腺高频声像诊断和彩色多普勒血流成像、彩色血流成像（CFM）等已作为非常有效的辅助检查方法显示出重要的使用价值。

一、涎腺的超声解剖

（一）腮腺的超声解剖

腮腺（parotid）位于两侧耳垂前下方和下颌后窝内，外形似倒立的锥体，浅面为皮肤和皮下脂肪覆盖，深面与咬肌、下颌支、咽后壁相邻，后面紧贴胸锁乳突肌、二腹肌后腹及茎突，上极达颧弓，居外耳道及颞下颌关节之间，下极达下颌角下缘（图13-1-1）。

颈深筋膜浅层向上形成腮腺咬肌筋膜，筋膜在腮腺后缘分为浅、深二层，包被腮腺，形成腮腺鞘，腮腺鞘浅层特别致密，超声下其被膜较薄，但其深层薄弱，因此，在声像图上腮腺深层的边界不太清晰（图13-1-2）。

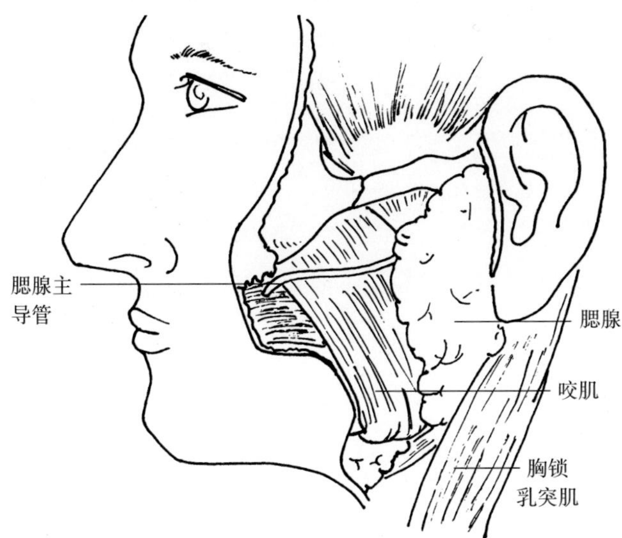

图13-1-1 腮腺及其邻近组织解剖

腮腺是涎腺中最大的腺体，大小约5cm×3.5cm，腺实质分为许多小叶，由分支的导管及末端的浆液性腺泡组成，声像图上呈规则、均匀、细密的实质性低回声，回声水平较周围的肌肉或脂肪组织回声相对强（图13-1-3），其内可见较腺组织回声稍强的曲线样短小带状回声，该带状回声相互平行，其间的最小距离为1.4～2.0mm，病理检查表明该带状回声为叶间的纤维组织，而其间的低回声则为腺叶组织。腮腺不同于颌下腺、甲状腺，其后方回声衰减明显。

腮腺以下颌骨后缘和穿过腮腺的面神经丛分为浅叶、峡部和深叶（图13-1-4）。浅叶位于外耳前方，表面覆以腮腺鞘浅层，其深面由前向后接咬肌后部浅面、腮腺峡部和胸锁乳突肌前面的浅面，峡部前邻下颌支后缘，后为胸锁乳突肌前缘，深面与腮腺深部相接。腮腺深部位于下颌后窝，在声像图上边界不甚清晰，其前界为翼内肌，后界为二腹肌后腹。

腮腺主导管长5～6cm，管腔直径约2mm，从腮腺浅叶前缘穿出后，在颧弓下1cm的水平于咬肌浅面向前行，穿过颊肌，开口于右上第二磨牙所对应的颊侧黏膜上。正常的腮腺导管在声像图上不易显示，有时在腮腺内偶可见到有一平行带状回声，如导管内有结石或异物时可见远端扩张的导管管腔。

腮腺内有颈外动脉及其终支颞浅动脉和上颌动脉、下颌后静脉及其属支颞浅静脉和上颌静脉等穿行。在下

图13-1-2 正常腮腺声像图

腮腺鞘浅层被膜清晰、深层边界不清，内部回声细密均匀

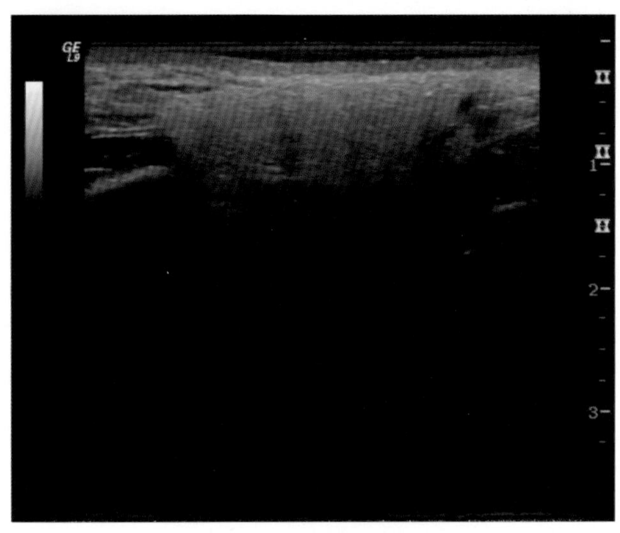

图13-1-3 正常腮腺声像图

腺体回声高于周围肌肉和脂肪组织

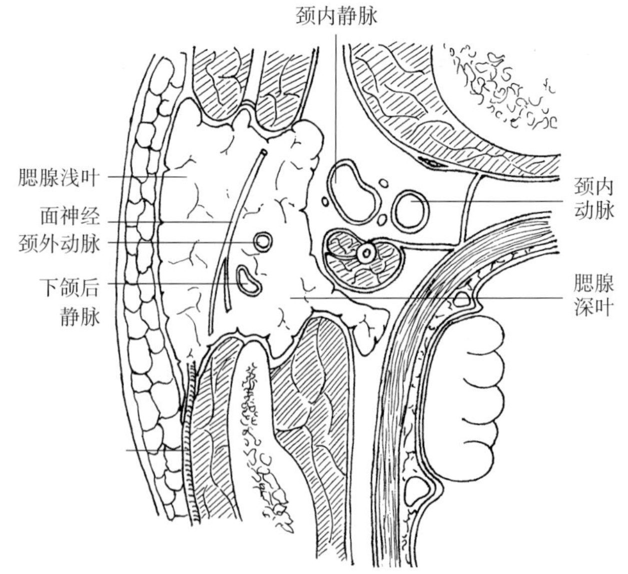

图13-1-4 腮腺横断面解剖

颌后窝内，颈外动脉位于下颌后静脉的前内侧，上行于下颌支中、下1/3交界处进入腮腺（有时全部行经腺体深面）。腮腺实质内除了能见到几条大血管及其分支外，一般探查不到其他血流信号。纵切时，在耳前的浅叶内可见一贯穿腮腺的无回声带，为下颌后静脉、其属支颞浅静脉及上颌静脉，在其深部常可见穿过腮腺的颈外动脉及其分支颞浅动脉（图13-1-5）。

腮腺区的淋巴结有三组：第一组是浅表的筋膜上

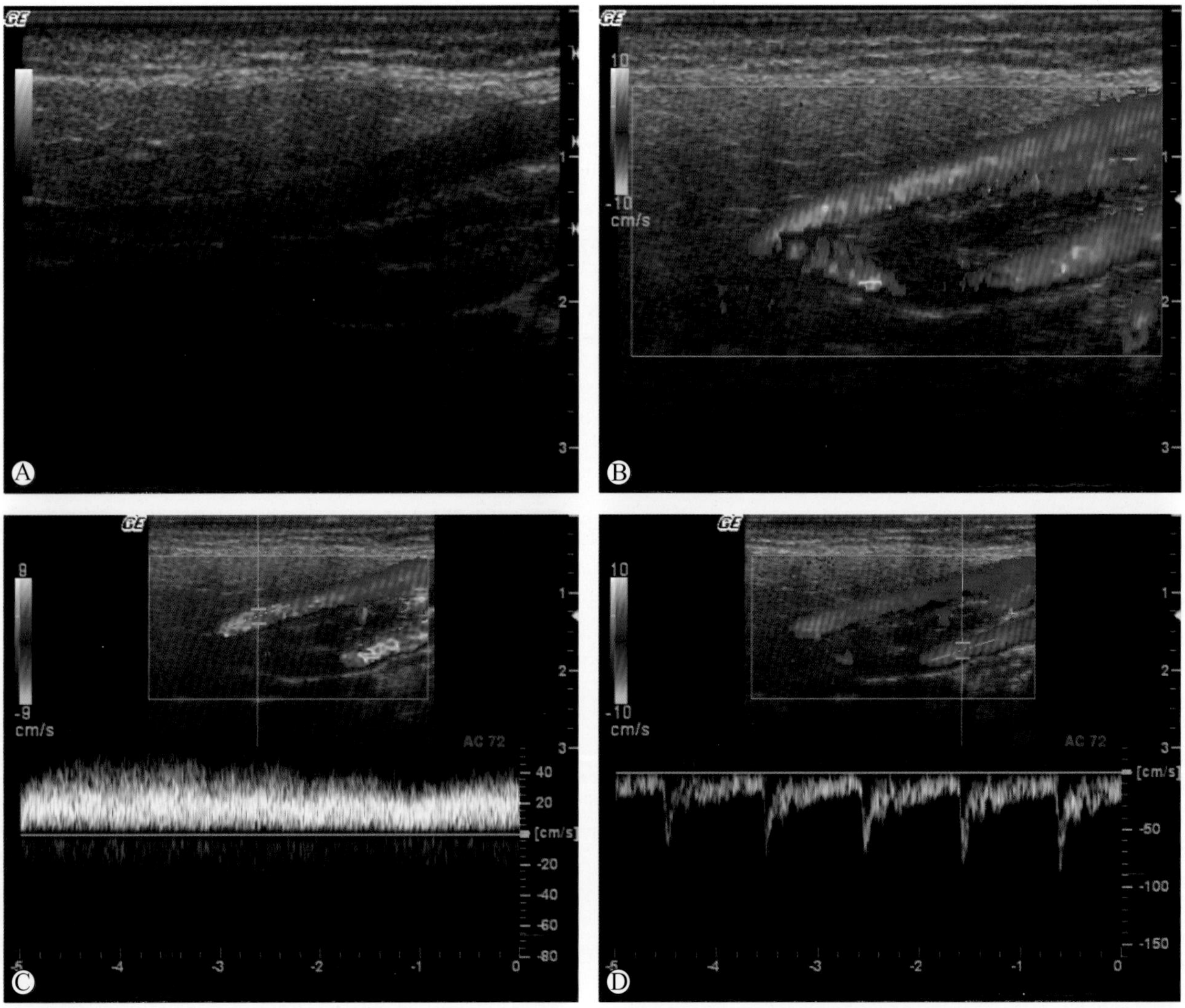

图13-1-5 超声探头纵切扫查腮腺探及穿过腮腺的下颌后静脉和颈外动脉

淋巴结，有1～4个，位于腮腺包膜浅面、耳屏前及胸锁乳突肌前缘，有时淋巴组织呈壳样包绕在腮腺腺叶外围。第二组是腮腺内淋巴结，位于腮腺筋膜深面的腮腺组织内，紧邻腮腺筋膜，腮腺内淋巴结因收纳腮腺与腮腺相应的面部皮肤、眼睑外侧的结膜、外耳道、咽鼓管和鼓室黏膜的淋巴回流，上述部位的炎症及肿瘤常可导致腮腺内淋巴结的肿大。第三组是深层腺内淋巴结，有4～10个，位于峡部、深叶或面深静脉附近，汇入颈浅、颈深淋巴结。其中5%～10%腮腺区淋巴结病理上具有特殊性，其髓质内出现导管和腺泡样结构，这是涎腺发生良性淋巴上皮病变、腺淋巴瘤以至恶性淋巴瘤的组织学基础，可能与胚胎期涎腺围绕颈静脉淋巴囊发育有关。正常腮腺声像图偶尔可见其内淋巴结所致的椭圆形低回声区，通常可见淋巴门结构（图13-1-6）。

部分人有副腮腺（paraparotid）。它大小不一，常位于腮腺前缘与咬肌前缘之间、腮腺导管的上方，多数接近导管的近侧端，有一蒂部与腮腺浅叶相连，可能会被误认为颊部占位。其呈均质回声，类似腮腺实质回声，周围有致密的带状回声包绕（图13-1-7）。

（二）颌下腺的超声解剖

颌下腺（submandibular gland）位于二腹肌前、后腹和下颌骨下缘组成的颌下三角内（图13-1-8）。

颈深筋膜浅层包绕整个颌下腺形成被膜，浅层筋膜较致密，深层筋膜疏松，声像图上边界清晰，可见较薄的被膜。

颌下腺呈三角形或类圆形，大小约2.0cm×3.4cm，以下颌舌骨肌为界，颌下腺分为深、浅两部分（图13-1-9）。深部绕过下颌舌骨肌后缘，并在下颌舌骨肌与舌骨舌肌之间进入舌下间隙与舌下腺相接（图13-1-10）。声像

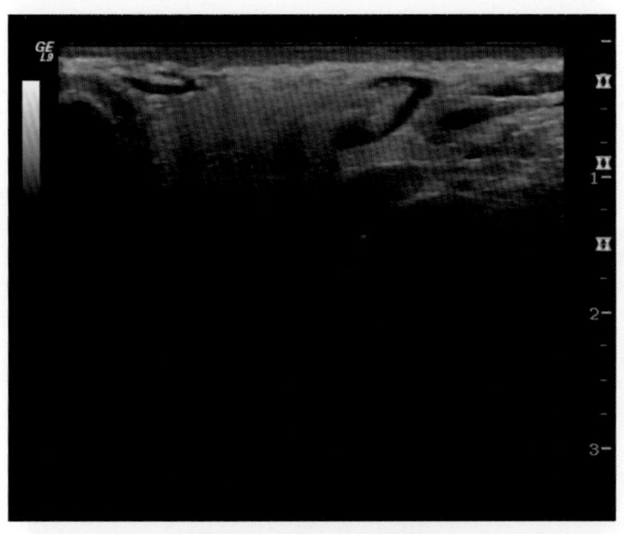

图13-1-6 正常腮腺声像图

腺体内可见淋巴结回声

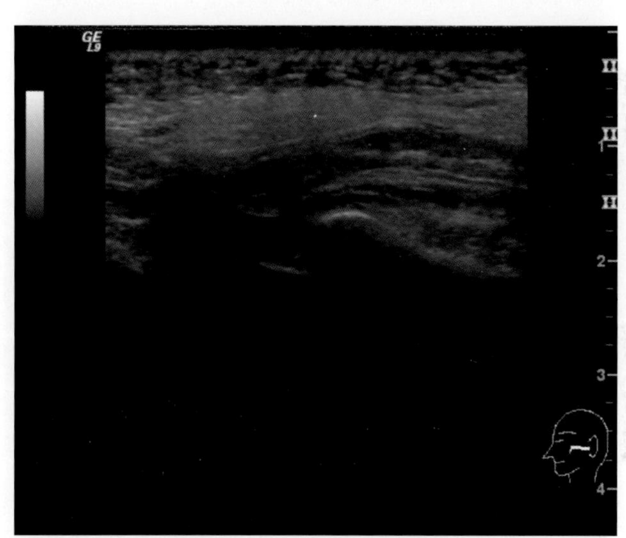

图13-1-7 副腮腺声像图

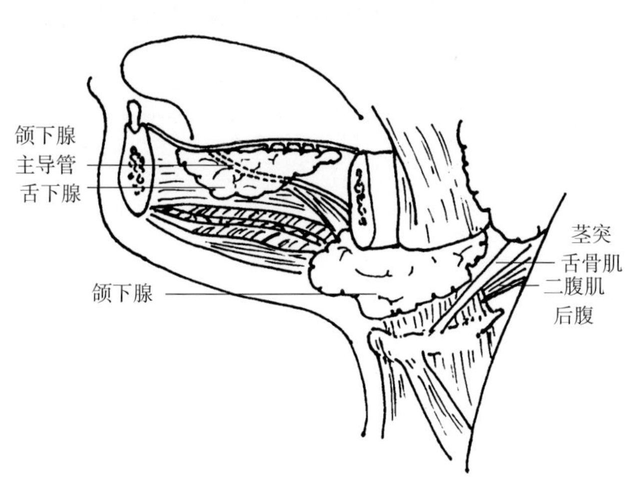

图13-1-8 颌下腺、舌下腺及其相邻组织解剖

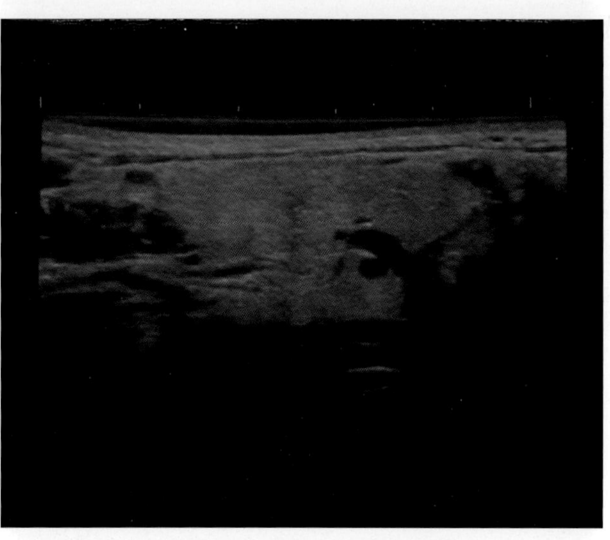

图13-1-9 正常颌下腺声像图

以下颌舌骨肌为界，分为颌下腺深、浅部，腺体回声均匀，与腮腺相似

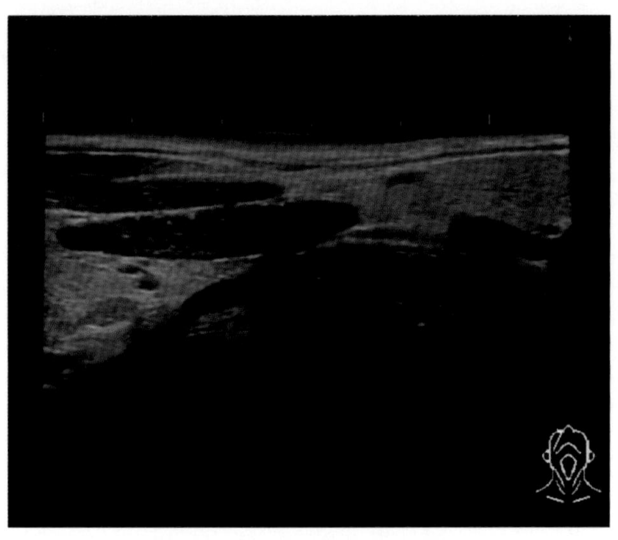

图13-1-10 正常颌下腺声像图
颌下腺深部与舌下腺相连

图颌下腺为分布均匀的细小点状回声，回声强度与腮腺相近或较低。表面依次为皮肤高回声、皮下脂肪组织低回声及颈阔肌回声，深层可探及二腹肌回声。

颌下腺主导管长约5cm，直径3～4mm。起于浅部的数支循深部绕过下颌舌骨肌后缘在舌骨舌肌浅面、下颌舌骨肌及舌骨舌肌之间向前走行并开口于口底的舌下阜，其不扩张时超声下不易显示。

颈外动脉分出的面动脉在颌下三角经颌下腺深面，于咬肌前缘绕过下颌骨下缘至面部，另一分支舌动脉经舌骨舌肌深面入舌，纵切颌下腺时内上部有时可见面动脉（图13-1-11）及舌动脉的液性暗带，多普勒显示为动脉血流。

颌下腺鞘内、颌下腺腺体的表面有颌下淋巴结，数目为3～6个。颌下淋巴结收纳颌面部的淋巴回流，因此，颌面部的炎症或肿瘤常先致颌下淋巴结肿大，有时易与颌下腺本身的占位性病变相混淆。

（三）舌下腺的超声解剖

舌下腺（sublingual gland）呈枣核状，位于口底黏膜、颌下腺和下颌舌骨肌的深面上方（图13-1-8），与颌下腺的后极相连，大小约1.7cm×0.6cm，边界不甚清晰。内部回声与颌下腺相似，因舌下腺比较小，边界也不甚清晰，如用较低频率的探头有时显示比较困难，故建议采用高频探头（7.5～10MHz）进行探测（图13-1-12）。纵切时可见腺内有舌静脉通过。

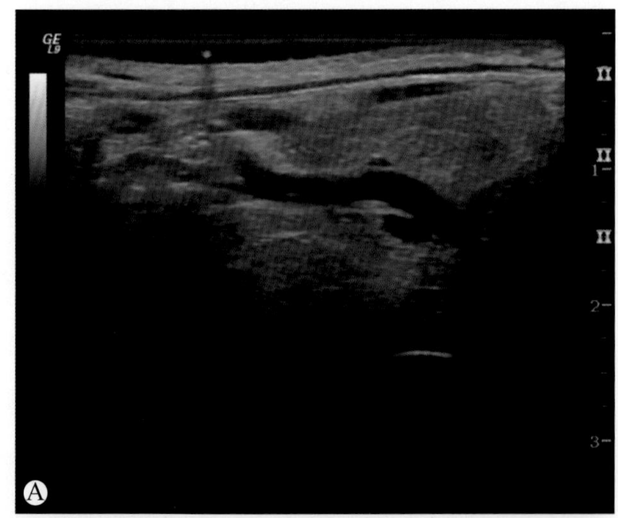

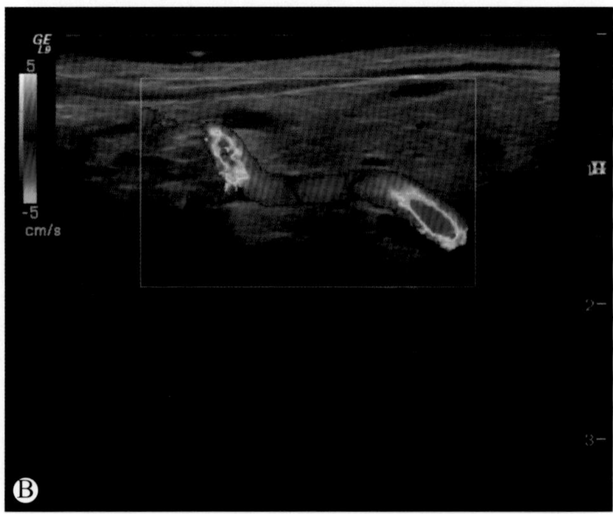

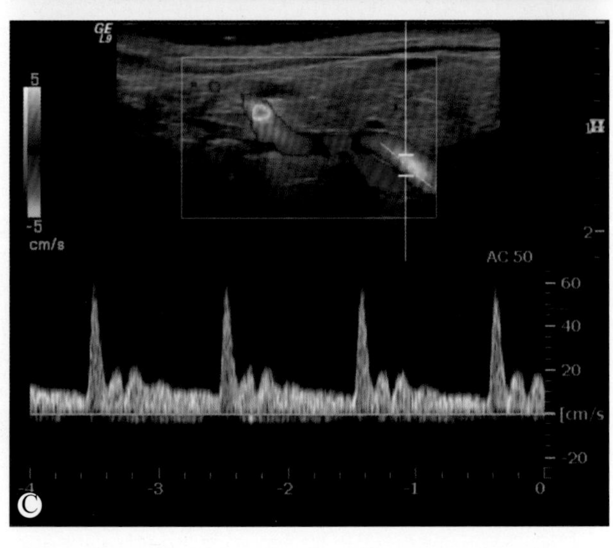

图13-1-11 纵切颌下腺声像图
可见面动脉穿过颌下区。A.二维；B.彩色；C.频谱

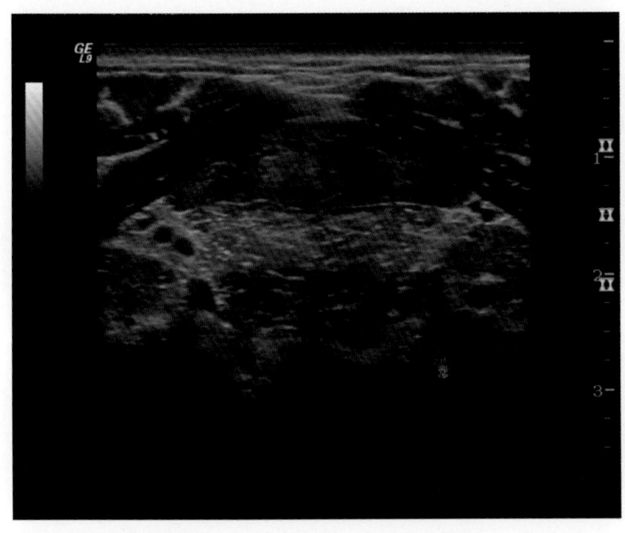

图13-1-12 正常舌下腺声像图

二、检查方法

（一）仪器及调节

实时灰阶超声仪宜选用10MHz以上的探头线阵，现在有更高频率（12～17MHz）的可供选择，不过如病灶过大，需完整显示病灶轮廓，可用较低频率探头检查。腮腺的声衰减较大，探头频率过高不利于深叶的显示，此时如选用经过口腔内的指端型探头将有助于腮腺的检查。彩色血流成像用线阵探头，频率为7～10MHz。灰阶增益不宜过大，聚焦调至近病变附近。彩色增益调到最大灵敏度而不产生噪声，能量输出调到能显示所检查部位的最低水平。病灶内血流彩色成像稳定后，用脉冲多普勒检测血流参数，为获得准确的参数，尽可能在病灶不同部位检测频谱，而且应不断调整扫查方向，使声束与血管的夹角减小。如果没有确定血管的走向，则将多普勒的θ角设定为0，以防止高估血流的峰值速度。涎腺的刺激试验，可采用口含柠檬片或维生素C片进行，以观察腺体内的导管和血管的动态变化。血管的检测通常是在刺激之前和刺激期间进行对比，腮腺检查测量颈外动脉的血流动力学改变，一般检测频谱多普勒的收缩期峰值速度（PSV）和阻力指数（RI），而颌下腺检查时则可测量面动脉的相关参数。

（二）检查方法

患者取仰卧位，颈后垫枕，头转向健侧使颈伸展，充分暴露被测部皮肤。局部涂抹适量耦合剂使探头与之密切接触。对病变部位以纵横切面的十字交叉法予以定位。腮腺检查上从咬肌前缘到胸锁乳突肌后缘，下至颌下腺区做纵横扫查。当探查下颌角周围的深部腮腺时，应做斜切扫查。检查时，应做健侧对比扫查。颌下腺和舌下腺在颏下部，做相应的纵横斜切面的扫查。如怀疑有肿瘤，应对颈部淋巴结进行检查。在获得理想的灰阶声像图后，加上CDFI。CDFI检查时探头施压应轻，以免静脉或实质内的小血管受压，致血流信号消失。血流信号稳定后，再用脉冲多普勒检测血流。多普勒检查应不断调整扫查方向，尽可能使声束与血管的夹角减小。对于干燥综合征患者，可做涎腺刺激试验，患者含入柠檬片后血流PSV可至少提高一倍。

（三）观察内容

1.灰阶超声　主要包括腺体的大小、形态、内部回声强弱及分布情况、有无占位性病变，如有占位性病变，则应注意肿块的大小、边界、形态、有无包膜、内部回声强弱及均匀程度、后方回声及肿块与周围组织之间的关系。

2.彩色血流成像　主要包括腺体内部的血流情况，如是占位性病变，则应做血流强度及分布的观察，并进行多血管、多部位取样，对取得的脉冲多普勒频谱进行分析，测量PSV、平均速度（v_{mean}）、舒张末期流速（EDV）、搏动指数（PI）、RI及加速度（ACC）等。

（四）检查对象

检查对象为任何涎腺弥漫性或局限性疾病，以及涎腺周围的疾病与涎腺疾病的鉴别诊断。

三、涎腺超声评估指标

（一）涎腺弥漫性疾病的超声评估指标

1.大小、形态　涎腺肿大一般多见于流行性腮腺炎、急性细菌性涎腺炎、慢性涎腺炎腺体型、良性淋巴上皮病等，超声可见腺体肿大、外形趋圆，表面向外凸起（图13-1-13）。涎腺缩小多见于慢性涎腺炎的终末期及涎腺良性淋巴上皮病的萎缩型，超声可见腺叶结构畸变，纤维化程度加重，整个腺体体积缩小（图13-1-14）。

2.边界　涎腺边界可分为清晰、模糊两种。边界清

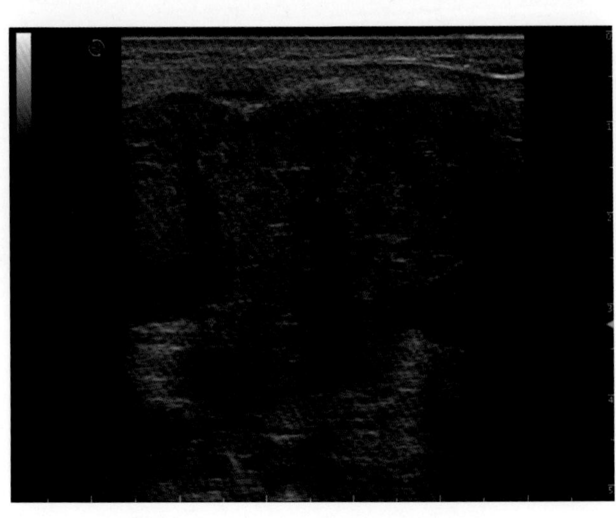

图13-1-13 颌下腺炎腺体体积增大

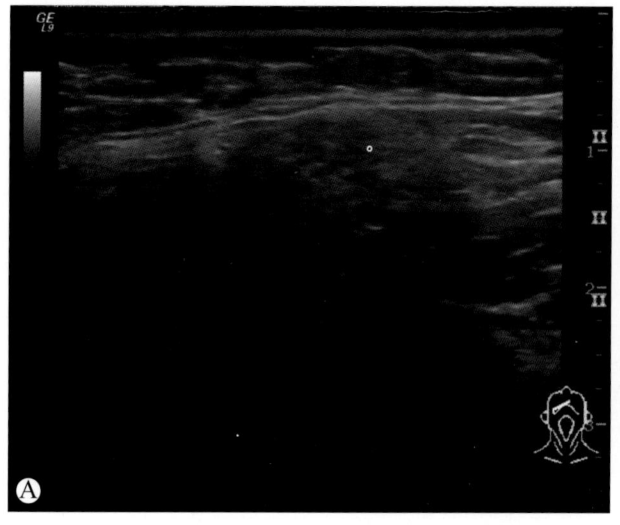

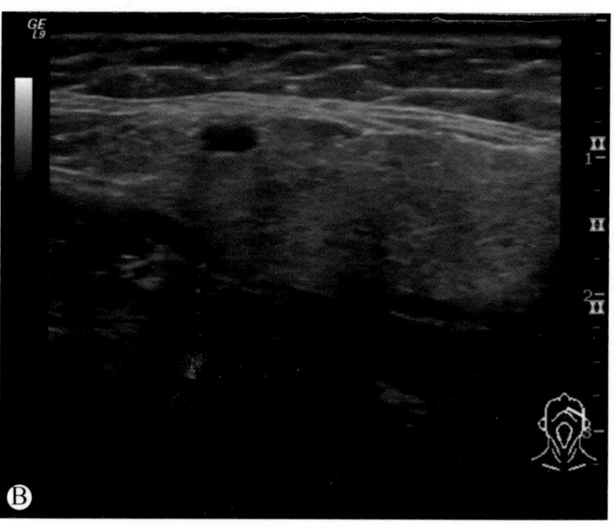

图13-1-14 慢性颌下腺炎左右对比，右侧腺体明显缩小

A.右侧；B.左侧

晰通常见于正常涎腺或病变未累及包膜的涎腺疾病，如涎腺良性肥大、未累及包膜的涎腺良恶性肿瘤炎性病变和淋巴上皮病等。边界模糊常由炎症造成，病变可累及面颊部皮下软组织（图13-1-15）或浅叶深面的咀嚼肌组织。

3.内部回声 是涎腺质地的直接反映，通常可按回声的强度或均匀性对其进行评估。

（1）内部回声强度：涎腺的内部回声强度的判断需以周围肌肉或脂肪组织回声作为参照，同时对比对侧腺体。涎腺实质回声增强常见于涎腺良性肥大，其类似于脂肪肝的回声表现，还可见于慢性涎腺炎的终末期及涎腺良性淋巴上皮病的萎缩型，两者均由纤维化改变引起（图13-1-16）。实质回声减低多见于流行性腮腺炎、急性细菌性涎腺炎、慢性涎腺炎腺体型（图13-1-17）、良性淋巴上皮病及涎腺弥漫性血管瘤等，均可见腺体内部回声减低，或弥漫分布的大小不等的低回声病灶呈蜂窝样改变，部分可融合成低回声团块。

（2）内部回声均匀性：涎腺实质回声均匀可见于正常涎腺、单纯性涎腺良性肥大及部分早期的涎腺炎症。回声不均匀者为大部分涎腺弥漫性病变的共同表现，如急性涎腺炎内部回声不均匀，化脓性感染呈混合性表现，腺体内还可见伴“彗星尾征”的点状回声，为微泡所致；不均匀的慢性涎腺炎腺体内可见弥漫性分布、大小不等（3～15mm）的低回声病灶，形态呈卵圆形或圆形，部分融合成较大的低回声灶；另外，良性淋巴上皮病内部不均匀的典型表现是双侧腺体见弥漫性的多个低回声区，呈蜂窝状改变（图13-1-18）；弥漫性血管瘤内可见散在分布的血窦样近无回声区。

4.涎腺导管的改变情况 正常的涎腺导管在声像图上不易显示，有时在涎腺内偶可见有一平行带状回声。当出现以下情况时，超声可看到扩张的导管：涎石症、肿瘤压迫及其他一些炎症性病变（图13-1-19），如慢性涎腺炎导管炎、涎腺良性淋巴上皮病等。导管扩张可分为整个腺体的导管扩张或局段性的导管扩张，前者可见于面颊部的占位压迫或主导管口腔开口端结石阻塞引起整个腮腺导管的扩张，同样口底占位可引起颌下腺导管，甚至舌下腺导管的扩张，后者见于腺体内的肿瘤压迫或

图13-1-15 腮腺弥漫性炎症性改变，边界不清

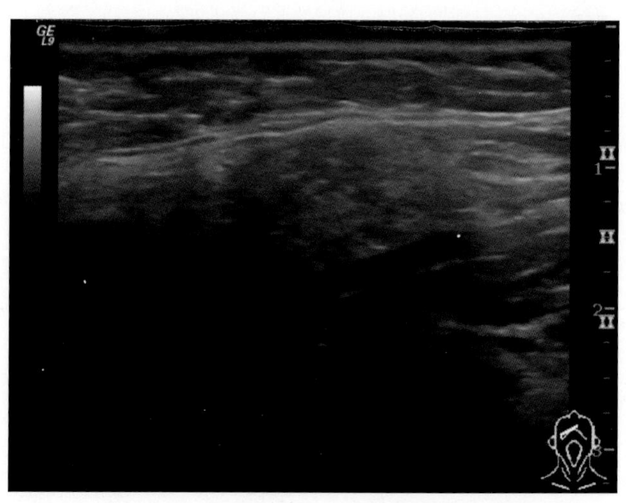

图13-1-16 萎缩的颌下腺腺体回声增强

腺体内结石形成（图13-1-20）。

5.彩色多普勒血流信号　彩色多普勒超声可通过血流强度和血流分布两个方面对涎腺实质的血流进行评估。

（1）血流强度：涎腺实质血流强度分为丰富、减少及正常三种。血流信号丰富见于急慢性细菌性涎腺炎、流行性腮腺炎、良性淋巴上皮病及涎腺弥漫性血管瘤或血管畸形（图13-1-21）；血流信号减少见于部分慢性涎腺炎的终末期及良性淋巴上皮病的萎缩期等（图13-1-22）；部分涎腺炎的早期、良性涎腺肥大，涎腺实质内血供可无明显改变。

（2）血流分布：涎腺实质血流分为弥漫性分布及局限性分布。弥漫性分布多见于急慢性细菌性涎腺炎、流行性腮腺炎等疾病；而局限性分布多见于良性淋巴上皮病的结节型团块，血流信号呈周围型或树枝状包绕或分布于结节内部，另可见于涎腺炎内的局灶性炎性病变，病灶内的血管呈放射状分支。

（二）涎腺局灶性疾病的超声评估指标

1.部位　腮腺是涎腺肿瘤的好发部位，约61.0%的涎腺肿瘤发生于腮腺。位于腮腺浅叶的往往最多见多形性腺瘤（图13-1-23）；而腮腺下极的则考虑为腺淋巴瘤和鳃裂囊肿。

2.数目　指涎腺腺体内被超声所检出的肿块个数，分为单发及多发。单发肿块多见于多形性腺瘤、基底细胞腺瘤、局灶性的血管瘤及除恶性淋巴瘤外的其他恶性肿瘤；多发肿块多见于多形性腺瘤术后复发、腺淋巴瘤（其具有双侧、多灶性的特点）、涎腺内的淋巴结肿大（图13-1-24）及恶性淋巴瘤。

3.大小　肿块大小的绝对值虽在良恶性结节中没有明显差异，但其动态变化为肿瘤的诊断提供了一定的信息，如肿块在短期内突然增大则提示肿块有囊性改变或肿瘤内出血的可能，若肿块内出现细小沙粒样的点状强回声，需警惕有恶变的可能，特别是多形性腺瘤出现此种钙化点并且肿块＞3cm时，提示可能出现恶变。另外有的肿瘤可能出现忽大忽小的变化，一般与肿瘤继发炎性感染有关，最典型的就是腺淋巴瘤，因为腺淋巴瘤内富有淋巴间质，肿块往往有消长史。

4.形态　肿块的形态可分为椭圆形、类圆形、分叶

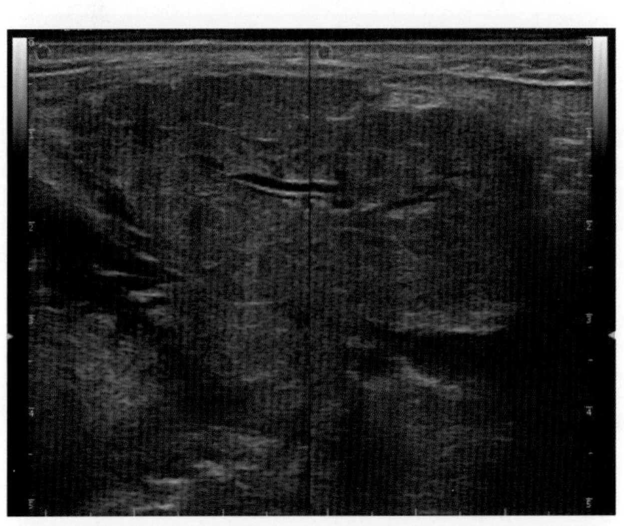

图13-1-17　慢性颌下腺炎腺体型回声减低

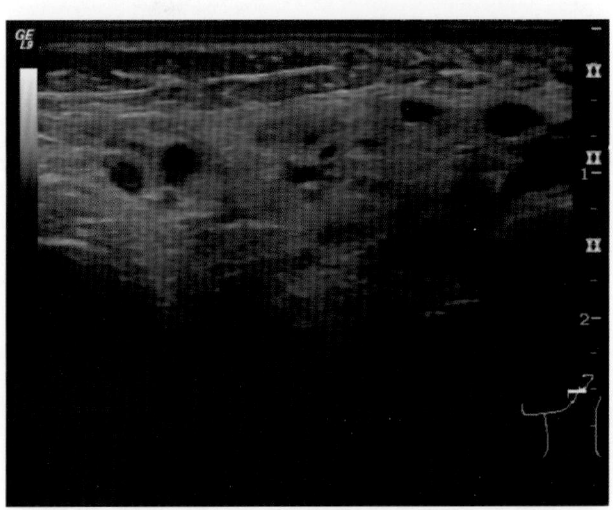

图13-1-18　良性淋巴上皮病腺体内弥漫蜂窝状改变

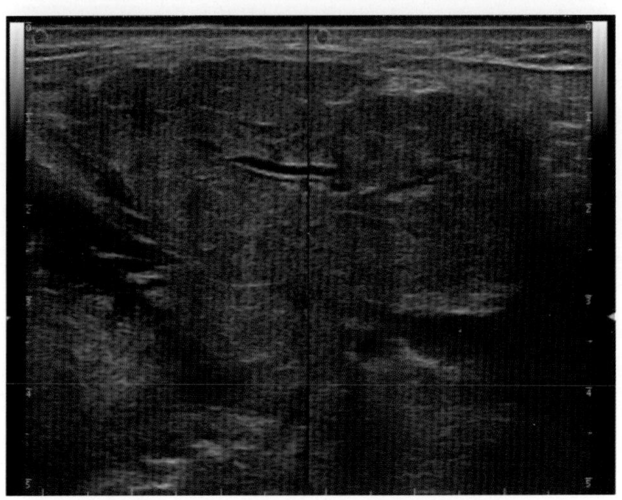

图13-1-19　涎腺炎症性改变引起导管扩张

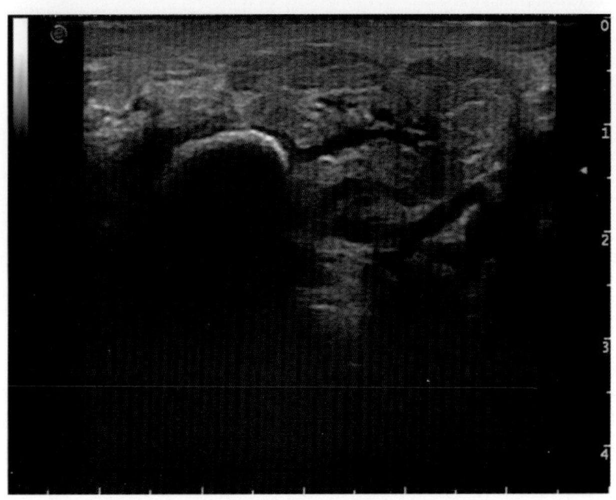

图13-1-20　颌下腺结石致远端导管扩张

状、不规则形。椭圆形、分叶状在良性肿瘤（图13-1-25）及低度恶性的肿瘤（如低度恶性的黏液表皮样癌或腺泡细胞癌等）较多见；分叶状及不规则形的肿块多为恶性肿瘤的表现，特别是不规则形肿块需高度警惕恶性可能性。良性肿瘤也可以呈现不规则形，如涎腺内局灶性血管瘤（图13-1-26）或淋巴结嗜酸性肉芽肿。

5.边界　肿瘤边界指肿瘤和围绕肿瘤的组织之间的交界面，可分为清晰、模糊两种。边界清晰通常见于良性肿瘤（图13-1-27）。边界模糊常见于炎症性、部分局灶性血管瘤或恶性肿瘤等（图13-1-28）。

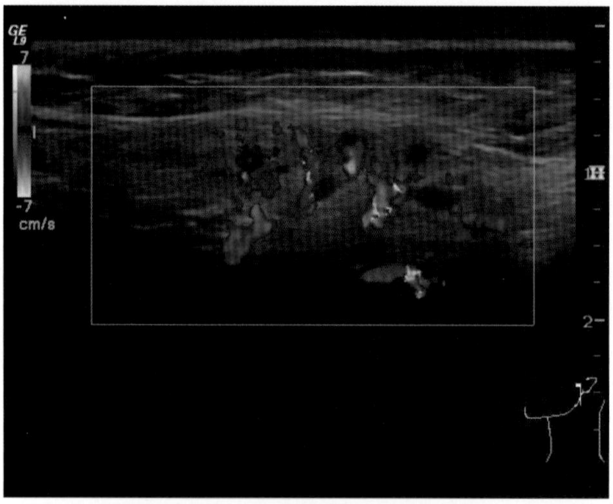

图13-1-21　腮腺炎时血流信号丰富

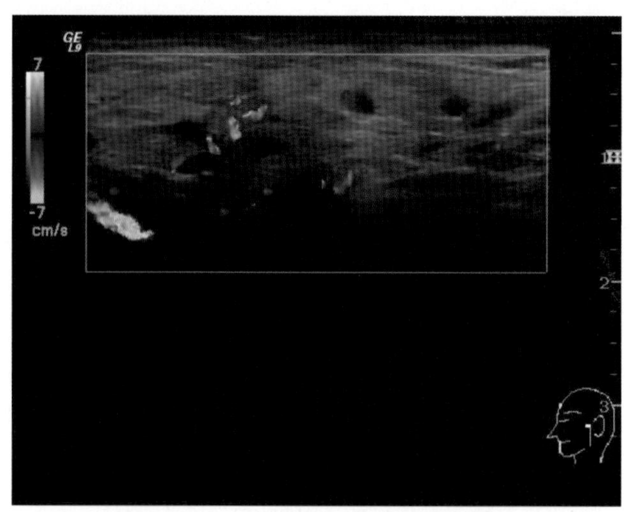

图13-1-22　干燥综合征时腺体血流减少

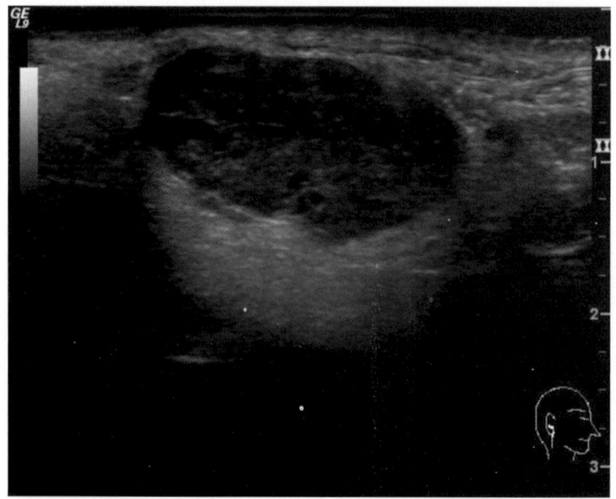

图13-1-23　位于腮腺浅叶的多形性腺瘤

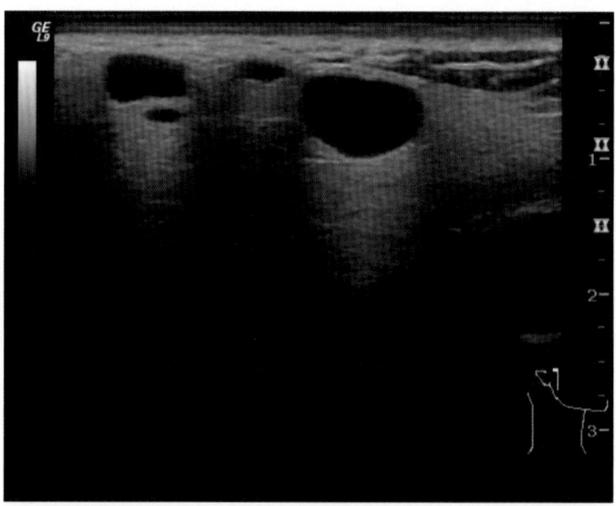

图13-1-24　腮腺内多发淋巴结

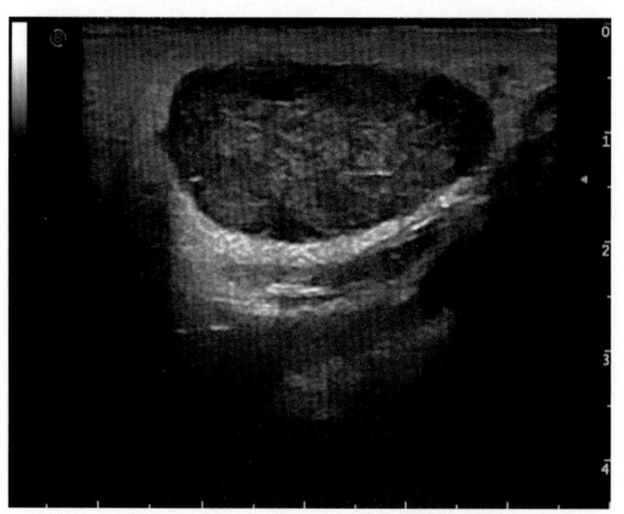

图13-1-25　椭圆形的腮腺腺淋巴瘤

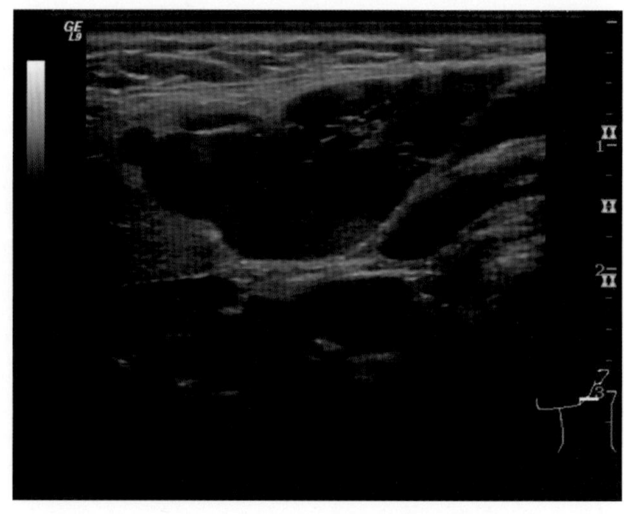

图13-1-26　形态不规则的腮腺血管瘤

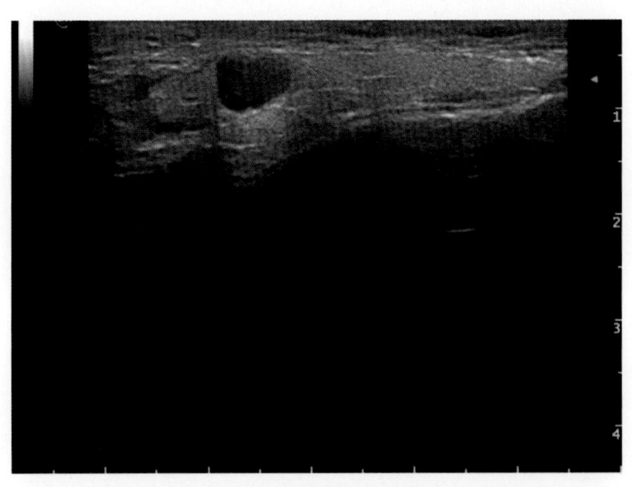

图13-1-27　边界清晰的腮腺多形性腺瘤

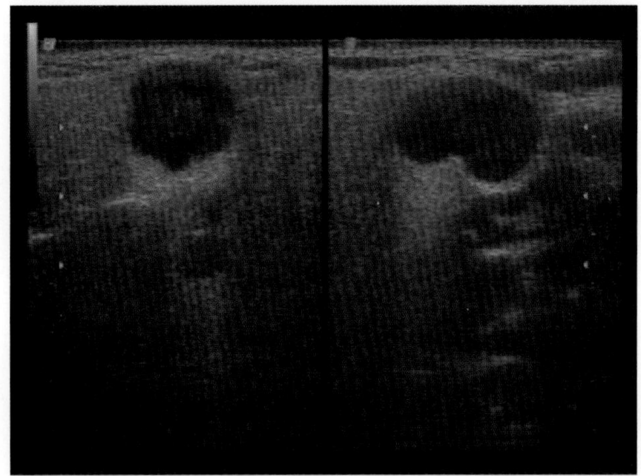

图13-1-28　边界模糊的恶性多形性腺瘤

良性肿瘤如腺淋巴瘤、基底细胞瘤、神经鞘瘤等常有完整的包膜，这层包膜将肿瘤与周围组织分隔清楚，也可不完整，如多形性腺瘤，有时瘤细胞可侵入包膜或包膜外组织；但少数良性肿瘤也可没有包膜，如血管瘤等。恶性肿瘤通常无包膜，或仅有不完整的包膜，或仅有假包膜。所谓假包膜即在肉眼观察下似有包膜，显微镜下于包膜上或包膜外已有肿瘤细胞浸润。它们通常是肿瘤生长时挤压肿瘤周边组织形成，并不是真正的包膜，因此这些周边反应组织称为假包膜。

6.内部回声

（1）内部回声的水平：肿块的内部回声水平与周围涎腺实质相比较，可分为无回声、低回声、等回声和高回声。在涎腺的各种良恶性肿瘤中以低回声、无回声多见。单纯以无回声表现的较少，可见于淋巴上皮囊肿、鳃裂囊肿。低回声可见于各种类型的良恶性涎腺肿瘤，其中腺淋巴瘤及淋巴瘤内部回声极低，是唾液腺实性肿块中回声最低的。另外，肿瘤的多样性成分也造成同一类型的肿瘤内部可以表现为不同的回声水平，最典型的见于多形性腺瘤，如软骨样组织成分较多则呈强回声区，后方回声可衰减；如黏液成分较多也可见散在分布的点状液性暗区，液性暗区呈散在分布为多。

（2）内部回声的均匀性：肿瘤根据内部回声是否均一可分为均匀性肿瘤和不均匀性肿瘤，一般是超声医师对声像图上肿瘤回声强度均一性的主观判断，且与仪器及探头频率不同有关。内部回声均匀性肿瘤多见于囊性病变，如淋巴上皮囊肿或鳃裂囊肿，部分多形性腺瘤、腺淋巴瘤等良性肿瘤及低度恶性的黏液表皮样癌及腺泡细胞癌等；而内部回声不均匀性病灶除了多见于恶性肿瘤，在部分多形性腺瘤及腺淋巴瘤等良性肿瘤中亦多见（图13-1-29）。

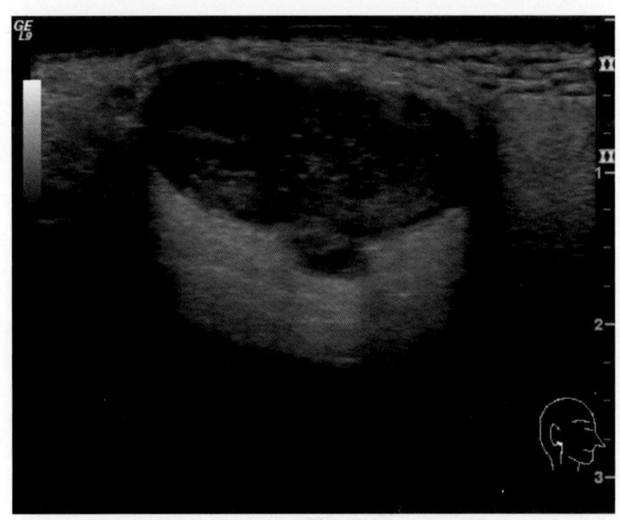

图13-1-29　腮腺腺淋巴瘤内部回声不均

7.内部结构　根据肿瘤内部是否存在无回声区及无回声区的多少可以将肿瘤分为实性、囊实混合性及囊性肿瘤。实性肿瘤指肿瘤内部全部为实性的肿瘤，多见于各种类型的良、恶性肿瘤。当肿块有囊性改变或肿瘤内出血时肿瘤表现为囊实混合性（图13-1-30），较多见于基底细胞腺瘤、多形性腺瘤及腺淋巴瘤，其中多分隔的囊性结构是腺淋巴瘤的典型表现，有时在囊性回声区中可见漂浮的点状强回声。囊性肿瘤指整个肿块以无回声为表现，部分肿块内可见漂浮的点状强回声，以淋巴上皮囊肿及鳃裂囊肿最为典型，少数见于多形性腺瘤囊性变等。同样，肿瘤的多样性成分也造成同一类型的肿瘤内部结构不同，最典型的见于多形性腺瘤，其内部可以呈实性均质回声、实性不均质低回声、囊实性或囊性回声。

8.钙化　钙化形成主要有3个因素，一是代谢后的产物，二是感染或炎症后的痕迹，三是肿瘤发展过程中炎症反应导致的组织变化。粗大的钙化灶常见于良性病变，如陈旧性的损伤及炎症、静脉畸形窦腔内血液凝固而形成血栓，并钙化为静脉石等，通常不需要进一步活检。细小的钙化灶通常位于细胞生长分裂较快的部位，所以当多形性腺瘤肿块较大，内部见散在或成簇排列的沙粒样钙化点时，要考虑恶变为恶性多形性腺瘤的可能

(图13-1-31)。

9.后方回声　是指涎腺肿瘤后方的回声，反映肿瘤的声阻抗和吸收声能的情况。后方回声可分为增强、无变化、衰减等类型。后方回声增强多见于囊性占位或涎腺良性病变，腺淋巴瘤内部组织由于透声性好，声束易通过，因此大部分后方回声增强(图13-1-32)。后方回声衰减可由肿瘤内大片钙化或恶性肿瘤本身引起，前者多见于伴有钙化的肿瘤，而后者则与恶性肿瘤常含有丰富的反应性纤维结缔组织有关。

10.肿块与周围组织的关系　即肿块和周围组织界限明显或模糊，有否压迫或破坏周围组织等。涎腺周围有丰富的软组织及骨骼组织，当涎腺的恶性肿块较大、突破涎腺包膜时，首先侵犯周围的软组织，继续向外延伸。腮腺和颌下腺内的恶性肿块可侵犯邻近的下颌骨和上颌骨，引起周围骨皮质的中断。另外，如舌下腺的黏液表皮样癌或腺样囊性癌肿块可侵犯周围的舌外肌群，从舌下区侵犯到颌下区。

11.彩色血流　血流状况反映肿块的血供情况。CDFI能显示肿瘤产生的新生血管，它通常从病灶内血管数目、血流的分布形式等方面来评定。

(1)血流强度：在涎腺的所有肿瘤中血流最丰富的是腺淋巴瘤(图13-1-33)，其次是恶性多形性腺瘤、黏液表皮样癌、多形性腺瘤。

(2)血流分布：肿块的血流分布形式一般有以下几种：边缘篮边状、内部分支状及散在型。边缘篮边状主要见于多形性腺瘤(图13-1-34)，该分布形式诊断的特异性较高。内部分支状见于腺淋巴瘤及黏液表皮样癌。如肿块内见散在的血流信号，又有恶性声像图特征，应考虑有腺样囊性癌可能；而囊性病变中内部未见明显血流信号，只在包膜附近可见短条状血流。

12.脉冲多普勒　低速高阻型的频谱多见于多形性腺瘤(图13-1-35)，高速低阻型的频谱多见于腺淋巴瘤(图13-1-36)、良性淋巴上皮病，高速高阻型的频谱在黏液表皮样癌、恶性多形性腺瘤等恶性肿瘤中多见。

(三)其他评估指标

1.年龄　涎腺的回声除了与病变有关外，与年龄也有一定的关系。在儿童期涎腺的回声相对较低，呈稍低

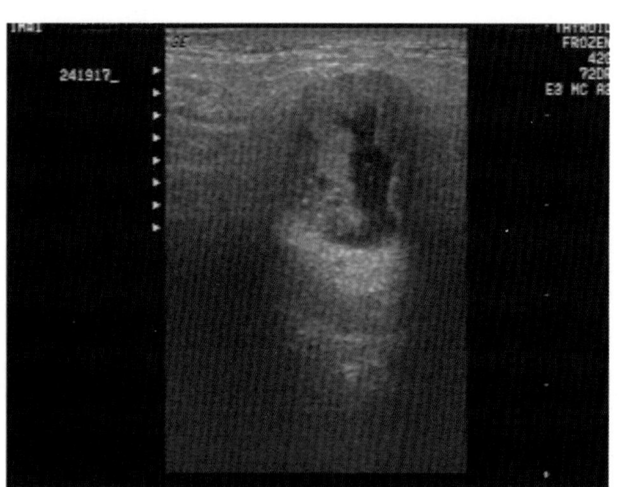

图13-1-30　腮腺混合性回声的腺泡细胞癌

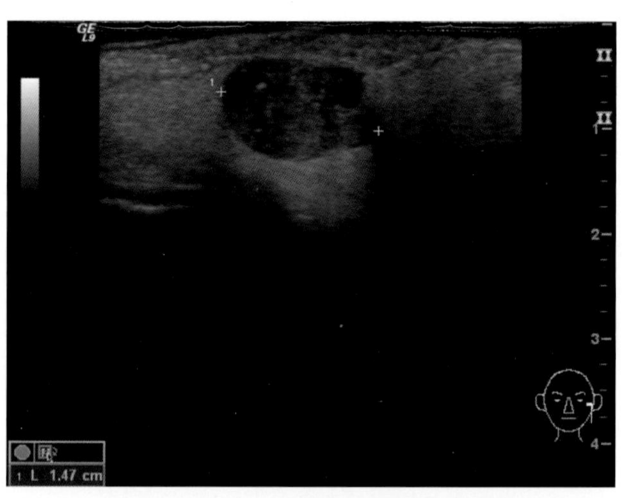

图13-1-31　内部见钙化点的多形性腺瘤

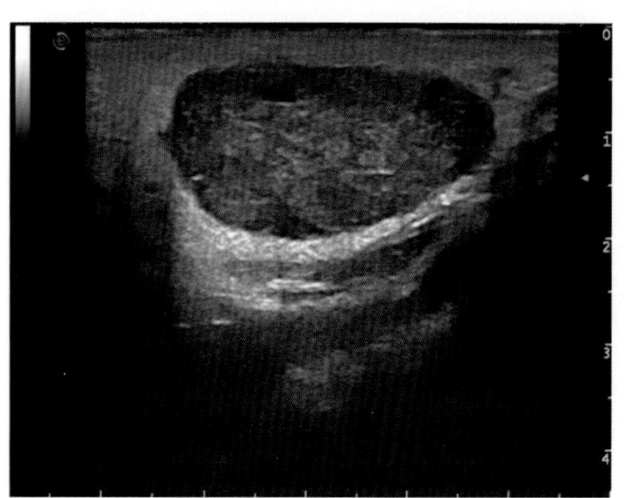

图13-1-32　腺淋巴瘤后方回声增强

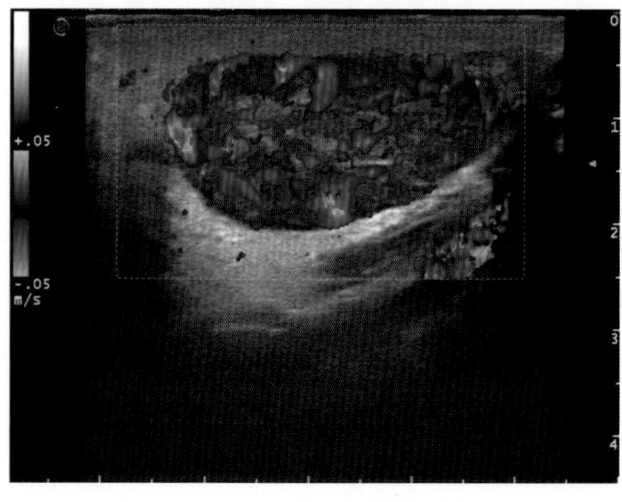

图13-1-33　血流信号丰富的腺淋巴瘤

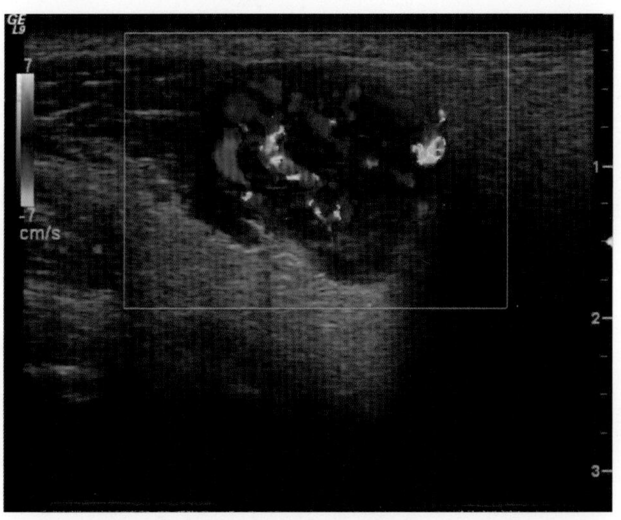

图13-1-34　血流呈边缘蓝边状的多形性腺瘤

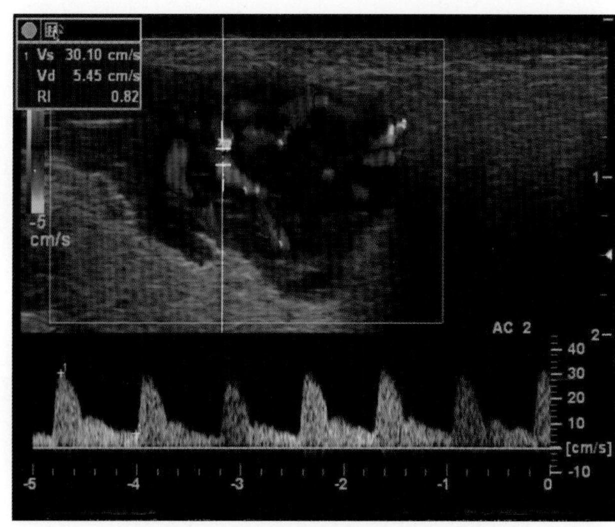

图13-1-35　低速高阻型的多形性腺瘤

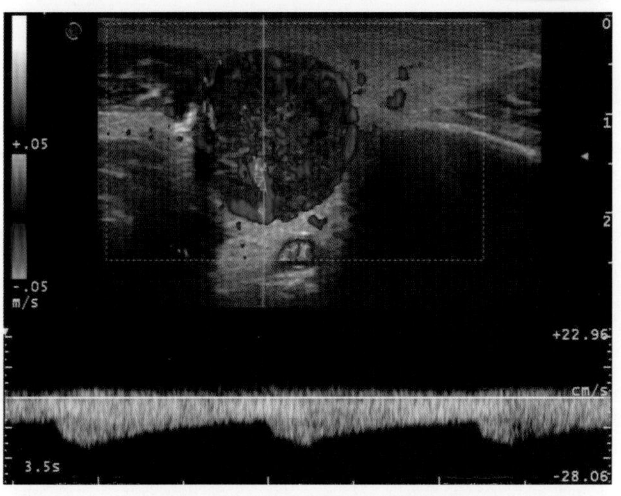

图13-1-36　高速低阻型的腺淋巴瘤

回声，随着年龄增长其回声逐渐增强，逐渐与脂肪纤维的回声较接近。同一声像图可能也因为不同的年龄而有不同的诊断，如腮腺肿大，内见散在分布的低回声区呈蜂窝样表现，在成年女性首先考虑良性淋巴上皮病，如在儿童首先考虑的是复发性涎腺炎。又如，涎腺的实质性肿块，在儿童除了脉管瘤或脉管畸形，50%以上是恶性肿瘤，而在成年人，恶性肿瘤的概率就显著下降。

2.好发　腮腺的局灶性病变中居首位的是多形性腺瘤，其次在良性肿瘤中有基底细胞腺瘤、鳃裂囊肿等，恶性肿瘤中有黏液表皮样癌、腺泡细胞癌、恶性多形性腺瘤等。颌下腺的局灶性病变中良性肿瘤多见多形性腺瘤，恶性病变有黏液表皮样癌、腺样囊性癌等。而舌下腺病变中除了舌下腺囊肿，其他肿瘤中90%属恶性，主要是腺样囊性癌和黏液表皮样癌。

3.活动性　即肿块与周围组织的相对运动。三大涎腺中，除舌下腺位置较深，临床较难触及，腮腺与颌下腺位置均浅表，因此其内部的肿块一般较易触及。活动度良好的肿瘤一般为良性，或体积较小的低度恶性肿瘤，触诊时肿瘤较固定；活动度差的一般可见肿瘤较大且侵犯周围组织或引起深面骨质破坏。

四、涎腺常见疾病的超声表现

（一）涎腺肥大

1.临床概述　涎腺肥大（hypertrophy of salivary gland）以中老年多见，多发生于腮腺，发展缓慢，表现为双侧腮腺弥漫性肿胀，柔软、无包块，导管口及腺体功能正常；可反复发作，时大时小，无疼痛。良性涎腺肥大是一种因素诸多、错综复杂的非炎症性、非肿瘤性疾病，与内分泌疾病、营养不良、酒精中毒、肝硬化及自主神经功能紊乱有关，主要病理表现为腺泡增大至正常的2～3倍，融合成片。

2.超声表现　双侧腺体呈弥漫性肿大，内部回声略高，分布均匀，没有占位性病灶。腺体内导管正常，无明显扩张。CDFI示腺体内血流正常，较稀疏。

（二）流行性腮腺炎

1.临床概述　流行性腮腺炎（epidemic parotitis）多发于冬春季节，是儿童和青少年常见的呼吸道传染性疾病。常为双侧腮腺同时发病，以腮腺肿大、疼痛，咀嚼和进食时疼痛加剧，腮腺导管口常红肿为主要临床特征，少数患者颌下腺及舌下腺可同时受累。实验室检查典型表现为淋巴细胞增多及血清淀粉酶轻中度增高。脑膜脑炎、睾丸炎是其常见的合并症。

流行性腮腺炎是由腮腺炎病毒引起的急性感染，主要由飞沫等传播。腮腺非化脓性炎症是本病的主要病变，表现为腺体肿胀发红，有渗出物、出血性病灶和白细胞浸润，腮腺导管亦有卡他性炎，腮腺四周显著水肿，附近淋巴结充血肿胀，唾液成分的改变不多，但分泌量较正常减少。

2.超声表现　受侵腺体弥漫肿大，75%的病例表现为双侧腮腺肿大，25%的病例表现为单侧肿大。肿大的腺体外形趋圆，表面向外凸起，部分后缘显示不清。腺体轮廓模糊，实质回声减低、粗糙、不均匀（图13-1-37）。彩色血流成像示受累腺体内部可探及极其丰富的搏动性红蓝彩色血流，呈“火海征”（图13-1-38），常为低速低阻型，PSV为7.3～40cm/s，RI为0.52～0.74，平均0.59。腮腺、颌下腺周围淋巴结及腮腺内淋巴结多同时呈炎症反应性肿大。

超声还可动态观察流行性腮腺炎患者的病情进展及治疗效果。一般认为，肿大的腺体不同程度回复；腺体回声由弥漫性改变到逐渐变均匀，或部分回声仍偏低、不均；腺体内的低回声结节逐渐减少，甚至消失；彩色血流明显减少；颈颌部肿大淋巴结缩小、数目减少，这些为好转的标志。

（三）急性化脓性涎腺炎

1.临床概述　急性化脓性涎腺炎（acute purulent sialadenitis）常由细菌感染（最常见为金黄色葡萄球菌感染）引起，它主要发生在腮腺和颌下腺，以颌下腺炎（submaxillaritis）最多见，发病原因可能与导管长、粗及分支多引起的逆行感染有关，约50%患者与涎石症有关，好发于一些患有严重疾病（如急性传染病）、大手术后或老年患者。常为单侧腺体受累，双侧同时发生者少见，主要临床表现为病变区皮肤红肿，腺体急性肿大、胀痛，导管开口红肿，有脓性分泌物溢出，严重者可形成脓肿。患者多伴有发热、白细胞计数增高等全身症状。

病理表现为腺导管扩张及管腔内大量中性粒细胞聚集，导管周围及腺实质内有密集的白细胞浸润；此外，涎腺组织出血坏死，形成化脓性病灶。急性炎症消退后形成纤维性融合。

2.超声表现　早期常表现为腺体弥漫性肿大，内部回声减低、不均匀（图13-1-39，图13-1-40），或呈混合性回声表现。在严重感染者中，超声可探及液化回声区。彩色血流成像示涎腺实质内血流信号较丰富（图13-1-

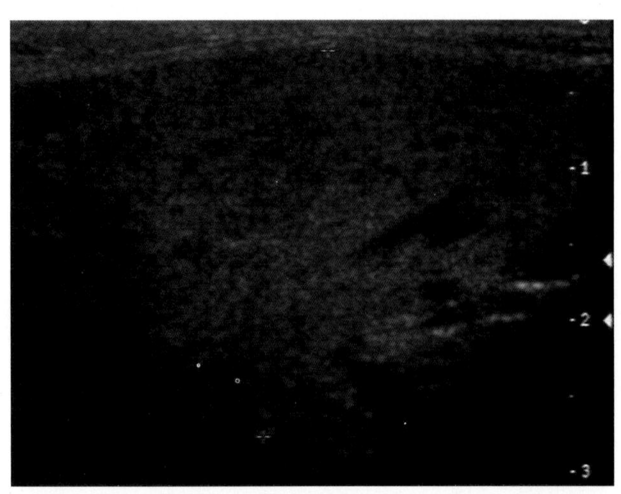

图13-1-37　腮腺外形肿胀，厚达2.6cm，实质回声减低

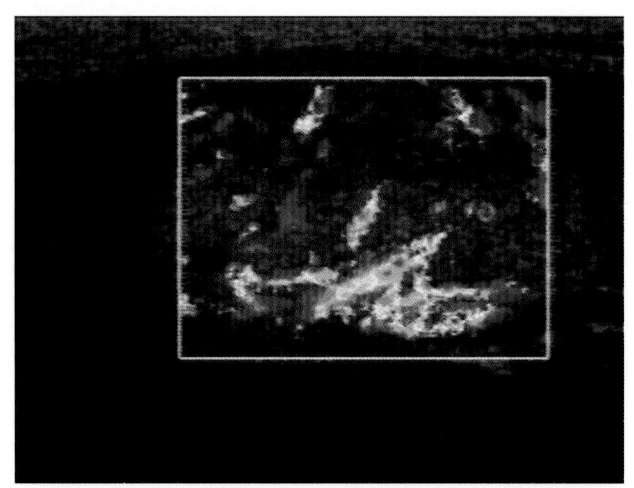

图13-1-38　彩色多普勒示腮腺实质血流信号明显丰富

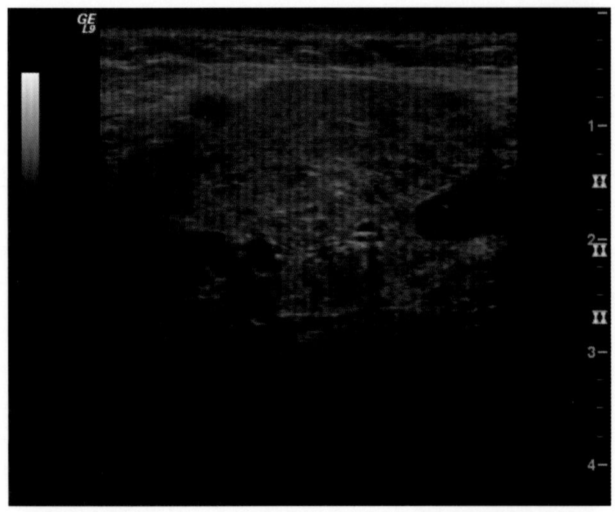

图13-1-39　颌下腺形态饱满，内部回声明显不均

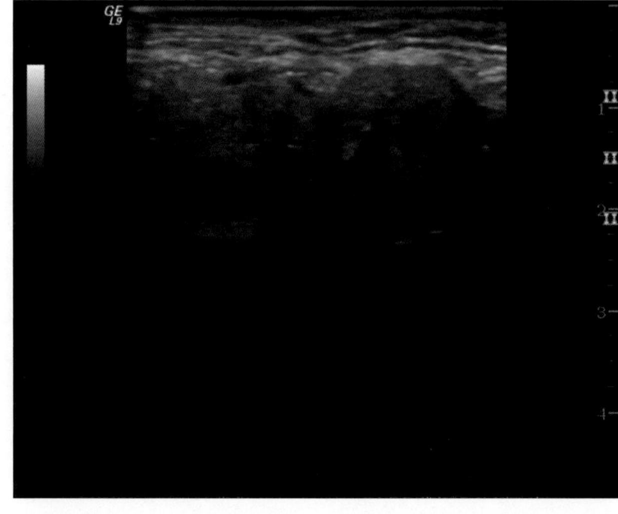

图13-1-40　颌下腺形态饱满，导管扩张，腺体内部回声不均

41），易探测到搏动性的动脉血流频谱及平稳型的静脉血流频谱，且动脉频谱PSV明显加快，RI较低。

发生脓肿时，腺体局部可见形态不规则的弱或无回声区（图13-1-42，图13-1-43），边界欠清或不清，偶周边可见低回声声晕包绕，囊腔内有时可见漂动的碎屑状回声或气体的点状强回声。肿块后方回声常增强。当累及表面皮肤时，可见肿块表面出现条状低回声与皮肤相连，甚至形成窦道。彩色多普勒成像示脓肿内部无血流信号，周围腺体血流信号增多。明确有脓肿形成，则可在超声引导下行脓肿穿刺引流术。

本病约50%的病例与涎石症有联系，因此超声检查涎腺感染性疾病时，需明确是否有导管阻塞。此外，涎腺周围可见炎症性肿大淋巴结（图13-1-44，图13-1-45）。

（四）慢性涎腺炎

1.临床概述　慢性涎腺炎（chronic sialadenitis）为金黄色葡萄球菌感染引起，它主要发生在腮腺和颌下腺。临床较常见的是慢性阻塞性涎腺炎和慢性复发性腮腺炎：前者除以导管内结石、异物、瘢痕挛缩等阻塞导管继发感染或细菌逆行感染为主要致病因素外，唾液黏液成分增加和淤滞可能是其重要的发病因素；后者又称慢性化脓性腮腺炎（chronic purulent parotitis），病因尚不明确，与自身免疫病有关，先天性、广泛性导管扩张可为本病的发病诱因，儿童以3～6岁多见，无明显性别差异；成人以中年女性多见，成年和儿童患者的转归明显不同，儿童的慢性复发性腮腺炎有自愈倾向。临床表现常为间断性、反复发作的腮腺肿胀，略有胀感或疼痛。

病理表现常为腺导管扩张，腺管内有炎症细胞，腺管周围及纤维间质中有淋巴细胞和浆细胞浸润，有时形成淋巴滤泡，腺泡萎缩、消失而被增生的纤维组织代替。小叶内导管上皮增生，有时可鳞状化生。

2.超声表现　慢性涎腺炎分为腺体型及导管型两种。腺体型以双侧发病多见，整个腺体均匀增大，形态饱满，多呈类圆形，与周围组织分界不清，内部腺体回声分布不均匀，可见弥漫性分布大小不等（3～15mm）的低回声病灶（图13-1-46），形态呈卵圆形或圆形，部分相

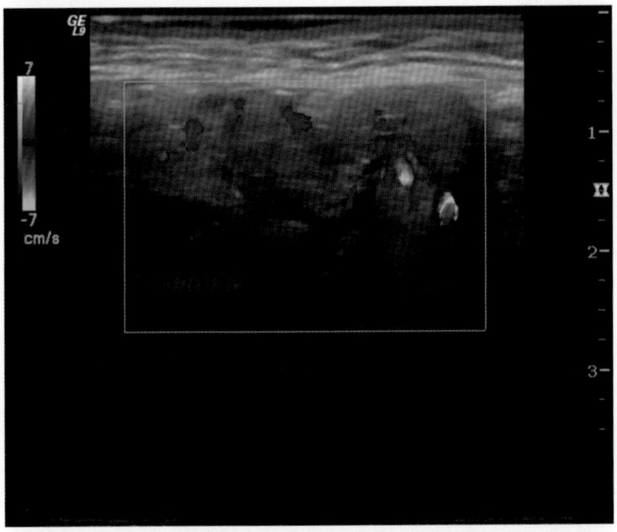

图13-1-41　彩色多普勒示颌下腺实质血流信号较丰富

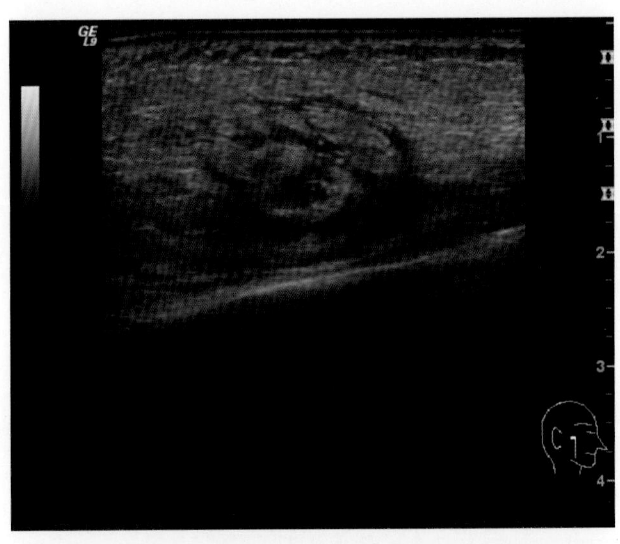

图13-1-42　腮腺内局限性回声减低，边界不清

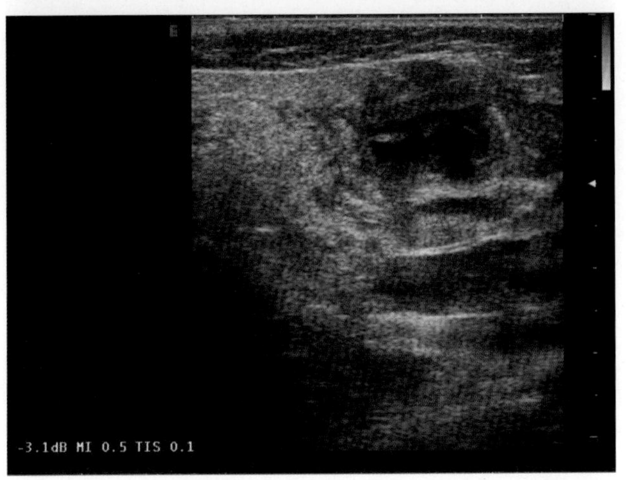

图13-1-43　腮腺内脓肿形成，局部呈混合回声，边界不清

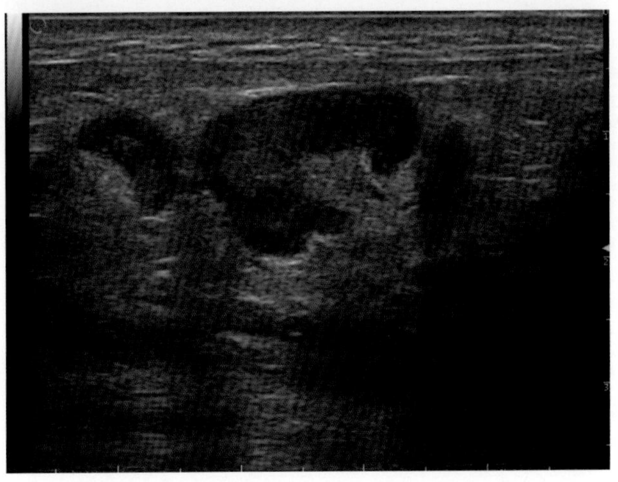

图13-1-44　颌下腺炎症常伴周围淋巴结肿大

互融合（图13-1-47），通常无导管扩张、结石及异常淋巴结。如发生化脓性炎症，在腺体内可见伴“彗星尾征”的点状回声。导管型多见单侧发病，可见腺体主导管及分支导管扩张（图13-1-48），有时呈节段性，扩张的导管常可见气体回声，内部还有点状或絮状回声，多伴有导管内结石（图13-1-49），该型多见于颌下腺炎。

彩色血流成像表现为整个腺体内出现随机分布的点状血流信号，与弥漫型良性淋巴上皮病极为相似，有时可在低回声区探及较丰富的血流信号（图13-1-50，图13-1-51）。

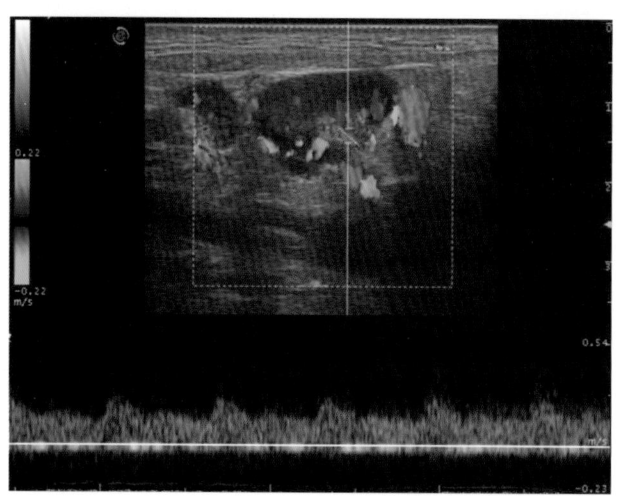

图13-1-45　淋巴结内血流较丰富，呈淋巴门型，频谱示阻力较低

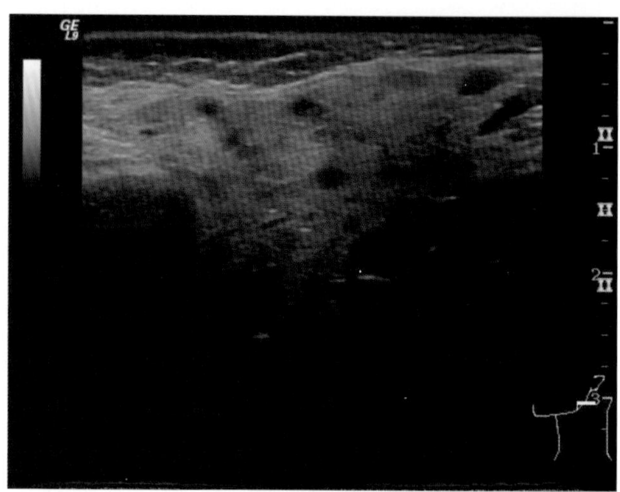

图13-1-46　慢性腮腺炎，腺体内弥漫性分大小不等的低回声病灶

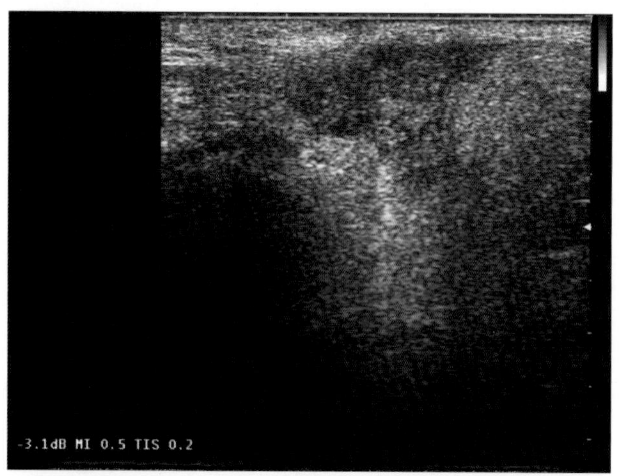

图13-1-47　腮腺内低回声区相互融合

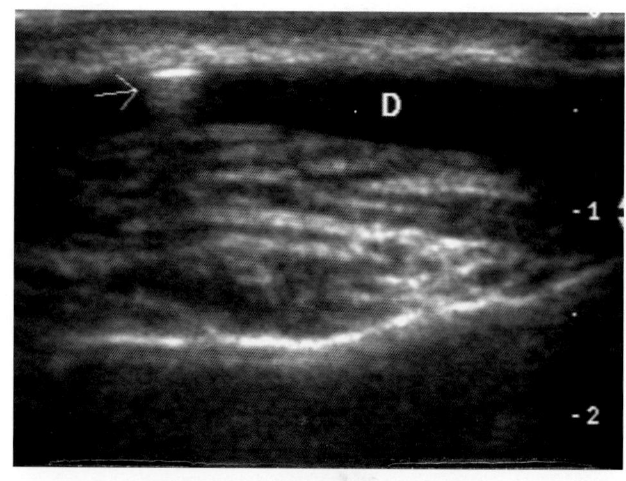

图13-1-48　腺体导管扩张伴积气

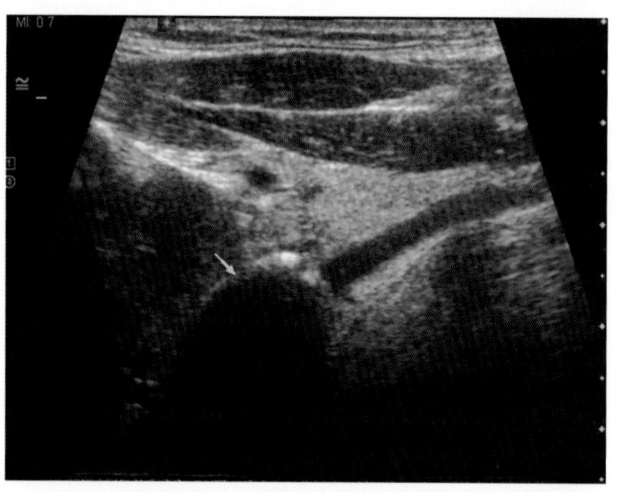

图13-1-49　颌下腺导管结石伴扩张

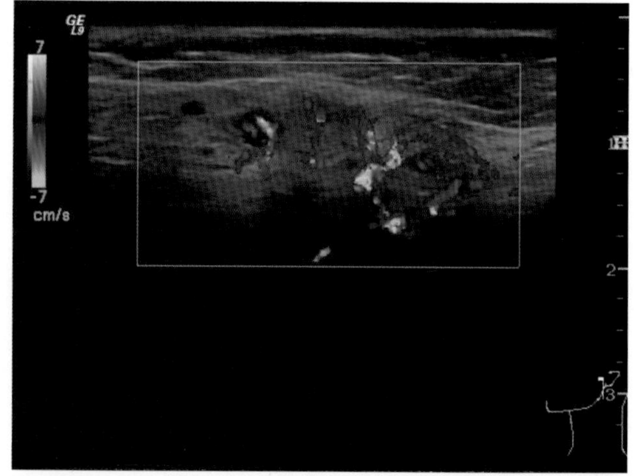

图13-1-50　整个颌下腺腺体内血流信号增多，甚至在低回声区中探及较丰富的血流信号

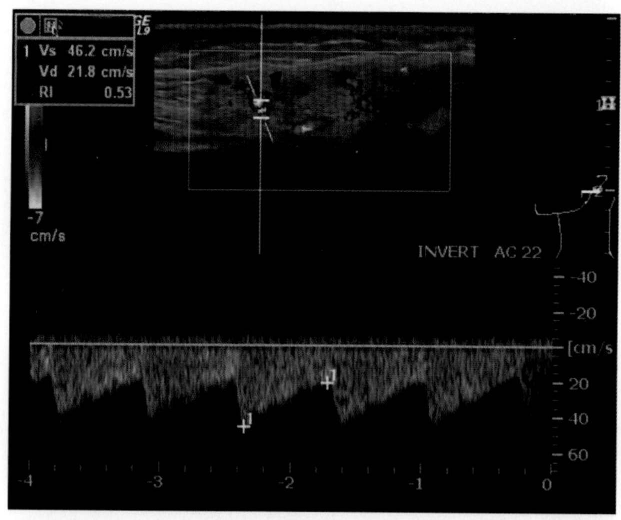

图13-1-51 频谱多普勒示腺体内血流信号阻力较低

3.鉴别诊断 腺体型慢性涎腺炎当腺体内出现融合的团块状低回声，且周边腺体回声尚均匀（图13-1-47）时，应注意与涎腺良性肿瘤、恶性肿瘤鉴别（表13-1-1）。另外，慢性腮腺炎有腺体肿大者，应与腮腺良性肥大相区别。

（五）慢性硬化性涎腺炎

1.临床概述 慢性硬化性涎腺炎（chronic sclerosing sialadenitis，CSS），又称Kuttner瘤，是颌下腺最常见的病变，累及腮腺少见，发病患者男性略多于女性，以30～60岁中老年患者常见，平均病期为1.5年。其可累及单侧或双侧腺体，其受累程度各不相同。初期症状较轻，常不被患者发觉，以后在颌下区有不适或轻微疼痛，导管口有咸味分泌物流出，挤压颌下腺可有黏液脓性分泌物。随着疾病的发展，颌下腺肿大，质地坚硬。此时，临床症状已完全消失，只表现为颌下区肿块，患者常以此为主诉就诊。临床常将病程较长的慢性硬化性颌下腺炎误诊为肿瘤。近年来的研究认为其可能是IgG4相关性系统性疾病在涎腺的表现。

慢性硬化性颌下腺炎最初是由唾液内电解质成分异常引起的。根据炎症的严重程度，慢性硬化性涎腺炎可分为4个病程阶段：第一期，分泌导管周围局灶性慢性淋巴细胞浸润；第二期，主要表现为淋巴细胞浸润，伴有导管周围纤维化；第三期，表现为慢性硬化性涎腺炎，分泌腺实质减少，淋巴滤泡形成，出现反应性的生发中心，导管增生；第四期，小叶结构破坏，出现硬化表现，这个阶段被称为涎腺硬化。

2.超声表现 大多数表现为弥漫型，少数为局灶型。①弥漫型表现为双侧颌下腺对称性弥漫性肿大，腺体的最大纵径为25～40mm（正常成人35mm±5.7mm）。腺体外形正常或呈分叶状，边界清楚。大多数表现为腺体回声弥漫性减低不均，散在多个低回声小区，类似肝硬化的超声表现（图13-1-52）。比较少见的超声表现是腺体回声弥漫性不均，伴有导管扩张。部分病例可见颌下腺结石强回声。②局灶型常累及单侧颌下腺，表现为腺体内出现局灶性低回声区，内部回声不均。周围腺体回声正常。病灶和周围腺体的分界清或不清。

彩色血流成像在弥漫型者中可见腺体内血供明显增加（图13-1-53），血管在腺体内走行时未见移位和受肿块压迫征象。局灶型者可见病灶内的血管呈放射状分支，也未见明显的血管移位。颌下腺周围软组织无炎性改变，也无淋巴结肿大。腮腺的超声表现一般正常，泪腺和舌下腺往往受累。

3.鉴别诊断 超声显示颌下腺双侧对称性弥漫性病变，无血管受压征象有助于将本病和肿瘤相鉴别。在局灶型病例中，血管无移位和受压表明该局灶性病变不是占位性病变。

（六）涎腺淋巴上皮病

1.临床概述 良性淋巴上皮病（lymphoepithelial lesions），又称Mikulicz病，多见于女性，多数为50岁以上者。多从腮腺开始，无痛性肿大，病变呈进行性发展，累及单侧或双侧腮腺、颌下腺和泪腺，造成口干、眼干等症状，如合并结缔组织病、类风湿关节炎者称干燥综合征（Sjogren's syndrome，SS），即口、眼干燥综合征。长期慢性干燥综合征的患者有发生非霍奇金淋巴瘤的危

表13-1-1 慢性涎腺炎与涎腺良性肿瘤和恶性肿瘤的超声鉴别诊断

	慢性涎腺炎	涎腺良性肿瘤	涎腺恶性肿瘤
临床表现	可有反复红肿热痛等	缓慢长大	短期内生长迅速，局部出现疼痛、麻木
内部回声	实质性回声为主，分布不均，有暗区或强回声斑	实质性回声，分布尚均匀	实质性回声，分布不均匀
形态	不规则形多见	椭圆形或分叶状	分叶状或不规则形
边界	不清	清	欠清或不清
包膜	无或周围有粗强的假包膜回声	一般有且完整	无或不完整
CDFI	较丰富	一般	较丰富
腺体正常血管	可穿过异常回声	血管被挤压	血管被破坏

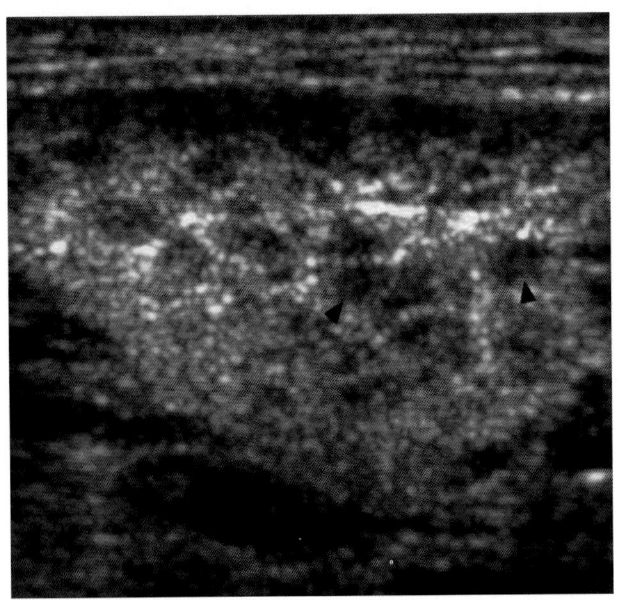

图13-1-52 颌下腺回声不均，可见散在多个低回声结节，和肝硬化的超声表现类似

引自Ahuja AT，Richards PS，Wong KT，et al. Kuttner tumour（chronic sclerosing sialadenitis）of the submandibular gland：sonographic appearances.Ultrasound Med Biol，2003，29（7）：913-919

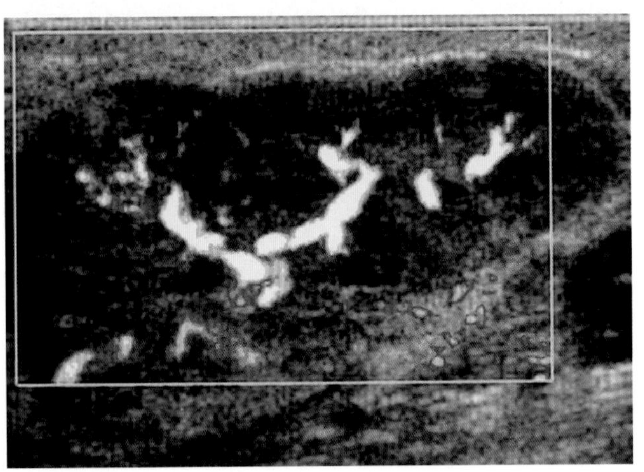

图13-1-53 腺体内血供明显增加，血管未见有移位和受压征象

引自Ahuja AT，Richards PS，Wong KT，et al. Kuttner tumour（chronic sclerosing sialadenitis）of the submandibular gland：sonographic appearances.Ultrasound Med Biol，2003，29（7）：913-919

险，发病率是正常人群的40～44倍。

良性淋巴上皮病以涎腺腺体被淋巴细胞浸润破坏或替代为特征，主要病理改变为涎腺内淋巴组织增生，淋巴细胞浸润涎腺小叶，有时可形成淋巴滤泡；小叶内导管增生扩张可形成囊腔，小叶内导管上皮增生可形成肌上皮岛。

2.超声表现 本病腺体超声表现变异较大，与其病变类型及病变程度有关，可分为弥漫型、结节型、类肿瘤型和萎缩型四型。①弥漫型：典型表现是双侧腮腺腺体内部回声不均匀，见弥漫性的多个低回声区呈蜂窝状改变（图13-1-54），团块边界欠清，大小不一，直径通常为2～6mm。该型在早期时灰阶超声表现可正常或回声欠均匀，这在颌下腺中尤其明显（图13-1-55）。②结节型：典型表现为腺体内多发椭圆形或不规则形低回声区或无回声，直径通常为6～20mm，可散在分布，亦可见大小不等的团块呈融合状，严重时累及整个腺体；肿块边界尚清，无明显包膜回声，部分内部可见散在细点状回声或条状高回声分隔。未受累的腺体回声正常。③类肿瘤型：灰阶图表现为腺体内见较大的低回声肿块，直径一般＞20mm，常为单发，包膜不明显，边界欠清，内部见纵横交错的条状高回声分隔。局部肿块周围可见小的低回声区，余腺体回声正常。④萎缩型：一般为腮

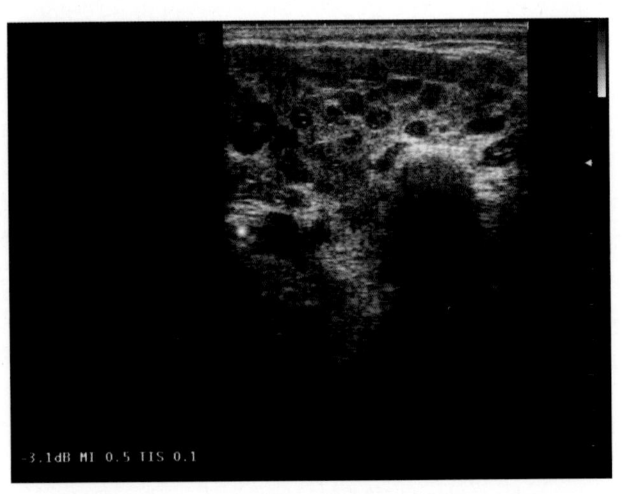

图13-1-54 弥漫型SS中期腺体内部呈筛状表现

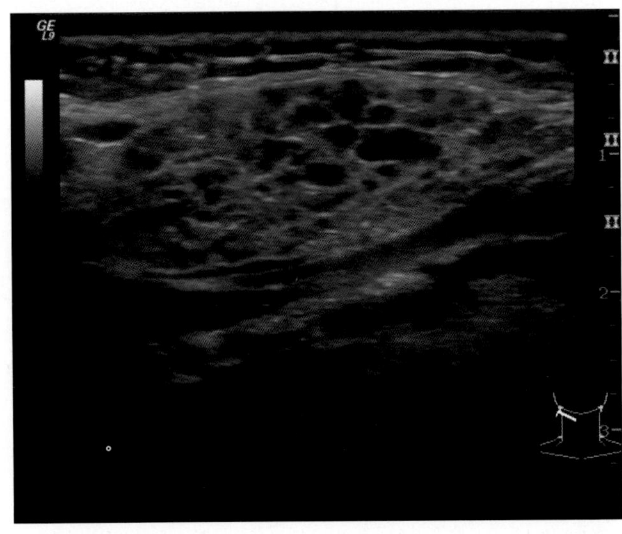

图13-1-55 颌下腺SS，腺体内可见弥漫性的多个低回声区呈蜂窝状改变

腺SS的终末阶段，此时腺叶结构畸变，纤维化程度加重，整个腺体体积缩小，内部回声增强，可见散在的强回声带及强回声点，局部伴“彗星尾征”。灰阶超声于双侧腺体内可探及复合性多个囊肿，直径可达3cm，囊壁边界清晰、边缘不规则。

彩色血流成像显示弥漫型者表现为在整个腺体内出现随机分布的点状血流信号，在回声最不均匀和囊性结构最多处，血流信号最丰富（图13-1-56，图13-1-57）。这对灰阶超声没有变化的早期弥漫型SS诊断有所帮助。结节型者的血流分布形式呈内部分支型，血流较丰富，这与其他部位良性病变的彩色超声表现有所不同。血流频谱形态呈高速低阻型，PI＜0.6。

涎腺刺激试验可用于观察腺体内的导管和血管的动态变化。研究表明腺体受刺激后血流波形的改变可以反映SS患者腺体破坏的情况，SS患者面动脉RI、PI减少与腺体充血程度有关。此外，SS患者腺体导管受累，若使用腮腺导管生理盐水造影可发现，腮腺导管内注入生理盐水后，SS组较正常人导管扩张后恢复慢，即排泄慢，且导管末梢腺体组织中可见片状不规则无回声区，为生理盐水向组织渗出所引起；若导管内注入的生理盐水3分12秒即已排泄，则为SS的可能性较小。

本病通常累及多个涎腺如腮腺、颌下腺和泪腺（图13-1-58，图13-1-59），检查时应与对侧腺体及其他涎腺和泪腺对照，若对照检查的腺体内同时具有相似声像图并伴有口干等症状，则诊断准确性较高。

3.鉴别诊断　弥漫型淋巴上皮病与腮腺良性肥大、腮腺炎进行鉴别，结节型淋巴上皮病与淋巴结炎、淋巴结嗜酸性肉芽肿进行鉴别，SS继发感染时与慢性阻塞性涎腺炎进行鉴别，详见表13-1-2～表13-1-4。

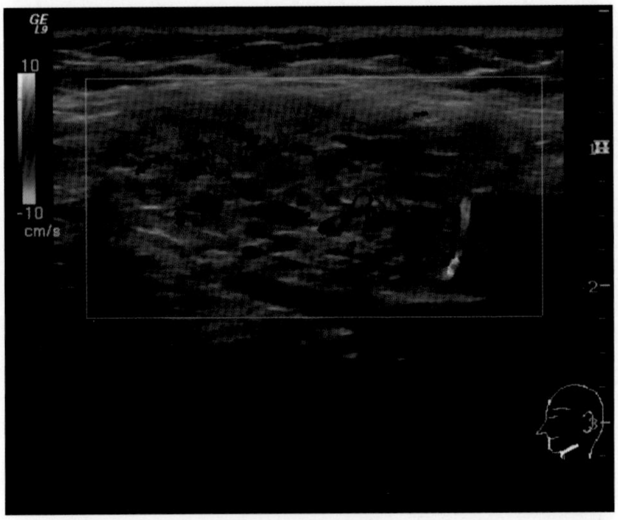

图13-1-56　腮腺腺体内出现随机分布的血流信号

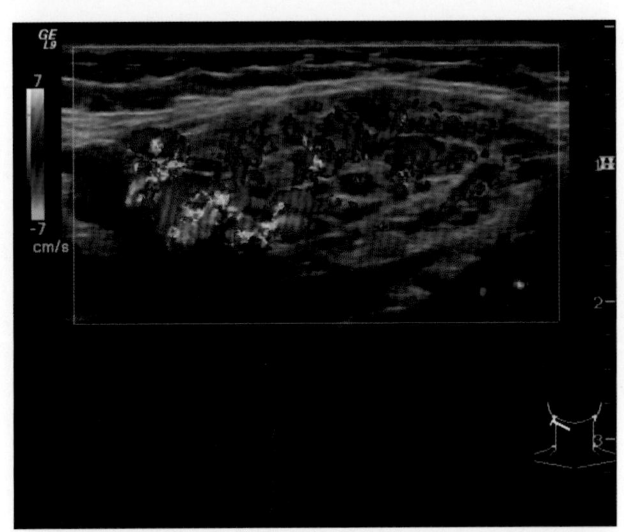

图13-1-57　一名患者颌下腺腺体内血流信号较丰富

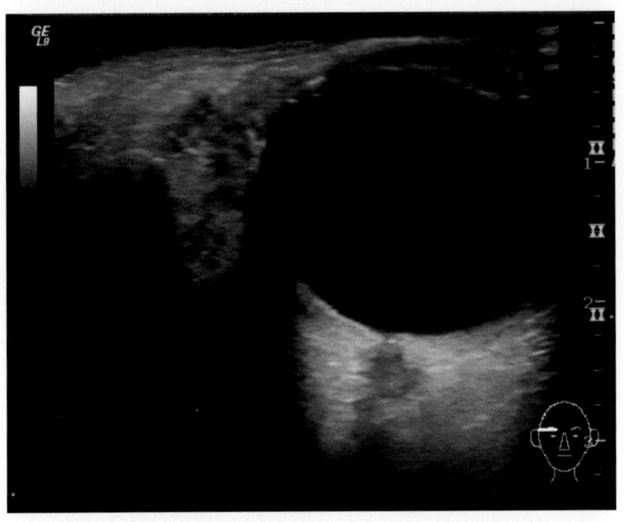

图13-1-58　泪腺受累，呈蜂窝状改变

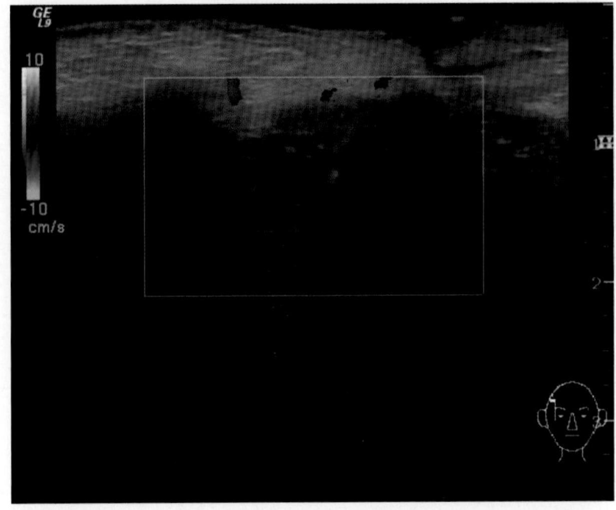

图13-1-59　泪腺内可见条状随机分布的血流信号

表 13-1-2 弥漫型淋巴上皮病、腮腺良性肥大和腮腺炎的超声鉴别诊断

	弥漫型淋巴上皮病	腮腺良性肥大	腮腺炎
临床表现	胀感，有口干、眼干	一般无或有胀感	有炎症史
内部回声	可为蜂窝状低回声	分布尚均匀	不均匀，局部回声稍低
方糖试验	阳性	阴性	阴性

表 13-1-3 结节型淋巴上皮病与淋巴结炎、淋巴结嗜酸性肉芽肿的超声鉴别诊断

	结节型淋巴上皮病	淋巴结炎	嗜酸性淋巴肉芽肿
临床表现	胀感，有口干、眼干	有炎症史	有皮肤瘙痒感，激素治疗有效
内部回声	混合回声或低回声，分布欠均匀	均匀低回声，一般分布均匀	低回声，分布欠均匀
团块分布	散在分布	散在分布	可散在分布或融合
形态	欠规则形	椭圆形	椭圆形或融合为不规则形
包膜回声	无	有	有，融合时包膜不完整
淋巴门结构	无	有	有或无
CDFI	较丰富，条状	较丰富，树枝状	极丰富
方糖试验	阳性	阴性	阴性

表 13-1-4 慢性阻塞性腮腺炎与SS继发感染的超声鉴别诊断

	慢性阻塞性腮腺炎	SS继发感染
临床表现	进食肿胀史	口干、眼干
内部回声	腺体回声不均，可伴导管扩张及强回声团	腺体回声不均，内见散在分布低回声区，可伴导管扩张
双侧发病	少见	多见
CDFI	较丰富	一般

（七）淋巴结嗜酸性肉芽肿

1. 临床概述 淋巴结嗜酸性肉芽肿，即Kimura病（KD），发病率低，好发于中青年男性，可累及涎腺，可一个或多个部位发病。本病发病缓慢，病程较长，为良性病变，通常不浸润周围组织。临床上以腮腺区无痛性肿大为主要特点，偶可自消，但又复发，并有时大时小症状，皮肤瘙痒和色素沉着是本病的特征性表现；外周血嗜酸性粒细胞计数大于0.05。符合这两个条件，应首先考虑此病。本病对放射线及激素治疗敏感。

本病的病因不清，可能与血清IgE增加有关。增生的淋巴滤泡内有IgE沉积，受累组织中有肥大细胞，血液中有抗白念珠菌抗体，因而认为本病属变态反应性疾病，白念珠菌可能为致敏菌。病损可累及皮肤、皮下组织，深者累及肌肉、淋巴结和腺体。镜下表现为肉芽肿结构，其主要特征：①嗜酸性粒细胞和淋巴细胞灶性或弥漫性浸润；②病变血管增生。早期血管增生明显，随着病变的发展，血管壁增厚，甚至呈洋葱皮样外观。后期，纤维增生明显甚至呈瘢痕样，炎症细胞减少。

2. 超声表现 嗜酸性粒细胞增生性淋巴肉芽肿可单侧发病或双侧腺体内同时发病。典型声像图表现为腺体内有多个互相融合的低回声团块（图13-1-60），边界尚清晰，形态不规则，回声分布尚均匀，少数内部可见小的无回声区，后方回声增强。不典型声像图则表现为腺体内有多个低回声区（图13-1-61），类似淋巴结回声，形态规则、呈椭圆形，边界清晰，可见类似淋巴门结构。

彩色多普勒检查示肿块内血流极其丰富，其分布呈内部分支型（图13-1-62）。频谱多普勒检查可测及低阻动脉血流（RI＜0.8，PI＜1.6）。

部分同时累及腺体及腺体内或周围颈深上淋巴结时，部分累及腺体周围软组织，则不能排除恶性疾病。

3. 鉴别诊断 一般学者认为嗜酸性粒细胞增生性淋巴肉芽肿声像图表现与其他良性或者低度恶性的肿瘤类似，需通过活检或者术后病理确诊。与结节型涎腺淋巴

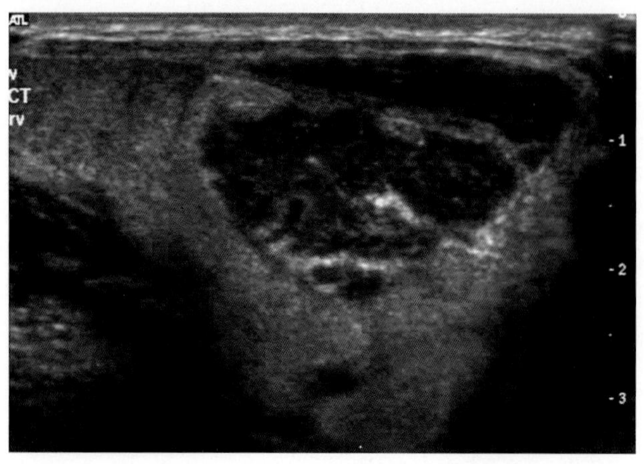

图 13-1-60 颌下腺内低回声团块

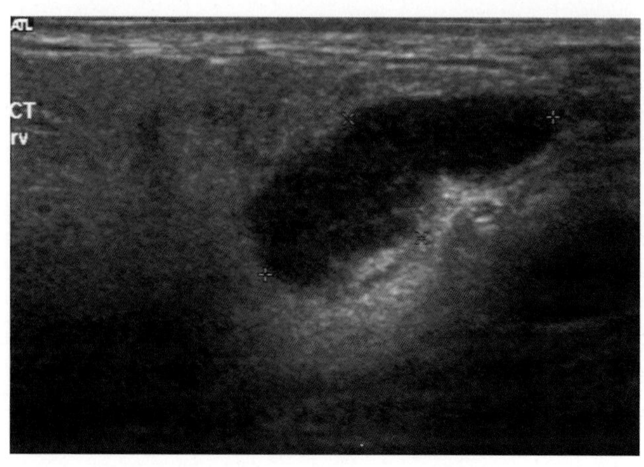

图 13-1-61 腮腺内低回声团块

上皮病的鉴别详见表13-1-3。

（八）涎石症

1.临床概述 涎石症（sialolithiasis）和慢性涎腺炎及慢性硬化性涎腺炎有密切关系。发病人群以青壮年为主，男性比女性多见。涎石症可发生于涎腺的导管或腺体内，主要发生于导管内，90%以上发生于颌下腺，与颌下腺导管走行自下而上、开口于舌下肉阜及导管较长且管径相对较细及颌下腺分泌液含黏液高、流动性较差等有关；腮腺结石的发生率次之，舌下腺较少见。小的涎腺结石症状不明显，大的结石阻塞导管影响唾液排出时，则出现阻塞性症状，进食后有胀痛感，导致继发性感染。一般认为涎腺结石是由钙盐围绕脱落的上皮、细菌或异物沉积而成，或与全身代谢有关。

2.超声表现 腺体内见清晰的点状或团块状强回声，伴后方声影（图13-1-63）。如为腺内结石，可见腺体内数个较小的强回声团呈散在分布，后方声影纤细，如结石＜2mm，则后方可无声影。引起导管的阻塞时，可在扩张导管远端探及团状强回声，其中颌下腺导管内结石通常在口底肌层的口腔侧（图13-1-64），而腮腺导管内结石则通常位于腮腺的浅叶或面颊部主导管内。同时扩张导管内常可见可移动的点状或絮状不均质回声。

涎腺结石往往发生在涎腺炎的基础上，整个腺体改变可不明显或稍增大，长期炎症则可致腺体缩小，腺体内部回声分布欠均匀或不均匀。

（九）涎腺囊肿

1.临床概述 涎腺囊肿（sialocele）可发生于三对大涎腺，按病因可分为先天性及后天性囊肿两种类型。

后天性囊肿较多见，以舌下腺及腮腺为多，多由涎腺导管被炎症或结石阻塞使腺体分泌物滞留所致。其病因多系损伤、多次反复损伤形成瘢痕或肿瘤、牙结石、损伤、寄生虫等阻塞排泄管。临床表现常为发病部位肿胀，可有阻塞症状，导管口分泌功能异常。

先天性囊肿多见于皮样囊肿和表皮样囊肿，两者是胚胎发育时期遗留于深部组织内的上皮成分发展而成的。先天性第1鳃裂囊肿为胚胎鳃裂（branchial cleft）上皮残余组织所形成的畸形之一，是胚胎发育过程中鳃裂与鳃弓未完全融合或完全未融合所致。

2.超声表现 与一般囊肿相似，表现为病变区圆形或椭圆形的液性无回声区，后部回声增强，有明显的包膜回声（图13-1-65）；伴感染时局部囊壁增厚毛糙（图

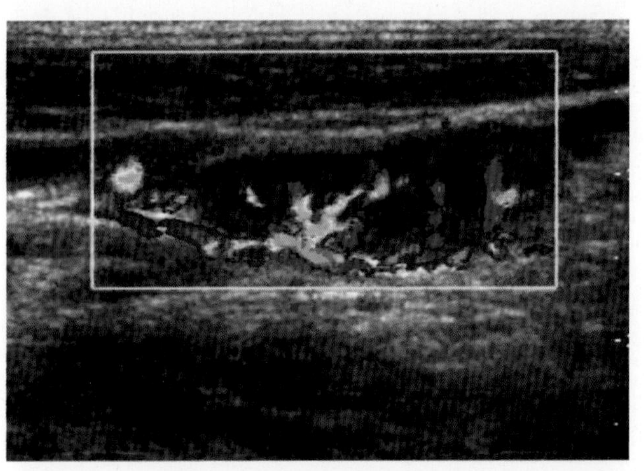

图13-1-62 结节内分支状血流

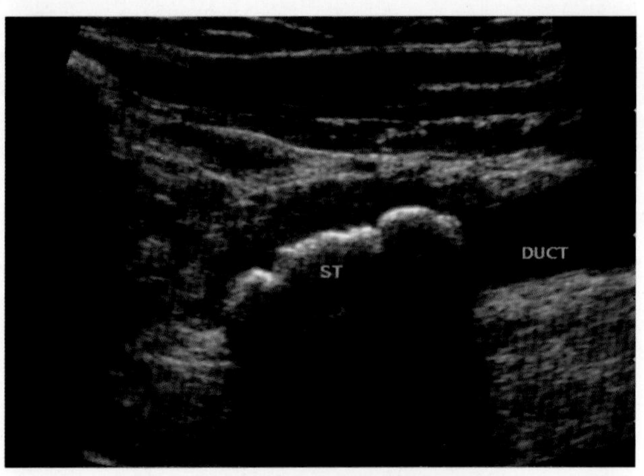

图13-1-63 颌下腺导管结石伴扩张

ST.结石；DUCT.导管

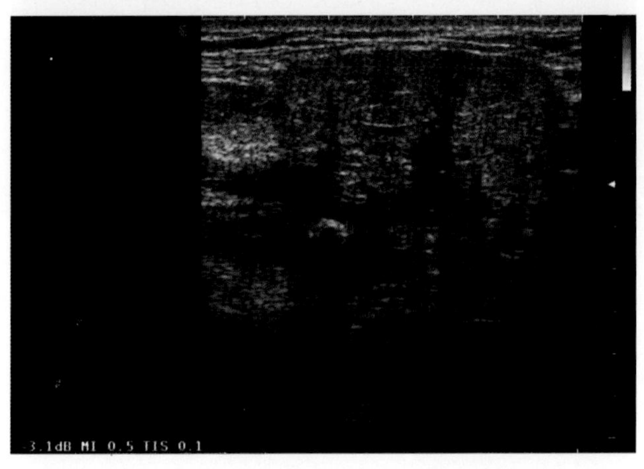

图13-1-64 颌下腺主导管结石，颌下腺腺体回声不均

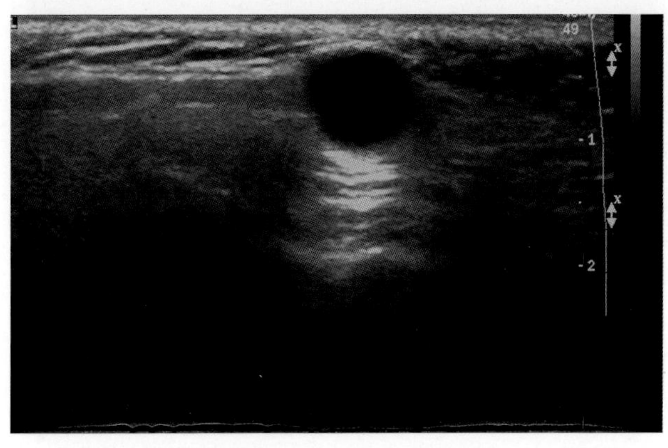

图13-1-65 腮腺囊肿，肿块内边界清晰，可见包膜样回声，内部透声良好，后方回声增强

13-1-66），腔内可见点状强回声，探头加压后可漂浮；伴结石则可见有声影的强回声团块。CDFI在液性暗区内未见彩色血流信号，囊肿伴发感染时在囊壁处或其内可见条状或点状血流信号。

腮腺导管的滞留性囊肿常因涎石或炎症使导管分泌受阻而形成，此时导管的始端可扩大并伴有囊肿，其内部可清晰或浑浊，沿导管走向有时发现涎石的强回声，故亦称为涎石症。

舌下腺囊肿可延伸至对侧口底，也可循口底肌肉间的筋膜薄弱处突入颌下或颏下，位于下颌舌骨肌下方，形态多为不规则形。

表皮样囊肿由于细胞成分的不同，形成的囊液较本节所述的其他囊肿的囊液稠厚，部分可呈豆渣样，所以声像图有时表现为混合回声肿块，分布不均匀，另可见强回声斑。

3.鉴别诊断　腮腺囊肿常表现为无回声或不均质低回声，而腮腺内淋巴结常有较特征性的淋巴门结构，但是腮腺内淋巴结受累（特别是腮腺淋巴瘤）时，淋巴门结构可消失，淋巴结内部亦呈弱回声甚至为无回声，此时两者需注意鉴别。腮腺淋巴瘤常无包膜样回声，肿块后方回声增强效应较囊肿弱；同时彩色多普勒超声检查具有重要鉴别意义，腮腺淋巴瘤内可探及较丰富的血流信号，而鳃裂囊肿及表皮样囊肿一般内部无血流信号，或仅存在由胆固醇等产生的点状彩色信号。

（十）多形性腺瘤

1.临床概述　多形性腺瘤（pleomorphic adenoma），是涎腺肿瘤中最常见的一种。多形性腺瘤占全部涎腺良性肿瘤的90%，85%发生在腮腺内，约8%位于颌下腺，舌下腺罕见。本病可发生于任何年龄段，常发生在30～60岁。原发性多形性腺瘤大多为单发，5%可出现多发，复发者则以多发为主。除因肿块过大影响咀嚼或吞咽及呼吸外，腮腺多形性腺瘤患者多无自觉症状。

对于高龄患者，肿块生长较快或短期迅速增大，出现持续性疼痛、面部麻木或面瘫等症状时，均应警惕多形性腺瘤恶变可能。另外，随肿瘤生长时间的延长，肿瘤恶变率亦逐渐增加，大于15年肿瘤的恶变率约为9.5%。

镜下观察多形性腺瘤的组织具有多形性的特点，由肿瘤性上皮及黏液样组织和（或）软骨样区构成。肉眼观肿瘤大小可从蚕豆样至小儿头样大小，表面光滑呈结节状，质地不一，较大的肿块（一般＞3cm）中可能出现囊性改变或肿瘤内出血，营养不良性钙化和纤维化则常出现于病程较长的肿瘤。

2.超声表现　肿块多位于腮腺的浅叶，表现为腺体内单发或多发的类圆形（图13-1-67）、椭圆形或分叶形（图13-1-68）肿块。边界大多清晰，少数可欠清或呈过渡型。肿块大多具有包膜，少数包膜可不完整或出现局部断裂，可能与包膜内有瘤细胞侵入或形成卫星瘤结构有关，这就是多形性腺瘤手术有残留或术中种植易引起复发的原因。肿瘤后方回声大多增强。内部回声主要取决于肿瘤组织的特性，如软骨样组织成分较多则呈强回声区，后方回声可衰减；如黏液成分较多也可见散在分布的点状液性暗区，液性暗区呈散在分布为多。当肿瘤＞3cm时，肿瘤内可见因囊性变或出血而形成的无回声区。根据涎腺多形性腺瘤的内部回声强弱及分布表现分为4种类型：实性均质回声、实性不均质低回声、囊实性回声、囊性回声。其中纯囊性回声较少见，囊实性回声中可见漂浮的点状回声呈翻滚样漂动，而大多数则呈实性不均质低回声（图13-1-69），部分实性肿块中可探及强回声及小片状无回声区。

彩色血流成像示大部分肿瘤见中等量血流信号，距体表较近的或单形性腺瘤血流强度为中等（图13-1-70），70%呈边缘篮边状包绕型（图13-1-71），该分布形式诊断的特异性较高，但敏感性较低，13%的多形性腺瘤缺乏血

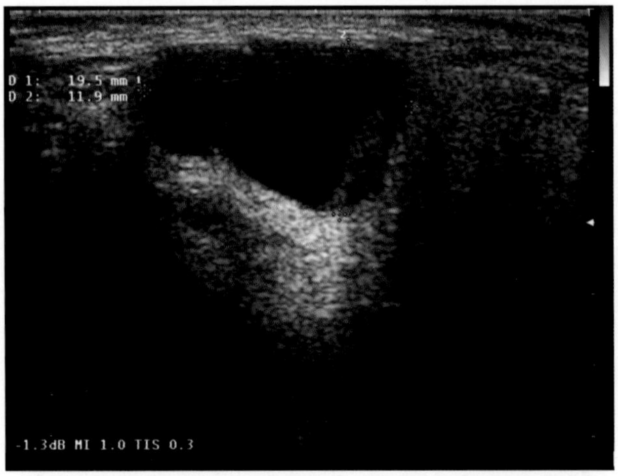

图13-1-66　腮腺囊肿，局部囊壁较厚

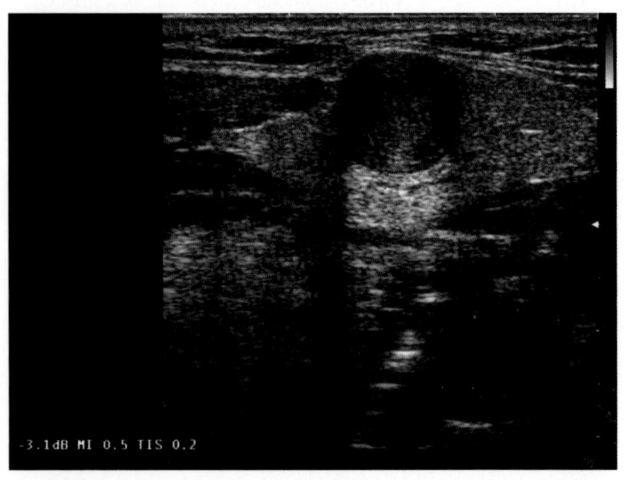

图13-1-67　腮腺多形性腺瘤伴玻璃样变，呈类圆形，内部回声分布较均，后方回声增强

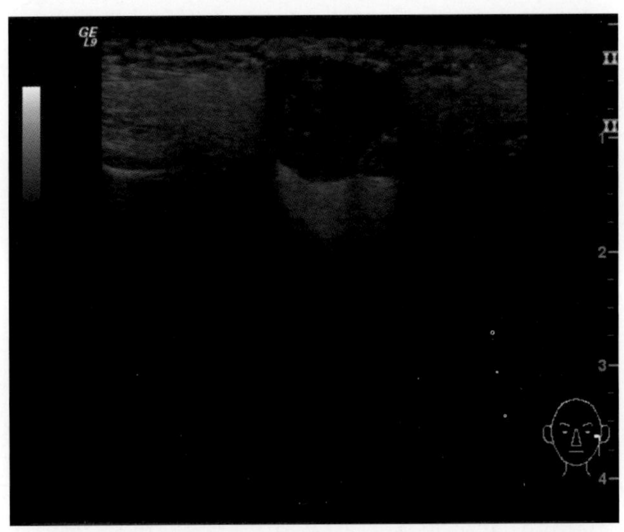
图13-1-68 腮腺多形性腺瘤，呈分叶形，内部回声不均，后方回声增强

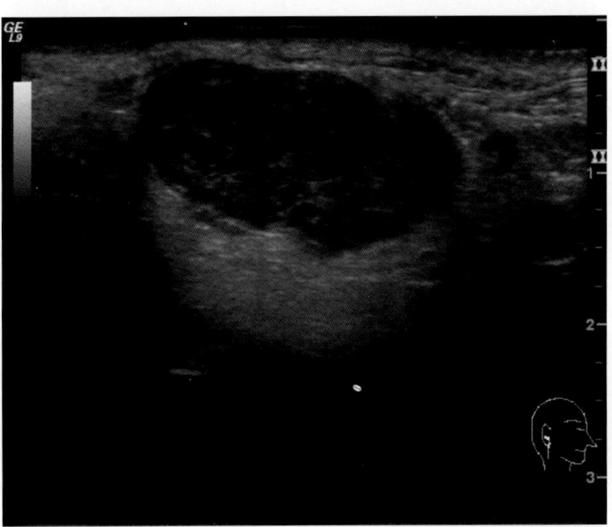
图13-1-69 腮腺多形性腺瘤，呈卵圆形，边界清晰，内为实质不均质低回声

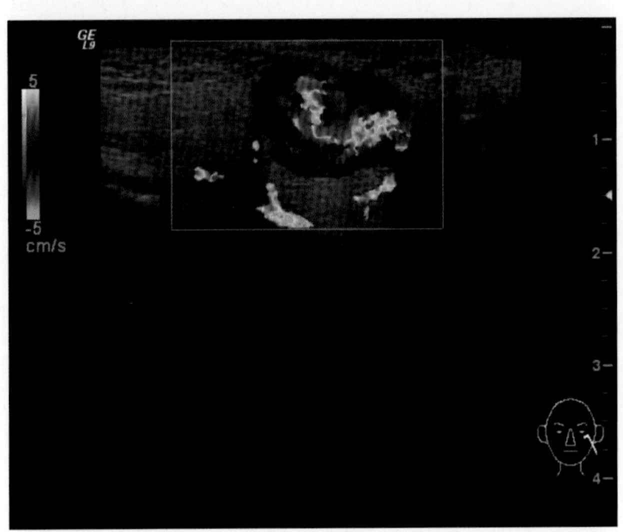
图13-1-70 腮腺多形性腺瘤，血供中等

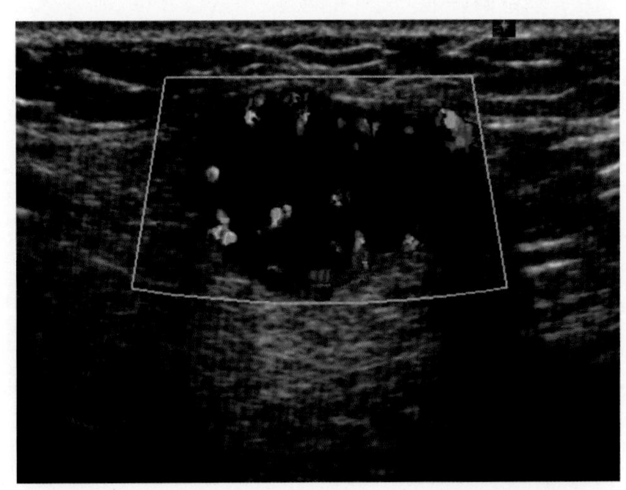
图13-1-71 颌下腺多形性腺瘤，特异性的边缘型血供

流信号。随着超声仪器的发展，彩色血流检测敏感性增加，部分多形性腺瘤内血流信号丰富（图13-1-72）。频谱多普勒探及动脉频谱，PSV通常较慢，一般＜50cm/s，RI为0.61～1.0。

当出现下列征象时应考虑多形性腺瘤有恶变的可能。

（1）肿瘤形态不规则，呈浸润性生长，边界不清（图13-1-73），伴或不伴淋巴结受侵犯。

（2）肿块内有钙化点状回声出现；多形性腺瘤内血流丰富，血流呈高流速或双向动静脉混合频谱。

（3）腮腺多形性腺瘤具有短期内生长速度较快、有疼痛感等症状。

（4）其他辅助检查：CT显示肿块与邻近肌肉脂肪层消失，增强扫描强化明显，应考虑有恶变可能。

（十一）腺淋巴瘤

1.临床概述　腺淋巴瘤（adenolymphoma），又称淋巴瘤性乳头状囊腺瘤（lymphopapillary cystadenoma）或Warthin瘤，肿块几乎全发生在腮腺，是腮腺第二常见的良性肿瘤，占所有腮腺肿瘤的6%～10%，其中90%位于浅叶或下极。其多见于中老年男性，年龄41～70岁。腺淋巴瘤具有双侧、多灶性和术后很少复发的发病特点，临床多无明显自觉症状，肿块有消长史是其较突出的临床特点。本病恶变极为少见。

大多学者认为腺淋巴瘤是一种来源于腺体内淋巴结或残存于邻近淋巴结构内的异位涎腺组织的良性肿瘤。其发病原因可能与吸烟、离子辐射及EB病毒感染有关。肉眼观肿瘤表现为直径3～4cm、表面光滑规则、质软、可活动。包膜较薄，偶尔不完整。切面大部为实性，部分为囊性。其病理组织成分有上皮及淋巴样组织2种，其间有基底膜相隔。上皮成分形成不规则的大腺管或囊腔形成肿瘤的腺组织，具有一定的分泌功能，是瘤体内产生液性成分的主要原因；淋巴样组织包括淋巴细胞、浆

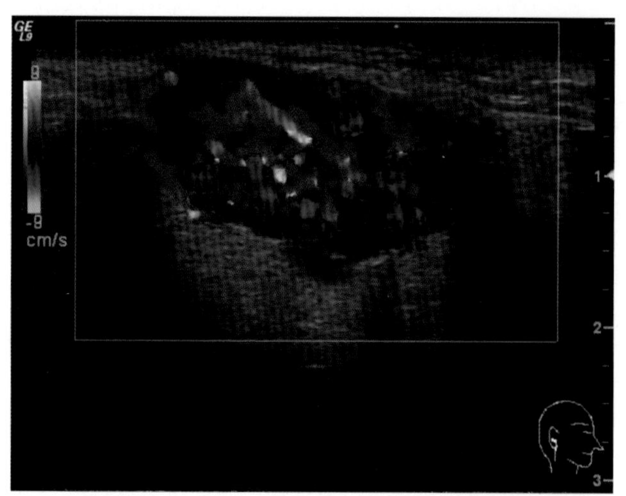

图13-1-72 腮腺多形性腺瘤，血供较丰富，但这种血供无特异性

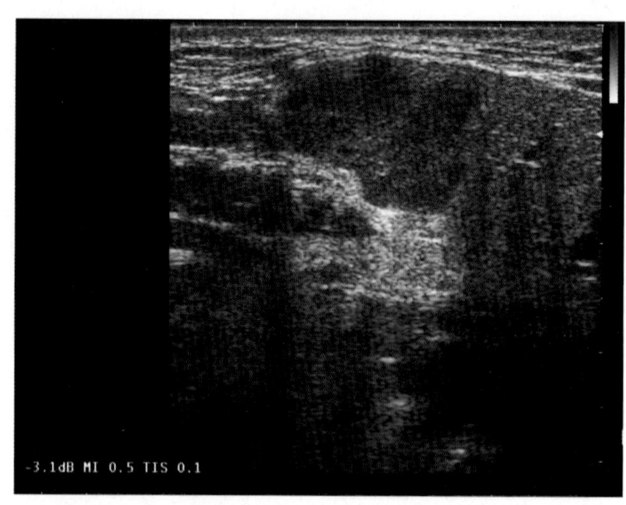

图13-1-73 腮腺多形性腺瘤，呈浸润性生长，局部包膜不完整，边界不清，形态不规则

细胞等，较为丰富，甚至可形成淋巴滤泡。由于肿瘤内富有淋巴间质，腺淋巴瘤容易发生炎症反应。

2.超声表现 肿块表现为单发或多发的圆形、卵圆形肿块，少数呈轻度分叶状，边界清晰，包膜回声薄且大多完整，若伴发感染，部分边界可呈过渡型或镶嵌型。肿块后方回声大多增强。腺淋巴瘤内部回声极低（图13-1-74），是唾液腺实性肿块中回声最低的，即使伴发感染时肿块内部回声可相对增强，但仍低于周围组织。其内部回声分布常欠均匀或不均匀，可见高回声带呈“网格状”分布，且多数瘤体局部可见液性暗区。此液性成分主要为肿瘤腺上皮组织分泌产生，由无正常导管系统排出瘤体而淤积所致，此外，肿瘤生长中局部组织血供不足等因素造成变性液化亦是形成液性成分的另一途径。有时囊液内存在胆固醇结晶时超声检查可见滚动的强回声点，部分伴“彗星尾征”，这是腺淋巴瘤不同于其他良性肿瘤的特点。研究认为多分隔的囊性结构是腺淋巴瘤的典型声像图，但其并不出现于所有患者中。

腺淋巴瘤的血流强度为所有涎腺肿块中最强者（图13-1-75），73%～82%显示内部分支状血流型。其多普勒频谱形态较有特点，呈高速低阻型，RI为0.55～0.88，PSV多低于60cm/s（图13-1-76）。

3.鉴别诊断 腺淋巴瘤及多形性腺瘤是涎腺最常见的良性肿块，两者声像图表现相似，但腺淋巴瘤有几点与多形性腺瘤稍有不同：①囊性成分更多，因而内部回声极低；②内部低回声区被“网格状”高回声分隔；③液化较常见，一般内部无强回声后伴声影。但是两者非典型的声像图鉴别仍较困难，因此需结合患者年龄、性别、肿块位置、质地等临床资料做出综合判断。

腺淋巴瘤还需与腮腺囊肿和干燥综合征（SS）等腺内肿块相鉴别。腮腺囊肿的内部为无回声，边界非常清晰，探头挤压时可变形，部分囊肿内有运动点状回声。弥漫型SS通常为双侧弥漫性多发低回声，其周围的腺体组织回声往往减低，血流信号丰富，整个腺体内可见随机分布的点状血流信号，易与腺淋巴瘤鉴别。结节型SS

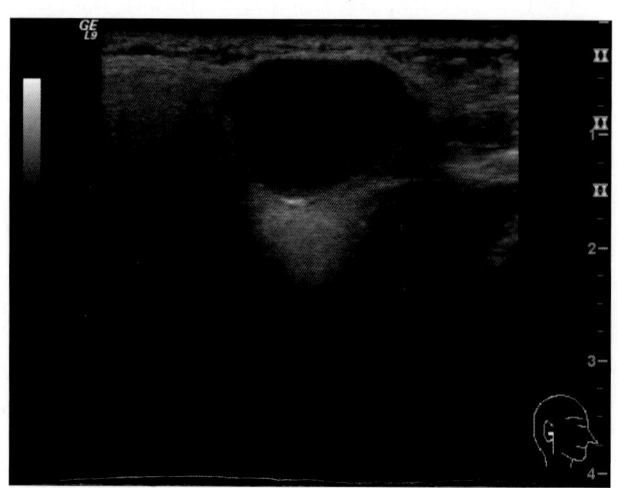

图13-1-74 腮腺腺淋巴瘤，边界清晰，内部回声较低，稍不均匀，后方伴增强效应

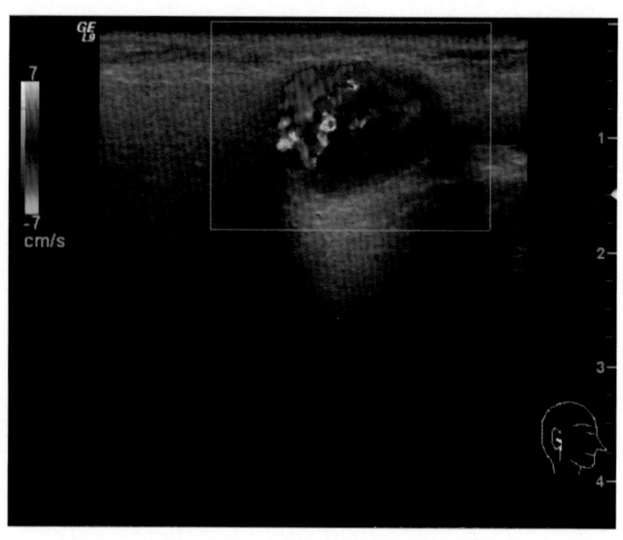

图13-1-75 腺淋巴瘤血供丰富

呈均匀的低回声肿块，边界清晰，血流的分布以内部分支型为主，血流也较丰富，为低流速低阻力型，两者的鉴别极为困难，但结节型SS常有颈淋巴结肿大，而腺淋巴瘤无淋巴结肿大。

（十二）基底细胞腺瘤

1.临床概述　基底细胞腺瘤（base cell adenoma）以往被列为多形性腺瘤的一型，1967年起单独描述。基底细胞腺瘤占涎腺肿瘤的1%～2%，男性多见，有文献报道男女之比为5∶1；好发于60岁以上，多见于腮腺。肿瘤生长缓慢，无痛，但少数患者可伴有疼痛。

基底细胞腺瘤来自涎腺闰管的储备细胞。肉眼观，肿瘤表面光滑，边界清晰，发生于腮腺者多有完整包膜。肿瘤常有囊性变，囊腔大小不等。镜下观察，上皮细胞形态较一致，似上皮的基底细胞，另可见明显的基底膜样结构包绕。

2.超声表现　声像图与多形性腺瘤相似，但内部回声呈低回声，较多形性腺瘤更为均匀，出现液化无回声区较多形性腺瘤多见（图13-1-77，图13-1-78）。肿块大多呈分叶形，边界清楚，可见包膜回声。肿块后方回声常增强。CDFI在实质部分可探及点状或短棍状血流信号。

（十三）肌上皮瘤

1.临床概述　肌上皮瘤（myoepithelioma）较为少见，发病率不及全部肿瘤的1%。年龄分布在14～86岁，平均53岁，无明显性别差异。肿瘤生长缓慢，无痛，活动度好，与多形性腺瘤相类似。

和多形性腺瘤一样，肌上皮瘤来自闰管细胞或闰管储备细胞。肉眼观肿瘤多为单个类圆形或结节状包块，边界清晰，有包膜，但有时不完整。电镜观察肿瘤细胞有典型肌上皮细胞超微结构。

2.超声表现　与多形性腺瘤相似，不易鉴别（图13-1-79）。

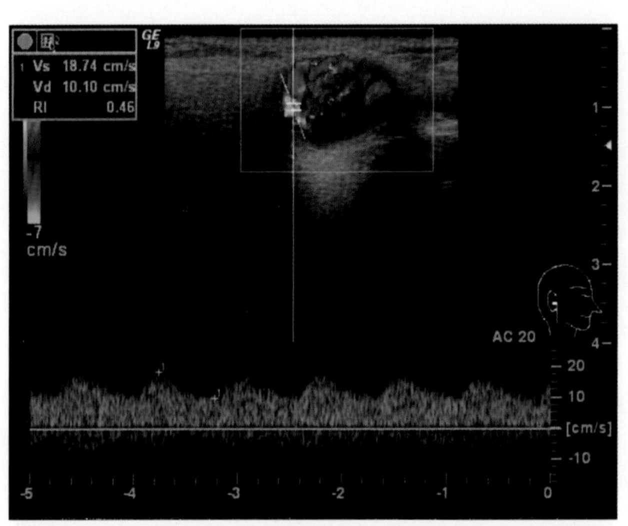

图13-1-76　腺淋巴瘤血流阻力低

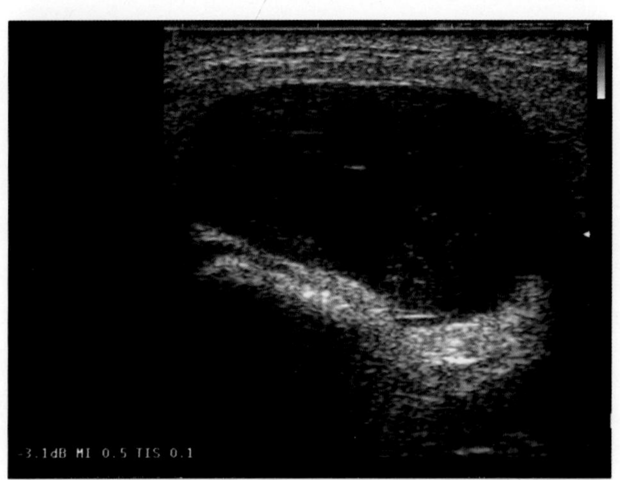
图13-1-77　腮腺基底细胞腺瘤，边界清晰，内部可见无回声区

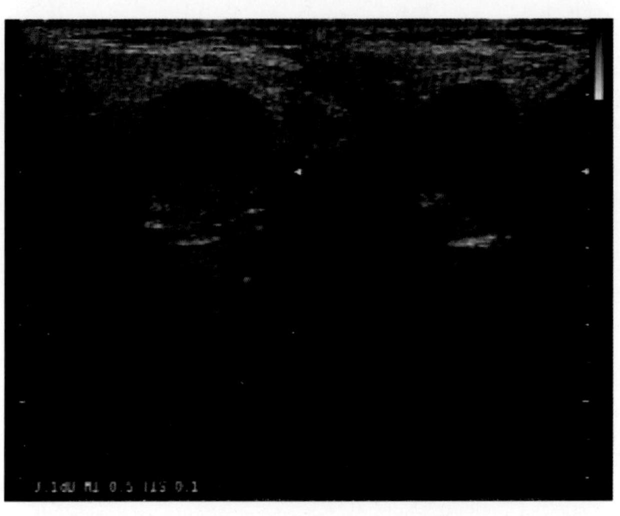
图13-1-78　腮腺基底细胞腺瘤，边界清晰，内为低回声，稍不均匀

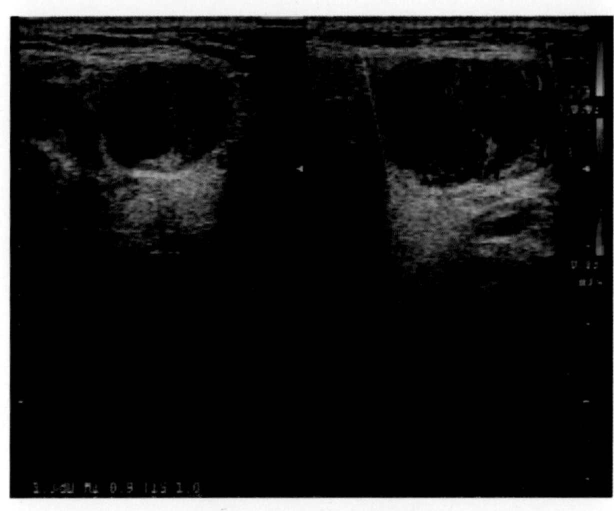
图13-1-79　腮腺肌上皮瘤，边界清晰，内为低回声，稍不均匀，后方伴增强效应，彩色多普勒内部可见条状血流信号

（十四）血管瘤

1.临床概述　血管瘤（hemangioma）是口腔颌面部常见的良性肿瘤，占口腔颌面部肿瘤的9.4%。其多发生于婴儿和儿童，女性稍多见，具有发病早、生长快的特点，甚至可侵犯周围腺体组织。瘤体发生于腮腺，体检时在肿大腮腺区可触及结节状柔软肿块，界限不清，有压缩感，灌注征阳性。涎腺血管瘤的临床症状与其大小、位置等有关，有时肿块可压迫腮腺导管，使唾液分泌排出受阻，造成唾液暂时潴留，腮腺肿大。本病一般不发生恶变。

涎腺血管瘤起源于残余胚胎成血管细胞，是一种先天性良性肿瘤或血管畸形，传统上按病理组织学形态及临床表现分为毛细血管瘤、海绵状血管瘤、蔓状血管瘤3种类型。

2.超声表现　按声像图特点，涎腺血管瘤可表现为弥漫型（图13-1-80）和团块型（图13-1-81）两种。弥漫型血管瘤是指肿块累及整个腺体，甚至突破腺体至面颊部咬肌组织，范围较广，边界欠清，没有明显包膜回声，多发生于婴幼儿。团块型血管瘤多单发，呈椭圆形、欠规则形或不规则形的低回声肿块，边界欠清或清晰，部分可探及包膜回声。瘤体的内部回声与其病理类型有关，毛细血管型常表现为实质不均质低回声，内部可见条状高回声；海绵状及蔓状血管瘤则多呈混合性低回声，内部可见大量管腔样和圆形回声区，蔓状血管瘤内部管状无回声，可见搏动现象，且内可见稀疏点状回声流动，海绵状血管瘤肿块内探及团状强回声，后方伴声影，为静脉石回声。

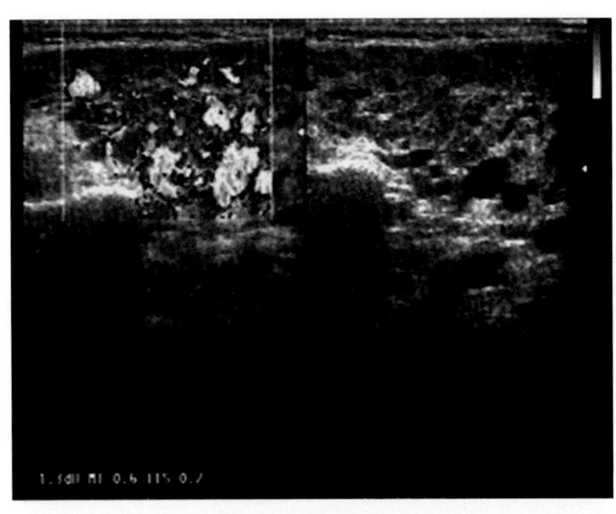

图13-1-80　弥漫型腮腺血管瘤，累及整个腮腺组织

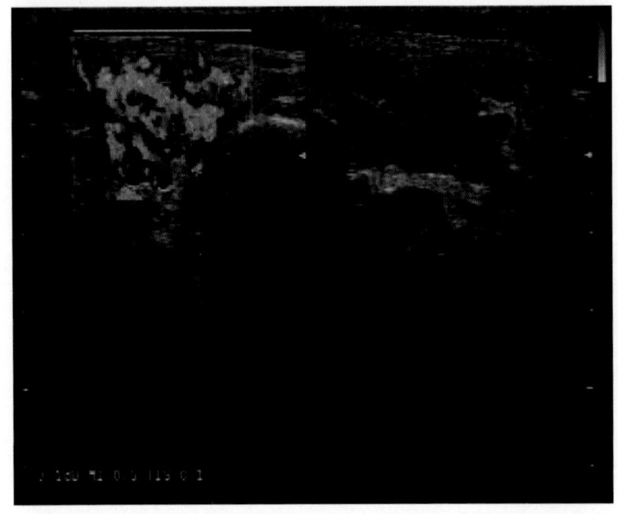

图13-1-81　团块型腮腺血管瘤，局部可见正常腮腺组织

涎腺血管瘤彩色血流成像的特点同软组织中的血管瘤，其边缘及内部血流信号大多较丰富，呈条状、短棍状和点状，频谱多普勒可探及动脉及静脉频谱，蔓状血管瘤可探及典型动脉频谱及不典型静脉频谱，且流速通常较快，RI较低。但是有时可能由于血流速度已经很低，不能探及血流信号。

低头试验及口腔鼓气试验对血管瘤诊断亦具有较重要的意义，研究认为，若肿块血流信号丰富、质地较软且低头试验阳性，即可诊断为血管瘤。

3.鉴别诊断　腮腺团块型血管瘤由于形态往往欠规则，边界欠清，未见明显包膜回声，需与腮腺恶性肿瘤相鉴别，见表13-1-5。

表13-1-5　腮腺团块型血管瘤与腮腺恶性肿瘤的超声鉴别诊断

	腮腺团块型血管瘤	腮腺恶性肿瘤
临床表现	缓慢生长，可有胀感	短期内生长迅速，局部出现疼痛、麻木
形态	不规则形多见	分叶状或不规则形
可压缩性	可压缩，质软	不可压缩，质硬
内部回声	混合回声多见，可见静脉石	低回声多见
CDFI	一般，挤压后血流信号丰富	较丰富，与挤压无关
低头试验	阳性	阴性
颈部淋巴结转移	无	有

（十五）黏液表皮样癌

1.临床概述　黏液表皮样癌（mucus epidermoid carcinoma）是成年人腮腺最常见的恶性肿瘤，在颌下腺恶性肿瘤的发病中居第二位，占所有涎腺恶性肿瘤的28.8%，还可见于腭部。各年龄层均可见，以35～65岁多发。发病原因可能与暴露于射线有关。根据细胞分化程度的高低和生物学特征，可分为低度、中度及高度恶性。低度恶性的黏液表皮样癌与混合瘤相似，穿刺可获黏液性液体。而高度恶性者多为实质性肿块，呈浸润性生长，与周围腺体组织相粘连，常伴疼痛，并累及面神经、舌下神经，出现颈部淋巴结转移，其局部转移率可高达78%。

黏液表皮样癌来源于腺管黏膜上皮，是由表皮样细胞、黏液细胞和中间型细胞组成的最常见的涎腺恶性肿瘤。

2.超声表现　低度恶性黏液表皮样癌声像图与多形性腺瘤相似，表现为单发的低回声肿块，直径多为2～3cm，少数超过5cm，边界尚清，有时可见不完整包膜回声，形态一般较规则，少数可呈分叶形（图13-1-82）。肿块内部回声尚均匀或欠均匀。它的恶性程度较低，一般同侧颈深上很少探及转移淋巴结回声。

高度恶性黏液表皮样癌的声像图多符合涎腺恶性肿瘤的共性表现。由于它呈浸润性生长，肿块边界不清，形态不规则，内部多呈实质低回声，回声分布不均匀，有时可见均质、致密较强的团状回声（图13-1-82，图13-1-83）。此外可探及同侧颈深上转移淋巴结。

中度恶性黏液表皮样癌的恶性程度介于前两者之间，其声像图亦介于高度恶性和低度恶性黏液表皮样癌表现之间（图13-1-82）。

彩色血流成像示黏液表皮样癌的血流强度介于多形性腺瘤与腺淋巴瘤之间（图13-1-84），血流的分布形式以内部分支型和散在型为主。频谱多普勒示频谱形态多呈高速高阻型，RI为0.55～0.10，44%的PSV大于35cm/s。研究表明，PSV超过60cm/s，则对诊断黏液表皮样癌极有参考价值。

3.鉴别诊断　高分化的黏液表皮样癌形态一般较规则，大多数可见包膜回声，肿块内部回声尚均匀或欠均匀，与多形性腺瘤比较除内部回声较后者稍低，CDFI示内部血流信号较丰富外，声像图上与多形性腺瘤相似，一般在超声检查中很难鉴别。

（十六）腺样囊性癌

1.临床概述　腺样囊性癌（adenoid cystic carcinoma），又称圆柱瘤，是腮腺第二常见的恶性肿瘤，是颌下腺和舌下腺最常见的恶性肿瘤。本病主要发生于成年人，以55～75岁为多见，男女性发病无明显差别。早期以无痛性肿块为多，边界多数不清楚，活动性差，与周围组织有

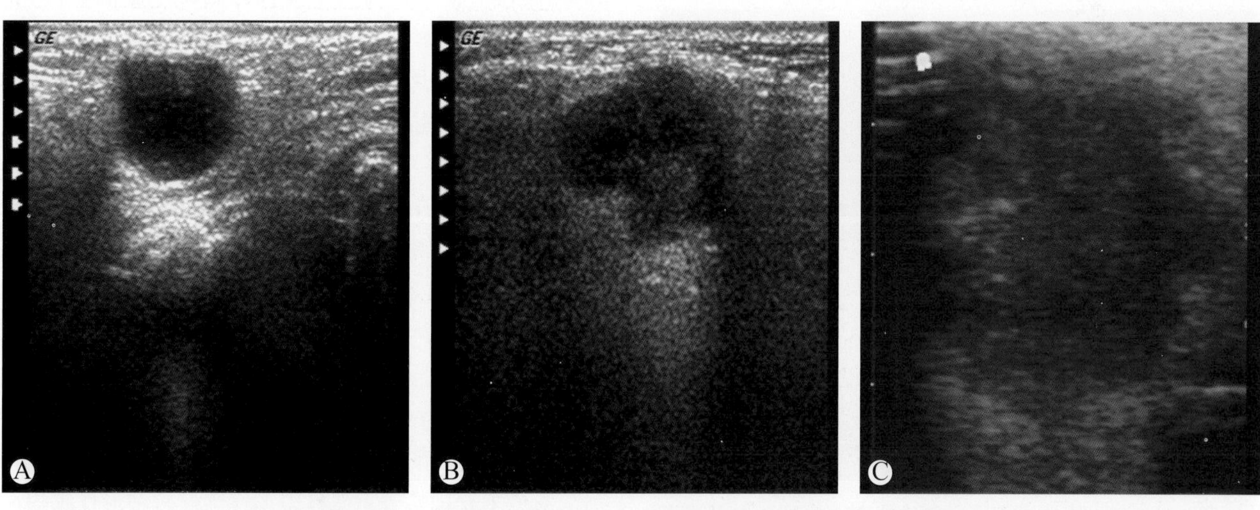

图13-1-82　腮腺低（A）、中（B）、高（C）度恶性黏液表皮样癌

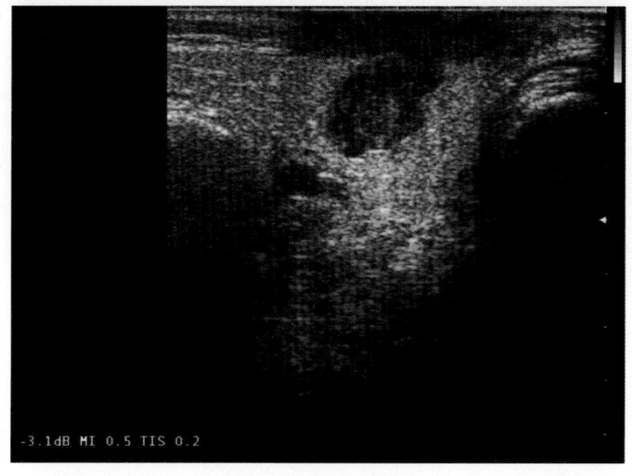

图13-1-83　高度恶性黏液表皮样癌，肿块边缘不规则，内为不均匀低回声，累及表面皮肤

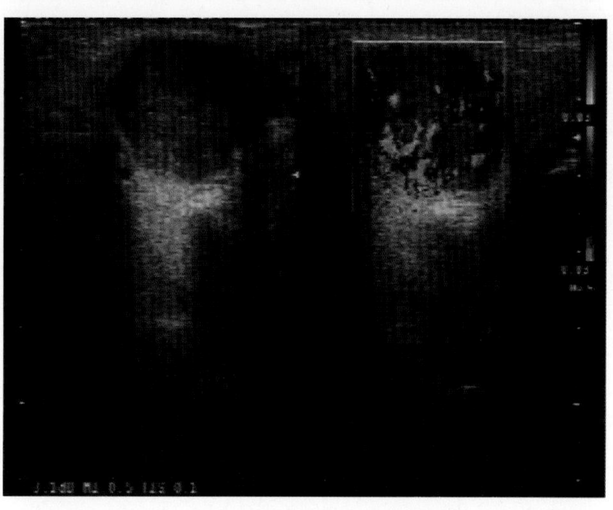

图13-1-84　低中度恶性黏液表皮样癌，肿块内部血流信号较丰富，不规则

粘连。腺样囊性癌恶性程度高，易于早期浸润神经，引起感觉异常、麻木和疼痛，发生在腮腺时出现面神经麻痹的概率较高；同时可侵犯周围血管、肌肉及骨骼，可沿神经、血管发生转移。据Spiro报道，腺样囊性癌的远处转移率可达43%，常转移至肺及肝，而淋巴结转移较少见。

腺样囊性癌由腺上皮细胞和肌上皮细胞组成。肉眼观呈圆形或结节状，大小不等，直径2～4cm，无被膜并向周围组织浸润，质稍硬，质地均匀，偶见透明条索、出血和囊性变。镜下观察肿瘤细胞有两型，即导管内衬上皮细胞和肌上皮细胞。根据此瘤细胞形成的组织结构，可将其分为以下三型：腺样（筛孔）型、管状型和实性（基底细胞样）型。

2.超声表现　表现为腺体内单发的低回声肿块，形态多为不规则形，部分可呈圆形、椭圆形或分叶形。肿块大小不等，直径多在2～4cm，边界往往欠清，甚至不清，肿块后方回声大多衰减。腺样囊性癌完全为均质实质性回声的较少见，一般内部回声分布欠均匀（图13-1-85），部分内部可见局灶性液性回声区。

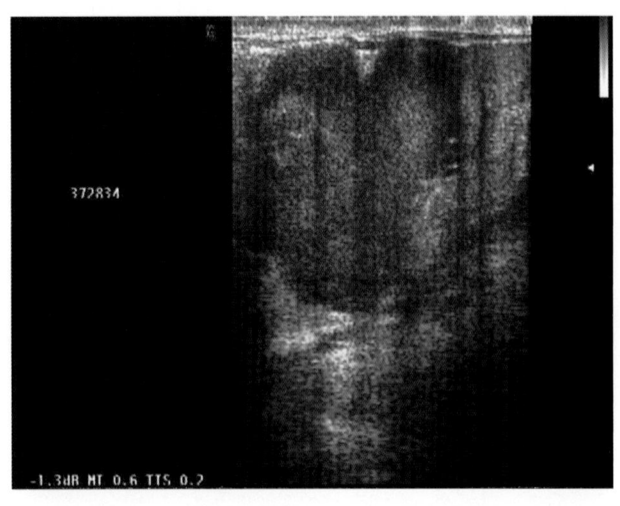

图13-1-85　腺样囊性癌，肿块形态不规则，内部回声欠均匀

腺样囊性癌的彩色血流成像示其血流强度较低，通常内部仅见散在的血流信号。

（十七）涎腺恶性多形性腺瘤

1.临床概述　恶性多形性腺瘤（malignant pleomorphic adenoma），又称恶性混合瘤（malignant mixed tumor），是涎腺较为常见的上皮性恶性肿瘤之一，占涎腺肿瘤的1.5%～6%，占涎腺恶性肿瘤的15%～20%，好发于60～80岁的老年人。据统计恶性多形性腺瘤90%以上系由良性多形性腺瘤癌变所致，常表现为长期缓慢增长的肿块在短期内生长迅速，局部出现疼痛、麻木，肿物因与周围组织粘连而固定。发生在腭部者常形成溃疡，若发生在腮腺则常侵犯面神经而致面神经麻痹。据统计本病患者颈部淋巴结转移的发生率为25%。

恶性多形性腺瘤来源于涎腺闰管或闰管储备细胞，在病理上既有典型的癌特征，又具有良性多形性腺瘤结构。按WHO组织学新分类一般可分为非侵袭性癌（原位癌）、侵袭性癌、癌肉瘤和转移性多形性腺瘤。肉眼观察肿物无包膜或包膜不完整，呈浸润生长，瘤实质中可见出血与坏死灶。镜下观察癌变时除见典型多形性腺瘤结构外，有的还可见典型的腺癌、鳞状细胞癌、未分化的腺癌或骨肉瘤的组织。

2.超声表现　腺体内圆形、椭圆形、分叶状或不规则形肿块（图13-1-86），多为单发，大小常为1.5～3cm，边界往往不清，肿块后方回声常稍增强。其内部回声大多数情况下表现为实质性低回声，内部回声分布欠均。当肿瘤＞3cm，伴有出血或坏死灶时，内部可见片状或小块状无回声区。部分瘤体内部可见点状或团状强回声，有研究表明钙化在多形性腺瘤良恶性鉴别中具有重要意义，良性多形性腺瘤中钙化较少见。

彩色多普勒检查示恶性多形性腺瘤较多形性腺瘤血供明显增多（图13-1-87）。

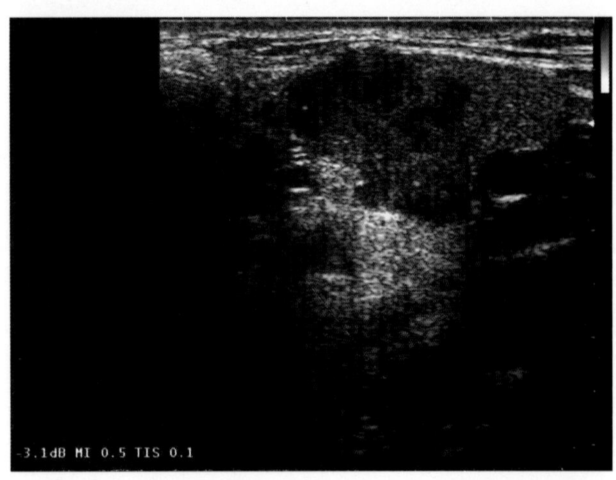

图13-1-86　腮腺恶性多形性腺瘤，形态不规则，呈分叶状，内部回声分布不均

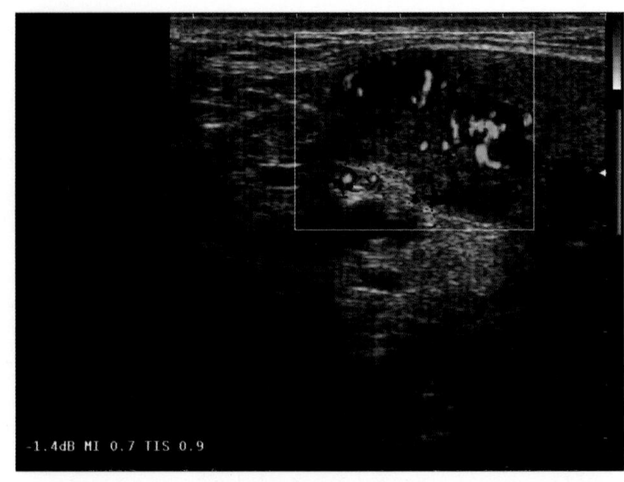

图13-1-87　腮腺恶性多形性腺瘤，内部血流信号较丰富，不规则

3.鉴别诊断 腮腺恶性多形性腺瘤90%来自腮腺多形性腺瘤，两者的鉴别见表13-1-6。

表13-1-6 腮腺恶性多形性腺瘤与腮腺多形性腺瘤的超声鉴别诊断

	腮腺恶性多形性腺瘤	腮腺多形性腺瘤
临床表现	短期内生长迅速，局部出现疼痛、麻木	生长缓慢，无明显不适
形态	分叶状或不规则形多见	椭圆形或分叶状多见
边界	不清多见	清晰
钙化点	多见	少见
与周围组织关系	与周围组织粘连而固定	活动度好
CDFI	较丰富	一般
颈部淋巴结转移	有	无

（十八）腺泡细胞癌

1.临床概述 腺泡细胞癌（acinic cell carcinoma）又称浆细胞腺癌（serous cell adenocarcinoma），占所有涎腺肿瘤的2%～4%，它多发生于腮腺，好发于中年和老年人，一般生长缓慢，病程较长，质地较软，可有疼痛和反复增大与缩小病史。其虽有包膜，但瘤细胞可向外浸润性生长，包膜外亦可见小的瘤结，故手术不彻底容易复发。腺泡细胞癌多转移至局部淋巴结，远处转移较少见。

腺泡细胞癌是一种来源于闰管上皮细胞的低度恶性肿瘤。肉眼观肿物呈圆形，有包膜，但不完整。有时见出血、坏死和囊性变。镜下观察肿瘤细胞呈圆形或多边形，大小一致，多具有特征性的嗜碱性颗粒状胞质。

2.超声表现 声像图与多形性腺瘤相似。多数呈分叶状肿块（图13-1-88），部分可见不完整的包膜回声，当瘤细胞突破包膜向外浸润性生长时，边界常欠清或不清。肿块后方回声部分可稍增强，部分亦可出现衰减。肿块内部回声多呈实质性低回声，内部回声分布不均，可见散在分布的小的接近暗区样的弱回声（图13-1-89）。有时可探及颈深上转移的淋巴结回声。

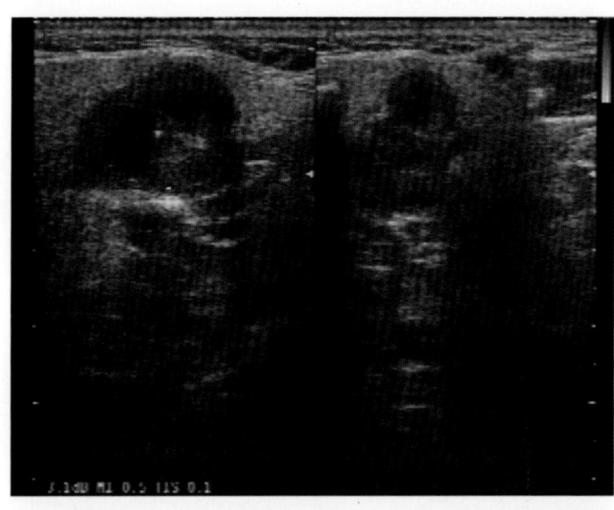

图13-1-88 腮腺腺泡细胞癌，呈分叶状，内部呈低回声，回声分布不均

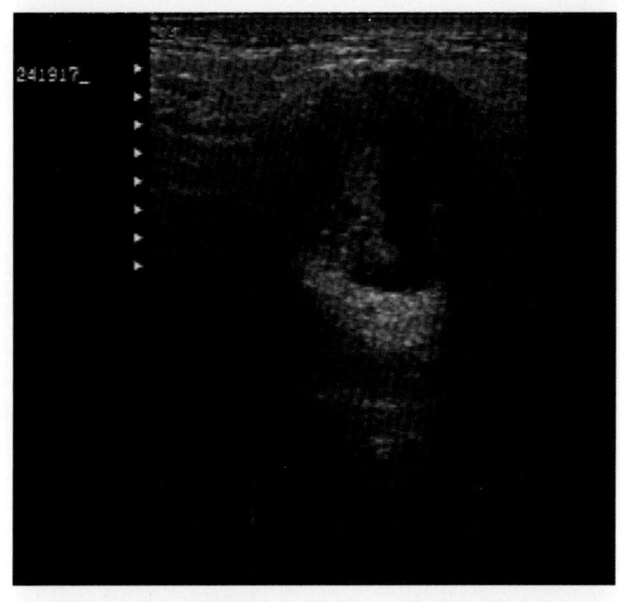

图13-1-89 腮腺腺泡细胞癌，内部回声分布不均，可见小片状不规则弱回声区

（十九）恶性淋巴瘤

1.临床概述 涎腺恶性淋巴瘤（malignant lymphoma）有原发性和继发性两种，较少见。原发性淋巴瘤又称为黏膜相关性淋巴组织淋巴瘤（MALT），如今世界卫生组织又称其为边缘区域B细胞淋巴瘤，通常发生于有自身免疫性疾病的患者，尤其多见于干燥综合征和类风湿关节炎患者。80%发生于腮腺，而20%发生于颌下腺。继发性涎腺淋巴瘤1%～8%来自于全身系统性的淋巴瘤患者，且80%发生于腮腺。其可发生于任何年龄，以青壮年为多，男、女性别之间无明显差别。临床上，肿大的淋巴结常首先出现于一侧或两侧的颈侧区，散在、稍硬、无压痛，尚活动；以后，肿大淋巴结互相粘连成团，生长迅速。腋窝、腹股沟淋巴结和肝、脾均肿大，并有不规则的高热。

根据来源和病理形态恶性淋巴瘤可分为霍奇金淋巴瘤和非霍奇金淋巴瘤，后者又可分为T细胞型和B细胞型。

2.超声表现 涎腺恶性淋巴瘤超声的共同表现为所有肿瘤相对于正常的涎腺实质均为低回声。

腮腺的原发性淋巴瘤内部回声不均匀，通常表现为腺体内见多发性小结节、呈蜂窝状改变（图13-1-90），结节大小形态相似，边界尚清晰，内部回声分布均匀，部分病例病变可累及整个腺体，与淋巴上皮病的声像图相似。

继发性的腮腺淋巴瘤和颌下腺淋巴瘤回声常欠均匀。其超声表现通常可见单发或多发的形态不规则的肿块，体积大小不定，边界尚清晰，内部一般为不均质低回声（图13-1-91，图13-1-92），甚至部分类似无回声（图13-1-93），少数可见灶性液性暗区和带状强回声（图13-1-94），一般无钙化灶。

CDFI检查可见肿瘤内部血流信号较丰富（图13-1-95，图13-1-96）。

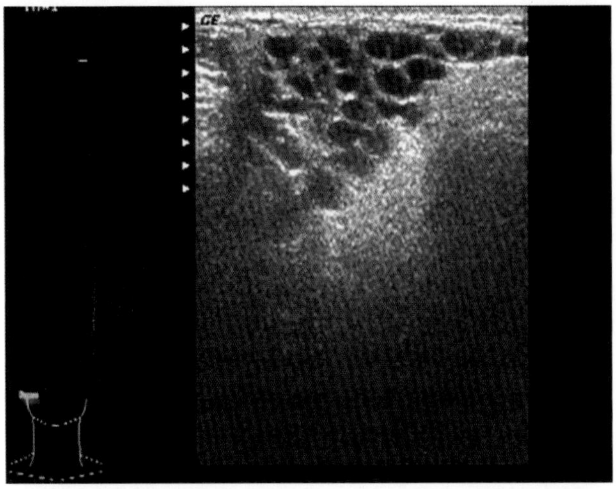

图13-1-90 腮腺黏膜相关性淋巴组织淋巴瘤，腮腺内呈蜂窝状改变

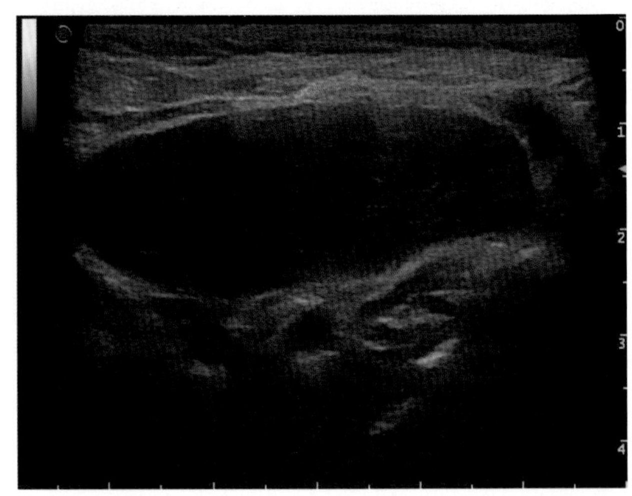

图13-1-91 颌下腺继发性非霍奇金淋巴瘤，肿块回声较弱，回声分布欠均匀

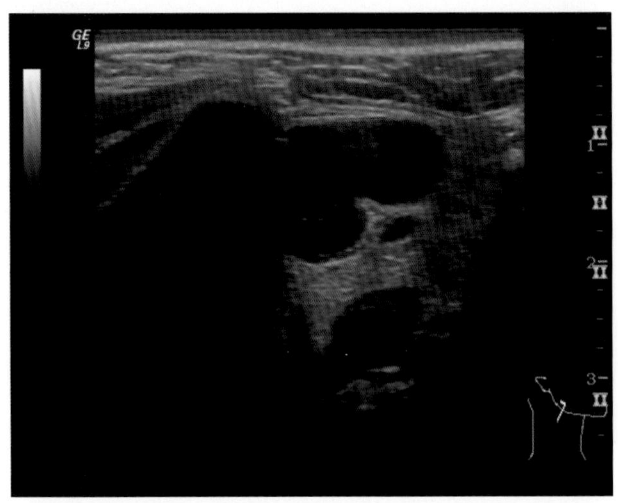

图13-1-92 颌下腺继发性非霍奇金淋巴瘤，肿块呈不均质低回声，淋巴门呈狭窄型

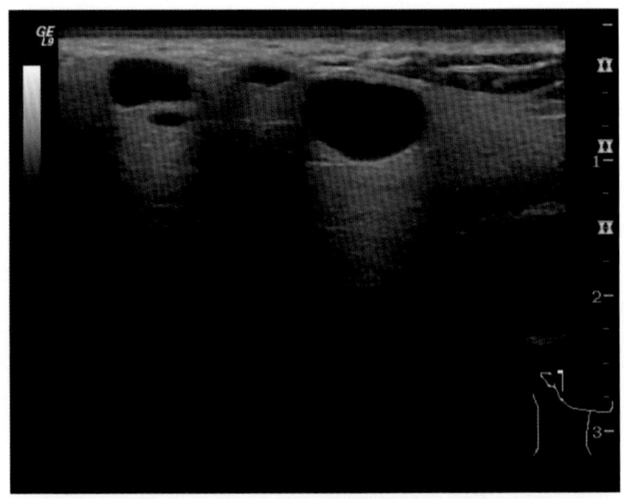

图13-1-93 腮腺继发性非霍奇金淋巴瘤，肿块内部类似无回声

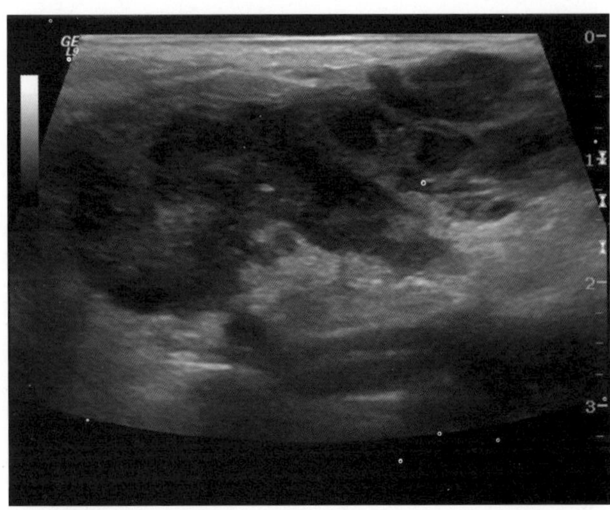

图13-1-94 颌下腺继发性非霍奇金淋巴瘤，肿块内部回声明显不均，局部可见不规则弱回声区

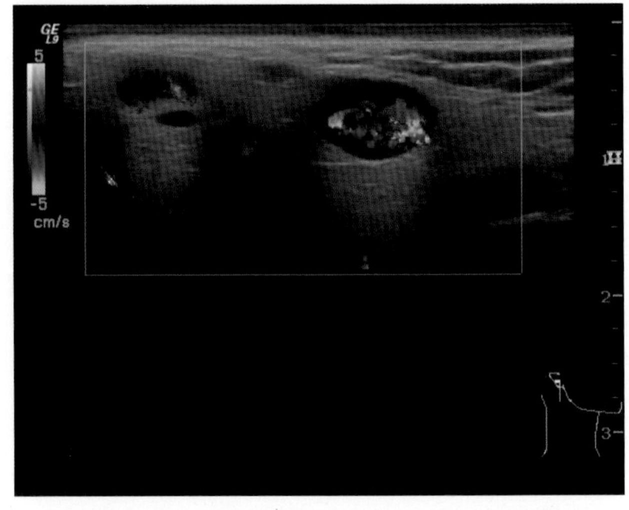

图13-1-95 彩色多普勒示肿块内部血流较丰富

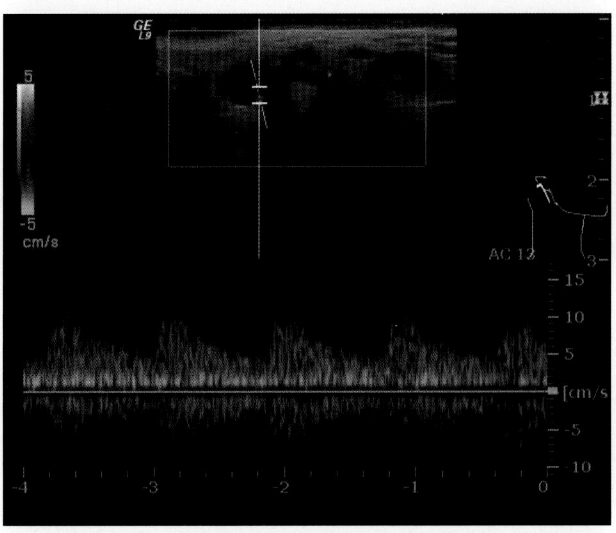

图13-1-96 频谱多普勒示肿块内动脉血流阻力较低

五、介入性超声在涎腺疾病中的应用

涎腺病变临床表现多变，且不同病理类型病灶的治疗手段和方法各不相同，因此提前明确诊断对于治疗有十分重要的指导意义。影像学检查虽能确定肿块大小及其与周围解剖结构的关系，但很难确定其性质；而术前活检因需切开包膜，易引起肿瘤播散，属禁忌证。介入性超声诊断已成为占位性或弥漫性疾病定性的重要手段，广泛运用于临床。国内研究发现，细针抽吸细胞学检查的诊断对多形性腺瘤、腺淋巴瘤、腺样囊性癌和鳃裂囊肿等可靠性较高，具有一定的可参照性，涎腺的介入性超声主要用于介入性诊断方面，由于涎腺大部分非瘤性病变和部分瘤性病变是不需要手术治疗的，术前明确诊断病变性质变得尤其重要，有指导手术方式的作用。

目前对病变可采取超声引导下细针抽吸细胞学检查和超声引导下粗针穿刺组织学活检等，以实现对病灶的诊断和治疗目的。而在介入性治疗方面尚有待发展。

（一）介入性超声所用仪器和设备

超声仪器：介入性超声建议选用中高档的彩色多普勒超声诊断仪，配备7.5～12MHz高频线阵探头。

导向装置：为了提高介入性超声的精确程度，并减少并发症的发生，穿刺过程中可以使用与超声仪器配套的导向装置。由于涎腺位置表浅，大多数学者采用高频线阵超声探头徒手操作引导穿刺，操作者可自行选择探头放置的最佳位置，并可随意调整穿刺针和探头的方向，使穿刺针与声束成很大的夹角，能更清楚地监视穿刺针的进入路径。

穿刺针具：包括穿刺针及与其配置的附件，穿刺针一般由针芯和针鞘两部分构成，为了满足临床介入性超声的不同需要，有不同类型的针具：①超声引导下细针抽吸细胞学检查主要用一次性细针或者注射针头，注射器抽吸方便易行。②超声引导下粗针穿刺组织学活检以往一般采用Chiba针、Tru-cut针、Sure-cut针及Turner针等，目前临床上用的一次性活检针也适用，其内芯尖端取材部位呈槽状，应用最多的是自动活检装置（auto biopsy device，ABD，又称自动活检枪auto biopsy gun）和半自动活检针，后者是在“三环”手动活检针的基础上改进而成的。

CDFI的应用：彩色多普勒对介入性超声有重要价值。首先，可以通过彩色多普勒明确主要血管与病灶的位置关系，有效避免损伤血管的严重并发症发生。其次，彩色多普勒能够敏感地显示肿瘤内部的血供情况，对实质性肿块中血流信号丰富的区域、囊实性病变中血流信号丰富的实质部分及囊性病灶中血流信号丰富的囊壁或分隔进行取材，能显著提高穿刺活检的有效性和诊断的准确性，明确血供程度与抽吸取材时负压程度有关，血供丰富者可适当减少负压，降低血细胞对涂片诊断的影响。

（二）涎腺超声引导下细针抽吸细胞学检查

细针穿刺在20世纪50～60年代由Eneroth等应用在头颈部肿块，包括涎腺方面。细针抽吸细胞学检查在涎腺肿块诊断上有30多年的历史，其不仅应用于涎腺肿瘤的诊断及分型，还能区分出非瘤性病灶。超声引导下使细针穿刺更为安全有效。

细针抽吸细胞学检查适应证广泛，适用于绝大多数瘤性及非瘤性病灶；禁忌证极少，主要禁用于有凝血功能障碍的患者，相对禁忌证包括严重心或肺功能不全、不能合作者等。

（三）涎腺超声引导下粗针穿刺组织学活检

粗针穿刺组织学活检能获得、保留样本的组织学结构，在常规切片染色的基础上可以加做免疫组化分析、基因分析，对确认肿瘤亚型有高诊断力，具有高敏感度（96%）及特异度（100%）。

大多数的涎腺病变中，明显恶性的肿瘤（鳞状细胞癌）或常见的良性肿瘤（Warthin瘤、多形性腺瘤），细胞学涂片基本能给予明确诊断，超声引导下粗针穿刺或许不能起到作用。但是对一些涎腺病变亚型的诊断粗针穿刺组织学活检具有高精确性，如肌上皮癌，其细胞涂片显示的细胞群形态类似于多形性腺瘤。而且，在弥漫性疾病（如结节病、干燥综合征）中，超声引导下粗针穿刺活检优于细针抽吸活检。

（詹维伟　燕　山）

第二节　颌面颈部

一、超声解剖

（一）颌面部超声解剖

颌面部解剖较复杂，主要由骨骼（上颌骨、下颌骨、颧骨、鼻骨、颞骨、腭骨、蝶骨等）、肌肉（主要分为咀嚼肌及表情肌）、颞下颌关节、血管、神经、淋巴结及涎腺等构成。根据解剖特点和临床应用需要，一般分为额部、眶部、颏部、颌下部等解剖区域（图13-2-1）。这些区域的解剖层次大致相同，由浅入深为皮肤、皮下组织、肌层（或器官组织）和骨组织，但不同区域各层组织的厚度不同。

颌面部皮肤薄而柔软，含有较多的皮脂腺、汗腺和毛囊，是皮脂腺囊肿和疖的好发部位，声像图上表现为条状高回声。皮下组织层的脂肪呈低回声，在双侧颊部脂肪层较其他部分厚。

浅筋膜由疏松的结缔组织构成，内有神经、血管和腮腺管穿行。

面部的血供较丰富，主要来源于面动脉，起自颈外动脉的面动脉在颌下腺深面前行，绕下颌骨下缘入面部，超声可在下颌缘和颌下三角探及从颌下腺深面穿出的面动脉（图13-2-2）。口腔颌面部静脉由面前静脉及面后静脉汇合成总静脉再流入颈内静脉（图13-2-3），由于其没有静脉瓣的特点，面前静脉通过眼静脉、翼静脉丝与颅内海绵窦相交通，面部炎症有向颅内扩散的可能。

超声下肌肉组织回声较脂肪组织强，且回声较为粗糙，边界清晰，呈带状的包膜回声。各层肌纤维回声清晰，长轴切面呈羽毛状或水纹状回声，短轴则呈斑点状。颌面部的咀嚼肌主要分为闭口和开口两组肌群。闭口肌群中，咬肌起于颧骨和颧弓下缘，止于下颌角和下颌支外侧面，为一短而厚的肌肉，其后外方与腮腺紧邻，超声下在腮腺前缘可见厚实的咬肌回声（图13-2-4），颞肌是起自颞骨鳞部颞孔经颧弓深面止于喙突的扇形肌肉组织，超声下肌肉回声厚度较咬肌薄；开口肌群中主要有二腹肌、下颌舌骨肌和颏舌骨肌，二腹肌前后腹分别起自下颌二腹肌窝和颞骨乳突切迹，于舌骨处形成中间腱，其形成了颌下三角的两边；下颌舌骨肌为扁平三角形肌，与颏舌骨肌的共同作用是提升舌骨，向下牵引下颌，超声可在颏下区横切，探查到两肌的横断面（图13-2-5）。

颌面部淋巴组织比较丰富，是重要的防御机构，包括颊淋巴结、眶下淋巴结、腮腺淋巴结等，这些淋巴结主要引流至下颌下淋巴结和颏下淋巴结。

涎腺结构及超声解剖详见相应部分。

颌面深部的骨组织由于皮质较厚且致密，声阻抗较高，对声波的反射、吸收较强等特性，超声检查受到一定限制。超声只有在骨皮质发生病理学改变（破坏或压迫吸收后变薄）时，超声束可通过受皮质破坏的骨组织及其内部软组织进行扫查，清晰地显示骨内病变。因此，超声在下颌骨肿瘤等骨肿瘤的检查中具有一定的临床价值。

（二）颈部超声解剖

颈部上界为下颌下缘、下颌角、乳突尖、上项线和枕外隆凸的连线，与头面部分界，下界则以胸骨颈静脉切迹、胸锁关节、锁骨上缘和肩峰至第7颈椎棘突的连线与胸部、上肢、背部分界（图13-2-6）。

颈部解剖层次由浅入深分别为皮肤、浅筋膜、颈筋膜及肌肉，各层间有疏松结缔组织填充形成颈部间隙，其中颈筋膜可分为浅、中、深三层，其间包绕气管颈段、食管颈段及颈部大血管、甲状腺、颌下腺、腮腺等成鞘。

皮肤分为表皮和真皮层，超声声像图上可表现为条状高回声。皮下组织主要由脂肪组成，其超声表现为低回声，有筋膜包裹时，在筋膜与脂肪之间可显示高回声带。

颈部肌肉组成较复杂，其完成头颈部活动，参与吞咽、呼吸、发音等运动（图13-2-7），其中胸锁乳突肌在颈部超声检查中是很重要的标记，它起于胸骨柄及锁骨上缘前1/3，止于乳突，肌束较大，在颈侧由上而下动态

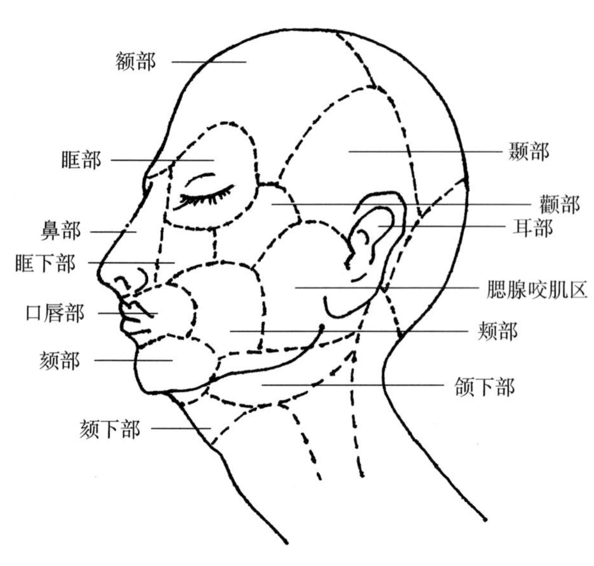

图13-2-1 颌面部解剖区域划分

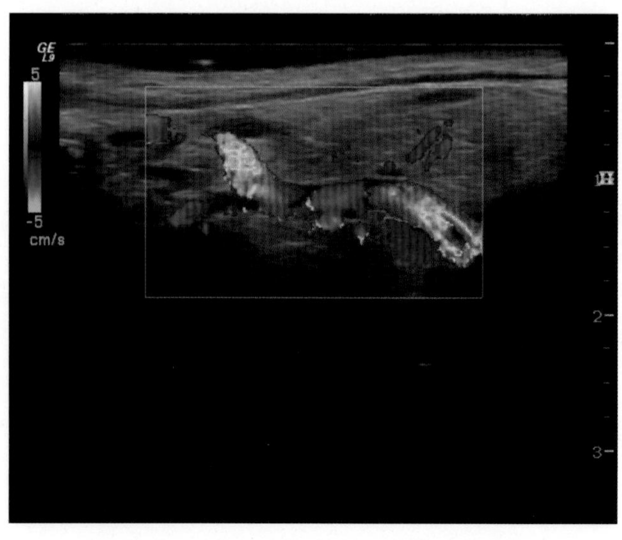

图13-2-2 超声下颌下三角内穿过的面动脉

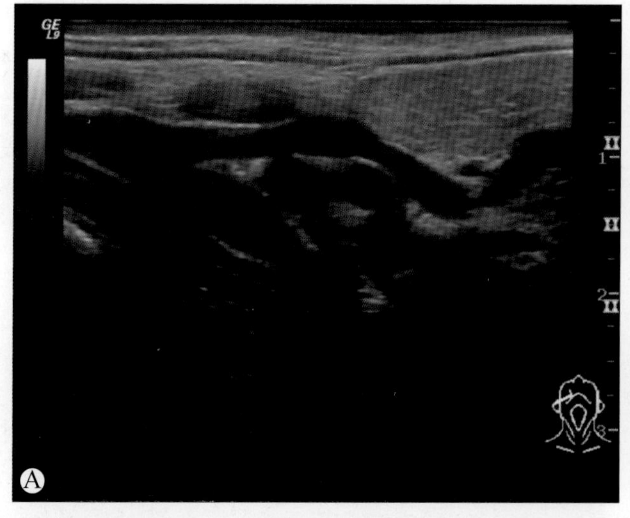

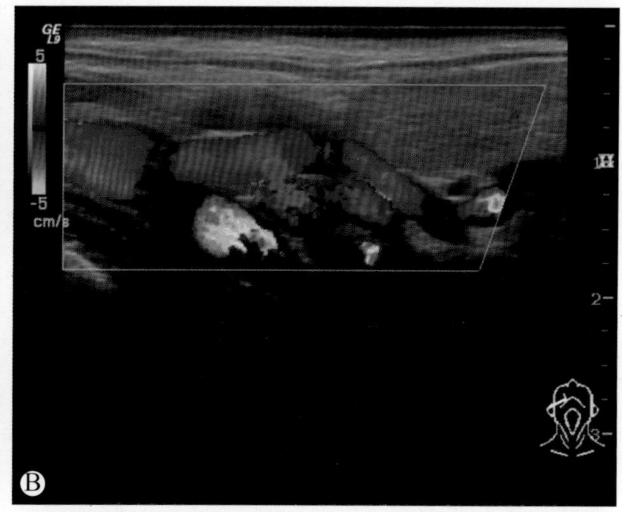

图13-2-3　面静脉汇入颈内静脉声像图（灰阶、彩色）

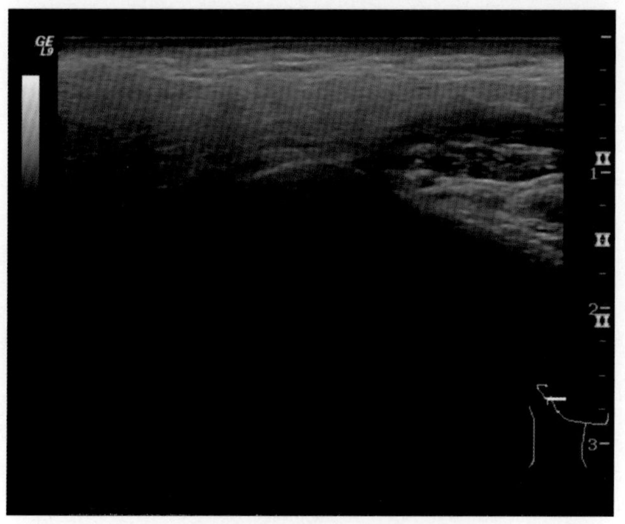

图13-2-4　咬肌腮腺区横切声像图
可见部分腮腺和其前内方的咬肌

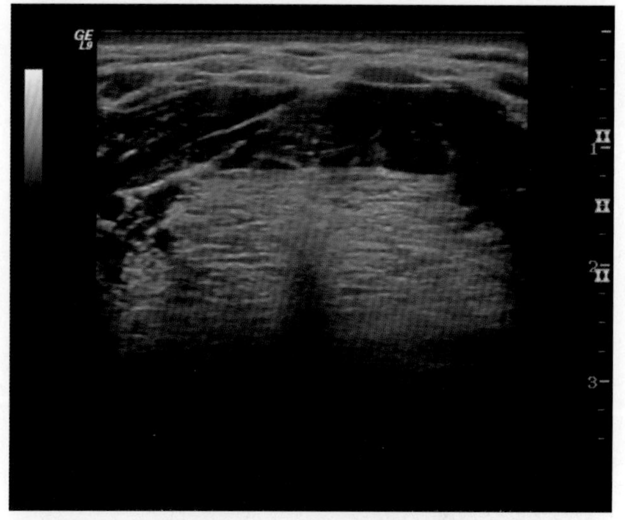

图13-2-5　颏下区横切声像图
显示下颌舌骨肌和颏舌骨肌

扫查，此肌束由后上方到前下方逐渐增宽，内肌束光点回声较其他肌肉粗（图13-2-8）。肩胛舌骨肌在胸锁乳突肌深面，为与其交叉的细长带状肌，分为上、下腹和中间腱，在颈部三角的划分中有标志作用（图13-2-9）。

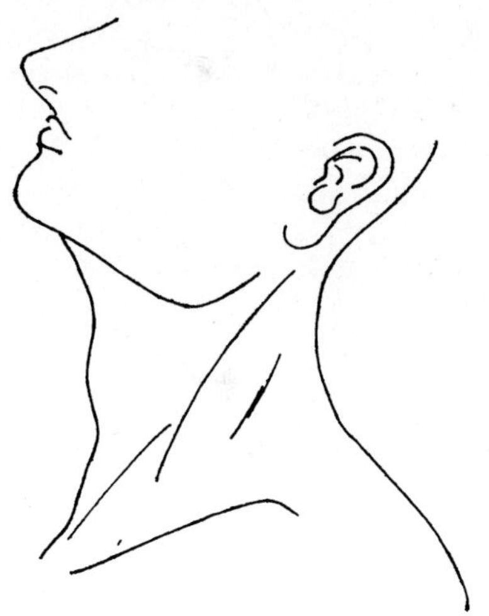

图13-2-6　颈部外表

胸锁乳突肌深面有颈动脉鞘（图13-2-10），它是由颈深筋膜三层包绕颈总动脉、颈内动脉、颈外动脉、颈内静脉和迷走神经形成的筋膜鞘，其中颈内静脉位于颈动脉的前外侧，迷走神经位于动静脉的后外方，颈总动脉在平甲状软骨上缘分为颈内动脉和颈外动脉，颈外动脉位于颈内动脉的前内侧（图13-2-11），上行中依次发出甲状腺上动脉、舌动脉及面动脉等，颈内动脉在颈部无分支。正常血管呈无回声管道状，动脉壁厚、回声强、有搏动感，一般不易压扁，而静脉则反之，如加大增益，或血黏度高及血栓形成，其内部可表现为流动的云雾形点状回声，在颈总动脉末端和颈内动脉起始处可见一膨大，为颈动脉窦。沿颈动脉鞘向下可在锁骨上大窝（锁骨中1/3上方的凹陷）内见锁骨下动脉和静脉，右侧可见锁骨下动脉和颈总动脉共干于头臂干，鞘内另一重要组成——迷走神经在超声纵切扫查下表现为中等条索状回声，内有线性平行回声（图13-2-12），横切面呈圆形中等回声结构，外为环状强回声，内有点状弱回声（图13-2-13），迷走神经的分支喉返

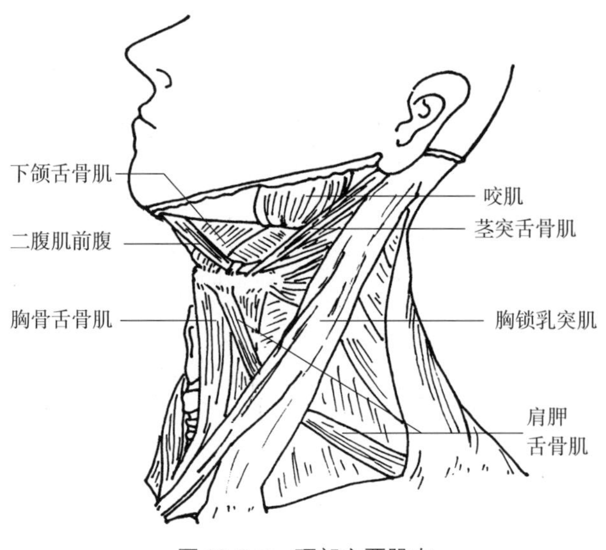

图 13-2-7 颈部主要肌肉

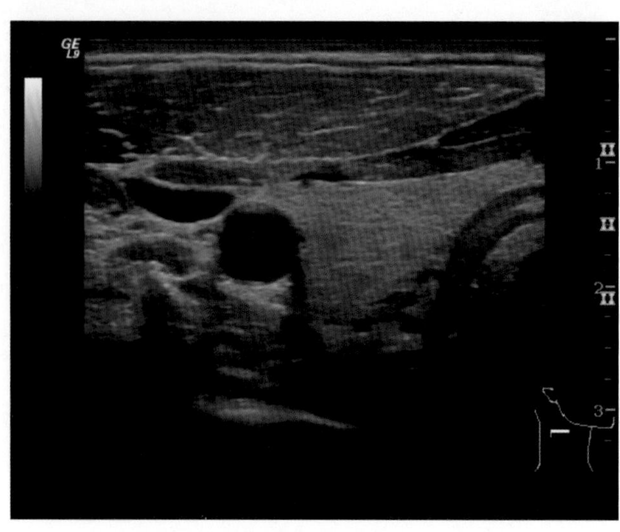

图 13-2-8 胸锁乳突肌横切面声像图

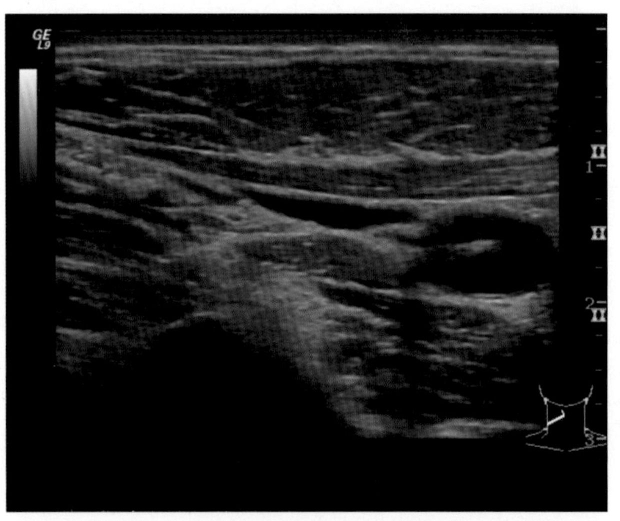

图 13-2-9 肩胛舌骨肌的长轴切面声像图

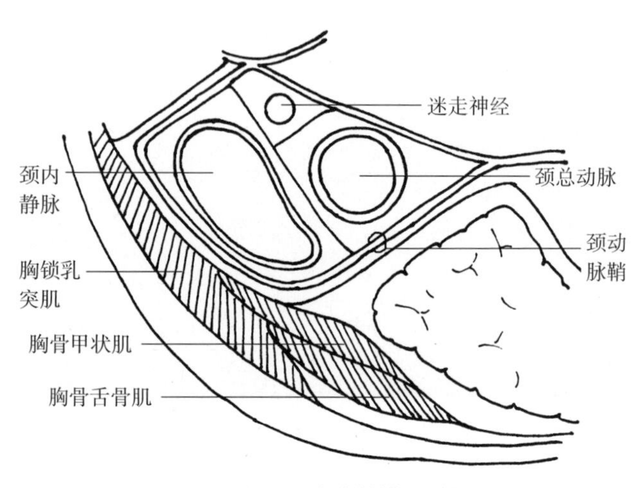

图 13-2-10 颈动脉鞘横切面解剖

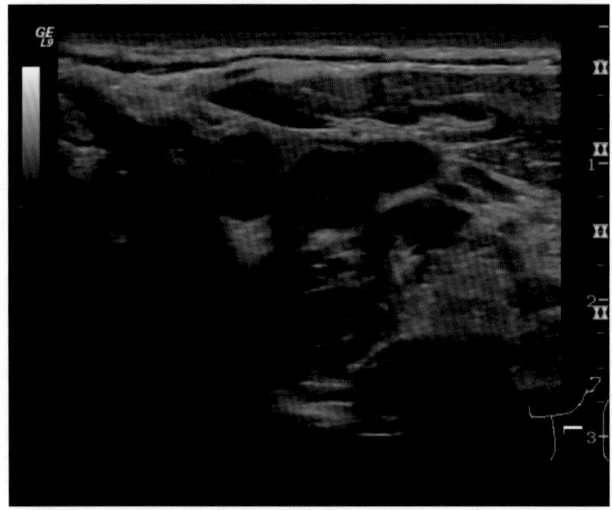

图 13-2-11 颈动脉声像图

左侧颈动脉分叉处上方外侧的颈内动脉和内侧的颈外动脉

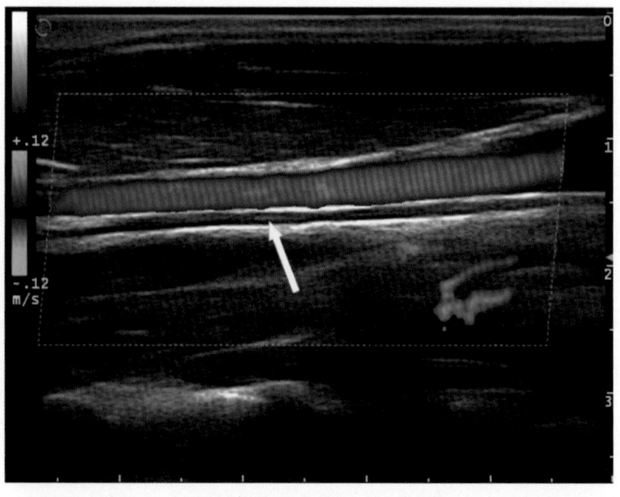

图 13-2-12 迷走神经纵切声像图（箭头示迷走神经）

神经超声可在甲状腺背侧、食管前方探及其回声（图13-2-14）。

除了胸锁乳突肌，颈部还有几个重要的体表标志（图13-2-15）。位于颏隆凸后下方的舌骨，以舌骨大角可定位舌动脉，同时它是颈部和淋巴结分区的重要界线，在颏下方超声横切面上其表现为弧形的强回声，后方衰减（图13-2-16）。甲状软骨位于舌骨下方，为板状软骨，上缘为颈总动脉分叉处，前正中线成一定交角，突起形成喉结。超声下甲状软骨呈低回声，随着年龄增长，软骨会有骨化现象，回声有所增强，其前后可见线性平行软骨膜的高回声，在前正中位横切，可见软骨成一定角度，其内为喉部结构，前面附着带状肌（图13-2-17）。环状软骨是唯一完整的气管环，前窄后宽，其作为喉与气管、咽与食管的分界标志，位于甲状软骨下方，之间有环甲膜（图13-2-18），超声下正中横切可表现为马蹄形低回声，后方结构衰减，低回声表面有线性高回声包绕。

颈部可分为固有颈部及项部两大部分。固有颈部以胸锁乳突肌前、后缘为界，又分为颈前区、胸锁乳突肌区和颈外侧区。其中颈前区以舌骨为标志分为舌骨上区和舌骨下区，前者包括颏下三角和左、右下颌下三角，后者包括颈动脉三角和肌三角；颈外侧区以肩胛舌骨肌为标志，分为枕三角和锁骨上三角（图13-2-19）。临床上常首先根据肿块所处的颈部位置初步评估肿块的性质。

颈部淋巴结数目较多，由淋巴管连成网链，一般分颈浅及颈深淋巴结，浅部沿浅静脉排列，深部沿深血管及神经排列，超声下呈椭圆形或扁形，边界清楚，可见包膜回声，皮质呈低回声，回声分布均匀，淋巴门结构呈条状稍高回声。

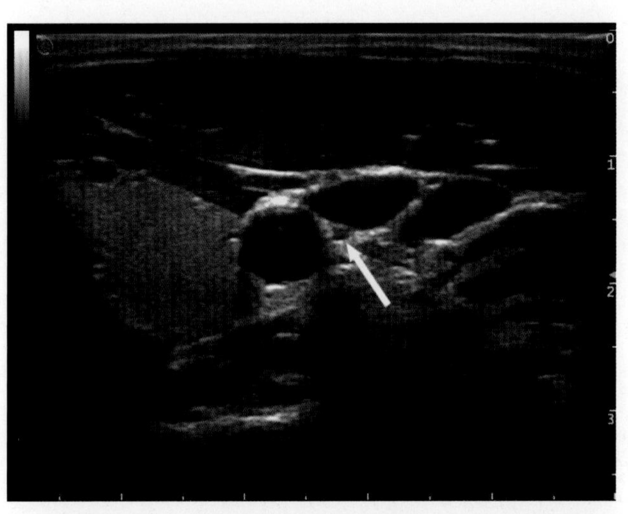

图13-2-13　迷走神经横切面声像图（箭头所示）

（三）颌面颈部筋膜间隙

颌面颈部具有复杂且相互连通的筋膜间隙，上达颅底，下可深入纵隔，其间为较疏松的结缔组织。

通过超声可以观察到的主要间隙有咽旁间隙、下颌下间隙、颈动脉间隙、气管前间隙等。正常情况下超声只能探及这些间隙内的血管或界线肌肉、实质器官，在感染的情况下超声可以观察炎症累及间隙的范围、脓肿的形成情况、对血管的侵蚀程度。

咽旁间隙似一锥形，其底部位于颅底、颞骨岩部，锥尖为舌骨，其后界为椎前筋膜，内界以咽上缩肌与扁桃体旁间隙相隔，外界为腮腺、下颌骨、翼外肌，前界为翼下颌缝，其以茎突为界分为茎突前间隙（肌间隙）和茎突后间隙（神经血管间隙），前者包含脂肪、淋巴结、颌内动脉、后牙槽神经、舌神经、耳颞神经，后者有颈动脉、颈内静脉、交感神经干及第Ⅸ、Ⅹ、Ⅺ、Ⅻ对脑神经通过。

下颌下间隙从口底黏膜到二腹肌，前界为下颌舌骨肌和二腹肌前腹，后界为二腹肌后腹和茎突下颌韧带，内界是下颌舌骨肌和舌骨舌肌，外界为皮肤、颈阔肌和下颌骨（图13-2-20）。超声可在下颌下三角区内扫查到

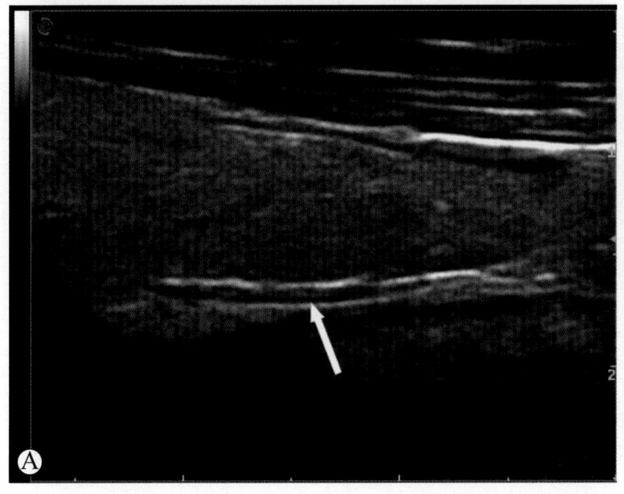

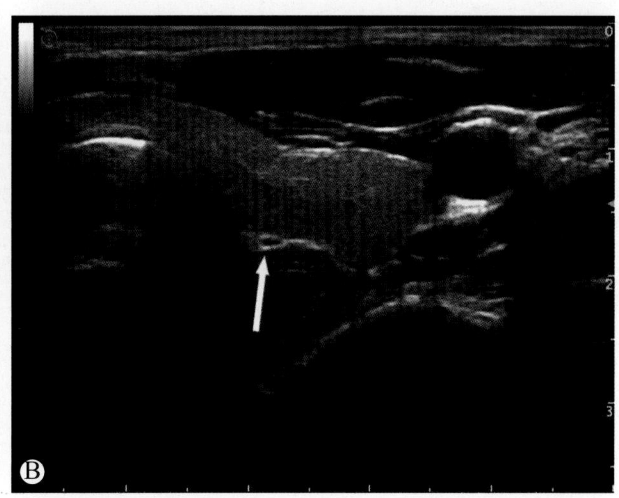

图13-2-14　左侧喉返神经声像图（箭头所示）

A.纵切；B.横切

此间隙，间隙内可见颌下腺回声。

颈动脉鞘间隙前外界为胸锁乳突肌，后界为椎前间隙，内界为气管前间隙。

气管前间隙前界是颈深筋膜浅层，外、后界分别与咽旁间隙、颈动脉鞘、咽后间隙、椎前间隙相邻，其内包含了咽、食管、喉、气管、甲状腺（图13-2-21）。

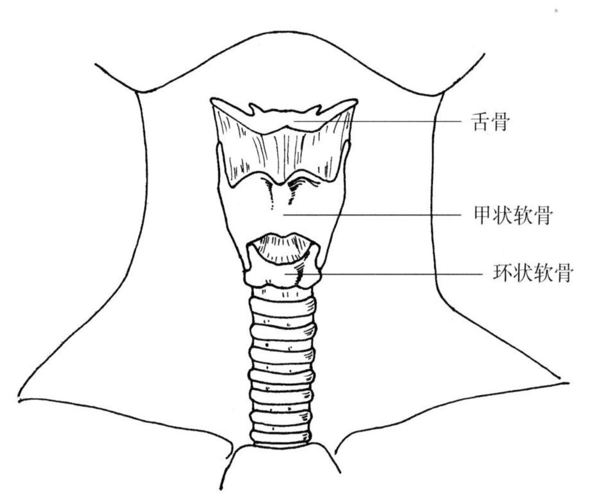

图13-2-15 颈部主要骨性标志

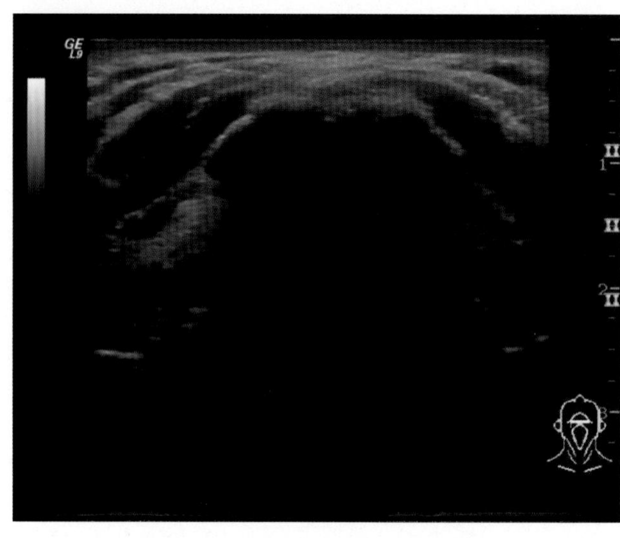

图13-2-16 舌骨的横切声像图

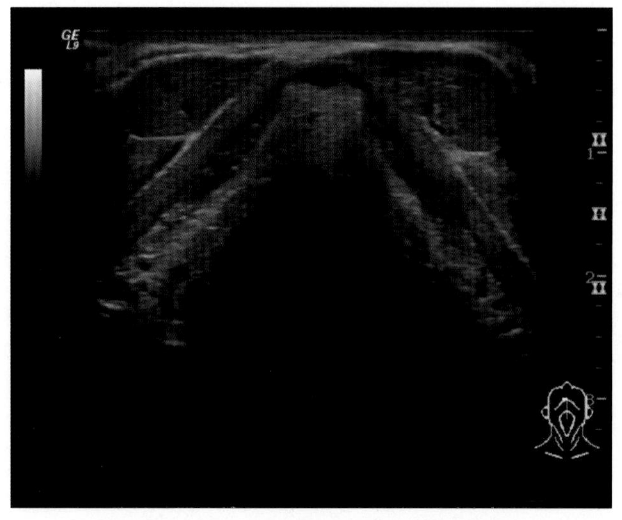

图13-2-17 甲状软骨正中横切声像图

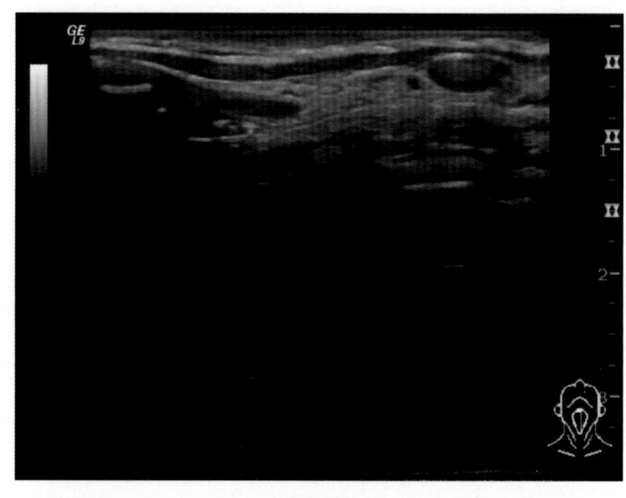

图13-2-18 环状软骨和甲状软骨正中切面声像图

中间为环甲膜

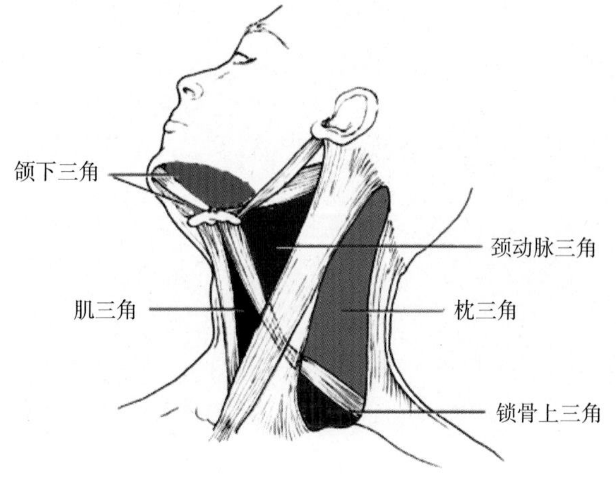

图13-2-19 颈部三角划分解剖

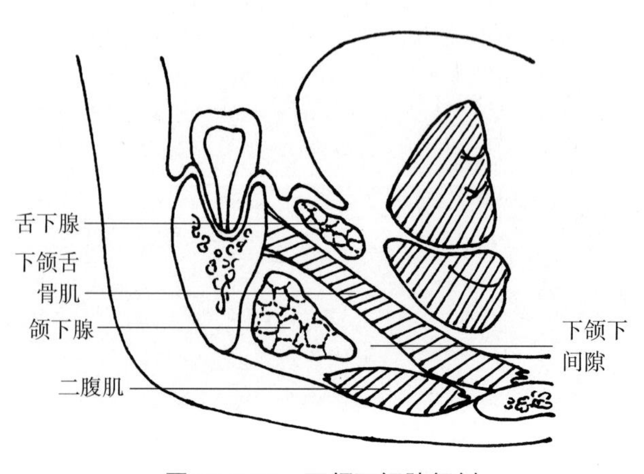

图13-2-20 下颌下间隙解剖

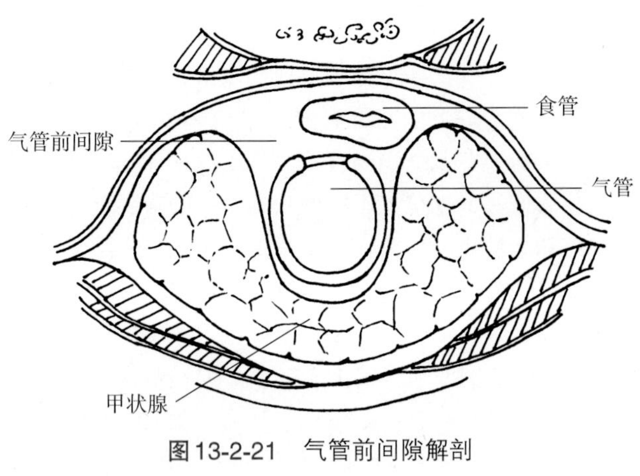

图13-2-21　气管前间隙解剖

二、使用与方法

（一）仪器及调节

超声仪探头频率的选择原则是以保证穿透性的前提下，尽可能使用高频探头，故一般以10MHz或12MHz为宜，如肿块过大，则可用3.5MHz低频线阵探头。灰阶增益不宜过大，其调节以正常血管内呈无回声为基准；聚焦调节到肿块所在的深度。彩色多普勒血流超声用线阵小探头，多普勒频率为5～6.5MHz。彩色增益调到最大灵敏度而不产生噪声，能量输出调到能显示所检查部位的最低水平。肿块内血流彩色成像稳定后，用脉冲多普勒检测血流参数，为获得准确的参数，应不断调整扫查方向，尽可能使声束与血管的夹角减小。

（二）检查方法

患者的体位据不同部位的肿块而异，总之，以采取病变部位显示最为清晰的体位为原则。肿块过于表浅时，可选用10MHz以上的高频率探头，如肿块突向体表，呈凹凸不平时，则应用较多的耦合剂来避免接触不良。对肿块所在部位做纵横切面的扫查，同时以十字交叉法予以定位，必要时应采用深呼吸、改变体位、探头积压来确定肿块质地、内部性质及与周围组织的关系，同时需注意与对侧的对比观察。此外，加压探头可减少肿块与皮肤间的距离，以改善肿块图像的显示质量（勿引起患者疼痛）。在获得理想的灰阶声像图后，加上CFM。CFM检查时应嘱患者浅呼吸和不做吞咽动作，以获取清晰的图像，探头施压应轻，以免静脉或实质内的小血管受压，致血流信号消失。血流信号稳定后，再用脉冲多普勒检测血流。多普勒检查应不断调整扫查方向，尽可能使声束与血管的夹角减小。

（三）观察内容

1.灰阶超声　主要包括肿块的大小、边界、形态、有无包膜、内部回声强弱及均匀程度、后方回声及肿块与周围组织之间的关系。注意与正常侧组织的对照检查。

2.多普勒超声　主要包括腺体内部的血流情况，如是占位性病变则应进行血流强度及分布的观察，病灶的CFM观察指标有病灶内的血流分级和血流的分布形式。脉冲多普勒主要测量PSV、EDV、PI、RI及ACC等。

三、颌面颈部软组织肿块的超声评估指标

（一）病变的部位

1.颌面颈部分区　颌面部根据解剖特点和临床应用需要分为多个解剖区域，包括额部、眶部、颏部、颌下部等。而颈部一般分为颏下三角，左、右下颌下三角，颈动脉三角，肌三角，枕三角和锁骨上三角。在实际工作中，对一些重要解剖标志如胸锁乳突肌、舌骨、颈动脉鞘、甲状腺等的识别在颌面颈部分区及肿块鉴别中具有重要作用。

颌面部占位性病变和感染性病灶可见于任何部位，但肿块的好发部位各有不同，因此临床上常首先根据肿块所处的位置进行初步评估。

头面部多见的肿瘤有血管瘤、淋巴管瘤，特别在儿童多见。颈前中线处最常见的是甲状舌管囊肿，多位于口底舌部盲孔至胸骨切迹的颈中线部位，大部分都位于舌骨下方水平，占72.28%，需要注意的是其与舌骨和甲状腺的关系，其一端通常与舌骨相连，而与甲状腺有分界。鳃裂来源部位的肿块要考虑鳃裂囊肿，腮腺区和下颌角以上是第一鳃裂囊肿的好发部位。下颌下腺后方、颈血管鞘浅面、胸锁乳突肌前缘的舌骨水平或其上下处是第二鳃裂囊肿发生的经典部位；颈根部则是第三、四鳃裂囊肿的好发部位。颈侧区常见的还有淋巴管瘤、颈动脉体瘤、血管瘤、神经鞘瘤等。项部多见的有神经纤维瘤及脂肪瘤。

2.颌面颈部层次　面部皮肤含有较多皮脂腺、汗腺和毛囊，是皮脂腺囊肿和疖肿的好发部位。颌面部皮下组织潜在间隙较多，因此颌面部感染易扩散至多个间隙。最常见的为牙源性感染，其次是腺源性感染，在婴幼儿中多见。皮下或黏膜下的较深部位常是皮样囊肿和表皮样囊肿的好发部位。局限型的血管瘤也常位于较表浅的皮下组织层。脂肪层内的肿块常首先考虑皮下脂肪瘤。肌间隔、肌肉深层的肿块可见于弥漫型血管瘤及脂肪肉瘤。

颈动脉鞘周围的肿块常需考虑颈动脉体瘤、神经鞘瘤、神经纤维瘤等，位于颈动脉鞘浅面，可见于第二鳃裂囊肿；颈动脉分叉处后方是典型颈动脉体瘤的部位，肿瘤可包绕颈动脉分叉部（窦部）生长，偶见于颈内动脉和颈外动脉旁；神经鞘瘤一般压迫神经干而不浸润神经，因此一般位于血管鞘旁，使血管移位但不包绕血管

鞘；颈动脉瘤表现为颈侧区的搏动性肿块。另外还需结合其他评估指标与颈侧区的淋巴结病变做鉴别。

皮样囊肿可于骨缝间生长，与骨膜相粘连，导致骨骼的改变，但由于超声对骨骼扫查的缺陷性，此时超声检查仅能探及囊肿的一部分，若需明确囊肿的侵犯范围，则需进行CT或MRI检查。

（二）病变的大小

颌面部和颈部常暴露在外，这些部位若出现肿块，即使较小，也常较早被发现。当然，肿块的大小仍有较大差异，从米粒至鹅蛋大小，甚至有如小儿头颅大小般突出在外。

超声检查时需测量肿块长轴所在切面的长径、与长轴垂直切面的长径及与皮肤垂直切面的深度，取三个切面各自的最长径记录，并以其中的最长径作为衡量肿块大小的标准。

肿块的大小对鉴别肿块间的病理类型无特异性，但对鉴别良恶性肿块仍有一定意义。

（三）病变的数目

颌面颈部软组织肿块（除淋巴结）大多为单发，多发肿块可见于脂肪瘤、神经纤维瘤病、转移性肿瘤等。发生感染时，感染可局限于某一间隙内，由于颈部各相邻间隙间相互连通，也可经阻力较小的组织扩散至其他间隙，形成多间隙感染。

（四）病变的形态

病灶的形态分为类圆形、椭圆形、长条形、纺锤形、不规则形或分叶状。病灶的形态规则，纵横比接近1者，归为类圆形。形态规则，纵横比＞1.3者，归为椭圆形。形态规则，纵横比＞2.5者，归为长条形。形态规则，中间较宽，两端逐渐变细者归为梭形或纺锤形。形态不规则，向外呈三瓣或三瓣以上弧形突起者，归为分叶状。其余为不规则形。

颌面颈部肿块多呈类圆形或椭圆形，可见于甲状舌管囊肿、鳃裂囊肿、皮样囊肿（图13-2-22）、表皮样囊肿和大部分良性肿瘤如血管瘤、脂肪瘤、神经纤维瘤、颈动脉体瘤等，也可见于恶性病变。分叶状肿块可见于脂肪瘤和恶性病变。梭形或纺锤形肿块常见于神经纤维瘤或神经鞘瘤。神经纤维瘤因与神经的连接方式具有特征性，较典型的表现为梭形低回声肿块中心有神经通过，近端和远端逐渐变细呈尾状结构，也称“吊床征”。而神经鞘瘤两端相连的神经干纵切面则显示为卵圆形肿瘤一侧呈渐行变细的强回声锥形结构，也称“鼠尾征”。长轴方向与颈部纵轴一致的常见于神经鞘瘤，因其沿神经干生长。甲状舌管囊肿若出现瘘，该处可探及一由浅入深的条索状低回声区，一端与肿物相连，一端与皮肤相连。

（五）病变的边界

根据病灶与周围组织的分界是否清晰，将病变分为边界清晰和边界模糊两类。

边界模糊的病变多见于炎症，因其与周边组织粘连（图13-2-23），也见于甲状舌管囊肿合并感染或瘘管形成时，囊肿边界变得不清，恶性肿瘤因其有侵袭性，浸润周边软组织，也表现为边界模糊。边界清晰的病变包括大多数良性肿块、转移性淋巴结等。囊性水瘤的液性暗区特征性地呈“触手状”突起伸入筋膜间隙或肌肉内，有时甚至与筋膜或肌肉分界欠清。

（六）病变的内部回声

将病变的回声强度与周围的颈部软组织回声做比较可以分为无回声、低回声、中等回声及高回声，如病灶内有几种不同的回声为混合回声，由此根据肿块内回声的分布可分为回声均匀和回声不均匀。

1. 无回声　主要见于甲状舌管囊肿（图13-2-24）、鳃裂囊肿、皮样囊肿和囊性水瘤。

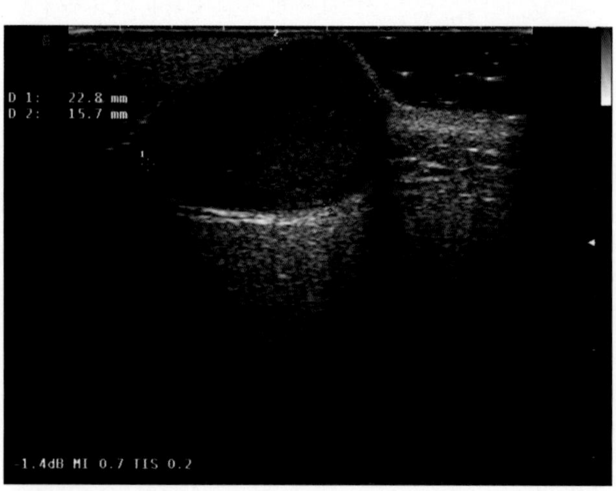

图13-2-22　椭圆形的皮样囊肿

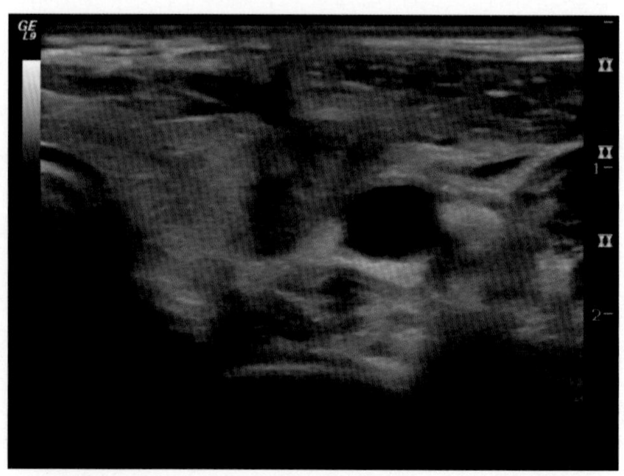

图13-2-23　颈部炎症感染侵犯甲状腺，边界模糊

内部回声均匀、透声好的无回声肿块可见于黏液或浆液性囊肿，如囊壁为柱状上皮的鳃裂囊肿，少数可伴有稀疏点状回声，另囊性水瘤内部透声一般较好，其间还有多条纤细的带状回声分隔。

若囊肿于短时间内迅速增大，囊壁毛糙不规则，内部出现密集的细点状回声，其内部回声会变得不均匀，透声也较差，常见于囊状淋巴管瘤发生囊内血管破裂出血或感染使淋巴管阻塞。内部透声较差多为囊液黏稠呈浑浊液或乳状液的囊肿，如囊壁为鳞状上皮衬里的鳃裂囊肿，其无回声区内伴有数量不等的暗淡粗点状回声；另如皮样囊肿可呈现“脂液分层”结构；有时囊壁脱落物可在囊内呈低回声纤维条索状或线状、斑片状钙化或为团块状强回声，影响到无回声的透声。事实上，颈部常见的囊性包块大多并非完全液性，无回声区的清晰度将随液性成分以外的成分增多而减低。

2.低回声　颌面颈部软组织的大部分肿块表现为低回声，如神经鞘瘤、神经纤维瘤、颈动脉体瘤，也可见于炎症感染及少部分血管瘤、淋巴管瘤和脂肪瘤等。

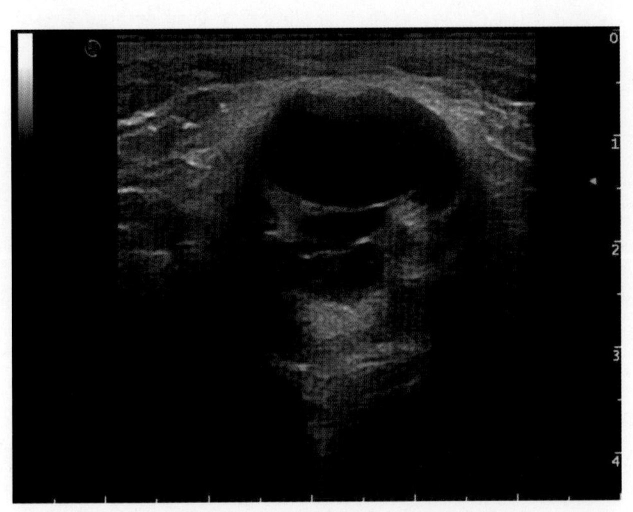

图13-2-24　无回声的甲状舌管囊肿

低回声肿块之间回声分布仍有所差异。内部回声不均匀的情况较多，如颈动脉体瘤，有时可以在瘤体内见囊状无回声区及不规则的无回声管状结构，改变探头方向，可见管道间互相连通。另外典型“靶征”样结构见于神经纤维瘤，横切面中央呈回声偏高，边缘呈低回声环，这种声像图改变可能与其病理中间质疏松细胞呈旋涡样排列有关。

此外，囊液黏稠混有其他成分或继发感染的囊肿会呈现为低回声（图13-2-25），此时肿块虽然呈现出类似实质性肿块的低回声，特别是当后方无增强时，这种超声改变主要是由囊肿的细胞成分、胆固醇结晶、角蛋白所致。但仔细观察，仍可发现其内部表现为众多可漂浮移动的点状回声，呈碎屑状，此时可用探头挤压肿块，观察其内部的点状回声活动情况，常可见其漂浮翻腾；也可用B-flow模式，可见肿块内部的流动光点快速移动，从而避免把囊肿误诊为实质性肿块。

3.中等回声及高回声　见于实质性肿块，主要多见于脂肪瘤，其内部回声不均匀，呈典型的“条纹”或“羽毛状”图案，即内部见条索状、带状高回声与皮肤平行（图13-2-26），是比较有特征性的回声特点。这种改变被认为由脂肪瘤中的纤维性基质所致，因此典型脂肪瘤根据其特殊的回声表现一般较易诊断。其他还可见于血管平滑肌脂肪瘤、错构瘤等，但这些肿瘤根据其内部所含脂质成分的多少而呈现不同的回声。

4.混合回声　一般囊实性肿块呈现为混合回声，有的内部伴有钙化，回声分布不均匀，多见于炎症感染和脓肿、血管瘤等。

炎症病变呈混合回声，各期表现有所差异，早期其周围的皮下软组织层明显增厚，分界不清，是由于炎性渗出、组织坏死、周围组织炎性改变，大部分回声接近

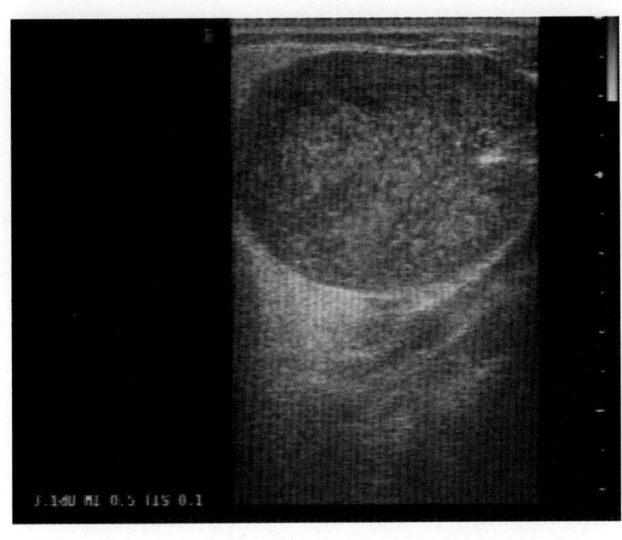

图13-2-25　继发感染后呈低回声的囊肿声像图

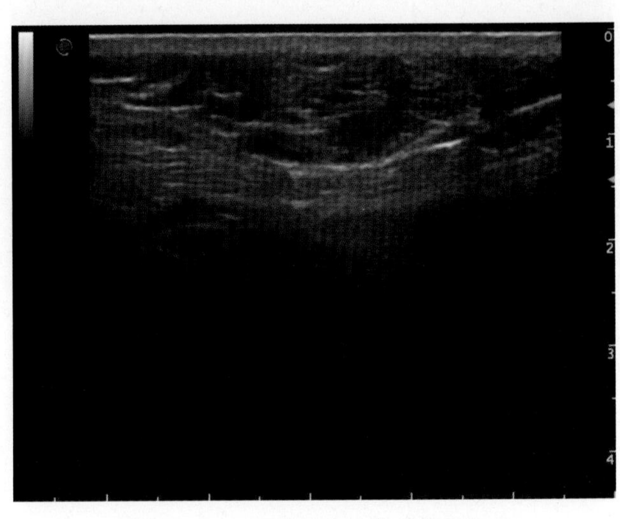

图13-2-26　中等回声的脂肪瘤声像图

暗区样低回声，如局部可见透声欠佳囊性回声，部分可见斑片状、可漂浮的高回声，可考虑有脓肿形成（图13-2-27），而当此病变区低或无回声消失，囊壁塌陷，代之以不规则的杂乱回声光点或纤维条索状的回声光带，或见点状、线状、斑点状钙化，则考虑后期炎症的吸收、纤维化或肉芽组织形成。

当混合回声内见多个枝条状或蜂窝状多囊性暗区，需考虑海绵状淋巴管瘤和血管瘤（海绵状血管瘤多见）。血管瘤取头低位检查时，可见内部暗区扩大，为扩张的血管，有时还可见伴有声影的点状强回声，为窦内血液凝固成血栓并钙化而形成的静脉石回声（图13-2-28）。

（七）病变邻近结构的位移改变

当肿块较大时，还可使颈部的其他正常结构有所移位。例如，鳃裂囊肿增大时，可使颈动脉鞘内结构向后内侧移位；发生于颈动脉鞘附近的神经鞘瘤可以使颈动脉向前移位（图13-2-29），形成颈总动脉与颈内静脉分离，部分亦可使颈总动脉分叉角度扩大；起源于迷走神经的神经鞘瘤则使颈内动脉向前和向内移位。

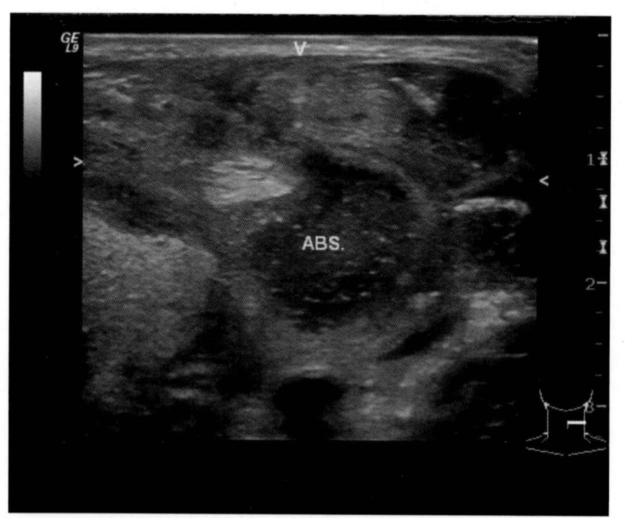

图13-2-27 呈混合回声的成熟脓肿声像图

ABS.脓肿

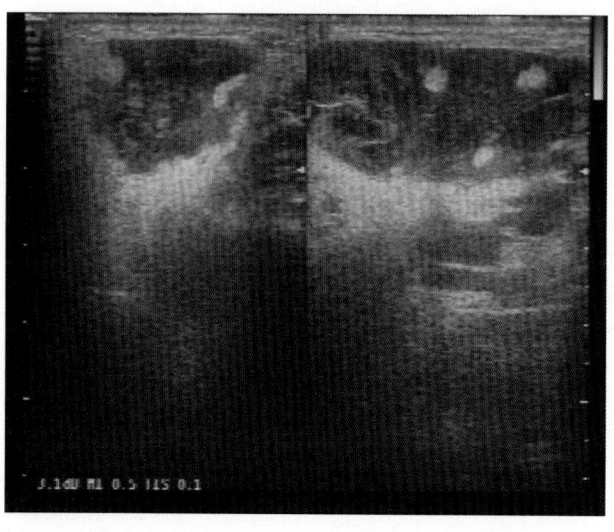

图13-2-28 内见钙化的混合回声（血管瘤）

（八）病变的压缩性

肿块的可压缩性是指其形态可随探头挤压、说话或吞咽而改变，这也是诊断的一个重要依据。可压缩的肿块常见于脂肪瘤、血管瘤、淋巴管瘤（主要为海绵状淋巴管瘤），皮样囊肿和表皮样囊肿的可压缩性更大。

（九）病变的血供情况

彩色多普勒超声检查能提供肿块的血供情况，一定程度上可鉴别囊性和实质性肿块。甲状舌骨囊肿、鳃裂囊肿、皮样囊肿和表皮样囊肿内部均无彩色血流信号，周边的包膜处可能探及少量条状血流信号。囊肿继发感染或长期慢性炎症的情况下，囊肿内部出现类似实质性的低回声，其在CDFI造影检查或可见条状或点状血流信号。肿块内部无血流信号还见于脂肪瘤，其他如神经鞘瘤、神经纤维瘤、血管瘤、淋巴管瘤、颈动脉体瘤一般可探及血流信号。血流丰富的病变可见于颈动脉体瘤及恶性病变，如鳞状细胞癌、恶性神经鞘瘤或转移性瘤等，可能与恶性肿瘤内部新生血管丰富有关。

当怀疑病变为血管瘤时，可让患者采取头低位，其内部的血管暗区可扩大，且随探头的挤压和放松，血管暗区的血流信号可出现蓝色及红色的交替现象（加压蓝色为主，减压红色为主），是海绵状血管瘤的特殊表现之一。蔓状血管瘤加压试验亦为阳性，且其频谱多普勒检查不仅可检测到静脉血流信号，而且有动脉血流信号或动静脉瘘的频谱。

另外，肿块的血流方向也是判断肿块性质的一个方面，与颈动脉血流方向相同（即向颅侧）是颈动脉体瘤的特征性表现。血流呈涡流状、五彩镶嵌则是颈动脉瘤的特殊表现。

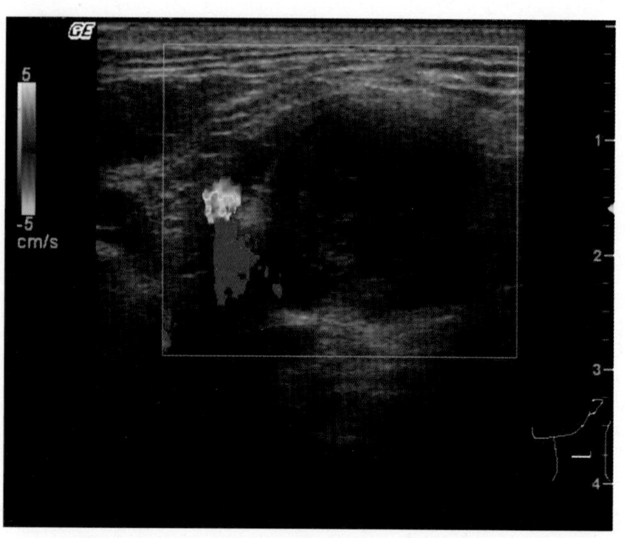

图13-2-29 神经鞘瘤使颈动脉前移

（十）其他临床指标

颌面颈部软组织肿块的种类繁多、病理类型复杂，超声检查时除了要仔细观察各项超声指标，也要熟悉各常见病变的临床表现，密切结合患者的年龄、病程、体征等有助于诊断。

例如，婴幼儿首先考虑先天性肿块，青少年考虑炎症或病毒性淋巴结肿大，青壮年和中年人警惕恶性肿瘤，老年人绝大多数为转移性恶性肿瘤。病程数日的首先考虑炎症，但不能完全排除恶性肿瘤，数月病程为恶性肿瘤，数年者多数为先天性疾病。良性病变一般生长缓慢，短期内迅速增大的肿块不能排除肿瘤恶变，也可见于肿块出血囊性变。

查体时注意肿块与周围组织活动度的关系。活动度好的肿块首先考虑良性。活动度小，活动范围局限，特别是当肿块与周围组织有粘连时，则先考虑炎症或倾向恶性肿块。比较有特征性的是与颈部长轴（血管鞘、神经干走行）呈垂直方向活动的神经鞘瘤或颈动脉体瘤，若肿块沿血管鞘或神经干平行方向活动，则一般可以排除这两种疾病。另外，甲状舌管囊肿可随舌骨活动而上下移动是其特征性表现。另外，注意肿块表面皮肤的变化，有红、肿、热、痛的首先考虑炎症。如表面皮肤呈现蓝色或紫蓝色，可触及搏动和震颤，则蔓状血管瘤的可能大。颈动脉三角区的肿块、颈动脉移位及神经功能障碍（如来源于迷走神经的神经鞘瘤患者有时可出现声音嘶哑）是临床上诊断头颈部神经鞘瘤的经典标准。附着于动脉鞘的肿块，扪及搏动和闻及血管杂音，伴有肿块局部胀痛，晕厥、耳鸣、视物模糊、上腹部不适，阵发性心动过缓、血压下降等颈动脉窦综合征的，常倾向为颈动脉体瘤。

四、颌面颈部疾病常见软组织病变的超声表现

（一）颌面部间隙感染

1. 临床概述　颌面部间隙感染（infection of spaces of maxillofacial region）是颜面、颌周及口咽区软组织肿大化脓性炎症的总称。本病多发生于婴幼儿，多来源于牙源性或腮腺源性感染。其临床症状以局部红肿热痛为主要表现，严重时可伴有全身症状。颌面部间隙感染常为混合性细菌感染，病原菌以溶血性链球菌为主，其次为金黄色葡萄球菌，厌氧菌较少见。由于颌面部多个潜在间隙间相互连通，因此发生感染时，感染可局限于某一间隙内，也可经阻力较小的组织扩散至其他间隙，形成多间隙感染。

2. 超声表现　受超声检查局限性的限制，超声仅能对较浅表、无骨等遮挡部位进行扫查。

病变区常可见皮下软组织层明显增厚，内部回声在早期由于炎性渗出、组织坏死、周围组织炎性改变，呈混合性低回声，光点分布不均匀，大部分回声接近暗区样低回声，后方回声大多数增强，形态呈不规则形（图13-2-30）或类椭圆形，界限不清，可呈蟹足样向周围软组织延伸。若为外伤引起的颌面部炎症，往往可见病变区与皮肤相连，甚至形成窦道，囊腔内可见少量的气体样回声。病变周边皮下软组织由于炎症浸润或水肿而增厚，回声增高。

彩色血流成像可在病变边缘和周边探及丰富血流的信号（图13-2-31，图13-2-32），少部分内部也可出现血流信号。

病变晚期，局部可形成脓肿，其声像图表现见下文"软组织脓肿"部分（图13-2-33）。部分严重患者可扩散至多个间隙，此时应逐个间隙进行扫查。

（二）软组织脓肿

1. 临床概述　脓肿是急性感染后组织或器官内病变组织坏死、液化形成的局部脓液积聚，并有一个完整的脓

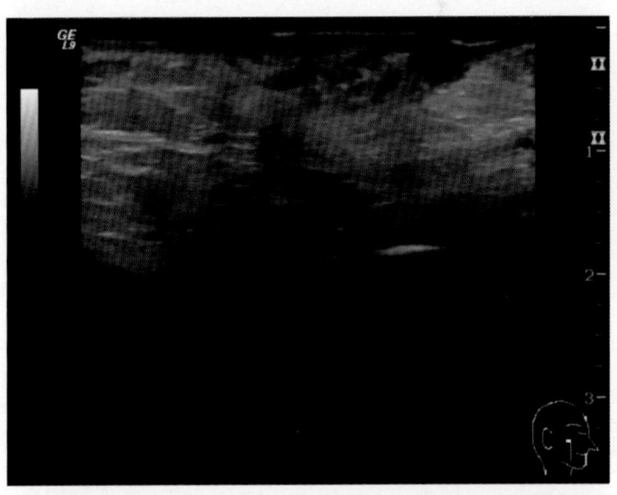

图13-2-30　皮下软组织增厚，见局限性不规则低回声区，界限欠清

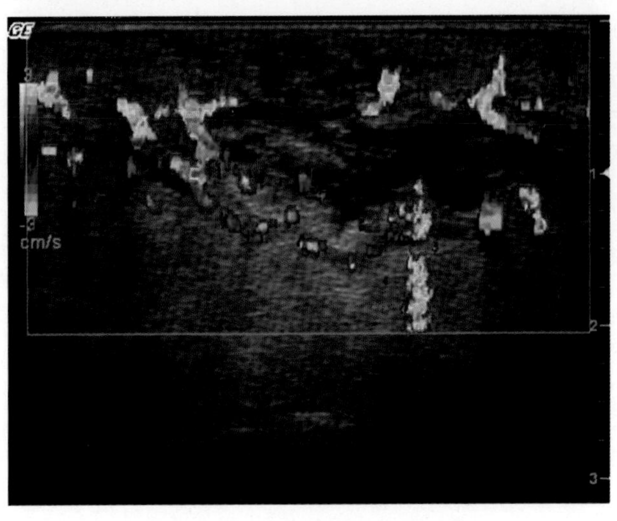

图13-2-31　低回声区血流信号丰富

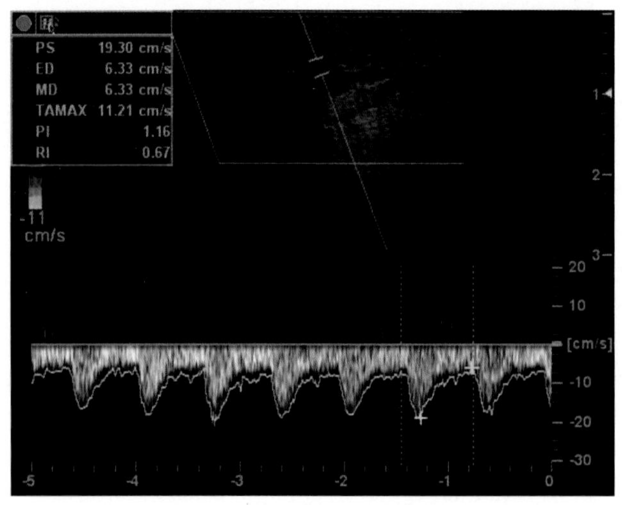

图13-2-32 团块血流阻力较低

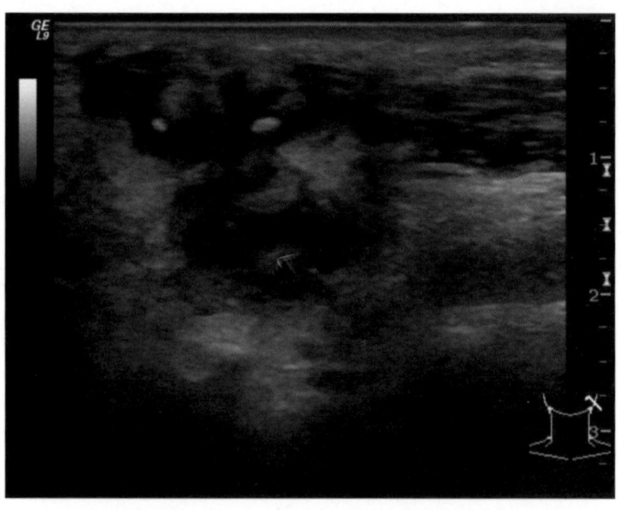

图13-2-33 颌面部间隙内脓肿形成

壁。其常继发于各种化脓性炎症，如急性弥散时称为蜂窝织炎、急性淋巴炎、疖等，局限时称为脓肿；致病菌多为金黄色葡萄球菌，也可发生在颈部损伤的血肿或异物存留处，或者远处感染灶经血流转移而形成脓肿。化脓性炎症使疏松结缔组织溶解液化，炎症产物充满其中，此时才出现明显的间隙。浅表脓肿表现为局部隆起，有红、肿、痛、热典型症状，与正常组织分界清楚、压之剧痛，有波动感。用粗针试行穿刺，抽出脓液，即可确诊。

一般化脓性感染的局部表现为红、肿、热、痛和功能障碍。炎症反应严重者，全身出现高热、寒战、脱水、白细胞计数升高、食欲减退等中毒症状。腐败坏死性感染的局部红、热体征不如化脓性感染明显，但局部软组织有广泛性水肿，甚至产生皮下气肿，可触及捻发音。结核杆菌引起的脓肿病程长，发展慢，局部无红、肿、热、痛等急性炎症表现，故称寒性脓肿，常继发骨关节结核、脊柱结核。

最常见原因为牙源性感染，如下颌第三磨牙冠周炎、根尖周炎、颌骨骨髓炎等；其次是腺源性感染，可由扁桃体炎、唾液腺炎、颌面部淋巴结炎等扩散所致，在婴幼儿中多见。继发于创伤、面部疖痈、口腔溃疡和血源性感染者已少见。

2.超声表现 在脓肿形成阶段，病变区出现液化，局部可见囊性团块，边缘欠清，囊壁增厚不光滑，囊腔内透声欠佳，部分可见斑片状、可漂浮的高回声（图13-2-34）。探头加压可见脓腔变形，并可见其内脓液流动。脓肿形成后在中晚期由于炎症吸收，纤维组织增多，原病变区异常低或无回声消失，脓腔塌陷，代之以不规则的杂乱点状回声或纤维条索状的带状回声，有时可见点状、线状、斑点状钙化。肿块后方回声无明显改变，周边可因周围纤维组织包裹形成粗而强的假包膜回声，但常不完整。

脓肿内部一般无血流信号，而脓肿壁周围血流信号则增多，血流阻力较低。

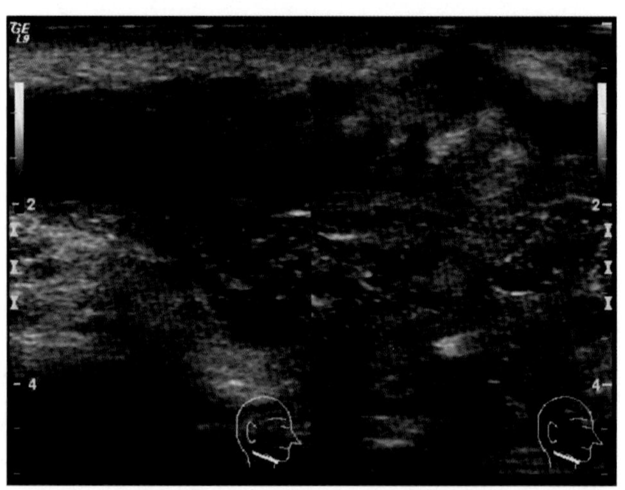

图13-2-34 软组织皮下脓肿形成

3.鉴别诊断 脓肿需与单纯性囊肿进行鉴别，脓肿的囊壁多为厚薄不均的表现，可与周围正常组织分界不清，而单纯性囊肿的壁通常薄而光滑。

中晚期的脓肿无回声消失，脓腔塌陷，整体呈一实质不均区，在声像图上与恶性肿瘤有相似性，鉴别诊断见表13-2-1。

表13-2-1 中晚期脓肿与恶性肿瘤的超声鉴别诊断

	中晚期脓肿	恶性肿瘤
临床表现	可有反复红肿热痛等	短期内生长迅速，局部出现疼痛、麻木
内部回声	实质性回声为主，分布不均，有强回声斑	实质性回声，分布不均匀
形态	不规则形多见	分叶状或不规则形
边界	不清	欠清或不清
包膜	无或周围有粗强的假包膜回声	无或不完整
CDFI	较丰富	较丰富
周围组织回声	可有水肿，回声不均	无明显改变

（三）鳃裂囊肿

1.临床概述　鳃裂囊肿（branchial cleft cyst）属于先天性腮腺囊肿，又称颈淋巴上皮囊肿。常见于10～40岁人群，常为单侧，表现为无痛性肿块，质软，有波动感，压之不变形，生长慢，多无自觉症状。鳃裂囊肿癌变率极低。

鳃裂囊肿位于面颈部侧方，根据鳃裂来源位置可将鳃裂囊肿分为上、中、下三组：上组位于腮腺区和下颌角以上，来自第一鳃裂；中组位于颈中上部，即位于肩胛舌骨肌、胸锁乳突肌前缘舌骨水平或其上下，多来自第二鳃裂；下组则多位于颈根区，来自第三、四鳃裂，其中第一、二鳃裂囊肿临床较多见。临床上最多见的是第二鳃裂囊肿，其次为第一鳃裂来源；第三、四鳃裂来源比较少见。第二鳃裂囊肿常位于颈上部、胸锁乳突肌上1/3前缘附近。囊肿表面光滑，但有时呈分叶状。肿块大小不定，生长缓慢，患者无自觉症状。若继发感染，可伴发疼痛，并放射至腮腺区。触诊时肿块质地软，有波动感，但无搏动。鳃裂囊肿穿破后，可以经久不愈，形成鳃裂瘘。

组织学上鳃裂囊肿为胚胎鳃裂上皮残余组织所形成的畸形之一，由胚胎发育过程中鳃裂与鳃弓未完全融合或完全未融合形成，囊壁厚薄不等，外层多为纤维结缔组织，内层为复层鳞状上皮（来自鳃沟的外胚层）或假复层纤毛柱状上皮（来自咽囊的内胚层），含有淋巴样组织；囊内为黄色或棕色的、清亮的、含或不含胆固醇的液体，而继发感染时，其内容物则较混浊，甚至可呈豆腐渣样。此外，鳃裂囊肿继发感染后可致囊壁炎性肉芽组织增生。

2.超声表现　第一鳃裂囊肿多位于腮腺内。第二鳃裂囊肿则多位于下颌下腺后方、颈血管鞘浅面、胸锁乳突肌前缘的舌骨水平或其上下处，当增大至数厘米时，向后可延伸至胸锁乳突肌之下，可使颈动脉鞘内结构向后内侧移位（图13-2-35）。

鳃裂囊肿常为单发，形态呈椭圆形，部分可为不规则形，其内部多数为单腔，少数内部可有带状回声分隔。边界清楚，囊壁较薄，一般不易察觉，少数囊壁可较厚，甚至近囊壁的部位可见实性低回声，这主要是炎症和细胞的残屑所致。肿块后方回声多增强。

其内部多数为单腔，少数内部可有带状回声分隔。不同于其他囊肿，不同的囊壁组成使其内部回声各异，很少为完全液性，当囊壁为柱状上皮时，其内容物为透明黏液或浆液，液性暗区清晰，少数伴有稀疏点状结构，多为无回声内伴均匀碎屑低回声；为鳞状上皮时，其内容物为不透明的浑浊液或乳状液，呈不均质、内部有间隔的类似实质性回声（图13-2-36），主要是由囊肿的细胞成分、胆固醇结晶、角蛋白所致，用探头挤压囊肿时，内部的点状回声会移动，可与实质性肿块相鉴别；如两种形态上皮同时存在，其液性暗区清晰度将随鳞状上皮所产生角化物的增多而减低。

当鳃裂囊肿继发感染或形成瘘管时，声像图表现为自深部向皮肤延伸的窦道样无或低回声区，边界清晰，有时与深部囊肿并存，内可见均质密集的暗淡点状回声并伴有强回声点浮游于液性暗区中。

CDFI可见周边包膜处有少许条状血流信号，囊肿内部无血流信号。

3.鉴别诊断　鳃裂囊肿需与腺淋巴瘤、腮腺混合瘤相鉴别，后两者肿物均呈实质低回声，且内部可见彩色血流信号；同时需与颈淋巴管瘤相鉴别，颈淋巴管瘤内可见淋巴管粗细不一，由细变粗，但对腮腺混合瘤囊性变及潴留性腮腺囊肿鉴别困难者，须在超声指引下穿刺活检。

（四）甲状舌管囊肿

1.临床概述　甲状舌管囊肿（thyroglossal duct cyst）为先天性发育异常（congenital dysplasia），是胚胎时期未自行闭合的甲状舌管（thyroglossal tract）残存上皮分泌

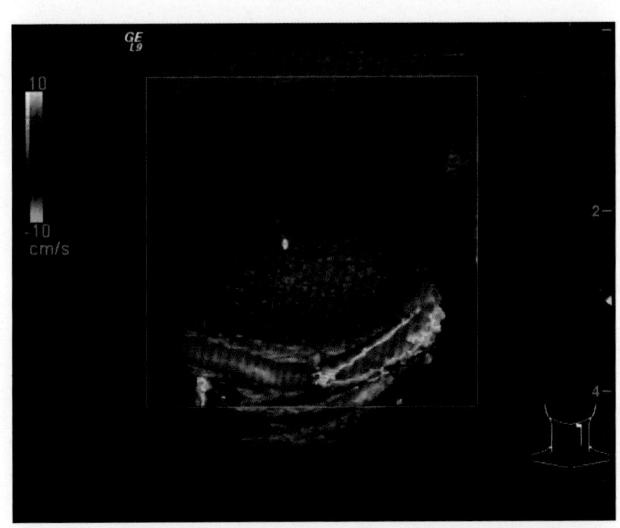

图13-2-35　囊肿位于颈血管鞘浅面

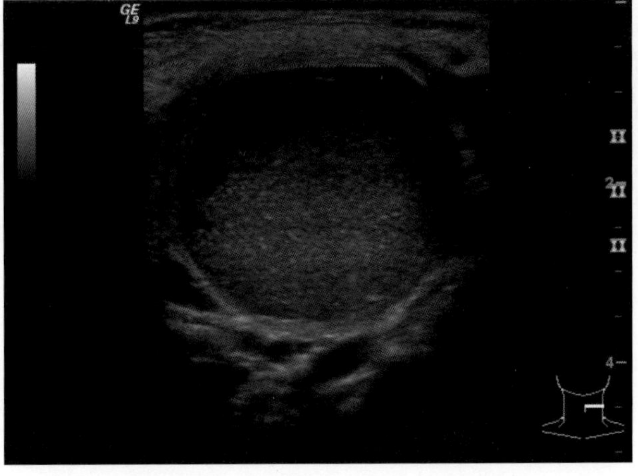

图13-2-36　囊肿内部为较均质低回声

物积聚而成的一种先天性发育异常。其多见于15岁以下儿童，亦可见于成人，是颈前部中线处最常见的良性肿瘤，约占所有颈部良性肿瘤的70%。甲状舌管囊肿多发生于口底舌盲孔至胸骨上切迹之间、颈前中线部位，多位于口底舌盲孔至胸骨切迹的颈中线部位，以甲状腺上方的颈正中或略偏处多见，根据所在位置不同可分为中心型和偏心型两种。一般为直径1～2cm的肿块，其生长较缓慢，呈圆形，表面光滑，边界清楚，囊内可有分泌物充盈，有实质感，未感染者与皮肤及周围组织无粘连，并通过条索状结构与舌骨体相连，因此可随吞咽或伸、缩舌动作而上下移动，但囊肿自身位置相对固定，不能上下左右推动。甲状舌管囊肿的临床症状与其大小及位置有关，有时可继发感染，出现疼痛、皮肤发红，或因先天因素、感染破溃形成甲状舌骨瘘，甲状舌骨瘘若长期不治，可发生癌变。

病理学检查甲状舌骨囊肿多有完整的包膜，囊壁为纤维组织包绕而形成，囊壁较薄，囊内壁可衬有假复层纤毛柱状上皮、扁平上皮、复层鳞状或柱状上皮等上皮细胞，上皮内有丰富的淋巴组织，合并感染者可有炎症细胞，因甲状舌管为甲状腺发育过程中的走行路径，所以囊壁内可有甲状腺组织。囊内容物多为黏液样或胶冻样物质，其内含有蛋白质或胆固醇等。可见甲状腺舌骨囊肿的内壁为复层鳞状或柱状上皮细胞，囊内含有淡黄色黏液样液，感染者可见炎症细胞。

2.超声表现 甲状腺舌管囊肿在二维超声上常表现如下。①一般形态规则，呈圆形或类圆形，也可为分叶形。②多位于舌骨与甲状腺之间，大多数位于颈前正中，属于中央型；少数偏离颈前正中，为偏心型。③囊壁可不明显（＜1mm）、薄壁（1～2mm）或厚壁（≥2mm）。④内部回声可因囊内分泌物的不同及有无合并感染而表现多样：A.单纯囊性无回声，后方回声增强；B.细密点状回声，囊内见稠密不一的细点状回声，轻压探头可流动，后方回声增强；C.细密点状回声及强回声后伴“彗星尾征”；D.类实性回声，探头加压后点状回声可见轻微移动，后方回声增强不明显；E.圆形或类圆形、边界清楚的囊性回声，囊壁较薄，后方回声多增强（图13-2-37），个别囊壁上可见乳头状结节回声，囊内回声可表现为无回声、伴碎屑的均质低回声、类似实质性回声或混合性回声（图13-2-38）等。

彩色多普勒超声显示肿块周边可探及血流及频谱，而囊内无明显血流，或者有时可见囊腔内颗粒状内容物移动而产生的闪烁伪差。其后方一般可见强回声表现的舌骨回声（图13-2-39），囊肿可随舌骨活动而上下移动，和鳃裂囊肿相似。

当甲状舌管囊肿合并感染时，囊肿形态变得不规则，边界不清，囊壁增厚不光整，囊内透声差，内有散在性小点状强回声，部分几乎充满了颗粒状内容物，似实性肿块，向两侧的活动度大于上下活动度。CDFI检查其内可见条状或点状血流信号。若出现甲状舌骨瘘，该处可探及一由浅入深的条索状低回声区，一端与肿物相连，一端与皮肤相连。

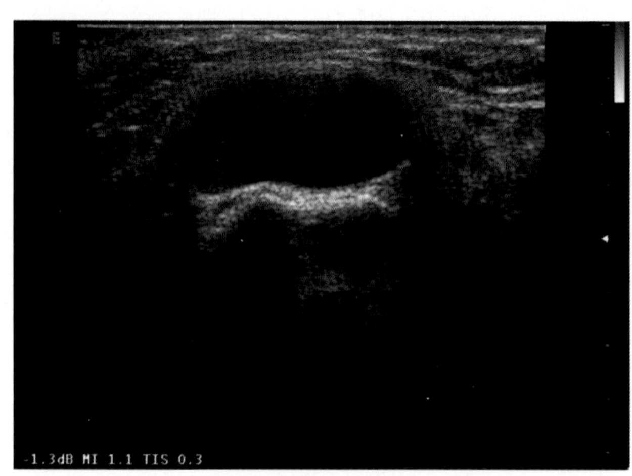

图13-2-37 甲状舌骨囊肿，壁较薄，透声可，内可见少许絮状低回声碎屑

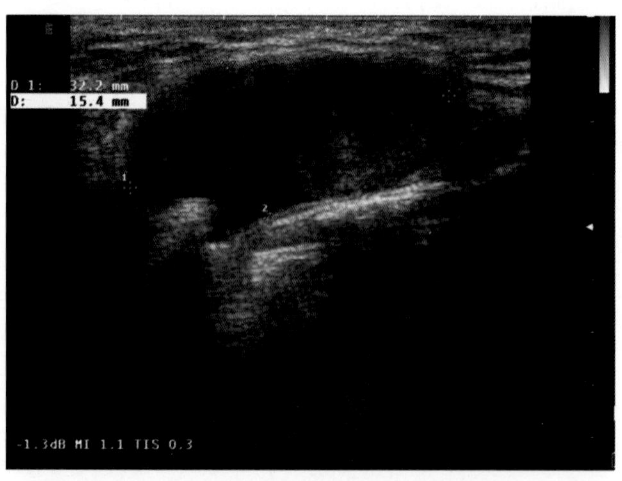

图13-2-38 甲状舌骨囊肿囊内见团状回声

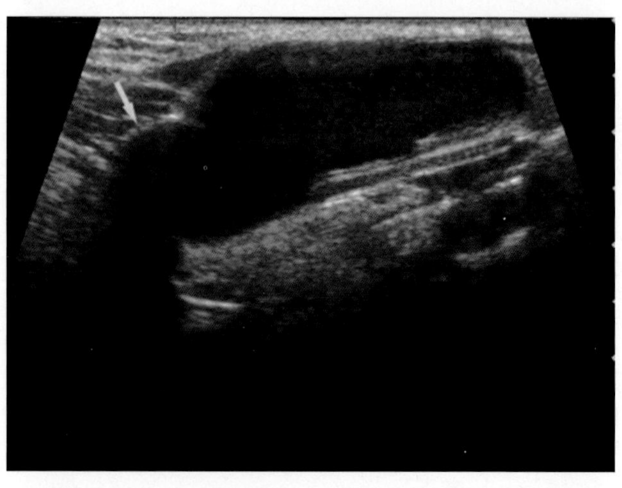

图13-2-39 囊肿紧贴舌骨（箭头所指）下方，囊内为均匀低回声

3.鉴别诊断　不典型的甲状舌管囊肿声像图应与异位甲状腺（ectopic thyroid gland）、甲状腺峡部肿瘤（isthmic tumor of thyroid）、淋巴结炎（lymphnoditis）、皮样囊肿（dermoid cyst）、鳃裂囊肿等相鉴别。特别应注意与异位甲状腺的鉴别。

（1）异位甲状腺：异位甲状腺患者的颈前区可扪及肿块，质地较韧，其位置不固定，可朝多个方向推动。超声检查时应同时探测双侧甲状腺大小及位置，明确肿块与甲状腺的关系，若双叶缺如应考虑异位孤立甲状腺的可能，避免盲目将其切除后造成患者术后黏液性水肿的不良后果。声像图上，正常甲状腺区域可无甲状腺组织，颈前区皮下层内有类似甲状腺的回声结构，无正常甲状腺的形态，肿块可用探头推动，彩色多普勒超声显示内部有点片状血流信号。

（2）皮样囊肿：与甲状舌管囊肿相比其形态较规则，一般呈椭圆形，囊壁回声较明显，内部可见散在性分布强弱不一的光点，较甲状舌管囊肿均匀，很少会出现实质回声的乳头样物。

（3）鳃裂囊肿：多居于颈部一侧胸锁乳突肌内侧、颈部大血管内侧。而甲状舌管囊肿主要病变位于舌盲孔与甲状腺之间，多分布在舌骨上下。

（五）皮样囊肿和表皮样囊肿

1.临床概述　表皮样囊肿（epidermoid cyst）又称角质囊肿，其囊壁为内含角质透明颗粒的层状鳞状上皮，囊内主要为干酪样黏稠的角化物，常为单发性，多发性可见于Gardner综合征患者，其病因包括创伤植入、毛囊损伤、皮脂腺破裂、发育缺陷、遗传等，57型、60型人类乳头状病毒感染也被证实与表皮样囊肿形成有关。

表皮样囊肿好发于幼儿或青春期，生长缓慢。发病部位多位于口底、颏下、鼻根、眶外侧、耳下等皮下或黏膜下的较深部位或肌肉间隙。囊肿呈类圆形，表面光滑，与表面皮肤无粘连，多柔软而有波动感，多无自觉症状。少数可发生恶变。

浅表表皮样囊肿可发生于全身任何部位的皮肤或皮下软组织浅层，尤其好发于头颈部及躯干，有文献报道称表皮样囊肿为头颈部发病率最高的皮肤囊肿，因创伤致表皮植入而发生的表皮样囊肿又称为植入性囊肿，常见于手掌、指端。本病可发生于任何年龄。

皮样囊肿和表皮样囊肿为胚胎发育时期遗留于组织中的上皮发展形成的囊肿，囊壁外为致密结缔组织。表皮样囊肿囊壁为复层鳞状上皮结构，绕以纤维结缔组织，囊腔内有排列成层的角化，偶可见钙化；而皮样囊肿囊壁较厚，除鳞状上皮外，尚有真皮、不等量的皮下组织和皮肤附件，囊腔内为脱落的上皮细胞、皮脂腺、汗腺及毛发等组织。

皮样囊肿好发于幼儿或青春期，生长缓慢。发病部位多位于口底、颏下、鼻根、眶外侧、耳下等皮下或黏膜下的较深部位或肌肉间隙。囊肿呈类圆形，表面光滑，与表面皮肤无粘连，多柔软而有波动感，多无自觉症状。少数可发生恶变。

2.超声表现　肿块呈圆形、类圆形或不规则形，边界清楚，囊壁回声较明显，内部回声可因囊肿内容物构成的成分不同而有所差异，如囊内物为均匀的液体，表现为一致性液性暗区，也可表现为伴强弱不一的散在性点状回声（图13-2-40），部分甚至表现为“脂液分层”结构；如囊内液体包裹囊壁脱落物者，则表现为团块状强回声被液性暗区所包绕；另外，部分囊肿内可出现钙化。其形态可随探头挤压、说话或吞咽而改变。

根据不同组织成熟度、囊内角化物含量及是否合并破裂感染，声像图表现可分为以下3种。

（1）均质回声型：皮下圆形、椭圆形、分叶形囊性低回声，壁光滑清晰。囊肿前壁与皮肤层关系密切。

（2）不均质回声型：外形及囊壁回声与均质型相同，其内部回声可见裂隙样、片状无回声，或者点状、短线样高回声，内部回声与囊腔内角化物分布不均及角化物钙化有关。

（3）混合回声型：有一定特征性。①表皮样囊肿破裂时表现为大致圆形及椭圆形，局部囊壁可见连续性中断，囊周围回声混乱，边界不清晰；②螺纹征表现为多发的环形高回声与低回声交替层样排列，呈螺纹样改变，多发生在睾丸内病灶。③合并慢性感染时表现为类实性低回声，边界清晰不规则。

彩色多普勒超声检查囊肿内部无彩色血流信号。当破裂合并急性感染时囊肿周边可见增多甚至丰富的血流信号。当合并慢性感染性肉芽肿时囊肿内部可见丰富的血流信号，走行规则。

此外，皮样囊肿可于骨缝间生长，常与骨膜相粘连，

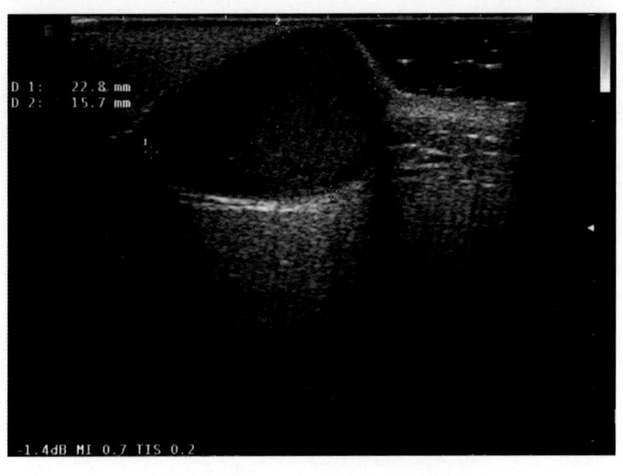

图13-2-40　左耳背后皮样囊肿

并伴有骨骼的改变，但由于超声对骨骼扫查的缺陷性，此时超声检查仅能探及囊肿的一部分，若需明确囊肿的侵犯范围，则需进行CT或MRI检查。

3.鉴别诊断

（1）腱鞘囊肿：多发生于腕、手和足部的关节和肌腱附近，表现为肌腱旁圆形、椭圆形囊性无回声区，内部透声良好。结合临床诊断本病不难。

（2）皮下脂肪瘤：为皮下脂肪层内团块，无包膜，一般呈高回声和等回声，体积较大时可以表现为低回声，加压时可轻度压扁。CDFI检查瘤体内部可检测到血流信号。

（六）脂肪瘤

1.临床概述　脂肪瘤（lipoma）是一种最常见的体表良性肿瘤，是由成熟的脂肪组织构成的一种良性间叶组织肿瘤，是成年人最常见的软组织良性肿瘤。其好发于40～60岁的男性，并多见于体形肥胖者，儿童少见。5%～8%的脂肪瘤为多发性。除皮下外，脂肪瘤还可发生在肌间隔、肌肉深层、骨旁及关节旁等部位，颈部皮下脂肪瘤好发于如颈部、面部或口底的多脂肪区。其生长缓慢，病程较长，患者多无自觉症状，常无意中或体检时发现，肿瘤体积较大时，可由压迫周围神经引起疼痛。本病常为单发性，亦可为多发性，肿块大小不一，恶变罕见。

病理上，肉眼外观为扁圆形或分叶状，长轴与皮肤平行，包膜完整，质地柔软，易被压缩，切面色淡黄，有油腻感。镜下所见由成熟的脂肪细胞组成，与周围正常脂肪组织类似。瘤细胞排列紧密，并有纤维性间隔分成大小不等的小叶。脂肪瘤如发生供血不足或受到外伤，可以发生梗死、出血、钙化或囊性变等继发改变。镜下与正常脂肪组织的主要区别在于有包膜和纤维间隔。

2.超声表现　为皮下软组织内长轴与皮肤平行的椭圆形或分叶形的实质性肿块（图13-2-41），绝大多数边界清楚，但也有因包膜极其纤薄而表现为无明显边界的脂肪瘤。肿瘤回声强度不一，瘤体回声强弱因瘤体内部脂肪细胞与纤维间隔比例差异而不同，可为高回声、等回声或低回声，以高回声为主。其内部回声呈典型的“条纹”或“羽毛状”，即内部见条索状、带状高回声与皮肤平行（图13-2-42），为脂肪瘤中的纤维性基质所致。瘤体呈等回声时需要观察包膜回声来识别，包膜一般呈清晰带状高回声，与周围脂肪分界明显。肿块后方回声无明显改变。探头加压变形的可压缩性亦是超声诊断脂肪瘤的重要方面。

CDFI显示肿块内基本无血流信号探及，仅有少数肿瘤内可探及少许点、线状血流信号（图13-2-43）。

3.鉴别诊断

（1）皮下神经纤维瘤：多发生在躯干发四肢近端皮下，皮肤多伴咖啡斑，数目可为单个，多为多发性。超声检查见皮下多个大小不等低回声结节，无包膜，结合体检多能鉴别。

（2）皮下血管瘤：位于皮下，可以为高回声、低回

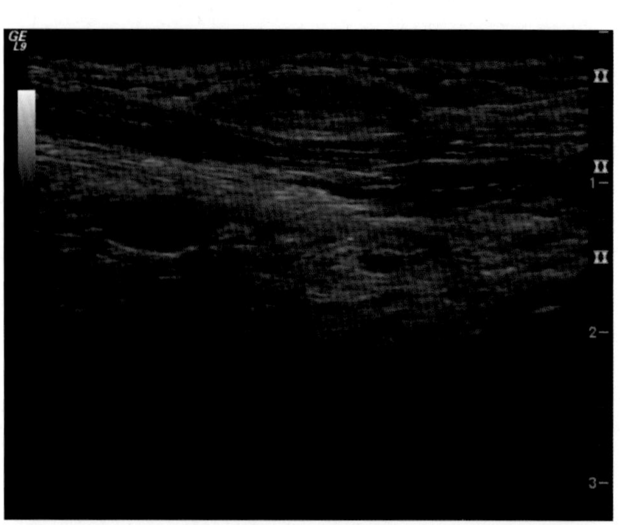

图13-2-41　脂肪瘤呈椭圆形中等回声，内可见条状回声

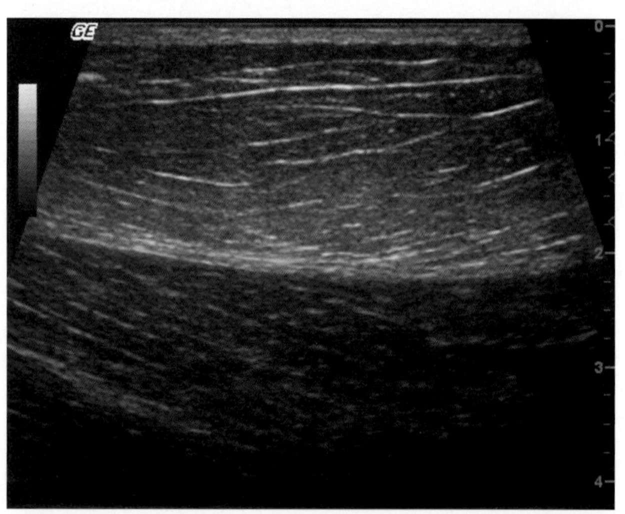

图13-2-42　脂肪瘤内可见带状高回声，与皮肤基本平行

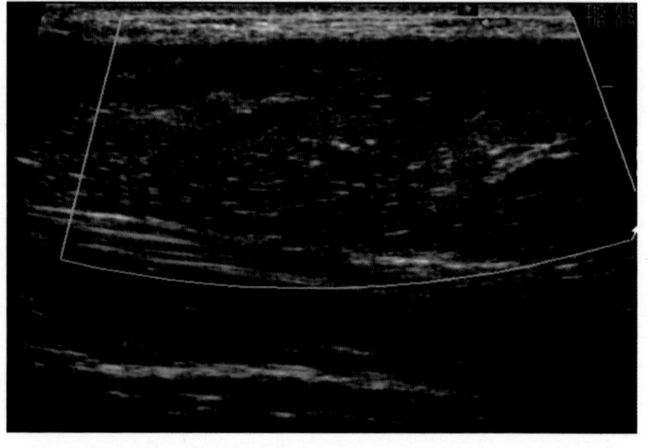

图13-2-43　肿块内探及少量血流信号

声，边界不清，内部有时可见钙化灶（一般皮下血管瘤多见于儿童，其特点为回声均匀、血供丰富，但钙化少见，钙化多见于静脉畸形，以往称之为海绵状血管瘤）。CDFI检查于瘤体内部可见丰富血流信号。

（七）神经纤维瘤

1.临床概述　神经纤维瘤（neurofibroma）是指起源于神经鞘膜细胞的一种良性周围神经瘤样增生性病变。成人发病较多，儿童较少发生。单发者多见于上颈段神经的分布区，主要表现为皮下沿神经干分布的圆形或梭形瘤性结节，质韧、光滑、可活动，有自发疼痛或触压引起相应神经分布区的麻木感及传导痛。多发者称神经纤维瘤病，与常染色体显性遗传有关，神经纤维瘤分两型，较常见的是Ⅰ型，主要累及周围神经，称为外周围型神经纤维瘤；Ⅱ型较少见，又称为双侧听神经纤维瘤。本病恶变率为3%～6%。

Ⅰ型神经纤维瘤患者年龄分布广泛，新生儿到老年人均可发病，约1/3病例发生在13岁以前。临床表现多种多样，可累及多个器官和系统。咖啡牛奶斑、腋窝和腹股沟区的雀斑样褐色斑、多发弥散分布的皮下神经纤维瘤、虹膜的Lisch结节等均为其特征性表现。

神经纤维瘤发源于神经鞘细胞及间叶组织的神经内外衣的支持结缔组织。单发瘤体生长于神经内膜上，在神经中心的间隙沿神经走行，呈浸润性生长，可引起神经的肿大，但不破坏神经纤维，手术切除要牺牲神经干。瘤组织内除有大量纤维组织增生外，还有大小不等的血管及条索状的粗大神经，其与神经鞘瘤的不同之处在于无完整的被膜及瘤细胞不呈栅栏状排列。

皮肤和皮下孤立性神经纤维瘤呈结节状或息肉状，边界清晰，但无包膜，常不能找到其发源的神经。神经纤维瘤病理组织学上分多发结节型、丛状型和弥漫型。多发结节型可以发生在大的神经干，也可以发生于小的皮神经，肿瘤多为实性，出血和囊性变少见；丛状型好发于躯干部及上肢，常累及较大神经干的大范围并蔓延至其分支，形成大量沿神经走行的大小不一的不规则梭形膨大结节；弥漫型以头颈部多见，表现为神经组织在皮肤及皮下软组织内沿结缔组织间隙弥漫性生长并包绕正常结构，同时病变内部常见大量扩张的血管。

2.超声表现　单发神经纤维瘤以颈前及胸锁乳突肌区多见，多呈类圆形或梭形，因肿瘤无明显包膜，且呈浸润性生长，所以超声显示瘤体边缘不规整，与周围组织界限欠清晰，部分神经纤维瘤可压迫神经形成假包膜，使其边界相对较清。其内部呈偏低回声为主的混合性回声，横切面部分呈典型“靶征”样结构，即中央回声偏高，边缘呈低回声环，这种声像图改变可能与病理中间质疏松细胞呈旋涡样排列有关。发生出血及囊样变时，内部可见液性无回声区，但较为少见。神经纤维瘤与神经的连接方式具有特征性，较典型的表现为梭形低回声肿块中心有神经通过，近端和远端逐渐变细呈尾状结构。

CDFI显示瘤体血供欠丰富，频谱呈高阻型改变。

孤立性神经纤维瘤声像图表现分两种类型：①皮肤结节型，表现为皮下椭圆形均匀性低回声结节，边界清晰，其内部血流信号丰富；②神经干融入型，表现为外形规则低回声，两端显示低回声神经干，且神经干融入甚至穿行于低回声之间。瘤体内部见较丰富血流信号。

Ⅰ型神经纤维瘤声像图表现分为多发结节型、丛状型和弥漫型三种类型。①多发结节型表现为皮下多发性低回声结节，边界清晰，呈圆形、卵圆形，CDFI检查各个结节内部血流信号稀少；②丛状型一般累及较大范围神经干，声像图表现为肿胀增生的神经纤维扭曲变形，呈“串珠样”排列的低回声结节，中间有神经干相连，CDFI检查显示结节内部血流信号均较丰富；③弥漫型表现为病变区皮肤及皮下脂肪层明显增厚，回声弥漫性增高，典型表现为高低回声间杂有序的“羽毛状”排列或欠规整的“鱼鳞状”排列。CDFI检查病变区域可见丰富血流信号伴局部血管瘤样扩张。

3.鉴别诊断　本病主要与神经鞘瘤相鉴别。诊断均以临床症状及在神经走行上探测到低回声的肿物为主，而超声可有助于两者的鉴别，具体见表13-2-2。

表13-2-2　神经纤维瘤与神经鞘瘤的超声鉴别诊断

	神经纤维瘤	神经鞘瘤
部位	颈前及胸锁乳突肌区	颈动脉的深层，形成颈总动脉与颈内静脉的分离
形态	呈梭形或类圆形	呈椭圆形、葫芦形或纺锤形
边界	部分不清	清楚
包膜回声	部分存在假包膜回声	具有完整高回声包膜
内部回声	不均质低回声	低回声或中等回声
靶征	有	无
液性无回声	少见	常见
后方回声	稍增强或无明显变化	多增强
血供	稀少	多较丰富
神经	可见“进入”和“走出”的神经纤维	与神经干紧密相邻，肿物不通过神经纤维的中心

（八）神经鞘瘤

1.临床概述　神经鞘瘤（neurolemmoma）来源于外周运动、感觉神经和脑神经鞘膜（视神经和嗅神经除外）的施万细胞，故又称施万瘤（Schwannoma），颈动脉三角区的肿块、颈动脉移位及神经功能障碍（如来源于迷走神经的神经鞘膜瘤患者有时可出现声音嘶哑）是临床上诊断头颈部神经鞘瘤的经典标准。本病多见于青壮年，无性别差异，25%～45%发生于头颈部。神经鞘瘤多为单发，偶见多发，形状为圆形，硬度中等或有弹性，无波动感。多发者可沿神经干聚集排列或分布于神经干不同节段。临床表现视肿瘤大小和部位而异。小肿瘤可无症状，较大者由受累神经受压而引起麻痹或疼痛，并沿神经放射。本病包括良性和恶性神经鞘瘤，本病恶变罕见。

神经鞘瘤起源于外周神经鞘，包膜完整，生长缓慢，呈偏心生长，压迫但不浸润神经，触诊时肿块的活动方向与神经干相垂直，切面呈灰白色或灰黄色，有时可见出血、囊性变。外科手术时很容易完整切除肿瘤而不损伤神经干。当瘤体较大时，可出现坏死、液化、钙化、出血及透明样变等退行性病变，临床上常可穿刺到不凝固的血性液体。

2.超声表现　神经鞘瘤多为单发，瘤体呈椭圆形、葫芦形或纺锤形，部分可呈分叶形，边界清晰，边缘光滑，多数有完整清晰高回声包膜。肿块后方回声可增强。偶有多发肿块，多发者可排列成串珠状。肿块实质呈低回声或中等回声，少数表现类似无回声，内部回声通常尚均匀（图13-2-44，图13-2-45）。神经鞘瘤合并囊性变或变形坏死时，内部出现液性无回声及点片状、团状强回声或不均质混合回声是其较具特征性的表现。彩色多普勒示肿块内部血流信号较丰富。瘤体两端可见神经干相连，表现为线性强回声，中央为等回声，病灶与神经干紧密相邻，多数能见到瘤体两端与神经干之间三角形强回声区。病灶两端相连的神经干纵切面显示为卵圆形肿瘤一侧呈渐行变细的强回声锥形结构。彩色多普勒示瘤体内稀少点状血流信号甚至无血流，少数为较丰富血流信号。

神经鞘瘤亦有恶变可能，瘤体常较大（平均约60mm），内部回声多不均匀，边界不清，无包膜或包膜不完整，质地硬，瘤体不移动，可伴有周围淋巴结的肿大。

3.鉴别诊断　见上文“神经纤维瘤”。

皮下脂肪瘤：为皮下脂肪层内团块，无包膜，一般呈高回声和等回声，体积较大时可表现为低回声，加压时可轻度压扁。

（九）颌骨囊肿

1.临床概述　颌骨囊肿（jaw cyst）是指在颌骨内出现的一含液性的囊性肿物，可逐步增大致颌骨膨胀破坏。根据发病原因可分为牙源性及非牙源性两大类。在此主要介绍牙源性角化囊肿，又称为始基囊肿，占全部颌骨囊肿的3%～12%，男性较女性多见，好发于下颌骨磨牙区和升支，多为单发，常沿下颌骨长轴方向生长。角化囊肿具有显著的复发性和癌变倾向。

多数人认为其组织来源为牙板上皮剩余或Serres上皮剩余。肉眼观肿物为单囊或多囊，囊腔内大多可见黄、白色角蛋白样（皮脂样）物质。组织病理所见，牙源性角化囊肿的主要病理改变如下：①衬里上皮为较薄的复层鳞状上皮；②基底细胞层边界清楚；③棘层较薄；④棘层细胞常呈细胞内水肿；⑤表层的角化主要是不全角化；⑥衬里上皮表面常呈波状或皱褶状；⑦纤维性囊

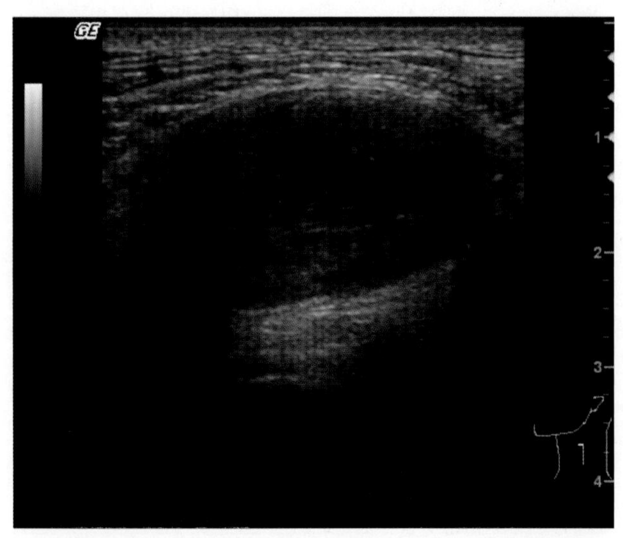

图13-2-44　右侧颈部神经鞘瘤，形态呈椭圆形，边界清晰，内部回声不均，后方回声稍增强

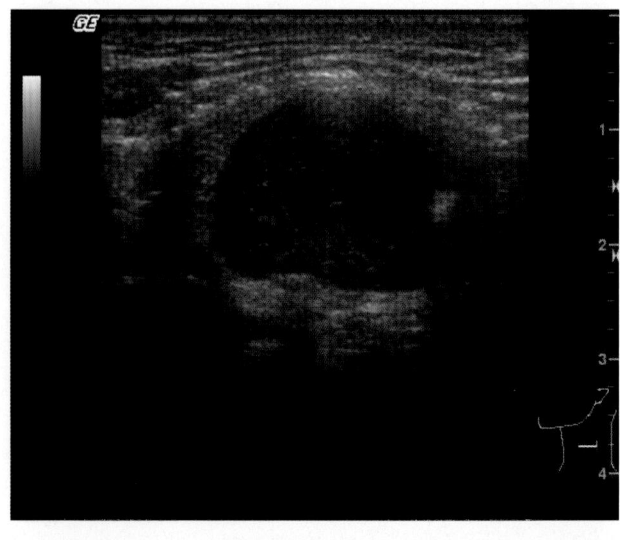

图13-2-45　右侧颈部神经鞘瘤，肿块内呈中等回声，分布尚均匀

壁较薄。

2.超声表现 常表现为沿颌骨长轴生长的单发单房囊性回声，边界清晰，形态尚规则或欠规则，囊壁较薄，内部回声以液性为主（图13-2-46），透声一般欠佳，部分表现为混合回声（图13-2-47），可能与其曾继发感染或病史较长有关；颌骨膨胀性小，均沿颌骨长轴生长。由于超声传导的特点，其并不能清楚地显示囊性病变的骨壁破坏特点与形态、相应牙根在囊腔内的位置、受压状况和吸收形态，但超声能够透过有骨皮质破坏的骨组织及其内部的软组织显像，以此确定有无骨穿透性病变及其破坏范围。

（十）良性牙源性肿瘤

1.临床概述 成釉细胞瘤（ameloblastoma，AM）是口腔颌面部最常见的牙源性肿瘤（odontogenic tumor），占牙源性肿瘤的59.3%～63.2%。1879年Falkson首先描述此病。1929年Churchill正式将其命名为成釉细胞瘤。本病常见于30～49岁人群，平均年龄40岁，无明显性别差异。成釉细胞瘤虽然为良性肿瘤，但具有局部侵袭性，术后容易复发，其复发率可高达50%～90%。少部分肿瘤可表现出恶性组织学特征和（或）临床行为。

成釉细胞瘤发生原因不明。一般认为，成釉细胞瘤起源于牙源性上皮或牙源性上皮剩余，通常生长缓慢，随着其不断膨大，下颌骨骨密质逐渐受压、吸收变薄。剖面常见有囊性和实性两部分，囊腔内含有黄色和褐色液体，实性区呈白色或灰白色。WHO组织学分型将成釉细胞瘤分为三种类型，即一般型、单囊型和周边型。

2.超声表现 根据骨间隔情况等将其分为4型：多房型、蜂窝型、单房型和局部恶性破坏征型。

（1）多房型（图13-2-48）：瘤体内见多条强回声骨间隔，分房大小往往相差悬殊，房呈椭圆形或圆形，成群排列相互重叠。

（2）蜂窝型（图13-2-49）：特点为瘤体内分房通常较小且大小基本相同，骨间隔较厚，常粗糙不规则。另外，当瘤体中蜂窝状小房与大房均存在时，如前者所占比例较多，这里把其归为蜂窝型，反之则为多房型。

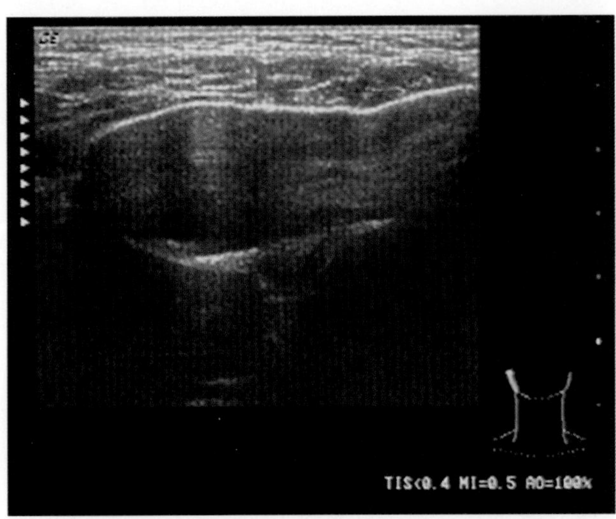

图13-2-46 下颌骨角化囊肿，内部呈液性无回声

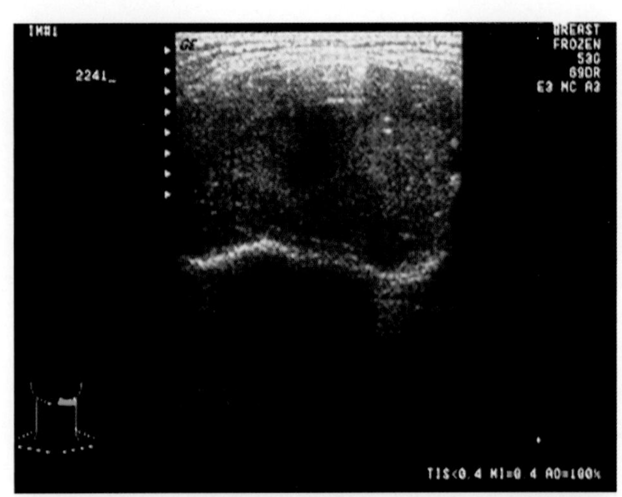

图13-2-47 下颌骨角化囊肿，内部回声呈混合型

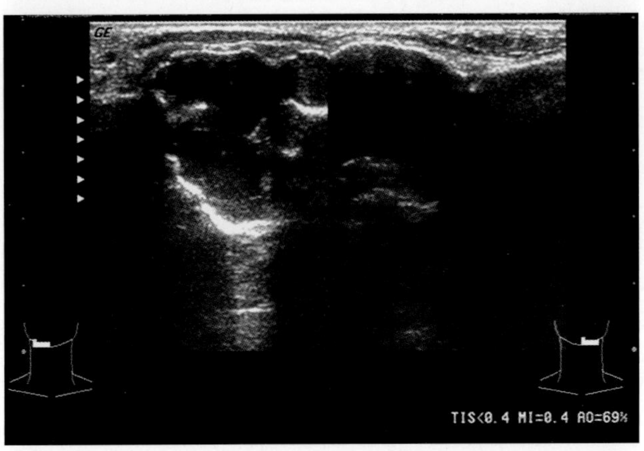

图13-2-48 多房型成釉细胞瘤，内可见多条强回声分隔

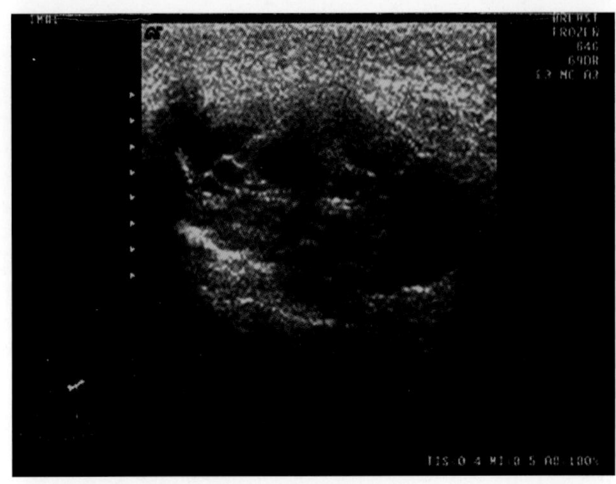

图13-2-49 蜂窝型成釉细胞瘤，内可见条状强回声骨分隔，呈蜂窝状表现

（3）单房型（图13-2-50）：少见，呈一实性肿瘤声像图，内部未见明显骨间隔强回声光带，边界清晰。

（4）局部恶性破坏征型（图13-2-51）：下颌骨成釉细胞瘤具有侵袭性，因此当局部生长过快时，可出现类似恶性破坏征象的声像图。

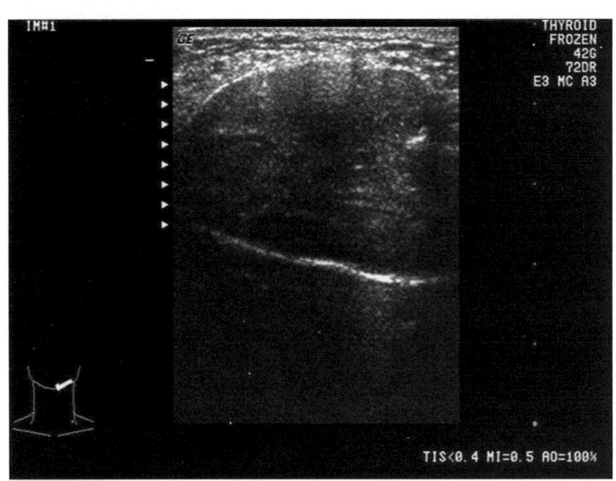

图13-2-50 单房型成釉细胞瘤，呈实质性低回声，无明显条状骨分隔

（十一）恶性牙源性肿瘤

1.临床概述 颌骨源性恶性肿瘤可起源于颌骨的各种组成成分。主要病理表现为颌骨骨质的不规则破坏，多穿破骨皮质边缘，在颌骨周围形成软组织肿块。

2.超声表现 由于下颌骨恶性肿瘤的生长特性，通常位于骨质内的瘤体边界模糊不清，超声往往难以明确显示其边界；当瘤体突破骨质后，在骨膜与未破坏的骨质表面之间生长时，超声可以较为清晰地显示肿瘤的边界。肿瘤内部多以实质为主，边界不清，形态不规则（图13-2-52）。CDFI示肿瘤的血流信号较丰富（图13-2-53，图13-2-54）。

由于肿瘤可致颌骨吸收变薄。破坏严重者可见超声呈强光带表现的颌骨骨皮质局部中断、边缘不连续。同时常可见呈点（团）状强回声表现的类骨组织的存在及死骨回声。

3.鉴别诊断 下颌骨角化囊肿、下颌骨成釉细胞瘤和下颌骨骨肉瘤均为下颌骨来源的肿瘤，鉴别诊断见表13-2-3。

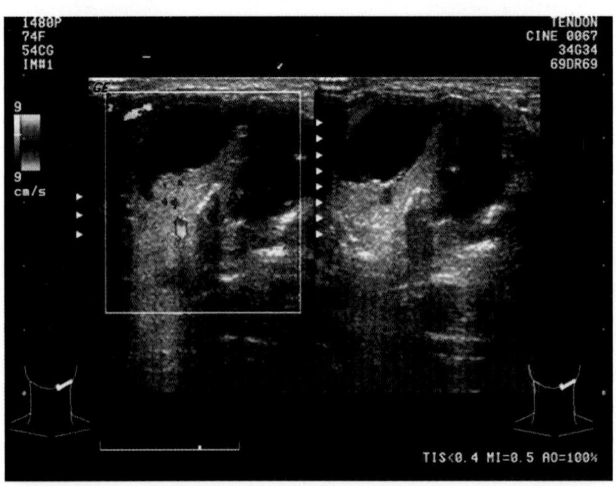

图13-2-51 局部恶性破坏征型成釉细胞瘤，肿块边界不清

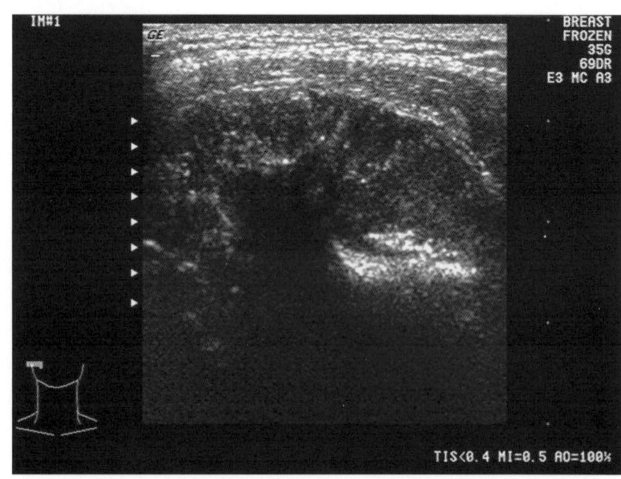

图13-2-52 下颌骨骨肉瘤，呈不规则低回声区，边界不清

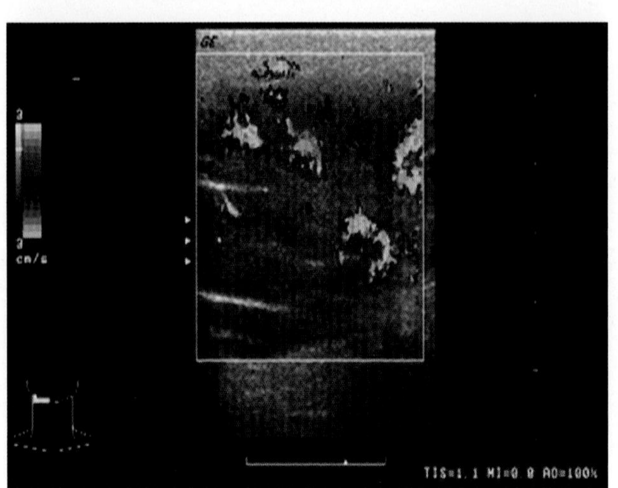

图13-2-53 肿瘤内血流信号较丰富

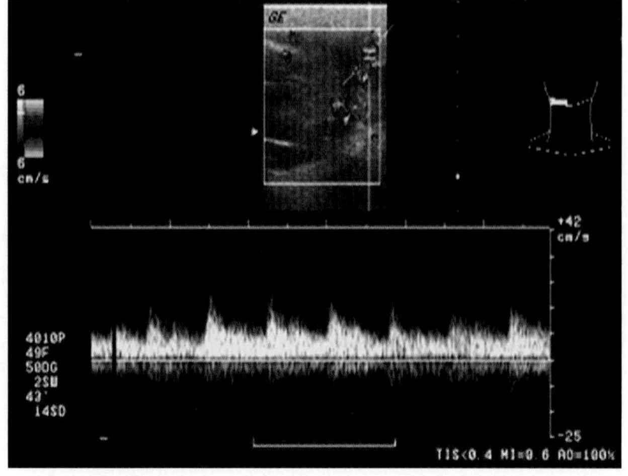

图13-2-54 频谱多普勒示动脉血流阻力较高

表13-2-3 下颌骨角化囊肿、下颌骨成釉细胞瘤和下颌骨骨肉瘤的超声鉴别诊断

	下颌骨成釉细胞瘤	下颌骨角化囊肿	下颌骨骨肉瘤
好发人群	青壮年	成人	青少年
病史	缓慢	缓慢	可迅速增长
内部回声	多为囊实混合，有骨间隔	多为囊性，无骨间隔	实质性为多，内可有死骨声像
边界	清晰	清晰	多不清晰
颌骨骨质	有吸收变薄，无中断	可变薄，无中断	多有中断破坏
骨膜反应	无	无	可有，骨膜增厚等
CDFI	不丰富，多位于骨间隔内	无明显血流信号	常较丰富

（十二）颈动脉体瘤

1.临床概述 颈动脉体瘤（carotid body tumor）临床上较少见，好发于30～40岁人群，男女发病率无差别，多发生在高海拔地区人群。多为单发，双侧发病者占5%～20%，也可为多中心源性。肿瘤90%为散发性，10%为家族性，家族性颈动脉体瘤患者中1/3为双侧性。患者一般无自觉症状，多以颈部包块就诊，表现为颈动脉分叉区无痛性搏动肿物，肿瘤多生长缓慢。少数患者可伴有肿块局部胀痛，晕厥、耳鸣、视物模糊、上腹部不适、阵发性心动过缓、血压下降等颈动脉窦综合征；肿瘤增大时可累及第Ⅸ、Ⅹ、Ⅻ及第Ⅻ对脑神经，引起吞咽困难、声音嘶哑、伸舌时舌尖向同侧移位及霍纳综合征等。有的肿瘤可向咽部生长、口腔检查时咽侧壁饱满、膨隆。颈动脉体瘤5%～10%可发生恶变，其较常见的转移方式为区域淋巴结转移，亦可存在远处转移。目前颈动脉体瘤明确诊断的主要方法是选择性双侧脑动脉造影，肿瘤特征性的表现为占据颈动脉分叉部位的多血管供应的卵圆形肿物。颈动脉体瘤的主要治疗方法为手术治疗，切除肿瘤并维持颈动脉血流的完整性。

Shamblin将颈动脉体瘤分为3型：Ⅰ型为瘤体局限于颈动脉分叉处，与动脉壁无粘连；Ⅱ型为瘤体部分包绕颈动脉分叉处血管，与颈动脉壁部分粘连；Ⅲ型为瘤体完全包绕颈动脉分叉周围颈动脉，并与颈动脉粘连紧密。

颈动脉体瘤是原发于颈动脉体的一种化学感受器的实质性肿瘤，肿瘤来自副神经节组织的非嗜铬副神经节瘤，故亦称颈动脉体副神经瘤。颈动脉体瘤的发病原因，目前认为是慢性缺氧导致体内血液成分改变，刺激颈动脉体，使其代偿性增生，最终形成肿瘤。有文献报道颈动脉体瘤10%～50%具有家族性，是一种外显率与年龄相关的常染色体疾病，非遗传性患者中女性占绝大多数，而遗传性患者中性别差异无显著性。典型颈动脉体瘤位于颈总动脉分叉处后方的动脉外膜层内，生长缓慢，质地中等，呈海绵或分叶状，可包绕颈动脉分叉部（窦部）或颈内、外动脉。因颈动脉体瘤附着于动脉鞘，可向侧方移动，但垂直方向活动受限。病理切片示肿瘤实质内富含血管及神经，因此部分肿块可扪及搏动和闻及血管杂音。

2.超声表现 颈动脉体瘤声像图可明确显示颈动脉与肿瘤的关系，正常情况下，颈动脉分叉处夹角＜150°，间距＜5mm。颈动脉体瘤的典型特征是颈动脉分叉处夹角增宽呈“高脚杯征”，颈外动脉向前内方移位，而颈内动脉和颈内静脉则向后外方移位（图13-2-55）；也有瘤体包绕颈动脉分叉部或颈内、外动脉，因而瘤体有波动性搏动，但肿瘤很少侵及颈动脉中、内膜，超声显示颈动脉中内膜表面较光整。

颈动脉体瘤一般单发，具有完整包膜，边界清晰，呈圆形或分叶状的均匀低回声，也有较高回声或中等回声，无钙化灶，有时可以在瘤体内见囊状无回声区及不规则的无回声管状结构，改变探头方向，可见管道间互相连通。

彩色多普勒显示肿瘤内部血流信号分布较丰富，主要由颈外动脉供血。其内的囊状无回声区及无回声管状结构均为血管腔，肿瘤内部有丰富的血流，血流方向与颈动脉血流方向相同均为向颅侧。但实际工作中发现部分颈动脉体瘤内部血流并不丰富。频谱多普勒显示肿瘤内血流均为阻力较低的动脉血流（图13-2-56），绝大多

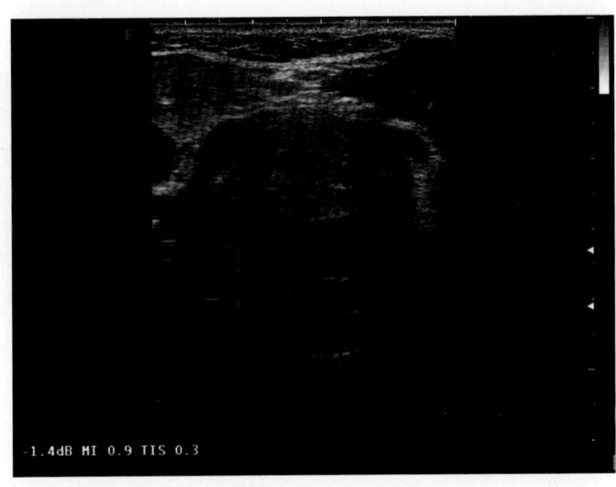

图13-2-55 颈动脉体瘤，肿瘤压迫颈外动脉向前内方移位，颈内动脉向后外方移位

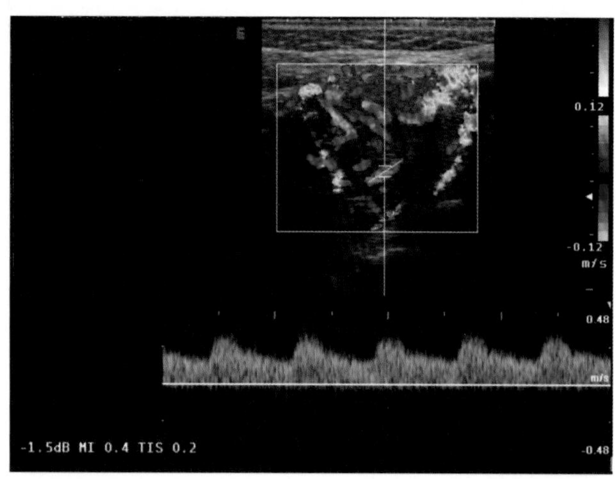

图13-2-56 肿瘤内部血流较为丰富，且为阻力较低的动脉血流

数患者的颈外动脉内出现低阻血流（图13-2-57）。

恶性颈动脉体瘤单纯依靠组织学诊断并不能完全确诊，因此当怀疑为恶性颈动脉体瘤时，应对局部区域的淋巴结进行扫查，根据其是否有局部淋巴结转移等排除恶性可能。

3.鉴别诊断 颈动脉体瘤与来源于迷走神经的神经鞘瘤位置相似，其两者的鉴别诊断见表13-2-4。

表13-2-4 颈动脉体瘤与神经鞘瘤的鉴别诊断

	颈动脉体瘤	神经鞘瘤
部位	大多数位于颈动脉分叉处	颈动脉鞘深面多见
内部回声	低回声，欠均匀	低回声，内可有散在小无回声区
与颈部血管的关系	大多数包绕颈动脉	颈部血管旁
质地	质地一般具海绵感	坚韧或较硬
CDFI	丰富或一般	少量血流信号

（十三）颌面与颈部血管瘤及血管畸形

1.临床概述 2014年第20届国际血管瘤和脉管畸形研究学会大会上对血管瘤和脉管畸形分类进行了重新修订，血管瘤为一种起源于残余胚胎成血管细胞的先天性肿瘤，存在血管内皮细胞的异常增殖，修订后细分为良性、局部侵袭性（交界性）及恶性；脉管畸形是血管或淋巴管的先天性发育畸形，是血管结构的异常，且不存在血管内皮细胞的异常增殖，修订后细分为单纯性和混合性，其中单纯性脉管畸形包含毛细血管畸形（以往称为成熟的毛细血管瘤）、静脉畸形（以往称为海绵状血管瘤）、动静脉畸形（以往称为蔓状血管瘤）、动静脉瘘和淋巴管畸形（以往称为淋巴管瘤）。

目前临床上常见的血管瘤和血管畸形一般分为婴幼儿血管瘤（以往称为草莓状血管瘤或不成熟的毛细血管瘤）、毛细血管畸形、静脉畸形和动静脉畸形。血管瘤和血管畸形以小儿多见，大多数是女性，可生长在身体任何部位，头面部可占55%，颈部5%。血管瘤的临床症状与其病理分型及发生部位有关，当其部位相对较浅时，表面皮肤常呈蓝色或紫蓝色，临床常可触及一柔软肿块，有压缩感，压迫后可明显缩小，当压力解除后又迅速恢复原状，局部穿刺时可抽出暗红色血液。另外，根据肿瘤的生长范围又可分为局限型（部位表浅）和弥漫型（广泛浸润，可累及皮肤、皮下组织、肌肉乃至骨骼）。

婴幼儿血管瘤（infantile hemangioma）是来源于血管内皮细胞的发生在皮肤和软组织的先天性良性肿瘤，女性多见，一般出生1周左右出现，1岁内为增殖期，瘤体增大，于皮肤表面明显隆起，形成草莓样斑块或肿瘤；之后渐渐进入消退期，大多数可完全消退，部分患儿未治疗消退后可见皮肤及皮下组织退行性改变，如瘢痕、萎缩或色素减退等。

毛细血管畸形（capillary malformation），又称为葡萄酒

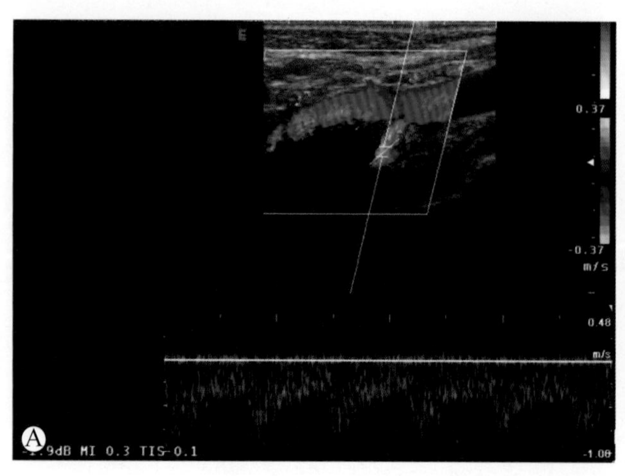

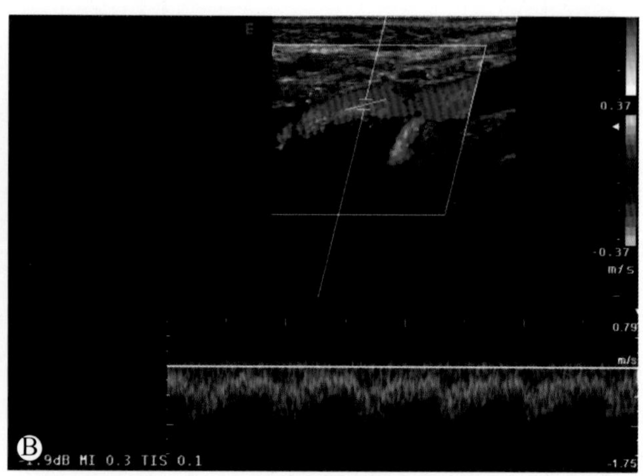

图13-2-57 颈动脉体瘤的颈外动脉血流频谱均呈低阻血流（颈内外动脉频谱对照）

色斑（port-wine stain）或鲜红斑痣，是皮肤毛细血管的先天性扩张畸形，常在出生时出现，好发于头颈部，表现为边缘清楚而不规则的红斑，按压褪色或局部褪色，红斑颜色可随气温、情绪等的变化而变化。患者年龄越大，病灶越厚、颜色越深，可出现结节样增生，甚至软组织及骨的增生。根据病变范围及颜色，临床上将其分为三型：粉红型，病变平坦，浅粉红至红色，按压可完全褪色；紫红型，病变平坦，浅紫红至深紫红，按压不能完全褪色；增厚型，病变增厚或结节样增生，按压不完全褪色或不褪色。

静脉畸形（venous malformation）是静脉异常发育形成的静脉血管结构畸形，最常见，其由衬有内皮细胞的无数大小不等的血窦所组成，大小形态不一，彼此相互交通，有时窦内血液可凝固成血栓并可伴有反复的局部疼痛和触痛，如钙化则形成静脉石；若血液淤滞于扩张的腔窦内可造成消耗性凝血病。出生即存在，多数可被发现，小部分在幼年或青少年被发现，好发于头颈部，不会自行退化，无发病性别差异，其表面皮肤可正常。表现为局部柔软、可压缩、无搏动的病灶，发生在头颈部者低头、屏气或压迫颈浅静脉时病灶可增大，若病灶逐渐增大可有沉重感和隐痛。

蔓状血管瘤动静脉畸形（arteriovenous malformation）则是一种动脉和静脉直接交通的脉管先天性血管畸形，异常的动静脉之间缺乏正常毛细血管床。多数患者出生时即发现，发病无性别差异，好发于头颈部，易误诊为毛细血管畸形或血管瘤。病变区皮下扩张血管呈蔓状纡曲，有明显压缩性和膨胀性，可触及搏动和震颤，表面覆盖皮肤可见红斑，皮温可升高；局部可破溃出血，严重者会导致心力衰竭。

2.超声表现　毛细血管婴幼儿血管瘤和毛细血管畸形声像图常无特异性，表现为皮下软组织内低回声区，形态不规则，边界清楚，内部回声不均，偶可见小的液性暗区，有轻微压缩性。大部分因瘤体内流速过低，彩色多普勒探测不到血流信号，偶可显示红蓝相间的血流信号（图13-2-58）。

海绵状血管瘤静脉畸形通常表现为边界清楚的囊实性肿块（图13-2-59），少部分可表现为实质性回声肿块。肿块内部回声不均，其内见多个枝条状暗区或蜂窝状多囊性肿物，无明显包膜。血管在头低位时暗区可扩大，有时还可见伴有声影的点状强回声，为窦内血液凝固成血栓并钙化而形成的静脉石回声。彩色多普勒超声常可显示静脉血流信号（常为低速血流）。超声加压实验即探头在逐步加压及减压时，彩色血流可出现蓝色及红色的交替现象（加压蓝色为主，减压红色为主）。

蔓状血管瘤动静脉畸形表现为范围较大、边界清楚的多囊性肿块（图13-2-60），在多囊性暗区内可见稀疏点状回声在流动，有明显搏动，有时可找到其供血的大血管。频谱多普勒检查不仅可检测到静脉血流信号，而且有动脉血流信号或动静脉瘘的频谱。蔓状血管瘤动静脉畸形加压试验亦为阳性。

3.鉴别诊断　主要与颈部囊性肿块相鉴别，如囊性

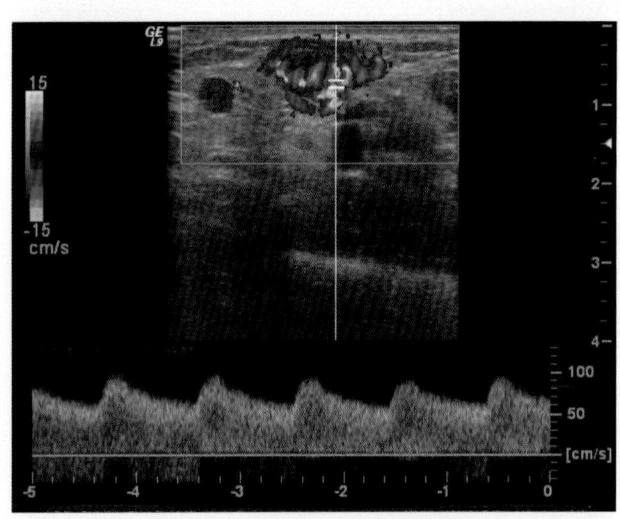

图13-2-58　瘤体内动脉血流信号

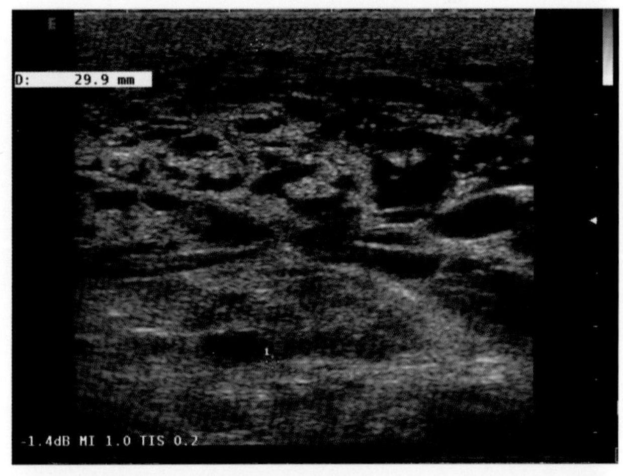

图13-2-59　右侧颈项部静脉畸形，多个枝条状暗区或蜂窝状的囊实性肿块

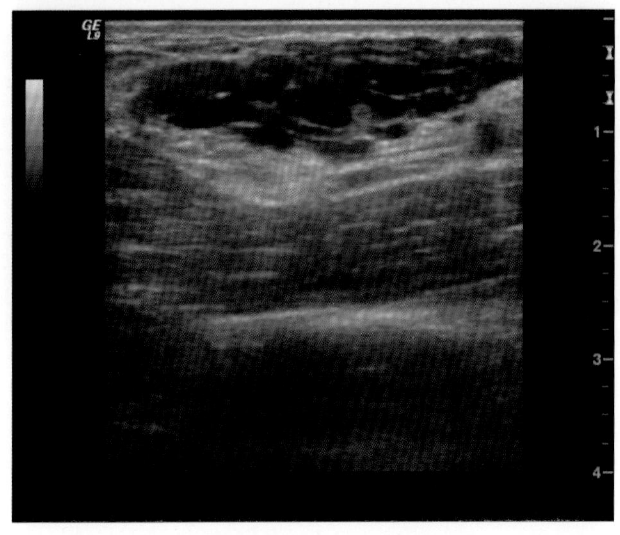

图13-2-60　右侧颈侧部皮下动静脉畸形，范围较大，呈边界清楚的多囊性肿块，内部透声欠佳

淋巴管瘤巨囊型淋巴管畸形。一般认为血管瘤挤压探头后可出现红蓝交替的彩色血流是其较特征性的表现，但巨囊型淋巴管畸形囊性淋巴管瘤同样具有可挤压性，临床上部分淋巴管瘤淋巴管畸形挤压后也可探及红蓝彩色信号，分析原因可能为混有血管瘤成分，或内部淋巴液挤压后造成的流动，因此必要时可由超声引导下穿刺抽吸活检明确诊断。

（十四）颌面与颈部淋巴管畸形瘤

1.临床概述 淋巴管畸形（lymphatic malformation），以往称为“淋巴管瘤”，是常见的淋巴管发育畸形所形成的一种良性肿瘤先天性脉管畸形疾病，发病率为1/4000～1/2000，没有性别和种族差异。淋巴管畸形可发生于任何年龄人群，甚至是宫内胎儿，儿童及青少年常见，成人少见，多于2岁前个体中发病，约50%出生时即发现。本病可发生于全身分布淋巴管网的任何位置，好发于舌、唇、颊及颈部，约75%发生于头颈部，常表现为颈上1/3或锁骨上区生长缓慢、边界不明显、质地柔软的无痛性肿块。当肿瘤增大时对周围组织产生压迫症状，当发生出血、感染和破裂时，出现相应的伴随症状。穿刺可见淡黄色的液体。目前还没有淋巴管瘤恶变的报道。

病理学上淋巴管畸形是脉管系统发育过程中淋巴管系统发育紊乱导致的淋巴管非恶性的异常生长和扩张，但并无内皮细胞形态及功能的改变，以及数量的增加，过程中只可见淋巴管管径的改变。镜下可见由内皮细胞组成的大小不等、形态不规则的淋巴管腔，管壁薄，腔内充满淋巴液，周围可见大量成纤维细胞、白细胞、肌细胞和脂肪细胞等。

淋巴管畸形瘤是淋巴管发育畸形所形成的良性肿瘤，病理上分为毛细管型、海绵状及囊性淋巴管瘤。根据淋巴管囊腔的大小可分为微囊型（以往称为毛细管型淋巴管瘤和海绵状淋巴管瘤）、巨囊型（以往称为囊性淋巴管瘤或者囊性水瘤）和混合型3种类型。

（1）微囊型淋巴管畸形是由多个体积＜$2cm^3$的囊腔构成的。毛细管型淋巴管瘤又名单纯性淋巴管瘤（simple lymphangioma），囊腔由淋巴管扩张而形成，可为数个或多个囊腔，多房性囊肿彼此相通，部分结构如海绵，发生在皮肤、皮下组织及肌间结缔组织间隙中，此扩张的淋巴管内含有淋巴液；头颈部最多见，皮肤多发，口腔黏膜发病也多见，唇舌发病的可形成巨唇（舌）症。常如黄豆大小，色淡黄透明，破损时有黏液样液流出，有时混有小血管而呈淡红或紫红色，多为成群聚集。未破损淋巴管瘤淋巴管畸形表面光滑柔软具有压缩性。

（2）海绵状淋巴管瘤（cavernous lymphangioma）最常见，淋巴管扩张更为严重，呈多个囊腔状，发生在皮肤、皮下组织及肌间结缔组织间隙中。表皮颜色多无变化，有压缩性，很柔软，多房性囊肿彼此相通，结构如海绵。发病以头颈最多，其次为下肢、臂、腋及躯干，唇舌发病的可形成巨唇（舌）症。

（3）囊性淋巴管瘤（cystic lymphangioma）巨囊型淋巴管畸形是一种来源于胚胎的迷走淋巴组织，由扩张更加严重的淋巴管构成，其扩张形成多房性较大囊腔，由一个或多个体积≥$2cm^3$的囊腔构成，囊腔内充满淋巴液，故又称囊性水瘤（hygroma）。好发于颈部后三角区，但可延伸至锁骨后、腋下及纵隔等多部位，向上可延及颌下、口底等。其常似拳头般大，生长缓慢。由于与皮肤无粘连，肿物表面皮肤无变化。质地柔软，呈囊性、分叶状结构，透光试验阳性，有轻微压缩性。穿刺可抽出草黄色透明液体，很快凝固，与淋巴液性质相似。无肿大压迫时没有临床上任何自觉症状，体积过大时视其部位而产生相关的症状。囊性淋巴管瘤巨囊型淋巴管畸形易并发感染或发生囊内出血，并具有向四周蔓延生长的特点，可与周围组织相粘连。

（4）混合型淋巴管畸形，即兼有微囊型和巨囊型二者特征的淋巴管畸形。

2.超声表现 毛细管型淋巴管瘤微囊型淋巴管畸形声像图表现并不典型，表现为皮下软组织局部一边界欠清、内部可见网状细带分隔的低回声区；若其位于皮肤浅层，突出皮肤表面，则超声仅表现为点状低回声突起。

海绵状淋巴管瘤声像图表现为皮下、黏膜下或肌肉中间边界不清的蜂窝状或囊实性回声团块，内部散在分布多个小液性暗区，有时可见大量细管状结构。此外，少数海绵状淋巴管瘤可能含有淋巴结结构或血管瘤组织成分，因此囊肿内部可见实质性回声。

囊性水瘤巨囊型淋巴管畸形常位于颈部后三角区，表现为大小不等、形态多样、囊腔较大、可压缩的薄壁囊性肿块，边界清晰，内部透声一般较好，其间有多条纤细的带状回声分隔（图13-2-61）。常可见液性暗区呈“触手状”突起伸入筋膜间隙或肌肉内，甚至与之分界欠清。若囊性淋巴管瘤巨囊型淋巴管畸形发生囊内血管破裂出血或感染使淋巴管阻塞，囊肿可于短时间内迅速增大，囊壁毛糙不规则、压缩性减低，内部出现密集的细点状回声，类似实质性回声。

混合型淋巴管畸形的声像图表现则是以上二者兼而有之。

CDFI示肿块的周边及部分分隔内有少许线状或斑点状动静脉血流信号（图13-2-62，图13-2-63）。

超声检查还被用于对淋巴管畸形瘤局部硬化剂注射治疗进行随访，研究表明该法治疗后其瘤体内回声较原先增强，无回声区范围缩小，多房结构消失。

3.鉴别诊断 海绵状淋巴管瘤微囊型淋巴管畸形需与单纯囊肿、静脉瘤畸形、海绵状血管瘤等相鉴别，参

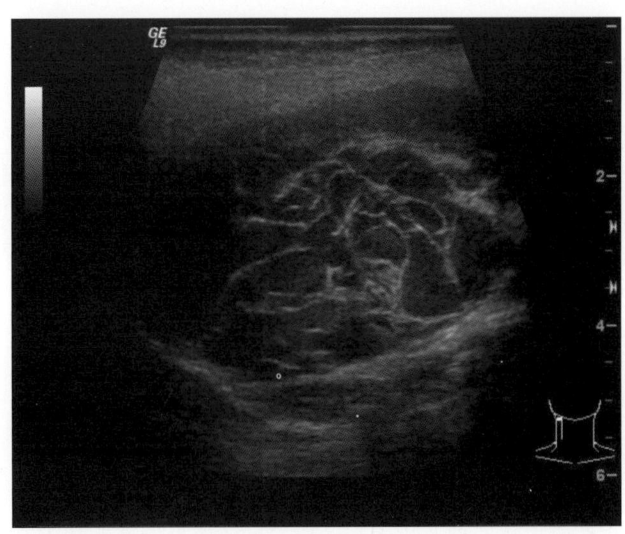

图13-2-61 囊性淋巴管瘤，外形不规则，透声欠佳，内见分隔

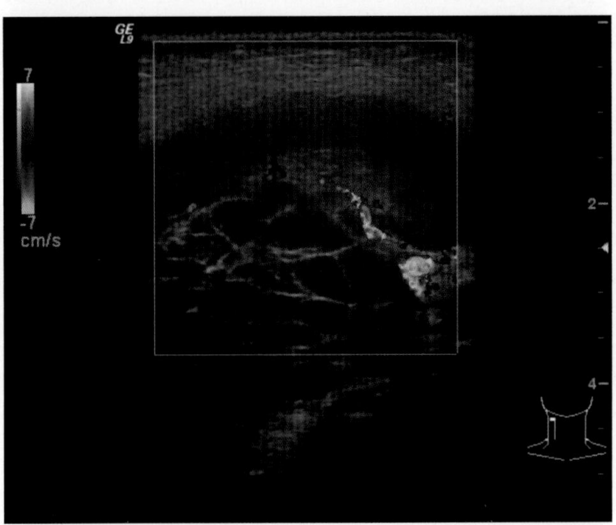

图13-2-62 彩色多普勒示肿块部分分隔内有少许线状及斑点状血流信号

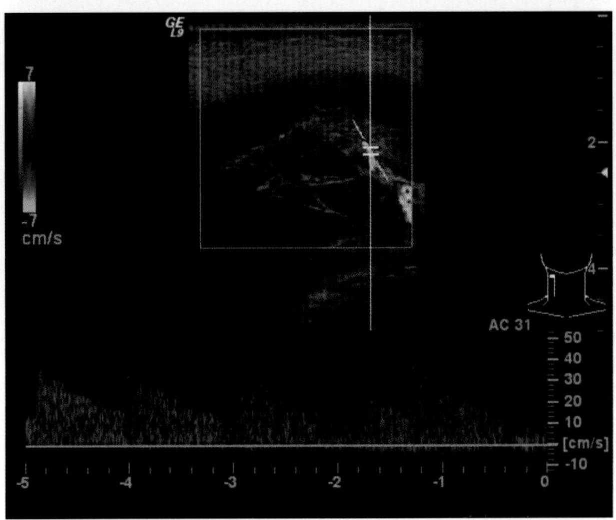

图13-2-63 频谱示淋巴管瘤的血流阻力较低

见相应部分。

颈部淋巴管畸形应该与鳃裂囊肿相鉴别。鳃裂囊肿多位于胸锁乳突肌前缘，呈单房囊肿，壁清晰，内见云雾状极低回声；而淋巴管畸形多位于颈后，呈多房分隔样团块，边界清晰。

本病还应与皮下血管瘤、血管畸形及外周神经纤维瘤弥漫型相鉴别。这几种病变超声显示囊腔内有血流信号。外观检查血管瘤、血管畸形病变区皮肤颜色正常或呈紫红色，神经纤维瘤弥漫型病变区呈棕褐色；而淋巴管畸形皮肤颜色正常，囊肿内及周边无血流信号显示。

（十五）鳞状细胞癌

1.临床概述　在颌面颈部的软组织恶性肿瘤中，鳞状细胞癌（squamous cell carcinoma）最为常见，占所有上皮组织癌的80%以上，多发生于40～60岁成年人，男性多于女性。鳞状细胞癌在口腔颌面部的好发部位依次为舌、牙龈、颊、唇和口底，常向区域淋巴结转移，其中以舌和口咽鳞状细胞癌向颈淋巴结转移最为多见。晚期鳞状细胞癌还可经血液循环向远处组织器官转移。

鳞状细胞癌为异常鳞状上皮增生，突破基底膜，侵犯下方结缔组织所致。根据鳞状细胞癌的组织分化程度，一般可将其分为三级：Ⅰ级，恶性程度最低，分化相对较好；Ⅲ级，恶性程度较高，分化较差；Ⅱ级，恶性程度介于Ⅰ级和Ⅲ级之间，未分化癌的恶性程度最高。

口腔颌面部鳞状细胞癌的早期表现多为溃疡，以后病变向深层组织浸润，形成肿块，这类肿块可有压痛，边界不清，质地较硬，活动性差，鳞状细胞癌还可呈外生型表现，表面呈菜花状。不同部位的鳞状细胞癌所对应的临床表现与其侵犯的组织结构密切相关。舌和口底区的鳞状细胞癌常可使舌体运动受限，牙龈、颊和腭部的鳞状细胞癌常有颌骨骨质结构的破坏吸收。颊和腭区鳞状细胞癌可向颌面深部间隙侵犯，累及咬肌肌群，引起张口受限等。

2.超声表现　为软组织内椭圆形或不规则形的实质性低回声肿块，早期边界较清，内部回声分布尚均，可伴有散在分布的短棒状稍高回声，后方回声有衰减。后期肿块内部回声常不均匀，肿块较大的肿瘤组织出现坏死液化时，可呈混合回声。边界往往欠清或不清，甚至可侵犯周围结缔组织、软骨、骨膜及骨骼。例如，当肿块来源于牙龈黏膜时，紧贴颌骨，往往会造成颌骨骨皮质连续性中断（图13-2-64），而当肿块来源于舌根区黏膜时，则会侵犯舌根外肌群或口底软组织。CDFI可见肿块内血流信号较丰富（图13-2-65）。

鳞状细胞癌常可发生区域淋巴结转移，晚期可发生内脏转移，因此超声检查时需同时对病变区引流淋巴结区域进行扫查。

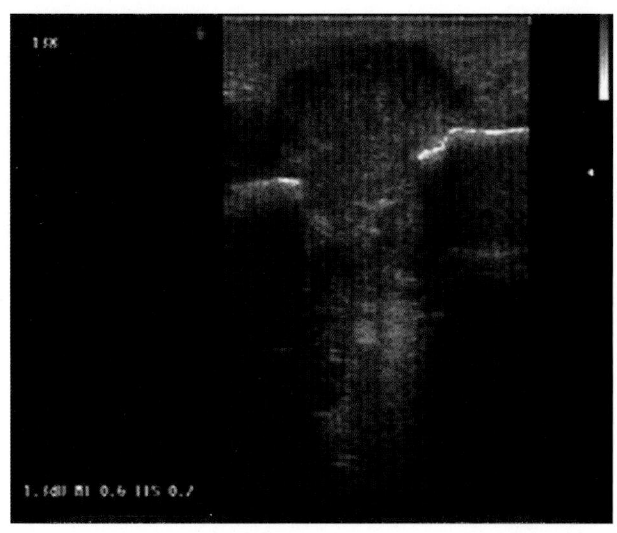

图13-2-64 面颊部鳞状细胞癌，肿块边界不清，侵犯颌骨，颌骨骨皮质连续性中断

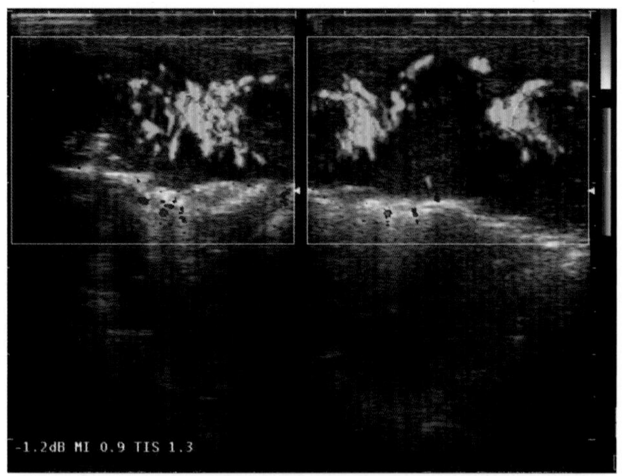

图13-2-65 牙龈鳞状细胞癌可见肿块内血流信号较丰富

（十六）皮脂腺囊肿

1.临床概述 皮脂腺囊肿（sebaceous cyst）是皮脂腺管口闭塞或者狭窄引起的皮脂淤积而成，而非真正的肿瘤，又被称为皮脂腺瘤。

皮脂腺囊肿多见于青年人，好发于头、面、颈背部及臀部，也可见于阴囊。皮脂腺囊肿多为单发，多发较少，呈圆形或椭圆形，质韧，有弹性，囊壁局部向皮下突出，边界清楚，一般无波动感，按压可活动。囊肿的皮肤表面外观上可观察到皮脂腺开口受阻塞的小黑点，为其较特征性的表现，内容物为白色豆腐渣样物。皮脂腺囊肿容易合并感染，感染时皮肤表面颜色红肿，外力作用下囊肿可以破裂而消退，但可形成瘢痕，易于复发。

2.超声表现

（1）二维超声表现：典型声像图为皮肤层内的圆形或椭圆形低回声，边界清晰，部分囊壁向皮下突出，其顶部可见斜行蒂状低回声延伸至皮肤表面。合并感染时，表现为囊肿体积骤然增大，外形不规则，囊壁增厚，内部回声不均匀，呈极低回声，甚至无回声，此时可见囊腔的顶部局部呈蒂状向皮肤表面突出。

（2）彩色多普勒表现：囊腔内无血流信号，有时囊肿周边可见少许点状血流。合并感染时，内部无血流信号，周边可见丰富血流信号环绕。

3.鉴别诊断 皮下脂肪瘤：为皮下脂肪层内团块，无包膜，一般呈高回声或等回声，体积较大时可表现为低回声，加压时可轻度压扁。彩色多普勒通常无血流信号，或见点状血流信号。

（十七）毛母质瘤

1.临床概述 毛母质瘤（pilomatricoma）是发生在皮肤真皮层深部与皮下脂肪交界处的源自毛囊毛基质细胞的良性肿瘤，一般认为其源于原始上皮胚芽细胞，向毛母质细胞分化并异常增殖，其凋亡受阻，聚集形成毛母质瘤。本病好发于头皮和面颈部，发病率较低，但误诊率较高，多见于青少年及儿童。毛母质瘤临床表现多为单发、边界清晰、生长缓慢的肿块，无痛、质硬，基底可移动，大多与皮肤粘连，表面皮肤可无改变或呈淡红色、褐色、蓝色，拉紧表面皮肤可有多角形的“帐篷样”改变。继发感染时，局部可出现红肿热痛等改变，个别可有水疱样改变。首选治疗方法是手术完整切除。

大体可见肿瘤大部分包膜完整，界限清楚，多数位于皮下，并与皮肤相粘连，切面呈灰白、灰红色或灰褐色，有沙粒感，易碎，中心有坏死（豆渣样）物或石灰样物，钙化多见。镜下可见大量位于中央的嗜酸性染色的影细胞，周围伴有嗜碱性染色的嗜碱性细胞，二者呈条索状或团块状排列，二者同时出现为其特征性表现。肿瘤发生时间越短，其内嗜碱性细胞数目越多，而影细胞越少；随着肿瘤发生时间的延长，嗜碱性细胞大部分或者全部转化为影细胞或成为无定形碎屑而被清除。钙化常见于影细胞团块中或间质内，呈颗粒状或大块无定形状。其间质由纤维结缔组织构成，内有多核巨细胞反应、骨化及纤维增生，其内可见钙化，可有炎症细胞浸润。

2.超声表现 根据有无钙化，二维超声表现可分为有钙化型和无钙化型：①有钙化型更多见，表现为皮下软组织内的低回声病灶，边界清晰，内部回声不均匀，伴有散在点状、斑状或团块状强回声，后伴声影，或者仅可见弧形强回声伴声影，瘤体大多数为椭圆形，也可呈类圆形、不规则形。②无钙化型者表现为皮下软组织内的低回声病灶，边界清晰，内部回声均匀或不均匀，未见钙化强回声。瘤体多数呈椭圆形，与身体长轴一致。

彩色多普勒表现：多数瘤体内部及周边可见丰富血流信号，瘤体较小者及仅为弧形钙化灶者其内部血供稀少或未见明显血流信号。

3.鉴别诊断 腮腺肿瘤：为位于腮腺实质内肿物。

而腮腺区域毛母质瘤位于皮下低回声团，内多伴点状强回声。通过解剖层次判定可以与毛母质瘤相鉴别。

本病还需与淋巴结肿大、皮肤痣或结节性筋膜炎相鉴别。

五、介入性超声的作用

实时高频超声和彩色多普勒技术的迅速发展为浅表超声影像的临床应用奠定了基础。超声能清晰显示肿块形态结构、大小、边界、内部回声及与相邻血管、器官等重要结构的关系，操作简便、实时、准确、安全性好，介入性超声成为颌面部肿块定性乃至治疗的重要引导手段，在临床逐步推广应用。例如，在颌面部软组织异物方面，尤其是非金属类异物，异物的种类不同，声像图有所不同，可以通过其了解异物的大小、数量、所处软组织层、深度，术前定位明显减小了手术难度，减少了盲目的组织分离，可以实时观察血管钳与异物的位置和距离。对于颌面部软组织感染，超声可以明确脓肿形成状况，在其引导下进行穿刺引流，同时局部冲洗，可实时观察到脓腔的残余情况，其精准的定位可以取代触诊。虽然介入性超声对颌面部肿块诊断有很大帮助，但是也不能盲目进行，超声下不能排除动脉源性肿块，应谨慎穿刺，避免穿刺后血肿压迫。颌面部众多骨结构阻挡不可避免地会造成超声的局限性。

六、超声报告基本内容和要求

超声报告包括超声描述和超声诊断两个部分。重点是对占位病变的描述。应遵循以下顺序：位置、解剖层次、大小、形态、边界、回声类型、回声分布、血供情况、与周边重要组织的关系，如存在特征性声像改变需注明。术语要准确、科学。对于超声诊断结论，一般需提示重要的病变声像表现，随之提示可能的临床诊断，如需其他影像学辅助或介入定性给予建议而不能在诊断上给出确定的提示或可能性的推断，结论仅描述具体位置和肿块性质。

注意事项如下。

1.浅表组织病变可能体积较小，但扫查不能局限，注意观察周边组织情况，如提示恶性病灶，注意扫查相关区域淋巴结情况。

2.切勿主观臆断，遵循一定的检查步骤和诊断思维。

3.了解病史，必要时查体，了解肿块硬度、与周边组织关系、放射痛等。

4.报告内容科学严谨，为临床医师提供有价值的诊断依据，实时记录声像图特征，提供复查对比。

5.随访有利于加深对疾病的了解，也有助于对疾病声像图表现和诊断思维的再认识，拓宽视野。

（詹维伟　燕　山）

第三节　颈部淋巴结的超声诊断

自1984年Bruneton等率先使用高频超声探测颈部浅表淋巴结转移癌以来，国内、外学者对超声这一无创性诊断手段在浅表淋巴结病变的应用研究已经进行了20余年，并取得一系列的研究进展。1988年美国学者首先在《美国放射学杂志》（*American Journal of Roentgenology*）上发表了彩色多普勒超声应用于腹股沟淋巴结病变的个例报道。1997年德国学者和2004年意大利学者分别发表了利用第一代声学造影剂和第二代灰阶超声造影的研究论文。2011年香港学者首次发表了浅表淋巴结剪切波弹性超声检查。

目前，超声作为对浅表淋巴结的评估手段已经得到很大程度的扩展，这些评估手段包括灰阶超声、彩色/能量多普勒超声、频谱多普勒超声、超声造影、超声弹性成像及介入性超声等，主要用于引起浅表淋巴结肿大的感染、结核病、淋巴瘤和转移癌等疾病，这些手段的综合使用显著促进了浅表淋巴结超声诊断的发展。

一、颈部淋巴结的超声解剖

（一）颈部淋巴结结构的超声解剖

淋巴结（lymphonodus）呈圆形或豆形，大小不一，小者直径只有1mm，大者长径可达30mm以上，其表面粗糙，有许多淋巴输入管穿入，在结的另一侧向内凹陷，该处结缔组织较多，有血管、神经穿入，并有淋巴输出管穿出（图13-3-1），超声上正常淋巴结表现类似肾脏，外形呈长条状或卵圆形的“靶样”结构（图13-3-2），然而，正常的下颌下淋巴结、腮腺淋巴结及一些腋窝淋巴结趋向于圆形（图13-3-3）。淋巴结的表面包有结缔组织的被膜，被膜由致密的纤维性结缔组织和少量散在的平滑肌组成，被膜的纤维伸入结内，形成网状的支架，称

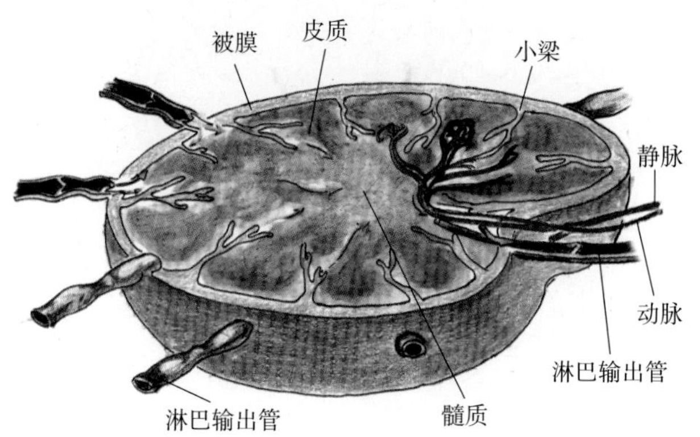

图13-3-1　正常淋巴结解剖

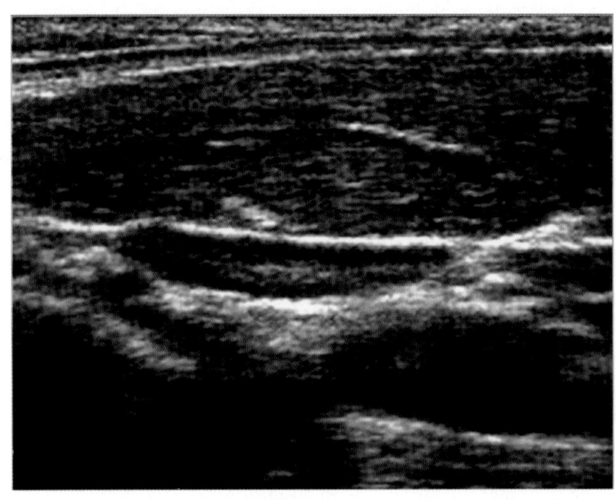

图13-3-2 正常颈部淋巴结灰阶超声表现
淋巴结较扁长，淋巴门纤细

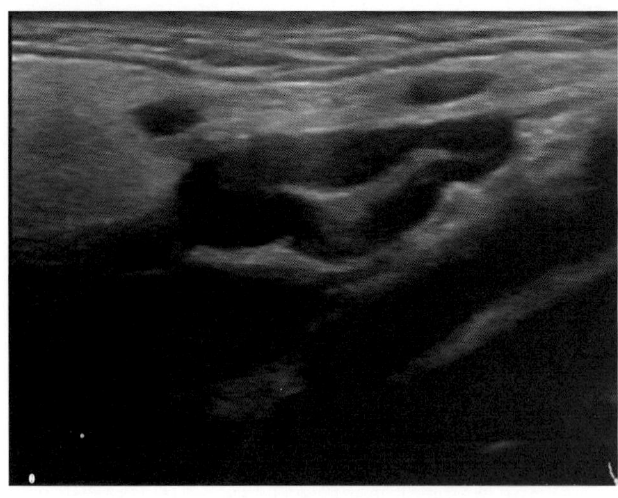

图13-3-3 正常下颌下淋巴结灰阶超声表现
淋巴结较饱满

为小梁。被膜的超声显示为线状的中高回声，位于淋巴门的一侧凹陷，对侧膨凸。内部的实质分为皮质和髓质，皮质位于被膜下面，为淋巴结实质的周围部分，由密集的淋巴小结组成，超声表现为低回声，皮质从声学上属于均匀性组织，由此可以解释淋巴结皮质为什么呈低回声。由于皮质的淋巴小结为生发中心，儿童的淋巴小结还不稳定，故儿童颌下腺区的淋巴结皮质通常较厚，而且易变。在髓质的深部，为淋巴结的中心部分，淋巴细胞密集成索，并且彼此相交成网状，称为髓索。在髓索的周围有淋巴窦（lymphaticsinus）围绕，淋巴窦为淋巴管腔在结内扩大而成的结构，它将髓索与小梁分开。髓质内的小梁很不规则，也交织成网，其中有血管通行，故髓质是由髓索、小梁和淋巴窦三种结构共同组成的。淋巴结中央见到的与周围软组织相连续的高回声结构，主要就是由髓质所形成，当然其内的结缔组织、脂肪及出入淋巴门的动静脉也是形成高回声的原因。在淋巴结超声学上，将这一高回声结构统称为淋巴门（echogenic hilus）。

正常淋巴结由一支或两支淋巴门动脉供血，管径平均0.14mm，位于淋巴门，同输出淋巴管一道，其在淋巴门分支出微动脉，通过淋巴结髓质并在其内分支。通过小梁到达皮质的微动脉较少。一些分支最后到达包膜下皮质的毛细动脉弓。静脉血流始于副皮质区的后微静脉，这些微静脉组成较大的微静脉，向心性汇入淋巴门的静脉主干，管径平均0.14mm。动脉和静脉通常相互平行（图13-3-4）。淋巴结的这些血管结构正常情况下灰阶超声一般难以显示，但在腹股沟较大淋巴结可能通过高分辨率超声显示。彩色多普勒超声正常淋巴结动脉血供显示为门部纵行的、对称放射状分布的结构，而不显示边缘血供。这和淋巴结的上述血供结构是对应的。淋巴门动脉多为一支，偶可见两支（图13-3-5）。多普勒超声显示血管内血流信号不仅与流速有关，还与管径有关，因

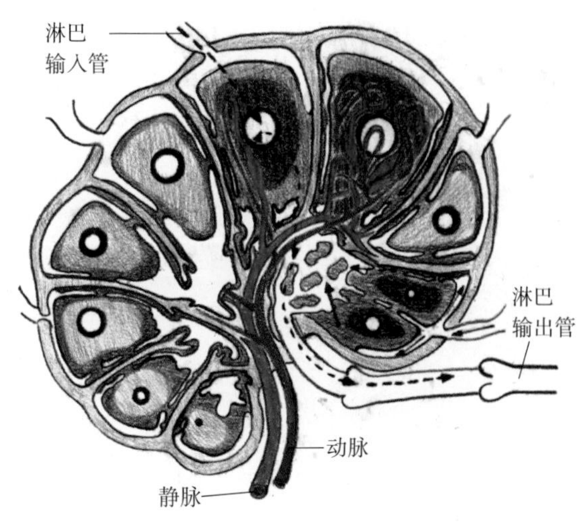

图13-3-4 正常淋巴结血供解剖

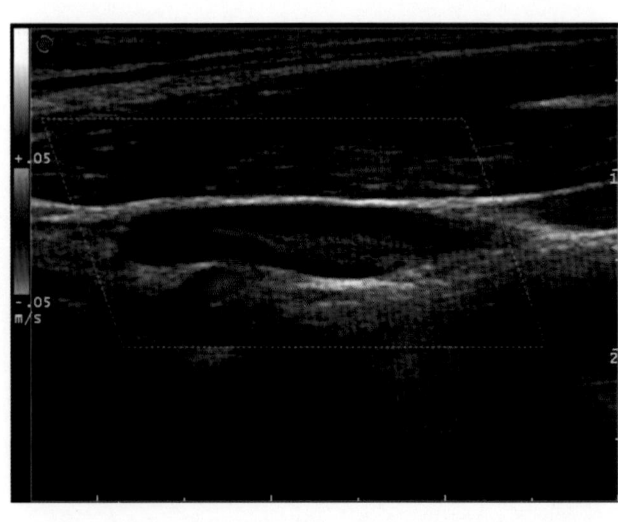

图13-3-5 彩色多普勒探及正常淋巴结内淋巴门血流

而其可以显示淋巴门血管或是淋巴门血管的第一级分支。淋巴结静脉的显示率要低于动脉，这与其流速较低有关（图13-3-6）。对于正常淋巴结，多普勒超声一般无法非常地清楚显示淋巴结血管的空间分布，但当淋巴结发生炎症，其血管扩张时，血管结构就易于被多普勒超声显示。目前普遍认为淋巴结血流速度测量的临床意义不大。淋巴结血流的PI、RI值在淋巴结疾病鉴别诊断中有一定价值。正常淋巴结的PI＜1.6，RI＜0.8。

以上的淋巴结一切构造，都可因不同的生理或病理情况而有所改变，而且机体内不同部位的淋巴结，其构造亦不尽相同。在不同的解剖区域，正常浅表淋巴结的形态和内部结构有较大差异。一般颈部Ⅲ区、Ⅳ区淋巴结较为细长，淋巴门较细小，呈细线状或条索状，也可缺如（图13-3-7）。但颈部的Ⅰ区、Ⅵ区淋巴结外形较为饱满，部分淋巴结趋向于圆形，淋巴门较为饱满、宽阔（图13-3-8）。

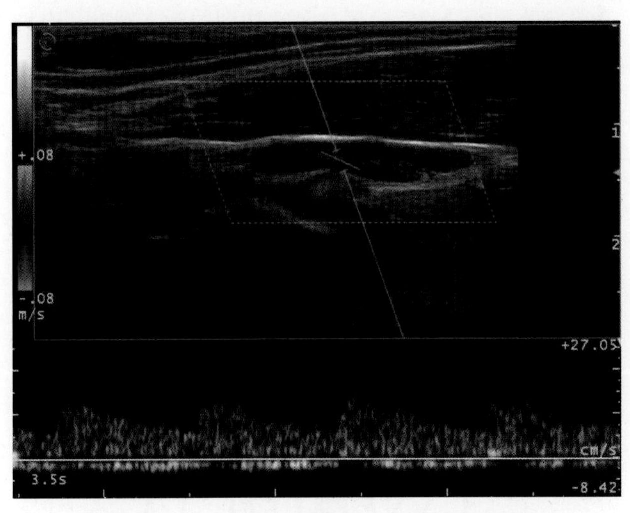

图13-3-6　正常淋巴结动脉血流频谱多普勒

（二）颈部淋巴结区域的超声解剖

目前在国际外科学和肿瘤学上被普遍应用的颈部淋巴结分组法是美国癌症联合委员会（AJCC）的分组（图13-3-9）。依据颈部淋巴结被肿瘤转移累及的范围和水平，AJCC将颈部可扪及的淋巴结分为七个水平，或称为七个组。

Ⅰ区，包括颏下和下颌下淋巴结，由二腹肌前腹与后腹围绕，上界为下颌骨，下界为舌骨。

Ⅱ区，包含颈内静脉上组淋巴结，上界为颅底，下界为舌骨。

Ⅲ区，包含颈内静脉中组淋巴结，上界为舌骨，下界为环状软骨下缘。

Ⅳ区，包含颈内静脉下组淋巴结，上界为环状软骨，下界为锁骨。

Ⅴ区，为颈后三角淋巴结，含淋巴结副神经淋巴结和颈横淋巴结，锁骨上淋巴结包括在内。其后界为斜方肌前缘，前界为胸锁乳突肌后缘，下界为锁骨，为了描述上的方便，Ⅴ区可进一步分为上、中、下三区，分别以舌骨水平和环状软骨下缘水平为界。

Ⅵ区，为颈前中央区淋巴结，包括喉前淋巴结、气管前淋巴结和气管旁淋巴结，上界为舌骨，下界为胸骨上切迹，外侧界为颈动脉鞘内侧缘。

Ⅶ区，为位于胸骨上切迹下方的上纵隔淋巴结。

尽管AJCC分组现已广泛应用于确定颈部淋巴结的位置，但有一些重要的淋巴结，如腮腺和咽后淋巴结未

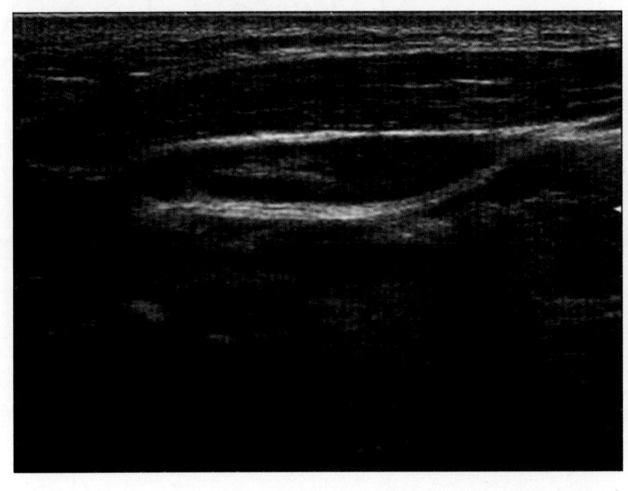
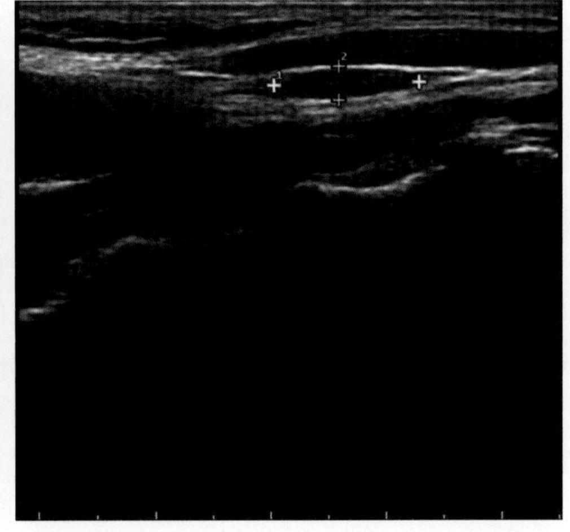

图13-3-7　颈侧部淋巴结灰阶超声表现

淋巴结扁长，淋巴门呈条索状

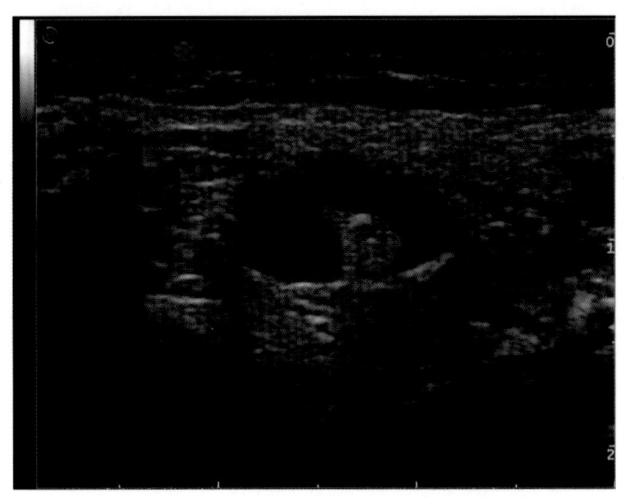

图13-3-8 颏下淋巴结灰阶超声表现

淋巴结较饱满，淋巴门相对较大

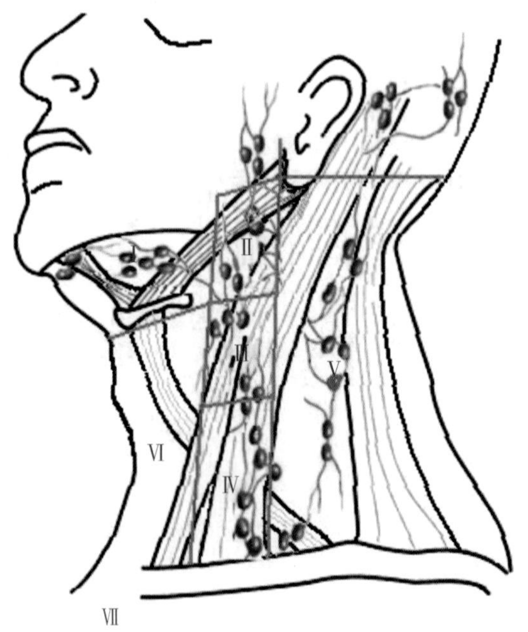

图13-3-9 颈部淋巴结AJCC分组法

被纳入分组。

二、颈部淋巴结的检查方法

（一）检查仪器

超声仪器最好选择具备良好空间分辨力和时间分辨力的，彩色/能量多普勒具有良好的血流敏感性。如具备灰阶超声造影功能、弹性成像功能则更有助于淋巴结的评估。一般用7.5MHz以上的线阵探头，极为表浅的淋巴结可选用高至20MHz的探头。

（二）检测方法

患者仰卧，扫查颈部淋巴结时需颈下或肩下垫枕以充分暴露颈部，检查一侧颈部时嘱患者将头转向对侧以方便扫查。在颈部检查时为使检查全面而有系统性，可按照Hajek制定的颈部淋巴结超声分组，顺序扫查（图13-3-10）。但尚需补充颈前区的淋巴结扫查。首先将探头先置于下颌体下方扫查颏下和下颌下淋巴结，一般用横切，移动、侧动探头以全面扫查，向上侧动探头时需尽量使声束朝颅骨方向倾斜以显示被下颌体掩盖的一些下颌下淋巴结，可配合使用斜切和纵切；而后沿下颌支横切和纵切显示腮腺淋巴结；从腮腺下方开始，沿颈内静脉和颈总动脉自上而下横切，直至颈内静脉和锁骨下静脉的汇合处，依次显示颈内静脉淋巴链的颈上、颈中和颈下淋巴结，配合使用纵切和斜切，精确地评估任何一处的淋巴结与颈总动脉和颈内静脉之间的关系；探头向后侧移，横切锁骨上淋巴结；在胸锁乳突肌和斜方肌间，即沿副神经走行方向自下而上横切，直至乳突，显示颈后三角淋巴结。位于甲状腺下极尾部和深面的淋巴结检查常需做吞咽试验，应用这种声像图的动态观察法有助于淋巴结的检出及鉴别诊断。

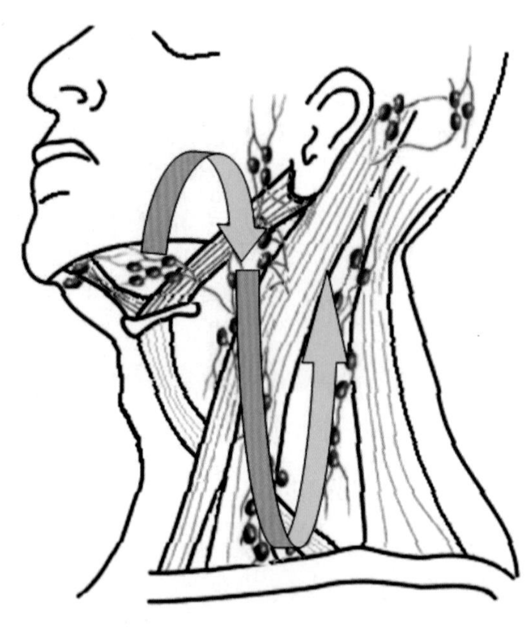

图13-3-10 颈部淋巴结超声扫查程序示意图

对扫查过程中发现的可疑淋巴结，应先评估其灰阶超声表现，包括解剖位置、形态、大小、边缘规则与否、边界清晰度、皮质回声、淋巴门结构等，随后进行彩色/能量多普勒血流显示，并进行频谱多普勒取样。如进行灰阶超声造影检查或超声弹性成像检查，则遵循相应的检查规则与方法。

三、颌面部及颈部淋巴结的评估指标

（一）灰阶超声评估指标及临床意义

1. 解剖区域（anatomy area） 正常颈部淋巴结常

见于下颌下、腮腺、上颈部和颈后三角区域。非特异性感染的淋巴结一般出现在同一解剖区域，特异性感染的淋巴结结核及恶性淋巴瘤多累及整个解剖区域甚至相邻解剖区域。转移性淋巴结的分布区域有特征性（表13-3-1）。对于已知有原发肿瘤的病例，转移性淋巴结的分布有助于肿瘤分级。而对于原发灶未能确定的病例，已证实的转移性淋巴结可能为原发肿瘤的确定提供线索。

表13-3-1 转移性淋巴结、淋巴瘤和结核性淋巴结在颈部的一般分布

原发病	通常累及的淋巴结群
口咽、喉咽和喉癌	颈内静脉淋巴链
口腔癌	颌下、上颈部
鼻咽癌	上颈部、颈后三角
甲状腺乳头状癌	颈内静脉淋巴链
非头颈部癌	锁骨上窝、颈后三角
淋巴瘤	颌下、上颈部、颈后三角
结核	锁骨上窝、颈后三角

转移性淋巴结发生部位与原发肿瘤的淋巴引流区域相关（图13-3-11）。研究认为甲状腺癌不论其原发灶部位如何，都会首先转移至Ⅵ区淋巴结，而头颈部其他原发肿瘤很少转移至此。因此Ⅵ区作为甲状腺癌腺外转移的第一站，其淋巴转移率会比其他区域更高，Ⅵ区清除具有前哨淋巴结活检的意义。如果出现Ⅵ区未查及阳性淋巴结而同侧Ⅱ～Ⅴ区出现了淋巴结转移，为跳跃转移，超声检出的转移性淋巴结主要位于Ⅲ区或Ⅳ区，其余沿颈动脉分叉分布或位于Ⅱ区，甲状腺癌较少累及Ⅴ区，除非已有广泛性转移。

2.淋巴结大小　其评估需显示淋巴结最大切面，进而测量纵径和横径淋巴结纵切面的纵、横径线。在同一切面测量淋巴结的最大纵径和横径（图13-3-12）。横径的长短较纵径有价值。正常淋巴结大小的上限尚有争论，临床上通常以横径10mm为界值。

颌下淋巴结和上颈部淋巴结通常较其他区域淋巴结大，这可能与口腔炎症有关。在二腹肌区域的淋巴结，其横径＞8mm，在颈部其他区域横径＞7mm时，应考虑为恶性淋巴结，特别是怀疑有鼻咽喉的肿瘤时。非特异性炎症时，淋巴结通常是纵横径均匀性增大。转移性淋巴结和感染性淋巴结可以较大。肿瘤细胞侵入淋巴结生长繁殖，导致受累淋巴结体积增大。临床上，若已经明确有原发性肿瘤的患者出现淋巴结进行性增大，则高度提示转移。多发性淋巴结肿大时，可考虑为淋巴瘤，淋巴瘤淋巴结纵径与横径均增大。因Ⅵ区的转移性淋巴结通常较小，故有学者提出Ⅵ区淋巴结＞5mm就有诊断价值。亦可通过淋巴结大小变化评估化疗效果及预后。

3.纵横比（L/T）　也称圆形指数（roundness index），即在长轴切面上淋巴结的纵径（L）除以横径（T），是声像图鉴别肿大淋巴结最重要的指标。良性淋巴结多趋向于梭形、长椭圆形、长卵圆形，$L/T \geq 2$（图13-3-13）。但正常的颌下及腮腺淋巴结趋向于圆形，约95%的颌下淋巴结和59%的腮腺淋巴结$L/T \leq 2$。恶性淋巴结多趋向于圆形，由于淋巴结呈膨胀性生长，其L/T减小，$L/T \leq 2$（图13-3-14），但早期可能呈卵圆形。如果以$L/T = 2$为界，超声区别正常反应性淋巴结和病理性淋巴结的敏感度为81%～95%，特异度为67%～96%。

4.淋巴结边界（nodal border）　转移性淋巴结和淋巴瘤趋向于有锐利边界（图13-3-14），这归因于淋巴结内肿瘤浸润和脂肪沉积的减少，这种改变增大了淋巴结和周围组织的声阻抗差。而甲状腺癌转移性淋巴结可表现为边界模糊，在组织学上代表淋巴结的包膜浸润。而严重反应性和结核性淋巴结由于结周软组织水肿和感染（腺周围炎）（图13-3-15），淋巴结的边界通常较模糊。

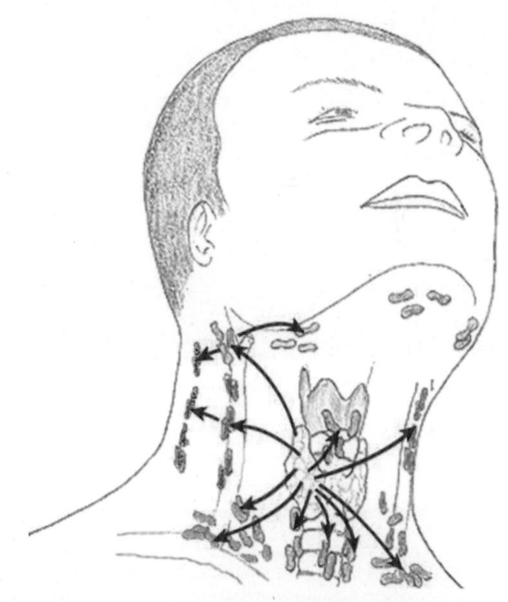

图13-3-11　甲状腺癌淋巴结转移引流区域

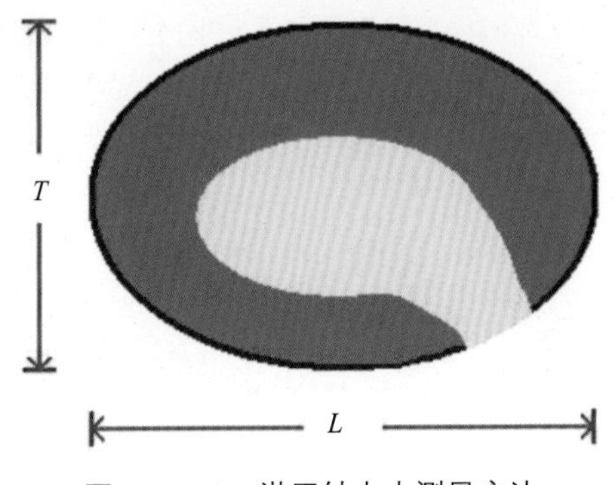

图13-3-12　淋巴结大小测量方法

边界的锐利度无助于鉴别诊断。但如已确诊的恶性淋巴结出现不锐利的边界，则提示包膜外蔓延的可能，有助于患者预后的评估。

5.淋巴门（nodal hilus） 淋巴门结构是淋巴结鉴别诊断的重要线索。淋巴门可分为3种类型：①宽阔型，淋巴门在长轴切面上呈椭圆形。②狭窄型，淋巴门呈裂缝样。③缺失型，淋巴结中心的高回声带消失。

正常情况下，85%～90%的淋巴结有宽阔的淋巴结门。淋巴门增大主要是淋巴管和血管数量增加，这与慢性炎症时的增生有关。淋巴门回声的减低常与淋巴结的皮质受浸润有关。炎症活跃和恶性淋巴结可导致淋巴门狭窄（裂隙样改变），甚至完全消失（图13-3-14，图13-3-15），这是肿瘤细胞破坏淋巴结髓窦所致。尽管转移性淋巴结、淋巴瘤和结核性淋巴结可导致淋巴门消失，但在早期，髓窦还没有被完全破坏时也可显示淋巴门回声（图13-3-16）。值得注意的是，甲状腺弥漫性疾病如甲状腺功能亢进、桥本甲状腺炎等第6组淋巴结常表现为淋巴门的消失，另一种淋巴门消失的情况是由于大量脂肪浸润而使得整个淋巴结显示为高回声。在44%的良性淋巴结中淋巴门回声也缺失了。因此，出现淋巴门回声时高度可能是良性的，但是如果淋巴门回声消失，则不一定是恶性的。

6.淋巴结皮质（lymphonodus' cortex） 与淋巴门同为超声形态学指标，亦是淋巴结鉴别诊断的重要线索。在淋巴门回声可见的基础上，皮质也可分为3种类型：①狭窄型，长轴切面上，最宽处的皮质厚度小于淋巴门直径的1/2。②向心性宽阔型，皮质厚度大于淋巴门直径的1/2。③偏心性宽阔型，皮质局限性增厚至少100%，即最厚处皮质至少是最薄处的两倍时。

狭窄型皮质几乎均见于良性淋巴结，只有9%的恶性淋巴结有狭窄的皮质，后者通常伴有转移所致的扩大的高回声淋巴门。向心性宽阔型的淋巴结皮质多见于恶性淋巴结，但也可见于良性淋巴结，尤其是儿童的Ⅱ、Ⅲ区尤其明显，此时的淋巴结常有周边淋巴小结的肥大。

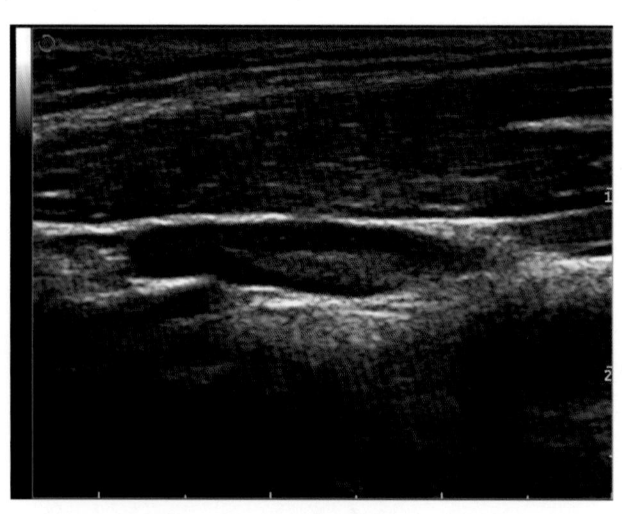

图13-3-13 正常淋巴结扁长，$L/T \geqslant 2$

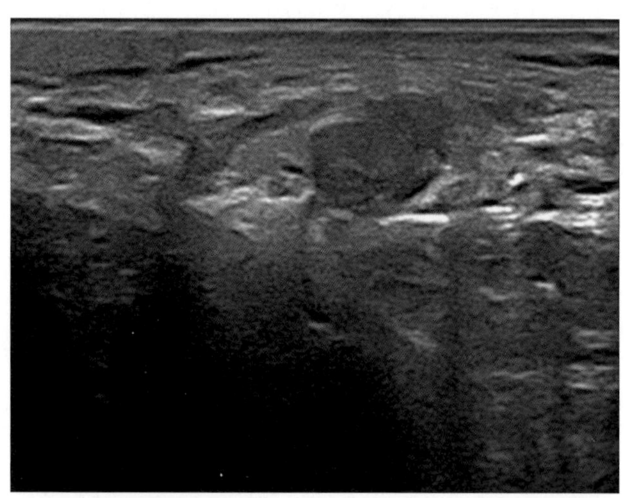

图13-3-14 转移性淋巴结外形趋于圆形，边界锐利，内回声尚均，淋巴门回声消失

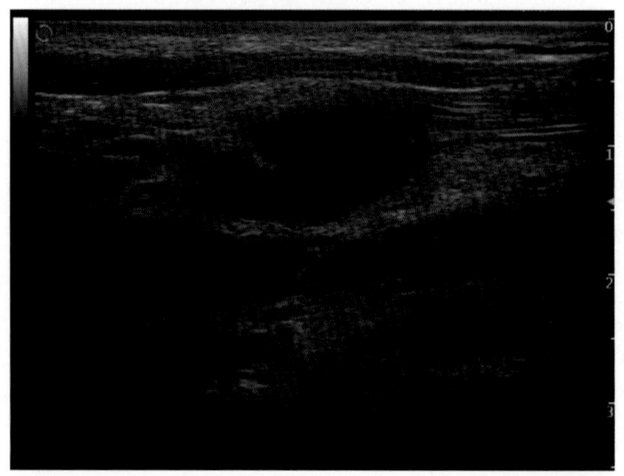

图13-3-15 边界不清的结核性淋巴结，结内回声不均

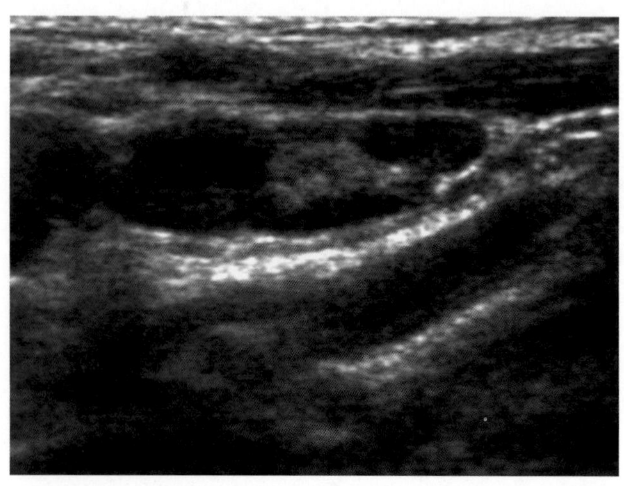

图13-3-16 结核性淋巴结炎的早期阶段，淋巴门回声依然存在，但已变形

偏心性宽阔型的皮质绝大多数见于恶性淋巴结，有时也可为皮质内的肉芽肿或局灶性的滤泡增生所致（图13-3-17），这在转移性淋巴结中经常可见。

7. 内部回声（internal echo） 一般与毗邻肌肉相比较而定义淋巴结回声水平。

回声强度有高低之分，而分布情况有均匀和不均匀之分，不均匀又分灶性液性无回声区和强回声点两类。正常淋巴结、反应性淋巴结、淋巴瘤和结核性淋巴结与毗邻肌肉比较呈显著的低回声。

淋巴瘤具有假囊性表现，但随着超声分辨力的提高，淋巴瘤表现为淋巴结内出现微小结节灶。淋巴结内部显示为不均匀的结节状图像时，常见于结节硬化型霍奇金淋巴瘤。淋巴瘤的回声强度常因化疗后纤维化而增强。恶性和结核性淋巴结的内部回声多变。除了甲状腺乳头状癌的转移趋向于呈高回声外，转移性淋巴结通常呈低回声，因而高回声是判断甲状腺乳头状癌淋巴结转移的有效标志（图13-3-18）。淋巴结内的高回声主要由于肿瘤本身所产生的球蛋白沉积于淋巴结内，团状高回声也可能是组织凝固性坏死所致。当肿瘤细胞入侵淋巴结时，通过淋巴管传入淋巴结边缘区，淋巴结的内部结构发生变化，转移灶在远离淋巴门边缘区形成高回声灶。随着高回声灶的扩展，淋巴结体积增大，皮质变薄，当高回声充满整个淋巴结时，淋巴门难以辨认。

无回声区常由转移的鳞状细胞癌液化坏死或由甲状腺的囊性乳头状癌、鼻咽部癌的转移性淋巴结囊性变所致。鼻咽癌的淋巴结转移发生囊性变，因为鳞状细胞癌肿瘤生长快，发展到一定程度会角化、中心有缺血坏死形成。同时囊性变也见于炎性淋巴结如结核性淋巴结、获得性免疫缺陷淋巴囊性变等。甲状腺乳头状癌具明显囊性变倾向（图13-3-19），这一过程可发生于原发甲状腺肿瘤，也可出现于转移性淋巴结。囊性淋巴结的超声表现可分为单纯囊性和复杂囊性：前者指淋巴结囊壁薄，囊内呈均匀无回声，占6.2%；后者指淋巴结出现较厚囊壁、内部分隔或钙化，占93.8%。淋巴结囊性变好发于年

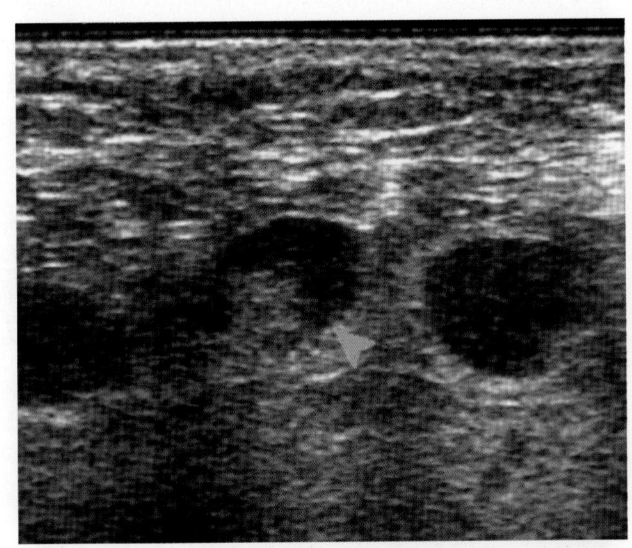

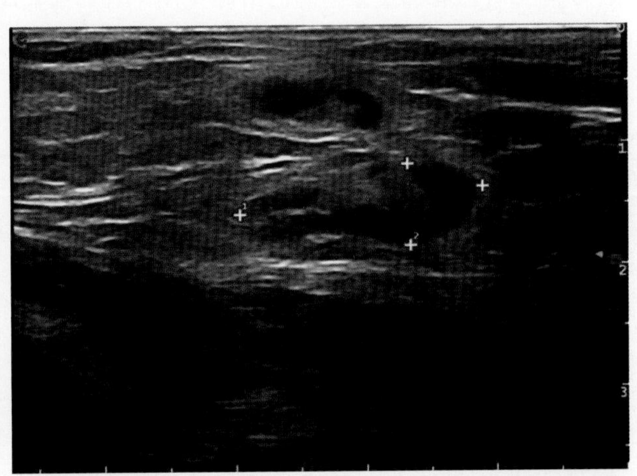

图13-3-17 恶性淋巴瘤，淋巴结皮质偏心性增厚

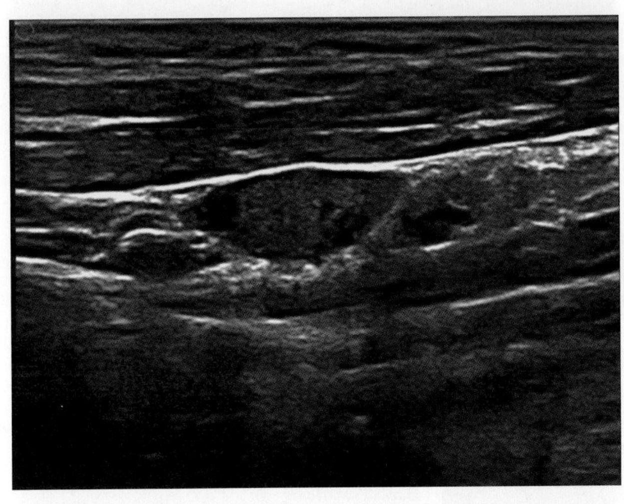

图13-3-18 甲状腺乳头状癌淋巴结转移，和周围肌肉组织相比呈高回声

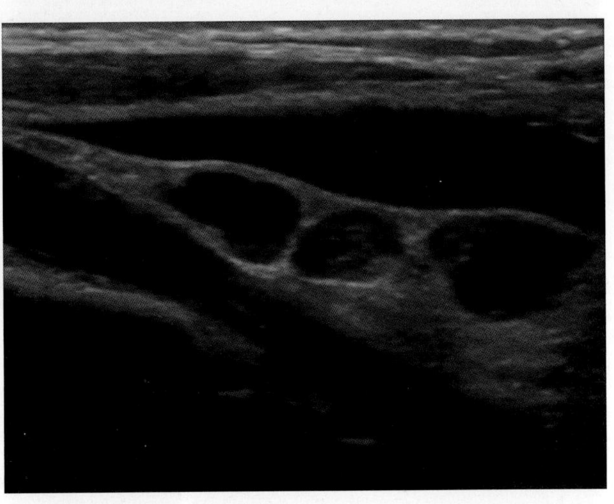

图13-3-19 甲状腺乳头状癌淋巴结转移伴囊性变

轻患者，可能是年轻患者的肿瘤侵袭性较大。

皮质部的大块钙化灶可发生在肉芽肿疾病或放疗或化疗的肿瘤转移的淋巴结中。而在以甲状腺乳头状癌或髓样癌转移的淋巴结中可有微小钙化点（图13-3-17）。点状钙化多位于淋巴结边缘部位，是甲状腺乳头状癌转移的特征性表现（图13-3-20），组织学上，淋巴结边缘的微小强回声和乳头状癌的砂粒体相对应。其他肿瘤的淋巴结转移很少出现点状钙化，而髓样癌则趋向于中央部，组织学证实强回声灶为局灶性钙质沉着，周围为淀粉样蛋白。钙化也可出现于结核等良性淋巴结病变，不过往往是粗大钙化。皮质部的粗大钙化灶可发生在肉芽肿疾病或以放疗或化疗肿瘤转移的淋巴结中。

8.辅助特征（ancillary feature） 毗邻软组织水肿和淋巴结相互融合是结核性淋巴结的常见特征，在转移性淋巴结和淋巴瘤相对少见，可能是由淋巴结周围炎症反应（腺周围炎）所致。此时淋巴结周围软组织水肿表现为弥漫的低回声区，筋膜回声缺失（图13-3-21）；异常淋巴结相互融合，其间为异常的软组织（图13-3-22）。该表现还可见于以前接受过颈部放疗的患者。

9.与邻近血管的关系 淋巴结肿大往往对周围血管有所影响，当肿大的淋巴结压迫血管时，可造成血管变形（图13-3-23），动脉波动减弱。转移性淋巴结浸润到血管内时，直接征象为血管壁回声带被低回声所间隔，甚至波动消失。间接征象为淋巴结与血管接触的长度＞3.5cm或淋巴结包绕血管＞180°。超声诊断静脉浸润比较困难，但一旦颈内静脉内见到有血栓形成时，不管淋巴结有无增大，均应考虑为转移性淋巴结，而炎性淋巴结在排除颈内静脉内膜炎的情况下一般是不会引起血栓的。

（二）彩色血流成像评估指标及临床意义

1.淋巴结血流形式（vascular pattern） 主要观察淋巴结内彩色血流信号的分布形式，对淋巴结疾病的鉴别有重要价值。综合各种文献报道的分类法，笔者将淋巴结血流分布分为以下4种类型。

（1）淋巴门型血供——在淋巴门高回声显示的前提下，血流信号沿淋巴门分布；不能显示淋巴门的情况下，血流信号从相当于淋巴门的位置放射状分出（图13-3-24）。淋巴门型血供多见于良性淋巴结，但淋巴瘤的出现率也很高，因为其对淋巴结正常血管系统的破坏并不明显。

（2）中央型血供——血流信号位于淋巴结中央，多切面追踪均证实该血流信号不是来源于淋巴门部（图13-

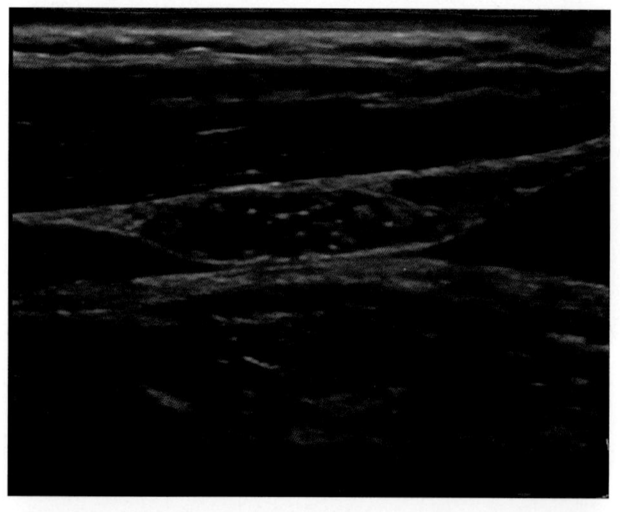

图13-3-20 甲状腺乳头状癌淋巴结转移，内可见较多点状钙化

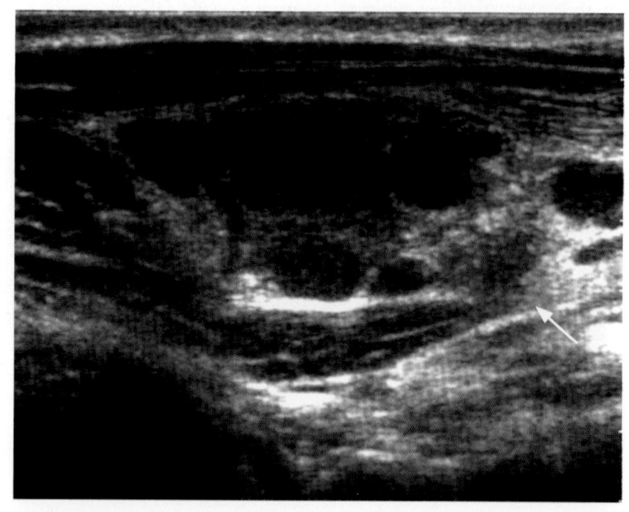

图13-3-21 结核性淋巴结，注意毗邻边界不清的低回声区（箭头），这和毗邻软组织水肿、腺周围炎相符合

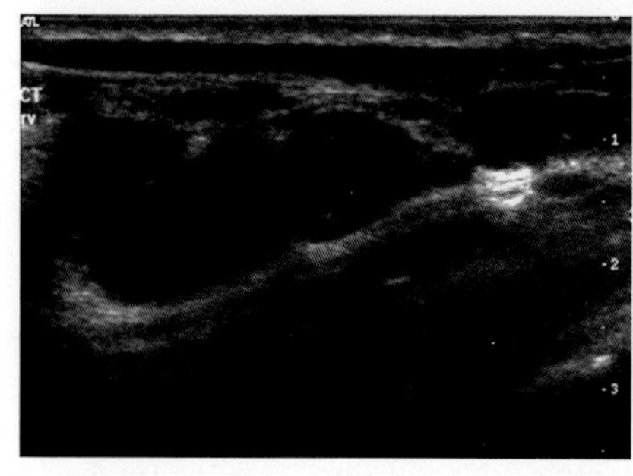

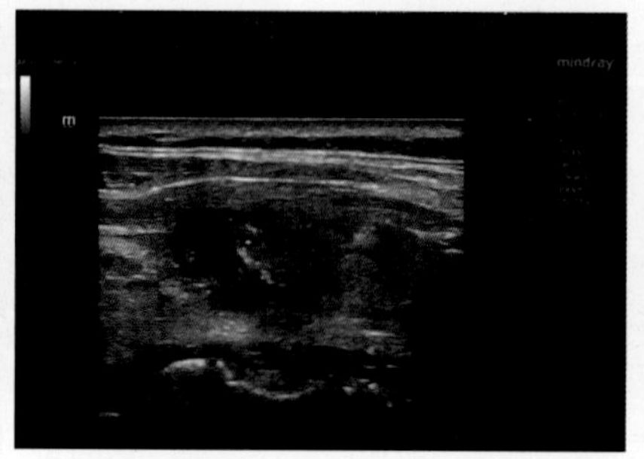

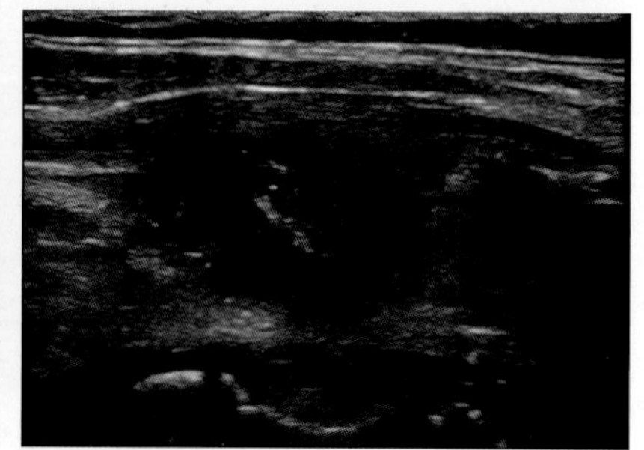

图13-3-22 淋巴结相互融合，是结核性淋巴结的普遍特征

3-25）。中央型血供，尤其是紊乱的中央型血供可见于恶性淋巴结。

（3）边缘型血供——血流信号位于淋巴结边缘，多切面追踪证实该血流信号不是来源于淋巴门部，但可能来源于淋巴结外周，穿过包膜进入淋巴结，也有可能无法显示来源（图13-3-26）。边缘型血供对恶性淋巴结的诊断最有价值，甲状腺乳头状癌的颈部淋巴结转移显示对诊断恶性淋巴结较有特异性的边缘血管，但结核性淋巴结炎也见本型血供。

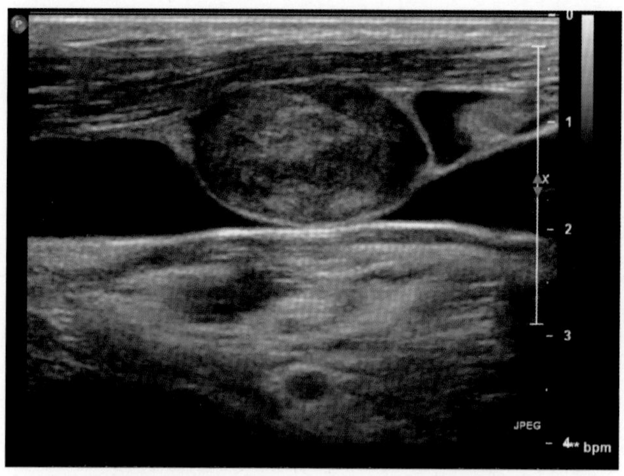

图13-3-23　肿大淋巴结压迫颈内静脉

（4）混合型血供——同时显示上述3种血流类型的2种或3种（图13-3-27）。混合型血供可见于恶性淋巴结和结核性淋巴结炎。淋巴结血流起自淋巴门，肿瘤入侵时，淋巴门血流增多，环绕于肿瘤病灶周围，随着病灶增大，后血管随机从病灶周围向中心延伸，形成混合血流。

本分型法虽综合了多家之长，但并非无懈可击，主要体现在对灰阶超声不能显示淋巴门回声的“淋巴门型血供”的判定上，因为判断“相当于淋巴门的位置”相对容易产生分歧。相对而言，源于淋巴门的血管起源部较粗，血管有一定的长度或放射状分支。外周穿入的边缘型血供血管相对较细、较短、扭曲，不易见到分支，而且在邻近部位可见到多支相似的血流分布。

在肿瘤微小浸润的早期阶段，淋巴结结构破坏较少，超声表现为正常淋巴门血管。随着癌细胞的浸润扩大，肿瘤细胞产生血管生成因子，诱导在肿瘤间隙的边缘、在肿瘤间隙内形成肿瘤血管，在超声上即表现为边缘血管。当肿瘤浸润破坏淋巴结血流供应系统时，边缘区血

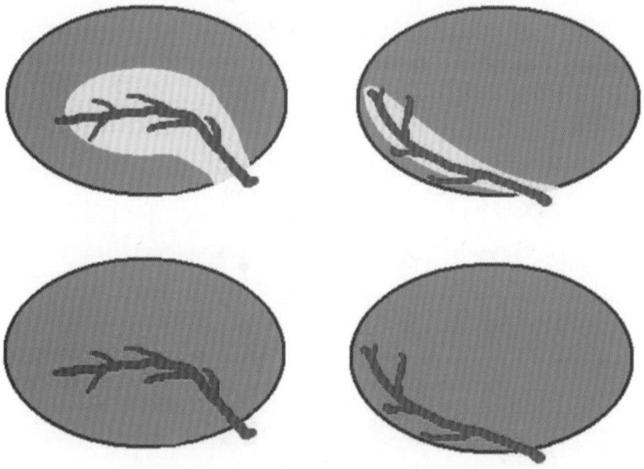

图13-3-24　淋巴门型血供模式图

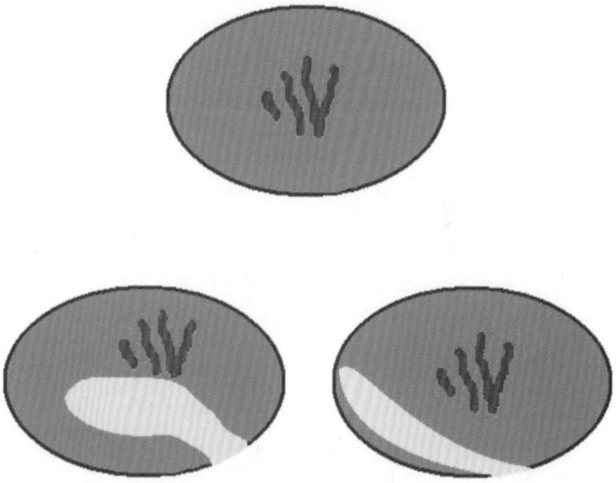

图13-3-25　中央型血供模式

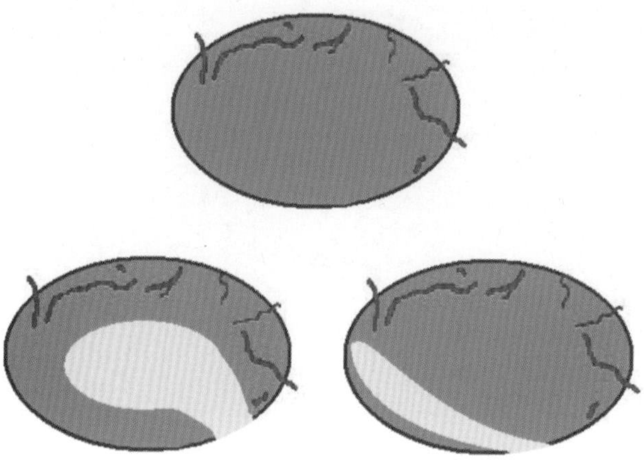

图13-3-26　边缘型血供模式

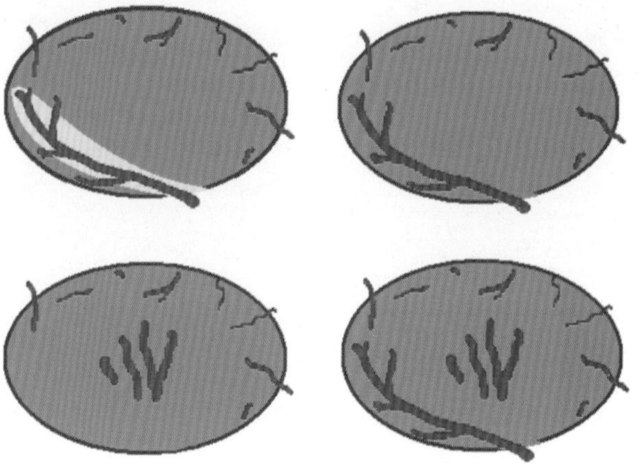

图13-3-27　混合型血供模式

供增多，从先前存在的淋巴结边缘血管或淋巴结周围相连组织的血管获得血液供应。晚期肿瘤巢取代淋巴结组织时，先前存在的淋巴结血管也可能增生，在淋巴结中央形成与淋巴门无明确联系的中央血管，大部分中央血管来源于肿瘤巢间隔的动脉和静脉。淋巴结血管系统破坏也导致超声无法显示淋巴门血管。

2. 血管阻力（vascular resistance） 尽管目前尚有一些争议，但多数观点认为RI和PI值对淋巴结疾病的鉴别有一定意义。一般认为转移性淋巴结比反应性淋巴结的RI和PI值高。但甲状腺乳头状癌颈部淋巴结转移的RI和PI值与其他转移性淋巴结相比相对较低。

RI和PI正确测量的方法学很重要。测量淋巴结内血管阻力在方法上和血管取样上充满争议。第一个争议在于淋巴结的选择。一般认为应评估血管分布最丰富的淋巴结。但血供最丰富的淋巴结的血流情况能否代表该疾病的特征尚有疑问。第二个争议是RI和PI值的测量方法。国内外的报道中常用的方法有同一根血管多次取样、不同部位多次取样（3～8处）等，然后或取所得参数的平均值，或取最高值，或取最低值进行分析。方法不同，得到的同一病变的RI、PI值也有很大差异。后国外学者S. S. Ho在2001年对不同的测量方法进行了比较分析指出，考虑到淋巴结可能只是部分被肿瘤组织取代，我们必须意识到在取样时可能会遗漏具有特征性血流动力学的血管；此外，测量多根血管并取其平均值或选择性地测量都可能模糊原本有判断意义的数值。由此可见将淋巴结多普勒超声检查方法标准化的重要性，这尚有待于广大超声工作者的共同努力。笔者根据多年的淋巴结超声研究经验，推荐采取多点测量，即在3个或3个以上不同的部位取样，选择最高RI和PI进行分析。

淋巴结内血管RI和PI测量的另一个难点是检查耗时长，需10～15min，在日常工作中不容易作为常规检查方法。淋巴结内血管很细，频谱多普勒的评估较困难，不但对仪器的要求较高，还要取得患者的理解与良好配合。

四、超声造影在淋巴结的应用

由于受技术限制，常规多普勒超声不能探及非常小的血管。彩色/能量多普勒超声造影可显著增强血流的多普勒信号，可以更加准确地评估淋巴结的血管分布，但还是无法显示毛细血管水平的灌注状况。第二代超声造影剂结合灰阶超声造影技术，可以对组织器官的微循环灌注进行实时观察，实现在更精细的水平对淋巴结病变的血流特征进行评估。

（一）浅表淋巴结病变的微循环灌注形态学

评估病变淋巴结的灌注形态学时，主要根据淋巴结灌注时是否显示条状的淋巴门灌注血管、灌注的模式、灌注的均匀性、有无灌注缺损等情况来进行评估。将灌注时淋巴结内显示条索状增强区定义为淋巴门血管（图13-3-28）。将淋巴结灌注的模式分为3型：整体灌注型，即淋巴结的整体同时出现灌注；中央-边缘型，即淋巴结中央先出现灌注，随后在边缘出现灌注（图13-3-29）；边缘-中央型，即淋巴结边缘灌注早于中央灌注（图13-3-30）。

灌注均匀性的评估主要是观察有灌注区域增强的回声分布是否均匀一致。灌注缺损定义为同一淋巴结内出现局部无灌注的区域（图13-3-31）。

上海交通大学医学院附属瑞金医院的研究显示转移性淋巴结有2.2%、淋巴瘤淋巴结有9.7%、良性淋巴结病变有2.6%表现为完全无灌注，导致这种情况的原因包括淋巴结血管阻塞造成淋巴结梗死、放化疗造成淋巴结内部完全坏死、化脓性炎症导致淋巴结完全液化坏死。有灌注的淋巴结大多数的灌注模式为整体灌注型，少部分为中央-边缘型，淋巴结的灌注模式对于鉴别良恶性淋巴

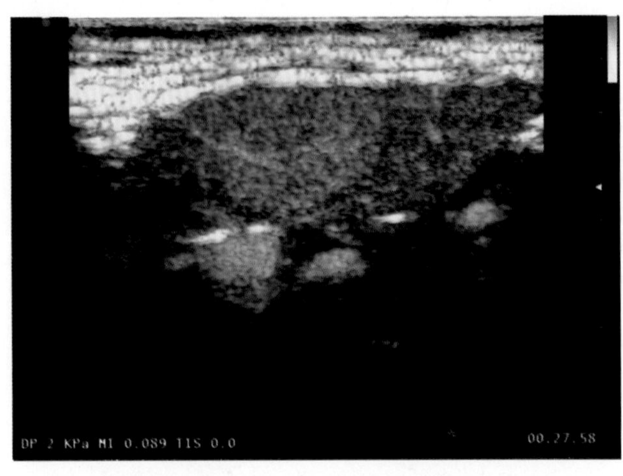

图13-3-28 淋巴门血管

表现为从淋巴结边缘向中央延伸的条索状高回声

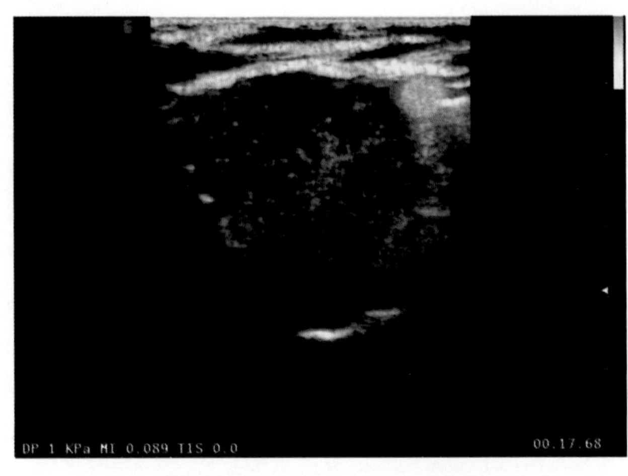

图13-3-29 中央-边缘型灌注

淋巴结中央先出现灌注，随后边缘出现灌注

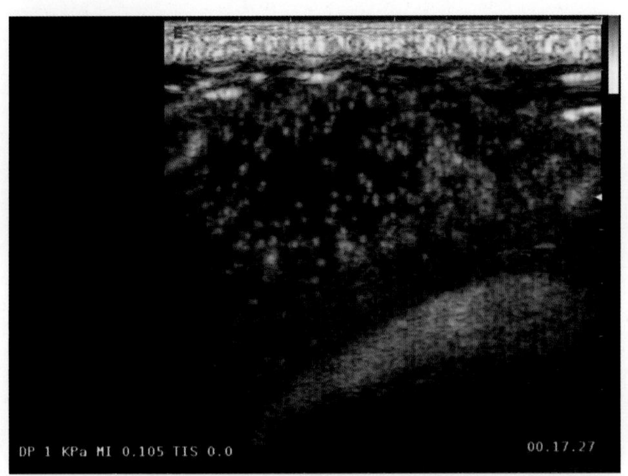

图13-3-30　边缘-中央型灌注
淋巴结边缘先出现灌注，逐步向中央充填

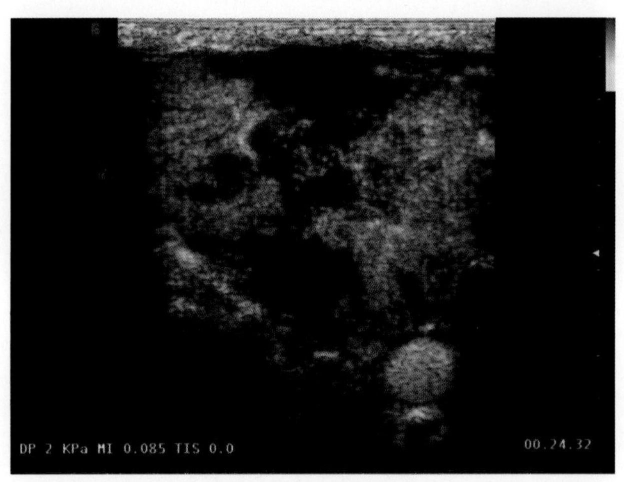

图13-3-31　灌注缺损
淋巴结内出现斑片状无灌注区

结病变无价值。在理论上，转移性或结核性淋巴结的淋巴门血供系统可被破坏，形成边缘血供，然而我们发现呈边缘-中央型灌注的淋巴结极少，其原因值得进一步探究。

未经放化疗的转移性淋巴结80%造影时未显示淋巴门血管，经过放化疗的转移性淋巴结则均未显示淋巴门血管。未经放化疗的淋巴结56.3%造影时显示淋巴门血管，经过放化疗淋巴结75%未显示淋巴门血管。结核性淋巴结87.5%未显示淋巴门血管，良性淋巴结病变59.5%未显示淋巴门血管。转移性和结核性淋巴结病变对正常淋巴门血管的破坏可解释超声造影时淋巴门血流显示率较低的现象。良性淋巴结病变保存了淋巴结的正常血管结构，淋巴瘤淋巴结对血管系统的影响和反应性良性淋巴结病变有相似之处，使得超声造影时上述病变淋巴门血流显示率较高。放化疗可以造成肿瘤床内中小动脉的血管内膜炎和血管周围炎，管腔狭窄或闭塞，是淋巴门血管显示率下降的原因。

笔者团队的研究显示82.2%转移性淋巴结的灌注不均，灌注缺损发生率为57.8%，这和Rubaltelli等的研究结论相似。Dudau等进行的一项小样本研究显示，对头颈部鳞癌患者的颈部淋巴结进行超声造影，恶性淋巴结多表现为不均匀灌注和灌注缺损，而良性多表现为均匀增强，其诊断的敏感度为100%，特异度为85.7%。一项对甲状腺乳头状癌颈部淋巴结的超声造影也显示，恶性淋巴结表现不均匀增强和灌注缺损。笔者认为这是由于转移性淋巴结的肿瘤细胞对淋巴结各个部位浸润的程度不同导致对微血管系统的破坏不同，再则由于淋巴结内肿瘤浸润灶发生微小坏死，受分辨力所限，超声造影仅显示为回声不均。而当坏死灶较大时，超声造影则可显示为灌注缺损。放化疗破坏肿瘤的血管后，可以导致局部供血区域发生凝固性和缺血性坏死，此时回声不均和灌注缺损的发生率更高。结核性淋巴结炎和转移性癌相似，本组资料中均呈现灌注不均匀并出现灌注缺损。淋巴瘤淋巴结75%灌注均匀，21.4%有灌注缺损。良性淋巴结病变83.8%灌注均匀，8.1%有灌注缺损。这两种病变均有弥漫浸润的特性，所以对血管系统的破坏较少。

尽管研究显示超声造影对于良恶性淋巴结的诊断具备一定的价值，但这种价值也受到一些质疑，有研究通过Logistic回归分析显示超声造影并未提高超声对恶性淋巴结的预测能力。这一技术在临床实用价值有限，花费高、耗时长，并且不能取代活检。

（二）浅表淋巴结病变的微循环灌注血流动力学

微循环灌注动力学的指标包括造影的显影时间、达峰时间、降半时间及峰值强度。显影时间是指从注射造影剂即刻到时间强度曲线开始出现上升支的时间；达峰时间是指时间强度曲线开始出现上升支到曲线达到峰值所需的时间，即曲线的上升支所占的时间；降半时间是指从曲线峰值下降到峰值和基础值之和一半所需的时间；峰值强度为曲线峰值时回声强度的灰阶值，理论上其分布的范围为0～255。

达峰时间8.15s是鉴别转移性淋巴结和结核性淋巴结的最佳临界点，鉴别的敏感度为85.7%，特异度为62.5%。达峰时间9.8s是鉴别转移性淋巴结和良性反应性淋巴结病变的最佳临界点，鉴别的敏感度为64.3%，特异度为64.9%。达峰时间为9.35s是鉴别恶性淋巴结病变和良性淋巴结病变的最佳临界点，鉴别的敏感度为64.9%，特异度为62.7%。

这里需指出，我们造影使用的仪器是百胜DU8超声诊断仪，以2.4ml第二代超声造影剂SonoVue外周静脉团注，造影技术为CnTI，机械指数（MI）为0.08～0.11。如果造影未满足上述条件，则上述时间-强度曲线分析数据的参考价值可能会受限。

达峰时间可反映造影时间-强度曲线灌注的速率，达峰时间越长，意味着灌注受到的阻力越大。从淋巴结血管的病理学或可解释上述达峰时间的差异。转移性淋巴结破坏了先前的淋巴结血管结构，为了获取营养，肿瘤诱导肿瘤巢内形成窦状新生血管，这些肿瘤巢内小的窦状新生血管因为管径小、流速低，肿瘤组织还会压迫和包裹血管，这些改变加大了淋巴结的血流灌注阻力，因而造影剂灌注的达峰时间延长。感染性或传染性疾病侵袭的淋巴结（如结核性淋巴结炎）可导致血管舒张而使血供增加，这些因素均可使得灌注的阻力下降，从而降低达峰时间。

五、超声弹性成像在淋巴结的应用

弹性成像是对所检查软组织的弹性特征进行成像的诊断技术。将一些机械刺激（如加压或震动）传送至组织，使用一些传统的成像手段（如超声）来探测和定征应变的分布结果，是弹性成像的基本原理。弹性成像所获取的图像称为弹性图。

超声弹性成像时，用探头通过体表对肿瘤反复施加和释放压力，计算由此造成的组织变形，这种组织变形因组织硬度的不同而有差异，因而，弹性成像可获取组织硬度方面的信息。在超声弹性图上，可用灰阶变化（硬的显示为黑色，软的显示为白色）或不同的颜色（硬的显示为蓝色，软的显示为红色）来代表硬度的变化。

尽管超声弹性成像尚未常规应用于临床，但研究已经显示超声弹性成像有助于乳腺、甲状腺和前列腺癌的鉴别诊断。浅表淋巴结和甲状腺、乳腺相似，其靠近体表，施压时不受骨骼或软骨的干扰，而且淋巴结深部的解剖结构使得超声探头可以对淋巴结进行有效的压缩，因而理论上颈部淋巴结是弹性成像的良好检查部位。

超声弹性成像技术可分为两类：应变弹性成像和剪切波弹性成像。应变弹性成像测量轴向组织位移，剪切波弹性成像通过聚焦脉冲在组织内形成剪切波，通过测量微弱的剪切波速度进行成像。

（一）应变弹性成像

日本学者Lyshchik等研究发现颈部转移性淋巴结63%硬度明显高于周围肌肉组织，而良性淋巴结仅5%硬度明显高于周围肌肉组织。由日本学者Furukawa等进行的另一项研究也发现转移性病变导致淋巴结硬度增加，而无转移性病灶的淋巴结较软。研究者将淋巴结的弹性图分为4种类型：1型或2型代表组织较软，3型或4型代表组织较硬（图13-3-32）。结果94.1%转移性淋巴结表现为3型或4型弹性图，100%良性淋巴结为1型或2型。另一项研究显示如果1～2分考虑为良性，3～4分考虑为恶性，诊断良恶性淋巴结的敏感度为62.2%，特异度为83.8%，准确度为73%。

通过测量肌肉-淋巴应变比（muscle-to-lymph node strain ratio），即应变指数（strain index），可获得最佳的诊断准确性，也有助于诊断。有研究显示转移性淋巴结和良性淋巴结的平均应变指数有显著性差异，转移性淋巴结为4.4±3.6，良性者为0.8±0.5。以应变指数大于1.5作为判断转移性淋巴结的标准，诊断的敏感度为85%，特异度为98%，阳性预测值96%，阴性预测值92%，准确度为92%。另一项研究以1.78作为界值，显示应变比诊断的敏感度为98.1%，特异度为64.9%。

上海交通大学医学院附属瑞金医院的初步研究也发现转移可导致淋巴结的硬度增加，转移性淋巴结的应变指数高于淋巴瘤淋巴结和反应性淋巴结（图13-3-33～图13-3-35），转移性淋巴结内转移灶的应变指数也大于残余正常淋巴组织（图13-3-36），但应变指数的具体值和Lyshchik等的数据有相当大的差异，这可能由所采用的仪器不同所导致。

根据Lyshchik等的研究，超声弹性图上良恶性淋巴结显示的清晰度也有差异。多数良性淋巴结和周围肌肉的硬度相似，弹性特征差异微小，因而在弹性图上出现67%淋巴结不能清晰显示的现象。相反，转移性淋巴结与周围肌肉和其他结构相比硬度较高，弹性特征差异较大，有93%的转移性淋巴结显示良好。另外，弹性图上转移性淋巴结65%边缘不规则，52%边界模糊，而95%良性淋巴结边缘不规则，73%边界模糊，这可能反映了转移性淋巴结和周围组织弹性特征的巨大差异，或是纤维形成反应导致在转移性淋巴结周围形成僵硬的环。

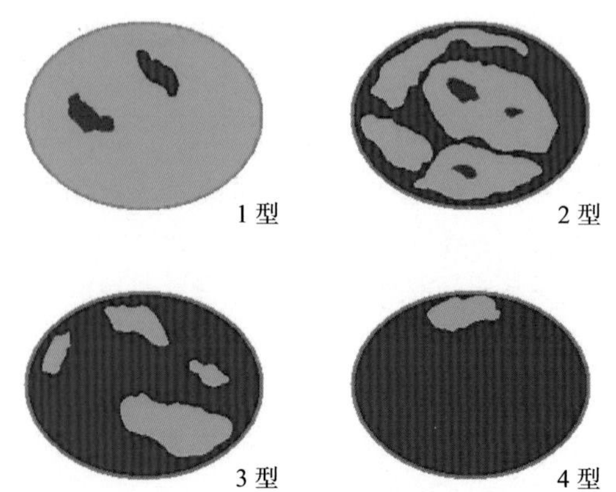

图13-3-32 淋巴结弹性成像分型模式

1型，切面上≥80%的区域为红色或绿色，即组织较软；2型，切面上≥50%但<80%区域为红色或绿色；3型，切面上≥50%但<80%为蓝色；4型，切面上≥80%的区域为蓝色，即组织较硬

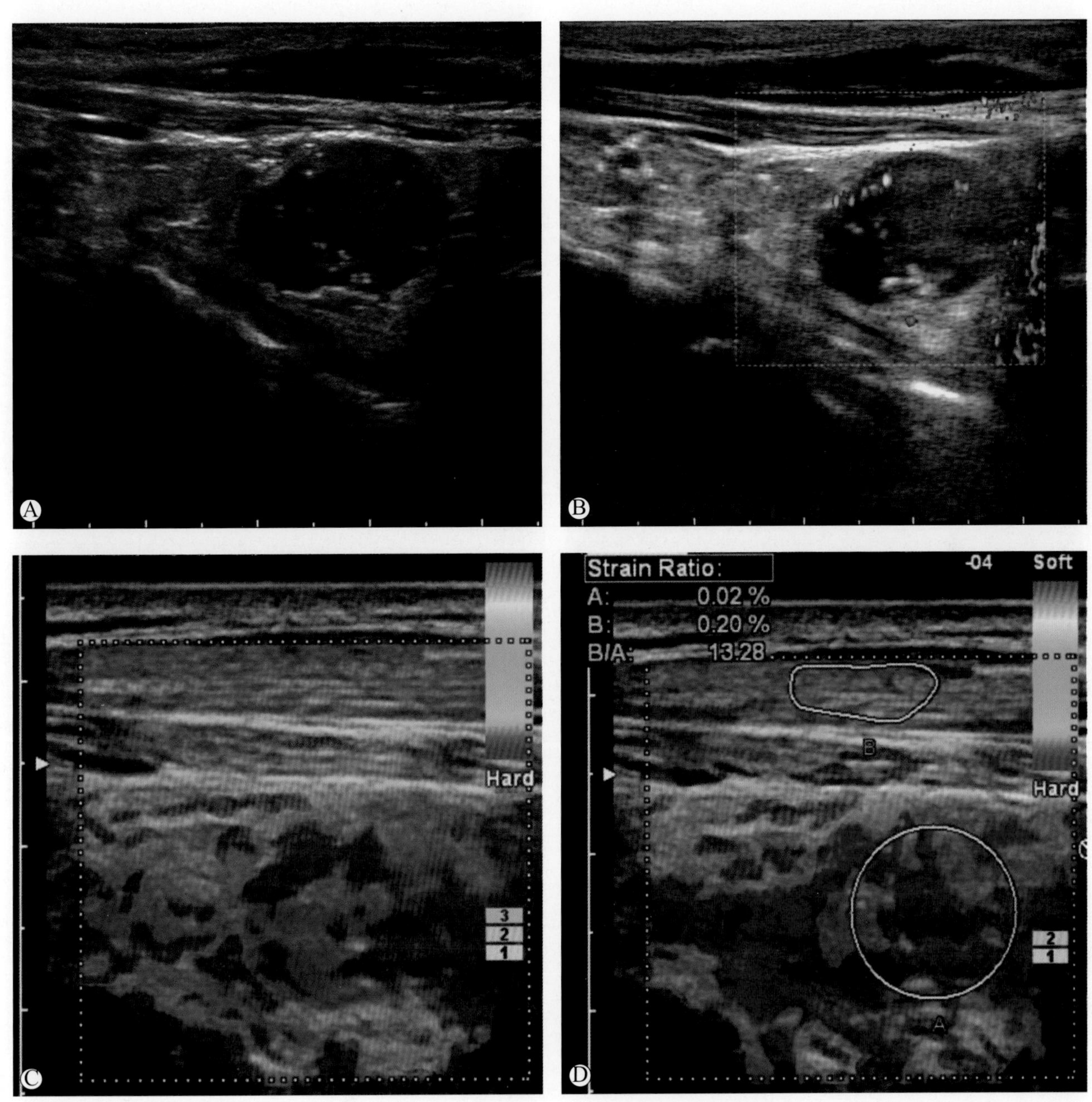

图13-3-33 纵隔神经内分泌癌颈部淋巴结转移

A.左侧颈部异常淋巴结，内可见微钙化灶；B.能量多普勒超声显示淋巴结边缘型血管，分布紊乱；C.超声弹性图上淋巴结以蓝色为主；D.淋巴结应变指数高达13.28

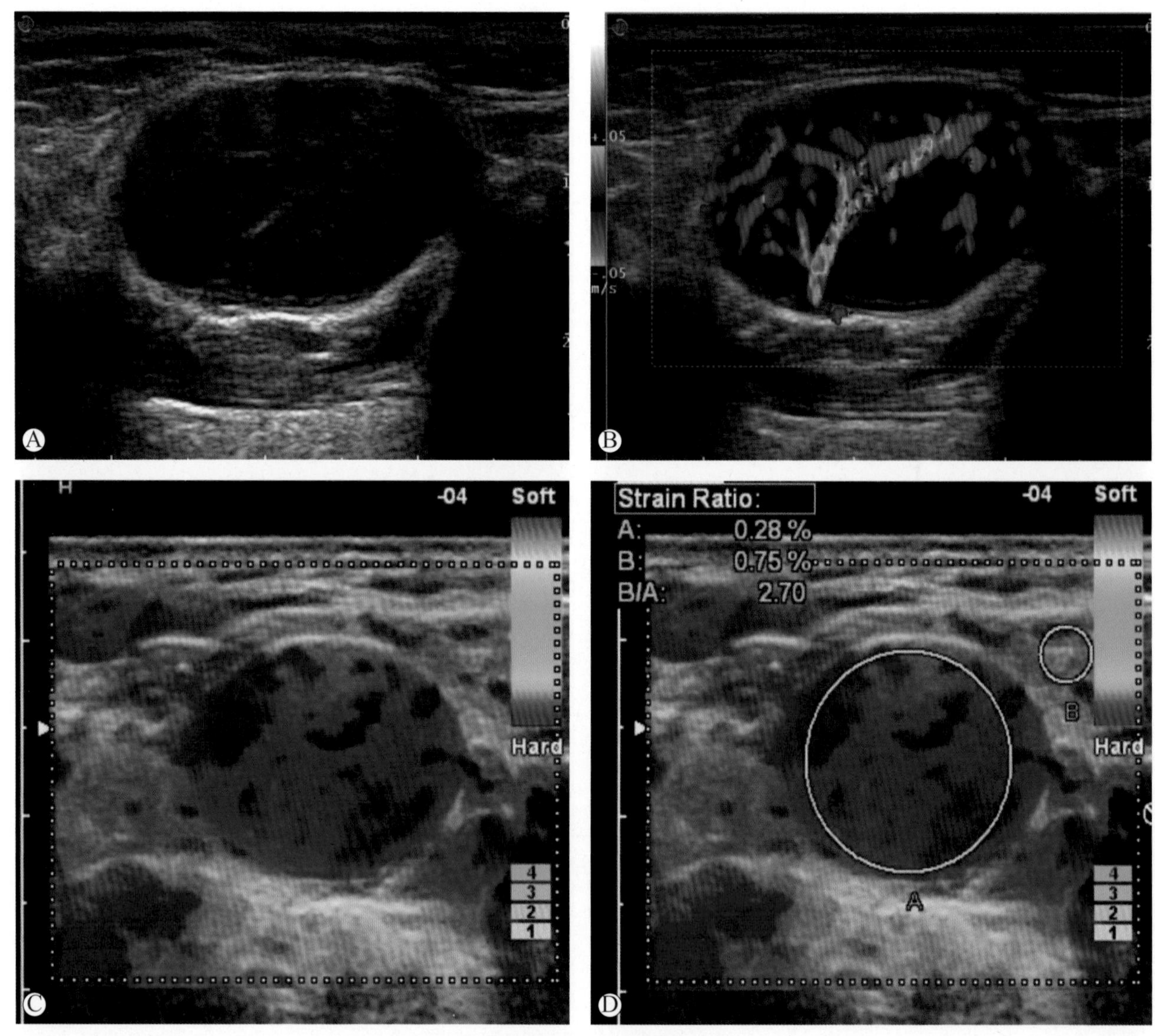

图13-3-34 颈部非霍奇金淋巴瘤

A.颏下异常淋巴结，较圆，呈较均匀低回声；B.彩色多普勒超声显示淋巴门血管及边缘血管；C.超声弹性图上淋巴结显示绿色为主；D.淋巴结应变指数2.70

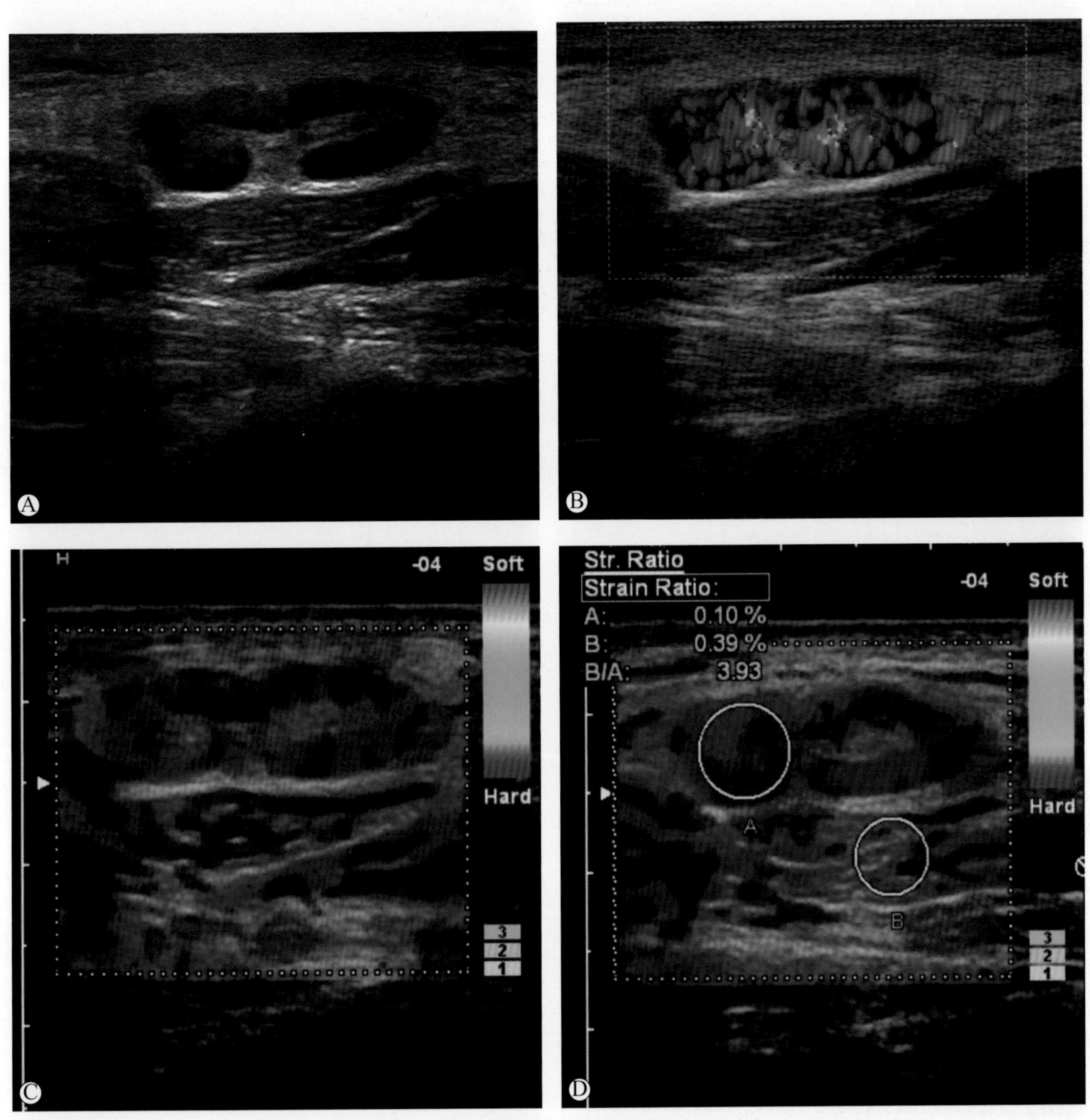

图13-3-35 颈部急性反应性淋巴结

A.左颈部异常淋巴结，呈椭圆形，呈较均匀低回声，淋巴门明显可见；B.彩色多普勒超声显示丰富淋巴门血管；C.超声弹性图上显示淋巴结内蓝绿相间；D.淋巴结应变指数3.93

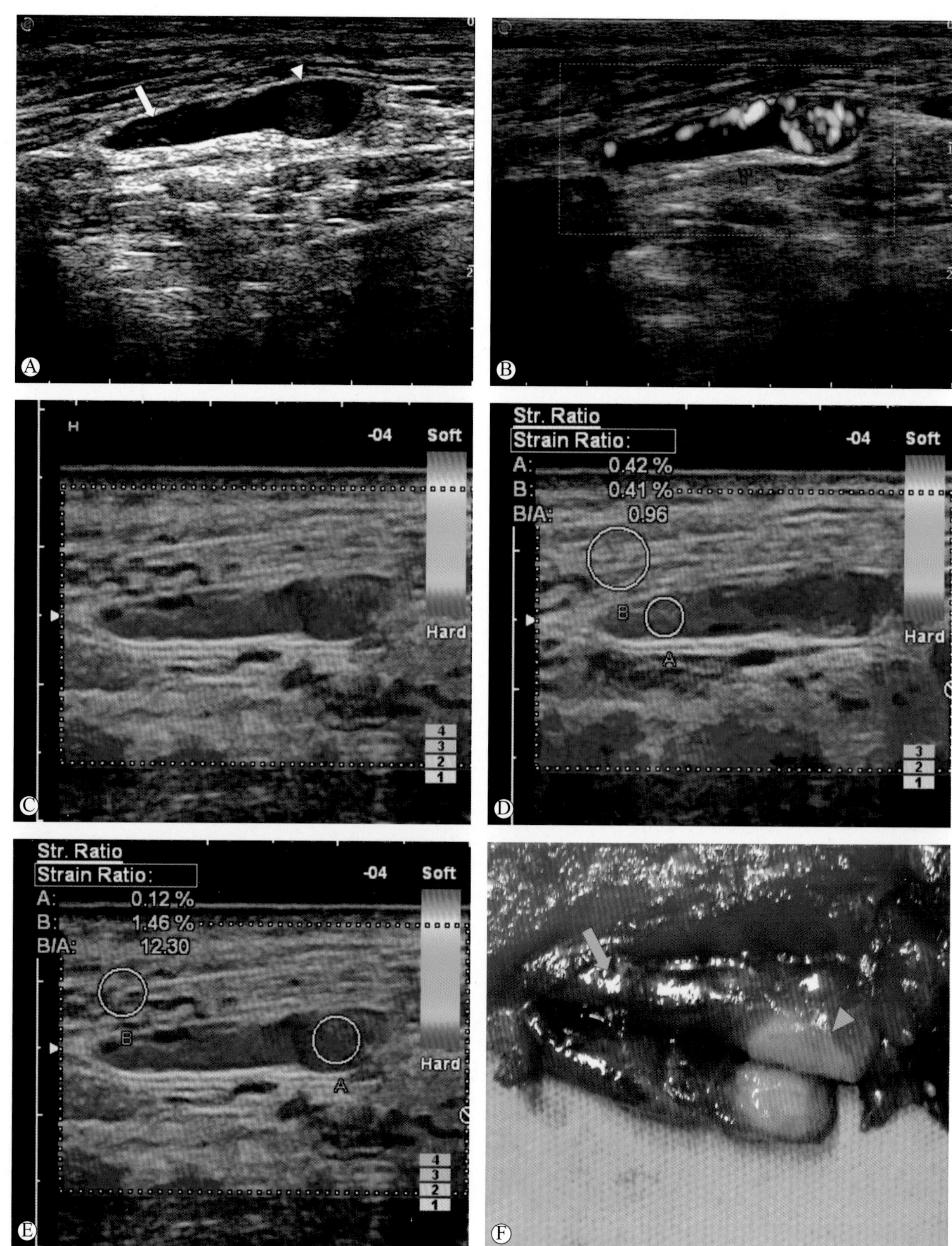

图13-3-36　甲状腺乳头状癌颈部淋巴结转移

A.左侧颈部异常淋巴结，淋巴结下极见局部高回声区，为局灶性转移灶（三角所指），上极残余淋巴结呈均匀低回声（长箭头示）；B.能量多普勒超声显示转移灶内血流信号明显增多，分布紊乱；C.超声弹性图上转移灶以蓝色为主，淋巴结残余正常部分以绿色为主；D.淋巴结残余正常部分的应变指数为0.96；E.淋巴结内转移灶应变指数为12.30；F.手术标本显示转移灶呈黄白色（三角所指），残余正常淋巴结呈紫黑色（长箭头所指）

不同研究对于应变弹性成像的诊断价值差异较大，这可能是由于淋巴结弹性成像具有操作者依赖性和弹性成像算法的依赖性。一项研究发现应变弹性成像观察者间一致性为0.374～0.738，因此淋巴结应变弹性成像的可靠性和准确性有待进一步提高。

（二）剪切波弹性成像

恶性淋巴结病变常较良性淋巴结质地硬，因而剪切波的传播速度更快，换算得到的杨氏模量也更高。

Choi等的研究显示，恶性淋巴结的杨氏模量为（41.06±36.34）kPa，高于良性组的（14.22±4.19）kPa，如果以19.44kPa为界值，剪切波弹性成像诊断颈部转移性淋巴结的敏感度为91%，特异度为97%，准确度为94%，恶性淋巴结的硬度明显高于良性淋巴结。最高杨氏模量值鉴别颈部良恶性淋巴结的价值最大，恶性淋巴结为（72.4±59.0）kPa，高于良性淋巴结的（23.3±25.3）kPa（$P<0.001$），诊断的ROC曲线下面积为0.903，敏感度为87%，特异度为88%。Cheng等新近报道，转移性淋巴结的平均剪切波速度为4.46m/s（59.7kPa），良性淋巴结为2.71m/s（22.0kPa），界值为3.34m/s（33.5kPa），声触诊组织成像定量（VTIQ）的敏感度为77%，特异度为78.9%，准确度为74.4%。

可以发现，不同的研究报道诊断效能的差异较为明显，这些不一致结论限制了剪切波弹性成像在临床的实际应用价值。

六、介入性超声在颈部淋巴结的应用

超声介入下颈部淋巴结穿刺活检已经在临床上广泛应用，方便快速，创伤小，患者易于接受。超声引导下细针抽吸活检细胞学检查对超声可疑淋巴结是必要的，活检可针对最可疑表现区域的淋巴结分一次或多次进行操作。此技术报告的敏感度为80%～90%。超声引导能清晰观察淋巴结全貌，可实时监视针尖的位置和穿刺的全过程，定位准确，如果整个淋巴结在声像图上均显示异常，则针尖在整个淋巴结的任何一处都可以得到想要的穿刺标本。如果淋巴结内部存在正常结构，仅仅对周边部有所怀疑，那么针尖应当被引导穿刺淋巴结内的可疑成分。如果淋巴结是部分囊性部分实性，针尖应当穿刺入实性的血管部分获得细胞，进行细胞学评估。除了细胞学分析，通过测量细针穿刺洗脱液中的甲状腺球蛋白含量可与细胞学分析相互补充，从而提高超声引导下细针穿刺的敏感性，有助于诊断甲状腺癌淋巴结转移或术后复发的存在。

超声引导下粗针活检能安全有效地取到组织条，组织切割针配用活检枪快速和有力的切割不会引起组织的挤压伪像，可获得高质量的标本，取出的组织切割整齐、无明显挤压，取材满意率很高，而且经济实惠，对诊断淋巴瘤、结核等疾病阳性率高。

（周建桥　詹维伟　胡赟赟）

第14章 14

甲状腺与甲状旁腺疾病

人体甲状腺位置表浅，非常适于超声检查。早在20世纪60年代，就有学者开展了甲状腺的超声诊断研究，1967年Fujimoto等首先报道了184例甲状腺患者的B型超声表现，在随后的岁月里，甲状腺的超声应用取得了令人瞩目的成就。目前高分辨力超声已经成为诊断甲状腺疾病不可或缺的重要手段，随着探头技术、计算机技术、显示技术和新的成像技术的发展，甲状腺超声的应用前景值得期待。

第一节　甲状腺的解剖学和组织学概要

一、甲状腺的解剖学概要

甲状腺是成年人体内最大的内分泌腺，分为左右两侧叶，中间由较狭窄的峡部连接，呈“H”形或蝶形横跨于气管上段（图14-1-1）。甲状腺一般位于颈前下方软组织内，腺体中心距胸骨上窝5cm，紧贴在甲状软骨和气管软骨环的前面、喉的两侧。上端达甲状软骨的中点，峡部多附于第2～4气管软骨环的前方，下端至第6气管软骨环，平第5、6、7颈椎。两叶多不对称，一般右叶稍大于左叶。每叶又分为上、下两极，内、外两面和前、后两缘，呈下宽上尖的锥形体。两叶的外侧面较隆凸，上极较尖，伸向外上方，达甲状软骨斜线高度。下极较圆钝，峡部横连于两叶之间，前面凸起，后面凹陷。有30%～50%的人在峡部上缘有一尖端向上的锥状叶。

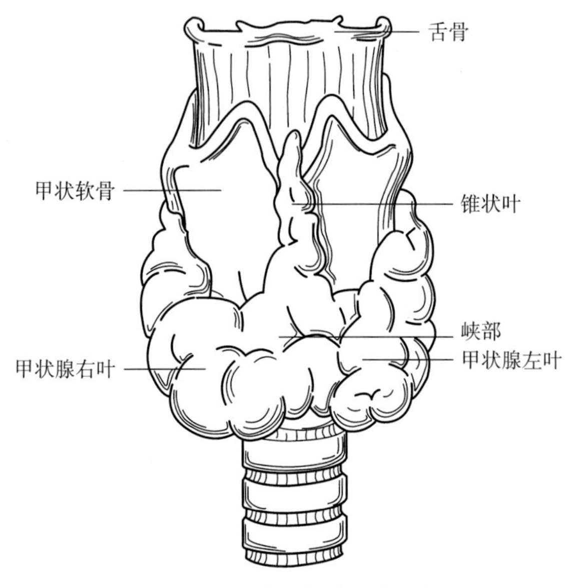

图14-1-1　正常甲状腺大体示意图

甲状腺由两层结缔组织被膜包裹。气管前筋膜包绕甲状腺的前面和后侧面形成甲状腺鞘，为外层被膜，其由致密结缔组织和弹力纤维所组成，较厚。内层是甲状腺自身的外膜，即纤维囊，又称甲状腺固有膜，是一紧贴于甲状腺两叶外侧表面的薄层结缔组织，包被整个甲状腺腺体，并形成若干纤维束深入腺体实质内，将腺体分为许多大小不一的小叶，其中有丰富的血管、淋巴管。在内、外两层被膜之间为疏松结缔组织、甲状腺动静脉及淋巴、神经和甲状旁腺等。

甲状腺的浅面（外侧面）形凸，由浅入深依次为皮肤、浅筋膜、颈筋膜浅层、舌骨下肌群（胸骨舌骨肌、胸骨甲状肌、甲状舌骨肌、肩胛舌骨肌及胸锁乳突肌）和气管前筋膜等。峡部的前面借甲状腺前筋膜和胸骨甲状肌相隔；两侧叶的后内侧与喉和气管、咽和食管及喉返神经等相邻；后外侧与颈动脉鞘及鞘内的颈总动脉、颈内静脉和迷走神经相邻（图14-1-2，图14-1-3）。

甲状腺血供非常丰富，主要由双侧的甲状腺上、下动脉及少数个体存在的甲状腺最下动脉构成（图14-1-4）。甲状腺上动脉绝大多数来自颈外动脉起始部的前壁，另外还有发自颈总动脉分叉处或颈内动脉。发出后，其向内下前行至甲状腺侧叶上极附近，分为前、后两支后进入腺体实质，前支分布于侧叶前面，后支分布于侧叶。甲状腺下动脉绝大多数起自锁骨下动脉的分支甲状颈干，也有少数发自头臂干或主动脉弓。沿前斜角肌内侧缘上行，在颈动脉鞘与椎血管之间弯向内下，近甲状腺侧叶下极再弯向上内，至侧叶后面分为上、下两支穿入甲状腺筋膜鞘，上支上行于甲状腺后方中、下1/3交界处，与甲状腺上动脉的后支吻合。下支走行于甲状腺腺叶下极，分布于甲状腺后面、甲状旁腺、气管及食管等。甲状腺最下动脉发生率仅为10.3%～13.8%，可起自头臂干、主动脉弓、右颈总动脉或胸廓内动脉等，沿气管前方上升直到甲状腺峡部下缘，在中线进入甲状腺，分布于甲状腺下极和峡部。

甲状腺的静脉起自甲状腺腺体的表面和气管前面的静脉丛，分上、中、下3对静脉（图14-1-4）。甲状腺上静脉较小，与同名动脉伴行，汇入颈内静脉或面静脉；

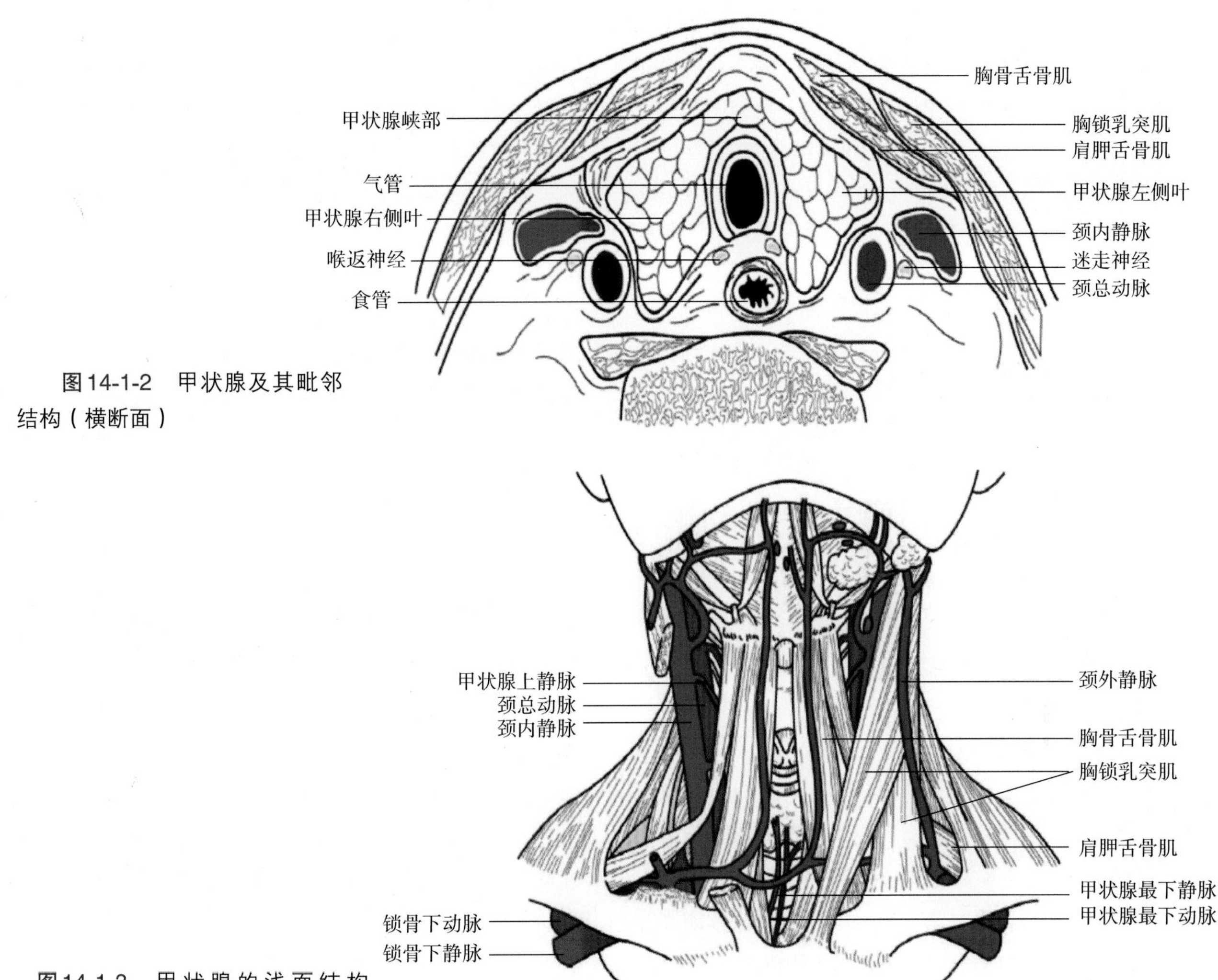

图14-1-2 甲状腺及其毗邻结构（横断面）

图14-1-3 甲状腺的浅面结构（前面观）

喉上神经
颈内静脉
喉上动脉
迷走神经
颈总动脉
喉返神经
甲状腺下动脉
甲状颈干

图14-1-4 甲状腺的动脉和静脉解剖示意图

甲状腺中静脉没有伴行动脉，汇入颈内静脉；甲状腺下静脉以数条小静脉汇集而成，不与甲状腺下动脉伴行，多汇入头臂静脉。

甲状腺的淋巴管网极为丰富，其引流淋巴结也较多。大体分为3个淋巴结组：①甲状腺上部淋巴引流入喉前、咽前淋巴结；②甲状腺下部淋巴引流入气管前、气管旁淋巴结；③甲状腺侧叶淋巴引流入气管旁及颈内静脉周围淋巴结群。经过以上第一站淋巴结后，再引流至颌下淋巴结、颈下淋巴结及前后纵隔、颈后三角。

美国癌症联合委员会（American Joint Committee on Cancer，AJCC）将颈部淋巴结分为7个区。

二、甲状腺的组织学概要

甲状腺内被膜覆盖于甲状腺表面，被膜中的结缔组织深入腺体实质内，将实质分成许多大小不等的小叶，每个小叶内含有20～40个滤泡。滤泡间有少量的结缔组织、丰富的毛细血管和成群的滤泡旁细胞。

滤泡是甲状腺的基本结构，人的甲状腺约有300个滤泡，每20～40个滤泡组成一个甲状腺小叶。滤泡大小不等，呈圆形、椭圆形或不规则形，由单层的滤泡上皮细胞围成。滤泡上皮细胞一般为立方形，能合成和分泌甲状腺素。滤泡腔内充满胶体，为滤泡上皮细胞的分泌物，胶体主要成分是甲状腺球蛋白、多糖及酶类。

滤泡旁细胞（parafollicular cell）又称明细胞（clear cell），1966年统一命名为C细胞。C细胞数量较少，体积较大，呈卵圆形，常散布在滤泡上皮细胞之间，滤泡旁细胞以胞吐方式分泌降钙素，促进成骨细胞的活动，使钙盐沉着于骨质内，使骨盐沉积于类骨质，并抑制肾小管和胃肠道对钙的吸收，还可减少破骨细胞的数量并抑制其活动，从而使血钙降低。

第二节 甲状腺的超声检查方法和正常表现

一、甲状腺的超声检查方法

（一）超声仪器

目前，甲状腺超声检查一般选用中、高档彩色多普勒超声诊断仪。因为甲状腺位于颈前，位置表浅，一般采用高频线阵探头，灰阶成像频率为7～12MHz或更高。成像频谱的增加可获得更高的分辨力，但成像频谱和穿透深度存在矛盾。目前高档彩色多普勒超声仪的高频线阵探头一般是变频探头，可根据实际情况调整探头的最适频率。有时，凸阵探头也可用于甲状腺的直接检查，如甲状腺异常肿大时，凸阵探头可发挥其观察的深度更深、范围更广的优势，弥补线阵探头视野偏小的不足。

（二）检查方法

患者一般取仰卧位，头部后仰，充分暴露颈前区，但对于某些颈部较短或肥胖等患者，可在颈部垫枕使头后仰，呈现头低颈高位，以利于检查。

扫查切面主要包括横切面和纵切面。横切面时，在甲状软骨下方，在相当于第5～7颈椎水平，分别将探头置于颈前正中偏左和偏右，从上向下滑行，分别扫查两侧叶。滑行要直至甲状腺下极消失为止，不遗漏任何甲状腺组织。纵切面扫查时，可沿甲状腺左、右两侧叶的长径扫查，同样也应由外向内或由内向外进行一系列的滑行纵切扫查。扫查过程中，要注意观察甲状腺的位置、形态、大小及内部回声状况。

多普勒超声检查时，为减少伪像，患者要保持平静呼吸，必要时可以屏气。多普勒量程应设置在较低水平，以利于观察甲状腺实质的血流状态。

美国医学超声学会（American Institute of Ultrasound in Medicine，AIUM）2003年制定了甲状腺超声检查的操作指南：检查时，颈部取过伸位，甲状腺的左侧叶和右侧叶至少应在两个切面上成像：长轴切面和短轴切面。记录的影像在横切面上应包括左右两侧甲状腺上、中、下部分，纵切面上应包括左右两侧甲状腺的内、中、外部分。甲状腺峡部至少应进行横切。每侧甲状腺至少测量两个径线（纵径和横径），最好是3个径线（厚径、纵径和横径）。甲状腺的病变应做记录。当探及病变毗邻软组织有异常，诸如淋巴结肿大、静脉血栓等时，应做记录。任何时候只要有可能，应与其他适当的影像学检查进行比较。频谱、彩色和（或）能量多普勒对评估甲状腺及位于甲状腺的肿块可能提供帮助。超声可用来引导甲状腺病变或颈部其他肿块的活组织检查，也可引导介入操作。

二、甲状腺的正常超声表现

（一）灰阶超声

甲状腺滤泡内甲状腺细胞和胶质组成的声学界面是甲状腺回声的产生基础，正常甲状腺一般均呈中等回声（略低于正常肝脏回声）。根据超声仪器成像频率、分辨力的不同，不同超声仪器显示的正常甲状腺实质回声略有差异，高分辨力超声显示的甲状腺实质回声密集均匀，而仪器分辨力不佳时，甲状腺实质的回声可表现得较为粗大，均匀性下降。

包绕甲状腺实质的是由二层被膜界面组成的高回声带。在甲状腺的前方可见皮肤、皮下组织、颈前和颈侧肌即舌骨下肌群，包括胸骨舌骨肌、肩胛舌骨肌和胸骨甲状肌，外侧可见胸锁乳突肌。气管位于峡部后方中央，因其内部含有气体，故呈一弧形强回声带的多重回声，渐次减弱成声影区。在甲状腺左后方，恰在气管旁可见到食管。甲状腺后方外侧为颈总动脉、颈内静脉和迷走神经。甲状腺的正后方和颈椎之间可见颈长肌，气管的后方则为颈椎椎体（图14-2-1）。

正常甲状腺的上下径＜5cm，左右径＜2cm，前后径＜2cm。当前后径＞2cm时，可肯定诊断甲状腺肿大。

（二）多普勒超声

甲状腺实质的彩色/能量多普勒超声成像时，灵敏度高的超声仪器血流信号可能显示为短棒状或条状的，灵敏度低的超声仪器可能只显示稀疏的点状血流信号；彩色多普勒空间分辨力高时显示的甲状腺内血流束纤细，而空间分辨力较低的仪器显示的甲状腺血流束较为粗大。动脉表现为闪烁的明亮的彩色血流信号，而静脉较为暗淡，并且不具搏动感（图14-2-2）。甲状腺上动脉较甲状腺下动脉容易显示，位置表浅，走向较直，内部血流信号容易探及。

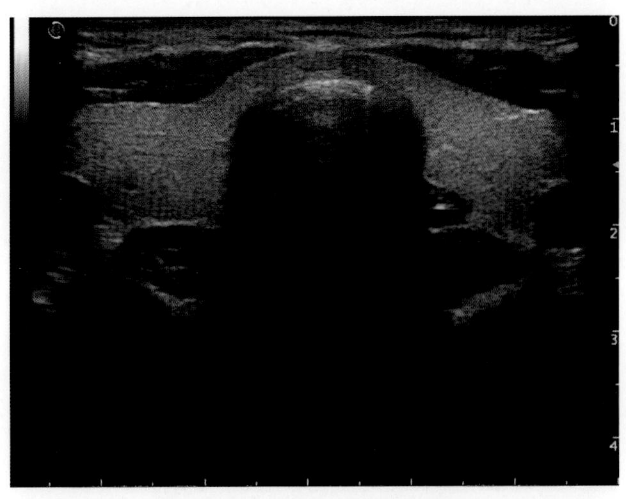

图14-2-1　正常甲状腺声像图

颈前正中切面，甲状腺呈马蹄形

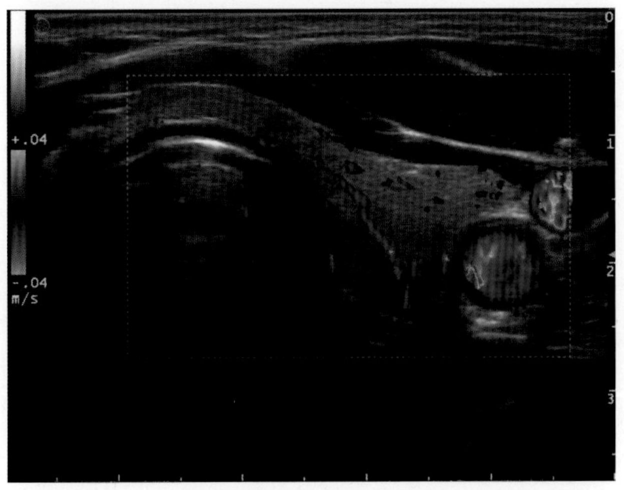

图14-2-2　正常甲状腺实质彩色多普勒血流成像

高分辨力、高灵敏度彩色血流成像显示正常甲状腺血供状态

甲状腺上动脉和下动脉的脉冲多普勒呈单向搏动性频谱，收缩期急速上升，舒张期缓慢下降为低幅血流。甲状腺上、下动脉直径＜2mm，收缩期峰值速度（v_{max}）为22～33cm/s，平均速度为12～22cm/s，阻力指数（RI）为0.55～0.66。正常甲状腺实质内部动脉血流频谱的研究报道较少，其峰值流速为（4.8±1.2）cm/s。

第三节　常见甲状腺弥漫性病变的超声表现

一、桥本甲状腺炎

桥本甲状腺炎又称为淋巴瘤性甲状腺肿（struma lymphomatosa）、慢性淋巴细胞性甲状腺炎（chronic lymphocytic thyroiditis），是以自身甲状腺组织为抗原的自身免疫性疾病，好发于青中年女性，据文献报道男女比例为1∶20～1∶8，常见于30～50岁人群。桥本甲状腺炎通常是遗传因素与环境因素共同作用的结果，因此常在同一家族的几代人中发生。

桥本甲状腺炎患者血清甲状腺过氧化物酶（微粒体）抗体（TPOAb）和血清甲状腺球蛋白抗体（TgAb）常明显增加，对本病有诊断意义。可参考Fisher等提出的桥本甲状腺炎（HT）或慢性淋巴细胞性甲状腺炎（CLT）的五项诊断标准。①甲状腺弥漫性肿大，质韧，有结节，表面不平；②TgAb、TPOAb阳性；③TSH值升高；④甲状腺核素扫描呈放射性分布不均；⑤过氯酸盐排泄试验阳性。上述5项中有两项符合可拟诊本病，具有4项者可确诊。为了明确诊断，如能进行细针抽吸活检，在涂片镜下见到大量淋巴细胞，是诊断本病的有力依据。

（一）灰阶超声

桥本甲状腺炎常累及整个甲状腺，腺体增大明显，常呈弥漫性非均匀性肿大，有时呈分叶状。病程后期可出现萎缩性改变。

根据笔者的经验并结合文献，笔者目前倾向于把桥本甲状腺炎的内部回声特征分为3种类型，即弥漫型、局限型和结节形成型。主要分型依据包括甲状腺内低回声的范围、分布及结节形成状况。但病程发展过程中各型图像互相转化，各型难以截然区分。

1.弥漫型　是桥本甲状腺炎最常见的类型，以腺体弥漫性肿大伴淋巴细胞浸润的低回声图像为主。回声减低程度与TSH水平呈负相关，提示甲状腺滤泡萎缩及淋巴细胞浸润严重。病程中可出现广泛分布的纤维组织增生，超声显示实质内出现线状高回声。增生的纤维组织可相互分隔，超声上腺体内见不规则网格样改变，是桥本甲状腺炎的特征性表现（图14-3-1）。其病理基础是小叶间隔不同程度的纤维组织增生，伴有玻璃样变性，甲状腺滤泡大量消失。

2.局限型　病理表现为甲状腺局部区域淋巴细胞浸润，也可能是相对于其他区域甲状腺某一部分的淋巴细胞浸润较为严重，超声表现为甲状腺局限性不均匀低回声区，形态不规则，呈“地图样”。

3.结节形成型　桥本甲状腺炎在发展过程中，由于甲状腺实质内纤维组织增生，将病变甲状腺分隔，形成结节。结节可呈单结节，但更多表现为多结节，明显者表现为双侧甲状腺可布满多个大小不等的结节样回声区，以低回声多见（图14-3-2）。结节形成型桥本甲状腺炎结节外甲状腺组织仍呈弥漫型或局限型改变，即甲状腺实质回声呈不均匀减低。根据结节是否出现囊性变、是否出现钙化，结节形成型桥本甲状腺炎结节的超声表现基本可分成3种类型，即单纯型、钙化型和囊性变型。其中钙化型伴有微钙化者需注意和甲状腺乳头状癌相鉴别。

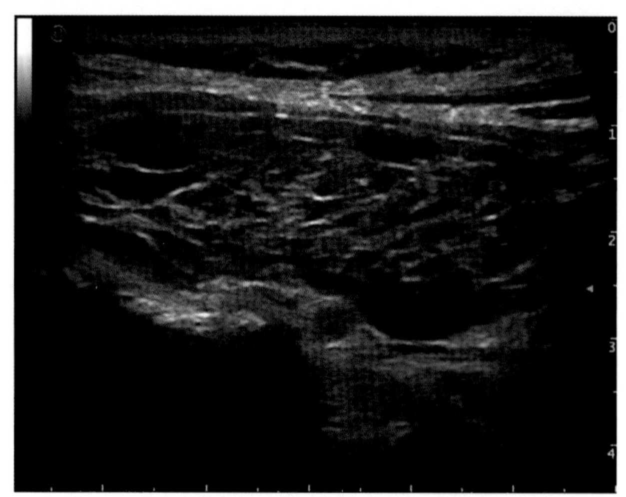

图14-3-1 桥本甲状腺炎，弥漫型

灰阶超声显示实质内增生的纤维组织形成网状结构

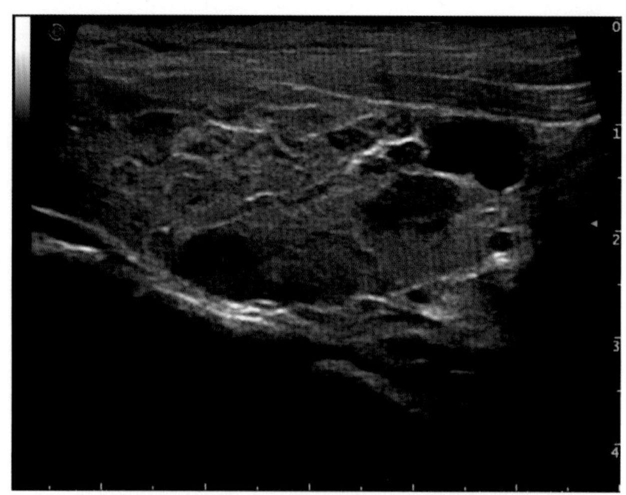

图14-3-2 结节形成型桥本甲状腺炎

灰阶超声显示实质内囊性结节及多个低回声实性结节

（二）多普勒超声

桥本甲状腺炎的腺体实质内血流信号表现各异，多呈轻度或中等程度增多，部分患者血供呈明显增多，但也可以是正常范围，如果甲状腺伴有明显纤维化，则血供甚至减少。引起血流信号增加的原因主要是增加的TSH刺激TSH受体，使甲状腺滤泡上皮细胞产生血管内皮生长因子（VEGF），引起内皮细胞再生、血管形成。在局灶性病变时，结节的血供模式多变，可以是结节的边缘和中央均见血流信号，也可以是以边缘血流信号为主。常表现为结节内部的血流高度分布，即“回声越低，血流越多”。

频谱多普勒可发现桥本甲状腺炎甲状腺动脉收缩期峰值流速（PSV）明显低于甲状腺功能亢进（甲亢）者，但仍高于正常人。有研究者报道甲状腺下动脉的峰值血流速度在甲亢患者中常超过150cm/s，而桥本甲状腺炎患者中通常不超过65cm/s。

二、亚急性甲状腺炎

亚急性甲状腺炎（subacute thyroiditis，SAT）是一种自限性甲状腺炎，De Quervain于1904年和1936年两次报道并详细描述了本病的临床过程和病理学，故本病又称为德奎尔甲状腺炎（De Quervain subacute thyroiditis）。亚急性甲状腺炎是甲状腺疾病中较为少见的一种，发病率为3%～5%，多见于20～60岁的女性，男女发病比例为1∶6～1∶2。其病因尚未完全明了，一般认为和病毒感染有关。

（一）灰阶超声

疾病早期甲状腺实质内可出现单发或多发、散在的异常回声区，回声明显低于正常甲状腺组织的区域，部分低回声区可相互融合形成低回声带，这是由于疾病急性期病变区域的甲状腺滤泡急剧减少，而被中性粒细胞等炎症细胞所代替，甚至形成小脓肿，病情的加重可使小脓肿互相融合。在疾病发展过程中甲状腺的低回声还可以出现不均质改变，即呈从外向内逐渐降低的表现。

病变区的大小与病程的进展有关：疾病早期炎症细胞的浸润可使甲状腺内出现低回声区或偏低回声区；疾病进展过程中，部分低回声区可互相融合成片状，范围进一步扩大；而在疾病的恢复期或后期，由于淋巴细胞、巨噬细胞、浆细胞浸润，纤维组织细胞增生，病变区减小甚至消失。

病变区大部分边缘不规则，表现为地图样或泼墨样低回声，在疾病早期，病灶边界模糊，但病灶和颈前肌尚无明显粘连，嘱患者进行吞咽动作可发现甲状腺与颈前肌之间存在相对运动（图14-3-3）。随着病变发展，低回声区的边界可变得较为清晰，但在恢复期炎症逐步消退后，病灶可逐步缩小，和周围组织回声趋于一致。在

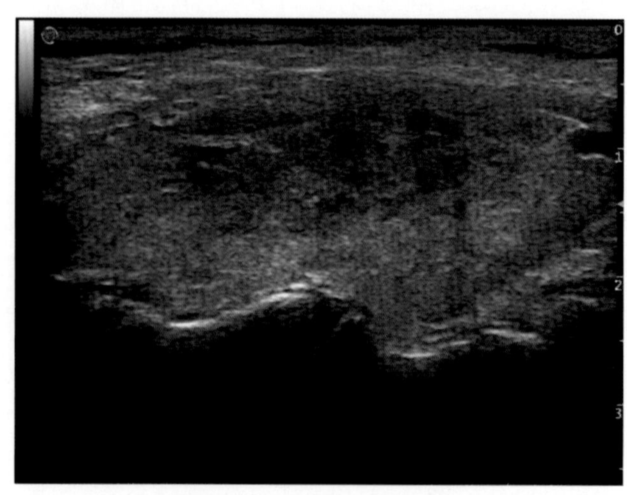

图14-3-3 亚急性甲状腺炎

灰阶超声显示病变区边界模糊，回声减低

疾病的发展过程中，由于炎症的进一步发展，炎症细胞可突破甲状腺包膜侵犯颈前肌群，出现甲状腺与其接近的颈前肌二者之间间隙消失的现象，表现为不同于癌性粘连的弥漫性轻度粘连。

随着病情的好转，纤维组织的增生使得甲状腺内部出现一定程度的纤维化增生，故超声可显示甲状腺内部回声增粗、分布不均，低回声区缩小甚至消失，恢复为正常甲状腺组织的中等回声。但也有部分亚急性甲状腺炎患者在疾病康复若干年后的超声复查中仍可探测到局灶性片状低回声区或无回声区，可能是亚急性甲状腺炎的后遗症，表明亚急性甲状腺炎康复患者的超声检查并非都表现为甲状腺的正常图像。

（二）多普勒超声

疾病的急性期由于滤泡破坏，大量甲状腺激素释放入血，出现T_3、T_4水平的增高，引起甲亢，彩色/能量多普勒成像时可探及病灶周边丰富血流信号，而病灶区域内常呈低血供或无血供，原因在于病灶区域的滤泡受破坏（图14-3-4）。频谱多普勒测量甲状腺上动脉血流速度接近于正常。在恢复期甲状腺功能低下时，因T_3、T_4水平降低，TSH水平持续增高而刺激甲状腺组织增生，引起甲状腺腺内血流增加。

三、毒性弥漫性甲状腺肿

毒性弥漫性甲状腺肿（toxic diffuse goiter）即突眼性甲状腺肿（exophthalmic goiter，EG），又称Graves病（简称GD），或Basedow甲状腺肿（Basedow病），是一种伴甲状腺激素分泌增多的器官特异性自身免疫病。发病率仅次于单纯性结节，居第二位，发病率约为31/10万。多数甲亢起病缓慢，亦有急性发病，其流行病学与不同的因素相关，如每日碘摄取量和遗传背景等。女性多见，男女之比为1∶6～1∶4。各年龄组均可发病，以30～40岁多见。本病是在遗传的基础上，由感染、精神创伤等应激因素而诱发，属于抑制性T淋巴细胞功能缺陷所致的一种器官特异性自身免疫病，其发病机制尚未完全阐明。

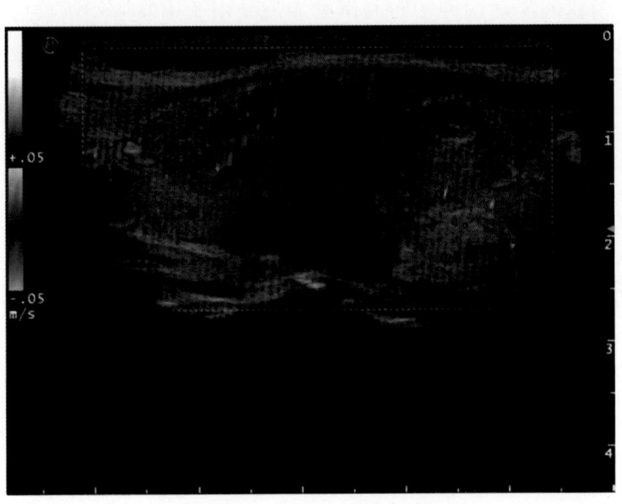

图14-3-4　亚急性甲状腺炎
彩色多普勒超声显示病变区血供减少

（一）灰阶超声

因甲状腺滤泡细胞呈弥漫性增生，滤泡数增多，滤泡间质血管丰富、充血和弥漫性淋巴细胞浸润，且伴有淋巴滤泡形成，血管增生，血管扩张，甲状腺多有不同程度肿大。甲状腺边缘往往相对不规则，可呈分叶状，包膜欠平滑，边界欠清晰，与周围无粘连。

与周围肌肉组织比较，65%～80%的甲状腺实质呈弥漫性低回声，多见于年轻患者，由广泛的淋巴细胞浸润，甲状腺实质细胞的增加、胶质的减少、细胞-胶质界面的减少，以及内部血管数目的增加所致。低回声表现多样，因以上病理改变程度而异，或是均匀性减低，或是局限性不规则斑片状减低，或是弥漫性细小减低回声，构成“筛孔状”结构（图14-3-5）。也有部分表现为中等回声，内部回声分布均匀或不均匀，可以伴有弥漫性细小回声减低区，甲亢治愈后回声可逐渐减低或高低相间，分布不均。部分病例因形成纤维分隔而伴有细线状、线状中高回声，乃至表现为“网状”结构。从回声均匀性角度看，70%～80%的甲状腺内部回声较为不均。

约16%Graves病患者伴发实质性结节，可因实质局部的出血、囊变而出现低弱回声、无回声结节，结节边界多较模糊，内回声稍显不均，此类结节超声随访，可发现结节逐渐吸收消失。也可在Graves病甲状腺弥漫性肿大的基础上反复增生和发生不均匀的复原反应，形成增生性结节，类似于结节性甲状腺肿的表现，部分结节可出现钙化。结节可发生恶变，但非常少见，发病率为1.65%～3.5%。

（二）多普勒超声

在大多数未治疗的Graves病患者中多见的超声表现为甲状腺周边和实质内弥漫性分布点状、分支状和斑片状血流信号，呈搏动性闪烁，Ralls等称之为“甲状腺火海征”（thyroid inferno）。“火海征”为Graves病典型表现，但非其所特有，也可见于其他甲状腺疾病，如亚临床甲状腺功能减退症、桥本甲状腺炎甲亢期等。“火海征”的产生机制是由于甲状腺激素直接作用于外周血管，使甲状腺血管扩张，甲状腺充血。如血流信号增多的分布范围较局限，则称为“海岛征”。部分患者血流信号亦明显增多，呈棒状或枝状，但尚未达到“火海征”（图14-3-6）。极少见的病例甲状腺血流信号可完全正常，见散在稀疏的星点或斑点状血流信号，时隐时现，甚至部分实质内无血流信号。

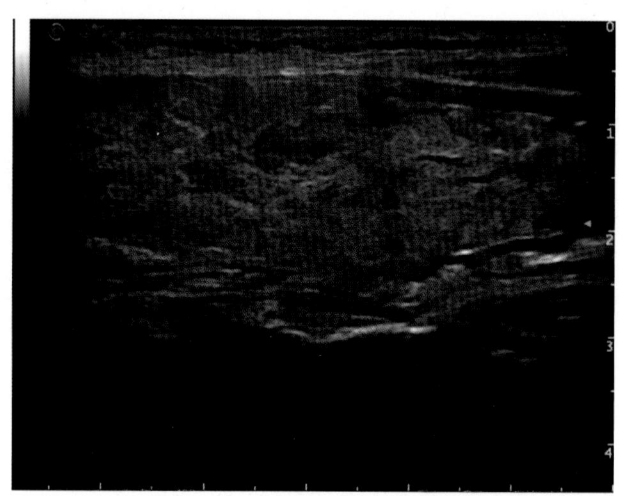

图 14-3-5 毒性弥漫性甲状腺肿
灰阶超声显示甲状腺回声减低，分布不均

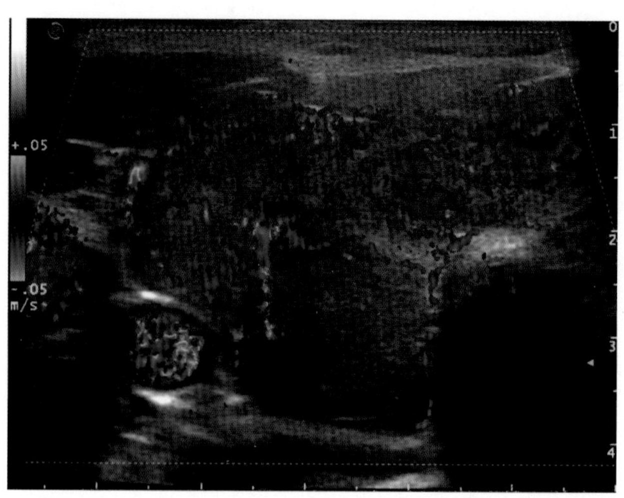

图 14-3-6 毒性弥漫性甲状腺肿
彩色多普勒超声显示甲状腺实质血供增多

甲状腺上、下动脉扩张，流速加快，血流可呈喷火样。治疗后可恢复正常血流信号。甲状腺上动脉呈高速血流频谱，PSV、EDV、v_{mean}都较正常明显增高，舒张期波幅明显增高，常紧接收缩期后呈≥45°陡波下降。甲状腺下动脉频谱准确性较甲状腺上动脉高，有研究者认为甲状腺下动脉的峰值流速是预测甲亢复发的最佳指标，其流速＞40cm/s往往预示复发。

四、非毒性弥漫性甲状腺肿

非毒性弥漫性甲状腺肿分为地方性和散发性两种，是最常见的一大类甲状腺增生性疾病。其在发展过程中可发生时相形态学改变，在早期阶段为弥漫性滤泡上皮的增生阶段（弥漫性增生性甲状腺肿），中期阶段为甲状腺滤泡内大量类胶质储积阶段（弥漫性胶样甲状腺肿），晚期阶段为滤泡间纤维化结节形成阶段（结节性甲状腺肿）。

非毒性弥漫性甲状腺肿患病率随年龄增长而直线上升，在流行地区，甲状腺肿的尸检率近100%。通常青年人中以弥漫性甲状腺肿为主，老年人则以结节性甲状腺肿为主。女性发病率高于男性，为男性的3～5倍。病因多样复杂，有些患者找不出确切的原因，主要和缺碘、高碘、致甲状腺肿物质、细菌感染、微量元素及遗传免疫因素有关。

这里主要讨论弥漫性增生性甲状腺肿的超声特征，结节性甲状腺肿增生结节的超声表现将在下文和滤泡状腺瘤部分一并介绍。

（一）灰阶超声

非毒性甲状腺肿早期属弥漫性增生性甲状腺肿，仅表现为滤泡上皮的增生肥大，从而导致甲状腺弥漫性均匀性增大，腺体内无结节样结构，超声最主要的征象是甲状腺不同程度的增大，呈对称性、均匀弥漫性肿大。常用甲状腺前后径线来简易评估甲状腺的大小，因为这个径线和甲状腺的体积相关性最佳，一般前后径超过2cm要怀疑甲状腺肿大。甲状腺明显增大时可压迫气管和颈部血管，使血管向外移位。需指出的是，非毒性甲状腺肿也可表现为测量值在正常范围，患者可能表现为甲状腺体积较发病前有所增大，但尚处于人群的正常值范围之内。

单纯弥漫性甲状腺肿的早期内部回声可类似正常，无明显变化。随着甲状腺肿的增大，回声较正常甲状腺回声升高，其内部结构粗糙，实质回声变得很不均匀。当病变呈弥漫性胶样甲状腺肿改变时，滤泡内充满胶质而高度扩张，超声显示甲状腺内多个薄壁的液性无回声区。

在结节性甲状腺肿阶段，甲状腺的增大可变得失去对称性，甲状腺实质的腺体回声通常稍增粗，回声增高，分布尚均匀或均匀，有时可不均匀，并可见散在点状或条状回声。这种实质回声的表现是由于甲状腺组织在弥漫性增生基础上的不均匀修复，反复的增生复旧致结节形成，而结节间组织发生纤维化。结节可单发，但多发结节占大多数，其数目变化很大，可为一侧叶多个结节或两侧叶多个结节，甚至可以布满整个甲状腺（图14-3-7）。

（二）多普勒超声

单纯弥漫性甲状腺肿时彩色多普勒超声示腺体血供无明显改变。甲状腺上动脉内径正常或稍增宽，频谱多普勒示甲状腺上动脉血流可以表现为增加，但与甲状腺增生的程度无相关性。也有研究者对碘缺乏地区甲状腺肿患儿的甲状腺血流进行了定量及半定量研究，发现患儿甲状腺血管PSV增快，RI降低。

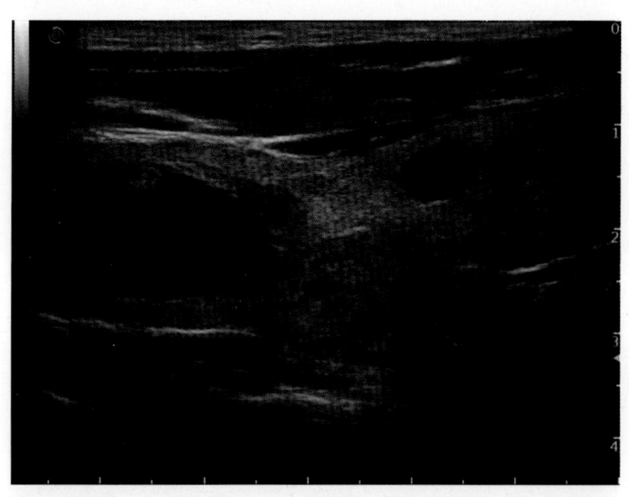

图14-3-7 非毒性弥漫性甲状腺肿的结节性甲状腺肿阶段
灰阶超声显示甲状腺实质性多发囊性及实性结节

第四节 常见甲状腺结节性病变的超声表现

一、甲状腺结节性增生与腺瘤

甲状腺良性结节主要包括结节性甲状腺肿的结节性增生和甲状腺腺瘤。结节性甲状腺肿是非毒性弥漫性甲状腺肿的晚期阶段，表现为滤泡间的纤维组织增生、间隔包绕形成大小不一的结节状病灶。甲状腺腺瘤是甲状腺滤泡上皮发生的一种常见的良性肿瘤，好发于中青年女性。

在病理学上，结节性增生常多发，倾向于出现不完整包膜，滤泡大小变化较大，较粗的乳头结构、大量水肿或透明的间质、慢性炎症细胞浸润及变性等改变，但这些表现中的许多也出现在滤泡状腺瘤。一方面缺乏更精细的鉴别标准，另一方面不同病理医师对诊断标准的执行情况及个人的经验不一，从而可导致不一致的诊断。

在发病学上，结节性甲状腺肿的发病率要明显高于甲状腺腺瘤，两者之比为3∶1～20∶1，然而，由于上述诊断不一致的现象导致了结节性甲状腺肿和甲状腺腺瘤病理学诊断的混乱状态，甚至造成两者比例的倒置。细胞水平的病理学尚且无法对结节性甲状腺肿和甲状腺腺瘤做出令人满意的鉴别，要使用实际分辨力尚处于毫米或亚毫米水平的超声对两者进行鉴别，在理论上难以令人信服。

鉴于此，这里仅探讨甲状腺良性结节的共同超声特征，而不涉及结节性增生和甲状腺腺瘤的相互鉴别诊断问题。事实上，据检索，国外也鲜有对这两种病变进行超声鉴别的文献报道。

（一）灰阶超声

结节性增生可遍布整个甲状腺各区域，腺瘤也可发生于甲状腺内各个部位，下极多见，右叶稍多于左叶。在良性病变中，结节性甲状腺肿常为多个结节，但也可为单结节，而甲状腺腺瘤多表现为单结节。在临床上所见到的结节性甲状腺肿中的单个结节较腺瘤更为常见。在结节的前后径和横径的比值（anteroposterior to transverse diameter ratio，A/T）方面，多数良性结节$A/T<1$，仅7.5%～18.5% $A/T\geq 1$。需着重指出的是，这里所讲的横径（transverse diameter）并不单纯指横切面上的内外径（mediolateral diameter），其也可指纵切面上的上下径（craniocaudal diameter）（图14-4-1）。

结节和围绕结节的甲状腺组织之间的交界面称为边界，在描述边界特征时，可用“清晰”和“模糊”来表达。当结节的50%以上和周围正常甲状腺组织分界明确时，将病灶的边界定义为清晰；当结节的50%以上和周围正常甲状腺组织分界不明确时，则将病灶的边界定义为模糊。良性结节边界多数清晰，仅14.5%～25.7%出现边界模糊。将结节边缘定义为邻近结节和周围甲状腺组织交界面的结节区域，在描述边缘特征时，用“规则”和“不规则”来表达。规则指边缘光滑，不规则指边缘出现成角和微小分叶。边缘成角是指出现＜90°的较小成角边缘，微小分叶指在结节表面出现一些小的分叶。良性结节4.5%～59%边缘不规则。

一般认为出现声晕是良性结节的特征，良性结节40%～86%出现声晕，良性声晕具有薄厚均匀和完整的特点。

在结节内部结构方面，尽管尚有争议，但一般认为良性结节出现囊性变的可能大于恶性结节，结节内出现囊性成分意味着癌的可能性下降。比较具有诊断特异性的结构特征是海绵状结构。海绵状结构结节强烈提示为良性非肿瘤性结节，其诊断良性结节的特异度高达99.7%，但敏感度仅10.4%。

良性结节1.8%～51.5%表现为高回声（高于甲状腺实质回声），56.7%～61.1%为等回声（和甲状腺实质回声相同），46.7%～56.6%为低回声（低于甲状腺实质回声），仅5.6%～7.8%表现为极低回声（低于颈部带状肌回声）。有报道认为回声不均是恶性结节的特征之一，而良性病变倾向于回声均匀，但也有研究未发现良恶性结节在回声均匀性方面的区别（图14-4-2～图14-4-4）。

在组织学上，钙化可分为砂粒体和营养不良性钙化。超声上显示的微钙化大致和砂粒体相对应，之所以称为“大致”对应，是由于目前对超声上微钙化大小的定义尚不明确，其是否能代表某一特定的病理状况显然值得商榷。超声上显示的粗钙化属营养不良性钙化，常是良性的标志。各种类型的钙化均可出现于良性结节，但以粗钙化最为常见。良性结节钙化的发生率为8.0%～38.7%（图14-4-5～图14-4-7）。

浓缩胶质是唯一只见于良性结节的超声征象，在超声上表现为点状强回声，后伴“彗星尾征”。浓缩的胶质主要见于单纯性或复杂性囊性甲状腺结节，需注意和微钙化相鉴别，正确认识浓缩胶质对避免误诊至关重要（图14-4-8）。

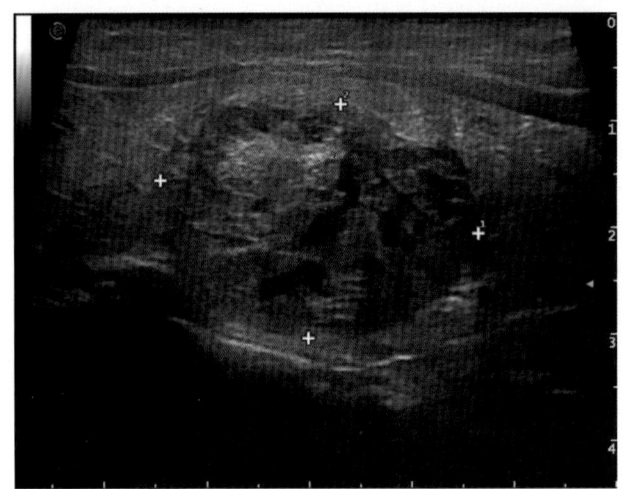

图14-4-1 甲状腺结节性增生（一）

灰阶超声显示结节呈囊实性，结节 $A/T = 0.70$

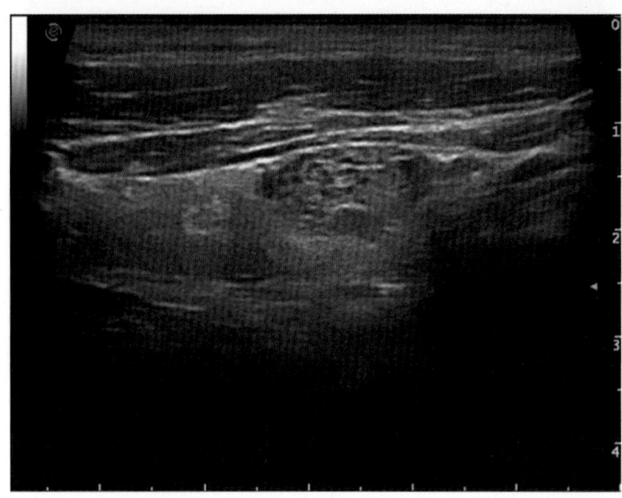

图14-4-2 甲状腺结节性增生（二）

灰阶超声示结节边界清晰，边缘不规则，内部回声不均，见小片状囊性区

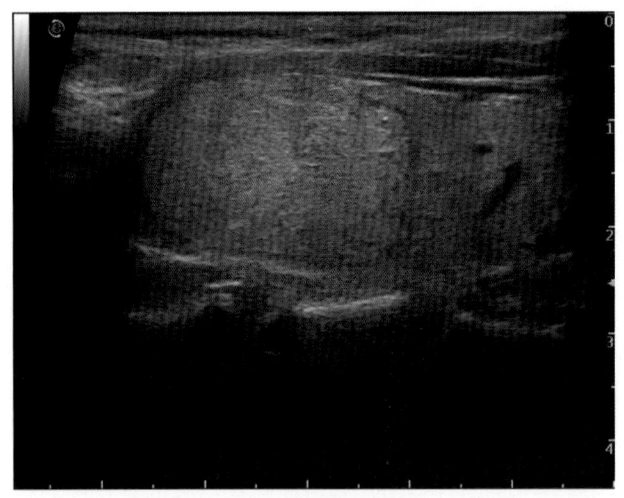

图14-4-3 甲状腺结节性增生（三）

灰阶超声示结节边界清晰，边缘规则，内部呈均匀高回声

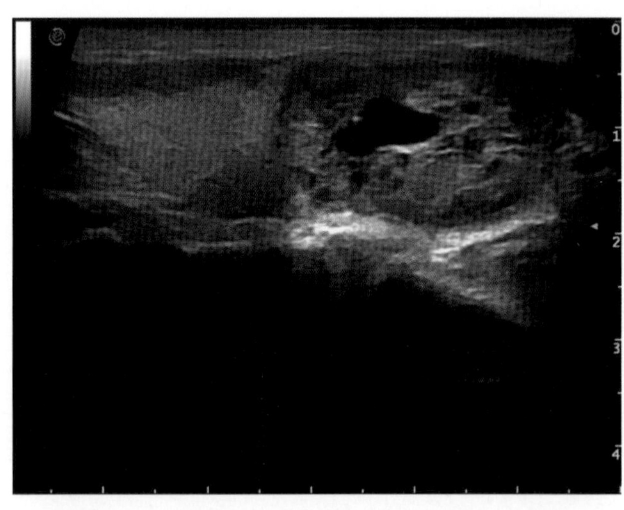

图14-4-4 甲状腺滤泡状腺瘤（部分细胞生长活跃）

灰阶超声示结节边界清晰，边缘不规则，内部呈囊实性相间

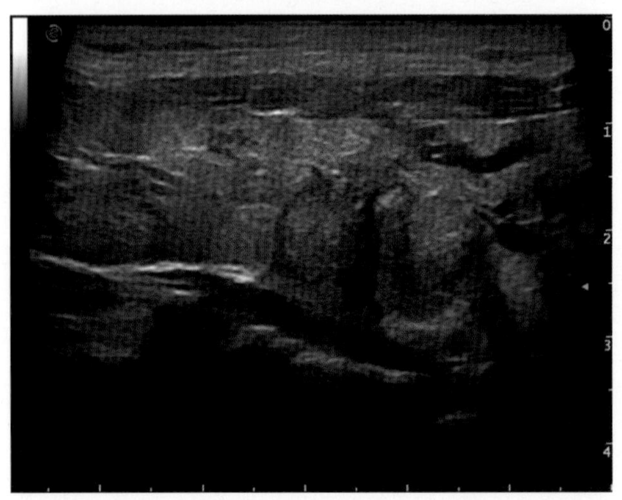

图14-4-5 甲状腺结节性增生（四）

灰阶超声示甲状腺下极背侧结节内部呈中等回声，伴粗钙化及微钙化

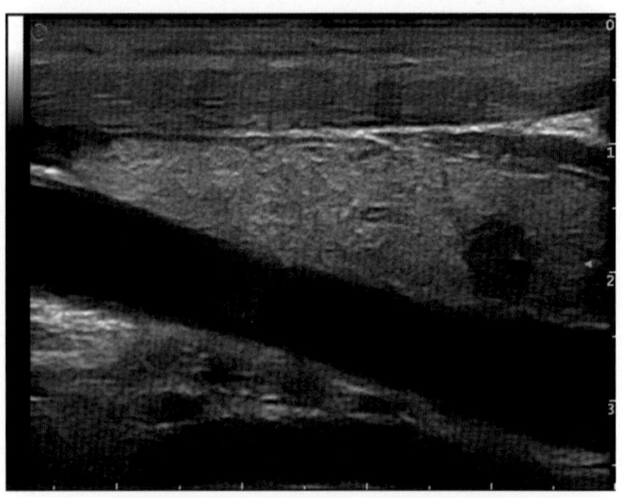

图14-4-6 甲状腺结节性增生（五）

灰阶超声示甲状腺下极背侧结节，$A/T > 1$，边缘不规则，边界清晰，内部呈极低回声，伴微钙化，呈典型恶性特征，但病理证实为结节性增生

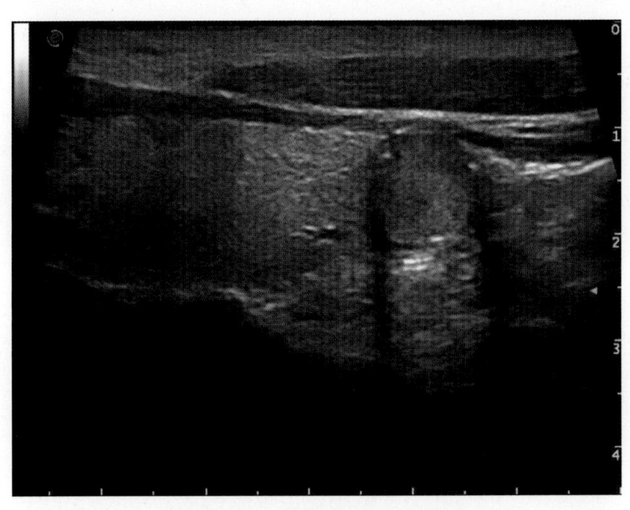

图14-4-7　甲状腺滤泡状腺瘤

灰阶超声示结节边界清晰，边缘规则，边缘见散在微钙化

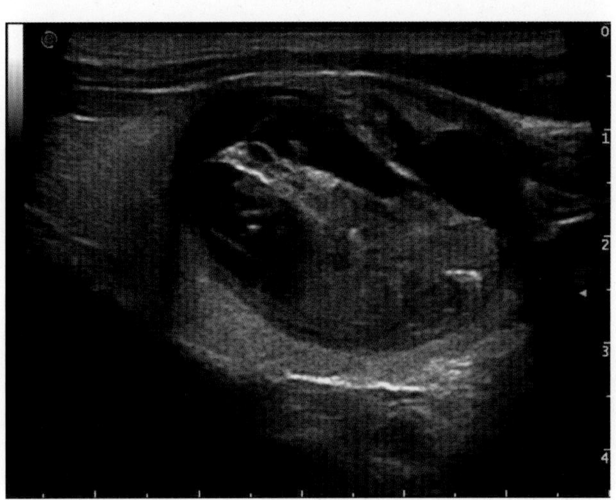

图14-4-8　甲状腺结节性增生（六）

灰阶超声示结节呈囊实性，内散在点状强回声，后伴“彗星尾征”，此即为浓缩胶质

（二）多普勒超声

在彩色/能量多普勒上，将甲状腺结节的血管分布状况分为2种：①边缘血管，指位于甲状腺边缘部位附近的血管；②中央血管，指位于甲状腺中央部位的血管。

可将甲状腺结节的血管模式细分为5型：①无血管型，超声未能显示结节血流信号；②边缘血管型，超声仅显示边缘血管，中央血管不显示；③边缘血管为主型，超声主要显示边缘血管，中央血管稀少；④中央血管为主型，超声主要显示中央血管，边缘血管稀少；⑤混合血管型，超声显示边缘血管和中央血管丰富程度相似。

根据上海交通大学医学院附属瑞金医院的资料，甲状腺良性结节的25.5%表现为边缘血管型，18.6%表现为边缘血管为主型，46.0%表现为混合血管型，9.5%表现为无血管型，0.36%表现为中央血管为主型（图14-4-9）。

在多普勒血流参数方面，良性结节的RI较低，平均0.56～0.66。有关血管PI的研究较少。根据上海交通大学医学院附属瑞金医院的资料，以多次测量的最高值为标准，良性结节的RI为0.64±0.11，PI为1.07±0.40。

二、甲状腺乳头状癌

乳头状癌占甲状腺癌的75.5%～87.3%，女性多于男性，为4∶1～2.6∶1，发病年龄10～88岁，平均41.3岁，在30～40岁女性中比例明显增加。根据不同的组织学特点，乳头状癌可分为几种亚型，包括滤泡型、弥漫硬化型、柱状细胞癌、高细胞癌、嗜酸性细胞乳头状癌、Warthin瘤样肿瘤、伴有结节性筋膜炎样间质的乳头状癌、筛状乳头状癌及辐射引起的儿童甲状腺癌。1988年WHO将直径1.0cm或以下的乳头状癌称为乳头状微小癌。临床上大多数乳头状癌首先表现为甲状腺结节，常在体检时或由他人发现。首先发现颈部淋巴结肿大的患者也不在少数。

甲状腺乳头状癌的超声表现因组织学类型不同而有显著差异。乳头状癌典型的超声表现文献已有充分报道，

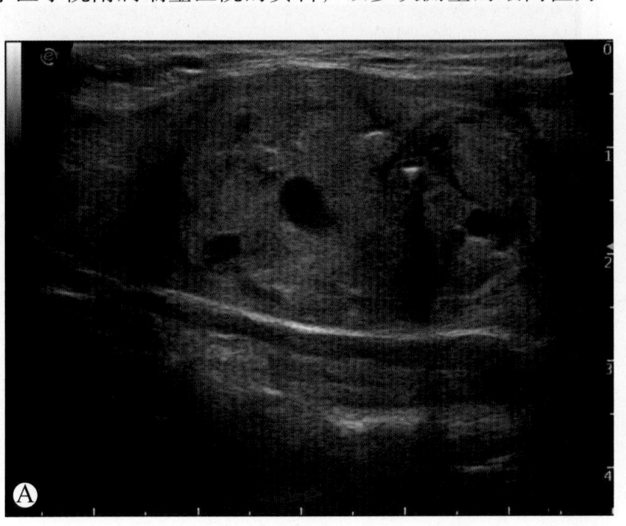

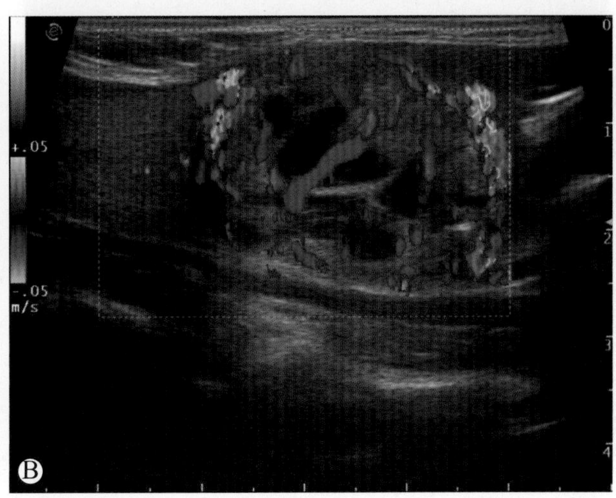

图14-4-9　甲状腺结节性增生（七）

A.灰阶超声示结节呈囊实性；B.彩色多普勒超声显示结节呈混合血管型血管模式

但对于滤泡型乳头状癌和弥漫硬化型乳头状癌超声特征的认识，目前尚处于积累阶段，这里将分别予以介绍。

（一）典型甲状腺乳头状癌

1.灰阶超声　甲状腺乳头状癌的位置分布具有一定规律，日本学者Ito等对600例乳头状微小癌患者手术结果进行分析，80%的乳头状微小癌患者肿瘤仅占据一个甲状腺区域。癌肿发生于甲状腺中部最常见，占41.7%，其次为上极，占25.6%，峡部和下极分别占17.7%和15.0%。甲状腺乳头状癌可以是单灶性，也可以是多灶性，Jun等的超声研究发现甲状腺乳头状癌患者48%可见甲状腺多发结节。而根据手术发现，多灶性乳头状癌的患病率为28.7%～46%，多灶性乳头状微小癌的患病率为20%～28.7%。

超声上$A/T \geqslant 1$是诊断典型乳头状癌较具特异性的指标，特异度可达92.5%，敏感度为15%～74.1%。51%～79.2%癌灶边界模糊，21.5%乳头状微小癌边界模糊。63%～92.9%乳头状癌边缘不规则，但Chan等报道有高达93%的乳头状癌边缘规则，这可能是在定义边缘规则或不规则时标准不一、评判时有较大主观性所导致。7%～26%的病灶可发现低回声晕，声晕常不完整，厚度不均，据Jeh等的数据，乳头状癌近半数的声晕为厚声晕。声晕的形成和肿瘤的包膜有关，超声显示声晕诊断肿瘤具备包膜的敏感度为42%，特异度为88%。

85%～98.4%的乳头状癌表现为实性结节，0.8%～10%为以实性为主的结节，0%～6%为以囊性为主的结节。病理上乳头状癌约1/3可出现囊性变，但超声显示的数量明显要少，这可能和囊性变区域太小超声无法显示有关。部分囊性为主的乳头状癌表现为不规则实性成分突向囊腔，在实性部分有点状钙化强回声，此即"囊内钙化结节征"，这一征象是诊断囊性乳头状癌非常特异的指标。

典型乳头状癌86%～89%表现为低回声，12%表现为极低回声，高回声甲状腺乳头状癌罕见，仅占0%～2%。52%～100%结节回声不均匀（图14-4-10，图14-4-11）。

在显微镜下评估乳头状癌时，常可发现钙的沉积，这可能是砂粒体或粗糙的颗粒状不规则钙化沉积所致。超声上点状强回声诊断微钙化敏感度为50%，特异度52%。乳头状癌30%～42%显示微钙化，4%～28%显示粗钙化，1.6%～2%显示边缘钙化。乳头状微小癌的微钙化发生率小于较大的乳头状癌，超声上20.8%～25.2%乳头状微小癌出现微钙化，38.7%出现粗钙化（图14-4-12，图14-4-13）。

2.多普勒超声　上海交通大学医学院附属瑞金医院的研究发现边缘或边缘为主型血管是甲状腺乳头状癌的主要血管模式。在彩色/能量多普勒上，甲状腺乳头状癌50.6%表现为边缘血管型，12.5%为边缘为主血管型，33.9%为混合血管型，3.0%为无血管型；有血供的结节中，和周围甲状腺组织血供相比，60.1%的结节为低血供，38.7%为高血供，1.2%的结节为中等血供（图14-4-14）。肿瘤血管的血流阻力较高，根据上海交通大学医学院附属瑞金医院的资料，以多次测量的最高值为标准，恶性结节的RI为0.74±0.13，PI为1.67±0.80。

（二）滤泡型甲状腺乳头状癌

滤泡型甲状腺乳头状癌是乳头状癌的第二种常见亚型，占所有乳头状癌的9%～22.5%。具有诊断乳头状癌的特征性细胞核特征，如核着色淡、核沟及核内假包涵体。然而，这些细胞主要形成滤泡结构，构成肿瘤70%～80%的成分，和滤泡状腺瘤或滤泡状癌相似。滤泡型甲状腺乳头状癌分为两种亚型：浸润性（或非包裹

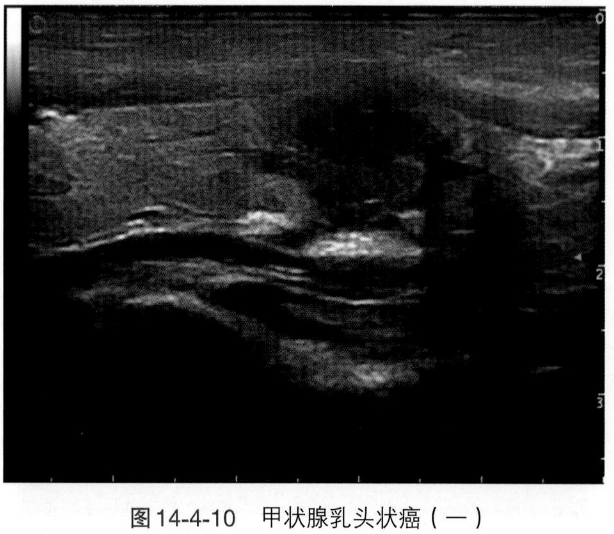

图14-4-10　甲状腺乳头状癌（一）

灰阶超声示结节呈实性，边缘不规则，边界不清，无声晕，内部为极低回声，分布不均

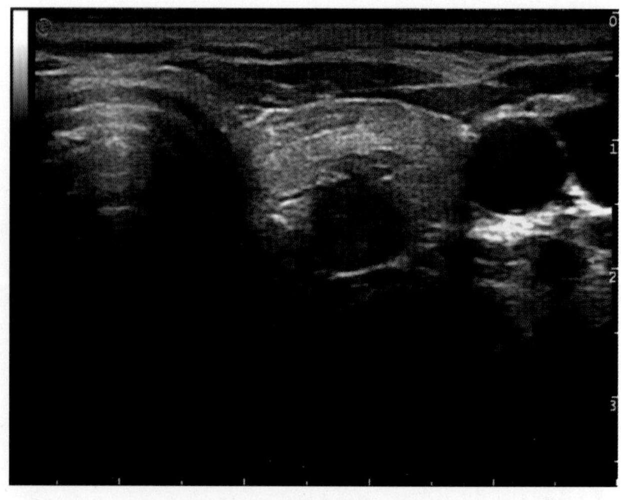

图14-4-11　甲状腺乳头状癌（二）

灰阶超声示结节呈实性，边缘不规则，边界清晰，无声晕，内部为极低回声，分布均匀

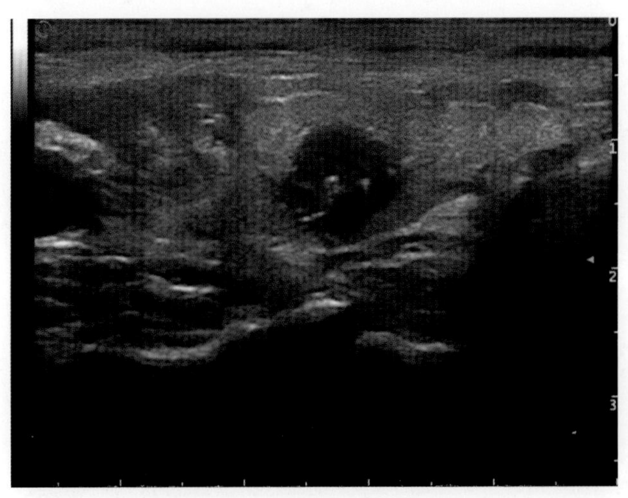

图14-4-12　甲状腺乳头状癌（三）

灰阶超声示结节呈实性极低回声，内部见多个微钙化强回声

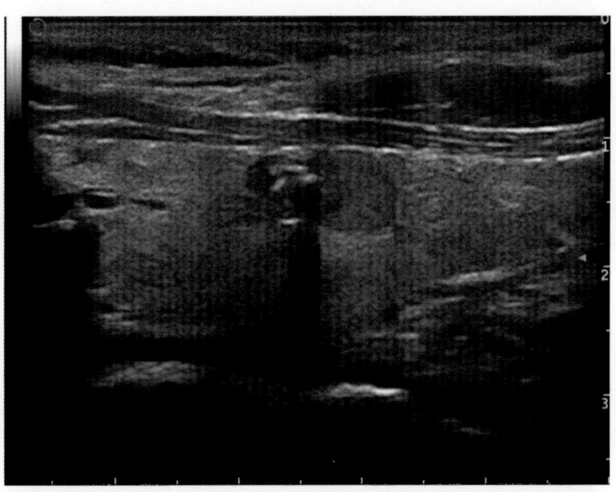

图14-4-13　甲状腺乳头状癌（四）

灰阶超声示结节呈实性低回声，内部见多个粗钙化及微钙化强回声

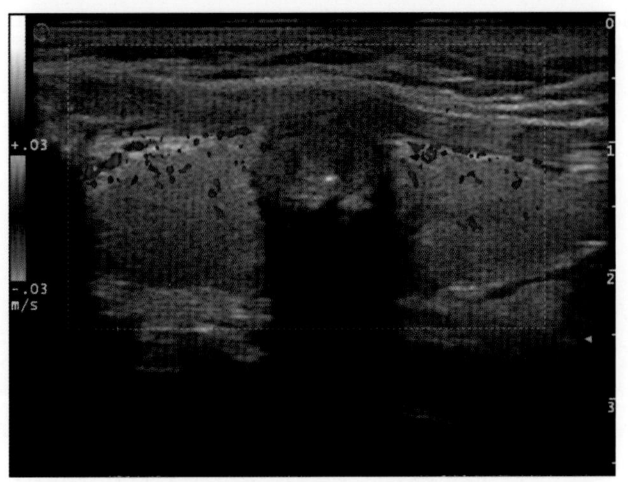

图14-4-14　甲状腺乳头状癌（五）

彩色多普勒超声显示边缘血管型血管模式

性）和包裹性。新近有研究发现包裹性滤泡型乳头状癌无复发转移可能，因此建议将其改称为“具有乳头状核特征非浸润性甲状腺滤泡性肿瘤”（noninvasive follicular thyroid neoplasm with papillary-like nuclear feature，NIFTP）。基于上述组织病理学基础，包裹性滤泡型乳头状癌应该具有相对良性的超声表现，更像滤泡状腺瘤而不像乳头状癌。

1.灰阶超声　据2008年韩国学者对26例患者27个滤泡型乳头状癌的分析，滤泡状癌结节直径3～34mm，平均15.2mm；在形态方面，63%呈卵圆形，37%$A>T$；在边缘特征方面，51.9%边缘清晰，40.7%边缘微小分叶，7.4%边缘不规则；在结节结构方面，85.2%为实性，14.8%为混合性；在回声方面，51.9%为低回声，37%为等回声，11.1%为极低回声；14.8%内部出现微钙化，85.2%未出现钙化。如果以极低回声、边缘微小分叶或不规则、$A>T$及微钙化作为恶性特征，具备上述1项即为可疑恶性，29.6%滤泡型乳头状癌具1项恶性特征，29.6%具2项恶性特征，只有7.5%具3项恶性特征，其中最常见的恶性特征是边缘微小分叶。2016年韩国学者又报道了40个滤泡型乳头状癌的超声特征，67.5%平行位生长，55.0%边缘呈微小分叶，92.5%为实性，62.5%为低回声，32.5%见微钙化和混合型钙化，30.0%见粗钙化和蛋壳样钙化，结果显示75%的结节超声判断为恶性可疑，25.0%判断为良性可能。

但上述研究没有区分浸润性和包裹性滤泡型乳头状癌的超声表现，从病理基础可以推测，浸润性滤泡型乳头状癌可能具备甲状腺乳头状癌的典型超声表现，而包裹性滤泡型乳头状癌和滤泡状腺瘤或腺瘤样结节性甲状腺肿的超声表现可能相似（图14-4-15A）。Komatsu等认为当术前细针抽吸活检提示乳头状癌而超声提示滤泡状肿瘤时，需要考虑滤泡型乳头状癌的可能。

2.多普勒超声　目前尚未见有滤泡型乳头状癌的多普勒超声研究报道，根据笔者的经验，大部分的结节表现为高血供（图14-4-15B）。

（三）弥漫硬化型甲状腺乳头状癌

弥漫硬化型甲状腺乳头状癌是甲状腺乳头状癌的一种罕见变型，约占甲状腺乳头状癌的1.8%。在组织学上，特征性地表现为甲状腺被弥漫性累及，出现广泛纤维化、鳞状上皮化生、严重淋巴细胞浸润和多发砂粒体。43.4%弥漫硬化型甲状腺乳头状癌合并甲状腺炎，而单纯性甲状腺乳头状癌仅占10.7%。发病年龄10～57岁，平均27～29岁，60%小于30岁，好发于女性，80%～100%出现颈部淋巴结转移。行甲状腺全切治疗，术后放射碘治疗，术后复发率较高，但预后和单纯乳头状癌相似。

1.灰阶超声　超声表现为甲状腺弥漫性散在微钙化，大多可见边界模糊的可疑肿块，也可无肿块形成，仅出现微钙化。还可表现为甲状腺内多发可疑低回声或混合回声团块，团块内出现微钙化。超声上的微钙化及不均匀低回声和病理上的砂粒体、广泛纤维化和淋巴细胞浸

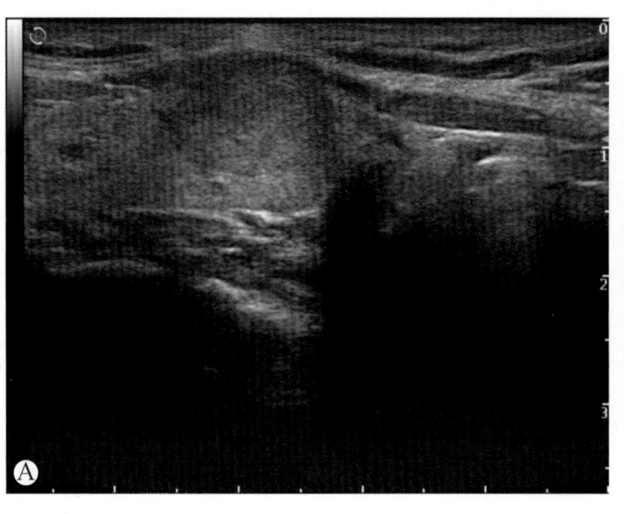

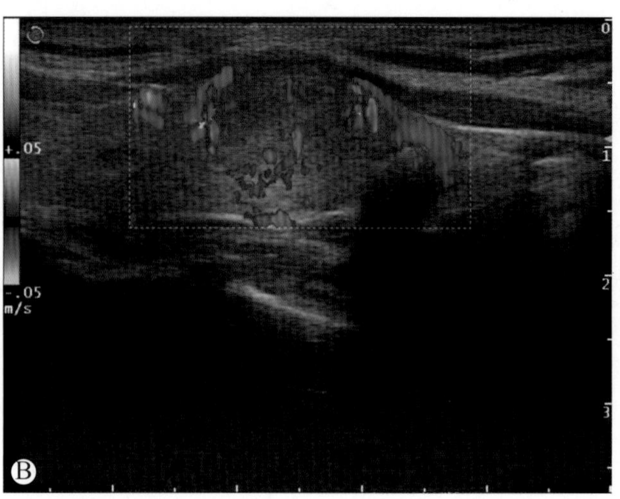

图14-4-15 滤泡型甲状腺乳头状癌

A.灰阶超声显示结节呈实性，边缘规则，边界清晰，内部为均匀中等回声；B.彩色多普勒超声显示混合血管型血管模式，高血供

润相对应。多数患者甲状腺实质表现为不均匀低回声，这可能是由合并甲状腺炎所致。由于弥漫硬化型乳头状癌有非常高的颈部淋巴结转移发生率，因此对该类患者应行颈部淋巴结超声检查。

当甲状腺呈弥漫性不均匀低回声，散在微钙化时，应考虑到弥漫硬化型乳头状癌的可能（图14-4-16）。但并不是所有这种表现的病变均为弥漫硬化型乳头状癌，单纯乳头状癌也可出现这种超声征象。

2.多普勒超声 目前尚未见相关系统报道，根据笔者的经验，该类型甲状腺乳头状癌在多普勒超声上并无特殊表现，甲状腺实质的血供基本正常。

三、甲状腺滤泡状癌

有关滤泡状癌的超声特征研究目前尚不充分，一方面可能是由于滤泡状癌的数量相对较少，另一方面可能是由于滤泡状癌和滤泡状腺瘤的超声特征基本相似，且细针抽吸活检也无法做出鉴别，从而对研究造成了诸多障碍。

（一）灰阶超声

根据韩国学者的报道，和乳头状癌相比较，滤泡状癌在形态方面更趋向于呈扁平状，73.9% $A/T<1$。由于不均匀浸润型生长，60.9%滤泡状癌边缘呈微小分叶状或不规则。86.9%滤泡状癌出现声晕（薄声晕39.1%，厚声晕47.8%）。82.6%滤泡状癌呈实性，17.4%呈实性为主，17.4%呈囊性为主。在回声方面，滤泡状癌69.6%回声不均；和颈长肌相比较，65.2%滤泡状癌为等回声或高回声，另34.8%为低回声。滤泡状肿瘤形成多个小滤泡巢，和正常甲状腺相似，滤泡内含有不同数量的胶样物质，肿瘤的回声可能取决于肿瘤内胶质的数量（图14-4-17）。滤泡状癌17%出现钙化，但未发现微钙化，这是由于滤泡状癌无砂粒体，这点和乳头状癌有明显差异。

显然，滤泡状癌的超声表现和其他甲状腺恶性肿瘤

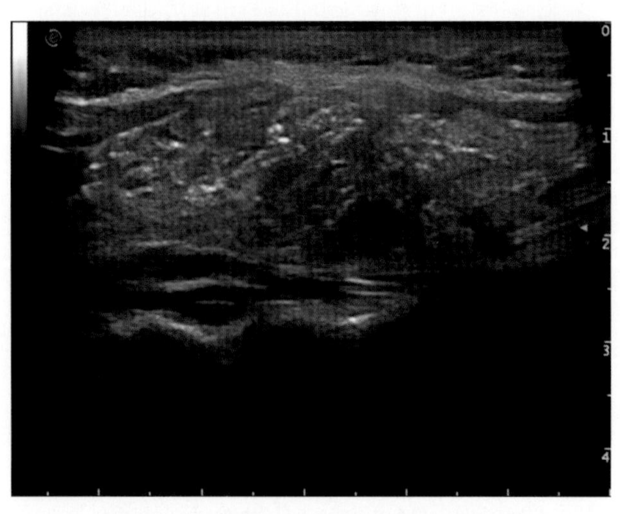

图14-4-16 弥漫硬化型甲状腺乳头状癌

灰阶超声示甲状腺实质内部见大量微钙化强回声

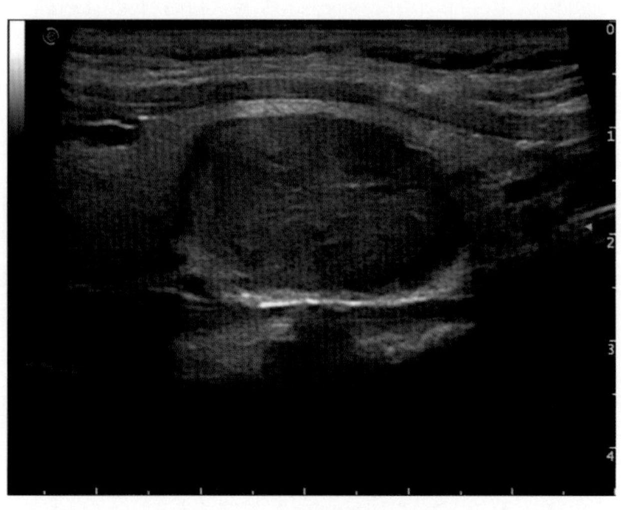

图14-4-17 甲状腺滤泡状癌

灰阶超声示结节呈实性，边界清晰，边缘规则，内部呈均匀低回声

的超声表现不同，许多滤泡状癌可能被当成非恶性病灶。最可能和滤泡状癌混淆的是滤泡状腺瘤，两者的超声表现相似，在声像图上的表现均可类似正常睾丸。

（二）多普勒超声

Miyakawa等观察到80%滤泡状癌表现为结节中央血管为主型血供，而84%的滤泡状腺瘤显示为肿瘤边缘血管为主型血供，能量多普勒超声鉴别两者的敏感度为87.5%，特异度为92%。Fukunari等认为高速搏动血流穿入肿瘤可作为滤泡状甲状腺癌的新诊断标准。

在频谱多普勒方面，研究认为PI＞1.35，RI＞0.78，PSV/EDV＞3.79可达到最好的鉴别诊断滤泡状癌和滤泡状腺瘤的效果。

四、甲状腺髓样癌

甲状腺髓样癌是源于滤泡旁C细胞的恶性肿瘤，较为罕见。相关的超声研究报道也不多。

（一）灰阶超声

由于髓样癌是C细胞来源，多数位于甲状腺上半部，肿瘤多为单发，也可多发。髓样癌直径（19±13.9）mm；57.1%呈卵圆形-圆形，23.8%呈不规则形，19% $A>T$；19.0%边缘平滑，42.8%毛刺状，38.1%边缘不清；90.5%内部呈实性，9.5%呈实性为主；52.4%为极低回声，42.9%为低回声，4.8%为等回声；83%～95%肿瘤内可见钙化强回声。这些钙化强回声中44.4%属于微钙化，55.5%属于粗钙化，粗钙化中的一半呈多发致密粗钙化（图14-4-18）。Saller等认为低回声结节、结节内钙化、结节无声晕这三项特征相结合对诊断髓样癌的敏感度为89%，鉴别髓样癌和良性结节的特异度＞90%，但根据笔者经验，髓样癌也可以出现声晕。

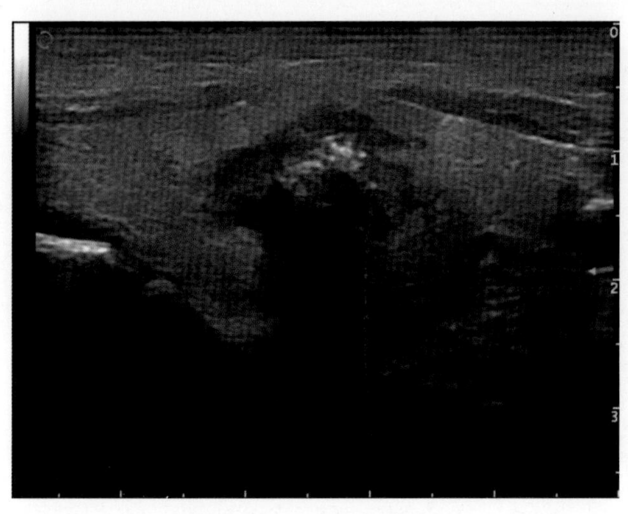

图14-4-18　甲状腺髓样癌

灰阶超声示结节呈实性，边界清晰，边缘不规则，内部呈低回声，见粗钙化和微钙化强回声

（二）多普勒超声

髓样癌79%表现为结节内高血供，50%出现边缘血供。但肿瘤过小时可不显示血流信号。根据笔者的经验，髓样癌彩色/能量多普勒上常表现为混合型高血供。

五、甲状腺未分化癌

未分化癌占甲状腺癌的1.6%，对于这种罕见的甲状腺恶性肿瘤，目前尚没有系统的超声研究报道。超声表现为边界不清的不均匀团块，常累及整个腺叶或腺体，78%出现坏死区，1/3的患者出现包膜外和血管侵犯，80%出现淋巴结或远处转移，累及的淋巴结50%出现坏死。

第五节　超声新技术在甲状腺疾病中的应用

应用于甲状腺结节性病变诊断方面的新技术主要包括超声弹性成像和灰阶超声造影。三维超声技术、B-flow技术和MicroPure（萤火虫）技术也被应用于甲状腺结节诊断的尝试。本节主要介绍超声弹性成像和灰阶超声造影在甲状腺的应用概况。

一、超声弹性成像

弹性成像反映的是有关组织内部弹性特征的新信息，而这种信息可作为鉴别病变性质的重要参数。生物组织的弹性（或硬度）与病灶的生物学特性紧密相关，通常病理情况下组织弹性会发生改变，如恶性病变常导致弹性特征改变，组织硬度相应增加，弹性系数增大，其原因主要是恶性病灶由坚硬的病变组织组成，且呈浸润性生长，边缘呈星状或蟹足样，与附近结构相粘连。

（一）应变超声弹性成像

2005年开始陆续有应变超声弹性成像应用于甲状腺的研究报道，根据成像时甲状腺结节的弹性图来判断结节的良恶性。应变弹性图分析可分为定性分析与半定量分析两大类，其中定性分析是根据弹性图的颜色分类（体现硬度）标准进行综合评估，而半定量分析则是使用多种参数如应变指数、面积比等对弹性图进行半定量评估。目前，广泛应用于临床的是定性分析。在弹性图上，对甲状腺结节硬度的评分文献有不同的评定方法，没有达到统一。最简便的分级是4分法，复杂的分级是6分法。出于实际临床工作中的可操作性考虑，无疑4分的分类值得推荐：1分，结节整个呈低硬度；2分，结节大部呈低硬度［边缘低硬度和（或）中央高硬度］；3分，结节大部呈高硬度［边缘高硬度和（或）中央低硬度］；4分，结节整个呈高硬度。如果将1～2分的结节（较软）判断为良性，3～4分的结节（较硬）判断为恶性，则其诊断的敏感度为94.1%，特异度为81.1%，阳性预测值55.2%，阴性预测值98.2%。也有研究者使用5分法，获得了异常高度诊断效能，诊断的敏感度为97%，特异度为100%，阳性预测值100%，阴性预测值98%。因此，具体的标准化分级尚有待进一步筛选和确定。甲状腺应变超声弹性成像的一个重要问题是评分的可靠性问题，有研究显示甲状腺弹性成像时，不同观察者对肿块评分无显著性相关（Spearman相关系数0.08～0.22，$P>0.05$），对结节灰阶超声特征评判的相关系数则较高。甲状腺超声弹性成像的这种低重复性势必影响其在临床的广泛应用。除了借助于手动施压或心血管搏动等人体生理活动施加应力，目前还有基于声辐射力的应变弹性成像应用于甲状腺结节的诊断，目前的研究基本是基于西门子公司的VTI技术（图14-5-1），证实使用声辐射力作为应力来源可降低应变超声弹性成像的操作者间差异。

甲状腺应变弹性成像的半定量分析是通过测量甲状腺实质-甲状腺结节应变比，即应变指数（strain index），来对结节的良恶性进行鉴别。根据上海交通大学医学院附属瑞金医院使用意大利百胜公司的MyLab 90对甲状腺结节进行的研究，结果显示应变指数＞1.05可作为鉴别良恶性结节的最佳临界点，其诊断敏感度为87.0%，特异度为50.0%。而国内刘芳等使用日立仪器，发现应变指数＞5.525可作为鉴别甲状腺良恶性结节的最佳临界点。可能是不同公司仪器使用的计算公式的差异导致了应变指数如此大的差异（据笔者观察，飞利浦仪器的应变指数介于百胜和日立之间），这一差异无疑将限制弹性成像定量分析的推广应用价值。

（二）剪切波超声弹性成像

剪切波超声弹性成像包括点式剪切波超声弹性成像和二维剪切波弹性成像，21世纪前10年开始应用于甲状腺病变的诊断研究中。点式剪切波弹性成像主要指西门子公司的VTQ技术，二维剪切波弹性成像的仪器类型则很多，包括声科、西门子、东芝和迈瑞都有相应的仪器和技术。无论使用何种剪切波成像技术，都可从统计学上发现恶性结节的剪切波传播速度（或换算得到的杨氏模量）大于良性结节，从而对两者做出鉴别（图14-5-2）。

由于在人体组织中，剪切波的能量非常低，衰减非常快，传播距离非常短，因而超声成像系统要识别和计算剪切波传播速度的技术难度较大。甲状腺位置较为特殊，一侧紧邻大血管，一侧紧邻气管软骨，这导致在横切面时部分推动声脉冲作用于血管或软骨，无法产生剪切波；颈动脉的搏动会带动甲状腺发生相应的运动，导致正确识别甲状腺内剪切波传播的轨迹变得更为困难，从而可能出现剪切波速度的误判。这些综合因素的作用导致剪切波超声弹性成像技术对甲状腺结节的诊断价值受到限制。上海交通大学医学院附属瑞金医院曾分别使用过两款不同机型的二维剪切波弹性成像技术进行甲状腺结节的诊断研究，结果显示声科仪器诊断的ROC曲线下面积为0.602，西门子仪器诊断的ROC曲线下面积为0.563，对于＞1cm的结节ROC曲线下面积为0.622，都明显低于文献报道。这是否为样本构成和操作者依赖性导致的差异还有待进一步研究。已经有研究显示，对于甲状腺结节的良恶性鉴别，应变弹性成像的诊断效能要优于剪切波弹性成像。

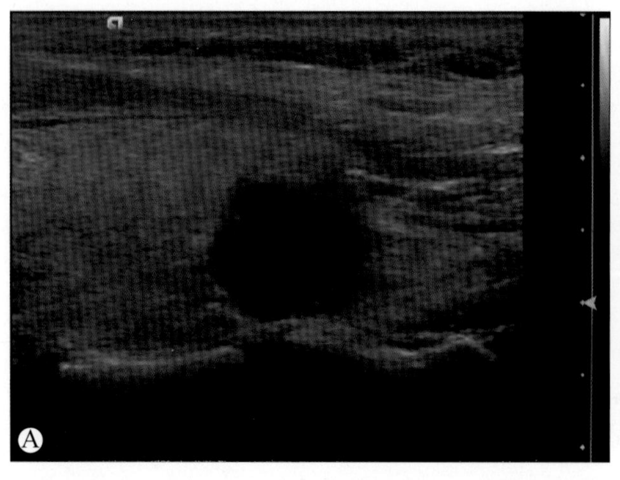

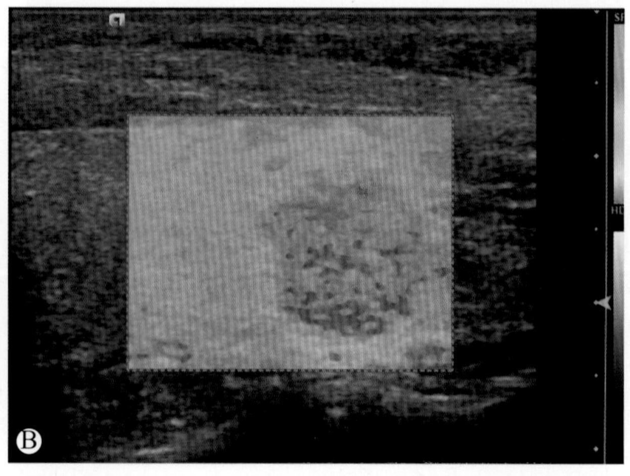

图14-5-1 甲状腺乳头状癌

A.灰阶超声显示结节呈实性，边界模糊，边缘不规则，内部低回声；B.声辐射力应变超声弹性成像VTI显示结节大部分区域为较硬组织（显示为红色和黄色）

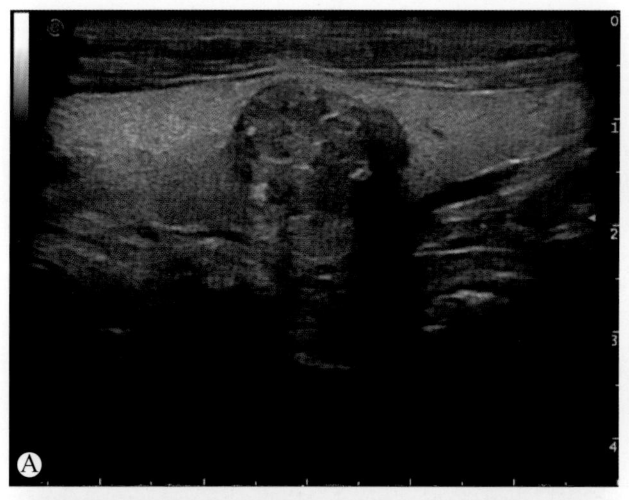

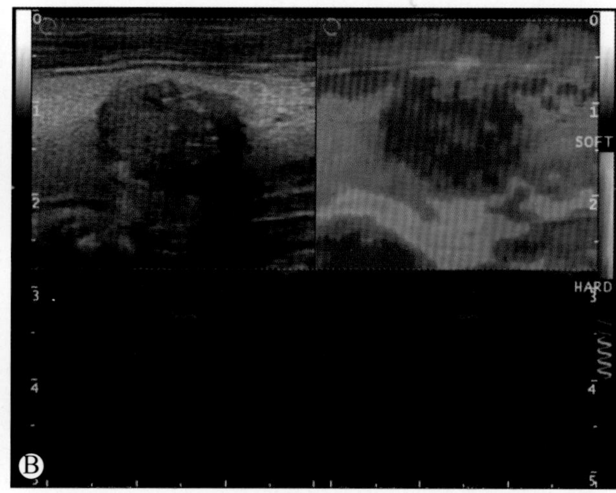

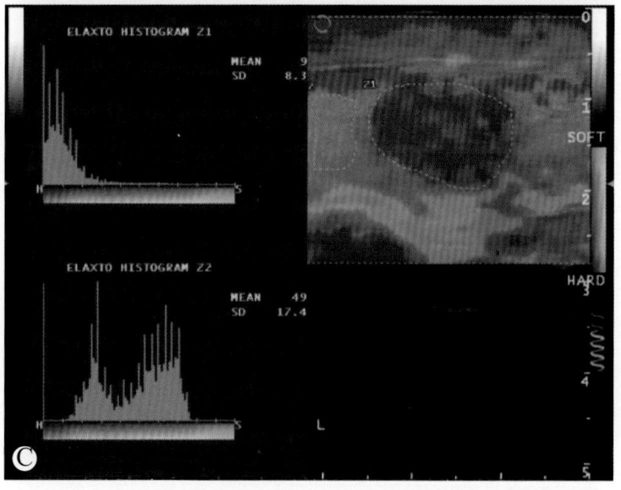

图14-5-2　甲状腺髓样癌

A.灰阶超声显示结节呈实性，边界清晰，边缘规则，内部低回声，伴粗钙化和微钙化强回声；B.超声弹性成像显示结节弹性4分（4分评分法，红色代表较硬的组织，绿色代表较软的组织）；C.半定量分析显示应变指数为2.65

（三）临床应用评价

超声弹性成像，特别是应变弹性成像对于甲状腺结节的诊断与鉴别诊断具有一定的辅助价值，但这种价值需建立在与传统灰阶超声技术相结合的基础上。弹性成像所反映的硬度信息可作为常规超声的补充。必须强调，灰阶超声的形态学指标是诊断甲状腺结节的核心所在。2015版美国甲状腺协会（ATA）的甲状腺结节指南中指出，目前不能推荐超声弹性成像广泛应用于甲状腺结节的评估，而且弹性成像的结果不应该改变建立在传统灰阶超声评估基础上的推荐建议。2016版的美国临床内分泌医师协会、美国内分泌学会和意大利临床内分泌协会（AACE/ACE/AME）甲状腺结节临床指南也指出，弹性成像不能取代传统灰阶超声成像而只是后者的补充。在美国放射学会（ACR）正在制定的甲状腺影像报告与数据系统（Thyroid Imaging，Reporting and Data System，TIRADS）中，也未纳入弹性成像指标。

二、灰阶超声造影

灰阶超声造影成像在肝脏等腹部脏器的应用较为成熟，在浅部器官领域的应用处于探索阶段。甲状腺灰阶超声造影的研究陆续有报道，然而对其临床实际应用价值的争议从未停止。

文献报道超声造影时，良性结节多表现为结节形态规则，边缘清晰，出现完整环状增强，结节内部均匀灌注；恶性结节则表现为结节形态不规则，边缘模糊，无环状增强或仅出现不完整环状增强，高灌注内部出现灌注不均、灌注缺损和低灌注。也有研究者通过结节灌注的时间-强度曲线来对良恶性做出鉴别。

有文献报道高灌注或等灌注的乳头状癌发生中央区淋巴结转移的可能性较高，甲状腺包膜灌注消失的乳头状癌发生淋巴结转移的可能性较高。

AACE/ACE/AME指南指出，不推荐超声造影用于结节的诊断性评估，超声造影仅用于评估结节超声引导下消融治疗时坏死的范围。

第六节　甲状腺结节的超声危险分层和TIRADS

通过分析结节的形态、边缘、内部构成、回声和钙化等特征，有时再辅以血流特征和弹性特征，可建立甲状腺结节的危险分层，从而确定临床处置原则。目前有一些机构陆续发布了甲状腺结节的超声危险分层。

一、ATA

ATA新近发布了2015版成人甲状腺结节和分化型甲状腺癌诊治指南，其中提出了甲状腺结节的危险分层。指南指出，一些灰阶超声特征和甲状腺癌相关（主要是乳头状癌），这些特征包括微钙化、低回声（和甲状腺实质或带状肌相比）、边缘不规则（定义为浸润、微小分叶或毛刺状）、横切面上呈垂直位。其中微钙化、边缘不规则和垂直位对诊断甲状腺癌具有高特异度（中位数>90%），但敏感度较低。而海绵状的囊实性结节则强烈提示良性。根据不同超声特征的组合，ATA建立了甲状腺结节的危险分层。

1.高度可疑（恶性可能>70%～90%） 实性低回声结节或囊实性结节的低回声实性部分，具备以下一项或多项超声特征：边缘不规则（如浸润、微小分叶、毛刺状）、微钙化、垂直位、结节的环状钙化局部破坏伴破坏区低回声软组织外突，或有甲状腺外蔓延的证据。

2.中度可疑（恶性可能10%～20%） 实性低回声结节，边缘光滑规则，无微钙化，无甲状腺外蔓延，无垂直位生长。

3.低度可疑（恶性可能5%～10%） 实性等回声或高回声结节，或囊实性结节，实性区域质地均匀，位于结节边缘。结节无微钙化，无边缘不规则，无甲状腺外蔓延，无垂直位生长。

4.极低度可疑（恶性可能<3%） 海绵状或囊实性结节，不具备低度恶性、中度恶性或高度恶性可疑结节所具备的任何特征。

5.良性（恶性可能<1%） 单纯囊性结节（无实性成分）。

二、AACE/ACE/AME

2016版的AACE/ACE/AME甲状腺结节临床指南将甲状腺结节的超声特征分为三大类，即提示良性的超声特征、提示恶性的超声特征和不确定的超声特征。以上述超声特征为基础，建立了甲状腺结节的超声分类系统。

（一）超声特征

1.提示良性的超声特征 等回声海绵状表现（微小囊性区>结节的50%）；单纯囊肿，具有薄而规则边缘；囊性为主结节（>50%），内含胶质（点状强回声后伴“彗星尾征”）；结节周边规则蛋壳样钙化。

2.提示恶性的超声特征

（1）提示乳头状癌的超声特征：实性低回声结节（和甲状腺前方肌肉相比较），可能含有后无声影的局灶性强回声（即微钙化）；实性低回声结节，结节内血供（intranodular vascularity），无声晕；横切面显示结节呈垂直位；低回声结节，边缘呈毛刺状或分叶状；低回声结节出现破损的蛋壳样钙化，组织通过该破坏区域向外延伸。

（2）提示滤泡性肿瘤（滤泡性腺瘤或癌）的超声特征：等回声或稍低回声结节，回声质地均匀，结节内血供，有明显的声晕。

3.不确定的超声特征 等回声或高回声结节，有低回声晕；稍低回声结节（和结节周围甲状腺实质相比较），边缘光滑；周边血流（peripheral vascularization）；结节内粗钙化。

（二）超声分类系统

（1）1类，低度危险甲状腺病变（恶性危险约1%）：囊性为主（>50%）的甲状腺结节，伴混响伪像，无可疑超声征象；等回声海绵状结节，或相互融合，或伴规则声晕。

（2）2类，中等危险甲状腺病变（恶性危险5%～15%）：稍低回声结节（slightly hypoechoic nodule）（和周围甲状腺组织相比较）和等回声结节，椭圆形或圆形，边缘光滑或不清；可出现结节内血流，弹性成像硬度增加，粗钙化或连续性无中断的环状钙化，或意义不明确的点状强回声。

（3）3类，高度危险甲状腺病变（恶性危险50%～90%，根据出现1项或多项可疑表现），结节出现至少以下1项可疑特征：极低回声（和甲状腺前方肌肉相比较）；边缘毛刺状或微小分叶；微钙化；垂直位生长；出现甲状腺外生长或相关病变淋巴结的证据。

三、ACR

自1993年ACR推出针对乳腺成像的乳腺影像报告与数据系统（Breast Imaging Reporting and Data System，BIRADS）以来，RADS逐渐成为ACR的重要品牌。ACR近年来相继推出了针对结直肠、颅脑、肝脏、肺和前列腺的RADS。这一系列的RADS都获得了“知识共享署名-非商业性使用-禁止演绎国际许可”（Creative Commons Attribution-Noncommercial-No Derivatives International License）的知识产权保护。2012年在ACR的主持下，组织了一个委员会来开发针对甲状腺的RADS，即TIRADS。和开发其他RADS的目的类似，开发TIRADS可规范化甲状腺结节超声术语，最终的目的是给从业医师提供以循证为基础的甲状腺结节处置建议。一批对甲状腺成像有研究的专家进行了一项分为3个阶段的工作，3个小组委员会各承担了其中的一项工作。第一阶段的工作旨在提出对影像学偶然探及甲状腺结节的处置建议，这项工作已经完成；第二阶段的工作旨在开发甲状腺超声报告词典，这项工作也已经完成；第三阶段的工作是以甲状腺超声报告词典为基础，建立甲状腺结节的危险分层，截至本书完稿，该项工作尚在进行中。

（一）甲状腺超声报告词典

这里重点介绍ACR的TIRADS甲状腺超声报告词典。在选择术语时，委员会取舍的依据是术语在诊断甲状腺癌或在将结节分类为良性免除随访时所表现的稳定性。委员会最终确定了6类术语。

1.结构（composition） 用来描述结节的内部成分，即结节内出现的软组织成分或液性成分，以及各自所占的比例。

（1）实性（solid）：结节完全或几乎完全由软组织构成，仅有很少的囊性区域。

（2）实性为主（predominately solid）：软组织成分占结节体积的50%或以上。

（3）囊性为主（predominately cystic）：软组织成分占结节体积的50%以下。

（4）囊性（cystic）：结节完全由液体充填。

（5）海绵状（spongiform）：结节主要由小囊构成。

2.回声（echogenicity） 和周围甲状腺组织相比较，结节的非钙化实性成分的回声水平。

（1）高回声（hyperechoic）：回声高于甲状腺组织。

（2）等回声（isoechoic）：回声和甲状腺组织相似。

（3）低回声（hypoechoic）：回声低于甲状腺组织。

（4）极低回声（very hypoechoic）：回声低于毗邻颈部肌肉。

如果甲状腺组织回声不正常，如桥本甲状腺炎，结节实性成分的回声还需要和毗邻甲状腺组织相比较，但可能需要指出甲状腺组织的回声已经发生改变。如果结节呈混合性回声改变，可描述为高回声、等回声或低回声为主。

3.形态（shape）

（1）术语：垂直位（taller-than-wide）。

（2）定义：垂直位的形态定义为在横切面时，结节的前后径与水平径的比值＞1。

针对如何测量垂直位的研究显示，横切面和纵切面无显著性差异。为了简单化和一致性，TIRADS委员会选择在横切面上测量前后径和水平径的比值＞1作为判定垂直位的标准。

4.大小（size） 结节的测量方法：测量结节的上下、前后和横径，以厘米为单位，精确到毫米。

5.边缘（margins） 指结节的边界或结节和毗邻甲状腺实质或毗邻甲状腺外结构的界面。

（1）光滑（smooth）：不间断、界定明确、曲线状的边缘，常形成一球形或椭圆形。

（2）不规则（irregular margin）：结节的外边界呈毛刺状、锯齿状或呈尖角，伴或不伴有清晰的软组织从结节突向甲状腺实质。该突出物的大小和清晰度多变，可能仅出现在结节的一个区域。

（3）分叶状（lobulated）：结节边缘有局部圆形软组织突入毗邻甲状腺实质。分叶可以是一个或多个，其清晰度和尺寸可能多变（小的分叶被称为微小分叶）。

（4）模糊（ill-defined）：结节的边界难以与甲状腺实质相区分；结节缺乏不规则或分叶状边缘。

（5）声晕（halo）：暗环环绕结节的周边组成结节的边界。声晕可描述为完整环绕结节或部分环绕结节。在文献中，声晕进一步被描述为均匀薄声晕、均匀厚声晕或厚度不均匀声晕。

（6）甲状腺外蔓延（extrathyroidal extension）：结节通过甲状腺包膜向外延伸。

6.局灶性强回声（echogenic foci） 指和周围组织相比，结节内局灶回声增高区。局灶性强回声的大小和形态多变，可单独出现，也可伴有一些广为人知的后方声学伪像。

（1）点状强回声（punctate echogenic foci）：点状强回声后方无声学伪像。

（2）粗钙化（macrocalcification）：当钙化大到足以导致后方声影时，应被认为是粗钙化。粗钙化的形态可不规则。

（3）周边钙化（peripheral calcification）：这类钙化位于结节的周边。钙化可能不完全连续，但通常累及结节边缘的大部区域。边缘钙化常足够致密而掩盖结节的中央成分。

（4）彗星尾伪像（comet-tail artifact）：属于混响伪像的一种类型。深部回声逐步衰减、变窄，使彗星尾呈三角形。如果局灶强回声不具备这些特征，则不能描述为彗星尾伪像。

TIRADS委员会指出，许多研究者将甲状腺结节内所有的点状强回声都简单归于微钙化，但这类点状强回声大多见于良性结节，因而术语微钙化（microcalcification）属于用词不当。彗星尾伪像可分为小彗星尾和大彗星尾，研究发现结节内出现点状强回声后伴小彗星尾伪像时，恶性率为15%。相反，当囊性或部分囊性的结节出现大彗星尾伪像时，许多研究显示其与良性呈强相关。

本版ACR的TIRADS没有纳入多普勒超声和弹性成像，笔者和超声词典开发委员会负责人交流后得知，这是由于委员会认为目前尚无充分的证据证实这两种成像手段诊断甲状腺结节的价值。

（二）甲状腺超声评估分类

如前所述，截至本书完稿，ACR关于危险分层的评估分类工作尚在进行中。

四、其他团体或机构的TIRADS研究

2009年，受ACR的BIRADS启发，智利学者率先报道了他们建立的TIRADS，随后韩国学者、法国学者也相继报道了各自建立的TIRADS，晚近，韩国放射学会和韩国甲状腺放射学会联合推出了官方版的K-TIRADS（Korean-TIRADS）。这些不同的TIRADS版本中，以韩国学者Kwak等提出的TIRADS最为实用，影响面也最广，该分类系统使用结节内部结构、回声水平、结节边缘、钙化和形态等5个指标，将实性结构、低回声或极低回声、边缘微小分叶或不规则、微钙化和垂直位生长作为恶性特征，然后根据结节出现这些恶性特征的数目确定分类等级。

上海交通大学医学院附属瑞金医院也提出了甲状腺结节的TIRADS分类，该分类利用筛选出的微钙化、边缘不光整、纵横比＞1、实性、边界模糊、低回声、内部血流等恶性指标，根据每个指标的OR值赋分，然后按计算得出的恶性率进行分类，分为TI-RADS 3～5类，相关研究发表在《医学超声杂志》*Journal of Ultrasound in Medicine*。

然而，正如前文所述，由于RADS是ACR的重要品牌，且包括TIRADS在内的一系列RADS都获得了“知识共享署名-非商业性使用-禁止演绎国际许可”的知识产权保护，这意味着其他个人、团体或机构的TIRADS研究可能只能限于学术范畴而不能产业化，如要以商业目的使用TIRADS，必须得到ACR的许可。

第七节 超声引导下细针活检在甲状腺结节诊断中的应用

细针抽吸活检（fine-needle aspiration biopsy，FNA）是甲状腺结节评估最为准确和成本效益最佳的手段，被誉为术前诊断甲状腺结节的“金标准”。和触诊引导相比较，超声引导下FNA的准确性更高，特别是对于＜2cm的结节。无论是ATA指南还是AACE/ACE/AME指南，都将FNA作为甲状腺结节诊断链条中非常重要的一个环节。但是在我国，由于多方面因素，FNA还未很好地融入甲状腺结节的评估过程中，特别是在中小医疗机构。

一、FNA的适应证

随着对甲状腺乳头状癌生物学特征和临床意义研究的深入，甲状腺结节FNA的适应证也在不断调整，如在2009版的ATA指南中，可以对≥5mm的结节行FNA，但是2015版ATA指南原则上只建议对≥1cm的结节进行FNA。不同指南对FNA的适应证目前也存在一定分歧。这里重点介绍ATA指南和AACE/ACE/AME指南对这个问题的阐述。

（一）ATA指南

基于甲状腺结节的ATA危险分层，ATA提出了相应的FNA适应证。

1.高度和中度可疑结节 ≥1cm时行FNA。

2.低度可疑结节 ≥1.5cm时行FNA。

3.极低度可疑结节 ≥2cm时考虑FNA，但不行FNA而行观察也是合理选项。

4.良性结节（囊肿） 不考虑FNA，但若有症状或有美容需求，可进行囊液抽吸。

但ATA并没有完全排斥对＜1cm的结节进行FNA，见于以下情况：由于甲状腺乳头状微小癌的临床进展受年龄影响，＜40岁的患者较＞60岁的患者更容易出现临床进展，因而对于亚厘米甲状腺结节是否进行FNA要考虑患者的年龄和个人选择；当超声显示中央区和颈侧区出现甲状腺癌可疑淋巴结转移时，应对可疑淋巴结和可能是原发肿瘤的亚厘米可疑甲状腺结节进行FNA；有一些已知的甲状腺癌临床危险因素，包括吞咽时结节固定、疼痛、咳嗽、声音改变、结节增大、淋巴结病变，以及儿童时期放疗史和甲状腺癌家族史，考虑到这些临床危险因素高度预示了甲状腺癌的可能性，行FNA的结节大小阈值可降低。

同时，并不是所有符合FNA标准的结节都需要进行FNA。ATA指南指出，对于非常低危结节（如没有浸润或转移的临床或影像学证据）患者、高手术风险患者或预期寿命相对较短的患者，采用保守的监控处理而非FNA可能是更佳的选择。

（二）AACE/ACE/AME指南

基于其建立的甲状腺结节危险分层，AACE/ACE/AME指南提出了相应的FNA适应证。该指南和ATA指南类似，根据结节的直径和危险分层确定是否行FNA。其中对于＜5mm的结节，指南指出由于临床危险度低，不论超声表现如何，应行超声监控而非FNA。指南还指出，不推荐对核素显像有功能的结节进行FNA。

1.高危甲状腺结节 ＞10mm者常规推荐FNA；5～10mm者可根据临床情况和患者偏好考虑FNA或观察等待，但在以下特殊情况推荐进行FNA：①包膜下或气管旁甲状腺病变；②可疑淋巴结或甲状腺外蔓延；③阳性个人史或甲状腺癌的家族史，包括头颈部辐照史和同时合并可疑临床表现（如声音嘶哑）。

2. 中等危险甲状腺结节　>20mm者推荐FNA。

3. 低危甲状腺结节　只有以下情况建议FNA：当结节>20mm、体积增大或有相关高危病史时；甲状腺手术或微创消融治疗前。

二、FNA的操作技术

AACE/ACE/AME指南推荐使用23～27G的细针施行FNA。国内最常用的7号针口径相当于22G，6号针相当于23G，5号针相当于25G。FNA应该在超声引导下进行，采用平面内进针法，即穿刺针和成像平面相平行且位于成像平面内，这样可全程显示穿刺针。可使用抽吸法和非抽吸法，前者利用负压抽取细胞，后者利用毛细现象获取细胞。使用5号、6号和7号针，上海交通大学医学院附属瑞金医院分别比较了不同针直径的标本质量、抽吸法和非抽吸法的标本质量，还比较了不同取材次数的诊断效能，结果发现使用5号针结合非抽吸法，每个结节至少取材3次可获得最佳的效果。

三、FNA的细胞病理学分类系统

美国国家癌症研究所制定了甲状腺细胞病理学Bethesda报告系统，该系统被广泛应用于临床。其将甲状腺细胞病理学结果分为以下6类：①标本无法诊断或不满意；②良性，恶性风险0%～3%；③意义不明确的细胞非典型性病变，或意义不明确的滤泡性病变，恶性风险5%～15%；④滤泡性肿瘤或可疑滤泡性肿瘤，恶性风险15%～30%；⑤可疑恶性肿瘤，恶性风险60%～75%；⑥恶性肿瘤，恶性风险97%～99%。

四、FNA的诊断效能

FNA虽然被誉为术前诊断甲状腺结节的金标准，但毕竟不是组织病理学诊断，其诊断的敏感度为88.2%～97.0%，特异度为47.0%～98.2%，阳性预测值为52.0%～98.0%，阴性预测值89.0%～96.3%。

第八节　甲状旁腺病变的超声诊断

一、甲状旁腺的解剖和生理概况

甲状旁腺紧贴于甲状腺背面，形状不一，通常呈黄褐色圆形小体，略扁，表面光滑，约呈米粒状或黄豆样大小。成人每个腺体平均长3～6mm，宽2～4mm，厚0.5～2mm。腺体外覆以薄层结缔组织被膜，由该被膜发生的纤维间隔伸入腺体内，将腺体分成若干小叶，甲状旁腺血管、神经及淋巴经由这些小隔进出腺体（图14-8-1）。甲状旁腺的血供来自上、下甲状旁腺动脉，上甲状旁腺动脉一般来自甲状腺下动脉的主要分支，少数来自甲状腺上动脉。下甲状旁腺动脉为甲状腺下动脉的主要分支。

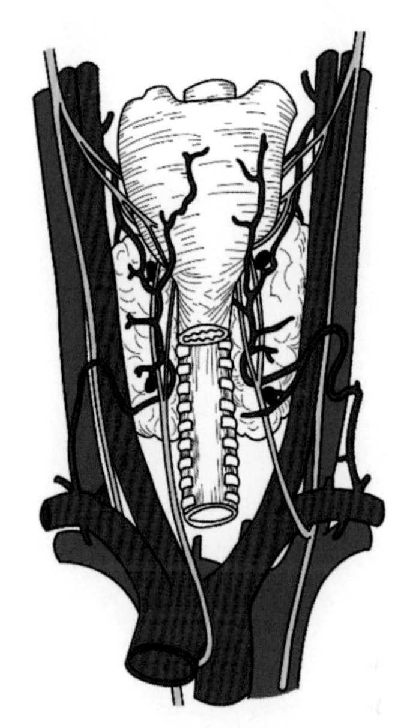

图14-8-1　甲状旁腺解剖示意图

甲状旁腺数目、位置变化很大，通常（80%以上）有4个，分上下两对，分别称为上甲状旁腺和下甲状旁腺。上甲状旁腺通常位于甲状腺左、右侧叶的背面中1/3处，咽与食管交界处，位置较固定，小于2%的上极甲状旁腺会发生异位，如果发生，可能的位置有咽后或食管后。下甲状旁腺多位于甲状腺侧叶后缘的下部，或远离甲状腺而靠近甲状腺下极，容易发生位置变异。最常见的位置是邻近甲状腺下极（42%），15%于甲状腺下极侧面，39%位于“胸腺舌”内，即胸腺的头侧延伸段，其余位置上至颈动脉分叉处，下至纵隔（2%）、甲状腺内（约占1%）。

甲状旁腺腺体表面有薄层结缔组织被膜包裹，腺细胞在实质内被分隔排列成索团状，毛细血管走行其中，另外还有少量的结缔组织。间质内脂肪含量与年龄有关，随年龄增长而增多，到40岁时约占40%，此后含量不变。腺细胞可分为主细胞、水样透明细胞和嗜酸性细胞（acidophilic cell）3种。

主细胞数量多，是构成腺实质的主体细胞。细胞内的分泌颗粒含有甲状旁腺素，以胞吐的方式释放入毛细血管内，其主要功能是增强破骨细胞的活动，溶解骨组织使钙入血，以及促进肠及肾小管吸收钙，从而使血钙升高。在甲状旁腺素和降钙素的共同作用下，维持机体血钙的稳定。

水样透明细胞在正常腺体中非常少见，而在甲状旁腺功能亢进时，往往可以见到。嗜酸性细胞数量少，散布于主细胞间，嗜酸性细胞的功能目前不清楚，有学者认为在甲状旁腺增生或发生腺瘤时，该细胞可合成和分泌甲状旁腺激素。在慢性肾衰竭患者中，甲状旁腺中的嗜酸性细胞数量显著增多，甚至形成嗜酸性细胞结节，这种结节的边界往往较清晰，但无包膜。

二、甲状旁腺的超声检查方法和正常表现

甲状旁腺超声检查对仪器和设置的要求和甲状腺超声检查时基本相同。

美国医学超声学会（American Institute of Ultrasound in Medicine，AIUM）2003年制定了甲状旁腺超声检查的操作指南：对可疑甲状旁腺肿大的超声检查应包括所预料的甲状旁腺可能存在的区域。检查时，颈部呈过伸位，从颈动脉至中线，从舌骨到胸廓入口，进行横切和纵切。甲状旁腺可能隐藏于下颈部的锁骨下方或上纵隔，故在检查时嘱患者做吞咽动作有利于病灶的显示。上纵隔的显像可使用凸阵或线阵探头。尽管用现行的超声技术通常不能显示正常甲状旁腺，但颈部增大的甲状旁腺可能被显示。甲状旁腺的大小和数目应做记录，至少测量两个径线，最好是3个径线。如果可行，其与甲状旁腺的关系也应记录。任何时候只要有可能，应与其他适当的影像学检查进行比较。频谱、彩色和（或）能量多普勒可能提供帮助。超声可用来引导甲状旁腺病灶或颈部其他肿块的活组织检查，也可引导介入操作。

一般认为目前的超声技术无法显示正常的甲状旁腺。也有学者认为正常甲状旁腺超声显示为实性高回声结节，和脂肪组织回声相似。

三、常见甲状旁腺病变的超声表现

（一）甲状旁腺增生

甲状旁腺增生根据病因可分为原发性和继发性两种。前者是指没有外界刺激下，病因不明的甲状旁腺增生，腺体超过60mg，常伴有功能亢进。后者是指在外界因素刺激下导致的腺体增生。原发性甲状旁腺增生分为主细胞型和透明细胞型，继发性甲状旁腺增生有两种类型：弥漫型和结节型，后者由前者发展而来。

1.灰阶超声　主细胞型增生通常位于下甲状旁腺，而透明细胞型则位于上甲状旁腺，临床上以主细胞型常见。腺体增大呈圆形、椭圆形、梭形或者扁平，以圆形多见，肿块较大时形态趋向于管状。增生腺体边界光滑，与甲状腺之间可见一高回声包膜形成的分界面，这是提示增生结节来源于甲状旁腺的一个有力证据。

弥漫性增生表现为均质低回声，结节性增生内部回声多变，早期的结节表现为增大的低回声腺体内有等回声结节，之后结节增多，最终整个腺体被结节占据。由于继发性甲状旁腺功能亢进腺体增生通常是缓慢的，和缺血有关的退行性变多见于体积较大的结节性增生腺体，如坏死、囊性变和钙化，都可以发生，因此结节性增生的腺体内可以出现无回声、强回声等一系列改变（图14-8-2）。有学者对120名患者的362个增大的甲状旁腺（平均每名患者有3个增大的腺体）进行研究，发现58(48%)名患者表现为均质的回声，为弥漫性增生；34名患者（28%）为结节性增生；28名患者（23%）发现甲状旁腺退行性变。

2.多普勒超声　由于结节性增生对常规药物治疗有抵抗性，通常选择手术或乙醇注射治疗，因此结节性增生和弥漫性增生的鉴别对治疗方法的选择有一定帮助。近来，一些研究发现对于弥漫性增生和结节性增生腺体，两者血流显像有一定差别。

Onoda等的研究显示弥漫性增生或者早期结节状态腺体内无血流信号，单个结节或结节性增生内部有强度不等的血流信号。其他学者使用稍有不同的血流分类方法对甲状旁腺增生类型进行研究，得到了类似的结果。

（二）甲状旁腺腺瘤

甲状旁腺腺瘤是一种良性的神经内分泌肿瘤，原发性甲状旁腺功能亢进80%以上是由甲状旁腺腺瘤过多分泌甲状旁腺激素引起的。腺瘤以女性多见，男女比为1∶3，好发年龄为30～50岁，儿童和老年人少见。病变累及一个腺体者占90%，双腺瘤的发生率为1.9%～5%，下甲状旁腺多于上甲状旁腺。根据其细胞组成可分为主细胞腺瘤、透明细胞腺瘤、嗜酸细胞腺瘤和混合细胞腺瘤。

1.灰阶超声　肿瘤通常呈卵圆形，肿块长大后，常呈长椭圆形，其长轴往往与颈部长轴平行。也有报道腺瘤呈长方形、三角锥形等，Butch还提出了泪珠形腺瘤。腺瘤大小不等，小腺瘤最大径在1cm，最小的腺瘤可表现为极微小的甲状旁腺肿大，以致在外科手术时腺体外观无异常，大腺瘤（最大径在1cm或以上为大腺瘤）可呈分叶状或不规则形（图14-8-3），较大的腺瘤可呈管状，纵径超过4～5cm。

腺瘤边界清楚，边缘规则，与甲状腺之间有一完整菲薄的高回声界面。由于腺瘤内为较单一的细胞增生，声学界面较少，与甲状腺相比以实性偏低回声为主，回声均匀。较大的瘤体（2%）内可伴出血、坏死、囊性变而出现部分无回声，极少数病例可发现完全呈囊性的腺瘤（图14-8-4）。

2.多普勒超声　由于甲状旁腺为无导管腺体，腺瘤内部有丰富的毛细血管网，当腺瘤发生时，组织代谢活跃，血供增加，值得注意的是当腺瘤发生出血或栓塞时，

瘤体内血流可减少甚至消失。

甲状旁腺腺瘤不但呈高血供，且悬于一血管蒂上，该血管蒂即位于甲状腺外、从甲状腺下动脉分支发出的滋养动脉，被包裹于脂肪组织内。根据上述的甲状旁腺腺瘤血供特征，在CDFI上腺瘤有以下特点。①扩张的甲状腺外滋养动脉：明显扩张的滋养动脉有助于定位甲状旁腺腺瘤；②极性血供：甲状旁腺腺瘤的滋养动脉特征性地从腺瘤的长轴一极供应腺瘤；③边缘型血供：当滋养动脉进入腺瘤后，沿瘤体边缘呈树枝状分支（图14-8-5）。

（三）甲状旁腺癌

甲状旁腺癌（parathyroid carcinoma，PC）是临床少见的内分泌系统恶性肿瘤，90%的患者会出现甲状旁腺功能亢进，无功能者不足10%。国外甲状旁腺癌的平均发病年龄为45～55岁，国内较低，约为34岁，较良性病变引起的原发性甲状旁腺功能亢进提前约10岁，发病率无性别差异。

1. 灰阶超声　一般累及一个腺体，多为下甲状旁腺。腺癌发展快，体积较大，平均可达24mm，形态不规则，多呈分叶状，也有少数呈圆形或椭圆形。Hara等对比了16例甲状旁腺癌和61例甲状旁腺腺瘤的超声影像学结果后发现，两者平均纵横比（*A*/*T*）分别为1.21和0.64，以*A*/*T*≥1诊断甲状旁腺癌的敏感度为94%，特异度为95%。

肿块边缘模糊不清、边界不清，这是肿瘤常浸润包膜而且成纤维反应明显，与周围组织粘连严重的缘故。内部多表现为实质性低回声，后方可有声衰减，由于瘤体内含有大量纤维小梁结构，因此内部回声不均匀。此外，还可发生囊变而呈无回声区，且易钙化，钙化率可达25%，故甲状旁腺肿块内有钙化强回声伴声影者应怀疑甲状旁腺癌可能。

2. 多普勒超声　甲状旁腺癌血流信号较丰富，有时可以类似于甲状腺功能亢进时的“火海征”。

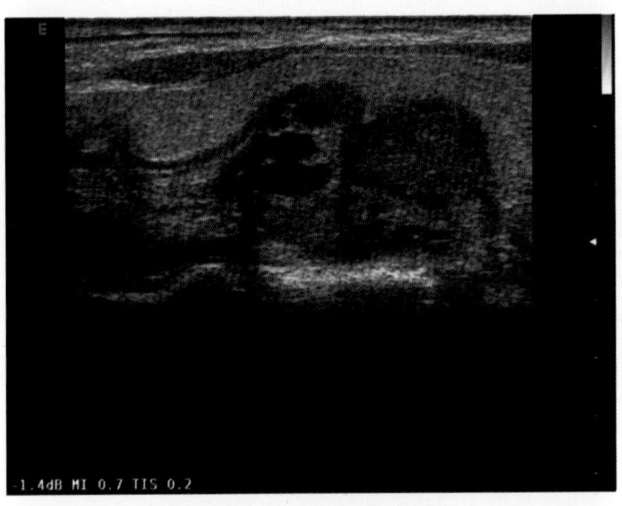

图14-8-2　甲状旁腺增生

灰阶超声示结节呈分叶状，边界清晰，边缘规则，内部回声分布不均

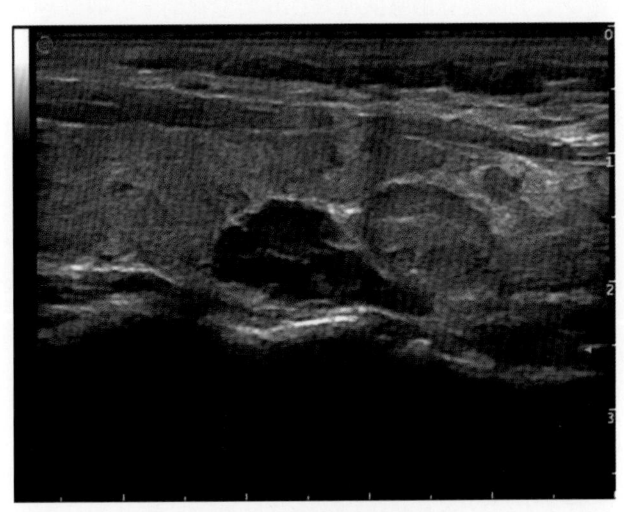

图14-8-3　甲状旁腺腺瘤（一）

灰阶超声示结节呈不规则形，内部为实性低回声

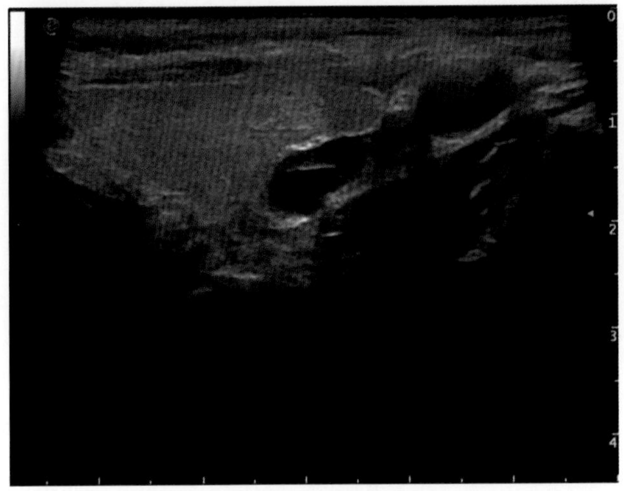

图14-8-4　甲状旁腺腺瘤（二）

灰阶超声示结节呈不规则形，内部见囊性变

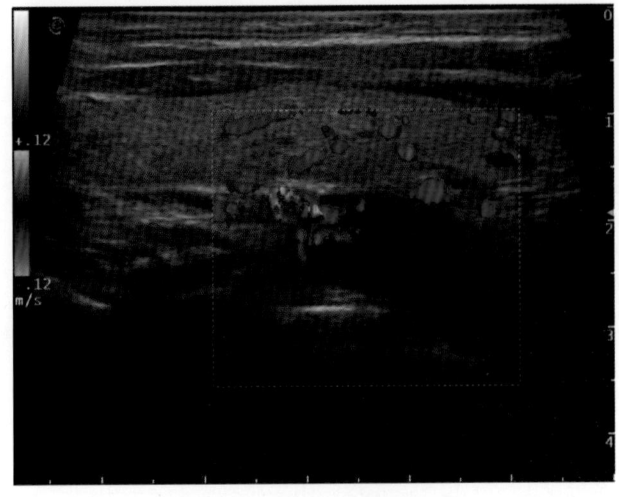

图14-8-5　甲状旁腺腺瘤（三）

彩色多普勒超声显示极性血供

（詹维伟　周建桥　燕　山）

第15章

15

乳腺疾病

第一节　乳腺超声解剖、组织结构及生理

一、乳腺的胚胎发育

乳腺是人体最大的皮肤腺，其位置及功能属于皮肤汗腺的特殊变形，结构近似皮脂腺。乳房从外胚叶套入部发生于顶浆分泌腺的原基；开始发育的地方即以后形成乳头之处。乳腺的发育过程分为初生期、青春期、月经期、妊娠期、哺乳期、闭经期及老年期。各期变化均受内分泌的调节，形态有很大差异。

胚胎第1个月末，在躯干两侧鳃弓区与尾部间乳腺开始发生，胚胎长9mm时出现一条带状的上皮增厚突起形成乳线。胚胎第2个月初长约11.5mm，乳线多处上皮增厚成为乳嵴，由4～5层移行上皮细胞构成，下层为富腺管的间叶组织。嵴内产生顶浆分泌腺群。乳嵴内有多个乳腺原基，第3个月初仅留下一对原基继续发育，其余乳嵴萎缩、退化，消失不全则形成多乳症。

乳腺原基为乳嵴皮肤上皮的局部扁豆状增厚，第3个月末至第4个月初呈球形突入皮肤内，第5个月生出25个上皮栓，末端肥大构成输出系统，皮栓的分支产生腺小叶。

基底部细胞向下生长，形成原始乳芽，进一步延伸成索状结构——输乳管原基。第6个月时输乳管原基开始分支，形成15～20个实性上皮索深入真皮。第9个月实性上皮索内出现空腔，由2～3层细胞围成乳腺导管，下端基底细胞形成乳腺泡的前驱结构——小叶芽。乳腺小芽形成于腺周围浅肌膜内，逐渐增大时把脂肪纤维推开位于胸肌肌膜上，其在胎儿娩出后保持原状，直到青春期在雌激素作用下发育成末端腺管或腺泡。

胚胎32～36mm时乳腺始基表面细胞分化成鳞状细胞，形成圆盘状乳腺区，周围结缔组织围绕，形成一凹陷，凹底有乳腺管开口。胚胎第5～6个月皮下产生顶浆分泌的5～12个乳晕腺。出生后乳头下结缔组织增生，乳腺区突起构成乳头。

即将出生时，男女两性乳腺都由20～25条部分还无管腔的管构成，开口于乳腺区凹陷内。腺管呈放射状向各方于真皮内分支，末端膨大。上皮管的分化自漏斗状开口部起，连接细而长的输出管，经行乳头结缔组织内，输出管扩大部为输乳窦，自此发出分支。

二、乳腺解剖与组织结构

（一）乳腺

人类的一对乳房位于前胸。乳房的主要结构为皮下浅筋膜、蜂窝脂肪组织及内部的乳腺。

1.形态和发育程度　因人、年龄及功能阶段而异。男性乳房的腺部通常不发育，周围脂肪组织极少，扁平无功能。成年女性未孕时乳腺呈圆锥形或半球形，紧张有弹性。乳房大部分由脂肪构成，大小与乳汁分泌无关。

2.乳晕和乳头　由乳房中央部的皮肤变化形成。环状的乳晕有许多微小的突起，其为分散的皮脂腺，哺乳时其可使乳头滑润。年轻人乳头多呈玫瑰红色，妊娠期变为褐色，随妊娠次数增多而加深。乳头呈圆锥形突起，位于年轻人乳房顶点，约与第4肋间相对。借基底环形纤维和附着于输乳管的纵行纤维的作用，以指触之可自动突起。乳头皮肤脆弱易受伤，呈裂隙状，擦伤疼痛，常为细菌进入门户。乳晕可发生裂隙、湿疹或感染，以致形成脓肿。

3.蜂窝脂肪组织　位于乳房皮肤下面，乳腺即在蜂窝脂肪组织之间。

4.浅筋膜、结缔组织　浅筋膜形成整个乳房的总被膜，且插进乳房内成为隔障，能扶持腺组织和脂肪组织。每一个输乳管周围都有结缔组织与皮肤相连。网状的结缔组织可维持女性乳房的坚韧性与轮廓。哺乳期结缔组织随腺体增加而不同程度地软化和萎缩。经产妇结缔组织松弛，脂肪减少，乳房下坠。乳腺与胸大肌间有薄层的乳房后结缔组织，乳房脓肿可波及此区，乳房植入体常位于此区。

（二）乳腺大体解剖

乳腺位于胸前壁乳房内，腺体及其纤维和脂肪组织在第2～6肋间，其宽度从胸骨旁线到腋中线，2/3在胸大肌前，外侧为腋前线，内侧达胸骨缘。腺组织大部分位于胸大肌肌膜上，小部分在前锯肌上。有些薄层的乳

腺组织其上可达锁骨，内至胸骨中线，外侧达背阔肌前缘，外上侧可达腋下；有的伸进腋前皱襞，形成块状，似腋窝肿瘤。

乳腺的中央为乳头和乳晕。乳头内有15～30个输乳管开口；皮内有大量皮脂腺开口于输乳管口周围。乳晕为乳头周围的环形区，表面有5～12个小结节状的乳晕腺，是汗腺与乳腺的中间过渡，单独开口乳晕区分泌脂状物有保护作用。妊娠期及哺乳期乳晕腺特别发达。

（三）乳腺的内部解剖与组织结构

乳腺正常结构（指成年未婚、未孕妇女的乳腺）的主要基础是乳腺体，由皮肤大汗腺衍生而来的多管泡状腺和脂肪组织构成（图15-1-1）。

1.乳腺叶　成年女性的1个乳腺有15～20个乳腺叶，腺叶间被皮下致密纤维脂肪物充填，称叶间结缔组织。每个腺叶再分支成许多小叶，每个小叶外周被疏松黏液样纤维组织包绕，称小叶间结缔组织。小叶为乳腺解剖上的1个单元，由若干腺泡及相近的末梢导管汇聚而成。小叶末端为分泌单位即小泡。每个小叶由10～100个或以上的小管（管泡）组成，小管汇聚成末梢导管。小管外由肌上皮细胞呈螺旋状缠绕周围，收缩时可将腺泡内乳汁排出。部分分泌组织可能位于胸肌膜下乳房后结缔组织深处。乳腺叶的数量固定不变，而小叶的数量和大小有很大变化。

2.小叶内间质　为疏松的黏液样或网状结缔组织，是小叶实质的一部分，随卵巢分泌功能状态变化。小叶内结缔组织在生理和病理上有重要意义，管内型纤维腺瘤、纤维细胞肉瘤、乳腺增生性病变均与其有关。而小叶间致密结缔组织不受内分泌功能状态影响。

3.乳腺导管系统　乳腺叶有一根单独的乳汁排泄管即输乳管。15～20条输乳管以乳头为中心呈放射状排列。输乳管末梢部分与乳腺小叶的腺泡小管相通。在乳头附近，输乳管囊状膨大，呈梭形或壶腹样者称输乳窦，可暂存乳汁。输乳管末端变细，可相互汇合，开口于乳头输乳孔。

输乳管自成系统，乳晕下方为大导管，其下叶间导管可再分为中导管和小导管（小叶间导管），最终为末梢导管，其末端10～100个或以上的小管构成乳腺小叶。哺乳期乳汁自乳腺周边乳腺小叶的末梢导管汇聚至小导管，再由数个小导管汇聚流入中导管、大导管，经输乳窦暂时储存，最后由乳头的输乳孔开口排出。

4.乳头、乳晕　为复层鳞状上皮细胞被覆，基底层有黑色素沉着。乳头乳晕的致密结缔组织内有乳腺导管、血管、淋巴管、平滑肌；皮下组织内有圆锥状的平滑肌性格子网，顶尖细、底部宽，以弹性腱固定于结缔组织内。乳晕上皮下有乳晕腺、汗腺、皮脂腺；无脂肪组织。

5.乳腺内脂肪组织　乳腺周围的脂肪组织呈囊状，其中有不同走向的结缔组织纤维束，称柯氏（Cooper）悬韧带；由腺体的基底部连接于皮肤或胸部浅筋膜形成分隔乳腺叶的“墙壁”和“支柱”，有固定乳腺位置的作用。乳腺基底面稍凹陷，与胸肌筋膜间有疏松的结缔组织间隙，称乳腺后间隙，可使乳腺轻度移动。

6.乳房血管、神经　分布在小叶间质。

（1）乳房动脉：供血动脉来自3处，主要为胸外侧动脉及胸廓内动脉，来自肋间前动脉的多少不定（图15-1-2）。①胸外侧动脉。起自腋动脉第2段，沿乳腺外侧下降分支供应乳腺，并与胸廓内动脉的穿支吻合。②胸廓

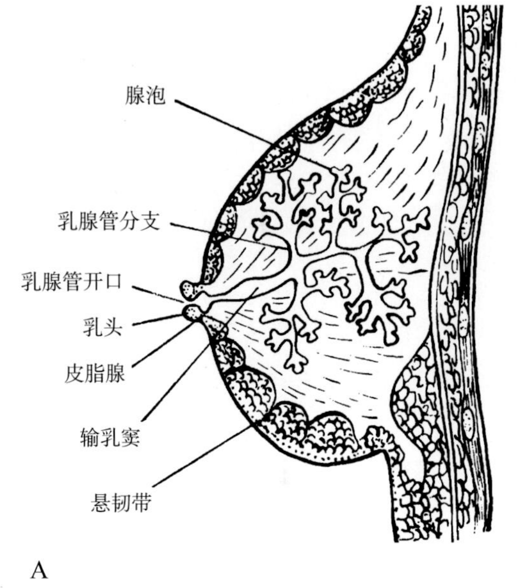

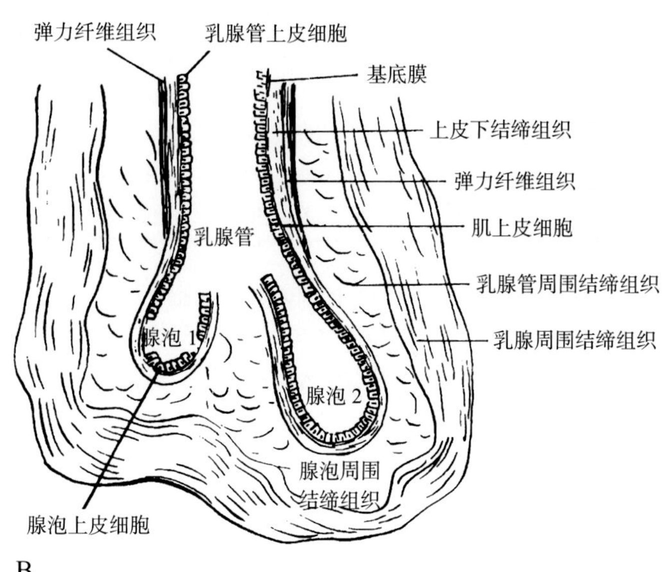

图15-1-1　乳腺内部结构

A.乳腺叶，每个腺叶分成许多小叶，小叶由腺泡组成，其间充以叶间结缔组织；B.乳腺管和腺泡，乳腺管内衬上皮细胞，外被原纤维基底膜

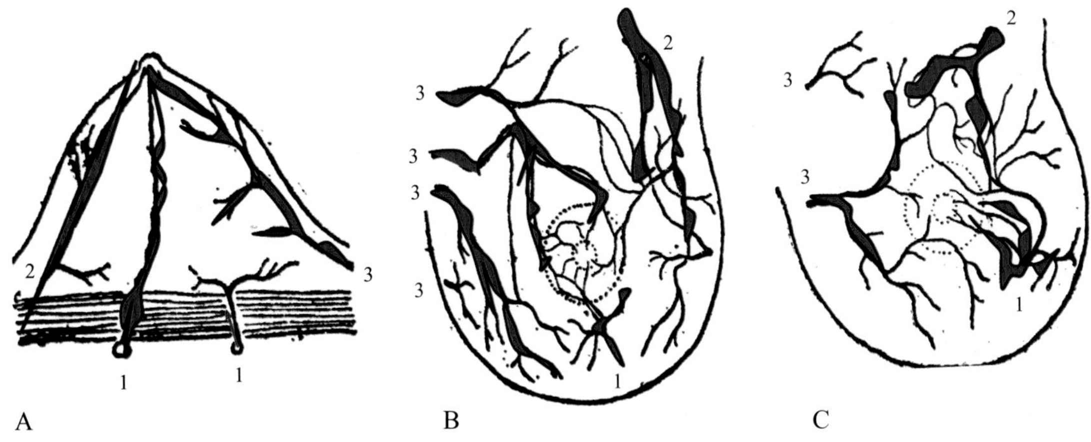

图15-1-2 乳腺血液供应

主要血管围绕乳头吻合。A.水平切面。B、C.前面观

1.来自肋间前动脉；2.来自胸外侧动脉；3.来自胸廓内动脉

内动脉。其上第4或5肋间隙的皮肤穿支供应乳腺，其中1、2或2、4两支较大。③肋间前动脉。第2、3、4肋间的外侧分支供应乳腺，起自锁骨下及乳房内动脉，位于锁骨胸骨端后方，沿胸骨外侧缘（相距1.25cm）平行地下行进入胸廓。④胸肩峰动脉分支或腋动脉直接发出的分支称乳房外侧动脉，穿过胸大肌、胸小肌至锁骨下方，下降至乳头供应乳腺。因此，供应乳腺的动脉皆来自上方两侧，横行朝向乳头，在胸膜上向下、前和内侧走行，在小叶间结缔组织内形成一致密的毛细血管网，沿输出管至乳头下方，腺体深面无大血管进入。乳头和乳晕区的血液供应由后方进入。

（2）乳房静脉：在乳晕深处形成静脉丛，再形成辐射状较大的静脉。①一部分静脉通过胸廓内静脉的肋间穿支汇入胸廓内静脉，再至头静脉；②一部分静脉汇入腋静脉；③一部分静脉通过肋间回流至奇静脉系统，再至上腔静脉。

乳腺静脉分两组，浅静脉紧贴皮肤位于浅筋膜下面，由淋巴管伴行；深静脉与动脉伴行。横向的静脉向胸骨旁回流，在中线两侧有吻合；纵向的静脉向上走行，注入颈根部浅静脉，再回流至颈前静脉。深静脉分别回流至胸廓内静脉、腋静脉、奇静脉或半奇静脉，再流入脊椎静脉丛。

（3）乳腺的神经：起自血管周围网及毛细血管周围网，感觉末梢居于乳头及乳腺内。

7.乳房淋巴系统　乳腺内部含有极为丰富、微细的淋巴管网，起始于腺泡周围的毛细淋巴间隙。淋巴网包围着腺小叶、输乳管和腺泡，即输乳管和腺泡周围淋巴管。这些淋巴管与在腺体间组织内分支的叶间淋巴管、皮下组织和乳房后组织畅通。乳腺区淋巴管分别引流皮肤及腺体两组，引流皮肤的淋巴管呈辐射状，乳腺外份的淋巴管以汇入腋淋巴结为主，其次汇入胸骨旁淋巴组。上份的淋巴管汇入锁骨上淋巴结。内上的淋巴管大部分进入胸骨旁淋巴结。乳腺实质的淋巴结75%汇入腋淋巴结。极少数乳房淋巴管从乳腺内侧随着血管的穿支通过肋间内侧，经纵隔障到沿内乳动脉排列的前纵隔淋巴结。

淋巴液通过淋巴网按不同部位回流至淋巴结，绝大部分汇入腋淋巴结，小部分汇入锁骨及胸骨旁上淋巴结。

三、乳腺生理

乳腺是性激素的靶器官，与子宫内膜一样受内分泌周期性调节。出生后乳腺发育不完善，幼儿乳房为小管构成，腺组织极少，借纤维隔障与皮肤相连。

女性乳腺组织随年龄和性的成熟及雌激素分泌量增多逐渐发育。青春期后迅速增殖，形成腺泡和小叶。有月经来潮，产生乳腺结构周期性的相应生理变化：卵巢开始分泌卵泡素和孕酮，刺激乳腺增殖、导管增多，间叶结缔组织和脂肪也明显增多；并有充血水肿使乳房增大，自觉肿胀不适或胀痛感，月经后可恢复正常。静息期乳腺小叶无明显的腺泡，妊娠期及哺乳期，乳腺才达到充分发育，小导管末端有腺泡形成。绝经后，雌激素及孕酮的缺乏导致乳腺逐渐退化，腺泡及部分导管均萎缩。乳腺的声像图亦随着各周期相应变化，超声检查者必须熟悉乳腺结构解剖与生理变化，才能正确掌握乳腺的声像图。

第二节　乳腺超声检查方法

一、2D彩色多普勒常规检查

（一）了解病史及一般检查

1.病史询问　乳腺超声扫查前，即使对健康人也需询问与乳腺相关的病史，如月经期或两次经期间乳房有无短时间的不适、隐痛、胀痛；或自觉乳房内有无高低不平、块状物。育龄妇女分娩后哺乳期是否有足够乳汁及断乳方式等。

2.视、触诊　两侧乳房常规视、触诊对比检查。乳房外形有无形态失常，皮肤表面有无橘皮样牵拉改变；乳头有无凹陷、扭曲。内部质地有无异常肿块，肿块部位、大小、边界、软硬、移动性及有无压痛等。正常乳房的能动性为其突出的特征，触诊时易从手指下滑脱，很难诊断小肿块；故应取仰卧位以手掌平放在乳房上，把乳腺大部分压抵在坚硬的胸壁上，这样可准确发现小肿瘤或囊肿。

（二）超声仪器条件

1.仪器调节　检查前将灵敏度调到最佳状态，获得乳房各层结构清晰的2D图像。

（1）组织谐波成像技术可减少脂肪组织噪声对图像的影响。

（2）发现病灶时调整焦点置于病灶水平；必要时可选用2～3个焦点，使图像更加均匀柔和。

（3）像素优化技术对不规则图像重新计算排列，减低斑点噪声，可使组织血管的边界显像增强、清晰。

（4）梯形探头可扩大病变中、远场的范围，有利于病灶基底部浸润深度的观察。

（5）超声全景成像，在较大病变梯形探头扫描不完整时选用，手执探头连续移动扫描的实时图像，经计算机处理后获得大面积、低噪声、高清晰度的宽景图像，能显示病灶完整形态并测量病灶大小。局部放大功能可用于检查乳腺小病灶或1cm以下的微小病灶，微小病灶内部的微细结构、钙化微粒、微细血管及边缘状态。

2.探头频率　2D彩色超声仪通常使用5.0～17.0MHz高频探头。乳房硕大、乳腺肿块较大（4cm以上）或多发、弥漫性的病变，由于高频探头的有效长度多＜4cm，不能显示病灶的完整形态与大小时，先用3.5～4.0MHz线阵探头。扫描深度以调至能看到乳腺深部胸大肌与肋骨的回声为宜，可观察病灶的全貌，提示病灶的位置、大小，尤其是炎性病变血管充血水肿或乳腺深部较大的脓肿。3.5～4.0MHz线阵探头有利于彩超显示病变丰富的血管构架，整体与局部分布的疏密；然后再用高频探头详查局部情况（图15-2-1）。

3.血管彩超检查　需降低彩色速度标志，彩色增益灵敏度需适中，以不产生彩色噪声为宜。乳房、乳腺病灶血管彩色显示的多少与仪器的质量有关。高档彩超仪血流彩色较容易看到，且无彩色溢出；血管形态清楚，动脉、静脉并行；可检测直径1mm左右的微细血管，多普勒显示相应的频谱形态，并能测出微小动脉的低速血流与RI（阻力指数）。中档彩超仪血流彩色显示的多少与检查者的耐心程度与花费的时间相关，快速检查仅能看到血流的某些断面，难以检测直径1mm以下的血管或是否有彩色溢出。低档彩超仪显示血流彩色常有一定的难度。故看不到血流彩色不等于乳腺病变没有血管增生。

感兴趣区即彩色取样框，依据病灶大小形态与检测目的确定。观察病灶整体及其与周围组织血流的全貌，取样框应大于病灶，检测导管内微小结节的血流需局部放大，取样框缩小至导管内微小结节的周围。观察与增粗导管并行的血管长度时，取样框可调至呈长方形。

血流速度测量需降低壁滤波至50Hz以下；速度标尺每小档＜1cm/s。多普勒取样容积（取样门）调至0.5mm，置于血管彩色血流中心，声束与血流方向的夹角（θ角）一般＜60°。取样容积或θ角过大可影响血流速度的测量。

4.血管能量图　多普勒信号能量的强度不受血流方

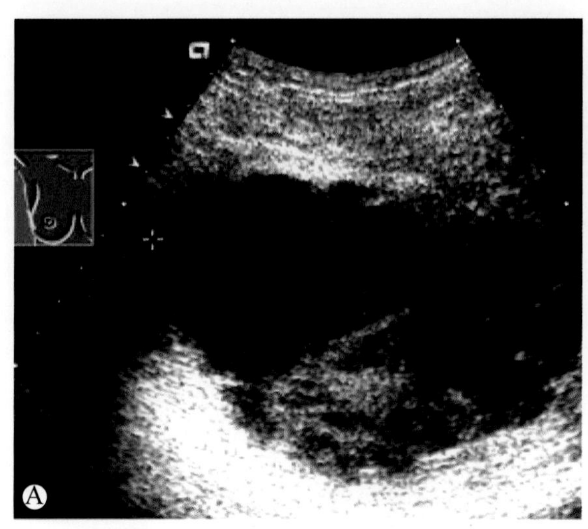

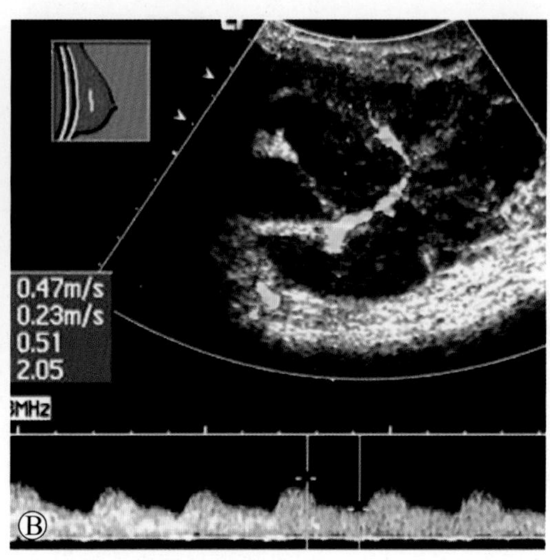

图15-2-1　4.0MHz线阵探头检测乳房巨大囊腔并显示病灶全貌

哺乳期多房性积乳囊肿。A. 4.0MHz探头检测右乳巨大囊腔11cm×8cm，液性低回声有杂乱絮状条索，边缘不规则；B.彩超显示腔内纤维间隔及周围组织血流信号丰富，动脉RI（0.51）低

向和入射角的影响，提高了血流检测的敏感度并能显示低速血流。一般仪器同时显示动静脉时无方向性，但近年有的仪器用不同的彩色显示动静脉血流方向。

（三）乳腺超声检查方法

1.检查体位　一般取平卧位，两上肢肘关节呈90°，自然放在头的两侧。必要时可根据乳房病变情况选择侧卧位或坐位。

2.常规检查方法　按乳腺解剖结构检查，探头长轴与乳管长轴平行或垂直，以乳头为中心从1～12点钟位，放射状顺/逆时针连续转动检查，显示整个乳房内部结构、乳管系统与乳管间乳腺叶组织的回声。

（1）纵切面、横切面及冠状切面检查：探头横行扫查乳头外侧到内侧，从上（自胸骨角水平）向下（剑突水平）；探头纵行扫查自腋前线到胸骨旁线。较大乳房或大肿块（检查者用一手固定）从内、外侧或肿块最大长轴冠状切面开始检查。

（2）乳房血管：彩超检查各层组织内血管的长、短轴分布特征，以及病变血供来源、走向。

（3）两侧对比：无论单乳或双乳病变，以及乳房普查，均应左右两侧对比检查，以防遗漏病变。

3.图像基本要求　显示乳房各解剖层次、乳腺叶组织、乳管系统与周围组织图像。应为乳腺病灶内、外的正常、异常结构的声像图表现。

（1）乳管长切面：乳管长轴自乳腺边缘至乳头间图像。乳管与乳腺叶组织分布的密度。

（2）乳管横切面：乳管断面与腺叶的图像。

（3）乳头：从三个方向扫查前后径、左右径及冠状斜切面，显示乳头外形与大导管的关系。

（4）血流图：乳房、乳腺正常、异常病灶血流彩色显示后，应以多普勒频谱速度测量确定。

（5）乳汁动力学：哺乳期乳汁动力学的图像特征。

4.异常、病变回声标记与测量方法

（1）用时针定位：平卧位，1～12点钟位置标记异常回声、病变所在部位。

（2）按乳腺解剖层次：标记异常回声属于脂肪层还是乳腺内、外。乳腺病灶可位于浅层、基底部、中间或乳腺外区、近乳头中心区。对于多发性、回声多样性病灶，应逐一标记具体位置；特别是临床触诊难以扪及的小病灶，尽可能明确其所属层次。

（3）乳腺分区测量：乳腺的形态近似馒头或山峰，各部位形态、结构及厚度不同，不同生理阶段如妊娠期与哺乳期，其大小形态及乳管内径均发生明显改变。为取得相对准确的检测方法，于乳管长切面将乳腺分为外区与中心区（图15-2-2），分别测量定点部位腺体厚度与内部导管内径。自乳腺与周围脂肪分界的边缘至乳头30mm处的三角形内为外区，该点前后径代表乳腺外区厚度。乳头周围30mm至乳头之间范围为中心区，乳头下垂直距离为乳腺最大厚度。

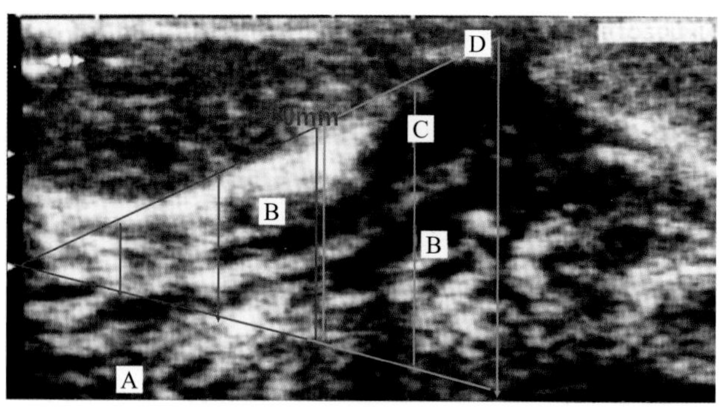

图15-2-2　乳腺超声分区

A.小乳管；B.中等乳管；C.大乳管；D.乳头；外区1～30mm（垂直双线与A之间）；中心区30mm至乳头（垂直双线与D之间）

注意事项：病变定位时体位与探头切面的方位相对固定，探头方位偏斜、随意转动体位、乳房位移时，病灶亦随之变化，可造成小病灶难以准确定位；或出现假阳性或假阴性。

（四）腋窝区检查

腋窝区皮下脂肪丰富，除各肌群和腋动、静脉外，由乳腺的边缘淋巴网传出的淋巴管至腋窝部淋巴结，以及上肢回流的深、浅淋巴管均汇入腋淋巴群。

1.腋淋巴结分为5群　肩胛下、外侧、胸肌、中央及尖淋巴群。后3群与乳腺有关。

（1）胸肌淋巴群：位于腋前皱襞深处，沿胸外静脉排列，相当于第3肋浅面。

（2）中央淋巴群：位于腋窝上部脂肪组织中。肋间臂神经从中通过，淋巴结病变神经受压臂内侧痛。

（3）尖淋巴群（锁骨下淋巴结）：后为腋静脉，前为胸锁筋膜，位置深，体表不易触及。

2.超声检查　上臂外展，充分暴露腋窝区，探头沿腋动、静脉走行进行血管长轴和横切面扫查。仔细观察，皮肤、皮下脂肪组织、各肌群肌膜、肌纤维纹理及血管壁的回声是否清晰；有无异常高回声或低回声的结节、团块，若有，观察其形态、大小及内部血流。腋窝区的皮肤与皮下脂肪组织层中注意有无副乳的异常回声。结合病史考虑淋巴结增大、炎性、转移性，抑或副乳、脂肪瘤。对某些乳腺肿瘤手术切除术后上肢肿胀者，注意静脉回流有无受阻，有无异常扩张的管腔。

二、乳腺灰阶容积3D成像、彩色血流、血管能量图、B-flow 3/4D成像

20世纪90年代末，ATL-HDI 5000型超声仪用2.5MHz

L12-5高频探头，在2D彩色多普勒超声的基础上进行血管三维（3D）超声成像。3D图像重建方法：用2D彩超预检确定取样部位，探头沿血管树解剖分布，在长、短轴切面30°～50°连续手动均匀扫描。成像后，电影回放在5～15帧图像中任选帧数，自动3D重建静态及实时动态图像。图像叠加重建过程可直接观察识别血管增生与缺损区；或变换重建图像幅数、背景颜色。

笔者所在医院使用GE公司Voluson 730-expert彩超仪进行灰阶容积3D成像、彩色或血管能量图及B-flow 3/4D成像。

（一）仪器方法

1.仪器　根据乳腺病灶的大小，选用频率8～12MHz或3.5～4.0MHz的探头，先行2D彩超常规检查，确定病灶的部位。测量乳腺肿块的大小、数目、形态、边缘及内部回声，钙化灶的大小及腋窝淋巴结有无增大与血流情况。

2. 3D成像　2D彩超检查后，用GE Voluson 730-expert 2D高频方形探头SP5-12MHz，3D容积RSP6-12MHz或3.5MHz探头3D成像。选最大扫描角度29°，启动仪器程序，自动扫描重建灰阶、彩色血流、血管能量图及B-flow 3D成像。全部存储静态、动态图像。

（二）乳腺容积3/4D图像

屏幕显示4幅图像：纵切（图15-2-3A）、横切（图15-2-3B）、冠状切面（图15-2-3C）三方位的图像（图15-2-3C）及叠加重建的3D空间立体图像（图15-2-3D）。3/4D动态图像常用的两种重建方式如下。

1.移动纵切面中绿色取样线的位置，其他切面同步移动，3D图像亦随之变化，可获病灶不同部位的形态、内部结构及边缘的立体图像。

2.电影回放3D立体图像，在360°旋转中，按需调整旋转方向与角度；获得不同方位组织或病变的空间立体形态、边缘、基底浸润深度、周围组织及血管结构。

（三）彩色血流图、血管能量图3/4D成像

显示病灶内外血管增生程度的空间结构分布、粗细、局部扩大或狭窄、走行自然陡直或扭曲，提供一种直观的血流分布模式，对鉴别乳腺疾病性质有帮助。

（四）B-flow（B-F）3/4D成像

以往2D超声B-flow血流成像仅用于较大动静脉或某些内脏血管检查。2008年后笔者团队将其用于甲状腺、乳腺等浅表器官的血管检查。B-flow 3D成像时不受血流方向及取样角大小的限制，没有血流溢出，形成的伪像较彩色与能量图的显示更为真实。B-flow能显示的微细血管的内径在100μm左右。尤其4D动态显示血管的空间立体构架，可了解肿块内外主供血管的来源、走向、分布范围、密集程度、病灶浸润方位，可作为彩色与能量图血管检查的补充。

方法：黑白图像显示病灶区，仪器的亮度与对比度调节适当，以能见血管内自然血流图为宜。2D超声B-flow显示血管进行3D成像后，动态旋转，获得病灶内血管结构的立体、空间图像。由于仪器分辨率的限制，对血流丰富的病变可取得较好图像（图15-2-4），而不适于小血管病变。

为提高血管3D成像的效果，经常在乳腺超声造影后扫描，原因是超声造影剂可增加多普勒信号。恶性肿瘤

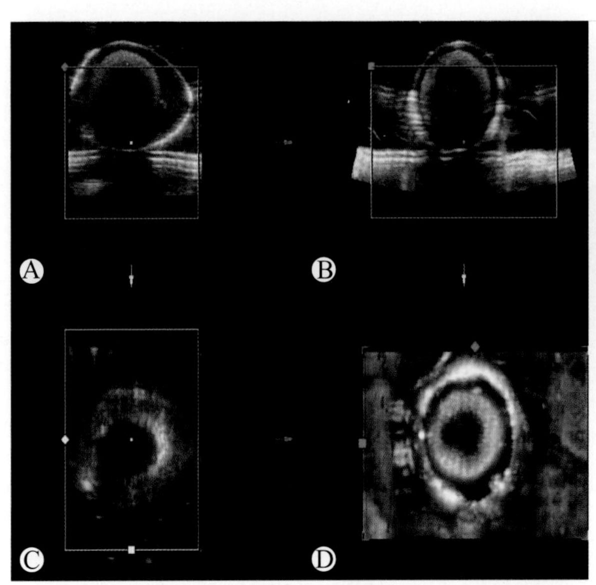

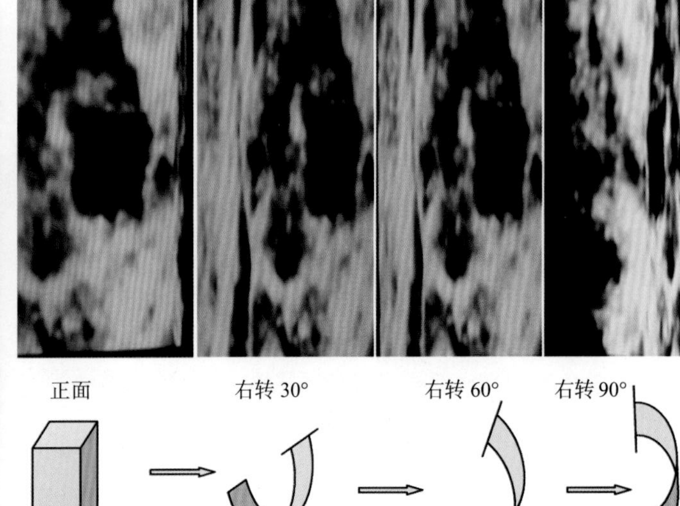

图15-2-3　乳腺灰阶容积3/4D超声成像的图方位与动态旋转角度

左图：鹌鹑蛋3D图像示意，A.纵切面图像；B.横切面图像；C.冠状切面图像；D.叠加重建的3D空间立体图像。右图：乳腺灰阶容积3D成像电影回放，从正面向右转动，不同方位边缘形态基底浸润深度及周围组织

血管粗细不等，扩张扭曲，边缘进入病灶内，构成紊乱的血管团、血管网，这与良性肿瘤血管的粗细均一、呈树枝状分布，易形成明显对比。

（五）乳腺病灶3/4D成像血管结构分析

病灶内血管结构的表现包括肿块内、外血管的位置、形态、数量、功能与周围组织的关系。

（1）供血主干血管支数，分布在边缘或进入实质内。

（2）血管分支支数，其长度可达病灶的1/3、1/2、2/3。

（3）血管形态，粗细不一、顺直、扭曲。

（4）微小血管纹理清楚、密集、缠绕成团、点状稀疏散在及彩色多普勒血流动力学参数。

（5）依据乳腺血管上述表现确定增生程度（图15-2-5）：①血管明显增多。主干血管2～3支进入病灶，各有2～3个分支，长度达病灶的1/2～2/3，微小血管多个；或形成较完整的血管包绕。②血管中度增多。主干血管1支以上，分支2个，长度1/2、散在微小血管。③血管少许增生。周边或内部血管1～2支，长度1/3以下点状稀疏散在。④病灶周边血管。液性病灶内无血管，仅在周边或多或少有微小血管。

三、乳腺超声造影

超声造影曾被认为是医学发展的新里程碑，近10年来进展极快。造影剂微泡经周围血管注入体内，迅速显示组织的血管灌注情况，用以诊断脏器病变。经临床研究证实，超声造影微血管成像直观、动态显示的特征与DSA一致。因其对人体无毒无害，故广泛用于多种病变的检查，尤其是浅表组织乳腺、甲状腺或其他病变的研究。

（一）超声造影的组织学基础

血管是超声造影的组织学基础，良性肿瘤、恶性肿瘤及炎性病变组织内的血管均有不同的变化。肿瘤生长依赖血管，实体瘤的发展分为无血管期和血管期。肿瘤早期间质内无血管，瘤组织难以超过2～3mm^3，吸收营养、排泄代谢废物靠周围正常组织的扩散作用。实体瘤组织内一旦亚群细胞转化为促血管生成的表型，就开始形成新生血管进入血管期，为瘤组织提供营养物质和氧气，新生血管通过灌注效应和旁分泌方式促进生长。超声造影剂微泡平均直径2.5μm，不进入组织间隙，停留在血池中，能反映微血管密度的高低。其黏度与血液相似，不含蛋白基质成分，不影响血流速度。造影剂二次谐波信号比人体自然组织谐波信号强1 000～4 000倍，造影中微泡作为强散射体，可提高血流信号强度，使缺血供、低流速的血管、部位深在、体积较小病灶内的血流信号易见。微泡外膜薄软且稳定性好，在低机械指数声波作用下“膨胀—压缩—再膨胀—再压缩”非线性振动而不破裂，在血池中存留时间长，适于造影中实时观察。

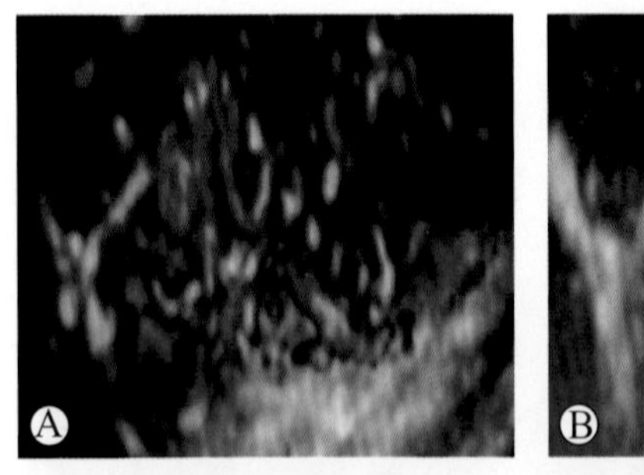

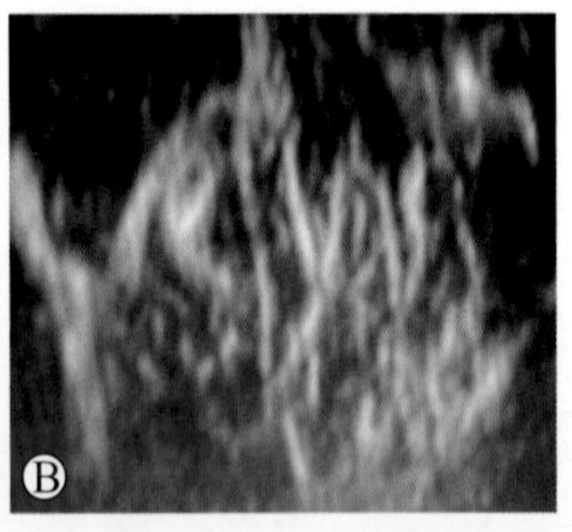

图15-2-4　乳腺恶性肿瘤血管能量图及“B-F”3D图像

A.乳腺癌血管能量图；B.“B-F”3D成像，均见肿瘤内血管密集、纹理清楚

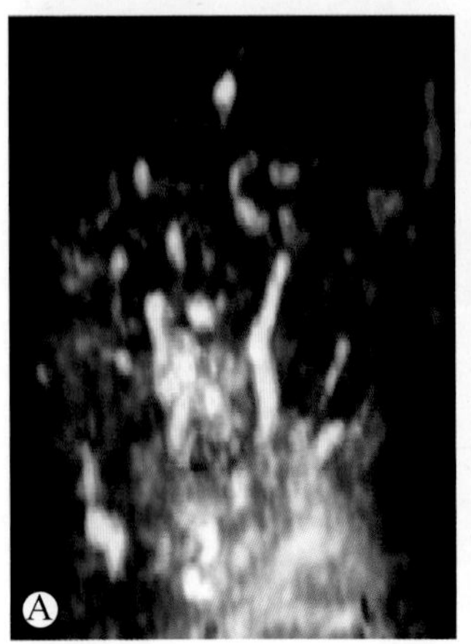

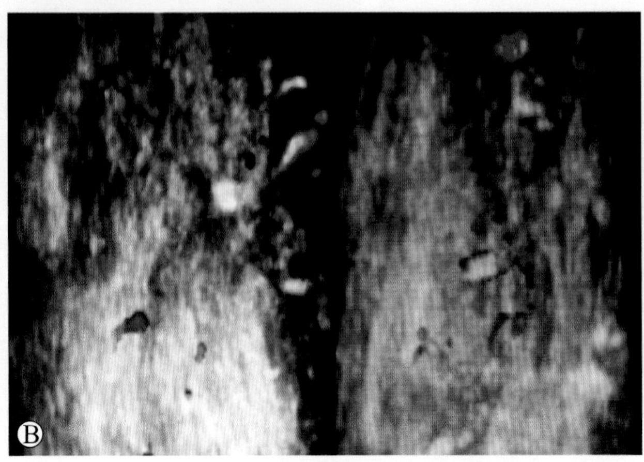

图15-2-5　乳腺浸润性导管癌3D能量图血管结构增生程度

A.血管明显增多；B.血管中度增多；C.血管少许增生

（二）超声造影方法

1.超声造影剂　当前使用的主要为意大利Bracco公司第2代超声造影剂SonoVue（声诺维），国内广州、重庆等地的院校使用自制的全氟显等，也有部分医院使用示卓安。

2.超声造影仪器　应有能显示微泡在造影组织中实时充盈的动态过程，并能分析结果的特殊软件。多用8～12MHz或13～17MHz高频探头。对于乳腺肿块4cm以上或巨大肿块，高频探头不能扫查整个病灶，可用4.0MHz线阵探头。

3.造影方法　造影前调整仪器至造影模式，仪器设定在低机械指数状态。

iU22 L9-3宽频线阵，脉冲反相谐波，MI 0.07。彩超检查后肘静脉注入造影剂全氟显0.02ml/kg，3min连续动态存储图像。

Acuson Sequoia 512超声仪、CPS（contrast pulse sequencing）造影模式和ACQ分析软件（auto-tracking contrast quantification）。图像调至CPS状态超声波动态范围-15～21dB，MI为0.18～0.35，启动自动优化键。造影时患者平静呼吸。造影剂Sono Vue微泡为磷脂微囊的六氟化硫（SF_6）常规配制造影剂5ml。造影剂2.4ml，肘静脉团注，推注生理盐水快速冲洗。一般造影剂分2次注入，首次注入后连续观察4～5min，同步记录动态图像。如效果不满意，第2次更换病灶不同部位，或对其他病灶及增大腋窝淋巴结造影。

（三）图像分析方法

1.直接观察　造影剂注入后肉眼观察微泡在组织内外实时灌注的全过程（图15-2-6A），进行初步判断：①微泡充盈的出现、增强时间，速度、部位，开始消退的时间。②微小血管灌注过程、分布形态范围，变化势态；病灶内残留微泡的表现。③与病灶周围或正常组织充盈、消退的表现比较。④血管多普勒频谱显示可听到微泡破裂的爆破声。⑤造影后病灶彩超、能量图及B-flow 3D成像血管增强程度。

2.时间-强度曲线分析　各仪器的分析软件采用的方法虽略有不同，但主要分析参数近似。造影录像回放，用不同颜色在2D图像病灶边缘、中心区及周围组织取样，形成时间-强度曲线，测量各参数进行定量分析（图15-2-6B）。

曲线分析内容包括：①到达时间（AT）。注入造影剂至病灶出现造影剂的时间。②达峰时间（TTP）。造影剂注入至达到峰值所需时间。③峰值强度（PI）。造影达到峰值的强度。④上升斜率（A）、本底（BI）、拟合曲线斜率（β）及拟合度（GOF）。或用峰值强度达峰时间、曲线下面积、廓清时间计算血流灌注参数及平均灌注参数，量化分析。为验证肿瘤内新生血管超声造影可靠性，可与光电镜观察及超微结构改变对照。

3.乳腺超声造影灰阶图像彩色编码分析　Sono-Liver[R] CAP造影分析软件（clinical application package）能将组织结构造影微泡的灰阶图像变化转换为彩色强度的显示。即病灶内造影剂灌注的强度与周围组织强度比较，其差异用不同的彩色显示出来。灰阶强度定义为从0～1 000dB，彩色编码显示为颜色过渡：黑色—深蓝—浅蓝—黄色—红色—紫红。肿块内深红色区域为高增强，蓝黑色区域为低增强。另外，逐点分析病灶内各点参数（上升时间、达峰时间、峰值强度、平均渡越时间等）组成参数分布图，显示病灶内血管造影剂灌注状态。CAP软件用于乳腺肿块的良性、恶性分析。方法为常规彩超显示血流最丰富的切面后，转换为CPS条件状态，超声造影按常规进行，将获得的造影图像直接动态传入CAP工作站。

（1）CAP软件分析方法

1）在造影图像常规选择3个感兴趣区（ROI）：①边

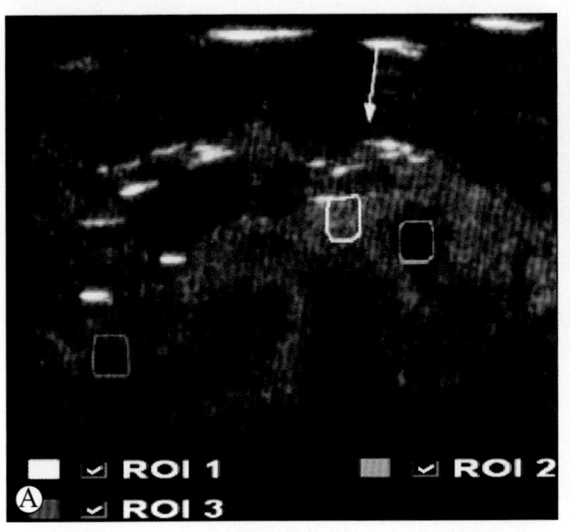

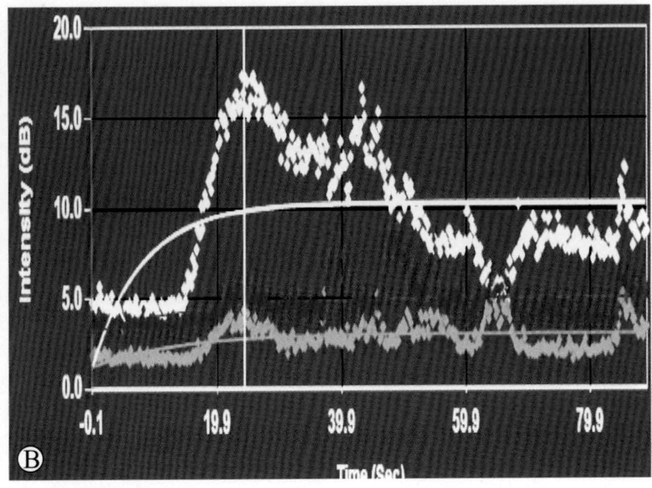

图15-2-6　超声造影图像分析方法

A.直接观察：病灶内外微泡灌注出现时间、强度、部位及消失的全过程（ROI 1、2、3色彩对应图中各取样部位）；B.时间-强度曲线分析：图A中各颜色在2D图像取样区形成相同色彩时间-强度曲线，测量各参数进行定量分析

界ROI描画整个被分析的区域的轮廓呈蓝色边框；②病灶ROI，呈绿色边框；③参考对照ROI，即蓝色边框区减去绿色边框区的范围。

2）CAP软件自动显示时间-强度曲线图或参考对照时间-强度曲线图（黄色表示）的大小不同分为高增强组和低增强组。当绿色曲线大于黄色曲线时为高增强，绿色曲线小于或等于黄色时为低增强。

3）肿块内高增强区再次勾画呈紫红色区域，自动算出高增强区域面积，用于计算高增强区与肿块总面积比值，取3次平均值进行比较。

（2）最后综合分析：2D、彩超、3D成像及超声造影结果综合分析，提示诊断。造影剂充盈状态与2D彩色血流多少密切相关，借助超声造影微泡在乳腺血管的充盈速度、时间与强度，显示正常与病变组织血流动力学的特征。不同部位、不同回声性质及不同血流状态下取样所获得的时间-强度曲线参数有差异。从中找出正常组织中的造影微泡流动的规律，病变组织造影表现与其病理结构有关，目前主要用于乳腺良性、恶性肿瘤的鉴别诊断。

四、乳腺超声弹性成像

以往乳腺肿块多以触诊的软硬度估测病灶的良性、恶性。然而较小的早期肿块、位置深在、张力极大的囊性、囊实混合病灶及皮下脂肪较厚的乳房，触诊检查则难以发现病灶。2D、彩超、3D成像等现代诊断方法在乳腺病变的诊断中发挥了重要作用，但在良性、恶性的鉴别中仍需进一步提高技术。

（一）弹性成像技术

1991年，有学者提出弹性超声概念，它是用于测量组织和病灶弹性硬度的新方法。利用超声探头向组织发射超声波信号激励组织，因应力产生的局部力学变化，提取压缩前后与组织弹性有关的超声回波信号间的时延参数，推算出组织的弹性系数，并用灰阶或伪彩图像反映出来，称为超声弹性成像。弹性系数的大小可反映组织的硬度。乳房中各组织成分弹性系数不同，脂肪组织最小，含纤维的腺体稍大于脂肪，而实质性增生肿瘤更大于脂肪。在2D和彩色多普勒的基础上，超声弹性成像可揭示乳腺肿块的弹性特征及参数。超声弹性移位由半静态的压缩（quasi-static compression）或者组织的动态振动（dynamic ibration）产生，继而发展了许多方法。3D弹性图像为正确重建的静态经验资料声学和弹性移位资料的积分重建，在试验阶段已经得到成功。

（二）超声弹性成像方法

1.仪器 目前有日立公司的EUB-8500型超声仪，与Acuson Antares超声仪等。以彩色编码表示病变组织的软硬度，例如，从红至蓝的变化，表示病变组织从“硬—对应红色”到“软—对应蓝色”的变化。感兴趣区中的平均硬度以绿色表示。

2.方法 2D和彩色多普勒超声检查乳腺病变后，切换为实时组织弹性成像，进行评分诊断。平静呼吸，显示最大切面并固定，双幅实时观察2D及弹性图像，判断病灶与周围组织应变程度的相对值。分别测量病灶直径L_0和L_1，面积A_0、A_1。

（1）计算直径变化率［（L_0-L_1）/L_0］、面积比A_0/A_1。

（2）弹性图像定量参数。硬度分级，以图像中彩色编码代表组织弹性应变的大小为依据。绿色代表组织编码的平均硬度，红、黄色组织硬度大于平均硬度，紫、蓝色组织硬度小于平均硬度。

（三）弹性硬度半定量分级

紫色（1级），蓝色（2级），绿色（3级），黄色（4级），红色（5级）。

1.硬度 恶性肿瘤4级以上86.2%，3级以下13.8%；良性肿瘤3级以下37.8%，4级以上62.2%；4～5级恶性肿瘤硬度高于良性肿瘤。

2.直径、面积 良性2D与弹性差异无统计学意义；恶性2D与弹性差异有统计学意义。

第三节 各周期乳腺结构及超声图像

一、幼儿、儿童期及青春期正常乳腺或肥大乳腺

（一）超声解剖、组织与生理

1.幼儿、儿童期 出生后2～4天乳头下组织稍肿胀或扪及1～2cm大小的硬节，乳头可挤出乳汁样分泌物（母体激素进入婴儿体内所致），1～3周后消失。此期乳腺呈幼儿静止期，男女乳腺无多大差别；幼儿乳腺主要由乳管组成，腺体组织很少，男女生长分支均很缓慢。

2.青春期 是乳腺发育的重要时期，腺管迅速生长增生，终至形成腺泡腺叶。从性发育开始到性成熟的阶段，一般需3～5年（白种人9～12岁，我国12～15岁）。月经来潮前3～5年卵巢开始分泌卵泡素和孕酮，刺激乳腺腺体增殖，导管增多，间叶结缔组织和脂肪组织明显增多。并有充血、水肿，乳房增大。在雌激素作用下，乳腺、乳头、乳晕都相继增大，色素沉着。1年左右发育成盘状，继之呈半球形。组织学乳腺导管系统及周围间质均有增生；腺管分支发育多而快，乳腺管末端基底细胞增生成堆，形成腺泡芽，实体的小腺管中心自溶成衬有上皮的腺管。初次月经来潮时，性器官和乳腺发育成熟，腺导管延伸，并轻度扩张，末端腺泡芽生长，皮下纤维和脂肪等

间质大量增加形成乳房，但小叶尚未形成。

3.早熟性女性（儿童型）乳腺肥大　为性早熟的一种表现。继发性乳腺肥大病，发病年龄1～5岁，患儿生长发育迅速，大于同龄女孩，乳腺双侧肥大，伴有长出阴毛、阴唇发育及月经来潮。应全面检查是否有分泌雌激素的卵巢、肾上腺肿瘤或垂体瘤。若是肿瘤引起的病变，切除后即可恢复正常。

原发性早熟性乳腺肥大症，发病年龄8～12岁，虽无卵巢、肾上腺肿瘤或垂体瘤，但性激素分泌明显增多，雌激素、雄激素及17-酮类固醇均达成年人水平。肥大的乳腺为单侧，乳头下方有盘状软组织块，偶痛，无其他性征发育。

4.青春期女性乳腺肥大　发病年龄13～20岁，由于视丘下部及垂体分泌物促使卵巢发育，分泌雌激素，使乳腺受到过强、过多的雌激素作用，导管向周围伸出许多分支，形成小叶，经1～2年达到很大的程度。但多双侧增大、下垂，严重者达脐部，主要为过度增生的脂肪、纤维组织及乳腺腺体。患者行动不便，乳腺表皮静脉曲张或破溃感染。

（二）超声图像

儿童期、青春期发育中的乳房声像图各层组织结构不完整。

1.儿童期　10岁左右女童，正常乳房声像图显示皮肤皮下脂肪菲薄，仅在乳头下方呈中心稍厚，周边渐变薄的盘状相对低回声，大小约1.26cm×0.36cm，导管不明显，边界不明显，周围为胸壁皮肤、皮下脂肪的中强回声；深部为胸大肌、胸膜的强回声。

2.原发性早熟性乳腺肥大症　8例女孩，5～12岁，家长洗澡时发现症状。单侧或双侧乳头下硬结、乳腺不同程度增大，无症状；患儿多有喜食洋快餐、膨化食品及喜饮喝碳酸饮料等习惯。

超声图像特征如下。

（1）单侧或双侧乳房明显增大，范围3～3.7cm，中心厚度0.8～1.2cm，外区渐薄；单侧乳腺肥大（图15-3-1，图15-3-2），7.5岁女孩右乳增大，1.950cm×0.719cm，

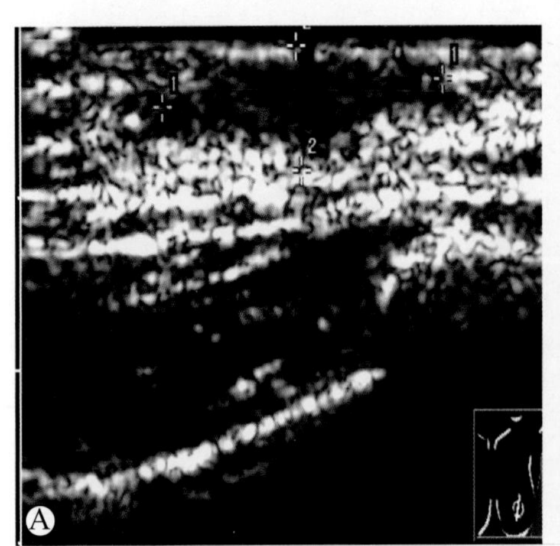

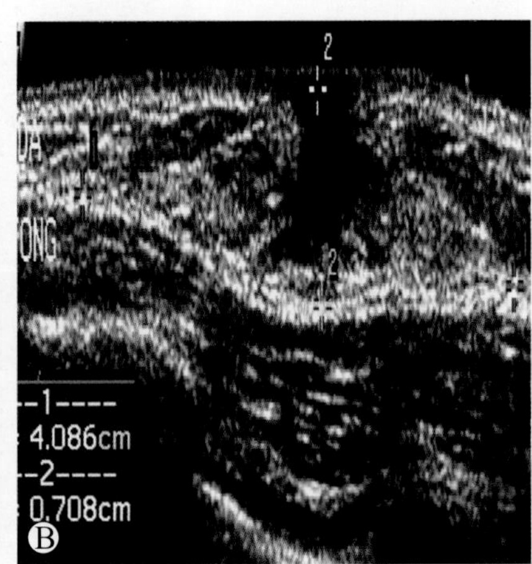

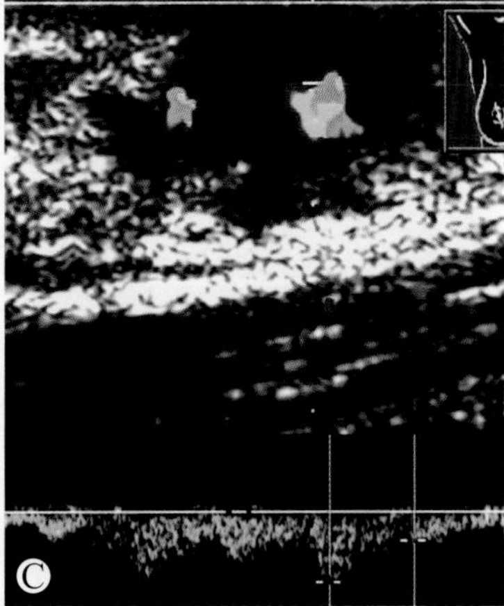

图15-3-1　早熟性乳腺肥大症（一）

患者，女性，10岁。A.左侧乳腺乳头尚扁平，发育正常，大小2cm×0.6cm，低回声导管结构不明显；B.右乳痛2天，明显增大，大小4.086cm×0.708cm，乳管结构清楚、放射状，乳头下导管扩大；C.彩色血流易见乳头区明显动脉血流，9.7/3.9cm/s，RI 0.95，右乳早熟性肥大

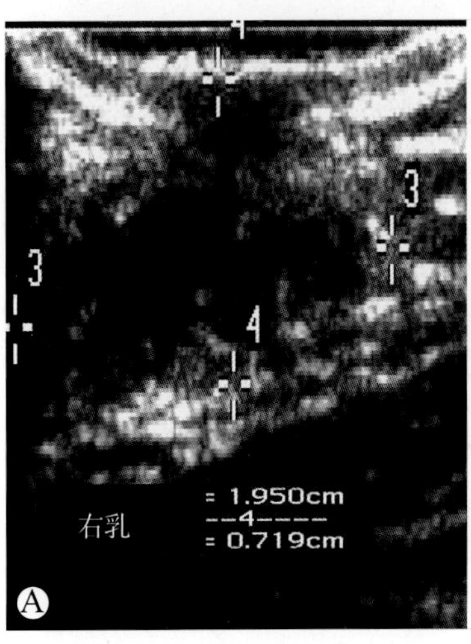

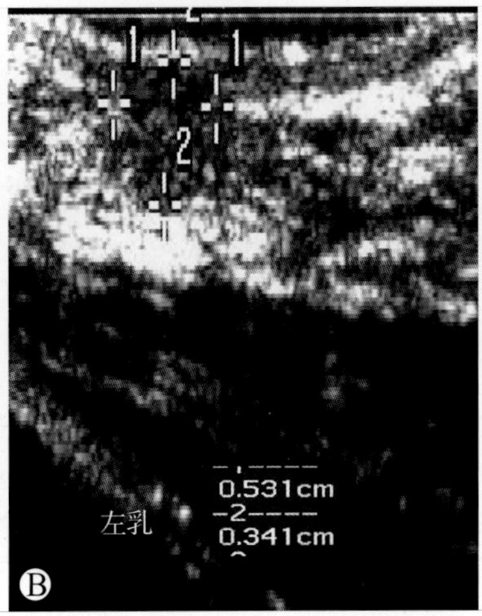

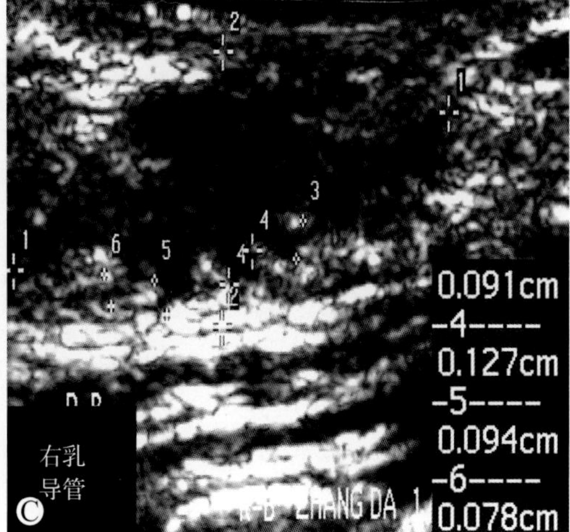

图15-3-2　单侧乳腺过早发育

患者，7.5岁。A.右乳增大1个月，1.950cm×0.719cm；B.左乳0.531cm×0.341cm；C.右乳周边乳管结构明显，内径0.078cm、0.091cm、0.094cm、0.127cm

周边乳管结构明显，内径0.078cm、0.091cm、0.094cm、0.127cm；左乳0.531cm×0.341cm仅见低回声。

（2）内部不均匀低回声，周边微细管状回声。

（3）乳管结构放射状分布，纹理清楚，乳管内径0.34～1mm。

（4）乳腺内彩色血流丰富，分布范围广，乳腺浅层与乳管平行，或纵行或乳头区较多，微细血管内径0.4～0.8mm，动脉血速度12.4/2.8～9.7/3.9cm/s，RI 0.59～0.77，最低速度3.9/2cm/s，RI 0.5。

（5）少数乳腺组织呈馒头形显著增大，回声强弱不规则，乳管及血管增多（图15-3-3）。男性原发性乳腺肥大症声像图与女性表现相同。

3.青春期乳腺　随着女童年龄的增长，11～15岁时乳房组织结构的层次逐渐增多。乳头下方相对低回声扩大，乳腺导管系统开始出现，高频声像图可分辨，呈微细管状，其周围间质增生呈中强回声。年龄再增长后，乳腺组织中见微细红蓝色的血流。多普勒可测量搏动性动脉血流速度，收缩期血流的最大/最小峰值速度为5.9/2.1cm/s，RI 0.65。乳腺组织深部胸大肌纤维纹理清楚。

4.青春期女性乳腺肥大　超声图像见乳房组织结构的层次清楚，脂肪、纤维组织及乳腺腺体明显增多，血流丰富。

二、性成熟期乳腺

（一）超声解剖、组织与生理

性成熟期乳腺即月经初潮以后未婚、未孕成年女性

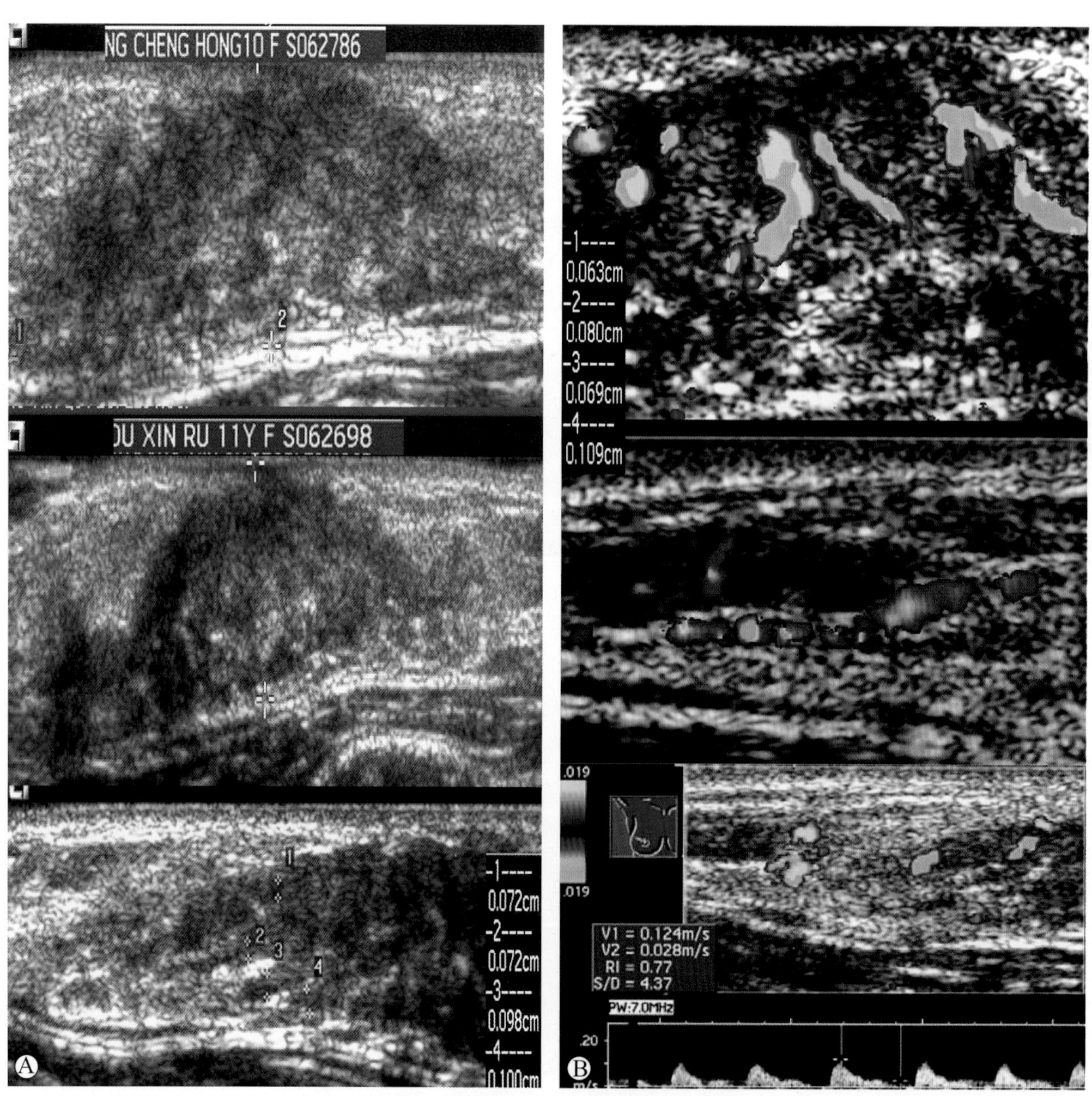

图15-3-3　早熟性乳腺肥大症（二）

A. 10、11岁女孩双乳增大呈馒头形，低回声内见乳管结构纹理清楚；B.乳腺内及周边血流丰富，动脉呈低速

的乳腺。由于脑垂体、肾上腺和卵巢的正常生理活动，在雌激素和孕激素作用下，性成熟期乳腺和子宫内膜一样出现周期性变化。

（1）增殖期：于停经后7～8天开始到18～19天止，此期乳腺导管延伸，管腔扩大，腺管末端分支增多扩张为腺泡，构成新小叶。管周围纤维组织变软、疏松、水肿。

（2）分泌期：自行经前5～7天开始到月经来潮为止，乳腺小叶因导管末端分支增多扩大，腺泡上皮增生肥大，有少量含脂肪不多的分泌物在导管和小叶内潴留。因腺泡发育不足而无泌乳功能。管周围纤维组织进一步变软、疏松及水肿，少许淋巴细胞浸润。乳房增大发胀，轻度疼痛和压痛；行经后症状减轻或消失。

（3）月经期：月经开始到行经后7～8天止。生理所致的内分泌改变：导管末端和小叶明显退化复原。小腺管系统萎缩，管周围纤维组织紧缩，淋巴细胞浸润消失，多余的水分吸收，乳腺变软变小。如若内分泌紊乱，乳腺小叶周期性变化与月经周期改变不协调，可致乳腺小叶增生。

（二）性成熟期乳腺超声图像

超声普查未婚女性30例，获得健康处女正常乳房声像图各项参数。年龄17～21岁，平均（18.4±0.8）岁；月经初潮12～15岁，平均（13.5±3.8）岁，周期正常。常规体检健康状况良好，乳房触诊未发现异常，体重42～65kg，平均（51.6±5.8）kg，身高150～165cm。但12例（占40%）经前或行经期乳房有短暂轻度胀感或轻微疼痛。

1. 2D彩超声像图

（1）乳房：表层皮肤，浅筋膜层呈强回声亮线（厚1～2mm）。脂肪组织呈低回声，其内乳腺组织表面呈波浪形中高回声。Cooper韧带呈条索状高回声，牵拉乳腺小叶穿过脂肪层与皮下浅筋膜相连。乳腺基底回声的深部为较厚的胸大肌和较薄的胸小肌及肋间肌，均为低回声，伴清晰的中高回声的纹理。深部的肋骨呈椭圆形低回声间断出现，胸膜壁层呈强回声。

（2）乳腺组织：由低回声的乳腺导管与不均匀相对强回声的乳腺小叶和间质组成。乳腺与外周脂肪层有明显分界。乳腺边缘部较薄，呈三角形，由外区向中心区逐渐增厚，乳头垂直下方厚度最大。乳腺导管长轴呈树枝状低回声，各级输乳管纹理清楚，边界为乳腺叶及间质，无明确管壁回声。横切面乳腺导管与间质相交，呈高低不等蜂窝样回声（图15-3-4）。

（3）乳腺导管系统：乳腺导管系统自成体系。

乳腺小叶周边部末梢乳管呈微小纤细的低回声末端膨大与小叶相接。向乳头方向逐渐增粗，相互汇合成输乳管，由末梢乳管→小导管→中导管→大导管，至稍膨大的输乳窦，最终开口于乳头输出管——输乳孔（图15-3-5）。

输乳管多少不定，乳管长轴切面显示4支以下占40%，5支占30%，6支以上占30%。中心区乳头冠状切面，在乳头结节样低回声的根部可见8～10支输出管呈放射状围绕。形态多样，似“火山口”样或“莲蓬头”样或呈漏斗状。输乳窦呈梭形膨大的低回声（内径2～4mm），与输出管相接。

乳管内径粗细不等，外区0.5～3mm，平均（1.9±0.67）mm；中心区输乳窦最粗，平均（3.25±1.2）mm。腺管长13.0～40.0mm，＜30mm者占34.8%，≥30mm者占65.2%，平均（30±9）mm。间质型乳腺发育差者乳管长仅4～6mm。

（4）乳腺组织厚度：乳腺组织似三角形，边缘部外区较薄，向乳腺中心逐渐增厚，乳头垂直下方为最大厚度。一般从乳腺组织到边缘角再到乳头中心长度为5cm

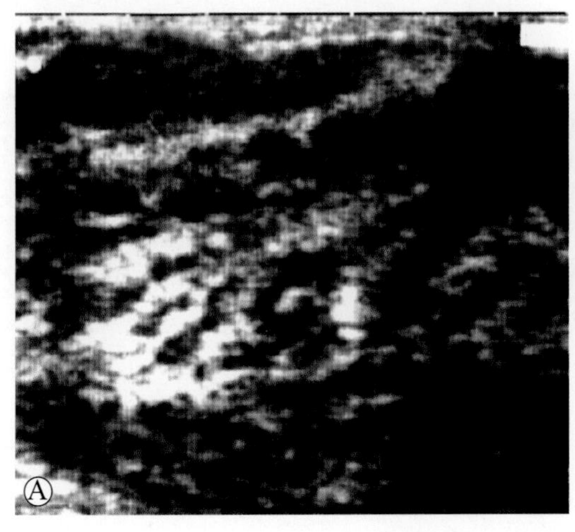

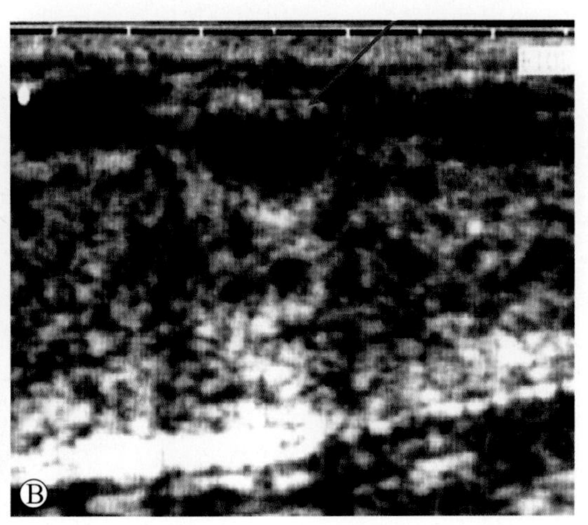

图15-3-4　正常乳腺组织的声像图

A.乳腺导管长轴，树枝状低回声各级输乳管纹理清楚，无管壁边界为腺叶间质；B.横切面乳腺导管与间质相交呈高低不等蜂窝样回声，乳头呈低回声

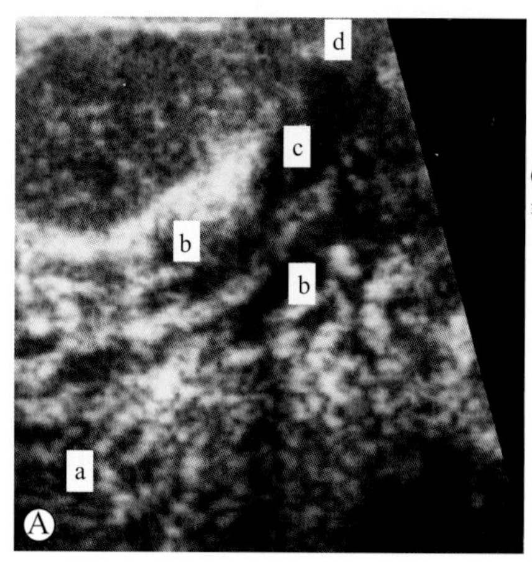

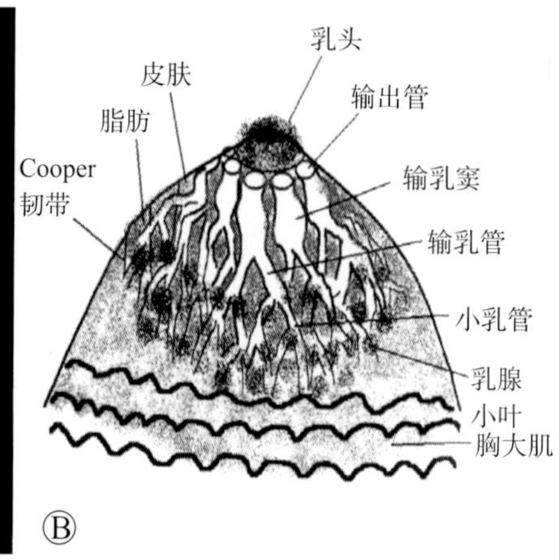

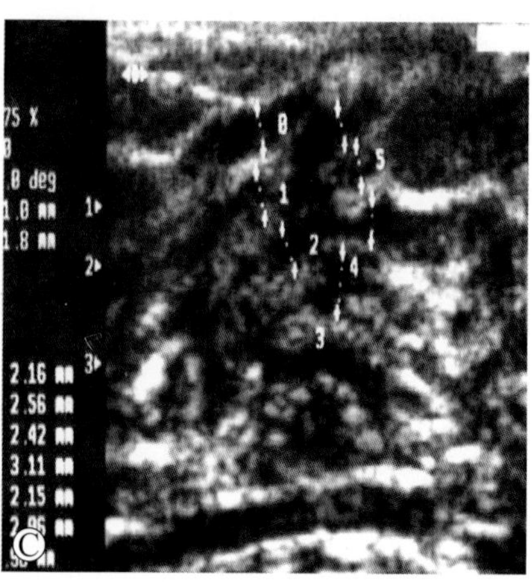

图15-3-5 乳腺导管系统回声与模式

A.a区为乳腺边缘小叶间末梢乳管，b区汇合成中导管与大导管，c区输乳窦扩大，d区输出管在乳头周围呈放射状环绕；B.乳房结构；C.乳头根部8～10支输出管纹理清楚，呈放射状围绕乳头

左右，相当于整个乳腺的半径。乳腺组织松软，体位改变（坐位、平卧位、侧卧位）时由于重力移位，乳腺厚度略有变化。平卧位时两乳的外下象限，右乳6～9点钟位、左乳3～6点钟位最厚；内上象限右乳1～3点钟位、左乳9～12点钟位最薄。30例乳腺组织厚度测值（右乳6～9点钟位，左乳3～6点钟位）：外区厚5～16.6mm，平均（10.43±2.4）mm；中心区15～23mm，平均（16.5±3.0）mm。

（5）乳腺质地分型：乳腺组织内腺叶间质与乳腺管多少不同，个体差异较大。为正确表达声像图显示的乳腺组织结构，笔者提出按乳腺腺体组织的实质部分与输乳管成分的多少进行乳腺质地超声分型（图15-3-6）。

方法：右乳6～9点钟位，左乳3～6点钟位，于导管长轴切面分别测量外区、中心区乳腺组织厚度及此区内乳腺管的根数、内径大小，计算乳腺管内径总和占乳腺厚度的百分比。

乳腺质地（%）=乳管长轴切面各乳管内径总和/乳腺厚度×100。

乳腺质地超声分型标准：乳腺组织结构中乳管总和＜50%为间质型；＞60%为导管型；50%～60%为中间型。性成熟期处女乳腺质地超声图像分型及相关测值见表15-3-1。

①间质型：乳腺管与腺叶间质的比值为38.53%±6.45%。乳腺小叶、结缔组织为主要成分，乳管少，内径（1.49±0.52）mm；在30例中占比30%。

②中间型：乳管与腺叶间质的比值为54.43%±2.54%。乳腺小叶结缔组织与输乳管成分相差不多，在30例中占比23.3%。

③导管型：乳管与腺叶间质的比值为71.90%±7.95%，输乳管成分占主要，腺管内径最大平均（2.16±0.52）mm；在30例中占比46.7%。

（6）Cooper韧带：呈强回声条索，牵拉乳腺小叶，穿过脂肪与皮下浅筋膜相连；使乳腺表面呈波浪形。韧带长1.4～16mm，与体型胖瘦有关，肥胖组乳房皮下脂肪层较厚韧带长（12.3±3.0）mm，标准体重组为（7.1±3.7）mm。相邻两韧带间隔各组相同，平均（11.6±0.3）mm。

（7）乳头声像图：中心区乳头呈低回声，近似椭圆

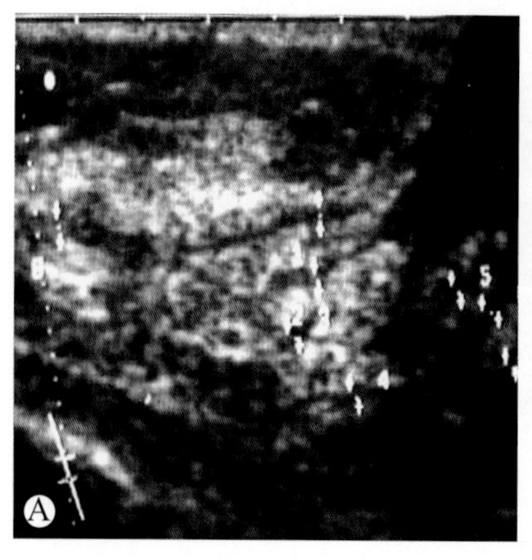

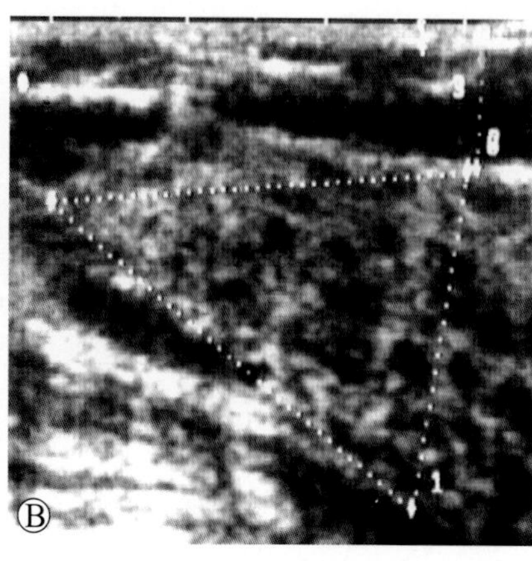

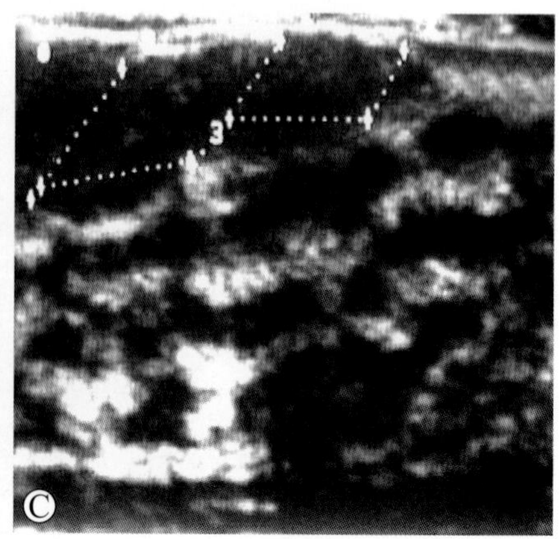

图15-3-6 乳腺质地超声分型

A.间质型：输乳管细小腺体结缔组织为主要成分；B.中间型：输乳管与乳腺腺体组织成分各占50%；C.导管型：乳腺内导管粗大占主要成分，腺体组织极少

表15-3-1　性成熟期未婚女性乳腺质地超声图像分型及相关测值

类型	例数	乳腺管/腺叶间质（%）（$\bar{x}\pm s$）	占比（%）	乳管内径（mm）（$\bar{x}\pm s$）	经期乳痛（例）
间质型	9	38.53±6.45	30.0	1.49±0.52	3
中间型	7	54.43±2.54	23.3	1.53±0.45	3
导管型	14	71.90±7.95	46.7	2.16±0.52	6

形，边界清楚，探头作冠状切面可见周围的输乳窦或输出管。

（8）脂肪组织：乳腺组织的周围除乳头外，均被低回声的脂肪性皮下组织覆盖，越靠近外缘，脂肪组织越厚。乳腺外区脂肪组织厚2～10.5mm。有研究将性成熟未婚女性按体重分组，各组乳房皮下脂肪厚度的测值见表15-3-2。标准体重组乳房外区脂肪厚（3.34±2.0）mm，轻度肥胖组和肥胖组6～7mm明显增加。外区乳腺组织厚（10.43±2.4）mm；中心区乳腺厚平均（16.4±3.0）mm。肥胖组脂肪组织最厚，消瘦组与标准体重组接近。外区乳腺/脂肪厚度比值，标准体重组最大，为3.99±2.4，提示乳腺组织厚；肥胖组比值小，为1.67±0.4，提示脂肪厚，乳腺组织少。

2.彩色多普勒血流及能量图　乳腺的血供来自肋间动脉、胸外侧动脉及胸廓内动脉3个方向的血流，彩色多普勒血流及能量图显示血流从乳房外上或内侧由脂肪组织进入乳腺，基底部血流来自肋间肌的分支向前。动、静脉彩色血流呈红、蓝色树枝样或星点状。使用中档彩超仪所测30例女性中9例（30%）显示乳房彩色血流血管内径1～2mm，长3～10mm，或呈红蓝色星点状；看不出明显的血管壁。彩超显示的血管能量图可见；彩超显示差，能量图亦不清楚。高分辨彩超能见乳腺最小动脉的内径为0.3mm。乳腺内动脉最大速度平均（13.2±3.2）cm/s，最低速度（4.73±1.75）cm/s，RI 0.59～0.77，平均0.58±0.11。

（三）经期轻微乳房胀痛声像图

体检发现，性成熟期女性中40%（12/30例）经期有轻微乳痛或胀感，但均未引起重视。声像图显示间质型与中间型各3例，导管型6例。单侧或双侧乳腺组织内有不规则扩大的乳管，或间质有增强的斑片、结节与不规则低回声区。其中2例乳腺组织发育差，中心区乳腺厚度仅10～12mm。4例不均匀强回声边界较清楚，强回声斑片融合长（13±5.7）mm，宽（10±5）mm。导管型乳腺扩张的管腔形态不同，内径不同程度增大，边界模糊；或呈片状低回声，或低回声结节相互融合成大团块（图15-3-7）。考虑为乳腺结构不良，后经钼靶检查未见恶性病变，其中1例手术证实为乳腺腺病。

三、妊娠期乳腺

（一）超声相关解剖、组织与生理

1.妊娠早期　妊娠最初3个月。早期乳房变化以乳腺增生为主，5～6周开始乳腺逐渐肥大、充血，乳头肥大竖起；乳晕增大，色素沉着。乳腺末端腺管增生，出现萌芽性小管，浸入周围脂肪和结缔组织中。管周围的间质纤维组织增生。血管增生并在腺小叶内形成毛细血管网。

2.妊娠中期　妊娠4～6个月，腺管末端分支明显增多，并集合成新的较大的小叶。小叶末端腺管分支扩张，终端形成腺泡，而周围的纤维组织越来越薄弱；腺泡间密接并融合成大叶（小叶融合体）。小叶的细胞内有脂肪滴出现，间质明显水肿。发育好的乳腺，此期的腺叶及小叶的数目与分娩期几乎相同。

3.妊娠末期　妊娠7～9个月，乳腺高度增大。由于垂体分泌激素的作用，结构已产生变化的乳腺腺泡开始分泌乳汁。腺叶更加扩展，新形成的小叶内导管、腺细胞分泌颗粒集中于顶部，腺泡内腔扩大，腺泡细胞分化为含脂质的初乳细胞，乳腺导管内有分泌物。妊娠末期腺泡发育的程度有显著差异。

表15-3-2　性成熟未婚女性体重与乳房皮下脂肪及乳腺组织厚度的测值（$\bar{x}\pm s$）

体重分组标准	占比（%）	乳房外区脂肪厚（mm）	乳腺厚（mm）	乳腺/脂肪厚	中心区乳腺厚（mm）
标准	30.0	3.34±2.0	10.96±2.7	3.9±2.4	15.5±4.5
消瘦	20.0	4.63±1.5	9.80±4.0	2.2±0.7	14.4±1.5
轻度肥胖	13.3	6.09±1.6	8.67±2.8	2.13±1.0	18.6±5.1
肥胖	36.7	7.04±2.3	12.15±3.1	1.67±0.4	18.0±0.9

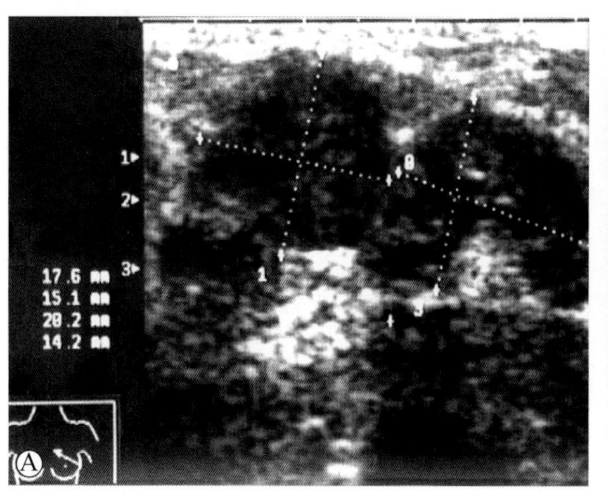

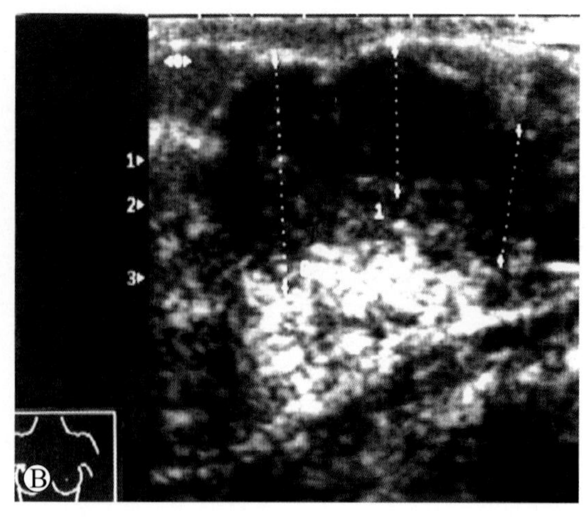

图 15-3-7　双乳结构不良

18岁女孩月经来潮时双乳周期性隐隐胀痛，超声显示左右侧乳腺组织内有不规则低回声团块，由大结节相互融合而成，内部不均匀，后方回声增强，手术病理诊断为乳腺腺病

（二）妊娠期乳腺超声图像

1.乳房增大　脂肪间质变薄、乳腺厚度增加，乳腺导管增多。乳腺外区与基底部导管显著增多，外区与中心区乳腺厚度增加；越接近妊娠晚期，增加越明显。妊娠末期乳腺厚度大于正常1.87倍。正常女性与妊娠末期女性乳腺结构超声测值比较见表15-3-3。

2.乳腺实质　妊娠期乳腺小叶组织增加，乳腺结构的质地略有变化。中间型呈增多（占30.8%），多于正常乳腺（23.3%）。导管型相对减少（占38.5%），明显低于正常乳腺（46.7%）。间质型占30.7%，与正常（30%）的比例基本相同。声像图的发现较好地反映了妊娠期乳腺组织、解剖与生理学的变化。

妊娠末期女性乳腺基底部远端导管增多，低回声管腔扩大。外区乳管内径较正常女性增加89.5%；中心区/外区内径比值0.67，明显低于正常的1.74。输乳管向中心区汇集，8～10支乳管呈车轮状围绕乳头，输乳窦膨大，输出管近乳头处开口封闭。

3.乳腺血管　乳腺内部及周围各种血管增多扩大，检出率均明显多于正常。动脉增粗，内径（1.8±0.58）mm［正常（1.1±0.3）mm］；血流最大速度（15.8±4.7）cm/s，略高于正常［（13.2±3.2）cm/s］；RI（0.56±0.07）略低于正常［（0.58±0.11）］。血管3D图像重建可清楚显示越临近妊娠晚期，乳腺血管增多扩大越明显（图15-3-8）。

乳腺周围组织：胸大肌、肋间肌、内乳及腋动脉的分支容易显示，内径较大者血流速度较快，RI居中。乳腺内部的小血管由外区、基底部穿行于乳腺导管之间，走向中心区；能量图显示在乳头小腺叶周围的微小血管呈网状。

四、哺乳期乳腺

哺乳期是女性一生中乳房的发育、功能的顶峰时期。哺乳期乳腺生理、解剖、功能、病理及声像图有其特征；了解乳腺超声结构与乳汁分泌及哺乳期乳腺病变的关系有助于优生优育、指导母乳喂养、提高母婴身体素质。

（一）哺乳期乳腺相关解剖、组织与生理

在妊娠中末期，乳腺腺泡开始分泌初乳，分娩后充分发育的乳腺小叶于产后3～4天正式泌乳。分泌、储存

表 15-3-3　正常女性与妊娠末期女性乳腺结构超声测值比较

	正常女性（mm）		妊娠末期女性（mm）		妊娠末期女性/正常女性（%）	
	外区 $\bar{x}\pm s$	中心区 $\bar{x}\pm s$	外区 $\bar{x}\pm s$	中心区 $\bar{x}\pm s$	外区	中心区
周围脂肪	10.2±3.3	5.3±1.6	10.7±2.8	3.8±1.7	=	↓
乳腺厚度	10.4±1.5	16.6±2.0	18.1±5.5	30.8±6.0	↑ 74.0	↑ 85.5
乳管内径	1.9±0.7	3.3±1.2	3.6±1.5	2.4±0.5	↑ 89.5	↓ 27.3
乳管内径中心区/外区比值	1.74		0.67			

注：↓为减少；↑为增加；=为相等

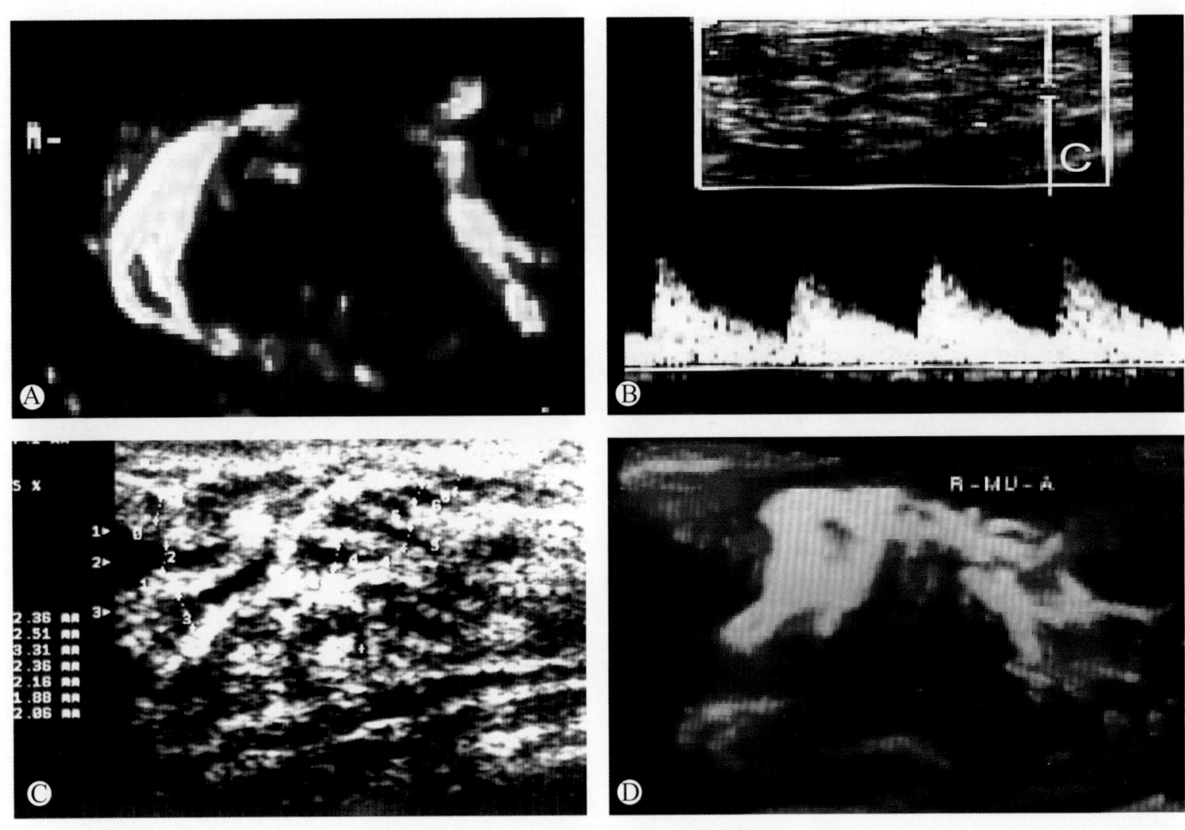

图15-3-8 妊娠中末期乳腺声像图血管3D成像

A.妊娠27周乳腺血管明显增多，纹理清楚；B.血流速度略增，RI略低；C.妊娠37周乳房增大，脂肪变薄，乳腺外区与中心区组织均较正常增厚，乳腺导管增多，内径1.88～3.31mm；D.能量图显示血管可见

和输送乳汁是腺叶和乳管的主要功能。在激素的影响下，乳腺小叶内腺泡高度增生肥大，胞质内充满明亮的乳汁。小叶间纤维结缔组织明显减少，变成薄层的小叶间隔。小叶内腺泡组织形态不同，乳腺腺泡的分泌活动交替进行，不同的分泌时期，乳汁分泌多少不一。哺乳期超声下乳头内乳管周围可见多数小腺泡增生使乳头增大，乳管内皱襞展平，断乳后即恢复。

（二）哺乳期乳腺一般情况

超声普查分娩后4天到1年的哺乳期女性（乳腺）60例，120只乳房。乳房外形饱满、双侧大小基本对称者占71.7%（43/60例）。大小不同者占16.7%（10/60例），6例右侧乳房大，4例左侧乳房大。一侧乳头内陷或弯曲者占11.7%（7/60例），左侧4例，右侧3例，此情况导致婴儿不易吸吮。

乳汁分泌：73.3%分泌量充足至中等（88/120只乳房），母乳喂养为主。26.7%乳汁不足或无乳汁（32/120只），其中12只乳房在分娩后1～3个月乳量尚可，4个月后乳汁量减少；15只乳汁量少，以人工喂养为主，母乳喂养为辅；5只乳房乳汁甚少或无，完全人工喂养。

（三）哺乳期乳腺超声图像

1.乳房增大　乳汁分泌充足的乳房，皮下组织与脂肪变薄，外区至中心区厚，为1.6～3.2mm。乳腺实质外区厚（22.9±5.87）mm；中心区厚（32.2±7.4）mm；最大厚度48mm，大于正常女性和妊娠末期女性，边角钝，前缘、基底膜膨隆。

2.乳腺实质与乳管系统回声的特征　乳腺表层和基底膜线状稍高回声，欠光整、波浪形，构成腺体与周围组织分界。乳腺实质呈雾样，回声朦胧，乳管系统数量增多、粗细不等、形态多样（图15-3-9）。

（1）乳腺外区：相对低回声为主，小叶间质回声稍高，较密的中粗小点状，欠均匀，或边界模糊的小结节与乳汁交融，似弥漫性雾样朦胧的回声。微小乳管呈粗细不等的短线状或平行的条状，腔内点状高回声似小串珠样顺序排列。微小乳管从外区至中心区由细渐粗，形成多支中、小导管，腔内低回声渐清楚。乳管长轴切面见9～12支输乳管，外区乳管内径（0.81±0.33）mm；外区/中心区输乳管内径比值小于正常［（1.9±0.7）mm/（3.3±1.2）mm］。

（2）乳腺中心区：以乳管系统为主，间质较少，乳头较大，输乳管管状低回声边界清楚，在乳头周围呈放射状排列；内径（2.37±0.75）mm。形态多样，数条乳管并列、多支乳管由外向中心呈弧形向上弯曲，或在乳头周围集中呈伞形。输乳管横切面呈大蜂窝状。输乳窦为梭形膨大的低回声，内径（3.2±0.47）mm，近端

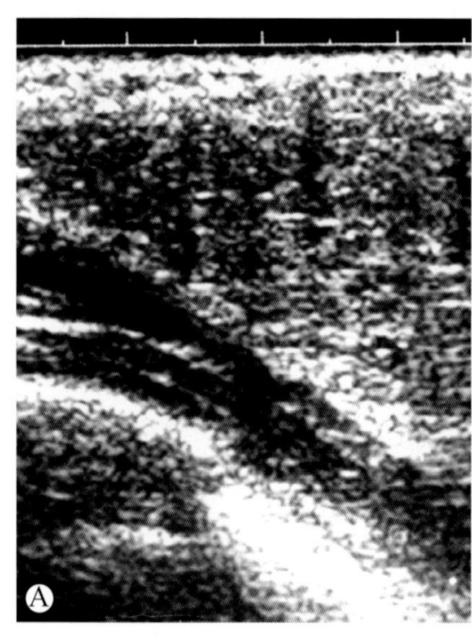

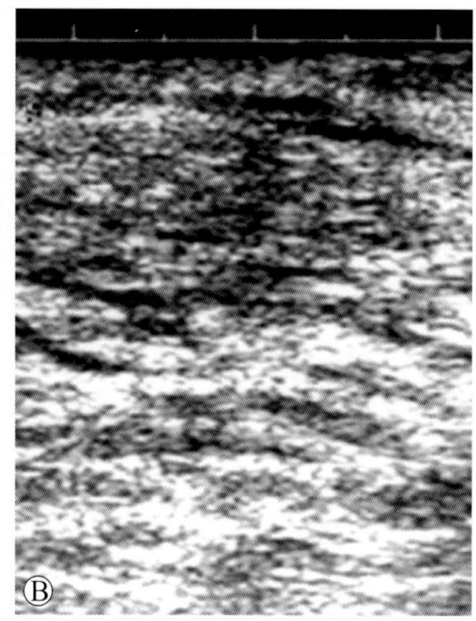

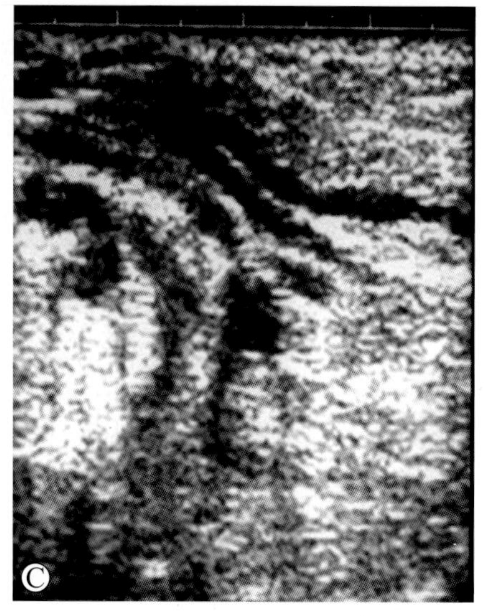

图15-3-9 哺乳期乳腺回声图

回声较密，中粗小点状、边界模糊的小结节与乳汁交融形成弥漫性雾状回声。A.乳腺边缘乳管微细小，呈等号样；B.外区乳管增粗，多条低回声；C.中心区乳管扩大，呈弧形向上弯曲的回声

与输出管相通，远端和输乳管的长轴相连，围绕乳头周围，内有缓缓流动的乳汁；横切面形态不规则。输出管最终在乳头向外开口形成输乳孔，内径细小，为（1.59±0.37）mm。

（3）乳腺质地分型：乳汁分泌量与乳腺质地有关。超声普查的120只乳房中，间质型、中间型所占比例较多，共占73.0%，导管型较少，占27%。各型输乳管测值、泌乳量及其所占比例见表15-3-4。间质型泌乳量充足者高达52.4%；导管型泌乳量少至无者占比高。

（4）乳头：横切面呈蘑菇头样，直径17～20mm。由密集细小点状高回声与相对低回声组成，边缘清楚，周围有低回声晕圈和侧壁声影，乳头内血管极其丰富。声像图表现源于乳头内致密的结缔组织、上皮管、血管、淋巴管、平滑肌及其皮下组织，内有弹性肌性格子网。弹性肌束收缩时乳头勃起，从而将乳晕下面的输乳窦牵向中心协助吸吮。故一侧乳房哺乳时，另侧乳头反射性勃起，甚至有乳汁流出，称为“漏乳”。

（5）乳腺组织声学密度定量：各部位取样体积大小相同，中心区乳管内均值（AI）21.5～24.3dB（分贝），即含乳汁的乳管声学密度低，实质性结构的间质与乳头升高，分别为31.7～35.6dB及32.5～39.7dB，乳腺组织内高回声斑片显著增高［（43.0±0.3）dB］。因此，乳腺组织声学密度定量可用于组织结构的鉴别。

3.乳汁的动态声像图与显微镜检测　充足的乳汁流动为哺乳期乳腺正常功能状态。

（1）哺乳期乳腺外区弥漫的雾样回声中，微细乳管内有细小点状强回声顺序排列，或弥散于间质小叶内；中、大导管内点状高回声呈串珠样，乳汁缓缓流动。探头加压或轻挤乳房时乳汁流动加速，并有乳汁滴出。另外，乳管粗大、乳汁充盈的乳腺在哺乳后内径由3.5mm明显减少至1.6mm。

（2）挤压乳房收取乳汁40ml，用7.5MHz探头直接检测，声像图显示低回声中有细小点状高回声。M型超声扫描乳汁，声像图显示活动的点状高回声呈连续移动的曲线。

（3）乳汁涂片显微镜下检查：在低倍镜或40倍显微镜下，稀薄乳汁以散在、圆形的大脂肪滴为主要成分；高倍镜下见大、中、小脂肪滴混合。浓稠乳汁在低倍镜

表15-3-4　哺乳期乳腺质地分型、输乳管测值、泌乳量多少的比例

乳腺质地分型	各类型		输乳管测值（mm）	各类型泌乳量占比（%）		
	只数	占比（%）	$\bar{x}\pm s$	充足	中等	少至无
间质型	54	45.0	0.93±0.37	52.4	33.3	14.3
中间型	33	27.5	1.11±0.72	38.5	23.1	38.4
导管型	33	27.5	2.22±0.77	38.5	15.4	46.1

注：间质型、中间型与导管型输乳管内径测值，t检验分别为$P<0.05$及$P<0.01$，有显著性差异

下见密集、细小的脂肪滴，高倍镜下脂肪滴大小相对均匀，为中等大脂肪球。证实声像图显示乳管内流动的点状强回声主要为乳汁中的脂肪球（图15-3-10）。

4.哺乳期乳腺血管彩超　血管增多、管腔扩大、血流极丰富。动脉流速快、RI低，静脉扩张成窦（图15-3-11）。

（1）乳腺血管经皮下脂肪层进入内部，血管粗大，分支多而规则，分布广泛，血管的最大长度40～50mm，内径3～4mm。血管走向多与乳管平行。乳腺实质内血管由3个方位朝向乳头方向，环形围绕其周围。基底部上升至乳腺中心的血管长20～30mm，乳腺边缘由外至中心的血管呈弧形，长30mm左右，内径1.5～5mm。静脉与动脉伴行，粗细不等，局部扩大似囊状或窦状低回声5～8mm，最小0.5～1.5mm。

（2）血流多少与乳汁分泌有关，乳腺血管越多、内径越粗大、血流越丰富，乳汁分泌越充足，流速快（38.4～42.3cm/s），阻抗指数较低。血管较少、细，流速低（13.8～33.8cm/s），而阻抗指数偏高，乳汁分泌少；乳汁充足与乳汁不充足的两组相关测值见表15-3-5。哺乳期乳汁分泌充足者，乳腺与正常未婚女性和妊娠期女性乳房各项测值比较见表15-3-6。

（3）哺乳期乳头血管：乳头血管甚多，乳头矢状切面与乳管走向并行，彩色血流丰富，横切面在蜂窝状的输出孔间显示血管断面（图15-3-12）。

5.哺乳期乳汁分泌不足　产后乳汁分泌不足，乳房小；外区脂肪厚度（4.30±1.7）mm，乳腺组织外区厚（14.8±3.7）mm，中心区（21.4±5.9）mm。输乳管边缘较清楚，透声性有改善。乳腺彩色血流少，流速低，阻力指数高。

6.哺乳期乳腺异常回声　哺乳期乳腺各种异常回声的发生率高达28.3%。超声发现的异常回声包括：乳腺结构不良、乳头凹陷或弯曲所致急性乳腺炎、输乳管囊状扩张、积乳囊肿等。因此，为防治乳腺疾病进行哺乳期乳腺超声普查的作用不容忽视。

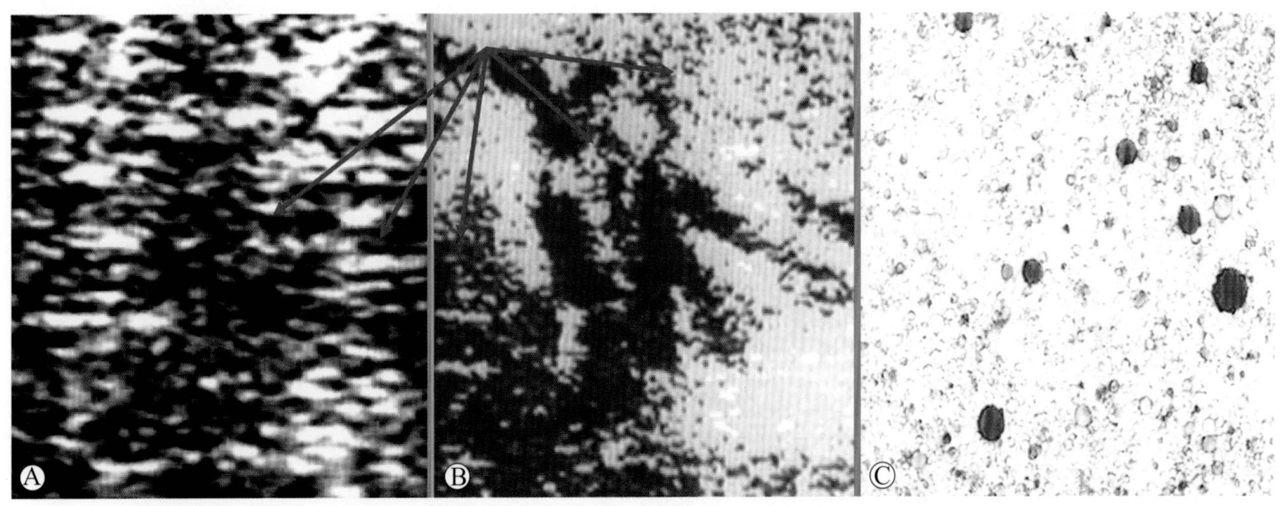

图15-3-10　乳汁流动的回声（箭头）

A.中、大导管中的乳汁点状高回声似串珠状；B.缓缓流动加压或轻挤乳房，乳汁流动加速；C.乳汁涂片，流动的点状强回声为乳汁中大小不等的脂肪球

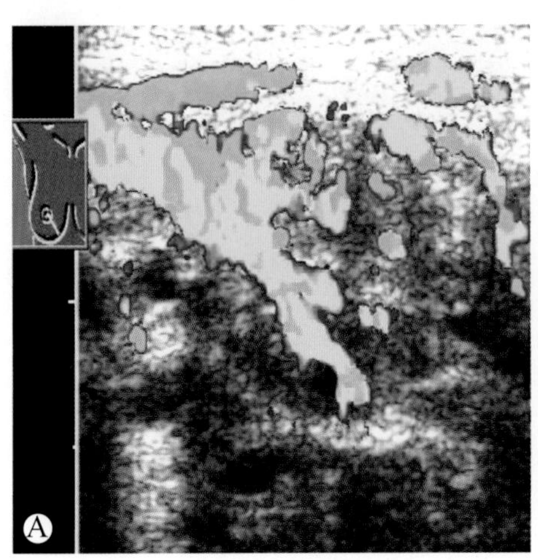

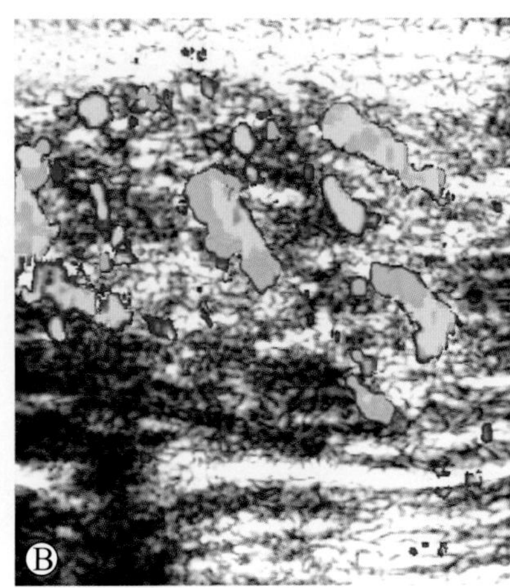

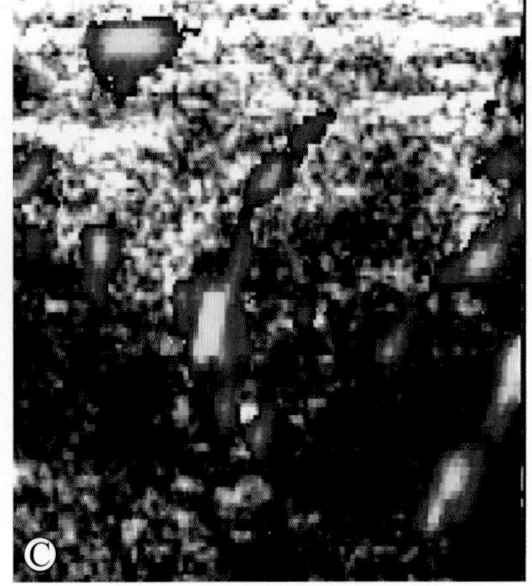

图15-3-11　哺乳期乳腺血管

A.外侧来自腋动脉肩峰支，血管呈树枝状、粗大、分支多、分布广泛；B.血管走向多与乳管平行；C.能量图显示血流丰富

表15-3-5 哺乳期乳腺血管内径及血流超声测值及RI（$\bar{x}\pm s$）

血管部位	乳汁充足的乳房（88只）		乳汁不充足的乳房（24只）*	
	最大速度（cm/s）	RI	最大速度（cm/s）	RI
	$\bar{x}\pm s$	$\bar{x}\pm s$	$\bar{x}\pm s$	$\bar{x}\pm s$
边缘浅层	38.4±19.9	0.59±0.05	13.8±14.9	0.7±0.07
基底部	40.0±17.0	0.59±0.12	28.0±8.0	0.6±0.04
中心区	42.3±19.7	0.51±0.08	33.8±8.6	0.6±0.09
血管内径（mm）	2.64±1.17		1.94±0.42	

*8例已断乳的乳腺除外

表15-3-6 正常未婚女性、妊娠期、哺乳期女性乳房超声主要测值（$\bar{x}\pm s$）（mm）比较

	例数	外区脂肪厚度	乳腺实质		乳管内径	
			外区	中心区	外区	中心区
正常未婚女性	30	10.2±3.3	10.4±1.5	16.6±2.0	1.9±0.7	3.3±1.2
妊娠期女性	25	10.7±2.8	18.1±5.5	30.8±6.0	3.6±1.5	2.4±0.5
哺乳期女性	60					
乳汁充足		3.30±1.6	23.0±5.8	32.2±7.4	0.81±0.4	2.4±0.7
乳汁不足		4.30±1.7	14.8±3.7	21.4±5.9		

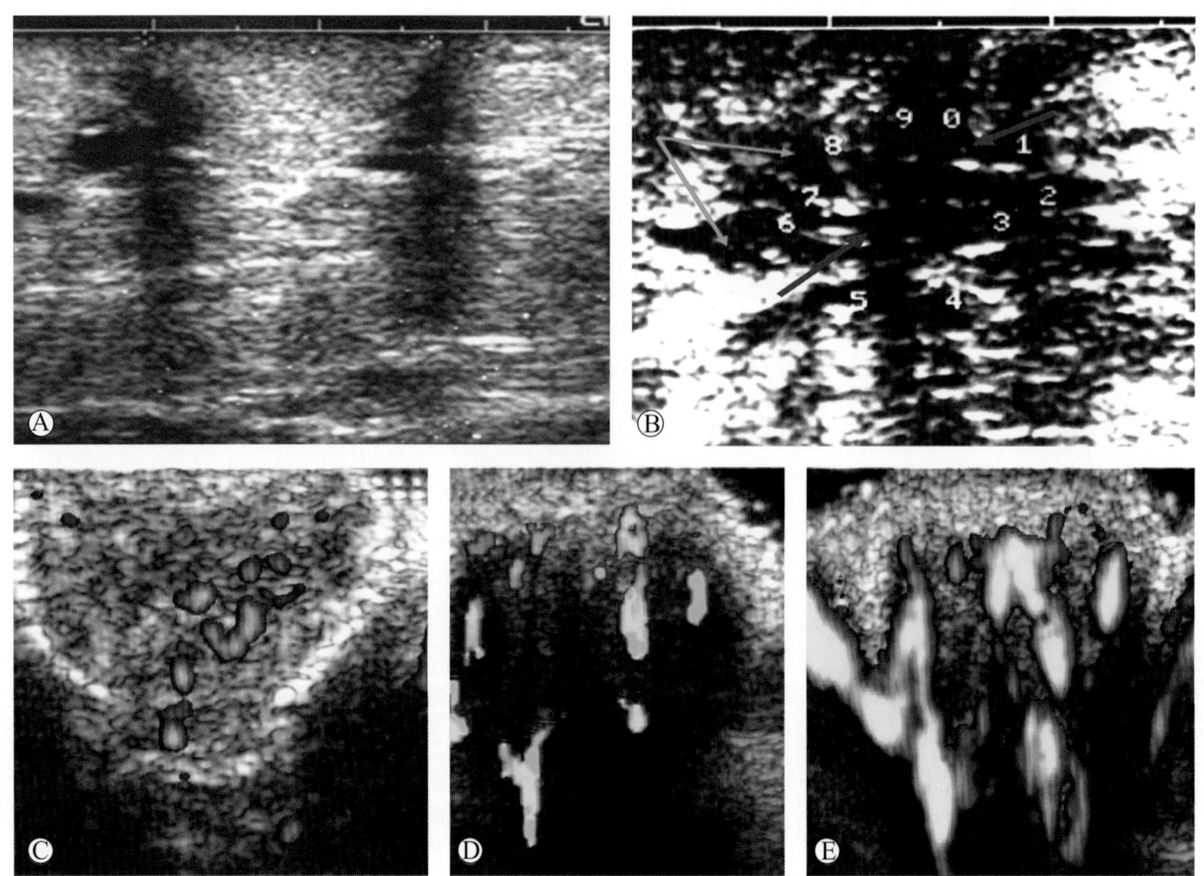

图15-3-12 哺乳期乳头血流丰富

A.乳头似蘑菇形，有侧壁效应；B.乳头周围见1～9支输乳管呈放射状（↑），输乳窦最后开口于输入孔；C、D.乳头多切面2D彩色与能量图；E.均见多支血管

五、哺乳期后乳腺

（一）哺乳期后乳腺超声相关解剖、组织与生理

1.哺乳期后或终止哺乳（断乳）数日后　乳腺迅速发生退化性变化。超声显示潴留在腺泡腔及导管内的乳汁吸收，大部分腺泡破裂，乳汁颗粒消失；上皮和基底层融合成较大、不规则的腺泡腔隙，腺管萎缩、变细；周围结缔组织增生，有萌芽性的末端乳管重现等。历时数月，乳腺恢复至非妊娠时的状态。

2.残余的乳汁　乳管系统中的残余乳汁有时可持续数年之久，特别是不规则持续哺乳者。结缔组织增生量不足，不能补充哺乳期失去或被吸收的间质，乳房下垂松弛。乳腺复旧不全，可致扩张导管持续存在的种种疾病。乳汁残存于导管，引起积乳囊肿或继发感染。

（二）哺乳期后乳腺超声图像

1.哺乳期后乳腺基本图像　断乳期声像图显示随乳汁减少，增大的乳房回缩，脂肪层逐渐增厚。乳管系统中乳汁朦胧的雾样回声及内部串珠样排列脂肪滴动态的点状强回声消失，呈相对低回声；乳腺外区输乳管内径逐渐清晰；中心区输乳管内径变小。乳房血管变细，静脉尤为明显，静脉窦消失，动脉血流速度慢，阻力指数高。

2.导管中残存乳汁的超声图像　哺乳期断乳的方式不当会造成乳汁积存，在乳腺基底部或乳头周围，乳腺导管呈多处局灶性扩大，梭形或不规则形的低回声。某些间质型乳腺分娩后乳汁多，但输乳管细小，大量乳汁排泄不畅；或突然断乳，乳汁残存（图15-3-13）；乳房外形丰满，有胀感或触及高低不平块状物，甚至疑为肿瘤，检查中应密切结合病史分析判断。

六、绝经期乳腺

（一）绝经期前后超声相关解剖、组织与生理

1.绝经期前　乳腺开始发生萎缩，腺上皮细胞消失，管腔变窄。乳房因脂肪沉积外观肥大，乳腺组织逐渐缩小，萎缩的程度与分娩和哺乳次数有关。分娩次数少或未分娩过的妇女，其乳腺在绝经期前约有1/3可发生乳腺异常改变，如末端乳管附近小叶腺泡增生，腺泡囊性扩

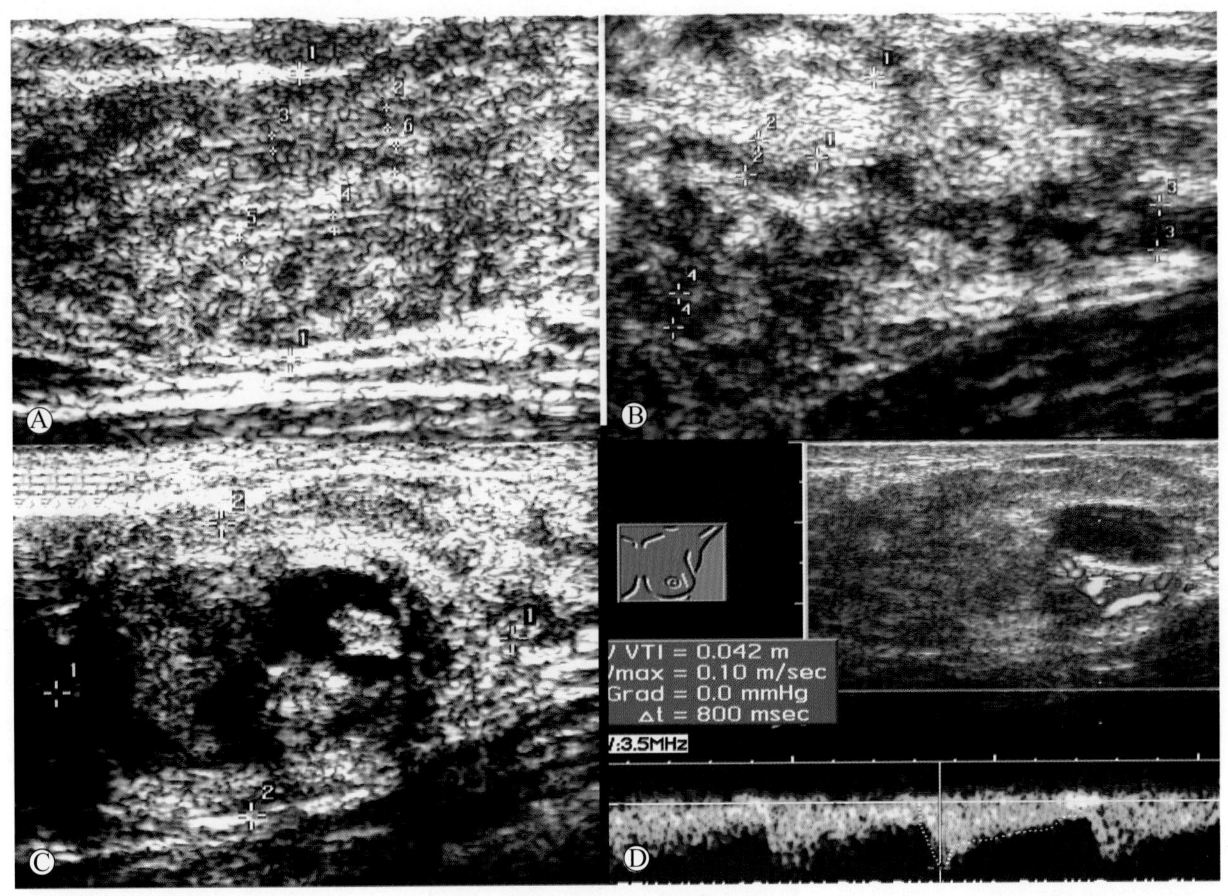

图15-3-13　哺乳期后乳腺乳汁残存

患者，34岁，6年前产后乳汁多，哺乳10个月后突然断乳，双乳高低不平结节逐渐增多，钼靶检查疑为肿瘤。超声显示：A.右乳导管内细小点状颗粒状强回声；B.小叶间质增强呈絮状斑片，不规则结节；C.左乳导管囊状扩张液性回声含中强回声斑块，边缘多层回声包绕；D.周围组织彩色血流丰富，结合病史提示乳汁残存，手术未见肿瘤

张，导管上皮细胞化生为皮脂样细胞。

2.绝经期后　绝经或绝经后妇女体内缺乏雌激素及孕酮，乳腺逐渐退化，腺泡及导管均萎缩，结缔组织透明性变。乳腺主要变化：导管上皮细胞变平或消失，管腔囊性扩张。乳腺小叶结构大大减少或消失，间质纤维玻璃样变偶尔可有钙化。各种囊性病变主要发生在绝经期后已有退化性改变的乳腺组织中。乳腺癌常发生在脂肪或纤维组织显著增加而乳腺组织已明显退化和萎缩的乳房中。因此，在超声检查高龄女性乳腺时，需特别注意各种异常回声。

（二）绝经期（老年萎缩）乳腺超声图像

绝经后一般乳腺：乳腺外区皮下脂肪层明显增厚，Cooper韧带增长，回声强而清晰。乳腺组织萎缩，厚度缩小；外区边角变薄，绝经后多年的乳腺外区可呈条索状强回声。小叶组织与间质结缔组织较输乳管相对增多，回声增强（图15-3-14）。导管长轴切面乳管少，为3～4支。乳头逐渐变小。于皮下及脂肪层仍可见少许血管的彩色血流。

（1）导管型乳腺：绝经或绝经后乳腺导管较性成熟期、哺乳期减少，其皮下脂肪层增厚、韧带增长，乳腺叶有退化性改变而输乳管的内径为1.2～2.2mm，纹理清楚，中心区乳管在乳头周围呈放射状。

（2）间质型乳腺：绝经期后间质型乳腺增多。因乳腺组织的腺上皮细胞消失，管腔变窄，明显退化和萎缩，脂肪或纤维组织显著增加。但原本间质型乳腺产后乳汁分泌较多，若同时有严重的乳头凹陷，婴儿会拒绝吸乳，乳汁可多年滞留在较细的输乳管中，残存至绝经期后多年。绝经期后声像图显示乳房饱满，乳腺呈中强不均匀回声，多条输乳管内含细小、密集的点状、颗粒状强回声，沿乳管分布。

综上声像图所见，笔者比较了86例乳腺不同生理阶段乳腺质地分型占比的变化（表15-3-7），以正常性成熟期未婚女性乳腺质地为基础，哺乳期、哺乳期后及绝经期的妇女，随年龄增长、停经时间增加，各型乳腺质地内部结构的比例发生改变：间质型乳腺逐渐增多，中间型缓慢减少；导管型明显减少，乳管内径随之变窄。声像图这一规律与解剖组织学及生理学完全符合。乳腺原有病变于妊娠期、哺乳期内可发生变化（增大或性质改变）。

表15-3-7　不同生理阶段乳腺质地分型占比的变化

	例数	间质型（%）	中间型（%）	导管型（%）	混合型（%）
哺乳期	12	25.0	25.4	16.6	33
哺乳期后	23	56.5	17.3	26.2	—
绝经期	21	61.9	14.2	23.9	—
正常性成熟期未婚女性	30	30.0	23.3	46.7	—

第四节　乳腺炎

乳腺炎症性病变为常见病，占同期乳腺疾病的1/4左右，分为特殊性炎症和非特殊性炎症两大部分。非特殊性炎症以化脓性球菌引起的乳头炎、急慢性乳腺炎、乳腺脓肿等较为常见；局部有红、肿、热、痛、功能障碍。特殊性炎症由结核、真菌、寄生虫及理化因素所致，较少见。

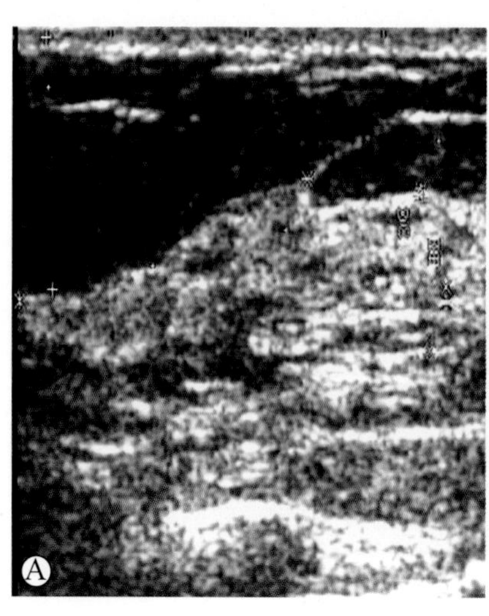

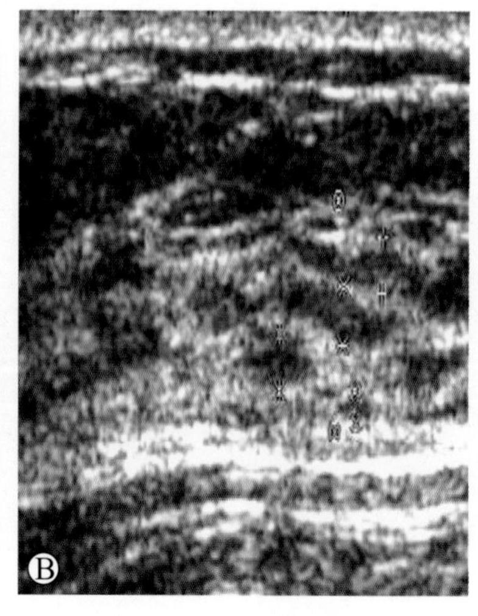

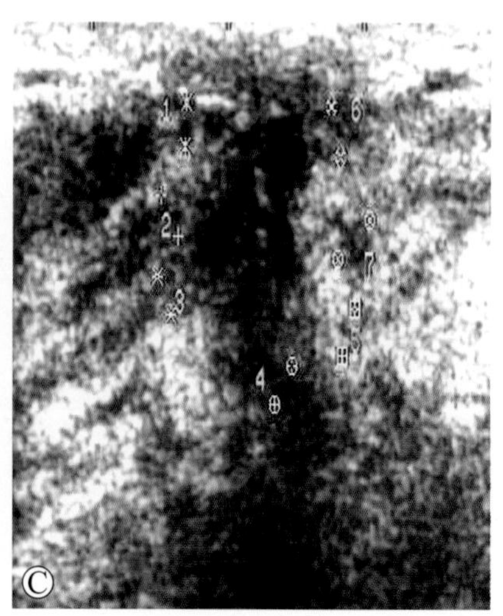

图15-3-14　绝经后乳腺

48岁，停经1年，A.皮下脂肪层增厚，韧带增长清晰；乳腺外区边角变薄；B.小叶结缔组织间质回声相对增强；C.乳管少，3～4支输乳管，内径2～2.2mm，乳腺质地为导管型，中心区乳管放射状纹理清楚，哺乳期乳汁少，有漏乳现象

一、乳腺非特殊性炎症

（一）乳头炎

乳头炎多见于哺乳期的初次哺乳妇女，亦见于糖尿病患者。婴儿吮吸的机械刺激或局部病变裂损导致细菌侵入乳头；多为单侧乳房发病，双侧少见。病情重者可出现血性分泌物，影响哺乳。乳头炎多为急性炎症，组织内有水肿，中性粒细胞浸润。治疗及时可明显好转，否则病变迅速向乳腺蔓延，形成乳腺炎。

超声图像

（1）乳头增大，饱满，周围有声晕，内部不均匀相对低回声，探头下有压痛。肿胀乳头周围的乳管受压，排乳受阻，乳腺中心区导管增粗，乳管扩张，乳汁黏稠回声增强，或形成高回声团块。

（2）乳头及周围血管明显增多，粗细不等，彩色血流丰富，动脉流速快（14cm/s），RI低，为0.51。治疗后病灶仍存在，增粗充血明显减退，流速减低（7cm/s），RI 0.67（图15-4-1）。

（3）乳头炎蔓延形成乳腺炎，声像图显示乳头病变向下扩展成三角形低回声区，无明确边界。导管不规则扩张，内径0.27～10.8mm，并可延伸至周围皮下脂肪层。伴有粗细不等的血管，血流丰富，动脉流速增快，为18.9cm/s，RI 0.52。左腋窝淋巴结增大，内部血管微细，血流丰富。

（二）急慢性乳腺炎

1.相关病因病理

（1）急性化脓性乳腺炎：最常见为产褥期乳腺炎，亦可见于妊娠期（图15-4-2）。90%的病例为哺乳期妇女，产后2～4周由革兰氏阳性球菌感染致病。

1）细菌侵入。由乳头微小损伤进入，迅速沿淋巴管蔓延至腺叶间和腺小叶间脂肪，以及纤维组织，形成化脓性淋巴管炎（乳房脓肿）。或由婴儿口腔炎症引起，细菌经乳头输乳管口侵入，逆行经腺小叶后停留在乳汁中，扩散到乳腺。

2）发炎组织充血水肿。细动脉先收缩，随后细动脉、毛细血管、细静脉扩张充血。细动脉扩张流入组织的血流量增多，流速加快。静脉扩张充血，血流变慢、淤滞，液体成分渗出至组织间隙形成水肿，积聚物又压迫小静脉致血液回流受阻。

3）乳汁淤积。乳头过小内陷，哺乳婴儿困难，或输乳管阻塞使乳汁排出不畅而致淤积；或乳汁过多，盈余乳汁积滞在腺小叶中，细菌生长繁殖引起局限性累及一叶或多叶急性乳腺炎（图15-4-3），亦可形成脓肿。乳腺肿大，腺组织大量中性粒细胞浸润，可伴脓肿形成。

（2）乳汁淤积性乳腺炎：各种原因所致乳汁在乳腺内积存，胀痛，体温中度（38℃）升高，表面充血微红，轻压痛。吸出乳汁后炎症多消退。故一般认为不是真正炎症。

（3）慢性化脓性乳腺炎：炎症沿腺叶间组织从一叶蔓延至另一叶，形成数个脓肿。若治疗不当，重者向表面破溃，穿破输乳管自乳头向外排出脓汁。较深的脓肿缓慢向浅层蔓延，在乳腺外上组织形成乳房前脓肿。向深处扩延，脓汁在乳腺和胸大肌间松弛蜂窝组织形成乳房后脓肿。

2.临床表现　急性乳腺炎胀痛开始，乳腺明显肿大，乳头外下压痛性肿块，皮肤发红、发热；有波动性疼痛，哺乳时加重。可有高热、寒战、脉快，同侧淋巴结增大、

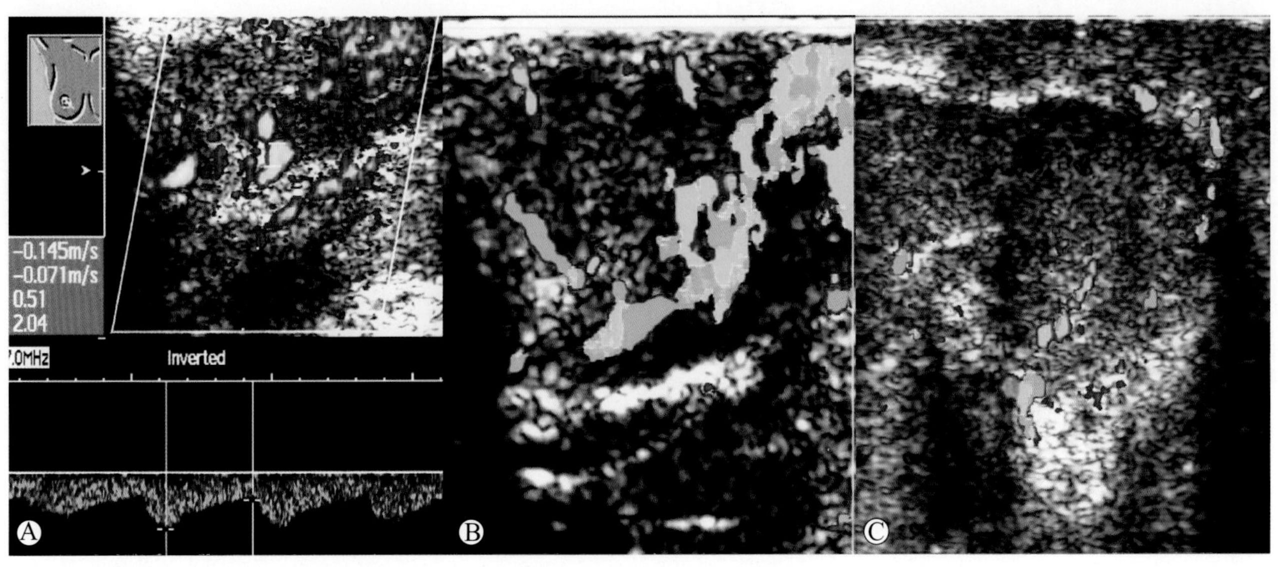

图15-4-1　哺乳期乳头炎

A.右乳头回声不均匀，血管增多，粗细不等，下方增强，血管进入病灶，动脉流速14cm/s，RI 0.51；B.乳头周围血管明显增粗充血；C.治疗后增粗充血明显减退，流速减低7cm/s，RI 0.67

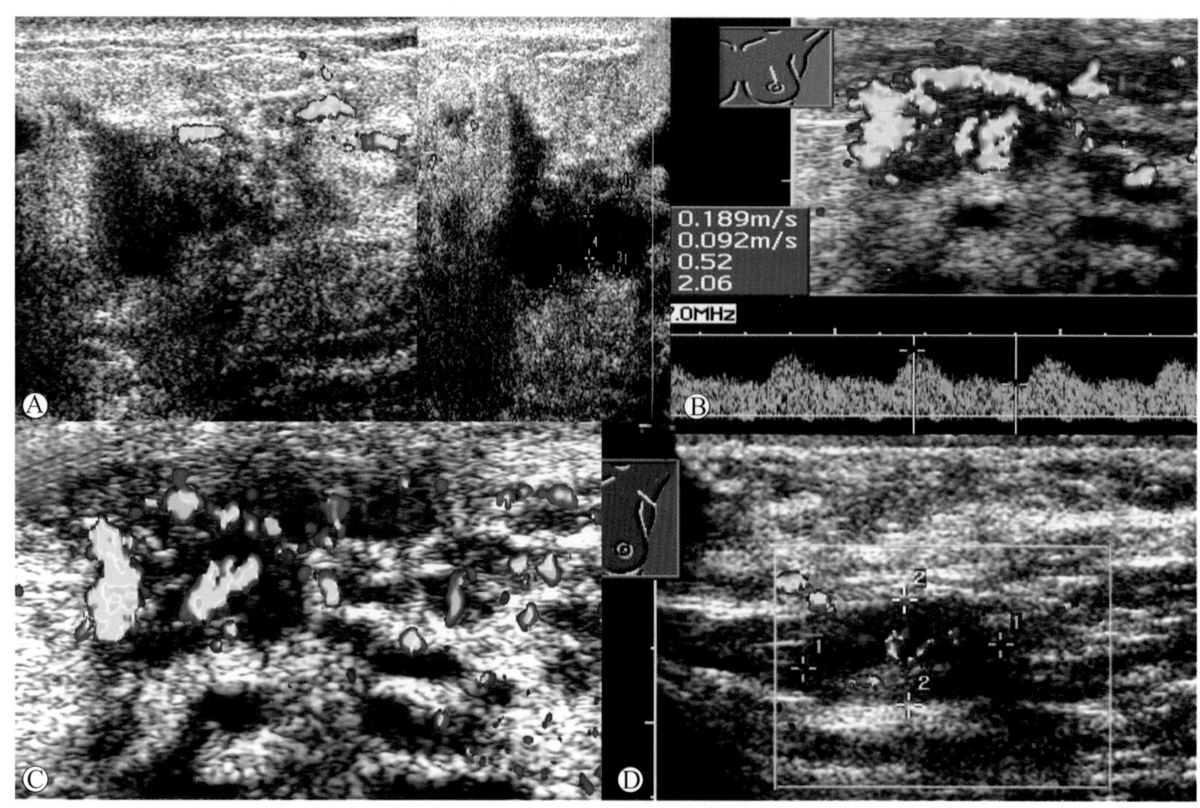

图15-4-2　妊娠期乳头乳腺炎

患者，21岁，妊娠4个月，左乳头肥大15天，局部红、热、痛。A.12点钟位乳头向下扩展成三角形低回声区，延伸至周围皮下脂肪层，导管不规则，粗细不一（0.27 ~ 10.8mm）；B.乳头区血管粗细不等，血流丰富，动脉流速18.9cm/s，RI 0.52；C.能量图显示病灶血流；D.左腋窝淋巴结增大（1.4cm×0.7cm），内部血管微细，血流丰富

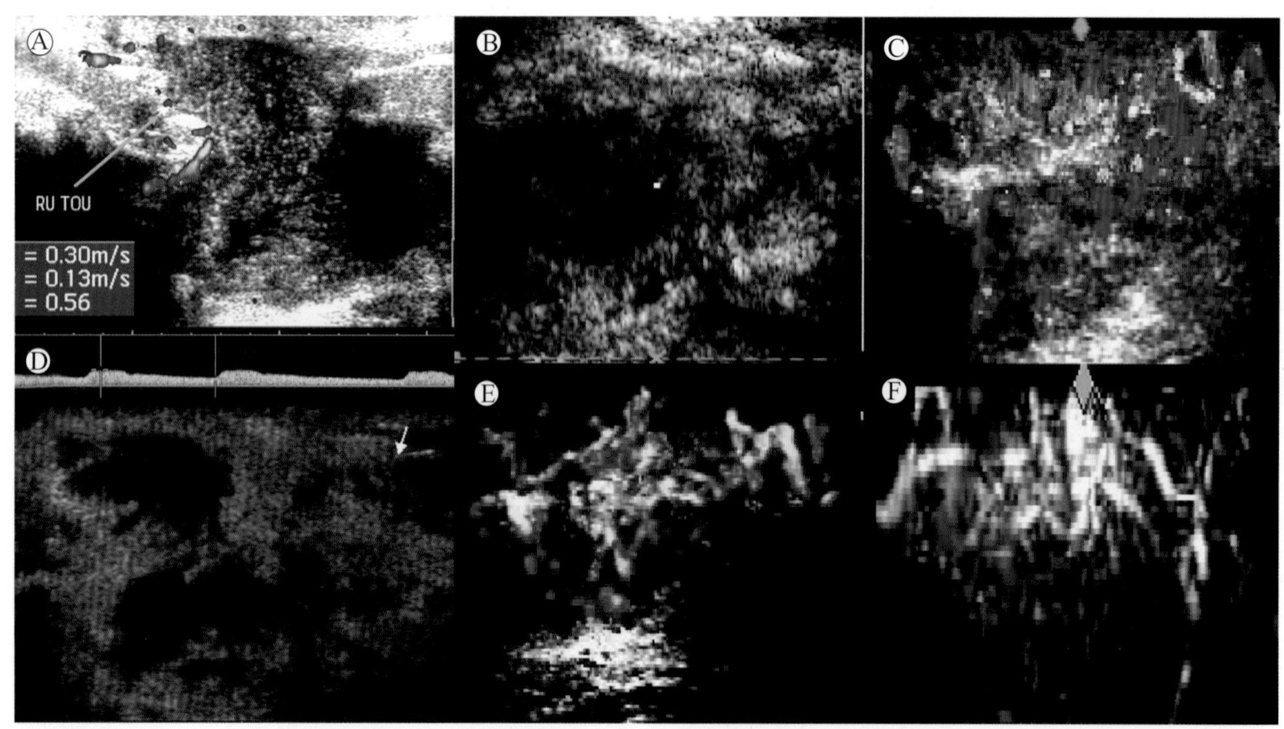

图15-4-3　乳汁淤积性乳腺炎

患者，女性，36岁，右乳头肿块2cm，碰撞后迅速长大，红热压痛，钼靶检查（-）。A.2D影像：乳头旁9 ~ 2点钟位有6.5cm×4.6cm×3.3cm不规则三角形液性混合低回声，边界不清，内有点状物流动。血流丰富，30/13cm/s，高速低阻RI 0.56。B.容积3D成像，边缘模糊的多层。C.血流彩色3D影像。D.造影示病灶区微泡呈梧桐树叶样缺损，周围组织29s迅速充盈，快进快出。提示右乳乳汁淤积性炎症。E.能量图。B ~ F图均见丰富的血管构架在液性区周围组织中

质软。压痛性肿块短时间软化形成脓肿。处理不当会致表面破溃，有脓汁流出。

3.2D彩超图像

（1）急性乳腺炎

1）乳腺肿大：哺乳期乳腺炎早期病变（图15-4-4，图15-4-5），局部外区或中心区腺体增厚肿大，多迅速进展呈弥漫性病变显著增大。

2）肿块：病变区形成肿块，大小不一，开始边缘不清，病灶呈类圆形，周边有声晕。弥漫性大片炎性病灶可达10cm×5cm。

3）病灶回声：腺叶回声异常，乳腺结构与导管纹理紊乱。急性炎症早期出现不均匀低回声块，边界不清，后方回声稍增强，探头加压有明显压痛。或斑片状、团块状中强回声。脓肿形成，其低回声中出现小透声区，逐渐变成液性无回声，周边区模糊，散在的点状“岛状”强回声。

4）病灶多沿乳管扩散：扩张的乳管内有絮状团块。病灶周围腺体或邻近脂肪组织因受炎症的弥散，充血水肿渗透，其回声呈模糊雾样，严重者渗液形成缝隙状，无回声。

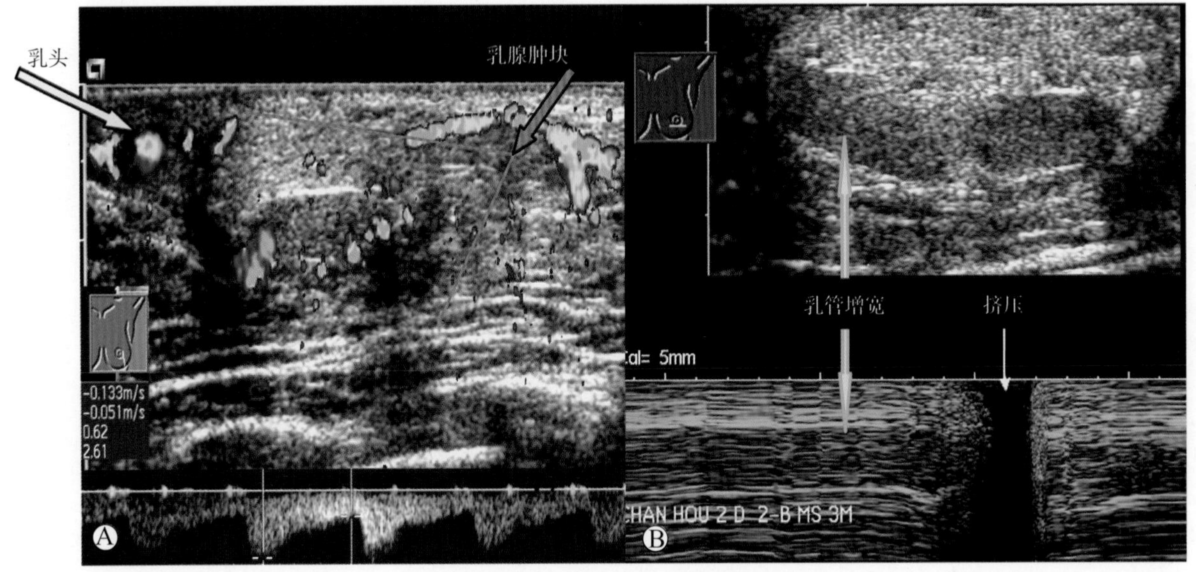

图15-4-4　产后乳头乳腺炎早期

患者，女性，23岁，产后2天，左乳头肿块痛，排乳困难。A.乳头低回声血管粗细不等，其下腺体肿块范围3.2cm×2.0cm，不均匀相对强回声，周边有声晕及血管并进入肿块内，动脉流速13.3cm/s，RI 0.62；B.乳管排出受阻、增宽（↓），乳汁密集呈点状，挤压时有移动

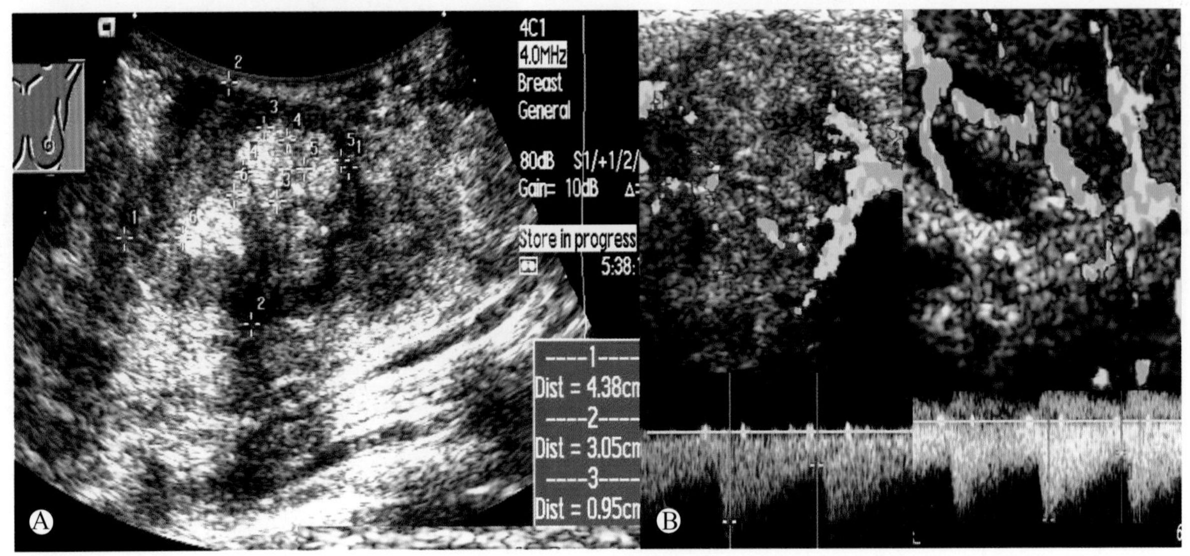

图15-4-5　哺乳期乳腺炎

患者，24岁，产后1个月。A.左乳4.3cm×3.1cm及4.0cm×3.4cm不均匀低回声，有多个中高回声结节0.95cm×0.92cm，0.7cm×1.1cm，内含强回声颗粒；B.血管由边缘包绕团块并呈树枝样进入，与增粗的乳管并行，动脉流速38.8～19cm/s，RI 0.59～0.68

5）彩超多普勒检查：炎症早期彩色血流不丰富，RI较高（0.7左右），病情进展或脓肿前期病灶周围彩色血流丰富，与乳管并行。粗细不等的血管进入病灶，呈红、黄、蓝色血流明显增多，动脉流速高于正常38.8～19cm/s，RI降低（0.57～0.68）。

男性急性乳腺炎病变发展过程的超声表现与女性乳腺炎相同（图15-4-6）。

急性乳腺炎在积极有效治疗后病灶范围缩小，血管变细，血流明显减少、流速下降7/2cm/s，RI回升（0.67）。

6）淋巴结：病侧腋窝淋巴结增大，炎症越重，增大的淋巴结数目越多，内部血管微细，血流丰富。

（2）慢性乳腺炎与脓肿：患者多有数年前的乳腺肿块、炎症或乳腺脓肿病史，由于治疗不彻底，病灶被包裹，残留炎性组织潜伏在乳腺内。一旦机体抵抗力下降，炎症或脓肿就会再发，乳腺内触及肿块，局部疼痛、发热，病灶结缔组织增生形成肿块，出现不均匀的增强回声斑片或条索状低回声，有残存的液性暗区。急性发作的重症皮肤表面破溃流出脓液。脓肿壁可被周围组织包裹，或伴有肉芽增生，血管粗细不等，血流丰富。

1）超声显示乳腺内肿块大小不定，大者6～7cm(图15-4-7)，一般3.3cm×2cm，压痛。位置多在原有病灶处，或向更大范围扩展。

2）肿块不均匀低回声区，腔内有杂乱中、高或絮状回声，其间有单个或数个大小不等的液性无回声区，后方略增强。慢性炎症时，早期肉芽组织形成以后变为纤维组织增生，多呈中高回声，注意与肿瘤鉴别。

3）周边无包膜，边缘不整，多层高、低相间的回声，形成厚薄不一的“壁”。

4）肿块边缘血管丰富，形成血管包绕，并进入内部，粗细不一，动脉低速低阻，7.1/4cm/s，RI 0.433（图15-4-8）。

（3）乳汁淤积性乳腺炎

1）乳管多形性扩张：淤积在各级乳管的乳汁内压升高，管径增粗，呈单个或多个液性无回声区管腔，内径1～2cm，大者呈囊状、不规则扭曲，内径3～5cm。

2）边界清楚整齐，形态多样，圆形或椭圆形，2个或多个扩张的乳管融合，囊内可残存隔膜，呈花瓣样回声（图15-4-9），后壁及后方回声增强。

3）囊腔内积存的乳汁呈点状、颗粒状、云絮状或斑片状高回声。加压时可移动。

4）管径内压过高，机械压迫周围组织，并损伤管壁，乳汁及分解物渗到间质中，则液性无回声区边界模糊，周围组织呈炎性的不均匀低回声。

5）乳汁淤积导管扩张的局部无血流，其周边血管中等增生，彩色血流增多。

4.乳腺炎血管能量图及Blood-flow（B-F）的3D成像　哺乳期急性乳头、乳腺炎的共同特点是因发炎组织

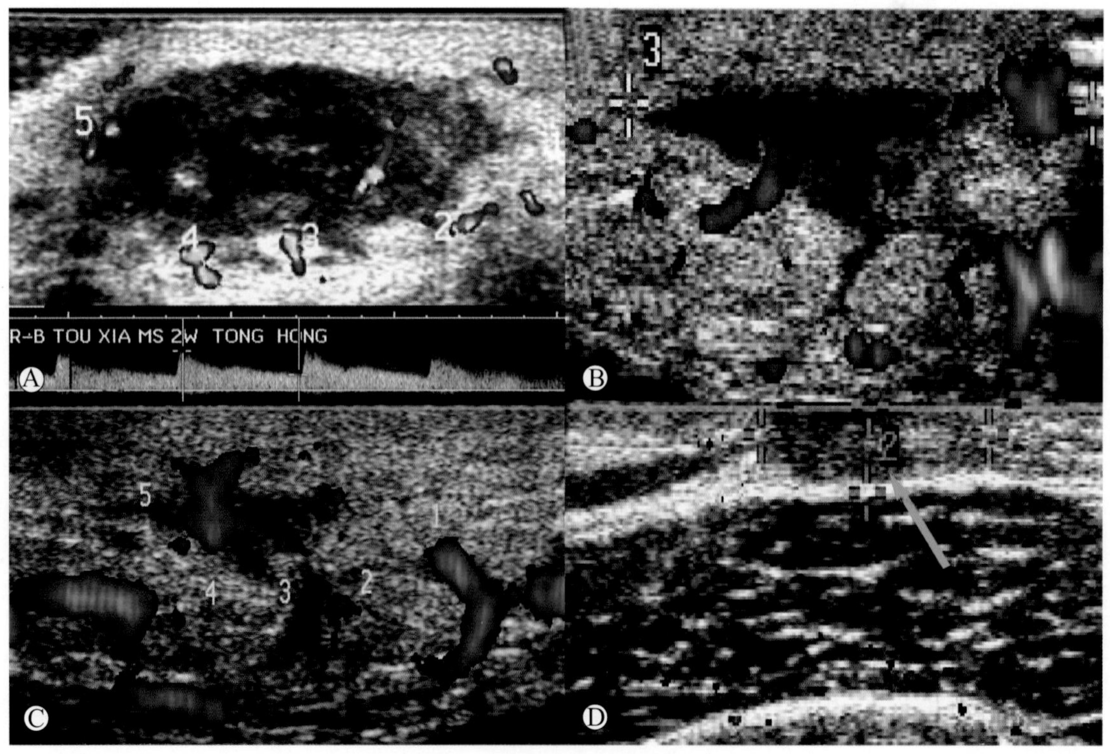

图15-4-6　男性急性乳腺炎脓肿形成

患者，男性，25岁，右乳头肿块2周，红痛。A.梭形低回声块（3cm×1.24cm×2.45cm）内条索状增强，周边5支导管均伴微细血管（内径0.58～0.9mm），与腺内血管相通（内径0.4～1.2mm），动脉流速高，为51/20cm/s，RI 0.6；B.中心液化；C.周围软组织水肿充血；D.左乳头大小回声正常

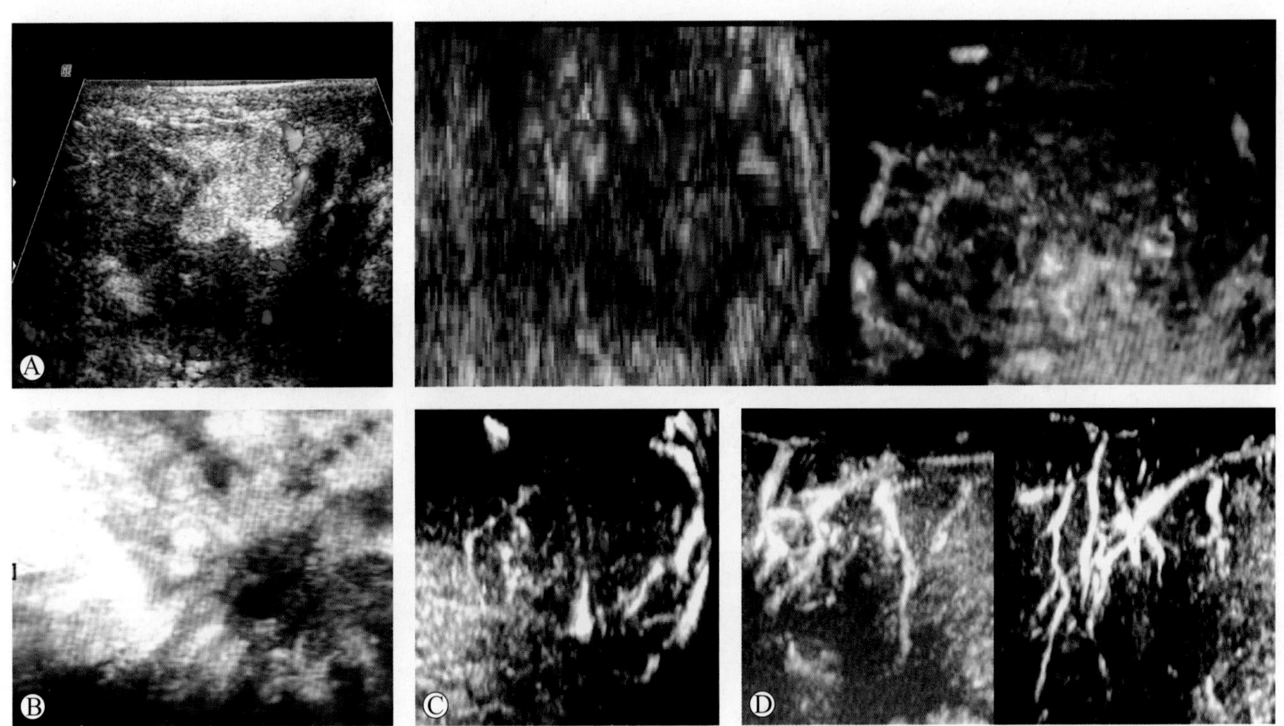

图15-4-7　乳腺炎性肿块伴液化——脓肿初期

患者，女性，24岁，左乳肿块蚕豆大，近期增大，局部热微痛。A.左乳10～2点钟位低回声（6.7cm×4.0cm×2.2cm），内有不均匀絮状物，加压时有微弱移动。血流丰富，动脉直径0.8mm，RI 0.59。周围导管增粗2.5～2.7mm，脂肪层轻微水肿。B.灰阶3D成像显示肿块周边汇聚征。C.能量图显示血管。D. B-F血流图多角度转动均见低回声，周边血管显著增多

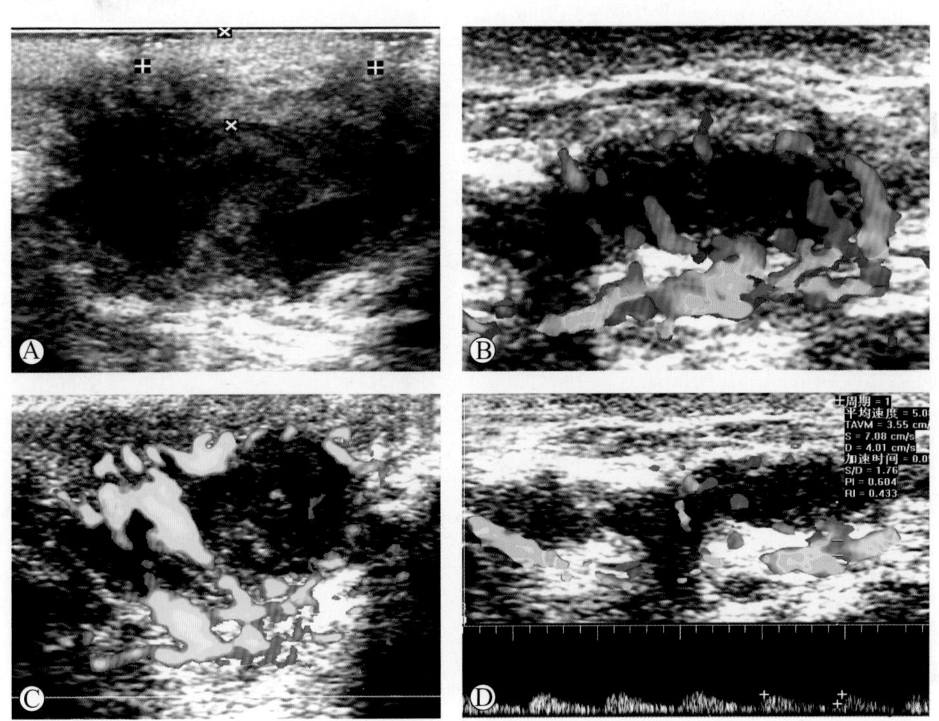

图15- 4-8　乳腺慢性脓肿

患者，女性，36岁，数年前患乳腺脓肿，经打针治疗后好转，现左乳头下肿块3天，轻痛、微热。A.左乳头下3.3cm×1.65cm不均匀低回声区，杂乱的回声中有数个液性无回声区，后方回声略增强；B.周边无包膜，边缘不整，多层高低相间，向腔内突出；C.壁内血管丰富，粗细不一；D.动脉低速低阻，每秒7.1cm/s，RI 0.433

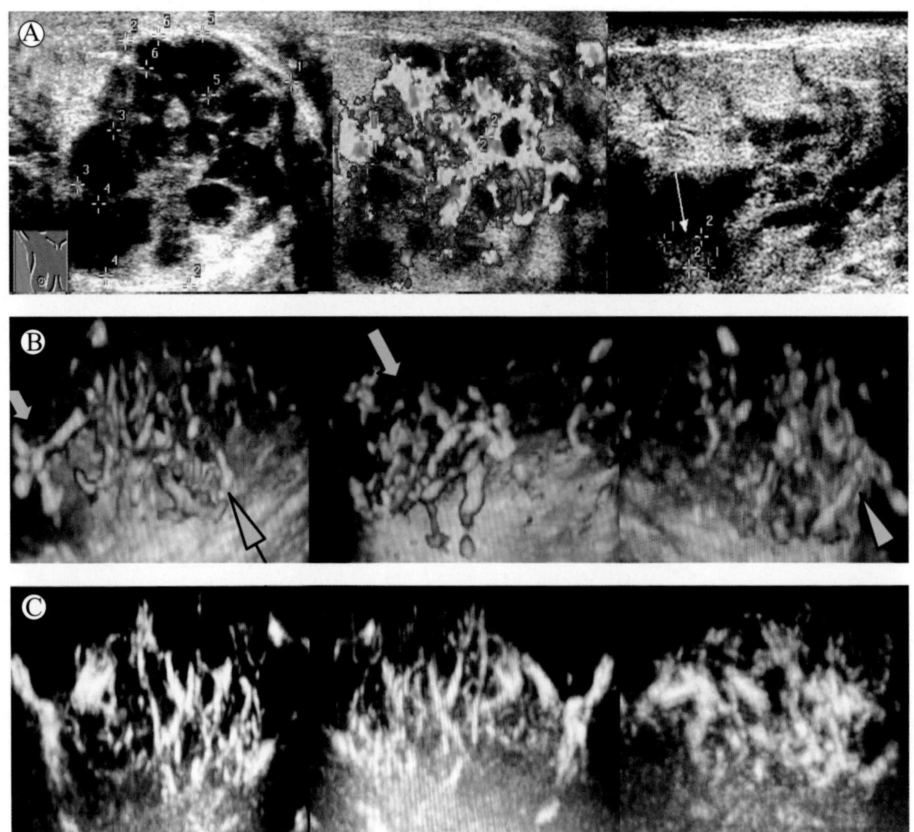

图15-4-9 急性乳汁淤积性乳腺炎的能量图与B-F 3D成像（血管结构明显增多）

患者，女性，49岁，右乳头少许溢液，红肿，轻痛2天。A. 2D彩色：右乳3点钟位肿块3.4cm×2.4cm×2cm，低回声花瓣样分隔为扩张乳管横断面，瓣间隔膜与周围组织相通，血流极丰富，供血量32.1ml/m，进入间隔成网状，皮下组织水肿；B. 血管能量图3D成像左右转动显示血管结构3支主干（3个绿箭头）向中心密集纹理清楚；C. B-F 3D成像血管中高回声空间分布走向

充血水肿，正常微细管腔构架充分扩大，构成3D彩超、血管能量图及B-F成像的组织学基础。急性炎症时微循环血管细动脉、毛细血管和细静脉扩张，炎性充血，流入组织的血流量增加，流速加快。炎症的组织渗出液进入组织间隙，水肿使其回流困难而淤血，乳头可有少许溢液、红肿、轻痛。

（1）2D彩色图像：在炎性病灶的低回声中显示多支扩张乳管横断面呈花瓣样低回声，瓣间血管似分隔成网状，彩超见血流充盈并与周围组织相通，血流极丰富，供血量大。血管结构明显增生达80%，病灶主干动脉增粗，血流量可高达64ml/s。皮下组织水肿呈缝隙样，无回声。

（2）3/4D灰阶容积成像：乳腺急性炎症区非实质性团块呈不均匀的低回声，边缘不整。周边有多支扩大乳管时，亦呈放射状低回声汇聚征，应注意与乳腺癌浸润的汇聚征鉴别。

（3）病灶血管3/4D成像：血管彩超、能量图及B-F的3/4D成像以不同的模式直接显示病灶内部血管。通过正、侧位，不同角度左右转动，将各切面显示的血管片段连续起来，即形成相对完整的血管结构的空间立体结构。可见外侧、内侧与基底部的3支主干血管向中心密集，纹理清楚、密集（图15-4-10），中度至明显主干血管2～3支进入病灶，各有2～3个分支，长度达病灶的1/2～2/3，微小血管多个；或形成较完整的血管包绕分布在边缘，进入实质内；主干血管扩张，导管周围血流极其丰富，分支密集呈绒线团样。

（4）B-F 3/4D灰阶图像：乳腺组织及病灶区有血液流动的血管结构，主干呈高回声，血管末梢呈长短不一、微细的短杆状亮线或亮点，而不显示组织结构的回声。B-F 3D成像时不受血流方向及取样角大小的限制，没有血流彩色溢出，以及假性血管粗细不一的伪像，较彩色与能量图的显示更为真实，能显示内径100μm左右的微细血管。4D动态可显示血管的空间立体构架，可了解肿块内外主供血管的来源、走向、分布范围、密集点、病灶浸润方位。

（5）腋窝淋巴结增大的彩色血管能量图及B-F的3D图像：血管结构显著增多，血流丰富。慢性炎症急性发作时，病灶部位3D成像血管增多，流速快，其特点是随病情好转血管减少。

（6）乳腺炎超声造影：乳腺炎症时由于病灶部位动脉血管充血水肿，内径增粗，流速加快。超声造影时微泡多快进，迅速达到峰值，弥漫灌注分布广，缓慢下降，而坏死液化区无造影剂充盈。时间-强度曲线可清楚显示具体参数（图15-4-11）。

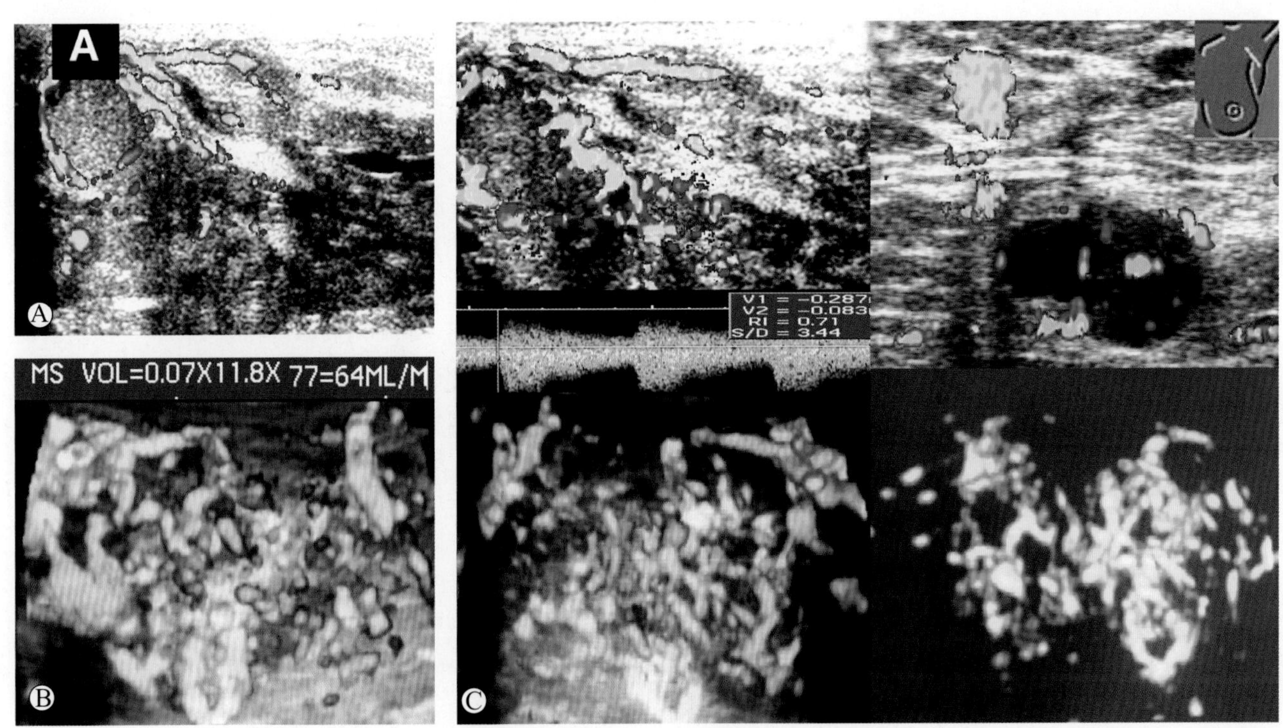

图15-4-10　乳腺多年积乳诱发急性炎症的2D及血管能量图3/4D成像

患者，女性，36岁，4年前哺乳，其间乳多不畅，3年前发现左乳鸡蛋大硬块、疼痛4天。A.左乳外上象限见大片不均匀低回声（10cm×5cm），近乳头导管12mm内有14mm×9mm絮状团块，远端导管不规则增粗，有增强斑片，导管周围动脉血流极丰富，供血量达64ml/m；B. 3/4D能量图血管显著增多，正、侧位转动3主干血管从内、外、基底向中心分支，密集呈绒线团状；C.腋窝淋巴结增大，血流多

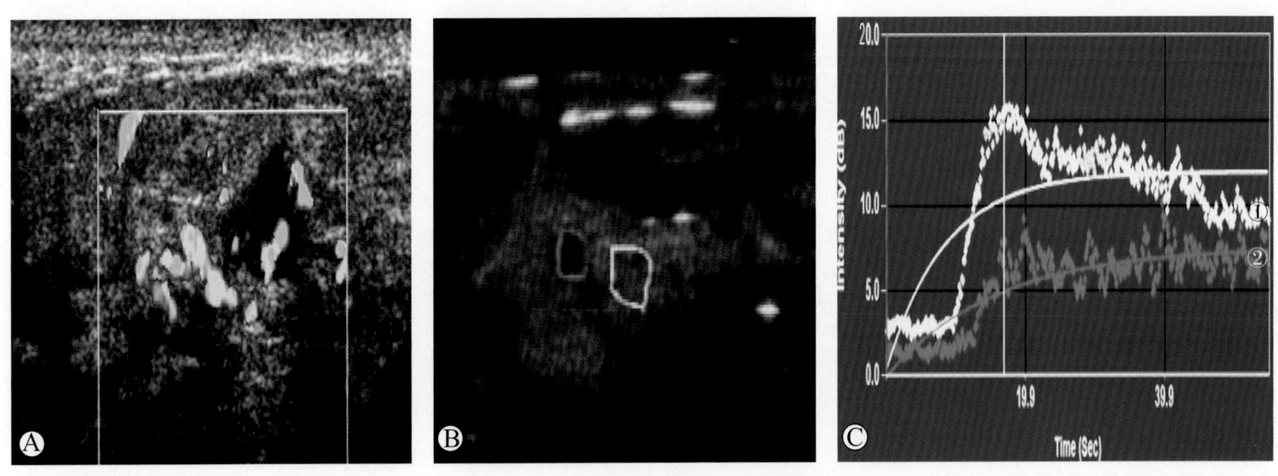

图15-4-11　乳腺慢性炎症伴坏死超声造影

患者，女性，29岁，右乳头下无痛性肿块。A. 2D超声显示形态不规则，中等回声，中心低至无回声，边界模糊，血管丰富，钼靶检查倾向恶性病灶；B.病灶微泡充盈，强弱不均，中央有小的缺损区，分别取样；C.时间-强度曲线分析：①高充盈区取样曲线，微泡13s进入病灶，19.9s达峰，峰强15dB，缓慢下降，为快进慢出型；②微泡缺损取样曲线，16s进入中心区，峰强5dB，但呈平缓抖动曲线，病理诊断为乳腺慢性炎症伴坏死

二、乳腺特殊性炎症

结核、真菌、寄生虫及理化因素（过敏原、液状石蜡）等所引起的慢性肉芽肿属于乳腺特殊性炎症，但很少见。笔者仅见寄生虫及隆胸的填塞物破裂所致特殊性炎症。

（一）乳腺寄生虫病

乳腺的寄生虫病包括乳腺丝虫病、包虫病及肺吸虫病等，一般较为罕见。

1.超声相关病因病理

（1）乳腺丝虫病：多由斑氏丝虫或马来丝虫引起，成虫寄生于乳腺的淋巴管中，虫体的机械作用及其死亡后分解产物的强烈刺激引起组织反应，淋巴管水肿、嗜酸性粒细胞浸润，淋巴管出现以虫体为核心的肉芽肿性淋巴管炎。

（2）乳腺肺吸虫病：由于生食或食用未熟透含有肺吸虫囊蚴的溪蟹、蛄或野生动物的肉类，喝被污染的水，而感染肺吸虫。蚴虫及成虫在组织内游走或定居，对局部组织造成机械性损伤；虫体代谢产物等抗原物质会导致人体的免疫病理反应。引起人体肠、肝、肺等局部出血坏死，形成脓肿或囊肿。肺吸虫卵在人体内不能发育成毛蚴，不分泌可溶性抗原，因此可引起异物肉芽肿反应。由于成虫从腹腔穿入软组织，虫体移行皮下形成游走性结节；虫囊肿构成大小为1.5～2.5cm的结节，成群、成串出现。主要分布于腹、背、臀、阴囊及股部等处，乳腺皮下结节甚为少见。

2.症状、体征　多为女性患者，男性罕见。病变只在浅表乳腺组织或皮下脂肪内，多数1个肿块，个别2个。早期肿块较软，推之可动；生长缓慢。晚期较硬。单侧乳腺发病多见，偶可累及两侧乳腺。

3.超声图像

（1）乳腺皮下或脂肪组织显示无包膜，可活动的肿块，直径1～5cm。肿块中央有小的液性无回声区的小囊，含不均匀的中强回声，为干酪样或胶冻状物或出血，虫体的残段呈高回声。小囊周围充血的肉芽组织呈低回声，向外致密的纤维组织呈强回声。晚期虫体崩解被吸收，或呈钙化的强回声伴有声影。肉芽与增生纤维组织呈同心圆状排列。

（2）肿块结节呈相对低回声，结节约2.1cm×0.5cm，仔细观察内部可见线状活动的虫体蠕动，再现性好，周围脂肪组织可见水肿带。

（3）明确患者有无食生鱼虾史，或有无斑氏丝虫或马来丝虫流行区生活史，有助于对声像图的确定。主要确诊指标：临床血常规嗜酸性粒细胞明显增高，寄生虫皮内试验为阳性，或痰查肺吸虫卵。乳腺的皮下结节切开检查有肺吸虫或丝虫的蚴虫和成虫。

（二）乳腺结核

本病可见于任何年龄，以中青年女性为主，发病年龄较乳腺癌早。多数为胸壁结核累及。

1.超声相关病理

（1）感染途径：原发性乳腺结核少见，体内无其他组织器官结核病灶，病原菌经皮肤破损、乳头感染或经血行侵入乳腺。继发性乳腺结核来源：①肺门淋巴结核，结核性脓胸结核菌穿过胸壁进入乳腺；②由胸壁、肋骨、胸骨、胸膜的结核病变直接蔓延至乳腺，其他部位结核病灶经血行感染乳腺；③腋淋巴结节结核沿淋巴管蔓延，锁骨上、颈部或胸腔内结核灶的结核菌经淋巴管逆行感染。

（2）病理改变：临床与大体表现分为3型。①局限型。乳腺内侧或外上1个至数个硬结表面光滑、活动、边界不清，有轻压痛，右侧多见。深部硬结进展缓慢，增大成块出现痛、压痛及乳头溢液。硬结液化形成寒性脓肿。②播散型。输乳管被结核菌破坏，结核性脓汁自乳头溢出。穿破皮肤可形成窦道，经久不愈，与附近皮肤粘连成块，或出现结核性坏死性溃疡，与乳腺癌相似。常伴有同侧淋巴结增大与急性炎症。③硬化型。以增生性乳腺结核居多，乳腺内硬结使乳腺变形，皮肤呈橘皮样改变，乳头内陷，易被误诊为乳腺癌。

大体特点为初期硬结光滑、可推动，进而硬结融合成肿块，中心干酪样坏死，液化成单个或多个相沟通的脓腔，穿破皮肤形成窦道，经久不愈，流出豆腐渣样碎屑的稀薄脓汁，乳腺结构广泛破坏。中年人乳腺结核硬化型多见，剖面纤维组织增生，中心干酪样坏死区不大。镜下特点为典型乳腺结核中心干酪样坏死区，外层淋巴样细胞包绕，中间上皮样细胞区中有朗汉斯巨细胞。有时仅见炎性浸润中有较多的上皮样细胞及多少不等的干酪样坏死区。

2.超声图像　乳腺结核超声所见甚少，其声像图缺乏特异性，结合文献综述如下。

（1）乳腺内散在单个或多个大小不等，低回声或中高回声结节，边界可辨认，似结节性乳腺小叶增生，略有压痛，但与月经期无关。

（2）乳腺组织的导管与腺叶结构混乱不清，不规则的低回声团块2～4cm，无明确边界，其中有回声增强的结节或斑块，彩色血流不多，超声难以提示明确诊断。笔者曾见1例42岁女性，右乳多个小硬块，不适感多年，曾于多个医院诊治，疑为乳腺小叶增生。超声检查显示乳腺组织结构广泛破坏，多个大小不等的形态不定的结节融合成片状低回声，其间有杂乱纤维条索；经追问得知患者既往有结核性胸膜炎病史。后经手术切除，病理诊断乳腺结核。

（3）乳腺结核性硬结液化形成寒性脓肿时，出现形态不规则大小不一的液性暗区，边缘模糊不清。

（4）乳头有稀薄脓汁样分泌物，或皮肤有经久不愈窦道者，超声应仔细寻找邻近乳腺组织有无与其相通的管腔及混乱的回声，应考虑有否乳腺结核，并做分泌物抗酸染色查结核杆菌，以防漏诊误诊。

（5）乳腺结核性肿块与皮肤粘连，皮肤橘皮样变，致乳头内陷，无痛，与乳腺癌相似。乳腺结核伴急性炎症，其腋窝淋巴结增大。肥胖中、老年女性乳腺脂肪坏死亦可出现液性无回声区（含脂肪组织油珠样回声）；均应注意与乳腺结核鉴别，如查找其他部位结核病灶，可进行胸部X线、结核菌素试验及活组织病理检查等。但国内外均曾报道乳腺癌与乳腺结核同时存在于一个乳腺，或一侧为结核，另一侧为乳腺癌的病例，由于两种病变回声的混淆超声尚难辨认，需行病理检查明确。

第五节　乳腺结构不良及瘤样病变

卵巢内分泌紊乱引起乳腺主质及间质不同程度的增生及复旧不全，致使乳腺结构在数量上和形态上出现异常，形成可触及的肿块，1948年Geschickter称之为乳腺结构不良，包括乳腺痛、腺病、囊性疾病。1956年，王德修等将本病分为腺病（主要波及腺小叶，其次为导管），按进程分为增生期、纤维腺病期、纤维化三期及囊肿病（当较小的末梢导管、盲端导管等扩张直径超过500～700μm时称为囊肿）。

WHO对乳腺疾病组织学采用乳腺结构不良命名，并提出分类：Ⅰ型为导管增生型、Ⅱ型为小叶增生型、Ⅲ型为囊肿型、Ⅳ型为局灶性纤维化型、Ⅴ型为纤维腺瘤性增生型。笔者通过对数百例患者进行超声检查，认为WHO对乳腺结构不良的分类有利于声像图与病理对照。国内外一些外科、病理科将乳痛症称为乳腺增生，并与腺病及囊肿病一起列入乳腺结构不良症。故依据WHO标准可将乳腺结构不良的超声所见分为以上5型，按病理发展及结构分为乳腺增生症、腺病、囊肿病，并用“乳腺结构不良”提示诊断。

乳腺结构不良是一组非炎性、非肿瘤性疾病。发病率高，青春期至绝经期均可发病，育龄女性最常见，35～40岁为高峰。常在妊娠期、哺乳期消失，中断后又重现，内分泌紊乱、月经不调者发病率高。绝经期应用雌激素可诱发。

乳腺结构不良超声所见分型：声像图分5型。乳腺结构不良超声图像显示病变多发性，病灶形态及回声多样性，WHO对乳腺结构不良的病理分类为声像图的分型提供了病理依据。

（1）导管增生型：以中年妇女为主，除有经前期痛外，部分病例有乳头溢液史。组织结构主要变化为导管囊状扩张和导管内上皮的增生，当上皮细胞呈重度异型时，有癌变可能。超声表现：在小叶增生的同时输乳导管扭曲变细，局限性扩张内径3～4mm，其近端和远端仍见正常走行的乳管，或相互沟通、融合成不规则扩大的管腔，长达40mm，内径15mm。需与导管内乳头状瘤、导管扩张症、浸润型导管癌鉴别。

（2）小叶增生型：临床表现以乳房的周期性疼痛为特征，经期前加重，经期后减轻或消失。乳腺肿胀局部增厚，有颗粒状硬结或条索状。组织学特征为小叶腺泡或导管上皮增生，小叶数目增多，体积增大、变形，彼此靠拢。超声表现：探头置于触诊“颗粒状硬结或条索状”部位显示乳腺导管之间增生小叶呈中强或相对低回声，部位、形态不定，大小不等，边缘不整，常为多个散在，单个较少。没有清晰的边界、包膜或“结节”的轮廓。与非病变区相比，无正常的蜂窝状或纹理清楚的乳管。

（3）囊肿型：发病开始于30～34岁，40～55岁为发病高峰。镜下表现主要是末梢导管上皮的异常增殖和导管高度扩张，常以乳腺肿块就诊，活动度好。超声表现：单个或多个肿块呈液性无回声区，透声好，近似球形、椭圆形，边界清，表面光滑，后壁及后方回声增强。在各期乳腺病变中均较为常见。

（4）局灶性纤维化型：常在体检时发现，于一侧或双侧乳腺触及体积较小、扁平状、边界不清、质地坚韧的肿块。病理结构改变主要是小叶内纤维组织过度增生、纤维化、玻璃样病变，使腺泡萎缩致小叶轮廓消失，纤维组织包绕萎缩的导管。超声表现：“肿块”呈局限性增强的不均匀、高回声斑片、结节状，形态不规则，边界不清，无包膜。与相邻组织和导管无明显分界。

（5）纤维腺瘤性增生型：较其他型发病年龄增大，病史较长，常有手术切除后复发，患者多因排除癌肿而就诊。组织学显示小叶萎缩，数目减少，轮廓不清，小叶内纤维组织明显增生、纤维化、玻璃样变；玻璃样病变的纤维组织可形成瘤样肿块。超声表现：强弱不均的结节，不规则的近圆形团块状，似有边界，呈瘤体样增生病灶，无包膜形成。有无包膜是与纤维腺瘤的鉴别要点。

乳腺结构不良超声类型与年龄、乳腺质地的关系。笔者对114例各型乳腺结构不良声像图分析的结果见表15-5-1。发病年龄22～67岁，乳腺结构不良类型与年龄、

表15-5-1　乳腺结构不良超声类型与年龄、乳腺质地的关系

超声分型	年龄（岁）	间质型占比（%）	中间型占比（%）	导管型占比（%）
小叶增生型	37.5±8.4	23.0	61.5	15.5
导管增生型	41.8±6.4	39.2	39.2	21.6
囊　肿　型	42.8±11.9	50.0	50.0	0
局灶性纤维化型	44.7±10.5	62.5	25.0	12.5
纤维腺瘤性增生型	46.5±4.0	83.3	16.7	0
纤　维　瘤	40.4±8.2	72.7	9.0	18.3

乳腺质地的关系：小叶增生型、导管增生型患者年龄偏低，局灶性纤维化型与纤维腺瘤性增生型患者年龄略高。两种以上病变可多部位同时存在，随年龄增长，病变类型发生变化。乳腺的质地与乳腺结构不良的发病亦有关系：间质型与中间型病变发病率高，而导管型发病率偏低。小叶增生型多见于中间型（61.5%）；导管增生型的发病以间质型与中间型多见，均为39.2%；囊肿型主要见于间质型与中间型。局灶性纤维化型与纤维腺瘤性增生型的发病，在间质型乳腺中高达62.5%～83.3%。纤维瘤型属于乳腺的良性肿瘤病变，在间质型乳腺中的发病率为72.7%。声像图显示发病年龄与病理过程相符，小叶增生型、导管增生型病变发病相对较早，年龄略低；局灶性纤维化型与纤维腺瘤性增生型发病相对略晚，年龄偏高。

一、乳腺增生

乳腺增生症（cyclomastopathy）是乳腺结构不良的早期病变，是临床最常见、困扰诸多妇女的乳腺疾病。本病早在20世纪30年代由Cheafle提出并命名。本病表现多样，命名繁多，100多年以来国内外的研究对其的认识经过复杂、曲折、深化的过程，多数学者主张将乳腺增生列入乳腺结构不良疾病中。

1.病因病理　乳腺是性激素靶器官，与子宫内膜一样受卵巢内分泌周期性调节变化，包括乳腺组织主质的上皮、小叶间质的脂肪、结缔组织，均受内分泌影响周期性改变。

（1）增殖期：乳腺导管上皮增生、导管增长增多、管腔扩大，小叶内间质水肿、淋巴细胞浸润。

（2）分泌期：小叶内腺泡上皮肥大呈空泡状，有轻度分泌。

（3）月经期：导管上皮萎缩脱落、管腔变小甚至消失，间质结缔组织增生、致密。

经期后腺管萎缩、液体吸收复旧不全、分泌物残存为乳腺结构不良发生的基础。卵巢内分泌失调，雌激素分泌过度，孕酮减少，刺激乳腺实质增生，小导管不规则扩张，囊肿形成，间质结缔组织过度增生、胶原化，淋巴细胞浸润。但生理反应性乳腺增生与病理性乳腺结构不良两者间没有明显的界限，常需活检确定。

（4）超声相关病理：①乳腺增生。属乳腺结构不良症早期病变，轻微可恢复。病灶为质地坚韧的乳腺组织，无清楚的边界或包膜，切面灰色半透明，有散在的小颗粒，偶见小囊。②镜下小叶内纤维组织中度增生纤维化与小叶间致密结缔组织融合，末梢导管不规则出芽，小管、导管扩张的小囊有分泌物。间质淋巴细胞浸润，偶并发腺纤维瘤。

2.临床表现　乳腺疼痛为特征，未婚、已婚未育、已育未哺乳多见，生育期性功能旺盛的中年女性最多见。乳房周期性疼痛由隐渐重，经期前明显，经期后减轻或消失。部分乳头溢液或溢血。乳房周期性肿块2cm左右，较坚实，界限不清，与皮肤无粘连；或乳腺肿胀、局部增厚、颗粒状硬结，散在分布单发性或多发性结节。

3.超声图像

（1）双侧、多发性：乳腺组织内异常回声可单侧单发，但多为双侧、多发性。当临床触诊仅发现一侧1个病灶时，超声检查切不可仅查见一侧一病灶就结束，应在两侧乳腺各部位仔细寻找。以防明显的肿块手术切除，而被忽略的另一侧中，边缘、深层或基底部隐藏的病灶，被误认为术后再发或新生病灶。

（2）病灶位置、乳腺增大程度不定：可在乳腺任何部位，1～12点钟位从边缘到中心，从乳腺浅层到基底部分布在乳头附近、外区边角或基底部。局部增厚或轻度增大。多数乳腺外区、中心区厚度测值变化不大。

（3）回声多样、形态不一：可呈导管增生、实质性腺叶型，但多为混合多样回声。

输乳管局部扩大，粗细不等长管状，或形成黄豆、蚕豆大低回声，内径3～4mm，或数个扩大输乳管相沟通，呈不规则低回声管腔，另一端与周围的输乳管相通；或内径＞0.5cm的无回声小囊肿；具有导管增生型的表现。

乳腺叶间质异常增生呈小叶增生型，表现为相对低回声的结节、团块；形态多样，单个或多个散在，相互融合成较大的藕节样团块；或增强的斑片、颗粒状；无清楚的边界或包膜。大者2cm，小者不定，致使输乳管受压变细、扭曲，远端局限性扩张（图15-5-1）。

（4）彩色血流：乳房内乳腺表面的脂肪层内可见血管的彩色血流，一般乳腺内病灶区彩色血流不多，血管细小。

（5）小叶增生3/4D图像重建：3D容积成像示病灶实质呈不均匀的中低回声，血管不多。供血动脉多在边缘进入，病灶内与周围组织仅有少许疏落的血管断面（图15-5-2）。

二、乳腺腺病

1.超声相关病理　乳腺腺病（adenosis of breats）以小叶间导管及末梢导管均有不同程度增生、后期渐有结缔组织明显增生为特征，小叶结构基本保存。一般认为其发病与卵巢内分泌功能紊乱有关。发展阶段分3期，同一标本可见到各期病变共存及移行过渡。

（1）小叶增生期：切除的肿块呈灰白色、无包膜、

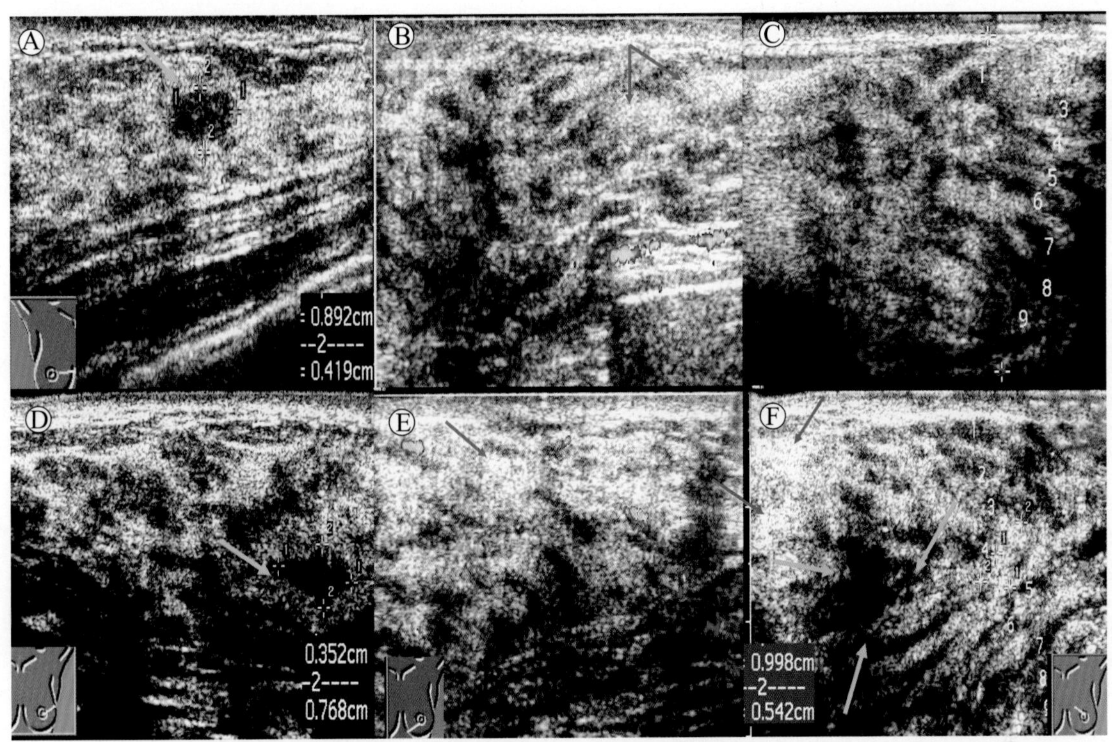

图15-5-1 乳腺结构不良，双乳多发混合型病灶

患者，女性，31岁，双乳结节感，经期痛3年。右乳：A.1点钟位低回声，0.89cm×0.41cm；B.外区高回声斑片；C.3点钟位近乳头不均匀高回声斑片远端乳管纹理清。左乳：D.2点钟位导管粗细不等，多处局部扩张，大者0.35cm×0.76cm；E.8点钟位乳腺浅层间质多个高回声斑片远端乳管略粗；F.11点钟位高回声斑片，伴导管扩张，相互汇成不规则形低回声，0.99cm×0.54cm，邻近乳管受压变窄，彩色血流较少

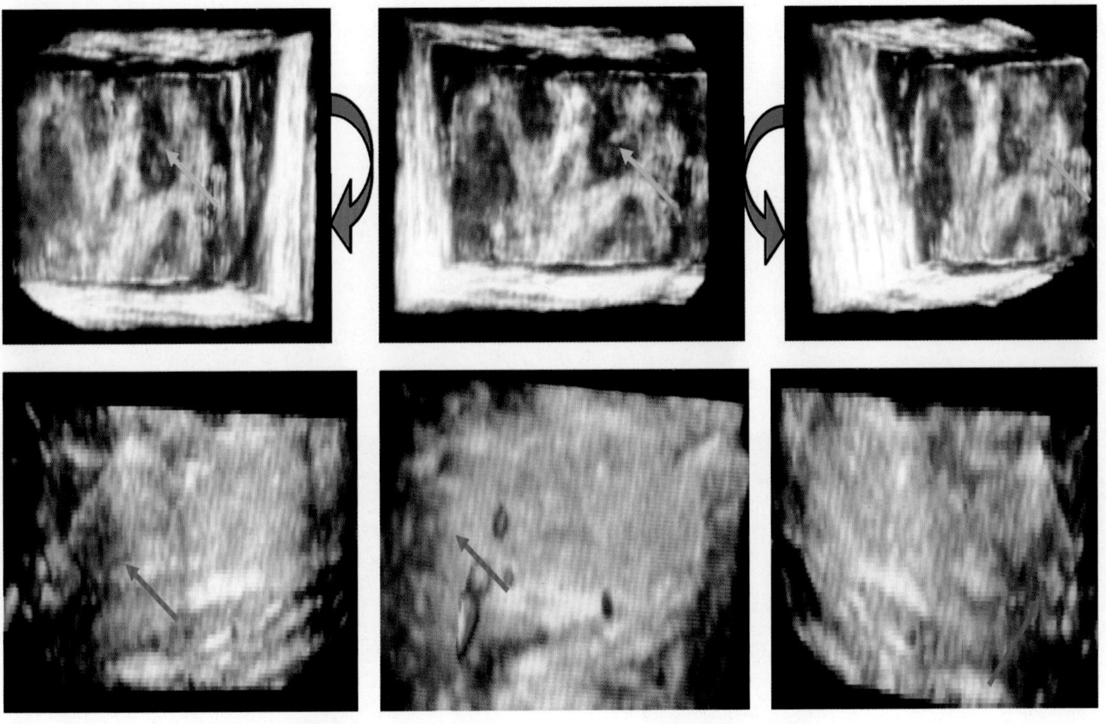

图15-5-2 乳腺3/4D成像——小叶增生呈少血管型

患者，女性，39岁，左乳3点钟位，灰阶图显示腺体内偏低回声，边界清楚，可见点状钙化，周边见少许血流。上图：3D梯形容积立体成像向左右两侧各偏15°（弯箭头）转动肿块（绿箭头），甚小低回声中有散在斑片，边缘尚清。下图：能量3D重建血管局部增生（蓝箭头）为少血管型

边界不清，质坚韧、不均匀。以小叶增生为主且数目增多；小叶内导管或腺泡增生数量增多，体积大。腺泡型腺病主要为腺泡增生，数量多，此型应与小叶癌鉴别。导管型腺病小叶内主要为导管增生，数量多，无腺泡；有的导管增生呈乳头状突入腔内。

（2）纤维腺病期：由小叶增生期发展而来。①早期小叶内导管继续增多，小叶增生纤维组织不同程度增生硬化，质坚韧，为纤维组织及散在半透明颗粒，形状不规整或融合，结构混乱，伴小叶纤维化。②后期纤维组织明显增生，管泡萎缩，称硬化性腺病（需与硬癌鉴别）。局部触及实性界限分明的乳腺肿块，小者2cm，最大者10cm，孤立存在，由增生的管泡和纤维化组织组成，似有包膜，小叶轮廓消失。实质性增生上皮位于纤维化组织内称为乳腺腺病瘤，很像浸润癌。

（3）纤维化期：为腺病晚期，小叶内纤维组织过度增生，管泡萎缩至消失，残留少许萎缩的导管，偶可扩张成小囊。肿块质地坚实，大小2～5cm；无包膜，此期年龄大多在50岁以上，乳房重度悬垂性。

约有1/3的小叶原位癌与腺病小叶增生期伴发。

局灶性纤维化：由细胞成分少的玻璃样变纤维组织形成的瘤样肿块。围绕萎缩的导管及末梢导管。

乳腺病伴纤维瘤样增生：腺病中有纤维瘤样病灶。

2.临床表现　青、中年与月经周期相关的乳痛，经期前出现，经期后减轻或消失。乳腺一侧或双侧坚韧不硬，界限不清。少数有浆液或血性乳头溢液。

3.超声图像

（1）乳腺腺病声像图：小叶增生期与乳腺结构不良的小叶增生相同。乳腺腺病表现与局灶性纤维化型乳腺结构不良相同，主要为局限性增强，不均匀、高回声斑片状结节，形态不规则，边界不清，无包膜。

（2）乳腺腺病伴纤维瘤样增生：声像图与纤维腺瘤性增生型相似，不均匀的强回声团块，与内部玻璃样变的低回声形成混合性瘤样肿块，似有边界，后方可能有声影。

（3）无症状肿块声像图：表现为边缘不规则的低回声团块，病灶纵横比接近，后方有衰减，血流丰富，声像图疑恶性病变；而病理诊断为乳腺腺病与纤维腺瘤同时存在，伴导管扩张及乳腺增生病的良性病变。超声对乳腺腺病的诊断有一定的困难，通常仅能提示图像所见。

（4）乳腺腺病灰阶能量图3D成像：实质性低回声肿块周边不规整向深部扩展，呈不典型汇聚征（图15-5-3）。能量图显示肿块周边或内部血管轻度至中度增生，从血管结构的分布可判断肿块主供血管的来源。

（5）超声造影检查：病灶微血管灌注，周边环形，内部高于外周，整体不均，时间-强度曲线达峰迟，峰值强度低于正常（图15-5-4），特征为平坦型曲线或慢进慢出型曲线。

乳腺腺病组织结构复杂，常与其他病变同时混杂，声像图没有特征性，常具有恶性肿瘤的表现，超声多难

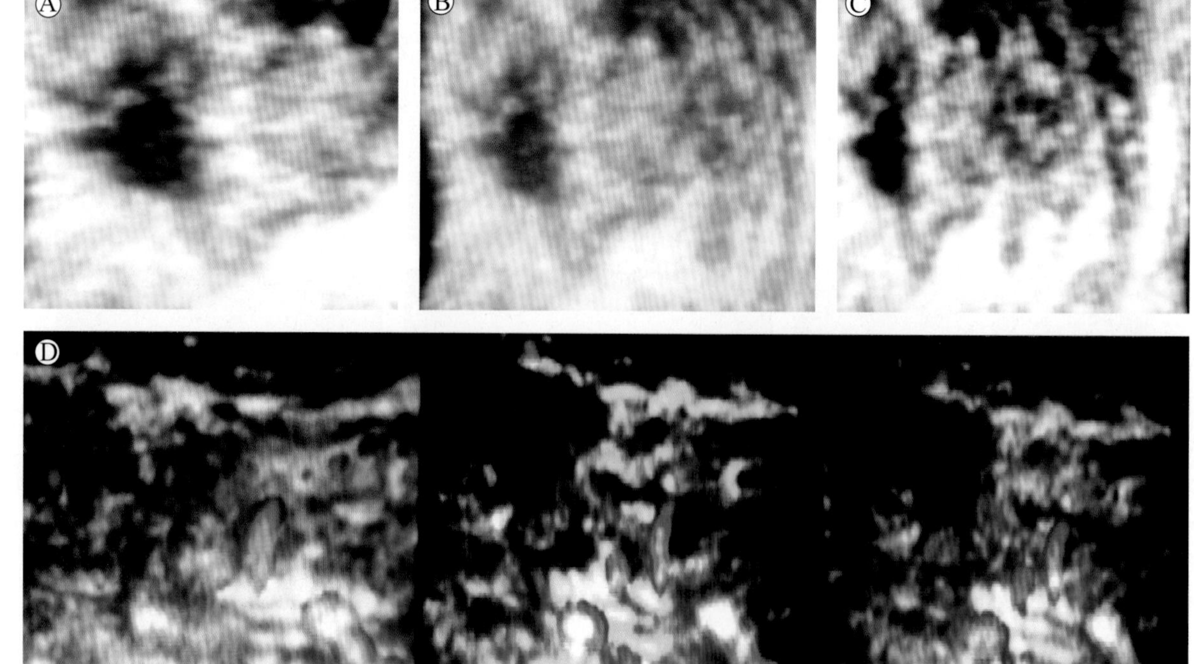

图15-5-3　乳腺腺病灰阶与能量图3D成像

上排图为灰阶3D成像。A.正面观肿块低回声，边界不整；B.左转30°；C.左转60°向深部扩展，呈不典型汇聚征。下排图为能量图3D成像。将图A、B、C对应肿块左转30°～60°，主要供血动脉来自内下，血管内径略粗，小分支形成肿块周边包绕，并进入病灶，血管呈轻度至中度增生

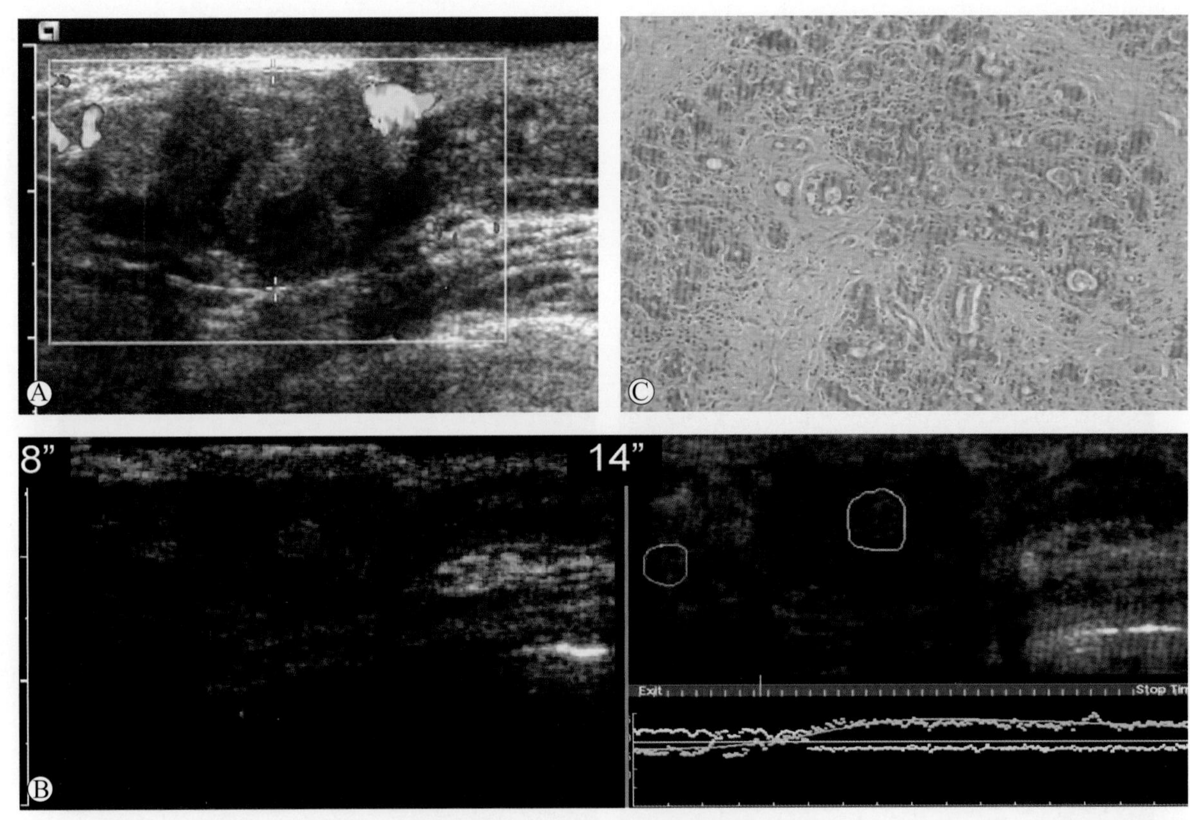

图15-5-4　乳腺腺病超声造影

患者，女性，30岁。A.低回声块内斑片状增强，边界不清，无包膜，血流来自两侧边缘，内部少。B.超声造影，左图周围正常组织8s微泡进入，14s灌注较好，病灶增强较少而迟；右图的时间-强度曲线显示病灶中心取样黄色为平坦型曲线，明显低于正常绿色。C.病理诊断为乳腺腺病

以正确诊断，往往疑为恶性病变。在手术病理证实的203例乳腺肿块中，有56例超声图像良、恶性混淆，其中乳腺腺病伴导管扩张5例，呈低回声实质肿块［(0.6cm×0.7cm)～(2.4cm×2.3cm)］，边缘不规则有衰减，血流丰富，RI 0.69～0.8，声像图疑恶性病变，病理证实为良性。

三、乳腺囊肿病

乳腺囊肿病在结构不良中极为常见，主要特征为乳腺小叶小管及末梢小管高度扩张形成囊肿，同时伴有其他结构不良。直径＞0.5～0.7mm称囊肿病，＜2mm为微囊，＞2～3mm为肉眼可见性囊，大囊肿直径达4～5cm。

1.超声相关病理

（1）大体检查：乳腺囊肿数目不等，一般直径2～3cm，大者4～5cm。①囊壁较薄，表面光滑，有折光性，顶部呈蓝色；有的可见颗粒或乳头状物突入腔内。②囊壁较厚，内容物多为淡黄色清液、棕褐色血性液，或浑浊乳样。③大囊周围分布小囊，囊壁间乳腺间质明显增厚，其中有扩张的乳管。④乳腺组织内散在含棕色内容物的小囊区及微囊，边界不清。

（2）镜下所见：乳腺囊肿病来自①导管扩张，因末梢导管上皮异常多处、多层向腔内乳头样、菌状增生。②末梢导管高度扩张形成囊肿，巨大囊肿壁受压，上皮萎缩，肉芽组织构成囊壁，上皮呈乳头样生长称乳头状囊肿。③上皮瘤样增生，若干扩张的导管及囊肿内上皮增生呈乳头状突起称乳头状瘤病。分支状乳头顶部吻合成网状结构，称网状增生，进一步增生看不到囊腔时称腺瘤样增生。上皮间变可能发生癌。

2.临床表现　中年女性多见，发病年龄30～49岁，40～49岁为发病高峰，绝经期后发病率下降。

肿物可见于单侧乳房或双侧乳房，近乳房周边，累及乳房一部分或整个乳房。可触及的单个囊肿呈球形，较光滑，活动度好，大囊、浅表者有波动感，深部边界不甚清楚，似实性肿块。多个囊性结节呈颗粒状，边界不清，其活动受限。

约1/3患者发病早期乳房轻刺痛、隐痛及触痛。乳痛周期性明显，月经期乳痛加重、囊腔增大，来潮后乳痛减轻，囊腔会缩小，但囊肿形成后乳痛可消失，就诊时无自觉症状。

偶有乳头溢液，呈浆液或含血性物，如为浆液血性或纯血性，囊内有乳头状瘤。有溢液，无导管内乳头状瘤及导管扩张较常见，多于乳腺癌。

3.超声图像

（1）两侧乳房增大或大小正常。囊肿直径为0.5～0.7cm；直径2mm以下的微囊仅在高档、高频探头放大后能显示；一般仪器呈粗点或斑片状结构混乱的回声。

（2）导管扩张形成单发囊肿液性区明显、易检出（图15-5-5），3～5mm以上的小囊肿呈绿豆至黄豆大小，无回声，与周围输乳管比较，界限清楚（图15-5-6）。直径2～3cm，大至4～5cm的囊肿液性无回声，透声性好，呈长梭形或椭圆形，囊壁薄，表面光滑，后方回声增强；大囊周围有小囊。邻近囊肿的乳腺组织受压，乳管变细窄，或同时伴有小叶增生的高回声（图15-5-7）。

（3）囊肿含浑浊点絮状中等回声，可能为乳汁、脂肪颗粒的沉积物。扩张导管及囊肿内的乳头状瘤呈中强回声，突入腔内。乳头状瘤病及囊腺瘤样增生，超声只

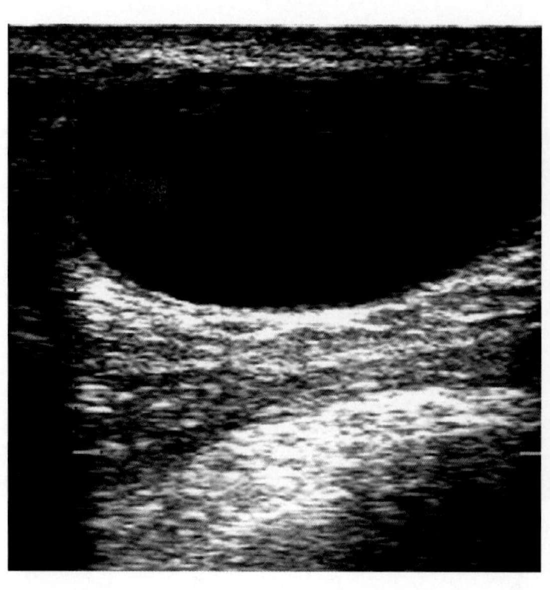

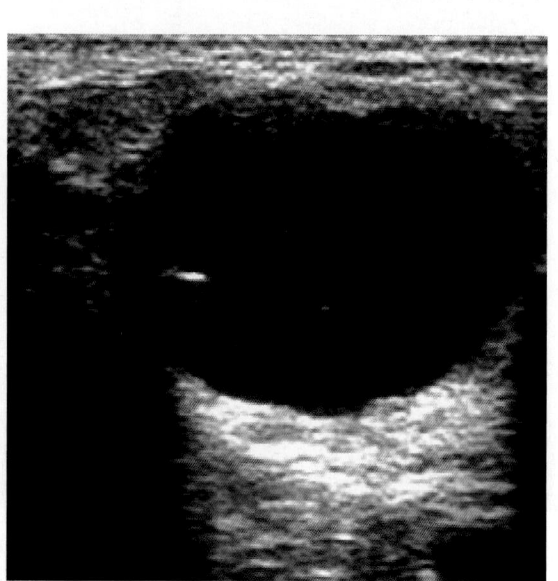

图15-5-5 乳腺单发孤立性囊肿

囊肿液性无回声，内有隔膜，边缘光整，后方回声增强

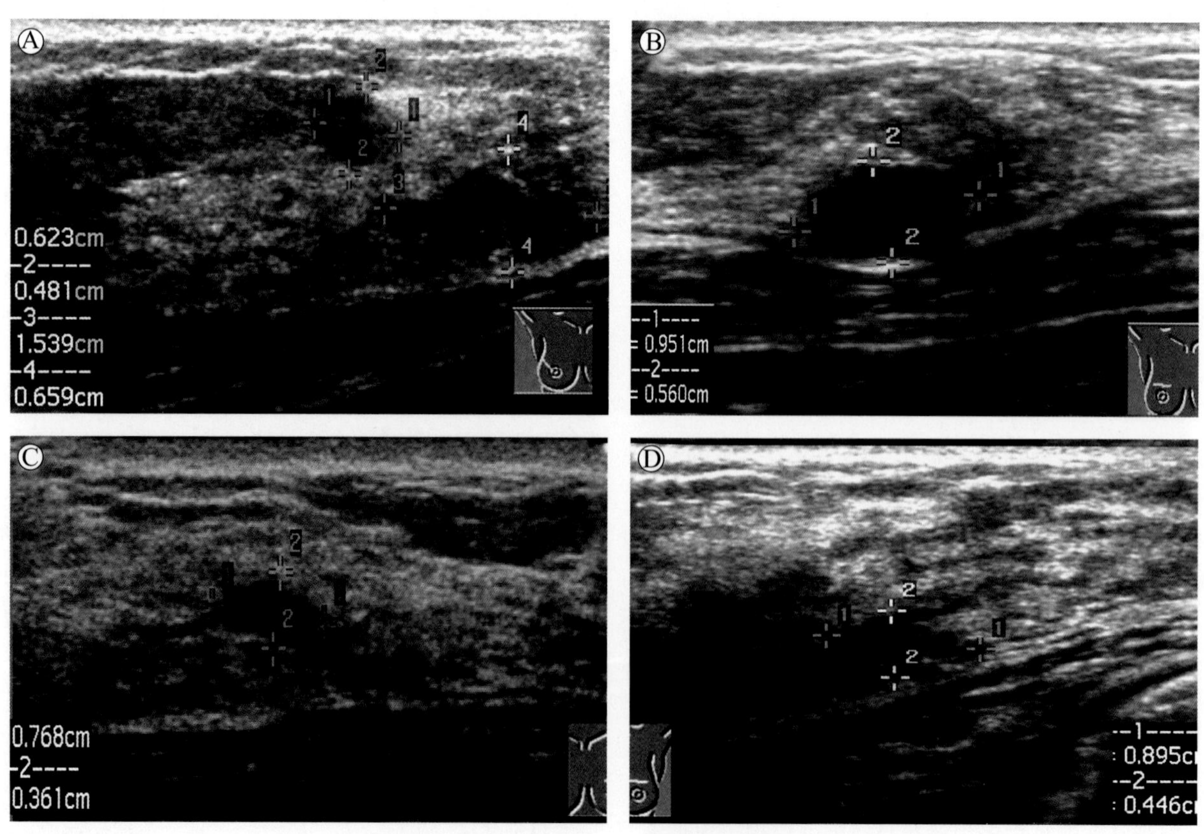

图15-5-6 双乳多发性乳管局部扩张

患者，女性，27岁，经期乳痛数年。右乳：A. 10点钟位乳腺表面0.623cm×0.481cm，基底部1.79cm×0.65cm低回声；B. 12点钟位基底部0.951cm×0.560cm无回声。左乳：12点钟位：C.中心区0.768cm×0.361cm；D.基底部0.895cm×0.446cm不规则低至无回声

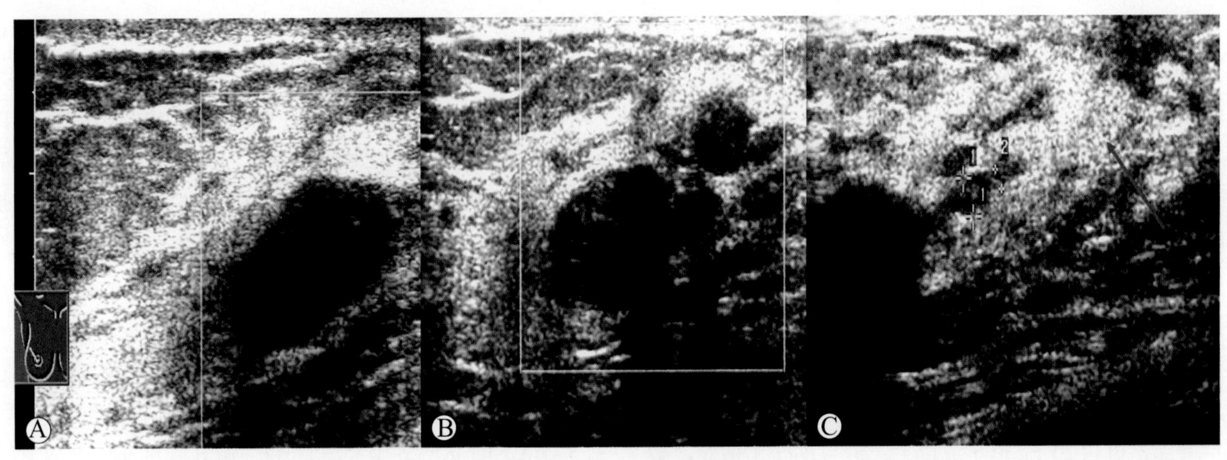

图15-5-7　乳腺囊肿病

患者，女性，36岁，右乳触及肿块多年，经期痛。A.右乳10～12点钟位近基底部18mm×10mm液性区；B.邻近有多个大小不一的小囊，周围组织受压，乳管变细；C.其他部位增生组织呈结节样高回声

能提示病变的形态，无法辨认病理性质的良性、恶性。

（4）彩超检查。显示正常皮下脂肪层及乳腺组织内原有血管的血流。乳腺增生、乳腺腺病及乳腺囊肿病一般彩色血流增多不明显，纤维化严重时彩色血流减少，大囊肿仅在边缘有少许血流。

4.乳腺结构不良与癌的关系　一般认为单纯性乳腺增生及乳腺腺病早期不癌变；但腺病中、晚期有癌变报道；癌变主要发生在囊肿病。研究报道204例乳腺癌旁组织间变率：囊肿，10%；乳头状瘤及乳头状瘤病，22%；乳管上皮增生，7%；腺病，11%。而31例乳腺结构不良中11例伴有癌。另有研究指出，囊性增生伴高度上皮增生与癌的发生有关。故对乳腺结构不良及囊肿病应提高警惕，特别是无月经期伴随的乳痛，以及一侧疼痛多的结节性病变，建议做病理活检。

5.超声诊断价值

（1）乳腺病变极为常见。乳腺结构不良的发病率最高，超声普查能及早发现。

（2）超声检查可明确病变部位、病变性质、提示诊断意见。

（3）乳腺结构不良与内分泌关系密切，乳腺功能多变，病理基础复杂，声像图亦随不同状况的变化而表现多样，为诊断带来鉴别困难。检查者必须询问患者有无痛经史。

（4）某些乳腺结构不良晚期有癌变报道，应提高警惕，特别是无月经期伴随的乳痛、结节性病变，需做病理活检确定。

（5）诊断报告书写：乳腺结构不良为一个笼统的综合性名称，包括乳腺增生、乳腺腺病及乳腺囊肿病。超声检查可提示乳腺结构不良各型表现的简要参考性声像图。

1）导管增生型：输乳管不规则扩张增粗，局部散在或相互融合沟通，长达15～40mm。

2）小叶增生型：间质有实质性回声增强的斑片，小结节，团块，可相互融合。

3）囊肿型：液性无回声透声好，边界清晰，后方增强。

4）局灶性纤维化型：较大的结节，团块回声较强，不均匀。

5）纤维腺瘤性增生型：回声增强或强弱不等，似有边界，呈不规则圆形团块。

若超声图像显示特征明确，可提示具体疾病。报告书写时应明确病变部位。例如，右乳7～9点钟位乳腺外周区；左乳3～5点钟位中心区；右乳3～4点钟位乳腺外周皮下脂肪层内。

病变性质：如局灶性单个或多个，低回声管状结构，液性囊肿，实质性，多个回声增强的斑片、小结节，提示双侧乳腺结构不良（右侧为导管增生型、左侧为小叶增生型）。

四、乳腺瘤样病变

（一）积乳囊肿

积乳囊肿（galactocele）又称乳汁淤积症，哺乳期妇女多见。临床表现为乳内肿块，若治疗不当，病情恶化可致无菌性脓肿，并可误诊为纤维腺瘤或癌肿。

1.病因、病理　多因哺乳期妇女有乳腺结构不良、炎症、肿瘤，造成乳腺小叶或导管的上皮脱落或由于其他原因阻塞导管。导管受压、乳汁积存，也可能是由于哺乳无定时，乳汁不能排空淤滞导管内，使导管扩张形成囊肿，往往在断乳后发现乳腺内有波动性肿物。

超声相关病理：圆形或椭圆形肿块，边界清楚，累及单个导管形成孤立囊肿，囊壁薄，由薄层纤维构成，为单房；累及多个导管形成蜂窝状囊肿。早期内容物为稀薄的乳汁；时间久后变得黏稠，类似炼乳或奶酪，甚至干燥呈粉状，肿块质地坚实，囊壁增厚。囊内有淡红色无定性的物质及吞噬乳汁的泡沫状细胞。囊肿周围多量炎细胞浸润，小导管扩张，如继发感染可致急性乳腺炎或脓肿形成。

2.临床表现　哺乳期妇女单侧乳腺发病，双侧同时发病少见。多在中心区乳晕外形成1～2cm球形或橄榄形肿块。初期较软略有弹性，可移动，乳腺处于生理性肥大时不易发现。哺乳期后乳腺复旧，增生的小叶小管萎陷，乳腺松软。囊内水分被吸收，囊壁纤维组织增生变硬，乳汁浓集成块，肿块更硬，甚至硬如纤维瘤。有断乳方式不当史，随月经周期变化，长期积留的分泌物逐年增加，可达20～30年或以上，但与皮肤无粘连，腋窝淋巴结不增大。

3.超声图像　超声显示乳汁潴留囊肿内部，随乳汁潴留时间长短、囊腔大小、液体吸收内容物浓缩程度的不同，乳腺质地与导管的结构声像图表现多样。

（1）单纯积乳囊肿：哺乳期乳房内无痛性肿块，声像图显示输乳管扩张呈椭圆形、梭形或不规则形囊腔，近似无回声，囊壁薄，边界清楚，后方回声增强；大小不等，较大者2～5cm，周围有小导管扩张。轻轻挤压排出乳汁50～70ml后，囊腔明显缩小（图15-5-8A）。

（2）积乳囊肿继发感染：哺乳期乳房内肿块，无痛，数月后乳房外观及肿块明显增大，皮肤微红。声像图显示位置较浅表、较大的椭圆形无回声区，可达5cm×5.5cm×7cm，有微细亮点或微小斑片，探头加压后质点飘动且有轻压痛，为乳汁潴留继发感染的表现，若不及时处理，数日内则可穿破流出脓液，见下述病例。

患者，20岁，一胎顺产。产后3天右乳房有一硬结，6个月以来乳房增大，内有肿块，但无疼痛及发热。超声首次检查右侧乳晕下方不规则低回声区50mm×14mm×60mm，内有点状、絮状及斑片状飘动强回声，边界尚清。右侧腋下见数个低回声结节（14mm×8mm×12mm，7mm×5mm×6mm），内部少许彩色血流。超声提示：右侧乳腺乳汁淤积，腋下淋巴结增大，继发感染脓肿可能。9天后超声复查乳房表面微红，液性暗区增大，为53mm×54mm×61mm，不均质透声差，形态不规则；内壁局部向腔内突出最大厚度7mm。探头加压有轻微疼痛。周边血流丰富。超声提示：右侧乳腺乳汁淤积，脓肿形成（较1周前增大）。给予抗感染治疗。3天后右侧乳头下方破溃，患者挤出黏稠棕褐色脓液。1个月后超声复查，脓肿明显缩小至17mm×16mm×4.6mm，内部少许絮状回声，透声尚可。超声提示右乳腺乳汁淤积性脓肿自行破溃排脓后缩小。

（3）间质型乳腺：乳汁多，输乳管细小，乳汁排泄不畅，乳房丰满，胀感或触及不平块状物。声像图表现：末梢乳管残余乳汁呈大小不等点状、颗粒状强回声，小叶及间质组织呈不均匀不规则的斑片、结节样中强回声。

（4）晚期混合性潴留囊肿：扩张的大囊腔边缘外周多层强回声包围，内形成不规则实质性斑块，含中强及液性混合性回声；囊腔内实质性斑块亦有彩色血流（图15-5-8B、C）。

（5）乳汁干结性潴留：哺乳期乳汁多，有突然断乳史。哺乳期数十年后双乳出现高低不平多个结节，逐渐增多。超声图像显示乳房饱满，乳腺回声不均匀，乳管中强回声，多条输乳管内含细小、密集的点状、颗粒状强回声，为乳汁干燥后呈粉状干结在乳管（图15-5-9）；伴乳头严重凹陷、扭曲畸形。

（6）彩色血流：周围组织有彩色血流，囊腔内实质性斑块亦有彩色血流。

（7）3D容积成像：积乳囊肿长轴、短轴及冠状切面3D容积成像显示囊肿呈低回声，底部点状淤积，边界清，与周围形成高回声界面。血管能量图3D成像可见周围血流。3D容积成像向左右转动均见后壁前沉积物中等回声（图15-5-10）。

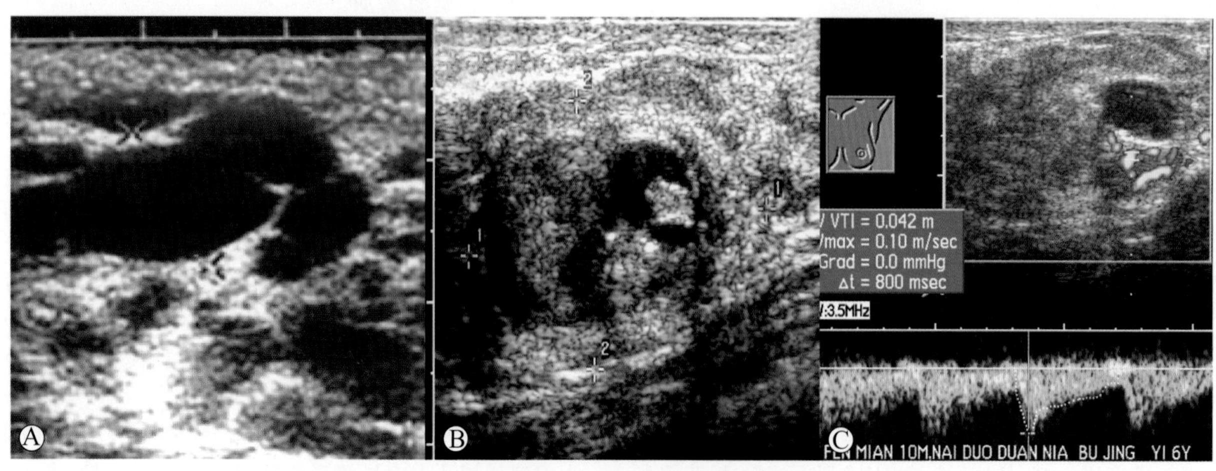

图15-5-8　乳汁淤积性囊肿

A.哺乳期乳汁淤积导管扩张形成囊肿；B.断乳6年后乳房高低不平，有多个结节及波动性肿物，声像图显示扩张的大囊腔边缘不整，内部不规则实质性中强斑块及液性区混合性回声（乳汁黏稠似炼乳或奶酪团块）；C.外周多层强回声包围，并有彩色血流及速度频谱

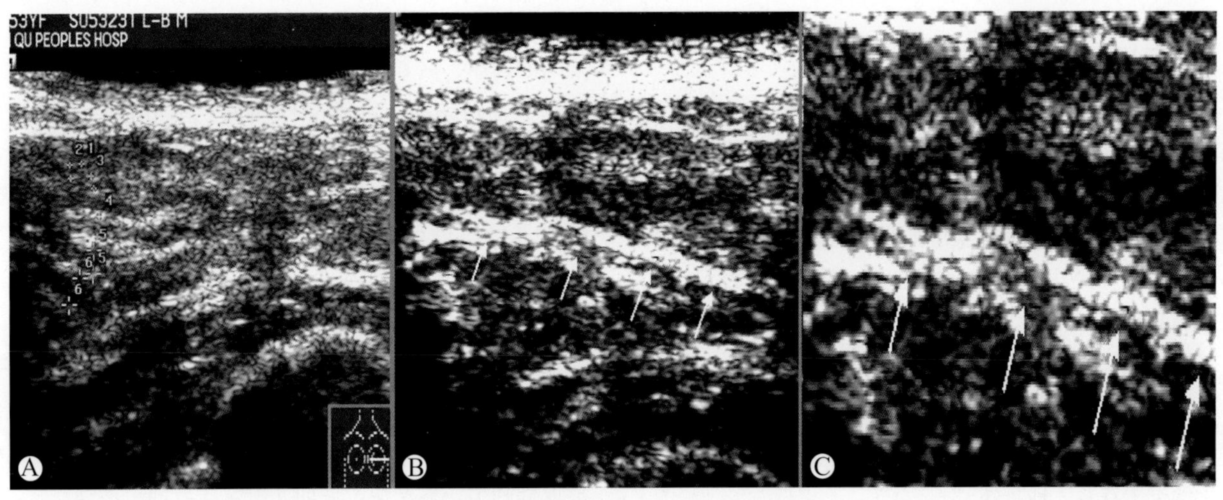

图15-5-9 导管内陈旧性乳汁残存干结

女性，53岁，于28岁分娩，产后乳汁多，哺乳10个月时突然断乳，左乳头严重凹陷，近年左乳高低不平多肿块。钼靶检查提示微小癌。声像图显示乳房饱满。A.乳腺不均匀多条中强回声；B.输乳管内含细小、密集点状、颗粒状强回声（箭头）；C.局部放大，高回声的颗粒极其清楚，乳头严重凹陷，提示导管内陈旧性乳汁残存干结

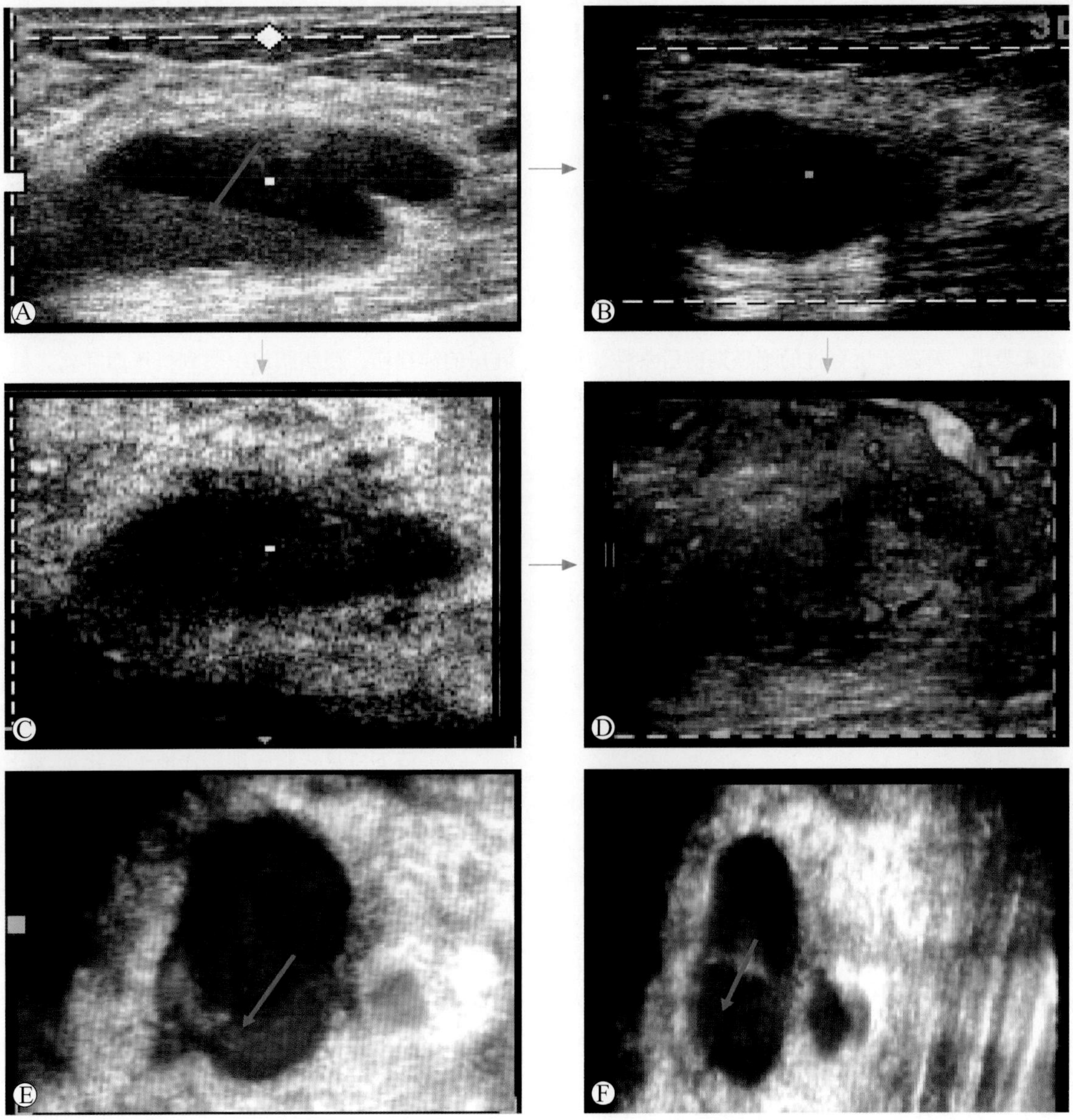

图15-5-10 积乳囊肿3D容积成像

右乳3点钟位囊肿低回声底部点状淤积，边界清晰，与周围形成高回声界面。A.长轴切面；B.短轴面；C.冠状切面；D.能量图3D成像，周围血流；3D成像向左转30°（E）、左转90°（F）均见后壁前中等回声沉积物（箭头）

（二）乳腺导管扩张症

乳腺导管扩张症（duct ectasia of the breast）好发于经产妇的绝经期前后，多为单侧，病变团块常被误诊为乳腺癌或其他病，或划为闭塞性炎症范围。1956年确切定名乳腺导管扩张症，其实际病理变化既非感染性炎症，亦非肿瘤，而是大导管的退行性变，后期为炎性反应的瘤样病变。

1.病因、病理

（1）乳晕区：输乳管上皮细胞萎缩，分泌功能丧失，使上皮细胞碎屑及含脂性分泌物聚集，充满乳晕下输乳管（终末集合管）而扩张。

（2）大体检查：见病变区与健康组织无明显界限，乳腺中心区多条扭曲扩张的输乳管，管内径3～5mm，充满棕黄色糊状物。周围增生的纤维组织透明变性形成纤维性厚壁，并可相互粘连成4～5cm大小、边界不清的坚实肿块。

（3）镜下所见：不同程度扩张的输乳管位于乳晕区至皮下脂肪或间质内，上皮细胞萎缩、变薄，腔内淤积坏死物和脂类，分解后形成脂肪结晶体排成放射状或菊花团状。后期渗出管外，周围的纤维组织增生，管壁增厚，腔内淤滞脂类物质的分解产物，由管内渗出刺激周围组织，引起多种炎细胞浸润，导致剧烈性炎性反应；纤维组织增生形成的异物反应的瘤样病变。

2.临床表现　好发于生育过的绝经期前后女性，年龄以35～55岁为多。乳晕下可触及多条绳索样扭曲增粗的导管，压迫时乳头有分泌物溢出。分为以下3期。

（1）急性期：导管淤积坏死物分解渗出炎细胞浸润反应，出现急性炎症样症状，如乳腺皮肤红肿、疼痛、发热、腋下淋巴结增大。历时2周。

（2）亚急性期：炎症样症状消退，留下边界不清的肿块，硬结与皮肤粘连，历时约3周。

（3）慢性期：坚实边界不清的肿块缩小呈硬结状，可残留数年，症状消失，乳头回缩。

3.超声图像

（1）早期：乳腺中心区乳晕下3～4条，多至10条输乳管扩张、扭曲，内径管径3～5mm，甚至更大；内部低或无回声，透声性差。乳腺外区输乳管可能稍增粗。

（2）急性、亚急性炎症样期：扩张、扭曲的输乳管延至乳腺外区，内径大小不等，呈不规则块状。内部低或无回声，有点絮状、斑片状强回声，管壁增厚。周围组织回声强弱不均匀，边界不清。囊腔内实质性斑块可能有少许彩色血流，周围组织彩色血流无明显增多。

（3）慢性期：乳腺中心或外区，结构紊乱，大小不等结节团块与低或无回声的小囊腔，壁厚，周围强弱不均匀的回声，后方可能有衰减。彩色血流较少。

4.鉴别诊断　乳腺瘤样病变。本节包括积乳囊肿（乳汁淤积症）及乳腺导管扩张症；两病早期输乳管扩张似囊肿，以后的临床表现均可出现乳内肿块，可误诊为纤维腺瘤或癌肿，鉴别诊断中应了解病理发展过程，注意相应声像图变化。超声造影对鉴别诊断有很大价值。

（1）乳腺囊肿病：属乳腺结构不良，特征为乳腺小叶小管及末梢小管高度扩张形成囊肿，同时伴有其他结构不良，声像图表现囊肿液性无回声透声性好，呈长梭形或椭圆形，囊壁薄，表面光滑，后方回声增强。

（2）纤维腺瘤：临床表现相同，声像图纤维腺瘤为实质性，多单发有包膜，彩色血流较积乳囊肿为多。

（3）乳腺癌：乳汁潴留于囊肿，晚期不规则实质性斑块含中强及液性回声；乳腺癌开始为实性，血管增生明显，3D容积成像及超声造影有特征性表现。

（三）乳腺脂肪坏死

乳腺脂肪坏死（fat necrosis of the breast）临床较少，多见于体型肥胖、皮下脂肪丰富、乳腺下垂的妇女，为因外伤后无菌性脂肪坏死性炎症，或血液、组织液中脂肪酸酶使结节状脂肪发生无菌性皂化，其后出现坏死的一系列病理改变。44%的患者有明确的外伤史，特别是乳房的钝挫伤，使脂肪组织受到挤压而坏死。另外，乳腺的化脓性感染、术后、肿瘤出血及导管扩张症均可引起乳腺脂肪坏死，临床表现很像乳腺癌。

1.病因、病理　外伤后伤处皮肤出现黄色、褐色、棕色瘀斑，3～4周后，该处形成2～4cm肿块。

（1）大体检查：乳腺脂肪坏死肿块呈圆形，坚韧或均质蜡样，与表皮粘连。块内有大小不等的油囊，充满液化脂肪或陈旧性血性液体，或灰黄色稠厚的坏死物。后期纤维组织高度增生，肿块纤维化，边缘放射状瘢痕组织内含有铁血黄素及钙盐沉积。

（2）镜下所见：脂肪细胞浑浊（皂化）、坏死崩解，融合成大脂滴，周围巨细胞围绕，坏死物或异物肉芽肿样结构，后期被纤维组织取代。

2.临床表现　乳房有明确或不明确轻度钝挫伤、挤压伤，或乳腺手术、化脓性感染等病史。早期乳腺外伤处黄褐色淤血斑，脂肪坏死后炎性细胞浸润，以及肉芽肿样结构形成肿块。晚期纤维组织增生肿块变硬，与皮肤粘连，组织收缩，肿块变小。与乳腺癌难以鉴别，应穿刺活检确诊。

3.超声图像

（1）单侧乳腺内不规则低回声的肿块，近似圆形，大小1～2cm，大者4～5cm。与周围分界尚清楚。早期液化脂肪、陈旧性血性液较稀薄为液性区。时间久则变黏稠，透声性差，有不均匀的点、絮状回声。周围纤维组织及瘢痕包绕呈中高回声，可含有钙化强回声。

（2）晚期肿块大部分纤维化，体积可缩小，呈高回声，放射状向外延伸，内有不均匀的小低回声残腔。

（3）异常增生的肉芽肿组织可能有少许彩色血流。

（4）超声表现实质性非均质性不均匀回声，边缘放射状向外延伸，与乳腺癌难以区别。需活组织穿刺病理检查确定。

（四）乳腺错构瘤

乳腺错构瘤（hamartoma of the breast）很少见，长期以来人们对其认识不足，X线检查与病理结果易误诊为积乳囊肿 、纤维腺瘤乳腺囊性增生；一些学者依据自己的发现给予许多病名，但不能反映本病的真实性质。1971年，Arrigoni提出乳腺错构瘤的名称。由于乳腺内正常组织错乱组合，即残留的乳管胚芽混合着不同量纤维、脂肪、乳腺导管、小叶，有包膜的瘤样肿物，异常发育畸形生长，但长到一定程度自行停止或明显减慢长速。瘤内腺体成分仍有乳汁分泌功能为本病特征。

1.病理　乳腺内肿块的硬度较癌和纤维瘤软，或半软半硬，即纤维、腺体部分较硬，脂肪较软。瘤体巨大，超过乳腺的1/4，表面凹凸不平，有囊性感。

（1）大体检查：圆形或椭圆形肿瘤，质软，包膜薄而完整，切面灰白或灰红不规则，腺体、纤维、脂肪、乳腺导管、小叶混乱集结一团，各成分多少不一，或各成团块，有小囊肿，囊壁钙化。

（2）镜下所见：纤维、脂肪、腺体导管腺泡异常增生构成，有的导管扩张成小囊肿。

2.临床表现　发病年龄15～88岁，多见于哺乳期后及绝经期后。患者无意中发现乳腺内2～8cm圆形或椭圆形肿块，有报道最大者达17cm，表皮无改变，与皮肤无粘连可推动。有刺痛或触痛，生长缓慢，可自行停止生长。左乳内下或内上多见，右侧少。

X线乳腺摄片肿物的特点为低密度基础上密度不均匀。其形态、边缘清楚，密度不均匀增加。以脂肪为主，在透光性好的瘤体中成致密小岛，腺体和纤维组织为主致密的瘤体中有小透声区。瘤体有小囊钙化或条索状钙化。

3.超声图像

（1）乳腺内肿块呈圆形或椭圆形，一般2～8cm大小，包膜完整，较薄。

（2）肿块内各种回声杂乱。脂肪组织呈低回声，纤维组织多呈条索状强回声，腺组织回声强弱不等，小囊肿透声好可能为液性。

肿瘤穿刺可能抽到乳汁，组织学检查可有腺体、纤维、脂肪等。

第六节　乳腺良性肿瘤

一、乳头的乳头状瘤、乳头状腺瘤

在某些内分泌因素的影响下，乳头和乳腺大、中、小导管的上皮细胞发生上皮源性肿瘤，为乳腺的良性肿瘤。乳腺导管上皮增生突入导管内，呈乳头状生长，称乳头状瘤。发病部位多在乳腺的中央或乳头区，大导管内上皮呈腺瘤样增生，形成乳头状腺瘤。多为无痛性肿块，病程缓慢。

1.简要病理

（1）乳头的乳头状瘤：为乳头表皮增生呈乳头状，多个乳头聚集在一起似菜花状。有时与乳腺鳞状细胞癌相似。

大体检查：肿瘤生于乳头，外观呈疣状、菜花状，脆弱，切面灰白，散在出血。

镜下所见：由鳞状细胞增生成乳头状，外被鳞状上皮细胞。因其为良性，不转移，术后不复发。

（2）乳头状腺瘤：乳头区大导管内上皮呈腺瘤样增生而成的良性肿瘤，兼有不同程度的乳头状瘤灶较少见。肿瘤位于乳头乳晕下，0.5～1.0cm大小，质硬略有弹性或沙粒感，无包膜，边界清楚，少数肿瘤有小囊或导管扩张。有时纤维化形成硬化性腺病。导管上皮实质性增生，充满管腔。

2.临床表现　多见于中年（30～50岁）女性，乳头表面凸凹不平，有疣状、菜花状棕色肿块。或表面糜烂、溃疡、结痂，乳头有血性或浆液溢出。触诊乳头处有硬性结节。病程缓慢。

3.超声表现　乳头乳晕下实质性小乳头状或结节样中高回声，内部不均匀，边界清楚，邻近大导管可伴有扩张。

二、乳腺导管内乳头状瘤

乳腺导管内乳头状瘤因内分泌的影响，导管上皮增生突入导管内呈乳头状生长，为良性肿瘤。在乳腺良性肿瘤中占第3～4位。

（一）乳腺大导管内乳头状瘤

乳腺大导管内乳头状瘤多发生在乳晕下大导管，即从乳头乳管开口部至壶腹以下约1.5cm，单发或几支导管内多发。乳头状瘤位置一般不超出乳晕的范围。

1.简要病理

（1）大体检查：大导管内乳头状瘤位于乳头与乳

晕之间，使导管囊状扩张，浅黄色液体潴留，囊壁见0.5～1.0cm棕黄、质软而脆的乳头状物突入腔内。乳头可能有蒂，蒂的粗细不等，与囊壁相连。短粗的乳头纤维成分较多，质地坚实不易断，细长顶端颗粒状乳头质地脆弱，树枝状尖细的乳头易折断出血，有恶变倾向。乳头状瘤在导管内生长，分泌物潴留引起导管囊状扩张。或形成条索、硬结及肿块。液体自乳头溢出后肿块可缩小，或消失。如此反复数年。

（2）镜下所见：似腺样结构，导管上皮细胞高度增生，乳头相互融合成实性细胞团，间质少。乳头粗短间质纤维多，久之可发生玻璃样变。

2.临床表现　多见于40～45岁的经产妇，发病与绝经期雌激素分泌紊乱有关。

（1）早期症状不明显，生育过的中年女性乳头自发性溢液、溢血，可为10～15天间歇性。压迫乳腺某点，或挤压肿块有血性或浆液性分泌物自乳头溢出。

（2）乳内肿块，乳头、乳晕边缘触及条索、硬结或肿块边界清楚。大小自数毫米到1cm左右，最大者2.5cm。

（3）乳腺钼钯X线检查及乳腺导管造影，摄片可见乳头状瘤的形态。

3.超声表现

（1）乳头或乳晕下乳腺中心区，大导管至壶腹部，囊状扩张呈液性无回声。

（2）扩张的大导管内见中等或稍强回声的乳头、结节、实质性团块（图15-6-1），回声不均匀，强弱不等，结构紊乱，有微钙化。

（3）乳头瘤大小不等，＞0.5～1.0cm的病变，实质性，边缘清楚，＜2～3mm的病变，仅见强回声光点。

（4）乳头瘤基底部有时可见较细的蒂与囊壁相连。

（5）彩超可见有点状、条索状彩色血流进入实质性团块内，有时血流较丰富。

（6）3D成像，导管内乳头状瘤于扩张的乳管内液性回声中，见不均匀中强回声的结节混合成实质性团块。容积3D成像扩张的大导管内中等回声团块不均匀，与液性区边界清楚，块内可见微小钙化点。血管能量图3D成像扩张导管的长轴、短轴、冠状切面及3D成像均见丰富血流（图15-6-2）。

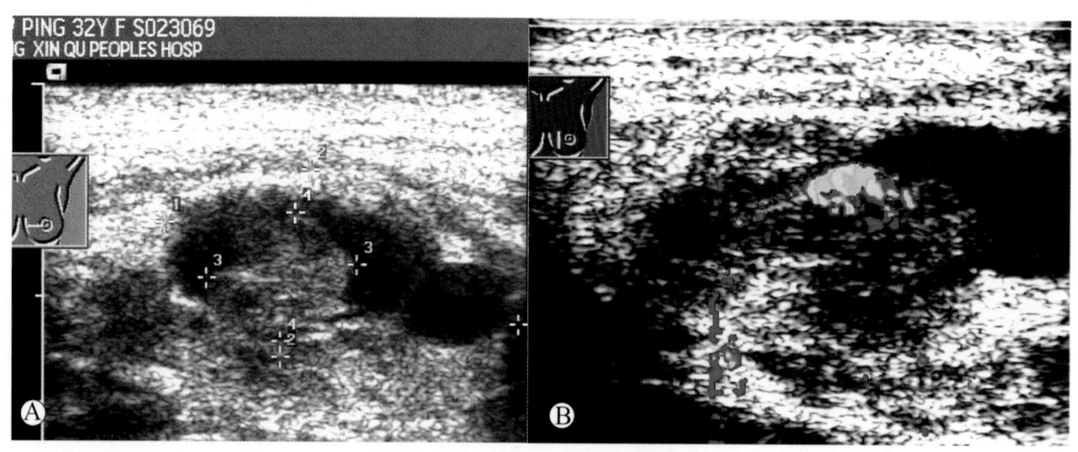

图15-6-1　导管内乳头状瘤

患者，女性，32岁。A.左乳扩张乳管长1.9cm，内径0.9cm，内见一实质性不均匀肿块0.8cm×0.61cm；B.彩超显示肿块内有血流

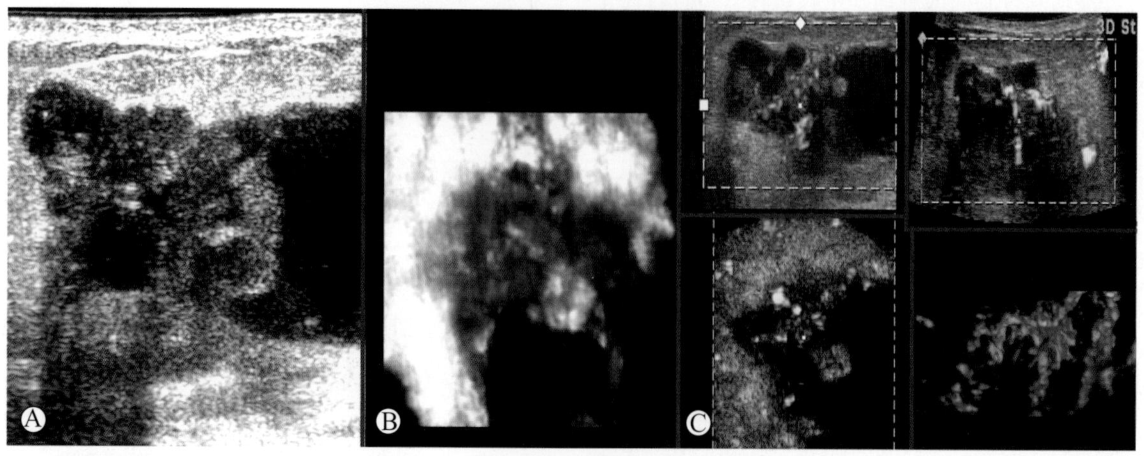

图15-6-2　导管内乳头状瘤2D、3D成像

A.2D扩张的大导管内，液性回声中见不均匀中强回声的结节混合呈实质性团块；B.容积3D成像显示团块内有微小钙化点，与液性区边界清楚；C.血管能量图3D成像：扩张导管长轴、短轴、冠状切面及3D成像均见丰富血流

（二）乳腺中、小导管内乳头状瘤

乳腺中、小导管内乳头状瘤，发生在乳腺中的小导管内乳头状瘤较多，为大导管内乳头状瘤的2倍。

1.简要病理　乳腺中、小导管内乳头状瘤位于扩张的中、小导管内，呈半透明的小颗粒，大小不等，附着管壁，多少不定。形成肿块时易误诊为癌。乳头状瘤为导管上皮和间质增生形成，乳头中心有纤维血管束，瘤内反复出血纤维化，结构紊乱，纤维化成分多为纤维化型乳头状瘤。

2.临床表现　中、小导管乳头状瘤瘤体较小，症状体征均不明显，临床不易发现，多在乳腺超声普查或乳腺其他疾病手术时才得以发现。

3.超声表现

（1）一侧或两侧乳腺的外区中、小导管扩张。

（2）扩张导管内有中等回声的小颗粒，大小不等的微小结节，附着管壁，单个或多个，边界尚清楚。数个小结节堆积在一起呈高低不等的表面；通常声像图难以确定其病理性质，常高度疑为恶性病变。

（3）乳腺内可有小叶增生的各种表现。

（4）容积3D成像大小不等的微小结节附着管壁，堆积在一起，边界清楚（图15-6-3）。

4.超声诊断乳腺导管内乳头状瘤的价值

（1）无症状乳腺导管内乳头状瘤，常在超声检查中发现导管内异常微小结节肿块。

（2）中年女性乳头自发性溢液、溢血或触及肿块者，超声检查大导管内乳头状瘤在扩张的大导管内，体积较大（0.5～1.0cm），呈乳头状，有蒂，超声能提示诊断。

（3）中、小导管及乳头处乳头状瘤，病灶微小；声像图可提示乳管及内部病变部位、大小，邻近组织导管扩张程度，但难以确定病理性质。

（4）乳头溢液，病灶为无导管扩张的实性结节及条片状，不规则，与乳腺癌难以区别。

三、乳腺腺瘤、乳腺纤维腺瘤、乳腺腺纤维瘤

乳腺腺瘤、乳腺纤维腺瘤、乳腺腺纤维瘤是乳腺良性上皮混合瘤，为最常见的良性肿瘤。发病率高，我国此病的发病率占良性肿瘤的第1、2位。Cheatle对病变乳腺做连续切片，发现未触及肿块的乳腺中25%有微小的腺纤维瘤。有些微小的乳腺纤维腺瘤临床触诊很难发现。超声检查虽能发现，但三者的声像图表现相似，难以分辨病理特征。

1.病因　病因尚不甚清楚，与过度的雌激素刺激，或乳腺局部对雌激素敏感性强有关。好发于卵巢功能旺盛、激素调节紊乱的女性，部分人伴月经不调或原发性不孕。

2.病理　以瘤内腺管增生为主，纤维组织较少者称乳腺纤维腺瘤；以纤维组织在瘤内为主且腺管较少者称乳腺腺纤维瘤，常伴小叶增生，极少数恶变为纤维肉瘤、小叶癌等。

（1）大体检查：肿瘤质硬韧，球形或椭圆形，或分叶状，有完整纤维性包膜，边界清楚，活动性好。肿瘤一般3cm，小者数毫米，大者达20cm。切面灰白色，含上皮较多，半透明状，黏液感；腺管内或分叶型含黏液或水肿明显，切面光泽。腺管周围陈旧性病变纤维成分多呈编织状或玻璃样变性钙化或骨化。

（2）镜下所见：组织学上按黏液-纤维组织及腺管增生成分比例分为乳腺纤维腺瘤、乳腺腺瘤与乳腺腺纤维瘤。乳腺纤维腺瘤按各种组织增生部位排列分为管内型、管周型及混合型纤维腺瘤。

3.临床表现　发病多为18～40岁的女性，60%为

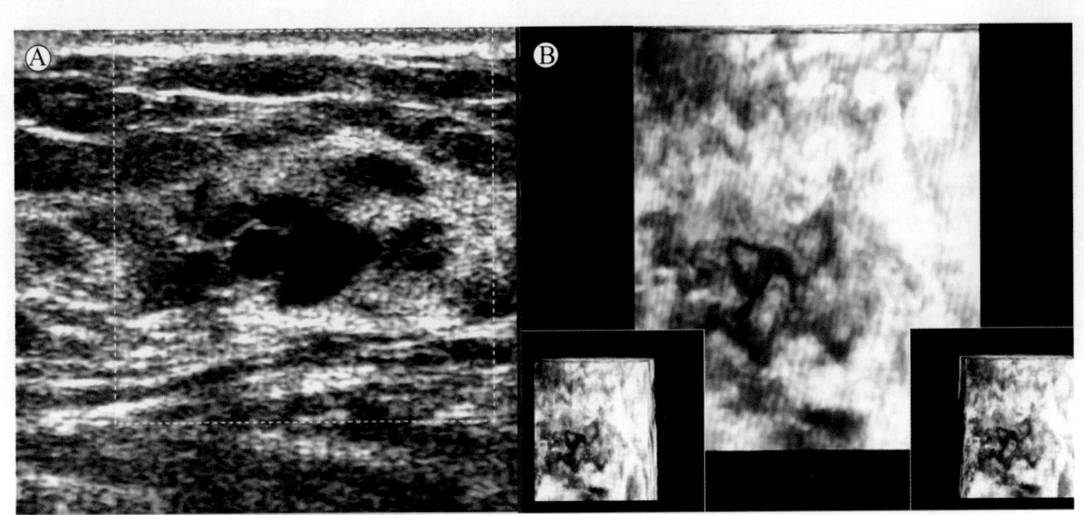

图15-6-3　乳腺中、小导管内乳头状瘤

患者，女性，43岁。A.扩张导管内有中、低回声大小不等的微小结节附着管壁，其间有液性无回声；B.3D容积成像见导管内多个小结节堆积在一起，形状清楚

30岁以下。多在无意中或超声普查时发现，圆形或椭圆形肿块，表面光滑，活动性好，单发或多发，或为双侧。多为无痛性，少数阵发性或月经期有隐痛、胀痛。可能与局部乳腺组织对雌激素敏感有关。

4.超声图像

（1）乳腺上部，孤立性或多发或双侧。圆形或椭圆形肿瘤，表面光滑，包膜完整，纤维性回声增强，少数分叶状，边界清楚，活动性好，瘤体可推动。一般为1～4cm大小，大者达10～20cm（图15-6-4）。

（2）肿块内部含黏液或水肿呈实质性均匀低回声，少数不均匀，后方回声增强。

（3）陈旧性肿块纤维组织增生较多，呈实质性不均匀中低回声，周围组织回声较强。

（4）少数实质性不均匀低回声，内部有颗粒状高回声或显著增强的钙化，伴声影。囊性增生肿瘤的小囊呈液性无回声。

（5）乳腺纤维腺瘤3D成像血管中度增生。一般纤维腺瘤周边或内部可见彩色血流，腺管增生为主，彩色血流丰富。单有颗粒状高回声或钙化的纤维腺瘤彩色血流极少，多普勒显示血流速度较低，RI多<0.7。

（6）3D容积成像：①纤维腺瘤3D成像具有良性肿瘤的一般表现，充分显示肿瘤的外形，圆形或分叶状肿块；②病灶不均匀中、低回声块内增强斑片，后方略增强或多结节组成；③边缘多数完整，边界清楚，波浪形、近圆形的低回声晕圈，包膜深入块内形成间隔与多叶；④不典型汇聚征，低回声肿块边缘多个等号样回声呈模糊的放射状汇聚征，来自周边增生血管（图15-6-5），或病灶周边多个宽窄不同放射状扩张导管形成汇聚征（图15-6-6）。灰阶3D容积图像向左右侧转动，可见血管自边缘进入肿瘤，进一步手术证实汇聚征非乳腺癌特有的表现，乳腺纤维瘤也可出现。

（7）血管能量图及B-F的3D成像，显示病灶内外血管结构的立体空间形态、多少、分布，对鉴别诊断有一定帮助。在一组经血管能量图3D检查病理诊断分别为纤维腺瘤、纤维腺瘤伴小叶或导管内皮增生、纤维腺病的患者中（14例），病灶血管结构明显增多4例，中度增生（图15-6-7）6例，少许增生4例。

5.鉴别诊断

（1）乳腺导管扩张症：慢性期乳腺中心或外区结构紊乱，大小不等结节团块，其远端导管回流受阻扩张，腔内有絮状物积存，注意与少数伴有乳管扩张的实质性不均匀低回声纤维腺瘤鉴别（图15-6-8）。

（2）乳腺癌：早期呈低回声彩色血流不丰富，需与纤维腺瘤鉴别；分叶状纤维腺瘤（图15-6-9）与乳腺癌的形态相似，两者需鉴别。通常无后方衰减，稍增强，彩色血流相对较少，RI相对低，乳腺良性肿瘤可能性大。在动态检查过程中，推动肿块时，恶性肿块的毛刺样边缘形态不改变，而分叶状纤维腺瘤的不规则边缘可改变，此特征有助于鉴别。

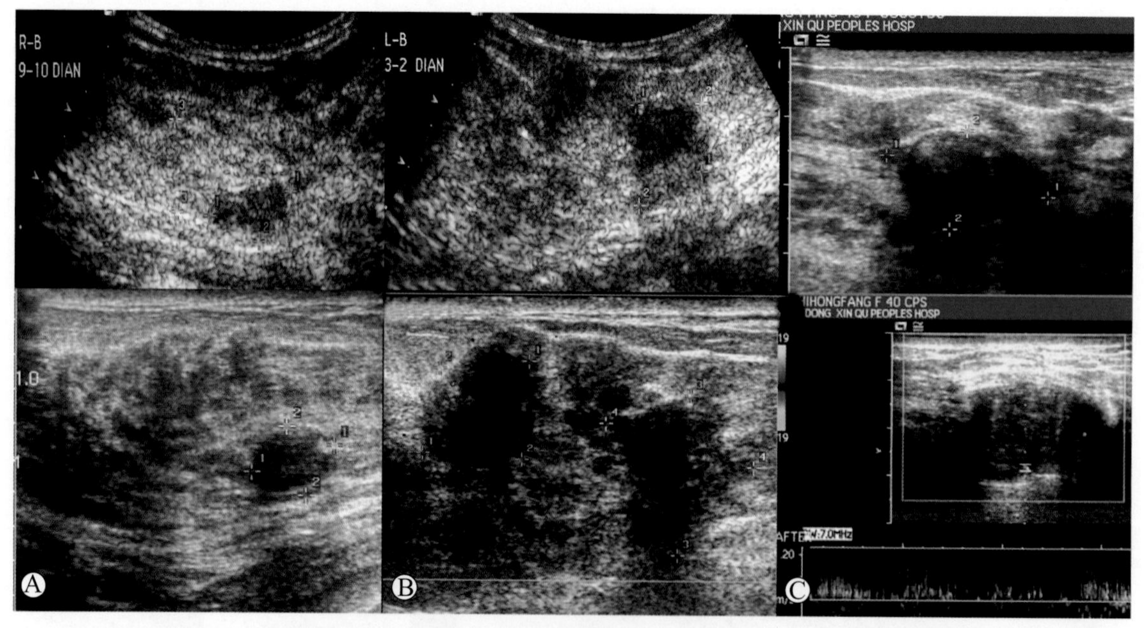

图15-6-4 乳腺纤维瘤管内型、双乳小叶增生

患者，女性，40岁，双乳巨大，左乳头凹陷，哺乳期乳汁多。声像图：A、B.双乳（A为右乳，B为左乳）明显增大，厚3.5cm，半径8～10cm，呈间质型，乳腺内多个不规则低回声团块边缘不整；C.上图右乳6～7点钟位2.2cm×1.5cm实质性不均匀低回声团块包膜光整，后方衰减，血流少，下图超声造影微泡慢进，不均匀慢出，分布周边血流频谱有微泡爆破声。手术病理诊断：右乳纤维瘤管内型、双乳小叶增生

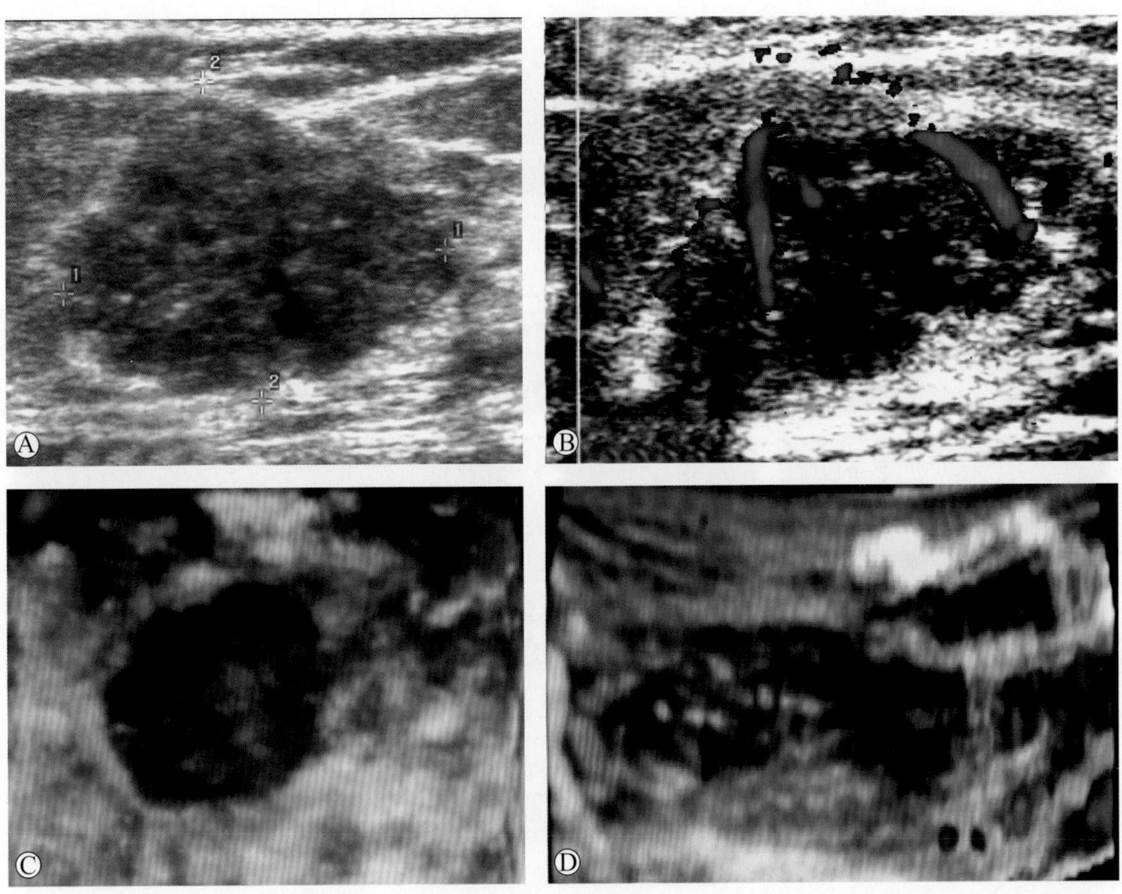

图15-6-5 乳腺纤维瘤3D成像——血管中度增生

A.患者，女性，48岁，右乳9点钟位分叶状肿块（1.74cm×1.36cm×1.25cm）后方回声略增强，包膜完整入肿块内形成间隔与多叶；B.血管沿间隔走行，肿块周边血流包绕，血管少许增生；C.患者，女性，45岁，胸骨左旁实质低回声（2.2cm×2cm×1.2cm），容积成像显示低回声肿块内增强斑片，边缘尚光整；D.能量图3D成像显示肿块外周有2支粗大血管环状包绕，分支进入病灶

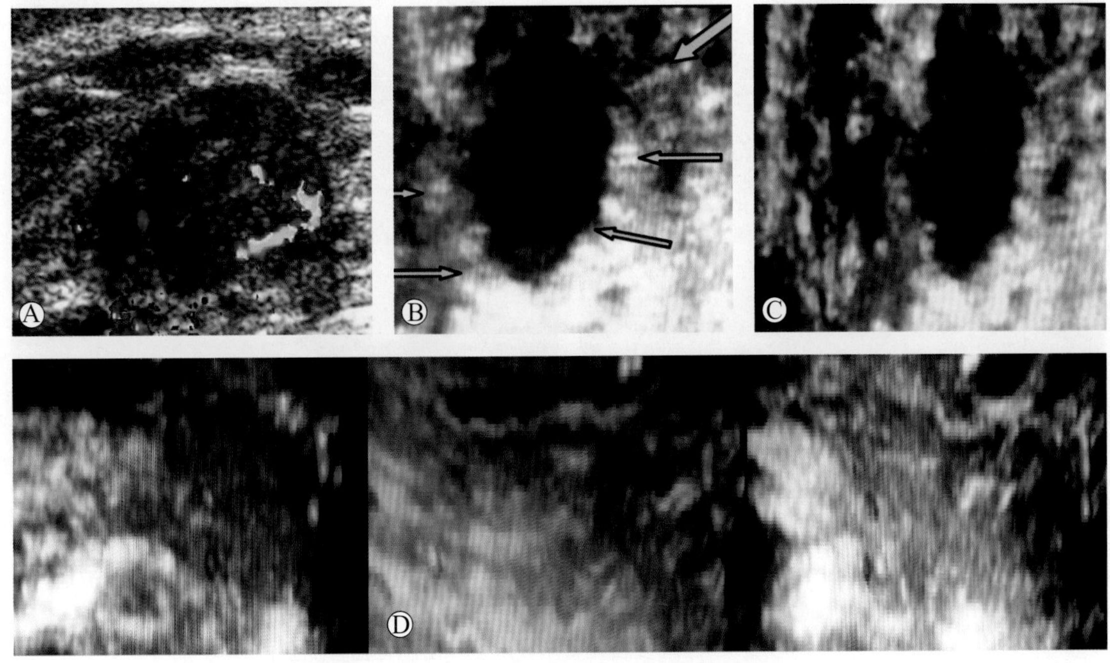

图15-6-6 乳腺纤维腺瘤汇聚征血管少许至中度增生

患者，女性，33岁，发现右乳肿块6个月，无痛。A.9点钟位不均匀低回声；B、C.3D容积成像显示肿块边缘多个等号样回声呈汇聚征；D.血管能量成像向左右侧转动，血管自边缘进入纤维瘤

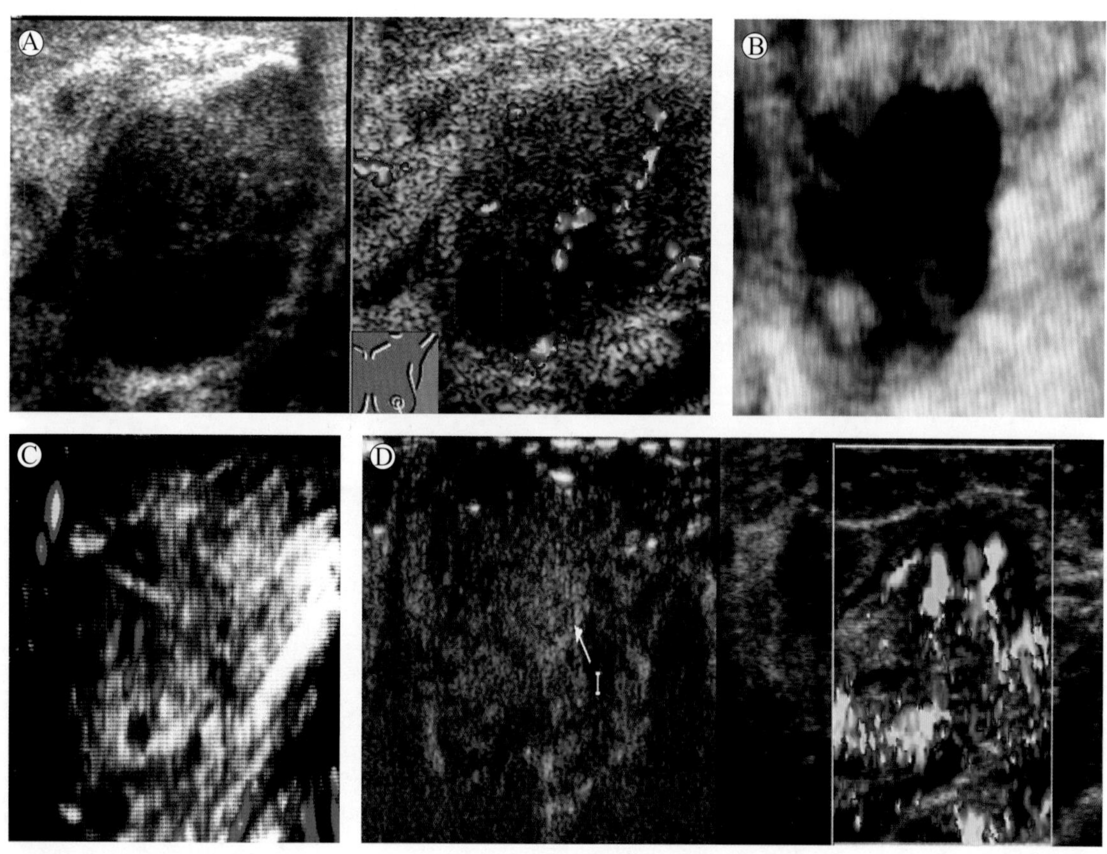

图15-6-7 纤维腺瘤超声造影

患者，女性，32岁。A.左乳头下低回声（1.5cm×0.8cm）内有贯穿性血管，动脉流速5.2cm/s，RI 0.7；B.3D容积：低回声肿块内中高回声小结节，边缘呈波浪形，无明显汇聚征；C.3D能量图示血管由边缘进入肿块内微细直行；D.造影：快进21s全部充盈，较周围组织强且快出，造影后2min 40s病灶内彩色血流极丰富，提示乳腺纤维瘤

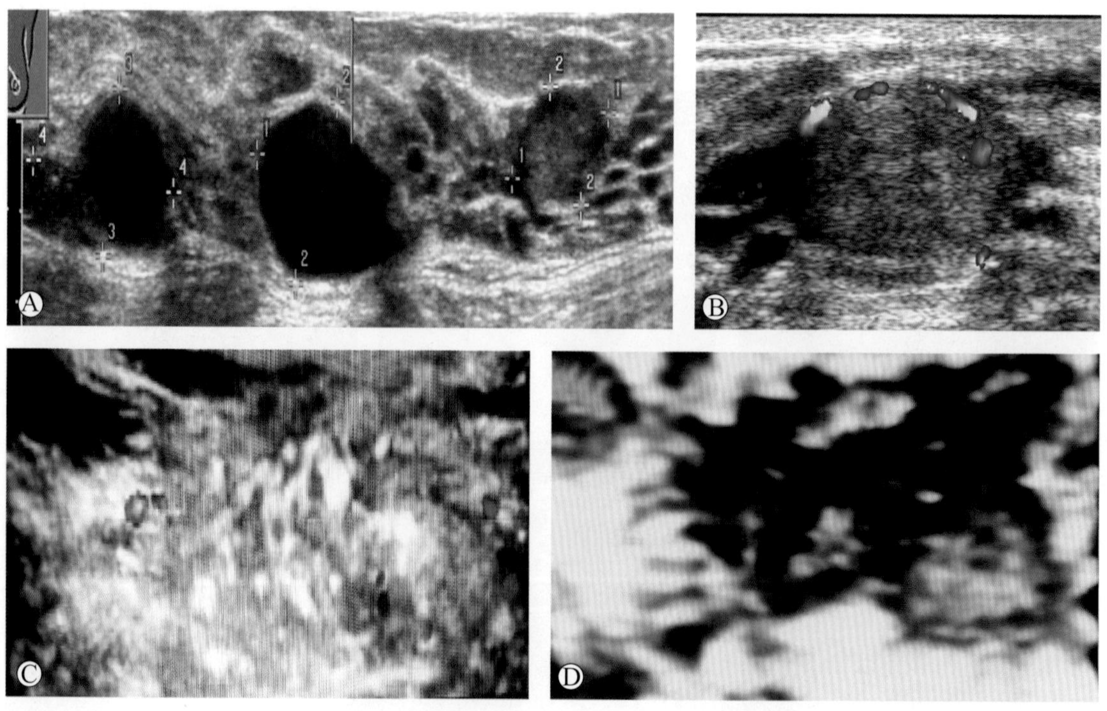

图15-6-8 纤维瘤复发血管明显增多伴阻塞性乳管扩张

患者，37岁，双乳纤维瘤两次手术后，左乳流黄水2年。A.9～11点钟位基底部乳管囊状扩张；B.近端见一实质性不均匀团块形成阻塞，周边少许血流及多支扩张导管；C.能量图3D成像团块血管明显增多，粗细不一，右下实质性团块等回声区血管形成环形包绕；D.灰阶3D成像病灶呈不规则形，周边汇聚征为多个宽窄不同的放射状扩张导管

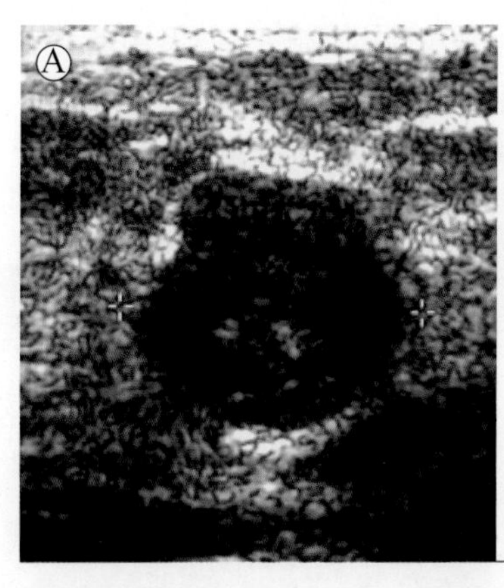

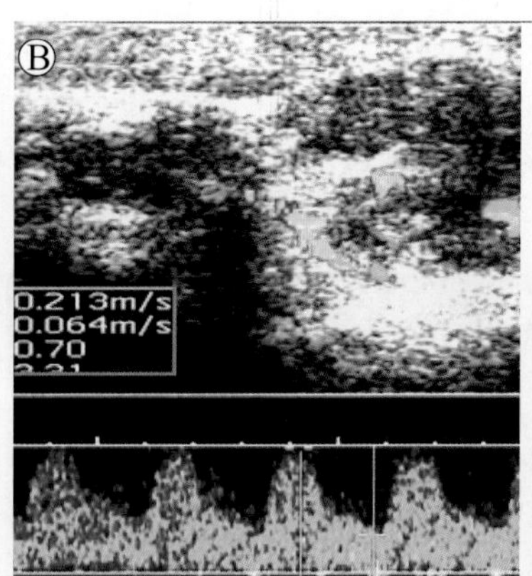

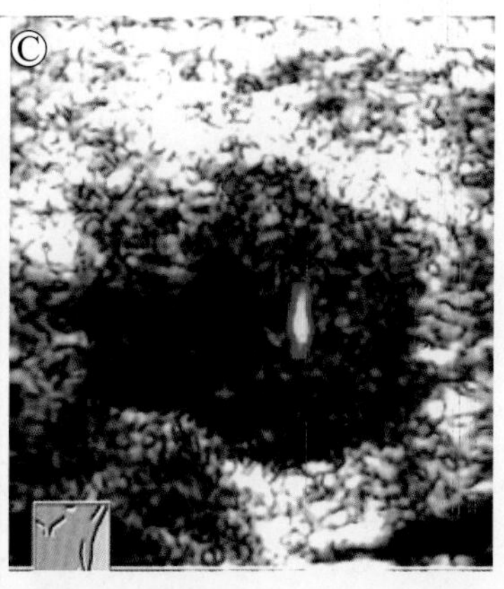

图15-6-9　乳腺纤维腺瘤伴腺病误诊为恶性病变

患者，女性，43岁，左乳无痛性肿块。A.2D声像图显示肿块不均匀回声，边缘分叶状、不整形；B.周边内部有血流，动脉血流速21/6.4cm/s；C.3D容积成像部分汇聚征超声疑恶性病变。病理证实纤维腺瘤伴腺病

四、乳腺巨纤维腺瘤（分叶性纤维腺瘤）

乳腺巨纤维腺瘤的结构与管内型腺纤维瘤基本相似，为良性肿瘤。瘤体积较大、结构为分叶状，故称分叶性纤维腺瘤。

1.简要病理

（1）大体检查：肿瘤直径在5～7cm以上，体积大，个别较小。椭圆形或扁平，质地不均，中等硬度。切面淡红色，有狭长的裂隙，分叶状。不发生浸润和转移。

（2）镜下所见：瘤体内腺上皮异常增生，腺管高度扩张，纤维细胞增生活跃。上皮下的纤维组织明显增生突入管腔内呈乳头状挤压扩张管腔，使之形成很大的裂隙，并分割瘤体呈分叶状。

2.临床表现　发病年龄多为青春期女性，生长迅速，短期内长成大肿物，略有疼痛。多数5～7cm，最大者直径19cm。中等硬度，活动尚可。术后不复发。

3.超声图像

（1）乳腺内实质性肿块，大小不等，一般为5～7cm，甚大者占据半个乳房。

（2）肿块近似椭圆形（图15-6-10），可有包膜，外形欠光整，边缘略呈分叶状。包膜呈树枝状进入肿块实质内。

（3）实质性肿块内部中高回声，分布不均匀，有条索状高回声及低回声裂隙与隐约可见的低回声管腔，当切换为彩超时，其间立即有彩色血流充盈。

（4）有多支血管供血，形成肿块边缘包绕，并进入实质内走行扭曲，血管较粗（内径2～4mm），血流丰富。动脉血流速度25/5.7cm/s，RI 0.72。

（5）3D容积成像示实质性中、高回声，内含无壁缝隙样低回声，由正位向左、右侧转动，观察肿瘤的后壁，均见边界光滑，包膜完整，无汇聚征，不向周围组织浸润。呈典型良性病变特征。

（6）血管能量图及B-F的3/4D成像，用彩色血流图、B-F血流图、血管能量图显示病灶内外血管结构的立体空间形态、多少、分布。正面观察后，向左或右任意角度转动侧位观，能显示肿瘤有2～3支大血管供血，并深入

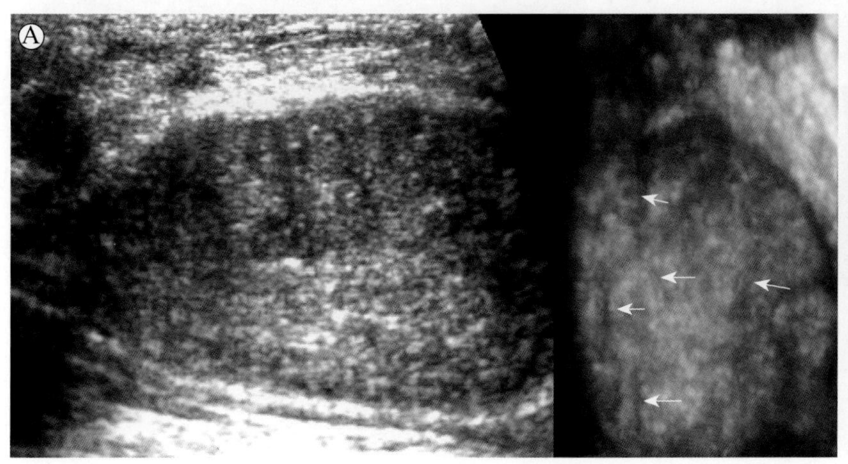

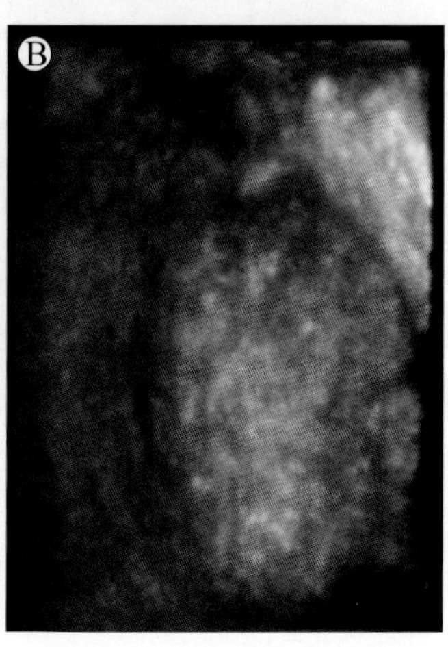

图15-6-10　乳腺巨纤维瘤2D、3D成像

患者，20岁，右乳肿块2年无痛，近期迅速增大。A.2D成像示实质性中低回声（10cm×5cm）内含无壁缝隙样低回声（↑）包膜完整；B.3D容积成像巨块实质性中高回声内有低回声的管样结构与裂隙，由正位向右侧转动，边界清楚包膜完整，无汇聚征

瘤体内，有血管粗细不等的许许多多小分支，血流极其丰富（图15-6-11）。

（7）超声造影。肘静脉注入超声造影剂后，微泡快速（11～12s）由肿块周边开始进入，富血管区弥漫增强，持续40～50s后，块内微泡开始消退，呈网络样分布；1.5～2min块内微泡基本消退。

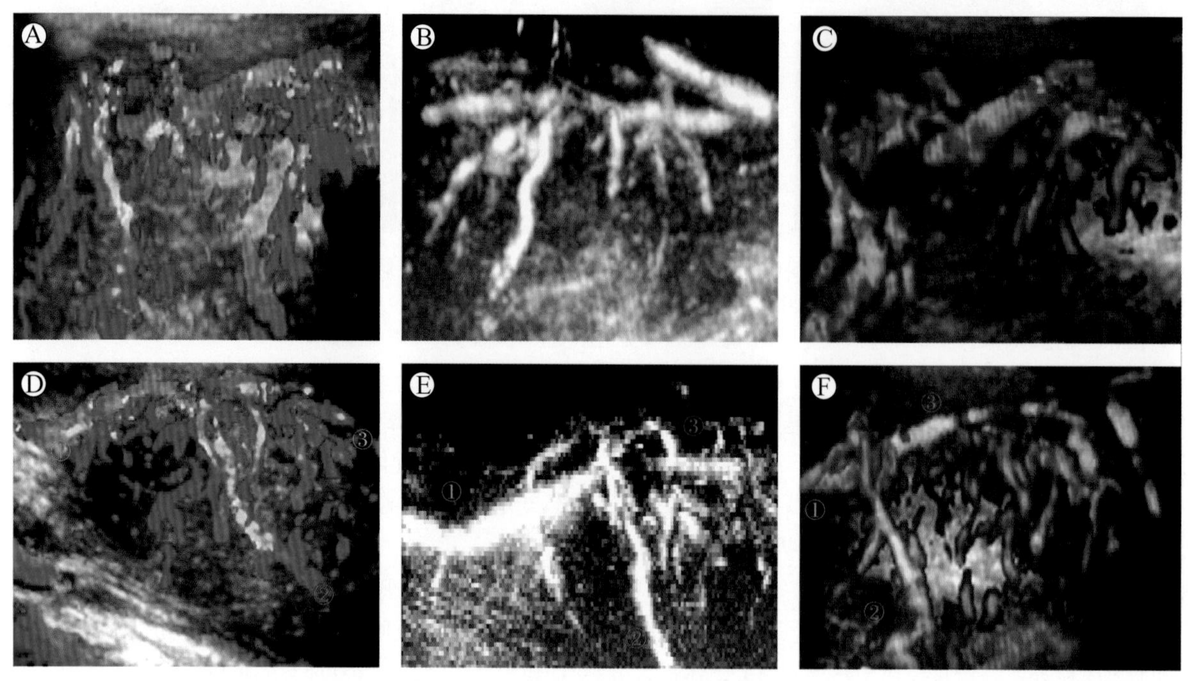

图15-6-11　乳腺巨纤维瘤3/4D成像

与图15-6-10为同一患者，3/4D成像显示不同模式血管立体结构，上排正面观，下排向左或右转动90°侧位观。A、D.彩色血流图；B、E.B-F血流图；C、F.血管能量图均见肿瘤①来自胸外侧动脉。②来自肋间动脉。③来自胸廓内动脉3支大血管供血，并有粗细不等许多小分支、血流极其丰富。超声提示乳腺巨纤维瘤

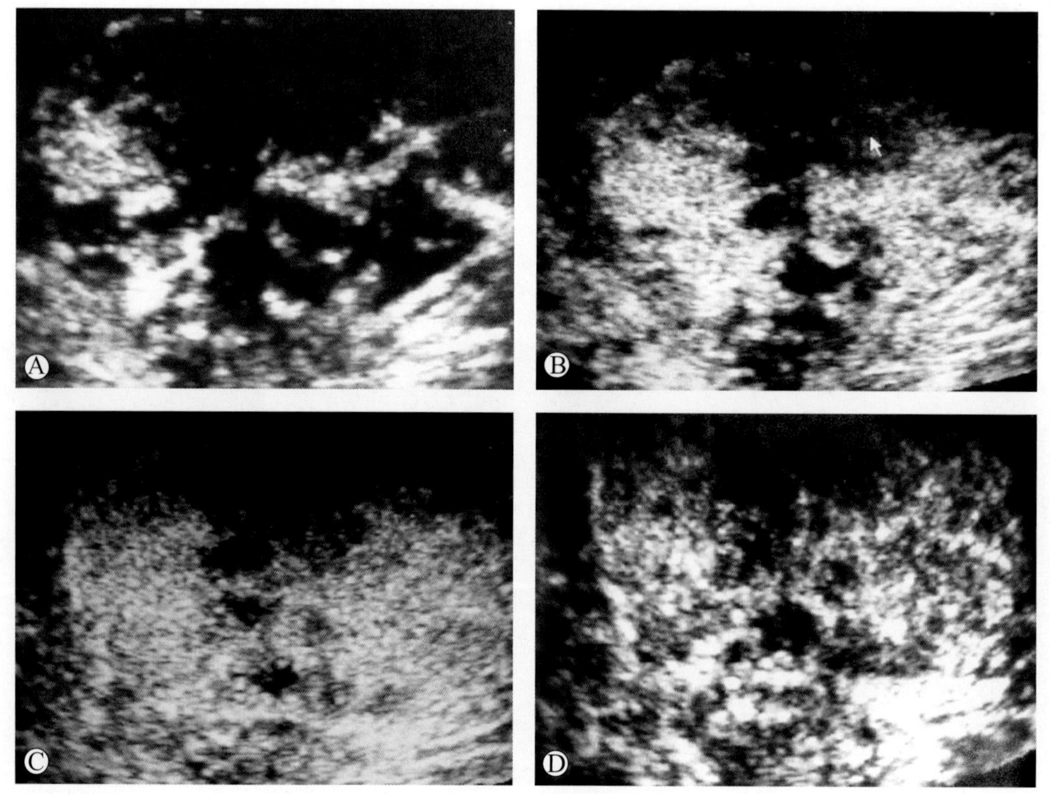

图15-6-12　乳腺巨纤维瘤超声造影

与图15-6-10为同一患者，A.造影微泡13s由周边进入；B.15s迅速灌注整块；C.持续至43s；D.1min 20s微泡消退呈网状。从微泡分布显示病灶为2组血管滋养的2个团块，造影全过程快进快出，提示血供极为丰富

第七节 乳腺癌

乳腺癌（breast carcinoma）是危害妇女健康和生命的最常见的恶性肿瘤。发病率有逐年增加的趋势，一些国家和地区的乳腺癌已成为女性恶性肿瘤之首。由于乳腺癌的组织学形态极为复杂多样，生物学行为各不相同，为诊断、治疗、预防带来一定困难。超声检查在无症状的人群中作为普查可发现可疑乳腺癌，其与有症状者诊断性检查，均是重要、首选方法。但超声与其他影像诊断一样受到仪器性能与分辨率的限制，对于较小的原位乳腺癌，某些图像显示相同、性质不同病变的鉴别诊断还有差距。一般超声提示病变图像的声学性质需结合临床表现确定诊断，不能进行病理学诊断。

乳腺癌病因复杂，可能与病毒、遗传、内分泌的雌激素、催乳素有关，X线、电离辐射可能也是致病因素，但真正病因尚未确定。

乳腺癌的生物学特性、组织发生、病理形态均与临床诊断、治疗及预后有关，WHO将乳腺癌分为三大类：非浸润性癌、浸润性癌和特殊癌。而临床超声诊断中常见的乳腺癌主要为①浸润性导管癌（硬癌）；②髓样癌；③乳腺导管内癌。还有其他各类型黏液癌、炎症性乳腺癌等。

一、乳腺非浸润性癌

乳腺癌细胞的生长仅局限于基底膜以内，又称原位癌，按组织来源又分小叶原位癌（lobular carcinoma in situ）和乳腺导管内癌（intraductal carcinoma of breast）。

（一）乳腺导管内癌

1.病理 乳腺导管内癌来源于导管系统的上皮，特别是中、小导管分支处，以往认为仅限于导管壁，但未突破基底膜，故管腔内有肿块时首先考虑乳腺导管内癌。20世纪的研究结果表明，乳腺导管内癌小病灶多始发于末梢导管小叶单位内，癌细胞不断增生，末梢导管进行性扩张，融合后似中、小导管，管腔有分泌物。增生的癌细胞向腔内生长，互相搭桥呈孔状、实体状，形成乳腺导管内癌。

肿瘤大小不等圆形或不规则形，无包膜。癌组织呈结节状、条索状、颗粒状。癌细胞不同程度充满管腔，排列方式不同；管腔中央有坏死称粉刺性管内癌；形成许多腔隙称筛状管内癌；癌细胞充满整个管腔堆积成乳头状，其中心有纤维血管束，称乳头状导管内癌。偶有局部钙化灶。

2.临床表现

（1）50岁左右女性发病多见。乳头下乳晕周围，乳房外上某部，肿块大小不等，或边界不清的肥厚组织，少数有刺痛不适感。部分扪不到肿块，仅有边界不清的坚实肥厚区。

（2）乳头溢液：为乳腺导管内癌报警信号，多为血性，或浆液性，尚有挤出牙膏样条索。一般认为溢液3年以上未发现癌症可能为良性。乳腺癌溢液时间平均4.9个月，最长1～2年；单侧、单乳管溢液多为癌，溢液同时有乳房肿块癌的可能性大。70岁以上乳管溢液为癌症。双侧多乳管溢液病变范围广，多见于良性。

3.超声图像

（1）病灶部位：多在乳房外上象限显示大小不等肿块。

（2）导管扩张：乳腺局部不同程度扩大处导管不均匀扩张，走行不规则。扩张导管管壁不光滑，隆起大小不等的团块，或絮状回声，积液中有高回声点状漂浮物。

（3）病变形态多样：乳腺导管内癌沿着导管壁匍匐生长形成肿块，大小为（1.0cm×0.4cm）～（3.2cm×2.5cm）。中、低或等回声结节、团块，无包膜呈蟹足样向外凸出，后方有或无衰减。肿块形态多样：①外形似扩大扭曲的导管，边界清楚，低回声的癌组织充塞整个管腔，为实质性导管内癌（图15-7-1）；②癌组织不同程度侵入管腔，呈粗细不等的树枝状，癌块间有空隙，可能为筛状管内癌；③乳头状管内癌的中低回声呈乳头状，中心有高回声纤维血管束，并有分支；④甚大的乳腺导管内癌6cm×7cm，后方有衰减，边界不清，与皮肤脂肪粘连，呈囊实混合性不均匀杂乱回声。

（4）彩超显示：结节、团块内有血流信号，血流沿导管壁进入肿块内微细血管（内径0.4～0.6mm）。

（5）周围乳腺组织：有结构不良小叶增生表现。

（6）腋窝：可能有淋巴结增大与淋巴系转移。

（7）3D灰阶成像：肿块周边放射状汇聚征，边缘可向外突破浸润周围组织。能量图4D成像显示肿瘤主干血管2～3支，肿块内血管多密集。

（8）超声造影：微泡迅速充盈整个肿块，其走向与2D血管分布相同。

（二）乳腺小叶癌与乳腺小叶原位癌

1.乳腺小叶癌（lobular carcinoma of the mammary）为乳腺小管和末梢导管上皮细胞发生的癌，较少见。癌细胞在管内增生，直到胀满管腔，管内压力增加，管径增粗成为小叶癌。

病理学根据周围组织被浸润的程度分为两型：凡小叶癌细胞未突破基底膜只在小叶内的小型乳管内生长的为非浸润性小叶癌。凡小叶癌细胞已突破基底膜向间质内呈浸润性生长的为浸润性小叶癌（invasive lobular carcinoma）。因癌细胞较小，分散，癌灶小，累及范围窄。可同时累及几个小叶或1个小叶内的几个末梢导管或腺泡。与周围组织分界不清。

2.乳腺小叶原位癌（lobular carcinoma in situ）是

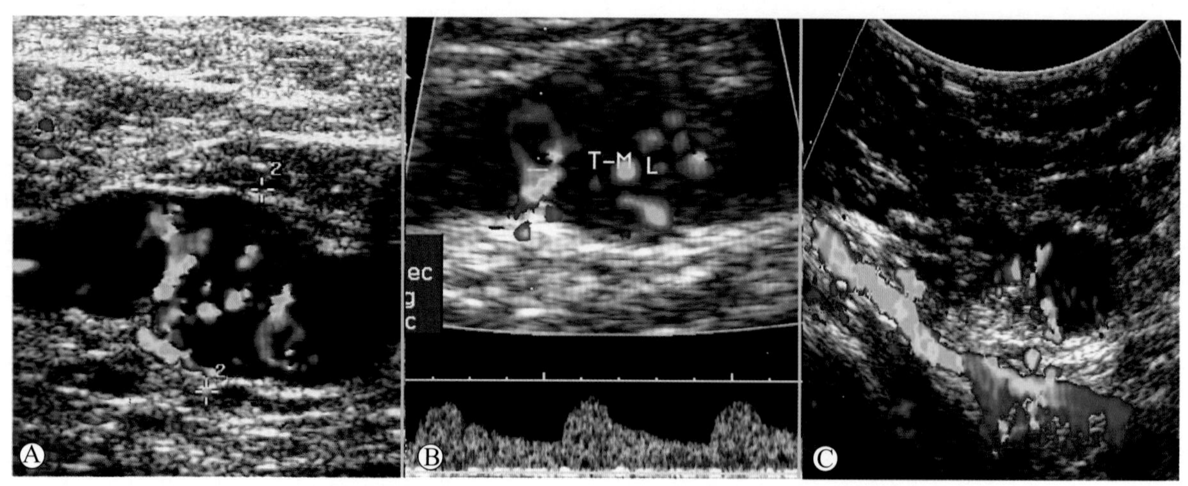

图15-7-1 乳腺实质性导管内癌

患者，女性，56岁，右乳9～11点钟位肿块。A.外形似扩张扭曲的导管腔内充塞实质性低回声；B.血供从周边深部进入瘤体内，血流极丰富，RI低；C.右腋窝淋巴结增大，血流从周围进入

乳腺小叶癌细胞在乳腺小叶、小管基底膜内，呈膨胀性生长的阶段。它被认为是一种癌前病变，非真正癌。但随时间的增长可使原位癌变成浸润性癌。

（1）病理

1）大体检查：病灶孤立分散在乳腺内，与小叶增生或乳腺纤维囊性病同时并存。切面粉红或灰白界限不清。有时仅见局部增厚、单个或多个变大的乳腺小叶集团，与小叶增生不易区别。

2）镜下所见：小叶增大腺管变粗聚集成簇。小叶瘤组织由均匀一致的圆形细胞构成，小叶体积增大。或小叶内的腺管增生，管腔内充满大小不等、形态不一、体积较大的瘤细胞。

（2）临床表现：发病年龄较浸润性导管癌年轻8～10岁，平均42～46岁。多不浸润、不转移，绝经期后可自行消退，与内分泌关系密切。无自觉症状，乳腺内无明显肿块。

（3）超声图像：①乳腺内微小的低回声结节或小团块，内部回声不均，边缘不规则，边界不清，有钙化点。术前超声仅发现病灶。②彩色血流较少，多为星点状血流。

（三）乳腺微小癌

乳腺微小癌（minimal breast cancer）指触诊检查不易发现、体积甚小的乳腺癌。病理学对最小癌的诊断标准不一，据文献报道，Gallager认为原位癌或浸润性病灶不超过0.5cm，Ackerman将1cm以下病灶均视为乳腺微小癌，日本规定直径＜5mm的浸润性癌才是乳腺微小癌。国内许寅宏、张建兴等超声造影诊断小乳腺癌为直径2.0cm，包括浸润性导管癌、导管内癌、乳腺浸润性小叶癌及黏液癌。笔者认为目前高频超声仪能检出直径1.0cm以下病灶，故认为1.0cm作为小乳腺癌大小范围的界限是可行的。

1.病理

（1）大体检查：乳腺最小癌＜1.0cm的灰白色结节，无明显的肿块，切面呈较硬的组织，单个或多个散在分布，界限清楚，无包膜。

（2）镜下所见：似小叶原位癌或乳腺导管内癌的组织学表现，基底膜完整或部分破坏，癌细胞可突破基底膜或浸润到间质中。

2.临床表现　发病年龄平均（48.9±11.2）岁，较浸润性癌年轻3岁。无自觉症状，乳腺内无明显肿块。多为超声检查发现1.0cm左右的实质性结节，质硬韧，界尚清或欠清，活动无明显受限，单侧或双侧。腋淋巴结可触及。

3.超声图像

（1）病灶回声：小乳腺癌多在乳腺9～12点钟位，直径＜1.0cm圆形或椭圆形，低回声结节或多边形，肿块纵横比＜1。导管内癌结缔组织增生，低回声内有条索状中高回声，透声差。部分浸润性导管癌肿中心坏死，或淋巴浸润，后方增强。

（2）病灶边缘：分叶、蟹足、毛刺状，包膜不明显。

（3）微钙化：异常的癌组织钙盐沉着，小乳腺癌病灶内部有钙化的点、颗粒状、明亮的高回声，或簇状粗大、分布不等、密度不均的高回声，后方明显衰减。

（4）彩色血流：新生的毛细血管从病灶周边进入肿瘤内部（图15-7-2）。小血管微细（内径40μm至1mm），自周边进入内部（内径0.4mm），血流为低速。随肿瘤长大，血管数量增加，分布更新。

（5）腋窝淋巴结：腋窝淋巴结呈类圆形不规则低弱回声，包膜不光滑，皮质明显增厚，淋巴门结构紊乱，淋巴门偏移或消失，淋巴纵横比＞1。多个腋窝淋巴结可融合，彩色血流丰富。腋窝淋巴结亦可钙化。

笔者曾见2例无症状，临床视、触诊均未发现肿块，

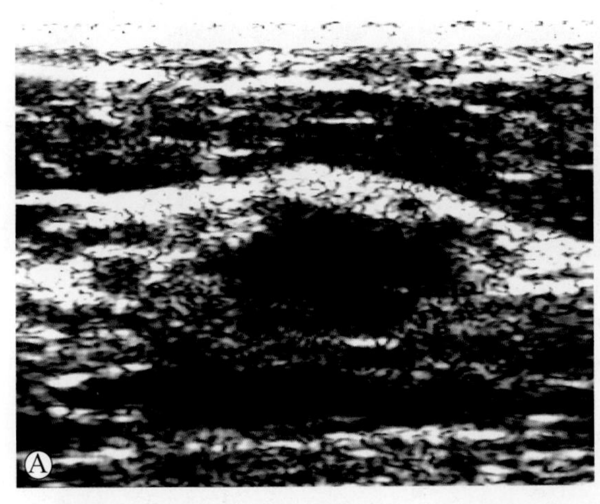

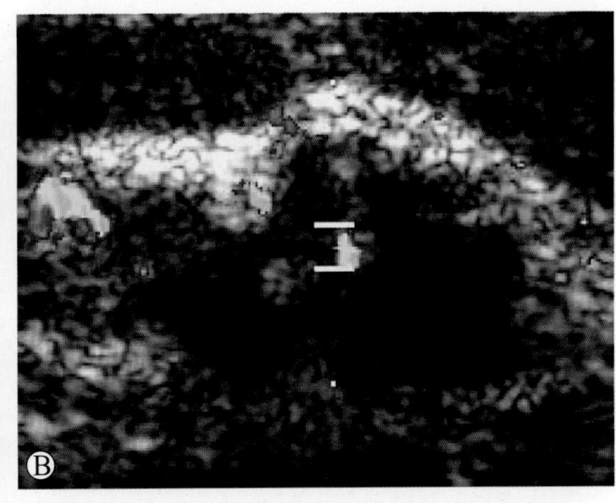

图 15-7-2　乳腺微小癌

患者，女性，54岁，无症状，临床视、触诊未发现肿块，钼靶提示乳腺增生病。超声图像：A.乳腺浅层低回声结节6mm×5mm，内有条索状中高回声，边缘蟹足状；B.周边微细小血管0.6mm，内部0.4mm，提示恶性病变可能，病理示乳腺微小癌

钼靶检查提示乳腺增生病。超声见乳腺浅层低回声结节（6mm×5mm）～（7mm×8mm），内有条索状中高回声，后方衰减，边缘不规则呈蟹足状，微细小血管0.6mm提示恶性病变可能。手术病理诊断乳腺微小癌及浸润性导管癌。

二、乳腺浸润性癌

乳腺浸润性癌（infiltrating carcinoma）指癌细胞穿破基底膜侵入间质内生长。由于多种因素的制约，原位癌演变到浸润性癌短则几周，长则达几十年。乳腺浸润性癌最多见，占乳腺癌总数的75%左右，危害最大。癌肿质地较硬，边界不清，放射状浸润间质，淋巴道转移，可引起患者死亡。本文主要讲解临床常见的乳腺浸润性导管癌、典型髓样癌及乳腺浸润性小叶癌。

（一）乳腺浸润性导管癌

乳腺浸润性导管癌（infiltrating ductal carcinoma）最多见，占乳腺癌总数的50%～80%。浸润性导管癌在组织学上是不具备特殊组织结构的癌，常与其他类型乳腺癌如浸润性小叶癌、黏液癌、乳头状癌腺癌囊性变并存。以往的文献报道乳腺非浸润性癌演变为浸润性癌者，30个月发生病变的占4%～5%，5年后发生病变的占9%，10年后发生病变的占15%。因此，发现非浸润性乳腺癌时应尽快根治。

1.病理

（1）大体检查：肿块偏小，结节状，边缘不规整，边界不清，无包膜，与周围脂肪和纤维组织常有粘连。实质性含纤维成分多者较硬，有放射状黄白条纹伸入周围间质。

（2）镜下所见：①腺癌癌组织呈腺样结构，癌细胞大小较一致，呈腺状排列，浸润纤维间质，腺管样结构不规则，有分泌现象。常与管内癌并存。②硬癌间质多实质少，大量增生的纤维间质中，有较小癌细胞呈不规则条索、单个或成堆散在间质中，间质纤维有玻璃样变性，钙化与骨化退行性变。③单纯癌癌间质和实质数量相等，癌细胞条索状或小管状混杂浸润在间质中。④不典型髓样癌间质少，实质多。

2.临床表现

（1）中、老年女性最多见，90%为40岁以上。近年健康体检超声发现乳腺癌发病率增多，趋向年轻化。

（2）浸润性导管癌早期瘤体不大，因间质纤维增生明显，癌细胞已向周围组织浸润，可出现乳腺局部不适，刺痛、放射痛、经前胀痛，乳腺沉重感或深部灼热感等。症状不明显，偶然或超声普查时发现乳内肿块。

（3）肿块多在外上象限，中心区次之，坚硬，大小不等，一般2～3cm，边界清或不清，推之稍动。硬癌体积小，坚硬如石，边界不清，浸润强，转移早。

（4）癌瘤浅表侵犯皮肤，出现橘皮样外观，乳头回缩。单纯癌1/2有腋下淋巴转移。

3.超声图像　由于乳腺癌病理的复杂多样，癌肿类别均需镜下病理检查方能确定诊断。根据目前超声仪的图像质量与分辨率分析乳腺癌微细的病理结构尚难明确判断，因此，仍以乳腺癌声像图共同表现作为识别和超声诊断的依据。

（1）乳腺癌2D彩超表现

1）病灶部位：多在乳房外上象限或中心区乳晕附近。

2）肿块大小：浸润性导管癌早期瘤体不大，临床发现或有症状者大小不等［（21mm×20mm）～（30mm×25mm）］，大肿块周围可能有浸润性癌灶呈卫星结节，＜10mm为乳腺小癌。测量上下、左右及前后三径线，纵横比接近1。

3）形状不一：间质纤维增生明显可能是由于癌细胞释放大量溶酶体促使癌细胞周围组织浸润，呈树根样或蟹爪样生长。病灶局部呈不规则圆形（图15-7-3）、椭圆

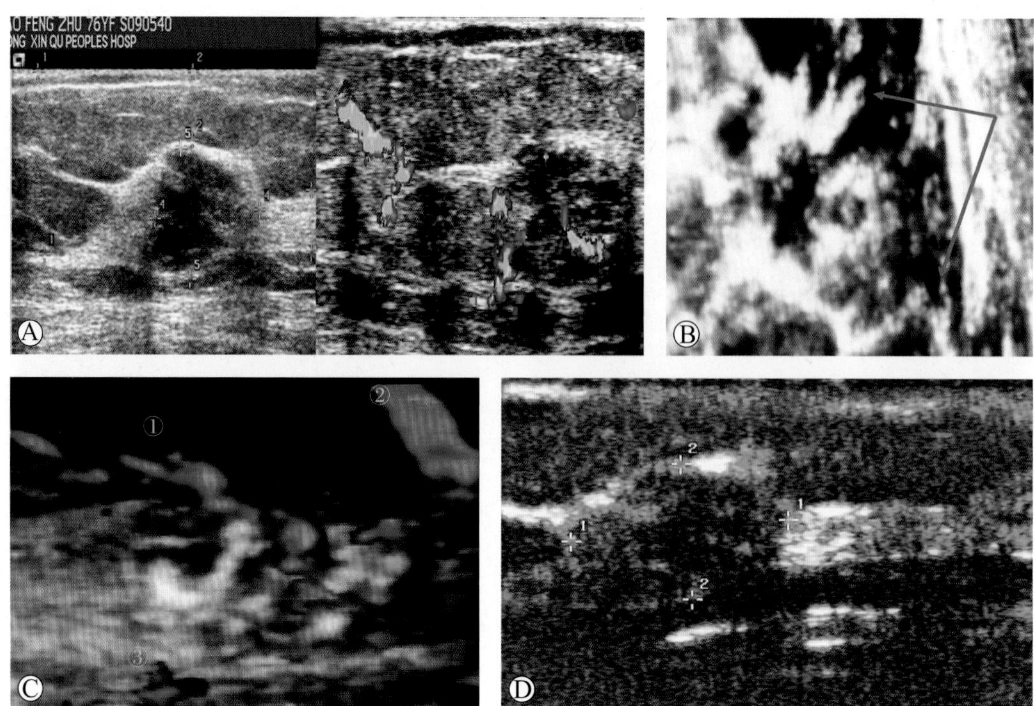

图15-7-3 浸润性导管癌-筛状型浸润周围纤维脂肪组织

患者，女性，76岁，绝经期后，体检发现左乳无痛性肿块。钼靶检查疑为乳腺癌。A.乳腺外区局部近球形低回声（1.5cm×1.3cm），3支微血管进入（内径0.4～0.6mm）；B. 3D灰阶图像肿块周边放射状汇聚征，1/3边缘向外突破浸润周围组织（↓之间）；C.能量图4D成像肿瘤主干血供来自①②③方向，肿块内多支血管密集；D.超声造影，两股微泡由上向下迅速充盈肿块，其走向与2D血管分布相同

形或扭曲的长圆形，分叶状，边缘不清，均无完整包膜。形态不规则，或大部分向周围组织不规则地浸润呈蟹爪样、毛刷样或锯齿状回声。

4）肿块回声：实质性肿块较多，内部不均匀低回声，后方衰减，质偏硬探头挤压有抵抗力。

5）钙化点：伴有多少不等、大小不一的钙化点。

6）彩色血流：乳腺癌病灶血流多少不定与组织学结构有关。大量纤维组织增生彩色血流少，癌组织成分多血流丰富，瘤体周边及内部血管增多，粗细不等结构杂乱，动脉流速达33cm/s，RI 0.64～0.88。

7）淋巴结：增大的淋巴结呈低回声（图15-7-4），单个或多个大小不等。其淋巴门偏心或结构不清。淋巴结血流丰富，动脉流速快，且较乳腺肿瘤病灶的血流易显示。超声常规检查以腋下淋巴结为主，其次为锁骨下淋巴结。

A.腋下淋巴结。文献报道乳腺原发癌灶＜1cm者约30%腋下淋巴结转移。浸润性导管癌转移率较高，首先为同侧腋下，早期累及淋巴管，位于输入淋巴管开口处的瘤细胞侵入淋巴结边缘窦内。乳腺癌的淋巴管以栓子的方式沿淋巴管引流，经输出淋巴管蔓延至锁骨下淋巴结与内乳动脉旁淋巴结，受阻而改路的癌细胞转移到对侧腋窝及远处淋巴结。

B.锁骨上淋巴结。为继腋窝淋巴结和锁骨下淋巴结引流的第二站，如发现颈内静脉与锁骨下静脉汇合处的淋巴结转移属于癌肿晚期，此淋巴结称为哨兵淋巴结。其因癌组织破坏了淋巴回流的正常通路，淋巴液反流所致。

C.内乳淋巴结。主要在胸骨旁1～3肋间隙深处软组织中，乳腺癌转移至此，淋巴结增大不显著，待增大至一定程度时，向体表突出胸骨旁隆起。此时为癌肿晚期，可累及胸膜，向对侧内乳淋巴结转移。

（2）乳腺肿瘤3D容积成像

1）肿瘤回声：内部呈不均匀低回声，乳腺癌55%伴簇点状钙化。

2）边缘不规则：乳腺导管癌浸润性生长，瘤组织由瘤体向四周树根状伸展呈汇聚征（图15-7-5）。典型汇聚征显示肿块周边有6～9条宽窄不一的蟹爪样、鱼刺样、车轮状或宽齿样放射状低回声，从块内向周围组织延伸，尖端可达乳腺基底部。75%的恶性肿瘤汇聚征为主要特征。15%为局部或大部向外浸润、边界模糊混乱的汇聚征，10%汇聚征不明显。

3）4D动态旋转：病灶的灰阶容积图像可向任意方向、各种角度动态旋转，多侧面观察肿瘤形态与周围组织的关系，以及癌肿向周边组织浸润深度与基底膜突破程度。

（3）乳腺肿瘤血管3/4D成像：肿瘤血管成像有3种方式，包括彩色血流频谱、血管能量图及B-F血流成像。3D成像后，4D动态旋转对空间结构的显示极为重要，在360°转动中观察肿瘤内、外血管构架，供血主干的来源、走向、分布密度。癌肿早期间质内无血管，靠周围组织的扩散作用吸收营养排泄废物，此时声像图看不到血流。肿瘤进入血管期具有丰富的血管网。由于癌细胞主质与

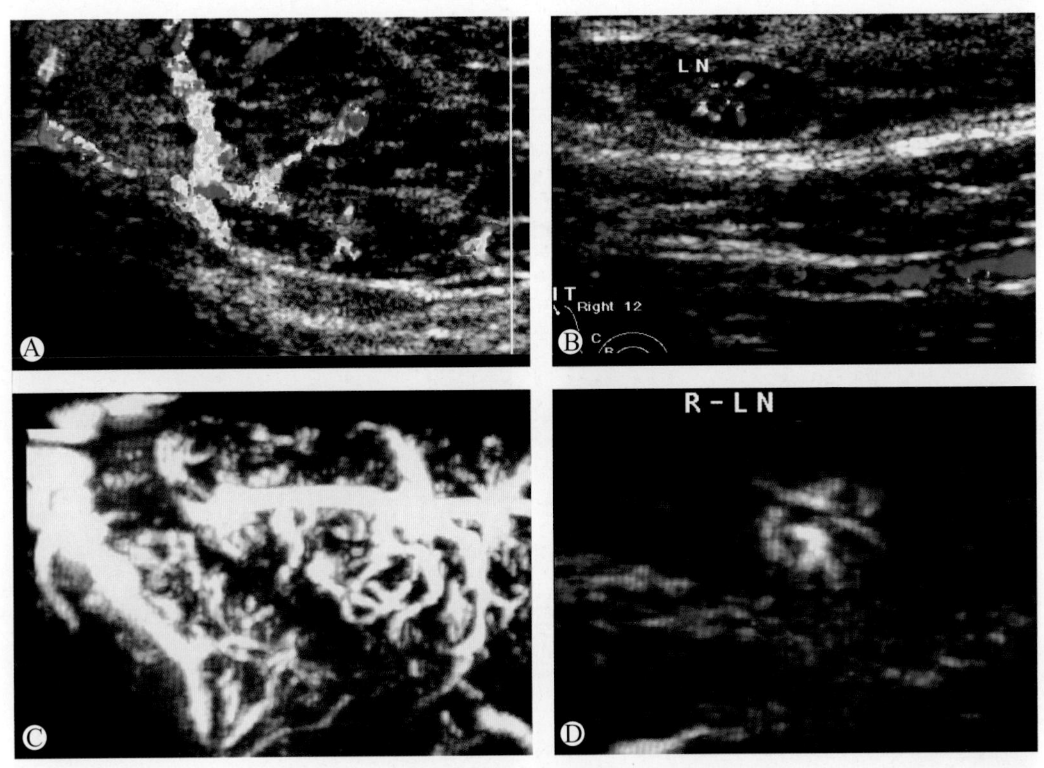

图15-7-4 乳腺肿块腋窝淋巴结血管能量图3D成像

妊娠6个月。A.右乳9点钟位实质性肿瘤内部血管增粗；B.右腋窝淋巴结增大，血流丰富；C.肿块内主供大血管增粗，并有许多细小分支布满病灶；D.右腋下淋巴结内部血流丰富，血管能量图3D成像均见明显的血流，周围血流包绕

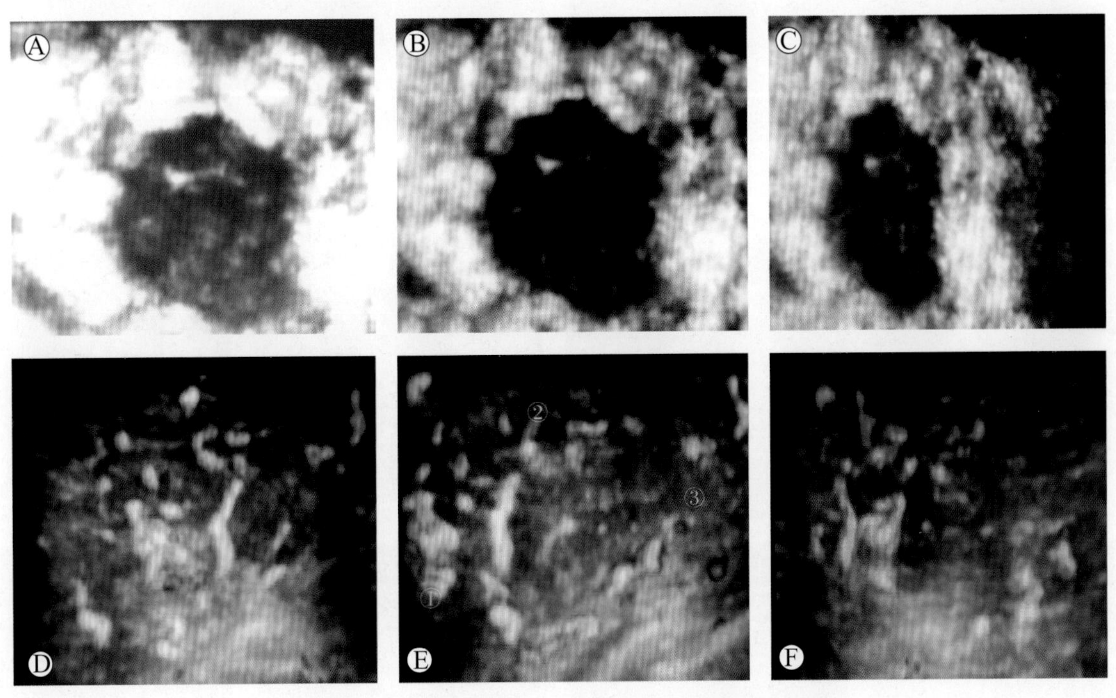

图15-7-5 乳腺癌3D容积汇聚征及血管能量图成像

患者，女性，41岁，左乳实质性肿块。A.正面观；B.左转30°；C.左转90°。A～C.3D容积肿块不均匀，低回声，边界不整，明显的汇聚征，呈多个放射状大鱼刺样。D、E、F.能量图，血管丰富，3支主供动脉①②③粗细不等，弯曲多方向均显示。病理诊断浸润性导管癌伴感染

纤维性间质的成分与血管增生的多少不一，且肿瘤血管缺乏肌层走向纡曲，故回声多样。

乳腺恶性肿瘤血管多在2～3支以上，主干粗大，由边缘进入病灶。增殖期肿瘤血供丰富，其血管的立体、空间分布可见主干血管从多角度朝向病灶，粗细不等，半环形、弧形包绕，分支长短不一，扭曲缠绕，或局部杂乱密集成绒线团样（图15-7-6）。

血管增生程度分为：①血管明显增生占25%，主干血管2～3支进入病灶，各有2～3个分支，长度达病灶的1/2～2/3，微小血管多个；或形成较完整的血管包绕（图

15-7-7)。②中度增生占40%(图15-7-8),主干血管1～2支,分支2～3个,长度约占病灶的1/2,并有散在微小血管。③少许增生35%,周边或内部血管1～2支,长度为病灶的1/3以下,或点状稀疏散在。其中5%为病灶周边血管,病灶内血管极微,或为液性区,仅在周边或多或少微小血管。

(4)乳腺肿瘤超声造影:造影剂经肘静脉团注后,视频观察并分析时间-强度曲线,微泡进入癌肿的表现归

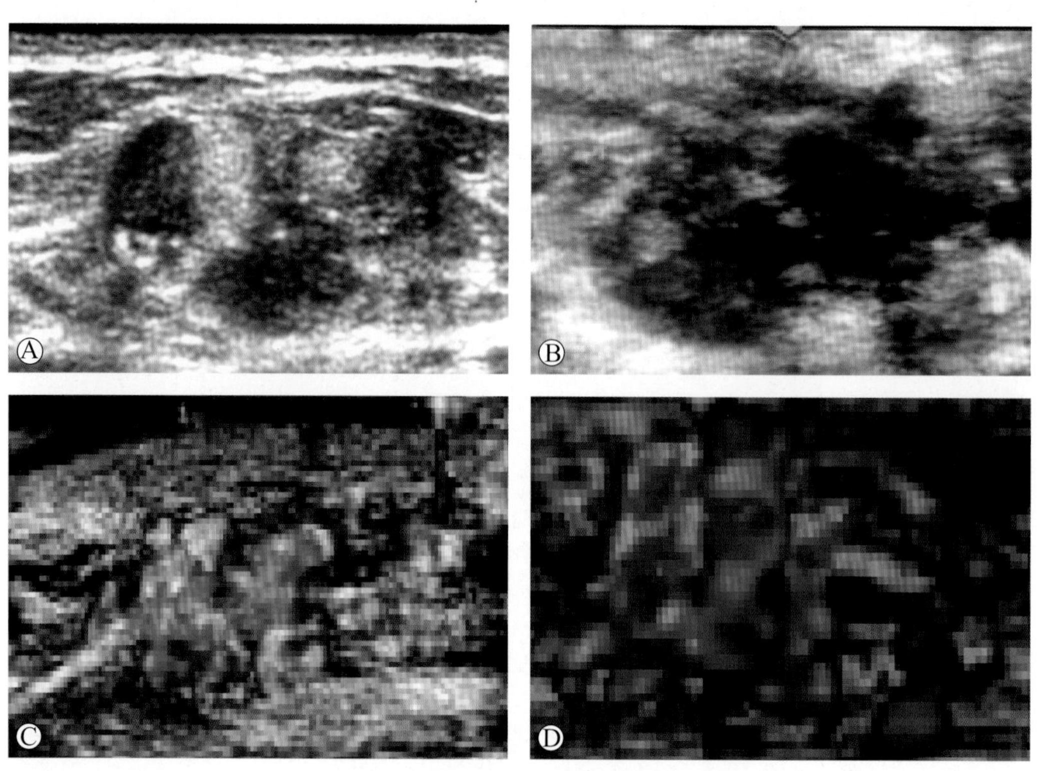

图15-7-6 乳腺浸润性导管癌多血管型(一)

患者,女性,35岁。A.右乳头旁肿瘤回声杂乱有多个微钙化点,形态不整;B.3D容积成像不规则形局部向外浸润呈混乱的汇聚征;C、D.3/4D能量图,瘤体血管极其丰富,粗细不等,密集呈绒线团样,病理浸润性导管癌Ⅱ级,浸润周围脂肪血管伴小叶增生

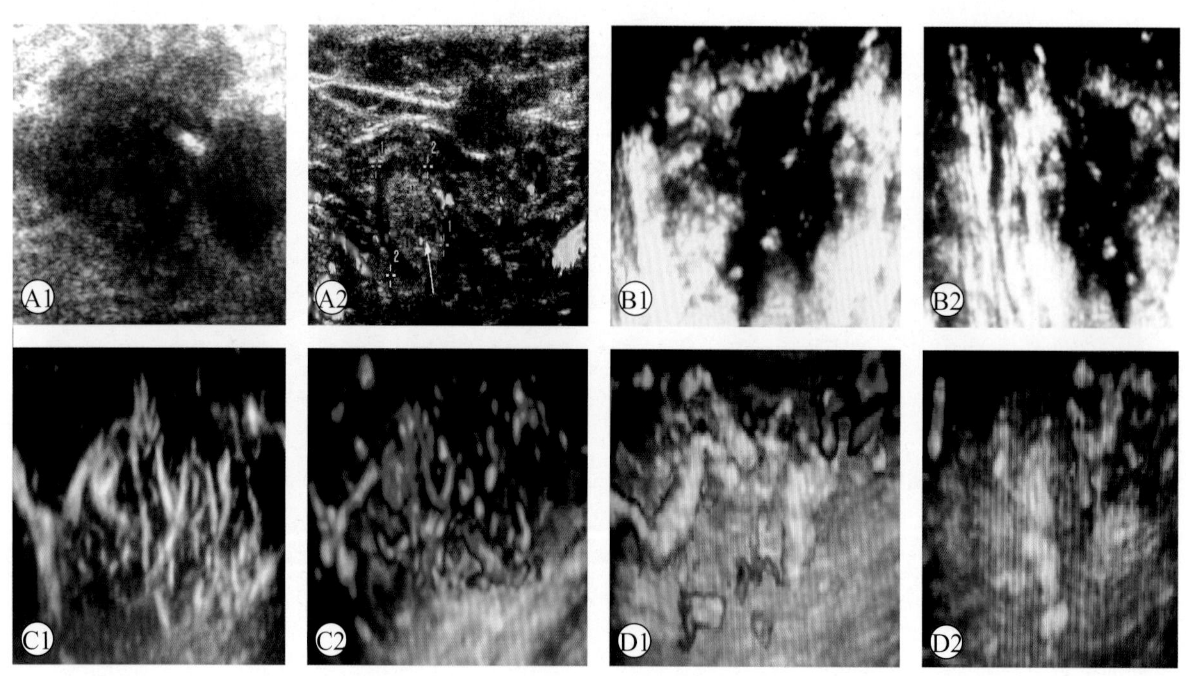

图15-7-7 乳腺浸润性导管癌多血管型(二)

患者,女性,55岁,2D彩超:A1.右乳10～12点钟位3cm×2cm×1.1cm不均匀低回声,无包膜,边缘分叶状,边界不清,有高回声钙化。A2.右腋下淋巴结增大(1.3cm×1.3cm),血管内径0.8～1mm,流速6.2/2.3cm/s,RI 0.63。3D灰阶容积。B1.正面图像肿瘤不均匀低回声周边放射状汇聚征。B2.向右旋转45°,肿瘤弧形向后。B-F 3D成像。C1为正面,C2为右转,见肿瘤内血流血管密集纹理清楚。D1.3D能量图成像,血管极其丰富,与B-F相同。D2.右转45°血管密集,提示乳腺恶性肿瘤

纳为以下4种。

1）快进快出。乳腺实质性恶性病灶血流丰富，造影剂微泡充盈密集（图15-7-9）。动脉血管越多充盈越好，达峰快、强度高。灌注与消退均快，如分化低癌肿血管多间质少，或动脉-静脉瘘形成。达峰时间平均（16.23±0.33）s。包膜不完整或应有假包膜使病灶轮廓

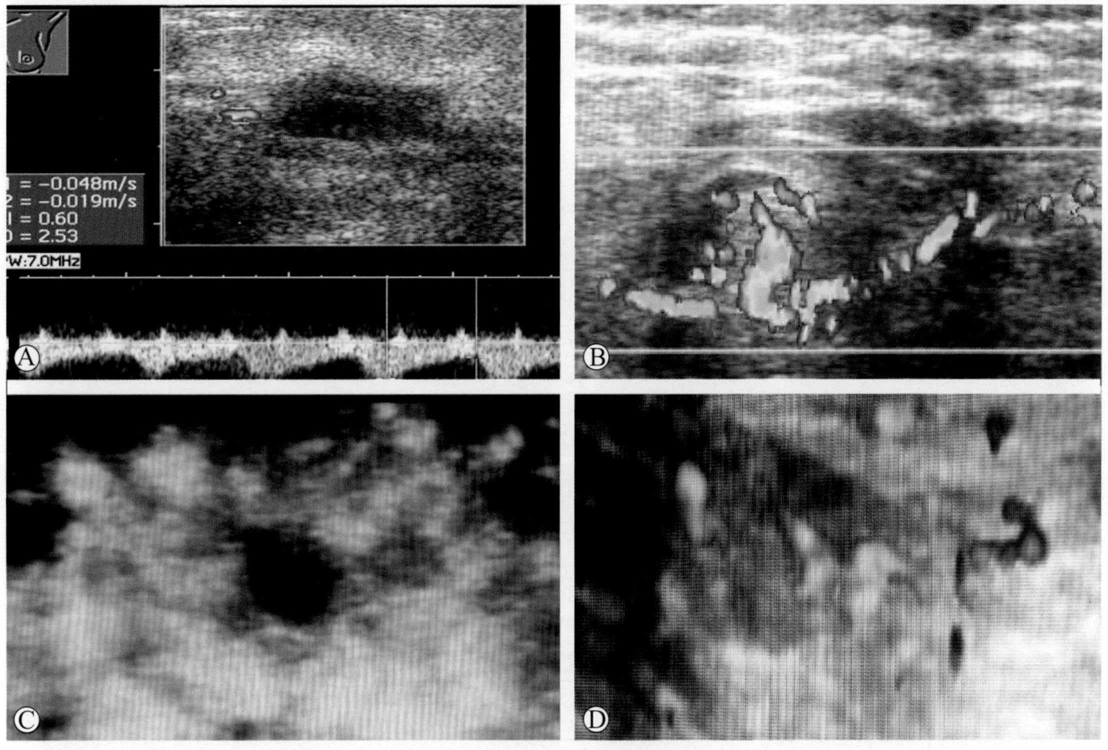

图15-7-8　乳腺恶性肿瘤3D能量图血管中度增生

患者，女性，47岁。A.左9～10点钟位边缘非均质低回声结节，中心小液化，左缘外凸，有内径0.4mm的血管进入；B.左腋下2个近圆形淋巴结（0.84cm×0.61cm），内血流速度6.4cm/s，RI 0.71；C.灰阶3D成像，肿块无回声边缘，汇聚征模糊；D.能量3D成像，血管扭曲粗细不等，2支主干血管由两侧进入肿块内扭曲而行，粗细不一

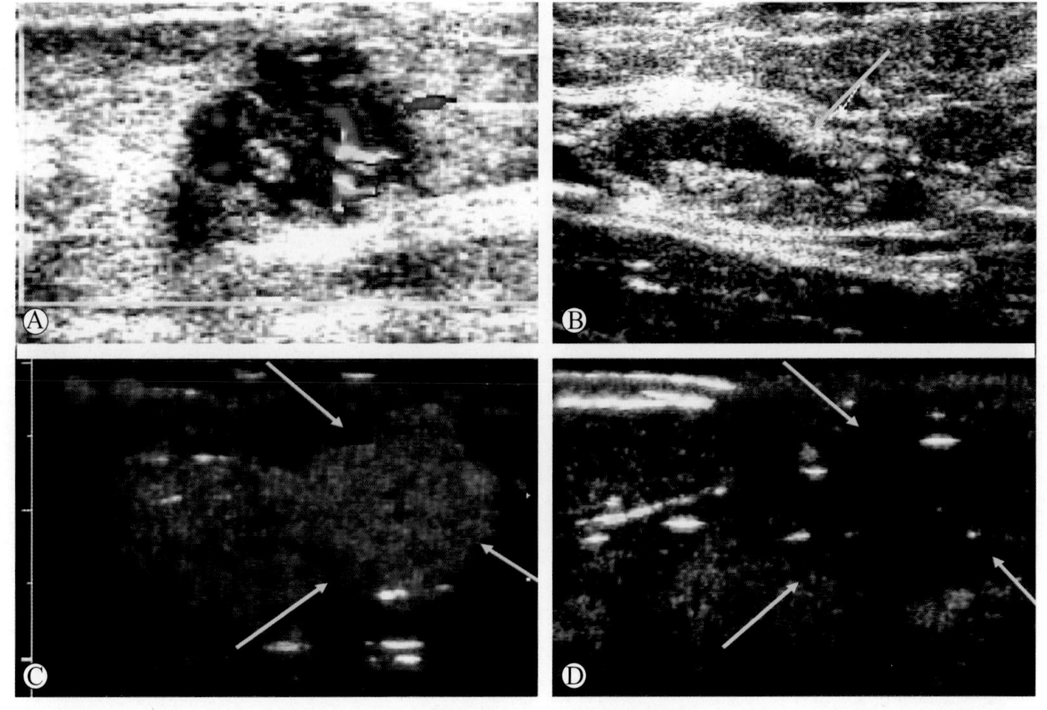

图15-7-9　浸润性导管癌超声造影快进快出型

患者，女性，37岁，左乳房肿块，钼靶检查提示良性可能。A.超声示实质性低回声，边缘分叶状突破乳腺前缘，内有钙化点，血流丰富；B.腋下淋巴结增大，淋巴门偏心（↑），超声造影呈快进快出；C.微泡18s进入病灶，27s全部灌注充盈，形态与2D相同；D.47s大部消退，提示左乳腺恶性肿瘤。手术病理诊断：浸润性导管癌

较清楚。

2）快进慢出。一些乳腺浸润性导管癌，肿瘤血管成分较多分化程度低，生长快，而肿瘤血管生长的速度低于肿瘤快速生长发育需要，出现液化坏死区，造影剂灌注不均匀，周边充盈快进，病灶内分布不均，流出慢（图15-7-10），癌旁组织微泡充盈散乱，残留微泡在病灶内无规律地乱窜。

3）慢进慢出。浸润性导管癌的实体性癌（solid carcinoma）中，硬癌、较小的癌细胞在大量增生的纤维间质中，癌细胞呈不规则的条索、成堆，或单个散在于间质中，血管少，管壁缺乏弹力层。超声造影微泡27～38s缓慢进入肿块周边部，仅有少许微泡进入肿块内，为乏血管型（图15-7-11）。微泡消退开始晚，大部分消失要在2min以后（图15-7-12），故为慢进慢出型。

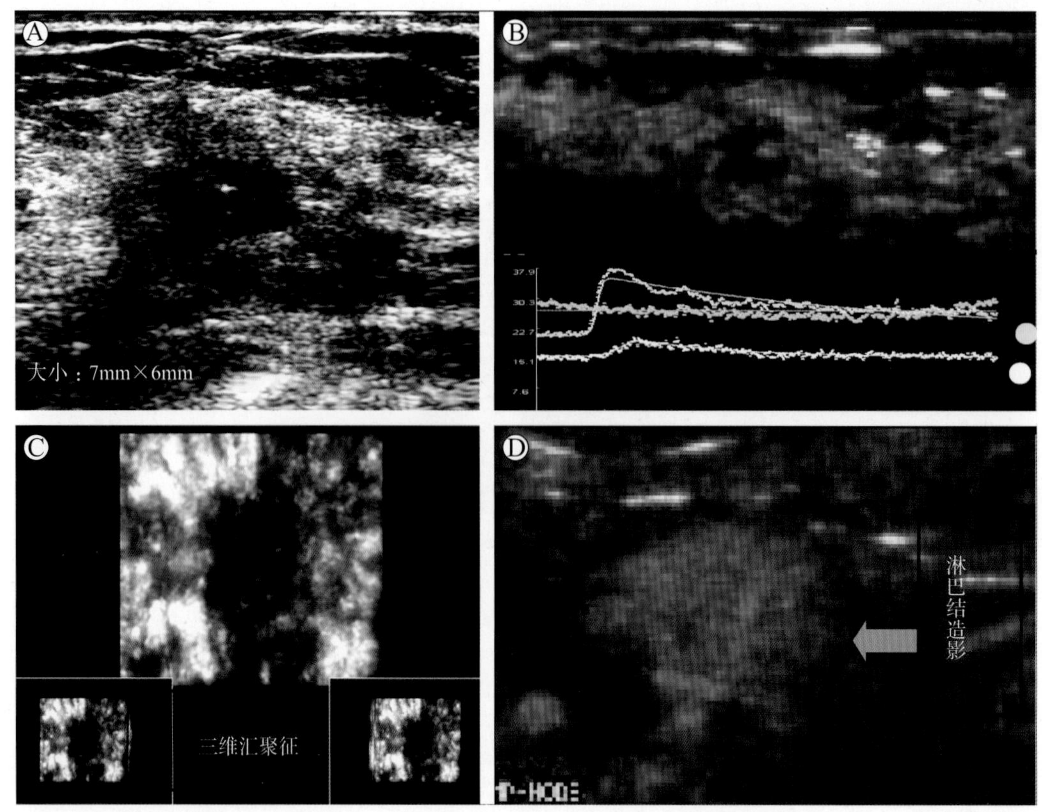

图15-7-10　浸润性导管癌造影快进慢出型

A.微小病灶7mm×6mm，形态不整，边缘不清，有微钙化点；B.3D显示汇聚征；C.造影及时间-强度曲线示造影微泡9s快速灌注病灶，12s达峰后缓慢下降；D.腋下淋巴结造影微泡快速弥漫充盈，为快进慢出型恶性肿瘤

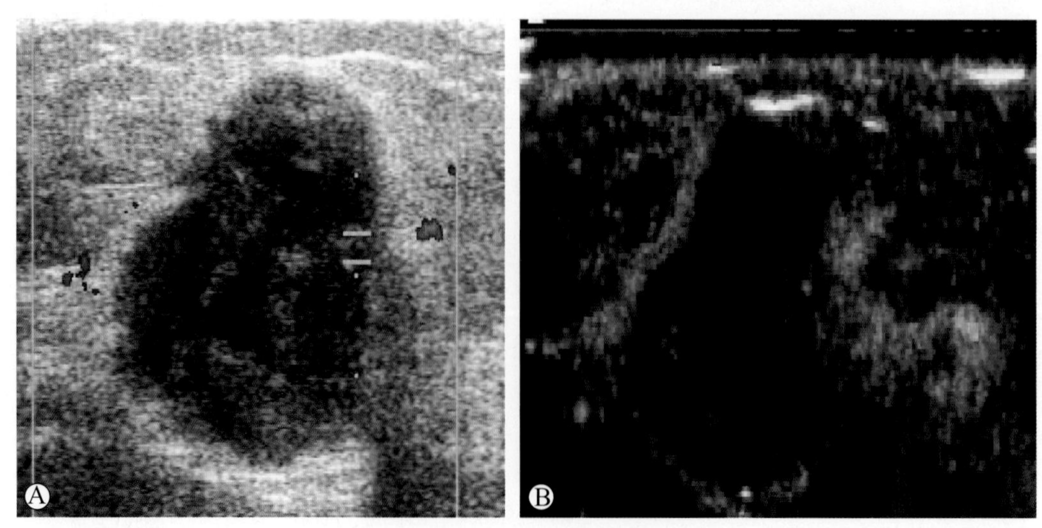

图15-7-11　浸润性导管癌超声造影乏血管型

患者，女性，43岁。A.乳腺肿块低回声（2.0cm×1.8cm）有不规则条索，略呈哑铃形，2D彩超示血流稀少，血供不丰富；B.超声造影微泡38s慢速增强，充盈肿块周边部，仅有少许微泡进入肿块内，为缺血管型。手术病理诊断：浸润性导管癌

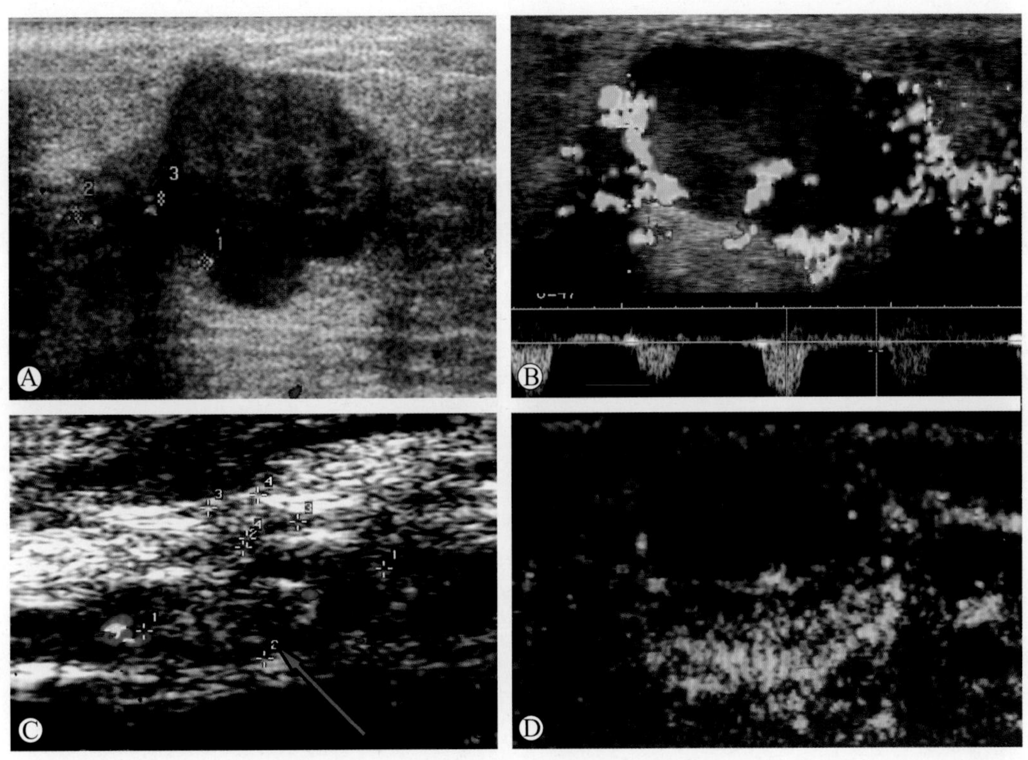

图15-7-12　乳腺浸润性导管癌造影慢进慢出型

患者，女性，81岁，乳腺肿块1年，无痛，偶有不适。A.右乳5～8点钟位2.3cm×1.5cm×2.0cm不均匀团块，略呈分叶状；B.周边及内部血管直径0.5～1.2mm；C.右腋下淋巴结（7.2mm×4.3mm）；D.造影微泡27s由后方缓慢进入，52s灌注肿块后1/3，96s消退，2min大部分消失，为慢进慢出型。病理诊断：乳腺浸润性导管癌Ⅱ级，癌组织浸润周围纤维组织脂肪

4）同进同出。瘤内未形成供血动脉，造影剂灌注血管与周边正常组织相同。

（二）典型髓样癌

典型髓样癌（typical medullary carcinoma）不多见。其恶性度较低，淋巴结转移机会较少。但病程较一般乳腺癌略短，发展较硬癌快。

1.病理

（1）大体检查：肿瘤多位于乳房中心深部，球形或结状病变较局限。病程短、发展快，肿瘤膨胀性生长。短期内呈巨块，体积较大，直径4～6cm，大者达10cm。有假包膜，周边较光滑。肿瘤质地软如脑髓，切面呈灰白色髓样组织。肿瘤出血坏死液化，形成囊性髓样癌。晚期癌肿与皮肤粘连，溃烂呈菜花状。

（2）镜下所见：癌组织内实质多，间质少，癌细胞大，核分裂多见。

2.临床表现　发病年龄22～80岁，常见于50岁以下绝经期前后的女性。肿瘤边界清楚，有移动性。膨胀性生长的肿瘤使皮肤变薄发亮，张力增加，乳头无内陷。肿瘤体积增大顶破皮肤形成皮肤溃疡。

3.超声图像

（1）病灶位于乳房中心深部或其他部位，球形或结节状较大肿瘤，直径4～6cm。周边较清楚，但无包膜。

（2）肿瘤呈低回声或极低回声区，后方回声增强或无改变。不规则的液化区提示肿瘤有出血坏死，形成囊性髓样癌。少数有钙化内部散在增强的光点。

（3）彩超显示肿瘤内及周边有少许血流信号（图15-7-13）。

（4）少数髓样癌，肿块质地较软边界清楚，移动性较好，低回声实质肿块无衰减，其瘤体较小［（0.9cm×0.5cm）～（1.5cm×1.0cm）］，可误诊为良性病变。

（5）约1/2的髓样癌腋下淋巴结增大。

（三）乳腺浸润性小叶癌

乳腺浸润性小叶癌（invasive lobular carcinoma）是结构与乳腺小叶原位癌相似的浸润性癌。发病率仅次于浸润性导管癌，占8%～14%。

1.病理表现　小叶原位癌突破基底膜的束缚，癌向间质作浸润性生长。通常临床及影像诊断困难。

（1）大体检查：癌组织呈圆形、椭圆形、盘状或不规则形。大小不一（0.8～11cm）。质地坚实，边界不清呈蟹足状侵入周围组织，与皮肤粘连时乳腺皮肤凹陷，乳头回缩。

（2）镜下所见：癌细胞的形态与小叶原位癌基本相同，典型者排列呈单行线状。浸润的癌细胞在腺管周围呈同心圆牛眼或靶盘状排列，癌细胞内黏液多时形成印戒细胞。癌细胞团块被嵌入纤维组织似硬癌或被间质挤压变形而易误诊。

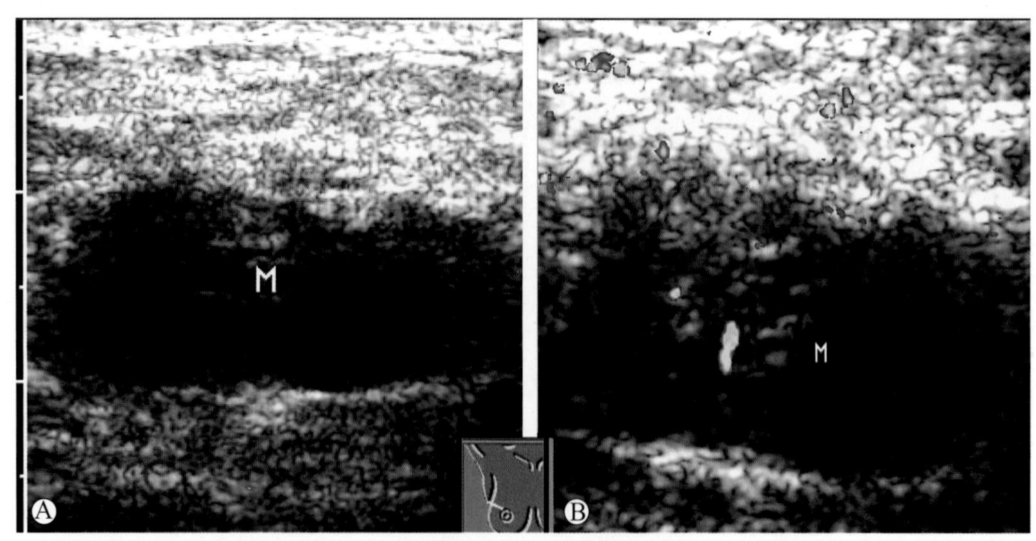

图15-7-13 髓样癌

患者，女性，49岁。A.右乳10点钟位2个不均匀低回声（1.2cm×1.3cm与0.9cm×1.0cm）肿块融合（2.1cm×1.3cm），分叶状边缘不整，后方回声稍强；B.病灶内彩色血流甚少。手术病理诊断：髓样癌

2.临床表现 乳腺浸润性小叶癌好发于49～56岁，多发生于绝经期后的老年女性，绝经期前罕见。浸润性小叶癌多发生在萎缩的乳腺内，可能垂体分泌异常使得本已萎缩的乳腺小叶被复活，上皮细胞出现不正常的增生。可同时亦可先后发生于双侧乳腺。症状与体征均不明显。体检时常触不到肿块，易误诊为小叶增生，大多因乳腺其他疾病手术病理切片中偶然发现。

3.超声图像 经病理证实的乳腺浸润性小叶癌声像图表现如下。

（1）肿块：多在乳腺外上象限，其次在乳晕附近。肿块较小，为1～3cm，大者近10cm。

（2）肿瘤回声：不均匀实质性低回声，边缘不整。肿瘤病灶内间质成分多，后方衰减。

（3）周边回声：边界不清，可呈蟹足状侵入周围组织。

（4）癌灶钙化：内部钙化有点状高回声，或＜1mm的沙粒样微钙化灶。癌细胞对矿物质亲和力强，或癌细胞营养不良坏死钙盐沉积。

（5）彩超检查：边缘及内部血流均较少，仅呈星点状。

（6）腋下淋巴结转移：乳腺病灶与皮肤粘连时，同侧腋下可见低回声的淋巴结转移。

（7）3D成像：瘤体低回声边缘呈汇聚征，粗细不等、长短不一、近端粗远端细的毛刺（蟹足）样低回声，向周边正常组织延伸。

（8）超声造影：微泡进入病灶的时间与正常组织接近，最大灌注时呈网状分布。病灶与正常腺体分别取样，做时间-强度曲线分析，病灶曲线18～21s达峰值，28s缓慢下降，峰值强度46dB。正常组织11s进入缓慢上升，32～36s达峰后平稳持续。故呈快进缓慢下降（图15-7-14）。

（四）乳腺黏液癌（乳腺黏液腺癌）

乳腺黏液癌（mucinous carcinoma of the mammary）又称乳腺黏液腺癌（mucinous adenocarcinoma），发生在乳腺导管上皮黏液腺化生的基础上。发病率占乳腺癌总数的1.8%～5.3%。

1.病理表现

（1）大体检查：瘤体大小不一，直径多在2.5～5.5cm，有报道最大者达15cm。外形不规则，质地或软或硬，无真正包膜。瘤组织切面呈实性或囊状，湿润发亮半透明，红棕色或浅灰色胶冻状物。与其他癌混合存在称混合性黏液癌，其质地由其他癌混合的多少而定，少者质地较实，灰黄色可见黏液，其他癌多黏液不明显似硬癌，灰白色放射状条纹伸入周围组织中。

（2）镜下所见：①局限性乳腺黏液癌，单纯性黏液癌多见。乳腺导管产生的黏液蛋白位于细胞外，堆积较多称“黏液湖”。癌细胞成团或条索状散布“黏液湖”内，癌细胞较少呈单个或小团片状漂浮于“黏液湖”内。湖间纤维间质多少不等，有时见钙化灶。②弥漫性乳腺黏液癌，导管与小叶癌细胞产生的黏液位于细胞内，胞核被挤在一侧者称印戒细胞癌。或多数癌细胞成团条索状弥漫浸润于间质纤维内。癌组织中有腺癌、髓样癌、硬癌等成分为混合性乳腺黏液癌、混合性印戒细胞癌。

2.临床表现 发病年龄较广（26～91岁），多见于绝经期后60岁以上老年女性。癌瘤缓慢推进式生长，临床症状不明显，癌瘤长到一定大小可触及。笔者曾见一77岁患者7年前发现左乳房内鸽蛋大肿物，就诊时肿物增大，稍小于乒乓球，左腋下有绿豆大小肿物；另一例74岁女性偶然触及右乳内有约花生米大小的肿块，1年后长至2.5cm。肿物呈圆形隆凸，界清，为实性或软或硬，

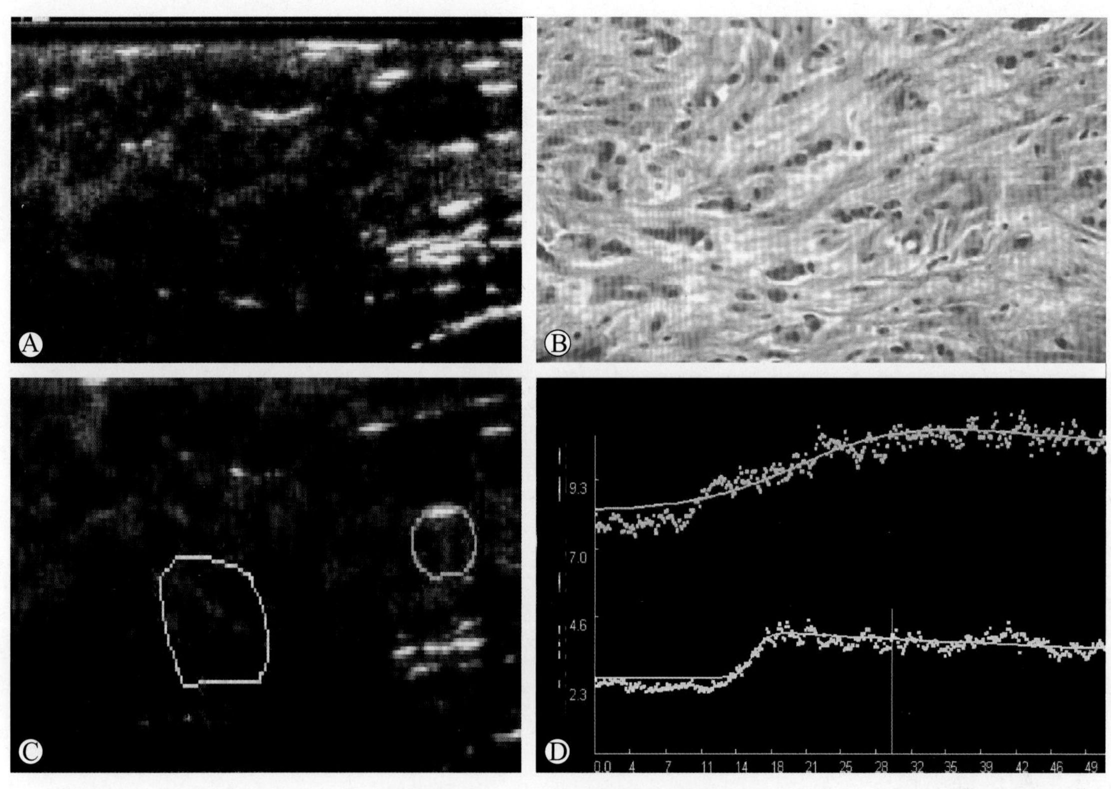

图15-7-14　乳腺浸润性小叶癌

患者，女性，64岁，右乳低回声（1.5cm×0.8cm），肿块不规则，边界不清，有钙化点，内星点状血流，超声造影：A.微泡11s进入病灶，29s呈网状分布；B.病理诊断浸润性小叶癌；C.病灶与正常腺体分别取样做时间-强度曲线分析；D.病灶黄色曲线18～21s达峰，28s缓慢下降，峰强46dB，正常白色11s进入缓慢上升，32～36s达峰，平稳持续，其两者曲线相差较小

囊性时有波动，易误诊为纤维腺瘤或囊肿。偶与皮肤粘连，但可推动。约1/3腋下淋巴结转移，而印戒细胞型乳腺黏液癌腋淋巴结转移率高，数目多。

3.超声图像

（1）肿块部位：乳腺外上象限，其次为外下象限或中部。

（2）肿瘤大小：多数为2.5～5.5cm，4cm×3cm×2cm，周边小肿块1.2cm×0.8cm×0.8cm。

（3）肿块形态：略呈圆形、椭圆形隆起，或不规则大肿块旁可有相邻的小肿块，边缘清楚，包膜不明显。

（4）肿瘤回声：实质性低回声或等回声，不均匀絮状条索与不规则的可疑液性暗区混合存在，后方回声多增强，并有强回声（0.2cm×0.3cm）大的钙化光点。

（5）彩超：肿块内血流信号较少，周边部动脉血流最大速度40～74cm/s，RI 0.8～0.9。

（6）腋下淋巴结：多数可见数个淋巴结增大，约0.7cm×0.4cm、0.7×0.6cm，呈低回声边界清晰，淋巴门结构清楚。经手术病理证实的乳腺黏液癌，腋下淋巴结亦可为阴性。

（五）乳腺叶状囊肉瘤

乳腺叶状囊肉瘤（cystosarcoma phyllodes of the mammary）又称腺纤维肉瘤。乳腺肉瘤较为少见，由于肉瘤种类繁多，组织类型复杂、多样，易与其他疾病相混淆，国内外学者对其认识不尽相同。但国内一致认为本病具有恶性肿瘤的特点，如间质细胞密集、异型性明显，核深染分裂象多见生长快。同时具有良性的习性，如无浸润性生长、周界清楚，切除干净预后良好，因而归入临界性肿瘤。在大体标本切面上有分叶及小囊状外观，故称为叶状囊肉瘤。

1.病理表现

（1）大体检查：瘤组织1～30cm，最大可达45cm。一般在5.5～15cm。分界明显，无真正的包膜，边界呈结节状。切面灰白色，质地较硬，其中软硬相间。坏死区及脂肪肉瘤区为淡黄色软区，有出血为红色。纤维组织增多处为实质部分，常有大小不等的裂隙或呈囊腔状。裂隙狭长而弯曲，将肿块分隔成巨大的叶状，内含清亮液体或血性或胶冻状物。

（2）镜下所见：瘤组织由上皮细胞和纤维组织2种成分构成。与管内型腺纤维瘤基本相似，间质内梭形细胞量多排列紧密，间变明显。核分裂象多见构成纤维肉瘤的组织表现。常有出血坏死和黏液样变性，有时可有骨和软骨化生。

2.临床表现　发病年龄较广，为14～85岁，多见于40岁以上中、老年女性，平均45～49岁。一般症状不明显或乳房轻度胀痛。肿块较大，生长很快。

3.超声图像

（1）肿块部位：外上右侧9～12点钟位，左侧12～3点钟位，乳晕上下或内下右侧3～6点钟位，左侧6～9点钟位。

（2）肿瘤大小：不定，一般为5.0cm以上，大者15cm左右，但活动性尚可。

（3）肿块边缘：清楚呈结节或分叶状，因周边高回声条索进入肿块将其形成分叶状。与周围组织有明显的界线。

（4）肿瘤回声：实质性不均匀低回声（图15-7-15），或等回声后方回声增强。可有散在钙化高回声。脂肪组织坏死、出血呈大小不等、不规则的液性无回声囊腔，或弯曲的裂隙将肿块分割成叶状。

（5）彩超显示高回声条索内或实质内有动脉静脉血流，动脉流速15.4/2.4cm/s，RI 0.85。

（6）超声造影，叶状囊肉瘤造影剂微泡先灌注病灶边缘，后至中央，为向心型。

（六）乳腺纤维肉瘤

纤维肉瘤（fibrosarcoma）是较常见的恶性肿瘤，几乎有纤维组织的任何部位均可发生。乳腺纤维肉瘤多来自皮下或筋膜中的纤维组织，在乳腺间叶组织中，纤维肉瘤占首位。

1.病理表现

（1）大体检查：瘤体较大，多在5cm以上，呈圆形、卵圆形结节状。多数质地较硬，局部可较软或囊性区。周边有不完整的假包膜。切面均匀、湿润有光泽，呈灰红色或灰白色鱼肉样，纤维肉瘤可有出血坏死和黏液样变性。

（2）镜下所见：浅表部位的纤维肉瘤多分化良好，瘤细胞似成纤维细胞，梭形，形态整齐均匀一致，异型性轻微。界限不清。胶原纤维多与瘤细胞排列成“人”字形或羽毛状纵横交错。深部的纤维肉瘤多数分化差，间质少，瘤细胞丰富，呈束状交错排列，异型性明显，瘤组织内血管丰富。高度未分化的纤维肉瘤间变明显，排列不规则的极向紊乱，胶原纤维少。

2.临床表现　乳腺纤维肉瘤多发生在30～50岁女性，平均41.3岁。开始为一小硬结，呈圆形、卵圆形，无痛，生长迅速，但发觉时可能已长大至5cm以上，有报道最大可至33cm。巨大肿块使皮肤紧张、发亮、潮红，偶与皮肤粘连成橘皮样。乳头回缩或有溢液。部分腋下淋巴结增大。乳腺纤维肉瘤的临床表现与叶状囊肉瘤相似。术后常可复发，通过血行或淋巴结转移。

3.超声图像

（1）肿块部位：位于乳腺中央，巨大者占据整个乳腺，少数位于乳腺外上象限。

（2）肿瘤大小：多在5cm以上，半数10cm以上，呈圆形、卵圆形，边界清楚，可推动，巨大者与皮肤粘连。

（3）肿瘤回声：实质性不均匀低回声，后方回声增强，边界清楚。

（4）坏死、出血：纤维肉瘤组织坏死、出血呈大小不等、不规则的液性暗无回声囊腔，其图像与叶状囊肉瘤无法区别。

（七）超声诊断乳腺癌的价值

对于乳腺疾病的诊断，超声检查和钼靶、MRI检查有相互补充的重要意义。典型乳腺良性、恶性肿块能够从超声图像得以鉴别，尤其是健康人乳腺的超声普查，对发现无症状隐性乳腺癌具有一定的价值。由于乳腺疾病种类繁多，生理和病理、良性与恶性间的声像图表现有许多交叉、重叠，尽管将提高仪器分辨率、采用局部

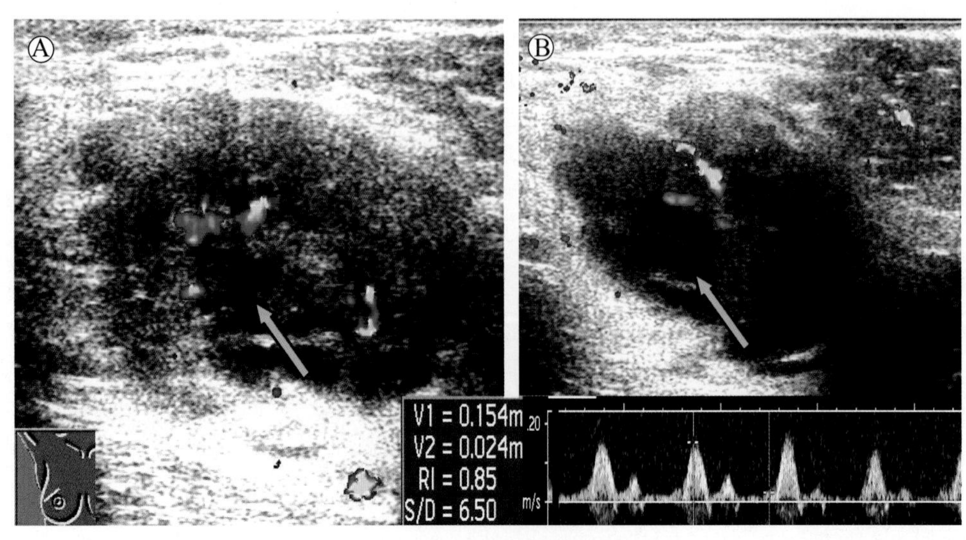

图15-7-15　乳腺叶状囊肉瘤

A.右乳9～12点钟位肿块不均匀低回声，后方回声增强边界清楚，高回声条索由边缘进入肿块呈分叶状，其间有不规则低至无回声区，边界不清，可能为小液化区；B.彩超显示高回声条索内有动脉血流，流速15.4/2.4cm/s，RI 0.85

放大技术、推动肿块等多种检查手法相结合，对部分肿块的鉴别虽然有帮助，但仍有一些非典型肿块难以确定。为此，综合乳腺癌声像图的共同表现，再结合各类乳腺癌的临床发病过程、病理结构、生物学演变的具体情况，以及其他检查，可能提示具体病变。

1. 2D彩超主要诊断依据——乳腺癌声像图的共同表现

（1）乳腺组织内实质性肿块，低回声为主，或为等回声；癌瘤内含纤维组织成分，多有中强或稍强回声，呈不均匀的斑片、条索；少数微小钙化点呈高回声；后方回声衰减。癌瘤内液化、坏死，出现液性无回声，边缘不整，透声性增强。

（2）癌瘤形态呈近圆形、不规则球形、扭曲长管状。不足1cm的小癌多呈结节状。

（3）肿块边缘可能清楚，分叶状，膨胀性生长时边缘较光滑，可见侧壁声影。肿块边缘不规则，高低不平，边界模糊不清，毛刺状、蟹足样；或浸润生长向外突破假包膜，形成卫星结节。

（4）肿块大小与癌灶发展阶段、类型有关；在扩张乳管的导管内，乳头状癌、硬癌、微小癌，较早期肿块不大，而髓样癌发展快且体积较大。

（5）彩色血流图显示多数癌肿内部或周边血流明显增多至中度增生，约占60%。探头与血管长轴、血流的方向平行，彩色血管树枝状分布，探头与血管垂直，彩色血流星点或短线状。形态不同，大小不等，粗细不一，扭曲。实质性病灶动脉流速快、RI高，瘤组织松软、RI低。癌组织液化部位无彩色血流。

（6）乳腺癌肿病灶侧腋下淋巴结转移，圆形或椭圆形，低回声结节，淋巴结内彩色血流丰富。

（7）晚期乳腺癌出现脏器转移，出现胸腔积液及对侧腋下淋巴结转移。

（8）超声检查良性、恶性难以确定，应进行其他检查，或超声引导下穿刺活检。

2. 乳腺肿块（包括乳腺癌）超声检查难以鉴别诊断的情况　在笔者经超声检查手术病理证实的203例乳腺肿块中，38例（占18.7%）良性、恶性病变超声图像混淆（表15-7-1，表15-7-2及图15-7-16）。现结合病理分析如下。

表15-7-1　声像图可疑良性病变16例病理证实为恶性肿块

例数	超声表现					手术病理
	形态	大小（cm）	内部回声	后方回声	彩色血流	
6	边界尚规则光整	（0.8×0.6）～（2.5×2.0）	低回声实质肿块	无衰减	少	浸润性导管癌4例；黏液癌2例
6	边界不清晰	（0.9×0.5）～（1.5×1.0）	低回声实质肿块	无衰减	少至中等	浸润性导管癌5例；髓样癌1例
2	呈管状	（1.0×0.4）～（1.2×0.4）	乳腺导管扩张内见絮状回声	无衰减	沿导管壁肿块内无	导管内癌，周围组织小叶增生
2	边界不规则，模糊	（1.9×1.2）～（2.5×2.0）	低回声实质肿块	衰减	丰富，RI 0.69～0.70	炎性乳腺癌

表15-7-2　声像图可疑恶性病变22例病理证实为良性肿块

例数	超声表现					手术病理
	形态	大小（cm）	内部回声	后方回声	彩色血流	
12	边缘不规则	（0.6×0.7）～（2.4×2.3）	低回声实质肿块2例，周围见囊性暗区	衰减7例 无衰减5例	血流丰富，RI 0.69～0.8	纤维腺瘤伴腺病3例 乳腺腺病伴导管扩张5例 乳腺增生病4例
3	边缘不规则	（1.2×0.9）～（1.7×1.5）	边缘高回声，肿块内部低回声	衰减	无血流信号	潴留性囊肿2例 潴留性囊肿伴纤维瘤1例
4	边缘不规则	（0.8×0.7）～（1.8×1.7）	低回声肿块	衰减	血流信号丰富，RI 0.59～0.78	炎性病变4例
2	边缘欠规则	（2.5×0.8）～（3.5×2.5）	混合性回声肿块	无衰减	无血流	复杂腺病1例 导管内乳头状瘤伴导管内纤维腺瘤1例
1	边缘不规则	1.5×0.8	带状高回声	衰减		乳腺钙化灶

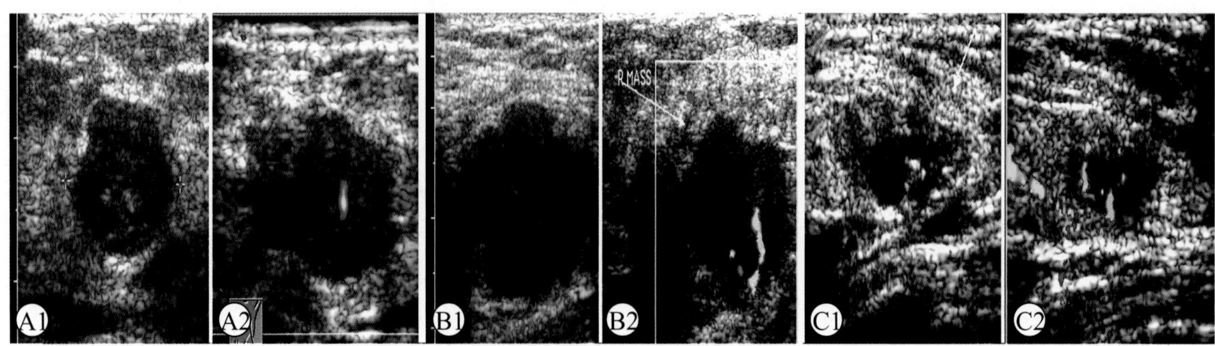

图15-7-16 声像图难以分辨的乳腺良恶性病灶

A1.患者，女性，44岁，左乳肿块近圆形边缘结节样突出，不均匀低回声；A2.血流少，后方稍强，疑恶性，病理诊断为乳腺纤维瘤；B1.患者，女性，43岁，右乳肿块低回声；B2.血流少，超声和钼靶均提示良性纤维瘤可能，病理诊断为浸润性导管癌；C1.患者，女性，30岁，声像图倾向乳腺增生病；C2.肿块内少许血流，病理证实为浸润性导管癌

（1）声像图可疑良性病变病理诊断为恶性肿块：16/38例（占42.1%），声像图分别倾向为纤维瘤、乳腺增生病、乳腺导管扩张及炎性肿块，而病理诊断浸润性导管癌9例（占56.3%），另7例（占43.7%）为黏液癌、髓样癌、乳腺导管内癌及周围乳腺组织小叶增生炎性乳腺癌。

乳腺癌MRI诊断，具有肿瘤典型表现边缘星芒状、不规则状、周围伴长短不一的毛刺或蟹足状，灵敏度88.4%～100%，仍有5%～12%的浸润性癌不能被检出。目前超声良性、恶性混淆不易鉴别率略高于MRI。国外统计X线片诊断乳腺癌的假阴性率10%～30%，甚达35%。误诊主要原因：位置、技术、乳腺腺体致密与病变重叠、病变特征不典型解释错误、早期病变缺乏特异性、隐匿性乳腺癌及多灶性多中心乳腺癌等；此种分析可供声像图鉴别时参考。

（2）声像图疑恶性病变病理证实为良性肿块：22/38例（占57.9%）分别为纤维腺瘤伴腺病，乳腺腺病伴导管扩张、乳腺增生病、潴留性囊肿、潴留性囊肿伴纤维瘤炎性病变、复杂腺病，以及导管内乳头状瘤伴导管内纤维腺形成、乳腺钙化灶。另外，临床诊断乳腺增生12例，其中7例钼靶见毛刺和成簇钙化，诊断恶性，5例提示良性；超声表现病灶为（0.6cm×0.5cm）～（1.4cm×1.3cm）大小，图像放大后具有典型的边缘毛刺、后方衰减、微钙化灶，6例血流丰富，超声均提示恶性，手术病理均为浸润性导管癌。6例临床诊断纤维瘤，其中3例钼靶提示良性病变，3例无异常发现；超声显示大小为（2.7cm×1.2cm）～（3.8cm×1.5cm），用13MHz高频检查见低回声区内为不规则扩张的导管，内无血流信号，与手术病理诊断乳腺增生病符合。超声检查在隐性乳腺癌方面具有很好的价值。

（3）乳腺良性、恶性肿块声像图表现混淆的主要原因可能如下。

1）良性、恶性肿块的边界、形态，后方回声方面有交叉重叠性。

2）黏液腺癌、髓样癌和纤维肉瘤声像图主要均以低或极低回声为主，如其他特征不明显，声像图无法区分病变类型。

3）特殊类型的癌瘤，黏液腺癌于细胞内外堆积较多黏液蛋白的黏液，构成的“黏液湖”中散在漂浮着小簇状癌和髓样癌，瘤体出血、坏死、液化，形成囊性髓样癌，以及纤维肉瘤的出血坏死和黏液样变性等，声像图表现相似，无法区别。

4）肿瘤内的细胞成分多、纤维间质少，肿块质地较软，边界清楚，移动性较好，易误诊为良性病变。超声表现误诊为恶性的良性病灶，病理结果往往是多种病理成分混杂存在，非单一的良性病变，这导致声像图错综复杂，易出现错误。超声易漏诊较小的乳腺导管内癌。

5）缺少特异性的良性、恶性病变，超声图像不易确认的一些情况：①乳腺腺病。超声表现结构紊乱、边缘不整，伴不确定的钙化或局部高回声结构紊乱，伴乳头溢液，疑为恶性（图15-7-17）；病理结果为硬化性乳腺腺病及不典型增生。因乳腺腺病本质是一种生理增生与复旧不全造成的乳腺结构紊乱，发病率高，易与乳腺癌相混淆，甚至被认为是癌变的危险因素之一。②乳腺纤维腺瘤。可触及肿块；超声表现：椭圆形边缘略分叶，含不均匀絮状低回声，少许血流，动脉流速21/6.4cm/s，RI 0.7，倾向恶性病变。病理证实纤维腺瘤伴腺病。因乳腺纤维腺瘤病理结构为结节状，类圆形为主，边缘光整，可有分叶，与周围组织分界清晰，其内部增强程度表现多样化与瘤体内黏液硬化程度及间质细胞含量相关。③乳头溢液。见于多种情况，凡靠近乳晕附近扩大乳管分泌物潴留、乳头乳腺炎症、哺乳后期残留性乳汁持续数年引起的导管扩张，积乳囊肿，中老年女性乳腺痛且内有肿块及乳头状瘤，乳腺癌等，均可出现不同程度的溢液或溢血。孙新民分析62例乳头溢液，其中12例为乳腺癌，10例为血性溢液，2例为乳白浑浊溢液；50例良性乳腺病变，20例为血性。

超声能显示这些病变的结构，但难以确诊。一般的

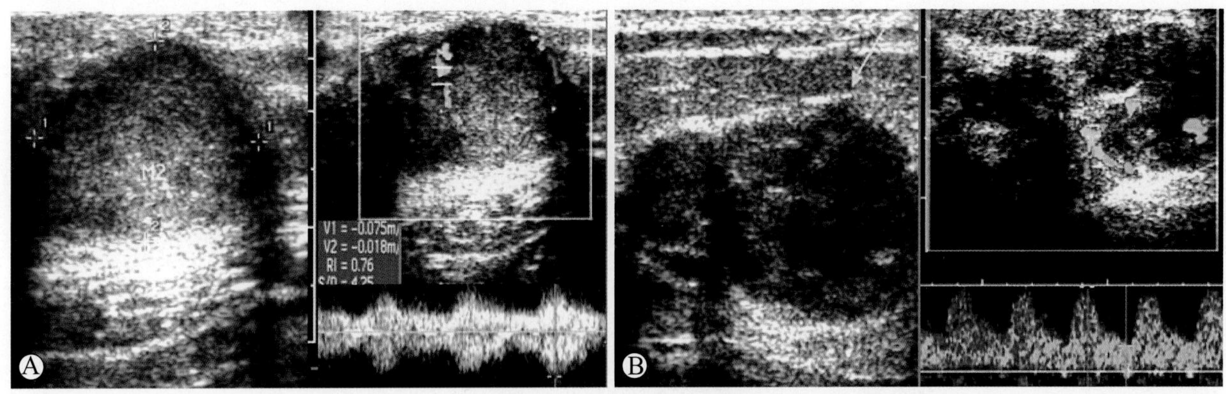

图15-7-17 声像图疑为恶性病变，病理证实为良性肿瘤

A.患者，女性，44岁，左乳肿块（1.5cm×1.29cm）近圆形不均匀低回声，后方增强，内有低速血流，疑为恶性病变。病理证实：乳腺腺病。B.患者，女性，43岁，声像图示右乳椭圆形边缘略分叶，含不均匀絮状低回声，少许血流，动脉流速21/6.4cm/s，RI 0.7，倾向恶性病变。病理证实：纤维腺瘤伴腺病

溢液涂片检查亦无决定性鉴别诊断价值，必须在超声定位下活检或取病变组织做病理切片检查。现将常见的乳头溢液、溢血举例如下。

乳头、乳腺炎：乳头红肿、皲裂、针刺样痛，可出现血性分泌物，但炎性溢出物多为脓性。

乳头的乳头状腺瘤：肿块位于乳晕下无包膜，0.5～1cm实质性低回声，少数有小囊或导管扩张，因乳头糜烂、结痂、溃疡有血性或浆液性溢液。

乳腺腺病：少数肿块表浅时可与皮肤粘连，伴乳头浆液性或血性溢液，易与乳腺癌混淆。

乳腺囊肿病：偶有单侧或双侧乳头溢血或溢液，浆液性或浆液血性，纯血性较少，而浆液血性，纯血性溢液代表有囊内乳头状瘤。

乳腺导管扩张症：早期可有自发性或间歇性乳头溢液，也可在挤压时才有分泌物溢出，为棕黄色或血性或脓性分泌物，持续多年。另外，在几个部位同时挤压能使分泌物自行溢出。多见于生育过的绝经期前后老年女性。

乳腺大导管内乳头状瘤：约有1/2的患者出现乳头溢液或溢血，因较脆弱瘤体外伤或挤压而破碎，或自身坏死变性。另1/2位于边缘的、在小导管内的、纤维组织较多、质地坚实的乳头状瘤可不出现溢液或溢血。

乳腺导管内癌：多在乳晕周围，部分触不到肿块，有25%～40%表现为乳头溢液或溢血，特别是乳头状管内癌，常以乳头溢液为先期症状，多为血性溢液；粉刺样导管内癌可挤出牙膏样条索，或呈浆液性，故乳头溢液是乳腺导管内癌的警报信号。笔者对乳头溢液良性、恶性病变鉴别的体会如下。

恶性溢液主要特点：多为血性溢液；有溢液无导管扩张者常见且多于乳腺癌；单个或单侧乳腺乳管溢液多见。溢液同时伴有乳房肿块；乳腺癌平均溢液时间4.9个月，最长1～2年；50岁以上为重点怀疑对象，70岁以上70%为乳腺癌。

良性溢液主要特点：溢液超过3年一般认为良性可能大；双侧、多乳孔溢液，因其病变累及范围较广；溢液的性质多种多样，水样、浆液性或浆液血性，炎性溢出液物可为脓性。

3.超声特殊检查（见本章第十节） 乳腺肿块2D彩超检查结合3D、彩色血流、B-F、血管能量图3/4D成像、弹性超声成像、超声造影、钼靶及MRI检查等综合诊断将进一步提高正确诊断率。

4.超声引导穿刺活检 对上述检查仍不能明确的病变，行超声引导下穿刺活检。

5.乳腺肿块手术中超声定位 临床触诊难以发现的微小病灶，手术中超声定位切除。

第八节 副乳（多乳房症）

副乳又称多乳房症（polymastia），为正常乳房组织以外出现了另外1对或多对乳腺组织，基本是由先天发育异常所致。人在胎儿时期，胚胎长到约9mm时，从腋部一直到腹股沟并列着2排乳腺胚芽，呈多个突起。这2排线上有6～8对乳腺的始基，胚胎3～4个月时形成乳腺组织，到出生前除仅保留胸前的1对外，其余都退化了。少数女性有多余的乳腺没有退化或退化不全的异常现象，即为副乳，又称为多乳房症、迷走乳腺、额外乳腺等。有副乳房的妇女占成年女性的5%～10%。

常见部位一般发生在腋前区或腋下腋窝区（图15-8-1），单侧或双侧。由于胚胎发育中乳腺以外迷走的乳腺组织，还可发生于胸壁、腹部、腹股沟、股外侧，偶见于面颊、耳、颈、上肢、肩、臀、外阴等处，易被误认为皮下结节、淋巴结或肿瘤。

副乳有3种情况：①有乳腺组织，无乳头；②有乳头，无乳腺组织；③有乳头，又有乳腺组织。凡是有腺体组织的副乳，都同正常乳房一样受性激素的影响，呈周期

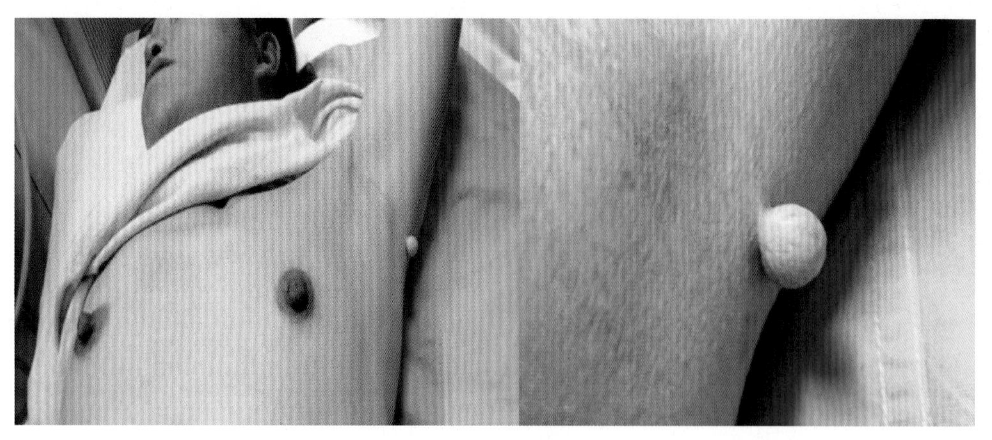

图15-8-1 腋窝区副乳

位于腋后线由皮下突出的副乳呈乳头样

性变化，经前期胀痛。发育良好的副乳房甚至可以哺乳。

1.病理

（1）大体检查：完整副乳，有乳头、乳晕和乳腺腺组织。一般为1～6cm包块，无包膜与皮肤可粘连，质地柔软。切面于脂肪组织中有灰白色或灰黄色柔韧的乳腺组织，其间夹杂脂肪。

（2）组织学：副乳与正常乳腺一样，大、中、小导管及腺泡构成乳腺小叶，叶间纤维组织构成副乳间质，常见增生伴部分乳腺导管增生、扩张，构成似囊性乳腺病样结构，或大量淋巴细胞浸润呈慢性炎症样改变。还可发生与正常乳腺相同的常见疾病，如增生结构不良、纤维瘤、囊肿、副乳癌等。

2.临床表现　副乳在青春期前处于相对静止状态。随着第二性征的发育而逐渐增大，同时受内分泌激素的影响，在月经期、妊娠期和哺乳期出现局部增大、肿胀和疼痛。完全性副乳者，甚至可以出现乳汁的分泌。月经期、妊娠期及哺乳期后，症状可随之明显减轻或消失。

多数副乳于腋部或相当于原“乳线”部位或腋前部或乳房下方，见类似乳头样突起，或为局部米粒大小（3～4mm）的色素沉着或皮肤凹陷。局部皮肤增厚似乳头状，中心深，外周浅，部分病例可扪及质地柔软或较韧肿块，与深部组织无粘连，而与皮肤可有粘连。有胀痛、压痛、泌乳等症状。少数病例呈半圆形或呈不规则状隆起。副乳如伴有肿瘤，其症状与乳房肿瘤及体征相同。

3.超声图像　多数为自发或体检时发现腋窝区肿块，副乳的超声表现取决于组织结构及生理、病理状态。

（1）部位异常：正常乳腺以外，多位于单侧或双侧腋窝区或胚胎乳线的位置，部位浅表皮下脂肪层内，分界不明显。

（2）副乳回声：腋下的副乳往往没有乳晕和乳头。呈半圆形或不规则状隆起的实质回声，边缘不清，无包膜。略低于正常乳腺组织，或强弱相间，高于脂肪组织，光点增粗，分布不均，可见腺管样结构（图15-8-2）与深部组织无粘连。

（3）哺乳期副乳：腋窝肿块可增至鸡蛋大小，而且坚硬，胀、疼痛，胀乳时加剧，甚至上肢难以放下。超声显示副乳腺体增大增厚，腺管增粗扩张的程度不一（图15-8-3）。彩超示微细血管与乳管伴行，血流丰富与正常乳腺哺乳期表现相同。乳管内有乳汁形成，一般停止哺乳后，副乳缩小，分泌亦消失。但副乳分泌的乳汁较多，因没有出口，乳汁长期存留在乳内易发生积乳囊肿。

（4）副乳病变：副乳导管扩张、乳腺囊性增生，病灶呈低或不均匀的液性区，囊壁呈乳头状突起。积乳囊肿多为低回声，含点、条索状高回声，乳汁长期在体内

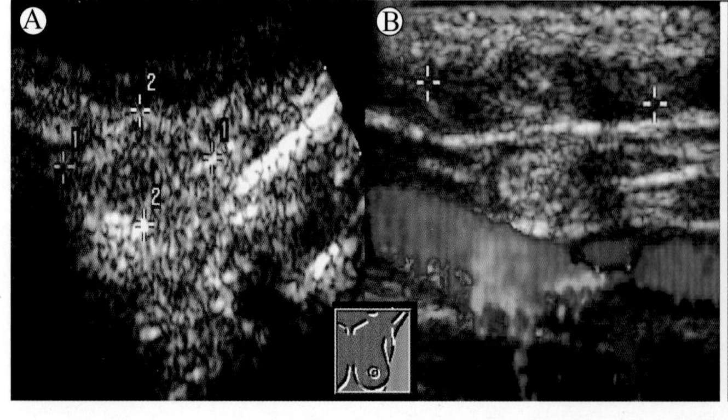

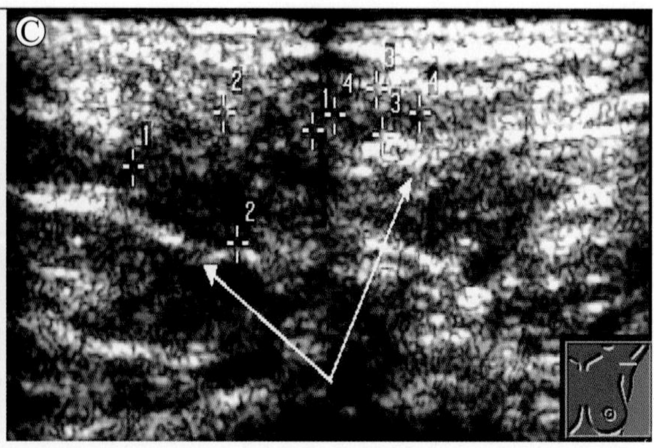

图15-8-2 副乳声像图

A.患者，女性，20岁，左腋窝花生米大较软无痛肿块。皮下脂肪层内不均匀相对低回声（1.45cm×2.33cm×1.09cm）；B.2个肿块形态不规则，边界可辨认，无包膜，后方腋窝大血管，肿块内彩色血流不明显；C.患者，女性，25岁，左腋窝小结节数月，月经期有不适感。脂肪层内形态不规则，无包膜相对低回声（1.4cm×0.59cm、0.22cm×0.66cm），提示腋下副乳

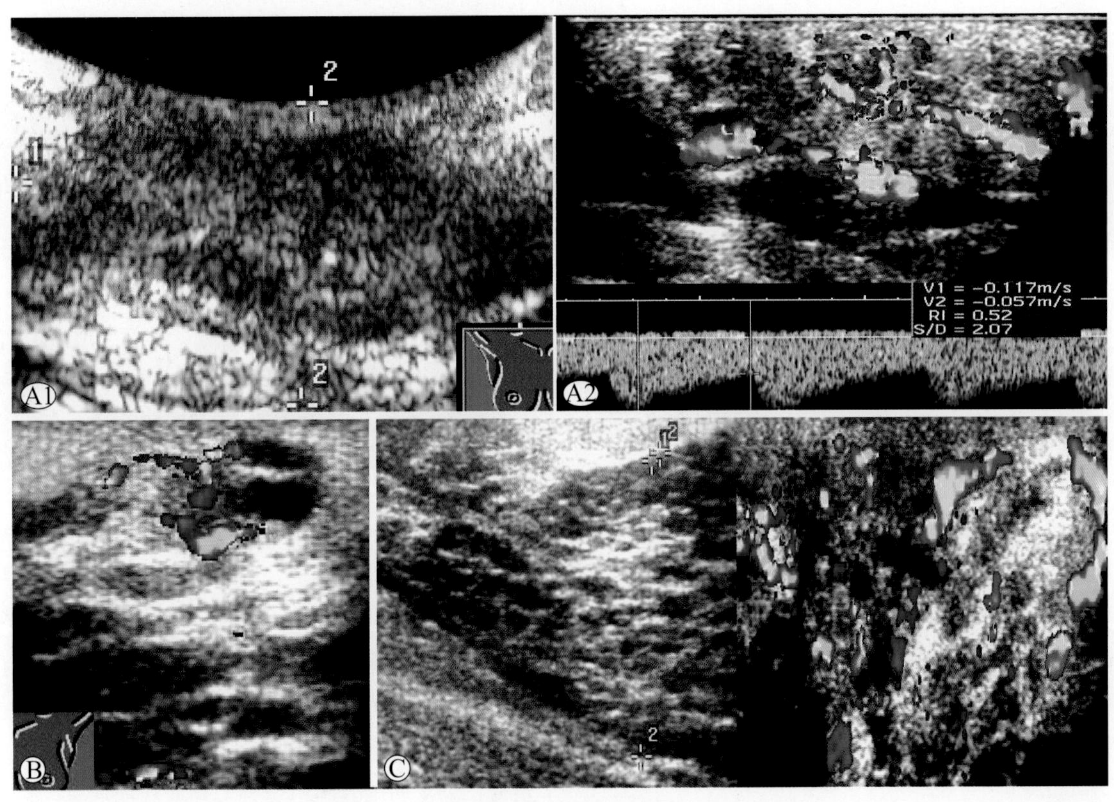

图15-8-3　哺乳期副乳

患者，20岁，产后5天右腋窝肿块9个月，胀痛2天。A1.右腋下脂肪层肿块（57mm×55mm×25mm），不均匀中等回声，边界尚清；A2.内有粗细不一（1.6～4.4mm）多条乳管，微细血管与其伴行，血流丰富；B.左腋下脂肪层内见一稍小肿块（14mm×10mm×5.5mm），回声与右侧相同；C.为其正常哺乳期声像图，乳管增多增粗，血流丰富，提示哺乳期双腋窝副乳

潴留，易继发感染形成脓肿，乳汁分解后可产生致癌物诱发乳腺癌。故超声一旦发现副乳增长迅速、增大明显，有症状，尤其组织细胞检查有乳腺实质的副乳时，不论有无乳头、乳晕、输乳管，均应予以注意，因受内分泌影响呈周期性变化，应提醒临床及时处理。副乳腺癌的声像图同乳腺本身癌肿表现。

（5）乳腺组织散在脂肪组织中的副乳：其腺体的实质回声较难识别，需与脂肪瘤、淋巴结、纤维瘤、神经瘤及其他皮下结节等相鉴别。

（6）副乳应与正式乳房的乳腺向腋下伸延相区别：乳房是由脂肪、乳腺与导管组成的，在外力压迫下可以移位。在青春发育期，内衣太紧或不当的束胸可造成乳腺、导管和脂肪移位而形成副乳。纠正不当的束胸后，不严重的移位又可退回原乳房。但严重者需要手术治疗。

第九节　超声检查在乳腺整形术前后的应用

近20多年来，隆乳整形美容术被应用于乳房的多种异常情况：①各种先天性乳房异常。乳腺发育不良、小乳畸形、乳房下垂、双乳不对称、胸部畸形。②哺乳、绝育后乳房失常态。腺体过度萎缩体积量小、皮肤松垂过大，以及绝育后内分泌紊乱、乳腺组织萎缩。③自感乳房形态缺陷。乳腺组织偏少、乳房扁平欠丰满。④乳腺癌手术后乳房缺失等。术前评估乳房的组织结构，以便选用适当的置入假体材料，术后为观察效果，检查诊断并发症，超声检查已成为首选方法。因此，超声诊断医师必须了解与隆乳整形术相关的知识。

一、隆乳整形术概况

1.隆乳材料　置入乳腺的材料称为“假体”。常用材料包括：①国产与进口的硅凝胶假体；②聚丙烯酰胺水凝胶假体；③羟基磷灰石涂层假体；④脱细胞真皮基质医用材料补片假体；⑤自体脂肪移植假体等；⑥乳腺癌术后尚可用各种皮瓣+假体置入乳房再造。置入的硅凝胶乳房假体160～220（190±6）ml，被一层纤维组织包绕，与乳腺组织不相互渗透和粘连，为柔软有形独立的实体，对乳房有支撑作用。假体应无毒、无害、无致癌性作用，与人体组织界限清楚，若有问题则随时可完整、彻底地取出。

2.假体放置部位

（1）乳腺后间隙：假体置入乳腺组织下即乳腺后间隙，后面为胸大肌。隆乳可触及，盐水假体隆乳后有波动感。

（2）胸大肌后间隙：假体置入胸大肌下层（图15-9-1），可减少包膜挛缩的发生，减少盐水假体隆乳术后波动

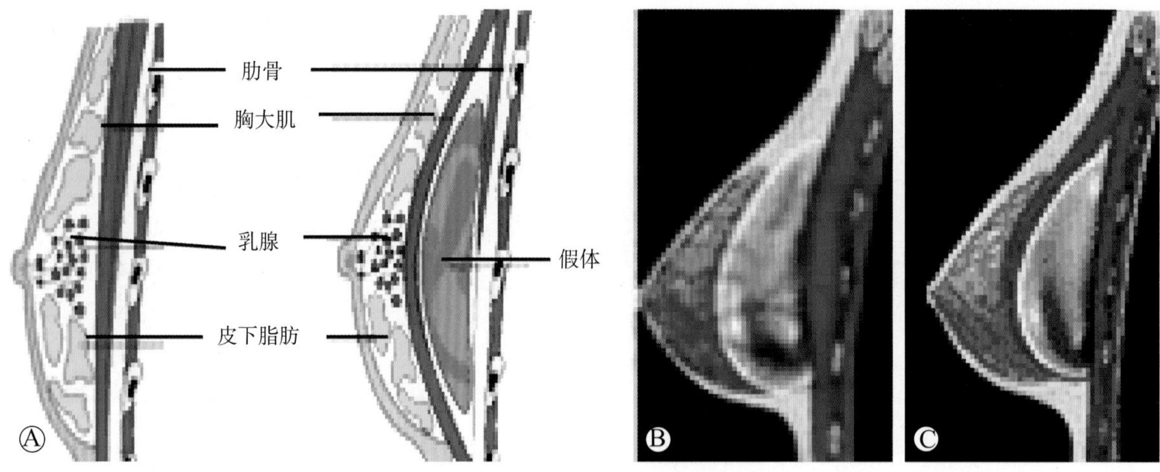

图15-9-1　乳房假体置入部位

A.乳房组织结构层次的大体解剖；假体放置的部位：B.乳腺后间隙置入，乳腺与胸大肌之间为乳腺后间隙；C.胸大肌下层置入假体，置入胸大肌后间隙

感，术后对乳腺疾病的检查影响较小。假体置入这2个部位，一般情况下乳腺不受假体的影响，即使生育后也不会影响女性哺乳。

3.切口位置

（1）乳房下皱襞切口：下皱襞中间处做2cm切口，假体置入乳腺后间隙或胸大肌后间隙。

（2）乳晕周围切口：乳晕与皮肤交界处做2cm长半圆形切口，假体置入乳腺下间隙或胸大肌下间隙。

（3）腋窝切口：经腋窝皱襞做2cm切口，假体置入胸大、小肌下间隙。

4.术后并发症

（1）血肿：胸大肌后间隙和乳腺后间隙为潜在腔隙，中间无大的血管，一般不易造成出血，术后出血多为操作过于粗暴或止血不充分所致。

（2）感染：假体渗漏或假体器械注射用水的消毒不严格及术后血肿等均可导致感染。

（3）积血：术后出血、血肿导致血肿机化、变硬。

（4）挛缩、变形：纤维包膜挛缩、乳房硬化变形等。

5.皮瓣下积液、皮瓣坏死　皮瓣＋假体置入乳房再造术后出现假体破裂，伴局部感染、皮瓣下积液、皮瓣坏死。

二、超声图像

1.超声检查在乳腺整形术前后的作用

（1）假体置入前：①彩超观察乳腺有无异常病变，是否适合隆乳整形术或影响假体置入。②超声测量乳腺各层组织厚度、乳腺后间隙、胸大肌后间隙清晰程度，有助于隆乳材料的选择。对于十分消瘦、皮下脂肪甚薄和乳腺组织量特别少的女性，应避免假体置入乳腺组织下。明显的乳腺萎缩伴皮肤松弛、腺体下垂者，胸大肌下隆乳不能完全解决乳腺组织下垂的问题。

（2）假体置入术中：超声可检测、指导假体安置部位。

（3）假体置入后：彩超观察乳房置入假体功能是否正常，以及周围乳腺组织有无异常病理现象，有无破损、乳房有无并发症及病变程度。

2.超声图像表现

（1）隆乳功能正常的声像图：乳头乳腺组织后方显示假体置入的部位，笔者所见案例多数在乳腺下与胸大肌间的乳腺后间隙，其他部位较少。假体内部呈液性暗区透声性好，肌膜构成边界，清楚光整（图15-9-2）。假体液性边缘与乳腺及胸大肌间形成锐角。假体平面基本呈圆形，直径11～12cm，周边部薄向乳腺中心逐渐增厚，乳头直下最大厚度3～5cm。乳腺自身厚度2～3cm，故总体形成丰满的乳房外形。1例生理盐水置入后呈圆形似乒乓球大小边界清楚的无回声区。硅凝胶假体可呈均匀的低或等回声。

（2）假体浑浊结块：置入乳房的硅凝胶假体，其液性区浑浊出现弥漫、散在的点状、大小不等、不规则的絮状斑片，或聚集呈高回声的团块，边缘毛糙不光整（图15-9-3）。

（3）假体伴乳腺病变：置入乳房，硅凝胶假体功能正常呈无回声区，乳腺组织内显示多个导管回声不同程度扩大，粗细不一分布数个部位，或乳腺囊肿形成（图15-9-4），结合有月经期乳房胀痛不适病史，超声提示乳腺假体伴结构不良。

（4）假体内异常无回声区：置入硅凝胶假体，声像图呈均匀的雾样低回声，边界清楚。但双乳边角假体前、后多处见0.5cm×0.45cm、0.86cm×0.67cm的小无回声区（图15-9-5），可疑硅凝胶液化。

（5）假体出血机化：置入硅凝胶假体隆乳术后1周，乳房受外伤后胀痛，穿刺抽出血液，确认内出血。其后

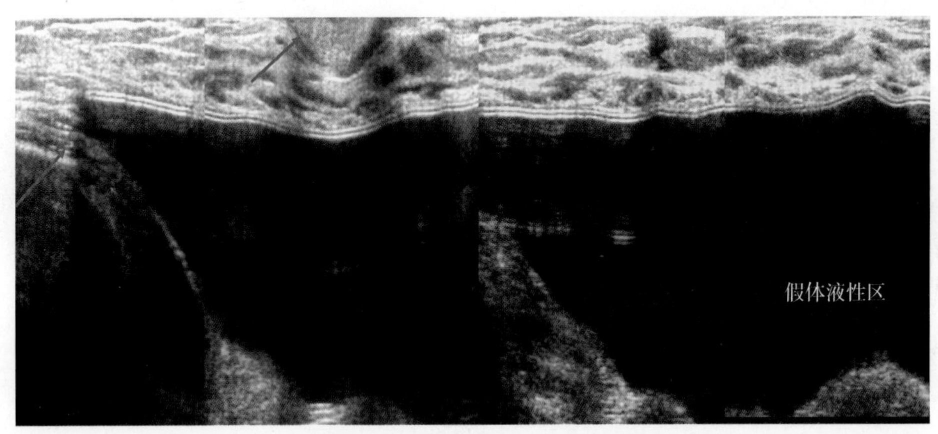

图15-9-2　双乳隆胸术后功能正常

患者，女性，40岁，乳头乳腺组织结构正常，后方置入假体，乳腺下与胸大肌间肌膜边界清楚光整，内部呈液性暗区，透声性好，假体液性边缘与乳腺及胸大肌间形成锐角，乳房最大厚度5cm，假体最大厚度3cm，形成丰满的乳房外形

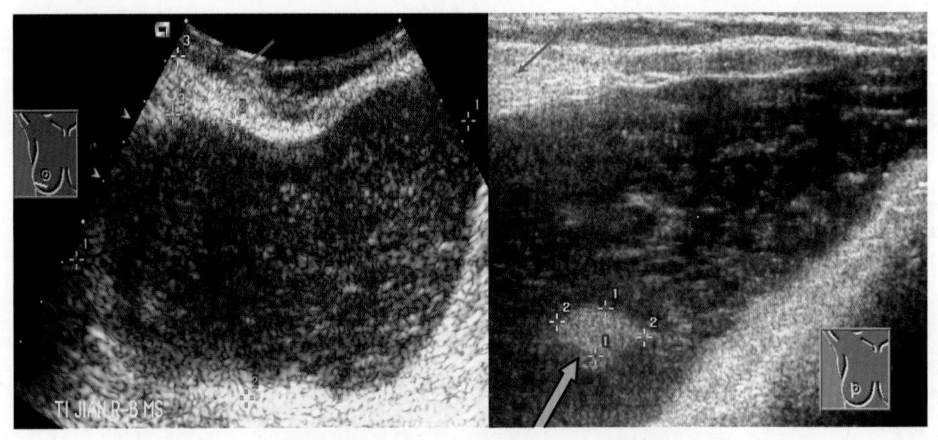

图15-9-3　乳房硅凝胶假体浑浊结块

患者，女性，37岁，硅凝胶假体隆乳后4年，图像显示右侧乳腺组织厚1.2cm，乳腺后间隙与胸大肌之间近圆形非均质性低回声，范围11.2cm×11.0cm，最大前后径6.2cm，边界毛糙，硅凝胶内部浑浊高回声斑点、小斑片弥漫分布，絮状团块（箭头）较大（1cm×0.5cm）

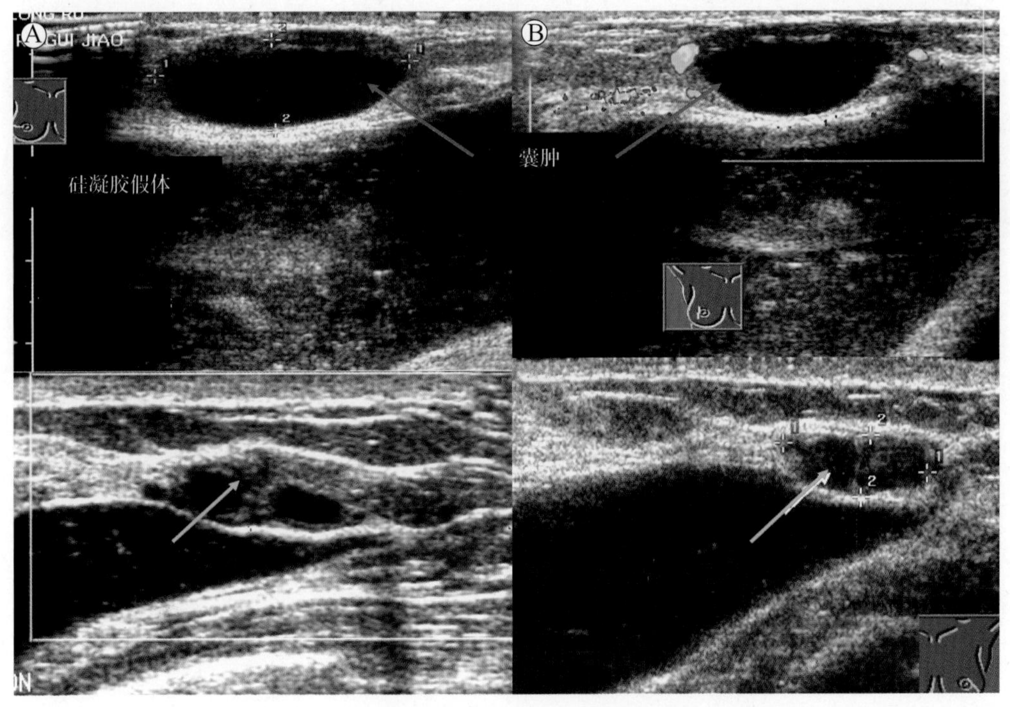

图15-9-4　硅凝胶假体隆胸后，乳腺囊肿结构不良

患者，女性，34岁，硅凝胶假体隆乳后4年体检发现乳腺肿块。双侧乳腺后间隙与胸大肌间置入的硅凝胶假体呈低回声。A.右乳假体内有大片状凝聚的高回声，乳腺内9点钟位椭圆形无回声（2.5cm×1.1cm）、透声好，界清，后方回声增强，周边少许低速血流；B.左乳假体透声好，界清，3～5点钟位边角增厚，内2～3个低回声（1.4cm×0.58cm）

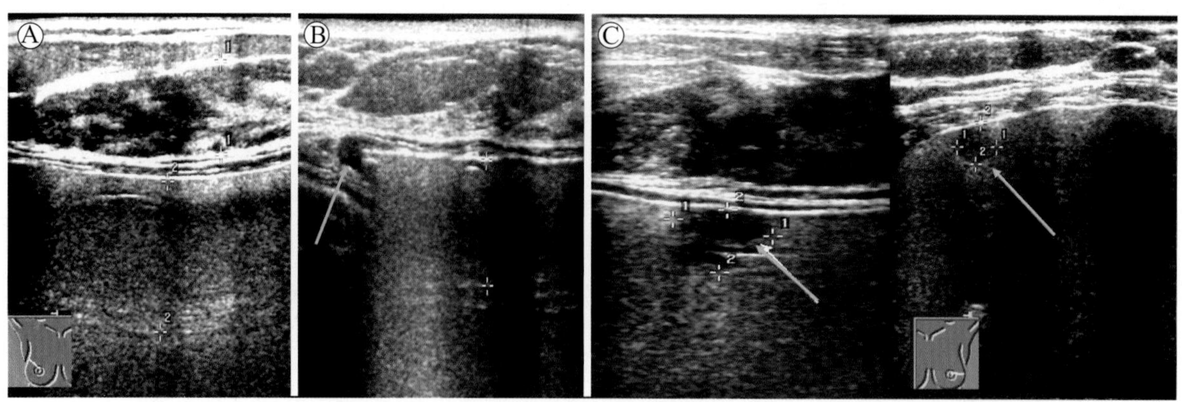

图15-9-5 假体内见小无回声区

患者，女性，39岁，4年前双乳置入硅凝胶假体220ml，声像图：A.位于右乳腺后间隙的假体呈均匀雾样低回声，厚度1.68cm，边界清楚，前面乳腺组织回声正常，厚1.0cm；B.右乳9点钟位边角与11点钟位；C.左乳9点钟位假体多处无回声区（0.5cm×0.45cm、0.86cm×0.67cm）

若干年内右乳经常胀痛。声像图显示假体缩小最大范围9cm×7.5cm，回声杂乱，与乳腺组织分界不清。假体内见不规则大小不一的高回声团块条索，形态不整（图15-9-6），为陈旧性出血机化。

（6）假体破裂：隆乳后乳房有受暴力挤压史，其后乳房时有胀痛。超声检查乳腺多方位见腺体后假体呈不均匀低回声，液性边缘与乳腺及胸大肌间形成的锐角消失，凝胶低回声随破损部位向外渗漏，伸至乳腺组织外的脂肪层，并可扩大至上胸部、锁骨下或腋前线皮下组织。探头轻压乳房时，异常低回声逐渐增大，放松后又缓慢回缩（图15-9-7）。为假体破裂硅凝胶外流表现。

（7）脂肪移植假体液化囊肿形成：自体脂肪移植假

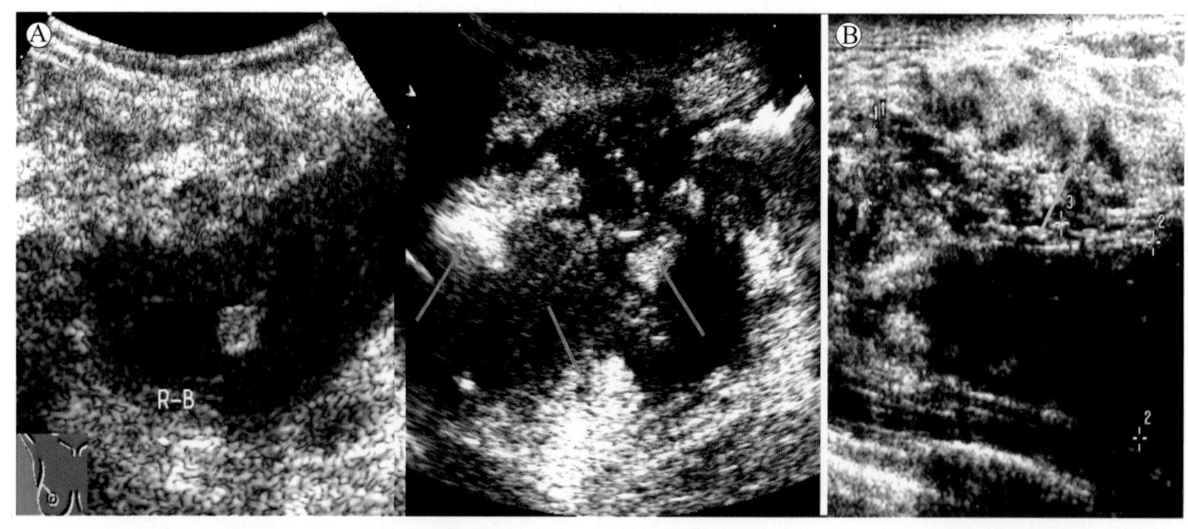

图15-9-6 隆乳假体外伤出血机化

患者，女性，39岁，7年前置入硅凝胶假体隆乳，术后1周，乳房受压右乳胀痛，假体破裂抽出血样物，其后右乳经常胀痛。声像图：A.线阵探头4MHz显示乳腺组织与假体回声杂乱分界不清。假体9cm×7.5cm，内见不规则大小不一的高回声团块条索，形态不整，为早期出血残留腔内形成机化。B.正常乳腺后方为假体

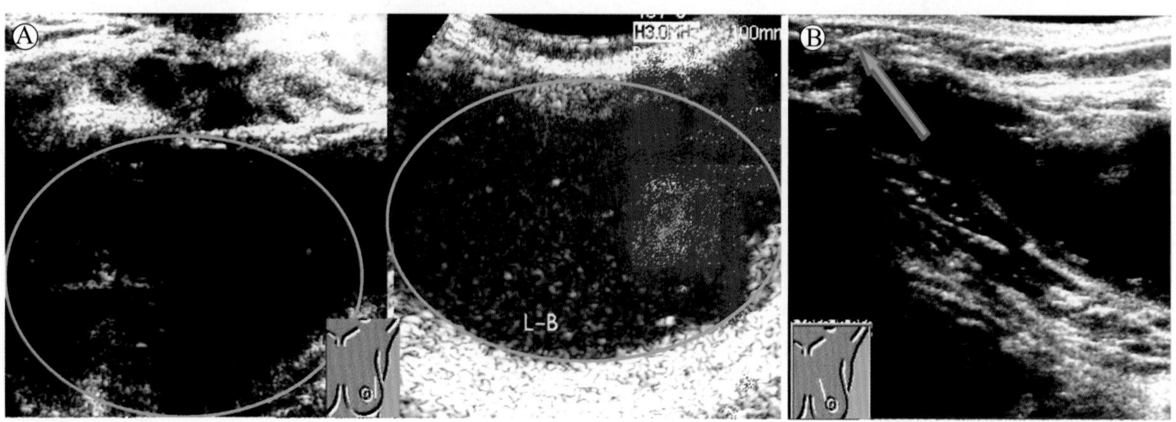

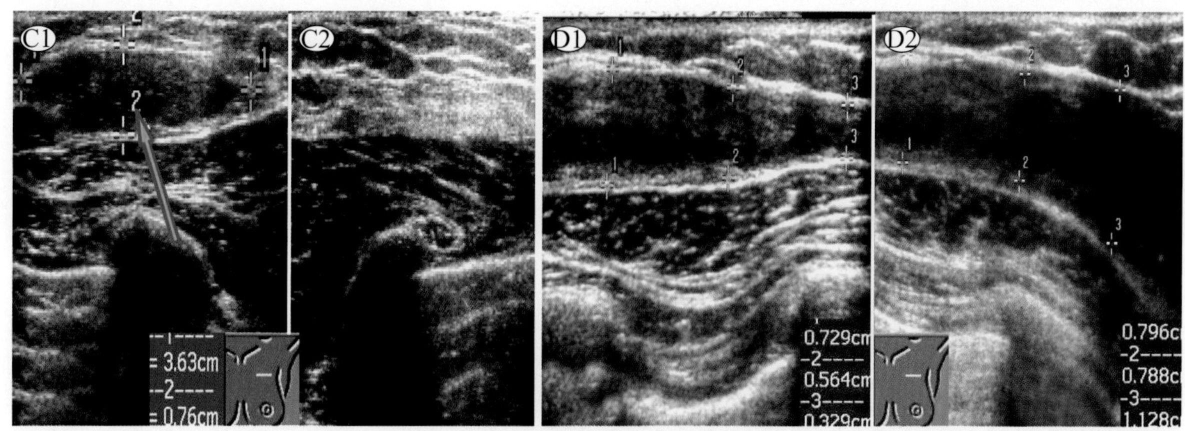

图15-9-7 隆乳假体破裂硅凝胶外流

患者，女性，38岁，隆乳后7年左乳时有胀痛，于硅凝胶置入1周时假体曾受暴力挤压。A.左乳多方位见腺体后硅凝胶不均匀低回声；B.边角破损9点钟位凝胶回声伸至脂肪层，并扩大至左锁骨下区范围3.6cm×0.76cm（C1），右乳相应部位组织结构正常（C2）；D1.轻压左乳房锁骨下低回声，前后径0.33cm增大至1.12cm（D2），为假体破裂硅凝胶外流

体术后出现乳腺结节，超声表现为椭圆形不均匀的低回声至无回声，边界清楚，后方增强。手术切除结节为脂肪组织液化囊肿形成，内容物为油样脂肪。其他文献介绍聚丙烯酰胺水凝胶假体并发症发生率最高。另有报道将生理盐水水囊置入乳腺腺体后方，可刺激周围组织引起炎性肿块。

第十节 乳腺3D、4D超声成像及超声造影临床应用的价值

乳腺疾病与乳腺癌的发病率呈明显上升的趋势，根据乳腺癌的流行病学统计，2000～2005年发病率上升38.5%，因此，加强乳腺疾病的防治是关系到健康保健的重要课题。随着高科技的进步，乳腺疾病检查方法不断进步，乳腺的3D、4D超声成像、超声造影检查的应用无疑较常规检查提供了更先进的方法，从不同角度、层面提供更多的微细而重要的诊断信息。笔者5年来通过诊治300余例的临床实践，感到这些新方法虽然在一定程度上提高了乳腺疾病超声诊断的水平，但仍然不能解决所有疑难问题。现小结如下。

一、乳腺的3D、4D超声成像

3D、4D超声成像以脏器血管树的解剖为基础，以血流动力能量图的显示为条件，成像迅速，易掌握，补充了2D彩超看不到的微小结构、异常动脉、静脉交通和血管树空间特征的层次感，动态旋转增加了各个视角组织结构立体关系的显示，图像清楚细腻更接近解剖，提高了超声诊断价值。

1.正常乳腺　乳房内外两侧血管可同时成像，妊娠期血管随胎龄增长，哺乳期供血达顶峰，增多的血流朝向乳头，血管越多，乳汁分泌越多。在妊娠期、哺乳期，原有肿瘤血管丰富成网，瘤体迅速增大，淋巴结增大。

2.囊性病变　液性区无血管树，囊肿内部空虚无血管回声，周边部包膜内含的血管与周围组织形成完整高回声界面，仅边缘的实质性部分有少许血管，被病灶挤压的血管树空间走向失常、变细、移位、中断。

3.良性病变　小叶增生供血动脉多在边缘进入，边界清楚，病灶呈不均匀的中低回声，周围组织少许血管。纤维腺瘤、腺病的病灶呈不均匀中、低回声，或由多结节组成，边界清楚，周边可见、近圆形的低至无回声晕环。6.6%出现模糊的放射状汇聚征。

4.乳腺恶性肿瘤　3/4D容积及各种模式的血管成像主要是在形态学及血管构架的显示方面补充了2D彩超的不足，对鉴别诊断有一定帮助。肿块边缘汇聚征对恶性肿瘤的诊断有辅助价值。汇聚征为非特异性表现，腺癌75%出现典型汇聚征，15%边界模糊混乱，动态旋转角度变化时出现，10%不明显。

5.乳腺急性炎性病变　较为多见，血管结构的特点使正常不易显示的微细血管在病灶内部及周边明显增粗，尤其微小的毛细血管极为丰富，其血管构架的走行、分布尚有规律，结合病史对诊断帮助较大。但有些慢性炎症急性发作出现坏死时与乳腺癌的鉴别较为困难（图15-10-1）。

二、超声造影

1.乳腺肿块视觉观察超声造影微泡充盈模式

（1）快进快出：灌注与消退均快，约占1/3，见于增殖期、低分化癌的血管多、间质少，包膜不完整或假包膜，有动脉-静脉瘘。

（2）快进慢出：肿瘤边缘主供动脉迅速充盈，血管较粗，从外带进入瘤体内；肿瘤血管成分较多，分化低

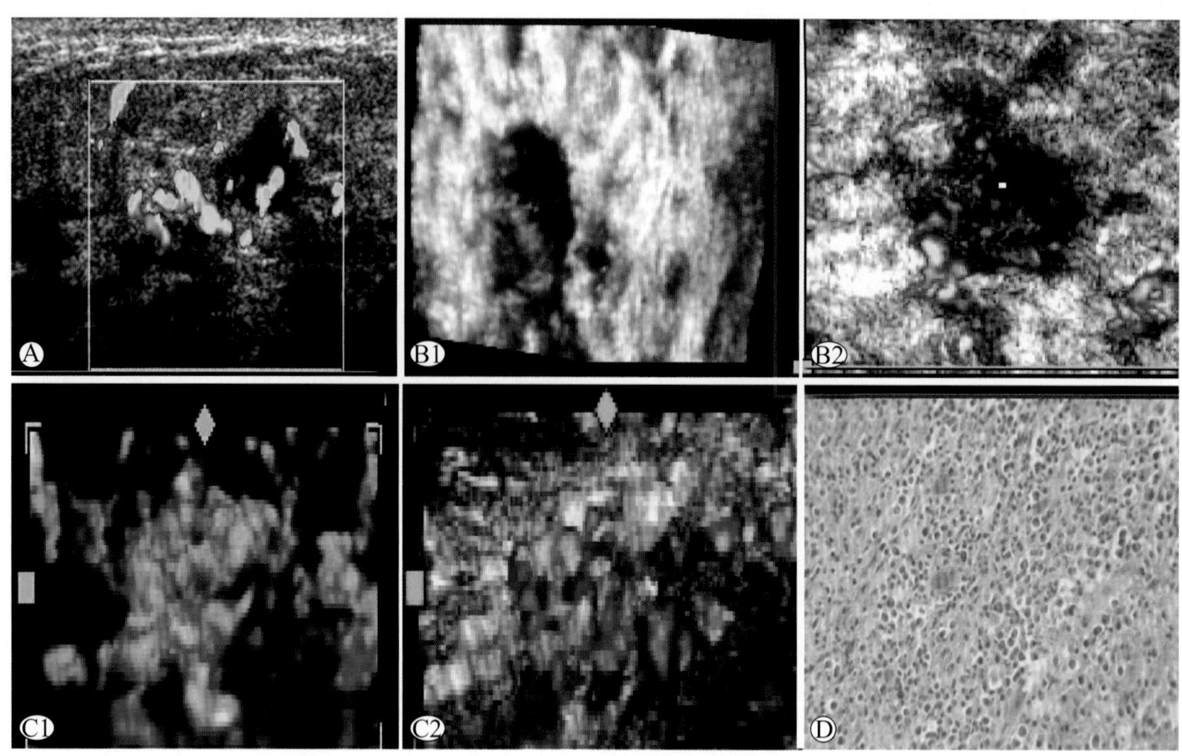

图15-10-1 乳腺慢性炎症伴坏死

患者，女性，29岁。A.2D彩超乳腺肿块边界不清，血流丰富，疑乳腺癌；B1、B2.灰阶3D图像，左右转动探头，病灶边缘不规则放射状“假汇聚征”；C1、C2.能量图3D图像，左右转动探头，血管周边进入极丰富显著增多的血管，粗细不等呈乱线团；D.病理证实：慢性炎症伴坏死

生长快。但肿瘤血管生长的速度低于瘤体快速生长的需要，缺血缺氧部分液化坏死，微泡不均匀充盈，周边灌注快进，流出缓慢。

（3）慢进慢出：瘤内间质多血管少，管壁缺乏弹力层，微泡灌注较少而稀疏，如绝经多年高龄女性的恶性肿瘤或良性病变。

（4）肿块无灌注：肿块内空虚，周边血管灌注与正常组织相同，如囊肿或其他含液性结构。

2.正常组织超声造影，微泡灌注血管的各项测值参数与脏器血流动力相关　超声影像的强度曲线分析，不同脏器微泡到达时间（AT）、达峰时间（TTP）及峰值强度（PI）与血管的大小、距离心脏的远近、动脉还是静脉有关。如颈总动脉AT早于甲状腺，因甲状腺血供来自颈外动脉，乳腺供血动脉离心脏距离远于前两者，AT在其后（表15-10-1）。正常组织中的造影微泡流动多呈规律地按一定的方向顺序，时间-强度曲线测位显示与2D彩色血流分布规律一致，为分析病灶微细血管分布状态提供基础。

表15-10-1 微泡灌注血管的各项测值参数与脏器血流动力的关系

	AT（s）	TTP（s）	PI
颈总动脉	8.16±1.97	16.50±8.51	40.78±6.76
甲状腺	9.90±2.2	13.84±7.95	28.29±7.15
乳　腺	16.23±0.33		

3.乳腺良恶性肿块及正常乳腺组织的时间-强度曲线形态及参数存在差异　正常乳腺、乳腺腺病及肿瘤无灌注区曲线呈平坦型，乳腺良性肿瘤曲线呈弧形，慢上快下型，恶性肿瘤呈快上慢下型者多，急性炎症呈快上快下。

4.病变组织造影的表现与其病理结构有关

（1）实质性恶性病灶的血流丰富，造影剂微泡充盈密集，动脉血管越多充盈越好，达峰快、峰值强度高。如乳腺浸润性导管癌造影剂微泡快进快出，病灶边缘较中心充盈好，癌旁组织微泡充盈散乱，残留微泡在病灶内无规律地乱窜。

（2）中至低回声病灶造影的AT略晚，呈稍稀疏的蜂窝状。

（3）液性无回声区无微泡进入，时间-强度曲线呈平直型。对鉴别实质性与非均质的液性病变有独特的优势。

（4）混合性回声病灶，造影剂充盈不均匀、强弱不等，如病灶整体取样经整合后的时间-强度曲线不能准确反映病变性质。

（5）造影剂充盈与多种情况有关，乳腺恶性肿瘤发展过程经历无血管期与血管期，仅血管期造影剂增强效果好，尤其是分化程度低、处于增殖期、妊娠期哺乳期乳腺肿瘤的血流极丰富。同时，造影剂充盈状态与2D彩色血流多少密切相关，在一个非均质性病灶内，在不同部位、不同回声性质及彩色血流多少不一处分别取样，或包络整个病灶取样，所获得的时间-强度曲线参数有差异。

（6）对造影显示结果认识不足，分析、判断错误可导致诊断的错误（图15-10-2），另外，仪器的质量、造影操作方法亦可影响造影结果。

（7）诊断时需恰当结合2D、3/4D、造影结果与病史、生理阶段及病理全面考虑，则可得到正确诊断。如患者

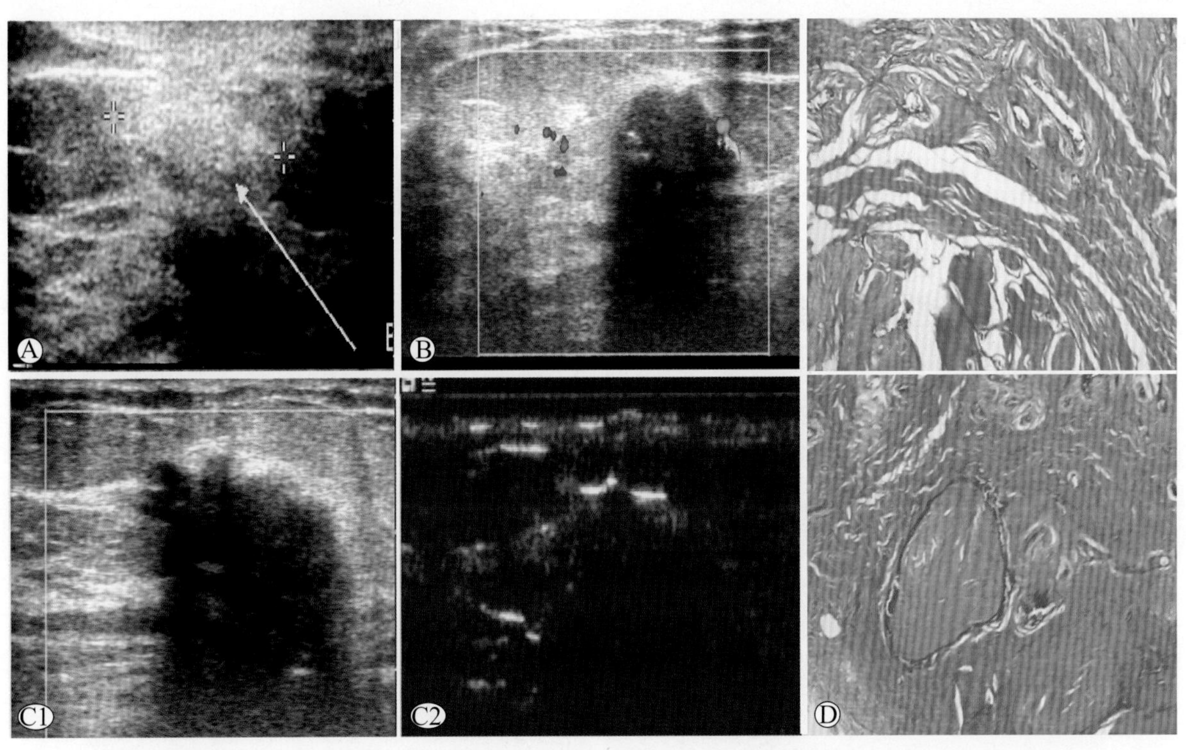

图15-10-2　造影显示结果认识不足导致判断错误

患者，女性，47岁。A.右乳2点钟位高回声团块（1.4cm×1.2cm）边缘不规则或多结节状后方衰减；B.有少许血流；C1、C2.造影：微泡18s由病灶周边始入，25s点线状弱增强，40s开始消退，70s大部消退，2min几乎全消，提示缺血供病灶，疑慢性炎症；D.病理诊断为胶原组织增生、硬化，周围导管被压缩呈裂隙状

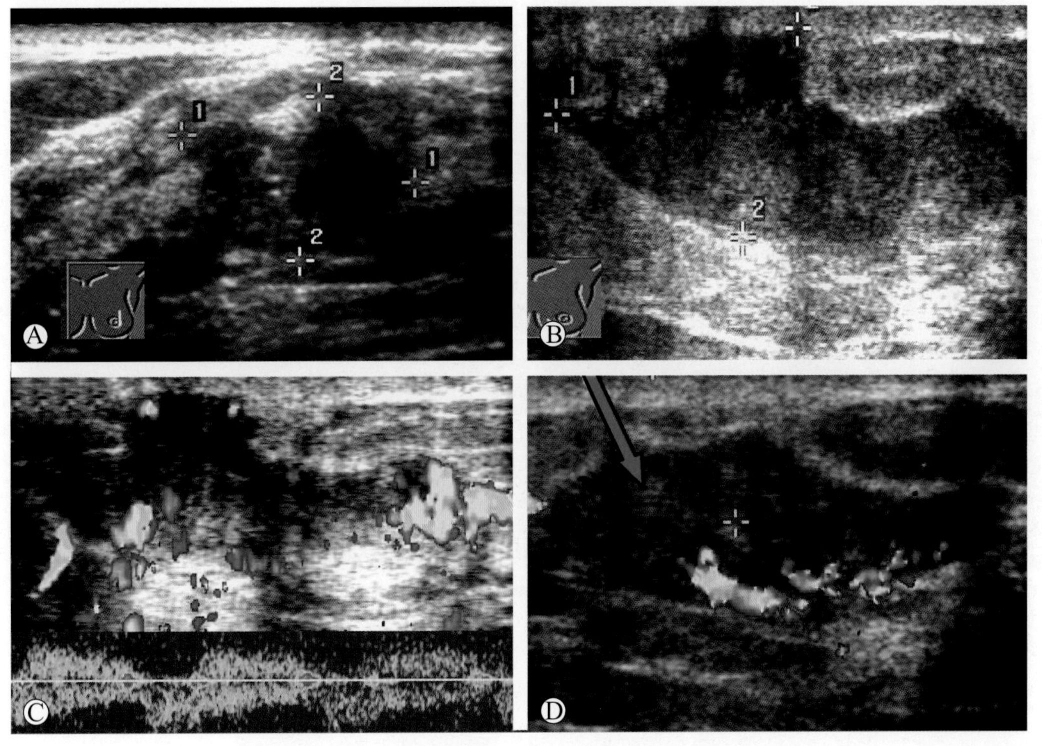

图15-10-3　乳腺病灶超声定位引导穿刺

患者，女性，36岁，左乳团块6个月前偶有微痛。左乳：A.12～2点钟位1.4cm×0.96cm回声；B.内侧7～9点钟位间3.3cm×1.1cm不均匀低回声，有高回声斑块，可疑无回声，边缘不规则呈多角向外；C.周边内部彩色血流；D.超声定位穿刺抽出浓稠脓液，涂片见大量中性粒细胞、多核异物巨细胞、乳管上皮细胞脓肿形成

左乳腺多个高低不平的硬块（图15-10-3），钼靶检查曾疑为占位病变，但超声多次检查，短期内连续随访每次图像均有变化，追问病史发现在哺乳期该侧乳房未曾哺乳，但常有胀痛，考虑为积乳性继发感染脓肿形成，经超声造影发现病灶内有微泡充盈缺损区，超声定位下穿刺抽出脓液而确诊。

三、乳腺超声造影灰阶图像彩色编码分析

SonoLiver[R] CAP新的造影分析软件利用超声造影灌注病灶的灰阶图像转换为彩色编码分析（图15-10-4）乳腺病变的良性、恶性。

分析方法：①根据彩色深浅的不同提示病灶的性质，肿块内呈深红色为高增强，无红色为低增强（图15-10-5）。②计算乳腺红色高增强占病灶面积的比例（图15-10-6）。③造影病灶的彩色编码以时间-强度曲线显示（图15-10-7）。恶性肿瘤呈深红色高增强占比例高，肿瘤高灌注区红色高增强占病灶面积大（2658.39%±18.20%，图15-10-6），比例高。良性肿瘤造影剂的高灌注的红色区占肿块造影区932.78%±16.30%，面积比低（图15-10-6）。

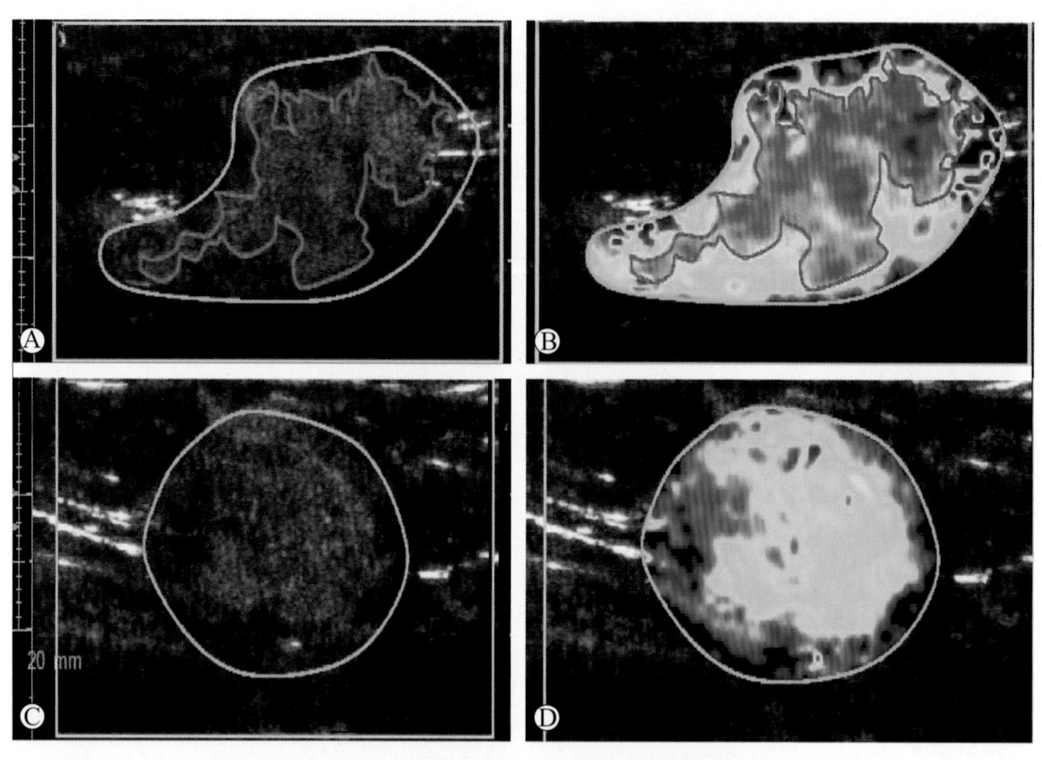

图15-10-4 乳腺超声造影灰阶图像彩色编码分析

A、C.乳腺肿块造影灰阶图像；B、D.彩色编码分析图像；B.肿块内深红色区域为高增强；D.肿块内无深红色区域为低增强

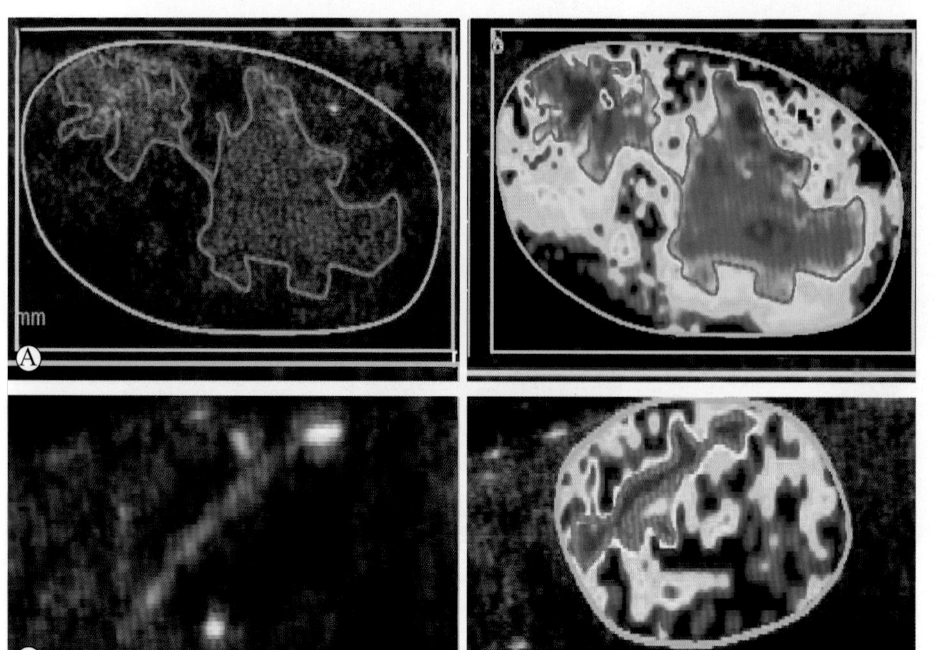

图15-10-5 超声造影恶性与良性灰阶图像彩色编码表现

A.乳腺恶性肿瘤造影的高增强（左图）彩色编码呈深红色不规则团块状（右图）；B.良性病灶内血管高增强（左图）彩色编码局部呈管状及细小的分支线状（右图）

④急性乳腺炎超声造影弥散状不规则增强，病灶彩色编码肿块内无深红色区为低增强，感兴趣区彩色编码黄、绿色曲线呈高低不一上下浮动，时间-强度曲线定量绿色小于黄色为低增强（图15-10-8）。

仪器的更新、方法的改进、对乳腺病变认识的深入将进一步提高乳腺疾病的诊断。

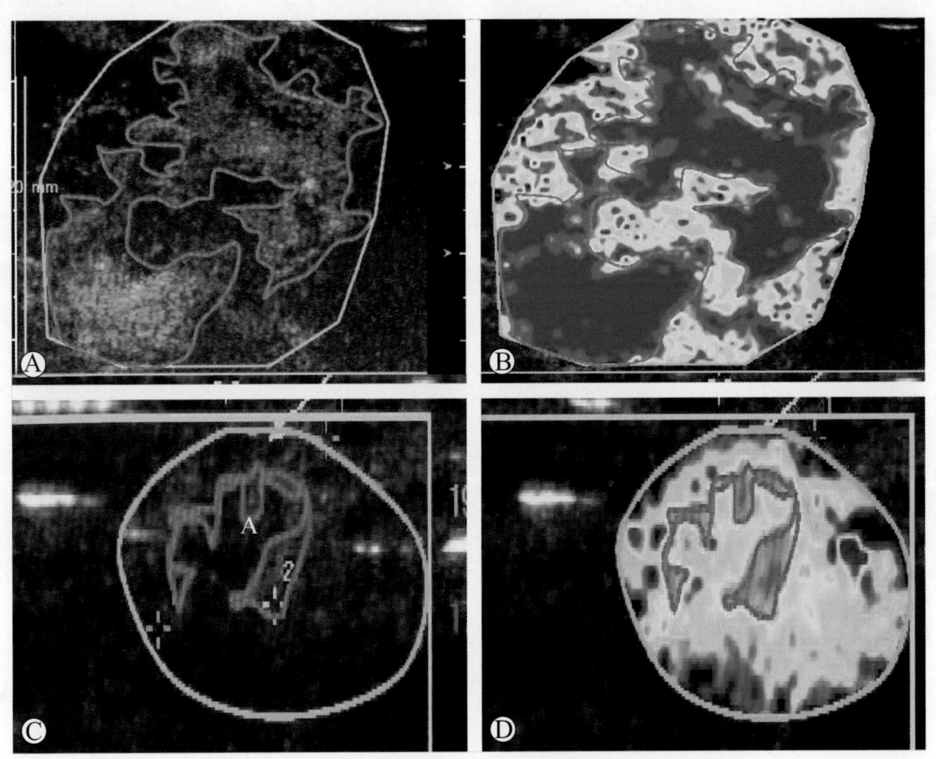

图15-10-6 恶性与良性肿瘤图像彩色编码的表现

A.乳腺恶性肿瘤造影剂高灌注区；B.彩色编码呈红色高增强占病灶面积2658.39%±18.20%，比例高；C.良性肿瘤造影剂的高灌注区；D.彩色编码红色区占肿块造影区932.78%±16.30%，面积比低

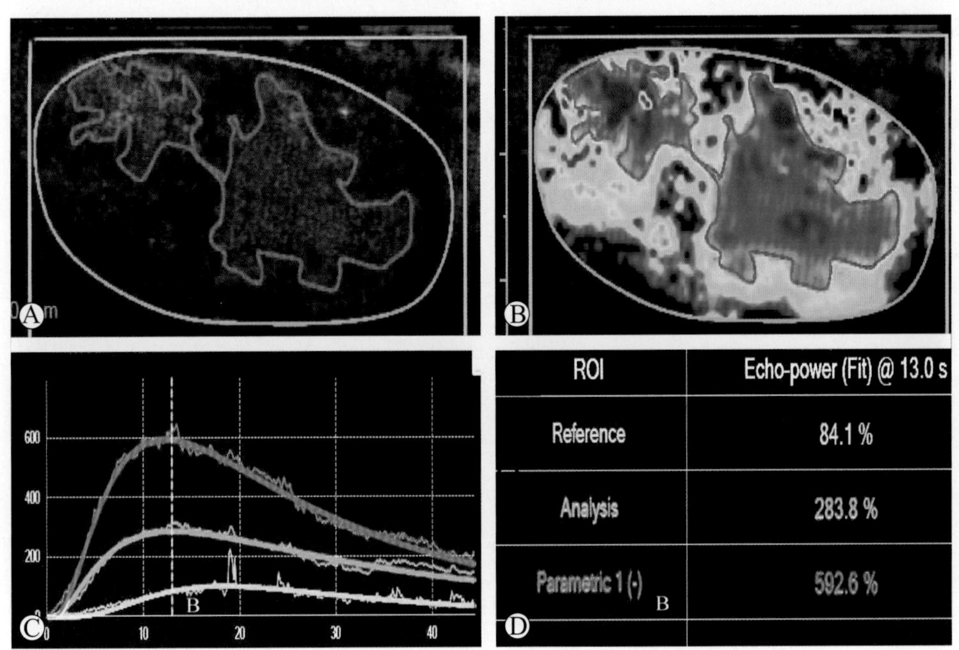

图15-10-7 造影病灶的彩色编码时间-强度曲线

A.乳腺恶性肿瘤造影高灌注区；B.彩色编码呈红色高增强；C.感兴趣区彩色编码时间-强度绿色黄色曲线；D.定量绿色曲线283.8%＞黄色曲线84.1%，红色高增强区592.6%

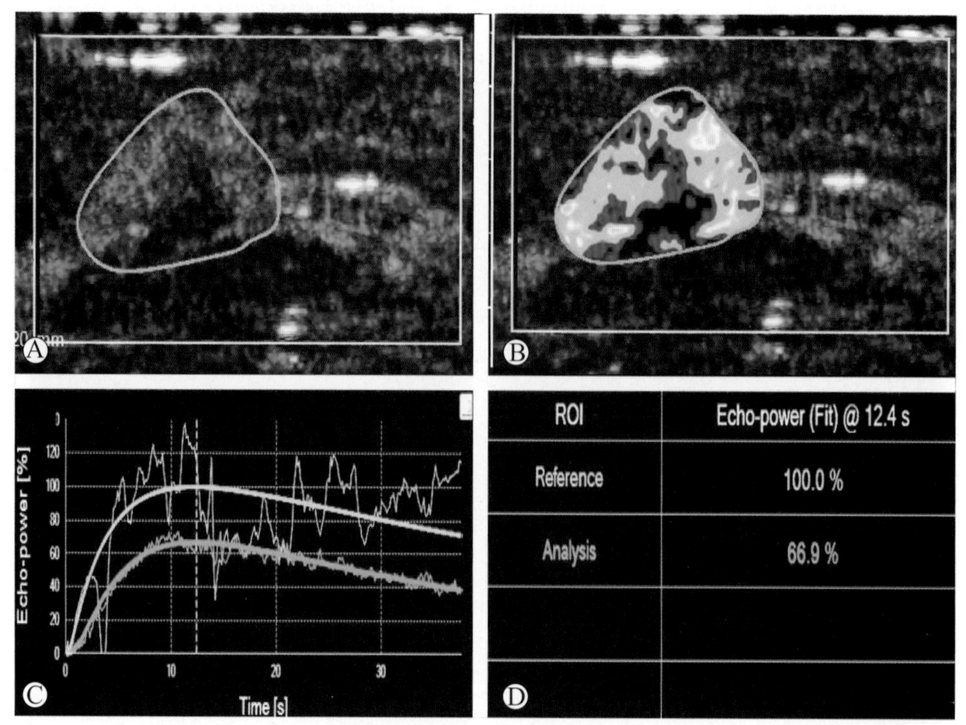

图15-10-8 造影病灶的彩色编码时间-强度曲线

A.患者，女性，41岁，急性乳腺炎超声造影弥散状不规则增强；B.病灶彩色编码，肿块内无深红色区为低增强；C.感兴趣区彩色编码黄、绿色曲线呈高低不一上下浮动；D.时间-强度曲线定量绿色小于黄色为低增强

第十一节 乳腺超声检查指南

一、检查目的

1.判断乳腺有无病变。

2.判断病变的物理性质，即囊性、实性、混合性。

3.根据病变的灰阶声像图特征和彩色多普勒血流表现，给出疾病诊断或良恶性等提示性意见。

4.评估乳腺引流区淋巴结的状况。

5.乳腺病变随访。

二、适应证

1.出现乳腺相关症状和体征

（1）诊断和定位乳腺包块。

（2）评估特殊症状：如扪诊异常，局部或整个乳房疼痛，乳头溢液（超声应该重点检查乳头、乳晕后方和乳晕周边区域）。通常需要结合乳腺X线检查、乳腺导管造影。

（3）30岁以上的女性，对乳腺可触及肿块的首次评估常规选择乳腺X线检查和超声检查两种技术联合评估。

2.其他辅助检查发现乳腺异常或诊断困难

（1）乳腺X线检查或其他乳腺影像学检查方法（如MRI、核医学、胸部CT）发现的异常或包块。

（2）乳腺X线检查诊断不清的致密乳腺、结构扭曲、难以显示的乳腺包块。

3.乳腺病变的随访

（1）随访以前超声检查发现的乳腺病变，观察包块稳定性和周期性变化（随访时间视病变特点而定）。

（2）乳腺癌新辅助化疗中，随访肿瘤大小、血供、引流淋巴结等变化。

4.乳腺外科术前、术后评估

（1）术前评估：术前评价病变的位置、大小、肿块的数目，引流区淋巴结受累情况。根据病变的声像图特征和彩色多普勒血流显像推断肿块良恶性，判断困难时行超声引导下穿刺活检。

（2）术后评估：术后早期可了解局部血肿、积液、水肿等情况；术后定期随访可检查有无乳腺恶性肿瘤局部复发和淋巴结转移等。

5.乳腺植入假体后的评估 假体囊是否完整、有无变形、有无破裂等。

6.超声引导下介入诊断和（或）治疗

（1）超声引导下穿刺组织学检查。

（2）扪诊阴性的乳腺包块术前体表定位或术前超声引导下乳腺导丝置入定位。

（3）为各种介入操作提供超声引导，如超声引导下囊液抽吸（术后积液、囊肿、脓肿等）、肿瘤消融术、经皮乳腺肿块微创旋切术、手术局部切除术等。

7.常规体检

（1）一般人群。

（2）特殊人群：如妊娠期妇女、绝经后激素替代治疗的中老年妇女。

（3）乳腺癌高危人群：乳腺癌家族史，乳腺癌个人史，以前活检显示高危险性，遗传易感。

三、禁忌证

无绝对禁忌证。

四、检查前准备

1.常规检查前一般无须特殊准备。检查时充分暴露乳房和腋窝。

2.检查前应避免乳腺导管造影和穿刺活检，以免造影剂和出血影响诊断。

3.检查乳腺癌是否发生腹腔、盆腔转移时，需要空腹和充盈膀胱。

4.介入前准备：签署知情同意书，检查凝血功能。

五、检查方法

1.选择仪器和探头

（1）仪器：一般选用中、高档彩色多普勒超声诊断仪。

（2）探头：常规采用≥7.5MHz线阵探头。若病变位置表浅，可选择更高频率的探头。对于深部较大的占位、有置入硅胶填充物等可采用腹部探头。

2.设置检查部位　利用仪器预设置键，选择浅表器官——乳腺。

3.患者体位

（1）嘱患者充分暴露乳房和腋窝。双侧手臂上举，自然置于头部上方或枕后，这种姿势使乳腺组织贴紧胸壁，可减少病灶的滑动，减少乳房下垂和褶皱对检查的影响。

（2）患者常规取仰卧位。检查乳房外侧时，可调整为面向对侧的半侧卧位。

（3）乳房较大或乳房下垂明显时，检查者可用手向上托起乳房。

（4）如果肿块只有在特殊体位才能触及，可采用特殊体位，如直立位或半直立位。

（5）有时为了与乳腺X线检查结果相对照，超声检查可采取与乳腺X线检查相同的体位。

4.乳房和腋窝扫查

（1）常用的扫查方法：包括旋转扫查法、纵切法、横切法、放射状/反放射状扫查法（与放射状方向垂直）和斜切法等。

1）旋转扫查法：沿所查部位旋转扫查，以便判断有无病变，该方法能较好地观察肿块的形态及其对周围组织的压迫、浸润情况，测量肿块的大小和纵横比。

2）放射状扫查法：沿着乳晕连续做放射状切面，可以较好地显示乳腺导管。

3）反放射状扫查法：在与放射状方向垂直的切面进行放射状扫查的方法。

4）纵切法：从腋中线或腋前线乳腺侧缘至胸骨旁，沿乳房依次纵切扫查。

5）横切法：从乳房上象限的外周上缘至乳房下皱褶，沿乳房依次横切扫查。

6）斜切法：将探头置于乳头旁，使声束斜切入乳头后方，以清晰显示乳头及深面结构。

（2）扫查范围：双侧全乳腺扫查，怀疑乳腺癌时应检查腋窝淋巴结。

（3）扫查内容

1）乳腺扫查：探头直接放在皮肤表面进行扫查。较好的扫查方式是放射状和反放射状扫查联合应用。因为乳腺导管和腺叶是以乳头为中心，呈放射状排列，放射状扫查可以较好地显示导管和腺叶的结构。将探头沿导管长轴方向放置，顺时针或逆时针方向旋转滑动扫查，从内向外移动探头，各扫查切面相互覆盖。反放射状扫查时，探头从乳房边缘向乳头方向沿导管垂直的方向扫查，按顺时针方向移动探头，各扫查切面相互覆盖完成360°检查（图15-11-1）。发现可疑病变时，可联合使用多种扫查方法，包括放射状和反放射状扫查、横切面、纵切面、斜切扫查等。怀疑导管扩张时，应沿导管长轴切面检查和测量。发现肿块后，探头轻放于肿块表面，使用彩色多普勒超声显示病变部位是否有血流信息，如果有血供，应使用脉冲多普勒模式，获得血流速度和阻力指数等参数。

2）乳头、乳晕扫查：乳头和乳晕处组织致密，可致后方衰减，乳头和乳晕深面为病变好发部位，需采用多方位斜切扫查。对乳头溢液特别是溢血的患者，应特别留意乳头本身回声均匀性，乳头内和乳晕深面导管有无扩张、管壁是否光滑，管腔内有无异常回声，导管内或导管周围有无肿块。

3）腋窝扫查：沿腋动脉长轴和短轴多切面检查，向外扫查到臂侧近端，向内扫查到胸壁。判断腋窝淋巴结有无增大，回声有无异常，有无副乳或其他占位病变等。

5.检查时仪器调节

（1）调节增益、TGC（DGC）：以图像清晰、层次

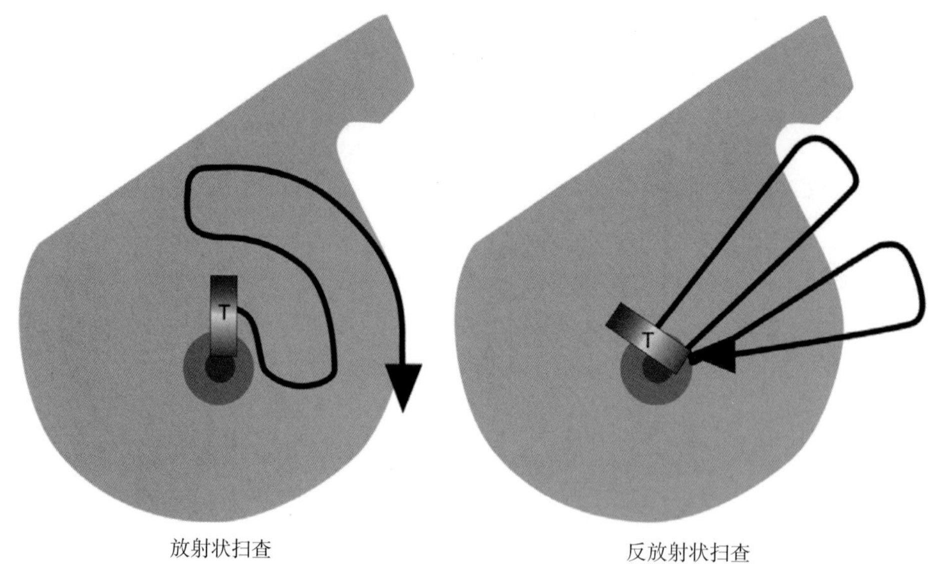

图15-11-1 乳腺扫查方式

分明为标准。

（2）调节检查深度：图像能够充分显示乳腺和胸壁结构。

（3）聚焦点位置：常规置于腺体对应的深度，发现病灶时应及时调节到病灶所在的深度。多个病灶时，随检查病灶的深度做适当调节。

（4）局部放大：对于较小病变，可选择局部放大功能观察病变及周边的细节。

（5）彩色多普勒血流显像：发现病灶时使用彩色多普勒观察病变血流。使用低滤波，适当提高彩色多普勒增益，以不出现杂波信号为标准。

（6）脉冲多普勒测量：病灶内有明显的血流信号，特别是不能排除乳腺癌时，需要测量血流速度和阻力指数（RI）。尽可能减小声束与血流方向的夹角，取样门尽可能小。

6. 测量方法

（1）肿块大小的测量：肿块测量包括最长径、与之垂直断面的短径和前后径三个径线。在测量肿块大小时，如果低回声肿块边缘有增强回声晕（“晕环征”可能代表肿瘤对周围组织的浸润），其径线测量应包括周边回声增强的不规则外缘，不能只限于低回声区。

（2）导管管径的测量：导管扩张时测量导管管径、导管长轴断面。

7. 病变的定位

（1）时钟表盘式定位法：乳腺病变的体表定位参照时钟表盘形式。发现病变，应明确标明位于哪侧乳腺，病变位于几点钟处、距离乳头的距离（图15-11-2）。此方法定位精确、完整，便于病变活检、手术介入、临床随访和影像对比，最为常用。

（2）象限定位法：对于较大肿块，可采用象限定位法。以乳头为中心，经过乳头的水平线和垂直线将乳房分为四个象限，即外上象限、外下象限、内上象限和内下象限，乳头和乳晕所在区域为中央区。

（3）解剖层次定位：病变定位还包括解剖层次定位。乳腺病变大多数来自腺体层，少数来自皮肤、皮下脂肪或胸壁，应明确注明病变的解剖层次。

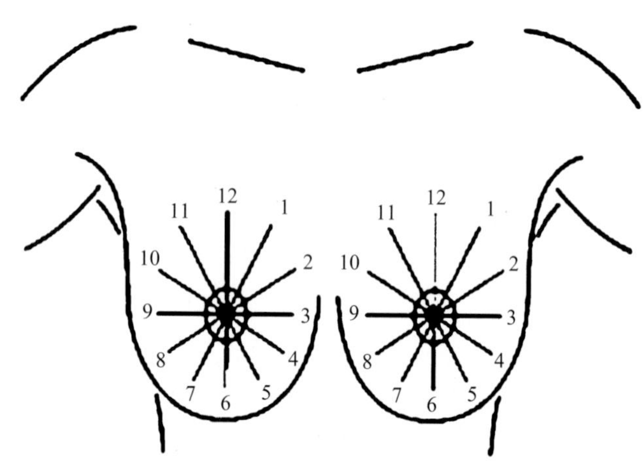

图15-11-2 时钟表盘式定位法

8. 扫查时注意事项

（1）扫查时各扫查切面相互覆盖，不要有遗漏区域。

（2）扫查速度不能太快。

（3）探头轻放于皮肤上，不宜加压，以免改变肿块形态、位置等，特别是在检查肿块内血流时，加压会使小血管难以显示。

（4）检查乳腺腺体组织的同时，应观察前后脂肪层、Cooper韧带等是否有异常。乳腺结构的不均匀性和腺体内脂肪可能会干扰对占位病变的识别。

（5）腺体内局灶性脂肪可造成类似肿块的假象，应仔细加以甄别。腺体内局灶性脂肪与腺体周围的脂肪回声一致，且加压探头时局部明显变形有助于鉴别。

（6）恶性肿瘤可能浸润胸壁，而胸壁占位性病变临床触诊又容易误诊为乳腺肿瘤，因此在乳腺超声检查时，乳腺后方的胸壁结构应该常规观察。

（7）注意皮肤和皮下脂肪层的占位病变与乳腺肿块的鉴别。

（8）除采用多种扫查手法外，应强调问诊和触诊，并结合其他影像资料，减少漏诊。

六、正常乳腺超声表现

由浅至深，正常乳腺结构可分为3层，即皮肤、皮下脂肪层、腺体层。女性乳腺有明显的年龄性变化，随月经周期发生周期性变化，在妊娠、泌乳期和绝经后，乳腺也发生相应变化（图15-11-3）。由于乳腺肿瘤可能浸润胸壁，或胸壁肿瘤可能被误诊为乳腺肿瘤，应注意观察胸壁结构。

1.皮肤　皮肤表现为一条平直带状稍高回声，厚度约2mm，光滑、整齐。乳头大小因年龄、发育及经产情况而异。年轻、乳房发育良好及未生育者乳头较小，哺乳后乳头增大。乳头回声均匀，边界清楚，形状规则。

2.皮下脂肪层　皮下脂肪层及腺体前脂肪主要为脂肪和Cooper韧带，除乳头外，腺体层均被脂肪组织覆盖。脂肪厚度个体差异较大，青春期皮下脂肪较薄，随年龄增加，皮下脂肪逐渐增厚。皮下脂肪呈等回声，穿行于其间的线状高回声为Cooper韧带，一端连于皮肤和浅筋膜浅层，一端连于浅筋膜深层，牵拉乳腺小叶，使腺体表面在韧带附着处不平整略呈波浪形。Cooper韧带通常在老年女性和皮下脂肪较多时容易显示。Cooper韧带将皮下脂肪分隔为结节样等回声结构，检查时需注意观察，勿误认为肿瘤。皮下脂肪伸入腺体或腺体内出现局限性脂肪团时，容易误诊为肿瘤，应注意鉴别。

3.腺体层　乳腺由管泡状的腺组织（实质）、围绕腺组织的纤维性结缔组织（间质）和小叶间脂肪组织组成。乳腺实质由分支的导管和终末腺泡组成，腺组织被结缔组织分隔为15～20个腺叶，每个腺叶有一条较大的输乳管开口于乳头孔，每条输乳管连同它的分支和末端腺泡呈树状结构，围以结缔组织，故乳腺叶大致呈锥体形，以乳头为中心呈放射状排列。每个腺叶又由结缔组织分隔成许多乳腺小叶，小叶的结构受激素的影响而变化。乳腺的导管包括终末管、分导管和输乳管。乳腺内的脂肪组织通常存在于小叶间，脂肪组织的含量个体差异很大。

腺体厚度和回声个体差异较大，与年龄和是否哺乳有密切关系。青春期未生育女性脂肪层薄，腺体层相对较厚，随年龄增加腺体逐渐变薄、回声增强，而老年女

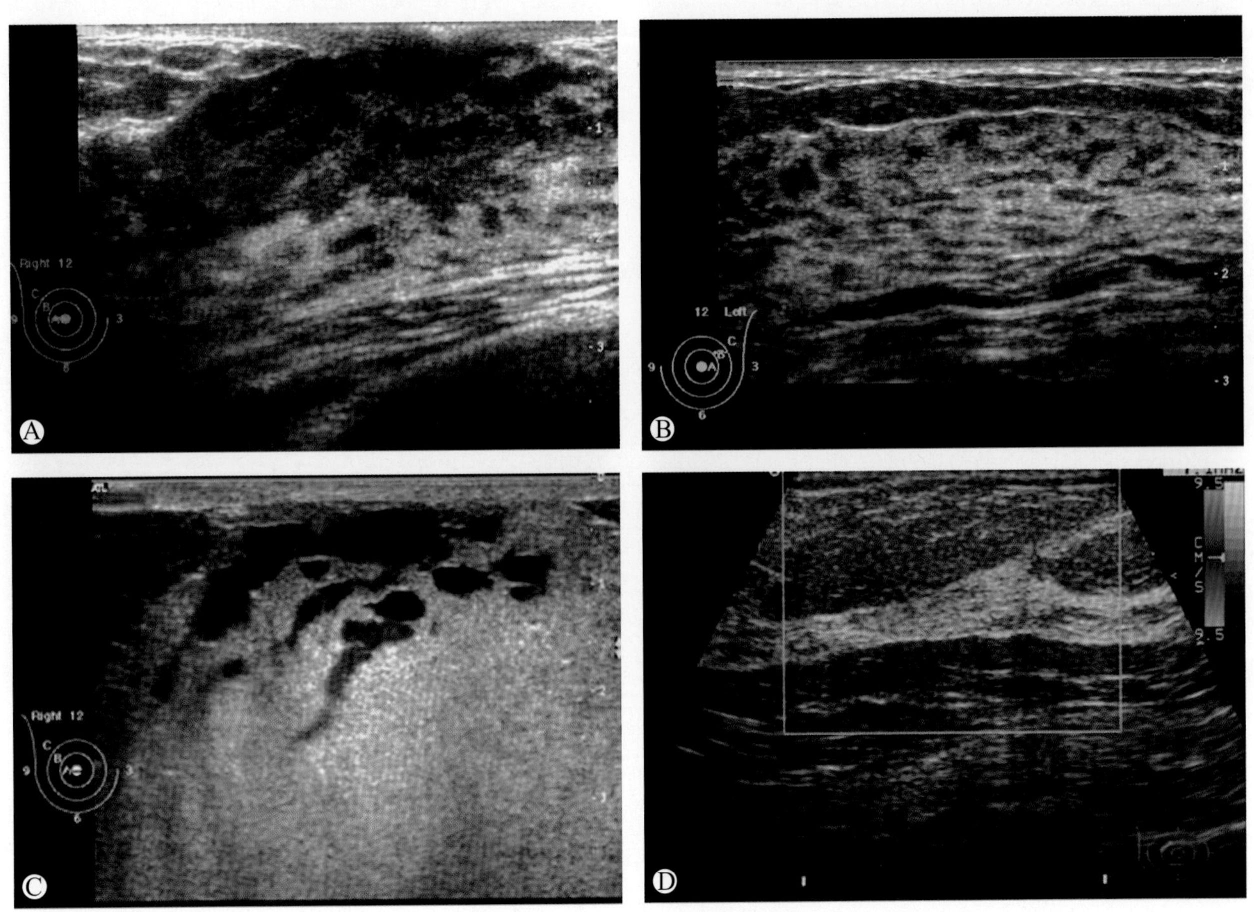

图15-11-3　女性乳腺生理性变化

A.青春期乳腺（中央区）；B.正常成年女性乳腺；C.哺乳期乳腺；D.老年期乳腺

性脂肪层增厚，腺体变薄，回声增强。导管呈纤细单线或双线样的稍高回声。目前尚无公认的乳腺导管超声测值标准。

4.乳腺后间隙　浅筋膜深层和胸肌筋膜构成乳腺后间隙。超声切面呈线状或带状低回声，大多数年轻女性乳腺后间隙的两层筋膜不易分辨。老年女性，尤其是脂肪较厚时，乳腺后间隙边界清楚，呈薄层低回声。

5.胸壁　胸壁肌层呈低回声，显示与解剖结构一致的肌纤维纹理，排列整齐。肌筋膜为线状高回声，连续光滑。肋骨为薄片状强回声，后方回声衰减。肋软骨为低回声，短轴呈球形或椭圆形，边界清楚，形态规则。肋软骨短轴断面与乳腺纤维腺瘤的声像图相似，但肋软骨与肋间肌相连，后方回声衰减。

6.区域淋巴结　高频探头常常可以发现最大长径在5mm以上的淋巴结。正常腋窝淋巴结形状类似卵圆形，纵横比大于2∶1，淋巴结窦部表现为与周围脂肪回声相似的等回声，淋巴结皮质回声位于被膜下，呈薄层低回声。正常淋巴结血流信号稀少，部分可显示淋巴门中央血流，胸骨旁淋巴结、胸肌间淋巴结通常不显示。

七、乳腺超声的观察内容

1.乳腺导管系统形态结构，导管是否扩张。

2.乳腺腺体内是否有局限性病变，单发还是多发，特别是当触诊或乳腺X线片发现有肿块或有密集微小钙化时，更应仔细检查是否存在局限性病变。

3.肿块的灰阶超声表现：如位置、大小、纵横比、内部回声、是否有微小钙化灶，边界是否清楚，形态是否规则，后方回声是否增强或衰减等。

4.肿块血流，肿块内部及周边是否有血流信号，血流是否粗大不均匀，必要时可测量动脉的流速和RI等。

5.乳腺淋巴引流区是否有增大淋巴结，腋窝是否有副乳或其他病变。

6.Cooper韧带走行、结构是否有改变。

八、乳腺肿瘤的图像表现

1.肿物的形状　肿物的形状可分为圆形、椭圆形、分叶状、不规则形。形状为椭圆形或圆形时，大部分为良性肿瘤；而不规则形多见于恶性肿瘤。

2.肿物的边界　常以“清楚的、平滑的、不清楚的、微小叶状、不规则、锯齿状的、角状边缘或针状突出”描述肿物的边缘。如边缘为不清楚、角状边缘或针状边缘，则恶性肿瘤可能性大。边界清楚、有细薄的包膜回声常见于良性肿瘤。

3.肿物的内部回声

（1）肿物的回声特点：肿物的回声可分为无回声、低回声、等回声、高回声、混合回声。肿物回声的高低一般是指与脂肪层的回声相比，两者相同即为等回声。

（2）肿物内部回声的均匀性：可分为均匀回声和非均匀回声。一般而言，均匀回声的（或均质的）肿物通常见于良性肿瘤。恶性肿瘤的肿物内部回声通常为不均匀回声。

4.肿物的后方回声　肿物后方回声可分为衰减、无变化或增强。如果衰减是在肿物后方，病灶可能为恶性；侧壁回声失落通常见于良性肿瘤。Cooper韧带的顶端部常有声影，应与肿物后声影相鉴别。通常加以压力或改变探头方向时，这种声影会消失。

5.肿物的压迫性　肿物受压迫时，以灰阶超声观察压力对肿物形状及肿物内部回声的影响，以此判定肿瘤的良恶性。大部分良性肿瘤的形状会随着压力发生改变。如果肿物形状不会随着压力发生改变，则有恶性的可能性。

6.肿物内钙化灶　钙化有大小和形态之分，微钙化在灰阶超声中常表现为微小点状强回声，分布特点常为密集点状，微钙化高度提示乳腺癌；粗大钙化多见于良性。

7.肿物纵横比　肿物前后径与横径的比值称为肿物纵横比，可作为判断肿瘤良恶性的参考。纵横比＞1，提示恶性可能性大。

8.肿物的血流情况　乳腺肿物血流彩色多普勒显示丰富程度对乳腺良恶性肿瘤的鉴别诊断有帮助。乳腺癌血流信号检出率一般多于良性。

九、乳腺超声检查报告

乳腺超声检查报告应包括患者的基本信息、超声图像、文字报告、署名等。建议对肿瘤占位病变的描述和诊断评估分类参考国际公认的ACR BI-RADS标准（见本章附录）。

1.基本信息　包括受检者的姓名、性别、年龄、申请科室、检查部位、仪器信息、门诊号、住院号和床号、超声检查号等。

2.图像部分

（1）采集的图像尽可能显示肿物的具体特征，如包块的边缘、后方回声增强、后方声影等。使用图像体表标记或图像注释，标明图像取自哪个部位。

（2）检查中如未发现病变，应至少采集两张图像（左右乳各一张），记录某个象限或者所查区域的声像图情况。

3.文字报告　包括图像描述和超声检查结论两个部分。

（1）图像描述：包括哪侧乳腺，有无病变，病变位置、大小、数目，病变图像特征。应使用标准的专业术语，对病变尽可能仔细、准确、客观地描述。肿物图像特征包块形状、边界、内部回声、后方回声、钙化、对周围结构的浸润情况、血流。怀疑乳腺癌时，还应描述腋窝有无增大淋巴结。肿瘤图像描述及诊断分类标准推荐采用美国放射学会（ACR）推行的BI-RADS标准（乳腺报告和数据系统——超声报告的图像标准和分类）。

（2）超声检查结论：①有无病变；②病变的物理性质（实性、囊性和混合性）；③结合临床资料和体征，给出超声诊断或病理的提示性意见，按可能性大小给出1个或多个（一般不超过3个）。

4.署名　包括检查医师签名、检查时间、记录者姓名等。电脑编辑打印的报告通常需要签名后生效，涂改报告需要在涂改处盖章或签名。不具备电脑录入和编辑报告的条件时，应按照上述内容提供手写报告。

附录　乳腺超声 ACR BI-RADS 标准及评估

一、乳腺超声 BI-RADS® 评价术语分类表

在行乳腺超声检查时，利用以下每项内容，选择最适宜主要病灶特征的术语进行分类和描述。该分类表适用于资料的收集，并不构成正式的书面超声检查报告。

A. 肿物：肿物为占位性病变并且应该在两个不同的切面观察到。

形状（选择一项）	说明
□ 椭圆形	椭圆或卵形（可以包括 2～3 个起伏，即“浅分叶状”或大的分叶）
□ 圆形	球形或圆形
□ 不规则形	既不是圆形也不是椭圆形
方位（选择一项）	说明
□ 平行	病变长轴与皮肤平行（“宽大于高”或水平生长）
□ 非平行	病灶长轴未沿着皮肤线生长（“高大于宽”或垂直生长，包括圆形）
边缘（选择一项）	说明
□ 局限	明确或清晰的边缘，肿块与周边组织形成鲜明的区分
□ 不局限	肿物具有 1 个以上的以下特征：模糊、成角、细分叶或毛刺
□ 模糊	肿物与周围组织之间没有明确的边界
□ 成角	病灶边缘部分或全部形成锋利的角度，通常形成锐角
□ 细分叶	肿物边缘形成齿轮状的起伏
□ 毛刺	从肿物边缘伸出的锐利的细线
病灶边界（选择一项）	说明
□ 锋利界面	可以清晰区分病灶与周围组织之间的分界线或者具有一定厚度的回声环
□ 高回声晕	在肿物与周围组织之间没有清晰的分界线，而是通过高回声的过渡带相连接
回声类型（选择一项）	说明
□ 无回声	内部无任何回声
□ 高回声	回声比脂肪层高或相当于纤维腺体组织
□ 混合回声	肿物内包含无回声和有回声成分
□ 低回声	与脂肪相比，整个肿物均呈低回声（如复杂性囊肿或纤维腺瘤的回声特征）
□ 等回声	具有与脂肪相当的回声特征（复杂性囊肿或纤维腺瘤可以是低回声或等回声）
后方回声特征（选择一项）	说明
□ 无后方回声特征	无后方声影或后方回声增强
□ 增强	后方回声增强
□ 声影	后方回声衰减，侧方声影不包括在内
□ 混合特征	具有 1 个以上的后方回声特征，既有声影又有增强
周围组织（选择任何适用项）	说明
□ 导管改变	异常的管径 / 分支
□ Cooper 韧带改变	Cooper 韧带拉伸或增厚

☐ 水肿	周围组织回声增加；由低回声线构成的网状特征
☐ 结构扭曲	正常解剖结构的破坏
☐ 皮肤增厚	皮肤局限性或弥漫性增厚（除了乳晕区和下部乳房，正常皮肤厚度＜ 2mm）
☐ 皮肤回缩 / 不规则	皮肤表面凹陷、界限不清或回缩

B. 钙化：超声很难准确描述钙化的特征，但可以发现肿物内的钙化

（选择任何适用项）	说明
☐ 粗大钙化	直径≥ 0.5mm
☐ 肿物外的微钙化	直径＜ 0.5mm 的高回声斑点；未阻挡声束，因此没有声影
☐ 肿物内的微钙化	镶嵌于肿物内的微钙化。点状高回声斑点在低回声肿物内很明显

C. 特殊病例：是指具有特殊诊断或所见的病例

（选择任何适用项）	说明
☐ 簇状微小囊肿	簇状微小无回声病灶，每个直径＜ 2 ～ 3mm，分隔厚度小于 0.5mm，内无实性成分
☐ 复杂性囊肿	复杂性囊肿最常见的特征是内部呈均匀低回声。也可具有液 - 液或液 - 碎屑平面，并且随体位改变移动
☐ 皮肤上或皮肤内肿物	这些囊肿在临床上很容易发现，包括皮脂腺囊肿、表皮囊肿、瘢痕疙瘩、痣和神经纤维瘤
☐ 异物	包括用标记夹、线圈、导丝、导管套、硅胶、金属或创伤导致的玻璃异物
☐ 乳腺内淋巴结	淋巴结呈类肾形，具有高回声的门和周边低回声的皮质。位于乳腺内，不包括腋窝
☐ 腋窝淋巴结	淋巴结呈类肾形，具有高回声的门和周边低回声的皮质。位于腋窝，不包括乳腺内

D. 血管性

（选择一项）

☐ 未见血流存在或未评价

☐ 病灶内可见血管

☐ 紧靠病灶区可见血管

☐ 病灶周边组织血管弥漫性增加

E. 评价分级（选择一项）	说明
☐ 0 级 - 评价不完全	需行其他影像学检查才能做出最终的评价
☐ 1 级 - 阴性	未发现病灶（常规随访）
☐ 2 级 - 良性病变	无恶性特征，如囊肿（常规临床处理和随访）
☐ 3 级 - 可能良性病变	恶性可能性非常小，如纤维腺瘤（短期复查）
☐ 4 级 - 可疑恶性病变	低度到中度可能为癌症，应当考虑穿刺活检
☐ 5 级 - 高度提示恶性病变	几乎肯定为癌性病变，应采取适当措施
☐ 6 级 - 已知癌性病变	穿刺活检已证实恶性，接受治疗前进行检查和评价

二、乳腺超声 BI-RADS 评价分级

1. 评价不完全

BI-RADS 0 级：需进一步行其他影像学检查。在多数情况下，超声检查能够满意地完成对乳腺的评价。如果超声是初始性检查，可能需要其他影像学检查。如对可触及乳腺肿物的 30 岁患者，如果超声检查有可疑恶性肿瘤，应建议患者进行乳腺钼靶 X 线检查。另外一种情况：当乳腺钼靶 X 线和超声检查均无特征性发现，如对已行病灶切除和放射治疗的乳腺癌患者，需对术后瘢痕和复发进行鉴别时，可以建议患者行乳腺 MRI 检查。有时，为了确定适当的临床处理方法而需参考患者既往的其他检查时，也应推迟最终的超声评定意见。

2. 评价完全（最终分级）

BI-RADS 1 级：阴性。超声检查未发现肿物、组织结构扭曲、皮肤增厚或者钙化等异常表现。

对可疑区域的乳腺超声和钼靶 X 线检查进行对照检查，有助于增加判断该分级的信心。

BI-RADS 2 级：良性病变。基本上是非恶性的检查所见和报告。该分级包括单纯性囊肿、乳腺内淋巴结（也可包括在 1 级内）、乳腺植入物、乳腺手术后的稳定性改变和连续超声检查未发现改变的纤维腺瘤等。

BI-RADS 3 级：可能良性病变——建议短期随访。随着临床及钼靶 X 线经验的积累，边界清楚、椭圆形且呈平行于皮肤生长的实性肿块最有可能是纤维腺瘤，其恶性危险度＜ 2%。虽然多中心的研究数据表明，对于该类肿块，基于超声表现只需定期随访而无须活检是安全的，但短期随访目前逐渐成为这类乳腺病变的处理策略。不能扪及的复杂性囊肿和簇状小囊肿也可纳入该分级，需行短期随访。

BI-RADS 4 级：可疑恶性病变——应考虑活检。此类病变具有癌的可能性，概率为 3% ～ 94%。应对这类病灶进行再分级，即低度、中度或较大可能恶性。一般而言，对归属于 4 级的病灶要求进行组织活检。穿刺活检可以提供细胞学或组织学诊断。不具备纤维腺瘤和其他可能良性病灶所有超声特征的实性肿块包括在该分级内。

BI-RADS 5 级：高度提示恶性病变——应采取适当的措施（几乎可以肯定是恶性）。基于超声表现归入该分级的异常具有 95% 以上的恶性可能性，因此，一旦发现即应考虑明确的治疗方案。由于评价前哨淋巴结转移的影像检测技术的应用及对较大恶性肿物或低分化肿物新辅助化疗使用的日益增多，最常利用超声引导经皮粗针穿刺活检获得病理组织学诊断。

BI-RADS 6 级：活检证实的恶性病变——应采取适当的措施。该分级为活检证实的恶性病变所设定，用于患者接受新辅助化疗、手术肿物切除或乳房切除术前的评价。

（赵玉华　张　艳）

第 16 章 16

浅表淋巴结疾病

浅表淋巴结分布于全身皮下软组织内，大多数集中于头颈部、腋窝和腹股沟，正常人有300～400个浅表淋巴结。由于淋巴结位置表浅，临床医师容易触及肿大的淋巴结，许多患者因此而接受超声检查。淋巴结收集引流区域（器官、软组织）的淋巴，淋巴结的异常往往不是独立的疾病，常与引流区域的器官、软组织疾病相关。因而，除了仔细观察淋巴结异常的超声表现外，还要注意接受此淋巴结淋巴引流的器官、软组织是否有原发相关疾病。在检查浅表器官、软组织，做出疾病诊断前，认真检查受检浅表器官、软组织的引流淋巴结是否存在异常，从而帮助该脏器疾病的诊断。熟练掌握浅表淋巴结分布及淋巴引流等解剖特点，并且规范扫查相关部位的浅表淋巴结，有助于获得比较可靠的超声诊断。

第一节 浅表淋巴结解剖与生理

一、浅表淋巴结解剖

（一）分布与引流

浅表淋巴结分布于全身皮下软组织内，大多数集中于颈部、腋窝和腹股沟。

1.颈部淋巴结 分为浅部和深部淋巴结，大多数颈部淋巴结疾病与深部淋巴结相关。结合欧洲放射肿瘤学学会2013年11月修订的颈部淋巴结分区，颈部淋巴结超声分区，可分为6大区、9个亚区（图16-1-1）。

（1）Ⅰ区：颏下区及颌下区淋巴结组，分为ⅠA和ⅠB亚区。

ⅠA亚区（颏下区）：位于下颌舌骨肌、舌骨体、两侧二腹肌前腹之间，引流口底、舌前、下龈前、下唇等区域的淋巴。

ⅠB亚区（颌下区）：位于下颌骨体、二腹肌前后腹、茎突舌骨肌之间。引流口腔、鼻腔前部、面中部软组织、颌下腺的淋巴。

（2）Ⅱ区：上颈淋巴结组，分为ⅡA和ⅡB亚区。

ⅡA亚区：位于颌下腺后缘、二腹肌后腹后缘、颈内动脉内缘、颈内静脉后缘、舌骨体下缘水平、斜角肌之间，引流鼻咽、口咽的淋巴。

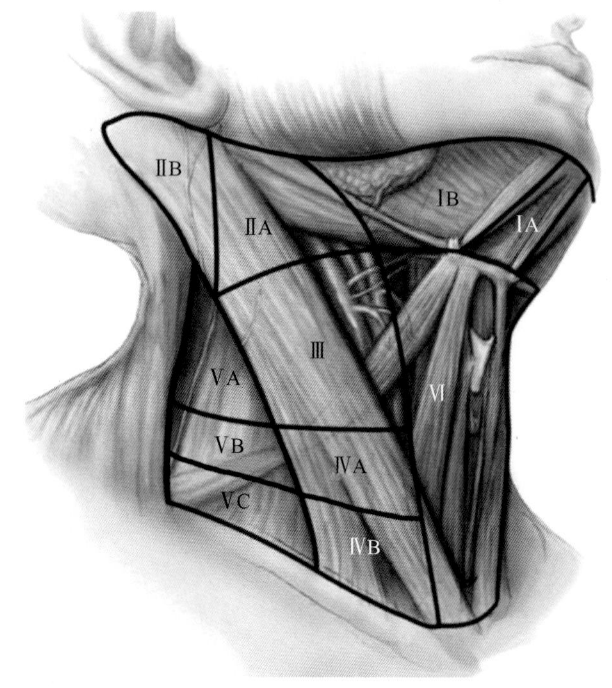

图16-1-1 颈部淋巴结超声分区示意图

ⅡB亚区：位于颈内静脉后缘、胸锁乳突肌后缘、乳突尖、舌骨体下缘水平、斜角肌之间，引流鼻咽、腮腺、口鼻腔、喉的淋巴。

（3）Ⅲ区：中颈淋巴结组，位于舌骨体下缘水平、环状软骨下缘水平、胸骨舌骨肌后缘、颈总动脉内缘、胸锁乳突肌后缘、斜角肌之间。引流甲状腺、喉、口鼻咽的淋巴。

（4）Ⅳ区：下颈淋巴结组，分为ⅣA和ⅣB亚区。

ⅣA亚区：下颈淋巴结组，位于环状软骨下缘水平、颈横动脉水平、胸骨舌骨肌后缘、胸锁乳突肌后缘、斜角肌之间，引流甲状腺、喉的淋巴。

ⅣB亚区：锁骨上内侧淋巴结组，位于颈横动脉水平、锁骨、胸骨舌骨肌后缘、胸锁乳突肌后缘、斜角肌、头臂静脉、头臂干、左颈总动脉、左锁骨下动脉之间，引流颈段食管、腹腔器官（左侧）和胸腔器官（右侧）的淋巴。

（5）Ⅴ区：枕后三角区淋巴结组，分为ⅤA、ⅤB、ⅤC亚区。

ⅤA亚区：中颈淋巴结组，舌骨体上缘、胸锁乳突肌后缘、斜方肌前缘、环状软骨下缘、斜角肌之间，引流鼻咽、口咽、枕部皮肤的淋巴。

ⅤB亚区：下颈淋巴结组，位于环状软骨下缘水平、颈横动脉下缘、胸锁乳突肌后缘、斜方肌前缘、斜角肌之间，引流枕部皮肤、甲状腺的淋巴。

ⅤC亚区：锁骨上外侧淋巴结组，位于颈横动脉下缘、锁骨上缘、胸锁乳突肌后缘、斜方肌前缘、斜角肌之间，引流腹腔器官（左侧）和胸腔器官（右侧）的淋巴。

（6）Ⅵ区：颈前淋巴结组，位于舌骨下缘或颌下腺下缘、胸骨柄上缘、颈总动脉内缘之间，引流甲状腺、喉、食管、气管的淋巴。

锁骨上淋巴结：位于颈横动脉下缘与锁骨上缘之间，包括ⅣB区（内侧区）、ⅤC区（外侧区）的淋巴结。

甲状腺周围淋巴结：舌骨体下缘、颈内静脉周围、胸骨上窝之间，包括ⅡA、Ⅲ、Ⅳ、Ⅵ区的淋巴结。

2.腋窝淋巴结　大多数分布于腋静脉周围，分为外侧群、前群、后群、中央群、腋尖群5群淋巴结。外侧群位于腋窝外侧壁，前群位于胸大肌下缘深部，后群位于腋窝后皱襞深部，中央群位于腋窝内侧壁（靠近肋骨、前锯肌），腋尖群位于腋窝顶部。

以胸小肌为界分为三区。

（1）Ⅰ区：腋下组，位于胸小肌外下侧，包括外侧群、前群、后群、中央群及胸大小肌间的Rotter淋巴结。

（2）Ⅱ区：腋中组，位于胸小肌深面的腋静脉周围淋巴结。

（3）Ⅲ区：腋上组，位于胸小肌内上侧的锁骨下周围静脉淋巴结。

腋窝淋巴结引流上肢、乳腺、胸壁、上腹壁和背部浅层的淋巴。

3.腹股沟淋巴结　分为浅群和深群。①浅群，位于腹股沟韧带、大隐静脉末端周围，其中外上群沿腹股沟韧带分布，内下群沿大隐静脉末端分布；②深群，位于阔筋膜深面，股静脉周围。

腹股沟淋巴结引流下肢、下腹壁、会阴部和臀部浅层的淋巴。

（二）解剖结构

正常浅表淋巴结呈扁椭圆形、豆形，质软，被膜光滑，与毗邻组织无粘连，不易触及。淋巴结被膜由致密的结缔组织构成，并伸入结内形成许多小梁。在淋巴结的边缘一侧，被膜增厚并凹陷形成淋巴结门。淋巴结实质包含皮质和髓质。

皮质区位于被膜下，内有淋巴小结、弥散淋巴组织、皮质淋巴窦（皮窦）和小梁。大、中淋巴细胞位于淋巴小结中央，即生发中心，周围有小淋巴细胞密集环绕。淋巴小结之间弥散分布着T淋巴细胞，为胸腺依赖区。皮窦含有淋巴，为不规则的网状间隙。髓质区内有髓索和髓窦，髓索含有B淋巴细胞。髓窦与皮窦相通，亦为不规则的网状间隙。窦腔含有大量的淋巴细胞和巨噬细胞。

淋巴门有输出淋巴管、动静脉和神经进出，动脉经淋巴门、从髓质向皮质呈放射状、树杈状分布。输入淋巴管有数条，沿隆起的一侧被膜进入淋巴结（图16-1-2）。

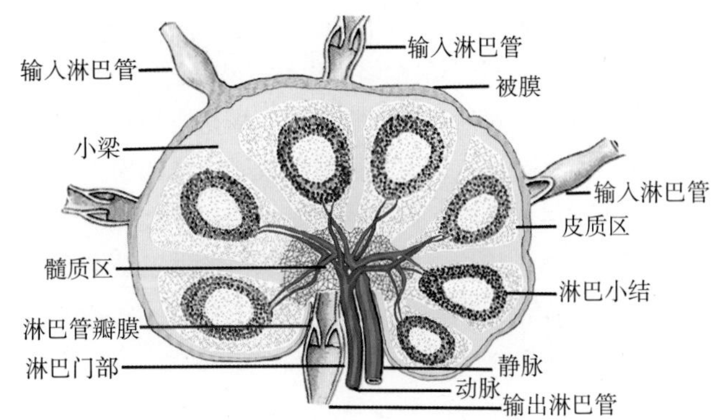

图16-1-2　正常淋巴结解剖示意图

二、浅表淋巴结淋巴循环和生理

淋巴结收集引流区域器官和软组织的淋巴，经输入淋巴管流入皮窦、髓窦，最后汇入输出淋巴管。全身的淋巴逐级引流，经淋巴干分别流入胸导管、右淋巴导管，最后汇入无名静脉。各组淋巴结之间有淋巴管及交通支互相联系，故某一组淋巴结发生肿瘤侵犯，可相互转移。少数也可发生逆向、跳跃转移。

淋巴结是人体重要的免疫器官，其主要功能是产生淋巴细胞和浆细胞，参与机体的免疫反应。通过淋巴的作用，发挥巨噬细胞的吞噬、清除功能。

第二节　超声仪器和检查方法

一、超声仪器

使用高分辨率彩色多普勒超声诊断仪，线阵探头频率为7～15MHz。检查时，一般只要直接选择仪器内预设的小器官条件即可。但也要根据患者的条件，适当调节灰阶图像的频率、增益、聚焦等，使淋巴结外形及内部结构清晰显示；适当调节彩色多普勒的频率、血流速度标尺、取样框、增益等，尽可能清晰显示淋巴结内血流信号。

二、检查方法

（一）患者准备与体位

患者一般不需要特殊准备。患者受检时，取仰卧位或其他体位，充分暴露受检部位。检查颈部淋巴结，抬起下颌，便于Ⅰ区淋巴结的扫查。检查腋窝淋巴结，抬起上臂并外展，便于腋窝顶部的扫查。

（二）检查方法

1.基本扫查方法　根据临床检查需求，首先观察淋巴结的分布情况，然后对其进行纵切、横切或加冠状面扫查。尽可能将要重点观察的淋巴结置于图像的中央，以利于显示细微的结构。位于大血管周围的淋巴结，可沿着血管的走向进行扫查。位于软组织内的淋巴结，也可按照软组织的解剖特征进行扫查。

2.系统扫查

（1）口腔、咽等疾病：重点扫查颏下区淋巴结、颌下区淋巴结及颈上深淋巴结（Ⅰ区、Ⅱ区淋巴结），同时扫查周围相关区域淋巴结（Ⅲ区、Ⅳ区、Ⅴ区淋巴结）。

（2）甲状腺疾病：重点扫查颈中、颈下深淋巴结及气管周围淋巴结（ⅡA区、Ⅲ区、Ⅳ区、Ⅵ区的淋巴结），同时扫查周围相关区域淋巴结（ⅡB区、Ⅴ区的淋巴结）。

（3）胸腔、腹腔疾病：重点分别扫查右侧、左侧锁骨上窝淋巴结，同时扫查周围相关区域淋巴结（Ⅲ区、Ⅳ区、Ⅴ区的淋巴结）。

（4）乳房疾病：重点扫查腋窝淋巴结（外侧群、前群、后群、中央群、腋尖群5群）、锁骨上下窝淋巴结及胸骨旁淋巴结。

（5）会阴部、下肢疾病：重点扫查腹股沟淋巴结。

第三节　正常浅表淋巴结

一、灰阶超声

1.形态　淋巴结纵切，呈扁椭圆形、长条形；横切，呈椭圆形。被膜呈高回声带，薄而平滑。

2.实质　位于被膜下，呈均匀低回声，厚薄一致。颈部淋巴结实质较厚，腋窝、腹股沟淋巴结实质较薄。

3.淋巴门部　位于中央区，呈条带状高回声，与被膜相延续。颈部淋巴结淋巴门部较薄，腋窝、腹股沟淋巴结淋巴门部较厚。

淋巴门部大多数位于淋巴结凹陷的一侧，少数位于淋巴结的一端（图16-3-1～图16-3-3）。

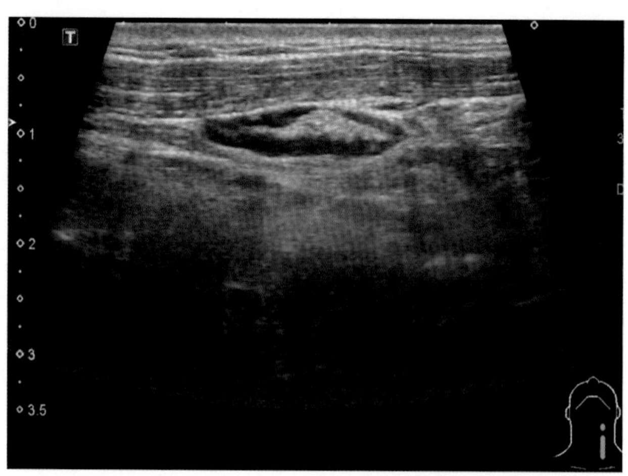

图16-3-1　颈部正常淋巴结

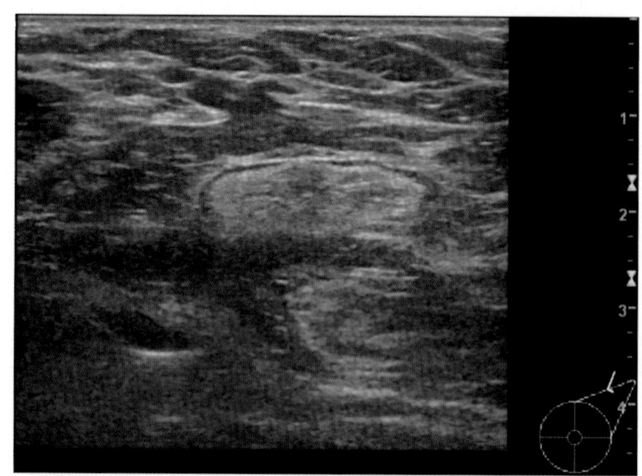

图16-3-2　腋窝正常淋巴结

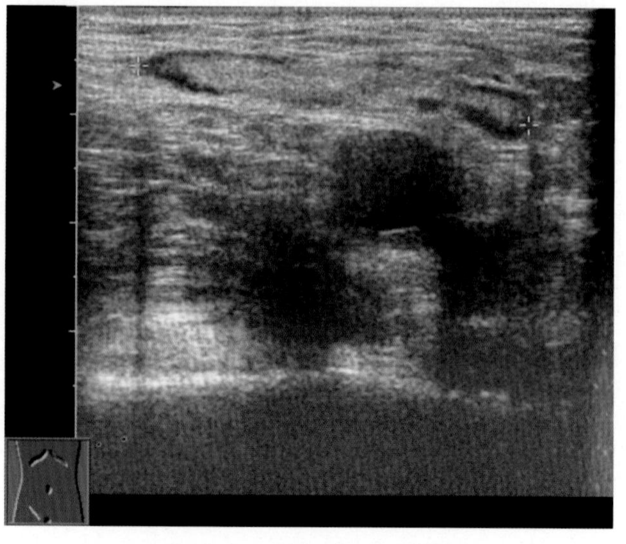

图16-3-3　腹股沟正常淋巴结

二、多普勒超声

1.彩色多普勒　血流信号从淋巴门部向实质呈放射状、树杈状分布。或淋巴门部内的血流信号仅呈点状或短棒状，而实质内血流信号不显示（图16-3-4）。

2.频谱多普勒　动脉血流频谱为低速低阻型。

三、测量方法与正常参考值

1.测量方法　沿淋巴结长轴纵切，取最大切面，测其长径和厚径。取最大横切面，测其厚径。注意：厚径方向与淋巴门部呈垂直关系（图16-3-5）。

2.正常参考值　大多数淋巴结长径＜2cm，也可超过3.0cm，单一的长径无临床实用价值。厚径＜5mm，长径厚径之比＞2。

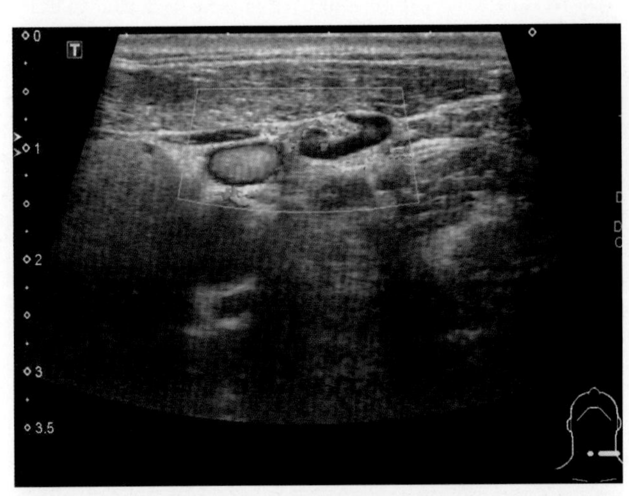

图16-3-4　颈部淋巴结血流图
淋巴结横切，血管自被膜进入淋巴门部

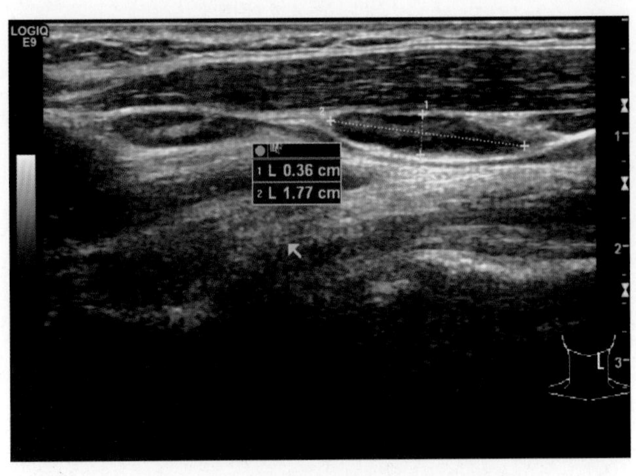

图16-3-5　淋巴结长径及厚径测量

第四节　浅表淋巴结疾病

一、急性淋巴结炎

（一）病因、病理与临床表现

急性淋巴结炎主要是因引流区域的器官或组织细菌、病毒及真菌等感染而引起的，这些病菌通过淋巴管进入相关的淋巴结群，导致多个淋巴结不同程度肿大。病理表现：淋巴结充血、水肿，淋巴细胞、巨噬细胞增生，中性粒细胞、单核细胞及浆细胞浸润，严重者可导致脓肿，甚至坏死。

局部淋巴结肿大，有明显触痛，皮肤红肿，严重者伴有发热及白细胞增高。有的病例在原发感染灶与肿大的淋巴结之间可见到“红线”，即合并淋巴管炎。急性淋巴结炎常常与器官或局部组织感染并存。

（二）超声表现

1.急性淋巴结炎

（1）多个淋巴结不同程度肿大，大多数呈椭圆形，形态饱满，长径厚径之比＞2。

（2）被膜光滑，边界清楚，淋巴结之间无融合。

（3）实质弥漫性增厚，回声增高，仍呈低回声、较均匀。

（4）淋巴门部位置无偏移，均匀增厚，呈高回声。

（5）水肿严重者，实质与淋巴门部分界不清晰。

（6）结内血流信号明显增多，沿门部、实质呈放射状分布。

（7）频谱多普勒检测，动脉血流为低阻型频谱，峰值流速加快（图16-4-1）。

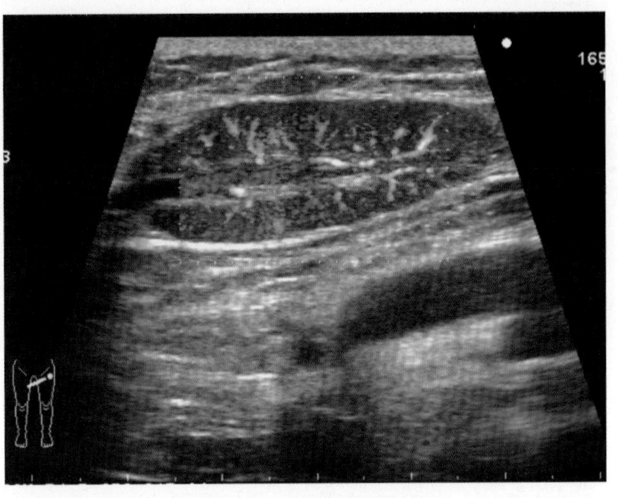

图16-4-1　急性淋巴结炎
腹股沟淋巴结肿大，长径厚径之比＞2，淋巴门部居中，血流呈放射状分布

2.急性化脓性淋巴结炎

(1)淋巴结明显肿大，近似圆形，形态饱满，长径厚径之比<2。

(2)被膜增厚，边界不清楚，淋巴结之间或有融合。

(3)实质回声增高、不均匀，可见含细点状回声的液性区，形态不规则，加压时可见细点状物漂动。淋巴门部显示不清。

(4)脓肿突破被膜，被膜不完整，其周边组织回声杂乱，可见含细点状回声的不规则液性区。

(5)结内血流信号杂乱，脓肿区无血流信号(图16-4-2)。

(三)鉴别诊断

急性淋巴结炎要注意与淋巴结结核相鉴别，两者局部皮肤均有红、肿、热、痛的急性炎症表现。急性淋巴结炎经常规消炎治疗后，淋巴结常可明显缩小。淋巴结结核疗程较长，或有结核病史及其他临床结核的依据。细针穿刺细胞学检查有助于鉴别。

二、淋巴结反应性增生

(一)病因、病理与临床表现

淋巴结反应性增生是最常见的浅表淋巴结疾病，病因与免疫反应有关，器官、组织受细菌、病毒等病原感染或免疫性疾病(如甲状腺功能亢进、桥本甲状腺炎等)均可导致相关区域的淋巴结发生免疫反应。病理表现：以淋巴细胞、巨噬细胞大量增生、淋巴滤泡增大为主。

临床表现，局部或全身性浅表淋巴结无痛性肿大，皮肤无红肿。本病预后好，肿大的淋巴结可随相关原发疾病的痊愈而缩小。

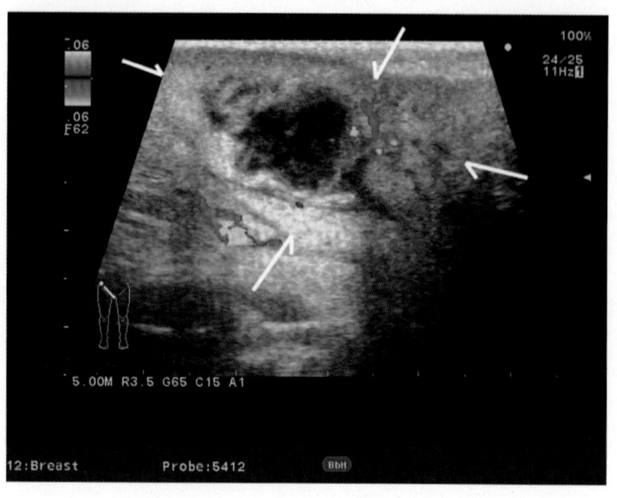

图16-4-2 急性化脓性淋巴结炎

腹股沟淋巴结肿大，边界不清楚，脓肿区无血流信号

(二)超声表现

1.多个淋巴结轻中度肿大，形态多呈椭圆形，长径厚径之比>2，部分可呈近圆形。

2.被膜光滑，边界清楚，淋巴结之间无融合。

3.实质均匀增厚，呈低回声，与淋巴门部分界清楚。

4.淋巴门部居中，无明显增厚，呈高回声。或可见到淋巴门部偏移、消失。

5.结内血流信号大多数为轻度增多，呈点状、短棒状或树杈状分布，主要见于门部、实质。

6.结内动脉血流速度正常或加快，阻力指数多为正常(图16-4-3～图16-4-5)。

(三)鉴别诊断

淋巴结反应性增生，要注意与淋巴结结核、恶性淋巴结肿大相鉴别。尤其是反应性增生的实质增厚、淋巴门部偏移消失时，不易与淋巴结转移癌相鉴别。可依据病史及其他检查资料帮助鉴别，必要时进行细针穿刺细胞学检查。

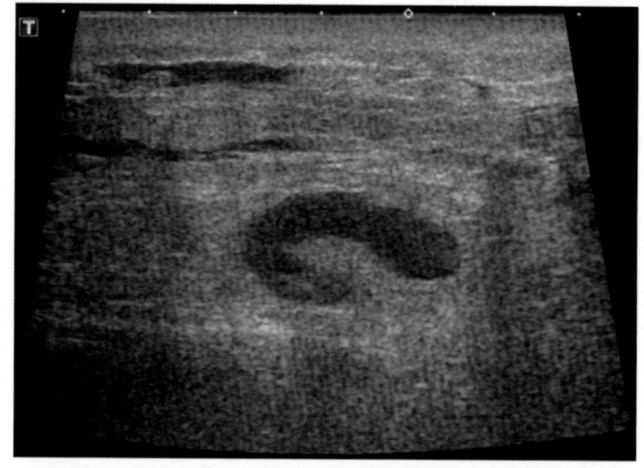

图16-4-3 淋巴结反应性增生(一)

腹股沟淋巴结轻度肿大，实质均匀增厚，淋巴门部居中，两者分界清楚

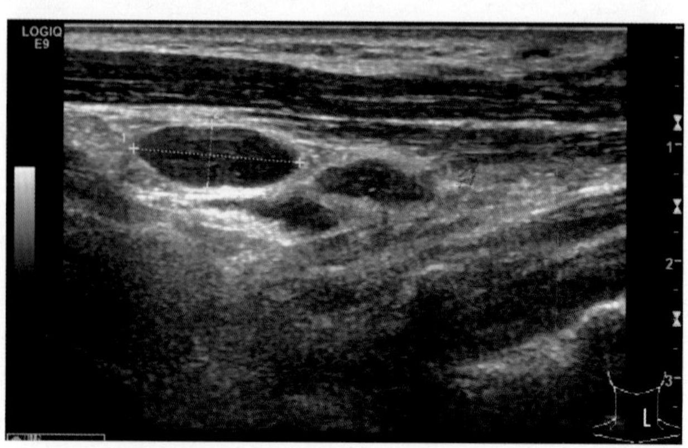

图16-4-4 淋巴结反应性增生(二)

颈部Ⅲ区淋巴结肿大，淋巴门部消失

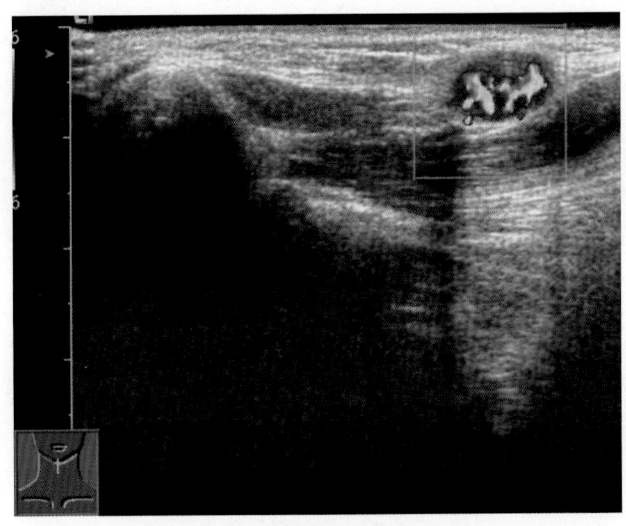

图16-4-5 淋巴结反应性增生（三）
颈部Ⅰ区淋巴结肿大，血流信号呈树杈状分布

三、淋巴结结核

（一）病因、病理与临床表现

淋巴结结核可分为原发性和继发性，颈部淋巴结是原发淋巴结结核的好发部位，也常继发于扁桃体、支气管或肺的结核。结核杆菌随淋巴经淋巴管而传染淋巴结，早期为炎性反应，进而出现干酪样坏死、液化，形成寒性脓肿。经抗结核治疗后，炎性反应较轻的淋巴结可恢复正常，干酪样坏死、液化等吸收后形成纤维化、钙化。

临床表现：局部多个淋巴结肿大，大小不等，早期可无明显症状。病程较长，易反复发作。急性发作时，局部出现红肿、疼痛。晚期，淋巴结相互融合，并与皮肤相互粘连。淋巴结脓肿破溃，在软组织内形成窦道，进而皮肤破溃。可有反复低热、盗汗、消瘦等全身症状等。

（二）超声表现

1.淋巴结肿大，多发，大小不等，多呈椭圆形、近圆形，长径厚径之比常＞2。

2.早期：被膜增厚、完整，或显示不清楚。晚期：位于颈部淋巴结，可融合成串珠状。

3.早期：实质回声增强、不均匀，淋巴门部偏心或显示不清。

4.干酪灶以低回声多见，脓肿呈不规则液性区，含有细点状或絮状回声，加压时可见漂动现象。

5.脓肿破溃，淋巴结形态不规则，被膜不完整，周围软组织回声不均匀，出现不规则液性区。

6.结内血流信号增多，分布杂乱，干酪样坏死、脓肿区则无血流信号。

7.恢复期，有的结内可见钙化灶，呈斑片状强回声。（图16-4-6～图16-4-8）。

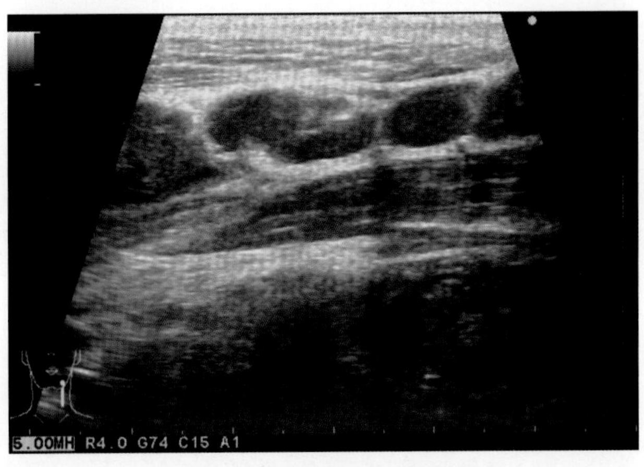

图16-4-6 颈部淋巴结结核（一）
肿大的淋巴结呈串珠状排列

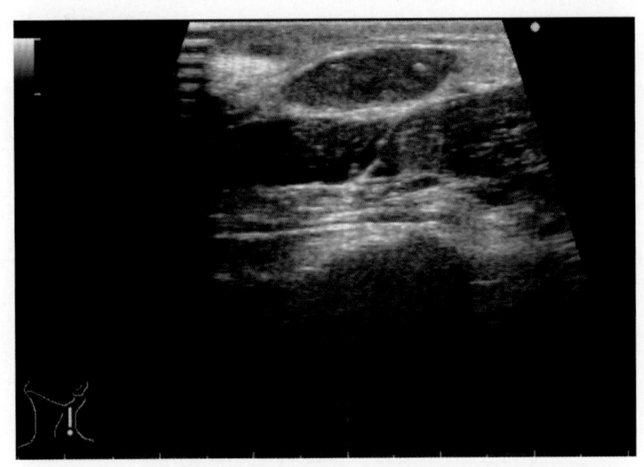

图16-4-7 颈部淋巴结结核（二）
颈部Ⅴ区淋巴结肿大，回声不均匀，可见强回声斑，淋巴门部消失

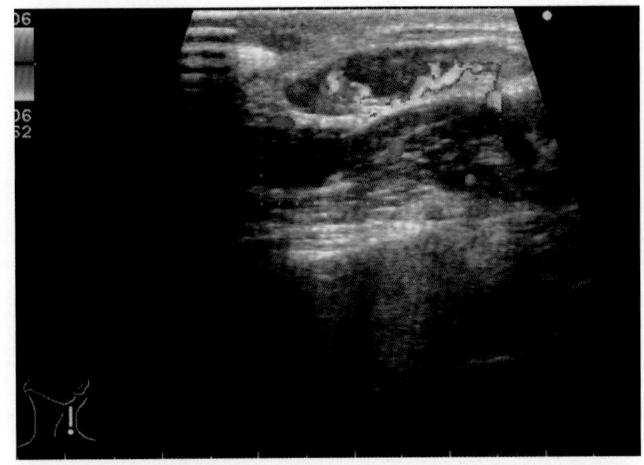

图16-4-8 颈部淋巴结结核（三）
颈部Ⅴ区淋巴结肿大，血流信号分布紊乱，局部无血流信号显示

（三）鉴别诊断

淋巴结结核要注意与淋巴瘤、转移癌鉴别，应结合其他临床相关资料进行鉴别。必要时可进行细针穿刺细胞学检查。

四、恶性淋巴瘤

（一）病因、病理与临床表现

恶性淋巴瘤分为霍奇金淋巴瘤和非霍奇金淋巴瘤。霍奇金淋巴瘤的病因尚不明确，可能与EB病毒感染有关，主要发生于淋巴结；非霍奇金淋巴瘤的病因不清楚，可由多种因素引起，发生于淋巴结或结外淋巴组织。病理表现为正常淋巴结结构被破坏。霍奇金淋巴瘤有多形性及特征性里-施细胞、伴有非肿瘤性反应性细胞，如淋巴细胞、浆细胞等；非霍奇金淋巴瘤为单一形态的瘤细胞，包括B细胞、T细胞和NK/T细胞，以B细胞最为多见。

恶性淋巴瘤常表现为慢性、进行性、无痛性淋巴结肿大。早期：淋巴结质地软、与周围组织无粘连；晚期：淋巴结明显肿大，质硬、固定，并可相互融合，伴有发热、消瘦等症状。霍奇金淋巴瘤以局部淋巴结肿大为主要临床表现；非霍奇金淋巴瘤，除局部淋巴结肿大外，可伴有复杂、多样的其他临床表现。

（二）超声表现

1.淋巴结明显肿大，多发，大小不等，多呈椭圆形、近圆形，长径厚径之比常＞2。

2.被膜清晰或不清晰，或融合成不规则形。

3.实质明显增厚，多呈不均匀低回声，结内无钙化，液化罕见。

4.淋巴门部变形或显示不清，当淋巴门部消失时，有的淋巴结内近似无回声。

5.结内血流信号轻度或明显增多，血管可呈树杈状分布，或走行扭曲、分布杂乱。

6.结内动脉血流速度明显加快，阻力指数正常或增高（图16-4-9～图16-4-12）。

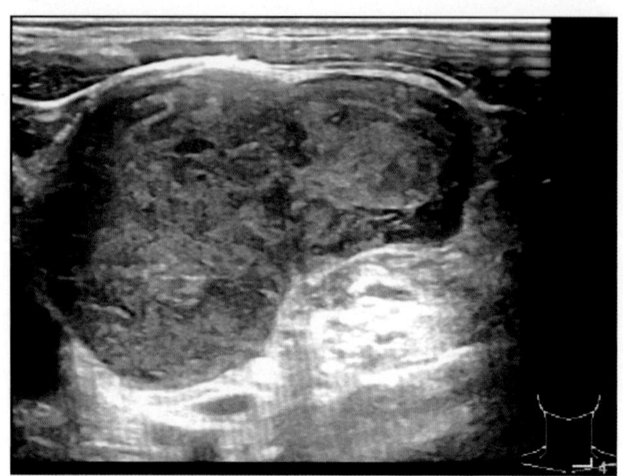

图16-4-9 恶性淋巴瘤（一）

左侧锁骨上实性团块，边界清楚，回声不均匀

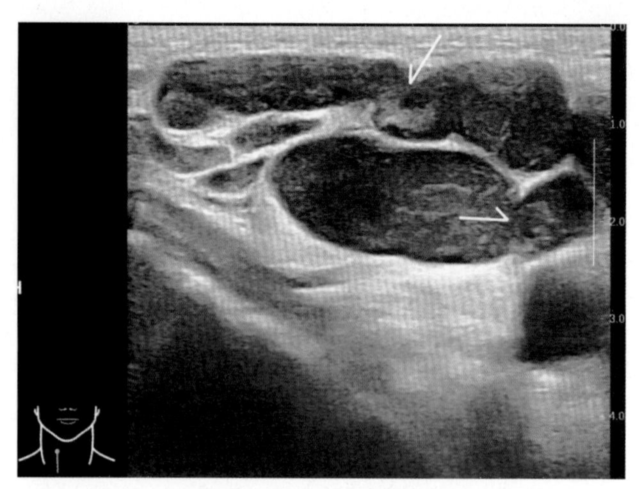

图16-4-10 恶性淋巴瘤（二）

右侧Ⅲ区、Ⅳ区淋巴结肿大，部分淋巴结融合（箭头所示）

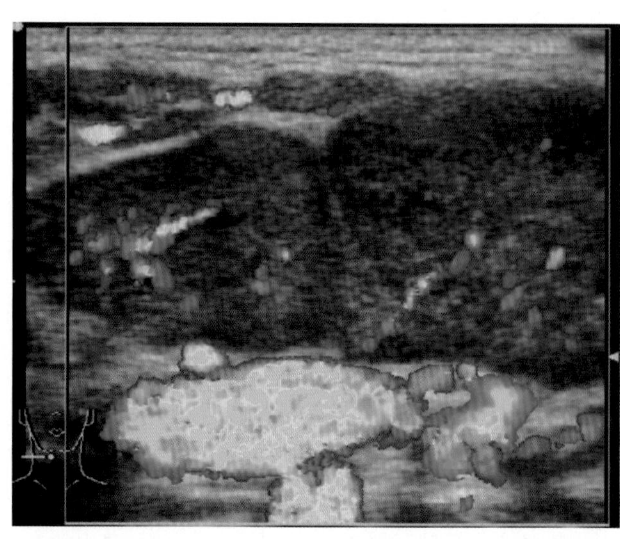

图16-4-11 恶性淋巴瘤（三）

右侧颈部Ⅱ区、Ⅲ区淋巴结明显肿大，结内呈不均匀低回声，并见少量杂乱血流信号

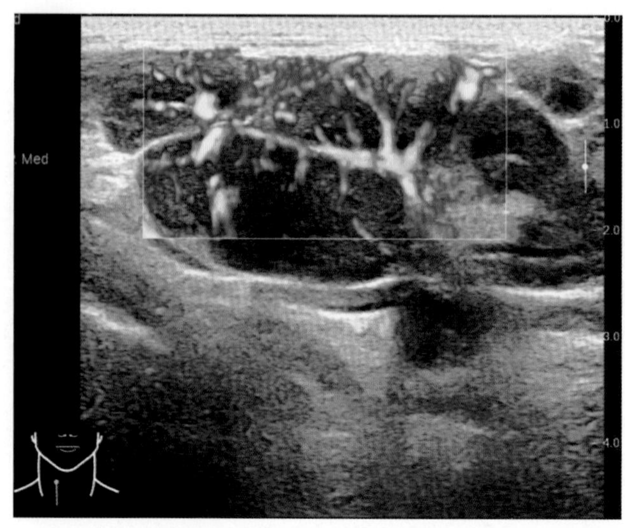

图16-4-12 恶性淋巴瘤（四）

右侧Ⅲ区、Ⅳ区淋巴结肿大，血流信号明显增多，分布杂乱

（三）鉴别诊断

恶性淋巴瘤要注意与淋巴结反应性增生、淋巴结转移癌相鉴别。淋巴结转移癌，结内回声不均匀，常伴有钙化、液化等，血管走向杂乱。淋巴结反应性增生，实质呈均匀低回声，与淋巴门部分界清楚，血管走向清晰。必要时，可进行粗针穿刺组织学检查。

五、淋巴结转移癌

（一）病因、病理与临床表现

原发癌的癌细胞经淋巴循环而转移到其引流区域的淋巴结，癌细胞转移的第一站淋巴结称为前哨淋巴结。颈部淋巴结转移癌的原发灶主要来自口腔、鼻咽、甲状腺等器官；锁骨上淋巴结转移癌的原发灶主要来自肺、纵隔、上消化道；腋窝淋巴结转移癌的原发灶主要来自乳腺癌、上肢和背部等器官或组织；腹股沟淋巴结转移癌的原发灶主要来自盆腔、生殖器官、会阴部及下肢等器官或组织。

病理表现，癌细胞经输入淋巴管种植于皮窦，继而浸润整个淋巴结，破坏其结构，并可穿破被膜，侵犯周围组织及淋巴结。不同来源的转移癌可形成不同的病理改变，包括钙化、液化、坏死等。淋巴结癌组织内新生大量血管、走行扭曲。

临床表现，局部浅表淋巴结进行性、无痛性肿大，质硬、无触痛。晚期，淋巴结固定、相互融合，与周围组织粘连。或伴有原发肿瘤症状和体征。

（二）超声表现

1.淋巴结肿大，多发，大小不等，多呈椭圆形、近圆形，长径厚径之比常＞2。淋巴结早期转移癌，其形态大小可正常。

2.被膜圆滑或局部隆起，或边界不清楚，淋巴结之间相互融合。

3.实质弥漫性或局限性增厚，局部增厚超过周围实质厚度的1倍，具有诊断价值。

4.结内回声，因转移癌病理性质不同而异，大多数呈不均匀回声，可有钙化或液化。甲状腺乳头状转移癌的钙化特点是簇状分布的点状强回声。

5.淋巴门部变形、偏心或显示不清、消失。

6.结内血流信号分布异常，血管走行扭曲、杂乱。局灶性杂乱、丰富的血流信号具有诊断价值。

7.频谱多普勒，动脉多呈高速高阻型血流（图16-4-13～图16-4-18）。

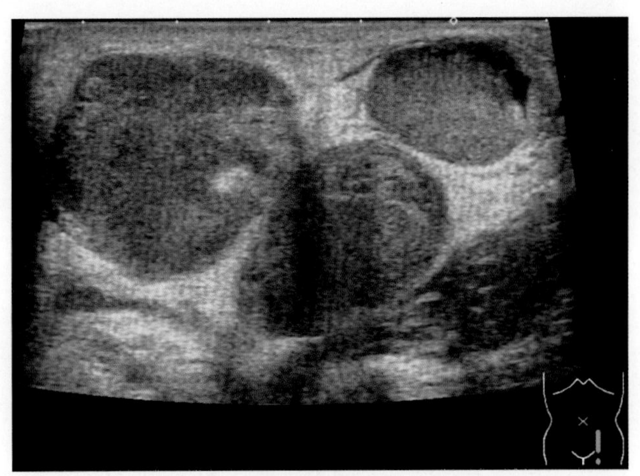

图16-4-13　直肠癌淋巴结转移

腹股沟见多个肿大淋巴结，近圆形，淋巴门部消失

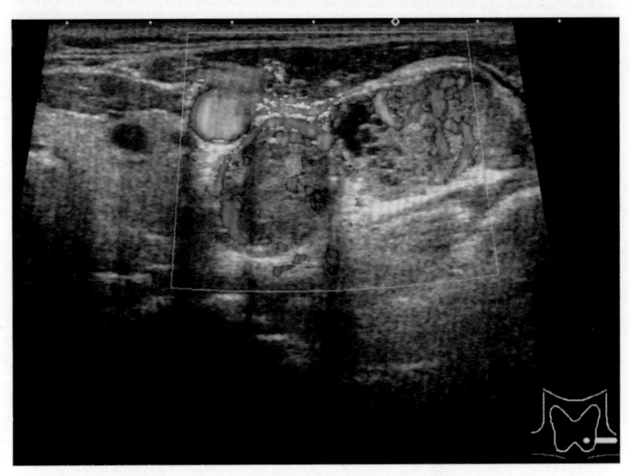

图16-4-14　甲状腺癌淋巴结转移（一）

颈部Ⅳ区，肿大的淋巴结回声不均匀，可见液化区，局灶性杂乱、丰富的血流信号

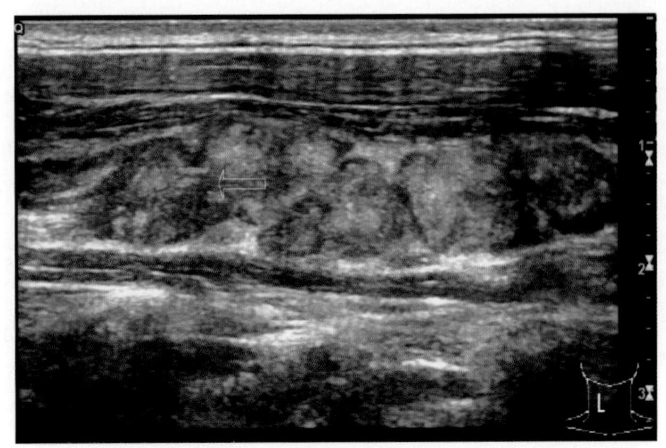

图16-4-15　甲状腺癌淋巴结转移（二）

颈部Ⅲ区、Ⅳ区，淋巴结回声不均匀，相互融合

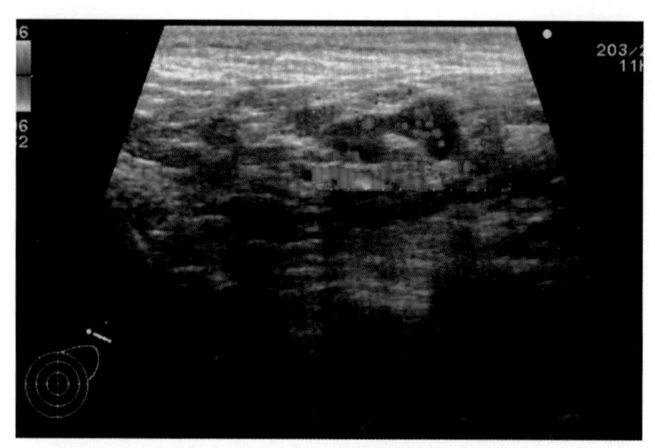

图16-4-16 乳腺癌淋巴结转移
腋窝淋巴结，实质局限性增厚，伴杂乱、丰富的血流信号

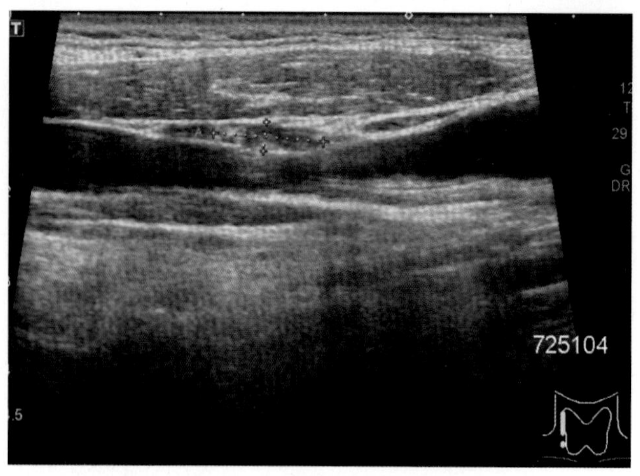

图16-4-17 甲状腺癌淋巴结转移（三）
颈部Ⅲ区淋巴结，大小形态正常，结内见少量点状强回声聚集

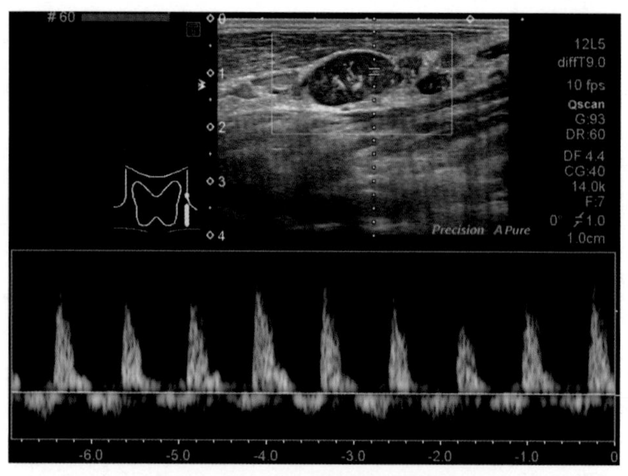

图16-4-18 食管癌淋巴结转移
颈部Ⅳ区淋巴结内血流信号丰富，动脉血流频谱呈高阻型

（三）鉴别诊断

淋巴结转移癌要注意与淋巴结结核、恶性淋巴瘤相鉴别，参见相关章节。

第五节 超声引导下穿刺在浅表淋巴结疾病鉴别诊断中的应用

浅表淋巴结位于皮下，高频彩色多普勒超声能够分辨其细微结构，能够较早发现其异常变化，能够对大多数淋巴结疾病做出初步诊断。尽管如此，超声检查对许多淋巴结疾病仍然难以做出可靠的诊断。近年来，也开始应用弹性成像、超声造影（包括经静脉和经淋巴管造影）探索对淋巴结疾病的诊断，但因相关技术不成熟，还未能达到预期的效果。超声引导下穿刺细胞学检查或组织学检查技术成熟，已广泛应用于浅表淋巴结疾病的鉴别诊断。

一、适应证

1.鉴别浅表肿块是否为淋巴结或其他软组织肿块。临床上或图像上，部分淋巴结疾病可表现为单发淋巴结肿大，不容易与软组织肿块相鉴别。

2.鉴别不明原因肿大的淋巴结。

3.鉴别淋巴结是否有癌转移。器官原发癌是否转移至浅表淋巴结对原发癌的治疗方法选择至关重要。

4.一些器官原发癌以浅表淋巴结肿大（转移）为首发症状。对淋巴结转移癌病理的判别有助于隐匿原发癌的发现。

5.淋巴结结核也可仅表现为单发淋巴结肿大，且无其他症状，不容易与软组织肿块相鉴别。

6.判断淋巴结脓肿的类型（结核性、非结核性），有的淋巴结脓肿仅仅从临床症状体征、影像学检查去鉴别，是难以辨明其病因的。

7.鉴别淋巴结是否是癌转移，可行细针穿刺细胞学检查。

8.怀疑恶性淋巴瘤时，应行粗针穿刺组织学检查。

二、禁忌证

1.凝血功能异常。

2.不能配合的患者。

3.进针路径无法避开较大血管，尤其是动脉的患者。

三、操作方法

1.应用高频彩色多普勒超声进行引导，频率7～14MHz，选择灰阶图像的偏转功能。不需要引导架。

2.细针穿刺，选择23G、25G穿刺针，5ml或2ml注射针即可；粗针穿刺，选用18G、16G穿刺针。

3.穿刺路径，避开可视的血管（尤其是动脉）、神经、气管、食管等。

4.定位后，局部消毒、铺巾，用2%利多卡因麻醉。探头用无菌手套包裹。

5.在超声引导下，徒手对目标淋巴结进行穿刺。

6.细针穿刺，穿刺针在淋巴结实性病灶内来回、多次提插，对少血供结节使用负压抽吸，对高血供淋巴结采用常压抽吸。当针头槽内出现少量抽吸物时即可退针，局部压迫10min。一般一个淋巴结穿刺2～3针。将抽吸物分次均匀涂抹于玻片上，用无水乙醇固定，送病理科检查。抽吸物为脓液，可送检验科培养、寻找病原菌。若怀疑甲状腺癌转移，可利用穿刺针内残留液，检测甲状腺球蛋白含量。

7.粗针穿刺，尽可能在淋巴结内激发扳机，选择实性区域活检，一般一个淋巴结穿刺2～3针，可疑淋巴瘤多穿刺1～2针。穿刺后，局部压迫20min。活检条置于10%福尔马林中固定、送病理科检查。

四、穿刺并发症

局部轻微疼痛较为常见，出血、血肿较少见，假性动脉瘤、感染、邻近器官损伤（包括喉返神经损伤、气管损伤、食管损伤等）罕见，肿瘤针道种植尚未见到确切的报道。

五、注意事项

1.询问病史，是否有高血压、出血病史，或使用抗凝药物。穿刺前给予必要的处理，包括停用抗凝药物1周等。

2.常规凝血功能检查，包括凝血酶原时间、凝血酶时间、活化部分凝血活酶时间、纤维蛋白原、血小板计数。

3.嘱患者在穿刺过程中保持平静。穿刺颈部淋巴结，避免说话、吞咽、咳嗽等。

4.仔细检查穿刺路径血管及淋巴结血流分布情况，尽可能选择无血管穿刺路径。避免挤压浅层组织内静脉，并利用彩色多普勒观察识别静脉。

5.在图像引导下，调节进针方向，避开血管。

6.细针穿刺时，对于高血供淋巴结或有可能穿刺到粗大血管的情况，应采用无负压方式穿刺。

7.穿刺后，局部压迫10～20min。穿刺过程中、穿刺后认真观察是否出血，有出血者，局部压迫30min以上，直至停止出血，并观察2小时。

六、临床应用

病例一，鼻咽癌患者，右侧颈部ⅠB区淋巴结肿大，MRI、超声均无法判断是否有鼻咽癌转移。在超声引导下进行细针穿刺细胞学检查，病理报告：鼻咽癌转移（图16-5-1）。

病例二，胃癌术后患者，左侧颈部Ⅳ区多发淋巴结肿大，淋巴门部消失，结节内回声不均匀，可疑转移癌。细针穿刺细胞学检查，病理报告：腺癌转移（图16-5-2，图16-5-3）。

病例三，患者，鼻咽癌放疗后，左侧颈部淋巴结肿大。超声检查，左侧颈部Ⅳ区见一肿大的淋巴结，淋巴门部消失，回声不均匀，不能排除鼻咽癌转移。细针穿

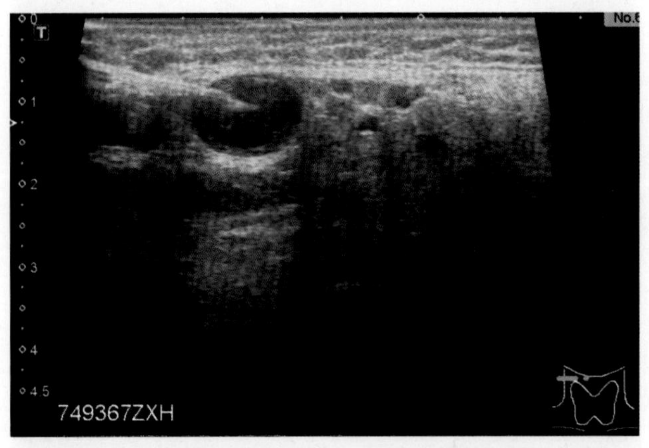

图16-5-1　颈部淋巴结穿刺鼻咽癌转移

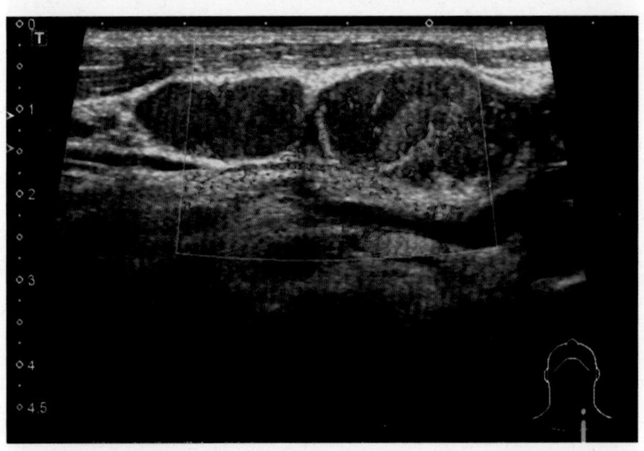

图16-5-2　颈部淋巴结肿大（一）

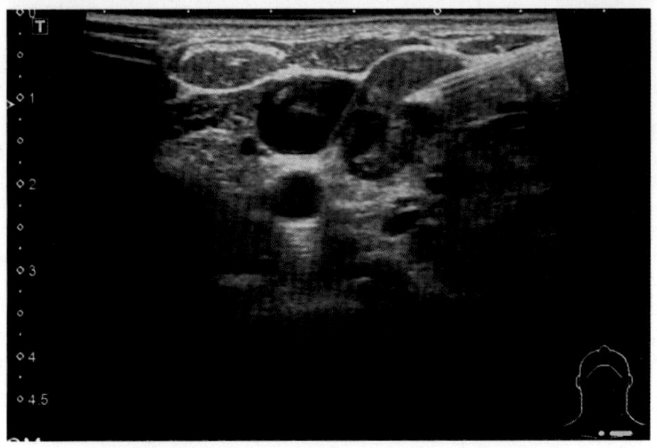

图16-5-3　颈部淋巴结肿大穿刺腺癌转移

刺细胞学检查，病理报告：转移性非角化鳞癌（图16-5-4，图16-5-5）。

病例四，患者，右侧颈部无痛性结节3周。超声检查，右侧颈部Ⅲ区、Ⅳ区多个淋巴结肿大，大者3.5cm×1.8cm，局部被膜不清晰，内部回声不均匀，可见少量血流信号。超声提示，转移癌待排除。穿刺活检组织学检查，病理报告：结核（图16-5-6，图16-5-7）。

病例五，患者，右侧颈部无痛性肿块1个月。超声检查，右侧颈部Ⅱ区见一肿大的淋巴结，实质增厚、回声不均匀，淋巴门部居中，血流信号增多。超声提示，淋巴结良性肿大？穿刺活检组织学检查，病理报告：巨淋巴细胞增生症（图16-5-8，图16-5-9）。

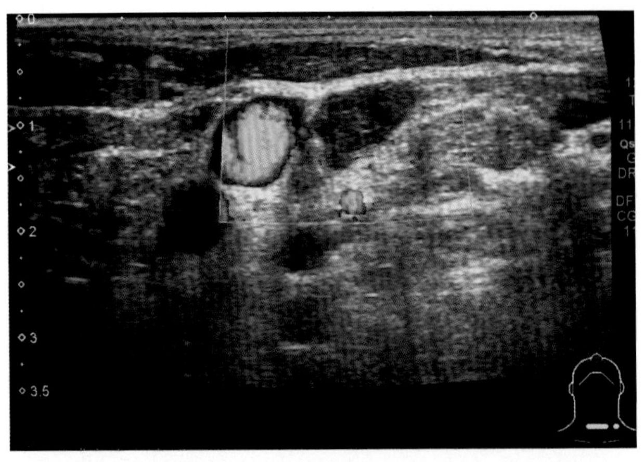

图16-5-4 颈部淋巴结肿大（二）

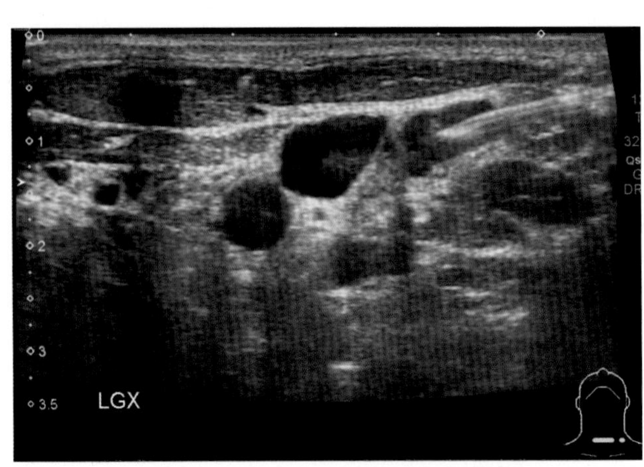

图16-5-5 淋巴结细针穿刺转移性鳞癌

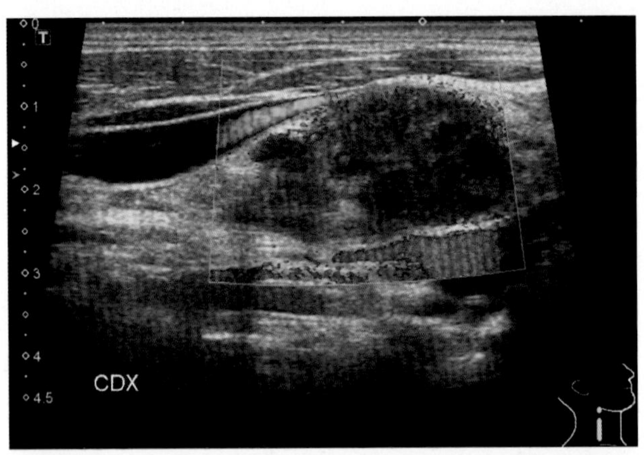

图16-5-6 右侧颈部淋巴结肿大

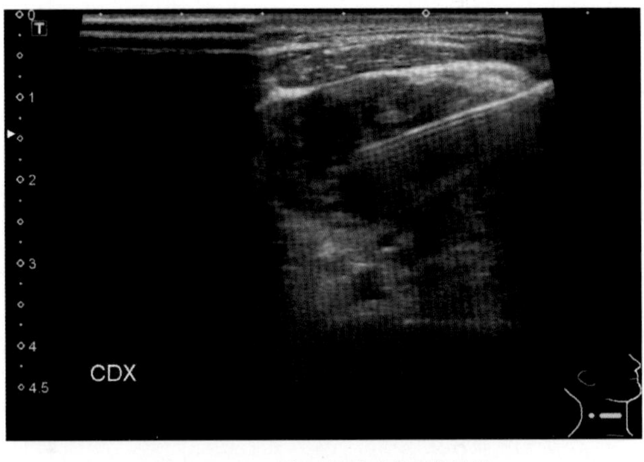

图16-5-7 淋巴结穿刺活检结核

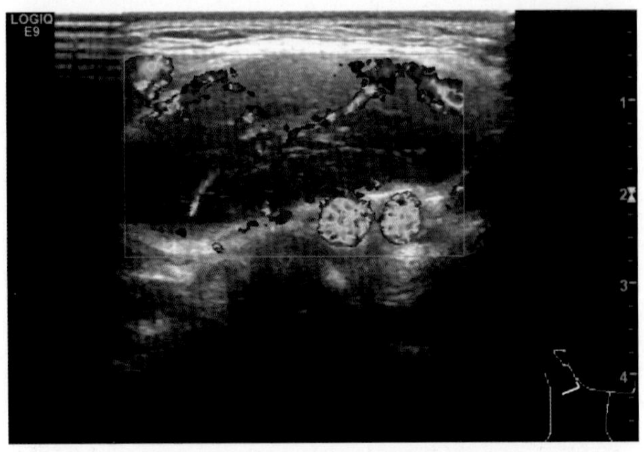

图16-5-8 颈部淋巴结肿大（三）

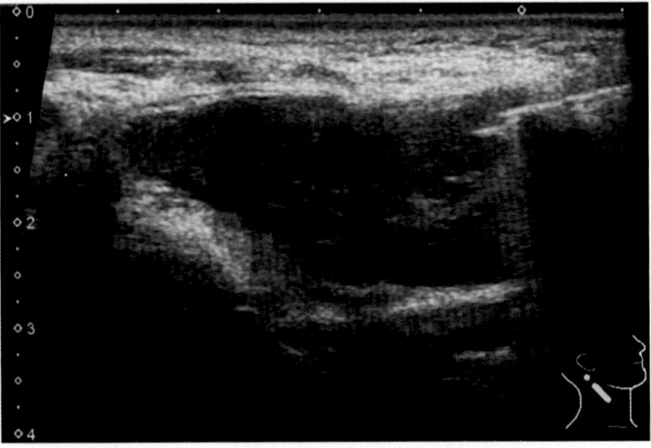

图16-5-9 淋巴结穿刺活检巨淋巴细胞增生症

（薛恩生）

第17章

17

心血管疾病

第一节　正常人超声心动图

一、概述

自1954年Edler等创建超声心动图检查法以来，经过众多学者多年努力研讨改进，使之有了长足的进步。目前已有的超声心动图包括M型超声心动图、二维超声心动图、彩色多普勒、经食管超声心动图、三维超声心动图、组织多普勒、心脏声学造影与血管内超声等，为临床诊断各种心脏疾病提供了极有价值的参考信息。

超声心动图检查是将超声探头置于胸骨旁、心尖、剑突下及胸骨上窝或食管内等透声窗区对立体的心脏进行无数剖切面的扫描过程，在此基础上可综合分析心脏各结构的位置、形态、活动与血流特点，从而获得心血管疾病的解剖、生理、病理及血流动力学诊断资料。在临床应用时，常使用一些标准扫描切面。这些切面可以观察心脏的主要结构，包含大量的诊断信息，而且容易重复成像和辨识，便于互相交流，是认识与学习超声心动图的基础。在了解正常超声心动图之前，有必要对心脏超声检查的基本方法和注意事项做简略介绍。

（一）体位与呼吸

于胸骨旁检查时，患者一般采取左侧卧位或平卧位。当需要进行胸骨右缘探查时，患者可采取轻度的右侧卧位。如需进行胸骨上窝探查时，可适当垫高患者肩部，并使其头朝左后或朝右后稍偏转。在进行剑突下探查时，应使患者屈膝放松腹壁。患者一般平静呼吸即可，少数肺内气体较多者可嘱患者在呼气末屏气；而剑突下探查时吸气可使心脏更接近探头。

（二）心电图连接

由于心脏形态在心动周期中变化很大，超声检查时应连接心电图，同步记录心电活动以分析心脏活动的规律性变化。

（三）初始程序与探头的选择

目前所使用的超声仪器多设置有不同的软件程序以适应不同的检查对象（成人或小儿）及检查目的（常规心脏、经食管超声、负荷超声等），探头也有多种频率可供选择，检查者应根据具体情况确定适宜的条件。

（四）声窗

声窗常规包括胸骨旁声窗（主要指胸骨左缘第3～5肋间隙）、心尖部声窗（心脏搏动最强处）、剑突下声窗（身体前正中线剑突下）及胸骨上窝声窗（胸骨上切迹处）。胸骨旁及心尖部声窗是最常用的声窗，大部分检查都在此进行，可获得心脏主要结构的大部分信息；剑突下声窗适用于慢性阻塞性肺气肿、胸廓畸形患者及婴幼儿；胸骨上窝声窗则适用于观察心底部结构及大血管。特殊情况下，如右位心等可在胸骨右缘进行探查，心脏后方结构可经食管进行探查。检查者应了解各声窗的特点，检查时才能根据所观察的目标娴熟地切换。

（五）检查模式与方法

目前临床常规使用的超声检查方法中，二维超声、彩色多普勒是最主要、最基础的检查模式。它可反映心脏某特定区域的整体形态、毗邻关系、活动特点及血流动力学改变等，在其引导下，对感兴趣区使用M型超声进行高清晰度的高频取样，可进一步测量与细致分析局部病变。此外，心脏声学造影可了解特殊先天性心脏病的血流动力学改变；组织多普勒成像技术可显示室壁运动与心脏传导；血管内超声可直接观察冠脉结构；负荷超声可研究冠脉血流灌注与储备功能等。总之，心脏超声检查应以二维切面检查为重点与基础，根据不同研究需要选择不同的检查模式和方法，联合使用，综合分析，为临床提供尽可能丰富、准确的诊断信息。

为便于了解心脏的形态和功能，本节主要讨论正常人4组瓣膜及大血管在M型超声心动图、二维超声心动图、彩色多普勒、频谱多普勒与三维超声心动图等各项方法检查时的基本表现，这些信息是掌握正常超声心动图的关键。

二、正常二尖瓣

（一）M型超声心动图

1.二尖瓣前叶曲线　正常人二尖瓣前叶曲线基本一致，在舒张期内曲线上升有A、E两峰，分别位于心电图

P波及T波之后，而收缩期则位置较低，为一缓慢上升的CD段，这种双峰曲线具有一定的特异性。武汉医学院第一附属医院（武汉协和医院）于20世纪60年代早期对此双峰曲线各个波峰与波段的产生机制、临床意义等曾做过深入研究，现简介如下（图17-1-1，图17-1-2）。

A峰：位于心电图P波之后0.08～0.12s，与左心房压力曲线上a波及超声心动图左心房后壁曲线的A峰同时出现，此为心室的主动充盈期。A峰的产生是由于心房收缩压力升高，推起已处于半关闭状态的二尖瓣前叶，使其位置前移所致。

B点：心房收缩过后，房内压力下降，原被推起的二尖瓣前叶恢复原位，再处于半闭合状态，故曲线下降至B点（与F点在同一水平线上）。在一般情况下，心房收缩之后，心室立即收缩，二尖瓣前叶急速后移，由A点至C点直线下降，故B点显示不清。仅在房室传导阻滞时，心房收缩与心室收缩间期延长者，才可看到B点。

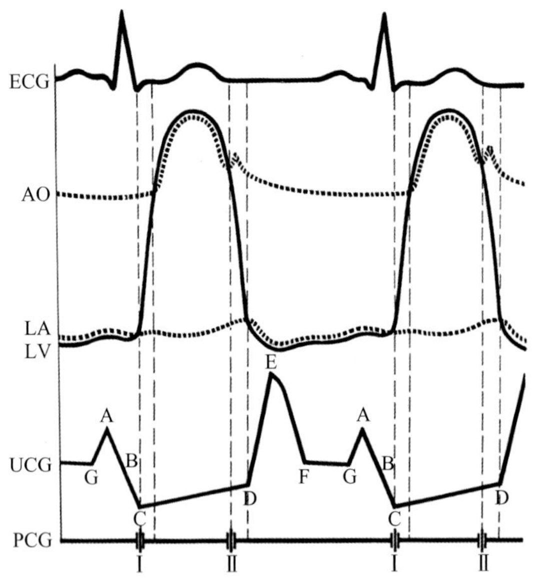

图17-1-1 正常人超声心动图二尖瓣前叶曲线与心电图、心内压力曲线及心音图关系

ECG.心电图；AO.主动脉；LA.左心房；LV.左心室；UCG.超声心动图；PCG.心音图

C点：位于心电图R波之后，心肌除极，左心室收缩，左心室压力迅速升高，当其超过左心房压力时，将二尖瓣前叶向后推移，前后两叶并拢关闭，产生第一心音。在心动周期中，此时二尖瓣前叶处于最靠后的位置，故曲线上出现最低的C点。

CD段：此为一缓慢上升的平段，所有正常人均可见此现象。CD段的全过程中，二尖瓣处于关闭状态。除末段在第二心音以后为等长舒张期外，绝大部分为心室收缩期。其产生机制主要为心室收缩时心腔容积减小，且心室短轴较长轴缩短更为明显，随着短轴的缩短，左心室后壁逐渐前移，贴近后壁附近的二尖瓣亦随之前移，CD段因而缓慢上升。此外，收缩期主动脉根部的活动也可能影响二尖瓣随同二尖瓣环前移，这些因素综合导致CD段形成。

D点：出现于T波与第二心音之后，二尖瓣即将开放。D点与第二心音之间的间期属等长舒张期。

DE段：为一急速上升的直线。产生机制为在等长舒张期之后，左心室扩张，压力迅速下降，当左心室压力低于左心房，左心房内血液立即推开二尖瓣向左心室灌注，故使二尖瓣前叶迅速前移，曲线由D点直线上升而达到E峰。

E峰：是二尖瓣前叶曲线上升的最高峰，二尖瓣开放达最大高度，此时二尖瓣前叶距前胸壁最近（图17-1-3）。

EF段：曲线达顶点E峰之后，迅速下降，其下降速度多在80mm/s以上。EF段下降机制为舒张期二尖瓣开放后，左心房迅速排空，压力下降；左心室则快速充盈，

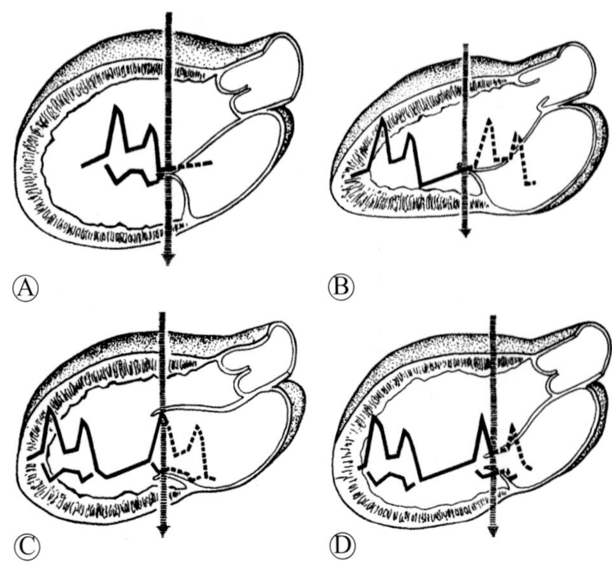

图17-1-2 正常二尖瓣动态与超声心动图上曲线的关系

A.收缩早期；B.收缩末期；C.舒张早期；D.舒张末期

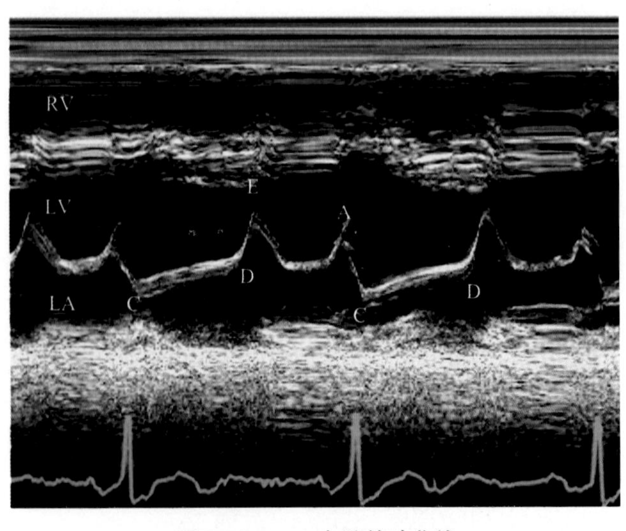

图17-1-3 二尖瓣前叶曲线

此图可清晰显示E峰、A峰、CD段、C点及D点。

RV.右心室；LV.左心室；LA.左心房

压力上升，房室间压差迅速减小；加之血液进入左心室后存在反冲作用，由心室侧向后推动前叶。故前叶由最前位置很快向后移动恢复到半关闭状态，形成曲线上急速下降的EF段。DE段、E峰及EF段所经历的时间，相当于心室快速充盈期。

F点：为舒张期中最低点，此时房室间压力差很小，二尖瓣处于半闭合状态，即缓慢充盈期。

G点：F点之后曲线形态可随心率而变化。心率快者，心室缓慢充盈期较短，曲线达F点后，下一个心动周期立即开始，心房收缩，曲线上升，故F点后即为A峰，G点不能清晰辨识。若心率较慢，心室缓慢充盈期较长，曲线下降至F点后，不立即上升而形成一平段，待下一个心动周期开始时，于P波后曲线上升，出现A峰。平段与A峰上升支的交界处即为G点。在缓慢充盈期，由于来自肺循环的血液不断进入左心房，使左心房与左心室间形成一种稍有变化的动态平衡，故二尖瓣在F点与G点之间可有低幅扑动现象。

2.二尖瓣后叶曲线　在二尖瓣波群中，有时可见二尖瓣后叶曲线，活动方向与前叶相反，即呈镜像曲线，向后的两个尖峰分别称为E′峰、A′峰。由于二尖瓣后叶较短，活动幅度较小，故曲线的幅度较小。

舒张期E′峰、A′峰分别代表左心室快速充盈和左心房收缩充盈，形成机制与前叶相似。收缩期二尖瓣前后叶合拢形成共同的CD段。前叶E峰与后叶E′峰间的距离大致上可以反映二尖瓣口开放时的大小。

综上所述，二尖瓣曲线在收缩期位置固定（前后叶关闭），变化较少，而在舒张期内有较大变化。结合二尖瓣M型曲线和舒张期各时相，我们可以看到以下几点。

（1）第二心音至D点为等容舒张期，此时左心室尚未充盈。

（2）E峰前后（D点至F点）二尖瓣第一次开放，为左心室快速充盈期。

（3）FG段二尖瓣处于半关闭状态，为左心室缓慢充盈期。快速充盈期与缓慢充盈期，血液由左心房流入左心室，是左心室压力降低所致，故两者合称心房被动排血期。

（4）A峰前后（G点至B点）二尖瓣第二次开放，为心房收缩期。此期为左心房主动收缩向左心室射血，故称心房主动排血期。

（二）二尖瓣口的二维超声心动图

1.左心长轴切面　沿心脏长轴进行检查时，在左心室腔内可见2条带样回声，分别与主动脉根部后壁及左心房、左心室后壁交界处相连接，此即二尖瓣前叶与后叶。正常人该带样回声清晰、纤细，均以起始部为支点，随心脏活动呈现柔和而有弹性的摆动，收缩期两者合拢，舒张期互相分离（图17-1-4）。

二尖瓣前叶在舒张早期迅速向前活动，贴近室间隔（其间距为2～5mm）。在舒张中期整个瓣叶向后漂浮，处于半关闭状态；待舒张末期又向前摆动，但幅度较小。这两次向前活动，相当于M型超声心动图上二尖瓣曲线上的E、A两峰。后叶活动方向相反，由于瓣叶较短，故活动幅度亦小。正常二尖瓣前后叶的尖部在舒张早期开放距离较大，这与二尖瓣狭窄时前叶体部向前凸出呈穹隆状，而尖部交界处有粘连不能充分开放有很大区别。

收缩期瓣口闭合，前后叶合拢，受腱索的牵拉，瓣叶不会脱向左心房侧。随着血液排出，左心室腔容量减小，长径亦将缩短，由于乳头肌亦收缩，长度变小，使整个牵拉瓣膜的装置（乳头肌、腱索及瓣叶本身）的总长度减小，可保证二尖瓣不向左心房侧膨出，其反射光带不超过二尖瓣环连线水平。

2.二尖瓣水平左心室短轴切面　在二尖瓣水平左心室短轴切面上，室间隔与左心室游离壁构成一圆形结构，随心室舒缩而活动。其内尚有一组回声反射代表二尖瓣前后叶。反射强度中等、纤细、活动快速、幅度较大。收缩期前后叶合拢，呈一横线，中无间隙，位置约在左心室腔的中1/3与后1/3交界处。舒张期前后叶分离，形成一椭圆形“鱼口状”的环带。检查时，可参考M型曲线上E峰的位置，选取合适的舒张期时相，在声束通过心尖最大开放水平将切面图像冻结，由此即可测得二尖瓣的最大开口面积。正常人此面积为4～6cm^2，而有狭窄时，瓣口面积明显减小（图17-1-5）。

在舒张期图像上，有时见二尖瓣前叶的中部有回声连续中断，这可能为正常现象，而非二尖瓣前叶裂的特异表现。因二尖瓣前叶游离缘的内侧部与外侧部通过腱

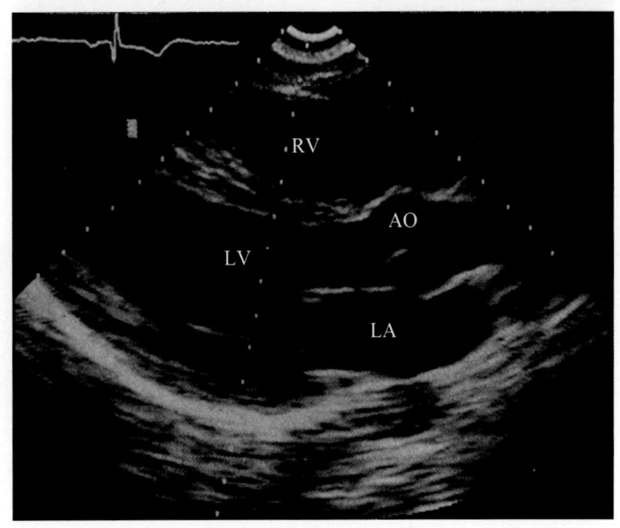

图17-1-4　左心长轴切面

此为舒张期左心长轴切面，可见二尖瓣开放，前后叶间距较宽，无狭窄现象。主动脉瓣关闭，位于主动脉口的中间。各瓣叶反射较纤细，无瘢痕形成或钙化现象。RV.右心室；LV.左心室；LA.左心房；AO.主动脉

索分别连向两侧乳头肌，故此处在切面上可能显示为回声连续中断。

3.四腔心切面 在心尖或胸骨旁四腔心切面上可见前叶附于室间隔侧，后叶附于左心室侧壁。在四腔心切面上可清晰显示前、后瓣叶形态及启闭情况，且可比较各房室大小，对诊断二尖瓣疾病有重要意义。前、后叶在舒张期开放时分离较远，收缩期关闭，其闭合平面近乎“平坦”。此外，该切面可清晰显示二尖瓣根部附着点，可通过与三尖瓣隔瓣附着点对比，判断有无三尖瓣下移畸形及协助确定左心室解剖。

（三）彩色多普勒

1. M型彩色多普勒 在二尖瓣波群上，显示前叶双峰曲线左心房侧出现红色血流信号，于E峰后舒张期内，此红色血流信号出现于双峰曲线的左心室侧。CD段前方左心室流出道内血流信号变为蓝色，代表收缩期由左心室流出道向主动脉快速喷射的血流。

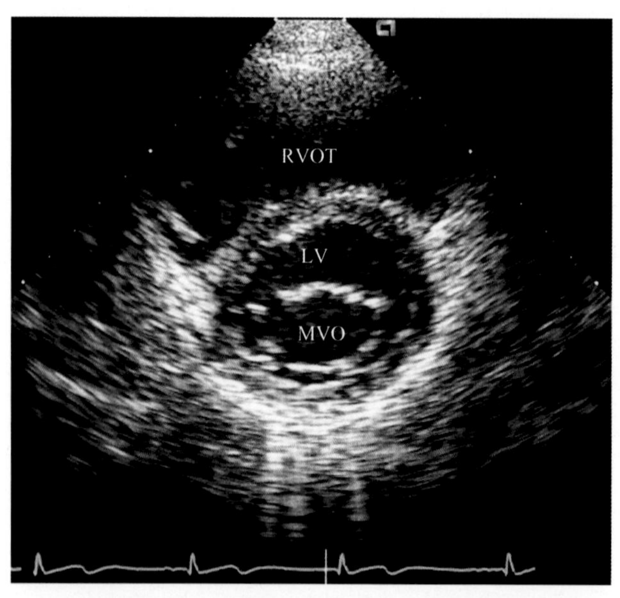

图17-1-5 二尖瓣口水平的左心室短轴切面

此为舒张期，二尖瓣口开放良好，无狭窄现象；RVOT.右心室流出道；LV.左心室；MVO.二尖瓣口

心尖四腔心切面上，将取样线置于二尖瓣舒张期射流束的中央，所获得的M型彩色多普勒图像可反映通过二尖瓣口并流向心尖的舒张期血流的加速。其红-蓝色界面的斜率代表了二尖瓣血流从瓣环到心尖的传播速度，是评价左心室舒张功能的有效指标。舒张功能正常者，可见舒张早期二尖瓣血流显著，上升斜率陡直，近乎垂直，反映舒张早期血流快速充盈左心室腔，而舒张晚期血流细小，反映舒张晚期的左心房收缩对左心室充盈所做贡献较小。测量舒张早期M型上血流中心的斜率即为二尖瓣血流传播速度（*V*p），可反映左心室舒张功能，*V*p＜50cm/s提示舒张功能异常（图17-1-6）。

2.二维彩色多普勒成像 舒张期二尖瓣开放后，左心房血液经二尖瓣口进入左心室。在快速充盈期，房室压差最大，血流速度快，流量大（占总充盈量的60%～80%）。二维彩色多普勒显示为一宽阔明亮的红色血流束，自二尖瓣口进入左心室。血流束轴心近瓣尖处流速最快，故呈现为红色鲜亮，甚至出现色彩倒错的现象；边缘部流速较慢，故呈现为红色渐暗淡的现象。在缓慢充盈期，二尖瓣血流束在到达左心室心尖后立即折转，形成一宽大的漩流冲击二尖瓣，使之处于半关闭状态，因漩流方向背离探头而呈现蓝色。在心房收缩期，二尖瓣口血流速度将再次增快，故红色血流信号由暗变亮。

（四）频谱多普勒

1.脉冲型频谱多普勒 二尖瓣口舒张期血流频谱为正向双峰窄带波形。自二尖瓣开放后起始，持续至舒张期末。频谱第一峰（E峰）较高，为舒张早期心室快速充盈所致。第二峰（A峰）较低，为舒张末期心房收缩，血流再度加速所致（图17-1-7）。E峰与A峰之间可出现低流速平台段，此为心室缓慢充盈期。在心动过缓时，缓慢充盈期延长，故E峰、A峰间的平台段延长，心动过速时平台段则缩短乃至消失。由于正常二尖瓣舒张期血流为层流，故E、A两峰的上升支与下降支均陡直，呈

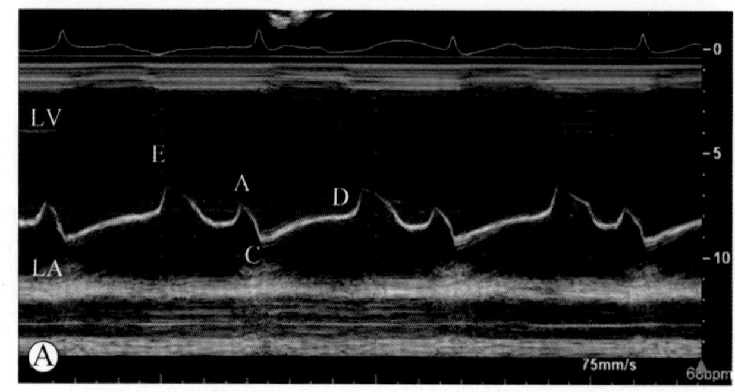

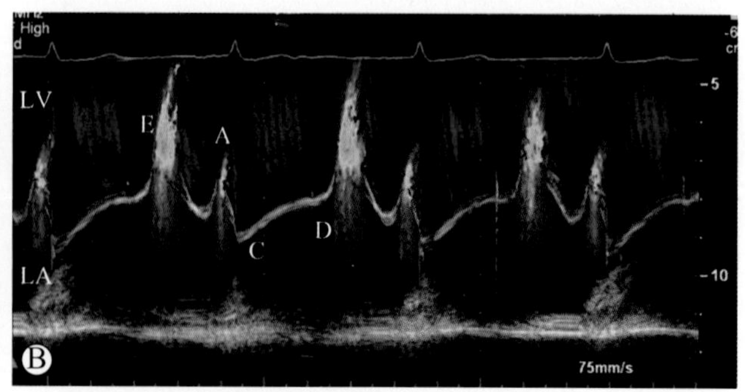

图17-1-6 M型超声心动图及M型彩色多普勒的二尖瓣前叶曲线

A.心尖左心室长轴切面获取的M型超声心动图二尖瓣前叶曲线，可清晰显示二尖瓣E峰、A峰及CD段；B.同一切面获取的M型彩色多普勒二尖瓣前叶曲线显示E峰及A峰后舒张期内，红色血流信号从左心房侧到左心室侧，舒张期内紧邻E峰、A峰红色血流信号后及CD段前方左心室流出道内出现蓝色血流信号。LV.左心室；LA.左心房

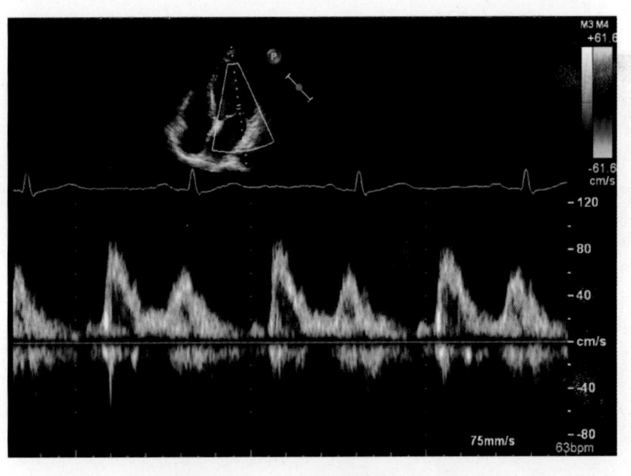

图17-1-7　二尖瓣口血流频谱

图示二尖瓣口所获血流脉冲多普勒频谱，可见舒张期血流为正向双峰（E峰与A峰）窄带波形，收缩期无血流信号通过

三角形尖峰，频谱很窄，与基线间留有空窗。成年人最大流速平均为0.90m/s（0.60～1.30m/s），儿童为1.00m/s（0.80～1.30m/s）。

取样容积位置可影响频谱幅度与形态。当取样容积从二尖瓣环向二尖瓣尖移动时，E峰逐渐升高，而A峰逐渐降低。故测定流速时应将取样容积置于血流速度最快处，即二尖瓣尖部附近的左心室腔内，但要注意避开瓣叶运动时产生的频移信号。另外，由于取样容积位置不变，而心脏在舒缩过程中其结构的位置发生移动，可导致同一取样位置在舒张期为左心室流入道，而收缩期为左心室流出道，即出现两种时相不同、方向相异的血流信号，使得频谱变形。故取样容积的位置应尽量远离左心室流入道与左心室流出道的交界处。

2.连续型频谱多普勒　与脉冲型频谱多普勒形态相似，亦呈舒张期正向双峰波形，但由于连续型频谱多普勒记录了自左心房至左心室血流的多种频移信号，故频谱出现增宽甚至实填，并可记录到短促、高频的瓣膜开放与关闭的频移信号。当取样线偏向左心室流出道时，可记录到收缩期负向单峰血流信号，此代表左心室流出道收缩期血流。

（五）三维超声心动图

由于二尖瓣环是一个“马鞍”形非平面结构，二维超声心动图只能从某一个平面上观察二尖瓣的形态结构及活动，缺乏整体观。三维超声尤其是动态和实时三维超声心动图可真实再现二尖瓣的立体形态，从左心室长轴立体剖面或二尖瓣短轴立体剖面进行观察，前者可显示正常二尖瓣结构的断面，为纤细光滑的组织，舒张期不受限制地开放，收缩期严密完整地对合；后者可分别从左心房侧和左心室侧观察二维超声所无法看到的二尖瓣口俯视活动图，宛如将照相机置于瓣上或瓣下观察瓣膜整体情况，图中显示前叶较长，附着于二尖瓣环前1/3部分，后叶较短，附着于二尖瓣环后2/3部分，收缩期前后叶对合严密，舒张期充分开放，与正常解剖结构及活动完全一致。

实时三维彩色血流显像可显示过瓣口正常舒张期血流束的起源、形态、走行及在心动周期中的变化。血流束宽阔明亮，起自瓣口，形态对称，偏向左心室侧壁走行。血流束中心区较明亮，边缘区较暗淡，并可出现两次明暗变化，对应于舒张早期的快速充盈和舒张晚期的左心房收缩充盈（图17-1-8～图17-1-10）。

将三维数据行脱机后处理，还可定量分析瓣口的舒张期射流和收缩期反流的三维彩色血流束，计算血流束截面积及容积，可用于二尖瓣反流及狭窄程度的判断。

三、正常主动脉瓣与主动脉

（一）M型超声心动图

通常选取胸骨旁左心室长轴切面，于主动脉瓣尖水平获取主动脉根部M型曲线。可见两条平行活动的曲线，收缩期向上，舒张期向下，代表主动脉根部前后壁；两者之间可见一六边形盒样结构，即主动脉瓣曲线。其中前线代表右冠状动脉瓣，后线代表无冠状动脉瓣。收缩期瓣口开放，两线迅速且完全分开，分别靠近主动脉前后壁且互相平行。部分正常人的主动脉瓣M型曲线可记录到收缩期瓣膜的细小扑动，此属正常现象。舒张期瓣口关闭，两线合并于主动脉腔中心。曲线分开处为K点，在心电图R波及第一心音之后，代表等容收缩期结束主动脉瓣开放。闭合处为G点，在心电图T波后并与第二心音在同一时间，代表收缩期结束主动脉瓣关闭。K-G间的时间代表左心室射血期。开放时两线间的距离代表瓣膜开放间距，一般为15～20mm，主动脉根部前后径（内径）男性为（28.18±4.20）mm，女性为（23.95±3.57）mm；活动幅度男性为（10.17±2.83）mm，女性为（10.61±5.63）mm。正常人主动脉瓣菲薄，反射纤细，故有时开放显示不清，仅见瓣膜关闭曲线，起点为G点，终点为K点（图17-1-11，图17-1-12）。

（二）二维超声心动图

在胸骨旁左心长轴切面及心底短轴切面上均可清晰显示主动脉瓣的图像，其不同之处在于方位上的差异。长轴上见主动脉右冠瓣与无冠瓣分别附着于主动脉根部的前后壁，收缩期开放贴近根部，舒张期关闭瓣叶呈圆弧状延伸，在中间相对合。短轴上3个瓣叶均可显示，收缩期向外，舒张期向中心靠拢，形成“Y”字形交接线。瓣叶之间特别在中心点均应密合，不留空隙。其反射亦

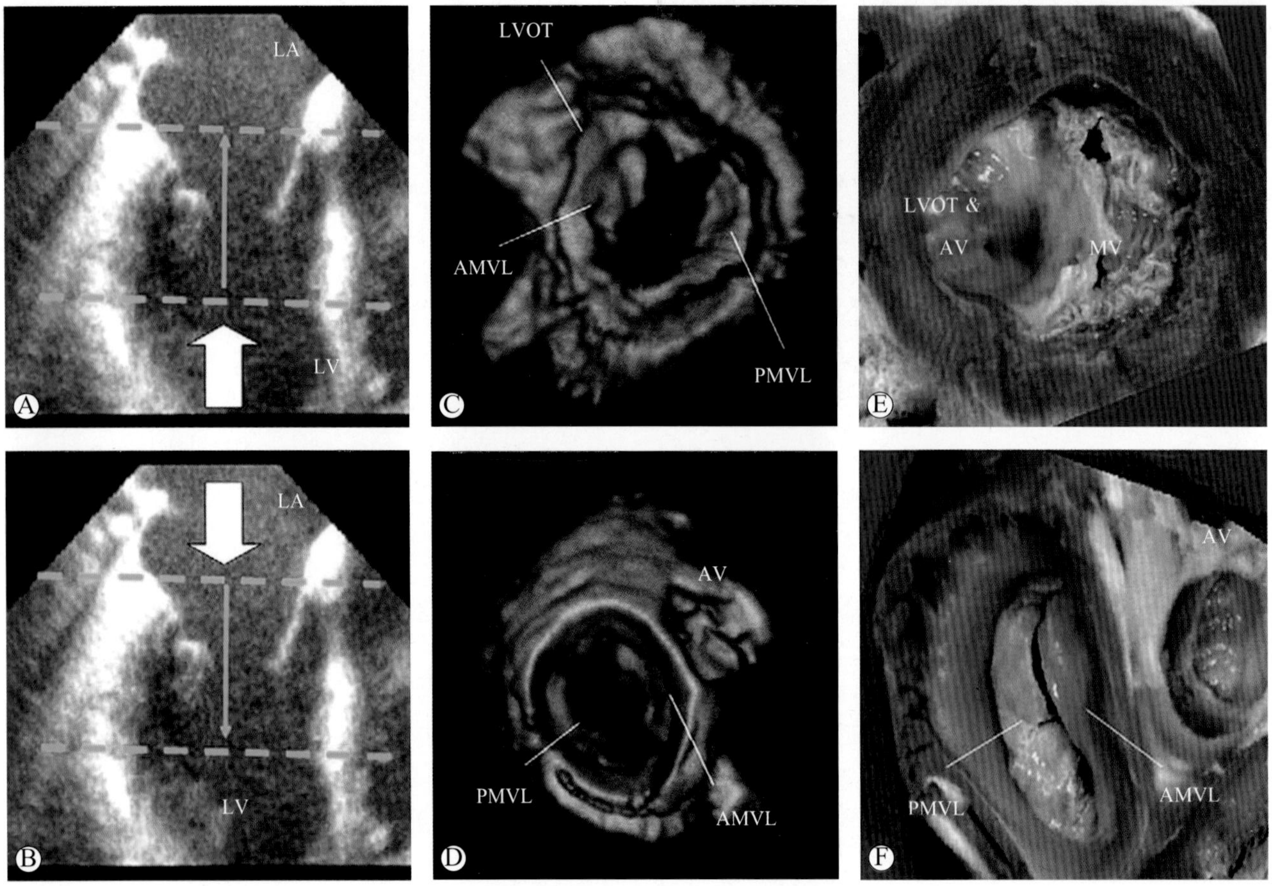

图 17-1-8 二尖瓣口超声图像与解剖结构的关系

自左向右分别为左心的二维切面图、三维鸟瞰图和解剖结构图，A、C、E. 由左心室侧向二尖瓣口及左心房侧观察；B、D、F. 由左心房向二尖瓣口和左心室侧观察。LA. 左心房；LV. 左心室；LVOT. 左心室流出道；AMVL. 二尖瓣前叶；PMVL. 二尖瓣后叶；AV. 主动脉瓣

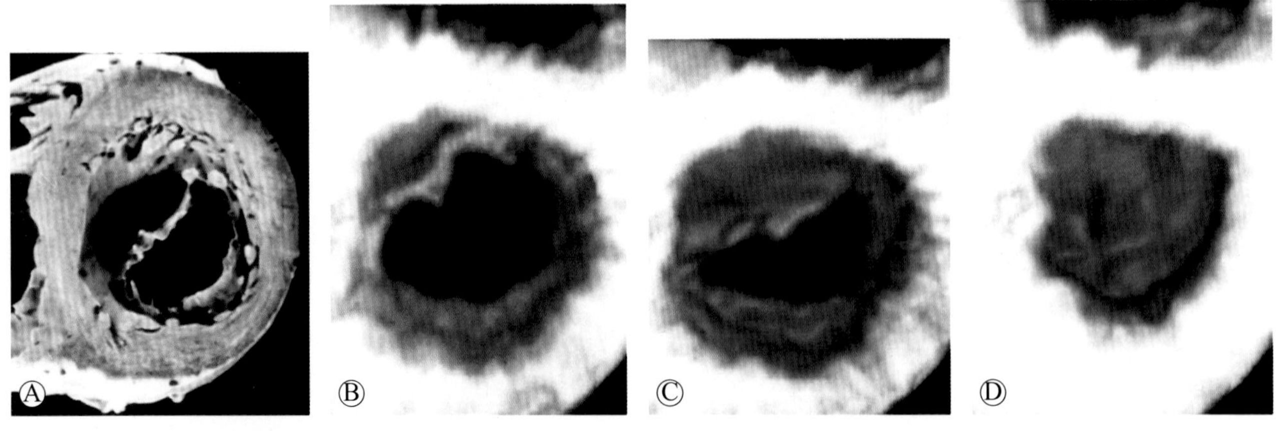

图 17-1-9 动态三维超声心动图显示二尖瓣结构及活动

A. 心脏左心室断层解剖图像，此是由左心室侧观察二尖瓣前后叶；B. 舒张早期，二尖瓣前后叶完全开放，瓣口呈圆形；C. 舒张中期，瓣口呈半开放状态；D. 收缩期，二尖瓣口关闭，前后叶间无裂隙

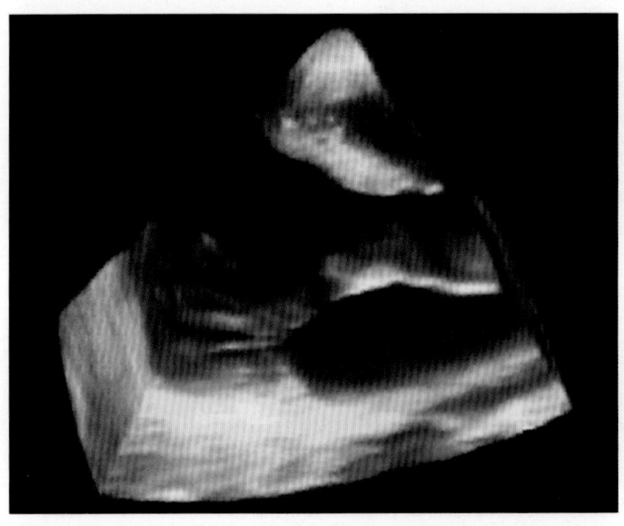

图17-1-10 二尖瓣结构实时三维超声心动图
清晰显示舒张中期二尖瓣半闭合状态

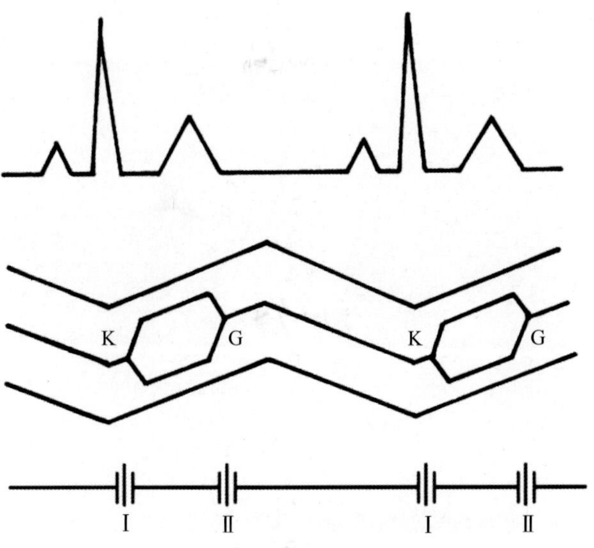

图17-1-11 主动脉瓣M型活动曲线示意图

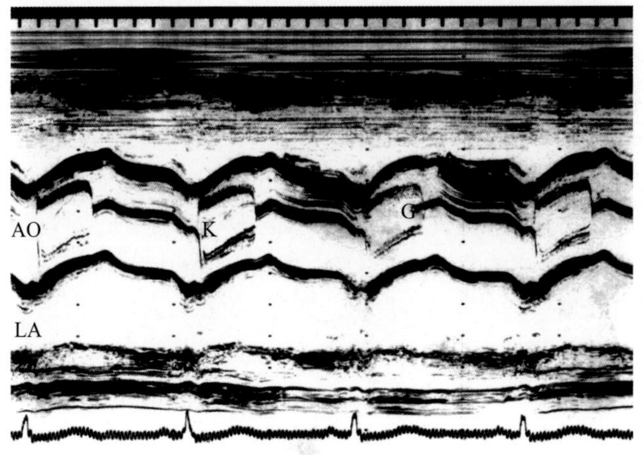

图17-1-12 主动脉瓣及主动脉根部M型活动曲线
图示胸骨旁左心室长轴切面M型取样线通过主动脉瓣水平获取的心底波群。主动脉根部为两条平行曲线，收缩期向上，舒张期向下；主动脉瓣收缩期开放呈六边形盒样结构，收缩期瓣口开放，舒张期瓣口闭合，位于主动脉管腔中心。K点为主动脉瓣口开放；G点为主动脉瓣口关闭；AO.主动脉；LA.左心房

较纤细，不应出现过强的粗厚回声（图17-1-13）。

（三）彩色多普勒血流成像

心尖五腔心切面上收缩期左心室向主动脉射血，可见一束明亮的蓝色血流通过主动脉瓣口进入升主动脉，血流由瓣环处开始加速，瓣口中心处流速最快，颜色最为明亮。近动脉壁处颜色逐渐变暗，此与截面上血流速度分布不同有关。当血流速度超出显示范围时，可出现色彩倒错现象，此时应提高脉冲重复频率，以便与湍流相鉴别。有时在舒张早期见一由主动脉瓣口反流至左心室流出道的血流，如果范围甚小且持续时间甚短者，仍属正常现象，并非关闭不全所致（图17-1-14）。

主动脉弓及降主动脉内血流的观测常采用胸骨上窝主动脉弓长轴切面。部分弓部结构由于和声束夹角较大导致血流信号暗淡甚至不显示。但主动脉弓三大分支与声束夹角较小，常能显示红色朝向探头的血流。降主动脉内血流方向与声束方向近乎平行，可显示为收缩期蓝色背离探头的血流，管腔中心区血流最明亮，近动脉壁处血流逐渐变暗。

（四）频谱多普勒

在心尖五腔心切面上，当取样容积置于主动脉瓣口时，在收缩期可见一向下的空心窄带三角形频谱，呈高频乐音，示为层流；其幅度较大，示流速快，一般在1.3m/s左右（图17-1-15）。若由胸骨上窝探查，取样容积置于主动脉根部，因收缩期血流对向探头，故呈现一空心向上、幅度较高的窄带频谱。

心尖五腔心切面和胸骨上窝主动脉弓长轴切面可检测主动脉瓣口及主动脉根部内的脉冲多普勒血流频谱，取样容积置于主动脉腔内，能显示收缩期空心窄带频谱，心尖五腔心切面中因收缩期血流方向背离探头，故为负向频谱，胸骨上窝切面中因收缩期血流方向朝向探头，故为正向频谱。

当沿主动脉不同深度移动取样容积时，主动脉流速有明显变化。最大流速位于主动脉瓣口或瓣上附近，随着取样容积向主动脉弓移动，流速逐渐减低。由于血流通过主动脉瓣口后流速分布可发生扭曲，即使在同一水平的不同部位所获得的频谱形态和流速亦有区别。左心室流出道及主动脉内的连续多普勒频谱特点类似于脉冲多普勒，但由于连续多普勒记录了整个左心室流出道和主动脉血流的频移信号，因此，频谱出现增宽甚至充填，且可同时记录到主动脉瓣的开放及关闭音。

（五）三维超声心动图

动态和实时三维超声心动图可清晰显示主动脉瓣的立体形态，从左心长轴立体剖面上可观察正常主动脉瓣

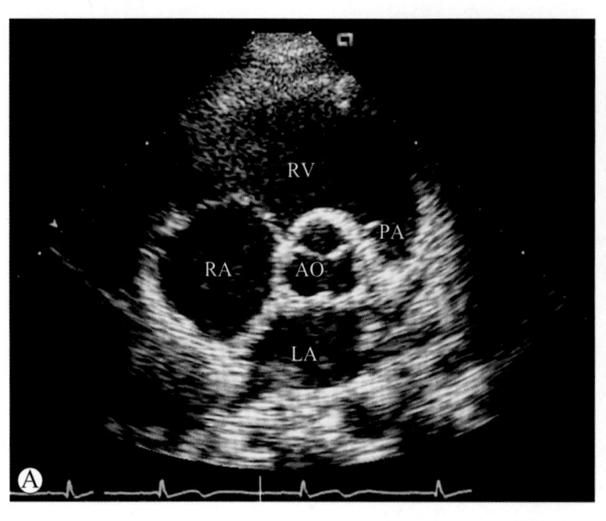

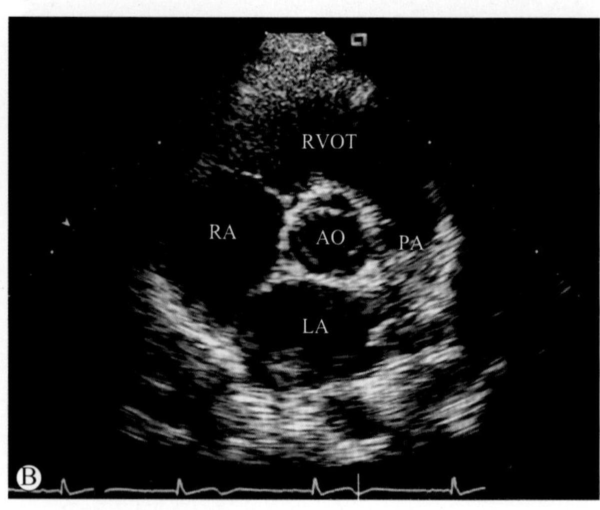

图 17-1-13 胸骨旁大动脉短轴主动脉瓣图像

图示正常主动脉瓣，呈三瓣分布，瓣叶纤细，回声均匀一致。A.舒张期，瓣膜向中心靠拢形成“Y”字形闭合线；B.收缩期，瓣膜开放，形成近似环状的瓣口。RV.右心室；RA.右心房；LA.左心房；AO.主动脉；PA.肺动脉；RVOT.右心室流出道

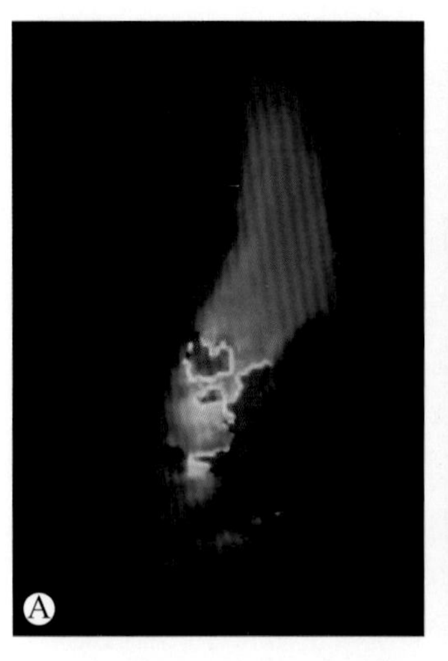

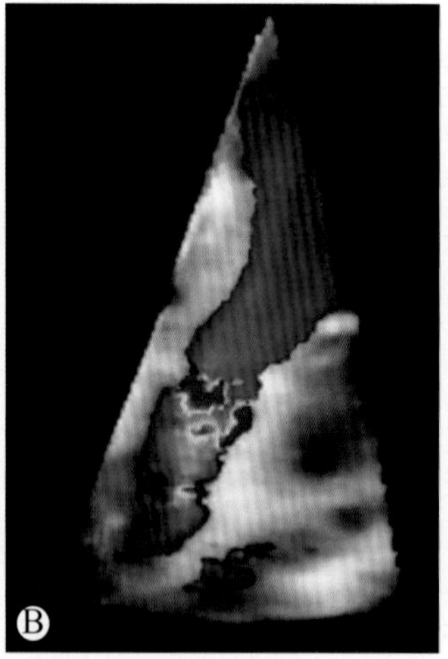

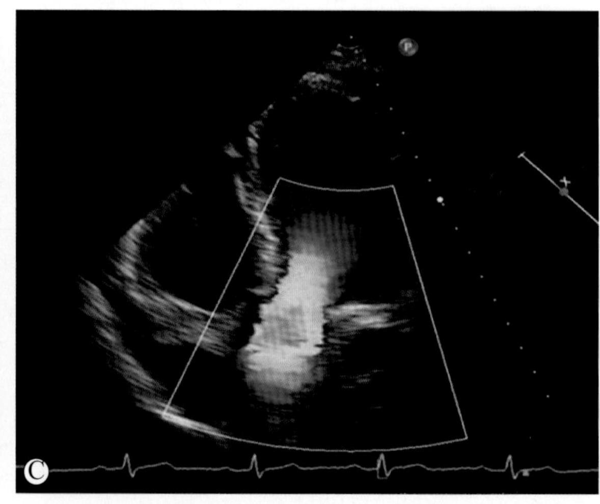

图 17-1-14 左心室流出道实时三维彩色血流及彩色多普勒血流成像

A.移除心内结构的灰阶背景，实时三维彩色血流成像仅显示收缩期左心室流出道及主动脉血流束的立体构型，血流束形态对称，无明显狭窄；B.实时三维彩色血流成像显示左心室流出道及主动脉的收缩期血流束与周边心内解剖结构的空间位置关系；C.心尖五腔心切面记录的收缩早期左心室流出道及主动脉的彩色多普勒血流显像

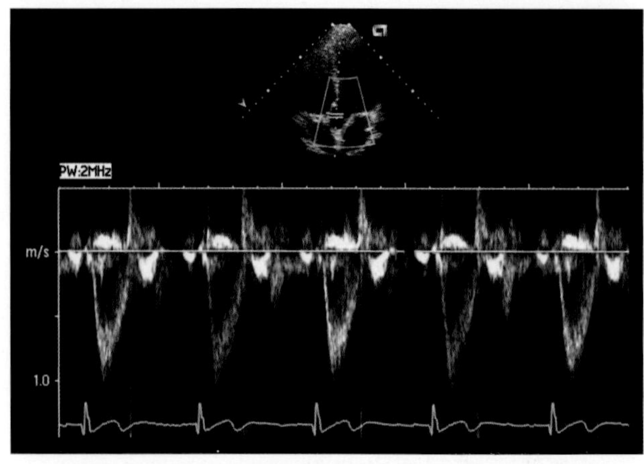

图 17-1-15 主动脉瓣口血流脉冲多普勒频谱图

图示主动脉瓣口血流频谱，可见负向、窄带、空心的非对称性三角形频谱，舒张期未见明显血流信号

结构的纵切剖面图，其线条纤细，反射较弱。由主动脉瓣上与瓣下进行观察时可分别从主动脉侧和左心室侧观察主动脉瓣口俯视活动图。主动脉瓣口收缩期充分开放，三个瓣叶各自靠近主动脉壁，中间为一宽大的圆形洞口。舒张期三个瓣叶对合严密，颇似三个呈“品”字形排列的半球形结构（图 17-1-16），收缩期开放。实时三维彩色血流显像可显示心尖五腔立体剖面观主动脉瓣口的收缩期血流。该血流束为明亮的蓝色血流，形态对称，瓣口处血流最明亮。此外，将三维数据脱机后进一步定量分析，可获得心脏每搏量和主动脉瓣口面积的相关信息。

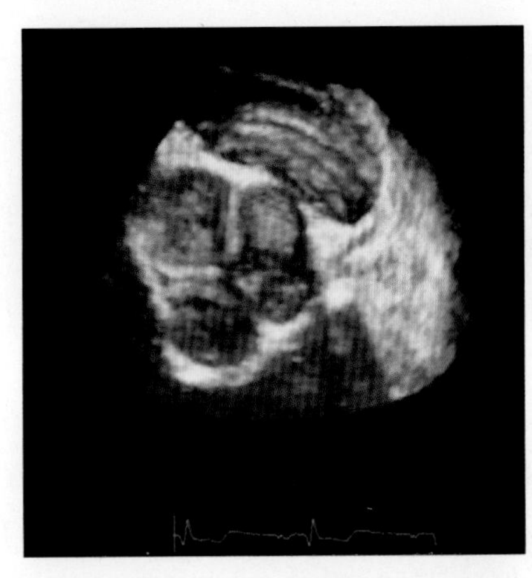

图17-1-16　主动脉瓣实时三维成像

图示正常主动脉瓣的实时三维图像，从主动脉侧观察，舒张期瓣膜关闭，形成3个呈“品”字排列的半球形结构

四、正常三尖瓣

（一）M型超声心动图

三尖瓣曲线一般在胸骨旁右心室长轴切面和心尖四腔心切面取样，正常三尖瓣前瓣活动曲线与二尖瓣相似，有E、A两峰，但其活动度比二尖瓣大，其C点一般与第一心音第二组高频振动同时出现。E峰在舒张早期右心室快速充盈时出现，其后有较小的A峰，相当于舒张晚期右心房收缩时的主动充盈期。三尖瓣关闭时间较二尖瓣稍晚（约0.03s），与胸壁距离较近，一般为35mm左右（二尖瓣离胸壁约为58mm）。

（二）二维超声心动图

心尖四腔心切面可显示三尖瓣的前瓣和隔瓣。前瓣附于右心室外侧，瓣叶较长，活动度较大；隔瓣附于十字交叉右侧，瓣叶较小，活动度较小。此二瓣叶纤薄，回声均匀一致，舒张期开放，几乎贴于两侧右心室壁；收缩期关闭，互相靠拢，关闭点不超过两叶瓣环附着点连线。在室间隔上，隔瓣附着点一般略低于二尖瓣前叶附着点，相距为0.5～1.0cm。胸骨旁右心室流入道长轴观可显示三尖瓣前瓣和后瓣，位于右前方者为前瓣，位于左后方者为后瓣。大动脉短轴观可显示三尖瓣的隔瓣和前瓣，其中隔瓣附于大动脉短轴切面约9点钟方位。三尖瓣的3个瓣叶在正常人图像上很难同时显示，但在右心室明显扩大或转位的情况下却可显示3个瓣叶短轴切面。

（三）脉冲型频谱多普勒

在心尖四腔心切面上将取样容积置于三尖瓣瓣尖的右心室侧，可记录到与二尖瓣频谱类似的三尖瓣舒张期频谱（图17-1-17）。频谱为舒张期窄带双峰正向频谱，E峰、A峰分别对应于舒张早期左心室快速充盈和舒张晚期左心房收缩期充盈（形成机制同二尖瓣频谱相似），但峰速较二尖瓣两峰低。儿童三尖瓣口血流频谱E峰平均值为0.60m/s，范围为0.50～0.80m/s。成年人E峰的平均值为0.50m/s，范围为0.30～0.70m/s。

与二尖瓣口频谱相似，三尖瓣口频谱形态受心率快慢的影响，心率过快时，E峰、A峰可重叠甚至融合。三

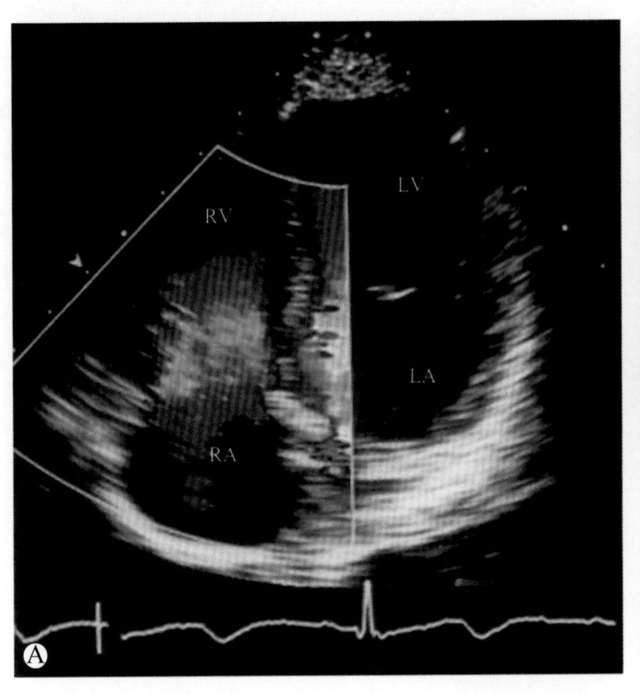

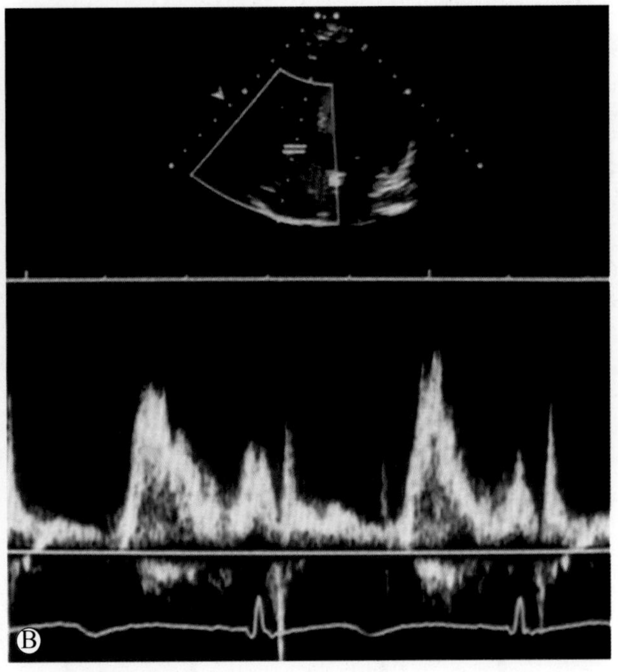

图17-1-17　三尖瓣口多普勒成像

A.心尖四腔心切面，彩色多普勒显示三尖瓣口舒张期红色的血流信号；B.同一切面，脉冲型频谱多普勒取样容积置于三尖瓣口所获取的血流频谱。LA.左心房；RV.右心室；LV.左心室；RA.右心房

尖瓣口血流速度受呼吸影响较大，吸气时，胸腔负压增加，右心回流增加，导致右心房舒张期充盈容积和速度增加，三尖瓣口舒张期血流速度增加。呼气时机制相反，三尖瓣口流速减少。正常呼吸时，吸气末较呼气末三尖瓣口舒张期流速增加幅度约为20%。

检查时可根据血流速度快慢分别选用脉冲型或连续型多普勒，以能清晰观察频谱的幅度和轮廓为原则。

（四）彩色多普勒超声检查

三尖瓣口的血流信号一般由心尖四腔心切面上观察，血流显像与二尖瓣口颇为相似（图17-1-17）。舒张期瓣口开放，由右心房至右心室呈现一宽阔明亮的红色带状血流，充满整个右心室流入道并抵达心尖。在轴线处血流的显色亮度在三尖瓣环处较暗，于瓣叶间逐渐增强；收缩期瓣口闭合，血流阻断，故该区无任何色彩。由于三尖瓣口血流较二尖瓣口血流速度稍低，故彩色血流信号较二尖瓣口暗淡。血流束轴心近中央处流速较快为亮红色，边缘部流速较慢为暗红色，瓣尖处流速最快。

三尖瓣由于闭合方式复杂，常可在右心房侧探及少量收缩期生理性反流信号（70%～80%），反流束常出现于收缩早期，且速度低，其发生率随年龄增长而增加。

五、正常肺动脉瓣与肺动脉干

（一）肺动脉瓣的M型超声心动图

在胸骨旁大动脉短轴切面上，M型取样线通常只能记录到一个瓣叶，即后瓣曲线。肺动脉瓣M型曲线各波段意义如下（图17-1-18）。

a波：此波波峰向下，相当于心电图P波之后，与三尖瓣曲线上A峰在同一时间，即右心室舒张末期的右心房收缩主动排血期。由于正常人肺动脉的压力较低，故右心房收缩时压力稍有上升，即可使右心室压力有所改变，并影响肺动脉后瓣，使之向肺动脉腔及后侧壁活动，从而在曲线上出现一向下的凹陷。由于a波与心房收缩有关，故心房颤动患者不出现a波；同时它依赖于较低的肺动脉舒张压，故当肺动脉压力升高时，a波幅度变小。

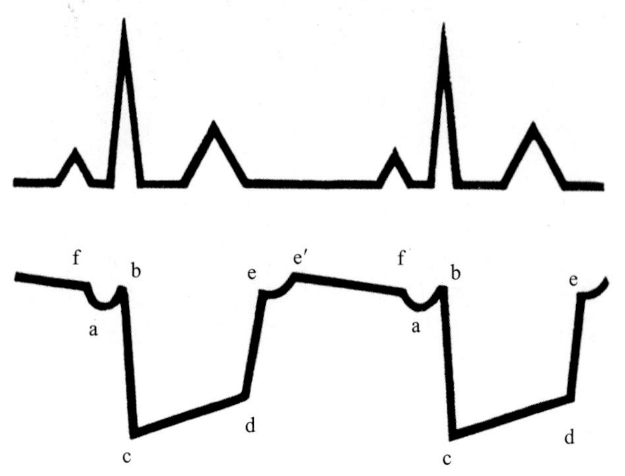

图17-1-18 肺动脉瓣M型曲线

bc段：是右心室收缩、肺动脉瓣后叶迅速开放的曲线，从b点到c点的垂直距离为（6.68±0.92）mm，其开放的正常速度为（211±12.7）mm/s。

c点：是肺动脉瓣最低点，肺动脉瓣开放达最高限度。此时后叶距离胸壁最远。

cd段：为一缓慢上升的直线，相当于心脏收缩期。曲线缓慢向上是因为当右心室射血时，肺动脉向前移动所致。

de段：为肺动脉瓣关闭时的运动曲线。当右心室舒张时，肺动脉瓣后叶迅速从d点上移至e点，与肺动脉瓣前叶合拢，肺动脉瓣关闭。

e点：为肺动脉瓣关闭处，位于心电图T波之后，相当于心音图上第二心音处。

be段：此间距代表肺动脉瓣由开放到关闭的持续时间，即为右心室射血期。

ee′段：因主动脉摆动导致肺动脉移位，故使肺动脉瓣后叶向上移动。此段相当于右心室等长舒张期。

ef段：当心脏舒张时，随着肺动脉向后移动，肺动脉瓣后叶曲线亦随之下移，正常以（36.9±2.5）mm/s的速度缓慢下降。

（二）二维超声心动图

胸骨旁心底短轴切面可以清晰显示右心室流出道，可观察其宽度及有无狭窄，向左侧扫查在胸骨旁右心室流出道切面可用于观察肺动脉瓣，但通常只能同时显示1～2个瓣叶，偶可在非常规切面同时显示肺动脉瓣短轴切面。胸骨旁大动脉短轴切面上，主动脉根部横断面位于正中，肺动脉瓣位于其左前方1～2点钟方向，借此可将右心室流出道与肺动脉干划界。常见瓣叶为后瓣，位于右侧，与主动脉左、右冠瓣联合处相邻。有时亦可见左前瓣或右前瓣，位于外侧壁。收缩期肺动脉瓣开放，紧贴主肺动脉壁，舒张期瓣叶闭合在动脉腔中央形成一闭合线。正常人瓣膜纤细，反射弱，加之左右摆动，故清晰度不如主动脉瓣。

（三）频谱多普勒

将取样容积置于肺动脉瓣口的远侧，在收缩期可见一方向朝下、呈空心三角形或抛物线形的窄带频谱。因肺循环阻力远较体循环阻力低，右心室射血的加速和减速均较缓慢，速度峰值（即右心室压力曲线和肺动脉压力曲线的交点）出现时相延后至收缩中期。因而频谱曲线更加圆钝，且近乎对称，其速度在0.7m/s左右（图17-1-19）。

（四）彩色多普勒

在胸骨旁大动脉短轴切面上见肺动脉瓣区及主肺动脉腔内，随着收缩期右心室射血开始，出现背离探头的

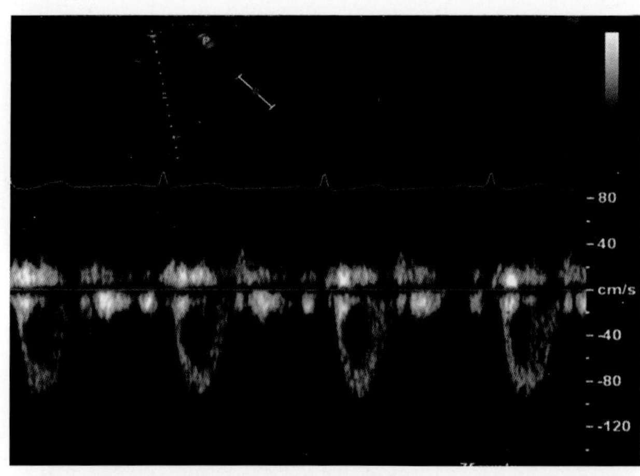

图17-1-19　肺动脉血流脉冲多普勒频谱图

图示为脉冲多普勒取样容积置于胸骨旁大动脉短轴切面肺动脉瓣口所获血流频谱图，可见正常的肺动脉血流频谱为负向、窄带、空窗频谱，加速支和减速支均较圆钝，形态对称

蓝色血流信号，收缩中期血流信号颜色最为明亮，随后血流颜色渐变暗淡，其远端左、右分叉的肺动脉内亦可见此血流信号。

（谢明星　王　静　王新房）

第二节　三维超声心动图

从20世纪70年代开始，不少学者在超声领域开展三维超声成像的研究。随着超声医学飞速发展，新技术不断涌现，三维成像经历了静态、动态到实时三个主要阶段，目前已在临床诊断、外科手术与介入治疗的监护方面取得确切的成效。现就其演进过程、成像方法、临床应用现状和发展前景介绍如下。

一、三维超声心动图的演进

（一）静态表层三维成像的价值与缺陷

早期用表层显像技术，建立网格型或薄壳型的静态三维超声心动图，可以显示心腔的表面轮廓，观察心脏某些结构的表面形态与大小，这种图像在三维超声心动图发展的初始阶段，曾起到鼓舞人心的作用，但因不能观察心壁的厚度、内部结构的层次关系及心壁的动态，故未得到广泛应用（图17-2-1）。

（二）动态三维超声的启示

20世纪90年代起始，多位学者报道了应用多平面旋转扫查法，将不同心动周期中同一时间点在不同方位上的二维图像重建为单帧三维图像，再将不同时间点的各帧三维图像按照心动周期先后顺序依次播放，形成能显示心动周期中多结构的动态三维图像，此图能准确反映心脏腔室与大血管形态及其空间关系。这种成像方式由于像素密集，画面清晰，对瓣膜疾病、间隔缺损、心内肿物及心腔形态、大小的显示较二维超声成像更为准确直观，对心脏形态观察有很大帮助，给超声心动图工作者以很大鼓舞（图17-2-2）。但因其每帧图像均由多个心动周期的二维画面组合而成，成像时间很长，不能实时直接观察，故其临床应用受到局限。

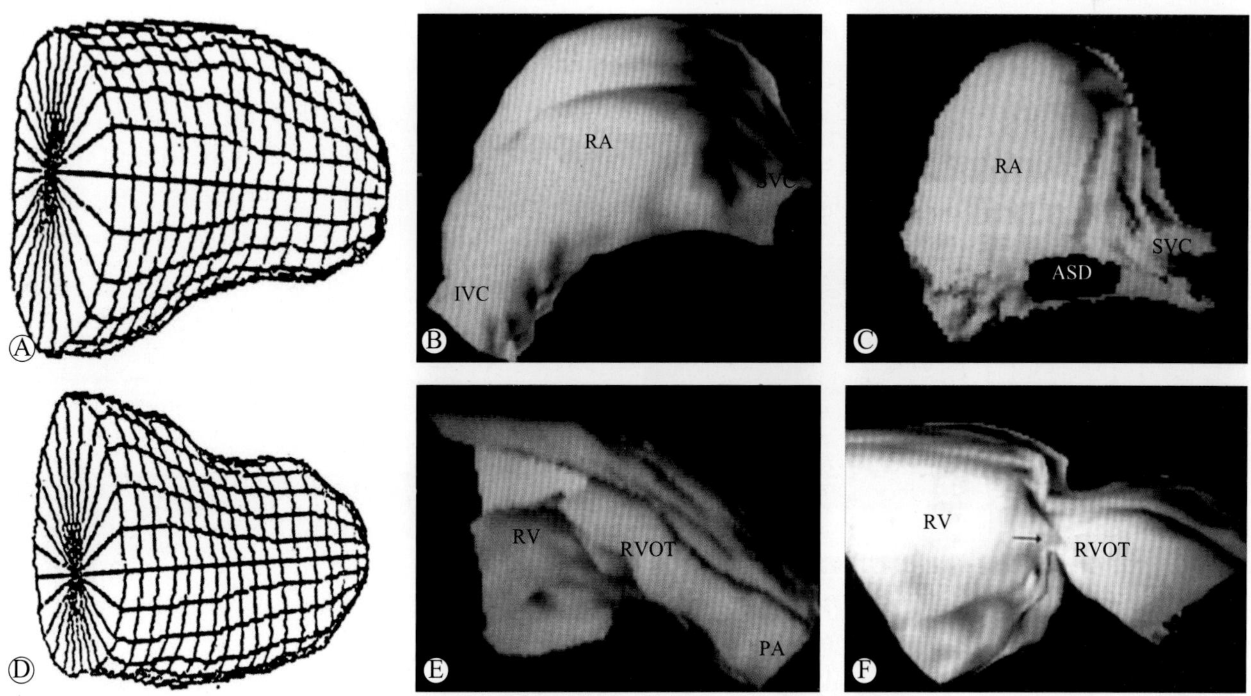

图17-2-1　静态网格型与薄壳型三维超声图像

A、D.网格型左心室三维成像，两图从前后两个方向显示其形态（李英杰教授惠赠）；B、C.薄壳型右心房三维成像，两图分别显示正常人与有房间隔缺损者的心房形态；E、F.薄壳型右心室流出道三维成像，两图显示正常人与有右心室流出道狭窄者的右心室形态。RA.右心房；RV.右心室；RVOT.右心室流出道；PA.肺动脉；ASD.房间隔缺损；SVC.上腔静脉；IVC.下腔静脉（1991年武汉协和医院摄制）

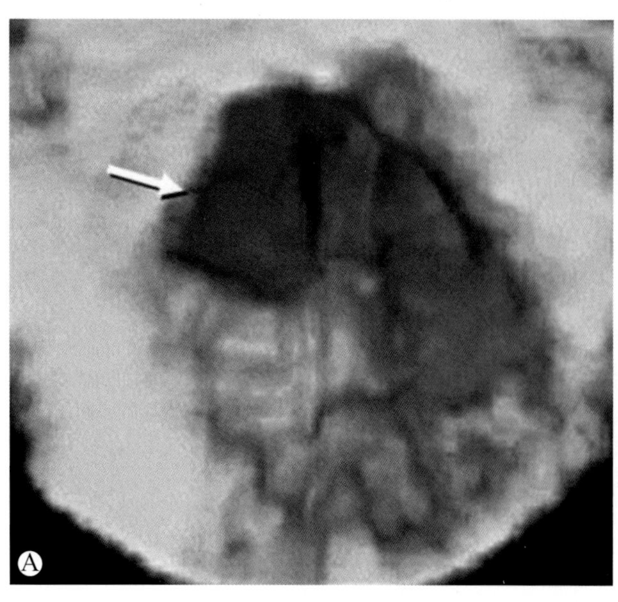

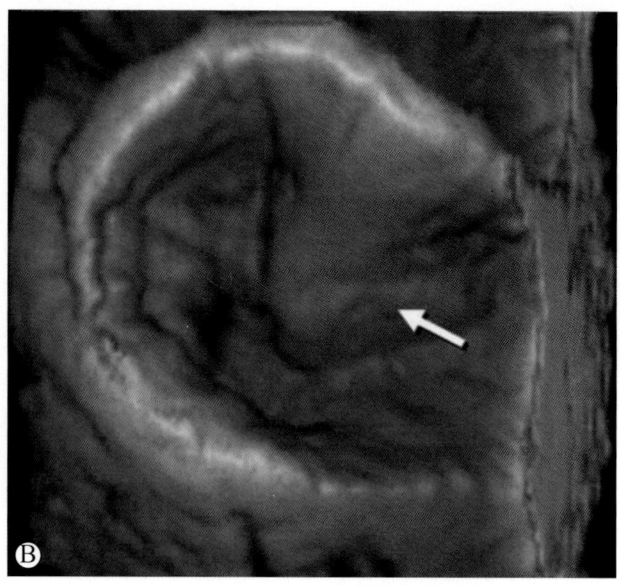

图17-2-2 二尖瓣前叶脱垂患者的动态三维超声心动图，经胸检查建立二尖瓣口三维超声鸟瞰图

A.从左心室侧向左心房侧观察，显示部分二尖瓣前叶向左心房深陷，其部位、范围和程度显示非常清晰（箭头）；B.从左心房侧向左心室侧观察，见脱垂的二尖瓣前叶向左心房膨出，轮廓清晰（箭头）

（三）实时三维超声心动图的出现

为了使三维超声心动图真正应用于临床常规检查，由美国Duke大学提出、经Philips和GE等公司精心研发的实时三维超声心动图（real-time or live three-dimensional echocardiography，RT3DE或L3DE）技术于21世纪初获得成功。实时三维超声成像的矩阵型换能器（matrix array transducer）置于探头的顶端，压电晶体数目多达3600个，呈矩阵型排列。换能器固定不动，方位不变，由计算机以相控阵方式控制声束的发射和接收，实行了声束三维方位上的扫描转向，瞬时内形成一帧能覆盖靶区某一部位立体结构的金字塔形三维数据库（pyramid three-dimensional datasets），每秒内能连续建立20帧以上的三维图像（图17-2-3）。由于三维扫描速度极快，免除了呼吸和位移的干扰，故能实时观察运动中的心脏，主要用于经胸或经食管的心脏三维超声检查，实时观察心脏各个结构的立体形态与活动状况，效果良好，受到临床的高度称赞。

2006年Philips公司将实时三维探头加以改进，减小矩阵型换能器的直径，提高发射频率，将其镶嵌于食管探头的顶端，经食管于心后进行近距离观察，取得质量优异的三维图像，能清晰显示心脏病变的精细形态，对术前诊断、术中监护、术后效果评定和追踪具有重大价值。

2008年Toshiba推出的实时三维超声心动图成像技术中采用简便灵巧的薄层采样四维导航法，从庞大的数据库中，能直观、迅速、简便地选取三维图像断面和深层结构的最佳图像，故受到用户欢迎。

2009年西门子公司推出ACUSON SC2000TM容积成像超声系统，能瞬时采集一全容积数据库，在1个心动周

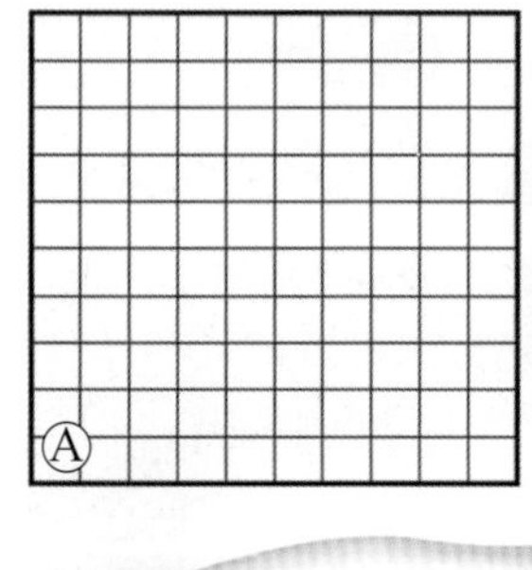

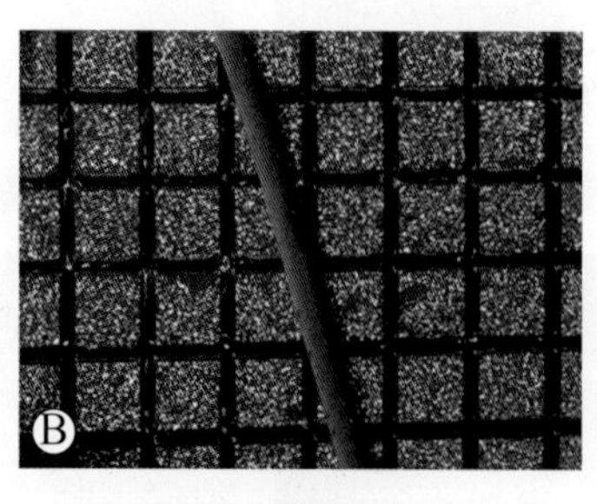

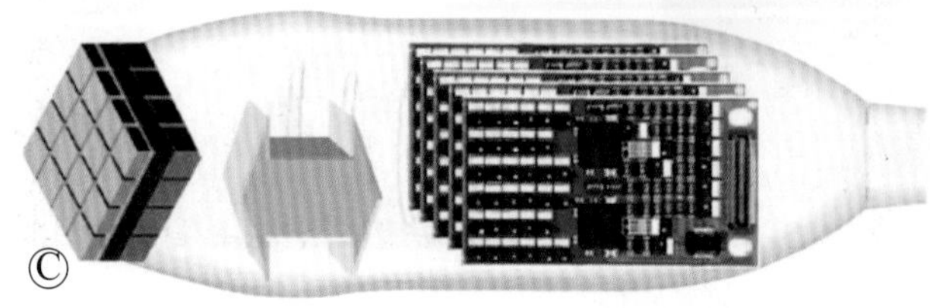

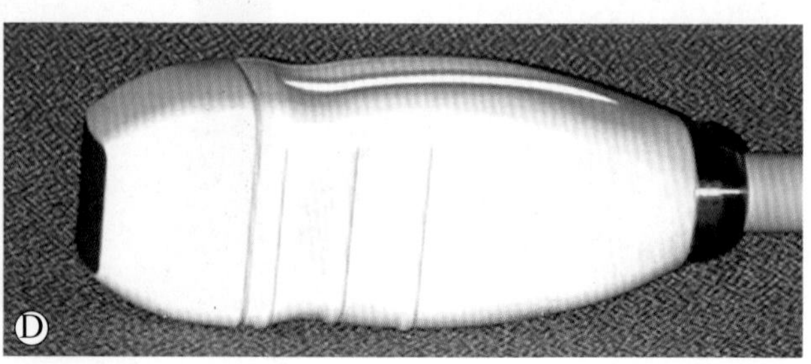

图17-2-3 实时三维超声探头的换能器图解

A.发射晶体片被纵向、横向多线均匀切割成多个微小阵元，可达3000～6000个；B.阵元晶体片直径细如发丝（图中间的竖条），呈矩阵型排列；C.实时三维超声换能器结构；D.实时三维超声换能器的外形

期内即可收集20幅以上90°×90°的心脏动态信息。对于形体较大的结构，已无须用连扫4个心动周期将4幅窄角图像相累加的方法，建立了真正实时全容积数据库，无拼接伪像，不受心律失常的影响，使三维超声成像质量得到进一步提高。

（四）立体三维超声成像法的创建

GE公司参照立体电影的原理，在其Vivid 7 dimension超声诊断仪的基础上增加了“4D Stereo Vision”技术，建立一种新的立体三维超声成像法。但与立体电影不同，在检查时无须用双探头进行扫查，仍用单个矩阵型换能器（matrix transducer）采集三维超声原始数据，建立一幅三维声像图。与此同时，采用独特的成像方法，模拟人类双眼视觉的原理，从原数据库中抽取信息，于上述三维图像旁侧，重建另一与原图视角稍有差异的三维图。即近场的信息与原图的视角差大，远场的信息与原图视角差小，而后将两图分别以左红右绿彩色编码形式互相叠加，显示在同一显示器上，形成一幅全新的具有立体视觉感的超声图。由于这种图像是由左右两幅视角不同的画面所构成，故仅以裸眼观察，可见图像边缘双影重叠，模糊不清，并混有一些杂乱的色带，如果观察者戴上相匹配的左红右绿的滤色眼镜观察时，左红右绿不同视角的画面分别成像于左右两眼的视网膜，信息传入视觉中枢后，根据二者视角差异的大小，将会在观察者头脑中形成一幅立体三维超声图像。这一成像方法除保留以往三维成像固有的优点之外，又增强了精确的深浅远近分辨力，轮廓结构清晰，远近层次分明，使其立体感有了明显改进。随着仪器性能的提高，图像质量不断改善，加之成像快速实时，可以在超声室、手术室、导管室、监护室及病房床边进行实时观测，对临床诊断和治疗将会有很大帮助（图17-2-4）。

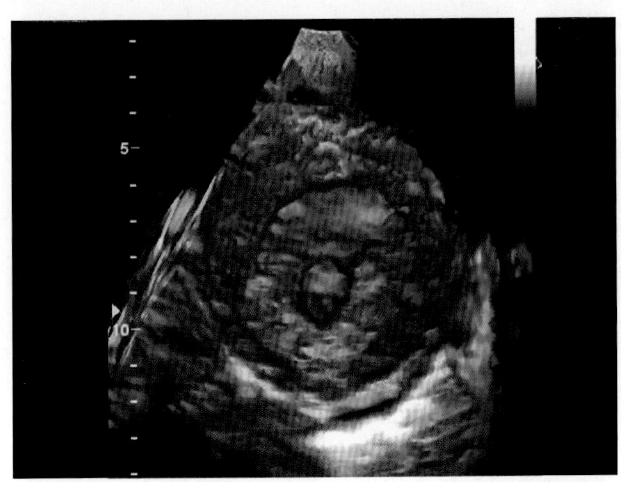

图17-2-4　GE多维星BT08显示的立体三维心脏结构超声图

此为该仪器所建立的立体三维心脏结构超声图，裸眼观察，可见一些杂乱的彩色，立体感不甚显著，如果观察者戴上特制的红绿滤色眼镜观察时，即可见图像呈现层次分明、结构清晰、立体感极强的三维心脏结构

二、三维超声数据的采集和图像的显示

三维超声心动图数据的获取有两种方法：①采集一系列二维图像并存储于数据库，再依据信息的位置及时相按序重建成三维图像，过程烦琐，耗时较长，目前已较少应用。②采用矩阵型三维探头，无须摆动或转动探头，即可直接采集三维立体容积数据库，简便、快捷，便于实时显示观察，目前已得到广泛应用，现就此法做简略介绍。

（一）三维超声金字塔数据库的建立

矩阵探头顶端的换能器由计算机以相控阵方式控制声束的发射和接收。调节各脉冲发射延迟时间，可改变波阵面方向，从而改变声束的倾斜角度及焦距深浅，实现声束的自动转向。当发射的声束沿预定方向X轴前进时，可形成一条扫描线（即一维显示）；声束随后沿Y轴进行方位转向形成二维图像；再使二维图像沿Z轴方向扇形移动进行立体仰角转向，故能形成金字塔形三维图像数据库。由于声束在互相垂直的三个方向进行扫描，因而最后形成的这一立体数据库可以覆盖靶区各个部位（图17-2-5）。

与此同时，设计者采用全新的16∶1并行处理方式（16∶1 parallel processing）获图，16条声束并行扫描，能够在较大容积内提供相当于二维图像扫描线密度的三维心脏图像，同时发射声束的脉冲重复频率大幅度提高，三维图像的帧频亦随之增加。

（二）三维超声心动图的显示模式

根据实时三维超声心动图的不同扫描方式，可有多种图像显示模式，在每种显示模式下均可通过旋转和切割图像，从不同方位实时观察心脏结构。

1. 实时窄角成像（live 3D）　声束扫描线在Y轴上做60°方位转向、Z轴上做30°仰角转向扫描，获取结构大小为60°×30°的立体数据库及三维超声心动图。这种方法为真正的实时三维成像，其伪像很少，成像快速清晰，图像直观。缺点是图像显示范围偏小，如用于观察范围较大的结构时会出现图像缺失。部分超声仪器中，也可根据需要调整该显示模式的宽度与深度，但须保持立体数据库的总体大小不变（图17-2-6）。

2. 全容积宽角成像（full volume 3D）　全容积显像图像由紧邻的4个15°×60°实时窄角图组合相加，形成Y轴与Z轴方向转向均为60°，即60°×60°的“金字塔形”数据库。这种成像方式获取的数据容积大，能包含较大范围内的结构，对观测心搏量、心肌重量、心壁动态、心肌灌注造影等有很大帮助（图17-2-7）。缺点是图像由先后4个心动周期的实时三维图像组合，属于“准实时显

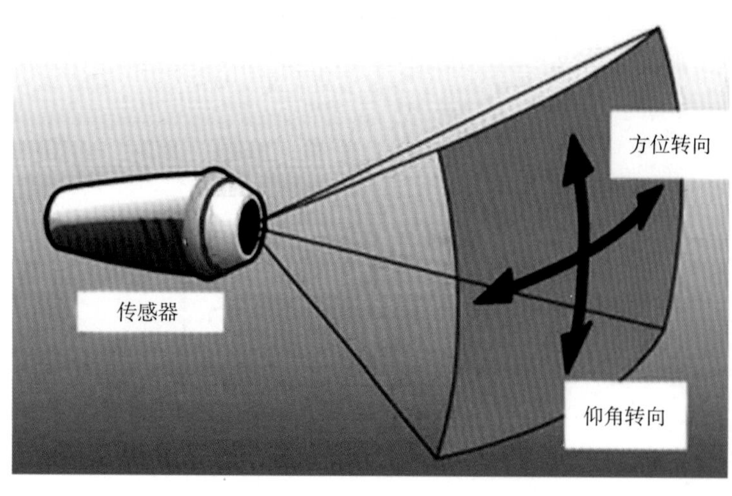

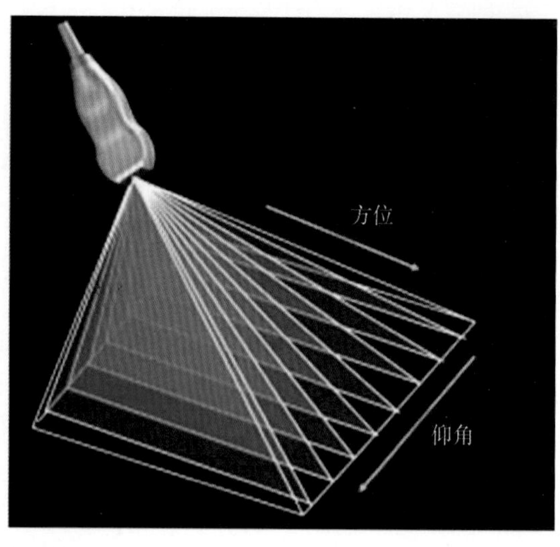

图17-2-5 实时三维成像声束扫描

声束按相控阵方式沿Y轴进行方位转向（azimuth steering）形成二维图像；三维图像再沿Z轴进行立体仰角转向（elevation steering），最后形成一金字塔形三维图像数据库

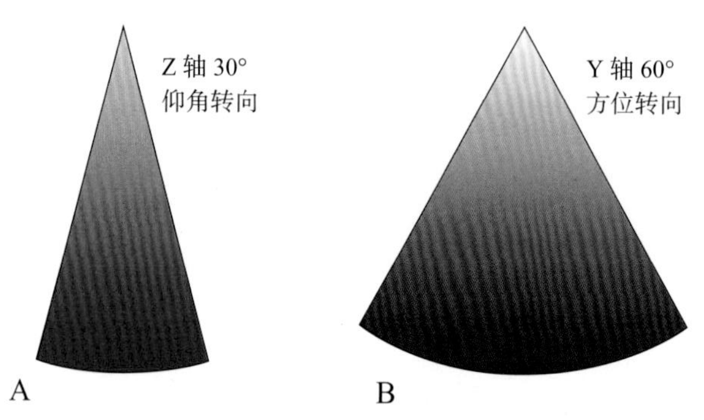

图17-2-6 实时窄角成像

A.沿Z轴仰角转向30°；B.沿Y轴方位转向60°，形成实时窄角三维图像

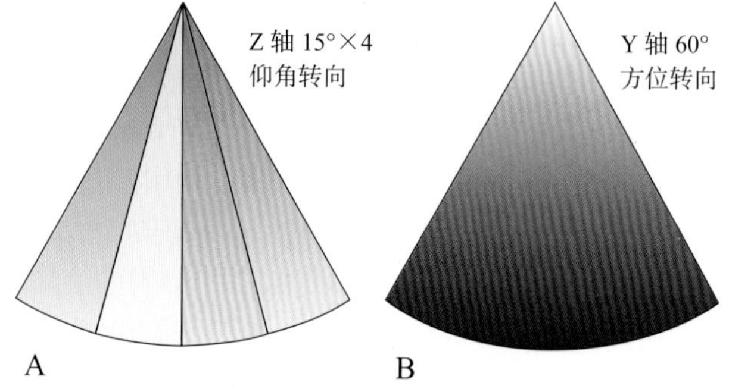

图17-2-7 全容积宽角成像

检查时由心电图控制，选取4个连续（或相间）心动周期中相邻的实时窄角（15°）三维图像，互相合并，组成宽体方锥形“准实时”三维超声图像。A.将相邻的4个沿Z轴仰角转向15°的图像相加而成60°图像；B.沿Y轴方位转向60°图像

示”，当患者心脏移动、呼吸改变或心律失常时可出现衔接错位。

部分超声厂家采用瞬间四维容积采集法，实时三维图像采集速度极快，1个心动周期即可收集20幅以上90°×90°大容量的心脏动态数据。因无须多幅组合，故无缝隙与错位现象，观察时受心律失常的影响。

3.三维彩色多普勒血流窄角显像（3D color） 三维彩色多普勒窄角显示方法与全容积成像类似。采图时在连续心动周期中选取相同的7个紧邻的纵宽30°，厚度约4.3°的实时窄角数据库，组合成大小为30°×30°的“方锥形”数据库。此种准实时显示方式能在三维空间中同时显示彩色多普勒血流信号及周围组织灰阶信息，反映心内异常血流的位置、时相、方向、长距、宽度、面积、流量、起止点及分流和反流的严重程度，并能用三维图像处理软件对反流和分流进行比较精确的定量。但此成像方式显像范围亦小，且可出现衔接错位。部分厂家推出的瞬间四维容积成像法显示速度极快，1个心动周期即可采集1幅宽角三维彩色多普勒血流图像，将会在临床诊断上发挥重大作用。

4.实时三平面显像（real-time tri-plane imaging） 该显像方式使用矩阵型换能器实时采集并显示心脏相互交叉的3个切面，获得同一周期、同一时相、不同切面上的心脏解剖信息，而后在夹角之间插补数据，建立三维超声图像数据库。三平面之间可以相互调整角度，以获得操作者理想的结构显示。该成像法虽含有众多插补信息，精确度有所降低，但因能实时成像，在较大范围内快速显示心脏整体形态及心壁运动，尤其在存在心律失常的情况下，检测心脏功能和室壁活动方面具有重要意义（图17-2-8）。实时三平面显像还可以在彩色多普勒模式下实现，多平面观察心内异常血流。结合组织多普勒、组织同步化显像、组织应变/应变率、组织追踪成像模式还可多参数评价心脏室壁运动状态及激动顺序。

由矩阵型换能器快速发射夹角60°的3个方向的二维

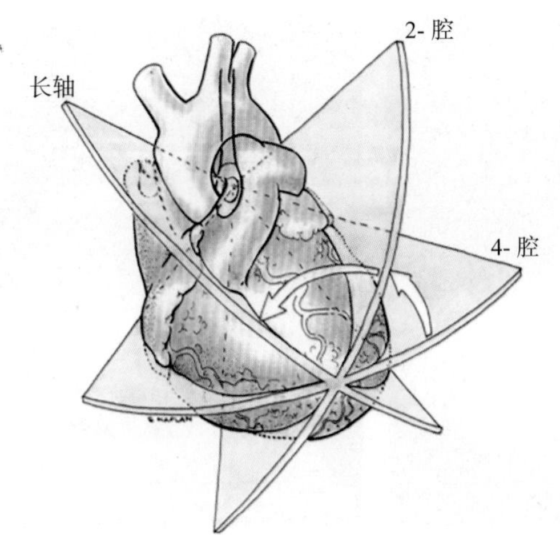

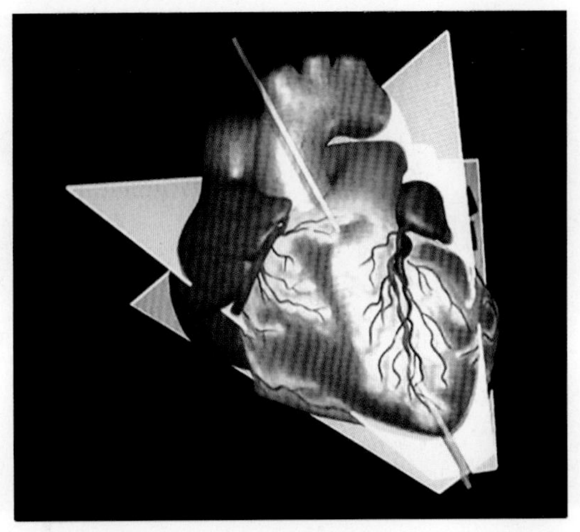

图17-2-8　实时三平面显像

由矩阵型换能器快速发射夹角60°的3个方向的二维扫描切面，使之分别代表心尖二心腔、左心长轴和四腔心的图像，收集信息，建立实时三平面超声数据库。由于此种扫描方式在每一方向所获的切面帧数增多，在夹角之间插补相应数据后建立的左心室心肌结构动态牛眼图更为快速准确

扫描切面，使之分别代表心尖二心腔、左心长轴和四腔心的图像，收集信息，建立实时三平面超声数据库。由于此种扫描方式在每一方向所获的切面帧数增多，在夹角之间插补相应数据后建立的左心室心肌结构动态牛眼图更为快速准确。

三、三维超声心动图的临床应用

动态三维超声、实时三维超声在心血管疾病的诊断中应用日益广泛，受到临床的欢迎。立体三维超声的出现使病变的形态、部位、范围、层次关系更为清晰，诊断更加准确。目前这一检查方法主要用于以下几个方面。

（一）显示心脏各结构的立体形态

实时和立体三维超声成像能显示房室的整体形态与毗邻关系，观察心腔内肌小梁、乳头肌、腱索的长度、粗细、走向与起止部位。其也可帮助了解心脏肿瘤、血栓、心室壁瘤、憩室等病变的形态、大小与范围（图17-2-9）。

（二）准确诊断心脏瓣膜疾病

超声检查时通过对三维数据库选择适当的剖切平面，宛如将摄像机置于瓣口上侧或下侧观察其瓣膜的整体立体结构，获取某些结构的全貌如瓣口的鸟瞰图，显示瓣膜的形态、厚度及关闭和开放时的活动情况，也可观察瓣膜形态、开口面积、活动状态、有无瓣裂或穿孔等，准确观察狭窄瓣口的形态与面积、瓣叶粘连增厚或瓣叶脱垂的部位与范围及其在心动周期中的时相改变，这些信息常是二维图像所难以见到的（图17-2-10，图17-2-11）。对于某些瓣膜先天性畸形，如二尖瓣裂、双孔二尖瓣、二叶或四叶主动脉瓣，立体超声能更准确地显示病变所在部位、性质、类型、形态、严重程度和累及的范围。

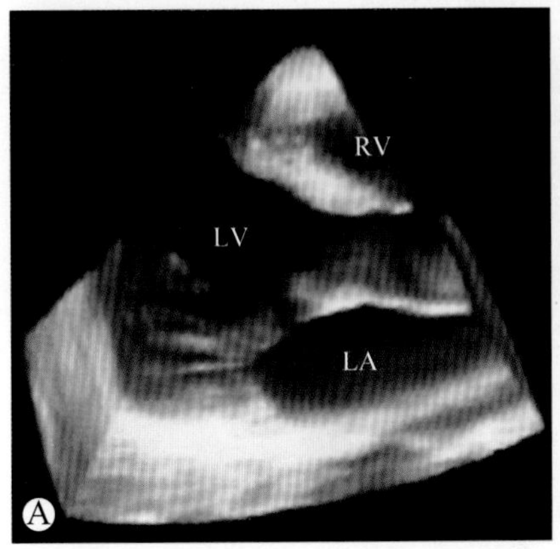

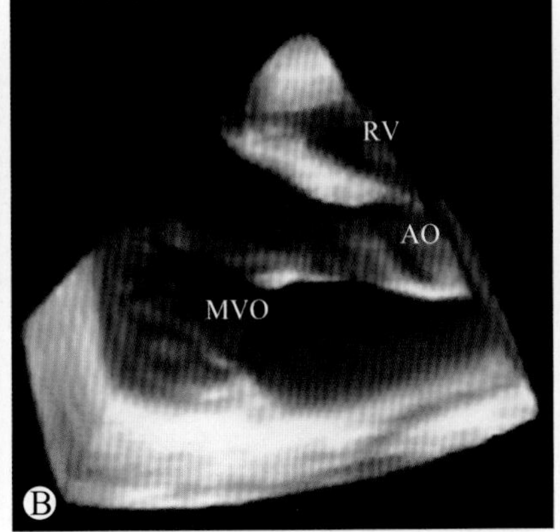

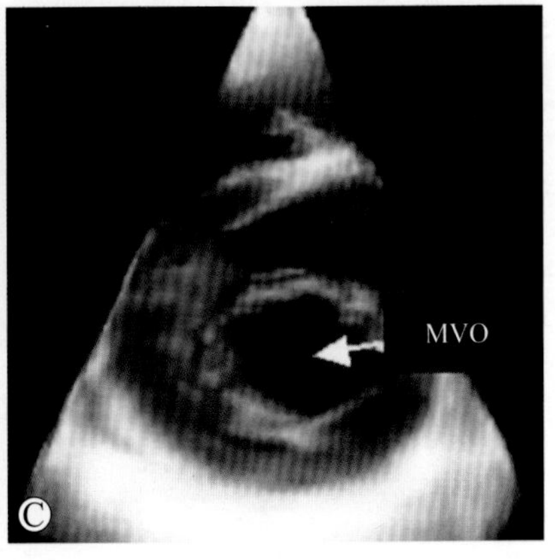

图17-2-9　正常人左心实时三维超声成像

A.经胸检查收缩期左心长轴图像；B.舒张期左心长轴图像；C.舒张期二尖瓣口鸟瞰图。LV.左心室；LA.左心房；RV.右心室；AO.主动脉；MVO.二尖瓣口

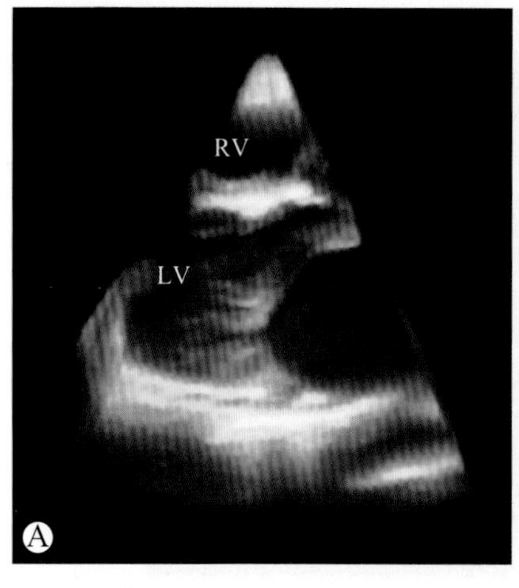

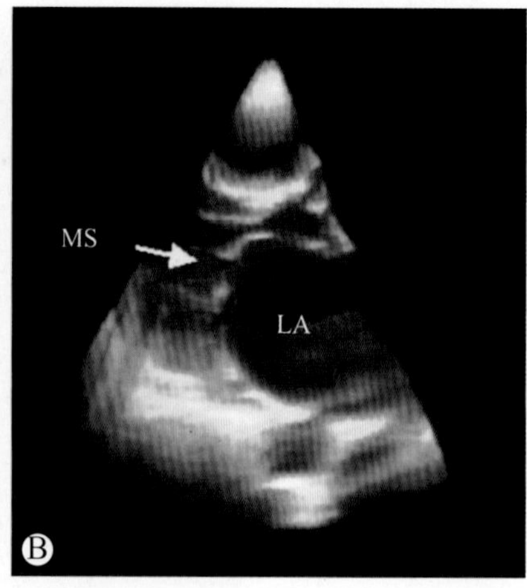

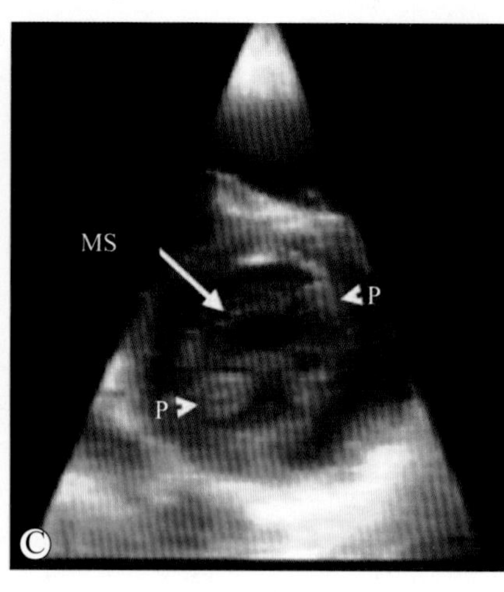

图17-2-10 二尖瓣狭窄实时三维超声成像

A.左心长轴观，收缩期二尖瓣口关闭，前后叶对合尚好，但左心房明显扩大；B.同一部位，显示舒张期二尖瓣开放，但因有狭窄，开口甚小（箭头）；C.舒张期二尖瓣口鸟瞰图，瓣口有狭窄（箭头）；LV.左心室；LA.左心房；RV.右心室；MS.二尖瓣狭窄；P.乳头肌

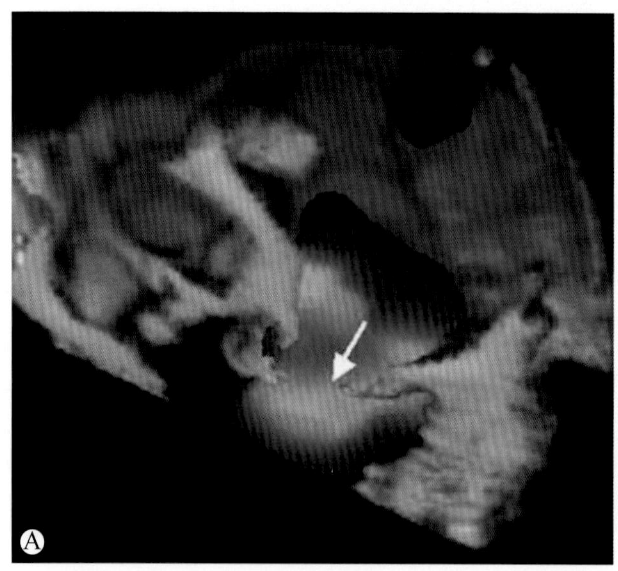

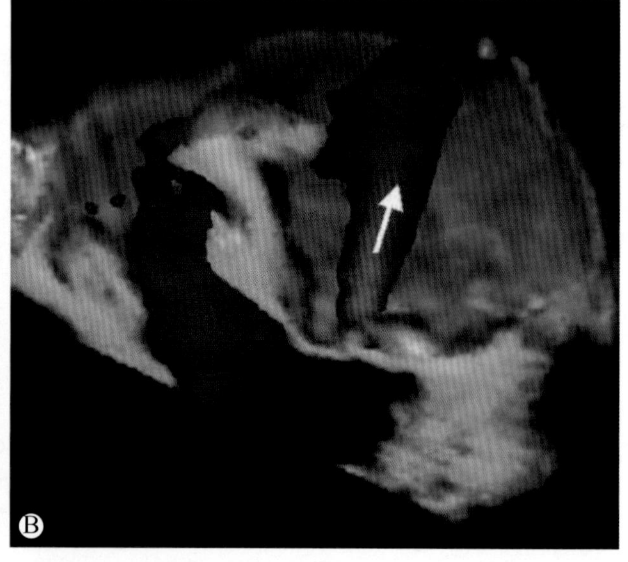

图17-2-11 二尖瓣血流的三维重建

A.舒张期二尖瓣开放，血流经瓣口由左心房进入左心室；B.收缩期二尖瓣闭合，由于关闭不全，血流经瓣口由左心室反流至左心房

（三）在先天性心脏病诊断上的应用

在房、室间隔三维超声图像上，能快速清晰地显示心壁结构和房、室间隔的整体形态，判断缺损有无、位置、类型、形状、直径、周长、面积、动态变化及其与毗邻结构的空间关系，有助于治疗方法（手术或封堵）的选择和制订（图17-2-12～图17-2-14）。对于法洛四联症、法洛五联症、右心室双出口、大动脉转位等先天性复杂心脏畸形的正确诊断也有很大帮助。

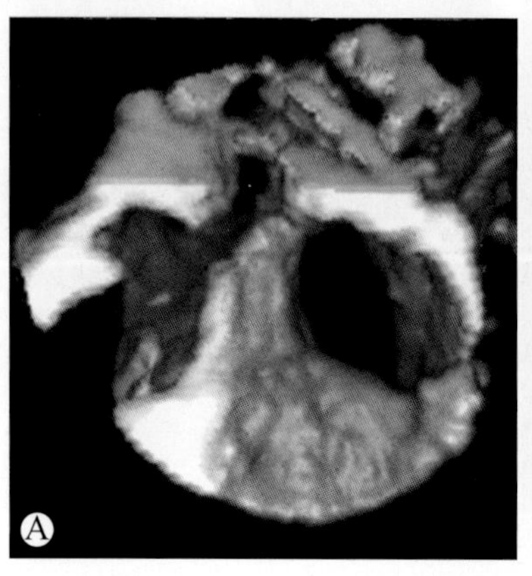

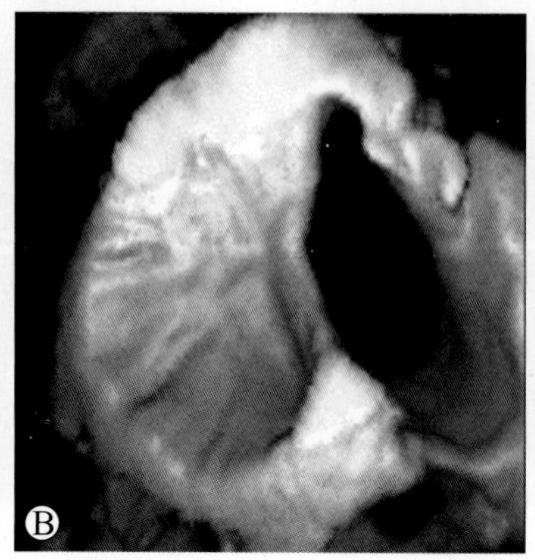

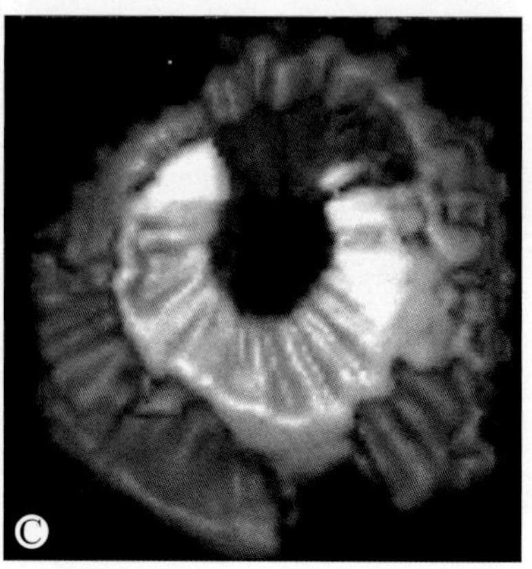

图17-2-12 房间隔缺损

三图均为房间隔缺损的鸟瞰图，但不同患者其缺损的形态各不相同

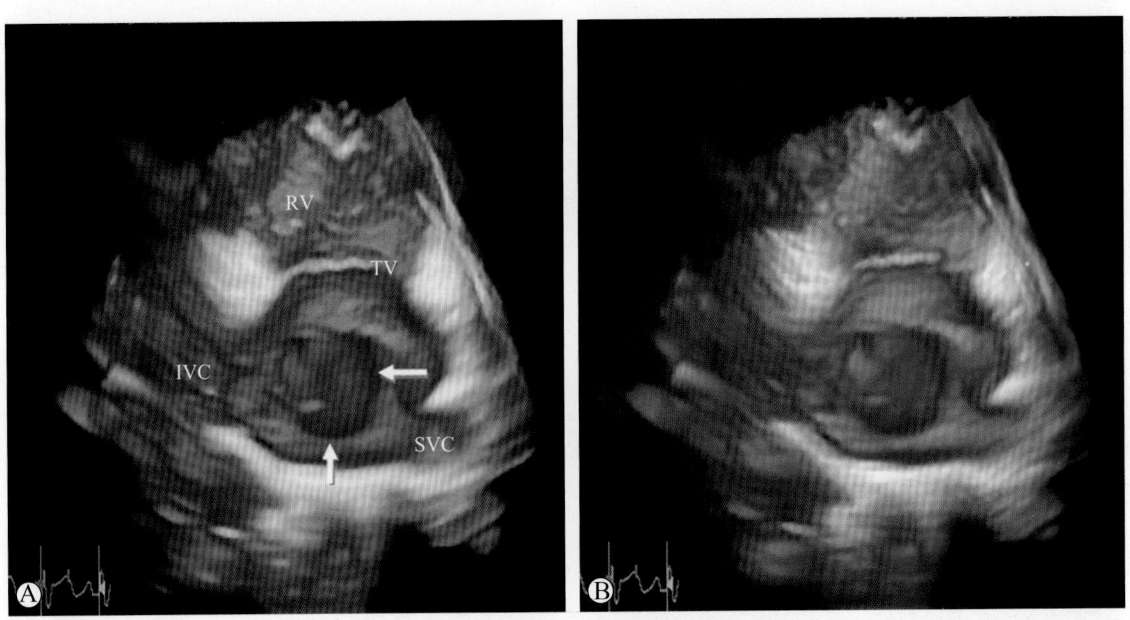

图17-2-13 房间隔缺损

A.房间隔缺损实时三维超声显示的鸟瞰图，缺损形态比较清晰；B.同一患者同一方位获取的立体三维超声图，裸眼观察并不十分理想，反不如A图清晰，但如佩戴红绿彩色滤镜后，可见明显改变，立体感极强，结构轮廓清楚，远近层次分明。RV.右心室；TV.三尖瓣；IVC.下腔静脉；SVC.上腔静脉

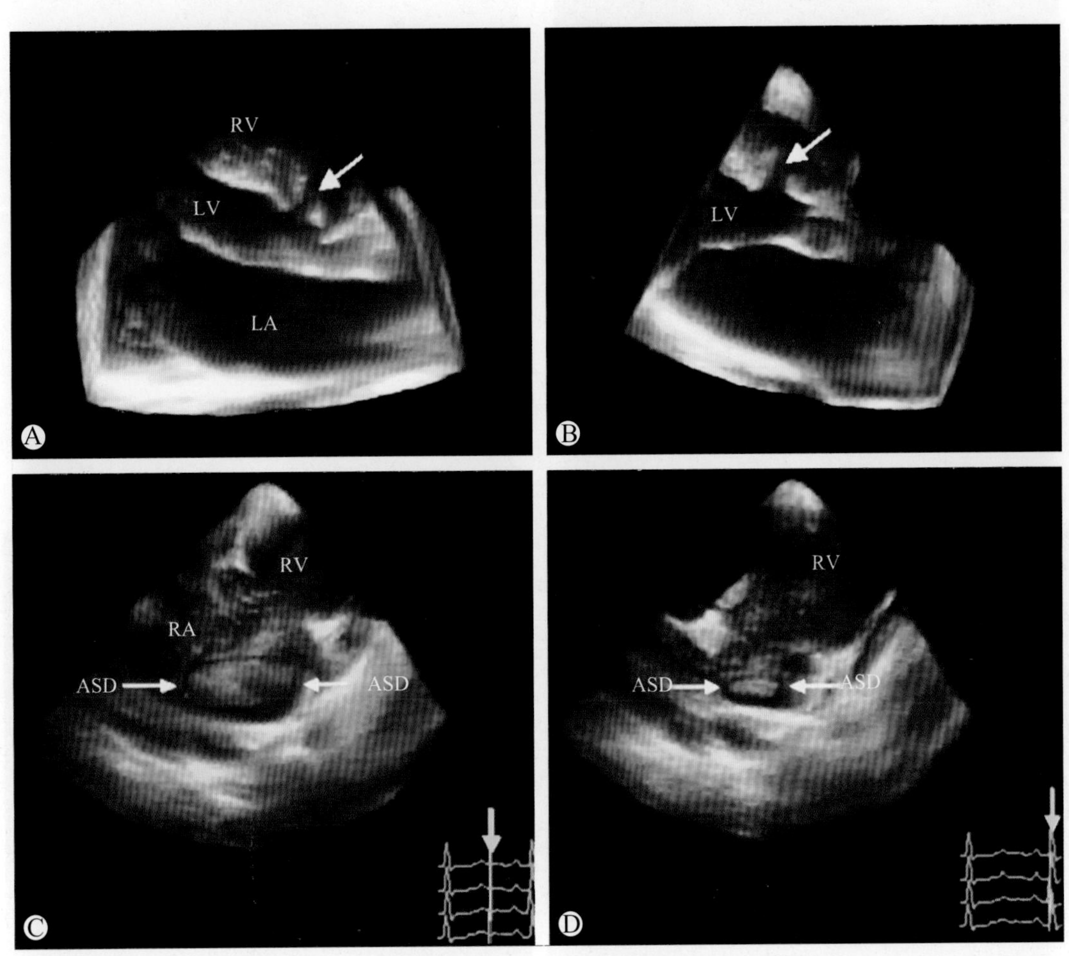

图17-2-14 房、室间隔缺损

A、B.室间隔缺损患者的左心长轴图像，各结构显示清晰。实时三维成像时可从不同方位观察到管状室间隔缺损（箭头）；C.房间隔缺损患者收缩末期的间隔右侧观显示缺孔面积增大；D.同一患者舒张末期的间隔右侧观显示缺孔面积减小。LV.左心室；LA.左心房；RV.右心室；RA.右心房；ASD.房间隔缺损

（四）探查心脏占位病变

对心腔内黏液瘤、附壁血栓、Valsalva窦瘤及其他肿物，三维超声空间分辨率高，可更准确地检测其位置、形态、大小，确定肿物与心壁结构的关系（图17-2-15）。

（五）实时监测心脏外科手术和介入治疗

实时三维超声能同步显示感兴趣区内的组织结构的立体活动状况，成像快速，如同电视直播，没有时间延迟，在手术室、导管室、监护室及床边进行实时超声观测，为手术者提供“外科视野图”，便于介入治疗与外科手术中直接进行监护，为了解诊断有无漏误，手术后病变矫正的效果，及时发现残余分流，判断手术如何进行等提供具有重要参考价值的信息。

（1）在瓣膜置换术和球囊成形术中，可确定二尖瓣扩张的效果，边缘有无撕裂等，动态观察瓣膜启闭功能和反流状况（图17-2-16）。

（2）在室间隔和房间隔缺损封堵术中，形成多方位立体图像，选择合适型号的封堵器，同时在术中更能实时观察引导钢丝的位置、方向，监测并确定封堵伞的准确释放部位，及时评价封堵伞的封堵效果，提高了手术成功率（图17-2-17）。

（3）在心肌活检术中，立体超声成像可实时引导活检钳，将其准确放置于需要采集病变组织的部位，有效提高活检成功率。

（六）心脏血流的显示

应用三维彩色多普勒成像可显示瓣膜反流、心内异常分流的起源、时相、方向、长距、宽度、面积、流程、起止点及与周围结构的关系。

（七）理解与交流

三维图像显示的心脏各个结构形态逼真，接近于实

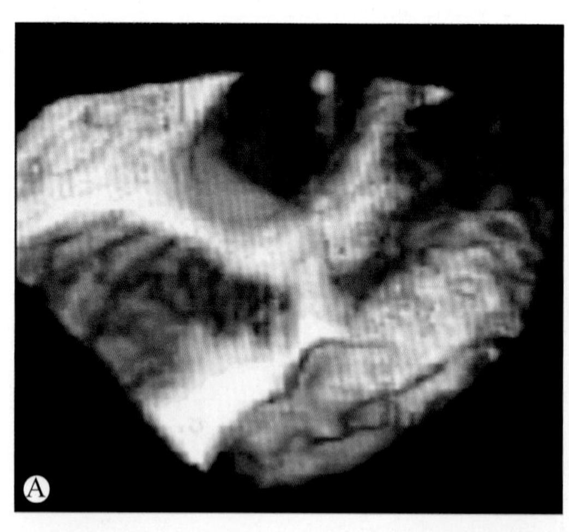

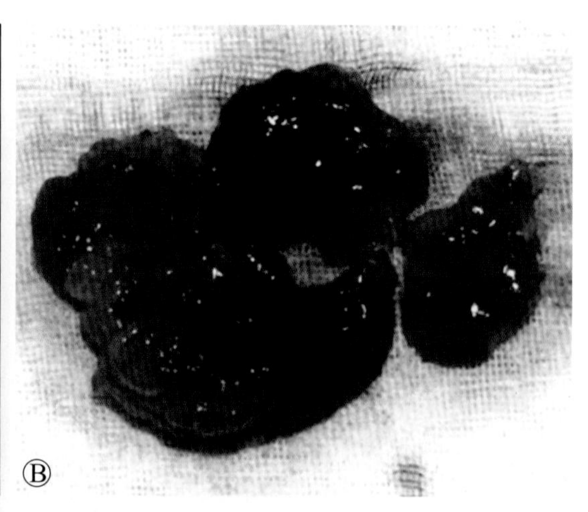

图17-2-15　左心房黏液瘤

A.三维成像的四腔心切面上在左心房内见一中等强度回声团块，表面粗糙，舒张期通过二尖瓣口进入左心室，收缩期退回左心房；B.手术摘除的分叶状左心房黏液瘤

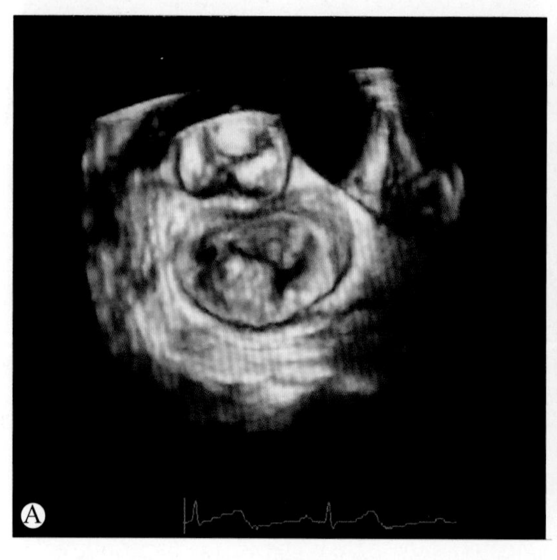

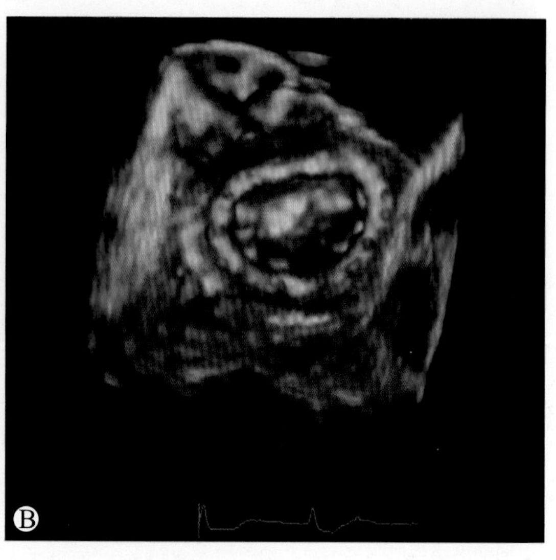

图17-2-16　二尖瓣脱垂手术前后实时三维图像的改变

Philips IE33 X17-2t经食管超声探头检查所获图像。A.手术之前，可见二尖瓣后叶有明显脱垂；B.手术矫正之后，可见清晰的二尖瓣人工瓣环，其瓣叶对合良好（Philips公司惠赠）

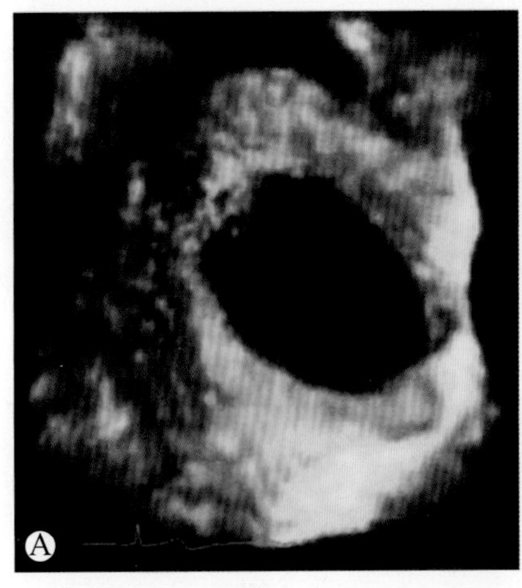
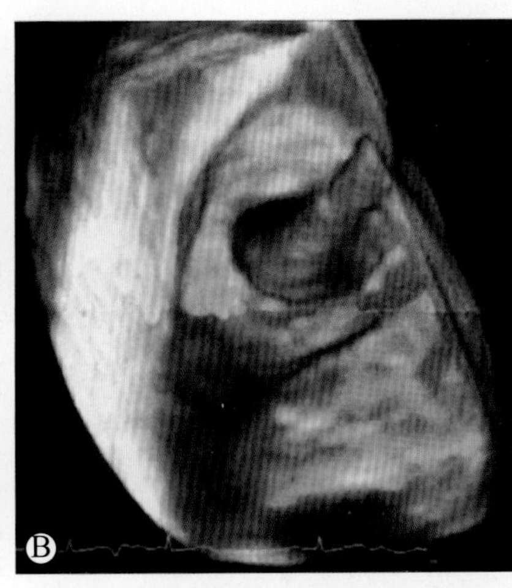
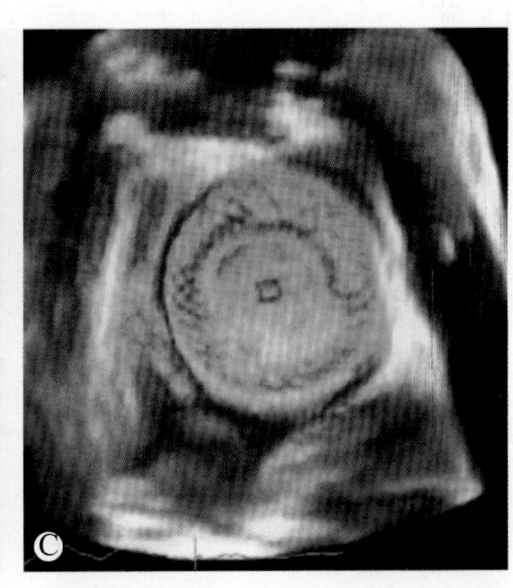

图17-2-17　房间隔缺损封堵术

房间隔缺损患者在三维超声监护下进行缺损封堵。A.封堵之前，房间隔上见一轮廓清晰的缺损；B.鞘管尖端经缺损中部进入左心房；C.封堵术完成后，可见封堵的伞盘附于间隔的左心房面，分流血液已被阻断（Tomtec公司惠赠）

际解剖所见，容易被其他科室临床医师甚至非医务人员所认识理解，利于交流容易取得共识。

四、三维超声心动图的发展前景

三维超声心动图在临床心血管病的诊断和治疗上已经具有很高的应用价值，从这一技术能进行立体显示的性能来看，今后有可能在以下几个方面发挥更大的作用。

（一）精确定位引导介入

可以用立体超声成像技术引导输送夹具，把基因载体和新生长的细胞准确地送达心脏特定部位进行治疗。在心律失常和肥厚型心肌病患者行消融治疗及安装起搏器置入电极时，可实时精确引导，减少对正常组织的损害，将电极放置于理想部位。

（二）实时三维组织多普勒成像

如能将组织多普勒与实时三维成像相结合，观察心脏激动的起始部位、传导顺序与途径，以及异位起搏的位置，将在心电生理参数检测方面发挥更大作用。

（三）三维超声速度向量图

速度向量成像（velocity vector imaging，VVI）是将二维超声心动图上组织结构的活动方向、速度、距离、时相、应变等参数以向量图矢状线显示，使数据形象化，观察更准确。如果速度向量成像能进一步和实时三维相结合，直观显示心肌立体活动状态、激动程序、肌力强弱、速度快慢、应激情况、是否同步，其潜力之大，非常可观。目前Siemens公司对此已做尝试，初步结果令人满意。

（四）改进冠心病的诊断

实时三维超声心动图结合负荷超声心动图，能够获取同一心动周期内室壁各节段的运动图像，更全面、准确评价心肌缺血和梗死。实时三维超声心动图结合心肌声学造影，能在造影剂注射后迅速获取三维数据库，可观察心肌灌注微泡分布的区域、充盈程度、有无缺血或梗死、范围大小等，从而可全面评价及定量分析各节段心肌的造影灌注情况，对冠心病诊断将会有较大帮助（图17-2-18）。三维超声心动图结合组织多普勒技术可用以形象地、立体地观察室壁异常活动的部位、幅度、方向和范围。希望将三维技术和能量多普勒、声学造影技术相结合，建立冠状动脉血管树的立体图，有可能确定狭窄部位及判断侧支循环。

（五）经食管立体三维超声心动图

将现已比较成熟的经食管三维成像技术进一步发展，建立立体的经食管三维超声图像，从心脏后侧精确显示术中不易观察的深部解剖结构的形态、层次、方位、毗邻关系，这对于手术进行将有很大的帮助和指导意义。

（六）能否建立裸眼直视的立体三维超声图像

如果经过改进，今后在观察立体三维超声时能裸眼直视，无须滤色镜（类似市售的立体照片），能简化显示步骤，便于更多相关人员观察。

（七）融合成像

希望不久的将来，能将快速显示时相变化的实时三维和立体三维超声心动图及具有精确空间分辨力的磁共振成像（或CT）相结合，创建一种新型图像数据采集技术，既能显示心血管结构清晰精确的解剖形态，又能观

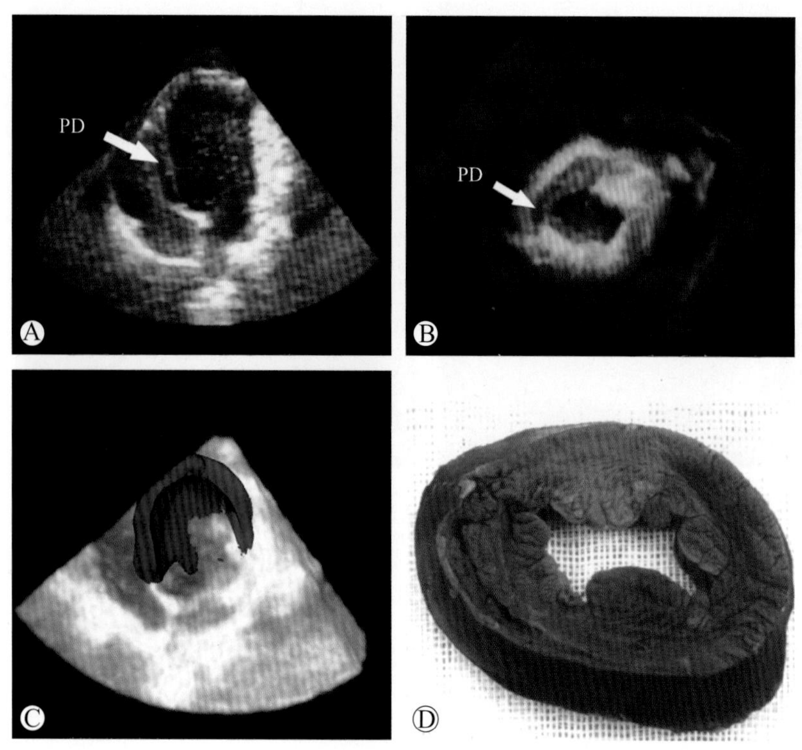

图17-2-18 实时三维超声心动图心肌灌注显像

A.心肌灌注“充盈缺损区”（箭头）；B.实时三维超声显示左心室灌注缺损区（PD）；C.三维超声测量缺损区心肌重量；D.Evan's Blue染色标本显示缺血心肌

察这些结构内血流的类型、活动方向和速度。它将是一种性能卓越、开辟影像医学新时代的技术，可提供心血管系统解剖学和生理学的丰富信息，建议将这一新的技术命名为“融合成像（fusion imaging）”。

（谢明星　王　静　王新房）

第三节　经食管超声心动图

经食管超声心动图（transesophageal echocardiography，TEE）避开了肺组织和骨组织的干扰，探头与受检结构距离很近，可以应用高频探头，其与经胸超声心动图相比，可以提供更高品质的图像，尤其对偏后方的心脏结构，如左心房、肺静脉及二尖瓣等。经食管超声心动图一经问世，即得到临床的广泛应用，目前已成为不可缺少的心血管疾病诊察手段之一。近年来，多平面食管探头及能够应用于小儿的细小探头的发展，更加扩展了经食管超声心动图的应用范围，在成人和婴幼儿心脏外科手术及介入手术的指导、监测过程中，发挥着不可替代的作用。

一、检查方法

经食管探头的操作通常有以下方式：深入（advance）、浅出（withdraw）、左转（turn to the left）、右转（turn to the right）、前屈（anteflex）、后屈（retroflex）、角度向前旋转（rotate forward，换能器扫查平面从0°～180°旋转）、角度向后旋转（rotate back，向反方向旋转减小角度到0°）（图17-3-1A）。

通常的检查步骤（程序）包括经食管和经胃两个部位的超声心动图检查。经食管超声心动图检查进一步可分为：①上段食管超声心动图检查（主要观察大血管）；②中段食管超声心动图检查（主要观察心室、瓣膜和心房）；③经胃检查；④经胃深部切面检查（图17-3-1B）。

在清醒状态下，经食管超声心动图检查会给受检者造成不同程度的痛苦或不适，所以应根据观察项目及检查目的选择检查部位，不必完成上述所有部位的检查，尽量缩短检查时间。

二、经食管超声心动图常用切面

超声探头在插送过程中，在气管隆嵴以上的食管内，超声波会受到气管的干扰和限制，这一段食管是相对的超声盲区。所以，从气管隆嵴至胃贲门的这一段食管及胃底部是经食管超声心动图的主要检查部位。为了叙述方便，经食管超声心动图将食管和胃底分为食管上段、食管中段、经胃及深胃底扫描切面（食管上段、中段是人为划分的，因人而异，没有明确界限）。

（一）食管中段扫描切面

探头位于左心房中部水平，包括心脏五腔心及四腔心切面、左心室两腔心切面、左心室长轴切面、二尖瓣联合部切面、右心室流出道长轴切面、右心房长轴切面（又称双腔静脉切面，bicaval view）。

1.四腔心切面　探头位于左心房中部的后方，扇面角度为零，使探头向后（背部）弯曲，使扇面指向心

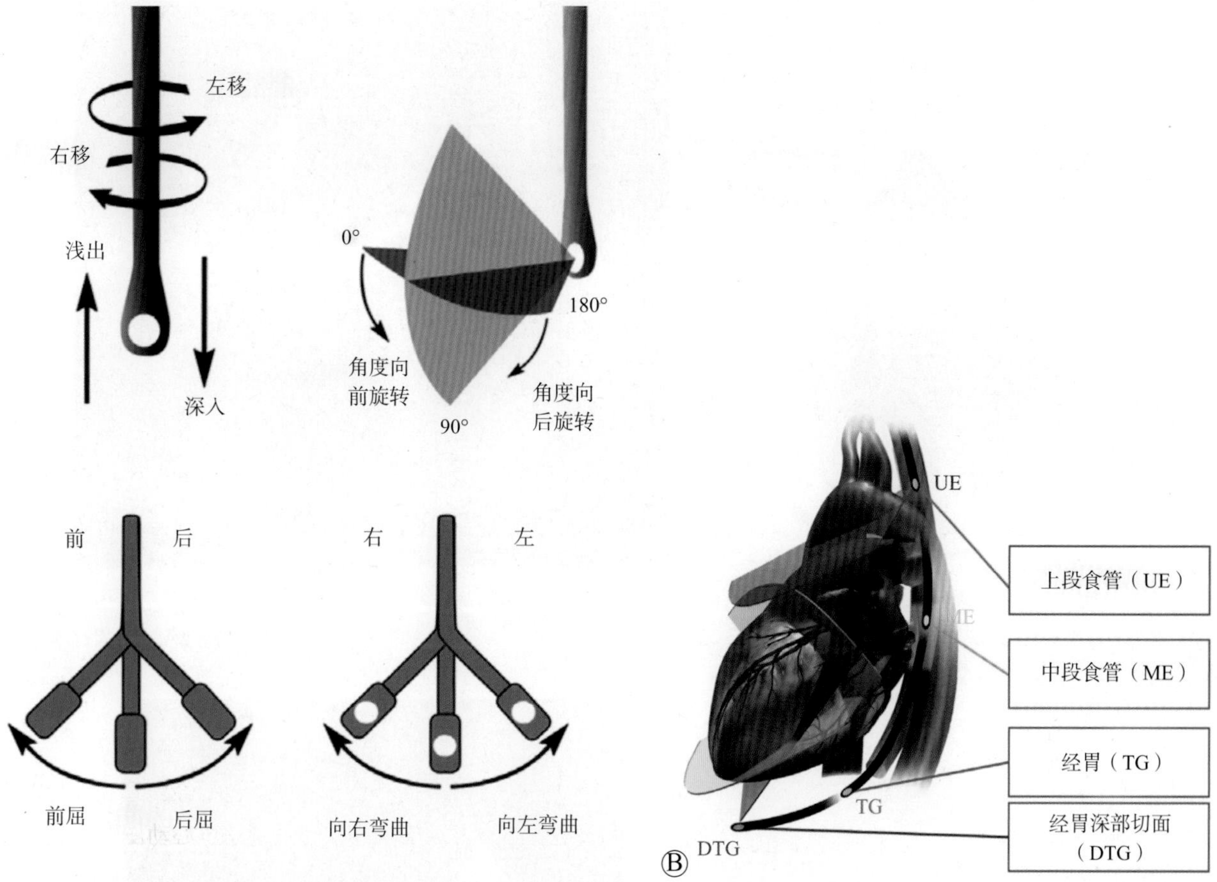

图17-3-1　经食管超声心动图探头操作手法（A）；食管和胃底相关切面的经食管超声心动图四个标准探头位置（B）

尖，可获得标准四腔心切面（图17-3-2）；如果将探头稍微向前弯曲，可以获得与经胸心尖五腔心相似的五腔心切面（图17-3-3）。在标准四腔心切面的基础上，旋转扫描扇面角度可分别获得左心室两腔心及左心室长轴切面。

2.二尖瓣联合部切面　在标准四腔心切面的基础上，扫描扇面旋转至50°～70°，即可获得该切面，P3区（左）、P1区（右）及中间的A2区形成“陷阱门征”（图17-3-4）。

3.左心室两腔心切面　在标准四腔心切面的基础上，使心尖位于图像的中央，将扇面旋转60°～70°（为了显示清楚，可轻微向前弯曲探头），即可获得此切面（图17-3-5）。

4.左心室长轴切面　在标准经食管四腔心切面的基础上，将扫描扇面旋转至100°～120°（可轻微向前弯曲探头），便可获得此切面（图17-3-6）。

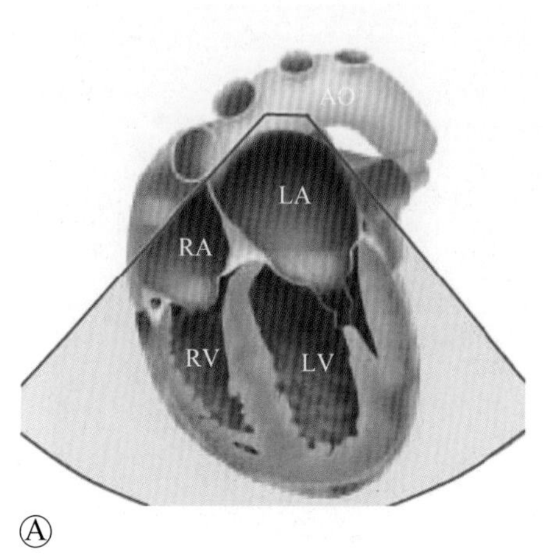

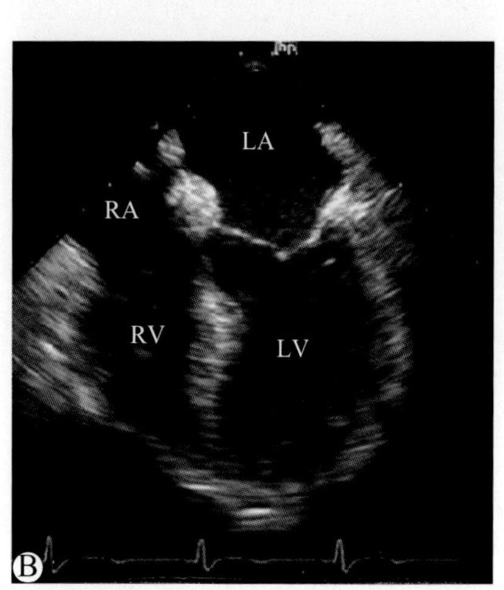

图17-3-2　四腔心切面

A.四腔心切面三维示意图；B.四腔心切面声像图显示左、右心房，左、右心室，二尖瓣及三尖瓣。LA.左心房；LV.左心室；RA.右心房；RV.右心室；AO.主动脉

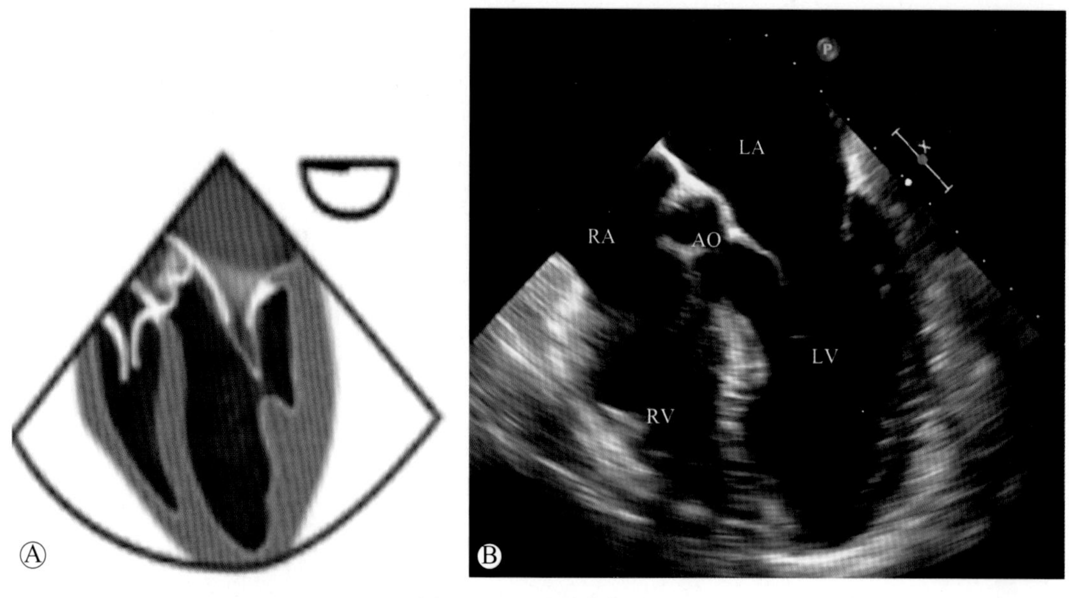

图17-3-3 五腔心切面

A.五腔心切面示意图；B.五腔心切面声像图显示左、右心房，左、右心室，二尖瓣、三尖瓣及左心室流出道。RA.右心房；RV.右心室；LA.左心房；LV.左心室；AO.主动脉

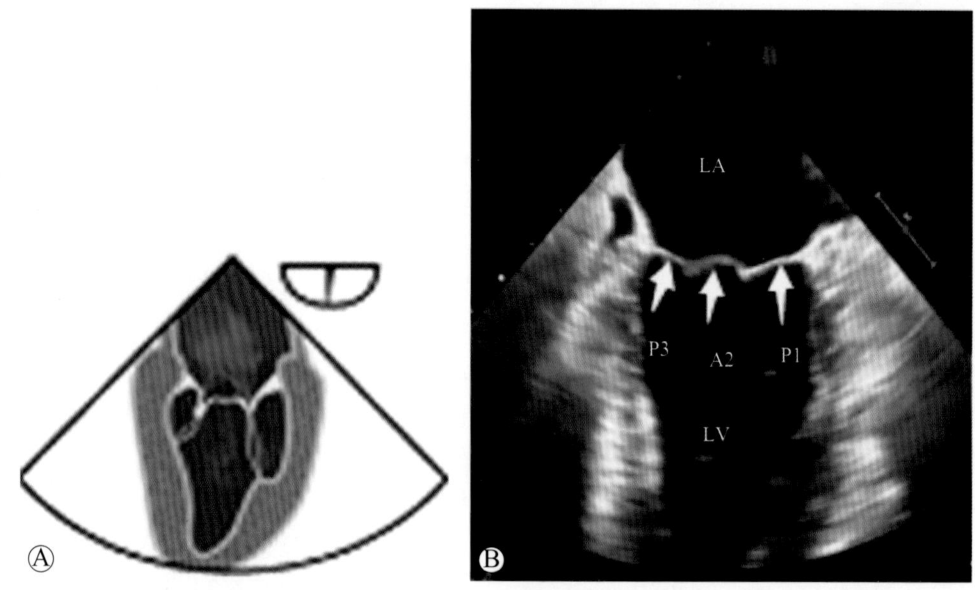

图17-3-4 二尖瓣联合部切面

A.二尖瓣联合部切面示意图；B.二尖瓣联合部切面声像图显示左心房、左心室、二尖瓣P3区、A2区、P1区。LA.左心房；LV.左心室

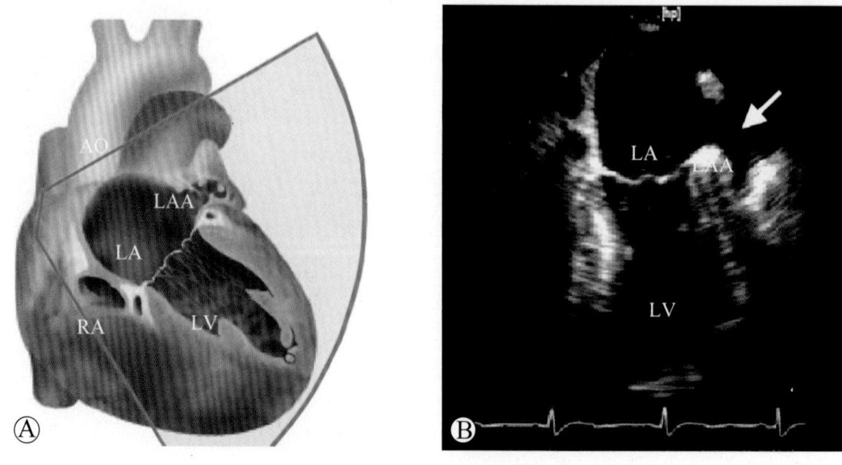

图17-3-5 左心室两腔心切面

A.两腔心切面三维示意图；B.两腔心切面声像图显示左心房、左心室、二尖瓣、左心耳。LA.左心房；LV.左心室；RA.右心房；AO.主动脉；LAA.左心耳

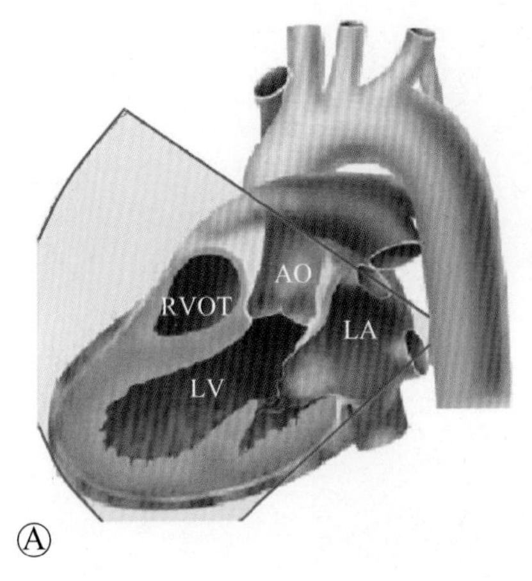

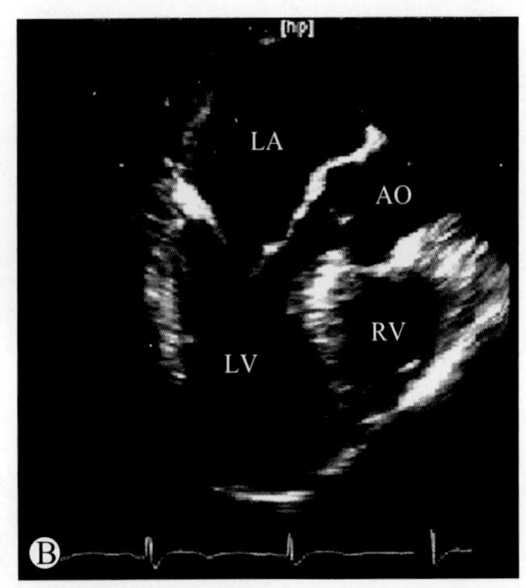

图17-3-6　左心室长轴切面

A.左心室长轴切面三维示意图；B.左心室长轴切面声像图显示左心房、左心室、左心室流出道、主动脉瓣。LA.左心房；LV.左心室；RV.右心室；RVOT.右心室流出道；AO.主动脉

5.右心室流出道长轴切面　扫描扇面旋转至90°～110°，将食管探头向受检者的身体左侧水平转动即可显示此切面。在该切面，右心室流出道和肺动脉瓣位于声窗的远场，显示有时欠清晰，如果主动脉瓣或主动脉根部有钙化，肺动脉瓣区的观察会受到声影的干扰。

6.右心房长轴切面　扇面旋转至90°～110°时，将食管探头向受检者身体的右侧水平转动，可获得双腔静脉心切面。该切面可清晰地显示左右心房、房间隔，以及腔静脉与右心房的关系。上腔静脉在屏幕右侧与右心房连接，下腔静脉在屏幕左侧同右心房连接，有时也可清晰地显示下腔静脉入口的欧氏瓣（Eustachian瓣，图17-3-7）。

右心室流入道长轴切面介于左心室长轴切面与右心房长轴切面之间，可观察到三尖瓣及流入道的右心室部分（图17-3-8）。

（二）食管上段扫描切面

探头位于左心房后上方的肺静脉与右肺动脉之间，包括主动脉（根部）短轴及长轴切面、左心耳、左肺静脉切面、右肺静脉切面、主肺动脉及其分支切面。

1.主动脉短轴切面　将探头置于主动脉瓣水平的食管内，旋转扫描扇面角度至20°～50°，可获得主动脉短轴切面（又称主动脉根部短轴切面）。扇面中央为主动脉瓣及主动脉根部（主动脉窦），周围分别为左心房、右心房、右心室流出道。稍稍调整探头深度可清晰地显示左冠状动脉主干及其分支，右冠状动脉较难观察到，只有少数受检者可以显示。该切面是观察主动脉瓣及主动脉窦部病变（主动脉窦瘤或动脉夹层）的适宜切面（图17-3-9）。

2.主动脉长轴切面　在主动脉短轴基础上，将扫描扇面角度调至110°～145°，便可获得主动脉长轴切面（又称主动脉根部长轴切面）。该切面可清晰地显示主动脉瓣的两个瓣叶的启闭活动，以及主动脉瓣下的左心室流出道和主动脉根部（窦部），是观察主动脉瓣病变（狭窄、关闭不全、赘生物等）、左心室流出道狭窄（膜性或纤维肌性）及主动脉窦瘤（破裂）的适宜切面。屏幕上方为无冠瓣（对应的为无冠窦），屏幕下方为右冠瓣（对应的为右冠窦）。稍微外撤探头，很容易显示右冠状动脉开口及其主干近端（图17-3-10）。

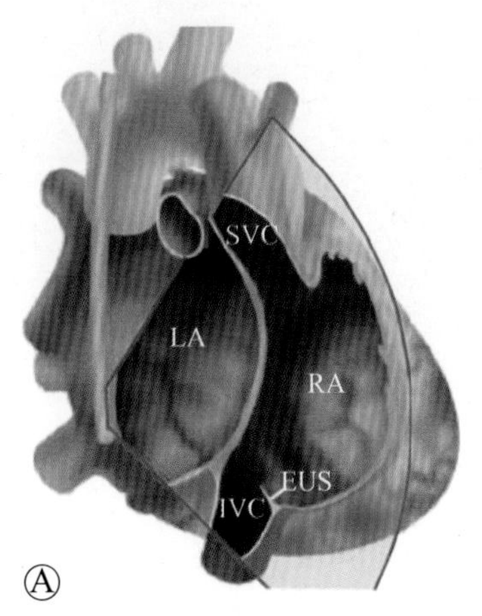

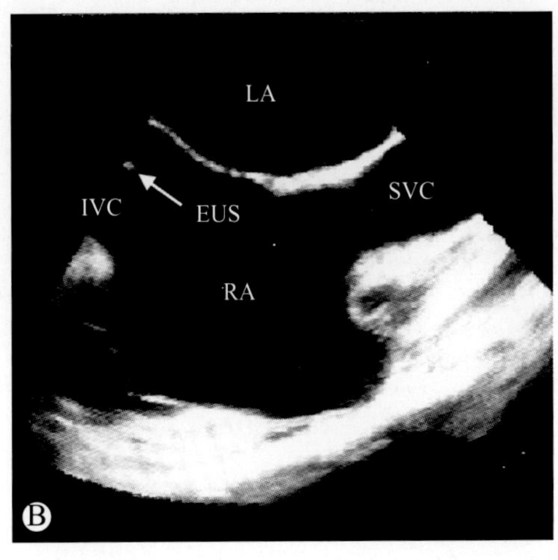

图17-3-7　双腔静脉长轴切面

A.双腔静脉长轴切面二维示意图；B.双腔静脉长轴切面声像图；显示房间隔、右心房，同时显示上、下腔静脉分别与右心房连接，箭头示欧氏瓣（EUS）。LA.左心房；RA.右心房；IVC.下腔静脉；SVC.上腔静脉

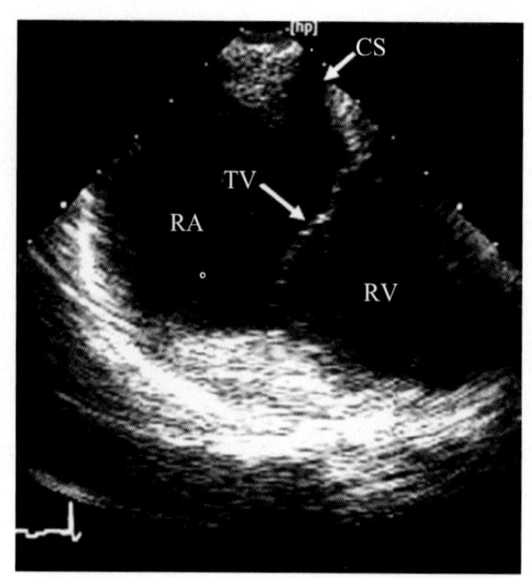

图17-3-8 右心室流入道长轴切面

图示三尖瓣和右心室流入道。RA.右心房；RV.右心室；TV.三尖瓣；CS.冠状静脉窦

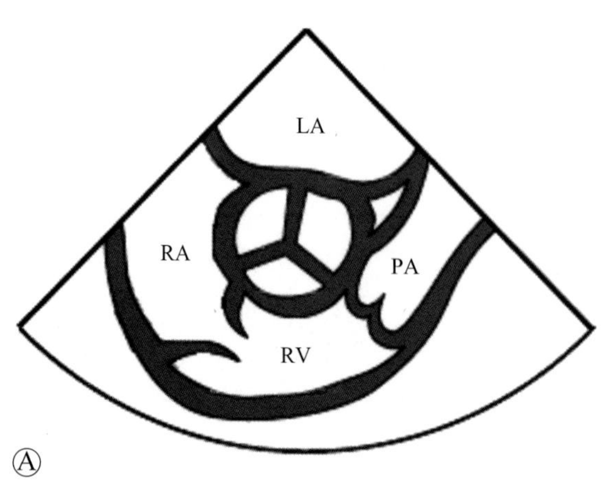

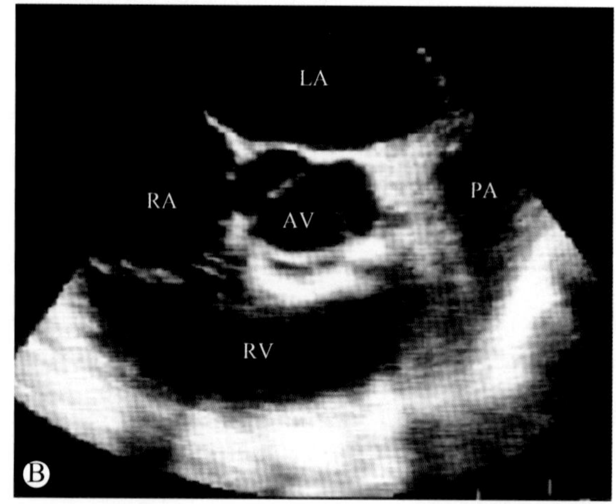

图17-3-9 主动脉短轴切面

A.二维示意图中央为主动脉瓣的三个瓣叶；B.声像图示主动脉开放时呈三角形，关闭时呈"Y"字形。LA.左心房；RA.右心房；RV.右心室；PA.肺动脉；AV.主动脉瓣

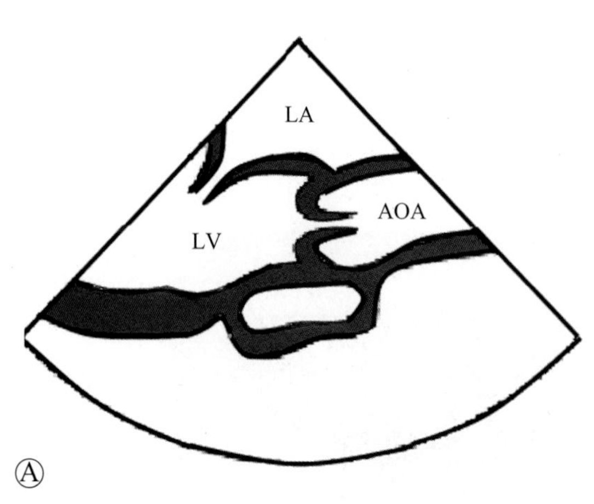

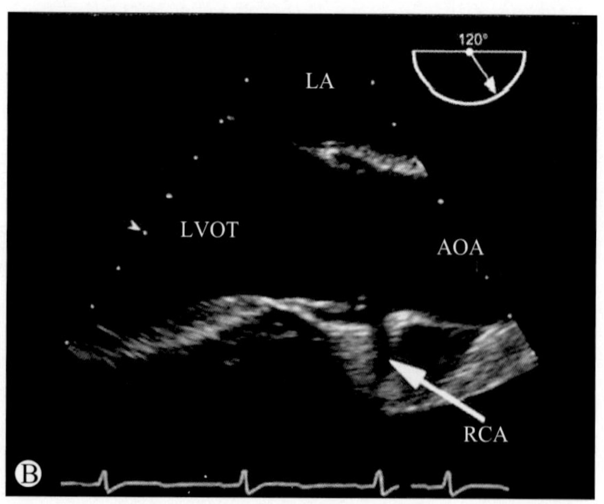

图17-3-10 主动脉长轴切面

A.主动脉长轴切面示意图：扫描扇面角度110°～145°；B.主动脉长轴切面声像图示屏幕上方为无冠瓣，下方为右冠瓣，同时显示右冠状动脉开口和主干近段。LA.左心房；LV.左心室；AOA.升主动脉；RCA.右冠状动脉；LVOT.左心室流出道

3.升主动脉长轴切面 在主动脉长轴切面基础上回撤探头，并将角度调回至90°～110°，可显示此切面（图17-3-11）。

4.肺静脉切面 将探头轻轻后撤至左心耳及肺静脉水平，扫描扇面角度为0°～20°，并向左侧稍稍转动探头，可获得左心耳及左肺静脉切面；如果向右侧轻轻转动探头可以获得右肺静脉切面。另外，将扇面旋转至90°，向受检者左右转动探头以显示左右肺静脉长轴。

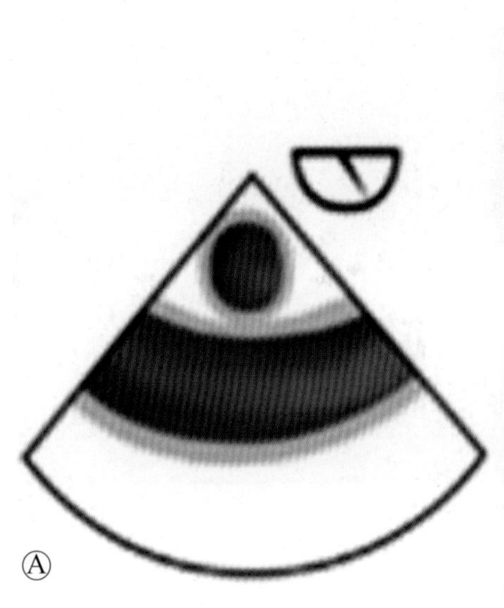

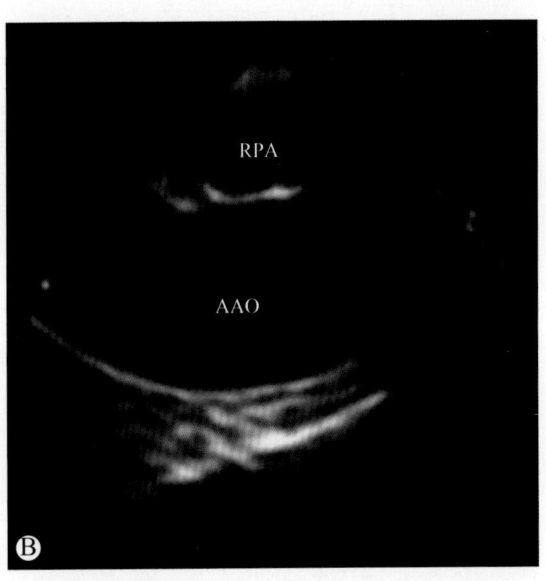

图17-3-11　升主动脉长轴切面

A.升主动脉长轴切面示意图；B.升主动脉长轴切面声像图显示升主动脉中段、右肺动脉。RPA.右肺动脉；AAO.升主动脉

（1）左心耳和左肺静脉切面：扫描扇面角度为0°～20°，稍微向前弯曲并适当向左转动探头，可获得该切面（图17-3-12）。此切面显示左心耳及左上肺静脉，稍微推进探头并向后（向背侧）弯曲探头可显示左下肺静脉。

（2）右肺静脉切面：扫描扇面角度为0°～20°，并右转探头即可显示此切面，右肺静脉位于上腔与右心房连接处的后方，向右下走行。另外，该切面可同时显示升主动脉和上腔静脉短轴（图17-3-13）。

在四腔心切面基础上，向右侧旋转并适当回撤探头直至显示右侧一支肺静脉，再将扫描扇面角度旋转为70°左右，继续右侧旋转探头即可显示出右侧两支肺静脉（图17-3-14）。

（3）左侧肺静脉切面：在左心耳及左上肺静脉切面基础上，扫描扇面角度为110°左右，适当向左侧旋转探头可同时显示出左侧两支肺静脉（图17-3-15）。

5.右肺动脉长轴切面　将探头继续后撤至右肺动脉水平（探头向前弯曲），可观察到主肺动脉及其分叉（主要是右肺动脉、左肺动脉较难显示），此切面还可显示升主动脉短轴（图17-3-16）。

（三）经胃及深胃底扫描切面

探头进入胃的过程中，可能在食管与胃交界处稍微遇到一些阻力，从胃贲门至胃底深部依次扫描。

1.左心室乳头肌水平短轴切面　探头位于胃底中部，扫描扇面角度为0°，同时向上弯曲探头，可获得左心室乳头肌水平短轴切面。该切面是显示左心室乳头肌解剖及各室壁的运动状况，以及评价左心室功能的常用切面（图17-3-17）。

2.左心室瓣口水平短轴切面　在乳头肌水平短轴基础上，轻微后撤探头，可获得左心室瓣口水平短轴切面（图17-3-18）。该切面对显示二尖瓣及瓣膜辅助装置、评

LA
LUPV
AO
LAA
PA
RV
Ⓐ

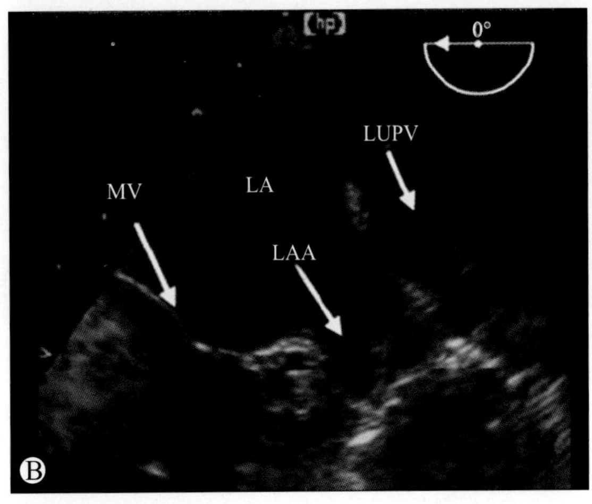

图17-3-12　左心耳和左肺静脉切面

A.左心耳和左肺静脉切面示意图；B.左心耳和左肺静脉切面声像图显示左心耳及其左后的左上肺静脉。LA.左心房；RV.右心室；AO.主动脉；PA.肺动脉；MV.二尖瓣；LAA.左心耳；LUPV.左上肺静脉

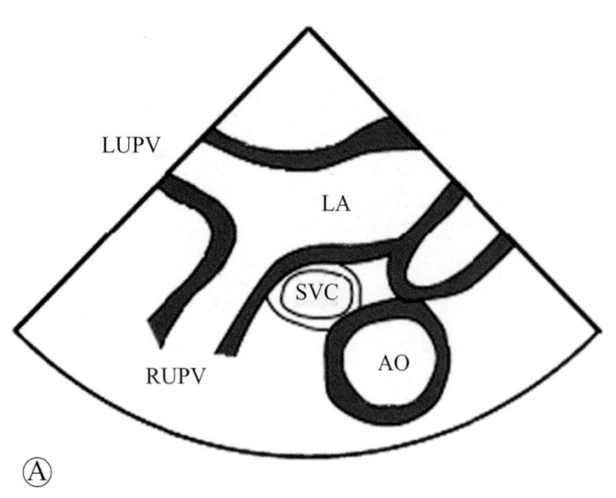

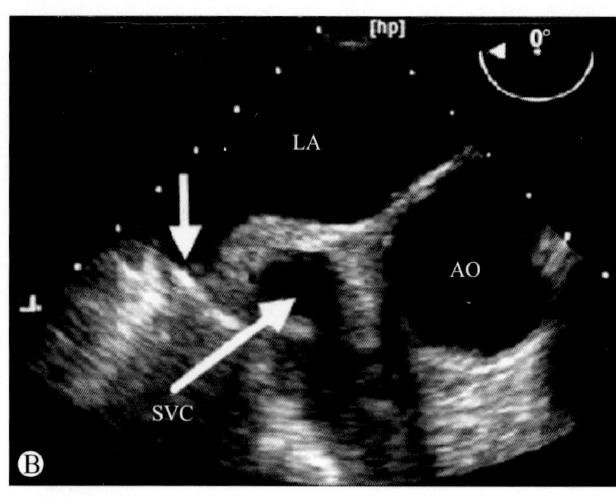

图17-3-13　右肺静脉切面

A.右肺静脉切面二维示意图；B.超声声像图显示右上肺静脉进入左心房（垂直箭头），同时显示升主动脉和上腔静脉。LA.左心房；AO.主动脉；SVC.上腔静脉；LUPV.左上肺静脉；RUPV.右上肺静脉

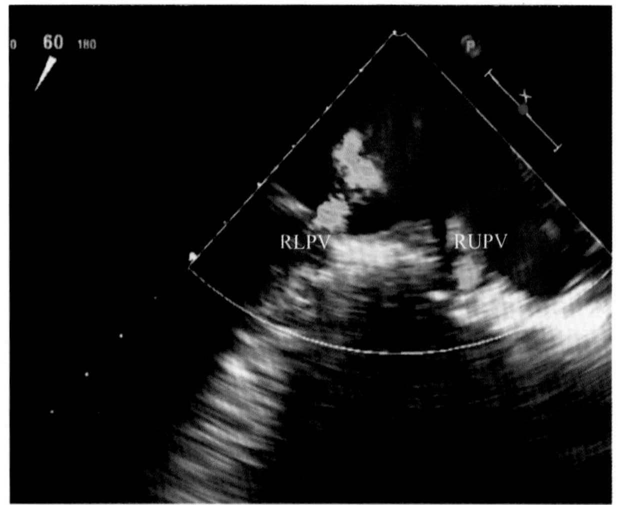

图17-3-14　右侧两支肺静脉图像右侧为右上肺静脉（RUPV），左侧为右下肺静脉（RLPV）

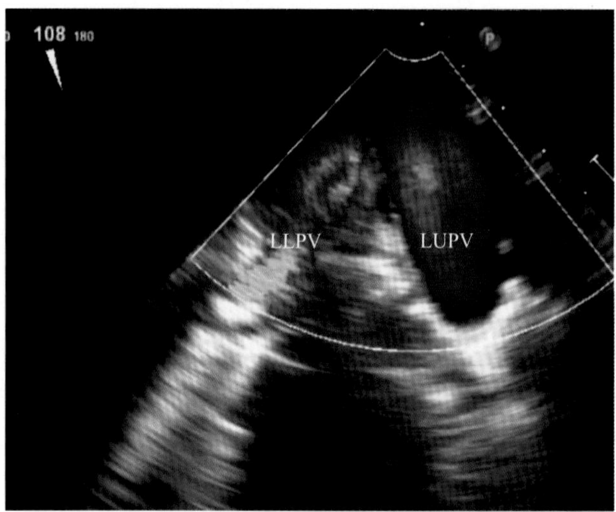

图17-3-15　左侧两支肺静脉

图像右侧为左上肺静脉（LUPV），图像左侧为左下肺静脉（LLPV）

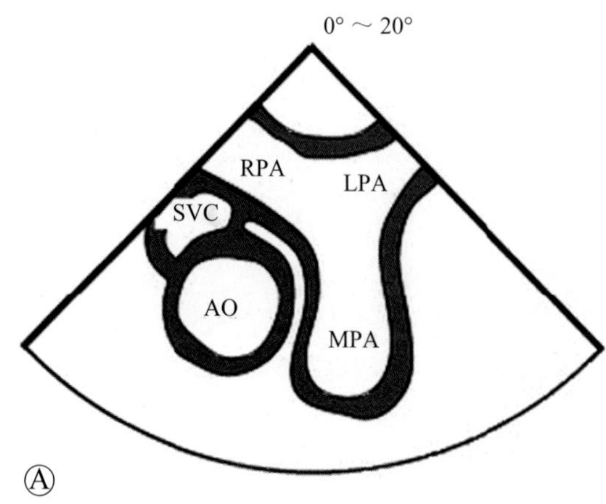

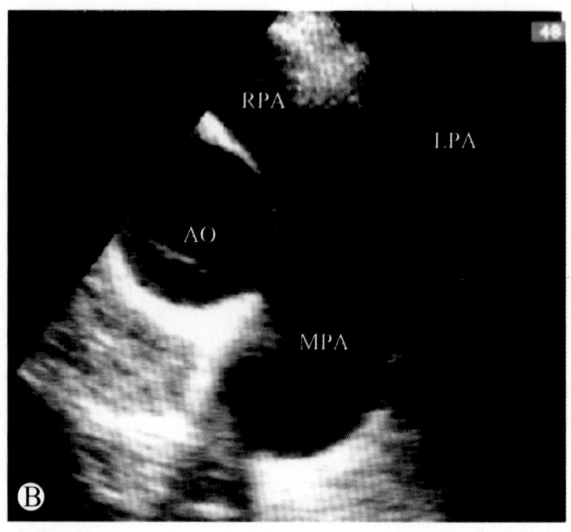

图17-3-16　右肺动脉长轴切面

A.右肺动脉长轴切面示意图；B.右肺动脉长轴切面声像图显示右肺动脉长轴、升主动脉短轴和主肺动脉长轴。AO.主动脉；RPA.右肺动脉；LPA.左肺动脉；MPA.主肺动脉；SVC.上腔静脉

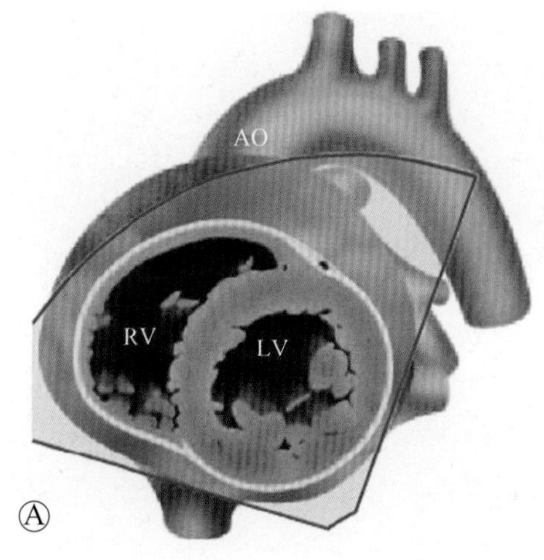

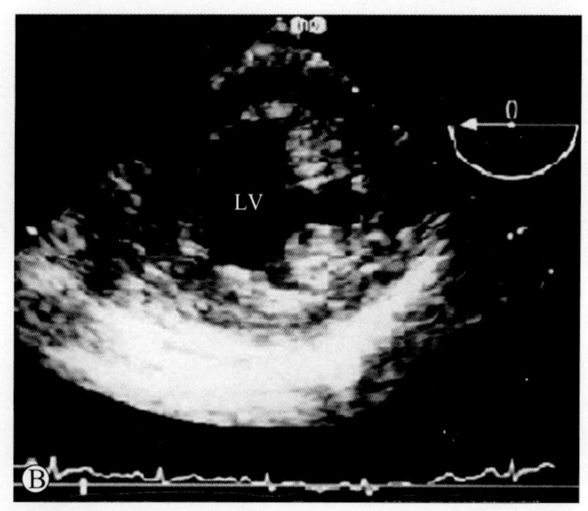

图17-3-17　经胃乳头肌水平短轴切面

A.经胃左心室乳头肌水平短轴切面三维示意图；B.经胃左心室乳头肌水平短轴切面声像图示后内和前外乳头肌，前外侧乳头肌位于4～5点钟的位置，后内侧乳头肌大约是在11～2点钟的位置。RV.右心室；LV.左心室；AO.主动脉

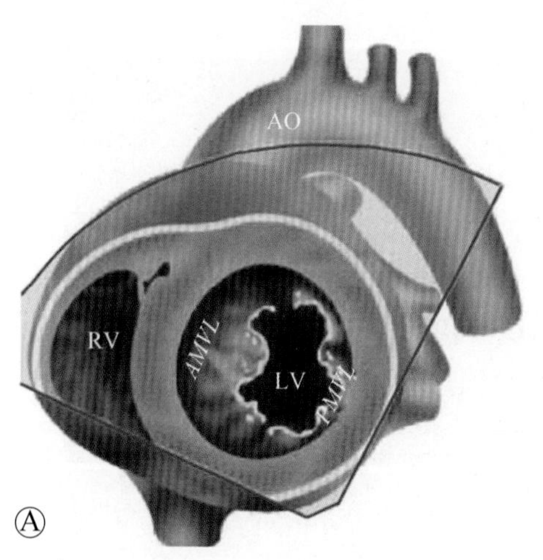

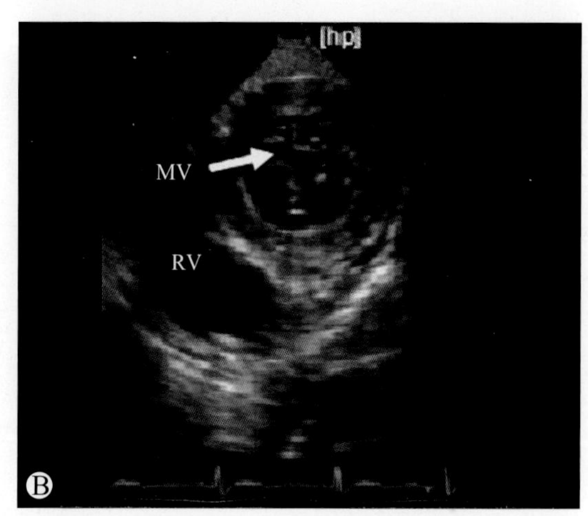

图17-3-18　经胃左心室瓣口水平短轴切面

A.经胃左心室瓣口水平短轴切面三维示意图；B.经胃左心室瓣口水平短轴切面声像图显示二尖瓣前叶和后叶。LV.左心室；RV.右心室；AO.主动脉；MV.二尖瓣；AMVL.二尖瓣前叶；PMVL.二尖瓣后叶

价二尖瓣功能不全，是较适宜的切面。

3.经胃心尖短轴切面　在乳头肌水平短轴切面基础上，继续深入探头，可显示此切面（图17-3-19），右转管体可显示右心室心尖部。

4.左心室两腔心切面　在左心室乳头肌短轴基础上，将扫描扇面旋转至90°，可获得左心室两腔心切面。该切面可清晰地显示左心室、二尖瓣及其辅助装置、左心房及左心耳（图17-3-20）。

5.右心室流入道长轴切面　从左心室两腔心切面，将扫描扇面（或探头）向受检者右侧旋转，可获得类似经胸右心室流入道长轴切面，该切面可显示右心室、三尖瓣和右心房（图17-3-21）。

6.经胃（底）心尖切面　将探头插入胃底深部，同时最大限度地向上弯曲探头，大多数受检者可获得类似经胸超声心动图检查的心尖长轴及四腔心切面。

（1）经胃（底）心尖四腔心切面：将探头置于胃底最深处，扫描扇面角度为0°，可获得类似经胸检查心尖四腔心切面（注意：探头可能不在真正的心尖位置，所以是缩短的心尖切面）。轻微调整探头弯曲的角度可以获得五腔心切面（图17-3-22）。应用彩色多普勒及频谱多普勒技术，可评价左心室流出道和主动脉瓣的血流状况。

（2）经胃心尖长轴切面：在经胃心尖四腔心切面的基础上，旋转扫描扇面角度至110°～130°，可获得心尖左心长轴切面（图17-3-23）。应用彩色多普勒、频谱多普勒评价左心室流出道及主动脉瓣的血流信息，该切面使多普勒的探测角度与左心室流出道和主动脉瓣血流方向更趋平行，提高测定的准确性。

但并非所有受检者都能获得该切面，尤其是探头不在真正心尖位置时，使探头与心脏结构间存在肺组织，干扰透声窗。

（四）降主动脉及主动脉弓切面

1.降主动脉短轴及长轴切面　无论在食管还是在胃（底），将探头向背部水平旋转使扇面指向受检者脊柱左侧的降主动脉，扫描扇面角度为0°，左侧旋转探头，显示降主动脉短轴切面（图17-3-24），将扫描扇面角度旋

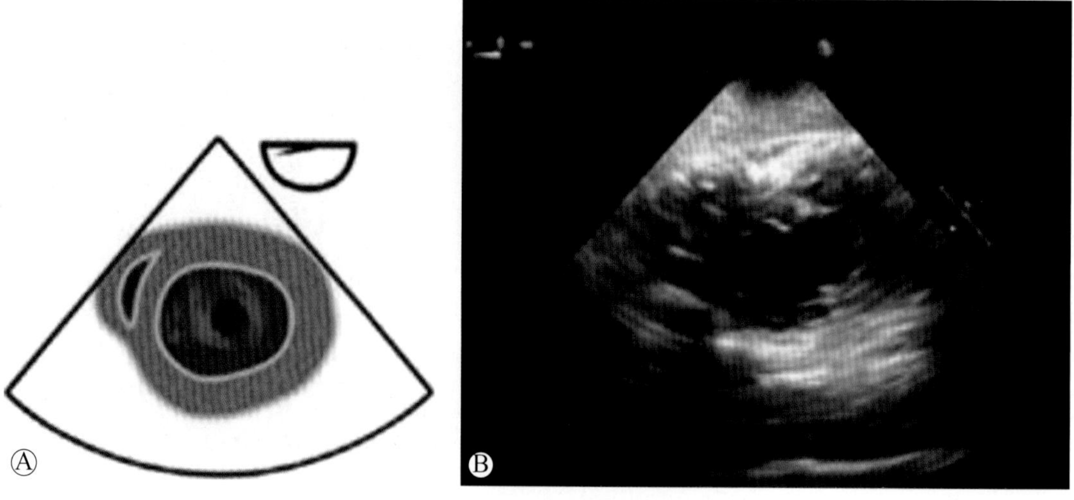

图17-3-19 经胃心尖短轴切面

A.经胃心尖短轴切面二维示意图；B.经胃心尖短轴切面声像图示左心室、右心室心尖部

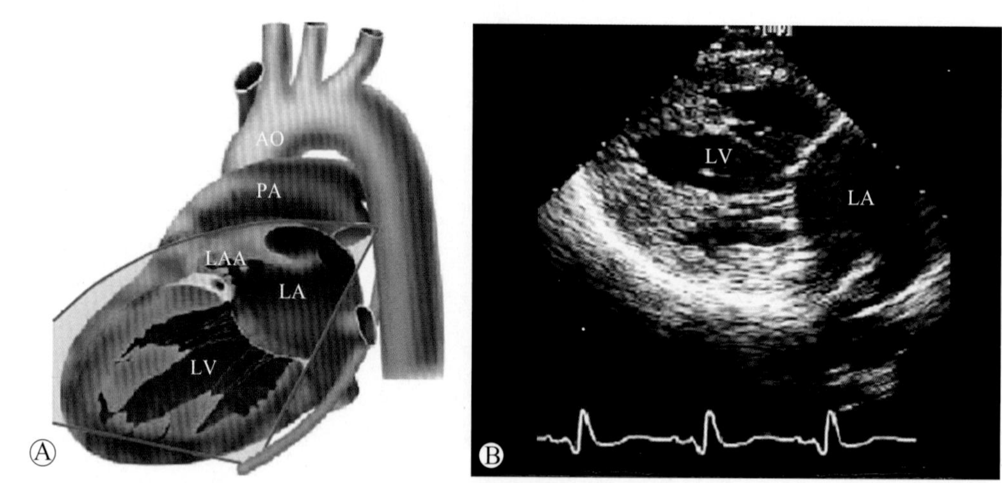

图17-3-20 经胃左心室两腔心切面

A.经胃左心室两腔心切面三维示意图；B.经胃左心两腔心切面声像图，显示左心室、二尖瓣和左心房。LA.左心房；LV.左心室；AO.主动脉；PA.肺动脉；LAA.左心耳

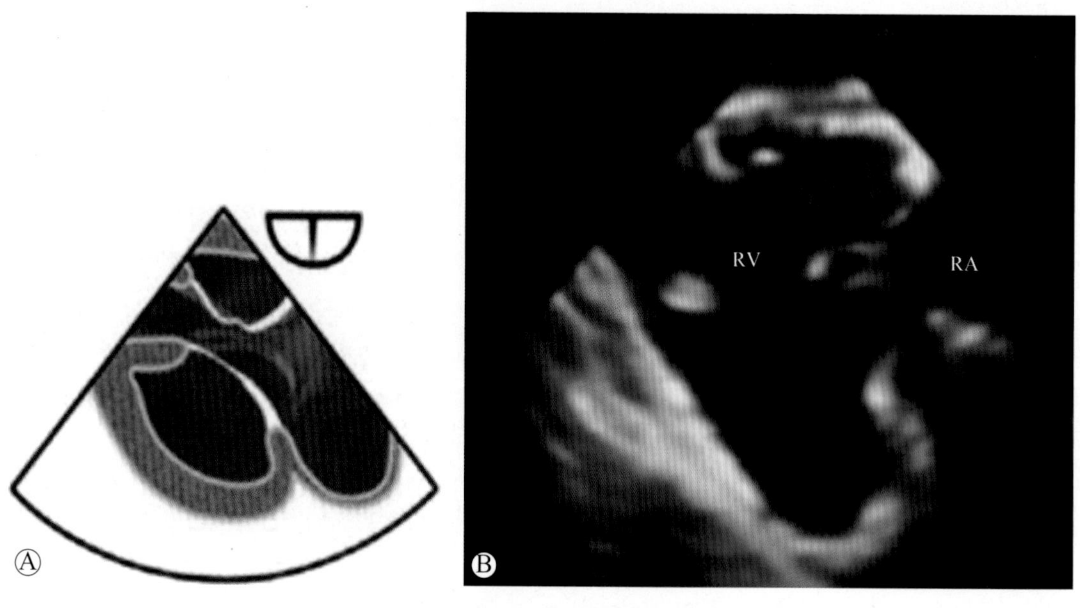

图17-3-21 经胃右心室流入道长轴切面

A.经胃右心室流入道切面二维示意图；B.经胃右心室流入道切面声像图，显示右心房、三尖瓣、右心室、右心耳。RV.右心室；RA.右心房

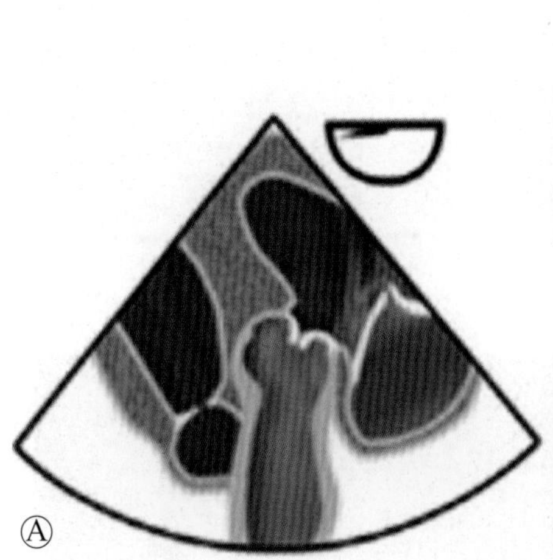

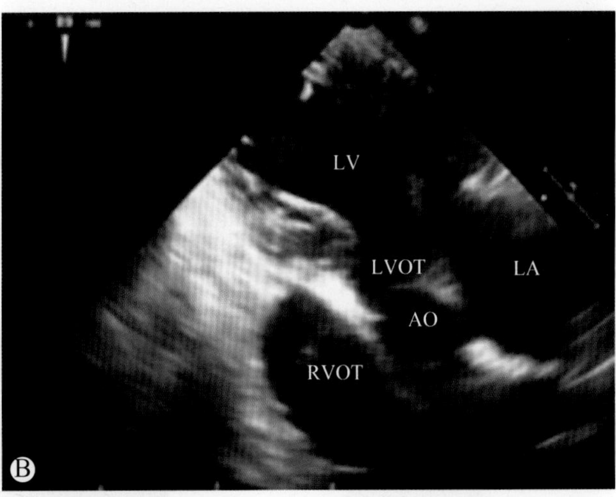

图17-3-22　经胃底五腔心切面

A.经胃底五腔心切面二维示意图；B.经胃底五腔心切面声像图显示左心室、左心室流出道、右心室、主动脉瓣、主动脉根部。LV.左心室；LA.左心房；AO.主动脉；LVOT.左心室流出道；RVOT.右心室流出道

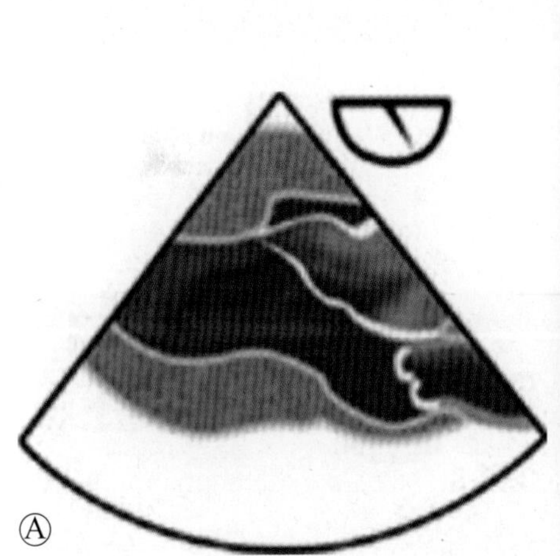

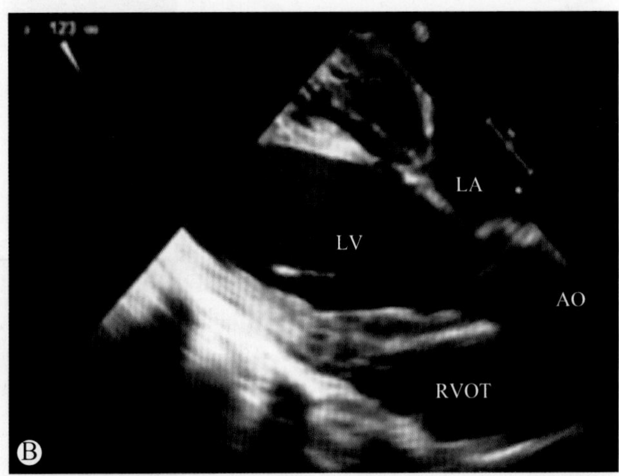

图17-3-23　经胃心尖长轴切面

A.经胃心尖长轴示意图；B.经胃心尖长轴声像图显示左心房、二尖瓣、左心室、主动脉瓣、主动脉根部。LA.左心房；LV.左心室；AO.主动脉；RVOT.右心室流出道

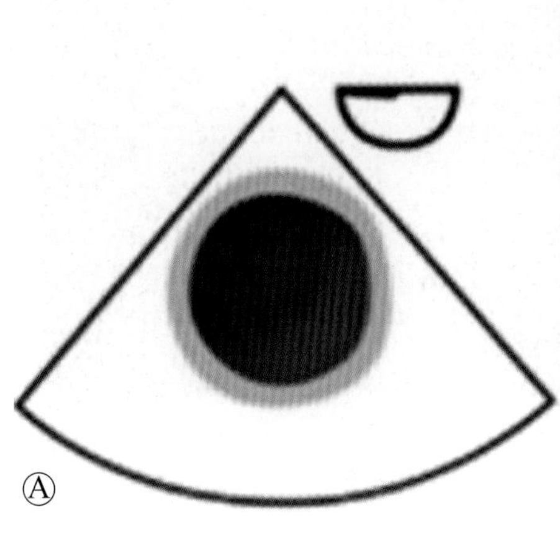

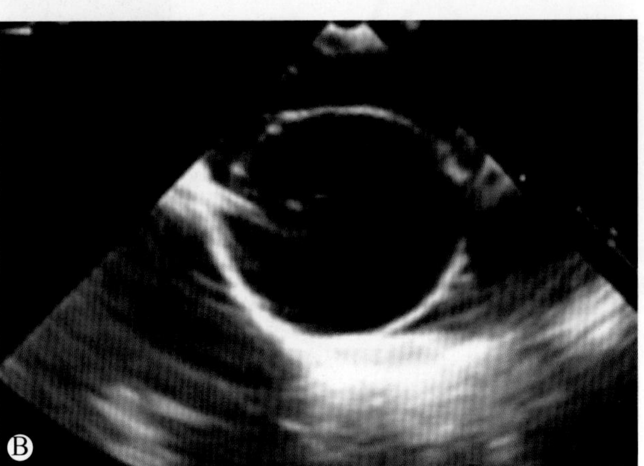

图17-3-24　降主动脉短轴切面

A.降主动脉短轴切面二维示意图；B.降主动脉短轴切面声像图

转至90°，可获得降主动脉长轴切面（图17-3-25）。

对降主动脉应进行系统或逐节段扫描：从胸主动脉胃底段至主动脉弓，对降主动脉夹层分离、动脉瘤、动脉粥样硬化的诊断，以及指导主动脉反搏球囊的放置有重要价值。

2. 主动脉弓长轴切面　在降主动脉短轴切面基础上回撤探头，胸段降主动脉由圆形变为椭圆形的横向主动脉弓切面即可显示（图17-3-26）。

3. 主动脉弓短轴切面　从主动脉弓长轴切面将扫描扇面角度旋转至70°～90°可显示此切面（图17-3-27）。

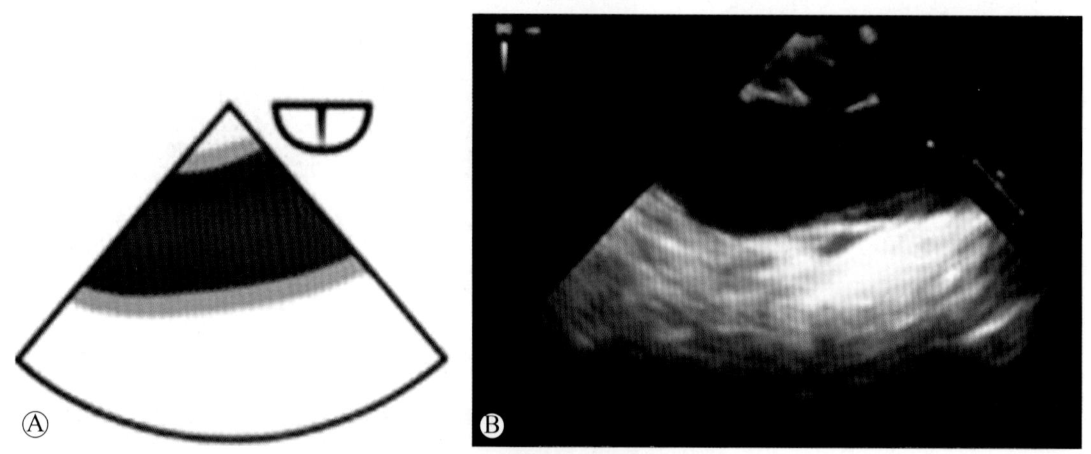

图17-3-25　降主动脉长轴切面

A. 降主动脉长轴切面二维示意图；B. 降主动脉长轴切面声像图

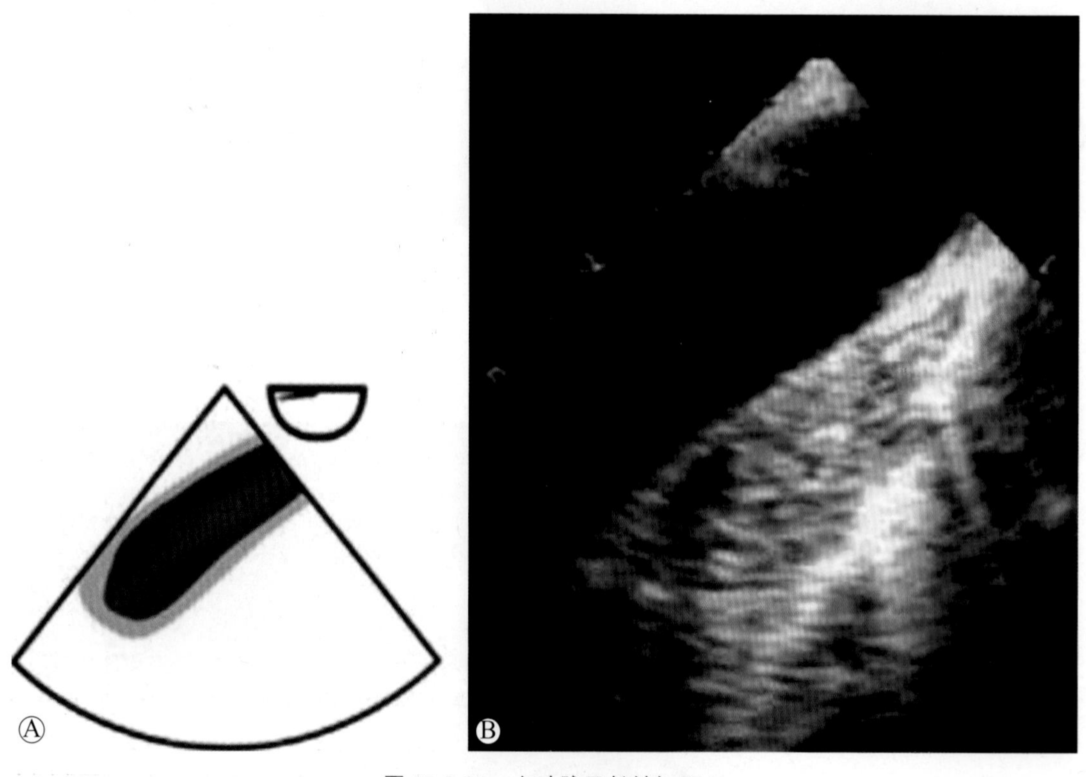

图17-3-26　主动脉弓长轴切面

A. 主动脉弓长轴切面二维示意图；B. 主动脉弓长轴切面声像图，图像左侧为近端主动脉弓，右侧为远端

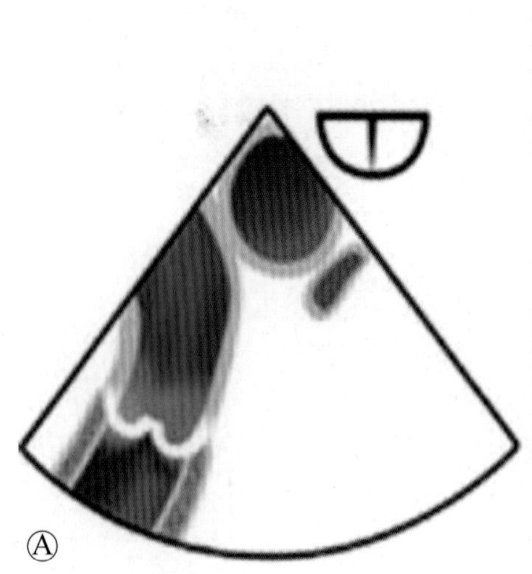
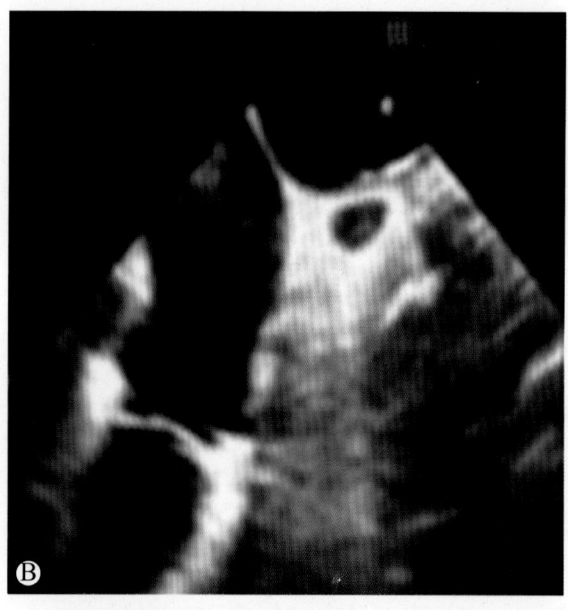

图17-3-27 主动脉弓短轴切面

A.主动脉弓短轴切面二维示意图；B.主动脉弓短轴切面声像图显示主动脉弓短轴和肺动脉主干、肺动脉瓣

（五）心腔各结构与扫描切面的关系

1.心脏瓣膜与扫描切面的关系 见表17-3-1。

表17-3-1 心脏瓣膜与扫描切面的关系

瓣膜	切面	探头位置	扇面角度
主动脉瓣	长轴	食管上段或经胃	110°～140° 90°（最大程度向上弯曲探头以观察左心室流出道）
	短轴	食管上段	30°～50°
	五腔心	食管下段或经胃底深部	0°（向上弯曲探头）
二尖瓣	长轴	食管下段或经胃	110°～140° 90°
	短轴	经胃（食管与胃交界处）	0°（向上弯曲探头）
	四腔心	食管下段或经胃底深部	0°
肺动脉瓣	长轴	食管下段	90°（探头向身体左侧转动）
三尖瓣	四腔心	食管下段	0°
	经食管右心室流入道	食管下段	90°（向右转动探头）
	经胃右心室流入道	经胃	90°（向右转动探头）

2.心脏各心腔、大血管与扫描切面的关系 见表17-3-2。

表17-3-2 心脏各心腔及大血管与扫描切面的关系

心腔及血管	切面	探头位置	扇面角度
左心室	四腔心	食管下段	0°
	两腔心	食管下段	60°
	长轴	食管下段	120°
	短轴	经胃	0°（向上弯曲探头）

续表

心腔及血管	切面	探头位置	扇面角度
左心房	四腔心	食管下段	0°
	两腔心	食管下段	60°
	长轴	食管下段	120°
右心室	四腔心	食管下段	0°
	右心室流入道长轴	食管下段	90°（探头向身体右侧转动）
右心房	四腔心	食管下段	0°
	右心房长轴	食管下段	90°
升主动脉	长轴	食管上段	110°～140°
	短轴	食管上段	0°
右肺动脉	短轴	食管上段	0°
肺静脉	短轴	食管上段	0°（分别向左右转动探头，以观察左右肺静脉）
	长轴	食管上段	90°（分别向左右转动探头，以观察左右肺静脉）
上腔静脉	短轴	食管上段	0°（向右侧转动探头）
	长轴	食管上段	90°～120°（向右侧转动探头）
下腔静脉	长轴	食管下段	90°～120°（向身体右侧转动探头，同时向下推进探头可更好显示IVC）

三、经食管三维实时超声心动图

经食管探头明显改善了超声图像的清晰度及分辨率，其三维图像远较经胸三维图像清晰，它能实时直观地观察感兴趣区域心脏的立体结构，通过俯视、仰视、左侧观、右侧观，以及任意角度观察心脏结构的解剖细节，对临床诊断、介入和手术指导有重要意义，尤其对二尖瓣成像具有其他方法不可取代的优势，经食管三维实时超声心动图（real-time-three-dimensional trans-esophageal echocardiography，RT-3D-TEE）可评价二尖瓣病变的部位及程度，评价瓣膜功能异常时的发病机制（如二尖瓣瓣叶发育短小等）及严重程度，也可对主动脉瓣及人工机械瓣病变进行较为准确的诊断。经食管超声心动图通常用于主动脉瓣形态学上的评估，因为经食管超声心动图受通过主动脉瓣血流方向的限制，所以在主动脉瓣功能方面的评估可考虑用经胸超声心动图。

（一）二尖瓣三维成像

1.左心房俯视观（外科医生手术观） 可清晰、全面、立体地显示二尖瓣前后瓣叶的启闭活动，有无脱垂、赘生物及其病变部位，同时可显示人工二尖瓣有无瓣周漏等。

三维图像分析法：将图像调整至二尖瓣的外科视野观，将左心耳调整至屏幕的左侧约9点钟方位，主动脉瓣调整至屏幕的上方11～12点钟方位，从左心房面观察二尖瓣的形态。Carpentier将二尖瓣前、后叶从外向内依次命名为A1、P1，A2、P2，A3、P3 六个区域（图17-3-28），P1距离左心耳最近。

2.左心室仰视观 见图17-3-29。

（二）主动脉瓣升主动脉观

主动脉瓣升主动脉观可清晰显示主动脉瓣的启闭活动，对瓣膜瓣叶数量、有无赘生物、瓣膜穿孔及瓣周脓肿的显示更加准确（图17-3-30）。

三维图像分析法：正常主动脉瓣呈三叶启闭，左冠瓣靠前（图像右侧），靠近右心室流出道方向为右冠瓣（图像下方），无冠瓣毗邻房间隔（图像左侧）。

（三）左心室流出道长轴观

从左心室流出道观察主动脉瓣下左心室流出道及二尖瓣辅助装置（图17-3-31）。

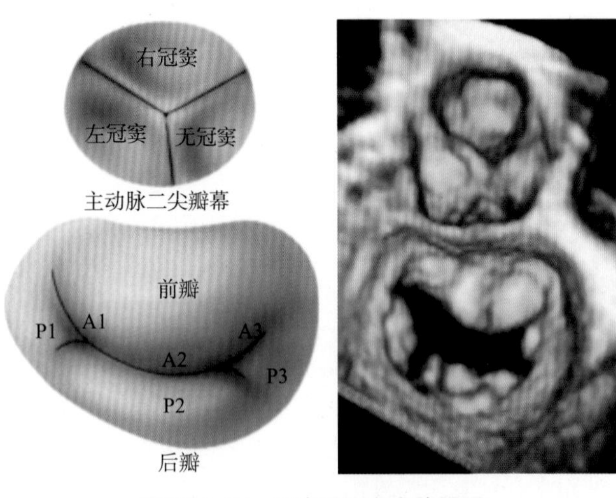

图17-3-28 二尖瓣左心房俯视观

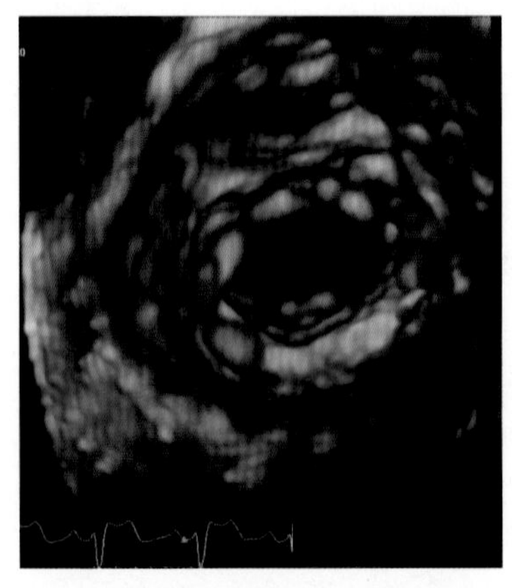

图17-3-29 二尖瓣左心室仰视观

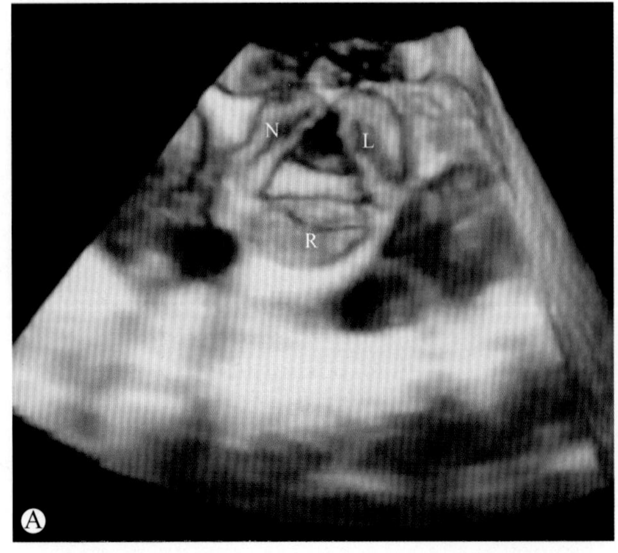

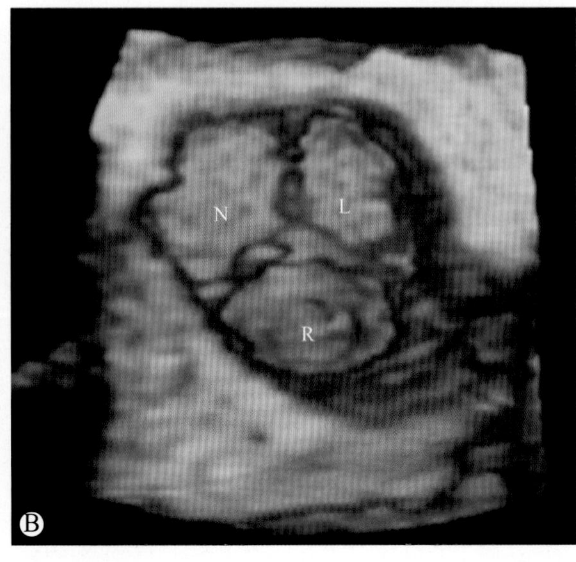

图17-3-30 主动脉瓣升主动脉观

A.开放状态；B.关闭状态。N.无冠瓣；L.左冠瓣；R.右冠瓣

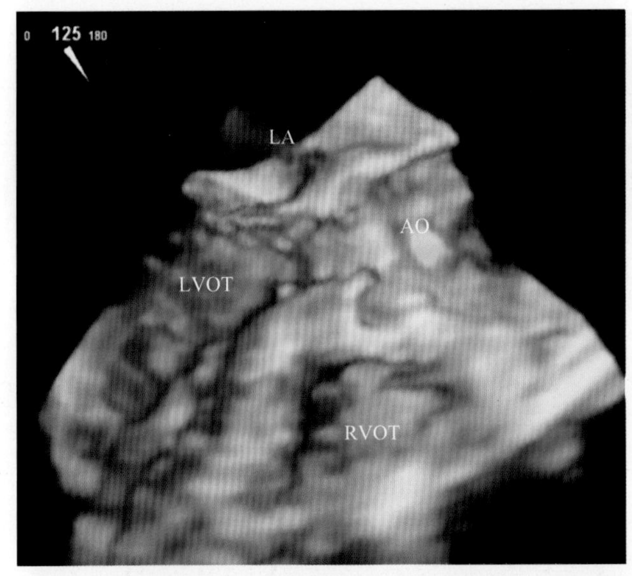

图17-3-31 左心室流出道长轴切面

LA.左心房；AO.主动脉；LVOT.左心室流出道；RVOT.右心室流出道

四、经食管超声心动图的临床应用

（一）二尖瓣及主动脉瓣病变

二尖瓣位于四个瓣膜的最后方，与食管距离最近，经食管超声心动图对二尖瓣的显示最为理想，可清晰地显示二尖瓣及其辅助装置（腱索及乳头肌）的病理解剖细节，如瓣叶增厚、卷曲、穿孔、脱垂、乳头肌或腱索断裂及赘生物等；同时，经食管超声心动图对二尖瓣狭窄程度的评估（跨瓣压差、瓣口面积）、二尖瓣脱垂分区的判定及反流程度的定量诊断都有重要价值。

经胸超声心动图一般都能较好地显示主动脉瓣，但在有些患者，由于受骨骼、肥胖、肺组织等因素的干扰，经胸超声心动图显示不清晰，可以采用经食管超声心动图检查。与经胸超声心动图相比，经食管超声心动图检查能更加清晰地显示主动脉瓣及主动脉根部的病理改变。

经食管超声心动图对于三尖瓣的观察无明显优势，但对于经胸超声心动图透声不佳的情况下，可考虑应用经食管超声心动图检查。

1.二尖瓣病变　四腔心切面、二尖瓣联合部切面、左心室两腔心切面（食管下段或经胃）及左心室长轴切面、经胃左心室瓣口水平短轴切面，可清晰地观察二尖瓣及其辅助装置的病理特征，瓣膜有无增厚、卷曲、纤维化，以及腱索、乳头肌有无断裂，评价瓣膜的开放和关闭功能等。RT-3D-TEE可更加清晰、准确地显示病变特征及定位。

二尖瓣分区的常用切面见图17-3-32。

（1）二尖瓣狭窄：首先以风湿性心脏病二尖瓣狭窄最多见，其次为先天性二尖瓣狭窄（图17-3-33，图17-3-34）。

（2）二尖瓣脱垂：二尖瓣瓣叶脱垂，瓣膜由于腱索疏松、过长或断裂，使瓣叶于收缩期凸向心房（图17-3-35～图17-3-37）。

（3）二尖瓣腱索断裂——“连枷”样二尖瓣：当二尖瓣瓣膜腱索断裂时，瓣膜活动度加大，呈挥鞭样运动，称“连枷”样二尖瓣（图17-3-38）。

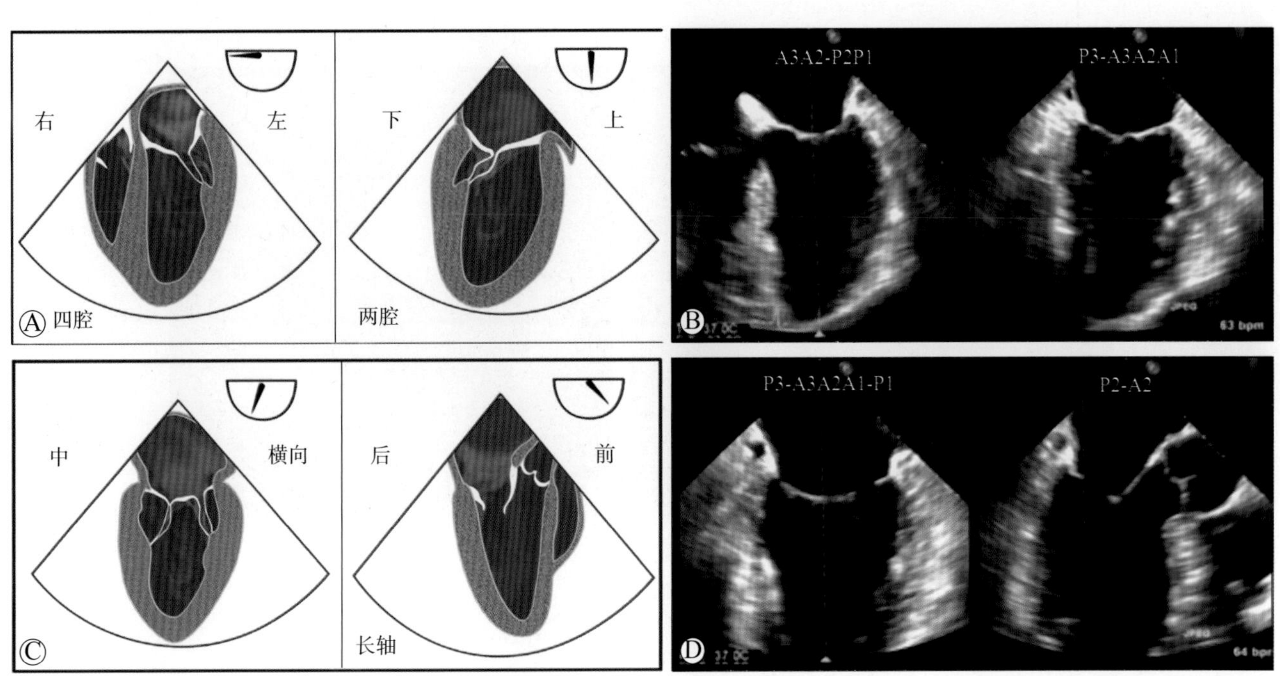

图17-3-32 二尖瓣分区

A.四腔心及两腔心切面二尖瓣分区二维示意图；B.四腔心及两腔心切面二尖瓣分区声像图；C.二尖瓣联合切面及左心室长轴切面二尖瓣分区二维示意图；D.二尖瓣联合切面及左心室长轴切面二尖瓣分区声像图

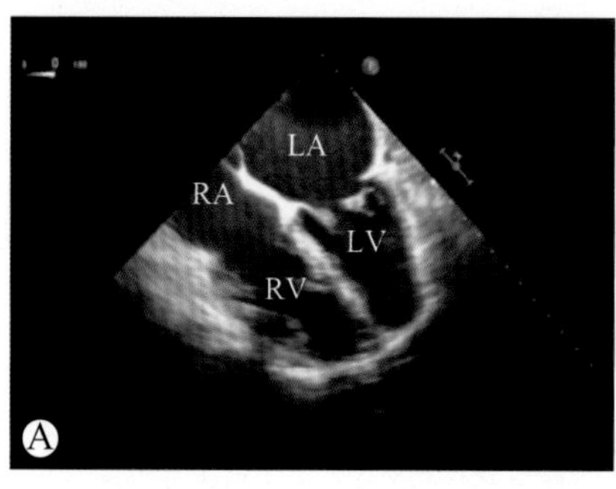

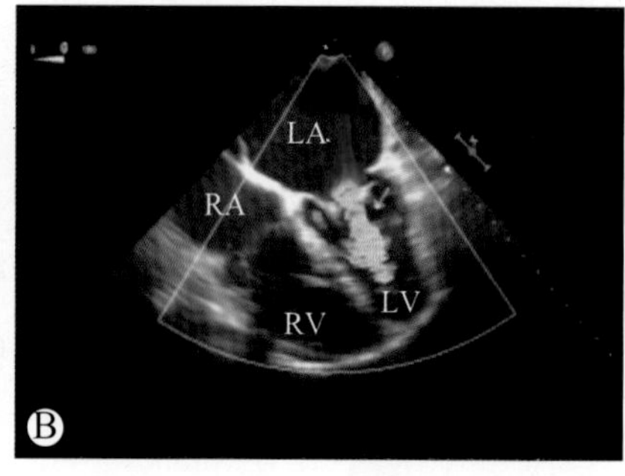

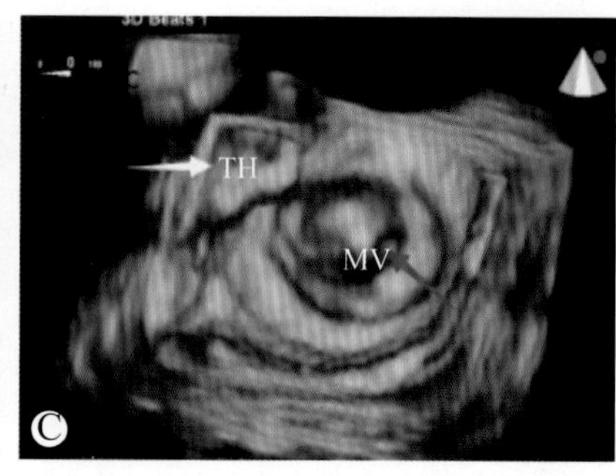

图17-3-33 风湿性二尖瓣狭窄（一）

A.四腔心切面显示二尖瓣增厚，开放受限；B.彩色多普勒显示狭窄口蓝色镶嵌血流；C.二尖瓣狭窄RT-3D-TEE图像，清晰显示二尖瓣狭窄（绿色箭头），左心房内还可见血栓（白色箭头）。LA.左心房；LV.左心室；RV.右心室；RA.右心房；TH.血栓；MV.二尖瓣

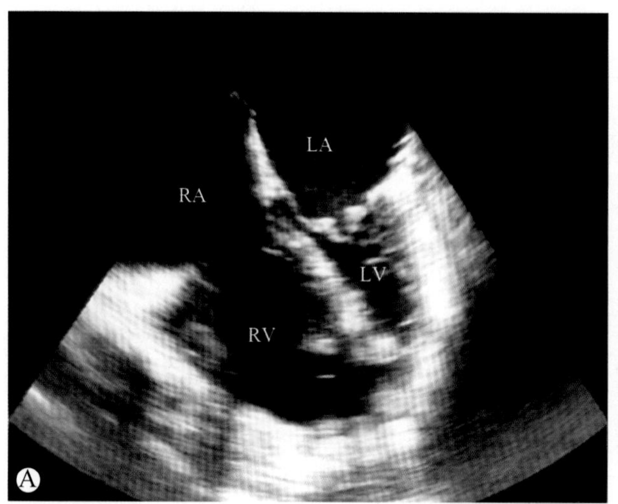

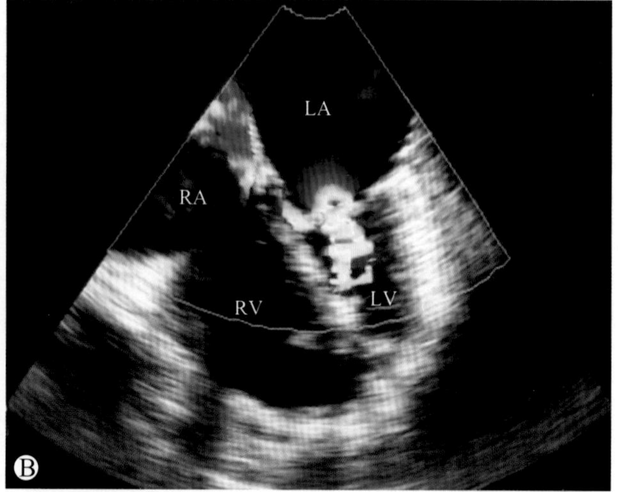

图17-3-34 风湿性二尖瓣狭窄（二）

A.四腔心切面二维显示二尖瓣增厚，开放受限；B.彩色多普勒显示狭窄口蓝色镶嵌血流。LA.左心房；LV.左心室；RA.右心房；RV.右心室

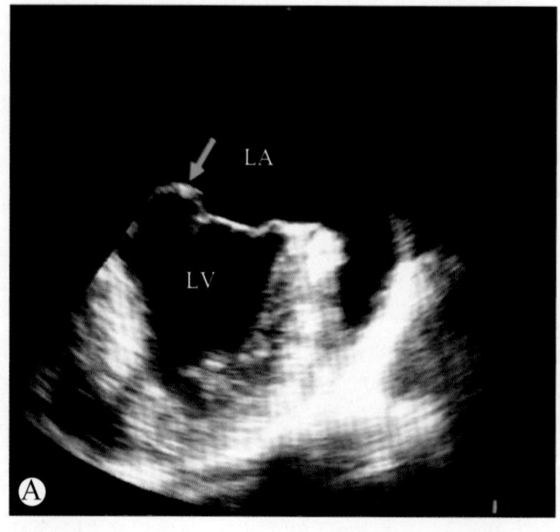

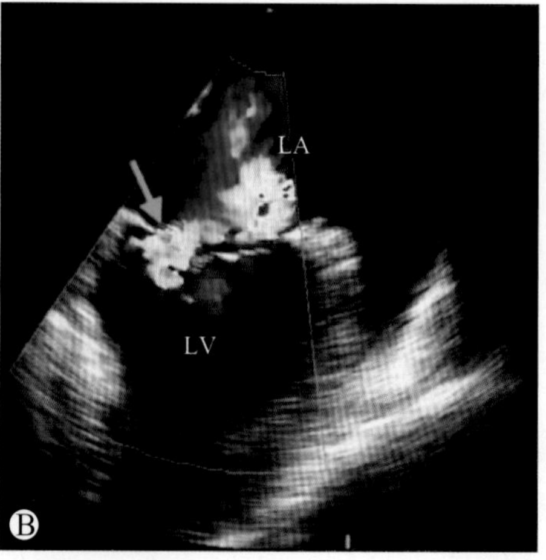

图17-3-35 左心室两腔心切面

A.收缩期二尖瓣前叶瓣体凸入左心房；B.彩色多普勒显示二尖瓣口反流的高速五彩镶嵌血流。LA.左心房；LV.左心室

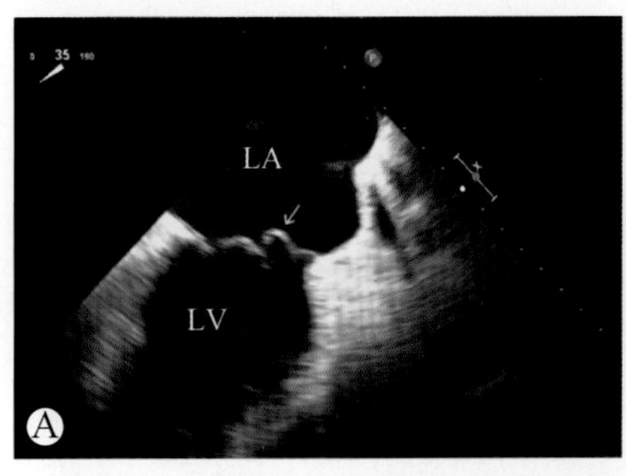

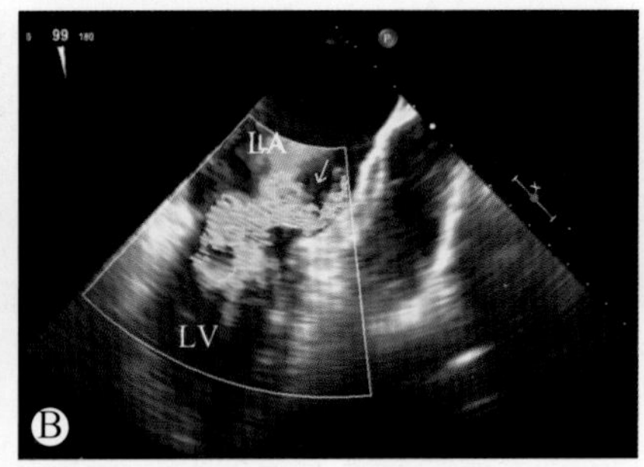

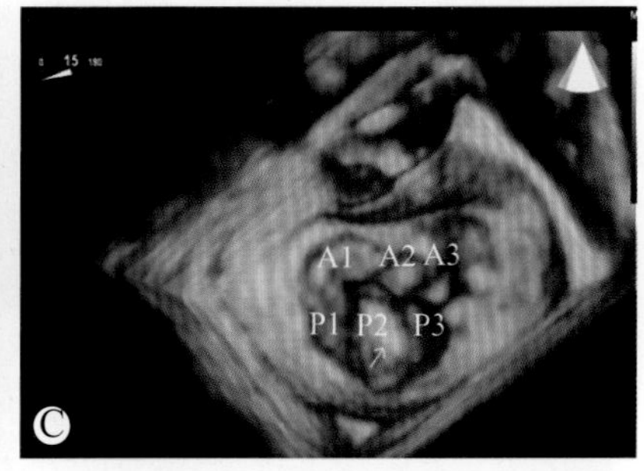

图17-3-36　二尖瓣联合部切面显示二尖瓣后叶脱垂

A.收缩期二尖瓣后叶P2区凸入左心房；B.彩色多普勒显示二尖瓣口反流的高速五彩镶嵌偏心反流；C.RT-3D-TEE声像图，左心房观二尖瓣P2区脱入左心房。LA.左心房；LV.左心室

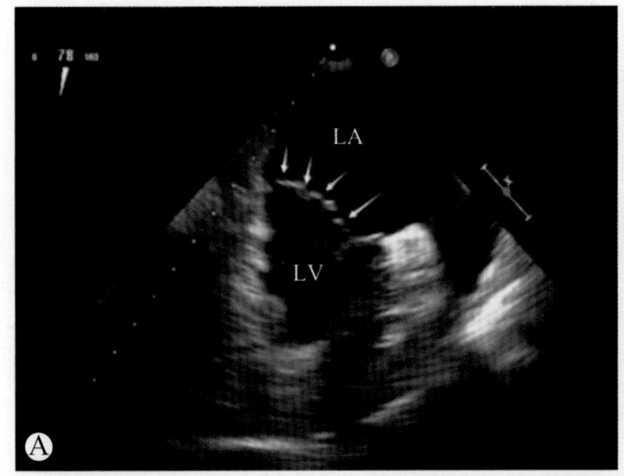

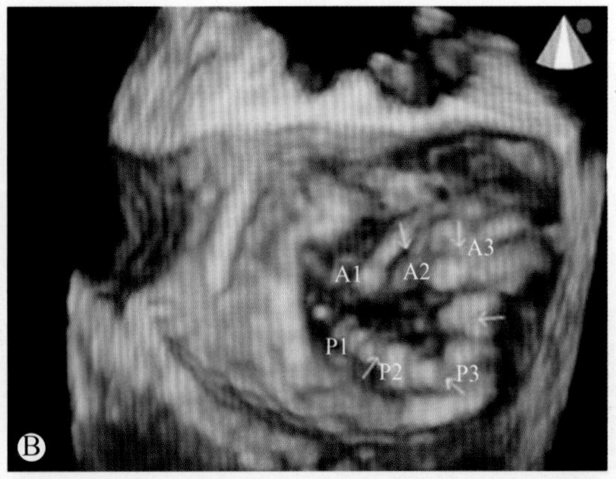

图17-3-37　二尖瓣前、后叶及后交界区脱垂

A.二尖瓣联合部切面，二尖瓣前叶（A2、A3区）、后叶（P3区）及后交界处脱垂；B. RT-3D-TEE左心房侧面观二尖瓣提示前叶（A2、A3区）、后叶（P2、P3区）及后交界区脱垂。LA.左心房；LV.左心室

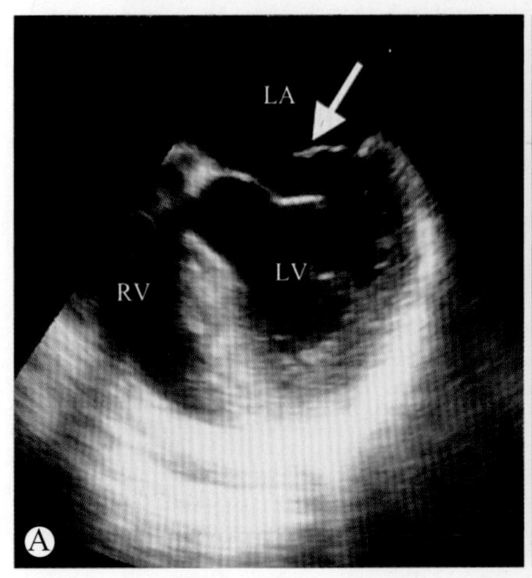

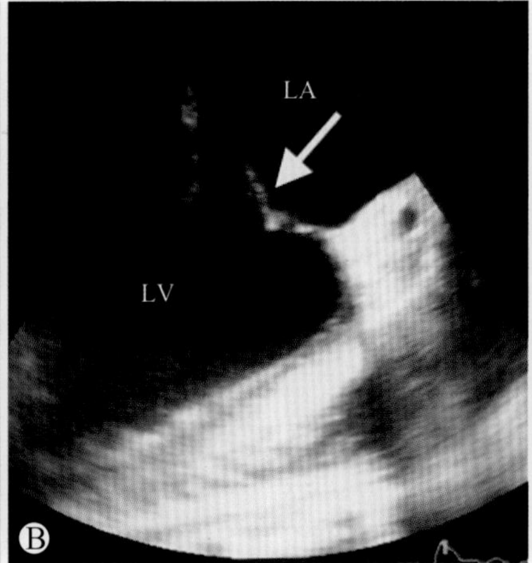

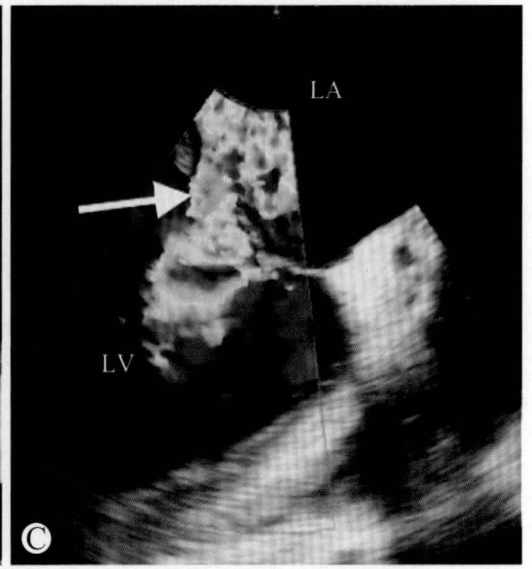

图17-3-38　"连枷"样二尖瓣

A.四腔心切面显示二尖瓣后瓣于收缩期凸入左心房，与前瓣形成较大的关闭不全间隙；B.两腔心切面，后瓣于收缩期凸入左心房，与前瓣形成较大的关闭不全间隙；C.彩色多普勒于两腔心切面显示二尖瓣明显反流。LA.左心房；LV.左心室；RV.右心室

（4）二尖瓣穿孔：二尖瓣瓣叶可因先天性发育不良、细菌感染等原因导致穿孔（图17-3-39）。

（5）二尖瓣前叶瓣体瘤：二尖瓣可因先天性发育不良、细菌感染等原因导致瓣叶发育薄弱，血流冲击瓣叶而导致瓣叶膨出，严重时可导致瓣叶穿孔。二尖瓣瓣体瘤是感染性心内膜炎的严重并发症（图17-3-40）。

2.主动脉瓣病变　主动脉长轴、主动脉短轴及左心室长轴切面可清晰地显示主动脉瓣，观察瓣膜有无增厚、钙化、卷曲、穿孔、脱垂，以及开放和关闭情况等，必要时采用经胃心尖五腔心切面评价血流速度。

（1）主动脉瓣狭窄：多见于风湿性主动脉瓣狭窄、主动脉瓣钙化和先天性狭窄（二叶畸形等），经食管超声心动图可清晰显示瓣膜的病理特征，评价狭窄程度（图17-3-41）。

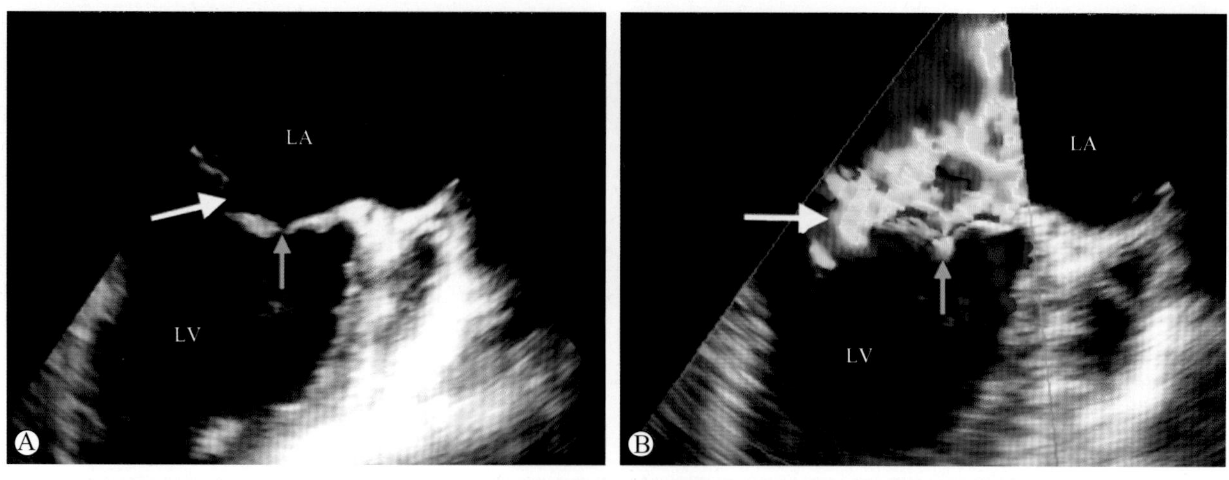

图17-3-39 二尖瓣穿孔

A.左心室两腔心切面显示收缩期前瓣瓣体中部有一裂孔，绿色箭头示瓣叶交界处；B.彩色多普勒显示瓣体裂孔处明显反流，绿色箭头示瓣叶交界处反流。LA.左心房；LV.左心室

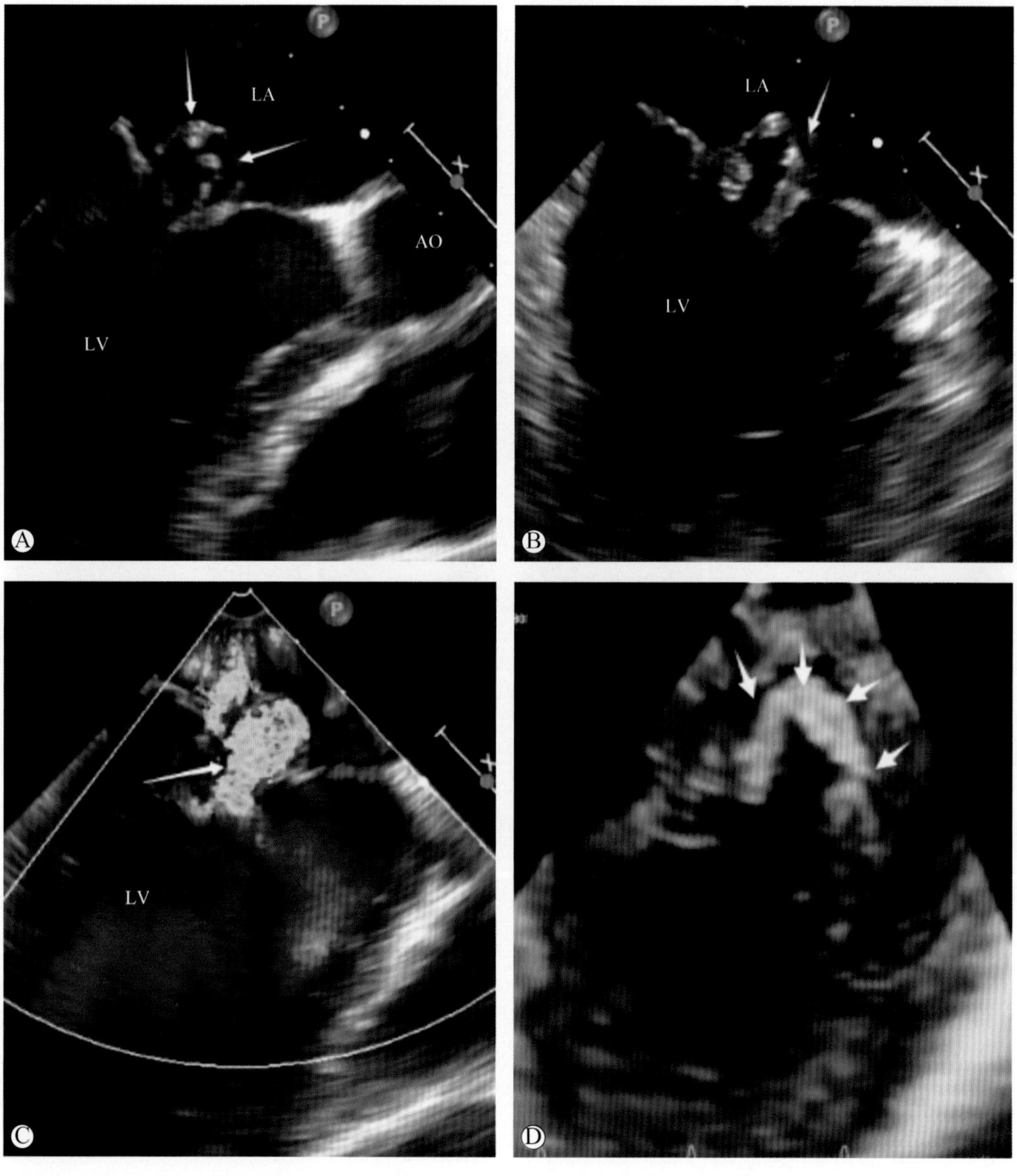

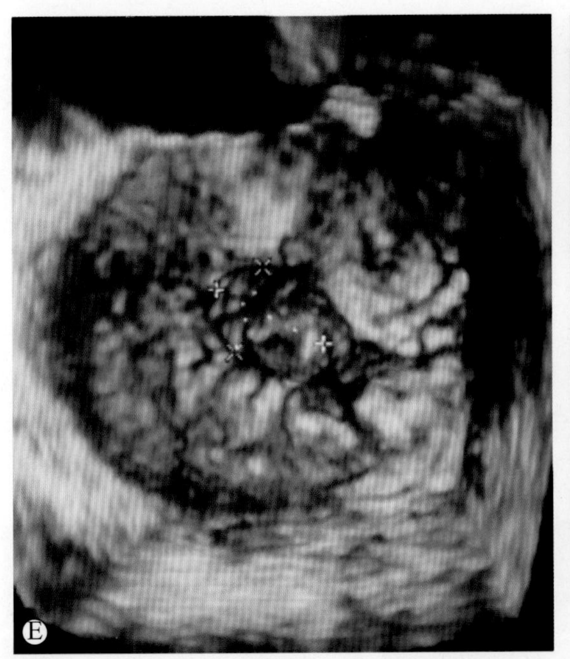
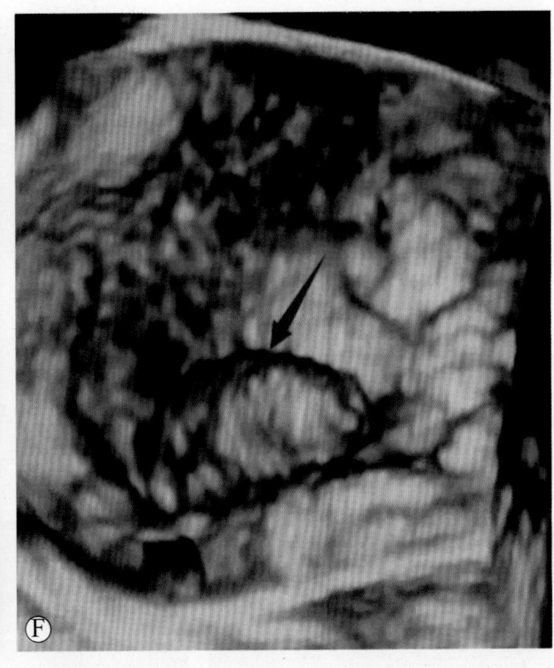

图17-3-40　二尖瓣瓣体瘤

A、B.左心室长轴切面及两腔心切面可见二尖瓣前叶（A2区）瘤样膨出；C.彩色多普勒，左心室血液充盈二尖瓣瓣体瘤，其盲端未见血流束，二尖瓣瓣口可见偏心反流束；D. RT-3D-TEE示二尖瓣前叶（A2区）呈囊性凸起；E、F. RT-3D-TEE清晰显示二尖瓣前叶瓣体瘤。LA.左心房；LV.左心室；AO.主动脉

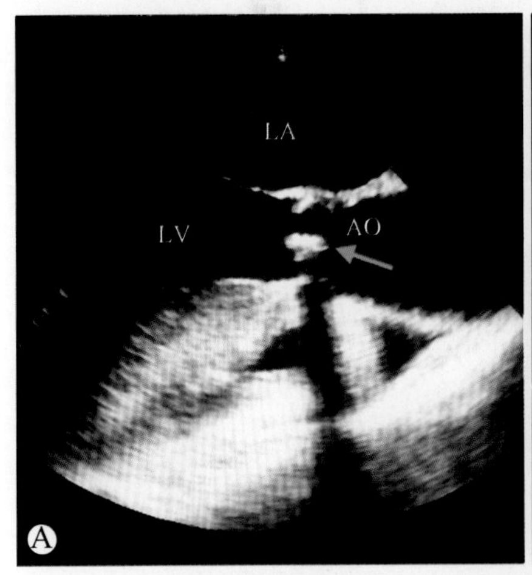

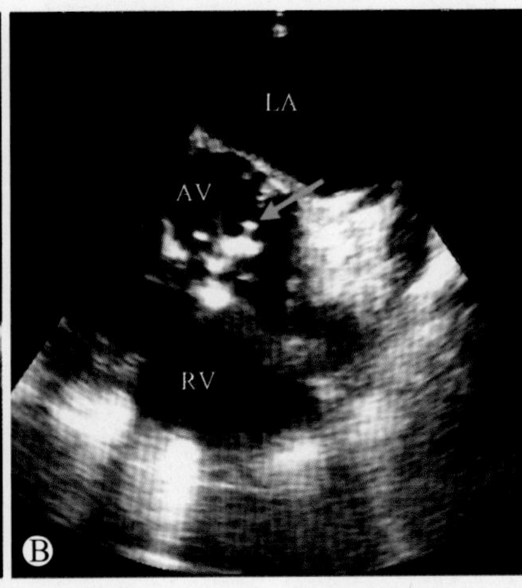

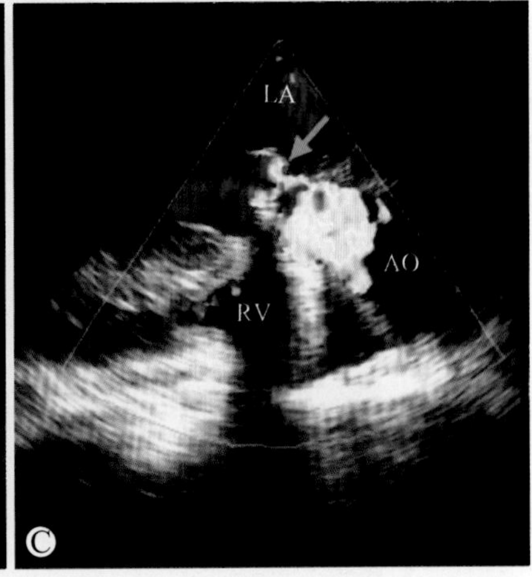

图17-3-41　主动脉瓣狭窄

A.主动脉长轴切面显示主动脉瓣钙化，开放受限；B.主动脉短轴切面显示主动脉瓣呈二叶瓣，伴有钙化；C.主动脉长轴切面彩色多普勒，显示狭窄处高速五彩镶嵌血流束。LA.左心房；LV.左心室；AO.主动脉；RV.右心室；AV.主动脉瓣

（2）主动脉瓣脱垂：因主动脉瓣膜腱索疏松、过长、断裂，导致主动脉瓣叶于舒张期凸入左心室流出道，从而引起瓣膜关闭不全（图17-3-42）。

（3）主动脉瓣先天性发育异常，如图17-3-43和图17-3-44所示。

（二）左心室流出道梗阻性病变

与经胸超声心动图比较，经食管超声心动图对主动脉根部及左心室流出道的显示更加清晰，尤其对肥胖、肺气肿、胸廓畸形的患者更为适宜。

1.主动脉瓣下狭窄　瓣下存在纤维膜或肌性纤维组织是引起狭窄的主要原因，经食管超声心动图可清晰地显示梗阻的性质、部位及范围，彩色多普勒可清晰显示狭窄处的五彩血流。经食管左心室长轴切面、主动脉长轴切面或经胃左心室长轴切面为常用切面（图17-3-45～图17-3-47）。

2.梗阻性肥厚型心肌病　选用主动脉长轴切面、五腔心切面、经食管或经胃（底）左心室长轴切面，经食管超声心动图可清晰地显示左心室流出道（LVOT）室间隔肥厚的病理特征及二尖瓣收缩期前向运动（SAM征），应用彩色及频谱多普勒超声心动图，评价梗阻程度（图17-3-48，图17-3-49）。

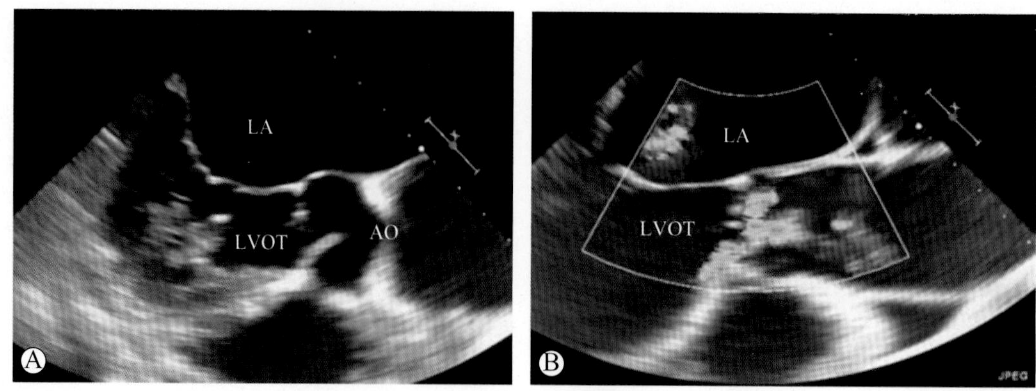

图 17-3-42　主动脉瓣脱垂

A.左心长轴切面可见舒张期主动脉无冠瓣凸入左心室流出道；B.彩色多普勒显示舒张期五彩偏心反流束。LA.左心房；AO.主动脉；LVOT.左心室流出道

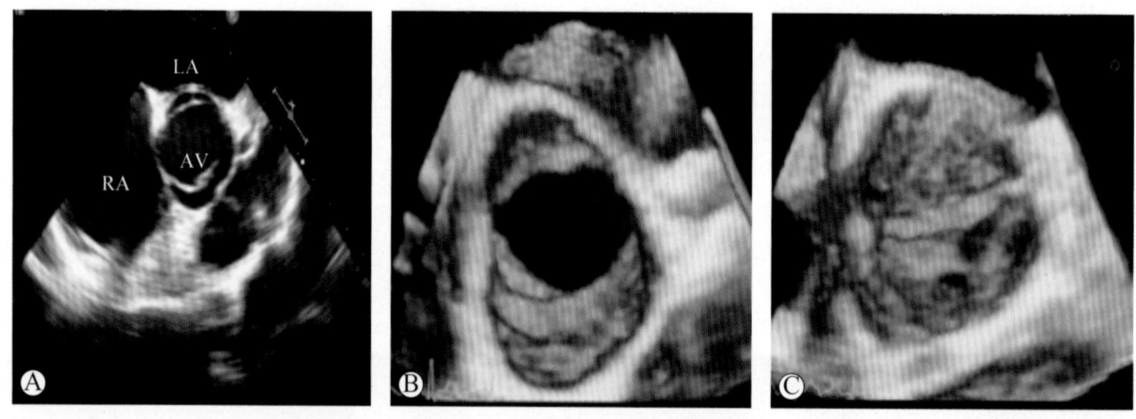

图 17-3-43　主动脉瓣二叶畸形

A.主动脉短轴切面显示主动脉瓣呈二叶瓣，伴有钙化；B、C.RT-3D-TEE显示二尖瓣呈二叶启闭，开放呈“鱼嘴状”，闭合呈“一”字形。LA.左心房；RA.右心房；AV.主动脉瓣

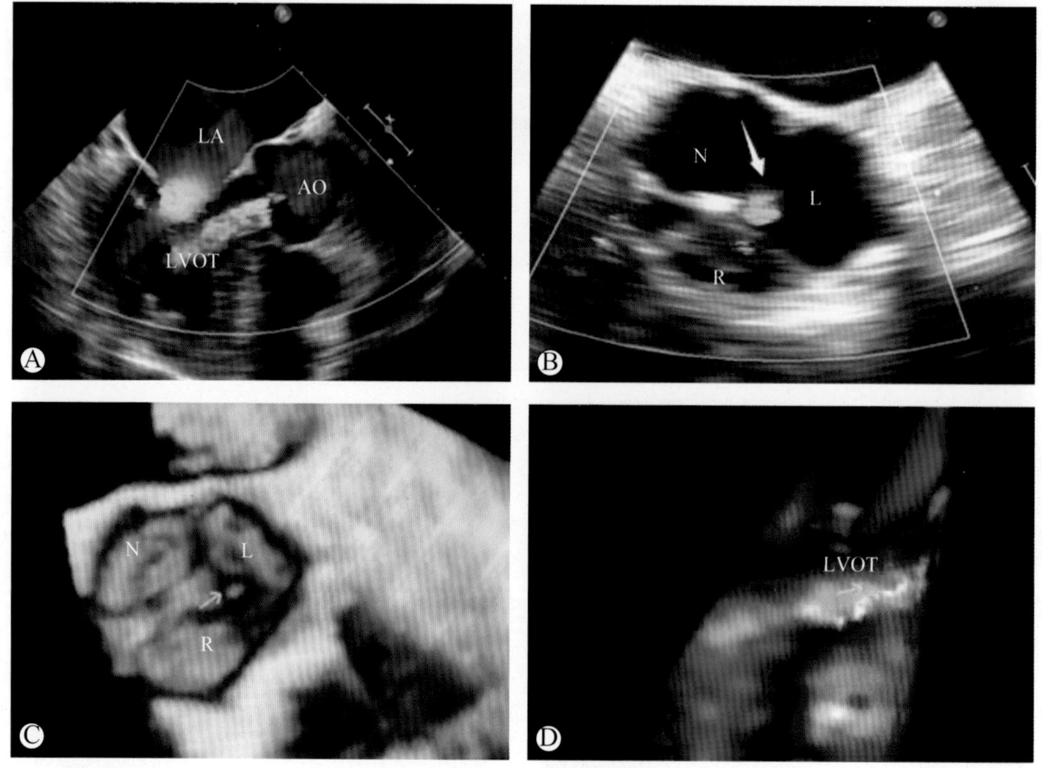

图 17-3-44　主动脉瓣畸形

A.左心室长轴切面，彩色多普勒显示主动脉瓣五彩反流束；B.主动脉短轴切面显示主动脉瓣呈三叶启闭，彩色多普勒显示反流从闭合裂隙发出；C.RT-3D-TEE显示主动脉左、右冠瓣间裂孔（白色箭头）；D.RT-3D-TEE彩色多普勒可见宽大反流束。LA.左心房；LVOT.左心室流出道；AO.主动脉；N.无冠瓣；L.左冠瓣；R.右冠瓣

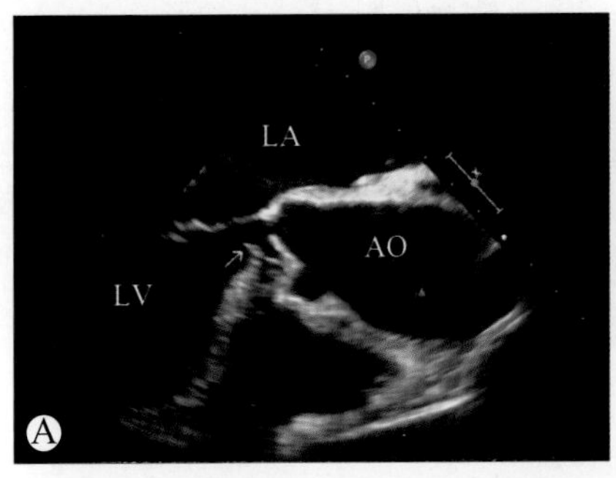

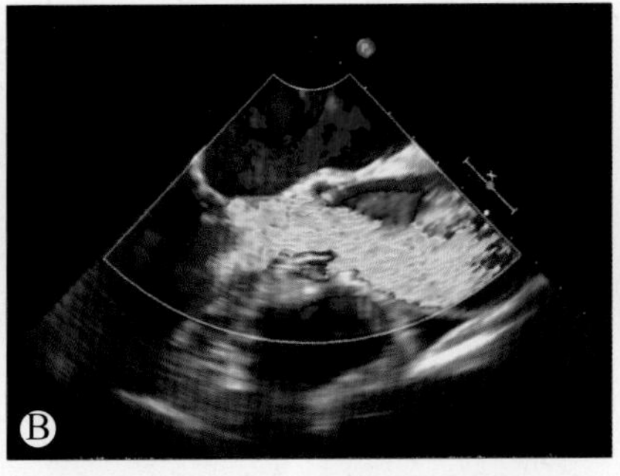

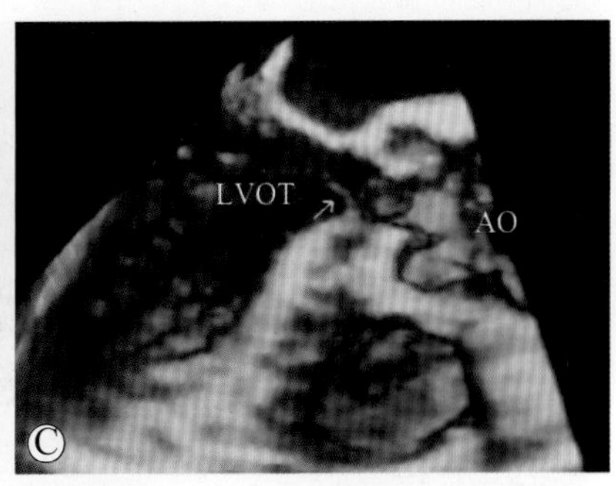

图17-3-45　主动脉瓣下肌性隔膜

A.左心室长轴切面超声心动图清晰显示主动脉瓣下肌性隔膜，邻近主动脉右冠瓣环，向左心室流出道凸出；B.彩色多普勒显示主动脉瓣下狭窄处的蓝色为主的五彩血流；C.RT-3D-TEE声像图清晰显示主动脉瓣下肌性隔膜，凸入左心室流出道。LA.左心房；LV.左心室；AO.主动脉；LVOT.左心室流出道

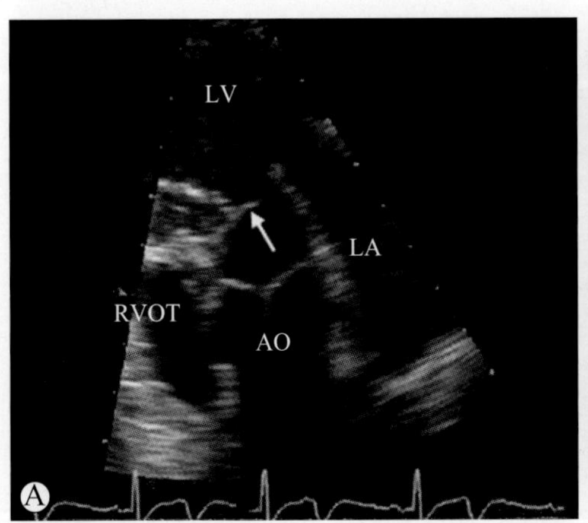

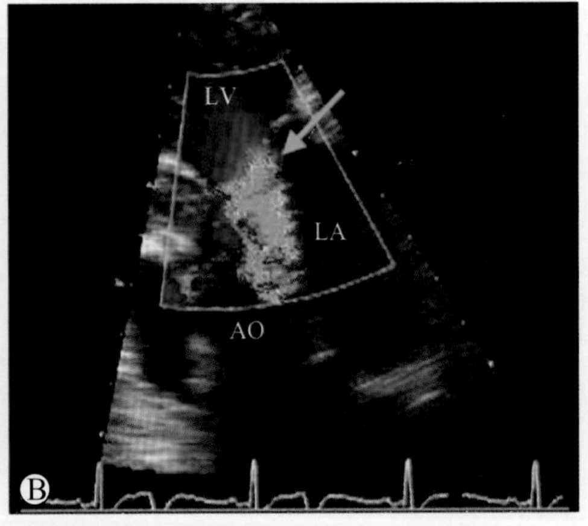

图17-3-46　主动脉瓣下纤维膜

A.经胃左心室长轴切面超声心动图清晰显示主动脉瓣下纤维膜，起自室间隔面，向二尖瓣凸出；B.彩色多普勒显示主动脉瓣下狭窄处的蓝色为主的五彩血流。LV.左心室；LA.左心房；AO.主动脉；RVOT.右心室流出道

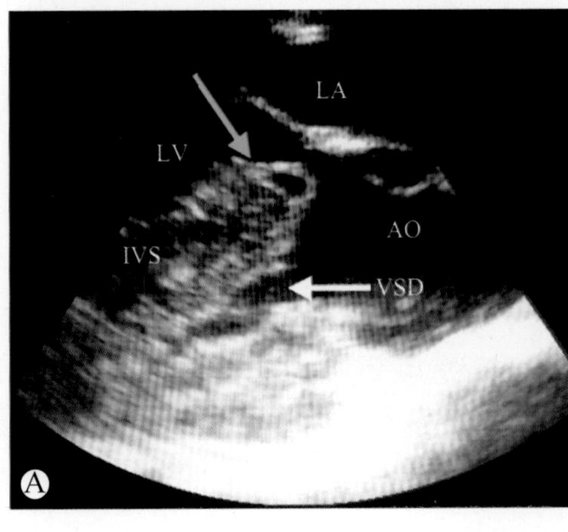

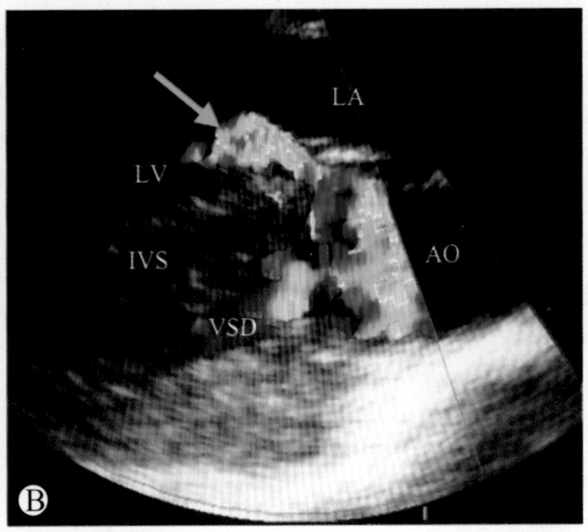

图17-3-47　主动脉瓣下肌性狭窄

A.主动脉长轴切面二维超声显示主动脉瓣下室间隔上异常增厚、凸起的肌性组织，引起左心室流出道显著狭窄，同时合并膜周室间隔缺损；B.彩色多普勒显示狭窄处的高速五彩血流。LA.左心房；LV.左心室；AO.主动脉；IVS.室间隔；VSD.室间隔缺损

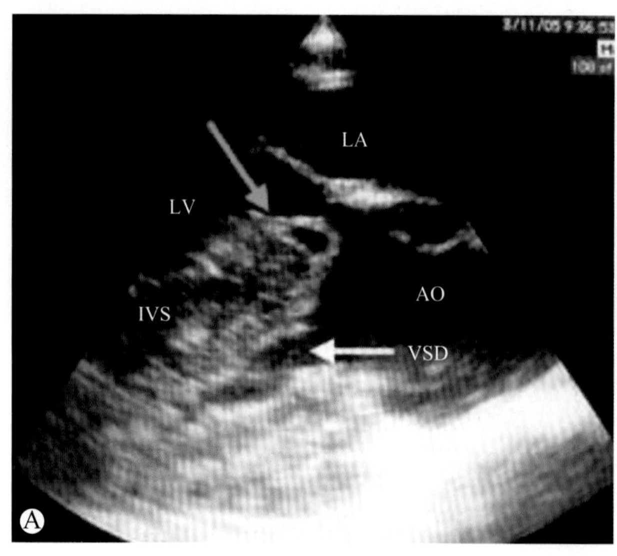

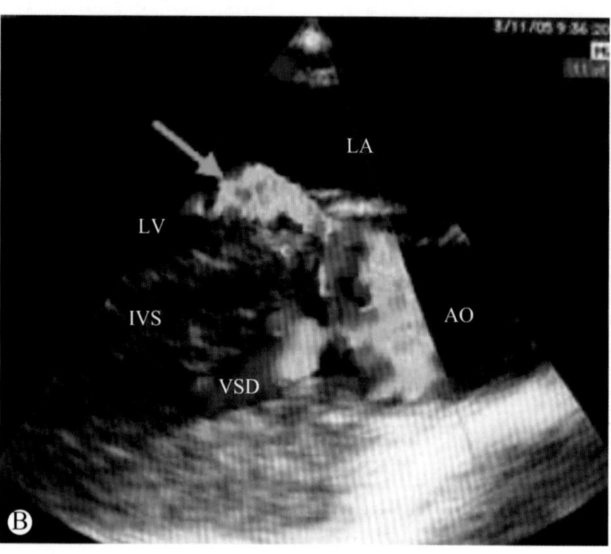

图17-3-48　梗阻性肥厚型心肌病——经食管左心室长轴切面

A.左心室流出道起始部室间隔明显肥厚，收缩期见二尖瓣前向运动（绿色箭头），紧贴室间隔，引起LVOT梗阻；B.彩色多普勒显示狭窄处的高速五彩血流。LA.左心房；LV.左心室；AO.主动脉；IVS.室间隔；VSD.室间隔缺损

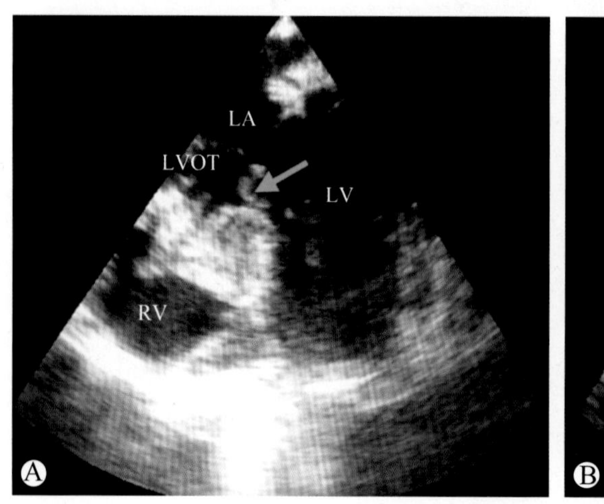

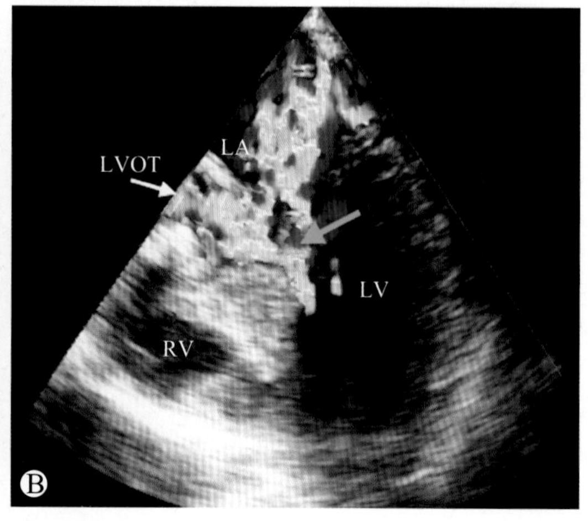

图17-3-49　梗阻性肥厚型心肌病——经食管五腔心切面

A.左心室流出道起始部室间隔明显肥厚，收缩期见二尖瓣前向运动（绿色箭头），紧贴室间隔，引起LVOT梗阻；B.彩色多普勒显示狭窄处的高速五彩血流。LA.左心房；LV.左心室；RV.右心室；LVOT.左心室流出道

（三）主动脉病变

通常经胸超声心动图对主动脉根部显示良好，但对升主动脉、主动脉弓及降主动脉的病变显示不佳。另外，对于肥胖、胸廓畸形和肺气肿的患者，经食管超声心动图可弥补经胸超声心动图的缺陷，经食管超声心动图几乎能提供除升主动脉上部（受气管的干扰，为超声盲区）之外的所有主动脉的高分辨率超声图像，在主动脉疾病中发挥着重要作用。

1.主动脉窦瘤　采用主动脉长短轴切面、左心室长轴切面，可清晰地显示主动脉窦瘤发生的部位，窦瘤是否破裂、破口的大小及破裂部位（图17-3-50）。

2.主动脉瘤　好发于升主动脉，采用主动脉（或升主动脉）长短轴切面可清晰地显示瘤体的大小范围和病理特点，是否合并主动脉瓣关闭不全及严重程度（图17-3-51）。

3.夹层主动脉瘤　本病为心血管内外科的危重急症，必须及时准确做出诊断和治疗，以减少死亡率。经食管超声心动图的作用：明确夹层的诊断，是否合并主动脉瓣反流及程度，确定夹层分离的起始和终止部位，以及真假腔内的血流动力学情况（图17-3-52）。

4.主动脉粥样硬化　最近研究显示，主动脉粥样硬化与冠状动脉硬化性心脏病密切相关。经食管超声心动图可准确观察主动脉内中膜厚度，有无粥样斑块形成及大小。另外，可清晰地显示粥样斑块是否钙化、有无血栓附着，以及斑块脱落后引起的溃疡（动脉壁）等。

（四）感染性心内膜炎

感染性心内膜炎虽然可发生于正常心脏，但多见于先天性心脏病、后天性心脏瓣膜疾病及心血管疾病术后，尤其是人工瓣膜和心内补片更易发生，近年来有发病率增加的趋势，细菌进一步向周围侵犯，会导致瓣膜周围

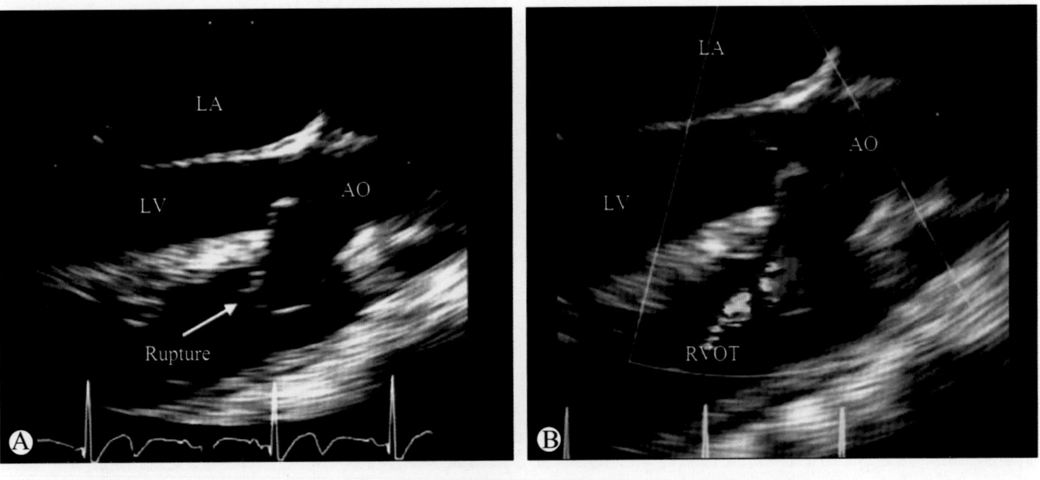

图17-3-50　主动脉右冠窦瘤破入右心室——主动脉长轴切面

A.二维超声，显示右冠窦瘤样扩张，瘤顶部可见破裂口；B.彩色多普勒，显示主动脉向右心室的五彩分流束。LA.左心房；LV.左心室；AO.主动脉；RVOT.右心室流出道；Rupture.破口

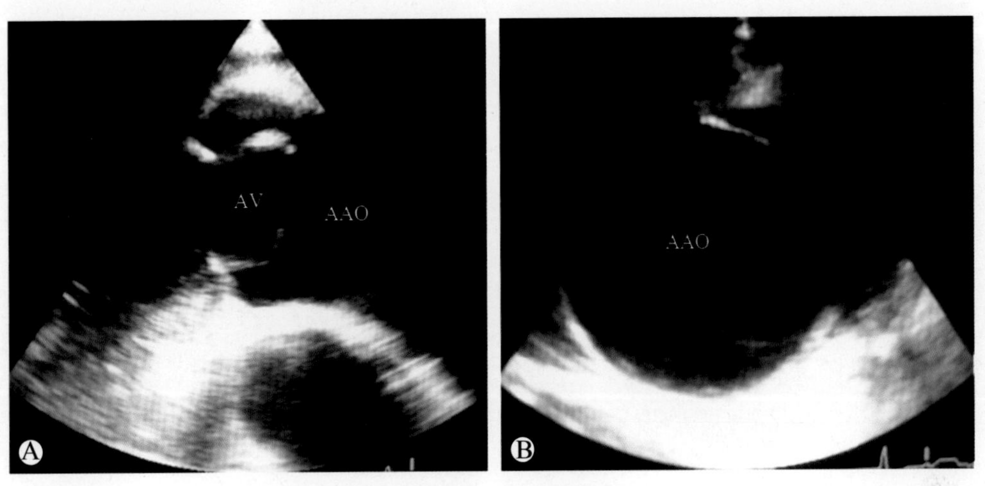

图17-3-51　升主动脉瘤

二维超声心动图显示升主动脉起始处瘤样扩张；A.主动脉根部长轴切面；B.升主动脉短轴切面。AV.主动脉瓣；AAO.升主动脉

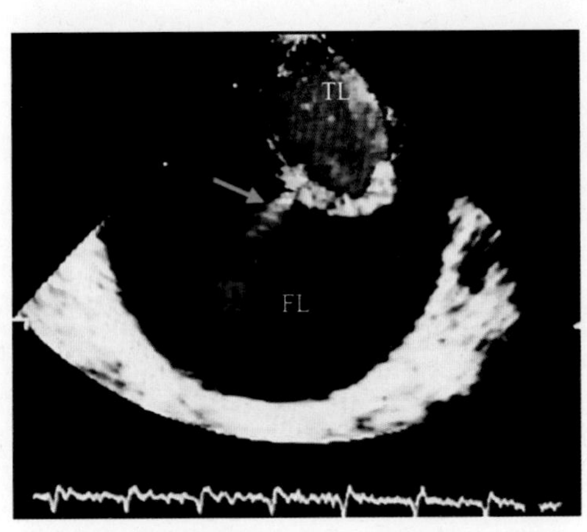

图17-3-52　升主动脉夹层

升主动脉起始部短轴切面，显示升主动脉明显扩张，主动脉内膜与动脉壁分离，彩色多普勒显示血流自主动脉真腔（true lumen，TL）破裂口进入假腔（false lumen，FL）

脓肿形成，后者可破溃入心腔，形成腔室瘘，或破溃到心包腔，形成心包积脓，病情凶险，如不能得到及时有效的诊断和治疗，病死率颇高。

感染性心内膜炎造成的瓣膜及其他心内结构的损害，对患者疾病的转归及预后有重要影响。虽然经胸超声心动图是诊断感染性心内膜炎的首选方法，但敏感度较低，许多研究证实，经食管超声心动图对其诊断的敏感度远高于经胸超声心动图，经食管超声心动图还能准确评价感染性心内膜炎的并发症，如主动脉瓣及人工瓣周围脓肿、脓肿引起的腔室瘘及主动脉-左心室通道等。对怀疑主动脉瓣固有瓣膜或人工瓣膜存在感染的患者，应及时进行经食管超声心动图检查（图17-3-53～图17-3-55）。

以下情况通常需要告知外科医师：①赘生物（位置、数量、大小）；②瓣膜病变（已存在的）；③瓣膜功能（梗阻、反流）；④并发症（脓肿、瘘管、假性动脉瘤）。

鉴别诊断：易与感染性赘生物相混淆的有心脏乳头状弹力纤维瘤（PFE）、Lambl赘生物（图17-3-56）、伴有可活动成分的二尖瓣瓣环钙化、冗长的腱索和无菌性血栓性心内膜炎（图17-3-57）等。人工瓣血栓、二尖瓣瓣下组织残余（图17-3-58）也容易与感染性赘生物相混淆。

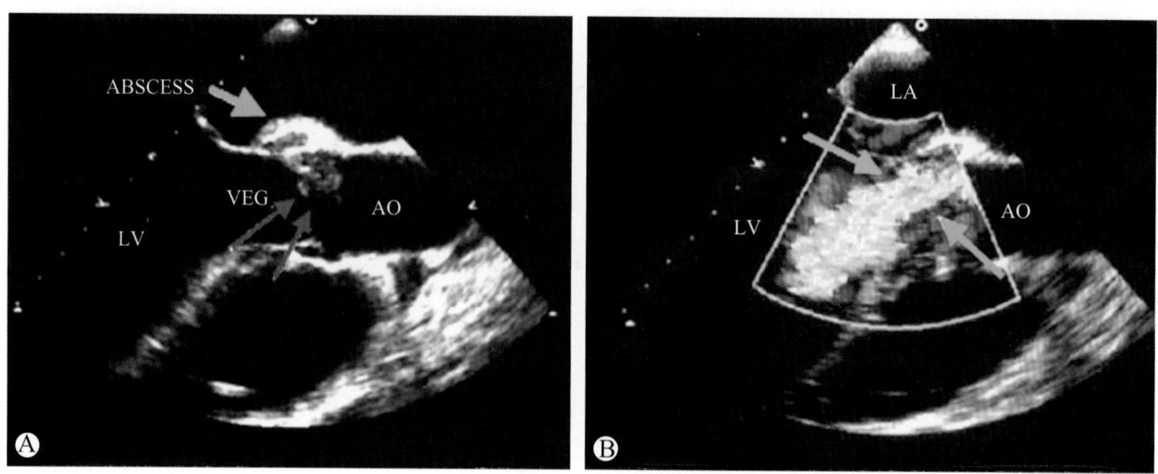

图 17-3-53 主动脉瓣赘生物及根部脓肿

A.经食管超声心动图显示主动脉无冠瓣赘生物及后壁的脓肿形成；B.彩色多普勒显示主动瓣明显反流。ABSCESS.脓肿；VEG.赘生物；LV.左心室；AO.主动脉

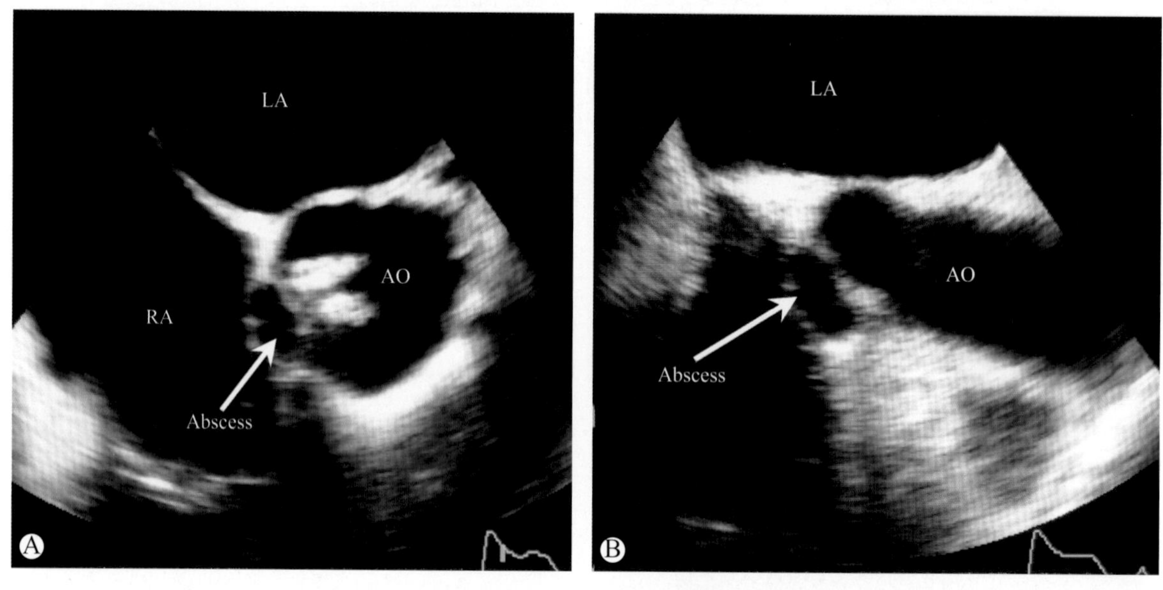

图 17-3-54 主动脉瓣周脓肿

A.主动脉短轴切面显示主动脉右冠瓣赘生物，右冠窦与右心房之间有一无回声腔，为脓肿形成；B.主动脉长轴切面显示主动脉右冠窦与右心房间脓肿无回声腔。LA.左心房；RA.右心房；Abscess.脓肿；AO.主动脉

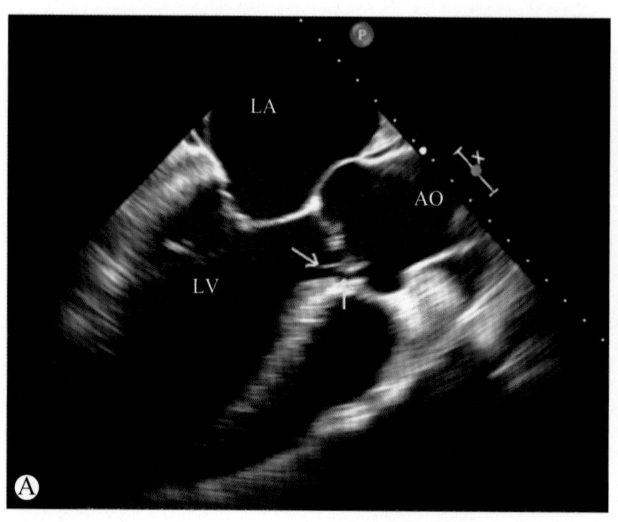

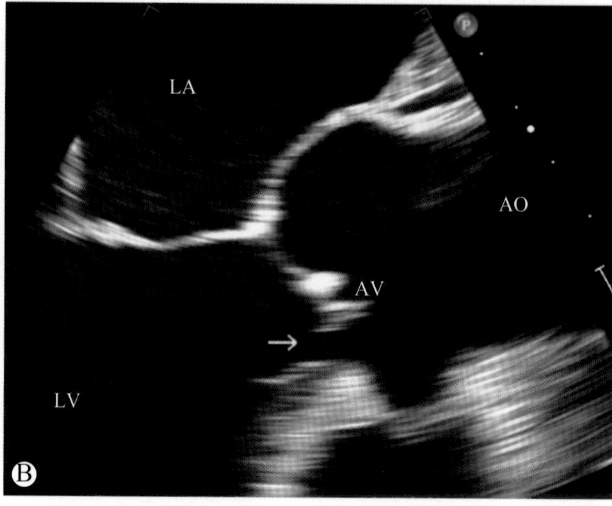

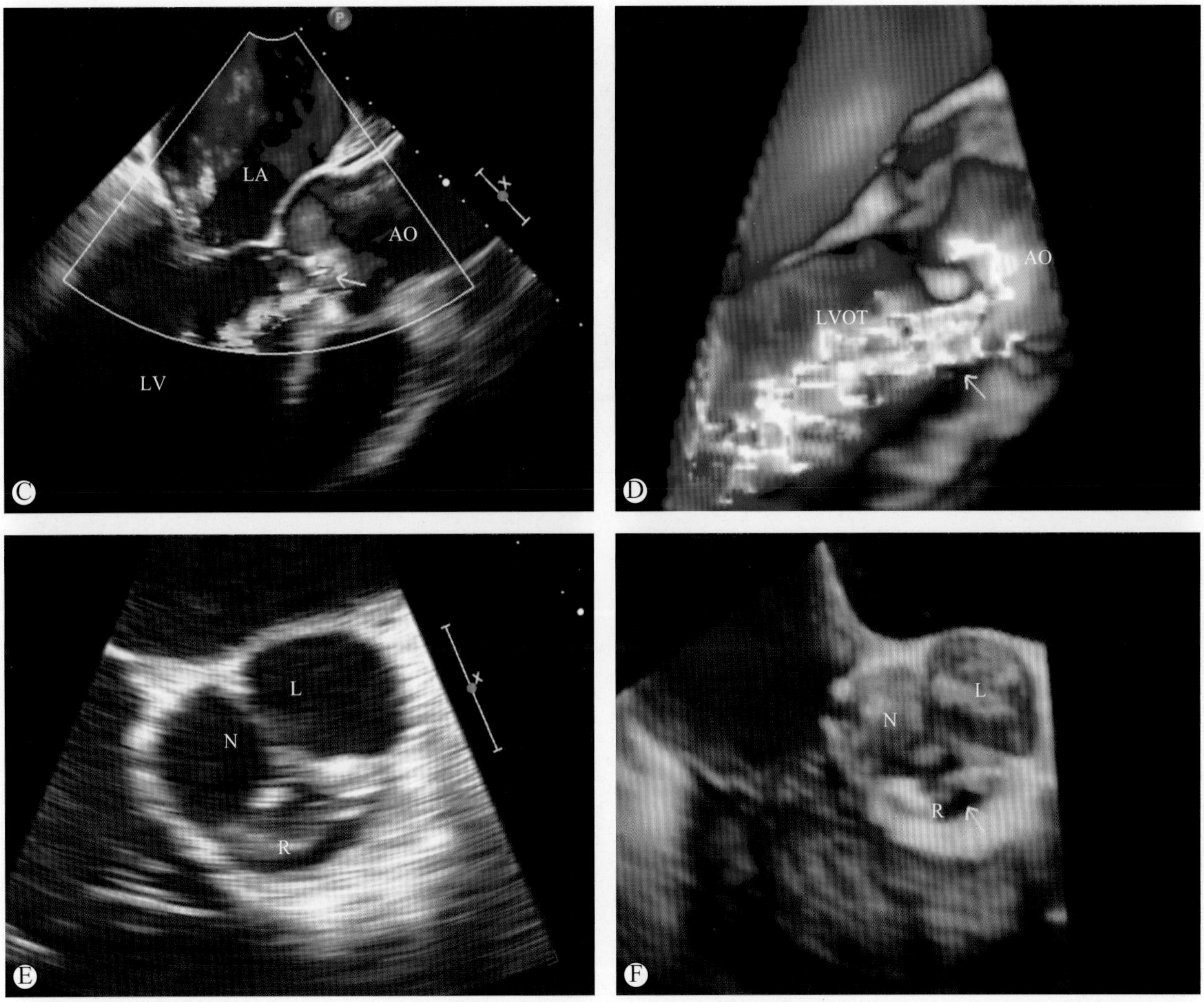

图17-3-55　主动脉瓣赘生物及瓣叶穿孔

A、B.左心室长轴切面，主动脉右冠瓣可见赘生物，瓣叶根部可见回声失落；C.彩色多普勒可见瓣叶回声失落处五彩反流束；D.RT-3D-TEE彩色多普勒见宽大五彩反流束；E.主动脉短轴切面，可见主动脉右冠瓣回声失落；F.RT-3D-TEE，可见右冠瓣根部回声失落。LA.左心房；LV.左心室；AO.主动脉；AV.主动脉瓣；N.无冠瓣；L.左冠瓣；R.右冠瓣；LVOT.左心室流出道

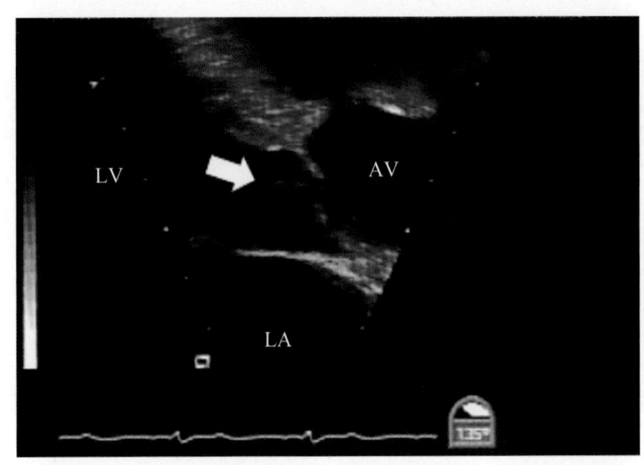

图17-3-56　Lambl赘生物

主动脉长轴切面显示瓣膜对合处的线样回声。LV.左心室；LA.左心房；AV.主动脉瓣

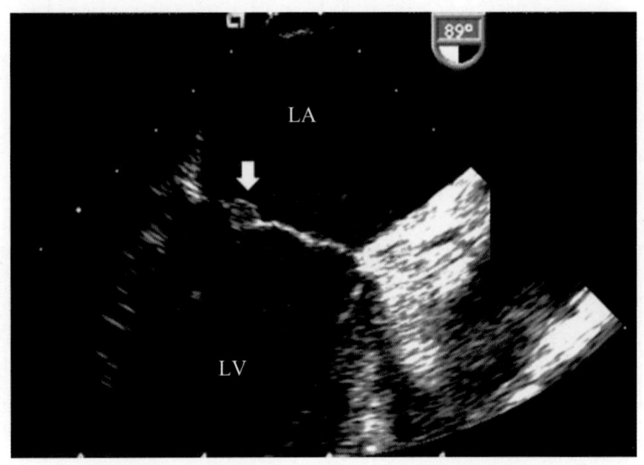

图17-3-57　抗磷脂综合征患者疣状赘生物

左心室两腔心切面显示二尖瓣前叶游离缘可见一圆形、中等回声物附着。LA.左心房；LV.左心室

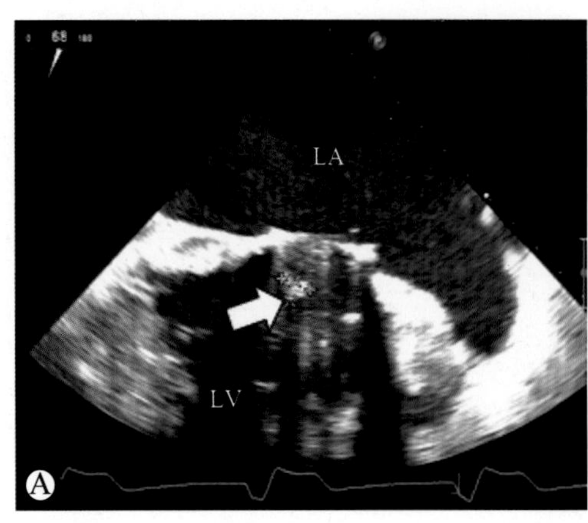

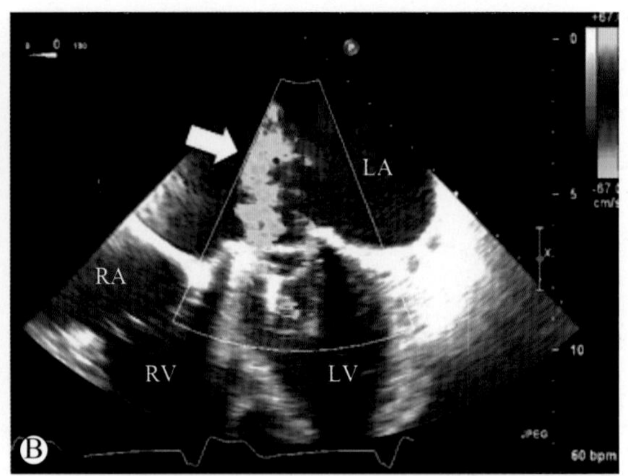

图17-3-58 人工机械瓣置换术后二尖瓣瓣下组织残余

A.二尖瓣机械瓣下见团状高回声，外科证实为自身二尖瓣瓣下组织残余；B.彩色多普勒显示其间歇性干扰人工瓣膜关闭，引起瓣膜的间歇性反流。LA.左心房；LV.左心室；RA.右心房；RV.右心室

1. Lambl赘生物 线样高回声，宽度＜2mm，长3～10mm，位于瓣膜对合处，多发生于二尖瓣心房面和主动脉瓣心室面（图17-3-56）。

2. Libman-Sacks心内膜炎 为含有免疫复合物、苏木精小体、血小板血栓的颗粒状物。超声回声类似于感染性赘生物，但位置不同，多为圆形，不引起瓣膜破坏。经食管超声心动图检查中，高达43%的系统性红斑狼疮患者可见，主要发生于二尖瓣游离缘（图17-3-57）。

（五）左心耳经食管超声心动图评估

在评价心房颤动患者心源性栓塞风险，尤其是心脏电复律之前，应特别关注左心耳功能及有无血栓。与术中观察相比，经食管超声心动图诊断左心耳血栓的敏感度和特异度分别为92%、98%，阴性预测值和阳性预测值分别为100%、86%。因此，经食管超声心动图对左心耳的评价有非常重要的临床价值。

1. 左心耳的解剖特征 左心耳体的尾部有叶状结构凸起，称左心耳小叶。左心耳分叶多数为二叶，其次为三叶、单叶、四叶，左心耳的形态无年龄和性别差异。左心耳分为4型：鸡翅型最常见，其次为仙人掌型、风向标型、菜花型（图17-3-59）。菜花型与血栓事件最相关，其特征为心耳短，内部结构复杂，分叶变异性大，且缺乏主叶，开口形状不规则。鸡翅型的血栓相关事件最少。

左心耳内部有梳状肌排列，其上部和下部呈“羽毛状”“棕榈叶样”排列，靠近前庭交界处为带状或扇状、“棕榈叶样”排列。肌束之间的左心耳壁极薄（图17-3-60），粗大的梳状肌可能会被误认为血栓或肿物。

左心耳有自主的缩舒功能。正常情况下左心耳收缩力远强于左心房其他结构。左心耳的流速、血流充盈和左心耳的大小变化，均可反映左心耳的收缩功能。

2. 左心耳的经食管超声心动图扫查 完整的左心耳的评估，图像中应涵盖左心房、左心室、二尖瓣结构，包括应用二维和三维经食管超声心动图对左心耳形态、收缩功能及其血流动力学的详尽评估。左心耳的图像非常容易获得，通常采用左心耳左肺静脉切面、左心室两腔心切面（图17-3-61），可清晰地显示左心耳结构，以及有无血栓形成。90°左心室两腔心切面，左旋管体，前屈，可将左心耳结构置图像中央；四腔心切面180°，亦可将左心耳结构置图像中央；特别强调0°～180°范围内扫查。结合三维经食管超声心动图能够更清晰显示左心耳的内部结构，有助于血栓及梳状肌的鉴别（图17-3-62）。

（1）左心耳伪像的应对策略：马歇尔韧带的声影影

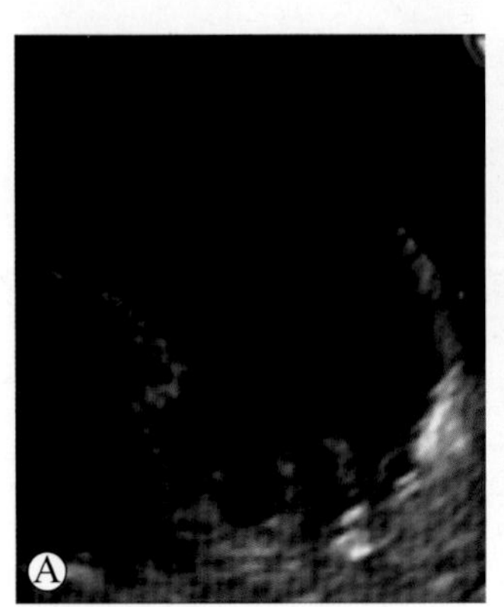

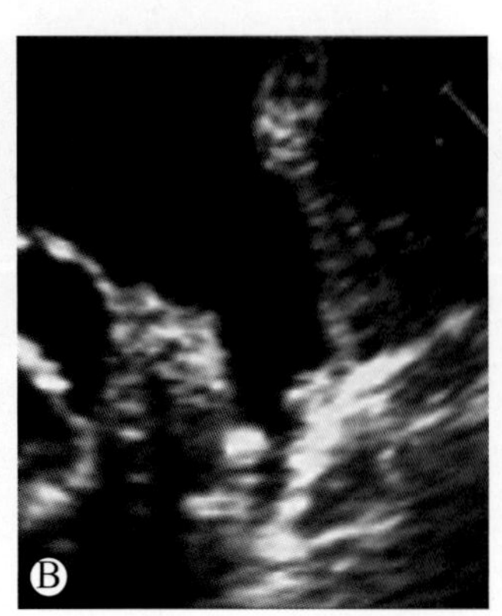

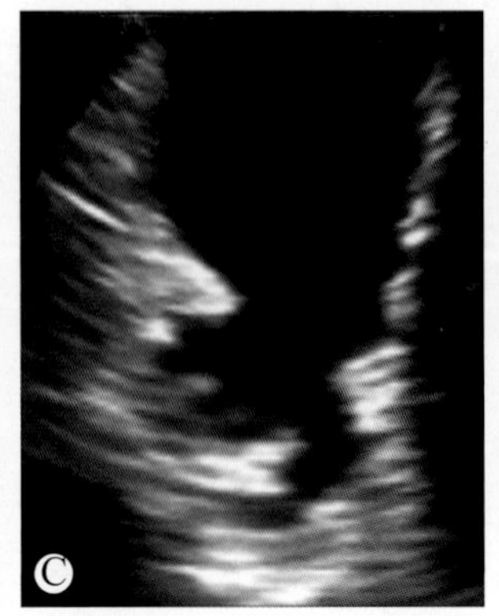

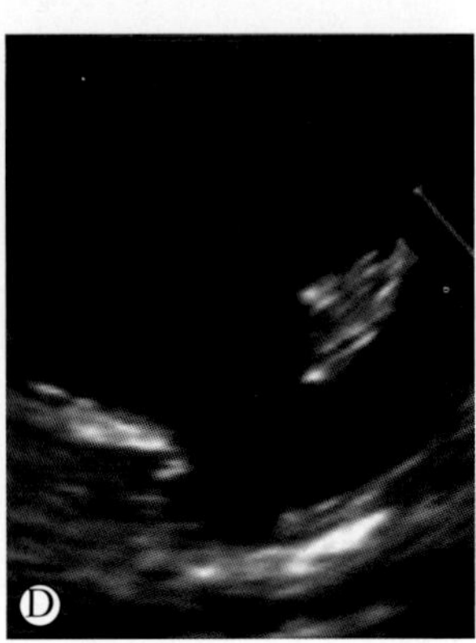

图17-3-59 左心耳的形态

A.菜花型；B.风向标型；C.仙人掌型；D.鸡翅型

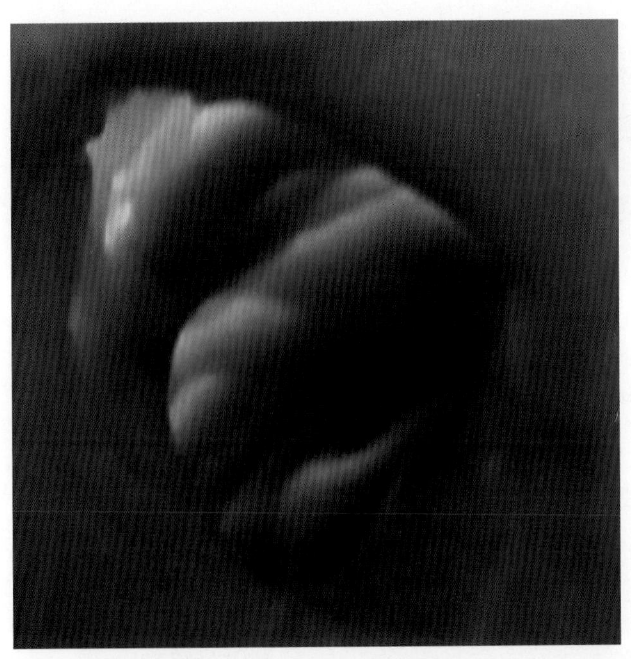

图17-3-60　左心耳左房观

左心耳内梳状肌和肌束间极薄的壁

响和左心耳内梳状肌的干扰，均可造成左心耳血栓的过度诊断。经食管超声心动图左心耳伪像的应对策略：应用彩色多普勒，降低彩色血流 Nyquist界值（图17-3-63）；使用造影剂（微泡造影剂可提高对左心耳血流速度的探测）（图17-3-64）；使声束避开马歇尔韧带等产生伪像的结构；使用三维超声心动图评估（图17-3-65）。

（2）左心耳多普勒评估：因为左心耳有多个小叶，经食管超声心动图难以完整显示左心耳，尤其对于在边缘小叶内的小血栓识别的敏感度较低，超声所见左心耳无血栓，并不等同于无左心耳血栓。因此，为了更好地评估左心耳血栓形成风险，常规应用多普勒超声心动图。脉冲多普勒取样容积应置于左心耳近端1/3处以获取最大流速，左心耳频谱为双相波（图17-3-66）。一般窦性心律左心耳排空流速最高，其次为阵发性心房颤动或心房扑动，慢性心房颤动患者流速最低。窦性心律时左心耳流速减低要评价左心房压是否增高。心房颤动患者左心耳频谱变异性很大，可呈锯齿状，或没有可以识别的波形。一般左心耳流速＞40cm/s，为血栓低风险；左心耳流速＜40cm/s，与较高的卒中风险和出现红细胞自显影（SEC）相关；左心耳流速＜20cm/s，与血栓栓塞事件及左心耳血栓密切关联。转复窦性心律后，心耳流速下降（舒张期排空速率峰值＜20cm/s）及心耳的机械功能恶化称心房顿抑（图17-3-67）。在顿抑状态下，左心耳可出现SEC及血栓形成，故强调转复前后务必进行充分的抗凝。

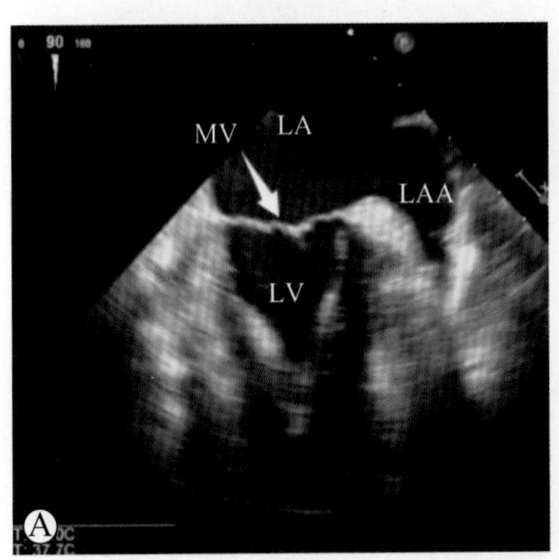

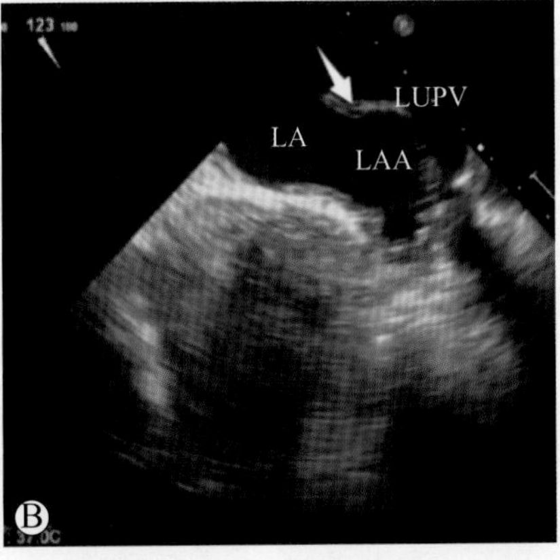

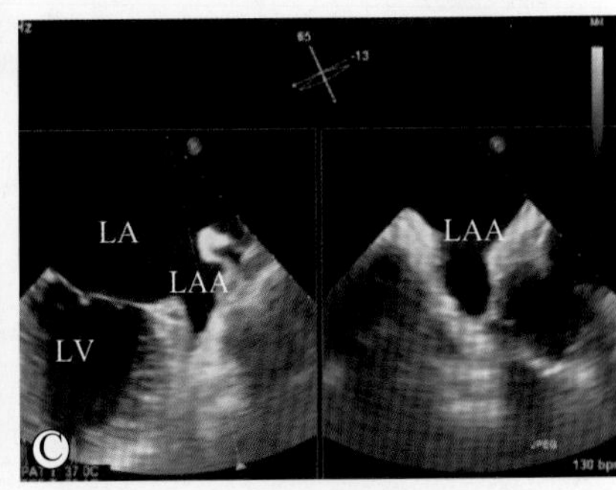

图17-3-61　左心耳切面

A.90°左心室长轴切面；B.左心耳肺静脉切面，箭头所示为马歇尔韧带；C.左心耳Xplane正交切面。LA.左心房；LV.左心室；MV.二尖瓣；LAA.左心耳；LUPV.左上肺动脉

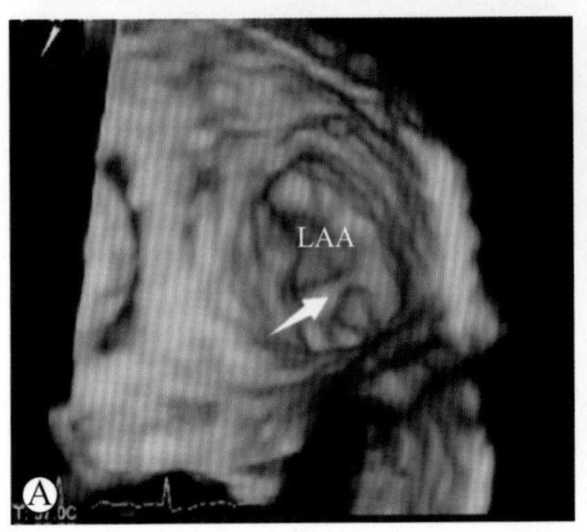

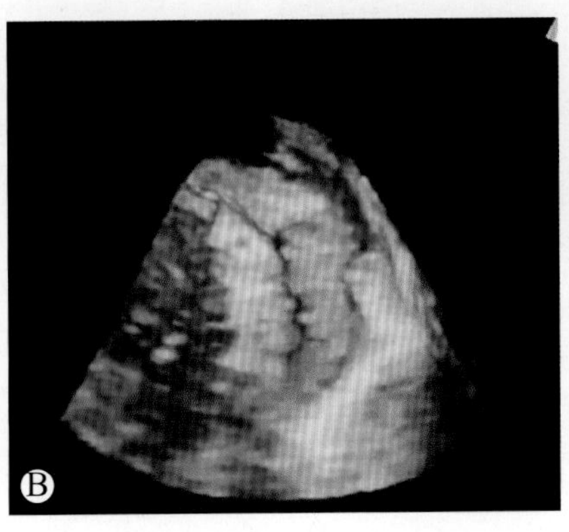

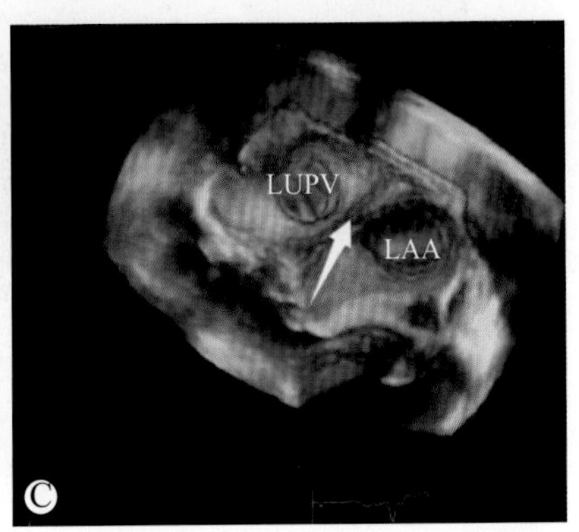

图17-3-62　左心耳三维

A.左心耳左房观；B.左心耳长轴；C.左心耳、左上肺静脉、马歇尔韧带（箭头）。LAA.左心耳；LUPV.左上肺静脉

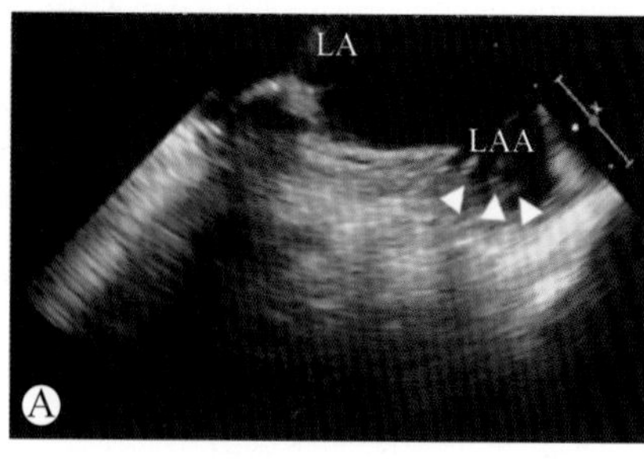

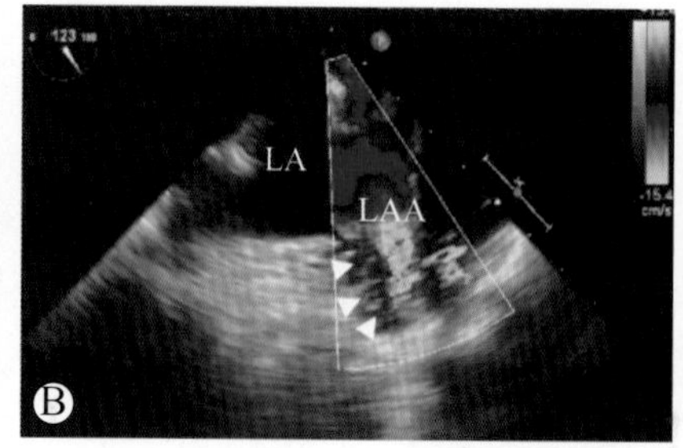

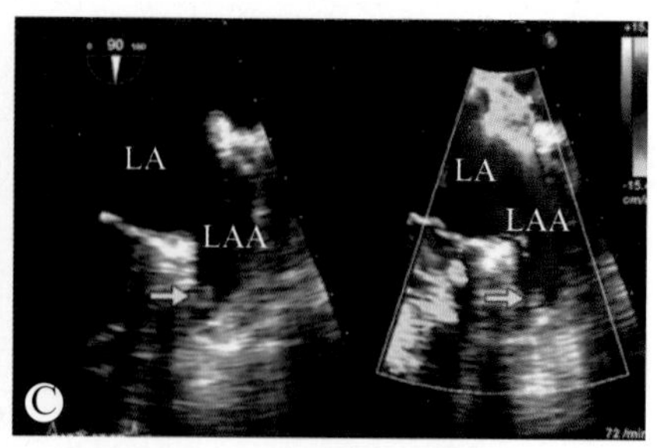

图17-3-63　经食管超声心动图左心耳伪像

A.左心耳内多个凸起的回声；B.彩色多普勒显示其间有血流充盈，提示为左心耳梳状肌；C.另一患者二维经食管超声心动图左心耳内异常回声，彩色多普勒显示充盈缺失，提示左心耳血栓。LA.左心房。LAA.左心耳

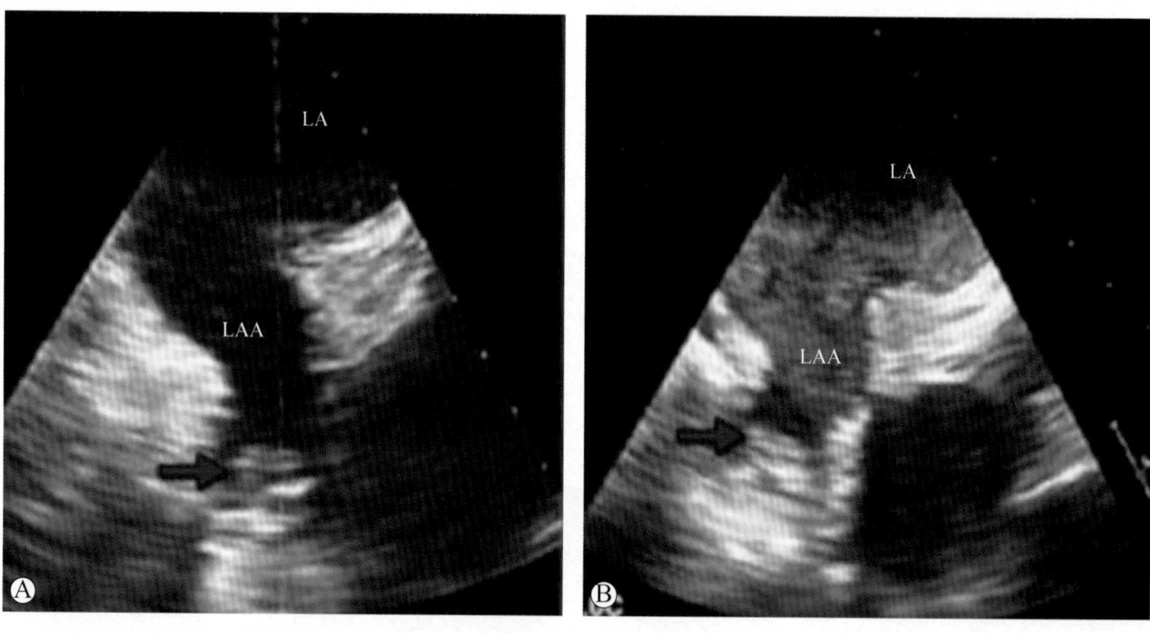

图17-3-64　左心耳伪像（一）

A.左心耳尖部异常回声；B.微泡造影显示该处充盈缺损，提示血栓。LA.左心房；LAA.左心耳

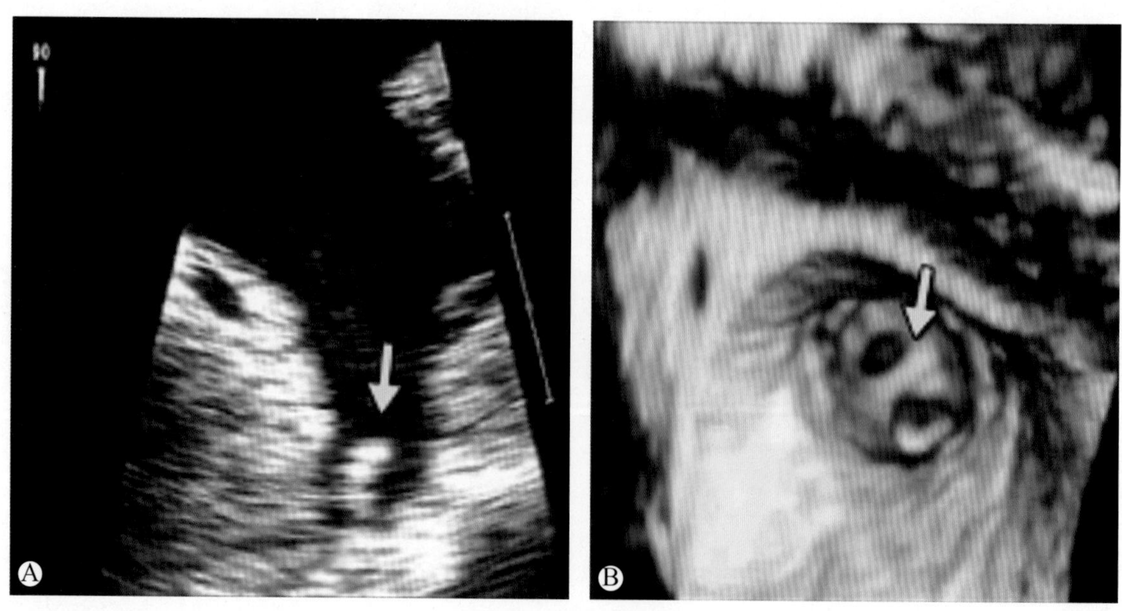

图17-3-65　左心耳伪像（二）

A.二维经食管超声心动图显示左心耳内异常回声，常被误诊为血栓；B.三维经食管超声心动图左心耳重建清晰显示左心耳内的异常回声为粗大的梳状肌

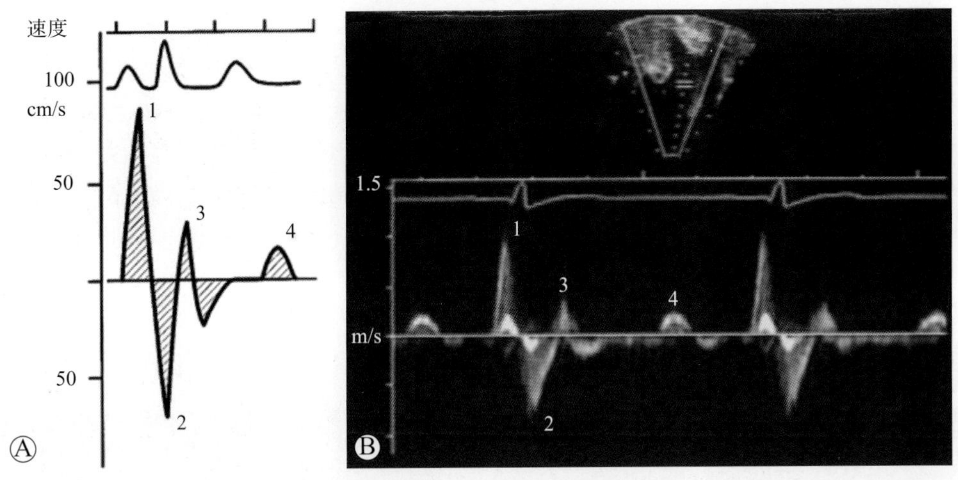

图17-3-66　左心耳正常频谱

A.左心耳频谱示意图；B.左心耳经食管超声心动图频谱图：1.收缩波；2.充盈波；3.收缩反射波（正负双相）；4.舒张早期排空

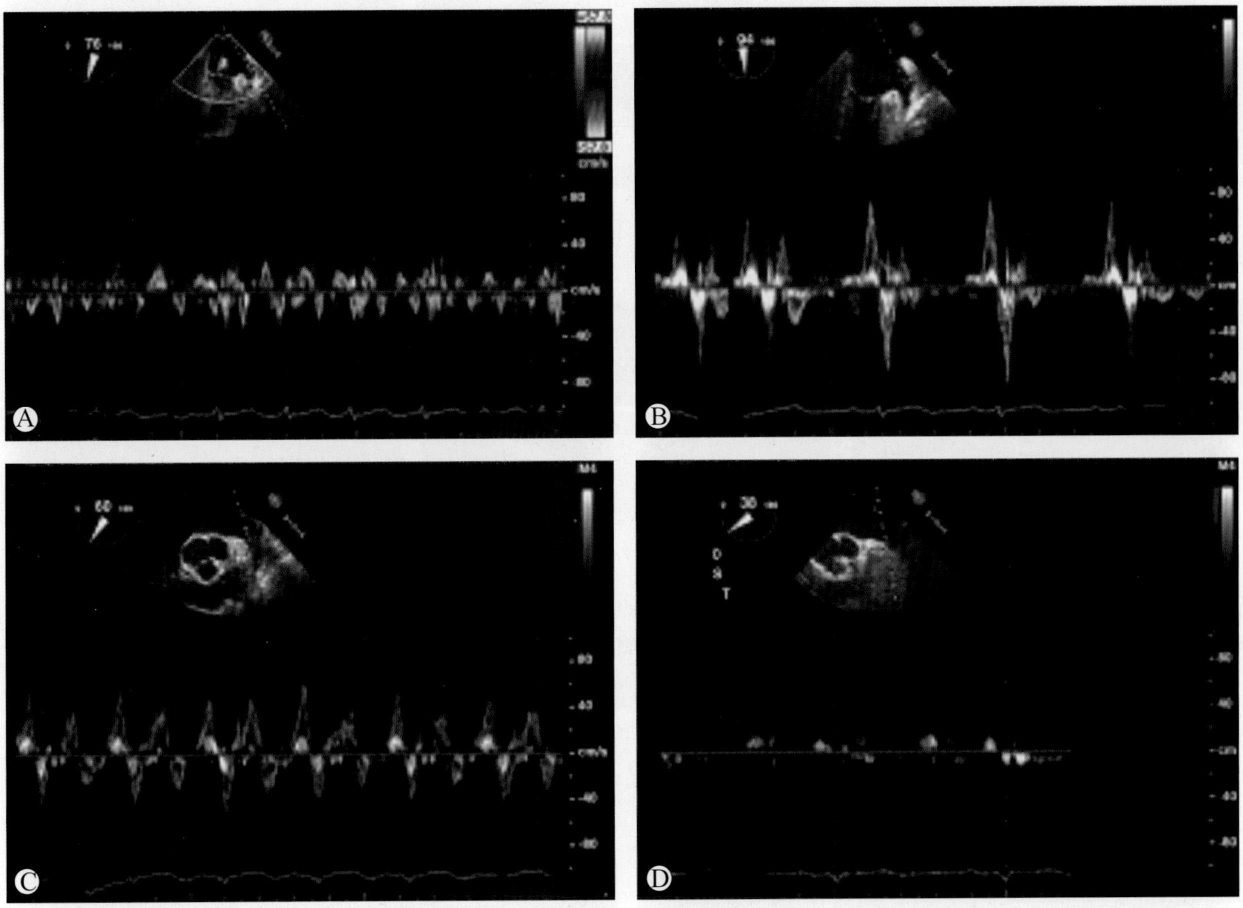

图17-3-67　心房顿抑

A.心脏复律前左心耳流速35cm/s；B.复律后流速增加至80cm/s；C.心脏复律前左心耳流速50cm/s；D.复律后发生心房顿抑，流速＜20cm/s

另外，组织多普勒所测量的左心耳壁运动速度，左心耳射血分数，斑点追踪测量的左心耳应变和应变率，均能反映左心耳的舒缩功能，目前研究相对较少，临床应用有限。

（六）心腔内血栓

血栓形成一般有3个连续的状态（图17-3-68）：红细胞自显影（SEC）、血液淤滞、血栓形成，其中血液淤滞在超声上表现为介于SEC和血栓密度之间的淤滞状态。

左心房是血栓的主要来源之一，左心耳是最常见的部位，其次是左心房后壁。左心房靠近食管，是最适合经食管超声心动图观察的结构，有较高的空间和时间分辨率。经食管超声心动图还可以显示左心耳的解剖形态，三维经食管超声心动图的应用使得对左心耳解剖形态的显示更加理想。检查时应对心房及心耳进行多平面、多角度扫查（图17-3-69 ～图17-3-72）。

在窦性心律患者，SEC与卒中的关联性远高于左心耳排空速率减低，经食管超声心动图显示左心房持续的SEC与后期血栓形成和系统性栓塞有关，SEC与血液淤滞是否需要同等对待尚存争议。

左心室血栓一般表现为3种类型：①附壁血栓，较为平坦，附着于心内膜，仅有一个面暴露于心腔；②凸起的血栓，向左心室腔内凸出，显露于心腔的面不止一个；③活动的血栓，可以是血栓的一部分活动，也可以是整个血栓活动。附壁血栓发生栓塞事件的可能性最低，活动的血栓发生可能性最高。经食管超声心动图对左心室血栓的诊断价值有限，因心尖部位于远场，而且经食管超声心动图扫查的心尖经常是缩短的或图像欠佳，左心室内血栓一般以经胸超声心动图检查为主。

（七）心腔肿瘤

二维和三维经食管超声心动图可显示肿瘤位置、大

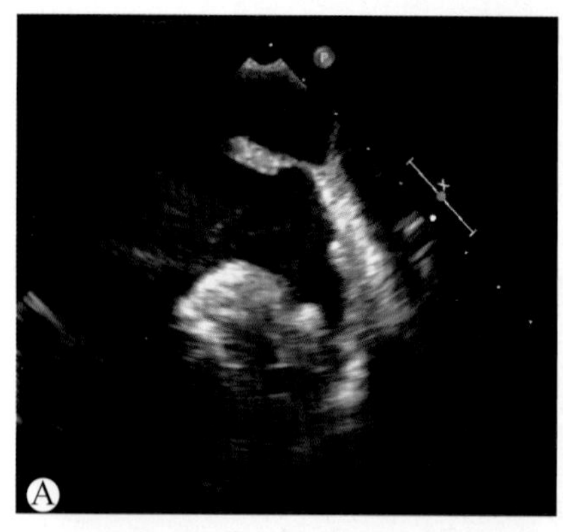

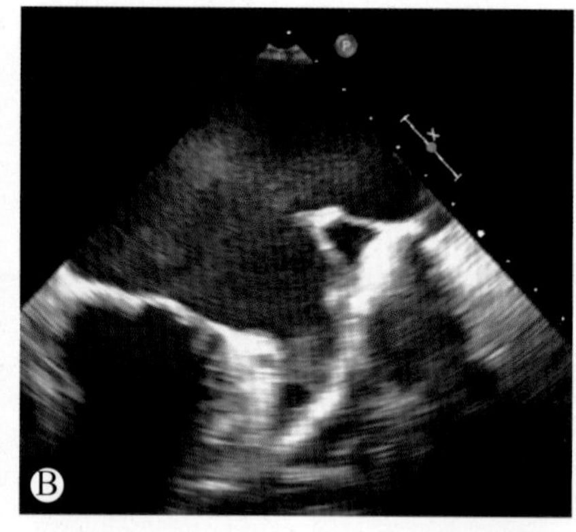

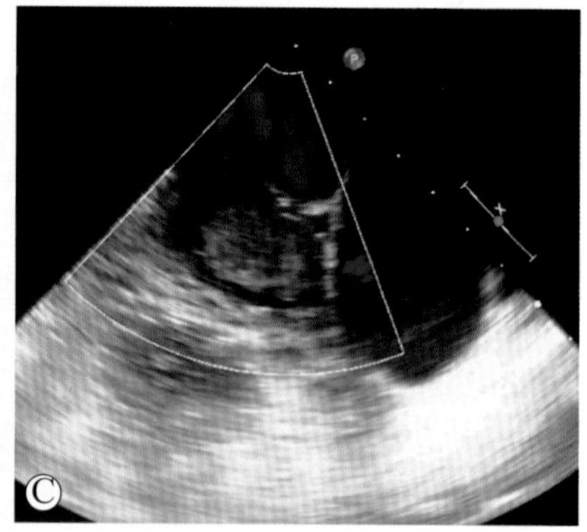

图17-3-68 血栓形成的3个连续状态

A.SEC；B.血液淤滞；C.血栓形成

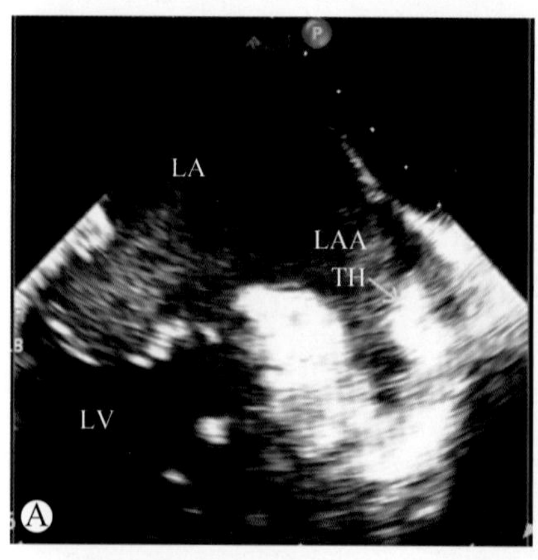

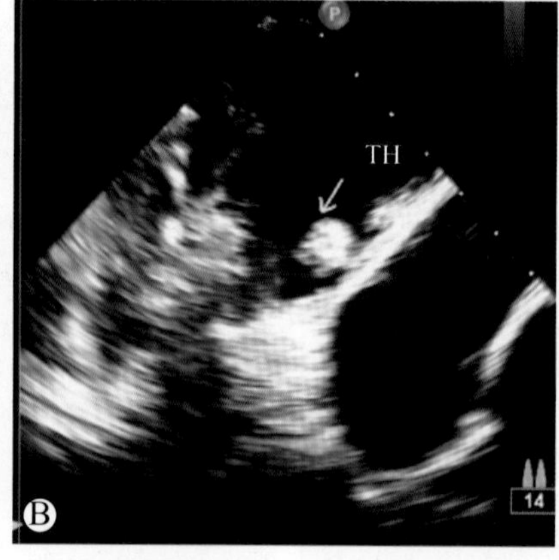

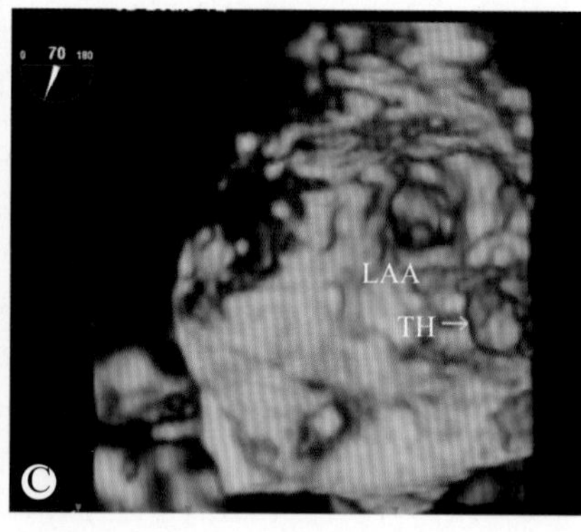

图17-3-69 左心耳内血栓

A、B.二维经食管超声心动图清晰显示左心耳内血栓回声；C.左心耳三维重建，亦可清晰显示左心耳内血栓回声。LA.左心房；LV.左心室；LAA.左心耳；TH.血栓

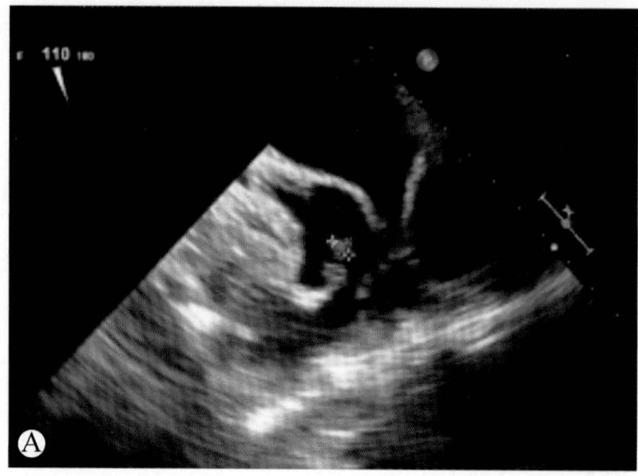

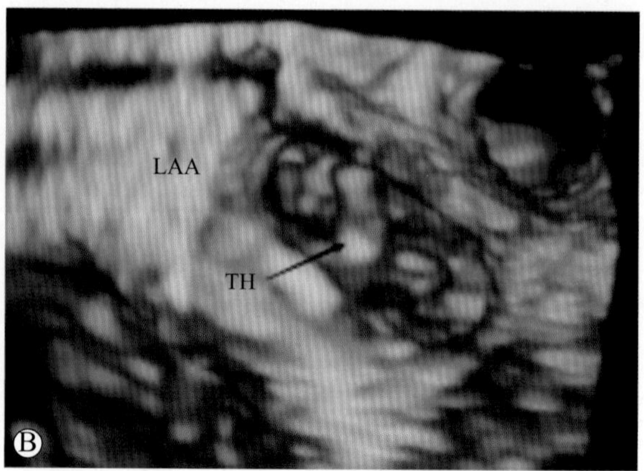

图17-3-70 左心耳梳状肌血栓

A.左心耳梳状肌上的血栓；B.三维重建，可见异常回声。LAA.左心耳；TH.血栓

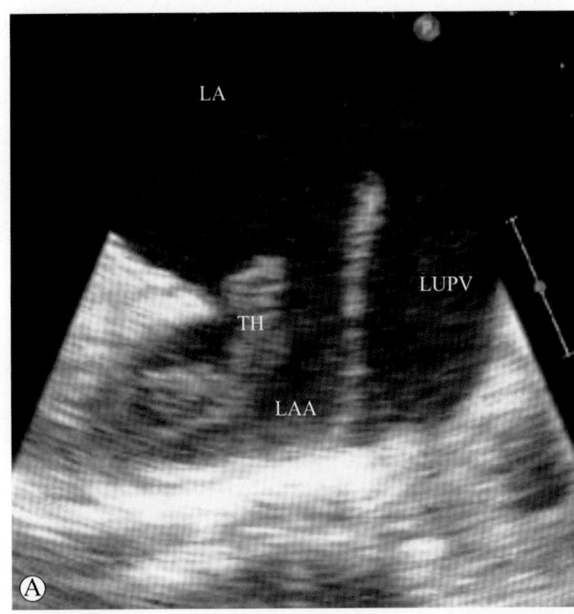

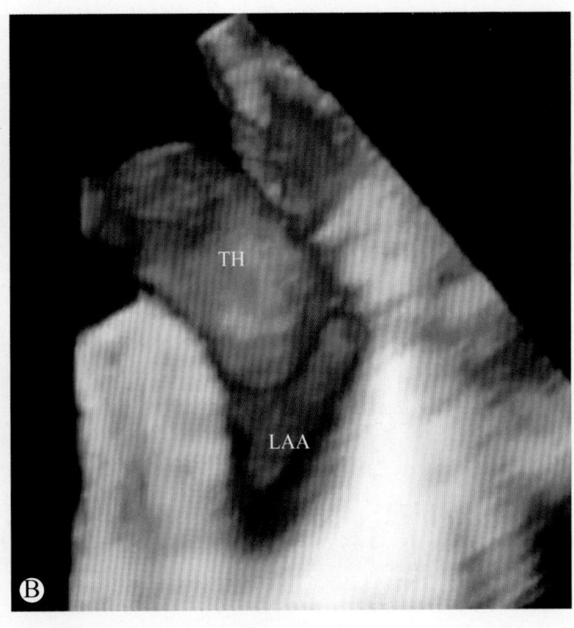

图17-3-71　左心耳血栓

A.二维图像显示左心耳内血栓附着；B.RT-3D-TEE声像图，显示左心耳血栓。LA.左心房；TH.血栓；LUPV.左上肺静脉；LAA.左心耳

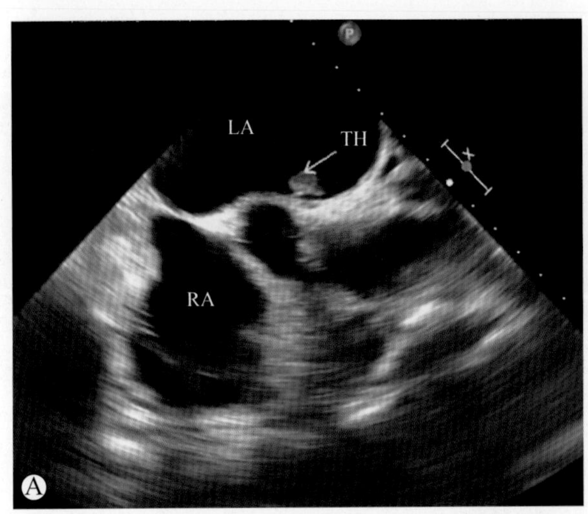

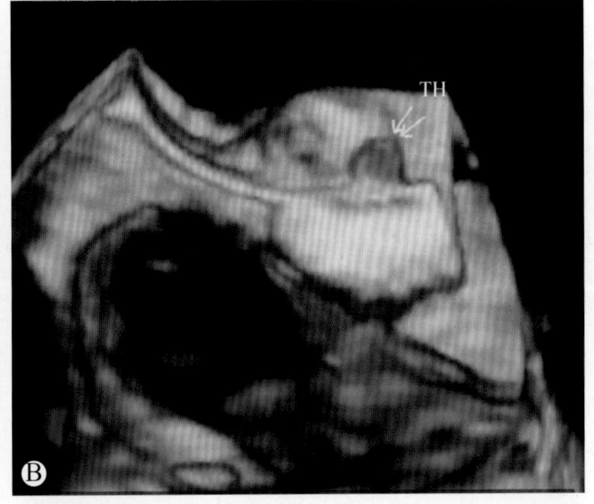

图17-3-72　左心房内血栓

A.左心房内可见附着于房间隔上的血栓；B.三维成像，可见房间隔左心房侧血栓附着。LA.左心房；RA.右心房；TH.血栓

小、外观、活动性。应采用彩色和频谱多普勒明确是否有血流动力学影响，如较大的左心房黏液瘤可能引起二尖瓣狭窄、PFE引起的主动脉瓣异常。

1.黏液瘤　最常见，多发生于左心房，多数有蒂附着于卵圆窝处的房间隔（图17-3-73，图17-3-74）。

2. PFE　在常见的原发心脏肿瘤中位列第二，主要发生于心脏瓣膜上，主动脉瓣多见，其次为二尖瓣。罕见引起明显的瓣膜功能障碍。一般位于主动脉瓣的升主动脉面及二尖瓣的左心室面（图17-3-75），此特征与感染性心内膜炎赘生物附着位置恰恰相反。肿瘤通常为圆形或椭圆形，边界清晰，易活动。PFE与卒中和栓塞时间密切相关。

（八）人工瓣膜的功能评价

人工瓣膜种类繁多，只有了解各种瓣膜的形态结构、功能特点才能对各种人工瓣膜的病理状态进行正确诊断。人工瓣膜（双叶瓣）开放时，在瓣叶与瓣叶间及瓣叶与瓣环间形成一个中间开口和两个侧开口。当瓣膜开始关闭时，会产生早期瓣膜关闭血流束（Closing jet），使人工瓣膜关闭；当瓣膜闭合后，在瓣叶与瓣叶间及瓣叶与瓣环间产生少许血液反流，即冲洗血流（Washing jets），可减少血栓形成，此反流特点为血流束暗淡，持续时间短。

瓣膜置换术后，对人工瓣膜功能评价非常重要。经胸超声心动图虽然是评价人工瓣膜功能的首选方法，但由于受瓣膜本身金属声影及多重反射的干扰，以及对小的血栓、赘生物和脓肿敏感性较低，使其对人工瓣膜的评价有一定的局限性，尤其是二尖瓣的人工瓣膜。

与经胸超声心动图比较，经食管超声心动图有以下优点：距人工二尖瓣较近，且频率较高，分辨率更加清晰；经食管超声心动图探测的人工瓣反流束与声影相反，不受声影的影响，克服了经胸超声心动图遇到的金属所

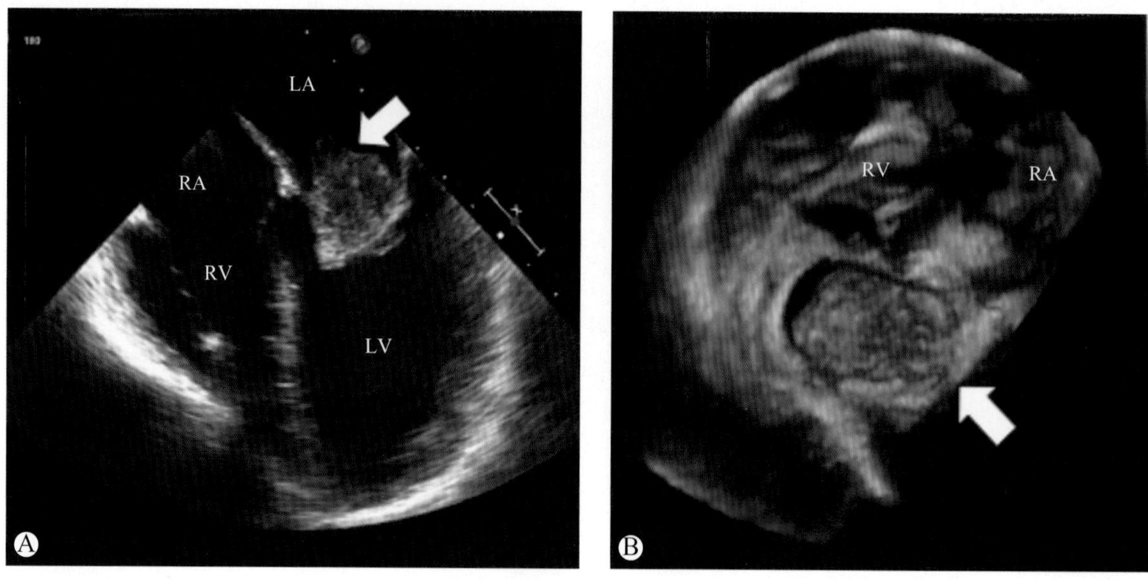

图 17-3-73 左心房黏液瘤（一）

A. 0°四腔心切面，示左心房黏液瘤通过二尖瓣口；B. 三维经食管超声心动图示左心房黏液瘤的蒂附着于房间隔。LA. 左心房；RA. 右心房；RV. 右心室；LV. 左心室

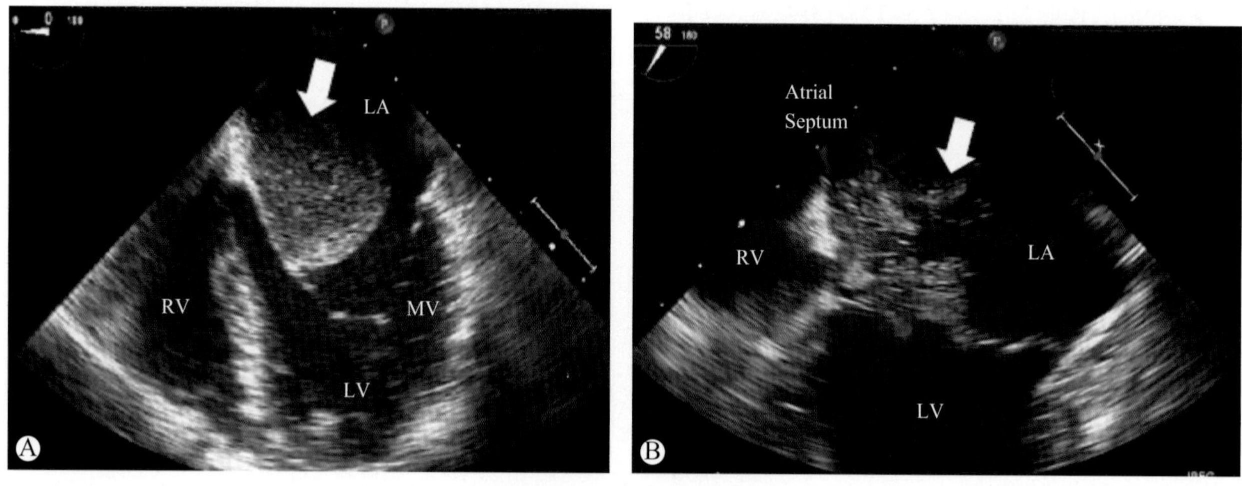

图 17-3-74 左心房黏液瘤（二）

A. 结构密度较一致；B. 结构松散。LA. 左心房；LV. 左心室；RV. 右心室；MV. 二尖瓣；Atrial Septum. 房间隔

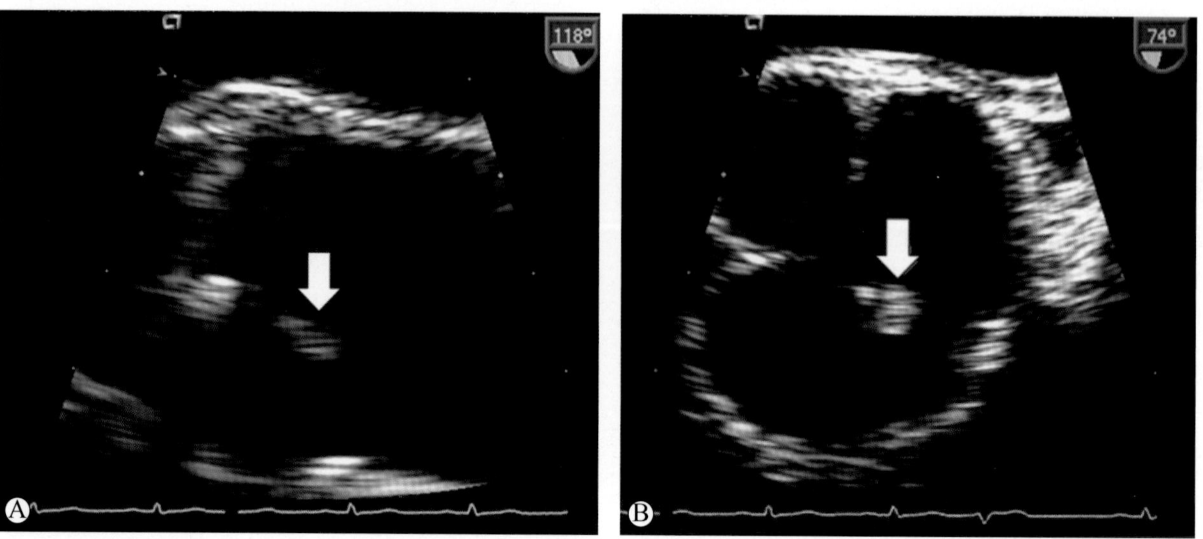

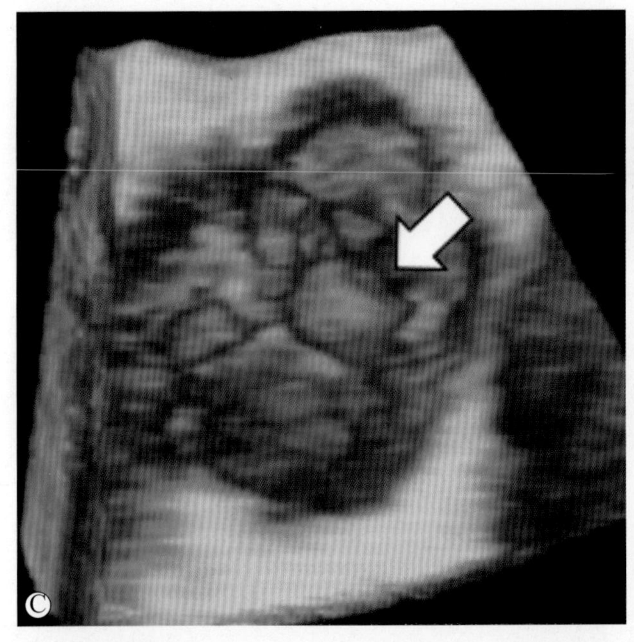

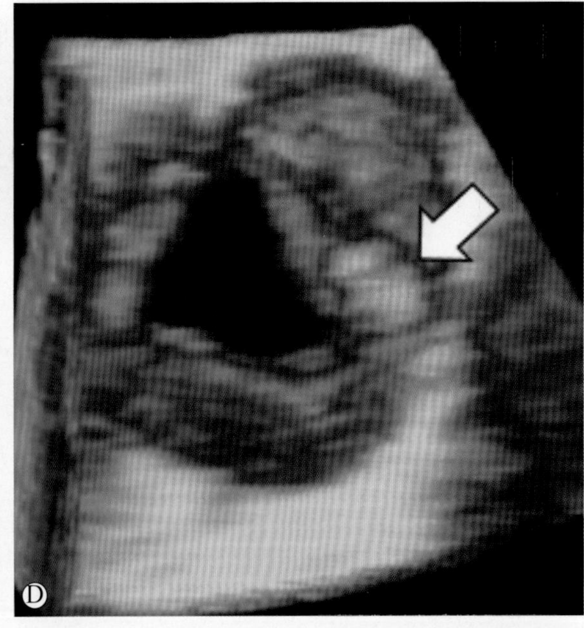

图17-3-75 PFE

A.主动脉长轴切面，PFE附着于主动脉瓣的升主动脉侧；B.主动脉短轴切面，PFE附着于左冠瓣的游离缘；C、D.三维经食管超声心动图清晰显示PFE轮廓，C.舒张期；D.收缩期

致的声能衰减和“血流遮盖效应（Flow-masking）”的影响；人工瓣膜瓣周漏多为偏心反流，经胸超声多显示欠佳，而多平面经食管超声心动图，调整好合适角度即可清晰显示；经食管实时三维超声心动图能更加准确直观地显示人工瓣膜置换后并发症的解剖特征、部位和范围。

人工瓣膜功能不良有以下几种情况：瓣内过量反流（病理性）和瓣周反流；有效瓣口面积减小，瓣上肿物（血栓或赘生物）等。过量反流会引起溶血，严重时可导致心力衰竭，瓣叶上肿物可引起菌血症或卒中。

1.常见人工瓣膜及其超声特征

（1）常见人工瓣膜形态特征：常用的双叶瓣包括ST Jude人工双叶瓣膜和Carbomedics人工双叶瓣膜（图17-3-76）。

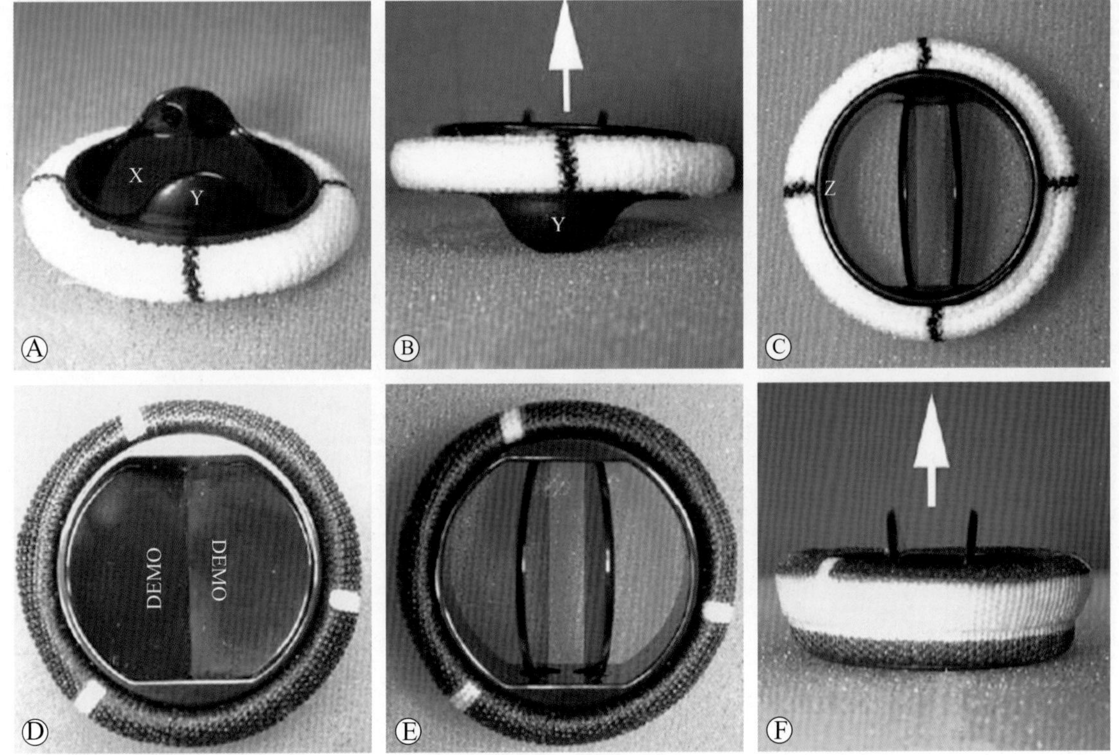

图17-3-76 ST Jude和Carbomedics人工双叶瓣膜结构

A、B、C. ST Jude's；D、E、F. Carbomedics；两者区别在于后者缺少保护装置

ST Jude's人工瓣膜：A.关闭状态；B.侧面观；C.开放状态；X.瓣叶；Y.瓣轴保护装置；Z.缝环

Carbomedics人工瓣膜：D.关闭状态；E.开放状态；F.箭头示血流方向

（2）常见二尖瓣人工机械瓣的超声特征（图17-3-77～图17-3-79）：人工瓣膜血管翳为慢性纤维组织增生而成，多发生于主动脉人工瓣，通常横跨人工瓣瓣环形成（图17-3-80），超声表现为无明显活动的异常强回声，一般不影响瓣口启闭（图17-3-81）。人工瓣血栓一般附着于瓣膜本身，通常阻塞瓣口，影响瓣膜启闭。

2. 人工瓣膜赘生物 人工瓣膜由于是人工材料（生物或金属），极易发生微生物感染（细菌或真菌等），形成赘生物及瓣周脓肿等（图17-3-82，图17-3-83）。

经食管实时三维超声心动图评价人工瓣膜：与二维超声心动图比较，经食管实时三维超声心动图对人工瓣膜（或人工瓣环）的显示更加直观、清晰、立体，可清晰实时显示瓣膜的功能、活动状态、对瓣周漏的诊断和定位也更加准确。

3. 人工瓣膜瓣周漏 如图17-3-84和图17-3-85所示。

4. 人工生物瓣膜、同种血管赘生物和瓣周脓肿 微生物容易滞留于人工瓣膜及血管，形成赘生物甚至脓肿，经食管超声心动图对诊断有重要价值（图17-3-86，图17-3-87）。

（九）经食管超声心动图在先天性心血管疾病诊断和介入治疗中的应用

经食管超声心动图是从左心房后方的食管及膈肌下方的胃底观察心脏和周围大血管结构，对左右心房及其房间隔、肺静脉、二尖瓣、主动脉瓣、左心室流出道、冠状动脉及二尖瓣腱索乳头肌显示比较理想，经胃底切面亦可显示右心室流出道。对经胸超声心动图诊断不清楚的患者，可以应用经食管超声心动图，对上述部位先天性心脏畸形的诊断非常有帮助。

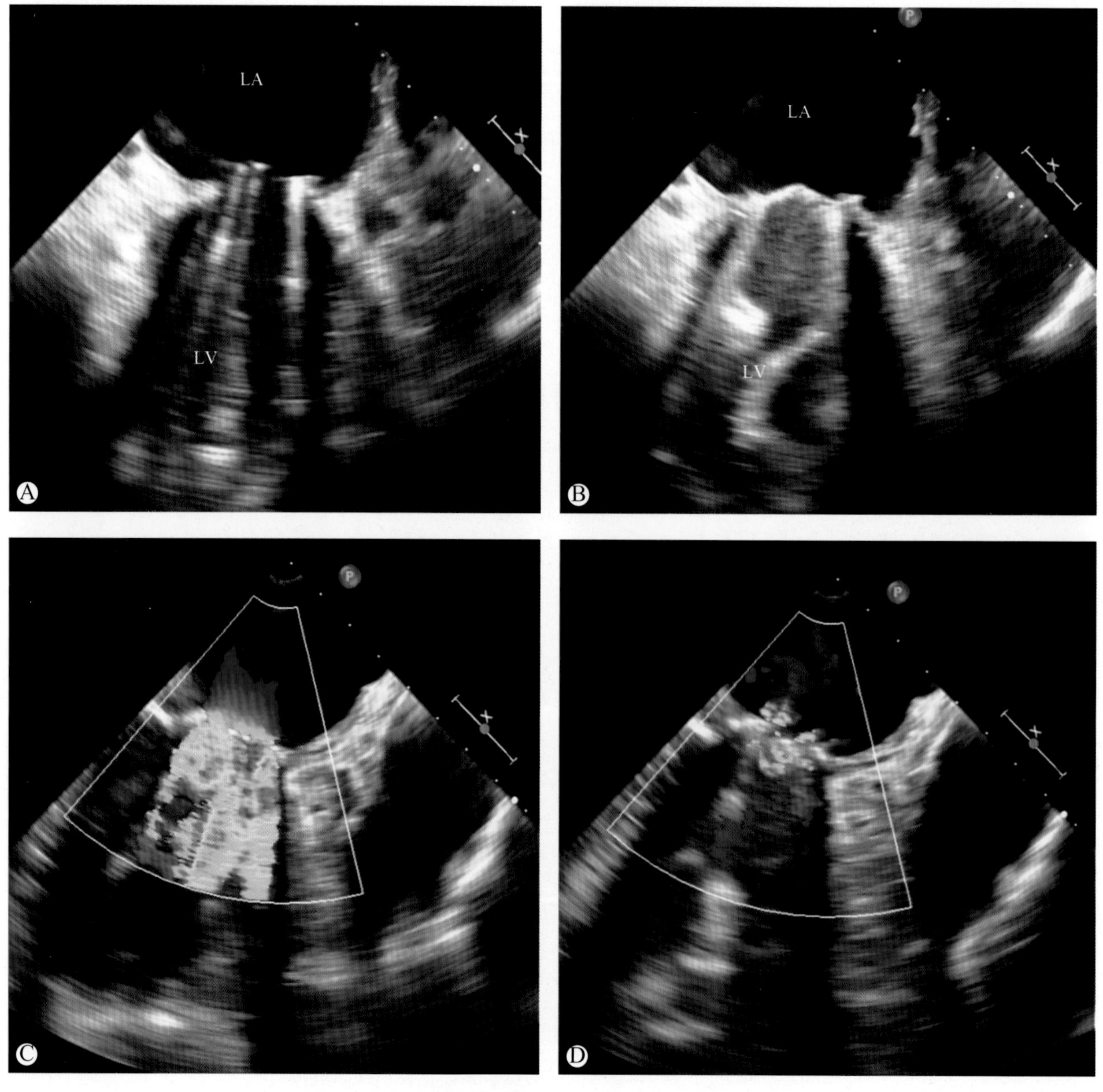

图17-3-77 正常人工瓣膜（二叶瓣）的超声特征（一）

A. 二维显示双叶瓣（ST Jude双叶瓣）开放时，形成一中间开口和两个侧开口；B. 彩色多普勒示开放时的三束血流；C、D. 人工瓣膜关闭时，彩色多普勒显示少量的低速冲洗血流。LA. 左心房；LV. 左心室

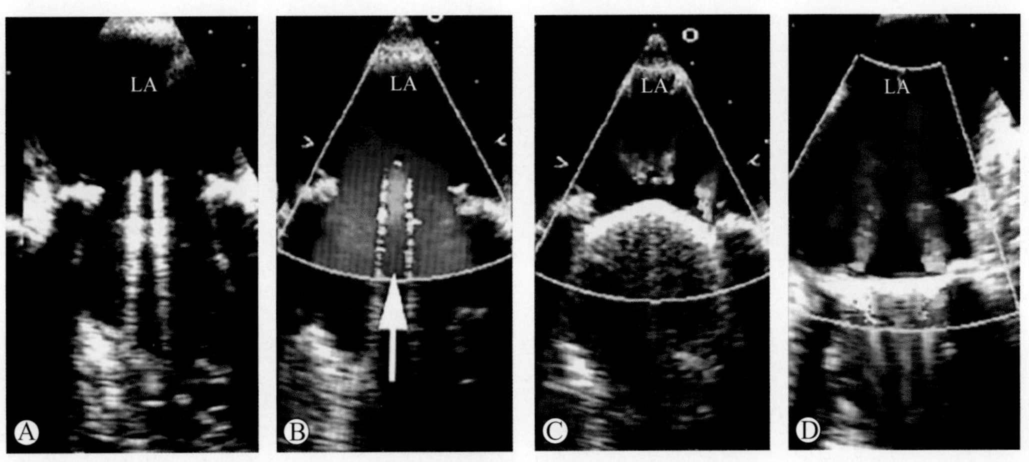

图17-3-78　正常人工瓣膜（二叶瓣）的超声特征（二）

A.二维超声显示双叶瓣开放时，形成一中间开口和两个侧开口；B.二维超声显示双叶瓣闭合时，关闭形态呈“八”字征；C.彩色多普勒显示开放时的三束血流；D.人工瓣膜关闭时，彩色多普勒显示少量的低速冲洗血流。LA.左心房

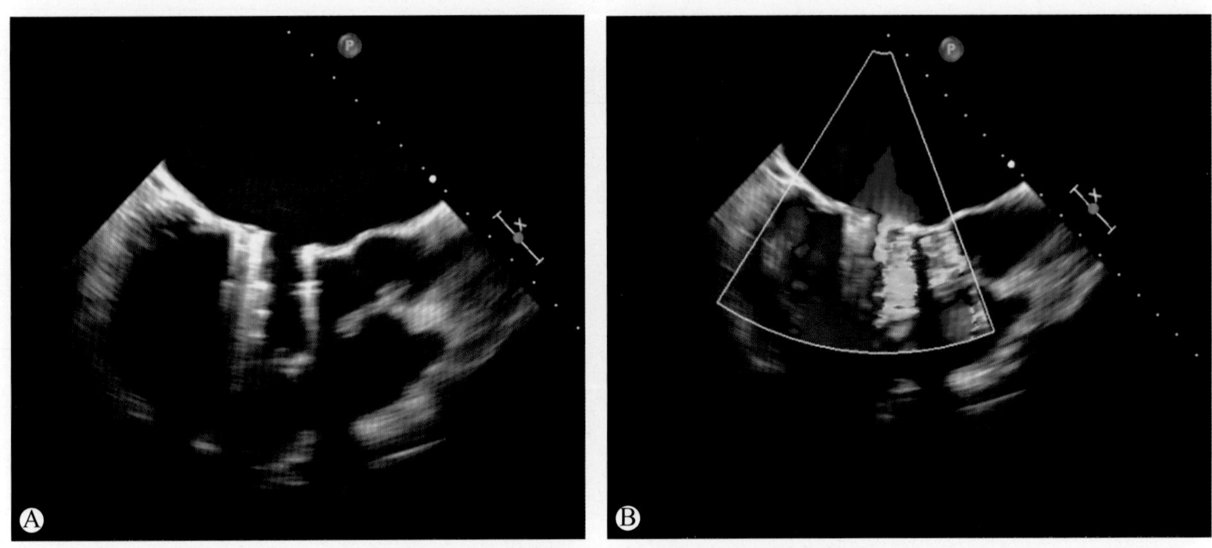

图17-3-79　正常人工瓣膜（单叶瓣）的超声特征

A.二维超声显示单叶瓣开放时，形成一侧方开口；B.彩色多普勒显示人工瓣开放时的一束血流束

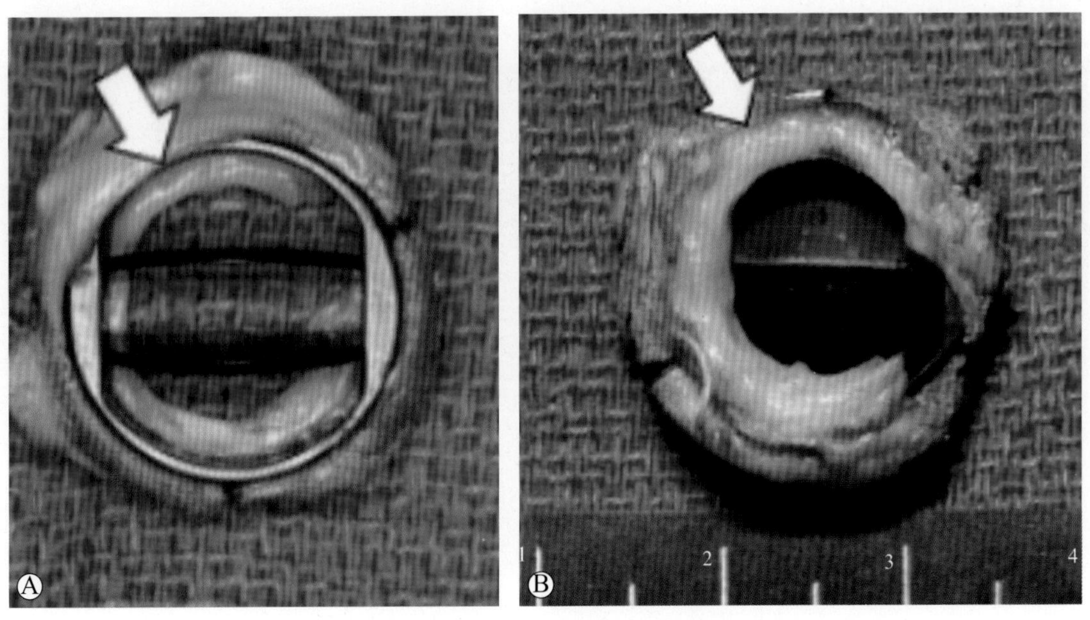

图17-3-80　主动脉瓣人工瓣血管翳

A.人工瓣主动脉面缝合环上方血管翳形成；B.人工瓣心室面血管翳更为严重，环绕瓣环形成

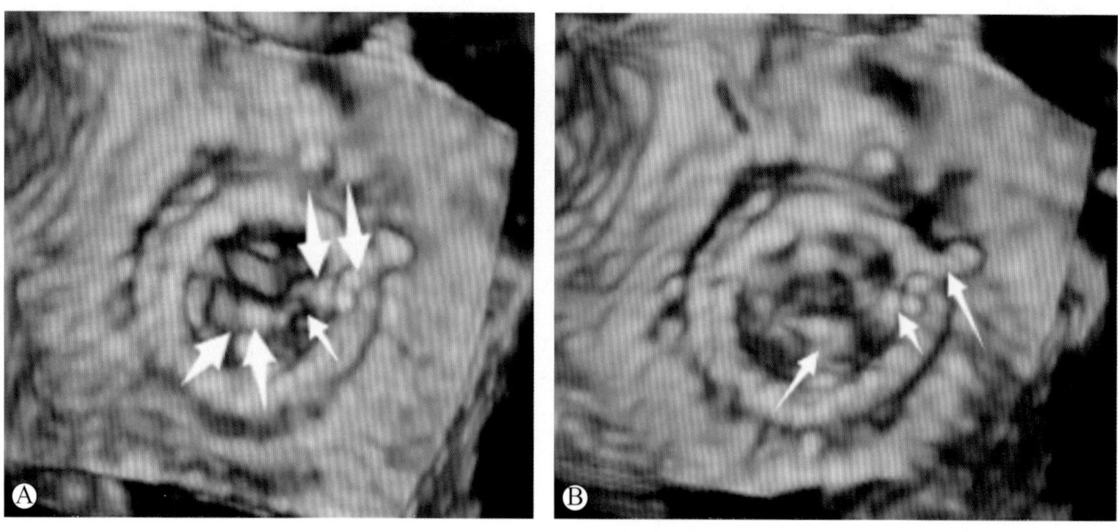

图17-3-81 人工瓣血管翳

A、B.三维重建，二尖瓣人工机械瓣单叶瓣左心房俯视观；二尖瓣人工瓣口被增生的纤维组织覆盖（A为开放状态，B为闭合状态）

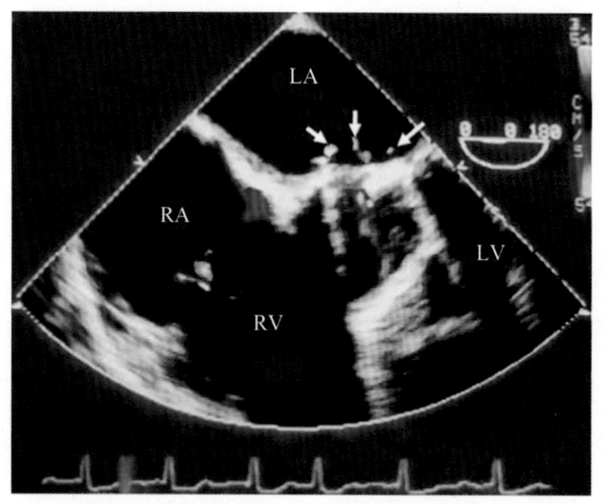

图17-3-82 二尖瓣人工瓣膜赘生物（一）

四腔心切面，瓣膜心房面有细小赘生物（箭头）。LA.左心房；LV.左心室；RA.右心房；RV.右心室

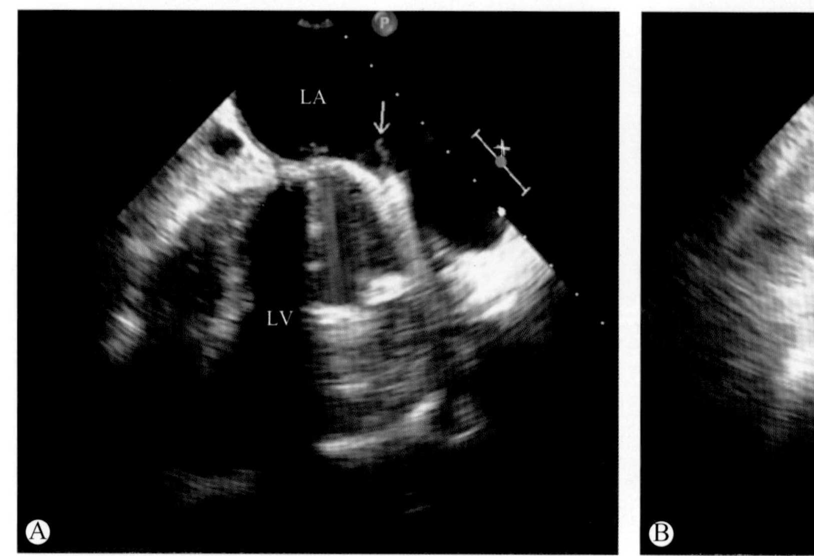

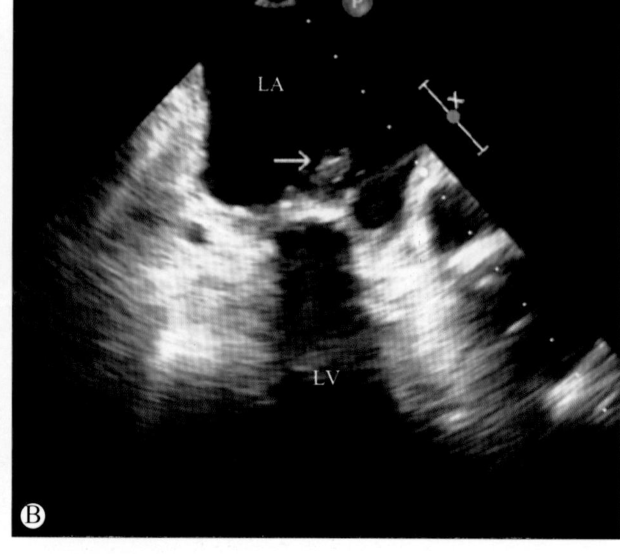

图17-3-83 二尖瓣人工瓣膜赘生物（二）

左心两腔心切面人工瓣膜左心房面探及赘生物（箭头）。LA.左心房；LV.左心室

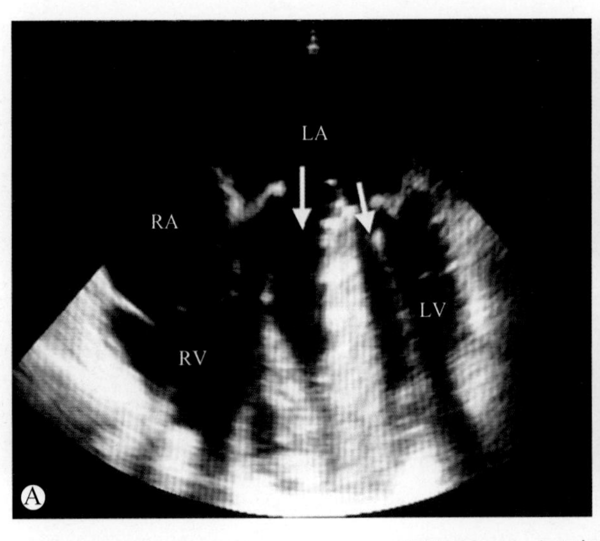

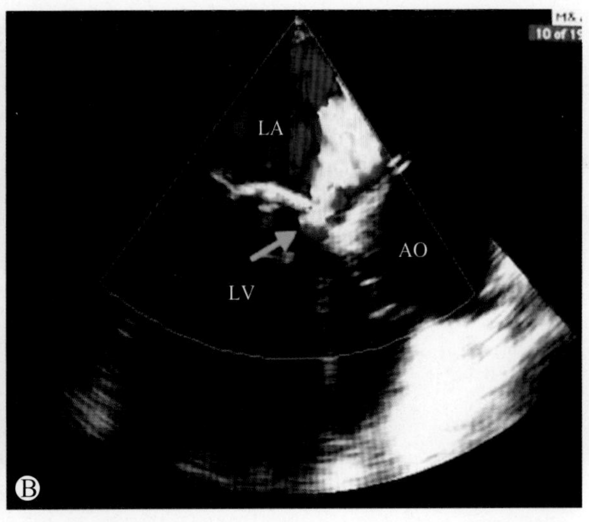

图17-3-84　人工机械瓣膜瓣周漏（一）

A.四腔心切面示双叶瓣开放状态，箭头示两个侧口；B.左心室长轴切面，彩色多普勒示人工瓣近主动脉缘较明显的瓣周漏。LA.左心房；LV.左心室；RA.右心房；RV.右心室；AO.主动脉

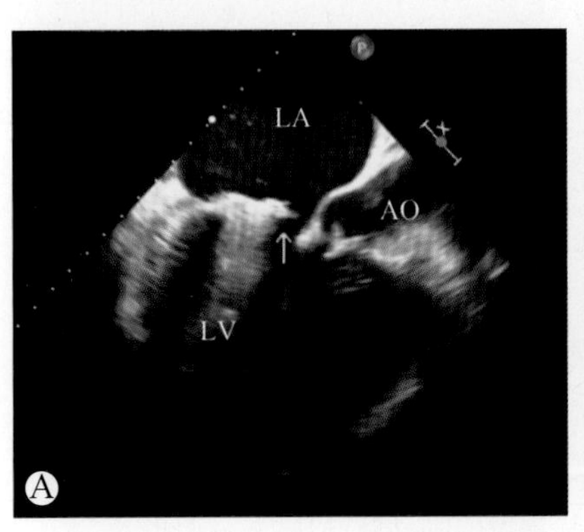

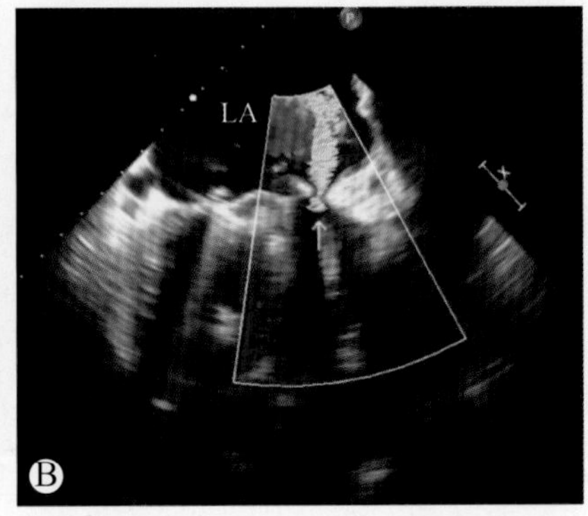

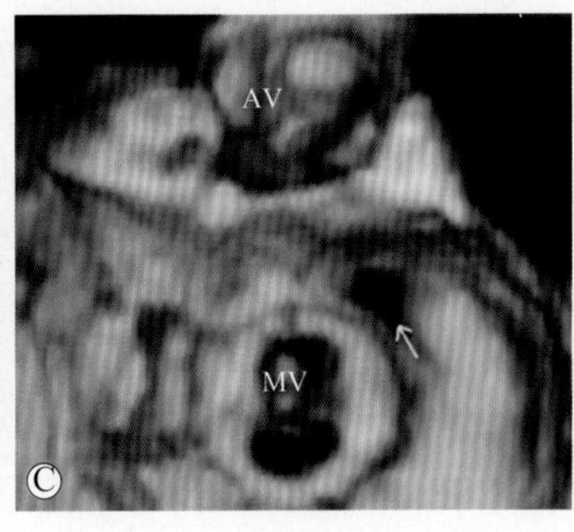

图17-3-85　人工机械瓣膜瓣周漏（二）

A.左心长轴切面，人工瓣近主动脉缘较明显的回声失落；B.左心长轴切面，彩色多普勒显示人工瓣近主动脉缘较明显的瓣周漏；C.三维重建，二尖瓣左心房观人工瓣瓣环2点钟位置可见明显裂隙。LA.左心房；LV.左心室；AO.主动脉；AV.主动脉瓣；MV.二尖瓣

1.常见先天性心脏病的经食管超声心动图诊断

（1）房间隔缺损：对经胸超声心动图显示欠佳，或选择导管介入治疗的房间隔缺损的患者，可应用经食管超声心动图，尤其适用于静脉窦型缺损。

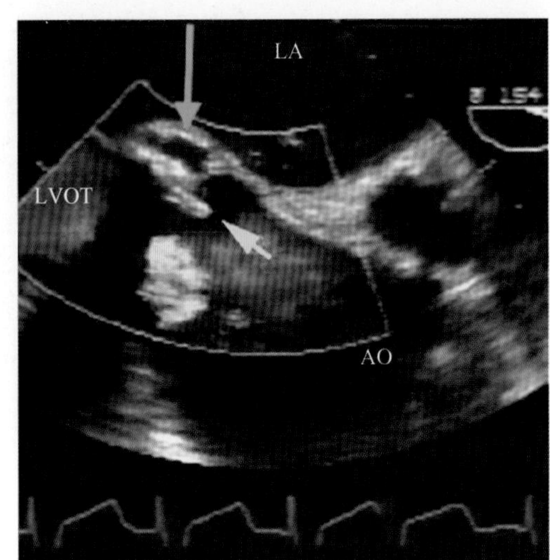

图17-3-86　生物瓣（猪）瓣周脓肿

主动脉根部长轴切面，显示左心房与主动脉根部的动脉壁内形成一较小无回声腔（脓肿腔，白色箭头示），黄色箭头示支撑架。LA.左心房；AO.主动脉；LVOT.左心室流出道

（2）左侧三房心：由于食管靠近左心房，对左心房内病变显示非常清晰，如三房心、二尖瓣瓣上隔膜、左心房内黏液瘤等。

（3）部分型肺静脉异位引流：经食管超声心动图对异常引流入上腔静脉或右心房顶部上腔静脉入口处的肺静脉显示比较理想。

（4）室间隔缺损：经食管超声心动图可清晰地显示膜周、肌部等部位的室间隔缺损。

（5）冠状动脉瘘：经食管超声心动图可清晰地显示瘘入心房或心室的交通口及其瘘管的行程。

（6）右心室流出道梗阻：采用胃底或主动脉长轴、短轴切面可显示右心室流出道。

（7）动脉导管未闭：位于主动脉弓降部，处于经食管超声探头显示较困难的部位。对因肥胖、胸骨畸形等经胸透声窗不佳及显示困难的动脉导管未闭的患者可采用。

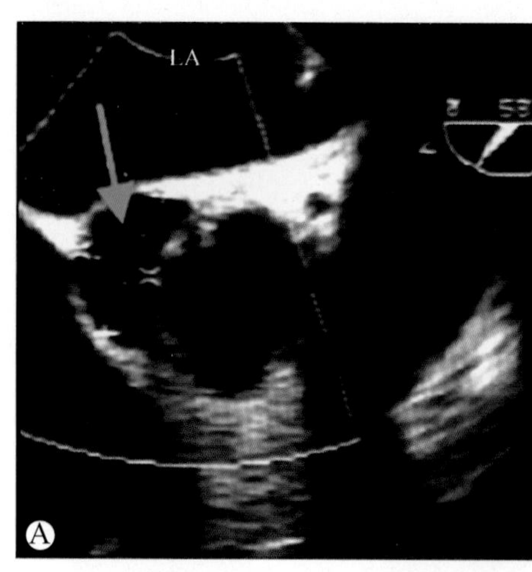

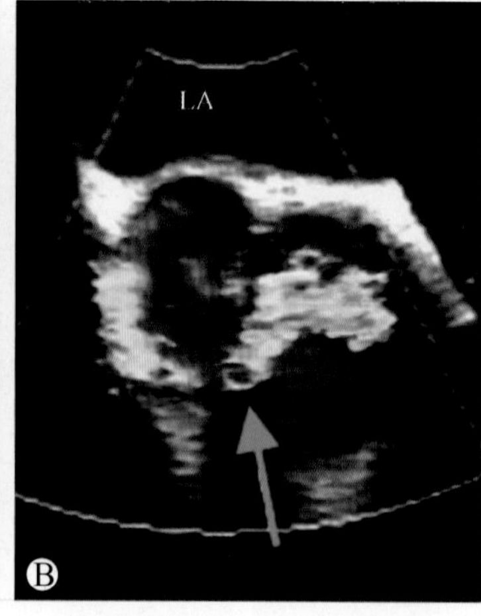

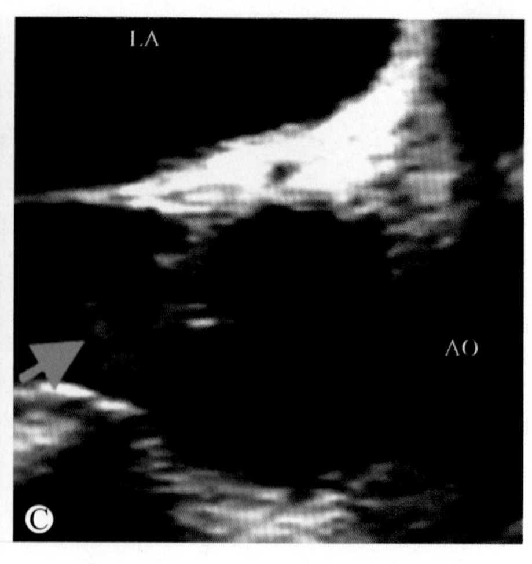

图17-3-87 经食管超声心动图显示主动脉同种血管周围脓肿

A.主动脉短轴切面显示同种血管周围脓肿；B.主动脉短轴切面显示同种血管与脓肿腔交通；C.长轴切面显示瓣膜心室面赘生物。LA.左心房；AO.主动脉

2.经食管超声心动图在房间隔缺损介入治疗中的应用 经食管超声心动图从心脏后方探测房间隔，其声束与房间隔垂直，因此对房间隔缺损有独特的诊断价值。其用于明确房间隔缺损的诊断及其数目；确定房间隔缺损的类型，尤其注意静脉窦型房间隔缺损（上下腔型房间隔缺损）；评价房间隔缺损与周边重要结构的关系；同时应对缺损残缘的厚度进行评估，估计支撑力度，全面评价以确定是否适合介入封堵治疗。

现在采用经导管Amplatzer封堵器治疗房间隔缺损已成为首选方法。在经导管介入封堵房间隔缺损治疗中，经食管超声心动图发挥着不可替代的作用。近年来，有很多应用经食管实时三维超声心动图指导房间隔缺损介入治疗的报道，初步显示对形状不规则的房间隔缺损，多发性房间隔缺损的显示更加直观可靠。

（1）选择适应证

1）观察房间隔缺损的数目和大小，测定房间隔的全长，有无房间隔瘤形成。

2）对缺损残缘的厚度进行评估，估计支撑力度。

3）评价房间隔缺损与周边重要结构的关系，测定缺损边缘与四周重要组织结构的距离（如观察缺口与房室瓣的距离，测量缺损边缘与右侧肺静脉入口、上下腔静脉入口及冠状静脉窦口的距离）。检查常选用双腔静脉切面、四腔心切面、大动脉短轴切面观察。房间隔缺损的后缘和下缘比较重要，相对而言上缘和前上缘不太重要，因封堵器可以卡住上腔静脉入口或主动脉丘。

4）观察是否合并其他畸形，如肺静脉异位引流、三房心及有无血栓等。

A.适应证

1）有手术指征的单纯中央型房间隔缺损。

2）房间隔缺损直径≤35mm（成人），小儿房间隔≥房间隔缺损约2倍。

3）卵圆孔未闭（尤其合并栓塞者）。

4）房间隔缺损术后残余分流。

5）Fontan术后及经皮二尖瓣球囊扩张术后有明显房水平分流者。

6）缺损四周存留房间隔组织边缘应≥3～5mm，尤其是距二尖瓣、下腔静脉要存在一定距离，而距上腔静脉与主动脉缘距离可小些。

B.禁忌证

1）合并需外科手术的其他心脏畸形（如肺静脉异位引流）。

2）原发孔型房间隔缺损。

3）存在右向左分流的肺动脉高压。

4）心房颤动和心腔血栓。

5）左心房发育不良或房内异常隔膜。

（2）术中监测引导

1）二维超声引导测试球囊置于房间隔缺损处，球囊充分充盈时，叠加彩色多普勒观察，至无分流时，测量球囊直径，参考造影测量的球囊直径，选择封堵器型号（封堵器一般比球囊测径大1～2mm即可，主动脉前缘微小者可略大1～2mm）。

2）引导封堵器传送到位（一般置于左上肺静脉口内）。

3）指导封堵器在左心房侧打开，拉近房间隔缺损处，然后释放右心房侧伞。

4）各切面观察分流消失，封堵器位置、形态良好，可释放封堵器。

5）术中随时注意观察左心房和传送器上有无血栓形成及心包膜情况。

（3）评价封堵的疗效及术后随访：术后应进行疗效评估和随访，术后24小时、1个月、3个月、6个月及1～2年应进行超声心动图检查随访，一般采用经胸超声心动图，如发现异常，可采用经食管超声心动图进行更细致的观察（图17-3-88）。

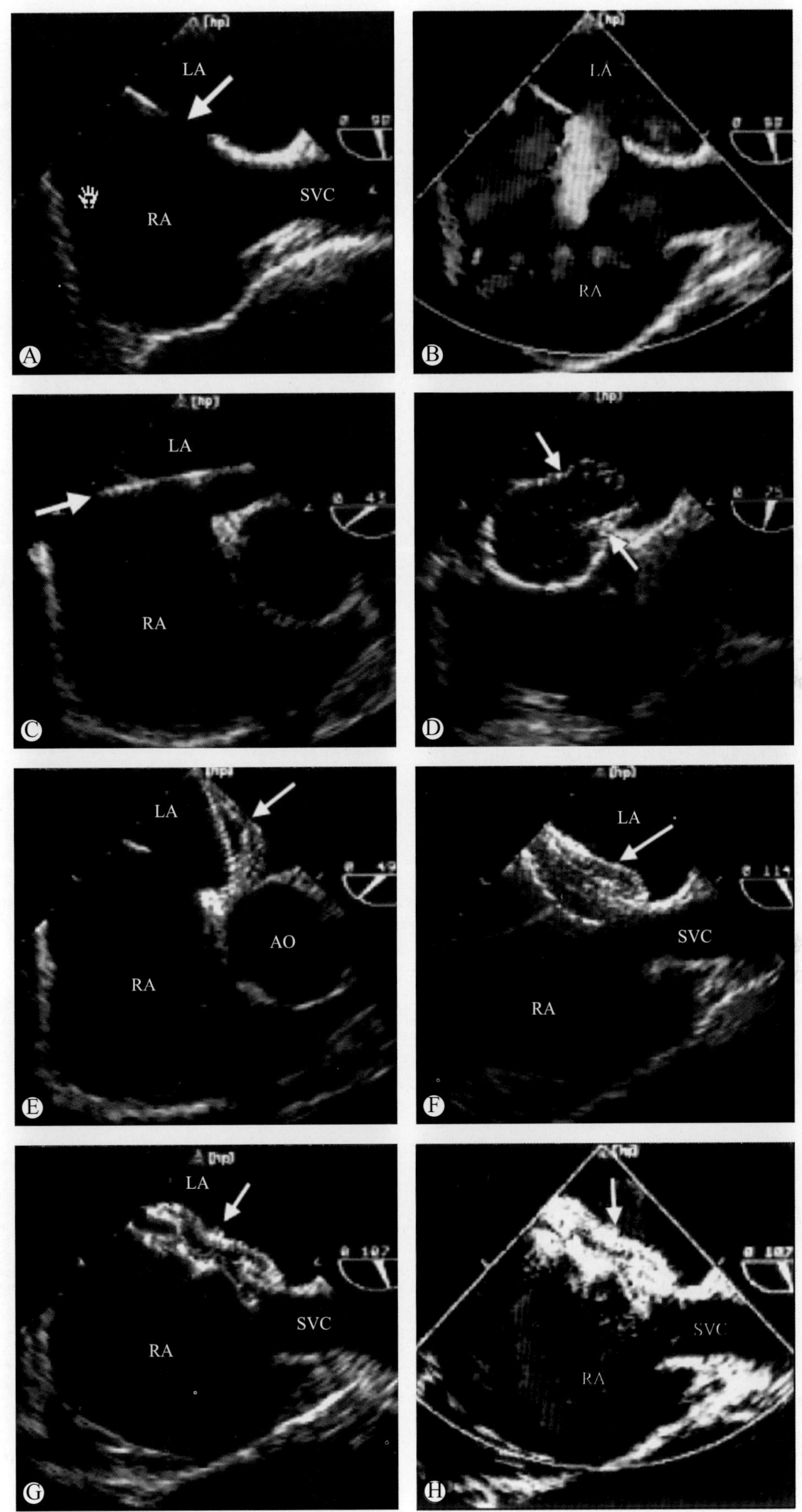

图17-3-88　经食管超声心动图指导房间隔缺损介入治疗过程

A、B.双腔静脉长轴切面二维和彩色多普勒显示中央型房间隔缺损和上下腔静脉；C.主动脉短轴切面显示导引钢丝穿过房间隔缺损；D .球囊在房间隔缺损处充分充盈时，显示球囊腰部，其直径相当于扩展后房间隔缺损的内径（注：封堵器一般比球囊测径大1～2mm，主动脉侧无残缘者可大3～4mm）；E.在远离房间隔处释放左心房侧伞；F.左心房侧伞紧贴房间隔后，释放右心房侧伞，长轴切面显示封堵器位置良好，缺损上缘卡在双面伞之间；G、H.封堵器完全释放，长轴切面二维超声显示封堵器紧紧卡在房间隔上，彩色多普勒显示无残余分流。LA.左心房；RA.右心房；SVC.上腔静脉；AO.主动脉

3.经食管超声心动图在室间隔缺损介入治疗中的应用 外科手术修补室间隔缺损成功率高，致残率及死亡率非常低，是伴有明显肺循环血流量过高及心功能不全的室间隔缺损的经典治疗方法。近年来，许多学者采用经导管封堵室间隔缺损作为一种外科修补的替代治疗方法，取得了良好的效果，但主要局限于肌部室间隔缺损（由于紧靠三尖瓣或肺动脉瓣，流入部和流出部室间隔缺损一般不适合经导管介入封堵）。膜周缺损是室间隔缺损中最常见的一种类型，由于其位置的特殊性，以往的各种封堵器的效果均不理想，近几年，随着非对称偏心的Amplazter膜周室间隔缺损封堵器的发明（图17-3-89），有关膜周室间隔缺损经导管介入封堵治疗的报道越来越多，初步的临床结果显示，疗效令人鼓舞，但也有迟发性传导阻滞的报道。

经食管超声心动图无论是对肌部还是对膜周室间隔缺损的介入封堵都有重要作用，主要体现在以下几个方面。

（1）选择适应证

A.适应证

1）具有外科手术修补适应证的室间隔缺损。

2）膜周或肌部室间隔缺损，缺损直径一般≤14mm，如为膜周室间隔缺损，缺损上缘距主动脉瓣≥1mm。

3）外科手术后存在残余分流的室间隔缺损。

4）无明显主动脉瓣脱垂及主动脉瓣关闭不全。

5）不伴有其他畸形，如流出道狭窄、瓣膜骑跨等需要外科手术修补的畸形。

6）年龄一般应大于6～12个月。

B.禁忌证

1）不适合外科手术修补的室间隔缺损。

2）伴有严重的肺动脉高压及其他需要手术修补的心血管畸形。

3）双动脉旁（干下）室间隔缺损。

4）伴有明显的主动脉瓣脱垂及主动脉瓣关闭不全。

（2）介入治疗过程中的引导、监测

1）指导经室间隔缺损轨道（股动脉→左心室→室间隔缺损→右心室→股静脉）的建立。

2）指导传送鞘沿导丝进入升主动脉或主动脉弓，与主动脉内导管接合，然后逆行将传送鞘推送入左心室。

3）避免引导钢丝、传送装置及封堵器对房室瓣及其腱索的损伤。

4）指导封堵器在左心室侧打开，拉近室间隔处然后释放右心室侧伞。

5）观察封堵器是否损伤主动脉瓣或三尖瓣等重要比邻组织，有无明显的瓣膜反流。

6）各切面观察分流消失、封堵器位置、形态良好，可释放封堵器。

7）术中随时注意观察心腔及传送器上有无血栓形成，以及心包膜的情况（图17-3-90，图17-3-91）。

（3）经胸小切口室间隔缺损封堵术：因经皮导管介入封堵术暴露在X线下，存在潜在的放射性损伤，近几年

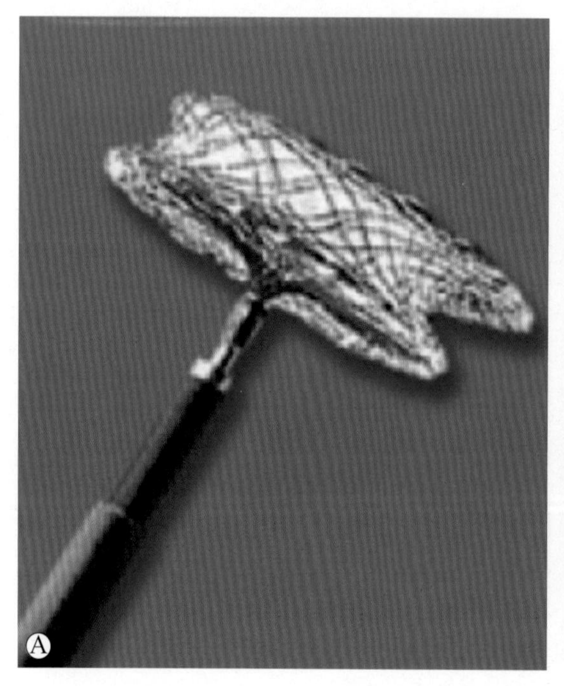

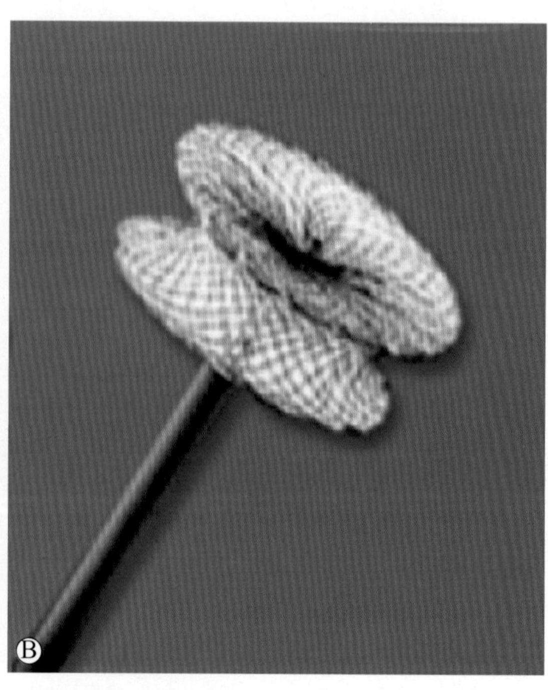

图17-3-89 室间隔缺损Amplatzer封堵器

A.膜周缺损非对称封堵器；B.肌部缺损封堵器

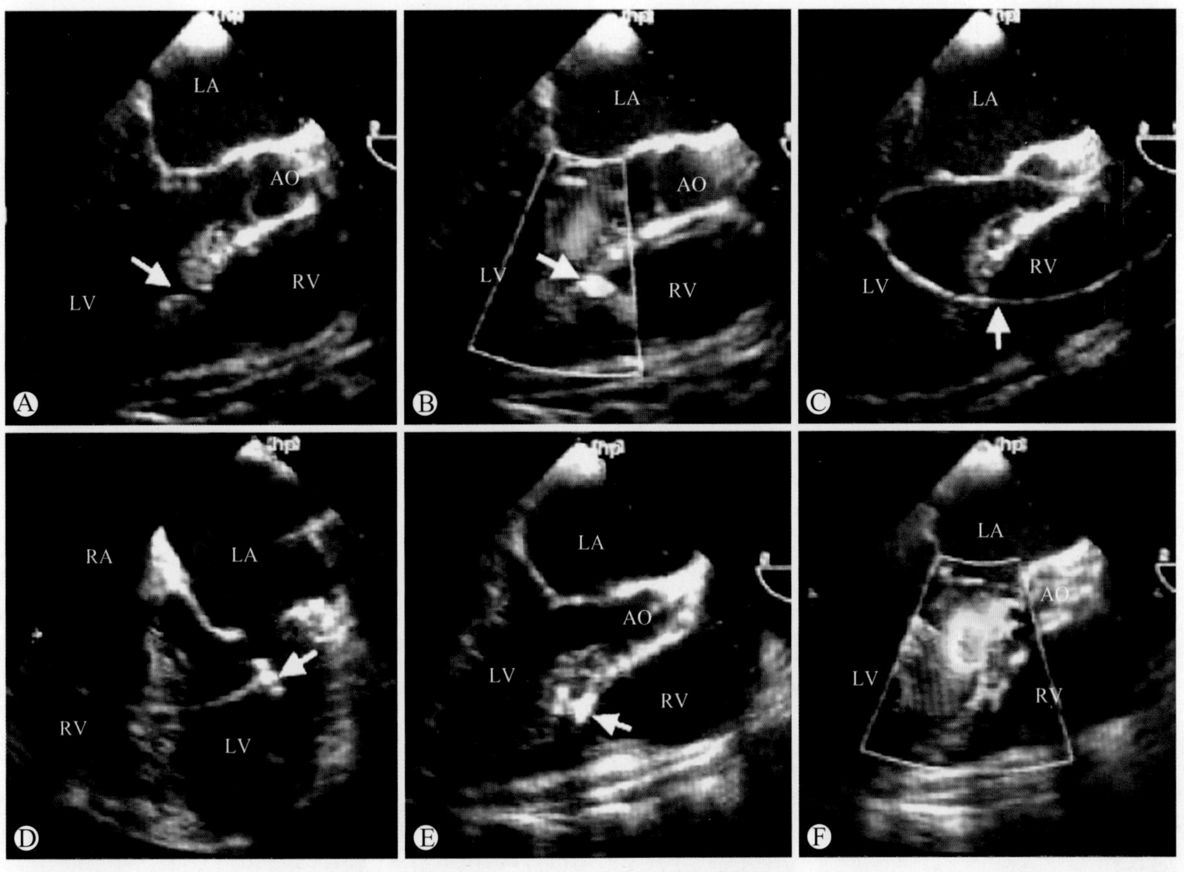

图17-3-90　肌部室间隔缺损的封堵过程

A.肌部室间隔中部缺损；B.彩色多普勒显示穿隔五彩血流；C.指导轨道建立，引导钢丝从左心室经室间隔进入肺动脉；D.封堵器左心室面伞从传送鞘内释放；E.封堵器位置良好，两个伞盘紧紧卡在室间隔上；F.彩色多普勒显示过隔血流消失。LA.左心房；LV.左心室；RV.右心室；RA.右心房；AO.主动脉

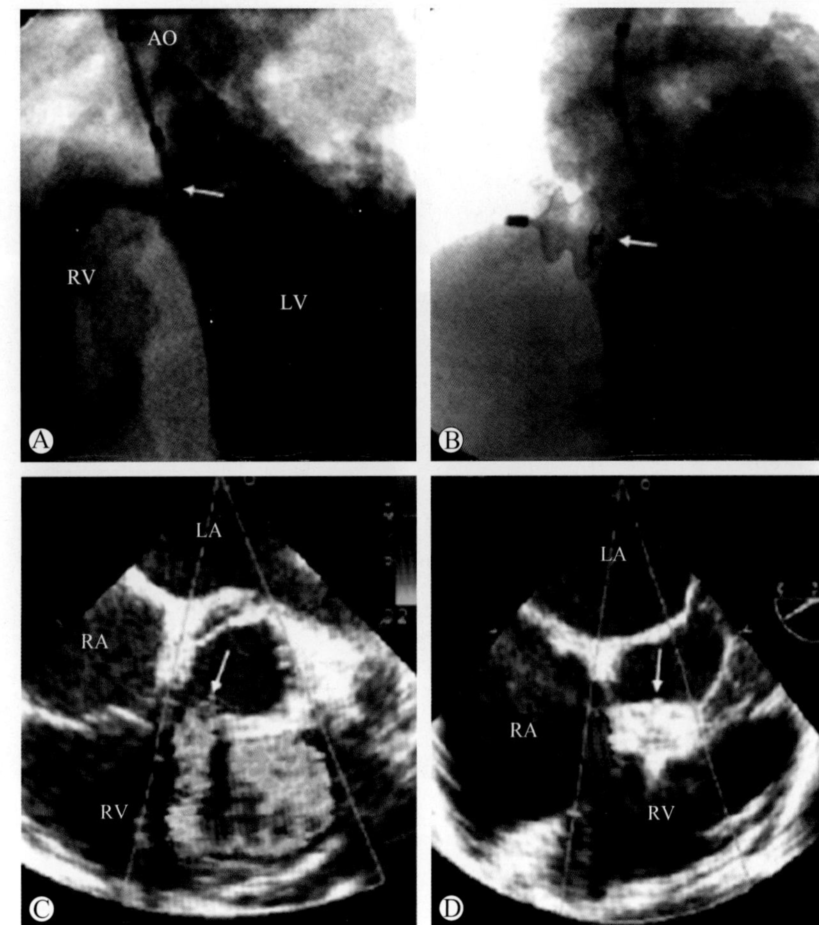

图17-3-91　膜周室间隔缺损的封堵

A.左前斜位左心室造影显示膜周室间隔缺损；B.左前斜位左心室造影显示Amplatzer封堵装置位置良好，分流消失；C.经食管超声心动图主动脉短轴切面显示左向右分流的膜周室间隔缺损；D.经食管超声显示Amplatzer封堵器位置良好，左向右分流消失。LA.左心房；LV.左心室；RA.右心房；RV.右心室；AO.主动脉

开展了经胸小切口室间隔缺损封堵术，其优点：路径短，操作简便，不受血管大小限制；无射线损伤，整个过程在经食管超声引导下进行；创伤小，避免输血，以免体外循环所导致各种损伤；如果封堵失败，可直接向上延长切口，改为体外循环，无须另做切口。

A.适应证

1）年龄＜1岁。

2）膜周部室间隔缺损（VSD）直径4～8mm。

3）肌部VSD直径＞3mm，或多发肌部VSD。

4）干下型VSD不合并明显主动脉瓣脱垂，1岁内，直径＜6mm。

5）外科术后残余分流。

6）创伤或心肌梗死后室间隔穿孔。

B.禁忌证

1）对位不良型VSD。

2）隔瓣后房室通道VSD。

3）合并明显主动脉瓣脱垂，伴中度以上反流。

4）合并亚急性细菌性心内膜炎，心腔内有赘生物。

C.操作步骤

1）胸骨中下段行3mm正中切口。

2）穿刺部位与穿刺方向的确定：经食管超声心动图选用左心室长轴切面，充分显示并扫查右心室游离壁，结合手指按压点与VSD位置确定穿刺位置与方向。

3）于右心室表面插入16号穿刺针，退针芯，送导引钢丝，在经食管超声心动图引导下将钢丝穿过VSD进入左心室腔（建立输送轨道）。

4）输送鞘管沿轨道送伞至左心室，在经食管超声心动图引导下缓慢释放封堵器左心室面，回撤鞘管使左伞面紧贴室间隔左心室面，再释放封堵器的右伞面。经食管超声心动图证实封堵器位置良好，无残余分流，确认未引起二尖瓣三尖瓣功能异常，未导致主动脉瓣反流后撤出鞘管（图17-3-92）。

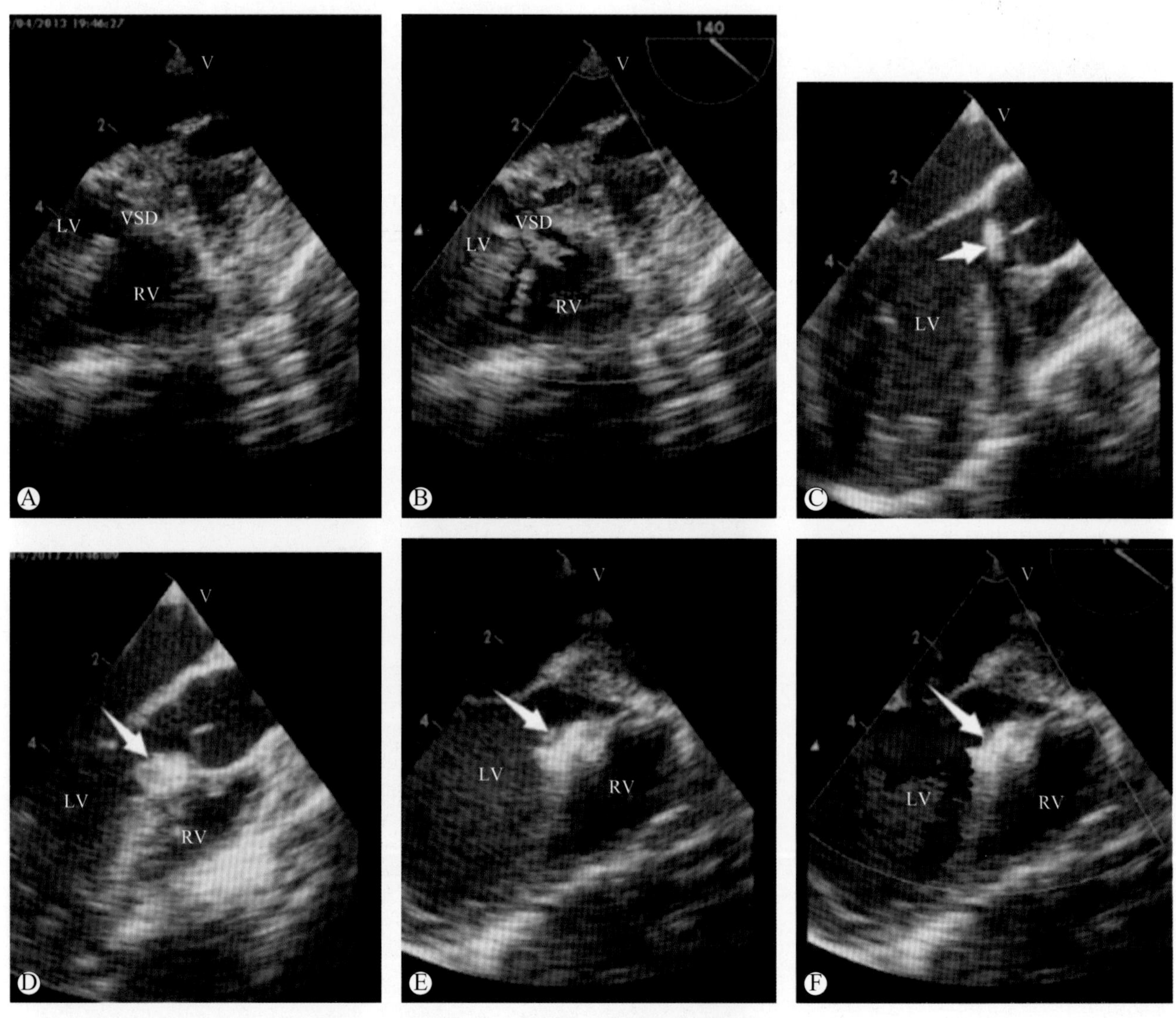

图17-3-92 膜周部室间隔缺损封堵过程

A、B.显示膜周部室间隔上部缺损，彩色多普勒显示穿隔五彩血流；C.指导轨道建立，引导钢丝从右心室经室间隔进入左心室；D.封堵器左心室面伞释放；E、F.右心室面伞释放，封堵器位置良好，两个伞盘紧紧卡在室间隔上，彩色多普勒显示过隔血流消失。LV.左心室；RV.右心室；VSD.室间隔缺损

（4）封堵的疗效评价及术后随访：术后应进行疗效评估和定期随访，观察封堵器有无脱落，以及有无血栓或赘生物形成。

（王岳恒　耿　斌　张桂珍）

第四节　瓣膜性心脏病

心脏瓣膜是心腔内血液循环通路中的单向活瓣，既保证了血液的单一流向的通畅，又不会出现逆流。瓣膜性心脏病（valvular heart disease）是指心脏瓣膜解剖结构异常或瓣膜功能障碍，一般情况下，瓣膜狭窄多为解剖结构异常，而关闭不全多属功能障碍，在我国瓣膜性心脏病仍是临床最为常见的循环系统疾病之一。近年来风湿性心脏病的发病率明显下降，而随着人口的老龄化和平均寿命的延长，钙化性瓣膜病的发病率在逐年增加。由于现代化的检查手段不断应用于临床，尤其是超声心动图新技术的广泛普及，心脏瓣膜、瓣环、腱索等瓣器的研究水平得到了很大的提高，尤其是瓣膜脱垂、腱索断裂、瓣膜赘生物等研究中的观察非常清晰，为临床治疗的决策起到至关重要的作用。

一、二尖瓣狭窄

（一）病因病理

二尖瓣狭窄（mitral stenosis，MS），大多数由风湿热造成瓣膜后遗病变，其中25%为单纯二尖瓣狭窄，女性发病高于男性，约占2/3。多数风湿患者的二尖瓣狭窄病程为2～5年的时间，患者出现临床症状需10年以上。其次是老龄患者的二尖瓣器退行性病变导致瓣膜、瓣环钙化，近年来随着人口老龄化进程的加快，钙化性瓣膜病发病率逐年增加，笔者在早些年的一项大型健康调查中发现60岁以上老人，钙化性瓣膜病总发病率在35.2%～46.4%，女性多于男性，而随着年龄的增长，发病率递增，60～69岁的发病率为19%，70～79岁的发病率为48.9%，80岁以上达66%，能够引起二尖瓣狭窄的病例较少，一般出现在严重钙化的高龄患者。罕见病例包括先天性畸形、结缔组织病、类癌瘤等。

风湿性二尖瓣狭窄的病理变化主要表现为瓣膜交界处和基底部炎症、水肿、赘生物形成，随着病程的发展瓣膜交界处粘连、纤维化、钙化，导致瓣口狭窄。根据病变程度将二尖瓣狭窄分为隔膜型和漏斗型。隔膜型由于病变主要发生在交界处，瓣体受影响较轻。漏斗型除去联合部粘连以外，瓣体也受到影响，增厚、纤维化，腱索融合、乳头肌挛缩，瓣膜变得僵硬，形成漏斗状。

（二）病理生理

正常二尖瓣口面积4～6cm^2，瓣叶光滑，质地柔软，心排血量3.5～5.5L/min。当二尖瓣口面积减小到正常的50%以上时，舒张期血流自左心房进入左心室时灌注不畅，瓣口流速增快，左心房压逐渐升高，左心房扩张、肺静脉和毛细血管压升高、肺淤血、肺动脉压升高。患者活动能力受限，甚至出现右侧心力衰竭。

（三）超声心动图诊断

1.二维和M型超声　胸骨旁左心室长轴切面显示二尖瓣前后叶增厚，以瓣尖为主；回声增强，甚至钙化、后方伴有声影。瓣叶开放受限，前叶舒张期呈“鱼钩样”改变。二尖瓣瓣下腱索增粗、缩短、回声增强，左心房扩大。狭窄较重时右心室增大（图17-4-1）。M型取样线置于瓣口处显示二尖瓣E峰、A峰融合，二尖瓣前叶舒张期呈“城垛样”改变，后叶与前叶呈同向运动（图17-4-2）。取样线置于腱索水平：右心室扩大、室间隔运动幅度

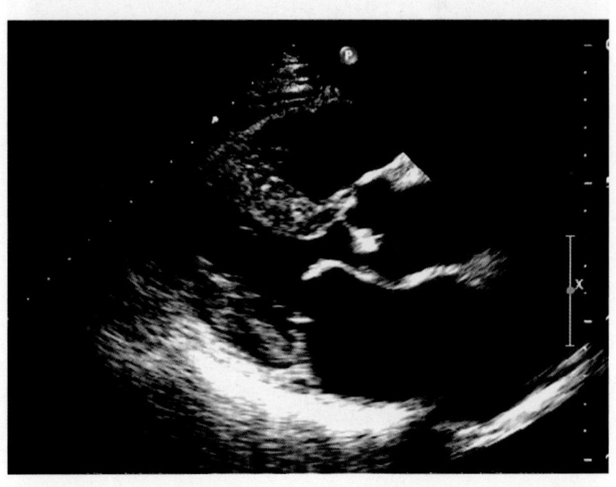

图17-4-1　二尖瓣狭窄

左心室长轴切面显示二尖瓣前叶呈“鱼钩样”改变，左心房扩大

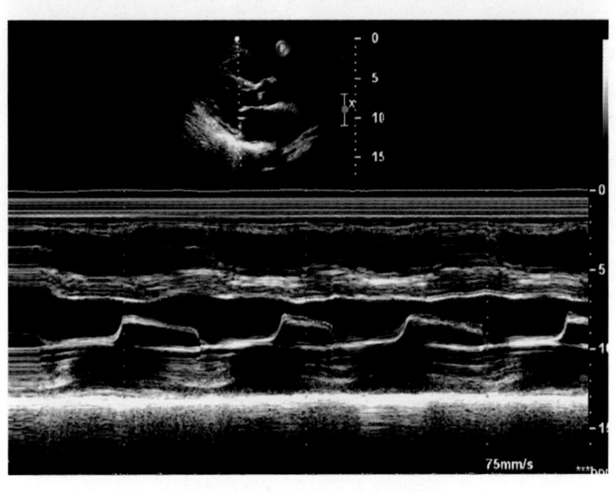

图17-4-2　M型二尖瓣波群

二尖瓣呈“城垛样”改变

低平或与左心室后壁呈同向运动。

大动脉短轴：左心房扩大，肺静脉增宽、肺动脉扩张，M型取样线置于肺动脉瓣口，肺动脉瓣“a”波消失，收缩期提前关闭，肺动脉瓣开放曲线呈“W”字形或“V”字形，提示有肺动脉高压（图17-4-3）。

二尖瓣口短轴：二尖瓣口舒张期开放面积减小，失去“鱼嘴样”形态，联合部粘连，瓣缘部不均匀性增厚，回声增强（图17-4-4），严重钙化时后方伴声影。

心尖四腔心和心尖长轴：左心房明显扩大、右心房室扩大，二尖瓣瓣尖增厚、瓣叶开放受限，瓣下腱索挛缩，增粗、粘连、回声增强（图17-4-5）。

二维超声可以鉴别。

（1）二尖瓣狭窄的病因：风湿性二尖瓣狭窄的瓣膜损害主要表现在瓣尖、前后联合部，对瓣口的有效面积影响显著；超声可以根据瓣叶受损的程度、瓣叶启闭状态明确是隔膜型狭窄还是漏斗型狭窄。前者瓣根、瓣体功能尚好，仅瓣缘部增厚、联合部粘连。因此，在实时状态下瓣体活动幅度较大，由于联合部粘连，前叶瓣体与瓣尖舒张期形成90°折角，四腔心切面瓣口处狭小，左心房、左心室间犹如一隔膜（图17-4-6）。漏斗型狭窄，二尖瓣的瓣尖、瓣体及瓣下结构均增厚、回声增强、瓣叶僵硬，舒张期瓣叶开放形态犹如“漏斗”形（图17-4-7）。老年钙化性二尖瓣狭窄二维超声改变主要是瓣环、瓣根部增厚、回声增强，严重者后方伴有声影。一般情况下狭窄较轻（图17-4-8，图17-4-9）。

（2）评估二尖瓣狭窄的程度：选择二尖瓣口短轴，用轨迹球移动光标沿舒张期二尖瓣口内缘直接勾画出二尖瓣口面积，评估二尖瓣狭窄程度仍是目前临床简便易行的常用方法。轻度狭窄，瓣口面积1.5～2.5cm^2；中度狭窄，瓣口面积1.0～1.4cm^2；重度狭窄，瓣口面积＜

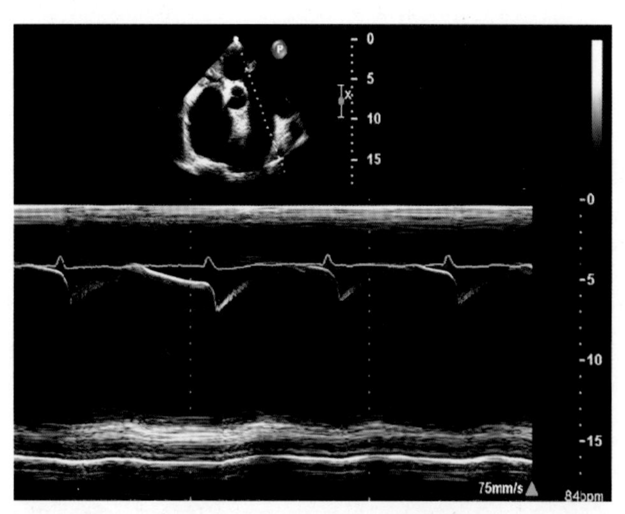

图17-4-3 M型肺动脉瓣波群

肺动脉瓣开放呈“V”字形，提示肺动脉高压

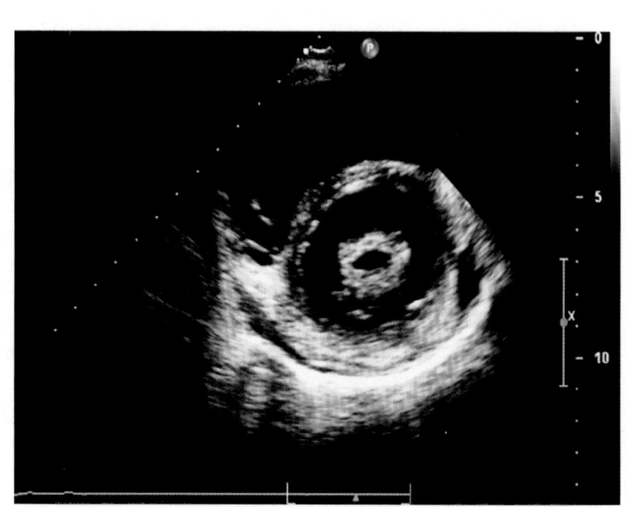

图17-4-4 二尖瓣口短轴

二尖瓣口开放明显减小，瓣缘增厚、回声增强

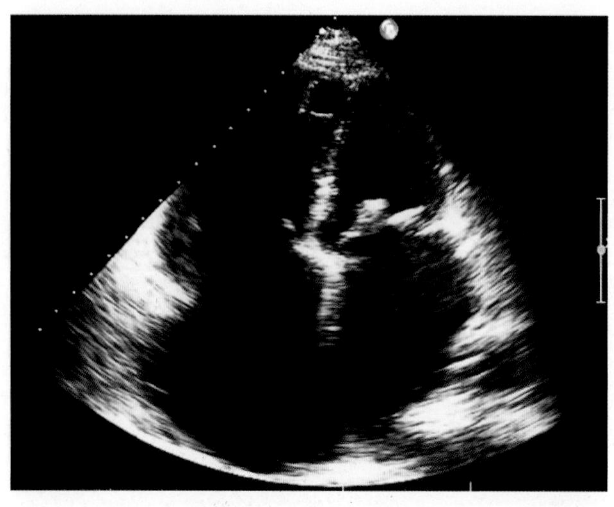

图17-4-5 心尖四腔心

左心房、右心房、心室扩大，二尖瓣尖回声明显增强

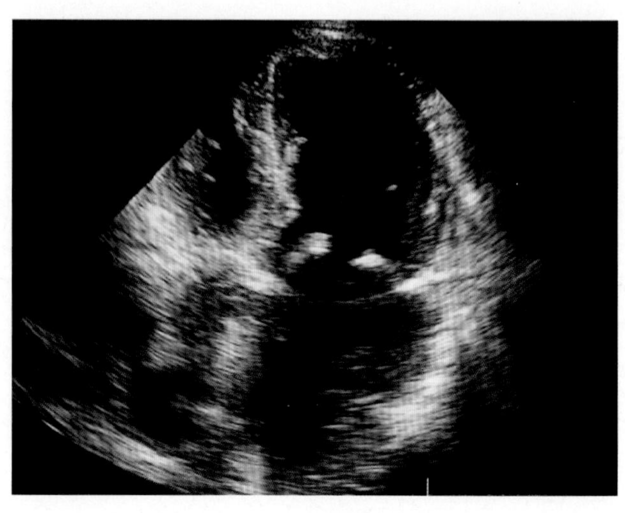

图17-4-6 二尖瓣隔膜型狭窄

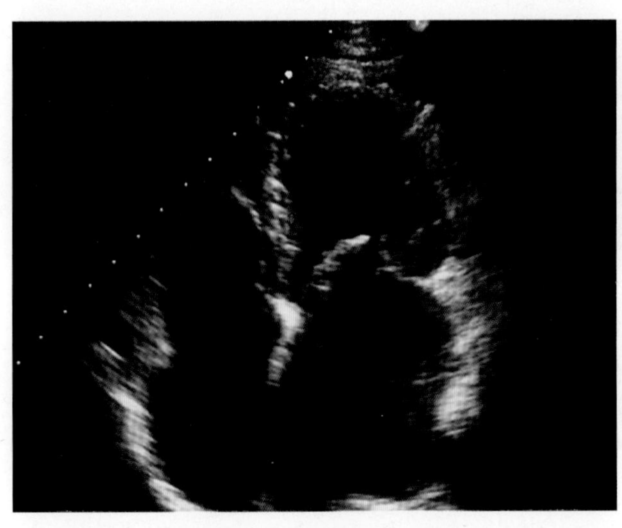

图17-4-7　二尖瓣漏斗型狭窄

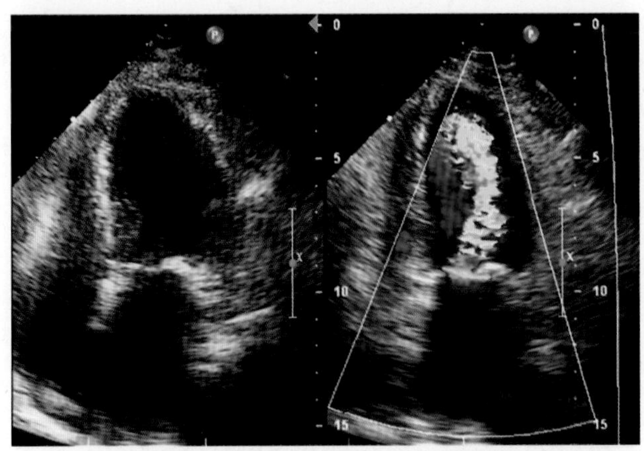

图17-4-8　二尖瓣钙化性狭窄

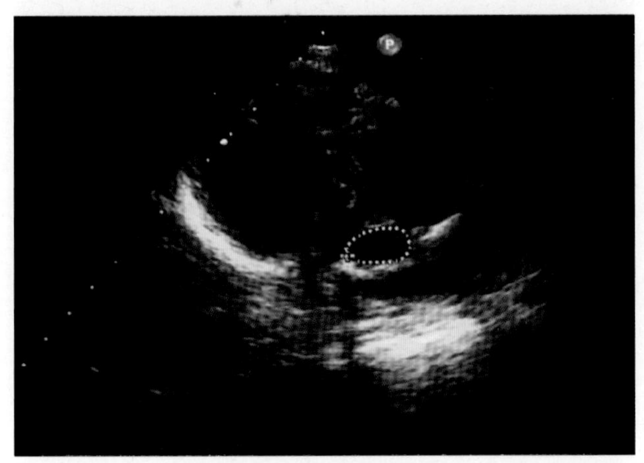

图17-4-9　二尖瓣短轴

二尖瓣环钙化并狭窄

$1.0cm^2$（图17-4-10）。由于不同的研究报道标准不同，对二尖瓣口狭窄面积的界定有不同报道，有学者将二尖瓣狭窄更细分为极轻狭窄（$2.0 \sim 2.5cm^2$）、轻度狭窄（$1.4 \sim 2.0cm^2$）、中度狭窄（$0.9 \sim 1.4cm^2$）、重度狭窄（$0.5 \sim 0.9cm^2$）、极重度狭窄（$< 0.5cm^2$）。经验丰富的超声医师根据左心室二尖瓣口短轴判断瓣口面积与手术切下的二尖瓣标本测量结果相关性较好。但是初学者由于超声的检查手法欠娴熟，切面欠标准，测量中会低估瓣口面积。此外，受二尖瓣及瓣下装置受损程度影响，如隔膜型狭窄，声束必须穿过狭窄口才可精确测量到狭窄口面积，声束略偏向左心房或左心室都会低估狭窄程度。漏斗型狭窄由于瓣下腱索融合、增粗，测量时会误以为是瓣口，出现误差。另外，应选择测量时相，在舒张早期测量瓣膜开放最大；心律失常、心房颤动等使瓣口开放有大、有小，也会导致测量误差。

2.彩色多普勒血流显像　是可以实时观察二尖瓣狭窄血流状态的唯一技术。心尖四腔心或心尖长轴于舒张期二尖瓣口左心房侧彩色多普勒血流出现汇聚区，血流颜色由红色转向蓝色，形同扇形，通过瓣口时为一细窄的高亮度红色血流信号，跨过狭窄的瓣口后由于高速运行的红细胞方向不一致，左心室内彩色血流信号呈现五彩色湍流（图17-4-11）。二尖瓣狭窄程度越重五彩色湍流越亮丽。彩色多普勒血流显像虽然不能计算流速，但是可提供对二尖瓣狭窄程度的判断，二尖瓣口处的狭窄彩色血流束宽度与狭窄的严重程度有一定的相关性。此外，还可以引导频谱多普勒对于偏心性的二尖瓣舒张期血流速度的测量与计算，以避免由于取样角度误差而对狭窄血流速度的低估。舒张期主动脉瓣反流与二尖瓣狭窄的湍流经常混叠在一起，选择心尖长轴切面彩色多普勒血流显像可以区别血流束的来源。

3.频谱多普勒　提供了二尖瓣狭窄的多种血流参数。选择心尖四腔心切面，在彩色血流引导下，频谱多普勒取样线通过二尖瓣口探测到舒张期正向、充填的高速湍流频谱。频谱形态依狭窄程度和心律变化而不同：窦性心律时可以是双峰，谱带增宽，E峰流速＞150cm/s，A峰流速略低于E峰或高于E峰，狭窄越重峰值流速越快，频谱充填越明显，严重狭窄时E峰、A峰融合，为正向、充填的高速湍流频谱，心房颤动时为充盈时间不等的充填频谱。通过频谱多普勒可以测量最大血流速度、流速积分、压力降半时间、跨瓣压差等，以及定量二尖瓣口狭窄程度（图17-4-12）。

（1）压力降半时间（PHT）法定量二尖瓣口面积（MVA）：适用于单纯二尖瓣狭窄，心率正常时。选择心尖四腔心切面，频谱多普勒取样线与二尖瓣彩色血流平行，取样容积位于二尖瓣口下方，利用二尖瓣血流测量菜单，选择PHT测量方法，测量二尖瓣舒张早期频谱下降至最低点的时间，正常PHT为60ms。MVA＝220/PHT。PHT与二尖瓣狭窄的程度成正比，PHT越长二尖瓣狭窄越重，二尖瓣狭窄时PHT可以延长至$100 \sim 400ms$（图17-4-12）。

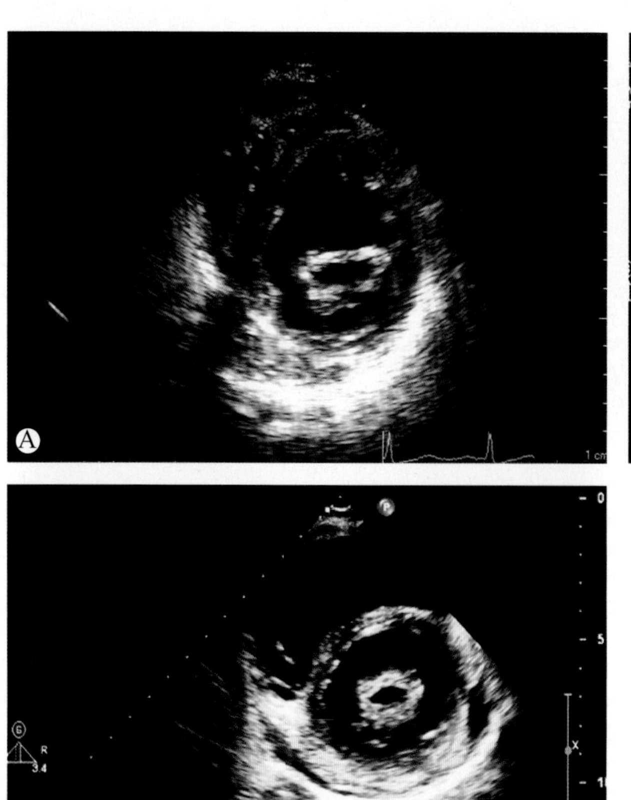

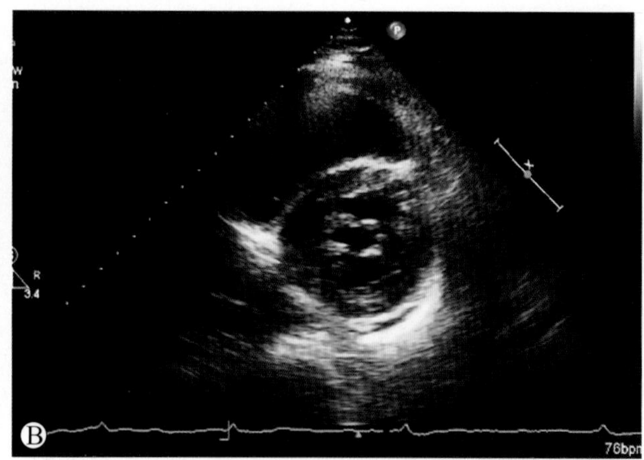

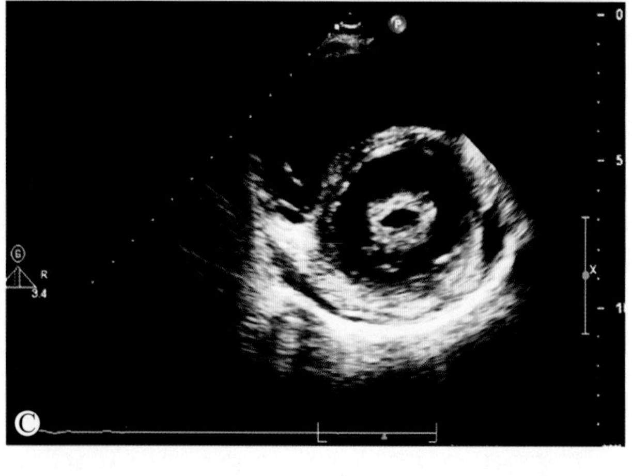

图 17-4-10 评估二尖瓣狭窄的程度

A.左心室二尖瓣口短轴切面显示二尖瓣口轻度狭窄；B.左心室二尖瓣口短轴切面显示二尖瓣口中度狭窄；C.左心室二尖瓣口短轴切面显示二尖瓣口重度狭窄

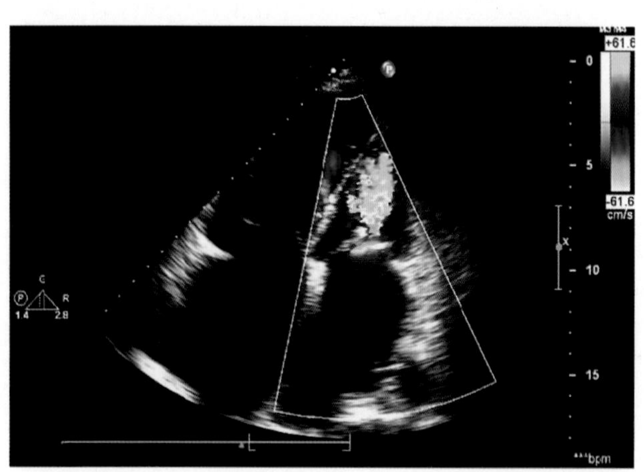

图 17-4-11 心尖四腔心切面显示二尖瓣狭窄彩色血流

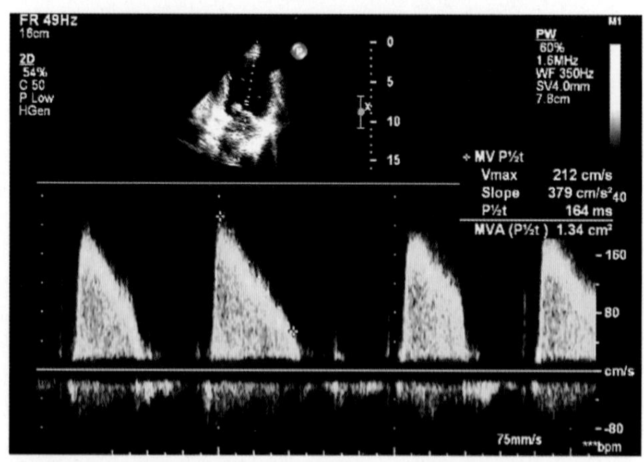

图 17-4-12 频谱多普勒显示二尖瓣狭窄血流频谱

在有二尖瓣关闭不全、主动脉瓣狭窄、主动脉瓣关闭不全等合并症时，由于二尖瓣口血流量的改变、左心室舒张末压升高、左心室舒张末容量增加等因素导致PHT计算MVA的准确性被低估或高估。

（2）跨瓣压差法定量二尖瓣狭窄程度：测量二尖瓣舒张早期血流频谱的最大流速，用包络线画出舒张期平均血流速度，根据简化的伯努力方程（$PG=4V^2$）计算二尖瓣的最大跨瓣压差（PPG）和平均压差（MPG）。MPG可以代表舒张期二尖瓣口两侧的压力阶差，压差可以反映二尖瓣狭窄程度。正常二尖瓣口的MPG为1mmHg，MPG 5～10mmHg时为轻度狭窄，MPG 10～20mmHg为中度狭窄，MPG＞20mmHg时为重度狭窄。压差法评估二尖瓣的狭窄程度同样受多种因素影响，在合并二尖瓣关闭不全时，由于瓣口所接受的血流量增加，跨瓣压差增大，会高估二尖瓣狭窄程度；左心室收缩功能降低时，二尖瓣口很小，由于心房、心室之间压力阶差减小，因此会低估瓣口狭窄程度。

（3）连续方程法：MVA（cm^2）＝MVAA×V_2/V_1，

式中，（MVAA为二尖瓣环面积，V_1为二尖瓣口狭窄处血流速度，V_2为二尖瓣环处血流速度。利用连续方程法计算二尖瓣口面积有较高的准确性。但是，由于二尖瓣环的面积计算公式为圆形面积公式，而非椭圆形面积，会有一定误差。此外，不能用于伴有二尖瓣反流或主动脉瓣病变患者。由于计算复杂，临床应用较少。

4.经食管超声心动图　作为经胸超声的一项补充检查方法，在经胸超声不能获取所需的心脏信息时，选择经食管超声检查可以为临床提供更翔实的信息，尤其对左心耳血栓、二尖瓣装置受损程度、伴随的其他瓣膜损害等情况。

5.三维超声　三维超声心动图技术目前已经应用于临床超声诊断。作为更接近病理解剖形态的三维超声为临床提供了更立体的空间信息，作为心外科手术前的评估是其他方法无法代替的。三维超声可以从不同的方向和不同的角度观察二尖瓣狭窄的形态、瓣口大小、瓣叶钙化、腱索融合程度等（图17-4-13），为临床医师提供了二维超声心动图不能提供的全新的信息。

（四）二尖瓣狭窄的继发改变

二尖瓣狭窄引起左心房、左心室通道血流动力学的障碍，左心房压持续升高，左心房、左心耳扩张，左心房血流缓慢——形成左心房血流高凝状态，最后导致左心房或左心耳附壁血栓形成（图17-4-14）；左心房扩大引起心房传导障碍——导致心房颤动；左心房压升高引起肺静脉血流不畅、肺静脉压升高，最终导致肺动脉高压、右心扩大——右侧心力衰竭。超声心动图利用现有的各项检查方法综合评估二尖瓣狭窄的类型、程度、继发心脏病变，为患者适时提供适宜的手术时机至关重要。如果患者已经出现重度肺动脉高压、大量三尖瓣反流，提示患者的肺小动脉可能亦有硬化、变性，即使手术解决了二尖瓣狭窄，预后也不佳。

（五）二尖瓣狭窄的超声诊断与鉴别诊断

1.风湿性二尖瓣狭窄　二尖瓣狭窄的90%病因见于风湿性心脏病，超声表现主要是瓣尖部增厚、瓣口前后联合部粘连，以及腱索增粗、融合、挛缩，此前已经叙述。

2.钙化性二尖瓣狭窄　近年来，老年钙化性二尖瓣狭窄也有所增加。主要表现为瓣环严重钙化继发二尖瓣狭窄。二维超声改变为显著特征：左心室长轴二尖瓣环处显示为团状强回声、后方常伴声影（图17-4-15A）；左心室二尖瓣口短轴：沿后瓣瓣环部呈“马蹄”形不均匀性增厚、回声明显增强，后方伴声影（图17-4-15B）。由于重度钙化引起二尖瓣口狭窄，狭窄程度一般较轻，多合并关闭不全。高龄老人是主要发病人群。

3.先天性二尖瓣狭窄　是指由于先天性因素造成二尖瓣装置的任何一部分结构异常所引起的左心室流入道血流障碍的病变。临床极为少见，约占先天性心脏病的0.2%。先天性二尖瓣狭窄可以单发，也可合并其他畸形。降落伞式二尖瓣、双孔二尖瓣、卢滕巴赫综合征等均可归于先天性二尖瓣狭窄范畴。

（1）降落伞式二尖瓣：此型狭窄是先天性二尖瓣狭窄中相对多见的一种，于1961年由Schiebier首先报道，属于先天性二尖瓣器发育异常，通常二尖瓣瓣叶本身发育尚好，畸形主要是一侧乳头肌发育不良或先天性单乳头肌造成。二尖瓣前后叶的腱索均附着在该乳头肌上，或前后叶腱索均附着在部分融合的两组乳头肌上，形如“降落伞”。由于“伞样”二尖瓣开放受限致使舒张期二尖瓣前向血流增快。超声心动图主要依赖于二维超声或三维超声。左心室二尖瓣口短轴切面显示：瓣口形态欠规则，连续向下扫查至乳头肌水平，左心室内仅见一组乳头肌或一大、一小两组乳头肌。四腔心切面及心尖长轴切面显示瓣下腱索向心腔一侧走行，连于单发的乳头肌上，或连于发育较好的一侧乳头肌上。舒张期二尖瓣

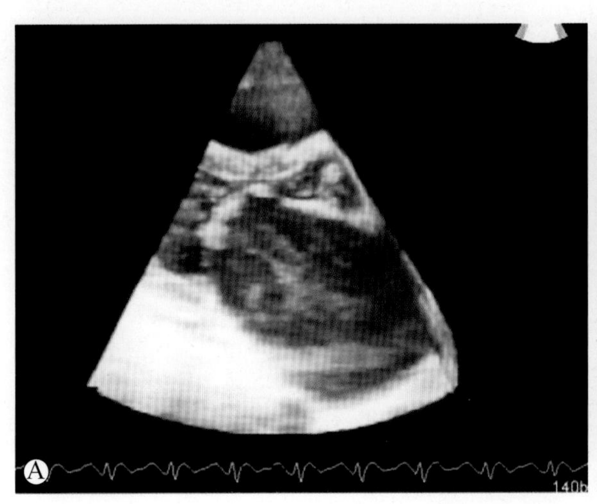
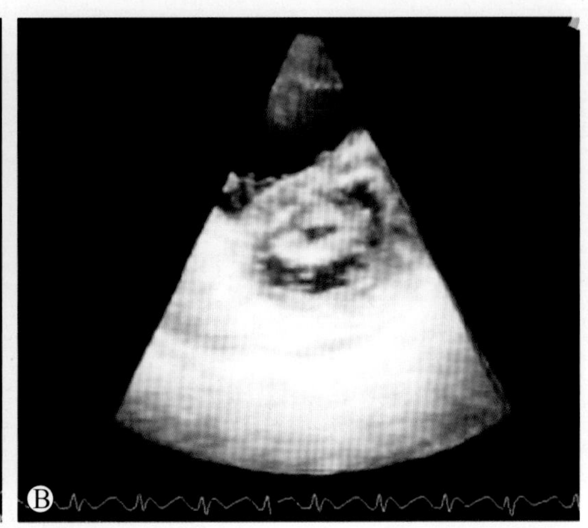

图17-4-13　三维超声图像

A.实时三维超声显示二尖瓣尖回声增强，二尖瓣口开放受限，左心房扩大；B.三维超声显示二尖瓣口明显狭窄，瓣缘部增厚

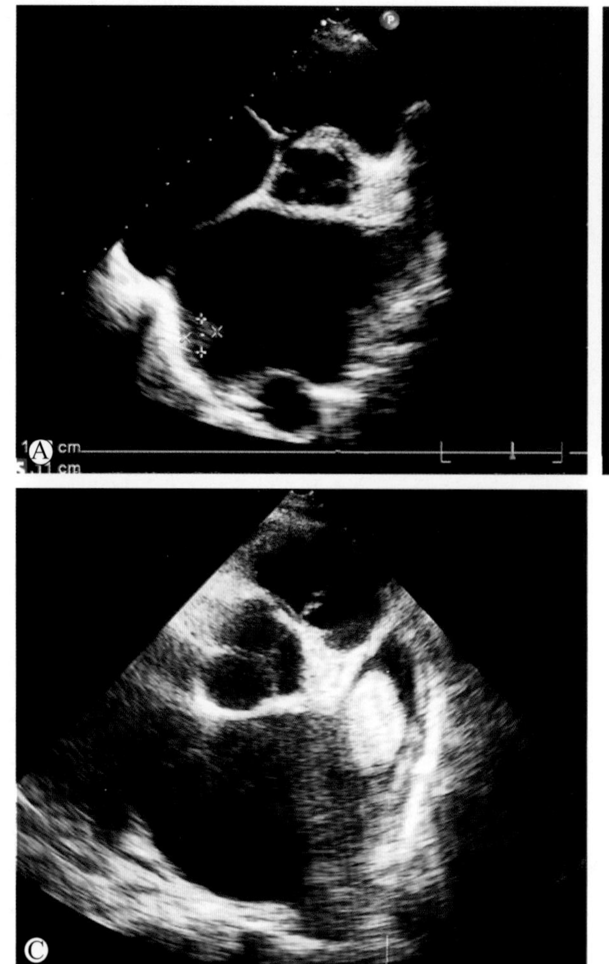

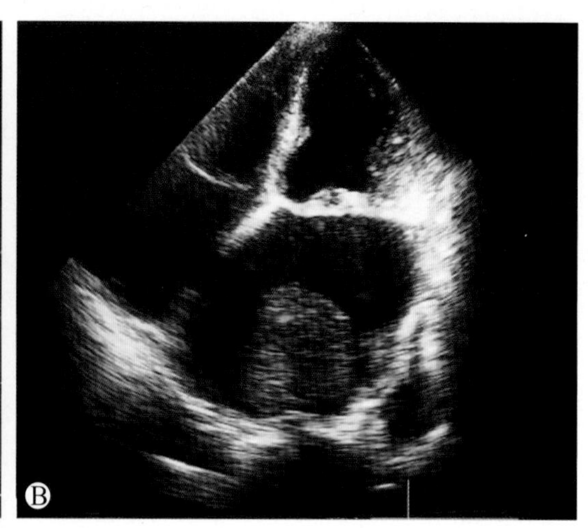

图17-4-14　左心房、左心耳血栓

A.左心房顶部小血栓；B.左心房内附壁血栓；C.左心耳血栓

被向一侧牵拉，形似“降落伞”；二尖瓣组织回声一般正常，无增厚或仅轻微增厚，狭窄较轻，舒张期二尖瓣前向彩色血流偏心。此型患者须与风湿性“漏斗型”狭窄相鉴别。前者一般发病在10岁之前，超声显示狭窄较轻，血流稍快；而后者无论从发病年龄还是超声心动图表现均重于前者。

（2）双孔二尖瓣：是由于二尖瓣附加组织或肌桥将瓣口分成2个孔道通向左心室。两组二尖瓣均有独立的瓣叶、腱索、乳头肌。乳头肌数量2～4个不等。临床多在超声或其他影像学检查时发现。根据双孔的形态、位置又将其分为完全型、不完全型、孔型。

超声心动图表现：选择二尖瓣口短轴切面，二尖瓣口“鱼嘴样”结构消失，舒张期二尖瓣口前后叶之间有如一隔膜将二尖瓣口分为2个孔，形如“蝴蝶样”，双孔可以是等大，也可以不等大（图17-4-16）。心尖四腔心或两腔心切面显示两个左心室流入道，舒张期可见两股

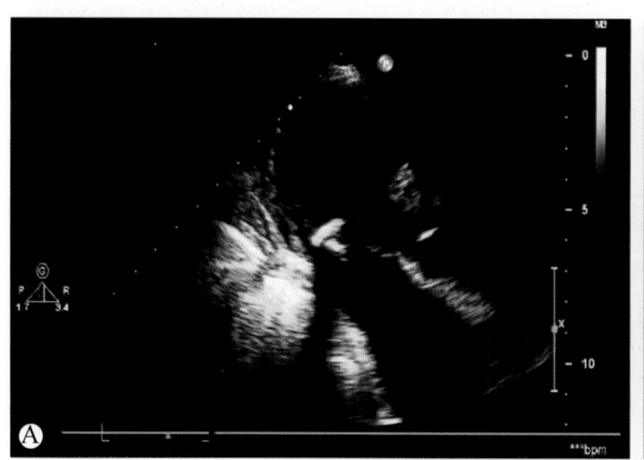

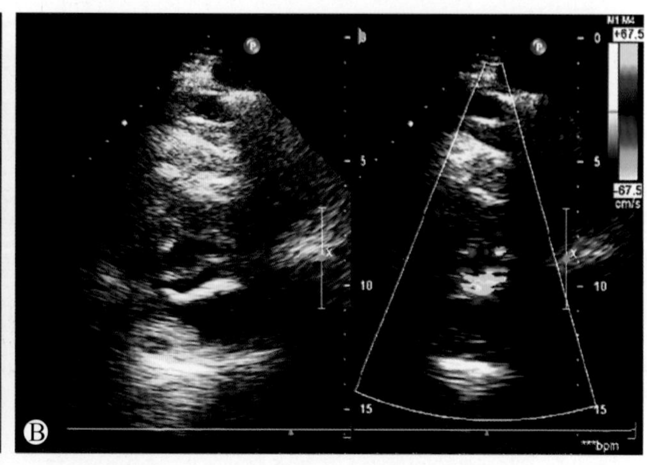

图17-4-15　钙化性二尖瓣狭窄超声图像

A.心尖长轴切面显示二尖瓣后瓣重度钙化，后方伴声影。B.二尖瓣口短轴，左图显示二尖瓣后瓣钙化，瓣口开放面积减小；右图显示舒张期二尖瓣口五彩色血流

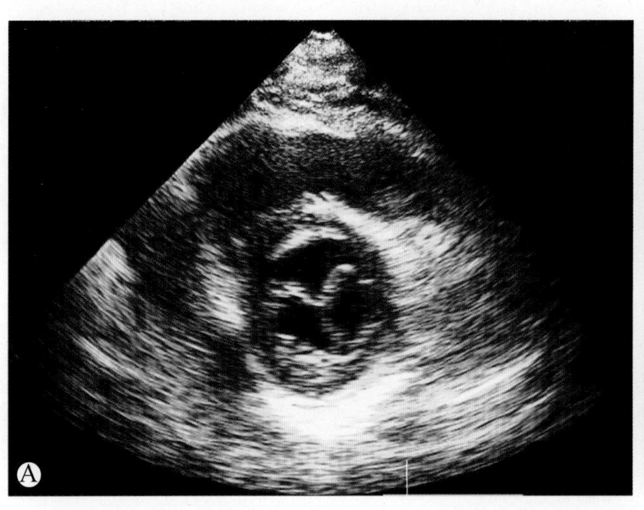
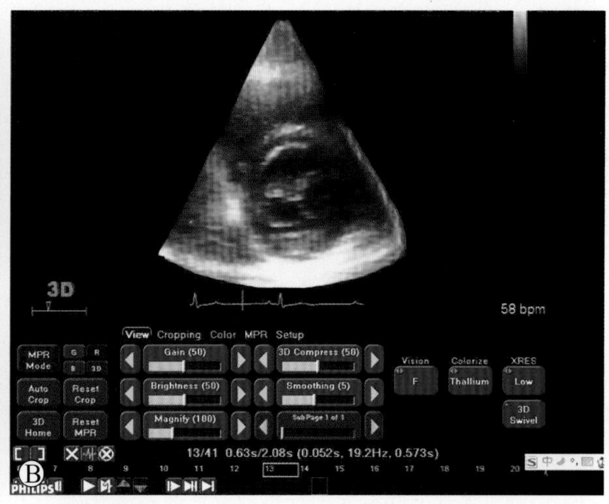

图17-4-16　双孔二尖瓣影像

A.双孔二尖瓣，二尖瓣口短轴切面，二尖瓣口开放呈“蝶形”；B.双孔二尖瓣三维图像示二尖瓣口可见左右并列的两个瓣口

彩色血流自左心房流入左心室。频谱多普勒于二尖瓣下方探及高速血流。一般情况下流速低于风湿性二尖瓣狭窄的流速。

（3）卢滕巴赫综合征：1916年Lutembacher最早发现并报道的房间隔缺损合并二尖瓣狭窄。以往超声心动图多在房间隔缺损中叙述，由于此病合并二尖瓣狭窄，在此须提醒超声心动图医师引起重视。卢滕巴赫综合征的二尖瓣狭窄可以是先天性的，但多数学者认为是后天获得性的风湿性损害。由于有房水平左向右分流，狭窄一般较轻，容易被遗漏。对于继发孔型房间隔缺损准备心外科治疗的患者术前超声检查一定不容忽视是否有二尖瓣狭窄（图17-4-17）。

（六）超声检查的临床价值

1.确定有无二尖瓣狭窄、病情追踪观察　目前超声作为二尖瓣狭窄定性诊断的首选方法，特异度为100%。超声可以定性二尖瓣狭窄，对病情较轻者可以定期复查以了解病情进展。

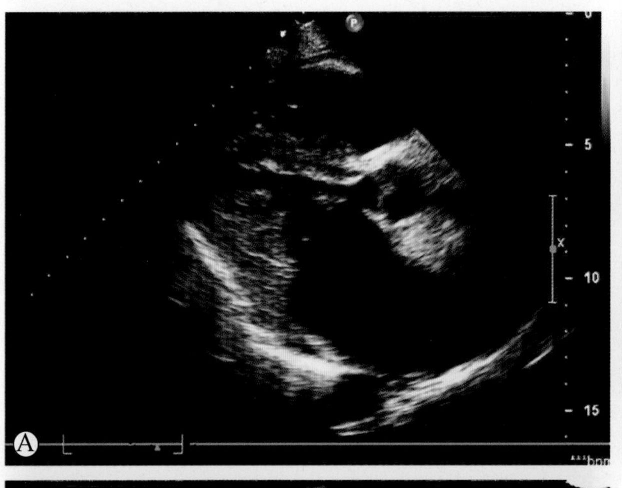
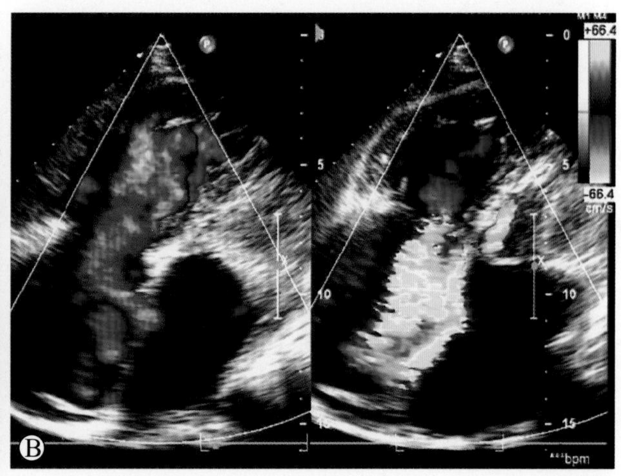
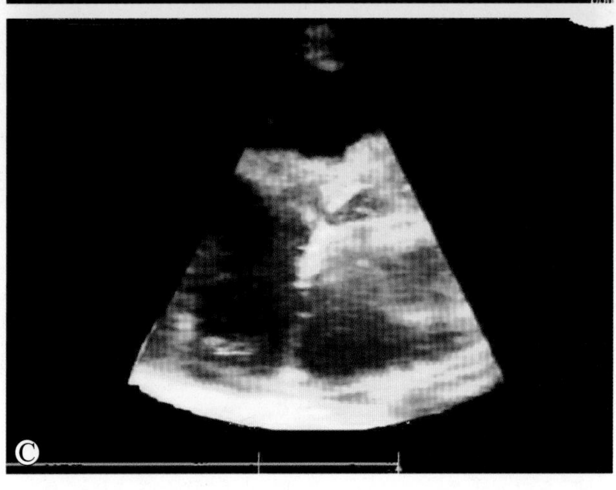

图17-4-17　卢滕巴赫综合征

A.左心室长轴切面显示二尖瓣开放减小，左心房扩大。B.胸骨旁四腔彩色血流显示，左图，房间隔中部舒张期红色左向右分流；右图示收缩期三尖瓣反流。C.三维超声显示房间隔中部回声中断

2.评估狭窄程度、协助临床确定治疗方案　轻度、中度二尖瓣狭窄患者可以对症治疗；二尖瓣口面积＜1.0cm^2，左心房合并附壁血栓或血流高凝状态的患者，须积极建议患者及时外科手术治疗。

3.明确伴发心脏其他病变　对二尖瓣狭窄定性、定量诊断的同时，确定患者有无其他瓣膜损害及病变程度；肺动脉压是否增高、增高程度；左心房、左心耳有无血栓；心功能如何等全面评判。

4.判断手术效果及术后随访　在患者进行了相关治疗之后，如球囊扩张、二尖瓣成形、生物瓣或机械瓣置换等即刻评估手术效果，并远期随访观察。

5.明确有无左心房附壁血栓形成或血液高凝状态　无论手术前、手术后，对左心房血流状态的观察对外科手术及术后抗凝治疗都是至关重要的。

二、二尖瓣关闭不全

二尖瓣关闭不全（matral insufficiency，MI）是由于二尖瓣结构或功能异常导致二尖瓣收缩期不能良好关闭，左心室射血逆流回左心房。风湿、钙化、感染、瓣膜黏液样变性、结缔组织病、先天性发育异常、乳头肌缺血等因素均可以导致二尖瓣关闭不全。

（一）病因病理

二尖瓣关闭不全分为急性和慢性关闭不全。

1.急性二尖瓣关闭不全　见于以下疾病。

（1）瓣叶损伤：感染性心内膜炎、创伤、左心房黏液瘤。

（2）腱索失调：心内膜炎、风湿性瓣膜炎、急性风湿热、特发性腱索断裂。

（3）乳头肌功能失调：缺血、心肌梗死断裂、创伤。

2.慢性二尖瓣关闭不全　见于以下疾病。

（1）炎症：风湿性心脏病、系统性红斑狼疮、硬皮病。

（2）退行性变：二尖瓣黏液样退变——二尖瓣脱垂、马方（Marfan）综合征、二尖瓣环钙化。

（3）感染：感染性心内膜炎、二尖瓣穿孔。

（4）结构异常：腱索断裂、乳头肌断裂、左心室扩张、二尖瓣环扩大、特发性肥厚性主动脉瓣下狭窄。

（5）先天性异常：二尖瓣裂、一侧乳头肌缺如、心内膜垫缺损、左冠状动脉起源异常、心内膜弹力纤维增生症等。

病理改变根据病因不同而表现不同，风湿性心脏病改变为瓣膜增厚、僵硬、挛缩、腱索融合、瓣叶对合不良。

（二）病理生理

正常情况下，左心室收缩射血进入主动脉。二尖瓣关闭不全时，由于心房压低于主动脉压，左心室收缩除向主动脉瓣口射血以外，部分血液射向左心房。轻度关闭不全时，由于心房的代偿作用，无明显血流动力学变化。中度、重度二尖瓣关闭不全时，左心房既接收肺静脉血，又接收大量二尖瓣反流血，长期如此会引起左心房压和肺静脉压升高，导致肺淤血。舒张期左心室接收了肺静脉血和二尖瓣反流血，使左心室的容量负荷增加，左心室代偿性产生离心性肥大及扩张。左心室失代偿以后，心肌收缩减弱，心排血量降低，左心室进一步扩大、二尖瓣环扩张，从而加重二尖瓣反流、肺淤血，最后造成肺动脉高压。长期肺动脉高压可以引起肺小动脉内膜和中层增生，肺小动脉变性，从而发生右心室收缩期阻力负荷过重而导致右心室肥厚和扩大，右侧心力衰竭。

（三）超声心动图诊断

1.二维和M型超声　由于二尖瓣关闭不全的原因不同，二维和M型超声的影像学表现有所不同。

（1）风湿性二尖瓣关闭不全：是临床上最常见的病因之一，风湿病引起整个二尖瓣装置的损害，瓣膜增厚、腱索增粗、挛缩、瓣叶失去弹性，收缩期自左心室长轴、心尖四腔心、心尖长轴切面均可见二尖瓣不能合拢。二尖瓣口短轴收缩期可见明显缝隙，由于二尖瓣缘的薄厚不均，缝隙可以出现在前联合或后联合处，也有的位于中央部或整个瓣口闭合不良（图17-4-18）。将M型取样线置于二尖瓣口，可见CD段呈双重回声或多重回声。

（2）二尖瓣脱垂综合征：是引起二尖瓣关闭不全的又一常见瓣膜病，发病率高达5%左右。由于二尖瓣黏液样变性，瓣叶结构破坏，二尖瓣肥大、腱索松弛、延长。胸骨旁左心室长轴、二尖瓣口短轴、心尖四腔心图显示二尖瓣前叶或后叶、严重者双叶瓣体部收缩期弓形脱向

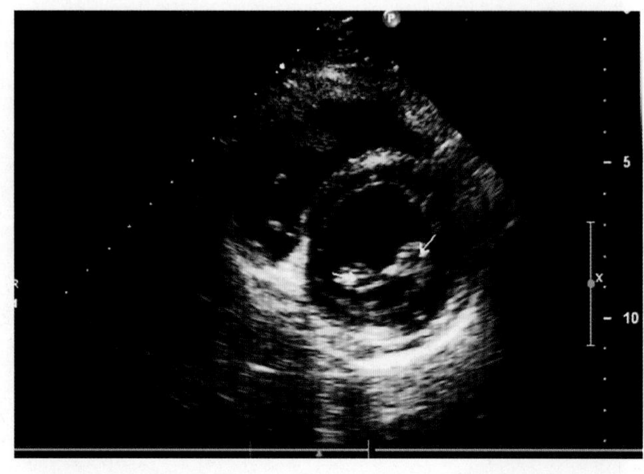

图17-4-18　风湿性二尖瓣关闭不全，二尖瓣口短轴收缩期二尖瓣口前后联合处可见缝隙

左心房，自二尖瓣环的连线测量：瓣体脱垂最高点至瓣环线垂直距离＞5mm以上（图17-4-19）；二尖瓣口短轴，根据脱垂的部位不同可以显示病变处闭合不良。近年超声根据二尖瓣解剖结构的外科修正命名，将二尖瓣前后叶分别分为3个区，由前向后分别为前叶的A1、A2、A3区和后叶的P1、P2、P3区，超声通过对二尖瓣脱垂的定位诊断为外科手术提供更翔实的术前诊断。M型超声的特异性表现是二尖瓣收缩中晚期CD段呈“吊床样”改变（图17-4-20）。

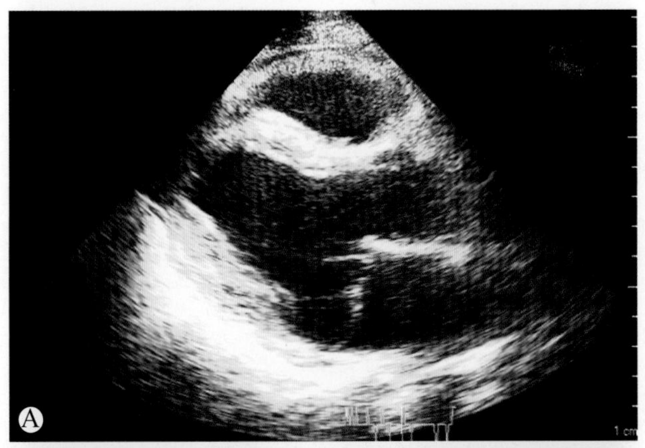

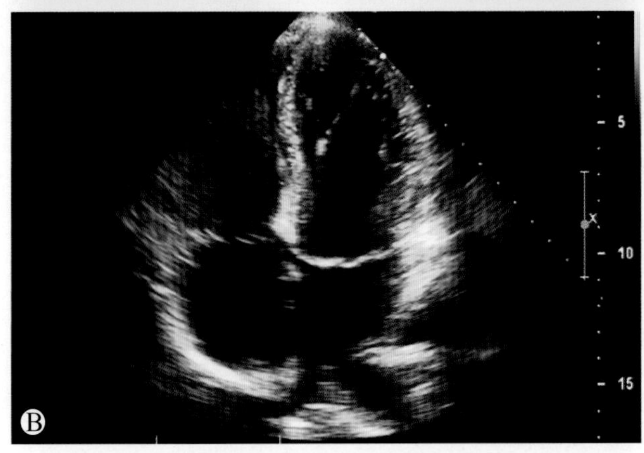

图17-4-19　二尖瓣脱垂

A.左心室长轴二尖瓣前、后叶脱垂，收缩期瓣体部“弓形”脱向左心房；B.心尖四腔心切面显示二尖瓣前、后叶瓣体部“弓形”凸向左心房

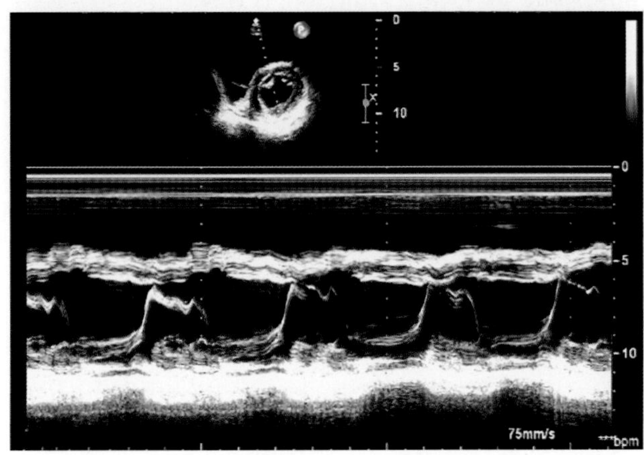

图17-4-20　M型二尖瓣波群，CD段呈“吊床样”改变

（3）二尖瓣腱索断裂：临床上多种原因可以引起二尖瓣腱索断裂，如外伤、感染、缺血等。根据腱索连接的瓣叶不同，将腱索断裂分为前叶腱索断裂和后叶腱索断裂，同时依据腱索断裂的部位不同又分为Ⅰ、Ⅱ、Ⅲ级腱索断裂。腱索断裂是严重二尖瓣关闭不全的又一重要原因，腱索断裂使受损瓣叶失去牵拉导致前后瓣收缩期对合错位，主腱索断裂甚至使瓣叶翻入左心房。二维超声于左心室长轴或心尖四腔心切面可见失去腱索牵拉的瓣叶及断裂的腱索残端收缩期甩入左心房，呈“连枷样”表现（图17-4-21A，图17-4-21B），实时观察，瓣下断裂的腱索随心室的舒、缩舞动，呈“甩鞭样”。M型，二尖瓣DE幅度增大、EF斜率增快，CD段呈多重回声、重度后移，形似二尖瓣脱垂的“吊床样”表现，但幅度明显增大。彩色多普勒血流显像，收缩期左心房内可见偏心性反流，前叶腱索断裂时彩色反流束自二尖瓣口沿左心房的后侧壁反流；后叶腱索断裂时的彩色反流束多沿着主动脉后壁或房间隔反流（图17-4-21C）。

（4）乳头肌断裂或功能不全：左心室的两组乳头肌分别发自左心室的前侧壁和下壁，当与乳头肌相连的心肌缺血、梗死、纤维化时导致乳头肌缺血、收缩功能障碍，严重的心肌梗死会引起乳头肌断裂，造成严重的二尖瓣关闭不全。二维超声是首选诊断方法，多个切面显示二尖瓣叶形态正常，瓣叶无增厚、腱索无增粗及融合；实时观察见左心室长轴、心尖四腔心、两腔心、心尖长轴等切面，乳头肌功能不全时显示左心房、左心室增大及瓣环扩张、二尖瓣开放幅度减小、缺血区域室壁变薄、回声异常、运动减低或矛盾运动、乳头肌变小等；乳头肌断裂时显示二尖瓣下可见类似团状回声随瓣叶甩动，左心室短轴两组乳头肌不对称，甚至病侧心肌看不到乳头肌组织回声。二尖瓣口可见明显裂隙。乳头肌断裂多发生在严重胸外伤或急性心肌梗死时。超声诊断须密切结合临床。

（5）二尖瓣及瓣环钙化：多发生在50岁以上的老年人，属于老年退行性改变，随着人口的老龄化，钙化性心脏瓣膜病发病率明显增加，而最易受累的是二尖瓣及瓣环。超声所见以二尖瓣反流为主，极少出现狭窄。二维超声显示单一瓣叶或双瓣以瓣体部增厚、回声增强为主，二尖瓣尖很少累及，以此可与风湿性钙化相鉴别；二尖瓣环钙化时，左心室二尖瓣口短轴可见沿二尖瓣后叶瓣根部呈“马蹄形”的强回声（图17-4-22），严重钙化时后方伴声影。

（6）二尖瓣穿孔：严格意义上讲二尖瓣穿孔可以引起二尖瓣反流，但不属于二尖瓣关闭不全。二尖瓣穿孔多见于感染性心内膜炎，二尖瓣赘生物脱落造成二尖瓣叶穿孔，收缩期瓣口闭合可能尚好（图17-4-23A），但瓣叶上的孔洞使左心室收缩时血流通过孔道反流入左心房。

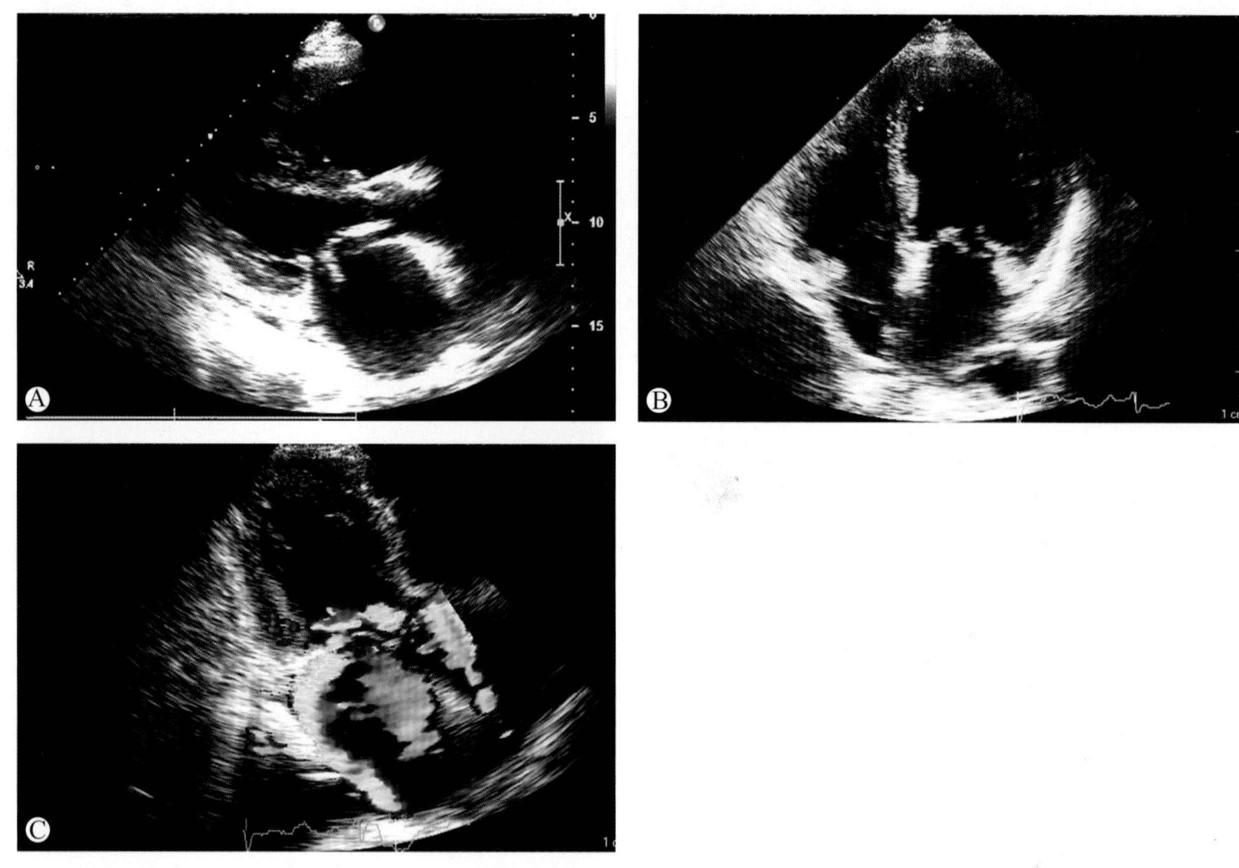

图17-4-21 二尖瓣腱索断裂超声图像

A.左心室长轴二尖瓣前叶腱索断裂，收缩期前叶呈“连枷样”甩入左心房；B.心尖四腔心，二尖瓣前叶腱索断裂，收缩期前叶腱索甩入左心房；C.心尖长轴，二尖瓣前叶腱索断裂，收缩期左心房内偏心性二尖瓣反流

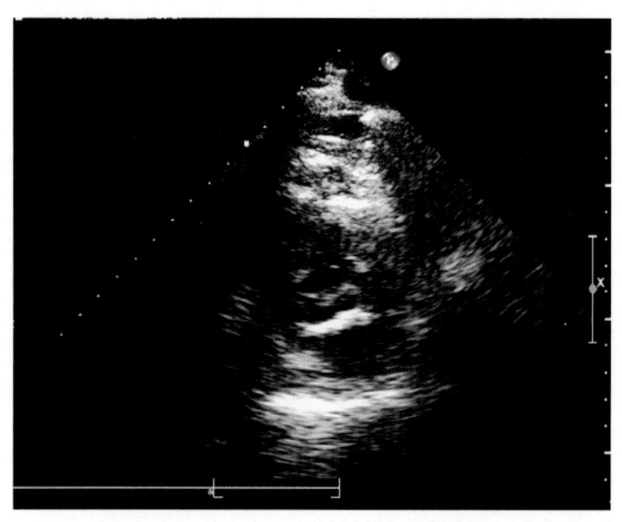

图17-4-22 二尖瓣短轴，二尖瓣环钙化

二维超声多切面、多角度观察发现瓣叶局部连续不佳，结合彩色血流显像有助于鉴别反流出现的位置，二尖瓣穿孔的彩色血流出现于瓣体处，有时与二尖瓣反流同时出现（图17-4-23B）。

二维超声不但可以通过观察二尖瓣器的各个部位异常变化明确二尖瓣关闭不全的原因；同时还可以了解继发改变，根据反流程度的不同继发不同程度的左心房、左心室扩大；室间隔和左心室后壁运动幅度增强。

2.彩色多普勒超声 彩色多普勒血流显像对二尖瓣关闭不全的超声诊断是最直观的检查方法，不但可以定性，也可以定量反流程度。选择左心室长轴、二尖瓣口短轴、心尖四腔心、心尖长轴和心尖两腔心切面，多角度观察二尖瓣反流的起源是自瓣口、联合部还是瓣体，是中心性反流还是偏心性反流，以及反流分布范围等。

观察二尖瓣反流一般通过心尖切面使声束与反流束尽量平行可以获得彩色反流束的最大范围。彩色反流束特点：收缩期、出现于左心房内、以蓝色为主的五彩色血流信号。彩色反流束可以是垂直于二尖瓣环之上的中心性反流，也可以是弯曲的偏心性反流。二尖瓣口中央闭合不良，反流束出现于二尖瓣前后叶对合处，多为中心性反流（图17-4-24A）；前后联合处，反流束可以为两束；二尖瓣腱索断裂或单叶重度二尖瓣脱垂，反流束多为偏心性（图17-4-24B）。

彩色多普勒血流显像评估二尖瓣反流程度的方法如下。

（1）根据二尖瓣反流面积与左心房面积的比值计算反流量：反流面积与左心房面积比值＜20%为轻度反流；反流面积与左心房面积比值20%～50%为中度反流；反流面积与左心房面积比值＞50%为重度反流。

（2）根据二尖瓣反流到达左心房的不同部位定量反

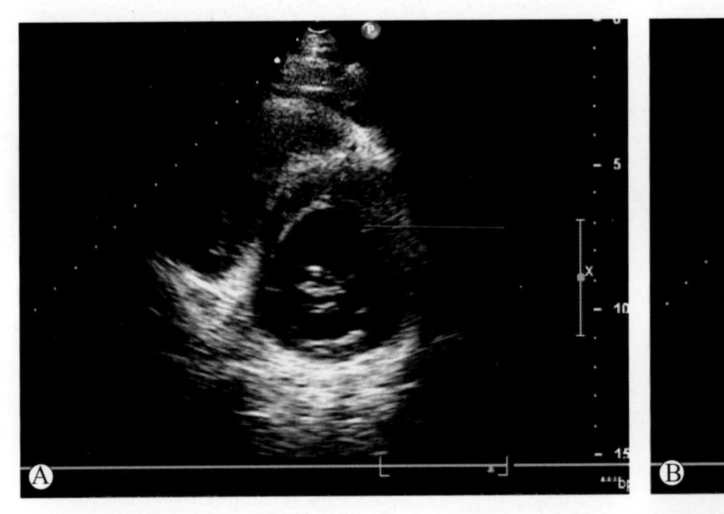
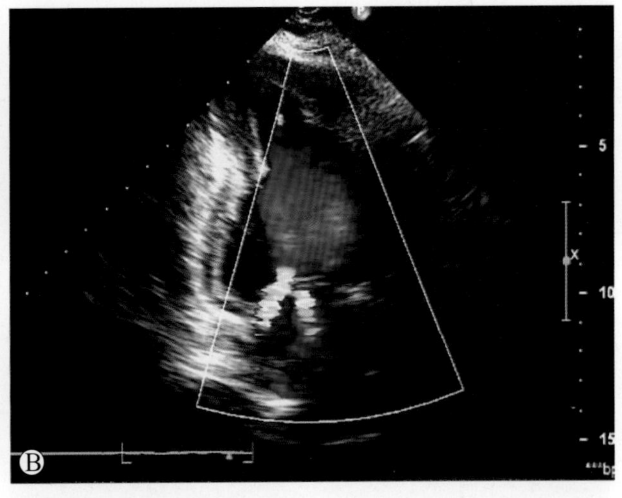

图 17-4-23　二尖瓣穿孔超声图像

A.二尖瓣短轴切面显示二尖瓣前叶A3区连续不佳，有一细小孔洞；B.心尖两腔彩色血流为两股，一股来自二尖瓣口，另一股来自二尖瓣前叶瓣体部

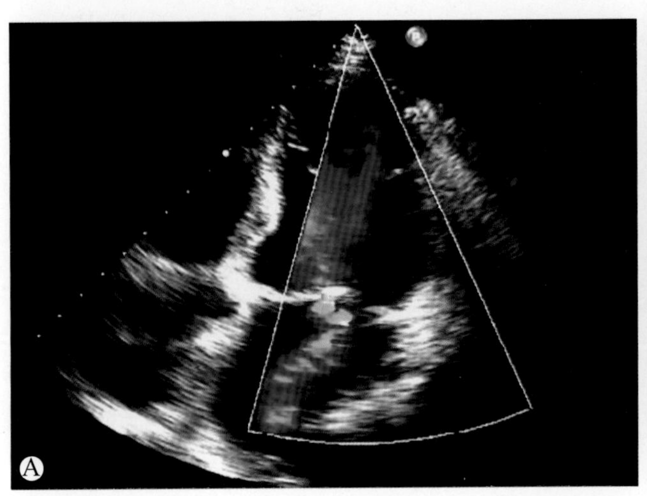
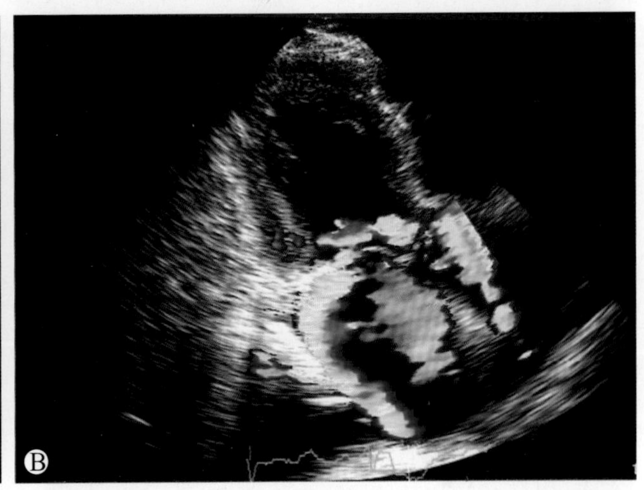

图 17-4-24　二尖瓣反流

A.中心性反流；B.偏心性反流

流程度：①轻度反流，二尖瓣反流达到左心房的下1/3（图17-4-25A）；②中度反流，二尖瓣反流达到左心房的1/2（图17-4-25B）；③重度反流，二尖瓣反流超过左心房的2/3（图17-4-25C）。

（3）根据反流束长度或反流面积定量反流程度：①轻度反流，反流束长度＜20mm，反流面积＜3cm^2；②中度反流，反流束长度20～45mm；反流面积3～4.5cm^2；③重度反流，反流束长度＞45mm，反流面积＞4.5cm^2。

利用彩色血流显像技术评估二尖瓣反流，由于是平面观察，不能真实地反映反流的空间及时间分布情况，在左心房扩大、反流束偏心、多股反流的情况下会因为操作技术的娴熟程度、仪器增益的调节而高估或低估了反流程度。

3.频谱多普勒超声　在二维超声心尖四腔心、两腔心或心尖长轴切面，通过彩色血流显像找到反流最明显的状态，将频谱多普勒取样线与反流束平行，取样容积置于左心房侧二尖瓣反流起始处可以探测到全收缩期、负向、单峰、充填的、高速湍流频谱，最大流速可以超过4m/s，频谱的顶峰圆钝，加速与减速时间几乎相等。频谱的辉度与二尖瓣反流程度相关，反流轻时，频谱的辉度低，频谱顶端边缘回声较淡。相反，大量二尖瓣反流时，由于血流速度快，频谱的辉度增强、边缘清晰（图17-4-26）。在二维图像欠清晰的状况下，高速的二尖瓣反流频谱需要与主动脉瓣狭窄的频谱相鉴别。结合二维超声和彩色血流显像可以明确有无主动脉瓣狭窄，心尖长轴切面可以使频谱取样线直接与左心房、左心室平行，排除主动脉瓣的干扰因素。

频谱多普勒超声对二尖瓣反流的常用定量方法如下。

（1）根据连续方程法计算：二尖瓣反流量＝MVF－AVF。

（2）二尖瓣反流分数计算法：RF＝（MVF－AVF）/

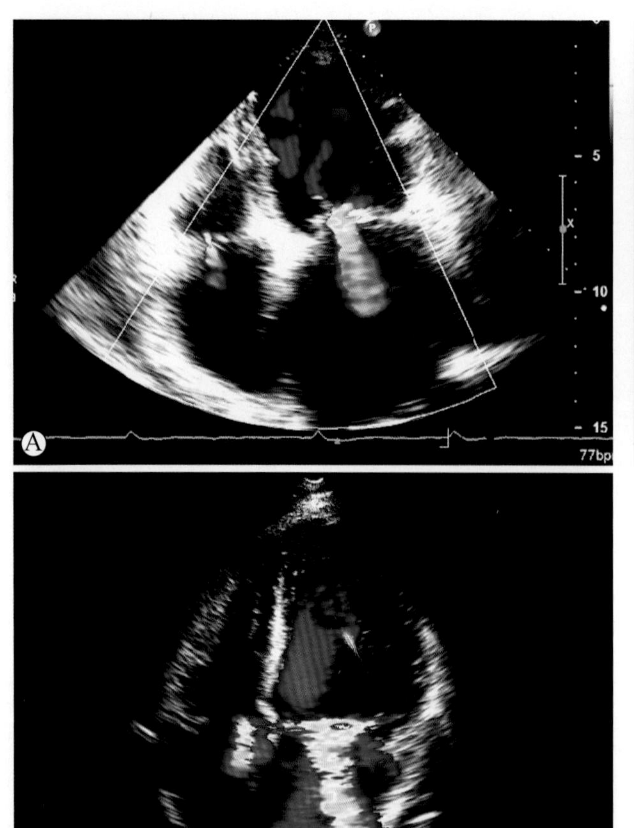

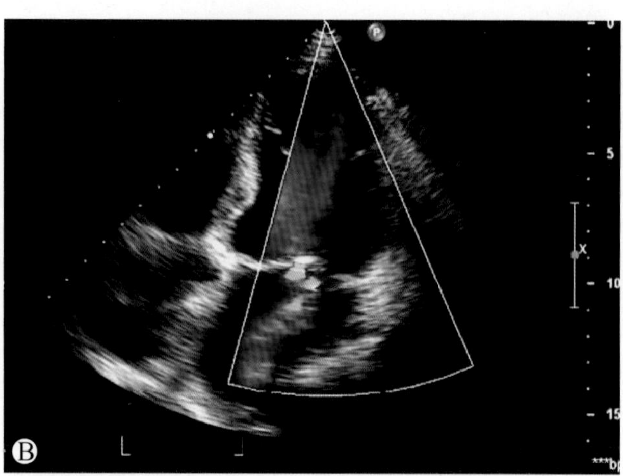

图 17-4-25　二尖瓣反流彩色多普勒血流显像

A. 心尖四腔心切面，二尖瓣轻度反流；B. 心尖四腔心切面，二尖瓣中度反流；C. 心尖四腔心切面，二尖瓣重度反流

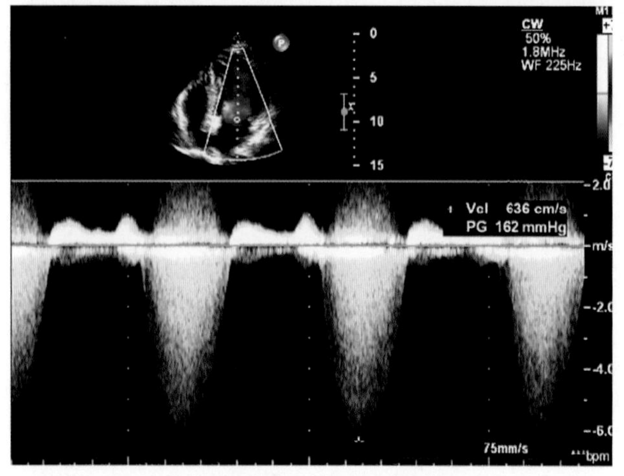

图 17-4-26　二尖瓣反流频谱

MVF＝1－AVF/MVF。

式中，RF为反流分数，MVF为二尖瓣口血流量，AVF为主动脉瓣口血流量。轻度反流时，RF为（21±3）%；中度反流时，RF为（34±4）%；重度反流时，RF为（49±13）%。由于彩色血流能更直观地显示二尖瓣反流在左心房的分布，以上方法由于计算烦琐，且受多重因素影响，在临床日常诊断工作中已很少应用。

对二尖瓣反流的定量诊断除做学术上的研究之外，临床的要求并不需要十分精确的数据，利用彩色血流显像观察反流在左心房所占的面积或反流的长度足以满足临床要求。

4. 经食管超声　经食管超声检查二尖瓣反流主要目的如下。

（1）经胸检查不能获取满意的二维切面图像。

（2）高度怀疑二尖瓣穿孔时，需明确穿孔部位、孔道大小，腱索断裂及其程度。

（3）二尖瓣脱垂外科拟行二尖瓣成形术，术前评估脱垂部位、程度，瓣叶装置有无异常。

（4）评估反流程度。

5. 三维超声　该技术近年来有了突飞猛进的发展，已经从三维重建发展到实时三维。对偏心性的二尖瓣反流，在实时三维的显像中可以立体地观察到反流起源、分布范围，能更精确地测量计算反流程度。同时也可以从不同的角度观察二尖瓣病损的部位、程度。尤其对心外科手术方案的选择起到重要的参考价值。

（四）二尖瓣关闭不全的超声诊断与鉴别诊断

超声心动图对二尖瓣关闭不全的诊断首先要明确病因、评估二尖瓣反流的程度、左心房室大小。其次要评估左心室的收缩和舒张功能、肺动脉压及继发其他改变。超声须鉴别的是生理性二尖瓣反流和舒张期二尖瓣反流。生理性二尖瓣反流出现在收缩早期，持续时间短，一般不到全收缩期的1/2时间，反流速度慢，仅局限于二尖瓣口以上，反流长度＜15mm。舒张期二尖瓣反流是在有心律失常的时候，尤其是房室传导阻滞时，二尖瓣口出现舒张期反流，频谱多普勒可以区分出反流的时相。

（五）超声心动图在二尖瓣关闭不全诊断中的临床价值

（1）综合利用超声心动图各项检查技术为临床提供诊断，包括引起二尖瓣反流的病因、反流的程度、全面评估心脏的整体情况，心腔大小、心肌运动、心脏功能。

（2）评估临床治疗效果、定期随访病情变化。

（3）为心脏外科手术提供支持，包括术前评估、术中监护、术后随访手术效果。

三、主动脉瓣狭窄

主动脉瓣狭窄（aortic stenosis，AS）是由于多种原因引起的主动脉瓣膜结构异常、功能受损，收缩期瓣口开放减小，左心室射血受阻。

（一）病因病理

主动脉瓣狭窄的主要病因是风湿病、钙化和先天性因素导致瓣膜开放的有效面积减小。在我国目前仍以风湿病引起的狭窄多见，在发达国家主动脉瓣钙化性狭窄要高于其他原因所致的狭窄，排在首位。风湿病引起的单纯主动脉瓣狭窄的发病率仅占瓣膜病的2%～5%，多数合并二尖瓣病变或主动脉瓣关闭不全。钙化性主动脉瓣狭窄常见于60岁以上老年人，由多重因素所致，包括高血压、高血脂等代谢病、瓣膜退行性变等。钙化性主动脉瓣病变始于瓣根部，逐渐向纤维板扩展，并向瓣缘延伸，使瓣膜钙化，瓣尖活动受限，导致瓣口开放减小。约有1/4的患者伴有主动脉瓣关闭不全。先天性主动脉瓣狭窄是主动脉瓣的先天性发育异常，可以是3个瓣，联合部分离不佳，瓣口狭窄，但更多见于主动脉二瓣，极少数为单叶瓣、四叶瓣或“穹隆样”结构。大多数患儿出生后无明显症状，随年龄的增长，血液经过狭窄的瓣口产生湍流，长期如此引起瓣膜的损伤，导致瓣膜增厚、纤维化、钙化，致使瓣膜狭窄，通常在40～50岁时表现出狭窄症状。极少数主动脉瓣狭窄见于佩吉特（Paget）病、终末期肾衰竭、主动脉粥样硬化波及瓣环和瓣叶，褐黄病、感染性心内膜炎、主动脉瓣赘生物机化等。

（二）病理生理

正常主动脉瓣为3个等大的弧形纤维板，开放幅度16～25mm，面积为2.6～3.5cm^2，主动脉瓣口压力阶差＜5mmHg。只有当主动脉瓣口面积减小时才会引起血流动力学改变，主动脉瓣口面积减小到正常瓣口的1/2时，由于左心室排血受阻，收缩期阻力负荷加重，使得左心室与主动脉之间存在较大的压力阶差，在左心室代偿期，心室向心性肥厚，心肌收缩幅度增大。主动脉瓣口缩小至正常的1/4时，左心室射血的阻力进一步加大，左心室压明显升高，心肌在长期左心室高压下失代偿，收缩力减弱，左心室扩大，射血分数减低，左心室舒张末期压升高，引起肺静脉压升高，肺淤血，由于肺动脉高压导致呼吸困难、晕厥、右心室肥厚、扩张，最终引起右侧心力衰竭，甚至猝死。

（三）超声心动图诊断

超声心动图是首选诊断，二维和M型超声可以了解主动脉瓣结构的受损程度，多普勒超声可以定量狭窄程度。三维超声可以多角度了解主动脉瓣及瓣周组织受累情况，对瓣膜置换术前的全面评估尤为重要。

1.二维及M型超声表现　选择胸骨旁左心室长轴、主动脉根部短轴、心尖长轴和心尖五腔图。

二维超声可见主动脉瓣增厚、回声增强、瓣叶不光滑，呈“结节状”，瓣叶活动受限，左心室长轴可见收缩期主动脉瓣右冠瓣与无冠瓣呈“穹隆”样凸向主动脉腔（图17-4-27）。

M型超声于心底可以测量主动脉瓣的右冠瓣与无冠瓣之间收缩期开放幅度，正常开放幅度为16～26mm，主动脉瓣狭窄时直径＜15mm（图17-4-28）。

二维超声主动脉短轴瓣口三角形结构消失，瓣口面积＜2.0cm^{2}为主动脉瓣狭窄。风湿性主动脉瓣狭窄瓣膜损害较轻时，表现为主动脉瓣瓣缘轻度增厚，联合部粘连，瓣口开放幅度和面积减小（图17-4-29A）；二瓣畸形时，二维超声主动脉短轴瓣口呈“枣核形”，仅见两个主动脉瓣回声，瓣叶附着位置可以是前后（图17-4-29B）、左右，也可以右前左后或左前右后，M型超声可见主动脉瓣关闭线偏心。主动脉瓣四瓣畸形时于大动脉短轴切面显示主动脉瓣口呈“口”字形（图17-4-29C）。钙化性主动脉瓣狭窄的瓣膜损害多自主动脉瓣根向瓣缘发展，早期以瓣根增厚为主，且多为单瓣损害，没有狭窄或狭窄较轻。无论风湿性、二瓣畸形还是老年钙化，后期共同表现为主动脉瓣明显增厚、瓣叶与瓣环均有钙化，重度狭窄和钙化时瓣口开放与关闭经常显示不清，难以测量。多普勒血流检查可以弥补其不足。

继发性改变：左心室壁肥厚（图17-4-30）、后期左心室扩大，升主动脉狭窄后扩张。

2.彩色多普勒血流显像　胸骨旁长轴、心尖长轴及心尖五腔心切面可见主动脉瓣上收缩期五彩色湍流，自主动脉瓣口呈“喷射状”分布于升主动脉腔内（图17-4-

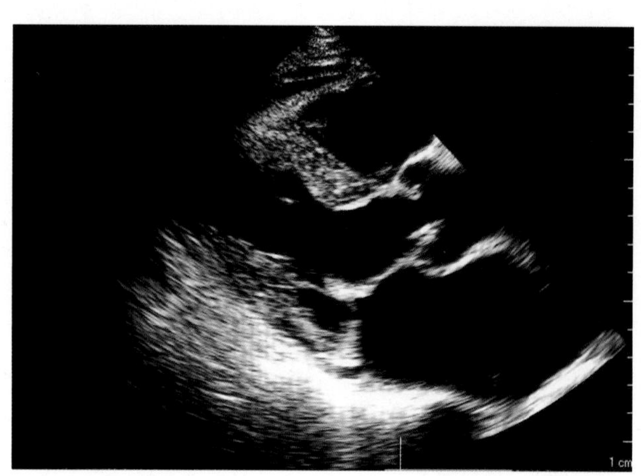

图17-4-27 主动脉瓣狭窄（一）

左心室长轴，风湿性主动脉瓣狭窄，主动脉瓣尖部增厚，回声增强，开放减小

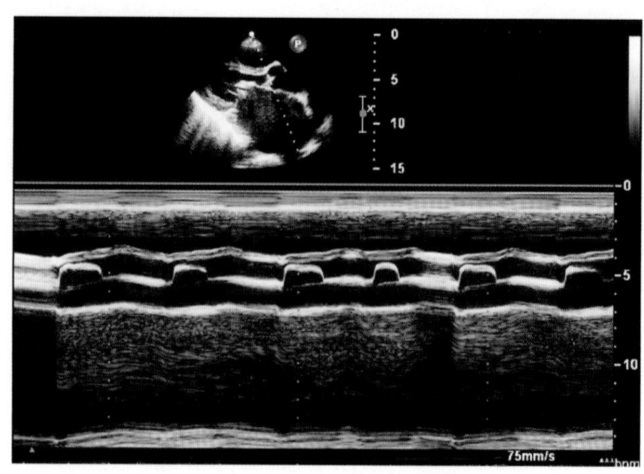

图17-4-28 M型心底波群主动脉瓣口开放减小

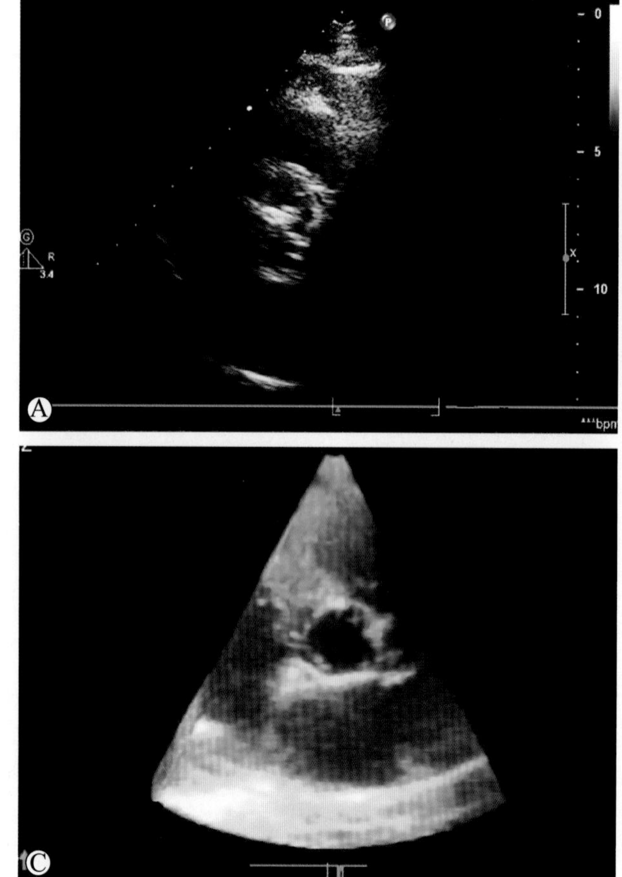

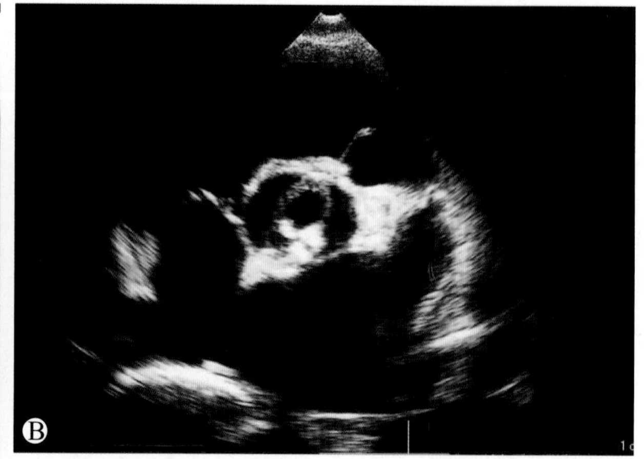

图17-4-29 主动脉瓣狭窄（二）

A.大动脉短轴，风湿性主动脉瓣狭窄，主动脉瓣三个瓣均增厚，开放幅度减小；B.主动脉横断面，显示主动脉瓣二瓣畸形，主动脉瓣口呈“枣核形”，后联合部钙化；C.主动脉四瓣畸形3D横断面显示主动脉瓣口呈“口”字形

31），当主动脉瓣和瓣环严重钙化，甚至后方伴有声影时，五彩色湍流反而显示不清。

3.频谱多普勒 心尖五腔心或心尖长轴切面，多普勒取样线置于主动脉中央，取样容积置于主动脉瓣上，可以获得主动脉收缩期、负向、单峰、充填的、高速射流频谱，流速＞2m/s以上，血流加速时间和射血时间延长，峰值后移。对于极快的血流须采用CW以获得最大流速（图17-4-32）。

4.主动脉瓣狭窄的定量诊断

（1）瓣口面积：主动脉瓣口面积大小是诊断主动脉瓣狭窄程度的重要依据，可以通过二维超声自大动脉短轴直接描记主动脉瓣口面积，根据面积大小评估主动脉瓣狭窄（表17-4-1）。由于严重狭窄时瓣口较难识别，对检查者手法要求较高，因此二维超声测量存在一定的局限性。目前多采用频谱多普勒测量。在没有分流和反流的情况下，心脏各瓣口流经的血流相等，射血时间几乎相同，利用连续方程法，定量主动脉瓣口面积：主动脉瓣口面积（AVA）＝每搏量（SV）/主动脉瓣流速积分（SVI）。此方法不受主动脉瓣反流的影响。

（2）用校正的伯努力方程公式计算主动脉瓣压差：

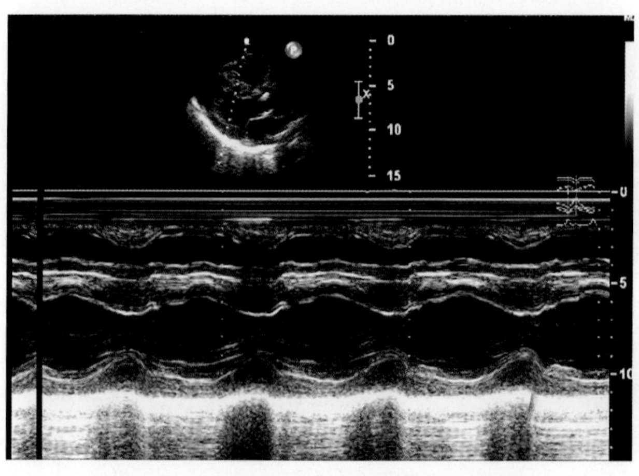

图17-4-30　M型心室波群示左心室肥厚

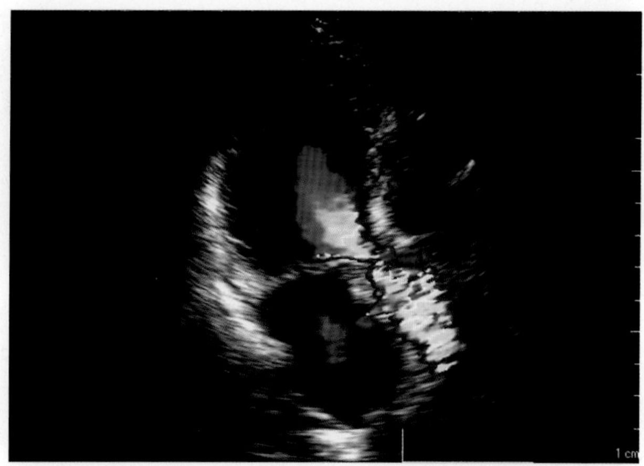

图17-4-31　心尖长轴切面显示主动脉瓣上五彩色血流

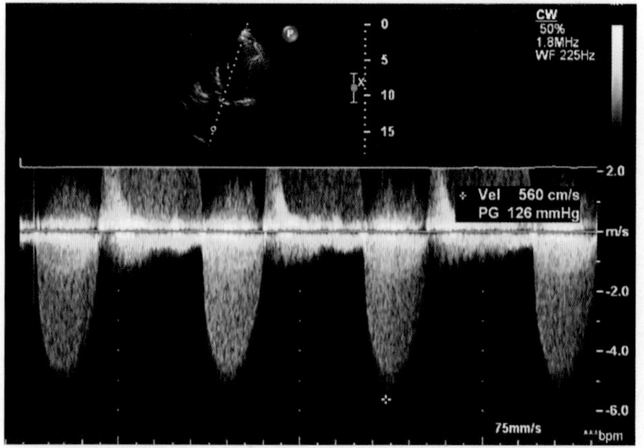

图17-4-32　主动脉瓣狭窄血流频谱，呈收缩期湍流频谱，流速明显增快

$P=4V^2$，式中P为跨瓣压差，V为最大流速。测得主动脉瓣上的最大流速即可得出跨瓣压差，根据压差判断主动脉瓣狭窄程度；跨瓣压差与主动脉瓣狭窄的严重程度成正比。最大跨瓣压差法由于测量的是瞬时血流最大流速，因此，容易高估狭窄程度，通过包络线得出平均流速而计算出的平均压差可反映全收缩期的压差情况，与实际瓣口面积相关性更好。

（3）主动脉瓣血流加速时间与射血时间比值（AT/ET）：正常范围0.26～0.40，主动脉瓣狭窄越重，血流加速时间越长。AT/ET 0.45～0.5为轻度狭窄，AT/ET＞0.55为重度狭窄。

根据表17-4-1多项指标综合评判主动脉瓣狭窄程度将更准确而可靠。

（4）经食管超声和三维超声：是在经胸超声对主动脉瓣及瓣周结构观察不满意或怀疑瓣膜赘生物时的补充检查方法，可以明确瓣叶数目、病损程度、瓣周情况、合并症等。

（四）主动脉瓣狭窄的诊断与鉴别诊断

1.超声诊断　主动脉瓣狭窄的直接征象是主动脉瓣口收缩期开放减小、流速增快。间接表现是主动脉瓣增厚、钙化、升主动脉狭窄后扩张，左心室肥厚、扩大。

2.鉴别诊断　需与主动脉瓣狭窄鉴别的疾病是主动脉瓣下狭窄和主动脉瓣上狭窄，二维超声是首选，从左心室长轴、心尖五腔或心尖长轴切面均可以显示主动脉瓣下或瓣上的异常组织回声，瓣下肌性狭窄表现为主动脉瓣根下方室间隔异常增厚，向左心室流出道凸出，左心室流出道变窄（图17-4-33A、B）。瓣下膜性狭窄表现为主动脉瓣环下方可见一横膈膜，其间有孔道与主动脉相通。彩色血流显示湍流出现在主动脉瓣环之下（图17-4-33C）。主动脉瓣上狭窄时，二维显示主动脉瓣叶回声及活动正常，瓣口开放尚好，左心室壁肥厚，彩色血流显像可见五彩色湍流出现的位置高于主动脉瓣口。

联合瓣膜病时，频谱多普勒探及的心底部高速湍流须与二尖瓣、三尖瓣的大量反流相鉴别，彩色血流显像可以更直观地显示湍流的起源。

（五）超声在主动脉瓣狭窄的临床应用价值

（1）明确狭窄存在、评估狭窄程度、狭窄的病因。

（2）提供合并症的表现。

（3）评价心脏功能。

（4）为心外科手术提供术前评估、术中监测、术后治疗效果评估与随访。

表17-4-1　主动脉瓣狭窄程度定量表

狭窄程度	M型（mm）	2D（cm^2）	平均压差（mmHg）	跨瓣压差（mmHg）	峰值流速（m/s）
轻度	＜15	＞1.0	5～25	＜50	＜3.5
中度	0.8～1.0	1.0～0.75	25～50	50～80	3.5～4.4
重度	＜0.8	＜0.75	＞50	＞80	＞4.5

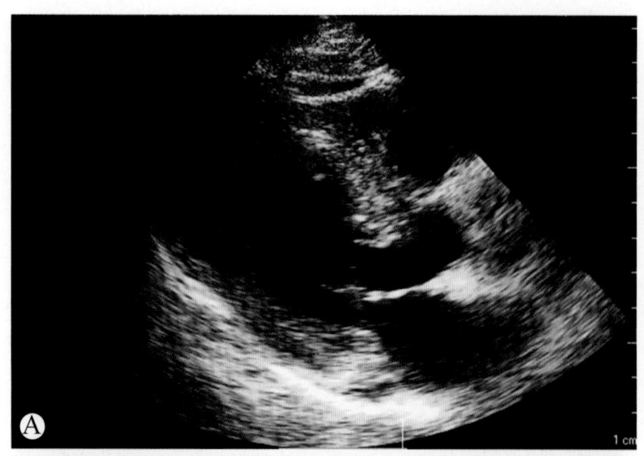
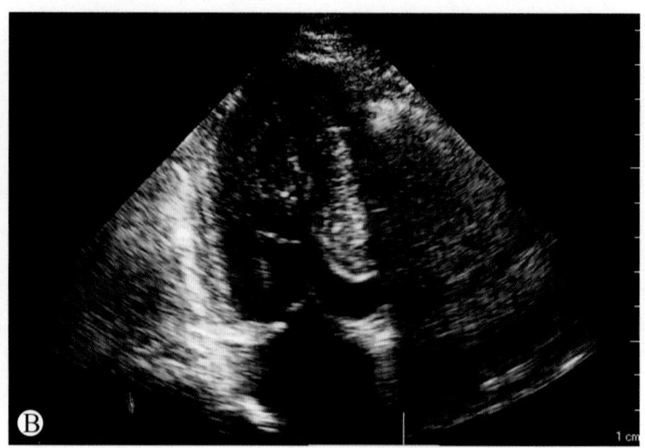
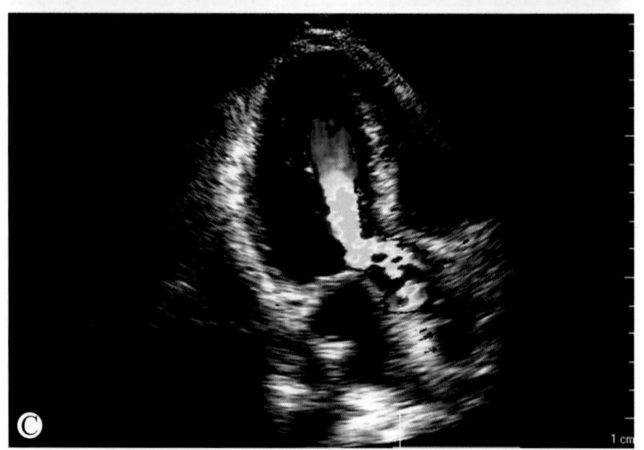

图17-4-33 鉴别诊断

A.左心室长轴切面显示主动脉瓣下室间隔膜部增厚、左心室流出道狭窄；B.心尖长轴切面显示室间隔膜部增厚，左心室流出道狭窄；C.心尖长轴彩色血流显示湍流出现于左心室流出道水平

四、主动脉瓣关闭不全

主动脉瓣关闭不全（aortic insufficiency，AI）是由于主动脉瓣功能减退、瓣环扩张等原因而引起的舒张期血流自主动脉反流回左心室。主动脉瓣反流超声很常见，瓣膜自身疾病，主动脉根部、窦部、升主动脉疾病均可妨碍瓣膜的闭合，引起主动脉瓣反流。

（一）病因和病理

主动脉瓣关闭不全的病因有主动脉获得性因素：风湿病、感染性心内膜炎、主动脉瓣穿孔、退行性变、胶原病、主动脉夹层、梅毒性主动脉炎等。

先天性因素：主动脉窦瘤、二瓣畸形、马方综合征、主动脉瓣脱垂、原发性或孤立性主动脉瓣关闭不全、大室缺使主动脉瓣失去支持等。

其他因素：高血压心脏病、尿毒症心肌病、糖尿病心肌病、乙醇中毒性心肌病、心肌淀粉样变性等。

主动脉瓣关闭不全很少单独存在，多合并其他病变，在风湿性病因中常与主动脉瓣狭窄，二尖瓣病变并存，且关闭不全早于狭窄出现。由于瓣叶增厚、纤维化、挛缩，致使瓣口对合不良。主动脉瓣环的过度扩张、主动脉窦扩张也影响主动脉瓣闭合。

（二）病理生理

主动脉瓣反流使左心室在舒张期接收二尖瓣血液的同时还须接受主动脉瓣的反流血，引起左心室的前负荷增加，收缩期左心室必须将接受的过量血液射入升主动脉，因此左心室的后负荷也增加，早期的容量负荷过重使左心室代偿性肥厚、心腔扩张，晚期导致左侧心力衰竭、心律失常，直至猝死。

（三）超声心动图表现

选择胸骨旁左心室长轴、大动脉短轴、心尖五腔心及心尖长轴切面。彩色血流显像是诊断主动脉瓣关闭不全的首选方法，在彩色血流的引导下频谱多普勒可以明确反流持续的时间、速度。

1.二维及M型超声

（1）明确主动脉瓣病变：主动脉瓣可以表现为不同程度的回声增强，风湿性损害表现为多瓣叶受累，活动僵硬、启闭均不良，经常同时伴有二尖瓣损害。钙化性损害早期可能仅单瓣钙化，以瓣环或瓣体部回声增强为主。如果是主动脉瓣脱垂或穿孔，在左心室长轴或大动脉短轴、心尖五腔可以直接显示主动脉瓣异常改变，前者主动脉瓣舒张期瓣体部呈“弓形”脱向左心室流出道，瓣缘对合不良，严重的关闭不全时可见明显裂隙（图17-4-34）；后者表现为主动脉瓣的某一瓣闭合时瓣叶可见连续中断，结合彩色血流显像反流出现的部位可以明确病因。先天性主动脉瓣发育异常：二瓣、四瓣畸形时，由于瓣叶的解剖结构改变，经常出现关闭不全（图17-4-35）。

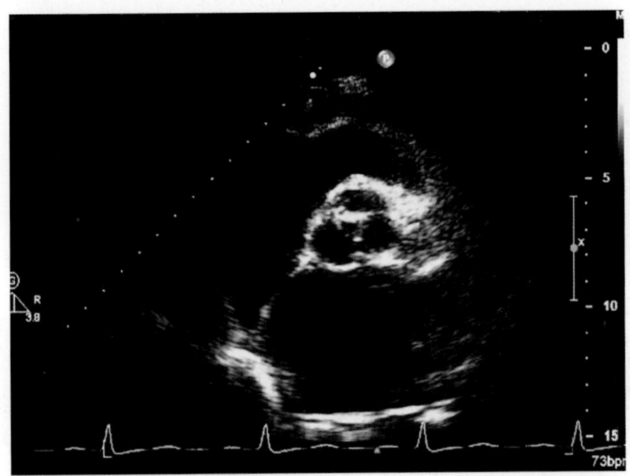

图17-4-34　大动脉短轴，主动脉瓣闭合不全，三瓣之间可见缝隙

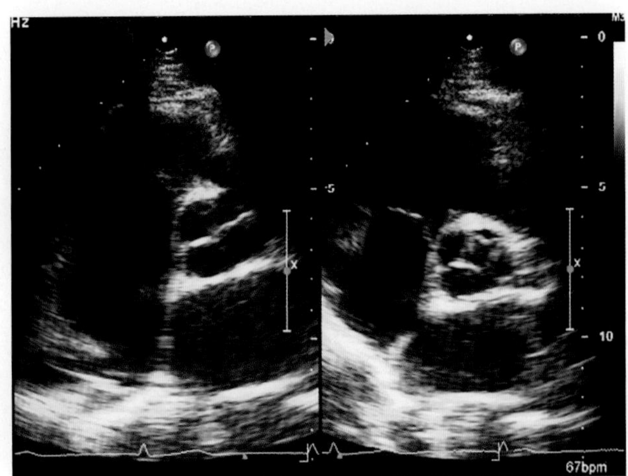

图17-4-35　大动脉短轴，主动脉四瓣

左图，闭合线呈“十”字形，十字中央可见缝隙；右图，开放呈“口”字形

（2）主动脉窦发育异常：主动脉窦瘤、马方综合征、梅毒性主动脉炎等主动脉窦部都有不同程度的扩张，二维超声可以显示主动脉窦扩张的部位、程度，以及对主动脉瓣的影响程度。主动脉窦增宽，直径＞35mm，主动脉瓣闭合有缝隙（图17-4-36）。M型心底部扫描关闭线呈双重回声，反流冲击到二尖瓣前叶时，舒张期可见二尖瓣前叶震颤。

（3）升主动脉病变：升主动脉夹层或主动脉瘤导致升主动脉明显扩张，诱发瓣环扩张，导致主动脉瓣关闭不全，二维超声自左心室长轴向上追踪探查可以发现升主动脉病变。

2.彩色多普勒血流显像　对主动脉瓣关闭不全的诊断主要依赖于彩色多普勒超声。在二维超声的基础上彩色多普勒超声显示舒张期主动脉瓣下出现彩色反流信号沿左心室流出道向下延伸。反流束在主动脉瓣口处较细，越向下延伸范围越宽。通常选择心尖五腔和心尖长轴切面，舒张期主动脉瓣下出现以红色为主的反流束。彩色多普勒超声实时显示反流的部位、反流束的走行、反流的分布范围等。彩色多普勒可以通过以下两种方法定量反流的程度。

（1）根据反流束所到达左心室的不同部位定量反流程度：①轻度反流，即反流束细窄，只局限于左心室流出道（图17-4-37A）；②中度反流，即反流束增宽，反流范围达到二尖瓣前叶瓣尖水平（图17-4-37B）；③重度反流，即反流束沿左心室流出道呈喷射状直达左心室腱索水平以下，甚至出现折返（图17-4-37C）。

此方法受二维图像质量及观察切面的影响，对反流的三维空间观察有限，尤其是反流束弯曲下行时，容易低估反流程度。

（2）主动脉瓣反流束的宽度与左心室流出道的百分比：左心室长轴流出道水平测量主动脉瓣反流宽度与左心室流出道宽度之比，得出反流分数。①轻度反流：反流分数为20%～40%；②中度反流：反流分数为40%～60%；③重度反流：反流分数＞60%。

利用彩色血流的反流长度、反流面积也可以定量主动脉瓣反流程度，由于此两种方法在日常检查中计算相

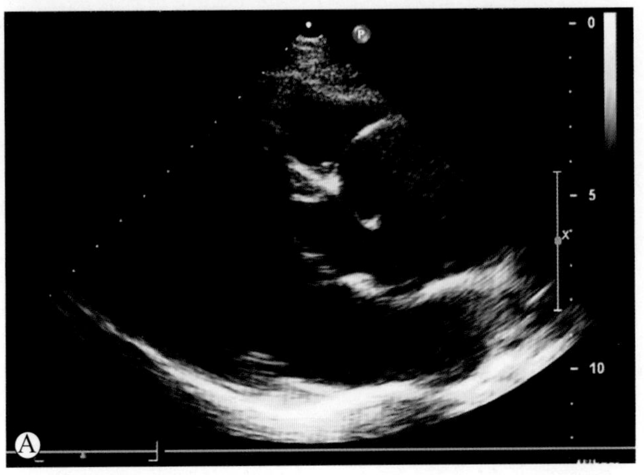

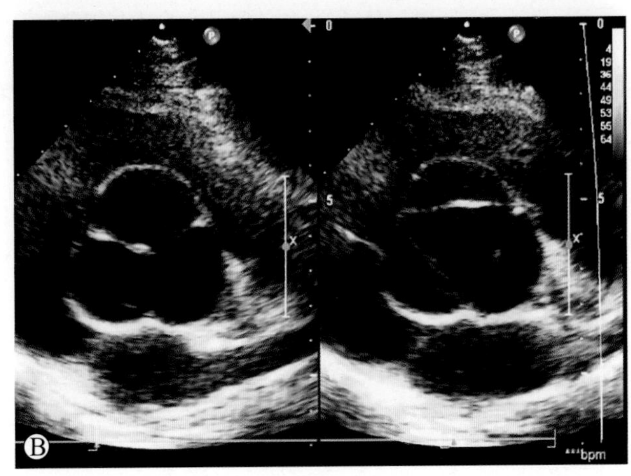

图17-4-36　马方综合征

A.马方综合征患者左心室长轴，主动脉窦部明显增宽；B.马方综合征患者大动脉短轴，主动脉窦部增宽，左图联合部闭合不良

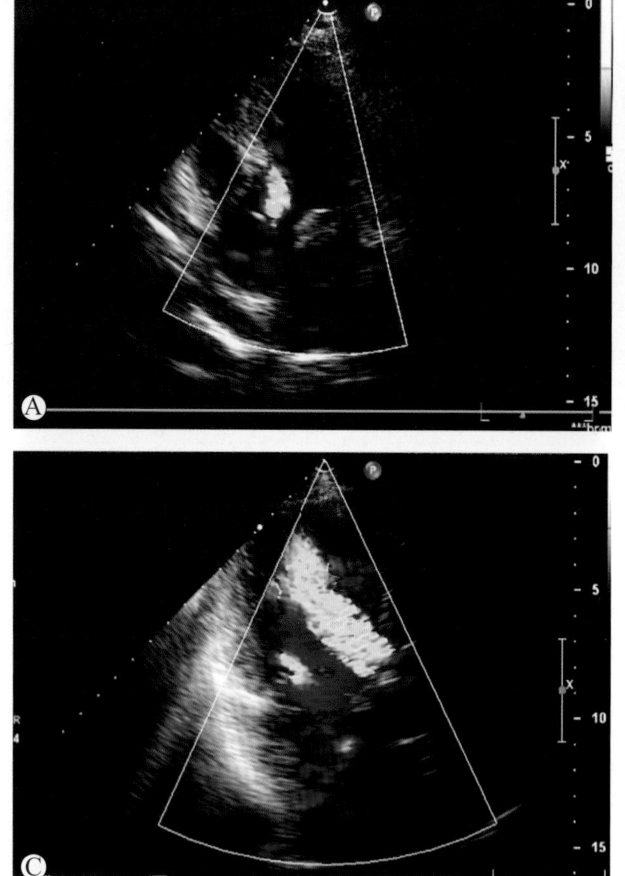

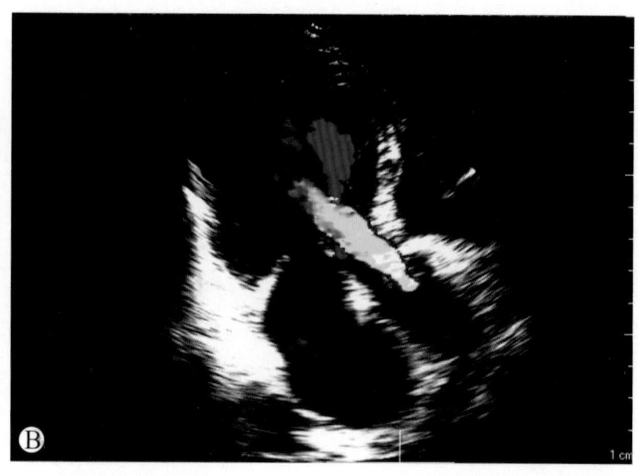

图17-4-37 主动脉瓣反流

A.心尖五腔切面彩色多普勒血流显示轻度主动脉瓣反流；B.心尖长轴切面彩色多普勒显示主动脉瓣中度反流；C.心尖长轴切面彩色多普勒显示主动脉瓣重度反流

对烦琐、结果欠准确，并不适合于临床应用。

3.频谱多普勒超声 在心尖五腔或心尖长轴切面，将频谱多普勒超声取样线置于主动脉中央，取样容积置于主动脉瓣下方，探及舒张期、正向、单峰、充填的湍流频谱，反流速度只反映舒张期左心室与主动脉之间的压差，舒张早期压差最大，频谱表现为上升支陡直，舒张晚期左心室、主动脉之间压差缩小，下降支的斜率增大，频谱图呈梯形（图17-4-38）。

根据反流频谱可以对主动脉瓣反流定量。

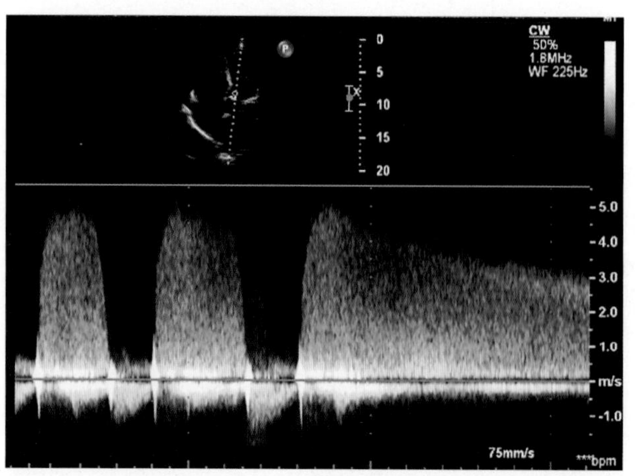

图17-4-38 主动脉瓣反流频谱

（1）频谱压力降半时间法：①轻度反流，即PHT＞400ms；②中度反流，即PHT 250～400ms；③重度反流，即PHT＜250ms。

（2）反流速度下降斜率法：利用连续多普勒测得主动脉瓣反流频谱，从舒张早期最大反流速度至舒张晚期最低反流速度的频谱下降斜率评估主动脉瓣反流程度：①轻度反流，即下降斜率＜2.5m/s；②中度反流，即下降斜率2.5～4.0m/s；③重度反流，即下降斜率＞4.0m/s。

（四）主动脉瓣关闭不全的超声诊断要点

主动脉瓣关闭不全的超声诊断不同于主动脉瓣狭窄，二维超声对主动脉瓣关闭不全诊断的敏感度较低，在主动脉瓣组织结构无明显改变时，彩色血流显像主动脉瓣反流已经非常严重，因此，主动脉瓣关闭不全的确切诊断依赖于多普勒超声技术。

1.直接征象 心尖五腔彩色多普勒血流显像显示舒张期源自主动脉瓣口的红色反流束；频谱多普勒形态为全舒张期、正向、梯形湍流频谱。二维和M型超声显示主动脉瓣舒张期闭合缘出现缝隙。

2.间接征象 左心室扩大。

3.主动脉瓣及瓣周结构改变 瓣叶增厚、回声增强；瓣叶脱垂、连枷；瓣环扩张等。

（五）超声诊断的临床价值

主动脉瓣关闭不全早期和中期临床无明显症状，反流的杂音较低，甚至听不到明显杂音，大多数患者是在超声心动图检查中首先被诊断。出现临床症状的患者主动脉瓣反流通常已经很重。超声心动图在主动脉瓣关闭不全的诊断中是其他影像学技术不能替代的，尤其是彩色多普勒超声显像可以实时地观察反流的起源、反流的程度，以及合并症的诊断。超声心动图在诊断和治疗后随访中有重要的临床价值。

五、三尖瓣狭窄

三尖瓣狭窄（tricuspid stenosis，TS）是指右心室舒张期血流通过三尖瓣口受阻，导致右心房压增高、扩大、三尖瓣口血流增快的三尖瓣病变。临床发病率很低，多与其他瓣膜病伴随出现。

（一）病因病理

三尖瓣狭窄的病因几乎均为风湿性损害，青壮年发病率稍高，占风湿性心脏病的3%～5%，女性发病较多。其他少见因素有先天性、右心房黏液瘤、缩窄性心包炎所致右侧房室环缩窄等。风湿性三尖瓣狭窄大多数与二尖瓣、主动脉瓣病变同时出现；多伴有三尖瓣关闭不全，而极少有单纯三尖瓣狭窄表现。

（二）病理生理

正常的三尖瓣口的房室压力阶差很小，当三尖瓣狭窄时由于瓣叶增厚、联合部粘连，腱索融合、增粗等，使三尖瓣口有效面积减小，房室压力阶差增大。房室压力阶差＞5mmHg，即可出现体循环淤血。由于腔静脉系统容量大，阻力小，对右心房压力升高具有很强的缓冲作用，右心房压很少超过15mmHg。三尖瓣狭窄使右心房压增高、右心房扩大，上、下腔静脉血回流不畅，进一步导致静脉压增高，体静脉淤血，下肢水肿、肝大。

（三）超声心动图表现

右心由于解剖结构的因素使其超声心动图检查的切面与二尖瓣不同，选择右心室流入道长轴、大动脉短轴、胸骨旁和心尖四腔心切面可以实时观察三尖瓣的3个瓣叶形态与启闭情况。

1.二维及M型超声　三尖瓣增厚，以瓣尖为主，瓣下腱索缩短、融合，瓣叶与腱索不均匀性回声增强。心尖四腔心切面可见三尖瓣前叶与隔叶开放幅度减小，舒张期呈“穹隆样”凸向右心室（图17-4-39）。M型超声取样线置于三尖瓣前叶瓣体部，舒张期EF斜率减慢，严重狭窄时与二尖瓣狭窄曲线相同，呈“城垛样”。

2.彩色多普勒血流显像　是确诊三尖瓣狭窄的方法之一，优于M型和二维超声。彩色多普勒超声显示舒张期血流自右心房经狭窄的三尖瓣口进入右心室内呈五彩色湍流（图17-4-40）。

3.频谱多普勒　在心尖四腔心切面，调整取样线使其与三尖瓣血流尽量平行，取样容积置于三尖瓣口处，探及舒张期、正向、充填的高速湍流频谱。峰值流速＞1m/s诊断为轻度狭窄。

（四）超声心动图诊断价值

如前所述，三尖瓣狭窄发病率低，由于三尖瓣的解剖结构不同于二尖瓣，右心循环不同于左心循环，右心压力不同于左心，所以三尖瓣狭窄的超声诊断信息相对于二尖瓣狭窄的定量方法很少。超声心动图多为定性诊断。此外，三尖瓣狭窄多数与二尖瓣狭窄和主动脉瓣病变同时存在，极易被漏诊，尤其是合并大量三尖瓣反流

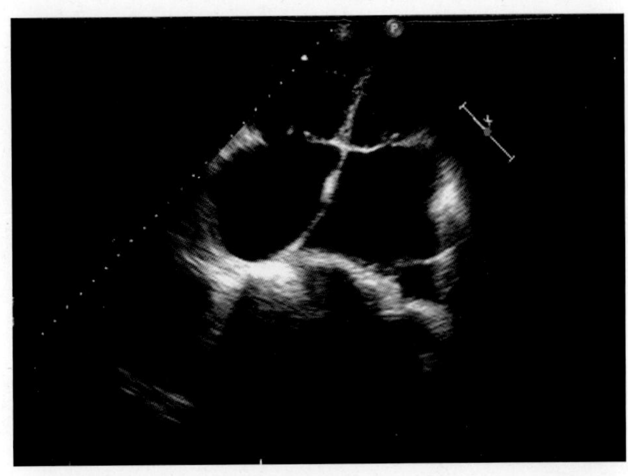

图17-4-39　心尖四腔心图显示二尖瓣、三尖瓣瓣尖均增厚，瓣口开放受限，两心房扩大

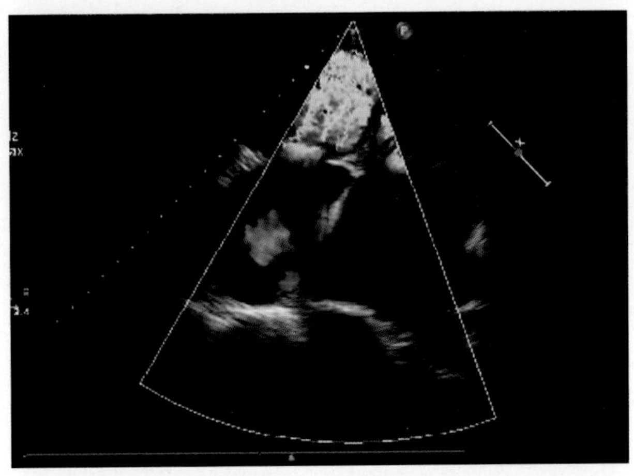

图17-4-40　心尖四腔心图显示右心室内三尖瓣口之下舒张期五彩色湍流

时，右心容量增加，流速增快，会误以为反流所致。超声检查时尤其是联合瓣膜病，三尖瓣口压差＞5mmHg，三尖瓣口舒张期直径＜30mm，流速＞1m/s，须提示临床合并三尖瓣狭窄。

六、三尖瓣关闭不全

（一）病因病理

三尖瓣关闭不全（tricuspid insufficiency，TI）或称三尖瓣反流，大多数是继发于二尖瓣病变的功能性三尖瓣关闭不全，少数是三尖瓣本身器质性病变所致。常见的继发性三尖瓣关闭不全的病因：二尖瓣和主动脉瓣病变引起的肺动脉高压；肺源性心脏病、原发性肺动脉高压、房间隔缺损等导致右心室负荷过重引起右心房、右心室扩大，三尖瓣环扩张，瓣叶对合不良。原发性三尖瓣关闭不全的原因：①风湿性侵害，瓣叶增厚、挛缩、腱索粘连、缩短致使瓣叶闭合不良；②非风湿性因素见于感染性心内膜炎、三尖瓣下移畸形、三尖瓣脱垂、冠心病所致乳头肌缺血、腱索断裂、外伤等。

（二）病理生理

三尖瓣关闭不全时，右心室将舒张期接收的右心房血同时射向肺动脉和压力很低的右心房，舒张期右心房又将正常回流的腔静脉血和三尖瓣反流血排入右心室，如此循环虽然可以使肺动脉压减轻，但可使右心室的前负荷增加，引起右心房压升高，右心房、右心室渐进性扩大。肺动脉压和右心房、右心室压与反流程度成正比，重度三尖瓣反流使右心室舒张末压升高，体循环淤血，最终导致右侧心力衰竭。

（三）超声心动图表现

超声心动图诊断选择与三尖瓣狭窄相同的切面，彩色多普勒超声和频谱多普勒是定性、定量诊断三尖瓣关闭不全的确诊技术，二维和M型超声仅能作为辅助诊断技术。

1.彩色多普勒血流显像　直接征象：收缩期于右心房内可见源于三尖瓣口的以蓝色为主的五彩色血流信号（图17-4-41）。反流束一般为一束，有时也可以为两束。依据三尖瓣关闭不全程度，反流的分布范围不同，可以局限于三尖瓣口上方，也可以反流到右心房的中上部。反流的速度越快，五彩色血流信号越亮丽。三尖瓣反流时右心房增大较明显，偏心性反流在一个切面可能见不到，会在另一个切面出现，因此要多切面、多角度观察，以免漏诊。

2.频谱多普勒　在彩色反流显像的引导下将取样线与彩色反流信号平行，取样容积置于三尖瓣口右心房侧，探及全收缩期、负向、单峰、充填的湍流频谱，一般反流速度＞2m/s（图17-4-42）。

3.二维和M型超声　二维超声主要是明确三尖瓣关闭不全的病因、病理结构改变，轻微的功能性三尖瓣关闭不全，二维和M型超声没有明显的异常改变。

风湿性三尖瓣关闭不全，三尖瓣瓣叶不均匀性增厚，腱索增粗、缩短、瓣口收缩期可见裂隙（图17-4-43，图17-4-44）。右心室流入道切面M型扫描可见CD段双重回声。

（1）三尖瓣脱垂：二维超声可见三尖瓣的某一瓣叶或三个瓣叶肥大、冗长，活动幅度增大，收缩期三尖瓣瓣体呈“弓形”脱向右心房图（图17-4-45，图17-4-46），一般看不到明显裂隙。

（2）三尖瓣腱索断裂：多为单瓣腱索断裂，从不同切面可以观察到三尖瓣下甩动的线状回声，如同“甩鞭样”。收缩期患瓣腱索进入右心房。

（3）三尖瓣赘生物：手术、起搏器置入术后、吸毒等因素导致感染性心内膜炎形成三尖瓣赘生物，二维超

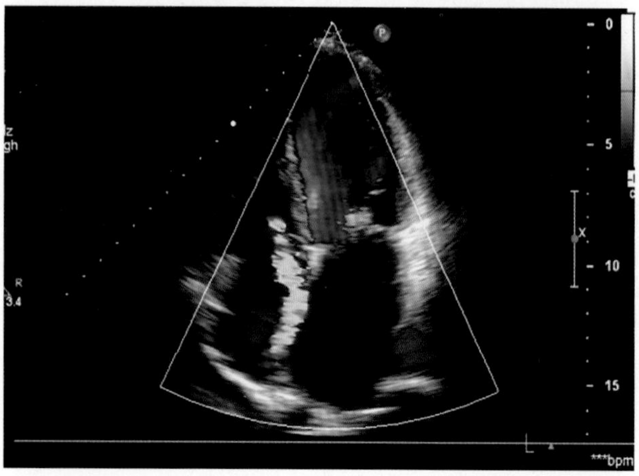

图17-4-41　心尖四腔心图显示右心房内源于三尖瓣口的收缩期五彩色湍流

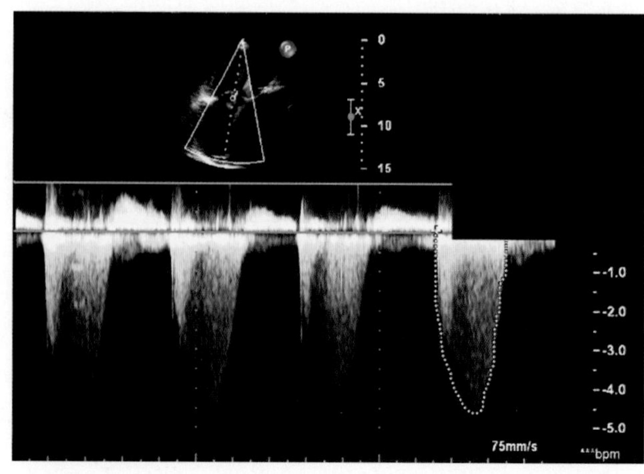

图17-4-42　频谱多普勒于右心房内探及三尖瓣口的收缩期湍流频谱

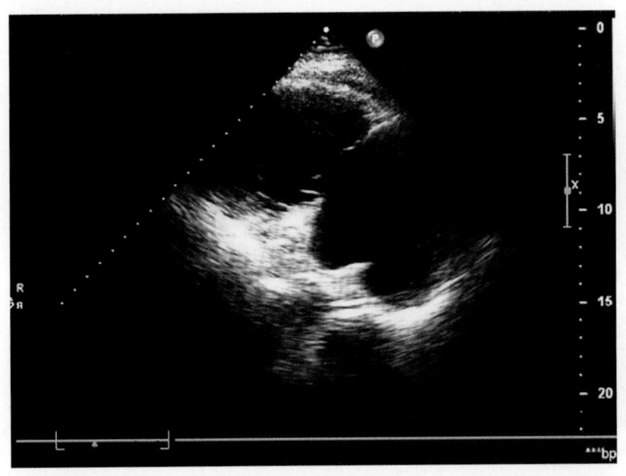

图17-4-43　右心室流入道切面显示三尖瓣前瓣与后瓣对合不良

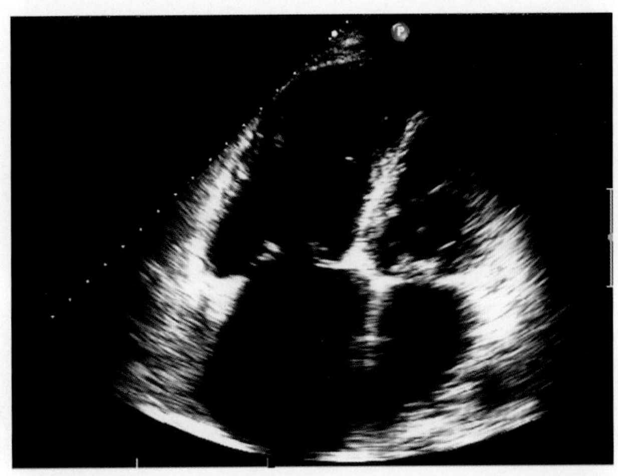

图17-4-44　心尖四腔心切面显示三尖瓣前瓣与隔瓣之间明显对合不良，右心房、右心室扩大

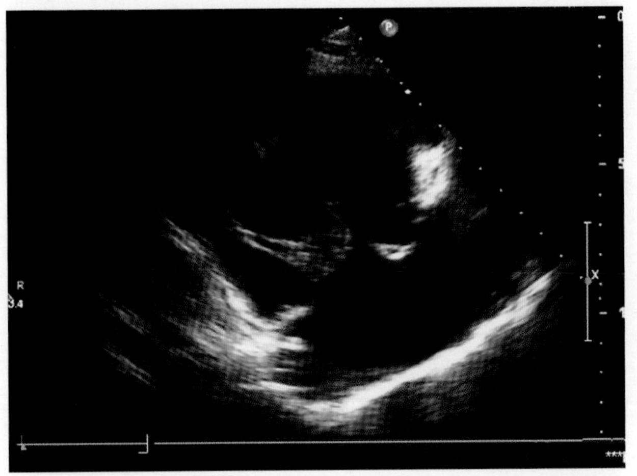

图17-4-45　右心室流入道切面显示三尖瓣前瓣脱垂，与后瓣对合不良

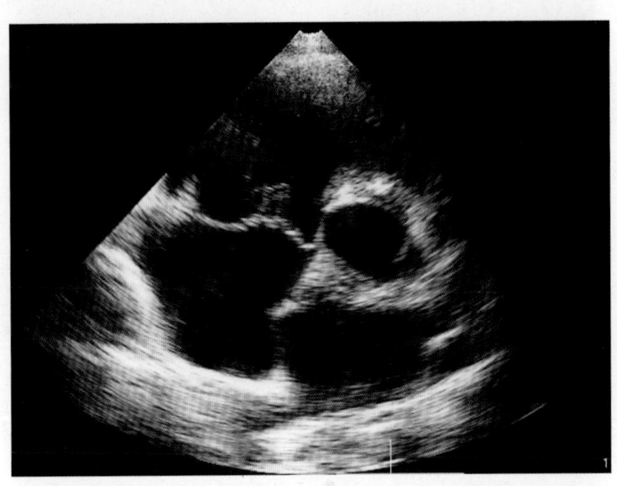

图17-4-46　大动脉短轴切面显示三尖瓣前瓣与隔瓣对合不良，瓣体“弓形”脱向右心房

声可见三尖瓣上“团状”或“条带状”回声，随瓣叶舒缩而甩动。

4.三尖瓣反流的定量诊断　三尖瓣反流的定量诊断可以根据三尖瓣彩色反流束达右心房的部位，反流束与右心房面积比值计算。

（1）轻度反流：反流束自三尖瓣口达右心房的下1/3，反流面积占右心房面积的1/3（图17-4-47A）。

（2）中度反流：反流束达右心房的中部以上，反流面积占右心房的1/2（图17-4-47B）。

（3）重度反流：彩色多普勒反流束达右心房的上部，反流面积大于右心房的2/3（图17-4-47C）。

（四）超声心动图诊断价值

彩色多普勒血流显像对瓣膜反流极为敏感，是超声诊断的首选方法。轻度三尖瓣关闭不全患者中约1/2为功能性关闭不全，临床无症状，超声首次诊断。如果二维超声三尖瓣结构无异常改变，可以定期随访反流程度的变化；中、重度三尖瓣关闭不全，多为原发或继发性的器质性瓣膜病变，超声在确诊反流程度的同时需明确造成三尖瓣反流的原因，为临床治疗提供参考。

七、肺动脉瓣关闭不全

肺动脉瓣关闭不全（pulmonary insufficiency，PI）是指肺动脉瓣舒张期闭合不严，导致肺动脉血逆流回右心室。

（一）病因病理

肺动脉瓣原发性病变多为先天性因素，在这里不加赘述，后天引起肺动脉瓣关闭不全的主要原因：二尖瓣狭窄、肺源性心脏病、肺栓塞等所致肺动脉高压、特发性肺动脉扩张等。

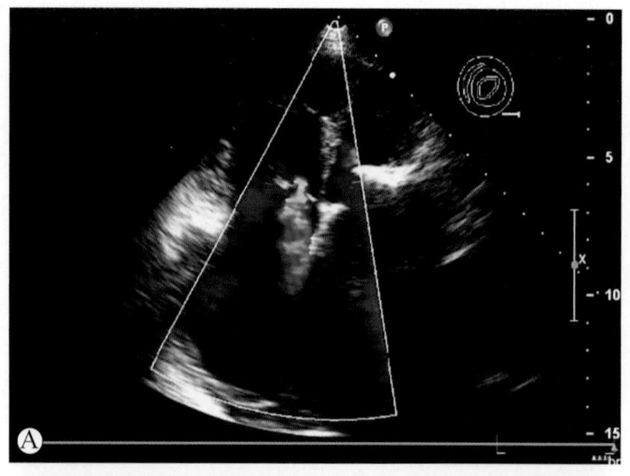

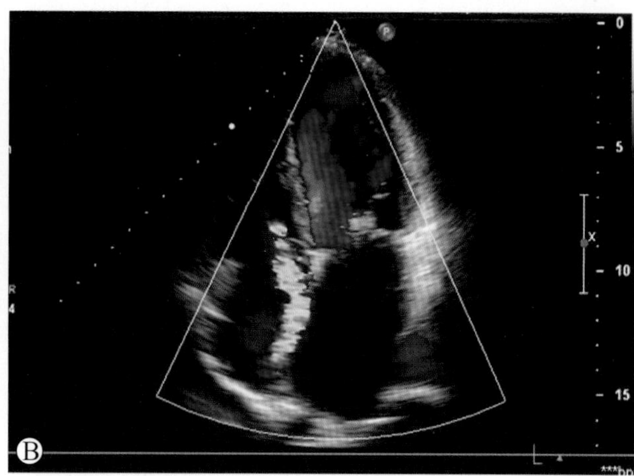

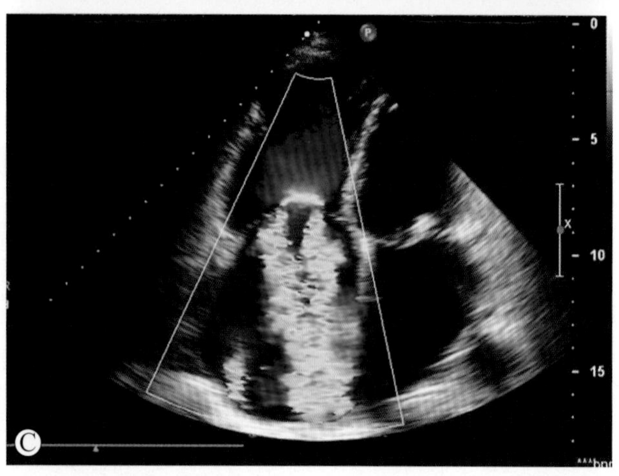

图17-4-47　心尖四腔心切面彩色多普勒

A.三尖瓣轻度反流；B.三尖瓣中度反流；C.三尖瓣重度反流

（二）病理生理

肺动脉扩张及肺动脉高压引起肺动脉环扩大，肺动脉口闭合不良，舒张期肺动脉血倒流进右心室，引起右心室压升高，右心室阻力负荷增加，右心室壁肥厚，右心室功能失代偿后引起右侧心力衰竭。

（三）超声心动图表现

选择右心室流出道长轴或大动脉短轴切面。彩色多普勒血流显像是诊断肺动脉瓣反流的首选方法，可以明确反流程度、持续时间，利用频谱多普勒测量反流的压差，评估肺动脉舒张压。

1.彩色多普勒显像　舒张期源自肺动脉瓣口下方，分布于右心室流出道，以红色为主的五彩色湍流，反流较轻时仅为红色（图17-4-48）。

2.频谱多普勒　取样线与彩色反流束尽量平行，取样容积置于肺动脉瓣口下方，探及舒张期、正向、梯形、湍流频谱（图17-4-49）。通过包络线描记反流频谱可以

图17-4-48　大动脉短轴切面显示源自肺动脉口的舒张期五彩色反流信号

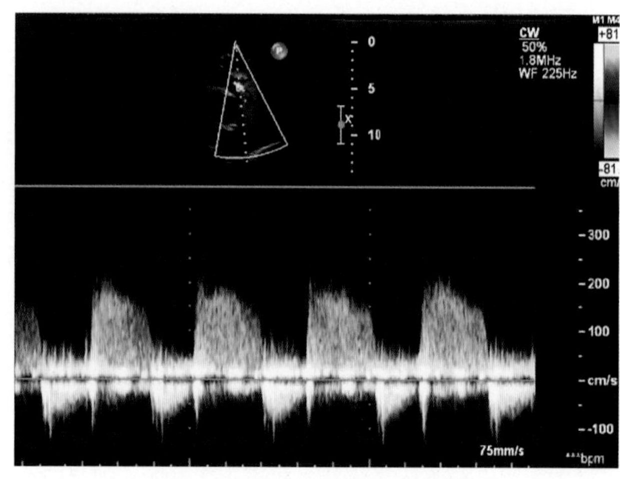

图17-4-49　肺动脉瓣反流频谱

计算肺动脉瓣反流压差，从而得出肺动脉舒张压。

二维超声可以发现肺动脉瓣有无损害、钙化、穿孔、赘生物等（图17-4-50）。

（四）超声心动图的诊断价值

彩色多普勒血流显像可以明确肺动脉瓣反流的程度，正常人群中有轻度肺动脉瓣反流的比例约70%，其表现为“水滴状”，反流长度＜10mm，速度＜1.5m/s，不伴随右心房、右心室扩大，肺动脉扩张等改变，多属于生理性反流。超声须鉴别的是冠状动脉-肺动脉瘘或冠状动脉-右心室流出道瘘，动脉导管未闭的大量左向右分流伴肺动脉瓣反流。

八、联合瓣膜病

联合瓣膜病（combined valvular disease）是指两个或两个以上瓣膜同时受侵犯，几乎均由慢性风湿性心脏病引起。联合瓣膜病的不同组合，临床可以产生不同的血流动力学障碍和表现。风湿性心脏病的20%～30%为联合瓣膜病，最常受累的瓣膜是二尖瓣和主动脉瓣，最常见的联合瓣膜病为二尖瓣狭窄合并主动脉瓣关闭不全或狭窄。对联合瓣膜病的正确诊断十分重要，尤其是需要手术治疗的患者，术前对瓣膜及其装置的受损程度、范围、病变性质、心功能状况的全面评估对手术方式的选择至关重要。常见的风湿性联合瓣膜病如下。

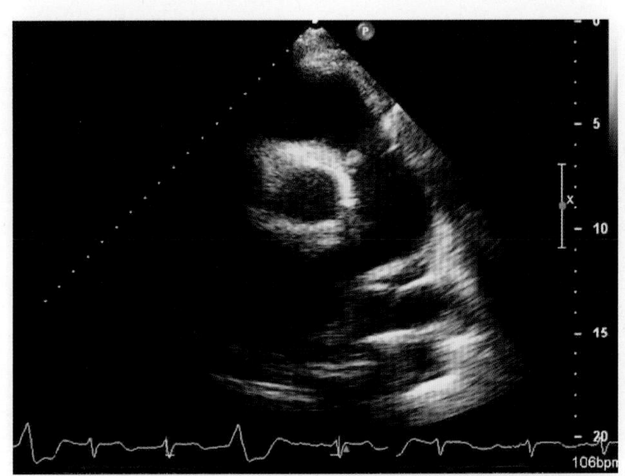

图17-4-50　大动脉短轴切面显示肺动脉右瓣上强回声为赘生物机化

1. 二尖瓣狭窄合并主动脉瓣关闭不全　此型联合瓣膜病是临床最常见的组合。

（1）二维及M型超声改变：选择胸骨旁左心室长轴、大动脉短轴、二尖瓣口短轴、心尖四腔心、五腔心和心尖长轴切面。二尖瓣和主动脉瓣不同程度的增厚、二尖瓣口面积减小（图17-4-51）、主动脉瓣口舒张期可见缝隙，M型心底波群，主动脉瓣闭合线呈双重回声、左心房扩大（图17-4-52），若反流冲击二尖瓣前叶，左心室流出道水平二尖瓣前叶可见舒张期震颤；二尖瓣口水平，二尖瓣前后叶同向运动，前叶呈“城垛样”改变。

（2）彩色多普勒血流显像：是明确诊断的首选方法。心尖左心室长轴或心尖五腔心切面，舒张期分别可见源于狭窄的二尖瓣口和关闭不全的主动脉瓣的五彩色湍流（图17-4-53）。轻度二尖瓣狭窄与主动脉瓣关闭不全的两股血流为两束，可以区分出各自彩色血流的分布范围；中度、重度二尖瓣狭窄与主动脉瓣关闭不全的舒张期彩色血流在左心室相互汇合，很难区分左心室舒张期血流的来源，易高估或低估二尖瓣狭窄或主动脉瓣关闭不全。心尖左心室长轴切面是区分两股血流的适宜切面，可以实时显示二尖瓣狭窄的血流与主动脉瓣的反流。

（3）频谱多普勒：由于二尖瓣狭窄和主动脉瓣反流均为高速的湍流，选择连续多普勒探查为宜。心尖四腔心切面于二尖瓣口左心室侧探及舒张期、正向、充填的高速湍流频谱（图17-4-54A）；心尖五腔或心尖长轴主动脉瓣下探及同样为舒张期、正向、充填的高速湍流频谱

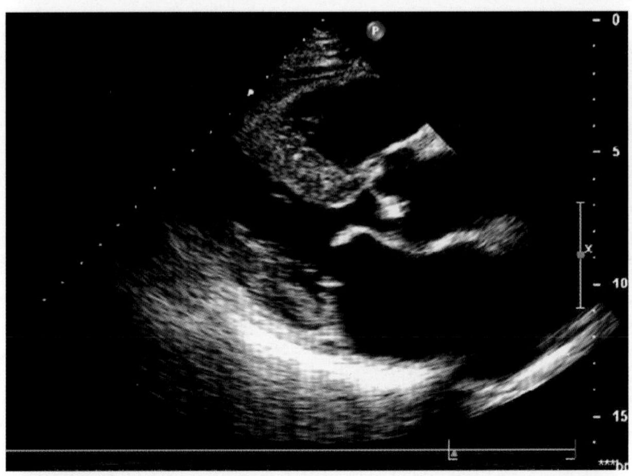

图17-4-51　左心室长轴切面显示二尖瓣口开放受限，主动脉瓣增厚、闭合不良

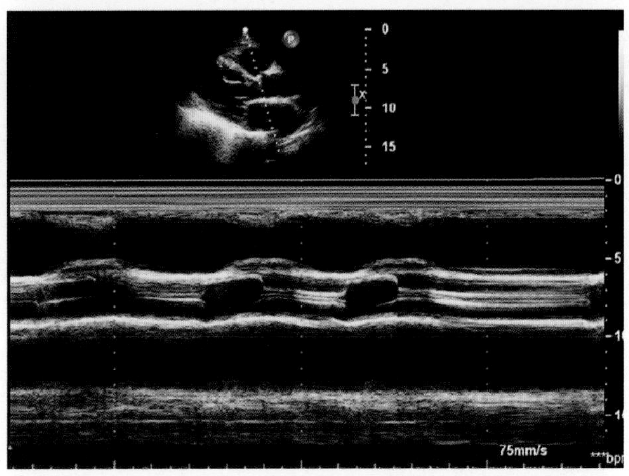

图17-4-52　M型心底扫描显示主动脉瓣闭合线呈双重回声

（图17-4-54B）；如果所测得的频谱流速相等，说明取样部位不准确，须在彩色血流的引导下反复测量，同时结合二尖瓣口短轴瓣口面积大小，以避免评估两瓣膜病变程度的误差。

二尖瓣狭窄时左心室接收的舒张期血量减少，心排血量降低，主动脉瓣关闭不全的实际反流量减少。如果外科手术解除二尖瓣狭窄后，主动脉瓣不做处理会导致主动脉瓣反流加重。因此，超声在诊断时须充分考虑到这种因素，为外科提供更准确的诊断。

2.二尖瓣狭窄合并主动脉瓣狭窄　风湿性二尖瓣狭窄合并主动脉瓣狭窄较少，临床症状不典型，因为二尖瓣狭窄使左心室接收血量减少，收缩期主动脉瓣跨瓣压相对减低，左心室肥厚不明显，收缩期射流速度不够快，而低估主动脉瓣狭窄程度。超声诊断须充分考虑到这种联合病变的血流动力学变化，避免低估主动脉瓣狭窄。如果外科手术仅解除了二尖瓣狭窄，主动脉瓣未做治疗，术后主动脉瓣狭窄表现加重，同样引起前负荷加重。

（1）二维及M型超声改变：左心室长轴切面显示二尖瓣和主动脉瓣均增厚、回声增强，舒张期二尖瓣前叶呈“鱼钩”样，后叶与前叶呈同向运动（图17-4-55A）；收缩期主动脉右冠瓣与无冠瓣之间的开放减小（图17-4-55B）。

大动脉短轴和二尖瓣口短轴切面分别显示主动脉瓣口、二尖瓣口开放面积减小（图17-4-55C）。

（2）彩色多普勒血流显像：心尖四腔心、五腔心和心尖长轴切面显示舒张期左心室内可见源于二尖瓣口的五彩色湍流和收缩期主动脉瓣上的五彩色湍流（图17-4-56）。

（3）频谱多普勒：取样容积置于二尖瓣口下方，可以探及舒张期、正向、充填的高速湍流频谱（图17-4-57A）；取样容积置于主动脉瓣口上方，探及收缩期、负向、充填的高速湍流频谱（图17-4-57B）。

3.二尖瓣关闭不全合并主动脉瓣狭窄　主动脉瓣狭窄使左心室阻力负荷增加，加重二尖瓣反流，引起左心房压和肺静脉压增高，左心房、左心室增大。与此同时，二尖瓣反流可以降低主动脉瓣狭窄时左心室前负荷，导致心排血量降低，低估主动脉瓣狭窄的程度。

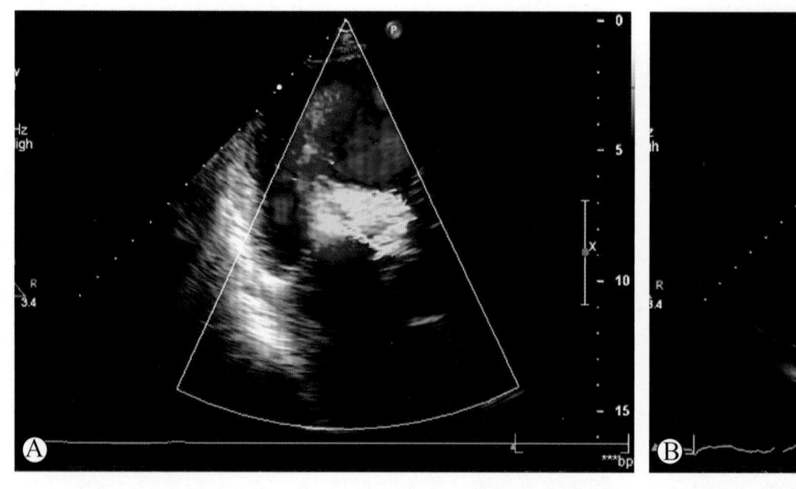

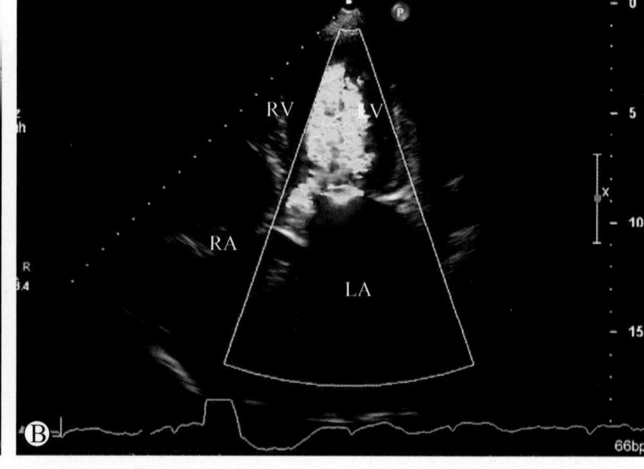

图17-4-53　彩色多普勒血流显像

A.心尖长轴彩色血流显示二尖瓣舒张期狭窄血流与主动脉瓣反流混于一体；B.心尖五腔彩色多普勒显示源于主动脉瓣的反流和二尖瓣狭窄的舒张期血流融合在一起。RV.右心室；LV.左心室；RA.右心房；LA.左心房

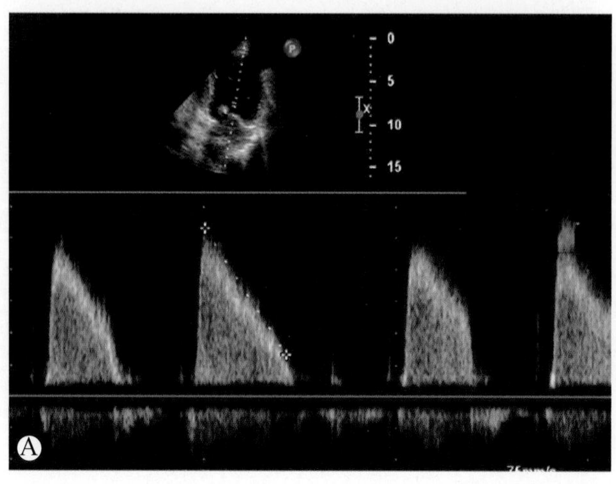

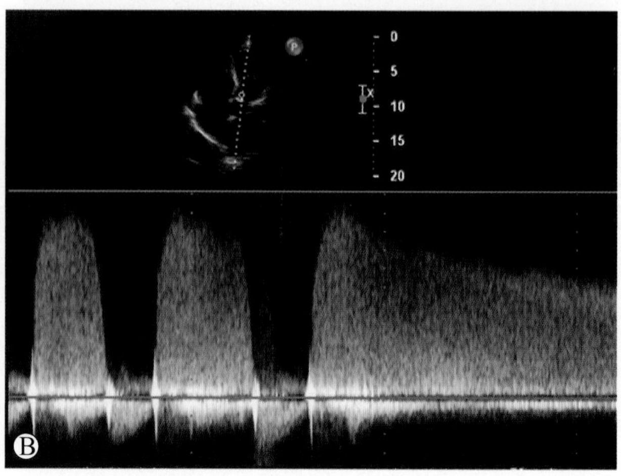

图17-4-54　二尖瓣狭窄的多普勒湍流频谱（A）；主动脉瓣反流的多普勒湍流频谱（B）

4.二尖瓣关闭不全合并主动脉瓣关闭不全 临床较少见，如果二尖瓣和主动脉瓣同时出现关闭不全，使左心室的容量负荷过重，左心室进行性扩大，加重二尖瓣关闭不全，临床提早出现左侧心力衰竭。

5.多瓣膜病变 风湿性心脏瓣膜病如果早期没有及时治疗，疾病晚期由于复杂的血流动力学变化导致多瓣膜病变，以二尖瓣狭窄、关闭不全合并主动脉瓣关闭不全、三尖瓣关闭不全、肺动脉瓣关闭不全多见。

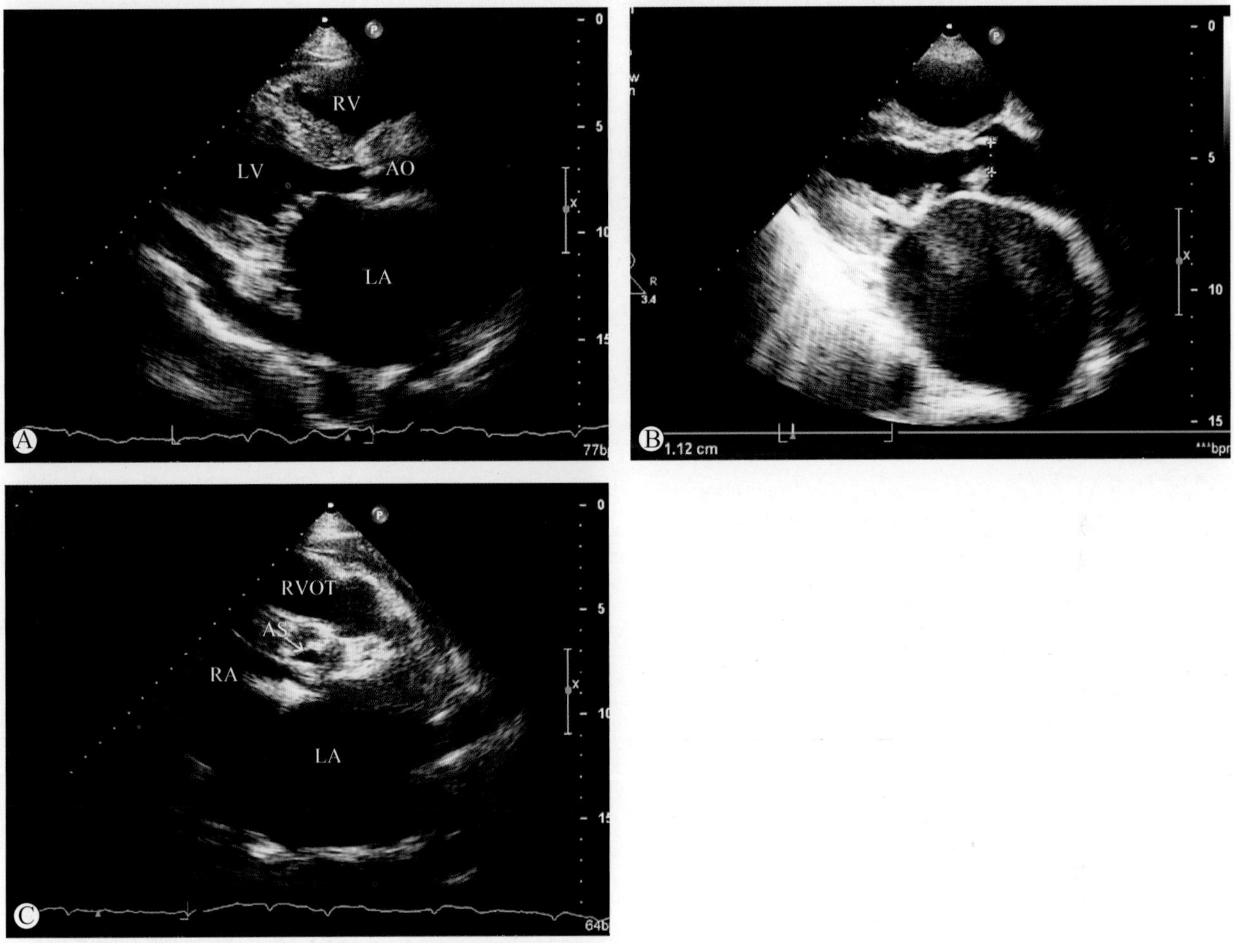

图17-4-55 二维及M型超声改变

A.左心室长轴切面显示二尖瓣口开放明显受限，主动脉瓣增厚；B.左心室长轴切面显示主动脉瓣增厚、开放受限；C.大动脉短轴切面显示主动脉瓣增厚、瓣口开放明显受限。LA.左心房；RA.右心房；LV.左心室；RV.右心室；AO.主动脉；RVOT.右心室流出道；AS.主动脉狭窄

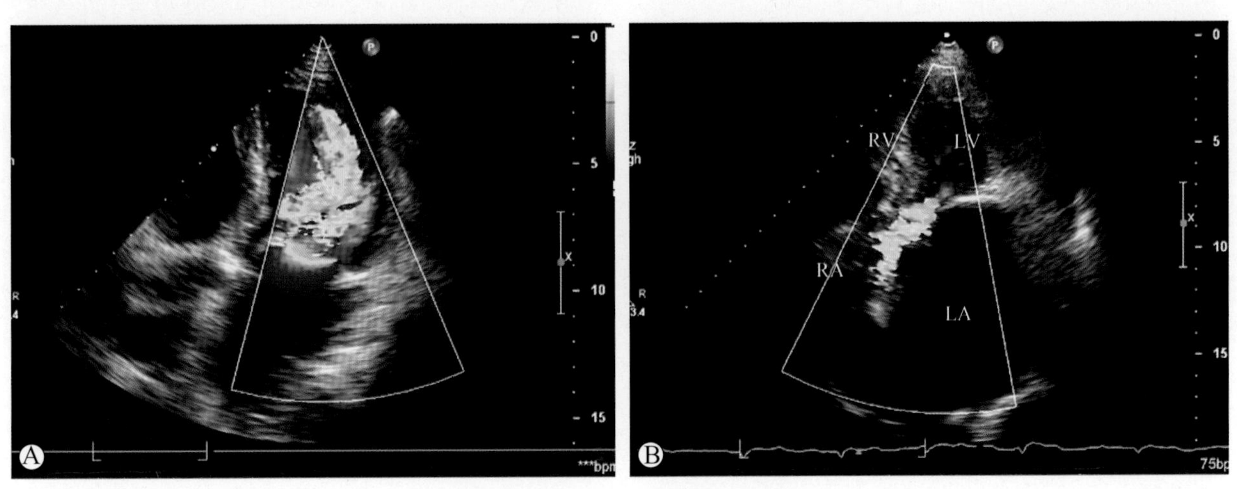

图17-4-56 彩色多普勒血流显像

A.心尖四腔心切面彩色多普勒血流显示源自二尖瓣口的五彩色湍流；B.心尖五腔彩色血流显示主动脉瓣上五彩色湍流。LA.左心房；RA.右心房；LV.左心室；RV.右心室

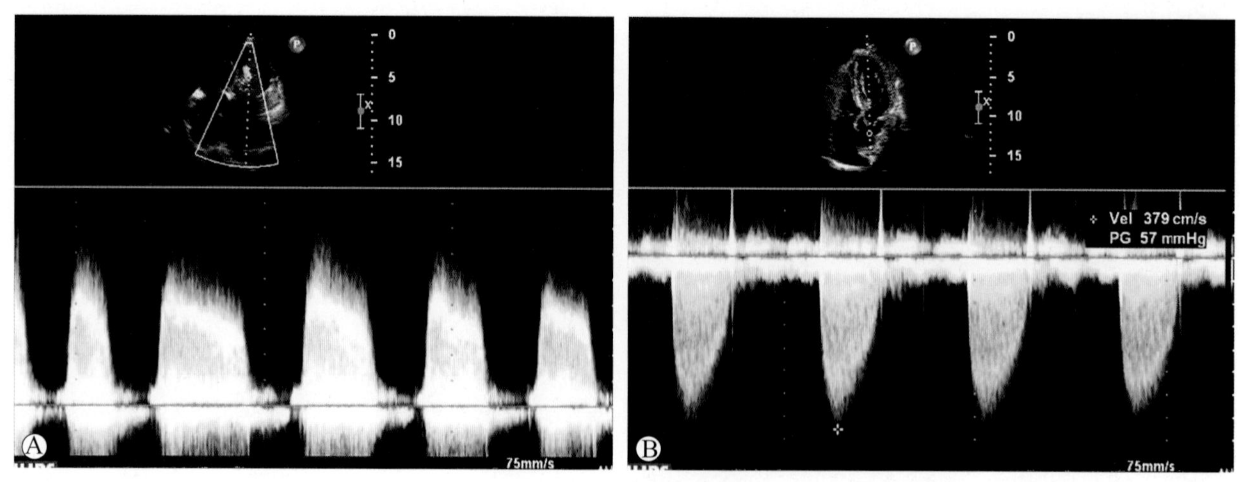

图17-4-57 频谱多普勒

A.联合瓣膜病，二尖瓣狭窄多普勒血流频谱；B.联合瓣膜病，主动脉瓣狭窄多普勒血流频谱

九、感染性心内膜炎

感染性心内膜炎是指细菌或其他微生物迁徙至心脏瓣膜和（或）心内膜、大血管内膜的炎症病变。临床上常把发病后6周内的感染性心内膜炎称为急性感染性心内膜炎；发病超过6周者称为亚急性感染性心内膜炎，但两者间常无明显界限。

（一）病因

感染性心内膜炎常发生于原有心脏病基础之上，包括风湿性心脏瓣膜病、先天性心血管畸形、二尖瓣脱垂、瓣膜及瓣下结构退行性变、人工瓣膜置换术后等。风湿性心脏病，感染性心内膜炎最常发生于二尖瓣关闭不全及主动脉瓣关闭不全，而发生于单纯二尖瓣狭窄伴心房颤动者少见，发生于肺动脉瓣者罕见。先天性心血管畸形中，以单纯主动脉缩窄、动脉导管未闭、室间隔缺损、法洛四联症最常见。

（二）病理生理

心血管的器质性损害和畸形是造成感染性心内膜炎的内因条件。病损部位通常为跨瓣压差明显处、瓣膜反流处、血液分流处等引起血流动力学上压力急剧变化的部位。压力急剧变化及血流严重冲击使内膜破坏，胶原纤维暴露，血小板及纤维蛋白原沉积从而形成无菌性血栓。当细菌经血流黏附于病损部位时，由于纤维素覆盖，形成细菌性赘生物。赘生物易出现于压力阶差较大的低压部位。感染性心内膜炎患者的心血管结构可不断发生变化，出现多种影响预后的并发症，感染侵及瓣膜、腱索、乳头肌，邻近心肌时，可以引起瓣叶穿孔、腱索、乳头肌断裂导致严重瓣膜关闭不全、瓣周脓肿。由于赘生物基质较脆，易发生破碎、脱落，从而导致栓塞发生。

在风湿性心脏瓣膜病中，赘生物易出现于二尖瓣的左心房面，主动脉瓣的左心室面。

在先天性心脏病中，细菌性赘生物易出现在动脉导管未闭患者导管的肺动脉部位，以及室间隔缺损的右心室面。房间隔与较大的室间隔缺损由于不存在较大的压力阶差，细菌性赘生物发生的危险较小。

（三）超声心动图表现

超声心动图可检出心脏赘生物，并可发现新的异常反流或分流信号，同时可评价瓣膜功能和心脏功能。因此，在新的Duck诊断标准中，超声心动图检查是主要的检查手段及诊断标准之一。

常于左心室长轴切面、四腔心切面、主动脉根部短轴及二尖瓣水平短轴切面观察二尖瓣及主动脉瓣情况。四腔心及右心长轴切面观察三尖瓣情况，右心室流出道及肺动脉长轴切面观察肺动脉瓣情况。

二维及M型超声心动图可见赘生物呈团块样或蓬草样附着于瓣膜、腱索，或有蒂与瓣膜相连，可见震颤。受累瓣叶增厚变形，呈多重回声或“毛刺样”（图17-4-58）。感染性赘生物易导致瓣膜穿孔及关闭不全，严重者甚至腱索断裂，从而出现“吊床样”“连枷样”回声。若瓣周明显增厚，考虑为瓣周脓肿出现。

1.二尖瓣赘生物　二尖瓣可见毛糙的赘生物附着于心房面，赘生物大小不等，呈团块状或片状，较大的赘生物多数活动度较大，随心动周期甩动，收缩期位于左心房侧，舒张期甩入左心室，回声强度随病程而增强，瓣叶不均匀性增厚（图17-4-59～图17-4-61）。二尖瓣多数开放尚好，闭合不良。

2.主动脉瓣赘生物　主动脉瓣增厚，回声增强，赘生物多附着于左心室面，多数活动度较大，随心动周期甩动，幅度较大时可进入左心室流出道（图17-4-62～图17-4-64）。

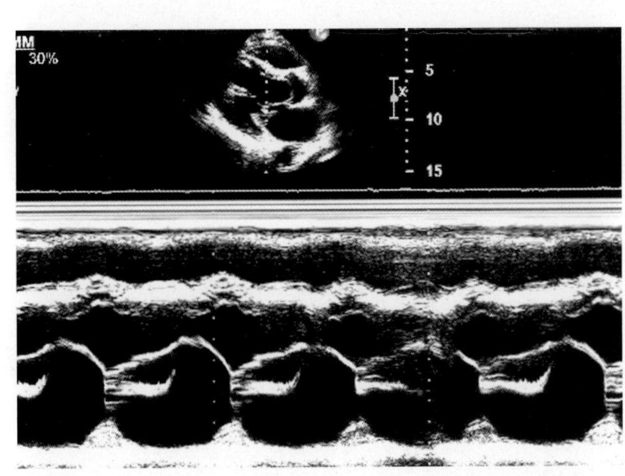

图17-4-58　M型曲线可见二尖瓣后叶毛糙的强回声

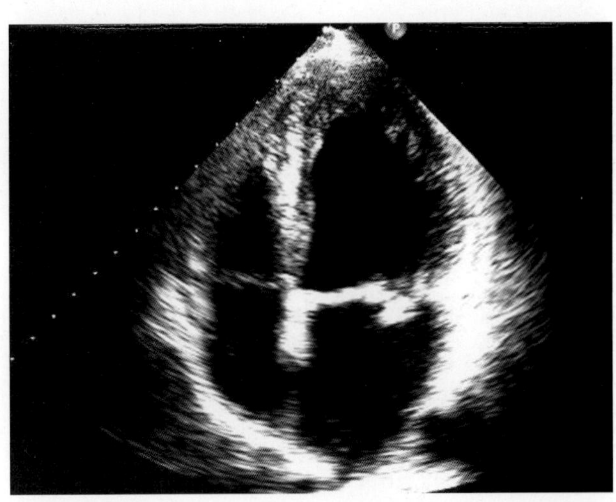

图17-4-59　四腔心切面，左心房内可见二尖瓣后叶赘生物呈强回声

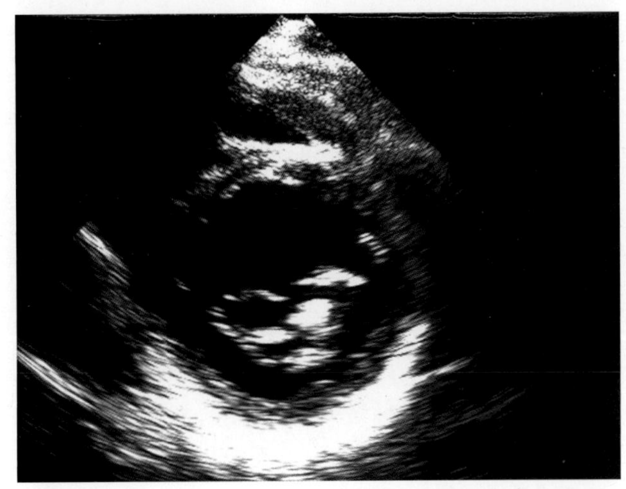

图17-4-60　二尖瓣口短轴，二尖瓣口赘生物与后叶相连

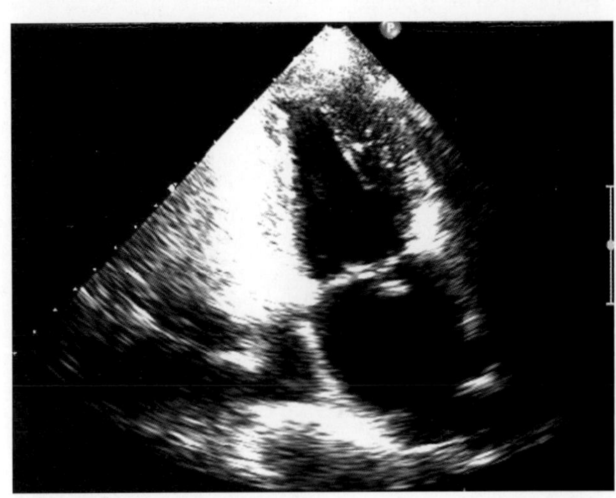

图17-4-61　左心室两腔心，收缩期左心房内可见二尖瓣后叶赘生物

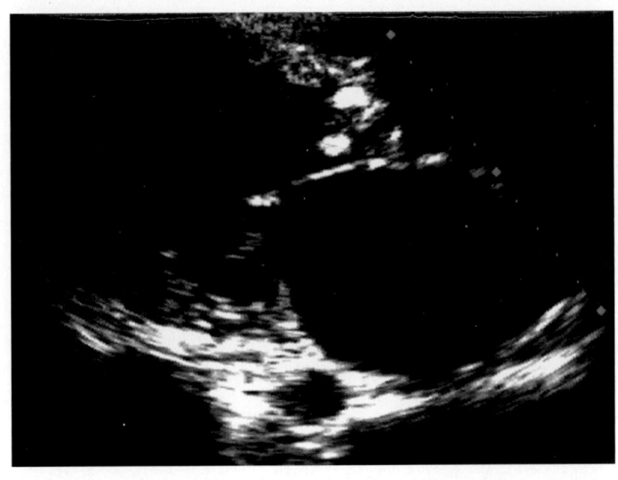

图17-4-62　左心室长轴切面显示主动脉瓣赘生物舒张期位于左心室流出道

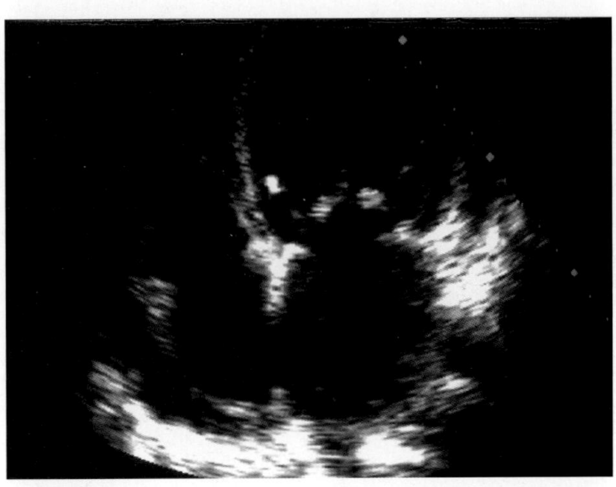

图17-4-63　心尖四腔心显示舒张期可见主动脉瓣赘生物甩入左心室流出道

3.三尖瓣赘生物　三尖瓣上可见粗糙不规则的活动性团块附着，瓣叶活动尚好。三尖瓣赘生物常大于左心赘生物，可能是由于三尖瓣瓣叶较大而右心房、右心室压力较低，使赘生物容易在三尖瓣生长得较大。

4.肺动脉瓣赘生物　二维超声于右心室流出道或大动脉短轴切面显示肺动脉瓣单瓣增厚，回声增强，可见粗糙的“团块样”回声附着，随瓣叶甩动。

5.人工瓣赘生物　人工瓣置换术后，二维超声无论从哪个切面观察人工瓣的结构均不是很满意，尤其是瓣周的强回声及机械瓣的反射都影响对较小的赘生物的识别，超声医师须引起高度重视。赘生物早期较小，呈毛刺状，随病情进展变大如“蓬草样”，感染常波及瓣周组织导致瓣周脓肿、瓣周漏形成。

彩色多普勒超声心动图可见受累瓣叶多出现关闭不全。据受累的严重程度，常可见中至大量反流信号（图17-4-65）。当腱索受损，导致瓣叶脱垂时，反流呈偏心性。

随着经食管超声心动图技术的进步，赘生物非侵入性检测技术显著提高，经食管超声心动图在检测赘生物、脓肿和瓣周损伤方面的特异性和敏感度均较常规经胸检查高，因此成为检测赘生物最有价值的检查方法。

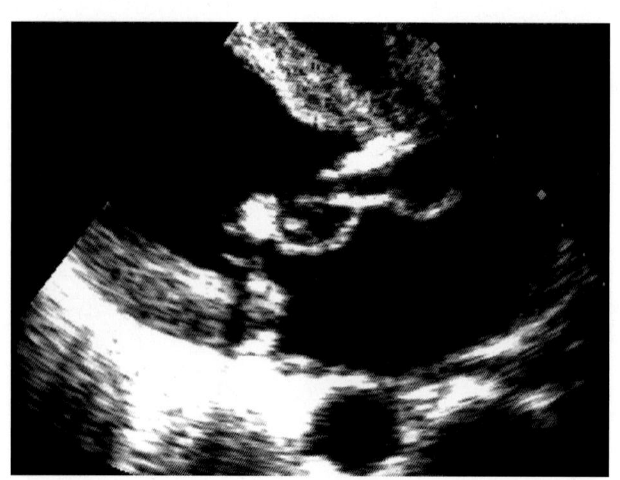

图17-4-64　左心室长轴切面显示二尖瓣、主动脉瓣均可见赘生物形成

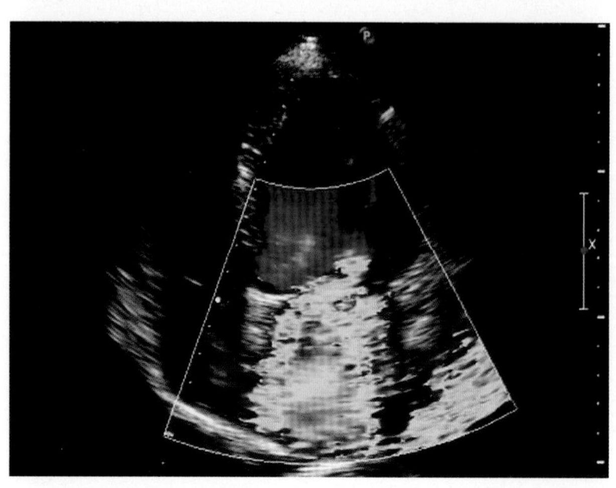

图17-4-65　四腔心切面显示赘生物导致二尖瓣关闭不全，左心房可见大量反流

赘生物的鉴别诊断：与风湿性心脏瓣膜病相比，感染性心内膜炎是一种破坏性疾病，瓣膜上的菌样赘生物常导致瓣叶穿孔，腱索断裂呈连枷样改变，而瓣叶活动不受限；风湿性心脏瓣膜病是一种增生性疾病，瓣膜纤维化、钙化、粘连，常使瓣叶活动受限并有僵硬感。

十、人工心脏瓣膜

1960年Harken等首先用笼球式人工机械心脏瓣膜（机械瓣）置换主动脉瓣并获得成功，同年Starr等置换二尖瓣也获得成功，从此开始了机械瓣的临床应用。1968年Carpentier等用戊二醛高压固定法使人工生物心脏瓣膜（生物瓣）的使用寿命显著延长，从而使生物瓣应用于临床。

（一）人工心脏瓣膜分类

目前，应用于临床治疗的人工心脏瓣膜主要有人工生物瓣和人工机械瓣两种。

1.人工生物瓣（图17-4-66）　是仿照人的主动脉瓣3个半月瓣的结构，用生物组织制作而成。瓣膜材料主要有同种同体组织，如阔筋膜、肺动脉等；同种异体组织，如主动脉、硬脑膜、阔筋膜等；异种异体组织，如猪的主动脉瓣、牛的主动脉瓣、牛心包等。生物瓣的血流通过瓣口为中心血流，血流动力学性能好。但是由于生物瓣容易钙化、衰败、破损撕裂等原因，其使用寿命较短，限制了临床应用范围。

2.人工机械瓣（图17-4-67）　是目前临床上应用最多的一种人工心脏瓣膜，其发展历程包括第1代笼球瓣、笼碟瓣；第2代倾碟瓣；第3代双叶瓣。笼球瓣构造简单、启闭稳定，但由于中心血流受阻，在球瓣前后有涡流。笼碟瓣的阀体为碟形，质量较轻，但跨瓣压差大、属于周围血流型，血流动力学性能差。倾碟瓣的阀体为碟形，由圆形碟环内铰链结构将碟片悬夹于瓣环内，碟片开启时向一侧倾斜60°～80°，血流被分为不相等的两部分，属于半中心血流型，经过大孔的流动基本为层流，血流动力学性能较好，但是小孔下游有较大的滞流区。第1代和第2代人工机械瓣易出现血栓，偶尔出现浮动碟片与支架碰撞的现象。目前临床上使用的主要是第3代的双叶瓣，它由2个半圆形片状瓣叶和1个圆形瓣环组成，每个瓣叶直径的两端各有1个轴与瓣环内相应凹槽构成铰链，可以自由启闭、有效瓣口面积较大、跨瓣压差小，属于中心血流型，血栓栓塞率低。机械瓣在临床应用中存在的最大问题就是患者必须终生进行抗凝治疗。

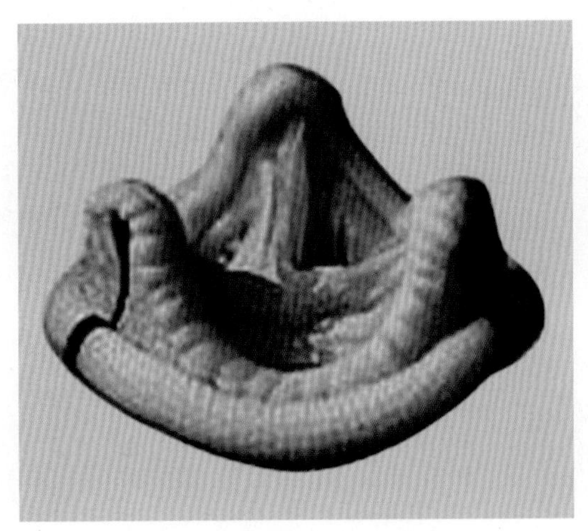

图17-4-66　人工生物瓣

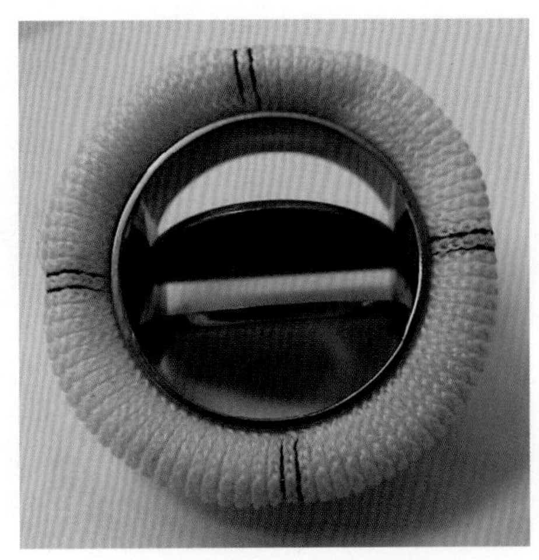

图17-4-67　人工机械瓣

（二）人工心脏瓣膜功能障碍

人工心脏瓣膜功能障碍分为内源性和外源性。内源性为机械瓣结构损坏，如瓣叶磨损、破碎、瓣柱断裂等。外源性引起的原因有瓣周肉芽组织异常增生侵入瓣口、细菌性心内膜炎、赘生物、血栓、瓣下保留或残留结构、缝线脱落等引起瓣叶活动受限，其中血栓形成是机械瓣功能障碍常见原因。人工生物瓣钙化、衰败、破损撕裂等原因导致瓣膜功能异常。

1.血栓　人工心脏瓣膜术后血栓形成是人工瓣的严重并发症。血栓会引起人工心脏瓣膜阻塞和瓣叶开放障碍，以及引起其他临床血栓栓塞事件。

2.心内膜炎　感染常发生在人造瓣环和自体瓣环的结合处，并引起瓣周脓肿、开裂、假性动脉瘤和瓣周漏。机械瓣感染多从瓣周部位开始，通常形成瓣周脓肿，不易形成赘生物。生物瓣心内膜炎更常发生于瓣叶上，并导致瓣叶尖端破裂、穿孔和赘生物形成，多数发生于手术后1年内。

3.膜狭窄　人工机械瓣置换术后跨瓣压差均明显高于正常自然瓣膜（图17-4-68）。然而由于人工瓣型号选择偏小等因素，也会导致类似瓣膜狭窄的病理性血流动力学改变。生物瓣多数由于瓣叶增厚、粘连、钙化等引起狭窄出现。

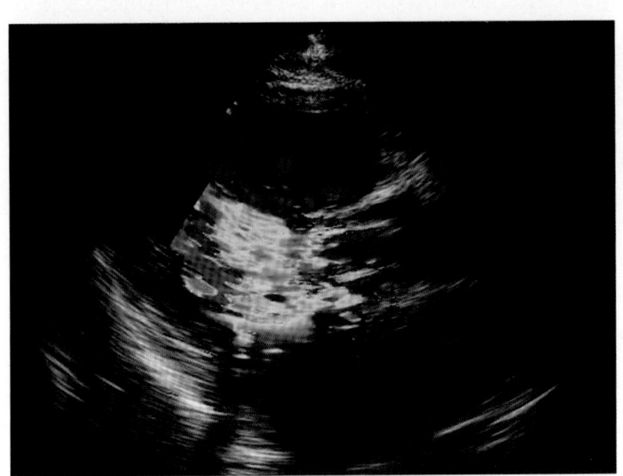

图17-4-68　人工瓣彩色血流图像显示二尖瓣前向流速偏快

4.反流　因机械瓣具有机械惰性，须借助少量反流冲击关闭瓣叶，因此均有少量功能性反流。病理性反流常见于以下3种情况。

（1）生物瓣叶增厚和钙化、穿孔、脱垂、赘生物。

（2）机械瓣血栓或肉芽组织增生，瓣环开裂，瓣片脱位。

（3）瓣周漏（图17-4-69）：缝合开裂所引起的缝合环和周围自然瓣组织之间的病理性反流。瓣周漏最常见于机械瓣。

（三）人工心脏瓣膜的超声检测

人工心脏瓣膜置换后准确观察人工心脏瓣膜装置的形态结构和功能，对评价人工心脏瓣膜置换的效果和预后评估具有价值。二尖瓣位人工心脏瓣膜（图17-4-70）常在胸骨旁左心室长轴切面、左心室短轴二尖瓣水平切面、心尖四腔心切面观察。主动脉瓣位人工心脏瓣膜常在胸骨旁左心室长轴切面、心底短轴切面及心尖五腔心切面探查。

1.二维超声心动图　主要观察人工心脏瓣膜位置和类型、瓣架固定状态、瓣周是否有裂隙。瓣叶活动情况，以及瓣叶上有无异常回声光团等。人工心脏瓣膜血栓发生多为低于瓣架回声的低回声团块，活动度较低，附着于瓣周或瓣叶。如果附着团块松散，活动度大，“毛刺样”或“蓬草样”，结合有无发热等病史，首先考虑赘生物可能。

2.多普勒超声心动图

（1）彩色多普勒血流显像观察：人工心脏瓣膜前向血流类型；瓣口反流及其程度；是否有瓣周漏。生理性反流一般流速低，病理性反流流速多出现半圆形血流汇聚区，反流流速较高。瓣周漏为源于瓣架与瓣环之间的

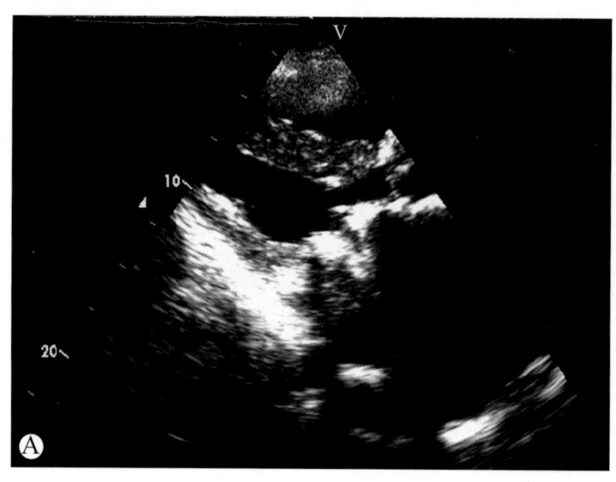

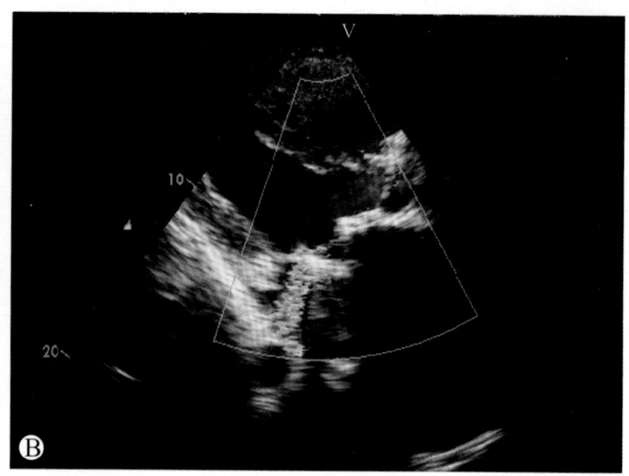

图 17-4-69 瓣周漏

A. 人工二尖瓣位机械瓣瓣周漏；B. 同一患者瓣周漏彩色血流情况

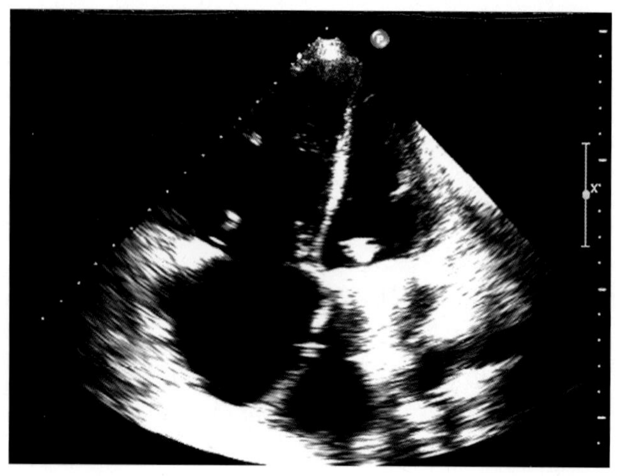

图 17-4-70 正常人工二尖瓣位机械瓣

反流信号。

（2）频谱多普勒测量各类人工心脏瓣膜前向血流参数：①二尖瓣位人工心脏瓣膜，测量最大流速、平均压差和压差半降时间。②主动脉瓣位人工心脏瓣膜，测量最大流速及压差、平均压差。③三尖瓣位人工心脏瓣膜，测量最大流速、最大压差、平均压差。

人工心脏瓣膜的血流动力学性能通常用跨瓣压差、有效瓣口面积等指标来评价。人工心脏瓣膜的跨瓣压差是指血流经过人工心脏瓣膜时，由于瓣口对血流的阻滞作用，所产生的压力阶差，是评价人工瓣膜功能的最重要的血流动力学参数之一。跨瓣压差越小，瓣膜的收缩期性能越好，然而，目前在临床上应用的人工心脏瓣膜都有明显的跨瓣压差。一般认为，正常的跨瓣压差应小于 40mmHg。

（四）经食管超声心动图及实时三维超声心动图

由于人工心脏瓣膜中金属成分对超声反射的干扰，使其在瓣膜后方产生多重反射，对瓣周、瓣膜血栓及纤维组织长入瓣口，瓣下残留腱索卡瓣的诊断仍有一定难度，并影响对其形态及血流的观察，经食管超声心动图及实时三维超声心动图检查可弥补常规二维经胸超声检查的不足。实际应用中可结合具体情况应用超声心动图新技术。

（王彩荣 高 敬）

第五节 非发绀型先天性心脏病

一、心房内异常交通

（一）概述

真正意义上的房间隔应该满足：①分隔左右心房腔的间隔组织；②用探针穿过或切除该部分组织，不应累及或损伤心房外的组织结构。令人惊讶的是只有很小一部分房壁符合这一真正房间隔定义，即卵圆孔瓣及其卵圆孔前下缘的肌性间隔组织，该肌性间隔支撑卵圆瓣，并与房室间隔相接壤，该处缺损是真正的房间隔缺损，这一部位缺损称为中央孔型缺损（又称为继发孔缺损）。卵圆孔后上方的房间隔（常被称为第二房间隔）并非真正的房间隔，而是左右心房后壁向心房内折曲（胚胎期发生在肺静脉与心房连接后）形成的皱褶，皱褶内富有脂肪组织（图 17-5-1）。

中央型房间隔缺损是引起心房内分流的最常见原因，但其他类型的缺损（如静脉窦型缺损、冠状静脉窦型缺损、原发孔缺损）并非真正意义上的房间隔缺损，所以将引起心房内异常分流的一组畸形统称为心房内异常交通。

心房内异常交通是先天性心脏病中较常见的一种心脏畸形，占 16% ～ 22%，根据缺损的部位不同可以分为多种类型。卵圆孔在成人中有 20% ～ 25% 未完全闭合，多不引起两个心房间的明显分流，故过去被认为多无明显临床意义，但最近研究发现，可能与一过性脑缺血及脑栓塞有关。

（二）病理解剖与分型

心房内交通可根据缺损部位不同分为以下几种类型：原发孔型房间隔缺损（Ⅰ孔型房间隔缺损）、中央型房间隔缺损（继发孔型房间隔缺损）、静脉窦型房间隔缺损（上腔型和下腔型）、冠状窦型房间隔缺损、混合型房间隔缺损（图17-5-2）。

房间隔缺损多单独出现，亦可合并肺静脉异位引流、房室间隔缺损、永存左上腔静脉、二尖瓣脱垂、二尖瓣狭窄、肺动脉瓣狭窄等畸形。

1.原发孔型房间隔缺损　占房间隔缺损的15%～20%，缺损位于房间隔的下部近房室瓣处，常累及房室瓣，引起二尖瓣前叶裂缺、三尖瓣畸形等，其本质属于部分型房室间隔缺损的范畴（部分型心内膜垫缺损），详见房室间隔缺损相关内容。

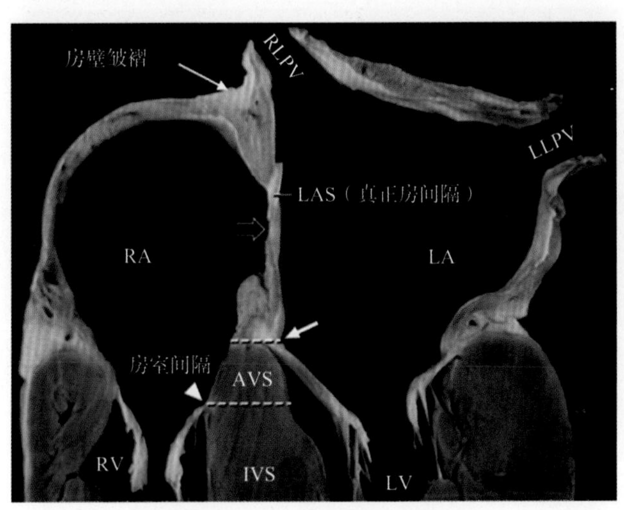

图17-5-1　正常房间隔解剖图

RA.右心房；LA.左心房；RLPV.右下肺静脉；RV.右心室；LV.左心室；LLPV.左下肺静脉；AVS.房室间隔；IVS.室间隔

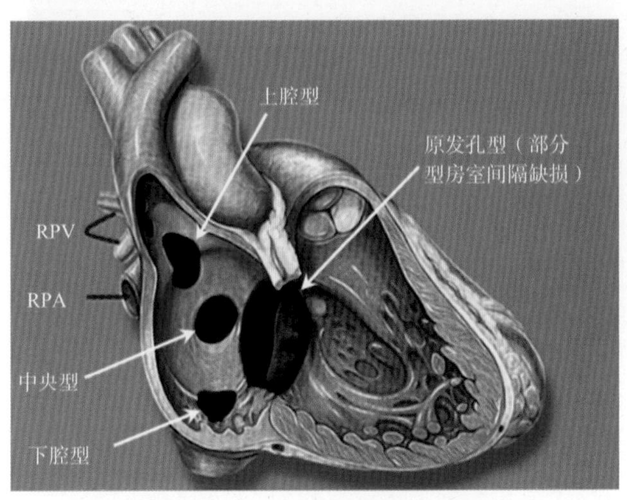

图17-5-2　房间隔缺损类型示意图

分别显示中央型、原发孔型、上腔型和下腔型房间隔缺损，上腔型房间隔缺损常伴有肺静脉异位引流。RPV.右肺静脉；RPA.右肺动脉

2.中央型房间隔缺损　此为房间隔缺损中最多见的一种，约占76%，缺损位于房间隔中心卵圆窝或侵及其周边的房间隔结构，是由于卵圆孔瓣或卵圆孔边缘肌肉组织缺损、穿孔甚至缺如引起。缺损多为单发，亦可两个以上或多发呈筛孔状。

3.静脉窦型房间隔缺损　包括上腔型和下腔型，此型较少见，占12%～15%，上腔型缺损位于卵圆孔上方，靠近上腔静脉入口，上腔静脉骑跨于房间隔上。下腔型缺损位于下腔静脉入口处，靠近冠状静脉窦。静脉窦型缺损卵圆孔及周围的肌性边缘是完整的。本型缺损并非真正意义上的房间隔缺损，且常伴有肺静脉异位引流，尤其是上腔型。

4.冠状窦型房间隔缺损（冠状静脉窦无顶综合征）　此型缺损为冠状静脉窦与左心房后下壁间分隔不完全或无分隔，致使左心房血液经冠状窦入右心房，此畸形常伴永存左上腔静脉，此型最为少见。

5.混合型房间隔缺损　两种或两种以上缺损同时存在，此型缺损一般较大，房间隔几乎完全缺如，其血流动力学改变似单心房，称功能性单心房，约占8.5%。

（三）病理生理

在正常心脏，左心房压力比右心房压力高约0.66kPa（5mmHg），当存在房间隔缺损时，因压差的存在使血液自左心房分流到右心房，使肺循环血流量增加，体循环血流量减少，导致右心容量加大，而发生右心系统扩大。若分流量过大，超过肺循环血量的限度时，可出现动力型肺动脉压力升高，随病情发展，长期肺动脉高压使肺小动脉壁增厚，管腔变窄，因而，肺血管阻力增加，肺动脉高压从动力型变为阻力型，左向右分流量逐渐减少，而最终导致心房水平的右向左分流，称为艾森门格（Eisenmenger）综合征，临床上出现发绀、右心衰竭等症状。

值得强调的是，下腔型房间隔缺损时，常因下腔静脉骑跨于房间隔上，加上残留的下腔静脉瓣（Eustachian瓣）较大，致使部分下腔静脉血液分流入左心房，而产生右向左分流，临床上可出现发绀，切莫误认为已发展成艾森门格综合征。

（四）超声心动图表现

1.常用切面　主要切面有胸骨旁四腔心、大动脉短轴切面，剑突下四腔心、大动脉短轴切面，剑突下腔静脉长轴切面。对于较肥胖的成年人等常规切面显示不清者，可选用右侧透声窗的各切面，对诊断非常有帮助。

2.超声心动图表现

（1）M型超声心动图：右心室增大，右心室流出道增宽。室壁运动异常：房间隔缺损时右心容量负荷增加，致使右心室前壁运动幅度增强，而室间隔运动幅度减低、平坦，甚至与左心室后壁呈同向运动。

（2）二维超声心动图

①右心扩大：右心房、右心室内径增大，右心室流出道增宽。

②房间隔连续性回声中断：这是诊断房间隔缺损的直接征象，不同类型的房间隔缺损，回声缺失的部位亦不同。

中央型：缺损位于房间隔中部的卵圆孔处，四周有完整的房间隔组织结构（图17-5-3，图17-5-4）。

上腔型：近似胸骨旁四腔心切面示缺损位于房间隔后上方。剑突下切面探查显示上腔静脉入口的下方房间隔回声中断，上腔静脉骑跨于房间隔上（图17-5-5）。

下腔型：近似胸骨旁四腔心切面示缺损位于房间隔后下方，剑突下切面探查显示下腔静脉入口处房间隔回声中断，下腔静脉骑跨于房间隔上（图17-5-6）。

静脉窦型房间隔缺损：①缺损靠近上腔或下腔静脉入口处；②上腔静脉或下腔静脉骑跨在房间隔之上；③卵圆孔瓣及其周边肌性组织完整。

注：从本质上讲，静脉窦型房间隔缺损（上腔型和下腔型）的部位并非真正的房间隔，发生率较低。比较多见的类型是继发孔型房间隔缺损向上腔静脉或下腔静脉入口处延伸的较大型缺损，两者应加以鉴别。

冠状窦型房间隔缺损：较小的缺损诊断比较困难，多不能直接显示回声缺失，仅能显示冠状静脉窦扩张；较大的缺损，冠状静脉窦多扩张，冠状静脉窦周围房间隔回声缺失，冠状静脉窦与左心房后下之间，不能探及完整的冠状窦壁回声，同时多合并左上腔静脉入左心房，彩色多普勒超声心动图对诊断有重要价值（图17-5-7，图17-5-8）。

需要指出的是对于胸骨左缘或剑突下切面显示不清，以

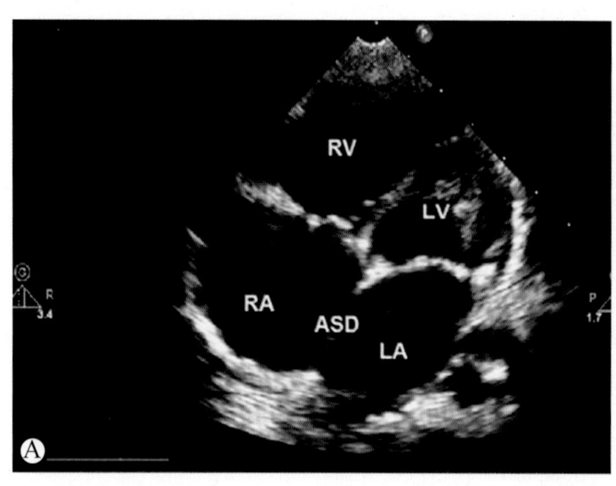

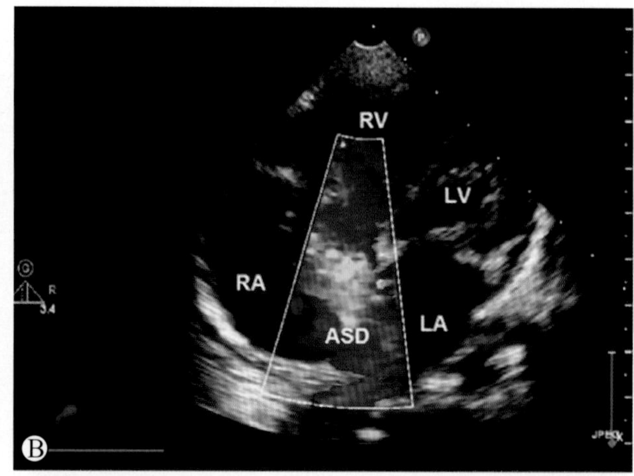

图17-5-3 中央型房间隔缺损声像图（一）

A.胸骨旁四腔心切面显示房间隔中央回声缺失；B.彩色多普勒显示房水平的左向右红色分流束。RV.右心室；LV.左心室；RA.右心房；ASD.房间隔缺损；LA.左心房

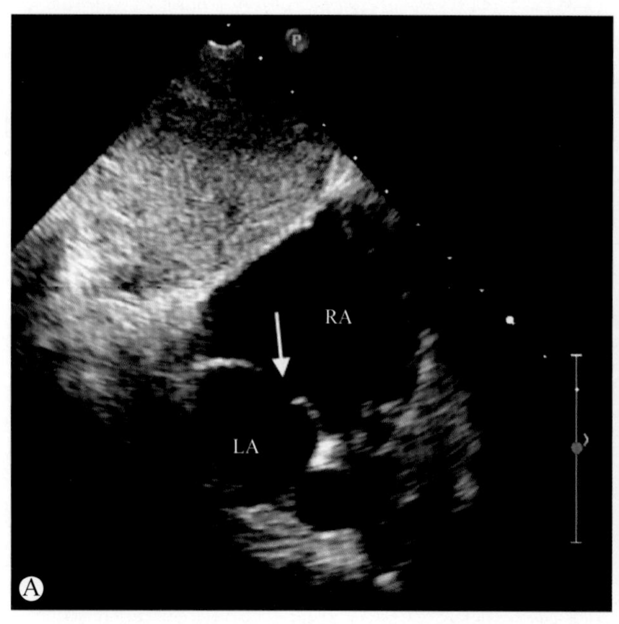

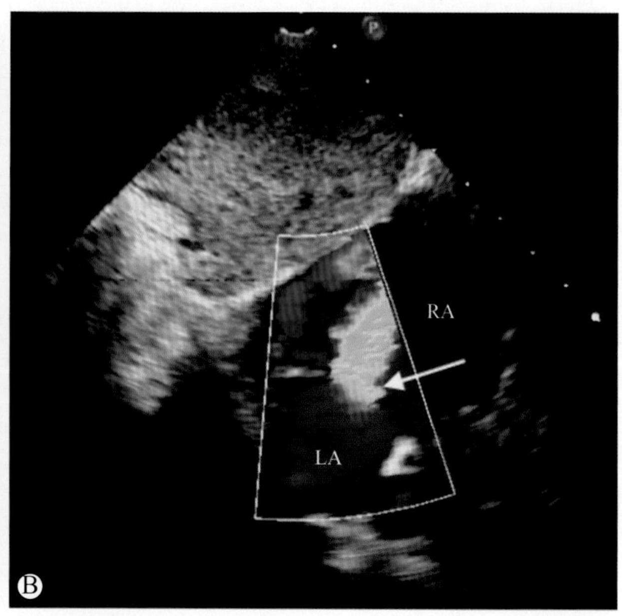

图17-5-4 中央型房间隔缺损声像图（二）

A.剑突下长轴切面显示房间隔中央回声缺失；B.彩色多普勒显示房水平的左向右红色分流束。RA.右心房；LA.左心房

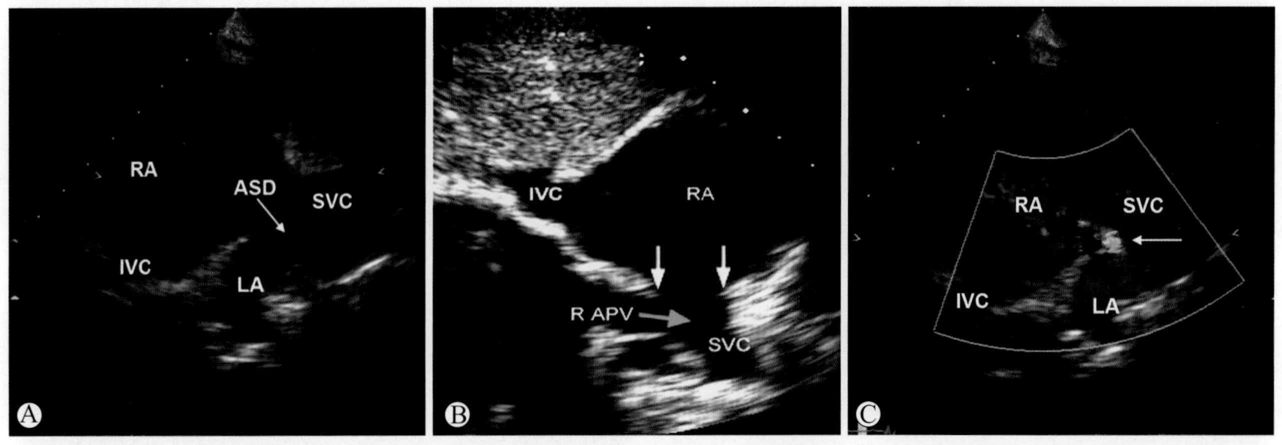

图17-5-5　上腔型房间隔缺损声像图

近上腔静脉入口处房间隔回声缺失，彩色多普勒示进上腔处左向右分流，多伴有部分型肺静脉异位引流　A.右胸骨旁长轴切面；B.剑突下长轴切面；C.彩色多普勒声像图。R APV.异常连接的右上肺静脉；RA.右心房；LA.左心房；IVC.下腔静脉；ASD.房间隔缺损；SVC.上腔静脉；RAPV.肺静脉异位引流

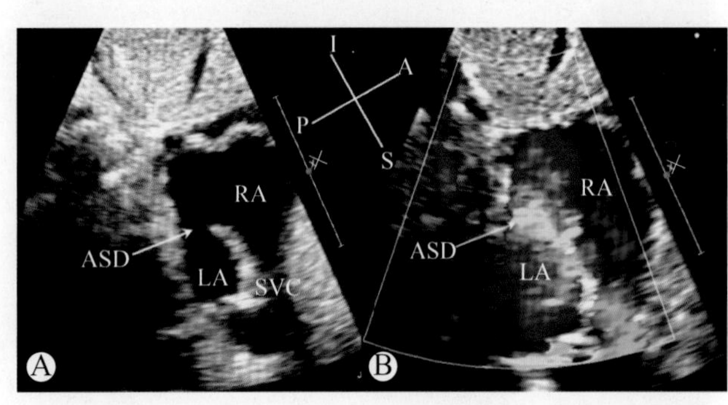

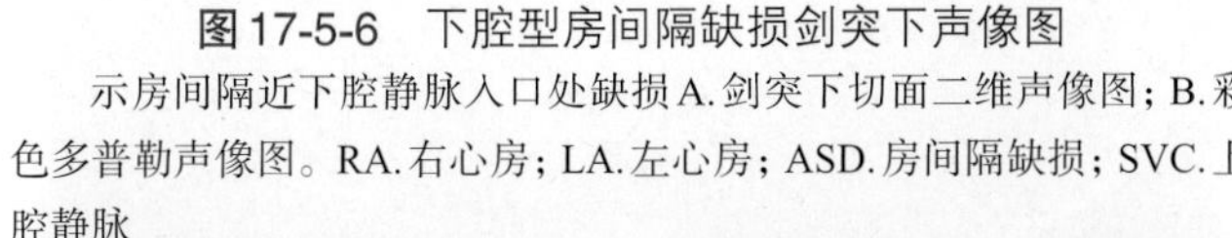

图17-5-6　下腔型房间隔缺损剑突下声像图

示房间隔近下腔静脉入口处缺损A.剑突下切面二维声像图；B.彩色多普勒声像图。RA.右心房；LA.左心房；ASD.房间隔缺损；SVC.上腔静脉

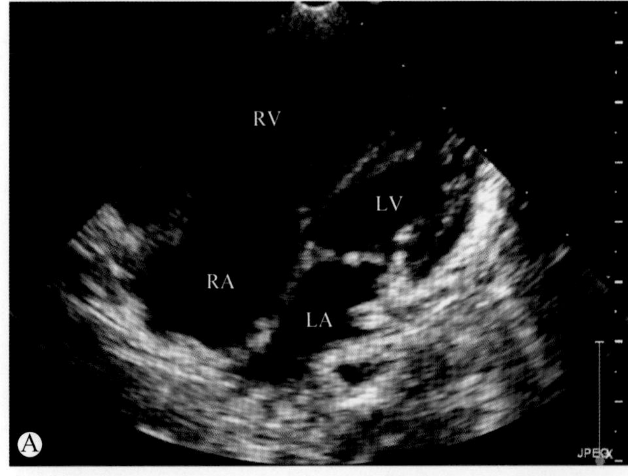

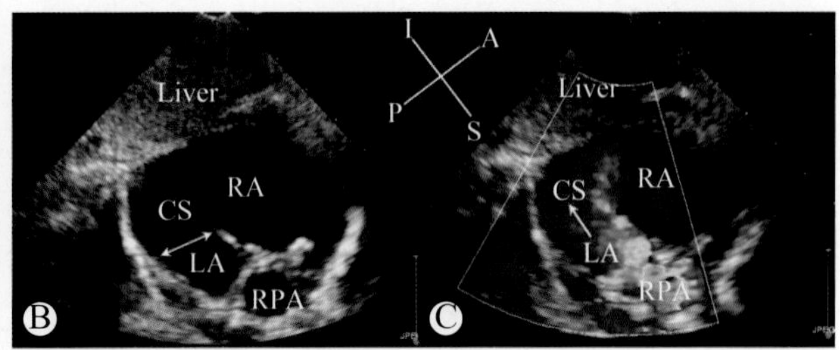

图17-5-7　冠状静脉窦缺损（无顶综合征）声像图

A.四腔心切面显示房间隔回声完整；B.剑突下长轴切面显示冠状窦壁回声失落；C.彩色多普勒显示左心房向冠状静脉窦分流束。RV.右心室；RA.右心房；LV.左心室；LA.左心房；Liver.肝；CS.冠状静脉窦；RPA.右肺动脉

及肥胖患者，可以采取右侧卧位，应用右侧旁四腔、心房两腔或上下腔静脉长轴切面，常能清晰地显示房间隔缺损。

3.彩色多普勒超声心动图　可显示左心房向右心房的穿隔分流束，其宽度与房间隔缺损的大小成正比，缺损大，分流束宽；缺损小，分流束窄。若出现肺动脉高压时，随着压力的增高，左向右分流会逐渐减少，最后导致房水平的右向左分流，临床上出现发绀等症状。

彩色多普勒超声心动图对冠状静脉窦间隔缺损的诊断有重要价值，多能显示冠状静脉窦口血流增多、增速，缺损较大者可显示血流自左心房经冠状静脉窦分流入右心房，常合并左上腔静脉入左心房。

4.声学造影　经肘静脉注入声学造影剂后，右心房、右心室顺序显影，由于左心房和右心房存在压差，右心房出现负性显影区，左心房内一般无声学造影剂。在声学造影过程中，让受检者做Valsalva动作、连续咳嗽等，使右心房压力暂时升高，产生一过性少量房水平右向左分流，以便左心房内出现少量声学造影剂回声，从而提高诊断准确性。

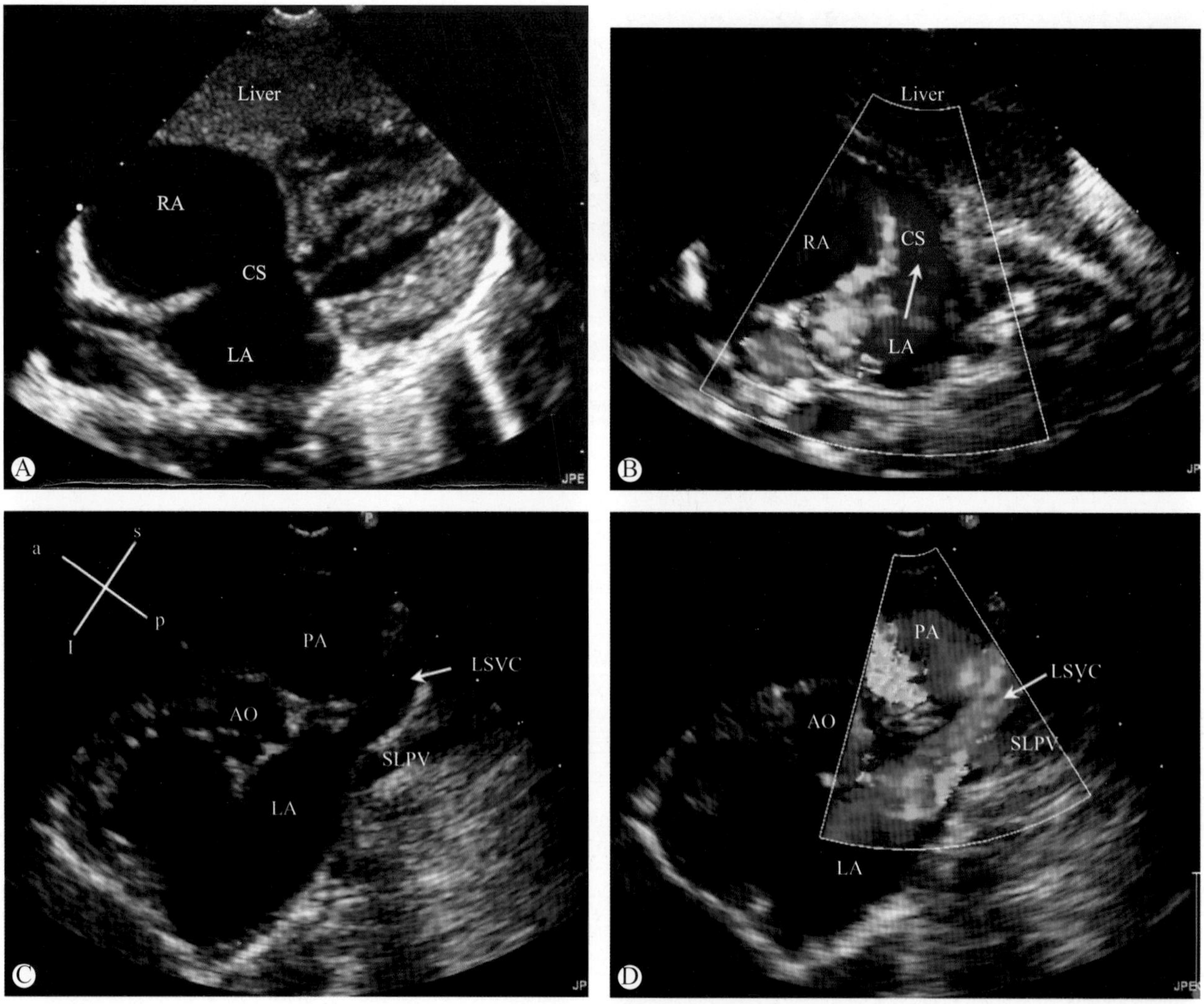

图 17-5-8　冠状静脉窦型房间隔缺损合并左上腔静脉入左心房声像图

A.剑突下低位四腔心切面显示冠状静脉窦型；B.剑突下低位四腔心切面彩色多普勒显示左心房通过冠状静脉窦进入右心房的血流束；C.左胸骨旁高位矢状切面二维显示左上腔静脉于左心房顶部与左心房连接；D.彩色多普勒显示左上腔静脉血流直接进入左心房。RA.右心房；LA.左心房；CS.冠状静脉窦；Liver.肝；AO.主动脉；PA.肺动脉；LSVC.左上腔静脉；SLPV.左上肺静脉

合并肺动脉高压时，房水平为双向或右向左分流，左心房内可清晰呈现造影剂回声。

冠状静脉窦间隔缺损常合并左上腔静脉入左心房，声学造影对此有重要诊断价值，左上肢声学造影可显示造影剂依次经左上腔静脉入左心房、冠状静脉窦、右心房。

5.经食管超声心动图　不受胸壁及肺组织的影响，声束方向与房间隔近呈垂直，因此不易造成回声失落导致的假阳性，且可最大限度地显示房间隔全部解剖结构，如房间隔缺损的位置、数目、大小及周边残余房间隔解剖状态，对房间隔缺损的诊断、分型及介入适应证的选择有重要价值（图 17-5-9～图 17-5-11）。

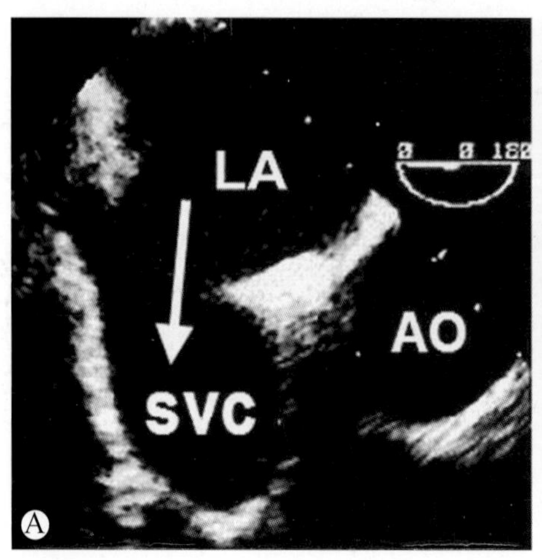

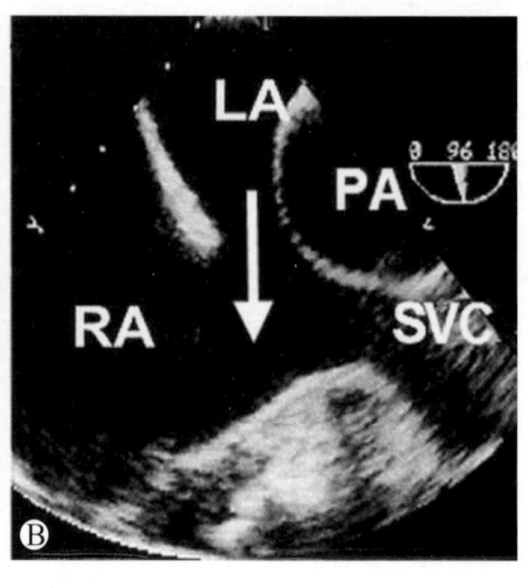

图 17-5-9　经食管超声心动图上腔静脉型缺损

A.短轴切面显示房间隔近上腔静脉入口处回声中断；B.长轴切面显示房间隔近上腔静脉入口处回声中断。LA.左心房；RA.右心房；PA.肺动脉；AO.主动脉；SVC.上腔静脉

经食管超声心动图在房间隔缺损介入性治疗中的应用，详见经食管超声心动图相关章节。

6.心腔内超声　将超声探头置于导管的前端，通过导管放置于心腔内，以对心内结构进行观察（图17-5-12）。

与经食管超声心动图比较有以下优点：通过右心导管的方法进行观察，减少了经食管超声给患者带来的痛苦；探头与心内结构的距离更加贴近，可采用高频探头，更能最大限度地观察房间隔全部解剖结构，评价房间隔缺损的位置、数目、大小；对房间隔缺损介入适应证的选择和介入治疗操作的指导作用，优于经食管超声心动图。缺点是探头价格较昂贵，且导管较粗，仅适用于较大儿童或成人。

二、室间隔缺损

（一）概述

胚胎时期心脏室间隔发育异常导致缺损，形成两心室间异常分流，称为室间隔缺损（ventricular septal defect，VSD）。室间隔缺损是最常见的先天性心血管畸形，占先天性心血管疾病的20%～25%，可单独存在，亦常为其他复杂心脏畸形的组成部分。

（二）病理解剖与分型

室间隔呈三角形，自左上（漏斗间隔）向右后下延伸，有一定的弧度，凸向右心室。室间隔由膜部和肌部两部分组成，膜部范围很小，它是中心纤维体向室间隔的延伸，膜部直接位于主动脉右冠瓣和无冠瓣的下方，与二尖瓣前叶、三尖瓣隔叶关系密切。肌部室间隔由三部分组成，流入部（窦部）、小梁部和流出部（漏斗部）。每一部分都近似三角形，共同的顶角为膜部，膜部为以上3个部位胚胎发育的汇合部，所以为缺损的好发部位。室间隔在左右心室的形态特征是不同的，左侧肌小梁较细腻；右侧肌小梁较粗大，在室间隔的右心室面有一粗大的肌小梁，被称为隔缘束（septomarginal trabeculation，SMT），它由体部和两个分支组成，呈“Y”字形，体部斜下向心尖部走行并发出调节束（moderator band），体部的头侧分成前后两支，分支的界限标志为圆锥乳头肌（medial papillary muscle），后支向膜部延伸，前支支撑肺动脉瓣（图17-5-13）。

注：关于室上嵴（supraventricular crest）的解剖结构争论很大，不同的学者，对室上嵴的认识和命名是不同的。Anderson等认为，在正常心脏，室上嵴是右心室顶部一个宽大的肌性结构，将三尖瓣和肺动脉瓣隔开。它本身由两个独特的肌束组成，一部分是心室漏斗褶（fold），组成室上嵴的大部分，由右心室壁向内部弯曲所组成，将房室瓣与半月瓣分隔开；另一部分是漏斗间隔，构成室上嵴的小部分，分隔左、右心室流出道。所以，室上嵴有两个功能：将三尖瓣与肺动脉瓣隔开；分隔两个心室的流出道。正常心脏这两部分是融为一体的，只有在畸形的心脏（如在圆锥动脉干畸形）它们的功能是分开的，室上嵴不是一个肌束而是两个肌束。但是，有一些学者将不同的心脏结构称作室上嵴。

基于上述原因及胚胎学因素，著名的心脏形态学家Anderson认为，在先天性心脏畸形中使用“室上嵴”这一名词常引起混乱，所以，在描述室间隔缺损部位时，建议避免用“室上嵴”这一名词。

室间隔缺损的分类方法种类繁多，容易引起混淆，下面介绍两种主要分类方法。

1. Anderson分类法　Anderson等主张依据缺损的边缘组成进行分类，这一分类方法简明扼要，对临床有重要的指导意义，已被广泛采用。根据缺损的边缘构成分为三类（图17-5-14）：①膜周室间隔缺损，缺损累及膜部间隔，由房室瓣、半月瓣与中心纤维体组成的纤维组织构成其边缘的一部分；②肌部室间隔缺损，其边缘均有肌肉组织构成，可根据累及室间隔的部位分为流入道、小梁部和流出道；③双动脉（干）下室间隔缺损（doubly

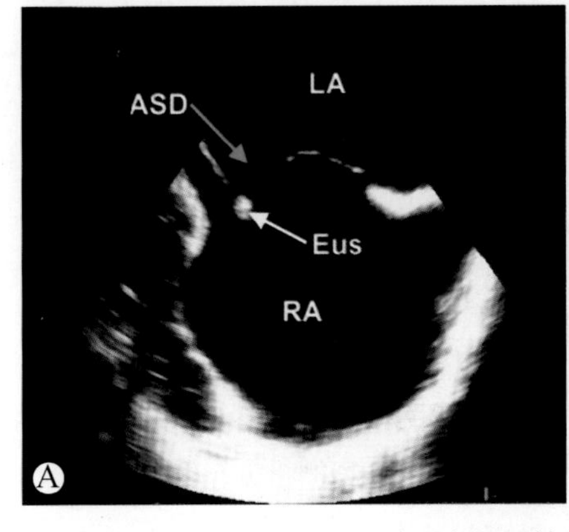

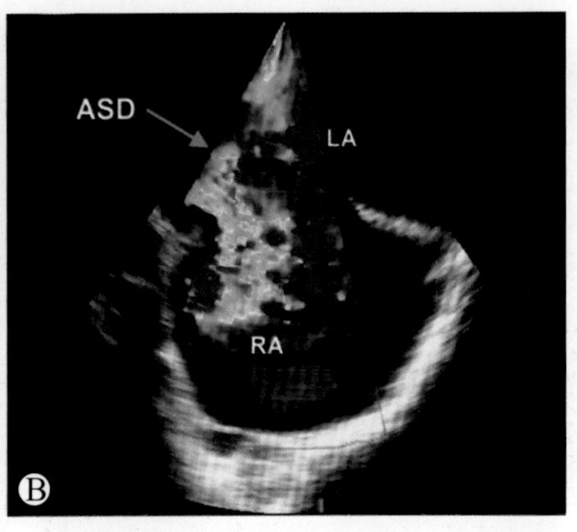

图17-5-10　下腔型房间隔缺损——经食管超声心动图声像图

A.上下腔静脉长轴切面显示近下腔静脉入口处房间隔回声中断，卵圆孔处回声完整；B.彩色多普勒显示左向右分流的蓝色血流束。Eus.下腔静脉瓣；LA.左心房；RA.右心房；ASD.房间隔缺损

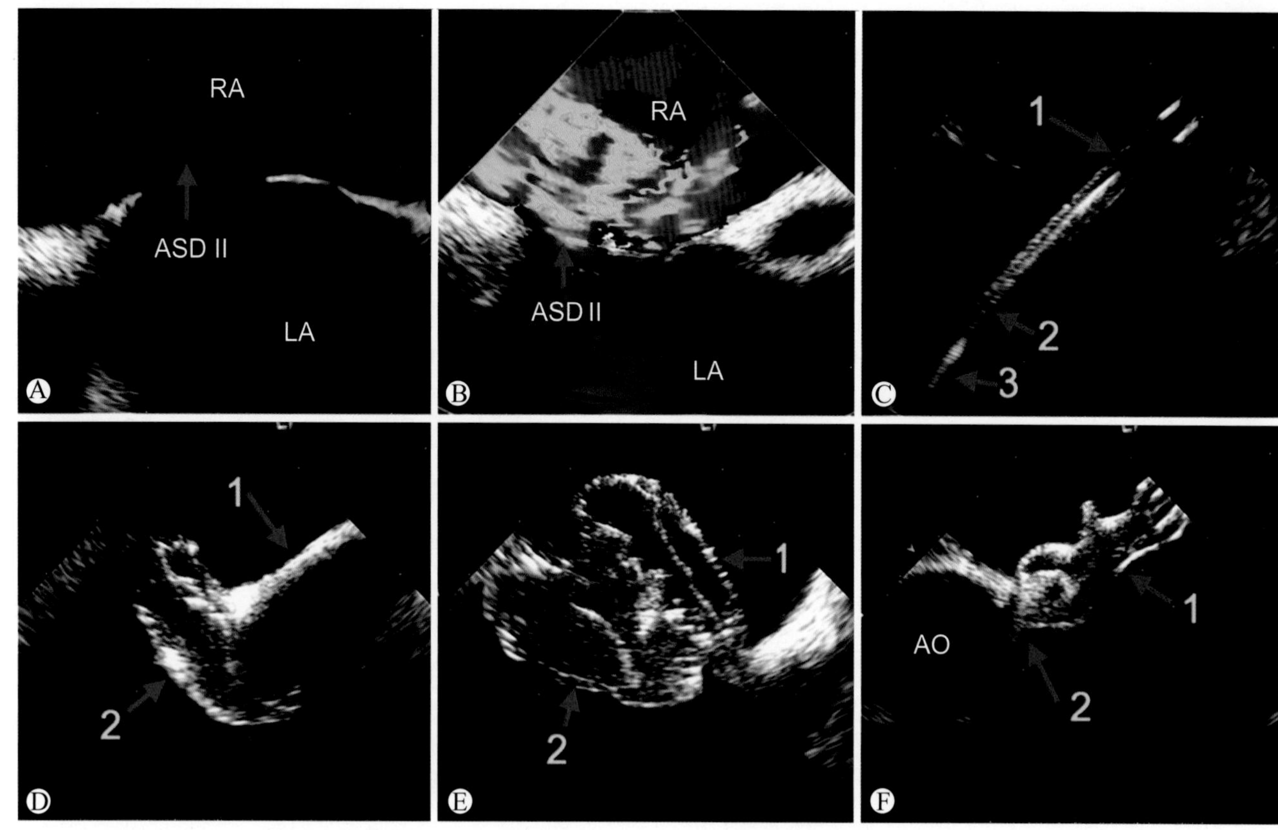

图 17-5-11 ICE指导Amplatzer封堵器封堵房间隔缺损

A.心腔内二维超声显示继发孔型房间隔缺损；B.彩色多普勒显示左心房分流入右心房的蓝色穿隔血流；C.传送长鞘穿过房间隔缺损处；D.释放左心房面封堵伞；E.释放右心房面封堵伞；F.封堵器从传送装置释放完毕，位置良好，主动脉未受累及。RA.右心房；AO.主动脉；ASD Ⅱ.Ⅱ型房间隔缺损

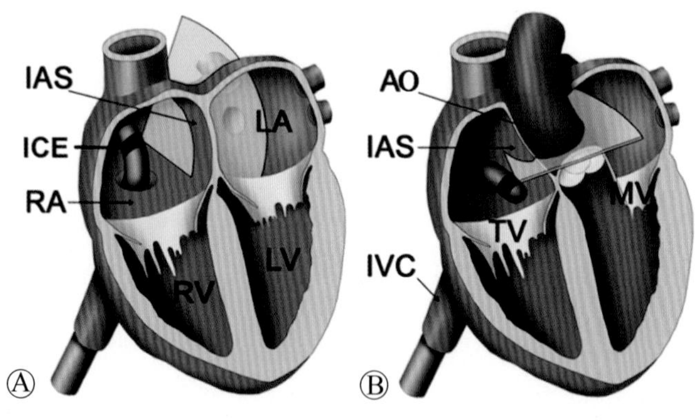

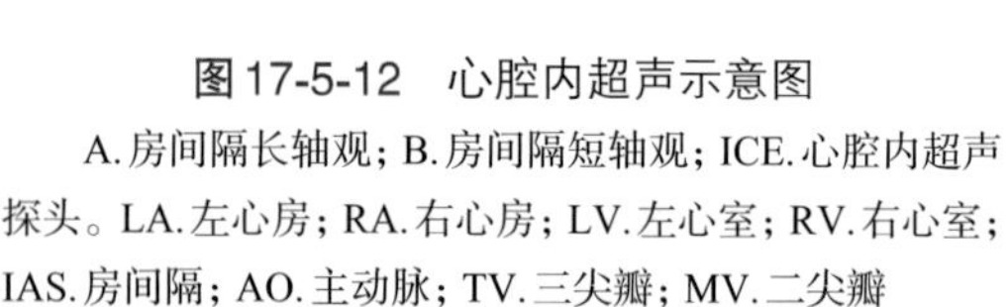

图 17-5-12 心腔内超声示意图

A.房间隔长轴观；B.房间隔短轴观；ICE.心腔内超声探头。LA.左心房；RA.右心房；LV.左心室；RV.右心室；IAS.房间隔；AO.主动脉；TV.三尖瓣；MV.二尖瓣

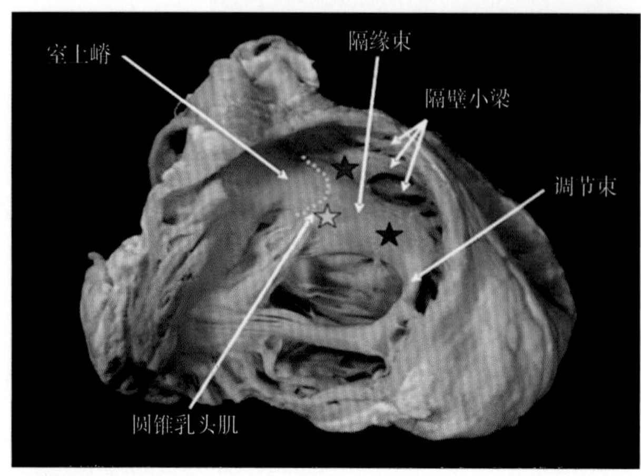

图 17-5-13 正常室间隔（右心室面观）解剖

committed and juxta arterial defect)，两动脉瓣的纤维连续或共同动脉瓣构成其缺损上缘。

2. Van Praagh分类法 Van Praagh将正常室间隔（右心室面）分为房室通道间隔、肌部间隔或窦部间隔、近端圆锥间隔、远端圆锥间隔（conal septum）（图17-5-15）。Van Praagh等根据缺损部位将室间隔缺损分为以下四种类型：房室通道型（atrioventricular canal type）、肌部型（muscular type）、圆锥隔心室型（conoventricular type）和圆锥隔型（conal type）（图17-5-16）。圆锥隔心室型位于圆锥间隔与小梁间隔交界处，通常介于隔束分支处，此处缺损可以累及膜部室间隔，为膜周缺损，Van Praagh称为膜旁缺损（paramembranous type），

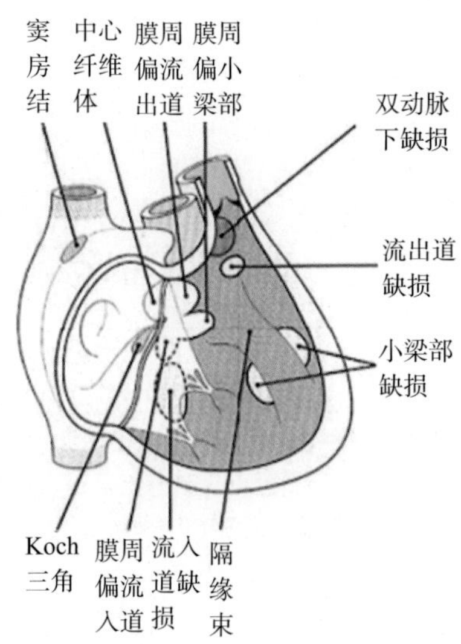

图17-5-14　Anderson室间隔缺损分类示意图

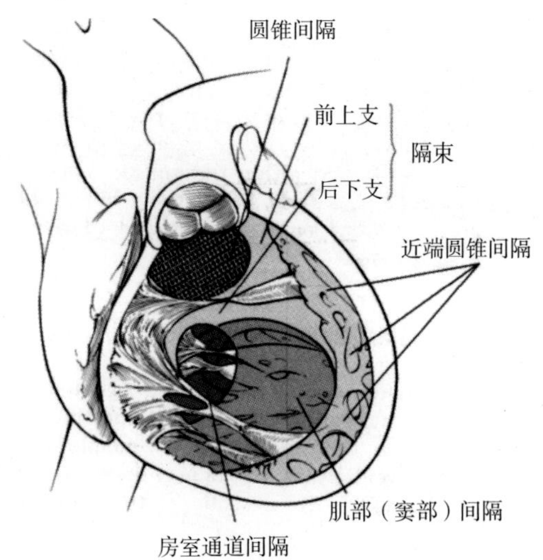

图17-5-15　Van Praagh正常室间隔分类图

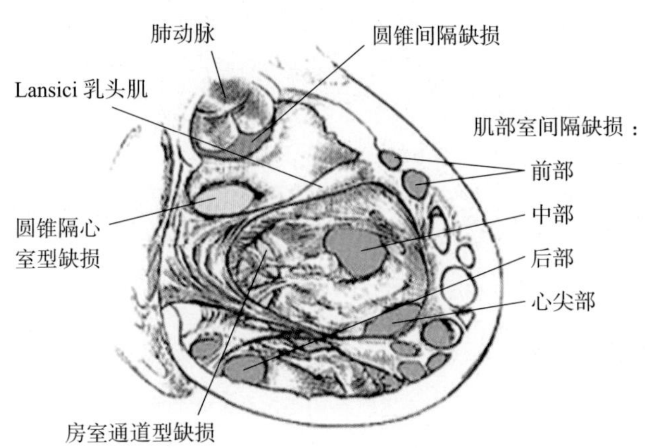

图17-5-16　Van Praagh室间隔缺损分类图

此时圆锥间隔及肌部间隔多发育正常；缺损也可不累及膜部间隔，常伴有圆锥间隔发育不良或对位不良（如法洛四联症或主动脉弓离断）。Van Praagh分类法被越来越多的学者所接受。

下面主要介绍Anderson的分类方法。

（1）膜周室间隔缺损：最多见，占70%～75%，缺损仅局限于膜部很小范围者极少，缺口多向周边肌部扩展，故称膜周部缺损，依据其扩展的部位又分为小梁部、流入部、流出部、混合型（缺损扩展或累及两个以上的部位）等类型，但其缺口的上缘总是在主动脉瓣与中心纤维体的交界部，此为膜周部缺损的诊断依据。

（2）双动脉下室间隔缺损（干下型）：在东方人多见（20%～30%），这类缺损的特征是其顶部由主动脉瓣和肺动脉瓣之间的纤维连续组成，它既位于主动脉之下，又位于肺动脉之下，所以称其为双动脉下室间隔缺损（doubly committed juxta-arterial defects）。这类缺损常被称为嵴上型缺损，但由于围绕“嵴”的概念尚模糊，我们认为“双动脉下”更为准确，不易引起混乱。

（3）隔瓣后室间隔缺损（非膜周室间隔缺损）：此型缺损较少见，缺损位于三尖瓣隔瓣后下方，其后上缘为三尖瓣环隔瓣附着处（与瓣环有肌肉组织分隔），上部及前上缘有肌性组织与膜部相隔。此型又被称为隔瓣下型（实际上就是流入道肌部缺损）。

（4）肌部室间隔缺损：其特征为缺损的周边均为肌性组织。根据缺损累及室间隔的部位又分为流入道肌部、小梁肌部和漏斗间隔肌部缺损。应注意漏斗间隔肌部缺损与双动脉下室间隔缺损的区别：前者的两个动脉瓣被残余的漏斗间隔所分隔，缺损上缘为残存的漏斗间隔肌性组织。

（三）病理生理

室间隔缺损所致的心内血液分流是病理生理的基础，分流量的多少取决于缺损的大小及两个心室的压力差。缺损较小（缺损面积在0.5cm/m^{2}以下），一般无临床症状；缺损较大（缺损面积在1.0cm/m^{2}以上），分流量大，肺血增多，肺小动脉痉挛，内层增厚及硬化，阻力增加，导致肺动脉高压，右心室压力亦升高，当右心室压力高于左心室压力时，产生室水平的右向左分流，从而临床上出现发绀，称为艾森门格（Eisenmenger）综合征。

（四）超声心动图表现

1. M型超声心动图　室间隔缺损的M型超声心动图主要特征：左心室内径增大，室壁运动增强，右心室流出道增宽。肺动脉压力重度升高时，左心室内径可正常，右心室内径可增加，右心室前壁增厚。

2. 二维超声心动图

（1）正常室间隔各部分与主要切面的关系见图17-5-17和图17-5-18。

（2）切面选择：室间隔缺损类型较多，可发生于室间隔的任何部位，超声检查必须运用多个切面扫描室间隔的各个部位。由于常见的膜周室间隔缺损、漏斗部缺损分布在肺动脉瓣和三尖瓣隔叶之间，与主动脉右冠瓣的关系密切，应重点观察这些部位。

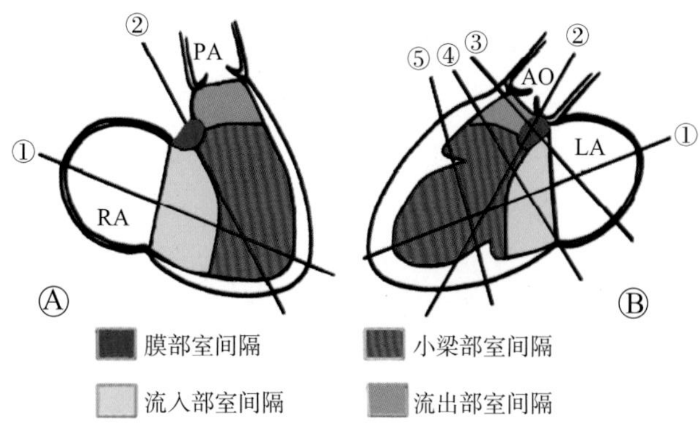

图 17-5-17　正常室间隔与超声各切面声束关系示意图

A. 右心室面观；B. 左心室面观。①左心室长轴切面；②心尖五腔心切面；③大动脉短轴切面；④瓣膜水平左心室短轴切面；⑤乳头肌水平左心室短轴切面；RA. 右心房；LA. 左心房；AO. 主动脉；PA. 肺动脉

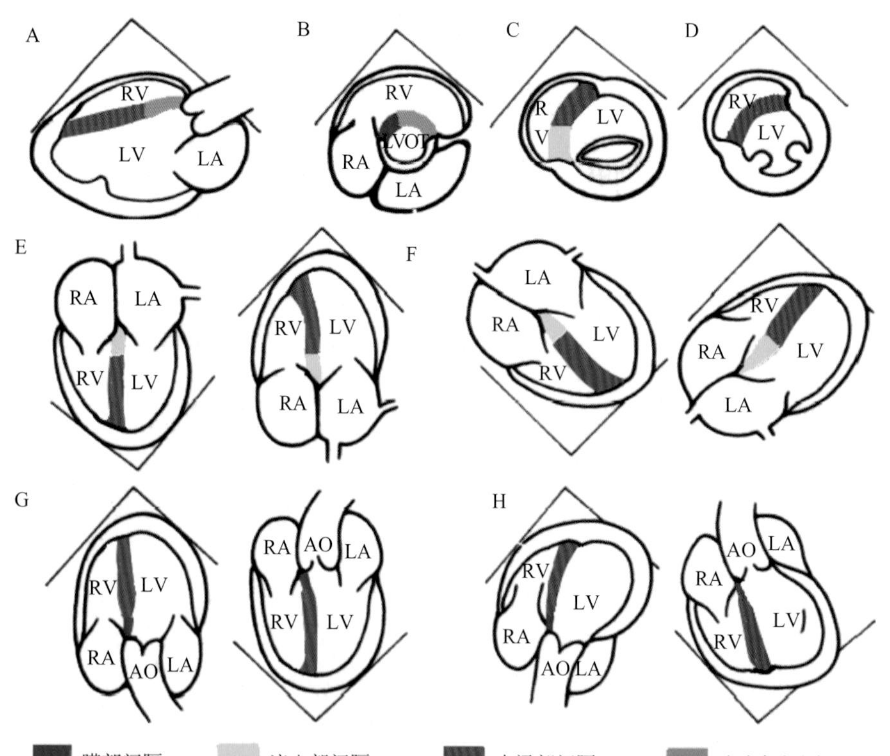

图 17-5-18　正常室间隔各部位与常见切面关系示意图

A. 左心室长轴；B. 大动脉短轴；C. 左心室瓣膜短轴；D. 左心室乳头肌短轴；E. 心尖四腔心；F. 胸骨旁四腔心；G. 心尖五腔心；H. 胸骨旁五腔心。RV. 右心室；RA. 右心房；LV. 左心室；LA. 左心房；AO. 主动脉；LVOT. 左心室流出道

常用切面有左心室长轴切面，主动脉根部短轴切面，右心室流出道长轴切面，胸骨旁、心尖及剑突下四腔、五腔心切面，观察肌部室间隔缺损时应结合胸骨旁左心室各短轴切面。

1）漏斗部室间隔缺损：包括双动脉下和漏斗肌部室间隔缺损，其位置较高。前者缺损上缘为肺动脉瓣，无肌性组织回声；后者缺损的位置略低于前者，缺损上缘与肺动脉瓣之间有肌性组织回声。主要切面为左心室长轴、大动脉短轴和右心室流出道长轴切面（胸骨旁及剑突下）（图 17-5-19）。

2）膜周部室间隔缺损：主要切面为心尖及胸骨旁四腔心切面、五腔心切面、大血管短轴切面及瓣口水平左心室短轴切面等（图 17-5-20）。

膜周室间隔缺损各亚型之间也略有差异，膜周累及流出道和肌小梁时，以胸骨旁及心尖五腔心切面显示更为清楚，缺损上缘即为主动脉瓣。膜周缺损累及流入道（三尖瓣隔叶下方的室间隔）时，胸骨旁及心尖四腔心切面（或剑突下）显示最为清晰。

3）肌部室间隔缺损多累及室间隔的小梁部，属低位室间隔缺损，少数为靠近主动脉瓣（膜部）的肌部缺损（高位）。主要切面为心尖四腔心、五腔心及左心室短轴切面（图 17-5-21，图 17-5-22）。

4）隔瓣下室间隔缺损：位置较低，隐蔽于三尖瓣隔瓣后下方，在低位心尖四腔心切面（或剑突下）、瓣口水平左心室短轴切面可显示室间隔回声缺损。隔瓣下（后）室间隔缺损与膜周累及流入道缺损的区别在于前者存在肌肉组织与膜部相隔。此型极易漏诊，尤其合并其他部位缺损时（图 17-5-23）。

（3）室间隔缺损的超声特征：室间隔缺损在二维超声上表现为缺损部位的室间隔回声连续性中断，缺损断端回声增强、粗糙。

1）膜周部室间隔缺损：缺损断端常有增多的纤维组织（实际为三尖瓣的隔瓣或前瓣组织），其对缺口进行包绕，可形成瘤样结构凸向右心室，少数亦可凸向左心室

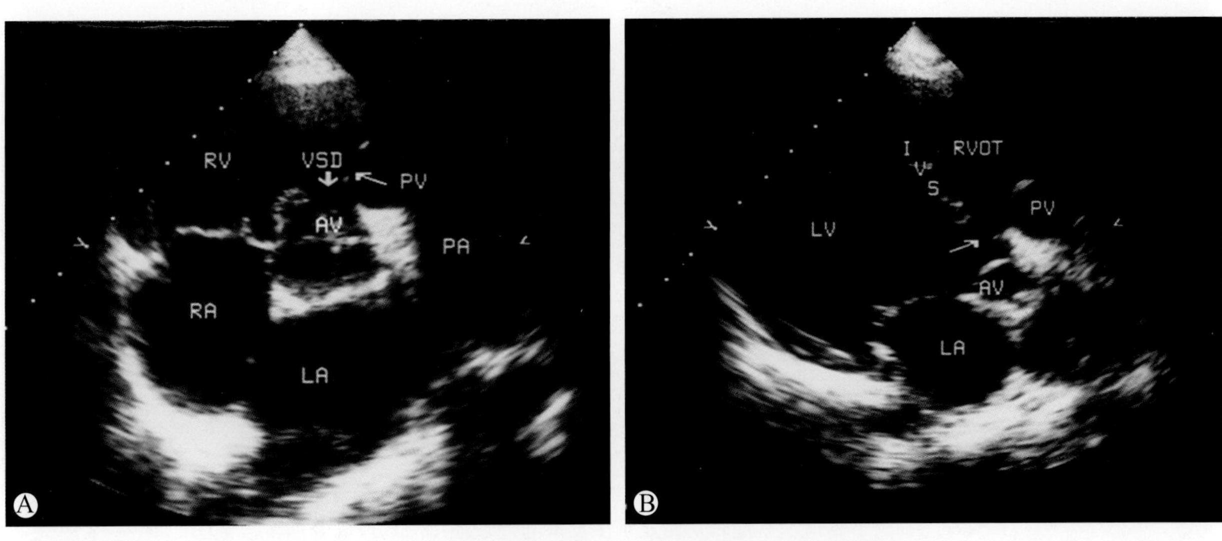

图17-5-19　双动脉下室间隔缺损二维超声心动图声像图

A.大动脉短轴切面显示室间隔缺损紧邻肺动脉瓣；B.右心室流出道长轴切面示室间隔缺损位于双动脉下。RV.右心室；RA.右心房；LA.左心房；LV.左心室；RVOT.右心室流出道；VSD.室间隔缺损；AV.主动脉瓣；PV.肺动脉瓣；IVS.室间隔

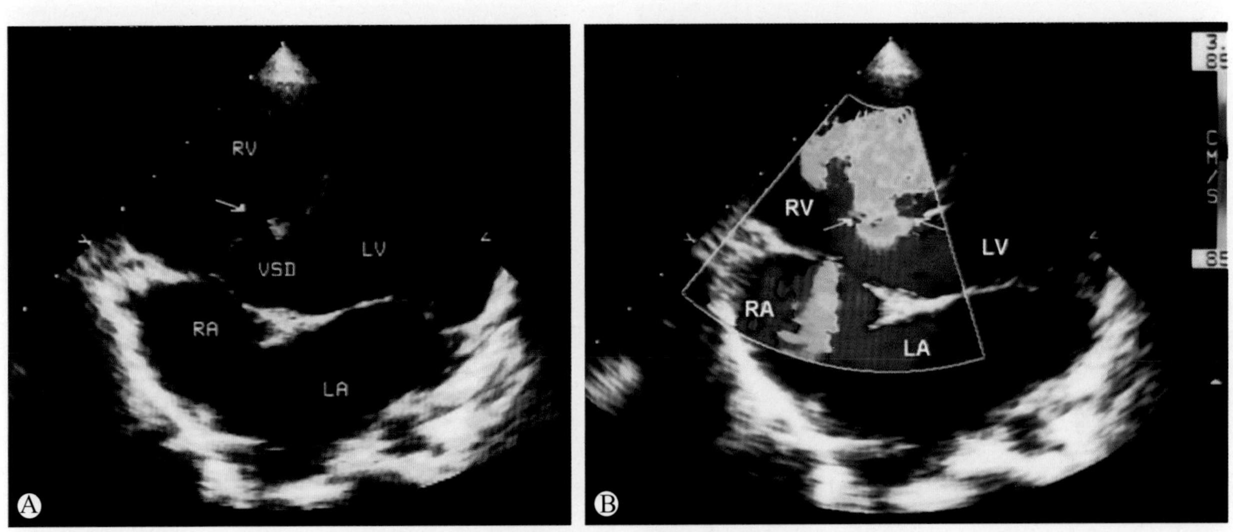

图17-5-20　胸骨旁四腔心切面膜周部室间隔缺损声像图

A.二维切面声像图；B.彩色多普勒声像图。RV.右心室；LV.左心室；RA.右心房；LA.左心房；VSD.室间隔缺损

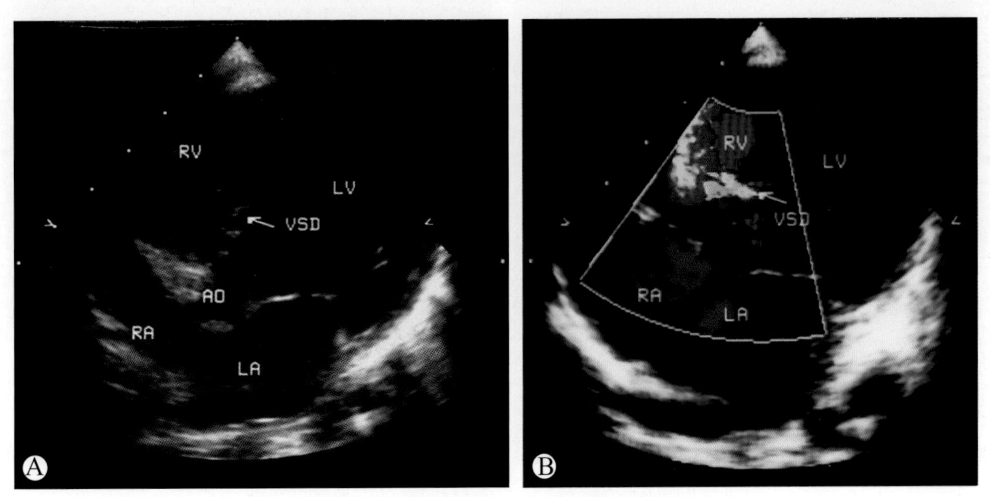

图17-5-21　四腔心切面肌部室间隔缺损声像图

A.二维超声心动图显示室间隔中部回声缺失；B.彩色多普勒显示左向右分流的五彩血流束。RV.右心室；RA.右心房；LV.左心室；LA.左心房；AO.主动脉；VSD.室间隔缺损

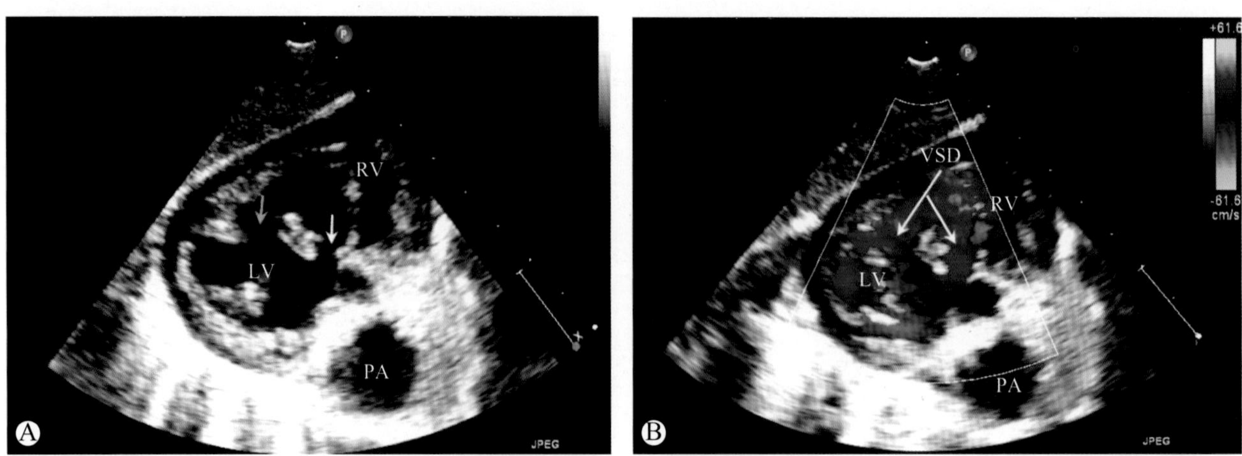

图17-5-22 剑突下瓣口水平短轴切面显示多发室间隔缺损（膜周及隔瓣后）声像图

A.二维声像图，白色箭头示膜周缺损，绿色箭头示隔瓣后缺损；B.彩色多普勒声像图。LV.左心室；RV.右心室；PA.肺动脉；VSD.室间隔缺损

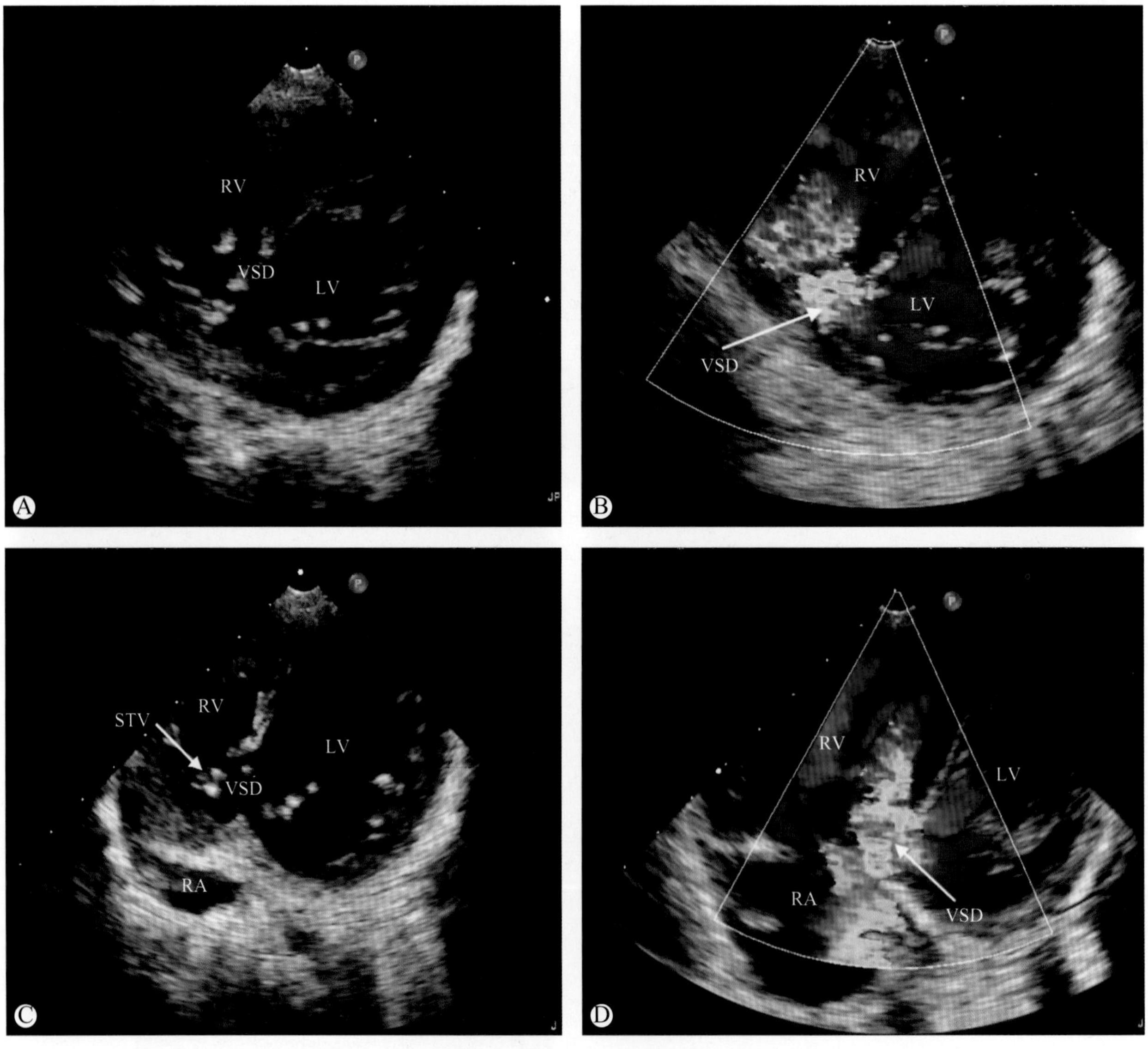

图17-5-23 隔瓣后室间隔缺损声像图

A.二尖瓣瓣口水平短轴切面二维声像图；B.二尖瓣口短轴切面彩色多普勒声像图；C.低位四腔心切面显示隔瓣后缺损，靠近三尖瓣环；D.低位四腔心彩色多普勒声像图。STV.三尖瓣隔瓣；RV.右心室；LV.左心室；RA.右心房；VSD.室间隔缺损

流出道。

2）漏斗部室间隔缺损：易合并主动脉瓣脱垂或右冠窦窦瘤，缺损常被主动脉瓣或主动脉窦所掩盖，须仔细观察。多切面可显示近肺动脉瓣处室间隔回声失落，断端回声增强（图17-5-24）。

3）肌部室间隔缺损：多发生在小梁部，常为多发，在室间隔近心尖处回声中断，有时缺损被右心室的肌束所分隔，二维超声易漏诊。

4）隔瓣后室间隔缺损：位置比较隐蔽，在低位心尖四腔心切面、瓣口水平左心室短轴切面可显示室间隔回声失落，辅以彩色多普勒超声，不难做出诊断。

3.多普勒超声心动图

（1）脉冲多普勒：取样容积置于室间隔缺损口的右心室面或缺口内，可检出收缩期高速正向填充型频谱。伴有肺动脉高压时，室水平左向右分流量减少，或出现双向分流频谱。右心室压力显著升高时，室水平可显示左向右或右向左的低速血流频谱，无湍流。

（2）连续多普勒：主要用于室间隔缺损室水平分流速度的评估，通过跨隔血流速度的测量，可判定右心室收缩压，进而推断肺动脉压。

（3）彩色多普勒显像：对室间隔缺损的诊断有重要价值，主要有以下几个方面的应用。

1）确定室间隔缺损的类型：根据异常血流出现的切面和部位，可判断室间隔缺损的类型。

2）测定室间隔缺损的大小：异常彩色血流束的直径基本等于室间隔缺损口的直径，通过测量穿隔彩色血流束基底部的直径，即可确定室间隔缺损的大小，尤其对直径＜5mm的室间隔缺损，二维超声显示缺损断端不清晰，或由于膜部瘤形成，残存缺口不能判定时，应用彩色多普勒显像可显著提高测量的准确性。

3）判定室间隔缺损分流的方向：根据多普勒频谱的起源与方向，可以判定室间隔缺损的分流方向。左向右分流时，彩色多普勒频谱为红色，右向左分流时，彩色多普勒频谱为蓝色。

4）判定分流量：彩色多普勒频谱分流束面积和长度的乘积，可作为估测分流量简易的半定量方法。

4.经食管超声心动图　与经胸超声心动图比较，经食管超声心动图对室间隔缺损的诊断无明显优势，只有在肥胖、肺气肿患者等经胸透声窗不佳的情况下考虑应用，但在室间隔缺损介入治疗中有重要作用。

近年来，国内外已广泛开展了室间隔缺损（肌部室间隔及术后有残余分流的室间隔缺损）的Amplatzer伞的封堵介入治疗，尤其随着专门针对膜周室间隔缺损的偏心封堵器的出现，经介入导管方法封堵膜周室间隔缺损已非常普及，经食管超声心动图对室间隔缺损封堵治疗的适应证选择、术中操作引导，以及疗效评价均有重要价值（图17-5-25）。

（五）鉴别诊断

主动脉右冠窦破入右心室流出道的典型病例与室间隔缺损不难做出鉴别诊断，但当窦瘤较大或破口显示不清楚时，二维超声心动图表现酷似室间隔缺损，彩色多普勒可直接显示以红色为主的多彩镶嵌血流自主动脉窦进入右心室流出道，频谱呈双期连续性左向右分流。室间隔缺损则为收缩期左向右的分流。

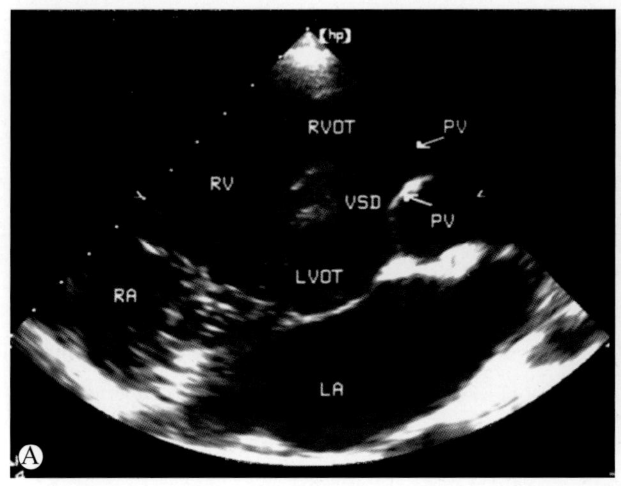

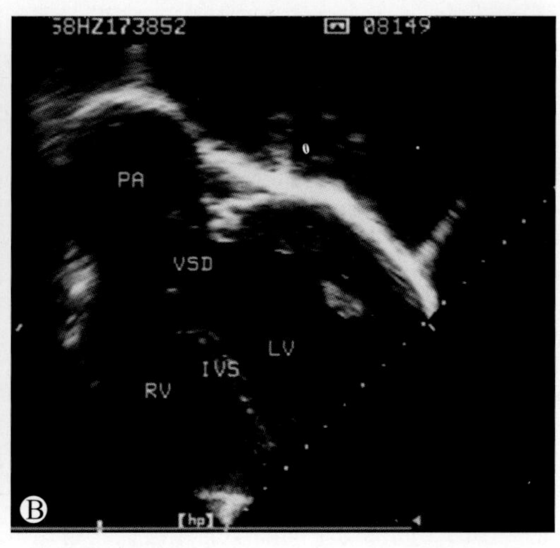

图17-5-24　肺动脉下室间隔缺损伴有肺动脉骑跨声像图

A.动脉短轴切面示室间隔缺损位于肺动脉下，肺动脉增宽，骑跨于室间隔上；B.剑突下五腔心切面示室间隔缺损位于肺动脉下，肺动脉增宽，骑跨于室间隔上。LA.左心房；LV.左心室；RA.右心房；RV.右心室；LVOT.左心室流出道；RVOT.右心室流出道；VSD.室间隔缺损；IVS.室间隔；PV.肺动脉瓣

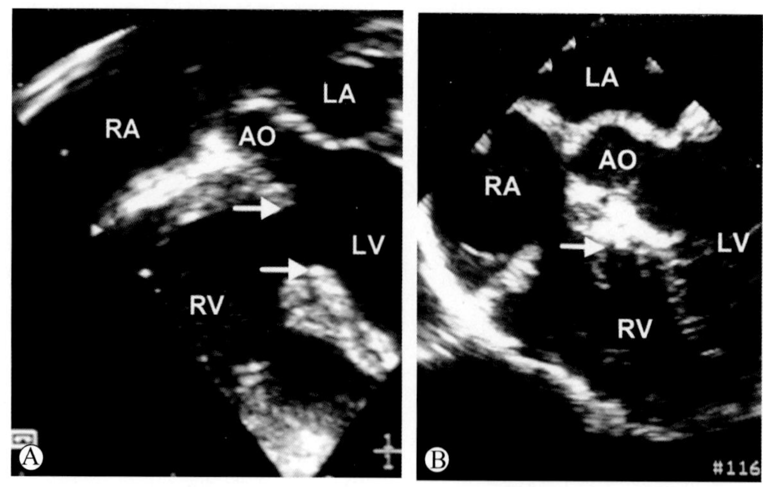

图17-5-25 膜周部室间隔缺损封堵治疗——经食管超声心动图声像图

A.经食管二维超声心动图显示膜周部室间隔缺损；B.介入封堵治疗后封堵器位置良好，未累及主动脉瓣。LA.左心房；LV.左心室；RA.右心房；RV.右心室；AO.主动脉

三、房室间隔缺损（心内膜垫缺损）

（一）概述

房室间隔缺损（atrio-ventricular septal defect，AVSD）是指房室间隔（胚胎期心内膜垫组织）出现不同程度的发育不良，累及房间隔下部、流入道室间隔和房室瓣等组织结构，从而导致心内结构出现复合性畸形。

通常将房室间隔缺损分为部分型、中间型（或过渡型）和完全型3种，部分型实际上是原发孔房间隔缺损（部分心内膜垫缺损），临床上以部分型最为常见，完全型次之，以中间型最为少见。近年来，分类趋于简化，Anderson将过渡型归类于部分型合并室间隔缺损。

（二）病理解剖及分型

1.病理解剖　正常心脏的三尖瓣与二尖瓣在室间隔上附着的位置并非在同一水平，三尖瓣附着的位置较二尖瓣低（更靠近心尖），所以有一部分间隔在右心房和左心室之间，此部称为房室间隔。

房室间隔由膜部和肌部两部分组成，膜部为中心纤维体的延伸，位于主动脉根部与房室瓣之间，三尖瓣在膜部间隔的附着部位将膜部分为房室部与室间部。肌部房室间隔位于膜部向后至心脏十字交叉部（Crux），此处为心脏后部房室沟与房间沟及室间沟的交点（图17-5-26）。

此畸形本质为房室间隔缺损后所致的两个基本改变：原来在此交接的房间隔与室间隔不能相连；左右房室瓣环不能分开，而形成共同的房室瓣环，房室瓣口可以是共同或分开的（图17-5-27）。

此畸形还可引起以下病理改变。

（1）原镶嵌于左右房室瓣环之间的主动脉根部前移，位于共同瓣环前方。

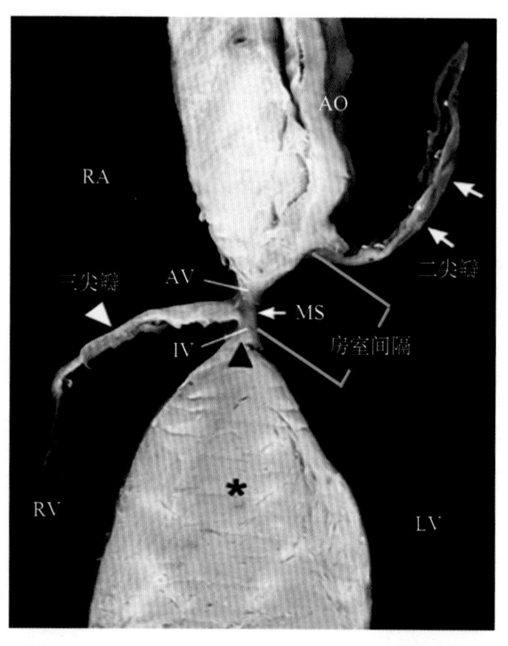

图17-5-26 正常房室间隔解剖，绿色之间的部分为房室间隔

MS.膜部间隔；AV.膜部间隔房室部分；IV.膜部间隔室间隔部分；RA.右心房；RV.右心室；LV.左心室；AO.主动脉

（2）左右房室瓣不能保持二尖瓣和三尖瓣的正常形态，而形成总共5个叶的房室瓣格局（少部分为4个或6个瓣叶），最为突出的病理改变为骑跨于室间隔上的上（或前）及下（或后）桥瓣（bridging leaflet），除前、后桥瓣之外的3个瓣叶分别是左侧壁瓣（left mural leaflet，又称后瓣）、右前上瓣（right antero-superior leaflet）和右下瓣（right inferior leaflet）。

（3）上、下桥瓣在室间隔左侧的交界点习惯称为“二尖瓣前瓣裂”，而本质上并非真正裂缺，加上左侧壁瓣（后瓣），所以有学者将其称为“三叶化的左侧房室瓣”（Carpentier），其解剖结构和功能均不同于正常的二尖瓣，外科修补裂口不能改造成正常的二尖瓣形态（Anderson）。

（4）同样，三尖瓣形成四叶的格局（上桥瓣无骑跨时为三叶格局），隔叶的裂口也并非真正的裂缺，而是上下桥瓣在室间隔右侧的交界点。

（5）左心室两组乳头肌改变了正常的前外侧、后内侧的格局，而成前后的对峙位置（逆钟向转位）。

（6）多合并房间隔缺损和（或）室间隔缺损，室间隔交通大部位于上桥瓣下，小部位于下桥瓣下方。

2.分型　房室间隔缺损的分类取决于桥瓣之间及桥瓣与房间隔、室间隔的关系。

（1）如桥瓣间有"舌带样"（connecting tongue）纤维组织相连，可将共同房室瓣口一分为二，且附着于室间隔的嵴顶部，则形成原发孔型房间隔缺损的病理改变，室间隔水平无交通，分流仅发生于心房水平。

（2）如桥瓣间有连接舌带，且附着于房间隔下部，则分流仅发生于心室水平，临床上甚为少见，为房水平无分流的房室间隔缺损。

（3）如桥瓣间有连接舌带，与室间隔的嵴部无附着或附着不紧密，则形成心房、心室的双水平分流，称为过渡型房室间隔缺损。

（4）如桥瓣之间无舌带连接，则桥瓣悬浮于室间隔之上，形成共同房室瓣，心房、心室水平均存在分流，称为完全型房室间隔缺损。

综上所述，根据桥瓣有无"舌带样"纤维组织连接，及其桥瓣与房间隔、室间隔的附着关系，将房室间隔缺损分为部分型、中间型（过渡型）和完全型，以部分型最为多见，完全型次之，中间型（过渡型）最为少见（图17-5-28）。

中间型介于部分型和完全型之间，有一原发孔房间隔缺损，前后桥瓣之间有纤维舌带连接（将房室瓣口分为左、右房室瓣口），且纤维舌带组织覆盖了室间隔的裸露部，并与室间隔嵴顶部粘连，但粘连不紧密，所以心室水平仍有分流。

注：房室间隔缺损是一个连续的畸形谱（spectrum），畸形谱的一端为部分型房室间隔缺损（原发孔缺损），而另一端为完全型房室间隔缺损，试图将所有畸形都无争议地归类于上述几种类型是不可能的。少见类型：仅有室间隔缺损的房室间隔缺损及房间隔和室间隔均完整的房室间隔缺损，但其共同的特征是房室间隔消失及房室瓣异常。

Rastelli等根据上桥瓣的骑跨程度及与右前上瓣交界处腱索的连接部位，将完全型房室间隔缺损分为A、B、C三个亚型（图17-5-29）。

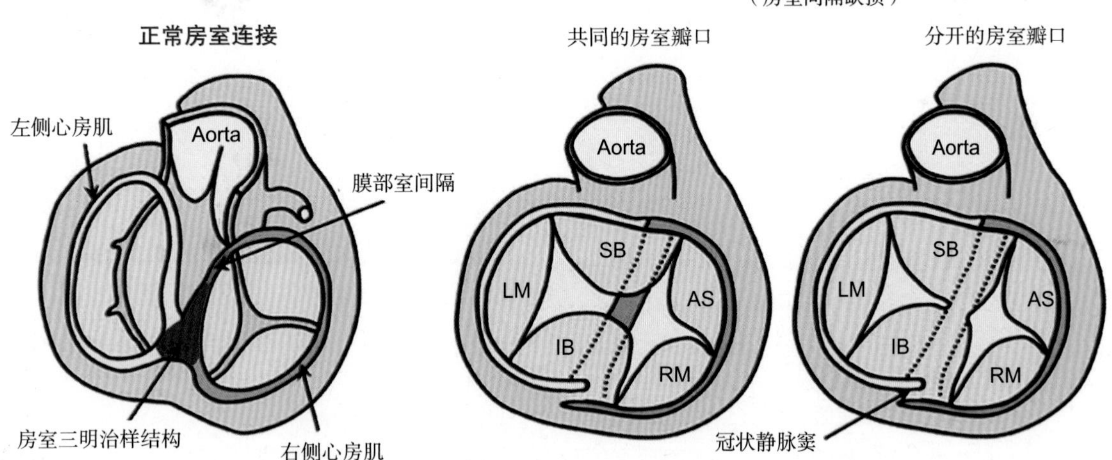

图17-5-27　正常心脏与房室间隔缺损房室连接比较示意图

Aorta.主动脉；LM.左侧壁瓣；RM.右侧壁瓣；SB.上桥瓣；IB.下桥瓣；AS.前上瓣

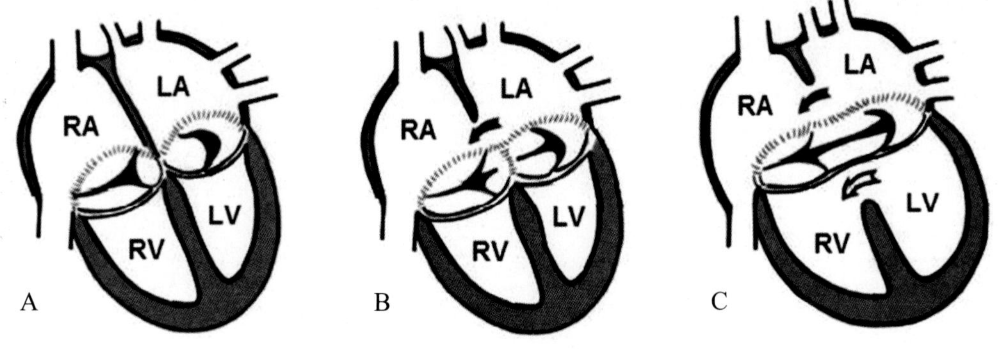

图17-5-28　房室间隔缺损分型示意图

A.正常心脏；B.部分型；C.完全型。LA.左心房；LV.左心室；RA.右心房；RV.右心室

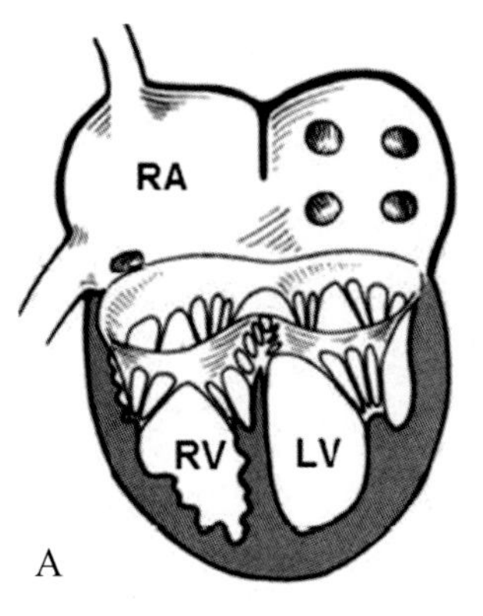

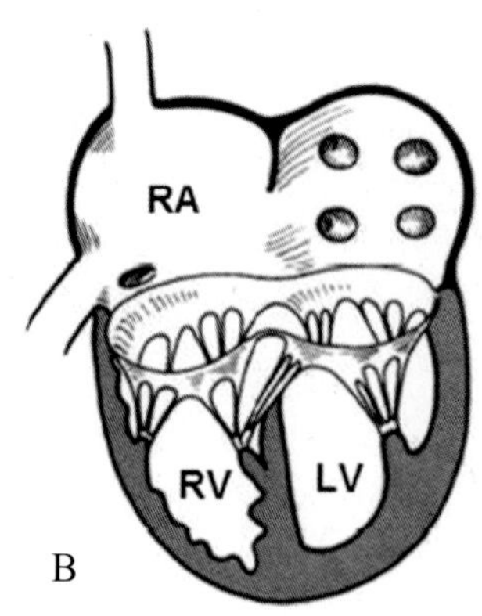

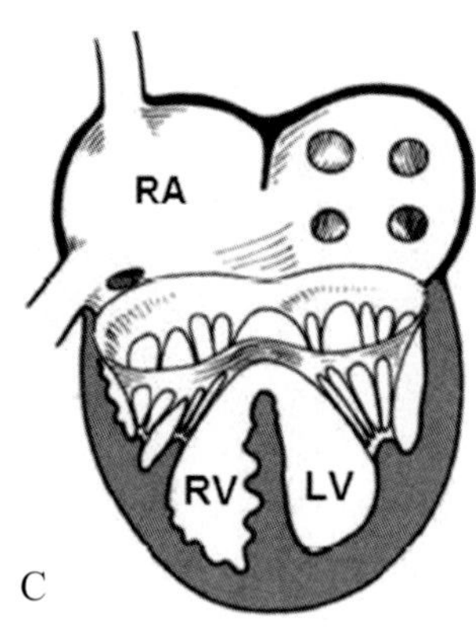

图17-5-29 完全型房室间隔缺损的Rastelli分类示意图
RA.右心房；RV.右心室；LV.左心室

A型：前桥瓣无明显骑跨，与右前上瓣交界处腱索附着于室间隔的嵴顶部。

B型：前桥瓣轻度骑跨，与右前上瓣交界处腱索附着于室间隔右心室面异常乳头肌上。

C型：前桥瓣明显骑跨，与发育不良的右前上瓣叶融合为一个瓣叶（不能分辨左右），无腱索附着于室间隔，呈漂浮状。

房室间隔缺损的分类见表17-5-1。

表17-5-1 房室间隔缺损的分类

分类	解剖特点
部分型	单纯原发孔型房间隔缺损
中间型	原发孔房间隔缺损＋室间隔膜周部缺损，左、右房室瓣口分开
完全型	共同房室瓣口＋十字交叉结构消失（原发孔房间隔缺损和膜周部室间隔缺损）
A型	前桥瓣与右前上瓣交界处腱索与室间隔嵴顶部相连
B型	前桥瓣与右前上瓣交界处腱索附着于室间隔右心室面异常乳头肌上
C型	由于右前上瓣很小或几乎无发育，前桥瓣无腱索与右心室异常乳头肌或室间隔相连，在室间隔上形成漂浮瓣（free-flouting leaflet）

（三）病理生理

房室间隔缺损由于病理解剖变化差异较大，病理生理表现也很悬殊。

单纯的部分型房室间隔缺损的病理生理改变与继发孔型房间隔缺损相似，但由于二尖瓣前叶存在裂缺，常合并二尖瓣反流，致左心房、左心室扩大。

完全型房室间隔缺损则是四个心腔均相通，导致大量的左向右分流，加上房室瓣反流明显，心脏容量负荷明显增加，以右心更为显著，右心房、右心室均扩大，易早期出现肺动脉高压。

（四）超声心动图表现

1.切面选择　房室间隔缺损时，左右房室瓣（无论是左、右两个瓣口还是一个共同房室瓣口）为一共同的房室瓣环，所以，部分型房室间隔缺损的二尖瓣（或称左侧房室瓣）与三尖瓣（或称右侧房室瓣）连接区向心尖方向下移，使瓣环与左、右房室瓣在室间隔上附着处不在同一水平面，因而形成夹角；左侧房室瓣口与心室短轴不再平行，切面几乎与胸骨长轴平行才能显示二尖瓣裂缺。

四腔心切面（心尖、胸骨旁或剑突下）可显示房间隔、室间隔缺损，可清晰地分辨房室瓣形态结构及瓣叶附着情况。

左心室流出道长轴切面可显示二尖瓣前移，以及与左心室流出道的关系。

剑突下和胸骨旁左心室瓣口水平短轴切面对显示瓣口的类型（共同房室瓣口或左右分开的两个房室瓣口），以及评价房室瓣与室间隔的关系甚为重要。切面要点是准确横切室间隔嵴顶处（瓣膜或腱索与室间隔缺损融合部），过高（心底）或过低（心尖）都会导致分型错误（图17-5-30）。

2.超声心动图表现

（1）M型超声心动图：显示右心负荷过重的征象，即右心房、右心室扩大，右心室流出道增宽，室间隔与左心室后壁呈同向运动；完全型房室间隔缺损的室间隔回声可不完整。

（2）二维超声心动图

1）部分型房室间隔缺损：①心尖及剑突下四腔心切面显示房间隔下部回声失落，二尖瓣、三尖瓣根部在室间隔上附着点处于同一水平。②房室瓣环异常：心尖及剑突下四腔心切面显示二尖瓣和三尖瓣处于同一水平，左右房室瓣交接点下移，与左右房室瓣环连线形成夹角；③房室瓣口形态异常：由于房室瓣乳头肌的位置呈前后对峙状态，瓣口水平短轴切面显示二尖瓣瓣口的长轴呈前后走行（与后部室间隔平行，正常形态的二尖瓣瓣口

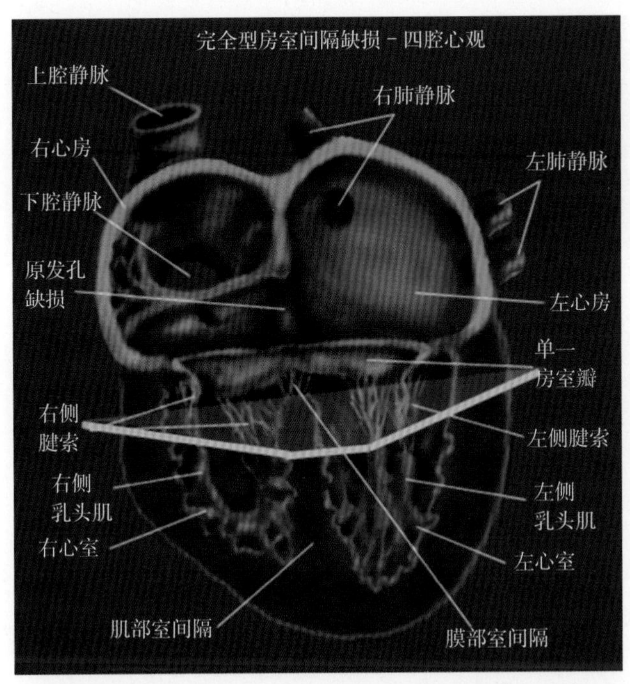

图17-5-30 房室间隔缺损瓣口水平（室间隔嵴顶部）短轴切面示意图

长轴与后室间隔近似垂直），所谓的二尖瓣前叶附着在室间隔上，与三尖瓣隔叶在室间隔嵴上融合，这与正常的二尖瓣有显著的区别。④房室瓣裂：二尖瓣短轴切面显示舒张期二尖瓣前叶裂指向室间隔，使瓣口略呈三角形（真正的二尖瓣前叶裂口指向左心室流出道）。由于右心室增大，三尖瓣叶也容易显示，三尖瓣隔叶发育短小或分裂，形成类似四叶瓣结构。⑤左心室流出道狭窄：左心室长轴及心尖五腔可显示二尖瓣前叶向前下移位，造成左心室流出道狭窄，同时二尖瓣反流引起左心房、左心室增大（图17-5-31）。

2）完全型房室间隔缺损（图17-5-32）：①心尖及剑突下四腔心切面显示房室瓣十字交叉结构消失。②左右房室瓣融合成一共同的房室瓣口。③胸骨旁及剑突下房室瓣口短轴切面可以清晰地显示共同瓣口的形态。④根据前桥瓣与右前上瓣（前桥瓣与右前上瓣形成前共瓣，后桥瓣与右下瓣形成后共瓣）腱索附着的位置分为3个亚型（图17-5-33）：a.前共瓣分为左右两瓣，其腱索附着于室间隔嵴顶部。b.前共瓣仍可分为左右两瓣，其腱索与右心室异常的乳头肌相连。c.前共瓣为一完整的瓣，无腱索与右心室相连，因而漂浮在室间隔上。

完全型房室间隔缺损时，应注意是否存在共同房室瓣的分隔不均衡，非均衡型（尤其是右侧占优势）对双心室矫治是一个极大挑战。

3）中间型（过渡型）：介于部分型和完全型之间，心尖和剑突下四腔心切面显示有原发孔房间隔缺损和室间隔缺损（多为限制性，单发或多发），但四腔心及左心室瓣口短轴切面显示左右房室瓣口是分开的（图17-5-34）。

4）共同（单）心房主要病变为房间隔上中下均缺损，形成单一心房腔，常伴有二尖瓣、三尖瓣裂隙，或合并其他复杂畸形。二维超声心动图于四腔心切面及大血管短轴切面均不能显示房间隔，有时仅见心房顶部突起一嵴。

附：流入道室间隔纵切面

将探头置于左胸骨旁或心尖处，切面与受检者身体矢状面成40°～45°夹角（与房间隔和后室间隔的角度一致），左右调整切面方向（准确正切流入道间隔），使后室间隔及其缺损的下缘（嵴顶部）充分显示，此切面相

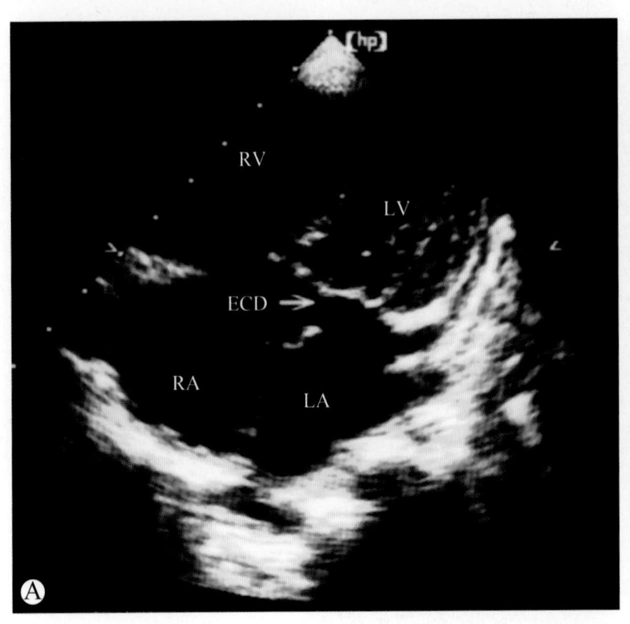

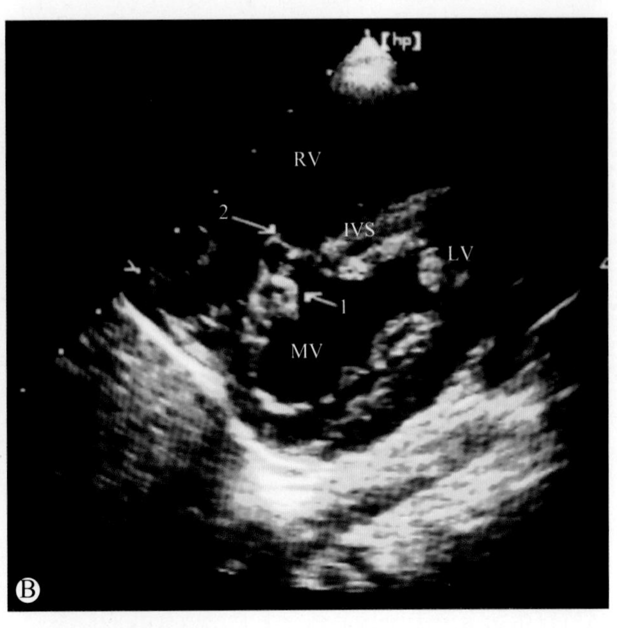

图17-5-31 部分型房室间隔缺损声像图

A.二维超声心动图剑突下四腔心切面显示房间隔下端回声缺失，左右房室瓣处于同一水平；B.二维超声心动图瓣口水平短轴切面，显示二、三尖瓣在室间隔附着处融合，箭头1示二尖瓣前叶裂缺，箭头2示三尖瓣。LA.左心房；RA.右心房；LV.左心室；RV.右心室；ECD.心内膜垫缺损；IVS.室间隔；MV.二尖瓣

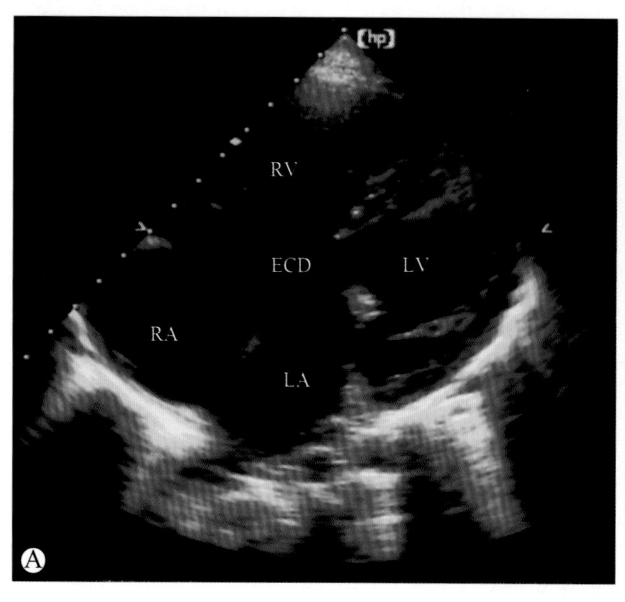

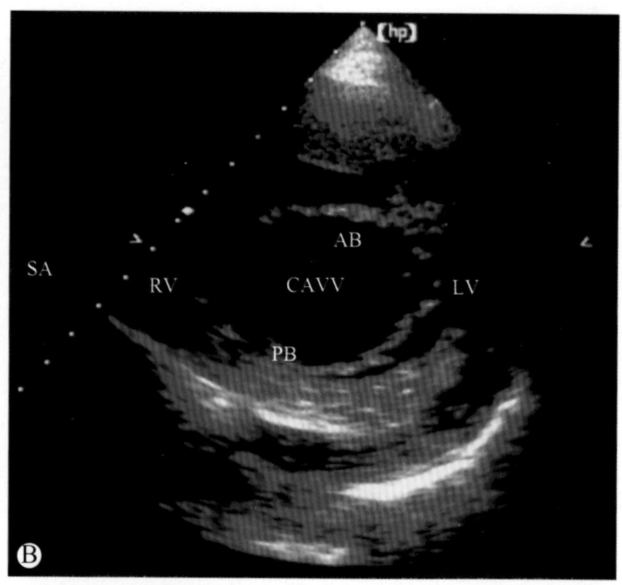

图 17-5-32　完全型房室间隔缺损声像图

A.收缩期心内十字交叉结构消失，房间隔和室间隔均存在缺损；B.胸骨旁短轴切面，显示共同房室瓣形态。CAVV.共同房室瓣口；AB.前桥瓣；PB.后桥瓣；LA.左心房；RA.右心房；LV.左心室；RV.右心室；ECD.心内膜垫；SA.单心房

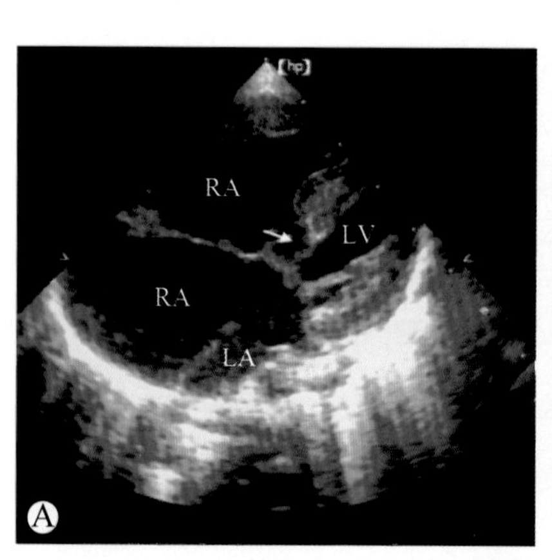

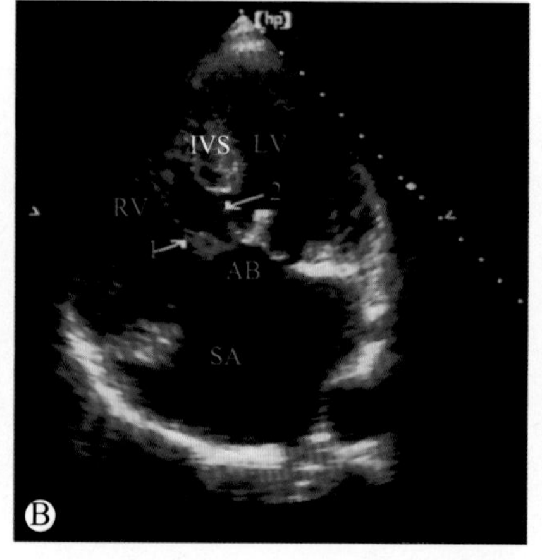

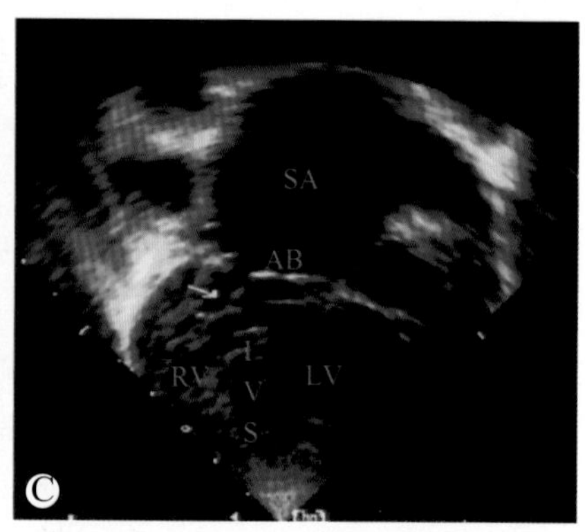

图 17-5-33　完全型房室间隔缺损的各种类型声像图

A. A型：胸骨旁四腔心切面显示，共同瓣腱索附着于室间隔嵴顶部；B. B型：心尖四腔心切面显示，共同瓣腱索附着于室间隔右心室侧；C. C型：心尖四腔心切面显示，收缩期共同瓣无腱索附着，呈悬浮状。RA.右心房；LA.左心房；RV.右心室；LV.左心室；IVS.室间隔；SA.单心房；AB.前桥瓣

当于从室间隔侧面（左侧观）观察室间隔缺损嵴顶部及前后桥瓣。该切面可清晰地显示房室瓣的前后桥瓣在收缩期、舒张期的整个运动过程，对观察前后桥瓣有无舌带组织连接及其与室间隔嵴顶部的解剖关系非常理想。部分型和完全型的区别本质即前后桥瓣在室间隔嵴顶部有无融合。该切面是鉴别部分型、过渡型及完全型的极佳切面，如图 17-5-35～图 17-5-38 所示。

（3）多普勒超声心动图

彩色多普勒：可显示心房或心室水平的左向右分流或双向分流，对评价房室瓣反流程度、评估房室瓣的病理损害程度有较大价值；对于较小的膜部室间隔缺损（前后桥瓣与室间隔嵴顶部粘连不紧密所导致的心室交通），二维超声心动图多难以显示，此时诊断主要依靠彩色多普勒。

频谱多普勒：将脉冲或连续多普勒取样容积置于房间隔缺损、室间隔缺损口的右心室面，分别显示舒张期及收缩期湍流频谱，二尖瓣、三尖瓣有裂隙时心房侧取样可显示收缩期湍流频谱。用连续多普勒测定室缺口处或右侧房室瓣的反流速度，可估测右心室压及肺动脉压。

（4）心脏声学造影，经肘静脉注射造影剂后，右心房、右心室顺序显影；如果房水平分流为右向左时，则造影剂自右心房通过原发孔缺损的部位进入左心房；房水平分流为左向右时，右心房内出现负显影区，左心房内亦可出现造影剂回声；尤其是合并左上腔静脉畸形时，对诊断有较大帮助。

（五）合并其他畸形

完全型房室间隔缺损常合并心房异构及部分或完全型肺静脉异位引流，也常合并体静脉引流异常：双上腔静脉常见于完全型房室间隔缺损和单心房，左上腔静脉通常引流到左

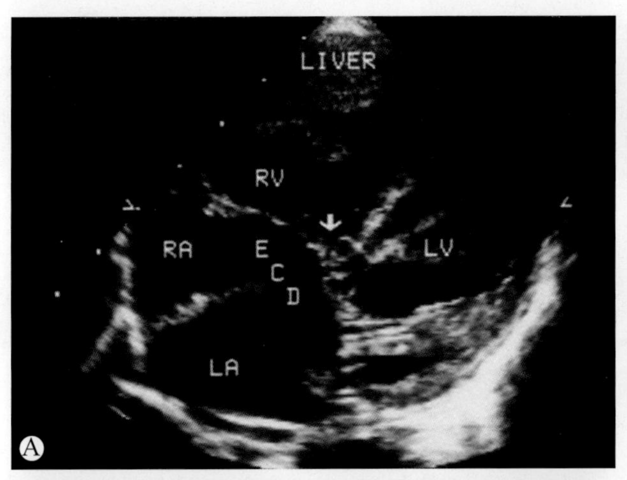

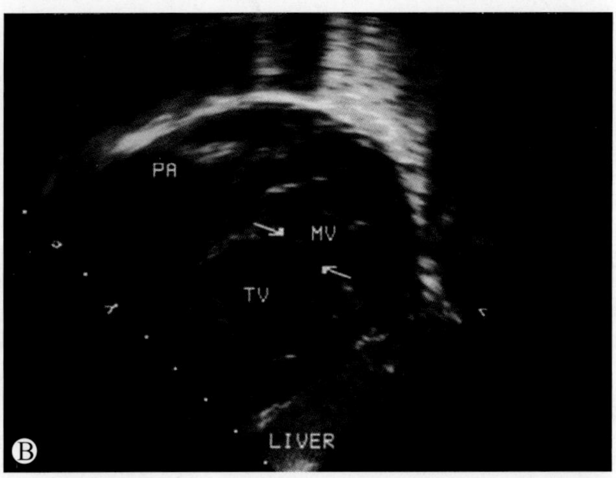

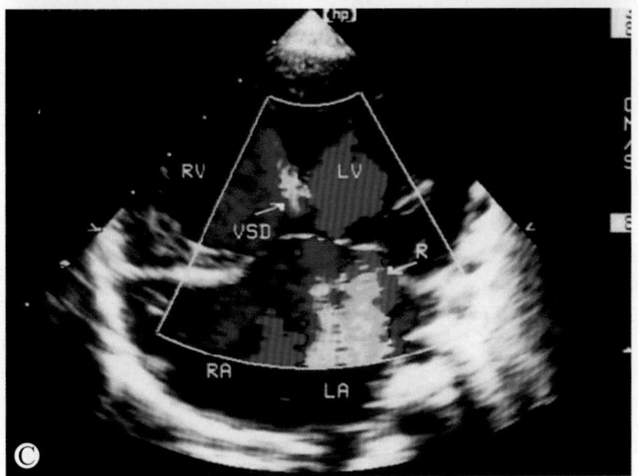

图17-5-34　过渡型房室间隔缺损声像图

A.旁四腔心切面二维超声心动图显示室间隔存在小的回声失落；B.剑突下短轴切面示左右两个瓣口，前后桥瓣有细小纤维组织连接；C.四腔心切面彩色多普勒显示室水平左向右分流的细小红色血流束。LA.左心房；RA.右心房；LV.左心室；RV.右心室；ECD.心内膜垫缺损；TV.三尖瓣；MV.二尖瓣；PA.肺动脉；LIVER.肝；VSD.室内间隔缺损

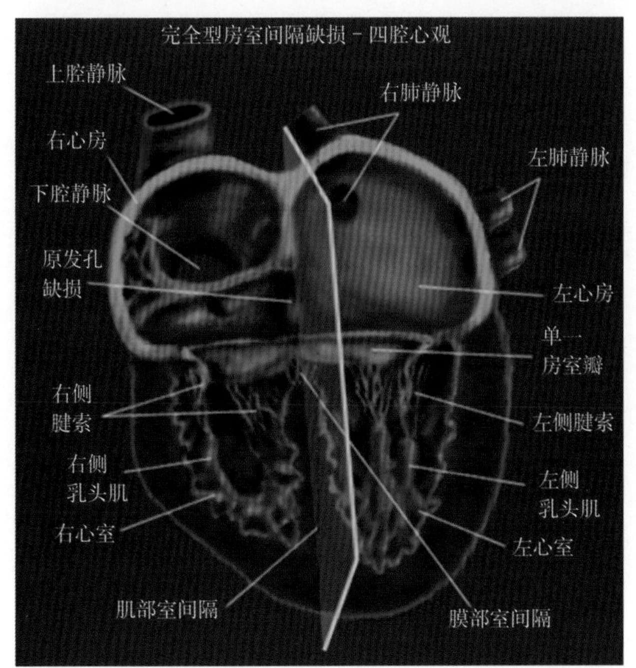

图17-5-35　房室间隔缺损流入道间隔纵切面示意图

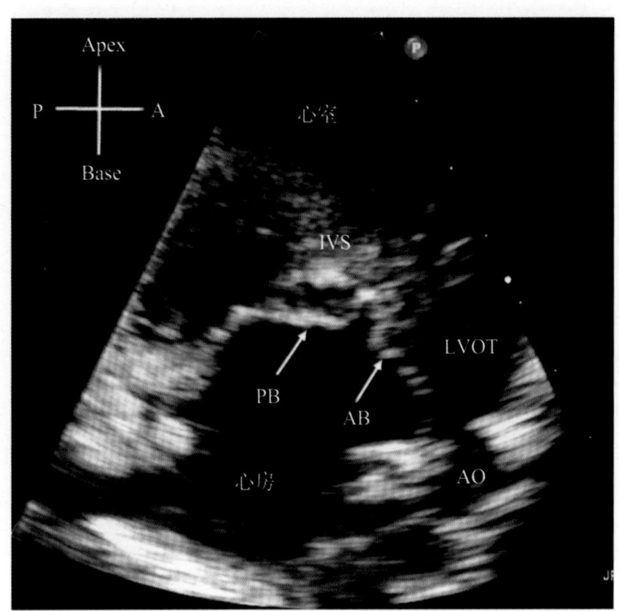

图17-5-36　流入道室间隔纵切面声像图（左侧观）

可清晰显示前后桥瓣与室间隔嵴顶的关系。AB.前桥瓣；PB.后桥瓣；IVS.室间隔；AO.主动脉；LVOT.左心室流出道

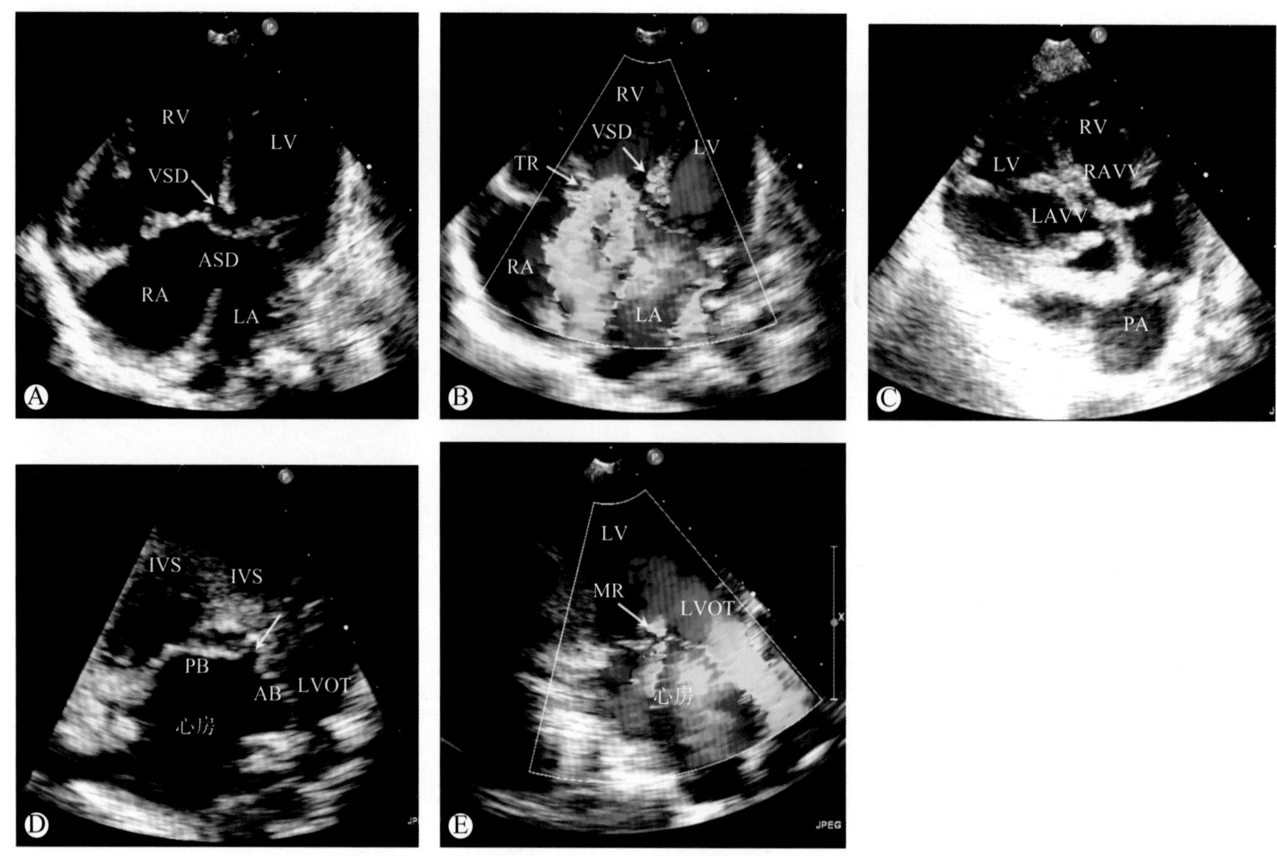

图 17-5-37　部分型房室间隔缺损合并室间隔缺损（1岁，女孩）声像图

A.心尖四腔心切面二维声像图箭头示合并较小的室间隔缺损；B.彩色多普勒显示室水平分流及右侧房室瓣反流；C.剑突下瓣口短轴切面显示瓣膜分为左右两个瓣口，且在室间隔上融合：D流入道室间隔纵切面显示前后桥瓣在嵴顶部融合；E.彩色多普勒示融合处（所谓前叶裂）左侧反流（MR）。LAVV.左侧房室瓣；RAVV.右侧房室瓣；LA.左心房；LV.左心室；RA.右心房；RV.右心室；LVOT.左心室流出道；IVS.室间隔；ASD.房间隔缺损；PB.后桥瓣；AB.前桥瓣；VSD.室间隔缺损

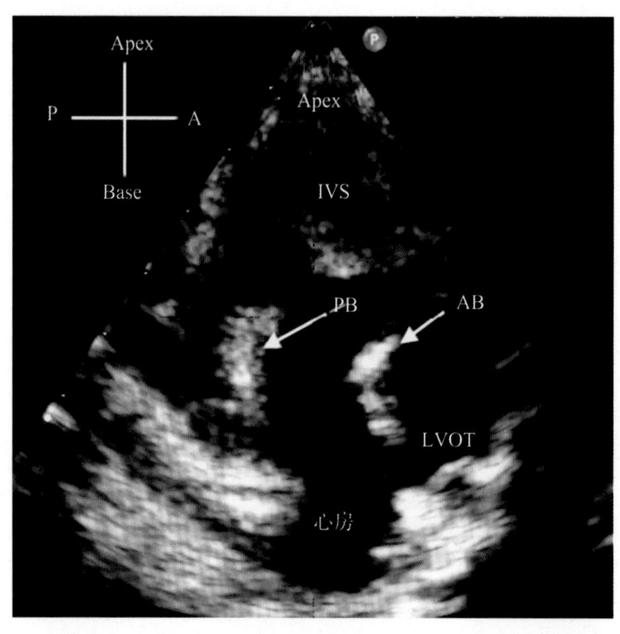

图 17-5-38　完全型房室间隔缺损流入道室间隔纵切面声像图

声像图显示前后桥瓣在嵴顶部收缩期完全分离。IVS.室间隔；AB.前桥瓣；PB.后桥瓣；LVOT.左心室流出道

心房的左上角，合并冠状静脉窦无顶。其还常合并下腔静脉肝段缺如，下肢静脉血经半奇静脉流入上腔静脉，肝静脉分别引流入右心房。应特别注意这些合并畸形的诊断。

附：单纯左心室－右心房通道

单纯左心室－右心房通道（又称 Gerbode 缺损），是由于膜部间隔心房部缺损引起。缺损位于三尖瓣水平之上及二尖瓣水平之下（正常的二尖瓣比三尖瓣附着点更靠近心底），左心室与右心房相通，缺损较小，通常房室瓣无畸形。由于左心室压力高，主要为左心室向右心房分流，导致右心房容量负荷过重（图 17-5-40）。

二维超声心动图显示右心房、右心室及肺动脉明显扩大，在四腔心切面可直接显示缺口。脉冲多普勒取样容积置于三尖瓣上方的心房侧，可记录到收缩期高速射流频谱；彩色多普勒血流显像于四腔心切面可见从左心室到右心房的以蓝色为主的五彩过隔血流束，直接射入右心房（图 17-5-41）。经食管超声心动图对诊断也有重要价值。

本病在临床上很少见，应与膜周室间隔缺损累及三尖瓣隔瓣引起的功能性左心室－右心房通道相鉴别，后者较常见，缺损位于三尖瓣环之下，由于三尖瓣隔叶的根部在自动闭合膜周部室间隔缺损过程中可能会形成裂

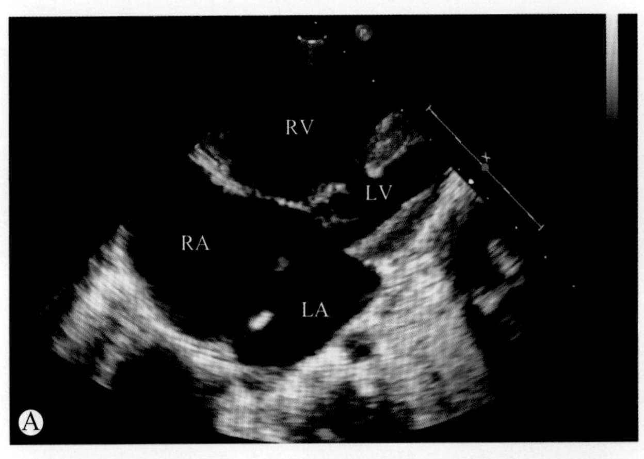

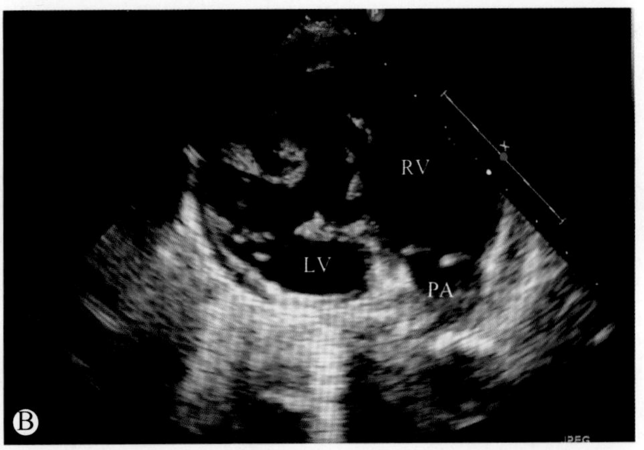

图17-5-39　完全型非均衡性（右心室占优）房室间隔缺损声像图

A.四腔心切面二维声像图；B.剑突下瓣口水平短轴切面声像图。LA.左心房；LV.左心室；RA.右心房；RV.右心室；PA.肺动脉

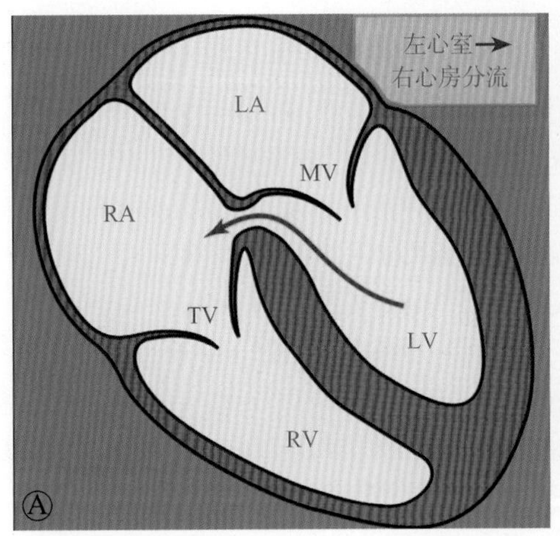

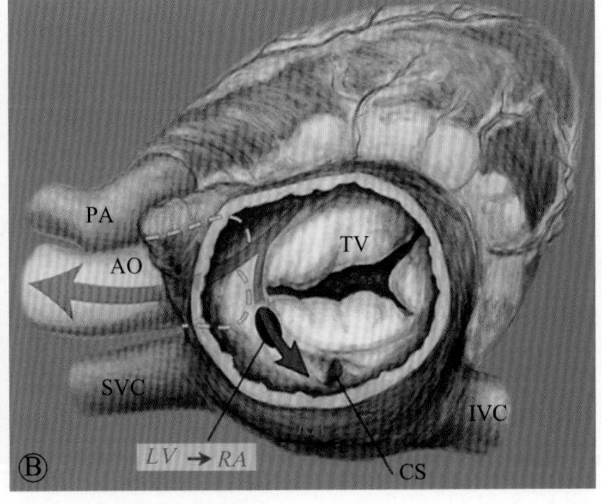

图17-5-40　左心室-右心房通道示意图

A.四腔心观；B.外科手术观。LA.左心房；LV.左心室；RA.右心房；RV.右心室；TV.三尖瓣；MV.二尖瓣；AO.主动脉；PA.肺动脉；SVC.上腔静脉；IVC.下腔静脉

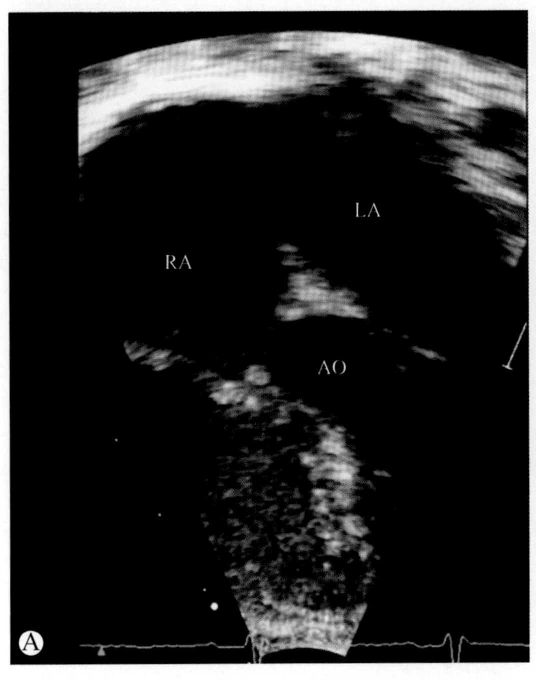

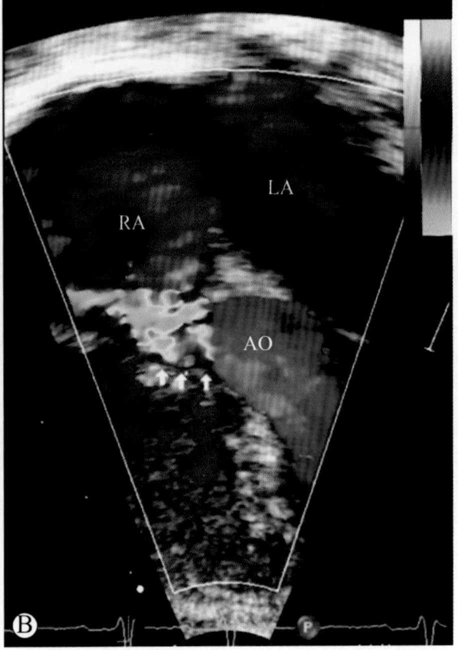

图17-5-41　左心室-右心房通道剑突下四腔心声像图

A.二维声像图；B.彩色多普勒声像图。LA.左心房；RA.右心房；AO.主动脉

孔，使左心室的血流不仅通过缺口射入右心室，也可通过三尖瓣根部的裂孔直接射入右心房，或者称为隔瓣下型（或功能性）左心室-右心房通道。

四、主-肺动脉间隔缺损

（一）概述

主-肺动脉间隔缺损（aortic-pulmonary septal defect，APSD）又称主-肺动脉窗（aortic-pulmonary window），是指胚胎时期动脉干发育过程中，主动脉与肺动脉之间的分隔发育异常，导致主动脉与肺动脉分隔不全，引起异常交通的一种先天性心血管畸形。本畸形少见，占先天性心脏病的0.2%～1.5%。本病的病理生理改变和临床表现均类似于动脉导管未闭，但病情更加严重，易早期出现顽固性心力衰竭，形成肺小动脉阻塞性病变（艾森门格综合征）。

（二）病理解剖及其分型

缺损位于升主动脉及肺动脉主干之间，呈圆形或椭圆形，约50%为单独发生，另50%可合并其他畸形：动脉导管未闭、室间隔缺损、二孔型房间隔缺损、肺动脉异位起源、法洛四联症、主动脉弓离断及主动脉缩窄，后两者约占合并畸形的13%，临床上易漏诊。

1. Mori等根据主-肺动脉间隔缺损的部位分为三型，见示意图（图17-5-42）。

Ⅰ型：主-肺动脉间隔缺损紧邻半月瓣。

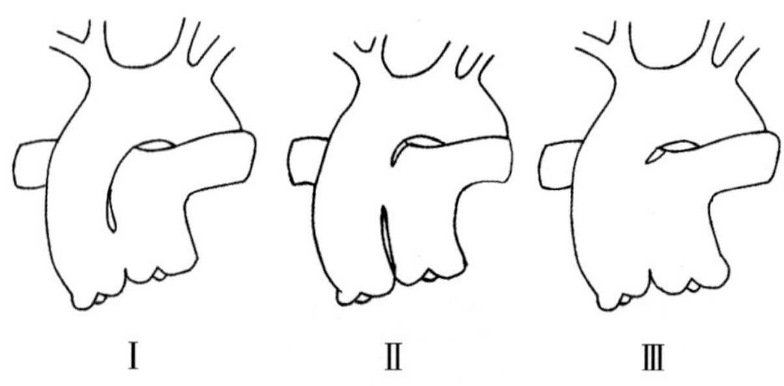

图17-5-42 主-肺动脉间隔缺损解剖分型示意图

Ⅱ型：主-肺动脉间隔缺损远离半月瓣。

Ⅲ型：主-肺动脉间隔全部缺损，双半月瓣环及瓣叶完整。

2. 鉴于缺损形态的连续性，最近，欧洲胸外科医师协会（European Society of Thoracic Surgeons）建议将主-肺动脉间隔缺损分为四型，将介于Ⅰ型和Ⅱ型之间的中间型缺损另归为Ⅳ型主-肺动脉间隔缺损（图17-5-43）。

（三）病理生理

病理生理改变与巨大动脉导管未闭类似，因缺损间无阻力，左向右分流量极大，婴儿期即有心力衰竭症状。若缺损大，主、肺动脉间无压差，早期出现肺动脉高压，易较早导致梗阻性肺血管疾病，失去手术机会。

（四）超声心动图表现

1. 切面选择

常用切面：左心室长轴切面、心底大动脉短轴切面、左胸骨旁高位短轴切面、心尖五腔心切面、剑突下大动脉短轴切面及胸骨上窝长轴切面。

2. 超声心动图表现

（1）M型超声心动图：早期与动脉导管未闭类似，表现为左心室容量负荷过重，主动脉壁运动幅度增大；晚期合并严重肺动脉高压时，右心扩大、肥厚。

（2）二维超声心动图

1）左心室长轴切面显示左心室及左心室流出道增宽，大动脉短轴切面显示左心房扩大、主动脉根部增宽。

2）大动脉短轴切面显示主动脉瓣和肺动脉瓣发育良好，两者之间的动脉间隔（壁）回声缺失；剑突下短轴切面或五腔心切面可显示半月瓣上方的主-肺动脉间隔回声缺失。

Ⅰ型缺损靠近主动脉瓣（图17-5-44）。

Ⅱ型缺损靠近升主动脉远端（图17-5-45）。

Ⅲ型缺损巨大，累及整个主-肺动脉间隔，多同时合并右肺动脉起源于主动脉后壁（图17-5-46）。

3）胸骨上窝长轴切面近主动脉瓣（Ⅰ型）或升主动

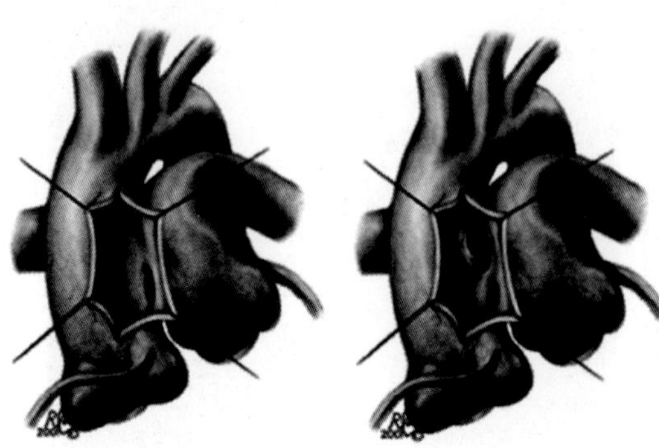
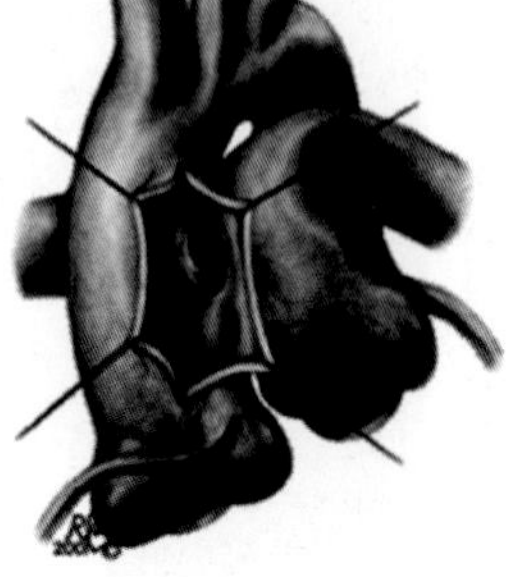
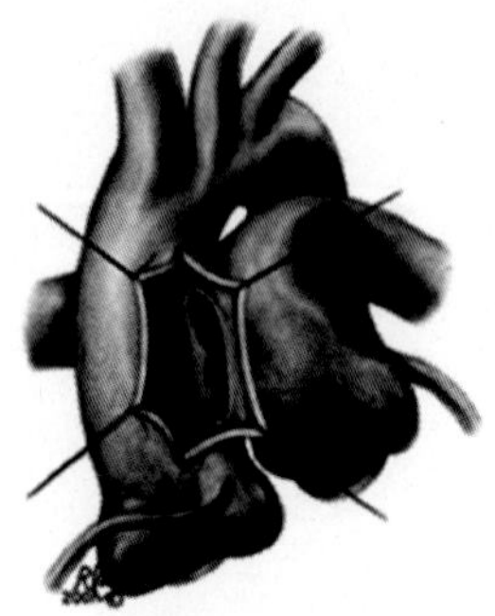
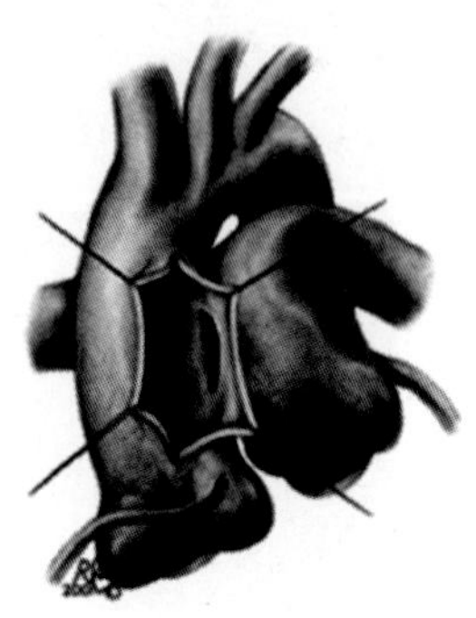

Ⅰ型近端缺损　Ⅱ型远端缺损　Ⅲ型完全型缺损　Ⅳ型中间型缺损

图17-5-43 欧洲胸外科医师协会主-肺动脉间隔缺损分类模式图

脉中上段与肺动脉间隔回升失落（Ⅱ型）（图17-5-47）。

（3）多普勒超声心动图：主-肺动脉间隔缺损时，缺损处的分流取决于肺动脉压，如果肺动脉压升高不显著，则呈现左向右分流的五彩镶嵌色；肺动脉压明显升高时，则出现双向分流或右向左的分流信号。

（4）声学造影：由于主-肺动脉间隔缺损的血流分流方向多与探头声束垂直且多合并肺动脉高压，分流不明显，彩色多普勒对其显示非常困难。此时应用声学造影具有独特的优点，如果左向右分流明显，则肺动脉内出现清晰的负显影区，如果因肺动脉压明显增高导致双

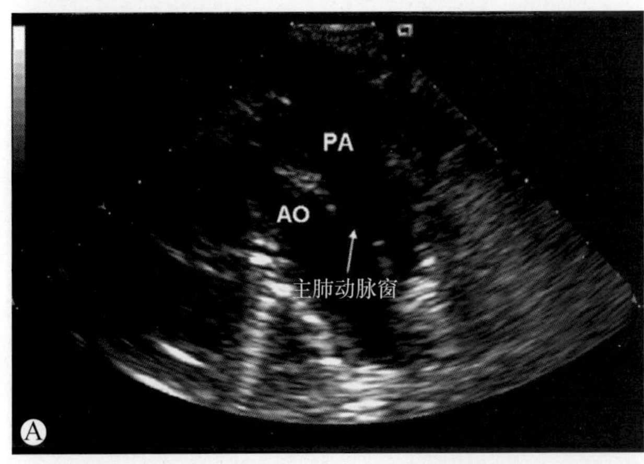

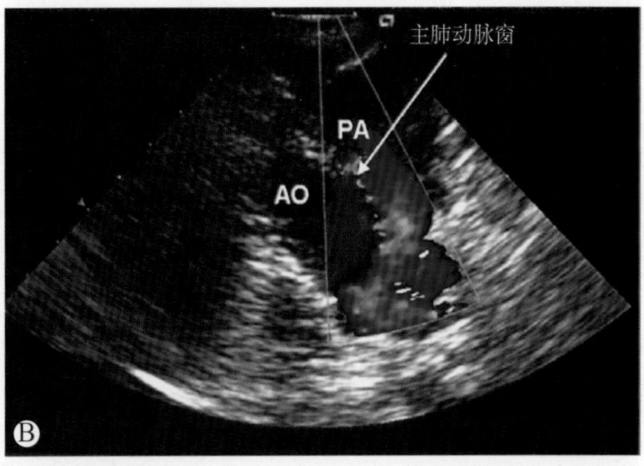

图17-5-44　Ⅰ型主-肺动脉间隔缺损声像图

A.高位大动脉短轴切面显示主-肺动脉间隔近端较大缺损；B.彩色多普勒显示主动脉与肺动脉间的双向分流信号。PA.肺动脉；AO.主动脉

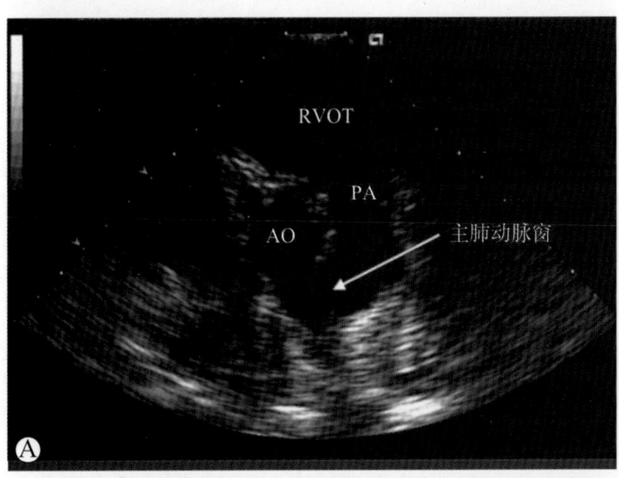

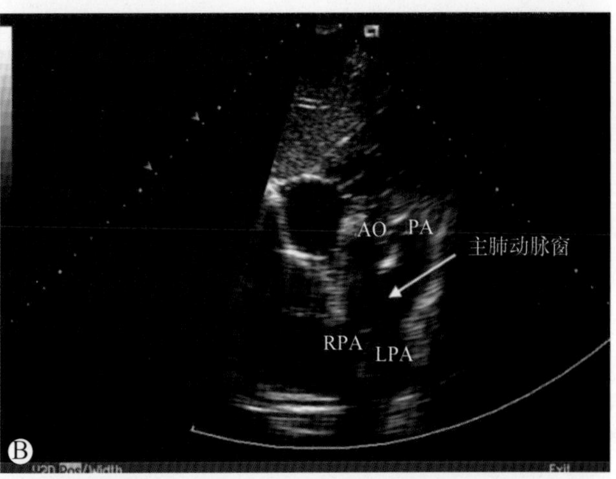

图17-5-45　Ⅱ型主-肺动脉间隔缺损声像图：显示升主动脉中上段主动脉与肺动脉间隔回声缺失

A.高位大血管短轴切面；B.剑突下大血管短轴切面。AO.主动脉；PA.肺动脉；RVOT.右心室流出道；RPA.右肺动脉；LPA.左肺动脉

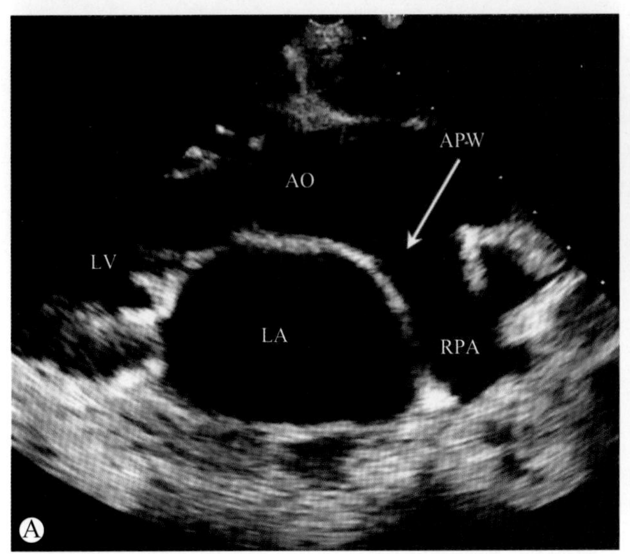

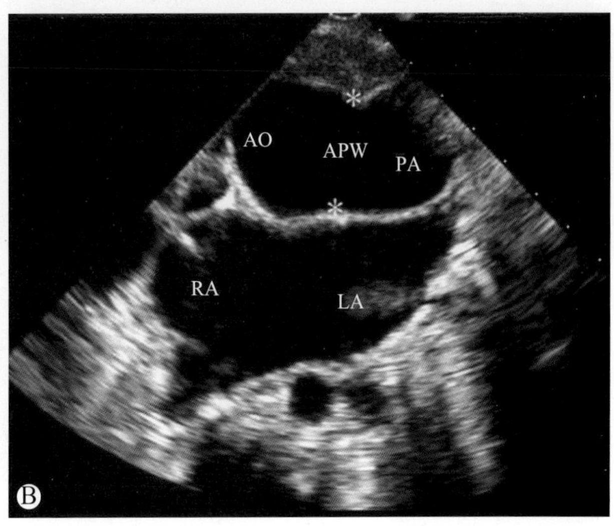

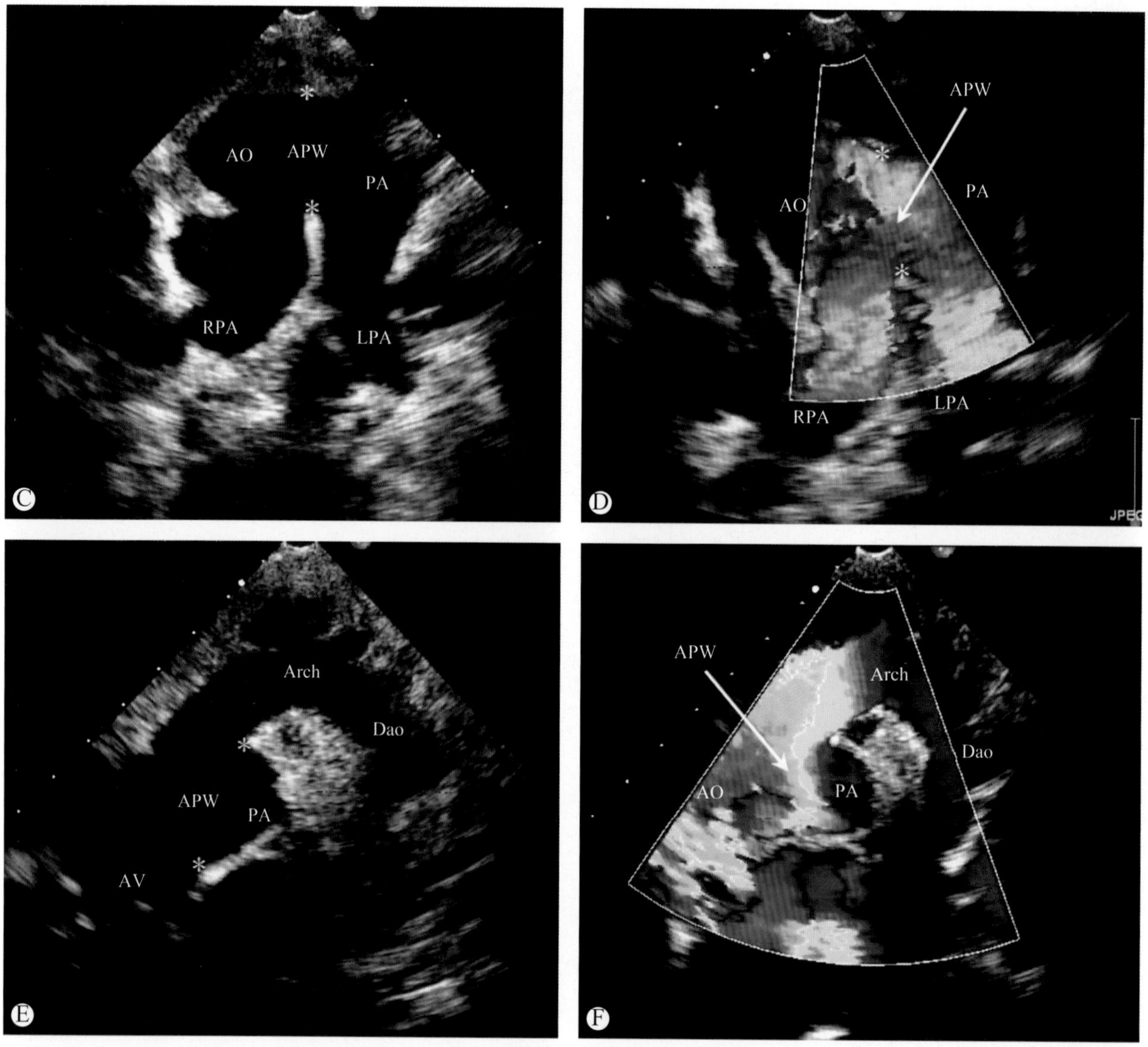

图17-5-46 Ⅲ型主-肺动脉间隔缺损（巨大缺损）声像图

A.左心室长轴切面；B.高位大动脉短轴切面；C.在B图基础上调整探头，显示左肺及发自主动脉的右肺动脉；D.彩色多普勒显像；E.胸骨上窝长轴切面；F.胸骨上窝长轴切面彩色多普勒声像图。AO.主动脉；PA.肺动脉；LA.左心房；LV.左心室；RA.右心房；APW.主肺动脉窗；AV.主动脉瓣；LPA.左肺动脉；RPA.右肺动脉；Arch.弓部；Dao.降部

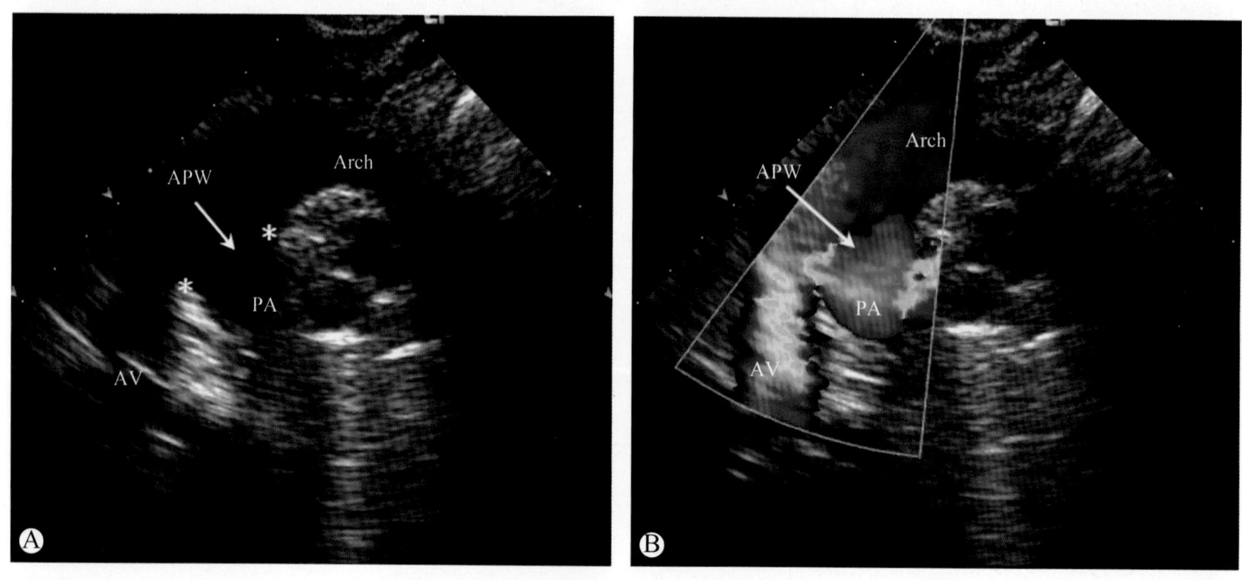

图17-5-47 Ⅱ型主-肺动脉间隔缺损声像图

A.胸骨上窝长轴切面，显示主-肺动脉间隔近肺动脉分叉处回声缺失；B.胸骨上窝长轴切面彩色多普勒，显示主动脉到肺动脉分流的血流信号。AV.主动脉瓣；PA.肺动脉；APW.主肺动脉窗；Arch.弓部

向或右向左分流，则升主动脉内有明显的声学造影剂显影。

（5）经食管超声心动图：是诊断该畸形较适宜的方法。经食管超声心动图对升主动脉各节段的显示明显优于经胸超声心动图。经食管超声心动图彩色多普勒对主-肺动脉间隔分流的显示也优于经胸超声心动图，通过调整扫描扇面，使多普勒声束尽量与分流束平行（图17-5-48）。

值得注意的是，大动脉短轴切面时，由于超声声束与主-肺动脉间隔平行，常产生假性回声失落。为了避免误诊，当怀疑主-肺动脉间隔缺损时，应结合多切面观察，尤其要选用高位胸骨旁切面或剑突下大动脉短轴切面。

（五）主-肺动脉间隔缺损产前诊断

由于胎儿期肺组织没有通气，对主-肺动脉间隔显示非常有利，且患此畸形的胎儿大多数不合并动脉导管，如果出现主动脉与肺动脉的异常交通（间隔缺损），较容易识别。

胎儿超声心动图表现：①左右心室、大动脉比例基本正常；②不合并动脉导管时，主动脉与肺动脉出现异常的交通（正常为主动脉弓与动脉导管在降主动脉融合），超声显示假性主动脉或肺动脉异常增宽；③流出道长轴、短轴切面及三血管切面等显示主-肺动脉间隔回声缺损；④彩色多普勒显示肺动脉向主动脉分流（缺乏动脉导管）或双向分流（合并动脉导管）；⑤可合并其他畸形，如室间隔缺损、右肺动脉异常起源于升主动脉及主动脉弓中断等，可有相应超声心动图表现（图17-5-49，图17-5-50）。

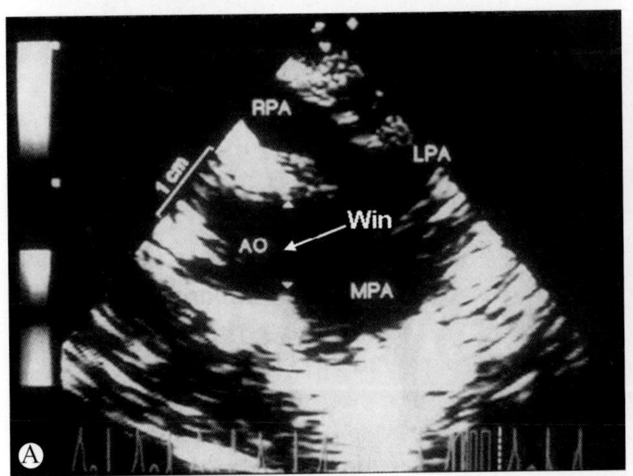

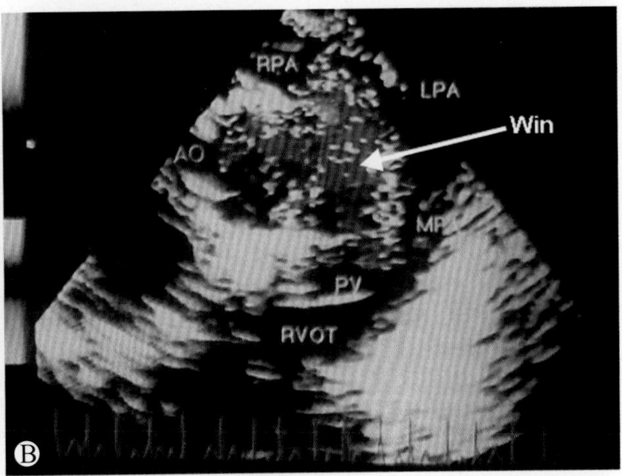

图17-5-48　经食管超声心动图显示主动脉肺动脉间隔缺损声像图

A.二维超声心动图；B.彩色多普勒。AO.主动脉；RPA.右肺动脉；LPA.左肺动脉；MPA.主肺动脉；PV.肺动脉瓣；RVOT.右心室流出道；Win.主肺动脉窗

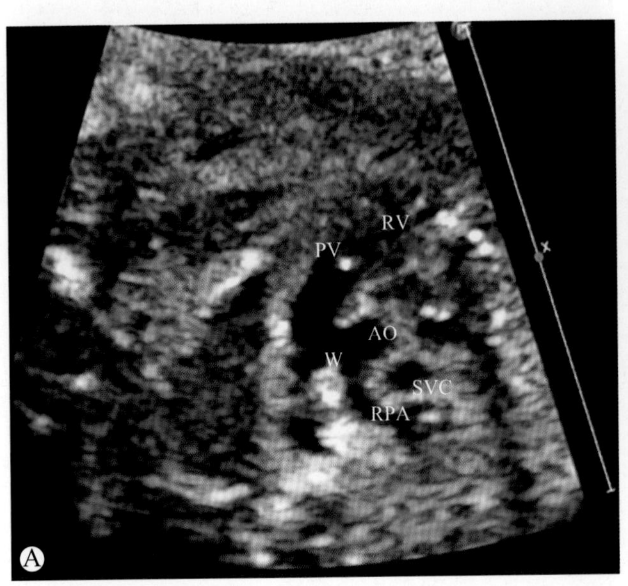

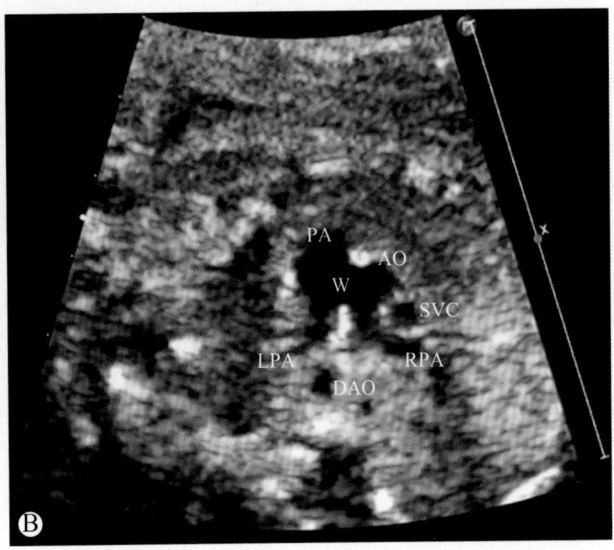

图17-5-49　胎儿（27周）Berry综合征（主肺动脉窗＋右肺动脉起源于升主动脉＋主动脉弓中断）声像图

二维超声心动图，显示主动脉与肺动脉较大回声失落，右肺动脉异常起源于升主动脉。A.肺动脉长轴切面声像图；B.三血管切面二维声像图。RV.右心室；PV.肺动脉瓣；AO.主动脉；W.主肺动脉窗；PA.肺动脉；SVC.上腔静脉；RPA.右肺动脉；LPA.左肺动脉；DAO.降主动脉

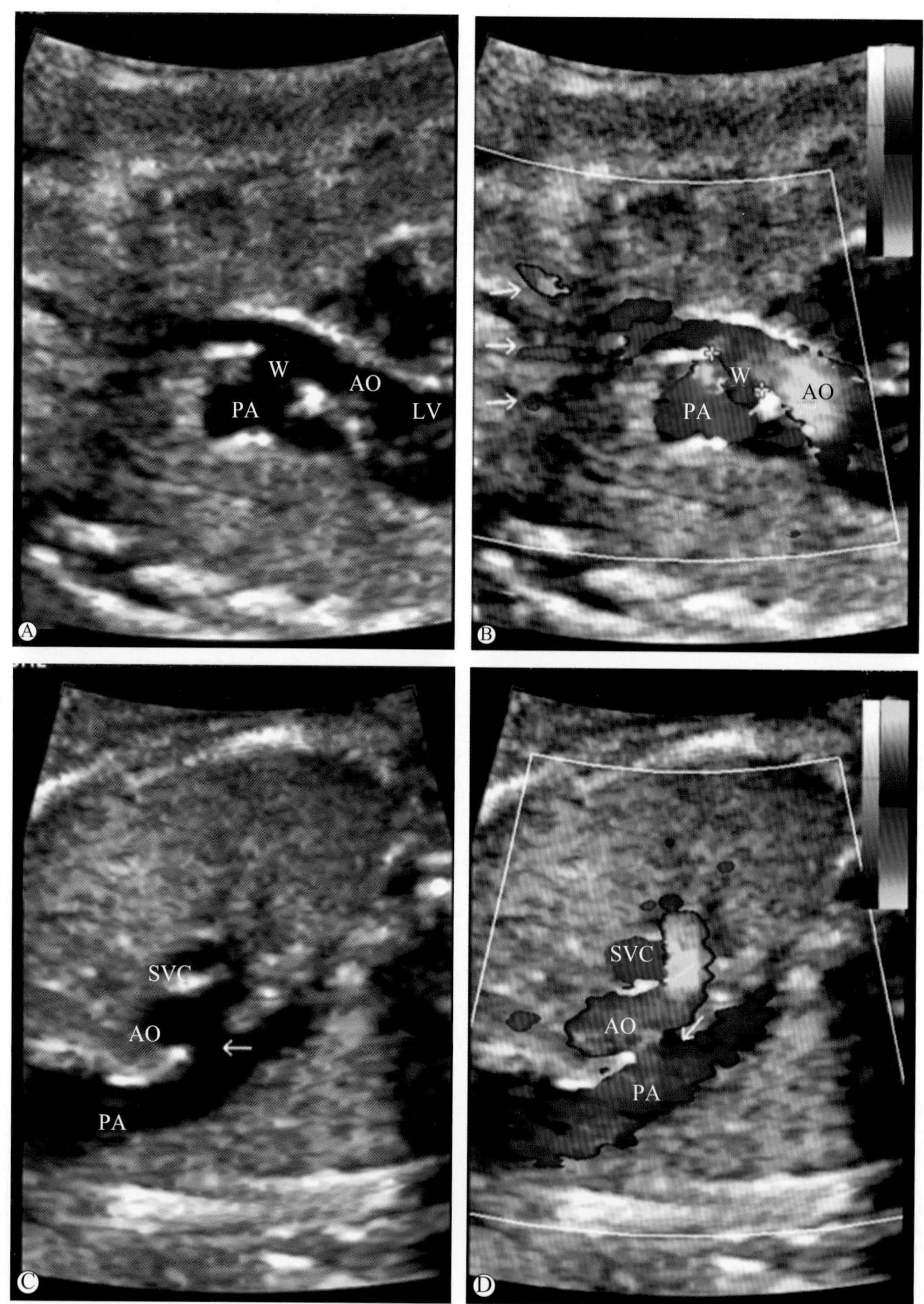

图17-5-50 胎儿主-肺动脉窗（与上图为同一胎儿）

A.左心室流出道长轴切面，二维超声心动图，显示主动脉与肺动脉间隔有一较大回声缺失（W）；B.彩色多普勒显示双向分流信号；C.三血管切面显示较大主-肺动脉间隔回声失落；D.彩色多普勒示肺动脉向主动脉的分流信号。PA.肺动脉；AO.主动脉；LV.左心室；SVC.上腔静脉

五、动脉导管未闭

（一）概述

动脉导管未闭（patent ductus arteriosus， PDA）是指胎儿时期肺动脉与主动脉之间正常连接的动脉导管，在出生后没有闭合，导致主动脉与肺动脉之间出现异常血流交通的一种先天性畸形。动脉导管未闭是常见的先天性心脏病，占先天性心脏病的12%～21%，女性多发，男女发病比例约为1∶2，常单独存在，亦可合并其他心血管畸形。

（二）病理解剖及分型

胎儿时期动脉导管为连接主动脉与肺动脉之间的正常血管结构，在胎儿血液循环过程中起着重要作用。出生后，由于肺循环的建立，使动脉导管由功能性闭合，最终为解剖上闭合。若出生后持续不闭合，则形成动脉导管未闭。动脉导管位于主动脉峡部与肺动脉主干末端、左肺动脉根部之间。根据动脉导管的形态分为五型。

1.管型　最常见，导管的主动脉端至肺动脉端管径均匀一致，长度一般不超过其内径。

2.漏斗型　较常见，导管的主动脉端宽，而肺动脉端逐渐变细，形似“漏斗状”。

3.窗型　少见，导管极短，几乎无长度，但口径极宽大，犹如窗状，直径多大于10mm。

4.瘤型　少见，导管的两端细，而中央呈动脉瘤样扩张，管壁常薄而脆。此型非常罕见。

5.哑铃型　导管中间细，而两端粗，较少见（图17-5-51）。

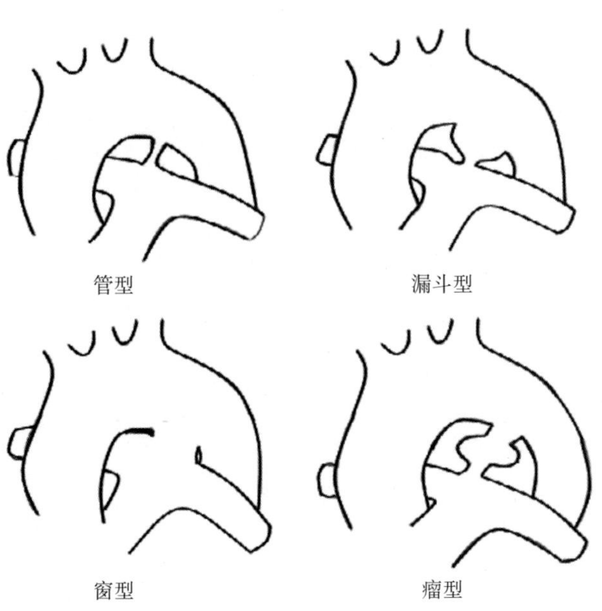

图17-5-51　动脉导管未闭形态

（三）病理生理

在整个心动周期，由于主动脉压均高于肺动脉压，因此，单纯的动脉导管未闭，血流持续地自主动脉经动脉导管分流入肺动脉，造成肺循环血容量明显增加。血流经肺输入左心房、左心室，使左心血容量亦增加，产生了左心容量负荷过重，左心室输出量增加，亦可导致左心扩大、左心室肥厚。另外，主动脉向肺动脉的长期高压分流，使肺动脉压力升高，内径增宽，最终产生肺动脉高压、右心室肥厚，发生艾森门格综合征。

（四）超声心动图表现

1.切面选择　常用切面为左心室长轴切面、心底大动脉短轴切面、左高位胸骨旁矢状切面、胸骨上窝动脉导管切面等。

2.超声心动图表现

（1）M型超声心动图，表现为左心系统容量负荷增加，如左心房、左心室增大，左心室流出道及主动脉增宽等。

（2）二维超声心动图

1）大动脉短轴切面，可显示主肺动脉远端、左右肺动脉分叉处，与降主动脉之间有一异常通道，即为未闭的动脉导管（图17-5-52）。

2）胸骨上窝动脉导管切面，通过解剖示意图可以看出，常规的主动脉弓长轴与动脉导管长轴不在同一平面上，所以常规的主动脉弓长轴切面一般不能显示未闭的动脉导管，必须在标准长轴的基础上进行调整，我们称之为动脉导管切面或左肺动脉长轴切面，可清晰地显示主动脉峡部通过未闭的动脉导管与肺动脉之间相交通（图17-5-53）。

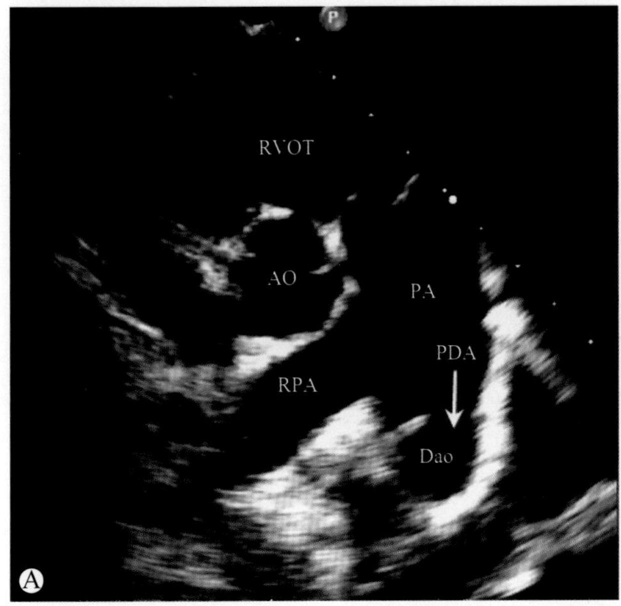

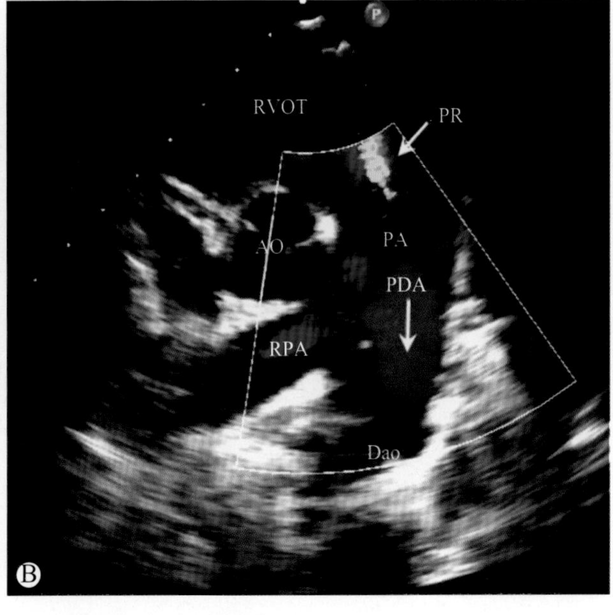

图17-5-52　粗大动脉导管未闭声像图（6岁，男孩）

A.标准心底大动脉短轴二维超声图像，显示粗大动脉导管未闭；B.彩色多普勒显示低速左向右分流信号（合并重度肺动脉高压）。AO.主动脉；PA.肺动脉；PR.肺动脉瓣反流；RVOT.右心室流出道；PDA.动脉导管未闭；Dao.降主动脉；RPA.右肺动脉

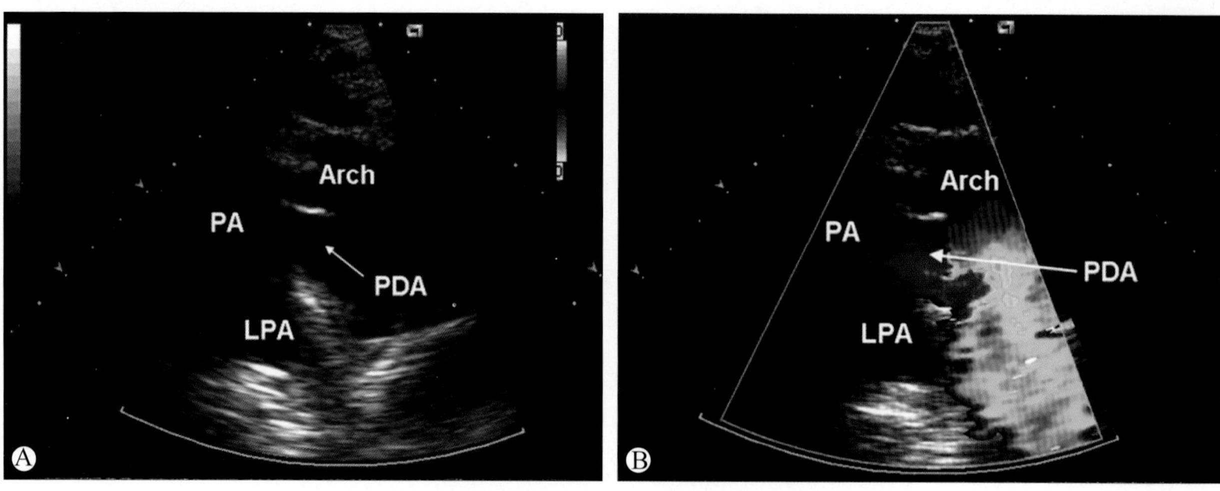

图17-5-53 胸骨上窝动脉导管切面显示动脉导管未闭声像图

A.二维声像图；B.彩色多普勒声像图。PA.肺动脉；Arch.弓部；PDA.动脉导管未闭；LPA.左肺动脉

附：动脉导管切面或左肺动脉长轴切面

在显示主动脉弓长轴切面的基础上，将探头逆时针旋转30°～45°，使扇面指向右锁骨与左侧腰部，同时向左侧倾斜，可清晰地显示左肺动脉与降主动脉的交叉（图17-5-53）。

3）左侧胸骨旁高位切面（探头置于胸骨左缘锁骨下或第1肋间，同时顺时针旋转，使其指向1～2点钟方位），可清晰地显示降主动脉与肺动脉之间异常交通，由于该切面与动脉导管长轴平行，对判断PDA的解剖类型、长度和宽度有重要价值（图17-5-54）。

4）左心室流出道、左心室、左心房扩大。

5）主肺动脉增宽，左、右肺动脉亦可扩张。

（3）多普勒超声心动图

1）彩色多普勒：于上述切面可直接显示动脉导管的异常分流束，分流束显示以红色为主的花色血流信号，起自降主动脉，经动脉导管进入肺动脉。分流束多沿肺动脉左侧壁上行，可直冲肺动脉瓣或肺动脉壁。

2）脉冲或连续多普勒：将取样容积置于动脉导管部位，可探及持续整个心动周期的连续性血流频谱。若合并重度肺动脉高压，则呈现双向分流频谱。

（五）鉴别诊断

临床上动脉导管未闭的诊断并不困难，主要采用大动脉短轴切面，当然胸骨旁及胸骨上窝主动脉弓长轴切面亦可清晰显示，剑突下肺动脉长轴仍可呈现动脉导管未闭的直接征象。

1.主－肺动脉间隔缺损　二维超声示主动脉根部与肺动脉之间回声缺失；彩色多普勒显示异常分流位于主动脉根部的缺损处，而动脉导管未闭时分流束位于主肺动脉远端。

2.重度肺动脉瓣反流　二者均可在肺动脉内检出舒张期异常血流信号，但在肺动脉瓣反流时，反流信号

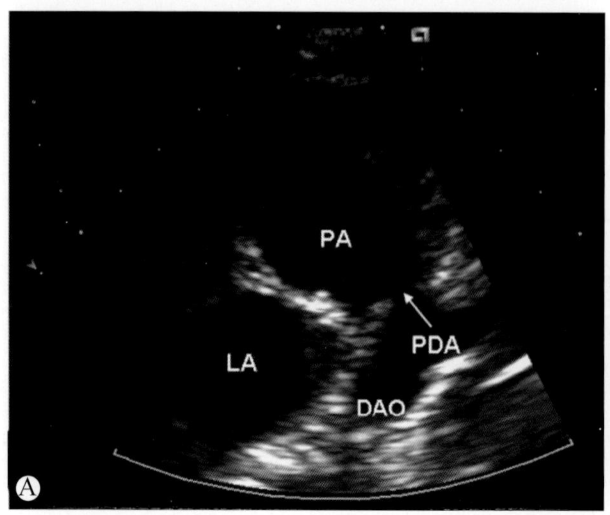

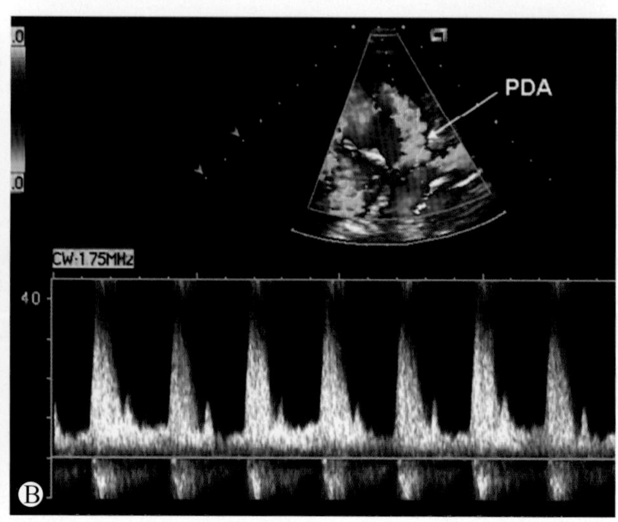

图17-5-54 动脉导管未闭左胸骨旁高位矢状纵切面声像图

A.大血管短轴切面，显示降主动脉与主肺动脉间的异常通道；B.彩色及连续多普勒声像图。PA.肺动脉；LA.左心房；PDA.动脉导管未闭；DAO.降主动脉

于肺动脉瓣口最强，肺动脉远端明显减弱，且异常血流仅限于舒张期；二维超声显示右心扩大。动脉导管未闭的分流出现在整个心动周期，分流信号在肺动脉远端最强，至肺动脉瓣处则减弱；二维超声显示左心系统扩大。

六、主动脉窦瘤

（一）概述

主动脉窦瘤（Aneurysm of aortic sinus）（又称瓦氏窦瘤）是指由于主动脉窦壁先天性发育薄弱，形成向外膨出的囊状或瘤样病变。瘤体可破裂入心腔，引起心脏负荷急剧增加，出现顽固性心力衰竭。本病手术疗效确切，手术死亡率低，术后可完全恢复正常心功能，但有严重心力衰竭者手术死亡率高，术后恢复慢，因此，应早期手术。

主动脉窦瘤是一种少见的先天性心脏病，但在我国，以及日本和朝鲜等西太平洋地区发病率较高，约占先天性心血管畸形的1.5%。

（二）病理解剖

主动脉窦壁变薄，呈瘤样扩张，多由于主动脉窦壁先天性发育不良，缺乏中层弹性纤维，在主动脉高压的作用下，形成囊状瘤体向外膨出。窦瘤多呈锥形，瘤体长短不一，通常为1～2cm。一般壁很薄，少数可有增厚、钙化，在某些外因作用下可导致窦瘤壁穿孔。常伴有室间隔缺损、主动脉瓣关闭不全及脱垂。

主动脉窦瘤多发生于右冠状动脉窦，其次为无冠状动脉窦，很少发生在左冠状动脉窦。右冠窦瘤多破入右心室，右心房次之；无冠窦瘤多破入右心房。

（三）病理生理

在主动脉窦瘤未破裂之前，出现瘤体占位性改变，引起心腔或流出道狭窄。

主动脉窦瘤一旦破裂，会产生明显的血流动力学改变，其改变程度取决于破口的部位及大小。破裂后导致主动脉内的血液大量分流至右心室或右心房，引起心脏容量负荷增加，室壁代偿性增厚。

主动脉窦瘤破裂入右心房时，由于心房的压力在收缩期、舒张期都明显低于主动脉，所以整个心动周期均产生大量左向右分流，造成左右心室容量负荷过重。

主动脉窦瘤破入右心室或右心室流出道时，因右心室的压力在舒张期明显低于主动脉，故主要在舒张期产生大量的左向右分流，造成左心容量负荷过重。

当主动脉窦瘤破入心包腔时，可引起心脏压塞症状。

（四）超声心动图表现

1.切面选择　右冠窦瘤易在胸骨旁左心室长轴切面及主动脉根部短轴切面显示，无冠窦瘤破入右心房可于心底短轴切面显示瘤体，在各有关切面采用彩色多普勒，并于彩色湍流处取样显示多普勒频谱。

2.超声心动图表现

（1）右冠窦瘤破入右心室

1）二维及M型超声心动图

A.主动脉右冠窦扩张：于左心室长轴、短轴切面均显示右冠窦明显扩张，并呈囊袋状凸向右心室流出道。扩大的右冠窦位于室间隔的前方，若瘤体过大，则形成右心室流出道梗阻，窦瘤壁菲薄，轮廓清晰，其基底部与右冠窦相通。破口一般位于窦瘤的顶端或靠近肺动脉瓣下方。若破口靠近肺动脉瓣时，M型超声可显示由于血流冲击造成的肺动脉瓣扑动现象（图17-5-55）。

B.左心室明显扩大及左心室壁运动幅度增大，当存在二尖瓣关闭不全时，左心房也增大。

C.主动脉瓣脱垂：窦瘤扩张使主动脉瓣环扩大，造成瓣叶脱垂，产生关闭不全。左心室长轴及大动脉短轴切面均可显示主动脉内径增宽，主动脉瓣关闭线偏心，并呈双线，主动脉瓣舒张期脱入左心室流出道。

2）多普勒超声心动图

A.脉冲多普勒超声心动图：①主动脉窦瘤破口部位：采用左心室长轴或大血管短轴切面，将取样容积置于主动脉窦瘤破口处，可记录到以舒张期为主的双期连续分流信号，频谱为双向填充，并持续整个心动周期，因流速快而发生失真。②主动脉瓣环下方：因主动脉窦瘤破裂常合并主动脉瓣反流，将其取样容积置于主动脉瓣环下方左心室流出道内，可记录到起源于主动脉瓣的舒张期反流，若速度超过脉冲式多普勒测速范围，可出现频率失真，频谱形态为舒张期双向填充的波形。

B.连续多普勒超声心动图可测得主动脉窦瘤破口处收缩期和舒张期正向最大分流速度，并可测得破口两端的压差。

C.彩色多普勒血流显像：于主动脉窦瘤破口处可见以舒张期为主的红色五彩血流，持续整个心动周期。

（2）无冠窦瘤破入右心房（图17-5-56）

1）二维及M型超声心动图

A.主动脉无冠窦异常：于大血管短轴、右心室两腔及左心室长轴切面可显示无冠窦明显扩张，并呈囊袋状凸向三尖瓣隔叶根部上方的右心房下部，窦壁薄，顶端可见回声中断，为外破口，窦瘤基底部与无冠窦相通，此为内破口，M型超声显示三尖瓣震颤。

B.左右心腔扩大：由于主动脉压力明显高于右心房压力，因此在整个心动周期都产生大量的左向右分流，出现明显的左右心室容量负荷加重，使左右心腔扩大。

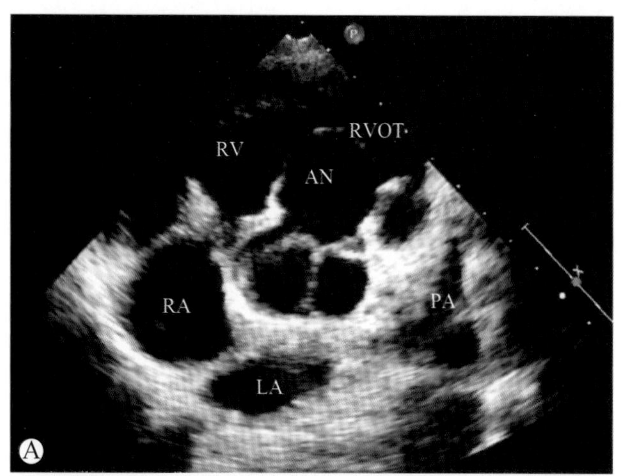

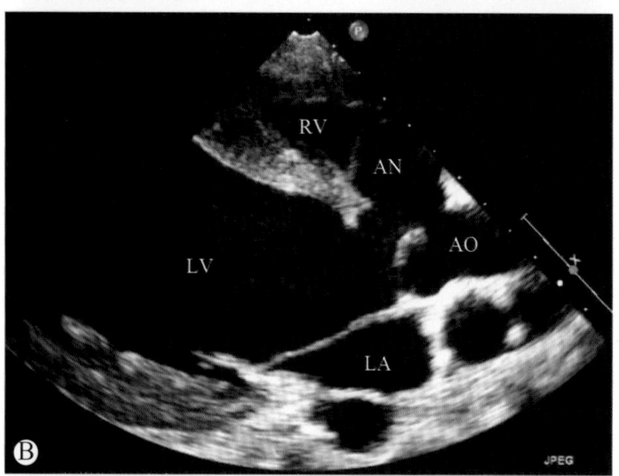

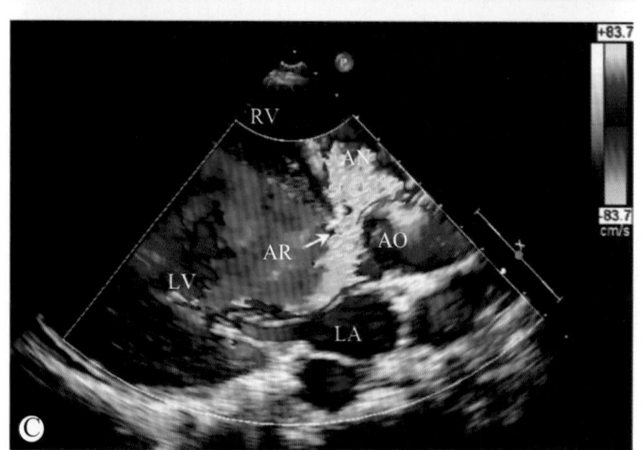

图17-5-55　右冠窦瘤突入右心室流出道声像图

A.心底大动脉短轴二维显示巨大右冠窦瘤形成（AN），凸入右心室流出道，形成右心室流出道梗阻；B.左心室长轴切面显示窦瘤（AN）凸入右心室流出道；C.左心室长轴切面彩色多普勒显示主动脉瓣明显反流（AR）。LA.左心房；LV.左心室；RA.右心房；RV.右心室；AO.主动脉；RVOT.右心室流出道；PA.肺动脉

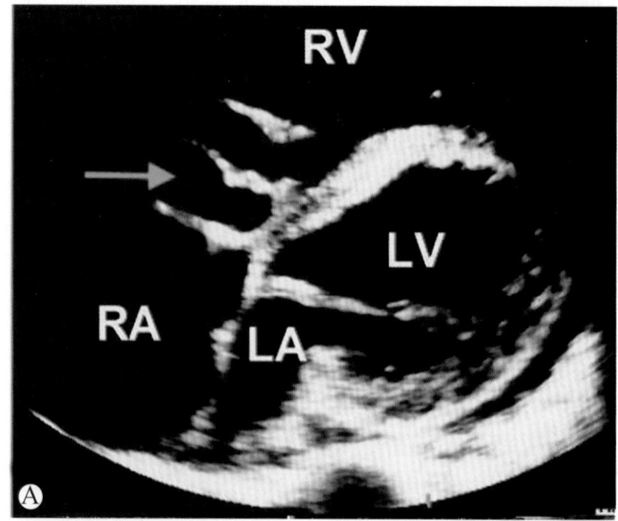

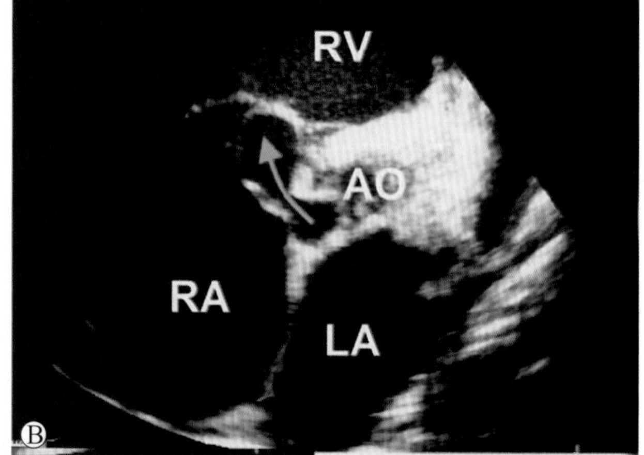

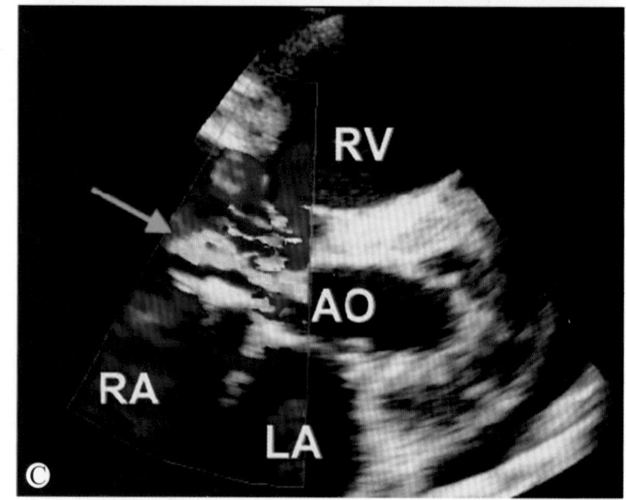

图17-5-56　无冠窦瘤破入右心房声像图

A.胸骨旁四腔心切面显示右心房内有一囊袋状回声；B.大动脉短轴切面显示囊袋状回声为破入右心房的无冠窦；C.大动脉短轴切面彩色多普勒显示主动脉到右心房的五彩分流束。LA.左心房；RA.右心房；RV.右心室；AO.主动脉；LV.左心室

C.肺动脉扩张：主肺动脉及左右肺动脉内径均增宽。

2）多普勒超声心动图

A.脉冲型频谱多普勒超声心动图将取样容积置于主动脉窦瘤破口处，可记录到双期连续分流信号，并持续整个心动周期。

B.连续多普勒超声心动图可测得主动脉窦瘤破口处收缩期和舒张期的负向最大分流速度，并可测得破口两端的压差。

C.彩色多普勒血流显像：于主动脉窦瘤破口处可见双期连续的花色镶嵌血流，并持续整个心动周期。

（3）罕见的主动脉窦瘤破裂部位：主动脉窦瘤有时可破入左心房、左心室流出道、室间隔和肺动脉等（图17-5-57）。

经食管超声心动图由于避开胸骨和肺组织的影响，对主动脉根部显示比较清晰，因此经食管超声心动图对主动脉窦瘤（或伴有破裂）有较大的诊断价值，对主动脉窦瘤是否破裂的显示更加清晰（图17-5-58）。

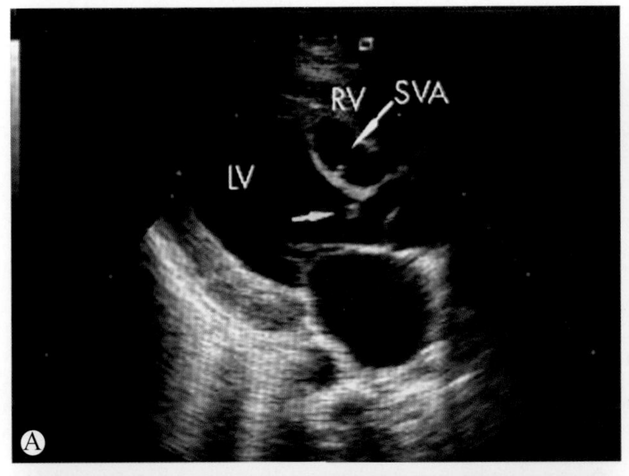

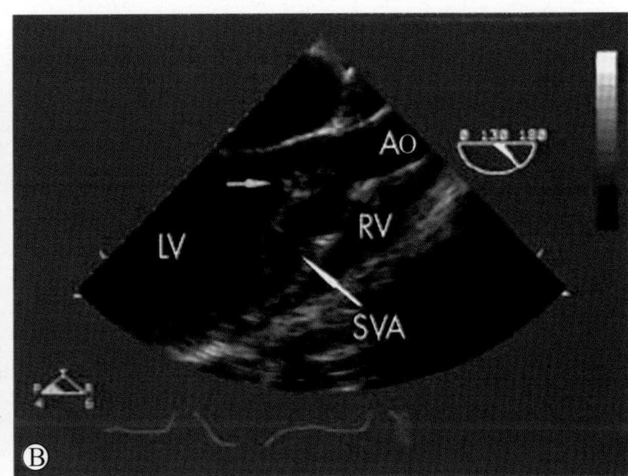

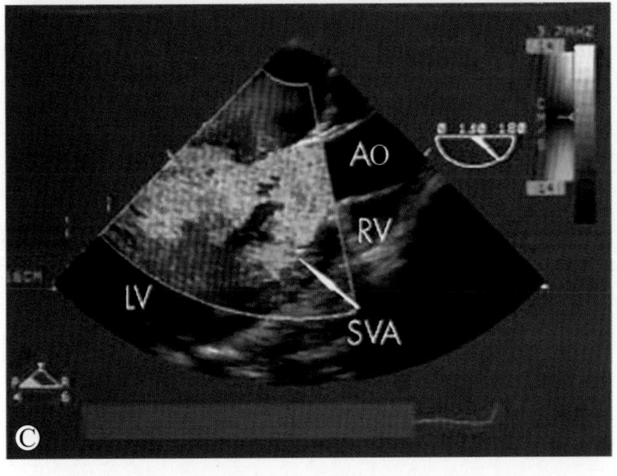

图17-5-57　主动脉窦瘤破入室间隔声像图

A.经胸左心室长轴切面；B.经食管超声左心室长轴切面；C.经食管超声彩色多普勒显像，显示主动脉瓣反流及主动脉窦瘤入室间隔血流。LV.左心室；RV.右心室；AO.主动脉；SVA.主动脉窦瘤

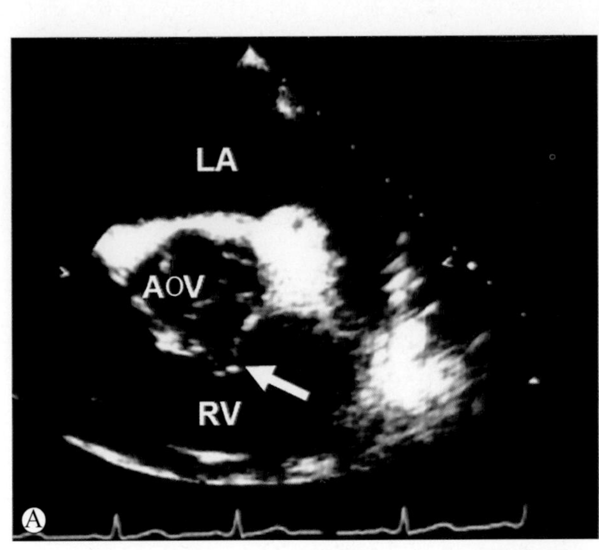

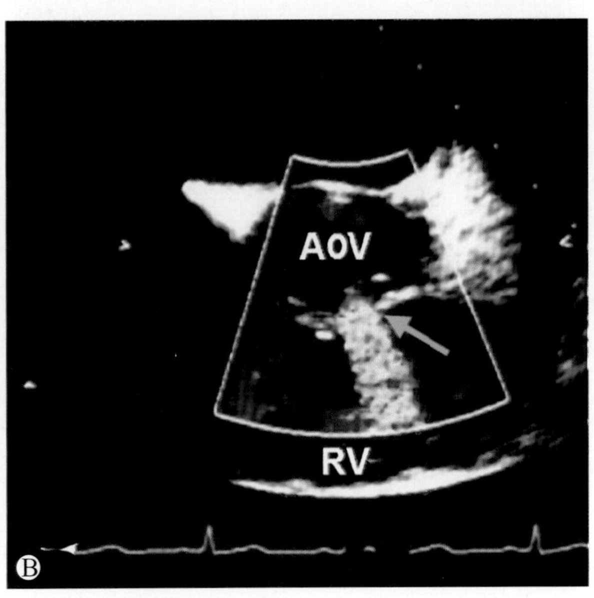

图17-5-58　主动脉窦瘤破入右心室，经食管超声心动图

A.主动脉短轴切面二维显示主动脉右冠窦瘤突入右心室；B.彩色多普勒显示自主动脉经破口射入右心室的高速五彩血流。RV.右心室；LA.左心房；AOV.主动脉瓣

（五）鉴别诊断

1. 室间隔膜部瘤　主动脉右冠窦瘤破入右心室流出道，与室间隔膜部瘤通常不难区分，前者有右冠窦扩大，心底短轴切面显示主动脉窦瘤破口在右冠窦前方或偏近肺动脉瓣；膜部瘤位于右侧靠近三尖瓣隔瓣。主动脉窦瘤破口顶端多延伸较长，在右心室流出道内摆动。膜部瘤的瘤体多较短，位于右心室流入道内。

2. 室间隔缺损伴主动脉瓣脱垂　漏斗部室间隔缺损常合并主动脉右冠瓣脱垂，严重者脱垂的主动脉瓣可经室缺口进入右心室流出道，临床上可闻及双期杂音，二维超声亦见瘤样结构凸向右心室流出道，多普勒超声在该处可显示室间隔缺损的收缩期异常血流及主动脉瓣反流的舒张期异常血流，易误认为窦瘤破裂。仔细观察可见瘤样凸起来自脱垂的主动脉瓣，且位于主动脉瓣环下方，伴有显著的主动脉瓣反流，不难鉴别。

七、冠状动脉瘘

（一）概述

冠状动脉瘘（fistula of coronary artery，FCA）是指冠状动脉与心腔和（或）大血管之间存在异常交通的一种先天性心血管畸形，较少见，占先天性心脏病的0.2%～0.4%。

（二）病理解剖

冠状动脉瘘可发生于右冠状动脉或左冠状动脉主干或分支，以右冠状动脉瘘多见，占50%～60%，左冠状动脉瘘占30%～40%，双冠状动脉瘘占2%～10%。近端冠状动脉增宽或呈瘤样扩张。冠状动脉瘘引流入右心多见，占90%，依次为右心室、右心房、肺动脉、冠状静脉窦及上腔静脉，其中又以冠状动脉右心室瘘最为多见，占45%；瘘入左心者占8%～10%。

冠状动脉瘘入单一心腔或血管者多见，瘘口有多种类型，单发瘘口占84%，多发瘘口占16%。

冠状动脉瘘多单独发生，也可伴有动脉导管未闭、室间隔缺损、肺动脉瓣狭窄、房间隔缺损等先天性畸形。

（三）病理生理改变

冠状动脉瘘的血流动力学改变取决于引流部位、瘘管大小及有无合并其他畸形，分流量的多少与瘘口大小及两端压差成正比。冠状动脉瘘入右心者，出现左向右分流；冠状动脉瘘入左心则出现左向左的分流，分流入左心室一般只在舒张期分流，分流入左心房则出现连续性左向左分流，两者均相当于主动脉瓣关闭不全的血流动力学改变；无论冠状动脉瘘入静脉系统还是动脉系统，均可导致心腔容量负荷增加而扩大。

冠状动脉循环血量减少，尤其是在舒张期，冠状动脉灌注压明显减低，造成所谓的窃血现象，出现相应部位的心肌缺血。

（四）超声心动图检查

1. 常用切面　左心室长轴切面、心尖四腔心及五腔心切面、心底大血管短轴切面等。

2. 超声心动图表现

（1）M型超声心动图：根据冠状动脉瘘引流入部位的不同可出现相应的左右心负荷过重的表现，引流入腔静脉、右心房、右心室，出现右心负荷过重的表现；引流入肺动脉、左心房、左心室，出现左心负荷过重的表现。

（2）二维超声心动图

1）冠状动脉扩张：大动脉短轴、左心室长轴及五腔心切面均可显示右冠状动脉或左冠状动脉扩张，甚至呈瘤样改变（图17-5-59，图17-5-60）。

2）瘘口：变换切面角度、扫描追踪粗大纡曲的冠状动脉，直达引流入心腔或血管的瘘口。瘘口多为单发，亦可多发（图17-5-61～图17-5-63）。

3）心腔扩大：根据瘘口引流部位的不同，相应心腔或血管内径因血流量增加而扩大。

（3）多普勒超声心动图

1）扩张的冠状动脉：彩色多普勒显示增宽的冠状动脉内丰富的红色血流信号；脉冲多普勒取样容积置于扩张的冠状动脉内，可记录到以舒张期为主的双期连续性血流频谱。

2）瘘口：彩色多普勒显示瘘口处为鲜亮的五彩镶嵌分流束，据此可确定瘘口部位和数目。冠状动脉瘘入压力较低的心腔或血管（如体静脉、左右心房、右心室、肺动脉）时，频谱多普勒显示为双期连续性高速射流；若瘘入左心室时，瘘口仅呈现舒张期血流频谱。

（4）经食管超声心动图：对于经胸超声心动图显示欠佳者，可应用经食管超声心动图，对显示扩张的冠状动脉走行、瘘口的部位和数目，均可提供重要的诊断信息（图17-5-64）。

（五）多排螺旋CT检查

近年来冠脉多排螺旋CT（MDCT）多采用回顾性心电门控薄层、小螺距的高分辨率螺旋扫描，时间分辨率、空间分辨率、密度分辨率明显提高，使这种无创诊断模式得到了广泛应用。在心脏尤其是冠状动脉疾病的影像学诊断方面开拓了全新的领域，可清晰地显示左右冠状动脉主干及其分支的起源、瘘管的走行及瘘口的部位，是冠状动脉瘘诊断的重要手段。

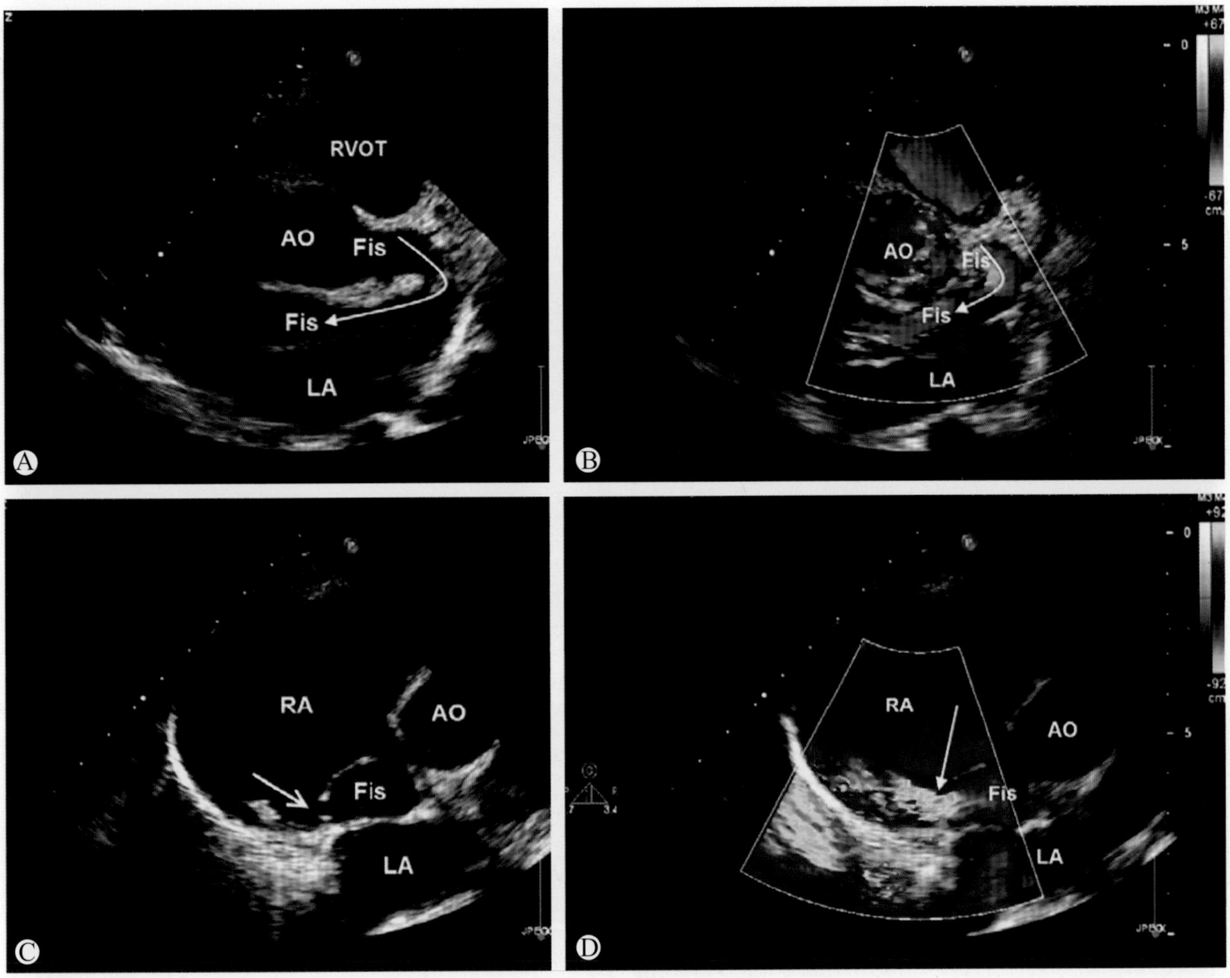

图17-5-59　左冠状动脉右心房瘘声像图

A.二维超声显示左冠状动脉明显扩张，通过粗大的瘘管与右心房交通；B.彩色多普勒显示瘘口的五彩镶嵌血流束；C.箭头显示右心房内瘘口；D.彩色多普勒显示瘘口血流。LA.左心房；RA.右心房；AO.主动脉；RVOT.右心室流出道；Fis.瘘

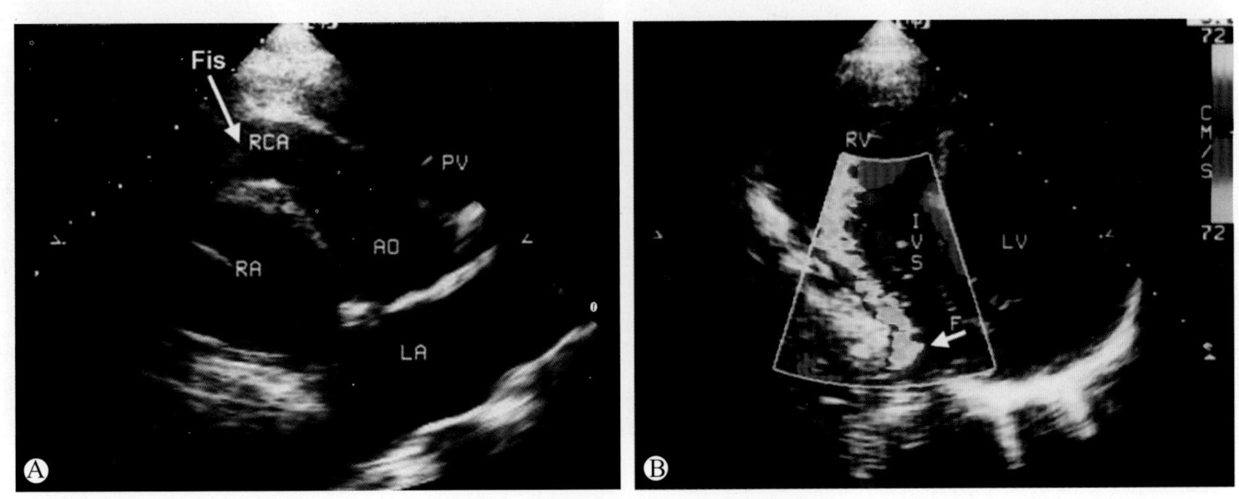

图17-5-60　右冠状动脉右心室瘘声像图（一）

A.大血管短轴切面，显示右冠状动脉明显扩张及增粗的冠状动脉瘘管；B.低位四腔心切面彩色多普勒，显示瘘口位于右心室后下壁。LA.左心房；RA.右心房；LV.左心室；RV.右心室；Fis.瘘；AO.主动脉；RCA.右冠状动脉；IVS.室间隔；PV.肺动脉瓣

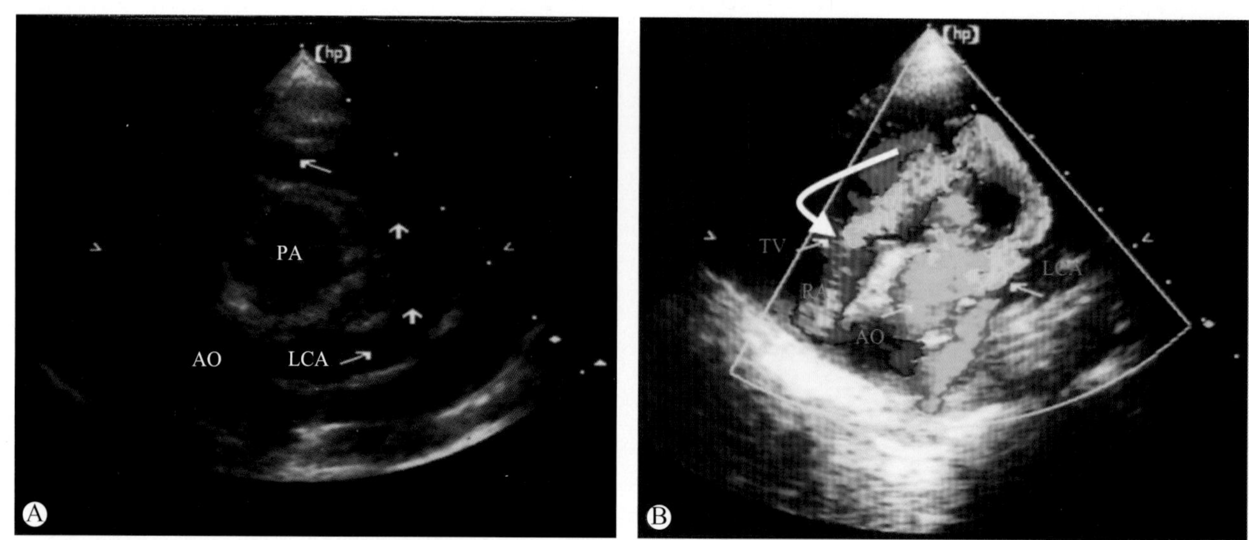

图 17-5-61 左冠状动脉右心室瘘声像图

A. 大血管短轴切面显示左冠状动脉明显扩张及增粗的冠状动脉瘘管；B. 彩色多普勒显示瘘口位于右心室三尖瓣环处。AO. 主动脉；PA. 肺动脉；LCA. 左冠状动脉；TV. 三尖瓣；RA. 右心房

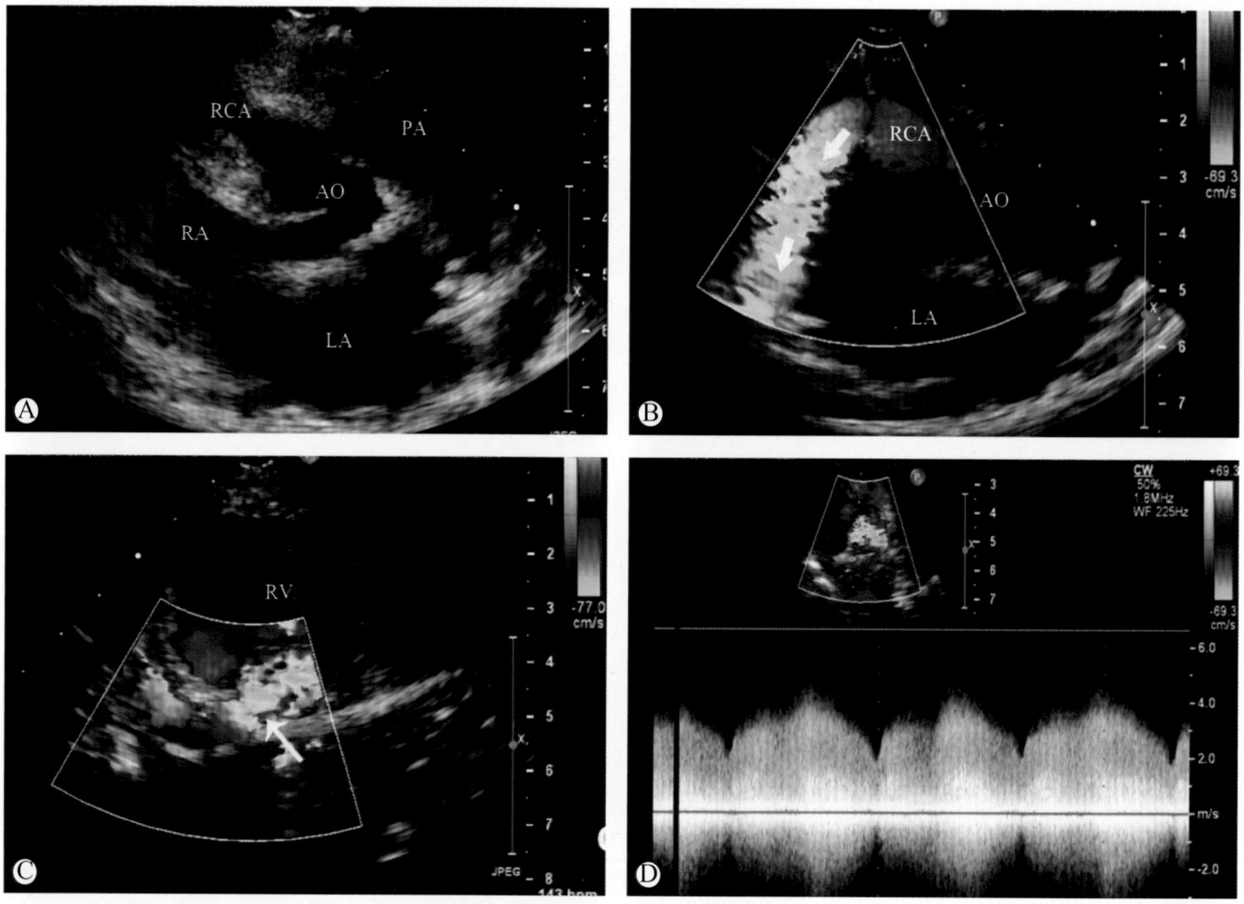

图 17-5-62 右冠状动脉右心室瘘声像图（二）

A. 大血管短轴切面显示右冠状动脉明显扩张；B. 彩色多普勒显示瘘管粗大，沿右心室游离壁走行（箭头）；C. 彩色多普勒显示瘘口位于右心室内，瘘口靠近三尖瓣环（膈面），瘘口处血流呈花彩（箭头）；D. 频谱多普勒显示双期连续左向右分流信号，最大分流速度接近 4m/s。AO. 主动脉；LA. 左心房；RA. 右心房；RV. 右心室；RCA. 右冠状动脉

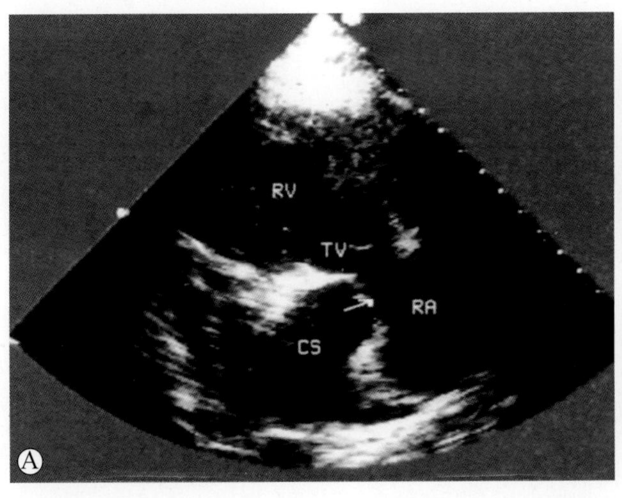

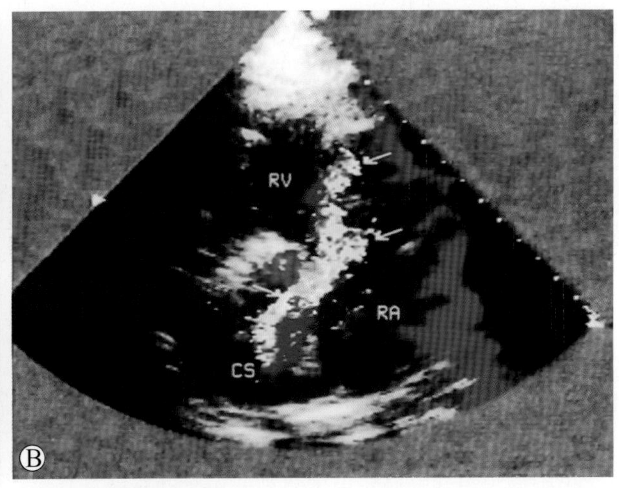

图17-5-63　左冠状动脉冠状静脉窦瘘声像图

A.右心室流入道长轴切面显示冠状静脉窦明显扩张；B.彩色多普勒显示冠状静脉窦内瘘口的五彩镶嵌血流。RV.右心室；TV.三尖瓣；RA.右心房；CS.冠状静脉窦

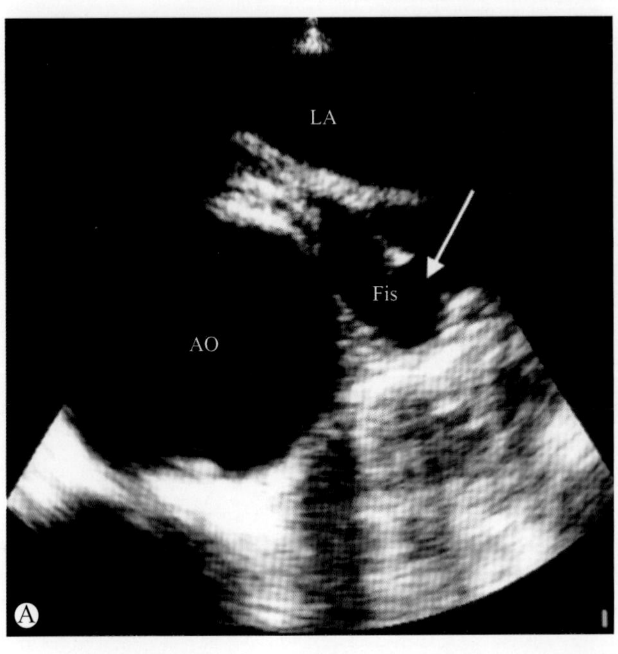

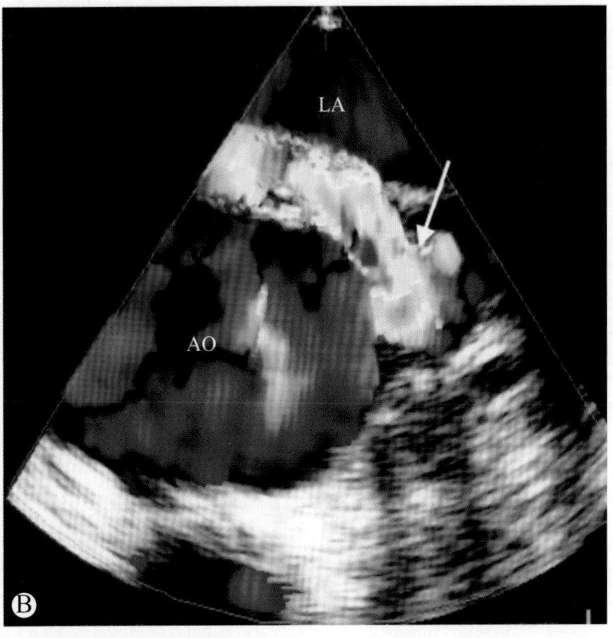

图17-5-64　冠状动脉瘘（左冠状动脉）经食管超声心动图声像图显示走行于主动脉后方的瘘管（箭头）

A.二维声像图；B.彩色多普勒声像图。LA.左心房；AO.主动脉；Fis.瘘

八、冠状动脉异位起源于肺动脉

（一）概述

冠状动脉异位起源于肺动脉（anomalous origin of left coronary artery from pulmonary artery，ALCAPA）是一种少见的先天性心血管畸形，最常见的是左冠状动脉异位起源于肺动脉，此外尚有少见的右冠状动脉起源于肺动脉、双侧冠状动脉均起源于肺动脉、左冠状动脉回旋支起源于肺动脉等。若不能尽早明确诊断和及时手术矫正，则预后凶险，多在1岁内死于心肌梗死。双侧冠状动脉均起源于肺动脉者，出生后数日即因心肌严重缺血缺氧而死亡，极少在临床上得到诊断。左冠状动脉起源于肺动脉的发生率，约每300 000名活婴中仅有1例，在先天性心脏病中占0.26%～0.50%。Bland、White和Garland等于1933年首次报道本病的临床特征，故又称为婴儿Bland-White-Garland综合征。

（二）病理解剖

正常主动脉、肺动脉的解剖关系为肺动脉位于主动脉的左前方。肺动脉瓦氏窦命名：位于前方，距主动脉较远的瓦氏窦称为前瓦氏窦；位于后方与主动脉对应的两个瓦氏窦称为左（后）、右（后）窦。

左冠状动脉异常起源部位，最常见的是左后窦，其次为右后窦。左冠状动脉主干起始后于5～6mm处分为前降支和回旋支，左、右冠状动脉之间存在侧支循环，但其数量多寡不一。右冠状动脉起源及分支正常。左心室肥厚并高度扩大，以左心室心尖区扩大更为明显；左心室广泛纤维化，以心内膜下区域最为显著，常有心肌梗死病灶，有时出现局灶性钙化，心内膜下尚可出现不同程度的弹力纤维组织增生；由于乳头肌广泛纤维化甚至钙化，引起乳头肌功能失调，心内膜弹力纤维组织增生，造成腱索融合、缩短，以及左心室纤维化引起的左心室和二尖瓣瓣环扩大等原因，常呈现明显的二尖瓣关闭不全。

（三）病理生理及临床表现

1.病理生理　胎儿期，左右心室的血氧含量相仿，肺动脉压力高于主动脉，异常起源的左冠状动脉灌注是正向的，不会引起心肌缺血缺氧。

出生后，当肺动脉压力下降到低于主动脉时，从肺动脉灌注到左冠状动脉的血流停止，直至出现逆向灌注。血流从主动脉到右冠状动脉，再经侧支循环到左冠状动脉，最后到肺动脉。由于左冠状动脉的灌注压严重不足，故出现心肌缺血，心内膜下心肌呈现广泛纤维化，严重者可出现一定范围的心肌梗死（前室间隔及前壁），导致心绞痛和严重的心力衰竭。如果左右冠状动脉循环之间形成合适的侧支循环，通过右冠状动脉对整个心肌的灌注增加，10%～15%患者心肌缺血不明显，可生存至青少年期或成年期。

（1）胎儿时左右冠状动脉从各自大血管接受前向血流。

（2）出生早期，在侧支循环形成前，可有少量左冠状动脉到肺动脉的逆向血流。

（3）侧支血管增粗后，扩张的右冠状动脉和侧支血管内血流增加，大量血流逆灌入肺动脉（图17-5-65）。

2.临床表现　胎儿期，由于冠状动脉灌注基本正常，无明显心肌损伤征象。

新生儿期，肺循环压力及阻力均较高，肺动脉内的低氧血流可经异常起源的左冠状动脉正向灌注心肌，且新生儿未成熟的心肌耐受低氧能力高于耐低压能力，因此在此期间并不出现明显的心肌缺血表现。

1～3个月后，由于肺动脉压力逐渐下降，左冠状动脉灌注压严重不足，且常出现逆向灌注，故出现心肌缺血的症状，患婴于喂奶或哭闹时诱发气急，烦躁不安，口唇苍白或发绀，大汗淋漓，乏力，心率增快，咳嗽、喘鸣等可能由于心绞痛和心力衰竭而产生的症状，称为婴儿Bland-White-Garland综合征。

少数患者，左右冠状动脉之间能及时建立侧支循环，由右冠状动脉通过侧支循环向左冠状动脉供血，再由左冠状动脉逆灌入压力较低的肺动脉。右冠状动脉显著扩张，大量血流通过侧支灌注左心室前壁和侧壁，所以心肌缺血得到一定程度的缓解。但由于左冠状动脉窃血入肺动脉，产生左向右分流，如侧支循环血流量多，患者可出现大量动静脉分流的临床表现和连续性杂音，胸部X线片可见肺血增多，肺纹理增加。

罕见左右冠状动脉侧支循环非常丰富的患者，可延迟到20岁左右出现心绞痛和慢性充血性心力衰竭的症状，这些病例心前区常可听到连续性杂音，二尖瓣关闭不全也较严重。

（四）超声心动图表现

1.常用切面　心底大动脉短轴切面、高位大动脉短轴切面、右心室流出道长轴切面、左心室长轴切面、心室各短轴切面等。

2.超声心动图表现

（1）M型超声心动图：左心房、左心室明显扩张，室间隔及左心室前壁运动幅度明显减低。

（2）二维超声心动图：①显示左心室扩大，心肌收缩力明显减弱，室间隔和左心室前壁节段性运动障碍，心内膜及二尖瓣腱索回声明显增强，甚至室壁瘤形成（图17-5-66，图17-5-67）。②主动脉左冠窦内没有左冠状动脉主干的开口，但此征象不能与单支冠状动脉畸形相

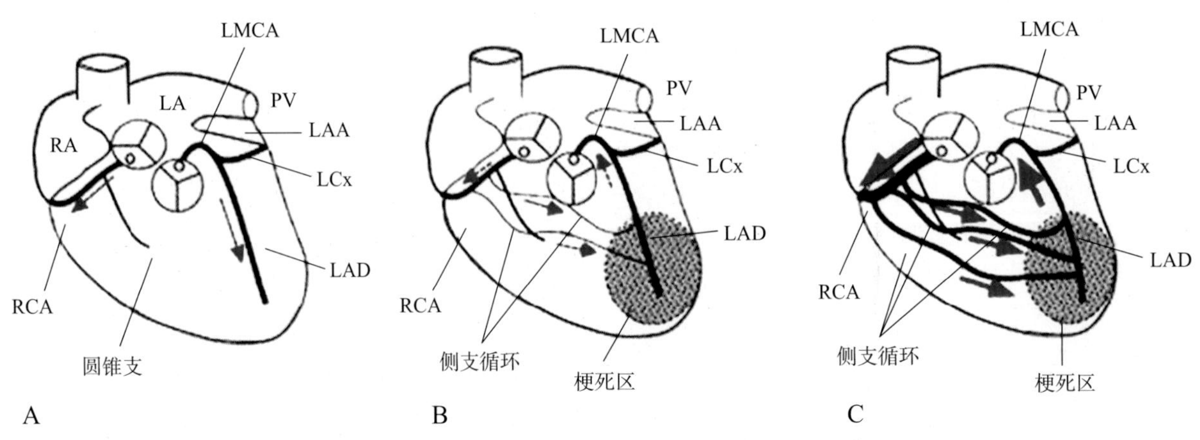

图17-5-65　左冠状动脉异常起源于肺动脉

A.胎儿时左冠状动脉为前向血流；B.出生早期，侧支循环稀疏，少量左冠状动脉到肺动脉的逆向血流；C.丰富侧支循环形成，大量血流逆灌入肺动脉。LA.左心房；RA.右心房；RCA.右冠状动脉；LMCA.左冠状动脉主干；LAA.左心耳；LCx.左回旋支；LAD.左前降支；PV.肺静脉

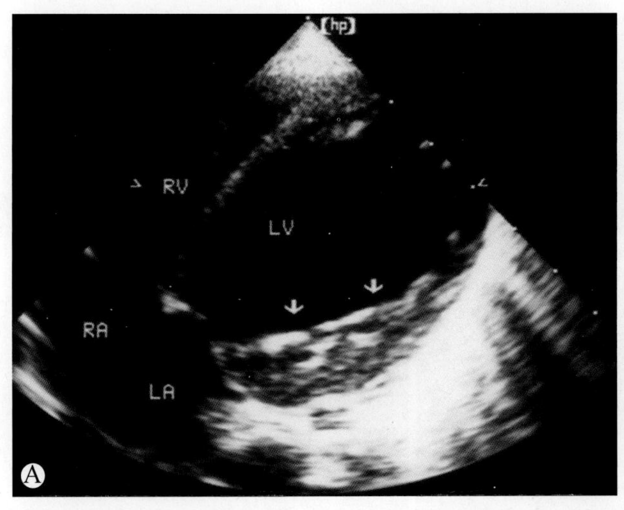

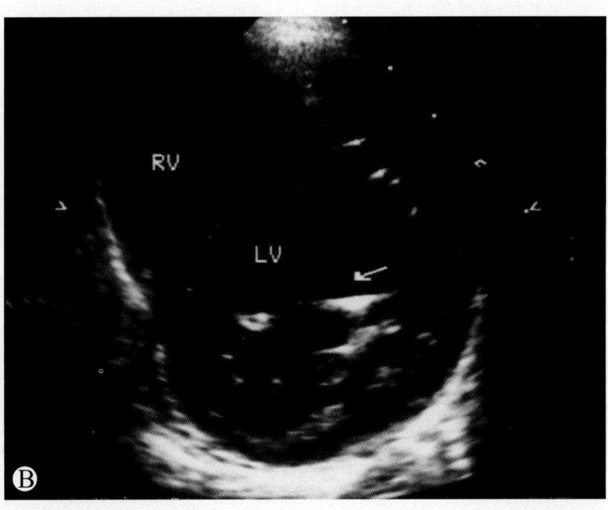

图17-5-66　左冠状动脉起源于肺动脉声像图

A.胸骨旁四腔心切面显示左心室高度扩大，二尖瓣腱索及心内膜回声增强；B.左心室短轴切面显示左心室高度扩大，二尖瓣腱索及心内膜回声增强。RV.右心室；RA.右心房；LV.左心室；LA.左心房

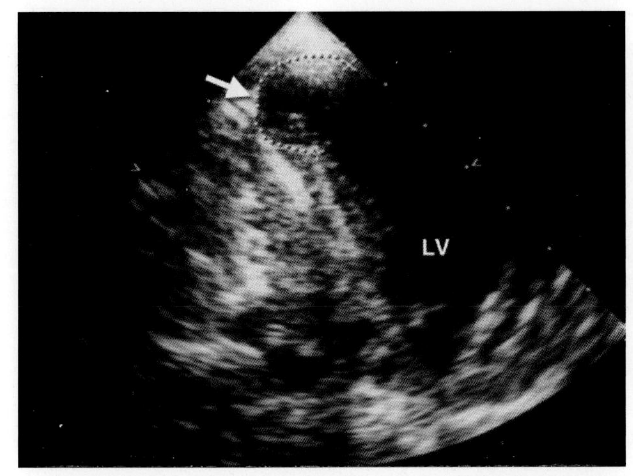

图17-5-67　左冠状动脉起源于肺动脉声像图（一）

左心室心尖两腔心切面显示心尖室壁瘤形成。LV.左心室

区别；另外由于小婴儿冠状动脉内径较小，接近仪器分辨的极限，容易产生假阴性和假阳性，是导致错误诊断的主要原因。③二维超声心动图（高位大动脉短轴切面、右心室流出道长轴切面）可显示左冠状动脉直接与肺动脉主干连接（图17-5-68，图17-5-69）。④右冠状动脉主干增宽，冠状动脉与主动脉瓣环直径比值≥0.14。

（3）多普勒超声心动图

1）彩色多普勒超声心动图：由于冠状动脉较细，且走行纡曲，二维超声心动图对其显示欠清晰。左冠状动脉起源于肺动脉时，彩色多普勒超声心动图多能清晰地显示左冠状动脉的血流方向（与正常不同，为逆向灌注）、丰富的冠状动脉侧支循环和肺动脉根部的异常血流信号，对诊断有极其重要的价值。①右冠状动脉与起源异常的左冠状动脉形成丰富的侧支循环：在室壁内及室间隔内形成从心底至心尖，从后到前的五彩血流（血

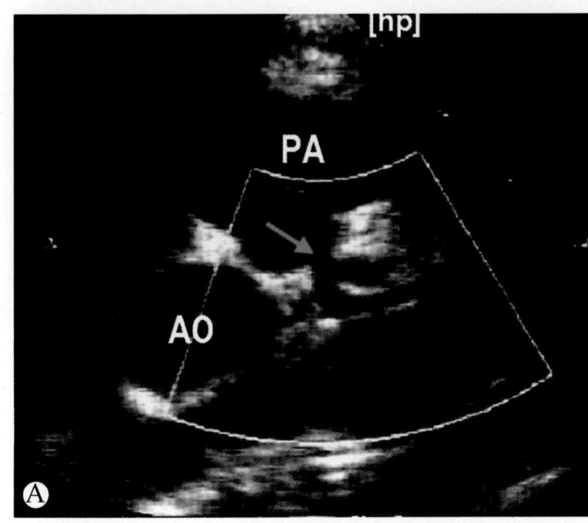

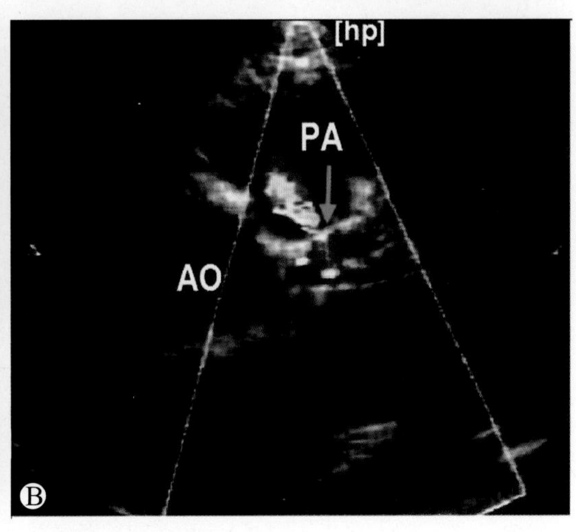

图17-5-68　左冠状动脉起源于肺动脉声像图（二）

A.左侧高位切面显示左主干起源于肺动脉后窦；B.彩色多普勒显示冠状动脉逆灌入肺动脉的红色血流（绿色箭头）。PA.肺动脉；AO.主动脉

流方向为自RCA、侧支循环、ALC、MPA）；左主干及其前降支和回旋支内的血流方向与正常相反（逆向灌注）（图17-5-70）。②高位大动脉短轴切面及右心室流出道长轴切面可显示左冠状动脉直接与肺动脉连接，彩色多普勒显示为红色血流进入肺动脉，这是最重要的超声征象（图17-5-68，图17-5-69）。③右冠状动脉扩张，彩色多普勒显示血流丰富（图17-5-71）。

2）频谱多普勒超声心动图：可显示丰富的冠状动

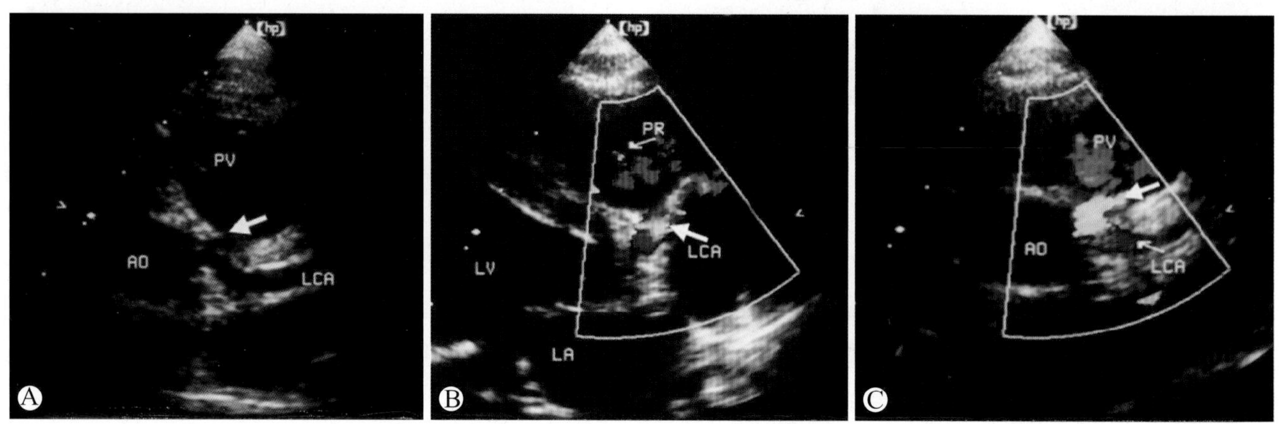

图17-5-69　左冠状动脉起源于肺动脉声像图（三）

A.左冠状动脉主干起源于肺动脉左后窦（箭头）；B.彩色多普勒显示冠状动脉逆灌入肺动脉的红色血流；C.右心室流出道长轴切面彩色多普勒示冠状动脉逆灌入肺动脉的红色血流。PV.肺动脉瓣；AO.主动脉；LV.左心室；LA.左心房；PR.肺动脉瓣反流；LCA.左冠状动脉

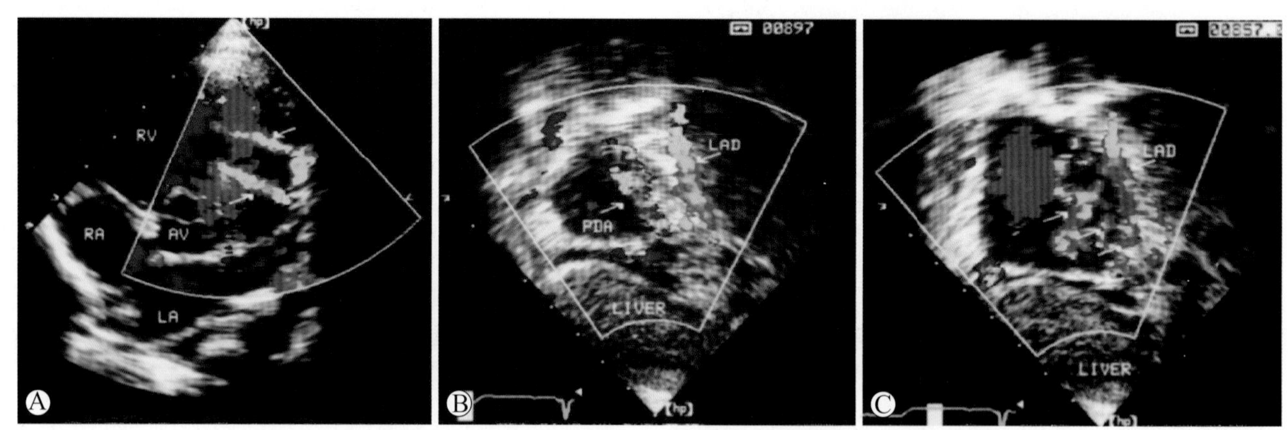

图17-5-70　左冠状动脉起源于肺动脉侧支循环形成声像图

A.五腔心切面显示从右冠状动脉到左冠状动脉的丰富侧支血流；B.剑突下短轴切面，显示从后降支到前降支的丰富侧支血流，左前降支血流逆灌；C.剑突下短轴切面，显示从心尖到心底的丰富侧支循环。PDA.后降支；LAD.左前降支。RV.右心室；RA.右心房；LA.左心房；AV.主动脉瓣；LIVER.肝

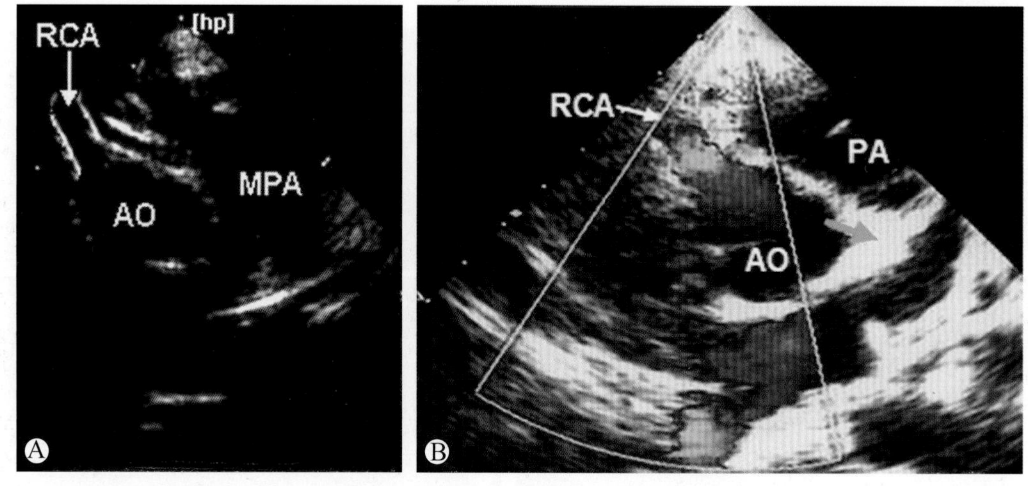

图17-5-71　左冠状动脉起源于肺动脉，右冠状动脉扩张声像图

A.大动脉短轴切面显示右冠状动脉扩张；B.彩色多普勒显示右冠状动脉内血流丰富。AO.主动脉；PA.肺动脉；MPA.主肺动脉；RCA.右冠状动脉

脉侧支循环及冠状动脉入肺动脉的双期连续性血流频谱，同时也可显示左冠状动脉近端的逆向血流频谱。

（4）经食管超声心动图：对左冠状动脉开口及其近端走行的显示有一定优越性，适当调整探头深度和扫描扇面角度，可清晰地显示冠状动脉的丰富侧支循环。对于高度怀疑该畸形的成人患者可选用，对明确诊断有重要价值。

（五）超声心动图诊断

1.异常起源的左冠状动脉与肺动脉主干直接连接（高位大动脉短轴、右心室流出道长轴切面等）。

2.异常丰富的侧支循环形成：血流自右冠状动脉、侧支循环、异常起源的左冠状动脉而逆灌入主肺动脉。

3.值得指出的是，过去强调的左冠状动脉未与主动脉窦连接的超声征象，极易造成假阴性和假阳性，这是由于起源于主肺动脉的左冠状动脉距主动脉非常近，加上冠状动脉内径较细，接近二维超声分辨率临界水平，较难识别。

（六）选择性心脏血管造影检查

心血管造影检查是确诊冠状动脉异位起源的可靠方法。主动脉造影和选择性右冠状动脉造影显示仅有右冠状动脉一支起源于主动脉，右冠状动脉显著增粗，造影剂逆向充盈左冠状动脉，再回流入肺动脉。

选择性左心室造影常能显示左心室腔扩大，左心室收缩力显著减弱和左心室前壁运动功能减退。选择性左心室造影尚有助于诊断二尖瓣关闭不全。有的病例于肺动脉内注入造影剂时，左冠状动脉可显影（图17-5-72）。

（七）MDCT检查

冠状动脉MDCT可清晰地显示左右冠状动脉主干及其分支的起源、走行、侧支循环的形成，已逐渐取代心血管造影成为检查冠状动脉畸形的首选方法。

（八）鉴别诊断

ALCAPA早期正确诊断，以及与婴儿心内膜弹力纤维增生症（年长儿为原发性扩张型心肌病，DCM）的鉴别诊断仍是一个挑战。由于此病出现症状的年龄小，且常表现为心力衰竭，易被误诊为心内膜弹力纤维增生症。对临床表现为心脏明显扩大，伴有顽固的充血性心力衰竭患儿，应考虑到ALCAPA的可能性，以避免误诊。

目前，诊断ALCAPA的金标准仍是冠状动脉造影，主动脉根部造影可见左冠状动脉影缺如，右冠状动脉显影后通过侧支循环入左冠状动脉，再逆向回流入肺动脉。但ALCAPA的患者临床常表现有急性、严重的心力衰竭，

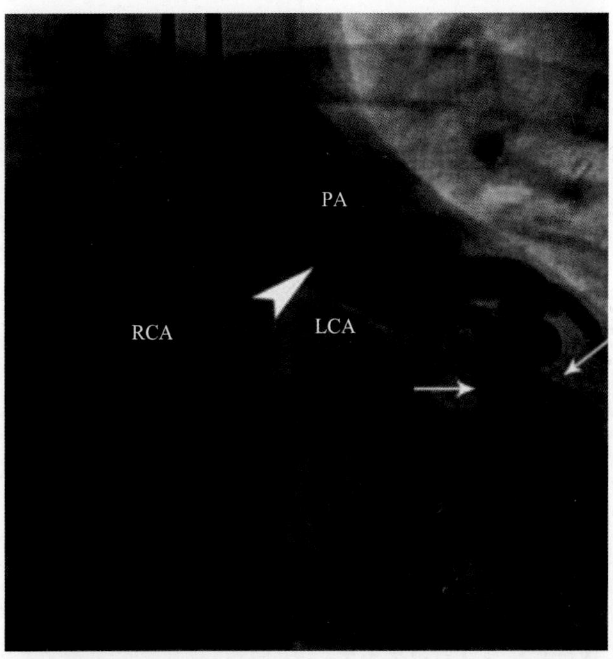

图17-5-72　左冠状动脉异位起源于肺动脉，冠状动脉选择性造影图像

左冠状动脉起源于肺动脉（粗箭头），主干及分支可清晰显示（细长箭头）。PA.肺动脉；LCA.左冠状动脉；RCA.右冠状动脉

心导管检查有一定的危险性，而且DCM患者并不需要进行心导管等创伤性检查，因此，ALCAPA的无创性诊断，以及与心内膜弹力纤维增生症（或DCM）的鉴别是十分重要的。

左冠状动脉异常起源于肺动脉与心内膜弹力纤维增生症（或DCM）超声心动图鉴别要点如下。

（1）右冠状动脉内径增宽，右冠状动脉内径与主动脉内径比≥0.14。

（2）高位胸骨旁短轴切面多能显示左冠状动脉与主肺动脉后窦（多为左后窦）连接。

（3）彩色多普勒显示冠状动脉形成从右冠状动脉至左冠状动脉（从后向前，从心底至心尖）的丰富侧支循环；左冠状动脉内的血流方向与正常相反（逆向灌注）。

（4）彩色多普勒多能显示自冠状动脉进入肺动脉的逆向血流。

附：先天性左冠状动脉主干闭锁

（一）概述

左冠状动脉主干闭锁（left main coronary artery atresia，LMCAA）是一种较左冠状动脉异常起源于肺动脉更为罕见的先天性冠状动脉畸形。其解剖特征为主动脉窦内左冠状动脉开口闭锁，回旋支及前降支有连接，但左冠状动脉主干远心端发育不良，近心端闭锁呈盲端。左冠状动脉由右冠状动脉发出的细小侧支循环逆向灌注。临床表现及心电图特征与左冠状动脉异常起源于肺动脉

相似，常出现严重的心肌缺血，甚至心肌梗死，导致心脏显著扩大，顽固性心功能不全，甚至猝死。若不及时治疗，预后多不良。

（二）病理解剖及病理生理

右冠状动脉增粗，起源位置正常。左冠窦口闭锁呈一“陷窝状”，左冠状动脉主干近心端闭锁呈盲端，远心端短而细小；与右冠状动脉比较，左冠状动脉明显发育不良。左心室高度扩张，以心尖区扩大更为明显；左心室广泛纤维化，以心内膜下区域最为显著，常有心肌梗死病灶，有时出现局灶性钙化；由于乳头肌广泛纤维化甚至钙化，引起乳头肌功能失调，造成腱索融合、缩短，以及左心室纤维化引起的左心室和二尖瓣瓣环扩大等原因，常呈现明显的二尖瓣关闭不全。左冠状动脉所承担的心肌供血通过右冠状动脉侧支循环的逆向灌注（向心性，centripetal）而来。由于左右冠状动脉之间的侧支稀疏且细小，血供不丰富，左冠状动脉灌注压严重不足，故出现严重的心肌缺血，可伴有二尖瓣脱垂（图 17-5-73）。

（三）超声心动图表现

1. 常用切面　心底大动脉短轴切面、高位大动脉短轴切面、右心室流出道长轴切面、左心室长轴切面及心室各短轴切面等。

2. 超声心动图

（1）M 型超声心动图：左心房、左心室明显扩张，室间隔及左心室壁运动幅度明显减低。

（2）二维超声心动图

1）显示左心室扩大，心肌收缩力明显减弱，室间隔和左心室前壁节段性运动障碍，心内膜回声增强，甚至室壁瘤形成。二尖瓣腱索、乳头肌纤维化，回声显著增强。

2）主动脉左冠窦内无左冠状动脉主干开口。

3）多切面显示右冠状动脉增宽，左冠状动脉细小、发育不良。

4）多切面未显示左冠状动脉与肺动脉确切连接的证据（由于小婴儿冠状动脉内径较小，接近仪器分辨的极限，容易产生假阴性和假阳性，导致错误诊断）（图 17-5-74）。

（3）彩色多普勒超声心动图

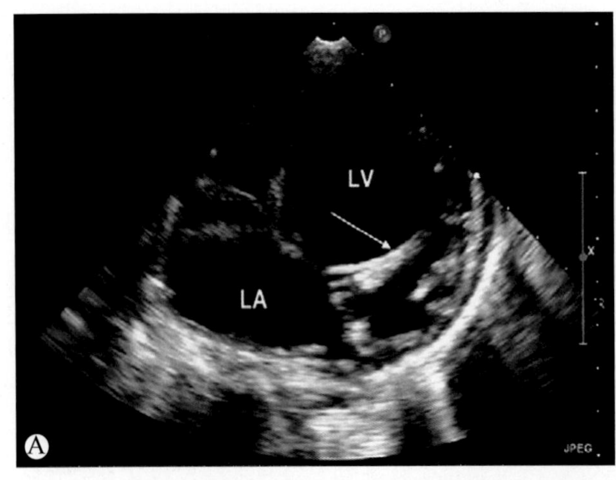

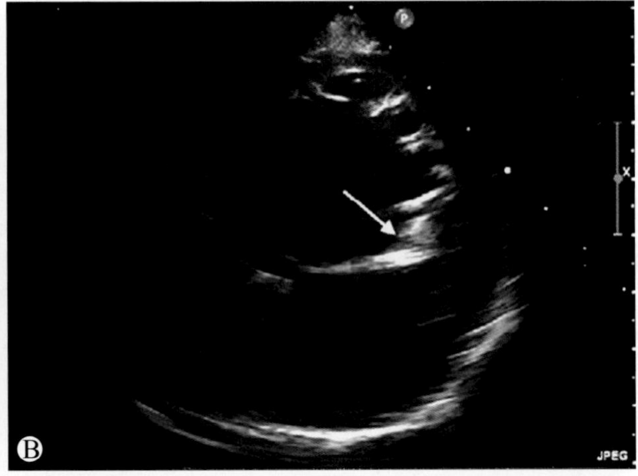

图 17-5-73　左冠状动脉主干闭锁二维声像图显示左心明显扩大，二尖瓣腱索及心内膜纤维化

A. 四腔心切面；B. 心室短轴切面（箭头示二尖瓣腱索纤维化）。LV. 左心室；LA. 左心房

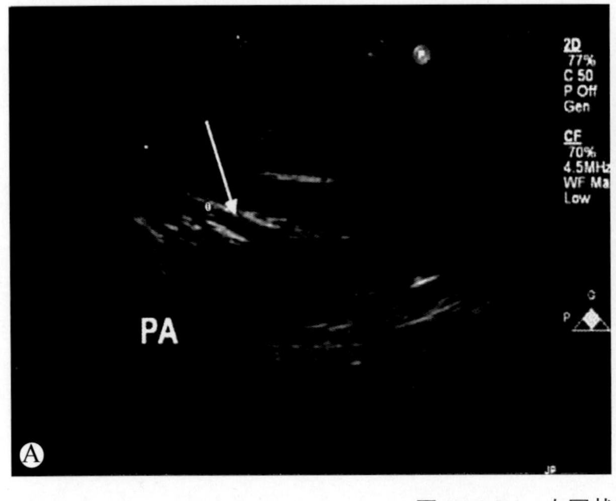

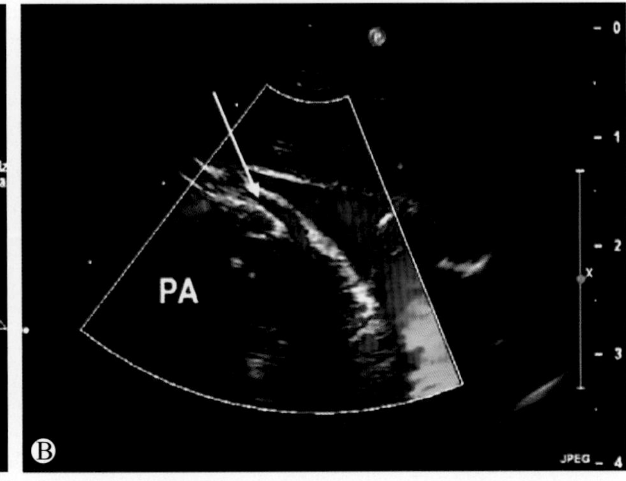

图 17-5-74　左冠状动脉主干闭锁声像图

A. 肺动脉短轴声像图显示肺动脉周围左冠状动脉发育不良；B. 血流为逆向灌注，未显示与肺动脉连接（箭头示冠状动脉）。PA. 肺动脉

1）右冠状动脉与发育不良的左冠状动脉形成细小、稀疏的侧支循环，血流方向为自RCA、侧支循环至发育不良的LCA，故前降支和回旋支内的血流为逆向灌注（向心性），血流速度较低（图17-5-75）。

2）发育不良的左冠状动脉虽然在肺动脉周围分布，但彩色多普勒不能显示其与肺动脉连接的确切逆灌血流，这是与左冠状动脉起源于肺动脉的最重要区别要点（图17-5-76，图17-5-77）。

3）右冠状动脉扩张，彩色多普勒显示其血流丰富。

4）二尖瓣可出现明显反流。

（四）选择性冠状动脉造影检查

冠状动脉造影检查是确诊左冠状动脉主干闭锁的最可靠方法。主动脉造影和选择性右冠状动脉造影显示仅有右冠状动脉起源于主动脉，右冠状动脉增粗，造影剂通过细小侧支逆向充盈发育不良的左冠状动脉，左主干近端呈盲端，未与肺动脉连接（图17-5-78）。

（五）MDCT检查

对于早期出现症状的婴幼儿，由于左主干发育不良，有时难以清晰地显示其是闭锁还是与肺动脉连接。但对于年长儿或成年患者，MDCT检查可清晰地显示左右冠状动脉主干及其分支的走行、侧支循环的形成及其近心端闭锁的左主干（图17-5-79）。

综上所述，左冠状动脉主干闭锁的超声心动图特征虽然与左冠状动脉异位起源于肺动脉十分相似，但存在以下几个主要方面的不同。①左冠状动脉内径细小，显著发育不良。②左、右冠状动脉间的侧支循环非常稀疏，逆灌血流速度低且暗淡。③多切面不能显示左冠状动脉与肺动脉的确切连接。该畸形确诊主要依靠选择性冠状动脉造影。两者临床及影像学对比鉴别见表17-5-2。

九、主动脉左心室通道

（一）概述

主动脉左心室通道（aortic-left ventricular tunnel，ALVT）是指主动脉与左心室之间存在经主动脉瓣旁侧的异常交通，多由于先天性主动脉窦部的弹性纤维发育不

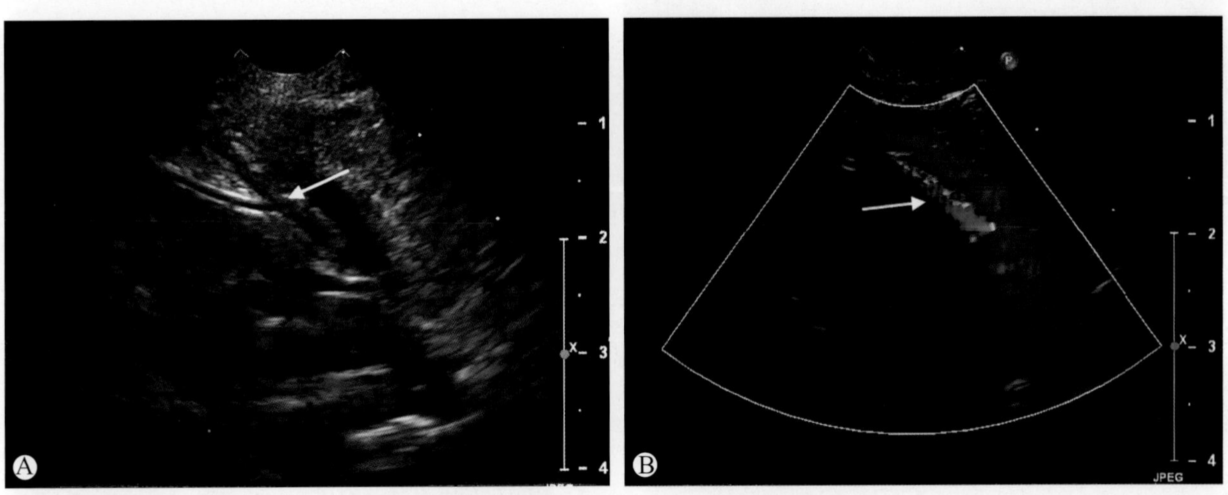

图17-5-75　左冠状动脉主干闭锁前降支声像图

声像图显示前降支较细，为逆向灌注（箭头）。A.二维声像图；B.彩色多普勒声像图

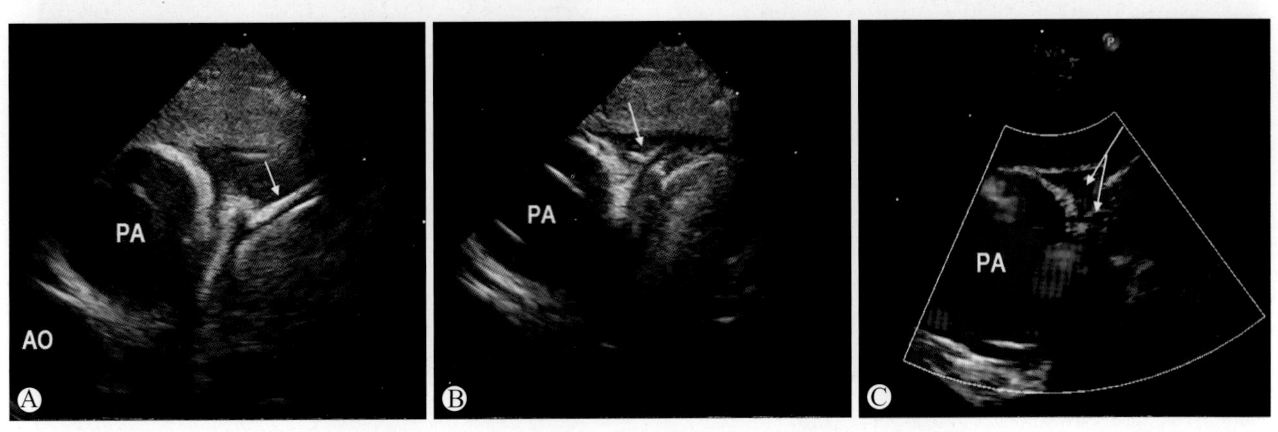

图17-5-76　左冠状动脉主干闭锁声像图——肺动脉短轴切面

A、B.二维声像图示肺动脉左侧的左冠状动脉细小；C.彩色多普勒示血流为向心性逆灌，未与肺动脉连接（箭头示左冠状动脉）。PA.肺动脉；AO.主动脉

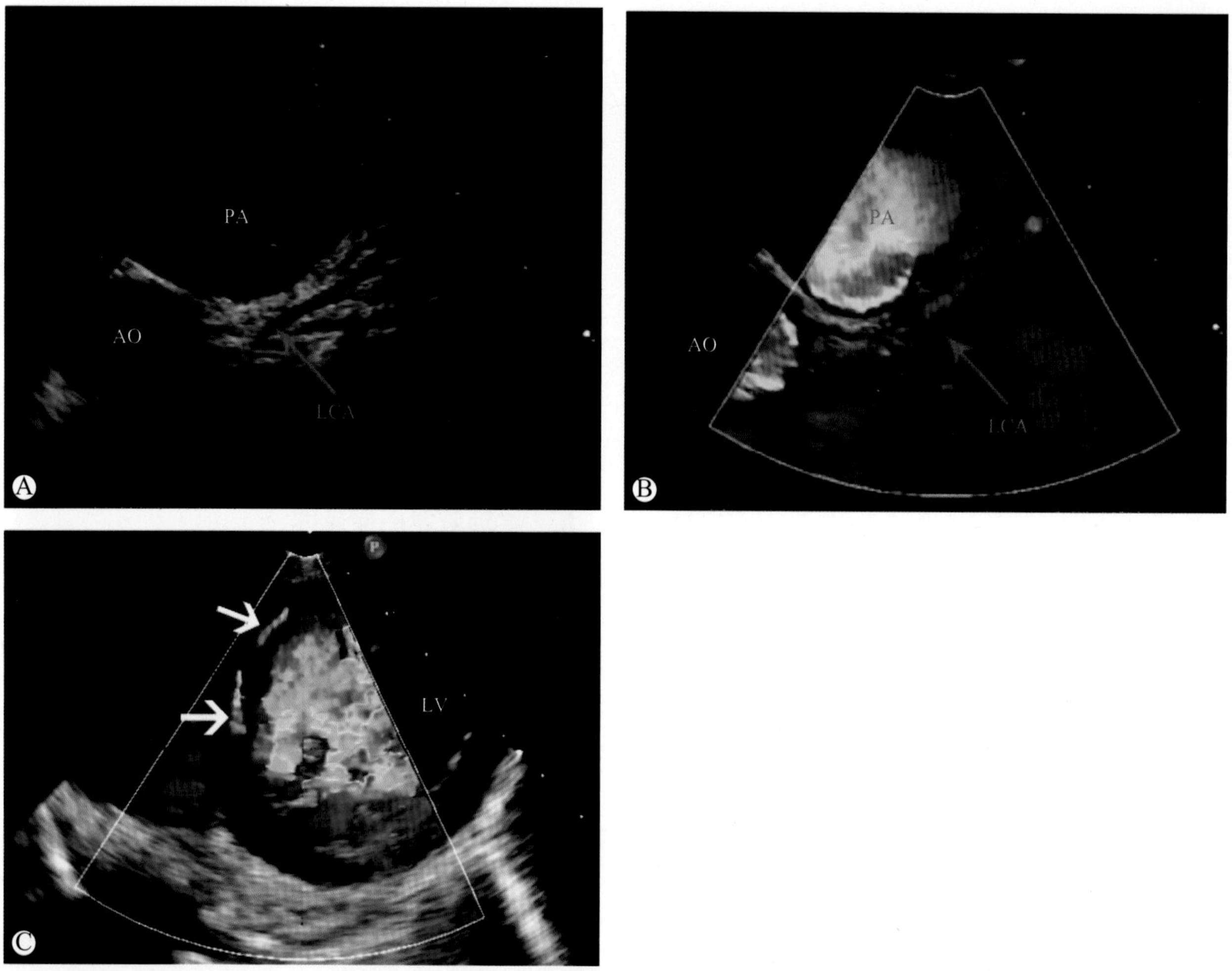

图 17-5-77　左冠状动脉主干闭锁声像图

A.左冠状动脉（LCA）主干近心端闭锁呈盲端（箭头），远心端发育不良，内径细窄；B.彩色多普勒显示左冠状动脉（LCA）主干内逆向灌注（箭头），血流速度较低；C.室间隔内可见左、右冠状动脉之间形成的细小、稀疏的侧支循环（箭头）。PA.肺动脉；AO.主动脉；LV.左心室

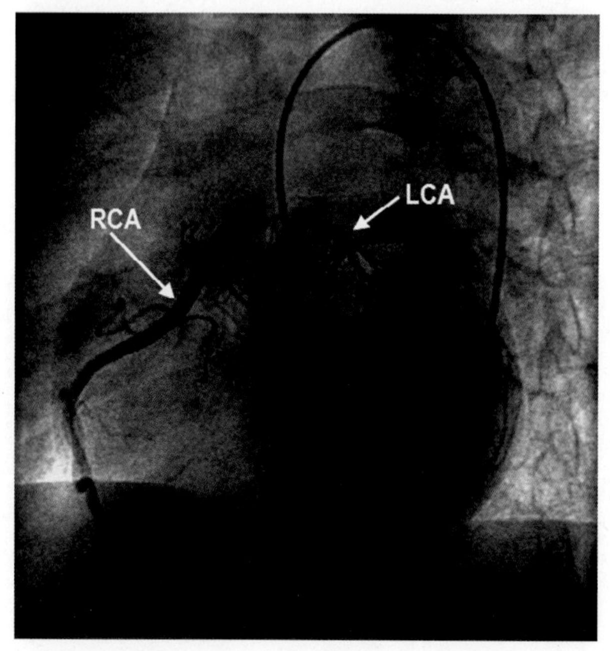

图 17-5-78　右冠状动脉选择性造影

图像显示左冠状动脉主干近端闭锁，发育不良的左冠状动脉系统血供由右冠状动脉经侧支循环逆向灌注而来。LCA.左冠状动脉；RCA.右冠状动脉

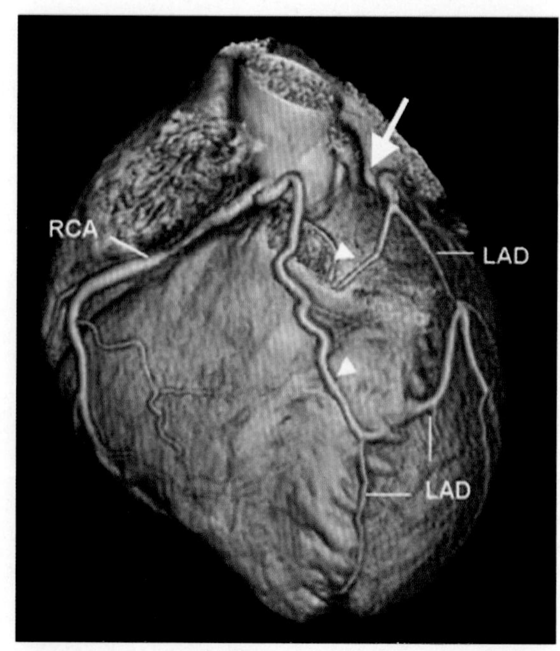

图 17-5-79　左冠状动脉主干闭锁 MDCT 三维成像图

右冠状动脉增粗，左前降支细小发育不良，左、右冠状动脉间形成侧支循环（箭头示闭锁的左主干盲端）。LAD.左前降支；RCA.右冠状动脉

表17-5-2 LMCAA与ALCAPA的临床及影像学表现对比

项 目		LMCAA	ALCAPA
临床症状		呼吸、喂养困难 面色苍白	呼吸、喂养困难 面色苍白
心电图特征		ST-T改变 异常Q波（I、aVL、V_5）	ST-T改变 异常Q波（I、aVL、V_5）
超声心动图特征	左冠状窦无冠状动脉发出	（+）	（+）
	右冠状动脉增宽	（+）	（+）
	左心显著扩大、收缩功能减低	（+）	（+）
	二尖瓣腱索、瓣叶纤维化	（+）	（+）
	左、右冠状动脉侧支循环	（+）稀疏，彩色血流暗淡	（+）彩色血流丰富
	左冠状动脉发育	发育差、内径纤细	发育好、内径正常
	二维显示左主干与肺动脉连接	（-）	（+）
	彩色多普勒显示左冠状动脉进入肺动脉的反向血流	（-）	（+）
MDCT		右冠状动脉增粗，左冠状动脉细小，婴幼儿难以显示左主干详情；成年人或年长儿可显示左主干近端闭锁	右冠状动脉增粗，侧支丰富，左冠状动脉主干起自肺动脉
选择性冠状动脉造影		左冠状动脉发育细小，主干闭锁；侧支发育差，左冠状动脉血供由右冠状动脉逆灌而来	左冠状动脉发育较好，侧支发育良好，左主干与肺动脉连接，左冠状动脉血供由右冠状动脉逆灌而来

良引起。它是一种非常罕见的心血管畸形，其发病率约占先天性心脏病的0.1%。其可合并主动脉瓣狭窄或关闭不全、主动脉瓣二叶畸形、动脉导管未闭、肺动脉瓣狭窄、冠状动脉发育异常等畸形。

（二）病理解剖及分型

主要病理改变是主动脉瓣周部位与左心室之间有异常“隧道样”交通，异常通道通常有两个开口，分别位于主动脉侧和左心室侧，主动脉侧开口多位于主动脉右冠窦上方，通道在主动脉瓣环前穿过漏斗部间隔至主动脉瓣下方，左心室侧开口靠近左冠瓣与右冠瓣联合部。患者的主动脉壁多伴有异常，主动脉与左心室交界处扩张。部分患者右冠状动脉窦可失去瓣环支撑，瓣叶对合不拢而形成关闭不全（图17-5-80）。

一般将主动脉-左心室通道分为4型：

Ⅰ型：单纯主动脉-左心室通道，其主动脉端开口窄小，呈裂隙状，无主动脉瓣损害。

Ⅱ型：主动脉端开口呈卵圆形，相应的主动脉窦壁呈瘤样扩张，伴或不伴主动脉瓣损害。

Ⅲ型：异常通道在室间隔部位呈瘤样扩张，伴或不伴右心室流出道狭窄。

Ⅳ型：存在上述两种以上病变为混合型，详见模式图（图17-5-81）。

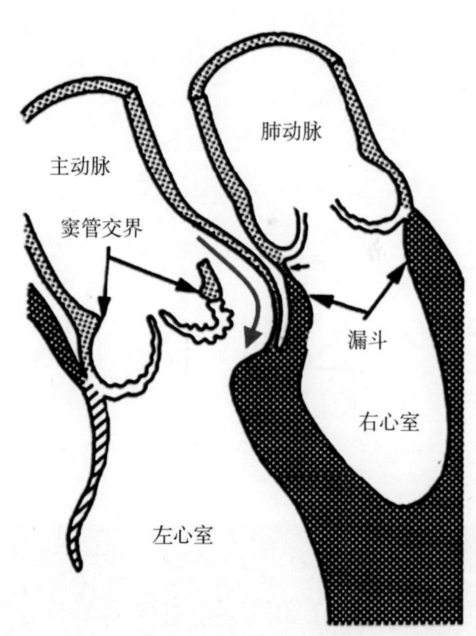

图17-5-80 主动脉-左心室通道解剖示意图，红色箭头示通道

（三）病理生理改变

由于主动脉与左心室之间存在直接交通，导致舒张期主动脉内血流经通道反流入左心室，若同时合并主动脉瓣叶脱垂或关闭不全，均可引起左心容量负荷增加，左心室扩大，左心室肥厚，左心功能减低，从而引起充血性心力衰竭。

其血流动力学改变，类似主动脉瓣关闭不全，却不完全相同：前者较后者为重，若仅靠药物治疗，死亡率近100%。

（四）超声心动图表现

1. 常用切面　左心室长轴切面、左心室瓣口水平短轴切面、大血管短轴切面、心尖五腔心切面。

2. 超声心动图表现

（1）M型超声心动图：可显示多位于主动脉瓣或窦前方隧道腔隙回声，其内径随心动周期而变化。左心容量负荷增加：左心房、左心室增大；若合并主动脉瓣反流，可出现二尖瓣前叶舒张期震颤（图17-5-82）。

（2）二维超声心动图

1）主动脉与左心室之间可见异常交通，左心室长轴切面示主动脉根部与左心室之间有异常通道（图17-5-83）。

2）大动脉短轴切面示异常通道开口位于主动脉窦上方，主动脉端开口与冠状动脉不相连，主动脉窦可扩张（图17-5-84）。

3）异常通道在室间隔部位可呈瘤样扩张，常导致右心室流出道狭窄。

4）左心室明显扩大，左心房亦可扩大。

（3）彩色多普勒超声心动图

1）彩色多普勒血流显像：左心室长轴或五腔心切面清晰显示沿主动脉右冠窦前方的异常通道自主动脉反流入左心室的舒张期五彩镶嵌血流信号，收缩期左心室流出道血流进入隧道（图17-5-84～图17-5-86）。

2）若同时合并主动脉瓣反流时，则于舒张期可见两束血流信号进入左心室，一束源于主动脉瓣口，而另一束源于异常通道。

（4）经食管超声心动图：与经胸超声心动图相比，经食管超声心动图对主动脉根部的显示更加清晰，可清晰显示隧道的入口、开口及走行，是主动脉左心室通道诊断的适宜方法（图17-5-87）。

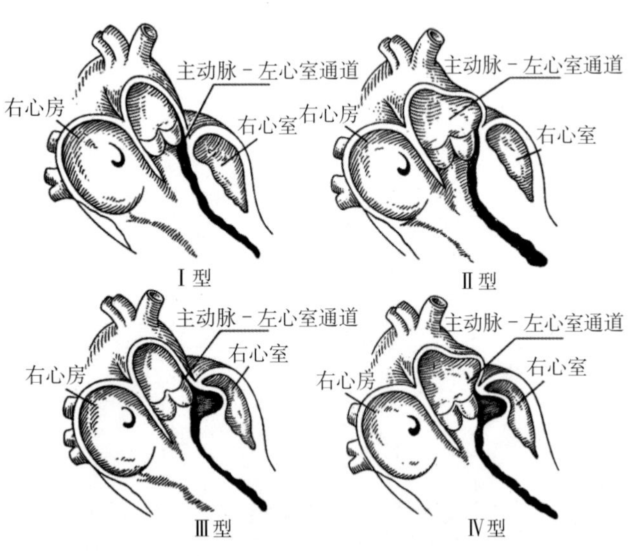

图17-5-81　主动脉左心室通道分类示意图

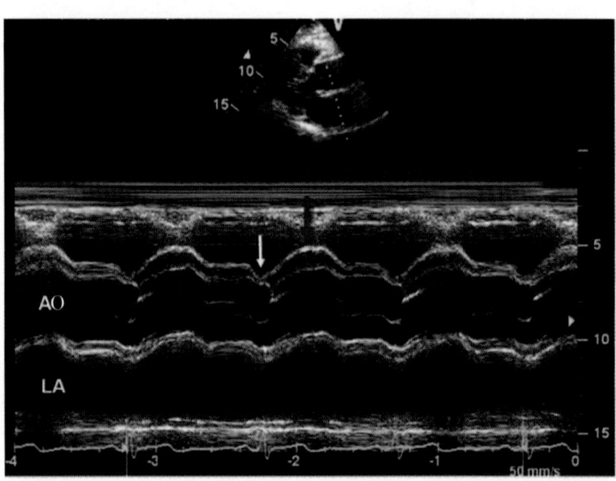

图17-5-82　主动脉－左心室通道M型超声心动图显示位于主动脉前的隧道腔回声，前缘随心动周期而变化。白色箭头示舒张期，红色箭头示收缩期。AO. 主动脉；LA. 左心房

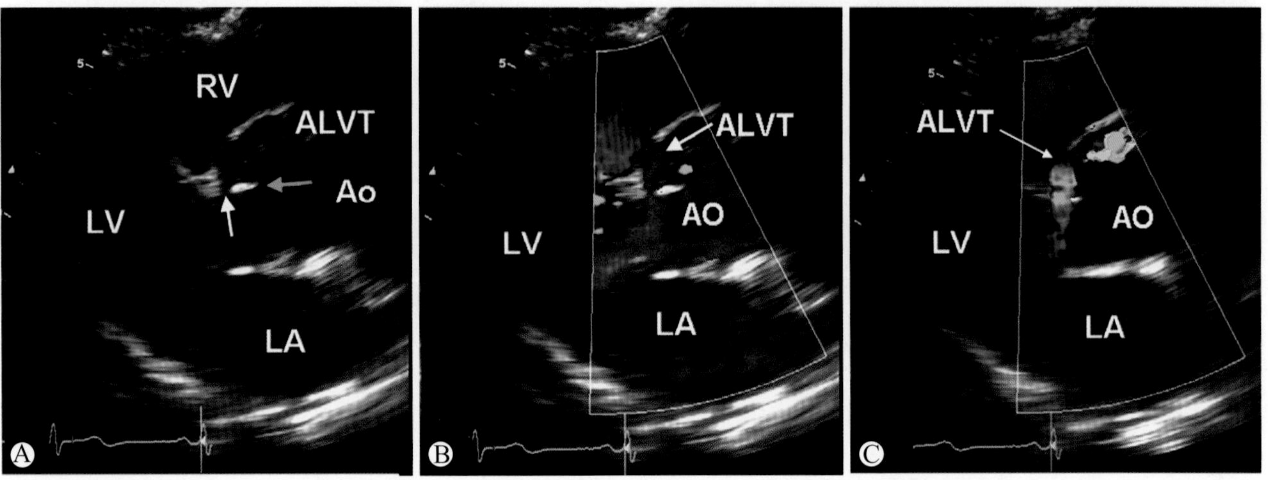

图17-5-83　主动脉－左心室通道（细小）左心室长轴声像图

A. 二维声像图显示主动脉根部与左心室之间的异常通道；B. 彩色多普勒显示收缩期进入隧道的正向血流；C. 舒张期显示经隧道进入左心室的反向血流。LV. 左心室；LA. 左心房；RV. 右心室；AO. 主动脉；ALVT. 主动脉左心室通道

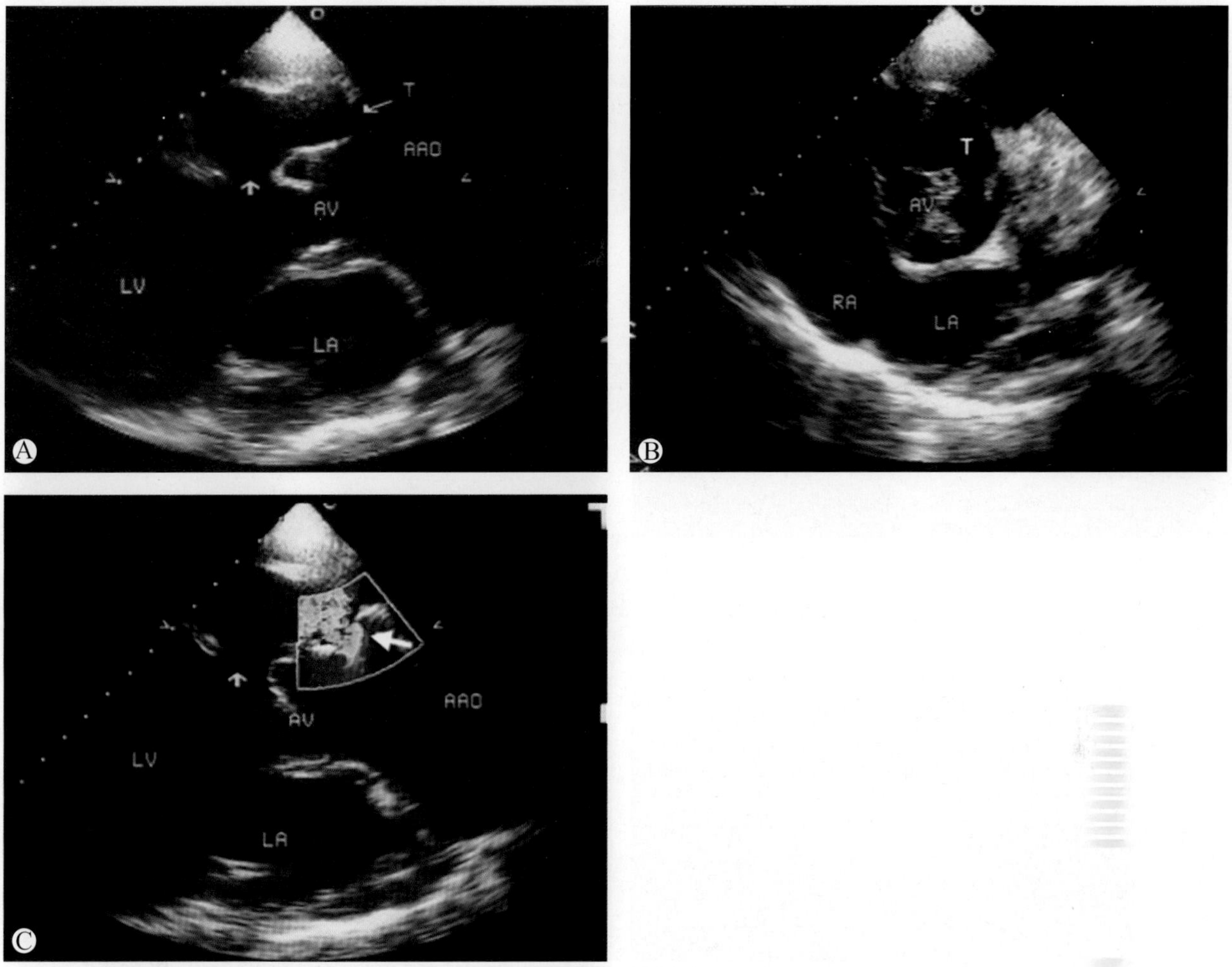

图17-5-84 主动脉-左心室通道（粗大）声像图

A.左心长轴切面显示主动脉前壁与左心室之间的瘤样隧道；B.大动脉短轴切面显示异常交通位于右冠窦主动脉前壁的根部，主动脉窦扩张；C.舒张期彩色多普勒显示隧道起始处的血流信号。LV.左心室；LA.左心房；RV.右心室；RA.右心房；AAO.升主动脉；T.通道；AV.主动脉瓣

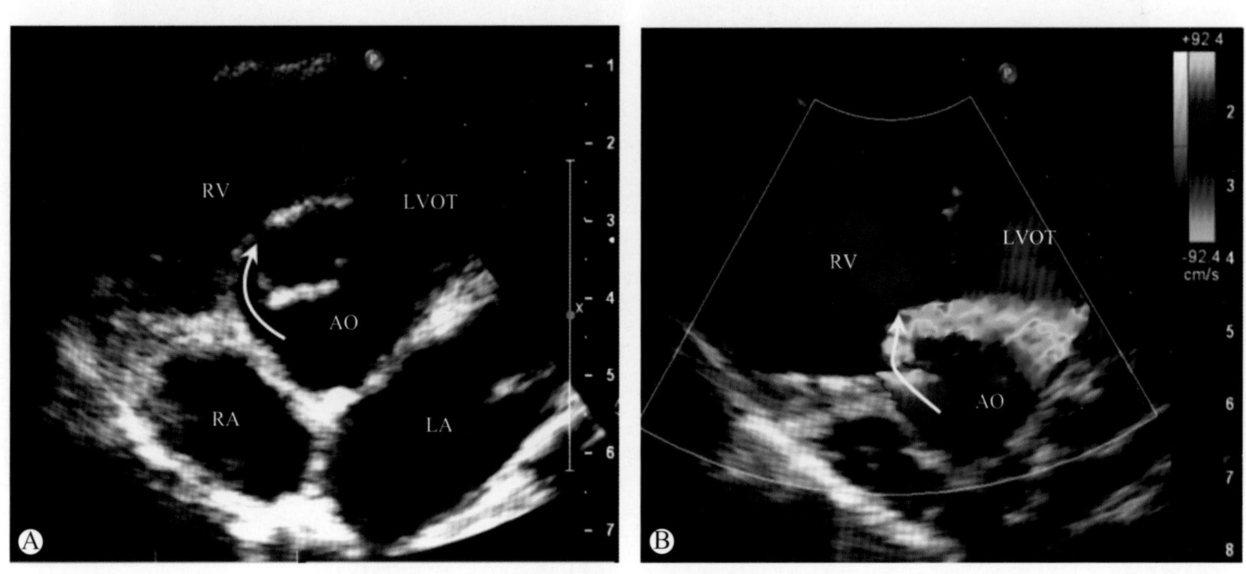

图17-5-85 主动脉-左心室隧道（6岁，女孩）声像图

A.胸骨旁五腔心、大动脉短轴过渡切面显示隧道位于主动脉根部，主动脉壁内膜下（右侧），隧道距离较短；B.彩色多普勒显示主动脉经隧道进入左心室流出道血流。RV.右心室；RA.右心房；LA.左心房；AO.主动脉；LVOT.左心室流出道

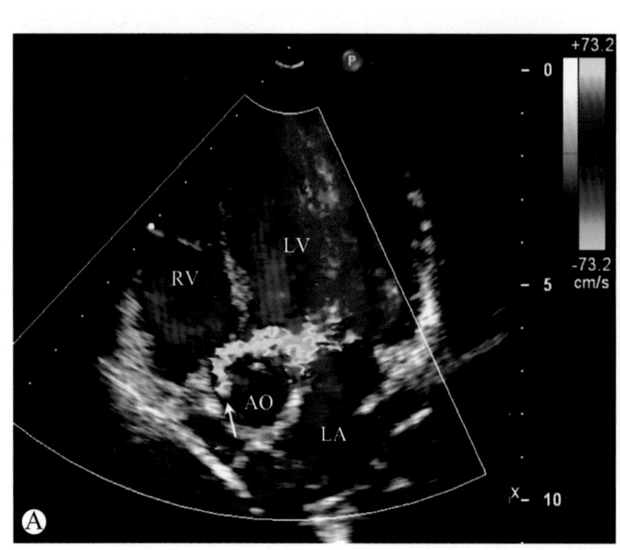

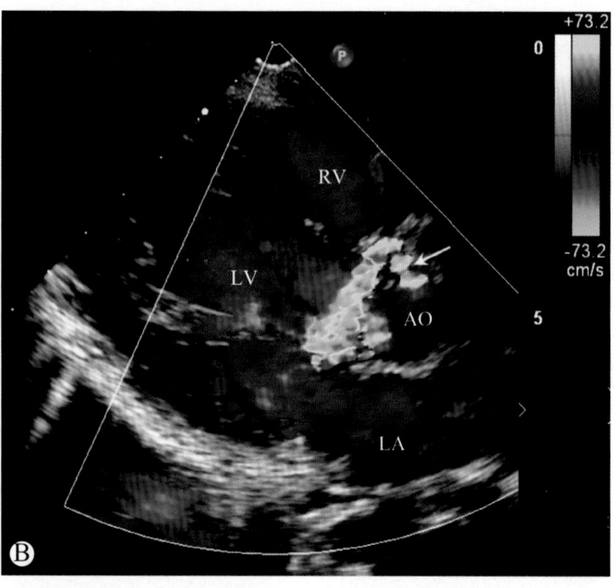

图17-5-86 主动脉-左心室通道彩色多普勒声像图（与上图为同一患儿）

A.心尖五腔心切面；B.左心长轴切面彩色多普勒显示主动脉-左心室通道位于主动脉前壁。RV.右心室；LV.左心室；LA.左心房；AO.主动脉

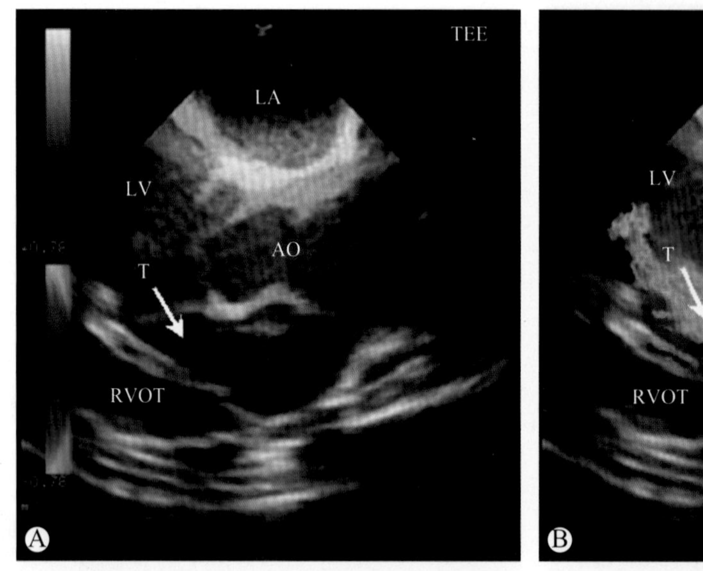

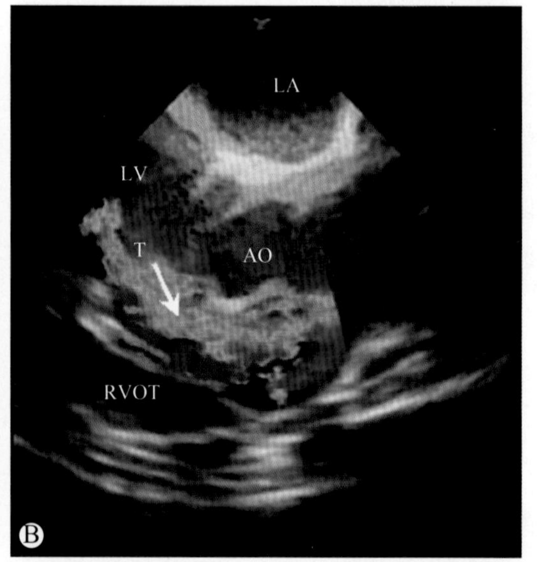

图17-5-87 经食管二维超声心动图显示主动脉-左心室通道在左心室的出口（箭头）

A.二维声像图；B.彩色多普勒声像图。LV.左心室；LA.左心房；AO.主动脉；RVOT.右心室流出道；T.通道

十、主动脉口狭窄

（一）概述

先天性主动脉口狭窄（aortic stenosis）是指左心室流出道、主动脉瓣口或主动脉瓣上内径狭窄的一组先天性心血管畸形，较少见，约占先天性心脏病的2%，多见于男性患者，男女之比约为（3～4）∶1。其预后主要取决于狭窄的程度及是否合并其他畸形，严重者可出现明显的左心室肥厚、心内膜下纤维化等，导致顽固性左心室功能衰竭。

（二）病理解剖及其分型

通常根据梗阻部位将主动脉口狭窄分为左心室流出道（主动脉瓣下）、主动脉瓣和升主动脉（主动脉瓣上）3种类型。

1.主动脉瓣下狭窄　主要是由于隔膜样组织或纤维肌性组织堵塞左心室流出道，造成梗阻，可分为隔膜性狭窄和纤维肌性狭窄两种。

（1）隔膜性狭窄：纤维组织薄膜紧贴于主动脉瓣下，膜中心有一小孔，膜周围附着缘和其临界的组织相延续，包括二尖瓣基底部、主动脉根部的瓣间组织、圆锥间隔的上缘、左心室流出道的前外侧。

（2）纤维肌性狭窄：是位于主动脉瓣下较局限的环形梗阻，比膜性的位置要低，常距主动脉瓣1～3cm，形成左心室流出道隧道状狭窄，左心室肥厚较明显。

主动脉瓣下狭窄一般无狭窄后主动脉扩张，而主动脉瓣或瓣上狭窄常伴有狭窄后扩张。

2.主动脉瓣狭窄　是由于动脉干内膜发育不良造成，因而三个瓣叶、瓦氏窦及主动脉瓣环发育也受到影响，造成左心室排血功能障碍。

按狭窄的瓣叶数目分型（图17-5-88）：

（1）单瓣化狭窄：由于主动脉窦发育不良，整个主动脉瓣为一中心有孔的隔膜，有时在此隔膜上可见交界的痕迹，隔膜上的孔可以在中心或偏向一侧。

（2）二瓣化狭窄：主动脉瓣只有两个瓣叶及对应的两个主动脉窦，瓣叶交界粘连造成狭窄，成年后可合并钙化。两个瓣叶可以左右排列，仅有左右冠状动脉窦，无冠窦未发育；两个主动脉瓣叶也可以前后排列，主动脉窦发育成前后两个。左右冠状动脉均开口于前方主动脉窦，后方主动脉窦无冠状动脉发出。

（3）三瓣交界粘连呈圆顶样狭窄（dome shape stenosis）：主动脉瓣叶和主动脉窦发育良好，瓣叶交界处未完全分离，瓣口居于中央，形成圆顶状狭窄。

（4）其他类型主动脉瓣狭窄：如主动脉瓣环过小等。

3.主动脉瓣上狭窄　是指冠状动脉开口以上的主动脉狭窄，约占先天性心脏病的0.1%，常合并主动脉瓣二叶瓣畸形，也可为全身性病变（如Williams综合征）的症状之一，可分为下述三型。

（1）隔膜型：升主动脉外观正常，在主动脉窦上缘，相当于主动脉嵴平面，有一纤维隔膜，中心有小孔。

（2）环型狭窄：又称沙漏状（hourglass）狭窄，位于主动脉嵴水平，由于升主动脉中层增厚，局部管壁向腔内突出形成环形狭窄，常伴有一段升主动脉狭窄。

（3）升主动脉发育不全型：整个主动脉管腔狭小、管壁变硬。

三者中以漏斗型狭窄最为多见，一般主动脉瓣和瓣环正常，主动脉根部扩大，左心室心肌肥厚，狭窄以上的升主动脉及主动脉弓可扩张（图17-5-89）。

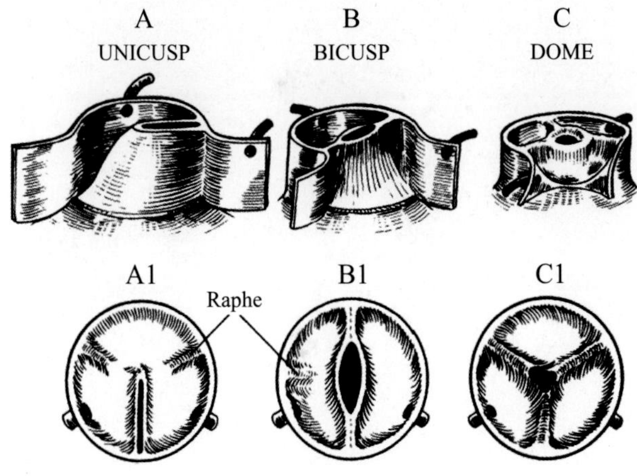

图17-5-88　主动脉瓣膜狭窄分型示意图

A. UNICUSP单瓣；B. BICUSP双叶瓣；C. DOME圆顶征；A1、B1. Raphe嵴

（三）病理生理

三种狭窄类型的病理生理改变相似。由于主动脉瓣口狭窄，引起左心室流出道梗阻，致左心室心肌向心性肥厚，左心室舒张末压力升高。同时，由于心排血量较低，导致大脑等重要器官灌注不足及冠状动脉缺血，引起晕厥和心肌缺血。

主动脉瓣或瓣下狭窄时，由于高速血流长期冲击，造成瓣膜损害，易引起细菌性心内膜炎。

（四）超声心动图表现

1.切面选择　主动脉根部短轴切面、左心室各短轴切面、左心室长轴切面及胸骨上窝长短轴切面为较常用切面。另外，采用右侧胸骨旁透声窗，升主动脉长短轴切面对显示主动脉根部病变有重要价值。

2.超声心动图表现

（1）M型超声心动图：左心室扩大，左心室壁及室间隔肥厚，升主动脉扩张等；主动脉瓣狭窄时，主动脉瓣口开放最大间距＜15mm（轻度狭窄：12～15mm；中度狭窄：8～12mm；重度狭窄：＜8mm）；主动脉瓣下狭窄时，收缩期主动脉瓣开放幅度正常，但由于主动脉瓣下狭窄，造成主动脉瓣中期关闭，收缩期主动脉瓣高频震颤。

（2）二维超声心动图

1）主动脉瓣下狭窄：孤立（discrete）的隔膜型患者，于胸骨旁左心室长轴切面及心尖长轴切面，可显示主动脉瓣下1cm左右处的左心室流出道内有异常的条状或线状回声，其一端与室间隔相连，另一端附着在主动脉根部后壁与二尖瓣前叶根部交界处，收缩期隔膜呈圆顶状凸向主动脉瓣，舒张期退回左心室流出道（图17-5-90～图17-5-92）。

纤维肌性狭窄常位于主动脉瓣下1～3cm处，室间隔与左心室后壁对称性肥厚，在收缩期二尖瓣向前凸起，

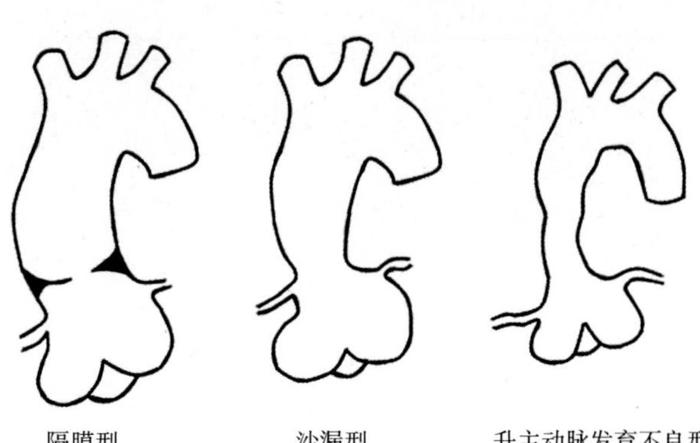

图17-5-89　主动脉瓣上狭窄示意图

形成左心室流出道局限性狭窄；少数为肌性组织明显增生肥厚，局部形成肌性凸起，导致流出道狭窄，部分也可同时凸向右心室流出道，引起右心室流出道狭窄。

2）主动脉瓣狭窄：左心室长轴切面显示收缩期主动脉瓣开放受限，可呈圆顶状，瓣口开放缩小；左心室壁及室间隔向心性肥厚。

主动脉瓣数目异常，常为二叶瓣、三叶瓣，也可为单叶瓣，胸骨旁大动脉短轴切面可清晰地显示主动脉瓣瓣叶的数目。二叶式主动脉瓣患者，收缩期主动脉瓣开放呈两条线状回声，舒张期主动脉瓣关闭呈“一”字形。主动脉瓣环径可减小，瓣环回声增强，主动脉窦扩张。主动脉瓣四叶畸形可见主动脉瓣关闭呈“十”字形（图

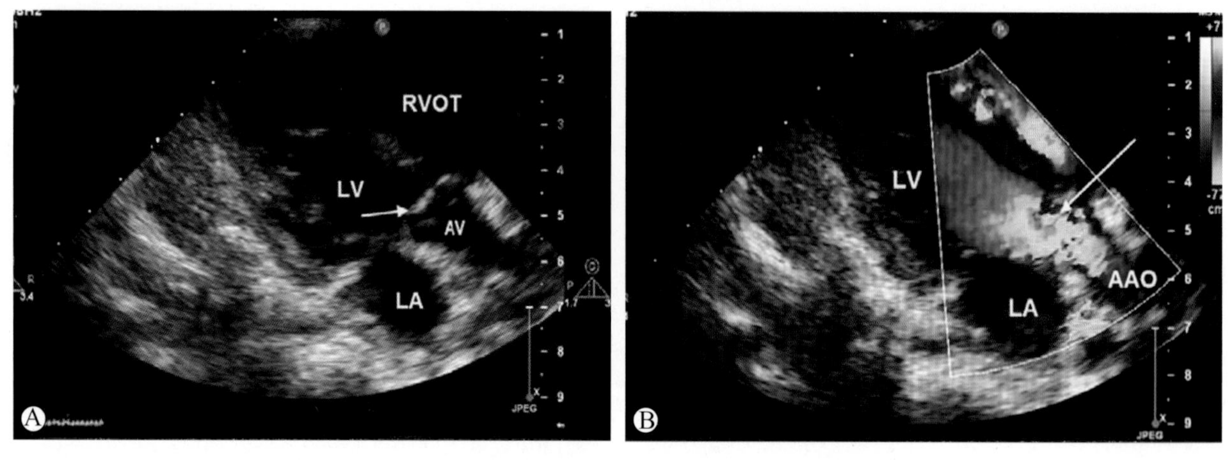

图 17-5-90　左心长轴切面显示主动脉瓣下纤维隔膜声像图

A左心室长轴切面，显示紧贴主动脉瓣有一纤维膜；B彩色多普勒显示狭窄处快速血流束。RVOT. 右心室流出道；LV. 左心室；LA. 左心房；AV. 主动脉瓣；AAO. 升主动脉

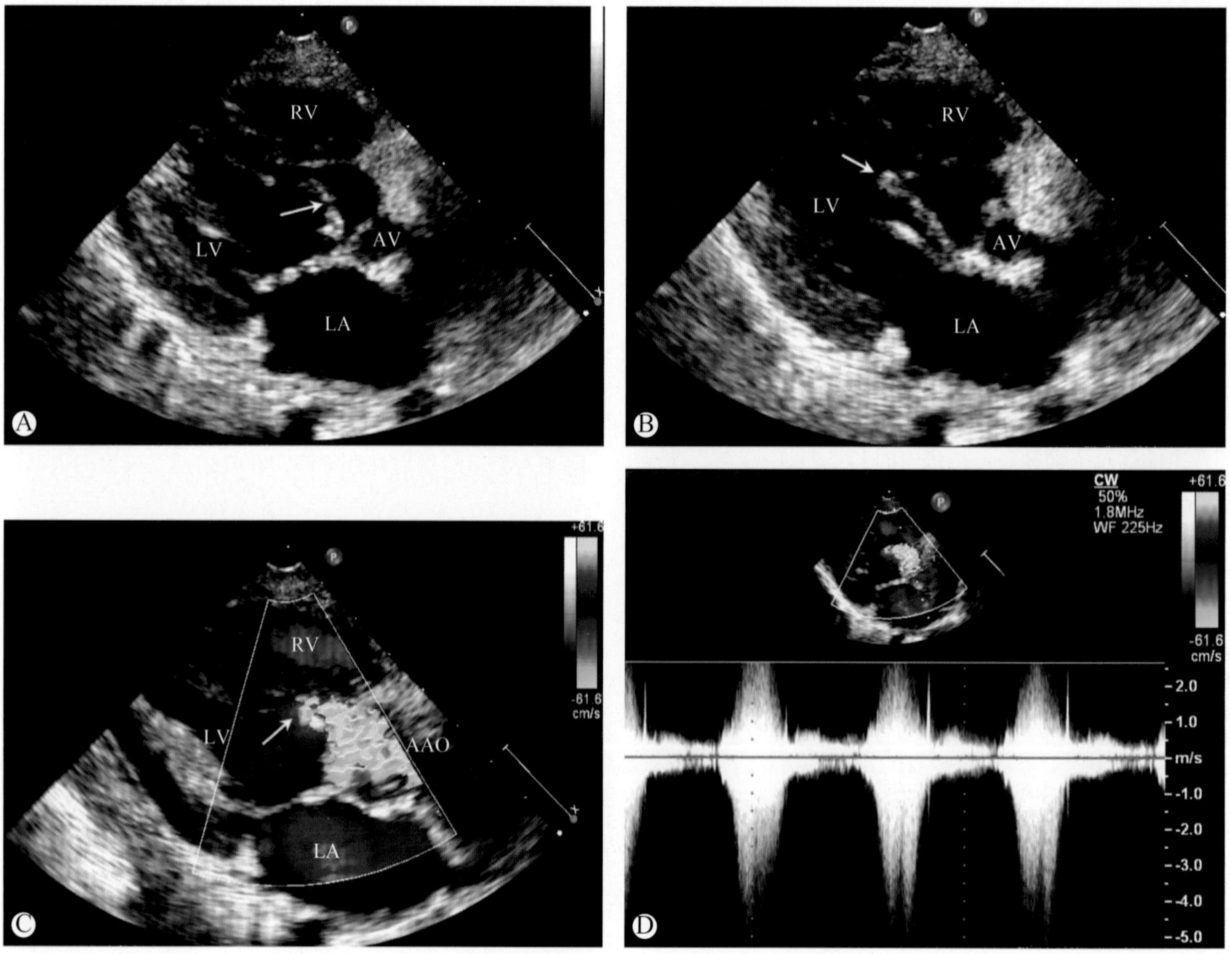

图 17-5-91　二尖瓣前叶隔膜引起左心室流出道狭窄声像图

A. 二尖瓣前叶纤维隔膜于收缩期阻塞左心室流出道（箭头）；B. 舒张期隔膜凸入左心室腔（箭头）；C. 收缩期CDFI示左心室流出道五彩镶嵌血流（箭头）；D. 连续多普勒显示高速血流频谱。LV. 左心室；LA. 左心房；RV. 右心室；AV. 主动脉瓣；AAO. 升主动脉

17-5-93）。

3）主动脉瓣上狭窄：左心室长轴切面或右侧胸骨旁升主动脉长轴切面显示主动脉窦管交界处呈束腰状或沙漏样局限性狭窄，可有升主动脉的狭窄后扩张。右侧胸骨旁升主动脉长轴切面对主动脉根部的显示明显优于左心室长轴切面（图17-5-94）。

大动脉短轴切面：可显示扩张的主动脉瓦氏窦及冠状动脉，内径＞5mm。

剑突下左心室流出道长轴切面：可显示局限性主动脉瓣上狭窄的位置、类型及程度。左心室向心性肥厚，乳头肌肥大。

胸骨上窝主动脉弓切面：可显示主动脉瓣上狭窄处嵴状回声，整个升主动脉发育不良。

（3）多普勒超声心动图

1）彩色多普勒超声：于狭窄处（主动脉瓣下、主动脉瓣或瓣上）显示以红色为主的五彩镶嵌血流信号。主动脉瓣下狭窄时，收缩期左心室内血流通过主动脉瓣下受阻，于隔膜处及上方可见收缩期以蓝色为主的五彩镶嵌血流束通过主动脉狭窄处，在主动脉内呈放射状改变，血流束多呈偏心状；主动脉瓣狭窄时，收缩期狭窄的主动脉瓣口处有一细小、窄带的五彩血流流向升主动脉后明显变宽，左心室流出道内因血流排出受阻，流速减慢，显色范围小，亮度低；主动脉瓣上狭窄时，红色为主的五彩血流束起源于主动脉窦上方，狭窄远端升主动脉内为花色湍流信号。

2）频谱多普勒超声心动图：主动脉瓣狭窄时，由于左心室流出道内血液流速减慢，频谱峰值后移，形态为对称性圆钝曲线。由于跨瓣压差增大，主动脉瓣口流速明显增快，为收缩期双向填充频谱。连续性多普勒最具有特征：显示高速射流频谱，频谱形态为单峰状，频谱上升速度变缓，峰值后移，射血时间延长，狭窄程度越重，频谱轮廓越趋于对称的圆钝形；主动脉瓣下狭窄时，取样容积置于主动脉瓣下及瓣上处，可记录到高振幅的收缩期湍流频谱；主动脉瓣上狭窄时，在主动脉瓣上狭窄处，可探及一收缩期高速血流填充频谱。连续多普勒于胸骨上窝主动脉弓长轴切面在升主动脉内记录到收缩期高速血流频谱，可根据血流速度的大小估测狭窄前后的跨瓣压差。

（4）经食管超声心动图：因距主动脉瓣较近，且避开了肺组织和胸骨的干扰，经食管超声心动图对主动脉根部病变的显示明显优于经胸超声心动图。经食管超声心动图可清晰地显示主动脉瓣下病理特征（纤维膜或肌性组织等）、主动脉瓣膜的数目及其合并畸形（赘生物、钙化等）、瓣上狭窄的病变特征（图17-5-92，图17-5-95）。

（五）其他合并畸形

主动脉瓣上狭窄常合并肺动脉分支的狭窄，见于Williams综合征。主动脉瓣或瓣下狭窄常合并主动脉弓畸形。

十一、主动脉缩窄

（一）概述

主动脉缩窄（coarctation of aorta，COA）是指主动脉的局限性（discrete）狭窄性病变，多发生于主动脉峡部。为较常见的一种先天性心血管畸形，占先天性心脏病的6%～8%。本畸形似乎比较简单，但其病理解剖、病理生理、临床表现，以及治疗和预后却是非常复杂的。本病的预后与病理类型和其他合并畸形有关，主要致死原因为心力衰竭、严重高血压引起的主动脉破裂及脑血管意外等。

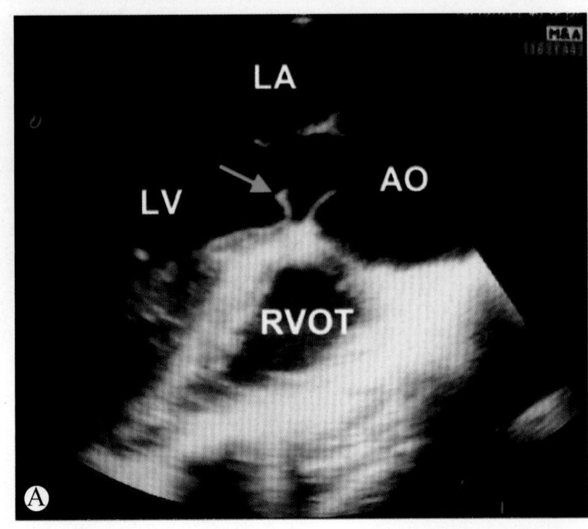

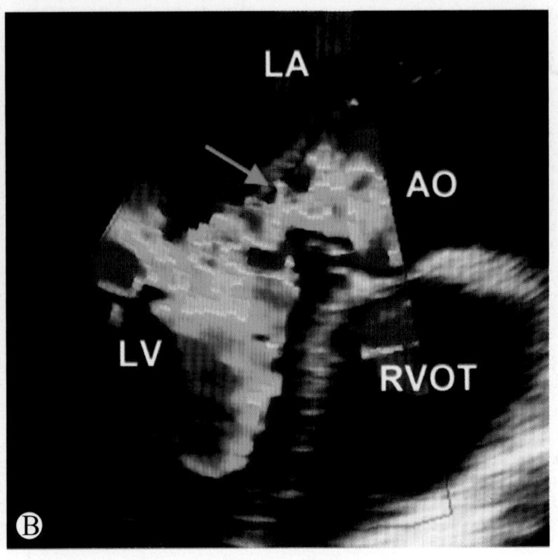

图17-5-92　经食管超声心动图显示主动脉瓣下狭窄－纤维隔膜声像图

A.二维超声显示主动脉瓣下一纤维隔膜，附着于室间隔上；B.彩色多普勒显示瓣下高速五彩血流。LA.左心房；LV.左心室；AO.主动脉；RVOT.右心室流出道

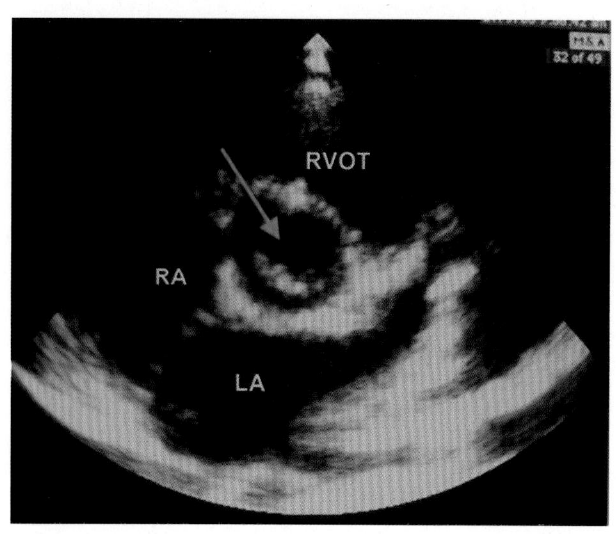

图17-5-93 主动脉短轴切面显示主动脉瓣为单叶畸形声像图。RA.右心房；LA.左心房；RVOT.右心室流出道

(二)病理解剖及分类

1.病理解剖 主动脉缩窄部位多见于主动脉峡部，即锁骨下动脉与动脉导管或动脉导管韧带附着处的一段主动脉，缩窄前升主动脉内径可扩张，狭窄近端主动脉与狭窄远端主动脉常形成丰富的侧支循环。

缩窄的主动脉中层变性，内膜增厚，主动脉壁呈隔膜状或嵴状凸向腔内，致使管腔狭窄，狭窄后的降主动脉均有不同程度的扩张。

心脏由于左心室阻力负荷增加而导致左心室壁肥厚和心腔扩大。患者常合并动脉导管未闭、室间隔缺损、左心室流出道狭窄、主动脉瓣狭窄（二瓣化畸形）等。

2.分类 主动脉缩窄根据狭窄的部位与程度分为两类。

（1）局限性狭窄（过去称为导管后型或成人型）：多发生于动脉导管或导管韧带附着处，所以准确地应称为导管旁（Juxtaductal）型（注：导管后型一词是不正确的），约占90%。狭窄比较局限，程度较轻，侧支循环丰富。大多数不合并PDA，少数合并细小的PDA，合并室间隔缺损或左心室流出道梗阻者少见（图17-5-96）。

（2）管状狭窄或发育不良（过去称为导管前型或婴儿型）：约占10%，狭窄发生于主动脉弓远端及主动脉峡部（锁骨下动脉与动脉导管或导管韧带附着处之间），多

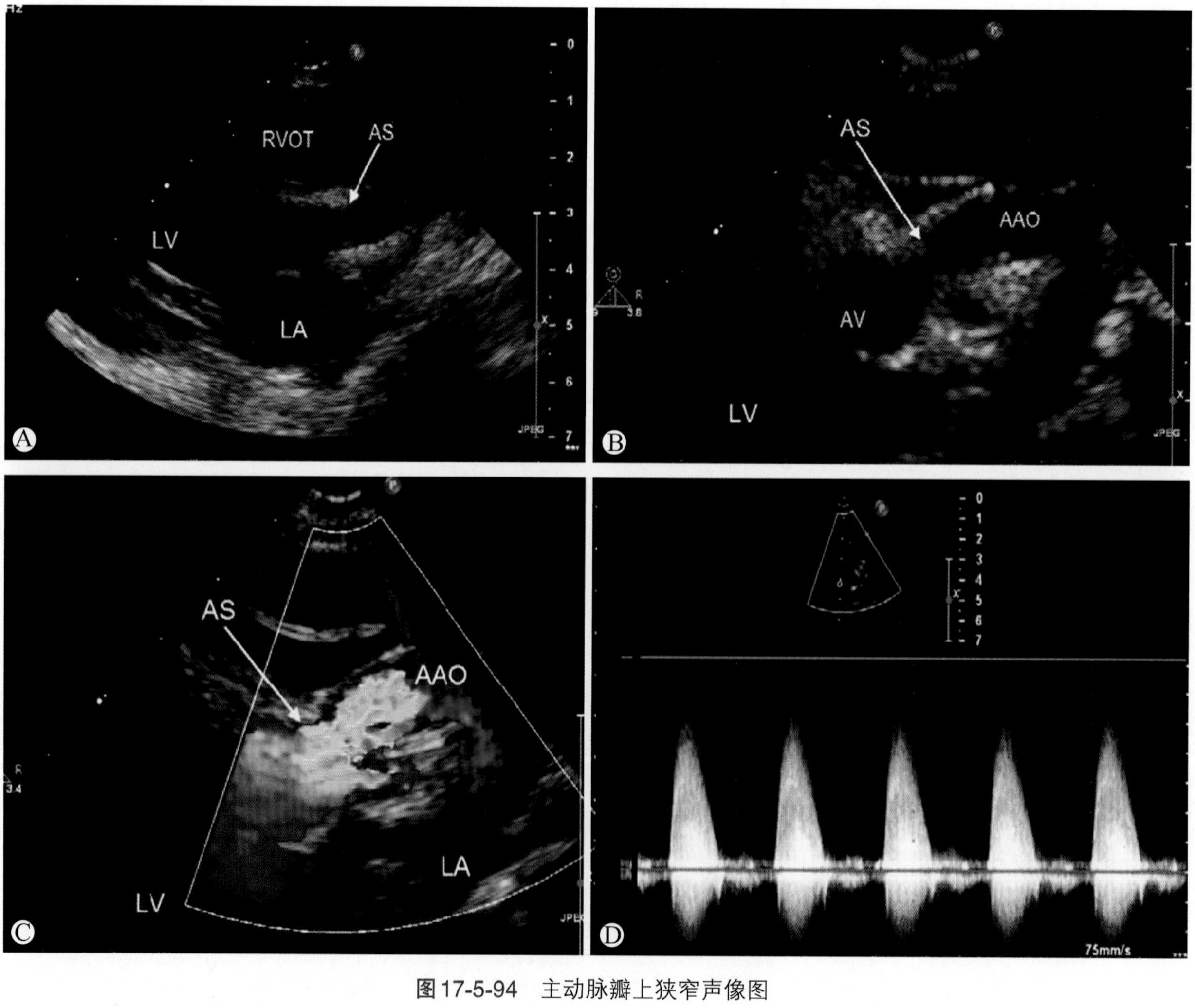

图17-5-94 主动脉瓣上狭窄声像图

A.左心长轴切面显示主动脉瓣上环形狭窄；B.右侧胸骨旁主动脉长轴切面；C.右侧胸骨旁长轴切面显示狭窄处高速五彩血流；D.连续多普勒示血流速度明显加快。LV.左心室；LA.左心房；AAO.升主动脉；AS.主动脉瓣狭窄；RVOT.右心室流出道；AV.主动脉瓣

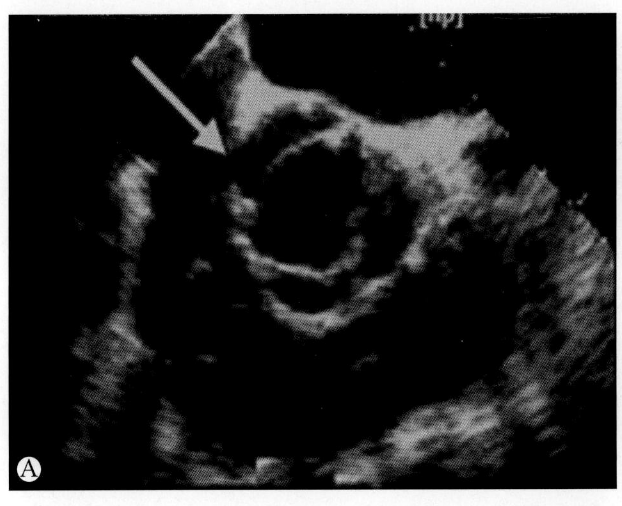

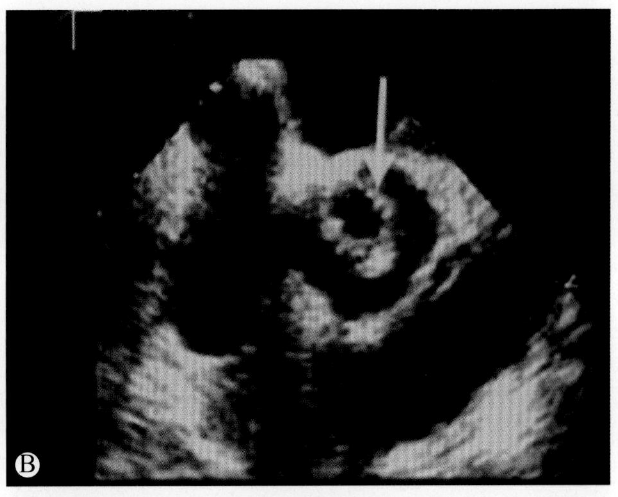

图17-5-95　主动脉瓣狭窄经食管超声声像图可清晰地显示主动脉瓣解剖状态

A.双叶瓣；B.单叶瓣

A　A1　A2　A3

B　B1　B2　B3

图17-5-96　主动脉缩窄示意图

A.未合并动脉导管，A3.合并迷走右锁骨下动脉；B.合并动脉导管

呈管状发育不良（tubular hypoplasia）。主动脉弓和峡部发育不良的标准为近端主动脉弓（无名动脉与左颈总动脉之间）内径小于升主动脉内径的60%；主动脉弓远端（左颈总动脉与左锁骨下动脉之间）小于升主动脉内径的50%；主动脉峡部小于升主动脉内径的40%。

管状狭窄或发育不良常合并室间隔缺损、左心室流出道狭窄等，合并右心室流出道梗阻者非常罕见。且常合并粗大的PDA，狭窄后降主动脉一部分血供来源于动脉导管未闭，所以常早期出现肺动脉高压。如果在新生儿期动脉导管闭合，将导致严重后果，如得不到及时治疗，预后不良。

（三）病理生理

主动脉缩窄近端，血容量增加，血压上升，如果高血压持续时间过长，可导致主动脉动脉瘤和脑血管意外等并发症。狭窄部位以远，血压降低引起组织器官灌注障碍。另外，由于左心室阻力负荷增加，导致左心室肥厚劳损，最终出现心力衰竭。由于肺动脉多明显扩张（甚至出现在胎儿期），可压迫支气管致其狭窄或发育不良。

在婴儿期出现症状的主动脉缩窄，多合并动脉导管未闭，由于一部分血流由右心经动脉导管供应身体下半部，可早期出现肺动脉高压和心力衰竭。

（四）超声心动图检查

1.切面选择　左心室长轴切面、五腔心切面、左胸骨旁高位切面及胸骨上窝主动脉长轴切面为常用切面。注意显示心脏其他合并畸形（室间隔缺损、主动脉口狭窄等），追踪主动脉弓、峡部及胸主动脉起始部，必要时追踪胸主动脉、腹主动脉。

2.超声心动图表现

（1）M型超声心动图：左心室扩张、肥厚，肺动脉扩张，升主动脉内径多细小。

（2）二维超声心动图

1）主动脉局限性缩窄：左锁骨下动脉以远狭窄，呈“葫芦状”或“嵴（膜）状”，狭窄段比较局限，狭窄后降主动脉扩张（图17-5-97）。

2）动脉管状发育不良：主动脉弓远端和主动脉峡部内径明显缩小，呈不规则的管状（图17-5-98）。

3）动脉导管未闭与主动脉缩窄的关系：显示动脉导管与降主动脉的关系常采用下述两种切面。

胸骨上窝动脉导管切面：显示标准主动脉弓长轴后，将探头逆时针旋转20°～30°，同时向左侧倾斜，显示左肺动脉与降主动脉的交错。在左肺动脉的上方可清晰地显示未闭动脉导管与降主动脉的交通（注意不要把左肺动脉误认为动脉导管）（图17-5-99）。

左高位切面（俗称三指切面）：探头位于胸骨左缘锁骨下或第1肋间，顺时针旋转，使探头标矢指向1～2

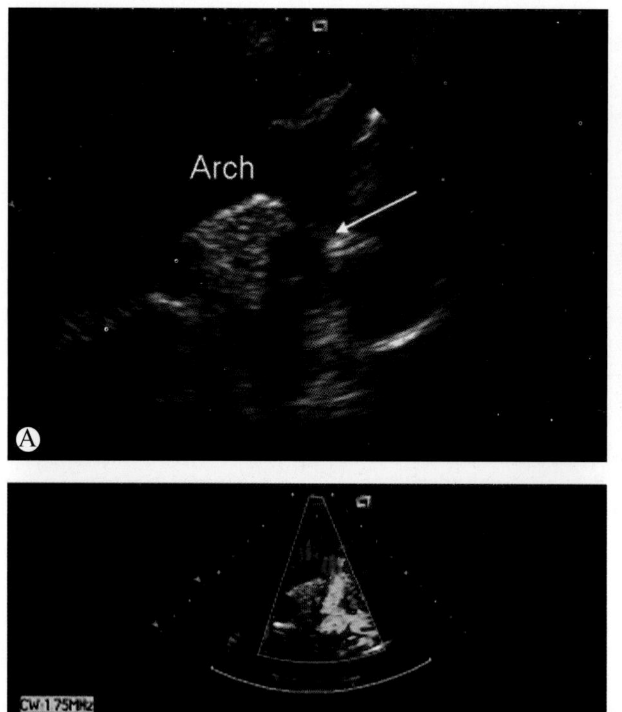

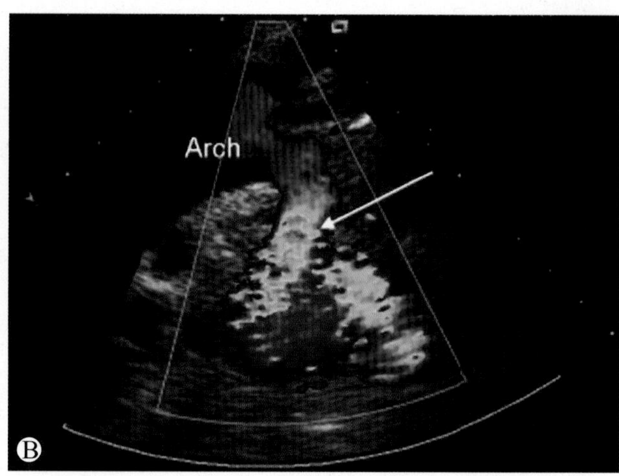

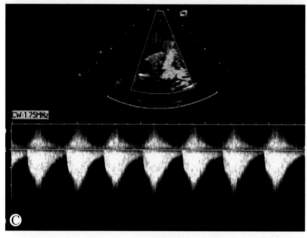

图 17-5-97 胸骨上窝长轴切面声像图（一）

A.二维显示降主动脉近端腔内“嵴状”凸起，狭窄段比较局限，狭窄后降主动脉扩张；B.彩色多普勒显示狭窄处蓝色五彩血流；C.连续多普勒超声血流速度接近500cm/s。Arch.弓部

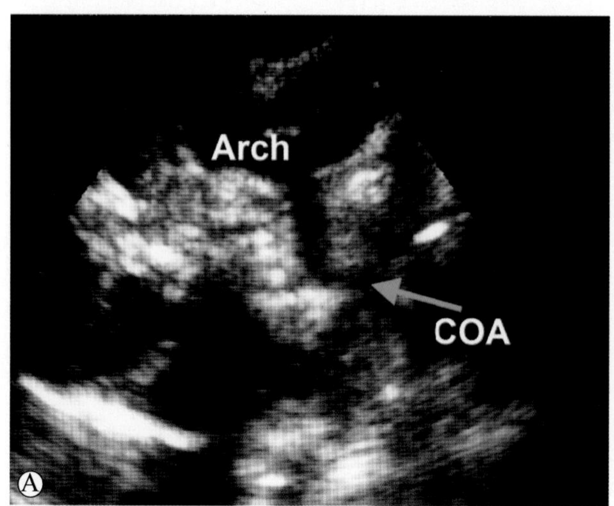

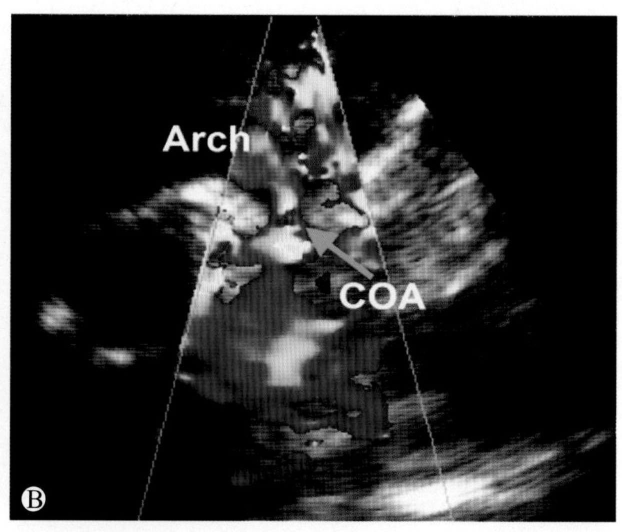

图 17-5-98 胸骨上窝长轴切面声像图（二）

A.二维超声心动图显示降主动脉峡部呈管状发育不良；B.彩色多普勒显示血流速度增快不显著。Arch.弓部；COA.主动脉缩窄

点钟方位，可清晰地显示降主动脉与肺动脉之间的异常交通，且对判断PDA与降主动脉之间的关系有重要价值。

4）其他征象：左心室肥厚，运动幅度增强，可合并主动脉瓣二瓣畸形、左心室流出道狭窄和室间隔缺损等。

（3）彩色多普勒血流显像：显示主动脉弓和弓部狭窄前血流暗淡。狭窄后血流速度增快，狭窄处血流色调明亮呈五彩镶嵌状（如果为显著的管状狭窄，血流速度增速不明显）。狭窄段血流变细，通过狭窄段后血流呈扩散状。

动脉导管血流可因其在缩窄前后的位置不同而不同。导管位于狭窄前，由于恰处于狭窄前的高压腔，血流由主动脉向肺动脉分流；导管位于缩窄后，与扩张的降主动脉相连，CDFI显示肺动脉血流经动脉导管向降主动脉

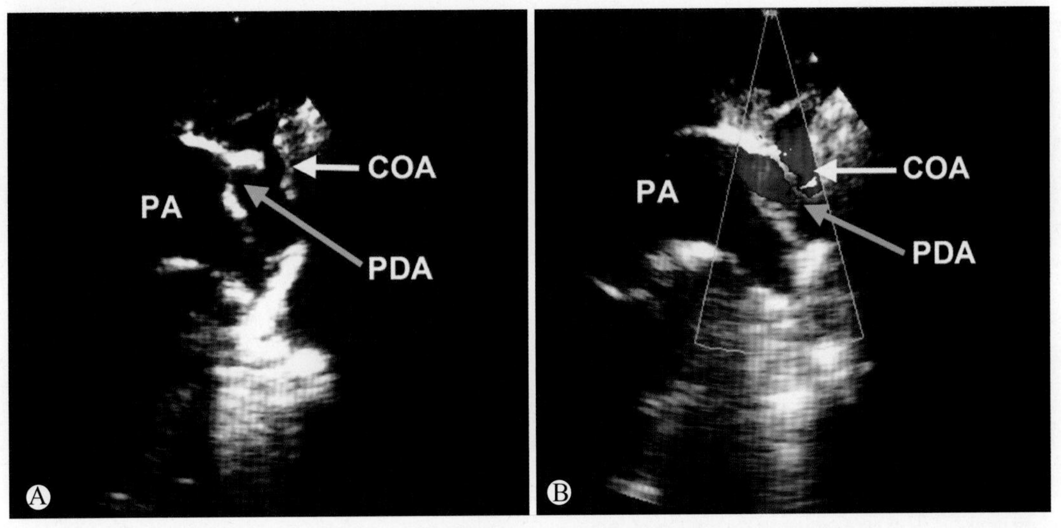

图17-5-99　胸骨上窝动脉导管切面主动脉缩窄合并动脉导管未闭

A.二维显示狭窄位于动脉导管未闭的近端；B.彩色多普勒显示主动脉经未闭动脉导管到肺动脉的分流束。PA.肺动脉；COA.主动脉缩窄；PDA.动脉导管未闭

分流。

（4）频谱多普勒超声心动图：应用连续式多普勒可记录到收缩期高速射流频谱，频谱峰值后移，射血时间延长。主动脉缩窄时，收缩期降主动脉最高血流速度高于200cm/s。

测定腹主动脉的血流频谱显示正常的三相波消失，变为单相低阻的血流频谱（类似肾动脉或颈动脉的血流频谱），对本病有辅助诊断价值。

（五）MDCT及MRI检查

MDCT与高场MRI检查技术均可清晰显示主动脉弓缩窄部位、长度及严重程度，同时可显示气管和支气管有无狭窄和发育不良，成为心脏周围大血管畸形确诊的首选方法（图17-5-100）。

（六）临床意义

二维超声心动图对主动脉缩窄的检出率为90%以上，结合多普勒超声评估狭窄程度更可靠。但成人胸骨上窝切面，有时不宜显示主动脉峡部。经食管超声可诊断及判断治疗效果。腹主动脉频谱多普勒检查有助于诊断，主动脉弓缩窄后，腹主动脉的彩色血流信号暗淡，正常高阻的三相波频谱消失，被单相低阻的双期血流频谱所取代（图17-5-101）。

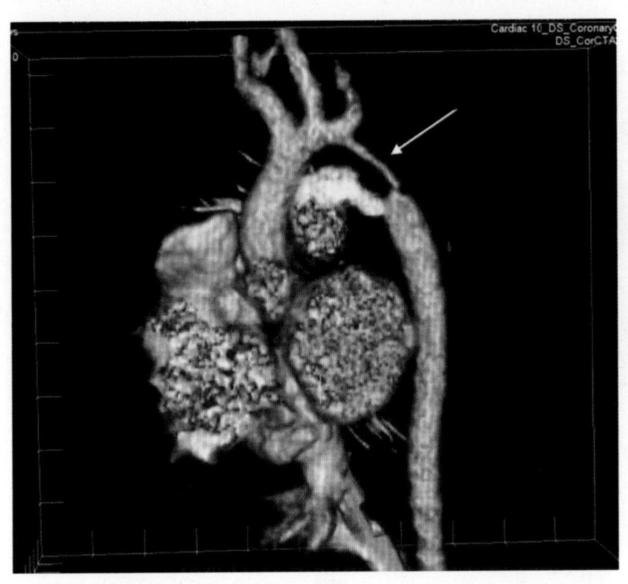

图17-5-100　MDCT显示主动脉管状狭窄

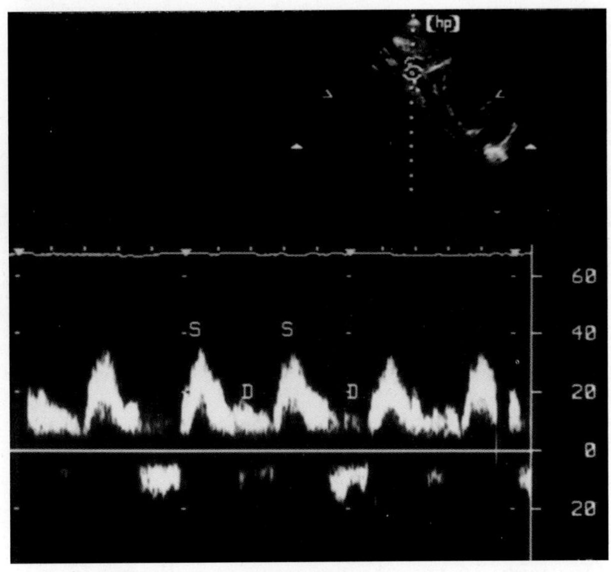

图17-5-101　主动脉弓缩窄腹主动脉血流频谱：正常三相波消失，变为单相低阻血流频谱

十二、主动脉弓离断

（一）概述

主动脉弓离断（interruption of aortic arch，IAA）是指升主动脉与降主动脉之间连续性中断的一种先天性心血管畸形。该畸形较少见，发病率约占先天性心脏病的1%，如不及时进行治疗，其中75%将在出生后1个月内死亡。单纯的主动脉弓离断甚为罕见，动脉导管未闭和室间隔缺损是最常见的合并畸形，又称为主动脉弓离断三联症。

（二）病理解剖及分型

1.病理解剖　主动脉弓中断的长度不一，可短至数毫米，长至数厘米。几乎所有患者均合并粗大的PDA，与降主动脉直接相连；极少数患者不合并动脉导管未闭。离断的主动脉两端之间，可有不同程度的侧支循环形成。

本畸形常合并其他复杂畸形，大多数患者合并室间隔缺损，多属于双动脉下型（干下型），少数为膜周或肌部缺损；亦常合并锁骨下动脉起源及走行异常，比较常见的为右锁骨下动脉起源于左锁骨下动脉远端的主动脉，称为迷走右锁骨下动脉（aberrant right subclavian artery）或食管后锁骨下动脉（retroesophageal subclavian artery），另一种常见的为右锁骨下动脉起源于右侧PDA，称为孤立性右锁骨下动脉（isolated right subclavian artery）；亦有合并主-肺动脉间隔缺损、共同动脉干、大动脉转位、右位主动脉弓、主动脉瓣及二尖瓣闭锁、主动脉瓣二叶畸形等。

2.分型

（1）Celoria和Patton根据离断部位不同，将主动脉弓离断分为三型（图17-5-102）。

A型：主动脉弓中断在左锁骨下动脉起始部远端，占40%。

B型：主动脉弓中断在左颈总动脉与左锁骨下动脉之间，占55%。

C型：主动脉弓中断在无名动脉与左颈总动脉之间，占5%。

本中心的资料（未发表）以A型离断为多见，C型非常少见。

（2）Oppenheimer和Gittenberger又根据右锁骨下动脉的起源是否存在异常将每型再进一步分为3个亚型：

1）不合并迷走或孤立性右锁骨下动脉。

2）合并右迷走锁骨下动脉。

3）合并孤立性右锁骨下动脉。

（3）也可根据是否合并其他畸形，分为单纯型和复杂型。

（三）病理生理改变

主动脉弓离断的主要病理改变为升主动脉与降主动脉的连续性中断，致使升主动脉与降主动脉间无血流直接交通，导致升主动脉接收来自左心室的血流，供应上半身；降主动脉通过肺动脉借助未闭的动脉导管，接收来自右心室的血流，供应下半身。由于升主动脉与降主动脉的血流分别来自左右两个不同的心室，致使临床上常出现差异性发绀。

若不仅存在未闭的动脉导管，还同时合并室间隔缺损时，必然产生左右心室血流的混合，使输入升主动脉、降主动脉及至全身各部的血液基本相同，因此临床上并无差异性发绀。

这些畸形导致的异常血流动力学改变，增加心室负荷，尤其是右心室，不仅供应肺循环，还要供应体循环，多伴有重度肺动脉高压。阻力负荷及容量负荷均增加，导致右心不同程度地扩大，尤以肺动脉为著，常呈瘤样

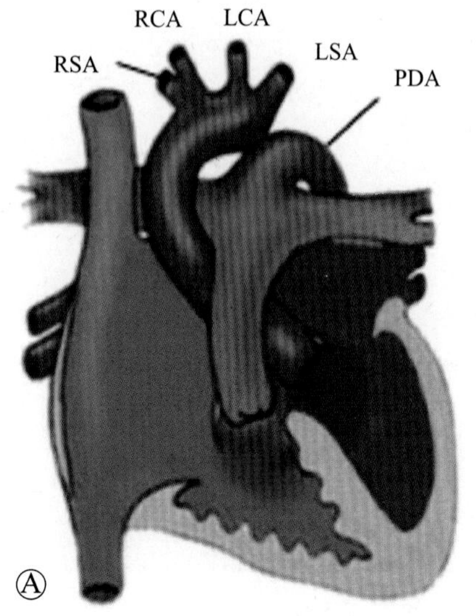

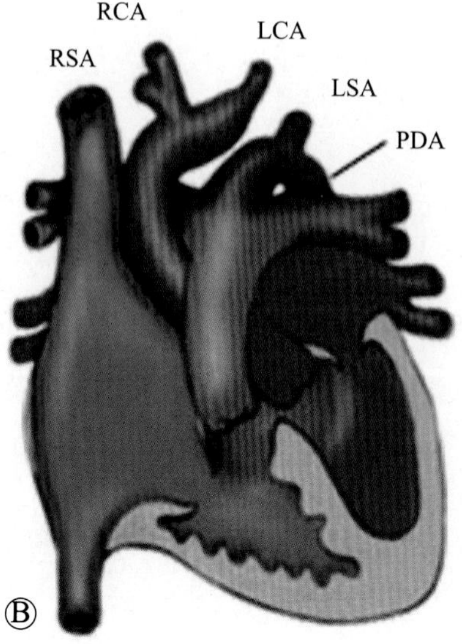

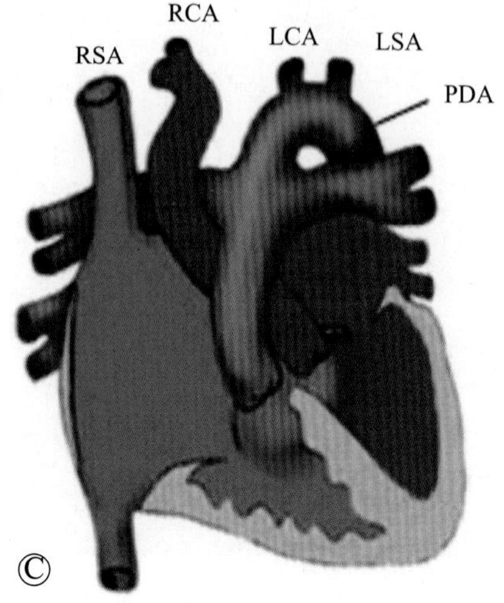

图17-5-102　主动脉弓离断分型示意图

RSA.右锁骨下动脉；RCA.右颈总动脉；LCA.左颈总动脉；LSA.左锁骨下动脉；PDA.动脉导管未闭

扩张，常在胎儿期就已出现，可对气管支气管造成压迫，致其狭窄及发育不良。

（四）超声心动图检查

1. 切面选择　常用切面有左心室长轴切面、四腔心切面、大动脉短轴切面、左高位胸骨旁矢状切面，以及胸骨上窝长轴、短轴切面。

2. 超声心动图表现

（1）M型超声心动图：左心房、左心室扩大，伴有肺动脉高压时，右心室可肥厚。

（2）二维超声心动图

1）主动脉弓长轴切面示升主动脉与降主动脉连续性中断，呈现盲端，为特征性表现。胸骨上窝及胸骨旁主动脉弓长轴切面显示发育不良的升主动脉直接发出头臂动脉；正常的升主动脉上升弧度消失，且位置内移，近呈垂直向上延伸。

主动脉弓离断位置不同，盲端位置亦不同，降主动脉借未闭的动脉导管与肺动脉相通，此动脉导管多较粗大，犹如主动脉弓，应注意鉴别。

A型：主动脉弓长轴切面显示左锁骨下动脉开口远端的主动脉与降主动脉连续性中断，呈盲端（图17-5-103）。

B型：主动脉弓长轴切面显示左颈总动脉与左锁骨下动脉之间的主动脉弓连续性中断，呈盲端（图17-5-104，图17-5-105）。

2）肺动脉瘤样扩张：肺动脉显著扩张，肺动脉与主动脉内径之比明显增大，常大于1.5～2.0倍，左右肺动脉亦高度扩张。

3）心腔扩大、肥厚：左心室、左心房明显扩大，亦可双心室扩大；左心室呈明显向心性肥厚，肺动脉高压导致右心室肥厚。

4）升主动脉发育不良：主动脉根部及升主动脉内径均较窄，常伴有主动脉瓣狭窄（如二瓣畸形）。

5）多切面显示合并室间隔缺损，多为干下型，大动

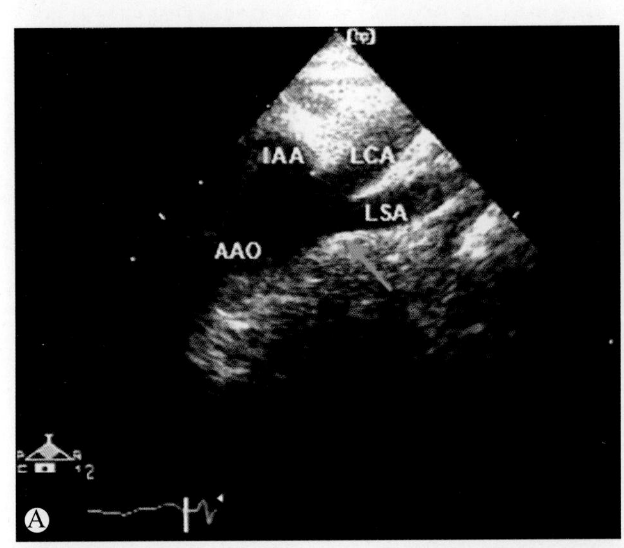

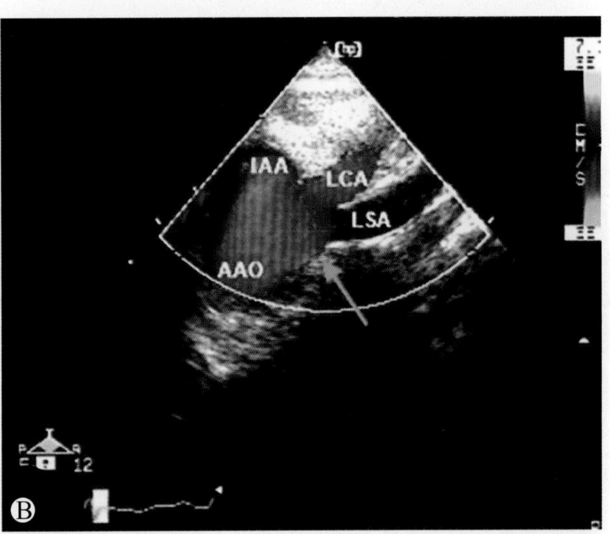

图17-5-103　A型主动脉弓离断声像图

A. 主动脉弓长轴切面显示左锁骨下动脉远端的主动脉连续性中断，呈盲端（箭头）；B. 彩色多普勒，显示主动脉弓未与降主动脉相通。IAA. 主动脉弓离断；AAO. 升主动脉；LCA. 左颈总动脉；LSA. 左锁骨下动脉

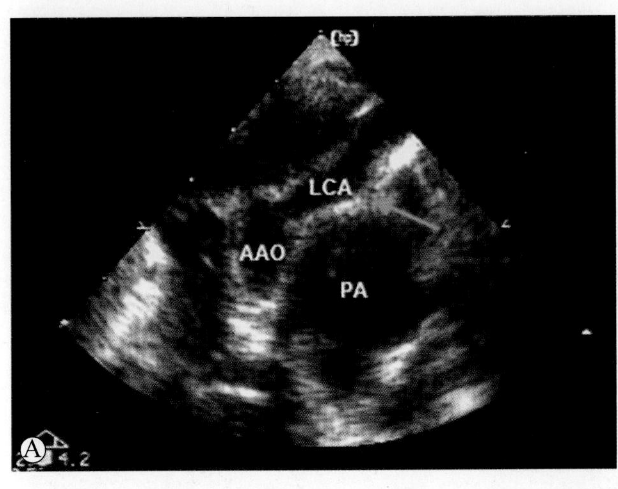

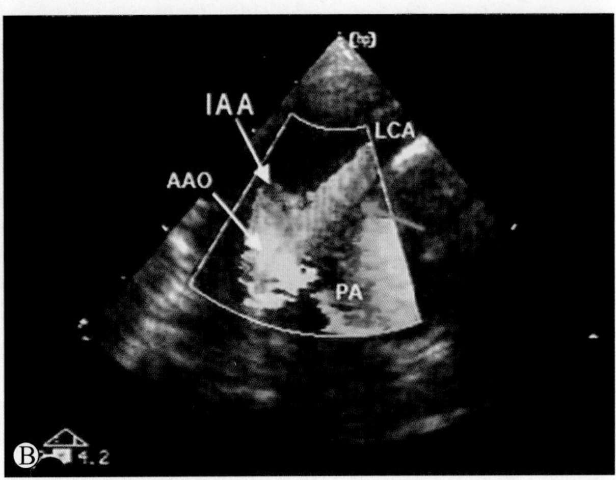

图17-5-104　B型主动脉弓离断声像图（一）

A. 主动脉弓长轴切面显示左颈总动脉与左锁骨下动脉之间连续性中断，呈盲端（箭头）；B. 彩色多普勒显示主动脉弓未与降主动脉相通。IAA. 主动脉弓离断；AAO. 升主动脉；PA. 肺动脉；LCA. 左颈总动脉

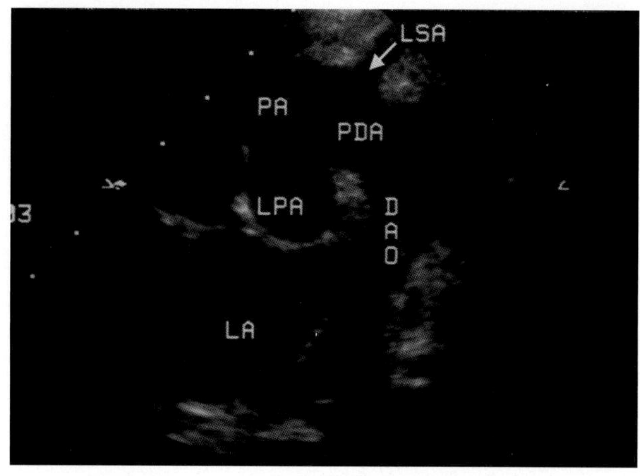

图17-5-105 B型主动脉弓离断声像图（二）

主动脉弓长轴切面显示动脉导管未闭，左锁骨下动脉起源于中断的远端降主动脉。PA.肺动脉；LA.左心房；PDA.动脉导管未闭；LPA.左肺动脉；LSA.左锁骨下动脉；DAO.降主动脉

脉短轴切面及胸骨上窝、左高位胸骨旁切面均显示粗大未闭的动脉导管（图17-5-106）。

（3）多普勒超声心动图

1）主动脉弓离断部位：升主动脉与降主动脉的连续性中断，导致无任何血流直接相通，因此，无论频谱多普勒或彩色多普勒均无信号显示，这不仅是主动脉弓离断的特征性表现，也是区别于主动脉缩窄的重要指标。

2）肺动脉血流：由于合并动脉导管未闭或肺动脉瓣反流，因此，于肺动脉内可出现舒张期血流信号或频谱；肺动脉的高度扩展，致瓣环扩大，再加之肺动脉高压，导致肺动脉瓣出现舒张期反流信号或频谱；动脉导管内有时出现少量左向右分流信号。

（4）声学造影：外周静脉注射造影剂后，可见大量造影剂由肺动脉经动脉导管进入降主动脉。

主动脉弓离断如果合并主-肺动脉窗，以及右肺动脉起自升主动脉则称为Berry综合征（图17-5-107）。

（五）MDCT及MRI检查

MDCT与高场MRI检查技术可清晰显示主动脉弓离断的类型、长度、侧支形成状况及横弓的发育程度，同时可显示气管和支气管有无狭窄和发育不良，已成为主动脉弓畸形诊断的首选方法（图17-5-108）。

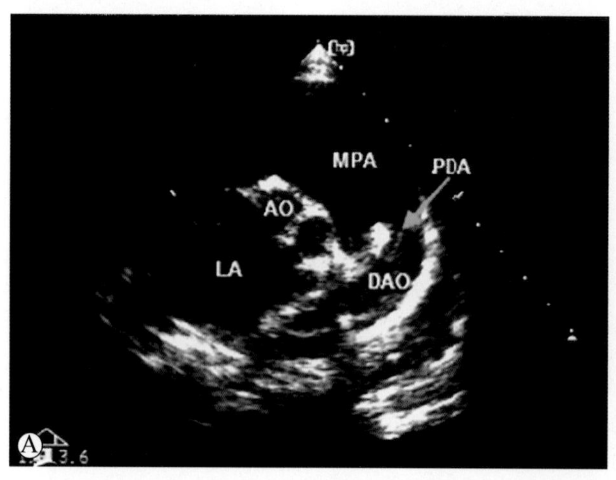

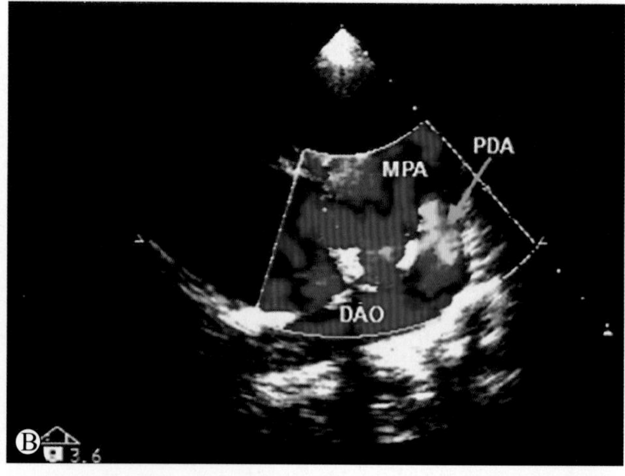

图17-5-106 主动脉弓离断合并动脉导管未闭声像图

A.二维超声心动图，胸骨旁高位纵切面显示粗大的动脉导管未闭，与降主动脉连接；B.彩色多普勒显示主动脉舒张期经PDA到肺动脉的分流束（双向分流）。LA.左心房；AO.主动脉；MPA.主肺动脉；PDA.动脉导管未闭；DAO.降主动脉

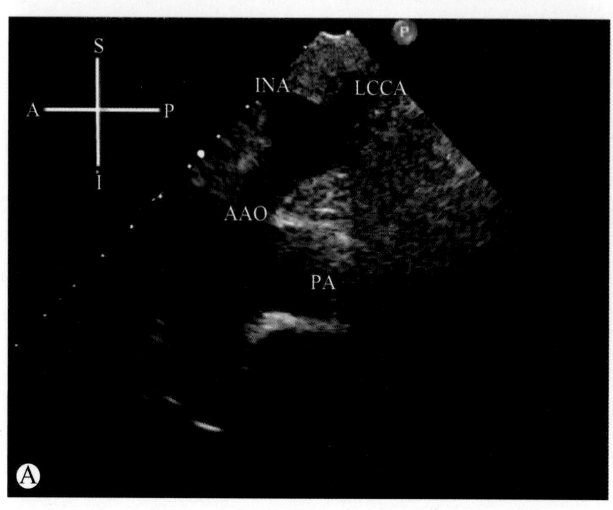

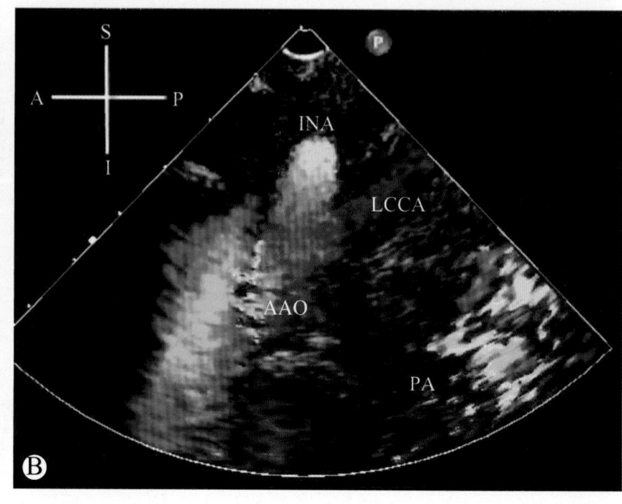

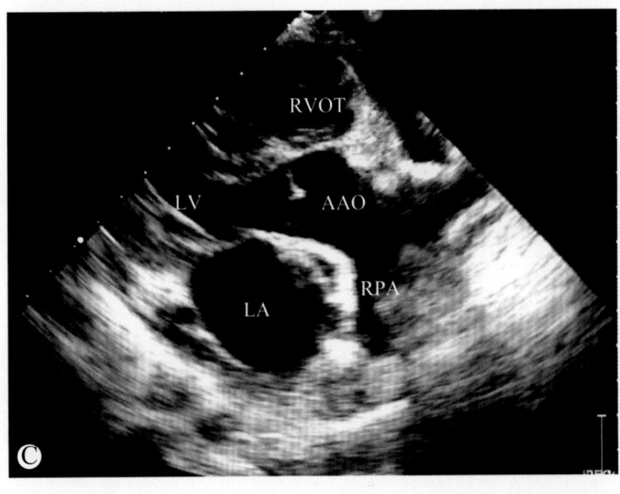

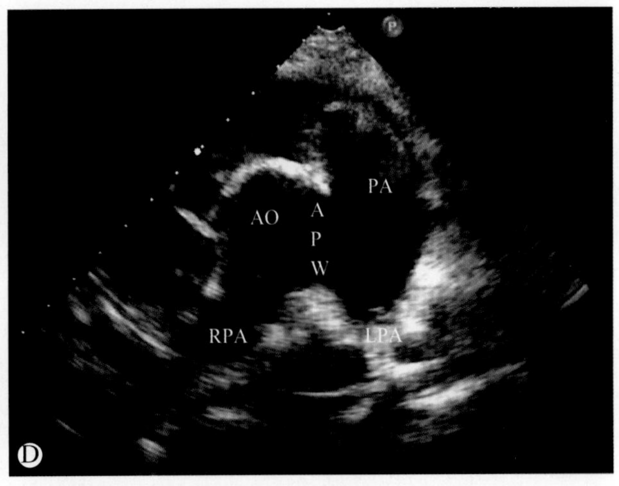

图17-5-107 主动脉弓B型离断合并主-肺动脉窗（Berry综合征）声像图

A.主动脉弓长轴切面二维显示主动脉弓B型中断；B.主动脉弓长轴切面彩色多普勒显示主动脉弓B型中断；C.左心室长轴切面显示右肺动脉起自升主动脉；D.高位大动脉短轴切面二维显示巨大主-肺动脉窗。INA.主动脉弓离断；LCCA.左颈总动脉；AAO.升主动脉；PA.肺动脉；LV.左心室；LA.左心房；RPA.右肺动脉；RVOT.右心室流出道；AO.主动脉；APW.主肺动脉窗；LPA.左肺动脉

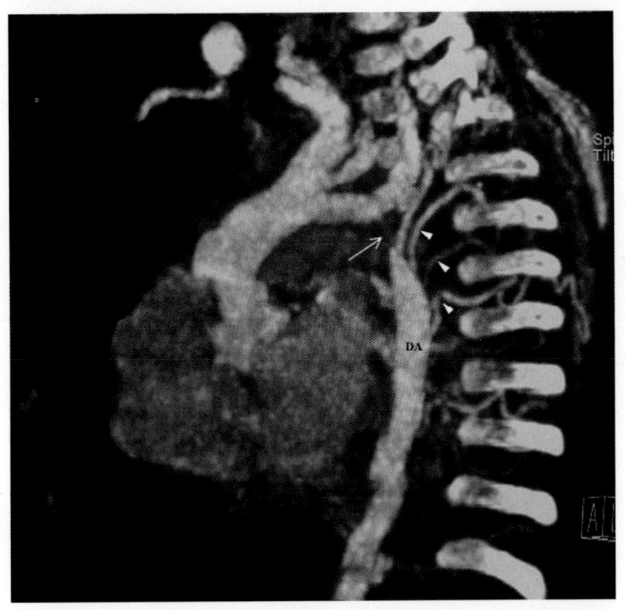

图17-5-108 MDCT显示主动脉弓离断及侧支循环形

DA.降主动脉

（六）探查注意事项

1.当室间隔缺损合并肺动脉高压、肺动脉瘤样扩张时，一定要进行主动脉弓的仔细扫查，以确定有无主动脉弓的发育异常；由于主动脉弓离断时未闭的动脉导管非常粗大，与降主动脉形成的导管弓酷似主动脉弓，易导致误诊，应注意鉴别。

2.当临床有发绀，上下肢血压差变小，甚至无压差，肺动脉区第二心音亢进，并有舒张期杂音时，要注意进行主动脉弓的扫查。

3.因为无名动脉与左颈总动脉、左锁骨下动脉一般不在同一平面上，所以主动脉弓长轴切面通常仅能显示无名动脉根部，而另两条血管影为左颈总动脉及左锁骨下动脉的长轴。值得注意是，在主动脉弓长轴切面上，锁骨下动脉以远常出现一支与左锁骨下动脉平行的假性血管影像，故易将左颈总动脉、左锁骨下动脉及假性血管影误认成主动脉弓的3个分支，导致分型错误。

十三、先天性血管环

先天性血管环（congenital vascular rings）是指胚胎时期原始动脉弓发育异常，导致气管和食管被主动脉弓及其相关血管形成的异常血管结构包绕、压迫，从而产生相应压迫症状的一类先天性心血管畸形。这些异常血管可以为完整的血管环环绕气管和食管，也可为不完整的血管环引起部分压迫。先天性血管环非常少见，发病率低于先天性心血管畸形的1%。

Edwards认为血管环的形成与胚胎期主动脉弓的发育演变异常有关，正常主动脉弓的发育是一个非常复杂的过程，在哺乳动物，随着咽弓出现，弓动脉干于胚胎第3周开始形成，连接主动脉囊和背主动脉按顺序出现6对动脉弓。第1、2、5对动脉弓早期退化，第3对动脉弓形成左、右颈总动脉。左侧第4弓发育成主动脉弓，右侧第4弓形成无名动脉和右锁骨下动脉干。第6对动脉弓形成肺动脉，其右侧远段与背主动脉连接中断；左侧在胎儿期持续存在称为动脉导管，出生后导管闭合成为动脉导管韧带。在动脉导管远端，左背主动脉发育成降主动脉，右背主动脉退化消失。

Backer等根据先天性血管环的解剖特征将其分为四类：双主动脉弓；右位主动脉弓合并左侧动脉导管韧带；无名动脉压迫；肺动脉吊带。前两类属于完全性血管环，后两种属于不完整血管环。

（一）双主动脉弓畸形

1. 概述 双主动脉弓畸形是先天性主动脉弓畸形最常见的一种。Hommel于1737年描述了双主动脉弓畸形。1939年Wolman叙述了双主动脉弓压迫气管、食管的临床表现。Gross于1945年施行外科手术治疗第一例双主动脉弓，从而促进了对各种类型主动脉弓畸形的发现和认识。随着诊断技术和治疗方法的发展和完善，该畸形疗效良好。

2. 胚胎发育及解剖

（1）胚胎发育：如上所述，在胚胎期主动脉弓发育过程中，第6对动脉弓形成肺动脉及动脉导管，在动脉导管远端，左背主动脉发育成降主动脉，右背主动脉退化消失。当右背主动脉足侧远端没有退化吸收，则形成双主动脉弓（图17-5-109）。

（2）病理解剖：升主动脉正常，在心包膜外分为左、右两支主动脉弓。左侧主动脉弓在气管前方从右向左走行，越过左主支气管，在脊柱左侧与右侧主动脉弓汇合成降主动脉。右侧主动脉弓跨越右侧主支气管在脊柱前方、食管后方，越过中线向左向下行，与左侧主动脉弓汇合成降主动脉。左、右主动脉弓各自分出两个分支，即左侧主动脉弓发出左颈总动脉和左锁骨下动脉，右侧主动脉弓发出右颈总动脉和右锁骨下动脉。动脉导管或动脉韧带位于左侧主动脉弓、左锁骨下动脉起点部位的下缘与左肺动脉之间。大多数病例两侧主动脉弓内径不相等，一般右侧较粗且高于左侧弓。少数病例降主动脉位于右侧，左动脉弓跨越左主支气管后，向后向右经食管后方，在脊柱右侧与右主动脉弓汇合成为降主动脉。该畸形一般不合并其他心血管畸形。不论降主动脉位于左侧或右侧，由于双侧主动脉弓形成的血管环围绕气管、食管，如两侧动脉弓之间空隙狭小，临床上均可产生压迫症状。

3. 临床表现 先天性血管环包绕气管和食管产生压迫引起喘鸣、呼吸困难及吞咽障碍；还可压迫迷走神经、喉返神经引起相应的症状。

4. 超声心动图诊断

（1）切面选择：常规胸骨旁切面、心尖切面及剑突下切面。重点观察胸骨上窝短轴、长轴切面（左弓长轴切面：扇角沿身体矢状面顺时针旋转30°；右弓长轴切面：扇角沿身体矢状面逆时针旋转30°），注意显示主动脉弓的位置、数目、头臂血管分支类型、主动脉弓的发育程度等。

（2）超声心动图表现

1）多切面未显示心内存在畸形：房室间隔完整，静脉与心房、心室与大动脉连接正常。

2）剑突下及胸骨上窝冠状切面（短轴）显示升主动脉末端发出左右两个动脉弓分支（图17-5-110，图17-5-111）。

3）胸骨上窝长轴切面可分别显示左、右主动脉弓及其分支，弓的发育程度见图17-5-112。

4）彩色多普勒可显示双动脉弓及其分支的血流状态（图17-5-113）。

5. MDCT和MRI检查 MDCT与MRI检查技术及其血管成像（CTA、MRA）、三维成像技术，已广泛应用于主动脉弓及其分支、冠状动脉畸形及肺动脉畸形的诊断。其可清晰显示双主动脉弓的类型、分支血管的走行、弓

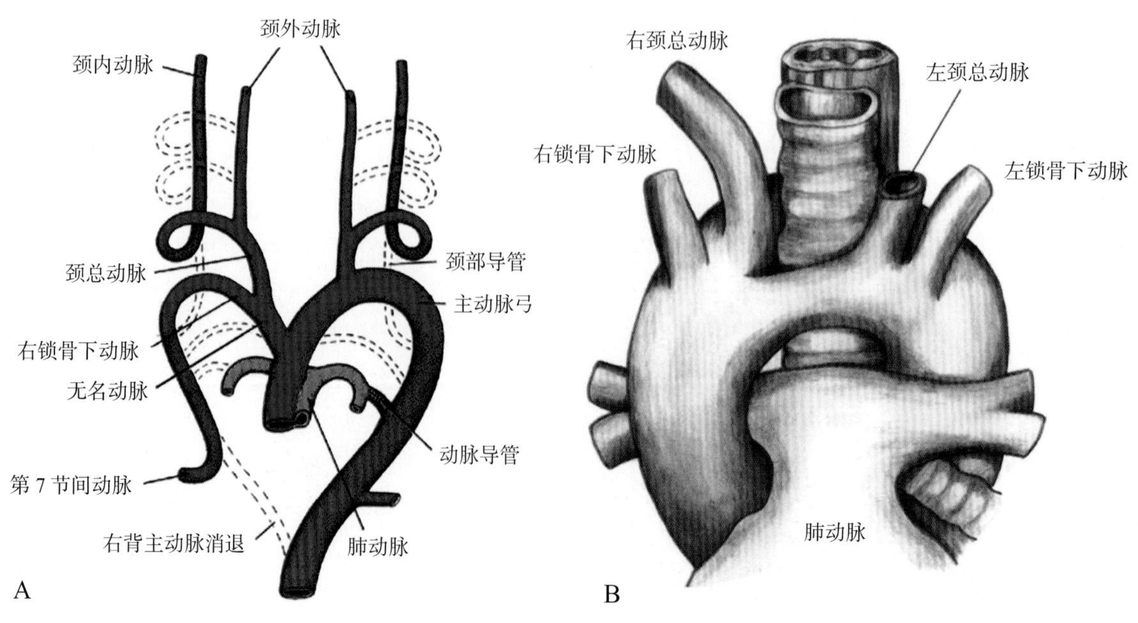

图17-5-109 双主动脉胚胎发育及出生后模式图

A. 胚胎发育图；B. 出生后模式图

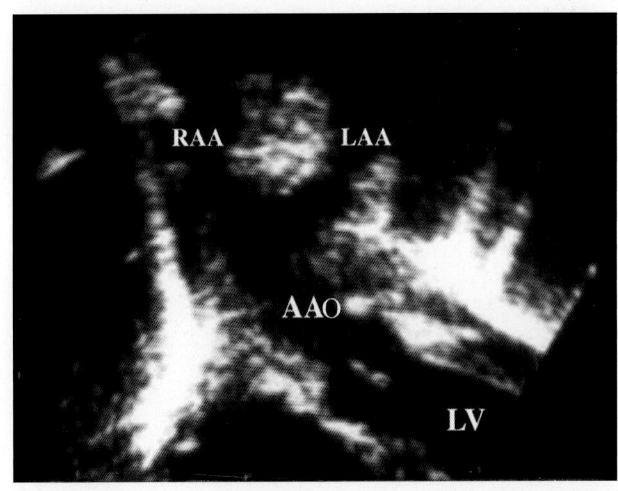

图17-5-110 双主动脉弓剑突下切面二维声像图-呈"Y"字征。AAO.升主动脉；RAA.右心耳；LAA.左心耳；LV.左心室

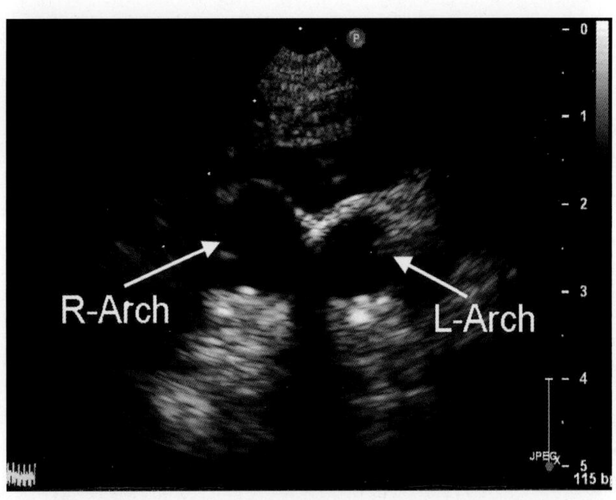

图17-5-111 胸骨上窝短轴声像图显示左右两个主动脉弓。R-Arch.右侧主动脉弓；L-Arch.左侧主动脉弓

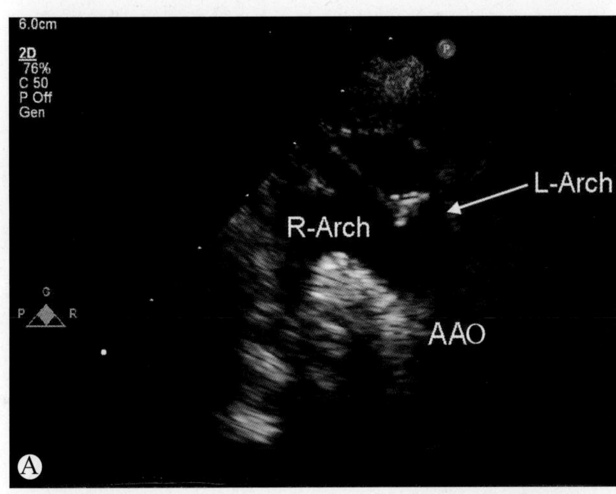

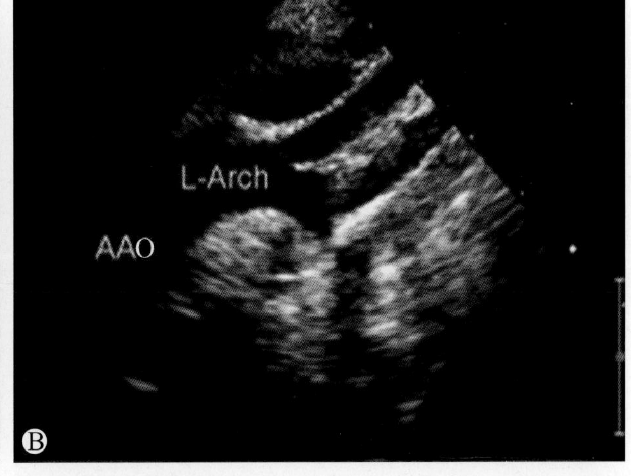

图17-5-112 胸骨上窝切面二维声像图

A.右侧主动脉弓及其两个分支；B.左侧主动脉弓及其两个分支，左侧弓稍细。R-Arch.右侧主动脉弓；L-Arch.左侧主动脉弓；AAO.升主动脉

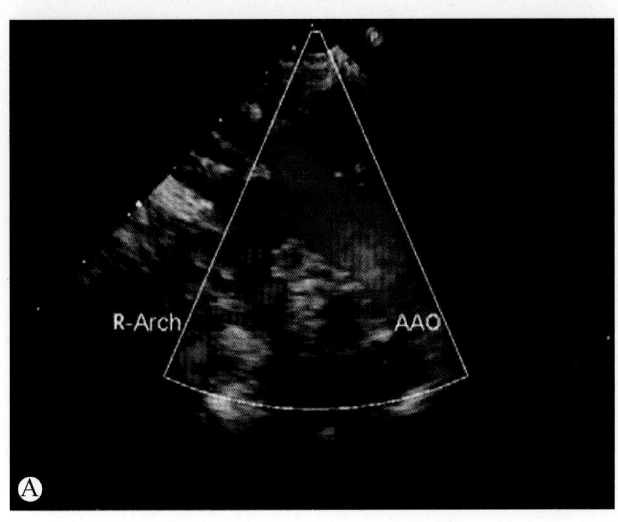

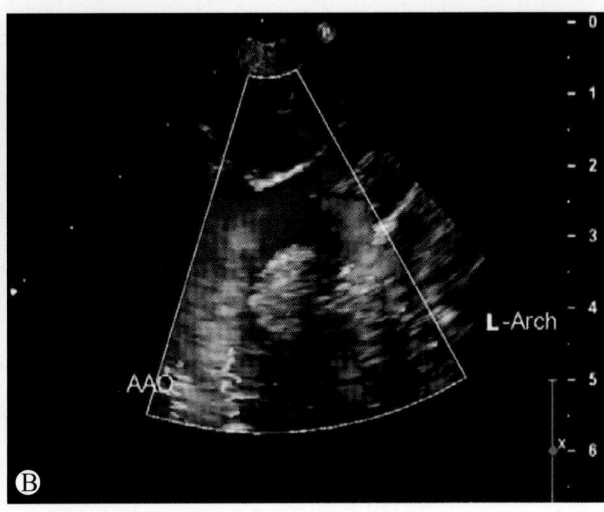

图17-5-113 胸骨上窝切面彩色多普勒声像图

A.右侧主动脉弓；B.左侧主动脉弓。R-Arch.右侧主动脉弓；L-Arch.左侧主动脉弓；AAO.升主动脉

的发育程度，同时可显示气管和支气管有无狭窄和发育不良，已成为主动脉弓畸形诊断的首选方法之一（图17-5-114）。

6.鉴别诊断　双主动脉弓应与永存动脉干相鉴别。MDCT，尤其三维成像技术可清晰显示双动脉弓及其分支的发育程度，哪侧动脉弓占优势及气管受压状态。

7.先天性血管环的产前诊断　由于胎儿期肺组织没有通气，气管内充满了液体，对血管环的诊断非常有帮助。双主动脉弓的超声心动图表现如下所述。

（1）正常导管弓与主动脉弓的“V”字形结构消失。

（2）升主动脉分出两个分支，呈“Y”字征，通常右侧分支（右弓）占优。

（3）三血管+气管切面显示气管后方动脉血管结构走行，围绕气管或支气管有环状血管结构形成“O”字形或“梭形征”。

（4）主动脉左弓、右弓及左位动脉导管均与降主动脉连接，或左位弓与动脉导管汇合。

（5）双主动脉弓极易与镜像右位弓+左动脉导管形成的血管环混淆；后者的左无名动脉分支只是与导管交叉（与导管无连接且在其上方交叉走行），未与降主动脉连接，末端分成左锁骨下动脉，为两者的鉴别要点。

（6）CDFI、能量（或高分辨率血流成像技术，HDFI）多普勒显示环绕气管血管环的彩色血流见图17-5-115～图17-5-117。

（二）肺动脉吊带

1.概述　肺动脉吊带（pulmonary sling，又称迷走左肺动脉）是指左肺动脉异常起源于右肺动脉，是一种

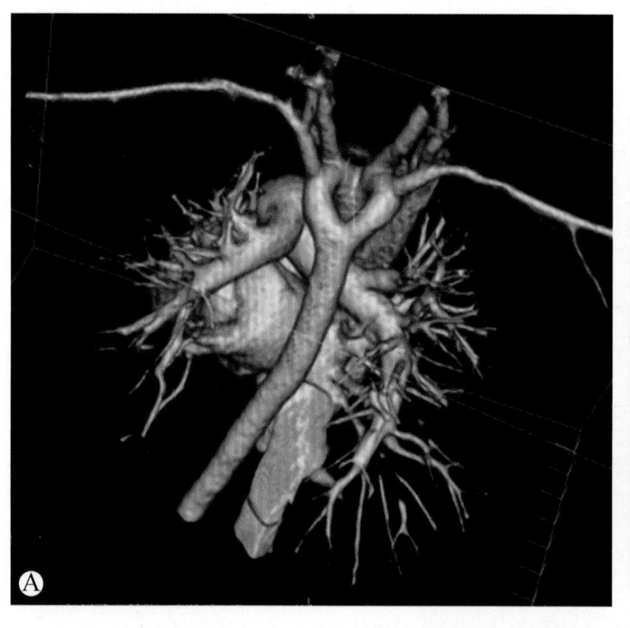

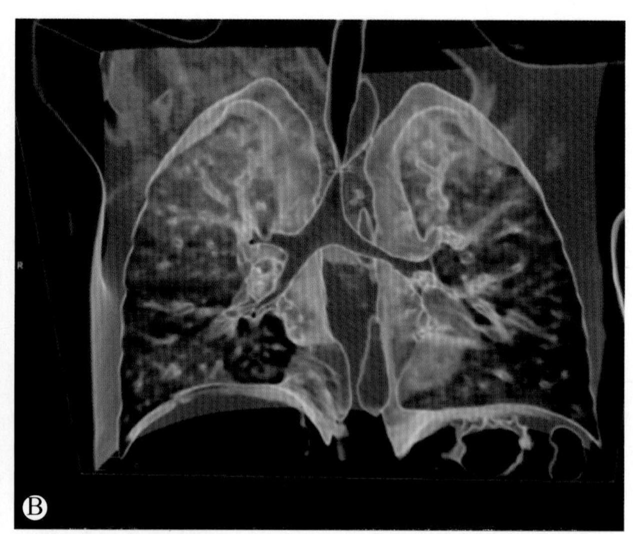

图17-5-114　双主动脉弓MDCT成像图

A.头侧观三维图；B.二维显示气管明显受压

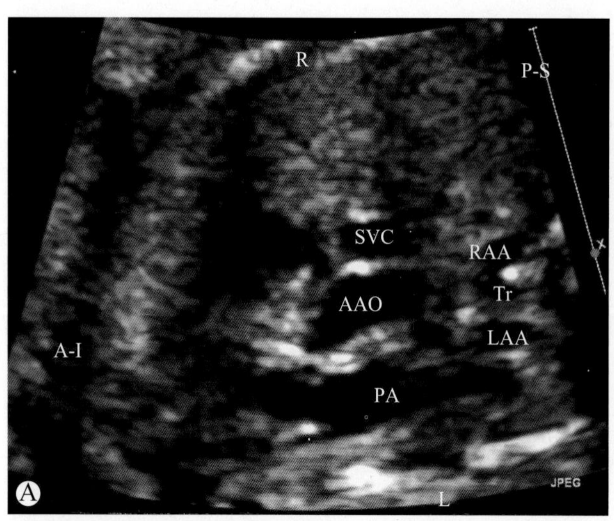

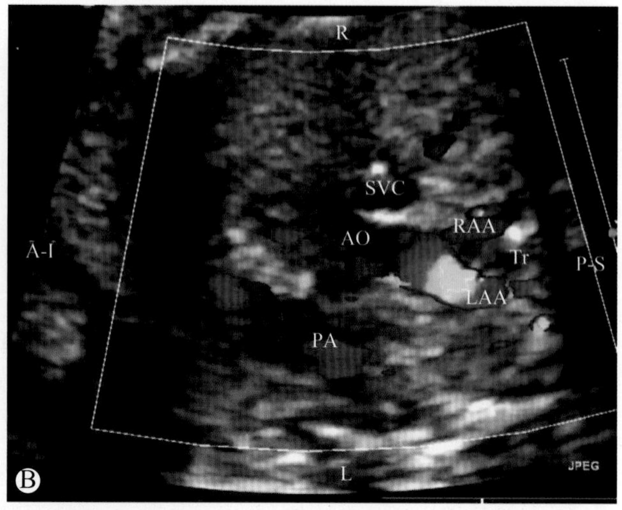

图17-5-115　胎儿双主动脉弓-升主动脉冠状切面声像图：升主动脉发出左右两个弓，环绕气管

A.二维声像图；B.彩色多普勒声像图。A-I.前下；P-S.后上。SVC.上腔静脉；AAO.升主动脉；RAA.右心耳；LAA.左心耳；Tr.气管；PA.肺动脉

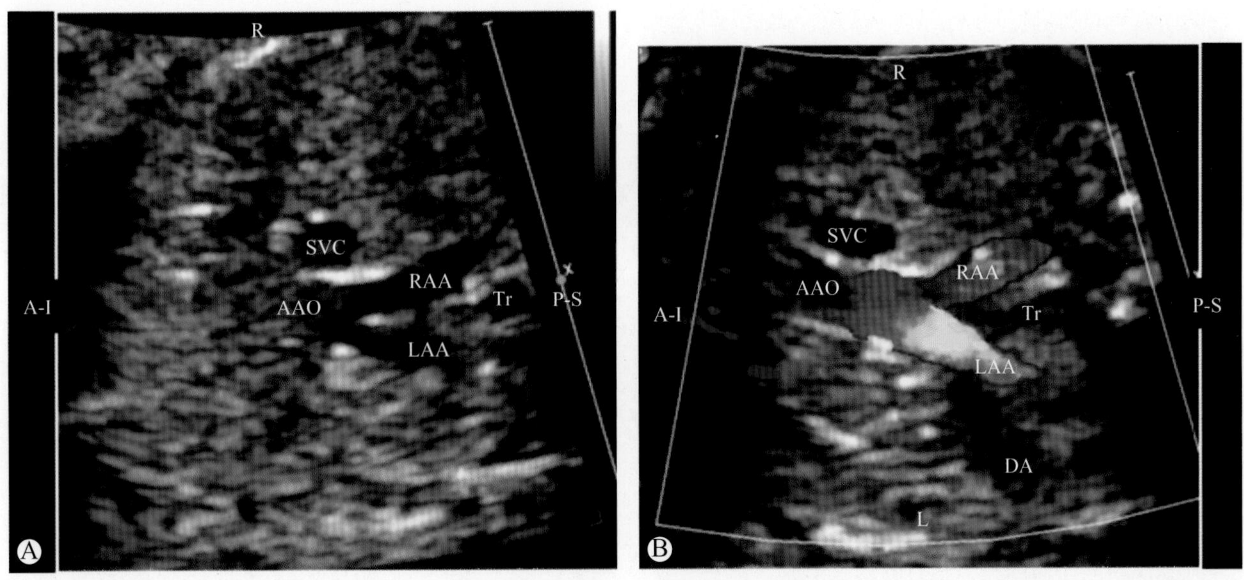

图17-5-116　胎儿双主动脉弓冠状切面-横切面过渡切面声像图：调整探头清晰显示双主动脉弓，左右弓发育均衡（与上同一病例）

A.二维声像图；B.彩色多普勒声像图。A-I.前下；P-S.后上。R.右；L.左；SVC.上腔静脉；AAO.升主动脉；RAA.右心耳；LAA.左心耳；Tr.气管；DA.动脉导管弓

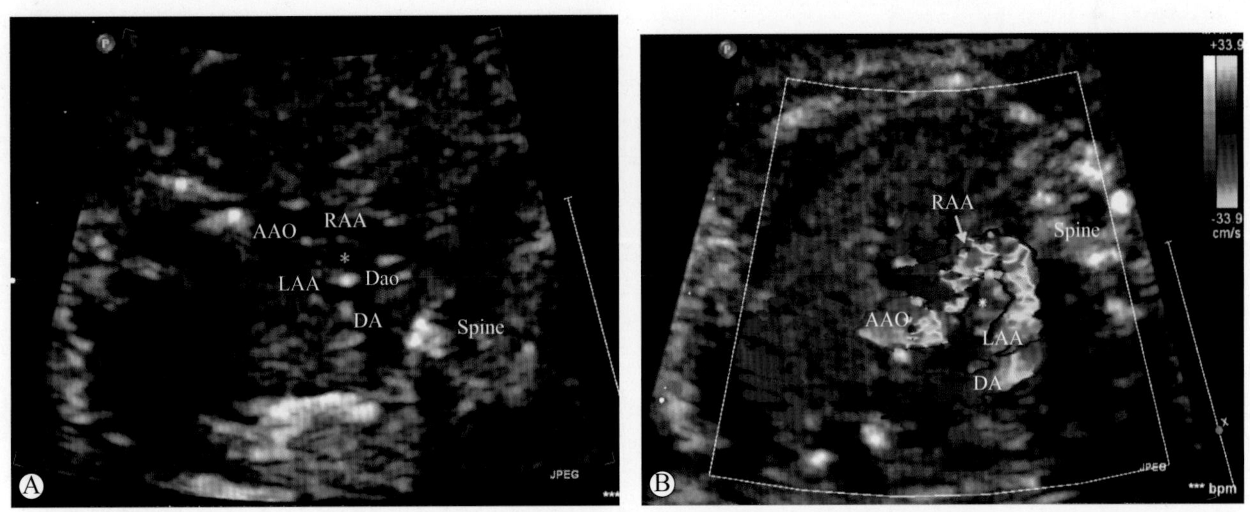

图17-5-117　胎儿双主动脉弓声像图：三血管+气管切面声像图显示左右主动脉弓对称（与上同一病例）

A.二维声像图；B.彩色多普勒声像图显示双主动脉弓形成血管环包绕气管（*）。DA.动脉导管弓；RAA.右心耳；LAA.左心耳；AAO.升主动脉；Dao.降主动脉；Spine.脊柱

极为罕见而严重的先天性心血管畸形，发病率难以确定。受累患儿常在出生后几周或几个月内出现症状，表现为气促，喘鸣，反复呼吸困难等严重的呼吸窘迫综合征。另外，该畸形40%～50%合并心血管其他畸形，如得不到及时诊治，本病早期病死率极高。

2.病理解剖　肺动脉吊带是在胚胎发育时，由于连接左肺的左侧第6动脉弓发育不全，则由右肺动脉后壁发出一侧支供应左肺动脉，异常起源的左肺动脉呈半环状跨右主支气管的起始部及下端气管，穿行于主气管后与食管前之间，进入左侧肺野，异常走行的左肺动脉可使气管下端和右主支气管向左移位、受压，严重者可导致气管畸形及梗阻，出现严重的呼吸窘迫综合征。该畸形除了常伴有气管支气管畸形，还经常合并其他心血管畸形，如动脉导管未闭、房间隔缺损、永存左上腔静脉和室间隔缺损等（图17-5-118）。

3.病理生理改变　肺动脉吊带患儿一半以上出现气管支气管畸形，尤其多见于伴有完整气管软骨环、气管远端及支气管发育不良者，手术解除异常血管环压迫后仍然会遗留喘鸣症状。不伴有气道畸形的患儿，手术解除外在血管压迫后效果良好。持续呼吸窘迫接受手术者通常预后不佳，患儿病死率高的原因主要是由于完整气管软骨环引起的长段气管狭窄而非肺动脉吊带本身所致。

4.超声心动图检查

（1）常用切面：胸骨旁和剑突下大动脉短轴切面、右胸骨旁高位短轴切面、胸骨上窝左肺动脉长轴切面（又称动脉导管长轴切面）、左高位大动脉短轴切面。

（2）超声心动图表现

1）二维超声心动图：①正常肺动脉分叉处左肺动脉缺失（图17-5-119）；②右肺动脉是主肺动脉的直接延续，右肺动脉增宽，右肺动脉与主肺动脉比值增大；③多切面（尤其是右侧高位短轴）显示左肺动脉起源于右肺动脉中远段（图17-5-120～图17-5-122）；④多切面显示其他合并畸形，如室间隔缺损、房间隔缺损等。

2）彩色多普勒显像：显示左肺动脉发自右肺动脉，为蓝色血流。

当存在动脉导管未闭伴随肺动脉高压时，可出现双向或右向左为主的分流，在常规左侧大动脉短轴切面，易将粗大的动脉导管误认为是左肺动脉开口。两者的鉴别要点是动脉导管的走行较直，向后与降主动脉相通；而左肺动脉斜向左侧肺野，与右肺动脉形成“燕子”或“八”字征。

5. MDCT和MRI检查　MDCT与高场MRI检查及其血管成像（CTA、MRA）技术可清晰显示左右肺动脉的走行，与气管支气管的毗邻关系，还同时可显示气管和支气管有无狭窄和发育不良，为肺动脉分支异常诊断的首选方法（图17-5-123）。

6. 鉴别诊断　本畸形应注意与左肺动脉起源于升主动脉和左肺动脉缺如相鉴别。

7. 肺动脉吊带产前诊断　由于胎儿期肺和气管的特殊性，胎儿超声心动图可以确诊肺动脉吊带。

（1）气管后方动脉：围绕气管或支气管有环状动脉血管结构形成“6”字或“9”字征。

（2）正常肺动脉分叉处不能显示左肺动脉，多切面显示左肺动脉异常起源于右肺动脉中远段，且向后走行包绕右主支气管及气管下端，最终进入左侧肺组织。

（3）CDFI、能量（或高分辨率血流成像技术，HDFI）多普勒显示环绕气管血管环的彩色血流（图17-5-124）。

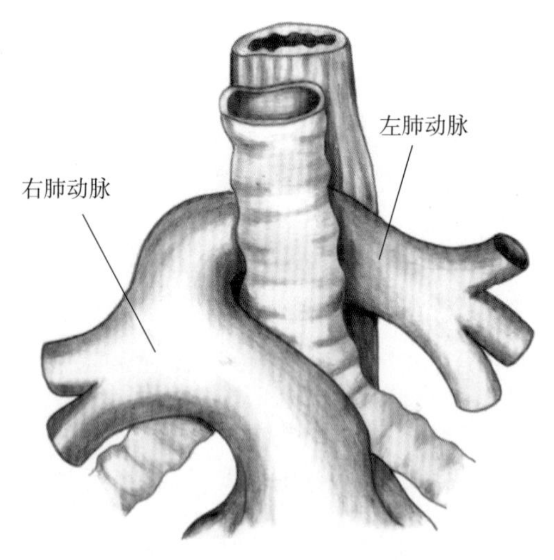

图17-5-118　肺动脉吊带示意图

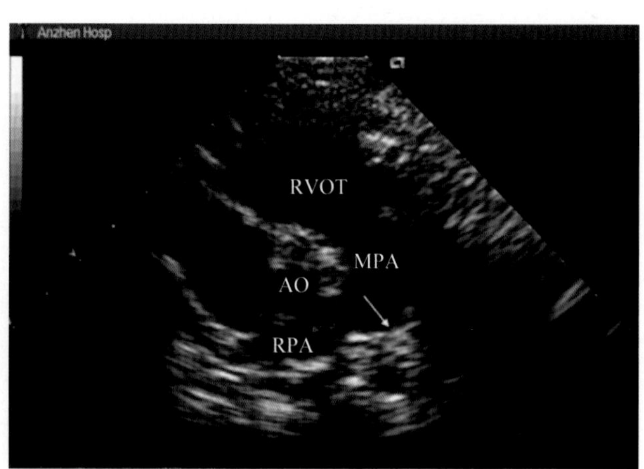

图17-5-119　大动脉短轴切面显示正常分叉处左肺动脉缺失

AO. 主动脉；MPA. 主肺动脉；RVOT. 右心室流出道；RPA. 右肺动脉

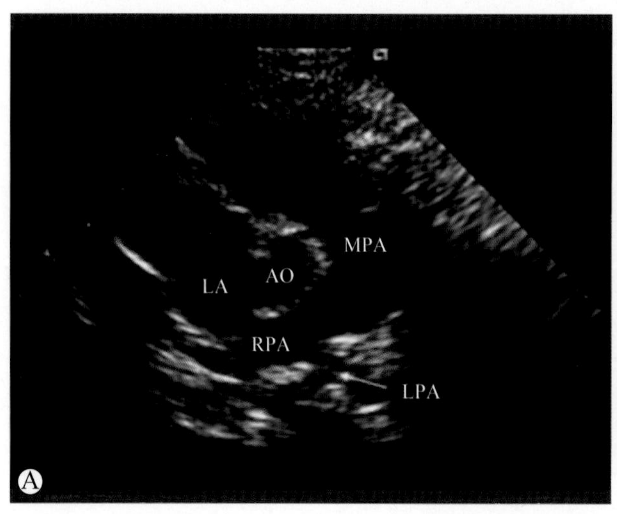

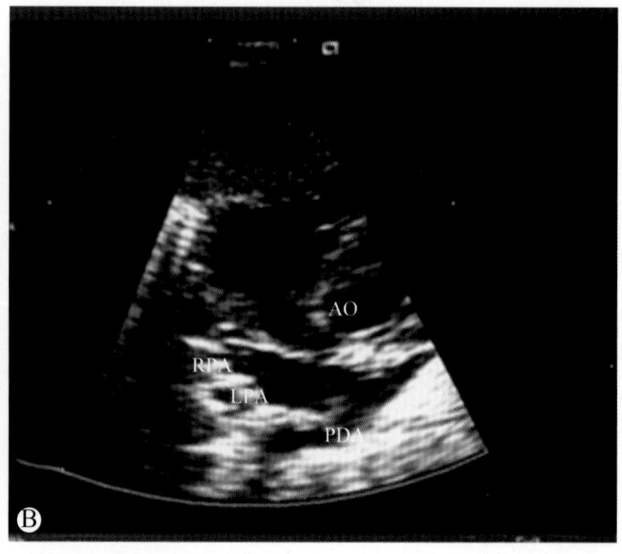

图17-5-120　肺动脉吊带二维声像图

A. 左胸骨旁大动脉短轴切面；B. 剑突下短轴切面。PDA. 动脉导管；LA. 左心房；AO. 主动脉；RPA. 右肺动脉；LPA. 左肺动脉；MPA. 主肺动脉

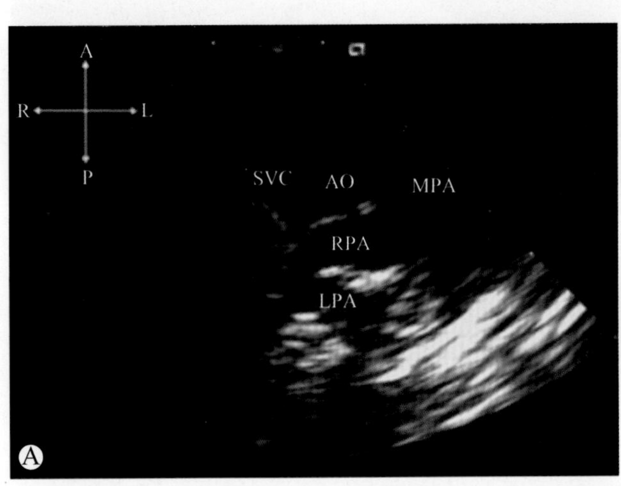

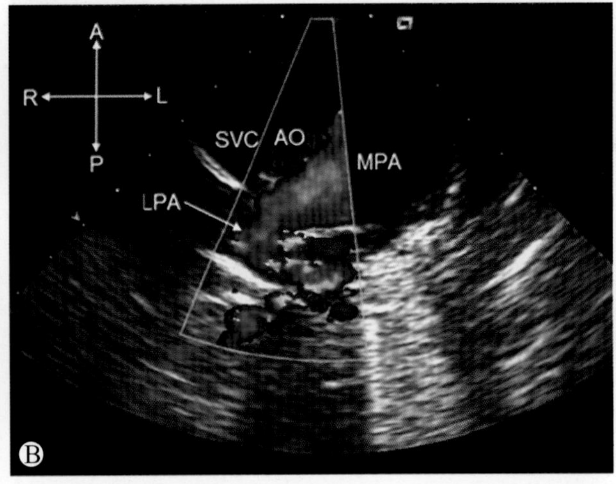

图17-5-121　右侧胸骨旁切面显示肺动脉吊带

右侧胸骨旁短轴切面清晰显示左肺动脉起始部、中远段走行。A.二维声像图；B.彩色多普勒声像图。A.前；P.后；L.左；R.右；SVC.上腔静脉；AO.主动脉；LPA.左肺动脉；RPA.右肺动脉；MPA.主肺动脉

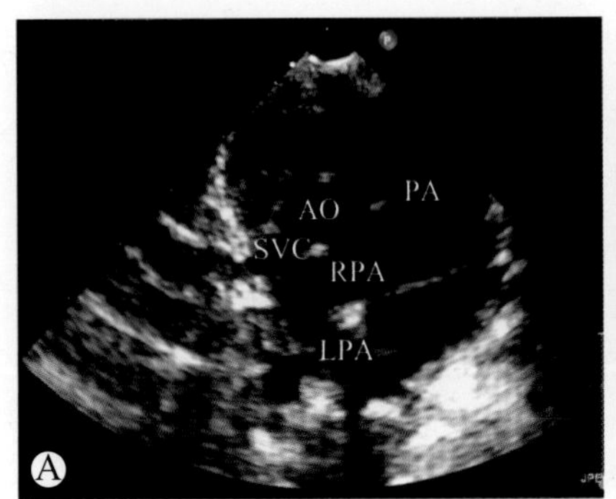

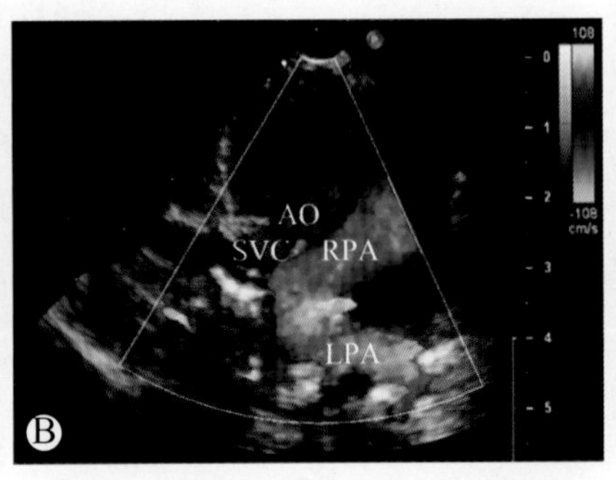

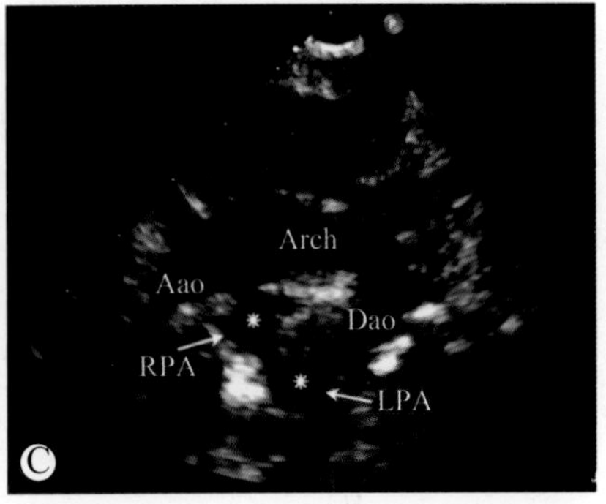

图17-5-122　肺动脉吊带声像图

A.右侧胸骨旁大动脉短轴切面显示左肺动脉起自右肺动脉中段后方；B.彩色多普勒显示左肺动脉血流；C.主动脉弓长轴切面二维显示弓下有两条动脉血管回声（*），分别为左、右肺动脉。AO.主动脉；PA.肺动脉；SVC.上腔静脉；RPA.右肺动脉；LPA.左肺动脉；Dao.降主动脉；Arch.主动脉弓

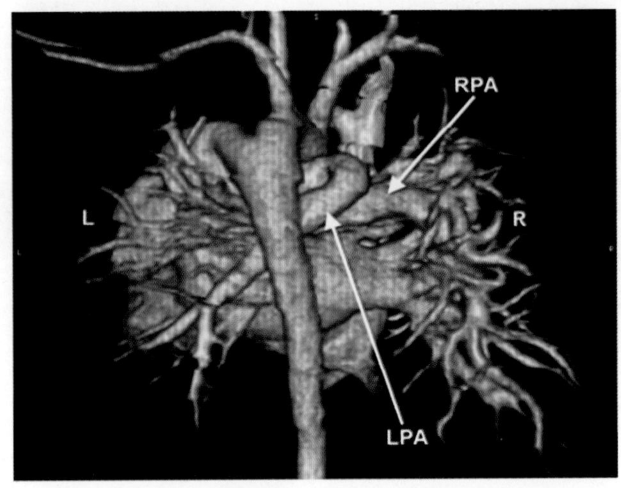

图17-5-123　肺动脉吊带MDCT三维图：背面观

RPA.右肺动脉；LPA.左肺动脉

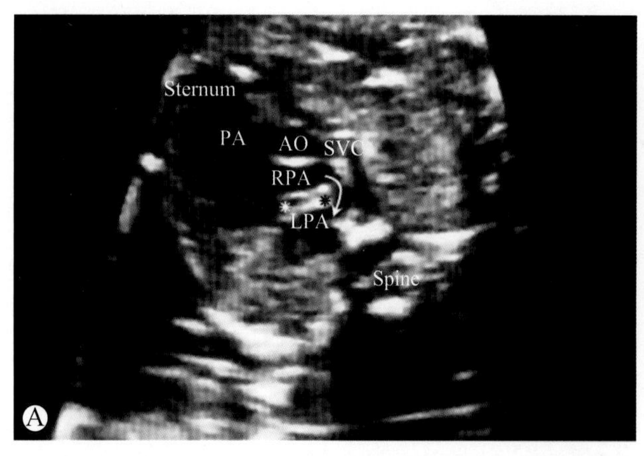

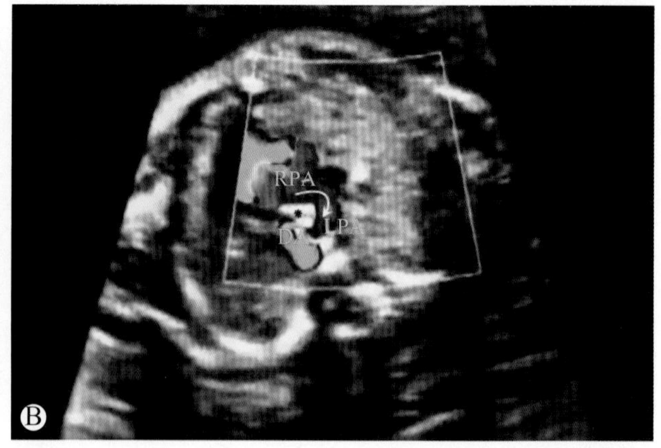

图17-5-124 胎儿肺动脉吊带三血管短轴切面声像图

A.二维声像图；B.彩色多普勒声像图；*示气管或支气管。AO.主动脉；PA.肺动脉；DA.降主动脉；SVC.上腔静脉；RPA.右肺动脉；LPA.左肺动脉；Spine.脊柱；Sternum.气管

十四、马方综合征

（一）概述

马方综合征是一种先天遗传性的全身结缔组织疾病，与原纤维蛋白-I基因变异有关。主要特征为眼（晶状体异位或近视）、骨骼系统（肢体过长、“蜘蛛状”指、脊柱后侧曲及漏斗胸）及循环系统（主动脉瘤和夹层动脉瘤，可伴有主动脉瓣关闭不全及主动脉瓣、二尖瓣退行性改变）异常。本病属少见病，发病率1/5000～1/10 000，60%左右的病例有心血管病变，最严重者为主动脉瘤或夹层动脉瘤破裂，马方综合征的诊断主要依据Ghent修订的诊断标准。

（二）病理解剖及分类

马方综合征患者由于其主动脉根部中层弹性组织明显消失、中层囊性坏死、平滑肌破坏和胶原纤维增生，在腔内压力的作用下，主动脉壁全层呈瘤样扩张，主动脉壁变薄而形成主动脉瘤，根据解剖部位可分为升主动脉瘤、主动脉弓动脉瘤和降主动脉瘤。

夹层动脉瘤是由于主动脉内膜断裂，血液流入管壁夹层，形成血肿并扩大，使管壁分离为两层，血肿可向两侧扩展，管壁继续剥离，向近心端可侵及主动脉瓣，亦可向远心端扩张，累及主动脉弓及降主动脉。内膜裂口可扩大使部分内膜游离，在主动脉腔内飘动或脱落。

DeBakey等根据破口部位和夹层累及范围将主动脉夹层分为三种类型：

Ⅰ型：夹层从升主动脉开始向远心端延伸，累及主动脉弓（可超过主动脉弓）。

Ⅱ型：指夹层单纯累及升主动脉。

Ⅲ型：指夹层从胸主动脉开始延伸至其远端。

Stanford等将其分为两类：

A型：指夹层累及升主动脉。

B型：指夹层未累及升主动脉（图17-5-125）。

主动脉瘤及主动脉根部夹层动脉瘤均可侵及主动脉瓣环，使瓣环扩大，主动脉瓣关闭不全。

（三）病理生理

主动脉瘤或升主动脉瘤在破裂前，一般无明显病理生理学改变，但升主动脉瘤及主动脉根部夹层动脉瘤常伴有主动脉瓣关闭不全，左心负荷过重，导致左心衰竭。如果动脉瘤或夹层动脉瘤破裂，可因大量出血而出现严重的血流动力学障碍，迅速导致循环衰竭和死亡。

（四）临床表现

1.家族史阳性，男女均可发病。

2.身高高于正常人，指距大于身高。

3.下肢、上肢、手足细长，尤其手指和足趾细长如蜘蛛指状。

4.鸡胸，皮下脂肪少，肌张力低。

5.常有先天性心脏病、晶状体脱位。

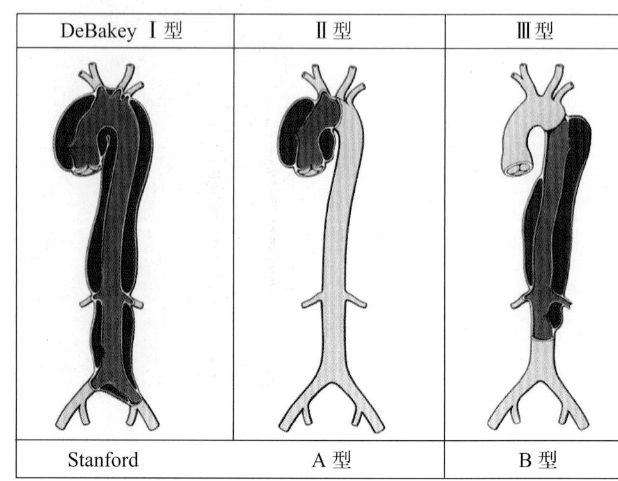

图17-5-125 夹层动脉瘤DeBakey和Stanford分类示意图

（五）超声心动图检查

1.常用切面　左心室长轴切面、心尖四腔心和五腔心切面、大动脉短轴切面、胸骨上窝长轴切面、腹主动脉长短轴切面为常用切面。注：右侧胸骨旁升主动脉长轴切面可清晰地显示升主动脉全程，对升主动脉的病变观察有一定价值。

2.超声心动图表现

（1）M型超声心动图：左心室可扩大，左心室流出道和主动脉根部增宽；合并主动脉瓣关闭不全时，显示主动脉瓣舒张期闭合不拢，而呈明显双曲线回声，二尖瓣前叶于舒张期出现震颤。

（2）二维超声心动图

1）升主动脉瘤样扩张：于左心室长轴及主动脉短轴切面，可显示升主动脉内径增宽，尤以瓦氏窦部为著，测量其内径在40mm以上，并追踪其扩张的上下缘，测定范围。短轴切面显著扩张的主动脉窦压迫后方的左心房，使之变形（图17-5-126，图17-5-127）。

2）升主动脉夹层分离：其二维超声特征是在长轴切面图上，可见主动脉根部扩大，主动脉壁由正常的一条回声变成两条分离的回声带，其间为无回声区，可大可小，是夹层间的血液，内层起于血管内膜呈纤细的低回声，外层回声较强，两层平行运动。夹层动脉瘤可环形侵及管壁或部分管壁，于主动脉短轴切面可显示，前者主动脉根部呈同心圆状，内层低回声环为内膜，外层强回声环为中层及外层，其间为无回声区；或者可侵及主动脉前壁或后壁，显示局部管壁分离。沿主动脉纵轴方向追踪做纵切及横切扫查，可以发现夹层的起止部位及剥离形态。若有内膜大片撕裂，则可在管腔内显示纤细的低回声带，一端与管壁相连，另一端游离随血流飘动（图17-5-126，图17-5-127）。

3）主动脉瓣关闭不全：由于主动脉瓣环扩大及主动脉瓣黏液样变，造成主动脉瓣关闭不全，可伴有主动脉

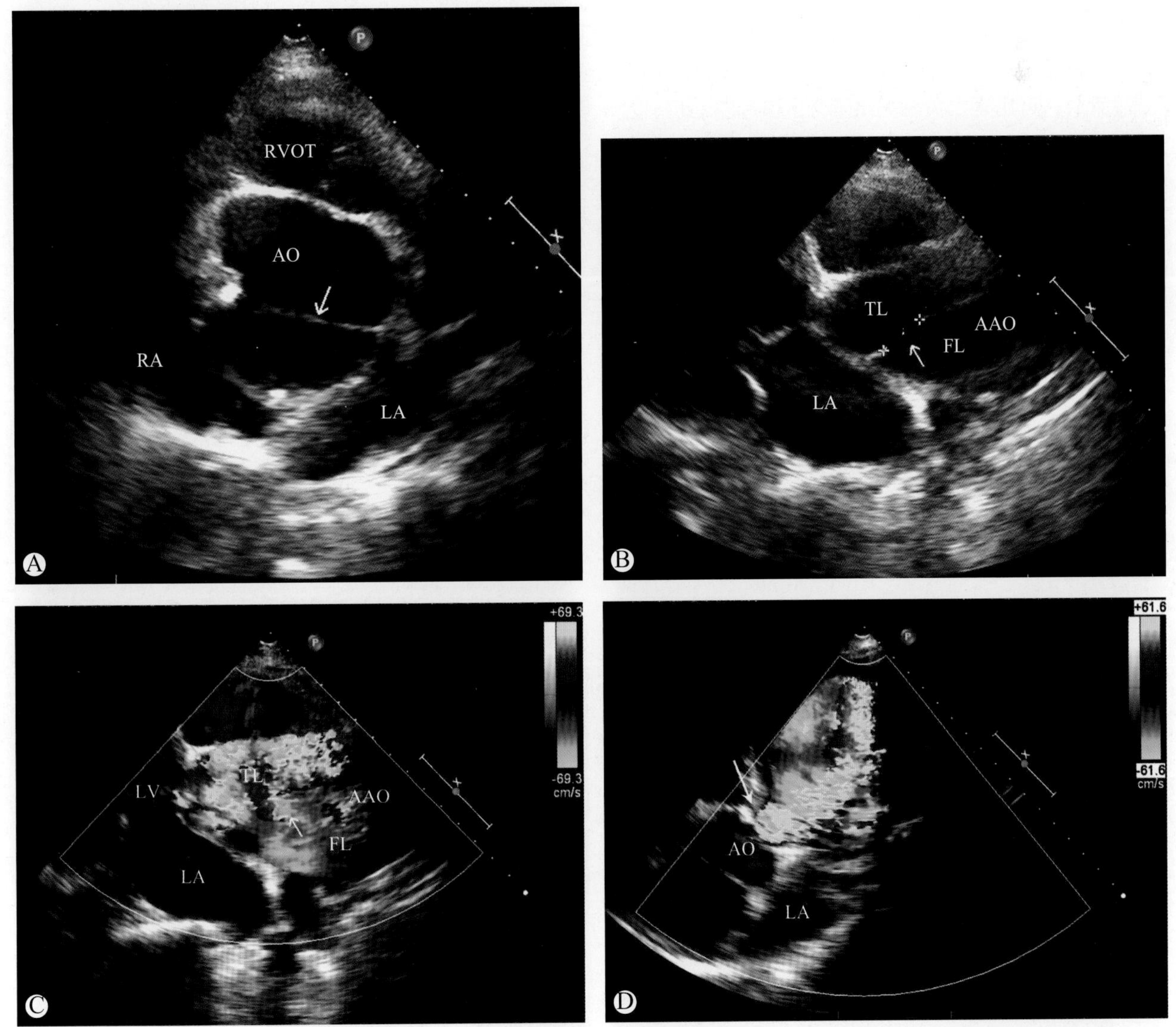

图17-5-126　马方综合征合并主动脉根部夹层声像图

A.大动脉短轴示主动脉根部扩张，主动脉窦部明显扩张，后壁内膜撕脱（箭头）；B.左心室长轴切面示真假腔之间的交通口（箭头）；C.彩色多普勒显示真假腔之间的血流交通（箭头）；D.五腔心切面彩色多普勒示主动脉瓣明显反流。TL.真腔；FL.假腔；AO.主动脉；RA.右心房；LA.左心房；LV.左心室；AAO.升主动脉；RVOT.右心室流出道

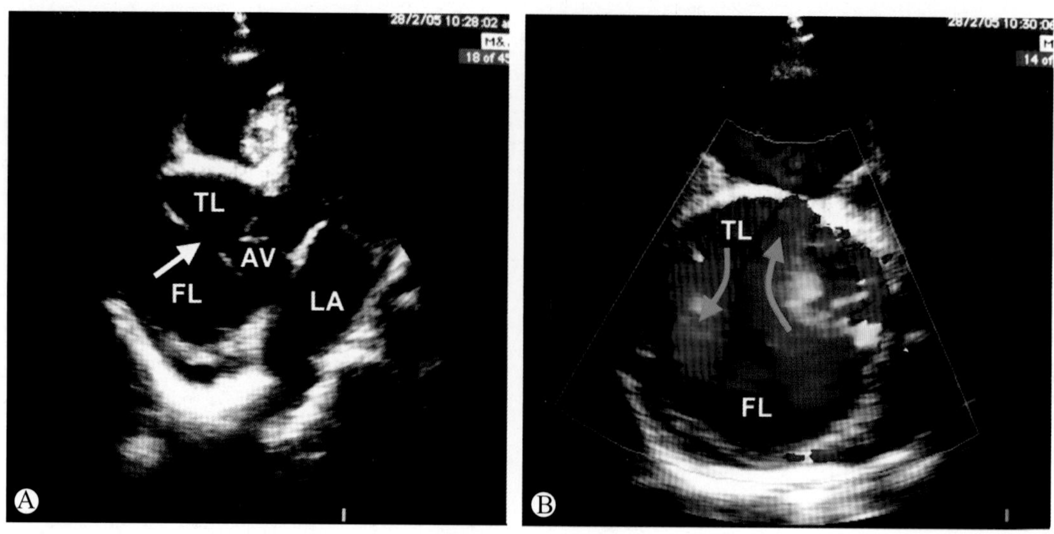

图 17-5-127　主动脉根部主动脉夹层动脉瘤声像图

A. 大动脉短轴切面显示主动脉根部扩张及夹层的破口；B. 彩色多普勒显示真腔与假腔的血流交通。TL. 真腔；FL. 假腔；AV. 主动脉瓣；LA. 左心房

瓣脱垂，于左心室长轴切面可显示主动脉瓣舒张期脱入左心室流出道。

4）二尖瓣关闭不全：若出现二尖瓣环扩张或存在二尖瓣脱垂时，可出现二尖瓣关闭不全，引起左心房、左心室扩大；左心室长轴切面示二尖瓣对合不良，二尖瓣叶脱入左心房。

5）左心室及左心室流出道扩张。

（3）多普勒超声心动图

1）彩色多普勒超声：对夹层动脉瘤的诊断有重要价值。彩色多普勒显示真腔内彩色鲜明，假腔内彩色暗淡，亦可发现真、假腔血流交通处（破口）收缩期血流由真腔进入假腔，有附壁血栓处则无血流通过；对主动脉瓣和二尖瓣是否存在反流及反流程度的评估也非常重要。

2）频谱多普勒超声：脉冲多普勒可显示真腔内血流速度快，假腔（夹层中）内血流速度缓慢；连续多普勒可显示主动脉瓣和二尖瓣的反流高速频谱信号。

（4）经食管超声心动图（TEE）：是主动脉瘤和夹层动脉瘤诊断的适宜方法，对累及胸主动脉的病变，TEE更有独特价值，对急性主动脉剥离诊断的敏感度和特异度均达99%，能迅速做出诊断。TEE辅以彩色多普勒超声对真假腔的判断及准确识别破裂口的部位及数目均有重要价值（图 17-5-128）。

（六）临床意义

急性夹层动脉瘤病情凶险，如不能及时准确诊断和治疗（介入或手术），后果严重。二维超声心动图及彩色多普勒可提供重要诊断信息。右侧胸骨旁升主动脉长轴切面可清晰显示升主动脉全程，对升主动脉的病变观察有一定价值。TEE可清晰显示升主动脉和降主动脉，是诊断本病及进行分型的最佳方法。

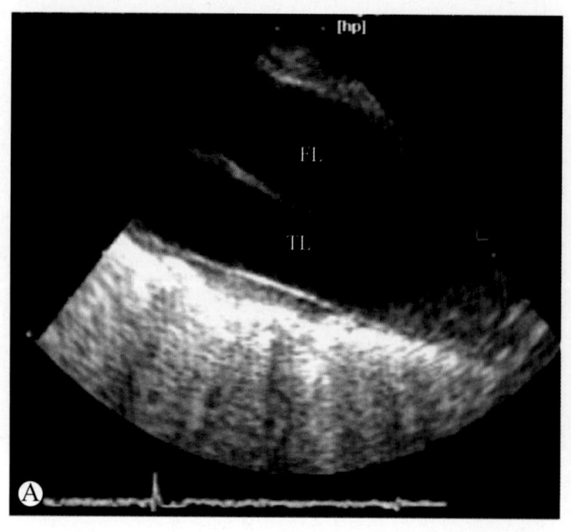

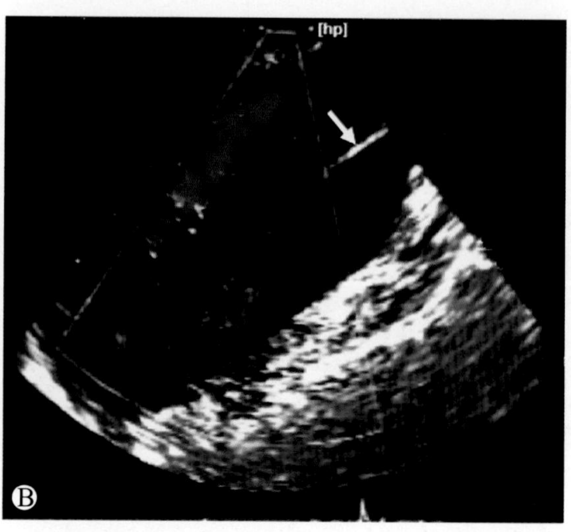

图 17-5-128　主动脉弓夹层——经食管超声心动图声像图

A. 二维超声显示主动脉弓内膜剥离；B. 彩色多普勒，显示真腔与假腔内的血流。FL. 假腔；TL. 真腔

十五、肺动脉狭窄

（一）概念

肺动脉狭窄（pulmonary stenosis）是指发生于右心室流出道（右心室漏斗部）、肺动脉瓣、主肺动脉及其分支的先天性狭窄病变。其通常分为肺动脉瓣狭窄、瓣下和瓣上狭窄3种，可单独发生，也常合并于其他复杂心血管畸形（如法洛四联症、右心室双出口、大动脉转位等），占先天性心脏病的12%～18%。

（二）病理解剖

肺动脉狭窄分为3种：右心室流出道（瓣下）、肺动脉瓣及瓣上狭窄（图17-5-129）。

1.肺动脉瓣狭窄　肺动脉瓣狭窄常为3个瓣叶交界融合成隔膜状，呈圆锥状或圆顶状，向主肺动脉凸起，顶端仅有一个2～3mm小孔。另一种为肺动脉瓣膜显著增厚、短小、瓣孔边缘增厚、不规则，瓣口径多为5～10mm。漏斗部常有不同程度的发育不良并肥厚，右心室肥厚，肺动脉主干有不同程度的狭窄后扩张，常累及左肺动脉。

2.右心室流出道狭窄　分为两种类型。

（1）隔膜型：纤维隔膜位于漏斗部下部，隔膜中心有较小的交通孔。

（2）肌肥厚型：异常肌束常形成梭形或狭长管形狭窄，由右心室流出道异常肌束肥厚引起。主肺动脉无狭窄后扩张，肺动脉瓣环一般无明显狭窄，右心室明显肥厚。

3.肺动脉瓣上狭窄　肺动脉瓣至肺小动脉之间不同部位均可出现狭窄，单发性肺动脉狭窄约占40%，并发性肺动脉狭窄约占60%，后者可并发于法洛四联症、室间隔缺损、主动脉口狭窄等，根据狭窄部位可分为3型（图17-5-130）。

（1）中央型：狭窄累及主肺动脉和（或）左右分支，最为常见，约占2/3。

（2）外周型：狭窄位于肺段或肺叶动脉支，常为多发性。

（3）混合型：兼有以上两型的特点，病变可为单侧或双侧。

（三）病理生理

由于肺动脉流出口狭窄，右心室排血受阻，右心室压力增高，压力负荷增加使右心室肥厚，重者出现右心衰竭；狭窄近端与远端存在压差，压差的大小取决于肺动脉狭窄程度。重度狭窄伴有房间隔缺损或卵圆孔未闭

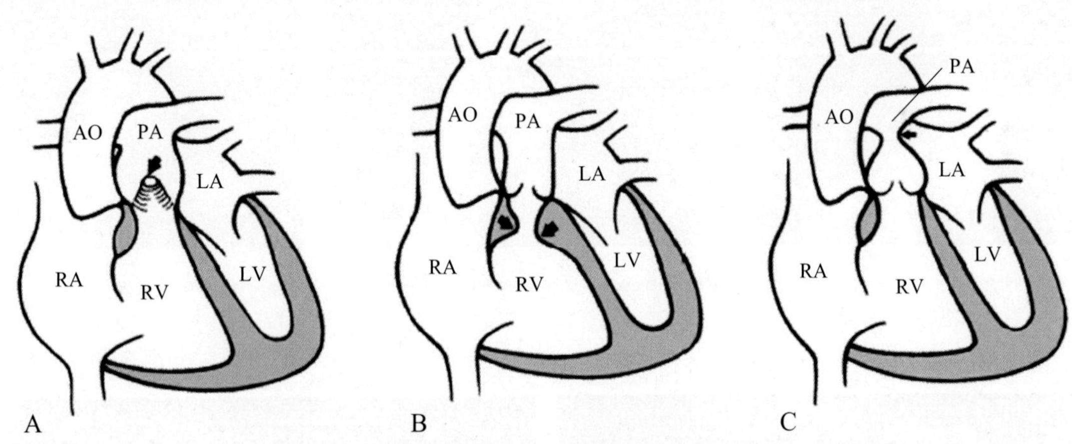

图17-5-129　肺动脉狭窄示意图

A.肺动脉瓣狭窄；B.流出道狭窄（瓣下）；C.主肺动脉狭窄（瓣上）。AO.主动脉；PA.肺动脉；LA.左心房；LV.左心室；RA.右心房；RV.右心室

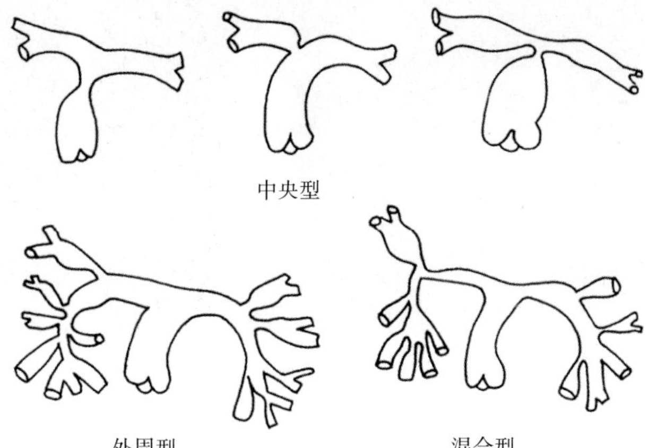

图17-5-130　主肺动脉及其分支狭窄示意图

时，可引起右向左的分流，导致发绀。

（四）超声心动图检查

1.切面选择　四腔心切面、心底大动脉短轴切面（胸骨旁、剑突下）、右心室流出道长轴切面（胸骨旁、剑突下）、胸骨上窝短轴切面及左肺动脉长轴切面为较常用切面，注意观察右心室有无肥厚、右心室流出道、肺动脉瓣、主肺动脉及其分支有无狭窄。

2.超声心动图表现

（1）M型超声心动图：右心室肥厚、扩大；右心室流出道内径减小，其前壁增厚。

（2）二维超声心动图

1）肺动脉瓣狭窄：多切面显示肺动脉瓣增厚，回声增强，瓣尖粘连，收缩期开放受限而呈弧顶状凸向肺动脉，即“圆顶征”（图17-5-131）；肺动脉瓣发育较小或明显增厚，回声粗糙，收缩期其活动明显受限或几乎无活动；肺动脉根部正常或较正常窄，但主干有不同程度的扩张，常累及左肺动脉；四腔心切面显示右心室肥厚，内径多正常，右心房增大，右心室流出道内径正常或出现继发性肌性肥厚而狭窄。

2）右心室流出道狭窄：隔膜型狭窄在大动脉短轴切面可见线状回声位于右心室流出道内，中央有孔；肌肥厚型狭窄在大血管短轴和右心室流出道长轴切面可见流出道肌束异常肥厚，致使流出道明显狭窄，室间隔及右心室前壁肥厚，右心室腔内径缩小（图17-5-132）。

3）肺动脉瓣上狭窄：肺动脉主干、左右肺动脉分叉处及近侧段狭窄时，二维超声显示管腔内径变小。狭窄处近侧扩张，远侧端可有狭窄后扩张，狭窄严重者常伴有右心室肥厚及扩大（图17-5-133，图17-5-134）。

（3）多普勒超声心动图

1）彩色多普勒血流显像可见肺动脉瓣、右心室流出道或主肺动脉狭窄处以蓝色为主的高速五彩镶嵌血流频谱。连续多普勒于狭窄处可检出收缩期湍流频谱，计算最大血流速度，并估测狭窄口两侧的压差。

2）右心室流出道狭窄的连续多普勒频谱较为特殊，当取样容积置于右心室流出道肺动脉瓣下，可记录到负向、高速收缩期血流频谱，频谱峰值后移，上升速率缓慢，下降速率略加快，呈不对称的直角三角形（或倒匕

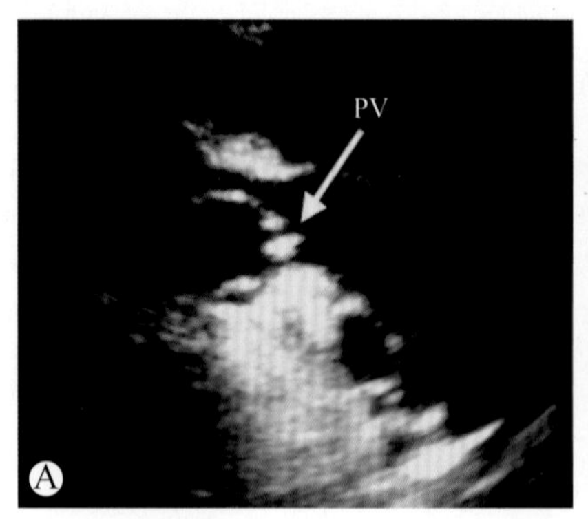

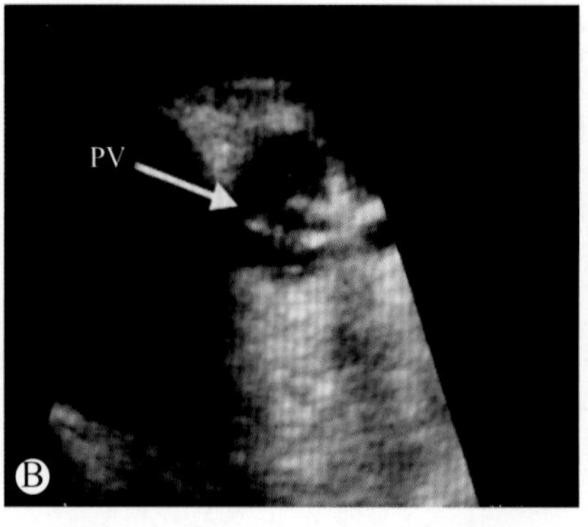

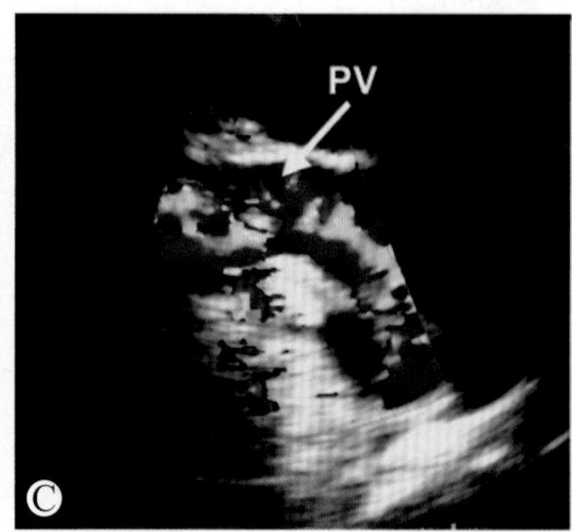

图17-5-131　肺动脉瓣狭窄声像图

A.高位肺动脉长轴切面显示肺动脉瓣增厚，回声增强，瓣尖粘连，收缩期开放受限而呈弧顶状凸向肺动脉形成“圆顶征”；B.高位肺动脉瓣短轴切面显示肺动脉瓣呈二叶瓣，增厚，开放明显受限；C.高位肺动脉长轴彩色多普勒显示狭窄口的五彩高速血流。PV.肺动脉瓣

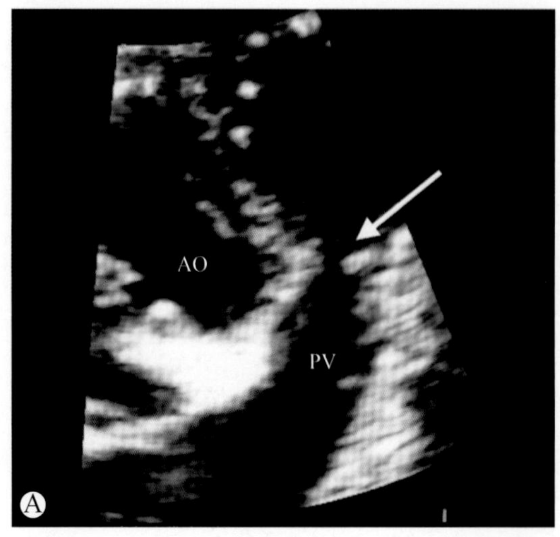

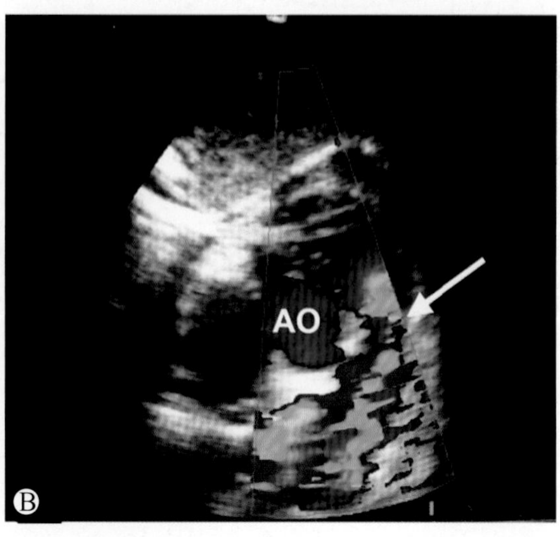

图17-5-132　肺动脉瓣下狭窄声像图

A.剑突下大血管短轴切面，显示右心室流出道肌束异常肥厚，致使流出道明显狭窄；B.彩色多普勒显示瓣下狭窄处高速五彩血流。AO.主动脉；PV.肺动脉瓣

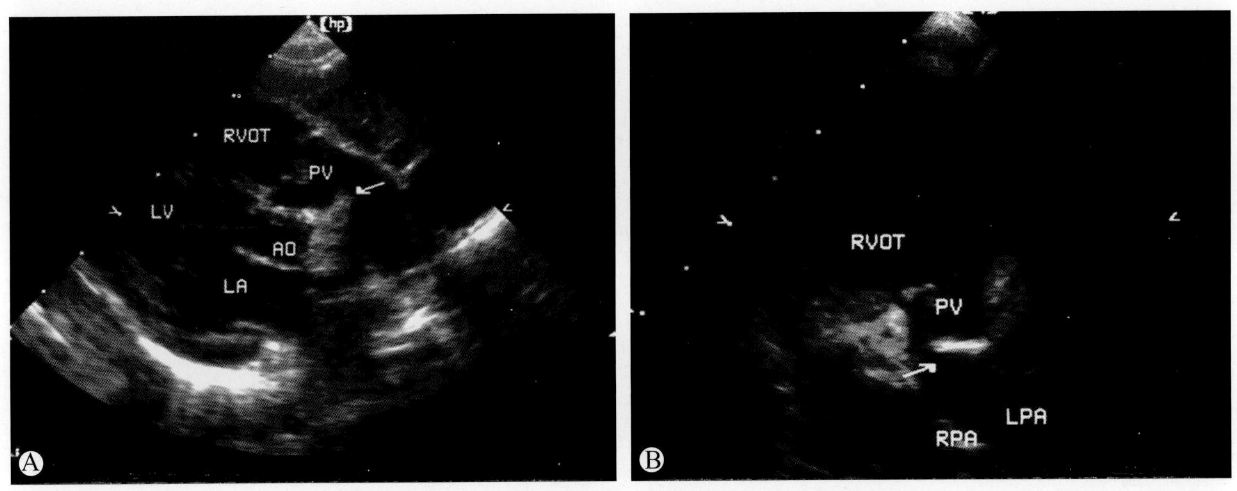

图17-5-133 肺动脉瓣上膜性狭窄——纤维膜声像图

A.右心室流出道长轴切面；B.大动脉短轴切面。LV.左心室；LA.左心房；PV.肺动脉瓣；AO.主动脉；RVOT.右心室流出道；RPA.右肺动脉；LPA.左肺动脉

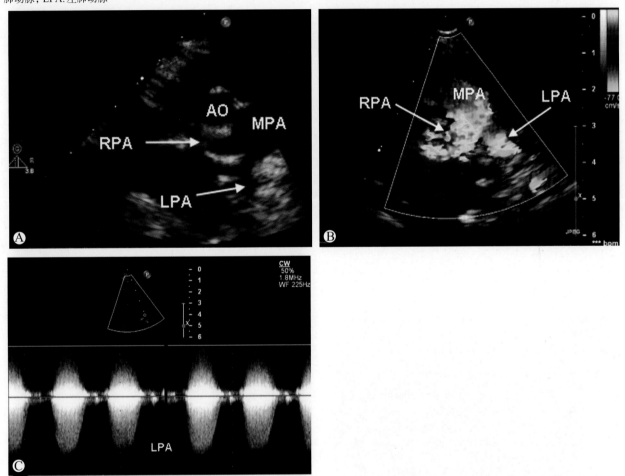

图17-5-134 左右肺动脉分支狭窄声像图

A.胸骨旁大动脉短轴切面显示左右肺动脉起始部内径狭窄；B.彩色多普勒显示分叉狭窄处高速五彩血流束；C.左右肺动脉血流速度均在400cm/s。AO.主动脉；RPA.右肺动脉；LPA.左肺动脉；MPA.主肺动脉

首状），射血时间明显延长。

注：常规大动脉短轴切面和右心室流出道长轴切面对于肺动脉主干、分叉处及左右肺动脉近段狭窄，可以清晰显示并做出诊断，但对于左、右肺动脉的远侧段一般显示困难，在这种情况下可以通过以下切面进行观察：①胸骨上窝主动脉弓短轴切面，可清晰地显示位于左心房和主动脉短轴之间的右肺动脉及其分支；②在标准主动脉弓长轴切面的基础上，将探头逆时针旋转35°～45°，同时向左倾斜探头，常可较清晰地显示左肺动脉。

（4）经食管超声心动图：对肺动脉及流出道的显示多欠清晰，只有在经胸超声心动图显示不清的情况下应用（图17-5-135）。

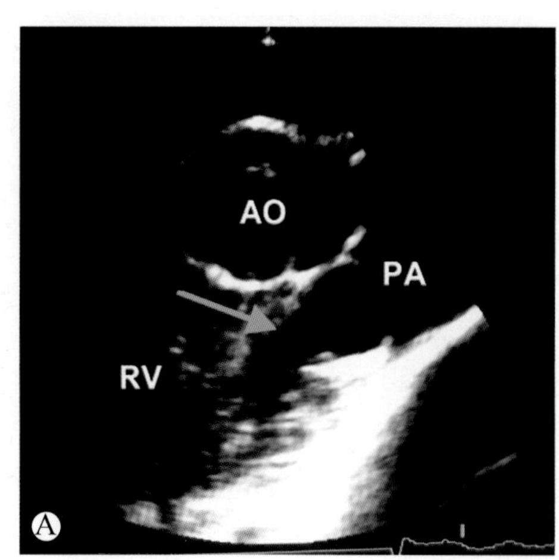

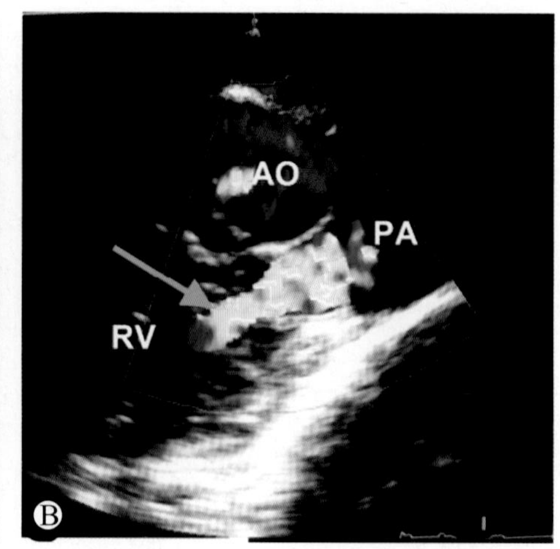

图17-5-135 漏斗部狭窄——经食管超声心动图

A.主动脉短轴切面二维显示漏斗部肌肉肥厚，引起狭窄；B.彩色多普勒显示狭窄处高速血流信号。AO.主动脉；RV.右心室；PA.肺动脉

（五）MDCT及MRI检查

MDCT、MRI及其血管成像技术可清晰地显示左右肺动脉分支狭窄部位、范围和程度，是否合并发育不良（图17-5-136）。

十六、一支肺动脉异常起源于升主动脉

（一）概述

一支肺动脉异常起源于升主动脉（anomalous origin of pulmonary artery from the ascending aorta，AOPA），是指右肺动脉或左肺动脉中的一支异常起源于升主动脉，而另一支仍与肺总动脉延续，是一种罕见的先天性心脏病，多并存其他心血管疾病。由于临床表现缺乏特异性，容易漏诊、误诊，病死率高，难治性心力衰竭通常是本病的死亡原因，未行外科治疗的患者70%于6个月内死亡，80%于1年内死亡，早期行根治术可治愈。

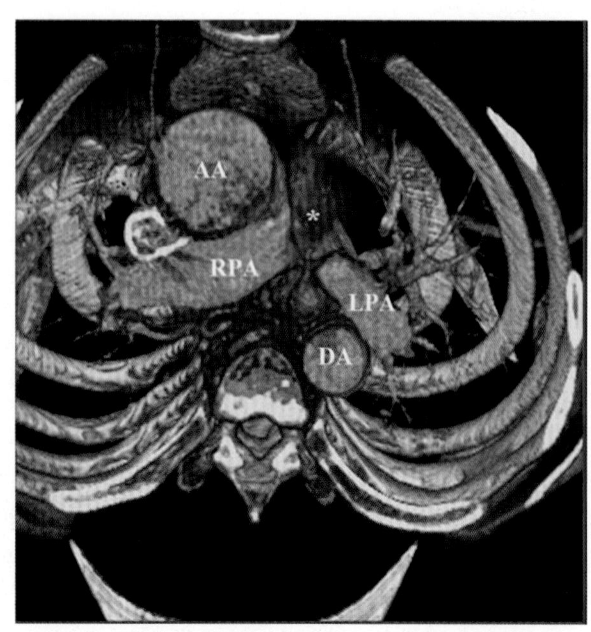

图17-5-136 MDCT显示肺动脉及其分支

*.主肺动脉发育不良；DA.降主动脉；RPA.右肺动脉；LPA.左肺动脉；AA.升主动脉

（二）胚胎发育

目前认为肺动脉异常源于升主动脉是由于胚胎发育时第6对弓（又称肺动脉弓）发育异常所致。正常的肺动脉由第6对主动脉弓发育而来，第6对左侧发育成左肺动脉和动脉导管，右侧发育成右肺动脉。第5对主动脉弓一般无发育，但在人类中残存可见，少数可发育较完善。一支肺动脉异常起源于主动脉的胚胎机制有多种解释：①右第5弓发育而第6弓未发育或第6弓如有发育，则退化早；②第5、6弓均不发育，早期胚胎肺动脉离开原来通常位置，向上迁移至升主动脉；③第6对弓发育障碍，则使左或右肺动脉无法与肺总动脉连接，而与主动脉囊相连，导致一支肺动脉异常起源于升主动脉。

（三）解剖与分型

根据肺动脉异常起源于升主动脉的病理特征，将其分为2型：①右肺动脉异常起源于升主动脉（AORPA，图17-5-137，图17-5-138）。②左肺动脉异常起源于升主动脉（AOLPA，图17-5-139）。

以AORPA多见，可合并房间隔或室间隔缺损、主动脉弓离断、主-肺动脉间隔缺损、动脉导管未闭、法洛四联症及右位主动脉弓等先天性畸形。还可根据其异常起源的肺动脉与主动脉瓣和无名动脉的距离，将AORPA又分为近端型和远端型。近端型的右肺动脉发自升主动脉的后壁、左或右后侧壁，距主动脉瓣较近，约85%的AORPA属此型；远端型的右肺动脉起源距离主动脉瓣较远，靠近无名动脉起始处。罕见的是左、右肺动脉均起源于主动脉，而主肺动脉干与升主动脉分隔明确，具有

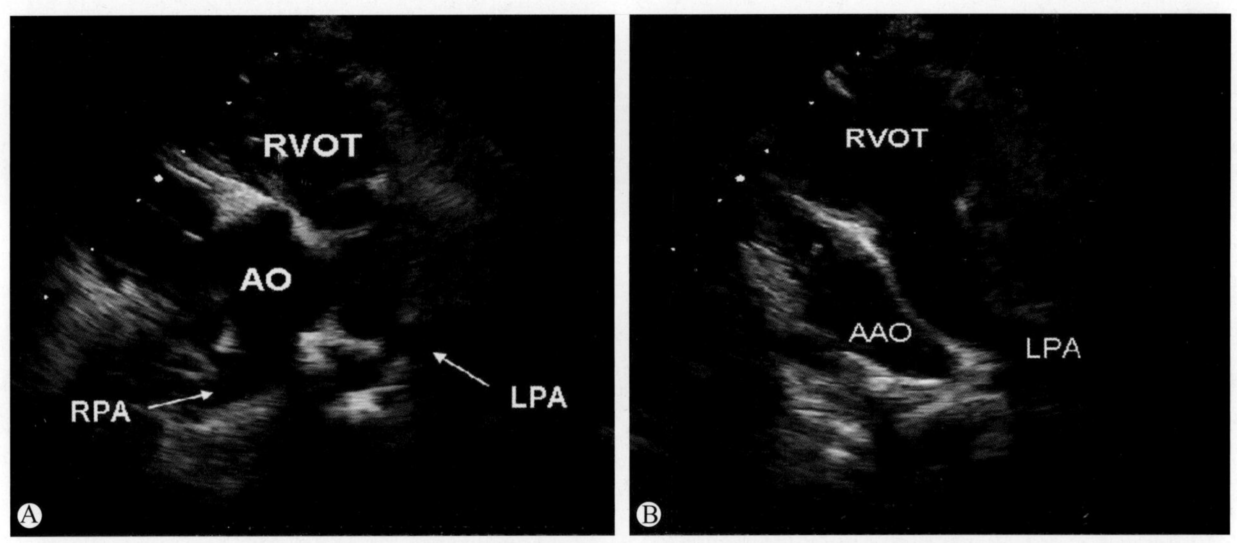

图17-5-137 大动脉短轴切面显示右肺动脉异常起源于升主动脉声像图

A.右肺动脉与主动脉连接；B.分叉处未显示右肺动脉。AO.主动脉；AAO.升主动脉；RVOT.右心室流出道；RPA.右肺动脉；LPA.左肺动脉

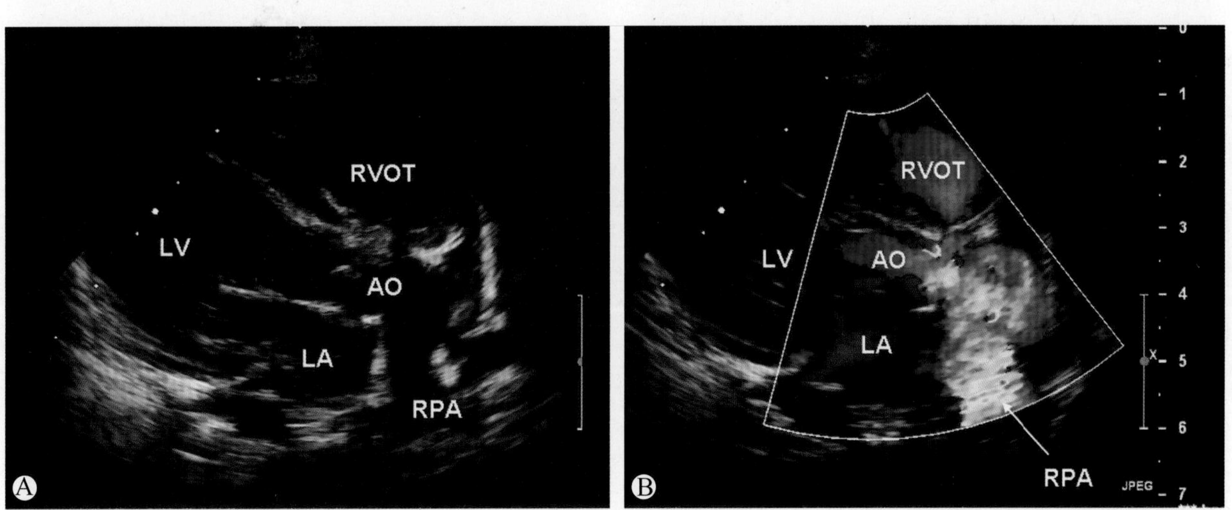

图17-5-138 左心长轴切面显示右肺动脉异常起源于升主动脉声像图

A.二维声像图；B.彩色多普勒。AO.主动脉；LV.左心室；LA.左心房；RVOT.右心室流出道；RPA.右肺动脉

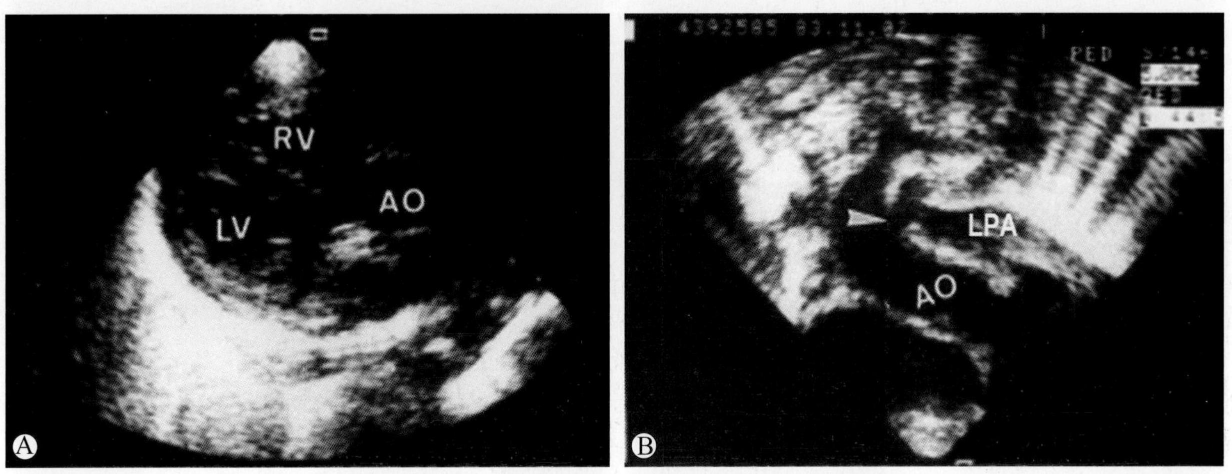

图17-5-139 左肺动脉异常起源于升主动脉声像图

A.左心长轴二维声像图显示主动脉骑跨；B.剑突下五腔心切面显示左肺动脉起源于升主动脉。AO.主动脉；LV.左心室；RV.右心室；LPA.左肺动脉

独立瓣膜并与动脉导管相通。

（四）血流动力学改变

重度肺动脉高压是本病的显著特征。一侧肺动脉起源于主动脉时，由于右（左）肺动脉是由主动脉发出，回流入右心的静脉血经左（右）肺动脉全部注入健侧肺血管床，该侧肺血流量明显增加，而患侧肺动脉直接接受来自主动脉的高压血流灌注，该侧的肺血流量及压力明显增加，形成肺动脉高压，所以自新生儿期常有重度肺动脉高压改变，右心压力负荷增加，引起右心衰竭。另外，主动脉不仅供血给体循环，还供给一侧肺动脉，左心容量负荷增加，导致左心衰竭。AORPA的右肺动脉高压主要是由升主动脉的高速高压血流造成的，远端型若存在右肺动脉起始处狭窄，右肺动脉所承受的压力会减轻；左肺动脉直接延续于右心室，接受右心室的全部血流，而多数患者合并动脉导管未闭，同时接受了体循环的高压血流，加重了左肺动脉高压的发展。AOLPA肺动脉高压的发生机制与AORPA相近。患者的发绀是由于右心室、右心房的压力增高，而使卵圆孔开放，或经房间隔缺损或室间隔缺损，或肺动脉高压经动脉导管产生右向左分流所致（图17-5-140，图17-5-141）。

（五）超声心动图检查

1.切面选择　左心长轴切面、胸骨旁及剑突下大动脉短轴切面、胸骨上窝切面。

2.超声心动图表现

（1）二维超声心动图：①大动脉关系正常，肺动脉主干同主动脉包绕关系存在。②肺动脉分叉处右肺动脉或左肺动脉缺失。③多切面显示，一支肺动脉从主动脉后壁发出。多普勒超声心动图对本症有一定局限，易漏诊。肺动脉异常起源于升主动脉时，由于一支肺动脉分支由主动脉发出，二维超声图像容易把主动脉当作“分叉较早的肺动脉”，而肺动脉仅留一支分支，易误作“较晚的主动脉”，此时容易误诊为完全型大动脉转位。由于完全型大动脉转位患者主动脉大多位于肺动脉的右前或前方，而本症患者的主动脉均位于肺动脉的右后方。因此，若大动脉位置正常，诊断完全型大动脉转位，应注意与本症相鉴别。

（2）彩色及频谱多普勒超声心动图：可通过彩色多

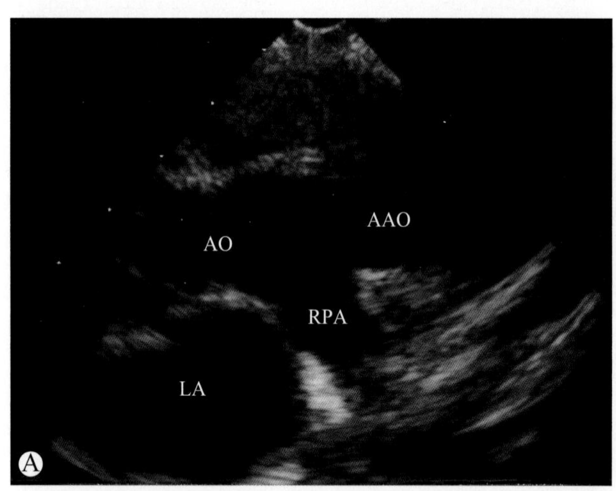

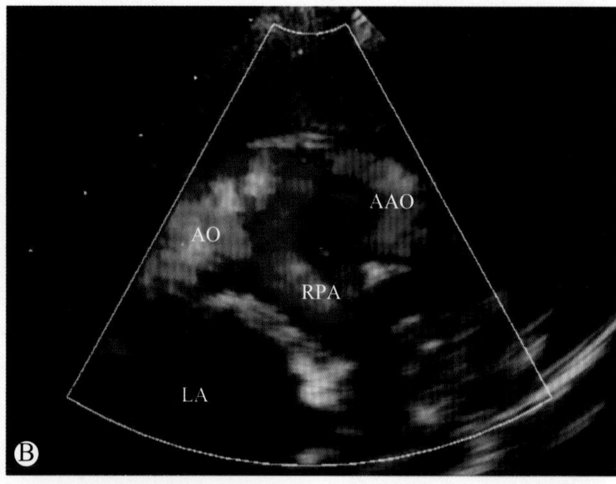

图17-5-140　近端型右肺动脉起源于升主动脉声像图

A.二维声像图，显示右肺动脉发自升主动脉近端；B.彩色多普勒图像。AO.主动脉；AAO.升主动脉；LA.左心房；RPA.右肺动脉

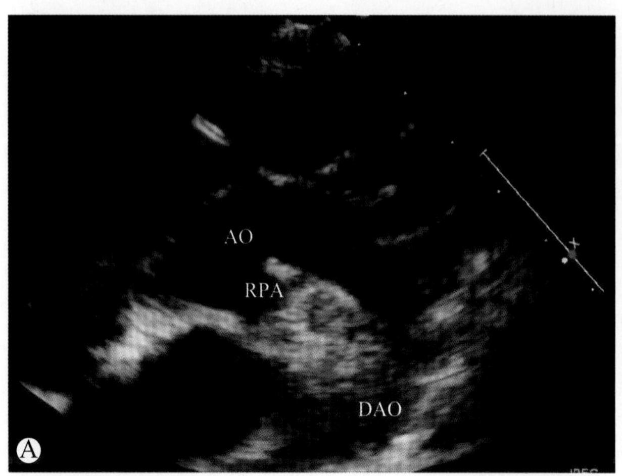

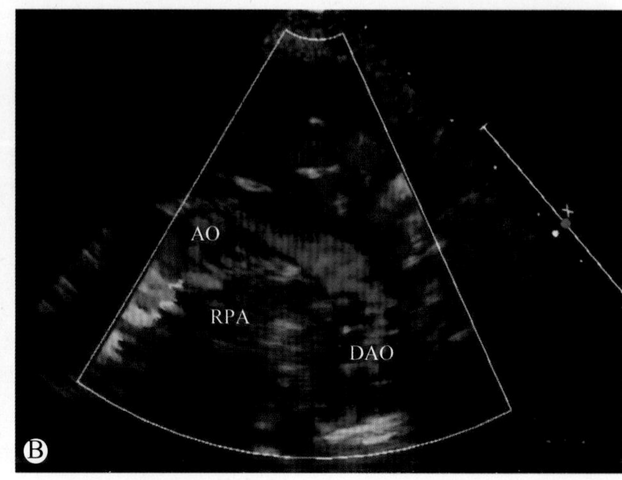

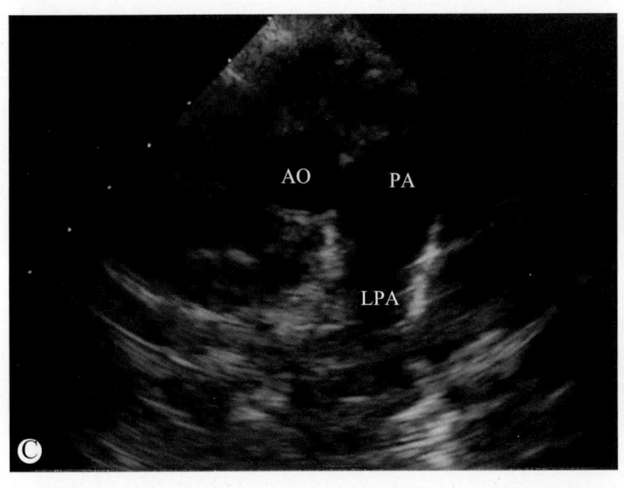

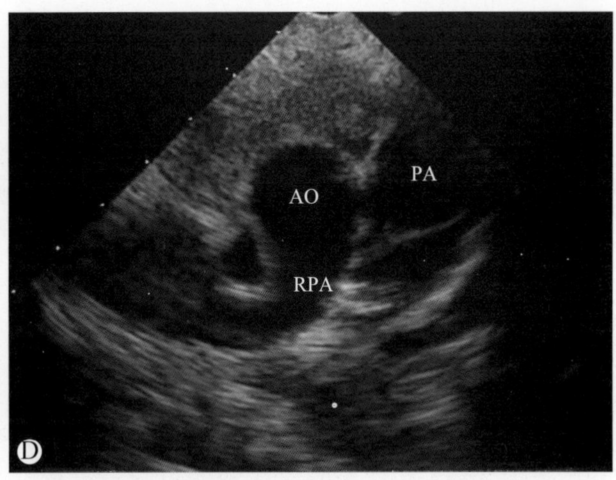

图17-5-141　远端型右肺动脉起源于升主动脉声像图

A.胸骨上窝切面显示主动脉弓发出无名动脉前可见右肺动脉发自主动脉；B.彩色多普勒显示主动脉弓连续完整；C.高位大血管短轴显示左肺动脉发自肺总动脉，无右肺动脉发出；D.右肺动脉发自升主动脉。AO.主动脉；PA.肺动脉；RPA.右肺动脉；LPA.左肺动脉；DAO.降主动脉

普勒显像方法显示肺动脉分支的起源、血流情况及其他合并畸形。用频谱多普勒检查判断肺动脉高压的程度。

（六）心血管造影及MDCT、MRI检查

过去心血管造影是该畸形确诊的首选方法，近年来，MDCT与高场MRI检查技术已取代心血管造影方法，成为心脏周围大血管及冠状动脉畸形诊断的首选方法，两者均可清晰显示肺动脉分支的起源、是否合并狭窄及发育不良等（图17-5-142，图17-5-143）。

（七）治疗

本症患者的右心室压、肺动脉压、肺血管阻力随着年龄的增长而显著增加，早期施行根治性矫治术是根本的治疗方法。对AORPA近端型患者，手术以经升主动脉后方行右肺动脉与主肺动脉端侧吻合为主，而对远端型患者则行人工血管右肺动脉与主肺动脉连接吻合术。对AOLPA则行左肺动脉与主肺动脉直接端侧吻合术。

十七、左侧三房心

（一）概述

左侧三房心是指左心房被异常纤维组织隔膜分为两个腔室（分别称为副房和真性左心房）的一种先天性心血管畸形。三房心的发生率较低，占先天性心脏病的0.1%～0.4%，其预后取决于肺静脉回流梗阻程度及其他合并畸形。

（二）病理解剖与病理生理

1.病理解剖　三房心形成的原因可能是胚胎时期共同肺静脉未能完全吸收合并入左心房所致。其右心房基

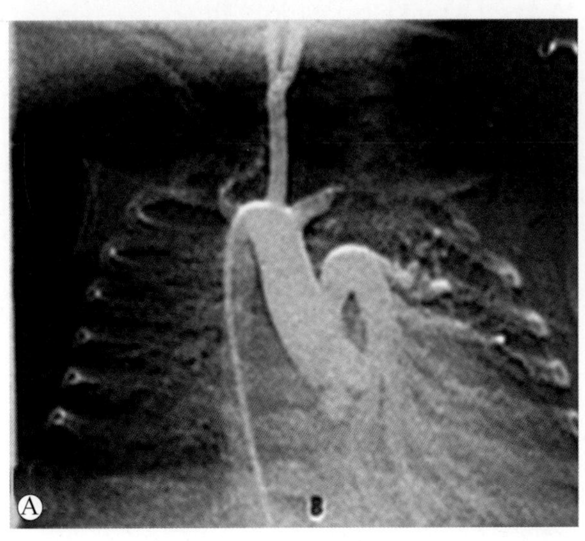

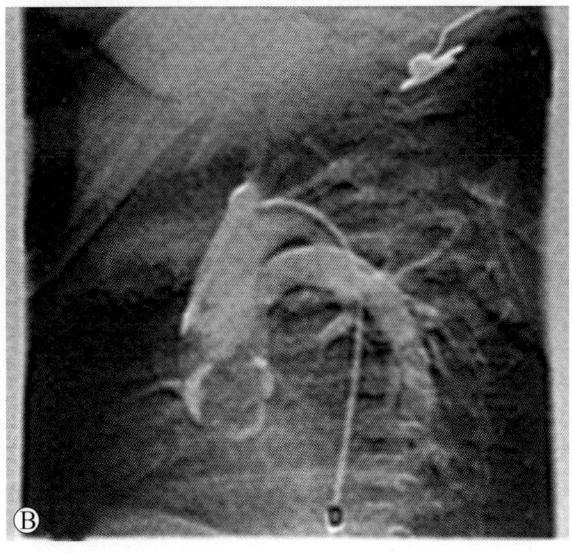

图17-5-142　左肺动脉起源于升主动脉心血管造影

A.正位；B.侧位

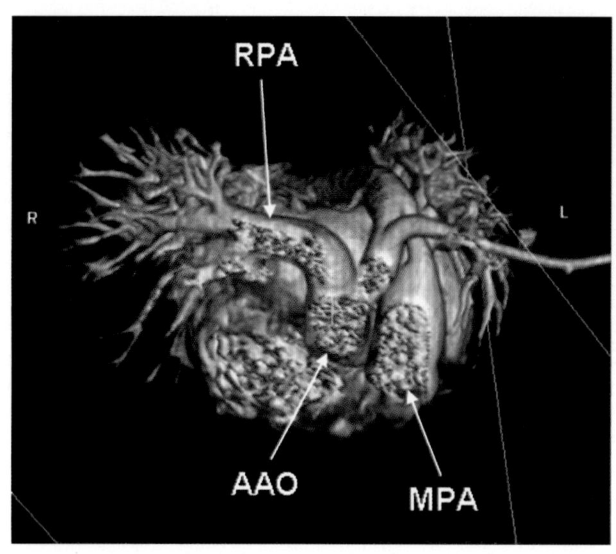

图17-5-143 MDCT清晰显示右肺动脉起源于升主动脉

RPA.右肺动脉；AAO.升主动脉；MPA.主肺动脉

本正常，左心房被纤维隔膜分为位于后上方的副房和位于前下方的真性左心房。副房接受部分或全部肺静脉血流，真性左心房与左心耳、二尖瓣相连通，副房通过一个（或多个）狭小的口与真性左心房交通。

根据副房与肺静脉的连接关系可分为完全型和部分型两类：完全型是指副房接受全部肺静脉的血液回流。部分型是指副房接受部分肺静脉血液回流。各类型根据是否直接与左心房交通又分为两种亚型。

完全型三房心包括：①副房与左心房相通（经典三房心），肺静脉全部汇入副房，然后通过一狭小口与真性左心房相通，副房与右心房之间可有房间隔缺损存在。②副房不与左心房相通：极少数患者，副房和真性左心房没有直接交通，肺静脉血液回流到副房后不直接进入左心房，而是通过房间隔缺损或卵圆孔与右心房相通，然后右心房和左心房之间通过未闭的卵圆孔或房间隔缺损相通，其血流动力学改变与完全性肺静脉异位引流无异。

部分型三房心较完全型常见，也可进一步分为与左心房交通及与左心房不直接交通两个亚型（图17-5-144）。

2.病理生理　三房心的病理生理改变主要取决于肺静脉回流受阻程度及其他的合并畸形。

完全型三房心时，如果副房与真性左心房交通口狭窄，肺静脉回流梗阻明显，则出现肺淤血、肺水肿等，导致肺动脉高压、右心衰竭等。如果副房和真性左心房无直接交通，肺静脉血流通过房间隔缺损或未闭卵圆孔进入右心房，产生类似完全型肺静脉异位引流的病理生理改变，临床上可出现发绀。

部分型三房心的病理生理改变类似于部分型肺静脉异位引流。

（三）超声心动图检查

1.常用切面　左心室长轴切面、心底大动脉短轴切面、四腔心（胸骨旁、心尖及剑突下）切面。

2.二维超声心动图

（1）左心房内隔膜回声：心尖四腔心、左心室长轴切面显示左心房腔内异常膜样回声，将左心房分为两个

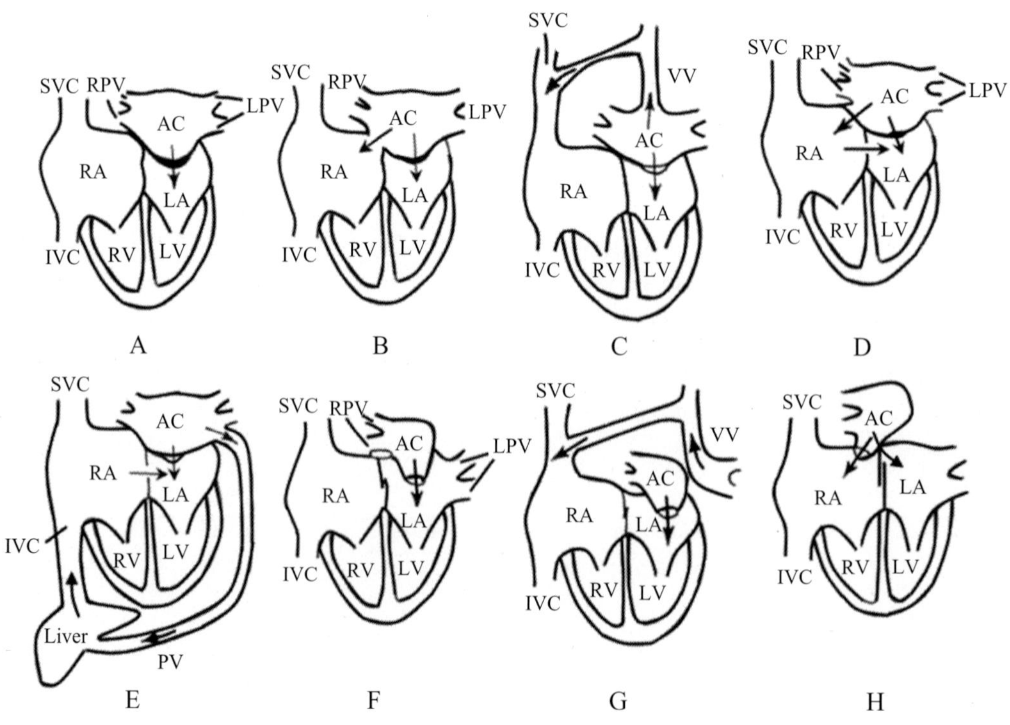

图17-5-144 左侧三房心示意图

LV.左心室；LA.左心房；RV.右心室；RA.右心房；AC.副房；PV.肺静脉；RPV.右肺静脉；LPV.左肺静脉；SVC.上腔静脉；IVC.下腔静脉；Liver.肝；VV.垂直静脉

腔室。肺静脉全部或部分开口于位于上方的副房，下方的真性左心房与二尖瓣相连，副房与真房通过一个或数个窄孔相通（图17-5-145～图17-5-148）。

（2）肺静脉内径增宽：交通口越小，副房增大和肺静脉增宽的程度即越大。

（3）房间隔缺损：经典三房心无房间隔缺损；并存房间隔缺损时，其缺损的部位可以是副房和右心房之间，亦可在真房和右心房之间。

（4）部分型三房心：真房内可见部分肺静脉开口。

3.多普勒超声心动图

（1）彩色多普勒血流显像：副房腔内血流通过狭窄口进入真房，在心尖四腔心切面可显示此血流呈红色五彩镶嵌状，色泽明亮；房水平出现左向右或右向左的彩色分流束，根据分流束的位置可以判断是在真房还是副房（图17-5-148）。

（2）脉冲多普勒超声心动图：将脉冲式多普勒取样容积置于副房与真房的交通口处，可记录到舒张期高速湍流频谱，其速度一般高于二尖瓣口的血流速度。

4.经食管超声心动图　由于食管紧邻左心房，对左心房内的结构、房间隔、二尖瓣及肺静脉的显示非常清晰，是诊断三房心及其分型的适宜方法，可清晰地显示左心房内的纤维隔膜及交通口的大小，准确评价其梗阻程度；也可清晰显示副房与左、右心房的交通情况（图17-5-149）。

（四）鉴别诊断

1.二尖瓣上纤维环　与三房心类似，在左心房内存在隔膜，但距离二尖瓣非常近，位于二尖瓣环的部位。

2.完全型肺静脉异位引流　心内型完全型肺静脉异位引流的共同肺静脉腔是直接与右心房交通的，如果梗阻明显，其共同肺静脉腔较大，前下壁回声可类似三房心的隔膜，应注意鉴别。如果隔膜回声在左心房腔内，则为三房心，如果在左心房外，则为完全型肺静脉异位引流。

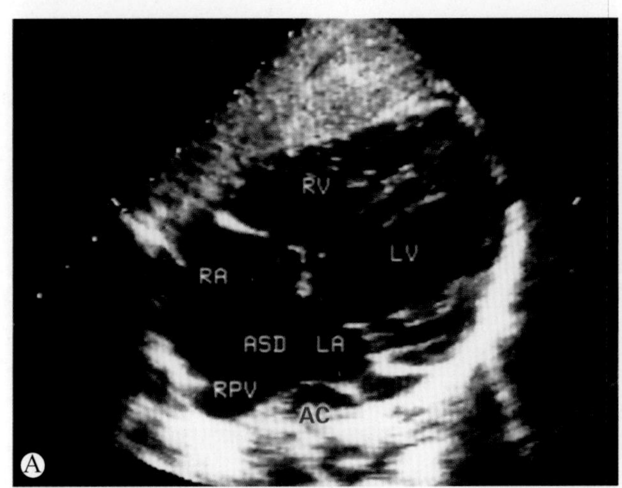

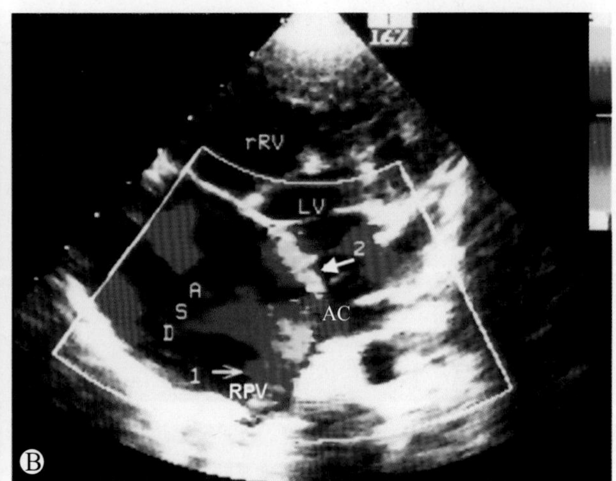

图17-5-145　部分三房心声像图

A.四腔心切面显示左肺静脉进入副房，右肺静脉进入真性左心房；B.彩色多普勒显示副房与真房的交通口狭窄，右肺静脉直接与真性左心房交通。LV.左心室；LA.左心房；RV.右心室；RA.右心房；ASD.房间隔缺损；RPV.右肺静脉；AC.副房

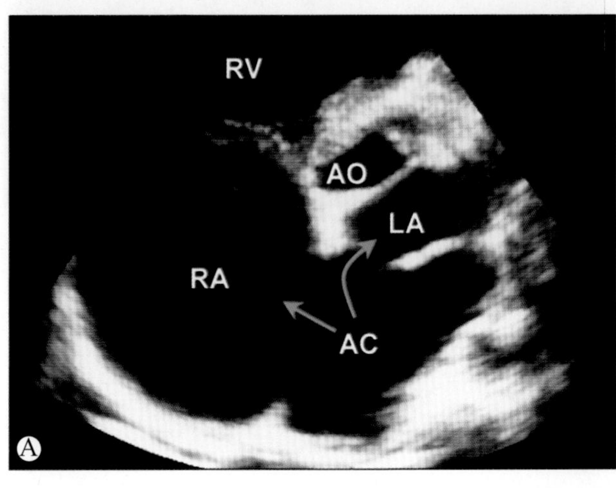

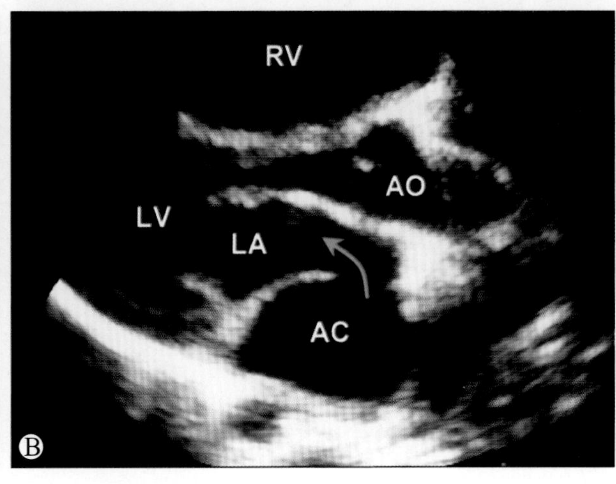

图17-5-146　完全型三房心二维超声声像图

A.四腔心显示左心房内隔膜回声，副房与真房及右心房同时交通；B.左心长轴切面显示左心房内隔膜回声，副房与真房及右心房均有交通。AO.主动脉；LA.左心房；LV.左心室；RA.右心房；RV.右心室；AC.副房

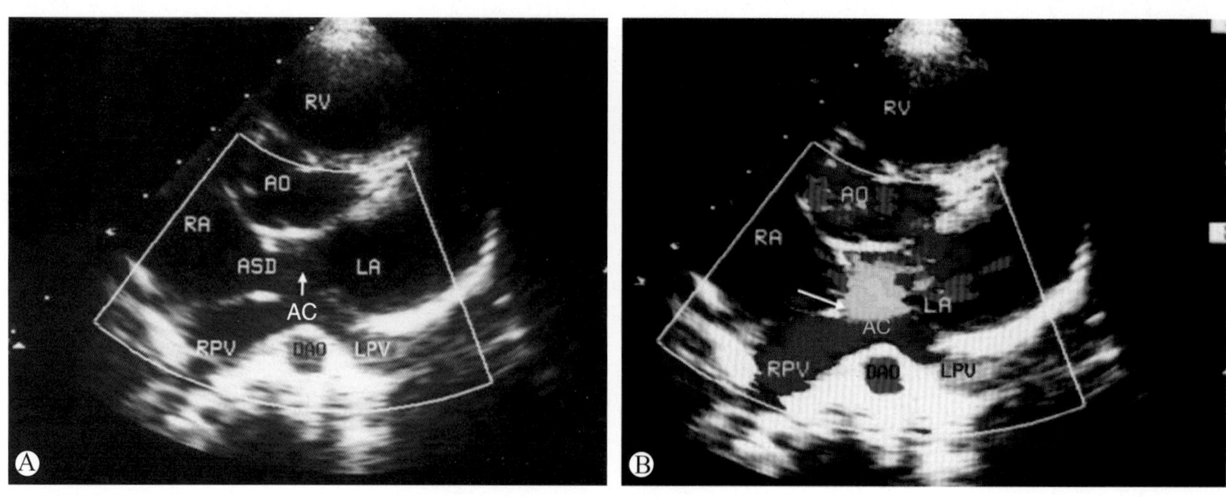

图17-5-147 完全型三房心声像图

A.胸骨旁四腔心切面显示左心房内隔膜回声，将左心房分为两个腔；B.彩色多普勒显示副房与真房交通口狭窄。AC.副房；RA.右心房；RV.右心室；LA.左心房；AO.主动脉；ASD.房间隔缺损；RPV.右肺静脉；LPV.左肺静脉；DAO.降主动脉

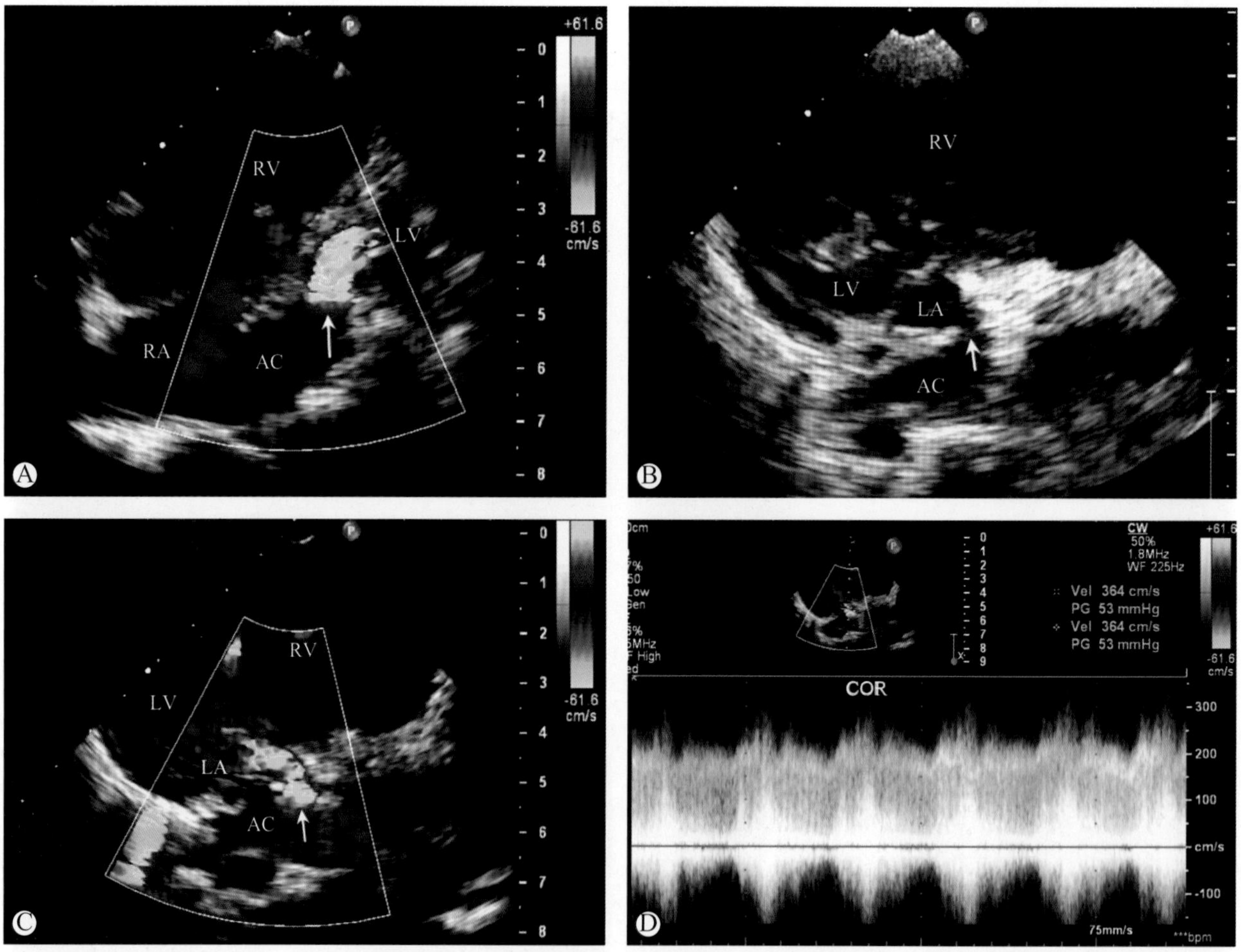

图17-5-148 左侧三房心声像图

A.心尖四腔心切面（低位）彩色多普勒显示左心房内形成一肌纤维性隔膜，将左侧心房分为较大的副房和较小的真房，副房与真房交通口狭窄（箭头）；B.左心长轴切面显示副房与真房的交通口较小；C.彩色多普勒显示副房与真房交通口血流明显加速，呈红色五彩镶嵌血流；D.连续多普勒显示交通口以舒张期为主的双期血流频谱，V_{max} ＞270cm/s。RV.右心室；RA.右心房；LV.左心室；LA.左心房；AC.副房

十八、右心室双腔心

（一）概念

右心室双腔心又称双腔右心室（double-chamber right ventricle，DCRV），是指右心室腔被异常肥大肌束分隔为近三尖瓣的高压腔和近肺动脉的低压腔的一种先天性心脏畸形，常伴有室间隔缺损，本病约占先天性心血管畸形的1.5%。

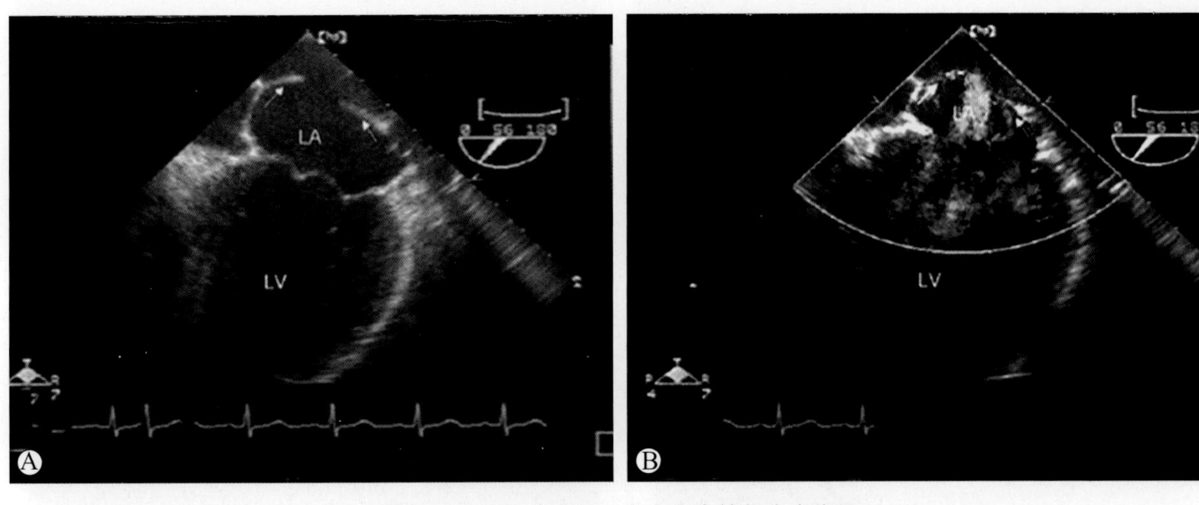

图17-5-149　完全型三房心经食管超声声像图

A.二维声像图显示左心房内隔膜回声，将左心房分为两个腔；B.彩色多普勒显示副房与真房交通口血流速度加快。LV.左心室；LA.左心房

（二）病理解剖

一个或多个异常肌束起自室间隔上的隔缘束（SMT）中下部，横过右心室腔，止于右心室流出道部分的右心室壁，将右心室分为两个腔，靠近肺动脉瓣的为流出腔（outlet chamber），靠近三尖瓣的为流入腔（entry chamber）。根据异常肌束的形态可分为下述两型。

1. 隔膜型　右心室流入道和流出道之间的异常肌束呈隔膜状，横隔中心有较小的交通孔。

2. 肌束肥厚型　异常肌束呈团索状，纵横交错，阻塞于右心室流入道和流出道之间，血流通过肌束间的缝隙流入肺动脉。由于血流受阻，近心端的心室腔压力升高，肌肉肥厚；远心端心腔压力低，心肌厚度正常。有学者指出，实际上，异常肌束（继发于室间隔缺损或肺动脉狭窄）为向上移位并引起梗阻的调节束（Benjamin，Van Praagh）。本病常合并室间隔缺损（占80%～90%）及肺动脉狭窄（占10%～30%）。

（三）病理生理

本畸形病理生理改变为右心室至肺动脉的血流受阻，根据血流受阻程度及心内合并畸形不同而轻重不一。

不伴有室间隔缺损的患者，右心及外周静脉血回流受阻，导致右心明显扩张，下腔静脉和肝静脉回流梗阻，严重者可出现外周发绀。

伴有室间隔缺损的患者，若血流受阻严重，则出现室水平右向左分流，产生中央性发绀；梗阻不严重者，则室水平分流为左向右。

（四）超声心动图表现

1. 切面选择　胸骨旁心底短轴切面、左心室长轴切面、右心室流出道长轴及左侧胸骨旁高位切面可清晰显示右心室流出道的解剖状态，显示有无异常的肌束及其走行，并可评价右心室流出道的梗阻程度；剑突下大血管短轴及右心室流出道长轴切面对右心室双腔心的诊断也非常有价值。

2. 超声心动图表现

（1）M型超声心动图：可显示右心室肥大、室间隔及右心室前壁肥厚，有时可显示右心室异常肌束回声。

（2）二维超声心动图

1）右心室腔内异常肌束：于胸骨旁大血管短轴及右心室流出道长轴、剑突下右心室流出道长轴切面可显示异常粗大的肥厚肌束起自室间隔中部，止于流出道的右心室壁，有时可见肌束中部回声中断（图17-5-150）。

2）肌束近心端心腔扩大，室壁肥厚，远心端心腔（漏斗部）及室壁正常或增宽；如果未合并室间隔缺损，则右心室扩张、肥厚非常显著（图17-5-151）。

3）多伴有室间隔缺损，室间隔缺损多位于膜周部，与高压腔（近心腔）相通；少数可合并多发室间隔缺损，分别与高压及低压腔相交通（图17-5-152）。

（3）多普勒超声心动图

1）彩色多普勒：胸骨旁大血管短轴及右心室流出道长轴切面显示肌束梗阻部位收缩期以红色为主的五彩血流束，交通口处狭窄。梗阻严重且伴有室间隔缺损者，可显示室水平收缩期右向左，以蓝色为主的五彩血流束或双向分流。

2）频谱多普勒：脉冲多普勒取样容积置于狭窄口前，可记录到低速收缩期血流频谱，其特征为峰值后移，血流加速时间延长；脉冲多普勒取样容积置于狭窄口后，收缩期血流可突然加快，表现为频谱失真。

应用连续多普勒可记录到一高速血流频谱，通过测量其速度可计算高压腔与低压腔的压力差。伴有室间隔缺损者可测量其血流方向和流速，了解室水平的分流方向，并估计右心室高压腔的压力。

（4）心脏声学造影：造影剂进入右心室近心腔后，在肥厚的心肌梗阻处往返，仅有少量造影剂进入远端心腔及肺动脉；伴有室间隔缺损者可显示心室水平右向左的分流。

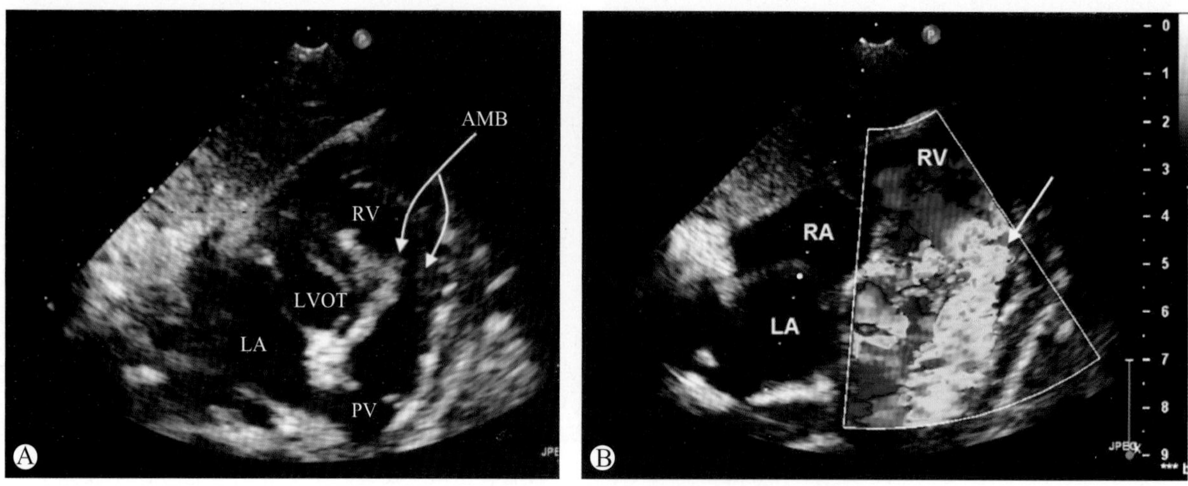

图17-5-150 右心室双腔心合并室间隔缺损声像图

A.剑突下右心室流出道长轴切面显示室间隔缺损远端右心室流出道肌束增粗肥厚，引起狭窄；B.彩色多普勒显示狭窄口的高速蓝色五彩血流。LA.左心房；RA.右心房；PV.肺动脉瓣；AMB.肌束；RV.右心室；LVOT.左心室流出道

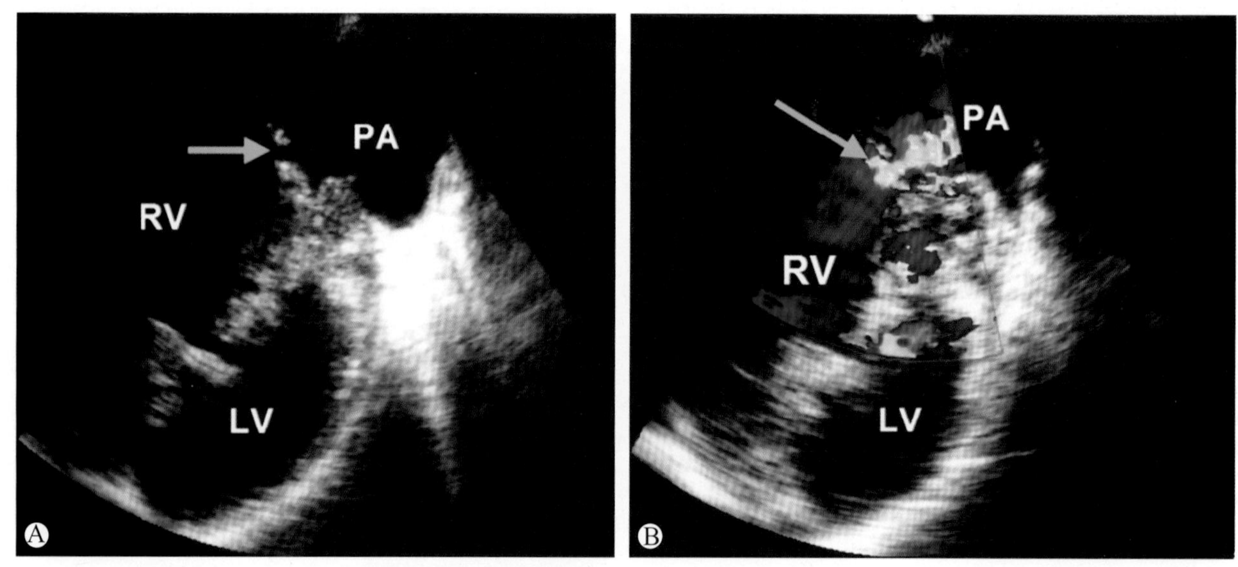

图17-5-151 室间隔完整的右心室双腔心声像图

A.高位胸骨旁短轴切面显示右心室明显扩张，右心室流出道异常肌束横过流出道，致明显狭窄（箭头）；B.彩色多普勒显示狭窄口的高速五彩血流。LV.左心室；RV.右心室；PA.肺动脉

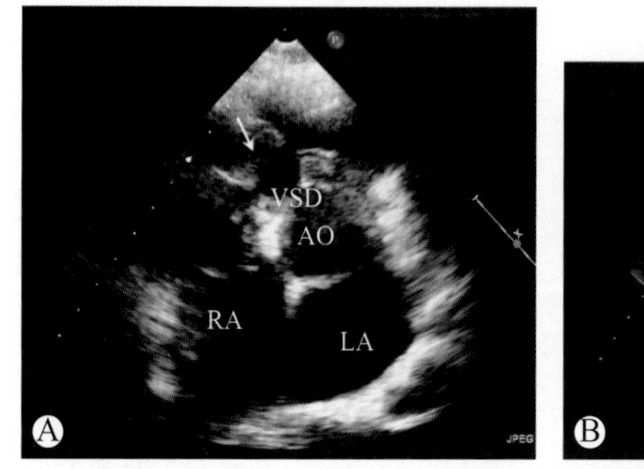

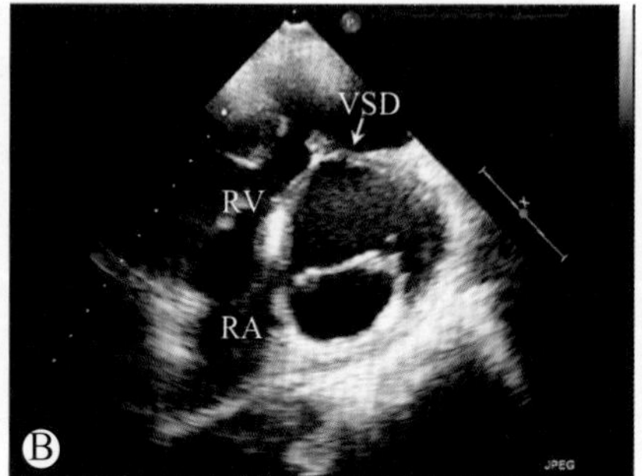

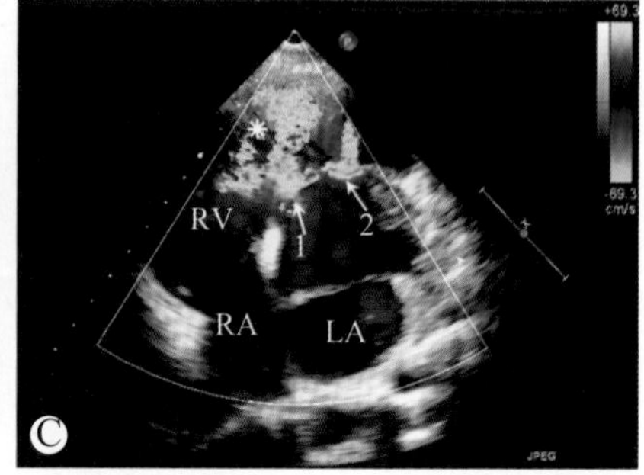

图17-5-152 右心室双腔心合并多发室间隔缺损声像图

A.近似大动脉短轴切面显示右心室异常肌束对应的较大的室间隔缺损；B.调整切面显示异常肌束远端（流出道）的较小室间隔缺损；C.彩色多普勒显示两束过隔血流，分别位于异常肌束的近端（1为右心室侧）和远端（2为流出道）。*.异常肌束；AO.主动脉；RV.右心室；RA.右心房；LA.左心房；VSD.室间隔缺损

（5）经食管超声心动图：对肥胖或透声窗不佳者，可以应用经食管超声心动图，选用经食管或经胃切面观察右心室和右心室流出道（图17-5-153）。

（五）鉴别诊断

本病须注意与法洛四联症的右心室漏斗部狭窄相鉴别，后者有主动脉骑跨和右心室流出道或肺动脉的狭窄，其右心室漏斗部狭窄的梗阻部位较高，可形成不规则或管状狭窄，多伴有肺动脉瓣和主肺动脉狭窄。而该畸形梗阻肌束的位置较低，多位于右心室流入道与流出道的交界处，其肌束横跨心室腔，形成较明显的两个心室腔。

十九、肺静脉异位引流

（一）概述

肺静脉异位引流（anomalous pulmonary venous drainage）是指部分或全部肺静脉未直接与左心房相连，而与体静脉或右心房相连接，其发病率占先天性心脏病的5.8%。肺静脉异位引流分为部分型和完全型，前者占60%～70%，后者占30%～40%。

（二）病理解剖及其分型

肺静脉异位引流患者右心扩张、肥厚，肺动脉通常也明显扩张，左心房、左心室缩小。上述病理改变，以完全型肺静脉异位引流更为显著。左心室发育不良程度与手术死亡率密切相关。绝大多数患者合并卵圆孔未闭或房间隔缺损，尤其是完全型，亦可合并其他复杂畸形。

1.部分型肺静脉异位引流（partial anomalous pulmonary venous drainage，PAPVD） 是指1～3支肺静脉未与左心房相连接，部分型肺静脉异位引流解剖类型繁多，最常见者为以下几种类型（图17-5-154）。

（1）右肺静脉连接到上腔静脉或右心房。

（2）右肺静脉与下腔静脉相连（常伴有弯刀综合征，scimitar syndrome）。

（3）左肺静脉通过垂直静脉引流到无名静脉。

（4）左肺静脉引流至冠状静脉窦。

2.完全型肺静脉异位引流（total anomalous pulmonary venous drainage，TAPVD） 四支肺静脉均未与左

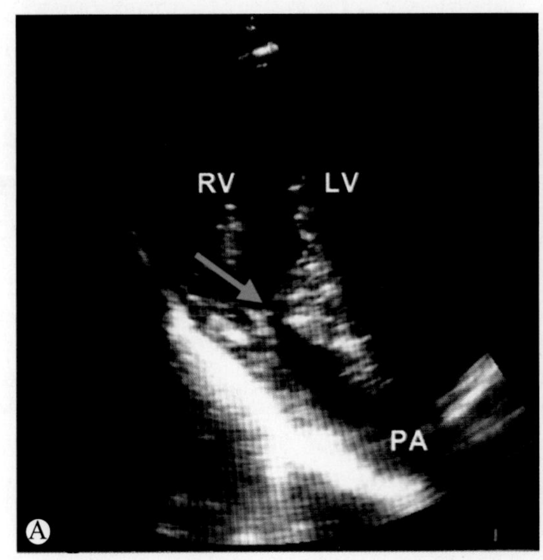

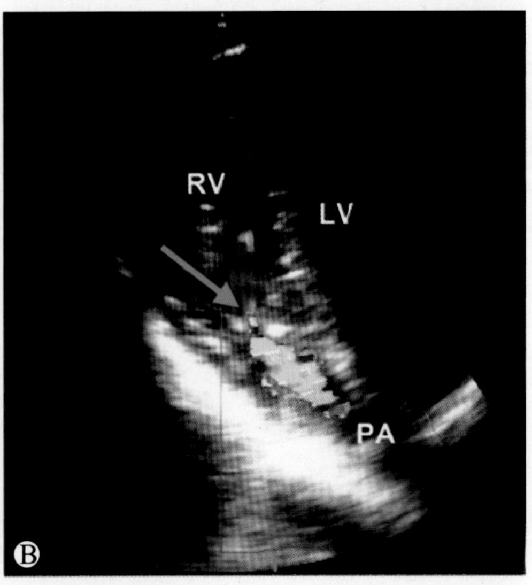

图17-5-153 右心室双腔心经食管超声心动图声像图（经胃底切面）

A.二维超声显示右心室流出道起始处肌束明显增厚，流出道明显狭窄；B.彩色多普勒显示狭窄处高速五彩血流束。LV.左心室；RV.右心室；PA.肺动脉

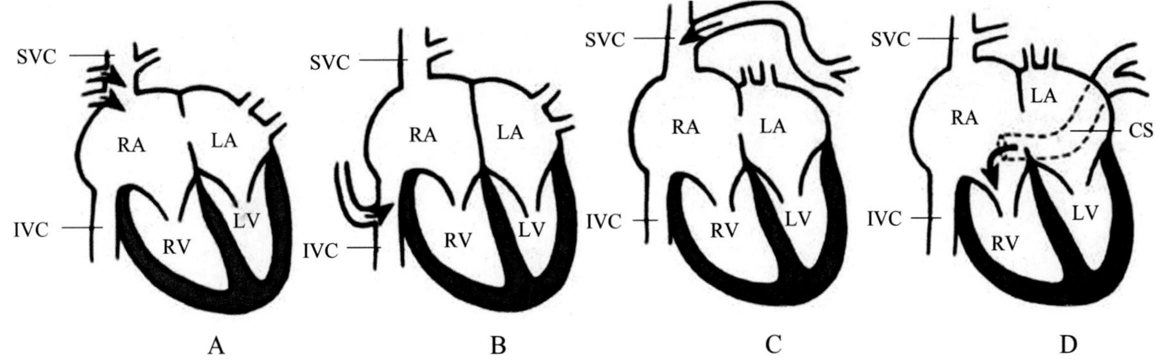

图17-5-154 部分型肺静脉异位引流示意图

LV.左心室；LA.左心房；RV.右心室；RA.右心房；SVC.上腔静脉；IVC.下腔静脉；CS.冠状静脉窦

心房相连接，根据异位连接的部位，Darling将其分为四型（图17-5-155）。

（1）心上型：四支肺静脉在左心房后方汇合于一共同静脉腔，通过垂直静脉与左无名静脉相连接，回流入右上腔静脉，亦可通过垂直静脉直接与右上腔静脉连接，此型约占50%。

（2）心内型：肺静脉总干直接开口于右心房，或引流到冠状静脉窦，此型约占30%。

（3）心下型：四支肺静脉汇合后，从左心房后下降与膈下的肝门静脉相接，偶尔与静脉导管、肝静脉或下腔静脉相连，此型约占13%，因肺静脉血液回流到右心房行程遥远，受外界压迫的机会多，容易导致肺静脉引流部位梗阻，产生严重的肺淤血，预后较差。

（4）混合型：双侧肺静脉分别通过不同的引流途径和部位至右心房，约占5%。

（三）病理生理

1.部分型肺静脉异位引流　其病理生理改变与房间隔缺损相似。

2.完全型肺静脉异位引流　其肺静脉氧合血回流到右心房，与体静脉血混合，大部分入肺动脉，导致肺血流增加；少部分混合血经卵圆孔未闭或房间隔缺损入左心房至体循环，引起发绀（本质上属于发绀先天性心脏病范畴）。如果引流途径存在梗阻（心下型尤为常见），可产生严重肺淤血、肺水肿，导致重度肺动脉高压和右心衰竭，预后很差。左心发育情况与房水平分流量密切相关，如果心房水平右向左分流量少，则左心室发育明显障碍，进一步影响左心功能，预后不良。

（四）超声心动图检查

1.切面选择

（1）四腔心切面（心尖、胸骨旁或剑突下）：注意观察四支肺静脉是否回流入左心房，大血管短轴切面、四腔心切面观察左心房后有无共同肺静脉腔（总干）。

（2）胸骨上窝主动脉弓长轴及短轴切面：可显示左心房、上腔静脉、无名静脉，注意有无上行的垂直静脉。

（3）左心室长轴切面：注意冠状静脉窦有无扩大。

（4）剑突下长、短轴切面：观察有无下行的垂直静脉，结合彩色多普勒重点观察肺静脉的引流途径和部位。

2.超声心动图表现

（1）M型超声心动图：右心明显扩张，左心房、左心室缩小（以完全型更为显著），室间隔与左心室后壁呈同向运动。

（2）二维超声心动图

1）部分型肺静脉异位引流：①心尖四腔心切面，可显示右心扩大，左心房、左心室相对缩小，左心房内肺静脉开口数目不全。②胸骨旁及剑突下四腔心切面，于右心房顶部显示右肺静脉开口，其可骑跨于房间隔缺损之上（多为上腔静脉型房间隔缺损）；右侧胸骨旁四腔心切面可清晰地显示右上肺静脉开口于右心房顶部（图17-5-156，图17-5-157）。③胸骨上窝及剑突下切面，部分肺静脉通过垂直静脉引流至上腔静脉者可以显示位于主动脉弓左侧的垂直静脉，其上腔静脉增宽；引流至下腔静脉者表现为下腔静脉增宽。④胸骨旁或剑突下四腔心切面，可显示肺静脉开口与扩张的冠状静脉窦（图17-5-158）。

2）完全型肺静脉异位引流：心尖及剑突下四腔心切面显示，右心显著扩大，肺动脉扩张；房间隔中部均伴有回声失落或卵圆孔重新开放；左心房明显缩小，左心室及主动脉内径亦较小，肺动脉内径则明显增宽；在左心房后方多能显示共同肺静脉腔。

不同类型的肺静脉异位引流，二维超声心动图显示为不同的超声征象。

A.心上型：心尖、剑突下四腔心或大血管短轴切面可显示左心房内无肺静脉开口，与此同时，左心房后上方可显示一异常的无回声血管腔，即共同肺静脉腔。胸骨上窝或高位胸骨旁主动脉短轴切面显示共同肺静脉腔位于右肺动脉的下方，肺静脉全部回流入该腔，同时可显示共同肺静脉腔与一支在主动脉和肺动脉外侧垂直走

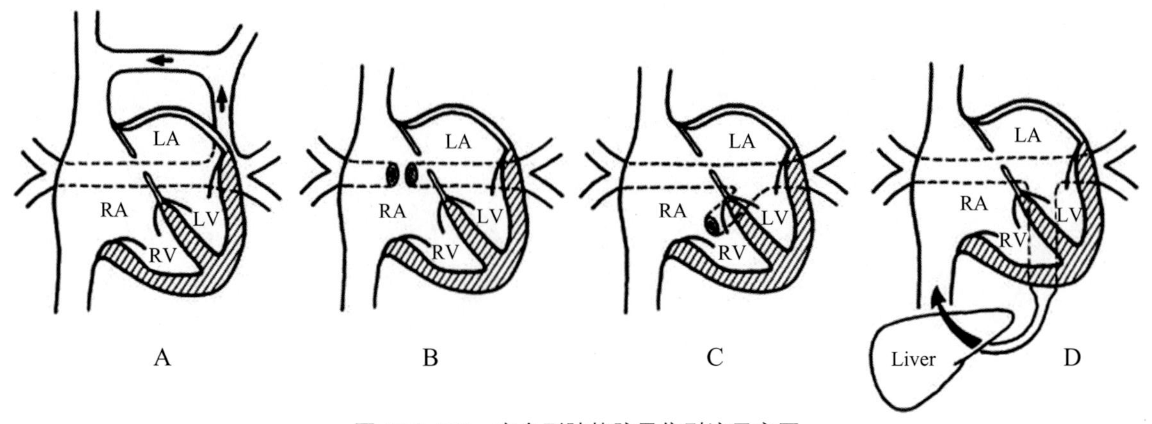

图17-5-155　完全型肺静脉异位引流示意图

LV.左心室；LA.左心房；RV.右心室；RA.右心房；Liver.肝

行的血管相通，上与左无名静脉相连接，此垂直走行的血管即为垂直静脉，其与明显增粗的左无名静脉和右上腔静脉形成一静脉弓（图17-5-159）；也可通过右侧的垂直静脉进入上腔静脉（图17-5-160）。

B.心内型：心尖、剑突下四腔心切面可显示共同肺静脉腔开口于冠状静脉窦或直接开口于右心房。左心室长轴、右心室流入道、心尖或剑突下四腔心切面可见冠状静脉窦明显扩张（图17-5-161，图17-5-162）。

C.心下型：胸骨旁切面显示共同肺静脉腔较小，下腔静脉异常增宽，肺静脉总干引流至门静脉者，表现为门静脉明显扩张。剑突下长轴切面可显示下行的垂直静脉，穿过膈肌与门静脉或下腔静脉连接（图17-5-163）。

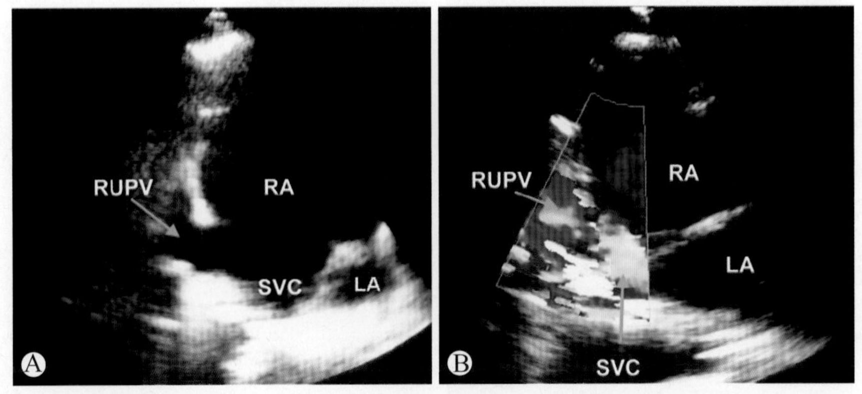

图17-5-156 部分型肺静脉异位引流——右侧胸骨旁四腔心切面

A.二维超声心动图显示右上肺静脉与右心房连接；B.彩色多普勒显示肺静脉为蓝色血流，汇入上腔静脉入口处。LA.左心房；RA.右心房；SVC.上腔静脉；RUPV.右上肺静脉

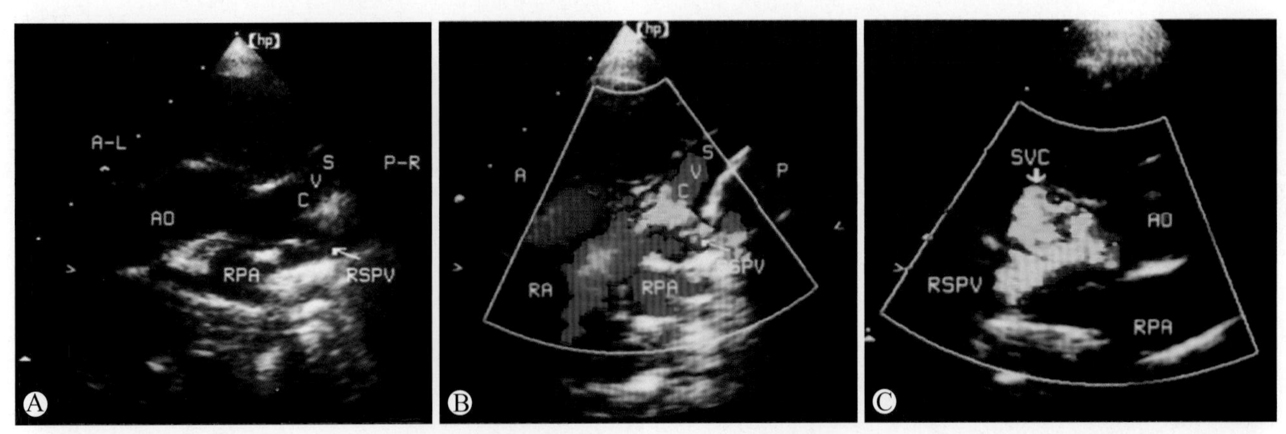

图17-5-157 部分型肺静脉异位引流声像图

A.右侧胸骨旁矢状切面显示右上肺静脉与上腔静脉交通；B.右侧胸骨旁矢状切面彩色多普勒显示右上肺静脉进入上腔静脉；C.短轴切面彩色多普勒显示右上肺静脉从后方进入上腔静脉。AO.主动脉；SVC.上腔静脉；RPA.右肺动脉；RSPV.右上肺静脉

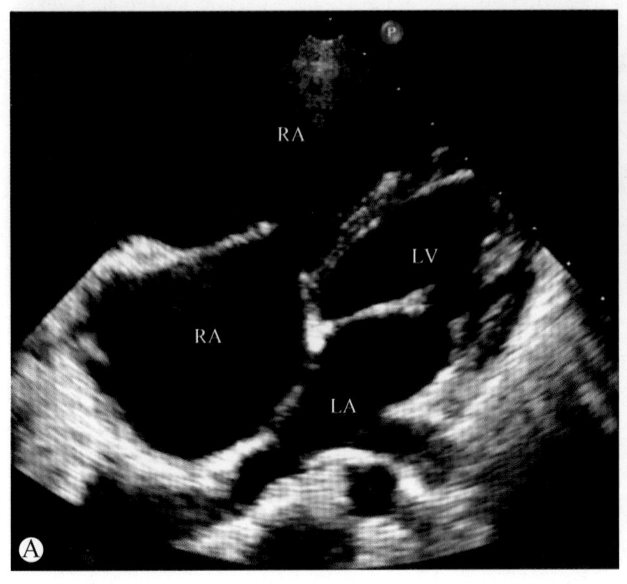

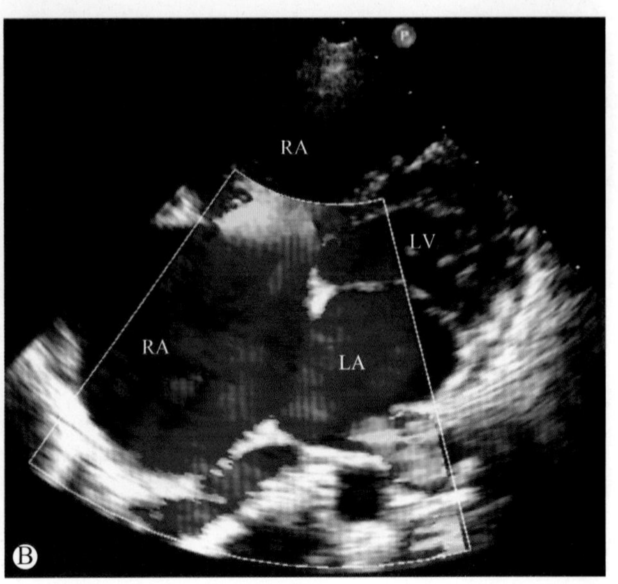

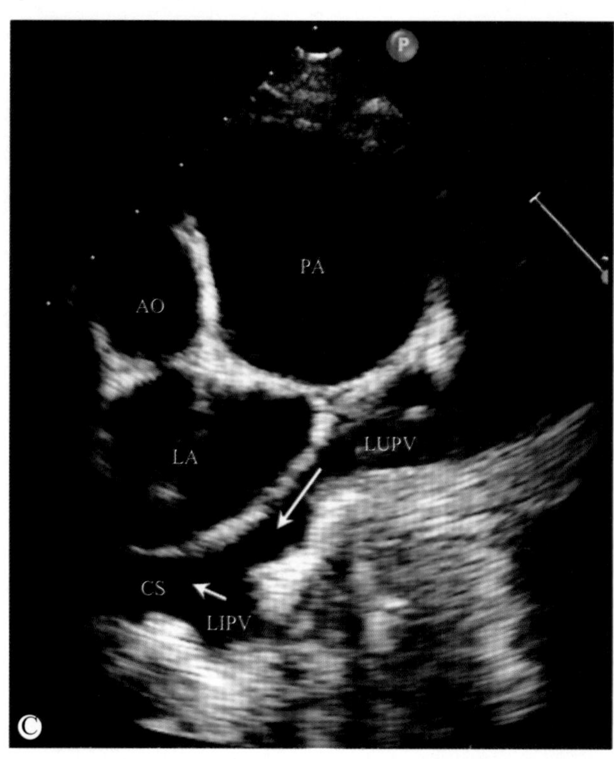

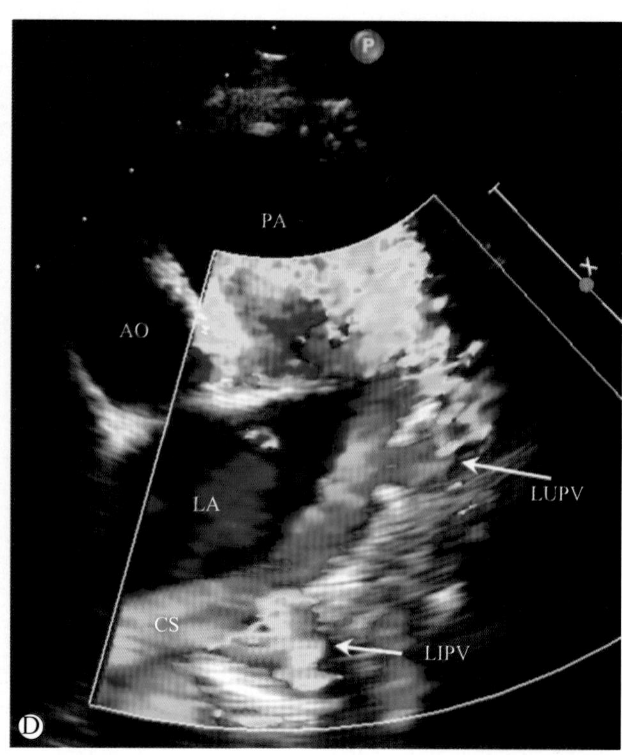

图 17-5-158 部分性肺静脉异位引流——左侧肺静脉入冠状静脉窦声像图

A. 左侧胸骨旁切面显示右心扩大，未显示房间隔缺损；B. 彩色多普勒未显示房水平分流；C. 左侧胸骨旁矢状切面二维显示左侧肺静脉回流入扩张的冠状静脉窦；D. 左侧胸骨旁矢状切面彩色多普勒，显示左侧肺静脉回流入扩张的冠状静脉窦。LUPV. 左上肺静脉；LIPV. 左下肺静脉；LV. 左心室；LA. 左心房；RA. 右心房；AO. 主动脉；PA. 肺动脉；CS. 冠状静脉窦

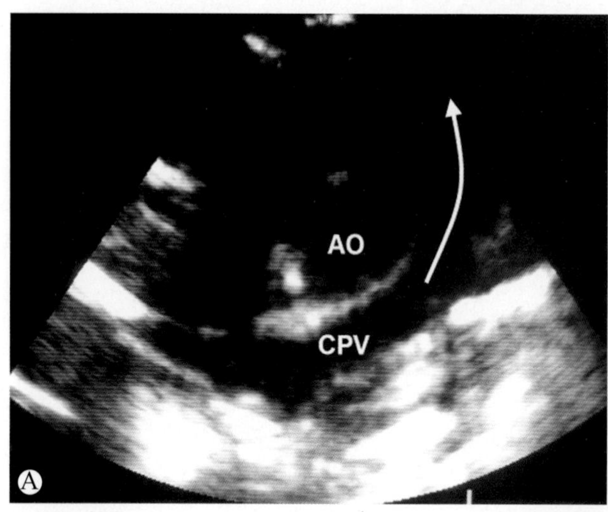

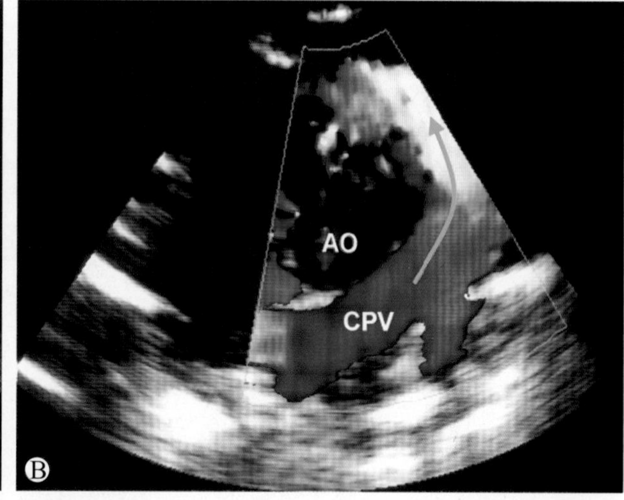

图 17-5-159 完全型肺静脉异位引流——心上型

A. 高位胸骨旁短轴切面显示共同肺静脉腔及左侧垂直静脉近端；B. 彩色多普勒显示肺静脉血流经垂直静脉上行与无名静脉交通。AO. 主动脉；CPV. 共同肺静脉

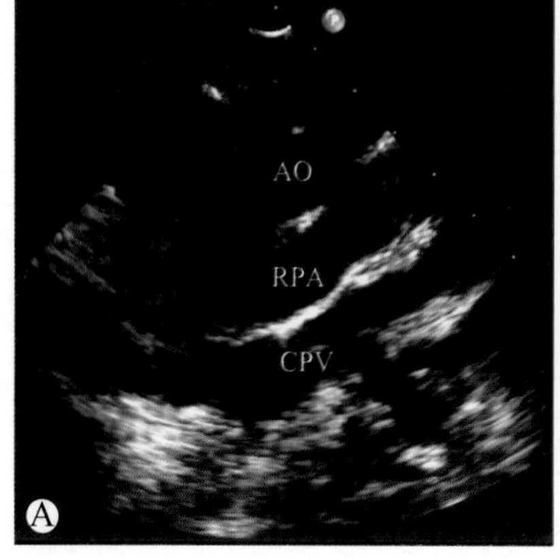

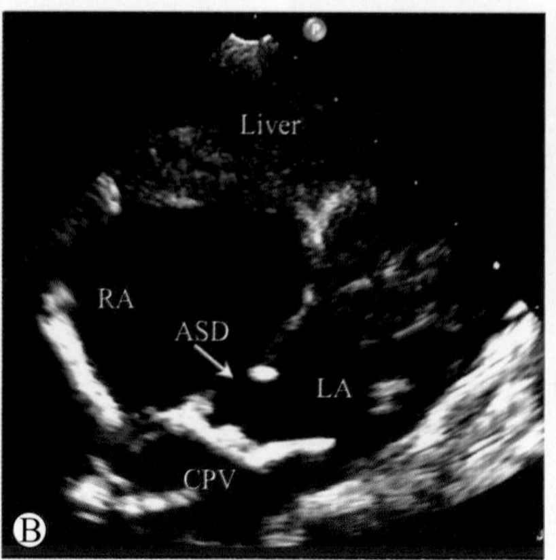

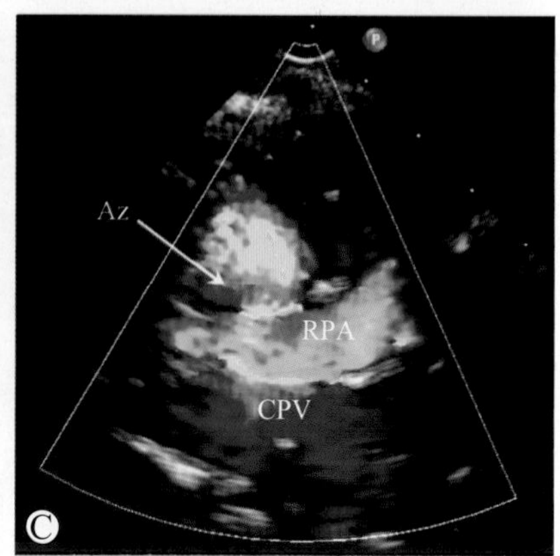

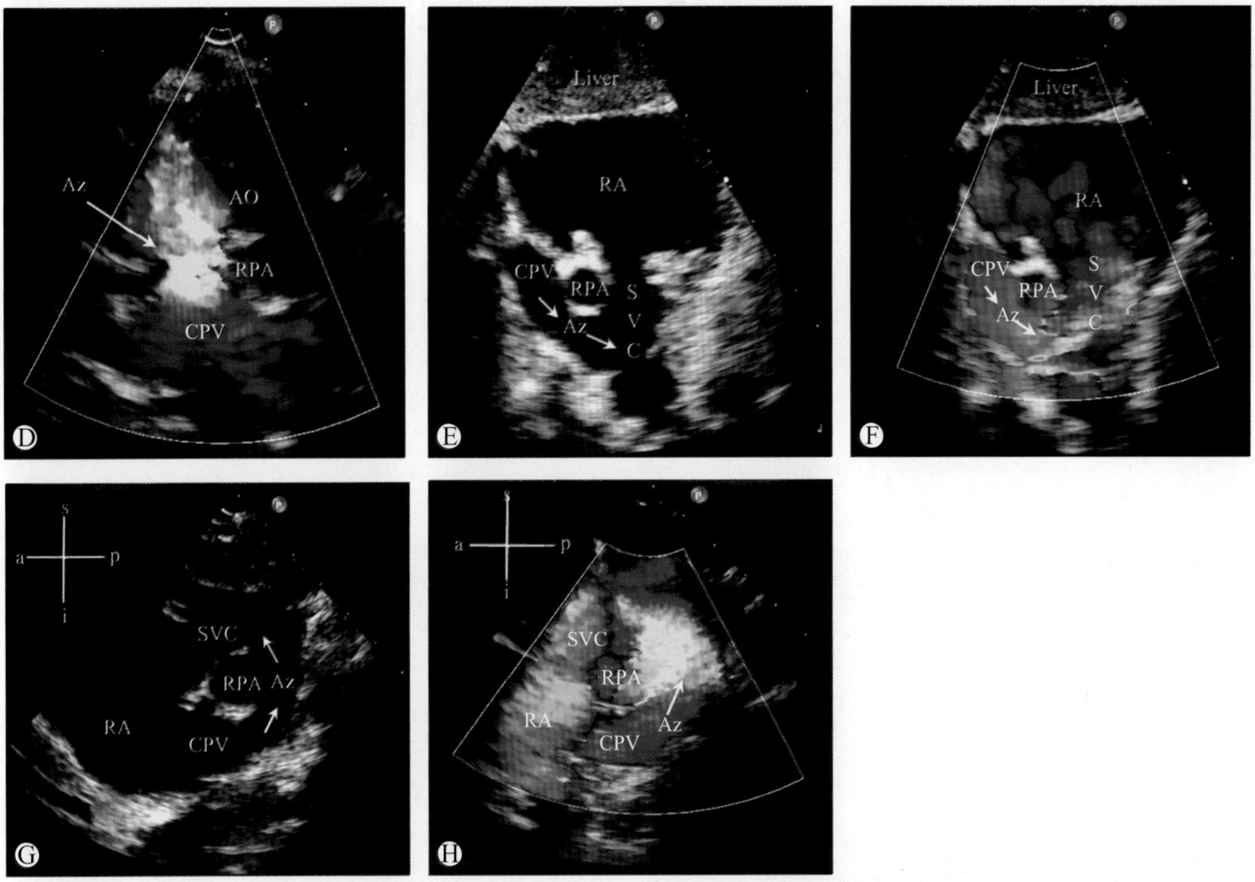

图17-5-160 心上型肺静脉异位引流——通过右侧奇静脉引流（男孩，11个月）声像图

A.左高位胸骨旁短轴切面显示肺动脉下方的共同肺静脉腔；B.胸骨旁四腔心切面示房间隔缺损；C和D.右侧胸骨旁短轴切面（介于横切面与冠状切面之间）彩色多普勒显示共同肺静脉经右侧的上行静脉横跨右肺动脉后回流，为右侧奇静脉；E.剑突下上下腔长轴切面（矢状）显示共同肺静脉经奇静脉绕过右肺动脉进入上腔静脉；F.剑突下上下腔长轴切面彩色多普勒显示共同肺静脉经奇静脉（Az）进入上腔静脉；G.右侧胸骨旁矢状切面二维显示奇静脉向后绕过右肺动脉进入上腔静脉；H.右侧胸骨旁矢状切面彩色多普勒显示奇静脉向后绕过右肺动脉进入上腔静脉。CPV.共同肺静脉腔；Az.奇静脉；AO.主动脉；LA.左心房；RA.右心房；ASD.房间隔缺损；RPA.右肺动脉；CPV.共同肺静脉；Liver.肝；SVC.上腔静脉

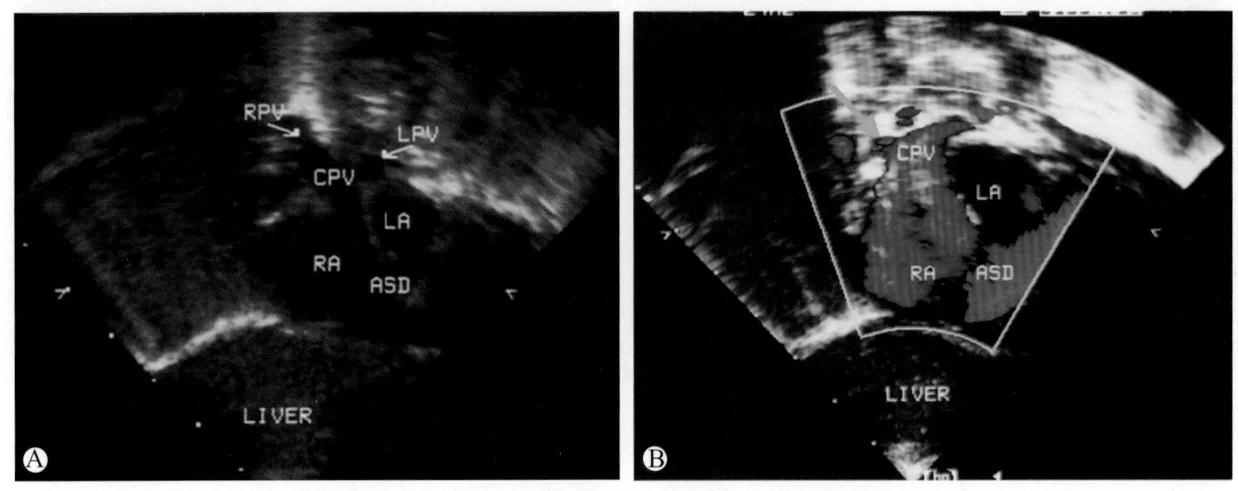

图17-5-161 完全型肺静脉异位引流——心内型声像图

A.剑突下四腔心切面显示共同肺静脉腔于右心房顶部直接与右心房连接；B.彩色多普勒显示共同肺静脉直接与右心房交通的红色血流。LA.左心房；RA.右心房；RPV.右肺静脉；LPV.左肺静脉；CPV.共同肺静脉；ASD.房间隔缺损；LIVER.肝

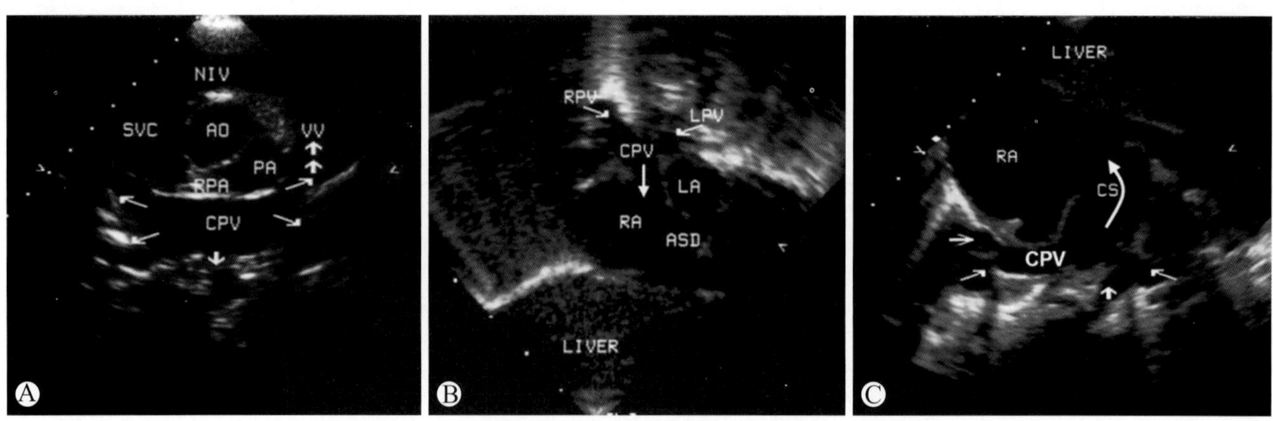

图 17-5-162 完全型肺静脉异位引流各类型声像图

A.心上型肺静脉异位引流，通过垂直静脉与无名静脉交通；B.心内型肺静脉异位引流，共同肺静脉腔直接与右心房交通；C.心内型肺静脉异位引流，共同肺静脉腔与冠状静脉窦交通。AO.主动脉；PA.肺动脉；LA.左心房；RA.右心房；NIV.无名静脉；VV.垂直静脉；SVC.上腔静脉；RPA.右肺动脉；CPV.共同肺静脉；RPV.右肺静脉；LPV.左肺静脉；ASD.房间隔缺损；LIVER.肝；CS.冠状静脉窦

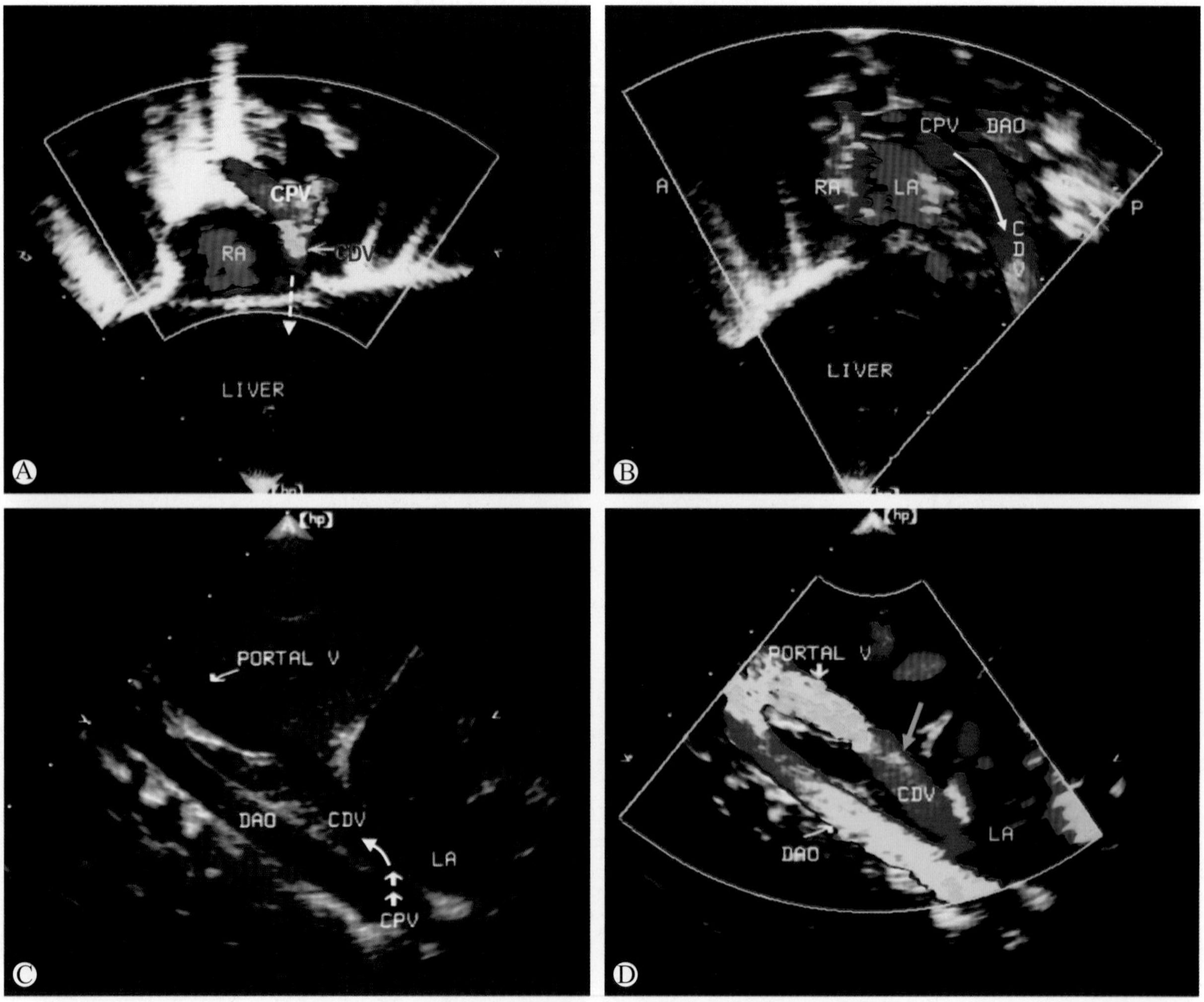

图 17-5-163 完全型肺静脉异位引流——心下型声像图

A.剑突下四腔心切面，彩色多普勒显示共同肺静脉腔较小；B.长轴切面显示下降的垂直静脉于心房后方下行；C.长轴切面显示下行的垂直静脉穿过膈肌后狭窄；D.长轴切面彩色多普勒显示狭窄处血流速度增快。CDV.下行垂直静脉；RA.右心房；LA.左心房；CPV.共同肺静脉；LIVER.肝；DAO.降主动脉；PORTAL V.门静脉

D.混合型：兼有上述两种类型以上的超声特征。

（3）多普勒超声心动图

1）彩色多普勒超声心动图：彩色多普勒超声对肺静脉异位引流的诊断有重要价值。多切面可显示房间隔缺损或卵圆孔未闭的分流信号，部分型为左向右分流，完全型为右向左或双向分流。彩色多普勒显像可追踪异常引流的肺静脉或肺静脉总干的回流途径和部位。

A.心上型：于胸骨上窝或左锁骨上切面可显示从主动脉和肺动脉左侧向上走行的垂直静脉，其血流为红色的静脉频谱，汇入左无名静脉。

B.心内型：于剑突下或心尖四腔心切面可显示异位引流的肺静脉或肺静脉总干汇入扩张的冠状静脉窦，或直接引流入右心房。

C.心下型：可见向下走行的垂直静脉穿过膈肌下行，通过门静脉或直接汇入下腔静脉系统。

D.混合型：彩色多普勒显示肺静脉通过不同的途径引流入体静脉或右心房。彩色多普勒对判断引流途径有无梗阻及梗阻程度有重要价值。

2）频谱多普勒超声心动图：频谱多普勒可显示梗阻部位的血流速度，以评价梗阻程度；同时根据三尖瓣或肺动脉瓣血液反流的速度，可评估肺动脉压力。

（4）心脏声学造影：右心声学造影可显示房水平右向左的分流。若冠状静脉窦扩大，于左上肢注射造影剂，扩大的静脉窦不显影，则可能为心内型。

（5）经食管超声心动图：对高度怀疑本病，而经胸超声心动图显示欠清晰者，可以选择经食管超声心动图，对该畸形的诊断有重要参考价值，尤其是对肺静脉异常引流入上腔静脉（图17-5-164）。

（五）MDCT及MRI检查

MDCT与高场MRI检查技术均可清晰显示肺静脉分支的走行、异常连接的部位，共同腔的部位和大小及是否合并引流途径狭窄等，已成为肺静脉异位引流诊断的首选手段（图17-5-165）。

（六）鉴别诊断

本病须注意与永存左上腔静脉及引起肺静脉回流梗阻的三房心相鉴别。

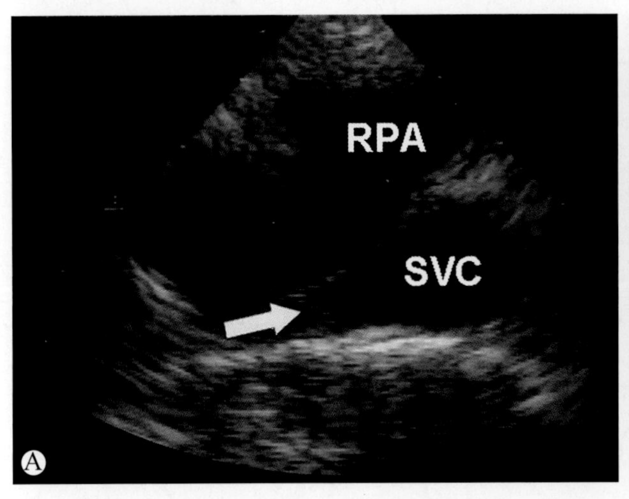

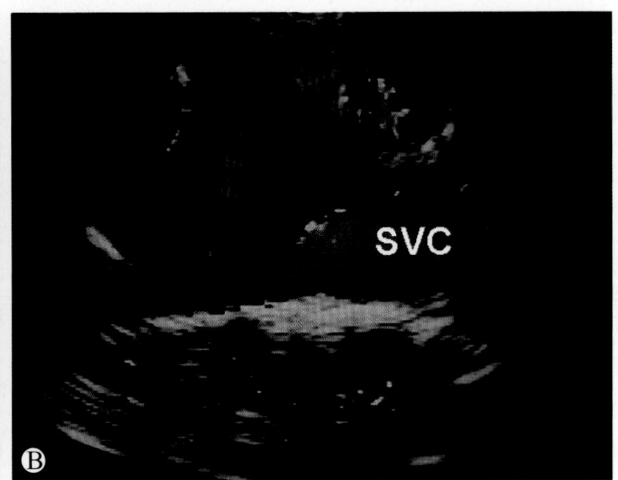

图17-5-164　部分型肺静脉异位引流声像图

经食管超声心动图彩色多普勒显示右上肺静脉引流入上腔静脉。RPA.右肺动脉；SVC.上腔静脉

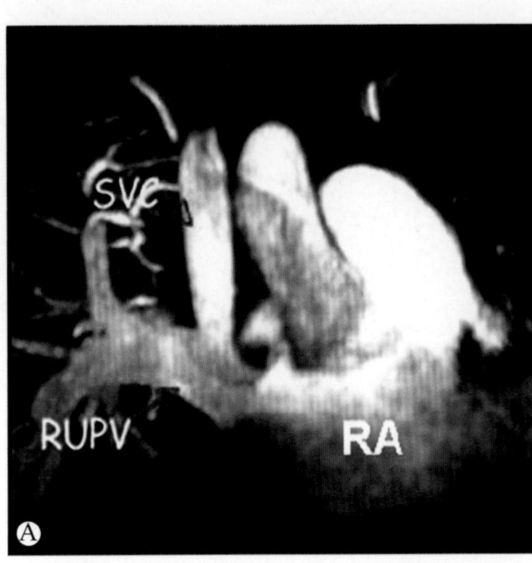

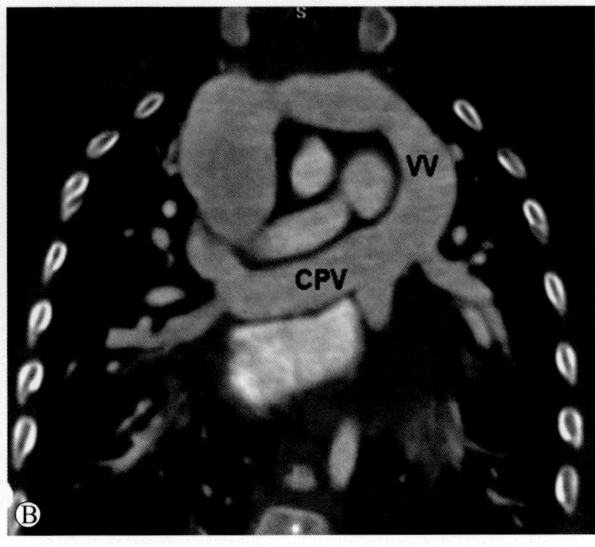

图17-5-165　MDCT显示肺静脉异位引流

A.部分型；B.完全型。SVC.上腔静脉；RA.右心房；RUPV.右上肺静脉；VV.垂直静脉；CPV.共同肺静脉

二十、体循环静脉畸形

（一）概述

体循环静脉包括上腔静脉（superior vena cava，SVC）、下腔静脉（inferior vena cava，IVC）、肝静脉、无名静脉和奇静脉系统等。体静脉畸形是指静脉引流异常和走行异常，包括左上腔静脉（left superior vena cava，LSVC）入左心房、下腔静脉肝段中断，奇静脉异常连接、肝静脉异常引流、永存左上腔静脉、右上腔静脉缺如及左无名静脉走行异常，临床意义上以前二者较为重要。超声诊断该畸形占先天性心脏病的4%～7%。体静脉畸形变异较多，对体静脉畸形引流做出准确诊断对心导管检查、心血管造影及手术方案的选择都具有重要作用。

（二）病理解剖及其分类

体静脉畸形变异较多，主要分类如下（图17-5-166，图17-5-167）。

1.左上腔静脉畸形　左上腔静脉入冠状静脉窦，左上腔静脉入左心房。

2.右上腔静脉畸形　右上腔静脉缺如，右上腔静脉入左心房。

3.下腔静脉畸形　下腔静脉中断-奇静脉异常连接，肝静脉引流异常；下腔静脉入左心房十分罕见，通常合并下腔静脉型房间隔缺损、单心房等。需要指出的是，理论上，与下腔静脉近心端相连的心房，即为解剖右心房，所以通常所指的下腔静脉入左心房多为功能左心房（解剖上为右心房）。

4.无名静脉畸形　左无名静脉走行异常。

（三）病理生理

体静脉畸形变异较多，一般没有明显血流动力学改变，多无明显临床症状，临床上易忽视。但左上腔静脉入左心房可引起动、静脉血的混合，由于心脏术后静脉压力升高，导致较明显的低氧血症，对手术恢复会造成影响。

（四）超声心动图检查

1.切面选择　主要采用左心室长轴切面、低位胸骨旁四腔心切面、剑突下短轴切面和长轴切面、冠状静脉窦切面、胸骨上窝冠状（横）切面和左高位矢状切面，后两者为诊断左上腔静脉畸形的适宜切面。

应用多切面观察冠状静脉窦有无扩张；于剑突下切面注意观察脊柱两侧下腔静脉与腹主动脉的对称关系是否消失；于胸骨上窝切面可显示无名静脉是否缺如或变细，有无左上腔静脉；用胸骨上窝短轴切面及左高位矢状切面观察左上腔静脉入左心房还是入冠状静脉窦，左上肢声学造影对左上腔静脉畸形的诊断有决定性意义；注意区分下腔静脉和肝静脉。

2.超声心动图表现

（1）二维超声心动图

1）永存左上腔静脉：①永存左上腔静脉时多切面显示冠状静脉窦扩张；②左胸骨旁高位纵切面或胸骨上窝

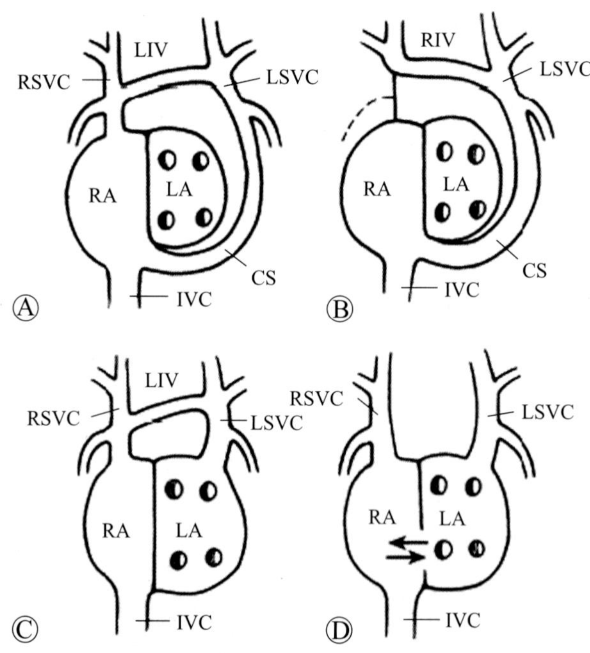

图17-5-166　上腔静脉畸形示意图

LSVC.左上腔静脉；RSVC.右上腔静脉；LA.左心房；RA.右心房；CS.冠状静脉窦；IVC.下腔静脉

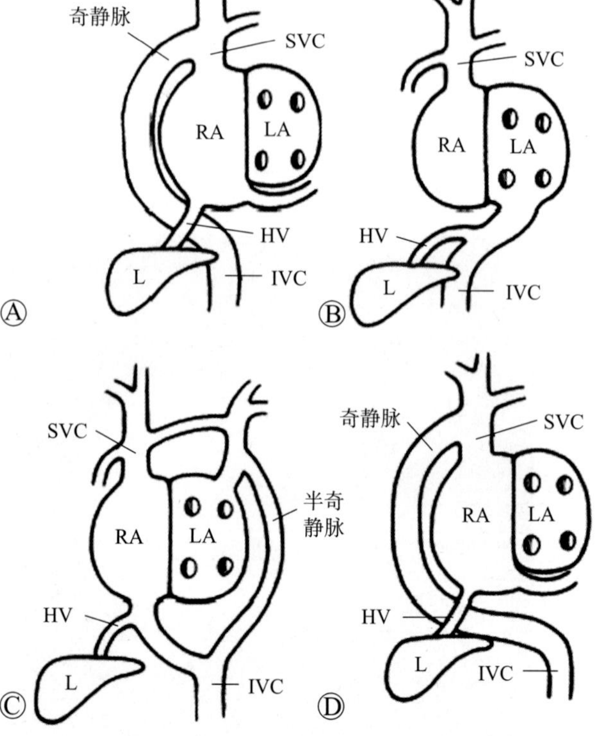

图17-5-167　下腔静脉畸形示意图

SVC.上腔静脉；L.左冠瓣；LA.左心房；RA.右心房；IVC.下腔静脉；HV.肝静脉

（偏左）长轴切面显示增粗、扩张的左上腔静脉绕过左心房下行（图17-5-168）。

2）左上腔静脉入左心房：①合并冠状窦间隔缺损时，冠状静脉窦可扩张或缺如；②不合并冠状静脉窦间隔缺损，冠状静脉窦不扩张；③无名静脉缺如或非常细小；④左胸骨旁高位纵切面或胸骨上窝（偏左）长轴切面显示增粗、扩张的左上腔静脉直接入左心房的左上角（图17-5-169，图17-5-170）。

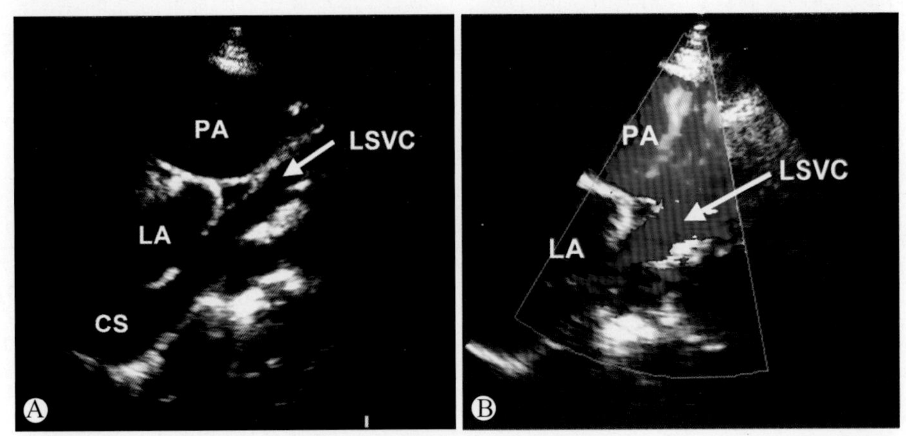

图17-5-168 永存左上腔静脉

A.左胸骨旁矢状切面显示左上腔静脉于左心房后方下行，与冠状静脉窦连接；B.彩色多普勒显示左上腔静脉引流入冠状静脉窦的低速蓝色血流。PA.肺动脉；LA.左心房；CS.冠状静脉窦；LSVC.左上腔静脉

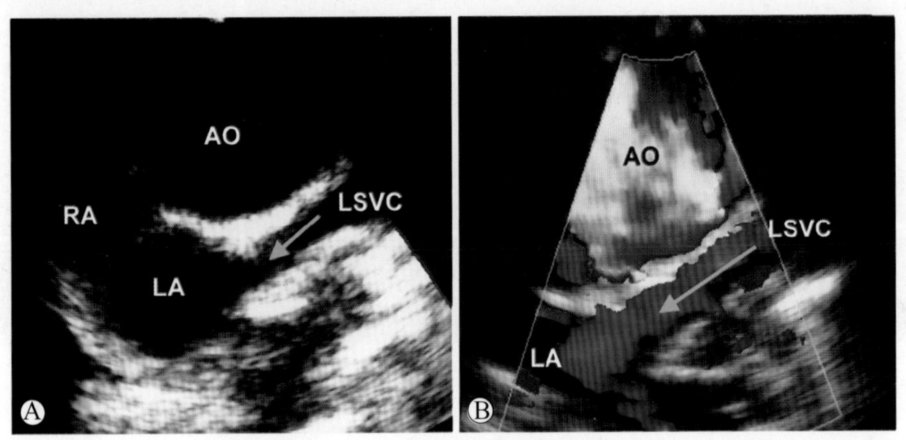

图17-5-169 左上腔静脉入左心房声像图（一）

A.左胸骨旁矢状切面显示左上腔静脉在左心房顶部与左心房交通；B.彩色多普勒显示左上腔静脉内低速蓝色血流进入左心房。AO.主动脉；LA.左心房；RA.右心房；LSVC.左上腔静脉

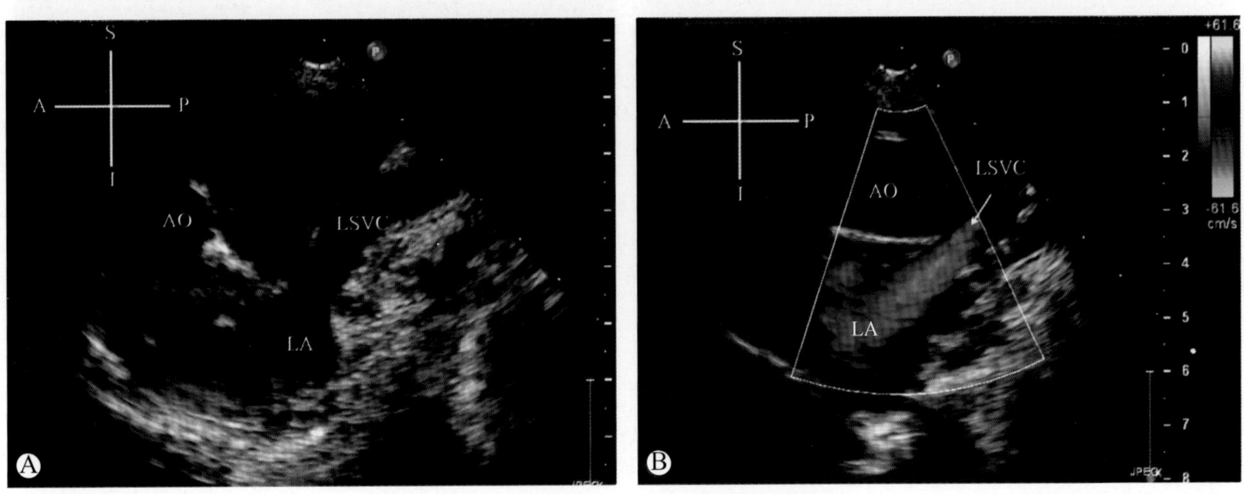

图17-5-170 左上腔静脉入左心房声像图（二）

A.左高位胸骨旁矢状切面显示左上腔静脉在左心房顶部与左心房交通；B.彩色多普勒显示左上腔静脉内低速蓝色血流进入左心房。AO.主动脉；LA.左心房；LSVC.左上腔静脉

左上腔静脉入左心房经常合并冠状静脉窦无顶，应注意识别。

3）下腔静脉肝段中断-奇静脉异常连接：①下腔静脉肝段中断时，剑突下短轴切面显示静脉与腹主动脉位于脊柱同一侧，动脉在前，静脉在后，静脉并非为下腔静脉，而是奇静脉。②剑突下长轴切面仔细观察奇静脉未与右心房连接，而是绕过右心房后方上行。③肝静脉直接回流入右侧心房。④胸骨上窝偏右侧长、短轴切面，多能显示奇静脉于上腔静脉右后方进入上腔静脉（图17-5-171）。

4）无名静脉走行异常：①胸骨上窝长轴切面显示主动脉弓与右肺动脉间存在一圆形静脉血管结构，即为无名静脉。②胸骨上窝短轴切面显示无名静脉在主动脉弓下方与右肺动脉上方之间横过主动脉弓，在上腔静脉入心房处同上腔静脉汇合（图17-5-172）。

（2）彩色多普勒超声心动图：对体静脉畸形的诊断有重要作用，可显示左上腔静脉低速静脉频谱引流入冠状静脉窦或左心房；还可清晰地显示下腔静脉中断，且未与右心房连接，而是通过奇静脉上行；另外，还可显示右上腔静脉与无名静脉的异常。

（3）静脉声学造影：左上肢静脉声学造影对上腔静脉畸形的诊断及鉴别诊断（引流入冠状静脉窦还是左心房）有重要价值。

（五）MDCT和MRI检查

目前MDCT与高场MRI检查技术及血管成像技术（CTA、MRA）及三维成像技术的已经取代了心血管造影，广泛应用于体静脉畸形的诊断。两者均可清晰显示体静脉的走行、是否合并狭窄、与心房的连接部位等（图17-5-173）。

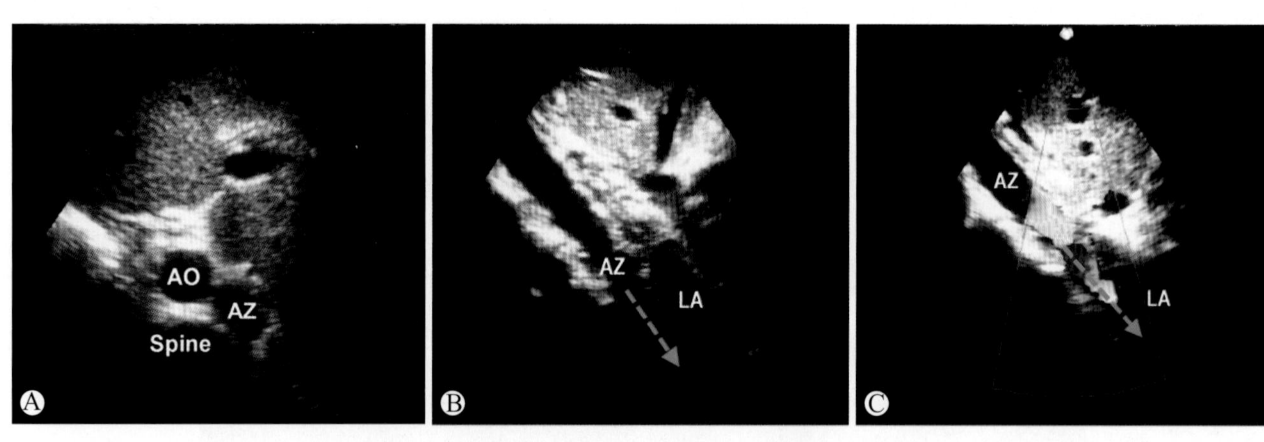

图17-5-171　下腔静脉中断声像图

A.剑突下短轴切面显示腹主动脉与腔静脉位于同一侧，主动脉在脊柱正前；B.长轴切面显示静脉未与右心房连接，而是绕过心房后方上行，为异常连接的奇静脉；C.彩色多普勒显示奇静脉未与心房连接。AO.主动脉；AZ.奇静脉；Spine.脊柱

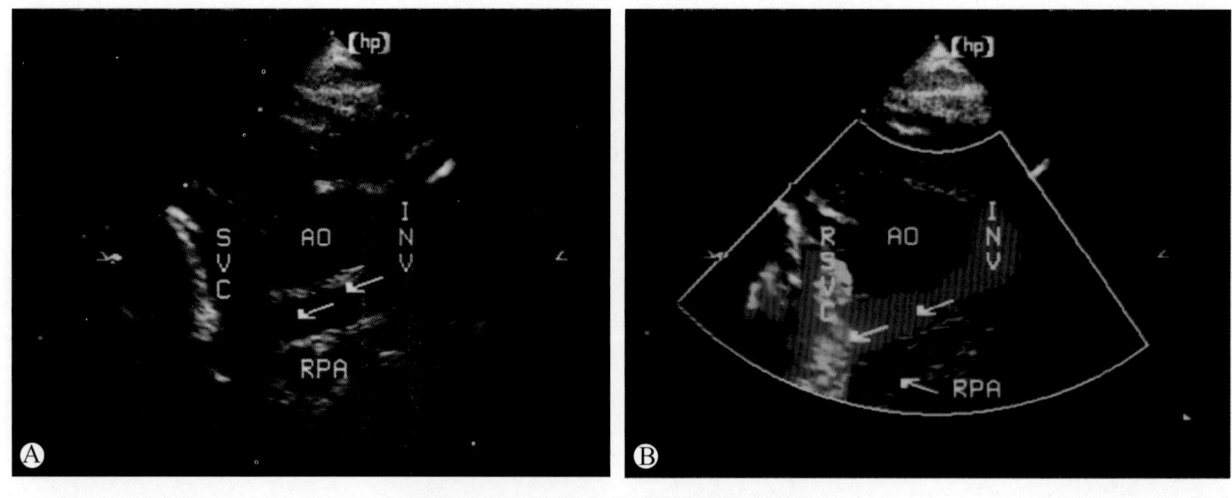

图17-5-172　无名静脉走行异常声像图

A.胸骨上窝短轴切面显示左无名静脉于主动脉弓下方走行，与右上腔静脉连接；B.彩色多普勒显示异常走行的无名静脉。AO.主动脉；INV.无名静脉；RSVC.右上腔静脉；RPA.右肺动脉

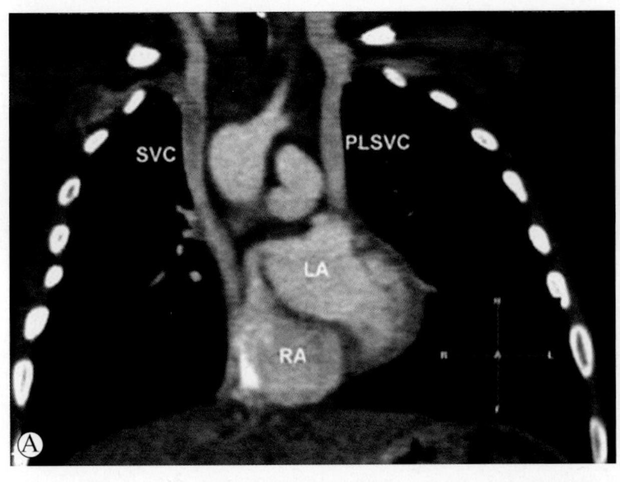

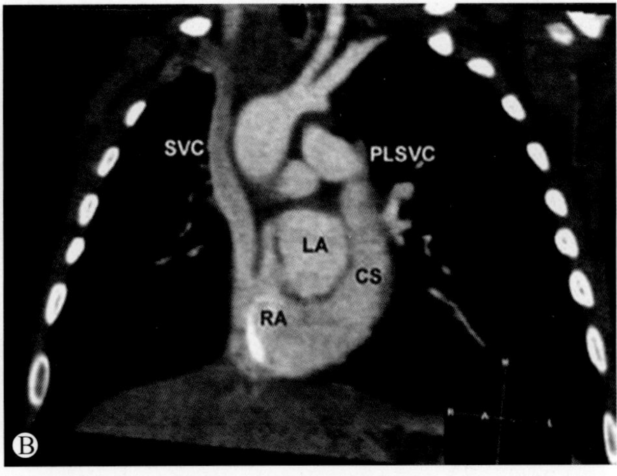

图17-5-173　MDCT显示体静脉异常冠状切面显示左上腔静脉与冠状静脉窦连接

LA.左心房；RA.右心房；CS.冠状静脉窦；SVC.上腔静脉；PLSVC.永存左上腔静脉

（张桂珍　耿　斌）

第六节　发绀型先天性心脏病

一、法洛四联症

（一）概念

法洛四联症（tetralogy of Fallot，TOF）是一种复杂的先天性心血管畸形。尽管在Fallot以前已有关于这一畸形的报道，但在1888年，Fallot详细完整地描述了该畸形的病理特征和临床表现。其病理特征包括肺动脉狭窄、室间隔缺损、主动脉骑跨及右心室肥厚4种典型的病理改变，所以被命名为法洛四联症。法洛四联症属于最常见的发绀型复杂先天性心脏病，占先天性心脏病的12%～14%。本病的自然预后不佳，如能手术治疗，疗效满意，预后多良好。

（二）病理解剖

法洛四联症包括四种畸形：右心室流出道梗阻、室间隔缺损、主动脉前移骑跨和右心室肥厚，但其最具特征性、最基本的病理改变是漏斗间隔向（身体）前、头部偏移，其程度和性质决定了漏斗部狭窄的严重程度。另外，漏斗间隔的偏移可以解释室间隔缺损和主动脉骑跨。由于室间隔缺损较大、为非限制性，因此右心室肥厚被认为是右心室压力增高的继发性改变（图17-6-1）。

1.肺动脉狭窄　典型法洛四联症的肺动脉狭窄为漏斗部狭窄，伴有或不伴有肺动脉瓣或瓣上的狭窄。

漏斗部狭窄：以局限狭窄多见，少数为较广泛的管状狭窄。漏斗间隔的向前、向上（头部）移位是引起狭窄的主要因素，漏斗间隔和漏斗部前壁肥厚及隔缘束（septomarginal trabeculation，SMT）前支的肥厚更加重了漏斗部的狭窄。右心室腔也可由于异常肥厚的肌束分成两个心腔，即右心室双腔心。

肺动脉瓣狭窄：肺动脉瓣发育畸形，常伴有单瓣或二叶瓣畸形，瓣膜可出现增厚、粘连造成狭窄，也常出现肺动脉瓣环发育不良和狭窄。

肺动脉瓣上狭窄包括肺动脉瓣上局限性（肺动脉窦嵴部）狭窄，主肺动脉发育不良，以及左右分支起始部和（或）分支远端的狭窄。在极少数情况下，可出现左肺动脉缺如，左肺的血液由体循环侧支供应。

2.室间隔缺损　在法洛四联症，大部分室间隔缺损都存在三尖瓣-二尖瓣-主动脉瓣的纤维连续，所以本质上属于膜周室间隔缺损的范畴，约占85%，是由于漏斗部室间隔与其他部分室间隔错位所致。缺损通常为较大的非限制性缺损，位于主动脉下。缺损上缘为主动脉瓣；前缘及前下缘为肌肉组织，分别由隔缘束（SMT）的

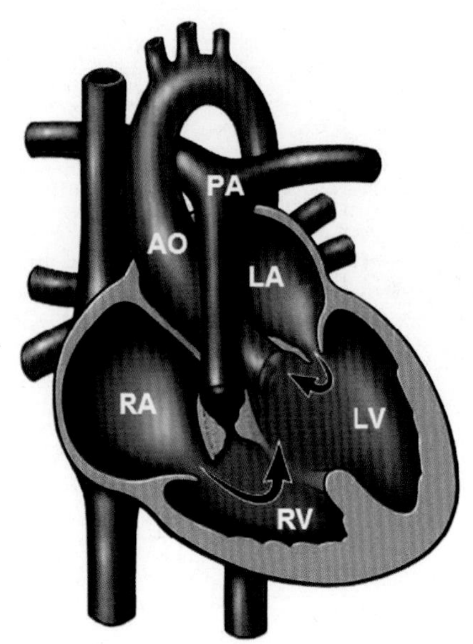

图17-6-1　法洛四联症模式图

LA.左心房；LV.左心室；RA.右心房；RV.右心室；AO.主动脉；PA.肺动脉

前支和后支组成；后下缘为前面所描述的三尖瓣—二尖瓣—主动脉瓣的纤维连续。可伴有其他部位的室间隔缺损，如为偏流入道的室间隔缺损，偶尔可伴有三尖瓣的骑跨，三尖瓣的腱索通过室间隔缺损，附着于左心室。

另外一种较常见的室间隔缺损为双动脉瓣（干下）下室间隔缺损，此类缺损漏斗间隔发育不良甚至完全缺失，缺损前上缘为肺动脉瓣，后上缘为主动脉瓣，所以称为双动脉瓣下缺损，约占10%，东方人群发生率更高。

3.主动脉骑跨　主动脉骑跨的重要性，甚至连主动脉骑跨存在的真实性多年来一直受到质疑。在正常心脏，主动脉瓣实际上位于室间隔上，处于骑跨位置，只要主动脉下存在室间隔缺损，主动脉骑跨即可出现。法洛四联症时，室间隔错位及主动脉扩张更加重了主动脉骑跨的印象，所以有学者认为这并非真正的异常。但实际上有证据表明，法洛四联症时，主动脉根部的确发生了顺时针扭转（从足至头观察），右冠窦（与正常心脏比较）更向前、向左。

法洛四联症的主动脉骑跨程度为15%～90%。对骑跨程度的准确判断是比较困难的，应用不同的影像学方法，判定的程度有所不同，在某种程度上也受主观因素的影响。

4.冠状动脉畸形　法洛四联症合并冠状动脉变异畸形并非少见。从外科角度观察，最有意义的为异常冠状动脉横跨右心室流出道，常见有以下几种畸形。

（1）起源于右冠状动脉的前降支，横跨右心室漏斗部。

（2）单支右冠状动脉或左冠状动脉畸形时，存在一主要分支向前跨越右心室流出道。

（3）右冠状动脉分出较大的圆锥支，穿过肺动脉瓣下的右心室漏斗部。

因为法洛四联症根治手术常需要切开并加宽右心室流出道，如果存在冠状动脉横穿右心室漏斗部的畸形变异，就要改变手术方式。另外，由于各种原因（冠状动脉埋于心肌内、二次开胸瘢痕和粘连的遮挡等）术中未能及时发现异常走行的前降支，而造成损伤，会造成严重后果。法洛四联症的冠状动脉走行及分布见图17-6-2。

5.主动脉与肺动脉侧支循环　尽管不如肺动脉闭锁时常见，但在重症法洛四联症（肺动脉严重狭窄）也可出现，以支气管动脉供应肺血管床比较常见，主要供应真正肺动脉供应不到的区域。

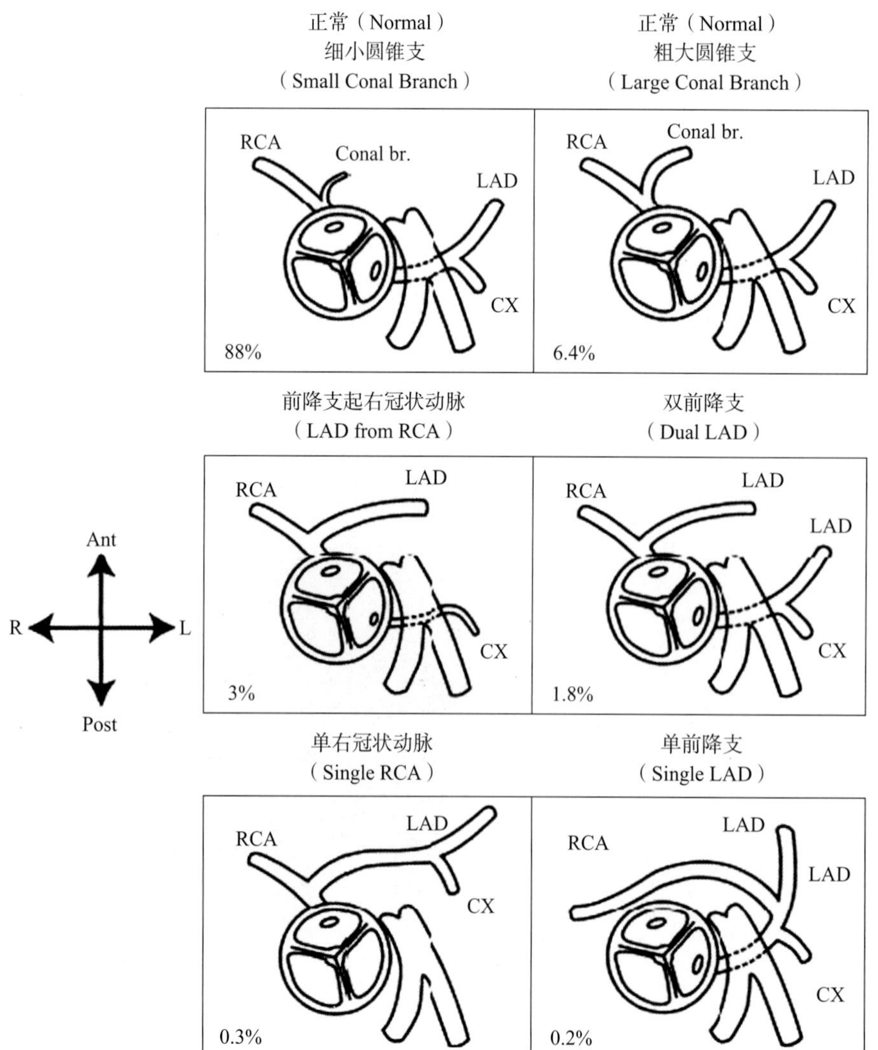

图17-6-2　法洛四联症冠状动脉解剖类型示意图

Conal br.圆锥支；CX.回旋支；LAD.前降支；RCA.右冠状动脉

6.其他合并畸形　可合并先天性肺动脉瓣缺如或一侧肺动脉缺如（通常为左肺动脉）。

（三）病理生理

病理生理改变主要取决于肺动脉狭窄的程度。肺动脉狭窄时，血流进入肺循环受阻，进入肺循环进行气体交换的血流量减少，狭窄越重，缺氧越严重；同时引起右心室代偿性肥厚，右心室压力增高。肺动脉狭窄严重者右心室压力与左心室压力相仿，血流通过室间隔缺损出现右向左分流，右心室血液大部分进入主动脉，出现发绀，肺循环进行交换的血流量越少，发绀越严重。若肺动脉瓣闭锁，则右心室全部血液均进入主动脉，肺的血供依靠动脉导管或侧支供应。

红细胞及血红蛋白代偿性增多，血液黏稠度增加。由于运动、哭闹等因素可促使右心室流出道痉挛，出现缺氧发作，表现为发绀加重、惊厥、昏迷，严重者可导致死亡。

（四）超声心动图检查

1.常用切面　左胸骨旁左心室长轴切面、心底大血管短轴切面、右心室流出道长轴切面，心尖四腔心及五腔心切面；剑突下大血管短轴切面、右心室流出道长轴切面；胸骨上窝长、短轴切面。必要时采用右胸骨旁切面观察肺动脉（尤其是右肺动脉）及肺动脉与降主动脉侧支循环情况。

2.超声心动图表现

（1）M型超声心动图：右心室前壁增厚，右心室流出道狭窄，主动脉增宽前移；右心室增大，左心室缩小。

（2）二维超声心动图：①左心室长轴切面显示：主动脉增宽前移，前壁与室间隔连续性中断，主动脉骑跨于室间隔上（心尖五腔心切面也可显示骑跨）；主动脉瓣与二尖瓣存在纤维连续（右心室双出口时纤维连续多消失）（图17-6-3）。②多切面显示室间隔缺损为较大的非限制性缺损，多为膜周型，其次为双动脉瓣下室间隔缺损，其他部位的缺损少见。③右心室扩大，右心室壁肥厚，左心室腔相对缩小。④多切面显示右心室流出道及肺动脉瓣的狭窄，也可合并主肺动脉及左、右肺动脉狭窄。右心室流出道可局限性狭窄，形成第三心室（与肺动脉瓣），也可呈广泛的管状狭窄（图17-6-4，图17-6-5）。

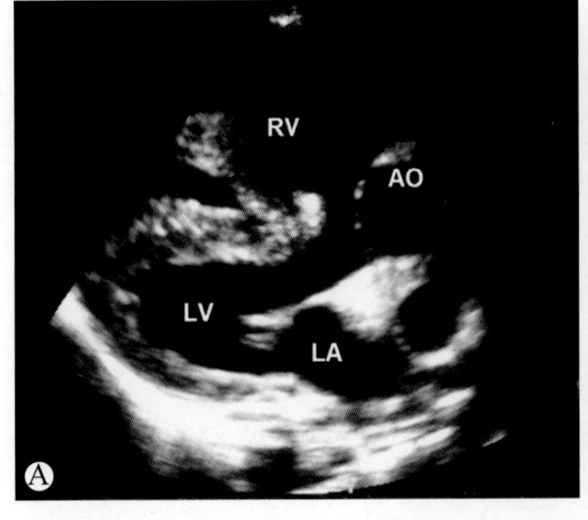

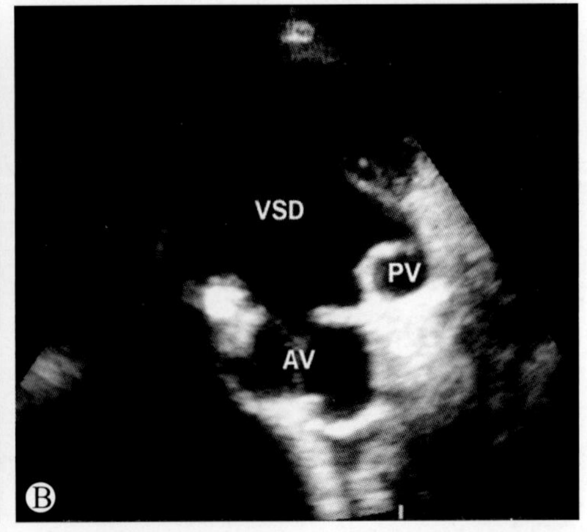

图17-6-3　法洛四联症声像图（一）

A.左心室长轴切面显示主动脉增宽，骑跨于室间隔之上；B.大动脉短轴切面显示室间隔缺损从膜周延伸至肺动脉瓣下，整个漏斗部缺失。AO.主动脉；RV.右心室；LV.左心室；LA.左心房；PV.肺动脉瓣；AV.主动脉瓣；VSD.室间隔缺损

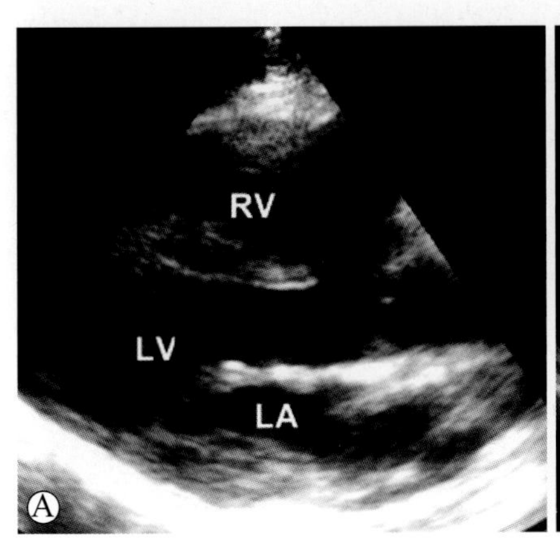

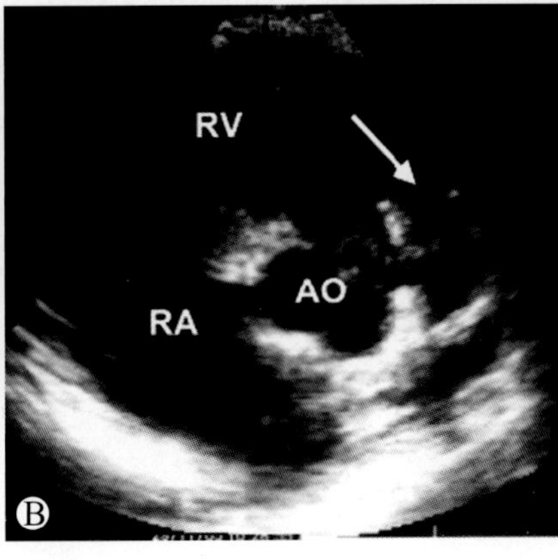

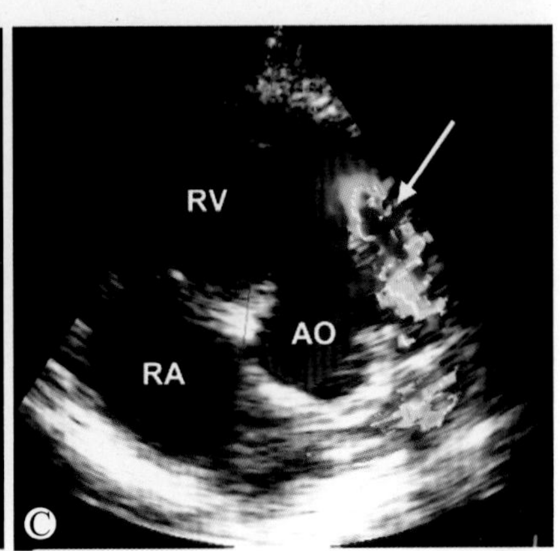

图17-6-4　法洛四联症声像图（二）

A.左心室长轴切面显示主动脉下室间隔缺损，主动脉骑跨于室间隔上；B.大动脉短轴切面显示右心室漏斗部及肺动脉瓣狭窄；C.彩色多普勒显示狭窄处高速五彩血流。LV.左心室；LA.左心房；RV.右心室；RA.右心房；AO.主动脉

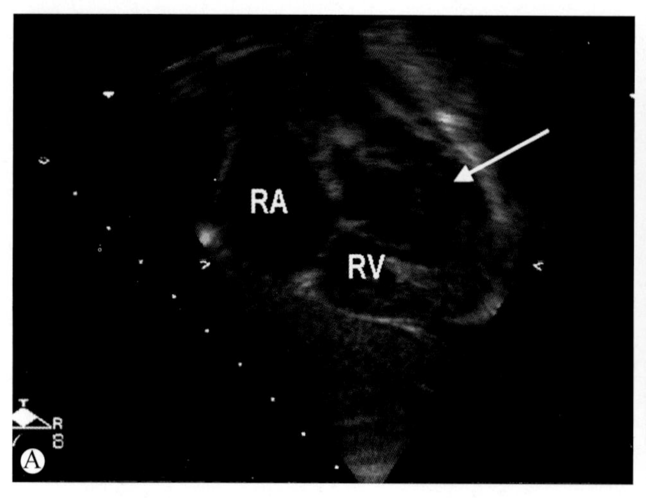

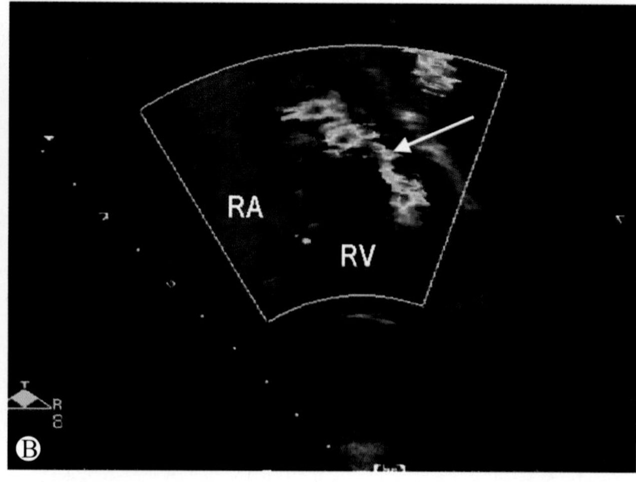

图17-6-5　法洛四联症剑突下声像图

A.剑突下大动脉短轴切面显示右心室漏斗部明显狭窄；B.彩色多普勒显示狭窄处高速五彩血流。RA.右心房；RV.右心室

⑤合并畸形：常合并冠状动脉畸形，较少合并动脉导管未闭，主动脉与肺动脉的侧支循环较少见。

注：评价右心室流出道以剑突下切面最为适宜，可充分显示右心室腔及右心室流出道。由于该畸形常合并冠状动脉异常，影响手术方案的制订，应注意观察（图17-6-6）。

（3）多普勒超声心动图：彩色多普勒可显示心室水平的血流分流状况；根据梗阻部位的不同，彩色多普勒可显示右心室流出道、主肺动脉或左右肺动脉内五彩镶嵌的高速血流。

连续多普勒可显示狭窄处高速湍流频谱，根据血流速度评价狭窄程度。

（4）经食管超声心动图：对于经胸超声心动图显示欠清晰的成人患者，可选用经食管超声心动图，对显示室间隔缺损、主动脉骑跨及右心室流出道狭窄可提供重要诊断信息。

（五）MDCT及MRI检查

MDCT与高场MRI检查技术以其更快的扫描速度、更高的图像分辨率、血管成像技术（CTA、MRA）及三维成像技术已广泛应用于心血管畸形的诊断，两者均可清晰显示右心室漏斗部、主肺动脉及其肺动脉分支的狭窄程度、长度，是否合并分支的发育不良，尤为重要的是可清楚显示是否合并冠状动脉畸形。

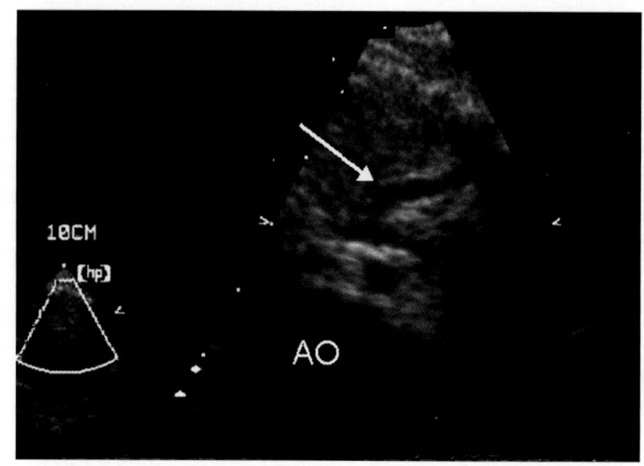

图17-6-6　法洛四联症合并冠状动脉畸形声像图

胸骨旁短轴切面显示一支粗大冠状动脉分支横跨右心室流出道。AO.主动脉

（六）鉴别诊断

右心室双出口（合并肺动脉狭窄）：经典右心室双出口为双动脉下圆锥，主动脉瓣与二尖瓣前叶之间无纤维连续，主动脉骑跨≥50%（国际标准，国内多以75%为界），而法洛四联症主动脉下无肌性圆锥，二尖瓣前叶与主动脉瓣的纤维连续存在；右心室双出口时，两条大动脉多呈平行关系，而法洛四联症大动脉关系多正常。

二、先天性肺动脉瓣缺如

（一）概述

先天性肺动脉瓣缺如（congenital absence of the pulmonary valve）是指肺动脉瓣环处完全缺乏肺动脉瓣组织或仅有不规则嵴状的原始肺动脉瓣组织的一种先天性心血管畸形。大多数伴有室间隔缺损、肺动脉瓣环狭窄、肺动脉显著扩张，这些病理改变结合在一起，常被称为法洛四联症伴肺动脉瓣缺如，该畸形是一种相对罕见的心血管畸形，占法洛四联症的3%左右。

本病患者存活超过婴儿期的并非少见，但许多患儿因严重的呼吸窘迫综合征及难治的顽固性心力衰竭而早期死亡。

（二）病理解剖

多数情况下，肺动脉瓣环处缺乏成熟的肺动脉瓣组织，而仅有不规则、轻微嵴状凸起的原始瓣膜组织附着于瓣环处，造成肺动脉瓣明显反流。有些尽管肺动脉瓣组织已成熟，但瓣膜形态发育不完善或存在缺陷，这些患者预后相对较好。右心室明显扩大，右心室漏斗部狭长，扭曲；主肺动脉及其左右分支瘤样扩张。

存在室间隔缺损和漏斗部狭窄的病例，其病理改变与法洛四联症相同，室间隔缺损较大，位于主动脉下；主动脉增宽，骑跨于室间隔缺损之上，常伴有右位主动脉弓。

Rabinovich等研究发现，本病患者肺动脉远端的分叉方式显著异常，正常单一段的肺动脉分支被明显增多的丛藤样血管丛所取代，后者缠绕、压迫从肺门至外围肺野的肺内小支气管（图17-6-7）。

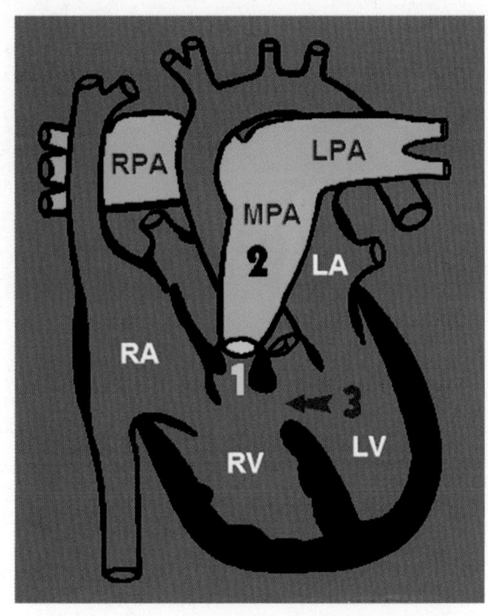

图17-6-7　先天性肺动脉瓣缺如示意图

1.肺动脉瓣环狭窄；2.显著扩张的主肺动脉及其左右分支；3.室间隔缺损。LA.左心房；LV.左心室；RA.右心房；RV.右心室；RPA.右肺动脉；LPA.左肺动脉；MPA.主肺动脉

（三）病理生理

胎儿期：由于存在并行循环及肺组织没有呼吸功能，对胎儿多无明显影响，如肺动脉瓣反流严重，胎儿可出现右心衰竭及胎儿水肿，甚至死亡。

出生后：病理生理与法洛四联症相似，但肺动脉口狭窄程度较轻，右向左分流较少，临床上发绀不明显。由于气管和主支气管受瘤样扩张肺动脉及其左右分支的压迫，肺内支气管受肺动脉异常丛藤样分支的缠绕、压迫，常在出生后即出现严重的呼吸窘迫症状，预后不良。同时，由于存在严重的肺动脉瓣反流及肺动脉瓣环狭窄，可导致严重的右心衰竭。

随着年龄的增长，患儿的气管与支气管逐渐发育成熟，抗压能力增强，呼吸窘迫症状逐渐改善。

（四）超声心动图检查

1.常用切面　左胸骨旁左心室长轴切面、心底大血管短轴切面、右心室流出道长轴切面，心尖四腔心及五腔心切面，剑突下大血管短轴切面、右心室流出道长轴切面及胸骨上窝长短轴切面，必要时采用右胸骨旁切面观察肺动脉（尤其是右肺动脉）及降主动脉侧支循环情况。

2.超声心动图表现

（1）M型超声心动图：表现基本同法洛四联症，右心扩大，右心室流出道狭窄，但左心室缩小不明显。

（2）二维超声心动图：对本病有重要诊断价值，与法洛四联症的超声特征相似。①对位不良性室间隔缺损，主动脉增宽骑跨，右心室扩大，右心室流出道多狭窄（但也有不狭窄，甚至扩张者）。②大动脉短轴切面或右心室流出道长轴切面显示肺动脉瓣缺如或仅有残存的肺动脉瓣组织。③主肺动脉及其左右分支呈显著瘤样扩张。④左心室缩小不明显（图17-6-8）。

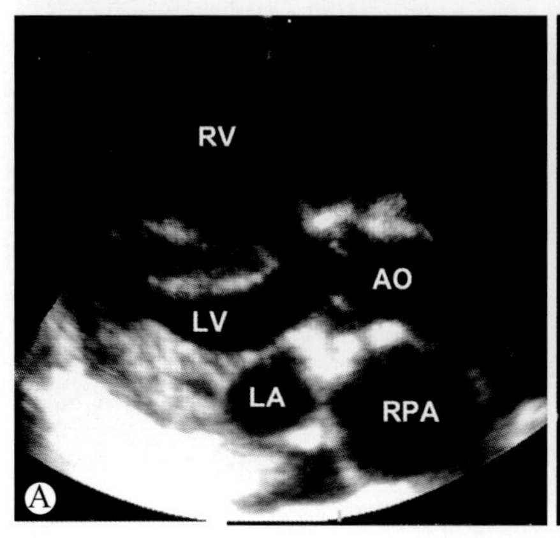

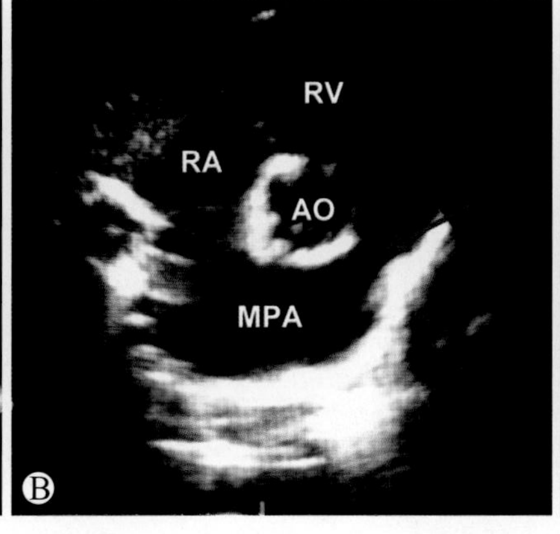

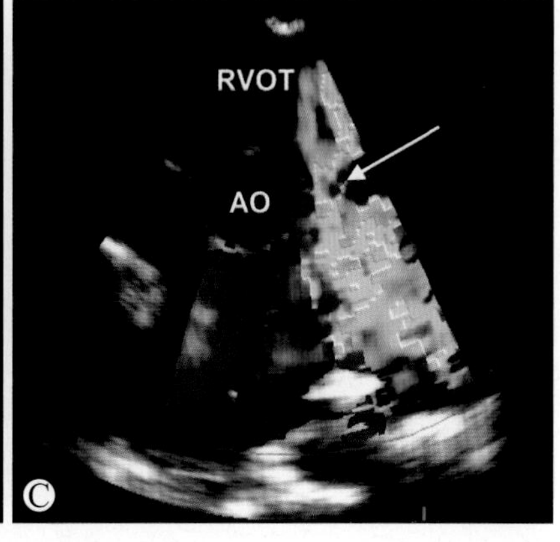

图17-6-8　肺动脉瓣缺如声像图（一）

A.左心室长轴切面显示室间隔缺损、主动脉轻度骑跨、右心室明显扩大及显著扩张的右肺动脉；B.大动脉短轴切面，主肺动脉及其分支呈瘤样扩张，肺动脉瓣环狭窄，未见明显的肺动脉瓣组织（箭头）；C.大动脉短轴切面彩色多普勒显示肺动脉瓣环狭窄处高速五彩血流束。LA.左心房；LV.左心室；RA.右心房；RV.右心室；AO.主动脉；RPA.右肺动脉；MPA.主肺动脉；RVOT.右心室流出道

（3）多普勒超声心动图：①彩色多普勒超声，可显示肺动脉瓣环处因狭窄产生的高速蓝色五彩血流，以及肺动脉瓣因关闭不全产生的红色五彩反流信号。②连续多普勒超声心动图，显示肺动脉瓣环狭窄处收缩期正向高速填充样血流频谱，以及舒张期反流频谱（图17-6-9）。

（4）经食管超声心动图：对于经胸超声心动图显示欠清晰者，可选用经食管超声心动图，能清晰显示室间隔缺损、主动脉骑跨及扩张的主肺动脉及其分支（图17-6-10，图17-6-11）。

（5）胎儿超声心动图：由于本病在胎儿时期有非常独特的超声特征，因此胎儿超声心动图可做出明确诊断（易将瘤样扩张的肺动脉误诊为胸腔肿瘤，图17-6-12）。

（五）MDCT及MRI检查

MDCT与高场MRI检查技术可清晰显示右心室漏斗

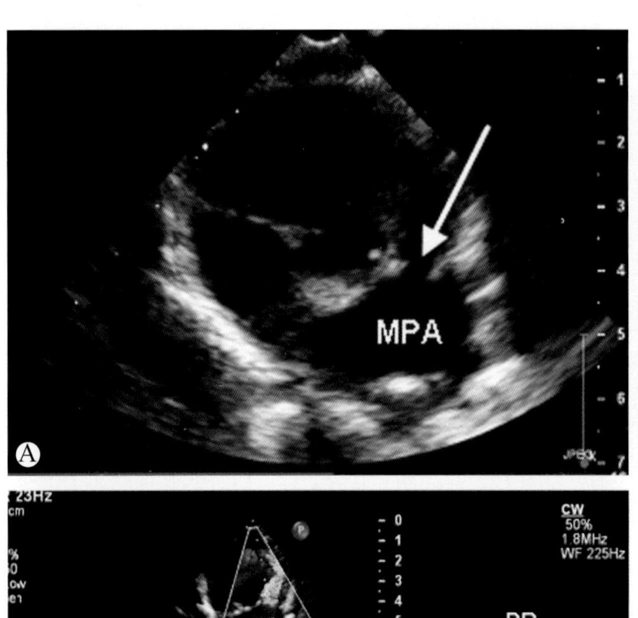

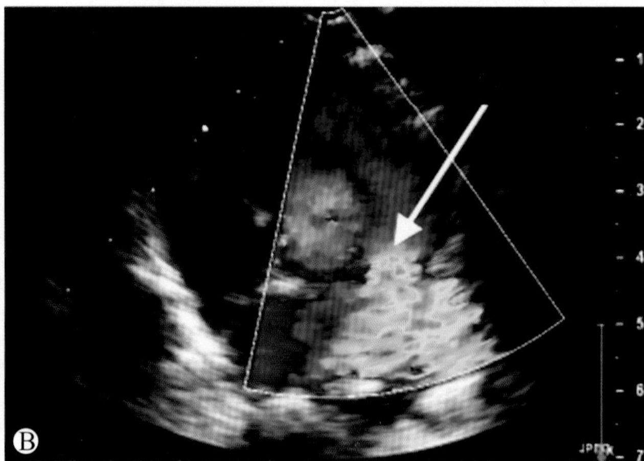

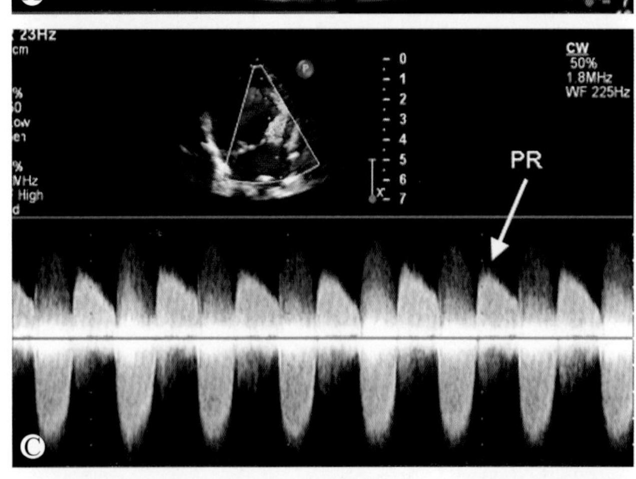

图17-6-9　肺动脉瓣缺如声像图（二）

A.剑突下大动脉短轴肺动脉瓣处仅存原始的瓣膜组织、瓣环狭窄（箭头），肺动脉及其分支呈瘤样扩张；B.彩色多普勒显示瓣环狭窄处高速蓝五彩血流；C.连续多普勒显示肺动脉瓣环狭窄处高速血流频谱及肺动脉瓣反流频谱。MPA.主肺动脉；PR.肺动脉反流

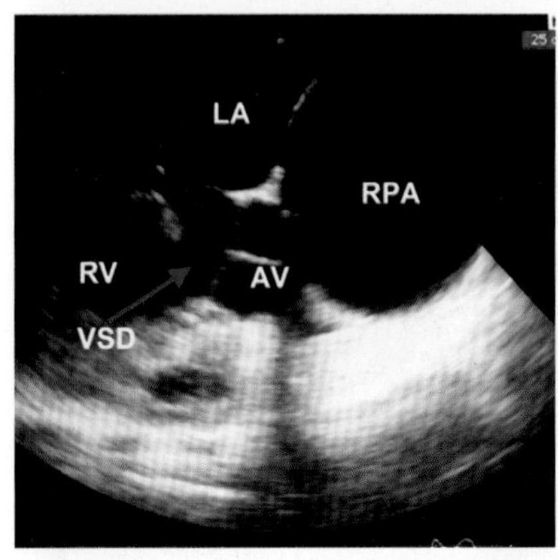

图17-6-10　肺动脉瓣缺如——经食管超声声像图（一）

主动脉长轴切面，二维超声显示主动脉骑跨于室间隔缺损之上，右肺动脉显著扩张。LA.左心房；RV.右心室；AV.主动脉瓣；VSD.室间隔缺损；RPA.右肺动脉

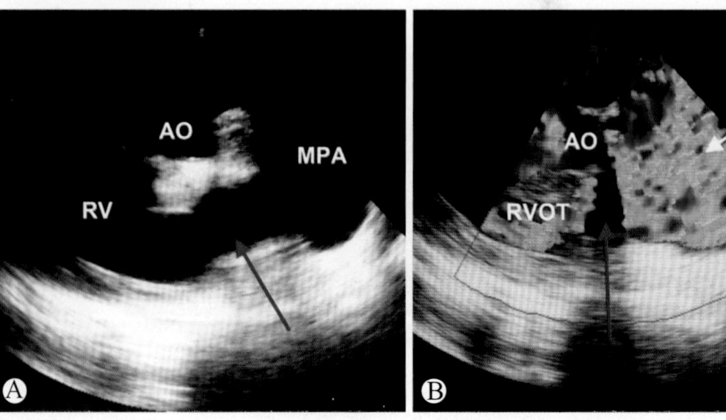

图17-6-11　肺动脉瓣缺如——经食管超声声像图（二）

A.显示肺动脉瓣环狭窄，无肺动脉瓣回声，肺动脉明显扩张；B.彩色多普勒显示肺动脉瓣环狭窄的高速五彩血流。AO.主动脉；RV.右心室；MPA.主肺动脉；RVOT.右心室流出道

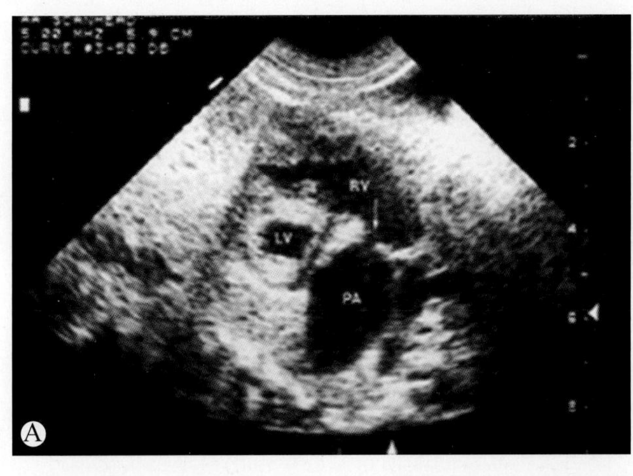

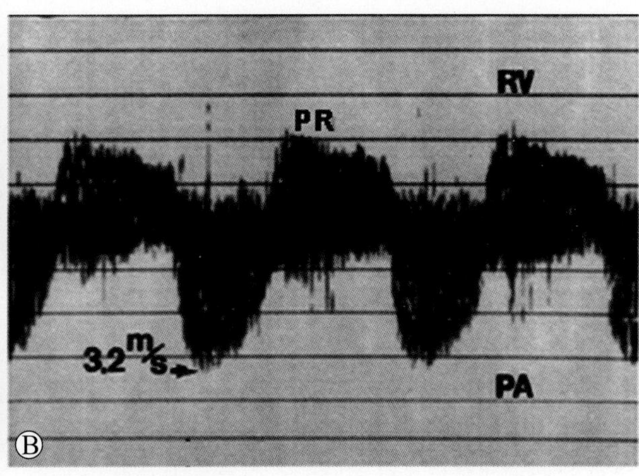

图17-6-12　肺动脉瓣缺如——胎儿超声声像图

A.二维超声显示肺动脉瓣环狭窄，肺动脉及其分支瘤样扩张，右心室明显扩大；B.连续多普勒超声显示狭窄处收缩期高速血流及舒张期反流频谱。RV.右心室；PA.肺动脉；LV.左心室；PR.肺动脉反流

部及肺动脉瓣环狭窄程度，同时显示主肺动脉及其肺动脉分支的扩张程度及累及范围，尤为重要的是可清楚显示气管、支气管及其以下分支的受压程度，对判断本病的预后有重要价值。

三、完全型大动脉转位

（一）概述

关于大动脉转位的概念曾经比较混乱，如将解剖矫正性大动脉异位、右心室双出口、左心室双出口等畸形亦称为大动脉转位或部分型大动脉转位。Van Praaph主张将大动脉转位这一概念回归原始，即两条大动脉均跨越室间隔，发自非对应的心室，主动脉与解剖右心室连接，肺动脉与解剖左心室连接。其他的大动脉异常（如空间位置及走行异常、心室双出口等）均称为大动脉异位。根据大动脉间的空间关系分为D-转位/异位和L-转位/异位。

大动脉转位又可根据血流动力学是否得以矫正分为完全型大动脉转位和矫正型大动脉转位，完全型大动脉转位通常为D-转位，矫正型通常为L-转位。

完全型大动脉转位（D-transposition of the great arteries，D-TGA），是一种心房与心室连接一致，而心室与大动脉连接关系不一致的一种复杂先天性心血管畸形，即主动脉与形态学（解剖）右心室连接，肺动脉与形态学（解剖）左心室连接。完全型大动脉转位在发绀型先天性心脏病中的第二位，居新生儿期发绀型先天性心脏畸形的首位，总体发病率为5%～10%。完全型大动脉转位患儿易早期发生肺动脉高压和心力衰竭，如不及时治疗，病死率极高。

（二）病理解剖及分型

1.病理解剖　过去的理论认为在胚胎发育过程中，主-肺动脉间隔旋转异常，导致主动脉在前，同右心室相连，而肺动脉在后与左心室相连，主动脉位于肺动脉右前方。最近，Van Praaph认为完全型大动脉转位是由于动脉下圆锥肌肉分化比率异常造成的，其在绝大多数情况下主动脉下有发育完善的圆锥，而肺动脉下无圆锥，导致主动脉瓣和二尖瓣失去纤维连接而形成肺动脉瓣与二尖瓣前叶的纤维连接，这种情况下主动脉下圆锥使主动脉前移与右心室相连。在正常情况下（大血管关系），肺动脉下圆锥使肺动脉向前、左移位，而主动脉向右后移位（图17-6-13）。

完全型大动脉转位患者绝大多数为心房正位，心室右襻，房室连接一致。

（1）心房：内部结构通常无明显异常，绝大多数卵圆孔未闭合，仅有5%左右存在真正的继发孔房间隔缺损。

（2）右心室：位置正常，随着时间的推移，逐渐肥厚扩张。患者的室间隔多较平直（缺乏典型S形弯曲），

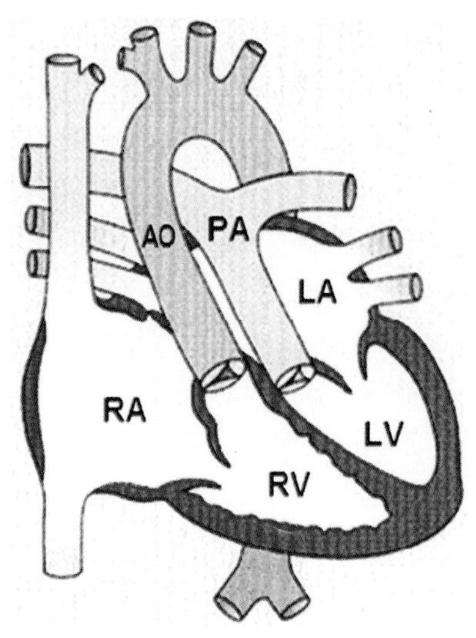

图17-6-13　完全型大动脉转位示意图

AO.主动脉；RV.右心室；RA.右心房；LV.左心室；LA.左心房；PA.肺动脉

左、右心室流出道多彼此平行。室间隔完整时，主动脉下圆锥的存在使主动脉瓣与三尖瓣分开，两者之间无纤维连接。

（3）左心室：在左心室，二尖瓣前叶-肺动脉瓣的纤维连接取代了正常心脏的二尖瓣前叶-主动脉瓣的纤维连接，心室壁厚度及心室腔大小取决于是否存在室间隔缺损、动脉导管未闭，以及左心室流出道有无梗阻等。

（4）大动脉：从外观看，主动脉位置异常是完全型大动脉转位最明显的异常，大多数情况下主动脉位于肺动脉的右前方，但也可位于肺动脉的正前方或左前方，最少见的是主动脉位于肺动脉的右后方（大动脉关系接近正常），被称为后位大动脉转位（P-TGA）。

（5）冠状动脉变异：在完全型大动脉转位非常多见（以路径最短为其走行规律）。移植冠状动脉到新建的主动脉时，避免冠状动脉牵拉、扭曲等引起的狭窄，是大动脉调转术成功的关键因素之一。所以，术前了解冠状动脉起源、走行及分布非常重要。

对完全型大动脉转位冠状动脉解剖变异的分类方法有很多，通常采用Gittenberger-DeGroot等提倡的分类法。冠状动脉绝大多数情况下是发自面对肺动脉的两个瓦氏窦，这两个窦被称为迎面窦（facing sinuses）。在完全型大动脉转位，通常主动脉位于肺动脉的右前方，主动脉的两个迎面窦是处于左前和右后的空间关系，最常见（68%）的冠状动脉走行方式为左主干发自左前的迎面窦，然后发出前降支和回旋支，右冠状动脉发自右后的迎面窦，但有时没有回旋支，而是被多支左冠状动脉分支替代来供应左心室的侧壁和后壁；另一种常见的情况（20%）为回旋支发自右冠状动脉，左前迎面窦只发出前降支；其他冠状动脉走行方式包括单支（左或右）冠状动脉、反位（inverted）冠状动脉、壁内（intramural）冠状动脉，后者是指冠状动脉介于主动脉和肺动脉之间，走行于主动脉外膜下。

（6）其他合并畸形

1）室间隔缺损：是完全型大动脉转位最常见的合并畸形，一般为单个缺损，少数为多个缺损，可出现于室间隔的任何部位，膜周缺损（33%）、肌部缺损（27%）、漏斗部对位不良型缺损（30%）及双动脉下室间隔缺损（圆锥间隔消失）（5%）。

从外科角度看，漏斗部对位不良型缺损有重要意义，如果漏斗间隔前移，导致肺动脉骑跨，随着骑跨程度增加，可呈现一系列的畸形，最终演变成右心室双出口畸形（taussig-bing畸形）。另外，漏斗间隔严重前移可引起主动脉瓣下狭窄，常合并主动脉弓发育不良，甚至中断；漏斗间隔后移，会引起不同程度的左心室流出道梗阻、肺动脉瓣环发育不良甚至肺动脉瓣闭锁。

2）左心室流出道梗阻：大动脉转位时，肺动脉血流可在多个水平发生梗阻。有研究显示，多达25%的完全型大动脉转位患者发生左心室流出道梗阻、室间隔完整的完全型大动脉转位（TGA/IVS）发生率约20%，但其中只有5%有血流动力学意义；伴室间隔缺损的完全型大动脉转位（TGA/VSD）发生率约30%。

在TGA/IVS中，动力性的左心室流出道梗阻较为常见，通常较轻微（无明显病理解剖异常）。由于右心室压力高于左心室，室间隔基底部向左心室流出道凸出，形成左心室流出道动力性梗阻；当肺动脉阻力增加，左心室压升高后，动力性梗阻多自然消失。在一些患儿，可出现器质性梗阻（fixed obstruction），多由纤维嵴或纤维膜引起，从室间隔横跨左心室流出道至二尖瓣前叶，由纤维肌肉组织形成的管状狭窄较为少见。TGA/IVS的肺动脉瓣或瓣环发育不良引起的狭窄非常少见，且通常伴有瓣下狭窄。

与TGA/IVS比较，TGA/VSD患儿的左心室流出道梗阻较为严重和复杂，较常见的包括由纤维膜形成的环状狭窄、纤维肌肉组织形成的管状狭窄、由于漏斗部室间隔向后偏移造成的肌性狭窄。其他原因的梗阻较少见，如二尖瓣前叶异常附着（通过异常纤维组织或腱索）于左心室流出道、二尖瓣异常增大（二尖瓣有附加组织或冗长）、冗长的三尖瓣（通过VSD）凸入左心室流出道和室间隔缺损膜部瘤等。

3）动脉导管未闭：完全型大动脉转位的患儿，多数合并动脉导管未闭，多在出生后1个月左右功能上关闭。

4）房室瓣异常：研究显示，合并室间隔缺损的完全型大动脉转位患儿，30%以上合并三尖瓣异常。三尖瓣腱索异常附着于对位不良型室间隔缺损的嵴顶部；冗长的三尖瓣隔瓣形成膜样瘤（三尖瓣囊袋，pouch），经室间隔缺损凸入左心室流出道，引起左心室流出道梗阻；也可出现三尖瓣环跨越（overriding）和（或）三尖瓣腱索骑跨（straddling）。

有20% TGA/VSD的患儿存在二尖瓣异常，包括前叶裂口，乳头肌或腱索异常，瓣叶上存在多余的带状纤维组织。有重要临床意义的是瓣叶及腱索的骑跨，以及二尖瓣前叶异常附着于左心室流出道而引起梗阻。

5）其他：完全型大动脉转位也可合并主动脉缩窄或主动脉弓离断，但非常少见。

2.分类　根据合并畸形和血流动力学改变将完全型大动脉转位分为四种类型。

（1）室间隔完整型；

（2）合并室间隔缺损型；

（3）合并室间隔缺损及左心室流出道梗阻型；

（4）合并室间隔缺损及肺血管阻塞性病变型。

（三）病理生理改变

胎儿期：胎儿循环平行的特点使胎儿能够耐受许

多复杂的心脏畸形。由于肺泡没有呼吸功能（通过胎盘进行氧气交换），以及卵圆孔和动脉导管开放，且肺动脉、主动脉的血氧饱和度差别不大（主动脉为65%，肺动脉为55%），大动脉转位时（主动脉为55%，肺动脉为65%），轻度血氧饱和度的变化对胎儿无明显影响。

出生后：由于体循环、肺循环形成独立的两个循环，如果该病患儿两个循环之间没有交通就不能生存，血流动力学异常主要取决于交通口的数目和大小；如果交通良好，体循环、肺循环的血流量均增加。由于肺阻力下降和分流的增加，肺循环血流量显著高于正常，易早期出现肺动脉高压和心力衰竭。如果交通不足，可产生严重缺氧、发绀和代谢性酸中毒，甚至死亡。

（四）超声心动图检查

1.常用切面　胸骨旁左心室长轴切面、大血管短轴切面、心尖四腔心及五腔心切面、剑突下大血管短轴及右心室流出道长轴切面等。

2.超声心动图表现

（1）M型超声心动图：可显示大动脉关系异常；心室波群显示全心扩大。

（2）二维超声心动图：①四腔心切面显示心房正位，心室右襻，房室连接一致；②大动脉短轴切面示两大动脉正常包绕关系消失，而是呈平行关系，主动脉多位于肺动脉的右前方，少数位于正前方，甚至左前（图17-6-14）；③胸骨旁左心室长轴切面、心尖五腔心切面及剑突下五腔心切面可见主动脉发自右心室，肺动脉发自左心室；常合并左心室流出道狭窄，合并肺动脉瓣和（或）主肺动脉狭窄者较少（图17-6-15，图17-6-16）；④左心室流出道狭窄性质可为膜性，纤维组织或肌性；⑤房间隔、室间隔可完整或合并缺损（或卵圆孔未闭）；⑥大动脉短轴及胸骨上窝切面常可清晰地显示未闭的动脉导管（图17-6-17）；⑦多切面观察可显示冠状动脉解剖及其变异。

（3）多普勒超声心动图：彩色多普勒可显示合并室间隔缺损时的血流分流方向；合并肺动脉瓣下、肺动脉瓣或主肺动脉狭窄时，可显示高速五彩镶嵌血流信号；合并动脉导管未闭时，可显示自主动脉到肺动脉的红色血流交通。

连续多普勒可根据血流速度评价动脉狭窄程度，同时可根据动脉导管的分流速度评估肺动脉的压力。

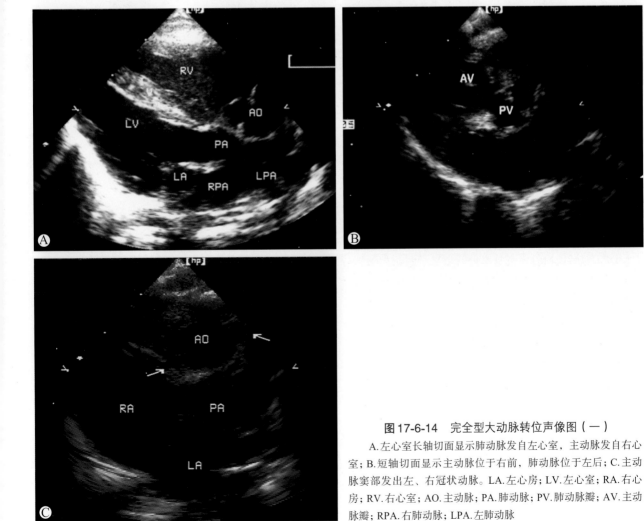

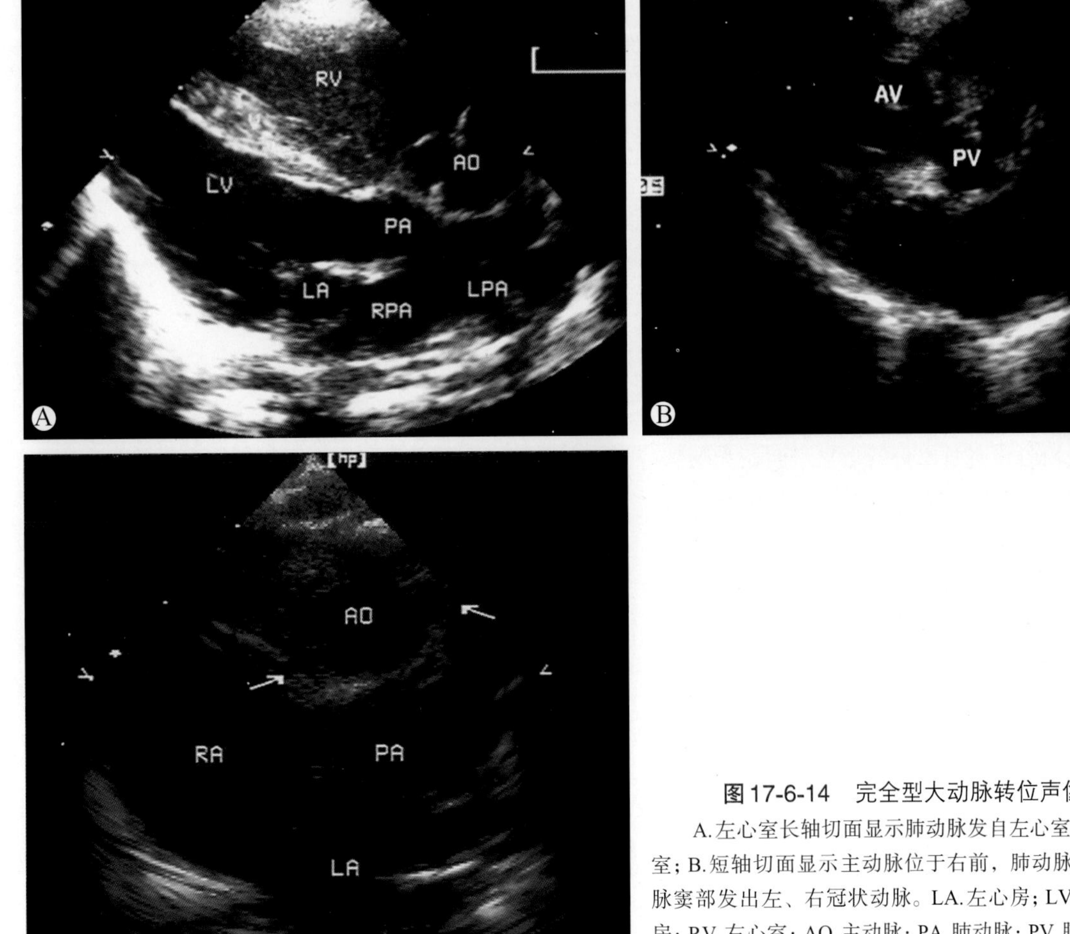

图17-6-14　完全型大动脉转位声像图（一）

A.左心室长轴切面显示肺动脉发自左心室，主动脉发自右心室；B.短轴切面显示主动脉位于右前，肺动脉位于左后；C.主动脉窦部发出左、右冠状动脉。LA.左心房；LV.左心室；RA.右心房；RV.右心室；AO.主动脉；PA.肺动脉；PV.肺动脉瓣；AV.主动脉瓣；RPA.右肺动脉；LPA.左肺动脉

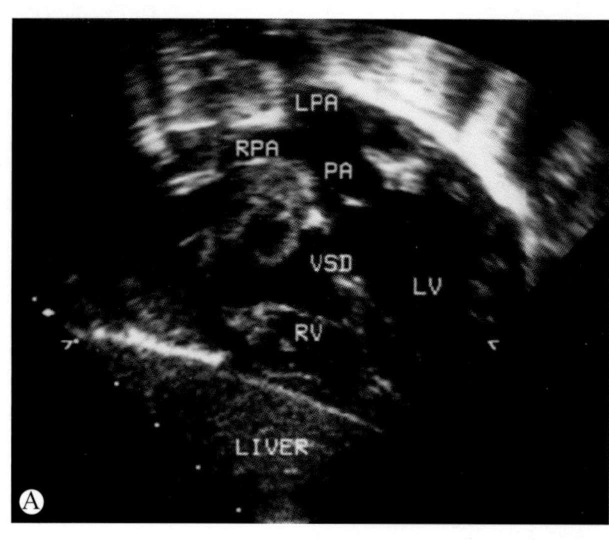

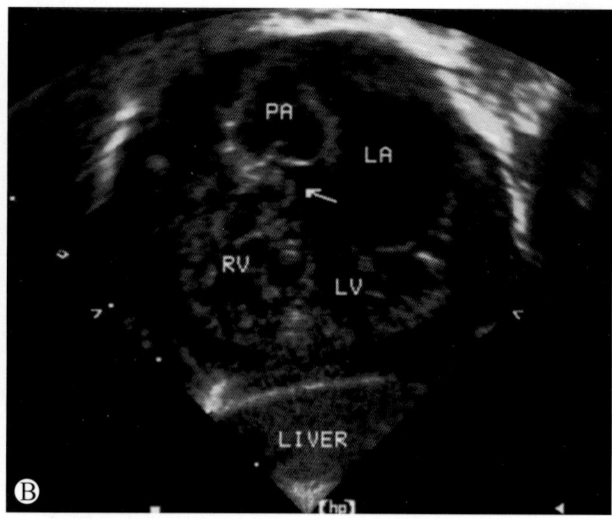

图17-6-15 完全型大动脉转位声像图（二）

A.剑突下五腔心切面，显示肺动脉与左心室连接，室间隔缺损位于肺动脉瓣下；B.收缩期三尖瓣经室间隔缺损凸入左心室流出道，引起狭窄。LV.左心室；LA.左心房；RV.右心室；LIVER.肝；VSD.室间隔缺损；RPA.右肺动脉；LPA.左肺动脉

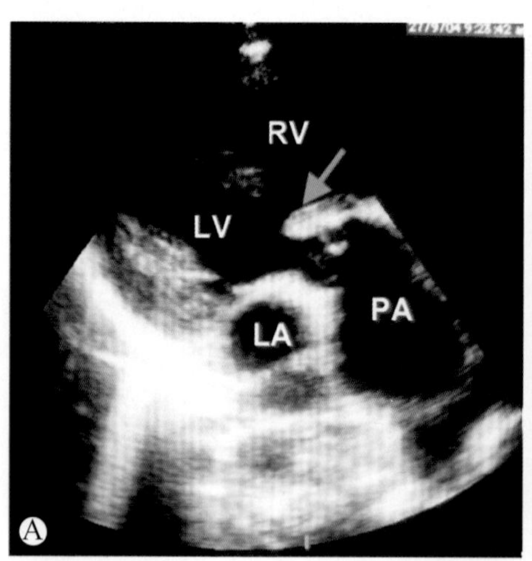

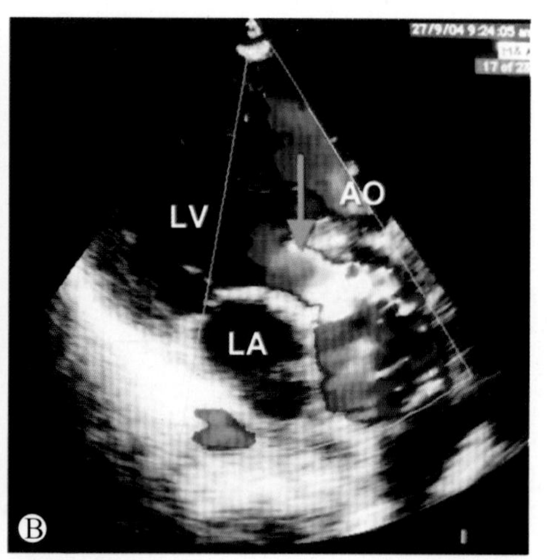

图17-6-16 完全型大动脉转位声像图（三）

A.二维超声显示漏斗间隔向左心室流出道凸出；B.彩色多普勒显示流出道狭窄处血流速度增快。LV.左心室；LA.左心房；RV.右心室；AO.主动脉；PA.肺动脉

（五）MDCT及MRI检查

MDCT与高场MRI检查技术可清晰显示两条大动脉之间及大动脉与心室之间的关系，重要的是可清楚显示冠状动脉起源、走行及其是否合并畸形。

附：后位完全型大动脉转位

（一）概述

在完全型大动脉转位时，主动脉通常位于肺动脉的前方，Van Praagh根据两大动脉的关系将其分为D-转位和L-转位。1971年Van Praagh报道了一种特殊类型的大动脉转位：大动脉关系为主动脉位于右后，肺动脉位于左前（近似正常位），主动脉下无圆锥，主动脉瓣与二尖瓣前叶有纤维连续。1976年Anderson也报道了数例类似病例，并将这一特殊类型的大动脉转位称为后位大动脉转位（posterior-TGA）。

（二）病理生理及病理解剖

病理生理与通常的完全型大动脉转位没有区别。通常为心房正位，心室右襻，房室连接一致。最突出的病理特征为主动脉位于肺动脉右后方，与右心室连接；肺动脉位于左前方，与左心室连接。通常主动脉下无肌性圆锥，主动脉瓣通过室间隔缺损与二尖瓣有纤维连续；肺动脉瓣下有发育完善的圆锥，肺动脉瓣与房室瓣无纤维连续。但也有双动脉下圆锥和单纯主动脉下圆锥的病例报道（图17-6-18）。

（三）超声心动图检查

1. 常用切面　胸骨旁左心室长轴切面、大血管短轴切面、心尖五腔心切面、剑突下大血管短轴及剑突下五腔心和右心室流出道长轴切面等。

2. 超声心动图表现

（1）二维超声心动图：①四腔心切面显示心房正位，

心室右襻，房室连接一致；②大动脉短轴切面示两大动脉近似正常的半包绕关系，主动脉位于肺动脉的右后方，主动脉、肺动脉之间存在半包绕关系（图 17-6-19，图 17-6-20）；③胸骨旁左心室长轴切面、心尖五腔心切面及剑突下五腔心切面可见主动脉发自右心室，肺动脉发自左心室；伴有膜周部室间隔缺损，主动脉可骑跨于室间隔上（图 17-6-20，图 17-6-21）；④二尖瓣前叶通过室间隔缺损与主动脉瓣有纤维连续；⑤可合并左心室流出道狭窄或肺动脉瓣狭窄，主肺动脉狭窄者较少。

（2）多普勒超声心动图：彩色多普勒可以显示室间隔缺损的分流及狭窄的五彩血流，频谱多普勒可以显示狭窄程度（图 17-6-22）。

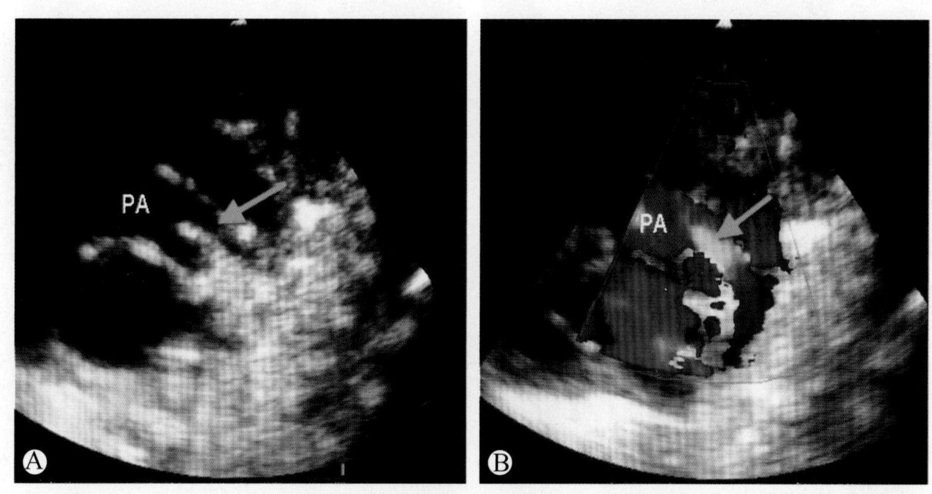

图 17-6-17　完全型大动脉转位合并动脉导管未闭声像图

A. 主动脉弓长轴切面显示动脉导管开放；B. 彩色多普勒显示主动脉与肺动脉的交通。PA. 肺动脉

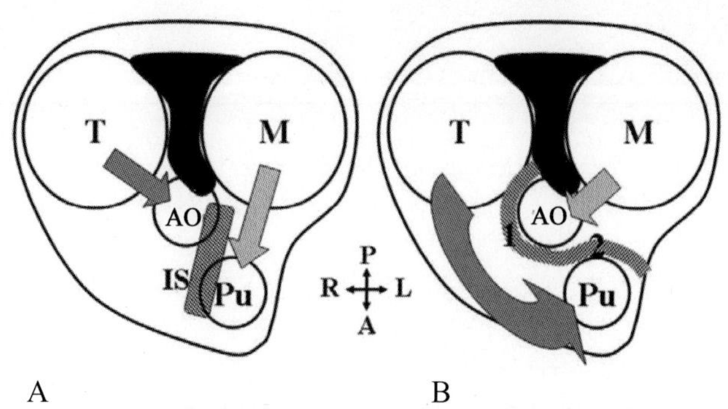

图 17-6-18　后位完全型大动脉转位示意图（A）；正常心室大动脉连接示意图（B）

T. 三尖瓣；M. 二尖瓣；AO. 主动脉；Pu. 肺动脉；IS. 漏斗间隔；R. 右；P. 后；L. 左；A. 前

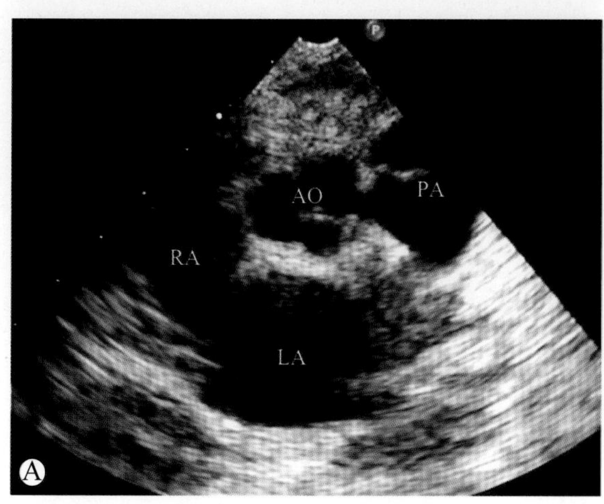

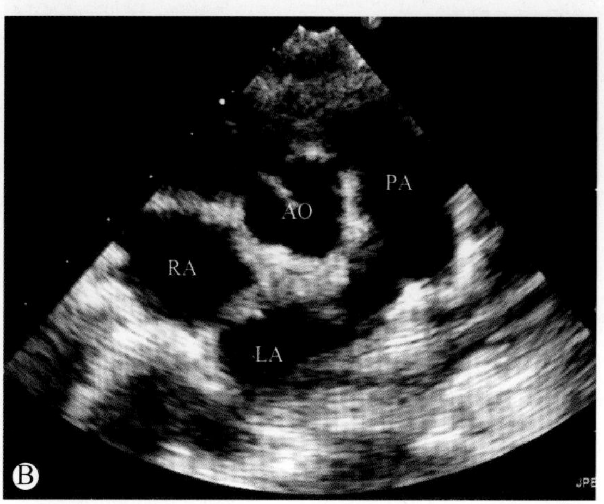

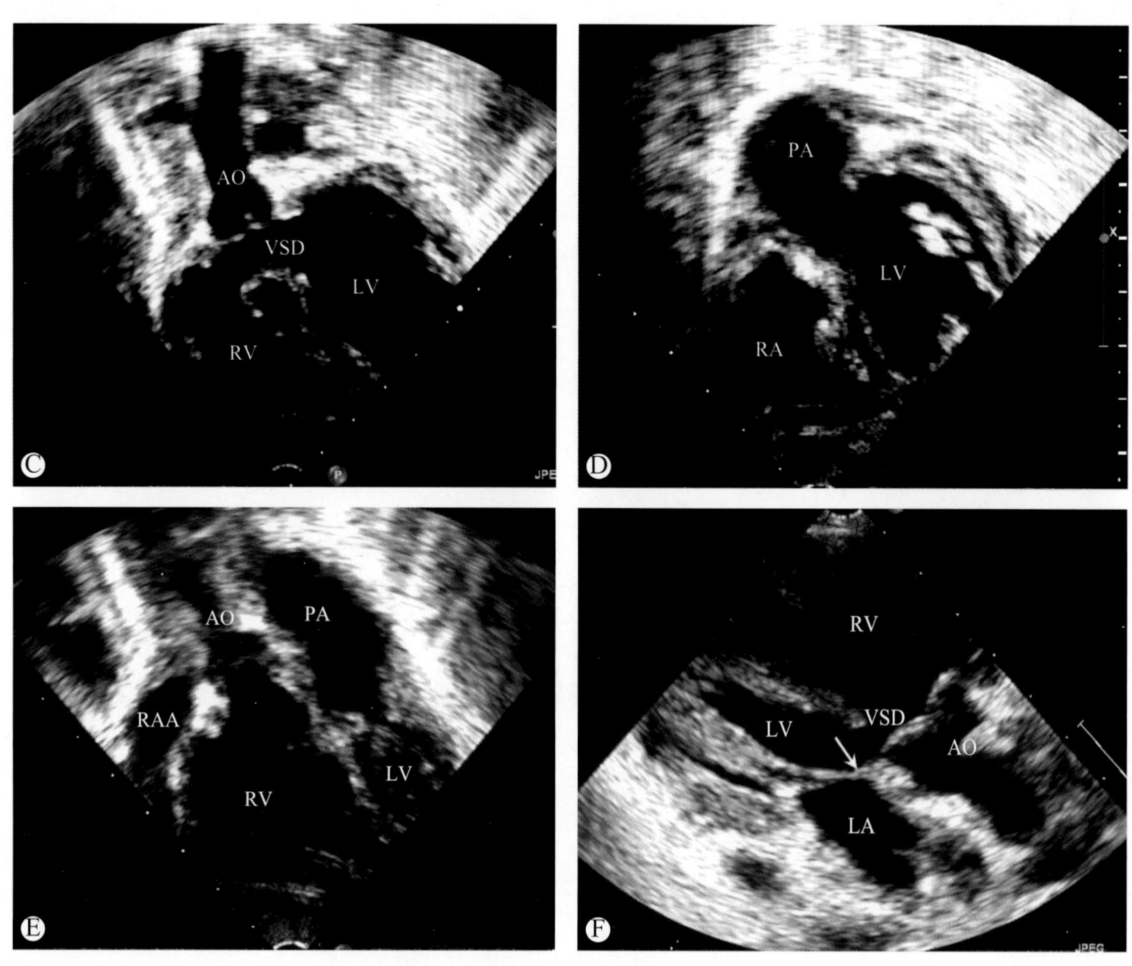

图17-6-19　后位大动脉转位声像图（2岁，男孩）

A.大动脉短轴示肺动脉关系正常（肺动脉左前，主动脉右后）；B.调整大动脉短轴切面显示肺动脉半绕主动脉；C.剑突下右心室流出道长轴切面，显示右心室发出主动脉；D.左心室流出道长轴切面显示左心室发出肺动脉；E.剑突下双流出动脉切面示左心室与肺动脉连接，右心室与主动脉连接；F.左心室长轴切面示二尖瓣前叶通过室间隔缺损与主动脉瓣存在纤维连接（箭头）。AO.主动脉；LV.左心室；LA.左心房；RV.右心室；RA.右心房；VSD.室间隔缺损；PA.肺动脉；RAA.右心耳

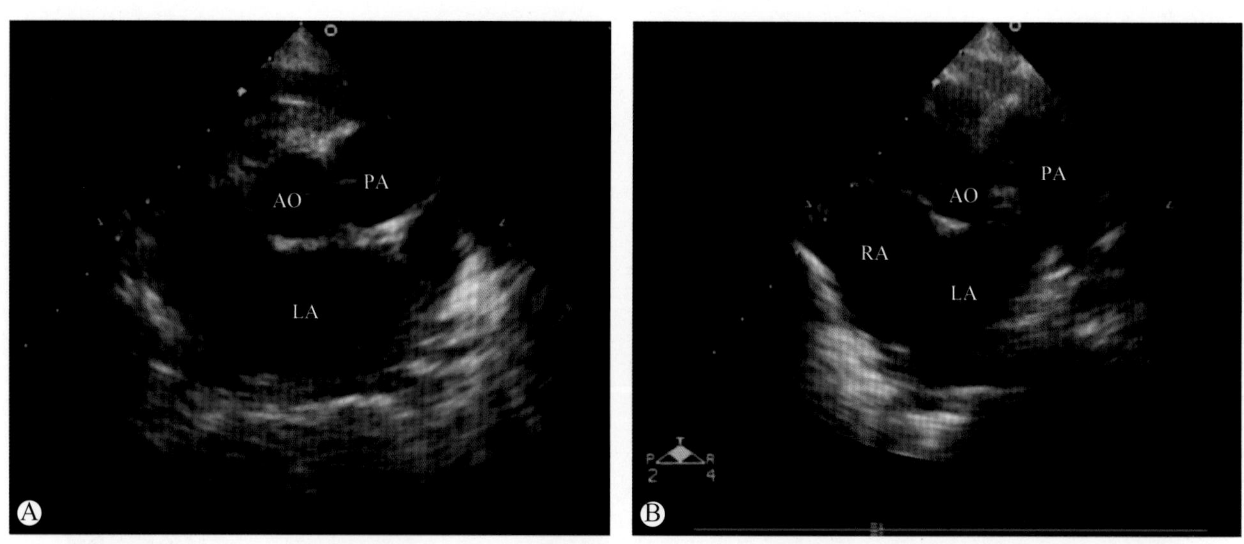

图17-6-20　后位大动脉转位大动脉短轴切面

A.主动脉位于左后、肺动脉位于左前；B.主动脉、肺动脉存在半包绕关系。AO.主动脉；PA.肺动脉；LA.左心房；RA.右心房

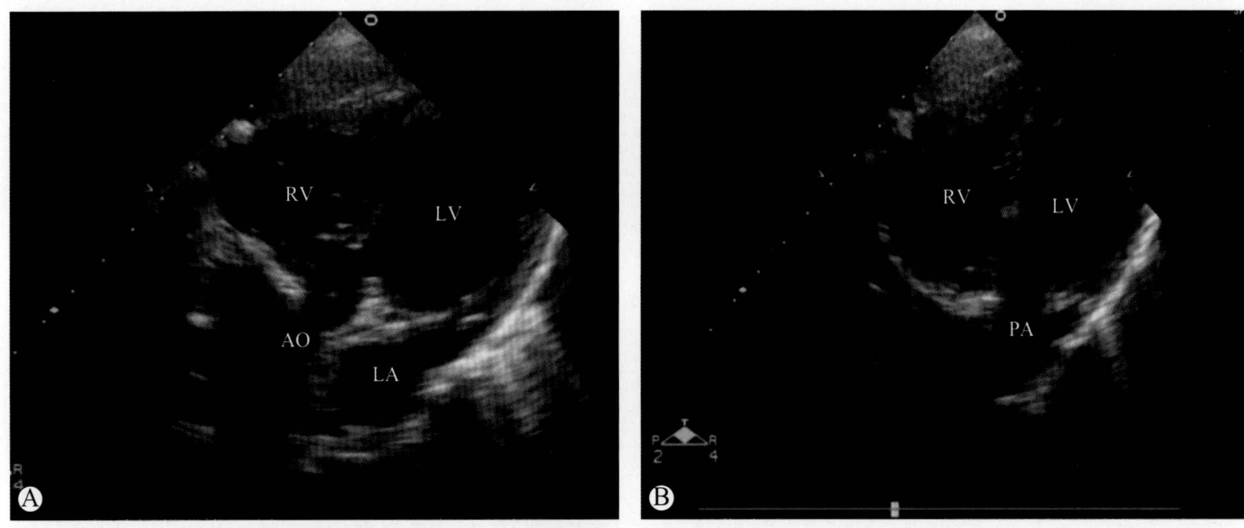

图17-6-21 后位大动脉转位大动脉剑突下五腔心切面二维声像图
A.右心室与肺动脉连接；B.左心室与肺动脉连接。LA.左心房；LV.左心室；RV.右心室；PA.肺动脉；AO.主动脉

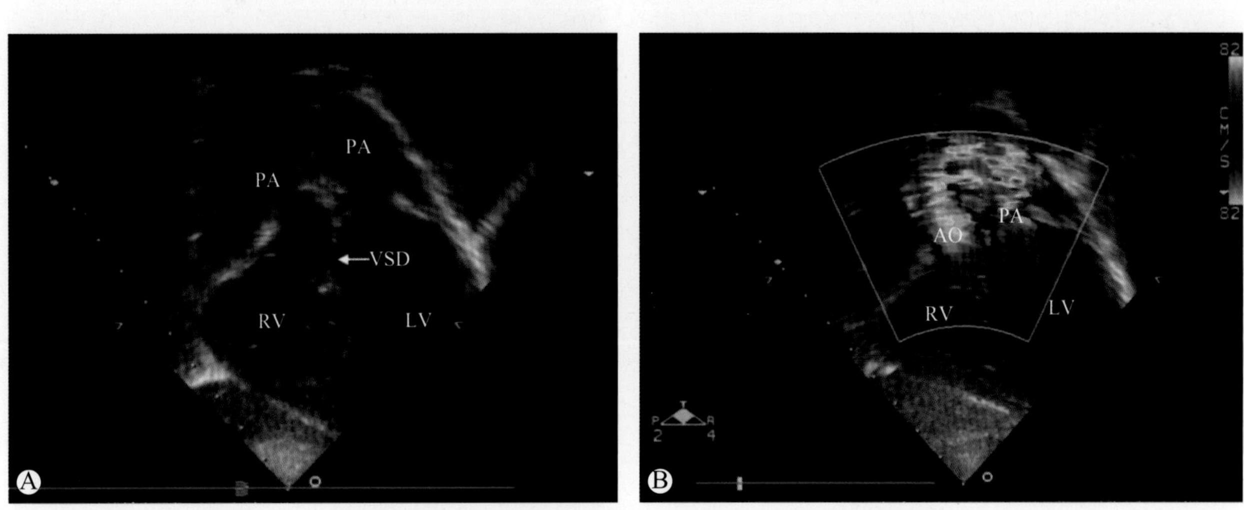

图17-6-22 后位大动脉转位大动脉剑突下五腔心切面声像图
A.二维声像图；B.彩色多普勒声像图。AO.主动脉；LV.左心室；RV.右心室；PA.肺动脉；VSD.室间隔缺损

四、矫正型大动脉转位

（一）概述

矫正型大动脉转位（L-TGA）是一种较少见的先天性心血管畸形，其特征为房室连接不一致，右心房与形态学左心室连接，左心房与形态学右心室连接，同时伴心室-大动脉连接不一致，主动脉发自右心室、肺动脉发自左心室。由于心室的反位被大动脉转位得以纠正，使血流动力学在生理或功能上得以矫正，如在心房正位的患者，体静脉血进入右心房→经二尖瓣进入左心室→进入肺动脉；左心房→接收肺静脉的血→经三尖瓣进入右心室→进入主动脉。尽管血流动力学得到纠正，但矫正型大动脉转位常合并其他畸形，如室间隔缺损、左心室流出道梗阻、三尖瓣畸形及传导系统异常（图17-6-23）。

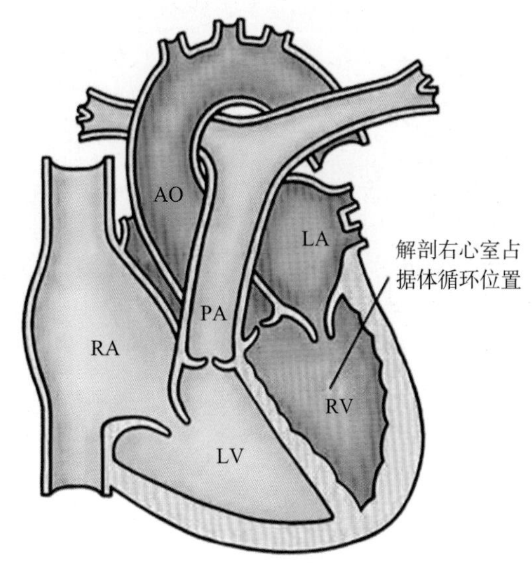

图17-6-23 矫正型大动脉转位示意图
LA.左心房；RA.右心房；LV.左心室；RV.右心室；PA.肺动脉；AO.主动脉

（二）病理解剖

左、右心室与通常位置相反，两者并列，室间隔多数近于正中位。无论心房的位置如何，房室的连接不一致，右心房与左心室连接，左心房与右心室连接。左右心室流出道呈平行关系，肺动脉发自左心室，肺动脉瓣与二尖瓣前叶存在纤维连接；主动脉发自解剖右心室，主动脉下有完整的肌性圆锥，使主动脉瓣与三尖瓣无纤维连续。主动脉和肺动脉的空间关系较为复杂，通常主动脉位于肺动脉的左前方（L-relationship），但也可位于肺动脉的右侧（D-relationship）。

冠状动脉畸形：冠状动脉自面对肺动脉的两个后窦（facing sinuses）发出。在心房正位的矫正型大动脉转位（SLL），冠状动脉呈镜像分布，右侧冠状动脉解剖呈左冠状动脉的分布，分出回旋支和前降支；左冠状动脉呈现解剖右冠状动脉的分布，在左房室沟内走行，发出漏斗支和边缘支。

矫正型大动脉转位最常见的合并畸形包括室间隔缺损、左心室流出道（肺动脉瓣、瓣下）梗阻及三尖瓣（体循环房室瓣）发育不良或下移畸形。室间隔缺损可位于任何部位，最常见的是位于肺动脉下的膜周型缺损，缺损较大，为非限制性；在东方人群，主动脉下室间隔缺损也较常见，该缺损上缘为半月瓣（相当于干下型）；流入道肌部的缺损常伴有三尖瓣骑跨（straddling）。

（三）病理生理改变

矫正型大动脉转位由于存在心房-心室与心室-大动脉两个连接关系的不一致（体静脉血→右心房→左心室→肺动脉，肺静脉血→左心房→右心室→主动脉），使血流动力学得以纠正。如果没有其他合并畸形，则无血流动力学障碍。如果合并室间隔缺损、肺动脉狭窄等，则出现相应的血流动力学表现。但由于右心室承担体循环，最终可导致三尖瓣关闭不全及右心衰竭；加上房室连接不一致，传导束多纤细、纡曲，可出现传导系统异常，引起严重心律失常，如三度房室传导阻滞等。

（四）超声心动图检查

1.常用切面　四腔心及五腔心（胸骨旁、心尖、剑突下）切面、左心室长轴切面、心底大动脉短轴切面、右心室长轴切面、左心室各短轴切面等。

2.超声心动图表现

（1）二维超声心动图：①四腔心切面显示心房与心室连接不一致，房间隔呈明显弯曲；②大动脉短轴切面显示主动脉与肺动脉的正常包绕关系消失，而是呈平行关系；通常主动脉位于肺动脉的左前方（或左侧）；③左心室长轴切面、五腔心切面（心尖或剑突下）显示左心室发出肺动脉，右心室发出主动脉。常合并左心室流出道狭窄，性质可为膜性、纤维组织或肌性；④合并室间隔或房间隔缺损时，多切面显示室间隔或房间隔回声失落；也可合并肺动脉瓣和（或）主肺动脉狭窄（图17-6-24）。

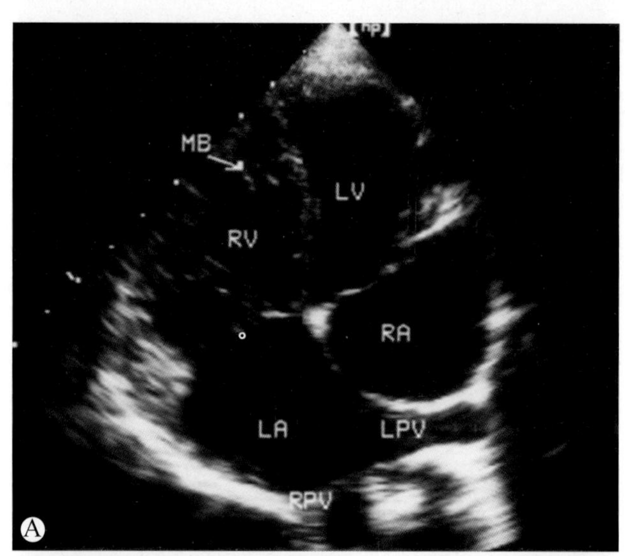

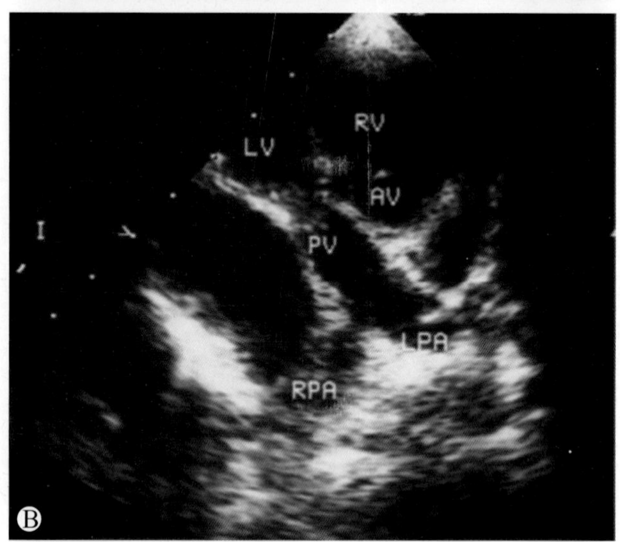

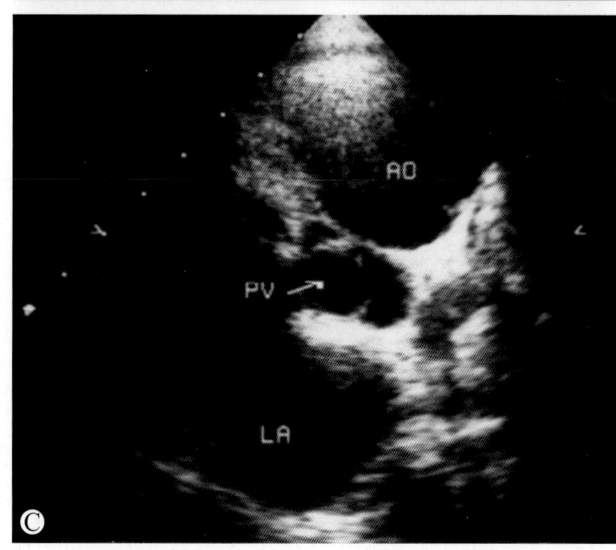

图17-6-24　矫正型大动脉转位声像图

A.四腔心切面显示左心房与右心室连接，右心房与左心室连接；B.五腔心切面显示左心室发出肺动脉，右心室发出主动脉；C.大动脉短轴切面显示合并肺动脉瓣狭窄。LV.左心室；LA.左心房；RV.右心室；RA.右心房；MB.肌束；PV.肺动脉瓣；LPA.左肺动脉；AO.主动脉；RPV.右肺静脉；LPV.左肺静脉；RPA.右肺动脉

（2）多普勒超声心动图：彩色多普勒可显示合并室间隔缺损、房间隔缺损的血流分流方向；合并肺动脉瓣下、肺动脉瓣或主肺动脉狭窄时，可显示高速五彩镶嵌血流信号。多普勒超声心动图可显示狭窄处高速湍流频谱，并根据血流速度评价狭窄程度（图17-6-25）。

（3）经食管超声心动图：对于经胸超声心动图显示欠清晰者，可选用经食管超声心动图，经食管超声心动图可清晰地显示心房与心室的连接、心室与大动脉的连接，以及大动脉间的相互位置关系。另外，对显示是否合并其他畸形（室间隔缺损、房间隔缺损、左心室流出道梗阻等）也有重要价值。

（五）治疗方法

单纯矫正型大动脉转位无须手术治疗，只有合并其他心脏畸形并有血流动力学异常及有意义的病理生理改变时，才需要手术治疗。一般来说，矫正型大动脉转位的手术治疗基本上是对合并畸形的手术。矫正大动脉转位矫正的最佳手术适应证，Imai于1994年报道认为当矫正性大动脉转位合并体循环心室功能不全和（或）体循环房室瓣反流时。最近有报道采用双动脉调转术治疗矫正型大动脉转位，疗效有待于进一步观察。

五、解剖矫正型大动脉异位

（一）概述

解剖矫正型大动脉异位（anatomically corrected malposition of the great arteries，ACMGA）是一种罕见的圆锥动脉干发育异常，导致大动脉的位置异常，但其心室大动脉连接正常，主动脉和肺动脉均起自相对应的心室，在心房正位时，主动脉一般在肺动脉的左前方，为左侧异位（L-malposition）。通常心房正位，房室连接一致，主动脉在肺动脉左侧，常合并室间隔缺损、双动脉下圆锥、肺动脉狭窄、主动脉弓异常等。

（二）病理生理和病理解剖

解剖矫正型大动脉异位圆锥动脉干发育异常，导致大动脉的位置异常，但其与心室的连接正常，主动脉和肺动脉均起自相对应的心室，在心房正位时，主动脉位于肺动脉左前方。Van Praagh将本畸形根据房室连接分为以下4种可能情况：SDL、SLD、ILD、IDL（图17-6-26）。但Kirklin等将房室连接一致定义为解剖矫正型大动脉异位，而房室连接不一致的归于孤立心室反位（isolated ventricular inversion）。解剖矫正型大动脉异位，当心房正位时，右心房与右心室相连，位于右侧；左心房与左心室相连，位于左侧。两个心室具有正常的窦部结构，但两个心室流出道或漏斗部结构是异常的。主动脉瓣下一般都有肌性圆锥，圆锥间隔发育完好，主动脉环与二尖瓣环之间是肌肉组织，无纤维连续。右心室一般也有漏斗部，但常发育不良，有时会缺如，出现主动脉肺动脉纤维连接。主动脉位于左侧，主动脉向前上移位，一般在肺动脉的前方。所有报道的解剖矫正型大动脉异位通常合并先天性心脏病。膜周部室间隔缺损最常见，肺动脉狭窄也常见，一般为漏斗部狭窄。主动脉瓣下狭窄主要是肌性圆锥狭窄。

如果不合并其他畸形，由于房室连接和心室大动脉连接是一致的，其血流动力学正常。

（三）超声心动图诊断

1.常用切面　胸骨旁左心室长轴切面、大血管短轴切面、心尖四腔心及五腔心切面、剑突下大血管短轴及右心

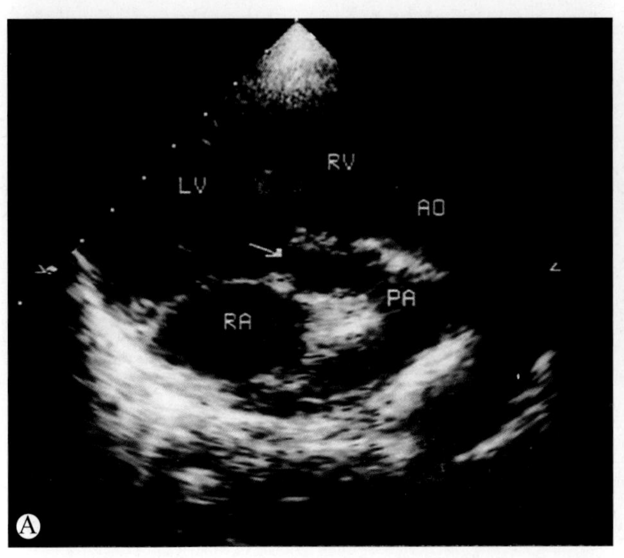

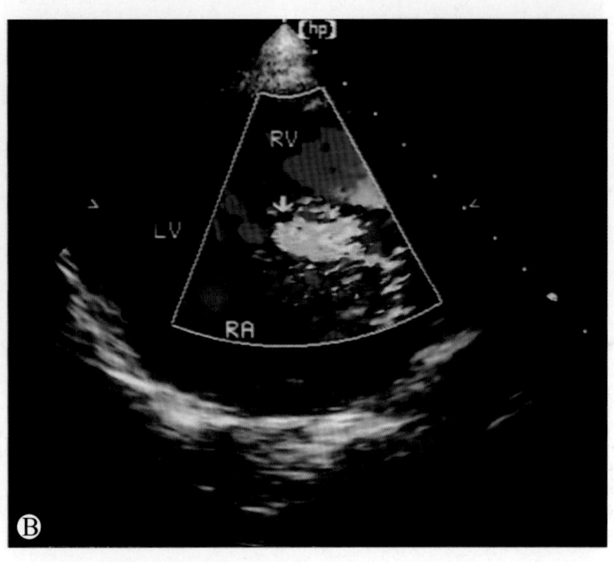

图17-6-25　矫正型大动脉转位合并左心室流出道狭窄声像图

A.左心长轴切面显示与左心室连接的肺动脉瓣下狭窄；B.彩色多普勒显示狭窄处高速五彩血流信号。LV.左心室；RV.右心室；RA.右心房；AO.主动脉；PA.肺动脉

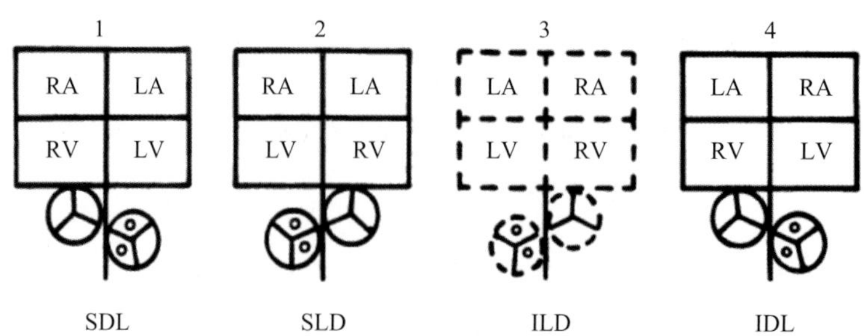

图17-6-26　解剖矫正型大动脉异位Van Praagh分型

LV.左心室；LA.左心房；RV.右心室；RA.右心房

室流出道长轴切面等。

2.超声心动图表现

（1）二维超声心动图：①四腔心切面显示心房正位，心室右襻，房室连接一致；②大动脉短轴切面示两大动脉正常包绕关系消失，而是呈平行关系，主动脉位于肺动脉左侧，多切面显示双动脉下有完整的圆锥（图17-6-27，图17-6-28）；③心室大动脉连接一致，胸骨旁左心室长轴切面、心尖五腔心切面及剑突下长轴切面显示主动脉发自左心室，肺动脉发自右心室；常合并室间隔缺损、左心室流出道肌性狭窄，可合并肺动脉狭窄（图17-6-29，图17-6-30）。

（2）多普勒超声心动图：彩色多普勒可显示合并室间隔缺损时的血流分流方向；合并左、右心室流出道狭窄时可显示高速五彩镶嵌血流信号。连续多普勒可根据血流速度评价动脉狭窄程度，同时可根据动脉导管的分流速度评估肺动脉的压力（图17-6-29，图17-6-31）。

（四）MDCT及MRI检查

MDCT及MRI检查的血管造影及三维成像技术对显示大动脉之间的空间关系、大动脉与心室连接的判定均非常有帮助，可弥补二维超声图像的局限性（图17-6-32）。

（五）鉴别诊断

解剖矫正型大动脉异位需要与完全型大动脉转位、矫正型大动脉转位及右心室双出口等相鉴别。

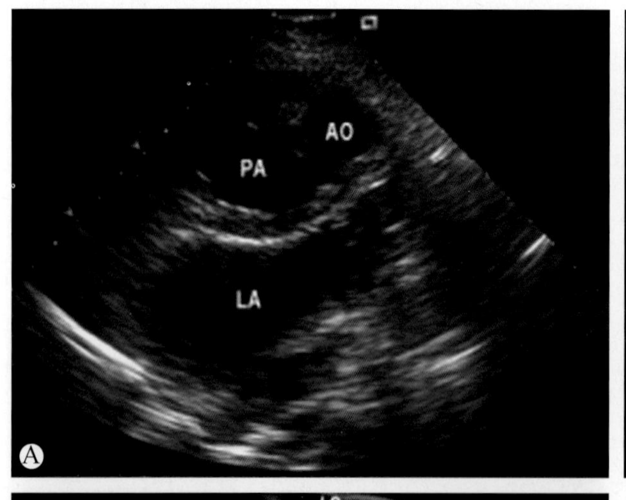

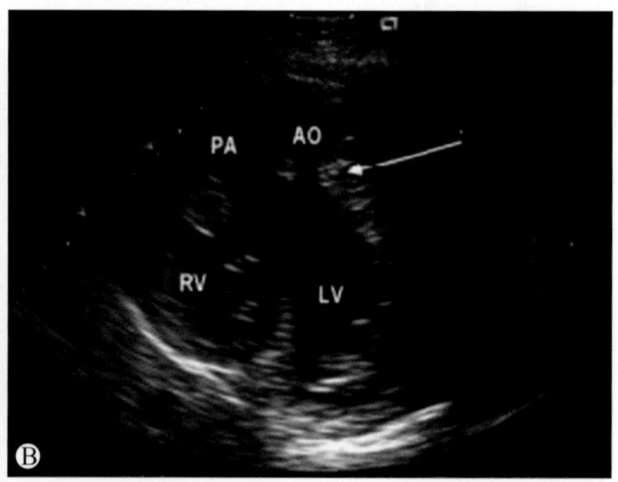

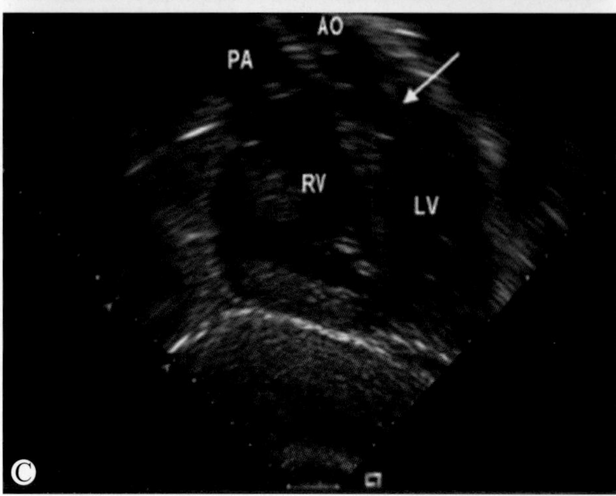

图17-6-27　解剖矫正型大动脉异位二维声像图（一）

A.大动脉短轴切面示主动脉在左侧、肺动脉在右侧；B.高位大动脉短轴切面，显示左心室与位于左侧的主动脉连接，右心室与位于右侧肺动脉连接；C.剑突下双流出道切面显示左心室与位于左侧的主动脉连接，右心室与位于右侧肺动脉连接，箭头示肥厚主动脉下肌性圆锥。LA.左心房；LV.左心室；RV.右心室；PA.肺动脉；AO.主动脉

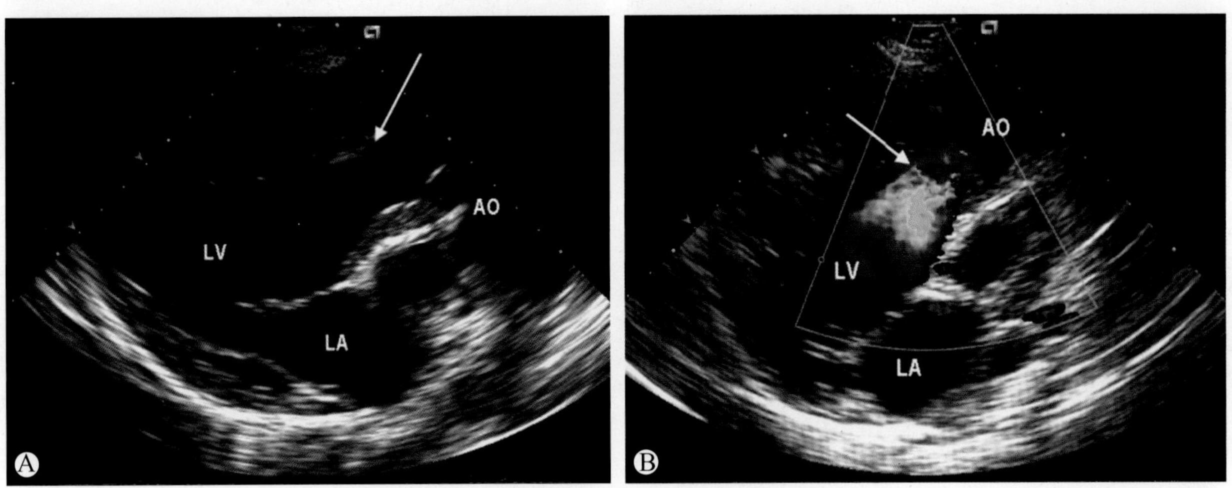

图17-6-28 解剖矫正型大动脉异位二维声像图（二）

A.左心长轴切面示主动脉下肌性圆锥；B.彩色多普勒示左心室流出道血流增快。LA.左心房；LV.左心室；AO.主动脉

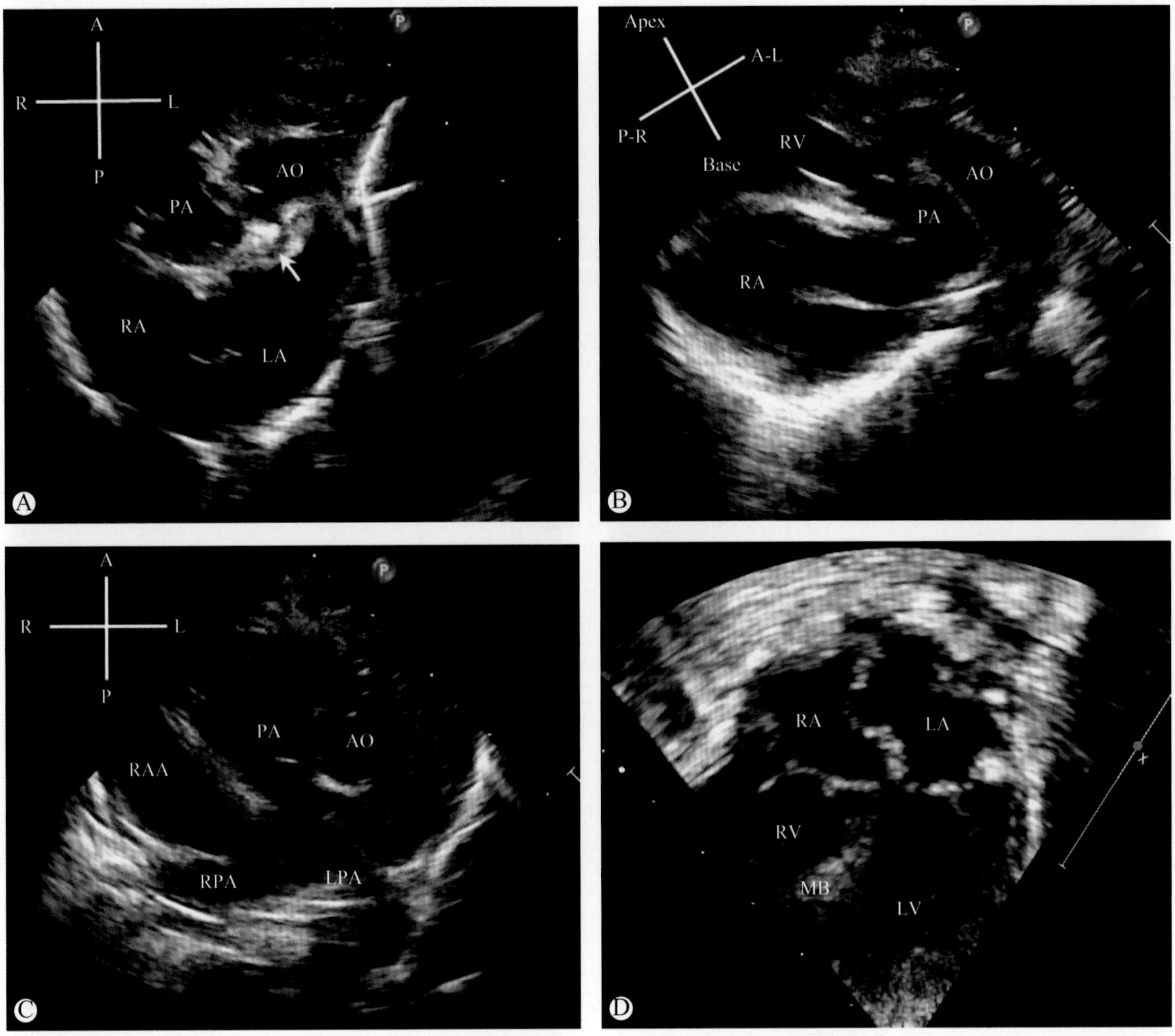

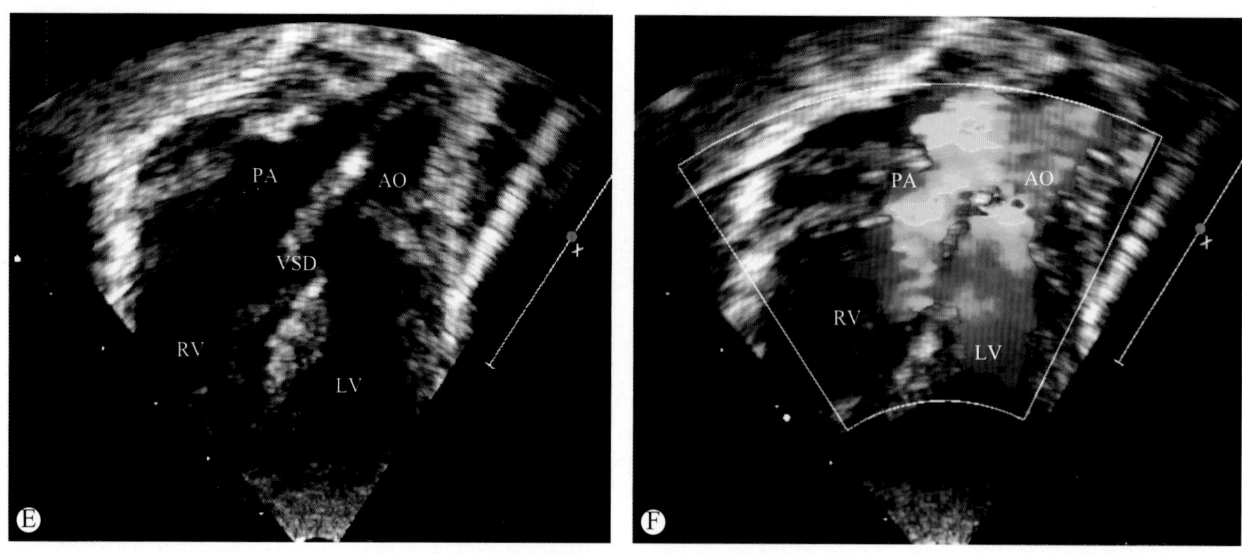

图17-6-29 解剖矫正型大动脉异位二维声像图（三）

A.大动脉短轴切面-二维超声显示两大动脉短轴切面，主动脉位于左前，肺动脉位于右后；B.近似心室长轴切面-二维超声显示两大动脉平行走行，位于前方的为主动脉；C.大动脉短轴切面调整显示肺动脉分叉；D.剑突下四腔心切面显示房室连接一致（图像倒转）；E.剑突下流出道长轴切面显示左、右心室流出道呈平行走行，左心室发出位于左侧的主动脉，右心室与位于右侧的肺动脉连接（图像倒转）；F.剑突下流出道长轴切面彩色声像图。AO.主动脉；LV.左心室；LA.左心房；RV.右心室；RA.右心房；PA.肺动脉；VSD.室间隔缺损；MB.肌束；RAA.右心耳；RPA.右肺动脉；LPA.左肺动脉

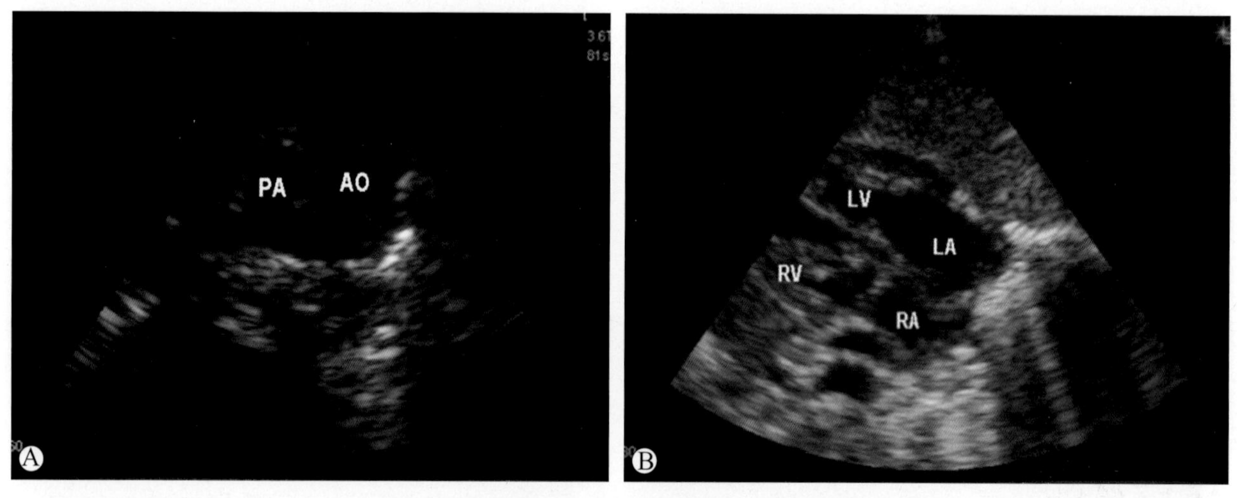

图17-6-30 右位心合并解剖矫正型大动脉异位

A.大动脉短轴切面显示肺动脉位于右侧，主动脉位于左侧；B.剑突下四腔心切面示心尖指向右侧，房室连接一致。AO.主动脉；LV.左心室；LA.左心房；RV.右心室；RA.右心房；PA.肺动脉

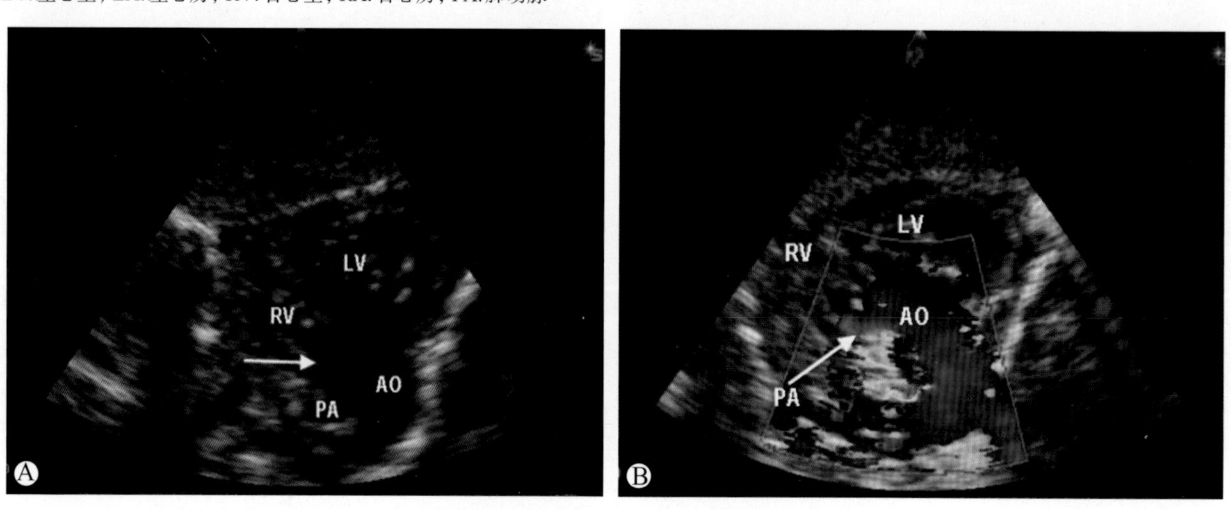

图17-6-31 解剖矫正型大动脉异位

A.剑突下双流出道切面显示发育不良的右心室与肺动脉连接，左心室与主动脉连接；B.彩色多普勒显示肺动脉狭窄。AO.主动脉；LV.左心室；RV.右心室；PA.肺动脉

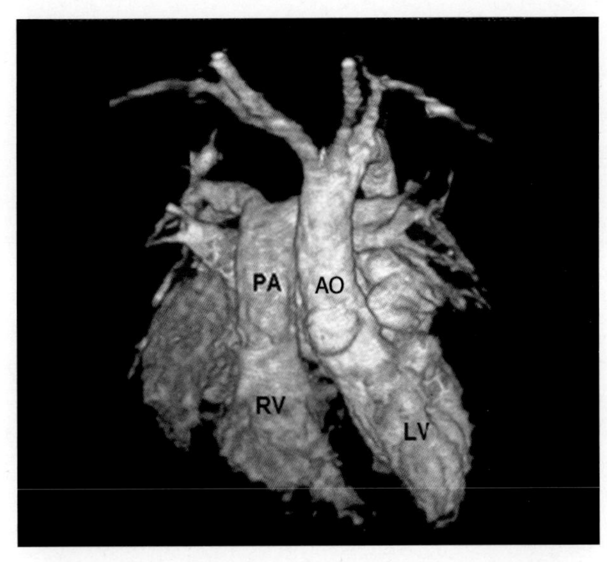

图17-6-32　解剖矫正型大动脉异位MDCT三维图

AO.主动脉；PA.肺动脉；LV.左心室；RV.右心室

六、右心室双出口

（一）概述

右心室双出口（double outlet of right ventricle，DORV）是指两条大动脉全部或一条大动脉全部加另一条大动脉大部分起自解剖学右心室，室间隔缺损是左心室唯一出口的一组先天性心血管畸形。但在极为罕见的病例，室间隔可完整。

Witham于1957年首先将该畸形称为“右心室双出口”，并根据是否存在肺动脉狭窄，将其分为两种类型：法洛四联症型和艾森门格型。

右心室双出口的定义和分类迄今尚未统一。Neufeld等将右心室双出口定义为两条大动脉完全发自解剖学右心室，任何半月瓣与房室瓣之间无纤维连接，室间隔缺损为左心室的唯一出口，可伴有或不伴有肺动脉瓣或瓣下狭窄。而Lev和Anderson等提倡的诊断标准则不那么严格，他们将右心室双出口定义为一条大动脉完全自右心室发出，而另一条大动脉大部分自右心室发出，无论是否存在半月瓣与房室瓣之间的纤维连续。

若以两条大动脉的起源为诊断依据，右心室双出口则呈现一系列心脏畸形：从大的室间隔缺损到法洛四联症到大动脉转位。对一条大动脉完全自右心室发出，而另外一条大动脉骑跨于室间隔之上，诊断右心室双出口时，各家采用不同的动脉骑跨标准，从50%至90%不等，有待于制订统一的标准。Van Praagh等指出疾病的诊断应该是相互排斥的，而不是相互交叉、重叠，否则会导致混乱，也就是说，患者诊断为法洛四联症或者右心室双出口，不能既是法洛四联症又是右心室双出口。以是否存在主动脉下和肺动脉下肌性圆锥，半月瓣与二尖瓣有无纤维连续，作为两者鉴别诊断的标准。

Taussig和Bing（1949年）报道了一种特殊类型的右心室双出口，即主动脉完全发自右心室，肺动脉骑跨于室间隔上，大部分起源于右心室。所以，这一类型的右心室双出口又被称为Taussig-Bing畸形。

（二）病理解剖及其分型

1.病理解剖　形成本病的胚胎学过程比较复杂，且尚有争议，一般认为，在胚胎发育早期，原始心管发育形成左右心室，圆锥动脉干与原始右心室相连接，动脉干分隔成主动脉和主肺动脉，圆锥部形成主动脉瓣下圆锥和肺动脉瓣下圆锥；如上述发育过程出现异常，使两条大动脉均起源于右心室，则形成右心室双出口。

本病基本的病理解剖是两条大动脉全部或一条大动脉全部加另一条大动脉的大部分起自解剖学右心室，室间隔缺损作为左心室唯一的出口。

以大动脉的起源为诊断依据，则右心室双出口呈现一种心脏畸形谱（spectrum）：从大的室间隔缺损到法洛四联症到大动脉转位。但经典右心室双出口的概念强调双动脉下圆锥，半月瓣与房室瓣之间无纤维连续。类似于法洛四联症的右心室双出口与法洛四联症的区别在于：右心室双出口患者主动脉、肺动脉下均有圆锥，主动脉瓣与二尖瓣无纤维连续；而法洛四联症则无主动脉下圆锥，主动脉瓣与二尖瓣有纤维连续。同样，类似完全型大动脉转位的右心室双出口与完全型大动脉转位的区别在于后者无肺动脉下圆锥，二尖瓣和肺动脉瓣有纤维连续。

多数患者的心房内脏位置正常，心房正位，少数为心房反位或心房内脏位置不一致；心室多为右襻，少数为心室左襻；房室关系通常相一致，少数患者不一致。大动脉的空间位置、室间隔缺损部位及两者之间的相对关系，变化较多，加上可合并大动脉狭窄等病变，形成较复杂的病理解剖改变。大多数患者的主动脉瓣与肺动脉瓣下均有圆锥部，半月瓣与房室瓣之间没有纤维连续，少数没有圆锥部，半月瓣与房室瓣有纤维连续。

（1）大动脉：在室间隔缺损远离两组半月瓣的患者，两条大动脉完全从右心室发出。但在其余患者，半月瓣水平的两条大动脉，其相互位置关系及骑跨室间隔缺损的程度差异很大。大动脉位置排列关系正常者约占24%，其主动脉在主肺动脉的右后方，肺动脉瓣高于主动脉瓣；典型的右心室双出口类型约占29%，其主动脉在主肺动脉右侧，两组半月瓣大致在同一水平，呈并列排列关系；右位型大动脉异位者约占42%，主动脉在主肺动脉右前方或正前方，主动脉瓣水平多高于肺动脉瓣；左位型大动脉异位者约占5%，主动脉在主肺动脉左侧或左前方，主动脉瓣水平多高于肺动脉瓣。

两条大动脉的位置关系可主要归纳为以下四种类型。

1）大动脉关系正常：主动脉瓣和主动脉干与肺动脉

瓣和肺动脉干的右后方起自右心室，肺动脉正常包绕主动脉的关系仍存在。

2）右侧位主动脉：主动脉位于肺动脉干的右侧，主动脉瓣和肺动脉瓣呈左右并列关系，为经典右心室双出口大动脉关系。

3）右前位主动脉（大动脉异位）：主动脉位于肺动脉的右前方（包括主动脉直接位于肺动脉的正前方）。

4）左前位主动脉（大动脉异位）：主动脉位于肺动脉的左前方（包括主动脉直接位于肺动脉的左侧，即并列关系）。

（2）室间隔：绝大多数患者合并较大的室间隔缺损，少数患者可出现多发性室间隔缺损，室间隔完整者极其罕见。缺损的部位多与大动脉位置相关，主动脉位于肺动脉的右后方或左前方，室间隔缺损多在主动脉瓣下；而主动脉位于肺动脉右前方，室间隔缺损多在肺动脉瓣下。通常根据室间隔缺损的位置，将右心室双出口分为以下四种类型。

1）主动脉下室间隔缺损型：最多见，约占68%，室间隔缺损位于主动脉瓣下方，离肺动脉瓣较远。室间隔缺损后下缘为心肌组织和三尖瓣环，后上缘为主动脉左冠瓣和二尖瓣基底部，主动脉口与室间隔缺损之间多有较粗大的肌束，主动脉瓣与二尖瓣之间多无纤维连接，少数有纤维连接。多有肺动脉口狭窄，病理解剖类似于法洛四联症。

2）肺动脉下室间隔缺损型：约占22%，室间隔缺损距肺动脉瓣近，位于室间隔前上方，其上缘是肺动脉圆锥或肺动脉瓣环，下缘是二尖瓣与三尖瓣之间的室间隔肌肉组织，后上缘可为纤维组织或肺动脉瓣环。肺动脉下圆锥使二尖瓣与肺动脉瓣间无纤维连续，通常不合并肺动脉狭窄。肺动脉多有不同程度的骑跨，即Taussig-Bing综合征。

3）双动脉下室间隔缺损型：占3%～4%。室间隔缺损靠近两组半月瓣，缺损多较大，位置靠上（室上嵴上方），漏斗间隔可缺失，但主动脉下和肺动脉下仍存留。缺损上缘是主动脉瓣环和肺动脉瓣环连接部，后下缘与三尖瓣之间多有心肌组织，但少数可延伸到三尖瓣环。

4）远离两条大动脉室间隔缺损型：占5%～7%。室间隔缺损远离两条大动脉，通常是完全型房室间隔缺损的畸形之一。不合并完全型房室间隔缺损的病例，缺损多位于下后方的流入道间隔，介于左、右房室瓣之间（即所谓的三尖瓣隔瓣下或房室通道型室间隔缺损），少数肌部室间隔缺损，可单发或多发。

（3）合并心血管畸形：室间隔完整的右心室双出口，绝大多数合并左心室发育不全、二尖瓣异常及房间隔缺损。合并肺动脉口狭窄相当常见（尤其是主动脉瓣下和两侧半月瓣下室间隔缺损者），狭窄可位于肺动脉圆锥、肺动脉瓣、肺动脉干及其分支等各部位。在远离半月瓣的室间隔缺损者，两侧漏斗部均可出现狭窄。另外，可出现不同程度的左心室流出道梗阻。

其他合并畸形有动脉导管未闭、左上腔静脉永存、主动脉缩窄、主动脉弓离断、完全型心内膜垫缺损、肺静脉畸形引流、二尖瓣闭锁、左心室发育不良等。心脏传导系统在房室连接关系一致时多属正常，不一致时多类似于矫正型大动脉转位。可合并心房及内脏对称（心脾综合征）等。

2.分型　如上所述，右心室双出口解剖复杂，分类方法众多，但一般根据室间隔缺损与大动脉的关系进行分类，对手术矫治具有较大的指导意义，可分为以下几种类型（图17-6-33）。

（1）主动脉下室间隔缺损型，约占50%（图17-6-34）。

（2）肺动脉下室间隔缺损型，约占30%（图17-6-35）。

（3）双动脉下室间隔缺损型，约占10%。

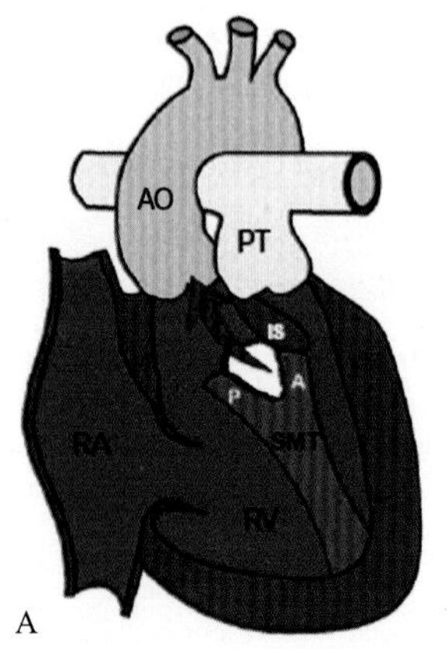

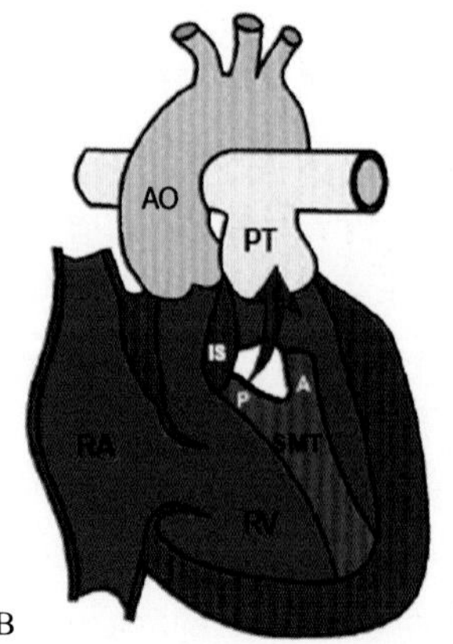

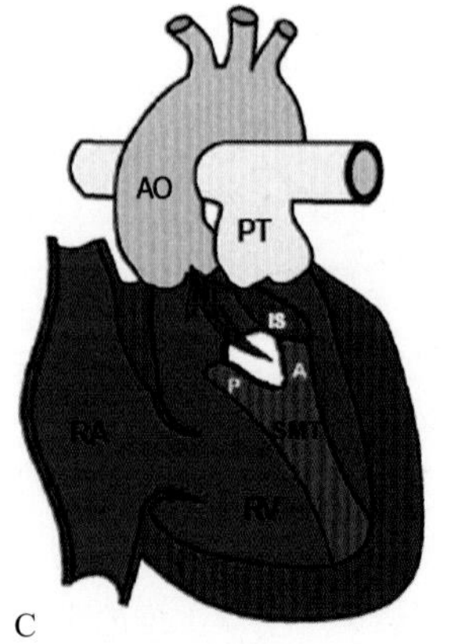

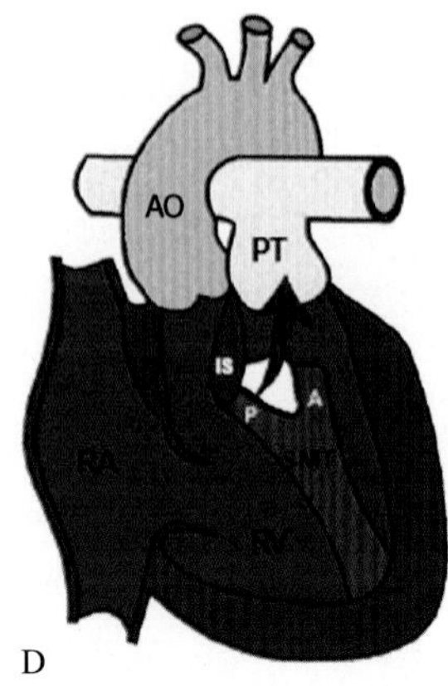

图17-6-33　右心室双出口分型示意图

A.主动脉下室间隔缺损型；B.肺动脉下室间隔缺损型；C.远离两大动脉的室间隔缺损型；D.双动脉下室间隔缺损型。SMT.隔缘束；AO.主动脉；RV.右心室；RA.右心房；PT.肺动脉干；IS.漏斗间隔

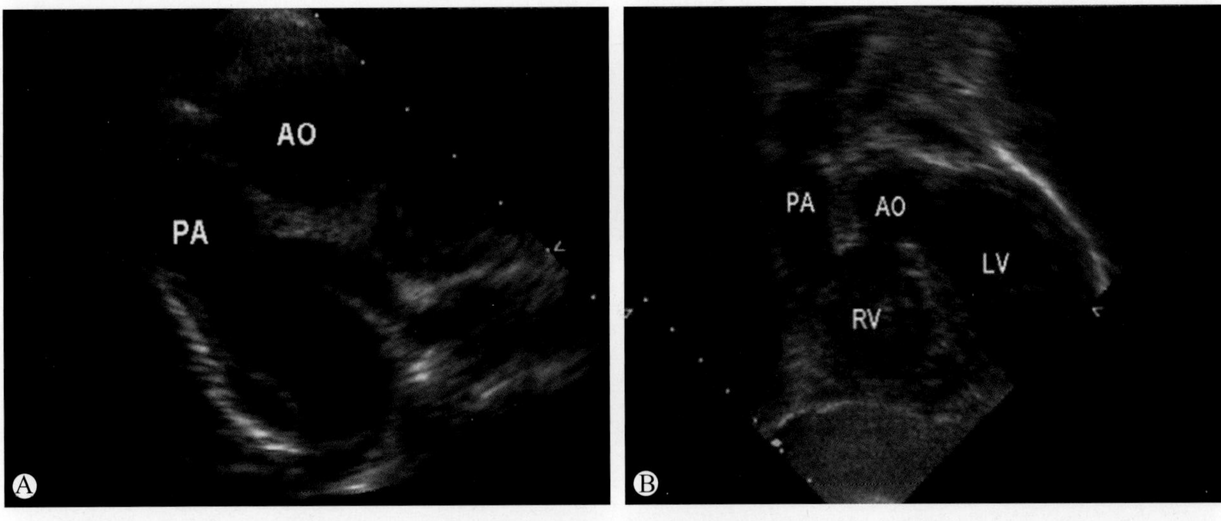

图17-6-34　右心室双出口-主动脉下室间隔缺损（SDL）声像图

A.大动脉短轴切面显示主动脉位于左侧，肺动脉位于右侧；B.剑突下流出道长轴切面显示两条大动脉均发自右心室，室间隔缺损位于主动脉下。AO.主动脉；LV.左心室；RV.右心室；PA.肺动脉

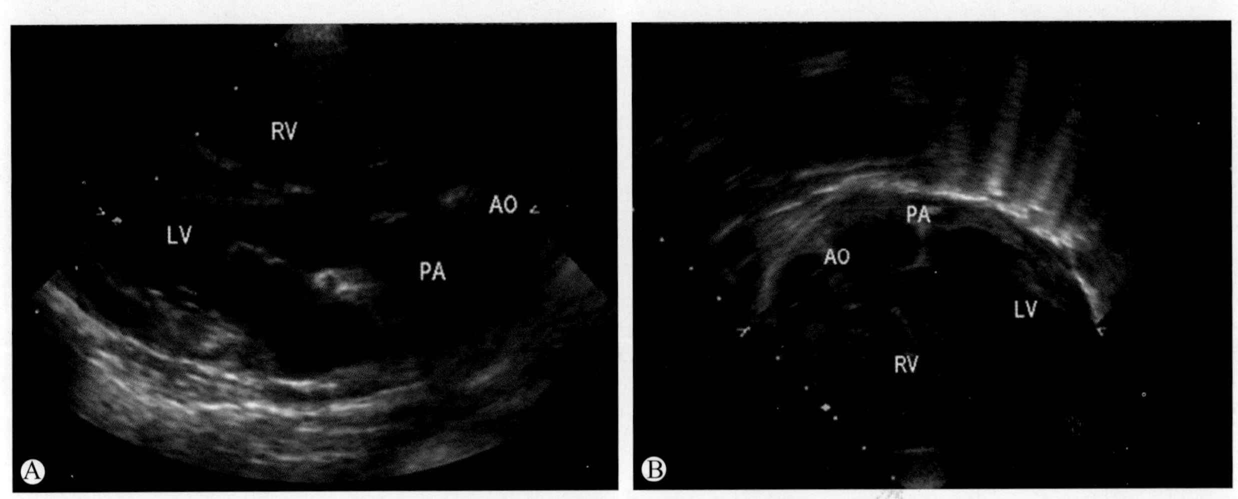

图17-6-35　右心室双出口二维声像图

室间隔缺损位于肺动脉下，Taussig-Bing畸形（SDD）。A.左心长轴切面显示两大动脉均发自右心室，室间隔缺损位于扩张的肺动脉下；B.剑突下流出道切面声像图。AO.主动脉；LV.左心室；RV.右心室；PA.肺动脉

（4）远离两大动脉的室间隔缺损型，约占10%（图17-6-36）。

（三）病理生理

本病患者的血流动力学改变差异极大，与大动脉位置、室间隔缺损和肺动脉口狭窄等病理类型有关。一般均有室间隔缺损，左心室血液经室间隔缺损左向右分流到右心室，同时两条大动脉全部或大部分从右心室发出，在心室水平形成双向分流，搏入主动脉和肺动脉的血液为混合血，体循环动脉血氧饱和度降低，出现不同程度的发绀。

心室水平的分流方向、分流量和发绀程度差别很大，取决于两条大动脉、室间隔缺损位置及肺动脉口狭窄状态。主动脉瓣下室间隔缺损，不合并肺动脉口狭窄者，血流动力学类似于单纯性巨大的室间隔缺损，肺静脉来的血液主要搏入主动脉，发绀较轻或不明显。肺动脉瓣下室间隔缺损，体循环的静脉血将主要搏入主动脉，可出现明显的发绀。

伴肺动脉口狭窄或肺血管病变者，进入肺循环的血流量减少，不论其室间隔缺损部位如何，发绀均明显加重。同时合并主动脉下室间隔缺损和肺动脉口狭窄者，其病理生理基本上与法洛四联症相似，肺动脉口狭窄越重，肺血流量越少，发绀越明显，病情越重。

室间隔缺损较大而没有明显的肺动脉口狭窄者，肺血流量增加，体循环和肺循环处于相同的压力环境下，可导致严重的肺动脉高压和肺血管阻塞性病变，可出现心室肥厚、扩张和衰竭。

（四）超声心动图检查

1.常用切面　左心室长轴切面、五腔心切面（心尖

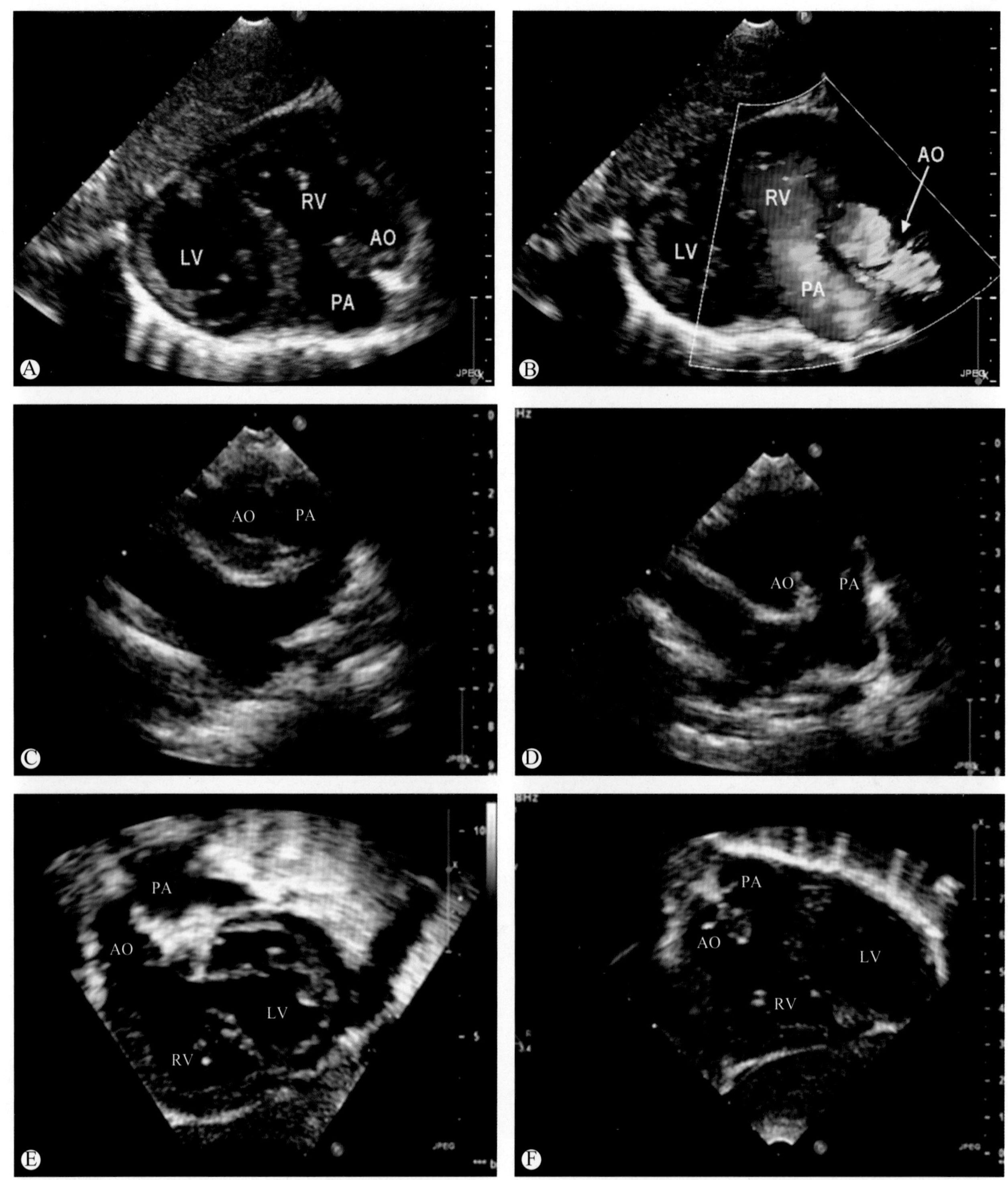

图17-6-36 大动脉关系正常的右心室双出口–室间隔缺损远离两大动脉声像图

A.剑突下流出道切面，显示两条大动脉均发自右心室，双动脉下圆锥；B.彩色多普勒声像图；C.肺动脉位于左侧稍偏前，主动脉位于右侧稍偏后；D.剑突下大动脉短轴切面显示两者包绕关系基本存在；E.剑突下流出道切面显示室间隔缺损远离主动脉；F.剑突下五腔心切面显示肺动脉时室间隔完整，说明室间隔缺损也远离肺动脉。AO.主动脉；LV.左心室；RV.右心室；PA.肺动脉

或剑突下）、大动脉短轴切面、剑突下大动脉短轴切面、右心室流出道长轴切面为常用切面，剑突下切面对判定右心室与大动脉的关系最为适宜。

2.超声心动图表现

（1）M型超声心动图：右心房、右心室增大，可显示两条平行的血管回声。

（2）二维超声心动图

1）多切面显示肺动脉与主动脉的包绕交叉关系消失（少部分关系基本正常），而是呈现平行关系（左右或前后并列）。根据主动脉与肺动脉的关系，右心室双出口可进一步分为大动脉关系正常、大动脉右异位、大动脉左异位等。

2）多切面显示两支大动脉均自右心室发出（或一支大动脉完全发自右心室，另一支大动脉大部分发自右心室），肺动脉伴或不伴有狭窄。

3）多切面显示较大的非限制性室间隔缺损，部位多变，可以是膜周、肌部或双动脉瓣下。任何一条大动脉均可骑跨于室间隔上，主动脉骑跨率多大于75%（大动脉75%以上发自右心室）。

4）多切面显示大动脉下常存在双圆锥结构。左心长轴切面，显示二尖瓣前叶与大动脉半月瓣之间纤维连续消失。

5）合并其他畸形的诊断：肺动脉狭窄、房间隔缺损、腔静脉畸形（下腔静脉中断-奇静脉异常连接、左上腔静脉入左心房等）、主动脉缩窄及主动脉弓离断、心耳并置等畸形。

6）极少数情况：室间隔完整，多伴有左心室和二尖瓣发育不良。

注：评价大动脉与室间隔缺损的关系以剑突下长短轴切面最为适宜，剑突下切面对右心室及室间隔的显示非常清晰。应根据主动脉、肺动脉的空间关系选择切面，尽量使室间隔缺损、主动脉和肺动脉三者在同一切面，如果三者不可能在同一切面，则分别评价。在剑突下透声窗不理想的情况下，可采用左高位切面（冠状切面或矢状切面）显示两大动脉与室间隔缺损的关系（图17-6-37）。

（3）多普勒超声心动图：彩色多普勒可探及室水平的低速分流信号，以左向右为主，对多部位室间隔缺损（尤其是肌部缺损）的诊断有价值；如果存在主动脉或肺动脉口狭窄，彩色多普勒可显示五彩镶嵌血流，连续多普勒可探及狭窄处高速血流频谱。室间隔完整时，彩色多普勒显示左心室的血液→经二尖瓣反流入左心房→房间隔缺损→进入右心。

（4）三维超声心动图：可补充二维超声心动图的诊断信息，对评价主动脉、肺动脉与室间隔缺损之间的关系有重要价值。

（五）MDCT及MRI检查

MDCT及MRI检查的血管造影及三维成像技术对显示大动脉之间的关系，室间隔缺损与两大动脉之间关系的判断有重要帮助，可弥补二维超声图像的局限性（图17-6-38）。

（六）鉴别诊断

右心室双出口主要是与法洛四联症及完全型大动脉转位相鉴别。法洛四联症（如无肺动脉狭窄则为大的室间隔缺损）、右心室双出口及完全型大动脉转位三者是大动脉位置异常畸形系列（畸形谱）中的3个不同阶段，畸形的一端为法洛四联症，而另一端则为完全型大动脉转位。如果以两条大动脉与心室的关系区分（一条大动脉的全部加另一条大动脉的大部分起自解剖学右心室），不论另一根大动脉的骑跨率是以≥50%还是≥75%为界限，三者之间则存在交叉重叠的关系（在实际诊断中，准确判定骑跨的百分比是困难的）。如果以解剖学特征进行分类，三者则是相互排斥的，经典右心室双出口的概念强调双动脉下圆锥；法洛四联症则是主动脉下无圆锥，二尖瓣前叶与主动脉瓣有纤维连续；完全型大动脉转位时，肺动脉下无圆锥，二尖瓣前叶与肺动脉瓣之间有纤维连续。

七、心房双出口

（一）概述

心房双出口（double outlet atrium）首先由Van Mierop命名，是指一侧心房与心室无直接连接，而另一侧心房通过左、右房室瓣或共同房室瓣与左、右心室连接，

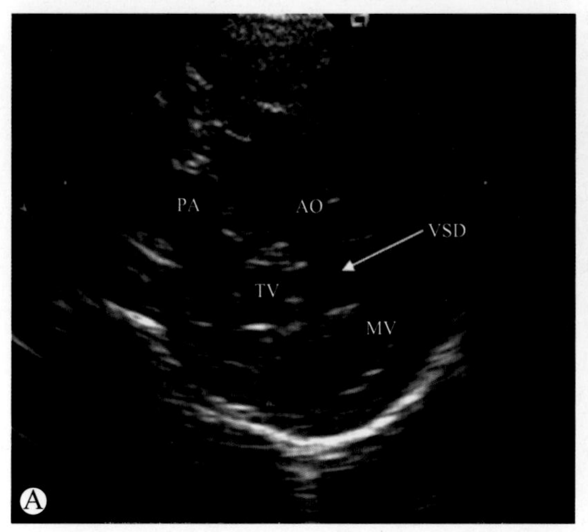

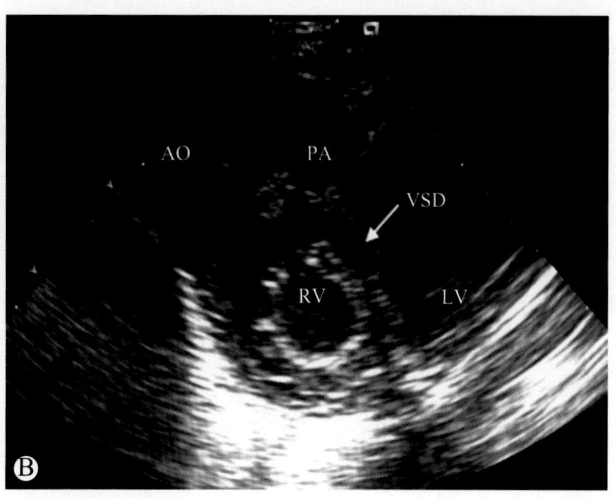

图17-6-37　右心室双出口左高位流出道冠状切面二维声像图

A.声像图显示室间隔缺损靠近主动脉；B.室间隔缺损靠近肺动脉。AO.主动脉；PA.肺动脉；TV.三尖瓣；LV.左心室；RV.右心室；MV.二尖瓣；VSD.室间隔缺损

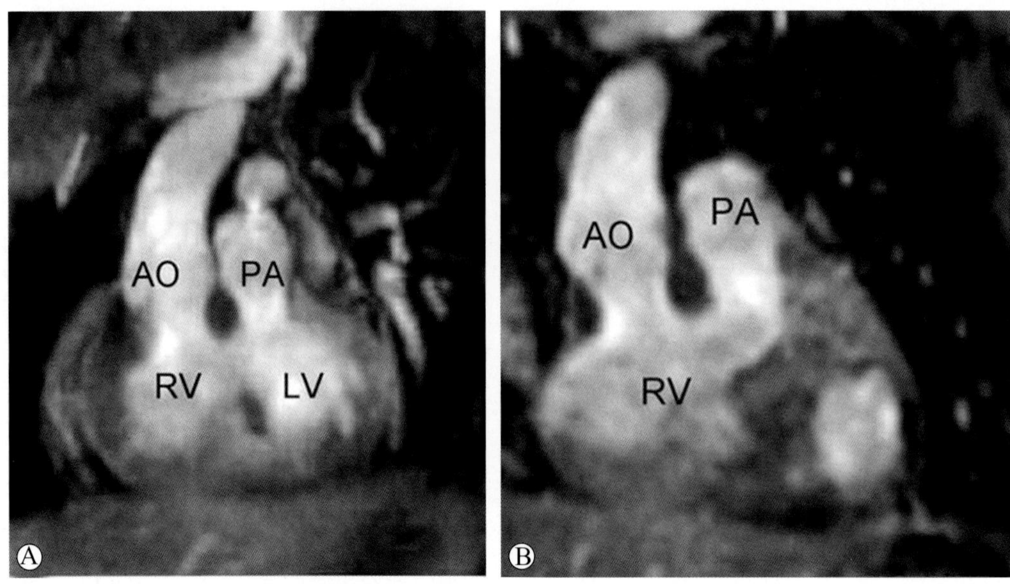

图17-6-38 右心室双出口MRI血管造影检查

A.主动脉发自位于前方的右心室，肺动脉似乎发自后方的左心室；B.轻微倾斜切面清晰显示肺动脉也发自右心室。AO.主动脉；LV.左心室；RV.右心室；PA.肺动脉

是一种非常少见的先天性心血管畸形，右心房双出口较左心房双出口多见，常合并房室间隔缺损等其他畸形。

（二）病理解剖及病理生理

胚胎发育：在房间隔发育过程中，房间隔与共同房室孔的左侧或右侧异常融合，而非与原发房室孔中央底部游离缘融合，使房间隔极度向左或右偏移。病理解剖或外科手术中发现其继发房间隔发育正常，故推测本畸形为原发房间隔发育异常所致。一侧心房未与心室直接连接，而是通过房间隔缺损或卵圆孔未闭与另一侧心房相通；另一侧心房则通过左、右房室瓣（或共同房室瓣）与左、右心室连接，左、右心室发育均基本正常（图17-6-39）。

病理生理改变主要表现为血流梗阻及动静脉血混合，动脉血氧饱和度低。血流梗阻程度取决于心房间交通口的大小，如果右心房出口受阻，则表现为腔静脉梗阻，临床表现为上下腔静脉扩张、肝淤血、水肿等；如果左心房出口受阻，则表现为肺静脉回流梗阻，出现肺淤血、肺水肿、肺动脉高压等（类似三房心的病理生理改变）。另外，由于含氧量高的肺静脉血和含氧量低的腔静脉血在与心室连接的心房内混合，患者出现不同程度的发绀。

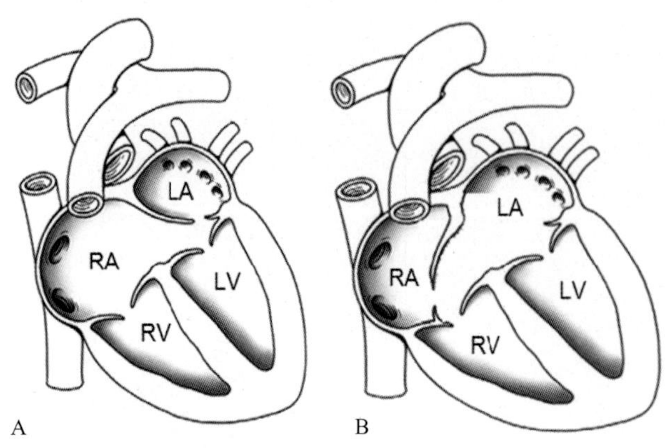

图17-6-39 心房双出口示意图

A.右心房双出口；B.左心房双出口。LA.左心房；RA.右心房；RV.右心室；LV.左心室

（三）超声心动图表现

1.切面选择 常选用心尖、胸骨旁及剑突下四腔心切面、剑突下双房切面及大动脉短轴切面等。

2.超声心动图表现

（1）二维超声心动图：①二维超声心动图显示一侧心房（右心房或左心房）与对应的心室无连接，另一侧心房通过左、右房室瓣或共同房室瓣与双侧心室连接（图17-6-40～图17-6-42）；②二维超声可显示左、右心房间异常交通，以及交通口的大小；③多切面显示左右心室发育良好；④可显示其合并心血管畸形，如房室间隔缺损、室间隔缺损、肺动脉狭窄，右心室双出口等。

（2）频谱多普勒及彩色多普勒显像：彩色多普勒显像于四腔心切面显示双出口侧心房通过左、右房室瓣或共同房室瓣流入左、右心室的红色血流信号，同时评价房室瓣有无反流及反流程度。还可显示房内交通及交通口有无梗阻。频谱多普勒可测定房内交通口的血流速度，以估测压差及梗阻程度。

（3）经食管超声心动图：对于年长儿经胸超声显示欠清晰者，对诊断困难的病例可采用经食管超声心动图，可清晰地显示左右心房、房间隔缺损及心房通过左、右房室瓣与心室的连接等，且可准确判断狭窄口的狭窄程度（图17-6-43）。

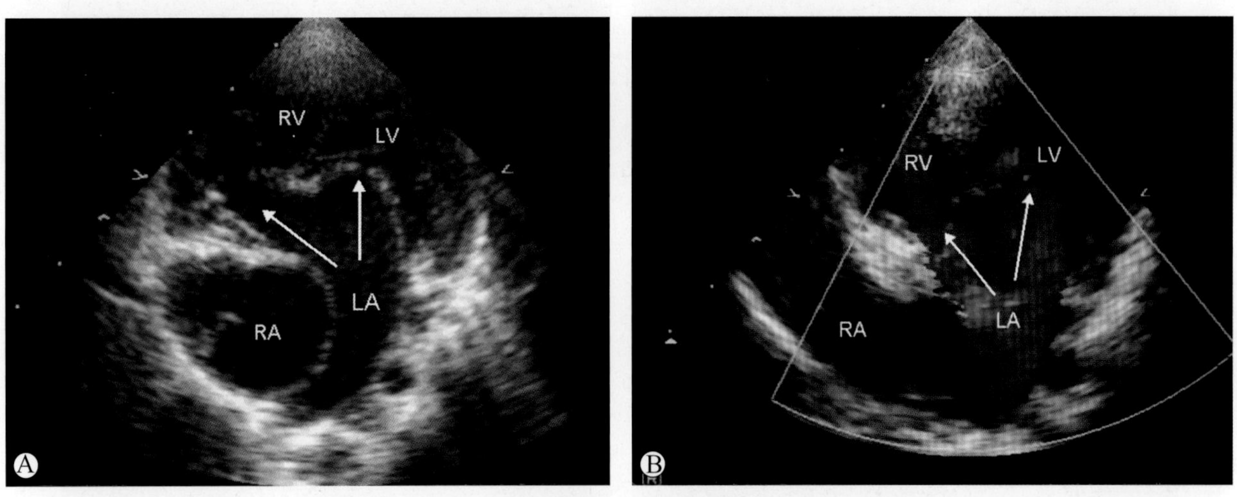

图17-6-40　左心房双出口声像图（一）

A.心尖四腔心切面示右心房明显扩张，与相应的心室无连接；左心房通过左、右房室瓣口与双心室连接；B.彩色多普勒声像图显示左心房血流通过左右房室瓣进入左右心室。LA.左心房；RA.右心房；RV.右心室；LV.左心室

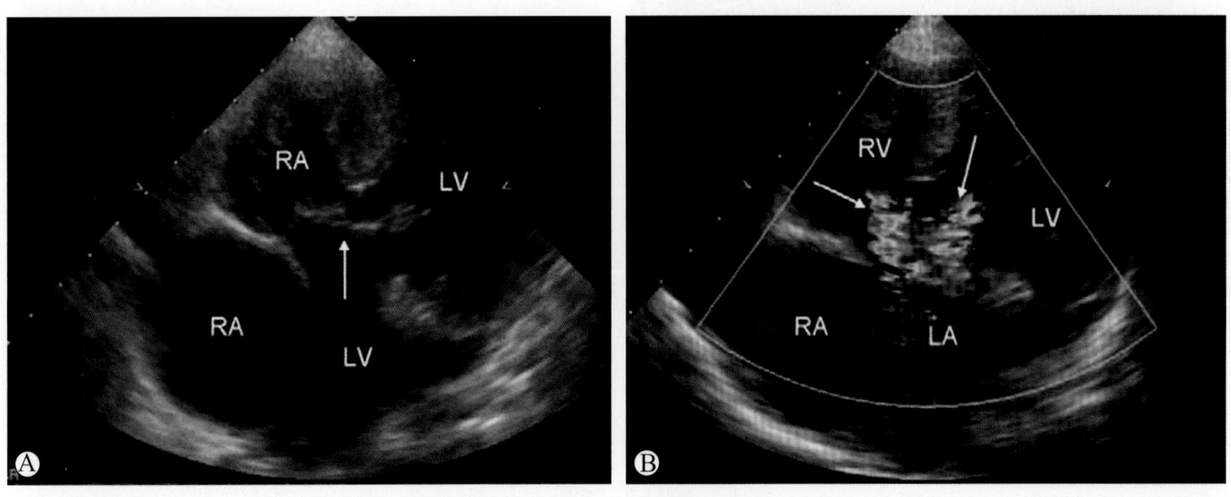

图17-6-41　左心房双出口声像图（二）

A心尖四腔心切面示右心房与相应的心室无连接；左心房通过共同房室瓣口与双心室连接；B.彩色多普勒声显示共同房室瓣反流。LA.左心房；RA.右心房；RV.右心室；LV.左心室

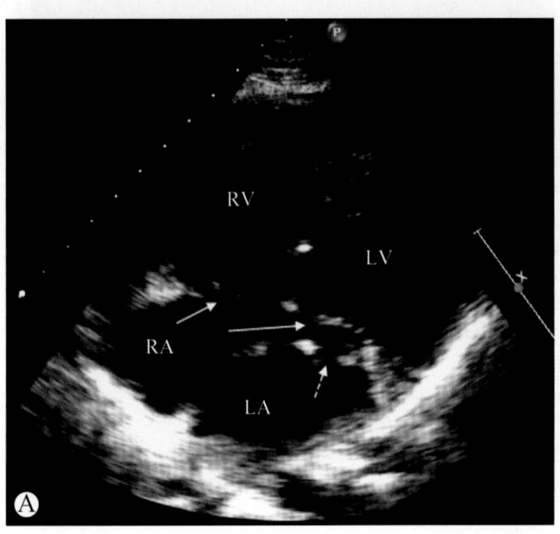

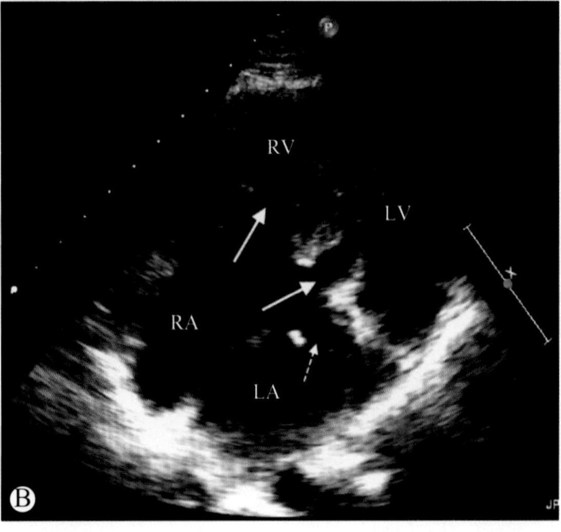

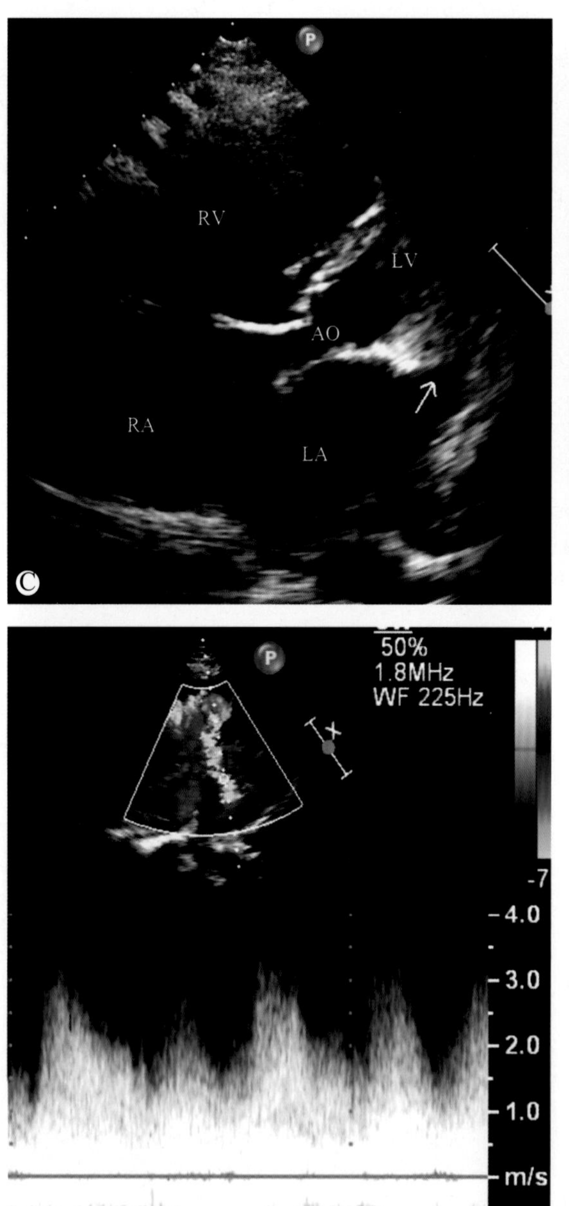

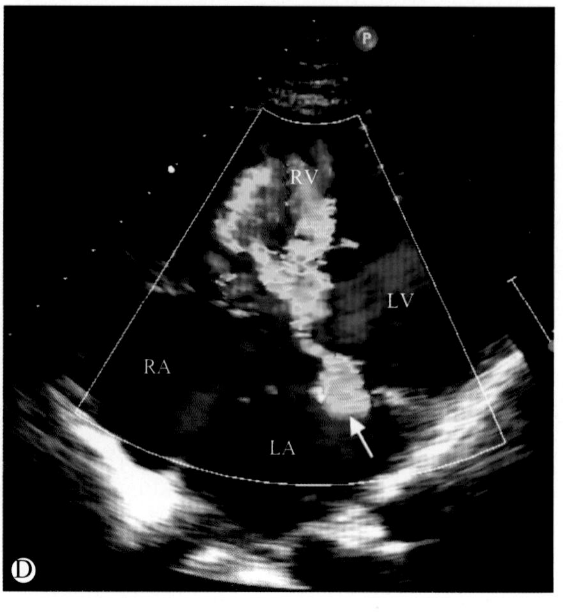

图17-6-42 右心房双出口声像图（女孩，14岁）

A.心室收缩期：左心房与心室无连接而是通过一交通口与右心房交通（虚箭头），右心房通过左右房室瓣口与心室连接（实箭头）；B.心室舒张期声像图；C.左心房腔与左心耳连接，所以为真正解剖左心房；D.彩色多普勒示左右心房交通口狭窄；E. CW显示交通口流速为300cm/s，明显狭窄。LA.左心房；RA.右心房；RV.右心室；LV.左心室；AO.主动脉

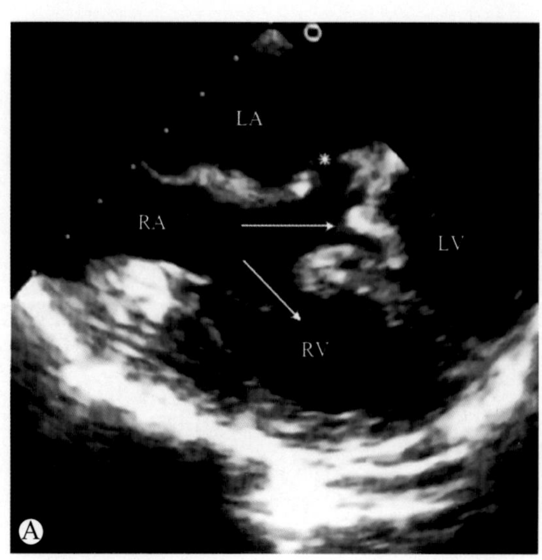

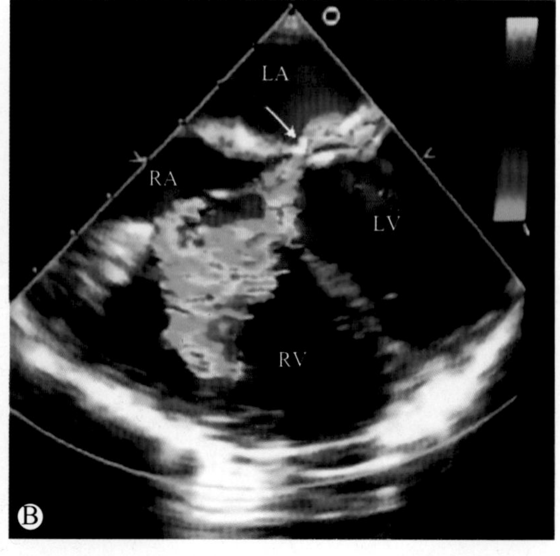

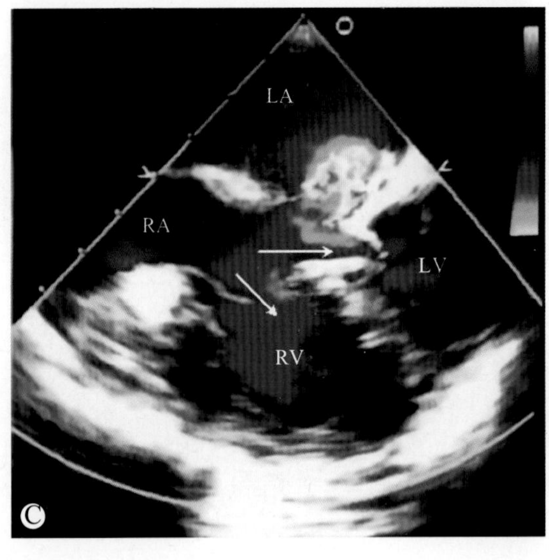

图17-6-43 经食管超声心动图声像图（与图17-6-42为同一例患儿）

A.四腔心二维声像图显示右心房通过二、三尖瓣与左右心室连接（箭头），左心房通过交通口与右心房交通（*）；B.彩色多普勒声像图显示左心房与右心房的交通；C.彩色多普勒声像图显示右心房与左右心室交通（箭头）。LA.左心房；RA.右心房；RV.右心室；LV.左心室

（四）鉴别诊断

心房双出口应与一侧房室瓣闭锁相鉴别。两畸形的共同点为一侧心房与心室无直接连接。不同点：一侧房室瓣闭锁为一侧心房通过单一的房室瓣仅（或主要）与一侧心室连接，另一侧心室因与房室瓣无连接而发育不良，属于单一心室房室连接的范畴，只能进行单一心室修复；而心房双出口为一侧心房与双侧心室连接，所以两心室发育基本正常，可行双侧心室修复。右心房双出口还应注意与左侧三房心相鉴别。

八、共同动脉干

（一）概述

共同动脉干（truncus arteriosus）是一种较罕见的先天性心血管畸形，占先天性心脏病的1%～2%。该畸形只有一根大血管发自心室底部，然后发出冠状动脉、肺动脉及升主动脉，只有一组半月瓣，几乎全部病例都存在室间隔缺损。绝大多数情况下，肺动脉起自冠状动脉与头臂动脉之间的共同动脉干。

（二）病理解剖及分型

1.病理解剖 在正常情况下，胚胎发育的第3～4周，动脉干间隔发育将总动脉干分隔成升主动脉及主肺动脉，动脉干间隔由圆锥部向头端方向呈螺旋形生长，使升主动脉位于右后方，主肺动脉位于左前方，动脉干间隔与圆锥间隔相连，参与膜部室间隔的形成，关闭室间孔。一般认为共同动脉干是由于原始动脉干未能正常分隔发育成主动脉和主肺动脉所致，主动脉和主肺动脉间隔不完全或缺乏，同时伴有肺动脉瓣下漏斗发育障碍，伴有高位室间隔缺损，动脉干即骑跨在室间隔缺损之上。患者心脏位置及各个节段连接关系（房室连接）多正常。

（1）大动脉干：只有一条大动脉干，骑跨于左右心室之上。从共同动脉干发出体循环、肺循环和冠状动脉循环的动脉系统，一般在共同动脉干窦部上方发出肺动脉主干，并分成左右肺动脉，或左、右肺动脉分别从动脉干（头臂分支发出前）直接发出，可伴有肺动脉发育不良、狭窄，甚至一侧肺动脉缺如等。右心室流出道呈盲端，没有肺动脉发出。

（2）半月瓣：仅有一组半月瓣，称为共同动脉瓣（truncal valve）。共同动脉瓣多合并畸形，瓣叶从单叶到6个瓣叶不等，以3个和4个瓣叶多见。共同动脉瓣可出现增厚、粘连、冗长及钙化等病理改变，引起瓣膜功能不全。

（3）室间隔缺损：本畸形绝大多数合并室间隔缺损，通常为较大的非限制性缺损，位于共同动脉瓣下的漏斗间隔，缺损前缘和后下缘为隔缘束（SMT）的前支和后支，上缘为共同动脉瓣，动脉干多骑跨于室间隔缺损之上。极少数患者室间隔完整，共同动脉干可完全从左心室或右心室发出。

（4）其他合并畸形：共同动脉干畸形可合并主动脉弓离断、动脉导管未闭、心内膜垫缺损及三尖瓣闭锁等畸形。

2.分型

（1）目前主要有两种分类方法：Collett、Edwards分类及Van Praagh分类法（表17-6-1，表17-6-2）。目前国际上通常采用Van Praagh分类法，而国内仍多应用Collett、Edwards分类方法（图17-6-44）。Collett和Edwards（1949年）将动脉干畸形分为4类。

表17-6-1 共同动脉干Collett和Edwards分类方法

Ⅰ	主肺动脉起自共同动脉干窦部的左后侧壁，然后分出左右肺动脉，主动脉和肺动脉干均较短
Ⅱ	左右肺动脉（相互分离，但距离很近）均发自动脉干后壁，两者开口较近，无主肺动脉
Ⅲ	左右肺动脉分别发自共同动脉干的两侧壁
Ⅳ	肺动脉及动脉导管缺如，肺部的血流由降主动脉侧支供应

表17-6-2 共同动脉干畸形Van Praagh分类方法

A 伴有室间隔缺损	B 不伴有室间隔缺损
1. 主肺动脉起源于共同动脉干，并分出左右肺动脉。主、肺动脉间隔部分存在，最多见，约占50%，相当于Collett和Edwards分类的Ⅰ型	
2. 左右肺动脉直接发自共同动脉干的后壁或侧壁（没有主肺动脉），两分支的开口距离或近或远，主、肺动脉间隔完全消失。相当于Collett和Edwards的Ⅱ或Ⅲ型），占25%～30%	
3. 只有一支肺动脉发自共同动脉干；另一支肺动脉缺失，受累的肺脏由体循环的侧支或动脉导管供血，约占8%	
4. 伴有主动脉弓发育不良或离断，同时伴有粗大的动脉导管未闭，约占12%	

目前认为第Ⅳ型不是共同动脉干，而是法洛四联症伴肺动脉闭锁。

目前观点认为，肺循环由来自降主动脉侧支血管供应的情况，不属于共同动脉干畸形（如Ⅳ型），而属于室间隔缺损合并肺动脉闭锁。要诊断为共同动脉干畸形，至少应有一支肺动脉发自共同动脉干（于头臂动脉发出前）。

（2）Van Praagh（1969年）将共同动脉干畸形根据有无室间隔缺损分为A、B两型，再根据肺动脉的分支和起源状况分为4个亚型。

（三）病理生理

其病理生理改变主要取决于肺血管阻力、肺血流量、共同动脉瓣是否合并关闭不全及其他合并畸形。永存动脉干畸形时，来自肺静脉的氧合血和来自体静脉的非氧合血进入动脉干混合，临床上引起发绀，发绀的程度取决于肺循环血流量的多少，肺血流量多临床上发绀不明显或程度轻，但心脏容量负荷加重易早期产生肺动脉高压和心力衰竭，尤其是合并共同动脉瓣关闭不合者；肺动脉狭窄时，肺血流量少，则发绀明显。

肺循环和体循环承受同样的压力，加上肺血流量增加，可早期出现不可逆的肺血管阻塞性病变。

（四）超声心动图表现

1. 常用切面　左心室长轴切面，心底短轴切面、胸骨上窝长轴切面为常用切面，必要时选用右侧透声窗以观察肺动脉分支与共同动脉干的关系。

2. 超声心动图表现

（1）M型超声心动图：室间隔回声连续性中断，右心室增大、肥厚，大动脉增宽、骑跨，仅见一组半月瓣回声，不能探及肺动脉瓣回声。

（2）二维超声心动图：①左心室长轴切面显示大动脉干内径宽大，其前壁与室间隔连续性中断，动脉干骑跨于室间隔之上。②大动脉短轴切面显示共同动脉干瓣膜数目多为3个或4个；右心室流出道呈盲端，未见正常的肺动脉自右心室发出；向上调整大动脉短轴切面可显示共同动脉干发出主肺动脉，然后分出左、右肺动脉（图17-6-45）；或左右肺动脉直接发自共同动脉干的后侧或左右侧（图17-6-46，图17-6-47）。③心尖五腔心切面可显示动脉干下室间隔缺损，动脉干骑跨于左右心室之上；肺动脉干或左、右肺动脉直接从共同动脉干窦部上

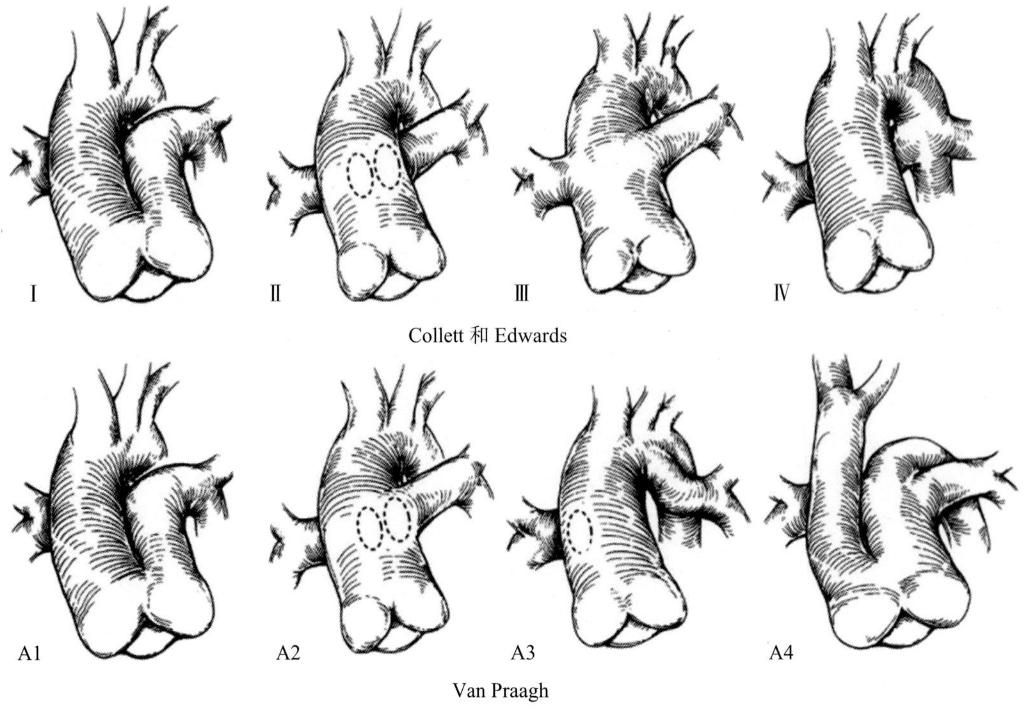

图17-6-44 共同动脉干畸形Collett、Edwards和Van Praagh分类模式图

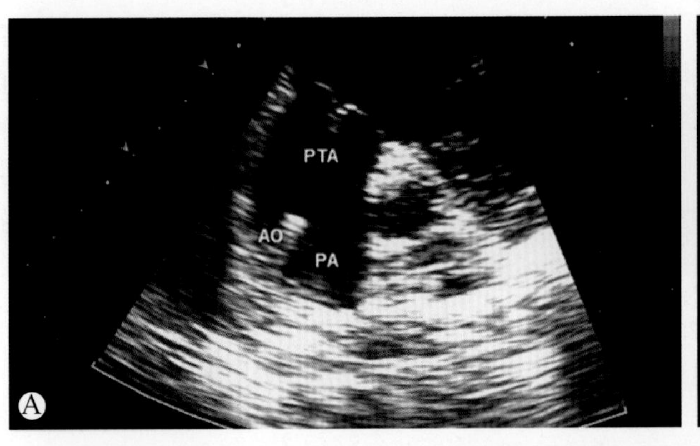

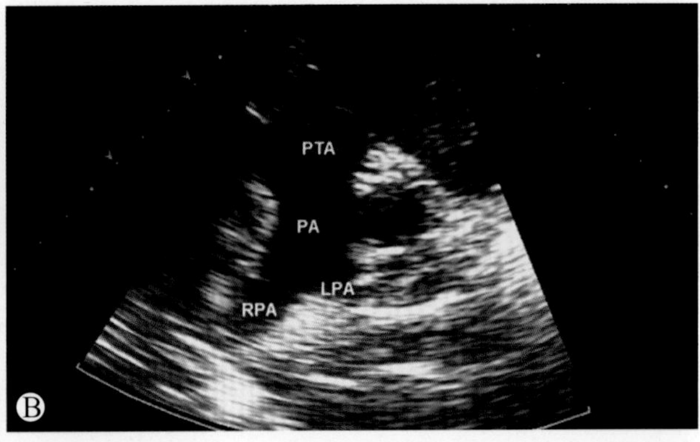

图17-6-45　Ⅰ型共同动脉干声像图

A.五腔心切面显示共同动脉干发出左、右两条动脉干；B.左侧的动脉干分出左右分叉为肺动脉。AO.主动脉；PA.肺动脉；RPA.右肺动脉；LPA.左肺动脉；PTA.永存动脉干

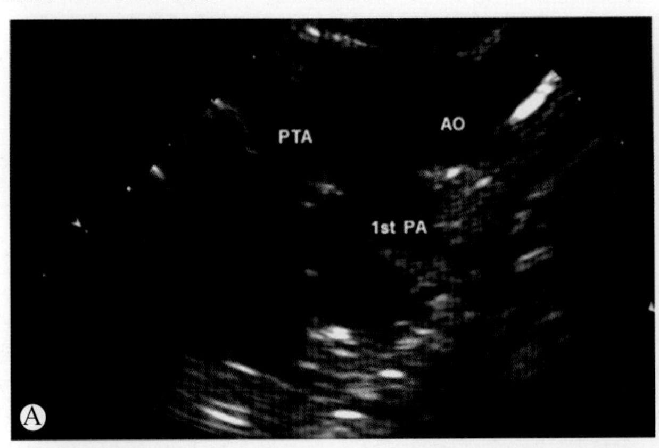

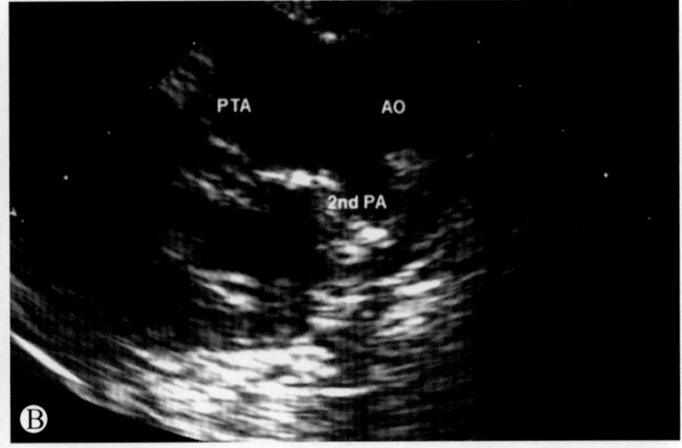

图17-6-46　Ⅱ型共同动脉干胸骨上窝切面声像图

A.胸骨上窝切面显示一支肺动脉发自动脉干的后壁；B.胸骨上窝切面显示稍微一动探头显示另一支细肺动脉发自动脉干的后壁。AO.主动脉；PTA.永存动脉干；PA.肺动脉

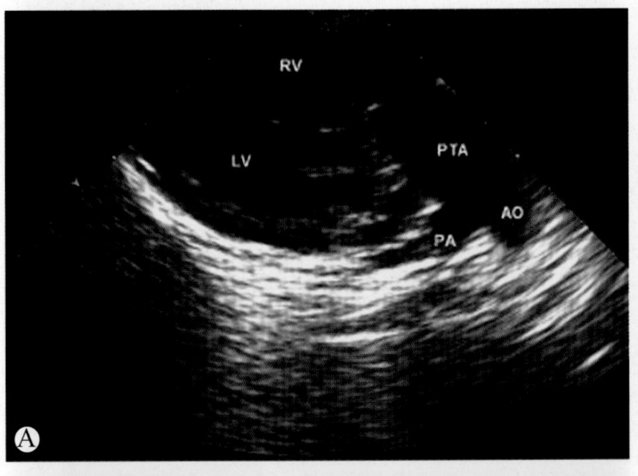

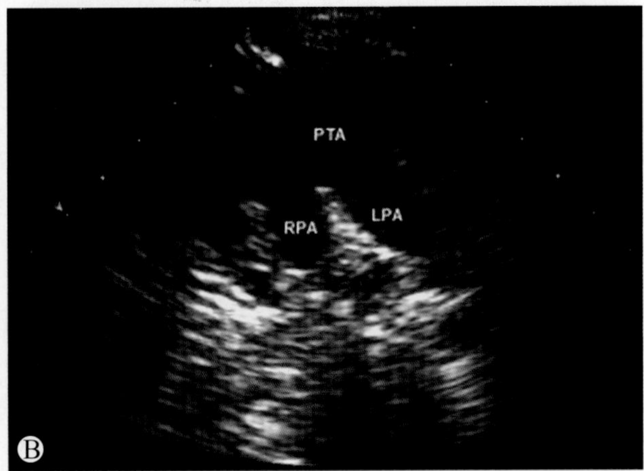

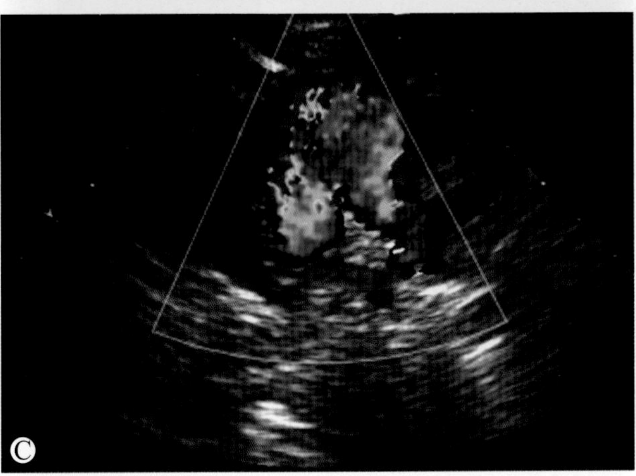

图17-6-47　Ⅱ型共同动脉干声像图

A.左心室长轴切面显示共同动脉干分出升主动脉和肺动脉；B.短轴切面显示左右肺动脉发自共同动脉干的后壁；C.彩色多普勒显示肺动脉血流。AO.主动脉；LV.左心室；RV.右心室；PA.肺动脉；RPA.右肺动脉；LPA.左肺动脉；PTA.永存动脉干

方发出（图17-6-48）。④胸骨上窝长短轴切面：可显示左、右肺动脉从头臂动脉分支近端的共同动脉干的后壁或侧壁发出（Collett and Edwards分类的Ⅱ、Ⅲ型或Van Praagh分类的A2、A3型）（图17-6-46，图17-6-48）。

3.多普勒超声心动图 彩色多普勒可显示心室水平的双向分流，同时可评价共同动脉瓣有无反流或狭窄；在大动脉短轴切面，彩色多普勒有助于判断肺动脉起自动脉干的部位，左、右肺动脉分支是否合并狭窄。如果合并肺动脉狭窄，频谱多普勒可根据血流速度，评估狭窄程度。

（五）胎儿超声心动图表现

由于胎儿肺组织没有气体，胎儿超声心动图对主动脉及肺动脉之间的关系显示非常清晰，该畸形在胎儿期具有特征性改变，易做出准确诊断。

（1）左右心室腔比例基本正常，大动脉（共同动脉干）骑跨于室间隔缺损之上。

（2）只有一支大动脉自心室发出，然后发出主动脉及肺动脉，不同的类型肺动脉分支特征也不同。

（3）三血管切面显示正常的三血管线性关系消失（图17-6-49）。

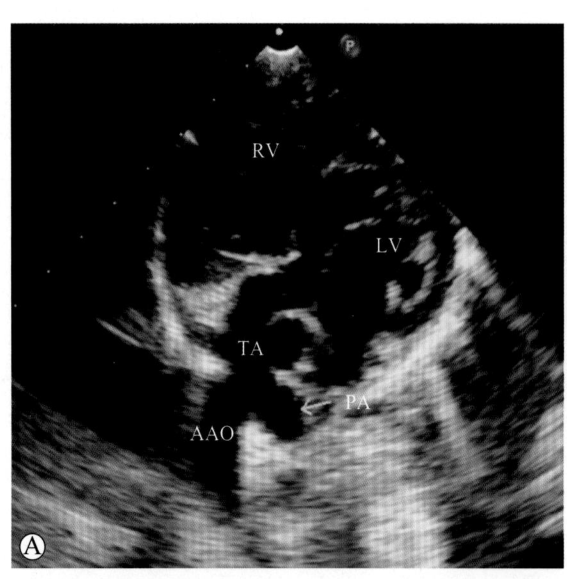

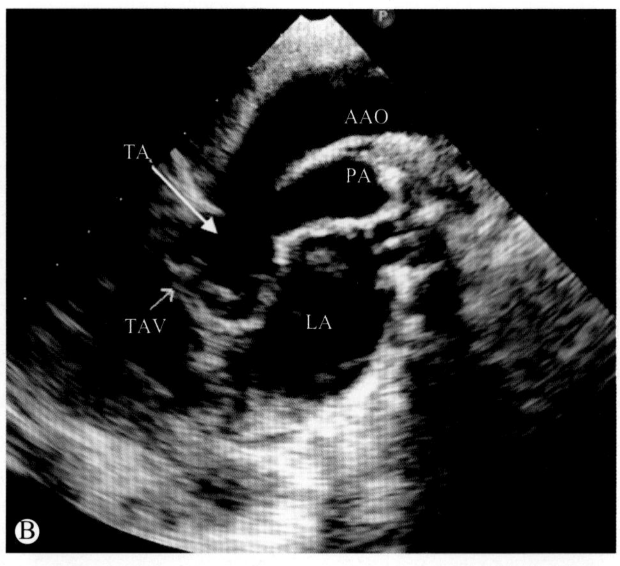

图17-6-48 共同动脉干声像图

A.五腔心切面显示共同动脉干近端分出升主动脉和肺动脉；B.胸骨上窝长轴切面显示共同动脉干近端分出升主动脉和肺动脉。LV.左心室；LA.左心房；TA.共同动脉干；RV.右心室；AAO.升主动脉；PA.肺动脉；TAV.共同动脉瓣

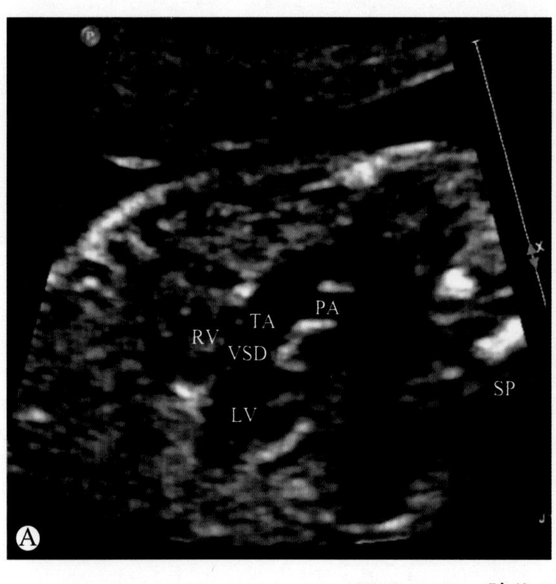

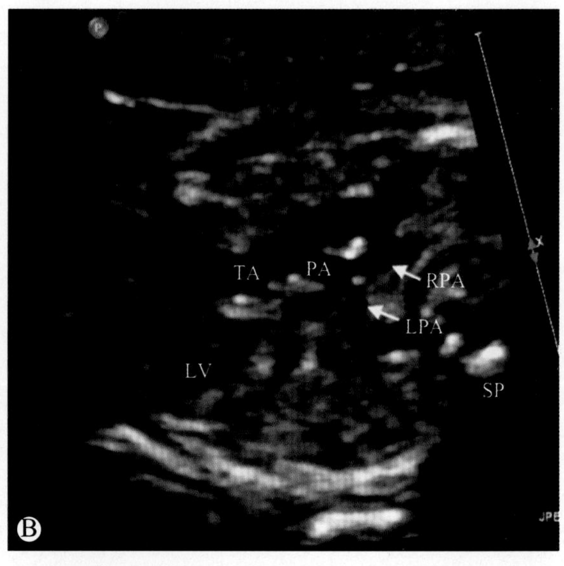

图17-6-49 胎儿Ⅰ型共同动脉干声像图

A.左心长轴切面显示共同动脉干骑跨于室间隔上，且分出两个分叉；B.调整扇面显示向后下走行的血管分叉左右分叉，为肺动脉（Ⅰ型共干）。LV.左心室；RV.右心室；TA.共同动脉干；PA.肺动脉；VSD.室间隔缺损；SP.原发隔；RPA.右肺动脉；LPA.左肺动脉

（六）MDCT和MRI检查

MDCT与高场MRI检查技术可清晰显示发自共同动脉干的肺动脉的类型（有无主肺动脉）、分支起自动脉干的部位，是否合并狭窄及其是否合并其他畸形。

（七）鉴别诊断

合并室间隔缺损的肺动脉闭锁：过去称为共同动脉干Ⅳ型，肺血流由未闭动脉导管和（或）来自降主动脉的侧支血管供应，目前认为至少有一支肺动脉发自共同动脉干（于共同动脉瓣与头臂动脉分支发出前的一段动脉）才属于共同动脉干畸形，所以合并室间隔缺损的肺动脉闭锁不能归类于共同动脉干畸形，应仔细观察肺动脉血供来源，予以鉴别。

九、三尖瓣闭锁

（一）概述

三尖瓣闭锁（tricuspid atresia）是指右侧房室瓣闭锁，右心房与右心室之间无直接交通的一种先天性心脏畸形。三尖瓣闭锁属于一种发绀型先天性心脏病，发病率约占先天性心脏病的3%。主要病理改变是三尖瓣膜性闭锁或缺乏瓣膜连接，左、右心房通过卵圆孔未闭或房间隔缺损进行交通，伴有右心室发育不良。

在胚胎正常发育情况下，心内膜垫融合，将房室管平均分成左右两个管口，并参与形成膜部心室间隔及闭合心房间隔第1孔。一般认为在胚胎期前后，因心内膜垫融合部位偏向右侧，室间隔右移造成房室口分隔不均等，右侧房室管口闭塞，形成三尖瓣闭锁。

（二）病理解剖及分类

1.病理解剖　三尖瓣闭锁时（图17-6-50），右心房与右心室不直接交通，左心房则通过二尖瓣与左心室相连接。在右心房内，不存在可以辨认的三尖瓣组织和三尖瓣口。在右心房底部，原三尖瓣所在部位被肌性组织所替代者最为常见，占76%～84%；呈现薄膜状组织者占12%；由瓣叶融合成膜状组织者占6%，融合瓣叶可能有腱索样组织附着于右心室；另6%其房室口被附着于右心室壁的瓣叶组织所阻塞，Van Praagh称为Ebstein型。

闭锁的三尖瓣差异很大，Van Praagh将其分为三型。

（1）肌肉型：占76%～84%，呈现纤维性凹陷，显微镜检查见肌肉纤维向四周放射。

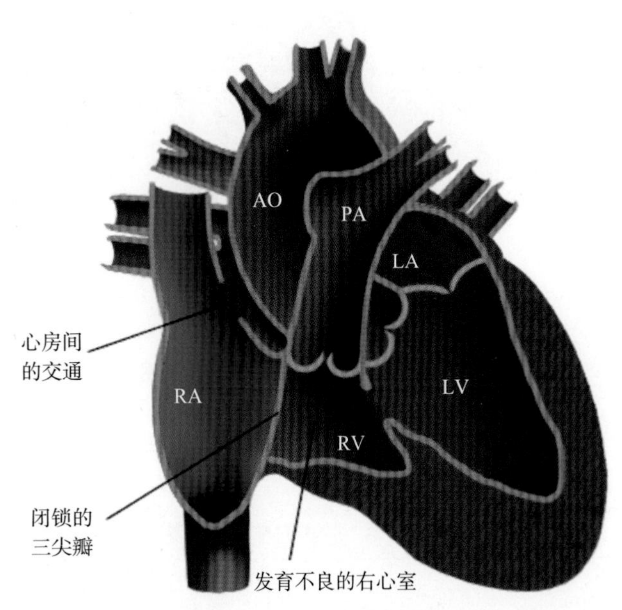

图17-6-50　三尖瓣闭锁示意图

LA.左心房；LV.左心室；RV.右心室；RA.右心房；AO.主动脉；PA.肺动脉

（2）膜型：占8%左右，伴有并置心耳，显示有透明的纤维组织。

（3）Ebstein型：占8%左右，房化右心室形成一盲端袋，位于右心房下方，右心房扩大、房壁增厚，左心房扩大，心房之间存在卵圆孔未闭或房间隔缺损交通。

右心室发育差，特别在右心室流入道部位，右心室腔径仅数毫米，乳头肌可发育不良，常合并室间隔缺损，右心室的发育状况与缺损大小密切相关。

三尖瓣闭锁患者，左右心房内血液均通过二尖瓣，因此二尖瓣比正常者大，瓣膜形态正常。肺动脉瓣及肺动脉可正常，但亦常合并肺动脉瓣狭窄、闭锁或瓣下圆锥狭窄（图17-6-51）。

2.三尖瓣闭锁的分类　通常采用经Rao修改的Keith分类方法。此方法根据是否合并大动脉转位和肺动脉狭窄进行分类，主动脉和主肺动脉解剖关系正常者为Ⅰ型，约占70%；大动脉转位者约占30%，右转位型多见，为Ⅱ型，左转位型者少见，约占3%，为Ⅲ型。再根据肺动脉有无狭窄、闭锁及室间隔缺损的大小进一步分为8种亚型（表17-6-3）。该分类方法过于复杂，在临床上应用价值不大。

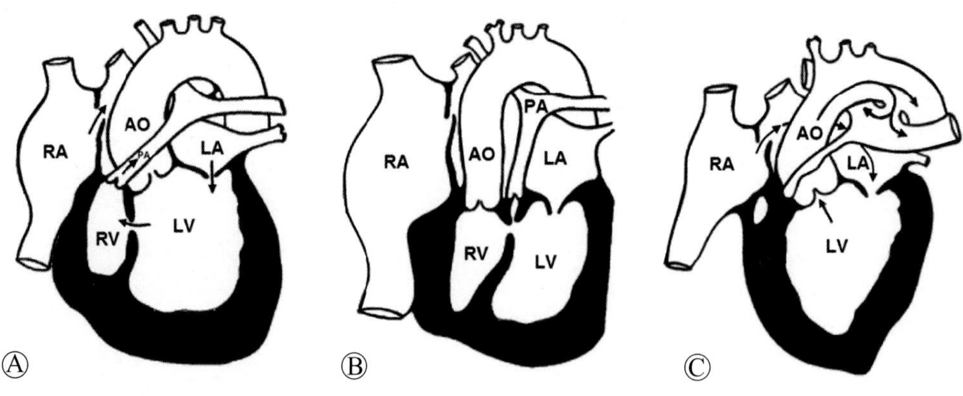

图 17-6-51 三尖瓣闭锁分类示意图

A. 三尖瓣闭锁合并肺动脉发育不良和室间隔缺损，主动脉与肺动脉关系正常；B. 三尖瓣闭锁合并大动脉转位，肺动脉瓣下狭窄；C. 三尖瓣与肺动脉同时闭锁，右心室仅为一心室陷窝（Pouch）。LA. 左心房；LV. 左心室；RA. 右心房；RV. 右心室；PA. 肺动脉；AO. 主动脉

表 17-6-3 三尖瓣闭锁分类表

Ⅰ型
Ⅰa 型肺动脉闭锁
Ⅰb 型肺动脉发育不全，伴小室间隔缺损
Ⅰc 型肺动脉正常伴大室间隔缺损
Ⅱ型
Ⅱa 型肺动脉闭锁
Ⅱb 型肺动脉瓣或瓣下狭窄
Ⅱc 型肺动脉扩大
Ⅲ型
Ⅲa 型肺动脉或肺动脉瓣下狭窄
Ⅲb 型主动脉瓣下狭窄

（三）病理生理

三尖瓣闭锁时血流动力学改变有三种情况：

1. 体循环静脉血液回流到右心房后，须经过心房间隔缺损或未闭卵圆孔进入左心房，如交通口小，则体循环静脉压升高，引致肝大和右心衰竭。

2. 体循环静脉非氧合血液和肺静脉氧合血液在左心房内完全混合，造成不同程度的动脉血氧饱和度降低，导致发绀，肺循环血流量多者可不出现发绀或轻度发绀，肺动脉口狭窄者则发绀严重。

3. 右心室发育不良，心室腔很小，因此左心室承担两侧心室的排血功能，通常扩大和出现左心衰竭。约 20% 的三尖瓣闭锁患者由于伴有肺动脉口狭窄，临床上呈现发绀；另一部分病例肺血流量增多，则可发生心力衰竭或肺血管阻塞性病变。合并完全型大动脉转位者，特别是肺动脉粗大且伴有主动脉缩窄或发育不良者，则可在出生后早期死于严重心力衰竭。

由于三尖瓣闭锁的病理生理与单心室是一致的，所以目前将其归类于单心室的范畴，与二尖瓣闭锁一样，为一侧房室瓣闭锁的单心室。

（四）超声心动图检查

1. 常用切面　左心室长轴切面、四腔心切面、心底大动脉短轴切面及心室各短轴切面，剑突下大动脉短轴切面、流出道长轴切面为常用切面。

2. 超声心动图表现

（1）M 型超声心动图：显示三尖瓣双峰曲线消失，四腔心切面检查未能见到三尖瓣回声反射。

（2）二维超声心动图：①左心长轴、四腔心切面显示左心房、左心室增大；二尖瓣叶及其活动幅度增大（图 17-6-52 ～图 17-6-54）。②在原三尖瓣部位未能探及瓣叶及其启闭活动，而是被纤维隔膜或肌性带状回声替代。③多切面显示房间隔及室间隔回声中断。④多切面显示右心室发育不良，甚至仅为一裂隙，发育不良的右心室通过室间隔缺损与左心室交通。⑤可合并大动脉转位、肺动脉狭窄甚至闭锁等。

（3）多普勒超声心动图

1）彩色多普勒超声心动图：①彩色多普勒显示右心房与右心室间无血流交通（图 17-6-53）。②心房水平的右向左蓝色分流信号。③心室水平左向右分流的红色血流信号（或双向分流信号）。④伴有右心室流出道或肺动脉瓣、主肺动脉狭窄时，彩色多普勒可显示以蓝色为主的五彩高速血流。

2）频谱多普勒超声心动图：伴有肺动脉口狭窄时，应用连续多普勒超声可探测到狭窄处高速湍流频谱，根据血流速度可以判定其狭窄程度。

（4）经食管超声心动图：对经胸超声心动图显示欠佳者，可应用经食管超声心动图，选择四腔心切面、双心房切面、右心室流入道长轴切面，可显示房间隔、室间隔回声失落，以及闭锁的三尖瓣膜之特征，对诊断可提供重要信息。

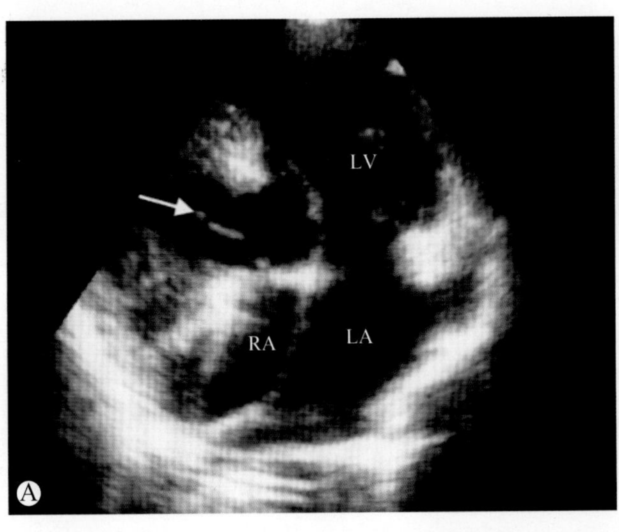

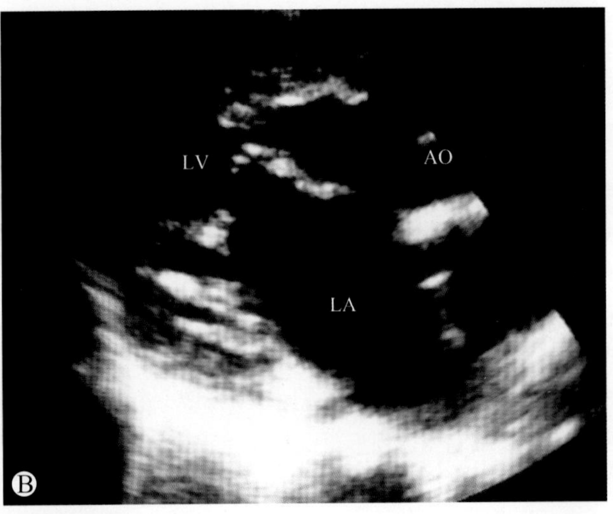

图17-6-52　三尖瓣闭锁声像图（一）

A.四腔心切面显示三尖瓣无明显启闭活动，箭头示闭锁的三尖瓣腱索；B.左心长轴切面显示左心室扩大，二尖瓣增大。LV.左心室；LA.左心房；RA.右心房；AO.主动脉

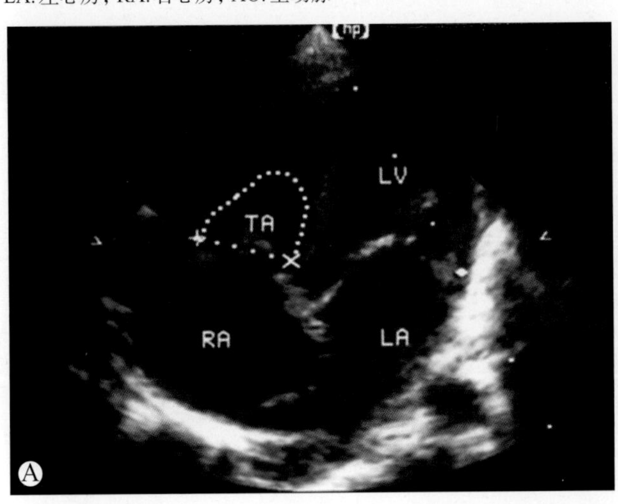

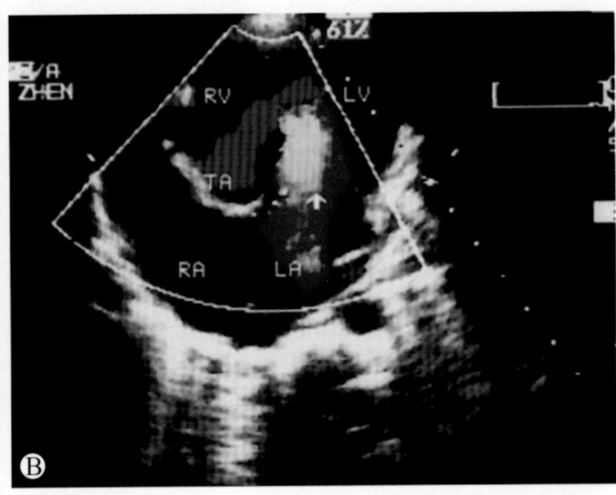

图17-6-53　三尖瓣闭锁声像图（二）

A.四腔心切面显示三尖瓣无明显启闭活动；B.彩色多普勒显示三尖瓣无血流通过。LV.左心室；LA.左心房；RV.右心室；RA.右心房；TA.共同动脉干

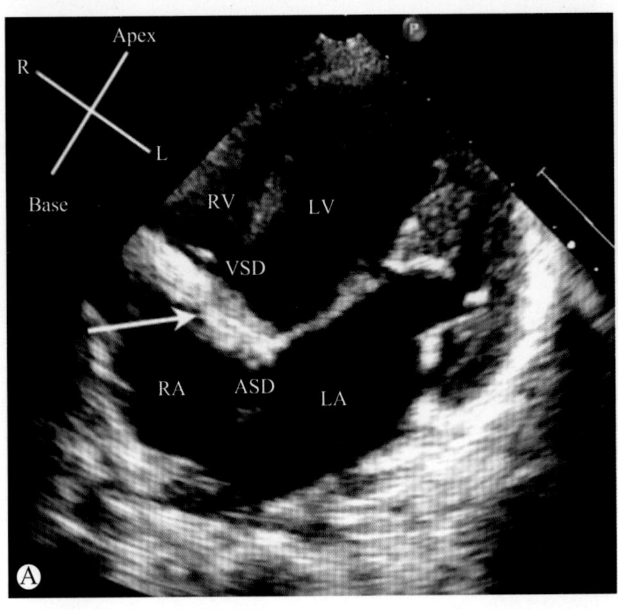

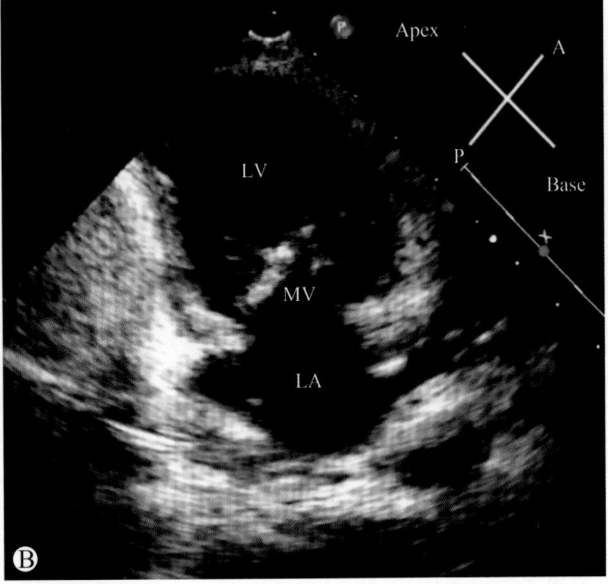

图17-6-54　三尖瓣闭锁声像图（三）

A.四腔心切面显示三尖瓣无明显启闭活动，箭头示肌性闭锁的三尖瓣，呈强回声带；B.左心长轴切面显示左心室扩大，二尖瓣环增大，开放幅度增加。LV.左心室；LA.左心房；RV.右心室；RA.右心房；MV.二尖瓣；VSD.室间隔缺损；ASD.房间隔缺损

十、埃布斯坦（Ebstein）畸形

（一）概述

Ebstein畸形又称三尖瓣下移畸形（downward displacement of tricuspid valve），是指三尖瓣瓣叶（部分或全部）没有附着于正常的瓣环部位，而是异常附着于右心室壁的一种先天性畸形。病变主要累及三尖瓣的隔叶和后叶，累及前瓣叶者很少见。其病理特征于1866年首先由德国医生Wilhelm Ebstein详尽描述，所以被称为埃布斯坦畸形。发病率约占先天性心脏病的1%，其病理特征及临床表现多变。预后与畸形严重程度相关，病变较轻者，可无明显症状，寿命接近正常人；新生儿即出现症状的三尖瓣下移畸形，内、外科治疗均不理想，预后不良，50%～60%在2岁内死亡；合并预激综合征者预后较差。

（二）病理解剖及分型

1.病理解剖 Ebstein畸形的病理改变差异较大，基本病变为三尖瓣下移、瓣叶发育不良、右心室发育异常（图17-6-55）。

三尖瓣环多扩大，位置正常，三尖瓣叶附着点向右心室心尖及流出道下移，病变最常累及隔瓣，后瓣次之，隔瓣和后瓣可部分缺失，累及前瓣者少见。下移的瓣叶通常增厚、变形、缩短。前瓣叶起源于正常三尖瓣瓣环，可增大如船帆，通过缩短或发育不全的腱索及乳头肌附着于心室壁。

概括起来本畸形有以下几个病理特征。

（1）三尖瓣环位置一般正常，三尖瓣环扩大，三尖瓣隔瓣、后瓣附着点向心尖或流出道移位。

（2）前瓣叶起源于正常三尖瓣瓣环，可增大如船帆，有时可有许多小孔，通过缩短和发育不全的腱索及乳头肌附着于心室壁。

（3）下移的瓣叶使右心室分成两个部分，从三尖瓣环水平到隔瓣、后瓣附着处，右心室壁较薄，通常发育不良，称为房化右心室，其功能与右心房相似；瓣叶附着点下方为功能右心室。右心房扩大，房壁纤维化增厚。右心房和高度扩大薄壁的房化右心室连成一个大心腔，起贮积血液的作用，而瓣叶下方的功能右心室则起排出血液的功用。

（4）房化右心室以外的右心室变小，通常缺乏流入道，有较小的小梁部，三尖瓣下移的位置越低，越靠近右心室心尖和流出道，功能右心室越小，畸形越严重。

（5）冗长的前瓣及前瓣附着于右心室流出道的腱索，常引起不同程度的右心室流出道梗阻；下移的三尖瓣附着于右心室流出道的心室壁及瓣叶游离缘之间粘连，可导致三尖瓣狭窄甚至完全闭锁。

（6）由于三尖瓣环和右心室高度扩大，以及瓣叶发育不良（短小、增厚、融合甚至缺如），三尖瓣常关闭不全。

（7）三尖瓣下移病例中50%～60%伴有卵圆孔未闭或房间隔缺损，伴有心房水平的分流。

（8）房室束解剖位置正常，但右束支可能被增厚的心内膜压迫产生右束支传导阻滞；约5%病例有异常肯特束，出现预激综合征。

其他合并畸形有肺动脉狭窄、室间隔缺损、法洛四联症、大动脉转位、主动脉缩窄和先天性二尖瓣狭窄等。

2.分型 Carpertier根据三尖瓣下移程度和畸形特征，将其分为四种类型（图17-6-56），A型最轻，D型最重。

A型：真正的（功能）右心室足够大，三尖瓣隔叶和后叶轻度下移，通常不合并其他病理改变。

B型：房化的右心室较大，但三尖瓣前叶活动自如。

C型：三尖瓣前叶的活动明显受限，可导致右心室流出道梗阻。

D型：三尖瓣组织形成致密的囊袋，附着于扩张的

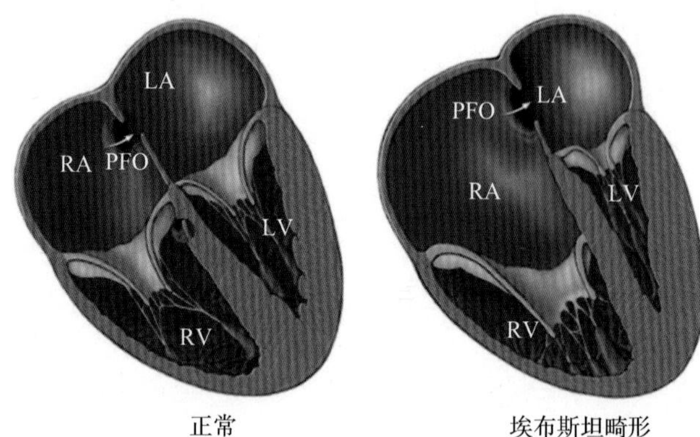

图17-6-55 埃布斯坦畸形模式图

LA.左心房；RA.右心房；LV.左心室；RV.右心室；PFO.卵圆孔

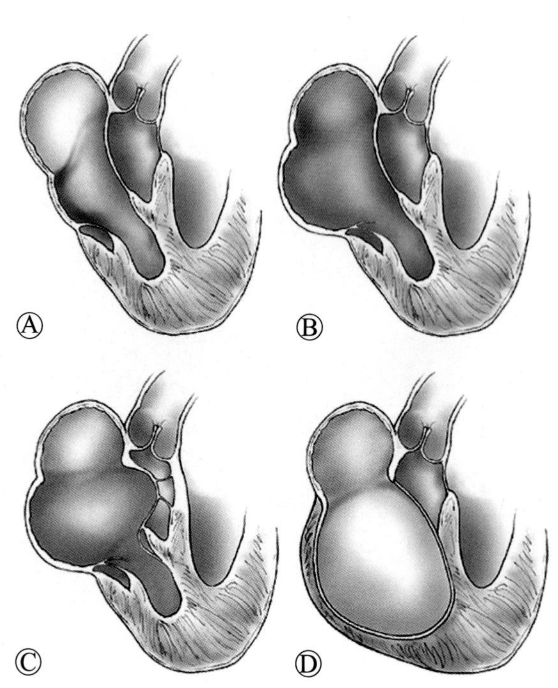

图17-6-56 埃布斯坦畸形分型

右心室，使右心室几乎完全房化，仅存右心室流出道一小部分，房化右心室仅通过前、隔叶交界处与右心室流出道交通。

（三）病理生理及临床

1. 病理生理　三尖瓣下移的血流动力学改变取决于三尖瓣关闭不全的轻重程度，是否合并心房间隔缺损，以及右心室功能损害程度。由于三尖瓣环、右心室扩大及瓣叶变形等，三尖瓣关闭不全很常见。由于右心房与房化心室部分收缩、舒张运动不协调，使右心房内血液未能全部进入右心室，另外，右心房舒张时同时接收来自腔静脉、房化右心室和经三尖瓣反流的血液，致使右心房血容量增多，使房腔扩大，右心房压力升高，最终导致心力衰竭。合并卵圆孔未闭或心房间隔缺损的患者，产生房水平的右向左分流（右心房压力高于左心房），体循环动脉血氧含量下降，出现发绀和杵状指（趾）；房间隔完整时，右心室收缩使进入肺内进行气体交换的血量减少，动静脉血氧差变小，也可出现面颊潮红，指端轻度发绀等。

2. 临床表现　该畸形的病理生理改变悬殊，故轻者可无症状或至成人才出现症状，重者出生后即出现明显的临床症状。

出生后即出现症状的新生儿，常有明显的心脏扩大和双肺发育不良；由于右心室多无效收缩，缺乏有效的前向血流，所以肺动脉在功能上是闭锁的，只有依赖动脉导管开放维持肺动脉内血流；所有体静脉血流经房间隔缺损或卵圆孔进入左心房，经左心室入主动脉。危重新生儿，左心排血量会显著下降，导致严重发绀及代谢性酸中毒。

在胎儿期，由于三尖瓣下移及发育不良，导致三尖瓣的明显反流，引起右心房明显扩张及心功能不全，表现为胎儿水肿（腹水和胸腔积液等），可同时合并心房扑动。妊娠晚期，由于缺乏有效的右心室流出道前向血流，可出现重度肺动脉狭窄，甚至肺动脉闭锁，肺动脉内血流由动脉导管逆灌而来。

（四）超声心动图检查

1. 切面选择　常用切面为左心室长轴切面、心尖四腔心和胸骨旁四腔心切面、心底短轴切面、右心室流入道长轴切面及剑突下四腔心切面。

2. 超声心动图表现

（1）M型超声心动图：表现为右心房扩大、右心室流出道增宽，室间隔运动呈“W”形。

（2）二维超声心动图（图17-6-57）：①四腔心、大动脉短轴切面显示三尖瓣隔瓣附着点向心尖下移，可观察下移的程度和房化右心室及功能右心室的大小；三尖瓣前瓣增大，形似船帆。②右心室流入道切面显示三尖瓣后瓣下移的部位和程度，三尖瓣前叶附着部位多正常。③左心室短轴切面，可显示左心室较小，三尖瓣隔瓣发育不良，可伴有裂孔，而其前瓣活动幅度增大。④左心室长轴切面，显示右心室扩大，左心室较小。由于三尖瓣前瓣活动幅度增大，可显示三尖瓣叶。⑤右心房明显扩大、房化右心室增大，功能右心室较小。⑥可伴有房间隔缺损或卵圆孔未闭。⑦可合并肺动脉狭窄甚至闭锁。

3. 多普勒超声心动图

（1）彩色多普勒超声：可清晰地显示三尖瓣反流及程度，以及是否合并三尖瓣狭窄；如果存在房水平的交通，彩色多普勒可显示分流束的大小和方向。

（2）脉冲及连续多普勒超声，可检测三尖瓣反流速度，以及肺动脉口的正向血流（判断是否合并肺动脉瓣狭窄）。

4. 经食管超声心动图　可清晰地显示三尖瓣各瓣叶的形态、瓣叶下移的程度及瓣叶和腱索的发育状况，对其合并畸形的显示（房间隔缺损等）也很有价值（图17-6-58）。

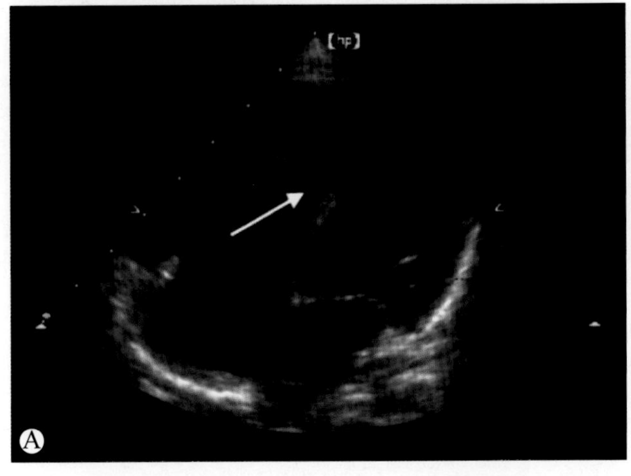

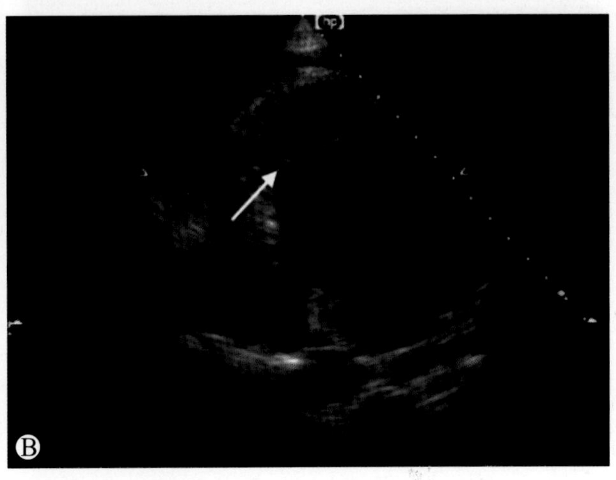

图17-6-57　埃布斯坦畸形二维声像图

A. 心尖四腔心切面显示三尖瓣隔瓣（箭头）明显下移（向心尖）；B. 右心室流入道长轴切面显示后瓣明显下移

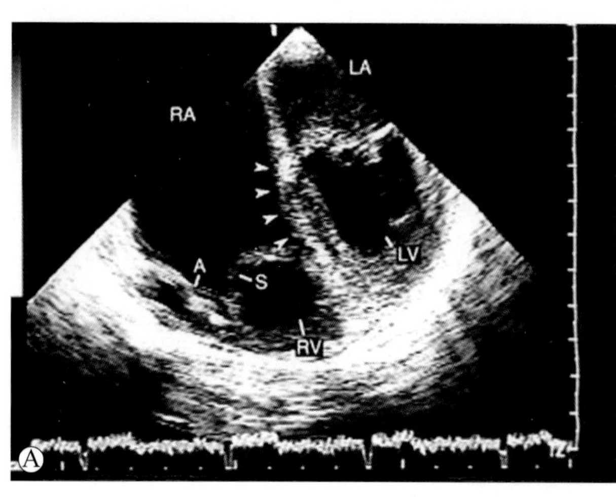

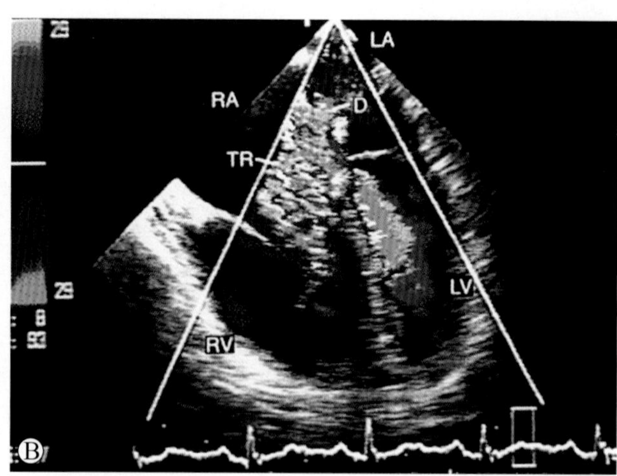

图17-6-58 埃布斯坦畸形经食管超声声像图

A.二维超声显示三尖瓣隔瓣下移，前瓣通过短小腱索附着于右心室壁上（白色短箭头）；B.彩色多普勒显示瓣膜明显反流。LV.左心室；LA.左心房；RV.右心室；RA.右心房；A.前叶；S.隔叶；D.缺损

5.三维超声心动图 有助于显示畸形三尖瓣的形态、空间结构及真正右心室、房化右心室的大小，对手术方案的制订有一定帮助（图17-6-59）。

十一、室间隔完整的肺动脉闭锁

（一）概述

肺动脉闭锁（pulmonary atresia with intact ventricular septum，PA/IVS）是指右心室与肺动脉之间缺乏直接交通，且室间隔完整的一种先天性心血管畸形（图17-6-60）。本病较少见，发生率约占先天性心血管畸形的1%，占新生儿发绀型先天性心脏病的20%～30%。预后主要取决于右心室发育程度、体肺循环的血流交通状况，以及心肌血流灌注对右心室-冠状动脉循环的依赖程度，如不手术治疗，绝大多数在出生后6个月内死亡。

（二）病理解剖

1.右心房 通常扩大，其扩大程度与三尖瓣关闭不全有关，有时巨大的右心房几乎占据整个右胸腔。上、下腔静脉与冠状静脉窦终止于右心房。由于心房水平的交通是必需的，所以绝大多数存在房间隔缺损或卵圆孔未闭；在极个别情况下房间隔完整，则出现体静脉回流的替代途径，如冠状静脉窦间隔缺损（Fenestration）→左心房通道。

2.三尖瓣 在PA/IVS，三尖瓣几乎都存在异常，从严重狭窄到明显的关闭不全。三尖瓣关闭不全时，瓣膜可呈现严重埃布斯坦畸形的病理特征及发育不良。少数极重度瓣膜反流者，虽然三尖瓣位置正常，但三尖瓣表现为严重发育不良甚至无明显三尖瓣组织附着（三尖瓣缺如，Unguarded）。

严重的三尖瓣狭窄、梗阻，多见于严重的右心室发育不良患者；右心室扩大的患者多伴有重度的三尖瓣

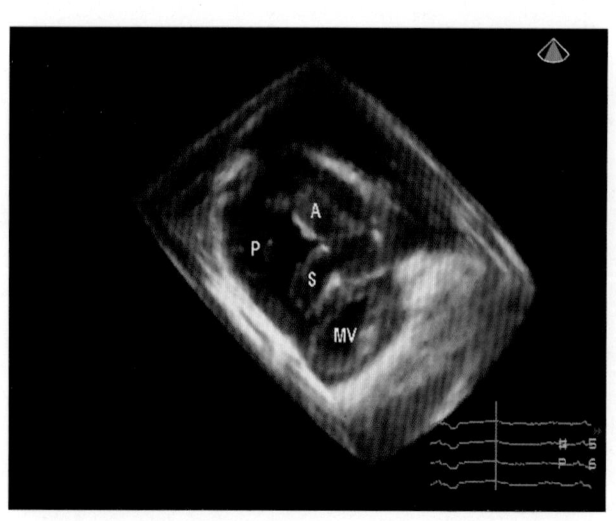

图17-6-59 埃布斯坦畸形三维超声心动图声像图

A.前叶；S.隔叶；P.后叶；MV.二尖瓣

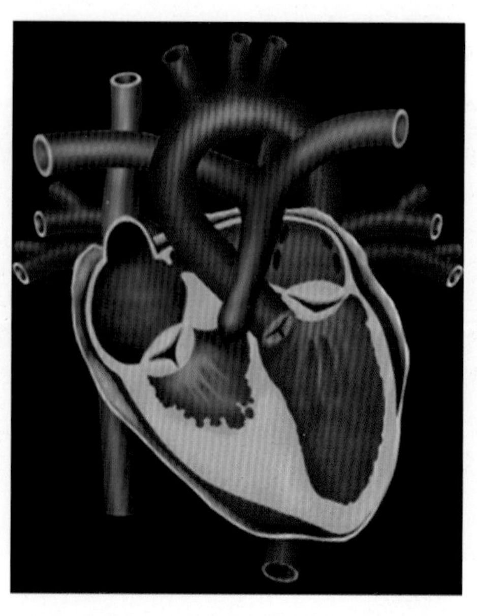

图17-6-60 室间隔完整的肺动脉闭锁

反流。

3.右心室　根据右心室的大小可分为两种类型。

（1）右心室发育不良型：右心室缩小，发育不良，心室壁心肌增厚，此型占多数（80%）。可伴有三尖瓣闭锁或发育不良，三尖瓣发育状态与右心室发育是一致的。

（2）右心室正常或扩大型：右心室正常或接近正常，甚至扩张。三尖瓣的发育接近正常，心室扩大多伴有三尖瓣关闭不全。

多年来，许多学者试图对右心室的大小进行定量研究，包括许多种方法，如造影-Simpson方法。最近，CHSS应用三尖瓣Z值方法对右心室进行研究，公式如下：

$$Z值=\frac{三尖瓣直径实测值-正常三尖瓣直径均值}{正常三尖瓣直径标准差}$$

CHSS研究发现三尖瓣Z值与右心室容积（ventricular cavity）呈正相关。

右心室由三部分组成，包括流入道、小梁部和流出道。部分右心室发育较好患者，3个部分都发育较成熟，而多数伴有右心室严重发育不良，甚至仅限于流入道部分发育。

4.右心室与冠状动脉连接　早在1926年，由Grant等首先报道了在PS/IVS患者，右心室与冠状动脉之间存在交通。在PS/IVS患者，50%～60%右心室缩小的患儿保持胎儿期心肌内窦状隙开放，右心室窦部的窦状隙与冠状动脉相通，可单发或多发，可与右冠状动脉和（或）左冠状动脉分支交通。受累的冠状动脉通常纡曲，内膜增厚、纤维化等，可引起冠状动脉阻塞，从而导致心肌缺血、梗死等。

右心室-冠状动脉交通主要发生在右心室缩小、发育不良的患者，尤其常见于右心室仅有单部分（窦部）或两部分（窦部、小梁部）发育的患儿。CHSS研究发现三尖瓣Z值与右心室-冠状动脉交通的形成也密切相关。

右心室-冠状动脉交通是右心室依赖的冠状动脉循环发生的基础，但并非一定发生。CHSS的研究发现，右心室-冠状动脉交通发生率为45%，而仅有9%的冠状动脉循环被确认为是完全右心室依赖性的。

5.肺动脉瓣　室间隔完整的肺动脉闭锁多为肺动脉瓣闭锁，漏斗部发育良好者，肺动脉瓣呈现三个半月瓣完全融合；右心室发育不良伴漏斗部明显狭窄或闭锁者，肺动脉瓣组织非常原始（分辨不出半月瓣结构）。

（三）病理生理

1.胎儿期　体静脉回流的血液进入右心房后，再经卵圆孔（或房间隔缺损）进入左心系统，由于承担了整个心脏的心排血量，左心室、主动脉异常增大；由于胎儿期为左右并行循环，所以对胎儿无明显影响。但如果存在三尖瓣的严重反流，可出现心功能不全，导致胎儿水肿。由于没有血流经右心室流出道流出，肺动脉的灌注来自动脉导管的逆灌。

2.出生后

（1）心房水平的分流：由于血流不能从肺动脉排出，只能从未闭的卵圆孔或房间隔缺损分流入左心房→左心室→主动脉，导致机体缺氧和发绀。

（2）肺循环血液供应：主要依靠动脉导管未闭，而来自降主动脉的体-肺侧支循环则较少，肺循环血流量的多少与机体缺氧和发绀程度密切相关。动脉导管随着时间推移逐渐变细，甚至闭合，将导致严重后果。

（3）右心衰竭：如果三尖瓣发育不良或狭窄，右心室腔发育很差，心腔内压力显著增高，右心室肥厚；如果三尖瓣发育较好，可伴有明显的三尖瓣反流。上述两种情况，均可导致右心衰竭，出现体静脉明显扩张、肝大、周围水肿等。

（4）右心室-依赖性冠状动脉循环：当存在右心室-冠状动脉交通时，冠状动脉易纡曲狭窄，主动脉舒张压不足以驱动血液维持冠状动脉的正向血流，这样，收缩期来自右心室的逆向血流对心肌灌注是非常必要的。冠状动脉血液供应部分或全部来自冠状动脉-右心室的交通，依靠右心室高压（等于或高于体循环的压力）进行逆向灌注，这一灌注方式被称为右心室依赖的冠状动脉循环（right ventricular-dependent coronary artery circulation）。不难想象，在右心室依赖的冠状动脉循环存在的情况下，如果进入右心室的血流减少或右心室收缩压降低（心动过速、应用前列腺素治疗、右心室流出道疏通术等）都会导致心肌灌注障碍，从而引起心肌缺血、梗死，甚至死亡。

另外，右心室-冠状动脉交通存在时，常伴有冠状动脉狭窄和阻塞，引起心肌缺血、梗死，导致心力衰竭。

（四）超声心动图检查

1.切面选择　四腔心切面（心尖、胸骨旁及剑突下）、左心室长轴切面、心底大动脉短轴切面、左心室各短轴切面，以及右心室流出道、流入道长轴切面等较为常用。

2.超声心动图表现

（1）M超声心动图：右心室壁明显增厚，心腔多明显缩小（Ⅰ型）；少部分正常或缩小不明显（Ⅱ），右心室流出道狭小，甚至闭塞；左心室内径正常，主动脉内径增宽。

（2）二维超声心动图

1）四腔心切面、左心室短轴切面显示左、右心不对称，左心扩大，右心室明显缩小、发育不良（仅有一部分或两部分发育）；右心室壁明显肥厚，肌小梁增粗增多，内膜回声增强；右心室壁心肌内可出现多个无回声区，为扩张的窦状隙；右心房扩大，三尖瓣闭锁或明显狭窄，少数伴有三尖瓣下移，甚至瓣叶缺如（图17-6-61，图17-6-62）。

2）左心室长轴切面、大动脉短轴切面及右心室流出道长轴切面显示主动脉明显增宽，右心室流出道狭小，甚至呈盲端。

3）大动脉短轴切面、右心室长轴切面等显示肺动脉瓣呈条状强回声光带，无明显启闭活动。

4）大动脉短轴、左高位胸骨旁矢状切面及胸骨上窝动脉导管切面显示未闭的动脉导管。

5）多切面可显示房间隔回声失落。

（3）彩色多普勒超声心动图：①多切面显示右心室与肺动脉无血流交通；②三尖瓣可伴有狭窄或明显的反流（图17-6-63）；③多切面显示房水平右向左的蓝色血流信号；④多切面显示主动脉通过动脉导管未闭分流入肺动脉的红色五彩血流信号（图17-6-64）；⑤少数患儿，可发现右心室心肌的窦状隙扩张，呈现五彩镶嵌血流，收缩期逆灌入冠状动脉（右心室-依赖性冠状动脉循环）。

（五）MDCT及MRI检查

MDCT与高场MRI检查技术可清晰显示发主肺动脉及其左右分支的发育程度，肺动脉血供的来源（动脉导管未闭、冠状动脉-肺动脉瘘），更重要的是可清晰显示右心室心肌的窦状隙扩张及其是否合并右心室-依赖性冠状动脉循环（图17-6-65）。

十二、肺动脉闭锁合并室间隔缺损

（一）概述

肺动脉闭锁合并室间隔缺损（pulmonary atresia with ventricular septal defect，PA/VSD）是指右心室与肺动脉

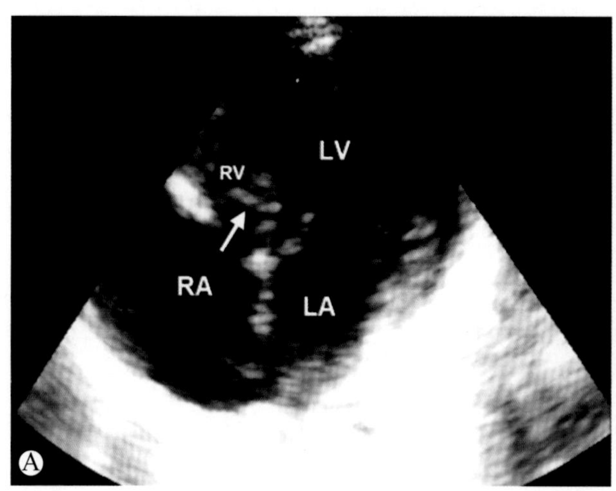

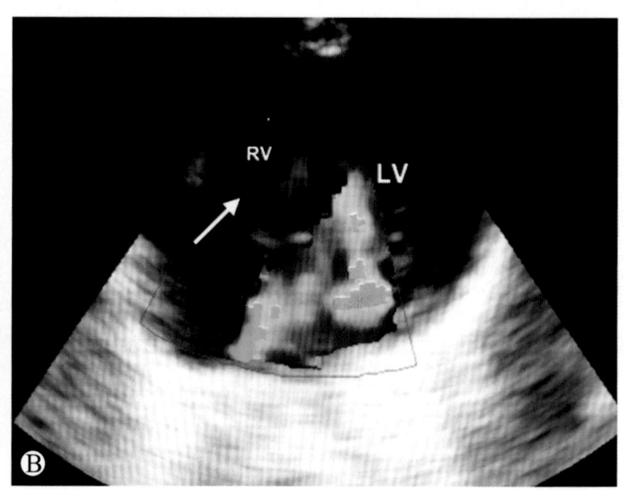

图17-6-61 Ⅰ型室间隔完整的肺动脉闭锁声像图（一）

A.四腔心切面显示右心室发育不良，三尖瓣狭小，右心室发育较小；B.彩色多普勒显示三尖瓣无明显血流通过。LV.左心室；LA.左心房；RV.右心室；RA.右心房

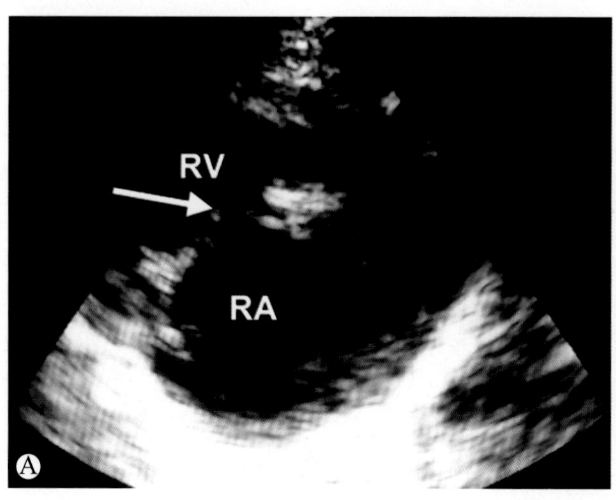

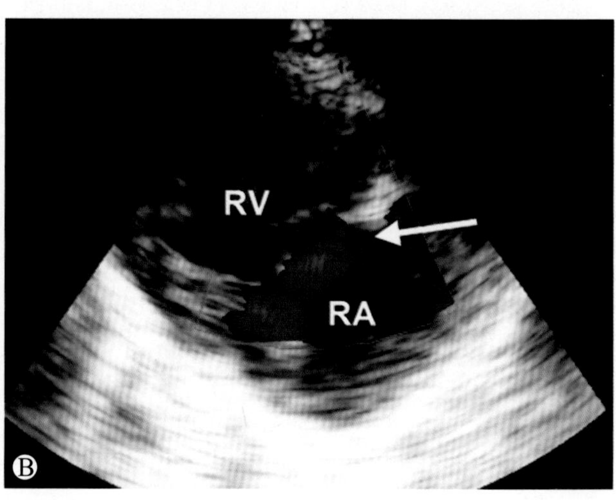

图17-6-62 Ⅰ型室间隔完整的肺动脉闭锁声像图（二）

A.右心室流入道长轴切面显示右心室发育不良，三尖瓣狭窄；B.彩色多普勒显示三尖瓣无明显血流通过。RV.右心室；RA.右心房

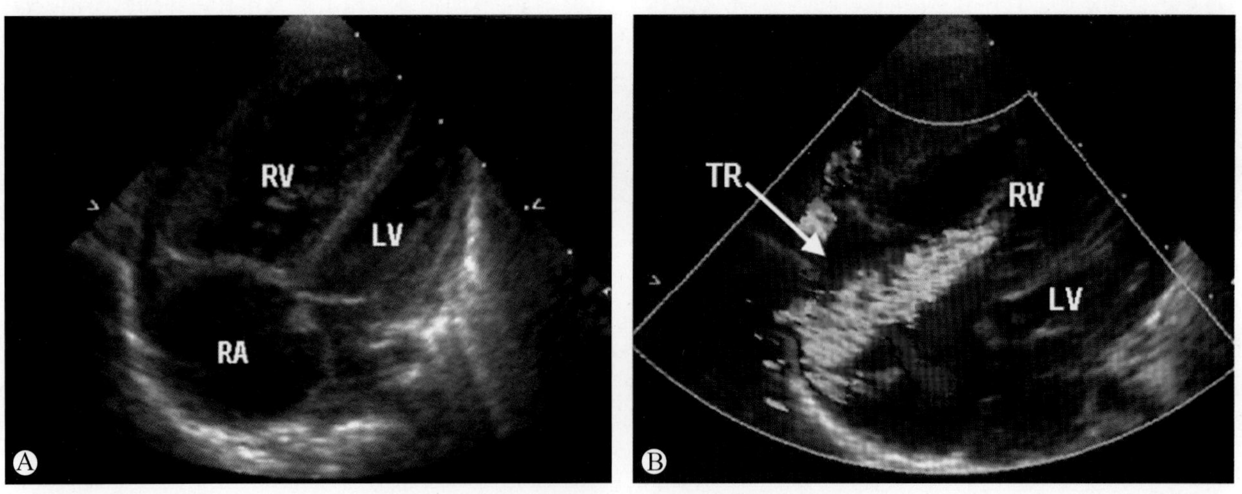

图17-6-63 Ⅱ型室间隔完整的肺动脉闭锁声像图

A.四腔心切面显示右心室发育尚可；B.彩色多普勒，显示三尖瓣明显反流。LV.左心室；RV.右心室；RA.右心房；TR.三尖瓣

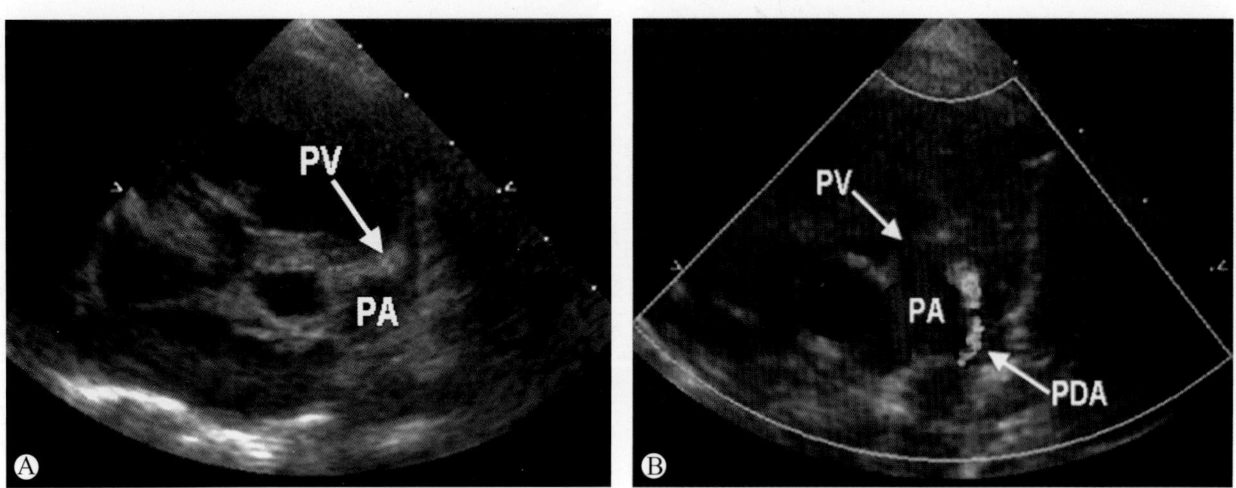

图17-6-64 室间隔完整的肺动脉瓣闭锁声像图

A.大动脉短轴切面显示肺动脉瓣膜性闭锁；B.彩色多普勒显示肺动脉血供来自未闭的动脉导管。PV.肺动脉瓣；PA.肺动脉；PDA.动脉导管未闭

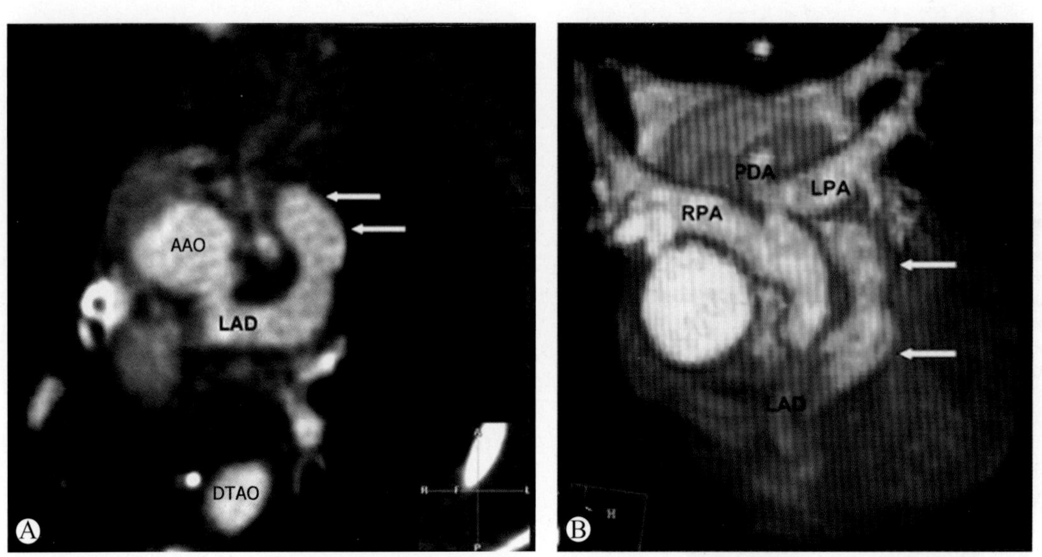

图17-6-65 MDCT显示发育不良的右心室窦状隙开放与前降支脉连接

A.二维图像；B.三维成像。AAO.升主动脉；LAD.左前降支；DTAO.降主动脉干；PDA.动脉导管未闭；RPA.右肺动脉；LPA.左肺动脉

之间缺乏直接连通，且伴有室间隔缺损的一种先天性心血管畸形。PA/VSD的发病机制及病理改变与室间隔完整的肺动脉闭锁有显著性差别。

PA/VSD的两个心室腔大小基本平衡，房室连接通常相一致，伴有较大的室间隔缺损，心室与肺动脉之间没有直接交通，肺动脉的血液供应来自未闭的动脉导管和（或）主动脉的侧支循环。

有学者认为PA/VSD病理改变类似于法洛四联症，将其归入极重型法洛四联症，实质上本畸形与法洛四联症有显著性差别，表现在以下两个方面：其肺动脉畸形的解剖变化非常复杂；胚胎发育机制上与法洛四联症不同。另外，有学者将其归入共同动脉干第Ⅳ型，但实际上本病并无类似于共同动脉干与肺动脉的连接，故也并非属于动脉干畸形（图17-6-66）。

本病较少见，约占先天性心脏病患者的2%。预后主要取决于肺部的血液供应状况，依靠动脉导管未闭维持肺部血液供应者，一旦动脉导管关闭，肺血流量将明显降低，迅速导致缺氧，多在新生儿期死亡。

如体循环和肺循环之间的侧支血管粗大，肺循环血流无明显减少，甚至增多，虽然缺氧不明显，但易发生肺动脉高压和心力衰竭。只有在体、肺侧支循环合适的情况下，机体既无明显缺氧，又无肺动脉高压，则存活时间较长，个别患者生存至40岁左右。近年来，随着心脏外科技术的发展，通过两期或两期以上的手术治疗，使一些患者得以解剖矫治。

（二）病理解剖

PA/VSD的心内病理改变与法洛四联症相似。室间隔缺损为膜周或漏斗部缺损，缺损较大、非限制性；主动脉扩张，骑跨于室间隔上，通常偏向右心室一侧；漏斗部发育不良，呈盲端，长度正常或缩短。主要区别在于PA/VSD的心室与肺动脉之间无直接交通。

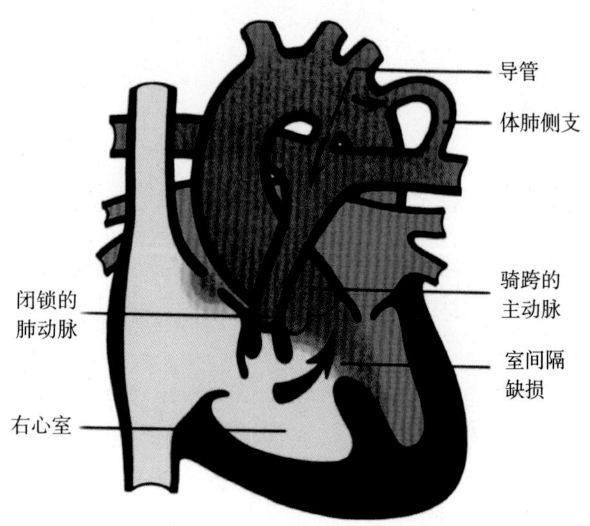

图17-6-66　肺动脉闭锁合并室间隔缺损（PA/VSD）

肺动脉闭锁多为流出道或伴有主肺动脉闭锁，甚至左右分支缺如。肺动脉血液供应的来源、分布和结构复杂多变。

肺动脉包括肺内和肺外（又称中央肺动脉）两部分。肺动脉闭锁伴有室间隔缺损的肺动脉的病理变化千差万别，主要累及中央肺动脉、肺动脉瓣、主肺动脉及其左右肺动脉分支处，严重的可造成一侧或双侧肺动脉分支闭锁。当闭锁仅累及肺动脉瓣和主肺动脉时，左右肺动脉可相互解剖连接，血流自由交通，形成汇合；如果闭锁累及范围超过左右肺动脉时，则左右无解剖连接，血流不能自由交通，称为无汇合。识别左右肺动脉有无形成汇合，对外科手术方案的制订有重要意义。

肺动脉血液供应可来自动脉导管未闭和体-肺侧支循环。体-肺侧支循环千变万化，多数来自降主动脉起始部，少数来自支气管动脉、锁骨下动脉、肋间动脉甚至冠状动脉等。在同一患者，动脉导管与体-肺侧支循环可能并存，但在同一侧肺，则很少并存。一侧肺由单一的体动脉血管（动脉导管或体肺侧支动脉）供血，称为单部位（unifocal）血供，如果由多种渠道供应血液，则称为多部位（multifocal）血供。

中央肺动脉的内径差别很大，与肺血流量多少直接相关，与体循环侧支动脉的解剖来源呈间接相关。动脉导管或侧支循环血管与左右肺动脉及其肺叶（lobar artery）动脉分支的近端结合，则内径轻微发育不良或接近正常；如果多部位血供与较远的肺段（segmental artery）动脉甚至亚段动脉结合，则左右中央动脉分支明显发育不良。体动脉侧支常出现狭窄，因而肺内血供也相应减少，导致左、右（中央）肺动脉分支发育不良。肺内动脉的分布也非常复杂，其发育主要取决于血液供应的来源。

（三）病理生理

肺动脉闭锁合并室间隔缺损的患者，心室与肺动脉之间没有直接的血流通路，从周围静脉回流到心脏的所有血液，必须经心脏间隔缺损自右向左分流到左侧心腔，并必须有部分血液从主动脉经PDA和（或）主动脉与肺动脉之间的侧支循环，左向右分流入肺循环，供应肺部，否则无法生存。

所有的体循环静脉血经VSD（或合并ASD）→左心室→主动脉，体循环动脉血的氧饱和度降低，出现缺氧和发绀，其程度主要取决于肺循环的血流量和VSD的大小，严重的缺氧可导致机体重要器官的功能障碍，甚至死亡。

本病患者的VSD多较大，对血流通常不产生阻塞，右心室和左心室的压力一般相等。如VSD狭小，对经过VSD的右向左分流产生阻塞，右侧心腔和周围静脉将出现血液淤积，形成右心和静脉压升高、肝大、周围水肿等，同时左心室的充盈受到限制，影响心排血量，从而降低肺循环血流量，加重缺氧和发绀。

PDA和其他侧支循环对供应肺部的血流量多少具有重要影响。完全依靠PDA供应肺部血液者，称为动脉导管依赖性肺动脉血液供应，一旦PDA出现功能性或器质性关闭，将导致严重的缺氧和发绀。同样，其他侧支循环出现狭窄、闭塞病变，而且肺动脉血流量少，血液淤积，容易在局部出现血栓形成等阻塞性病变，也影响肺部的血液供应，加重缺氧和发绀。PDA粗大和（或）体肺动脉侧支循环丰富者，缺氧和发绀的程度相对较轻，但大量的主动脉血液进入肺循环，肺血多，压力高，肺血管可出现继发性阻塞性病变和左心衰竭。

（四）超声心动图检查

1.切面选择　常用切面为左胸骨旁左心室长轴切面、心底大动脉短轴切面、右心室流出道长轴切面，心尖五腔心切面，剑突下大动脉短轴切面、右心室流出道长轴切面，以及胸骨上窝长轴切面等。必要时采用右胸骨旁切面观察肺动脉和降主动脉侧支循环情况（尤其是右位主动脉弓时）。

2.超声心动图表现

（1）M型超声心动图：与法洛四联症相似，主动脉内径增宽、前移，与室间隔连续性中断；右心室流出道显著狭窄或闭塞。

（2）二维超声心动图

1）多切面显示主动脉增宽前移，前壁与室间隔连续性中断，使主动脉骑跨于室间隔上，主动脉后壁与二尖瓣存在纤维连续（图17-6-67）。

2）多切面显示室间隔缺损为较大的非限制性缺损，多为膜周型，也可为漏斗部或肌部缺损。

3）右心室扩大，右心室壁肥厚，左心室相对缩小。

4）多切面显示右心室流出道显著狭窄或闭塞，呈一盲端；肺动脉瓣无启闭活动，呈闭锁状；肺动脉明显狭窄，呈条索状，左右肺动脉发育很差；有时主肺动脉也闭锁，不能显示左右肺动脉融合部（图17-6-68）。

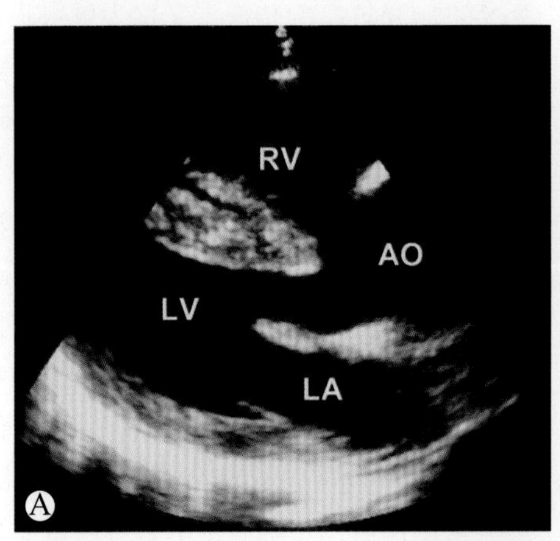

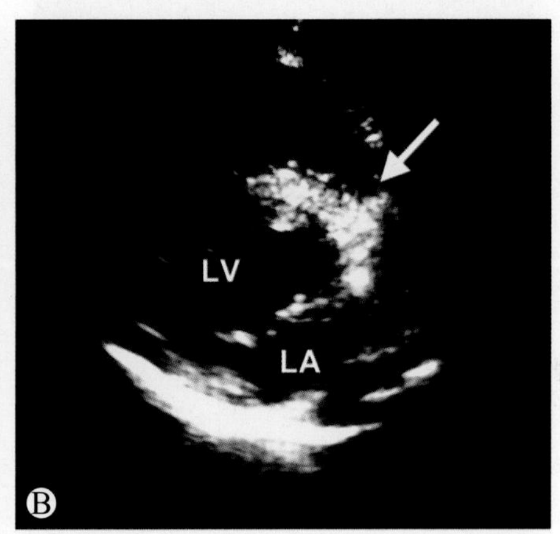

图17-6-67　伴有室间隔缺损的肺动脉闭锁声像图（一）

A.左心室长轴切面显示主动脉增宽、骑跨于室间隔上；B.右心室流出道长轴切面显示右心室漏斗部闭锁。LA.左心房；LV.左心室；RV.右心室；AO.主动脉

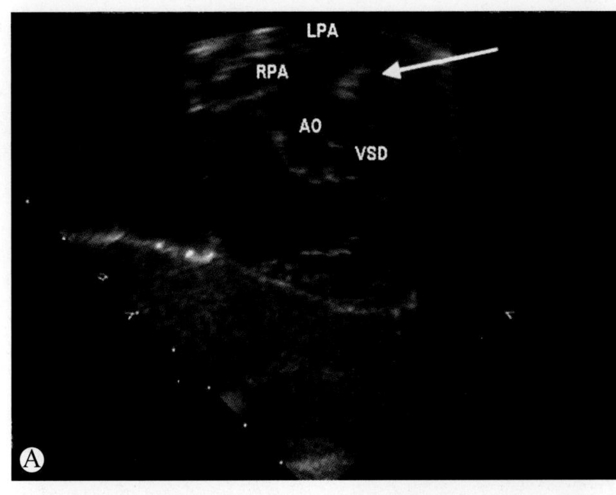

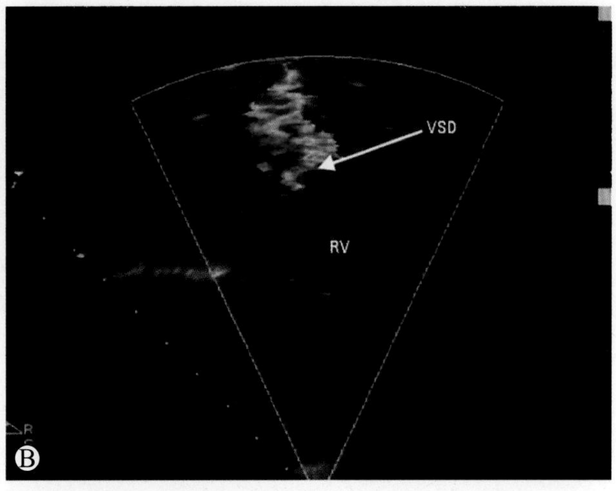

图17-6-68　伴有室间隔缺损的肺动脉闭锁声像图（二）

A.剑突下大动脉短轴二维声像图，箭头示肺动脉闭锁；B.剑突下大动脉短轴切面彩色声像图示室间隔缺损血流。AO.主动脉；RV.右心室；VSD.室间隔缺损；RPA.右肺动脉；LPA.左肺动脉

5）胸骨上窝切面及高位左、右胸骨旁短轴切面显示主动脉与肺动脉通过动脉导管（少见）或有纡曲的侧支循环交通（多见）（图17-6-69，图17-6-70）。

注：本畸形动脉导管的方向与通常的动脉导管方向是不一致的，非发绀型先天性心脏病的动脉导管与主动脉成钝角，而肺动脉闭锁者多成锐角（垂直导管）。

6）注意合并畸形的观察，可合并房间隔缺损、肺静脉异位引流、冠状动脉-肺动脉瘘等。

（3）彩色多普勒超声心动图：可显示室间隔缺损的右向左或双向低速血流；彩色多普勒对显示动脉导管未闭或侧支循环血管非常有帮助，表现为主动脉到肺动脉的五彩镶嵌血流，动脉导管通常为蓝色血流，因其走行、血流方向远离探头（图17-6-71）。

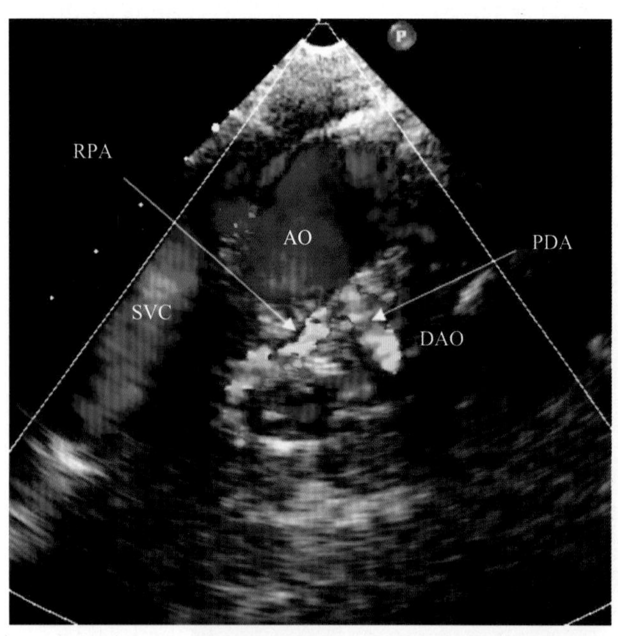

图17-6-69 彩色多普勒胸骨上窝大动脉短轴切面显示纡曲的动脉导管血流入右肺声像图

AO.主动脉；DAO.降主动脉；RPA.右肺动脉；SVC.上腔静脉；PDA.动脉导管未闭

（4）经食管超声心动图：对经胸超声心动图显示欠佳者，可以选用经食管超声心动图，对室间隔缺损、房间隔缺损及主动脉骑跨的显示非常清晰，对于主动脉与肺动脉侧支血管及其合并畸形（冠状动脉-肺动脉瘘）的显示也非常有帮助。

（五）MDCT及MRI

MDCT与高场MRI检查技术已逐渐取代心血管造影应用于肺动脉闭锁的诊断，可清晰显示是否存在固有肺动脉及其主-肺侧支的来源、是否合并狭窄等，体-肺分流术后人工血供通畅情况（图17-6-72）。

十三、单心室（单一心室房室连接）

（一）概述

单心室（Single ventricle）是一组较少见的复杂心脏畸形，指心房（左、右心房或共同心房）仅与一个主要心室腔相连接的畸形，又称为单一心室房室连接畸形（univentricular atrioventricular connection）。单心室还有很多其他名称，如单心室心脏（univentricular heart）、心室双入口（double-inlet ventricle）等。由于该畸形多数具有两个心腔（主腔和残腔），为了避免概念混淆，近年来，Anderson等将这一畸形称为功能单心室。

单心室占先天性心脏病发病率的1% ～ 2%，占发绀型先天性心脏病的10%左右。

（二）病理解剖及分型

1.病理解剖 单心室的病理解剖非常复杂，其基本特征是左、右心房或共同心房与一个起主要功能的心室腔相连接。

（1）心室腔：单心室畸形的心脏大多数仍为两个心

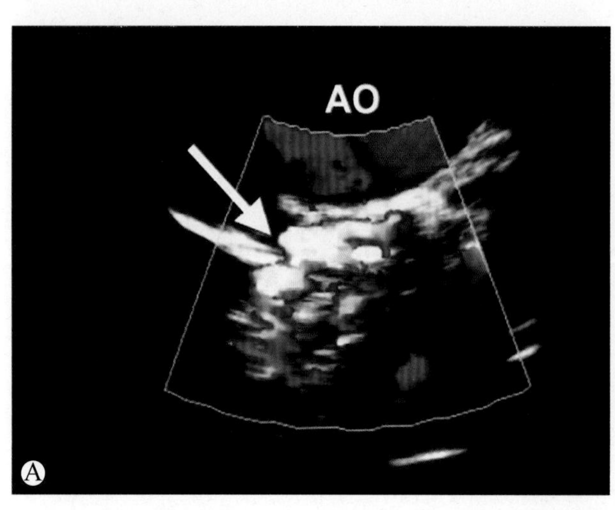

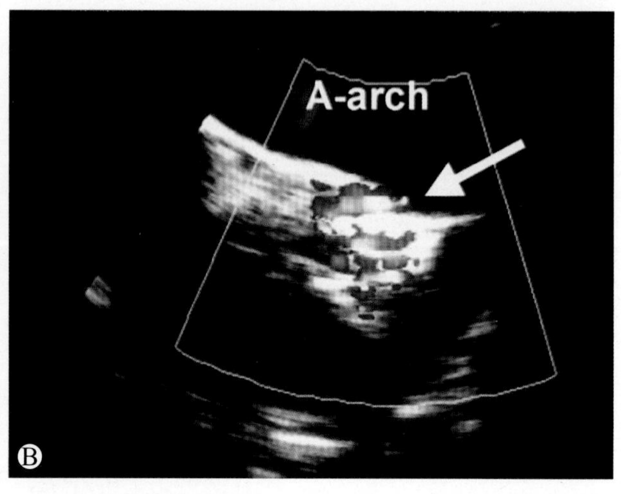

图17-6-70 伴有室间隔缺损的肺动脉闭锁声像图（三）

A.主动脉弓短轴切面彩色多普勒显示主-肺动脉侧支；B.主动脉弓长轴切面彩色多普勒显示主-肺动脉侧支。AO.主动脉；A-arch.主动脉弓

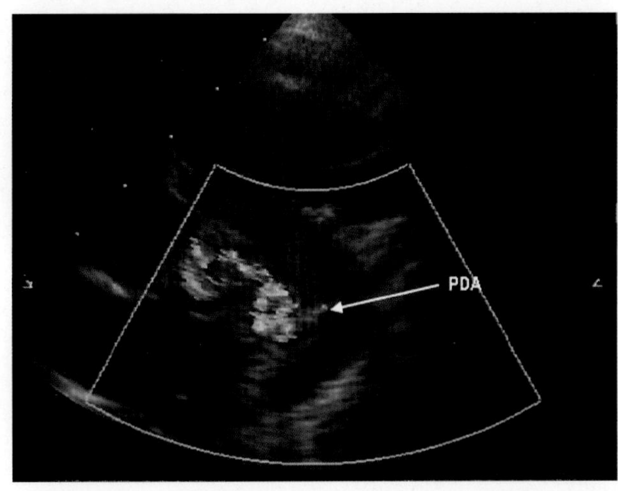

图17-6-71　伴有室间隔缺损的肺动脉闭锁声像图（四）

胸骨上窝切面显示肺动脉血供由弯曲的动脉导管供应。PDA. 动脉导管未闭

室腔，但只有一个具有心室功能，属于真正的心室即主腔（dominant ventricular chamber）；另一个无功能的心室腔，为残存心腔（rudimentary chamber）。主腔为左心室时，肌小梁比较细腻；主腔为右心室则肌小梁比较粗大；仅有一个单一心室腔时，则肌小梁无规律，难以辨别是属于左心室还是右心室。残存右心室腔通常与大动脉连接（肺动脉、主动脉或双动脉），而残存左心室腔则常无大动脉连接。与大动脉相连接的残存心腔称为流出小腔（outlet chamber），无大动脉连接的残存心腔称为心室陷窝（pouch）。

需要强调的是这一组畸形的心脏大多数有两个心腔，所以称为单心室是不恰当的，但它已被沿用已久，所以，许多学者（尤其是国人）仍习惯把这一畸形称为单心室（single ventricle，univentricular heart）。即使有另外一个心室腔存在，不论其大小及形态如何，总是缺乏与心房的连接，强调房室连接的单一性而非心室腔的单一性，是本组畸形的本质特征。

（2）房室瓣：单心室畸形中，其房室瓣连接方式可以是双侧房室瓣、共同房室瓣或单侧房室瓣（另一侧房室瓣闭锁）连接，又分别称为心室双入口（double inlet）、心室共同入口（common inlet）和心室单入口（single inlet）。心室双入口多见于主腔为左心室型的单心室畸形，心室共同入口多见于主腔为右心室或不定型心室的单心室畸形。

另外，房室瓣可出现骑跨（straddling，指房室瓣腱索骑跨）及坐跨（overriding，指房室瓣环骑跨），当房室瓣坐跨时，只有≥50%的瓣环与主心腔连接，才能诊断为单心室，否则称为双心室连接伴房室瓣骑跨（坐跨和骑跨统称为房室瓣骑跨）（图17-6-73）。

这里介绍两个概念，房室连接类型（type）和房室连接方式（mode）：

1）房室连接类型（type）是指心房与心室实体之间的连接形式，可分为两类：①双心室连接，包括房室连接一致、连接不一致和房室连接不定（心房对称位）三种。②单一心室房室连接，包括心室双入口（含共同入口）、一侧（左侧或右侧）房室连接缺如（图17-6-74）。

2）房室连接方式（mode）是描述房室瓣的形态特征，包括双侧房室瓣、共同房室瓣、一侧房室瓣开放（另一侧闭锁），以及房室瓣骑跨。

（3）主心腔与残存心腔的空间关系：主心腔为左心室时，残存右心腔位于主腔的前上方，可以偏左、偏右或正前；主腔为右心室时，残存左心腔位于主心腔的后下方，可以偏左、偏右；主心腔为不定型心室腔时，则仅有一个大心腔，无残存心腔。

（4）其他合并畸形：单心室常合并心房对称、完全

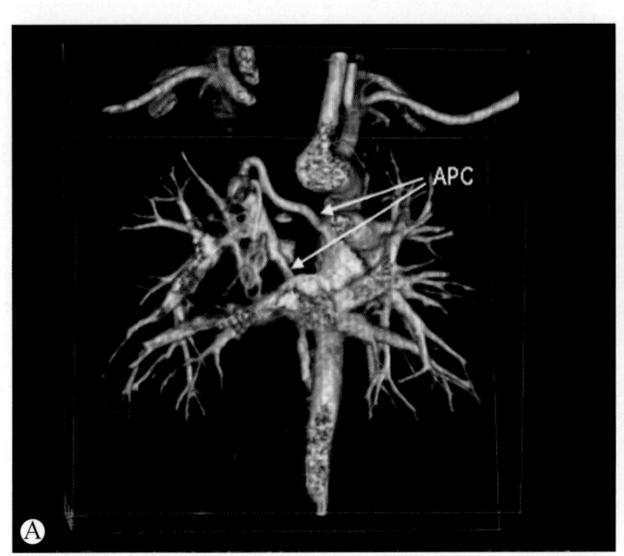

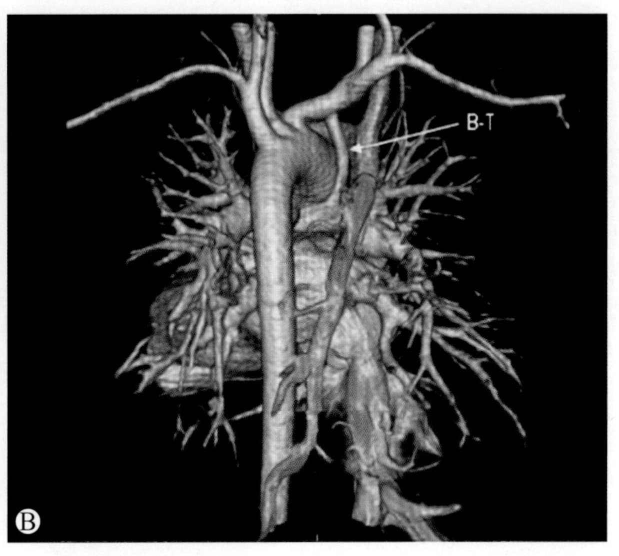

图17-6-72　肺动脉闭锁合并室间隔缺损MDCT图像

A. 侧支血管（APC）；B. B-T分流术后人工血管

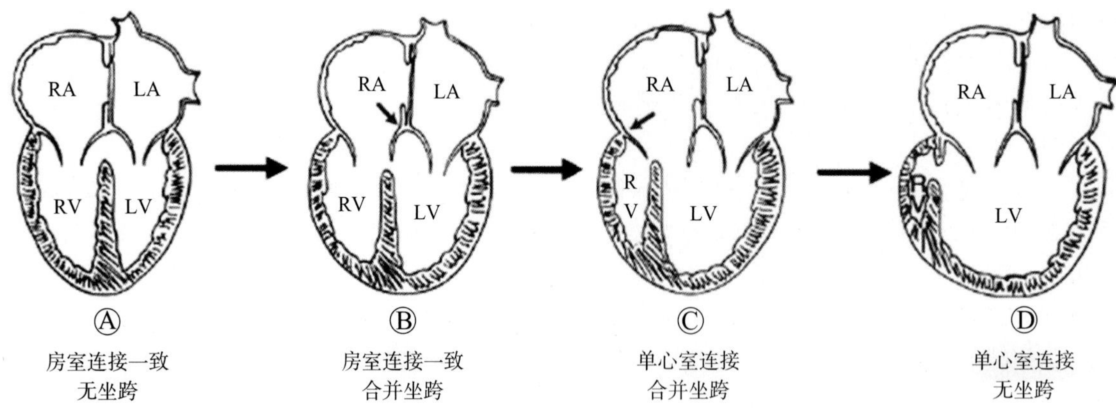

图17-6-73 房室瓣坐跨与房室连接类型的关系

LA.左心房；LV.左心室；RA.右心房；RV.右心室

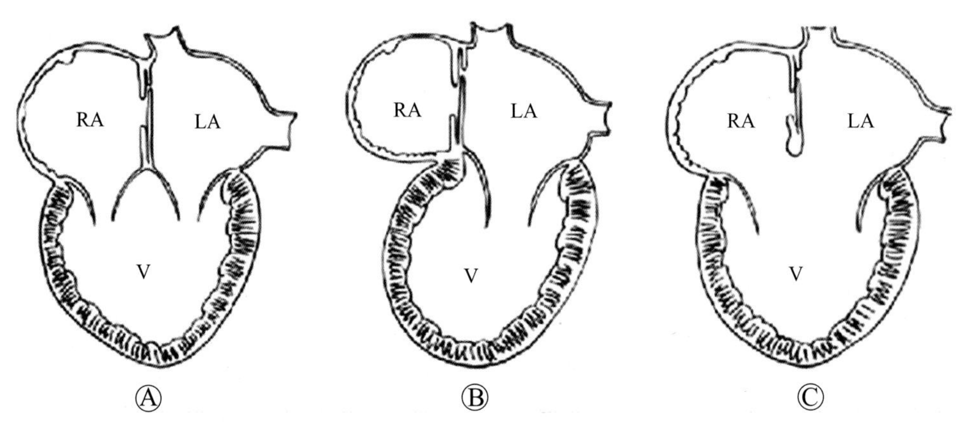

图17-6-74 单心室房室连接类型

A.心室双入口；B.心室单入口；C.心室共同入口。RA.右心房；LA.左心房；V.心室

型大动脉转位、右心室双出口，肺动脉狭窄和共同房室瓣畸形，主动脉缩窄或主动脉弓离断等。

2.分类　近年来，随着心脏外科技术的发展（尤其是Fontan手术的采用和改进）及对本畸形认识的深入，单心室的命名和分类发生了很大变化。经典单心室畸形是描述房室连接为心室双入口的一组心脏畸形（不论其心肌实体是一个心腔还是两个心腔）。

由于一侧房室连接缺如（房室瓣闭锁）的心脏畸形与心室双入口有相似的形态学和病理生理学特征，手术方法也相似，只能进行单一心室修复。所以，越来越多的学者将它们归为同一种畸形，即单一心室房室连接畸形（univentricular atrioventricular connection），以区别于双心室连接的心脏（后者指左、右心房与各自的心室相连接）。单心室畸形的本质为心房与单一的心室腔连接。三尖瓣闭锁者为右侧房室（瓣）连接缺如，其发育不全的右心室与左心室双入口的残存右心室残腔相似；同样，二尖瓣闭锁者为左侧房室（瓣）连接缺如，发育不全的左心室与右心室双入口的残存左心室残腔相似。

（1）经典单心室的分类

1）Van Praaph根据60例单心室尸解结果分为四型（1964年）。

A.主腔为左心室解剖结构，右心室的漏斗部为残余腔（78%）。

B.主腔为右心室解剖结构，左心室残腔位于主腔的后方（5%）。

C.左、右侧心室肌各半，组成共同心腔，没有或仅有残存的室间隔（7%）。

D.无左、右心室窦部及室间隔结构，心室形态分辨不清左右结构（10%）。

2）Elliott将单心室分为3种类型

A.左心室双入口（DILV）：主腔结构为左心室，残余右心腔位于主腔的前上方，此型占绝大多数。

B.右心室双入口（DIRV）：主腔结构为右心室，残余左心室腔在主腔的后下方。

C.不定型心室双入口（DIIV）：仅有单一心室腔，其小梁发育不良，分辨不清属于左心室还是右心室结构。

（2）功能单心室（单一心室房室连接）畸形的分类（当代）：Anderson根据与心房连接的心室主腔形态学特

征将单心室分为三类。

1）A型，心房通过左、右房室瓣、共同房室瓣或单侧房室瓣（另一侧闭锁）与左心室主腔相连，残余心腔为右心室，此型占绝大多数。

2）B型，心房通过左右房室瓣、共同房室瓣或单侧房室瓣（另一侧闭锁）与右心室主腔相连，残余左心室在主腔后下方，该型以共同房室瓣多见。

3）C型，心房通过左右房室瓣、共同房室瓣或单侧房室瓣（另一侧闭锁）与单一的不定型心室腔相连，其心室腔肌小梁发育不良，分辨不清属于左心室还是右心室结构，无残存心腔存在，与B型一样，该型以共同房室瓣多见。

单一心室房室连接及房室瓣膜连接类型（图17-6-75）。

（三）病理生理

本畸形病理生理改变较复杂，主要取决于是否合并肺动脉狭窄和房室瓣反流。由于只有一个心室主腔，心室腔内动静脉血液混合后被泵入两条大动脉，产生不同程度的发绀。如果合并肺动脉狭窄，则肺血流减少，发绀和缺氧严重；如果无肺动脉狭窄，肺血流量明显增多，则早期出现肺动脉高压及充血性心力衰竭；伴有明显房室瓣反流（共同房室瓣）、主动脉口狭窄、主动脉缩窄或主动脉弓离断者，则更易早期发生肺动脉高压和顽固性充血性心力衰竭。

（四）超声心动图检查

1.切面选择　常用切面为左胸骨旁心尖四腔心及五腔心切面、左心室长轴切面、心底大动脉短轴切面、左心室各短轴切面，以及剑突下各切面。

2.超声心动图表现

（1）M型超声心动图：可清晰地显示房室瓣数目（两组房室瓣还是共同房室瓣），大动脉的空间关系及残腔与主腔的关系；心室腔内一般不能探及室间隔回声。

（2）二维超声心动图

1）多切面显示正常左右对称的心室结构消失，变为一大腔（主心腔）和一小腔（残腔），甚至只有一个心腔；残存的室间隔分隔主腔和残腔，两者多通过室间隔缺损（球室孔）相交通。

2）多切面显示左、右心房通过双侧房室瓣、共同房室瓣或单侧房室瓣（另一侧闭锁）与一主心室腔相连接。

3）不同类型单心室的超声特征：①心室形态学特征，即形态学上左心室主腔肌小梁比较细腻，右心室主腔肌小梁比较粗大，不定型心室主腔肌小梁无规律（介于左右心室结构之间）。但在单心室畸形时，心室解剖学特征会发生明显变异，所以单纯依靠肌小梁声学特征进

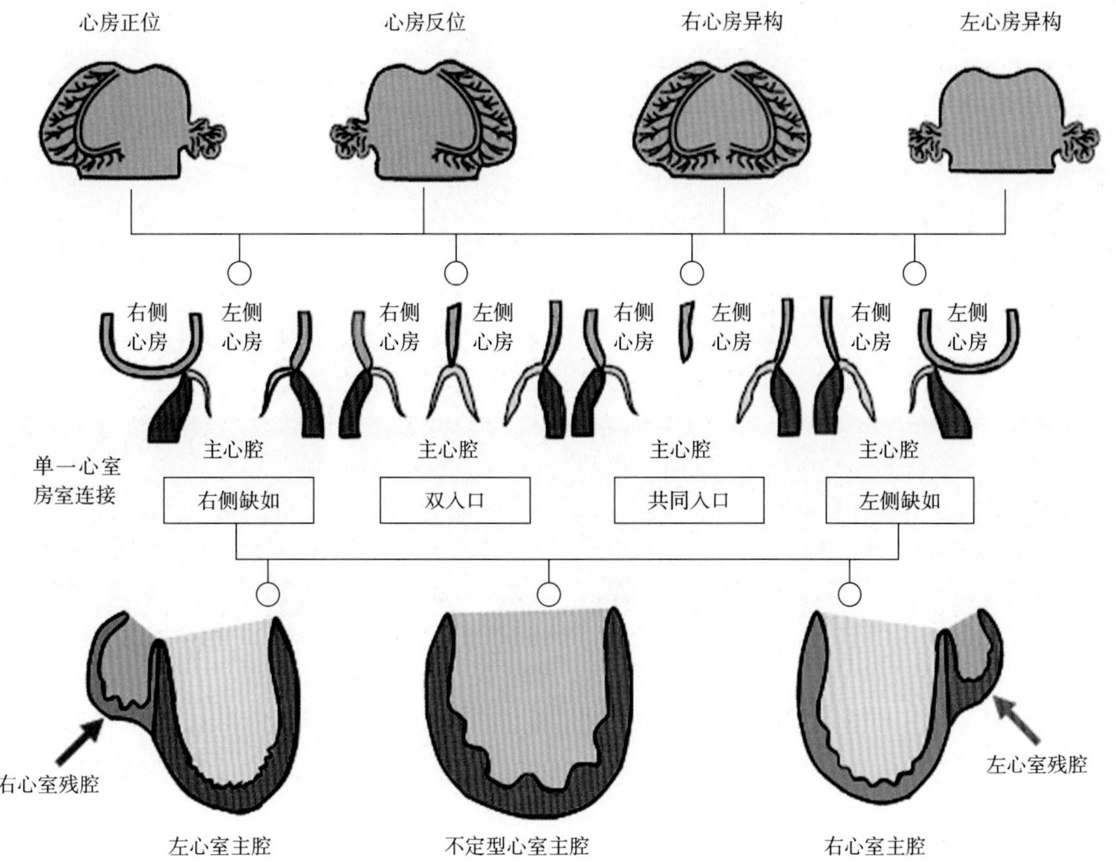

图17-6-75　单一心室房室连接类型、房室连接方式及瓣膜连接模式

行鉴别比较困难，也缺乏可靠性。②主腔与残腔空间位置关系，即选用左心室长轴切面和心室各短轴切面判断主心室腔与残存心腔的空间关系。

A型单一心室房室连接时，残存右心腔位于主腔的前上方，残腔可以偏左、偏右或正前，但总是位于主腔的上方（图17-6-76～图17-6-78）。

B型单一心室房室连接时，残存左心腔总是位于主腔的后下方，可以偏左、偏右（图17-6-79，图17-6-80）。

C型单一心室房室连接时，则仅有一大心室腔，多切面观察无残存心腔存在（图17-6-81）。

发出大动脉的残腔（流出小腔）为右心室残腔，未与大动脉连接的残腔（残存陷窝）多为左心室残腔。

注：单心室畸形时，心室内部的肌小梁特征发生了很多变化，所以通过肌小梁的声学特征来分辨心室腔的类型是不可靠的。主腔与残腔的空间位置关系是非常固定的，因此，通过超声心动图判断主腔与残腔的位置关系来分辨单心室的类型，是最可靠的方法。因残存心腔有时较小，应结合多切面进行扫描以免遗漏，否则，易造成分型错误（将其他类型误判为C型）。

4）心室与大动脉的连接：连接关系非常复杂，可以连接一致、连接不一致（大动脉转位）、主腔或残腔双出口、主腔或残腔单出口（伴有肺动脉闭锁或缺如）。根据心室与大血管的关系可以进一步分为各种亚型。

左心室为主腔时，大动脉连接可以正常，或完全型大动脉转位、右心室（残腔）双出口等，左心室主腔双出口少见；右心室为主腔时，左心室残腔通常无大动脉连接，右心室则发出两条大动脉。

5）其他合并畸形：常合并肺动脉狭窄、心房对称、房室瓣骑跨、主动脉缩窄或主动脉弓离断，以及腔静脉畸形（下腔静脉中断、左上腔静脉入左心房等）等，应进行多切面扫描进行观察。

（3）多普勒超声心动图：彩色多普勒显示两侧心房

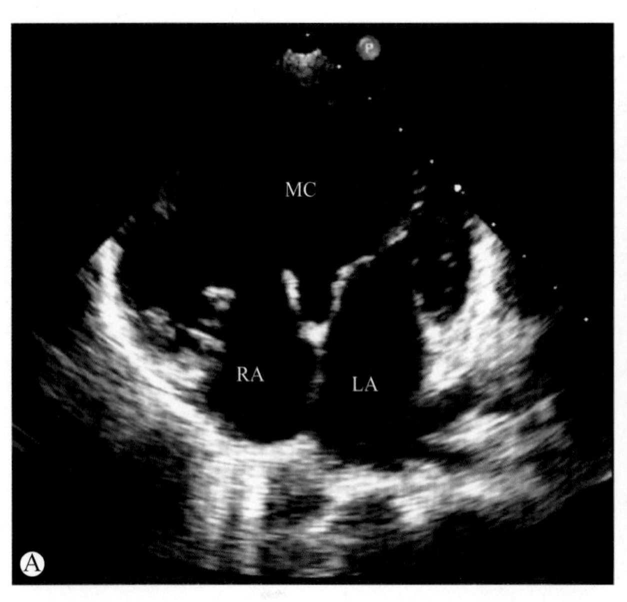

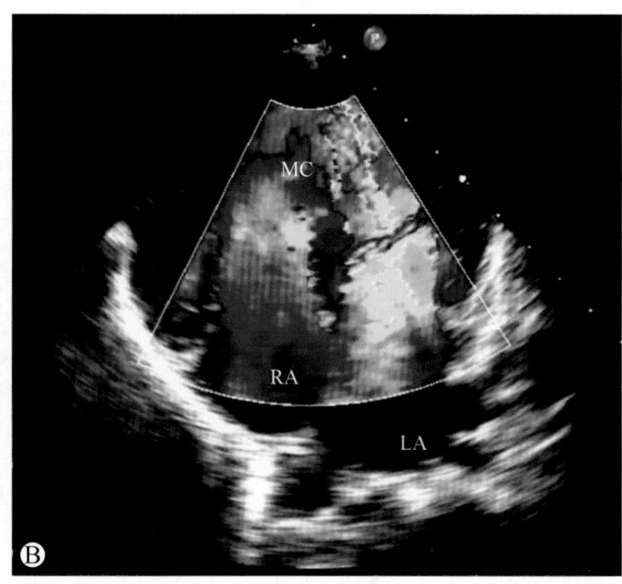

图17-6-76　A型单心室声像图

心尖四腔心切面显示左右心房通过左右房室瓣与单心室主腔连接。A.二维声像图；B.彩色多普勒声像图。LA.左心房；RA.右心房；MC.主腔

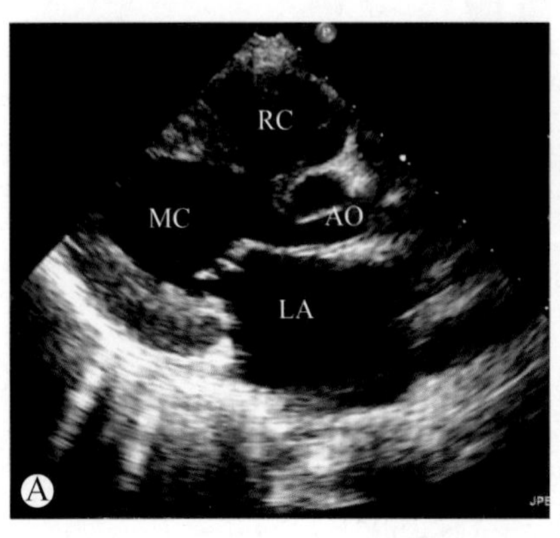

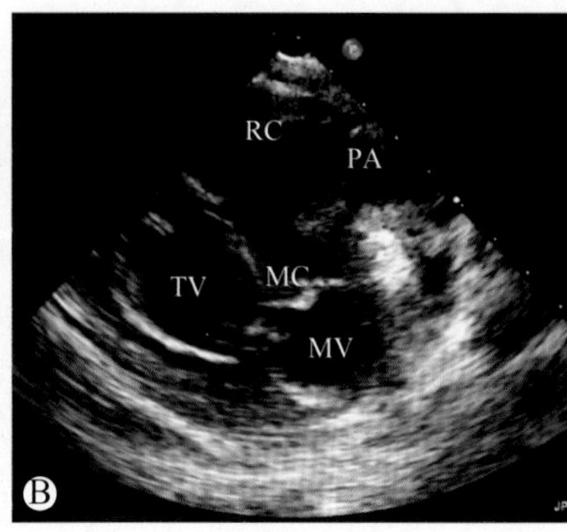

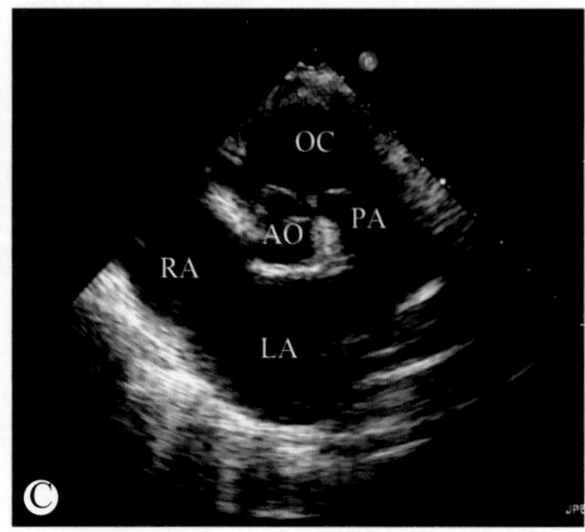

图17-6-77　A型单心室声像图（与图17-6-76为同一例患儿）

A、B.心室长短轴切面显示残腔在前，主腔在后，大动脉关系正常；C.大动脉连接正常。LA.左心房；RC.残腔；AO.主动脉；PA.肺动脉；MC.主腔；RA.右心房；OC.流出道腔；TV.三尖瓣

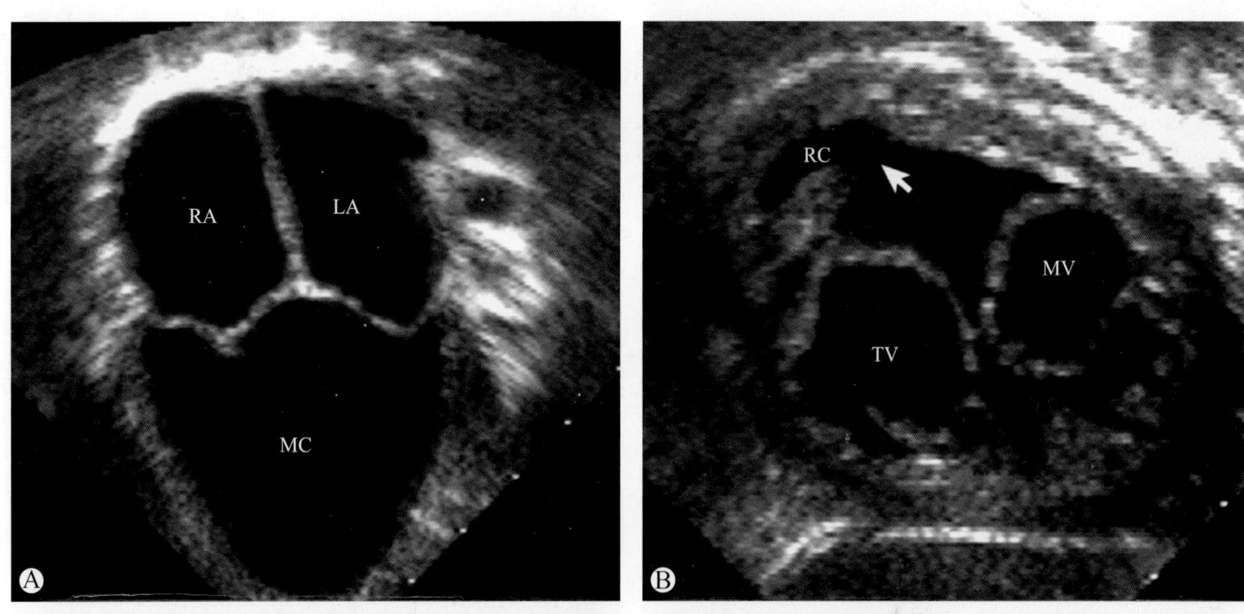

图17-6-78　A型单心室声像图（图像倒转-国际上通常采用）

A.心尖四腔心切面：左右心房通过各自的房室瓣与一主腔连接，肌小梁细腻；B.剑突下短轴切面：主腔在后，残腔在前。LA.左心房；RA.右心房；TV.三尖瓣；RC.残腔；MV.二尖瓣

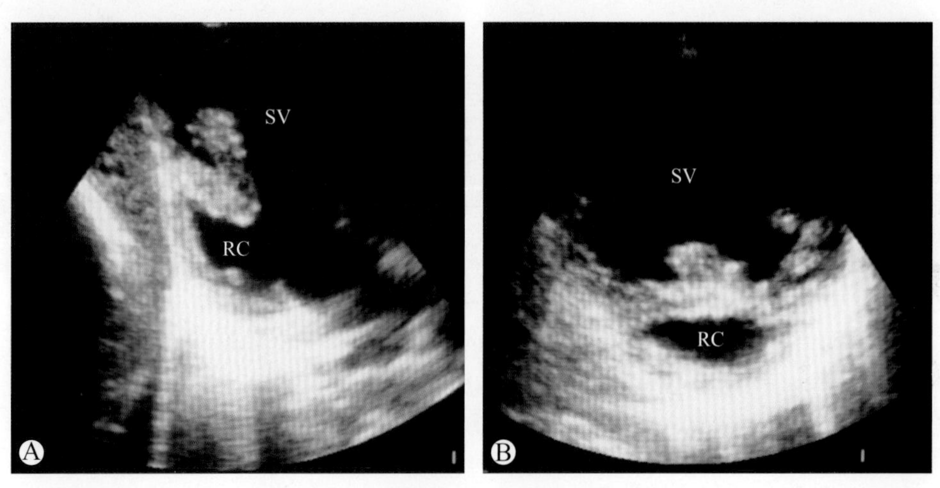

图17-6-79　B型单心室一共同房室瓣声像图

A.左心室长轴切面显示心室主腔在前，残腔在后；B.左心室短轴切面显示心室主腔在前，残腔在后。SV.单腔；RC.残腔

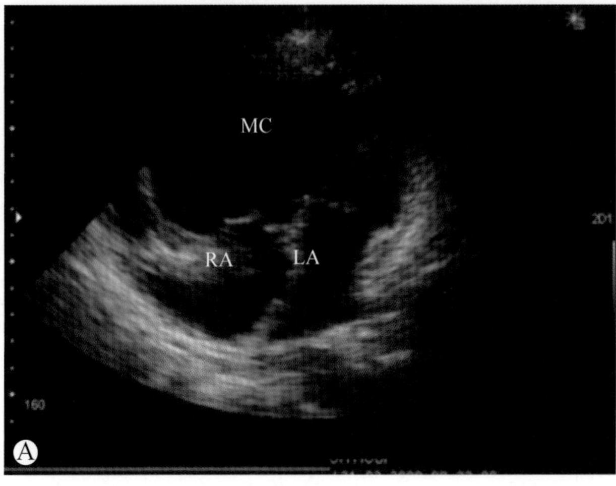

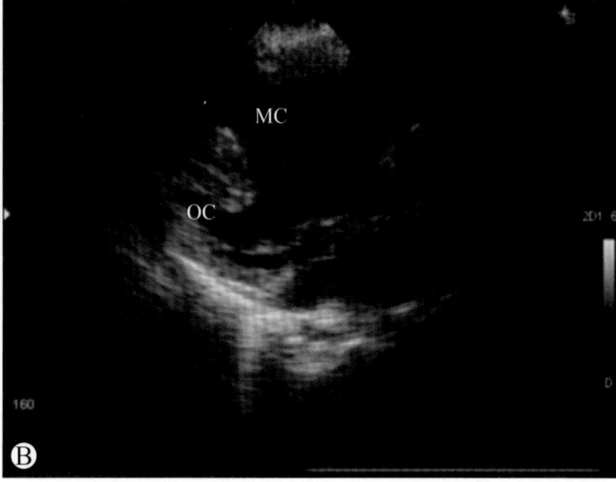

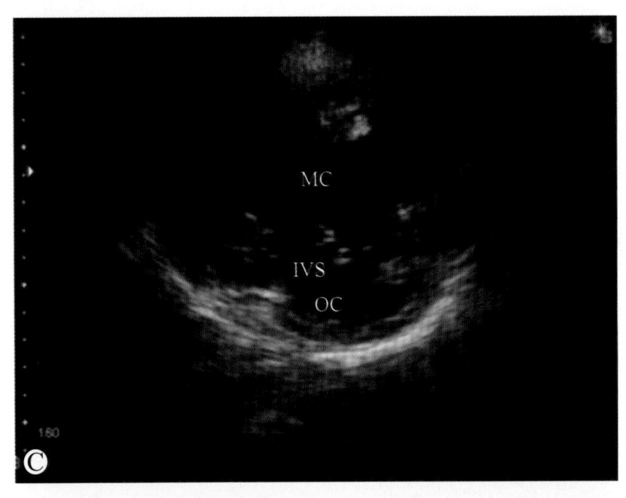

图17-6-80　B型单心室—左、右房室瓣声像图

A.四腔心切面显示左右房室瓣与主腔相连；B.左心室长轴切面显示心室主腔在前，残腔在后；C.左心室短轴切面显示心室主腔在前，残腔在后。MC.主腔；RA.右心房；LA.左心房；OC.流出道腔；IVS.室间隔

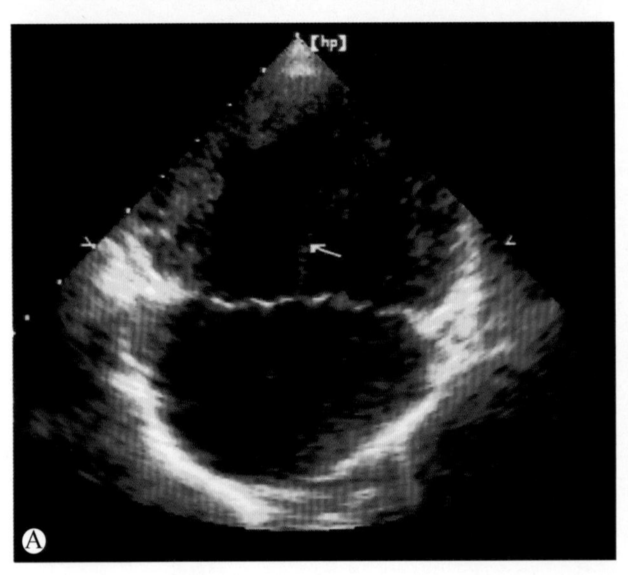

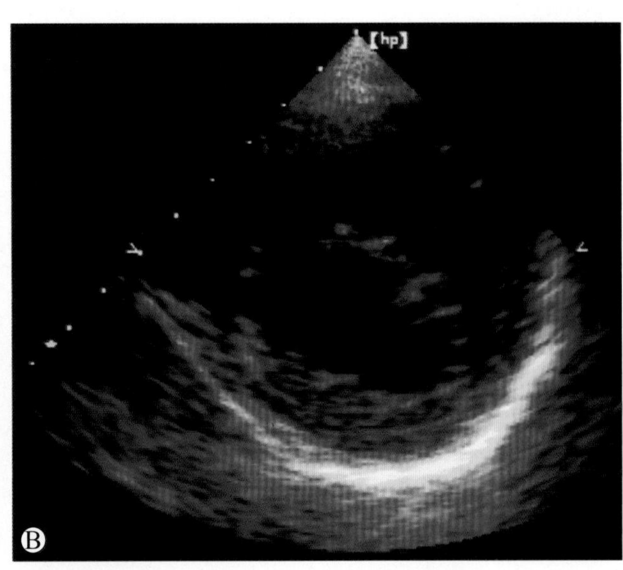

图17-6-81　C型单心室声像图

A.心尖四腔心切面显示为单一心房，通过共同的房室瓣，与一大的心室主腔连接；B.心室短轴切面显示仅有一大心腔，无残存心腔

的血流经左、右房室瓣（或共同房室瓣）进入主心室腔，以及主心腔与残存心腔的（通过室间隔缺损）血流交通。如果存在肺动脉口狭窄或主动脉口狭窄，彩色多普勒可显示高速五彩镶嵌血流。合并房室瓣反流时，在心房内可显示蓝色五彩镶嵌血流束。

连续多普勒可探及肺动脉狭窄处的高速正向血流频谱，并可计算压差，也可显示房室瓣反流的高速湍流频谱。

（4）经食管超声心动图：结合四腔心切面、主动脉长短轴切面，以及经胃心室短轴切面等，可清晰地显示房室瓣、主心腔及残存心腔的形态特征，对判定房室连接、心室与大动脉的连接、观察房室瓣和辅助装置畸形（房室瓣关闭不全、房室瓣骑跨等）均有重要价值。

附：房室瓣骑跨

（一）概念

房室瓣骑跨（straddling，overriding）包括房室瓣坐跨（overriding）和腱索的骑跨（straddling），多见于圆锥动脉干畸形（conotruncal malformation）。房室瓣坐跨阐述的是房室瓣与心室连接关系，是指房室瓣环骑跨在室间隔上，同时与两个心室连接，而其腱索未与另外一侧心室相连，多由房间隔、室间隔对位不良所致。如果一侧房室瓣的腱索分别与两个心室相连，则为房室瓣骑跨（straddling）。虽然两者可单独发生，但多同时存在，临床上一般将房室瓣坐跨和骑跨统称为骑跨（图17-6-82）。

（二）病理解剖及分型

1. 房室瓣坐跨　房室瓣环与心室的关系决定了心房与心室的连接类型（单心室连接还是双心室连接），一般以50%为界限，坐跨率≤50%为双心室连接，如果坐跨率＞50%（共同房室瓣则以大于75%为标准），则为单心室连接，不论其心室的形态如何，即使心室具有典型的肌小梁特征和足够大的体积（considerable size）。

房室连接方式可归纳如下。

（1）双心室连接伴有/不伴有房室瓣坐跨。

（2）单心室连接伴有/不伴有房室瓣坐跨。

2. 房室瓣骑跨　根据腱索在对侧心室的附着情况分为A、B、C三型（图17-6-83）。

A型：房室瓣腱索附着于对侧（心室）室间隔嵴顶部边缘。

B型：房室瓣腱索附着于对侧心室的室间隔上。

C型：房室瓣腱索附着于对侧心室的室壁上。

（三）超声心动图表现

二维超声心动图　房室瓣骑跨的诊断主要依靠二维超声心动图，重点观察四腔心切面（心尖、胸骨旁及剑突下）、左心室长轴切面及左心室各短轴切面。

（1）多切面显示有大的膜周室间隔缺损，二尖瓣后叶及三尖瓣隔叶腱索骑跨多见于膜周偏流入道缺损，而二尖瓣前叶的骑跨多发生于膜周偏小梁部缺损。

（2）四腔心切面（低位）、左心室瓣口水平短轴切面，显示二尖瓣后瓣或三尖瓣隔瓣腱索附着于对侧心室的室间隔或心室壁上（图17-6-84，图17-6-85）。

（3）五腔心切面、左心室长轴切面及瓣膜水平短轴切面可显示二尖瓣前叶的腱索附着于右心室的室间隔或

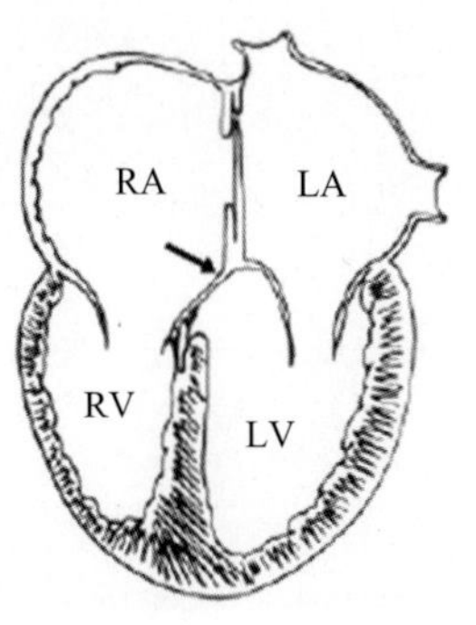

坐跨不伴有骑跨

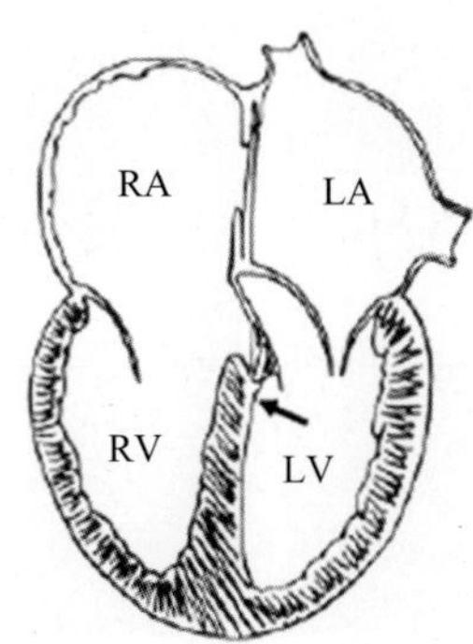

骑跨不伴有坐跨

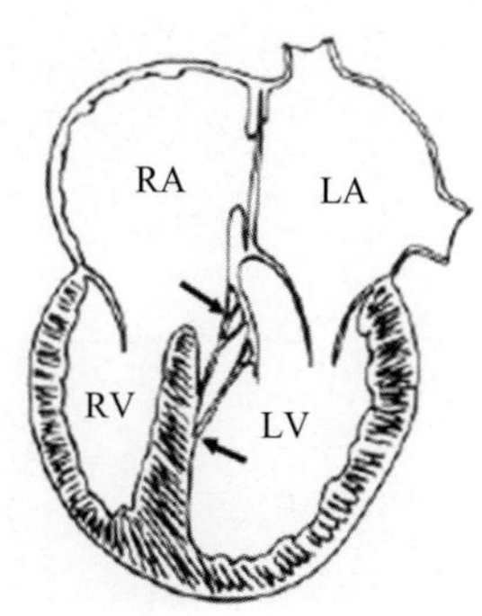

坐跨伴有骑跨

图17-6-82　房室瓣骑跨模式图

LA.左心房；RA.右心房；LV.左心室；RV.右心室

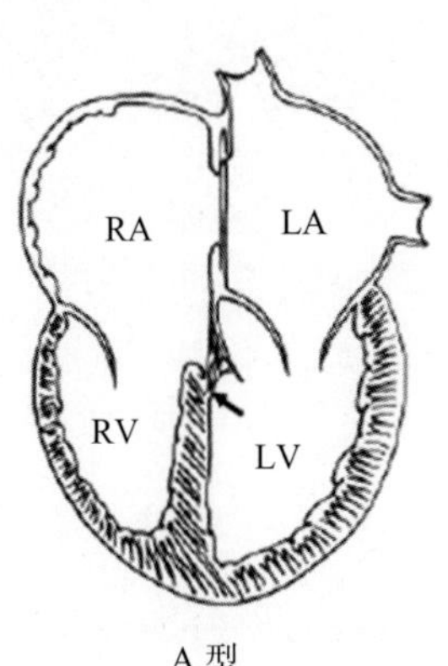

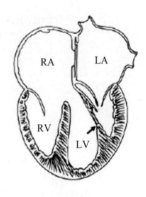

A型

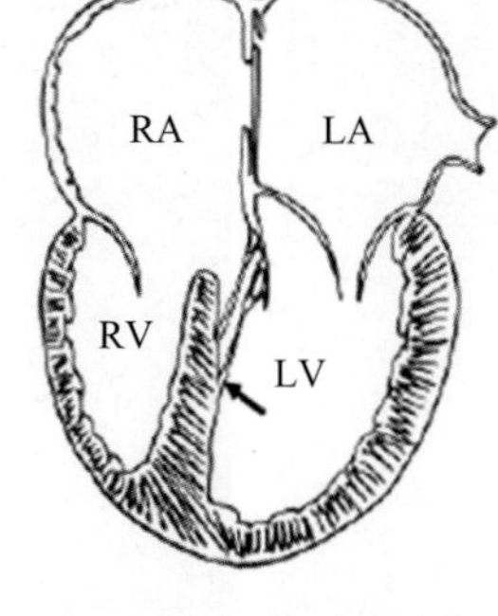

B型

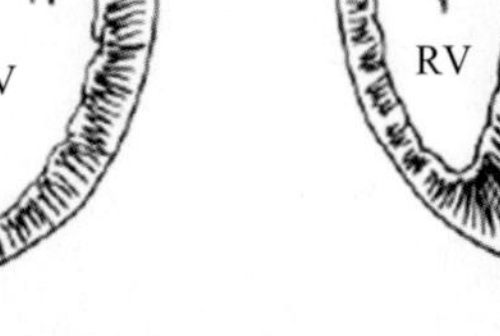

C型

图17-6-83　房室瓣腱索骑跨分类示意图

LA.左心房；RA.右心房；LV.左心室；RV.右心室

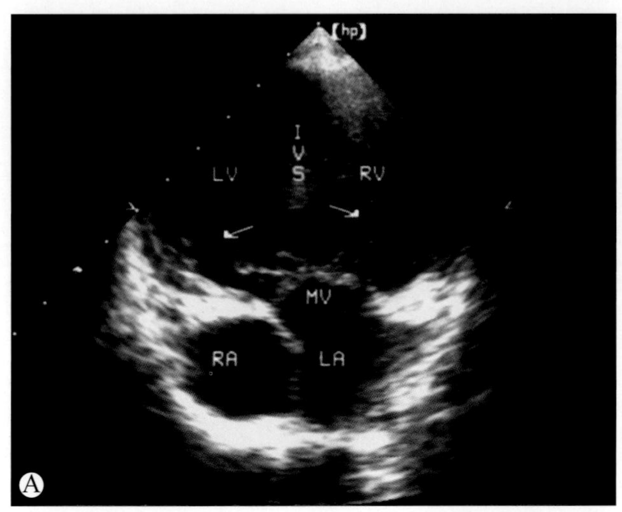

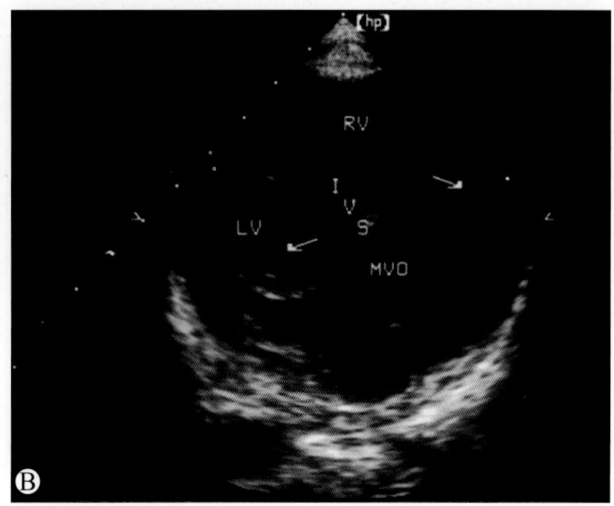

图17-6-84　二尖瓣骑跨声像图（一）

A.四腔心切面显示二尖瓣腱索通过室间隔缺损骑跨于左右心室；B.短轴切面显示二尖瓣口及腱索骑跨于两心室

心室壁上（图 17-6-86，图 17-6-87）。

（4）房室瓣坐跨，在四腔心切面可显示左侧或右侧房室瓣环骑跨在室间隔上，骑跨率多小于 50%，可单独发生，亦常合并腱索骑跨。

（5）多并发于圆锥动脉干畸形，如法洛四联症、右心室双出口、大动脉转位，以及永存动脉干等畸形。

（四）经食管超声心动图

经食管超声心动图对瓣膜及其辅助装置（腱索、乳头肌等）的显示明显优于经胸超声心动图，是房室瓣骑跨诊断的适宜方法（图 17-6-88）。

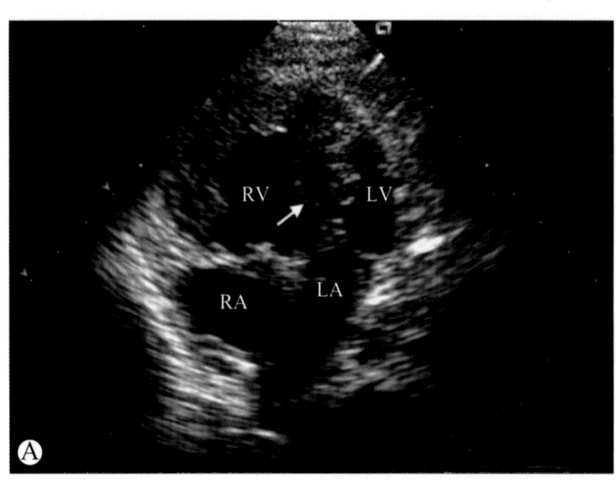

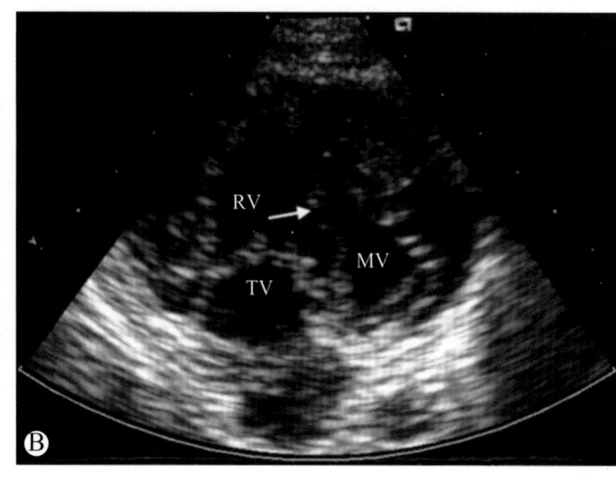

图 17-6-85　二尖瓣骑跨声像图（二）

A. 五腔心切面显示二尖瓣瓣口及腱索骑跨于左右心室；B. 近似左心室短轴切面示二尖瓣腱索通过室间隔缺损附着于右心室。LV. 左心室；LA. 左心房；RV. 右心室；RA. 右心房；TV. 三尖瓣；MV. 二尖瓣

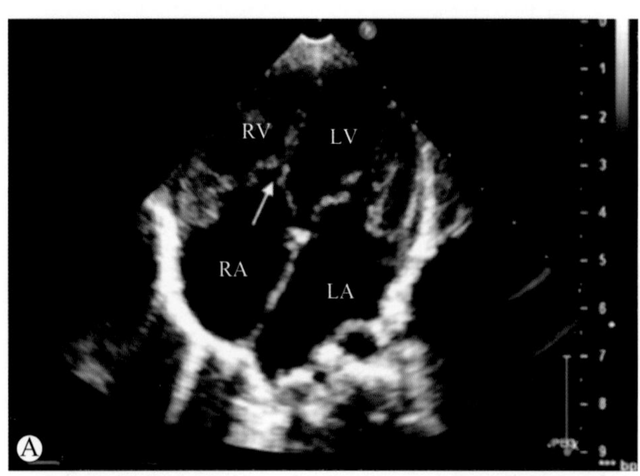

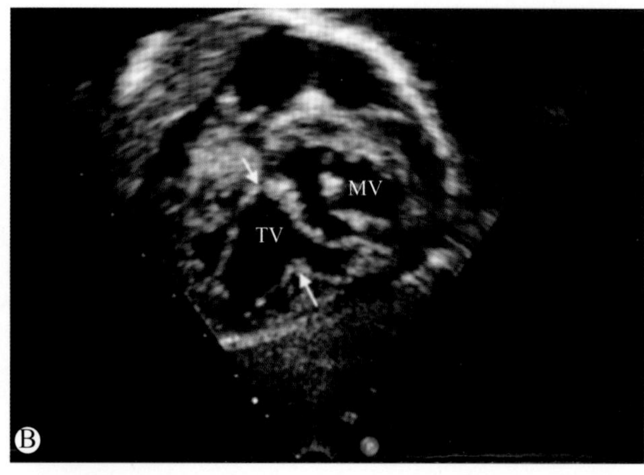

图 17-6-86　三尖瓣骑跨声像图（一）

A. 四腔心切面显示三尖瓣口骑跨于室间隔上，骑跨率约 40%；B. 稍微移动扇面显示隔瓣腱索附着于右心室壁（C 型骑跨）。LV. 左心室；LA. 左心房；RV. 右心室；RA. 右心房；MV. 二尖瓣；TV. 三尖瓣

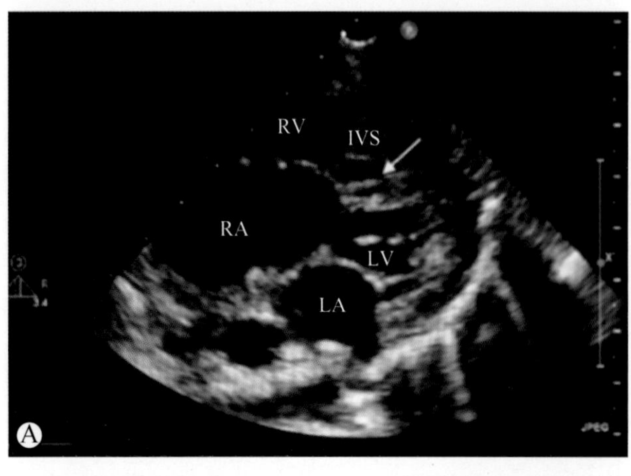

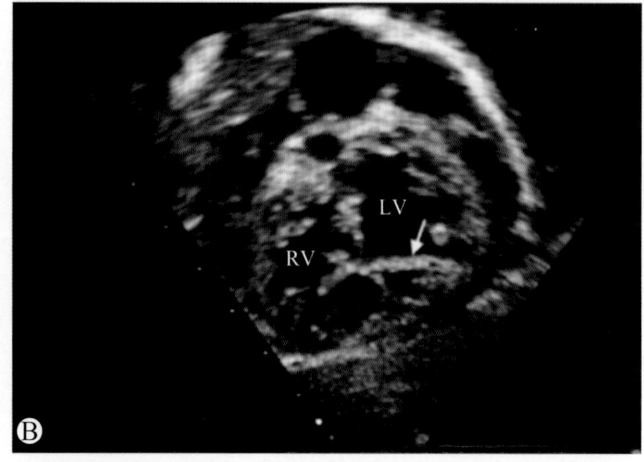

图 17-6-87　三尖瓣骑跨声像图（二）

A. 剑突下短轴切面显示三尖瓣口骑跨于室间隔上（箭头示室间隔）；B. 不同切面示腱索附着于左心室壁（箭头示三尖瓣腱索）。LV. 左心室；LA. 左心房；RV. 右心室；RA. 右心房；IVS. 室间隔

十四、左心发育不良综合征

（一）概述

左心发育不良综合征（hypoplastic left heart syndrome，HLHS）是指左心系统结构呈不同程度发育不良的一组复杂心血管畸形，病理改变包括左心房及左心室发育不良、二尖瓣口狭窄或闭锁、主动脉瓣狭窄或闭锁、升主动脉发育不良等。

本畸形发病机制不详，可能与胚胎期卵圆孔早期狭窄或闭合有关，发病率占先天性心脏病患者的1.4%～3.8%。本病预后凶险，如不及时进行手术治疗，几乎所有的患婴在新生儿期死亡。本畸形主要发生在西方人群，但随着我国胎儿心动图检查的发展与普及，发现胎儿期HLHS并非少见。

（二）病理解剖及分型

1.病理解剖　左心发育不良综合征患者的基本病理改变是左心系统发育不良，左心房和左心室通常有心内膜胶原弹力纤维增生症的表现。

大多数为左位心，内脏心房正常位，房室连接和心室大动脉连接多相一致，合并右位心、心房反位等心脏位置异常者比较少见，有的患者可合并其他器官畸形（图17-6-89）。

（1）右心系统：多数心脏扩大，尤其是右心房和右心室明显扩大，右心房房壁呈不同程度的肥厚，右心耳大于左心耳。心尖由右心室构成，右心室肥厚、扩张，基本上负担所有体循环、肺循环和冠状动脉循环的血液供应。

上、下腔静脉和冠状静脉窦多正常回流入右心房，三尖瓣环扩大，右侧房室之间一般有正常的三尖瓣，少数可合并三尖瓣瓣叶增厚、交界处融合、瓣缘卷曲、腱索缩短和乳头肌短小等畸形。冠状静脉窦口多轻度扩大，合并左上腔静脉或肺静脉畸形引流入冠状静脉窦者，冠状静脉窦可明显扩大。肺动脉瓣多数正常，少数可合并畸形或发育不良甚至狭窄。多数患者的肺动脉形态大致正常，分支完整，但管腔扩大，肺小动脉肌层肥厚，管壁多明显增厚。

（2）左心房：有不同程度的发育不良、狭小，房壁较薄，心内膜增厚，多有严重的纤维化。胎儿时期卵圆孔提前关闭者，多合并左心房心内膜严重硬化，左心发育不良十分严重。

房间隔通常增厚，向左侧偏移，房间隔形态学可呈以下几种病理形态。①卵圆孔狭小或缺乏；②原发孔型房间隔缺损（多存在房室瓣分割不均衡）；③伴有较大的卵圆孔未闭或继发孔型房间隔缺损；④原发房间隔膨出瘤；⑤原发房间隔异常附着于左心房的后上壁，远离继发房间隔的位置。极少数房间隔完整，多见于二尖瓣闭锁者。

肺静脉常扩张，多数回流入左心房，少数合并肺静脉畸形引流。二尖瓣闭锁伴房间隔完整时，肺静脉回流需经其他替代途径回流入右心房或体静脉系统，这些替代途径包括完全型肺静脉异位引流、左心房经左心房主静脉（levoatriocardinal vein）与头臂静脉连接（这一异常静脉引流提示左上腔静脉终止于左心房）或冠状静脉窦无顶等畸形。

（3）二尖瓣：二尖瓣瓣环、瓣膜和其他辅助装置严重发育不良，80%左右有小而发育不良的畸形二尖瓣，

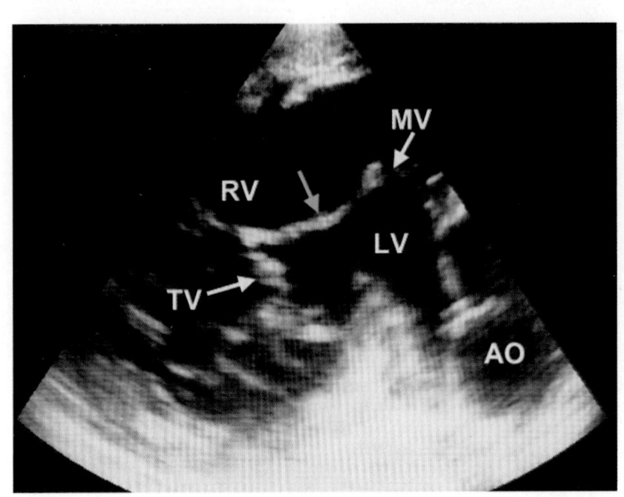

图17-6-88　二尖瓣骑跨-经食管超声心动声像图

经胃左心室短轴切面显示二尖瓣腱索附着于右心室前壁。LV.左心室；RV.右心室；AO.主动脉；MV.二尖瓣；TV.三尖瓣

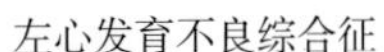

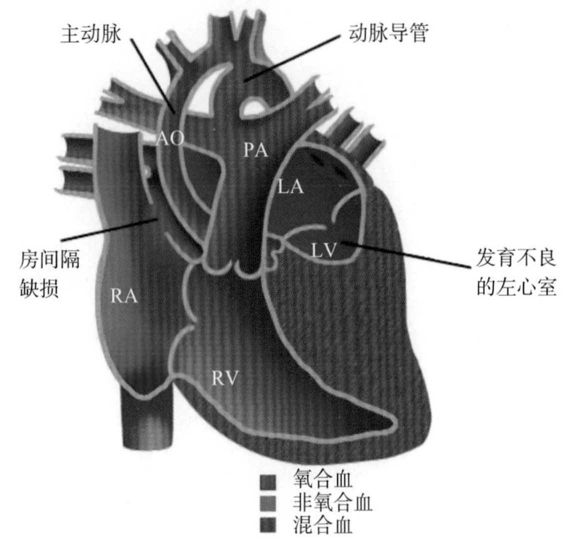

图17-6-89　左心发育不良示意图

LA.左心房；LV.左心室；RA.右心房；RV.右心室；PA.肺动脉；AO.主动脉

如瓣叶增厚，瓣口狭窄，瓣环狭小，腱索畸形缩短，乳头肌细小且附着处异常；其余20%左右为二尖瓣闭锁，表现为二尖瓣瓣叶完全融合、闭锁（valve imperforate）或缺乏瓣膜组织连接（被致密坚韧的纤维组织所替代，形成陷窝）。

（4）左心室：多有不同程度的发育不良，一般非常狭小，且左心室壁增厚、僵硬。在二尖瓣和主动脉瓣均闭锁者，左心室仅为一裂隙，左心室腔亦可完全缺如。二尖瓣未闭锁者，左心室多有心内膜弹力纤维增生症的改变。

（5）主动脉和冠状动脉：主动脉闭锁者可为主动脉瓣膜融合、闭锁（valve imperforate）或缺乏瓣膜组织连接（以致密纤维组织代替）；主动脉流出管道开放者，主动脉根部多细小，主动脉瓣多增厚、发育不良，常有严重狭窄，升主动脉一般明显小于主肺动脉。

升主动脉多有程度较重的发育不良、细小，甚至形成线样主动脉。个别患者因合并室间隔缺损和主动脉骑跨，其主动脉根部和升主动脉可基本正常。多数伴有主动脉缩窄或主动脉弓离断。开放的动脉导管粗大，直径可与主肺动脉相似，血液流经肺动脉→动脉导管→主动脉，动脉导管开口部位的主动脉可有缩窄。

冠状动脉起源一般正常。部分二尖瓣未闭锁者，病理解剖和选择性心室造影可发现左心室心肌内窦状隙与冠状动脉相通，类似于室间隔完整的肺动脉闭锁者的右心室腔与冠状动脉之间的交通。受累冠状动脉多有管壁增厚和阻塞性病变，可伴有心肌缺血、梗死和纤维化。

2.分型　根据病理改变可进一步将左心发育不良综合征分为以下几个亚型：

（1）主动脉瓣及二尖瓣狭窄型；

（2）主动脉瓣及二尖瓣闭锁型；

（3）主动脉瓣闭锁及二尖瓣狭窄型；

（4）主动脉瓣狭窄及二尖瓣闭锁型。

（三）病理生理

由于本病患者的病理解剖差别大，血流动力学变化比较复杂。多数患者的右侧心腔同时接收来自体循环和肺循环的血液，右心室同时作为全身循环的动力心室，可出现右侧心腔扩张、肥厚，心脏的功能基本上与单心室相类似。

二尖瓣闭锁者，左侧房室之间没有直接交通，肺静脉回流到左心房血液只能经未闭卵圆孔、房间隔缺损或肺静脉畸形引流等进入右心房，与体循环静脉血混合后入右心室→肺动脉→部分血液可经动脉导管→主动脉，肺动脉和主动脉血氧饱和度基本一致，若伴有严重的肺静脉回流受阻及肺水肿，低氧血症将十分严重。

体循环血流量主要取决于房水平和动脉导管的分流，多数患儿的体循环呈低灌注状态，主动脉弓通常出现逆向血流，冠状动脉的血液供应多来自逆行灌注。房间隔完整或房水平分流受限制者，肺静脉血液需经替代途径回流入右心房，易引起阻塞，造成肺静脉淤血及严重的低氧血症。出生后，动脉导管亦可自然闭合，造成严重后果。

左侧心腔发育不良，功能严重障碍，右心多同时负担全身的血液循环，多数患者的肺血流量明显增加，加上肺静脉淤血，可早期出现肺动脉高压，右心系统明显肥厚、扩张，同时，冠状动脉的血液供应通常异常，造成心肌缺血缺氧，可早期导致进行性心力衰竭，甚至死亡。

（四）超声心动图检查

1.切面选择　四腔心及五腔心切面（胸骨旁、心尖）、左心室长轴切面、心底大动脉短轴切面、心室各短轴切面、右心室流出道长轴切面，胸骨上窝长轴切面、剑突下四腔心、五腔心切面为常用切面。

2.超声心动图表现

（1）M型超声心动图：主动脉内径纤细，主动脉瓣开放受限或闭锁，右心室流出道增宽，二尖瓣开放受限或闭锁，左心室明显缩小；右心房、右心室扩大。

（2）二维超声心动图：①四腔心切面、左心室长轴切面显示右心房、右心室扩大，左心室极小，甚至呈裂隙状，二尖瓣开放幅度明显减小甚至闭锁（图17-6-90～图17-6-92）。②左心室长轴、大动脉短轴切面，显示主动脉瓣环、主动脉根部及升主动脉发育不良、细小，主动脉瓣开放受限或闭锁（图17-6-92，图17-6-93）。③大动脉短轴、右心室流出道长轴切面，显示右心室流出道、主肺动脉明显增宽。④大动脉短轴、主动脉弓长轴切面，显示主动脉弓细小，扩张的肺动脉通过粗大的动脉导管与降主动脉连接（图17-6-91～图17-6-93）。⑤合并房间隔缺损时，多切面显示房间隔回声失落。⑥当二尖瓣闭锁且房间隔完整时，可显示肺静脉回流的异常替代途径。a.合并肺静脉异位引流时，可显示共同肺静脉腔及其异常引流途径（垂直静脉、扩张的冠状静脉窦）；b.左心房主静脉连接左心房与头臂静脉；c.多切面显示冠状静脉窦扩张，冠状静脉窦与左心房之间的间隔缺损（或冠状静脉窦无顶）。

（3）彩色超声心动图：①彩色多普勒显示二尖瓣进入左心室的血流束细小，甚至无血流通过（闭锁）（图17-6-93）。②主动脉内血流纤细（主动脉瓣狭窄），甚至无血流（主动脉瓣闭锁）（图17-6-93）。③合并房间隔缺损或卵圆孔未闭时，彩色多普勒显示心房水平左向右分流的彩色血流信号。④大动脉短轴及主动脉弓长轴切面，彩色多普勒可显示肺动脉经粗大动脉导管进入降主动脉的蓝色血流信号；可显示降主动脉反流入主动脉弓的红色血流信号（多见于主动脉瓣闭锁）（图17-6-91）。⑤二尖瓣闭锁且房间隔完整时，彩色多普勒对显示肺静脉引

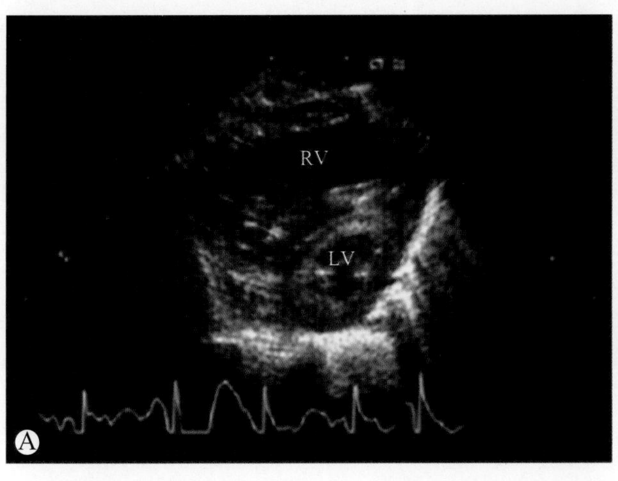

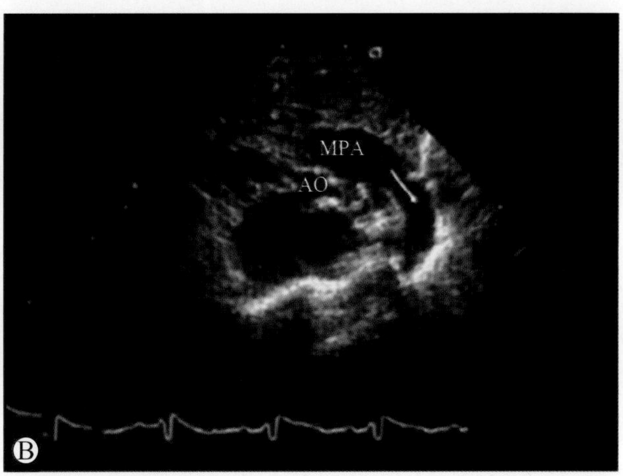

图17-6-90　左心发育不良综合征声像图（一）

A.心室短轴切面显示左心室明显缩小，右心室扩大；B.大动脉短轴切面显示粗大的动脉导管开放。AO.升主动脉；LV.左心室；RV.右心室；MPA.主肺动脉

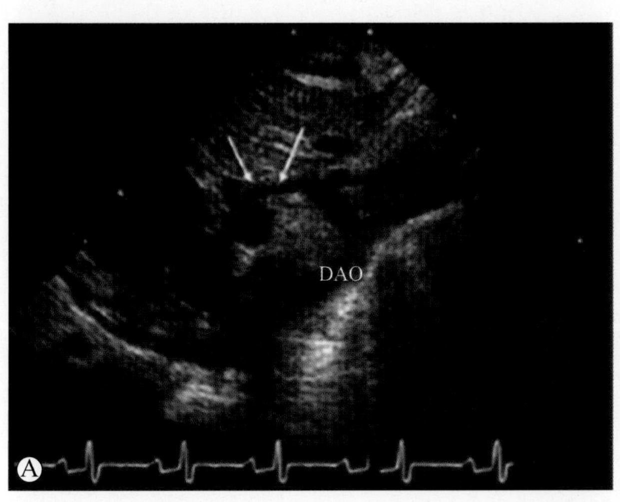

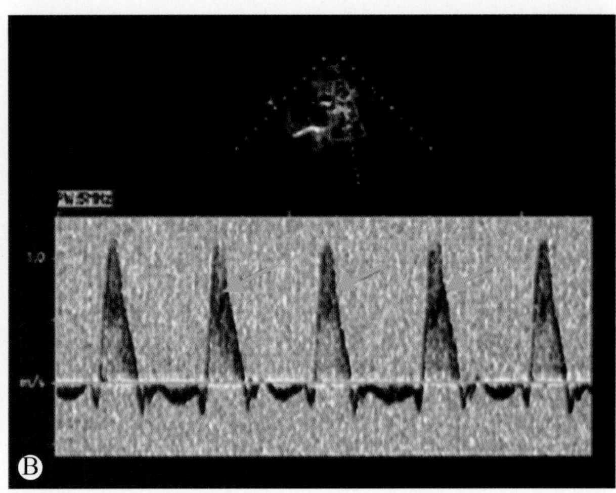

图17-6-91　左心发育不良综合征声像图（二）

A.胸骨上窝长轴切面显示升主动脉明显变细；B.彩色多普勒及脉冲多普勒显示动脉导管经降主动脉至主动脉弓的逆灌血流。DAO.降主动脉

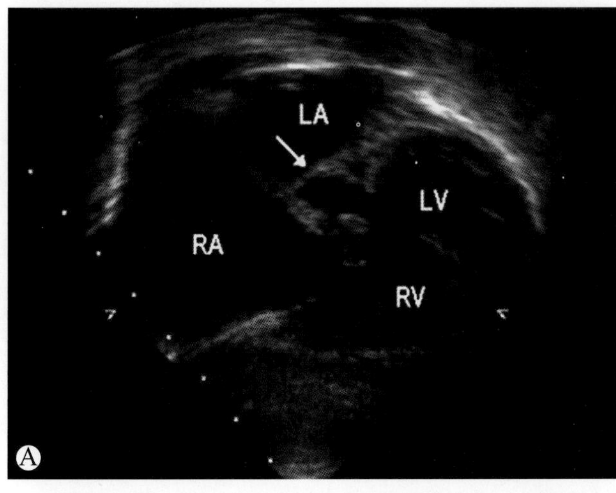

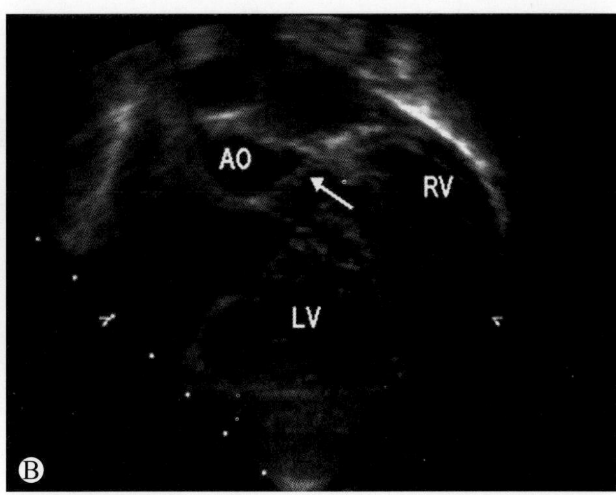

图17-6-92　左心室发育不良综合征声像图（三）

A.剑突下四腔心切面，显示二尖瓣闭锁；B.五腔心切面，显示主动脉瓣也闭锁。LV.左心室；LA.左心房；RV.右心室；RA.右心房；AO.主动脉

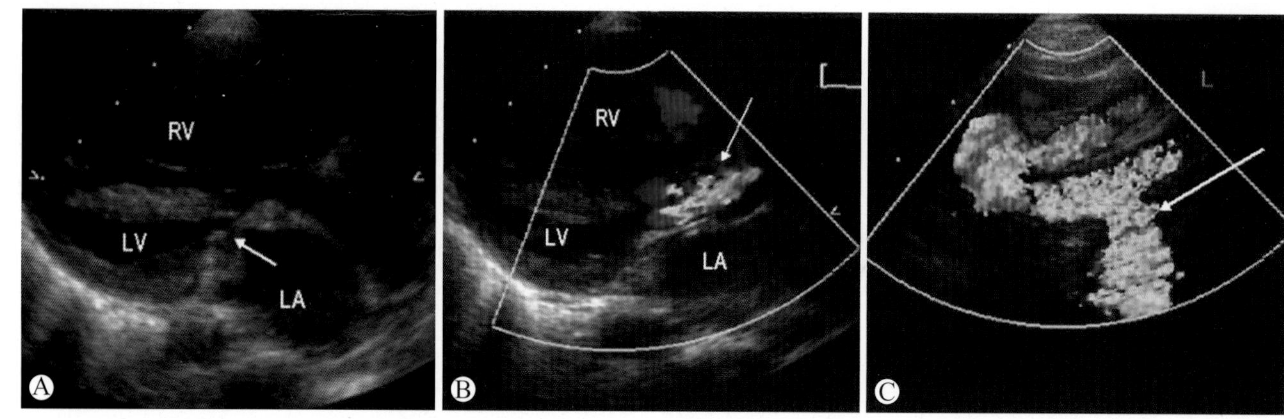

图17-6-93 左心室发育不良综合征声像图（四）

A.左心长轴切面显示二尖瓣闭锁；B.彩色多普勒显示经升主动脉的逆灌血流；C.主动脉弓切面显示动脉导管经主动脉弓的逆灌血流。LV.左心室；LA.左心房；RV.右心室

流的替代途径非常有帮助。a.完全型肺静脉异位引流的引流途径（垂直静脉、冠状静脉窦等）；b.左心房血流→通过左心房主要静脉→回流入无名静脉；c.左心房通过冠状窦间隔缺损→冠状静脉窦→回流到右心房。

（4）胎儿超声心动图：左心发育不良综合征预后凶险，如果不及时治疗，多在出生后短时间内死亡。所以，在胎儿期明确诊断十分重要，左心发育不良综合征在胎儿超声心动图上有特征性表现，能在胎儿期及时做出诊断，对选择性终止妊娠，或出生后及时得以治疗，改善预后都有重要价值。

胎儿超声心动图有以下征象：①四腔心、左心长轴切面显示左心室发育不良，从缝隙状至比正常稍小（左心室的发育程度取决于二尖瓣的发育程度）（图17-6-94）。②四腔心、心室短轴切面显示二尖瓣严重狭窄或闭锁（图17-6-95）。③主动脉弓切面显示主动脉瓣严重狭窄或闭锁，升主动脉发育不良，非常细小。④三血管切面、主动脉弓及导管弓切面显示主动脉弓发育不良，CDFI显示PDA到主动脉弓的逆向血流。⑤肺静脉频谱异常。

（五）MDCT和MRI检查

MDCT与高场MRI检查技术可清晰显示左心室、升主动脉、主动脉弓发育程度，体-肺动脉分流血流通畅情况，Norwood手术及Sano改良效果评价（图17-6-96）。

十五、十字交叉心

（一）概述

十字交叉心（criss-cross heart）是一种罕见的先天性心血管畸形，是由于心室沿心脏长轴旋转，而导致双侧心室流入道在房室瓣水平呈现交叉的关系（体静脉和肺静脉血流在房室瓣水平也交叉），位于右侧的心房与位于左侧的心室相连接，而位于左侧的心房与位于右侧的心室相连接，因而得名。常伴有房室连接或心室大动脉连接异常及其他心内畸形，如室间隔缺损、三尖瓣及右心室发育不良、肺动脉狭窄，以及右心室双出口或大动脉转位等。

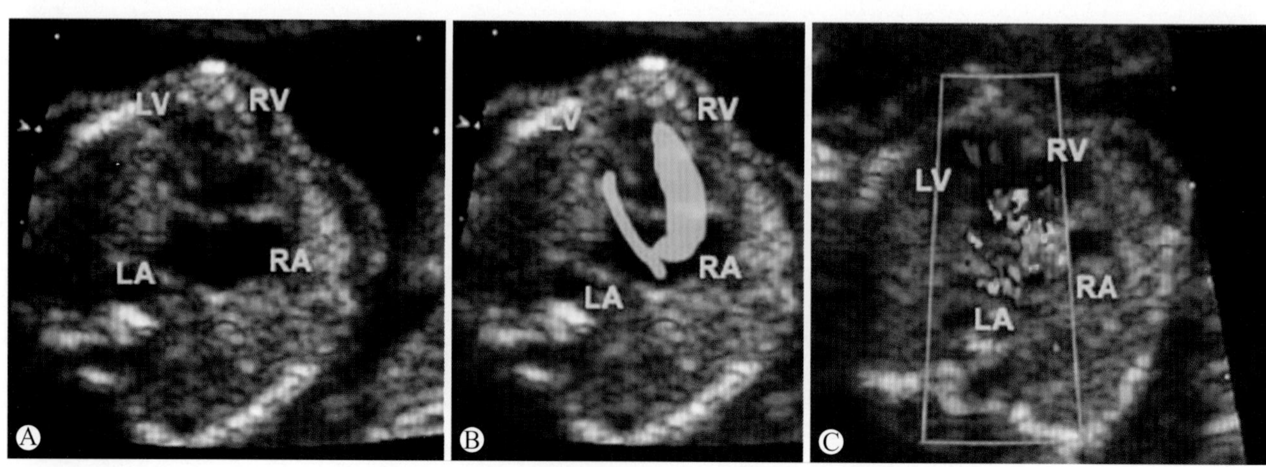

图17-6-94 左心发育不良综合征胎儿超声心动图

A、B.四腔心切面显示左右心不平衡，左心房、左心室显著发育不良，未见明显启闭活动；C.彩色多普勒显示左心信号与右心血流明显不对称，二尖瓣血流纤细。LV.左心室；LA.左心房；RV.右心室；RA.右心房

（二）形态发生学及病理解剖

1.形态发生学　目前普遍认为，十字交叉心源于胚胎期心室异常旋转，这一过程发生于心室襻形成和心室分隔完成之后。此时，心脏房室连接关系已确定，心室沿心脏长轴（心底→心尖轴）发生异常的顺钟向或逆钟向旋转（从心尖向心底观察），使心房与心室连接在房室瓣水平发生交叉，同时左、右心室的相互空间位置也相应改变，造成十字交叉心。

有学者认为，最常见的两种交叉心，实际上分别由完全型大动脉转位的心室沿长轴顺钟向旋转，以及矫正型大动脉转位的心室沿长轴逆钟向旋转演变而成，旋转后总是将右心室置于左心室的前、上方（图17-6-97）。此外，心室窦部旋转程度较肌小梁部轻，因而房室瓣位置变化较心室小梁部亦轻。室间隔的旋转使其走行方向呈水平位，同时与房间隔对合不良而产生房室瓣下的巨大室间隔缺损。

2.病理解剖　通常心房、内脏正位，房室连接多协调一致，右侧的形态右心房与左上方的形态右心室相连，左侧的形态左心房与右下方的形态左心室相连。少数连接不一致，右侧的形态右心房与左下方的形态左心室相连，左侧的形态左心房与右上方的形态右心室相连。

（1）右心室发育不良，与左心室比较，形态右心室常发育较差，通常右心室漏斗部发育较好，而三尖瓣和窦部发育较差。

（2）室间隔走行方向与正常心脏有显著不同，多数接近水平位（室间隔平面向身体横断面倾斜），两心室上下排列；少数矢状位（室间隔平面向身体矢状面倾斜），两心室成左右排列。

（3）心室的空间位置发生变化，右心室位于前上方，左心室位于后下方；心室的左右关系根据心室襻的不同而不同：心室右襻时，右心室在左侧，左心室在右侧。而心室左襻时，位置则相反（这是十字交叉心与通常心脏畸形心室襻最不同之处）。

（4）通常合并室间隔缺损，为膜周偏流入道的缺损，类似于完全型心内膜垫缺损。

（5）心室大动脉连接异常，如右心室双出口、大动脉转位等。常有动脉瓣下双圆锥结构，半数以上有肺动脉瓣或瓣下肌性流出道狭窄。

（6）常合并房室瓣骑跨。

3.分类　十字交叉心可分为两类：房室连接一致和房室连接不一致。

下面的十字交叉心MRI血管显影三维图可进一步阐述其解剖特征（图17-6-98）。

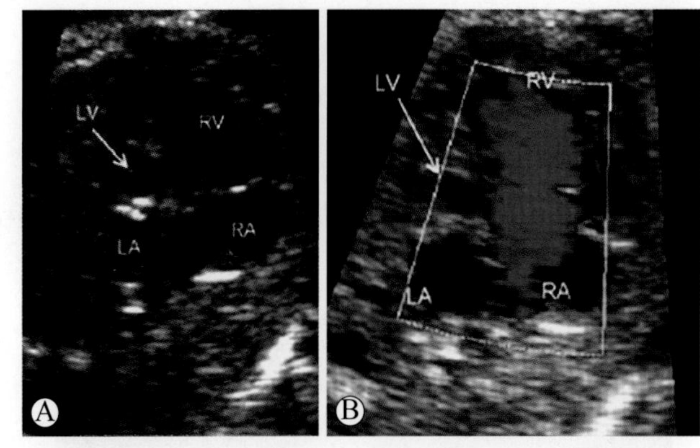

图17-6-95　左心发育不良综合征胎儿超声声像图

A.四腔心切面显示左心系统显著发育不良，二尖瓣呈强回声光带，未见明显启闭活动；B.彩色多普勒显示三尖瓣血流丰富，二尖瓣未见血流信号。LV.左心室；LA.左心房；RV.右心室；RA.右心房

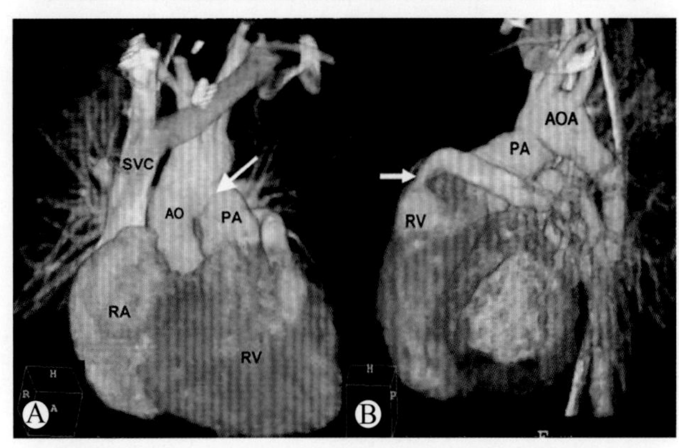

图17-6-96　左心发育不良综合征MDCT三维图

A.正位显示主动脉与升主动脉的吻合口；B.侧位显示连接右心室与左、右肺动脉分叉的人工血管。AO.主动脉；PA.肺动脉；SVC.上腔静脉；RA.右心房；RV.右心室；AOA.主动脉弓

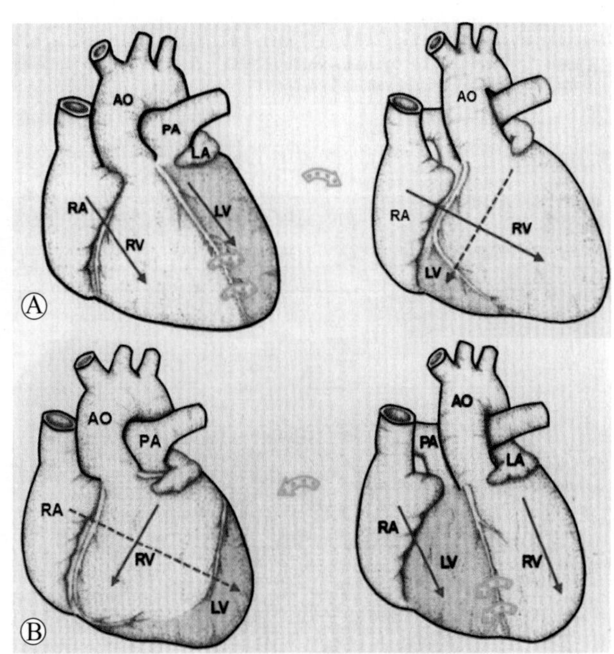

图17-6-97　十字交叉心模式图

A.心室右襻时，心室沿心脏长轴顺钟向旋转；B.心室左襻时，心室沿心脏长轴逆钟向旋转。LV.左心室；LA.左心房；AO.主动脉；RV.右心室；RA.右心房；PA.肺动脉

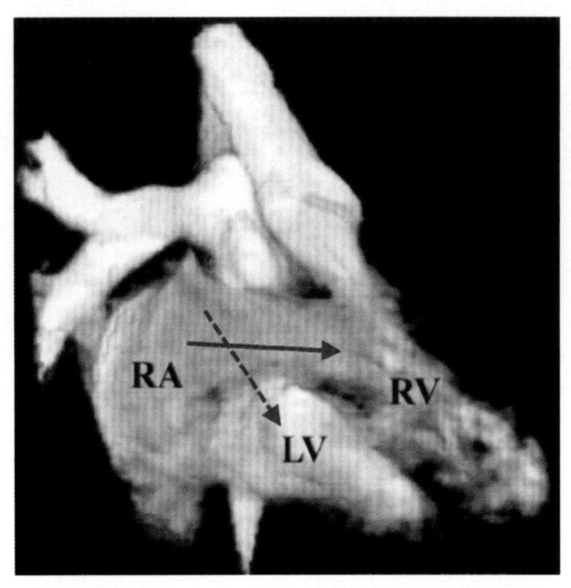

图17-6-98　十字交叉心MRI血管显影三维图

红色实箭头表示右心房-右心室连接，红色虚箭头代表左心房-左心室连接，同时合并完全型大动脉转位。LV.左心室；RV.右心室；RA.右心房

（三）病理生理

十字交叉心本身并不引起异常的生理改变，病理生理学变化主要取决于合并畸形，如室间隔缺损、右心室双出口、完全型大动脉转位、肺动脉狭窄等。合并肺动脉狭窄，可出现不同程度的发绀，如果无肺动脉狭窄，则早期出现肺动脉高压。

（四）超声心动图检查

应按照系统节段性诊断方法进行：①确定心房的位置（根据下腔静脉与腹主动脉位置关系、腔静脉及肺静脉与心房的连接）；②确定心室位置和心室襻（肌小梁细腻程度、有无调节束，以及房室瓣的腱索与室间隔有无附着）；③房室连接及心室与大动脉的连接关系。

1.常用切面　四腔心切面（剑突下、心尖四腔心）、心室各短轴切面，显示室间隔的位置及左右心室的关系，左心室长轴切面，显示大动脉与心室的连接关系。以剑突下冠状切面动态扫描最为重要，由于该切面与左心流入道（左心房-二尖瓣-左心室连接）平行，而与右心室流入道（右心房-三尖瓣-右心室连接）垂直，可充分展示两流入道的交叉连接关系。强调同一切面动态扫描（从上到下、从前到后）是诊断该畸形的关键。

2.二维超声心动图　是诊断十字交叉心的主要方法，诊断要点如下。

（1）房间隔与室间隔不在同一平面，四腔心切面常规不能同时显示左、右心室流入道，但将探头倾斜（上下）不同的角度，可显示右心房-右侧房室瓣-右心室（房室连接不一致时为左心室）连接；左心房-左侧房室瓣-左心室（房室连接不一致时为右心室）连接，两个连接呈现交叉的关系（图17-6-99，图17-6-100）。

值得强调的是，剑突下四腔心切面对该畸形有重要诊断价值，由于十字交叉心畸形时，剑突下四腔心切面与左心房-左心室流入道连接成平行关系，而与右心房-右心室流入道连接垂直，可以充分显示两者的交叉关系，强调在同一组切面连续动态扫描从后到前（或从下到上）移动扫描扇面，才能清晰地显示左、右流入道的交叉关系。而在心尖四腔心切面，探头声束与左右心室流入道均为45°左右，所以对两流入道交叉关系的显示较剑突下四腔心切面逊色。

（2）心室短轴切面显示室间隔呈水平位，右心室在前、上方，呈新月形，隔瓣与室间隔附着，肌小梁粗大；左心室位于后下方，呈椭圆形，肌小梁细腻，可显示两组明显的乳头肌。根据心室襻的不同，心室的相对空间位置有所不同，心室右襻时右心室在左，左心室在右侧；心室左襻时右心室在右侧，左心室在左侧（图17-6-101，图17-6-102）。少数患儿室间隔呈矢状走行（图17-6-103～图17-6-105）。

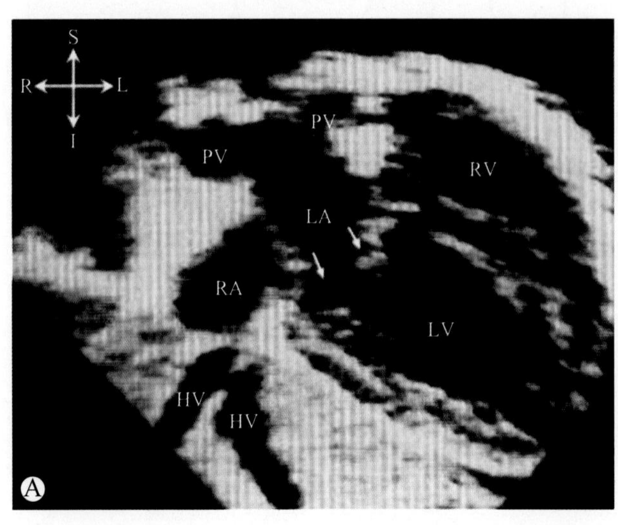

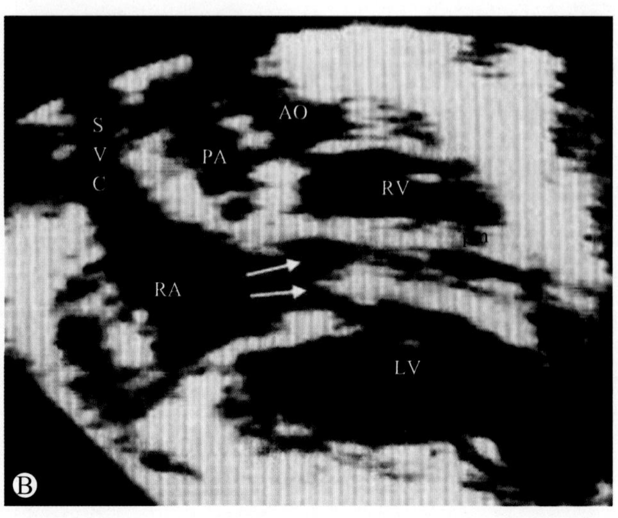

图17-6-99　十字交叉心——剑突下四腔心切面声像图

A.室间隔呈水平位，左心房与位于右下方的左心室连接；B.右心房与位于左上方的右心室相连。LV.左心室；LA.左心房；RV.右心室；RA.右心房；PV.肺动脉瓣；HV.肝静脉；SVC.上腔静脉

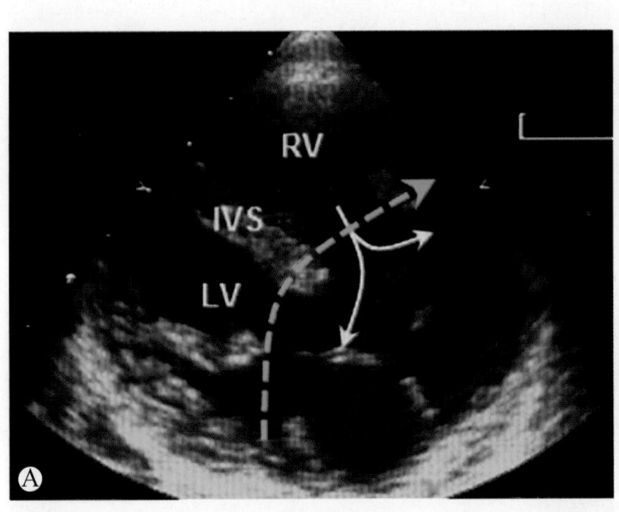

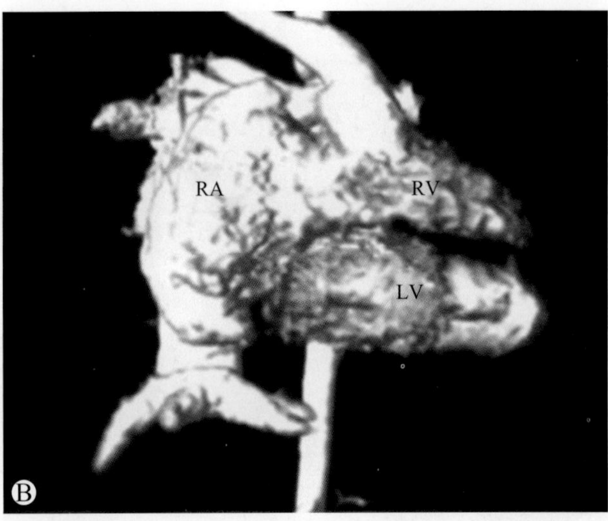

图17-6-100　十字交叉心胸骨旁短轴切面声像图——室间隔呈水平位

A.室间隔与常规室间隔走向（红色箭头）垂直，右心室位于前上方，左心室位；于后下方；B.MDCT三维成像图。LV.左心室；RV.右心室；RA.右心房；IVS.下腔静脉

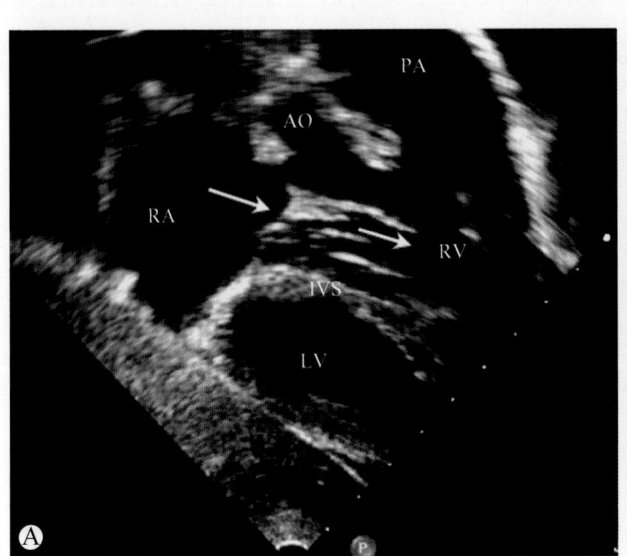

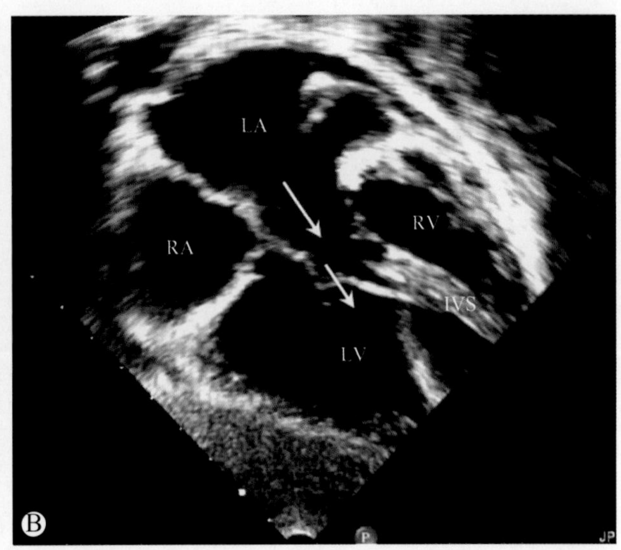

图17-6-101　十字交叉心——剑突下冠状切面（前后移动）声像图

A.右心房与位于左侧的右心室连接，合并右心室双出口；B.左心房与位于右侧的左心室连接，呈十字交叉状（交叉角度约60°）。LV.左心室；LA.左心房；RV.右心室；RA.右心房；AO.主动脉；PA.肺动脉；IVS.室间隔

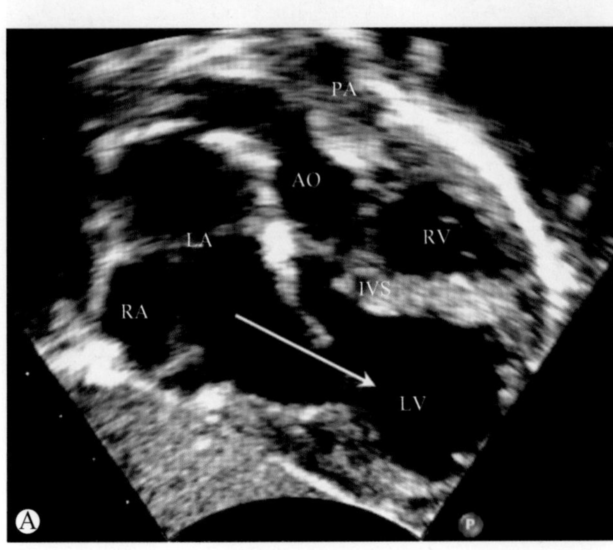

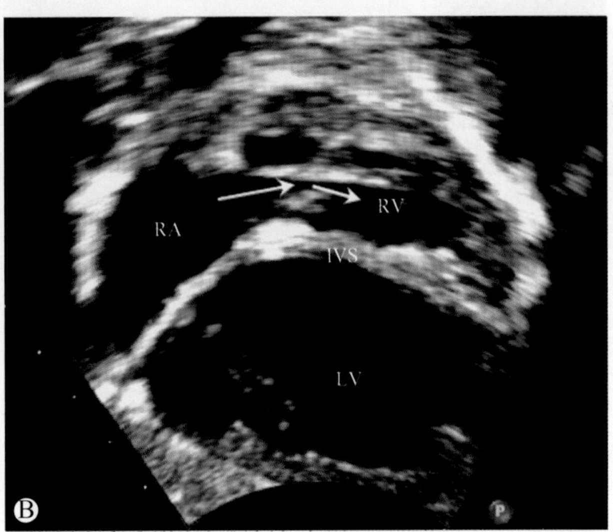

图17-6-102　心室-大动脉连接一致的十字交叉心声像图——剑突下冠状切面

A.左心房与左心室连接，左心室发出主动脉；B.室间隔水平位，右心房与右心室连接。LV.左心室；LA.左心房；RV.右心室；RA.右心房；PA.肺动脉；AO.主动脉；IVS.室间隔

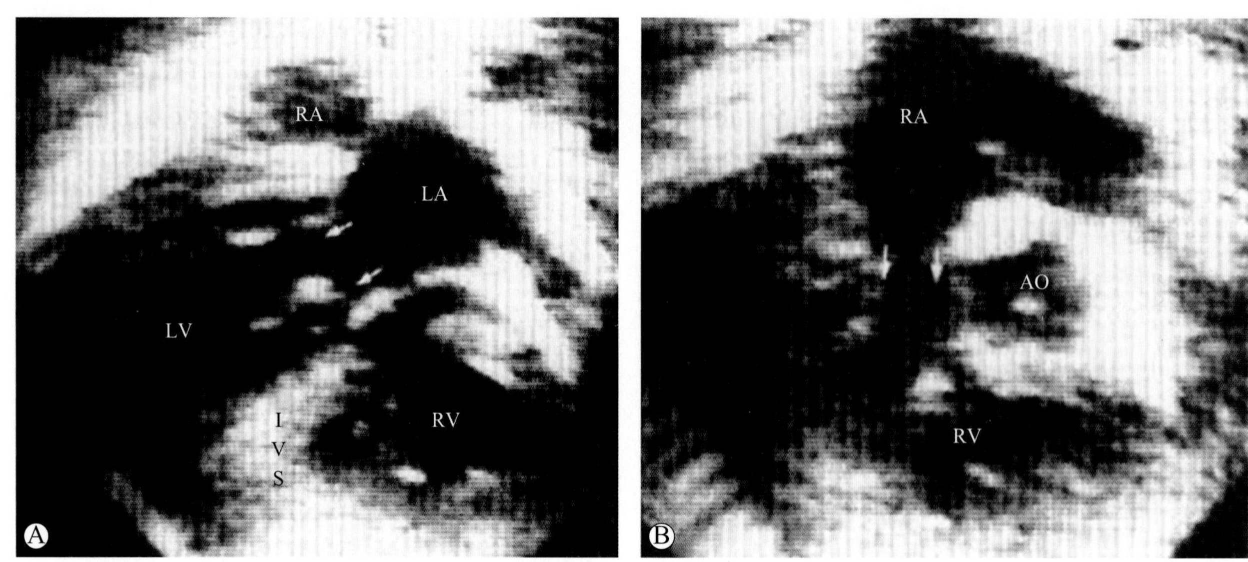

图17-6-103 中位心-室间隔近呈矢状位的十字交叉心声像图

A.位于左上左心房与右下的左心室连接（箭头）；B.右上的右心房垂直与右心室连接（箭头）。LV.左心室；LA.左心房；RA.右心房；RV.右心室；AO.主动脉

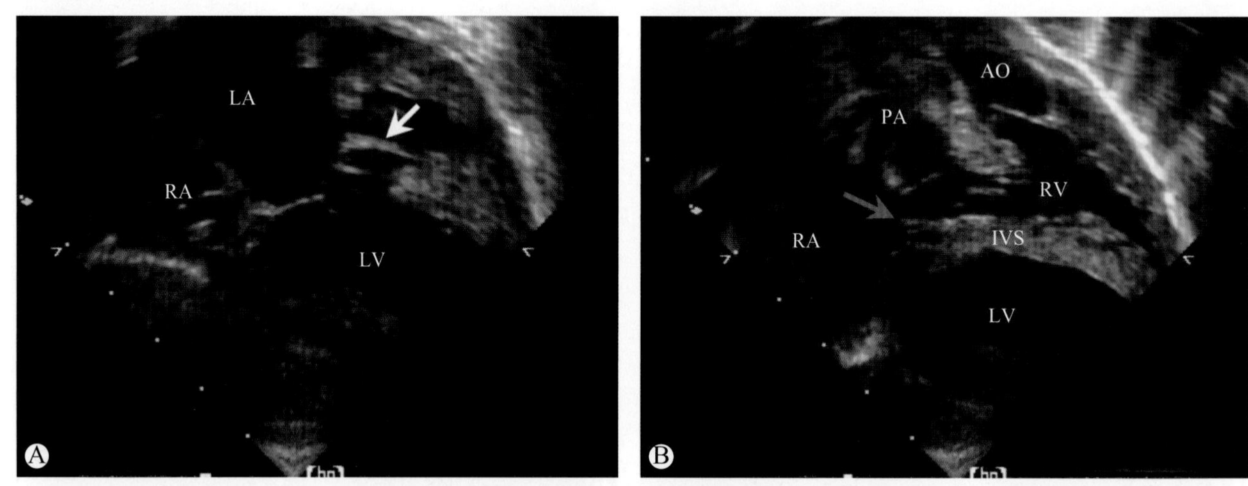

图17-6-104 十字交叉心合并房室瓣异常的二维声像图

A.二尖瓣骑跨；B.三尖瓣发育不良。LV.左心室；LA.左心房；RV.右心室；RA.右心房；AO.主动脉；PA.肺动脉；IVS.室间隔

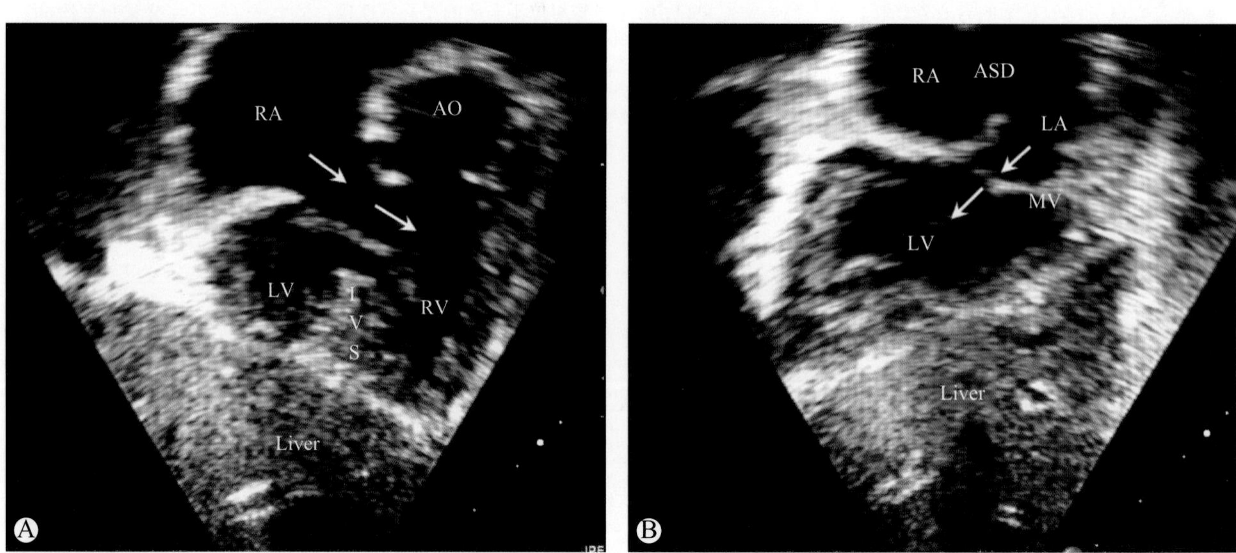

图17-6-105 中位心伴有十字交叉心声像图

A.剑突下切面显示心尖指向剑突，室间隔呈矢状位，位于右侧的右心房与位于左侧的右心室连接，右心室发出主动脉；B.位于左侧的心房与位于右侧的左心室连接。LV.左心室；LA.左心房；RV.右心室；RA.右心房；AO.主动脉；IVS.室间隔；Liver.肝；MV.二尖瓣；ASD.房间隔缺损

注：有学者认为十字交叉心的心室位置与心室襻规律相悖，因此心室襻规律不适用于十字交叉心。从本质上讲，Van Praagh的心室襻判定方法是心手法则，而并非用心室的空间位置来判定，十字交叉心同样遵循心室襻规律。

（3）合并其他畸形的诊断：①多切面显示室间隔缺损，多为膜周室间隔缺损，也可发生于肌部或肺动脉下等；②大动脉与心室的连接关系异常，常合并完全性大动脉转位、右心室双出口等；③常合并房室瓣的骑跨，可合并三尖瓣骑跨或二尖瓣骑跨（图17-6-104）；④肺动脉狭窄。

3.多普勒超声心动图　对显示是否合并肺动脉狭窄及房室瓣的反流、房、室水平的分流，以及对反流或狭窄程度的评估提供重要信息。

（五）MDCT和MRI检查

MDCT与高场MRI检查技术可清晰显示心脏的立体空间解剖结构、室间隔走向，心室大动脉连接及其心脏周围大血管畸形，对十字交叉心的诊断有重要辅助价值（图17-6-98）。

十六、孤立性心室反位

（一）概述

孤立性心室反位（isolated ventricular inversion）也称为孤立性房室连接不一致或房室连接不一致伴心室大动脉连接一致，是一种极为罕见的先天性心血管畸形，其特征为心房与心室连接不一致，右心房与形态学左心室连接，左心房与形态学右心室连接；同时伴心室-大动脉连接一致，主动脉发自形态学左心室，肺动脉发自形态学右心室。临床表现类似完全型大动脉转位为特征的发绀型先天性心脏病。由Van Praagh（1966年）首次以孤立性心室反位命名报道病例。

（二）胚胎发育及病理解剖

1.胚胎发育　孤立性心室反位的胚胎学发生与心室襻位置，圆锥、动脉干及主动脉与肺动脉分隔异常有关。心房位置正常的，心室襻向左（L-loop）以致形态学左心室位于右侧与右心房连接，形态学右心室位于左侧与左心房连接。大多数情况下，圆锥的分隔与矫正型大动脉转位相似。圆锥嵴发育异常，右腹侧和左背侧嵴相互融合形成圆锥间隔，自左后向右前将圆锥分成前外侧和后内侧漏斗部。前外侧漏斗保持与位于左侧的形态学右心室连接，后内侧漏斗部则融入至位于右侧的形态学左心室。主动脉肺动脉间隔发育正常，在头侧端从右后向左前，在尾侧端从左后向右前。这样主动脉就与后内侧漏斗部，形态学左心室连接，肺动脉与前外侧漏斗部，形态学右心室连接。心房反位者，心室及大动脉位置呈镜像反位。

2.病理解剖　孤立性心室反位，绝大多数为心房位置正常，心房反位少见。心房位置对称者不应列入孤立性房室连接不一致的范围。在心房位置正常者，右心房接受腔静脉回流血液，通过二尖瓣与形态学左心室连接，形态学左心室与主动脉连接，主动脉与二尖瓣呈纤维连接。左心房接受肺静脉回流血液，经三尖瓣与形态学右心室连接，形态学右心室与肺动脉连接，肺动脉瓣与三尖瓣被肌性的心室漏斗褶分隔，不呈纤维连接。两侧心室空间位置呈并列状。大动脉瓣膜水平，主动脉位于肺动脉的右侧。孤立性心室反位中冠状动脉起源及分支与形态学心室一致。右侧冠状动脉起源于主动脉的右前瓣叶窦，分为前降支及回旋支；左侧冠状动脉起源于主动脉的左前瓣叶窦，沿行房室沟为后降支。

孤立性心室反位常见的合并心脏畸形有室间隔缺损、肺动脉流出道梗阻、形态学右心室发育不良、三尖瓣发育不良或下移。其他尚有动脉导管未闭、继发孔型房间隔缺损、主动脉缩窄、主动脉弓离断等。

（三）病理生理改变

孤立性心室反位的血流动力学：体静脉血→右心房→左心室→主动脉→体循环；肺静脉血→左心房→右心室→肺动脉→肺循环，与完全型大动脉转位相同，体循环与肺循环平行。如果两个循环之间没有交通就不能生存，血流动力学异常主要取决于交通口的数目和大小，如果交通良好，体肺循环的血流量均增加，由于肺阻力下降和分流的增加，肺循环血流量显著高于正常，易早期出现肺动脉高压和心力衰竭。如果交通不足，可产生严重缺氧、发绀和代谢性酸中毒，甚至死亡。

（四）超声心动图检查

1.常用切面　胸骨旁左心室长轴切面、四腔心及五腔心（胸骨旁、心尖、剑突下）切面、心底大动脉短轴切面、左心室各短轴切面、胸骨上窝切面等。

2.超声心动图表现

（1）二维超声心动图

1）顺序分段确定心房、心室、大动脉位置及相互连接是超声心动图检查诊断孤立性心室反位的关键。大部分病例为心房位置正常，在剑突下，横膈水平切面中可见下腔静脉位于脊柱的右前，腹主动脉位于脊柱的左前。

2）四腔心切面（心尖或剑突下），显示心房正位，心室左襻，心房与心室连接不一致。

3）五腔心切面（心尖或剑突下），通过心尖及剑突下四腔心切面时，探头向上倾斜显示两侧心室流出道，切面中可见主动脉起自位于右后的形态学左心室，主动脉瓣与二尖瓣前叶呈直接纤维连接。探头进一步向前上偏斜后可见肺动脉起自位于左前的形态学右心室漏斗部，肺动脉瓣与三尖瓣之间有肌性组织。

4）大动脉短轴切面及胸骨旁左心室长轴切面显示主动脉与肺动脉的正常包绕关系消失（或存在），而是呈平行关系（或关系正常），通常主动脉位于肺动脉的右前方或右侧，心房若反位，主动脉位于肺动脉的左前方或左侧，也可观察冠状动脉的起源及近端分支。

5）室间隔或房间隔可完整或合并缺损（或卵圆孔未闭）。

6）大动脉短轴及胸骨上窝切面，常可清晰显示未闭的动脉导管。

7）胸骨上窝切面可显示有无主动脉离断及主动脉缩窄。剑突下透声窗对心室大动脉连接的显示有明显优势（图17-6-106 ～图17-6-108）。

（2）多普勒超声心动图：彩色多普勒可显示位于

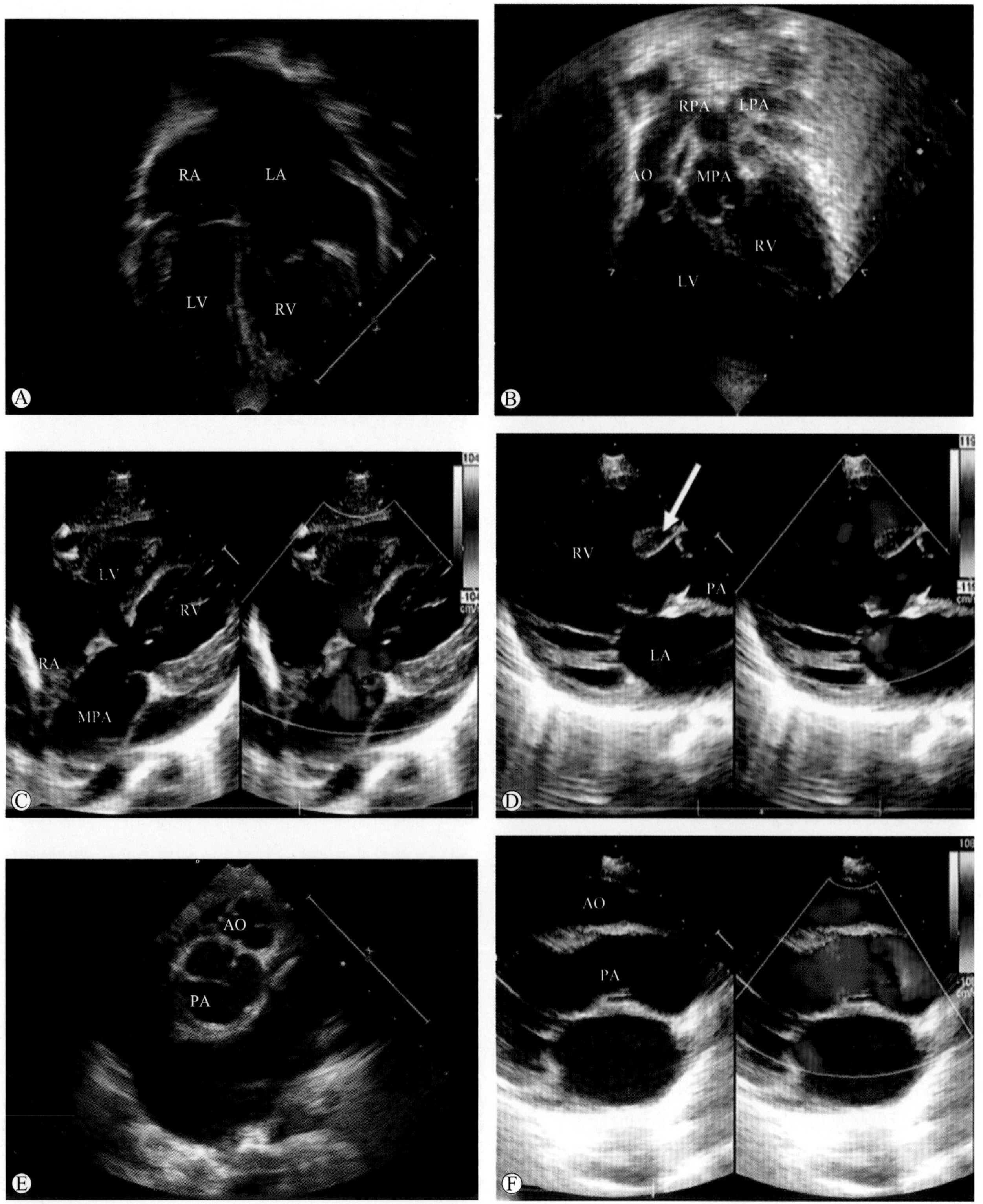

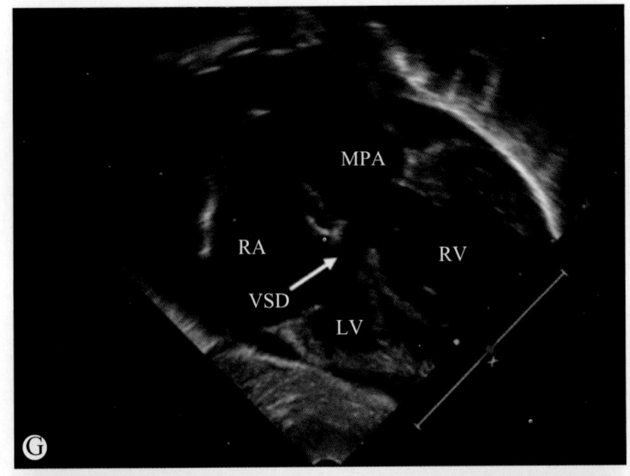

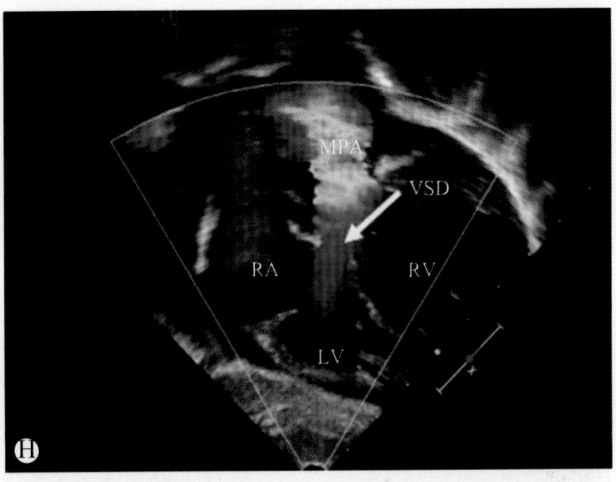

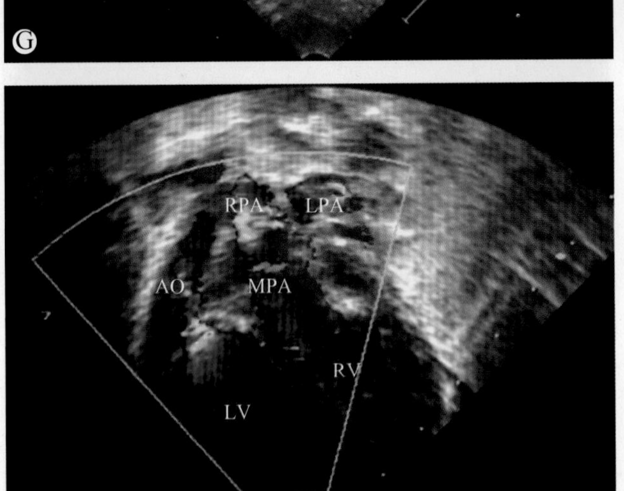

图17-6-106　心房反位、心室左襻、房室连接的孤立性心室方位声像图

A.心尖四腔心切面显示心房正位，左心房与右心室连接，右心房与左心室连接；B.心尖五腔心切面显示右心室发出肺动脉，左心室发出主动脉；C.剑突下流出道切面二维（左图）及彩色多普勒（右图），显示形态学右心室与肺动脉相连；D.非标准左心长轴切面二维（左图）及彩色多普勒（右图）显示肺动脉下肌性圆锥；E.大动脉短轴切面显示主动脉位于左前，肺动脉位于右后；F.非标准左心长轴切面二维（左图）及彩色多普勒（右图）显示主动脉位于肺动脉前方，平行走行；G.剑突下流出道切面显示室间隔缺损位于肺动脉瓣下；H.剑突下流出道切面彩色多普勒显示室间隔缺损血流分流束（箭头）；I.心尖五腔心切面彩色多普勒显示形态学右心室的血流进入肺动脉，形态学左心室血流进入主动脉。LV.左心室；LA.左心房；RV.右心室；RA.右心房；RPA.右肺动脉；LPA.左肺动脉；AO.主动脉；MPA.主肺动脉；PA.肺动脉；VSD.室间隔缺损

左前的形态学右心室血流进入肺动脉，位于右后的形态学左心室血流进入主动脉，同时可显示合并室间隔缺损、房间隔缺损的血流方向；合并肺动脉瓣下、肺动脉瓣或主肺动脉狭窄时，可显示高速五彩镶嵌血流信号。应用多普勒超声测量室间隔缺损分流血流流速，可以估测心室间的压差，计算肺动脉压，测量心室流出道血流流速可以估计梗阻严重程度，连续多普勒可显示狭窄处高速湍流频谱，并根据血流速度评价狭窄程度（图17-6-107）。

（五）CT和MRI

孤立性心室反位的诊断涉及判断心房位置、心室位

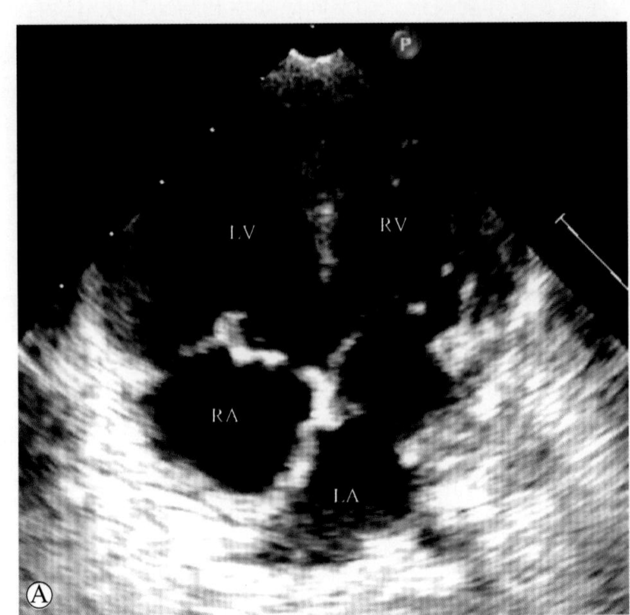

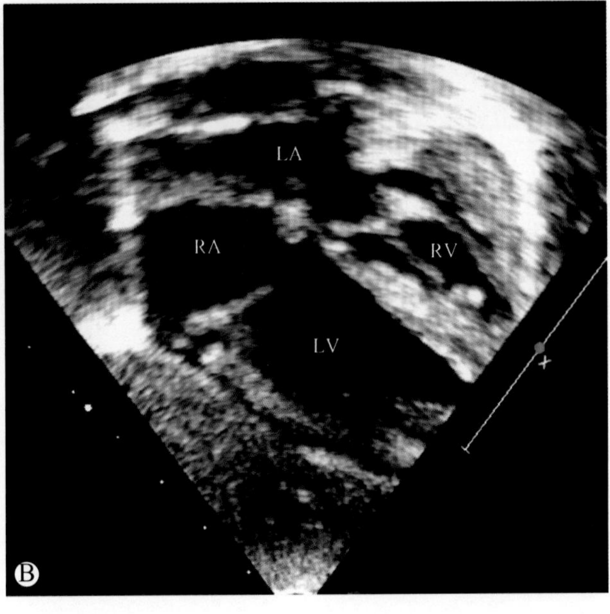

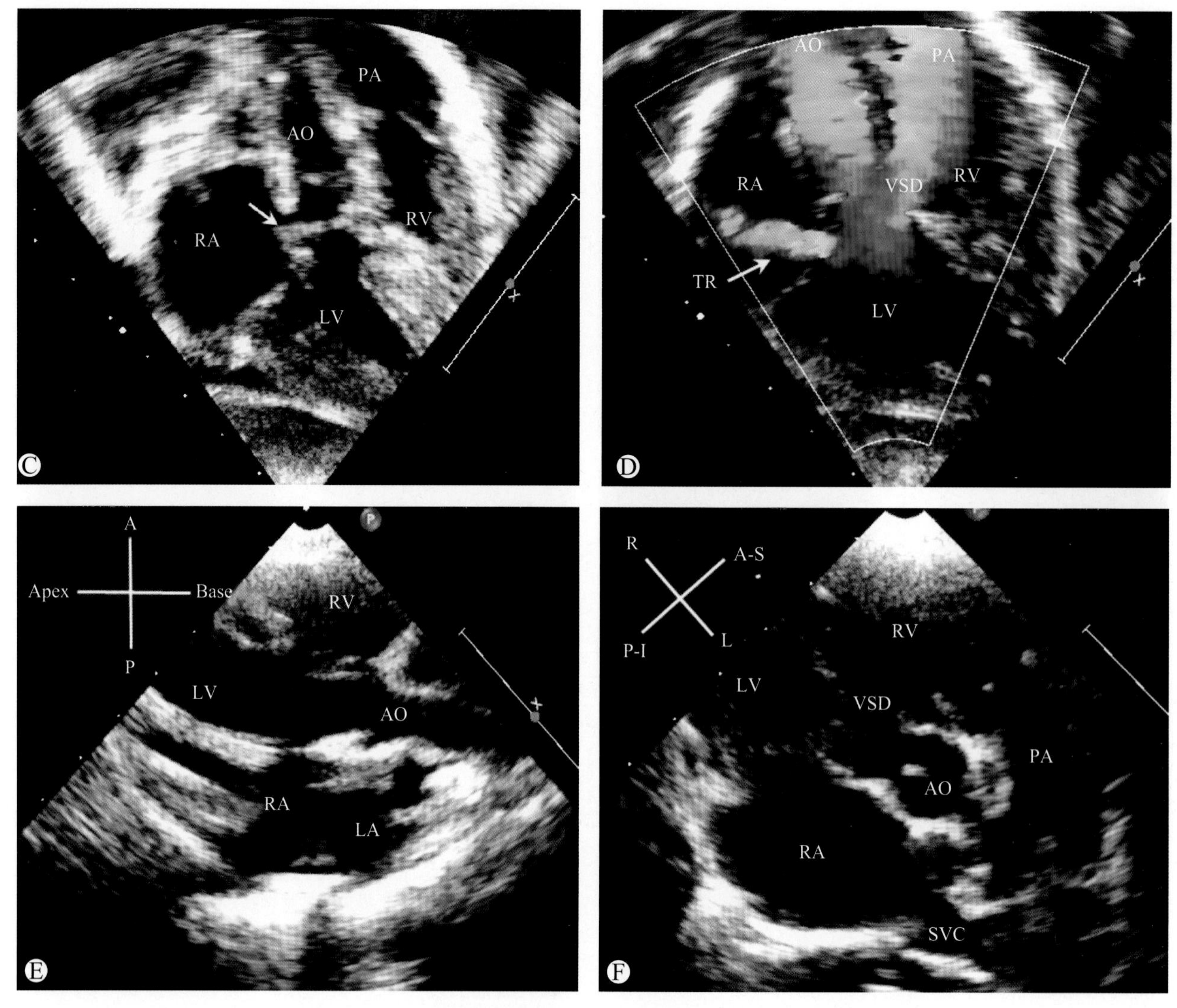

图17-6-107 孤立性心室反位合并水平室间隔超声心动声像图

A.心尖四腔心切面（扇面近乎平行于身体冠状面-室间隔水平位）二维超声，显示房室连接不一致图；B.剑突下心尖四腔心切面二维超声，显示室间隔水平位，房室连接不一致；C.剑突下五腔心切面二维超声，显示心室大动脉连接一致即主动脉发自左心室，肺动脉发自右心室，箭头示二尖瓣骑跨；D.剑突下五腔心切面彩色多普勒声像图；E.左心室长轴切面二维，显示左心室与主动脉连接；F.心底大动脉短轴切面显示肺动脉与右心室连接，大动脉空间关系正常。LV.左心室；LA.左心房；RV.右心室；RA.右心房；AO.主动脉；PA.肺动脉；TR.三尖瓣反流；VSD.室间隔缺损；SVC.上腔静脉

置、大动脉位置及其连接关系，CT和MRI检查可显示双侧主支气管形态来推断心房位置，MRI自回旋波T_1WI可很好地显示心肌小梁的粗糙程度，据此判断心室位置，造影增强磁共振血管成像序列和多层螺旋CT对明确心室大动脉连接有帮助，可清晰地显示肺动脉主干及左、右肺动脉的狭窄部位、范围和程度，左、右冠状动脉主干及其分支的起源、走行及侧支循环的形成（图17-6-108）。

（六）心血管造影

在孤立性心室反位心血管造影诊断中，关键是心室形态学的判断，肌小梁粗糙者为形态学右心室，肌小梁光滑者为形态学左心室。分清了心室形态，根据房室连接不一致及心室大动脉连接一致的特点，即可以诊断孤立性心室反位。在孤立性心室反位心血管造影时，要注意观察伴随畸形，如室间隔缺损和肺动脉狭窄，右心房与形态学左心室相连，主动脉起于形态学左心室，位于肺动脉的右前方是孤立性心室反位心血管造影的典型表现。

（七）治疗方法

1. Mustard或Senning术　为心房内调转，适用于早期不伴有明显肺动脉高压及严重肺动脉狭窄的情况下的根治术，如合并室间隔缺损可直接修补。

2. 肺动脉环缩术　对伴有巨大室间隔缺损或者多发性室间隔缺损，早期可行肺动脉环缩，以保护肺血管充血引起的肺动脉高压，6个月或1岁以后再进行矫治术。

3. 体肺动脉分流术　也称Blalock-Taussing分流术。对严重低氧血症，伴有肺动脉狭窄等原因，早期不能行Mustard或Senning术，可先行Blalock-Taussing分流术，

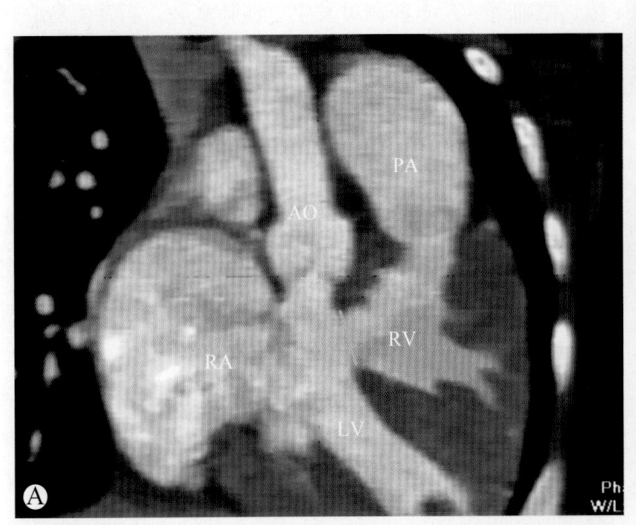

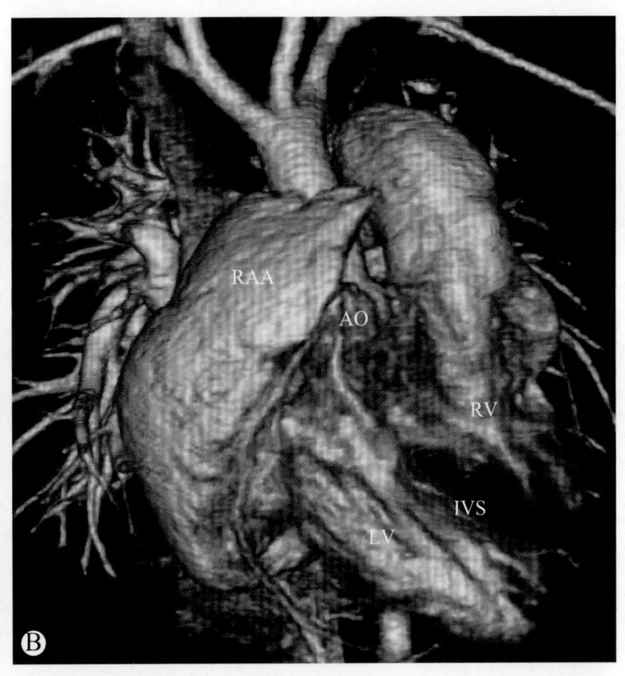

图17-6-108　孤立性心室反位合并水平室间隔MDCT二维及三维图像

A. MDCT二维图像，显示右心房与左心室连接，然后发出主动脉，右心室发出肺动脉，室间隔水平走行；B. MDCT三维成像，显示左心室连接发出主动脉，右心室发出肺动脉，室间隔水平位。LV.左心室；AO.主动脉；RA.右心房；RV.右心室；PA.肺动脉；RAA.右心耳；IVS.下腔静脉

促进肺动脉发育，改善低氧血症。

（八）鉴别诊断

孤立性心室反位注意与完全型大动脉转位、矫正型大动脉转位及大动脉异位等相鉴别。

（耿　斌　张桂珍）

第七节　心肌病

一、心肌病的特点与分类

心肌疾病是指除心脏瓣膜病、冠状动脉粥样硬化性心脏病、高血压心脏病、肺源性心脏病、先天性心脏病和心包疾病等以外的以心肌病变为主要表现的一组疾病。1980年世界卫生组织和国际心脏病协会（WHO/ISFC）将心肌病定义为原因不明的心肌疾病，而将病因明确或与其他全身疾病相关的心肌疾病称为特异性心肌病。近年来，随着病因学和发病机制研究的深入，心肌病与特异性心肌病之间的区别已不明确。

1995年WHO/ISFC更新了心肌病的定义和分类，分为扩张型心肌病、肥厚型心肌病、限制型心肌病、致心律失常型右心室心肌病、未定型心肌病、特异性心肌病（表17-7-1）。快速性心律失常导致的心动过速性心肌病尚未包括在内。

随着心脏分子遗传学的发展，对心肌疾病发病机制认识的不断深入，2006年美国心脏病学会（AHA）提出最新的心肌病定义和分类方法（表17-7-2）。

2007年1月《中华心血管病杂志》发表《心肌病诊断与治疗建议》仍建议我国临床医师采用1995年标准。

本章主要阐述扩张型心肌病、肥厚型心肌病、限制型心肌病及致心律失常型右心室心肌病，简要介绍未分类型心肌病和特异性心肌病。

二、扩张型心肌病

扩张型心肌病（dilated cardiomyopathy，DCM）是一种病因不明、发病机制尚待阐明、原发于心肌的疾病。主要特征是左心室或双心室明显扩大，心室收缩功能减低，伴或不伴充血性心力衰竭。本病常伴有心律失常，病死率较高，男多于女（2.5∶1），在我国发病率为13/10万～84/10万。

（一）病理与血流动力学改变

1.病理　DCM主要特点是心脏扩大，心室壁在一定程度上先增厚继而变薄，心脏重量增加。心腔扩大以两侧心室最为明显，心房表现为不同程度的扩大。心肌色泽较正常苍白，呈松弛状态，质软。50%以上的尸检者心腔内有附壁血栓形成，心脏瓣膜多无明显改变。心肌病患者的冠状动脉多正常。组织学表现为心肌细胞肥大、变性，心肌纤维化及核变形，无明显的炎性细胞浸润。间质的胶原纤维增多，血管及心肌细胞周围有广泛的大小不等的纤维病灶，尤其多见于心室内膜下。

表 17-7-1 心肌病的定义和分类（1995年WHO/ISFC）

1.心肌病的定义：伴有心功能障碍的心肌疾病
2.心肌病的分类：以病理生理、病因学和发病学为基础，对心肌病进行分类
（1）扩张型心肌病（DCM）：左心室或双心室扩张，有收缩功能障碍
（2）肥厚型心肌病（HCM）：左心室或双心室肥厚，通常伴有非对称性室间隔肥厚
（3）限制型心肌病（RCM）：收缩正常，心室壁不厚，单或双心室舒张功能低下及舒张容积减小
（4）致心律失常型右心室心肌病（ARVC）：右心室进行性纤维脂肪变
（5）未定型心肌病：不适合归类于上述类型的心肌病（如心内膜纤维弹力增生症、非致密化心肌病、心室扩张的收缩功能不全、线粒体疾病等）
（6）特异性心肌病：病因明确或与系统疾病相关的心肌疾病（如缺血性心肌病、高血压心肌病、炎性心肌病、代谢性心肌病、全身疾病所致肌营养不良、神经肌肉疾病、围生期心肌病、克山病等）

表 17-7-2 心肌病的定义和分类（2006年AHA）

1.心肌病的定义：由各种原因（主要是遗传）引起的一组非均质的心肌病变，包括心脏机械和电活动的异常，常表现为心室不适当的肥厚或扩张
2.心肌病的分类：根据疾病累及器官的不同分为两大类，原发性心肌病和继发性心肌病
（1）原发性心肌病：是指病变仅局限在心脏的心肌，分为三类，遗传性、混合性和获得性
1）遗传性心肌病，包括肥厚型心肌病、致心律失常型右心室心肌病/发育不全、左心室致密化不全、原发心肌糖原贮积症、心脏传导系统缺陷、线粒体肌病和离子通道病
2）混合性心肌病，主要包括非遗传因素引起，少数与遗传有关，包括扩张型心肌病和原发性限制型心肌病
3）获得性心肌病，包括炎症性心肌病、应激性心肌病、围生期心肌病、心动过速心肌病、酒精性心肌病等
（2）继发性心肌病：指心肌病变是全身系统性疾病的一部分。包括浸润性疾病，如淀粉样变性病；蓄积性疾病，如血色素沉着病、糖原贮积症、中毒性疾病；心内膜疾病，如心内膜纤维化；炎症性疾病（肉芽肿性）、内分泌疾病、心面综合征、营养缺乏性疾病、自身免疫性疾病/胶原病、电解质紊乱、癌症治疗并发症

2.血流动力学改变 早期心室舒张功能受损，继而收缩功能受损，心脏泵血功能衰竭，心脏排血功能减低，残余血量增多，舒张末期压增高，射血分数减少，肺循环、体循环淤血，最终导致严重的不可逆性心力衰竭。

（二）临床表现

1.症状 起病缓慢，早期可以无任何症状，或仅在体力负荷时出现气促、乏力，主要是由于心排血量降低所致。随着病情进展，患者可出现多种临床征象，其中以充血性心力衰竭、心脏扩大、心律失常（如房性期前收缩、室性期前收缩、心房颤动、束支传导阻滞等）及栓塞较为常见，患者表现为夜间阵发性呼吸困难、端坐呼吸、咳嗽、咯血等。严重病例可发生急性肺水肿，当发生右心功能不全时，可出现体循环淤血症状，如食欲缺乏、腹胀、双下肢水肿等。在疾病晚期，常出现严重全心衰竭。一旦出现顽固性心力衰竭，约50%的患者其存活时限不超过1年。

2.体征 早期常缺乏异常体征，最重要的早期体征为明显的第三及第四心音，心尖搏动较弥散。当出现充血性心力衰竭时，心脏明显扩大，心尖搏动可达第6肋间腋前线或腋中线，搏动呈抬举性或明显减弱。第一心音明显减弱，出现相对性二尖瓣关闭不全时，心尖区第一心音消失。严重左心衰竭时常出现交替脉及低血压，常有肢体变冷、灰白或发绀、肺淤血等。当出现右心功能不全时，可出现颈静脉怒张、肝大并伴有压痛。本病晚期时，会出现恶病质，严重消瘦等体征。

（三）超声心动图表现

1.二维超声心动图

（1）全心扩大，尤以左心室、左心房为著。左心室扩大呈球形（图17-7-1）。侵犯右心者表现为右心扩大为主。

（2）左心室壁相对变薄，部分病例也可略增厚。室壁收缩期增厚率明显降低＜25%～30%。

（3）部分病例左心室心尖部可见附壁血栓。血栓表现为大小不等、单发或多发的形态各异的（团块状、半球状、条状）异常回声附着。血栓回声根据形成时间不同而呈略低或略高回声，血栓较大者呈回声不均，一般左心室面回声略强，中心部位回声略低（图17-7-2）。

2. M型超声心动图

（1）左心室明显扩大，左心房、右心室扩大（图17-7-3）。

（2）左心室壁相对变薄，运动弥漫性减低，振幅≤5mm（图17-7-3）。

（3）二尖瓣前后叶开放幅度变小，前后叶E-E′间距＜10mm，D-E幅度降低，形成“大心腔，小开口”，但前后叶仍呈镜像运动，呈“钻石样”改变，E峰至室间隔距离（e-point septal separation，EPSS）明显增大（图17-7-3），一般大于20mm。

（4）左心室收缩功能减低：射血分数（ejection fraction，EF）≤30%，短轴缩短率（fractional shortening，FS）≤15%～20%，射血时间（ejection time，ET）减慢，射血前期与射血期之比（pre-ejection period/ejection time，PEP/ET）增大。

（5）主动脉振幅减低，主动脉瓣开放小，关闭速度减慢。

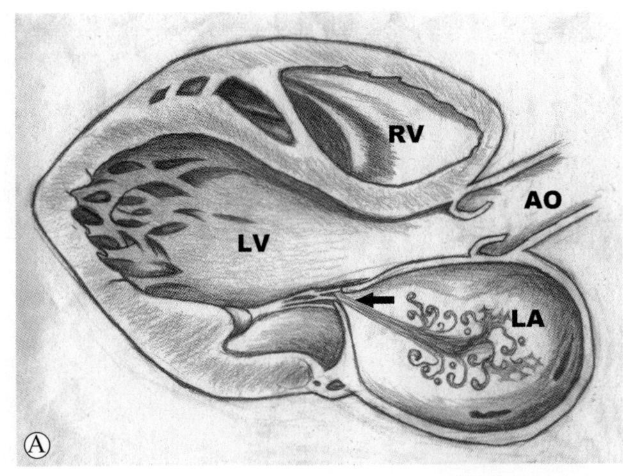

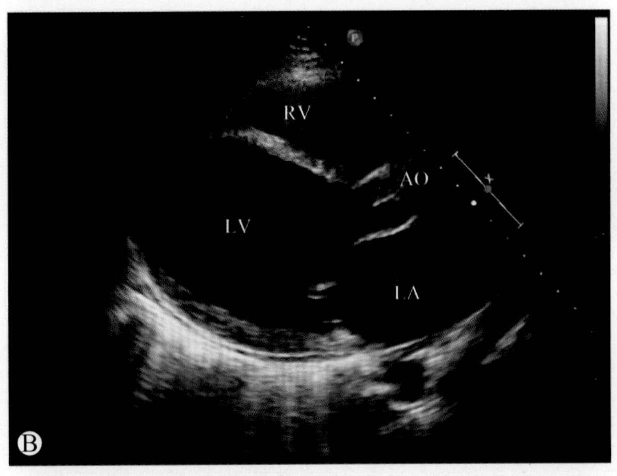

图17-7-1 胸骨旁左心室长轴切面显示左心房、左心室明显扩大

A.模式图；B.超声图。LA.左心房；LV.左心室；AO.主动脉；RV.右心室

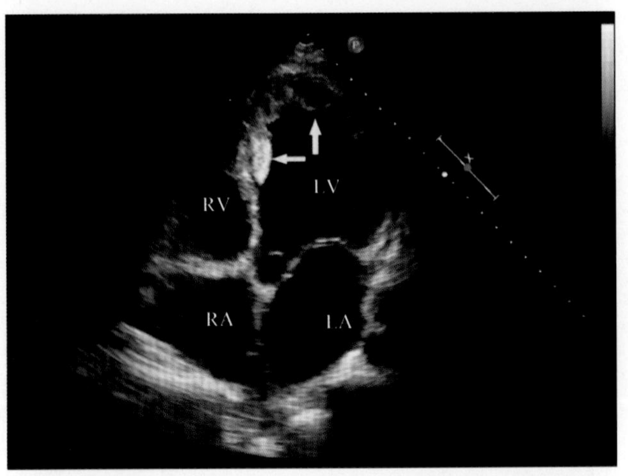

图17-7-2 心尖四腔心切面见一略高回声光团附着于心尖部，箭头示血栓

LV.左心室；LA.左心房；RV.右心室；RA.右心房

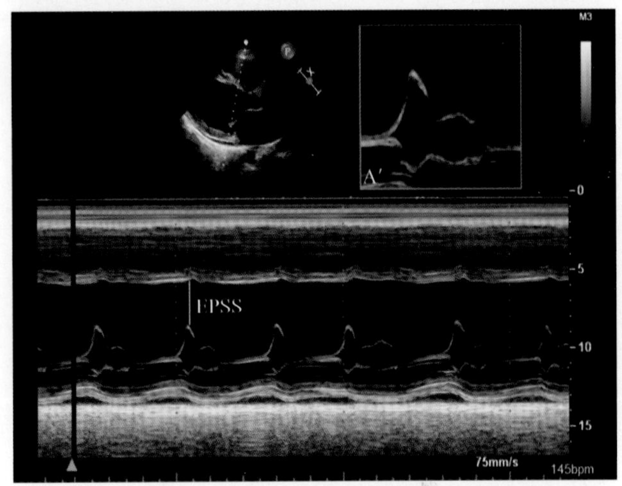

图17-7-3 左心室长轴切面二尖瓣口水平M型超声

左心室壁运动弥漫性减低，左心室明显扩大，EPSS增大，A′.前后叶开放呈“钻石样”改变

3.彩色多普勒血流显像（CDFI）

（1）CDFI见各瓣口血流色彩暗淡，呈现均匀的暗淡血流，很少出现色彩混叠。

（2）合并多瓣膜反流（图17-7-4），二尖瓣反流占100%，三尖瓣反流占85%～90%，肺动脉瓣反流占60%～70%，主动脉瓣反流占20%～30%。反流为相对性的，反流程度随心室收缩功能、心室大小和瓣环扩张程度不同而发生变化。

4.频谱多普勒

（1）主动脉瓣口血流峰值流速（V_{max}）、流速积分（VTI）均减低，射血时间（ET）缩短，射血前期（PEP）延长，PEP/ET比值增大。一般认为主动脉收缩期最大血流速度和流速积分降低是评价左心室收缩功能较为敏感的指标。

（2）二尖瓣口血流频谱形态随疾病时期和程度不同：①在病变早期常表现为A峰增高、E峰减低，E/A＜1（图17-7-5）；②伴有较严重的二尖瓣反流时，二尖瓣E峰正常或稍增高，A峰减低，E/A＞1.0，呈“假性正常化”的频谱（图17-7-5）；③终末期发生严重心力衰竭时，常出现“限制性”充盈异常，即E峰呈高耸的尖峰波，A峰明显减低或消失，E/A＞1.5～2.0，此时为不可逆性舒张期功能不全（图17-7-5）。

5.组织多普勒

（1）定量组织速度成像：在正常的解剖和生理情况下，二尖瓣环组织多普勒Em峰＞Am峰，左心室壁各节段舒张早期速度峰（V_E）大于舒张晚期速度峰（V_A），而且定量组织多普勒速度成像（quantitative tissue velocity imaging，QTVI）显示不同的心肌节段间的速度呈现为一个有规律的梯度变化。由心尖到心底，其运动速度逐渐增高。

扩张型心肌病室间隔二尖瓣环水平组织多普勒Am＞Em（图17-7-6）。QTVI显示DCM患者左心室壁各节段V_s、V_E、D_s明显降低，且峰值时间后移，V_E/V_A＜1（图17-7-7）。在病变早、中期以上各峰值变化均是弥漫

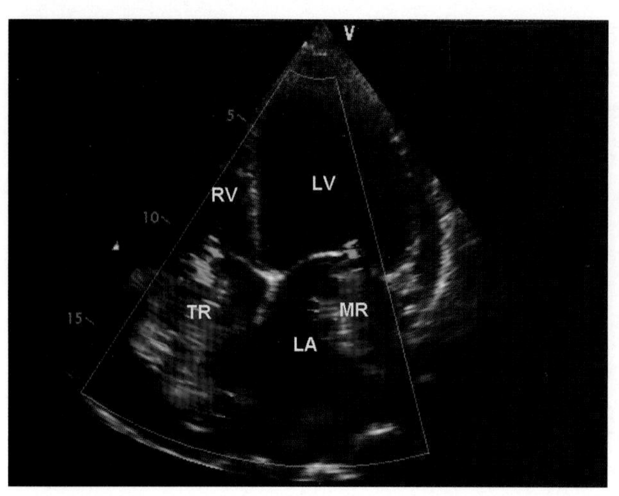

图17-7-4 心尖四腔心切面，见二尖瓣和三尖瓣蓝色为主反流

MR.二尖瓣反流；TR.三尖瓣反流；LV.左心室；RV.右心室；LA.左心房

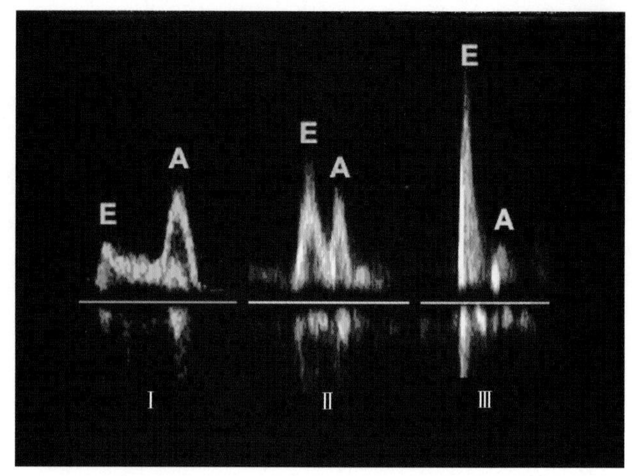

图17-7-5 二尖瓣口血流频谱

Ⅰ.舒张功能减低早期，E/A＜1；Ⅱ.假性正常化，E/A＞1；Ⅲ.限制性充盈异常，E/A＞2.0

性的改变，正常的峰值速度梯度没有改变，即仍表现为从心底到心尖逐渐减低的趋势。随着DCM患者的心功能损害进行性加重，V_s、V_E、D_s从心底到心尖方向逐渐减低的规律消失，提示心肌功能收缩严重。等容舒张期速度以正向峰多见，且峰值明显高尖，出现明显的收缩后收缩现象。

（2）组织追踪成像（tissue tracking，TT）：是基于组织速度显像的一种新的超声心动图技术。它采用7种不同的颜色，按照红、黄、橙、绿、青、蓝及紫色的顺序对不同大小的运动幅度进行编码。橙色表示运动幅度最低，紫色表示运动幅度最大。正常人组织追踪图表现为从瓣环到心尖部呈两侧对称的紫—红色逐次变化，代表运动幅度逐渐减低。DCM患者TT表现为两侧对称的橘黄色或红色，正常部位的紫、蓝、绿色递减现象消失，测量二尖瓣环水平收缩期向心尖方向位移均匀一致地降低，说明扩张型心肌病患者左心室壁向心运动减弱是弥漫性的、均匀一致的（图17-7-8）。

（3）应变率成像（strain rate imaging，SRI）：检测局部心肌的形变能力，获得各心肌节段的收缩期峰值应变率（SR_s）、快速充盈期应变率（SR_E）、房缩期应变率（SR_A）及各时相的应变值及峰值应变（ε）。

正常收缩期纵向应变率表现为一个宽大的负峰（即收缩期应变率，SR_s），但与QTVI从心尖到基底阶梯样分布相比，纵向SR_s多是均一分布的；等容舒张期表现为一个占时短暂的低速正向波（即等容舒张期应变率，SR_{IVR}）；快速充盈期及心房收缩期纵向SR均表现为两个较宽大的高速正向波。$SR_E/SR_A>1$。应变曲线是一条基本位于基线下方的呈收缩期下降，舒张期上升趋势的持续整个心动周期的负向波。

DCM应变率成像表现为各节段心肌纵向SR_s及ε弥漫性降低，且峰值时间后移，峰值降低程度与心肌损伤程度一致，严重时可出现反向运动（图17-7-9，图17-7-

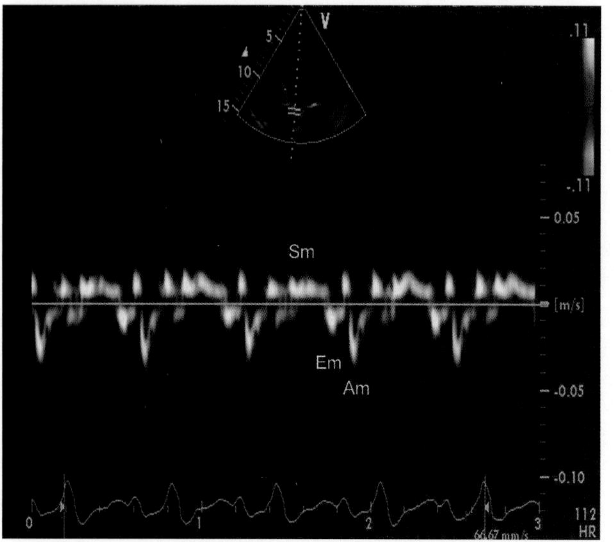

图17-7-6 室间隔二尖瓣环水平组织多普勒Am＞Em

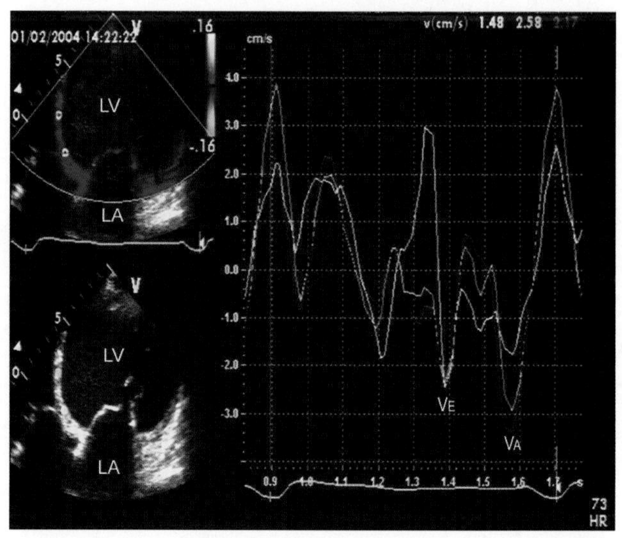

图17-7-7 QTVI示室间隔各节段V_s、V_E降低，$V_E/V_A<1$

LV.左心室；LA.左心房

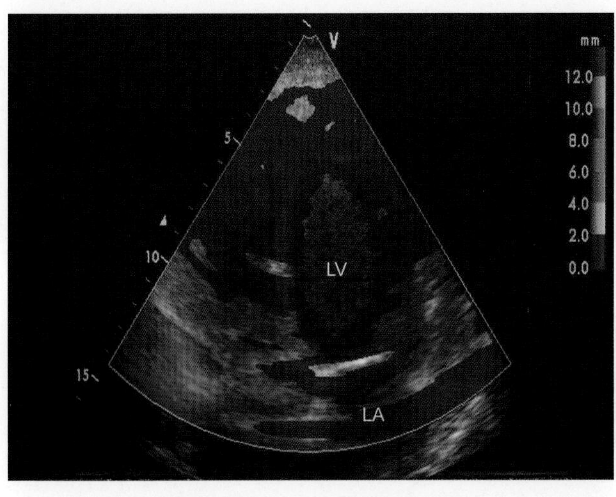

图17-7-8　心尖四腔心切面

TT表现为室间隔和左心室侧壁呈橘黄色和红色，正常的紫、蓝、绿色递减现象消失。LV.左心室；LA.左心房

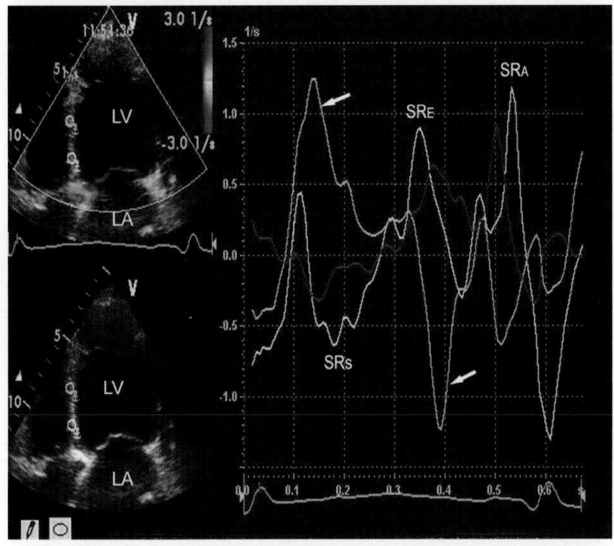

图17-7-9　应变率曲线明显紊乱，室间隔基底段和心尖段SR_s降低，中间段SR_s和SR_E反向（箭头）

LV.左心室；LA.左心房

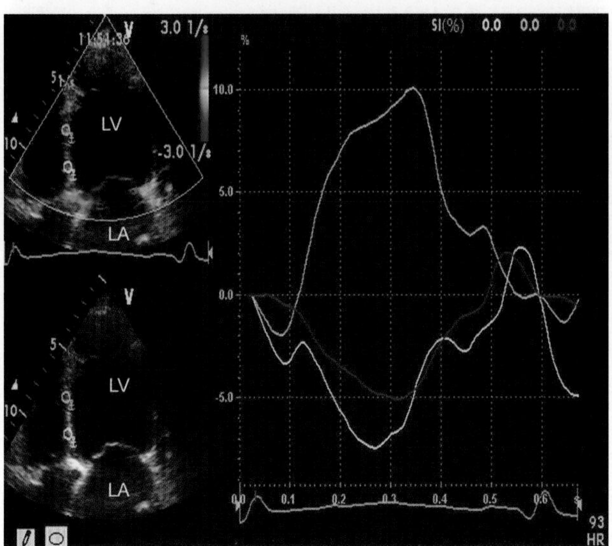

图17-7-10　应变曲线示室间隔中间段和心尖段应变明显降低，基底段应变反向

LV.左心室；LA.左心房

10）；SR_E亦弥漫性降低，$SR_E/SR_A<1$；等容舒张期应变率（SR_{IVR}）以负向峰为主，而且峰值高尖，出现明显的收缩后收缩现象，这是舒张功能减低的敏感指标，SRI可以敏感地检测出DCM患者的收缩和舒张功能减低情况及其特点，不受检测者体位、呼吸、心脏整体扭动及心肌局部牵拉运动的影响，准确可靠。

（4）组织同步显像（tissue synchronization imaging，TSI）技术：可以自动检测正向峰值速度，对达收缩期峰值速度的时间进行彩色编码，以不同的颜色定性、定量地反映心室壁的非同步运动现象。可直观显示左心室壁各节段纵向收缩方向、同步性和收缩速度，同时自动定量分析任意取样点的TSI达峰值速度时间（time-to-peak velocity，Tp）及收缩期峰值速度（peak velocity，Vp）。

TSI技术用不同颜色显示心肌不同步准确、直观，还可以客观地显示DCM患者左心室收缩活动延迟的节段。尤其是DCM合并左束支完全性传导阻滞时，TSI更可直观准确地判定出心室内不同步运动和心室间不同步运动，TSI图像上表现为橙色或红色（图17-7-11）。

目前临床上常将此技术应用于评价心脏再同步治疗（cardiac resynchronization therapy，CRT）的疗效方面，CRT是一种用于改善药物难治性DCM患者心肌收缩功能的新方法。通过协调左右心室的心肌收缩，改善心功能，提高运动耐量，逆转或终止慢性心脏重构。TSI在心脏同步治疗中的主要用途：①选择治疗适应证；②指导起搏导管置入在合适的部位；③协助调整起搏程序，使左右心室间或左心室各节段间达到最大同步，TSI图像接近绿色；④测量左心室各节段达峰时间差，评价各节段是否存在延迟运动。

6.三维超声心动图（three dimension echocardiography，3DE）测定　左心室整体容积及射血分数较二维超声法准确已得到临床和超声界的公认。DCM患者左心室形状发生改变，左心室横径及前后径的增大程度大于长径增大的程度，因此前后径越大，左心室舒张末期容积及收缩末期容积越多，射血分数及左心室短轴缩短率测值越低，常与患者的临床症状不符。三维超声对DCM患者左心室容积和射血分数的计算更能真实反映左心室功能及全身供血状况，为该病的诊断和治疗提供新的评价标准。当合并中度以上的二尖瓣反流时，M型及Simpson法通常高估左心室搏出量，而三维超声则可弥补这一不足（图17-7-12）。另外，三维超声可以清晰显示心腔内血栓。

（四）诊断与鉴别诊断

1.诊断要点

（1）各心腔明显扩大，以左心扩大为著。

（2）心室壁运动幅度明显降低，振幅≤5mm。

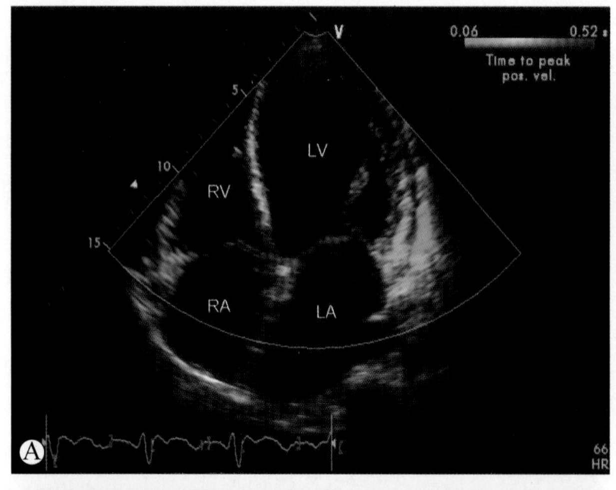

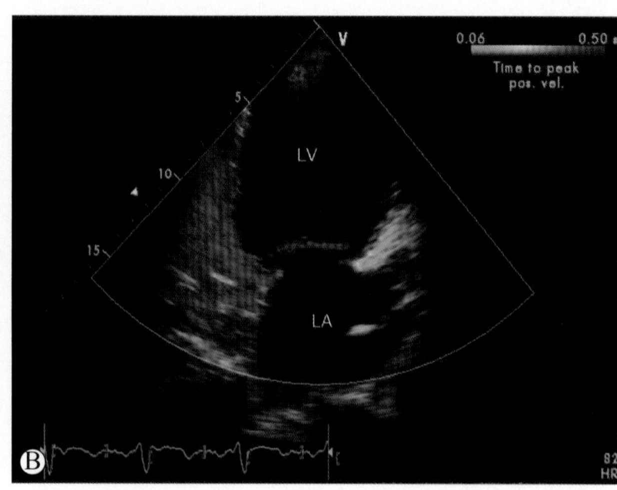

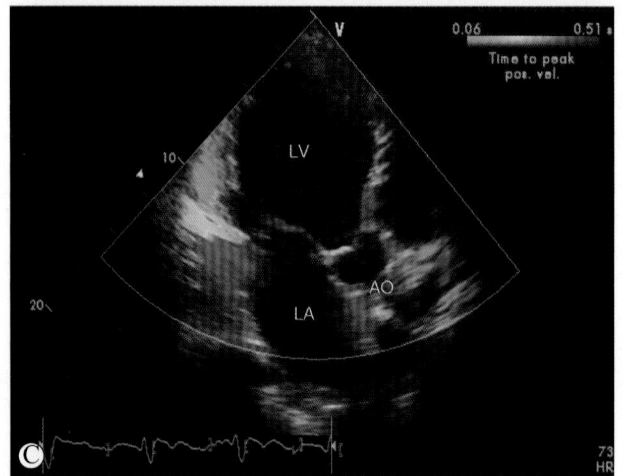

图17-7-11　心尖系列长轴切面组织同步显像

A.四腔心切面；B.二腔心切面；C.三腔心切面。图中见前间隔及后壁基底段编码为红色或黄色，表明室壁有不同程度的延迟运动。LA.左心房；LV.左心室；RA.右心房；RV.右心室；AO.主动脉

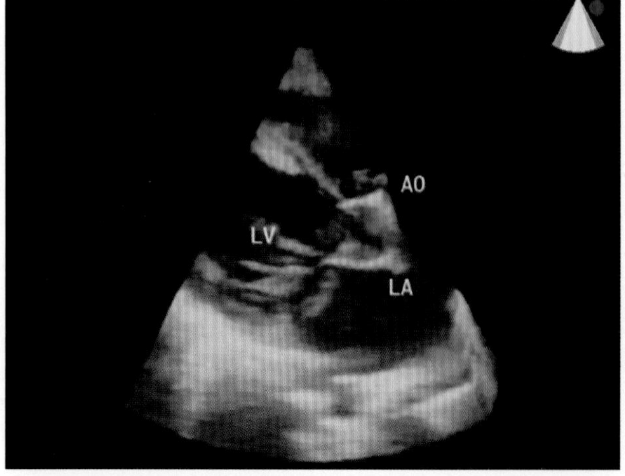

图17-7-12　实时3DE左心室长轴切面，左心房、左心室明显扩大，近心尖部血栓附着

LV.左心室；LA.左心房；AO.主动脉

（3）M型超声示房室瓣开放幅度小，EPSS增大，呈现“大心腔，小开口”。

（4）二尖瓣频谱早期A峰高，E峰低，E/A＜1；中期呈现“假性正常化”，即E/A＞1；晚期出现“限制性”充盈异常，E/A＞1.5～2.0。

（5）CDFI见多瓣口反流。

（6）左心收缩功能明显减低，舒张功能减低。

（7）无特异性心肌病的病因。

2.鉴别诊断

（1）缺血性心肌病（ischemic cardiomyopathy，ICM）：为心肌的供血长期不足，心肌组织发生营养障碍和萎缩，以致纤维组织增生所致。与DCM共同点为两者临床特点均表现心力衰竭，超声均表现为心脏扩大，心肌收缩运动减弱。两者鉴别要点见表17-7-3。

（2）急性重症心肌炎：是指某种感染（如病毒、细菌等）引起的心脏急性炎症反应。在临床上表现几乎与DCM完全相似。两者鉴别要点见表17-7-4。

（3）酒精性心肌病：在临床上以充血性心力衰竭、心脏扩大及心律失常为主要特征，临床表现与DCM几乎完全一致，两者鉴别要点见表17-7-5。

（五）临床价值

目前超声仍不能明确诊断扩张型心肌病，只能采用排除法，排除引起心脏扩大的疾病，如冠状动脉粥样硬化性心脏病、高血压性心脏病、风湿性心脏病及先天性心脏病等。

通过超声测定的心脏功能可为临床治疗和评估预后提供重要依据。1996年Dubourg等报道当左心室舒张末期内径＞70mm、EF＜25%者，预后较差。左心室充盈

表17-7-3　DCM与ICM的鉴别要点

项目	DCM	ICM
年龄	中年多见，常年龄＜40岁	偏大，常年龄＞40岁
病史	无明确病史	有心绞痛和心肌梗死病史
心电图	偶有心肌梗死图形，很少演变	常有心肌梗死图形并有演变过程
X线	心脏多呈普遍性增大，以左心为主，程度较重，心力衰竭好转心影缩小，心脏搏动弥漫性减弱，主动脉常无变化	心影呈主动脉型，心力衰竭好转心影无变化，多有主动脉增宽延长，心脏搏动呈节段性减弱
超声心动图		
心脏形态	心脏扩大呈普大型，左心室扩大呈球形	心脏扩大多以左心室、左心房扩大为主，左心室呈不对称性扩大
室壁运动	弥漫性运动减弱	有明显节段性运动异常
心肌回声	一般无明显改变	急性梗死区回声减低；陈旧梗死区回声增强
心脏功能	以左心室收缩功能减低为主	以左心室舒张功能减低为主，晚期出现收缩功能减低
心肌声学造影	心肌灌注正常	局部心肌灌注充盈缺损
生化检查	血脂、血糖升高少见	血脂、血糖升高常见
核素检查	心肌显影有不规则心肌扫描缺损，或心肌放射性核素分布大致均匀	沿冠状动脉分布缺损或呈节段性放射性核素分布稀疏
冠状动脉造影	正常	多支病变
抗心肌抗体	阳性	阴性

表17-7-4　DCM与急性重症心肌炎的鉴别要点

项目	DCM	急性重症心肌炎
年龄	中年多见，常年龄＜40岁	青年多见
病史	无明确病史	有炎症感染史
超声心动图		
心脏形态	心脏扩大呈普大型，左心室扩大呈球形	心脏扩大多以左心室、左心房扩大为主，但多不及DCM明显
室壁运动	相对变薄，呈弥漫性运动减弱，常为不可逆性改变	心肌肥厚，呈弥漫性运动减弱，为短暂性，病情好转时可恢复
心肌回声	一般无明显改变	早期心肌回声以减低型为主；亚急性期心肌回声不均匀或弥漫性增强，常合并心内膜回声的不均匀性增强或强回声密集斑点形成“串珠样”改变
心脏功能	以左心室收缩功能减低为主	以左心室舒张功能障碍为主
生化检查	病毒检验阴性	病毒抗体滴度明显增高，病毒特异性IgM阳性，心包积液中检出病毒基因片段
心肌活检	心肌细胞肥大、变性，心肌纤维化，无明显的炎性细胞浸润，间质胶原纤维增多	心肌细胞无明显肥大，心肌内有大量炎性细胞浸润，浸润处有心肌细胞坏死、溶解

表17-7-5　DCM与酒精性心肌病的鉴别要点

	DCM	酒精性心脏病
病史	无明确病史	有长期大量饮酒史
超声心动图		
心脏形态	心脏扩大呈普大型，左心室扩大呈球形	早期以左心室扩大为主，晚期全心扩大，但戒酒治疗有效时，心脏可逐渐回缩
室壁运动	相对变薄，呈弥漫性运动减弱	心肌肥厚，呈弥漫性运动减弱
心肌回声	一般无明显改变	心肌内出现异常散在斑点状强回声，心内膜呈弥漫性轻度增厚（≤2mm）
心脏功能	左心室收缩功能减低，为不可逆的	早期心功能正常，晚期左心室收缩功能减低，戒酒治疗有效时，收缩功能可恢复正常
预后	预后差	戒酒，对症治疗后，预后较好

异常，严重者表现为限制性障碍，当二尖瓣频谱E/A＞2，E峰下降时间＜150ms时，预后较差。Miartintina等报道EF≥25%，左心室短轴/长轴（D/L）≤0.65者预后相对较好；EF≤15%，D/L≥0.82者预后差。左心室每搏输出量和室壁张力对预后影响不大。脉冲型频谱多普勒对DCM心功能定性、定量诊断有重要意义。

超声可通过检测DCM患者各心腔大小、室壁运动幅度、EPSS、瓣口流速、频谱形态、瓣口反流情况及左心室收缩舒张功能等多个指标，对药物治疗前后进行自身对比以判定疗效。

三、肥厚型心肌病

肥厚型心肌病（hypertrophic cardiomyopathy，HCM）是以左心室或右心室肥厚为特征，常为不对称肥厚并累及室间隔，左心室血液充盈受阻，舒张期顺应性降低为基本特点的心肌病，病因尚不清楚。以基底部室间隔肥厚为主伴有流出道梗阻者，称为梗阻性肥厚型心肌病；心肌对称性或非对称性肥厚，不伴有流出道梗阻，称为非梗阻性肥厚型心肌病；以心尖心肌肥厚为主者称为心尖肥厚型心肌病（apical hyper-trophic cardiomyopathy，APH）。梗阻性肥厚型心肌病常为青年猝死的原因，常有明显家族史，是常染色体显性遗传疾病。

（一）病理与血流动力学改变

1.病理　通常左心室壁非对称性肥厚，以室间隔为主，致心腔狭小，左心室流出道狭窄。心脏体积增大，重量增加。偶尔可见左心室对称性肥厚。显微镜下见心肌肥厚和肌束排列明显紊乱，形成特征性的“螺蜗样”构型，细胞内肌原纤维结构排列紊乱。纤维化明显，形成肉眼即可观察到的瘢痕。

2.血流动力学改变　心室肥厚、心肌收缩力增强、左心室流出道压力阶差大、舒张期弛缓和顺应性异常、二尖瓣反流，其中最主要的特点是左心室流出道动力性压力阶差。

（二）分型

1.按肥厚部位不同，分为左心室肥厚型和右心室肥厚型，左心室肥厚型常见，其主要分为：

（1）非对称型左心室肥厚：①室间隔肥厚为主型，包括左心室流出道梗阻型、左心室流出道非梗阻型；②左心室中部肥厚为主型；③心尖部肥厚为主型；④后部室间隔和侧壁肥厚型。

（2）对称性左心室肥厚，又称向心性肥厚。

2.按心导管测定结果分型：利用心导管法测定左心室内压，根据患者在休息或激发试验后左心室流出道有无压力阶差及压力阶差出现的部位不同可分为：

（1）左心室流出道静息性梗阻。

（2）左心室流出道隐匿性梗阻，指激发试验后才出现压力阶差，如用亚硝酸异戊酯或异丙肾上腺素等激发或期前收缩后出现的压力阶差。

（3）左心室中部梗阻，指压力阶差出现在乳头肌水平，此是肌肉收缩致局部狭窄而形成的梗阻。

（4）无梗阻，各部位未测到有意义的压力阶差。

（三）临床表现

1.症状　起病多缓慢。主要表现：①乏力、头晕与晕厥，多在活动时发生。活动或情绪激动时由于交感神经作用使肥厚的心肌收缩加强，加重流出道梗阻，心排血量骤减而引起症状；②呼吸困难，多在劳累后出现；③心前区痛，多在劳累后出现，似心绞痛，但可不典型，是由于肥厚的心肌需氧增加而冠状动脉供血相对不足所致；④心力衰竭，多见于晚期患者，易发生心力衰竭与猝死。

2.体征　左心室流出道梗阻者，胸骨左缘下段心尖内侧可闻及收缩中期或晚期喷射性杂音，向心尖传导，可伴有收缩期震颤。心尖肥厚型及对称性肥厚型心肌病患者可无杂音。

（四）超声心动图表现

1.心肌肥厚的部位根据超声心动图表现通常可分为六型　①室间隔中上部肥厚型，最常见；②心尖肥厚型；③左心室前、侧壁肥厚型；④左心室后壁肥厚型；⑤均匀肥厚型；⑥右心室流出道狭窄型。其中上述第一型室间隔明显增厚时，可呈“纺锤样”，向左心室流出道内凸入，造成左心室流出道的狭窄、梗阻，其余部位的室壁亦增厚，但不如室间隔肥厚明显。

以肥厚梗阻型心肌病为例：

（1）左心室壁非对称性心肌肥厚，室间隔明显增厚，一般在19～30mm，甚至达到40mm，左心室后壁正常或轻厚（图17-7-13）。室间隔厚度与左心室后壁厚度之比大于1.3，一般在1.5以上。

（2）乳头肌肥厚，位置前移，左心室乳头肌水平短轴切面均可见前外乳头肌及后内乳头肌增厚，位置前移。

（3）肥厚的心肌回声增强、不均匀，呈斑点状，“毛玻璃样”改变，可能与心肌纤维排列紊乱及其荧光样物质沉积有关（图17-7-13）。

（4）左心房不同程度增大（图17-7-13）。

2.M型超声心动图

（1）二尖瓣前叶舒张期开放时多可触及室间隔，梗阻者二尖瓣瓣体和腱索收缩期膨向室间隔，前向移动，这种现象称为“收缩期前移”。M型超声心动图显示

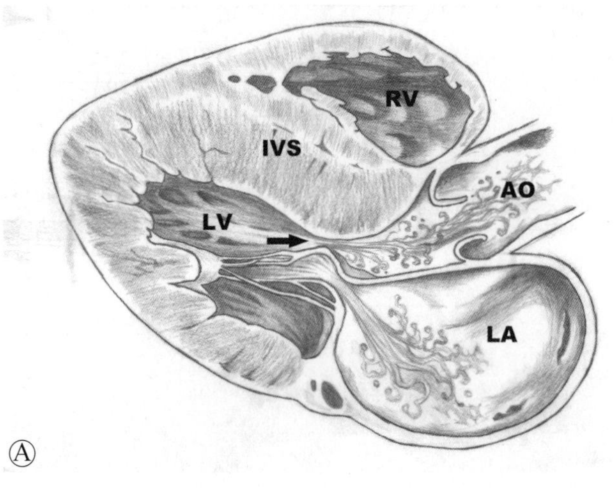

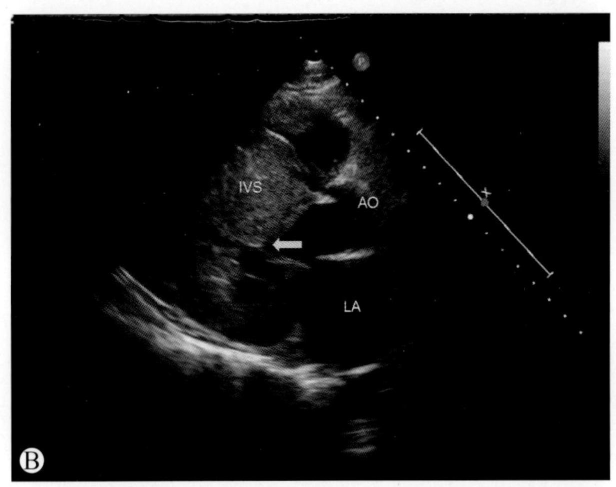

图17-7-13　胸骨旁左心室长轴切面显示室间隔明显增厚，左心室后壁轻厚，心肌回声增强、不均匀，呈“磨玻璃样”改变，左心室流出道狭窄（箭头）

A.模式图；B.超声图。LA.左心房；LV.左心室；AO.主动脉；RV.右心室；IVS.室间隔

二尖瓣C-D段呈“多层弓背样”隆起，称为SAM现象（systolic anterior motion，SAM）（图17-7-14）。但SAM现象不是梗阻性肥厚型心肌病的特异性指标。

（2）二尖瓣EF下降速率减慢，这是由于左心室舒张期顺应性下降，左心室充盈受限，因而向后漂浮二尖瓣的力量减低所致，E峰常与室间隔相撞。

（3）左心室流出道狭窄，此为肥厚的室间隔凸入左心室流出道和二尖瓣前叶收缩期前向运动所致，正常左心室流出道内径为20～40mm，梗阻时内径＜20mm，20～25mm为非梗阻性。

（4）主动脉瓣收缩中期提前关闭，右冠瓣呈“M”形，无冠瓣呈“W”形，出现收缩期半关闭切迹。

（5）肥厚的室间隔收缩运动减低，左心室后壁收缩运动增强，总体心肌收缩力增强。晚期，收缩力下降，射血分数减低。

3.彩色多普勒血流显像

（1）CDFI梗阻者左心室流出道内收缩早期为五彩细窄血流束，并向主动脉瓣及瓣上延伸，狭窄越重，色彩混叠越严重。彩色血流最窄的部位即为左心室流出道梗阻部位（图17-7-15）。

（2）非梗阻者左心室流出道收缩期充满蓝色血流（图17-7-16），血流速度正常。

（3）多合并不同程度二尖瓣反流（图17-7-16）。

4.频谱多普勒

（1）二尖瓣频谱A峰流速加快，E峰流速减低，A峰＞E峰。这是由于心肌肥厚、心室舒张延缓，心肌硬度增加，左心室舒张期顺应性下降所致。

（2）梗阻者左心室流出道流速加快，频谱为负向高速充填状射流。形态为曲线逐渐下降，收缩晚期达高峰，呈“匕首样”（图17-7-17）。左心室流出道内压力阶差＞

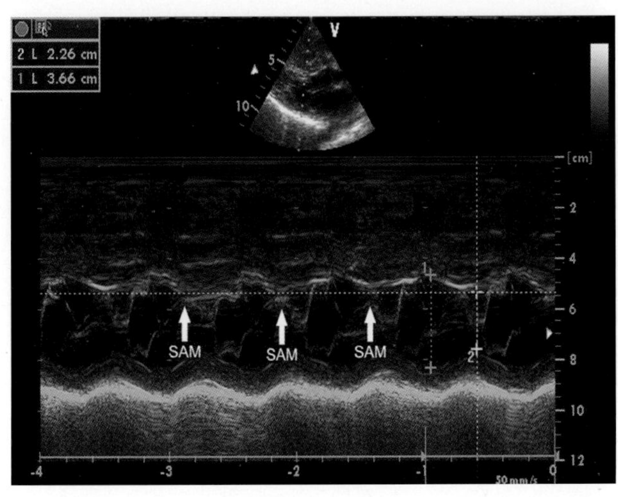

图17-7-14　左心室流出道梗阻时二尖瓣波群M型曲线，二尖瓣C-D段收缩期前向运动，呈“多层弓背样”隆起，即SAM现象

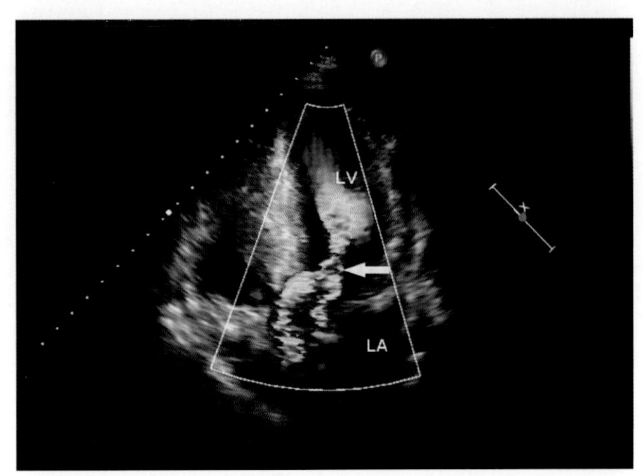

图17-7-15　左心室流出道梗阻时，收缩期左心室流出道内见五彩镶嵌射流束（箭头）

LV.左心室；LA.左心房

30mmHg时提示有梗阻。左心室流出道越狭窄，流速越快，左心室射血时间越长。

5.组织多普勒

（1）组织速度成像（TVI）与定量组织速度成像（QTVI）：用DTI技术观测HCM患者室间隔的运动情况，室间隔二尖瓣环水平组织多普勒频谱Am＞Em（图17-7-18），等容舒张期IVR延长。QTVI测量肥厚的室间隔收缩期峰值速度（V_s）与正常人相比无明显差异，这是由于肥厚型心肌病中虽然肥大变形的单个心肌细胞收缩功能可能减弱，但心肌总体收缩功能不低甚至增强。内、外膜峰值速度差（ΔV），内、外膜峰值速度阶差（$VG=\Delta V/L$，L为室壁厚度）明显低于正常，VG和ΔV甚至为零或出现负值，此点可以用心壁内层心肌弥漫性纤维化及心内膜下缺血比外层严重来解释。

肥厚型心肌病中肥厚的室间隔舒张早期峰值速度（V_E）明显降低，$V_E/V_A<1$，说明肥厚型心肌病以心肌舒张功能受损为主，其程度远较收缩功能受损严重。

（2）组织追踪图（TT）：组织追踪法用于评价HCM患者左心室纵向运动功能，分析左心室各心肌节段位移曲线。HCM患者从房室环到心尖运动幅度逐渐减低，肥厚与非肥厚心肌节段均降低，用不同颜色代表速度，两侧基本对称，证明HCM患者左心室纵向运动功能受到损害，损害不仅发生在肥厚的左心室壁，非肥厚的心室壁也同样受到损害。

（3）应变率成像技术（SRI）：①HCM患者左心室壁各节段应变率均一分布的规律被打乱，肥厚的室间隔基底段及中间段收缩期应变率（SR_s）明显减低，以中间段为著，部分节段近乎为零，甚至出现反向运动；②非肥厚的左心室壁节段收缩期应变率值也不同程度地减低；③ HCM患者各节段心肌的舒张早期应变率（SR_E）值不同程度降低，舒张晚期应变率（SR_A）无明显变化，$SR_E/SR_A<1$；④肥厚各节段峰值应变（ε）也明显降低，尤以中间段为著，部分节段ε曲线出现反向运动（正峰）或部分反向运动（正、负双峰）。研究表明，室间隔中段局部心肌ε分别与室间隔厚度及IVS/PW比值之间存在明显的相关关系。SRI技术可准确地检出HCM患者局部心肌收缩功能的异常，为准确、定量地评价局域心肌功能提供了新的参数。

6. 3DE（3D） HCM患者3DE可更直观地显示左心室心腔变小及室壁增厚程度（图17-7-19），准确测量左心室舒张末期及收缩末期容积，真实反映左心室功能。梗阻性HCM患者可更清晰地显示左心室流出道狭窄的程度，尤其是从左心室向心底方向观察时可以准确测定左心室流出道的面积。

7.特殊类型的肥厚型心肌病

（1）心尖肥厚型心肌病：1976年由日本学者Yama-

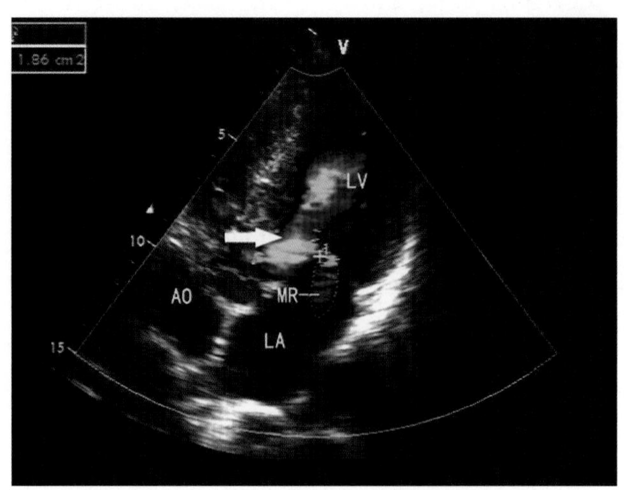

图17-7-16 非梗阻者收缩期左心室流出道呈蓝色血流束（箭头），左心房内见二尖瓣蓝色反流束（MR）

LV.左心室；LA.左心房；AO.主动脉

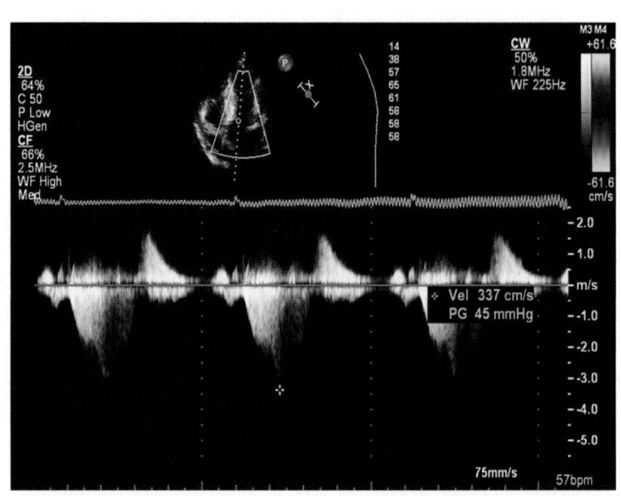

图17-7-17 梗阻者，左心室流出道频谱为负向高速充填状射流，呈“匕首样”

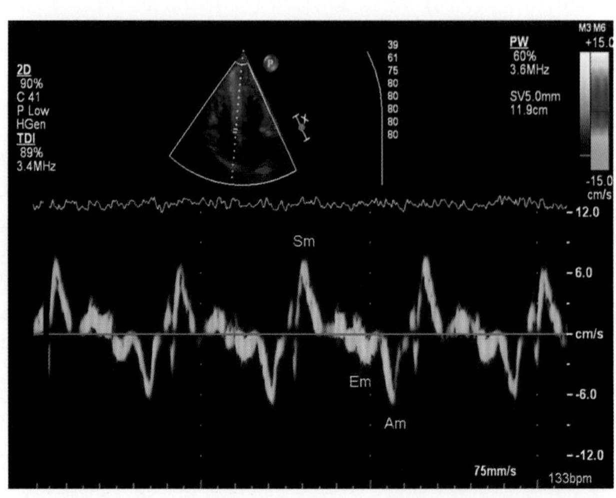

图17-7-18 肥厚的室间隔二尖瓣环水平组织多普勒频谱Am＞Em

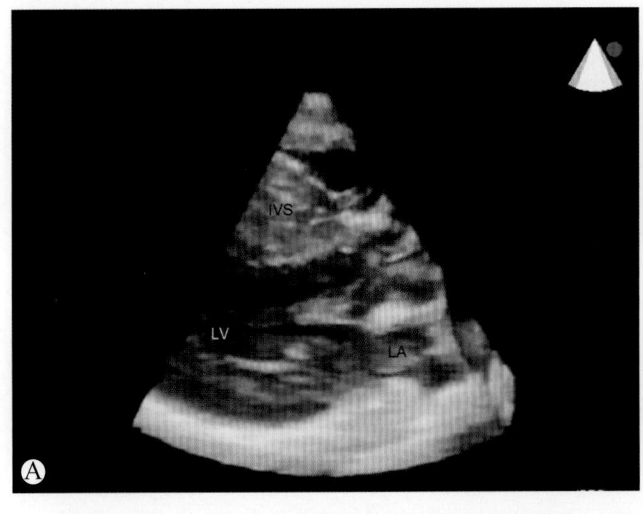

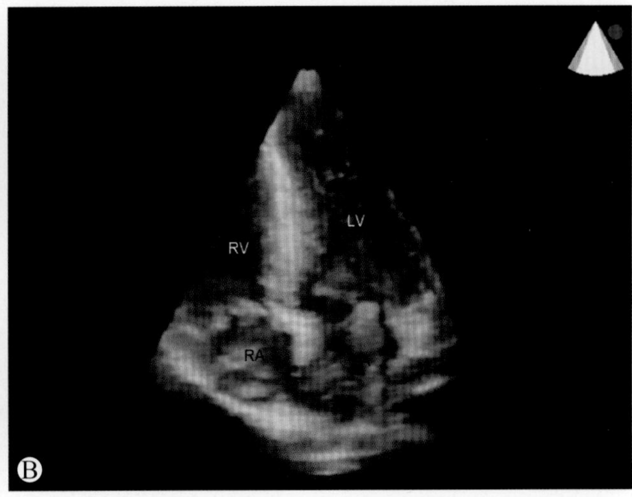

图17-7-19 HCM三维超声图像示室间隔明显增厚，左图为左心室长轴切面；右图为心尖四腔心切面

LV.左心室；RV.右心室

guchi等首次报道，超声主要特点，①心室和（或）心尖部心腔明显狭小，呈“核桃样”改变（图17-7-20）；②收缩期肥厚的心肌呈瘤样凸起，凸向心腔，严重者心尖部心腔闭塞（图17-7-21）；③CDFI示LVOT内无明显血流加速现象，血流速度正常，无血流加速现象。

（2）均匀肥厚型心肌病：于左心室长轴、心尖四腔心及左心室短轴切面均可见各室壁明显均匀一致的增厚，回声增强（图17-7-22），心腔明显变小，一般无左心室流出道狭窄。

（3）其他壁肥厚者可在相应切面清晰显示肥厚部位及程度。

（五）诊断与鉴别诊断

1.诊断要点

（1）梗阻性肥厚型心肌病：①室间隔非对称性肥厚，左心室后壁厚度正常或稍厚。室间隔与左心室后壁厚度之比大于1.5∶1；②肥厚的室间隔运动幅度及收缩期增厚率下降；③乳头肌肥厚，位置前移；④左心室流出道内径变窄，小于20mm；⑤二尖瓣E峰与室间隔相撞，EF斜率下降，C-D段出现SAM现象；⑥主动脉瓣收缩中期提前关闭现象；⑦二尖瓣频谱A峰＞E峰；⑧左心室流出道内收缩期见五彩镶嵌血流束。频谱呈高速射流，压差大于30mmHg；⑨组织多普勒频谱Am＞Em。

（2）非梗阻性肥厚型心肌病：①室间隔肥厚，可伴有其他各壁局限性肥厚；②肥厚的心肌运动幅度减低；③左心室流出道内径正常；④二尖瓣收缩期无前向运动，E峰不与室间隔相撞；⑤左心室流出道内为蓝色血流，流速正常。

（3）特殊类型肥厚型心肌病：①心尖肥厚型心肌病，心室心尖部心肌明显增厚，心腔明显狭小，呈“核桃样”改变，严重者心尖部心腔闭塞；②左心室侧壁、后壁肥厚型心肌病，四腔心、左心室短轴切面乳头肌水平切面均可见左心室侧壁和后壁局限性明显增厚，回声增强，可致心腔发生形变，一般无左心室流出道狭窄。

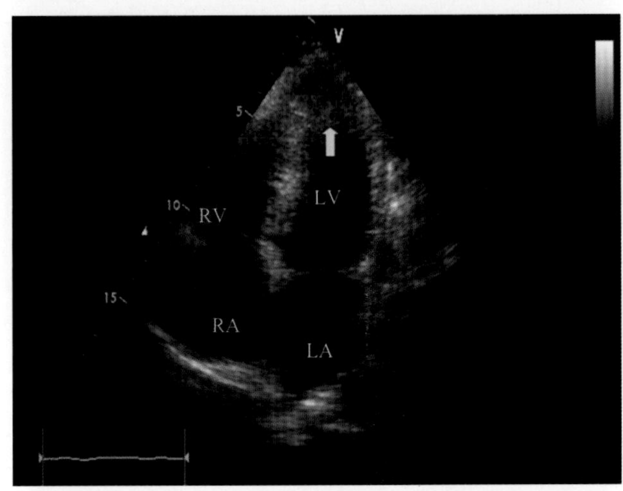

图17-7-20 心尖肥厚型心肌病心尖四腔心切面示心尖部心肌明显增厚，心尖部左心室心腔明显狭小

RV.右心室；RA.右心房；LV.左心室；LA.左心房

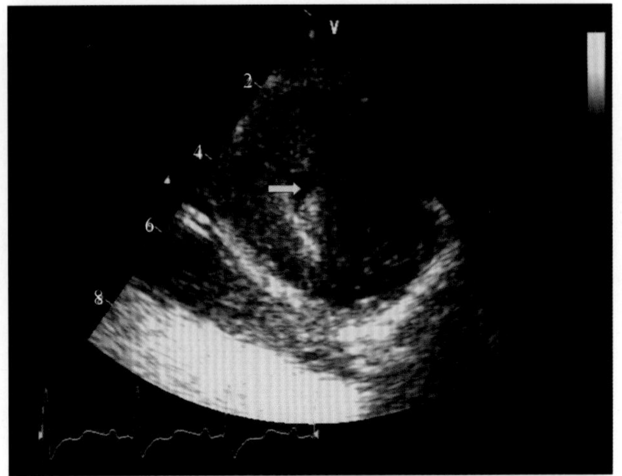

图17-7-21 心尖肥厚型心肌病短轴切面示心尖部心腔近乎闭塞（箭头）

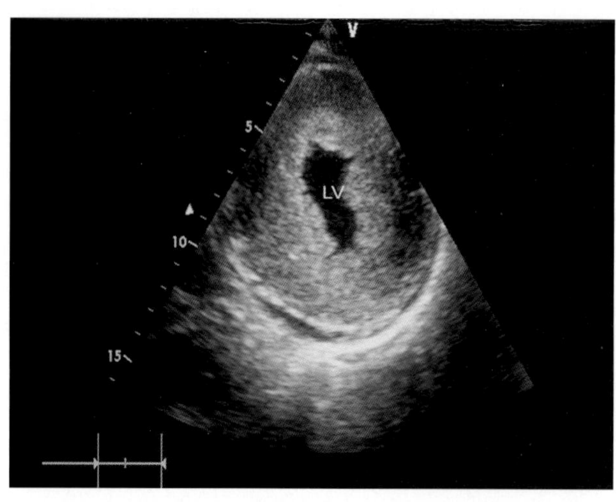

图17-7-22 均匀对称肥厚型HCM短轴切面示心肌均匀增厚，心肌回声增强

2.鉴别诊断 心肌肥厚并非肥厚型心肌病所特有，以下疾病亦可导致心肌肥厚，须结合病史和其他特征性超声改变加以鉴别。

（1）高血压性心脏病：①有高血压病史。②主要超声表现为室间隔与左心室后壁增厚，一般为向心性对称性（图17-7-23），也偶有轻度非对称性，但室间隔厚度/左心室后壁厚度＜1.3。③左心房内径增大，左心室内径多正常，而肥厚型心肌病左心室内径可减小。④增厚的心肌内部回声均匀。早期左心室壁搏幅正常或增高，左心室收缩功能正常或稍高，考虑代偿所致。晚期时呈离心性肥厚，振幅减低，左心室收缩功能减低。⑤M型超声可见主动脉V波圆隆，重搏波消失等动脉硬化改变，二尖瓣EF斜率可减慢，但无SAM现象及主动脉瓣收缩中期提前关闭现象。

（2）主动脉瓣及主动脉狭窄性病变：包括主动脉瓣先天性（包括主动脉瓣二瓣化）、老年性及风湿性狭窄、主动脉瓣下狭窄、主动脉瓣上狭窄及主动脉缩窄。

其主要超声表现：

1）主要病变表现：①主动脉瓣病，主动脉瓣明显增厚，回声强，严重者钙化，开放受限；②主动脉瓣上、瓣下膜性或肌性狭窄；③主动脉缩窄，一般以主动脉弓降部缩窄多见（图17-7-24）。而HCM患者无上述病变，这是最主要的鉴别点。

2）左心室壁呈向心性、对称性增厚（图17-7-24）。

3）CDFI：狭窄部位收缩期可见五色镶嵌射流束，频谱呈收缩期高速射流（图17-7-25）。

4）梗阻性心肌病的压力阶差与主动脉瓣狭窄的压力阶差有明显不同，前者出现于收缩中期，在收缩晚期达到高峰，位置处于左心室流出道；而后者出现于收缩早期，位置处于主动脉瓣口处，所以前者为动力性梗阻，后者为固定性梗阻。

（3）甲状腺功能减退性心肌病：甲状腺功能减退（甲减，hypothyroidism）时，甲状腺激素分泌减少，心肌细胞内常见黏液变性。典型的表现有心肌肥大，心脏扩大，窦性心动过缓，脉搏细弱。心包积液是黏液性水肿中常见的临床表现。

超声心动图特点：①室壁增厚，左心室壁增厚（图17-7-26），室间隔增厚较多见，约占48%；少数患者左心室后壁也增厚。室壁内可有少数不规则点状回声，被认为是心脏肌壁黏多糖沉积和水肿所致，因此是可逆性的。②心包积液，是超声诊断甲减的敏感指标。心包积液为均匀的无回声区（图17-7-26），其内无点状、絮状、条带状回声。而HCM患者一般无心包积液。③左心房增大，左心室腔较正常人缩小，但不及HCM明显。少数患者可表现为全心扩大，甚至类似于扩张型心肌病。治疗后各心腔可明显回缩，直至恢复正常。④心动过缓或心动过缓性心律失常。

（4）尿毒症心肌病：引起尿毒症（uremia）患者心肌损害及心功能不全的因素是多方面的，把尿毒症多种因素结合所引起的心脏病变称为尿毒症心肌病。这种心

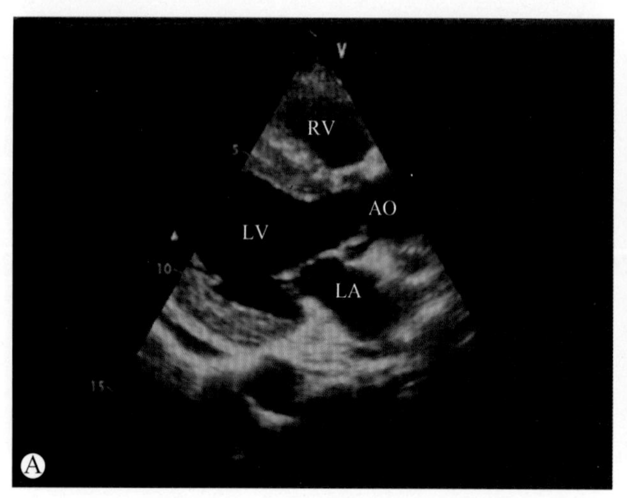

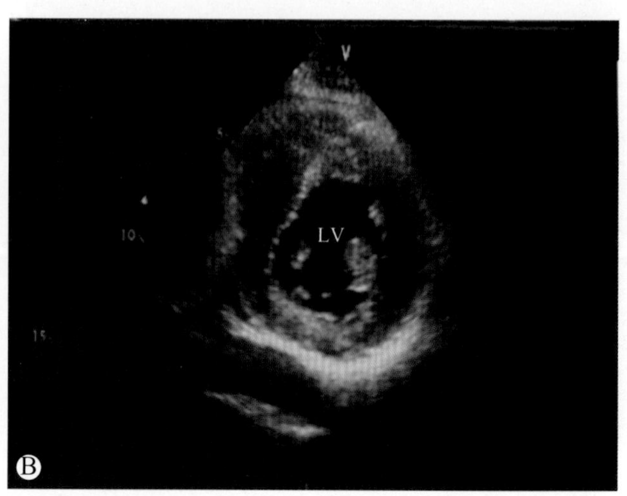

图17-7-23 高血压性心脏病

左心室壁呈对称性增厚。A.左心室长轴切面；B.短轴切面。LV.左心室；LA.左心房；RV.右心室；AO.主动脉

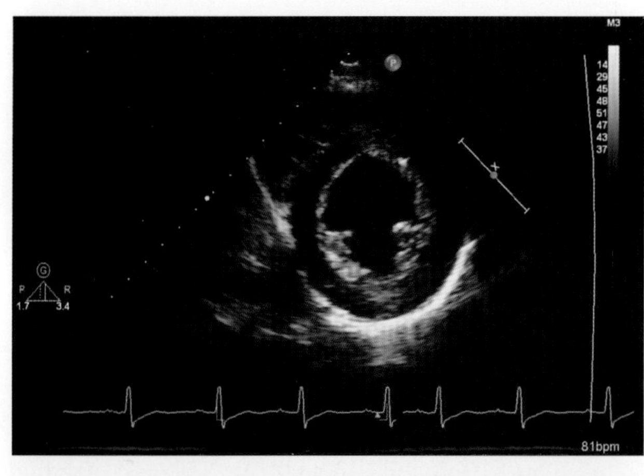

图17-7-24 主动脉降部缩窄继发左心室壁呈对称性增厚

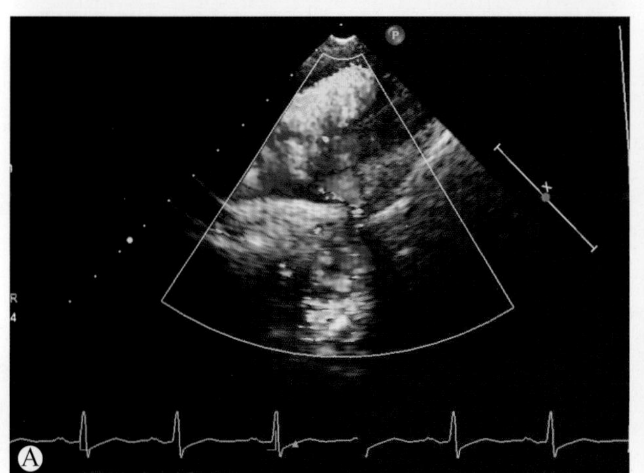

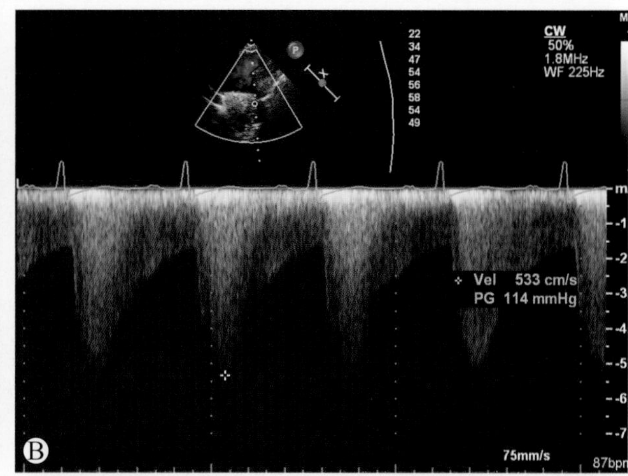

图17-7-25 主动脉降部缩窄

A. CDFI示降主动脉峡部明显变细，血流呈五色镶嵌状；B.连续多普勒示缩窄部位呈高速射流频谱

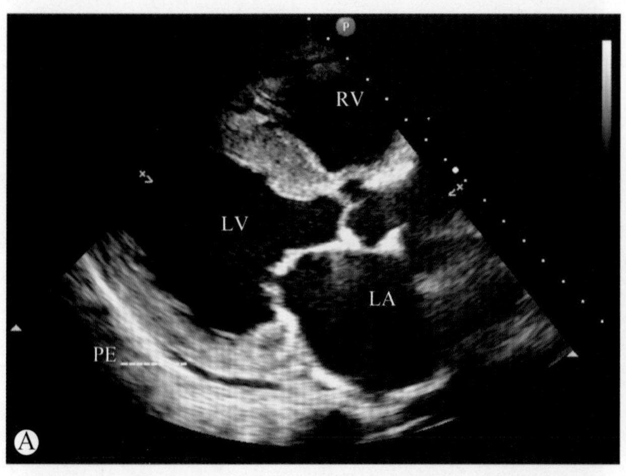

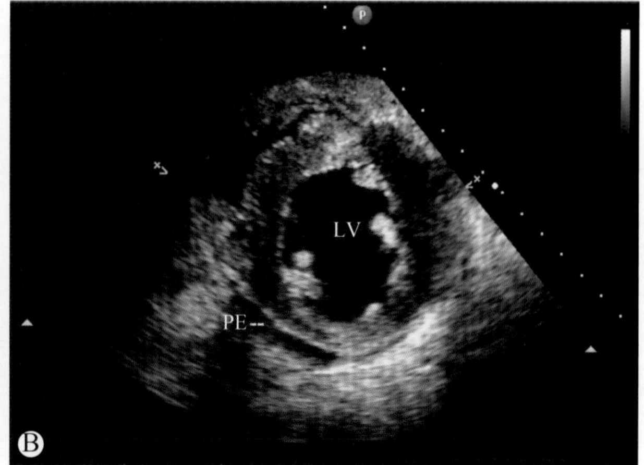

图17-7-26 甲减性心肌病

左心室壁增厚及心包积液（PE）。A.左心室长轴切面；B.短轴切面。LV.左心室；LA.左心房；RV.右心室

肌病变不仅见于尿毒症期，实际上在慢性肾衰竭早期就可能存在。

超声心动图特点：①心肌回声粗糙，增强，强弱不均，内部呈点、片、条状强回声光点，心内膜回声也明显增强呈“蛋壳征”。这是由于肾功能障碍引起钙沉积到心肌及血管壁内，发生心肌内转移性钙化导致心肌密度改变。②多伴有不同程度心包积液。心包膜增厚，反光强，可有轻度钙化。心肌病变和不同程度的心包积液是尿毒症心肌病变的特征性改变，可与HCM相鉴别。③室壁厚度和心腔大小的改变同高血压心脏病，这是由肾实质性高血压引起的。④瓣膜、乳头肌受损，轻度增厚，钙化，M型超声心动图上可见二尖瓣前叶EF斜率下降。

（六）临床价值

应用超声心动图可对肥厚型心肌病做出明确诊断，具有重要价值，优于其他检查方法，更敏感、更准确。

超声检查能够明确室壁异常增厚的部位、程度。直接观察室间隔厚度与左心室后壁厚度之比。测定左心室流出道的宽度，二尖瓣收缩期前向运动（SAM）及主动脉瓣的收缩中期关闭现象。频谱多普勒探查于左心室流出道内测及收缩期高速湍流频谱，不仅可确定有无左心室流出道梗阻并可以判定梗阻程度，而且测定血流动力学改变对判断疗效有重要意义。

附：

经皮室间隔化学消融术（percutaneous transluminal septal myocardial ablation，PTSMA）是近年开展的一种行之有效的微创治疗梗阻性肥厚型心肌病的新疗法。超声心动图可为其选择适应证，还可术中、术后动态监测治疗效果。该疗法由Sigwart于1995年首次报道应用于临床的介入治疗方法，用无水乙醇消融梗阻肥厚的室间隔心肌的相应供血动脉，使得室间隔心肌发生化学凝固性坏死，同时闭塞间隔支，人为地造成心肌梗死而使室间隔萎缩变薄，使LVOT梗阻得以改善，降低或消除LVOT的压力阶差，从而达到缓解症状和治疗目的。

四、限制型心肌病

限制型心肌病（restrictive cardiomyopathy，RCM）是一种特殊类型的心肌病，是以单侧或双侧心室充盈受限和舒张容量下降为特征，但收缩功能和室壁厚度正常或接近正常。

（一）病理与血流动力学改变

1.病理　主要特点为心室内膜和内膜下数毫米的纤维组织增生，心室壁硬化，心室腔缩小或闭塞。

2.血流动力学改变　心室舒张功能受损，心室肌收缩功能正常或轻度减低。右心室心内膜心肌纤维化占优势的患者，右心室舒张末压增高；左心室心内膜心肌纤维化者，左心室舒张末压增高，左心房压增高，肺血管淤血，肺动脉压升高。

（二）临床表现

临床上以发热、全身倦怠为初始症状。进而全身淋巴结肿大、脾大、嗜酸性粒细胞增多明显。随着病程进展，心力衰竭和体、肺循环栓塞成为本病的主要特征，出现心悸、呼吸困难、水肿、颈静脉怒张等临床表现，与缩窄性心包炎（constrictive pericarditis，CP）极其相似，有学者又称之为缩窄性心内膜炎。

（三）超声心动图表现

1.二维超声心动图

（1）心内膜增厚，回声增强，以心尖部显著，心尖部由僵硬的异常回声占据，导致心尖部闭塞。正常心内膜厚度小于1.0mm，限制型心肌病的心内膜厚度可达数毫米，致左心室腔收缩期及舒张期变化不明显（图17-7-27）。

（2）双房明显增大（图17-7-27），可有附壁血栓。

（3）心室通常减小，心室腔变形，长径缩短。舒张后2/3心室径无变化，体现了心室的充盈受限。

（4）室壁可有一定增厚（图17-7-27），因室壁可有浸润改变和间质纤维化增加，可表现为室壁心肌内呈浓密的点状回声。

（5）二尖瓣、三尖瓣可增厚、变形，固定于开放位置，失去关闭功能。

上述改变可以一侧心腔为著，多以右心受累多见，亦可双侧心腔受累。

2. M型超声心动图　M型超声心室波群可显示心内膜增厚，心肌增厚，室壁运动幅度减低，心室腔变小（图17-7-28）。

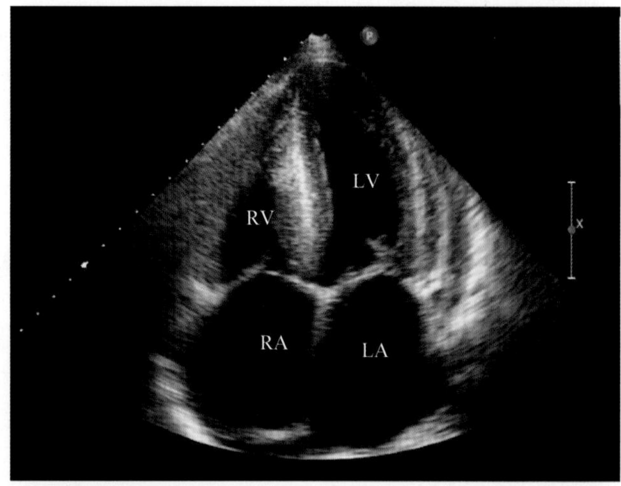

图17-7-27　心尖四腔心切面显示左心室腔收缩期及舒张期变化不明显（王浩教授惠赠）

LA.左心房；LV.左心室；RA.右心房；RV.右心室

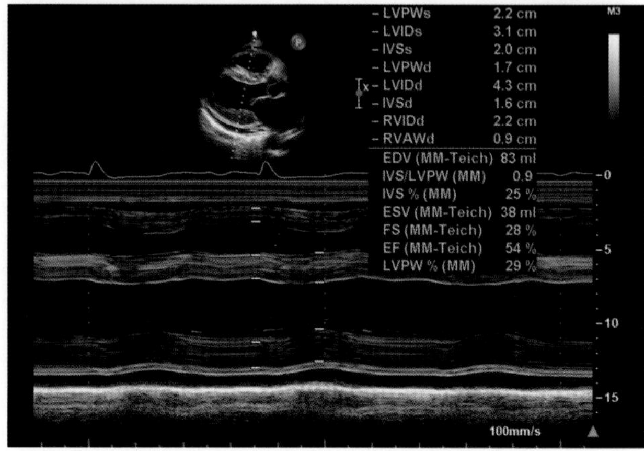

图17-7-28　M型超声显示心内膜增厚，心肌增厚，室壁运动幅度减低，心室腔变小（王浩教授惠赠）

3.彩色多普勒血流显像

（1）二尖瓣、三尖瓣反流：由于二尖瓣、三尖瓣受累，可出现收缩期轻至中度的二尖瓣及三尖瓣反流，当心室舒张压明显增高时可见舒张期二尖瓣、三尖瓣的反流，与收缩期反流不同，由于舒张期心室与心房的压差较小，舒张期的反流速度低，且仅存在于舒张中、晚期。

（2）CDFI表现为舒张期二尖瓣、三尖瓣瓣口血流充盈时间较短，早期为一明亮的红色血流，持续时间短。在心房收缩期，肺静脉和上腔静脉内也可显示蓝色的反流信号。

4.频谱多普勒

（1）二尖瓣、三尖瓣血流频谱改变：E峰高尖，E峰减速时间缩短DT ≤150ms，A峰明显减低，E/A＞2.0。等容舒张期缩短≤60ms。二尖瓣、三尖瓣血流频谱不随呼吸变化或变化不明显。

（2）肺静脉血流频谱改变：D波增高，S波降低甚至缺如，反向A波（AR）增高（AR＞35cm/s），时限延长，连续出现于整个心房收缩期，研究显示肺静脉逆向血流时限与二尖瓣心房收缩期前向血流时限的差值与左心室舒张末压相关。

（3）上腔静脉血流频谱改变：上腔静脉反流速度（AR）增加［正常值（0.15±0.05）m/s］。

（4）肺动脉高压的测量：根据三尖瓣反流压差可估测肺动脉收缩压。通常限制型心肌病的肺动脉压力增高，但一般不超过50mmHg。

5.组织多普勒

（1）组织速度成像（TVI）：限制型心肌病患者各时相心肌运动速度减低，尤以舒张早期运动速度减低显著，舒张早期峰速度与收缩期峰速度比值V_E/V_S＜1.3，正常人V_E/V_S为1.5～2.0。舒张早期峰速度与舒张晚期峰速度比值V_E/V_A＜1。

Palka等利用DTI的左心室后壁速度阶差（MVG）来评价限制型心肌病并与缩窄性心包炎相鉴别，正常人心内膜下心肌运动速度高于心外膜下心肌速度，MVG为正值，限制型心肌病患者的MVG平均值均低于正常及缩窄性心包炎；在等容舒张期，限制型心肌病患者MVG为正值，而缩窄性心包炎的MVG为负值。

（2）组织追踪图像（TT）：左心室壁纵向运动幅度均明显减低，仅为4mm，呈现橘红色或红色，是由于心室舒张期运动受限所致。

（3）应变率成像技术（SR_I）：限制型心肌病患者的左心室收缩期应变率（SR_S）和快速充盈期应变率（SR_E）均降低，以SR_E的降低为著，其与房缩期应变率（SR_A）的比值降低。

（四）诊断及鉴别诊断

1.诊断要点

（1）心内膜增厚、回声强，心室壁增厚，运动幅度减低。

（2）心室腔变形、缩小，心尖部闭塞，双房扩大。

（3）二尖瓣、三尖瓣血流频谱呈限制性充盈障碍，即E峰高尖，A峰明显减低，E/A＞2.0，且不随呼吸变化或变化不明显。

2.鉴别诊断　临床上主要与CP相鉴别。两者在二维超声心动图上均可表现为双房明显增大，心室相对小，可伴有心包积液、腔静脉增宽等改变。多普勒均呈限制性充盈障碍。两者鉴别要点见表17-7-6。

表17-7-6　RCM与CP的鉴别要点

项目	RCM	CP
超声心动图		
二维超声	心内膜增厚、心包不厚	心包增厚、回声强，心内膜正常
二尖瓣、三尖瓣频谱	二尖瓣、三尖瓣血流频谱不随呼吸变化或变化不明显	吸气时二尖瓣E峰较呼气时减小≥25%，三尖瓣E峰比呼气时增大≥40%
肺静脉频谱	D波增高，S波降低甚至缺如，AR增高（AR＞35cm/s），且不随呼吸变化而改变	D波、S波明显降低，且随呼吸改变明显
组织多普勒	V_E≤5cm/s，V_E/V_A＜1	V_E正常≥8cm/s，V_E/V_A＞1
CT和MRI	心内膜增厚、心包不厚	心包增厚，心内膜正常
心导管	（1）左、右心室舒张压差值常≥5mmHg （2）右心室舒张末压≤1/3右心室收缩压 （3）右心室收缩压常＞50mmHg	（1）左、右心室充盈压差值≤5mmHg （2）右心室舒张末压≥1/3右心室收缩压 （3）右心室收缩压常＜50mmHg
心内膜心肌活检	心内膜有炎症、坏死、肉芽肿、纤维化	心内膜无病理改变

（五）临床价值

超声心动图检查可观察限制型心肌病的心腔变化，测量二尖瓣、三尖瓣口血流频谱，对诊断本病有重要的临床价值。同时观察心包情况及血流频谱的变化特征与缩窄性心包炎相鉴别，为临床治疗提供依据。目前，超声心动图检查仍缺乏明确诊断限制型心肌病的特征性改变，所以要确诊该病还需心导管检查、CT、MRI甚至心内膜心肌活检等其他检查方法。

五、致心律失常型右心室心肌病

致心律失常型右心室心肌病（arrhythmogenic right ventricular cardiomyopathy，ARVC）旧称为致心律失常型右心室发育不良（arrhythmogenic right ventricular dysplasia，ARVD），又称“羊皮纸心”，是一种原因不明的心肌疾病，病变主要累及右心室，是一种常染色体显性遗传的家族性疾病。

（一）病理与临床表现

1.病理　右心室心肌被脂肪或纤维组织所代替，早期呈典型的区域性，逐渐可累及整个右心室甚至部分左心室，室壁变薄，室间隔很少受累。

2.临床表现　本病的症状有心悸及晕厥，并有猝死的危险。患者多以室性期前收缩、室性心动过速就诊，病变发生于右心室游离壁，所以室性心动过速常伴右束支传导阻滞。听诊大多数患者无明显异常发现，少数可出现S_3或S_4。亦可闻及S_2心音宽分裂，是由于右心室心肌收缩减弱所致射血时间延长。

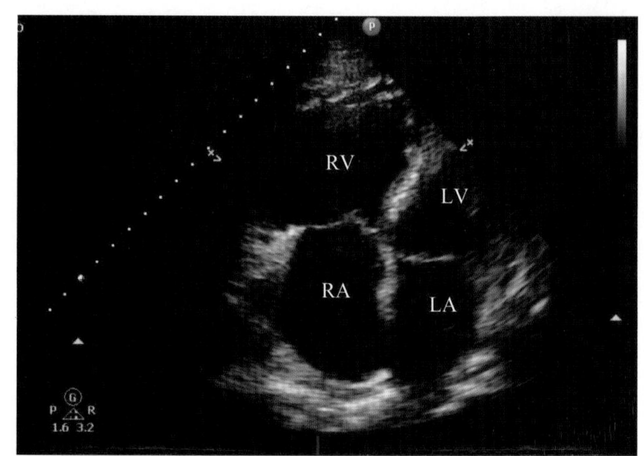

图17-7-29　心尖四腔心切面示右心扩大，右心室壁弥漫变薄，心尖呈瘤样膨出

RV.右心室；RA.右心房；LV.左心室；LA.左心房

（二）超声心动图表现

1.二维及M型超声心动图

（1）右心室弥漫性或局限性增大，严重者局部瘤样膨出，右心室流出道增宽，心尖部增宽（图17-7-29，图17-7-30），右心室舒张末径/左心室舒张末径＞0.5。据Lindstrom报道，表现为右心室腔扩大者占73%，右心室流出道扩大者占53%，右心室流入道扩大者占40%，33%的患者上述3个部位均扩大，约27%的患者表现各心腔均增大。

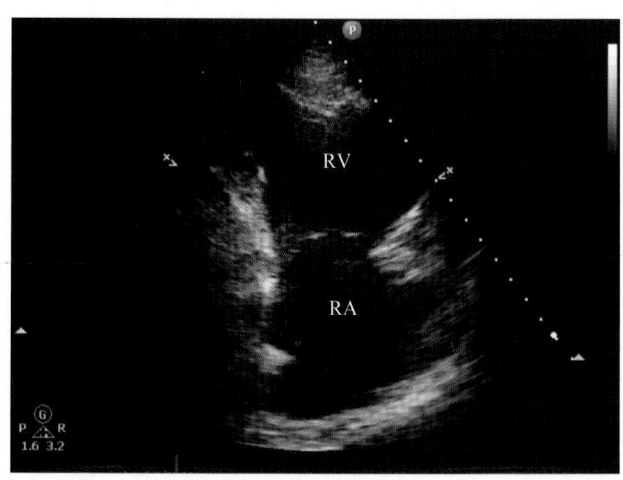

图17-7-30　右心双腔切面见右心房、右心室明显扩大，右心室壁弥漫变薄，心尖外膨

RV.右心室；RA.右心房

（2）受累右心室壁明显变薄（1～2mm），运动明显减弱，肌小梁排列紊乱或消失，右心室节制束异常，构成“发育不良三角区”，未受累心肌厚度正常（图17-7-29，图17-7-30）。

（3）右心室收缩功能减低，以射血分数减低为著，左心功能可正常。

（4）部分病例右心室心尖可见附壁血栓形成。

（5）右心房常明显扩大（图17-7-30）。

2.彩色多普勒血流显像与频谱多普勒

（1）CDFI多数患者会出现三尖瓣不同程度反流，一般为轻-中度（图17-7-31）。

（2）部分患者三尖瓣频谱A峰＞E峰。

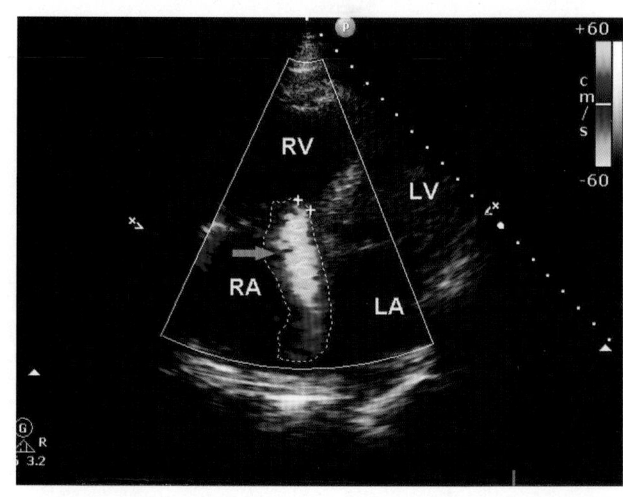

图17-7-31　心尖四腔心切面见右心扩大，CDFI显示三尖瓣反流

LA.左心房；LV.左心室；RA.右心房；RV.右心室

3.组织多普勒　ARVC患者瓣环水平组织多普勒Em峰＜Am峰。QTVI显示ARVC患者右心室壁各节段V_S、V_E、Ds明显降低，且峰值时间后移，$V_E/V_A<1$。

（三）诊断与鉴别诊断

1.诊断要点

（1）右心室弥漫性或局限性增大，右心室流出道增宽，心尖部增宽，伴或不伴血栓。

（2）右心室壁明显变薄，运动明显减弱，肌小梁排列紊乱或消失。

（3）右心室收缩功能减低。

（4）CDFI见三尖瓣反流。

（5）三尖瓣频谱A峰＞E峰。

2.鉴别诊断　ARVC与右心室心肌梗死均会出现右心室壁变薄，运动明显减弱，两者鉴别要点见表17-7-7。

表17-7-7　致心律失常型右心室心肌病与右心室心肌梗死的鉴别

项目	ARVC	右心室心肌梗死
病史	无胸痛史	有胸痛史
心悸、晕厥发作史	有	无
家族史	有	无
心电图	RBBB、右胸导联T波倒置、多形性室性期前收缩	右胸导联ST段抬高、病理性Q波
超声心动图		
右心室壁变薄	弥漫性变薄多见	梗死区变薄
室壁运动	局部运动减低	梗死区运动减弱或消失
室壁瘤形成	多见	少见
心功能	右心功能减低，左心功能正常	右心功能减低，常合并左心功能减低
三尖瓣反流	中度多见	轻-中度
MRI	可见室壁脂肪沉积	室壁瘢痕及纤维化
冠状动脉造影	正常	有相应冠状动脉狭窄、闭塞

注：RBBB.右束支传导阻滞。

（四）临床价值

ARVC是一种有家族遗传倾向的心肌病，通常表现为室性心律失常，并常有猝死的危险，因此早期诊断、对亲属进行体检非常重要。目前对右心室的评价仍很困难，需要联合使用不同的超声心动图技术。

六、未定型心肌病

未定型心肌病（unclassified cardiomyopathy，UCM）是指不适合归类于上述类型的心肌病（如心内膜弹力纤维增生症、心肌致密化不全、心室扩张的收缩功能不全、线粒体疾病等）。本节重点介绍心内膜弹力纤维增生症和心肌致密化不全。

（一）心内膜弹力纤维增生症

心内膜弹力纤维增生症（endocardial fibroelastosis，EFE）病因不明。目前认为最可能的致病途径是心内膜下血流不足和（或）出生前、出生后炎症或感染。本病分为原发性和继发性，原发性EFE是一种婴儿疾病，临床特点是左心室功能不全和充血性心力衰竭。继发性EFE最常见的是主动脉瓣狭窄，主动脉缩窄和左心发育不良综合征。

1.病理　原发性EFE通常左心室显著扩大，其他心腔也可增大，伴有轻微或无心内膜硬化，通常可以发现微血栓粘连在心内膜上，弥散性心内膜增生可以有数毫米厚，主动脉和二尖瓣的瓣叶增厚及扭曲，腱索和乳头肌缩短和扭曲。继发性EFE心内膜壁或心瓣膜上有灶状不透明的弹性纤维组织增厚，伴有心脏畸形。

2.超声心动图表现及诊断要点

（1）左心室明显扩大呈球形（图17-7-32），左心房亦明显扩大。

（2）心内膜增厚，回声增强（图17-7-32）。

（3）左心室壁运动弥漫性减弱。

（4）左心室收缩和舒张功能减低。

（5）CDFI见二尖瓣和三尖瓣反流。

（6）二尖瓣和三尖瓣血流频谱呈限制性充盈障碍。

3.鉴别诊断　本病主要与扩张型心肌病和心肌致密化不全（noncompaction of ventricular myocardium，NVM）进行鉴别，三者鉴别要点见表17-7-8。

4.临床价值　超声心动图对本病的诊断有重要价值，并可动态观测。本病早期诊断、系统治疗、及时控制心力衰竭，可显著降低死亡率，提高治愈率。

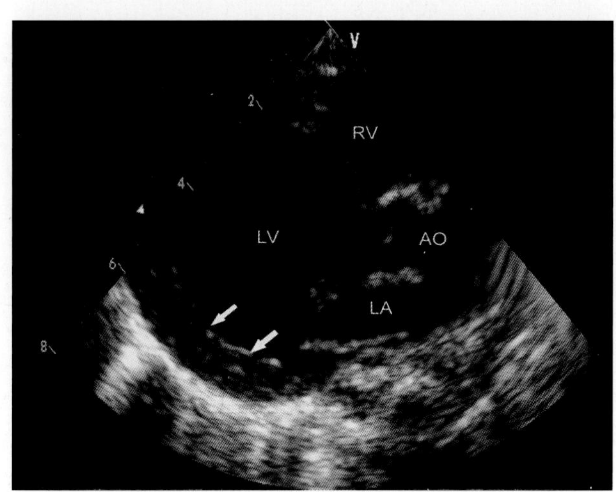

图17-7-32　左心室长轴切面显示心内膜增厚、回声强，左心室明显扩大

LV.左心室；LA.左心房；RV.右心室；AO.主动脉

表17-7-8 三种疾病鉴别一览表

项目	EFE	DCM	NVM
年龄	婴幼儿多见	成人多见	成人多见
病因	病因不明	病因不明	心内膜形成过程终止致心肌压缩不全
病理	心内膜弹力纤维增生，心内膜增厚，常累及心腔、瓣膜及心肌	心脏扩大，心脏重量增加，心肌细胞肥大、变性，间质胶原纤维增多	心室肌小梁的突出和肌小梁间呈现较深的隐窝，并与左心室腔相交通
家族倾向	无	无	有
超声心动图			
各心腔	左心室球形扩大	全心大	左心腔大
心肌壁	均匀变薄	相对均匀变薄	厚薄不均
心内膜面	明显增厚、回声强	光滑、无增厚及深陷的隐窝	凸入心腔的肌小梁和小梁间深陷的隐窝
CDFI	心尖部可见暗淡血流	心尖部可见暗淡血流	小梁间见血流充盈，并与心腔相通

（二）心肌致密化不全

NVM是先天性心肌发育不良的罕见类型，是由于正常心内膜胚胎发育停止，正在发育过程中的心肌小梁压缩不全，心肌呈海绵状。本病有家族倾向，临床表现无特异性，冠状动脉造影显示正常，X线和心电图检查很难将其与扩张型心肌病相鉴别。

1.病理与临床表现

（1）病理：NVM是心室发育不良的特殊类型，主要累及左心室，亦可累及右心室，不合并心内其他畸形。病理特征是心室肌小梁的凸出和肌小梁之间呈现较深的隐窝状，后者与左心室腔相交通。

（2）临床表现：常以渐进性左心功能减退、室性心律失常和心内膜血栓形成、体循环栓塞等为特征，临床症状和体征酷似扩张型心肌病。

2.超声心动图表现及诊断要点

（1）左心室腔内见多发凸入腔内的肌小梁和肌小梁间深陷的隐窝，呈网络样交织。病变均累及左心室中下段，以心尖部、侧壁为主（图17-7-33），室间隔基底段基本正常。

（2）病变处心内膜呈节段性缺失。病变区域外层的致密心肌变薄，运动幅度减低。致密化不全心肌与正常心肌比值小于1/2。

（3）受累室壁运动弥漫性减低。

（4）左心房、左心室扩大。

（5）左心室收缩和舒张功能减低。

（6）CDFI见肌小梁隐窝内暗淡的血流信号，并与心腔内血流相通（图17-7-34），但不与冠状动脉循环交通，常伴二尖瓣、三尖瓣反流。

（7）二尖瓣血流频谱A峰＞E峰。

（8）三维超声显示凸入左心室腔内的肌小梁和小梁间深陷的隐窝，呈“蜂窝状”（图17-7-35）。

3.鉴别诊断　本病需与DCM和EFE进行鉴别，三者鉴别要点见表17-7-8。

4.临床价值　NVM如早期诊断，积极采取内科治疗措施和对症治疗，对改善患者的预后具有重要的意义。出现症状后再检查治疗则预后较差，超声心动图是诊断无症状性孤立性NVM的准确而可靠的方法。

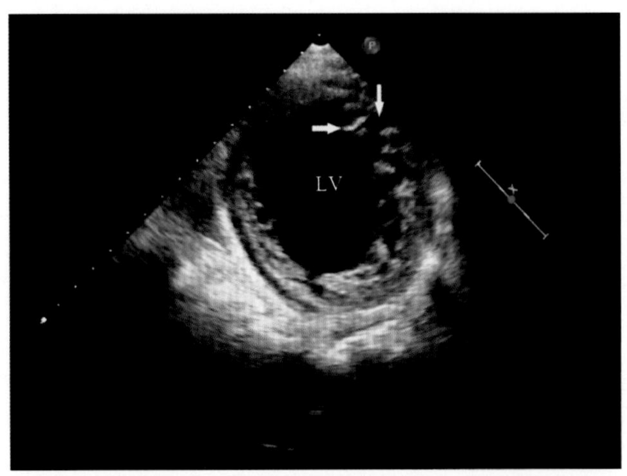

图17-7-33　左心室短轴显示多发凸入腔内的肌小梁（横箭头）及小梁间深陷的隐窝（竖箭头）

LV.左心室

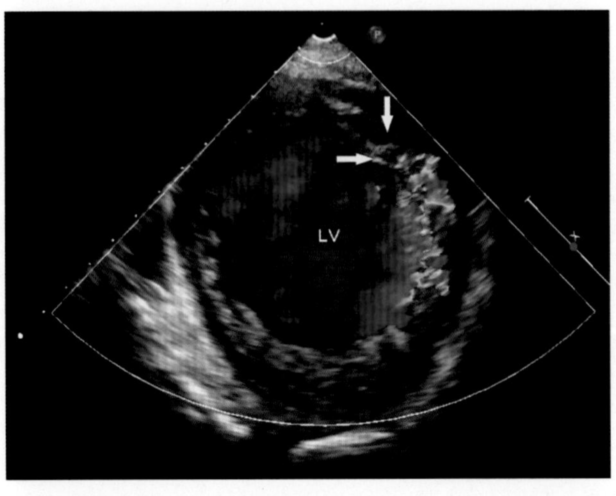

图17-7-34　左心室短轴显示多发凸入腔内的肌小梁（横箭头）及小梁间隐窝充满血流与心腔内相通（竖箭头）

LV.左心室

七、特异性心肌病

特异性心肌病（specific cardiomyopathy）是指伴有特异性心脏病或特异性系统性疾病的心肌疾病，也称继发性心肌疾病。

特异性心肌病包括缺血性心肌病、高血压心脏病、炎症性心肌病、代谢性心肌病、全身疾病所致肌营养不良、神经肌肉疾病、围生期心肌病等。我国采纳1995年WHO/ISFC分类，但结合我国目前情况，在特异性心肌病中高血压心脏病和炎症性心肌病的命名暂不予采用。

本节重点介绍缺血性心肌病、酒精性心肌病、围生期心肌病和尿毒症心肌病。

（一）缺血性心肌病

缺血性心肌病（ischemic cardiomyopathy，ICM）为心肌的供血长期不足，心肌组织发生营养障碍和萎缩，以致纤维组织增生所致。其临床特点是心脏逐渐扩大，导致心律失常和心力衰竭。

1.临床表现

（1）心脏扩大：患者有心绞痛或心肌梗死的病史，常伴高血压，心脏逐步增大，以左心室为主。部分患者可无明显的心绞痛或心肌梗死史。

（2）心力衰竭：心力衰竭症状逐渐发生，多数先出现左心衰竭，后出现右心衰竭。由劳力性呼吸困难发展至夜间阵发性呼吸困难及端坐呼吸，常有倦怠和乏力，周围性水肿和腹水通常出现较晚。一部分患者在某一段时间心绞痛可能是主要的临床表现。

（3）心律失常：可出现各种心律失常，这些心律失常一旦出现将持续存在，其中以期前收缩（室性或房性）、心房颤动、病态窦房结综合征、房室传导阻滞和束支传导阻滞为多见。

2.超声心动图表现及诊断要点

（1）心室扩大，以左心室明显扩大为主，左心室形状常呈不对称形（图17-7-36）。

（2）缺血或梗死心肌变薄，回声偏高（图17-7-36），运动明显减弱或消失。

（3）常有瓣膜、瓣环、腱索、乳头肌钙化。

（4）疾病早期，以左心室松弛功能受损为主，二瓣频谱示E峰＜A峰；疾病发展过程中，二尖瓣频谱出现“假性正常化”，即E峰＞A峰。晚期时，左心室收缩和舒张功能均减低。

（5）常见二尖瓣和主动脉瓣反流。

3.鉴别诊断　ICM与DCM在临床表现上存在许多相似之处，缺乏特异性。两者鉴别要点见表17-7-3。

（二）酒精性心肌病

长期过量摄入酒精，可导致诸如心脏扩大、心律失常和心力衰竭等心肌病变，称为酒精性心肌病（alcoholic cardiomyopathy）。酒精与心肌损伤的关系是明确的，饮酒量与心肌损伤程度是平行的。如存在心脏扩大，排除其他心脏病，且有每日大量饮酒（纯酒精量约125ml/d，啤酒约4瓶，白酒150g以上）持续10年以上应考虑本病。

1.临床表现　酒精性心肌病常表现为全心功能不全，由于右心功能不全的症状相对轻微，左心功能不全时呼吸困难比较突出，因此患者常以左心功能不全就诊，而实际上患者已存在明显的右心功能不全。患者也可首先表现为心律失常，以室上性心律失常出现较多，其中心房颤动最多见，临床上多被误诊为“特发性心房颤动”。体格检查所见与原发性扩张型心肌病相似。

2.超声心动图表现及诊断要点

（1）早期以左心室扩大为主（图17-7-37），晚期表

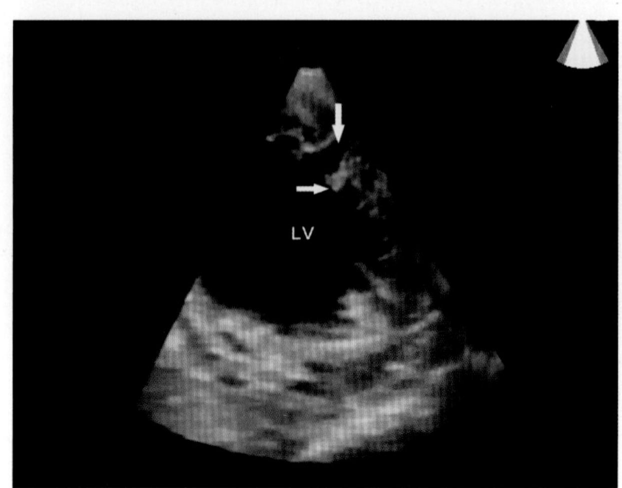

图17-7-35　左心室短轴三维超声显示多发凸入左心室腔内的肌小梁（横箭头）及小梁间隐窝（竖箭头）

LV.左心室

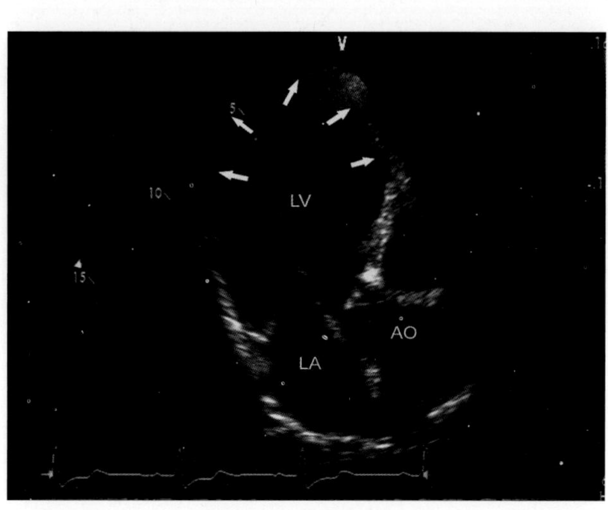

图17-7-36　心尖左心室长轴切面示左心室明显扩大，左心房扩大，心尖部变薄、外膨（箭头）

LV.左心室；LA.左心房；AO.主动脉

现为四个心腔均扩大。

（2）左心室心肌呈对称性肥厚（11～14mm），心肌内出现异常散在斑点状强回声（图17-7-38）。

（3）左心室心内膜呈弥漫性或局限性增厚，厚度≤2mm，回声增强（图17-7-38）。

（4）左心室壁运动弥漫性减低，振幅＜8mm。

（5）早期心功能可正常，中晚期收缩功能降低。

（6）部分晚期患者心脏重度扩大者可出现附壁血栓。

（7）CDFI：当左心室、左心房增大时，多有二尖瓣不同程度的反流；晚期可出现多个瓣口的反流，但反流程度较轻。

（8）二尖瓣频谱：早期E峰及A峰无变化；疾病进展会出现E峰降低，A峰升高，A/E＞1（图17-7-39）；疾病发展到中晚期时会出现E峰、A峰假性正常化。

（9）戒酒配合营养心肌治疗后，左心室、左心房内径明显回缩，甚至正常。左心功能恢复正常。

3.鉴别诊断　酒精性心肌病需与DCM和ICM相鉴别，鉴别要点见表17-7-3和表17-7-5。

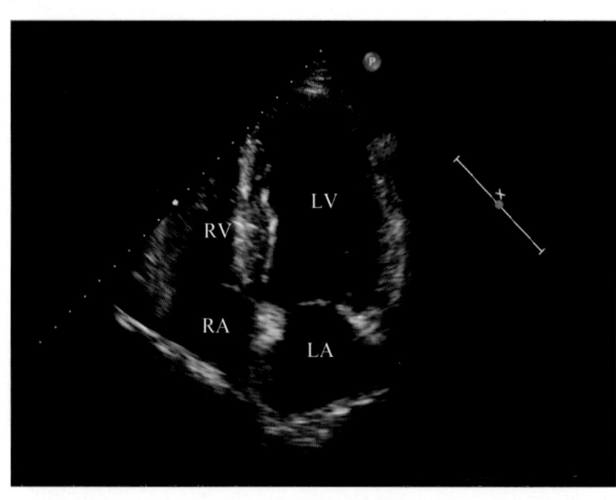

图17-7-37　心尖四腔心切面显示左心房、左心室扩大

LV.左心室；LA.左心房；RV.右心室；RA.右心房

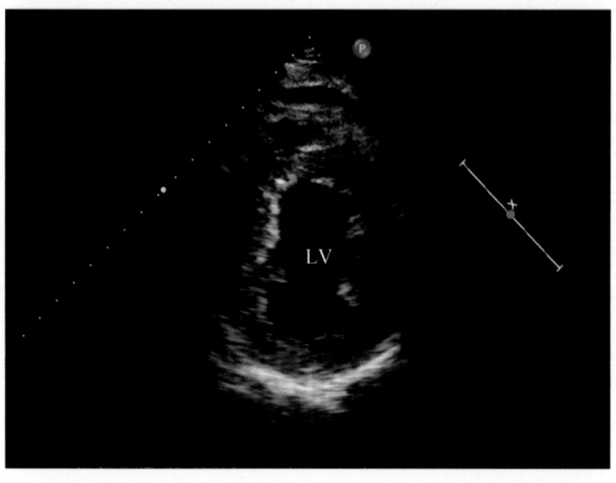

图17-7-38　左心室短轴切面显示左心室壁增厚，心内膜增厚，回声增强

LV.左心室

4.临床价值　酒精性心肌病发展至疾病晚期与扩张型心肌病非常相似，从临床诊断手段上简直无法鉴别，因此长期过量饮酒史就成为鉴别的关键点。所以，当超声心动图检查发现左心室肥厚、心内膜增强增厚、心肌内异常散在斑点状强回声及左心功能变化时，应当仔细追问饮酒史即可做出明确诊断。

（三）围生期心肌病

围生期心肌病（peripartal cardiomyopathy，PPCM）是指既往无心脏病史的女性在妊娠末期或产后（通常2～20周）出现呼吸困难、血痰、肝大、腹水等心力衰竭症状，类似扩张型心肌病者称之为围生期心肌病。

1.临床表现　本病的临床表现与发病距产后时间有关。发病距产后时间近者，发病多为急骤，距离产后时间越长，则起病缓和。其临床表现与扩张型心肌病相似，可出现全心衰竭，但常以左心功能不全为主要症状，易疲劳，心悸、气短、呼吸困难，呈进行性加重，伴有咳嗽、端坐呼吸及夜间阵发性呼吸困难，可有咯血、胸痛或腹痛，甚至出现急性肺水肿的症状。

本病的特点之一为体循环或肺循环栓塞的出现频率较高，因妊娠时，溶纤维蛋白活性降低、体循环和肺循环淤血，易于发生血栓及各器官栓塞，以肺栓塞为多见。

2.超声心动图表现及诊断要点

（1）左心室明显扩大，左心房扩大（图17-7-40），严重者出现全心扩大（图17-7-41）。

（2）左心室壁厚度正常或变薄（5～8mm），呈弥漫性运动减弱，振幅＜5mm，但无节段性运动异常。

（3）二尖瓣开放幅度减低，呈“大心腔，小开口”，EPSS增大。

（4）部分患者出现肺动脉扩张和肺动脉高压，分析原因与心力衰竭后期心搏出量及排血量均下降，肺循环淤血，

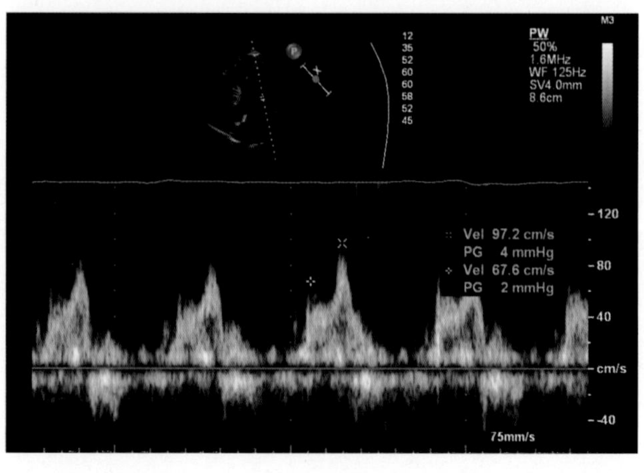

图17-7-39　二尖瓣血流频谱A峰＞E峰，提示左心室舒张功能受损

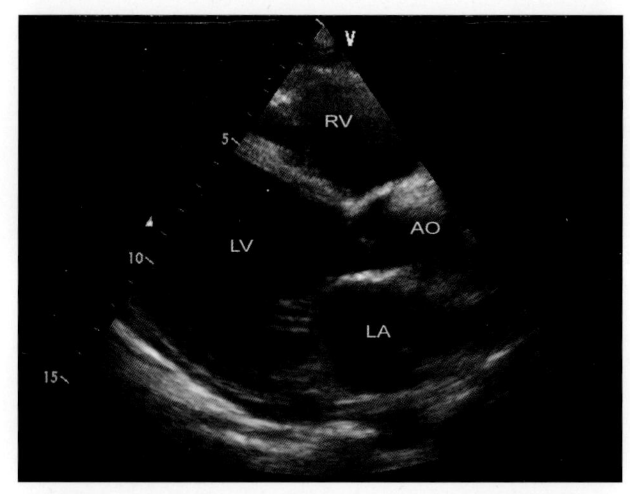

图17-7-40　左心室长轴切面显示左心室明显扩大，左心房扩大

LV.左心室；LA.左心房；RV.右心室；AO.主动脉

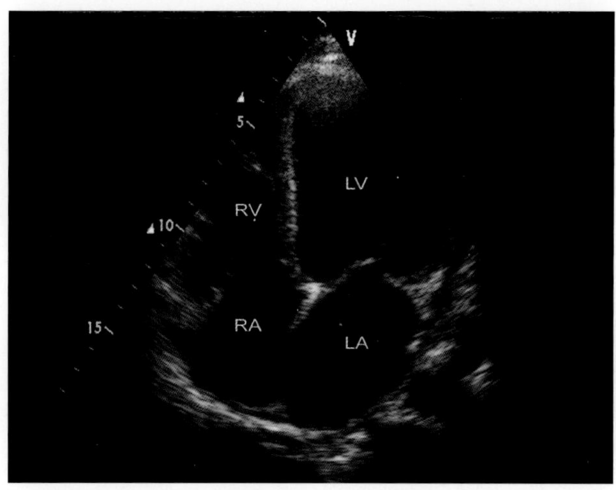

图17-7-41　心尖四腔心切面显示全心扩大，左心扩大为著

LV.左心室；LA.左心房；RV.右心室；RA.右心房

尤其发生肺栓塞者会更早出现肺动脉扩张和肺动脉高压。

（5）个别病例会出现心室附壁血栓，左心室、右心室均可发生。

（6）多瓣口轻至中度反流（图17-7-42），以二尖瓣反流为著。

（7）二尖瓣频谱多呈E峰明显大于A峰，A峰极小或消失，即E/A＞2.0，呈限制性充盈受限。

（8）左心收缩功能减低。

3.鉴别诊断　本病主要需与DCM相鉴别，两者鉴别要点见表17-7-9。

表17-7-9　PPCM与DCM的鉴别要点

项目	PPCM	DCM
病因	围生史	原因不明
病理	多数为活动性心肌炎	心肌细胞变性、浊肿、坏死、纤维化
分型	左心型、全心型	左心型、右心型、全心型
肺部改变	肺淤血、肺栓塞出现率高	肺淤血
超声心动图		
心脏形态	以左心室扩大为主，晚期全心扩大	心脏扩大呈普大型，左心室扩大呈球形
室壁运动	心肌正常或变薄，呈弥漫性运动减弱	相对变薄，呈弥漫性运动减弱
心脏功能	左心室收缩功能减低，但部分可逆	左心室收缩功能减低，为不可逆改变
治疗效果	抗心力衰竭及免疫抑制疗法30%明显好转或恢复正常	抗心力衰竭治疗，心腔及心功能变化轻微、恢复较差
预后	较好	较差

4.临床价值　PPCM多发生在30岁左右的经产妇，发病较急，发现时即出现左心衰竭症状，如及时诊断、及时治疗，预后一般较好，因此，早期明确诊断对临床至关重要，超声检查时如发现与DCM相似表现，应密切结合是否有围生史。

（四）尿毒症心肌病

引起尿毒症患者心肌损害及心功能不全的因素是多方面的，要在这些因素或事件中找出哪一种是主要的原因常有困难，故把尿毒症多种因素结合所引起的心脏病变称为尿毒症心肌病，这种心肌病变不仅见于尿毒症期，实际上在慢性肾衰竭早期就可能存在。

1.临床表现

（1）呼吸困难：由慢性心力衰竭或反复发作性心力衰竭所致。重者以左心衰竭为主，表现为劳累性呼吸困难、阵发性夜间呼吸困难、端坐呼吸、心源性哮喘甚至急性肺水肿等。

（2）心前区疼痛。

（3）胸闷、心悸：可以由心力衰竭、心肌缺血、心律失常、贫血等引起。

（4）透析性低血压：在透析时发生顽固性低血压，如原有高血压，在不用降压药情况下，血压变为正常或偏低。

（5）血压可升高、正常或降低，以升高多见。心界扩大，可呈普大型，心尖搏动减弱、弥散、向左下移位。伴有尿毒症心包炎者可有心包摩擦感。听诊可闻及两下肺湿啰音，心率增快，心律失常（包括快速性和缓慢性）。

2.超声心动图表现及诊断要点

（1）心腔扩大，以左心为著（图17-7-43）。

（2）肾性高血压引起心肌肥厚，表现为左心室壁增

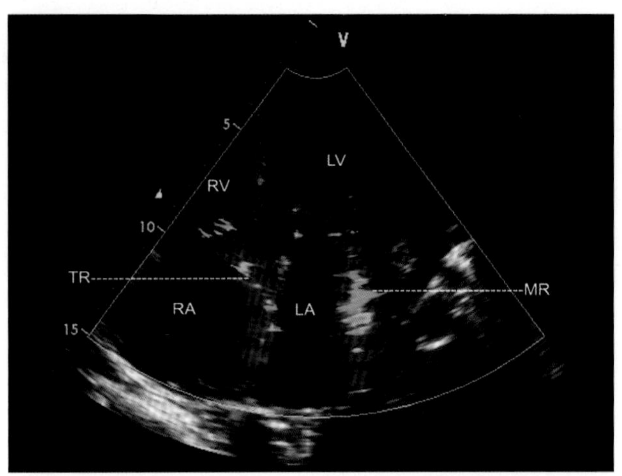

图17-7-42 心尖四腔心切面示二尖瓣中度反流（MR）和三尖瓣中度反流（TR）

LV.左心室；LA.左心房；RV.右心室；RA.右心房

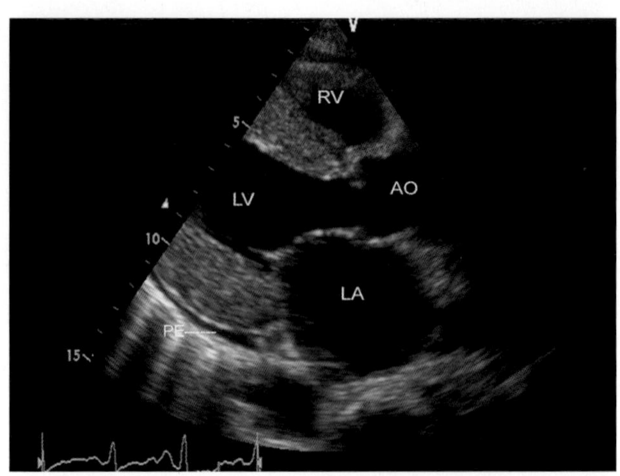

图17-7-43 左心室长轴切面示左心房扩大，心肌明显肥厚，少量心包积液

LV.左心室；LA.左心房；RV.右心室；AO.主动脉

厚（图17-7-44），肥厚程度随病程延长，病情加重而增加。左心室重量及其指数增大。

（3）心肌回声粗糙，增强，强弱不均，内部呈点、片、条状强回声光点（图17-7-44，图17-7-45），心内膜回声也明显增强呈“蛋壳征”。心肌病变是尿毒症心肌病变的特征性改变之一。

（4）心包积液：心包腔出现液性暗区，以少至中量居多，少数亦有大量心包积液（图17-7-43，图17-7-44）。心包膜增厚，回声强，可有轻度钙化。不同程度的心包积液是尿毒症心肌病变的又一特征性改变。

（5）左心室舒张功能减低为主，晚期出现收缩功能减低。

（6）多瓣口轻至中度反流，以二尖瓣反流为著。

3.鉴别诊断　本病主要与肥厚型心肌病相鉴别，详见前述。

4.临床价值　超声在诊断本病方面具有较明确的特征，尤其在没有出现临床症状之前，超声已有表现，但确诊本病，须密切结合临床病史才可确诊。

（五）糖尿病心肌病

糖尿病引起心脏微血管病变和心肌代谢紊乱可以引起心肌广泛灶性坏死，称为糖尿病心肌病。

1.临床表现

（1）休息时心动过速，此种心率过快常较固定，不易受各种条件反射所影响。

（2）无痛性心肌梗死，预后较差，易发生心搏骤停。

（3）直立性低血压，常伴有头晕、软弱、心悸、大汗、视力障碍、晕厥，甚至休克。

（4）可诱发心力衰竭、心律失常、心源性休克和猝死。此外，如果合并高血压、冠心病等心脏损害，预后更差。

2.超声心动图表现及诊断要点

（1）左心室内径增大，通常糖尿病心肌病心腔扩张没有原发扩张型心肌病明显，心肌灶性坏死面积大时则可见心肌回声增强，是心肌弥漫性间质胶原浸润（图17-

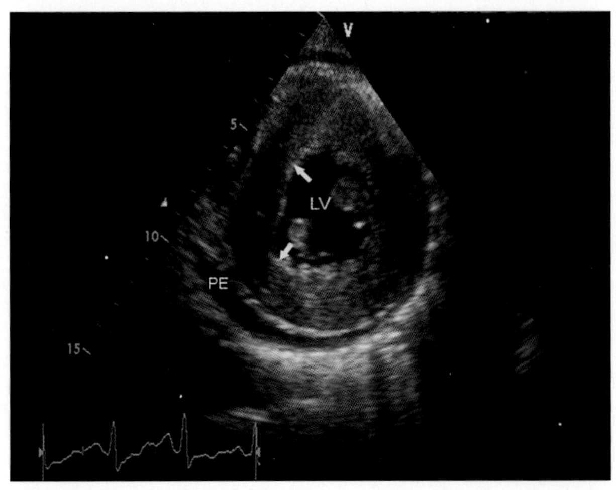

图17-7-44 乳头肌水平左心室短轴切面示左心室壁均匀增厚、心肌回声粗糙（箭头），少量心包积液（PE）

LV.左心室

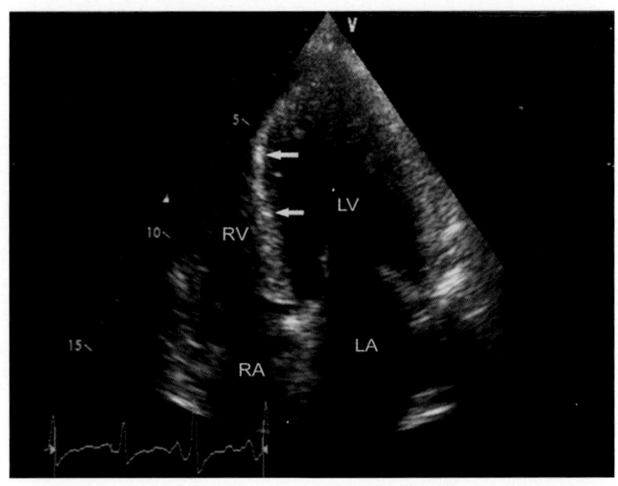

图17-7-45 心尖四腔心切面显示室间隔心肌回声粗糙、增强，似“蛋壳样”改变（箭头）

LV.左心室；LA.左心房；RV.右心室；RA.右心房

7-46）。

（2）心室壁不增厚或轻度增厚（图17-7-46）。

（3）心肌收缩力降低，心脏搏出量显著减少。

（4）常伴有心包积液（图17-7-46）。

3.鉴别诊断　与其他原因导致的扩张型心肌病进行鉴别，主要依靠病史。

4.临床价值　超声心动图可以评价糖尿病患者心脏结构及功能，虽然糖尿病心肌病缺乏超声心动图的特征性表现，但仍然为其首选检查方法。当超声发现糖尿病患者心腔扩大，室壁运动减低，心功能减低而无瓣膜病、先天性心脏病等其他心脏病时须提示临床有糖尿病心肌病的可能，此时需进一步检查冠状动脉除外冠心病后可考虑诊断糖尿病心肌病。

（六）心脏淀粉样变性

淀粉样变性是以不可溶性的淀粉样物质沉积于器官或组织的细胞外区，导致相应的器官或组织功能障碍为特征的一组疾病。当其累及心脏时，称为心脏淀粉样变性。心脏是淀粉样变性常累及的器官，临床表现为限制型心肌病和充血性心力衰竭。该病好发于中老年人群，起病隐匿，症状缺乏特异性，误诊率高。

1.临床表现

（1）右心功能不全，颈静脉怒张，心尖搏动减弱，肝大。

（2）心律失常，以心房颤动多见，也可发生病窦综合征或不同程度房室传导阻滞和束支传导阻滞。由于发生恶性室性快速心律失常，可以发生猝死。

（3）心排血量降低引起收缩压降低以致脉压变小。

（4）冠状动脉受到侵犯或并存冠心病，常有胸闷、心前区隐痛或典型心绞痛。

2.超声心动图表现及诊断要点

（1）左心室壁增厚明显，心肌回声呈弥漫“闪烁颗粒样”增强（图17-7-47）。

（2）瓣膜、房间隔等心内结构增厚，收缩功能正常或轻度减低，心室舒张功能减低，呈限制性充盈障碍的特征。

（3）常伴少量心包积液。

3.鉴别诊断

（1）肥厚型心肌病：心脏淀粉样变性虽然室壁增厚，但通常没有肥厚型心肌病显著，且通常为对称性，而后者多为非对称性；且心肌回声性质不同，前者为“闪烁颗粒状”均匀一致，而后者是不规则斑点状多；二者虽均损害心室舒张功能，但前者更为严重，且收缩功能一般正常低值，而后者舒张功能减低相对较轻且左心室整体收缩功能多正常。

（2）原发限制型心肌病：虽然二者均表现为限制性充盈障碍，但淀粉样变性是心肌增厚，原发限制型心肌病表现为左心室心内膜增厚，回声增强。增厚部位的不同使鉴别并不困难。

（3）尿毒症心肌病：二者心肌回声均为颗粒样增强，但淀粉样变性的回声通常没有尿毒症性的强，且后者心腔通常扩大，收缩功能减低更明显。另外，结合临床资料可以进行鉴别。

4.临床价值　由于本病临床症状缺乏特异性，而超声心动图表现比较有特点，对该病的诊断具有重要价值，有时超声心动图成为诊断的最初线索，但最后确定诊断仍需依据病理，由于该病常为多器官受累，而心肌病理取材困难，活检常取心脏外器官组织，如皮下脂肪、直肠黏膜、口腔黏膜、舌、肝、肾等。

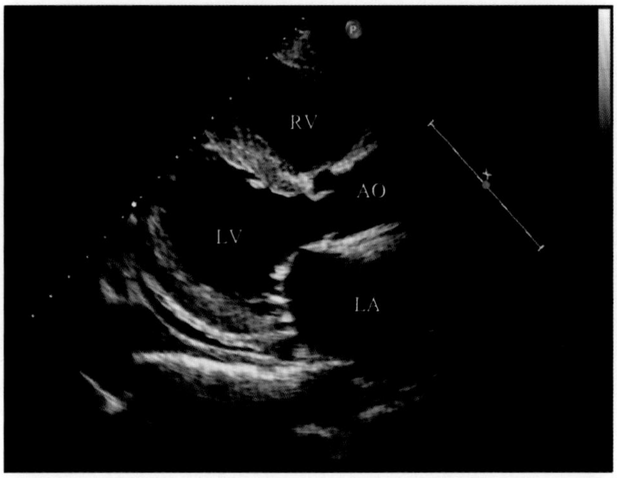

图17-7-46　左心室长轴切面显示室间隔和左心室后壁心肌回声稍强

LV.左心室；LA.左心房；AO.主动脉；RV.右心室

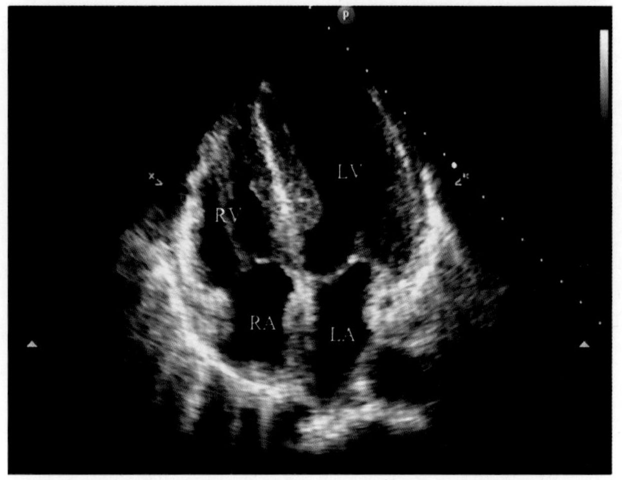

图17-7-47　心尖四腔心切面显示左心室壁增厚，心肌回声弥漫性闪烁颗粒样增强

LV.左心室；LA.左心房；RV.右心室；RA.右心房

（田家玮　杜国庆）

第八节 心脏肿瘤

心脏肿瘤（cardiac tumor）是指发生在心腔或心肌内的良性或恶性肿瘤，它和血栓形成了心腔内的大多数的占位性病变。心脏肿瘤为少见病，其中原发性肿瘤更为少见。心脏肿瘤首先表现为心脏占位，超声心动图通过对于心脏占位特点的分析，在鉴别诊断上起到举足轻重的作用，是目前诊断心脏占位的首选手段。对于心脏的占位，超声心动图可以将其分类：①心脏肿瘤；②血栓；③赘生物；④医源性物质；⑤正常变异组织；⑥心脏外结构等。超声心动图通过对心脏内占位的形状、大小、活动度、附着点、回声特征、对心脏组织和心包结构影响范围及程度等进行分析，为临床提供了重要的信息，对于选择治疗手段起到了良好的作用。

心脏肿瘤按照肿瘤的发生分为原发性肿瘤和继发性肿瘤（主要是转移性）。

原发性心脏肿瘤按肿瘤的性质分为原发性良性心脏肿瘤和原发性恶性心脏肿瘤。

心脏肿瘤按照侵犯的范围分为心腔内肿瘤、心脏壁肿瘤及心脏外肿瘤。

继发性心脏肿瘤主要是转移性，远较原发性心脏肿瘤多见，为（20～40）:1。

一、原发性心脏良性肿瘤

原发性心脏肿瘤以良性多见，占原发性的75%，其中最常见为黏液瘤，其次为骨骼肌瘤，其他如纤维瘤、脂肪瘤、畸胎瘤、间皮瘤、淋巴管瘤、血管瘤等。

（一）心脏黏液瘤

心脏黏液瘤（cardiac myxoma）是最常见的一种原发性心脏肿瘤，占全部心脏肿瘤的30%～50%，其中的75%发生于左心房，18%在右心房，而发生于左、右心室各占4%。

心脏黏液瘤的实际人群发生率每年为0.5/100万人。可发生于任何年龄，但多发于40岁以上的成年人，女性患者稍多。因此，心脏黏液瘤最常见的是左心房黏液瘤。

心脏黏液瘤可发生在各房室，生长缓慢；附着于心内膜上或瓣叶上，左心房黏液瘤常附着于房间隔左心房面，接近卵圆孔的边缘，距离二尖瓣口较近。附着处基底较小，形成瘤蒂则活动度大，心脏收缩时肿瘤上移进入心房，舒张时常下降堵塞二尖瓣口，使心房排空困难，左心室灌注时间延长，酷似二尖瓣狭窄。少数为多源性，几个房室腔内均有。

1.病理　黏液瘤外观呈半透明胶冻状，略带淡黄色或夹有紫褐色血斑，肿瘤大小不等，呈“息肉状”或“绒毛状”或呈“分叶状”或“梨形葡萄状”，表面有大小不等结节，易脱落成碎片，有时质较硬不易破碎；肿瘤内部可有散在出血，纤维素变性或钙化。切面呈灰白色半透明胶冻状，质软易碎。镜下，黏液瘤细胞呈星芒状或梭形，核呈卵圆形或梭形。瘤细胞稀少，散在或三五成群，分布于大量黏液样基质中，基质内富含蛋白多糖。组织学表现为在酸性黏多糖基质上存在特征性的星形细胞和梭形细胞，其细胞核为卵圆形，周围有薄壁的毛细血管。电镜下可见瘤细胞表面富有微绒毛或胞质凸出，瘤细胞内充满细纤维，是本瘤明显的超微形态学特征之一。关于本瘤的组织发生，观点仍不一致，许多学者认为本瘤来源于心内膜下的多能性原始间叶细胞。

2.临床表现　心脏肿瘤的临床表现多样，与肿瘤所在部位、大小、生长速度、有无蒂及其长短、活动度、瘤内有无出血、变性、坏死及肿瘤有无碎片脱落等有关。由于其缺乏特异性的症状和体征，临床诊断困难。超声心动图的应用则显著提高了检出率和诊断准确性。左心房黏液瘤虽为良性肿瘤，但由于瘤体组织可坏死脱落造成栓塞或阻塞二尖瓣口而导致猝死，因此诊断一旦确立应尽快手术，可以完全恢复。

（1）血流动力学紊乱：左心房黏液瘤引起肺静脉淤血，右心房黏液瘤引起体静脉淤血，累及心脏瓣膜，引起瓣膜狭窄样的改变或瓣膜关闭不全。左心房黏液瘤临床症状与二尖瓣狭窄类似。患者有呼吸困难、气急、心悸、咯血、乏力、非典型性胸痛。右心房黏液瘤的临床表现为右侧心力衰竭症状，包括肝大、腹水及双下肢或全身水肿。

（2）栓塞：黏液瘤可引起体循环血管栓塞。约50%的栓子累及中枢神经系统的颅内外动脉，发生脑血管意外。右心黏液瘤可引起肺动脉栓塞，出现胸痛及胸膜刺激症状。

（3）全身反应：发热、疲乏、贫血、荨麻疹、小腿肌肉酸痛、关节痛、夜间盗汗、脉管炎、雷诺现象、杵状指（趾）等。

（4）感染：黏液瘤并发感染较为少见，表现为感染性心内膜炎。感染增加了体循环栓塞的机会。黏液瘤并发感染需要急诊手术切除。

（5）体征：左心房黏液瘤患者心脏听诊可有心动过速及心尖区舒张期杂音，伴二尖瓣关闭不全时，可闻及收缩期杂音。黏液瘤患者其心脏杂音的一个重要特点是随体位改变，杂音性质和强度也随之改变。右心房黏液瘤的体征不明显，在胸骨右下缘可听到舒张期杂音。右心房黏液瘤患者可发现颈静脉怒张，肝淤血增大，下肢水肿，甚至腹水。

3.左心房黏液瘤的超声心动图改变

（1）M型超声心动图：在二尖瓣波群及心底波群可见二尖瓣纤细，无增厚表现。M型超声心动图可显示肿瘤活动与心时相的关系，舒张期二尖瓣后方有云雾状回声团，而收缩期云雾状回声出现于左心房内。此外二尖瓣EF斜率（EFV）可减慢，二尖瓣前叶与云雾状光团间有一无回声间隙，有时可见二尖瓣前叶扑动。二尖瓣前叶可呈城墙样改变，但瓣叶厚度正常，舒张期前后叶曲线呈逆向运动可与风心病二尖瓣狭窄鉴别。心底波群则显示收缩期在左心房范围内出现云雾状回声团块，舒张期可消失（图17-8-1，图17-8-2）。

（2）二维超声心动图：左心长轴切面及心尖四腔心切面可见肿瘤有蒂附于房间隔中部，舒张期肿瘤脱入二尖瓣口阻塞二尖瓣口血流，收缩期返回至左心房（图17-8-3）。

1）形态：左心房内见一致密反射光团，一般为5～6cm，均匀一致，若中心有坏死则可有液性暗区，该致密光团可变形，收缩期呈圆形，舒张期至二尖瓣口呈椭圆形（图17-8-4，图17-8-5）。

2）部位：借助蒂附着于房间隔卵圆孔周围，蒂长为2～5mm。蒂的基底部一般较窄（图17-8-6）。

3）活动度较大：左心房黏液瘤对二尖瓣口阻塞的影响程度与瘤蒂的长短、附着部位距瓣口的远近及瘤体大小有关。

4）一般不影响房室大小，肿瘤位于心房阻塞房室瓣常导致心房扩大，与房室瓣狭窄改变相似，如瘤体阻塞二尖瓣口严重，则可致左心房、右心室增大。

经食管超声心动图尤其经食管实时三维超声心动图对于肿瘤空间关系定位和累及部位、活动度等的观察更为有效（图17-8-7，图17-8-8）。

此外，心脏黏液瘤尚可发生在右心房、右心室等部位，

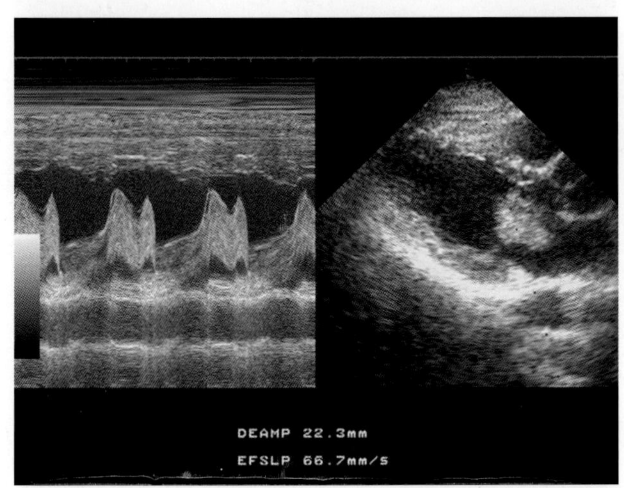

图17-8-1　二尖瓣波群可见二尖瓣纤细，舒张期二尖瓣后方有云雾状回声团

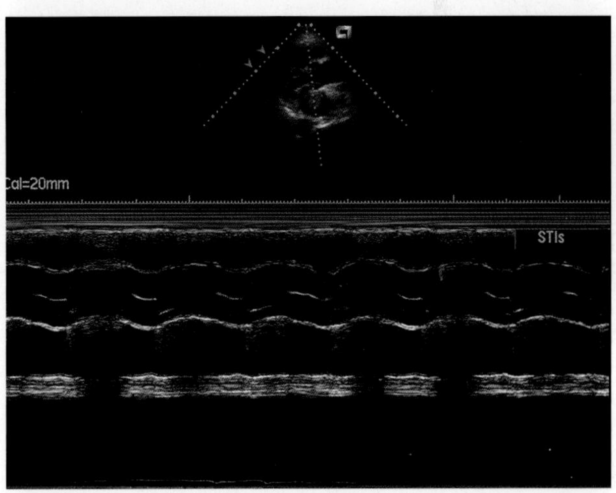

图17-8-2　心底波群可见收缩期左心房内有云雾状回声团

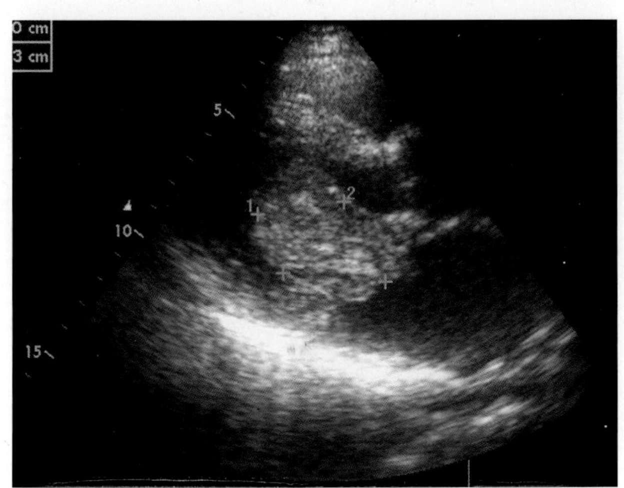

图17-8-3　左心长轴切面，舒张期肿瘤脱入二尖瓣口阻塞二尖瓣口

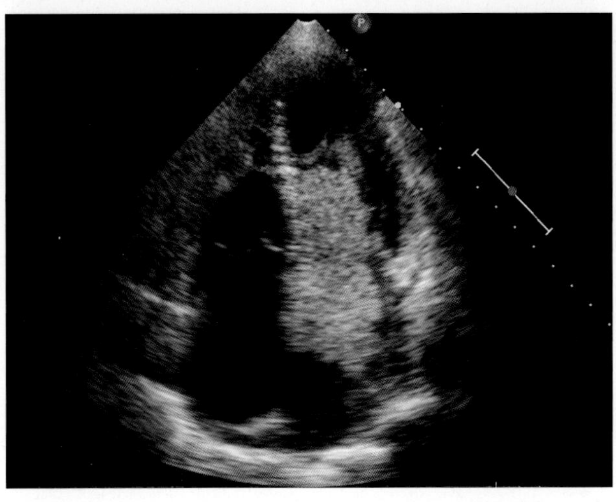

图17-8-4　心尖四腔心切面可见舒张期肿瘤脱入二尖瓣口及左心室流出道

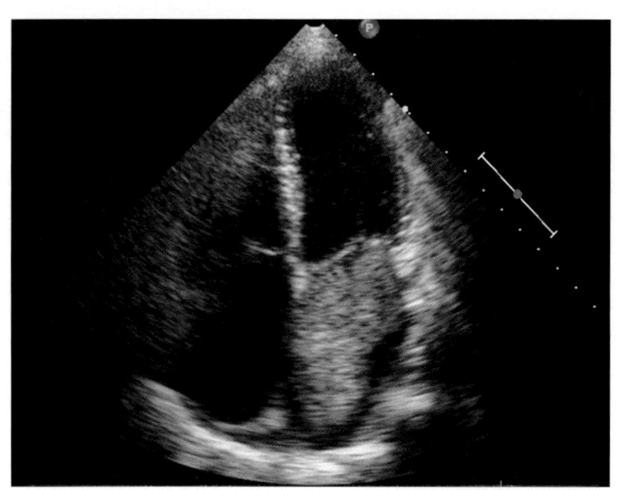

图17-8-5 心尖四腔心切面可见肿瘤收缩期返回至左心房

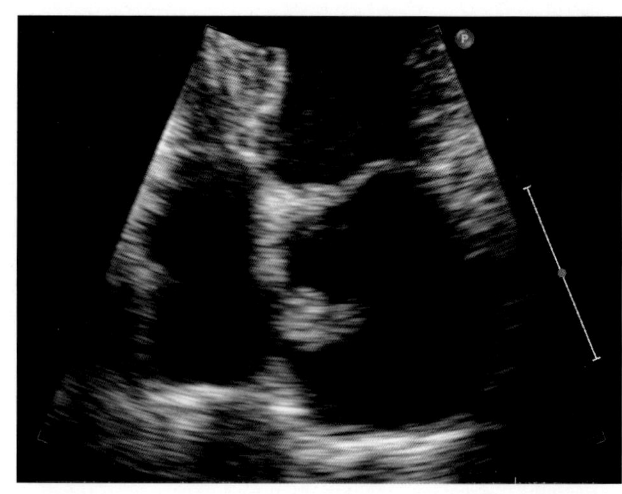

图17-8-6 声像图显示肿瘤的蒂附着于房间隔卵圆孔周围

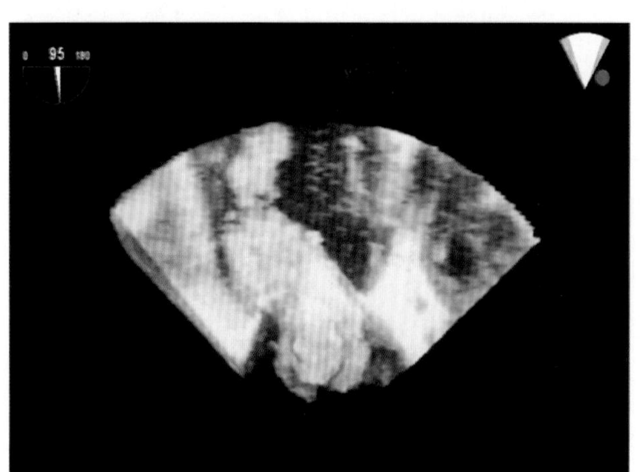

图17-8-7 经食管实时三维超声心动图

三维超声心动图显示舒张期肿瘤自左心房凸入二尖瓣口进入左心室

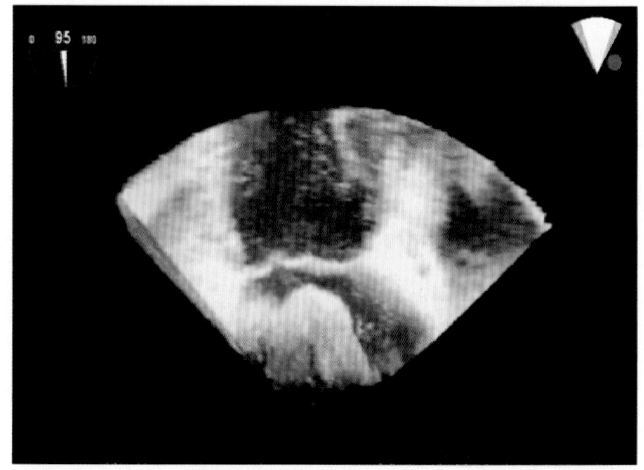

图17-8-8 经食管实时三维超声心动图显示收缩期肿瘤回到左心房

肿瘤附着点不同，但是超声回声特点类似（图17-8-9）。

（3）多普勒超声心动图：彩色多普勒于心尖四腔心切面或左心长轴切面可见舒张期房室瓣开放与射流束出现有一时间间隔，在黏液瘤与房室瓣环间出现多条边缘型射流束，在左心室内形成多色斑点的湍流（图17-8-10，图17-8-11）。

脉冲多普勒可于二尖瓣左心室侧探及舒张期射流信号。部分患者心房内出现反流信号，分布多较局限。

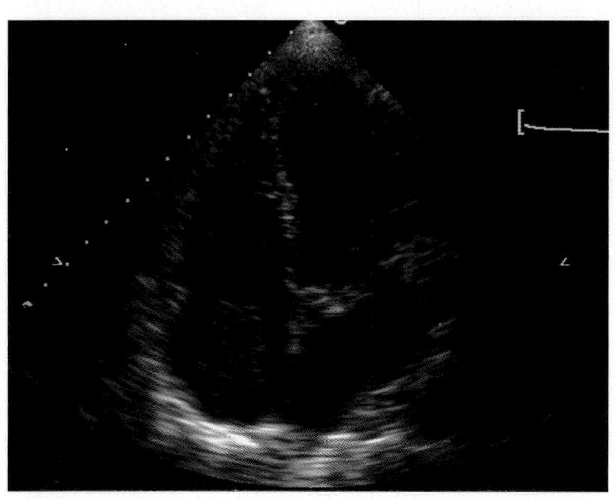

图17-8-9 超声心动图显示收缩期肿瘤位于右心房内，为右心房黏液瘤

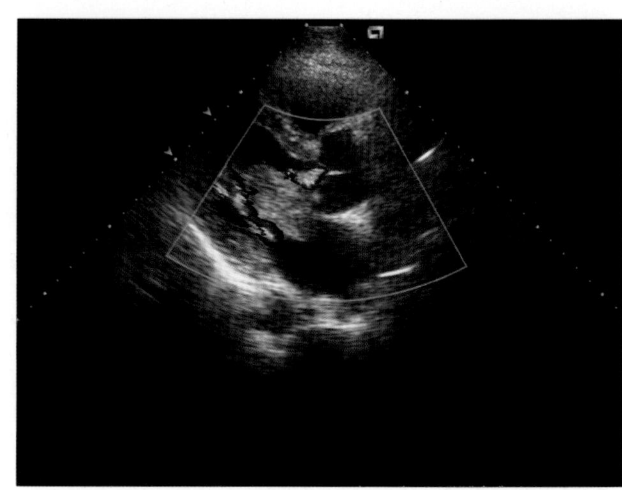

图17-8-10 左心长轴切面可见舒张期房室瓣开放与瘤体间出现的射流束

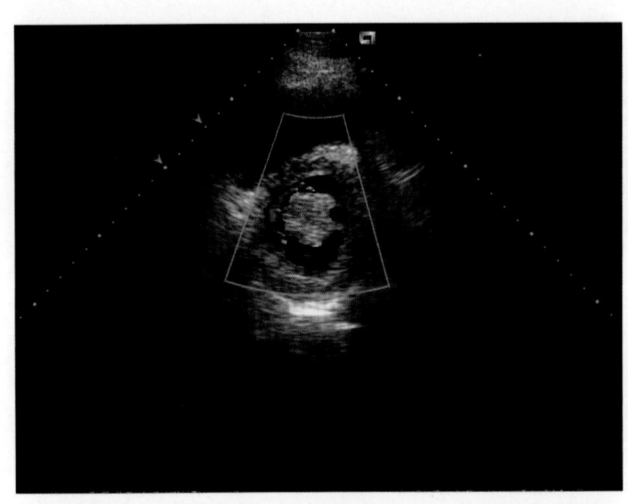

图17-8-11　二尖瓣口短轴切面显示舒张期在黏液瘤与房室瓣环间出现多条边缘型射流束

连续波多普勒可定量分析肿瘤对二尖瓣舒张期血流的梗阻程度，测定跨二尖瓣平均压差，可以反映二尖瓣口血流受到影响程度。

4.鉴别诊断　心内血栓，二尖瓣狭窄尤其伴有心房颤动的病例常有左心房附壁血栓，血栓常附着于左心房后壁，基底宽不活动，表面尚平整，新鲜血栓呈低回声，血栓纤维化则回声较强或深部为较强回声，表面为低回声，常见的附壁血栓易于鉴别。血栓受血流冲击可大部分与壁脱离成为带蒂血栓或完全脱落成游离血栓，经血流冲击成圆形或椭圆形，不能通过狭窄的瓣口而往返于二尖瓣口与心房之间，游离血栓在心房中游动，不断变动位置；有蒂的血栓从超声图上难以鉴别，常伴有二尖瓣重度狭窄，心房黏液瘤则二尖瓣无病变。

（二）心脏骨骼肌瘤

心脏骨骼肌瘤（rhabdomyoma）多见于15岁以下儿童。骨骼肌瘤可呈错构瘤样生长，约90%的病例是多发性的，30%的病例可伴结节硬化症、皮脂腺瘤和良性肾肿瘤。肉眼观，肿瘤多位于左心室和右心室的心肌内，常为多发性，直径数毫米至数厘米。镜下，瘤组织疏松，细胞较大（直径可达80μm），呈卵圆形。胞质呈空泡状，富含糖原，核居中，核仁明显。核周围的胞质呈疏网状，细胞形似蜘蛛，故有蜘蛛细胞之称。目前认为本瘤是一种源自胚胎心肌母细胞的婴儿错构瘤。临床上，肿瘤小者可无症状，大者可向心腔凸起，引起阻塞症状，多发性肿瘤常引起严重的充血性心力衰竭。肿瘤常多发，容易发生在右心室或者右心室流出道甚至肺动脉内，有时在胎儿超声心动图检查也能够发现。

（三）心脏纤维瘤

心脏纤维瘤（fibrosis）多见于婴儿和儿童，心脏肿瘤如有钙化强烈提示纤维瘤。临床上，可引起左、右心室流出道阻塞症状及充血性心力衰竭。肉眼观，肿瘤多位于左心室或室间隔内。镜下，与其他部位的纤维瘤相似。超声心动图显示肿瘤多为单发，大小不一，直径有时可达10cm，其回声改变与其他部位纤维瘤类似，部分瘤体内可见钙化灶。

（四）心脏弹性纤维瘤

心脏弹性纤维瘤（fibroelastoma）很少产生症状，这些肿瘤的生长偶尔可影响心功能，引起心律失常、传导障碍或心影增大。弹性纤维瘤常发生在心脏瓣膜或者心内膜移行处，通常是常规超声心动图例行检查偶然发现的，肿瘤容易生长在房室瓣的心房面和动脉瓣的心室面，主动脉瓣最容易受到累及，瘤体不大，偶可造成流出道梗阻，栓塞则是罕见的并发症（图17-8-12）。

（五）其他心脏良性肿瘤

心脏脂肪瘤（lipoma）偶在尸检时发现，很少引起症状，多发生在心外膜和心包膜处，与身体其他部位的脂肪瘤回声相同，一般回声较为均匀，瘤体内部坏死液化时回声可以不均。

血管细胞瘤（hemangiomas）和间皮瘤是小的肿瘤，常位于心肌内，累及房室结可引起房室传导障碍甚至猝死，超声回声一般较强。

囊性占位比较少见。其中最常见的是心包囊肿（pericardial cyst），多为单发或者单房性改变，最大的可以达到1000ml。此外还有淋巴管囊肿（cystic lymphangioma）为淋巴管

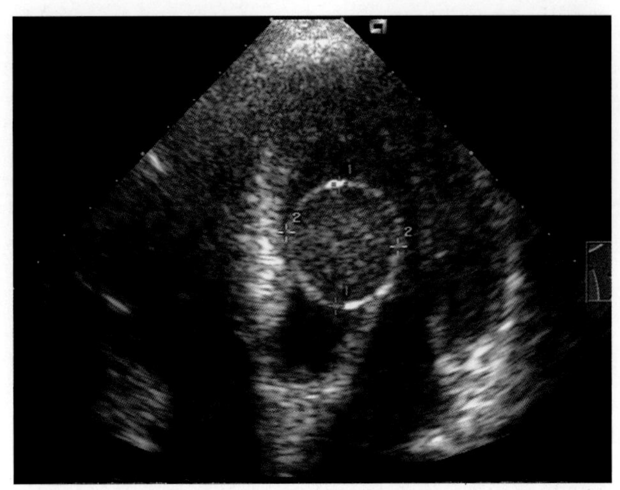

图17-8-12　心尖四腔心切面显示二尖瓣左心室面附着的瘤体，内部回声均匀，为心脏弹性纤维瘤

的增生和扩张，形成厚壁囊性结构，可以随心腔压力变化变形，多发生于室壁等。畸胎瘤（teratomas）多位于心包，少数位于心内，尤其右心，成分叶状多房性囊状改变，大小不一，较大的可达4～8cm。棘球囊肿（echinococcal cyst）则可多发，常累及心肌，也可向心腔内外凸起，累及左心较为常见。

二、心脏原发性恶性肿瘤

心脏原发性恶性肿瘤甚少见，约占心脏原发性肿瘤中的25%，其中肉瘤占20%，心脏肉瘤为心脏最常见的恶性肿瘤，包括血管肉瘤，骨骼肌肉瘤、平滑肌肉瘤、纤维肉瘤、骨肉瘤等，此外尚有淋巴肉瘤、脂肪肉瘤、间叶瘤、恶性间皮瘤、黏液肉瘤等。心脏的恶性肿瘤可起自任何心脏组织，主要发生于儿童。

（一）心脏肉瘤

心脏肉瘤（cardiac sarcomas）的临床症状包括突然出现心力衰竭；快速积聚出血性心包积液，常伴心脏压塞；各种心律失常或心脏传导阻滞。与良性心脏肿瘤相比，恶性心脏肿瘤更急，更快恶化，且可转移到脊柱、邻近的软组织及主要的器官，预后很差，治疗通常是姑息性的（如放射治疗、化学治疗和治疗并发症）。

超声心动图改变主要为肿瘤侵犯部位和范围大小，以及对心脏血流动力学的影响和常伴发的大量心包积液。血管肉瘤常发生于右心房，而骨骼肌肉瘤和纤维肉瘤等则可以发生在心脏任何部位。因此，心脏内和心壁内融合性的占位病变伴发心包积液通常是基本的超声改变。经胸超声通常只能大致判断侵犯部位，经食管超声心动图对于肿瘤浸润的范围和部位的判断准确性较高。其与转移性心脏恶性肿瘤鉴别要点关键在于有无心脏外的原发病灶（图17-8-13）。

心脏恶性肿瘤与良性肿瘤，术前两者难以区别，一般常在术后切除肿瘤标本或尸检解剖中得到正确的病理诊断。由于心脏恶性肿瘤术中难以达到根治，故手术后局部肿瘤复发概率很大或发生身体重要器官的远处转移而死亡。根据超声学特点，良性与恶性肿瘤基本上靠临床鉴别，病理组织学检查可明确诊断。

（二）其他心脏原发性恶性肿瘤

淋巴瘤（lymphomas）较罕见，可以发生在心脏上，临床诊断困难，常依靠心内膜心肌活检或者心包积液病理学检查确诊。

此外，还有较为罕见的神经源性肉瘤、恶性畸胎瘤、胸腺瘤等。

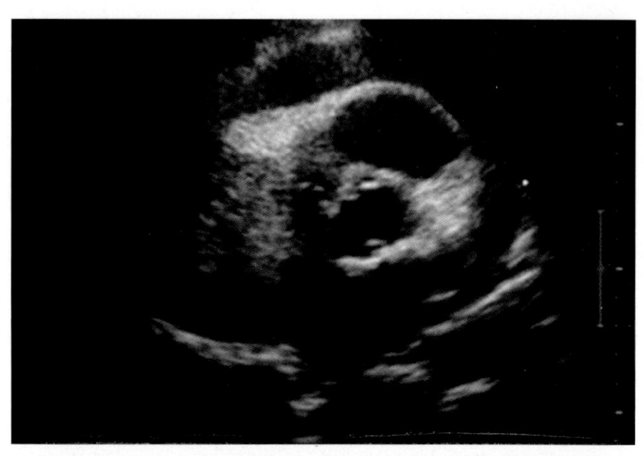

图17-8-13　心底短轴切面显示平滑肌肉瘤侵犯右心房和右心室交界处，伴发心包积液，瘤体与正常心脏组织界限不清

三、心脏转移性肿瘤

心脏转移瘤的发病率是心脏原发性恶性肿瘤的20～40倍。转移瘤最常累及的为心包，其次为心肌，再次为心内膜。常引起心包积液，甚至是大量顽固性心包积液。

（一）主要转移途径

1.血行转移　心脏转移性肿瘤以血行转移最常见，主要通过血行转移至心脏的肿瘤有肉瘤、白血病和黑色素瘤。肾癌可以直接经过下腔静脉转移到右心房而侵犯心脏。

2.淋巴转移　主要通过淋巴路径转移至心脏的肿瘤有肺癌和乳腺癌。恶性肿瘤包括癌肿、肉瘤、白血病和网状内皮细胞肿瘤，可转移到任何心脏组织，肺和乳腺癌最常侵犯心脏，恶性黑色素瘤是转移到心脏发生率最高的肿瘤之一。

3.直接转移　心脏转移瘤可从邻近器官的恶性肿瘤蔓延而来，直接侵犯心脏的肿瘤多为胸部原发性肿瘤，如支气管癌、胃癌、食管癌、乳腺癌、肺癌和恶性纵隔肿瘤等。

（二）临床表现

任何恶性肿瘤均可转移至心脏和心包，心脏转移性肿瘤的临床表现为突然心脏增大，胸部X线片示心影轮廓异常，有心脏压塞、心律失常或不能解释的心力衰竭。通常是由于肿瘤直接侵犯心包、心肌、心内膜导致，可以严重影响心脏收缩和舒张功能，甚至导致患者死亡。

（三）超声心动图

累及心脏的肿瘤可位于心腔内、心壁内或心外。大多数心房肿瘤呈腔内型，而心室肿瘤壁间侵犯较为多见。超声心动图可以发现被转移性肿瘤侵犯的心脏组织有占位性病变或者心腔内较大实质性占位，可以引起心腔内梗阻及瓣膜功能失常导致瓣膜反流，甚至影响心室收缩和舒张功能，常伴有大量顽固性心包积液等，而原发病是重要的诊断依据之一。心脏转移性肿瘤的超声心动图检查见图17-8-14～图17-8-16。

（四）治疗与预后

心脏和心包的转移性肿瘤属恶性肿瘤的晚期表现，并常和其他部位的转移瘤共存。转移性心脏肿瘤治疗为非手术性的，与原发性恶性肿瘤相同，治疗效果较差，患者预后差。心脏转移性肿瘤也可根据原发肿瘤的性质，进行放射治疗或化学治疗。某些可以选择手术或非手术治疗，如当心脏转移性肿瘤为孤立性病变引起心室梗阻的患者，可选择手术治疗。心脏转移性肿瘤伴有严重心包积液，引起心脏压塞时，可选择手术以缓解症状。当原发肿瘤病灶已行手术切除或已得到控制时，心脏转移性肿瘤可以选择手术切除。肾肿瘤或某些腹部肿瘤侵入下腔静脉和右心房，如能一并切除，可在体外循环下进行一期手术。总体来说心脏转移性肿瘤预后很差。

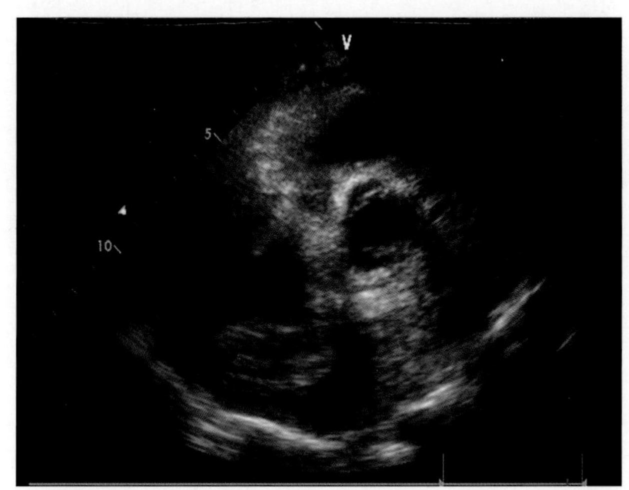

图17-8-14　转移性心脏肿瘤侵犯右心房，破坏房间隔，正常房间隔结构消失

总之，超声心动图可以直观显示心脏肿瘤部位、大小、形态、数目、与心壁的关系、活动规律、受肿瘤侵犯的心脏腔室大小、功能状态、有无积液等，使心脏肿瘤的术前诊断率显著提高，优于其他创伤性诊断方法包括X线心血管造影及核素检查，成为诊断心脏肿瘤的最佳方法。良性心脏肿瘤形态一般较为规则，内部回声常较均匀，可有蒂附着于心脏组织，活动度一般较大，一般不会出现顽固性大量心包积液；心脏恶性肿瘤常形态不规则，内部回声不均匀，基底部宽，常侵犯心脏正常组织导致瘤体和心脏正常组织间界限不清，活动度较小，多数伴有心包积液。当然，不管心脏内是良性还是恶性肿瘤，都有可能导致栓塞等严重并发症，建议及早手术切除。

四、心脏超声造影鉴别心腔内占位病变

大量实验和临床研究证明使用心脏超声造影增强有利于识别和鉴别心腔内占位病变，如肿瘤和血栓；当常规超声检查图像不清而怀疑心内占位病变时，静脉注射造影剂可以明确或排除诊断，并可显示占位病变的组织特征。以恒定速度静脉滴注造影剂达到稳定的浓度，用低MI（机械指数）或高MI成像方法来评估占位病变的灌注特性。定性（目测法）和定量（视频密度检测软件分析）可以观察肿瘤和相邻心肌组织之间灌注灰度差异。高度血管化或大多数恶性的肿瘤有异常丰富、扩张的新生血管，造影后明显增强。间质肿瘤（如黏液瘤）血供差则表现为灌注降

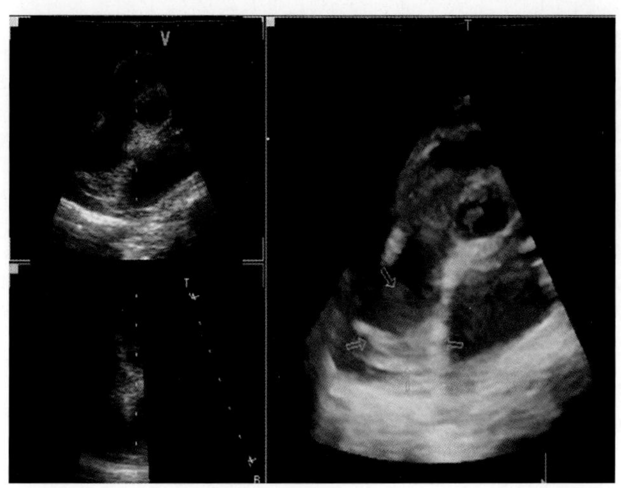

图17-8-15　经胸实时三维超声心动图显示转移性右心房肿瘤立体结构和与房间隔的相关关系

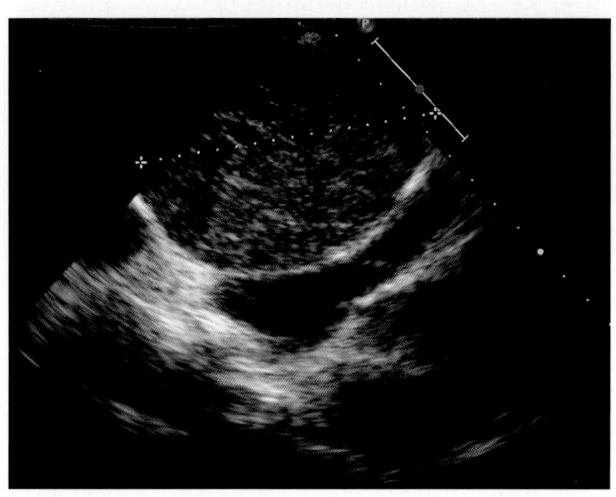

图17-8-16　声像图可见巨大纵隔肿瘤压迫心脏，右心房受压明显

低（图17-8-17），血栓内则无信号增强（图17-8-18）。

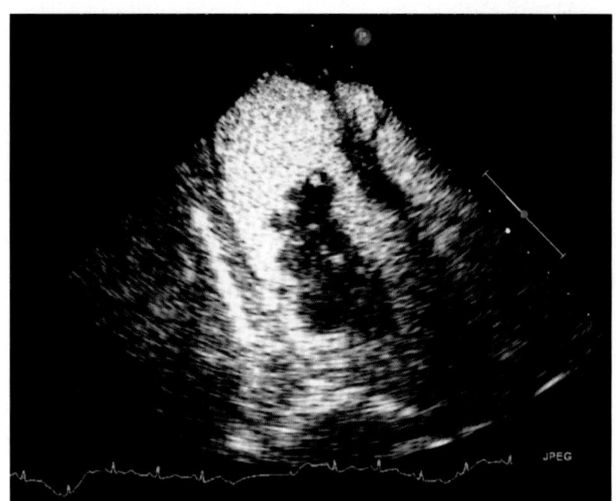

图17-8-17　心脏黏液瘤造影后显示瘤体内信号的低增强

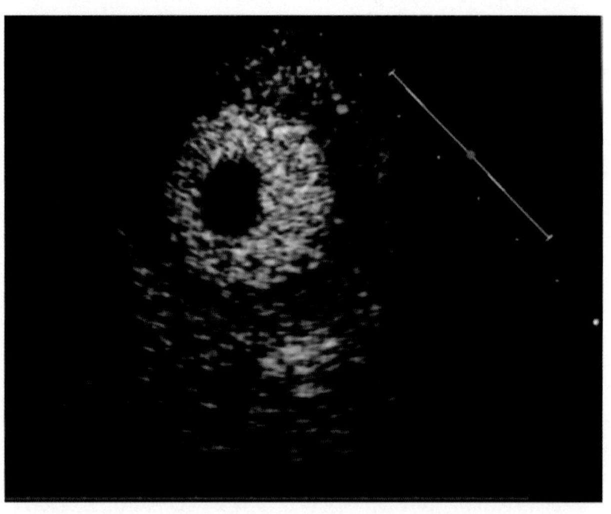

图17-8-18　左心室血栓造影后显示血栓内无信号增强

（郑哲岚　徐启彬）

第九节　慢性肺源性心脏病

慢性肺源性心脏病（chronic cor pulmonale，CCP）是由于长期慢性支气管炎、阻塞性肺气肿及其他肺、胸疾病或血管病变引起的主要侵犯心、肺的疾病，以肺动脉高压、缺氧、二氧化碳潴留、右心室后负荷增大为主要临床特征，最终引起右心衰竭和（或）呼吸衰竭，部分患者合并左心功能异常，甚至全身其他系统功能失调。

一、定义、病因和发病机制

（一）定义

CCP是因肺组织、肺动脉血管或胸廓的慢性病变引起肺组织结构和功能异常，导致肺循环阻力增加及肺动脉压力增高，进而使右心肥厚、扩大，甚至发生右心衰竭的心脏病。

（二）病因

据统计，国内将近80%的CCP由慢性阻塞性肺疾病（chronic obstructive pulmonary disease，COPD）发展而产生。COPD是一种以持续气流受限为特征的可以预防和治疗的疾病，其气流受限多呈进行性发展，与气道和肺组织对烟草烟雾等有害气体或有害颗粒的慢性炎性反应增强有关。COPD与慢性支气管炎和肺气肿关系密切，其长期病变造成的呼吸性细支气管气腔扩大、形态不均伴随肺泡及其他组成部分的正常形态被破坏和丧失，致使气道阻塞、肺泡缺氧及二氧化碳滞留，逐渐形成肺动脉高压，增加右心负担，最终导致右心肥厚、扩大成为肺源性心脏病，心脏前负荷的增加又加速这一过程的进展。

除COPD外，可以形成限制性通气障碍，导致CCP的疾病还包括肺结核、广泛性肺纤维组织增生、各种胸廓和脊柱畸形等，由于肺组织广泛损坏、变性、切除、实变、不张、胸膜粘连、胸廓或脊柱变形等导致肺组织和胸廓扩张受限。其他较少见的引起CCP的病因还包括弥散功能障碍性疾病，如硅沉着病、石棉沉着病、结节病、弥漫性肺间质纤维性病变等，以及肺动脉分支的慢性阻塞性疾病，如结节性多发性动脉炎和广泛性肺动脉栓塞等。

（三）发病机制

右心后负荷增加是CCP的重要发病机制，而肺动脉高压是后负荷增加的主要原因。对于COPD患者，肺动脉压升高主要是由于肺小动脉收缩和血管重构使肺小动脉阻力增大所致，其中肺泡缺氧和低氧血症起到重要作用，缺氧能使肺血管内皮受损而致肺血管床内收缩和舒张因子的产生失平衡；缺氧使肺小动脉离子通道发生变化使细胞内Ca^{2+}增加导致血管收缩；缺氧使肺小动脉内膜增厚、纤维化，并引起中层平滑肌增生导致管腔狭窄。此外，COPD患者肺内毛细血管的减少、凝血功能失常所致的肺血管内微血栓或血栓形成、红细胞增多致使血黏度增加，以及心排血量和肺血容量的增加等，均参与肺动脉高压的形成。

二、病理及病理生理

CCP在病理学上典型的心脏病理改变是右心室肥厚和右心系统腔径扩大。病情进展过程中肺循环阻力和压力逐渐增高，为应对这一血流动力学变化，右心室壁的肉柱和室上嵴发生肥大，右心室腔逐渐扩大，右心室前壁横向扩大，心尖区向前方和两侧扩大，肺动脉圆锥明显膨隆。在病理学上，室上嵴厚度和右心室壁厚度被认为是诊断右心室肥大敏感且可靠的指标。

由COPD发展而形成的CCP，其肺动脉高压的进展过程非常缓慢，即便是病情已显著进展的患者，肺动脉压力通常也只是中等程度增高。对于COPD患者，明确何时出现肺动脉高压非常有意义。研究表明，COPD自然病程早期，肺循环的异常改变在肺动脉高压出现之前就已经存在，这个阶段仅在进行运动试验时才可能发现肺动脉压升高，静息状态下并无征象。至病程后期，静息状态下亦出现肺动脉压增高。COPD进展为CCP过程中肺动脉压缓慢升高，使右心室有足够时间去适应压力负荷的增加，这期间室腔扩大导致右心室收缩末期和舒张末期容量增大，每搏量基本不发生改变，而右心室射血分数有所下降。

三、超声心动图表现

（一）二维超声心动图

理论上二维超声心动图可从各个切面和角度显示整个右心系统，包括腔静脉、右心室壁、右心室流入道和流出道腔径、三尖瓣、肺动脉瓣、肺动脉主干及左右分支。CCP多见于老年伴COPD患者，因肺气肿或其他肺部及胸廓病变导致心脏位置下移，部分个体声窗范围狭小，多数患者伴不同程度肺功能减退，不能进行有效的屏气动作予以配合，直接影响心脏二维图像质量。操作时须将探头向下、向内侧移动，置于第4～6肋间近中线处，甚至在剑突下区域扫查才能显示心脏结构。

1.右心扩大，右心室壁增厚　于胸骨旁左心室长轴切面，左心系列短轴切面，心尖四腔心切面均显示不同程度右心室和右心房内径增大，这是长期右心负荷过重的结果。部分重症病例，心尖四腔心切面显示右心室组成心尖的主要部分，心尖变圆钝，整个右心室失去正常时新月形或三角形结构，呈椭圆形（图17-9-1，图17-9-2）。

于胸骨旁左心室长轴切面，左心系列短轴切面，剑突下四腔心切面显示右心室壁不同程度增厚，尤以前壁易清晰显示，通常大于5mm，并且活动度可增强，幅度＞6mm。

由于室上嵴位置特殊，参与形成的肌束在不同个体中的结构和形态复杂多变，二维超声扫查并不能显示其全貌。因此，室上嵴增厚尽管在病理学上很有意义，二维超声心动图无法进行有效测量。

2.右心室流出道及肺动脉增宽　胸骨旁右心室流出道切面及心底水平大血管短轴切面，显示右心室流出道增宽＞30mm。病程早期右心室腔尚未明显扩大时，右心室流出道内径已经扩大，在连续动态监测中发现该指标可随病情的变化有所增减。

心底水平大血管短轴切面，显示肺动脉主干内径增宽通常大于28mm，或者肺动脉主干内径大于主动脉内径。另外，左、右肺动脉亦明显增宽（图17-9-3），如右肺动脉内径＞18mm则为支持诊断的指标（正常人右肺动脉内径＜16mm）。一些病例中偶尔可发现肺动脉管腔内局部附壁血栓形成（图17-9-4）。

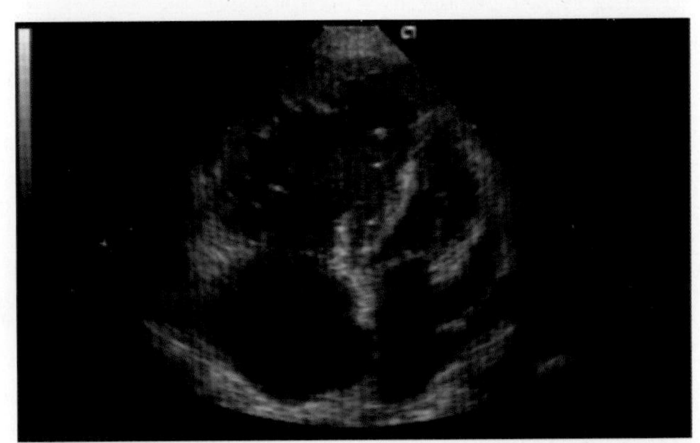

图17-9-1　心尖四腔心切面显示扩大的右心房和右心室，心尖主要由右心室构成

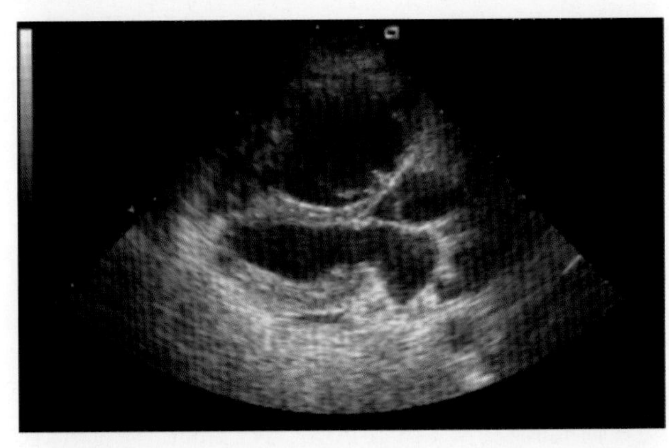

图17-9-2　左心室长轴切面显示右心扩大，右心室前壁明显增厚，室间隔略微膨向左心室

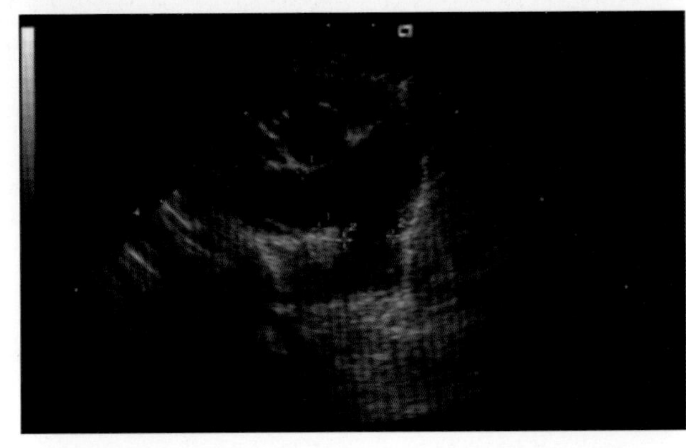

图17-9-3　近心底短轴切面，显示增宽的肺动脉主干及左右分支

3.左心室、室间隔的变化及心包腔积液 COPD所致的CCP，大多肺循环血流量减少，这使左心房充盈程度下降，左心房内径测值变小。长期右心负荷过重和肺动脉高压导致在右心室发生形态学变化的基础上左心室几何形态逐渐发生改变，失去原来的椭圆形态，变得狭长，内径测值明显减小，最终整个心脏表现为右心占优势。

病程后期，胸骨旁左心室长轴和短轴切面，可显示室间隔一定程度增厚，并且失去常态地向左心室一侧膨隆（图17-9-2），协同右心室舒缩而运动。

少数患者出现心包腔积液，表现为脏层和壁层心包间不同宽度的带状液性暗区。

4.腔静脉及其属支扩张 长期肺动脉高压致右心衰竭时，上腔静脉，下腔静脉及肝静脉均扩张。上腔静脉位于胸骨后方，较难再经胸超声心动图显示，下腔静脉和肝静脉扩张可分别于剑突下下腔静脉长轴切面和肋缘下斜切面得以显示。腔静脉除内径扩张以外，管径随呼吸运动而变化的幅度明显下降，可以小于50%，重者甚至消失。

（二）M型超声心动图

1.右心室腔和室壁改变 右心室内径和流出道内径增大，右心室前后径＞20mm，右心室流出道内径＞30mm。左心室与右心室内径之比＜2。右心室前壁厚度＞5mm。

2.室间隔运动改变 早期室间隔运动变化不明显。重症或病程晚期室间隔由于协同右心室做功及参与右心室搏出，表现为活动度明显下降并最终与左心室后壁呈同向运动（图17-9-5）。

3.肺动脉瓣活动曲线改变 正常人肺动脉瓣活动曲线于舒张晚期可示明显a波（图17-9-6），肺动脉内压力增高时a波变浅（图17-9-7），小于2mm，严重时a波消失。

由于右心室须克服肺动脉内增高的压力，使射血前期时限延长，导致肺动脉瓣延迟开放。右心室收缩期间，如压力不能克服肺动脉内压力而保持肺动脉瓣在全收缩期开放，则可使后者在收缩中期提前关闭，形成“V”形活动曲线，如右心室压力在收缩中后期再次超过肺动脉压致肺动脉瓣又一次开放，则形成“W”形活动曲线（图17-9-7）。

4.房室瓣活动曲线变化 整个右心系统负荷增加致三尖瓣活动度增大，E峰波幅增高，DE与EF斜率均上升，A峰波幅则可能降低。

如左心室形态变化明显，心脏以右心占优势，则二尖瓣活动度明显下降，E峰和A峰波幅均减低，EF斜率下降。

5.左心大小改变 早期左心室和左心房内径改变不明显，右心负荷过重及持续肺动脉高压则造成左心室容量减少，内径测值减小，左心房前后径亦明显减小。

（三）多普勒超声心动图

在CCP的临床诊治中，超声多普勒技术的主要作用始终围绕肺动脉血流动力学监测，重点是通过对三尖瓣

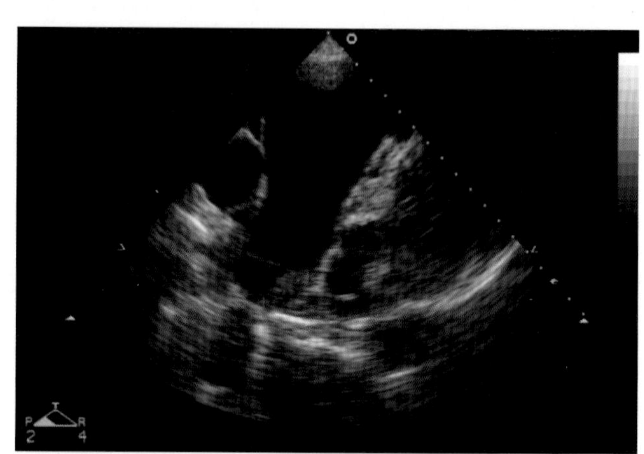

图17-9-4 近心底短轴切面显示增宽的肺动脉腔内附壁血栓形成

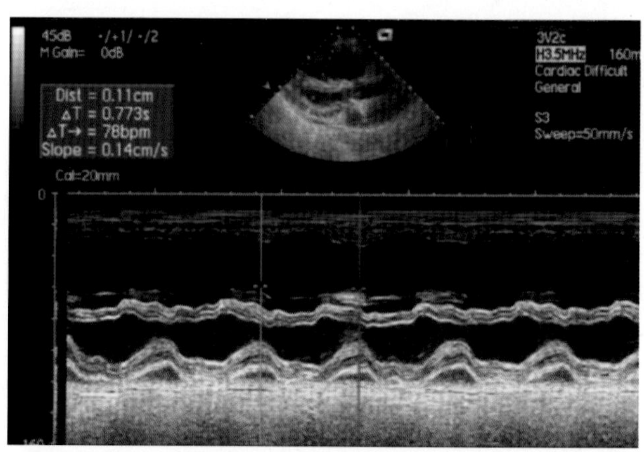

图17-9-5 M型曲线显示室间隔与左心室后壁同向运动

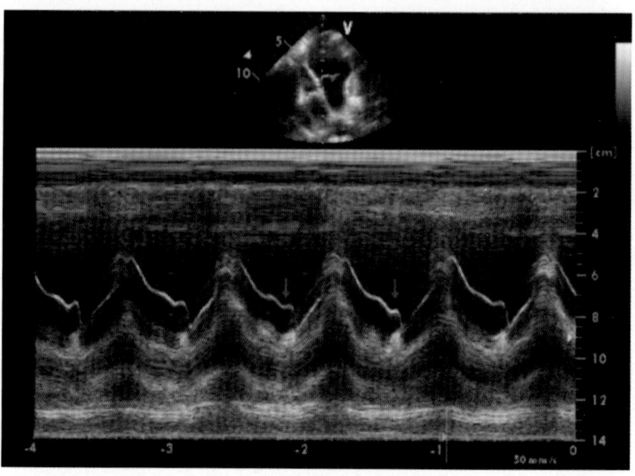

图17-9-6 正常人肺动脉瓣M型曲线显示舒张晚期a波（↓）

和肺动脉瓣血流的检测评估肺动脉压力。

1.彩色多普勒血流显像（color Doppler flow imaging，CDFI） 可于心脏各个断面显示三尖瓣反流和肺动脉瓣反流的空间分布，根据反流束的方向和部位引导脉冲波多普勒及连续波多普勒获取清晰完整的频谱，从而进行定量分析。

CCP进展过程中出现进行性右心室和右心房扩大，三尖瓣环被动扩大，而瓣叶本身并无特殊改变，客观上造成瓣叶对合不良直至出现功能性关闭不全。胸骨旁心尖四腔心切面CDFI显示发生于收缩期、自右心室经三尖瓣和扩大的瓣环射入右心房的反流信号。早期反流束可以呈细束状沿不同方向射入右心房，当右心明显扩大时，反流束逐渐增粗，面积增大，通常沿右心房中部行进。如反流速度明显增快，CDFI显示反流信号呈五彩镶嵌的图像（图17-9-8）。

由于右心室流出道和肺动脉主干内径增宽，肺动脉瓣环亦扩大，致肺动脉瓣关闭不全。CDFI于心底水平大血管短轴切面，可显示发生于舒张期、自肺动脉主干经肺动脉瓣进入右心室流出道的反流信号。反流束的增粗代表反流量的增加，反流速度增快时呈五彩镶嵌的图像（图17-9-9）。

2.脉冲波多普勒（pulse wave Doppler，PWD）

（1）肺动脉瓣口收缩期血流频谱：PWD用于获取肺动脉瓣口收缩期血流频谱，取样容积置于肺动脉瓣上（肺动脉腔内）距瓣尖1cm处。正常肺动脉瓣口收缩期血流频谱形态呈倒三角形，中间无充填，加速支和减速支基本对称，峰值速度出现于收缩中期（图17-9-10），流速为50～130cm/s，可因呼吸运动的影响有所波动。正常人肺动脉瓣收缩期血流加速时间约为（137±17）ms。

肺动脉压增高时，肺动脉瓣口收缩期血流频谱呈现为不对称三角形，加速支变得陡直，加速时间缩短（80±10）ms，速度峰值前移，峰值可减慢至＜60cm/s。此外，肺动脉高压时该频谱还可以表现为血流速度快速达到峰值水平，而后减速，并再次缓慢加速，可在收缩中期以后形成第2个波峰（图17-9-11）。

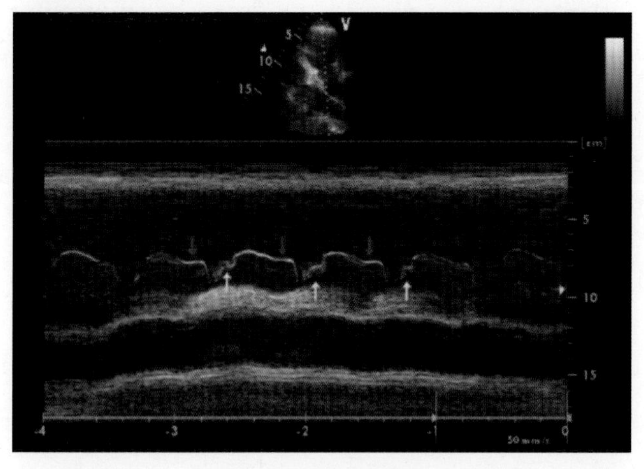

图17-9-7 肺动脉高压时肺动脉瓣M形曲线，示a波明显变浅近于消失（↓），收缩期瓣叶二次开放形成“W”形活动曲线（↑）

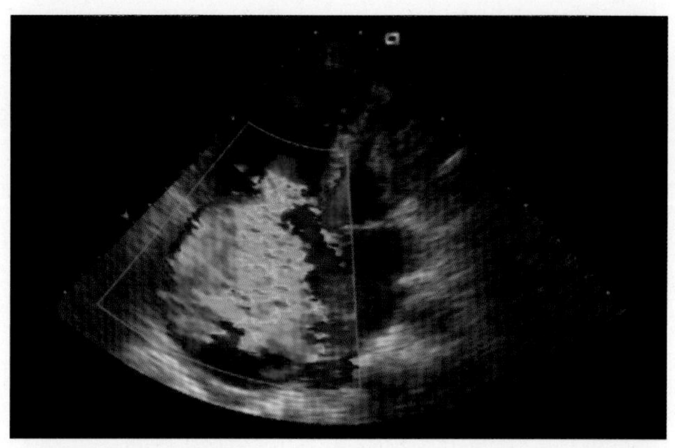

图17-9-8 心尖四腔心切面CDFI示收缩期右心房内大量五彩三尖瓣反流信号

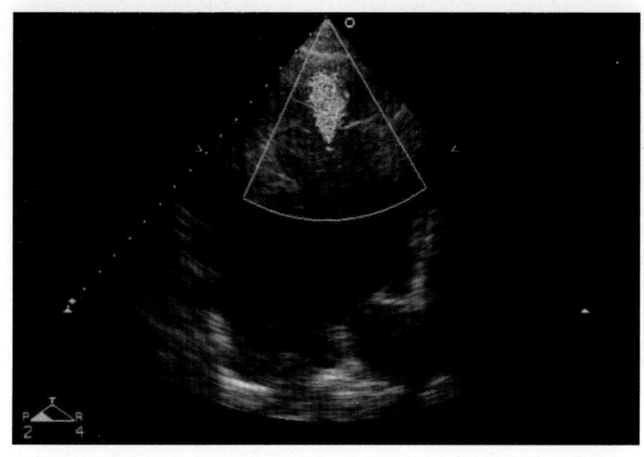

图17-9-9 心底短轴切面CDFI示舒张期右心室流出道内肺动脉五彩反流信号

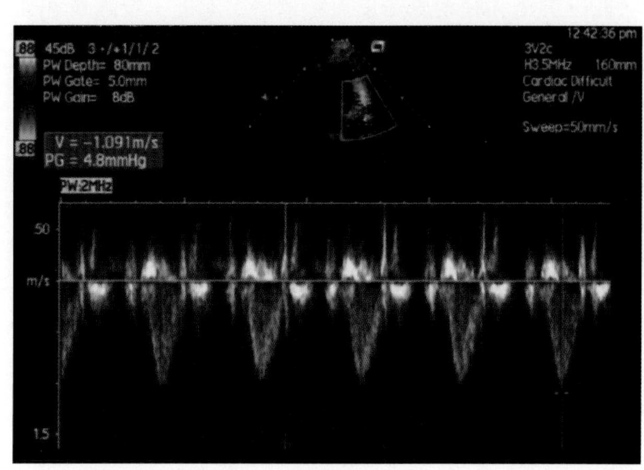

图17-9-10 正常人收缩期肺动脉瓣口血流频谱图，形态对称，峰值居中

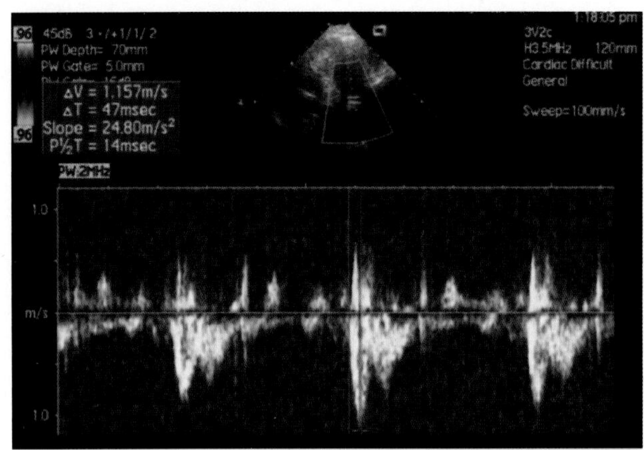

图17-9-11　肺动脉压增高时收缩期肺动脉瓣口血流频谱图，形态不对称，峰值前移，并于收缩中期再次加速，出现双峰

结合心电图，可以发现肺动脉瓣开放延迟，右心室射血前期（RVPEP）时间延长，射血时间（ET）缩短，PEP/ET比值升高，若比值＞0.35则提示肺动脉高压，正常人该比值为0.16～0.30。

（2）三尖瓣口舒张期血流频谱：肺动脉高压时，右心室舒张压亦增高，PWD于胸骨旁心尖四腔心切面获取三尖瓣口舒张期血流频谱，其峰值速度减慢。若同时伴有较严重的三尖瓣关闭不全，收缩期的大量反流使右心房血容量增加，舒张期流经三尖瓣口的血流量也相应增加，此时三尖瓣舒张期血流频谱峰值速度可增高，E峰加速度增快。

3.连续波多普勒（continuous wave Doppler，CWD）有助于评估CCP患者肺动脉压力，为诊疗提供有效信息。

如右心室流出道不存在狭窄或梗阻状况，可以右心室收缩压（right ventricular systolic pressure，RVSP）代表肺动脉收缩压（pulmonary artery systolic pressure，PASP），而右心室流出道舒张压则可代表肺动脉舒张压（pulmonary artery diastolic pressure，PADP）。应用CWD获取三尖瓣和肺动脉瓣反流频谱后，能进一步测量和估算肺动脉压力。

（1）PASP估测：胸骨旁心尖四腔心切面以CWD取样线获取三尖瓣反流频谱，测量其最大反流速度，根据修饰后的伯努利方程 $\Delta P=4V^2$，计算收缩期右心室与右心房之间压力阶差 $\Delta P_{右心室-右心房}$，右心室收缩压则为室房之间压差加上右心房压力。

$\Delta P_{右心室\sim 右心房}=4V^2$（$V$为三尖瓣最大反流速度）

RVSP＝$\Delta P_{右心室-右心房}$＋右心房压

右心房压的估测可以下腔静脉内径及其随呼吸运动的变化情况来评估，具体见表（17-9-1）。

表17-9-1　测量下腔静脉内径评估右心房压力

下腔静脉内径（cm）	随呼吸变化幅度（%）	右心房压（mmHg）
≤2.1	＞50	3（0～5）
≤2.1	＜50	8（5～10）
＞2.1	＜50	8（5～10）
＞2.1	＞50	15（10～20）

以上述方法估算的RVSP值，在无流出道梗阻情况下即代表以多普勒技术获得的PASP测值（图17-9-12）。

（2）PADP估测：心底水平大动脉短轴切面，清晰显示右心室流出道和肺动脉主干，以CWD取样线获取肺动脉瓣反流频谱，测量其舒张末速度值，同样根据修饰后的伯努利方程（$\Delta P=4V^2$），计算舒张末肺动脉主干与右心室流出道之间压力阶差 $\Delta P_{肺动脉-右心室流出道}$，加上舒张期右心室压，可代表无流出道梗阻状态下PADP（图17-9-13）。右心室舒张期压力可以右心房舒张压近似替代。

$\Delta P_{肺动脉-右心室流出道}=4V^2$

式中，V为肺动脉瓣反流频谱舒张末流速测值

PADP＝$\Delta P_{肺动脉-右心室流出道}$＋右心室舒张压≈$\Delta P_{肺动脉-右心室流出道}$＋右心房压

（3）肺动脉平均压计算

肺动脉平均压可按下列方法进行计算：

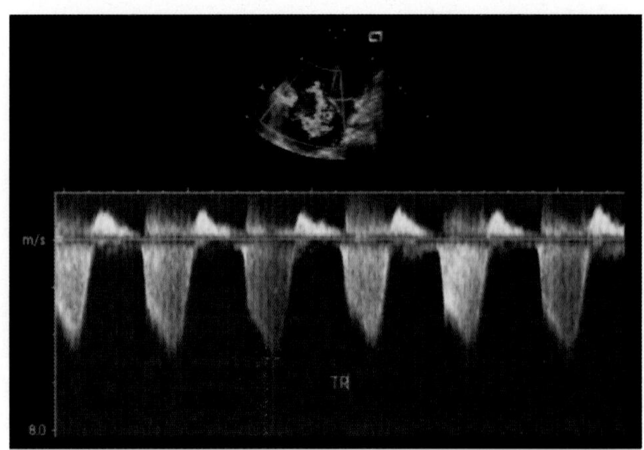

图17-9-12　由CWD所测的三尖瓣反流频显示最大反流速度近5m/s，根据修饰后的伯努利方程可知右心室与右心房间压差将近100mmHg，加上右心房压（此例右心房压可用15mmHg），提示PASP约115mmHg

肺动脉平均压＝（PASP＋2PADP）/3

式中，PASP和PADP可用前述方法计算。

肺动脉平均压＝90 − 0.62×ACT

式中，ACT为肺动脉瓣收缩期血流频谱加速时间，单位为毫秒。

肺动脉平均压＝80 − ACT/2

式中，ACT为肺动脉瓣收缩期血流频谱加速时间，单位为毫秒。

根据世界卫生组织（WHO）规定，静息状态下肺动脉平均压＞25mmHg，运动过程中大于30mmHg可诊断肺动脉高压。我国第三届全国肺心病心功能专题会议制订了国内肺动脉高压诊断标准（高原地区除外）：静息状态下，肺动脉平均压＞20mmHg，肺动脉收缩压＞30mmHg；运动状态下，肺动脉平均压＞30mmHg。国内标准认为静息状态下肺动脉平均压已高于正常时，称为显性肺动脉高压；如静息状态下肺动脉平均压正常，而运动时大于30mmHg则称为隐性肺动脉高压。

肺动脉压力是判断慢性肺源性心脏病患者肺循环血流动力学状态的重要指标，准确估测肺动脉压力对临床诊治工作和判断预后具有重要意义。尽管可以用心导管测压的方法来评估肺动脉血流动力学，但作为一种侵入性技术，目前在慢性肺源性心脏病患者中并无广泛应用。而超声多普勒技术作为非侵入方法之一，并且估测结果与心导管法测值具有良好相关性，在临床工作中已得到广泛应用。

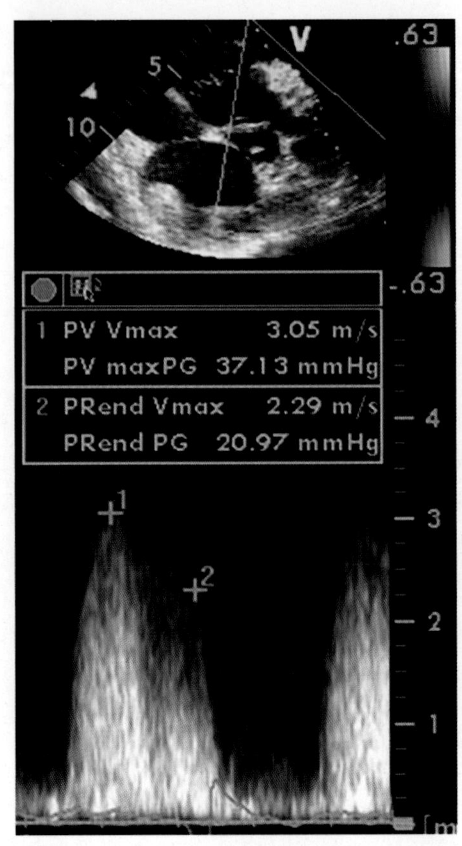

图17-9-13 由CWD获取肺动脉反流频谱，估测舒张末（频谱图“＋2”处）肺动脉与右心室流出道间压差约21mmHg，加上右心房舒张末压，即为该例肺动脉舒张压

引自Guidelines for the Echocardiographic Assessment of the Right Heart in Adults.J Am Soc Echocardiogr，2010，23：685-713.

4.肺动脉高压时心功能改变

（1）右心功能改变：长期肺动脉高压导致右心房、室腔径扩大，室壁增厚，右心前、后负荷均增加，以后负荷增加为主要改变。与左心室相比，右心室心搏量受后负荷影响更为明显，患者较早地出现收缩功能减低，表现为右心室射血分数（EF）下降，可以用超声心动图二维面积变化率（FAC）或三维容积法等进行测量和计算，具体参照有关心功能检测章节内容。一般认为FAC＜35%，三维容积法EF＜45%提示收缩功能下降。

三尖瓣环收缩期位移（tricuspid annular plane systolic excursion，TAPSE），代表三尖瓣环水平心肌组织收缩期自心底部向心尖部缩短的程度。取胸骨旁心尖四腔心切面，在二维超声的引导下将M型取样线通过三尖瓣环侧壁处获得M型曲线，测量舒张期与收缩期三尖瓣环位移的差值即为TAPSE。TAPSE提供了右心室排空及收缩期右心室运动的信息，肺动脉高压致右心室功能受损时，TAPSE测值明显降低，与右心室EF的改变呈正相关。因此，TAPSE也可作为评估右心室收缩功能的指标，TAPSE＜16mm提示收缩功能异常。

胸骨旁心尖四腔心切面将脉冲波多普勒取样容积置于三尖瓣叶右心室侧，获取舒张期血流E峰和A峰最大速度，CCP患者E/A比值在明显肺动脉压升高时较正常人低，如E/A比值＜0.8，提示右心室舒张功能下降。

（2）左心功能改变：持续肺动脉压增高将造成左心室功能损害。由于右心扩大肥厚，室间隔参与右心室做功等原因，影响左心室舒张早期血流充盈，致使二尖瓣口血流频谱E峰最大速度降低，A峰最大速度增高，E/A比值小于1。左心室射血分数亦可明显降低，EF＜50%。

四、其他超声心动图技术在慢性肺源性心脏病中的应用

所有应用于本病临床研究的超声心动图技术无非关注两个问题，一是如何精确地测量右心容量和机械运动，以准确评价右心功能；二是如何早期发现肺动脉压增高并定量评估。

（一）实时三维超声心动图

由于右心室形态复杂，受负荷状态影响发生的形变

程度较大，右心室流入道和流出道不在同一个二维平面，并且右心室腔内肌小梁结构数目众多，经胸二维超声心动图对右心功能的精确定量受到一定限制。实时三维超声心动图（real-time three dimensional echocardiography，3-DE）可不受右心室形态结构的限制，快速显示三维立体结构分布，尤其经食管实时三维超声心动图能获取更清晰的图像，全方位显示右心室流入道，流出道和心尖部的形态细节，较二维图像能更准确地估测右心室容量并计算EF。与普通二维方法相比，用三维方法测算的右心室EF与右心导管和放射性核素心室造影的结果有更高的相关性。目前实时三维技术已越来越深入临床用于评估右心室EF。

（二）组织多普勒成像

1. Tei指数和组织速度图　应用组织多普勒成像（tissue Doppler imaging，TDI）技术获取右心室游离壁和三尖瓣瓣环运动频谱，可用单个频谱进行Tei指数计算。Tei指数又称心肌活动指数（myocardial performance index，MPI），是一个评价心脏收缩与舒张整体功能的指标，计算方法：等容收缩时间与等容舒张时间之和除以射血时间。右心Tei指数又称RIMP，无论取自心室壁还是瓣环，均与血流动力学变化和右心功能密切关联，以组织多普勒技术获取的RIMP＞0.55为异常。此外，右心室游离壁及三尖瓣瓣环运动频谱中收缩期S′波和舒张早期E′波的峰值速度亦与右心室病变程度及EF相关，在右心室功能异常的个体中S′波和E′波峰值速度明显下降。

2. 应变及应变率（strain and strain rate）　应变反映心肌组织在张力的作用下发生变形的能力，应变率是应变的时间导数，反映心肌组织发生变形的速度。利用组织多普勒成像技术进行右心室应变及应变率分析，可以克服常规组织速度图定量心肌病变节段时受邻近正常组织的速度干扰。据研究，COPD合并肺动脉高压的患者，其右心室应变及应变率测值明显低于不伴肺动脉高压的COPD患者和正常人群，表明肺动脉高压时右心室功能受损，与创伤性血流动力学检测及磁共振对右心功能的评估结果一致。

（三）声学造影技术

声学造影技术（contrast echocardiography）的应用主要是为了让造影剂强化部分患者微弱的三尖瓣和肺动脉瓣反流信号，清晰地显示反流频谱全貌，更有效地测量肺动脉压力。造影剂的另一个作用是充盈室腔后可以使右心室内膜面显示更明晰，从而更准确地评估右心室容量变化和心功能。

（四）经食管超声心动图

经食管超声心动图（TEE）被认为能够成功地显示肺动脉主干和左、右分支腔内血栓，并在一些重症病例中揭示其治疗前后的变化。但是，经食管超声心动图的总体应用不如经胸超声心动图或CT广泛，临床诊治指南中并不推荐经食管超声心动图作为本病的常规检查手段。

五、鉴别诊断

超声心动图技术诊断CCP时应当注意，尽管二维声像图和多普勒技术能够比较敏感地检出病理形态学和血流动力学方面的改变，但这些变化不具有特异性。右心系统腔径扩大，右心室壁增厚，三尖瓣和肺动脉瓣反流，肺动脉压升高等并非CCP特有，其他心血管疾病可以存在相似改变，必须结合临床病史及各项检查资料，综合分析后才能做出正确诊断。从超声心动图诊断角度，需要与一些疾病进行鉴别。

CCP引起的肺动脉高压是一种继发性改变，须与由其他原因引起的肺动脉高压相鉴别。先天性心脏病房间隔缺损，埃布斯坦畸形，风湿性心瓣膜病二尖瓣狭窄等疾病均可表现为右心扩大、右心系统及肺动脉血流动力学改变，由于二维超声图像能够清晰显示其异常的结构，如房间隔回声中断，二尖瓣、三尖瓣瓣叶回声、形态、位置或启闭活动异常，超声多普勒技术可显示局部相应的分流、狭窄、反流的信号，与此类疾病进行鉴别诊断并不困难。

CCP右心室壁增厚应与各种原因的右心室流出道梗阻、肺动脉瓣狭窄区别。后两者结构上的异常亦能在二维声像图显示，超声多普勒技术则可显示不同于CCP的血流动力学改变，其肺动脉腔内处于相对低压状态，右心室为高压腔，因而肺动脉压不能用本节前述方法进行估测。

单从超声心动图角度，COPD所致的肺动脉高压与原发性肺动脉高压鉴别诊断比较困难。二维声像图和超声多普勒显示两者几乎相同的改变，必须结合临床病史才能做出判断。

作为一种无创性影像学技术，超声心动图目前广泛应用于CCP的临床诊治。通过定期的心脏超声检测，可以了解疾病动态进展情况，及早发现肺动脉高压。右心室EF和肺动脉压力测值是最重要的评估指标，持续的EF下降和肺动脉压升高提示预后不佳。与预后相关的超声检测指标还包括右心房大小，有否合并心包积液，右心室Tei指数（RIMP）和三尖瓣环收缩期位移（TAPSE）。

（姚　磊　徐启彬）

第十节　冠心病

一、概述

冠状动脉粥样硬化性心脏病是指冠状动脉粥样硬化引起管腔狭窄或闭塞和（或）冠状动脉痉挛导致心肌缺血或坏死而引起的心脏病，简称冠心病（coronary heart disease，CHD），也称缺血性心脏病（ischemic heart disease，IHD）。

冠心病是目前欧美发达国家最主要的心血管疾病和最常见的死亡原因之一。在我国，随着生活水平的提高和生活方式的改变，冠心病的发病率和病死率近年来呈明显上升趋势。影响冠心病发生发展的危险因素包括年龄、性别、超重与肥胖、吸烟、血压、血脂和糖尿病等。最近的研究还提示胎儿期营养状况、精神因素、感染和炎症、胰岛素抵抗综合征等因素亦与冠心病的发生密切相关，积极开展冠心病相关危险因素的防治对于降低冠心病的发病率和病死率具有重要意义。

二、冠状动脉解剖

冠状动脉是供应心肌营养的动脉血管，在正常情况下冠状动脉有左、右两支，分别开口于升主动脉的左、右冠状动脉窦。

左冠状动脉主干从左冠状窦发出后行走在主肺动脉和左心耳之间，一般在左房室沟处分为前降支和回旋支。前降支为左冠状动脉主干的延续，沿前室间沟下行，再绕过心尖切迹到达心脏后壁，在后室间沟下1/3处与右冠状动脉的后降支相吻合。前降支发出左圆锥支、斜角支、左心室前支、右心室前支和室间隔前支等分支，供血区域包括左心室前壁和心尖部、大部分室间隔（上部和前部）、部分右心室前壁等。回旋支从左冠状动脉主干发出后沿左心房室沟前方紧贴左心耳底部向左向后走行，再经心脏左缘下行到达膈面。回旋支的分支变异较多，主要有左心房支、左心室侧缘的钝缘支、左心室前支和后支、房室支等，其供血区域主要包括左心室侧壁和后壁、左心房，有时还供血到心室膈面、前（后）乳头肌、部分室间隔、房室结、房室束和窦房结。

右冠状动脉自右冠状窦发出后贴近右心耳底部、沿右房室沟向外向下走行，在心脏右侧缘转向心脏膈面，沿后室间沟下行，称为后降支，通常终止于后室间沟的下2/3处附近。右冠状动脉的主要分支有右圆锥支、右房支、窦房结支、右心室前支、右心室后侧支、后室间隔支、后降支和房室结动脉等。其供血区域包括右心房、窦房结、右心室流出道、肺动脉圆锥、右心室前壁、右心室后壁、室间隔下1/3和房室结，右冠状动脉占优势者尚供血到部分左心室和心尖部。

三、室壁节段划分与冠状动脉血供

心室不同部位的心肌接受冠状动脉不同分支的血液供应。当冠状动脉因粥样硬化性病变引起其供血区域的心肌缺血时可导致局部心肌的运动异常。因此，超声心动图可以通过检测心室壁运动异常节段来推测冠状动脉的病变部位。

超声心动图评价左心室壁运动最常用的方法为美国超声心动图协会推荐的16节段划分法，即长轴切面把左心室壁分为基底部、中部和心尖部三部分，基底部和中部的短轴切面分为前间隔、下间隔、下壁、下侧壁、前侧壁和前壁6个节段，而心尖部短轴切面则分为间隔、下壁、侧壁和前壁4个节段，共计16段。需要指出的是，16节段划分法不包括心尖顶部，即没有心腔的心尖段心肌（心尖帽）。随着超声评价心肌灌注技术的应用，美国心脏病学会建议心脏影像学检查方法统一采用17段心肌分段方法，即在16节段划分法的基础上把心尖帽单独作为一个节段。17节段划分法主要应用于评价心肌灌注或不同成像方法之间的比较研究。

冠状动脉的血供分布与室壁节段划分之间的关系如图17-10-1所示。由图可以看出，部分心肌节段可为两支冠状动脉的供血重叠区，如心尖部侧壁可由左前降支或回旋支供血，而心尖下壁可由左前降支或右冠状动脉供血。在判断心尖侧壁的供血冠状动脉时，如心尖侧壁室壁运动异常同时伴有室间隔或左心室前壁的室壁运动异常，则心尖侧壁划为左前降支供血节段；如同时伴有左心室后壁或后侧壁的室壁运动异常，则心尖侧壁划为回旋支供血节段。同样，在分析心尖下壁的供血冠状动脉时，如同时伴有下壁运动异常，则心尖下壁划为右冠状动脉供血节段；如同时伴有室间隔或左心室前壁的室壁运动异常，则心尖下壁划为左前降支的供血节段。

四、病理解剖与病理生理

冠状动脉粥样硬化的发生和进展复杂而缓慢，与血管内皮损伤、内膜通透性增加、局部脂质沉积、结缔组织和平滑肌细胞增殖、炎性细胞浸润等病理改变有关，逐渐在动脉管壁形成以大量泡沫细胞和脂质成分为主的粥样硬化斑块。随着病变发展，斑块内可出现出血、坏死、纤维组织增生和钙质沉积等改变，严重时导致管腔狭窄或闭塞。

在冠状动脉粥样硬化的病变基础上，冠心病的发生、发展和转归与粥样硬化斑块的性质和冠状动脉的张力密切相关。当粥样硬化病变相对稳定时，小于50%的管径

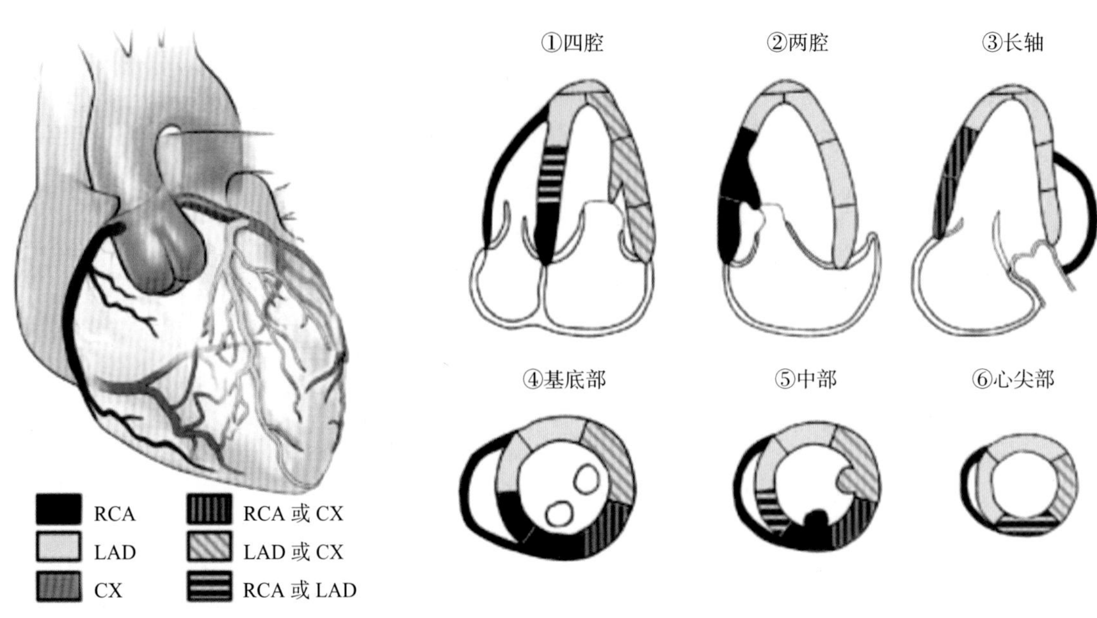

图17-10-1 室壁节段划分与冠状动脉血供关系

RCA.右冠脉；LAD.左前降支；CX.回旋支

狭窄通常不产生冠状动脉血流量的减少，超过75%的狭窄多在心肌需氧量增加或冠状动脉痉挛时才导致心肌缺血和心绞痛的发生；狭窄超过90%时静息状态下也可发生心肌缺血。如果粥样硬化病变部位发生斑块破裂、血栓形成、局部形成夹层或血肿、血管痉挛等不稳定性改变，则会导致冠状动脉血流一过性或持续性中断，临床表现为不稳定性心绞痛、非ST段抬高型心肌梗死和急性心肌梗死，即急性冠脉综合征。

冠状动脉粥样硬化引起冠状动脉血流量降低、心肌血氧供需失衡而导致心肌组织缺血。一过性心肌缺血时会发生一系列病理生理改变，依次表现为灌注减低、代谢异常、舒张功能异常、收缩功能异常、心电图异常和心绞痛发作，而急性持续性心肌缺血将导致心肌梗死。心肌梗死时，由于心肌组织出现坏死、纤维化等病理改变，可发生室壁破裂、室间隔穿孔、乳头肌断裂、室壁瘤等严重并发症。严重心肌缺血和（或）长期供血不足可导致心肌组织广泛坏死和功能异常，最终导致缺血性心肌病，表现为心脏扩大和心力衰竭。

五、超声检查方法

冠心病患者的超声检查内容包括冠状动脉粥样硬化病变的评估和心肌缺血和（或）梗死所导致的心脏结构和功能改变的评估两方面。

（一）冠状动脉病变的超声检测

1. 血管内超声（intravascular ultrasound，IVUS）是将无创超声诊断技术和有创心导管技术相结合、提供血管壁组织结构和血管腔几何形态的新技术。该技术利用导管将一微型高频超声探头导入血管腔内进行检查，再经超声成像系统来显示血管壁组织结构和几何形态的解剖信息。与冠状动脉造影只显示血管腔形态不同，IVUS不仅可准确测量管腔及粥样斑块的形态和大小，更重要的是它可提供血管壁和粥样斑块的大体组织信息，在冠心病的诊断、介入治疗方案选择及疗效评估方面具有重要价值（图17-10-2）。

作为一种有创的检查方法，目前IVUS的主要临床应用：①明确冠状动脉造影不能确定的狭窄：冠状动脉造影怀疑存在狭窄，需要进一步确认是否有必要进行冠状动脉重建；或冠状动脉造影结果和临床表现不符合时，可借助IVUS进行诊断。②评价心脏移植术后的冠状动脉病变：心脏移植术后由于免疫排斥反应导致血管内膜弥漫性增生，但常规冠状动脉造影常显示正常，而IVUS可检测内膜增生的程度。③监测冠状动脉粥样硬化的进展和消退：在冠状动脉粥样硬化的早期，由于冠状动脉重塑现象的存在，冠状动脉造影常显示为正常。IVUS可提供冠状动脉粥样硬化的进展情况，反映冠心病的一级和二级预防措施对冠状动脉粥样硬化病变的治疗效果。④指导确立最合适的治疗方案：IVUS可提供斑块的回声强度、偏心性及钙化病变位置和分布范围，为冠状动脉介入治疗方案确立提供客观依据。⑤正确选择器具大小：一般依据冠状动脉造影上的正常节段为参考。由于冠状动脉重塑等原因，半数以上冠状动脉造影显示正常的节段存在粥样斑块，这就使得根据冠状动脉造影选择的器具型号偏小。根据IVUS选择合适的器具进行治疗，可在不增加并发症的前提下提高最小管

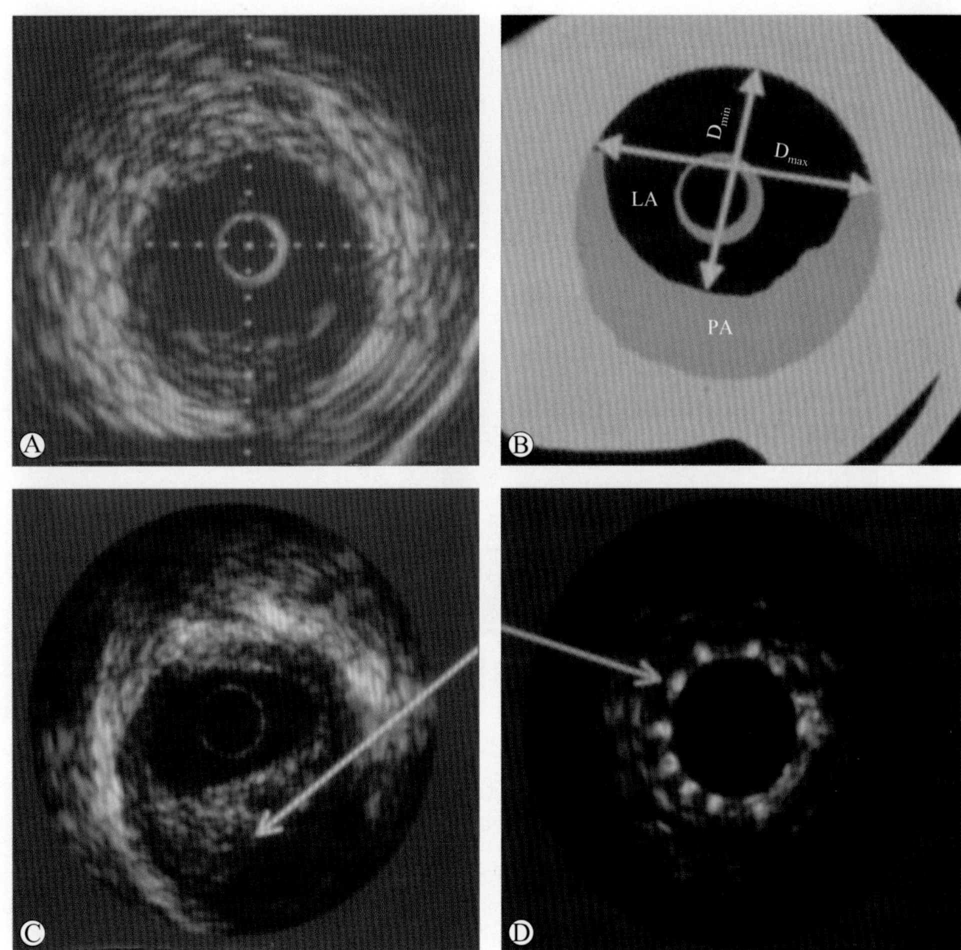

图17-10-2　血管内超声显示冠状动脉斑块和支架

A.冠脉内偏心性斑块；B.最大管径（D_{max}）、最小管径（D_{min}）、管腔面积（LA）和斑块面积（PA）测量示意图；C.低回声为主的“软斑块”；D.冠状动脉内支架植入术后

腔直径，从而减少再狭窄的发生率。⑥确定介入治疗的最佳终点：对于正常冠状动脉，冠状动脉造影和IVUS所测管腔内径基本一致，但在介入治疗导致斑块破溃或夹层形成等情况下，冠状动脉造影常高估获得的最小管腔直径，而依据IVUS所测最小管腔直径决定治疗终点可减少再狭窄的发生。⑦确定支架位置及扩张效果，减少或防止由于支架扩张不充分等原因导致的支架内血栓形成。

2.冠状动脉血流检测　冠心病的病理生理基础是冠状动脉供氧与心肌需氧之间的矛盾。当心肌需氧增加时，病变的冠状动脉不能相应地增加血流量以满足心肌氧需，从而导致心肌缺血的发生。因此，对于冠心病患者来说，冠状动脉粥样硬化斑块和管腔狭窄程度的评估固然重要，但确定狭窄是否导致其供血区域的心肌缺血则直接关系到血运重建的决策。冠状动脉血流检测可直接反映冠状动脉血流的改变，为冠状动脉的功能评价提供了手段。

冠状动脉血流检测包括经胸彩色多普勒冠状动脉血流成像和冠状动脉腔内多普勒超声检测两种。经胸彩色多普勒冠状动脉血流成像技术虽然无创、便捷，但仅在左前降支远端血流显示上有较高的成功率，其他冠状动脉血流显示存在困难，故其临床应用受到限制。冠状动脉腔内多普勒超声检测是借助心导管将多普勒导丝定向导入冠状动脉腔内来测量病变血管血流信号的有创检测技术，主要应用于接受冠状动脉介入诊断和治疗的患者，对于介入治疗决策和疗效评价具有指导价值。

正常冠状动脉的血流频谱以舒张期为主（图17-10-3），常用观察指标包括舒张期峰值速度（DPV）、收缩期峰值速度（SPV）、舒张期与收缩期速度比值（DSVR）、平均峰值速度（APV）、舒张期流速积分（DVI）、收缩期流速积分、狭窄近端和远端平均速度比值（P/D）和冠状动脉血流储备（CFR）。CFR是指当氧需增加或在神经体液因素调节或药物作用下冠状动脉充分扩张、冠状动脉血流量较静息状态时显著增加的能力，其数值等于冠状动脉最大充血反应时的血流量/静息时血流量的比值，正常值为3.5 ～ 5.0。CFR受心外膜冠状动脉狭窄程度和心肌微循环血管的双重影响。当心外膜冠状动脉存在狭窄时，远端微血管扩张以维持静息状态下的基础血流量，但CFR减低；随着狭窄的进一步加重，静息状态下冠状动脉血流和CFR均降低。此外，在左心室肥厚、糖尿病等导致心肌微循环障碍的疾病，即便心外膜冠状动脉没有狭窄，也可导致CFR降低。

冠状动脉血流检测的临床应用：①判断冠状动脉狭窄的严重程度：严重狭窄的冠状动脉，其CFR及狭窄远端DPV和APV降低，如狭窄近端与远端平均流速比值>

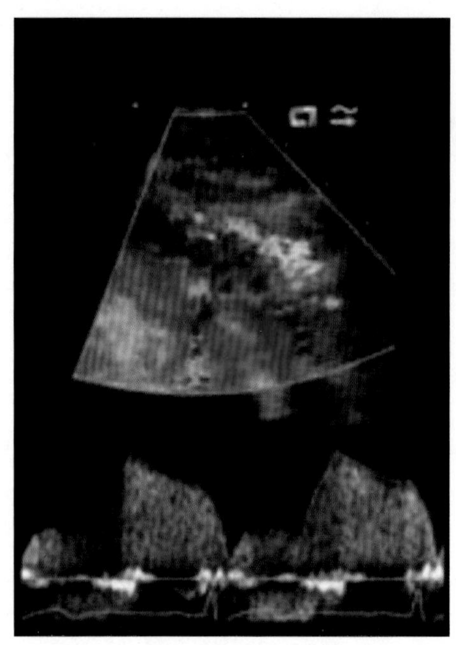

图17-10-3 经胸超声显示左前降支血流和频谱

1.7，则可作为判断血流动力学严重受损的指标。②评价介入治疗效果：通过观察介入治疗前后冠状动脉血流速度及血流储备指标的变化可以评价介入治疗的效果。如果PCI术后即刻测量狭窄远端的血流速度恢复正常，狭窄近端与远端的流速比值下降，均提示病变冠状动脉的血流动力学恢复正常，是PCI成功的标志。③CFR测定在冠状动脉造影正常者可以反映心肌微循环受损程度，在X综合征、糖尿病等患者的心肌微循环障碍评估中具有诊断价值。

（二）缺血心肌的超声检测

冠状动脉粥样硬化导致心肌缺血的主要改变包括受累心肌的血流灌注减低和室壁运动异常，应用心肌声学造影可以观察缺血心肌的灌注状态，而室壁运动异常则可通过多种超声技术进行评价。

1.心肌声学造影（myocardial contrast echocardiography，MCE） 是近年来应用于临床的超声新技术，通过应用新型声学造影剂结合超声成像新技术来实现心肌灌注的实时显像。新型声学造影剂的微泡直径为4～6μm，其流变学特性与红细胞相似，经周围静脉注射后可通过肺循环使左心室心肌显影以评价心肌血流灌注的程度和范围。

MCE的分析方法主要有两种：①定性法，即通过声学造影获得心肌灌注图像，根据目测显影增强效果评价心肌灌注程度，血供正常区域增强明显，而缺血或梗死心肌节段增强减弱或消失。②定量分析，造影剂进入冠状动脉循环后迅速产生心肌成像并达到峰值强度，测定心肌内微泡充盈的速度可产生时间-强度曲线，两者之间的关系符合公式$y=A(1-e^{-\beta t})$，式中y为某一时间的视频强度，A为峰值强度，反映局部组织能蓄积的最大微泡数量，即局部微血管密度；β为曲线上升平均斜率，代表造影剂微泡的充填速度，反映的是局部血流速度；两者的乘积（A×β）反映局部心肌血流量（MBF），缺血心肌的（A×β）值减低。

目前MCE的主要临床应用：①检测缺血心肌，应用MCE可直观显示心肌缺血的部位、范围和程度，与核素心肌断层显像之间具有良好的相关性；②为心肌微循环障碍的诊断提供依据；③评价心肌梗死溶栓或介入治疗后心肌再灌注效果；④评价心肌存活性，为血运重建决策提供依据等。

2.室壁运动分析 冠状动脉粥样硬化导致的缺血心肌节段性室壁运动异常是冠心病在二维超声心动图上的特征性表现，具体可表现：①室壁运动幅度减低、消失或矛盾运动；②室壁运动时间延迟；③室壁收缩期增厚率减低或消失；④心肌收缩期应变及应变率减低。超声评价室壁运动异常的主要方法如下所述。

（1）目测分析法：依据观察者目测结果将室壁运动分为正常、减弱、消失、矛盾运动和运动增强5种类型，其优点是快捷、实用，缺点是客观性差、准确性高度依赖观察者的经验。

（2）半定量分析：多采用美国超声心动图学会推荐的16节段室壁运动计分法（wall motion score，WMS）进行半定量分析：①将左心室分为基底段、中段和心尖段，基底段、中段各分为6个节段而心尖段再分为4个节段；②每个节段依据室壁运动情况予以计分，正常为1分，运动减弱为2分，无运动为3分，矛盾运动为4分，室壁瘤为5分；③将室壁各个节段的计分之和除以所观察的室壁节段数，则得到室壁运动计分指数（WMS index，WMSI），通过计算WMSI来评价节段性室壁运动异常程度。WMSI＝1时表示室壁运动正常，WMSI＞1则室壁运动异常，WMSI越高，提示室壁运动异常程度越严重。

（3）定量分析法：采用组织多普勒成像、超声斑点跟踪成像和实时三维超声心动图技术对缺血心肌节段的运动进行定量评价，能够为临床提供更准确的客观诊断信息。

1）组织多普勒成像（TDI）：是应用多普勒效应和原理检测心肌运动的新技术，能够显示心肌的运动方向和测量心肌的运动速度，对室壁运动进行定量评价。常用的检测指标包括收缩期峰值速度S，舒张早期峰值速度E和舒张晚期峰值速度A。临床应用：①局部心肌节段运动速度测量，短暂的心肌缺血可导致缺血节段S和E降低、E/A倒置和等容舒张期延长（图17-10-4），而血运重建后该缺血节段的心肌运动速度可以恢复。因此，TDI测量局部心肌节段运动速度可以敏感地检测缺血心肌及评价介入或药物治疗效果。②房室瓣环运动速度测定，长轴切面测量二尖瓣、三尖瓣环运动速度（Sa、Ea和Aa）可反映左、右

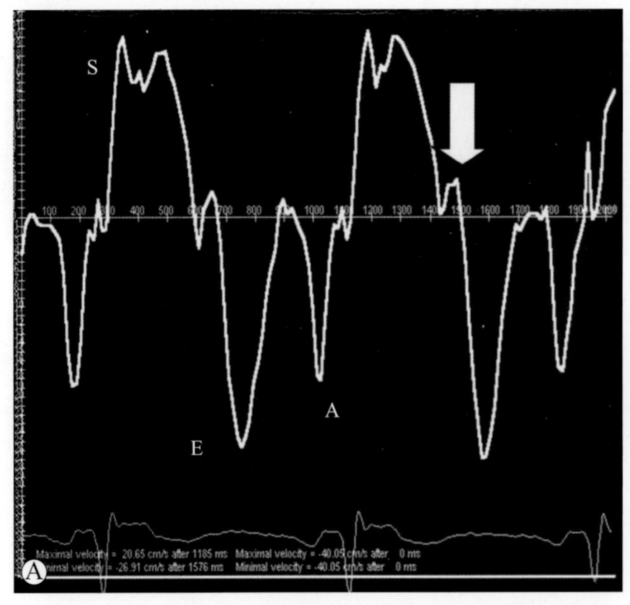

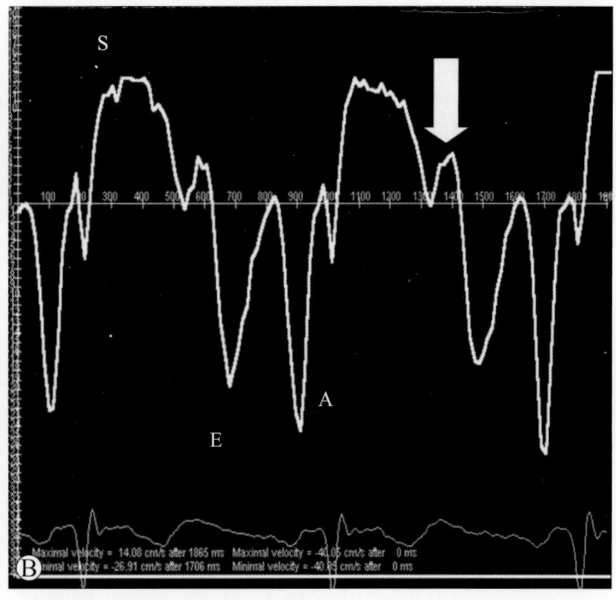

图17-10-4　PTCA术中一过性心肌缺血导致局部心肌运动速度变化

A.球囊扩张前；B.球囊扩张时。箭头示等容舒张期；S.收缩期峰值速度；E.舒张早期峰值速度；A.心房收缩期峰值速度

心室的整体收缩和舒张功能，尤其是二尖瓣环舒张早期运动速度减低是早期诊断心肌缺血的敏感指标。

2）斑点追踪成像（speckle tracking imaging，STI）：是近年来发展起来的新技术，通过追踪心动周期中心肌组织自身的"斑点"活动轨迹来获取其运动信息，进而定量评价心脏的收缩和舒张功能。研究证明，二维斑点追踪成像技术（2DSTI）在定量评价心脏功能、阐明生理和病理状态下的心肌机械运动、诊断亚临床的心肌运动异常等方面具有重要的临床价值。随着实时三维超声技术的发展和完善，三维斑点追踪成像（3DSTI）近来已经应用于临床研究。与2DSTI比较，3DSTI是在三维空间中追踪心肌斑点的运动轨迹，克服了2DSTI存在的斑点移出追踪平面的缺陷，更能真实反映心肌的运动和形变。同时，不同于2DSTI在不同心动周期的单个平面分析心肌应变和扭转，3DSTI可以获取同一心动周期心肌各节段的运动信息，同步分析心肌各节段应变、旋转、收缩达峰时间及心室射血分数，更准确地评价心脏局部和整体功能及心室收缩的同步性。3DSTI的其他优势还包括获取2DSTI无法获取的新参数，如综合纵向应变和圆周应变的面积应变（area strain，图17-10-5）和扭矩，相信随着技术的进一步完善，3DSTI具有更广阔的临床应用前景。

斑点追踪成像评价心肌运动常用参数包括应变（strain）、应变率（strain rate）、旋转（rotation）、扭转（twist）等。心肌应变是指心肌在心动周期中发生的形变，可分为法向应变（normal strain）和剪切应变（shear strain）两类。法向应变指物体在外力作用下发生的长度改变，其数值等于长度变化值/原长度×100%。分析心肌的法向应变，可将心肌运动的综合向量分解为3个方向，即纵向、径向及圆周上的分向量。正向应变表示心肌的延长或增厚，负向应变表示心肌的缩短或变薄。正常心肌收缩期纵向应变为负值，表示心肌在长轴观上缩短；圆周应变为负值，表示短轴切面上心室周长的减小；径向应变为正值，表示室壁增厚。剪切应变是指物体在剪切力作用下形状发生改变时在各平面上产生的角度变化。心肌的剪切应变是由不同层次心肌纤维的排列方向不同造成的，逆时针方向排列的心外膜下心肌和顺时针方向排列的心内膜下心肌同时收缩，如同扭毛巾一般，引起左心室发生扭转。正常收缩时心尖部为逆时针旋转，而心底部为顺时针旋转，计算心尖部和心底部旋转角度

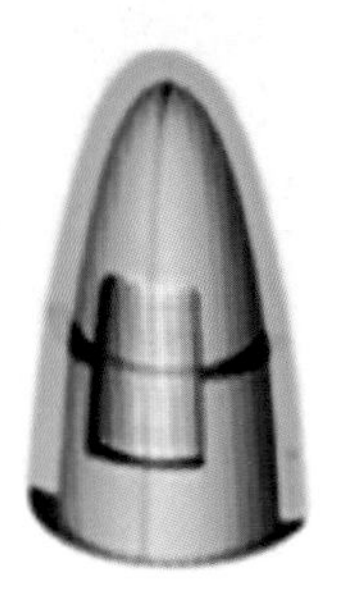

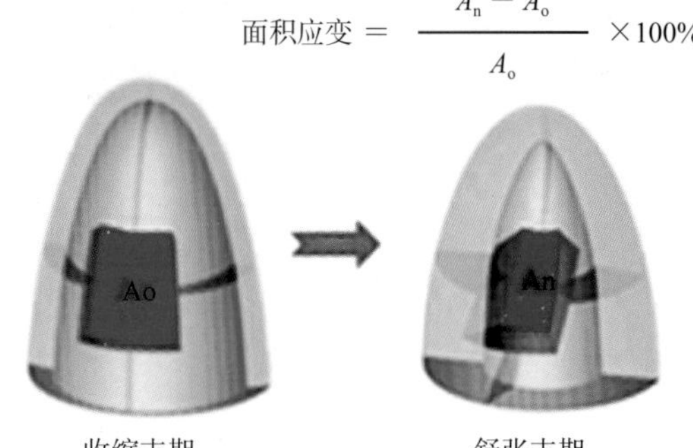

$$面积应变 = \frac{A_n - A_o}{A_o} \times 100\%$$

图17-10-5　左心室面积应变计算示意图

收缩末期　　舒张末期

之差即为心室扭转角度（twist），而扭矩（torsion）则等于扭转/两节段之间的距离（图17-10-6～图17-10-9）。

STI技术的应用使得临床获取各种应变和旋转参数、全面评价心肌机械运动成为可能。研究发现，2DSTI测量的心肌纵向及径向应变对冠心病及心肌梗死具有早期诊断价值，3DSTI所测纵向应变和面积应变与心肌梗死面积大小密切相关，而左心室整体纵向应变可以预测急性心肌梗死后左心室功能的改善程度，为患者预后评估提供客观依据。

3）实时三维超声心动图（real-time three dimensional echocardiography，RT3DE）：① RT3DE可以同步测量左心室各节段的局部心搏量和局部射血分数，定量分析缺血所致节段局部收缩功能异常。②RT3DE可以同步显示左心室壁17个节段在心动周期中的容积变化曲线，从而测量各节段收缩期达到最小容积的时间。正常情况下，左心室各节段收缩期达到最小容积的时间是一致的。当左心室存在不同步收缩时，功能障碍节段达到最小容积的时间延迟，各节段收缩期达到最小容积的时间会产生差异，其程度可用收缩不同步指数（systolic dyssynchrony index，SDI）来表示。心肌缺血可导致缺血节段收缩延迟，使左心室收缩不同步指数异常。③三维负荷试验，与传统二维负荷超声心动图比较，RT3DE的优势包括能够更好地显示左心室心尖部、快速获取峰值时刻图像及对同一心动周期不同切面的各个室壁节段进行同步分析。研究表明，RT3DE负荷试验（包括运动和药物负荷试验）诊断冠心病具有较好的可行性和较高的敏感度和特异性。

3.负荷超声心动图（stress echocardiography） 负荷试验的理论基础是增加心脏负荷时心肌耗氧增加，如果冠状动脉有狭窄导致冠脉血流储备减低时将不能提供足够的血氧供应而导致心肌缺血，从而引发一系列病理生理改变，依次表现为灌注异常、代谢异常、室壁异常、ECG改变和胸痛。由此可见，负荷超声心动图结合超声心肌造影和室壁运动分析技术可以早期、敏感地发现负荷状态下心肌缺血导致的灌注异常和室壁运动异常，为确立冠心病诊断提供依据。负荷超声心动图分运动负荷试验和非运动负荷试验两种，运动负荷试验包括踏车试

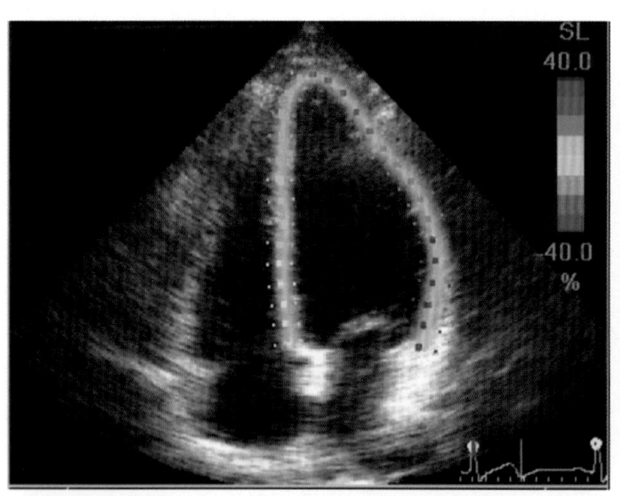

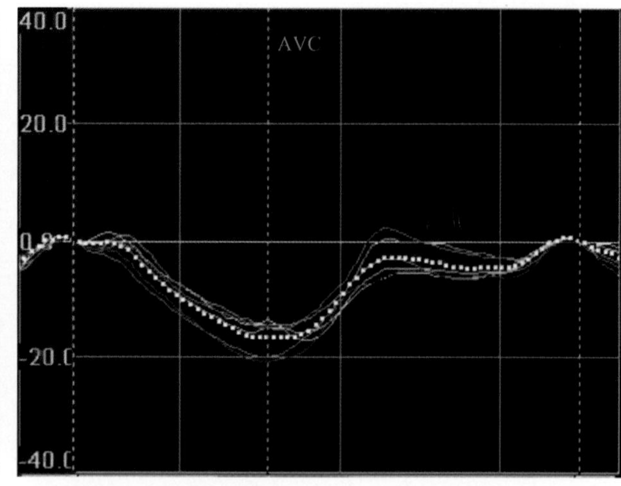

图17-10-6 2DSTI获取的左心室长轴各节段纵向应变

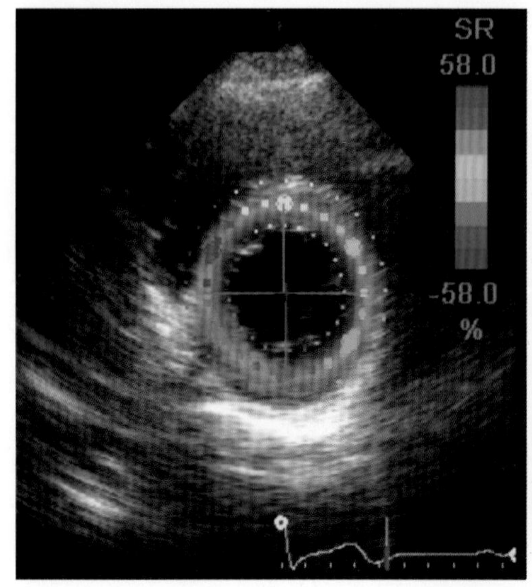

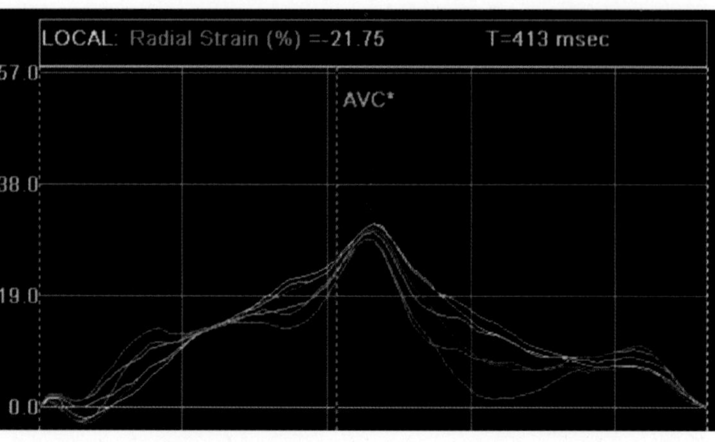

图17-10-7 2DSTI获取的左心室短轴各节段径向应变

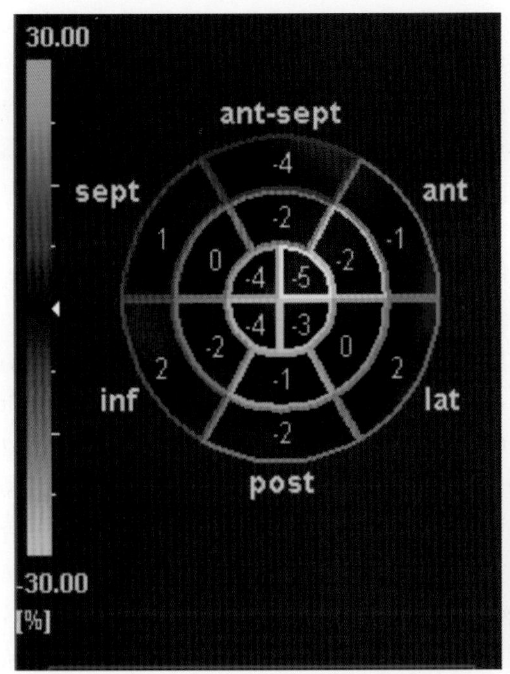

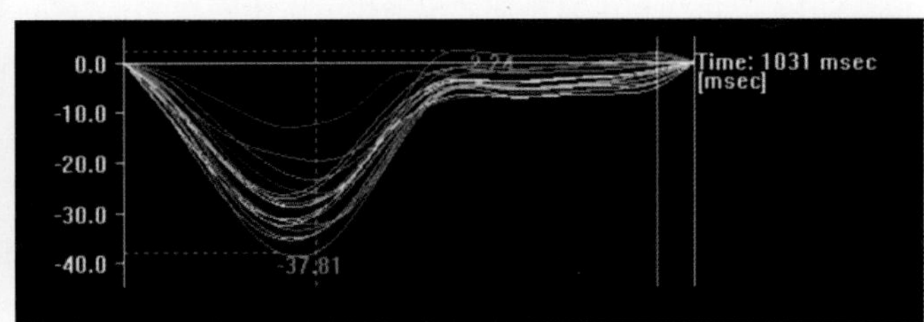

图17-10-8　3DSTI获取的16节段心肌圆周应变

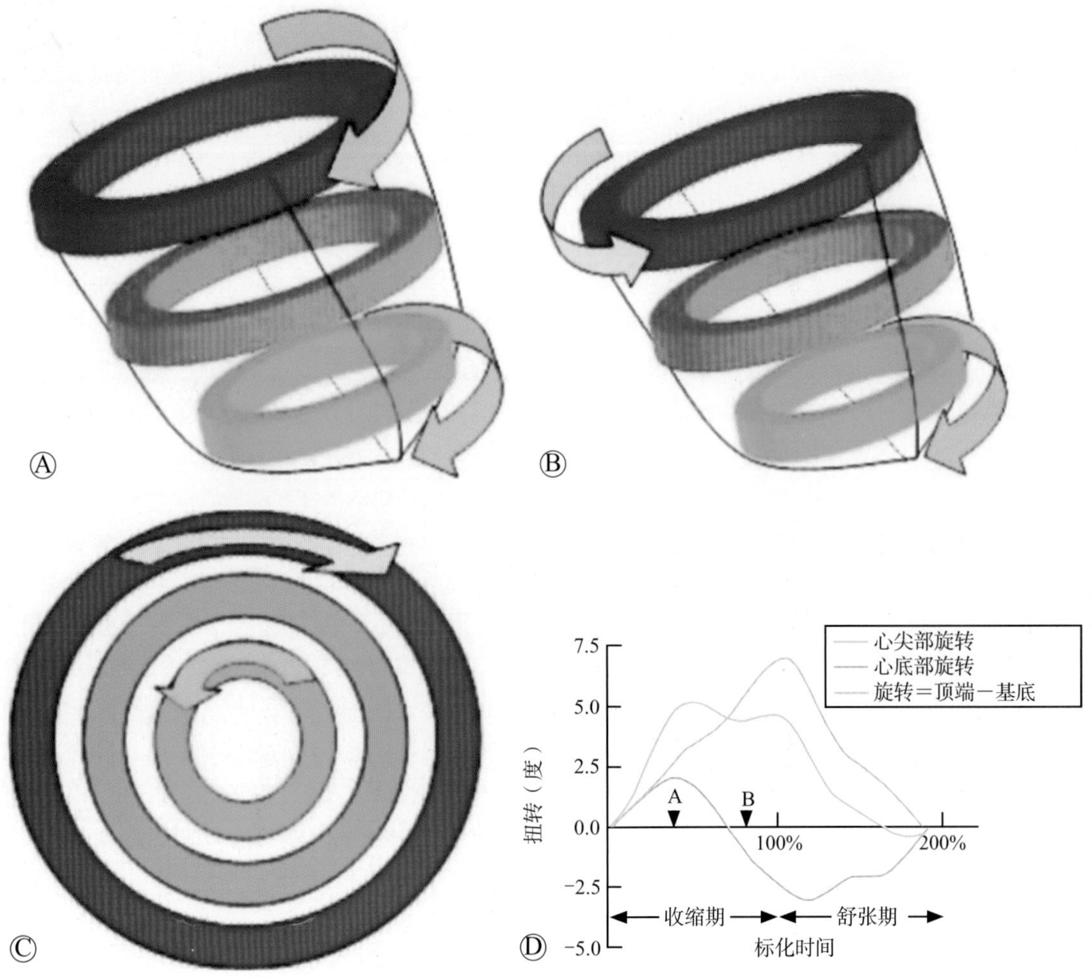

图17-10-9　左心室扭转运动示意图

验及平板试验，非运动负荷试验包括药物试验、起搏试验、冷加压试验和过度换气试验等，其中药物试验又包括多巴酚丁胺试验、腺苷试验和双嘧达莫试验等，临床上以多巴酚丁胺负荷试验较为常用。

（1）多巴酚丁胺负荷试验的原理：多巴酚丁胺是异丙肾上腺素衍生物，是人工合成的儿茶酚胺类药物，具有较强的α_1、β_1和β_2受体兴奋作用，静脉滴注1～2min后开始生效，8～10min达高峰，血浆半衰期约2min，停药后5～10min作用消失。静脉注射2.5～10μg/（kg·min）时可使心肌收缩力增强，心排血量增加，左心室充盈压、肺毛细血管楔压和中心静脉压降低；当剂量达20μg/（kg·min）以上时可使心率增快、血压增高，心肌需氧量增加，流向狭窄冠状动脉的血流量减少，导致该血管供血区域的心肌缺血，此时超声可检出缺血心肌的节段性室壁运动异常并确定相关的狭窄冠状动脉。

（2）多巴酚丁胺剂量及用法：起始浓度为5μg/（kg·min），每3分钟递增至10、20、30μg/（kg·min），最大剂量为30～50μg/（kg·min）。经超声心动图各切面观察每一剂量及终止后5min的室壁运动，并记录血压、心率及12导联心电图。

（3）终止试验标准：①多巴酚丁胺达峰值剂量；②达到目标心率；③出现新的室壁运动异常或室壁运动异常加重；④出现心绞痛；⑤心电图ST段下降≥2mV；⑥频繁室性期前收缩或室性心动过速；⑦收缩压≥220mmHg，或舒张压≥130mmHg，或收缩压比用药前降低≥20mmHg；⑧出现不能耐受的心悸、头痛、恶心、呕吐等不良反应。若出现室壁运动异常可诊断为冠心病。

以往对多巴酚丁胺负荷试验结果的判定多采用16节段室壁运动计分法（WMS）进行半定量分析，带有较强的主观性和操作者经验依赖性。在部分图像质量较差的患者，不同观察者之间得出的结论差异明显，诊断准确性较低。随着超声新技术的开展，在多巴酚丁胺负荷超声心动图基础上结合多种新技术以提高诊断正确率。①与MCE结合：通过注入声学造影剂使左心室造影，可增强对心内膜边界的辨认，有助于提高室壁运动异常诊断的准确率；同时MCE可以观察心肌灌注以了解缺血心肌部位和范围，实现了室壁运动分析和心肌灌注的同步评价，使得缺血心肌的检出更加客观和准确。②与TDI、STI等室壁运动定量分析技术相结合，克服了目测法评价室壁运动的主观性和操作者依赖性，增加了试验结果的客观性和准确性。

（三）存活心肌的超声检测

1. 存活心肌（viable myocardium） 是指缺血或再灌注后具有收缩力储备的心肌，包括顿抑心肌和冬眠心肌。顿抑心肌是指严重短暂的心肌缺血缓解后受损心肌功能延迟恢复的状态，而冬眠心肌则是指长期低血流灌注使受损心肌收缩功能适应性减低以维持细胞活性。二者的共同特点包括心肌代谢存在、心肌细胞膜完整、具有收缩储备和对正性肌力药物有收缩增强的反应。

2. 评价存活心肌的意义 临床上评价冠心病患者是否有存活心肌具有重要意义，因为血运重建治疗仅能提高具有存活心肌患者的生存率，而无活性的心肌经血运重建治疗后功能也不能恢复。超声评价存活心肌的常用方法包括小剂量多巴酚丁胺负荷试验和心肌声学造影。

3. 评价存活心肌的方法

（1）小剂量多巴酚丁胺负荷超声试验：起始浓度为2.5μg/（kg·min），每次递增2.5μg/（kg·min）至10或15μg/（kg·min），每个剂量维持5min。也有应用多巴酚丁胺3、5、10μg/（kg·min），每个剂量维持5min的方法。其注意事项：①心肌梗死患者对小剂量多巴酚丁胺耐受性好，多数患者不出现副作用。②必须注意观察室壁运动的改变，尤其是心肌梗死节段，但对正常节段也应注意观察，因部分患者有多支血管病变，在负荷后也可能出现新的室壁运动异常。③试验过程中应注意有无室性心律失常的发生。④禁忌证包括心肌梗死后病情不稳定、仍有心肌缺血表现者；有频发严重心律失常者；左心室腔内血栓者；高血压控制不佳者；不能耐受多巴胺类药物者。小剂量多巴酚丁胺负荷试验出现以下改变可诊断存活心肌。①收缩活动减弱的节段负荷后较前增强；②无收缩活动的节段负荷后出现收缩变厚、位移增加；③收缩减弱的节段在小剂量时较前改善，但随着剂量增加，出现收缩活动再次减弱。

（2）心肌声学造影（MCE）：心肌微循环的完整性是MCE检测存活心肌的基础。微循环的完整性包括解剖结构的完整及功能状态的完整，后者即微循环扩张储备功能的完整性。在冠状动脉缺血及再灌注过程中，心肌微循环的有效灌注是确保心肌存活的先决条件，MCE即通过评估心肌的灌注和微血管的完整性来识别存活心肌。如果心肌声学造影表现为正常均匀显影或部分显影则提示为存活心肌，而坏死心肌由于局部微血管的破坏，再灌注后出现无复流现象，MCE表现为灌注缺损。

由于实时MCE能对心肌内感兴趣区的再灌注强度曲线进行分析，并对峰值强度、曲线斜率等参数进行测量，因此能定量局部心肌的血流量，提高MCE对存活心肌判断的准确性。许多研究将MCE与PET、SPECT等临床采用的其他检测存活心肌的方法进行比较，证实MCE在判断存活心肌方面有着极高的准确性。

（四）心肌梗死并发症的超声检测

心肌梗死或缺血导致各种并发症发生时，通常引起心脏形态结构和功能发生明显改变。因此，常规超声心动图一般能够较准确地检测到相应改变而确立诊断，特殊情况下也可应用心脏声学造影等技术确立诊断，如心尖部附壁血栓的诊断。

六、冠心病的超声表现

（一）缺血心肌的超声表现

（1）二维超声：缺血心肌节段表现为运动幅度减低。

（2）负荷超心动图：负荷状态下新出现的室壁运动减低、原有室壁运动异常的加重。

（3）定量分析技术：TDI成像表现为缺血心肌节段收缩期速度S减低、收缩延迟，舒张早期速度E减低，收缩期速度A增加，E/A＜1；STI成像显示缺血区域应变和应变率减低（图17-10-10）。

（4）心肌声学造影：缺血区造影剂充盈缓慢、显影强度减低；定量参数PI和（A×β）减低（图17-10-11）。

（5）心肌缺血可导致乳头肌功能不全，引起二尖瓣脱垂和关闭不全的超声表现。

（6）长期慢性心肌缺血时，可引起左心甚至全心扩大，室壁运动普遍减低，心室收缩和舒张功能减低，常合并二尖瓣、三尖瓣关闭不全。

（二）梗死心肌的超声表现

1.急性心肌梗死　梗死节段室壁厚度和回声正常，收缩期出现运动减低或消失，室壁增厚率减低，而非梗死区室壁运动可代偿性增强（图17-10-12）。

2.陈旧性心肌梗死　梗死节段室壁变薄、回声增强，室壁运动消失或呈矛盾运动；非梗死区室壁运动一般无代偿性增强。由于左心室重塑常可见左心室扩大和形态

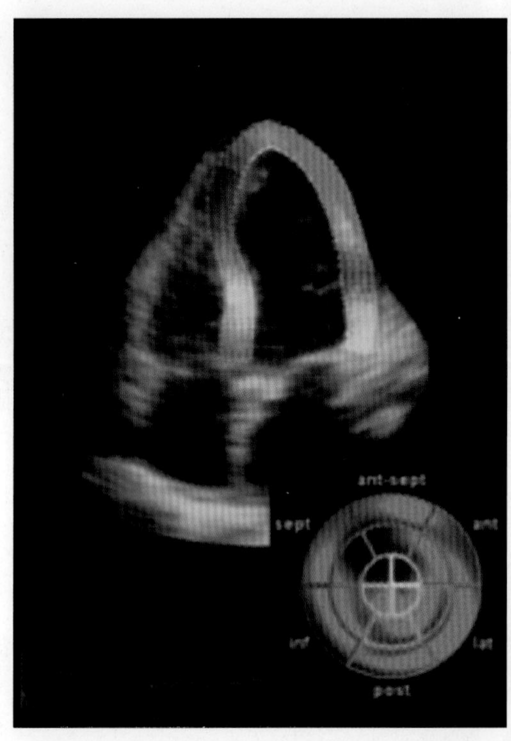

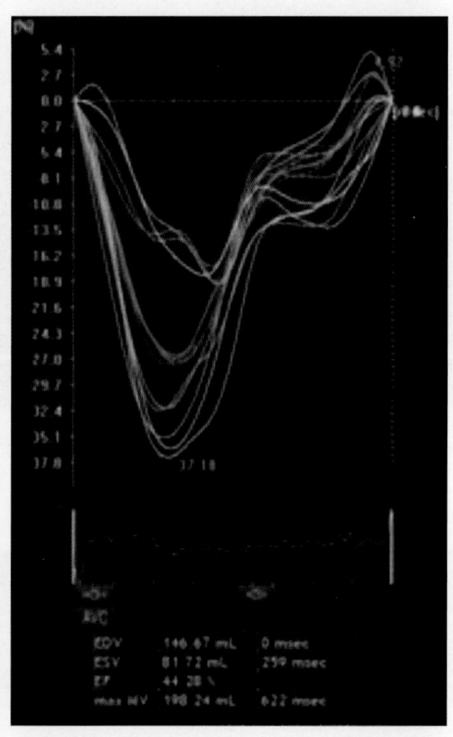

图17-10-10　缺血心肌节段面积应变减低

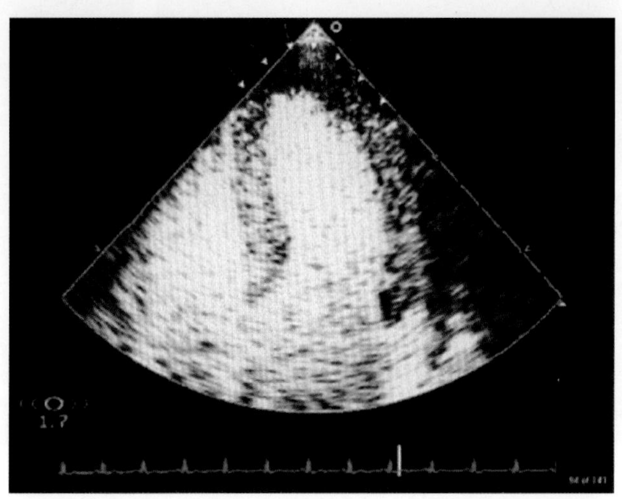

图17-10-11　超声心肌造影显示心尖部造影剂显影强度降低

异常（图17-10-13）。

3.心肌声学造影　梗死区造影剂充盈缺损、周边缺血区造影剂强度减低（图17-10-14）。

4.左心室功能　心肌梗死可导致左心室收缩和舒张功能的异常，其程度与梗死面积密切相关，梗死面积较大时常合并左心室形态改变和整体收缩功能的减低。

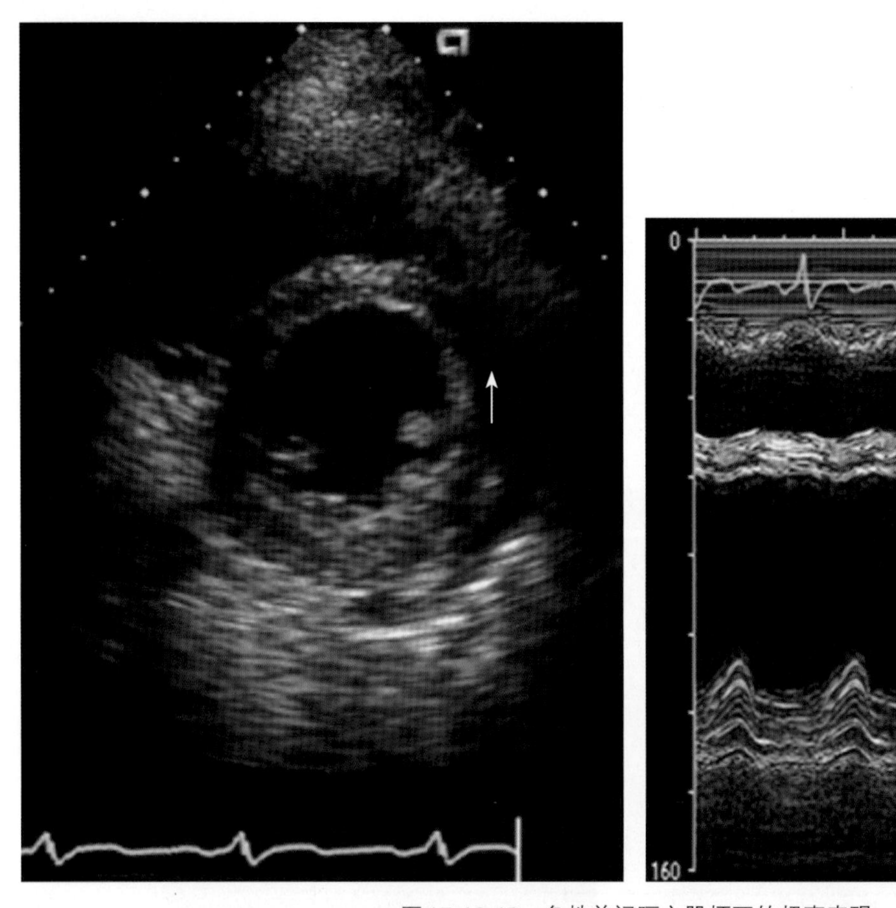

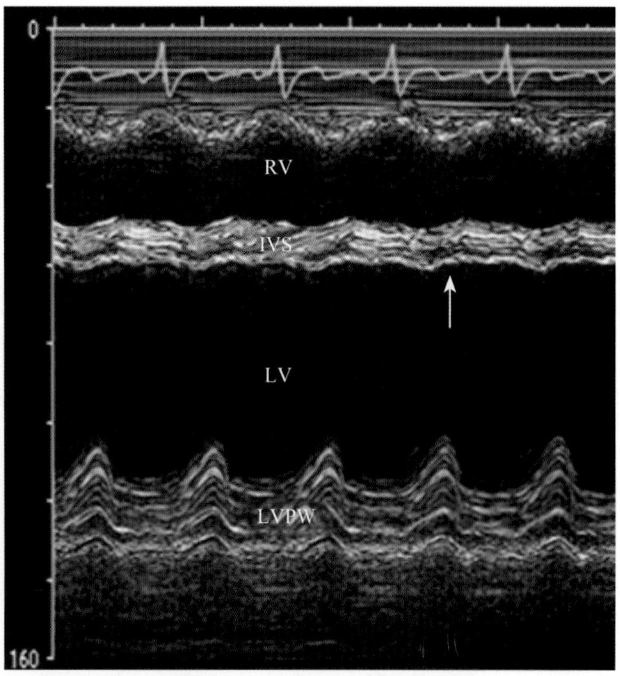

图17-10-12　急性前间隔心肌梗死的超声表现

LV.左心室；RV.右心室；IVS.室间隔；LVPW.左心室后壁

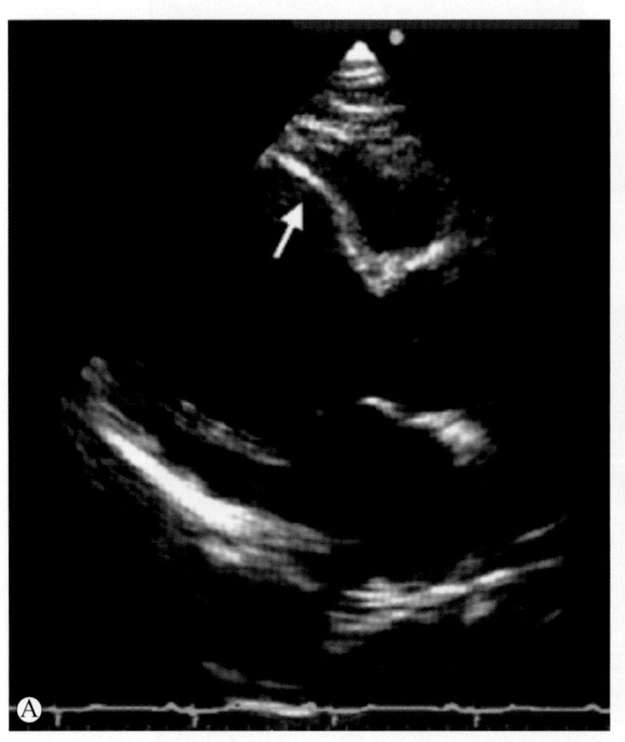

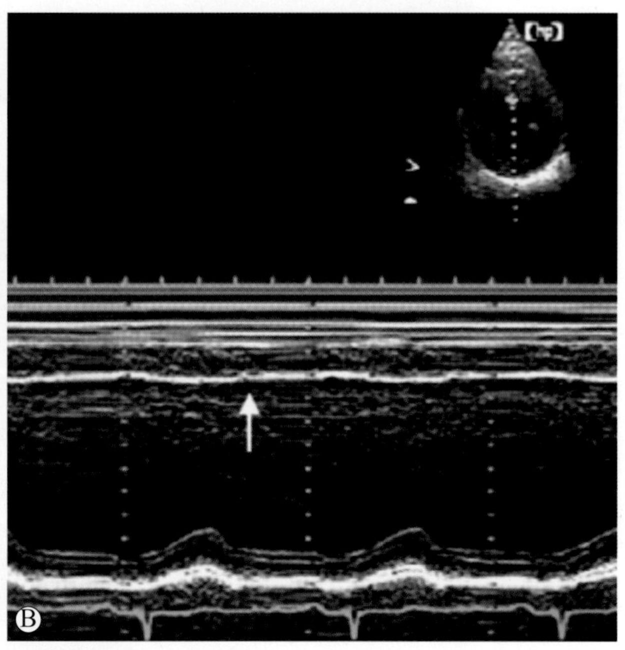

图17-10-13　陈旧性心肌梗死的超声表现

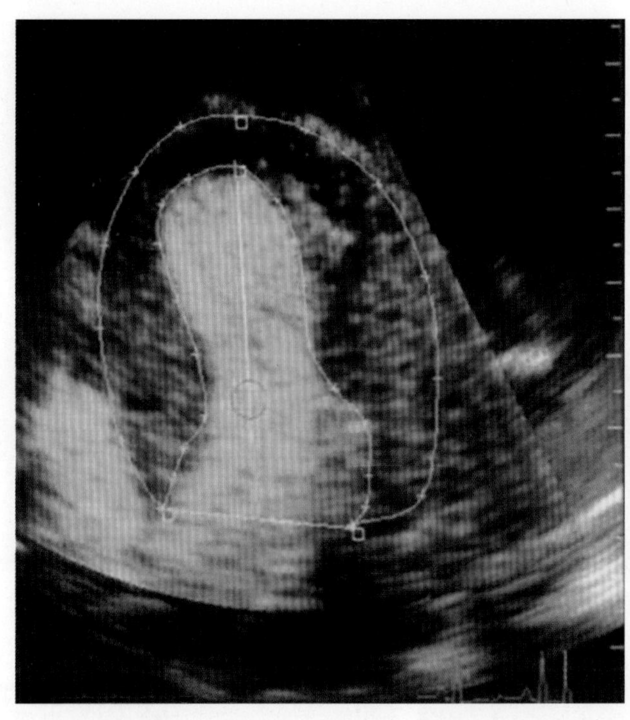

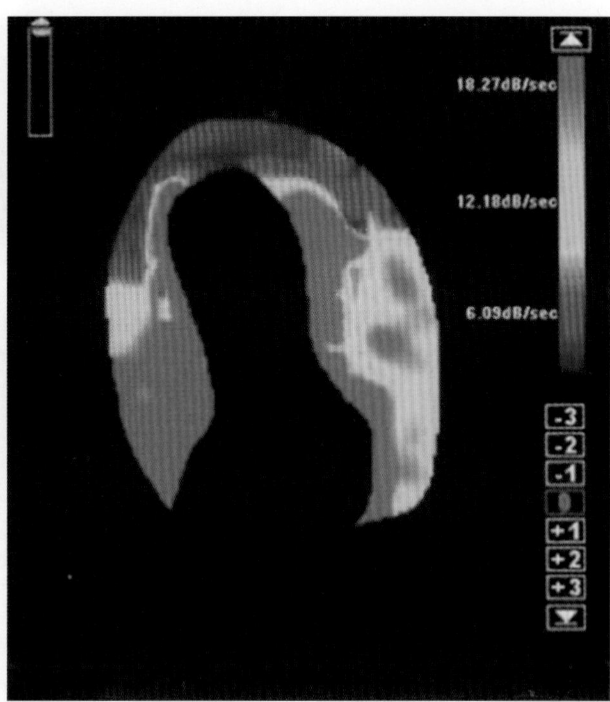

图17-10-14 心肌梗死的心肌造影图像

（三）心肌梗死并发症的超声表现

1.缺血性二尖瓣关闭不全 乳头肌断裂时可见二尖瓣活动幅度增大、瓣叶呈“连枷样”活动，左心室内可见乳头肌断端回声；乳头肌功能不全时二尖瓣收缩期呈“吊床样”脱入左心房；CDFI可显示二尖瓣大量反流；常合并左心扩大和室壁运动增强（图17-10-15）。

2.室间隔穿孔 室间隔回声中断，常邻近心尖部，缺损周边室壁运动消失；CDFI可显示过隔室水平左向右分流（图17-10-16）。

3.假性室壁瘤 室壁连续性突然中断，与心腔外囊状无回声区相通，瘤颈较小，收缩期左心室腔变小而瘤腔增大，CDFI可见血流往返于左心室和瘤腔之间（图17-10-17）。

4.室壁瘤 局部室壁明显变薄，回声增强，收缩期室壁向外膨出，呈矛盾运动（图17-10-18）。

5.附壁血栓 左心室心尖部无运动或矛盾运动，心尖部探及团状或带状的血栓回声，活动度小，新鲜血栓回声近似心肌，陈旧性血栓可回声增强图（图17-10-19）。

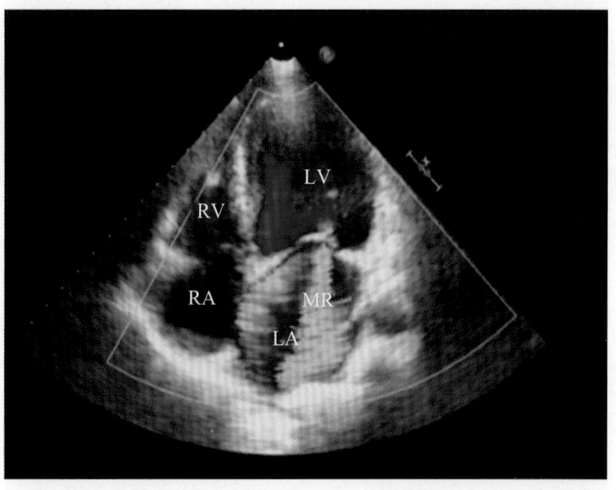

图17-10-15 心肌缺血、乳头肌功能不全所致二尖瓣关闭不全

LV.左心室；LA.左心房；RV.右心室；RA.右心房；MR.二尖瓣反流

（四）冠心病的超声鉴别诊断

1.冠心病导致的心肌缺血应该注意和其他冠状动脉病变导致的心肌缺血相鉴别，如冠状动脉先天性起源异常或冠状动脉瘘、川崎病等，主要依据病史和冠状动脉病变情况确定。

2.冠心病心肌缺血或心肌梗死合并较严重的心功能不全时，应注意与扩张型心肌病、酒精性心肌病等相鉴别，一般扩张型心肌病和酒精性心肌病左心室壁运动普遍降低，而冠心病所导致左心室扩大、心功能不全为节段性室壁运动异常，其余室壁运动幅度尚可或增强，注意询问病史和参照冠状动脉造影等临床相关资料有助于鉴别。

3.心肌梗死并发症的鉴别诊断：心肌梗死并发二尖瓣关闭不全、室间隔穿孔、附壁血栓等合并症时，应注意和其他原因（如瓣膜病、先天性心脏病、心肌病等）导致的类似超声表现相鉴别。紧密结合病史和其他临床资料有助于鉴别。

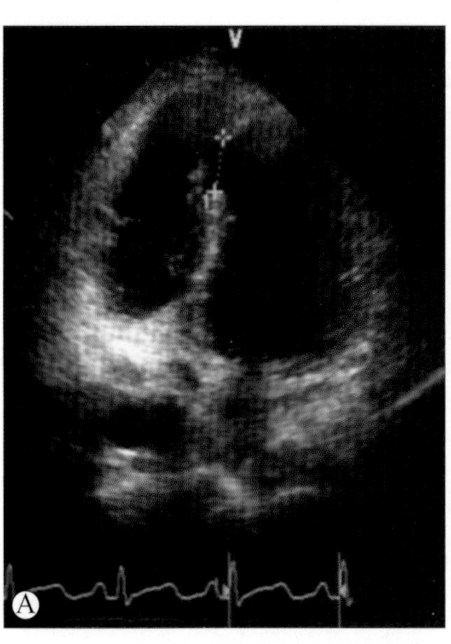

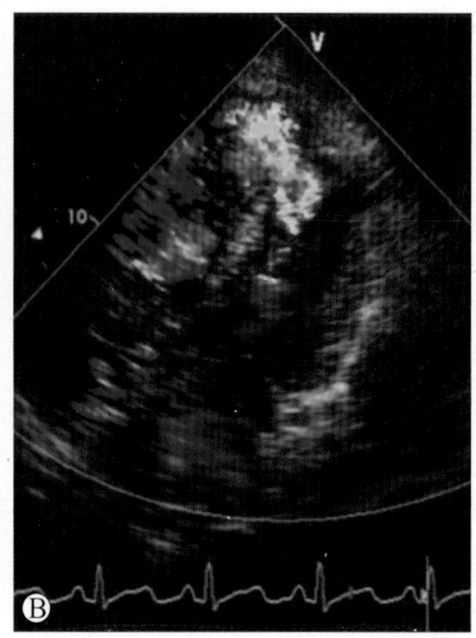

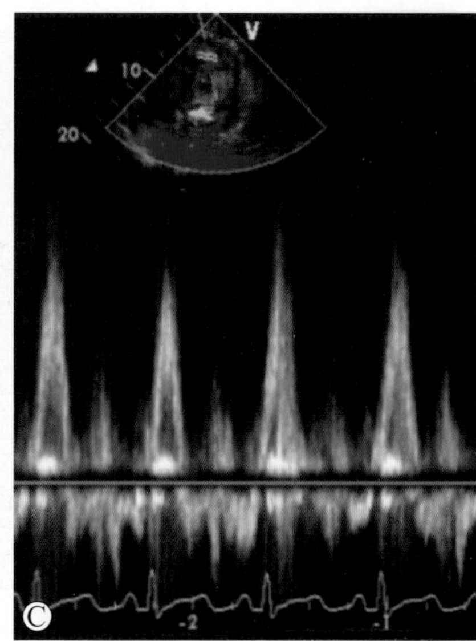

图17-10-16　急性心肌梗死合并室间隔穿孔

A.室间隔近心尖部连续中断19.7mm，左心扩大；B.CDFI显示室水平左向右分流；C.室水平左向右分流频谱

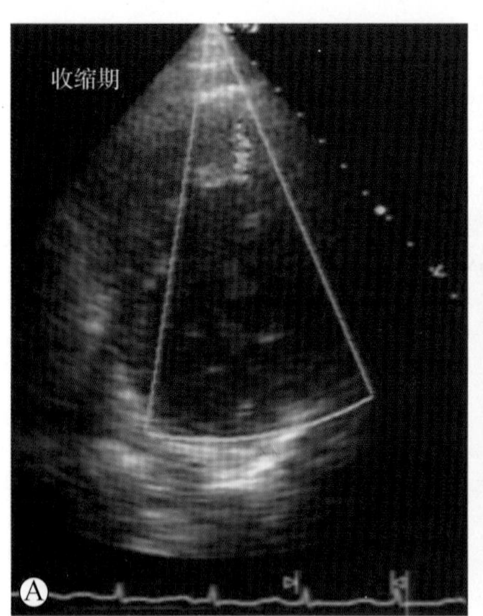

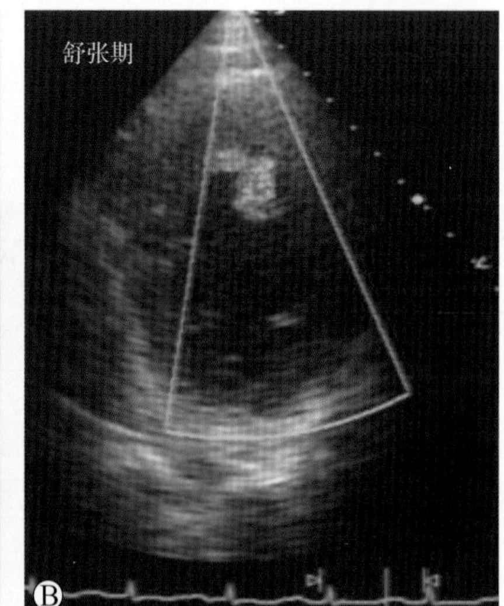

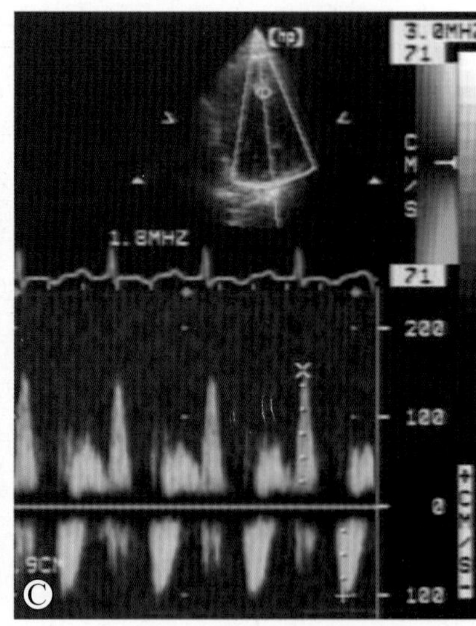

图17-10-17　左心室进心尖部假性室壁瘤的超声表现

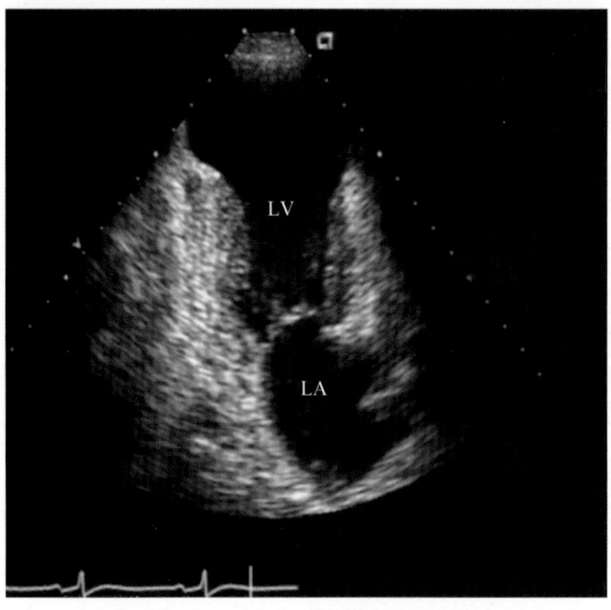

图17-10-18　心尖部室壁瘤的超声表现

LV.左心室；LA.左心房

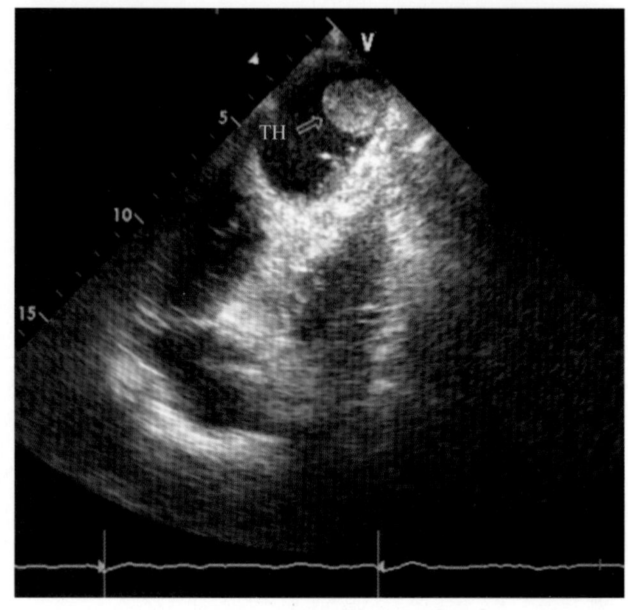

图17-10-19　左心室心尖部附壁血栓

TH.血栓

七、超声检查在冠心病诊疗中的临床价值

随着超声心动图技术的不断发展和完善，超声检查不仅可以提供形态学和血流动力学信息，而且可同时提供心肌血流灌注和功能的评价，极大限度地拓宽了其在临床诊断和治疗中的应用领域。与其他影像学技术（如放射学和核医学）比较，超声具备无创、费用低、便于移动等优势，在心血管疾病的诊断方面有独到的诊断价值。

1.血管内超声对冠状动脉硬化斑块的评估在冠心病患者的介入性治疗和疗效评价中具有指导意义，是冠状动脉造影技术的重要补充。

2.经胸超声心动图能够对心脏形态和功能进行全面评价，在心肌梗死及其合并症的诊断和心脏功能评价中是首选的影像学手段。

3.负荷超声心动图在缺血心肌诊断、存活心肌评价中具有重要价值，尤其在结合心肌局部功能定量评价新方法（如应变和应变率成像、超声斑点追踪成像等）基础上，能够进一步提高其诊断效能。

4.心肌声学造影在缺血心肌诊断、存活心肌评价中具有一定的实用价值。

（王建华）

第十一节　心包疾病

正常心包由壁层和脏层两层组成。心包脏层紧贴心外膜，是由单层间皮细胞构成；心包壁层分为两层，外层为纤维组织，内层为间皮细胞，厚度＜2mm。这两层结构包绕了心脏的4个腔室，并在大血管根部形成反折，以此构成的腔隙称为心包腔。心包腔在一些部位腔隙较大，称作心包窦，主要有位于左、右肺静脉根部及下腔静脉的左侧与心包后壁之间的心包斜窦；位于升主动脉和肺动脉后方与上腔静脉和左心房前壁之间的心包横窦，其大小可容一横指通过；心包壁层的前部移行于下部处与心尖之间形成的隐窝，即使心脏搏动时亦不进入其内，称为心包前下窦。正常情况下容纳15～35ml的浆液，主要分布于房室沟和室间沟。心包上有丰富的神经支配，所以心包炎症会引发剧烈的疼痛。

心包是有作用的。它包绕了心脏和大血管，贴着胸骨、膈肌，以及前纵隔，保持心脏在胸腔内的几何位置，同时也是抵御感染的屏障。由于心包的弹性有限，所以可以限制4个心腔的总容量。当左心扩大时，心包因能限制右心室的充盈，故能延缓肺水肿的发生。在血容量过多时，心包能限制心脏扩张。心包具有延展性，缓慢积聚的液体将使心包腔扩大而不压迫心脏。虽然心包有多种功能，但是先天性心包缺如或手术切除心包对生命并无影响，心功能也无明显改变。

心包疾病原因很多见表17-11-1。最常见的表现是心包积液。超声心动图直接观察心包有一定的困难，但能敏感地发现心包积液的存在及心包疾病所导致的血流动力学改变，因而对心包疾病的诊断有重要的价值。但是单凭积液的声像图并不能确定病因，必须结合临床表现和实验室检查综合分析。

表17-11-1　心包疾病的病因

1.感染：细菌（包括结核杆菌）、病毒、真菌
2.肿瘤：原发性、继发性
3.自身免疫性疾病：与结缔组织病相关（如风湿热、系统性红斑狼疮、类风湿关节炎）、心肌梗死后综合征、心包切开综合征等
4.代谢内分泌相关：尿毒症、甲状腺功能减退
5.邻近器官疾病：急性心肌梗死、胸膜炎、主动脉夹层动脉瘤、充血性心力衰竭、肺栓塞
6.物理因素：损伤性、放射性
7.先天性异常：心包缺损、心包囊肿
8.原因不明：急性非特异性心包炎

一、心包积液

因为心包腔的体积是有限的，所以心包积液的增多将导致心腔容量的减少，从而使血流动力学发生改变。事实上血流动力学的改变与心包腔压力有关，而心包腔的压力与心包积液量、液体积聚的速度及心包的延展性有关。缓慢进展的大量心包积液对心脏血流动力学的影响可能反而比快速出现的少量心包积液小。

心包积液可以由M型、二维、三维、心腔内超声发现。在正常情况下，在心包腔内只有少量的液体，因而只有在后房室沟处可以看见很小的无回声区，该无回声区在舒张末期常消失，只在收缩期出现。积液也会积聚在斜窦，即左心房和大血管之间的潜在腔隙，在这种情况下，左心耳、肺动脉、主动脉周围都会出现液体，仅在这些部位出现的液体可能是正常的。当积液的量增加时，表现为心脏的前方和后方出现无回声区，虽然常规超声心动图无法准确测定心包积液的量，但是无回声区的宽度与心包积液的量明显相关。

目前常用二维超声心动图来诊断心包积液并对其进行定量。虽然各家文献报道的定量标准略有不同，但大致可以分为微量、少量、中等量及大量（图17-11-1～图17-11-4）。

微量：仅在左心室后壁后方出现无回声区，舒张期消失，收缩期出现。

少量：仅在左心室后壁后方出现无回声区，收缩期和舒张期持续存在，舒张期最深处一般小于1cm，液体

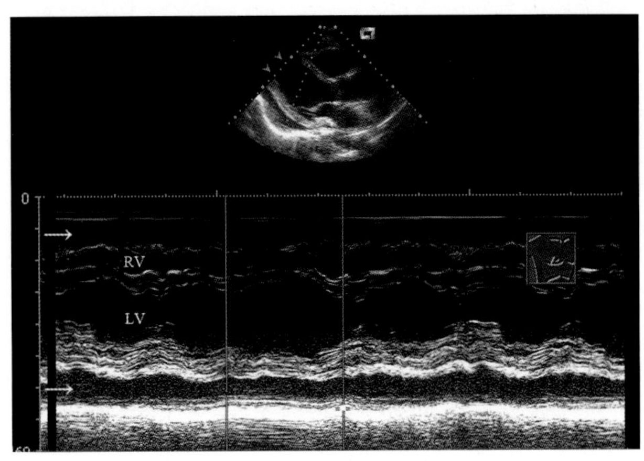

图17-11-1 微量心包积液

M型超声心动图示心脏前后无回声区，箭头所指即心包积液

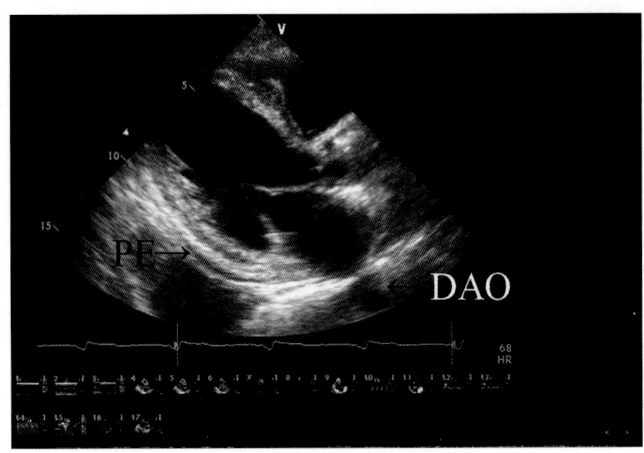

图17-11-2 少量心包积液

左心室后壁后方纤细无回声区，其后方为左侧胸腔积液。PE.心包积液；DAO.降主动脉；PL.胸腔积液

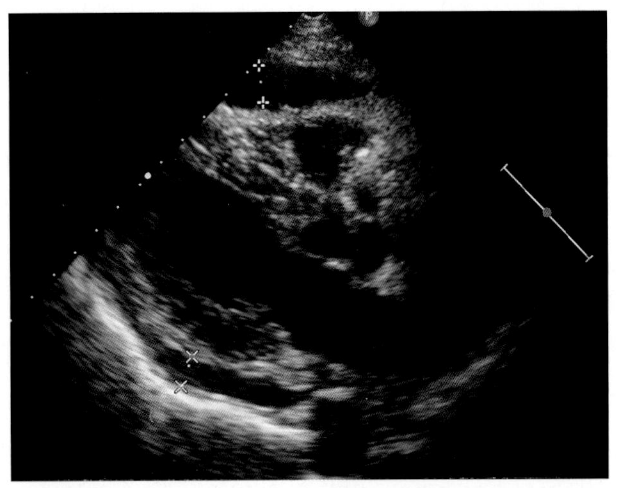

图17-11-3 中等量心包积液

无回声区包绕心脏周围，舒张期右心室前壁之前与左室后壁之后液体深度在1～2cm

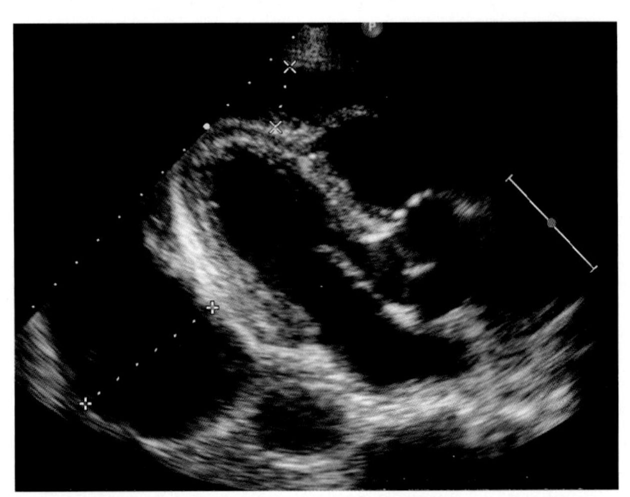

图17-11-4 大量心包积液

左心室后壁之后液体深度7cm，右心室前壁之前液体深度3cm

量＜100ml。

中等量：心脏周围环绕无回声区，左心室后壁后方无回声区在1～2cm，右心室前壁无回声区＜1cm，液体量100～500ml。

大量：左心室后壁后方无回声区＞2cm，液体量＞500ml。右心室前壁、室间隔及左心室后壁呈同向运动，并出现由于心脏自由摆动而出现的摇摆运动。

以三维超声心动图进行心包积液的定量无疑应是最确切的。心包壁层之间的容量与脏层心包间容量的差值即为心包积液的总量。

心包积液也可以是包裹性的，在心脏手术、结核性心包炎、心脏外伤和胸部放疗后，心包的炎性渗出使心包积液的分布不均匀。它可以发生在心包腔的任何部位，手术后最常见于左心室或左心室与左心房的后方，因为前方是心包切开区，常有粘连；邻近右心房的包裹性积液也常见。

心包积液时也可发现心包腔无回声区内有一些疏松的“纤维样”条状回声随心脏运动而漂动，有证据表明，这种少量的“纤维样”条带与以后发生心包缩窄并不相关。但是大量的纤维条带常见于化脓性心包炎和结核性心包炎，包裹在心脏的周围，有发生心包缩窄的倾向。一部分血性心包积液，心包腔内出现自显影现象，可能与红细胞聚集有关。

因为超声心动图对心包积液的识别非常敏感，因而已被公认为诊断心包积液及估测积液量的首选方法。但是有几种情况与心包积液的声像图比较相似，必须进行鉴别。

1.心外膜的脂肪层：在增益降低的情况下可能被误认为是心包腔的无回声暗区而诊断为心包积液。但是在提高增益的条件下，脂肪层内可以显示不均匀的光点，且其厚度不会随心动周期的改变而改变。常在心脏的前方或剑突下切面右心室壁下方部位发现。

2.孤立的心脏前方的无回声区不一定是心包积液，可以是心包的脂肪、纤维、胸腺或其他组织，加大增益有助于鉴别。

3.左侧胸腔积液：在患者平卧或左侧卧位时，左侧胸腔积液出现在心脏的后方。由于心包膜在肺静脉处反折，左心房后方的腔隙较小，如果大量的液体出现在左心房后方，通常提示非心包积液而是胸腔积液。另外，积液位于胸主动脉前方的是心包积液，而液体平面超过胸主动脉延伸至胸主动脉后方的是胸腔积液。在心尖四腔心切面，胸腔积液出现在左心室侧壁的外方，仔细观察可以发现压缩的肺叶。从背后肩胛下线观察胸腔积液不失为一个好方法，这能显示肋膈角的部位，明确胸腔积液的诊断。

4.心包囊肿：心包囊肿内含有清澈的液体，可位于纵隔的任何部位，最多见于右侧心膈角，可单房或多房。在剑突下和四腔心切面，这个部位的心包囊肿表现为和右心房相邻的无回声区，与包裹性心包积液或右侧胸腔积液相似。但是心包囊肿的壁薄，边缘光滑；包裹性心包积液的心包常增厚，边缘毛糙，积液内透声差，通常可见稀疏或致密的颗粒状回声。

5.心包血肿：心包腔内的血肿最常见原因是急性心肌梗死并发的左心室破裂。还有各种胸部外伤或心导管的意外穿破。心包血肿表现为高回声，回声强度与心内血栓和肝脏相似，较心包脂肪高。血肿有活动性，可随心脏收缩运动而移位。需要注意的是怀疑心包血肿者应观察有否压迫肺静脉或腔静脉开口。在室壁穿孔导致左心室假性室壁瘤时，可见左心室通过狭窄的颈口与一个大腔相通，收缩期血流从左心室流向瘤腔，舒张期则反方向流动，彩色血流显像能提供与包裹性心包积液的鉴别。

二、心肌心包炎

部分心包炎与心肌炎的病因相同，因而可能同时累及，故不能忽略心肌心包炎的诊断。心肌心包炎定义为在心包炎的基础上发生轻微的心肌累及，不伴有左心室局部或整体收缩功能的下降。典型的表现为心包炎产生的胸痛、心包摩擦音、ST段抬高、心包积液，同时合并心肌损伤的证据，如肌钙蛋白、肌酸磷酸激酶同工酶CK-MB升高。发达国家病因最常见为病毒感染，而发展中国家为细菌感染，如结核杆菌。在疑诊心包炎合并心肌炎的患者，在临床评估和危险因素评估的情况下，可能需要进行冠状动脉造影以除外冠状动脉疾病。

三、心脏压塞

正常情况下，心包腔压力在－5～＋5cmH_2O，随呼吸运动而改变，吸气时左心室每搏量减少，但导致的血压下降不会超过10mmHg。心脏压塞（也称心包填塞）时，呼吸运动对心室充盈的影响加剧。心脏压塞的症状为严重的呼吸困难、颈静脉怒张、低血压、吸停脉，甚至出现休克。但心脏压塞的症状严重程度与心包积液的量并不成正比，取决于心包积液的生成速度、心包的顺应性和心脏功能。当心包积液快速增加时，即使液体量仅100～200ml，也会出现明显的循环衰竭。

需要强调的是，心脏压塞是一个临床诊断，单纯超声心动图异常并不能建立心脏压塞的诊断，也不能作为心包穿刺的独立指征。

二维和多普勒超声心动图表现：

1.右心房壁塌陷　是指舒张晚期和（或）收缩早期右心房壁向右心房腔内凹陷。通常在剑突下切面或心尖四腔心切面观察到。

2.右心室壁塌陷　即在舒张早期右心室游离壁向后运动（图17-11-5）。该现象最容易在胸骨旁长轴和短轴观察到。这是心包的压力超过右心室舒张压的间接证据，也是心脏压塞的有力证据。虽然该现象的敏感度不如右心房塌陷，但特异性较高，尤其当持续时间超过1/3舒张期时。但是当合并心功能不全、右心室肥厚、肺动脉高压及室间隔肥厚时，该征象可不出现。

3.左、右心室内径随呼吸时相显著变化　吸气的第一个心动周期右心室内径增加而左心室内径减小，呼气的第一个心动周期右心室内径减小而左心室内径增大。但在慢性阻塞性肺疾病、肺动脉栓塞时也会出现。

4.各瓣膜血流受呼吸影响加大　在正常情况下二尖瓣E峰随呼吸的波动幅度在15%左右，三尖瓣在25%左右，肺动脉瓣和主动脉瓣流速峰值的波动不超过10%。在心脏压塞时，三尖瓣和肺动脉瓣血流速度和时间流速积分在吸气时明显加大，二尖瓣和主动脉瓣血流速度和时间流速积分明显减小。吸气时左心室等容松弛时间增加，射血时间缩短。

5.下腔静脉、肝静脉血流异常　深吸气时下腔静脉

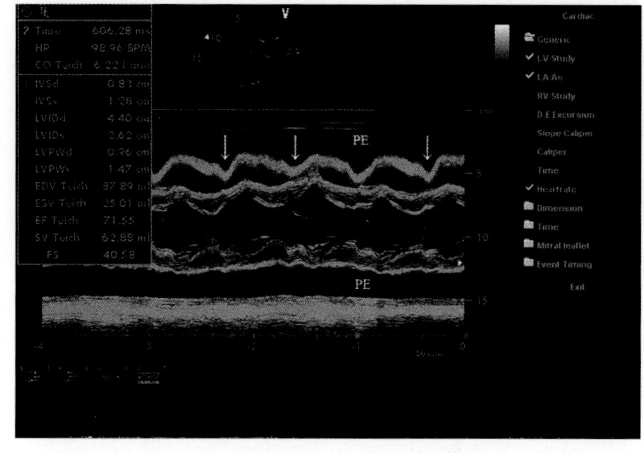

图17-11-5　心脏压塞时，右心室壁塌陷，箭头所指处即在舒张早期右心室游离壁向后运动形成切迹

PE.心包积液

内径减少小于50%，提示右心房压力升高，大于或等于10mmHg。频谱多普勒显示下腔静脉回流舒张期缩短，主要回流发生在心室收缩期。肝静脉频谱显示呼气时舒张期峰值显著降低甚至消失，而倒流增加。

根据心脏压塞的病理生理改变，上述指标中最早出现的异常是三尖瓣血流随呼吸运动产生波动，随后累及二尖瓣血流改变。心包腔压力继续增大时，右心房塌陷、右心室塌陷发生。右心室塌陷先只在呼气时发生，吸气时不发生，因为吸气时右心室充盈容量增加；当心包腔压力显著上升，持续超过心腔压力时，上述的各种表现将同时存在。

值得注意的是，低血容量患者，心脏压塞的临床表现可能被掩盖，但是右心房、右心室塌陷仍可被超声心动图发现，有助于临床诊断。

四、缩窄性心包炎

缩窄性心包炎继发于急性心包炎。病理改变为心包脏层和壁层广泛增厚粘连和钙化，失去弹性，因而严重影响心室的舒张而产生血液循环障碍，如颈静脉怒张、肝大、胸腔积液、腹水等征象。缩窄的部位可以发生在房室沟或主动脉根部，形成缩窄环，也可以累及全部心包而压迫整个心脏。在多数患者中，瘢痕组织主要由致密的胶原纤维构成，因此不能提示原发性病变的特征性变化。严重时可导致心肌萎缩、纤维变性、脂肪浸润和钙化。已知的病因中，结核性心包炎占首位，其次是化脓性心包炎和非特异性心包炎，而结缔组织病、放射治疗或心脏手术后占少数。风湿性心包炎通常不引起心包缩窄。

超声对缩窄性心包炎的诊断有重要价值，但必须结合临床表现，必要时须利用其他辅助检查综合判断，如计算机断层扫描（CT）或磁共振扫描（MRI），它们对心包的识别优于超声心动图（图17-11-6）。

二维和多普勒超声心动图表现如下。

1.心包增厚：这是缩窄性心包炎的直接征象。心包缩窄常累及两层心包，脏层和壁层心包之间的心包腔内充满了回声致密的物质，这是增厚的心包和机化了的心包炎性渗出物。增厚的心包可以达到3～12mm，呈一层或双层不均匀的强回声，可伴有钙化，后方出现声影，尤其在房室环后方或肺动脉周围。M型超声心动图上可表现为增强的两层回声呈平行运动，为两层存在粘连所致。在常规经胸超声心动图难以分辨心包的时候，可以尝试用高频探头测量心尖部和右心室前壁的心包厚度。但是在放疗后或外科手术后及一部分病毒感染后的患者心包厚度可以正常。

2.双心房增大，心室大小正常，房室交界后角＜150°。因为心包主要束缚心室，所以心室腔正常或偏小，或者由于心包的局部缩窄而变形（图17-11-7）。由于心室充盈受阻，故心房增大。心肌通常是正常的，所以左心室射血分数正常。

3.室间隔和左心室后壁异常运动：M型超声心动图表现为舒张早期室间隔先向右心室，后向左心室的急速抖动。这是由于左、右心室的舒张期充盈相对固定且相互依赖，稍不对称即可使室间隔两侧的压力差迅速改变，导致室间隔位置的突然快速移动。但是右心室压力增加、左束支传导阻滞或容量负荷过大时亦可见此征象。由于左心室容量在舒张中晚期基本无增加，故左心室后壁舒张中后期运动平直，内膜运动＜1mm（图17-11-8）。这与心包叩击音在时相上是一致的。

4.二尖瓣、三尖瓣充盈异常：二尖瓣呈充盈受限的状态，E峰/A峰＞2，E峰减速时间＜160ms。E峰吸气时下降，呼气时增加，变化幅度＞25%。三尖瓣血流随呼吸变化的规律恰好相反。约20%的患者二尖瓣血流频

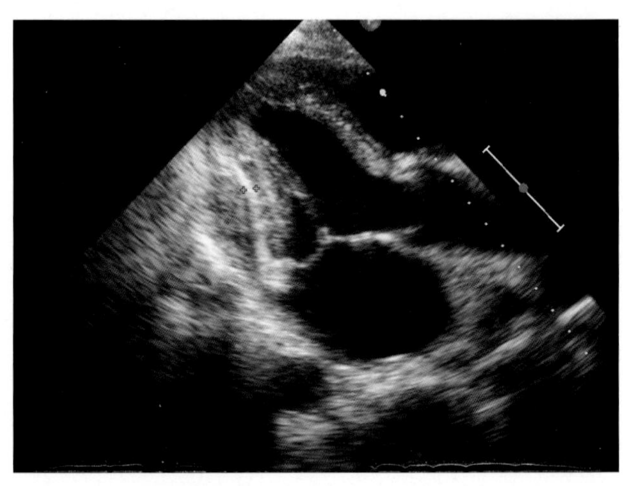

图17-11-6 缩窄性心包炎（一）

左心室后壁脏层心包增厚达0.47cm，回声增强，其后方见包裹性积液，液体透声差，内充满细密光点，为局限性脓肿

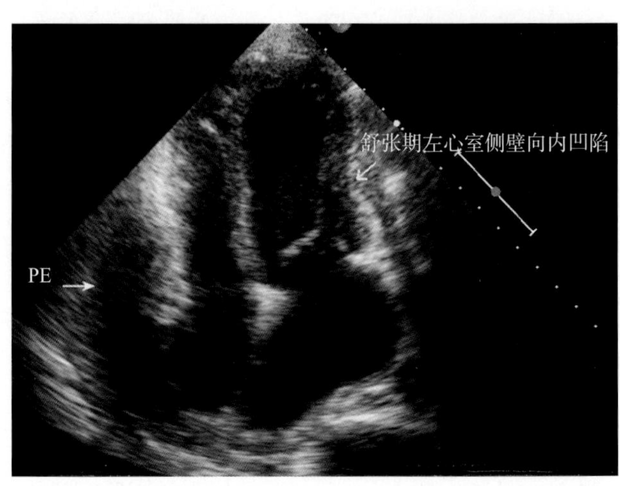

图17-11-7 缩窄性心包炎（二）

心包增厚回声增强，左心室侧壁外见两层增厚的心包膜，中间充满机化物，右心外侧增厚的心包脏层外见包裹性积液。舒张期左心室形态扭曲，侧壁向内凹陷。PE.心包积液

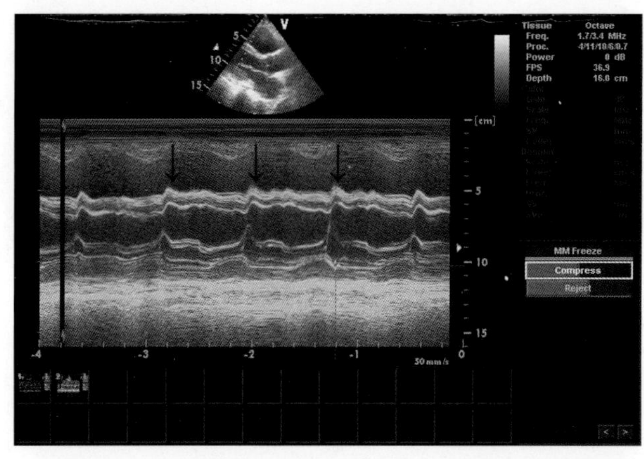

图17-11-8 缩窄性心包炎患者，M型超声心动图示室间隔舒张早期急速抖动（箭头），左心室后壁舒张中后期运动平直

谱不随呼吸而变化，原因可能是该部分患者左心室充盈压有升高，呼吸导致的压力变化较小而不能被显示；或者心包严重钙化，像一个僵硬的壳包裹心腔，胸腔压力的改变对心室充盈不产生影响。

5.二尖瓣环舒张早期运动增强：原因在于左心室受心包的限制，短轴方向的运动受限，长轴运动加强，故二尖瓣瓣环舒张早期Ea峰正常或升高，通常大于8cm/s（图17-11-9）。但与正常不同的是，通常间隔Ea峰大于侧壁Ea峰。

6.下腔静脉、肝静脉改变：类似于心脏压塞的表现。

7.肺静脉血流频谱改变：肺静脉收缩期S波与舒张期D波峰值相仿，吸气时S波加快，呼气时D波加快。

8.左心室侧壁、室间隔应变值改变：虽然对于缩窄性心包炎患者局部心肌的收缩和舒张功能改变尚无定论，但是左心室侧壁心肌受相邻心包的影响，变形能力低下，室间隔与左心室侧壁最大应变量差值的绝对值＞10，比值＞2.0。

9.心包、外层心肌、内层心肌运动速度差别：有学者以定量速度多普勒（QTVI）和超声速度向量成像（VVI）研究显示，缩窄性心包炎患者壁层心包和外层心肌运动减弱，内层心肌运动活跃，而正常人内层、外层心肌运动同步，可能成为缩窄性心包炎诊断的新指标。

五、缩窄性心包炎与限制型心肌病的鉴别

两者的临床表现和血流动力学类似，都表现为充盈受限和静脉压增高、搏出量减少，但是因为两者的治疗原则完全不同，因而鉴别非常重要。超声心动图鉴别要点见表17-11-2。虽然超声心动图在两者的鉴别中发挥重要作用，但是仍需结合病史和体征，综合超声心动图、心导管、CT或MRI检查，必要时进行心内膜活检，才能做出正确的诊断。

六、渗出缩窄性心包炎

渗出缩窄性心包炎最常见的原因是特发性心包炎、恶性肿瘤转移心包或放疗后心包炎。它的临床表现为心包积液引流后，右心房、右心室的压力仍然升高，血流动力学的改变类似于缩窄性心包炎，因而兼具缩窄性心包炎和心脏压塞的特征，也被认为是急性心包炎伴心包积液向缩窄性心包炎的过渡阶段。其心包增厚常发生在脏层心包，右心室或右心房塌陷可能不能被观察到。

七、超声引导下心包穿刺

超声心动图能显示心包积液的分布范围和深度，可以实时观察进针部位和方向，能提示进针的深浅，当积液量少或心包腔内有纤维性分隔时，超声监视下引导心

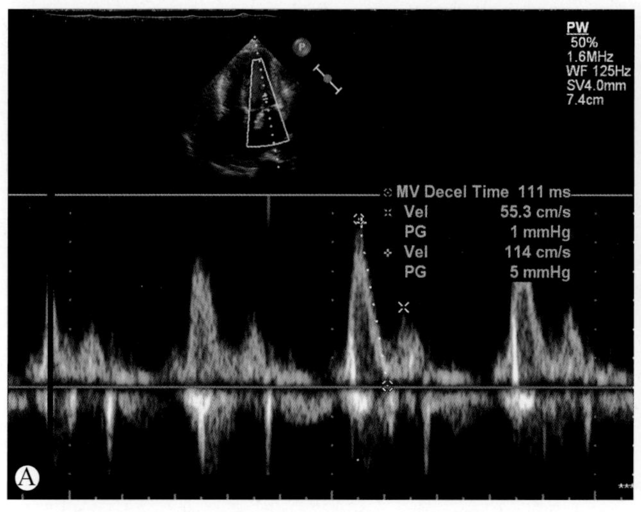

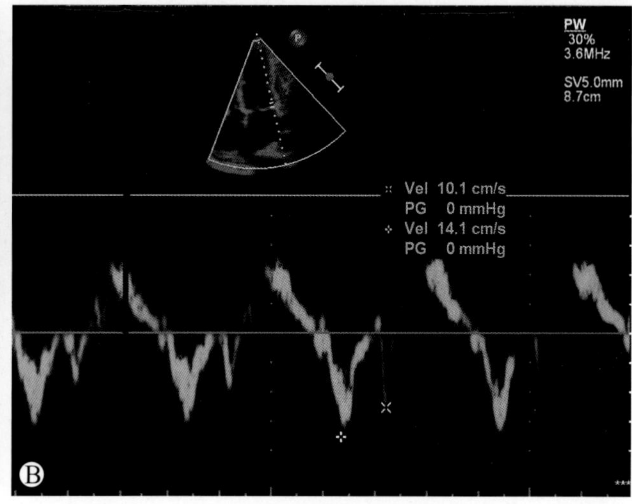

图17-11-9 缩窄性心包炎患者二尖瓣E峰/A峰＞2，E峰减速时间＜160ms，表现为限制性充盈状态（A）；二尖瓣环运动频谱正常，Ea＞8cm/s（B）

表 17-11-2　缩窄性心包炎与限制型心肌病的超声鉴别要点

项目	缩窄性心包炎	限制型心肌病
心房大小	中等程度增大	显著增大
心包厚度	＞3mm	正常
心室壁厚度	正常	增厚，回声斑点状增强
室间隔运动	舒张早期抖动	运动僵硬，幅度减弱
	吸气　呼气	吸气　呼气
二尖瓣血流		
三尖瓣血流		
肺静脉血流		
肝静脉血流		
二尖瓣环S波	＞8cm/s	＜8cm/s
左心室舒张早期血流传播速度	＞55cm/s	显著降低
间隔e′	正常或升高	减低（≤10cm/s）
侧壁e′	正常	减低（≤10cm/s）
E/e′	＜8～10	≥14
侧壁e′/间隔e′	＜1	≥1
呼吸的影响	随呼吸改变	不随呼吸改变
纵向应变	降低	显著降低
径向应变	降低	显著降低
圆周应变	减低	正常
纵向应变：侧壁/间隔	＜1	≥1
纵向应变：右心室游离壁/间隔	＜1	≥1

包穿刺安全性高，对于临床治疗有很大帮助。

穿刺的原则是不伤及心脏和周围器官。选择合适的进针部位非常重要。患者取坐位或半卧位，首先进行各个切面扫查，选择液体深度较大，进针路线短，前方无肺组织的部位，如心尖、左侧心前区。当选用剑突下部位进针时，应注意避开肝脏和肋弓。穿刺时可实时指导进针的深度和方向，当针尖不能清晰显示时，注射少量的生理盐水可以帮助显示针尖的位置。

术中密切观察患者的脉搏、脸色、心率和心律变化，如发生迷走性低血压反应，应立即停止穿刺，将患者平卧，并给予适当处理。

八、先天性心包缺如

先天性心包缺如通常是心包部分缺如，也有完全缺如。一般无症状，但在部分心包缺如的患者，左心耳或右心耳可能从缺损的心包处脱出，甚至发生绞窄而出现胸闷、胸痛。本病可伴有其他先天性异常，如房间隔缺损、动脉导管未闭、法洛四联症，支气管囊肿等。超声心动图可能发现室壁向外膨出，室间隔矛盾运动，但是缺乏特异征象，诊断主要靠X线检查。

九、累及心包的肿瘤

心包肿瘤非常少见。心包恶性肿瘤以转移癌多见，多由支气管肺癌、乳腺癌转移至心包，黑色素瘤、淋巴瘤次之，最常见的表现是血性心包积液，大多可见心包增厚或结节状增厚，部分可见孤立的心包肿块。积液生成迅速，量大，与发现的肿块完全不成比例。原发性的心包恶性肿瘤，以间皮瘤多见，占全部心包原发性肿瘤的50%，与石棉接触有关。典型的间皮瘤累及大部分心包，使心包弥漫性增厚，合并血性心包积液，可因心包缩窄的表现或心脏大量心包积液导致的心脏压塞的症状而就诊。其他原发性恶性心包肿瘤包括肉瘤、淋巴瘤和恶性畸胎瘤，多表现为心包腔内肿块合并血性心包积液。

原发性良性心包肿瘤有脂肪瘤、纤维瘤、血管瘤和畸胎瘤，不合并或合并少量心包积液。超声心动图可发现心包内孤立性的肿块，但是很难诊断其病理类型。

（牟 芸 徐启彬）

第十二节 大动脉疾病

大动脉疾病包括主动脉疾病和肺动脉疾病，分为先天性和后天获得性两大类。先天性大动脉疾病是指主动脉和肺动脉先天性发育异常所引起的一些病变，主要包括主动脉瓣上狭窄、主动脉缩窄、主动脉弓离断、主动脉窦瘤、双主动脉弓、肺动脉狭窄等。后天获得性大动脉疾病主要包括特发性肺动脉扩张、肺动脉夹层动脉瘤、肺动脉栓塞等。本节主要介绍常见先天性大动脉疾病以外的其他大动脉疾病。

一、主动脉疾病

（一）主动脉解剖及超声探查切面

主动脉（aorta）是体循环的动脉主干。主动脉从左心室发出，主动脉全长分为3段：由起始部上升至右侧第2胸肋关节后方的一段，称为升主动脉；弯曲的一段，称为主动脉弓；下降的一段，称为降主动脉。降主动脉又可分为两段，由第4胸椎处到膈肌的主动脉裂孔这一段为胸主动脉；膈肌以下至第4腰椎处的一段称为腹主动脉。在第4腰椎下缘处分为左、右髂总动脉（图17-12-1）。

主动脉有厚的、坚韧的肌性与弹性组织的血管壁，正常情况可承受数千毫米汞柱的压力而不发生破裂。主动脉血管壁由3层结构组成：内膜、中层和外膜，从结构上看中层最为重要，占血管壁的80%以上；主动脉的病变大多与血管壁中层的变性及退化有关。

评价主动脉根部的病变是经胸超声心动图（TTE）的常规检查，主动脉的超声探测声窗有胸骨旁区、心尖区、胸骨上凹区及剑突下区（图17-12-2）。胸骨旁左心室长轴切面可显示主动脉根部和部分升主动脉（图17-12-3A），探头放置于胸骨右缘第2肋间，可获取升主动脉的长轴（图17-12-3B）。胸骨上凹切面可显示主动脉弓和降主动脉近端，适当调整探头可显示主动脉弓的主要分支（无名动脉、左颈总动脉和左锁骨下动脉）（图17-12-4）。降主动脉的探查为探头放置于近左乳头处，探查切面先与胸骨垂直（探头示标指向3点钟处）可探及降主动脉短轴，然后探头顺时针方向旋转90°可获取降主动脉中段长轴（图17-12-5）；胸骨旁长轴切面在左心房和左心室交界后方显示的圆形无回声结构为降主动脉，为确认该结构为降主动脉，探头顺时针方向旋转90°可获取降主动脉长轴。剑突下切面可探测胸主动脉远端和腹主动脉近

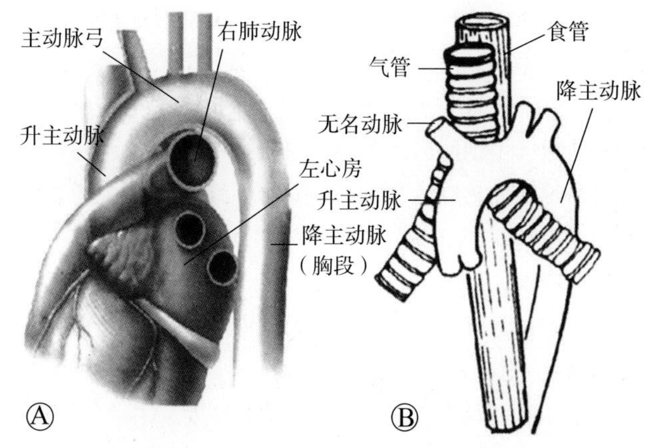

图17-12-1 主动脉的解剖和邻近结构

A.主动脉从解剖上分为升主动脉、主动脉弓和降主动脉（胸主动脉和腹主动脉）；B.主动脉与气管和食管的解剖关系，升主动脉和主动脉弓位于气管和食管前方，降主动脉后下移行逐渐转至食管的后方，膈肌水平食管位于降主动脉的前方

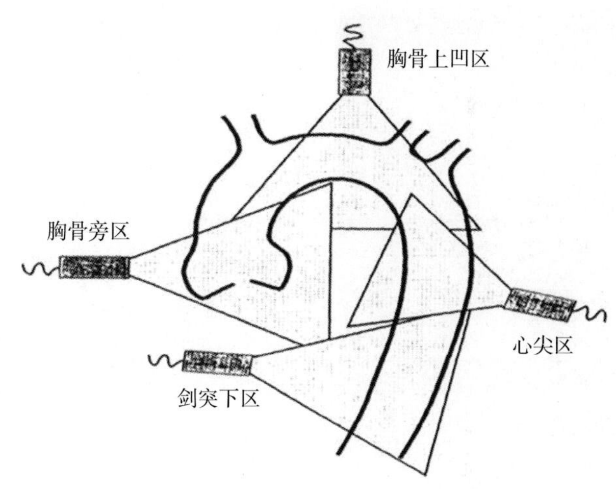

图17-12-2 主动脉经胸超声切面示意图

胸骨旁区显示主动脉窦部和升主动脉起始段；胸骨上凹区显示主动脉弓和降主动脉起始部分；剑突下区显示胸主动脉远端和腹主动脉；心尖区，调整切面可显示胸主动脉中段

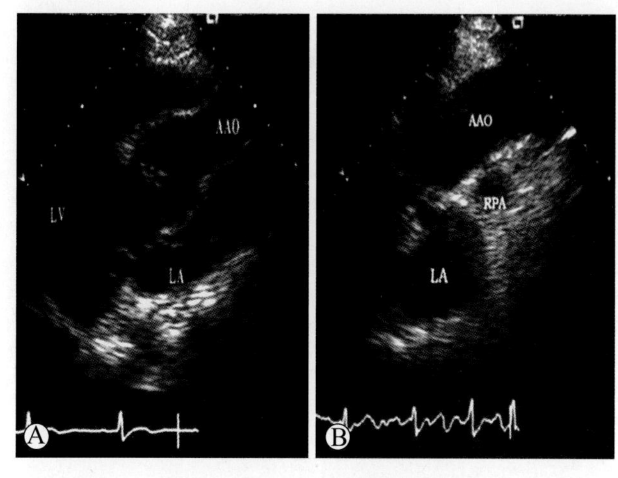

图17-12-3 升主动脉超声切面

A.胸骨旁左心室长轴（比标准切面上移一肋间左右）显示主动脉窦部和升主动脉近端；B.胸骨右缘矢状切面（探头示标指向12点钟处），显示升主动脉（AAO）长轴，升主动脉后下方为右肺动脉（RPA）和左心房（LA）。LV.左心室；LA.左心房

端（图17-12-6）。依据探头穿透力和受检者状况，图像质量有所差别，但部分患者主动脉部分节段尚无法清晰显像。由于食管与主动脉的毗邻关系，当TTE临床疑诊升主动脉、主动脉弓和降主动脉异常时，经食管超声心动图是诊断主动脉疾病的适宜选择。降主动脉位于食管后方，与食管的解剖关系紧密毗邻，因此经食管超声心动图可清晰显示降主动脉。当探头尖端位于食管时，探头角度定位为0°，显示降主动脉横截面；探头角度定位为90°时，则可显示降主动脉长轴。

主动脉内径测量通常在主动脉瓣环处、主动脉窦部、窦管交界（sinotubular junction），即窦部与升主动脉起始交界及升主动脉近端测量（图17-12-7），必要时测量主动脉弓部、降主动脉起始段及腹主动脉内径，主动脉内径测量应标明测量部位以便于随访比较。

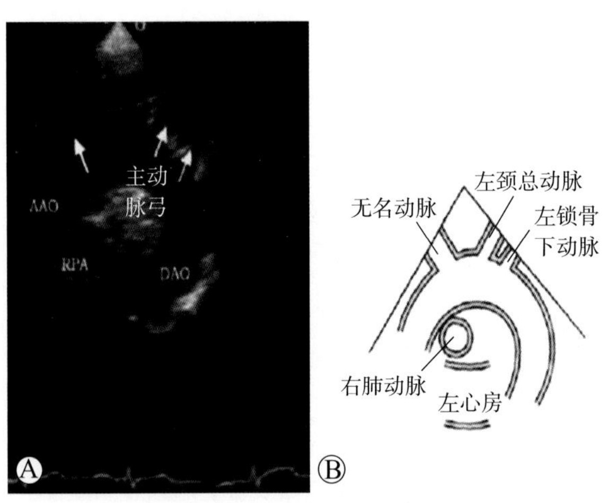

图17-12-4 主动脉弓的观察切面

A.胸骨上凹长轴切面（探头示标指向1点钟处）；B.该切面示意图，观察升主动脉、主动脉弓和降主动脉近端，显示主动脉弓的3个主要分支（无名动脉、左颈总动脉和左锁骨下动脉）（箭头）。AAO.升主动脉；DAO.降主动脉；RPA.右肺动脉

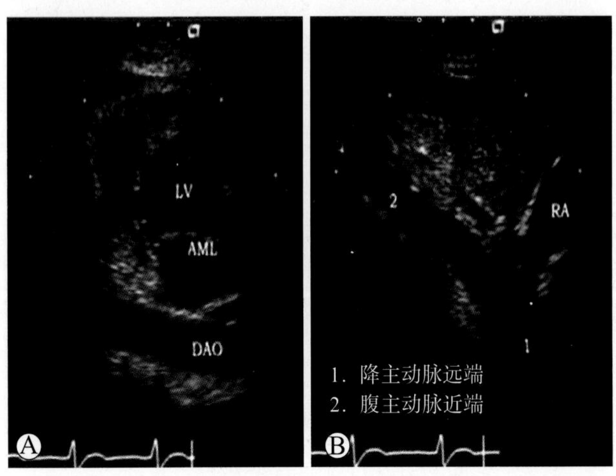

图17-12-6 腹主动脉的观察切面

A.调整心尖切面显示降主动脉胸段；B.剑突下矢状切面，显示降主动脉胸段远端和腹主动脉近端。LV.左心室；RA.右心房；DAO.降主动脉；AML.二尖瓣前叶

（二）主动脉瘤和主动脉夹层

1. 主动脉瘤

（1）病理解剖：主动脉瘤（aortic aneurysm）是由于主动脉壁的薄弱所引起的主动脉局限性管腔显著扩张。病因主要为动脉粥样硬化、高血压、马方综合征、胶原血管疾病、外伤、梅毒或感染等。动脉瘤病损主要为动脉壁中层受损退化，致使动脉壁无法承受动脉压力而扩张。病理形态常分为以下几种情况。

1）梭形主动脉瘤：多由动脉硬化引起，致主动脉某一段形成弥漫性扩大，基底较宽，凸出度较小，与正常主动脉分界不清晰。

2）囊形主动脉瘤：多见于梅毒。由于管腔局限性瘤变，形成向外凸出的囊袋，可为单个或多个，小者直径

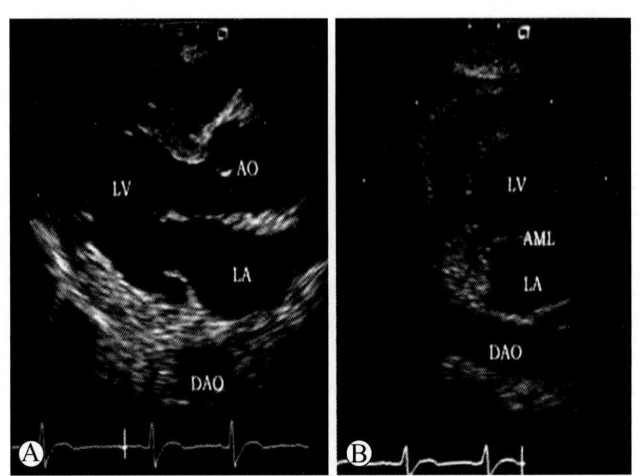

图17-12-5 降主动脉的观察切面

A.标准胸骨旁左心室长轴切面，房室交界后方的圆形无回声区为降主动脉；B.调整心尖切面显示左心房后方的降主动脉（中段）长轴。LV.左心室；LA.左心房；AO.主动脉；DAO.降主动脉；AML.二尖瓣前叶

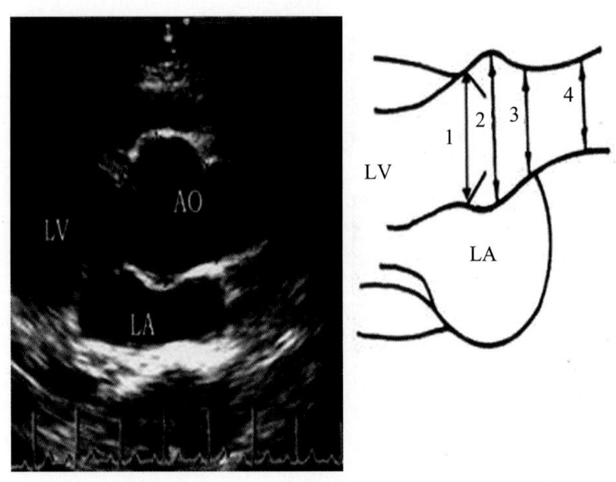

图17-12-7 主动脉根部内径测量

1.瓣环；2.窦部；3. ST交界；4.升主动脉；LA.左心房；LV.左心室；AO.主动脉

仅为数厘米，大者可达20cm以上。瘤体边界清晰，瘤体内常有附壁血栓。

3）假性主动脉瘤：多因外伤、肿瘤等原因，使动脉壁部分破裂，血液溢至血管外，被局部周围组织纤维包裹形成的囊性搏动性血肿，严格而言，此种病变并非真性动脉壁扩张所致，不是真正的动脉瘤，故称为假性动脉瘤。此病好发于四肢动脉干，主动脉的假性动脉瘤比较少见，因主动脉腔内压力很高，血管破裂出血后很难被周围组织包裹止血，常迅速危及生命。

主动脉瘤可累及主动脉（升主动脉、主动脉弓、降主动脉）一个或一个以上节段，当主动脉瘤的直径达到5.5～6cm时，破裂的危险性增加。主动脉瓣环及升主动脉的扩张也称为瓣环-主动脉扩张（annulo-aortic ectasia，AAE）。AAE患者主动脉瓣通常无器质性病变，但主动脉瓣关闭不全通常较其他病因的严重，发生机制为主动脉瓣环扩大、主动脉瓣叶伸展造成舒张期主动脉瓣叶交界处无法完全合拢而出现缝隙。AAE的严重程度主要取决于动脉壁有无破裂或夹层，以及有无主动脉瓣关闭不全所致的心功能不全。

（2）超声诊断

1）二维超声心动图，经胸超声心动图可取胸骨旁左心室长轴、主动脉短轴、胸骨上长轴等切面进行检诊。主动脉瘤在二维超声心动图上表现为主动脉内径增大，呈梭形或囊形扩张，常为相应正常部位内径的1.5倍以上（图17-12-8）。瘤体边缘与主动脉壁相连。升主动脉瘤多呈梭形，而主动脉弓部的动脉瘤多呈囊状。典型AAE的二维超声心动图为主动脉瓣环、瓦氏窦和升主动脉近端显著扩张，主动脉根部扩张内径常超过5cm以上，以致窦管交界消失。这些特征可经胸骨旁左心室长轴切面详细观察（图17-12-9）。AAE的主动脉根部扩张通常呈对称性，主动脉后壁往后方显著偏位可压迫左心房。

经腹部探查可用于观察腹主动脉瘤。对于胸降主动脉瘤的诊断常需要进行经食管超声检查。经食管超声心动图横轴切面探头可显示主动脉短轴切面，逐渐移动探头，可显示瘤体所在部位。纵轴切面探头可显示主动脉长轴切面，有利于估计瘤体范围。瘤体中由于血流缓慢、

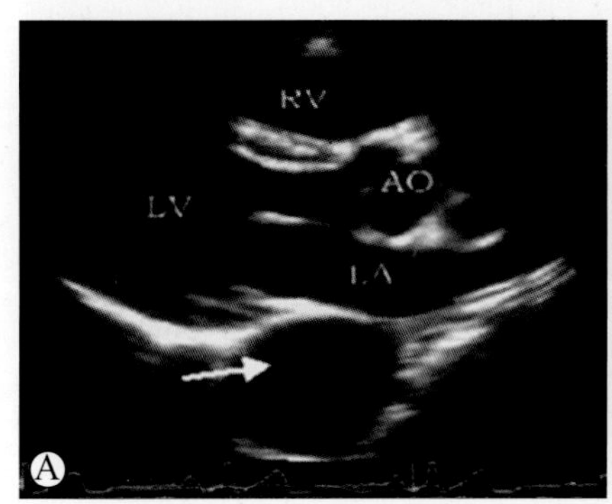

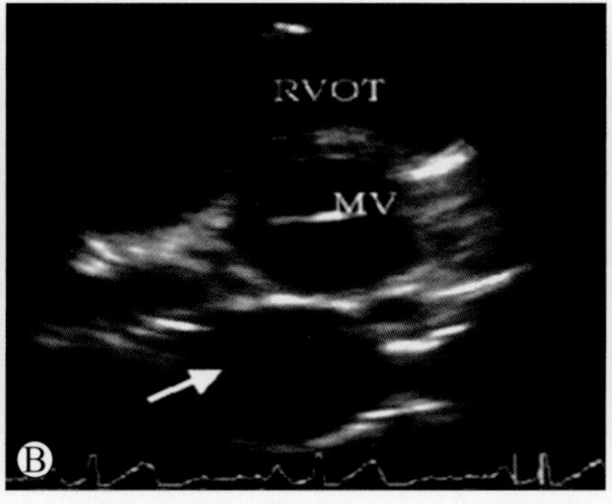

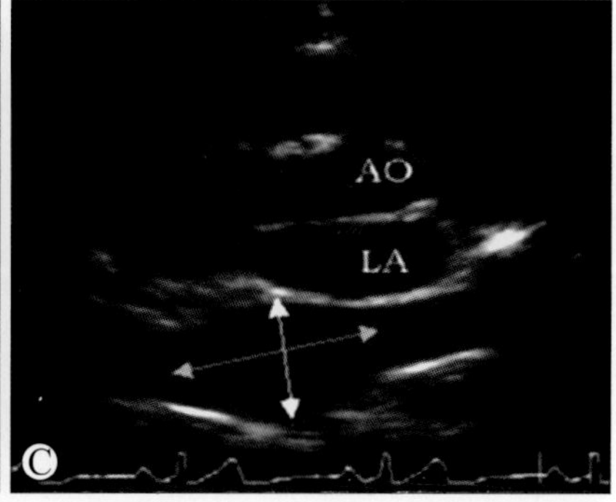

图17-12-8　降主动脉瘤的超声心动图（一）

A.胸骨旁左心室长轴切面显示左心房室交界后方增大的圆形无回声区（箭头）；B.胸骨旁短轴切面显示左心房后方增大的降主动脉（箭头）；C.调整胸骨旁短轴（探头示标指向3点附近），显示降主动脉长轴，双箭头所示为局限增大的降主动脉瘤。LV.左心室；LA.左心房；RV.右心室；AO.主动脉；RVOT.右心室流出道

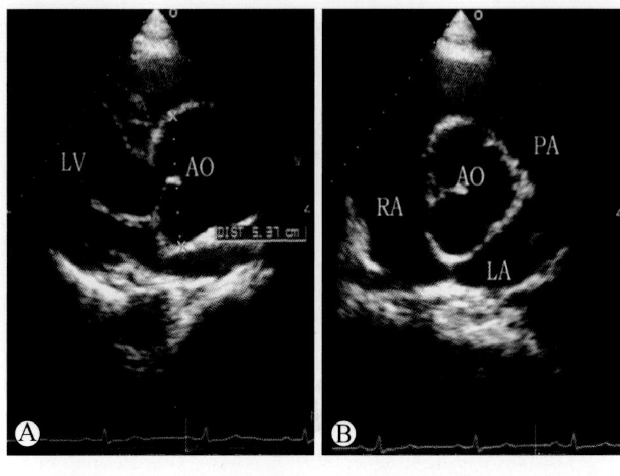

图17-12-9　主动脉瓣环-主动脉扩张超声心动图

A.胸骨旁左心室长轴，左心房后方的降主动脉内径正常；B.胸骨旁大动脉根部短轴切面显示主动脉窦部显著扩张（内径为54mm），主动脉窦部呈对称性扩张，左心房受压，因此内径相对减小。LV.左心室；LA.左心房；AO.主动脉；RA.右心房；PA.肺动脉

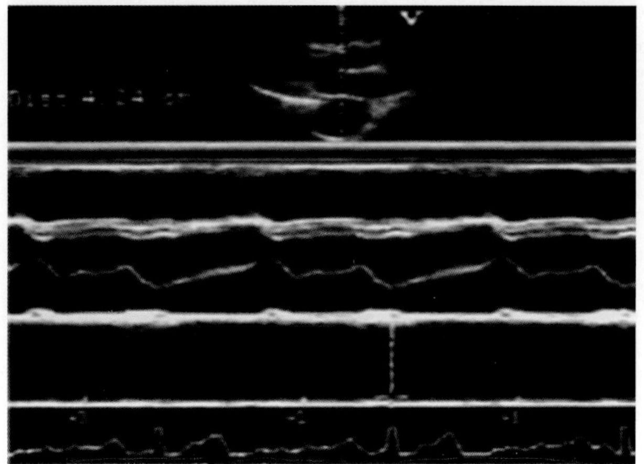

图17-12-10　降主动脉瘤的超声心动图（二）

胸骨旁左心室长轴，主动脉根部水平M型曲线，测量降主动脉瘤直径为42mm

血液淤滞，常可见云雾状影，有时可见附壁血栓。

2）M型超声心动图，将M型取样线通过瘤体处，可见主动脉前后壁间液性暗区宽度增加，常达相应正常部位内径的1.5倍以上（图17-12-10）。自主动脉根部向升主动脉扫查，可显示主动脉内径明显增大，常在40mm以上。大的动脉瘤，主动脉壁可呈逆向运动，收缩期内径扩大，舒张期变小。

3）彩色多普勒超声心动图，主动脉瘤体内由于血流缓慢，故彩色多普勒血流图上可见瘤体内色彩暗淡。另外，瘤体内血流可出现旋流现象，即瘤体内一边显示为朝向探头的红色血流信号；瘤体的另一边显示为背向探头的蓝色血流信号。如主动脉瘤位于主动脉根部，常可观察到不同程度的主动脉瓣反流（图17-12-11）。

4）频谱多普勒超声心动图，将脉冲型频谱多普勒的取样容积置于扩张的瘤体内，可记录到比正常主动脉血流缓慢的血流信号。

（3）鉴别诊断：主动脉瘤的超声心动图诊断主要为二维超声图像上发现主动脉局限性增宽。应与以下几种疾病相鉴别。

1）真性动脉瘤与假性动脉瘤：主动脉瘤的瘤壁由血管壁构成，假性动脉瘤的瘤壁由血栓及周围软组织构成。

假性动脉瘤的瘤壁的破口较与之平行的瘤腔的最大内径小得多。两者之比一般小于0.5，呈“葫芦样”改变；主动脉瘤开口的最大直径几乎等于或实际上就是瘤体的最大内径，两者之比一般为0.9 ～ 1.0。

彩色多普勒血流图上可见假性动脉瘤瘤壁破口处血流往返于动脉与瘤腔之间；主动脉瘤显示庞大瘤腔内的旋流信号。

2）主动脉夹层与主动脉瘤：主动脉夹层超声心动图的主要表现为增宽的主动脉腔内可探及撕裂的内膜反射，故一般情况下易与主动脉瘤相鉴别。如果主动脉夹层的假腔内充满血栓，其血栓与撕裂的内膜融为一体时，其声像图与主动脉瘤伴附壁血栓形成类似，应注意鉴别。主动脉夹层的撕裂内膜常伴有钙化，所以此时可见内膜钙化向主动脉腔中心移位，位于血栓的表面；主动脉瘤伴附壁血栓形成时，钙化的内膜无中心移位，位于血栓的基底部。

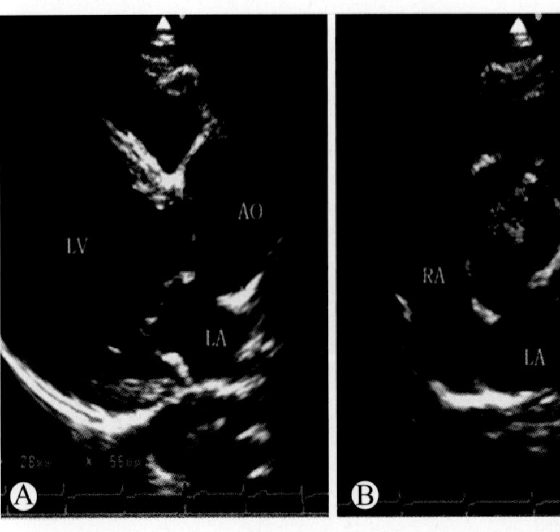

图17-12-11 瓣环-主动脉扩张致主动脉瓣反流

A.胸骨旁左心室长轴切面显示主动脉窦部显著扩张（内径55mm）和左心室内径增大；B.胸骨旁大动脉短轴彩色血流显像可见主动脉瓣中心处舒张期主动脉瓣反流。LV.左心室；LA.左心房；RA.右心房；AO.主动脉

3）主动脉夹层与假性主动脉瘤：假性动脉瘤超声心动图检查时，表现为主动脉壁的连续中断，与主动脉夹层的入口类似，应注意鉴别。

主动脉夹层的内膜沿主动脉长轴剥离，其回声纤细，并随着血管舒缩而相应活动；假性动脉瘤动脉壁破口局限，其残端短小，不随血管舒缩活动，无剥离内膜的带状回声反射。

主动脉夹层假腔沿主动脉长轴走行，波及范围较广，腔径随血管舒缩而改变；假性动脉瘤范围局限。

主动脉夹层假腔内血流借入口及再入口与真腔相通；假性动脉瘤腔内血流仅借破口与主动脉腔相通。

2.主动脉夹层（aortic dissection） 指主动脉腔内的血液通过内膜的破口进入主动脉壁中层而形成的血肿，并非主动脉壁的扩张，有别于主动脉瘤。过去此种情况被称为主动脉夹层动脉瘤（aortic dissecting aneurysm），现多改称为主动脉夹层血肿（aortic dissecting hematoma），或主动脉夹层分离，简称主动脉夹层。

（1）病理改变：基本病变为囊性中层坏死。动脉中层弹性纤维有局部断裂或坏死，基质有黏液样和囊肿形成。夹层分裂常发生于升主动脉，此处经受血流冲击力最大，而主动脉弓的远端则病变少而渐轻。主动脉壁分裂为两层，其间积有血液和血块，该处主动脉明显扩大，呈梭形或囊状。病变如涉及主动脉瓣环，则因环扩大而引起主动脉瓣关闭不全。病变可从主动脉根部向远处扩延，最远可达髂动脉及股动脉，亦可累及主动脉的各分支，如无名动脉、颈总动脉、锁骨下动脉、肾动脉等。冠状动脉一般不受影响，但主动脉根部夹层血块对冠状动脉开口处可有压迫作用。多数夹层的起源有内膜的横行裂口，常位于主动脉瓣的上方，裂口也可有两处，夹层与主动脉腔相通。少数夹层的内膜完整无裂口。部分病例外膜破裂而引起大出血，出血可进入心包腔内，破裂部位较低者亦可进入纵隔、胸腔或腹膜后间隙。慢性裂开的夹层可以形成一双腔，一个管道套于另一个管道之中，此种情况见于胸主动脉或主动脉弓的降支。

DeBakey将主动脉夹层分为3型：Ⅰ型夹层起自升主动脉并延至降主动脉，Ⅱ型局限于升主动脉，Ⅲ型夹层起自降主动脉并向远端延伸。另一种分型方法为Stanford分型法，凡升主动脉受累者为Stanford A型（包括DeBakey Ⅰ型和Ⅱ型）；仅累及降主动脉者为Stanford

B型（即DeBakey Ⅲ型），A型约占全部病例的2/3，B型约占1/3（图17-12-12）。

（2）超声诊断

1）二维超声心动图：主动脉夹层二维超声心动图主要表现为主动脉腔内可见撕裂的主动脉壁内膜（aortic intimal flap），呈带状回声，随心动周期而改变位置。此回声带将增宽的主动脉腔分为真、假两腔（图17-12-13）。如能找到真、假腔相交通之处（即入口和再入口），可见此回声带有连续中断现象，断端呈“飘带样”运动。探头置于胸骨左缘和胸骨右缘观察主动脉根部和升主动脉近端病变，在有些患者可在心尖切面观察到位于心脏后方的胸降主动脉夹层病变。另外，经胸骨上窝探查能够在一定程度上发现主动脉弓与胸降主动脉病变，经剑突下和腹部探查可显示腹主动脉夹层。

2）M型超声心动图：主动脉夹层M型超声心动图表现为扩张的升主动脉（常达42mm以上）腔内出现与主动脉壁平行的第3条回声带。但以后发现，仅根据这一征象，容易造成假阳性和假阴性的诊断，故目前临床上将M型超声心动图与其他超声诊断技术相结合，用于观察撕裂内膜随心动周期的活动情况，并区分真腔与假腔。当M型取样线通过撕裂的内膜时，收缩期发生扩张的一侧即为真腔（图17-12-14）。

3）彩色多普勒超声心动图：可显示真腔与假腔中的血流情况（图17-12-15）。真腔中血流速度快，故颜色鲜艳，而假腔中血流缓慢，故颜色暗淡，两种颜色由撕裂的内膜相隔离。如假腔中有附壁血栓形成，则仅显示血栓反射，而无血流信号出现。

彩色多普勒超声心动图还有助于判断入口与再入口的部位，有时二维图像上并未显示明显的连续中断，而彩色多普勒超声心动图上可见真腔与假腔间相交通的血

DeBakey 分型	Ⅰ	Ⅱ	Ⅲ
Stanford 分型	A	A	B

a

b

图17-12-12　主动脉夹层DeBakey分型与Stanford分型

DeBakey分型：Ⅰ型，起源于升主动脉，其血肿波及至主动脉弓，并常波及至更远部位；Ⅱ型，起源于升主动脉，血肿局限于升主动脉；Ⅲ型，由主动脉的左锁骨下动脉起源处开始形成血肿，向下扩展至胸降主动脉（a）或腹主动脉（b）。Stanford分型：A型，主动脉夹层累及升主动脉；B型，主动脉夹层仅累及降主动脉

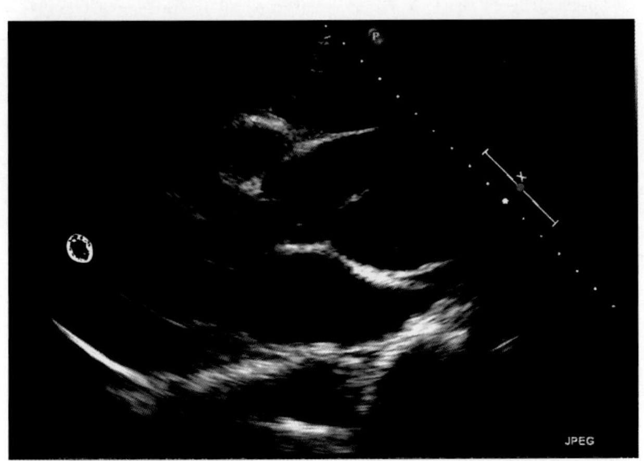

图17-12-13　升主动脉夹层的二维超声心动图

胸骨旁左心室长轴切面显示升主动脉内的撕裂内膜

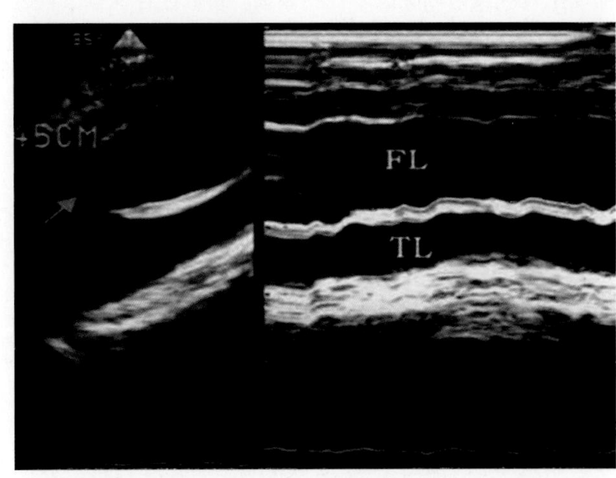

图17-12-14　主动脉夹层的M型超声心动图

降主动脉长轴和撕裂内膜M型曲线，箭头所指为内膜撕裂处，M型超声心动图，可清晰显示摆动的撕裂内膜。FL.假腔；TL.真腔

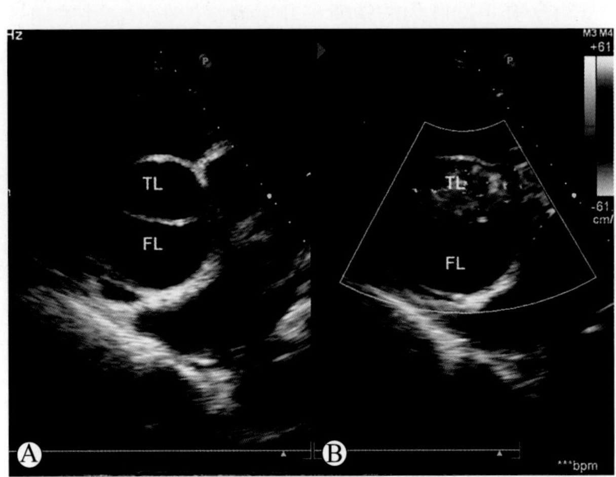

图17-12-15　主动脉夹层的二维及彩色多普勒超声心动图

A、B.同一患者的经胸超声心动图胸骨旁主动脉短轴切面，A.显示主动脉夹层的真腔（TL）和假腔（FL）；B.显示真腔内有彩色血流信号，而假腔内极少有彩色血流信号

流信号。入口处，血流收缩期由真腔流入假腔，舒张期则很少流动或由假腔流向真腔。再入口处，血液流动的情况则与入口处相反，收缩期由假腔流向真腔而舒张期由真腔流向假腔或很少流动。

DeBakey Ⅰ型和DeBakey Ⅱ型主动脉夹层患者，由于累及主动脉根部，常引起主动脉瓣关闭不全，故在70%的患者彩色多普勒血流图上可见不同程度的主动脉瓣反流。约10%的DeBakey Ⅲ型患者也可见主动脉瓣反流。

4）频谱多普勒超声心动图：主动脉夹层真腔与假腔中的血流情况不一样，真腔中血流速度与正常人基本相同，且为层流，故将脉冲多普勒取样容积置于真腔中时可记录到类似于正常人相应部位所记录到的多普勒频谱（图17-12-16）；假腔中血流缓慢，故将取样容积置于假腔中时可记录到低于真腔中的血流速度，有时延迟出现，有时根本记录不到血流信号。将取样容积置于入口处时，则可记录到收缩期由真腔流向假腔的多普勒频谱。将取样容积置于再入口处时，则可记录到由假腔流向真腔的多普勒频谱。

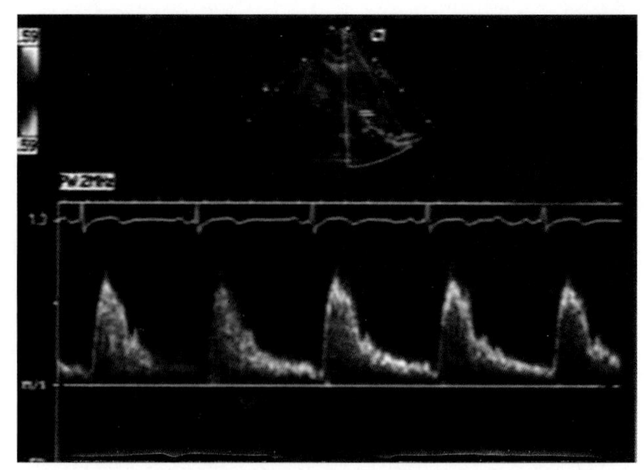

图17-12-16 腹主动脉夹层的频谱多普勒超声心动图

脉冲多普勒超声心动图，显示腹主动脉夹层真腔内血流频谱

5）经食管超声心动图：应用横轴切面探头扫查，可获得类似于CT样的主动脉横断切面二维图像，即升主动脉、胸降主动脉的短轴切面和主动脉弓的长轴切面；应用纵轴切面探头扫查，可获得类似于升主动脉造影样的主动脉纵断面二维图像，即升主动脉、胸降主动脉长轴切面和主动脉弓的短轴切面。与经体表探查相比，经食管超声探查更能清晰地显示主动脉夹层撕裂的主动脉壁内膜（intimal flap），呈带状回声，随心动周期而改变位置。此带状回声反射一般较弱而纤细，如伴有钙化则增厚，反射增强。此回声带将增宽的主动脉分为真、假两腔。真腔常受假腔的挤压。假腔中血液淤滞，常可见云雾状影，有时可见附壁血栓（图17-12-17）。

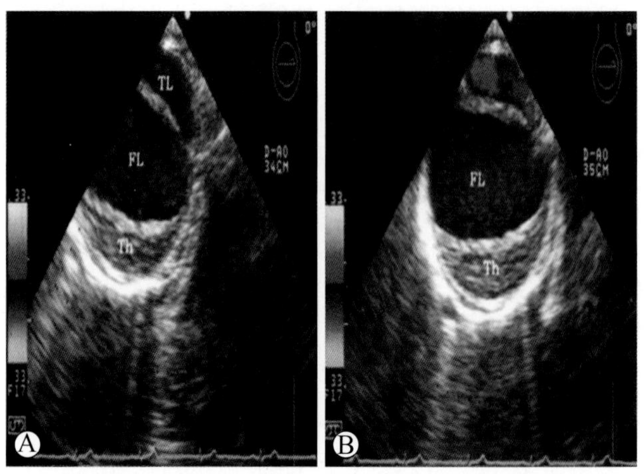

图17-12-17 主动脉夹层的经食管超声心动图

A、B.同一患者的经食管超声心动图降主动脉短轴切面，A.主动脉夹层的真腔（TL）和假腔（FL），假腔内见云雾状回声和血栓回声（Th）；B.真腔有彩色血流信号，而假腔内极少有彩色血流信号

（3）鉴别诊断：应用超声心动图诊断主动脉夹层时应与以下情况和疾病相鉴别。

1）升主动脉内的伪像：升主动脉扩张不合并主动脉夹层的患者，经食管探查时，升主动脉腔内有时可见一横置的带状回声反射，此回声并非真正的撕裂内膜反射，是多重反射等伪像所引起。其鉴别要点如下：

A.记录其M型曲线，其活动方向及幅度与主动脉后壁完全一致，位置较为固定；而撕裂的内膜反射活动方向及幅度与主动脉后壁无一定关系。

B.此回声带与主动脉走向一致，而真正的撕裂内膜反射走向不一致。

C.此回声带上任意一点到扇形切面尖端的距离刚好是从主动脉后壁的相应部位到扇形切面图像尖端距离的两倍；撕裂的内膜无此特征。

D.彩色多普勒超声心动图可见血流信号穿过此回声带，回声带两边的色彩一致。主动脉夹层患者，彩色血流信号不能穿过真正的撕裂内膜，其两侧的血流信号色泽不一样。

2）主动脉弓邻近血管：在经胸骨上窝探查主动脉弓时，有时会将左头臂静脉与主动脉弓重叠的图像误认为扩张的升主动脉夹层。彩色多普勒显示似为撕裂内膜的两侧为不同性质的血流，频谱多普勒探查发现较宽的一侧为搏动性血流，表明为主动脉；而较窄的一侧呈连续性静脉血流频谱，表明为左头臂静脉。经左上肢静脉注射声学造影剂的方法亦能有助于识别这一静脉结构，图像中造影剂出现的部位即为左头臂静脉。

3）主动脉瘤：如主动脉夹层假腔中充满血栓，并与撕裂的内膜融为一体时，其声像图与单纯主动脉瘤伴附壁血栓形成类似，应注意鉴别。撕裂的内膜常伴有钙化，此时常可发现内膜钙化向主动脉中心移位，位于血栓表面；主动脉瘤伴血栓形成时，钙化的内膜无中心移位，位于血栓的基底部。

（三）双主动脉弓和右位主动脉弓

1.双主动脉弓 为主动脉分叉形成双主动脉弓

(double aortic arches)，此不同于大动脉转位所见的肺动脉分叉。通常双主动脉弓表现为一侧大一侧小，二维超声心动图肋下左心室流出道切面，可显示双主动脉弓，也可由标准胸骨上切面，并逆时针旋转探头35°～40°得到（图17-12-18，图17-12-19）。

2.右位主动脉弓（right aortic arch） 是升主动脉起始正常而主动脉弓部和近端降主动脉位于中线右侧的先天性异常，降主动脉胸段可保持在中线右侧或跨过中线进入腹腔移行为腹主动脉。右位主动脉弓约见于0.1%的人群，镜像右位主动脉弓（无名动脉分支与正常主动脉弓分支呈镜像关系）较为常见；通常右位主动脉弓与先天性心脏病有关。

右位主动脉弓的超声诊断方法（图17-12-20）：①从标准胸骨上凹长轴切面只探及升主动脉部分。②标准胸骨上凹长轴切面逆时针方向旋转探头15°～20°才显示主动脉弓部和右向的降主动脉胸段。③探头右上倾斜探查主动脉弓的第一分支也有帮助。正常第一分支为无名动脉随即分叉；第一分支朝向右侧随即分叉，则为正常左位主动脉；第一分支朝向左侧随即分叉，则可能为镜像右位主动脉弓。第一分支未见分叉，则应考虑异常的右锁骨下动脉。左侧或右侧胸骨旁长轴可用于确定降主动脉的侧位（右侧或左侧），而剑突下切面有助于确定降主动脉进入腹腔的位置。

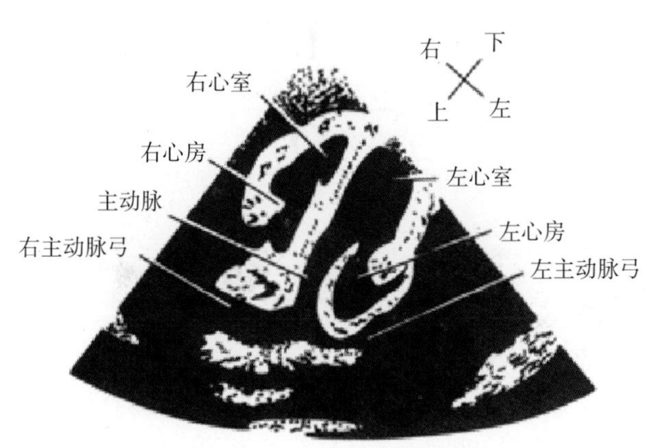

图17-12-18 肋下左心室流出道切面声像图

声像图显示起自左心室的升主动脉处的分叉，形成双主动脉弓，可见左侧主动脉弓发育不良、细小，右侧主动脉弓明显大于左侧

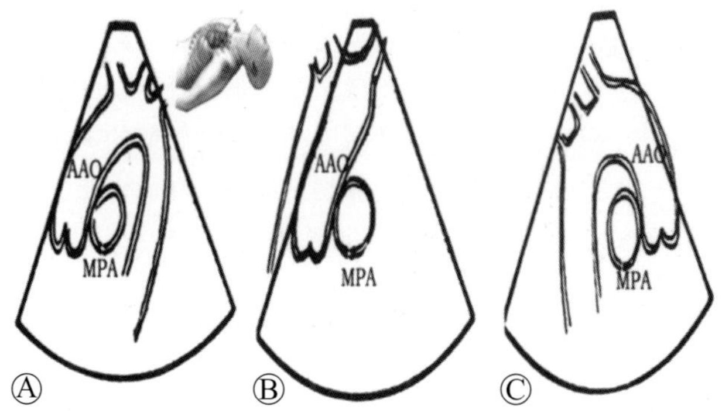

图17-12-20 右位主动脉弓的超声诊断

A.正常主动脉弓胸骨上凹主动脉长轴切面，探头示标指向12～1点钟处，可探及主动脉弓部的三个主要分支；B.切面探头位置同图A，右位主动脉弓时只探及升主动脉；C.切面探头在标准胸骨上凹主动脉长轴切面基础上探头逆时针旋转，探头示标指向11～12点钟处，主动脉弓及其分支，可考虑右位主动脉弓。AAO.升主动脉；MPA.主肺动脉

（四）主动脉斑块

经食管超声心动图可提供清晰的主动脉切面图像，有利于主动脉斑块的超声观察。目前的研究表明，升主动脉、主动脉弓、降主动脉等部位的粥样斑块可能是导致栓塞事件的发源地，而这些部位的粥样斑块通常不容易由经胸超声所探及。经食管超声心动图探及的降主动脉斑块（图17-12-21），通常提示存在动脉粥样硬化，经食管超声心动图证实的主动脉斑块预测冠心病的敏感度

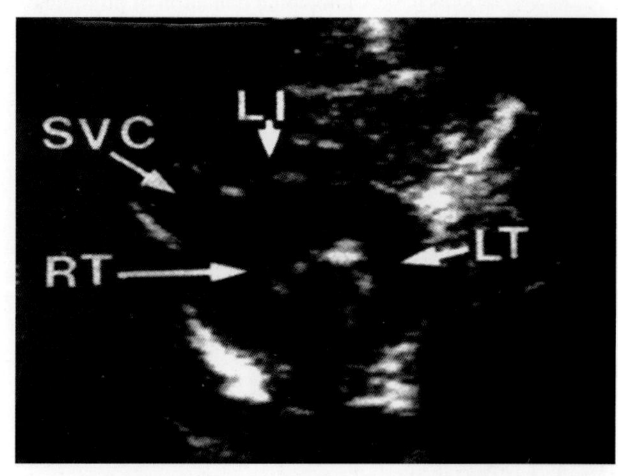

图17-12-19 双主动脉弓的超声心动图

胸骨上冠状切面显示双主动脉弓；倾斜冠状切面同时显示右主动脉弓（RT）和左主动脉弓（LT）。注意：两动脉弓包绕着气管。右主动脉弓相对较大；LI.左无名静脉；SVC.上腔静脉

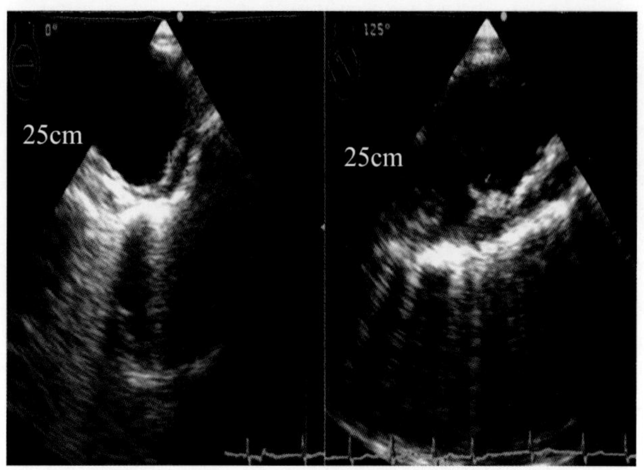

图17-12-21 主动脉斑块的经食管超声心动图

经食管超声心动图主动脉短轴和主动脉长轴显示主动脉斑块（距切齿25cm处）；箭头所指为活动性斑块，实时超声显像可见主动脉活动性斑块

为90%；另外，如降主动脉等部位不存在主动脉斑块，则提示冠心病可能性小，特异度为90%。

二、肺动脉疾病

（一）肺动脉解剖

肺动脉是肺循环动脉的主干。起于右心室的动脉圆锥，为一粗短血管干，在主动脉根部的前方上升，行向左后，至主动脉弓的下方，分为左、右肺动脉，分别经左、右肺门进入左、右肺。

在肺动脉干分叉处与主动脉弓的凹侧之间，有一结缔组织索连接，该索称为动脉韧带，是胎儿动脉导管闭塞后的遗迹。

（二）特发性肺动脉扩张

特发性肺动脉扩张（idiopathic dilatation of pulmonary artery），是指由于肺动脉壁的发育缺陷，肺动脉出现显著扩张，但不伴有心肺畸形和血流动力学异常的病变。

1.病理解剖　主要病理解剖学改变是肺动脉壁的弹性纤维发育缺陷，导致肺动脉壁变薄，主肺动脉及其分支显著扩张，主肺动脉直径大于主动脉直径。多数患者合并肺动脉瓣反流。肺动脉的扩张可导致收缩期湍流。临床上于胸骨左缘第2肋间可闻及收缩期杂音，易误诊为器质性心脏病而加重患者心理负担，故患者症状多为医源性。少数患者可因扩张的肺动脉压迫毗邻结构，产生咳嗽、声音嘶哑等症状。由于本病不产生明显的血流动力学异常，预后良好。

2.超声诊断　应用经食管超声心动图检查的二维超声技术，于食管上段主肺动脉及其分支切面，可见主肺动脉显著扩张，左右肺动脉亦有不同程度的扩张（图17-12-22）。由于肺动脉瓣环的扩张，舒张期肺动脉瓣关闭不良。但多切面观察各房室径、室壁厚度、室壁活动度和瓣叶结构均正常。彩色多普勒可见主肺动脉内出现红蓝双色的涡流，舒张期右心室流出道可见肺动脉瓣反流束。连续多普勒检查，可见右心室流出道和肺动脉血流速度轻度升高，但无明显跨瓣压差。

3.鉴别诊断　需强调，本病的主要诊断条件：主肺动脉和左、右肺动脉显著扩张；排除其他可导致肺动脉扩张的心肺疾病；右心室及肺动脉压正常。

临床上本病常易被误诊为其他导致肺动脉扩张的先天性心脏病，如肺动脉瓣狭窄（43%）、房间隔缺损（38%）和原发性肺动脉高压（29%）等，故本病的主要临床意义是与这些继发性肺动脉扩张的病因相鉴别。

特发性肺动脉扩张患者无慢性肺部病变，双肺X线检查正常，右心室无扩大，由肺动脉瓣反流压差所估测的肺动脉平均压和舒张压正常，可排除肺动脉瓣狭窄；食管中段双心房切面卵圆孔关闭正常，房间隔无回声中断，左右心房间无分流存在，可排除卵圆孔未闭和房间隔缺损；右心室内径和室壁厚度正常，由肺动脉反流频谱或三尖瓣反流频谱计算的肺动脉压力无升高，可排除原发性肺动脉高压。

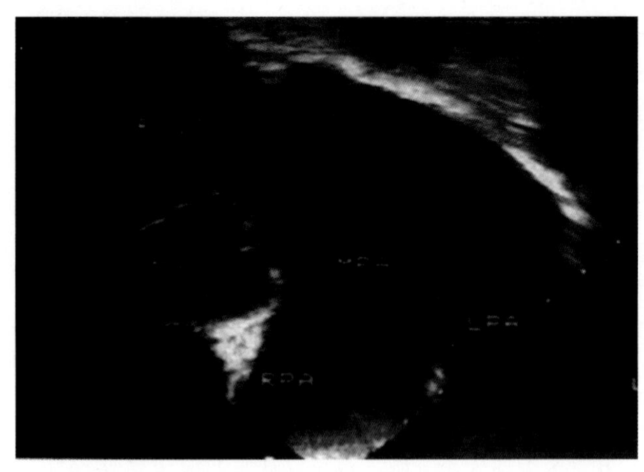

图17-12-22　特发性肺动脉扩张的多平面经食管超声心动图图像

超声心动图显示主肺动脉显著扩张，无其他心血管畸形；MPA.主肺动脉；LPA.左肺动脉；RPA.右肺动脉；RVOT.右心室流出道；AO.主动脉

在特发性肺动脉扩张患者中，即使进行了经食管超声心动图二维和频谱、彩色多普勒超声的全面检查，部分患者仍不能有效地排除单纯右心室漏斗部狭窄、肺动脉瓣发育不良、小的卵圆孔未闭和小的房间隔缺损的存在。在这些患者中，经食管超声心动图技术可明确有无上述畸形，以做出正确的鉴别诊断。

（三）肺动脉夹层动脉瘤

1.病理解剖　肺动脉夹层动脉瘤主要继发于各种病因所致的原发性或继发性肺动脉高压，后者在病理上更易发展为肺动脉瘤或肺动脉夹层动脉瘤。肺动脉夹层动脉瘤的主要病理改变为血管壁中层的退行性变，弹性纤维断裂，管壁变脆。肺动脉高压时对肺动脉壁的剪切力增加，此时易致肺动脉内膜撕裂，形成肺动脉夹层。肺动脉瘤或夹层动脉瘤常于肺动脉腔内形成血栓。

2.超声诊断

（1）二维超声心动图：可见肺动脉增宽，呈瘤样扩张。目前对肺动脉瘤诊断尚无公认的标准，有学者认为肺动脉主干增宽达4.0cm以上，应考虑有瘤样改变。肺动脉瘤形态多为梭形，少部分为局限向外膨出。夹层动脉瘤时，可在扩张的动脉腔内见到撕裂的内膜呈“飘带样”回声，位于肺动脉主干内的夹层，剥离内膜活动较明显，位于左、右肺动脉主干内的夹层，剥离内膜活动不明显。剥离内膜将肺动脉腔分为真、假两腔，真、假腔内径随心动周期变化，假腔内通常有“云雾影样”回声（图17-12-23）。

（2）M型超声心动图：肺动脉夹层动脉瘤M型超声心动图表现为扩张的肺动脉腔内出现与肺动脉壁平行的第3条回声带，能更为准确地显示剥离内膜的活动变化。

（3）彩色多普勒超声心动图：可显示真、假腔内的血流信号，真腔内血流速度较高，彩色多普勒信号较明亮，假腔内血流速度较低，多普勒信号较低暗（图17-12-24）。在剥离内膜破裂口，真假腔之间可见血流交通的彩色多普勒信号，收缩期由真腔进入假腔，舒张期则相反。肺动脉夹层动脉瘤多伴有程度不同的肺动脉瓣反流，彩色多普勒可检测到相应的血流信号。

（4）频谱多普勒超声心动图：在内膜破口处可记录相应低速、双期血流频谱信号。肺动脉夹层动脉瘤多伴有程度不同的肺动脉瓣反流，频谱多普勒可检测到相应的血流频谱。

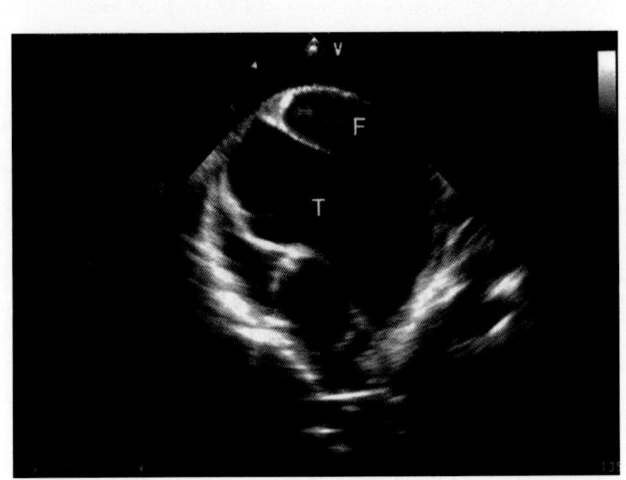

图17-12-23　肺动脉主干夹层（一）

图像显示真、假两腔，假腔内可见云雾影回声及附壁血栓（箭头）；T.真腔；F.假腔

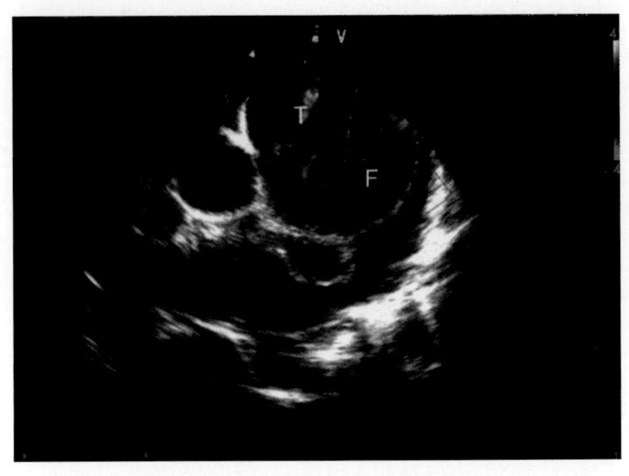

图17-12-24　肺动脉主干夹层（二）

图像显示真、假两腔，真腔内血流明亮，假腔内血流暗淡，可见明显云雾影回声，收缩期可见血流由真腔进入假腔；T.真腔；F.假腔

（四）肺动脉栓塞

肺动脉栓塞（pulmonary embolism，PE），简称肺栓塞，指全身静脉系统及右心腔内各种栓子堵塞肺动脉主干或其分支引起肺循环障碍的一种临床综合征，是一种较为常见、危害较大的重要肺血管疾病。

1.病理解剖　主要取决于栓塞的部位、栓子大小及堵塞肺血管床面积范围和栓塞时间的长短。

（1）主肺动脉和左、右肺动脉干栓塞及栓子的形状：主肺动脉大块栓塞多发生在远端，可延伸至左或右肺动脉干，左、右肺动脉干的栓塞多位于起始部，由于栓子形成部位不同其形态各异，栓子大小不等，可呈大块、非大块及次大块，大至数厘米，小至1cm。主肺动脉远端的栓子可呈鞍状骑跨在左、右肺动脉干分叉部，也称骑跨型肺栓塞。亦有双侧肺动脉干同时堵塞，血栓形状多不规则，可形如蝌蚪状、螺旋状、指状、条状等。

（2）右心腔内血栓：血栓形状多呈团状或椭圆状附着或游离在右心房或右心室。

（3）血栓阻塞肺动脉远端分支：由静脉回流的血栓堵塞肺弹性动脉，导致血管腔堵塞引起肺梗死较为常见，栓子阻塞2个或2个以上肺叶动脉时称为大块肺栓塞，栓塞的部位以双侧肺多见，下肺多于上肺，右肺多于左肺。

（4）肺弹性动脉水平栓塞及肺梗死：肺弹性动脉水平栓塞，可造成血管腔内完全阻塞，之后栓子逐渐发生纤维化、机化。周围型肺栓塞比中心型肺栓塞易于出现梗死，因此，梗死灶多见于外周肺组织，边界清晰，呈楔形或不规则形，表面略凸起，正常肺泡结构消失充满血液。在愈合过程中，随着新生血管的生长和坏死组织逐渐被吸收，不留或仅存少量纤维瘢痕。

（5）肺动脉微小栓塞与肺微小动脉原位血栓的区分：直径1mm以下的肺肌性小动脉内发现血栓，究竟是栓塞还是原位血栓形成，两者在病理上很难区分，认为原因主要是后者所致。

（6）栓子的新鲜程度：肺栓塞的栓子可以是一次性栓塞所致，也可能是反复栓塞所形成。因此，栓子的新鲜程度有所不同。

2.超声诊断

（1）二维超声心动图

1）肺栓塞二维超声心动图的直接征象，主要是检出肺动脉主干及左、右肺动脉和右心房、右心室的血栓。尤其能实时动态显示血栓发生的部位、大小、形态、回声强弱、走向及活动度（图17-12-25）。

2）肺栓塞二维超声心动图的间接征象，右心房、右心室或肺动脉主干未检出血栓，但右心室和（或）右心房扩大，因右心室压力负荷过重，使室间隔向左移位变

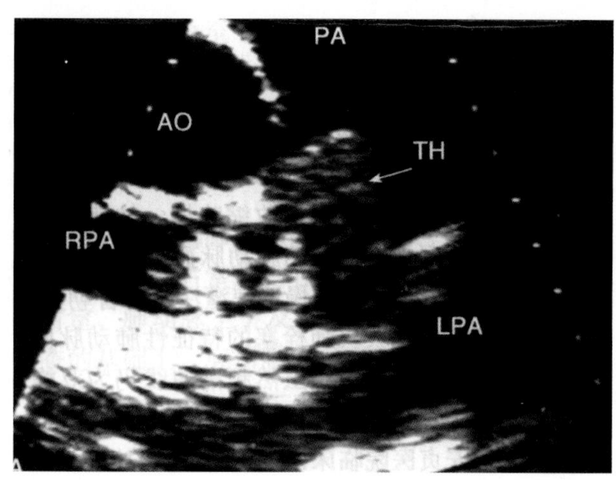

图17-12-25 肺动脉主干及右肺动脉附壁血栓

主肺动脉近分叉处显示大小约40mm×14.3mm较固定条状低回声，提示主肺动脉干血栓（箭头）形成。AO.主动脉；TH.血栓；PA.肺动脉；RPA.右肺动脉；LPA.左肺动脉

为平直状，左心室短轴切面左心室轮廓由“O”形变为“D”形。左心室内径缩小，右心室/左心室＞0.5。主肺动脉干增宽，三尖瓣反流束亮度增高及肺动脉压增高，下腔静脉扩张淤血，以上征象提示右心室负荷过重。由于肺栓塞不同程度阻塞了肺动脉血流，造成右心压力负荷急剧升高，导致肺动脉高压，右心形态和结构上迅速出现相应的变形、重构、乳头肌移位等改变。

（2）M型超声心动图：对感兴趣的区域通过M型取样线进行测量，如左右心腔大小的比例、右心室前后径大小、右心室前壁的厚度及运动幅度。将M型取样线通过肺动脉瓣，观察肺动脉瓣波群的变化，如a波有无低平或消失、呈“V”形或“W”形是提示肺动脉高压的佐证。

（3）彩色多普勒超声心动图：当大块血栓堵塞于主肺动脉，彩色多普勒超声心动图显示堵塞近端腔内血流暗淡，狭窄处血流亮度增高。左或右肺动脉近端出现大块血栓者，其管腔内几乎无明显血流信号，而对侧肺动脉干内血流亮度及血流速度明显增加。对右心室和（或）右心房扩大、肺动脉增宽的间接征象（心腔内或肺动脉干未见血栓）应注意探查三尖瓣反流信号，彩色多普勒可显示三尖瓣反流束占据右心房面积的大小，在观察三尖瓣反流程度的同时，更应高度警惕反流束的亮度，因为反流束亮度越高，表明反流速度越快，肺动脉压力就越高。

（4）频谱多普勒超声心动图：脉冲多普勒取样容积置于三尖瓣反流束亮度最高处，反流速度快时出现湍流频谱，超过其测量范围，此时，脉冲多普勒起到定性作用，再用连续多普勒测量三尖瓣最大反流速度，根据反流压差估测肺动脉收缩压，可为肺栓塞的诊断提供有价值的信息。

肺栓塞时肺动脉血流频谱有一定的特点。肺动脉血流频谱加速时间与射血时间缩短，射血前期/射血期比值增大。这种血流频谱形态的改变是由于收缩期肺动脉高阻力，低灌注，肺血管壁硬度增加，容量减低，致使肺动脉血流频谱峰值前移。

3.鉴别诊断　肺栓塞的临床表现缺乏特异性，临床表现与急性心肌梗死、主动脉夹层类似，须与之鉴别。

（1）急性心肌梗死：临床表现与肺栓塞类似，表现为胸痛、呼吸困难、心悸气短等症状，超声心动图表现为室壁变薄，节段性室壁运动减低或消失，重者局部扩张形成室壁瘤。肺栓塞时，由于右心室负荷过重，压迫室间隔，使右心室和前间壁产生缺血性改变，但超声不表现为节段性室壁运动异常，而出现右心扩大、肺动脉高压等征象。

（2）主动脉夹层：临床主要表现为剧烈胸痛与肺栓塞相似，超声多表现为主动脉瘤样扩张，并可见剥脱内膜，两者易于鉴别。

肺栓塞还应与各种原因引起的肺动脉高压相鉴别，包括肺源性心脏病、肺纤维化、原发性肺动脉高压、房间隔缺损、肺静脉畸形引流等。

此外，右心房血栓不完全脱落导致肺栓塞须与右心房黏液瘤相鉴别。其鉴别点在于右心房黏液瘤有蒂、随心脏舒缩活动于右心房至三尖瓣口之间。

（王志刚　任建丽）

第十三节　超声心动图检测左心室功能研究进展

超声心动图是目前临床上最常用的无创测定心功能的检查方法，对各种心血管疾病的诊断和治疗起着不可替代的作用。超声心动图检查可监测各种心血管疾病发生、发展过程中，心脏及大血管结构及功能的进行性改变，直至发生心力衰竭的全过程，其检测结果对评估病情、指导治疗及判断预后均具有重要价值。随着超声检测技术的不断发展，人们已经能够越来越全面、准确地了解心脏及大血管的功能状态。超声因其简单、无创、价廉、重复性好等优点，一直受到临床医师的认可，目前仍然被作为临床上最常用、最基本的评价心脏功能的影像学技术。

一、主要用于评价左心室整体收缩功能的超声技术

评价左心室收缩功能的主要超声心动图参数有左心室舒张末期内径（LVDd）、左心室收缩末期内径（LVDs）、左心室舒张末期容积（EDV）、左心室收缩末期容积（ESV）、左心室射血分数（LVEF）、左心室缩短分数（LVFS）。通过对绝大多数患者左心室功能的动态观察和长期随访发现，左心室射血分数是首选的超声指标。

（一）二维超声

二维超声心动图的独特之处在于可以较全面地显示心脏的整体结构（腔室大小、室壁厚度及其运动状态）。有经验的超声医师通常可通过二维超声图像较准确地目测出心室的收缩功能状态。临床上不管患者心室形态如何，均可应用双平面Simpson方法，取心尖四腔心和心尖二腔心切面，分别测量左心室舒张末期和收缩末期容积，获得较准确的左心室收缩功能指标（EDV、ESV、LVEF）。但由于要求必须清晰显示左心室内膜，测量结果常会受到图像质量的影响，而且不同操作者的检测结果重复性较差，以及又较为费时，故该方法仅适用于心肌梗死后存在节段性室壁运动障碍等左心室重构的患者，或M型超声难以得到满意图像者。

随着新的超声探头技术的发展，超声图像清晰度得到明显改善，特别是谐波成像技术的应用，进一步提高了左心室图像质量，使左心室收缩功能检测更为准确。尤其是存在左心室重构的患者，可通过获得清晰的心尖四腔心及心尖二腔心切面图像，分别显示室间隔、左心室侧壁、前壁和下壁的收缩活动及其对左心室功能的影响。目前的超声心动图仪器可安装不同的功能软件，如只要输入左心室心尖四腔心切面及二腔心切面舒张末和收缩末心内膜描记图，即可自动输出双平面的舒张末期及收缩末期容积，并自动计算出左心室射血分数。循证医学资料证明，该法测定的左心室收缩功能参数具有较高的临床使用价值，得到广大临床医师的认可。目前左心室收缩末期容积和左心室射血分数被认为是评价左心室收缩功能的较为准确的指标，广泛应用于临床，用来诊断左心室收缩功能不全和评估治疗的效果及预后。

（二）M型超声

M型超声心动图是20世纪50年代发展起来的心脏超声技术，空间分辨率虽不如二维超声心动图，但因其具有较高的时间分辨率，所以能清晰显示心血管局部结构（如瓣膜或室壁）的运动轨迹、方向、时相和速度，结合相应的软件程序，操作起来简便易行，因此在分析左心室收缩功能时仍具有其独特的价值。

在胸骨旁长轴二维切面的引导下，垂直于室间隔和左心室后壁取M型图像，可清晰显示LVDd、LVDs，并经计算机自动处理计算出反映左心室收缩功能的EDV、ESV、LVEF、LVFS。该技术简便、准确，几乎成为临床上超声常规检测左心室收缩功能的方法，但存在明显室壁运动异常的患者除外。

在具体操作时，为提高检查结果的准确性及可重复性，应注意M型超声取样线必须与心腔长轴垂直，且将取样线定位于二尖瓣瓣尖水平，尽可能减少心腔内腱索的干扰，如图17-13-1所示。

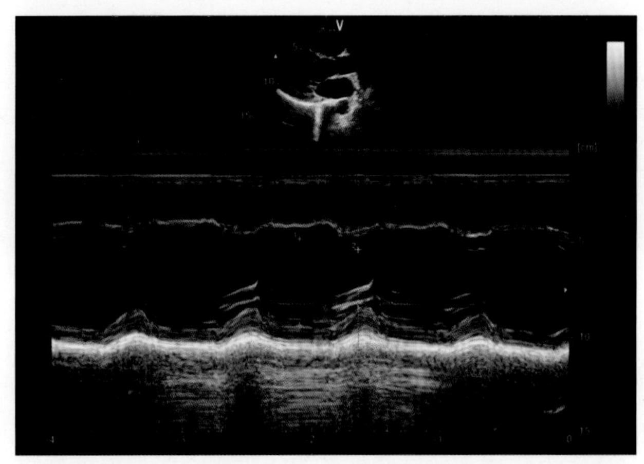

图17-13-1　M型超声

（三）连续多普勒血流测定左心室收缩功能

二尖瓣反流（MR）患者，由于从左心室排出的部分血液在左心房-左心室间无效循环，使依据左心室舒张末和收缩末容积计算出的EF不能准确反映早期的左心室收缩功能不全。一项对824例门诊患者进行的回顾性分析显示，45～59岁组209例患者中，MR检出率为18.66%，60岁以上组292例患者中，MR检出率为26.37%。对于这部分患者，可选用能够敏感地反映心肌收缩力变化的左心室压力最大上升速率（dp/dt_{max}）来评估左心室收缩功能。左心室压力最大上升速率（dp/dt_{max}）是一项等容收缩相指标，能较准确地反映心肌收缩性。研究证明，应用连续多普勒血流（CW）技术测定MR获得的左心室压力最大上升速率，与心导管术所测结果明显相关。故连续多普勒血流技术被认为是测定MR患者左心室收缩功能的可靠手段。

取心尖四腔心切面，在彩色多普勒血流引导下，将CW取样容积置于左心房侧反流最明显处，尽量使取样线平行于反流束，角度在20°以内。连续多普勒记录的二尖瓣反流速度频谱，具有与左心室压力曲线相似的形态。应用超声仪自带软件直接测量二尖瓣反流频谱的加速支中两点的速度及两点的时间，测量3～5次，取均值，可自动输出dp/dt。

一组研究入选的193例MR患者经连续波多普勒超声心动图测量的dp/dt_{max}与EF呈线性相关，提示CW所得dp/dt_{max}可敏感地反映心肌收缩力的变化。应用Simpson法对EF的估测依赖于患者的二维影像，心内膜边界识别不清时明显影响EF的测量，而在心尖四腔心切面多普勒方法相对较易获得。一组56例进行心导管左心室造影检查患者，CW所得dp/dt_{max}与心导管dp/dt_{max}、EF相关性均较好，提示其可靠性。显示CW所得dp/dt_{max}较EF与心导管dp/dt_{max}具有更高的相关性。以往研究显示，CW dp/dt_{max} < 1300mmHg/s即提示左心室收缩功能受损（LVSD）。对118例MR患者的统计显示，EF > 50%的患者，CW dp/dt_{max} <

1300mmHg/s即有11例，提示CW dp/dt_{max}可敏感地反映早期的LVSD。因为CW dp/dt_{max}受左心室前负荷的影响较小（＜10%），对心脏明显扩大的患者，左心房压力升高超过35mmHg时可能会对估测有一定影响。

二、主要用于评价左心室舒张功能的超声技术

（一）脉冲血流多普勒超声

用血流多普勒超声评价左心室舒张功能，主要是通过检测二尖瓣和肺静脉血流来完成。

1.二尖瓣血流　从标准的二尖瓣舒张期血流频谱图上，主要可以获得以下参数：左心室等容舒张时间（IVRT）、舒张早期血流速度峰值（E）、舒张晚期血流速度峰值（A）、E/A、舒张早期血流减速时间（DT）、舒张晚期血流持续时间（AT）等。① IVRT是指从主动脉瓣关闭到二尖瓣开放开始过血的时间，正常值为60～90ms。这一参数主要受左心室舒张速率和左心房压的影响，反映心室肌主动松弛性能。左心室整体舒张功能减退时，这一指标最先出现异常，所以是检测心肌弛张性受损较灵敏的指标。心脏病患者IVRT延长（IVRT＞100ms），提示左心室弛张功能受损，左心房压正常；IVRT缩短（IVRT＜60ms）提示左心室顺应性减退，左心房压升高；左心室舒张功能正常和伪正常时，IVRT数值均在正常范围内。实际应用中IVRT对测量技术要求较高。② DT一般与IVRT平行，正常值为160～220ms。能准确预测左心室的僵硬度。在单纯弛张功能受损时，DT延长＞220ms；左心室顺应性下降（包括左心室舒张功能伪正常和限制性充盈），左心房压增高时，DT缩短＜160ms。在实际检测中，DT的重复性很差，而且不同观察者之间变异性也很大，使其使用性降低。③ AT一般与肺静脉血流频谱参数PVa-dur相结合评价左心室舒张功能。④ E/A到目前为止该参数仍然是超声评价左心室舒张功能最常用的参数。因为操作简便，而且根据检测结果可快速分类：舒张功能正常，E/A＞1；舒张功能轻度受损，E/A＜1；舒张功能中度减退，E/A＞1；舒张功能重度减退，E/A＞2。E/A有一与年龄相关的正常值，据统计，正常年轻人E/A＞1，至65岁时，E和A趋于相等，至70岁以后E/A＜1。该参数在窦性心律、P-R间期正常、无瓣膜功能障碍，如二尖瓣反流和主动脉瓣反流时，评价左心室舒张功能相对准确；但在心动过速、P-R间期延长时，A峰变大或E、A融合，直接影响E/A的分析；在P-R间期缩短、年轻人、运动员舒张早期快速甚至完全充盈，表现为与限制性充盈相同的表现。该技术不足之处在于不能鉴别左心室舒张功能正常和伪正常。

2.肺静脉血流　主要由4个部分组成，即PVs1、PVs2、PVd、PVa。① PVs1为心室收缩最早期肺静脉前向血流，由左心房舒张引起。研究表明，近70%的PVs1隐于PVs2中，不能显现如图17-13-2所示。② PVs2为心室收缩后期肺静脉前向血流，反映左心房舒张末压及其顺应性和左心室收缩功能。③ PVd为左心室舒张早期肺静脉前向血流，与二尖瓣的E峰一致，反映心室的弛张功能。PVs1、PVs2、PVd频谱均在基线以上。④ PVa为心房收缩引起的反流入肺静脉的血流，其频谱在基线以下，其流速和间期（PVa-dur）与左心室舒张末压、左心房舒张末压、心率有关。一般年轻人PVs＜PVd，随年龄的增长，由心房引起的左心室充盈增加，PVs及PVa逐渐增加，PVd逐渐变小。左心室舒张功能轻度受损时，PVd减小；左心室舒张功能继续减退，左心房压升高后，PVd＞PVs，PVa及其间期（PVa-dur）均增加（PVa＞35cm/s，PVa-dur大于AT时间）。结合二尖瓣E/A可鉴别左心室舒张功能正常和伪正常。即E/A＞1，AT＞PVa-dur时，左心室舒张功能正常；E/A＞1, AT＜PVa-dur时，左心室舒张功能伪正常。肺静脉血流图受年龄、心率、左心房、左心室的压力阶差等因素的影响，只有提高对这项技术的认识，才能有效地用于临床。

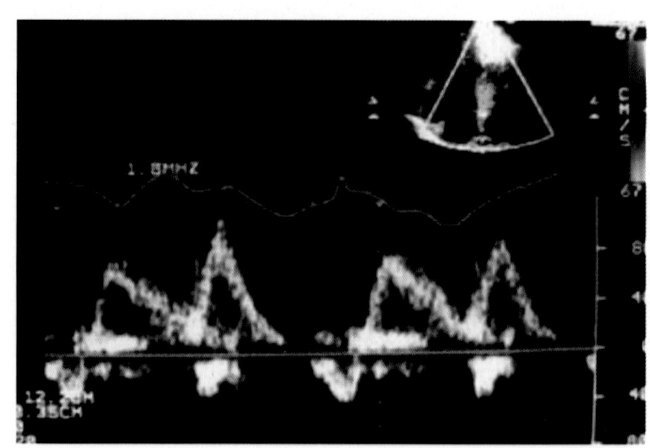

图17-13-2　脉冲血流多普勒超声

（二）彩色M型多普勒（CMD）

由于左心室的持续松弛，造成二尖瓣口到左心室心尖部的连续性压力阶差，在这种压力阶差的驱使下，血流从二尖瓣口不断向心尖部传播，形成左心室舒张早期血流传播速度（flow propagation velocity，FPV）。左心室舒张功能受损时，左心室内压力阶差减小，表现为FPV下降。正常人FPV＞55cm/s，FPV＜45cm/s，提示心室舒张功能受损，舒张功能受损越重，FPV越慢，无伪正常表现，故可用以鉴别应用二尖瓣血流频谱测得的正常与伪正常。但由于CMD所用的测量方法及参数标准不统一，具体影响因素还不甚清楚，作为一种不成熟的技术，在临床上没有得到广泛应用，但它为临床评价左心室舒张功能展现了一个新的视角。

综合以上几种方法可以有效地评估左心室整体舒张

功能：左心室舒张功能正常，E/A＞1，AT＞PVadur，FPV＞55cm/s；左心室舒张功能轻度减退，E/A＜1，AT＞PVa-dur，FPV＜45cm/s；左心室舒张功能中度减退（伪正常），E/A＞1，AT＜PVadur，FPV＜45cm/s；左心室舒张功能重度减退，E/A＞2，FPV＜45cm/s。

三、可同时评价左心室收缩及舒张功能的超声技术

（一）组织多普勒成像

组织多普勒成像（DTI）是随着评价心肌运动技术的发展而产生的一门成像技术，它的成像原理是将高频、低能的血流信号滤掉，保留反映低频、高能的室壁运动信号，能准确显示特定部位的室壁运动情况。通常取心尖四腔心及二腔心切面记录二尖瓣环水平室间隔、侧壁、前壁、下壁沿长轴方向的运动频谱，得到相应的参数Sa、Ea、Aa。Sa是反映心肌收缩运动的指标，室壁运动受损时，Sa降低。Ea、Aa可较准确地评价局部心肌的舒张功能，青少年，一般Ea＞10cm/s，成年人，一般Ea＞8cm/s。舒张功能正常时Ea/Aa＞1，舒张功能减退时Ea/Aa＜1，无伪正常表现。Ea/Aa＜1，鉴别左心室舒张功能正常与伪正常的敏感度为88%，特异度为61%。de Boeck等认为以E/Ea估测心室整体弛张性，比单独应用Ea/Aa或二尖瓣血流频谱E/A评价心室弛张功能更准确。2007年欧洲心脏病学会（ESC）提出的舒张功能不全的诊断依据中，指出E/Ea比值＞15时可确定左心室舒张功能不全的诊断，而E/Ea比值＜8时表示左心室充盈正常，可排除左心室舒张功能不全。然而当E/Ea比值在临界范围（8＜E/Ea＜15）时，只是提示有左心室舒张功能不全的可能。DTI开创了从局部检测左心室收缩舒张功能的新手段。尤其在左心室整体收缩、舒张功能尚未出现异常时便可检测出局部功能的减退，故比LVEF、LVFS、E/A等指标更敏感。该技术相对不受心脏负荷状态、心率的影响，但由于尚存在角度依赖性，使其临床使用受到限制。

（二）定量组织速度成像技术

定量组织速度成像技术（quantitative tissue velocity imaging，QTVI）是发展于组织多普勒显像基础上的一种超声心动图技术，可直接从心肌组织中提取多普勒频移信号，通过定量分析心肌运动速度来评价心肌舒缩功能。该技术具有较高的时间和空间分辨率，快速地测定心肌运动速度Sm、Em、Am，得到各个节段不同时相的速度曲线，很直观地反映心肌的运动状态。郑霄云等将定量组织速度成像技术应用于左心室收缩功能的评价，结果显示，高血压不同左心室构型各组二尖瓣环6个位点处平均峰值收缩速度Sm明显低于正常对照组，差别具有统计学意义。在评价左心室舒张功能时，Em、Am比E/A能够更敏感地反映心室舒张功能的变化。多项研究表明，在常规方法测量左心室整体舒缩功能尚正常时，QTVI技术就已经能够检测出心肌舒缩能力的早期变化。总之，QTVI可实时、动态显示心肌运动速度，为定量分析心肌运动和功能提供了新的可靠手段。但由于该技术以组织多普勒显像技术为基础，故存在角度依赖性等局限，使其在临床上的广泛应用受到限制。

（三）声学定量技术

声学定量（AQ）技术利用超声背向散射原理，根据心肌组织与血流的背向散射特性的不同而自动识别和跟踪心内膜-血液边界，可实时显示心腔面积-时间曲线、容积-时间曲线，客观地评价心脏收缩和舒张功能。研究表明，该技术测量的心功能指标与造影、核素显像和心导管等方法测量的结果均相关良好。临床常以AQ技术测定峰值心室充盈率（PRFR）与峰值心房充盈率比值（PAFR），以其比值＜1作为诊断左心室松弛功能异常的标准。用AQ技术评价左心室舒缩功能操作简单、重复性好，克服了传统手动描绘的主观性和不能测量心脏面积及容积在时间上的变化率等缺点。但AQ技术对增益依赖较大，且受声窗质量、呼吸、声束发射方向等影响，限制了在临床上的广泛使用。

（四）彩色室壁运动技术

彩色室壁运动（CK）技术是AQ技术的延伸，能自动识别和实时跟踪组织-血液界面，并按时间顺序进行彩色编码，将所有彩阶叠加在收缩或舒张末期图像中，完整地显示一个心动周期中心肌运动的空间-时间过程。同一色彩表示某一时相心内膜的位移，色彩宽度代表该时相心内膜的运动幅度。应用定量彩色室壁运动技术（ICK）软件分析室壁运动，可细致描绘局部心内膜运动的强弱和时相，客观评价左心室局部功能。舒张期CK色带变窄，提示心肌舒张速率减低、顺应性下降；色带最外层黄色增宽，提示舒张晚期心房收缩代偿性增强，致左心室被动充盈速率增加，是心肌顺应性降低的标志。CK量化指标为舒张期前1/3时相的局部心内膜位移面积百分比（1/3 RFAC），当心肌舒张功能降低时，1/3 RFAC较正常减低，并可用于鉴别“假性正常”。

（五）斑点追踪技术及速度向量技术

斑点追踪技术（speckle-tracking imaging，STI）及速度向量技术（velocity vector imaging，VVI）可测量左心室扭转与解旋运动及心肌应变与应变率，评价左心室收缩舒张功能。以往临床上常用的测量心功能方法多是基于从单纯的左心室长轴和短轴的运动进行评价。近年来

对心功能的研究已转向从力学角度分析心室空间变形的能力。心脏有内外两层螺旋形肌束，由于这种呈螺旋状排列的心肌纤维缩短，直接导致心室的旋转和扭转：从心尖向心底观察，收缩期左心室基底部呈顺时针方向旋转，心尖部呈逆时针方向旋转，使左心室产生扭转变形；舒张期则表现为与上述相反的解旋转运动，左心室的解旋主要发生在等容舒张期，其迅速的弹性回缩释放了扭转时储存的弹性势能，使舒张期心室内的压力梯度和心房心室间的压力梯度增加，造成抽吸作用，从而引起左心室早期充盈。大量研究已证实，心脏扭转与解旋运动为更准确地定量评价左心室收缩和舒张功能开拓了新的空间。应变和应变率是准确反映心肌形变的参数，不受心脏整体运动和相邻节段牵拉影响，能真实地反映局部心肌舒缩运动。应变反映的是形变发生的程度，应变率反映的是形变发生的速度。正向应变表示心肌纤维的伸长或增厚；负向应变表示心肌纤维的缩短或变薄。

目前临床上常用来测量左心室扭转的“金标准”是组织标记磁共振成像（tagging MR imaging），但是由于该技术获取图像时间长（8～10min）、帧频低（＜24帧/s）及标记物易衰减等原因，其临床应用受到限制。VVI技术和STI技术的出现为临床评价左心室扭转开辟了新的视角。VVI技术应用像素的空间相干及追踪技术（pixel tracking），采用实时心肌运动跟踪运算法，跟踪每帧图像上的像素点，在二维高帧频灰阶图像上得到心肌运动速度和方向的综合向量曲线，以线长度显示速度梯度，用箭头显示速度向量，如图17-13-3所示。

该技术无声束角度依赖性，能够定量分析心肌组织在多个平面的结构力学变化，真实反映局部心室的运动，并观察各个部位心肌对射血分数的贡献度，有效地评价心脏的扭转、解旋、应变及应变率。Jurcut等用VVI技术对32例经磁共振和冠状动脉造影证实的急性心肌梗死患者和20例健康志愿者的心肌收缩功能进行对比研究，结果发现梗死节段的长轴收缩期峰值应变及应变率明显降低，表明收缩期峰值应变及应变率对评价节段性收缩功能不全，对心肌梗死的定位和透壁程度的判断都是一个有价值的指标。国外Vannan M等曾应用VVI技术研究射血分数正常的高血压左心室肥厚患者的心尖部解旋运动与左心室充盈之间的关系，其得出的结果：解旋速度的减低是高血压心肌肥厚患者早期心肌舒张功能异常的一个敏感指标，心尖部的解旋运动对心肌舒张功能异常的分级具有一定的辅助判定作用。STI技术通过区块匹配法和自相关搜索法在连续帧中追踪每个斑点标记并计算出运动轨迹，定量显示心肌运动速度、位移和旋转角度，从而反映心肌组织实时运动和变形，如图17-13-4所示。Notomi Y等应用STI选取心底短轴和心尖短轴测量了包括冠心病、主动脉病变、心肌病等在内的15例患者左心室扭转运动，并与MRI对比，发现STI测量的左心室扭转与MRI有高度的相关性。该技术无角度依赖性，不受声束方向和组织运动夹角的影响，可较准确地测量心室扭转角度。其是一项可以快速、无创性评价左心室扭转和解旋的临床新技术。现已有报道应用4D-STI技术对心室扭转进行研究，其优点是可以在同一时相测量多个平面的心脏旋转，为心脏扭转的研究提供了一种更好的方法。

VVI技术和STI技术均对图像清晰度要求较高，帧频低，瞬时信息有可能缺失，而且尚缺乏统一的参考标准，有待于进一步研究。虽然这两项技术还存在不完善之处，但因其能全面、真实地评价心脏运动、无角度依赖等优点，将为心血管疾病诊断与治疗开辟新的途径，具有广阔的发展前景。同时VVI技术和STI技术在三维超声上的应用，将为临床评价心脏扭转和解旋提供更准确的信息。

（六）实时三维超声心动图

超声心动图测定左心室收缩功能是目前临床上最常用、最方便的测定左心室功能的无创性检查方法，左心室射血分数已成为临床医师评估各类患者心脏功能的重要指标。但由于超声检查技术的局限性，其结果通常受到患者的声窗大小、心脏形态改变和检查者的操作技术的影响，

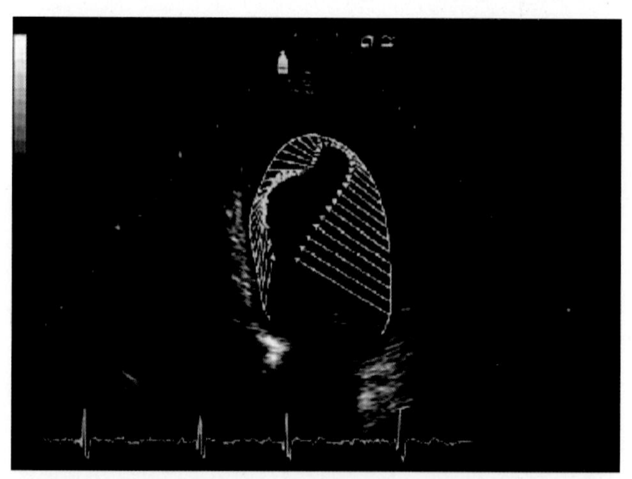

图17-13-3　速度向量超声图像

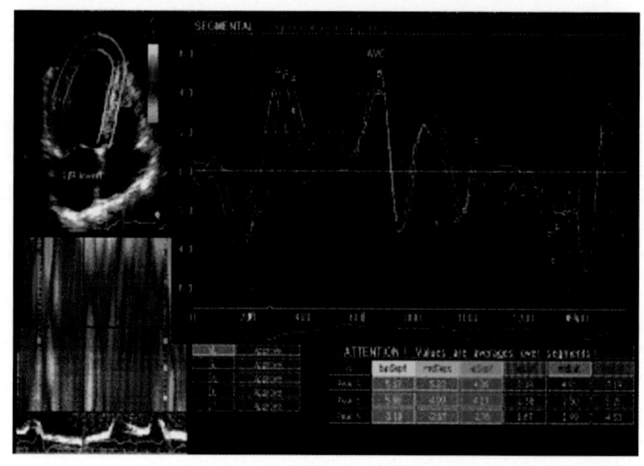

图17-13-4　斑点追踪超声图像

其结果有时重复性较差，尤其是有心肌梗死室壁瘤形成的患者，M型超声检查不能反映梗死部位的心室径和左心室收缩运动的改变，即使是双平面二维改良Simpson法测定左心室射血分数具有较好的重复性，其结果较为可靠，但耗时太多，在繁杂的临床常规工作中难以实现。

应用实时三维心脏超声全面、快速、准确地测定左心室功能，一直是心脏超声医师的梦想，既往的重建和实时三维通常需要多个心动周期图像进行重建及多项处理才能得到结果，在临床上推广应用受到限制。近年新型超声心动图检查仪对这一技术有了突破性进展，可以仅用在一个心动周期的超声图像即可自动计算出心室射血分数。一项对健康人和心脏病患者的研究应用该技术测定左心室射血分数，并与常规双平面二维改良Simpson法测定左心室射血分数进行对照证明，实时三维心脏超声在一个心动周期能准确、快速测定左心室射血分数。

选择一个心动周期储存动态三维图像。在机或脱机工作站进入LV分析模式，进行分析，在选取三维图像后，仪器自动同步显示4个二维参考面（左心室短轴和四腔心、三腔心及二腔心长轴图）以供进行适当的修正，在完成修正后，仪器便可以给出一系列有关左心室收缩功能的指标，如LVEDV、LVESV和LVEF等常用数据。在完成4D检查后，换用4V1c探头于心尖位获取最佳2D四腔心和二腔心切面，以改良Simpson法分别测定四腔心切面和二腔心切面LVEF，并由仪器自动给出双平面LVEDV、LVESV和LVEF等数据。

1.全部人群左心室舒张末期容积测定　应用实时三维心脏超声在一个心动周期测得的左心室舒张末期容积最小值为50.00ml，最大值为280.73ml；常规双平面改良Simpson法所测得的左心室舒张末期容积最小值为50.00ml，最大值为246.43ml。两种方法所测值之间具有极好的相关性，$r=0.820$，$P<0.01$。

2.全部人群左心室收缩末期容积测定　应用实时三维心脏超声在一个心动周期测得的左心室收缩末期容积最小值为18.00ml，最大值为220.22ml；常规双平面改良Simpson法所测得的左心室舒张末期容积最小值为19.00ml，最大值为224.16ml。两种方法所测值之间具有极好的相关性，$r=0.897$，$P<0.01$。

3.全部人群左心室射血分数测定　应用实时三维心脏超声在一个心动周期测得的左心室射血分数最小值为18.75%，最大值为71.0%；常规双平面改良Simpson法所测得的左心室舒张末期容积最小值为20.15%，最大值为76.00%。两种方法所测左心室射血分数具有极好的相关性，$r=0.797$，$P<0.01$。

4.扩张型心肌病患者左心室射血分数测定　应用实时三维心脏超声在一个心动周期测得的12例扩张型心肌病患者左心室射血分数最小值为16.8%，最大值为47.8%；同时应用常规双平面改良Simpson法所测得的左心室射血分数最小值为18.75%，最大值为45.51%。两种方法所测值之间具有极好的相关性，$r=0.946$，$P<0.01$。

5.心肌梗死患者左心室射血分数测定　应用实时三维心脏超声在一个心动周期测得心肌梗死患者（36例）左心室射血分数最小值为25.00%，最大值为71.00%；常规双平面改良Simpson法所测得的左心室舒张末期容积最小值为37.00%，最大值为62.00%。两种方法所测得的左心室射血分数虽有一些差异，但具有较好的相关性，$r=0.506$，$P<0.01$。用实时三维心脏超声更能较全面地反映心肌梗死后左心室重构对左心室射血功能的影响。

新近推出的一个心动周期实时三维超声的全容积探头，可更准确、更方便、迅速地测定左心室容积。此项新技术具有许多技术优势。采用了最先进的探头技术，以90°×90°的全容积全信息获取心脏图像，具有较高的容频，每秒可达20～80容积，具有较高的时间分辨率，只要一个心动周期就能获得心脏的全部信息，而不需要心电图同步门控图像，再进行三维图像重建，因此不会出现图像裂隙现象，可以进行心脏功能的多种分析，包括血流动力学、心肌机械力学及心腔内血流状态分析。由于图像获取容频快，较少受患者呼吸运动影响。如对三维图像不熟悉，在获取三维图像时，显示屏可同步显示左心室长轴和短轴图像，可供采取图像时参考。鉴于以上技术特性，检查患者时所需时间极短，如只做心功能分析只需数分钟，就能完成检查，之后只要在工作站上进行分析，并可根据图像情况，对个别显示不清晰的节段略加修正，即可得到较为满意的左心室射血分数。

我们初步应用实时超声心动图在一个心动周期内测定左心室容积完成了百余例患者的检查，并与常规改良Simpson双平面测定的左心室收缩末期和舒张末期容积，左心室射血分数进行了对照研究。两种方法测定的检查具有较好的相关性，尤其是左心室形态并未发生重构，超声图像清晰，左心室内膜显示清晰的患者，不管射血分数大小，相关性均较好，同时发现，在正常组和扩张型心肌病患者的左心室射血分数相关性好于心肌梗死的患者。多数心肌梗死患者均有不同程度的心室重构，常用M型测定只能反映局部室壁收缩运动，并不能反映左心室的整体功能，即使是双平面Simpson法，也不能完全代表左心室16个节段的收缩功能。所以测得的射血分数两种方法虽然有较好的一致性，但仍有一定的差异。可能实时全容积三维超声能够更为全面地了解左心室每个节段的收缩功能，每个节段的容积变化。对严重心室重构的患者所测定的射血分数更为可靠。

另一个明显的特点是一个心动周期实时三维心脏超声测定左心室容积，方法简单，快速，只需要一个心动周期即可获得左心室的全部信息，此法是在得到全容积三维图像同时，提供3个观察面即心尖四腔心、长轴三腔心及短轴切面的参考二维图像，以帮助确定三维图像的完整性。在我们初步应用过程中，经过一个较短的学习过程后，就可能较快地掌握三维图像的采集方法，得到较为满意的三维图像。另外，要更好地分析每一节段的容积改变，特别是各节段的容积变化率，必须有较高的容积率，即每秒所取图像的容积数，一般不能低于每秒20个容积（VPS）。容积数越多，分析所得容积变化率越高，并可用于分析左心室各节段的收缩和舒张功能。若容积数过低，可适当缩小取样范围，则可增加时间分辨率，增加每秒容积数。

目前用于临床进行一个心动全容积实时三维超声心动图，为更全面、更准确、更快捷测定左心室容积提供了一个重要的有发展前途的新技术。随着超声技术的不断发展，一个心动周期实时三维超声心动图，将不断提高空间分辨率，图像更清晰，提高时间分辨率，容频进一步加快。实时三维超声心动图将可用于室壁运动的分析、心肌机械运动、心肌电生理及心肌同步性分析，特别是心肌的三维运动，心肌应变、心肌扭转和解旋运动，心腔内血流分析等将为心脏功能的超声测定开创一个新方向。

实时三维超声心动图定量评估左心室舒张功能的一组研究报告，128名受检者根据左心室不同舒张功能状态分成4组：正常组、松弛性降低组、假性正常化组及限制性充盈障碍组。实时三维超声心动图自动做出左心室时间-容积曲线。计算左心室舒张末期容积与收缩末期容积差，1/4、1/3、1/2、3/4时间间期与舒张时间比值得出参数D1/4、D1/3、D1/2、D3/4，计算峰值充盈率（PFR）、平均充盈率（MFR）、1/3充盈分数（1/3FF）。脉冲型频谱多普勒与组织多普勒测量E/A，二尖瓣瓣环E'及E/E′。结果显示：D1/4、D1/3、D1/2随着舒张功能降低而增高（$P<0.05$），PFR、MFR及1/3FF随着舒张功能降低而降低（$P<0.05$），D1/4、D1/3、D1/2与E/E′呈正相关，而PFR、1/3FF与E/E′呈负相关，其中D1/3、PFR、1/3FF与E/E′的相关性最佳。研究结果提示，实时三维超声心动图时间-容积曲线测量左心室舒张功能相关参数可准确定量评估左心室舒张功能。

（七）速度波强对左心室收缩舒张功能的评价

速度波强（wave intensity，WI）是由Paker等于1990年最先提出的无创评价心血管功能的血流动力学新技术。WI是指在动脉系统任意点的压力变化（dp/dt）与速度变化（dU/dt）的乘积，即WI＝（dp/dt）（du/dt）。当左心室收缩时，会产生一个波在循环系统内传播，虽然该波的特点是由左心室功能状态决定的，但当它离开左心室在脉管内传播时，肯定会受到血管的影响和调整，所以对于人体而言，心脏和血管是一个有机的整体。目前日本ALOKA公司ProSoundα10彩色多普勒超声诊断仪可以十分便捷地将体现心脏、血管的功能状态及其相互作用的众多信息以曲线的形式记录下来，如图17-13-5所示。

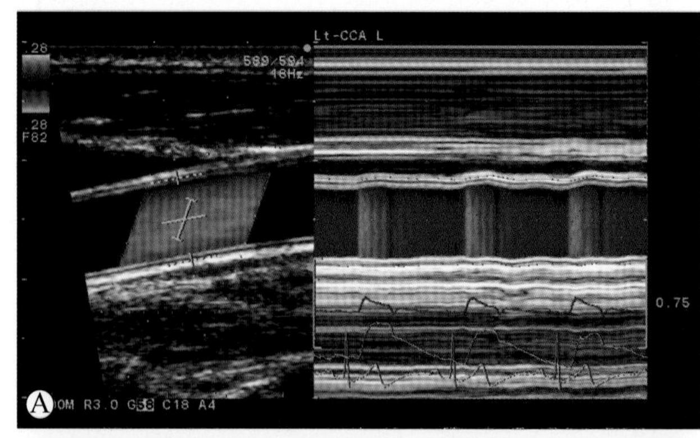

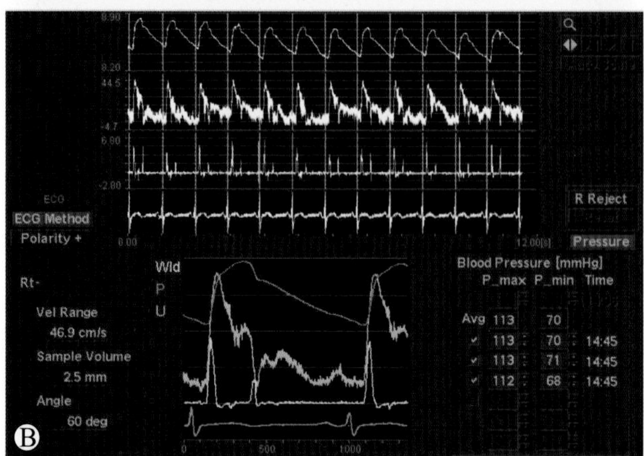

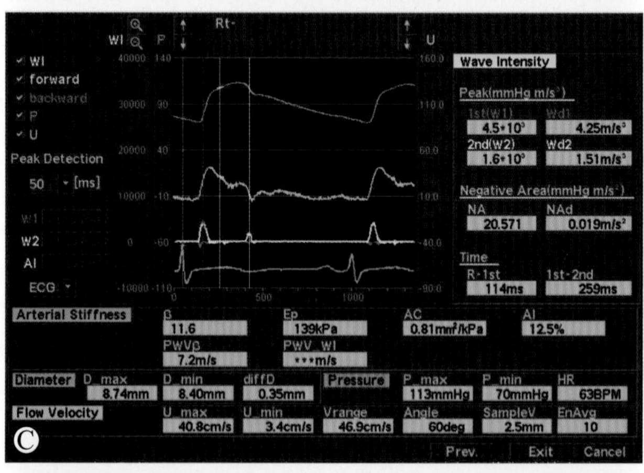

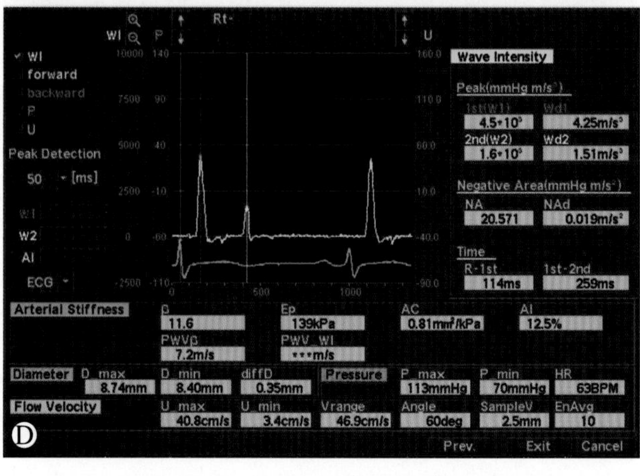

图17-13-5 彩色多普勒超声检查图

该曲线即标准的WI曲线由W1、NA、W2三部分组成，其中W1为第一峰，发生在收缩早期（紧随等容收缩期），可反映心室的收缩功能。W2为第二峰，出现在收缩末期。由于左心室舒张早期的弛张是一个主动过程，所以左心室收缩末期积聚的能量直接影响着其在舒张早期甚至舒张中晚期的功能状态。2003年Ohte N等对66例冠心病患者进行了研究，发现在人体W1与左心室＋ dp/dt_{max} 呈明显正相关；W2与左心室心肌松弛时间常数呈显著负相关（$r=-0.77$）。WI对心功能的评价尚处于探索阶段，虽然尚存在一些不足，如要求受检者状态相对恒定，WI测值范围较大造成不同功能状态间数值有一定交叉等，但该技术的出现把对心功能的评价延伸到了外周血管水平，能够更加真实地呈现心功能在机体的最终表现，开创了超声评价心功能的新视野。

四、Tei指数评价左心室整体功能

超声心动图评价左心室收缩和舒张功能指标较多，但尚无全面评价左心室整体功能的参数。Tei指数是近几年来出现的一种简单可靠的定量综合评价心脏收缩和舒张功能的新指标。它不受心脏几何形态、心率、二维图像质量及角度的影响，具有较好的可靠性和重复性。Tei指数＝（ICT＋IRT）/ET，式中ICT为等容收缩时间，IRT为等容舒张时间，ET为射血时间，由于ICT＋IRT＝a-b、ET＝b，故左心室Tei指数为（a-b）/b。心脏收缩功能障碍时ICT延长、ET缩短，舒张功能不全时IRT延长、ET缩短,均可引起Tei指数的增加。研究结果显示，正常人的Tei指数的正常值参考范围为0.36～0.39。国内尹燕等通过对47例原发性高血压病患者的研究证实，Tei指数能够简单、准确、敏感地评价左心室整体功能，具有重要临床价值。Tei指数是评价心脏功能的综合性指标，不同于以上任一种方法。

Tei指数作为一种评价心功能指标，具有非侵入性，测量简便，实用，敏感度高，特异度强，重复性好，不受心脏几何形状、心率、血压影响等优点。但也有其局限性，如难以区分是收缩或舒张功能障碍，不能反映心功能不全程度，不能反映单纯心脏舒张功能不全的变化，测定Tei指数对象有下列情况，如心房颤动、频发室性期前收缩、房室传导阻滞、安装永久起搏器或多普勒图像质量太差，由于收缩舒张时间受这些因素的影响，使得Tei指数的测定受到较大的干扰。而且，Tei指数在某些情况下还受负荷的影响。为此，临床上应将Tei指数和其他多种评价指标进行综合分析，尽可能对心功能状态做出正确的判断。

五、超声检测心腔内涡流的初步研究

心腔内涡流有特定几何形态和解剖学位置，是心脏快速、高效泵血的流体力学基础，心腔内涡流的存在对于提高血流速率，避免湍流，节约能量，最大限度地实现向全身器官供血更有重要意义。心腔内涡流与心脏机械功能直接相关，任何局部的心脏机械功能的改变都会改变心腔内涡流模式，而心腔内涡流紊乱也可以反映机械功能的变化。

心室几何构型及功能构成的变化可以引起心腔内涡流的形成、形态、方向、运行速度等方面的改变及紊乱，从而反映了心室射血效能减低；心肌梗死患者心腔内会出现梗死节段相关的血流紊乱及心室整体排血的延迟，即局部心肌的缺血和功能障碍即可引起心腔内血流协调性的障碍。

用声学造影剂标记左心室舒张期涡流，在正常及心肌梗死患者观察左心室涡流的几何学形态及其在心腔内的解剖位置，测量涡流的强度、张力等指标。舒张期涡流的形态、位置等性质直接影响左心室射血过程，因此可以用于评估左心室功能。

入选病例：正常对照者10例，急性前壁心肌梗死患者20例、急性下壁心肌梗死患者20例，于心肌梗死后7天行心肌声学造影，并分析心腔内涡流。

正常对照组心腔内血流分析显示涡流位于左心室心尖部，涡流边缘清晰，心肌梗死患者由于心室几何构型的改变，不仅涡流长度、宽度等指标改变，涡流方向（涡流长轴与心室长轴的夹角）也减小，涡流强度减低。

国外研究现状：在心功能减低患者中的研究证实心室功能明显减低的患者左心室涡流长度减小，宽度增加，涡流强度减低。

声学造影剂标记的心腔内血流分析摆脱了以往传统跨瓣血流分析仅在取样线范围内线性分析的局限性，可以定义心腔内所有血流的速度、流向，以及其产生效应的总和；声学造影剂的加入提高了血流分析的空间分辨率，提高了诊断的准确性。

有学者认为，心腔内涡流作为心室舒张与射血活动之间的纽带，对于判断患者心室功能可能能够提供一个新的指标；同时，将涡流、射血效能与临床症状相关联，可能为预测患者预后等临床评价提供新的依据。此技术在心肌梗死、心力衰竭患者的评估、疗效评价等方面都可能具有较高的临床价值。

（智　光　崔振双）

第十四节　常见先天性心脏病介入治疗的超声技术

1966年，Rashkind医生首次开展了经导管房间隔切开术，掀开了先天性心脏病（先心病）介入治疗新的一页。发展至今，先天性心脏病介入治疗已在国际和国内广泛开展，介入器械和手术技术的不断改进，也逐年拓展了介入治疗的范围。目前常见的先心病，如房间隔缺损、动脉导管未闭、单纯肺动脉瓣狭窄及部分类型室间隔缺损的经导管介入治疗，经过多年的临床实践及中、远期疗效观察，在解剖结构适合的病例中成功率已达到97%～98%。随着国际交流的增加，国内部分先进的心脏中心也有选择地开展了一些少见且有一定难度的介入治疗，如冠状动脉瘘封堵、室间隔完整的肺动脉瓣闭锁射频打孔并肺动脉瓣球囊扩张术、主动脉瓣狭窄球囊扩张术、主动脉缩窄支架成形术及复合畸形或某些复杂先心病的介入与外科“镶嵌手术”，取得了满意的临床效果。由于相对经典外科手术有不开胸，不输血、住院时间短等优点，介入治疗已成为近年临床治疗常见先心病首选的治疗方法。为规范介入手术，减少和避免并发症的发生，保障手术成功和患者的安全，适应证的术前及术中把握，术中、术后监测与随访都对心脏超声医师提出了更严谨的要求。

介入治疗适应证的术前遴选，绝大多数依赖经胸超声心动图，部分经胸声窗不满意的患者采用镇静下二维经食管超声心动图协助诊断。对于介入术中的监测和引导，国际通用经食管二维超声心动图，部分患者应用心腔内二维超声心动图。国内在介入治疗发展初期应用经食管二维超声心动图引导术中操作，目前对声窗良好的患者大多采用二维经胸超声心动图，少数患者图像不满意，在体重允许的范围内应用经食管超声心动图指导。心腔内超声心动图在发达国家开展较多，目前国内仅有极少数医师掌握该项技术，临床报道不多，且器械成本较高，应用有体重限制，国内至今尚未规模开展。经胸三维超声心动图目前的技术还不能满足方便实时的径线测量和与三维结构成像同步的血流动力学观察，经食管三维探头还存在年龄、体重等应用局限，仍停留在科研病例及少数病例报道水平，尚未普及使用。经胸及经食管二维超声心动图的观察目的相同，但获得影像不同。下面将分病种对先天性心脏病介入治疗的临床超声技术予以阐述。

一、房间隔缺损介入超声技术

房间隔缺损（房缺）依据胚胎学发病机制及解剖学特点分为原发孔型房缺（Ⅰ孔型）、继发孔型房缺（中央型）、静脉窦型房缺（上腔型和下腔型）、冠状窦型缺损或混合型缺损。其中继发孔型是房缺中最常见的类型，约占70%，也是目前介入治疗中主要选择的封堵类型。其他类型缺损需经外科手术矫治。房缺封堵术已在国内广泛开展，经验日趋成熟，国内多中心研究显示2000余例房缺封堵术的总体成功率达97.97%，并发症的发病率小于2%。

在继发孔型房缺中，中小型缺损部分可以自然闭合，总体自然闭合率约87%。3mm以下的房缺在1岁半内自然闭合率近100%，缺损在3～8mm，1岁半内80%以上可自然闭合，但缺损在8mm以上时，其自然闭合率极低。观察中还发现右心室内径正常者，其房缺自愈率较高，约为63.6%，而右心室内径增大者，其房缺自然愈合率仅为9.5%。故此，在考虑房缺患者介入治疗时机时，除考虑解剖结构、年龄及器械因素还应考虑其自然愈合因素。

（一）适应证与禁忌证

1.适应证

（1）基本适应证

1）通常患者年龄≥2岁。

2）房缺类型为继发孔型。

3）有症状或发现心脏扩大。

4）外科术后残余分流。

5）不合并必须外科手术的其他心血管畸形。

（2）超声心动图选择标准

1）缺损直径≥5mm，建议最大封堵直径不大于36mm。

2）心房水平分流方向为左向右。

3）右心增大（依据体表面积校正）。

4）缺损边缘至冠状静脉窦，上、下腔静脉及肺静脉口的距离不小于5mm；距房室瓣口应不小于7mm。

5）房间隔全长应大于所选封堵器左心房侧碟盘直径（碟的直径比腰径大14mm，腰径与测量缺损大小相近）。

6）不合并肺动脉高压或为轻中度肺动脉高压。

2.禁忌证

（1）缺损类型为原发孔型房缺及静脉窦型房缺。

（2）严重肺动脉高压并房水平右向左分流，动脉血氧饱和度＜92%。

（3）伴有与房缺无关的严重心肌疾病或瓣膜疾病。尤其当左心心肌病或房室瓣解剖及功能显著异常导致心房压升高时。

（4）近1个月内患感染性疾病，或感染性疾病未能控制者。

（5）凝血功能障碍或有近期出血性疾病。

（6）封堵术中必经路径心脏结构存在血栓，如左心房或左心耳血栓。封堵器安置处有血栓存在，导管插入处有静脉血栓形成。

（7）合并其他必须外科矫治的心脏畸形。

（二）超声心动图遴选原则及术中超声引导技术

1.介入术前经胸超声心动图

（1）常用遴选切面及测量意义

1）心尖四腔心切面及胸骨旁四腔心切面：四腔心切面常被用来观察房缺，但较高位置的胸骨旁四腔心切面由于声束与房间隔垂直，与彩色血流平行，故而更易准确显示房缺，相反，心尖四腔心切面较易出现假阳性，特别是在对中小型房缺的判断中。

在四腔心切面显示房缺时，缺损的下缘与二、三尖瓣瓣环相邻，为房缺的前下缘，是封堵房缺适应证选择中极重要的边缘；缺损的上部残缘为房缺的后上缘。此切面常用作介入术中封堵器释放的引导切面。

2）大动脉短轴切面：也是房缺适应证选择的重要切面。此切面显示主动脉在房间隔前方。缺损前方邻近主动脉侧边缘为前缘，相对的边缘为缺损后下缘，后下缘也是房缺封堵中决定适应证的重要边缘。后缘如显著残短且组织菲薄，支撑无力，其他边缘亦不满意，则不宜行介入手术。

3）剑突下双心房切面：此切面展示左心房、右心房及上下腔静脉与右心房连接，用于观察房缺残缘的上缘和下缘，并除外静脉窦型房缺。这一切面也是临床选择房缺介入适应证依赖的切面，是显示房缺的长轴切面，通常能给出房缺最大直径。

（2）测量内容：介入术前超声心动图主要用于探查房缺的类型，位置及周边毗邻关系，大小和个数。介入病例选择继发孔型房缺，最大缺损径不应超过36mm，多发孔房缺且位置不相邻者宜除外介入适应证。右心室大小及肺动脉压亦在此测量范围中。

2.介入术中经胸超声心动图引导　近年国际较多应用的房缺封堵器类型有Amplatzer、Starflex、Helex等，其中Amplatzer是近年国际和国内普遍应用，安全性高，疗效良好的房缺封堵器。国内近年也生产了同类产品并应用于临床，部分产品疗效与Amplatzer可相媲美。此封堵器由双碟组成，两碟之间为“腰”，“腰”的直径大小标为房缺封堵器号数。左心房侧碟的边缘径为7mm，因此选择封堵器时，除考虑房缺残缘及周围组织的情况外，还需测量房间隔全长，封堵器型号应至少大于房缺最大径4mm加上14mm后总径不大于房间隔全长才为安全（图17-14-1）。

（1）经胸超声心动图术中引导步骤

1）四腔心切面显示导管介入术中导引钢丝穿过房间隔并在左心房侧打开封堵器左碟，同时显示左碟与房间隔间距。引导左侧碟靠近房间隔同时，右心房侧碟释放。释放后立即观察双碟位置是否正确，是否位于一侧心房，彩色多普勒显示房水平分流是否消失。同时观察封堵器复形情况是否满意。然后观察周边毗邻结构，如封堵器与肺静脉、二尖瓣、三尖瓣距离是否满意。

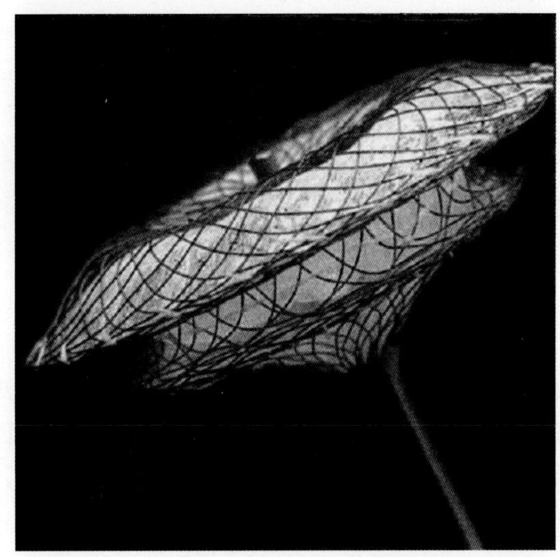

图17-14-1　国际及国内介入较多应用的Amplatzer房缺封堵器

图中可见两碟之间为封堵器的“腰”

2）胸骨旁大动脉短轴切面，四腔心位完成封堵引导后，立即转至此切面再次确认封堵器位置，显示两侧碟盘是否夹抱主动脉，而不是偏移到一侧心房，复形是否满意，房水平分流情况。

3）剑突下双心房切面，是封堵器完全释放前最后确认的切面，显示房间隔残缘夹在封堵器两碟中央，封堵器位置固定，形态满意，不造成腔静脉梗阻。彩色多普勒血流确认房水平分流消失，上下腔静脉血流未见异常。

（2）经食管超声心动图在房缺介入术中的应用：经食管超声心动图在房缺介入术中一直是国际上常规应用的辅助诊断手段。国内介入手术技术成熟后，经食管超声引导导管介入手术已较少使用，但对透声窗欠佳的患者仍需使用。此外，外科小切口开胸介入手术中，经食管超声心动图仍为依赖的引导手段，操作步骤如下所述。

1）封堵术前常用切面判断房缺大小和边缘条件

食管中段四腔心切面（0°）：确认房缺前下边缘良好（与房室瓣距离满意，间隔组织发育好），适宜封堵。

大动脉短轴切面（30°）：确认房缺前上缘（与主动脉的边缘关系）及后下边缘是否符合房缺封堵的超声遴选适应证。

双腔静脉长轴切面（110°）：确认房缺边缘与腔静脉关系，除外静脉窦型房缺。

2）术中经食管超声引导步骤

四腔心切面（0°～20°）：显示传送鞘穿过房缺进入左心房，封堵器左碟在左心房内打开，并指引术者拉向房间隔，到位后施放右心房侧碟，完成操作。在此确认房间隔夹闭在两侧碟之间。彩色多普勒血流成像显示房水平分流消失。

大动脉短轴切面（30°）：迅速转至此切面再次确认封堵器夹抱在主动脉两侧，而不是一端全部在一侧心房内，并观察分流情况。

双腔静脉长轴切面（110°）：非常重要的切面，确认封堵器是否夹在房间隔两侧，是否影响上下腔静脉血流。对于后下边缘不好的患者尤应注意下腔静脉端短小残缘是否牢固地夹在封堵器两碟间，有无移位和脱落可能。若后下边缘太差在观察过程中即会出现房水平分流，而且可能逐渐增加，视为封堵失败，不应最终施放，而应考虑立即选择外科处理（图17-14-2）。

术中监测血栓发生非常重要，注意封堵器表面，引导钢丝及传送装置心内段是否形成血栓，严格规范使用抗凝剂可以避免术中严重并发症（如脑栓塞）的发生。

3.房缺介入术后超声随访　术后即刻、24小时、72小时应复查经胸超声心动图，观察房缺封堵器是否发生移位及残余分流情况。对于较大封堵器应观察是否影响房室瓣功能，是否穿透心房壁，造成心脏压塞。后期超声随访间隔建议为1个月、3个月、6个月和12个月，之后每年复查一次。监测远期并发症包括主动脉心房瘘、房室瓣反流、心律失常、心房功能不良等，这些常见于较大封堵器的应用患者中。介入术后应予以小剂量阿司匹林口服6个月。

二、室间隔缺损介入超声技术

室间隔缺损（室缺）的临床介入治疗主要针对肌部室缺和部分膜周室缺。早期介入只限于肌部室缺，近年来开始对部分膜部和膜周室缺进行封堵。由于膜周室缺

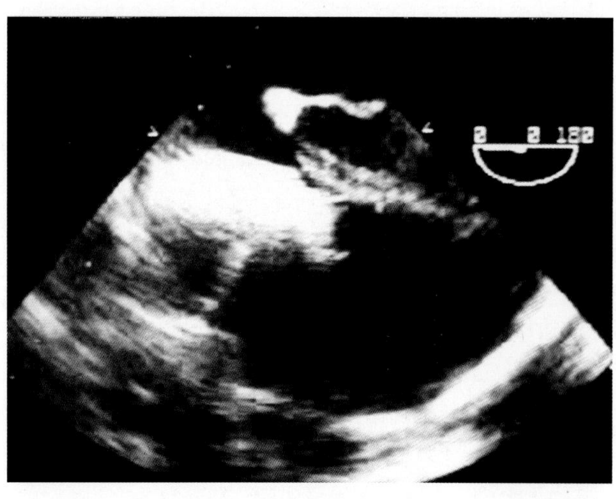

图17-14-2　经食管四腔心切面（0°）术中引导房缺封堵

超声心动图显示房缺过大，外科术中封堵器释放后脱落，掉落至三尖瓣侧

封堵需面对更复杂的解剖空间关系，如传导束走行区域等，使其封堵路径的建立及介入技术难度增大，因而适应证选择需更谨慎严格。从1988年Lock等医生首次应用双面伞关闭室缺以来，已有多种装置应用于室缺的经导管介入治疗，如CardioSEAL双面伞、Sideris纽扣式补片和弹簧圈等，但由于操作复杂，并发症和残余分流发生率高，未能得到临床推广。1998年Amplatzer发明了肌部室缺封堵器成功治疗了肌部室缺，但是由于肌部室缺发病率低，临床应用有限。2002年Amplatzer在房缺封堵器和动脉导管未闭封堵器研制的基础上，研制出膜周偏心型室缺封堵器，较多应用于临床。国内同期镍钛合金膜周室缺封堵器研制成功并在临床应用中迅速改进，使室缺的介入治疗适应证范围进一步扩大，成功率有所提高。同时，房室传导阻滞和三尖瓣反流等并发症也降低了。国内自2002年至今，超声医师与导管医师共同见证了室缺封堵器的改进和操作技术的进步，也逐步建立了膜周和肌部室缺介入适应证、禁忌证及超声心动图的筛选原则。专为肌部室缺封堵设计的Amplatzer封堵器（图17-14-3）于1998年始用于患者，沿用至今，效果良好，是目前最受欢迎的肌部室缺封堵器。

（一）适应证与禁忌证

1.适应证

（1）基本要求

1）通常年龄应≥3岁。

2）先天性膜周部或肌部室缺。

3）外科手术后残余分流。

4）心肌梗死或外伤后室缺。

5）小型室缺发生心内膜炎感染治愈后3个月。

（2）超声心动图遴选标准

1）有血流动力学异常的单纯性膜部室缺，直径＜12mm。

2）膜周部室缺上缘距主动脉右冠瓣≥2mm，无主动脉右冠瓣脱入室缺，无主动脉瓣反流。

3）室缺边缘距三尖瓣≥3mm，无三尖瓣中度及以上反流或三尖瓣装置发育异常。

4）肌部室缺大小4～14mm，儿童一般应≤10mm。

5）左心室正常值高限或扩大。

6）肺动脉压正常或轻度升高。

2.禁忌证

（1）感染性心内膜炎，心内有赘生物，或存在其他感染性疾病。

（2）即将安置封堵器处的部位有血栓存在，导管插入径路中有静脉血栓形成。

（3）巨大室缺或缺损解剖位置不良，导致封堵器放置后影响主动脉瓣或房室瓣功能，或周边结构距离不足

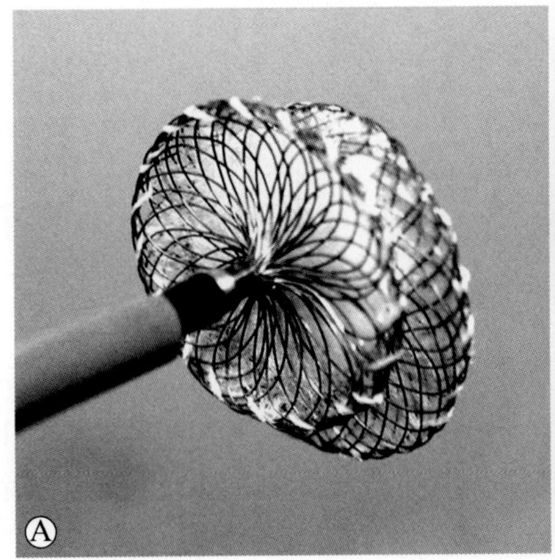

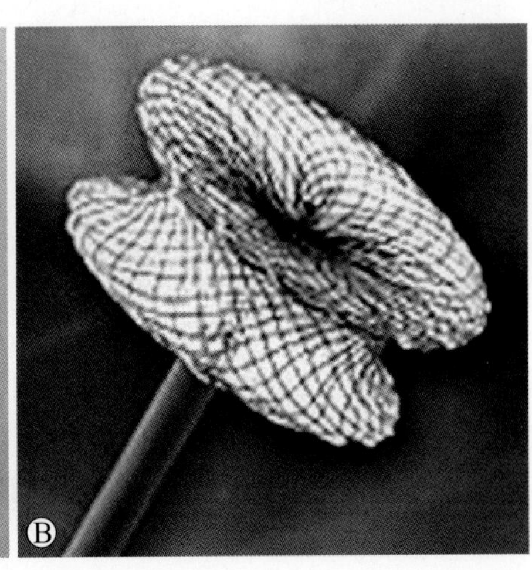

图17-14-3 目前较多应用的Amplatzer型膜部和肌部室缺封堵器
A.膜部室缺封堵器；B.肌部室缺封堵器

以施放封堵器（封堵器碟盘直径大于腰径8mm）。

（4）主动脉瓣脱垂，遮盖室缺，或主动脉瓣中度以上反流。

（5）重度肺动脉高压伴双向分流。

（6）合并出血性疾病或凝血功能异常。

（7）合并明显的肝肾功能异常。

（8）术前有二度以上房室传导阻滞。

（9）心功能不全，不能耐受操作。

（二）超声心动图遴选原则及术中超声引导技术

目前国内封堵膜部室缺较多应用经胸超声心动图遴选患者和术中引导。外科术中封堵膜周室缺和肌部室缺引导仍沿用经食管超声心动图技术，但临床较少应用。

1.介入术前经胸超声心动图

（1）常用遴选切面及测量意义

1）心尖五腔心切面：常被用来观察膜周室缺的形态和位置及空间毗邻关系，并在此精确测量室缺大小。重要的是在清晰显示室缺时在左心室面测量室缺基底中断的大小是否符合适应证范围，观察右心室面是否有膜部瘤形成及形态。彩色多普勒技术探明室缺实际分流口大小，以及分流是否集中呈一束，这点关系重要，通常决定封堵后是否残存分流。此外缺损上缘与主动脉瓣的关系十分重要，如其残缘与主动脉瓣距离小于2mm，则封堵时损伤主动脉瓣的概率增加，风险较大。膜部瘤的形态也很重要，形态规整的膜部瘤，破口集中，封堵效果通常不错，如看到破口极不规则，血流显示多个破口而没有较集中的大口，封堵效果可能受到影响。

肌部室缺如位于前间隔，极易在此切面显示，并可测量缺损上下残存间隔是否适宜施放封堵器，同时显示缺损在左、右心室面的不同大小。如肌部室缺位于后间隔，则四腔心切面是适宜的观察切面。

2）双心室流入道切面：此切面在封堵膜周室缺时用于观察缺损与三尖瓣的关系，可判断夹闭室缺后是否影响三尖瓣的功能，造成显著的反流，也可以确认后间隔肌部室缺的位置。

3）大动脉短轴切面：进一步确认室缺是否为膜周型，即是否位于9～12点钟的位置。同时可以观测主动脉瓣是否凸入室缺。

4）左心室长轴：可以显示增大的左心，室缺分流方向，室缺的位置和主动脉瓣的关系是否满足封堵适应证。

（2）测量内容：介入术前超声心动图主要用于探查室缺位置及周边毗邻关系、大小和个数。介入病例选择膜周或肌部室缺，最大缺损径不应超过适应证要求。肌部多发室缺宜除外介入适应证。左、右心室大小及功能，肺动脉压亦在此测量范围内。

2.介入术中经胸超声心动图引导步骤

（1）胸骨旁五腔心切面：引导鞘管到位穿过室缺，施放左心室侧封堵器后引导拉向室间隔，靠近缺损后施放右侧伞，彩色多普勒即刻观察分流是否消失。主动脉瓣是否出现反流，三尖瓣功能是否有影响。肌部室缺是否有残余分流。

（2）胸骨旁大动脉短轴切面：立即转至此切面再次确认封堵器位置形态，复形是否满意，室水平分流情况。

（3）左心室长轴切面：显示室间隔残缘夹在封堵器两碟中央，封堵器位置固定，形态满意，不造成主动脉瓣功能损害，确认室水平分流消失。

（4）术中应监测血栓发生，注意探查封堵器表面，引导钢丝及传送装置心内段是否形成血栓，严格规范使用抗凝剂，避免术中严重并发症。

3.室缺介入术后随访　术后即刻、24小时、72小时应复查经胸超声心动图，观察室缺封堵器是否发生移位及残余分流情况，观察是否造成主动脉瓣反流，心率（律）变化。后期超声随访间隔建议为1个月、3个月、6个月及12个月，之后每年复查一次，监测远期并发症包括封堵器移位、主动脉瓣穿孔、主动脉瓣显著反流、三尖瓣反流、残余分流。迟发房室传导阻滞及左束支传导阻滞等提示应同时进行心电图跟踪。介入术后阿司匹林小剂量口服6个月。

三、动脉导管未闭的介入超声技术

动脉导管未闭（patent ductus arteriosus，PDA）是较常见的先天性心脏病。其发病率占先天性心脏病的10%～21%。早产儿发病率明显增加。女性多见，男女比例约为1∶3。动脉导管未闭直径的大小决定患者的临床表现是否严重。动脉导管长期多量的动脉水平分流常致左心扩大，所以目前认为动脉导管未闭一经诊断就应该进行治疗，且绝大多数患者是可以通过介入方法治愈的。我国动脉导管未闭的封堵工作开始于20世纪90年代，这项介入技术发展至今已非常成熟。目前国际国内应用最多的封堵器类型是Amplatzer型蘑菇伞（图17-14-4）。PLUG Ⅱ型和ADO Ⅱ型封堵器近年也被用于小型PDA的封堵，取得了一定的临床经验。

（一）适应证和禁忌证

1.适应证

（1）体重≥8kg（个别病例放松至4～8kg）。

（2）具有临床症状和心脏超负荷表现。

（3）不合并必须进行外科手术的其他心脏畸形。

（4）超声测量动脉导管的肺动脉端直径≥2mm。

（5）细小动脉导管（＜2mm），但有细菌性心内膜炎病史，已经治愈3个月以上。

（6）合并与动脉导管分流相应的左心扩大引起的轻至中度二尖瓣关闭不全。

（7）合并轻至中度主动脉瓣狭窄和关闭不全。

（8）外科结扎动脉导管术后残余分流。

2.禁忌证

（1）导管相对患者体重过粗，封堵器无法正常释放者。

（2）患有感染性疾病未控制，如心内膜炎、心脏瓣膜和导管内有赘生物。

（3）严重肺动脉高压出现右向左分流。

（4）合并必须进行外科手术矫治的心血管畸形。

（5）依赖动脉导管生存的患者，如室间隔完整的大动脉转位、肺动脉瓣闭锁、主动脉弓重度缩窄和离断等的患者。

（6）合并其他不宜手术和介入治疗疾病的患者。

（二）遴选原则及术后监测要点

正确地应用经胸超声心动图遴选患者是保证手术成功的重要步骤。动脉导管封堵术中无须超声引导，但术后密切监测同样重要。

1.常用遴选切面及测量意义

（1）大动脉短轴切面：这一切面是首先发现动脉导管分流的切面。可观察到导管肺动脉端的分流宽度和主动脉端的分流宽度，识别导管的形态。多数导管为漏斗形。所以测量“漏斗”的腰部直径即为肺动脉端的导管直径，也是决定封堵器大小的重要数值。频谱多普勒在此测量动脉导管的左向右分流速度有声束平行的优势，可以准确判断肺动脉高压的程度。

（2）胸骨旁左高位切面（或主动脉弓移行切面）：此切面用于显示三血管征（三指征），即左右肺动脉和动脉导管。此切面可以清晰显示动脉导管的全程走行形态，在此核实动脉导管肺动脉端的内径，决定封堵器的大小。导管肺动脉端内径＜2mm时，可以选择弹簧圈或二代封堵器封堵。当患者胸骨旁高位图像不满意时应选择主动脉弓移行切面（在主动脉弓长轴切面水平逆时针旋转30°）作为补充切面观察导管肺动脉端内径和降主动脉内径是否适宜施放封堵器，尤其是相对体重发育较大的封堵器。

（3）四腔心切面：确认左心增大及大小和二尖瓣发育情况，除外二尖瓣器质性反流。观察有无心包积液，以区别术中可能出现的心包损伤。

（4）左心长轴切面：具体测量左心室大小和收缩功能。

（5）测量内容：介入术前超声心动图主要用于探查导管形态，肺动脉端直径大小，过大的缺损应考虑是否可以进行介入治疗。左心室大小及功能，肺动脉压亦在

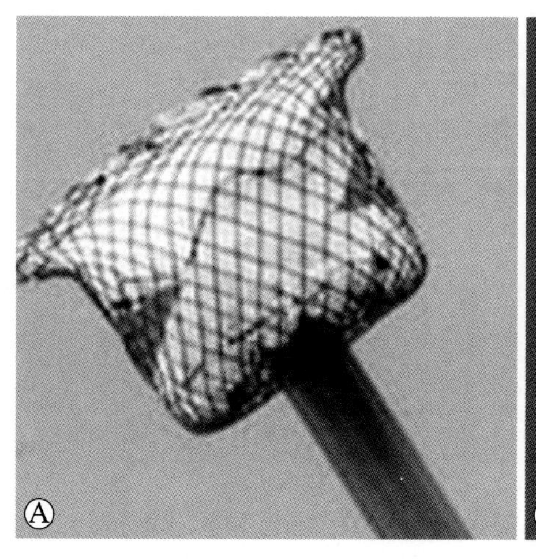

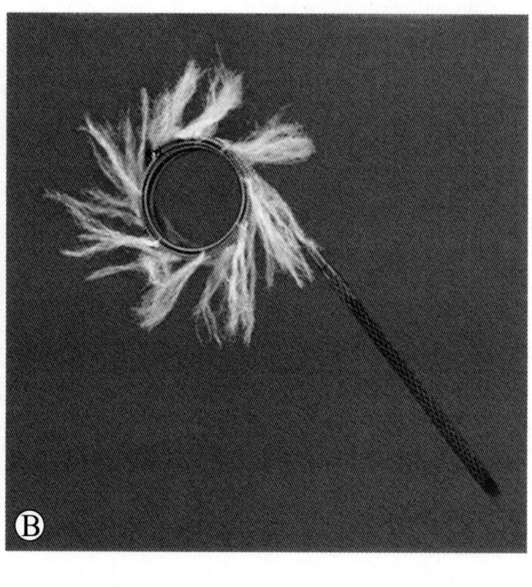

图17-14-4 Amplatz6er型蘑菇伞（A）和Cook可控弹簧圈（B）

封堵伞的大盘端在介入术中将放在降主动脉侧

此测量范围内。

2.介入术后经胸超声心动图观测

（1）大动脉短轴切面：可以清晰显示封堵器位置是否正常，有无移至肺动脉端或降主动脉端（图17-14-5）。彩色多普勒血流成像探查左、右肺动脉分支流速是否正常，或明显加快大于2m/s。

（2）胸骨旁左高位切面（或主动脉弓移行切面）：长轴显示肺动脉封堵器在导管两端的形态。如封堵器过多移向降主动脉侧，则引起降主动脉狭窄，血流速度增快大于2m/s。如封堵器过多移至肺动脉端，则可见封堵器位于肺动脉内。这两种情况属封堵器放置不当或移位，应密切随诊，如继续移位则选择外科手术结扎导管并取出封堵器。

（3）左心长轴切面：具体测量左心室大小和收缩功能，比较术前应有明显改善。

四、肺动脉瓣狭窄扩张术

肺动脉瓣狭窄（pulmonary stenosis，PS）是一种常见的先天性心血管畸形，占所有先天性心脏病的8%～10%。1982年，Kan等首先报道采用球囊扩张导管进行肺动脉瓣球囊扩张术获得成功。我国20世纪80年代末期也相应开展了同样的手术。多年来的临床应用研究表明球囊肺动脉瓣成形术为安全、有效的治疗肺动脉瓣狭窄方法，对于大部分的病例，经皮球囊肺动脉瓣成形术已经替代外科开胸手术成为医生和患者的首选治疗。

（一）适应证与禁忌证

1.介入适应证

（1）典型单纯肺动脉瓣狭窄，跨肺动脉瓣压差≥40mmHg。

（2）对于青少年及成人患者，跨肺动脉瓣压差≥30mmHg，同时合并劳力性呼吸困难、心绞痛、晕厥或先兆晕厥等症状也是治疗指征。

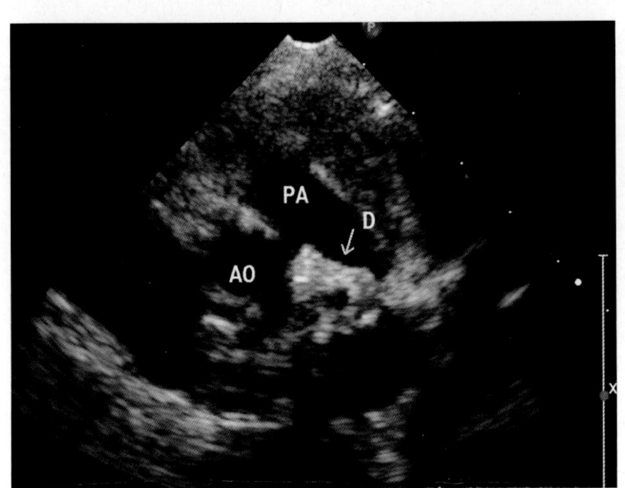

图17-14-5 术后72小时封堵器移位至肺动脉端，阻挡肺动脉分支入口

AO.主动脉；D.封堵器；PA.肺动脉

（3）没有肺动脉瓣显著发育不良。

（4）室隔完整的肺动脉瓣膜性闭锁，右心室发育正常或轻度发育不良，可先行射频打孔，再进行球囊扩张术。

（5）重症肺动脉瓣狭窄伴左心室腔小及左心室功能低下，可行逐步分次球囊扩张。

2.禁忌证

（1）合并肺动脉瓣下漏斗部狭窄或伴肺动脉瓣上狭窄。

（2）重度发育不良型肺动脉瓣狭窄。

（3）婴儿极重型肺动脉瓣狭窄合并重度右心室发育不良。

（4）极重度肺动脉瓣狭窄或室隔完整的肺动脉瓣闭锁合并右心室依赖性冠状动脉循环。

（5）肺动脉瓣狭窄伴需外科处理的三尖瓣重度反流。

（二）经胸超声心动图观察内容

1.术前观测重点

（1）瓣环径大小测量：瓣环径大小的测量帮助选择球囊大小。通常选择球囊/瓣环的比值为1.2～1.4。所以测量瓣环的直径乘以1.2或1.4估计扩张球囊的大小。常用切面为大动脉短轴切面或右心室流出道长轴切面，清晰显示肺动脉瓣膜运动后，停帧选择瓣环最大直径。同时在此测量收缩期肺动脉瓣最大开放径。严重肺动脉瓣狭窄瓣尖部粘连明显，收缩开放径极小，圆顶征明显（图17-14-6）。

（2）右心室及流出道发育情况：选用四腔心切面观察右心室腔发育是否满意，室壁是否肥厚，心肌运动是否有力。右心室流出道长轴切面观察是否有局限梗阻，除外肺动脉瓣上瓣下狭窄，以及血流多普勒确认是否有严重肺动脉瓣和三尖瓣反流。三尖瓣反流法测量右心室收缩压，评估右心室功能，同时注意左心功能是否正常。

（3）肺动脉瓣狭窄程度判定：建议在剑突下右心室流出道切面测量肺动脉瓣上压差，已取得最小声束夹角，更接近实际压差。一般跨瓣压差＜50mmHg为轻度，跨瓣压差50～80mmHg为中度，跨瓣压差＞80mmHg为重度。

（4）房水平分流及动脉水平分流：严重肺动脉瓣狭窄常伴卵圆孔开放，并可能出现房水平分流。四腔心切面探及房水平右向左分流，通常发生在严重狭窄患者。合并动脉导管未闭的患者扩张术中血氧饱和度有一定保障，有助于手术安全进行。

2.术后观测内容

（1）右心室流出道长轴切面，观察肺动脉瓣的开瓣运动是否良好，频谱多普勒检测肺动脉瓣上流速是否降低到满意值。有极重度肺动脉瓣狭窄的患者可能不能一

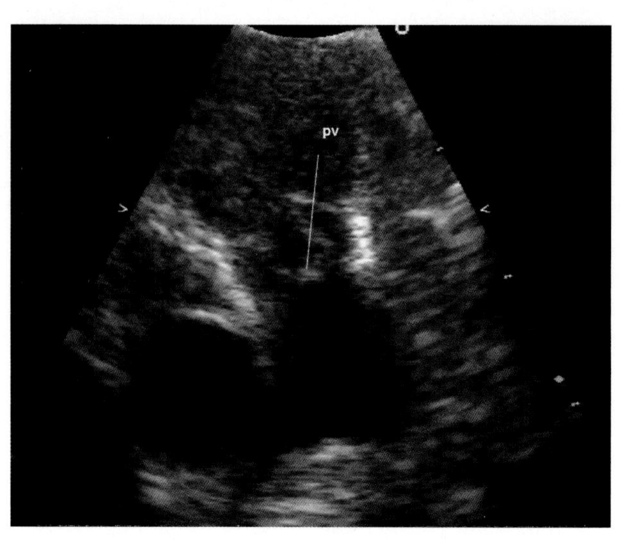

图17-14-6 肺动脉瓣严重狭窄圆顶征
PV.肺动脉瓣

次扩张达到正常的范围，但应取得明显的压力下降。另应注意肺动脉瓣是否有中量以上的反流，可能影响术后的血流动力学稳定。

（2）四腔心切面观察术前严重狭窄的患者多有中-重度三尖瓣反流，术后应有明显改善。三尖瓣反流法估测右心室压力应较术前有下降。房水平分流术前如为右向左，术后可能转为左向右分流或双向分流，提示右心压力下降，扩张效果明显。

因球囊扩张过程极易发生球囊瞬间移位，所以有时造成三尖瓣腱索损伤，导致三尖瓣术后反流增加，应引起注意。观察三尖瓣结构及运动情况。

（3）评价心室收缩功能和室壁间隔运动情况，有无心包积液。评价整体恢复。

3.术后中远期随访 肺动脉瓣球囊扩张术后，中远期随访主要观察肺动脉瓣压差下降是否满意，是否发生中度以上再狭窄需要再次球囊扩张；肺动脉瓣或三尖瓣反流是否严重，是否需要手术干预或药物治疗；重度或极重度肺动脉瓣狭窄术后远期，还应关注术前长期右心室流出口梗阻引起的右心室肥厚，右心室舒张及收缩功能损害是否得到满意恢复。如右心功能恢复不满意，则三尖瓣反流，右心房压升高等仍可导致卵圆孔水平的右向左分流，使患者发生发绀并伴有活动耐力减低，从而影响患者远期生活质量及寿命。

（丁文虹 耿 斌）

第十五节 胎儿超声心动图

近年来，随着影像学技术和产前医学研究的发展，胎儿心脏病学在融合产科和心血管专业的基础上逐步延伸为一个重要的分支学科，日益受到国际医学界重视。欧美一些发达国家率先设立了胎儿心脏病学科，在规范开展胎儿心脏病诊断、干预和研究方面走在前沿。我国胎儿心脏病的产前超声诊断工作相对开始较晚，产前超声检查水平地区差异显著，胎儿心脏病的诊断和研究工作整体落后于国际。统计数据显示，我国每年有12万～18万先天性心脏病（先心病）患儿（以发病率8‰～12‰计算），极大地威胁着患儿生命，而存活先心病患儿中约30%的复杂重症先心病患儿由于疗效差，远期生活质量低，给社会、家庭带来巨大损失。因此，提高超声医师对胎儿先心病的认识水平，学习和掌握国际公认的经济、安全、有效的胎儿超声心动图检查技术尤为重要。胎儿超声心动图检查技术的临床应用对产前早期发现、诊断先心病，治疗威胁胎儿生存的宫内心律失常，心功能不全，从而降低围生期死亡率，减少复杂先心病患儿的出生，降低新生儿、婴儿期死亡率有积极意义。但需澄清的是，开展胎儿超声心动图检查的目的不是让所有检出有心脏畸形的胎儿都选择引产。只有那些出生后无法治疗或手术效果不好的病例被筛出后才应建议终止妊娠，应由儿童心血管病医师、产科医师共同参与临床咨询及详细的父母告知，而后仍应尊重父母的选择。同时，胎儿超声心动图诊断也为留存畸形儿出生后采取及时、适宜的治疗提供了临床依据和准备。

一、正常胎儿心脏解剖发育及循环特点

（一）胎儿心脏解剖发育基础

学习胎儿心脏病的超声诊断，首先应了解胎儿正常解剖发育和循环特点。人类胚胎发育的过程中，全部的心血管系统（心脏、血管、血细胞）由中胚层发育而成。人类胚胎的心脏发育分为几个阶段。胚胎心脏发育在初始阶段仅为一纵行原始心管，它的迅速发育使之进一步弯曲扭转，即心球心室向腹侧、右侧凸出（心室右襻），心房静脉窦和动脉总干渐向头侧集中。房室管心内膜垫相对生长，靠拢愈合，把房室管分为左、右两部分。进而心房心室动脉干左右分隔，最终心脏发育成形（图17-15-1）。胎儿心血管系统发育的几个关键阶段处于妊娠期第3～8周，因而这一阶段被认为是胎儿心血管系统最易受损的时期，此期任何遗传或环境等致畸因素的作用均有可能导致心脏发育不良或畸形产生（图17-15-2）。

（二）胎儿循环系统

众所周知，出生后的循环系统分隔为左、右两侧。即心脏左侧包括肺静脉、左心房、左心室和主动脉；心脏右侧包括上、下腔静脉，右心房，右心室及肺动脉，两套循环各自独立且互不相连。胎儿循环则不同，左、右心在卵圆孔水平和动脉导管水平相互连通（图17-15-3）。这两个水平的交通也正是胎儿宫内生存的循环路径。因为这些

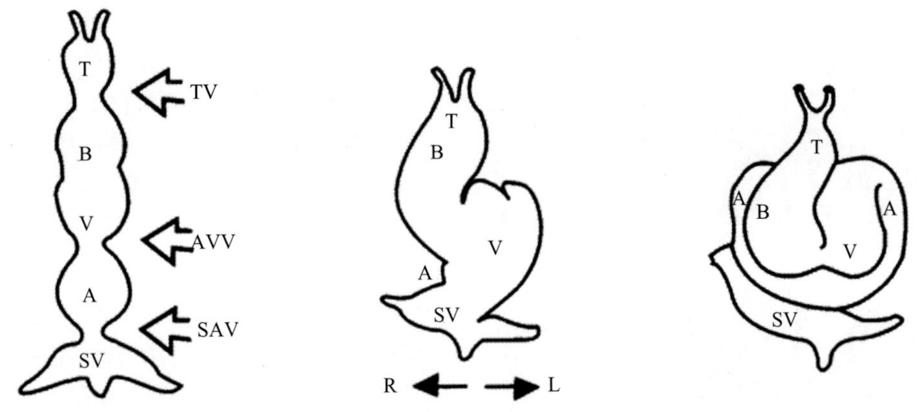

图17-15-1　原始心管的分段、弯曲及旋转过程

V.心室；A.心房；B.心球；SV.静脉窦；T.动脉干；AVV.房室瓣；SAV.窦房瓣；TV.动脉干

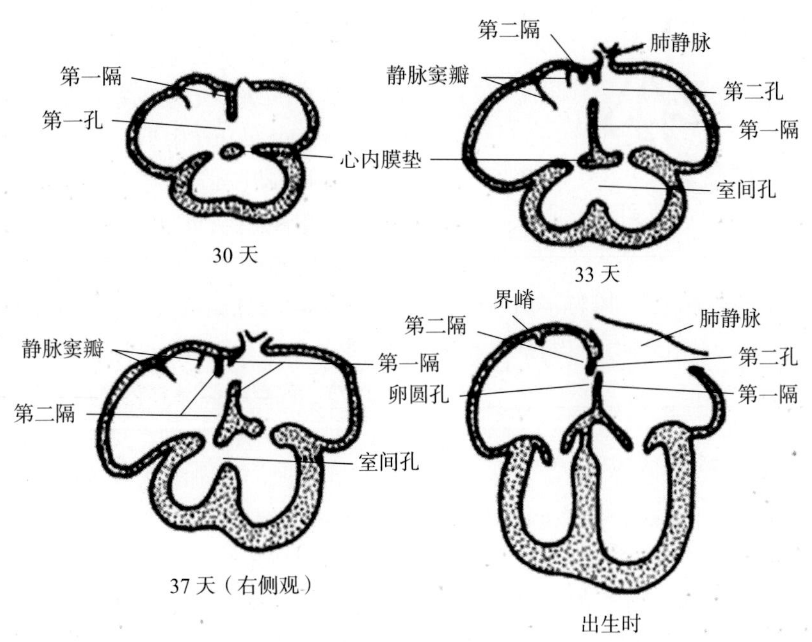

图17-15-2　心脏左右分隔

连通的存在，使某些即使患有严重结构异常的胎儿仍可在宫内顺利生存。出生以后，胎儿期形成的心血管畸形显现出与出生后循环生理的不匹配，因而对新生儿产生严重的危害，甚至致死。因此，要想了解不同类型先心病的影响和后果，对胎儿循环系统的回顾极为重要。

在胎儿循环系统中，脐静脉进入胎儿体内，其分支分别经肝静脉、静脉导管（主要）汇入下腔静脉并入右心房。进入右心房的下腔静脉血主要是来自脐静脉含氧较高的血液，也有来自身体下半部含氧低的血液。心房间隔卵圆孔正对下腔静脉入口，所以下腔静脉入右心房的血流绝大部分经卵圆孔进入左心房参加左心的循环。而上腔静脉入右心房的血混合部分下腔静脉血，经右心室进入肺动脉。胎儿无呼吸，肺循环阻力高，进入肺动脉的血流大部分经动脉导管注入降主动脉；仅有极少量肺动脉血流经肺静脉回流入左心房，并会同右心房进入左心房的高血氧饱和度的血流进入左心室，再进入升主动脉，供应胎儿头部及上肢发育。左心室少部分血流进入降主动脉，会同来自动脉导管的血液一并供应身体下半部。降主动脉血液除经分支分布到盆、腹腔器官和下肢外，还经髂外动脉分出的两条脐动脉将血液输送回胎盘，与母体血液进行气体和物质交换，再经脐静脉重新输送回胎儿体内。由此可知，胎儿体内血流是动静脉混合血。进入肝脏、心脏、头部等重要器官及上肢的血液含氧量较高，营养更丰富，而进入肺及身体下半部的血液含氧量及营养相对较少，这是适应胎儿发育的合理循环分配。

二、胎儿超声心动图检查的基础知识

胎儿心脏病的检出率与超声心动图医师的经验，检

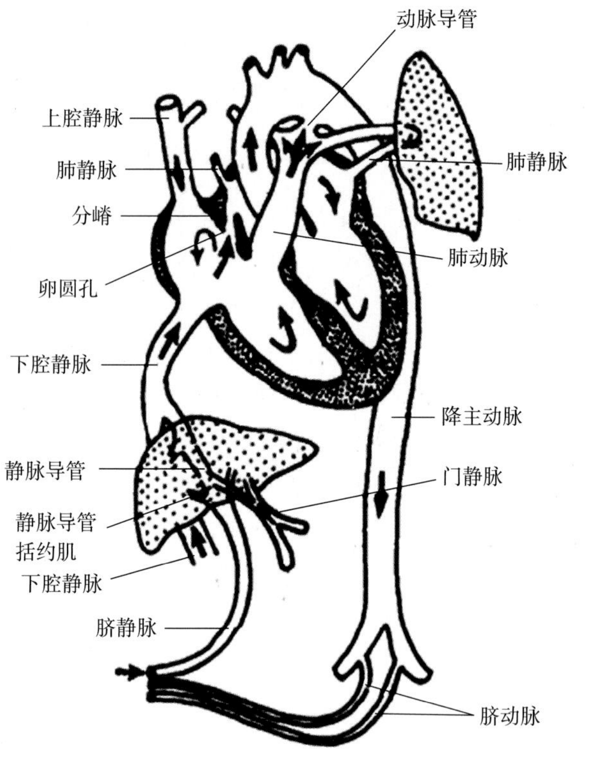

图 17-15-3　胎儿循环及心脏解剖

查时机及所用超声仪的水平密切相关。掌握正确的检查方法，把握适当的检查时机，正确地使用仪器条件等都决定着诊断的成败。

（一）胎儿超声心动图检查适应证

胎儿超声心动图检查一般针对先心病的高危人群进行。国际研究表明，超过90%的心脏畸形发生原因不明确，所以目前有很多医师认为对低风险的胎儿进行先心病筛查也是有必要的。临床常见推荐做胎儿超声心动图检查心脏畸形的高危因素分为母亲因素及胎儿因素两方面（表17-15-1）。

（二）胎儿超声心动图的检查时机

胎儿超声心动图检查一般应在妊娠中期（18 ～ 24周）进行，此期易于获得满意的图像，便于早期确诊并帮助医师和父母做出适宜的抉择。有些病例甚至可以更早（12 ～ 14周）经阴道超声心动图检查，或在妊娠中、晚期随畸形进展，结构功能发生明显改变而被检出。国际上建议妊娠早期（11 ～ 14周）颈后透明膜（NT）增厚＞4mm应行早期的胎儿超声心动图检查，NT 2.5 ～ 4mm的可于妊娠中期20周左右接受检查。文献报道妊娠早期胎儿某些血流多普勒特征有助于染色体异常及合并心脏畸形的诊断，在中晚期追踪检出进展性的主动脉瓣狭窄、左心发育不良等畸形。所以，妊娠早、中期筛查后接受妊娠中、晚期超声心动图随访可提高胎儿先心病的诊断率。

（三）胎儿超声心动图检查的技术及安全性要求

1. 胎儿超声心动图检查技术要求　高清晰度超声心动诊断仪（使用年限小于5年），尽量使用高频凸阵探头，探头频率通常4 ～ 5MHz，在保证穿透力的情况下尽量选用较高频探头可获得更清晰图像。孕妇腹壁肥厚，胎盘在上，胎儿脊柱朝上等卧位情况，图像清晰度明显降低，可采用低频探头，或结合谐波技术改善图像质量。为更清晰地显示胎心，应调节深度使胎心位于图像的中下1/3。观测血流时彩色速度标尺应设置在40 ～ 55。由于胎心率较快，胎动不受人为控制，动态图像获取和回放功能有助于增加信息采集量，并可通过回顾分析，提高诊断准确性。

2. 胎儿超声心动图检查的安全性规则　几十年的临床实践和研究没有发现胎儿超声心动图对孕妇和胎儿的安全可能造成不利影响。但超声波可引起受检者体内的热效应、空化效应、机械效应等，仍然不可忽视。超声波的生物效应，不单纯以强度衡量，作用时间和机体的敏感性也是重要的影响因素。目前国际上一般遵循的是“最小剂量”（“ALARA”原则），即在保证获得良好诊断信息的基础上，尽可能地降低超声设备的强度输出（安

表 17-15-1　常见胎儿心脏畸形的高危因素

母亲因素	胎儿因素
先心病家族史	产科超声异常
代谢性疾病（如糖尿病、苯丙酮尿症等）	合并心外畸形
接触致畸物质	染色体异常
接触前列腺素合成酶抑制药（如布洛芬、水杨酸、吲哚美辛等）	心律失常
饮酒、吸烟	胎儿水肿
宫内感染（常见风疹病毒感染）	妊娠早期（11 ～ 14周）颈后透明膜增厚
自身免疫性疾病（如红斑狼疮、干燥综合征等）	多胎，可疑双胎输血综合征
家族遗传病史（软骨-外胚层发育不全、马方综合征、农内综合征等）	羊水过多或过少
人工授精	宫内发育迟缓
高龄妊娠	

全性参数：机械指数MI＜1和TI＜1），在胎儿的应用中，应使指数降至0.4以下。同时，缩短检查时间（熟练操作，且测量时探头离开孕妇身体等，一般对彩色及频谱多普勒应用应尽量短时），严格掌握检查适应证，也是将超声波的影响降低到最低水平的有效途径。

三、常规检查方法及正常胎儿超声心动图表现

一份完整的二维胎儿超声心动图检查应包括心尖四腔心、心尖五腔心、左心室流出道长轴、右心室流出道长轴、大血管短轴、心室基底短轴、腔静脉长轴、导管弓、主动脉弓、三血管及三血管气管切面等。具体手法是探头自胎儿左侧心尖四腔心切面开始向头部逐步推进并向左肩倾斜，顺序显示如上切面。

随着双心室流出道、心脏长轴、短轴等切面的扩展，使胎儿心脏观察范围不断扩大，提高了胎儿先心病的诊断率，并逐步建立了胎儿心脏病的节段诊断分析系统。胎心检查切面的获得方法、二维、M型、多普勒技术在正常胎儿超声心动图中的应用也将按“节段诊断”的思路介绍。切面检查开始前应先确定胎儿在宫内卧位，即确定胎儿左、右及头部朝向后再进行检查。

（一）常用切面

1.上腹部横断切面　经胎儿上腹部水平横断得此切面（图17-15-4）。此切面显示胎儿脊柱、肝、胃、脾、降主动脉、下腔静脉和脐静脉。正常情况下胃在左前，呈一空泡状，脾在其后。肝主要分布在右侧，紧邻脊柱前方两大血管（降主动脉和下腔静脉）左、右分立，下腔静脉略靠前，主动脉偏后，下腔静脉与右心房相连。当一支大血管不能显示或大血管间相对位置异常均提示心脏结构异常。此切面可以确定心房、腹部器官的对应

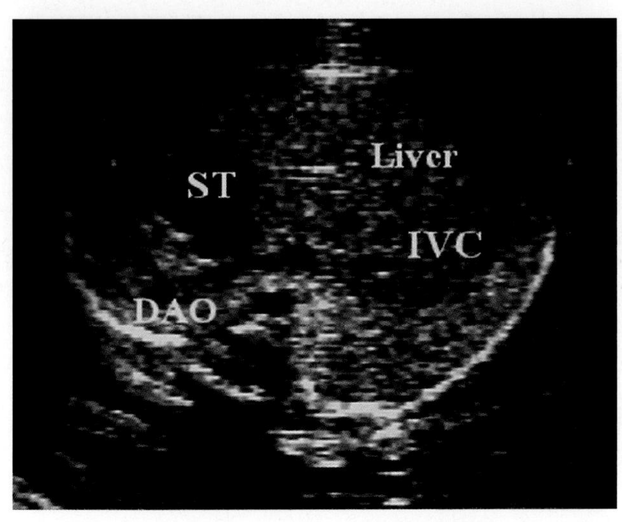

图17-15-4　胎儿上腹部横断切面

ST.胃泡；IVC.下腔静脉；DAO.降主动脉；Liver.肝脏

关系，是诊断镜面右位心，心房异构，下腔静脉异常等的适宜切面。在此切面脐静脉横断面也可在正前方显露。频谱多普勒可帮助鉴别下腔静脉和腹主动脉，下腔静脉显示为血流向心房的双向窄峰频谱。

2.四腔心切面　胎儿四腔心切面是最易取得的胎心切面。将探头与胎儿脊柱平行，纵向扫查后在心脏平面旋转90°即可获得。完整的四腔心切面应清晰显示左、右心房，左、右心室，二尖瓣、三尖瓣和右心室内调节束，左心房顶部可见部分肺静脉连接，房间隔左心房侧可探及飘动的卵圆瓣。

单独应用此切面进行心脏畸形筛查对妊娠中期先心病的检出率仅能达到50%～60%，对法洛四联症、共同动脉干、大动脉转位、主动脉弓畸形和难以发现的室间隔缺损等常漏检，尤其难以除外大动脉转位畸形。但此切面可清晰显示大部分心内结构，诊断和排除十几种常见心脏畸形，如左、右心系统发育不良，房室瓣膜狭窄、闭锁，三尖瓣下移畸形，房室间隔缺损，心脏占位性病变及心肌疾病等，目前依然是联合筛查的最基础切面。

胎儿四腔心切面可用于确定心脏在胸腔内的位置，心尖朝向，心轴大小，左、右心腔内径比值及心胸比值（心胸比值常用面积比，正常值约0.33。正常心胸周径比值＜0.5）。四腔心切面还可观察房室连接是否一致，心房间隔及卵圆孔情况及心室间隔是否完整（图17-15-5）。同时显示心肌收缩舒张运动、心包积液、胸腔积液、心律失常等。二、三尖瓣瓣环径，左、右心室内径等数值也在此切面测量。肺静脉连接可结合彩色多普勒显示。

正常胎儿心脏居胎儿胸腔内，整个心脏占据胸腔横截面积的1/3左右（0.25～0.33），明显增大或缩小均为异常。正常胎儿心尖朝向左侧（与胃泡一致），心轴为45°±20°（图17-15-6）。心轴重度左偏、右偏均可能合并心内结构异常。左、右心腔及房室瓣环内径比值在妊娠早期约为1∶1，之后随胎儿循环的迅速发展，右心将表现略占优势。房间隔除卵圆孔处，应无其他部分可使两心房相通。室间隔应完整。左、右心室壁厚度在胎儿期应相近。两组房室瓣，回声纤细，启闭正常，多普勒显示E峰＜A峰，与出生后（E/A＞1）相反。舒张期血流右心优势（即三尖瓣血流速度大于二尖瓣血流速度）。当然，妊娠中、晚期仅限于收缩早期的三尖瓣反流目前认为没有血流动力学意义。妊娠中期检出三尖瓣全收缩期反流，或速度增快，视为异常，应注意可能并存的心脏畸形，如室间隔缺损、心内膜垫缺损、肺动脉狭窄等。

正常左心房最靠近脊柱，可显示左右肺静脉（主要通过血流辨认）连接于左心房。在大血管关系正常时，左心房后方可见降主动脉的横断面。右心房贴近前胸壁，其内可能显示下腔静脉瓣（欧式瓣）。

卵圆孔为胎儿期心房间隔的通道，是左心室血流的

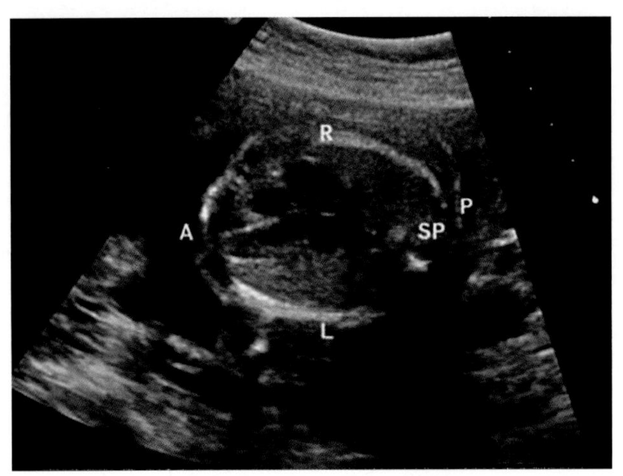

图17-15-5 胎儿四腔心切面

A.前；P.后；L.左；R.右；SP.脊柱

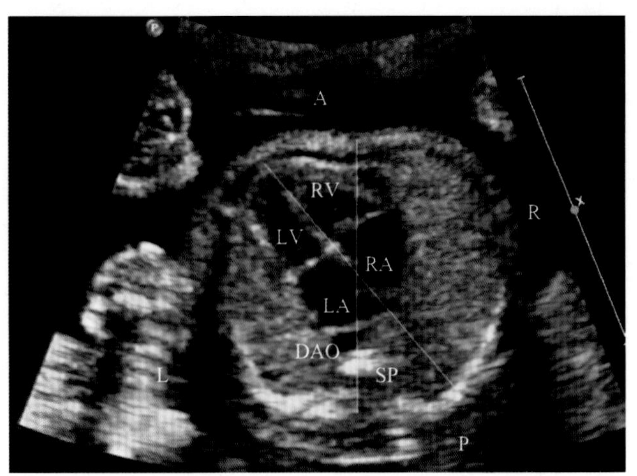

图17-15-6 胎儿心轴测量

LA.左心房；LV.左心室；RA.右心房；RV.右心室；DAO.降主动脉；SP.脊柱；A.前；L.左；P.后；R.右

主要来源口。在正常情况下卵圆瓣应飘在左心房，妊娠20周时卵圆孔内径接近3mm，其后随孕周增长，至分娩时不超过8mm。血流经卵圆孔自右向左分流，脉冲型频谱多普勒测量速度20～40cm/s，偶见少量左向右分流。过大或限制性的卵圆孔，以及持续卵圆孔逆向分流应考虑异常。

左、右心室的判断可依据房室瓣连接，即左心房-二尖瓣-左心室，右心房-三尖瓣-右心室及左、右心室的标志性解剖特点判别。在正常情况下，三尖瓣附着点比二尖瓣更接近心尖部，左心室内壁光滑，可见两组乳头肌附着于游离壁。右心室内壁回声相对粗糙，心腔低位还可见调节束，自室间隔的中下1/3，连于右心室壁心尖。

由标准四腔心切面探头向后扫查可显示冠状静脉窦（窦宽不得超过3mm）。

妊娠中期，少数病例可见附着于乳头肌腱索上的增强回声光点，可于妊娠晚期缩小，消失或延续至出生后，一般无病理意义。曾有研究发现，双侧心室或多发的强回声光点，可能与染色体异常有关。

3.五腔心切面　于四腔心切面基础上探头微仰可露出部分主动脉即变换至五腔心切面。此切面可进一步过渡到双心室流出道切面（图17-15-7）辨认主、肺动脉，并评价半月瓣功能，还可显示主动脉下室缺，并帮助除外有主动脉或肺动脉位移的畸形，如法洛四联症、右心室双出口、大动脉转位等。

4.左、右心室流出道切面　是继四腔心切面筛查先心病后扩展而成的另外两个重要切面。研究表明，二者结合四腔心切面可使胎儿先心病的检出率增至80%以上。

以心尖四腔心切面为基准，探头向胎儿头侧倾斜，显示升主动脉发自解剖左心室，其前壁与室间隔相连续，后壁与二尖瓣前叶通过纤维组织延续（无主动脉下圆锥），为左心室流出道切面（图17-15-8）。沿此切面继续向头侧前倾，即展示右心室流出道切面（图17-15-9）。肺动脉（可见左、右分支）连接解剖右心室，它与三尖瓣之间以漏斗部肌性圆锥相隔。主肺动脉右方可见升主动脉和上腔静脉的短轴截面，左肺动脉后方可见降主动脉短轴截面。

轻微调整探头在两切面间互换可显示主动脉与肺动脉的交叉关系，这一特点对排除各类大动脉异位和完全转位等有重要帮助。左、右心室流出道切面是测量主、肺动脉内径的适宜切面。在妊娠中期后，主肺动脉内径大于主动脉内径约20%。此外，两切面运用频谱多普勒可测量主、肺动脉流速。主动脉和肺动脉的多普勒频谱显示为收缩期的上升单峰层流，主动脉流速大于肺动脉，频谱较窄（图17-15-10）。胎儿肺循环阻力高，肺动脉血流频谱峰值上升支快于主动脉（图17-15-11）。随着孕周的增加，主动脉、肺动脉瓣口收缩期血流峰值速度逐渐增加，反映了心室收缩力随孕周增长而增强。

5.大动脉短轴切面　于心底大血管水平自心脏四腔心或五腔心长轴切面垂直旋转可获此矢状切面。此切面中主动脉显示为短轴截面，其后方为左、右心房，右心房通过三尖瓣连接右心室、流出道和肺动脉（显示肺动脉分支及动脉导管）。肺动脉在左前方包绕主动脉。此切面证实两大动脉在根部的十字交叉关系，以确定有无动脉转位，心室双出口等。还可据此切面除外共同动脉干畸形（图17-15-12）。

6.心室短轴切面　在大动脉短轴切面进一步向足部倾斜探头即可获此切面（图17-15-13），与出生后的切面极为相近。此切面可用于心室M型测量舒张末径（左心室舒张内径应在二尖瓣腱索水平测量）、收缩末径，从而评价收缩功能，正常FS＞0.28，EF＞0.57。同时可于心室M型超声测量间隔、室壁厚度及运动，并可观察胎

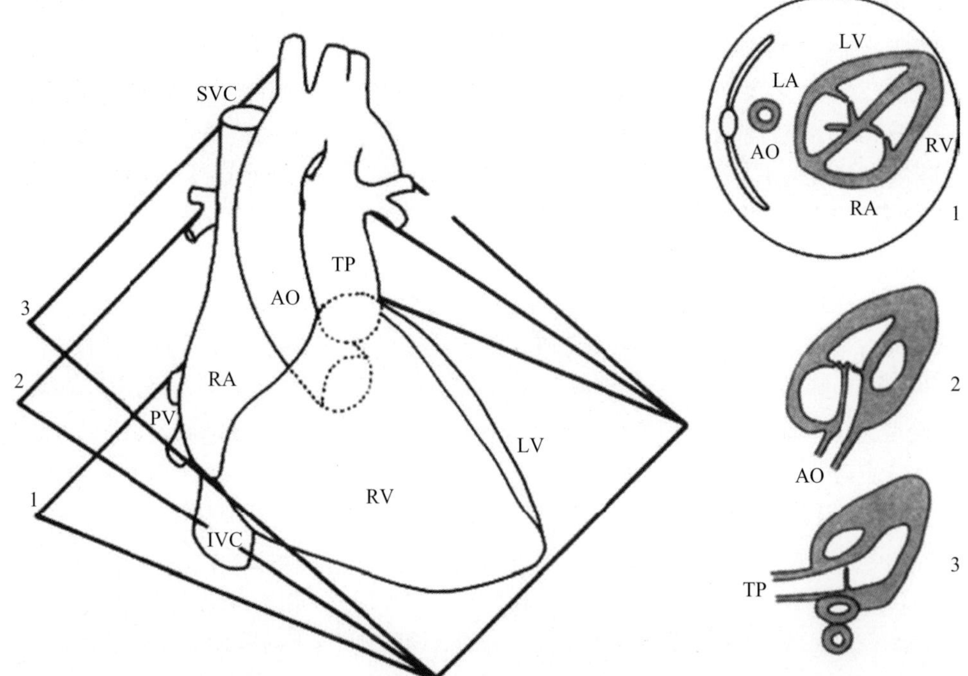

图17-15-7 从胎儿四腔心到五腔心进一步转到双心室流出道切面

LV.左心室；LA.左心房；RV.右心室；RA.右心房；AO.主动脉；TP.肺动脉干；PV.肺静脉；SVC.上腔静脉；IVC.下腔静脉

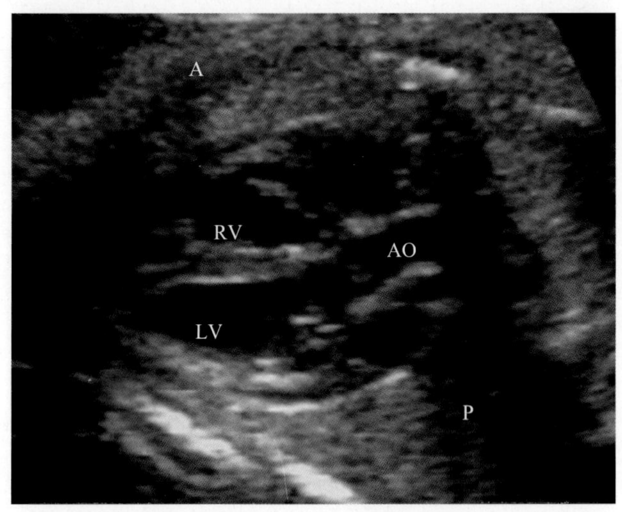

图17-15-8 左心室流出道切面

超声心动图显示主动脉与左心室连接；A.前；P.后；RV.右心室；LV.左心室；AO.主动脉

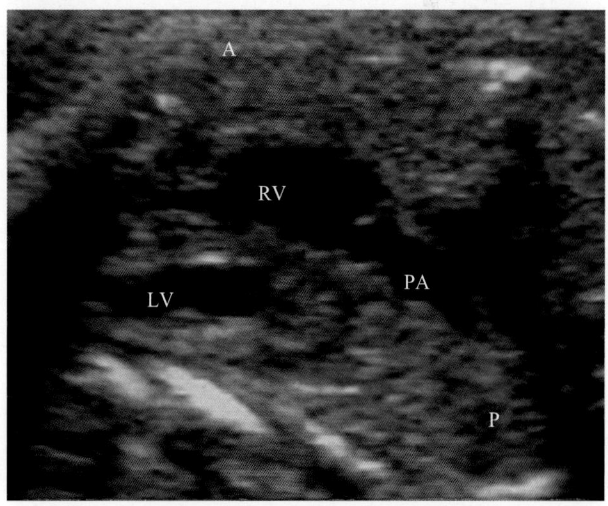

图17-15-9 右心室流出道切面

超声心动图显示肺动脉与右心室连接；A.前；P.后；RV.右心室；LV.左心室；PA.肺动脉

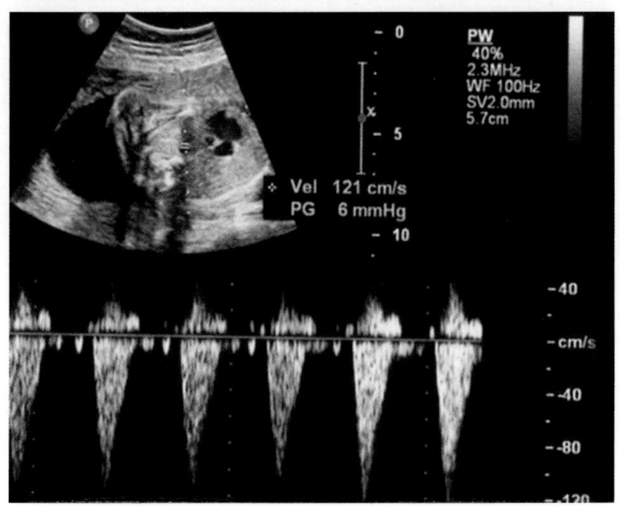

图17-15-10 妊娠23周主动脉血流频谱

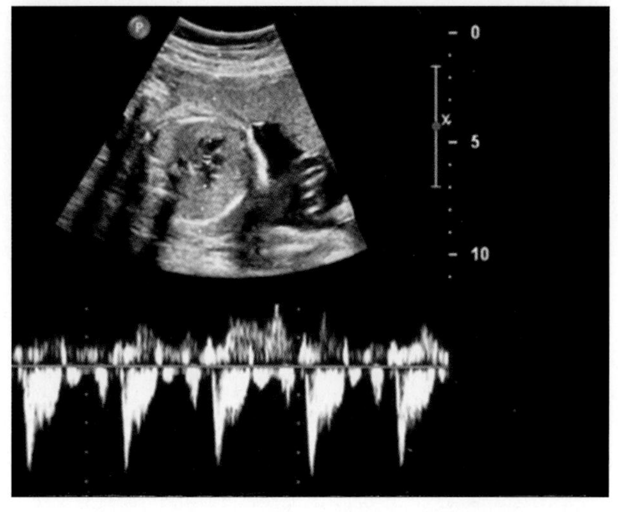

图17-15-11 妊娠23周肺动脉血流频谱

儿心律（率）失常。间隔及室壁增厚可见于母亲糖尿病，肥厚型心肌病，或某些遗传综合征合并的心肌肥厚。

7.三血管-气管切面　探头在左、右心室流出道断面向胎头水平平行移动获得该切面。这一切面极易辨析动脉相对位置关系及评价发育水平，并可探及气管和主动脉弓相对位置，已成为目前先心病筛查中较多医师、学者推荐的重要切面（图17-15-14）。

正常三血管排列顺序为肺动脉、主动脉和上腔静脉，从左向右呈一直线关系，且内径逐渐变小（肺动脉内径可大于主动脉20%左右）。三血管征异常时可能的畸形：完全型大动脉转位、法洛四联症、肺动脉闭锁、共同动脉干、主动脉弓离断和缩窄等，当出现气管和主动脉弓位置异常时注意血管环畸形。

8.其他切面

（1）腔静脉长轴：在主动脉弓切面向胎儿右侧平行移动探头可见两支腔静脉连接右心房，与肝脏延续的为下腔静脉。心房内血流方向自卵圆孔右向左分流，如为逆向即为异常。左心发育不良时二尖瓣有明显反流，卵圆孔血流左向右分流。此切面可以测量上下腔静脉内径，下腔静脉内径稍宽于上腔静脉，可以发现下腔静脉中断异常（图17-15-15）。

（2）动脉导管弓和主动脉弓切面：探头与胎儿的长轴平行，寻求后背正中切面，置脊柱于图像上部或前腹正中切面（脊柱位于图像底部），探头稍向左移，显示出降主动脉、腹主动脉，再向头侧移动可显示主动脉弓及升主动脉。主动脉弓状似“拐棍把”，弯曲度较大，连接于升主动脉。弓上方可见三支头臂动脉发出（图17-15-16）。动脉导管弓近呈直角形，状似“曲棍球杆”，起始于肺动脉平行主动脉弓下方（图17-15-17，图17-15-18）。此两弓水平相近，需注意仔细鉴别，以免混淆。此切面用于主动脉弓内径测量及彩色及频谱多普勒探查导管及降主动脉延续性及血流是否异常。主动脉弓和动脉导管

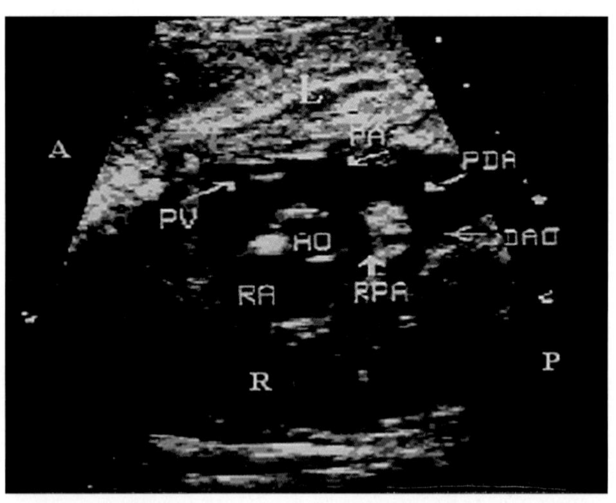

图17-15-12　胎儿大动脉短轴切面

显示肺动脉连接右心室并包绕主动脉，肺动脉经动脉导管与降主动脉相连。A.前；P.后；L.左；R.右；RA.右心房；PV.肺动脉瓣；PA.肺动脉；RPA.右肺动脉；AO.主动脉；PDA.动脉导管；DAO.降主动脉

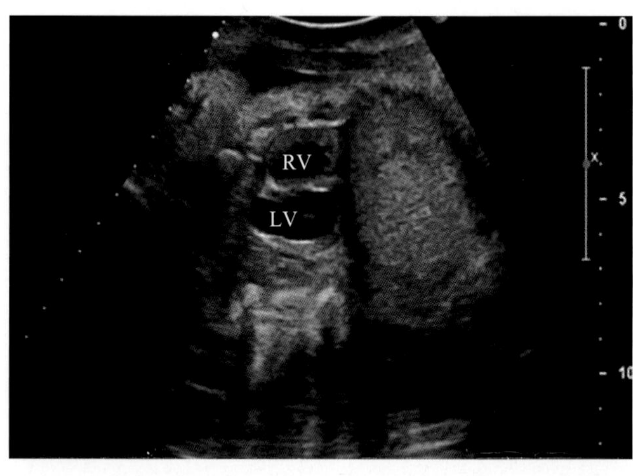

图17-15-13　胎儿心室短轴切面

前方心室可见室壁回声粗糙，明显的小梁回声。RV.右心室；LV.左心室

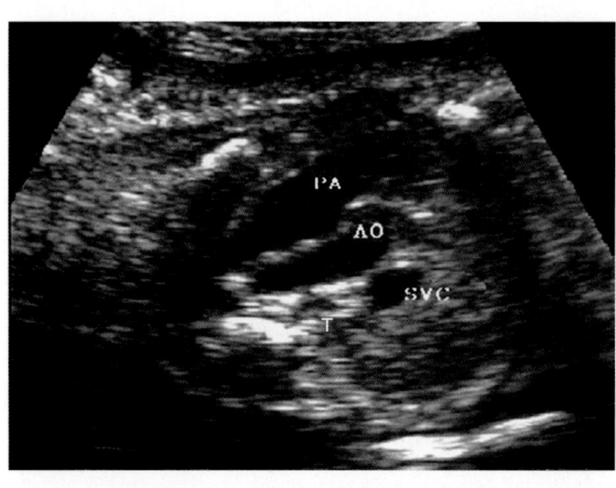

图17-15-14　胎儿三血管-气管切面

图像显示肺动脉、主动脉、上腔静脉由前至后一线排列，内径由粗到细。PA.肺动脉；AO.主动脉；SVC.上腔静脉；T.气管

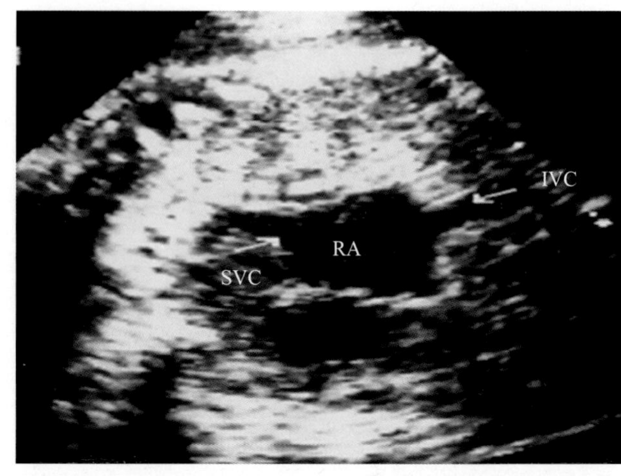

图17-15-15　胎儿腔静脉长轴切面

RA.右心房；SVC.上腔静脉；IVC.下腔静脉

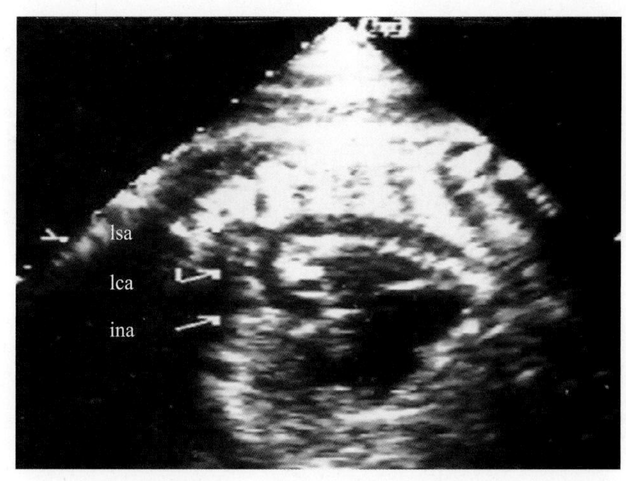

图17-15-16　胎儿主动脉弓长轴切面

图像显示升主动脉、主动脉弓（形似拐杖）及其头臂干分支，并见其与降主动脉延续良好。ina.无名动脉；lsa.左锁骨下动脉；lca.左颈总动脉

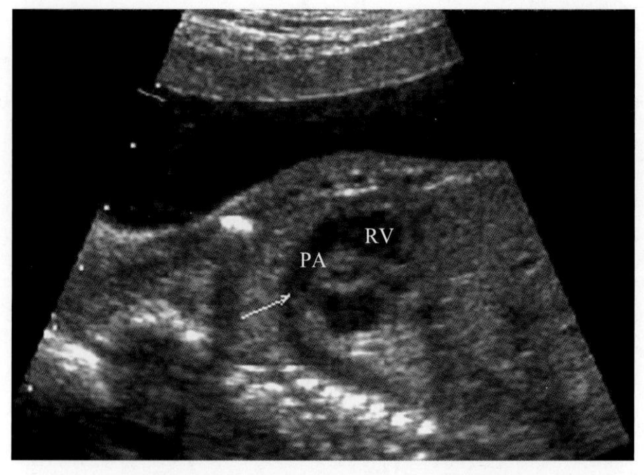

图17-15-17　胎儿动脉导管弓长轴切面

箭头所指连接肺动脉及降主动脉的动脉导管弓（形似曲棍球杆）。PA.肺动脉；RV.右心室

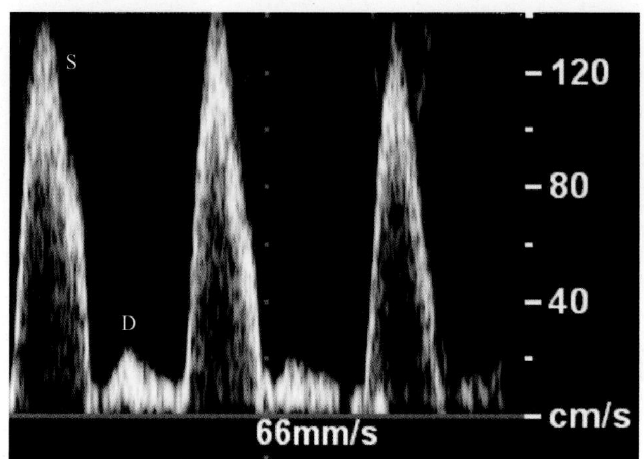

图17-15-18　胎儿动脉导管弓血流频谱

弓内径比值通常为1∶1。动脉导管弓应观察是否走行及内径异常，血流方向是否异常或血流速度异常，甚至闭锁。

（二）胎儿心律（率）观察

正常胎儿在妊娠6～7周时可以检出胎心搏动。妊娠期间胎儿心率变化范围在100～180次/分，平均120～160次/分。妊娠20周时心率平均（140±20）次/分，至出生时变化为（130±20）次/分。胎儿超声心动图检查过程中时有一过性心动过缓或加速，仅持续2～3s，属正常现象。大多数病理性胎儿心律失常会持续数分钟，可以被胎心监测或超声心动图记录下来，也可由胎心听诊发现。

胎儿心律（率）的分析取决于对相关心房、心室收缩期机械运动的了解。应用M型超声技术，使取样点穿过心房、主动脉或二尖瓣及左心室壁可同时显示心房和心室收缩的起点。心房收缩开始可由房壁M型运动确认，心室收缩可由间隔、室壁增厚、半月瓣开放及房室瓣关闭运动的起始确定。脉冲型频谱多普勒取样容积置于流出道和流入道之间可同时记录通过房室瓣和半月瓣（通常是二尖瓣和主动脉瓣）的血流。A波的起始代表心房收缩，而半月瓣的开放代表心室收缩。测量两次胎心搏动的时间间期可以计算心率。同时观察流入、流出血流可以评价房室传导及P-R间期。

四、胎儿心脏形态异常的诊断

胎儿心脏形态异常包括先天性结构异常、胎儿心肌心包疾病及肿瘤对胎儿心脏的影响。胎儿心脏形态异常的诊断目的有如下4点：有无必要继续妊娠至足月分娩；胎儿能否正常生长到妊娠终点；分娩后是否需紧急干预治疗；提高先心病手术远期的生存质量，降低新生儿死亡率。

（一）先天性心脏结构异常

胎儿先天性心脏结构异常的诊断遵循先心病节段诊断原则将更为清晰。于心房内脏位置和心房结构，心房心室连接及心室结构，心室动脉连接及动脉结构三个节段分别做出详细检查和判断，可显著提高阳性检出率及诊断符合率。同时，将不同时期胎儿的心血管病理生理特点结合结构畸形特点来阐述胎儿先天性结构异常不同于出生后的血流动力学特点和表现将更有利于深刻理解胎儿先心病的诊断特点。

在正常情况下，解剖右心房位于右侧，并总与肝脏居同侧并与下腔静脉相连；左心房总是与胃泡和脾脏同位于左侧，连接肺静脉。胎儿超声心动图显示胃泡和降主动脉同侧。肝脏和下腔静脉在右侧（图17-15-19）。心房正位时，心尖指向胸腔内左前方，心房、心室连接协调（即左心房连接左心室，右心房连接右心室）。这种正常位置关系发生改变时称为心房内脏位置异常，包括心房反位和不定位。在此基础上又可合并心房内部结构异常，在后面分别表述。

1.心房内脏位置异常及心房结构异常

（1）心房反位：左、右心房位置颠倒称心房反位，常见镜面右位心或作为复杂畸形的组合畸形。单发镜面右位心可视为心脏结构无异常，但常合并内脏的完全转位。镜面右位心合并其他畸形可有多种形式，如遗传综合征等。心脏结构异常（常见间隔缺损、动脉转位、梗阻畸形等），合并简单畸形预后尚好，合并复杂畸形预后不良。心房反位合并其他形式的心脏位置异常（如右旋心、移位心脏）时将变得更为复杂。

（2）心房不定位：常伴发于内脏位置异常、遗传综合征及心脏复杂畸形中，矫治困难，预后不良。心房不定位又称心房异构，分为左心房异构和右心房异构，即双侧心房均为左心房或右心房解剖结构，常是发绀型复杂心脏畸形的组成部分，同时合并内脏异常，肝脏通常水平位，胃不固定。左心房异构时可有多脾，伴发双侧两叶肺等畸形；右心房异构时脾脏多数缺如，可伴发双侧三叶肺等，其畸形的复杂和多发远大于左心房异构的情况。胎儿超声心动图的特征表现是于上腹部横断切面发现腹主动脉和下腔静脉位于脊柱同侧。左心房异构时，腹主动脉在前，下腔静脉常发生肝段缺如，代之以增宽的奇静脉回流；右心房异构时，下腔静脉靠前，腹主动脉靠后。

（3）其他心房结构异常

1）单心房（single atrium，SA）：是指房间隔几乎完全缺失，左、右心房形成一共同心房，属罕见畸形。单心房很少单独发生，多合并心内膜垫缺损，单心室等复杂畸形，预后不良。

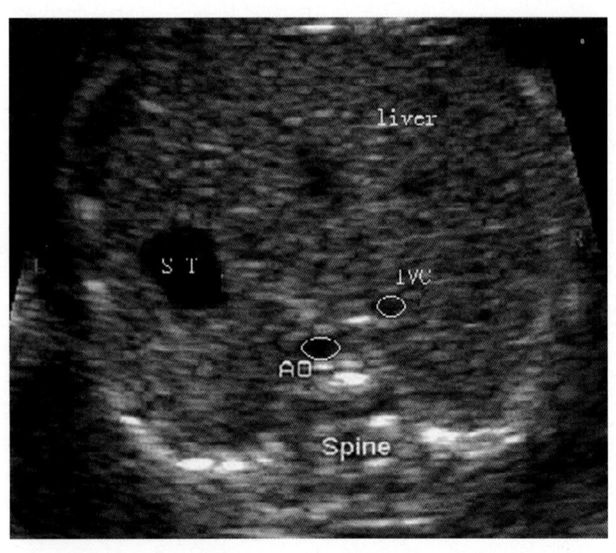

图17-15-19 心房正位

ST.胃；AO.腹主动脉；IVC.下腔静脉；Spine.脊柱；liver.肝

胎儿超声心动图特点：四腔心切面可见左、右心房间隔缺如，或仅有极少量残存的间隔组织回声。CDFI：心房间双向混合血流信号。

出生后治疗及预后：单心房因多合并复杂畸形和心脏位置异常，出生后治疗效果不好，预后差，如合并难治性心脏畸形，如单心室，动脉转位等，应考虑尽早终止妊娠。

2）完全型肺静脉异位引流（TAPVC）：肺静脉异位引流是指部分或全部肺静脉未直接与左心房相连，而与体静脉或右心房相连接。完全型肺静脉异位引流分为心内型、心上型、心下型和混合型。其发病率约占先天性心脏病的2%，其中1/3伴有三房心，单心室，大动脉转位，共同动脉干，肺动脉闭锁等畸形。因胎儿期发育不依赖肺循环，所以单纯肺静脉异位引流畸形对胎儿期血流动力学的影响很小，尤其是部分肺静脉异位引流，在妊娠期检查中很难发现。因为部分型肺静脉异位引流对胎儿及出生后的影响均不大，所以在此仅介绍完全型肺静脉异位引流。胎儿完全型肺静脉异位引流可在出生后数天至4个月死亡，如不及时行外科矫治，多死于心力衰竭。

胎儿超声心动图特点：可有右心增大。左心房后壁，脊柱前方可发现低回声共同肺静脉腔。引流入冠状静脉窦的可以发生冠状静脉窦增宽，直接回流右心房的在右心房顶部发现低回声腔。心上型肺静脉异位回流常见经左侧垂直静脉引流回右侧上腔静脉，所以在肺动脉左外侧发现垂直静脉，并探及其内向上的彩色血流信号（与降主动脉血流相反）对诊断十分重要。心下型肺静脉可见汇集肺静脉的下降静脉穿膈肌入肝门或下腔静脉，下降静脉血流方向与降主动脉相同，血流信号较弱，观察中易于疏漏。另外，观察到受血腔的扩大和异常血流有利反向追溯肺静脉异位回流。

出生后治疗及预后：本症外科治疗效果良好，患者远期生存基本同正常人，所以宫内发现本症不是终止妊娠的指征。手术时机应把握在出生后4个月内，以免发生重度肺动脉高压，左心发育不良，反复肺炎、心力衰竭失去治疗机会，对于肺动脉回流梗阻的病例应选择新生儿早期手术挽救生命。

3）左心房三房心（cor triarriatum）：左心房内分隔为上下两腔，上部房腔与全部或部分肺静脉相连，称为“附房”，下部房腔与左心耳及二尖瓣口相连通，称为“真房”。真、附房间可以一带孔隔膜相通，交通口有或没有血流梗阻，梗阻显著者也可同时伴有部分或完全肺静脉异位引流，血流动力学似肺静脉异位引流。

胎儿超声心动图特点：左心房内真、副房腔间交通口呈“隔膜样”回声，极易发现。真、附房之间的交通口大小可以二维结合彩色血流信号的宽度测量。交通口血流速度增快，右心扩大等征象可以作为肺静脉血液回流受阻或异位引流至右心的判断依据。

出生后治疗及预后：如真副房间交通口狭小，肺静脉回流梗阻明显，出生后临床症状显著，应及早手术；无明显梗阻征象的可择期手术，手术效果一般较满意。

4）房间隔缺损（atril septum defect）：出生后卵圆孔的闭合使心房间隔完整，心房间血流无交通。如卵圆孔不闭合则遗留二孔型房间隔缺损。由于卵圆孔未闭是胎儿期血液循环的必由之路，因而胎儿期诊断二孔型房间隔缺损不一定准确。但如果为上腔型房间隔缺损合并或不合并单支肺静脉异位引流可能发现上腔静脉血流信号加强，分别向左、右心房供血，并有右心房不均衡扩张及房水平双向分流。但除原发孔房间隔缺损合并瓣膜异常手术技术要求较高外，其他类型的房间隔缺损出生后均有很好的治疗效果，无须选择引产。原发孔型房间隔缺损也称部分性心内膜垫缺损或部分型房室通道，是宫内诊断最多的房间隔缺损类型，因其合并瓣膜的改变，将与完全型房室间隔缺损的诊断共同介绍。

2.房室连接异常　正常心脏发育右心室在右，左心室在左，称心室右襻，与之相反则为心室左襻。当心房及心室的解剖特点及位置确定后，房室的连接关系自然确定。根据心房位置及心室襻类型相应确定房室连接一致和（或）不一致（或称协调与不协调）。心房正位，心室右襻时为房室连接一致，左襻者为房室连接不一致，还有共同房室瓣、房室瓣闭锁和房室瓣骑跨等异常房室连接。这些畸形均与其他畸形（左、右心室畸形，房室瓣畸形，房室间隔缺损，心室、动脉转位等畸形）伴发，还有矫正型大动脉转位涉及心房位置，房-室连接，心室-动脉连接三段异常，将与完全型大动脉转位相关内容一同介绍。这部分仅介绍单一的心室连接，即单心室畸形。

单心室（single ventricular，SV）是指心房只与一个主要心室腔相连接的畸形，其房室瓣连接方式可以是双侧房室瓣、共同房室瓣或一侧房室瓣缺如。单心室发病率占先心病发病率的1%～2%，约占发绀型先心病的10%。其病理生理改变因有无肺动脉狭窄及其狭窄程度，以及伴发畸形的不同而不同。由于胎儿体、肺并列循环的特点，单心室对胎儿的病理生理没有显著影响，但如果合并完全性房室间隔缺损，则可因显著的瓣膜反流而引起心脏扩大，导致心功能不全，胎儿水肿等，易于在宫内发现（图17-15-20）。

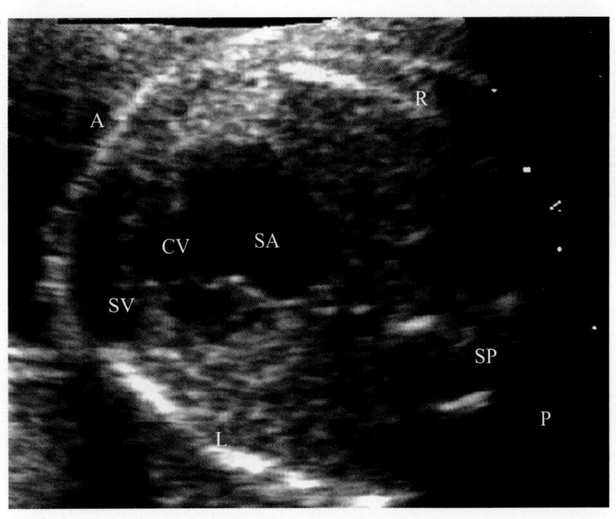

图17-15-20　胎儿单心室

A.前；P.后；L.左；R.右；SA.单心房；SV.单心室；SP.脊柱；CV.共瓣

胎儿超声心动图特点：正常左右对称的心室结构消失，变为一大腔（主心腔）和小腔（残腔），或只有一个融合心腔。常见主心腔发出主、肺两条大动脉，部分残腔为流出腔，发出一支或两支动脉。通常大动脉位置关系异常，如完全型大动脉转位、心室双出口及单出口等。

出生后治疗及预后：单心室循环，出生后只能采用Fontan类手术治疗，手术方式取决于肺血管的发育情况、房室瓣功能和心功能。Fontan手术只是治疗本症的权宜之计，患者远期生存仍受到心律失常、心功能减退的困扰，寿命受到影响，10年术后生存率约60%。因此胎儿期应尽早发现本病，确诊后建议终止妊娠。

3.左、右心室异常

（1）左心室异常：左心结构异常可以发生在二尖瓣、左心室、主动脉瓣、主动脉弓等水平，均是较严重且治疗难度较高的畸形。左心畸形常组合发生，最多见左心发育不良综合征。

1）左心室流入道异常

A.二尖瓣狭窄（mitral stenosis）：胎儿期的二尖瓣狭窄很少孤立存在，常合并左心房、二尖瓣口、左心室、主动脉发育不良，“降落伞式”二尖瓣也时有发现。

胎儿超声心动图特点：合并左心室流出道及主动脉梗阻畸形时左、右心腔大小偏差明显，两侧瓣环径也会有差距，表现为左心房、左心室小，右心房、右心室扩大。卵圆孔血流呈双向。二尖瓣腱索融合样或发育短小，“降落伞式”二尖瓣（二尖瓣单组乳头肌），或乳头肌腱索发育不良（乳头肌缺如、腱索发育短小）时，瓣叶的活动性和瓣膜运动受限。脉冲型频谱多普勒显示二尖瓣血流速度轻度增快。有时伴主动脉瓣、瓣下、瓣上梗阻畸形和弓缩窄或发育不良。

出生后治疗及预后：二尖瓣狭窄不管是孤立存在还

是与其他畸形并存，其狭窄的严重程度都难以评估，所以对出生后的影响也难以预料，但瓣膜畸形的矫治手术技术难度较大，效果不肯定，甚至可能面临换瓣的可能。

B.二尖瓣闭锁（mitral atrisia）：常为左心发育不良畸形的组成部分，有时也见于主动脉心室连接及发育正常的胎儿，常伴有室间隔缺损或右心室双出口畸形。

胎儿超声心动图特点：显示二尖瓣位无瓣叶开放运动，彩色多普勒显示左心房、室瓣口无血流信号，仅探及经过右侧房室瓣的前向血流。卵圆孔水平可见左向右分流。右心显著增大，左心发育不同程度减小，常发现室间隔缺损，缺损够大时，左心减小可不明显甚至接近正常。

出生后治疗及预后：二尖瓣闭锁的胎儿因动脉导管和卵圆孔或室间隔缺损等多水平交通，宫内循环得以维持，但出生后必定导致右心室单心室循环，手术选择单心室术式，Fontan手术。远期会发生心力衰退，寿命减短，所以宫内发现本病是终止妊娠指征。近年国际对珍贵儿采取宫内干预偿试治疗。

C.二尖瓣关闭不全（mitral insufficiency）：二尖瓣瓣膜装置的一部分或全部发育不全可导致二尖瓣关闭不全，更多见合并其他左心梗阻性畸形存在。

胎儿超声心动图特点：明显的二尖瓣关闭不全常可见左心房、室的扩大征象。有时可发现二尖瓣发育不良，而反流是其继发改变。严重的二尖瓣不全常导致胎儿充血性心力衰竭。

出生后治疗及预后：二尖瓣发育不良导致的关闭不全预后不良，如为合并畸形所致功能性反流可于出生后手术解除梗阻后恢复。

2）左心室流出道畸形

A.主动脉瓣闭锁（aortic atrisia）：是一种少见的先天性心脏复杂畸形，根据左心腔和室间隔发育情况将本畸形分为两型，第一型伴有左心发育不良综合征，此型多见，约占本病的95%；第二型为左心室发育正常，存在一个或多个室间隔缺损，此型则非常罕见，约占本病的5%。

胎儿超声心动图特点：常同时合并二尖瓣狭窄或闭锁，左心室呈“狭缝样”难以辨认。二尖瓣发育极小但有启闭运动的仍可辨认出发育不良的左心室，呈小球形无功能腔，室壁呈“团块样”增厚。二尖瓣口常见反流，卵圆孔水平探及逆向分流。主动脉瓣位回声增强，无瓣膜启闭。升主动脉管腔细小，甚至呈线样难以辨认，彩色及脉冲型频谱多普勒探不到主动脉瓣上有血流通过。不合并动脉转位时，可见粗大扩张的肺动脉，主动脉细小，难以辨认。粗大的动脉导管除灌注降主动脉还逆行灌注发育细小的主动脉弓。

出生后治疗及预后：主动脉闭锁是心脏畸形中后果最严重的一种，手术复杂，难度高，应考虑终止妊娠。本症患儿一旦出生即有严重的肺动脉高压，需早期手术，否则造成肺小动脉不可逆的损害。

B.主动脉瓣狭窄（aortic stenosis）：单纯主动脉瓣狭窄，胎儿期心脏特点取决于狭窄的程度。妊娠中期确认的严重狭窄可减慢左心发育速度，导致进行性左心发育不良。

胎儿超声心动图特点：中至重度主动脉瓣狭窄时，左心室大小仍可正常或仅有轻度室壁肥厚，二尖瓣反流是诊断主动脉瓣狭窄的线索。严重主动脉瓣狭窄左心房、室扩张，心胸比值增加，左室壁及二尖瓣乳头肌可回声增强，提示合并心内膜弹力纤维增生。严重主动脉瓣狭窄时卵圆孔水平通常左向右分流，轻、中度狭窄卵圆孔可见双向分流。主动脉瓣增厚，回声增强，开放受限。主动脉内径于妊娠早、中期接近正常。主动脉瓣口血流紊乱，主动脉瓣上血流加速与孕周不符，当严重狭窄致左心功能不良时很难测到增快的血流速度，而狭窄不重，心功能正常时主动脉瓣上血流速明显增快至3m/s以上，此时可能伴有升主动脉轻微扩张。狭窄严重时，可影响左心功能，左心室缩短分数明显减低，主动脉弓也可发育不良。动脉导管血流逆向灌注升主动脉。极轻的主动脉瓣狭窄较难诊断，主动脉瓣二瓣畸形在胎儿期间亦较难辨认，尤其是跨瓣压差不明显时，但会在妊娠晚期出现右心房扩大或进而有右心室扩大。

出生后治疗及预后：单纯主动脉瓣狭窄未致左心发育不良者，出生后可行手术治疗，在有手术适应证时，依据瓣膜的发育、功能情况及年龄选择介入扩张术或外科手术，需瓣膜置换时，需考虑年龄因素，最近的国际介入技术进展使经皮主动脉瓣置换成为可能，但目前仅用于老年患者，新生儿重症狭窄者以球囊扩张术或外科手术成形为主。

C.主动脉弓畸形（arch anomalies）：包括缩窄和断离两种，均为严重畸形，常于新生儿期和婴儿期死亡，均为出生后应及早手术根治的畸形。

主动脉缩窄（coarctation of aorta，COA）：是指发生于无名动脉至第1肋间动脉之间的一段主动脉管腔缩窄。发病率约占先天性心脏病的6.1%。典型的缩窄为主动脉壁局限性“束腰样”狭窄，管腔内有“隔膜样”或“嵴样”结构使管腔局部缩窄。胎儿期的主动脉缩窄可以是渐进型的，有些病例妊娠中期尚无明显的主动脉弓内径异常，而出生时主动脉弓缩窄却非常明显，所以随诊很重要。

胎儿超声心动图特点：胎儿左、右心室的大小差异总是怀疑主动脉弓缩窄的最初证据，无其他心内结构异常的右心室扩大应注意主动脉缩窄畸形。彩色多普勒血流成像显示卵圆孔血流可双向分流。约75%以上病例可发现主动脉内径小于上腔静脉，肺动脉内径明显大于主动脉内径甚至2倍于主动脉。主动脉与肺动脉的内径比值降低是主动脉缩窄的可靠证据，如主动脉内径小于动脉导管弓，也提示主动脉缩窄。主动脉缩窄几乎总合并室间隔缺损，通常累及肌部，严重主动脉缩窄合并室间隔缺损时，室水平主要是左向右分流。合并二尖瓣畸形，主动脉瓣及瓣上、瓣下狭窄等也常发现，应考虑Shone综合征。

出生后治疗及预后：主动脉弓畸形由于胎儿期卵圆孔和动脉导管开放，可宫内生存，但出生后应及时于婴儿期手术。单纯主动脉缩窄手术远期效果良好，并非终止妊娠指征。

主动脉弓离断（interruption of aortic arch，IAA）：非常少见，是指升主动脉与降主动脉之间的连续性中断。发病率约占先天性心脏病的1%，常合并22号染色体微缺失。出生后不及时手术，则75%于新生儿期死亡。单纯的主动脉弓离断出生后甚为罕见，动脉导管未闭和室间隔缺损是最常见的合并畸形，又称为主动脉弓离断三联征，也常合并其他复杂畸形，如动脉转位、共同动脉干、二尖瓣或主动脉瓣畸形等。依主动脉弓断离的位置不同分为A、B、C三型。A型离断发生于左锁骨下动脉以远，约占40%。B型占55%，主动脉弓于左颈总动脉与左锁骨下动脉之间断离。C型主动脉弓中断罕见，约占5%，离断位于无名动脉以远。

胎儿超声心动图特点：胎儿期表现为非特异性的两侧心室内径差异，通常右心偏大。合并较大室间隔缺损时，两侧心室内径差异可不明显。大型室间隔缺损时，彩色血流显示室水平左向右为主的双向分流信号。超声心动图发现主动脉弓上升陡直，正常弧度消失，主动脉弓及分支与降主动脉不连续，是主动脉弓离断的可靠诊断依据。

出生后治疗及预后：胎儿期发现本病应告知家属，因本病婴儿期死亡率高，但外科手术可以完全矫正畸形，所以出生后应尽早手术。

3）左心发育不良综合征（hypoplastic left heart syndrome，HLHS）：是指左心自流入道至流出口的一系列心脏梗阻及发育不良畸形，发病率约占先天性心脏病的1.5%。轻症可能只有严重的主动脉瓣狭窄，二尖瓣狭窄，左心室发育较小；严重者可能发生主动脉瓣、二尖瓣闭锁，主动脉弓严重发育不良，左心室可发育极小或几乎不发育（图17-15-21）。

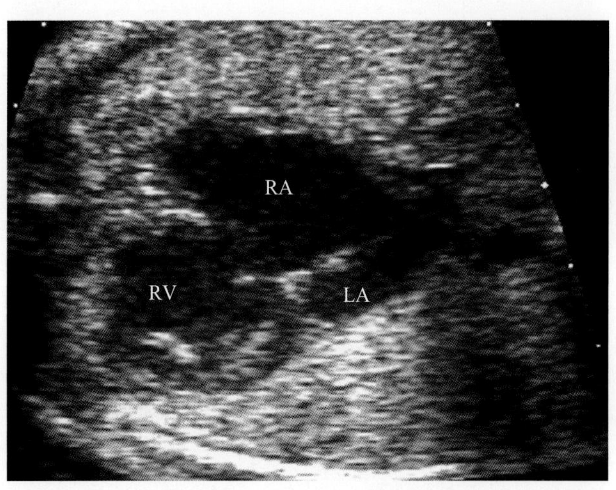

图17-15-21　胎儿左心室发育不良

RA.右心房；RV.右心室；LA.左心房

胎儿超声心动图特点：四腔心切面显示左心房、室或左心室明显发育窄小，或呈一室壁增厚的小球形心腔，容积小于右心室容积的1/2，右心房室扩大。二尖瓣启闭不良，有狭窄或闭锁。卵圆孔左向右分流或双向分流，速度加快。限制型卵圆孔血流常是危险信号，预示发生心力衰竭和胎儿水肿，应密切监测。

主动脉瓣严重狭窄或闭锁，主动脉相对肺动脉明显发育不良，内径细小，或呈“条索样”闭锁，肺动脉显著增宽。彩色多普勒超声心动图技术对主动脉闭锁、二尖瓣闭锁的诊断有决定意义。主动脉弓和动脉导管弓切面显示动脉导管血流逆行灌注主动脉弓，提示主动脉严重狭窄或闭锁。无动脉转位时，肺动脉、主动脉和上腔静脉三血管内径比例失调，肺动脉增粗，主动脉内径极小或难以探及，显示主动脉严重发育不良。三血管均可显示时，主动脉弓和肺动脉内的相反血流方向提示肺动脉血流经导管逆行灌注主动脉弓。

出生后治疗及预后：本病宫内依赖卵圆孔开放和动脉导管血流供应主动脉而存活，出生后如不及时处理，在出生时或婴儿早期随卵圆孔和动脉导管关闭而死亡。Norwood四步分期手术、心脏移植、外科及导管的镶嵌治疗是目前治疗本病的方法，但手术难度高，多次手术，费用高昂，远期生存质量差，目前在我国难以广泛开展。所以产前诊断，减少其出生率是我们的目标。

（2）右心室异常

1）右心室流入道异常

A.三尖瓣发育不良：多合并其他畸形存在，少有单独存在（瓣叶增厚、腱索异常）。单纯的瓣膜发育异常引起的三尖瓣反流常被认为是正常胎儿也可能出现的情况而被忽视。还有可能被认为是唐氏综合征的次要表现。

胎儿超声心动图特点：单纯三尖瓣发育异常仅有三尖瓣回声增强或瓣叶发育小，腱索短小或发育繁冗，或附着点异常。合并间隔缺损或单心室还偶见腱索跨越室间隔附着于对侧心腔。彩色多普勒血流成像检查发现显著的三尖瓣反流，判断反流的范围和面积可以鉴别胎儿期正常的三尖瓣反流。测量卵圆孔大小，血流估计妊娠中晚期的心功能受损甚至心包积液和胎儿水肿发生的可能。

出生后治疗及预后：单纯的三尖瓣发育异常所致瓣膜反流在胎儿期只要卵圆孔足够宽大，可以适应反流所致的容量负荷增加，则不造成显著影响。出生后由于肺循环的开启，右心后负荷的减低使三尖瓣反流量迅速减少。若三尖瓣发育异常合并其他畸形造成瓣膜反流则预后决定于合并畸形。

B.埃布斯坦畸形：又称三尖瓣下移畸形，其发病率约占先天性心脏病的1%，较罕见。畸形主要表现为隔瓣和后瓣异常附着于近心尖的隔侧室壁或后壁，瓣膜的活动度仅限于瓣尖，造成瓣膜功能异常，或右心室流出道梗阻所致的系列表现（图17-15-22）。

胎儿超声心动图特点：二尖瓣位置正常，血流正常。仅有隔瓣下移的轻度畸形于妊娠中、晚期才可显示扩大的右心房，并呈进行性扩大。三尖瓣前叶发育冗长，松散地附着于室壁。隔叶和（或）后叶形态位置于间隔或心室壁的附着点向心尖移位，甚至完全贴附于室间隔及后壁，致瓣叶完全失去功能。右心室内可见源自心尖的全收缩期甚至舒张晚期三尖瓣中至大量反流信号，反流速度大于160cm/s。卵圆孔通常明显扩大，为非限制型，右向左分流显著增加，后期左心也可增大。反流重者，妊娠晚期可发现胎儿水肿。右心房扩大房化右室的矛盾运动所致的心律失常是宫内死亡的重要原因。严重者还可因缺乏有效的右心室流出道前向血流而出现肺动脉发育不良，甚至功能闭锁。

出生后治疗及预后：本病病理、临床表现及严重程度依不同病例各异。新生儿即出现临床症状的预后不良，出生后死亡率高。严重三尖瓣下移畸形手术治疗的远期转归差，可以考虑终止妊娠，轻症者可于出生后长期观察，择期手术。

C.三尖瓣闭锁（tricuspid atresia，TA）：占先天性心脏病的1.4%～2.7%。三尖瓣解剖型闭锁，即膜性闭锁，无孔，或仅为融合的强回声瓣叶，几乎无活动（图17-15-23）。

胎儿超声心动图特点：三尖瓣口无正常房室瓣结构，代之以膜性或带状强回声，无瓣膜启闭活动或仅有微小活动。可伴室间隔缺损、右心室发育不良，连接右心室的动脉也可发育不良。无室间隔缺损或室间隔缺损极小时，右心室几乎不发育，少数伴有动脉转位。左心通常负荷过重而增大。

出生后治疗及预后：卵圆孔内径偏小的患者容易发生心力衰竭，胎儿水肿，常难以度过妊娠中期。出生后的患儿预后同单心室患儿，手术原则是一个心室循环修复，如Fontan手术。远期生存同单心室患儿。胎儿时期发现此畸形，处理原则同单心室。

2）右心室流出道异常

A.单纯肺动脉狭窄（pulmonary stenosis，PS）或肺动脉瓣闭锁（pulmonary atresia，PA）：肺动脉狭窄或闭锁是否合并室间隔缺损使胎儿期病理生理及诊断有所不同。

单纯肺动脉狭窄：是指肺动脉瓣增厚，瓣叶粘连，收缩期开放受限，甚至闭锁，致前向血流受阻的畸形，占先天性心脏病的8%～10%，较为常见。同时合并右心室流出道狭窄者少见。

胎儿超声心动图特点：胎儿期轻-中度的肺动脉狭窄，妊娠早期和中期心腔大小常无明显改变，普通产科B超难以发现。中-重度狭窄时右心室舒张末压升高，表现为卵圆孔右向左分流增加。三尖瓣有关闭不全时右心增大，否则发育小。没有三尖瓣反流者右心室心肌肥厚，心腔发育不全甚至无实质心腔。三尖瓣反流明显时右心室心腔增大，心肌肥厚可不明显。肺动脉瓣血流加速。在右心室功能未受心室肥厚影响时，肺动脉流速与肺动脉瓣狭窄程度成正比。

出生后治疗及预后：单纯肺动脉瓣狭窄出生后可以通过导管介入手术治愈，合并流出道狭窄者则需外科手术治疗，预后良好。

B.室间隔完整的肺动脉瓣闭锁：肺动脉瓣上完全没有血流通过，肺循环靠动脉导管血流逆灌维持。肺动脉瓣膜性闭锁通常不合并室间隔缺损，可合并三尖瓣狭窄

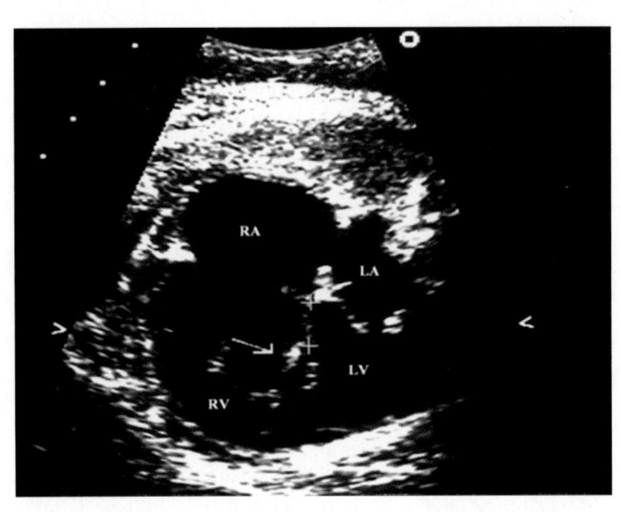

图17-15-22 胎儿三尖瓣下移畸形

右心扩大。右心室内见显著下移的三尖瓣隔瓣（箭头）及冗长的前瓣，二尖瓣结构正常。RA.右心房；LA.左心房；LV.左心室；RV.右心室

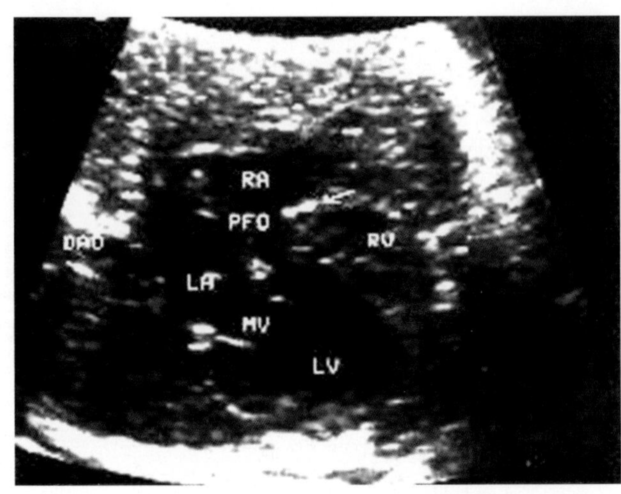

图17-15-23 胎儿三尖瓣闭锁

四腔心显示舒张期右房室瓣区无瓣膜开启，呈强光带回声。右心室明显发育小，左心较大。DAO.降主动脉；RA.右心房；LA.左心房；MV.二尖瓣；LV.左心室；RV.右心室；PFO.卵圆孔

甚至近闭锁，右心室腔发育不同程度受限。

胎儿超声心动图特点：与严重肺动脉狭窄相似。无三尖瓣关闭不全者右心室心腔发育不良，心室肌肥厚，常伴窦状隙开放，彩色多普勒可以探查窦状隙血流交通信号。三尖瓣严重反流者右心室可增大，室壁肥厚不明显，不伴窦状隙开放。卵圆孔右向左分流增加，左心增大。肺动脉瓣区回声增强，无瓣膜启闭运动。彩色多普勒显示流出道至肺动脉瓣上无血流通过，而肺动脉内可见源自动脉导管的逆行灌注血流信号，主动脉增宽。

出生后治疗及预后：室间隔完整的肺动脉闭锁，出生后依赖动脉导管开放维持肺循环，国际开展的肺动脉瓣射频打孔加球囊肺动脉瓣扩张术，在新生儿期手术风险较高，但也不乏成功病例，亦可选择外科手术治疗。

法洛四联症：因涉及两个心室流出道异常，在心室动脉连接异常部分介绍。

3）右心室发育不良综合征（hypoplastic right heart syndrome，HRHS）：本病占先天性心脏病的2.7%左右，是指右心室的流入至流出部分均有发育不全的系列心脏畸形。通常三尖瓣严重狭窄或闭锁，右心室发育极小或几乎近闭塞，右心室流出道狭窄或发育不全，肺动脉瓣狭窄或近闭锁，肺动脉发育不良，很少合并室间隔缺损。左心负荷增加，心腔扩大，升主动脉增宽，并通过动脉导管向肺动脉供血（图17-15-24）。

胎儿超声心动图特点：发现左、右心发育明显不平衡。左心大，右心室腔发育明显小，心室结构可不完全。三尖瓣狭窄时可见瓣环发育小，瓣叶发育不良，启闭受限，彩色血流图显示少量血流通过瓣口，血流加速一般大于120cm/s，并可伴有不同程度的反流。三尖瓣闭锁

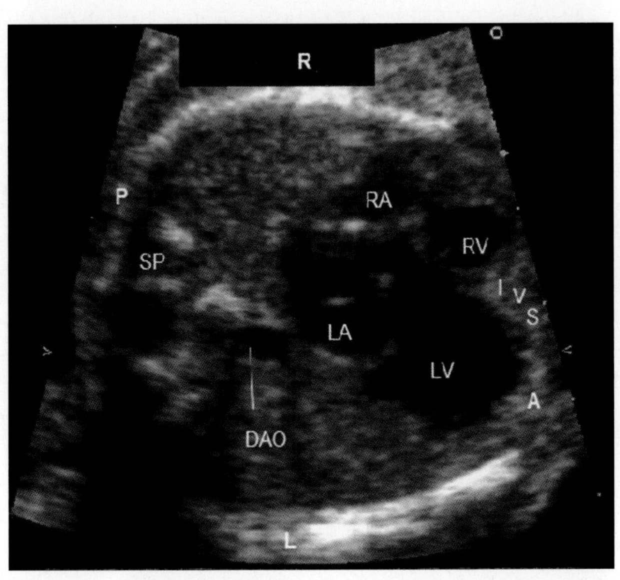

图17-15-24　胎儿右心室发育不良

超声心动图显示增大的左心（左心房内可见卵圆瓣）右心室壁增厚，心腔呈小球状，几未发育。RA.右心房；LA.左心房；LV.左心室；RV.右心室；DAO.降主动脉；SP.脊柱；IVS.室间隔；A.前；P.后；L.左；R.右

时，瓣口显示增强的膜样回声，彩色多普勒血流成像显示二尖瓣口前向血流洪大，三尖瓣口脉冲及彩色多普勒均不能探及前向血流信号，合并室间隔缺损时可探及左向右为主的双向血流信号，无动脉转位时，肺动脉内径细，主动脉内径增宽，可见肺动脉瓣狭窄的增速血流信号，并伴有不同程度反流。肺动脉严重狭窄或瓣膜闭锁时可见动脉导管血流反向灌注肺循环。

出生后治疗及预后：此类患者胎儿期间由于卵圆孔和动脉导管交通而得以维持循环，出生后依赖动脉导管和（或）房室水平分流维持循环，发绀严重，双心室修复无可能，是不建议留存的严重畸形。

4.心内分流畸形　包括心房、心室、十字交叉水平的分流畸形。

（1）房室间隔缺损或心内膜垫缺损或房室通道畸形（atrio-ventricular septal defect or A-V canal defect，AVSD）：是同时累及房室瓣连接并造成心内分流的畸形。发病率占先心病的2%～4%。分为部分型（原发孔型房间隔缺损）和完全型。

1）原发孔型房间隔缺损（partial atrio-ventricular septal defect or A-V canal defect，PAVSD）也称部分性心内膜垫缺损或部分性房室通道。畸形包括房室瓣侧的低位房间隔缺损（Ⅰ孔型房间隔缺损），舌系带纤维连接前后共瓣并分割左、右房室口联合瓣向心室侧移位，通常紧密附着于室间隔顶嵴部，无心室间隔交通。此畸形有时合并其他心脏畸形，如单心房、Ⅱ孔型房间隔缺损、左心发育不良、左心室流出道狭窄、主动脉弓缩窄等。易合并的心外畸形有唐氏综合征、先天性胸腺发育不全、软骨-外胚层发育不全等染色体组型异常综合征。

胎儿超声心动图特点：房间隔低位可见回声缺失，房室瓣于同一水平嵌入房室间隔。二尖瓣、三尖瓣在同一水平融合，舌系带纤维将瓣口一分左右。二尖瓣、三尖瓣失去正常形态，二尖瓣可出现“裂”样改变，三尖瓣（尤其隔瓣、后瓣）可发育不良。彩色多普勒常显示源于左侧房室瓣及偶发于右侧房室瓣的关闭不全的反流信号。

出生后治疗及预后：部分型房室间隔缺损患儿出生后不易形成肺动脉高压，易手术修复，预后良好。

2）完全型房室间隔缺损（complete atrio-ventricular septal defect or A-V canal defect，CAVSD）常合并唐氏综合征。畸形包括Ⅰ孔型房间隔缺损，左、右房室瓣完全融合而成一个不分左右的大瓣口，可见前（上）、后（下）“桥瓣”。致左右心房、左右心室水平交通（膜部室间隔缺损），左心室-右心房间血流交通。连接共同瓣口的比例多少直接影响接收心室的大小。在平均分配的情况下，左、右心室基本平衡，称为均衡的房室间隔缺损（多数）；连接共同房室瓣口较少比例的心室相应发育不

良，称为不均衡的房室间隔缺损（少数），显著不均衡型通常最终成为单心室的结局。另外，两侧瓣膜的腱索是否跨越心室间隔连接对侧室壁是出生后能否顺利进行双心室矫正和预后的重要指征（图17-15-25）。

胎儿超声心动图特点：可清晰显示原发孔缺损，室间隔交通（微小缺损不易辨认），双侧房室瓣附着室间隔同一水平并失去正常形态形成共瓣，合并中至重度关闭不全（左侧为著）。测量双侧心室内径，并观察共同瓣与心室连接比例看是否为不均衡型（一侧心室发育不良）。注意观察腱索是否跨越心腔连接。心室短轴舒张期两房室口间瓣膜无分隔，开放呈一共同椭圆大瓣口，可见前后共瓣。彩色多普勒显示收缩期瓣口不同方向混杂的反流信号。其他合并畸形因畸形的不同血流动力学改变于相应切面发现。

出生后治疗及预后：此型出生后容易较早发生肺动脉高压，应早做手术，手术效果不如部分型心内膜垫缺损。50%的唐氏综合征患者合并心内膜垫缺损畸形，如发现胎儿心内膜垫缺损，应做羊水或脐血染色体检查，如合并唐氏综合征可考虑终止妊娠。

（2）限制性卵圆孔分流（restrictive FO flow）：在胎儿期常是危险的信号。卵圆孔血流的限制常表现为内径窄小及通过的血流速度加快，甚至超过100m/s。最常发生在左心发育不良的患者，卵圆孔血流限制使左心主要的血流来源减少，同时二尖瓣、主动脉瓣狭窄或闭锁所致左心房压的升高又进一步限制卵圆孔血流。单独发生者可见右心房轻度扩大，应密切观察谨防宫内过早闭合危及生存（图17-15-26）。

胎儿超声心动图特点：卵圆孔内径相对孕周缩小。彩色多普勒探及卵圆孔分流水平右向左或双向分流。肺静脉血流频谱测定发现心房收缩期肺静脉内明显反流信号，也提示限制性的卵圆孔分流。

出生后治疗及预后：限制性的卵圆孔分流常致胎儿心力衰竭及水肿发生，宫内发现应密切随诊观察。卵圆孔限制性的左心发育不良出生时绝对依赖房间隔及动脉导管交通生存，因而要立即采取措施保障这两条通路，而后行分期的Norwood手术。本病的宫内干预治疗已有报道，妊娠中期的介入治疗，如经心导管扩大卵圆孔，扩张狭窄的二尖瓣、主动脉瓣可使部分患儿左心发育起来。卵圆孔的扩大也可缓解右心压力，有助于缓解心力衰竭和水肿。单纯限制性卵圆孔分流严重者引起宫内心力衰竭的可能面临提前终止妊娠。

（3）室间隔缺损（ventricular septal defect，VSD）：是指心室间隔上存在孔洞，致心室水平发生分流，从而引起容量负荷增加，肺血增多等临床一系列病理生理改变。它是最常见的先心病，占先心病的20%～25%。可单独存在，亦常为复杂心脏畸形的组成部分。室间隔缺损按解剖部位可以分成流入道、膜周、小梁肌部室间隔缺损及流出道室间隔缺损（干下室间隔缺损，占5%），其中流入道、膜周部（占75%）及肌部（10%～15%）的多数室间隔缺损在胎儿期容易辨认（过小的室间隔缺损除外），但也常见混合型（图17-15-27）。

胎儿超声心动图特点：单纯室间隔缺损，房室连接正常，左、右心室内径比值基本正常。大于3mm的膜周或肌部室间隔缺损在四腔心切面容易识别。由于胎儿左、右心压差不大，彩色多普勒显示室水平分流不明显，尤其是小室间隔缺损，容易漏诊。声束过于平行室间隔亦致假阳性结果。

出生后治疗及预后：室间隔缺损的出生后治疗满意，一些小型膜周及肌部室间隔缺损还可在宫内及出生后自然愈合。有些病例还可通过介入治疗获得痊愈。室间隔

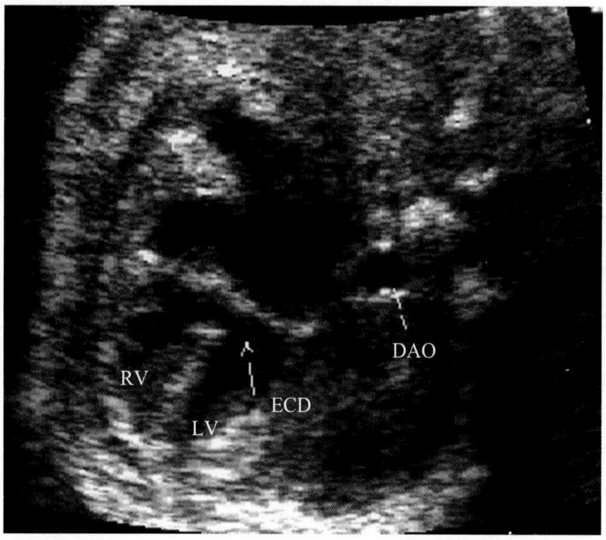

图17-15-25 胎儿完全性心内膜垫缺损

箭头示房室间隔联合缺损。RV.右心室；LV.左心室；ECD.心内膜垫缺损；DAO.降主动脉

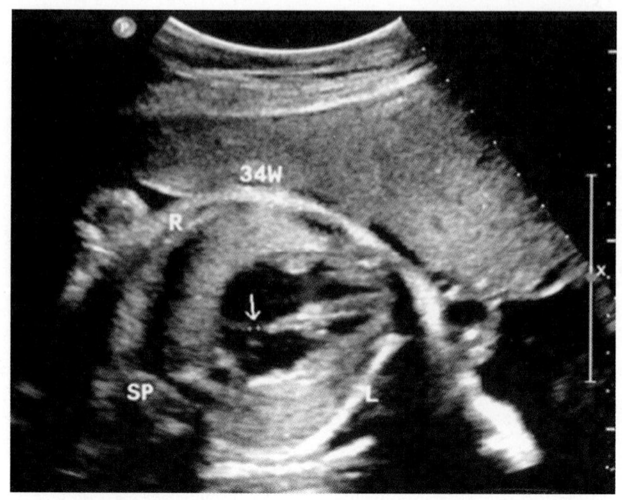

图17-15-26 妊娠34周胎儿卵圆孔2mm，右心房轻度扩大

SP.脊柱；R.右；L.左

缺损手术成功者远期生存与正常人无明显差异。因其胎儿期诊断有一定的假阳性率，所以单纯室间隔缺损的发现一般不是终止妊娠的指征，除非巨大室间隔缺损呈功能单心室的情况需权宜决定。

5.心室-动脉连接异常

（1）法洛四联症（含肺动脉闭锁）：是发绀型先心病中最常见的一种，占先心病的3.5%～14%。主要由圆锥嵴间隔前移致右心室流出腔狭窄而产生的室间隔缺损、肺动脉狭窄、主动脉骑跨和右心室肥厚四个系列畸形组成。合并肺动脉瓣及主干闭锁时，肺血靠动脉导管或主动脉侧支供应。胎儿期由于并行循环的生理，两侧心腔大小无明显差异，再者胎儿期由于不依赖肺循环因而右心室压力负荷没有出生后明显，因而无明显的右心室肥厚，是超声心动图漏诊法洛四联症的原因（图17-15-28）。

胎儿超声心动图特点：室间隔膜周探及大的间隔缺损，主动脉增宽，右前移位，骑跨于室间隔缺损之上。测量肺动脉与主动脉内瓣环径比值，随孕周显现肺动脉永远小于主动脉。妊娠中期的肺动脉分支狭窄常预示严重的法洛四联症。三血管排布由于主动脉的右前移位从“一线形”变为“三角形”，肺动脉狭窄严重者或闭锁时常只见粗大的主动脉及上腔静脉，肺动脉难以显示。动脉导管的血流依肺动脉狭窄程度不一，左向右，右向左，双向分流均可发生。法洛四联症胎儿常合并动脉导管缺如或右位主动脉弓。

出生后治疗及预后：出生后立即行超声心动图检查以确定肺动脉梗阻程度及动脉导管、侧支供应肺血是否充足，以确定进一步治疗时期和手术方式。肺动脉发育较好者，可行一次性根治术，远期效果良好。肺动脉发育条件较差者，出生后先行减症手术，随访肺动脉发育情况决定根治时机。法洛四联症并肺动脉闭锁者，如没有实质肺动脉发育者预后不良，可考虑终止妊娠。

（2）法洛四联症伴肺动脉瓣缺如：本病罕见，是法洛四联症的特殊类型。其区别于经典法洛四联症的特点是在妊娠中期高度扩大的右心室，瘤样扩张的肺动脉，小的肺动脉瓣环和“痕迹样”肺动脉瓣。肺动脉大量反流，肺动脉分支血流洪大。多数病例动脉导管缺如。室间隔缺损及主动脉骑跨畸形同经典法洛四联症。出生后极易反复发生肺炎、心力衰竭，必须尽早手术矫治，手术远期效果尚满意，尤其近年发展的经皮肺动脉瓣置换术将为患者的远期肺动脉瓣功能治疗和右心功能的维护开辟新的有效途径。但需注意，部分患儿由于粗大的肺动脉压迫，肺组织发育异常，造成出生后即使手术，远期也可能发生慢性阻塞性肺疾病，影响生存质量和寿命。

（3）心室双出口（double outlet of ventricle，DOV）

1）右心室双出口（double outlet of right ventricle，DORV），两大动脉完全或绝大部分（＞50%）发自解剖右心室称右心室双出口。任意心房位置和房室连接情况均可组合出现，但最多见的是房室连接正常，也常见于内脏异位综合征（图17-15-29）。不合并室间隔缺损的右心室双出口极为罕见，尸检中有报道。

胎儿期超声心动图特点：两侧心腔可无明显差异或右心轻度增大，合并肺动脉或主动脉狭窄时右心扩大可以更明显。卵圆孔血流仍为右向左且分流量增多，流速轻度加快，室水平双向分流。主动脉及肺动脉瓣下的梗阻常可在此探及回声及血流异常加速。有动脉异位时，主、肺两大动脉常呈并肩排列。右心室双出口根据室间隔缺损相对主动脉和肺动脉的空间关系分为主动脉下室间隔缺损，双动脉下室间隔缺损，肺动脉下室间隔缺损，以及少见的远离两大动脉型室间隔缺损。主动脉下室间

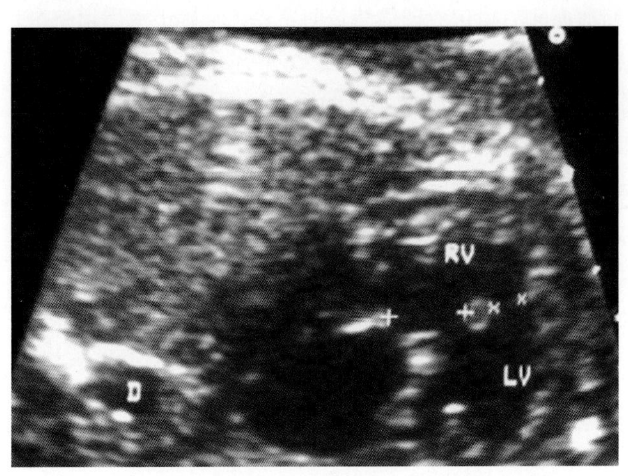

图17-15-27　胎儿多发室间隔缺损（膜周＋肌部）

LV.左心室；RV.右心室

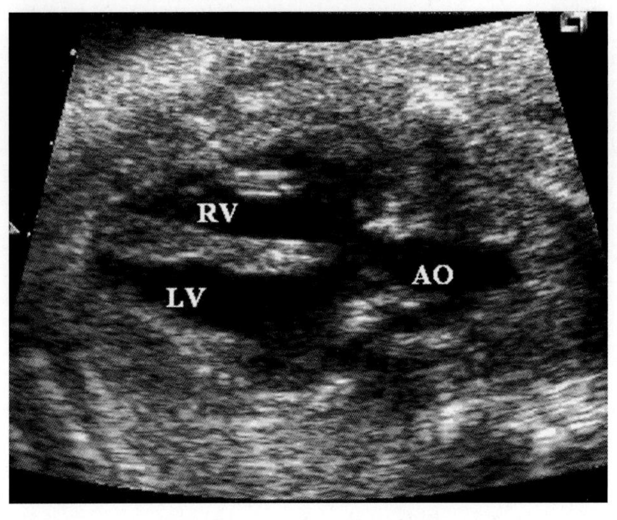

图17-15-28　胎儿法洛四联症

超声心动图显示增宽的主动脉骑跨于室间隔缺损之上。RV.右心室；AO.腹主动脉；LV.左心室

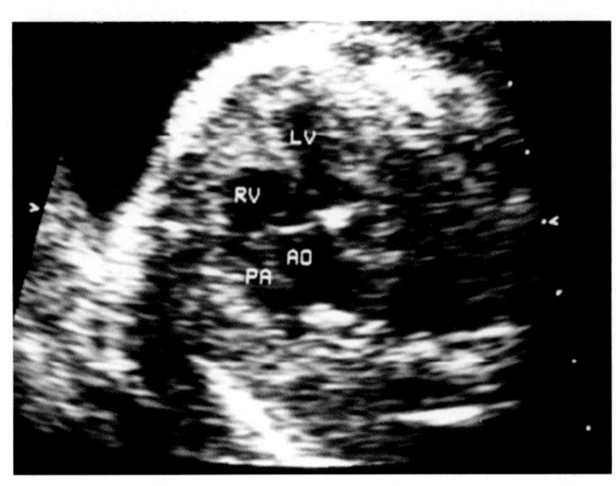

图17-15-29 胎儿右心室双出口

超声心动图显示主动脉肺动脉均发自右心室。AO.主动脉；PA.肺动脉；RV.右心室；LV.左心室

隔缺损或双动脉下室间隔缺损是手术最容易矫治的右心室双出口类型，如果不合并肺动脉狭窄，相当于大室间隔缺损肺动脉高压型，合并肺动脉狭窄时血流动力学相当于法洛四联症。肺动脉下室间隔缺损的右心室双出口和完全型大动脉转位表现相似。室间隔缺损远离两大动脉的右心室双出口手术最为困难。

出生后治疗及预后：胎儿期血液循环为混合血，室间隔缺损的位置，动脉发出的心室对胎儿宫内的生存没有明显影响。合并室间隔缺损的右心室双出口其出生后血流动力学及预后依室间隔缺损位置不同而不同。通常室间隔缺损远离两大动脉者畸形校正困难，远期预后不佳，可考虑终止妊娠。

2）左心室双出口（double outlet of left ventricle，DOLV），指主动脉、肺动脉大部（＞50%）或全部发自左心室，非常罕见。出生后也极少看到，几乎都合并室间隔缺损。不合并室间隔缺损的胎儿，右心室可发育不良或不发育，胎儿期因卵圆孔交通可以生存，但易发生心力衰竭致宫内死亡，出生后因右心无流出口很难生存，多于新生儿期夭折。合并室间隔缺损的，胎儿期也可有心脏扩大，二尖瓣、三尖瓣反流，甚至心力衰竭，造成宫内死亡。如能出生，出生后肺动脉高压形成早，因没有发绀常被忽略，就诊时已因肺血管阻力性改变而失去手术机会，手术难度大，预后不良。

胎儿超声心动图特点：左心可略大于右心。卵圆孔右向左分流。二尖瓣、三尖瓣发生不同程度反流。合并室间隔缺损的室水平双向分流。两大动脉连于左心室，常见大动脉异位。

（4）共同动脉干畸形（trancus arteriouses or common arterial trunk）：相对少见，在先心病中占1.5%。指心脏仅发出一条大动脉，同时供应体循环、肺循环和冠状循环。分为三型：Ⅰ型，主肺动脉发自主动脉根部，并发出左、右肺动脉。Ⅱ型，没有主肺动脉，左、右肺动脉分别起自升主动脉背侧且相离较近。Ⅲ型，没有主肺动脉，肺动脉两分支发自升主动脉，相离较远。Ⅳ型现在归属合并室间隔缺损的肺动脉闭锁，肺循环由主肺动脉侧支血管供应。常伴共同动脉瓣瓣叶畸形（多叶或少叶）及瓣膜功能不全。50%～70%伴有动脉导管缺如，30%伴有右位主动脉弓。

胎儿超声心动图特点：仅一条大动脉连接心室，常骑跨于较大的室间隔缺损上，共同动脉干与左、右心室的连接多见大部连接右侧心室，或全部发自右心室，少见大部连接左心室。一组半月瓣，瓣叶常发育不良，1～6叶，常见4、5叶瓣。瓣膜可有轻度狭窄，常有不同程度的关闭不全。如没有共同动脉干半月瓣的反流，心腔大小可基本正常，心胸比例正常，可见室间隔缺损。有时主动脉闭锁合并大室间隔缺损左心可正常，但显示一条明显增粗的肺动脉干，易与本病混淆，需加以鉴别。仔细探查动脉干是否有肺动脉分支发出。

出生后治疗及预后：共同动脉瓣反流严重的，宫内血流动力学不稳定，胎儿可有心脏扩大，心功能减低，甚至发生胎儿水肿，宫内死亡。Ⅰ、Ⅱ型出生后可以手术根治，尤其Ⅰ型常有很好的手术效果。Ⅲ、Ⅳ型常无令人满意的手术效果，是宫内可以选择终止妊娠的畸形。

（5）大动脉位置异常：也称大动脉错位，属先天性圆锥动脉干畸形这一大组，包括很多种临床、解剖、血流动力学、病史、治疗各异的畸形。约占新生儿先心病的20%。这里介绍经典的完全型大动脉转位和矫正型大动脉转位。这两种大动脉转位可孤立发生，胎儿期因四腔心大小正常而忽略进一步的检查。

1）完全型大动脉转位（transposition of the great arteries，TGA），房、室连接协调时，主动脉发自右心室，肺动脉发自左心室，称为完全型大动脉转位。多数心房正位，左位心。近40%合并室间隔缺损，有流出间隔的向前或向后错位。向后错位时常伴肺动脉下流出道狭窄，主动脉可骑跨在室间隔缺损上；向前错位时常伴主动脉下流出道狭窄，肺动脉可骑跨在室间隔缺损上，此型少见，应注意检查是否主动脉弓发育不良，还是合并解剖右心室发育不良。下面重点介绍室间隔完整的大动脉转位，此型出生后常致缺氧心力衰竭死亡，是胎儿期关注的重点（图17-15-30）。

胎儿超声心动图特点：未合并畸形时胎儿心腔大小和左、右心腔内径比值可大致正常。左、右心室流出道相互平行发出肺动脉和主动脉。主动脉右前，肺动脉左后，肺动脉包绕主动脉特征消失是主要表现。合并室间隔缺损时室水平分流，卵圆孔血流正常。

出生后治疗和预后：室间隔完整的大动脉转位，宫内因动脉导管和卵圆孔开放可正常生存，出生后如卵圆孔

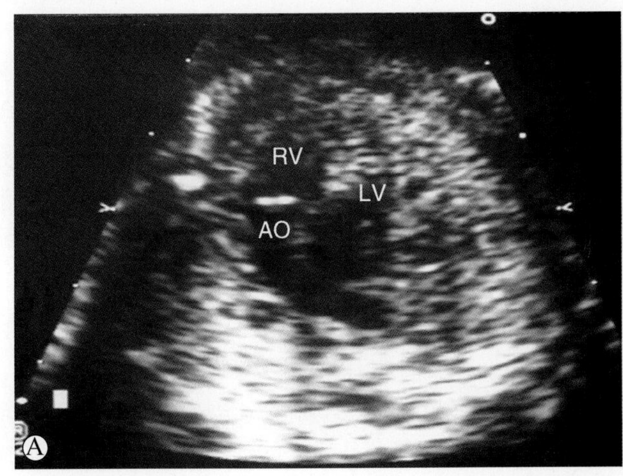

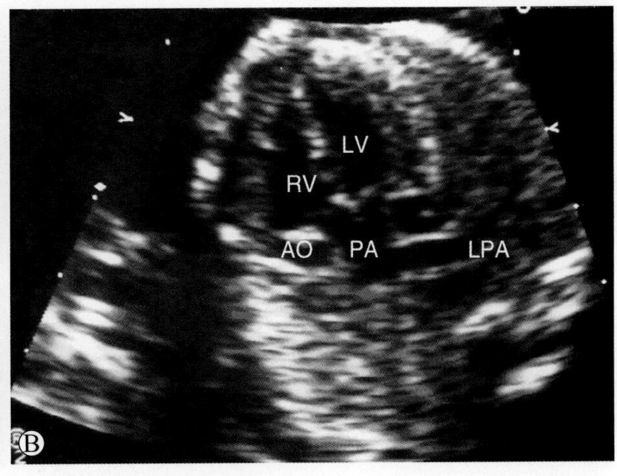

图17-15-30　胎儿完全型大动脉转位（室间隔完整）

超声心动图显示主动脉发自右心室，肺动脉发自左心室。AO.主动脉；RV.右心室；LV.左心室；LPA.左肺动脉；PA.肺动脉

和动脉导管闭合或不能维持足够的血流交通，则严重的低血氧、酸中毒、血流动力学失衡威胁新生儿脑及生命，死亡率极高。应在多学科（妇产、新生儿、小儿心脏）医师的监护下药物维持动脉导管开放，必要时行急诊大动脉调转术，新生儿2周之内手术是最佳时机，近年手术成功率提高，术中冠状动脉移植满意者，远期预后良好。

2）矫正型大动脉转位（corrected transposition of the great arteries，CTGA），房、室连接不协调，心室、动脉连接再次不协调，如不合并其他畸形，血流动力学如同正常心脏。

胎儿超声心动图特点：左心房连接解剖右心室与主动脉相连，右心房连接解剖左心室与肺动脉相连。肺动脉可伴有狭窄。60%～70%伴有室间隔缺损，最多见膜周室间隔缺损。多数病例心房正位，中位心多见，总体判断依据是心房心室连接、心室动脉连接均发生错误。

出生后治疗及预后：此型胎儿期血液循环生理并无异常，如无合并畸形，胎儿期血流动力学稳定。但由于心室转位，可能发生传导异常，致远期心律失常。解剖右心室连接主动脉，其解剖生理不能长期耐受体循环压力，心功能逐渐减退，出现日趋严重的三尖瓣反流，晚期发生左心（解剖右心室）心力衰竭。

（二）胎儿心肌、心内膜及心包疾病

胎儿心肌疾病和那些影响心内膜及心包的疾病表现为多种多样的原因和不同形式的临床表现。

1.胎儿心肌、心内膜疾病　胎儿期心肌病主要分为扩张型、肥厚型、限制型（主要指心内膜弹力纤维增生症）。除糖尿病母亲引起的胎儿肥厚型心肌病、部分出生后对药物治疗反应良好的扩张型心肌病及心内膜弹力纤维增生症，其他预后大多不良。

（1）胎儿扩张型心肌病（fetal dilated cardiomyopathy）：表现为孤立性的心肌细胞功能不全，致使心脏整体心肌失去正常的收缩舒张功能，从而表现为心脏扩大，心功能不全等。通常不合并心脏结构畸形或心包异常。

胎儿超声心动图特点：胎儿期一侧或双侧心腔扩大，左心扩大多见，房室环扩大。心室收缩无力，充盈异常，如早期快速充盈消失等。房室瓣反流，心排血量减低，舒张松弛功能受损，继发心内膜弹力纤维增生时，可见心内膜回声增强，合并心室心肌致密化不全者可见心尖肌小梁显著增多。射血分数（EF）低于57%，缩短分数（FS）低于25%，右心功能也有损害，可有水肿征象。

预后：出现胎儿水肿的扩张型心肌病一般难以避免宫内和出生死亡。本病出生后治疗效果欠佳，宫内明确诊断的应终止妊娠。

（2）胎儿肥厚型心肌病（fetal hypertrophic cardiomyopathy）：胎儿期左、右心室壁增厚并不少见，常被看作肥厚型心肌病的雏形。当然，有些心室壁的肥厚继发于左、右心室流出道的梗阻，如半月瓣的狭窄等心脏后负荷增加畸形。肥厚型心肌病常为遗传代谢疾病或畸形综合征的组成部分，或继发于肾病，或家族性发病。在病理学上表现为严重的心肌紊乱，间隔不对称性肥厚，左心室流出道梗阻性狭窄，在胎儿期极为罕见。胎儿期最多见的心肌肥厚见于母亲患糖尿病的胎儿（是否高胰岛素水平的原因尚有争议），占胎儿期心肌肥厚的25%。此类心肌肥厚室间隔首先受累，双侧心室游离壁也可受累。

胎儿超声心动图特点：心室腔不大，甚至减小，重者呈缝隙状室间隔、双侧心室游离壁的厚度，可对称或不对称增厚。妊娠期各阶段心室壁厚度大于5mm均可诊断。观察肥厚为对称性或不对称性很重要，后者更多见于梗阻性肥厚型心肌病，临床少见；前者常见于糖尿病母亲的胎儿，或遗传代谢病患儿。

预后：母亲糖尿病引起的胎儿肥厚型心肌病，出生后6个月内心肌肥厚可自行回退，但心室顺应性不好，可能导致心脏扩大和呼吸窘迫。家族性肥厚型心肌病及遗传疾病中的肥厚型心肌病出生后预后不良，应考虑终止妊娠。现代的心肌消融治疗可以改善部分患者临床症状。

（3）胎儿限制型心肌病（心内膜弹力纤维增生症）：限制型心肌病在胎儿期少见。经典的病理生理包括正常或轻微改变的心室大小，收缩减低或正常，舒张功能异常，舒张晚期充盈消失。通常胎儿期限制型心肌病表现为心内膜弹力纤维增生症。胎儿心内膜弹力纤维增生症是以弥漫性的左心室（主要）心内膜增厚，致使心室顺应性减低，心排血量减低。心内膜水平的弹性纤维的增生贯穿整个胎儿发育过程并延续至出生后。

胎儿超声心动图特点：心胸比值增高。左心室腔扩大，收缩力减低。心室收缩、舒张均不满意，射血分数减低。伴有心内膜回声增厚增强。随着孕周增加，左心室心腔逐渐变小，左心室壁逐渐增厚，心内膜表面回声增强。左心房明显扩大。充血性心力衰竭时常见胎儿水肿。

预后：本病预后不良，出生后第一年80%患儿会发生充血性心力衰竭，仅有30%左右患儿对药物治疗有较好反应，部分严重心力衰竭的胎儿发生宫内死亡。

2.胎儿心脏肿瘤　胎儿原发心脏肿瘤非常少见，由于散发报道多，真实的发病率还不确切，国际报道为0.0017%～0.28%。其中心脏横纹肌瘤（最多见），纤维瘤、血管瘤、畸胎瘤有胎儿期报道并经尸检和手术病理确认。

（1）胎儿心脏横纹肌瘤（fetal cardiac rhabdomyomas）：属良性，在胎儿心脏肿瘤报道中最多，约占60%。其边界清晰，光滑无包膜，灰白色可分叶的瘤体。好发部位为心房，室间隔，心室壁，心尖部，可凸出于心室腔、流入道及流出道，也可侵及瓣膜装置，形态呈椭圆结节状，可单发，但常为多发（约占90%）。瘤体造成心脏流入道、流出道梗阻及心律失常才引起症状（图17-15-31）。

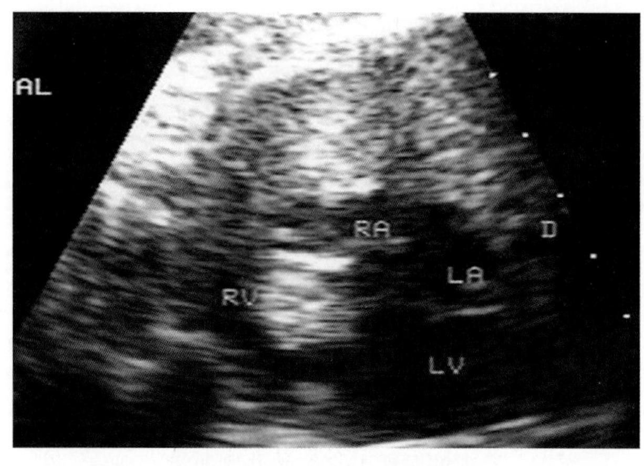

图17-15-31　胎儿横纹肌瘤

右心房、右心室间见巨大椭圆形占位回声，出生后证实为横纹肌瘤。RA.右心房；RV.右心室；LA.左心房；LV.左心室

胎儿超声心动图特点：心胸比值反映有无心脏扩大。根据瘤体的好发部位，可发现一个或多个占位病变，与周围心肌呈等回声或略强回声。瘤体影响瓣膜装置功能或造成心脏扩大时，可有瓣膜开放不良、关闭不全，彩色多普勒血流成像可证实经房室瓣口血流异常。心律失常，心脏扩大、心功能不全时可见心包积液，胎儿水肿。彩色多普勒及脉冲型频谱多普勒可确定有无流出道梗阻。有梗阻时相应心室腔扩大且室壁增厚。同时心率（律）的观察可以发现心动过速或心动过缓型心律失常。

预后：本病与结节性硬化症密切相关（50%合并结节性硬化症），也可合并其他心脏畸形存在。孤立心脏横纹肌瘤，不影响心脏血流动力学，有报道部分患儿出生后瘤体还有缩小趋势。但引起血流梗阻及心律失常的病例常需手术处理。巨大横纹肌瘤或多发横纹肌瘤合并结节性硬化症的概率可高达75%，由于合并结节性硬化症者预后不良，建议对胎儿行磁共振检查，除外脑、肾等其他器官合并硬化症的证据必要时结合家族史，行结节性硬化症相关基因检测，决定继续妊娠需谨慎。

（2）其他胎儿心脏肿瘤

1）纤维瘤：占胎儿心脏肿瘤报道的12%。纤维瘤为圆形、无包膜、坚实的白色瘤体，中央部分常有钙化和纤维化，总是单发。典型的肿瘤发生在左心室心肌，表现为心脏增大。也可累及室间隔生长，常导致儿童期严重心律失常，包括室性心动过速、心室颤动等。肿瘤也可发生在右心室，偶尔发生于右心房。纤维瘤可以保持静止状态甚至到成年，但不会自行消退。

胎儿超声心动图特点：纤维瘤为无囊包裹的孤立性肿块，位于心肌内，常累及室间隔、左心室游离壁或右心室，偶见发生于心房。肿块回声均匀，类似横纹肌瘤，但因其内可见部分强回声区，提示钙化或纤维化而与后者区别。少有胎儿期瘤体引起左心室流出道的阻塞。如有心律失常，脉冲型频谱多普勒置于流入道与流出道之间，可分析性质。M型超声检查可确定心功能受累程度及心力衰竭。

2）畸胎瘤在胎儿心脏肿瘤的报道中仅次于横纹肌瘤占25%。畸胎瘤起源于全能原生细胞，可分化产生皮肤、肌肉、脂肪、胆上皮、牙齿结构等身体任何部位组织。瘤体体积较大、坚固、有包膜、多囊性，一般位于心包腔内，其蒂附着于主、肺大动脉根部，心肌内或心腔内畸胎瘤非常罕见。增大的肿瘤体积，可导致心脏受压及邻近动、静脉的梗阻，因而常合并大量心包积液，危及生命。发现不明原因的心包积液时应注意排查畸胎瘤。

胎儿超声心动图特点：畸胎瘤多发于心包腔内，可从心外累及心腔，瘤体回声呈实质性、不均质增强回声，其内可见液性暗区，并常可显示丰富的血流信号。易引起心包积液，且进行性增长，心腔因受压变小，舒张受限，收缩无力。

治疗和预后：外科治疗由于仅限于心包腔内的手术，可以免去体外循环，手术成功率高，远期基本不复发。近年宫内介入治疗技术发展迅速，胎儿期手术治疗实可期待。

3）心脏血管瘤是鲜红的或是蓝色的血管团，非常罕见，仅有个例报道，常见生长于心底部，靠近右心房，也可累及心肌心室腔和心包，引起心包积液、胎儿水肿等。目前只有毛细血管瘤和海绵状血管瘤有胎儿期报道。

胎儿超声心动图特点：主要是观察心腔、心包有无占位，彩色多普勒不一定都可探及瘤体内血流信号。心包积液是常有的特征。

3.胎儿心包积液（fetal pericardial effusion） 在产前常规超声检查中有约40%的胎儿被发现有少量的心包液体。过量的心包积液应考虑可能是系统性异常引起胎儿水肿的征象。通常胎儿心包积液的发生与心脏结构异常、心律失常、病毒感染、胎儿水肿有关，其预后常不良。相反，在低危人群中且确认不会并发其他异常的情况下，单纯心包积液不超过7mm，无出生后不良。心包腔积液超过2mm易于被胎儿超声心动图发现。积液通常在房室环附近，或局限于一侧心室，包绕整个心脏的极为少见。胎儿动脉导管收缩也常是心包积液产生的原因。通常与母亲服用消炎镇痛类的药物有关。胎儿超声心动图可见右心房室扩大，三尖瓣反流，动脉导管收缩及舒张期血流异常加速，伴有不同程度的心包积液（图17-15-32）。

五、胎儿心律失常

正常胎儿孕育21～22天时可检出心搏，胚胎6周时的平均心率约100次/分，2个月时增加至170次/分，20周时减低至140次/分，所以妊娠中期胎心率为140～160次/分，近分娩时可下降至130次/分，整体的胎儿心率变化应在120～160次/分。心率自妊娠中期后为100～180次/分，妊娠晚期逐渐降至130～140次/分。不正常的加快和减慢均视为心律异常。

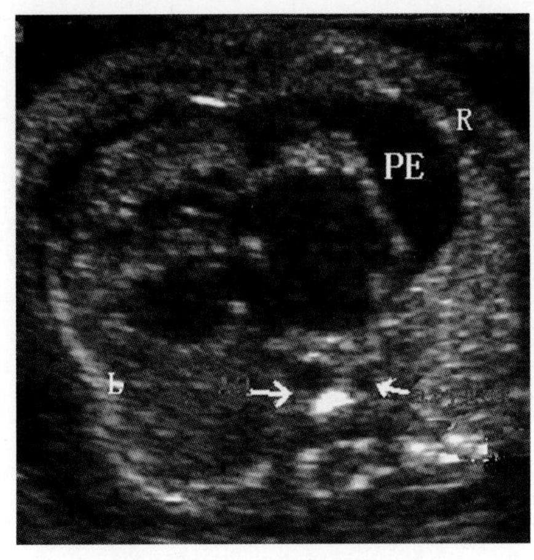

图17-15-32 胎儿心包积液

胎儿为心房异构畸形合并三度房室传导阻滞，心房侧见大量心包腔积液（PE）

胎心听诊及胎儿心电监护是产科常用的胎儿心率监测方式。胎儿期由母亲腹壁获得的胎儿心电图信号由于振幅小，且同时受到母亲心电信号的干扰，虽然能显示胎儿心率的改变，但不能进行胎儿心律失常分类，不利于明确诊断。心磁描记术是另一种优于胎儿心电图的描记胎儿心电的方法，可将母亲及胎儿心电信号分开，但由于检查系统要求放置于封闭式磁环境中因而造成较高费用。随着超声技术的发展，20世纪70年代Robinson和Shaw-Dunn运用M型超声心动图测量妊娠早期胎儿心率，80年代后二维M型超声心动图被更多学者应用于妊娠中、晚期胎儿心律（率）的分析。M型超声取二尖瓣前后叶波群（E峰代表早期心室舒张，A峰代表心房收缩，亦即心室舒张晚期），脉冲型频谱多普勒取二尖瓣频谱（心房收缩）和左心室流出道频谱（代表心室收缩）。通过观察二尖瓣运动波形和多普勒频谱形态，明确心房与心室激动的关系，也可通过观察升主动脉和上腔静脉血流频谱判定。

产前心律失常在宫内表现为4种方式：胎儿心律失常、胎儿心动过速、胎儿心动过缓、非免疫性胎儿水肿。M型及多普勒超声是诊断心律失常的最有用手段，可以发现不规律的心脏搏动，频繁的心律失常甚至短阵的心动过速或心动过缓。胎儿心律（率）的分析取决于对相关心房、心室收缩期的机械运动的了解。M型超声取样线穿过右心房壁和左心室后壁可以观察心房心室激动的关系，可辨认任何形式的心律失常。左心室长轴切面M型取样线穿过右心室前壁、主动脉瓣和左心房后壁可记录右心室运动、主动脉瓣开放和左心房收缩情况。多普勒置于流入道和流出道之间可以获取心室舒张及收缩血流信号，以助分析心律失常类型。测量两次心搏的时间间期可以计算心率。同时观察流入流出血流可以评价房室传导及P-R间期。持续或频发的心律失常可致胎儿心包积液、胸腔积液、腹水或皮下水肿，胎儿超声心动图有如上之一发现可诊断胎儿水肿。

胎儿心律失常的临床意义依类型不同而各不相同，轻的（如房性期前收缩）对胎儿无不良影响，可不做处理。严重时（持续心动过速、心动过缓）可导致胎儿心力衰竭，胎儿水肿，危及生命，应及时治疗。处理胎儿心律失常时孕周、胎儿水肿、心动过速的类型和机制及孕妇接受药物治疗的危险与受益情况均需综合考虑。运用超声心动图仔细观察并随诊胎儿心律失常，及时做出正确诊断，对临床处理和胎儿预后也十分重要。

（一）胎儿心律失常

胎儿期最多见的心律失常原因是房性期前收缩（简称“房早”），而室性期前收缩（简称“室早”）较少见。心律失常可见于任何孕周，但更多见于妊娠28周后。

心律失常也见于合并心脏结构异常的情况，如室上性心动过速见于埃布斯坦畸形，完全性房室传导阻滞见于左心房异构、房室连接不一致等，而异位搏动多见于某些肿瘤。

胎儿超声心动图特点：房性期前收缩后面接有室性收缩，其后有不完全代偿间歇，此点可与室性期前收缩相鉴别，室性期前收缩后为完全性代偿间歇。多发房性期前收缩未能下传时，易与完全性房室传导阻滞相混淆，应注意后者的心房收缩是规律的。

预后：统计显示绝大部分房性期前收缩和室性期前收缩胎儿无须处理，可以安全度过胎儿期。约有不足5%的胎儿房性期前收缩演变成为心动过速，多见于多发房性期前收缩未下传，致心室率减慢的胎儿。

（二）胎儿心动过速

胎儿心动过速有室上性心动过速，心房扑动，室性心动过速等国际报道。其中1%～5%的胎儿心动过速与心脏结构异常有关。持续性的心动过速导致胎儿心力衰竭，超声心动图确定后需报告临床医师，可经胎盘药物治疗。

1.室上性心动过速　最常见，占胎儿心动过速的66%～90%。心率通常大于180次/分而接近240次/分，律匀齐。M型跟踪确定房、室激动为1∶1传导。超声测量房室间期，室房间期比率的方法确定室上性心动过速的类型。室上性心动过速持续48小时以上可以导致胎儿心力衰竭和胎儿水肿，一旦发生预后不良，故应及早处理。

2.心房扑动　是胎儿期第二常见的心动过速，占心动过速的10%～30%。胎儿心房的大小、心肌应激性增加及旁路均与心房扑动发生有关。

胎儿超声心动图：M型超声及多普勒技术测量心房率通常为300～500次/分，太快的房率不可能1∶1下传，发生不同程度的房室传导阻滞，可有2∶1、4∶1等固定或不固定的传导比率，心室率慢于心房率。

预后：持续的胎儿心房扑动通常是胎儿心力衰竭，胎儿水肿甚至宫内死亡的原因。治疗的原则是尽早转复心房扑动心律为窦性心律，或至少减慢房室传导以控制心室率。

3.室性心动过速　在胎儿期很少见，在心动过速的发生率中少于5%。M型超声及多普勒技术监测室性心动过速（简称“室速”）表现为房、室节律分离，心室激动快，心房激动慢。有1∶1逆行传导时很难与室上性心动过速相鉴别。目前仅有胎儿期Q-T延长综合征的心磁图研究报道。胎儿室性心动过速直接威胁心功能，是药物难以控制的，预后不良。

（三）胎儿心动过缓

任何孕周胎儿心率小于100次/分时视为胎儿心动过缓。当母亲腹部受压时心电图或超声心动图可观测到胎儿一过性心动过缓，属正常现象，不必担心。当心动过缓持续存在时则值得仔细研究其原因。常见胎儿心动过缓如下。

1.窦性心动过缓　胎儿心率小于100次/分，M型超声记录的房、室激动分析房室传导为1∶1。这常预示胎儿缺氧，宫内窘迫，甚至临终的征象，提前终止妊娠可能使胎儿获救。

2.多发房性期前收缩未下传　由于传导阻滞，常导致心室率减低。一般预后良好，非常少数胎儿可能发展为心动过速。

3.完全性房室传导阻滞　指心房、心室收缩各不相关，通常心房率可正常，心房律规整，而心室率很慢，典型的心室率范围在40～80次/分。完全性房室传导阻滞在宫内既见于患有先天性心脏病的胎儿也见于心脏结构完全正常的胎儿，其M型超声和多普勒超声特征明显，因而易于诊断。先天性心脏结构异常所致胎儿完全性传导阻滞预后差，成活率低，经胎盘治疗无意义，围生期死亡率高过80%。心脏结构正常胎儿的完全性房室传导阻滞最常见于母亲患有红斑狼疮、类风湿关节炎、Raynaud综合征和Sjörgren综合征等免疫性疾病的胎儿，没有胎儿水肿的病例围生期死亡率有报道在10%左右。对出生心率持续＜60次/分的患儿应择期植入永久起搏器是唯一治疗，但费用高昂。

胎儿超声心动图特点：目测极易发现胎儿心动过缓。M型显示心房律规整，心房率在正常胎龄范围，但心室率缓慢，房、室律无相关。对于母亲免疫性疾病的胎儿，早期免疫干预定期超声随访A-V间期可以减少三度房室传导阻滞的发生。监测注意胎儿A-V间期不能超过150ms。

六、胎儿心功能不全

（一）胎儿心功能不全定义

胎儿心功能不全的概念和出生后心功能不全的概念相似，是指心脏不能排出足够供应生理需要的血液，运用代偿机制弥补心功能不全，最终致心功能减退，循环充血而引起胎儿一系列表现，组织灌注不良和酸中毒使心力衰竭胎儿最终走向死亡。不同的是，胎儿期因卵圆孔未闭和动脉导管交通而运行的并行循环对心排血量不足有不同于出生后的代偿机制，因而引起胎儿期特别的血流动力学改变。

（二）胎儿心功能不全的原因

任何原因引起胎儿心排血量不足均可引起胎儿心功能不全的一系列表现。引起胎儿心功能不全的原因可以是心脏方面的，也可与心脏因素无关。心脏方面常见的原因有胎儿心律失常，胎儿先天性心脏病合并显著的瓣膜反流，胎儿心脏流入道或流出道严重梗阻性畸形，胎儿心肌病，限制性卵圆孔，动脉导管收缩等。非心脏因素有胎儿贫血，动静脉瘘，母-胎或双胎输血综合征，胎盘功能不良，胎儿缺氧，宫内发育迟滞，心脏肿瘤，中毒，感染等。

（三）胎儿心力衰竭的临床表现及评估方法

既往评价胎儿心力衰竭依赖几个超声常见表现：心脏扩大、心功能减低、明显的瓣膜反流、胎儿水肿等。20世纪90年代始有学者探讨以计分法来评估胎儿心功能不全。目前国际通用Huhta医生建立的胎儿心血管评分标准（表17-15-2）。这个评分标准共包含5项指标，每项指标2分，总共10分为满分。各项指标异常时根据异常程度扣分，每项最多扣2分。评分低者提示临床表现严重，预后不良。

1.心脏扩大　是胎儿期代偿心排血量减少的形式。胎儿两个心室的联合输出量中右心承受主要的容量和压力，占输出量的60%以上，因而对容量的增加更为敏感。所以当心功能不全早期超声心动图征象常为右心扩大，尤其是右心房的扩大。测量胎儿心胸面积比值＞0.35时可以确定心脏扩大，正常在0.25～0.35。

2.心功能减低　发现胎儿心脏进行性扩大应对胎儿心室收缩功能进行评估，尤其是出现胎儿水肿时。方法是用M型超声心动图测量左、右心室的缩短分数。缩短分数低于28%视为异常。心肌工作指数（MPI）也常被用来检测心功能，多普勒超声取样线置于心室流入道和流出道间可同时获得房室瓣流入血流和心室射血血流频谱，测量等容收缩和等容舒张时间之和与心室射血时间的比值可以了解心功能减退情况。心功能不全时心肌功能受损常影响房室瓣功能，因而房室瓣反流也常是观察心功能不全的指标。房室瓣反流多见于三尖瓣，时限大于70ms视为异常，如反流时限涵盖整个收缩期则有绝对异常意义。进而出现的二尖瓣、主动脉瓣或肺动脉瓣反流提示心力衰竭更加严重。胎儿房室瓣单相充盈反映严重心力衰竭时心室舒张功能不全。

3.动脉血流多普勒异常　脐动脉血流频谱收缩期血流（S）受胎儿心肌收缩影响，舒张期血流速度（D）反映血管阻力，妊娠20周S/D比值约为3.9，30周后降至3以下，如舒张期血流减低，S/D比值升高，提示远端血管阻力加大。舒张期血流消失或出现反流时提示高阻抗循环，测量阻力指数RI＝（S － D）/S或搏动指数PI＝（S － D）/M可更好体现心功能不良时相对末梢高阻抗。胎儿心功能不全时，心脏排血出现再分布，目的是保护重要组织、器官的灌注。脐动脉、降主动脉搏动指数升高，大脑中动脉搏动指数降低（大脑保护效应）是胎儿心功能不全，血流再分配的征象。胎儿心功能不全时，心排血量不足，大脑中动脉血管反应性扩张，相对增加舒张期血流，其搏动指数低于正常胎龄两个标准差时有显著性意义，提示胎儿心力衰竭处于代偿期。心力衰竭失代偿早期S/D比值大于4，大脑保护效应消失，胎儿处于严重缺氧酸中毒状态，预后不良。失代偿晚期舒张末血流消失，预示宫内死亡随时发生，为终止妊娠信号。

4.静脉血流多普勒异常　近年的研究表明，胎儿中心静脉血流类型可以精确地反映心脏血流动力学改变。胎儿心功能受损时，心排血量减低，心室舒张末压升高，心房收缩代偿性增强，静脉系统扩张，反向搏动波加强，表现为下腔静脉心房收缩期前向血流速度减低，反向a波加深，静脉导管内A波消失或反向，进而见脐静脉搏动。这是一系列心力衰竭进展性的血流改变，常可用来估测预后。认为静脉导管异常A波和脐静脉搏动是心力衰竭终末期表现，预示宫内死亡，也是提示提前分娩的信号。

5.胎儿水肿　胎儿组织间隙顺应性好，可容纳大量液体而维持较低的组织压，毛细血管通透性高，胶体渗透

表17-15-2　胎儿心功能评分方案（共5项，每项2分，10分正常）

项目	正常（每项2分）	-1分	-2分
胎儿水肿	无	腹水/胸腔积液/心包积液	皮肤水肿
静脉多普勒（脐静脉和静脉导管）	脐静脉血流正常 静脉导管血流正常	脐静脉血流正常 静脉导管舒张期逆向血流	脐静脉搏动
心脏大小（心胸比值）	0.25～0.35	0.35～0.5	＜0.2或＞0.5
心功能	二尖瓣、三尖瓣血流正常，左、右心室FS＞28%，心室舒张期双相充盈	全收缩期三尖瓣反流，左、右心室FS＜28%	二尖瓣、三尖瓣全收缩期反流，dp/dt＜400或舒张期双相充盈
动脉多普勒（脐动脉）	脐动脉血流正常	脐动脉舒张末血流消失	脐动脉舒张末反向血流

压低，淋巴丰富，易受静脉压升高的影响。这些都是胎儿心力衰竭时易发生胎儿水肿的原因。发生水肿的胎儿中有30%左右源于胎儿心功能不全，胎儿水肿常发生于心功能不全失代偿期，其他原因的胎儿水肿也可引起心功能不全。胎儿水肿有几种形式，腹水、胸腔积液、心包积液、皮肤水肿等，可以以其中任何形式或联合形式被超声发现。一旦出现皮肤水肿，提示胎儿预后不良。皮肤水肿容易在头皮和腹壁辨认，在评分方案中扣除2分。

预后：对于宫内和出生后均无良好治疗办法的心脏结构畸形或心肌病引起的胎儿心功能不全，预后极差，围生期死亡率极高，应终止妊娠。对卵圆孔限制或早闭，动脉导管收缩，双胎输血综合征也可根据胎龄决定治疗，如估计达到提前分娩可能生存的胎龄，建议提前分娩，因为这些危险征象可因出生后循环的改变而得以消除，或直接对新生儿进行药物、介入或外科的干预。

（丁文虹　耿　斌）

第十六节　孤立性左心室心肌致密化不全

孤立性左心室心肌致密化不全（isolated left ventricular noncompaction，ILVN）是由于胚胎初期正常心内膜形成停止所致的罕见的先天性心肌病，通常伴有其他的先天性心脏畸形。不合并其他的心脏畸形者称为孤立性心室肌致密化不全，更为罕见。因其病因未明，1995年世界卫生组织把它归入未分类心肌病中。病变多累及左心室，但右心室也可受累。根据病变部位可分为左心室型、右心室型及双室型，以左心室型多见。常见的临床表现：①左心功能下降；②心内膜血栓致体循环栓塞；③室性心律失常。但其发生的年龄各异。诊断要点为左心室腔内可探及大量凸出的肌小梁和深陷的小梁间隐窝，隐窝与心室腔相通。主要病变部位是左心室心尖部、下壁和侧壁。尽管其特有的超声心动图表现可以正确诊断该病，但常因该病未广为人知而导致误诊或漏诊。

一、心内膜胚胎发生学

孤立性左心室心肌致密化不全是由于胚胎发育时期正常的心内膜形态学发生停止而致的一种罕见的心肌病。在胚胎发育的第1个月内，心脏是由心肌纤维交织而成的“海绵状”疏松结构，从而形成了凸起的肌小梁与深陷的小梁间隐窝。心腔内的血液通过小梁间隐窝给心肌供血。在胚胎发育的第2个月，心室肌逐渐致密化，深陷的小梁间隐窝转变成毛细血管。心肌致密化的过程是从心外膜至心内膜，从基底部至心尖部；左心室致密化通常较右心室完全。

二、病理学

孤立性左心室心肌致密化不全为胚胎发育过程中心肌致密化停止，从而形成大量凸起的肌小梁及深陷的小梁间隐窝。典型的心肌致密化不全常累及左心室，部分累及右心室。致密化不全的心肌，曾被称为“持续性窦状隙存在状态”。实际上，心肌窦状隙持续状态是个体发育过程中，由于心室压力负荷过高导致胚胎期的窦状隙退化失败引起的，其结果是出现了深陷的隐窝，隐窝同时与左心室腔和冠脉系统相通。相反，孤立性心肌致密化不全是单独存在的一种疾病。组织学显示，孤立性心肌致密化不全中的隐窝覆盖着内皮质，与心内膜的内皮质相延续，而心肌内持续存在的窦状隙则与冠脉循环相连接。

三、流行病学

世界卫生组织把心肌致密化不全归类于未分类心肌病。本病罕见，通过对十年中进行过超声心动图检查的成年孤立性左心室心肌致密化不全患者一项统计结果表明，其患病率约0.05%。但是，近来一项针对未成年人群的研究表明，其患病率较前者为高（占所有原发性心肌病患者的6.9%）。

四、遗传学

在所报道的病例中孤立性左心室心肌致密化不全呈家族性发生的较常见，在某报道中其家族性发生的病例数接近所有患者的半数。家族性患病率低的原因可能在于未对患者的家族进行完全的筛查所致。Bleyl等报道了一例X连锁的家族性孤立性左心室心肌致密化不全，发现导致此病的基因位于Xq28区，同与系统性肌病相关联的基因位点接近（如Emery-Dreifuss肌营养不良，肌小管性肌病，Barth综合征等）。在基因的G4.5位点上还发现有错位突变。G4.5的突变在X-连锁的幼儿心肌病与X-连锁的心内膜弹力纤维增生症中也有发现。另外，也有关于典型的孤立性左心室心肌致密化不全合并Becher肌营养不良及线粒体肌病的个例报道。除关于家族性基因型病例报道中男性多发以外，在其他的报道中男性与女性发病率相近。在一些孤立性左心室心肌致密化不全的未成年患者中发现合并非特异性的面部畸形（前额凸起、斜视、低位耳及小颌）。在日本一个家族性发病的患者中，特别提到有与鞍鼻相似的鼻部畸形。另外，还有关于孤立性左心室心肌致密化不全合并梅尼埃病的个例报道，这是一种X连锁的显性遗传病，包括成骨畸形、特征性的面部畸形及心脏结构缺损等。

五、临床表现

孤立性左心室心肌致密化不全患者的临床表现无特异性，表现不一，轻者可无症状，重者甚至可致死亡，需要进行心脏移植。本病的主要临床表现如下所述。

（一）心力衰竭

由于左心室的收缩或舒张功能不全所致（可伴或不伴右心功能不全）。在较大样本的调查中发现，60%～82%的患者左心室收缩功能不全，30%～68%的患者有明显的心力衰竭。大量网织状的肌小梁结构可引起心室舒张功能异常和限制性的血流动力学障碍，这些可能是导致舒张功能受限的原因。尽管PET发现致密化不全的心肌灌注下降，但孤立性左心室心肌致密化不全患者的心外膜下心肌的血流是正常的。近期的研究表明，在孤立性左心室心肌致密化不全患者所有节段性运动减弱的心肌中，冠脉储备下降，提示冠脉微循环的异常可能是导致收缩功能下降的一个重要的决定性因素。

（二）快速型心律失常

快速型心律失常包括心房颤动，阵发性室上性心动过速和室性快速型心律失常。在日本一组小儿人群中发现预激综合征的发病率达15%。另外，此组人群中未发现有室性心动过速者，而在成人和年龄较大儿童患者中此并发症是较为常见的（发病率达38%～47%），它常可致猝死。但在所有研究中，均未进行电生理检查，因此，致心律失常的病理遗传学原因仍是未知的。

（三）传导异常

传导异常主要为束支传导阻滞。本并发症在儿童较少见（15%），而在成年患者中的发病率超过半数（56%）。

（四）血栓栓塞

在一篇关于成年孤立性左心室心肌致密化不全患者占大多数的报道中体循环栓塞（主要栓塞部位在脑部）发生率达20%以上。引起栓塞的可能原因有房性心律失常，EF下降；另外，尸体解剖在深陷的小梁间隐窝内发现栓子，提示或许与栓塞事件有关。然而，在小儿患者中尚未有关于栓塞事件的报道。

六、诊断

（一）心电图检查

患者的心电图常表现为异常（88%～94%）。常见的心电图表现是ST-T改变、右或左束支传导阻滞、电轴右或左偏、心室肥大、P波改变、一度心脏传导阻滞、心动过缓、心房颤动及预激综合征等。

（二）超高速CT及MRI检查

超高速CT（UFCT）可显示病变心肌明显增厚、心室壁外层密度均一性增高，内层室壁密度较低。UFCT增强造影显示造影剂充盈于小梁隐窝间，可见肌小梁粗大，小梁间见不规则低密度腔隙，心室内部轮廓呈蜂窝状改变。增强CT表现为造影增强的血流和软组织的混合图像，代表小梁化心肌和小梁隐窝内心室血流的充盈。增强CT可以分辨出病变心肌分为致密化及致密化不全的两层结构，可以作为诊断该病的一个补充。

MRI能清晰地显示病变心肌分为两层——外层为薄而致密化的心外膜层，内层为致密化不全的心内膜层；内层心肌组织疏松呈网格状改变，与超声心动图的表现相一致。多层面、多时相快速梯度回波成像在短轴平面和四腔平面的屏气图像上显示出位于凸出小梁之间的典型的血液充填的深隐窝。Rafaela等在手工团注20ml钆剂后，采用多层面心电图触发的T_1加权反转恢复单激发快速梯度回波序列以获取首次通过的MR心肌灌注，在静止期得到了短轴平面的心腔底部、顶部及乳头肌间水平影像，并在乳头肌间水平的心前壁和室间隔壁的内膜下致密化不全的心肌层和下侧壁正常心肌层同时观察到灌注缺失。因此，Rafaela等认为MRI不仅能用于声窗欠佳的孤立性左心室心肌致密化不全患者及用于检出隐藏于小梁间隐窝内的血栓，还能观察到受损心肌的灌注缺失情况，可以作为诊断与随访的一种手段。

（三）^{201}Tl闪烁扫描术及正电子发射断层摄影术检查

^{201}Tl闪烁扫描术及正电子发射断层摄影术（PET）已证实致密化不全的心肌灌注不足。

^{201}Tl心肌显像示致密化不全的心肌灌注下降。正常对照组灌注正常。

Jenni等利用PET定量评价区段性心肌的灌注情况（心肌血流量，MBF）和冠脉血流储备情况（CFR，最高MBF/最低MBF）。所有的志愿者分别于静息状态下及于药物负荷的标准状态下进行测量。左心室心肌分成9个区段：整个心尖部为一个节段（心尖部），在心室的基底部和中部，左心室被分成4个节段——间隔、前壁、侧壁、下壁。感兴趣区（ROI）分别放在每个节段和左心室腔内。心肌血流量通过心腔和心肌的时间-运动曲线模型来估测。结果发现，对照组与患病组整体的基础MBF相接近。正常对照组行双嘧达莫试验后MBF明显增加，而在患病组则明显减少。患病组与对照组相比CFR明显减低。

（四）心导管检查及心室造影检查

Fukiko等对孤立性左心室心肌致密化不全患者进行心导管检查发现：其中16例患者左心室收缩功能下降，15例患者左心室舒张末期压力增高，5例患者肺动脉压增高。14例患者左心室舒张末期容量正常，只有4例患者超过正常值，提示左心室舒张功能减退。左心室造影结果显示舒张期致密化不全的心肌呈现出“海绵状”的疏松结构，收缩期可见造影剂在小梁间隐窝内滞留。

总之，临床表现、心电图对心室肌致密化不全的诊断并无帮助。心室造影、心导管、超高速CT、MRI、^{201}Tl闪烁扫描术及正电子发射断层摄影术虽然对典型的心室肌致密化不全的诊断有帮助，但价格昂贵，故不提倡为一线检查。超声心动图无创且特异性强，目前仍是患者生前诊断该病的一线工具。

（五）超声心动图检查

超声心动图对此病的诊断及对病变节段的判断与尸检的结果十分符合，是目前诊断该病的首选方法。该病具有典型的二维超声特征。

1.心室腔内可探及大量凸出的肌小梁和深陷的小梁间隐窝（图17-16-1）。

典型孤立性左心室心肌致密化不全的患者凸起的肌小梁主要位于心尖部、下壁和侧壁，隐窝与心室腔相通。病变心肌明显肥厚，包括两层结构，一层为薄而致密的心外膜，另一层为增厚且有着显著凸起的肌小梁和深陷的小梁间隐窝的心内膜。Chin等利用超声心动图技术分别对心肌致密化不全患者在左心室不同水平时的肌小梁基底部至心外膜的间距（X）与肌小梁顶端至心外膜的间距（Y）之比值来定量分析心室肌致密化不全，并与正常对照组进行比较，结果发现，心室肌致密化不全患者在左心室二尖瓣口水平、乳头肌水平及心尖水平的X/Y比值进行性降低，而正常对照组并未发现此现象，据此认为X/Y比值异常能够反映出心室肌致密化不全的变化过程，这一比值不受探查部位不同所致的测量误差的影响。由于这种定量分析方法比较复杂，未能在临床加以推广。尚未见到利用这一方法定量分析右心室心肌致密化不全的报道。舒张末期区分致密化和致密化不全的心肌层是很困难的（图17-16-2）。

因此，Erwin等提出在室壁最厚时即在收缩末期计算致密化不全的心肌层和致密化的心肌层之间的比值，并提出致密化不全层/致密化层的比值≥2才能更可靠地诊断孤立性左心室心肌致密化不全。其他疾病中出现的凸起的肌小梁上述比值＜2。而Oechslin等提出的收缩末期致密化不全与致密化的两层心肌之间的厚度比值＞2这个诊断标准似乎更具有可行性。

心尖横断面显示“奶酪样”结构也是比较典型的超声改变之一（图17-16-3）。

2.病变心肌节段性运动减弱。

3.不存在其他的心脏畸形。

4.彩色多普勒可见隐窝内有血流与心腔相通（图17-16-4）。

5.左心室声学造影可清晰地显示凸起的肌小梁及小梁间隐窝的边界。

6.部分患者可有心腔内血栓形成（图17-16-5）。

如经胸超声检查图像欠佳且不能进行MRI检查时，则可选用经食管多平面超声心动图。

近年来经胸和经食管实时三维超声心动图的应用，对于显示深陷的窦状间隙可以达到较好的效果，直观显示这样的结构。

诊断孤立性左心室心肌致密化不全必须排除合并其他的心脏畸形。心室腔内可见大量凸起的肌小梁及深陷的小梁间隐窝（图17-16-6），后者与心室腔相连通。较常受累的是心尖部、下壁和侧壁。致密化不全的心肌节段运动减弱。

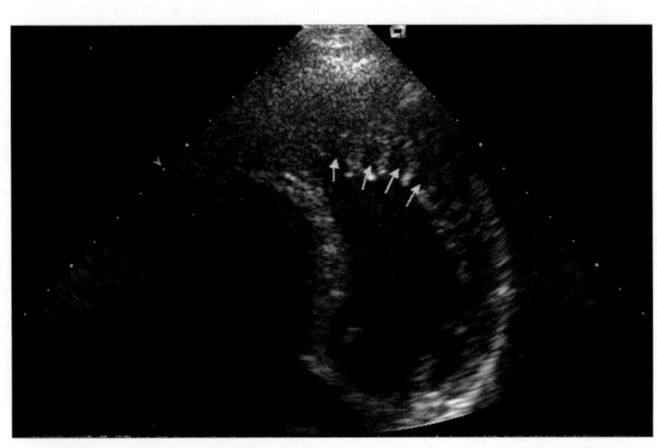

图17-16-1 超声心动图显示心尖部凸出的肌小梁和小梁间隐窝结构（箭头）

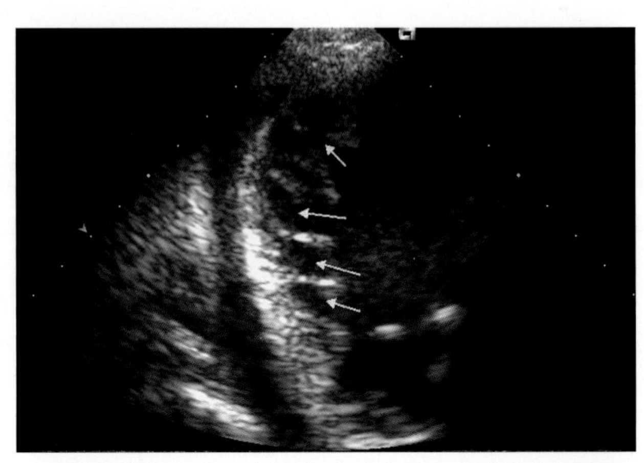

图17-16-2 超声心动图显示典型的致密化不全结构（箭头）

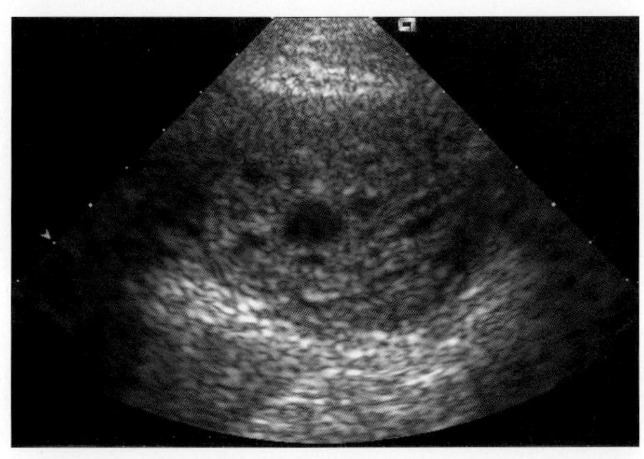

图17-16-3　超声心动图显示心尖横断面，显示“奶酪样”结构

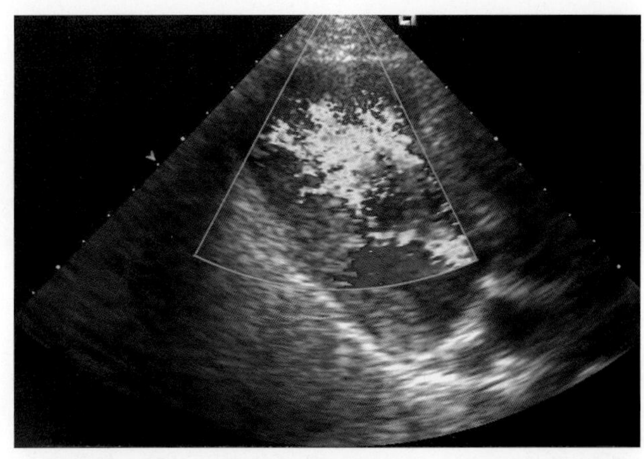

图17-16-4　超声心动图显示彩色多普勒能量图可见隐窝内有血流与心腔相通

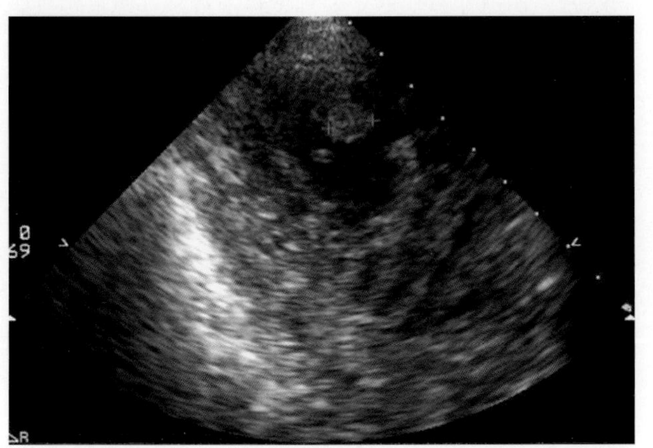

图17-16-5　超声心动图显示心尖血栓形成

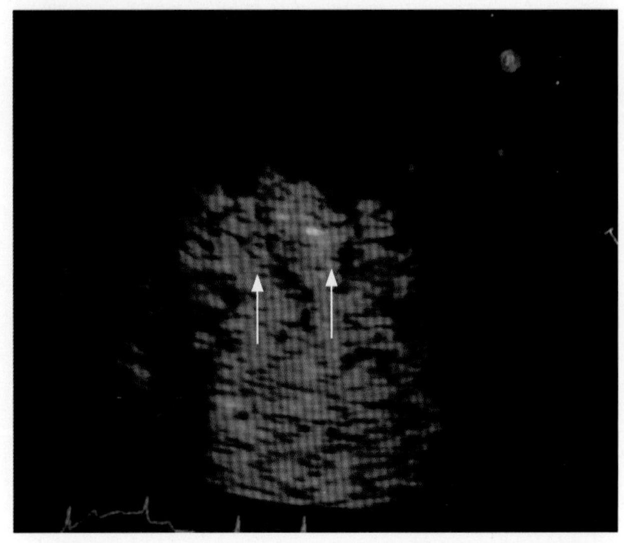

图17-16-6　超声心动图显示超声造影剂进入加深的窦状间隙（白色箭头），清晰显示肌小梁隐窝

（六）超声造影检查

中国超声心动图造影增强专家共识提出认为大量多中心、双盲、对照研究证实超声造影剂用于人体左心室心腔造影（LVO）提高了在静息、运动或药物负荷状态下超声心动图定性和定量评价左心结构和功能的可行性、准确性、重复性。使用造影增强有利于心脏结构和功能的评估，清晰地显示左心室心内膜边界是左心室功能准确评价的关键。许多临床试验也表明，70%～90%的超声图像欠佳（图像质量欠佳定义为在任何3个心尖长轴切面无法观察2个或2个以上连续的心肌节段）通过使用造影剂转为可诊断的图像。

左心室心肌致密化不全：当怀疑左心室致密化不全但传统的二维成像不能充分显示时，造影超声心动图检查显示凸入左心室腔肌小梁之间的血池内有造影剂填充。用MI 0.3～0.5谐波成像，有助于更清晰显示肌小梁间隐窝。目前，孤立性左心室致密化不全的诊断标准尚未统一，但通过超声造影显示非致密化心肌厚度与致密化心肌厚度比值＞2时可确诊。

七、鉴别诊断

临床上对该疾病产生误诊和漏诊的原因主要是因为孤立性左心室心肌致密化不全最近几年才有报道，不熟悉这种罕见病种而容易漏诊误诊；此外，孤立性左心室心肌致密化不全的临床症状可以不典型，易误诊为其他疾病。

孤立性左心室心肌致密化不全需与正常凸起的肌小梁、假腱索、肥厚型心肌病、扩张型心肌病、左心室心尖部血栓形成相鉴别。

正常肌小梁主要向心腔内隆起，心肌层内未见窦状间隙，比较容易鉴别。

假腱索见于左心室壁之间互相相连的线条状结构，不影响室壁结构变化，超声容易将其区别开来。

肥厚型心肌病可以有多种类型，特点是心肌非对称性肥厚，同时导致左心室腔构型改变，但是其心肌壁内未见加深的窦状间隙可以鉴别。

扩张型心肌病心腔扩大，室壁弥漫性运动减弱，需要与孤立性左心室心肌致密化不全导致的室壁运动减弱相鉴别，关键点还是有无深入肌层的窦状间隙结构，此外心尖部横断面“奶酪样”结构见于孤立性左心室心肌致密化不全也有助于鉴别诊断。

心尖部血栓较多见于冠心病心尖部心肌梗死后及室壁瘤形成，由于局部几乎无运动，该处血流缓慢，容易形成心尖部血栓，但是冠心病导致的心尖部血栓通常可以显示心尖局部心肌变薄，回声增强改变等。而孤立性左心室心肌致密化不全导致的心尖部附壁血栓常可见血栓形成于加深的窦状间隙内向外延伸，而整个心尖肌层厚度未见显著变薄，因此可以鉴别。

八、治疗

（1）控制心力衰竭。

（2）治疗心律失常。

（3）预防栓塞：由于超声心动图不一定能发现所有隐藏于深陷的小梁间隐窝内的栓子，建议对诊断为孤立性左心室心肌致密化不全的每一例患者都进行抗凝治疗。

（4）筛查：对患者家族中的成员进行超声心动图筛查，可以发现无症状的患者。

九、预后

孤立性左心室心肌致密化不全预后不良，但部分患者可以多年无症状。在发生严重的心力衰竭或左心室收缩功能下降明显时，可致死亡，需进行心脏移植。左心室舒张末期内径增加、NYHA心功能分级Ⅲ/Ⅳ级、慢性的心房颤动及束支传导阻滞都是导致死亡的高危因素。有可能导致室性心律失常的因素均可以致猝死。某些患者因早期进行心脏移植或植入复律器-除颤器而使症状得到改善。循环栓塞在成年患者中较为常见，而在相对体质状况较好的未成年患者中则较为少见。迄今为止，由于所报道的样本太小或随访时间较短，该病的演变及预后仍有待于进一步探讨。

（郑哲岚　徐启彬）

第18章 18

周围血管疾病

第一节 颈部血管疾病

随着人口老龄化和生活方式的变化，脑血管疾病成为人类死亡的主要原因之一，颈部血管疾病是引起脑卒中等脑血管疾病的重要原因。颈动脉超声检查具有无创、安全、价低、实时、重复性好等优点，不仅能通过观察解剖学结构判断斑块的形态和性质，还可通过提供血流动力学信息较为准确地判断动脉狭窄的程度和范围，是诊断颈部动脉疾病的重要检查手段和选择治疗方案的重要依据。

颈动脉超声检查适应证：

1.评估患者神经系统症状，包括短暂性脑缺血发作、一过性黑矇等。

2.评估患者颈动脉杂音。

3.评估搏动的颈部肿块。

4.患者术前评估，为重大的心血管外科手术做准备。

5.评价非脑或原因不明的神经症状。

6.颈动脉重建术包括支架植入术后评估。

7.血管外科的术中监测。

8.评估可疑的锁骨下动脉窃血综合征。

9.评价视网膜动脉栓塞血栓的潜在来源。

10.在特定的患者中进行后续的颈部放射治疗。

一、颈动脉硬化性闭塞症

颈动脉硬化性闭塞症（arteriosclerosis obliterans，ASO）好发于颈总动脉分叉处和颈内动脉起始段2cm以内，这些部位病变易于被超声检查发现并进行外科的介入治疗，如颈动脉内膜剥脱术（carotid endarterectomy，CEA），约占颅内、颅外颈动脉闭塞性病变的80%。颈内动脉颅外段一般无血管分支，一旦发生病变，随着病程的进展，可以使整条颈内动脉闭塞。本病病理变化主要是动脉内膜类脂质的沉积，逐渐出现内膜增厚、钙化、血栓形成，致使管腔狭窄、闭塞。

（一）声像图表现

1.二维图像表现

（1）颈动脉壁：早期动脉硬化仅表现为中层增厚，只有少量类脂质沉积于内膜而形成脂肪条带，呈线状低回声。动脉硬化明显者表现为内膜-中层厚度（intima-media thickness，IMT）增大，内膜不规整。颈总动脉IMT≥1.0mm，分叉处IMT≥1.2mm为增厚。

（2）粥样硬化斑块形成：IMT厚度超过1.5mm时，可诊断为斑块形成。斑块形成多发生在颈总动脉分叉处，其次为颈内动脉起始段，颈外动脉起始段相对少见。虽然超声的斑块形态学与症状之间的关系有争议，但斑块仍是脑卒中的一个独立危险因素。

超声检查应在横切面和纵切面上仔细地评估斑块的位置、范围、表面轮廓，同时评估局部管腔的狭窄程度。斑块形态多不规则，向管腔内凸出，可以是局限性或弥漫性分布（图18-1-1，图18-1-2）。

根据斑块声学特征可将斑块分为：①均质回声斑块：分低回声、等回声及强回声斑块。②不均质回声斑块：斑块内部包含强、中、低回声。

根据斑块形态学特征可将斑块分为：①规则型：如扁平斑块，基底较宽，表面纤维帽规整，形态规则。②不规则型：如溃疡斑块，表面不规整，局部组织缺损，形成“火山口”样缺损。

根据斑块超声造影后增强特点可将斑块分为：①易损斑块：斑块由周边向内部呈回声较高的点状及短线状增强。②稳定斑块：斑块无增强或周边及内部呈稀疏点状增强。

另外，还有国外学者根据斑块的形态，建议将斑块

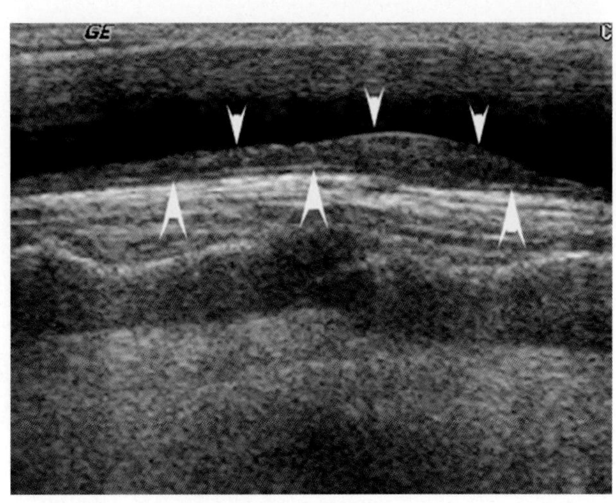

图18-1-1 颈总动脉软斑，表现为低回声，后方无声影

分为4种类型。Ⅰ型：主要为无回声，伴有弱回声帽。Ⅱ型：以无回声为主，伴低回声反射（无回声＞50%）。Ⅲ型：以低回声为主，伴少量无回声区域（无回声＜50%）。Ⅳ型：为均匀一致的回声。其中，Ⅰ型、Ⅱ型斑块与混合回声斑块相似，极可能与斑块内出血和溃疡相关，被认为是不稳定的，而且患者脑出血或栓塞后斑块会突然增大，通常在血管狭窄超过70%且有症状的患者中发现。Ⅲ型和Ⅳ型斑块一般由纤维组织和钙组成，与均质斑块相似，性质良好和稳定，一般见于无症状的患者。

（3）血栓形成：血栓的回声水平取决于血栓的发生时间。急性血栓回声很低，二维图像常难以发现，需借助彩色血流成像加以证实（图18-1-3）。随着血栓时间的延长，血栓回声逐渐增强。

2.彩色多普勒表现　轻度狭窄者可无明显的湍流，中度狭窄或重度狭窄者表现为血流束明显变细且在狭窄处和狭窄后呈现色彩镶嵌的血流信号，完全闭塞者则闭塞段管腔内无血流信号，闭塞段近端血流流速减低，并且会出现逆流或涡流。由于颈总动脉与颈内动脉颅外段常无血管分支，一旦发生严重病变，往往导致整条动脉闭塞，而一般不表现为局限性闭塞。另外，颈总动脉闭塞或重度狭窄，可引起同侧颈外动脉血液部分或全心动周期逆流入颈内动脉。

3.频谱多普勒表现　颈动脉轻度狭窄时，频带轻度增宽，峰值流速无明显变化或轻微加快。中度以上狭窄表现为频谱充填，峰值流速与舒张末期流速加快（图18-1-4，图18-1-5）。狭窄远端的血流频谱低平，表现为峰值流速减低，加速时间延长。严重狭窄时，其近端血流阻力增大。闭塞段管腔内不能引出多普勒频谱。当颈内动脉闭塞或严重狭窄时，同侧颈总动脉频谱呈现颈外动脉血流化（高阻型），舒张期仅有少量血流信号或没有血流信号甚至出现反向波（图18-1-6A～C），对侧颈动脉流速可代偿性升高。

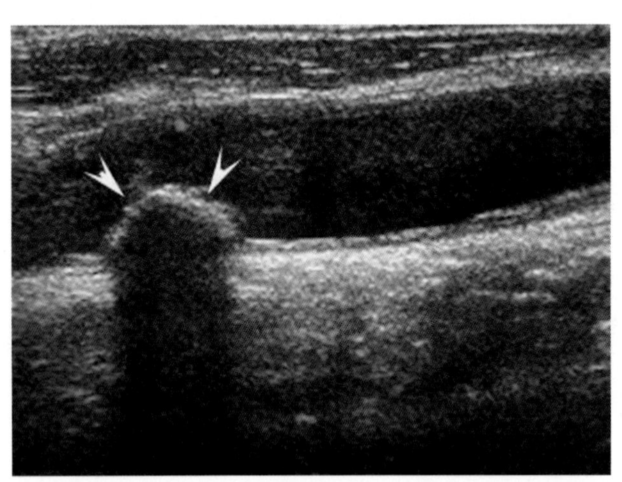

图18-1-2　颈内动脉起始部斑块，表现为弧形强回声，后方伴声影

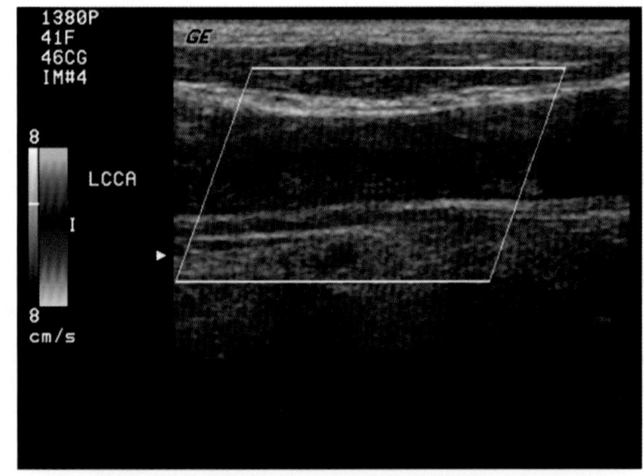

图18-1-3　颈总动脉血栓形成的彩色血流成像

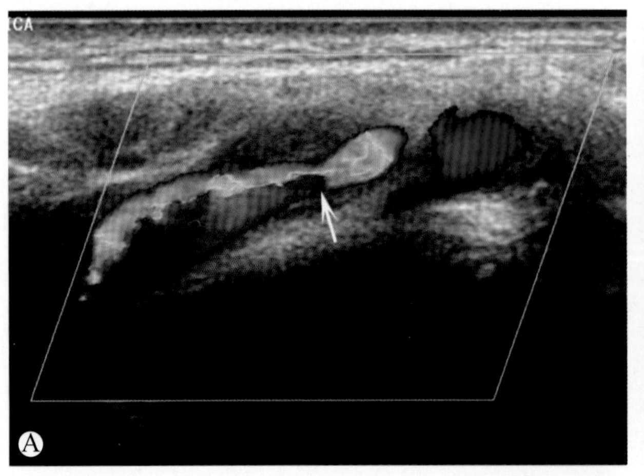

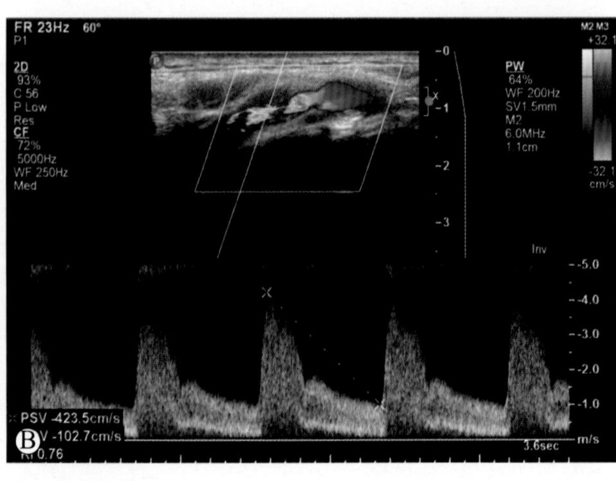

图18-1-4　颈内动脉重度狭窄

A.箭头所指颈内动脉狭窄段血流束明显变细；B.狭窄段峰值流速（PSV）为424cm/s

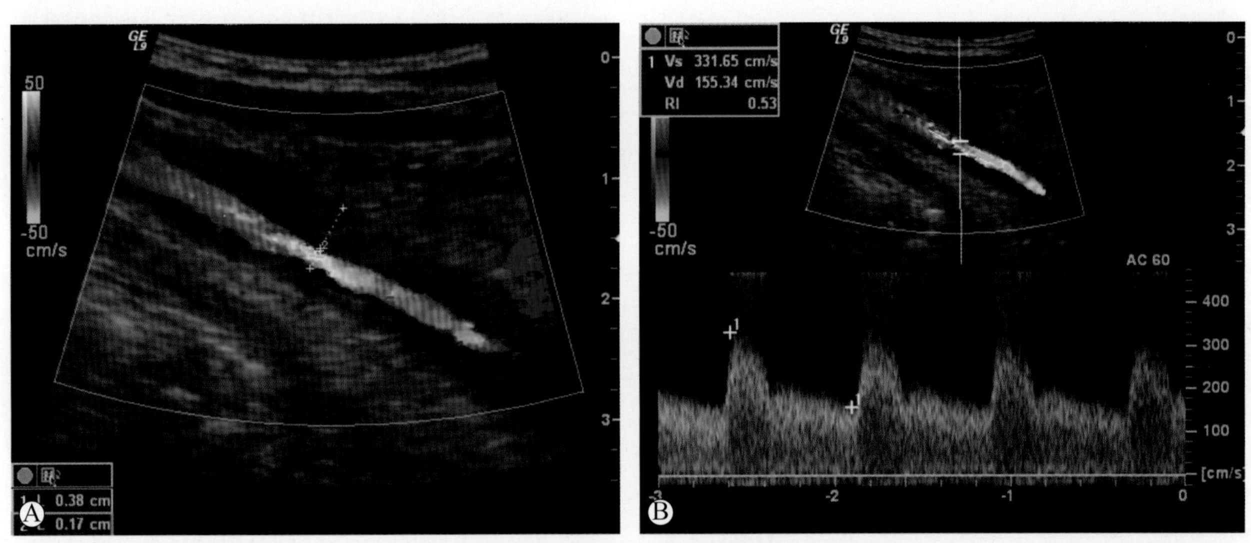

图18-1-5　颈总动脉近心段重度狭窄

A.颈总动脉近心段血流束明显变细，最窄处残余管腔内径0.17cm；B.狭窄段PSV升高达331cm/s

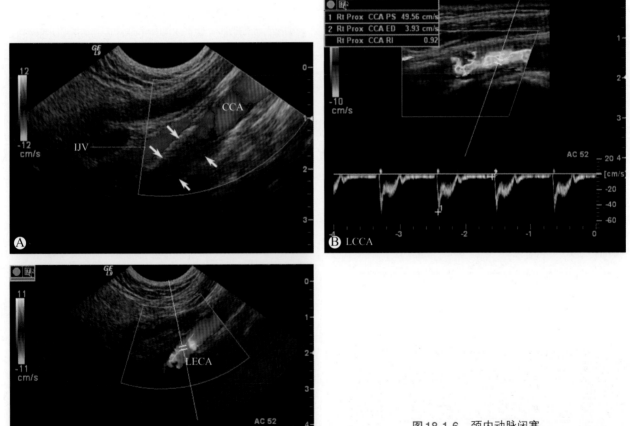

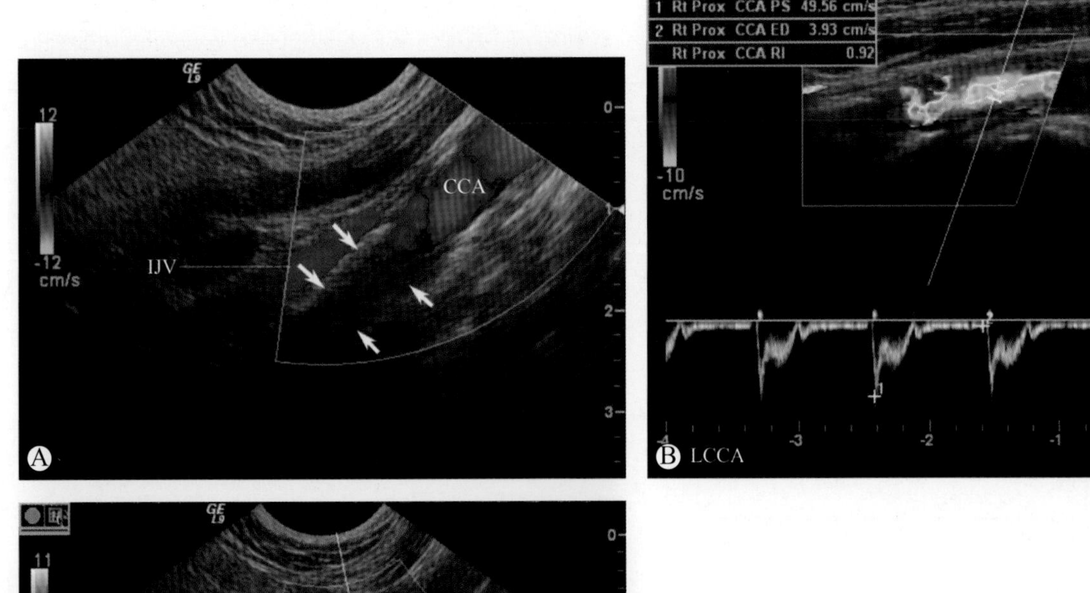

图18-1-6　颈内动脉闭塞

A.闭塞的颈内动脉（ICA）纵切彩色血流成像图，颈内动脉管腔内无血流信号（箭头）；B.图中示同侧颈总动脉血流频谱呈高阻型（RI＝0.92），为颈外动脉血流化；C.图中示同侧颈外动脉血流频谱，与图18-1-5颈总动脉血流频谱类似。CCA.颈总动脉；IJV.颈内静脉；LCCA.左颈总动脉；LECA.左颈外动脉

（二）颈动脉狭窄程度的判断

1.颈内动脉颅外段狭窄程度的判断　超声所确定的狭窄程度应进行以下分级：正常（无狭窄）、<50%狭窄、50%～69%狭窄、≥70%狭窄至接近闭塞、接近闭塞、完全闭塞。超声诊断颈内动脉狭窄的主要指标是颈内动脉峰值流速（PSV）及灰阶和（或）彩色多普勒显示的管腔形态改变，且3种指标确定的管腔狭窄程度基本一致。当技术或临床原因影响颈内动脉PSV的诊断准确性时（如多水平狭窄、对侧颈内动脉严重狭窄、灰阶或彩色多普勒显示的管腔形态改变与颈内动脉PSV所确定的狭窄度不一致、颈总动脉流速升高、高循环状态或低心排血量等情况），可采用颈内动脉与颈总动脉PSV比值和颈内动脉舒张末期流速来辅助诊断。已有许多作者报道了不同的颈内动脉狭窄分级的诊断标准，表18-1-1为美国超声医师学会2003年旧金山会议共识声明中推荐的诊断标准。

表18-1-1　颈内动脉狭窄的超声诊断标准（美国超声医师学会2003年旧金山会议共识声明）

狭窄程度（%）	主要参数		次要参数	
	PSV_{ICA}（cm/s）	直径减少（%）*	PSV_{ICA}/PSV_{CCA}	EDV_{ICA}（cm/s）
正常	<125	无斑块	<2.0	<40
<50	<125	<50	<2.0	<40
50～69	125～230	≥50	2.0～4.0	40～100
≥70至接近闭塞	>230	≥50	>4.0	>100
接近闭塞	升高、减低或探测不到频谱	彩色/能量多普勒显示管腔极窄	不定	不定
完全闭塞	探测不到频谱	灰阶/彩色/能量多普勒均无残留管腔	无	无

注：PSV_{ICA}：颈内动脉峰值流速；PSV_{ICA}/PSV_{CCA}：颈内动脉与颈总动脉峰值流速比值；EDV_{ICA}：颈内动脉舒张末期流速。
*以灰阶或彩色多普勒测量的管腔狭窄度。

颈内动脉狭窄引起的流速加快与狭窄程度有较好的相关性，但在使用上述诊断标准时，需注意以下几方面：

（1）技术因素：灰阶、彩色和频谱多普勒均应进行标准化操作以减小误差；声束与血流方向之间的夹角应≤60°；取样容积应置于狭窄段最窄处，对狭窄段的全长均应测量流速以确定获取最高流速；不同厂商之间、不同型号的产品之间可有一定差异；患者本身因素如广泛的斑块钙化、严重的颈内动脉扭曲、多水平狭窄等，均可影响超声检查的准确性。

（2）诊断分级：虽然多普勒流速测值随狭窄程度的增加而增大，但是人群中多普勒流速测值的变化范围很大，因此不可能根据多普勒流速测值以10%为1级对狭窄度进行划分；对于<50%的狭窄，利用多普勒测值进一步分级是不准确的；对于接近闭塞和完全闭塞两级，通常不以多普勒指标为依据，而主要依靠灰阶和彩色/能量多普勒成像进行诊断。

（3）流速指标和形态学指标

1）颈动脉超声检查应当包括灰阶、彩色和频谱多普勒超声3方面，灰阶超声扫查时先进行横切面扫查，在横切面扫查的基础上进行纵切面扫查，一般来说颈内动脉PSV与灰阶/彩色多普勒确定的管腔狭窄度基本一致。

2）接近闭塞时，狭窄处流速可不与其狭窄程度成正比甚至流速正常或减低（图18-1-7）。此时，应依靠形态学指标（灰阶和彩色/能量多普勒成像）来判断狭窄程度。

（4）其他

1）颈总动脉狭窄所致的射流可引起同侧颈内动脉、颈外动脉血流紊乱，流速明显加快，并会对是否合并同侧颈内动脉、颈外动脉狭窄及狭窄程度的判断造成一定的困难。

2）一侧颈内动脉极严重狭窄或闭塞可以引起对侧

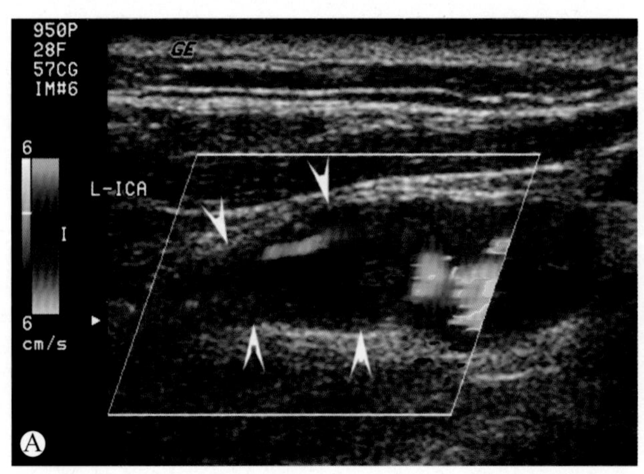

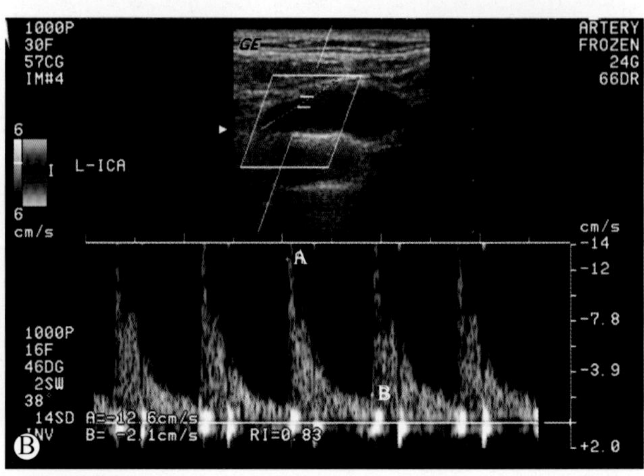

图18-1-7　左颈内动脉严重狭窄

A.箭头所指左颈内动脉管腔内残存线状血流信号；B.该处PSV仅为13cm/s，流速无明显升高，反而降低

颈动脉流速加快，如果根据多普勒频谱的常规诊断标准，可能将对侧正常颈动脉误认为狭窄或高估其狭窄程度，应加以注意。

3）高循环状态或低心排血量时，颈内动脉PSV与灰阶/彩色多普勒确定的管腔狭窄度不一致，应用颈内动脉与颈总动脉峰值流速比值和颈内动脉舒张末期流速等指标辅助诊断。

2. 颈总动脉狭窄程度的判断　颈总动脉位置表浅，管壁回声清晰，可较好地在灰阶超声或彩色血流显像下测量管腔内径或面积。故一般情况下，可采用形态学指标判断颈总动脉的狭窄程度（图18-1-8）。颈总动脉狭窄较严重时，狭窄远端的颈内、颈外动脉压力减低，导致对侧动脉血流部分或全心动周期逆流入患侧颈外动脉并为患侧颈内动脉供血，颈总动脉狭窄处流速与狭窄程度不成正比。

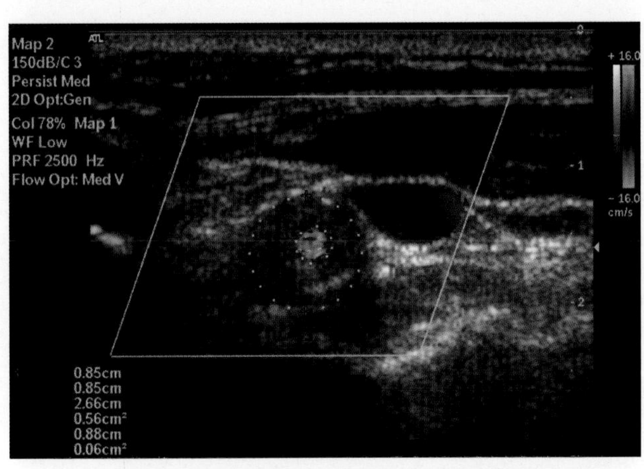

图18-1-8　颈总动脉狭窄的形态学测量

图中显示残存管腔的面积为0.06cm²，原血管管腔面积为0.56cm²，面积减少百分比为89%

3. 颈外动脉狭窄程度的判断　颈外动脉狭窄多位于起始部，其发病率较颈内动脉狭窄低，对人体的影响较小。有作者报道≥50%的颈外动脉狭窄的诊断标准为：狭窄处峰值流速≥150cm/s，其与颈总动脉的峰值流速之比≥2。

4. 颈动脉闭塞的诊断　颈动脉闭塞的超声特征为：

（1）灰阶超声显示闭塞段管腔内充满低或中等回声，动脉管壁无搏动；闭塞段远端血管内径减小。

（2）闭塞段彩色/能量多普勒均显示管腔内无血流信号，管腔内未探及多普勒频谱；其近端未闭塞处血流为涡流。

（3）如为颈内动脉闭塞，颈总动脉血流呈颈外动脉化表现，阻力增高。如为颈外动脉闭塞，颈总动脉血流频谱变化不大。如为颈总动脉闭塞，颈外动脉血流可反向为颈内动脉供血，出现颈内动脉与颈外动脉血流方向相反的表现。

根据以上征象，可诊断为颈动脉闭塞。当动脉前壁斑块严重钙化、极重度狭窄或仪器使用不当时，可将动脉狭窄甚至正常颈动脉误认为闭塞（图18-1-9）。确定动脉狭窄还是闭塞对患者治疗方式的选择有重要的临床意义。以下方面有助于两者的鉴别：①调节仪器至显示低速血流最敏感的状态，如降低彩色速度范围（PRF）、调整多普勒角度小于60°、提高彩色增益、提高能量多普勒增益、降低壁滤波及增强辉度；②改变扫查部位或扫查方向，以避开斑块的影响，确定管腔内是否有血流信号；③在受累段远端检测是否有血流信号；④低频探头穿透力强、检测范围大，对低速血流更为敏感，必要时

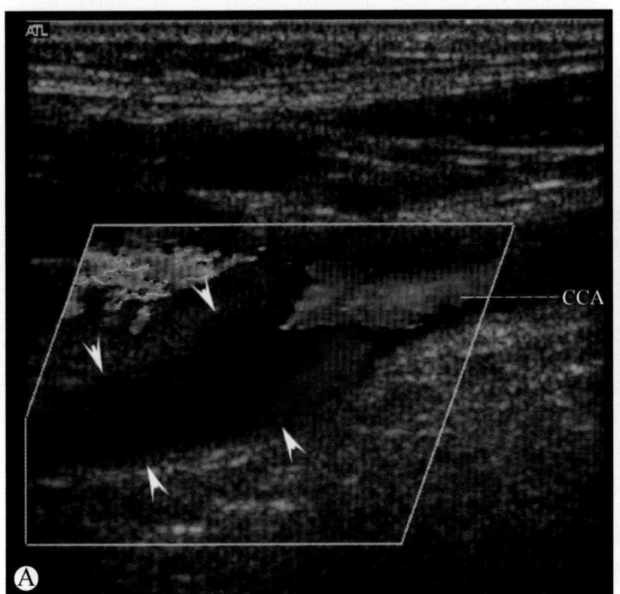

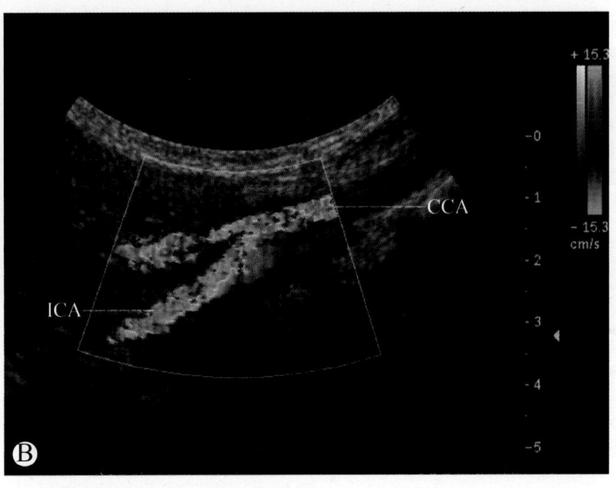

图18-1-9　仪器使用不当可将正常颈内动脉误诊为闭塞

A.使用10MHz线阵探头颈总动脉血流信号能够满意显示，但位置较深的颈内动脉管腔内无明显血流信号；B.改用3.5MHz凸阵探头后，显示颈内动脉血流通畅。CCA.颈总动脉；ICA.颈内动脉

可用低频探头确定管腔是否闭塞。

（三）鉴别诊断

若颈总动脉近膨大处IMT＞1.0mm，膨大处＞1.2mm，排除大动脉炎累及颈动脉者，一般可对本病做出定性诊断。若患者病变轻微，可提示轻度颈动脉硬化；若伴斑块，则可提示颈动脉斑块形成。虽然颈动脉硬化性闭塞症较易诊断，但在实际应用过程中，仍需注意以下3方面：

1. 颈动脉硬化性闭塞症与多发性大动脉炎累及颈总动脉者相鉴别　参见本节“多发性大动脉炎”。

2. 颈内动脉与颈外动脉闭塞性疾病的鉴别　正常颈内动脉与颈外动脉比较好鉴别，但当有病变时，特别是其中一条血管闭塞、先天发育异常或外科手术等原因，均可导致两者辨别困难。颈内动脉与颈外动脉闭塞性疾病的鉴别，除了参考正常颈内动脉与颈外动脉的鉴别依据外（表18-1-2，图18-1-10），还应注意以下几方面：

表18-1-2　正常颈内动脉与颈外动脉的超声鉴别要点

项目	颈内动脉	颈外动脉
频谱	低阻	高阻
颞浅动脉拍击试验	频谱无明显变化	频谱幅度节律性改变
颈部分支	无	有
位置关系	后外侧	前内侧
管径	大	小

注：前两项是鉴别颈内、颈外动脉的主要方法。部分患者两者位置关系正好相反，颈内动脉发育不良者其内径可小于颈外动脉。

（1）颈外动脉起始段分支较多，一般病变较轻；而颈内动脉颅外段一般无分支，一旦发生病变，随着病程延长，可使颈内动脉颅外段全程闭塞。

（2）颈总动脉闭塞或重度狭窄时，可引起同侧颈外动脉血液逆流入颈内动脉这一特殊表现，而一般不会引起颈内动脉血液逆流入颈外动脉，因此血流反向者为颈外动脉。

（3）颈总动脉的血流频谱改变不同。因为2/3的颈总动脉血流量供给颈内动脉，所以，当颈内动脉存在较严重的狭窄或闭塞时，同侧颈总动脉血流呈现颈外动脉化血流，表现为高阻力甚至出现反向波，而当颈外动脉存在闭塞性病变时，则同侧颈总动脉血流并无此改变。

（4）如果远端动脉或其分支动脉呈现狭窄下游的频谱改变，则支持其相应的颈内动脉或颈外动脉存在狭窄或闭塞。

3. 颈总动脉狭窄与锁骨下动脉狭窄或无名动脉狭窄的鉴别　见“锁骨下动脉窃血综合征”。

（四）临床意义

颈动脉超声检查在疾病诊断中具有重要价值。当多普勒超声和临床资料不相符时应仔细寻找原因，形态学表现与频谱多普勒结果越关联，诊断的可信度越高。一般来说，灰阶超声、彩色多普勒或能量多普勒成像对轻度狭窄的显示和定量诊断效果较好，然而频谱多普勒对重度狭窄检测的准确性更高。

超声可以清晰地显示颈动脉管壁的结构，检出动脉粥样硬化斑块和血栓，鉴别软斑与硬斑，能够较准确地判断颈动脉狭窄的程度和范围，为临床预防和治疗方案

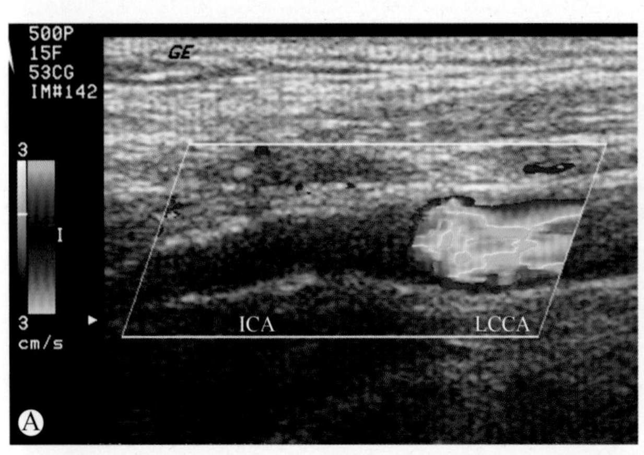

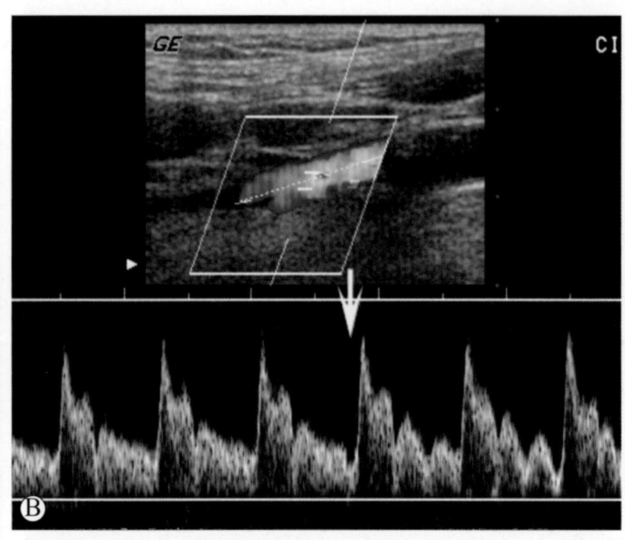

图18-1-10　颞浅动脉拍击试验对颈内、颈外动脉闭塞的鉴别

A. 彩色血流成像表现可疑闭塞的动脉为颈内动脉（ICA）；B. 在同侧颈总动脉的另一分支行颞浅动脉拍击试验，依据频谱呈节律性变化（箭头右侧）可判断此动脉为颈外动脉，从而能够证实另一条闭塞的动脉为颈内动脉。LCCA. 左颈总动脉

的选择提供客观依据。超声已成为颈动脉闭塞性疾病的首选检查方法，而且是颈动脉介入术后的良好随访工具。

二、多发性大动脉炎

多发性大动脉炎（Takayasu arteritis，TA）是一种累及动脉壁全层的慢性肉芽肿性炎症，病因尚不明确，目前研究认为是一种自身免疫性疾病，多见于青年女性。多发性大动脉炎主要发生在主动脉及其分支，主动脉弓及其分支受累最为常见。按受累血管部位不同可分为四型：头臂型、胸腹主动脉型、肾动脉型和混合型。

本病起病隐匿。早期（狭窄前期）临床表现不典型，主要为低热、乏力、身体不适、肌肉酸痛等一些非特异性症状。随着病情进展，受累动脉出现管腔狭窄甚至闭塞（狭窄期或无脉期），此时可引起相应部位供血不足的表现及心功能异常的继发改变。少数情况下，管壁弹性纤维的破坏可导致动脉扩张和动脉瘤形成。

二维超声结合彩色多普勒血流成像，不仅能够清晰显示颈动脉的管壁结构及情况，还可以分析其血流动力学特征，在动脉管腔出现狭窄之前，即对大动脉炎做出早期诊断。

（一）声像图表现

1.本病主要发生于主动脉及其主要分支，病变最多见于主动脉弓及其主要分支的起始处或近段，如左锁骨下动脉、左颈总动脉及无名动脉，其次为胸主动脉、腹主动脉及其分支起始处或近段，如肾动脉、肠系膜上动脉及腹腔动脉等；偶见髂动脉、股动脉受累。

2.受累动脉声像图表现与病变程度相关，受累颈动脉管壁呈现由外向内的进展模式，轻度病变者受累动脉外膜和（或）中层增厚，内膜仍清晰可见（图18-1-11），重度病变者累及全层动脉壁，显示内膜、中层、外膜结构融合，分界不清，致使动脉壁三层结构消失（图18-1-12），管壁增厚的同时伴有回声增高，呈中等回声或中低回声，但很少出现强回声和钙化。当颈总动脉管壁厚度＞1mm，结合管壁典型超声表现，应考虑多发性大动脉炎的诊断。这与动脉粥样硬化的表现完全不同。

3.动脉壁增厚可分为弥漫性与局限性两种，病变处与非病变处分界清晰。病变节段的典型超声表现为管壁弥漫性、均匀性增厚，横断面呈环状增厚，称“通心粉征”。少数病例病程长、炎症反复导致管壁结构重塑，可出现管壁多灶性、不均匀性增厚，受累节段与正常节段往往分界清晰。

随着颈动脉管壁增厚，可出现管腔狭窄，多呈长节段性，也可呈局限性狭窄伴狭窄后扩张，呈喇叭口样狭窄，管腔闭塞见于病程较长者。由于该病呈慢性进展性，出现管腔闭塞时往往已经伴有侧支循环形成。

4.血流动力学改变取决于管腔狭窄程度、受累长度及侧支循环的建立等。管腔内径减小＜50%时，管腔内血流信号及频谱多无明显变化。当管腔内径减小＞50%时，狭窄段管腔内血流束变细，可出现杂色血流信号（图18-1-13），频谱形态呈湍流样，表现为血流速度增高，频带增宽，频窗变窄或消失，频谱轮廓呈毛刺状，较严重狭窄远端血流频谱呈“小慢波”改变，如阻力指数降低、收缩期加速时间延长等。

5.病变严重者管腔内可继发血栓形成而导致闭塞。

6.本病受累动脉主要以狭窄或闭塞为主（图18-1-14），少数多发性大动脉炎可因管壁结构的破坏，导致动脉扩张、动脉瘤等（图18-1-15），但发生于颈动脉者少见，其彩超表现参见相应章节。

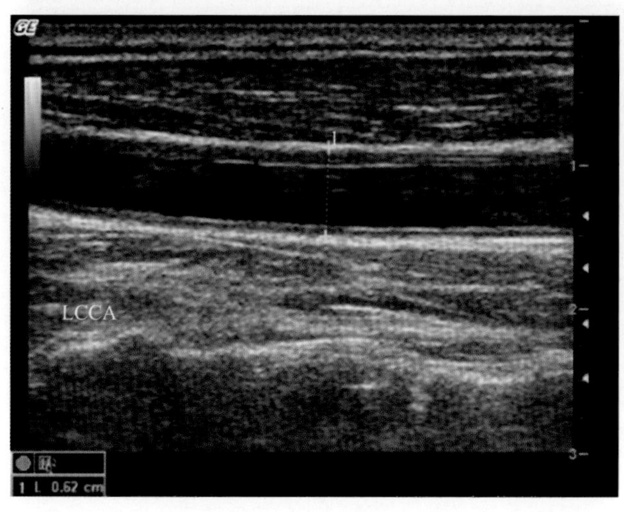

图18-1-11　多发性大动脉炎累及颈总动脉（轻度病变）

图中示颈总动脉壁弥漫性轻度增厚，“＋”处为动脉外壁。LCCA.左颈总动脉

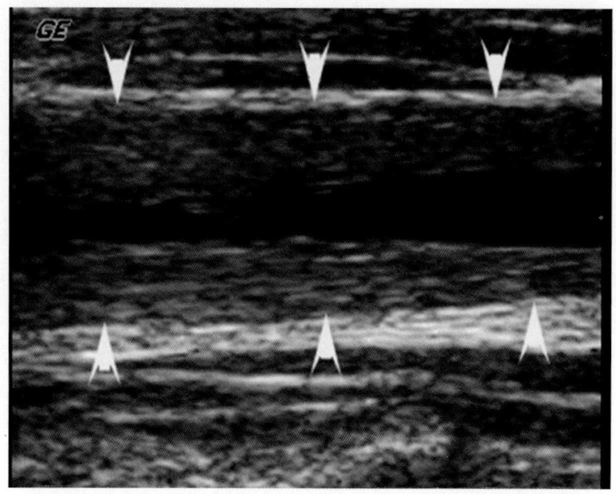

图18-1-12　多发性大动脉炎累及颈总动脉（重度病变）

图中箭头指向颈总动脉管壁弥漫性明显增厚，动脉壁三层结构消失

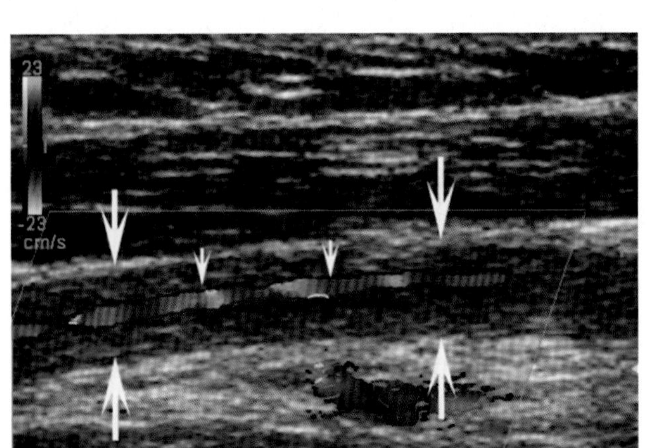

图18-1-13 多发性大动脉炎累及颈总动脉（重度病变）
长箭头指向弥漫性增厚的动脉壁，短箭头指向残留管腔

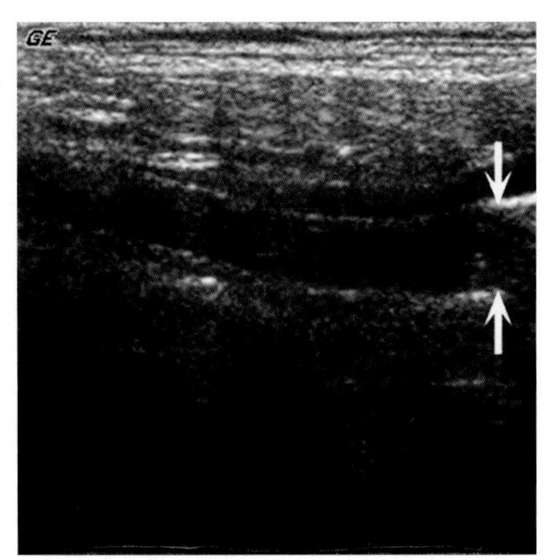

图18-1-14 多发性大动脉炎累及椎动脉
箭头所指为椎动脉起始部管壁增厚

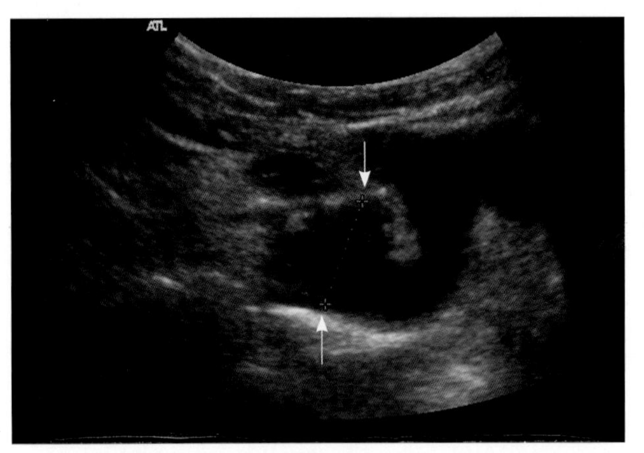

图18-1-15 大动脉炎所致锁骨下动脉瘤
图中示右锁骨下动脉近心段管壁增厚，动脉外径1.8cm

（二）鉴别诊断

1.多发性大动脉炎与正常动脉的鉴别 多发性大动脉炎的管壁轻微病变仅表现为外膜或外膜-中层增厚，而内膜无明显变化。为了避免漏诊，应注意以下几点：

（1）尽量使用较高频率探头，聚焦场移至靶目标处，并使图像局部放大。

（2）动脉壁轻微病变的发现主要依靠灰阶超声，而彩色血流成像和频谱多普勒通常价值有限。

（3）注意观察动脉壁各层的细微改变，而不是仅仅观察动脉粥样硬化通常受累的内膜的变化，尤其是位置深在的动脉，如腹主动脉及其分支。

2.多发性大动脉炎与动脉硬化性闭塞症的鉴别（图18-1-16） 两者鉴别要点见表18-1-3。

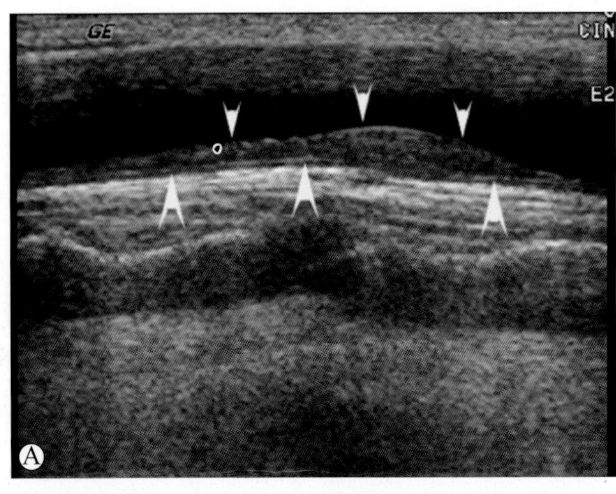

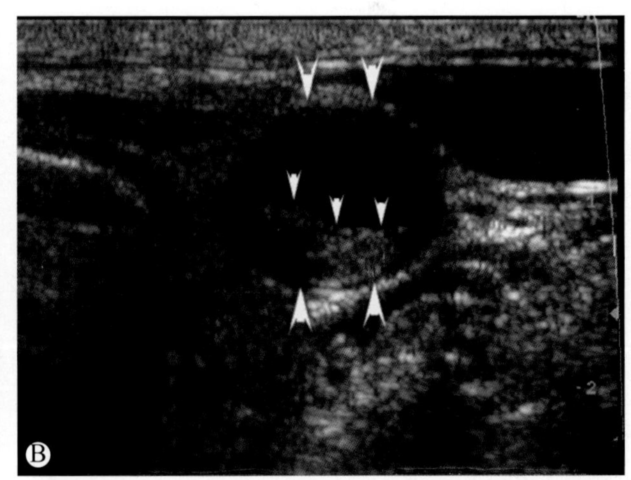

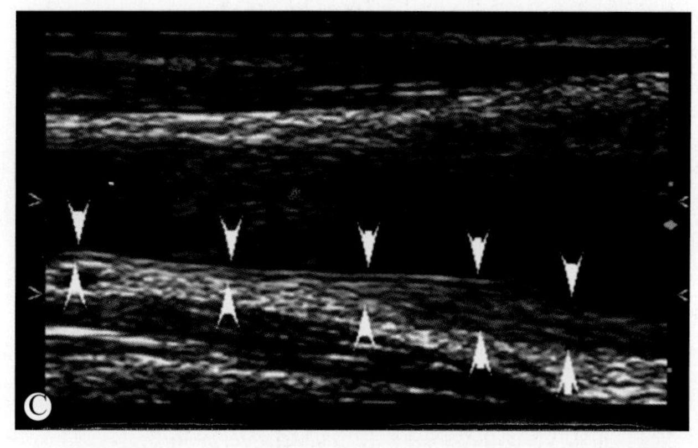

图18-1-16　大动脉炎性与动脉硬化性颈动脉管壁声像图比较

A.颈总动脉粥样硬化纵切灰阶图像，大箭头指向动脉壁的三层结构，小箭头指向附着于内膜的斑块；B.与A图为同一颈动脉的横切灰阶图像，大箭头指向动脉壁，小箭头指向附着于内膜的斑块；C.大动脉炎性颈总动脉纵切灰阶图像，上下箭头之间为从远心端至近心端渐进性增厚的动脉壁，向下的箭头指向内膜，大部分内膜清晰，右侧箭头所指内膜结构不清，向上的箭头所指动脉外膜不清晰

表18-1-3　多发性大动脉炎与动脉硬化闭塞症的鉴别要点

	多发性大动脉炎	动脉硬化闭塞症
性别	女性多见	男性多见
发病年龄	青、幼年多见	中、老年多见
实验室检查	常有红细胞沉降率增快	常有血脂增高
相关疾病	结核病、风湿病	高血压、糖尿病、冠心病
临床表现	受累动脉缺血性表现，病变活动期尚有发热、肌肉酸痛等，除累及肾动脉外，一般无高血压	高血压、受累动脉缺血性表现
好发部位	主动脉弓及其分支最多见，其次为胸腹主动脉及其分支	腹主动脉、下肢动脉、颈动脉分叉处、冠状动脉，锁骨下动脉受累相对较少
声像图	全层管壁弥漫性或局限性增厚，一般无钙化斑块，非病变管壁正常	广泛不规则狭窄和节段性闭塞，管壁多处可见钙化斑块

（三）诊断评价

彩超可较好地诊断本病，并能与常见的动脉粥样硬化鉴别。彩超可观察受累动脉壁的结构改变，有无继发血栓和合并动脉瘤，以及病变部位的血流动力学改变，对狭窄部位、狭窄范围和程度的判断较为准确。但是，某些部位的动脉如左颈总动脉起始部、左锁骨下动脉起始部、胸主动脉及肾动脉等，均可由于骨骼遮盖、肥胖及气体干扰而显示不满意，难以清晰显示受累动脉的管壁结构，有可能将这些部位的轻度狭窄遗漏。

虽然血管造影不能显示血管壁的结构和了解血流动力学的变化，但可以清晰而正确地显示所有受累动脉病变的部位、程度和范围，所以迄今仍是诊断多发性大动脉炎的重要检查方法，也是制定治疗方案的重要依据。

本病早期仅表现为乏力、低热、关节肌肉酸痛等非特异性症状，临床易误诊。待后期出现动脉狭窄，才出现特征性的临床表现，但已较严重。由于彩色多普勒超声具有方便、准确、无损伤等优点，因而对本病早期协助诊断具有重要意义，而且是本病疗效评价和随访的重要工具。

三、颈动脉扭曲

颈部动脉发生弯曲、盘绕和扭结，常见的部位是颈总动脉、颈内动脉和椎动脉起始段。颈动脉扭曲是指颈动脉的过度弯曲，常呈“S”或“C”字形态。少数情况下，颈动脉频繁地弯曲，扭曲的动脉形成锐角，称为扭结。上述改变为先天性或获得性，其临床意义仍存在争议，临床上颈动脉扭曲可表现为搏动性肿块。

（一）声像图表现

1.二维图像表现　扭曲处的颈动脉多呈“S”或“C”字形态，或呈90°直角弯曲状，少数可盘绕成一圈或频繁弯曲而形成扭结（图18-1-17）。扭曲处或其他部位的颈动脉可合并动脉粥样硬化，如表现为内中膜增厚、内膜毛糙、内壁附着斑块等。

2.彩色多普勒及频谱多普勒表现　颈动脉弯曲处血流方向发生改变，形成涡流而呈现杂色血流。血管扭曲常会导致高速的离心射流，这种现象在血管没有严重狭窄时可以表现为血流速度加快。相反，如果颈动脉膨大处宽大，有大斑块，可能无法产生预期的高速血流。

严重的颈动脉扭曲如扭结可合并动脉狭窄，表现为

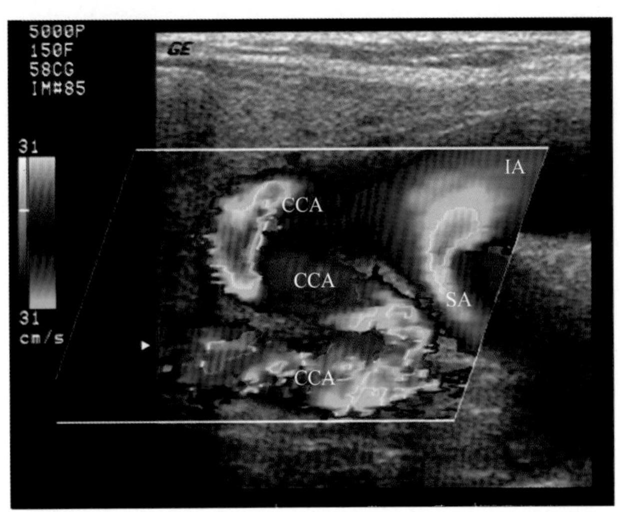

图18-1-17 颈总动脉扭曲的彩色血流图，扭曲的颈总动脉（CCA）呈“S”形

SA.锁骨下动脉；IA.无名动脉

血流紊乱程度加重，血流信号充盈缺损，流速加快，频谱充填；如合并闭塞，则闭塞段管腔内无血流信号。

（二）诊断评价

彩色多普勒超声很容易诊断颈动脉扭曲，判断扭曲动脉的形态和程度，以及是否合并动脉硬化、狭窄或闭塞等。但须注意扭曲处动脉流速可以加快，如不合并狭窄，则管腔内无血流信号充盈缺损。临床上颈动脉扭曲患者常以颈部搏动性肿物就诊。彩色多普勒超声很容易将其与颈动脉瘤、颈动脉体瘤和其他颈部肿物相鉴别，是本病首选和可靠的检查方法。

四、颈动脉瘤

颈动脉瘤（carotid artery aneurysm）是指颈总动脉、颈内动脉颅外段和颈外动脉及其分支的动脉瘤。这类动脉瘤较少见，占周围动脉瘤的2%。常见病因是动脉粥样硬化、创伤和感染；先天性及中层囊性变较少见；近年来医源性动脉壁创伤如颈动脉内膜剥脱术、颈动脉切开或自体静脉补片术后所致假性动脉瘤的报道日渐增多。颈动脉瘤的主要症状是颈部膨胀性、搏动性肿块，动脉瘤增大可产生压迫症状，如声音嘶哑、进食呛咳、呼吸困难、霍纳（Horner）综合征等。动脉瘤腔内血栓形成，导致颈动脉栓塞或脑动脉栓塞，可出现脑供血不足等症状。体检时颈侧部可扪及膨胀性、搏动性肿块，有时可闻及收缩期杂音，如压迫颈根部颈总动脉，动脉瘤的搏动可减弱或消失。通常将颈动脉瘤分为三类：真性、假性和夹层动脉瘤，详细介绍参见本章第二节。

五、颈动脉体瘤

颈动脉体瘤起源于颈动脉体，是一种少见的化学感受器肿瘤，多数散发，亦可有遗传性，可合并多发性内分泌腺瘤ⅡA型（MENⅡA）和ⅡB型（MENⅡB）、von-Hippel-Lindau综合征、Carney综合征等多种具有家族遗传倾向的内分泌综合征。该肿瘤血供丰富，常缺乏典型的临床特征，且生长部位特殊（与颈动、静脉及脑神经毗邻），诊断与治疗不当均会产生严重后果，危及患者生命。

正常颈动脉体呈卵圆形、灰色或暗红色、最大直径5mm，位于颈动脉分叉后壁外膜下，颈动脉体的血供主要来自颈外动脉。颈动脉体通过感受血液成分如氧分压、二氧化碳分压和酸碱度的变化来调节机体的呼吸、循环系统。颈动脉体瘤由其增生衍变而来，属化学感受器瘤或非嗜铬神经节瘤。

颈动脉体瘤通常表现为缓慢生长的颈部肿物，多位于下颌角下方，少数向咽旁膨出。肿物直径2～12cm，平均5cm，多呈圆形或卵圆形，质地中等或硬韧，少数较软，表面光滑，边界较清。肿物左右可推动，而上下不能推动。触诊有时具有压缩感及搏动感，部分病例有时可以听到血管杂音。颈动脉体瘤多为良性，恶性颈动脉体瘤少见，占6%～10%。颈动脉体瘤的病理形态与其生物学行为不一定相平行，临床通常根据转移作为诊断恶性的可靠依据，恶性颈动脉体瘤以局部淋巴结转移为主，偶可经血流转移至肺、骨、肝等部位。

本病除颈部肿块外，大多无其他症状，少数患者有晕厥、耳鸣、视物模糊等脑组织血供障碍的表现。肿瘤增大时可累及第Ⅸ、Ⅹ、Ⅺ及Ⅻ对脑神经，引起吞咽困难、声音嘶哑、霍纳综合征等。少数病例还合并有颈动脉窦综合征。压迫颈动脉体引起颈动脉窦综合征是一种过敏性反应，由于心脏功能受抑制，患者可突然发生心搏缓慢，血压下降，导致脑缺血、缺氧而出现晕厥症状。临床工作中，还要注意到颈动脉体瘤有可能双侧同时发生，超声检查时应常规扫查双侧颈部，还要注意恶性颈动脉体瘤有可能转移到淋巴、肺、骨等组织，要注意对这些部位进行进一步检查。

Shamblin根据肿瘤累及颈动脉的程度将颈动脉体瘤分为三种临床类型：Ⅰ型局限型，肿瘤位于颈总动脉分叉的外鞘内，有较完整的包膜，但与颈总动脉分叉部常有较紧密粘连；Ⅱ型包裹型，比较多见，肿瘤位于颈总动脉分叉部，围绕颈总、颈内及颈外动脉生长，将血管包裹，但不累及血管壁的中层和内膜；Ⅲ型巨块型，肿瘤生长已超出颈动脉分叉范围，可使颈内和颈外动脉向外移位或受压，甚至压迫气管和食管，引起呼吸和吞咽困难。

如果临床初步诊断为颈动脉体瘤，应进一步行影像学检查以明确诊断。彩色多普勒超声检查被认为是目前确诊颈动脉体瘤最好的非创伤性的检查方法，能明确颈动脉体瘤的位置特点，并且可以充分显示其多血供的特点。明确颈动脉体瘤侵犯范围，尤其是侧支循环状况的判断，对指导术式选择及术前准备具有重要意义。

一旦明确诊断为颈动脉体瘤，应积极采取手术治疗。术前应充分了解肿瘤累及颈动脉的程度，切忌盲目穿刺活检，以避免严重并发症的发生。

（一）声像图表现

颈动脉体瘤多为低回声，边界清晰，边缘规则或呈分叶状。肿瘤小者仅2cm，大者可达20cm，位于下颌角下方、胸锁乳突肌内侧的深部或颈总动脉分叉处。较小的肿瘤多位于颈总动脉分叉处的外鞘内，使颈内与颈外动脉的间距增大；较大的肿瘤常将颈总、颈内、颈外动脉部分或全部包裹其中。有时颈动脉管腔可因受压而狭窄甚至闭塞，但管壁结构清晰。当用手推挤时，可观察到肿瘤在垂直方向活动受限，但常可向侧方推动。

肿瘤内部动脉及静脉血流信号丰富，常可见颈外动脉的分支直接进入肿瘤内部，动脉血流频谱为低阻型或高阻型。彩色多普勒超声可清晰显示肿瘤与颈动脉的关系，颈内与颈外动脉可因受肿瘤挤压而明显移位，如颈动脉狭窄或闭塞，可呈现相应的彩色多普勒超声表现（图18-1-18，图18-1-19）。

（二）鉴别诊断

本病由于缺乏典型的临床表现，容易造成误诊，主要应与迷走神经源性副神经节细胞瘤、颈交感神经鞘瘤、颈神经鞘瘤、颈神经纤维瘤和颈动脉瘤相鉴别，其次应与颈部其他肿物如鳃裂囊肿、腮腺肿瘤和淋巴结核等相鉴别。

1.颈动脉体瘤与迷走神经源性副神经节细胞瘤的鉴别　后者是最主要的鉴别诊断疾病，是一种神经源性肿瘤，与颈动脉体瘤引起的颈动脉系的解剖关系变化极为相似，同样可引起颈动脉分叉变宽，颈内外动脉向前移位，但彩色多普勒检查无血供丰富的特点，由此可以鉴别。

2.颈动脉体瘤与颈交感神经鞘瘤、颈神经鞘瘤、颈神经纤维瘤的鉴别　后三者均为实质性肿物，边界光滑，位于颈总动脉后方，将颈内、颈外动脉推向前方，与颈动脉分叉无密切关系，一般不包裹颈动脉生长，血流多不丰富。

3.颈动脉体瘤与颈动脉瘤的鉴别　后者为颈动脉局限性扩张或动脉旁囊实性肿瘤，瘤体内可见血栓回声并充满紊乱的血流信号，易与颈动脉体瘤鉴别。

4.颈动脉体瘤与鳃裂囊肿、腮腺肿瘤的鉴别　鳃裂囊肿为一无回声囊性肿瘤，腮腺肿瘤位于耳下的腮腺内，二者与颈动脉均无密切关系。

5.颈动脉体瘤与颈部淋巴源性肿块的鉴别　后者常可见到融合现象，其融合成团且位于颈动脉分叉处的淋巴结，易与颈动脉体瘤混淆，淋巴源性肿块一般不包绕颈动脉，颈内动脉与颈外动脉夹角亦无明显增大。

六、椎动脉闭塞性疾病

椎动脉闭塞性疾病大多由动脉粥样硬化或多发性大动脉炎所致。狭窄可导致椎基底动脉供血不足。

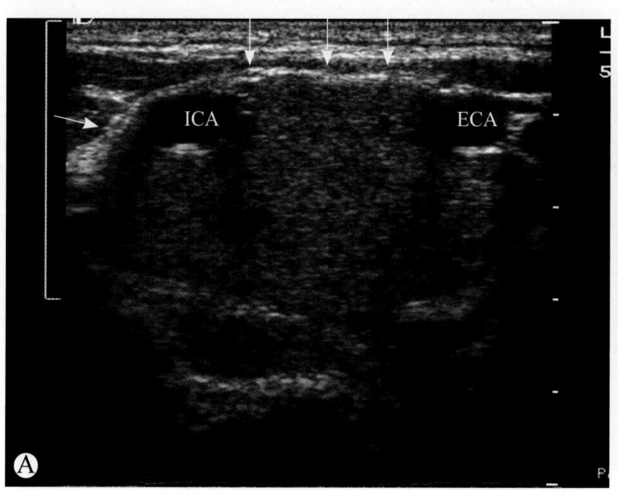

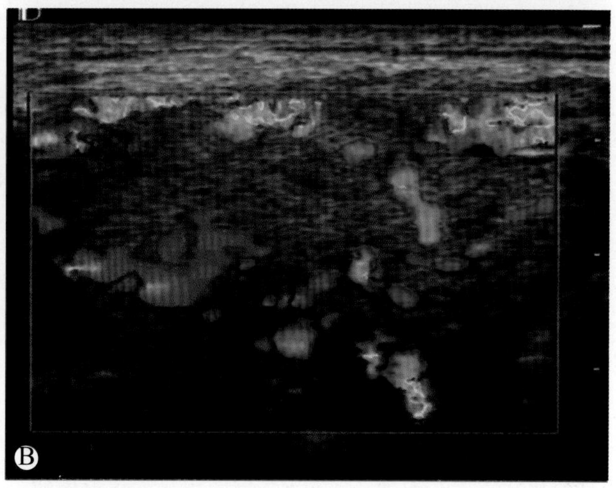

图18-1-18　右侧颈动脉体瘤

A.箭头指向瘤体，并可见其部分包裹颈内动脉（ICA）与颈外动脉（ECA）；B.瘤体内可见丰富的血流信号

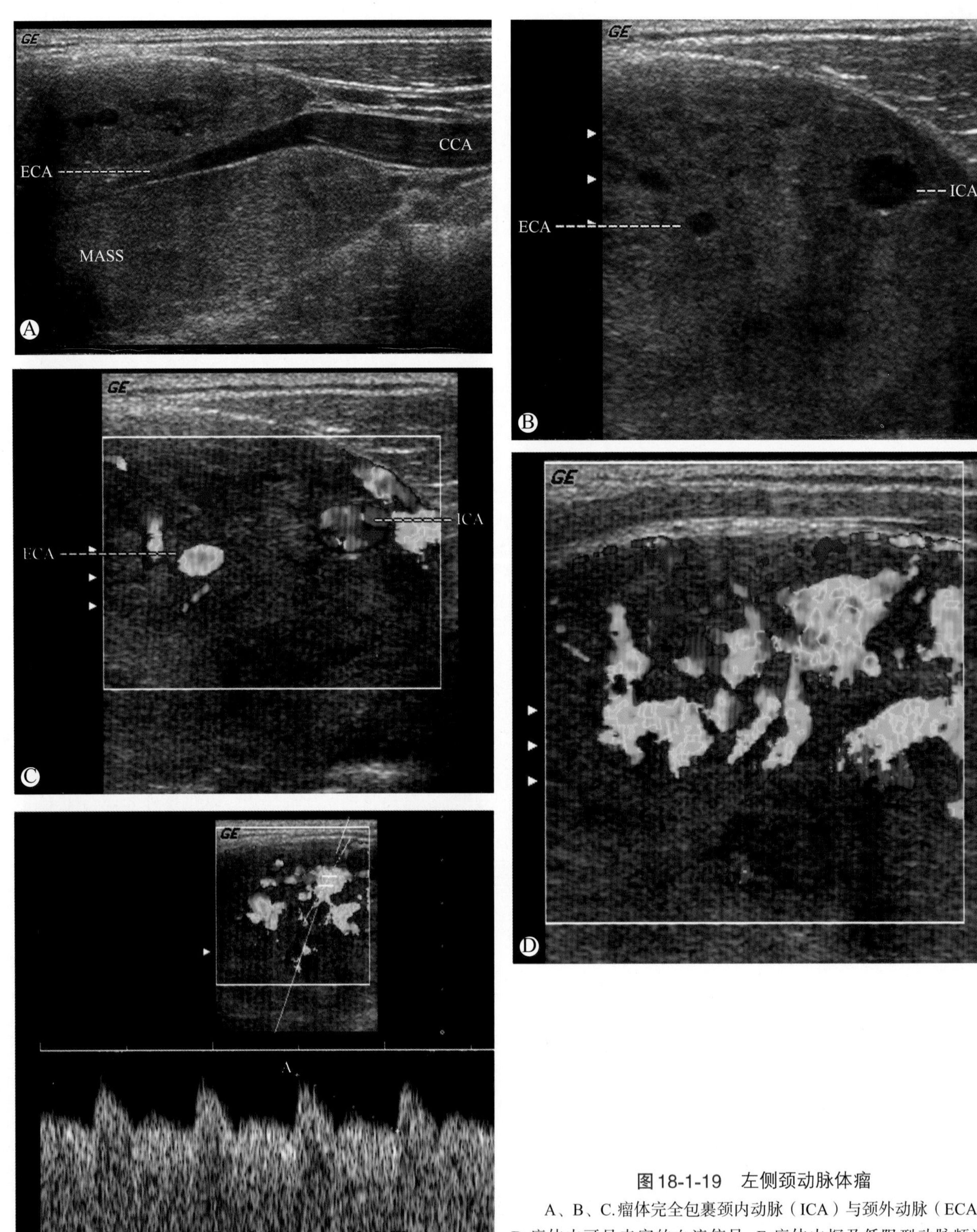

图 18-1-19　左侧颈动脉体瘤

A、B、C. 瘤体完全包裹颈内动脉（ICA）与颈外动脉（ECA）；D. 瘤体内可见丰富的血流信号；E. 瘤体内探及低阻型动脉频谱。CCA. 颈总动脉；MASS. 瘤体

（一）声像图表现

1. 二维图像表现　显示椎动脉管壁增厚，内膜毛糙，可伴有斑块形成。闭塞后管腔内为低回声，管径较狭细，对侧椎动脉管径常代偿性增宽。

2. 彩色多普勒及频谱多普勒表现　狭窄处血流束变细，彩色血流紊乱，频谱显示峰值流速加快，频带增宽（图 18-1-20）。狭窄段远端椎动脉频谱呈狭窄下游改变。完全闭塞时管腔内无血流信号（图 18-1-21）。对侧椎动脉可呈现代偿性改变，表现为内径增宽、流速加快和血流量增加。

目前椎动脉狭窄还没有一个准确的重复性好的诊断标准，表 18-1-4 为参考标准。第一，椎动脉的狭窄大多发生在起始段，位置较深且走行扭曲使得多普勒角度的

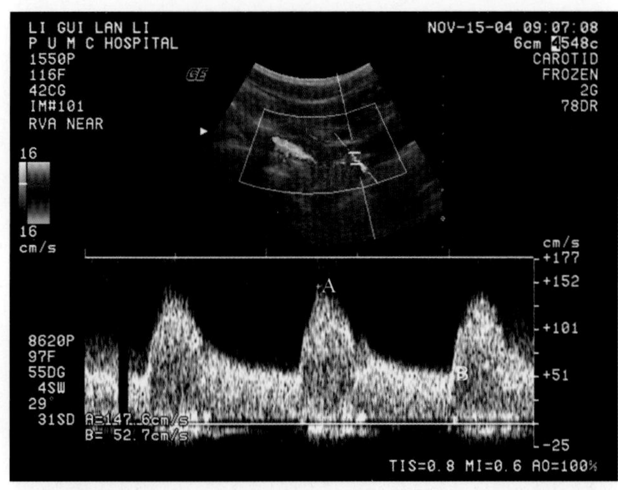

图18-1-20　左椎动脉狭窄的彩色多普勒表现

椎动脉近心段血流束明显变细、紊乱，PSV升高达148cm/s

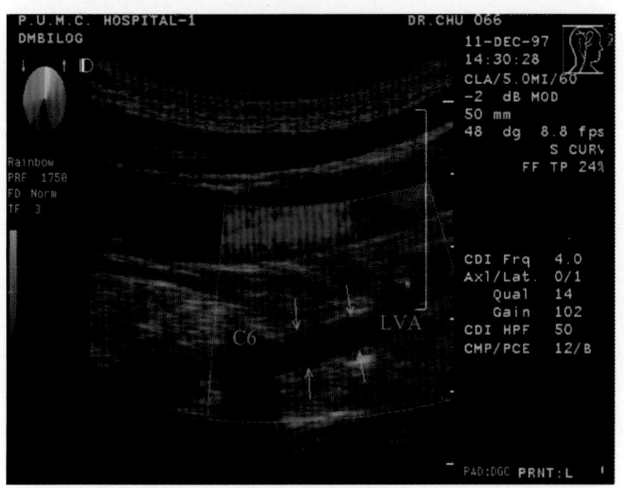

图18-1-21　左椎动脉闭塞的彩色血流图

箭头所指闭塞的椎动脉管腔内无血流信号。LVA.左椎动脉；C6.第6颈椎

表18-1-4　椎动脉起始段狭窄诊断标准

狭窄程度	PSV（cm/s）	EDV（cm/s）	PSV起始段/PSV椎间隙段
正常或＜50%	＜170	＜34	＜2.5
50%～69%	≥170，＜200	≥34，＜60	＞2.5，＜4.1
70%～99%	≥200	≥60	＞4.1
闭塞	无血流信号	无血流信号	无血流信号

（引自：2011年中国医师协会超声医师分会《血管和浅表器官超声检查指南》）

校正困难，因而不易准确测量其速度。第二，由于正常情况下椎动脉内是湍流，因此不能根据频谱的宽度作为狭窄的诊断依据。第三，由于正常椎动脉的血流速度变化范围较大，因此速度的测量也不能作为诊断狭窄的可靠标准，而且尽管当速度大于100cm/s时提示血管狭窄，但也常见于血管造影正常的椎动脉。如当颈动脉闭塞时，椎动脉作为供应大脑的主要旁路血管会出现高速血流。因此，只有椎动脉局部血流速度增加50%以上，且灰阶超声/彩色血流图像上显示狭窄或远端出现明显的小慢波时才有可能是显著的椎动脉狭窄的指征。阻力指数在正常或异常椎动脉上的变化较大，不能作为椎动脉狭窄的诊断参数。

椎动脉闭塞的诊断也很困难。椎动脉细小或先天性缺如及操作技术等原因使得椎动脉的血流显示不尽如人意，同样的原因使椎动脉重度狭窄与闭塞也很难鉴别。极重度狭窄时，通过狭窄段的流速被抑制且通过该段的红细胞数量减少，使得该处多普勒信号太低以致无法检测到，这种情况下能量多普勒可发挥作用。

（二）鉴别诊断

1. 椎动脉狭窄与椎动脉不对称的鉴别　双侧椎动脉粗细不对称很常见，约80%的受检者左侧椎动脉内径大于右侧椎动脉。一般情况下，双侧椎动脉的粗细差异无临床意义。但当一侧椎动脉细小（内径＜2mm）时，可引起椎基底动脉供血不足。椎动脉发育不全表现为管腔普遍细小，但血流充盈满意，频谱形态正常，对侧椎动脉可增宽。而椎动脉狭窄表现为节段性血流束变细，流速加快，两者较容易鉴别。

2. 椎动脉完全闭塞与椎动脉缺如的鉴别　前者二维图像仍然可见椎动脉管壁，而后者在椎静脉后方不能发现椎动脉样结构，有时两者难以鉴别。诊断椎动脉缺如尚需排除椎动脉走行变异。

3. 椎动脉起始部狭窄与锁骨下动脉狭窄的鉴别　对于单独的椎动脉起始部狭窄与锁骨下动脉椎动脉开口后狭窄的鉴别，仅依据在椎动脉远端或上肢动脉分别探及狭窄下游血流频谱，两者比较容易鉴别。而对于锁骨下动脉椎动脉开口前的狭窄，同侧远端椎动脉和上肢动脉同时呈现狭窄下游的频谱改变。如在自然状态下或行束臂试验时，同侧椎动脉出现逆向血流，则支持锁骨下动脉椎动脉开口前的狭窄。但锁骨下动脉椎动脉开口前狭窄所致射流，可同时引起同侧椎动脉起始段血流紊乱和流速加快，此时，判断是否合并椎动脉起始段狭窄存在一定困难。

4. 椎动脉狭窄与椎动脉血流代偿的鉴别　前者表现为椎动脉狭窄处流速突然加快，且其远端频谱呈狭窄后改变。颈动脉狭窄或对侧椎动脉闭塞性疾病可引起椎动脉血流代偿，表现为整条椎动脉流速均升高，内径增宽。

5. 椎动脉狭窄下游血流与椎动脉流速降低的鉴别　远端椎动脉或基底动脉闭塞可引起近端椎动脉流速减低，但多普勒频谱收缩期上升陡直，阻力指数增高；椎动脉狭窄下游的频谱表现为流速减低的同时收缩期上升倾斜，阻力指数降低，两者可以鉴别。另外，严重心功能不全也可导致椎动脉流速减低，甚至呈现类似狭窄下游的频谱改变，但这种变化多为双侧同时出现，而椎动脉狭窄引起的狭窄下游的频谱改变一般为单侧。

（三）临床意义

颈部椎动脉超声探测成功率可达93%～100%，尽管患者肥胖、颈椎横突、锁骨的遮盖及椎动脉走行弯曲等因素均可影响某段椎动脉的显示，但对椎动脉闭塞性疾病的诊断影响较小。彩色多普勒超声不仅可以诊断椎动脉狭窄或闭塞，还可以评价其侧支循环情况和颈动脉情况，为临床治疗方案的选择提供重要依据。

七、颈部动脉变异

（一）颈动脉变异

颈动脉起源变异包括以下几种：右侧颈总动脉单独起源于主动脉弓（图18-1-22）；左侧颈总动脉起源于无名动脉；双侧颈总动脉共干起源于主动脉弓，无名动脉缺如。

颈总动脉通常在C_3～C_4平面分为颈内、颈外动脉，分叉处位置可有变异，最高可达C_1～C_2平面，横切扫查在颈部难以探及分叉处；分叉处最低在T_1～T_2平面。偶见颈总动脉缺如，颈内、颈外动脉直接起源于主动脉弓。有的患者可出现单侧颈动脉发育细小。

（二）椎动脉变异

椎动脉起源变异中最常见者为左椎动脉直接起始于主动脉弓，偶见椎动脉起源于颈总动脉或无名动脉。

大多数人椎动脉在C_7横突的前方进入C_6横突孔，少数人可经C_5或C_7横突孔进入，更罕见者在C_4水平进入横突孔。这种高位入颈椎横突孔者，超声显示椎动脉近段走行表浅（图18-1-23）。

多数人双侧椎动脉粗细不对称，少数人一侧椎动脉明显发育不全，常为右侧；也可有单侧椎动脉先天缺如，较少见。

八、颈内静脉血栓形成

颈内静脉主要收集脑的静脉血液回流。二维超声和彩色多普勒超声最常用于诊断颈内静脉血栓形成。超声诊断的其他适应证主要包括颈静脉扩张、在插管前评价静脉是否通畅、引导尤其是血管解剖畸形时的颈内静脉或锁骨下静脉置管，提高安全性和导管插管的成功率。

颈静脉走行于颈总动脉的前外侧，甲状腺的外侧，胸锁乳突肌的深处。正常颈内静脉在探头施加适当的压力时管壁完全塌陷，患者颈部伸展偏向对侧，无论是纵向还是横向探查颈内静脉时，都不宜对探头施压，避免颈内静脉塌陷。从锁骨上窝的冠状切面可以探及颈内静脉下段及锁骨下静脉中段，二者共同汇入头臂静脉。

二维图像表现为高回声的管壁和无回声的管腔，右侧的颈内静脉通常宽于左侧，管腔内可探及静脉瓣，彩色多普勒可见血流缓慢充盈。

超声显示静脉波动与右心收缩有关。静脉的管腔内径随着胸膜腔内压的变化而改变，吸气时胸腔内负压引起血液流向心脏，颈内静脉内径减小；呼气和瓦氏动作使胸膜腔内压增加，血液回流减少，血管扩张，此时很少或几乎没有血流。当患者突然吸气胸膜腔内压减小时，彩色多普勒显示静脉血流朝向心脏的短暂回流。

颈静脉血栓形成的临床特征为模糊的、边界不清的非特异性颈部肿块或肿胀，因为其位置较深并且存在大

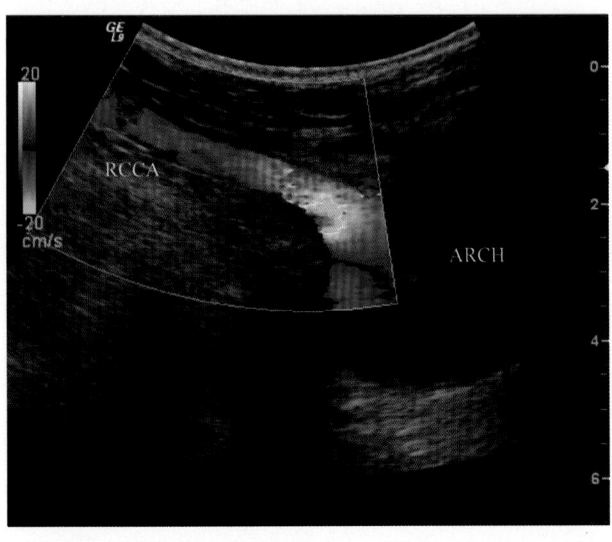

图18-1-22 颈动脉起源变异，右侧颈总动脉（RCCA）单独起源于主动脉弓（ARCH）

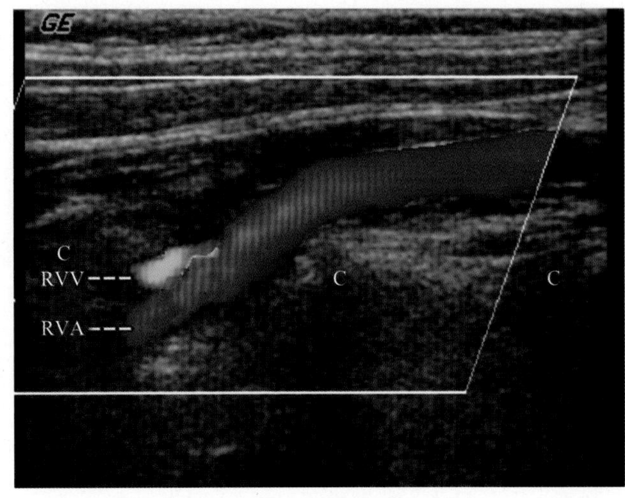

图18-1-23 椎动脉走行变异

图中示右椎动脉（RVA）走行表浅，位于右椎静脉（RVV）后方。C.颈椎横突

量的侧支循环，可完全无症状。颈内静脉血栓形成通常为中央静脉置管术的并发症，其他原因包括吸毒、纵隔肿瘤、血液的高凝状态、颈部手术、局部炎症或腺病，还有一些是自发的。静脉血栓形成的并发症包括血栓性静脉炎、血栓的移动和肺栓塞等。

超声检查可以探及管腔扩张，不可压瘪，管腔内充满低回声（图18-1-24A）。急性血栓形成可以是近无回声的，与流动的血液回声可能难以区分，但局部血管不能被压瘪且无彩色血流充盈（图18-1-24B）和多普勒频谱，同时缺乏对呼吸的期相性反应及静脉性的波动，有助于快速正确地诊断。静脉置管形成的血栓通常发生在导管的顶端，导管在超声图像上表现为无回声的静脉管腔内两条平行的线样高回声。若为慢性血栓形成时，可见侧支循环形成。当血栓中心发生液化或其血栓回声不均时考虑慢性血栓形成。慢性血栓机化使其难以显示，也不易与血管周围的脂肪组织分辨。当颈静脉或锁骨下静脉缺乏随心肺活动周期性变化的特点时，提示为中心性非闭塞性的血栓。当两侧的颈静脉均无静脉性波动时，

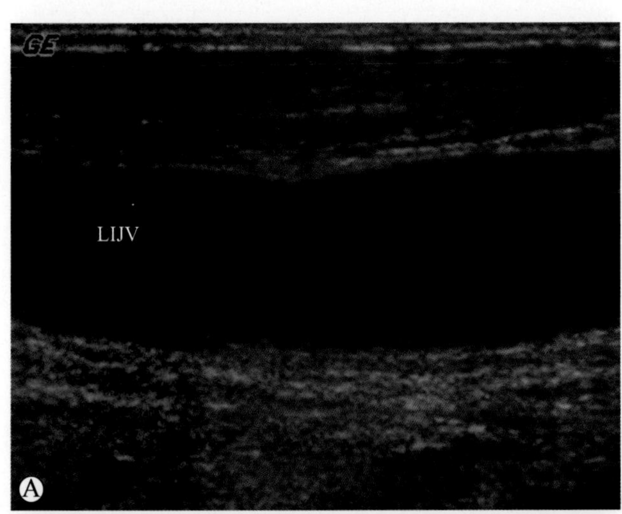

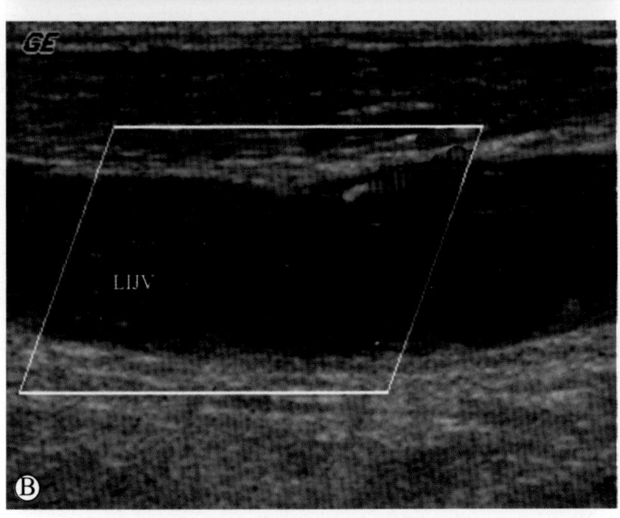

图18-1-24　左颈内静脉急性血栓形成

A.左颈内静脉内径增宽，管腔内充满低回声；B.彩色血流显示管腔内仅周边少量血流充盈。LIJV.左颈内静脉

支持中心静脉血栓形成，通过静脉造影或者MRA可以确诊。

超声检查无创且无需注射对比剂，是一种优于CT、MRI的可靠的诊断颈内静脉血栓的检查方法，但也存在局限性，如当颈内静脉位于下颌骨后方或锁骨下方时，难以全程显示整条血管。

（李建初　王　健）

第二节　四肢动脉疾病

在四肢缺血性疾病中，下肢动脉疾病比较常见，约占95%。四肢动脉疾病主要有动脉硬化闭塞症、血栓闭塞性脉管炎、动脉栓塞、多发性大动脉炎和动脉瘤等。虽然血管造影被公认为诊断四肢动脉疾病的“金标准”，但其有创、昂贵、不宜重复检查和需长期追踪观察。另外，血管造影提供的只是解剖形态方面的信息，不能提供血流动力学方面的信息。彩色多普勒超声能够同时提供解剖和血流动力学方面的信息，且具有方便、价低、准确性高和可重复性等特点，因此超声已成为四肢动脉疾病首选的影像学检查方法。

一、锁骨下动脉窃血综合征

锁骨下动脉窃血综合征（subclavian steal syndrome，SSS）是指无名动脉或椎动脉开口前锁骨下动脉狭窄或闭塞，患侧椎动脉血液逆流至锁骨下动脉远心端供应患侧上肢，形成锁骨下动脉窃血，引起椎基底动脉供血不足及患侧上肢缺血等综合征。轻度锁骨下动脉狭窄患者可无任何临床症状，其脑血管造影检查也仅能发现锁骨下动脉狭窄，唯有椎动脉血流方向逆转方出现锁骨下动脉显影延迟，此时才能诊断锁骨下动脉窃血综合征。怀疑锁骨下动脉窃血综合征的患者，应测量双上肢动脉血压，明确双上肢动脉血压的不对称性有助于明确诊断，早发现、早诊断、早治疗是治疗本病的关键。

（一）病因

动脉粥样硬化是本病最常见的病因，其次是多发性大动脉炎，极少数属于先天性，罕见于胸部外伤、无脉症、巨细胞动脉炎、栓塞或瘤栓。先天性可见于主动脉弓正常，锁骨下动脉呈局限性发育不良、闭锁或孤立。罕见的报道还有双侧锁骨下动脉近心段发育不良，同时有主动脉缩窄而出现双侧窃血者。医源性见于先天性心脏病进行血管手术矫正时引起本综合征。外伤性见于车祸使胸部受伤，为在椎动脉开口前锁骨下动脉挫伤性血栓形成所致。其他，如风湿性心脏病并发左锁骨下动脉第一段栓塞，还可见于转移性癌栓和巨细胞动脉炎。

（二）发病机制

颈内动脉系统与椎基底动脉系统是颅内两个独立的供血系统，彼此存在广泛的侧支循环，其中最重要的是大脑动脉环（Willis环）。两侧大脑前动脉由一短的前交通动脉互相连接，两侧颈内动脉和大脑后动脉各由一后交通动脉连接起来，共同组成大脑动脉环。在正常情况下，组成环的各动脉血流方向一定，当在某动脉近端狭窄时，环内动脉间出现压差，大脑动脉环血流方向和速度发生变化，其侧支循环才发挥作用。

根据流体力学原理，血管中流体的速度与其两端的压差成正比。正常情况下无论收缩期还是舒张期，主动脉弓及其分支头臂干、左颈总动脉和左锁骨下动脉压力均高于颅内动脉，形成一定的压差，维持颈内动脉和椎动脉正向入颅血流，保障颅内供血，满足脑的高耗氧需求。

当头臂干或锁骨下动脉狭窄时，狭窄远心端压力减低，当狭窄严重至狭窄远端压力低于颅内动脉时，同侧锁骨下动脉与椎动脉之间正常的压力梯度发生颠倒，形成逆压差，即锁骨下动脉近端狭窄后压力低于同侧椎动脉，使同侧椎动脉血液反向流入锁骨下动脉狭窄远心端，即锁骨下动脉窃血。

引起锁骨下动脉窃血有许多生理或解剖上的因素，其中最重要的是全身血压和锁骨下动脉-椎动脉之间的逆压差，压差增加，即引起血流逆行。此外，还与侧支循环有关，若上肢侧支循环代偿很好，即使狭窄较严重，也可不出现窃血；反之，较轻的狭窄亦可出现窃血。

常见的锁骨下动脉窃血方式：

1.椎动脉开口前锁骨下动脉或头臂干狭窄或闭塞时，血液流动方向为：对侧椎动脉→基底动脉→患侧椎动脉→患侧锁骨下动脉狭窄的远心段。

2.头臂干狭窄或闭塞时，除按上述方式外，同时出现的血液流动方式为：左侧颈内动脉→后交通动脉→右侧颈内动脉→右侧颈总动脉→右侧锁骨下动脉。

3.左锁骨下动脉和头臂干同时狭窄或闭塞时，血液流动方式为：左侧颈内动脉→双侧后交通动脉→基底动脉→双侧椎动脉→双侧锁骨下动脉狭窄的远心段。

Vollmer等将窃血方式分为：①椎动脉-椎动脉（占66%）；②颈动脉-基底动脉（占26%）；③颈外动脉-椎动脉（占6%）；④颈动脉-锁骨下动脉（占2%）。并指出只有患侧颈内动脉发生闭塞性损害时，才会出现颈外动脉-椎动脉分流。当锁骨下动脉窃血时，颅内侧支循环的出现是机体对锁骨下动脉狭窄或闭塞的一种适应性反应。

（三）临床表现

1.椎基底动脉供血不足表现　最常见的症状为眩晕、肢体轻瘫、感觉异常、双侧视力障碍、共济失调、复视、晕厥，少见的有间歇性跛行、发音困难、吞咽困难、耳鸣、抽搐、头痛及精神障碍。

2.上肢缺血性表现　常见者间歇性运动不灵、上肢乏力、疼痛和感觉异常；无脉、脉搏迟滞，这是脉搏波要由对侧椎动脉至患侧椎动脉，再至腕部，其距离较远的缘故，是患者就诊的主要原因；少数可出现“倾倒症”，表现为没有先兆、突然下肢肌力丧失而跌倒的发作，可无意识障碍，并能迅速恢复，可能是延髓椎体交叉区域缺血所致。双侧上肢血压相差20mmHg以上，或上肢血压测不出，患侧颈部可闻及血管杂音，患肢运动使杂音加重。

（四）声像图表现

1.灰阶图像表现　于胸骨上窝探测锁骨下动脉，追踪锁骨下动脉起始部有狭窄或闭塞改变（图18-2-1）。大

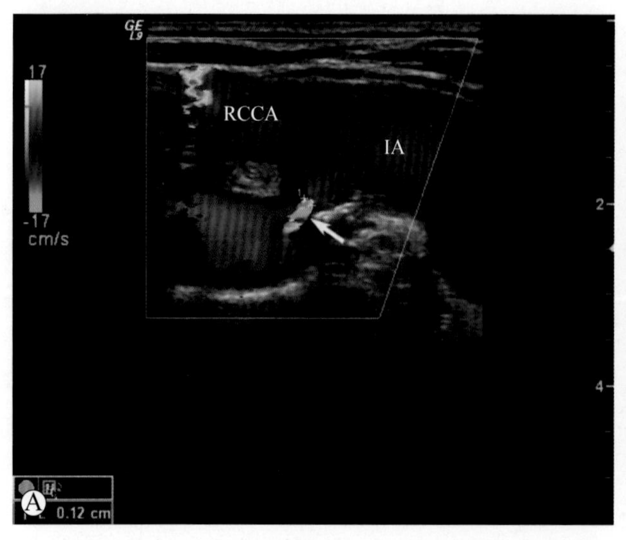

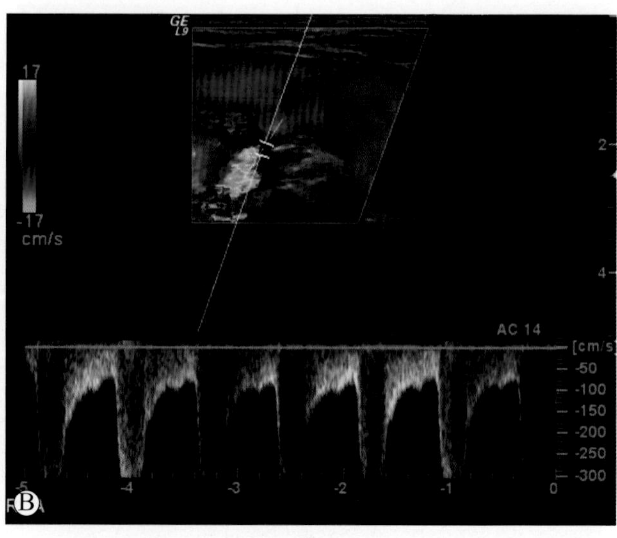

图18-2-1　右锁骨下动脉窃血综合征（锁骨下动脉近心段狭窄所致）

A.右锁骨下动脉近心段血流束明显变细（箭），残留管腔内径0.12cm；B.狭窄处峰值流速＞300cm/s。IA.无名动脉；RCCA.右颈总动脉

动脉炎所致锁骨下动脉狭窄者，管壁弥漫性增厚，为低回声。动脉硬化所致者，伴大、中型动脉的动脉硬化斑块形成。若不具备上述特征，应考虑由先天性畸形或动脉受压所致。

2.彩色多普勒表现

（1）锁骨下动脉：彩色多普勒对锁骨下动脉起始部狭窄程度的判定极有帮助，于狭窄处可显示五彩镶嵌彩色血流；当完全性闭塞时，于锁骨下动脉处无彩色血流显示，而显示同侧颈总动脉血流。

（2）椎动脉：锁骨下动脉起始段轻度狭窄者，患侧椎动脉血流方向仍与同侧颈总动脉相同，血流色彩与同侧颈总动脉相同；中度狭窄者，锁骨下动脉部分窃血，在心动周期中患侧椎动脉血流方向与同侧颈总动脉不完全相同，血流色彩出现“红、蓝”交替现象；严重狭窄或闭塞者，锁骨下动脉完全窃血，在整个心动周期中患侧椎动脉血流方向与同侧颈总动脉完全相反，血流色彩与颈总动脉完全相反。

（3）上肢动脉：患侧上肢动脉彩色血流充盈良好，边缘整齐，整个心动周期均显示同一颜色血流，但随狭窄程度加重色彩渐暗淡。

3.频谱多普勒表现

（1）锁骨下动脉狭窄的诊断标准：锁骨下动脉狭窄内径大于50%时，收缩期血流速度明显高于健侧，舒张早期反向血流消失，频谱充填。

（2）锁骨下动脉闭塞的诊断标准：近端未检测到典型血流信号，远端血流速度明显低于健侧，血流速度降低，频谱圆钝。

（3）不同程度锁骨下动脉近端狭窄同侧椎动脉及肱动脉的脉冲型频谱多普勒表现：检测椎动脉血流应在平静状态下进行，因在上肢剧烈运动后，末梢血管扩张，远端血管压力降低使椎动脉血流频谱改变，即反向血流加速，影响窃血程度的判断（图18-2-2，图18-2-3）。

1）隐匿型：锁骨下动脉起始处轻度狭窄，狭窄远端压力仍高于同侧椎动脉，椎动脉仍为正向血流，但由于锁骨下动脉收缩早期压力的快速下降，形成椎动脉血流频谱收缩期切迹。表现为同侧椎动脉血流频谱仅收缩期早期出现短暂反向低速血流，收缩中晚期及舒张期为正向血流，正向血流速度大于反向血流速度；同侧肱动脉血流频谱仍有舒张期的反向血流。

2）部分型：锁骨下动脉起始段狭窄并不严重，狭窄

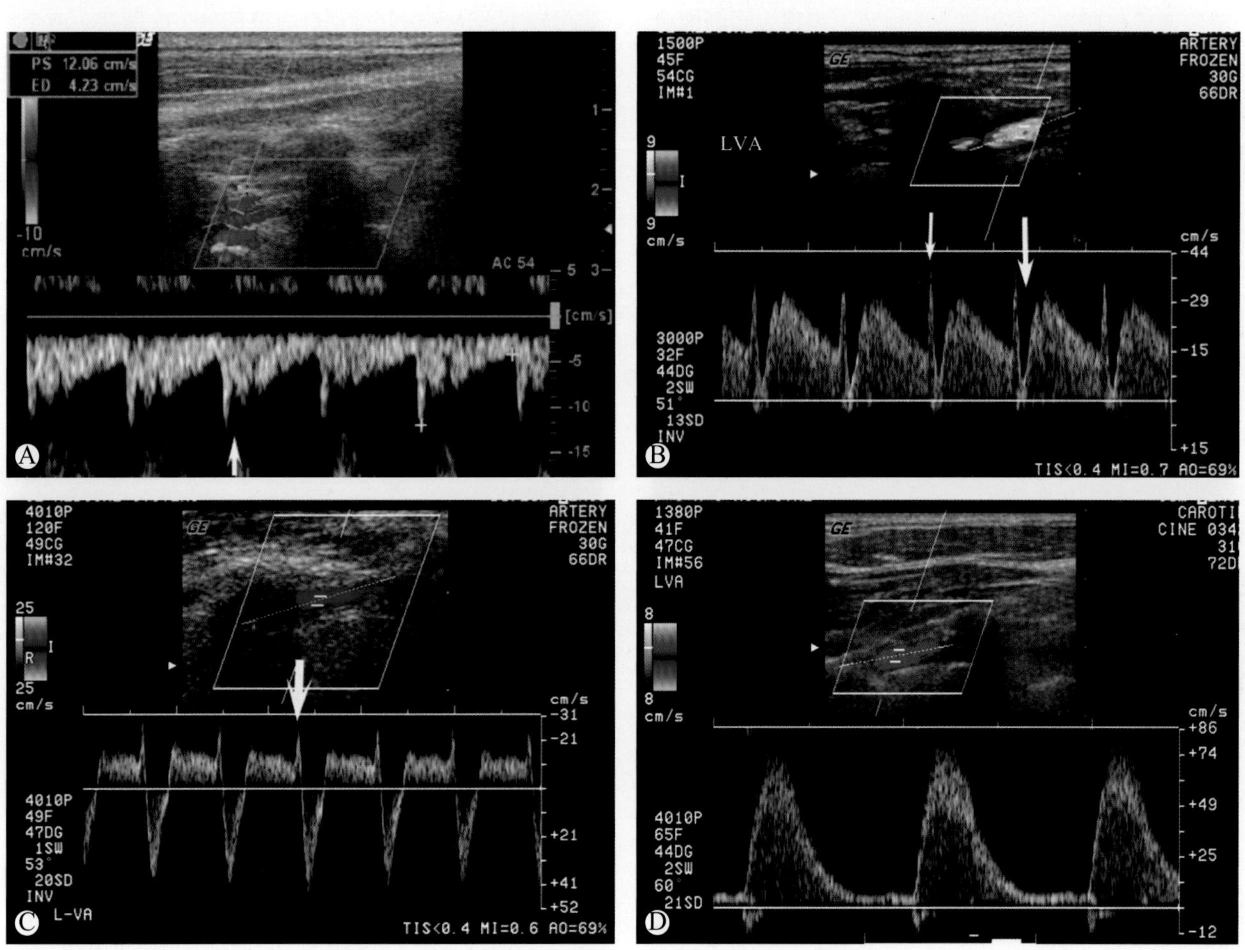

图18-2-2 锁骨下动脉窃血综合征患侧椎动脉血流频谱

A.收缩期切迹最低流速（箭头）大于舒张末期流速；B.在收缩期顶峰处（小箭头）开始逆流形成较深的收缩期切迹（大箭头），其最低流速低于舒张末期流速；C.箭头指向收缩期频谱最高峰，收缩期血流逆转越过基线，舒张期血流仍为正向；D.整个心动周期血流方向逆转，均位于基线上方。LVA.左椎动脉

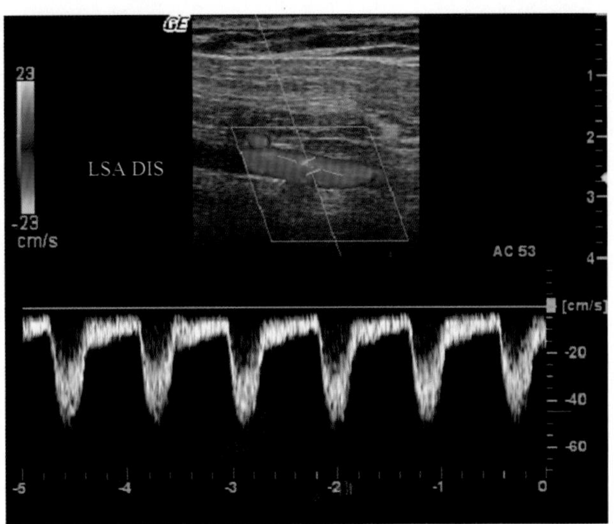

图18-2-3 锁骨下动脉窃血综合征（锁骨下动脉远心段血流频谱改变）

锁骨下动脉近端狭窄患者，其远心段血流为低速低阻型

远端压力轻度下降，收缩期狭窄远端压力低于同侧椎动脉，从而使椎动脉血流逆流入锁骨下动脉，同时收缩期逆流的血流量使狭窄远端锁骨下动脉的舒张期压力增加，当舒张期压力大于或等于同侧椎动脉压力时，则椎动脉血流频谱舒张期为正向血流或无血流。表现为同侧椎动脉血流频谱于收缩期出现反向血流，舒张期为正向血流频谱或无血流频谱；同侧肱动脉血流频谱舒张期反向血流几乎消失，舒张中晚期无明显血流频谱。

3）完全型：锁骨下动脉起始处重度狭窄或闭塞，整个心动周期狭窄远端压力均低于同侧椎动脉，使椎动脉收缩期和舒张期发生逆向血流。表现为同侧椎动脉血流频谱在收缩期与舒张期均呈反向血流频谱，同侧肱动脉血流频谱为收缩期低速血流频谱，舒张期反向血流频谱消失，出现明显舒张期正向血流频谱。

4）健侧椎动脉血流速度相对升高（代偿性），呈高阻力型血流频谱。

4.束臂试验　试验方法：受试者静息一段时间处于平静状态后，测量双上肢血压，患侧上臂加压至高于健侧收缩压30mmHg左右，嘱患者反复做握拳运动，持续3min，采用突然松开袖带减压或不撕开袖带而利用血压计气囊缓慢放气减压两种方式放气，分别观察在加压和减压过程中椎动脉血流方向和速度的变化过程。上臂袖带所加压力为血管壁受到的外在压力，大于或等于正常上肢血压。握拳活动末梢血管会代偿性扩张，动脉压力降低。正常人由于无锁骨下动脉狭窄，全心动周期锁骨下动脉-椎动脉间压差正常，所以在加压和减压过程中同侧椎动脉血流频谱均正常。

束臂试验是人为诱发并加剧锁骨下动脉窃血的过程。束臂后，此时所加压力相当于狭窄后血管腔内的压力，加压过程逐渐减小了患侧锁骨下动脉-椎动脉间的逆压差，使狭窄的锁骨下动脉-椎动脉间的逆压差“恢复”至正常范围。突然松开袖带放气，锁骨下动脉狭窄或闭塞远端管腔压力突然下降，狭窄的锁骨下动脉-椎动脉间的压差突然由正变负，收缩期压差变化较大，舒张期压差变化较小，从而引起椎动脉血液部分（收缩期）或全部（收缩期和舒张期）逆流，窃血强化（图18-2-4，图18-2-5）。

椎动脉血流频谱在收缩峰处形成切迹、收缩期陡直反向血流频谱或全心动周期反向血流频谱与诊断锁骨下动脉狭窄后是否窃血及窃血程度密切相关，是观察锁骨下动脉窃血的敏感指标。隐匿型锁骨下动脉窃血者椎动脉血流频谱仅收缩期有切迹，仅在束臂试验时才出现反向血流（部分型）；部分型者椎动脉仅收缩期为反向血流，束臂试验后可变为全心动周期反向血流（完全型）；

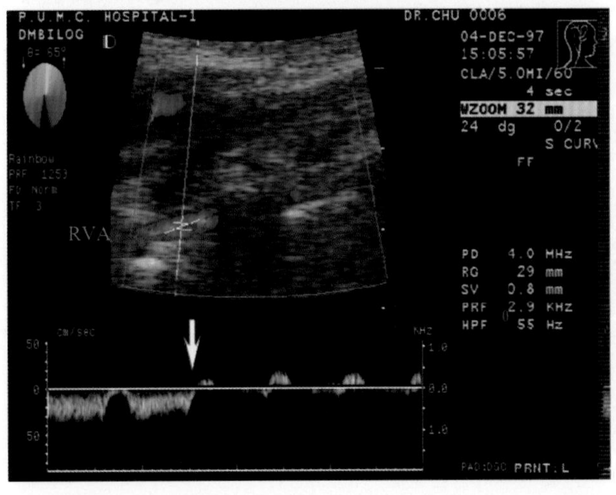

图18-2-4 锁骨下动脉窃血综合征患者束臂试验对患侧椎动脉血流的影响（一）

箭头左侧为束臂试验前血流频谱，无明显逆流；箭头右侧为束臂试验后血流频谱，收缩期出现逆流。RVA.右椎动脉

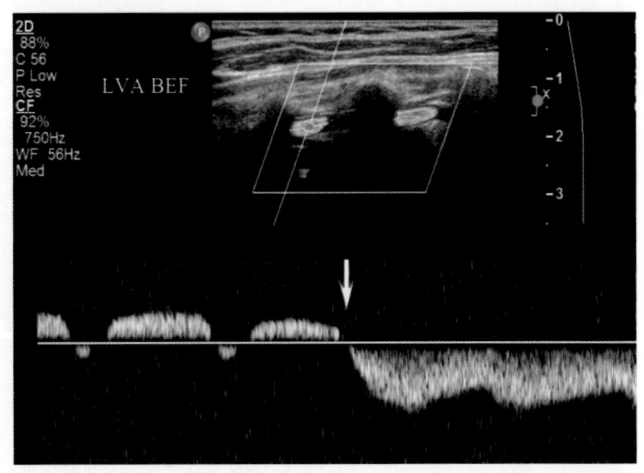

图18-2-5 锁骨下动脉窃血综合征患者束臂试验对患侧椎动脉血流的影响（二）

箭头左侧为束臂试验前血流频谱，收缩期血流逆转（基线下方）；箭头右侧为束臂试验后血流频谱，收缩期及舒张期血流均逆转。LVA.左椎动脉；BEF.束臂试验前

对于完全型者彩色多普勒结合频谱多普勒即可做出明确诊断，束臂试验有助于本病的诊断。

束臂试验减压时，快速减压更容易观察到椎动脉血流频谱的变化。如用气囊缓慢放气减压，其放气速度易受人为因素影响，不易明显观察到椎动脉血流频谱的变化。

椎动脉频谱收缩早期切迹在隐匿型中具有重要的诊断价值，患侧椎动脉逆流是锁骨下动脉窃血的重要诊断依据。在实际临床工作中，若出现椎动脉逆向血流，且为典型的窃血频谱，即使无名动脉或锁骨下起始部显示不清，同样提示相应部位存在狭窄。但椎动脉出现逆向血流并不一定是窃血，椎动脉循环阻力增大也出现反向波，但后者反向血流频谱主要出现在舒张早期，持续时间较短，与部分性窃血患者收缩期反向血流完全不同。

（五）锁骨下动脉窃血综合征的形成条件

1.必要条件　椎动脉开口前锁骨下动脉或无名动脉狭窄或闭塞、主动脉缩窄、主动脉弓离断或上肢动静脉瘘可引起单侧或双侧锁骨下动脉压力下降，从而引起受累侧的椎动脉血液逆流。

2.相关条件

（1）健侧椎动脉粗细和是否有病变。

（2）Willis环的解剖状态。

（3）供应患肢的其他动脉（尤其是甲状颈干和肋颈干）的侧支循环状况。

（4）其他颅外血管疾病。

临床上有的患者虽具有上述必要条件，但不发生明显的椎动脉血流方向逆转，可能与这些相关条件有关。

（六）鉴别诊断

1.锁骨下动脉窃血综合征与锁骨下动脉椎动脉开口后狭窄的鉴别　前者为锁骨下动脉椎动脉开口前狭窄或无名动脉狭窄，并可引起同侧椎动脉逆流，健侧椎动脉流速代偿性升高（图18-2-6），而后者锁骨下动脉狭窄部位位于椎动脉开口远端，不管狭窄程度多么严重，都不引起椎动脉逆流。

2.锁骨下动脉窃血综合征与胸廓出口综合征累及锁骨下动脉的鉴别　后者在上肢过度外展的情况下，锁骨下动脉压迫处峰值流速大于或等于自然状态下的2倍或管腔内无血流信号；也可同时合并同侧锁骨下静脉内

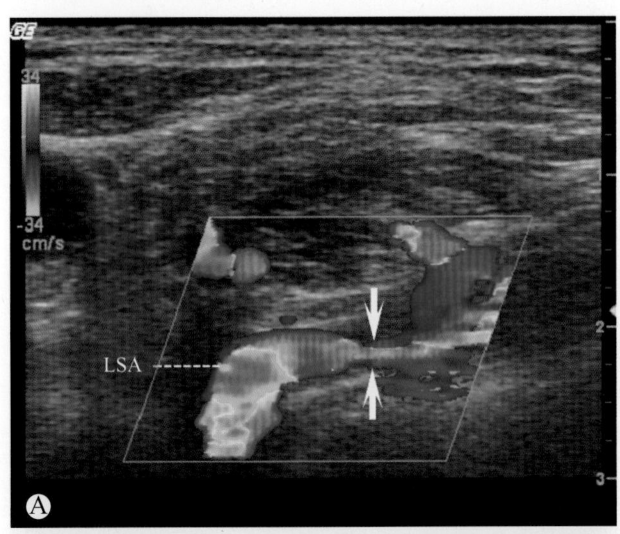

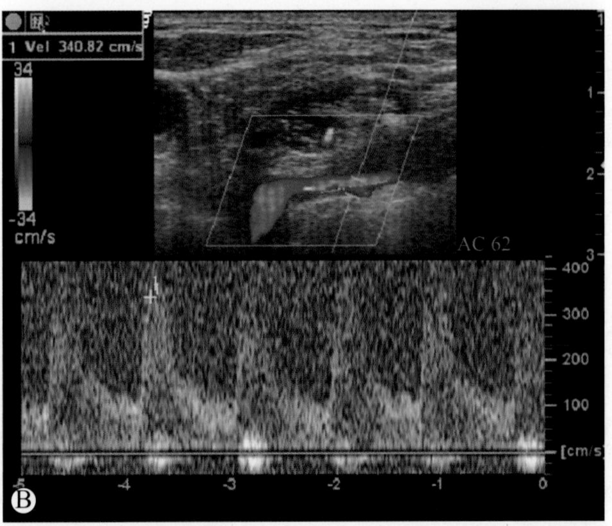

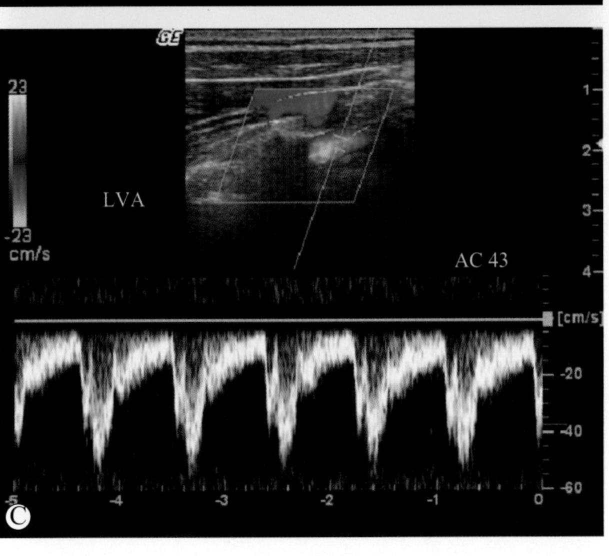

图18-2-6　椎动脉开口后锁骨下动脉狭窄

A.箭头所指为左锁骨下动脉（LSA）中段狭窄处，血流束变细；B.狭窄处PSV＝341cm/s；C.同侧椎动脉血流频谱基本正常，未见明显反向血流。LVA.左椎动脉

无血流信号，或波形失去随心脏搏动及呼吸而改变的现象。

3.右锁骨下动脉起始部与右颈总动脉起始部或无名动脉狭窄的鉴别　由于无名动脉分出右颈总动脉和右锁骨下动脉这一解剖关系，分叉处也可位于胸骨后，这给探查带来了困难，如不注意，可将这三者的定位混淆。若同时在右颈总动脉和右锁骨下动脉内探及射流和紊乱血流，则一般是无名动脉狭窄（图18-2-7）；若右上肢动脉呈现狭窄下游血流改变，同时发现同侧椎动脉逆向血流，而右颈总动脉血流正常，则是右锁骨下动脉起始段狭窄；右颈总动脉狭窄不影响右锁骨下动脉血流。

4.锁骨下动脉窃血综合征与椎动脉循环阻力增大出现反向波的鉴别　锁骨下动脉窃血综合征患者，部分窃血表现为椎动脉收缩期出现逆流，完全性窃血可表现为收缩期和舒张期均出现反向血流，而后者是椎动脉血液循环阻力增大所致，反向波出现在舒张早期，而且持续时间很短（图18-2-8）。

二、四肢动脉硬化闭塞症

在四肢动脉疾病中，动脉狭窄、闭塞性病变绝大部分都是由四肢动脉硬化闭塞症所致。其主要病理变化是动脉内膜或中层发生的退行性变和增生过程，最后导致动脉失去弹性，管壁增厚变硬，管腔狭窄。本病可导致四肢的供血障碍，临床表现为发冷、麻木、疼痛、间歇性跛行，以及趾或足发生溃疡或坏疽。

（一）声像图表现

1.动脉内膜增厚、毛糙，动脉内壁可见大小不等、形态各异的等回声、高回声和强回声斑块（图18-2-9），部分后方伴声影，有时管腔内见低回声血栓。

2.彩色血流成像可见管腔内血流束变细，狭窄处和靠近其下游呈现杂色血流信号（图18-2-10A）。若为闭塞，则管腔内无血流信号。狭窄或闭塞的动脉周围可见侧支血管。狭窄或闭塞病变常呈节段性，好发于动脉分叉处，一处或多处动脉主干弯曲区域。

3.频谱多普勒显示狭窄处流速加快，频带增宽，舒张期反向波流速减低或消失（图18-2-10B、C）。闭塞段动脉管腔内不能引出多普勒频谱。狭窄或闭塞远端动脉内为低速低阻血流，收缩期加速时间延长，加速度减小。

（二）狭窄程度的判断

上肢动脉硬化闭塞症远比下肢动脉发病率低。有关锁骨下动脉狭窄已在锁骨下动脉窃血综合征部分介绍。这里主要介绍下肢动脉狭窄程度的判断。单凭彩色血流成像对下肢动脉狭窄程度的判断不太可靠。许多作者倾向于依据脉冲多普勒频谱变化的特点来判断动脉狭窄的程度。下肢动脉狭窄分级的流速判断标准见表18-2-1。

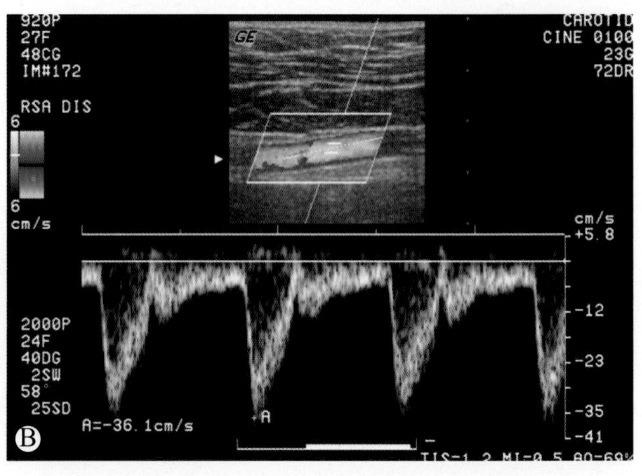

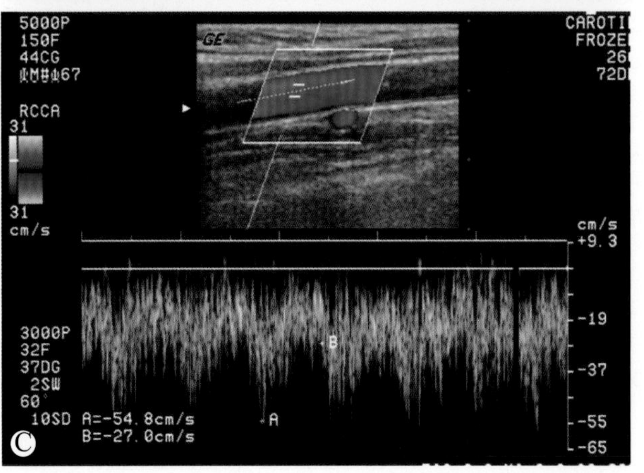

图18-2-7　右锁骨下动脉窃血综合征（无名动脉狭窄所致）

A.箭头所指为无名动脉（IA）狭窄段；B.同侧锁骨下动脉远心段血流呈狭窄下游改变（低速低阻型）；C.同侧颈总动脉血流也呈狭窄下游改变（低速低阻型）。ARCH.主动脉弓

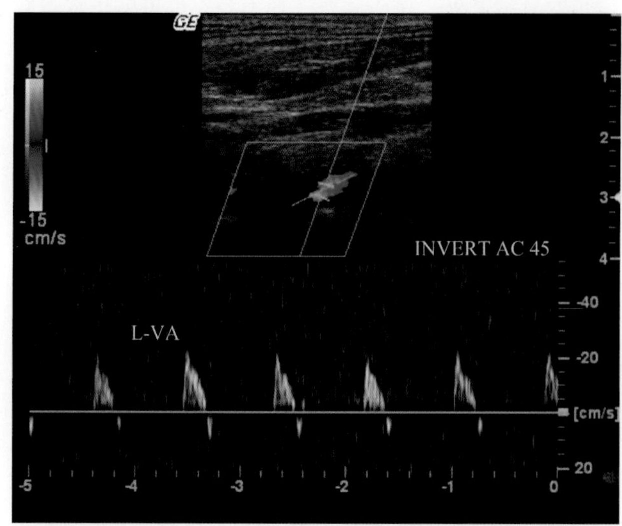

图18-2-8　椎动脉血液循环阻力增大

图中显示椎动脉舒张早期反向血流（基线下方）

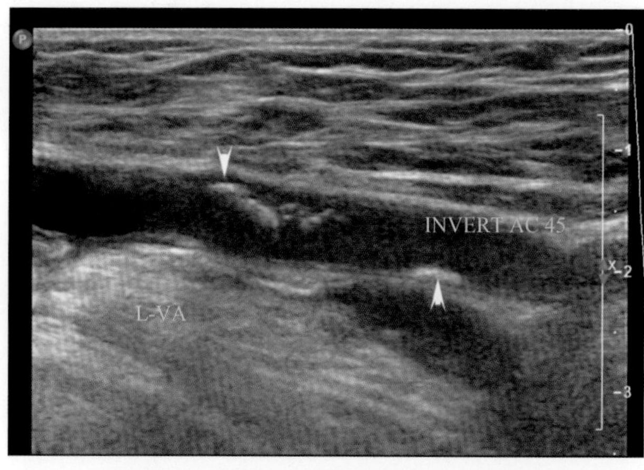

图18-2-9　股浅动脉粥样硬化斑块（箭头）

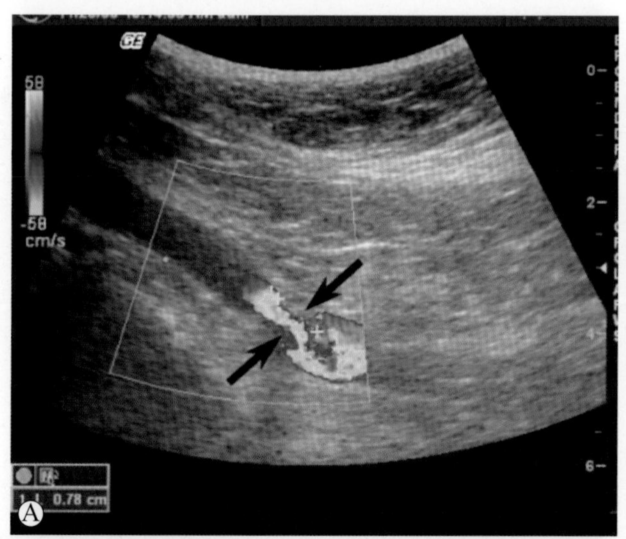

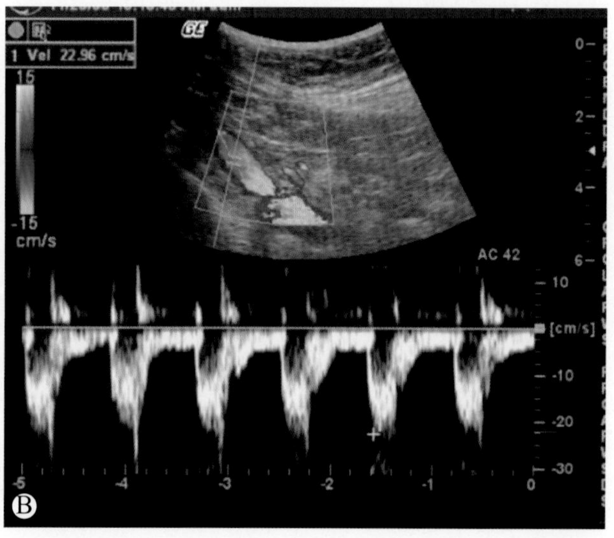

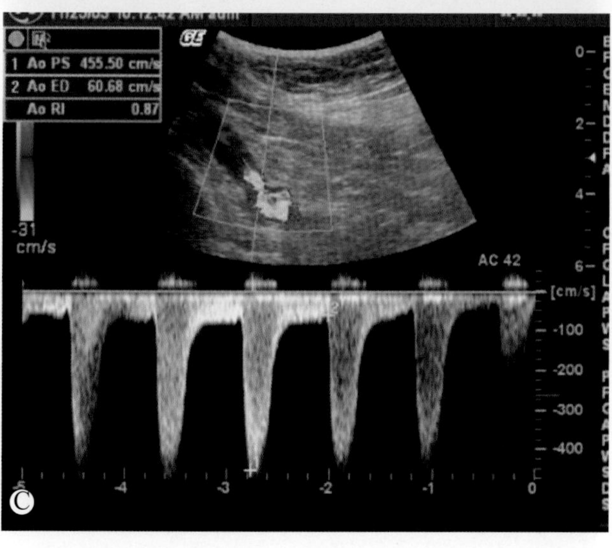

图18-2-10　髂外动脉狭窄

A.箭头所指处为狭窄段血流束明显变细，狭窄段及其下游血流表现为杂色血流信号；B.狭窄上端正常髂动脉峰值流速为23cm/s；C.狭窄处频谱反向波消失，峰值流速为456cm/s，峰值流速比值为20

表 18-2-1 下肢动脉狭窄分级的流速判断标准

狭窄程度	峰值流速（m/s）	峰值流速比△
正常	<1.5	<1.5
0～49%	1.5～2.0	1.5～2
50%～74%	2.0～4.0	2～4
75%～99%	>4.0	>4
闭塞	-	-

注：△狭窄处峰值流速与靠近其上端1～2cm处正常动脉的峰值流速之比

（三）鉴别诊断

1.四肢动脉硬化闭塞症与多发性大动脉炎的鉴别 前者老年人多见，累及四肢大、中型动脉的中层和内膜，多处管壁可见钙化斑块；而后者在青年女性中多见，主要侵犯主动脉及其分支的起始部，但很少累及髂、股动脉，早期是动脉周围炎及动脉外膜炎，以后向血管中层及内膜发展，后期表现为整个管壁弥漫性增厚，但很少出现钙化斑块，同时病变活动期伴有低热和红细胞沉降率增快等表现。

2.四肢动脉硬化闭塞症与血栓闭塞性脉管炎的鉴别 血栓闭塞性脉管炎是一种发展缓慢的动脉和静脉节段性炎症病变，其与四肢动脉硬化闭塞症的鉴别见表18-2-2。

表 18-2-2 四肢动脉硬化闭塞症与血栓闭塞性脉管炎的鉴别要点

项目	四肢动脉硬化闭塞症	血栓闭塞性脉管炎
发病年龄	老年人多见	青壮年多见
血栓性浅静脉炎	无	发病早期或发病过程中常存在
冠心病	常伴有	无
血脂	常升高	大都不升高
受累血管	大、中型动脉	中、小型动静脉
伴有其他部位动脉硬化	常有	无
钙化斑块	病变后期常有	无
管壁	内中膜增厚	全层增厚、外膜模糊
管腔	广泛不规则狭窄和节段性闭塞，硬化动脉常扩张、扭曲	节段性狭窄或闭塞，病变上、下段血管内壁平整

（四）检查注意事项

1.除了壁滤波、彩色速度范围等可影响管腔内血流信号的显示之外，探头频率选择不当，也可将正常下肢动脉误判为闭塞，尤其是位置深在的胫、腓动脉，需要加以注意。

2.四肢动脉慢性闭塞后血管可变细，结构难以辨认（图18-2-11），可根据伴随动静脉两端的连接关系、动脉壁钙化和动脉壁三层结构来帮助确认动脉的位置。如股浅动脉闭塞时，应慎防将代偿增粗的股深动脉误认为股浅动脉；仔细观察股动脉分叉和股动、静脉解剖关系有助于辨认闭塞的股浅动脉（图18-2-12）；另外，其下游腘、胫、腓动脉应具有相应的狭窄下游血流频谱改变。

3.当下肢动脉存在多处狭窄、狭窄后形成丰富侧支循环或极重度狭窄时，狭窄处峰值流速与狭窄程度可不成正比。此时，结合形态学指标方能较好地判断其狭窄程度。

4.一般来说，下肢动脉狭窄程度>50%时，其远端动脉血流反向波消失。但有的患者下肢动脉存在明显狭窄，其狭窄远端血流仍存在反向波，可能为丰富的侧支

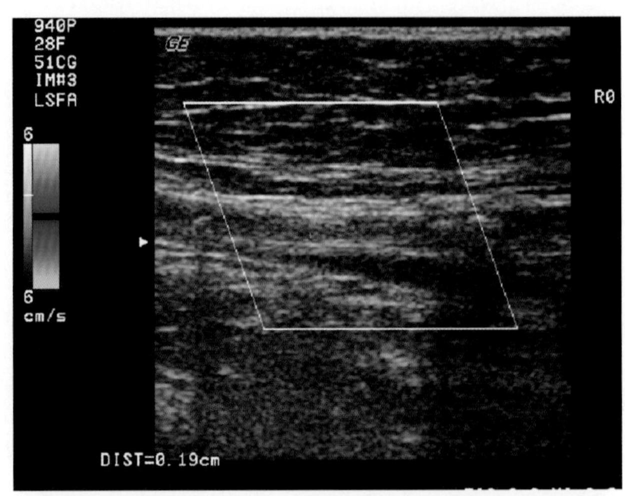

图 18-2-11 股浅动脉慢性闭塞
图中示原股浅动脉变细（0.19cm），管壁结构难以辨认

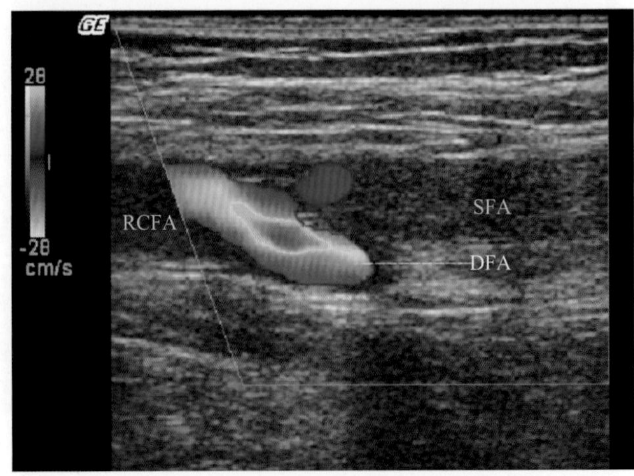

图 18-2-12 股浅动脉血栓形成并闭塞
根据股动脉分叉处动脉的连接关系有助于判断股浅动脉闭塞。RCFA.右股总动脉；SFA.股浅动脉；DFA.股深动脉

循环所致。所以，远端动脉为类似正常波形（如有反向波）时，并不能完全排除其上端动脉狭窄，检查时应观察动脉全程，不能仅根据动脉两端的情况进行诊断。

5.在侧支血管血液注入狭窄或闭塞的远心端处，可探及高速血流信号。

三、四肢动脉栓塞

动脉栓塞是指源于心脏或近心端动脉壁的血栓或动脉硬化斑块脱落，或外源性栓子进入动脉，被血流冲向远处，造成远端动脉管腔堵塞，导致器官、组织缺血的病理过程。由于四肢动脉栓塞直接关系着肢体的存活，故本病的诊断和治疗必须及时而有效。

（一）病理和临床表现

四肢动脉栓塞占所有动脉栓塞的70%～80%，下肢动脉栓塞5倍于上肢动脉栓塞。急性动脉栓塞易发生于动脉分叉部，股动脉分叉处最常见，腘动脉分叉处次之。上肢动脉的发病顺序为肱动脉、腋动脉和锁骨下动脉。脱落的栓子引起动脉阻塞而产生肢体急性缺血性疼痛和坏死。栓塞后引起动脉痉挛、动脉退行性变及继发血栓形成等改变。

急性动脉栓塞的临床表现很大程度上取决于动脉栓塞的部位、局部侧支循环的情况。其典型临床表现为无脉、苍白、疼痛、肢体发冷、感觉障碍和运动障碍。正常肢端脉搏突然消失提示急性动脉栓塞而非动脉硬化基础上急性血栓形成。

（二）声像图表现

1.栓塞处动脉的回声取决于脱落的栓子、有无继发血栓形成及动脉原有病变等。多数脱落的栓子呈中强回声，若合并血栓形成，则在栓子周围可探及低回声（图18-2-13）。栓塞处动脉搏动减弱或消失。

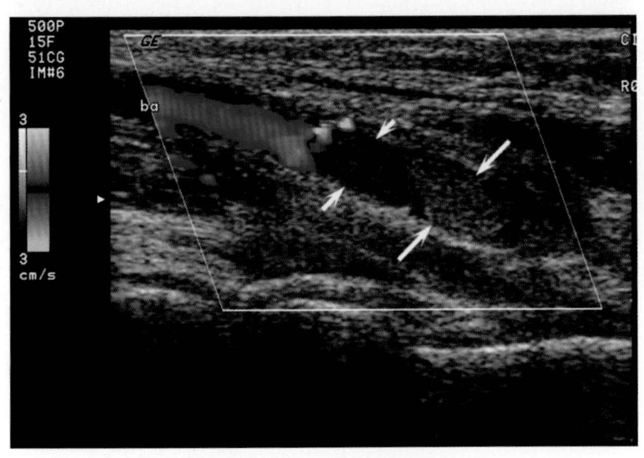

图18-2-13 肱动脉栓塞

长箭头指向栓子，呈中强回声；短箭头指向血栓

2.若为不完全栓塞，则栓子与动脉壁之间可探及高速血流信号，靠近栓子的远端呈杂色血流信号，远离栓子的远端动脉血流反向波消失，流速明显减低。栓塞严重导致管腔完全闭塞时，栓塞处管腔内无明显血流信号，远端管腔内血流信号微弱或消失。

3.急性栓塞的动脉周围无明显侧支血管。

（三）鉴别诊断

本病应与四肢动脉血栓形成进行鉴别。后者是在原有动脉病变（如动脉硬化、动脉炎、动脉瘤等）基础上发展而来，故超声除显示动脉血栓外，还可发现动脉的原有病变；另外，以前有慢性肢体缺血的症状，如肢体麻木、发凉、间歇性跛行等，起病也不如动脉栓塞急骤。

（四）临床意义

四肢动脉急性栓塞的治疗是否及时与肢体存活有密切关系。通常采用的有效治疗方法为取栓术。超声可以明确栓子的部位，了解栓子的形态、大小，以及有无继发血栓形成，为手术取栓提供重要依据。

四、多发性大动脉炎累及四肢动脉

参见本章第一节。

五、四肢动脉瘤

四肢动脉瘤（extremital aneurysm）包括真性动脉瘤（true aneurysm）、假性动脉瘤（false aneurysm）和夹层动脉瘤（dissecting aneurysm）。动脉瘤可发生于股动脉、腘动脉、髂动脉、锁骨下动脉、腋动脉等部位，其中以股动脉和腘动脉为好发部位。四肢动脉瘤常为单发，但也可发于双侧肢体，或同时伴有其他部位（如主动脉等）的动脉瘤。发病原因主要为外伤，其次为动脉粥样硬化、医源性吻合口动脉瘤及感染等。

最主要的临床症状是出现进行性增大的肿块，多伴有搏动。其次是疼痛，为胀痛或跳痛。肢体远端可出现缺血症状，如间歇性跛行。检查时，在四肢动脉的行经部位可扪及膨胀性搏动性肿块，有时有震颤和收缩期杂音。压迫动脉瘤近侧动脉时，肿块可缩小，搏动、震颤及杂音等均减轻或消失。

（一）真性动脉瘤

1.声像图表现

（1）二维图像显示病变的动脉段呈梭形或囊状膨大的无回声区，瘤壁仍表现为动脉壁的各层结构，两端壁

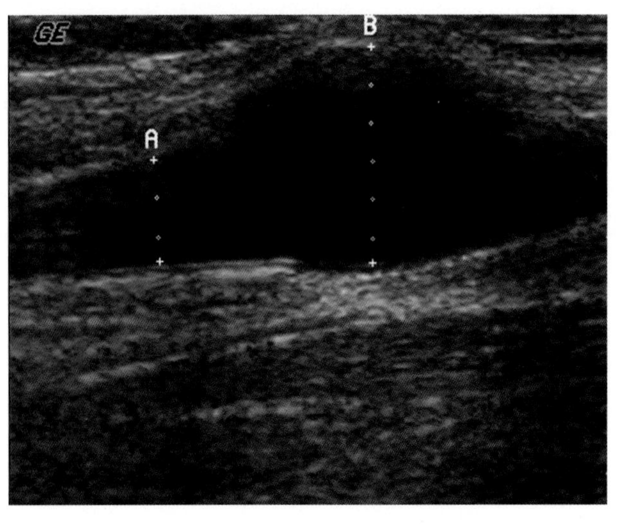

图18-2-14 肱动脉真性动脉瘤

肱动脉局限性膨大，膨大最明显处（B）前后径0.91cm，其上端正常动脉段（A）内径0.42cm

与未扩张的四肢动脉壁相连续（图18-2-14）。扩张的动脉段外径大于近端或远端正常动脉外径的50%以上，可诊断为动脉瘤。动脉瘤大小的测量为瘤体的一侧管壁外缘至对侧管壁外缘，而不是瘤腔的大小。

（2）瘤壁及周身动脉可伴有粥样硬化，表现为内膜增厚、毛糙，内壁可见强回声斑块后方伴声影，有的瘤腔内可见附壁血栓，超声表现为瘤壁上低回声或中等回声区。

（3）彩色或脉冲多普勒于扩张的动脉段内探及紊乱血流信号，紊乱程度与动脉扩张大小成正比，在明显扩张的动脉瘤中，还可见到涡流。压迫动脉瘤近侧动脉时，瘤体可缩小，瘤体的搏动性也减弱。

2.临床意义　若超声发现扩张的动脉内径大于1.5倍以上的近端或远端正常动脉内径，可明确诊断本病。超声还能发现瘤腔内附壁血栓，评价动脉瘤累及的分支及远端动脉栓塞的情况。

（二）假性动脉瘤

外伤或感染导致动脉壁破裂，并在周围软组织内形成局限性血肿，其内血流通过破裂口与动脉相通，由此而形成假性动脉瘤。笔者团队报道了13例假性动脉瘤患者的彩超检测结果（表18-2-3）。发生部位分别为股总动脉3例，股浅动脉2例，腘动脉、胫后动脉、肱动脉、颈总动脉、颈外动脉和胃十二指肠动脉各1例，腹主动脉夹层动脉瘤破裂1例，肾血管平滑肌脂肪瘤1例。

1.声像图表现

（1）二维图像显示动脉旁无回声或混合性回声区，实性部分为附壁血栓，血栓可脱落造成远端动脉栓塞。

表18-2-3　13例假性动脉瘤的彩超检测结果

项目	结果
瘤体大小	1.5～20cm（平均6.15cm）
附壁血栓	100%（13/13）
瘤壁钙化	0（0/13）
瘤腔内旋流	100%（13/13）
显示破裂口	66.67%（8/12）
“双期双向”频谱	100%（11/11）
正确判断来源动脉	50%（6/12）

（2）瘤壁由周围纤维组织构成，缺乏动脉壁的三层结构。

（3）瘤腔内血流缓慢，或呈涡流，或呈旋转的血流信号，表现为一半为红色而另一半为蓝色。若能清晰显示瘤颈部或破裂口，可见收缩期血液从来源动脉进入瘤体内，舒张期则瘤体内血液通过瘤颈部返回来源动脉（图18-2-15）。瘤颈长短不一。有时，假性动脉瘤可压迫来源动脉导致其狭窄。

（4）在破裂口或瘤颈部常能探及特征性频谱，称为“双期双向”征（图18-2-15），其特点为：①双向为同一心动周期的正、反向血流；②双期是指正、反向血流分别持续于整个收缩期和舒张期；③收缩期流速明显高于舒张期流速。这种“双期双向”频谱也可出现于靠近破裂口处的供血动脉（图18-2-16）。

（5）压迫瘤体近侧来源动脉时，瘤体可缩小，瘤体的搏动性也明显减弱，瘤颈部和瘤腔内血液流速减低。

2.定位诊断　多数病例通过彩超能正确地判断来源动脉，瘤颈部较长者、动脉瘤位置深在或来源动脉细小者相对不易分辨来源动脉。判断来源动脉的方法：

（1）在彩色血流成像上，观察肿块内血流信号与邻近动脉直接交通的情况（图18-2-17）。

（2）根据肿块内高速血流信号的追踪观察来判断。流速越高的部位越接近瘤颈部或破裂口处，并可在该处获得“双期双向”频谱。

3.鉴别诊断

（1）应与真性动脉瘤相鉴别。两者均表现为搏动性肿块，可触及震颤并闻及杂音，临床上可对两者引起混淆，但彩色多普勒超声对两者的鉴别很有帮助（表18-2-4）。

（2）应与位于动脉上的肿瘤或紧贴动脉壁的脓肿、血肿及肿瘤相鉴别。前者为囊性或囊实性肿物，内可见涡流或旋流，并与动脉相通；而后者为实性或囊实性肿物，内部无血流信号或具有肿瘤的血供。一般两者很好鉴别。

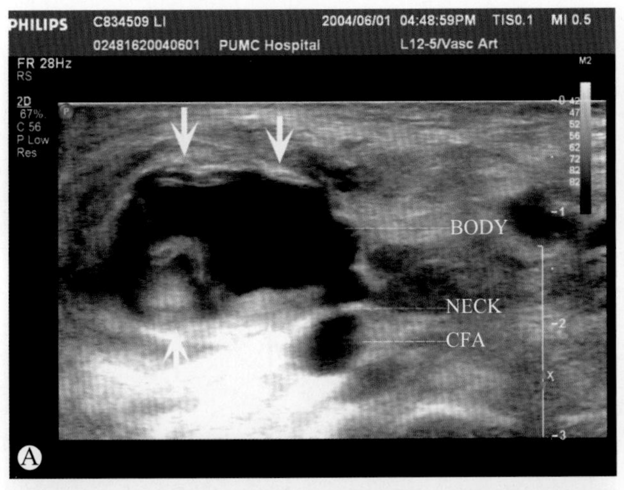

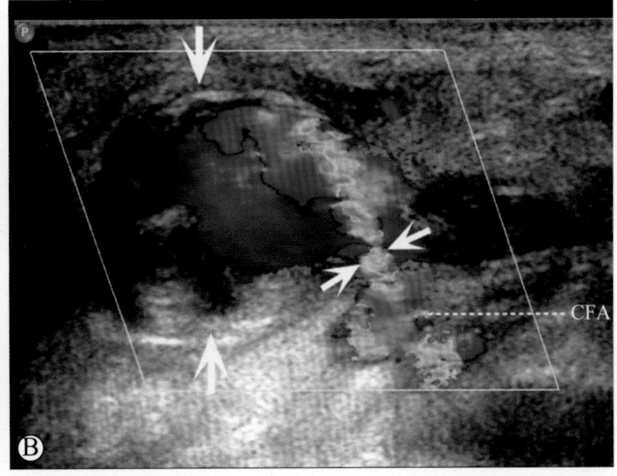

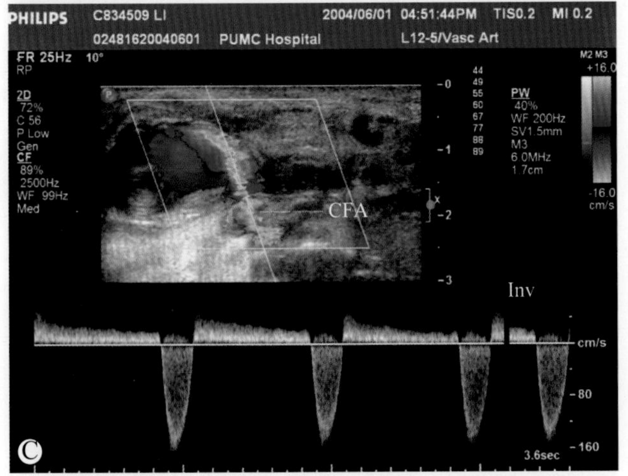

图18-2-15 股总动脉（CFA）假性动脉瘤

A.箭头指向瘤体；B.纵向箭头指向瘤体，斜向箭头指向瘤颈部；C.瘤颈部典型的“双期双向”频谱，基线上方为舒张期的低速血流，基线下方为收缩期的高速血流。NECK：瘤颈部；BODY：瘤体部

表18-2-4 四肢真性与假性动脉瘤的鉴别要点

项目	真性动脉瘤	假性动脉瘤
病因	动脉硬化，感染	多为外伤
肿块部位	沿动脉纵向分布	位于动脉的一侧或前后
瘤壁结构	可分辨动脉壁三层结构，常有钙化斑块	无动脉壁三层结构，常无钙化斑块
瘤壁破裂口	无	有
进、出口	进、出口分开	同一通道
“双期双向”征	无	有

4.临床意义 彩超能很好地诊断假性动脉瘤，对于彩超能很好地判断来源动脉和观察瘤体结构的病例，术前没有必要行血管造影检查。对于彩超未能显示破裂口或不能很好地判断来源动脉者，术前应行血管造影检查。

（三）夹层动脉瘤

1.声像图表现

（1）直接征象：受累动脉内膜分离，分离的内膜呈线状回声，将血管分隔成真、假两腔（图18-2-18）。急性期常见分离的内膜随心动周期不停地摆动，收缩期向真腔摆动；慢性期分离的内膜较固定。仔细寻找可探及分离内膜的破裂口，破裂口处血流紊乱，流速明显升高（图18-2-19）。上端动脉内膜破裂口为夹层血流的入口，而下端动脉内膜破裂口为夹层血流的出口。

（2）间接征象

1）管腔内血流分隔现象。这是指在彩色血流成像上同一条动脉管腔内血流（实为真腔与假腔内血流）被分离的内膜和血栓隔开。当分离的内膜无远端破裂口时，则无此现象。如果病变较轻，真腔血流表现正常或轻度紊乱。病变严重时，假腔内较多血流通过和较大范围血栓导致真腔狭窄甚至完全闭塞。

2）同一条动脉同一水平存在两种不同性质的血流，分别代表真、假腔血流，多普勒频谱可显示真、假腔血流的不同血流动力学表现（图18-2-20）。

3）假腔的外侧动脉壁无内膜层回声。

4）夹层段动脉扩张。

5）假腔内血栓：当假腔内有血栓形成时，内部有实性回声，内膜贴附于血栓表面，需与真性动脉瘤伴血栓形成相鉴别。

6）真腔狭窄：收缩期假腔膨胀挤压真腔或假腔内大量血栓形成均可导致真腔狭窄，频谱显示真腔内收缩期流速增高。

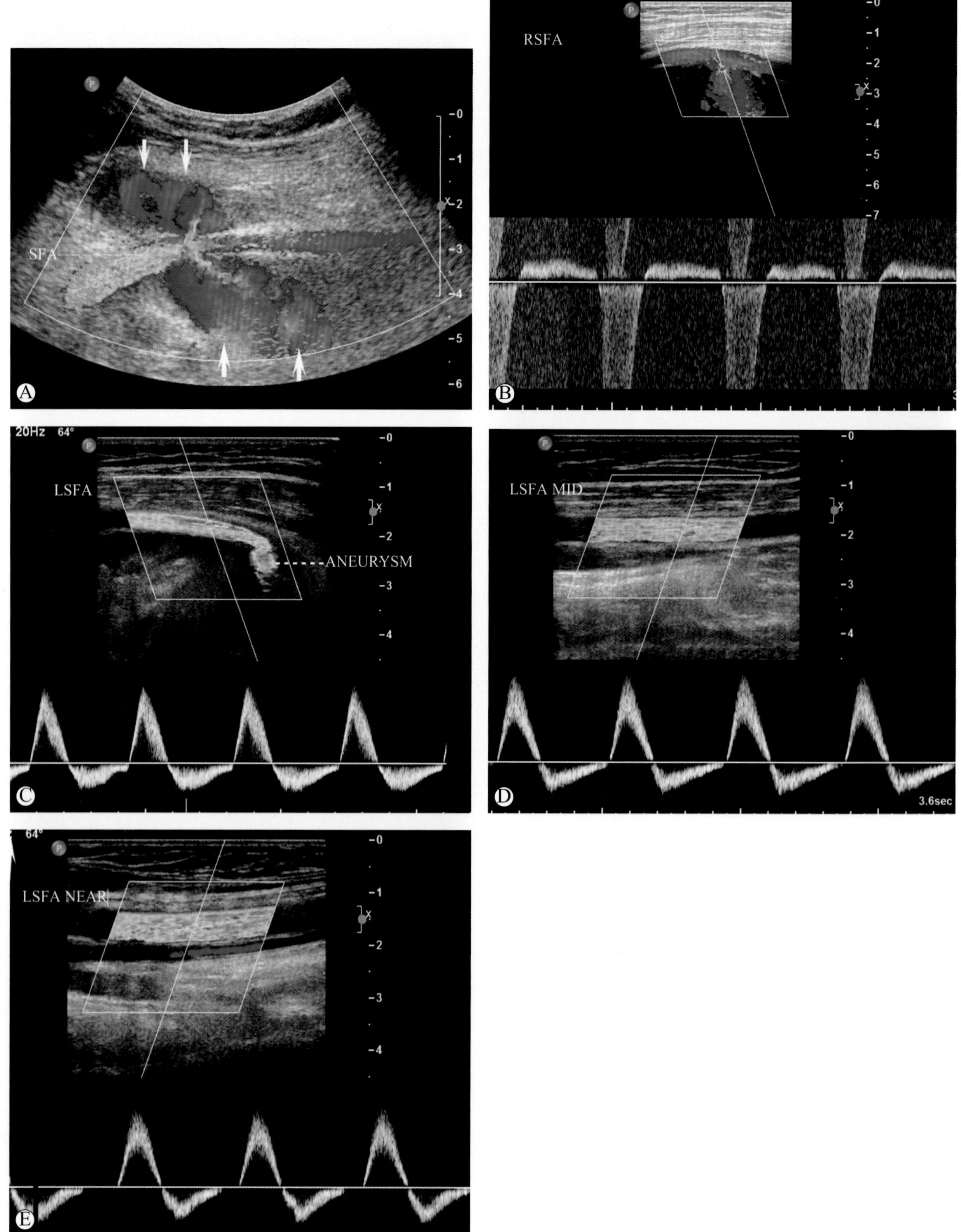

图 18-2-16 股浅动脉多发假性动脉瘤

A.箭头指向发生于股浅动脉（SFA）的两个假性动脉瘤；B.其中一个假性动脉瘤破裂口处的“双期双向”征；C、D.破裂口位于股浅动脉远端，靠近破裂口处的假性动脉瘤的供血动脉（股浅动脉）探及“双期双向”征（C），同侧股浅动脉中段仍可见“双期双向”征（D）；E.同侧股浅动脉近段未能探及“双期双向”征，反向血流未持续整个舒张期。RSFA.右股浅动脉；LSFA.左股浅动脉；NEAR.近端；MID.中段；ANEURYSM.动脉瘤

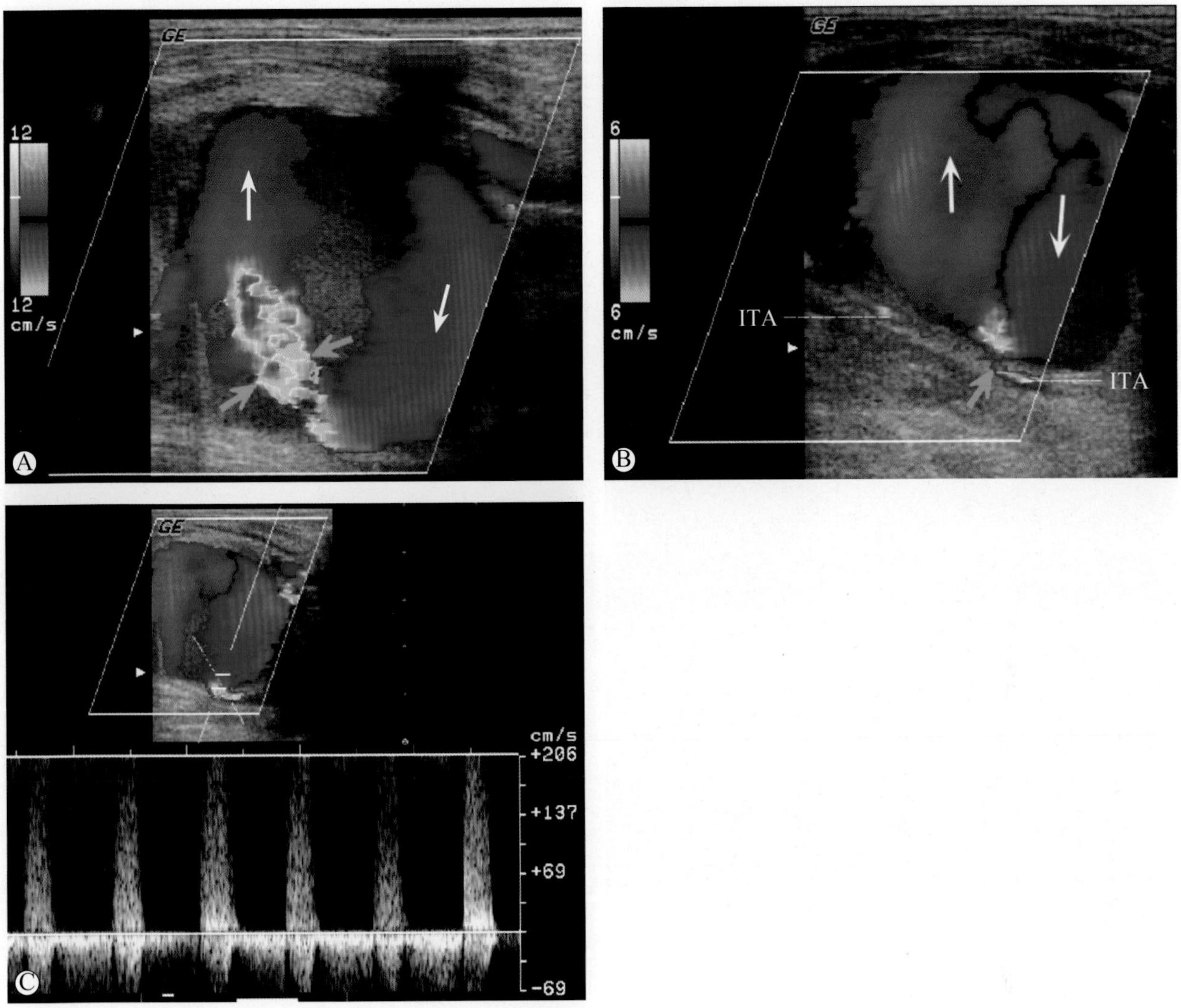

图18-2-17　甲状腺下动脉假性动脉瘤

A.在瘤腔内寻找到高速射流信号（绿色箭头），其来源处可能为破裂口；B.彩色血流成像发现瘤体内血流来源于甲状腺下动脉（ITA）（绿色箭头），瘤体内见旋转的血流信号；C.在破裂口处探及“双期双向”的血流频谱。红色和蓝色血流信号分别表示进入和离开瘤腔的血流

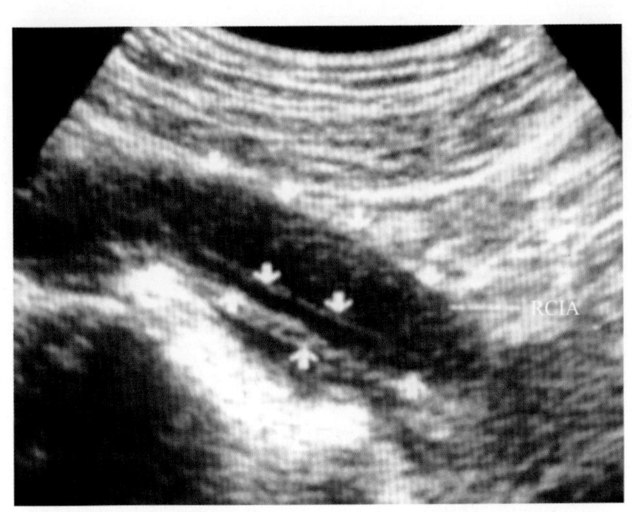

图18-2-18　右髂总动脉（RCIA）内膜分离的二维图像

箭头分别指向管壁及分离的内膜

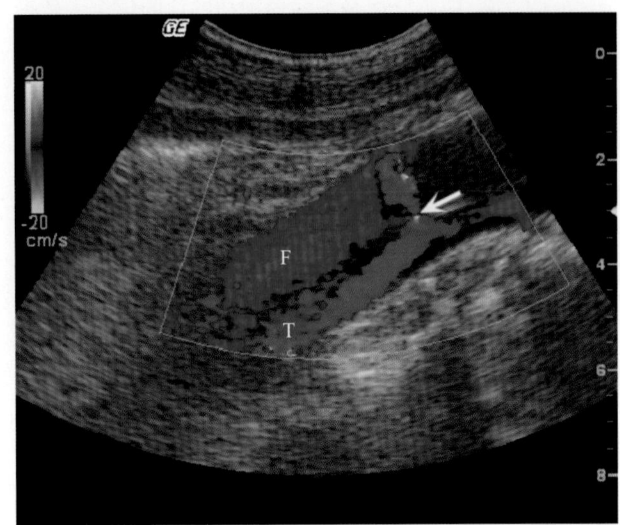

图18-2-19　夹层动脉瘤的破裂口

箭头指向分离内膜的破裂口，血流从真腔（T）流向假腔（F）

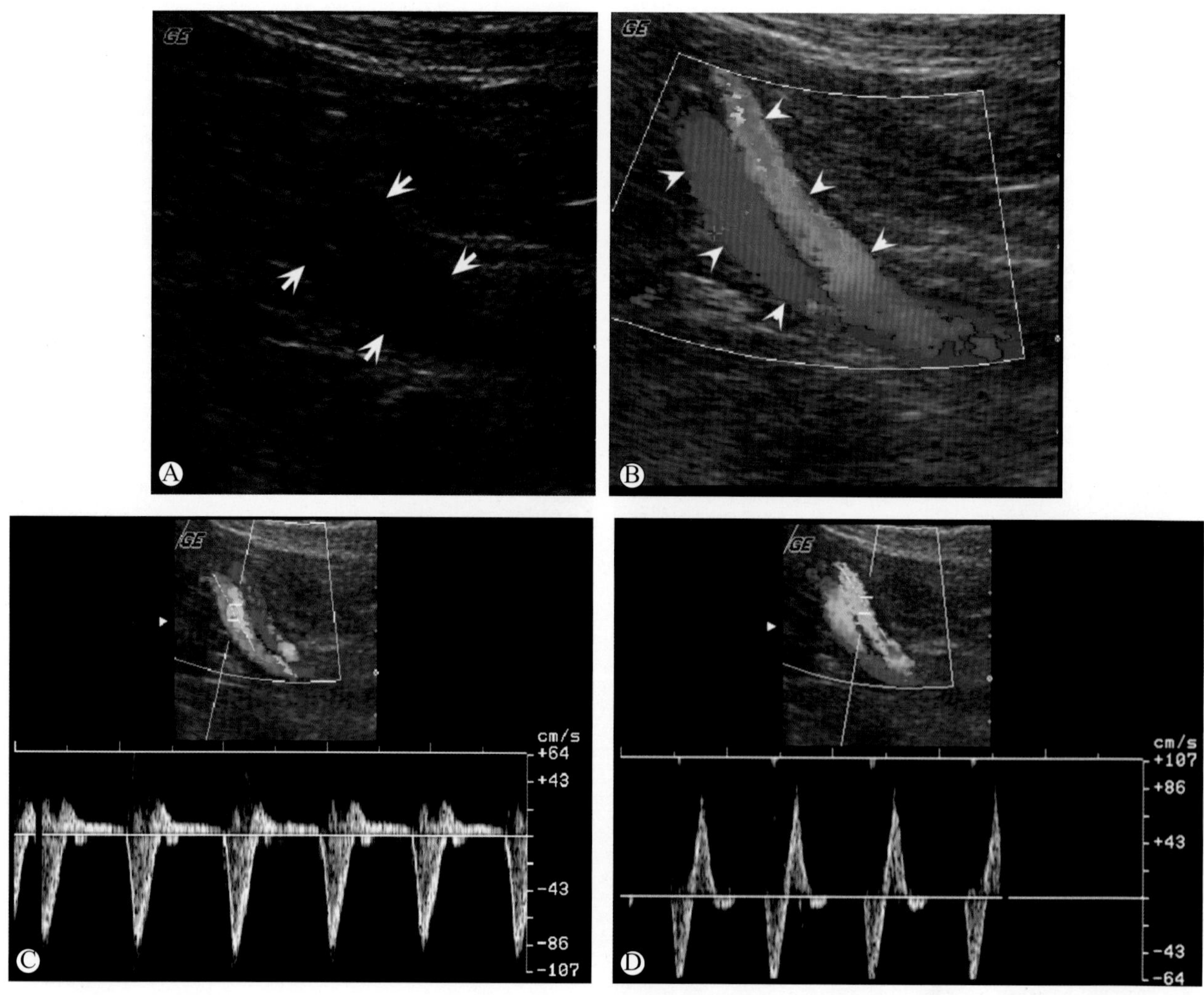

图18-2-20 髂动脉夹层动脉瘤

A.箭头所指髂动脉处，灰阶超声管壁结构显示不清，不能分辨分离的内膜；B.在上述切面上行彩色血流成像检查，发现髂动脉似可见血流分隔现象（箭头）；C.假腔内血流频谱；D.真腔内血流频谱，酷似原正常动脉频谱。比较C、D图，可见真、假腔内血流频谱性质完全不同

2.超声诊断依据

（1）动脉内膜分离是本病最确切的诊断依据。依据动脉壁缺少内膜层可间接推断存在内膜分离，但位置深在的动脉不易清晰显示动脉壁的三层结构，故一般根据管腔内分离的内膜而不是动脉壁缺少内膜层来诊断本病。

（2）当不能清晰显示分离的内膜时，血流分隔现象或同一条动脉同一水平存在两种不同性质的血流有助于诊断本病。

（3）当发现动脉扩张、一侧管腔血栓或偏心性狭窄，应注意鉴别有无本病。

3.超声检查注意事项　为了清晰显示和正确辨认分离的内膜，应注意以下方面：

（1）由于内膜菲薄呈线状，回声较弱，故应适当提高黑白增益并尽量使声束与分离的内膜垂直。

（2）当假腔内充满大量血栓致使真腔狭窄时，分离的内膜与对侧壁相隔很近，若不仔细观察，可引起误诊。

（3）当分离的内膜无破裂口时，往往假腔内充满血栓而无血流信号，可误诊为真性动脉瘤。

（4）当夹层动脉瘤破裂形成假性动脉瘤时，会给超声检查带来困难。

六、四肢动脉狭窄或闭塞手术和介入治疗的彩超监测

四肢动脉狭窄或闭塞的介入和手术治疗方法包括经皮腔内血管扩张术、动脉支架植入术、介入溶栓术、内膜剥脱术和动脉搭桥术等。彩超是对四肢动脉疾病手术或介入治疗后进行监测的最常用和最普及的方法之一。

（一）经皮腔内血管扩张术

文献报道经皮腔内血管扩张术用于治疗股、腘动脉狭窄的成功率高于90%，治疗股、腘动脉闭塞的成功率高于80%。扩张局部血管可出现夹层、假性动脉瘤。该方法面临的最大问题是再狭窄，其常见的原因为血管内

膜增生、血栓形成和弹性回缩。彩超可用于监测手术并发症，判断再狭窄的原因、部位、范围和程度。

（二）动脉支架植入术

根据靶动脉的部位、管腔直径、纡曲程度，以及病变性质和长度等选择不同类型的支架。支架再狭窄或闭塞的原因包括血管内膜增生、支架回缩和血栓形成等。Tetteroo等报道髂动脉支架2年开放率为71%。彩超可用于观察支架形态及其血流通畅情况（图18-2-21，图18-2-22），及时发现支架狭窄及判断其狭窄的程度和原因（图18-2-23，图18-2-24）。

（三）内膜剥脱术

内膜剥脱术是将动脉内膜及斑块剥脱切除，保持自身原来的管腔，而且不会破坏动脉分支和侧支循环，主要用于较短的动脉狭窄或闭塞的治疗，如用于治疗颈内动脉起始段的狭窄。如果手术成功，彩超可发现手术处管壁无内膜，管腔内斑块已被切除，血流通畅，无明显狭窄。

（四）动脉搭桥术

可使用自体静脉或人工血管。

1. 常用手术方法

（1）颈总动脉与锁骨下动脉搭桥术：对于锁骨下动脉近段狭窄或闭塞所致的锁骨下动脉窃血综合征患者，在颈总动脉与锁骨下动脉远段架起一条人工血管，能够恢复椎动脉和上肢血管的正常血供（图18-2-25）。

（2）主-髂（股）动脉旁路移植术：主要适用于腹主动脉分叉部及髂总动脉闭塞者。

（3）解剖外腋-双股动脉旁路移植术：腹主动脉或双髂动脉闭塞、远端流出道良好时，可采用主-双髂或双股动脉旁路移植术和解剖外腋-双股动脉旁路移植术，后

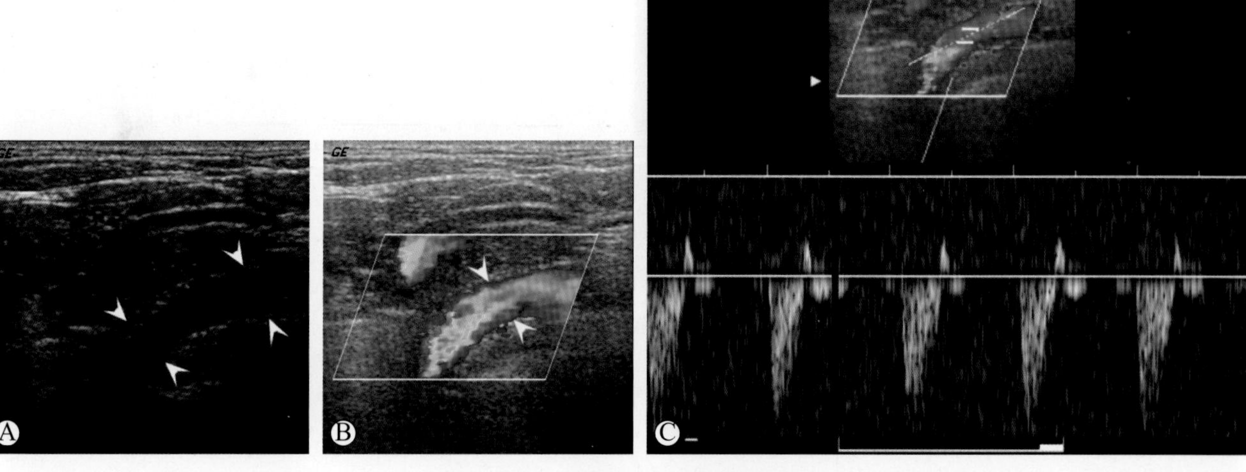

图18-2-21 左锁骨下动脉正常支架

A.箭头指向支架壁；B.箭头指向支架内血流通畅；C.支架内血流频谱为正常的三相波形

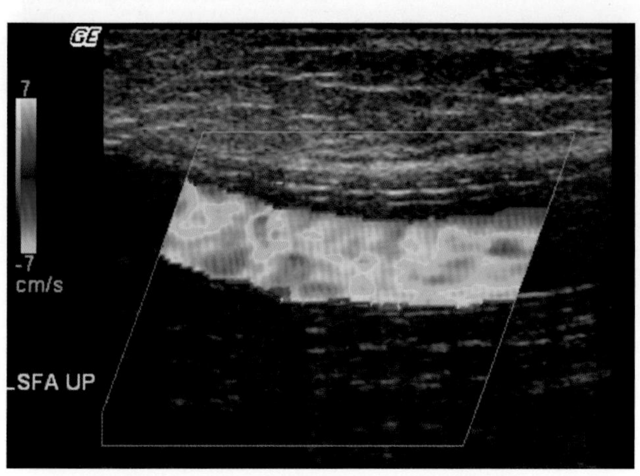

图18-2-22 左股浅动脉上段正常支架

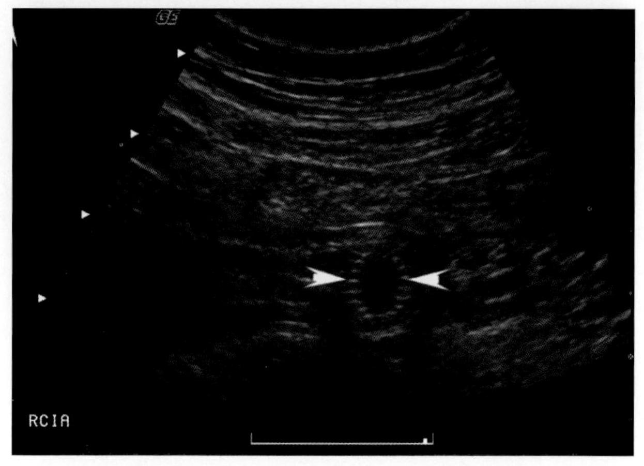

图18-2-23 左髂动脉支架灰阶超声表现

支架内血流通畅

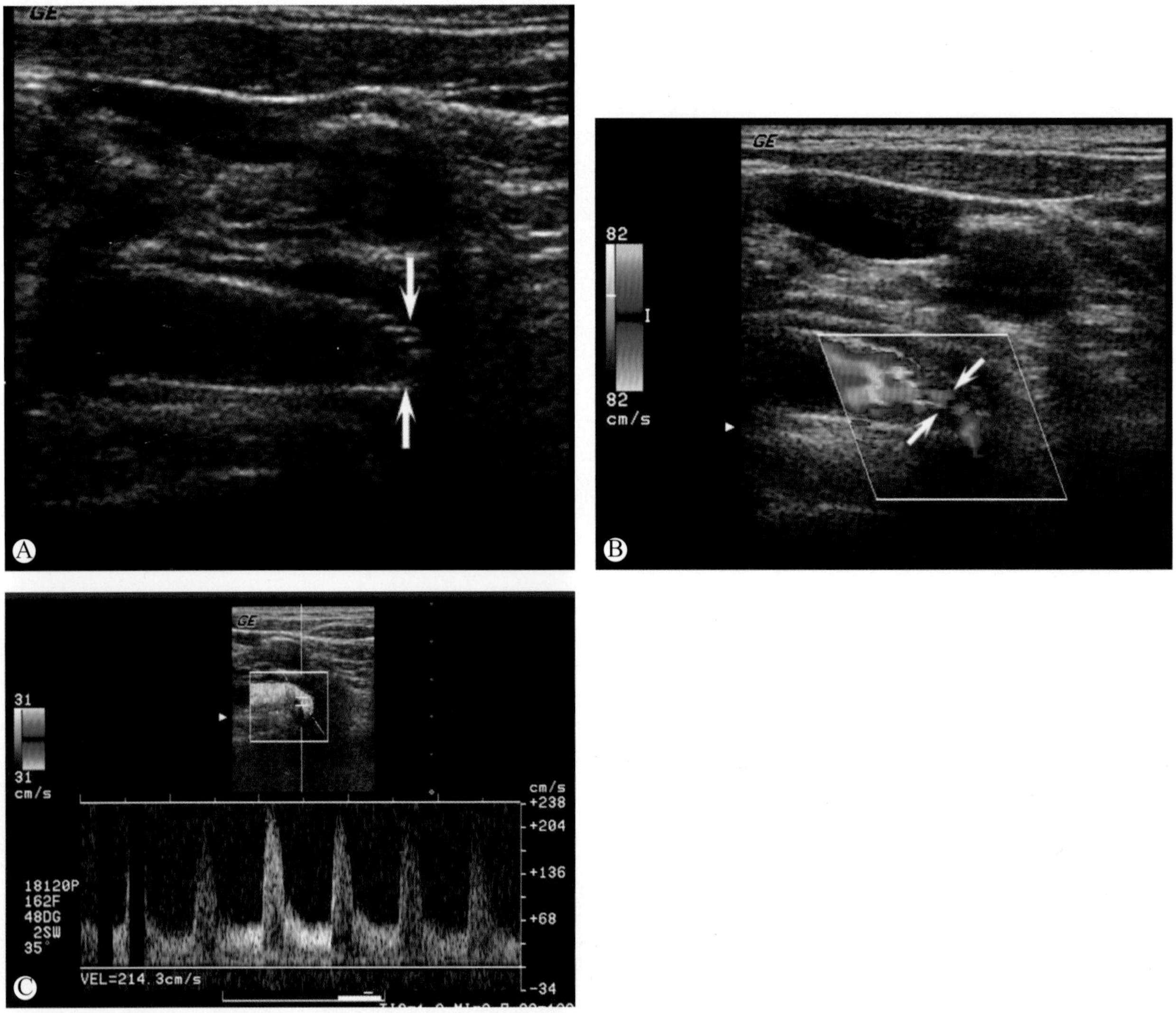

图18-2-24 右锁骨下动脉支架狭窄

A.箭头指向近端支架回缩而致管腔狭窄；B.箭头指向近端支架内血流束明显变细且血流紊乱；C.狭窄处流速明显加快达214cm/s

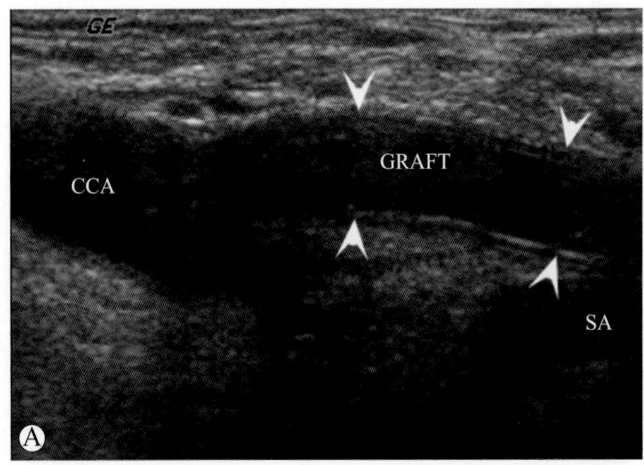

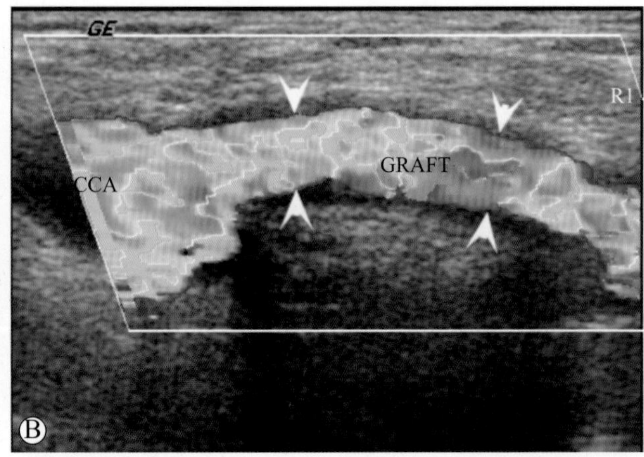

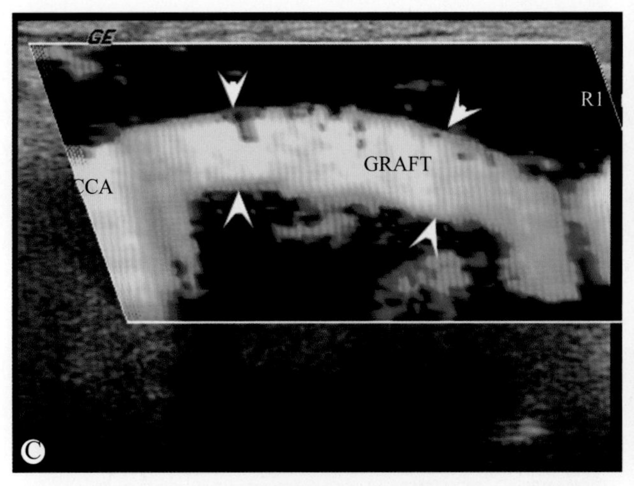

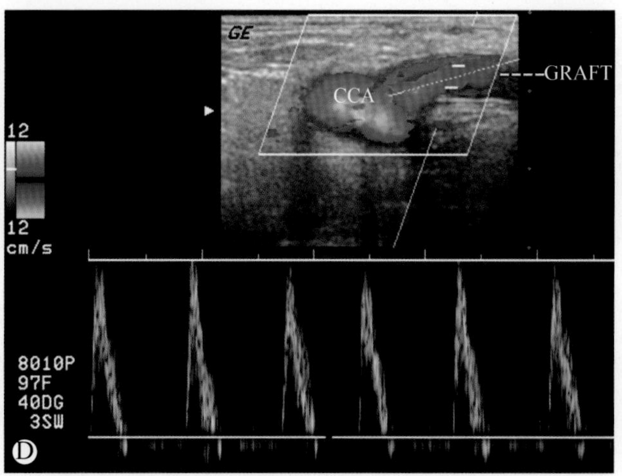

图18-2-25　左侧锁骨下动脉窃血综合征（颈总动脉与锁骨下动脉搭桥术）

A.左颈总动脉（CCA）与锁骨下动脉远心端（SA）之间见一架桥血管（GRAFT）（箭头所示）；B.彩色血流成像显示架桥血管血流通畅（箭头）；C.能量多普勒显像显示架桥血管血流通畅（箭头）；D.架桥血管频谱类似正常上肢动脉血流频谱

者是采用解剖外旁路移植术，手术径路不需经腹，适合于全身状况较差者。

（4）股-腘动脉旁路移植术：包括股-腘动脉自体大隐静脉移植术（原位大隐静脉移植术、倒置大隐静脉移植术）和股-腘动脉人工血管移植术。适合于股浅动脉长段狭窄或闭塞，其流入道和流出道动脉基本通畅者。

1）原位大隐静脉移植术。这种搭桥手术是采用自身大隐静脉作为手术材料。大隐静脉仍保留在体内，不用从体内取出，其走向也不加改变（图18-2-26）。由于静脉内瓣膜走向与术后血流方向正好相反，因此，必须将静脉内所有瓣膜清除，以确保术后动脉血流在大隐静脉内不会受到瓣膜的截流。此外，必须将大隐静脉的分支进行结扎，以防止动、静脉瘘形成。

2）倒置大隐静脉移植术。与原位大隐静脉移植术不同的是，所需大隐静脉要从体内取出，并结扎分支，然后再植入体内。由于瓣膜走向与术后血流方向一致，因此不会因瓣膜存在引起严重的血流阻滞。但是，有些外科医师仍会选择将静脉瓣膜清除。其缺点是：大隐静脉从体内游离后，血管本身营养结构受到破坏；大隐静脉倒置后与近端动脉吻合的口径不匹配。

3）股-腘动脉人工血管移植术。有时，人工血管周围会加上支撑环以防止外力的压缩。人工血管管壁呈平行线状强回声（图18-2-27）。

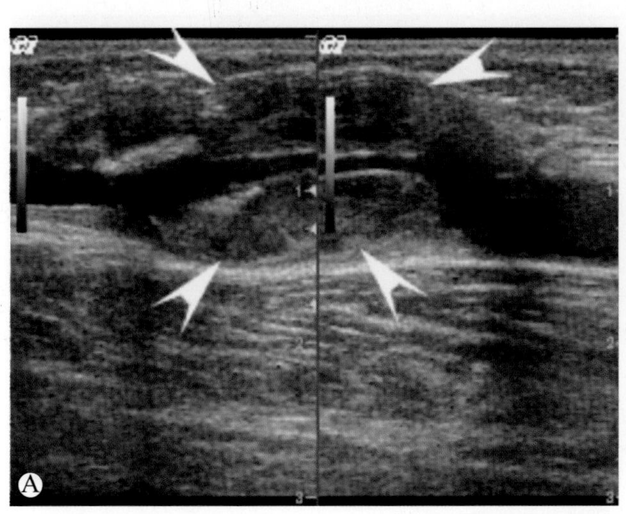

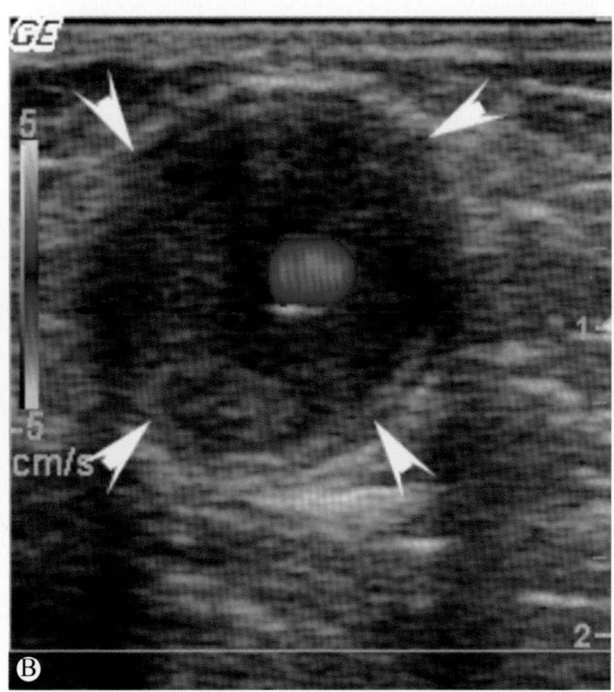

图18-2-26　股-腘动脉原位大隐静脉移植术

A.箭头所指瓣膜窦处血栓形成致使管腔狭窄；B.横切瓣膜窦处见环形血栓（箭头），管腔血流束明显变细

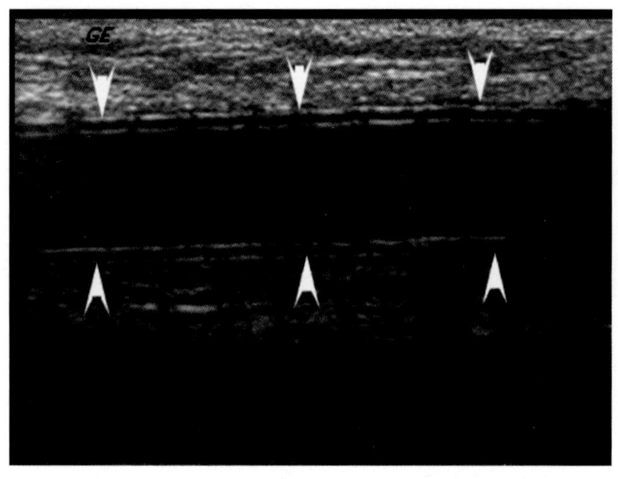

图 18-2-27 股-腘动脉人工血管壁灰阶超声表现

2.动脉搭桥手术失败的原因　搭桥手术早期失败主要是技术上的失误或患者自身血液凝固性过高所致，约10%的失败出现在这段时期。血管内膜增生是术后两年内搭桥血管失败的主要原因。逐渐发展的动脉粥样硬化是术后两年以后失败的主要原因。对于究竟采用哪一种血管搭桥最为有效，目前还有争议。但绝大多数学者认为，自身静脉移植的搭桥手术要比人工血管具有更高的短期和长期成功率，尤其是对小腿血管的搭桥，自身静脉具有更强的优势。

3.动脉搭桥移植手术超声监测方案和注意事项

（1）了解手术方式与搭桥血管的种类、长度和内径。

（2）监测时间：对于自身静脉搭桥移植的术后监测方案是第1年每3个月一次，第2年每6个月一次，之后每年1次。但是，如果患者出现缺血征兆，或者腿部血压明显降低的情况下，尽快进行超声检查很有必要。人工血管的生物学特点与自身静脉不同，多数病例的局部栓塞并非渐进性加重的过程，而是突发性的。因此，对于人工血管的移植手术来说，以上监测方案的临床意义没有前者那么重要。

（3）监测部位：具体的监测部位视搭桥血管的长度而定。一般包括以下几个部位：流入道动脉、近端吻合口、近段搭桥血管、中段搭桥血管、远段搭桥血管、流出道动脉。

（4）注意寻找不正常超声征象：血流紊乱或狭窄处、瘤样扩张、假性动脉瘤、动静脉瘘、残留的瓣膜、瓣膜窦处的扩张、搭桥血管周围积液。

（5）监测内容：将灰阶超声、彩色多普勒成像和脉冲型频谱多普勒三者结合起来运用。可先用灰阶超声对搭桥血管的结构进行初步观察，然后用彩色多普勒成像寻找阻塞的部位，最后用脉冲型频谱多普勒来观察波形的形态，测量血流速度和阻力指数等，以确定阻塞的程度。

（6）技术注意事项

1）搭桥移植手术的超声监测大多采用5～7.5MHz的线阵探头，位置较深的搭桥动脉可以使用3～3.5MHZ的探头。

2）声束与血流方向的夹角。为了取得精确的血流速度，在可能的情况下，使用同一个角度（Doppler angle）来完成一个病例的检查，通常将此夹角固定在60°。但也有学者认为此夹角＜60°即可，不必固定在某一角度。取样容积的大小约为1.5mm。研究显示，将彩色血流成像与血流速度结合起来分析，可以达到高于95%的敏感度和90%的特异性。

4.搭桥移植手术并发症的彩超诊断

（1）搭桥血管再狭窄多发生于吻合口

1）有研究表明，搭桥血流速度低于45cm/s是搭桥血管失败的重要指征（图18-2-28），但不能单凭血流速度的绝对值来判断手术的成功与否，还应考虑管径大小的影响。一般来说，人工血管管径通常明显大于正常血管，因此血流速度相对较低。在实际工作中，亦会遇到管径

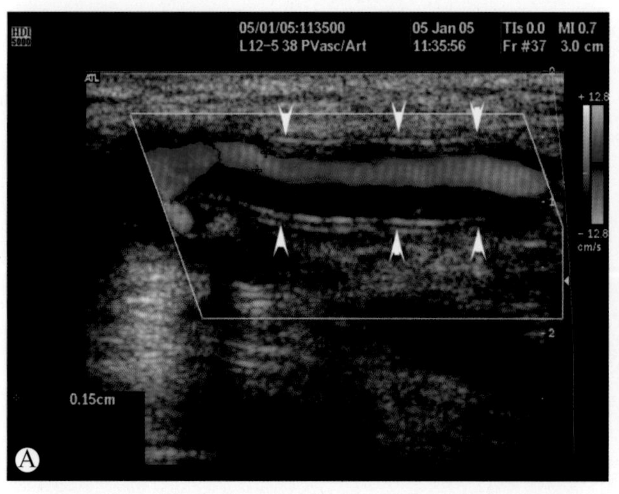

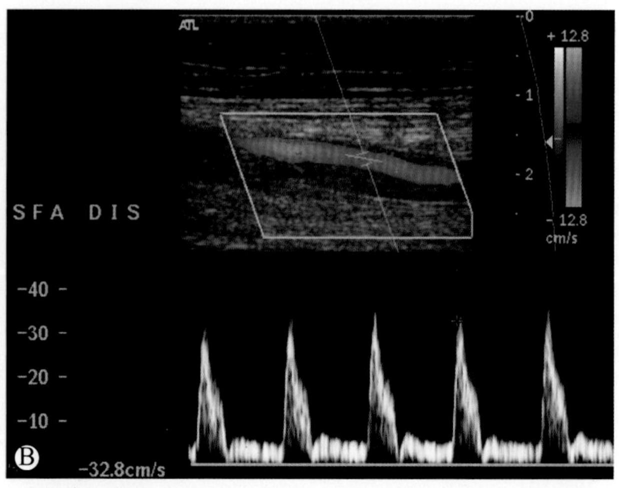

图 18-2-28 架桥股浅动脉狭窄

A.架桥股浅动脉（箭头）血流束明显变细，最窄处残留管腔内径为0.15cm；B.狭窄段PSV减低，仅为33cm/s

较大的自身搭桥静脉，其血流速度也会比较慢。

2）峰值流速比值是一项重要的诊断指标，计算方法为血管狭窄处峰值流速除以狭窄前正常段血管峰值流速（图18-2-29）。目前采用峰值流速比值≥3作为内径减少≥60%的搭桥动脉狭窄的诊断标准。当局部狭窄发生在近端吻合口或流出道动脉时，该指标的计算方法有所不同。前者应与搭桥血管的峰值流速相比，而后者则应与远段自身动脉峰值流速相比。

3）波形的改变：一般来说，如果收缩期频谱上升延迟（加速时间延长）和阻力减低，可以预测阻塞是在其近心段动脉。而如果舒张期血流速度降低而收缩期频谱上升不延迟（加速时间不延长），可以预测阻塞是位于其远心段动脉。

（2）搭桥血管闭塞：搭桥血管内充满低或中强回声，管腔内无明显血流信号（图18-2-30，图18-2-31）。

（3）吻合口处的假性动脉瘤、动静脉瘘的声像图表现：参见本章第四、五节。

（4）血肿：表现为低回声或无回声区，边界清晰，内部无血流信号。

七、其他外周动脉相关手术的超声监测

（一）胸廓内动脉-冠状动脉搭桥术

冠状动脉搭桥术是缺血性心脏病的重要治疗手段，胸廓内动脉（internal thoracic artery，ITA；又称内乳动脉）解剖位置恒定、术后长期通畅性好，目前冠状动脉前降支病变多采用左侧胸廓内动脉与其端侧吻合进行冠状动脉搭桥。超声可以提供胸廓内动脉的形态学信息，并了解血管功能，为术前准备及术后随访评估提供有用信息，是冠状动脉搭桥术前筛选桥血管及术后评价血管通畅性的首选而可靠的方法。

1.解剖概况　胸廓内动脉多数（90%以上）起源于锁骨下动脉第1段，少数起自锁骨下动脉第2、3段或与其他血管共干，沿胸骨两侧、第1～6肋软骨后方、紧贴

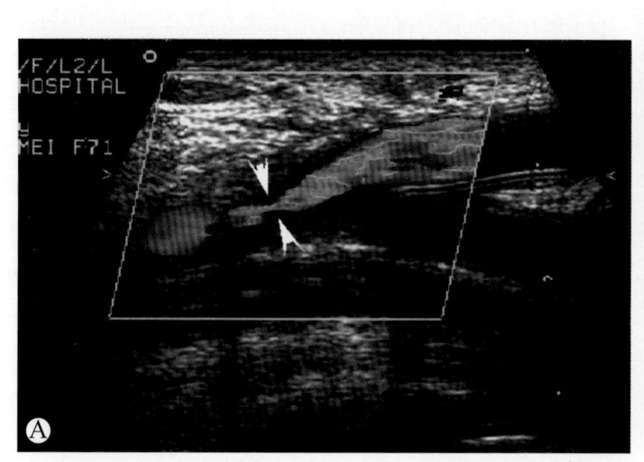

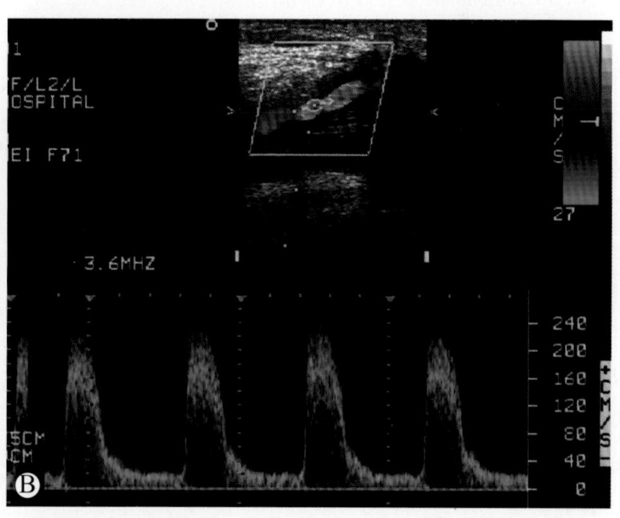

图18-2-29　搭桥血管近侧吻合口再狭窄

A.架桥股浅动脉近侧吻合口血流束明显变细（箭头）；B.该处PSV加快达240cm/s，其与狭窄前区正常段血管峰值流速比值为3.4

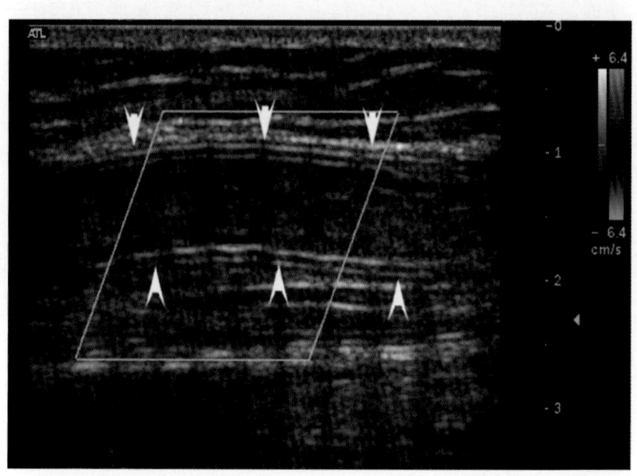

图18-2-30　架桥股浅动脉血栓形成并闭塞（一）

术后1天发现架桥动脉（箭头）内充满低回声，其内无明显血流信号

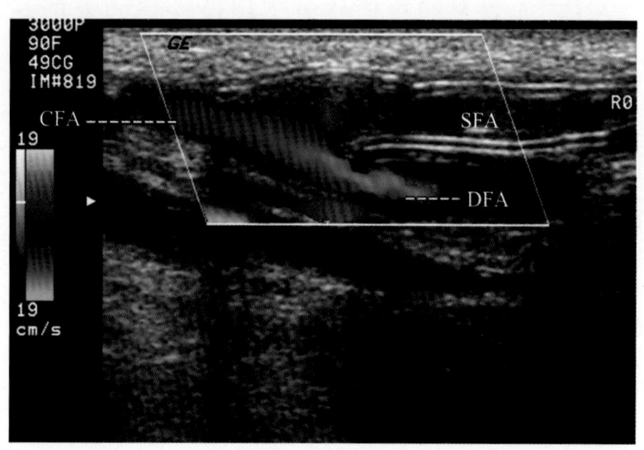

图18-2-31　架桥股浅动脉血栓形成并闭塞（二）

架桥股浅动脉（SFA）管腔内无明显血流信号。CFA.股总动脉；DFA.股深动脉

胸壁下行，距胸骨外缘1.2～1.5cm。

2.术前超声评估

（1）检查方法：检查时探头置于锁骨上窝，显示锁骨下动脉短轴切面，于锁骨下动脉下壁（椎动脉起始部的对侧）可见胸廓内动脉的起始部。肋间扫查时，可先将探头置于第1或第2肋间胸骨旁横切扫查，一般在胸骨旁1cm左右可显示胸廓内动脉，其前内侧为与之伴行的胸廓内静脉，内径较粗大，与动脉血流方向相反。旋转探头后可显示胸廓内动脉长轴切面，并可向下追踪至肋软骨后方和第3、4肋间。

（2）观察内容：灰阶超声观察血管壁有无斑块、内膜中层厚度和管腔内透声性，并测量血管内径，胸廓内动脉起始部至第2、3肋间隙内径为2.0～2.5mm，双侧无明显差异。多普勒超声则显示血流充盈状况、血流方向及测量血流动力学参数。胸廓内动脉血流频谱多数表现为高阻三相波形，起始段收缩期峰值流速50～80cm/s，舒张末期流速10～24cm/s，阻力指数＞0.9，搏动指数2.3～3.6，血流量80～90ml/min，双侧无明显差异。

胸廓内动脉的术前超声显示率接近100%。血管本身的动脉硬化很少见，当有明显斑块引起动脉管腔狭窄时，不宜用于搭桥手术。当锁骨下动脉起始段严重狭窄或闭塞时，胸廓内动脉血流充盈差，频谱可呈狭窄下游改变，甚至出现反流，不宜用于冠状动脉搭桥术。

3.术后超声评估　由于冠状动脉床的舒张压力高于胸廓内动脉，胸廓内动脉的血流频谱变为舒张优势型。左、右侧胸廓内动脉在解剖和血流动力学方面均无明显差异，因此评价移植血管的功能和术后血管的通畅性时，可将对侧血管作为参照。术后胸廓内动脉走行改变及胸壁气肿等因素可使其超声显示率下降，经锁骨上窝探查可提高其显示率，因胸壁气肿显示不清时可于术后1个月随诊。胸廓内动脉-冠状动脉搭桥术后的长期通畅率高于大隐静脉搭桥术。

（二）腓骨肌皮瓣修复下颌骨缺损的术前超声评价

近年来，腓骨肌皮瓣已成为修复下颌骨缺损的最佳选择。腓骨血供来源于腓动脉，腓动脉变异或血管栓塞性病变及皮肤穿支的异常对手术方式的选择和手术效果均有影响，因此需要在术前对腓血管的走行、结构进行评价。

术前超声检查的主要目的有以下几方面：

1.了解腓动脉的状况，是否存在动脉硬化等病变。如腓动脉严重狭窄或闭塞则不宜进行该手术。

2.确定腓动脉和胫前、后动脉的关系，如腓动脉先天性变异，取代胫后动脉为主要的足部供血动脉，或因胫前、后动脉闭塞而由腓动脉侧支为足部供血时，不能进行该手术，否则术后可导致小腿及足部供血不足。

3.确定腓动脉从胫后动脉发出的位置及口径，以确定切取骨瓣的长度、血管蒂的长度和指导选择受区血管。多数情况下腓动脉约在腘肌下缘中点下3cm处，由胫后动脉分出，紧贴腓骨的后内侧，行于胫骨后肌与比目鱼肌之间。腓动脉上端的发出位置可有变异，而骨瓣上缘的切取位置需根据腓动脉发出的位置确定，以确保能保留足够长的血管蒂。

4.根据口腔颌面缺损区软组织和骨组织缺损的位置关系在拟取骨区寻找腓动脉皮肤穿支的位置，根据缺损修复的需要，选择位置合适的一个或两个穿支，以其为中心，设计皮岛的位置。

彩色多普勒超声广泛应用于下肢血管的检查，它可以较准确地提供下肢动脉解剖及功能信息。对于皮肤穿支的评价，超声检查具有血管造影等其他影像学检查不可比拟的优点，可以确定穿支血管从腓血管发出的位置、口径、到达皮肤的位置等，提高游离腓骨瓣皮岛设计的准确性和可靠性。术前彩色多普勒超声检查小腿血管简便、无创，结果快速、准确，可作为腓骨肌皮瓣移植术前了解小腿血管情况的影像学首选方法。

八、四肢动脉假性动脉瘤的超声引导下治疗

近年来，随着动脉穿刺和介入性诊疗技术的广泛开展及围术期抗凝血药的应用，医源性假性动脉瘤的发生率显著增加。在诊断和治疗性的动脉穿刺中，动脉假性动脉瘤发生率为1%～7%。由于假性动脉瘤一般不能自愈，并可发生压迫或栓塞，或自行破裂，因此宜早期确诊并采取适当的治疗措施。目前对假性动脉瘤的主要治疗方法为超声引导下压迫法（UGCR）、超声引导下凝血酶注射法（UGTI）及外科手术。

1.超声引导下压迫治疗法　操作时将探头置于假性动脉瘤通道中心上，应用彩色多普勒超声监测，保持载瘤动脉的通畅性，探头适度加压直至瘤腔完全闭合或内部无血流信号显示，持续压迫15～30min，彩超显示瘤腔及通道无血流后缓慢减压，此时瘤腔内往往可见低回声的疏松血栓，如减压过程中瘤颈再次显示血流，可重复前述过程。压迫成功后保持患肢伸直，病变处加压包扎6小时。

超声引导下压迫治疗法是一种安全、有效的治疗医源性假性动脉瘤的方法，成功率约为85%，其操作简单，费用低廉，并发症少。影响压迫治疗效果的主要因素如下。①动脉破口的大小：大于1cm的破口使用压迫治疗法难以成功。②病程的长短：病程超过1个月的患者由于异常通道和瘤腔因内皮细胞覆盖而不易形成血栓。③抗凝血药物的使用：导管术后采用全身抗凝治疗的患者或

冠心病患者长期使用抗血小板及抗凝药物，可使压迫时间延长，影响治疗效果。④患者对疼痛的敏感程度：部分患者无法忍受对腹股沟部长时间压迫带来的不适和疼痛，缩短了治疗时间，降低了治疗效果。⑤操作者体力：操作者长时间持续用力，体力消耗过大，难以保持恒定压力。⑥假性动脉瘤的位置：对于锁骨下动脉假性动脉瘤或突入腹股沟韧带以上的股动脉假性动脉瘤，瘤体后方无骨组织可影响治疗效果。瘤体和动脉壁紧贴、瘤腔位置过深、多个瘤腔等情况也不易压迫成功。⑦瘤颈部流速：瘤颈部最大血流速度超过150cm/s，治疗效果差；一般应选择瘤颈部血流速度低于100cm/s的病例进行压迫治疗。

2.超声引导下凝血酶注射法　操作方法为：用超声探头短暂阻断假性动脉瘤颈部血流，在超声引导下徒手进针，针尖尽量远离瘤颈部，当针尖清晰地显示于瘤腔内时，注入少量生理盐水，以进一步明确针尖位置，之后注入凝血酶直至瘤口完全闭合。彩色多普勒显示瘤腔内与瘤颈部彩色血流信号消失为治疗成功。少量残余分流可用超声引导压迫治疗法短暂按压瘤颈处2～5min，解除压迫后再次检测，直至瘤口完全闭合。术后患者应继续伸直患肢，加压包扎6小时，监测患者血压及全身情况。

超声引导下凝血酶注射法操作省时简便、临床效果可靠、并发症少、复发率低、患者痛苦少，不受患者是否应用抗凝治疗的影响，治愈率高达96%以上，明显高于单纯压迫治疗法。操作时应注意以下方面：①用超声探头短暂阻断假性动脉瘤颈部血流后再向瘤内注射凝血酶，可在瘤腔内短期形成完全的血栓，且微小血栓及凝血酶不易随瘤颈部血流进入远端动脉干。②注射位置应尽量远离颈部或在瘤腔边缘血流缓慢处。③正确选择凝血酶的浓度与用量：注射浓度与用量的选择与瘤体大小和是否正在进行抗凝治疗有关。对瘤体较大，或正在应用抗凝药的患者均应适当增加凝血酶浓度与用量。④瘤颈部大于1cm的假性动脉瘤注入凝血酶后可能引起动脉栓塞，不宜进行UGTI，应该手术治疗。⑤上肢动脉尤其是肱动脉假性动脉瘤往往由于位置深、血管内径小、瘤体与血管距离近、不易判断来源等因素增加治疗难度，需要精确定位才能避免远端动脉栓塞等严重并发症的发生。

（李建初　王　健）

第三节　四肢静脉疾病

一、四肢静脉超声检查

（一）观察内容

四肢静脉疾病主要包括静脉血栓和静脉瓣功能不全，每条（段）静脉的探测步骤和观察内容大致相同。具体的探测步骤和观察内容为：

1.观察静脉变异、管腔内回声情况。卧位检查如有困难，可站立位检查，站立位时静脉充盈增宽易于观察，特别适合于大部分或完全再通的血栓形成后综合征患者残存小血栓的观察。

2.进行压迫试验。灰阶图像上横切扫查应用间断按压法或持续按压法，观察静脉腔被压瘪的程度。间断按压法是指探头横切按压血管，尽量使静脉管腔被压瘪，然后放松，按顺序每隔1～2cm反复进行，以完整扫查整条血管。持续按压法是指探头横切滑行时持续按压血管，观察管腔的变化。静脉管腔被压瘪程度的判定主要依据压迫前后近、远侧静脉壁距离的变化。若探头加压后管腔消失，近、远侧静脉壁完全相贴，则认为无静脉血栓。否则，存在静脉血栓。

3.观察静脉管腔内是否有自发性血流信号及血流信号的充盈情况。

4.检查静脉瓣的功能。

（二）操作注意事项

1.一旦超声诊断急性期血栓形成，尤其观察到自由漂浮血栓时，避免探头按压等不必要的操作，以免引起血栓脱落。

2.间断加压检查时不应在长轴切面下进行，以免静脉滑出探头下方而产生静脉被压瘪的假象。

3.左侧髂静脉血栓形成较右侧为多，可能与左侧髂总静脉压迫综合征有关。

4.小腿深静脉多为两条同名静脉伴行，检查时应全程探查两条静脉内有无血栓形成，以防漏诊。

5.小腿肌肉静脉丛血栓形成是临床较常见但超声检查易漏诊的血栓类型，当出现小腿胫后及腓静脉通畅，但患者小腿明显肿胀时，要留意探查肌肉静脉丛有无血栓形成。

6.下肢静脉瓣功能多普勒超声检查时，观察深静脉或浅静脉内血流反流，记录反流时间。

7.当大隐静脉或小隐静脉有血栓形成时，应注意观察血栓上端至隐股静脉交界或隐腘静脉汇合处的距离。

（三）正常四肢静脉超声表现

1.灰阶超声　四肢主要静脉内径大于伴行动脉内径，且随呼吸而变化。在深吸气或瓦氏动作时，较大的静脉内径增宽。直立位检查时，下肢静脉管径明显增宽。

正常四肢静脉具有以下四个声像图特征：

（1）静脉壁非常薄，甚至在声像上都难以显示。

（2）内膜平整光滑。

（3）声像图上管腔内的血流呈无回声。

（4）可压瘪性，探头加压可使管腔消失。

2.彩色多普勒　正常四肢静脉内显示单一方向的回心血流信号，且充盈于整个管腔。挤压远端肢体静脉时，管腔内血流信号增强，而当挤压远端肢体放松后或瓦氏动作时则血流信号立即中断或短暂反流后中断。

3.频谱多普勒　正常四肢静脉频谱多普勒表现为单相低速随呼吸变化的期相性连续频谱，具有五个重要的特征：自发性、期相性、瓦氏反应、挤压远端肢体时血流信号增强及单向回心血流。

（1）自发性：当受检者肢体处于休息或活动状态时，大、中静脉内存在血流信号，小静脉内可缺乏自发血流。当四肢静脉存在血栓时，除了血栓段静脉内无血流信号以外，血栓近、远端静脉内也可无自发性血流信号。

体位和运动对下肢静脉的影响大于上肢静脉。直立时，下肢静脉远心端的静脉压明显升高，引起静脉扩张。骨骼肌收缩，挤压静脉，推动血液流向心脏，增加静脉回流。

（2）期相性：正常四肢静脉的期相性血流是指血流速度和血流量随呼吸运动而变化。吸气时胸膜腔内压降低，右房压随之降低，上肢静脉压与右房压的压力阶差增大，上肢静脉血液回流增加、血流速度加快；呼气时则相反，由于胸膜腔内压增高，右房压相应升高而致血液回流减少和血流速度减慢。此外，上肢静脉血流可存在搏动性，因心脏的收缩更容易传递到上肢的大静脉。

下肢静脉血流的期相性变化正好与上肢静脉相反。吸气时，膈肌下降，腹内压增高，下腔静脉受压，下肢静脉与下腔静脉间的压差降低，造成下肢血液回流减少和血流速度减慢；呼气时则相反，表现为下肢静脉血流速度加快（图18-3-1）。

（3）瓦氏反应：瓦氏动作时，即深吸气后憋气，四肢大或中等静脉内径明显增宽，血流信号减少、短暂消失甚至出现短暂反流（图18-3-2）。正常上肢静脉瓦氏试验是由于瓦氏动作时胸膜腔内压增加，而正常下肢静脉瓦氏试验是由于瓦氏动作时腹压增加所致。瓦氏反应用于判断从检查部位至胸腔或腹腔的静脉系统的开放情况。

（4）血流信号增强：肢体静脉的突然受压，无论是由肌肉的主动收缩还是外力压迫肢体引起，都使静脉回心血量和流速增加，并可使静脉瓣完好的受压部位远端回流停止。所以，人工挤压检查处远端肢体后，正常四肢静脉呈现短暂的血流信号增强或多普勒频移加快，提示检查部位与被压迫处之间的静脉段是开放的。静脉阻塞和静脉瓣受损都会影响静脉对压力变化的反应。如果挤压远端肢体，血流信号没有增强，则提示在检查部位与挤压部位间的静脉存在阻塞，若血流信号延迟或有微弱的增强，提示不完全阻塞或周围有侧支循环形成。

（5）单向回心血流：因静脉瓣可防止血液反流，故

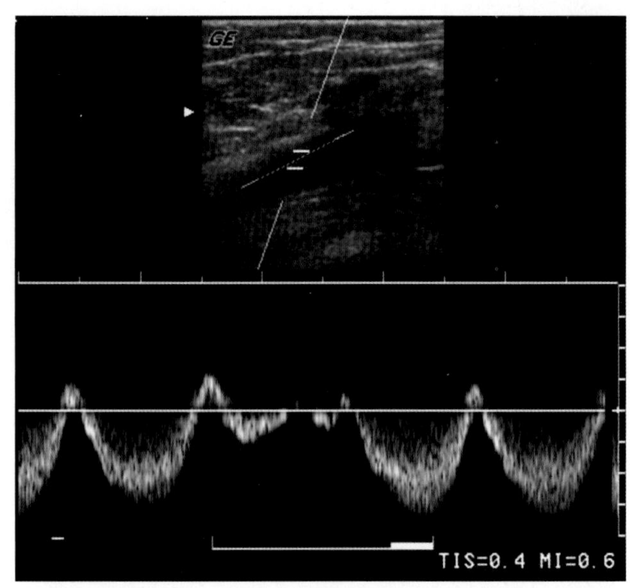

图18-3-1　正常股总静脉的期相性血流频谱

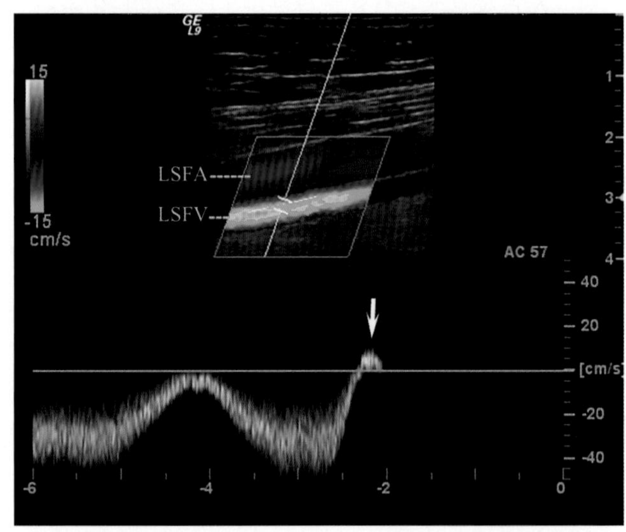

图18-3-2　瓦氏动作时正常股浅静脉的频谱多普勒图

箭头所指为瓦氏动作时的短暂反流。LSFA.左股浅动脉；LSFV.左股浅静脉

正常下肢静脉血能够回流至心脏。直立时、人工挤压远端肢体放松后或瓦氏动作时，正常肢体静脉瓣膜迅速向足侧移动并关闭，将导致静脉管腔内仍然可以检查到轻微的反向血流信号，肢体远端静脉的反向血流持续的时间较短。当先天或后天因素造成静脉瓣功能不全时，静脉反向血流的持续时间延长，可用于诊断静脉瓣功能不全。

二、四肢浅静脉血栓

浅静脉血栓形成（SVT）或浅表血栓性静脉炎是指血栓位于大、小隐静脉或浅表曲张静脉，可发生于静脉输液的部位，是由输入的药物或静脉腔内放置的导管刺激所致，也常见于浅静脉曲张患者膝以下的大隐静脉

及其属支。虽然浅静脉血栓形成较少发展成深静脉血栓，但深静脉血栓形成却常累及浅静脉。与深静脉血栓形成不同，四肢浅静脉血栓形成具有明显的体征，能够在静脉走行区皮下触及条索状肿块，触痛，可伴有局部红斑。

（一）声像图表现

使用高频探头，在静脉走行区皮下探及条索状的低或中强回声，边界清晰或模糊，管腔不能被压瘪，彩色多普勒显示内部无或可见部分再通的静脉血流信号（图18-3-3，图18-3-4）。血栓处静脉壁明显增厚，为低回声，这是血栓导致相邻静脉壁的炎症反应所致。

（二）临床意义

单纯性四肢浅静脉血栓是一种良性的自限性疾病，但如同时存在深静脉血栓或血液高凝状态则具有重要的临床意义，深静脉血栓形成可能有肺动脉栓塞的危险。超声检查四肢浅静脉血栓具有重要的临床意义。

1.尽管临床检查也可以确诊本病，但不能明确血栓的范围。超声不仅能够准确判断血栓的部位，还能够监测血栓的发展情况，有助于临床制定治疗方案。如果近心端大隐静脉血栓扩展至隐股静脉交界处，大多数临床医师采取外科结扎大隐静脉及隐股静脉交界处或行全身抗凝治疗。文献报道，单纯性大隐静脉血栓未经治疗，10%的血栓可扩展至深静脉，但近心端大隐静脉血栓扩展至股静脉的概率更高。

2.超声有助于确定伴发的无临床症状的深静脉血栓。一些研究显示，20%～40%的浅静脉血栓患者有症状不明显的深静脉血栓，许多这样的患者为血液高凝状态。

3.有些看似浅静脉炎性病变的患者，实际是软组织感染或血肿。彩色多普勒超声很容易对两者进行鉴别，但临床上却很困难。

三、四肢深静脉血栓

四肢深静脉血栓是一种比较常见的疾病，以下肢多见。下肢深静脉血栓可分为小腿静脉血栓（包括小腿肌肉静脉丛血栓）、股静脉-腘静脉血栓和髂静脉血栓。它们都可以逆行和（或）顺行蔓延而累及整个下肢深静脉。常见的上肢深静脉血栓可形成锁骨下静脉-腋静脉血栓。

（一）病因和病理

Virchow（1846年和1856年）提出了静脉血栓形成的三个基本因素：静脉血流迟缓、内膜损伤和血液高凝状态，这也是目前公认的三要素。

1.静脉血流迟缓　长期肢体制动或偏瘫引起腘窝部静脉血流迟缓一直被认为是引起深静脉血栓形成的因素。全身麻醉、感染也可引起静脉血流迟缓。在这些情况下，血栓容易在静脉窦内形成。

另外，先天解剖变异也是下肢深静脉血栓形成的重要原因。May-Thurner综合征（先天性左髂总静脉受压综合征）患者，左髂总静脉被夹在右髂总动脉和骶骨峡之间，不但使左髂静脉回流受阻，还可形成静脉腔内粘连，轻度狭窄者可无明显症状，严重狭窄者可由血流淤滞导致血栓形成。

2.静脉损伤　化学药物、机械性或感染性损伤导致静脉壁破坏。在血管壁损伤中，内膜损伤更为重要。内膜损伤后释放出凝血因子Ⅱ、组织凝血活素，启动外源性凝血途径。由于外源性凝血途径参与的因子少，步骤简单，故反应迅速。外源性的凝血链被激活后，凝血酶被激活，引起血管收缩和细胞损伤，甚至引起未受损血管的内弹力板断裂，继而血小板和纤维蛋白沉积并网罗

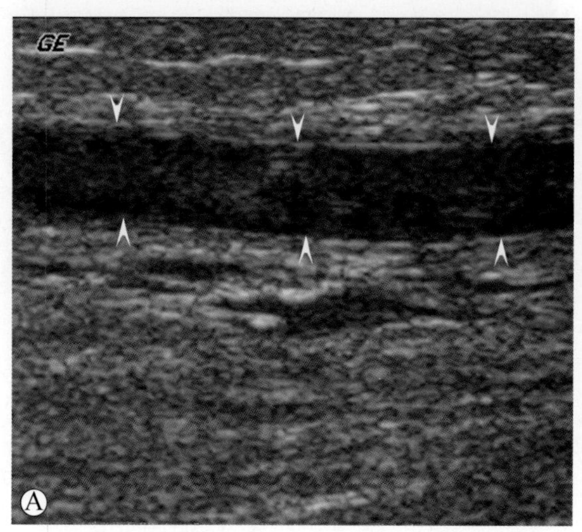

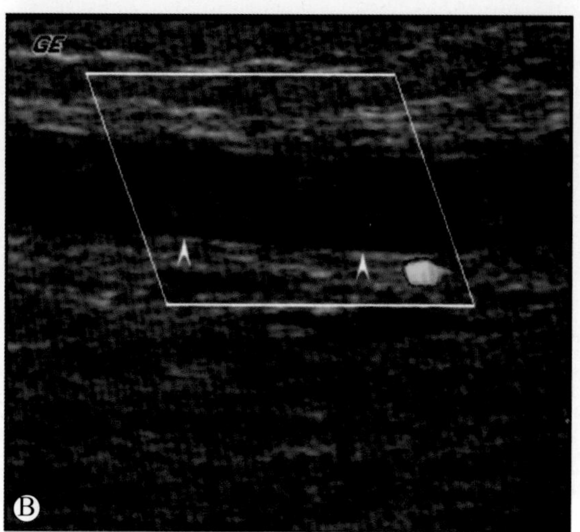

图18-3-3　大隐静脉急性血栓

A.管腔内可见实性低回声；B.管腔内无明显血流信号

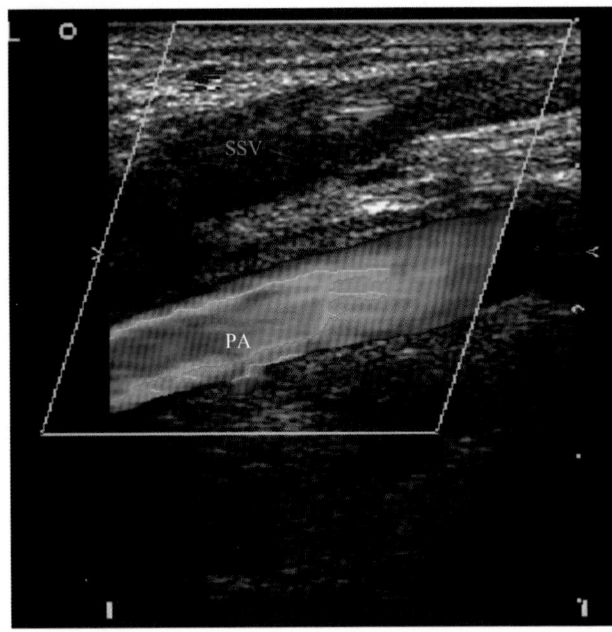

图18-3-4 小隐静脉慢性血栓，管腔内可见实性低回声，无明显血流信号

SSV.小隐静脉；PA.腘动脉

各种血细胞而形成凝血块，即血栓形成。

3.血液高凝状态 各种大型手术、严重脱水、严重感染、晚期肿瘤和先天遗传性疾病等可增强血液的凝固性，为血栓形成创造了条件。

（二）临床表现

文献报道，下肢静脉血栓的发生率由高至低依次为：股浅静脉74%、腘静脉73%、股总静脉58%、胫后静脉40%、股深静脉29%、大隐静脉19%。多段静脉同时受累很常见，整个左下肢深静脉受累的患者约占10%，这些患者远期预后差。尽管大多数患者受累静脉为完全闭塞，但表现为静脉部分阻塞的患者也不少见，18%的急性深静脉血栓形成者属于此列。常见的临床表现如下。

1.血栓水平以下的肢体持续肿胀，站立时加重。患肢肿胀是下肢静脉血栓形成后最常见的症状，患肢组织张力高，呈非凹陷性水肿。

2.疼痛和压痛，皮温升高。疼痛的主要原因为血栓在静脉内引起的炎症反应和静脉回流受阻。压痛主要局限于静脉血栓产生的炎症反应的部位，如股静脉行径或小腿处。

3.浅静脉曲张。

4.“股青肿”。这是下肢静脉血栓中最为严重的一种情况，当整个下肢静脉系统回流严重受阻时，组织张力极度增高，致使下肢动脉痉挛，肢体缺血甚至坏死。

5.血栓脱落可酿成肺栓塞。70%～90%的肺栓塞的栓子来源于有血栓形成的下肢深静脉，故下肢深静脉血栓的及时诊断非常重要。

（三）四肢深静脉血栓不同阶段的声像图特点

1.急性血栓 是指两周以内的血栓，在此期间静脉壁有炎症，血栓疏松地黏附于管壁上，有脱落发生肺栓塞的可能。急性血栓可导致相邻静脉壁的反应性炎症（血栓性静脉炎）。血栓形成后，血液中释放一种被称为纤溶酶原的酶，对血栓进行化学溶解。在一些病例中，纤溶酶原可以在数天到数周内完全溶解血栓，不留痕迹也无不良的后遗症。但是，多数病例中为不完全溶解。其声像图特点：

（1）血栓形成后数小时到数天之内表现为无回声，一周后回声逐渐增强呈低回声，低于周围肌肉的回声，边界平整（图18-3-5，图18-3-6）；由于回声较低，较小的血栓很难辨认，但可通过静脉管腔不能完全被压瘪而证实。

（2）血栓处静脉管径明显扩张，显著大于相邻动脉，除非血栓很小、非阻塞性或静脉壁瘢痕形成而不能扩张。

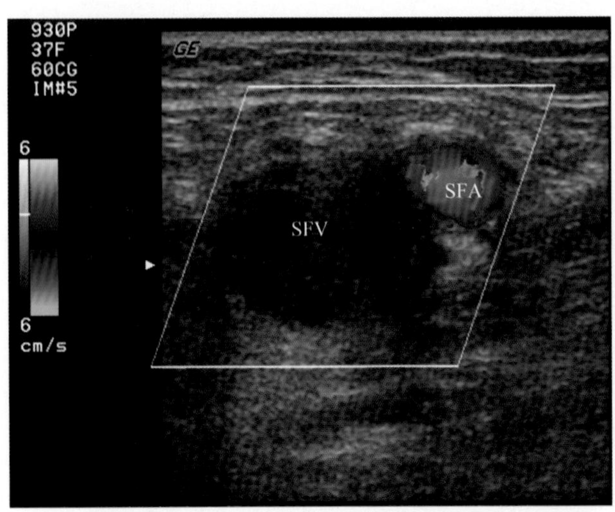

图18-3-5 急性股浅静脉血栓

图中示股浅静脉（SFV）明显扩张，管腔内充满低回声，无明显血流信号。SFA.股浅动脉

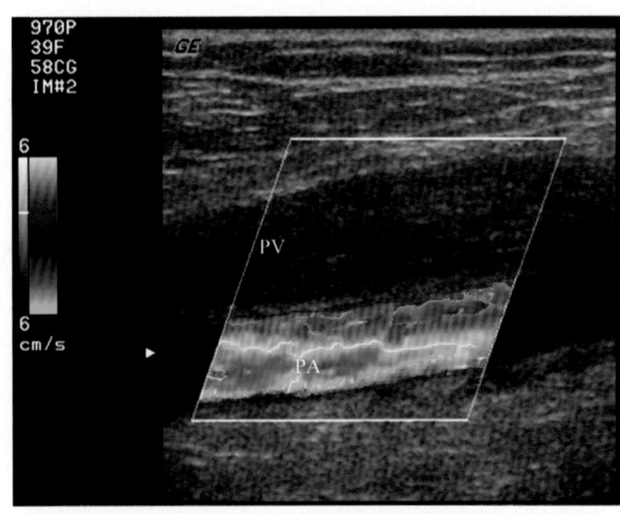

图18-3-6 急性腘静脉血栓

图中示腘静脉（PV）管腔内充满低回声，无明显血流信号。PA.腘动脉

（3）管腔不能被压瘪：静脉的可压缩性是鉴别栓塞的静脉和正常静脉的最可靠的征象之一（图18-3-7）。

（4）血栓可自由漂动或随肢体挤压而漂动：急性血栓的近心端往往是最新形成的凝血块，未附着于静脉壁，自由漂浮在管腔中。血栓的自由漂浮是急性血栓的诊断依据，而且是非常危险的征象，预示了肺栓塞的可能。

（5）血栓段静脉内完全无血流信号或探及少量血流信号；即使血管腔被完全充填，其与管壁的缝隙内可能会显示血流信号，产生“轨道”征（图18-3-8）。血栓内再通管道内亦可显示血流信号。

当血栓使静脉完全闭塞时，血栓近端静脉血流信号消失或减弱，而血栓远端静脉频谱变为连续性，失去期相性，瓦氏动作反应减弱甚至消失。但是，血栓致管腔部分阻塞或阻塞后产生丰富的侧支循环时，可能并不发生这些改变。

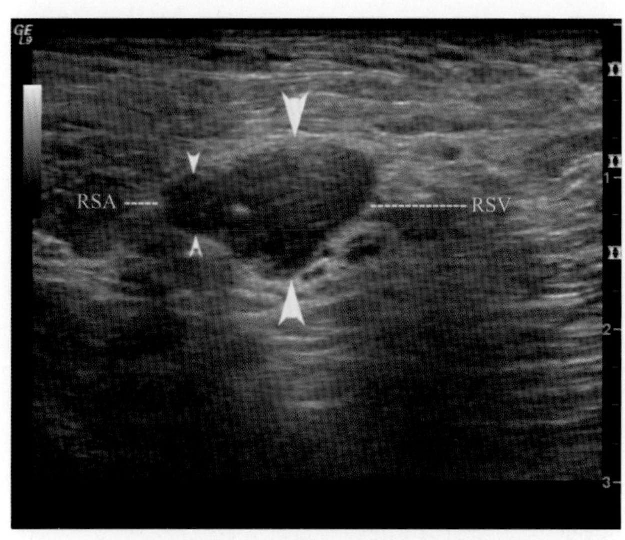

图18-3-7 右锁骨下静脉血栓形成

横切压迫右锁骨下动、静脉，右锁骨下静脉不能被压瘪（大箭头）。RSA.右锁骨下动脉；RSV.右锁骨下静脉

（6）血栓处静脉壁明显增厚，为低回声，这是血栓导致相邻静脉壁的炎症反应所致。

（7）侧支循环形成：静脉血栓的急性期，侧支循环血管可迅速扩张，超声检查常可显示这些扩张的血管。侧支血管可位于血栓形成静脉的附近或较远的部位。侧支血管一般较正常静脉细且多数走行纡曲或交错排列，因此不要把侧支血管误认为原来的静脉而忽视静脉内的血栓。

2.亚急性血栓　一般指血栓发生的时间在2周到6个月之间，发生肺栓塞的可能性非常小。从急性血栓向亚急性血栓的过渡是逐渐发生的。其声像图特点：

（1）亚急性血栓回声较急性阶段逐渐增强，但回声强度的差异较大，不能利用回声的改变精确地判断血栓的时期。数天的血栓回声有可能与数周或数月的血栓回声相似。

（2）血栓逐渐溶解和收缩，导致血栓变小且固定，静脉扩张程度减轻，甚至恢复至正常大小。

（3）血栓处静脉管腔不能完全被压瘪。

（4）血栓黏附于静脉壁，不再自由浮动。

（5）由于血栓的再通，静脉腔内血流信号逐渐增多（图18-3-9）。但这并不一定预示着静脉恢复正常，静脉血栓后静脉管壁常增厚、管腔缩小，且这些改变是持久的。在另外一些病例中，静脉可能始终为阻塞状态。

（6）侧支循环的形成，亚急性期侧支静脉管腔继续扩张。

3.血栓慢性期　“慢性血栓”这个词是误称，合适的词为“慢性血栓机化”或“血栓慢性期”。如6个月以上的血栓还未溶解，就会被纤维原细胞浸润，开始逐渐发生纤维化，这种纤维化会无限期地持续下去，导致瓣膜功能受损，或静脉变为闭缩的纤维条索而致血液回流受

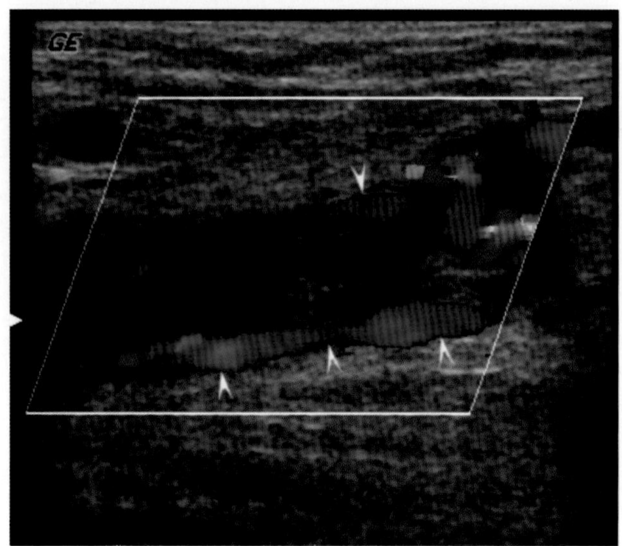

图18-3-8 急性股静脉血栓，箭头所指血流信号位于管壁与血栓之间（“轨道”征）

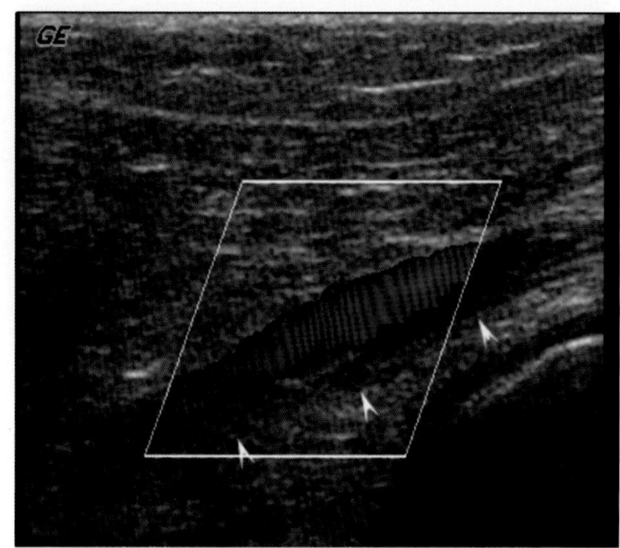

图18-3-9 腘静脉的亚急性血栓。箭头所指管腔内可见不均匀的低回声，并可见部分再通的血流信号

阻，这些改变称为下肢深静脉血栓形成后综合征。其超声表现参见本节“下肢深静脉血栓形成后综合征”。

（四）四肢深静脉血栓的超声诊断标准及其判断注意事项

1.四肢深静脉血栓的超声诊断标准　见表18-3-1。

表18-3-1　四肢深静脉血栓的超声诊断标准

主要诊断标准	次要诊断标准
·管腔不能被压瘪	·瓦氏动作时静脉内径增加小于10%
·管腔内实性回声且其内无滋养血管	·静脉内径增宽或缩小
·管腔内血流信号充盈缺损	·瓣膜改变（增厚、活动僵硬或固定）
·血流频谱失去期相性改变	·静脉周围侧支循环形成
·瓦氏反应消失或减弱	
·挤压远端肢体血流增强消失或减弱	

2.四肢深静脉血栓超声诊断标准的判断注意事项

（1）管腔不能被压瘪：压迫试验是依据静脉管腔能否被压瘪来判断有无血栓，是诊断四肢静脉血栓的快捷而可靠的方法。在使用压迫试验来判断四肢静脉血栓时，需注意以下方面：

1）探头施压力量适当。通常当相邻动脉轻微地受压时，其伴随的正常静脉应完全被压瘪。相反，静脉血栓时，相邻动脉轻微地受压而伴随静脉不能完全被压瘪。所以，应温和地加压探头至相邻动脉轻微地受压即可，过度用力加压可导致血栓脱落，酿成肺栓塞。对于漂浮于管腔中的新鲜血栓，应避免探头加压。

2）观察静脉腔被压瘪的程度。若探头加压后管腔消失，前、后静脉壁完全相贴，则认为无静脉血栓；否则，存在静脉血栓。有时尽管位置深在的静脉显示不很清晰，但依据静脉壁或其周围组织回声强于管腔内血液或血栓回声，通常能在灰阶超声上满意地判断静脉腔被压瘪的程度，从而做出或排除静脉血栓的诊断（图18-3-10）。但当过度肥胖或肢体肿胀明显者静脉位置较深时，对静脉腔被压瘪程度的观察不甚满意。如果对静脉壁观察不甚满意，可在患者站立状态下检查。因为站立状态下静脉充盈好，有利于静脉壁的清晰显示和识别。必要时更换3.5～5MHz的凸阵探头检查。

3）按压困难。压迫试验对股总静脉、股浅静脉近心段、中段和腘静脉血栓几乎可获得100%的诊断正确率。但必须注意以下情况：①由于肠管气体的干扰，用压迫试验诊断髂静脉血栓存在明显的不足；②由于静脉前方肌肉收缩产生的对探头按压的抵抗，可导致股浅静脉远

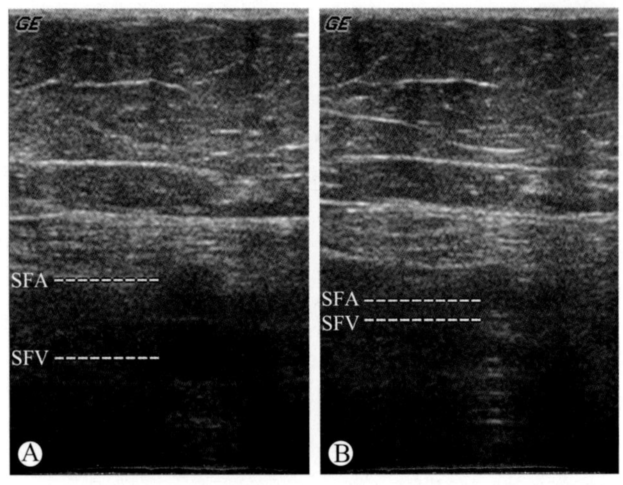

图18-3-10　正常股浅静脉远心段压迫前后管腔的变化

A.压迫前股浅动脉（SFA）和股浅静脉（SFV）管腔存在；B.压迫后股浅静脉管腔消失，股浅动脉管腔存在

心段和小腿深部静脉腔被压瘪的效果不好；③右心衰竭等原因所致四肢静脉压力升高会导致常规的按压力量不足以压瘪静脉腔；④骨骼遮挡的影响，使得锁骨下静脉不能应用压迫试验。如没有谨慎地对待按压困难，可导致静脉血栓的假阳性诊断，进一步采用彩色多普勒检查可避免误诊。

（2）管腔内实性回声：管腔内实性回声是诊断四肢静脉血栓的可靠指标之一。若超声能清晰显示并判断四肢静脉内实性回声为血栓所致，则可明确诊断静脉血栓。四肢静脉腔内实性低回声几乎均为血栓，但须除外癌栓或静脉肿瘤。

短期内形成的新鲜血栓可表现为无回声，此时，依据管腔内实性回声来判断血栓可导致误诊；相反，当管腔内血液流动缓慢或使用较高频率探头时，血液可表现为云雾状似血栓样回声（图18-3-11）。在这些情况下，采用压迫试验可很好地鉴别有无血栓。而且，血栓一般不移动，仅新鲜血栓可随肢体挤压而漂动。

一些影响灰阶成像质量的因素是无法避免的，如肥胖、软组织水肿等，但其他一些影响因素（如探头频率、仪器设置）是可以控制的。灰阶成像质量不佳的静脉段通常发生于髂静脉、股浅静脉远心段和小腿深部静脉。超声报告应该清晰描述那些显示足够清晰的区域，还应指出是否存在客观的影响因素（如肢体肥胖、水肿）限制了诊断的可靠性。很显然，彩色多普勒和脉冲型频谱多普勒检查有助于改善诊断效果。

（3）管腔内血流信号充盈缺损：在实际操作中，彩色多普勒受诸多因素的影响，采用管腔内血流信号的充盈情况来诊断静脉血栓应慎重。导致诊断错误，无非有两种情况：血流信号充盈不佳和血流信号过度充盈（血流信号外溢）。欲避免血流充盈不佳：一方面，应正确地调节仪器，如降低探头频率、提高彩色血流敏感性；另

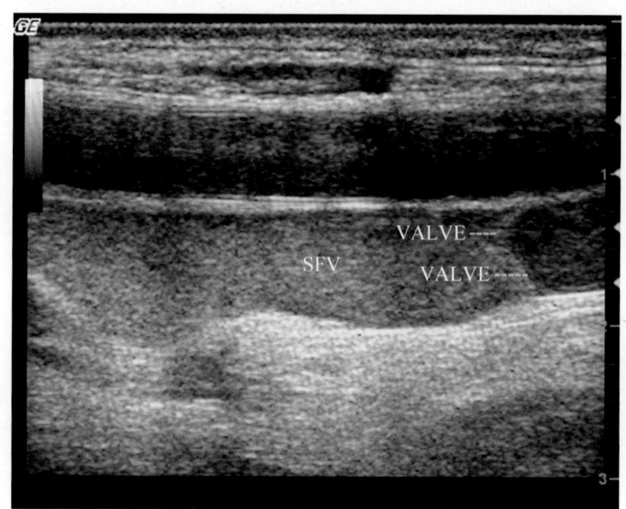

图18-3-11 股浅静脉内血液流动缓慢所致云雾状回声

SFV.股浅静脉；VALVE.瓣膜

一方面，人为地提高静脉流速或使静脉管腔扩张，如挤压远端肢体使回心血液流速加快，坐位或站立位检查使静脉扩张。血流信号外溢会遗漏小的静脉血栓，应通过正确的仪器调节来加以克服。

尽管借助静脉管腔内血流信号充盈情况来诊断静脉血栓受上述因素的影响，不如压迫试验那样自信地建立诊断，但只要能很好地避免这些诊断错误，仍具有重要的诊断价值。如能够应用于压迫试验失败的静脉段，有助于完全性与不完全性阻塞的鉴别。

（4）血流频谱失去期相性改变：与健侧肢体进行对比，若能证实患肢血流频谱失去期相性改变，可以提示其近心端静脉存在梗阻（图18-3-12）。

（5）瓦氏反应消失或减弱：当检查处近心段静脉存在梗阻时，瓦氏动作时无明显血流中断，仍为持续前向血流，称为瓦氏反应消失或减弱。瓦氏反应用于判断从检查部位至胸腔静脉系统的开放情况。

（6）挤压远端肢体血流增强消失或减弱：人工挤压检查处远端肢体后，正常四肢静脉呈现血流信号增强或流速加快，可以证实检查部位与肢体压迫处之间的静脉段是开放的。若人工挤压检查处远端肢体后，血流速度无明显加快，则提示存在静脉梗阻。

3.四肢静脉血栓超声诊断标准的临床诊断价值

（1）表18-3-1中的前三项主要诊断标准是诊断四肢静脉血栓最为重要的直接征象，具有重要的临床诊断价值。

（2）后三项主要诊断标准是依据频谱多普勒的变化来间接推断是否存在静脉梗阻，根据双侧肢体静脉血流频谱的对比观察，可提高诊断的准确性。

1）缺点：①不能区分静脉梗阻的病因（如静脉血栓或外压性梗阻）；②可能遗漏静脉部分阻塞；③明显受侧支循环的影响；④不能准确判断血栓的范围甚至血栓的具体部位。

2）优点：对一些不能被超声检查直接显示的静脉段开放情况的评价尤为有用。如手术、过度肥胖或水肿可致使髂静脉或小腿深静脉显示不清，无法使用前三项主要诊断标准时，可利用这些诊断标准来评价这些静脉的开放情况。

（五）常见四肢深静脉血栓

1.小腿肌肉静脉丛血栓　尽管急性下肢深静脉血栓可以起源于下肢静脉系统的任何部位，但绝大多数起源于小腿深静脉。比目鱼肌静脉窦被认为是小腿深静脉血栓最常见的起源部位，它可以向腘静脉和股静脉扩展。一旦腘静脉或股静脉内有血栓，则有必要采取抗凝治疗或置入下腔静脉滤器以防止肺栓塞。然而，单纯性小腿深静脉血栓的临床意义还有争议。虽然关于此方面发表了大量文献，但多数结果是互相矛盾的。因此，在很多方面尚未达成一致意见并不奇怪，如关于单纯性小腿深

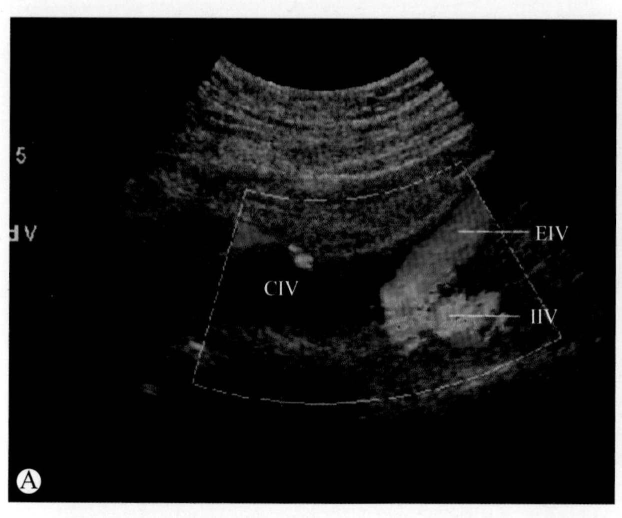

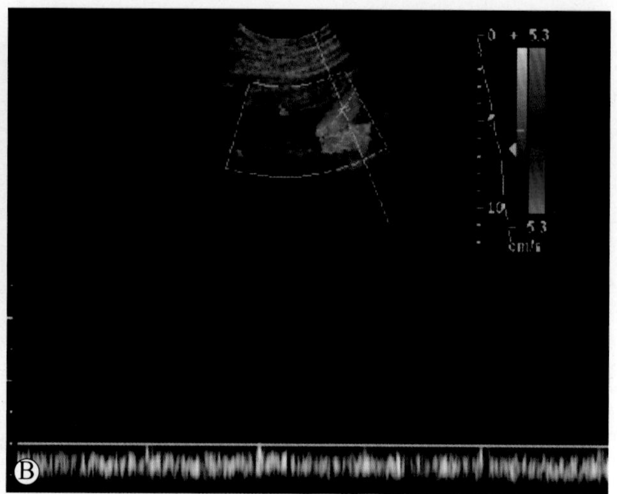

图18-3-12 髂总静脉血栓

A.图中示髂总静脉（CIV）管腔内充满实性低回声，管腔内无明显血流信号；B.髂外静脉血流频谱平坦，完全失去期相性改变。EIV.髂外静脉；IIV.髂内静脉

静脉血栓的发生率、是否易扩展、引起肺栓塞的危险性和血栓后综合征的可能性。

1988年，Philbrick和Becker回顾性分析了20个研究，发现内、外科患者中有症状的孤立性小腿深静脉血栓的发病率为49%。1996年，Atri等报道，在无症状的术后高危患者中，20%的患者有孤立性小腿深静脉血栓；在有症状的非卧床患者中，其发生率为30%。这些研究表明，孤立性小腿深静脉血栓并不少见。研究报道的小腿深静脉血栓向腘静脉及其近心端扩展的概率差异很大（6%～34%），导致肺栓塞的发生率差异也很大（5%～15%）。而且，超声既不能确定哪些小腿深静脉血栓有可能扩展，也不能鉴别哪些可能发生肺栓塞。

（1）临床表现：本病大多数是原发性，尤其发生于手术后或卧床期间。原发于小腿肌肉静脉丛的血栓形成，不至于影响血液回流，且范围较小，激发的炎症反应程度较轻，所以临床症状不明显。临床表现包括小腿饱满、紧韧感、压痛，踝关节肿胀，Homans征阳性：足急剧背屈，使腓肠肌和比目鱼肌迅速伸长，从而激发血栓所致的炎症性疼痛。文献报道多数病例血栓可自行消融或转为机化，少数病例血栓可不断蔓延累及静脉主干，甚至沿腘静脉一直扩展到同侧髂静脉，血栓脱落也可酿成肺栓塞。

（2）声像图表现：参见本节“四肢深静脉血栓不同阶段的声像图特点”（图18-3-13）。

（3）超声检查注意事项

1）虽然目前超声不常规检查小腿肌肉静脉丛，但当临床怀疑本病时，应检查这些部位。

2）患者取俯卧位，使用7.5MHz或5.0MHz的探头，从小腿后方和侧方大范围纵切和横切扫查小腿，寻找有无条状或串珠样低回声或中等回声。

3）有的正常小腿肌肉静脉丛的静脉很宽，可达1.0cm，血流也可很慢，不要误认为异常病变（图18-3-14）。

4）应注意与胫腓静脉血栓、外伤后血肿、腘窝囊肿进行鉴别（图18-3-15）。

2.小腿深静脉血栓　主要指胫后静脉和腓静脉血栓（图18-3-16，图18-3-17），胫前静脉血栓较少见。这些部位静脉血栓的超声诊断明显难于股静脉-腘静脉血栓，除参见本节“四肢深静脉血栓不同阶段的声像图特点”的检查方法外，对于较深位置的静脉，应注意选择使用3.5MHz或5.0MHz的探头。

3.股静脉-腘静脉血栓　具有典型的声像图表现，能很好地被诊断，参见本节“四肢深静脉血栓不同阶段的声像图特点”。

4.髂静脉血栓　对于体瘦患者，使用6MHz或4MHz探头，彩色多普勒血流成像可直接显示髂静脉。髂总或髂外静脉完全性阻塞者阻塞远心段流速减低，血流频谱随呼吸无变化，瓦氏试验频谱无改变。瓦氏试验可提示从股总静脉至下腔静脉管腔开放的间接证据，但可能会出现假阴性，因为髂静脉非闭塞性的血栓及患者盆腔丰富的静脉侧支循环可能使瓦氏试验正常。超声瓦氏试验异常或临床怀疑髂静脉血栓而超声髂静脉显示不佳时，应考虑髂静脉血栓形成或盆腔肿物压迫所致。

5.锁骨下静脉-腋静脉血栓　可分为两类：由中心静脉插管所致或其他原因所致。中心静脉置管增多，导致锁骨下静脉-腋静脉血栓形成增多。其他原因有肿瘤（特别是纵隔淋巴瘤）、外伤、手术或放疗等。用力或牵拉后自发性形成的锁骨下或腋静脉静脉血栓，也称为Paget-Schroetter综合征。这种血栓形成常发生在中青年健康个体的优势上肢，可能与胸廓入口的解剖异常有关，通常在用力后立即发生，但起病可能在数小时之后。

（1）声像图表现：参见本节“四肢深静脉血栓不同阶段的声像图特点”。

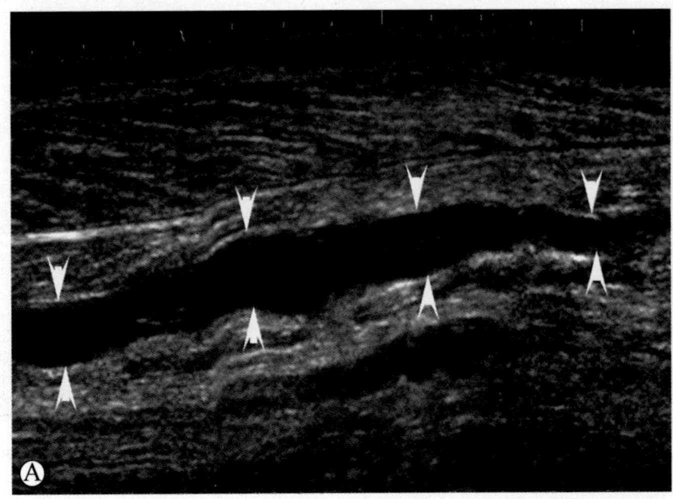

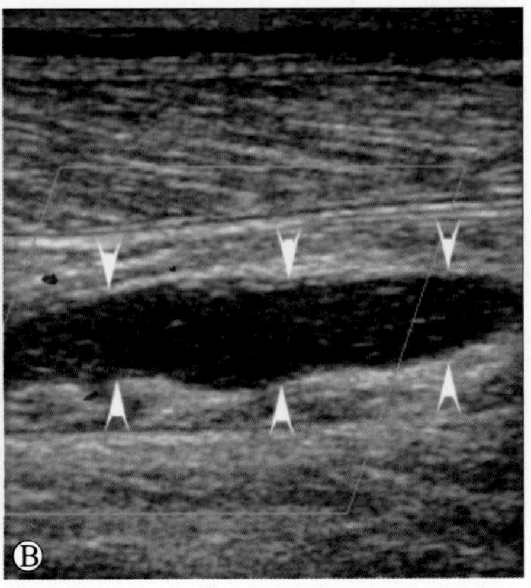

图18-3-13　小腿肌肉静脉丛血栓

A.箭头所指小腿肌肉内静脉呈条索状扩张，其内充满实性低回声；B.彩色多普勒显示其内无明显血流信号

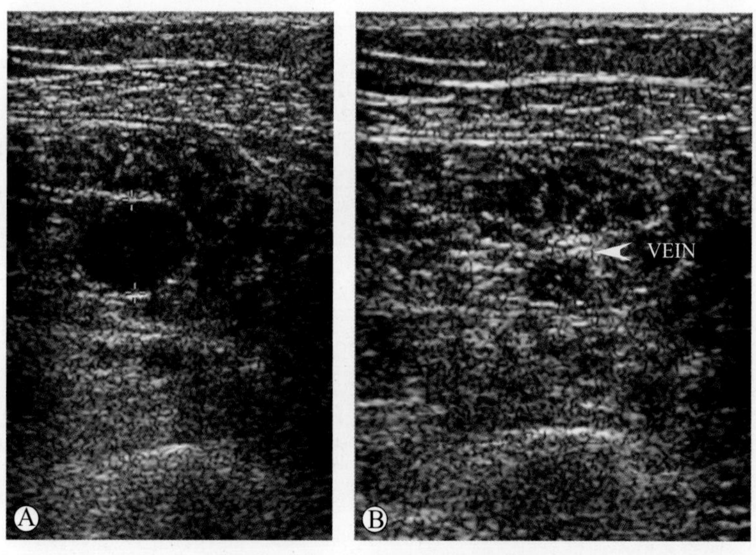

图18-3-14　正常小腿肌肉静脉丛

A.该条肌肉静脉丛静脉前后径达1.03cm；B.探头挤压后，该静脉（箭头）完全消失

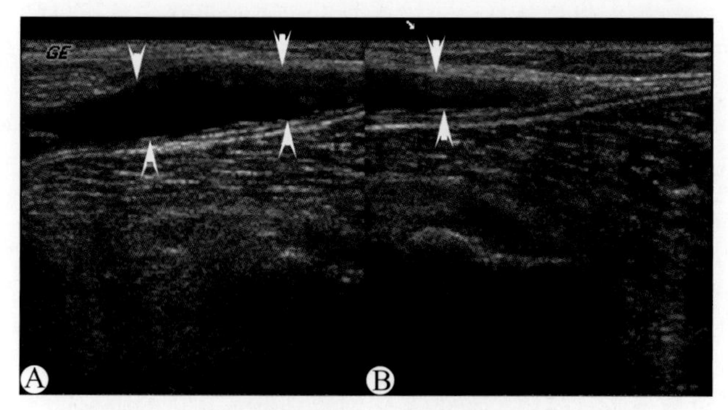

图18-3-15　腘窝囊肿

位于小腿后外侧的梭形无回声（箭头），系腘窝囊肿破裂引起液体外渗所致

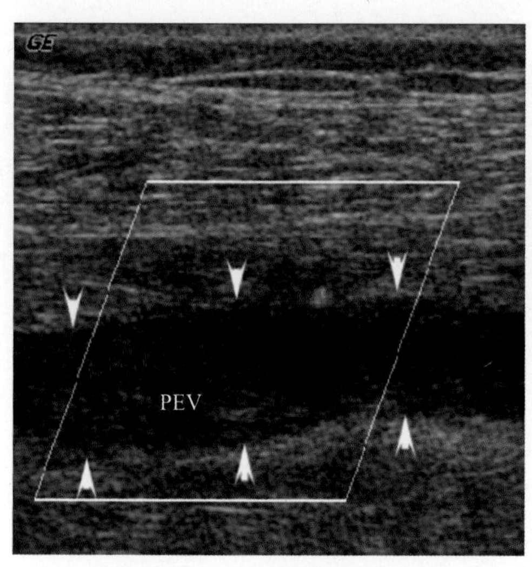

图18-3-17　急性腓静脉血栓

箭头所指腓静脉（PEV）管腔内充满实性低回声，其内无明显血流信号

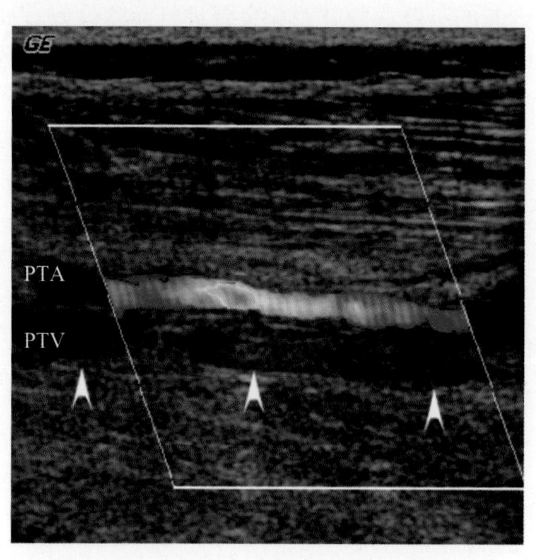

图18-3-16　急性胫后静脉血栓

箭头所指位于胫后动脉（PTA）深侧的胫后静脉（PTV）管腔内充满实性低回声，其内无明显血流信号

（2）超声检查注意事项

1）锁骨下静脉远心段和腋静脉血栓可有效地利用上述主要诊断标准来进行诊断（图18-3-18，图18-3-19）。

2）由于锁骨下静脉近心段、中段和无名静脉常不能有效地应用压迫试验，故脉冲型频谱多普勒超声对这些静脉血栓的评价起着更为重要的作用。正常腋静脉、锁骨下静脉和颈内静脉较下肢深静脉具有更明显的波动波形。对比分析双侧静脉波形的变化可较好地推断有无锁骨下静脉或无名静脉梗阻。

3）慢性血栓回声增强，与周围组织回声相似，导致灰阶超声不易辨认栓塞的静脉。

4）周围侧支血管也有助于提示静脉梗阻。

（六）超声诊断四肢深静脉血栓的准确性

1.各项指标的诊断准确性　有学者对47例静脉造影

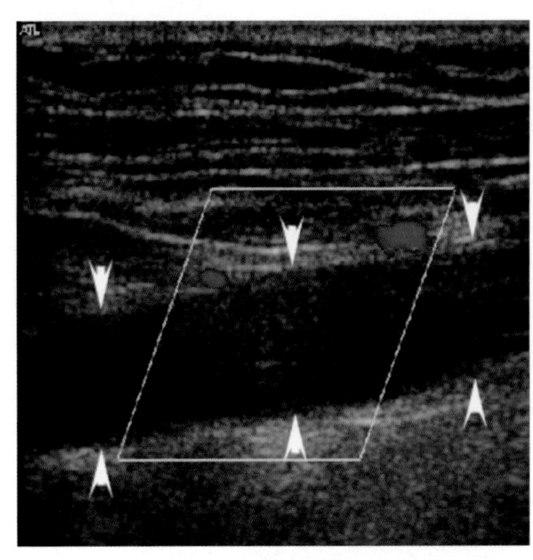

图18-3-18 急性腋静脉血栓
箭头所指腋静脉明显扩张，管腔内充满低回声，无明显血流信号

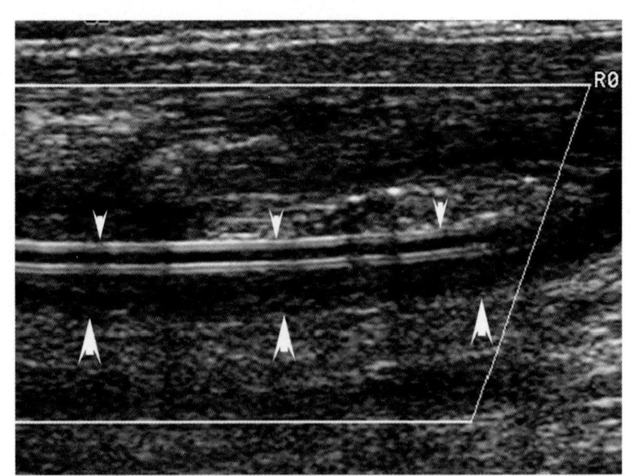

图18-3-19 静脉插管所致腋静脉血栓
长箭头指向血栓，短箭头指向静脉内导管

明确诊断的下肢深静脉血栓患者进行前瞻性双盲研究。观察对象未包括比目鱼肌静脉窦、腓肠肌静脉、腓静脉和胫前静脉。各项超声参数的诊断效率见表18-3-2。

表18-3-2 各项超声参数对下肢深静脉血栓的诊断效率

	敏感度（%）	特异度（%）	阳性预测值（%）	阴性预测值（%）
灰阶图像	50	92	95	37
压迫试验	79	67	88	50
自发性血流消失	76	100	100	57
期相性血流消失	92	92	97	79

从表18-3-2中可以看出，灰阶图像的阳性预测值很高（95%），但阴性预测值非常低（37%）。这是因为血栓会随着时间的推移而逐渐丧失回声特征。尽管有些研究者建议检查时只需观察静脉管腔受压后是否变形就能诊断静脉血栓，但上述研究的诊断效果并不令人满意，主要因为压迫试验对一些部位如盆腔和收肌管内静脉的诊断价值有限。

如果将以上参数结合起来，灰阶图像与期相性血流消失结合，获得的敏感度最高为95%，特异度为83%。事实上，研究结果提示，对可疑下肢深静脉血栓形成的患者进行超声检查时，应结合多种诊断参数，这样才不会出现严重的诊断错误。

2.股、腘静脉血栓的超声诊断准确性　大量资料证明，超声诊断急性股静脉和腘静脉血栓的准确性非常高，多数研究报道其敏感度和特异度均超过90%，有些研究甚至可达到100%。

3.小腿静脉血栓的超声诊断准确性　在小腿静脉清晰显示的情况下，超声诊断有症状的急性小腿静脉血栓非常准确，有报道敏感度和特异度均超过90%。尽管目前超声仪器的质量得到了很大提高，但小腿静脉的显示率并没有显著提高。超声造影似乎能显著提高小腿静脉的显示率。

当小腿静脉显示不满意时，超声对小腿静脉血栓的诊断能力较差。然而，即使超声无法清晰显示小腿静脉，但诊断特异度和阳性预测值却是很高的。这意味着若静脉不能被压瘪，或能直接观察到血栓回声，即可确诊，不需要采取进一步的检查。

4.无症状下肢深静脉血栓患者的超声诊断　对于下肢深静脉血栓，无症状患者的超声诊断准确性明显低于有症状患者。在关节置换术后发生的无症状下肢静脉血栓患者，超声检查的准确性特别低，其总的敏感度为25%～77%，小腿静脉血栓的诊断敏感度仅为11%～54%。但是，超声对无症状患者的诊断特异性很高。如前所述，当超声直接显示急性血栓时，即可确诊，并依据超声检查的阳性结果实施治疗。

在无症状患者中，超声诊断下肢静脉血栓准确性较低的主要原因：①在无症状患者中，小的、局限性的、非阻塞性的血栓更为多见，而相比之下，大的、整段静脉血栓多见于有症状患者；②在无症状患者中，较难检测的孤立性小腿静脉血栓的发生率高于有症状患者；③某些无症状患者（如矫形术后）的小腿肿胀相当明显，小腿静脉的显示清晰度很差。

5.上肢静脉血栓的超声诊断　超声对有症状的上肢静脉血栓的诊断价值很大，文献报道敏感度和特异度均在82%～100%。但是，对于无症状的上肢静脉血栓患者，假阴性检查结果可能是一个很大的问题。Male等报道，在儿童患者中，超声诊断无症状上肢静脉血栓的敏感度仅有35%。几乎所有未探及的血栓都是部分阻塞且位于超声无法直接显示的中心静脉或上腔静脉。尽管这是基于特殊患者群的报道，但应用超声探测无症状的上肢静脉血栓应谨慎。

（七）四肢深静脉血栓的鉴别诊断

1. 将正常四肢深静脉误认为静脉血栓　仪器调节不当、图像质量差、静脉被压瘪的效果不好及缺乏自发性血流信号等原因，可造成将正常四肢静脉误认为静脉血栓。此类情况见于髂静脉、收肌管内的股浅静脉及腘静脉，以及小腿深部静脉。

2. 急性与慢性四肢静脉血栓的鉴别诊断　超声可以依据血栓的回声特点来大概推断血栓形成的时间长短，但不能将急性和亚急性明确地分开。所以，当超声做出“急性血栓”的诊断结论时，必须非常谨慎。急性与慢性四肢静脉血栓的声像图表现差别较大，利用超声对两者进行鉴别有一定帮助（表18-3-3）。

3. 四肢浅静脉与深静脉血栓的鉴别诊断　浅静脉与深静脉血栓的鉴别具有重要的临床意义，因为两者的治疗方式不同。四肢浅静脉发生血栓时，很容易在皮下触及条索状结构，常不发生远端肢体肿胀，超声显示为典型的静脉血栓，其周围没有伴行动脉。而四肢深静脉血栓部位较深，不易触及异常的静脉，常有梗阻水平以下的肢体肿胀，超声显示血栓的静脉周围有伴行动脉。深浅静脉的解剖位置特点有助于两者的鉴别诊断：深静脉位于浅筋膜之下，而浅静脉位于浅筋膜与皮肤之间或被浅筋膜包围。

表18-3-3　急性与慢性四肢静脉血栓的鉴别要点

特征	急性血栓	慢性血栓
血栓回声	无或低回声，均匀	中强回声，不均匀
血栓边界	平整	不规则
血栓漂浮征	可有	无
管壁黏附性	弱	强
血流信号	无或少量	再通后较多
静脉管径	扩张	缩小
静脉内壁	平整	不规则

4. 与外压性静脉狭窄的鉴别诊断　手术后、肿瘤压迫、左髂总静脉受压综合征及胸廓出口综合征等因素均可导致静脉回流障碍而引起肢体肿胀。虽然两者临床表现有相似之处，但治疗方法却截然不同。必须注意，外压性静脉狭窄与血栓引起的静脉回流受阻所引起的远心段静脉血流频谱具有类似改变，但采用超声观察梗阻处静脉及其周围结构是正确鉴别的关键（图18-3-20）。

5. 与静脉血流缓慢的鉴别诊断　当静脉管腔内血液流动缓慢或使用较高频率探头时，血液可表现为云雾状

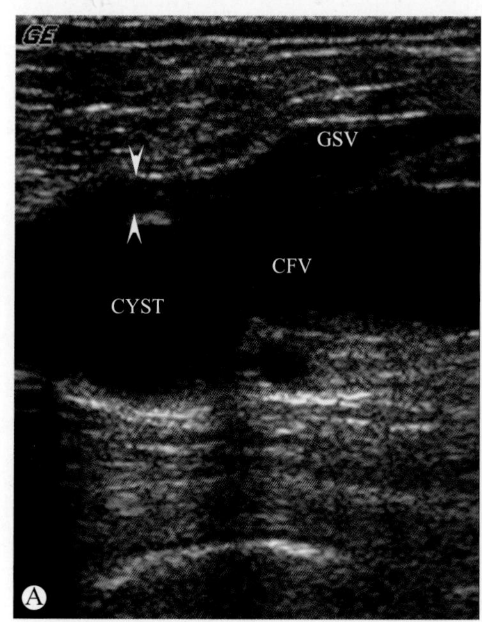

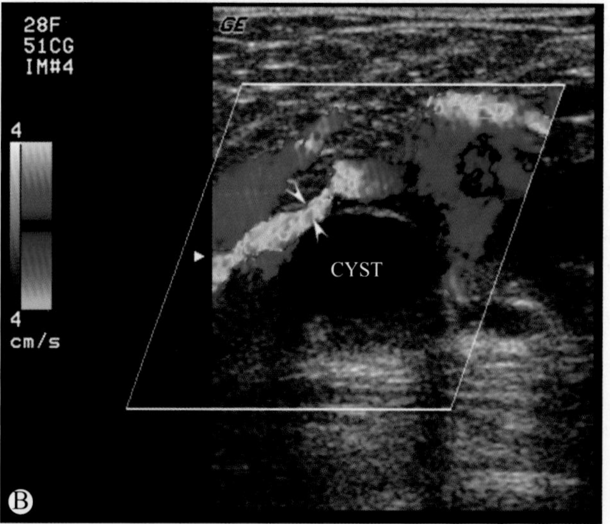

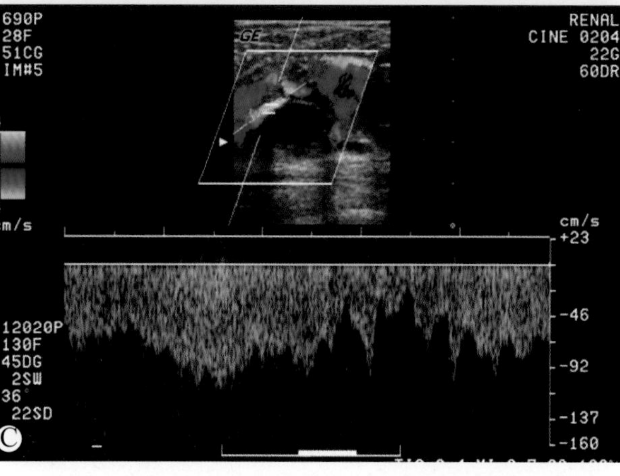

图18-3-20　股总静脉外压性狭窄

A.股总静脉后方囊肿致其管腔明显变窄（箭头）；B.彩色多普勒显示股总静脉狭窄处充满血流信号（箭头）；C.脉冲型频谱多普勒显示股总静脉狭窄处流速明显升高。CYST.囊肿；GSV.大隐静脉；CFV.股总静脉

似血栓样回声，采用压迫试验可很好地鉴别。而且，血栓一般不移动，仅新鲜血栓可随肢体挤压而漂动。

6. 四肢静脉血栓与四肢淋巴水肿的鉴别诊断　淋巴水肿是指淋巴液流通受阻或淋巴液反流所引起的浅层组织内体液积聚及继而产生的纤维增生、脂肪硬化、筋膜增厚及整个患肢变粗的病理状态。早期淋巴水肿与四肢静脉血栓形成的临床表现有相似之处，应注意鉴别。晚期淋巴水肿的临床表现比较特别，表现为患肢极度增粗与典型的橡皮样改变，与四肢静脉血栓较易鉴别。两者鉴别的关键是静脉血流的通畅与否。

7. 四肢静脉血栓与动脉血栓形成的鉴别诊断　见表18-3-4。

表18-3-4　四肢静脉血栓与动脉血栓形成的鉴别诊断

	四肢静脉血栓	四肢动脉血栓
两端连接关系	与静脉相连	与动脉相连
血栓位置	静脉内	动脉内
血流频谱特点	静脉频谱	动脉频谱，远端血流频谱为狭窄下游改变
血管壁	无三层结构、无钙化斑块	三层结构、钙化斑块常见
临床表现	肢体水肿、皮温升高、脉搏存在	肢体瘪缩、皮温降低、脉搏消失

（八）超声检查四肢静脉血栓面临的困惑

尽管超声已成为四肢静脉血栓的首选检查方法，而且具有很高的诊断准确性，但仍然存在一些争议。

1. 下肢静脉的超声检测范围　1993年美国放射学会颁布了下肢静脉的超声检查规范，并在2001年对这一规范进行了修订。该规范要求对伴有临床症状的患肢，应连续地由腹股沟韧带水平一直检查至腘窝。这种十分简便的检查方法能够检出多数深静脉血栓，可以节省大于一半的检查时间。但这种简易的检查法只要求检查股静脉和腘静脉，必将遗漏膝以下的静脉血栓和导致肺栓塞概率较大的髂静脉血栓。有学者指出，如果为股-腘静脉血栓患者，即使同时存在髂静脉或小腿静脉血栓，临床治疗方案也不会改变。但问题是，有些单独髂静脉或小腿静脉血栓患者，如不采取相应的治疗措施，都有导致肺栓塞的危险。

很显然，这种两点式的检查法是对检查方法的简便性和结果的准确性所做出的折中。这种有限的按压方法并不是标准的检查方法，但对检查肢体活动受限的急诊患者十分有效。下肢静脉的超声检测范围通常包括股总静脉、股浅静脉、股深静脉近心段、腘静脉、胫前静脉、胫后静脉、腓静脉。如怀疑小腿肌肉静脉丛血栓或髂静脉血栓时，则应同时检查髂静脉、小腿肌肉内静脉（腓肠肌静脉和比目鱼肌静脉）。但是，不少小腿肌肉内静脉血栓患者的临床症状并不典型，所以，最好常规检查小腿肌肉内静脉。

2. 单侧下肢症状患者是否需要检查双侧下肢　在静脉造影时代，当检查患者是否有下肢急性深静脉血栓时，通常只对患肢进行检查。这样做是因为静脉造影属于有创检查而且存在发生造影剂过敏反应的风险。毫无疑问，双侧肢体症状者应进行双侧静脉超声检查，但对于单侧肢体症状者，目前进行双侧肢体超声检查也非常普遍。

1995年，美国血管专业协作组织修订了静脉超声检查规范，规定对患肢进行超声检查的同时必须也要对无症状侧肢体进行检查。对于无症状侧的下肢静脉，超声发现血栓的概率及检查的重要性目前仍存在争论。过去认为，无症状侧的下肢静脉不会发生血栓，但近来的研究表明同样可以发生血栓。在有症状侧下肢超声检查阴性的患者中，其对侧无症状的肢体发现血栓的可能不到1%。Cronan认为，鉴于无症状侧下肢静脉血栓的概率小于1%，对于单侧下肢有症状的患者，无须检查另一侧无症状的肢体。

但是，Lemech等报道，在有单侧肢体症状的住院患者中，对侧无症状侧肢体静脉血栓的发生率高达10%，认为对于这样的患者，有必要检查双侧肢体。Garcia等也认为，在有单侧肢体症状的住院患者中，有必要检查双侧肢体，但对于有单侧肢体症状的门诊患者，仅仅在发现患肢静脉血栓后，才需考虑检查双侧肢体。

3. 超声压迫试验能否导致肺栓塞　压迫试验已成为检查四肢静脉的常规检查方法，能够十分可靠地诊断静脉血栓，为溶栓治疗赢得时机。那么，压迫试验能否导致肺栓塞？既然四肢静脉血栓可自发性引发肺栓塞，很显然，超声检查时按压肢体可使得静脉内的血栓破裂，更易导致肺栓塞。有数项研究表明，采用超声探头按压肢体的确能够造成肺栓塞。超声上显示自由浮动的血栓是非常危险的征象。一旦超声判断急性血栓的存在，特别是显示自由浮动的血栓，必须十分小心避免不必要的操作致血栓脱落。不管怎样，我们应该对超声压迫试验持慎重态度，尤其是急性髂、股静脉血栓。但也有报道认为，只要超声检查时不过度地按压静脉，超声检查引起肺栓塞的可能性很小。

4. 超声能否预测四肢静脉血栓发生肺栓塞的可能性　肺栓塞是四肢静脉血栓的主要并发症之一。静脉血栓形成早期，血栓近心端与静脉管壁间无粘连，漂浮于管腔中，在外力的作用下极易脱落，造成肺栓塞。据国外报道，深静脉血栓引发肺栓塞的概率为20%～50%。既然深静脉血栓引发肺栓塞的概率这么高，那么，有没有一种可靠的方法能够预判何种血栓可能发生肺栓塞？如果有的话，就现阶段来分析，超声无疑是一种理想的方法。通过超声观察血栓近端的位置、活动度、与管壁的黏附性及血栓的时期等，对预判肺栓塞的发生可能有一定的帮助。从理论上分析，靠近心脏的粗大静脉内血栓、急性血栓、活动度大和血栓黏附性差的血栓发生肺栓塞的可能性大（图18-3-21，图18-3-22）。一般来说，髂、股静脉的血栓栓子最有可能引发肺栓塞，而膝部以下静脉血栓几乎不会形成有临床意义的肺栓塞。超声除可以较为准确地判断血栓的位置外，对其他几项的观察可能有较大的难度。由此看来，超声对于预判四肢静脉血栓是否发生肺栓塞有一定帮助，但作用十分有限。

5.超声能否估计血栓时期和鉴别新、旧血栓　采用超声估计血栓时期和鉴别新、旧血栓是一项具有挑战性的课题，而其对治疗方案（如是否进行溶栓治疗或下腔静脉滤器置入）的选择具有决定性的作用。

数日内的新鲜血栓常表现为无回声或弱回声，超声有助于提示急性血栓。慢性期血栓纤维化，表现为强回声，超声也较易判断为慢性。在两者之间，超声对血栓时期的判断只能大概地估测。另外，在很多情况下，对于有血栓史的患者，仅凭血栓的超声表现很难鉴别新、旧血栓。新血栓的重要指征是在以前未被累及的静脉系统内发生血栓。通过既往超声检查描绘的血栓范围的标示图，有助于判断新发血栓。

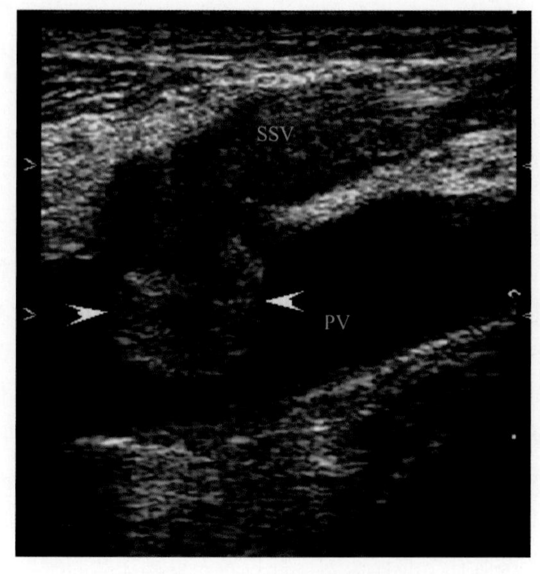

图18-3-21　小隐静脉血栓

箭头指示小隐静脉血栓蔓延突入并悬吊于腘静脉腔内，受血流冲击有脱落的危险。SSV.小隐静脉；PV.腘静脉

四、下肢静脉瓣膜功能不全

临床常花费大量的精力和时间检查患者有无急性下肢深静脉血栓，却较少重视静脉瓣膜功能不全。部分原因是检查结果对理解病理生理改变及指导临床治疗的价值有限。下肢静脉瓣膜功能不全（venous valvular incompetence）又称下肢静脉瓣膜关闭不全，包括下肢浅静脉、深静脉和穿静脉的瓣膜功能不全。依据它们单独发生或继发于静脉血栓而分为原发性与继发性两类。

超声评价下肢静脉应围绕血管的通畅性和静脉瓣的功能进行。血管通畅性指的是管腔内是否有血流及血流动力学是否正常。静脉瓣功能指的是管腔内是否有反向血流。彩色多普勒超声能够无创地评估整条或某段下肢静脉的血流状态，能够观察有无血液反流及反流程度，是当前评价静脉瓣膜关闭不全的最为准确的无创检查方法。

（一）下肢静脉瓣膜功能的检查方法

1.临床试验　临床上通过一些试验可以了解下肢静脉瓣膜的功能，如浅静脉瓣膜功能试验（Trendelenburg试验）、穿静脉瓣膜功能试验（Pratt试验），但其临床价值有限。

（1）Trendelenburg试验：患者仰卧，抬高下肢使静脉排空，于腹股沟下方扎止血带压迫大隐静脉。嘱患者站立，释放止血带后10s内如出现自上而下的静脉曲张，

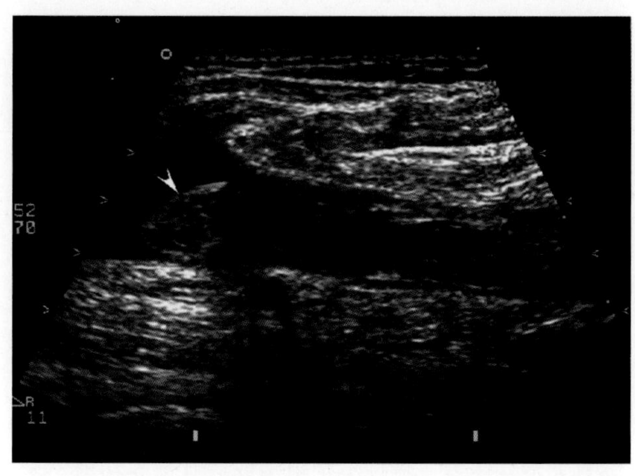

图18-3-22　股静脉血栓（箭头所指）的近心端与管壁的黏附性差，有脱落的危险

则提示大隐静脉瓣膜功能不全。同样原理，在腘窝处扎止血带，可检查小隐静脉瓣膜功能。

（2）Pratt试验：患者仰卧，抬高下肢，于腹股沟下方扎止血带，先从足趾向上至腘窝缠第一根弹力绷带，再从止血带处向下缠第二根弹力绷带。嘱患者站立，一边向下解开第一根绷带，一边继续向下缠第二根绷带，如果在两根绷带之间的间隙出现曲张静脉，则提示该处有瓣膜功能不全的穿静脉。

2.动态静脉压监测　能够显示静脉的血流动力学改变，主要作为静脉造影的补充检查，对了解静脉压恢复时间有一定的价值，可间接了解瓣膜功能。正常时，站立位足背浅静脉压力平均为12kPa（90mmHg），活动后下降为6kPa（45mmHg），停止活动后压力回升时间超过20s。深静脉瓣膜关闭不全时压力升高，活动后压力回升时间缩短，一般在12s内。

3.静脉造影　下肢深静脉造影虽然是一种创伤性检查，却被视为显示静脉解剖结构、确诊静脉阻塞和侧支血管形成、显示瓣膜反流和位置的金标准，通过静脉造影可较为准确地了解病变的性质、程度、范围和血流动力学变化，分为顺行和逆行造影。造影方法及静脉瓣膜功能不全时表现如下。

（1）顺行造影：经足背浅静脉注入造影剂，可见深静脉全程通畅，管腔扩张，瓣膜影模糊或消失，失去正常竹节形态。做瓦氏动作（Valsalva's maneuver），即深吸气后憋气，可见造影剂向瓣膜远端反流。

（2）逆行造影：于腹股沟股静脉注入造影剂，视反流情况分为五级。

0级：无造影剂向远侧反流。

Ⅰ级：少量造影剂反流，但不超过大腿近段。

Ⅱ级：造影剂反流至腘窝水平。

Ⅲ级：造影剂反流至小腿。

Ⅳ级：造影剂反流至踝部。

0级表示瓣膜功能正常，Ⅰ～Ⅱ级结合临床加以判断，而Ⅲ～Ⅳ级提示瓣膜功能明显受损。

4.彩色多普勒超声　具有无创、简便、可进行半定量和重复性好的优点，能够判断反流的部位和程度，但对瓣膜的数目、位置的判断不如X线静脉造影准确。彩色多普勒超声在临床上的普遍使用，大大减少了有创的检查方法（静脉压测定和静脉造影）的临床应用。

（1）检查内容：检查目的是评价深、浅静脉和穿静脉有无慢性阻塞、慢性不全阻塞或静脉瓣膜功能不全。检查内容包括股总静脉、股深静脉、股浅静脉、腘静脉、胫前静脉、胫腓静脉干、胫后静脉、腓静脉、腓肠肌静脉、大隐静脉、小隐静脉和穿静脉。

（2）体位：下肢静脉瓣膜功能的超声评价应采用站立位，被检查下肢放松，对侧下肢持重。如患者不能取站立位，可采用反Trendelenburg体位，即头高足低仰卧位（30º～45º），大腿外展外旋，膝关节微屈。特别注意，不能使用平卧位来评价下肢静脉的瓣膜功能状态，因为平卧位不能诱发下肢静脉血液的地心引力所致的真实反流。

（3）诊断指标：最常用于判断反流程度的指标是反流时间，其他指标有反流峰速、反流量等。

（4）观测方法

1）瓦氏试验：是指患者做瓦氏动作，通过测量髂、股、腘静脉的反流时间和其他相关参数，来判断下肢静脉反流的检查方法。van Bemmelen等对正常人群的研究发现，反向流速大于30cm/s才能使正常下肢静脉瓣膜关闭，90%的患者通过瓦氏动作可使股总静脉的反流速度达到这个水平。然而，当近心端静脉存在有功能的瓣膜时，瓦氏动作不能使远心端静脉血流速度维持在这个水平，从而导致假阴性。而且，即使近心端静脉存在瓣膜功能不全，瓦氏动作也不能准确评价小腿静脉的瓣膜功能。所以，瓦氏试验可用于近心端静脉（如髂、股静脉）瓣膜功能的评价，但不能用于评价小腿静脉的瓣膜功能。有学者指出，瓦氏试验是利用瓦氏动作时阻碍血液回流而人为诱发反流，在某种程度上不能反映下肢静脉的真实反流状况。

2）远端肢体挤压试验。在人工挤压检查处远侧肢体放松后，同时观察静脉内的血液反流。有学者认为，由于这种检查方法能够获得由下肢静脉血液的地心引力所致的真实反流，所以不仅可用于整条下肢静脉瓣膜功能的评价，而且其临床应用价值优于瓦氏试验。但也有学者认为，人工挤压后放松不太可能使静脉血液的反向流速迅速增加，从而不能彻底地促使瓣膜闭合或诱发本来存在的反流（图18-3-23），故其临床价值受到限制。必须注意，检查者挤压的力量不同，可导致相互间的超声测值的差异。从临床应用情况来讲，远端肢体挤压试验对小腿静脉瓣膜功能的评价有较大的帮助。

3）袖带检查法。采用脉冲型频谱多普勒超声检查下肢静脉反流时，通过瓦氏试验或远端肢体挤压试验无法实现标准化的测量，人们开始研究一种既能避免检查过程的不确定因素的影响，又能对瓣膜关闭不全进行准确定量的方法。1989年，西雅图华盛顿大学血管中心和伦敦圣玛丽医院发表了使用袖带检查法对下肢静脉反流进行定量的报道。由van Bemmelen等提出的这一方法随后被多家血管中心证实为一种可靠、重复性好的瓣膜反流的定量方法。应用该方法能够产生大于30cm/s的反向过瓣血流，从而促使瓣膜关闭或诱发功能不全的瓣膜反流。其检查步骤如下。

第一步：

将一个24cm宽的袖带缠绕于大腿上，袖带与一个自

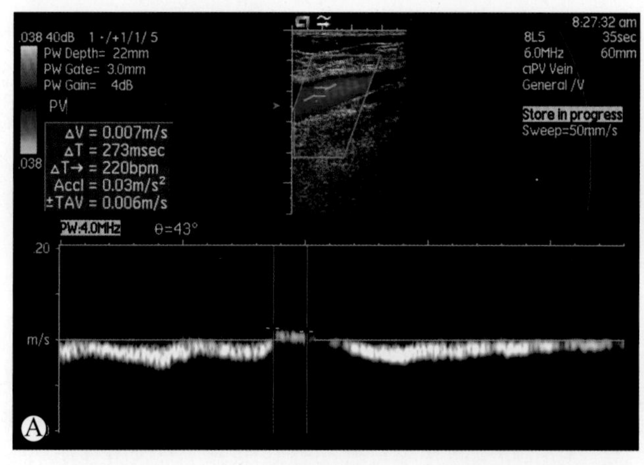

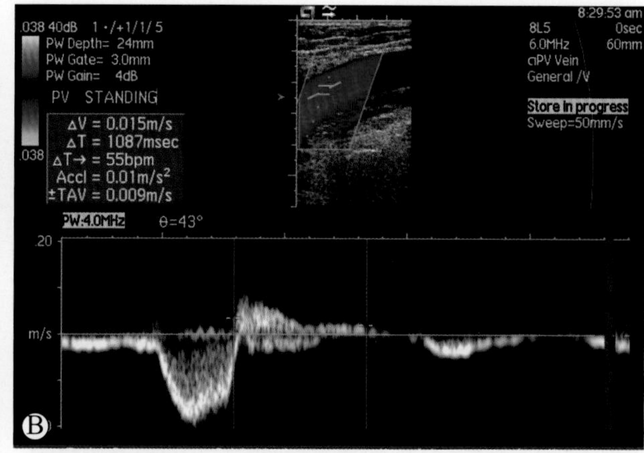

图18-3-23 比较瓦氏试验与远端肢体挤压试验对腘静脉反流的影响

A.瓦氏试验时腘静脉的反流持续时间为0.27s；B.远端肢体挤压试验腘静脉的反流持续时间为1.09s

动化装置相连，该装置能够控制袖带的充气和放气。将多普勒取样容积置于股总静脉内，随后大腿的袖带充气至80mmHg并保持3s后快速放气，在这个过程中连续记录多普勒频谱。要注意观察袖带放气时的血流方向，如果存在反流，测量反流的持续时间。然后，将多普勒取样容积分别置于隐股静脉交界处和股浅静脉近心段，使用与检查股总静脉相同的充气和放气方法，观察反流和记录有关测值。

第二步：

将一个12cm宽的袖带缠绕于小腿上，将多普勒取样容积置于腘静脉内，记录正常呼吸状态下的多普勒频谱。随后袖带充气至100mmHg并保持3s后快速放气，在这个过程中连续记录多普勒频谱，观察腘静脉的反流和记录有关测值。在完成对腘静脉的检查后，使用相同的方法检查股浅静脉中段及远心段、大隐静脉中段、隐腘静脉交界处和大腿内侧的穿静脉。

第三步：

将小腿上的袖带移至脚踝部位，在正常呼吸状态下和袖带充气至100mmHg并保持3s后快速放气的情况下，采集胫后静脉、腓静脉和小隐静脉中段的多普勒频谱信号，观察反流和记录有关测值。

第四步：

将一个7cm宽的袖带缠绕在足部，将袖带充气至120mmHg并保持3s后快速放气，在充气和放气过程中，采集腓静脉、末端大隐静脉和与小腿后弓形静脉相通的穿静脉的多普勒频谱信号，观察反流和记录有关测值。

该方法的优点在于能够真实、客观地评价静脉反流，是对特定节段的深、浅静脉和穿静脉瓣膜功能的标准定量方法。检查模拟了静脉的生理性压力阶差，克服了瓦氏试验和远端肢体挤压试验的不足，能够产生足够高的静脉压和跨瓣压差，而且，其检测准确性受近心侧静脉瓣膜关闭不全的影响较小。该方法的最大不足是检查费时，不适宜广泛开展。

（二）下肢静脉瓣膜功能不全的超声定性和定量分析

有关下肢静脉瓣膜功能不全的定性和定量判断，主要依据有无反流和反流的程度。超声检查的目的是评价每一对瓣膜对整个静脉血流动力学的影响，这是非常困难的。一方面，下肢静脉系统复杂，各节段静脉管径不一，瓣膜的数量分布不同，且反流的方向也不同（如穿静脉为非纵向反流）。另一方面，检查方法和个体差异也对超声定量评价带来影响。目前，临床上单节段静脉瓣膜功能的评价可使用反流时间、反流峰速和平均反流量（血管横截面积乘以反流平均流速），多节段静脉瓣膜功能的评价可使用总反流时间、深静脉反流时间和分级法等。

1.反流的判断

（1）反流时间：又称瓣膜关闭时间（valve close time）。目前，使用反流时间判断下肢深静脉瓣膜功能不全，尚未建立统一的诊断标准。多数学者认为，反流时间小于0.5s提示正常，以反流时间大于1.0s来诊断下肢深静脉瓣膜功能不全较为合适（图18-3-24）。Magnusson等对212条患有下肢溃疡的下肢静脉进行研究，以反流时间大于1s作为瓣膜功能不全的诊断标准，获得大隐静脉、小隐静脉、股浅静脉、股深静脉、近心段腘静脉、远心段腘静脉的诊断准确性依次为95%、93%、97%、95%、90%、86%。当反流时间在0.5～1.0s时，须结合相关临床资料来判断瓣膜功能的状况。Evans等认为，膝以下静脉以反流时间大于0.5s，股总、腘静脉以反流时间大于1.0s为阈值判断反流最为可取。

（2）反流峰速：采用反流峰速诊断下肢静脉瓣膜功能不全存在较大争议。Masuda等发现峰值流速大于30cm/s提示静脉瓣膜功能不全，Yamaki等发现其与静脉溃疡相关。另有学者报道，反流时间大于0.5s和反流峰

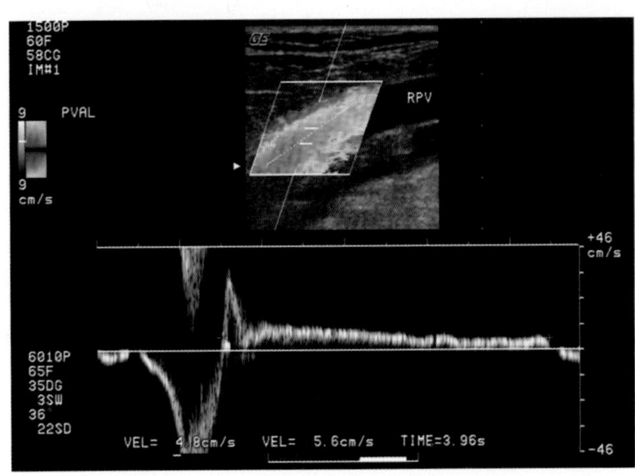

图18-3-24 原发性腘静脉瓣功能不全

基线上方为反流频谱，持续反流时间为3.96s

速小于10cm/s的结合可作为深静脉瓣膜功能不全的诊断标准，反流时间大于3s和反流峰速大于30cm/s的结合与浅静脉慢性瓣膜功能不全密切相关。

2.反流程度的判断 由于现有的超声仪对下肢静脉反流横截面积的测量很不准确，故对反流量的评价很不可靠。有关下肢静脉瓣膜反流程度的报道很多，尽管使用了多种诊断指标，但还没有建立统一可靠的诊断标准。

（1）反流时间和反流峰速：反流时间和反流峰速的结合可判断反流程度，反流时间越长，反流峰速越大，则反流程度越重。但是，单独使用反流时间或反流峰速预测反流程度却存在明显不足。反流时间的测定能够明确有无反流，但其与反流量相关性不好，不能单独用于静脉反流程度的定量诊断。如瓦氏试验时有的瓣膜出现类似泄漏的现象，反流时间很长，反流量却很小。反流峰速也可不与反流量成正比，有的瓣膜反流峰速很大，静脉瓣却迅速关闭而不再有反流。

（2）分级法：反流时间虽然对单节段静脉反流程度的定量价值有限，但多节段静脉反流时间的评估能够更为全面地反映整个肢体静脉瓣膜功能的状况，故可用于瓣膜反流程度的判断。以反流时间大于0.5s判断为阳性，根据反流的位置位于股总静脉、股浅静脉、腘静脉和胫后静脉而将反流程度由轻至重依次分为1～4级。这种“分级法”是依据反流出现的部位来判断肢体静脉的反流程度，反流部位越靠近足侧，反流程度越重。这与传统的逆行静脉造影的反流分类的方法基本相同。文献报道，超声诊断总符合率达94.4%。

（3）总反流时间：是指数条静脉段的反流时间之和，往往反流时间越长，反流越严重。有学者将深静脉反流时间规定为股总静脉、股浅静脉、腘静脉、胫后静脉的反流时间之和。O'Donnell等认为，股浅静脉至腘静脉的反流时间之和大于4s，表明存在严重的静脉反流。

（4）静脉反流指数：静脉反流指数的计算方法为反流时间×反流平均流速/静脉回流平均流速。静脉反流指数大于2.5时，应考虑重度静脉反流。

（三）下肢浅静脉曲张

下肢浅静脉曲张又称下肢浅静脉瓣膜功能不全，分为原发性和继发性两类。

1.病因和病理 原发性下肢浅静脉曲张表现为浅静脉异常扩张、纡曲延长，不伴有深静脉疾患。先天性静脉壁薄弱和静脉瓣膜结构不良是其发病的主要因素。重体力劳动、长时间站立和各种原因引起的腹内压增高等，均可使瓣膜承受过度的静脉压力，在瓣膜结构不良的情况下，可导致瓣膜关闭不全，产生血液反流。由于浅静脉管壁肌层薄且周围缺少结缔组织，血液反流可以引起静脉增长增粗，出现静脉曲张。关于大隐静脉瓣膜功能不全的产生机制有两种解释：一是向远端渐进性发展机制，认为股总静脉功能不全和隐股静脉交界处的瓣膜功能丧失导致大隐静脉瓣膜功能不全；二是向近端渐进性发展机制，认为首先远心端大隐静脉发生瓣膜功能不全，然后渐渐向近心端大隐静脉发展。这可以很好地解释临床上观察到的大隐静脉节段性瓣膜功能不全的现象。

由于下肢静脉压增高，在足靴区出现大量毛细血管并通透性增加，产生色素沉着和脂质硬化。大量纤维蛋白原的堆积，阻碍了毛细血管与周围组织的交换，可导致皮肤和皮下组织的营养性改变。

继发性下肢浅静脉曲张与深静脉阻塞、深静脉瓣膜功能不全有关。

2.临床表现 患者出现进行性加重的下肢浅静脉扩张、隆起和纡曲，尤以小腿内侧最为明显。发病早期，患者多有下肢酸胀不适的感觉，同时伴肢体沉重乏力，久站或午后感觉加重，而在平卧或肢体抬高后明显减轻，有时可伴小腿肌肉痉挛现象。部分患者则无明显不适。病程较长者，在小腿尤其是踝部可出现皮肤营养性改变，包括皮肤萎缩、脱屑、色素沉着、皮肤和皮下组织硬结、湿疹和难治性溃疡，有时可并发血栓性静脉炎和急性淋巴管炎。

3.超声表现 异常的下肢浅静脉可按照大小分类。

（1）微小病变或“蜘蛛静脉”（毛细血管扩张症），超声无法探查。

（2）真皮内的小静脉扩张（网状静脉），超声也很难观测到。

（3）下肢浅静脉主干及其主要属支曲张，超声容易评价，其声像图表现为：

1）病变处浅静脉扩张、走行纡曲，可探及反流（图18-3-25）。

2）有的患者病变处浅静脉可发现血栓，具有相应的

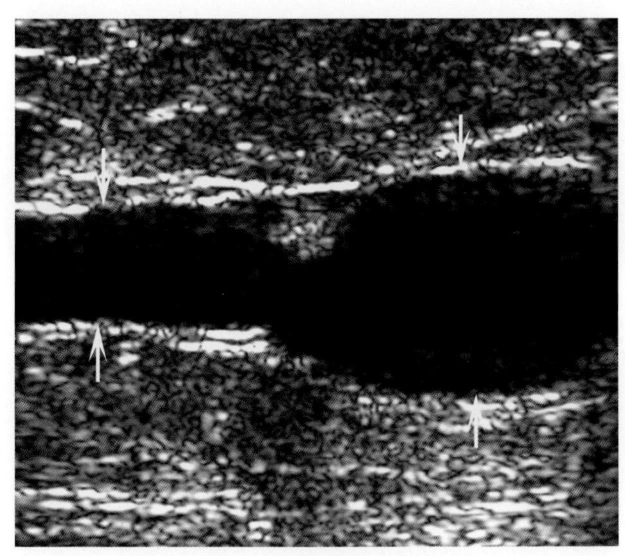

图18-3-25　大隐静脉曲张（箭头）

超声表现。

3）大隐静脉可表现为全程静脉曲张、远段静脉曲张或近端静脉曲张。所以，应重点观察静脉曲张区的血流来源，尤其是隐股静脉交界或隐腘静脉交界处的瓣膜反流，或穿静脉反流。

4）可合并穿静脉瓣膜功能不全。

5）对于继发性浅静脉曲张，可同时观察到同侧下肢深静脉的血栓病变和（或）瓣膜功能不全（图18-3-26，图18-3-27）。

4. 鉴别诊断

（1）原发性与继发性下肢浅静脉曲张的鉴别：前者深静脉并不受累，因此超声能够显示从髂静脉到小腿深静脉血流通畅。而后者深静脉系统受累，超声可显示深静脉的慢性阻塞和（或）瓣膜功能不全。值得注意的是，继发性下肢浅静脉曲张常不是继发于本身的血栓形成，而是在静脉曲张的基础之上继发血栓，这与继发性下肢深静脉瓣膜功能不全发生于血栓形成后完全不同。

（2）与先天性动静脉瘘的鉴别：先天性动静脉瘘也可出现明显的浅静脉曲张，需与本病鉴别。先天性动静脉瘘局部可触及震颤和闻及连续性血管杂音，皮温升高，远端肢体可有发凉等缺血表现。其彩超表现具有特征性，病变部位呈蜂窝样改变，可见散在分布的色彩明亮的五彩镶嵌的血流信号，扩张静脉内探及动脉样血流频谱，供血动脉增宽且其血流频谱为高速低阻型。

（3）与Klippel-Trenaunay综合征的鉴别：Klippel-Trenaunay综合征为先天性血管畸形，常继发下肢浅静脉曲张，须与原发性浅静脉曲张鉴别。Klippel-Trenaunay综合征患者不能行浅静脉曲张剥脱术。Klippel-Trenaunay综合征静脉曲张较广泛，常累及大腿外侧和后侧，患肢较健侧增粗增长，且皮肤有大片"葡萄酒色"血管痣，但多无动静脉瘘。据此三联征，较易鉴别。

（4）与下肢血管瘤的鉴别：下肢血管瘤多为先天性，发病年龄轻。超声显示软组织内有一明确的混合性肿块，大部分边界清晰，内部有粗细不等、走行纡曲的管道结构，挤压远端肢体后这些管道结构内充满静脉血流信号。而下肢静脉曲张则为中老年发病，病变范围以浅静脉属支分布的区域为主，如小腿后内侧的大隐静脉走行区域，不能探及有明确界限的肿块。

5. 临床意义　部分下肢浅静脉曲张患者很难单纯通过病史和物理检查鉴别是否累及深静脉系统，因此，超声对于明确病变性质、范围及选择治疗方法非常有帮助。

（1）如大隐静脉瓣膜功能良好，临床治疗可针对曲张的静脉，不一定需要外科手术。相反，如发现大隐静脉静脉瓣功能不全，尽管临床检查静脉曲张并不明显，但仍需剥脱静脉以减少复发。

（2）如超声排除了深静脉血栓和（或）瓣膜功能不全，阻断穿静脉或剥脱浅静脉即可获得满意的治疗效果。

（3）多数原发性大隐静脉曲张患者，隐股静脉交界处瓣膜存在功能不全，超声需特别注意隐股静脉交界处

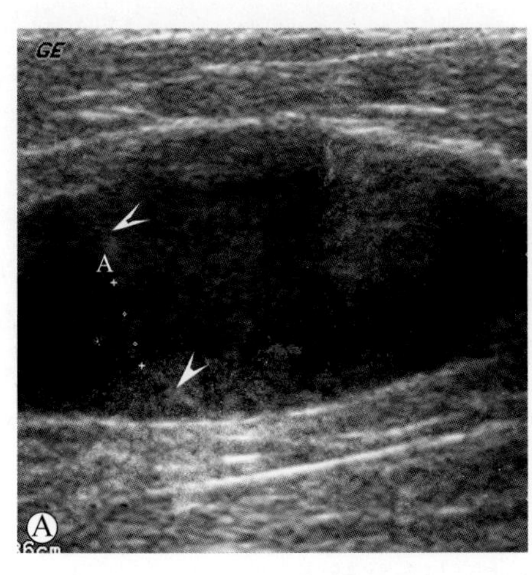

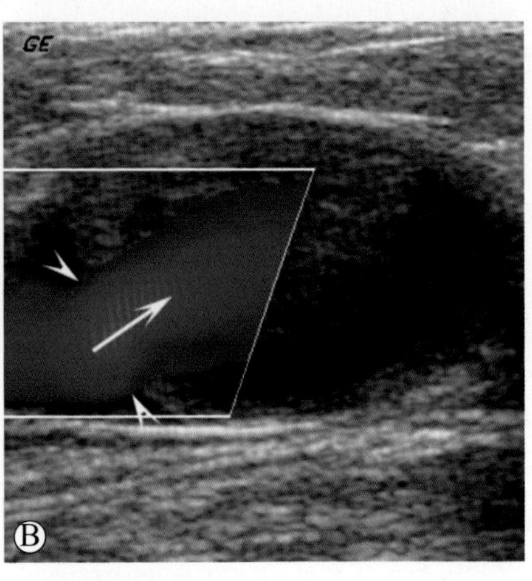

图18-3-26　大隐静脉瓣膜关闭不全

A.箭头指向大隐静脉瓣，瓦氏试验时可见由大隐静脉明显扩张而致瓣膜关闭不全，两瓣尖的距离为0.36cm；B.彩色血流成像更直观、更确切地显示瓣膜关闭不全所致的反流信号，短箭头指向反流束的宽度，长箭头为血液反流的方向

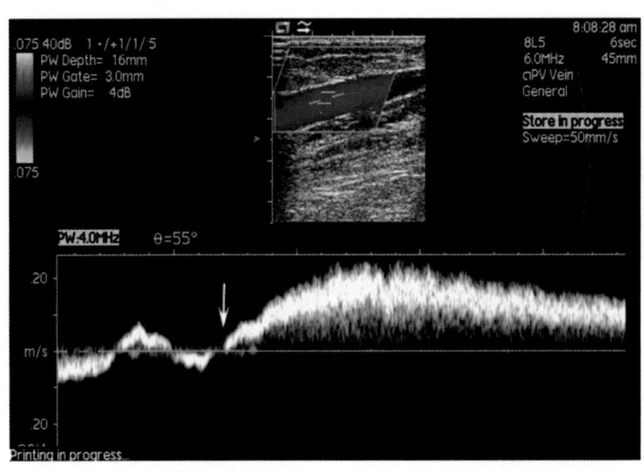

图18-3-27 大隐静脉瓣膜关闭不全的脉冲型频谱多普勒表现
瓦氏动作时可见明显反流（基线上方箭头左侧频谱）

瓣膜的检查。

（4）超声对大隐静脉曲张术后复发原因的鉴别具有一定帮助。对于不足够高位的大隐静脉结扎，会导致大隐静脉反流入皮下静脉分支，超声可显示腹股沟区的异常静脉丛。超声也能判断大隐静脉曲张术后复发的其他原因，如大隐静脉结扎失败、新发的静脉曲张或存在双支大隐静脉。

（四）原发性下肢深静脉瓣膜功能不全

原发性下肢深静脉瓣膜功能不全，常与原发性浅静脉瓣膜功能不全并存。上海市周围血管病的调查研究中指出：患有严重静脉曲张的105名患者中，原发性深静脉瓣膜功能不全者61例（58.15%），单纯性大隐静脉瓣膜功能不全者14例（13.33%），深静脉血栓形成后综合征30例（28.57%）。可见，原发性深静脉瓣膜功能不全的发病率是很高的。

1.病因和病理　当静脉瓣功能正常时，外周静脉血只能向心流动。直立吸气或瓦氏动作时，血流会短暂地减少或停止。外周静脉的血液来自毛细血管，外周动脉收缩状态影响外周动脉阻力和血流量，从而影响静脉血液的充盈速度。行走时小腿肌肉收缩，静脉血向心回流加快，收缩肌肉远侧的静脉瓣和穿静脉瓣关闭以防止发生血液反流。

原发性下肢深静脉瓣膜功能不全的病因至今尚未完全清晰，有以下几种可能的产生机制。①瓣膜先天发育异常或缺如。②应力性撑扯和损害：由于血液重力作用和血流量增加，瓣膜经常受到撑扯的应力，使瓣膜伸长、变薄、脱垂，失去了阻挡血液反流的作用。这种机制有助于解释为什么本病易发生于从事长期站立工作和重体力劳动者。③瓣膜的弹性纤维组织变性：在长期逆向血流或血柱重力作用下，瓣膜游离缘松弛而不能紧密闭合。④瓣膜相对关闭不全：静脉壁弹性下降，导致静脉扩张，并最终造成瓣膜相对关闭不全。

深静脉瓣膜改变不全时，可造成血液反流，产生静脉高压。当关闭不全的瓣膜平面位于腘静脉瓣以上时，产生的血流动力学改变可被腓肠肌的肌泵作用所代偿，不致产生明显症状。一旦病变越过腘静脉平面，因离心脏较远，血柱压力明显升高，同时腓肠肌收缩不但促使血液回流，而且也加强了血液反流，从而加速小腿深静脉和穿静脉瓣膜的破坏，产生明显的症状。静脉压增高导致血细胞和富含蛋白的组织液透过毛细血管壁进入细胞间隙，使血管外间隙液体滤过增加。短期的静脉压增高使软组织出现水肿，长期的静脉压增高则可出现皮肤增厚和色素沉着，并最终导致皮肤溃疡。

2.临床表现　下肢深静脉瓣功能不全可引起一系列症状，包括下肢水肿、疼痛、浅静脉曲张，足靴区皮肤出现营养性变化、色素沉着、湿疹和溃疡。

（1）酸胀不适和疼痛：此为本病的早期症状，为原发性股静脉瓣功能不全的主要症状，往往在静息站立时发生，逐渐加重。稍行走后舒适，长时间行走后又复现。平卧休息时感到舒适，长时间站立不仅酸胀，而且会出现疼痛。这些症状是由站立时静脉压增高，静脉管壁扩张，血管外膜内感觉神经末梢的感受器受到刺激而引起。行走或屈伸时，腓肠肌发挥泵的作用，静脉血向心回流，使得静脉压力障碍症状缓解。

（2）肿胀：早期多无此症状。病程后期，当小腿深静脉（或同时穿静脉）瓣膜功能不全时，久站或远行之后，出现小腿踝关节部位肿胀，肿胀往往在傍晚较明显，休息一夜后即减轻或消失，这显然是静脉压增高、局部压力增高所致。

（3）色素沉着：发生在病程后期。足踝内侧至小腿下部色彩改变，自棕褐以至明显的紫癜，甚至溃疡。这是由于深静脉压升高，穿静脉瓣膜功能不全，静脉血外渗，皮下淤血，色素沉着，继而局部营养不良，乃至破溃不愈。

（4）浅静脉曲张：本病往往与浅静脉曲张并存。事实上，许多患者都是因为浅静脉曲张才来就诊。

3.超声表现

（1）灰阶超声

1）静脉管腔常增宽，管壁内膜平整、不增厚，管腔内无实性回声，探头加压后管腔能被压瘪。

2）很多下肢静脉瓣（尤其是小腿静脉瓣）超声难以显示。有的患者超声能够显示较大静脉或浅表静脉的瓣膜，可观察到瓣膜关闭不全，或可见瓣膜不对称、瓣膜增厚，甚至缺如。

（2）彩色多普勒：静脉管腔内血流充盈满意，回心血流与正常静脉无明显不同或回心血流量增加。瓦氏试验或挤压小腿放松后，可见病变段静脉瓣膜处显示线样或束状反向血流信号，其持续时间的长短与瓣膜功能不全的程度相关。

（3）频谱多普勒：有关反流和反流程度的判断参见本节有关部分（图18-3-24）。

4.鉴别诊断

（1）原发性下肢深静脉瓣膜功能不全与正常下肢深静脉的鉴别：在许多无下肢深静脉瓣膜功能不全症状的受试者中，经常可发现挤压远端肢体放松后或瓦氏动作时有短暂反流，但股静脉的反流时间一般在1s以内，膝关节以下静脉的反流时间一般在0.5s以内。而有明显此症状的原发性下肢深静脉瓣膜功能不全受试者中，一般反流时间大于1s。

（2）原发性与继发性下肢深静脉瓣膜功能不全的鉴别：由于两者的病因不同，治疗方法也不尽相同，对其鉴别具有重要的临床意义。若发现静脉腔内有明显的血栓或患者有血栓史，一般认为这种患者发生的瓣膜功能不全是继发性的。但是，深静脉血栓后血流完全或绝大部分再通后所致瓣膜功能不全与原发性下肢深静脉瓣膜功能不全的鉴别却存在一定的困难。鉴别依据见表18-3-5。

表18-3-5 原发性与继发性下肢深静脉瓣膜功能不全的鉴别要点

项目	原发性	继发性
病　史	大多为长期站立或为强体力劳动者	多有血栓史
浅静脉曲张	局限于下肢	范围广泛，可涉及下腹壁
内　膜	平整	毛糙，增厚
瓣　膜	活动正常	增厚，而且活动僵硬甚至固定
管腔内血栓	无血栓	可有残存细小血栓
挤压后管腔改变	消失	血栓处不消失

（3）与Klippel-Trenaunay综合征的鉴别：Klippel-Trenaunay综合征可因先天性动静脉瘘引起，也可因先天性静脉畸形（深静脉缺如、阻塞）所致，如为后者引起，可出现深静脉瓣膜功能不全。依据Klippel-Trenaunay综合征的三联征，较易鉴别。

（4）与下肢动静脉瘘的鉴别：如动静脉瘘累及深静脉，则由于高速动脉血流冲击静脉，可导致深静脉瓣膜功能不全。依据动静脉瘘的特征性彩超表现，结合临床症状和体征，能较好地确诊本病。

5.临床意义　下肢深静脉瓣膜功能不全往往有明显的临床症状，但其病因可以多种多样。依据临床症状难以鉴别病因是静脉阻塞还是瓣膜关闭不全，也不能明确受累静脉瓣膜的位置和反流程度。彩色多普勒超声能够提供下肢深静脉的解剖及功能信息，是评价瓣膜反流的分布和程度的良好方法。

（五）下肢深静脉血栓形成后综合征

下肢深静脉血栓形成后综合征（postphlebitic syndrome）是继发于血栓形成后再通的后遗症，又称继发性下肢深静脉瓣膜功能不全。

1.病因和病理　多数下肢深静脉血栓患者，在数月内血栓形成的静脉发生血液沟通，导致足够的回心血液。尽管发生血液再通，但至少60%的病例会留有静脉壁和瓣膜的永久性损伤，导致瓣叶活动受限，因此站立位会发生反流。另有一些病例，血栓形成的静脉并不发生血液再通而是导致静脉慢性阻塞。一般来说，髂静脉血栓再通的概率很低，而股-腘静脉血栓的再通概率较高。不管是静脉梗阻、血液反流还是两者均存在，都会发生静脉高压，从而引起相应的临床表现。

原发性与继发性下肢深静脉瓣膜功能不全的病因完全不同，但病理基础基本相同，都是源于静脉高压、穿静脉瓣膜功能不全和深静脉血液逆流。

2.临床表现　下肢深静脉血栓形成后综合征患者具有血栓史，其与原发性下肢深静脉瓣膜功能不全的临床表现基本相同。

3.超声表现

（1）灰阶超声：主要为血栓长时间后溶解、机化和管腔再通的表现。

1）静脉内径比正常小，内壁毛糙、增厚。

2）血栓机化导致血栓与静脉壁混成一体，部分病例可能由于静脉结构紊乱而无法被超声辨认。

3）血栓常为中强回声甚至为强回声，边界不规则，附着于管壁（图18-3-28），或位于瓣膜窦处，或呈带状位于管腔内（图18-3-29）。病程很长的血栓机化后可表现类似动脉粥样硬化的斑块回声（图18-3-30）。

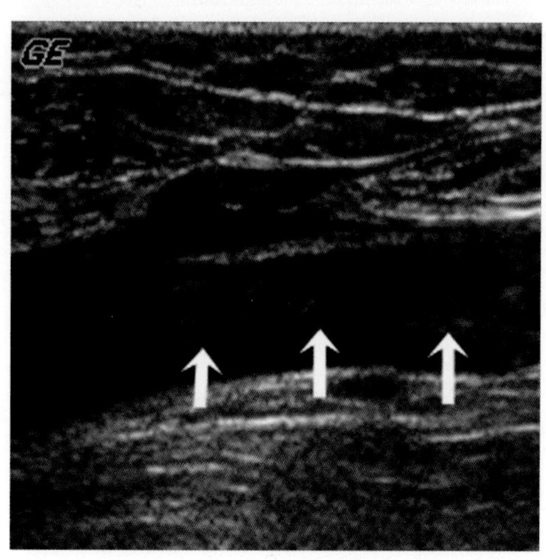

图18-3-28　股静脉慢性血栓

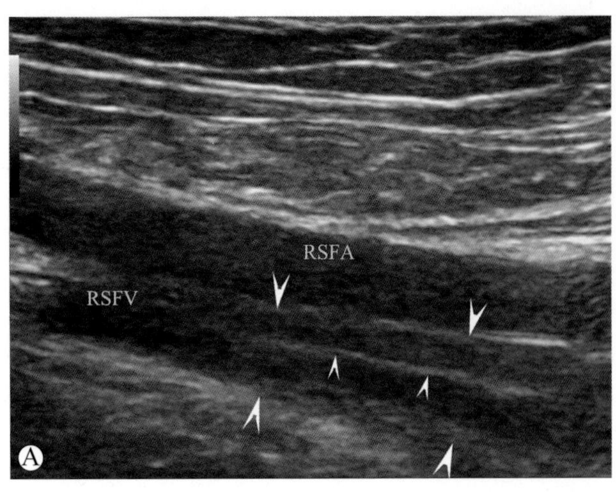

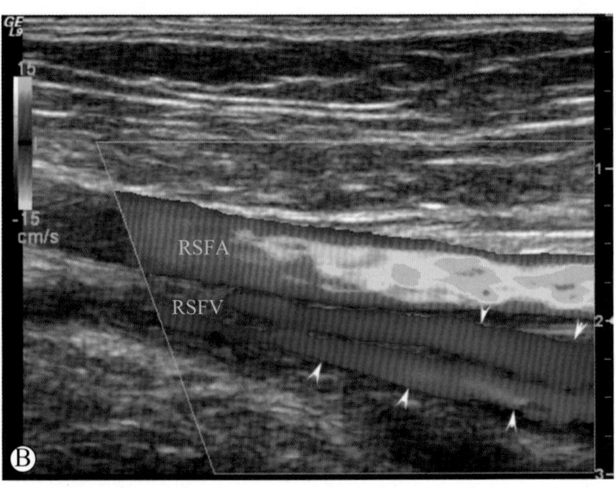

图18-3-29　右股浅静脉慢性血栓

A.管腔内可见条状中强回声（小箭头），大箭头指向股浅静脉壁；B.条状中强回声将管腔内血流信号分隔（“双轨征”）。RSFV.右股浅静脉；RSFA.右股浅动脉

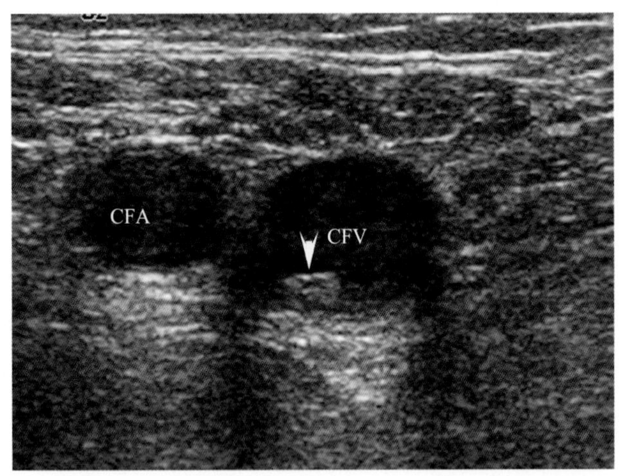

图18-3-30　股总静脉壁上的类似动脉粥样硬化斑块（箭头）

CFA.股总动脉；CFV.股总静脉

4）瓣膜增厚、扭曲，活动僵硬或固定。

5）血栓的静脉周围可见侧支血管。

（2）彩色多普勒

1）根据静脉血栓再通程度不同，血流信号的充盈程度不一。部分再通者，静脉腔内可见部分血流信号；完全再通者，静脉腔内基本充满血流信号。

2）瓦氏动作或挤压小腿放松后，可见病变段静脉瓣膜处显示线样或束状反向血流信号，其持续时间的长短与瓣膜功能不全的程度相关。

（3）频谱多普勒

1）血栓后出现反流的时间。1986～1991年，西雅图大学医院将超声检查确诊为急性深静脉血栓形成的患者定为长期随访对象，发现不同静脉血栓形成后出现反流的时间不同：股总静脉的中位时间为94天（28～364天），股浅静脉近心段的中位时间为118天（94～267天），股浅静脉中段的中位时间为104天（91～184天），股浅静脉远心段的中位时间为184天（100～304天），腘静脉的中位时间为194天（35～274天），胫后静脉的中位时间为62天（38～234天），股深静脉的中位时间为245天（184～577天），大隐静脉的中位时间为165天（103～191天）。另外，还发现多数静脉发生反流的时间与闭塞后完全再通的时间相符（图18-3-31），但股浅静脉中段出现反流的时间早于静脉完全再通；除胫后静脉外，其他静脉血栓溶解的时间越短，就越不易发生反流。

2）反流和反流程度的判断。参看本节有关部分（图18-3-32）。

4.鉴别诊断　参见本节有关部分。

5.临床意义　彩色多普勒超声已成为诊断下肢深静脉血栓形成后综合征的首选检查方法，可为临床治疗方案的选择提供重要帮助。灰阶超声能够观察血管腔、静脉瓣膜、血管壁结构及静脉腔的压缩性，并能够分析血栓的回声特点。彩色血流成像能够观察静脉梗阻的程度、血栓后的再通和侧支静脉，在隐股静脉交界处、隐腘静脉交界处鉴别反流是来自深静脉还是浅静脉，还能够发现瓣膜关闭不全的穿静脉。脉冲型频谱多普勒能够显示静脉的血流形式和血流方向，并能评价静脉瓣膜的反流程度。血栓后完全再通静脉与正常静脉的灰阶超声表现可无明显差异，瓣膜关闭不全是既往深静脉血栓的唯一表现。对于下肢深静脉血栓形成后患者，如深静脉系统存在广泛的瓣功能不全，可行静脉瓣修补或静脉移植；但是，如深静脉系统的瓣膜功能良好，则阻断穿静脉或剥脱浅静脉可能已足够。

（六）下肢穿静脉瓣膜功能不全

穿静脉连接下肢深、浅静脉系统，多位于大腿下

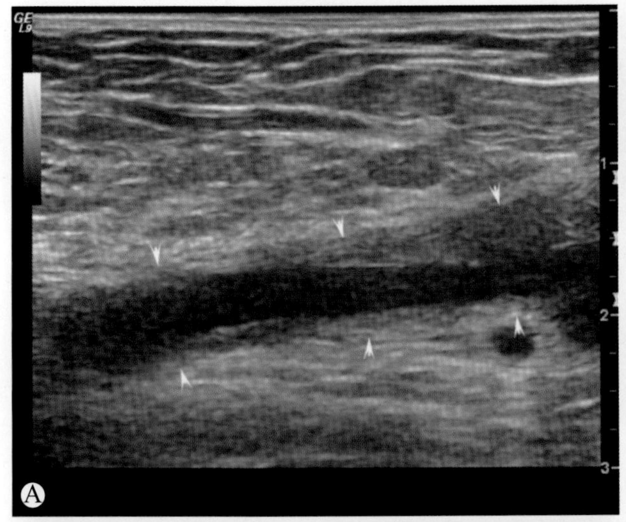

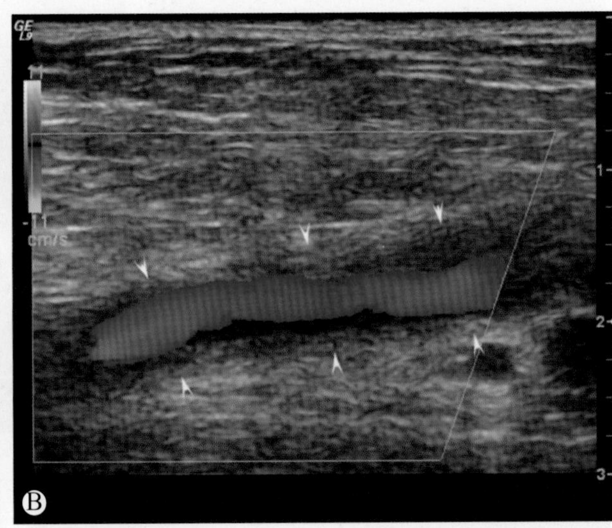

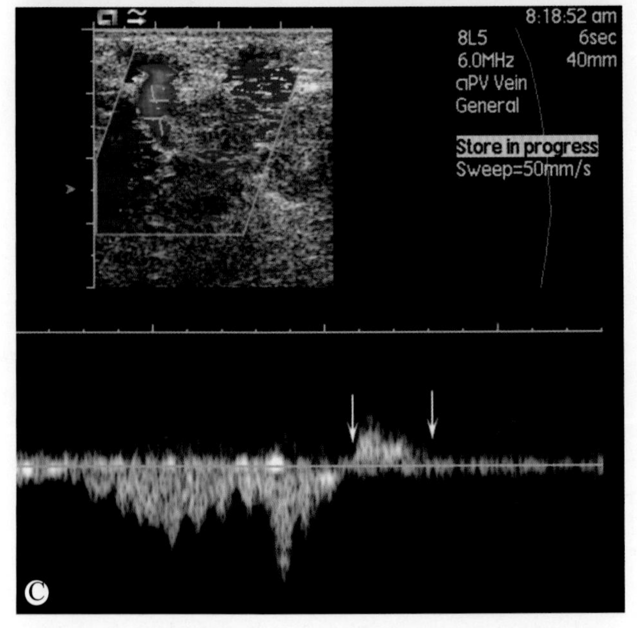

图18-3-31　右股总静脉慢性血栓

A.箭头指向右股总静脉壁，管腔内可见附壁血栓；B.箭头指向右股总静脉壁，管腔内血流信号充盈明显缺损；C.瓦氏动作时右股总静脉内未见明显反流，基线下方为正向血流所致的频谱。此患者股总静脉超声表现说明，血栓未完全再通前，未能探及明显的反流信号

段和小腿。当其瓣膜关闭不全时，也可引起严重的临床表现。

1.病因和病理　正常情况下，足背的穿静脉血流自深静脉流向浅静脉，而其余下肢部分则是自浅静脉流向深静脉。下肢静脉高压和瓣膜结构不良是引起穿静脉瓣膜功能不全的主要原因。当穿静脉尤其是小腿的穿静脉发生瓣膜功能不全时，深静脉的血液就会通过这些病变的穿静脉逆流进入浅静脉，导致下肢淤血，从而在足靴区出现一系列的皮肤营养性病变。

深静脉血栓形成后也可导致穿静脉瓣膜功能不全。但是，即使深静脉瓣膜功能正常，穿静脉瓣膜功能不全也可导致浅静脉曲张。穿静脉反流，对下肢皮肤营养性改变具有重要意义。约2/3的下肢皮肤溃疡患者存在穿静脉瓣膜功能不全。

2.临床表现　绝大多数穿静脉瓣膜功能不全患者同时伴有下肢深、浅静脉瓣膜关闭不全，故常有下肢深、浅静脉瓣膜功能不全的相应表现，同时出现下肢皮肤营养性改变如皮肤萎缩、脱屑、色素沉着、皮肤和皮下组织硬结、湿疹和难治性溃疡。

3.超声表现

（1）灰阶超声：小腿部深、浅静脉之间较大的穿静脉瓣膜发生功能不全时，可见连接于深、浅静脉之间的纡曲扩张的管状结构。瓣膜关闭不全的穿静脉的内径比关闭功能正常的穿静脉要宽得多。Phillips等认为，瓣膜关闭不全的穿静脉内径大于4mm，而正常穿静脉内径小于3mm。

（2）彩色多普勒和频谱多普勒：穿静脉连接浅静脉和深静脉，具有单向瓣膜，正常情况下只能允许浅静脉的血液流入深静脉。挤压远侧肢体放松时，出现由深静脉血液逆流入浅静脉，脉冲型频谱多普勒显示为双向血流。局部网状的穿静脉功能不全，挤压远端肢体后彩色多普勒可见朝向浅表部位的网状血流。由于穿静脉较短，

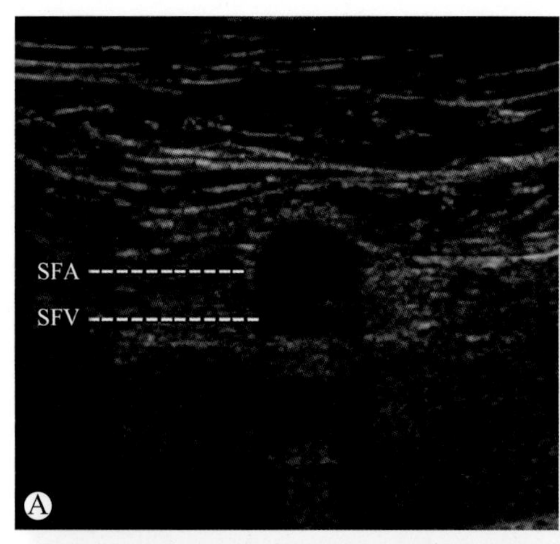

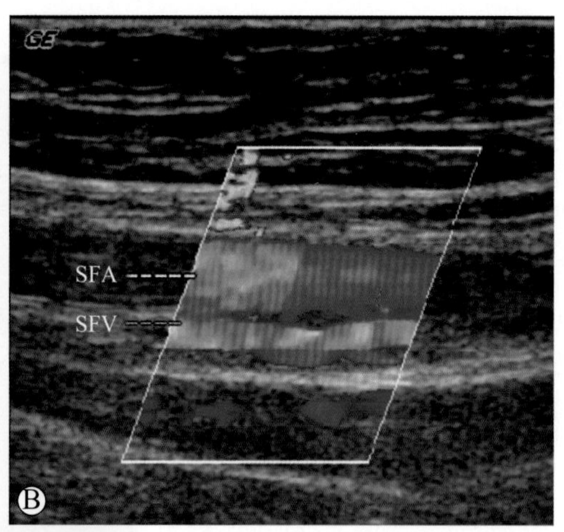

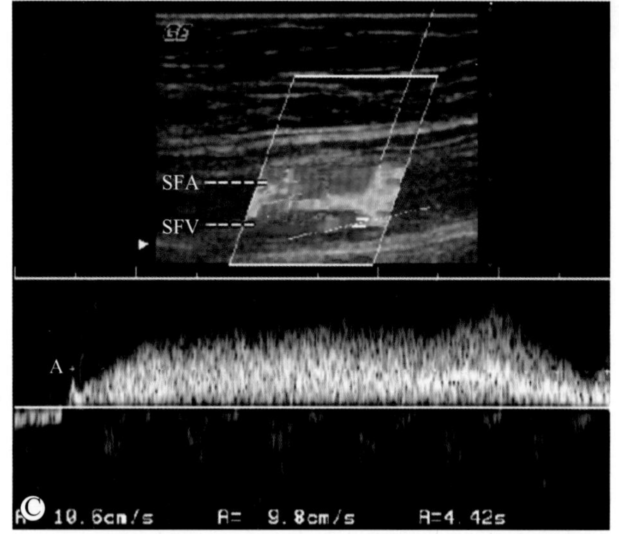

图18-3-32 下肢深静脉血栓形成后综合征

A.探头挤压后股浅动脉（SFA）后方的股浅静脉（SFV）管腔不能被完全压瘪；B.彩色血流成像显示管腔内血流束明显变细；C.瓦氏动作时可见明显反流（基线上方），持续反流时间大于4.4s

且呈非纵向走行而导致常规的检查方法不能较好地诱发反流，所以，只要彩色多普勒超声显示反流存在，一般可诊断瓣膜功能不全（图18-3-33）。

4.临床意义

（1）帮助确定造成下肢静脉溃疡的瓣膜功能不全的穿静脉位置：发生瓣膜功能不全的穿静脉的位置与其引起的色素沉积和溃疡的部位是对应的，因此，应在这些异常皮肤病变的部位反复检查，以期发现穿静脉病变。

（2）帮助判断是否需要进行穿静脉结扎术：彩色多普勒超声能够提供下肢深、浅静脉和穿静脉的内径与瓣膜功能状况等方面的信息，这些信息可帮助决定是否需要进行穿静脉结扎术。在深静脉瓣膜功能正常的情况下，穿静脉瓣膜功能不全也可导致浅静脉曲张，治疗的关键就是结扎功能不全的穿静脉和（或）剥脱曲张的浅静脉。

（3）准确定位穿静脉位置并在体表标记出来：如果患者拟定进行手术治疗，则彩超能够将穿静脉准确定位并在体表标记出来，从而指导外科手术结扎穿静脉。须注意纡曲扩张的浅静脉与穿静脉的交叉重叠，易导致定位错误。

五、静脉标记

静脉标记（vein mapping）是指将静脉的走行在体表标记出来，并提供相关的测量数据、形态学描述和血流动力学的参数。在临床上，静脉标记常用于旁路搭桥术前替代静脉的选择、指导浅静脉的外科剥脱手术和指导穿静脉结扎术等。在此，主要介绍旁路搭桥术前替代静脉的选择。

对于多种旁路搭桥术，如下肢动脉搭桥术、冠状动脉搭桥术等，由于自体静脉的远期通畅性和耐用性均较人工血管好，故仍是移植物的最佳选择。由于大隐静脉较长，常是临床的第一选择，但如果已被用于旁路术或由于静脉曲张而被摘除，则应从小隐静脉或上肢静脉寻找替代静脉。

1.观测内容

（1）标记过程中须注意观察有无解剖变异、结构异常，管壁厚度、管壁钙化、血栓、静脉曲张及瓣膜关闭不全。

（2）静脉主干，包括重要属支和穿静脉的行迹均需直接标记在皮肤上。

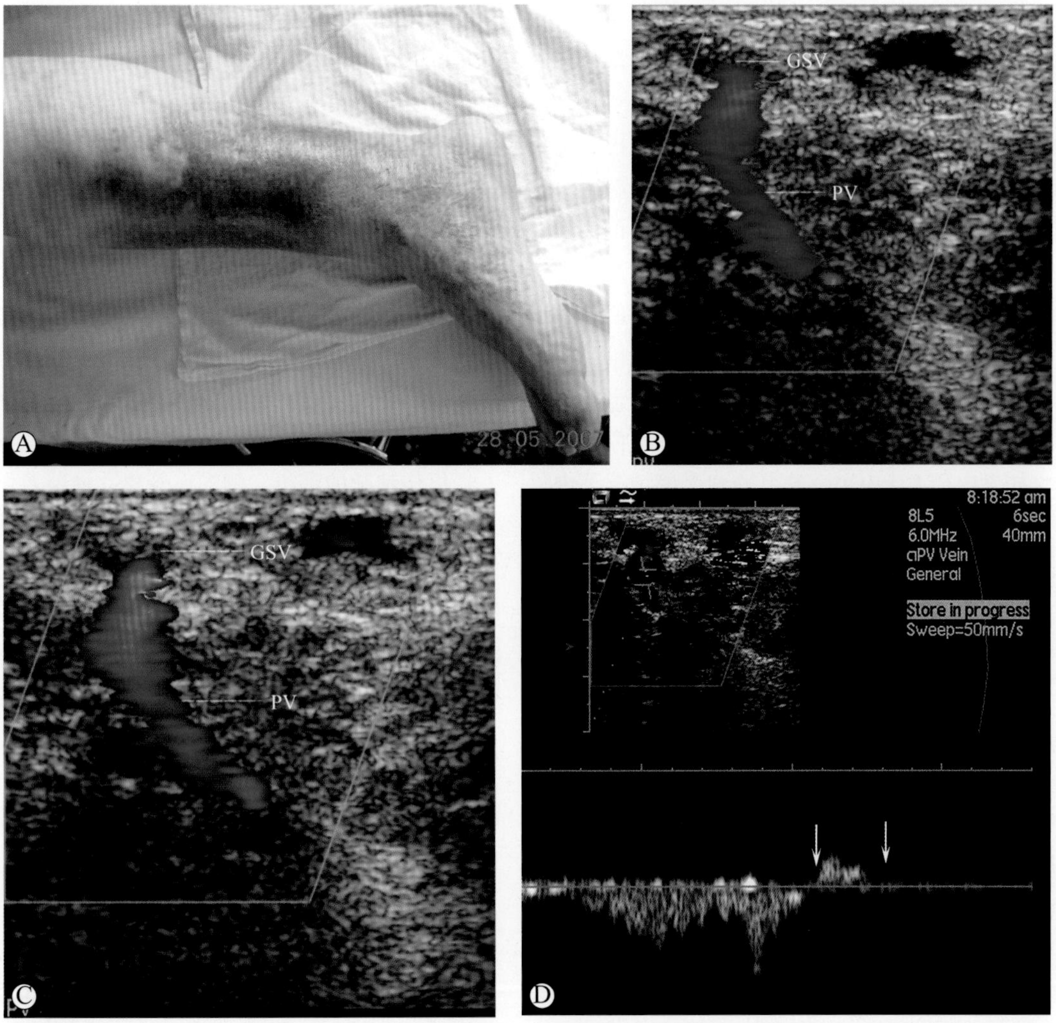

图18-3-33　小腿远心段Cockett穿静脉瓣膜功能不全

A.小腿远心段可见皮肤溃疡和色素沉着；B.自然情况下，彩色多普勒显示Cockett穿静脉为朝向深部的方向正常的血流信号；C.挤压远端肢体后，彩色多普勒显示Cockett穿静脉朝向浅表部位的反向血流信号；D.挤压远端肢体后，脉冲型频谱多普勒显示Cockett穿静脉的反向血流（基线上方箭头之间频谱），基线下方为正向血流频谱。GSV.大隐静脉；PV.穿静脉

（3）测量静脉内径。

2.检测步骤　了解临床将要进行的旁路类型，如冠状动脉搭桥术、股-腘动脉旁路移植术、部分静脉补片术等，明确手术所需静脉的内径和长度，以期寻找最合适的替代静脉。备好标记笔、卷尺、止血带，高频探头探查，用最少量的耦合剂。

标记大隐静脉时，患者体位为反Trendelenburg位，即头部抬高大约30º，大腿向外旋，膝关节微屈，使大隐静脉全程易于显示。从腹股沟隐股静脉交界处开始，沿大隐静脉走行逐步向下探查，每间隔2～3cm标记大隐静脉的行迹，直至踝部（图18-3-34）。横切观察管腔是否能被压瘪、有无解剖变异、静脉曲张、静脉瓣功能不全和血栓形成等。测量大、小腿近、中、远段大隐静脉内径，尽量保持探头与皮肤较轻的接触以避免压迫静脉。若大隐静脉不能用于旁路移植所需的管道，应进一步评价小隐静脉或上肢浅静脉。

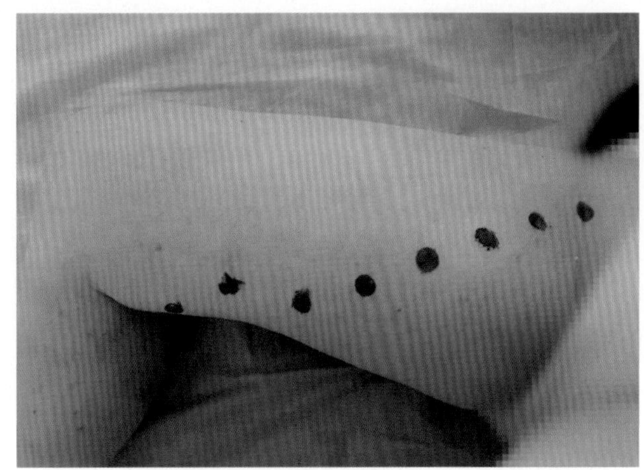

图18-3-34　大隐静脉走行体表标记图

测量静脉内径时，可站立位检查或常规使用止血带压迫近端肢体，使被检静脉充分充盈。检查上肢静脉时，止血带置于上臂中上部，检查大隐静脉时，止血带应置于大腿根部，检查小隐静脉时，止血带应置于大腿下段，有助于获得更为准确的测值。然后，重新回到隐股

静脉汇合处，沿刚才的标记横切向下扫查，寻找各重要属支，尤其是大隐静脉为双支并构成局部回路者都应标记出来。

3.临床意义　旁路手术前评估拟采用的手术搭桥管道的存在、位置、长度、直径、分支和畸形等情况，对保障手术的成功非常重要。超声可无创准确地标记浅静脉的位置和测量其内径，避免不必要的切割和掀起过大的皮瓣。拟行旁路移植管道的静脉管腔较细、存在血栓、慢性梗阻或静脉瓣功能不全均不适合作为旁路移植替代管道。对于用作旁路移植管道的替代静脉要求，最重要的参数为静脉内径。一般认为，适合的替代静脉内径应大于3mm，如果内径小于3mm，在扎止血带的情况下内径至少大于2mm才可用于静脉替代物。

（李建初　徐钟慧）

第四节　四肢动静脉其他疾病

一、血管损伤

血管损伤尤其是大血管损伤，起病急骤、病情发展快，可使肢体致残甚至危及患者生命。随着城市交通的迅速发展，血管损伤日趋增多，血管造影和外科手术等医源性因素也增加了血管损伤机会。对于四肢血管损伤，有时仅凭彩超即可做出明确诊断，可替代血管造影检查，从而赢得了外科手术时机。另外，与血管造影检查相比，彩超除了具有价低、无痛、无创伤性和可重复性以外，还具有方便易行的特点，可在患者床旁和手术室进行。

（一）病因和分类

1.锐性损伤。刀刺伤、弹片和玻璃瓶爆炸等直接暴力作用于血管。

2.钝性损伤。高处坠落、车祸挤压或石膏包扎过紧等致使血管过度伸展、扭曲、撕裂。

3.医源性损伤。

（二）临床表现

1.出血。出血量取决于损伤血管的大小和损伤类型，动脉部分断裂出血不易停止。搏动性或喷射性鲜血提示动脉损伤，持续暗红色涌出提示静脉损伤。血液可流入组织间隙形成血肿，也可流入胸腔、腹腔或腹膜后间隙。

2.休克。主要是失血性休克、创伤和疼痛加重休克。

3.血肿。血液流入组织间隙形成血肿。

4.震颤和杂音：可由假性动脉瘤、动静脉瘘和动脉狭窄所致，其临床表现参见本节有关内容。

5.损伤动脉的缺血表现。

6.可合并神经、骨骼和脏器等损伤，出现相应的组织器官受损的表现。

（三）常见血管损伤

1.动脉完全断裂　由穿通伤引起，多由刀、子弹或手术器具引起动脉完全断裂。动脉断端明显收缩并退缩入邻近组织，常使两断端出现较大的距离。血栓向远端扩展，直到侧支循环形成、血流恢复为止。由于血管收缩形成的止血带效应，以及两断端血栓形成，出血常可自行停止。大动脉完全断裂后其影响程度与以下因素有关：损伤动脉的部位，侧支血管建立情况及血供受阻的组织器官的需血状况。如颈动脉完全断裂可在几分钟内发生不可逆转的大脑半球功能损害，而发生于大腿上部的股浅动脉完全断裂可引起间歇性跛行或肢端坏疽。虽然动脉完全断裂大多可自行止血，但也有例外发生。某些动脉（如肋间动脉、髂动脉）的邻近组织使动脉断端不能退缩，又不能对断端进行有效的压迫；合并动脉硬化患者的血管通常不能进行有效的收缩，有凝血障碍的患者无血凝块形成或形成后自行溶解。以上这些情况均可造成严重或反复出血。

本病具有急性动脉闭塞的声像图表现，具体表现如下。

（1）由于动脉断端明显收缩并退缩入邻近组织，故损伤处不能探及动脉管壁结构，表现为一段动脉壁缺损，动静脉解剖结构紊乱。

（2）损伤处常可探及血肿回声。

（3）断裂动脉两端的血管内充满低回声，其内无明显血流信号。

（4）断裂处近段动脉阻力增大，流速减低。

（5）断裂处远端动脉血流频谱呈狭窄下游改变，为低速低阻型，其改变较动脉粥样硬化闭塞症显著。

（6）损伤处静脉受血肿压迫，管腔狭窄，其远端静脉可扩张，且血液流动缓慢，有时易误诊为血栓。

2.动脉部分断裂　常为穿通伤所致。有时闭合性损伤也可导致动脉部分断裂，常为骨折导致邻近动脉壁部分撕裂。此类损伤的失血量较大，可较快引起贫血。动脉部分断裂与完全断裂在许多方面表现不同。功能完好的动脉壁可收缩使动脉裂口闭合；小的动脉管壁损伤可以自愈。受损的动脉内膜在受损的几小时内可发生夹层，导致后期动脉闭塞。如果动脉损伤严重或反复出血，后期也可形成假性动脉瘤。

动脉部分断裂的声像图表现如下（图18-4-1）。

（1）声像图表现因病程、病变程度及并发症而异。

（2）损伤处动脉壁回声异常，如不能显示正常的三层结构。

（3）多数病例表现为动脉局部狭窄，少数患者治疗不及时可出现动脉闭塞，呈现相应的彩超表现。

（4）可合并假性动脉瘤、夹层动脉瘤和动静脉瘘，参见本节相关内容。

3.动脉挫伤　常见于动脉壁受到钝性暴力或过度牵拉。其特点是流经动脉的血流减少或消失，但无血管外出血。钝性损伤患者在开始时体检常正常，但缺血体征和脉搏消失可在一段时间后出现。以下原因可导致动脉延迟性阻塞：①粗糙或撕裂的动脉内膜吸附血小板、纤维蛋白和红细胞，引起创伤性血栓形成；②撕裂内膜形成夹层阻塞血管腔。根据病因不同可有狭窄、闭塞或夹层的声像图表现。

4.动脉痉挛　为钝性暴力刺激血管壁致使血管中层平滑肌持续强烈收缩所致。通常无血管器质性改变，长时间严重痉挛也可导致肢体缺血、坏疽。

声像图表现为：

（1）如损伤动脉距体表较近且有一定管径，超声能分辨其管壁结构时，可显示病变处动脉管壁局限性增厚，但无明显斑块回声，且能分辨动脉壁的三层结构。

（2）彩色多普勒现象可见局部管腔内血流束变细，流速加快，远端动脉血流频谱常无明显变化。

5.损伤性动静脉瘘　参见本节有关内容。

6.损伤性夹层动脉瘤　内膜是动脉壁各层中弹性最小的结构，钝性损伤可使动脉内膜撕裂而形成夹层。其声像图表现参见本节有关内容。

（四）检查注意事项

1.掌握各种血管损伤的声像图特点。对于病情凶险的患者，在做出合理的诊断提示的同时，应尽可能减少检查时间。

2.应注意伴随动、静脉同时受累和各种病变（动脉断裂、假性动脉瘤、夹层动脉瘤和动静脉瘘）的混合存在。

3.假性动脉瘤、夹层动脉瘤和动静脉瘘具有各自特征性声像图表现，彩超能较好地鉴别。对于动脉完全断裂与部分断裂，主要依靠灰阶超声进行鉴别。有时超声并不能确切地对两者进行鉴别，仅能提示狭窄程度或有无闭塞。

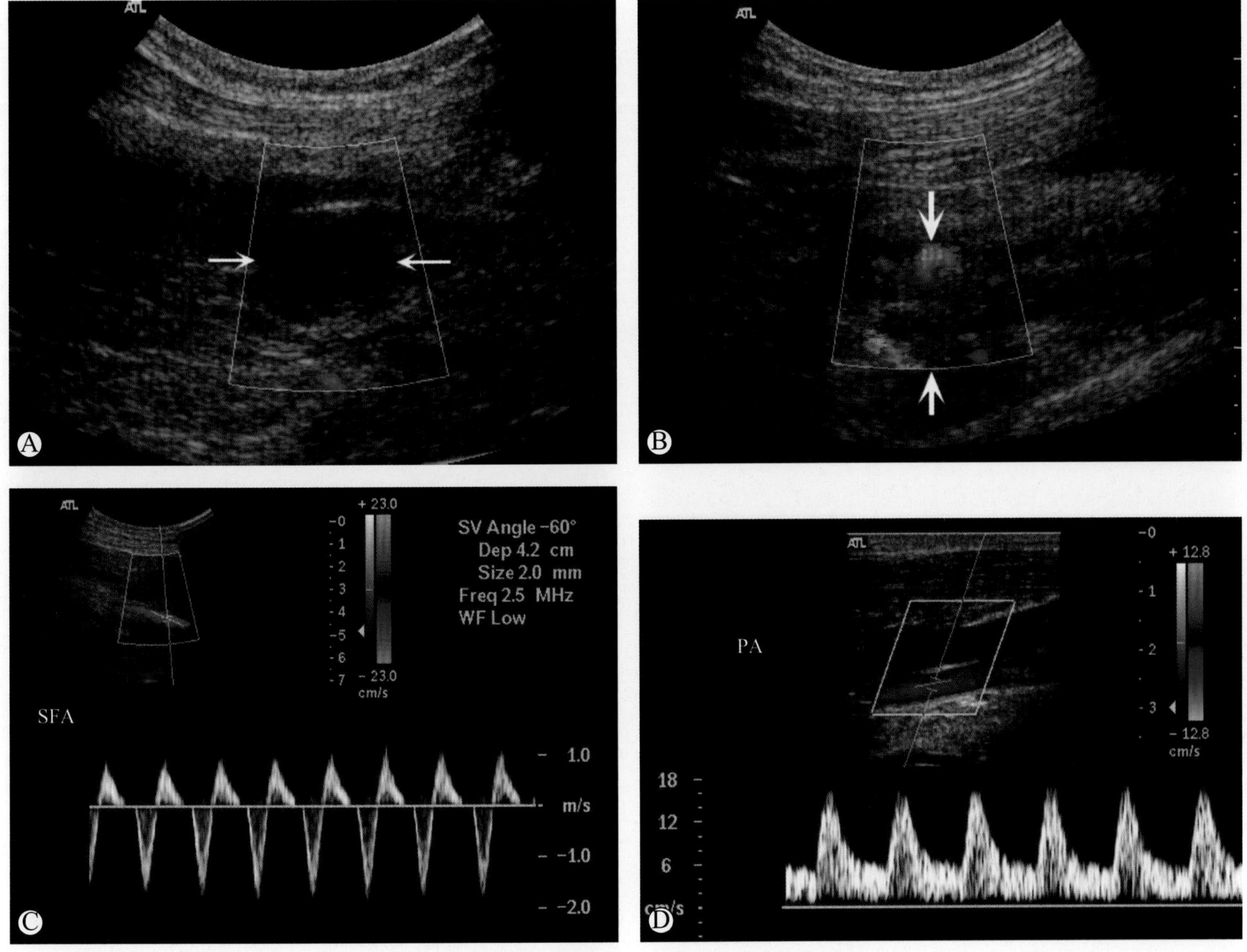

图18-4-1　股浅动脉部分断裂（刀刺伤所致）

A.大腿外伤处血肿（箭头）；B.外伤处未能显示正常股动、静脉血流信号，仅见不规则血流信号（箭头）；C.外伤处近心端股浅动脉（SFA）血流频谱为高阻型；D.外伤处远心端腘动脉（PA）血流频谱为低速低阻型，提示上游动脉存在狭窄

二、后天性动静脉瘘

动静脉瘘（arteriovenous fistula，AVF）是指动脉和静脉之间存在的异常通道，有先天性和后天性两种。后天性动静脉瘘在大、中、小的动、静脉均可发生，瘘一般是单发的。损伤是后天性动静脉瘘的最常见病因，主要为穿通性损伤，其次是医源性血管损伤如肱动、静脉和股动、静脉穿刺或插管导致的损伤。后天性动静脉瘘多数发生于四肢，其中1/2～2/3在下肢，其次是肱、颈总和锁骨下血管等。可分为三种基本类型（图18-4-2）：①裂孔型：受伤的动、静脉紧密粘连，通过瘘而直接交通。②导管型：动、静脉之间形成一条管道。③囊瘤型：在瘘口部位伴有外伤性动脉瘤。其临床表现因瘘口大小、部位和存在时间而异。常见症状有患肢肿胀、疼痛、麻木、乏力。严重者可有心力衰竭的表现。在瘘口部位可扪及明显的持续性震颤和听到粗糙的“机器滚动样”杂音。一旦动静脉瘘形成，瘘口或瘘管的两端产生较大的压力阶差，从而对动静脉瘘局部、周围循环和全身循环造成不同程度的影响。声像图表现可反映受累血管形态学和血流动力学方面的改变。

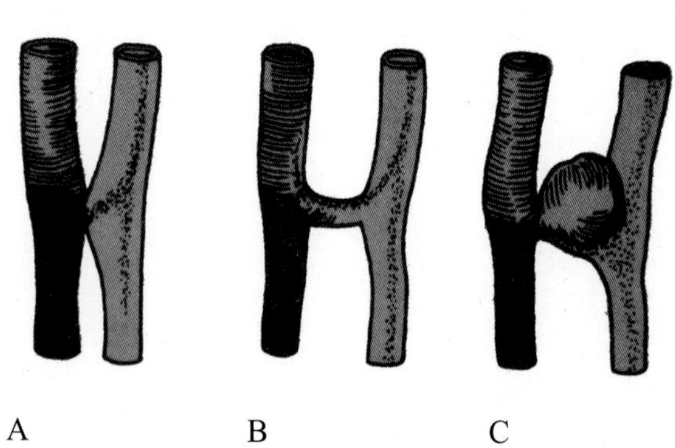

图18-4-2 后天性动静脉瘘的三种基本类型

A.裂孔型；B.导管型；C.囊瘤型

（一）声像图表现

1.供血动脉

（1）供血动脉最突出的改变是瘘近心端动脉血流阻力降低，流速常增快。

（2）动静脉瘘较大时，瘘近心端动脉内径增宽或呈瘤样扩张，瘘远心端动脉变细。动静脉瘘较小时，瘘近、远心端动脉内径无明显变化。

（3）多数动静脉瘘远心端动脉血流方向正常，频谱形态呈三相波或二相波；少数情况下远心端动脉血流方向逆转，参与瘘的血液供应（图18-4-3）。

2.引流静脉

（1）动脉血流通过瘘口直接分流到静脉内，导致引流静脉内探及动脉样血流频谱（静脉血流动脉化），这是后天性动静脉瘘的特征性表现之一。压迫瘘近心端供血动脉时，引流静脉内流速减低。

（2）高速血流的冲击造成引流静脉扩张、有搏动性、血流紊乱和静脉功能损害，严重时引流静脉呈瘤样扩张。

（3）有时引流静脉内可探及血栓，呈低或中强回声。

3.瘘口或瘘管

（1）灰阶图像显示供血动脉与引流静脉之间有一无回声管道结构（导管型）或裂孔（裂孔型），有时瘘管呈瘤样扩张。灰阶超声有可能漏诊裂孔型瘘口。彩色血流显像显示血流方向从动脉流向静脉，并可大致测量瘘口或瘘管大小。

（2）瘘口或瘘管处血流为高速低阻型动脉样频谱。

（3）瘘口或瘘管周围因组织振动产生五彩镶嵌的彩色信号。

4.合并假性动脉瘤　动脉瘤可逐渐粘连、侵蚀最后穿破伴行的静脉形成动静脉瘘。外伤也可造成假性动脉瘤与动静脉瘘合并存在。笔者曾遇见一例枪伤患者，伤后形成假性股浅动脉瘤与股浅动静脉瘘（图18-

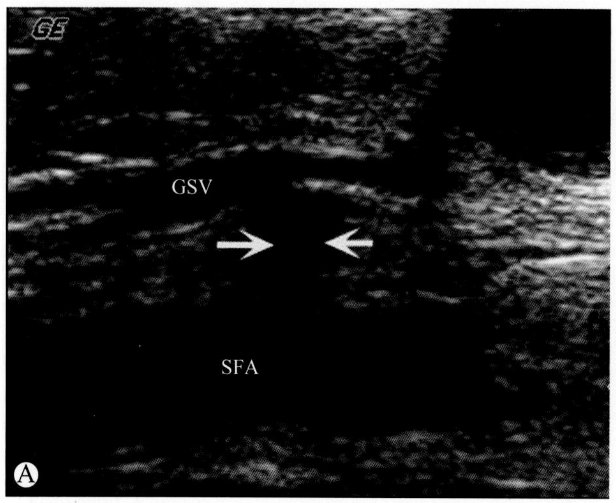

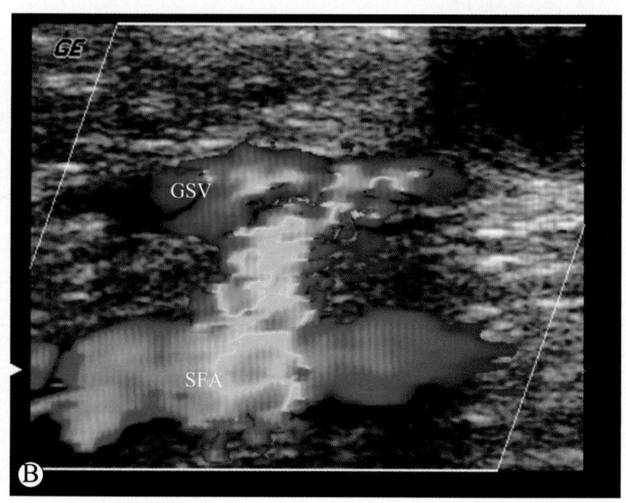

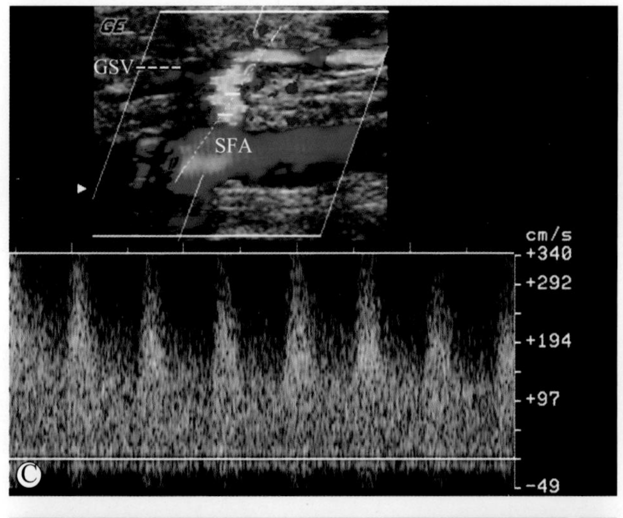

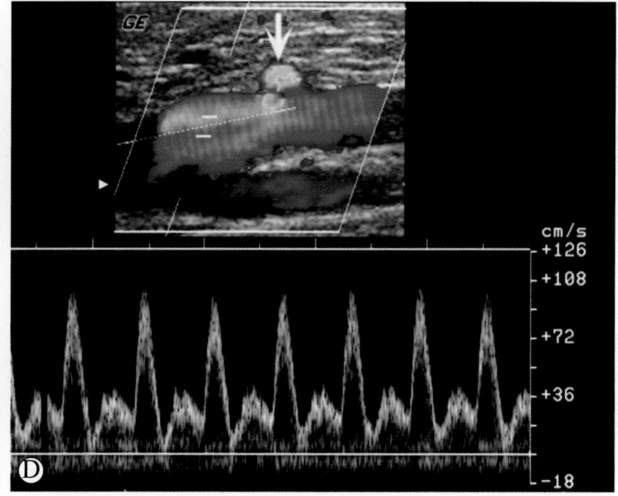

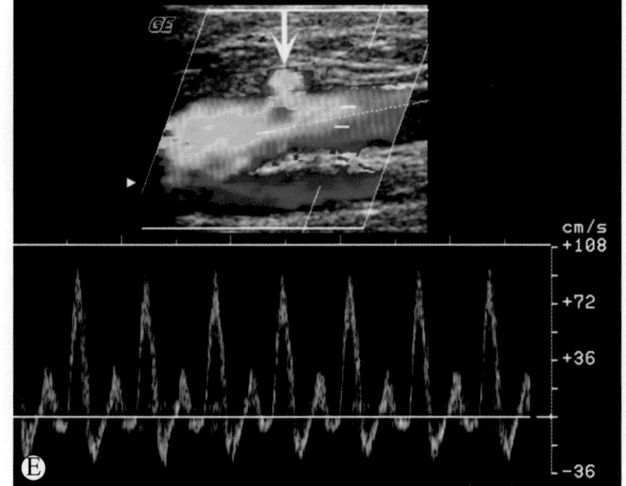

图18-4-3　股浅动脉与大隐静脉瘘

A.灰阶超声显示股浅动脉（SFA）与大隐静脉（GSV）之间可见一管状低至无回声区（箭头），似为动静脉瘘；B.彩色血流显像证实灰阶超声所示管状低至无回声区内有血流通过，血流方向为从股浅动脉流向大隐静脉；C.频谱多普勒进一步证实动静脉之间的交通血流为高速低阻型动脉样血流频谱；D.瘘口（箭头）近心端动脉血流频谱为低阻型；E.瘘口（箭头）远心端动脉血流频谱为高阻型，为正常下肢动脉频谱

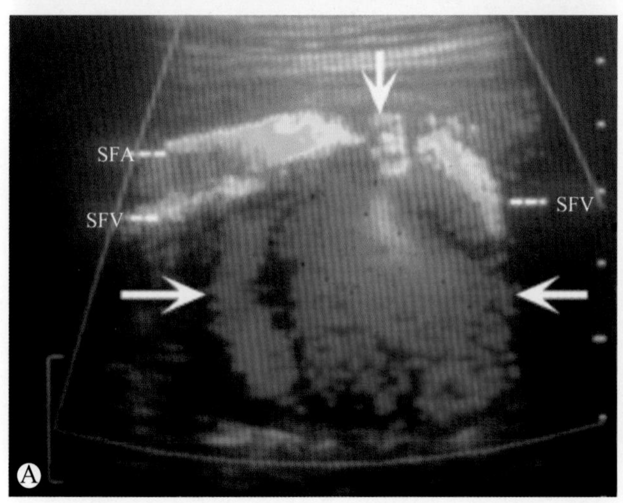

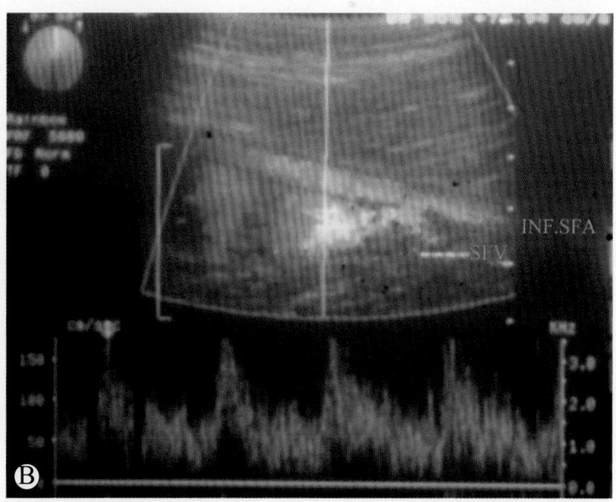

图18-4-4　股浅动静脉瘘合并股浅动脉假性动脉瘤

A.横向箭头之间为假性动脉瘤，纵向箭头指向瘘口处；B.股浅静脉扩张，其内探及动脉样血流频谱。INF.SFA.股浅动脉下段；SFV.股浅静脉

4-4）。彩色多普勒超声检查时，应注意两者同时存在的情况。

5.瓦氏试验观察瘘分流量　瓦氏试验时，瘘口远端静脉内高速血流信号消失表明分流量较小，如瘘口远端静脉内仍存在持续的高速血流信号则表明分流量较大。

（二）瘘口定位

笔者团队曾根据12例后天性动静脉瘘的彩超观察结果，报道了瘘口定位的判定方法。

1.瘘口定位的主要方法

（1）在静脉内寻找动脉样血流频谱，流速越高的部位，往往越接近瘘口。

（2）对于四肢动静脉瘘，瘘口近端供血动脉血流阻力明显降低，反向波消失，而瘘口远端动脉血流仍为高阻型，因此同一条动脉低阻、高阻血流频谱交界处即为瘘口所在位置。此种变化正好与常见的肢体动脉狭窄上下游频谱表现相反。如瘘口远端动脉血流反向供应动静脉瘘，表现为同一动脉不同节段血流方向相反，不同方向血流的交汇处即为瘘口位置。

（3）瘘口处高速湍流频谱有助于确定瘘口位置。

2.瘘口定位的次要方法

（1）直接显示瘘口。采用灰阶超声或彩色血流成像对可疑存在动静脉瘘的动脉与静脉进行横切或斜切扫查，观察这两条血管之间有无直接交通。值得注意的是彩色血流成像及灰阶超声均可出现假阳性或假阴性，特别是动、静脉紧密相邻时。所以，应采用频谱多普勒进一步证实（图18-4-5）。

（2）同一条动脉内径变化交界处。对于较大的动静脉瘘，瘘口近端动脉内径增宽，而远端动脉内径变细，内径变化的交界处即为瘘口位置，这种内径改变较明显，与正常动脉管径渐进性减小不同。小的动静脉瘘供血动脉内径变化不甚明显。另外，需注意动脉较大分支处，也可出现动脉内径的明显变化。

（3）动、静脉相邻处（瘘口处）杂色血流信号。

（4）静脉扩张最明显处多为受瘘口高速血流冲击最严重处，可提示瘘口的位置。

（5）瘘口高速血流引起周围组织震颤所表现出的彩色伪像有助于瘘口定位。

确定哪两条血管之间形成动静脉瘘，实际上就是确定瘘口的位置。彩色血流成像及灰阶超声不是判定瘘口的良好方法，频谱多普勒对瘘口定位准确、可靠。上述主要与次要方法的有效结合，有助于快速而准确地定位瘘口。

（三）检查注意事项

1.如何避免假阳性　假阳性可发生于靠近心脏的紧密相邻的大血管之间（如颈动脉与颈内静脉之间），产生原因通常为靠近心脏的大静脉血流紊乱且频谱似动脉样，只注意观察血管形态而忽视了观察血流动力学改变。鉴

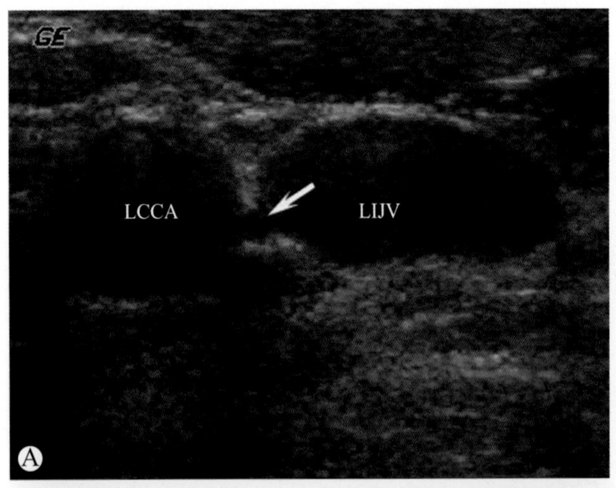

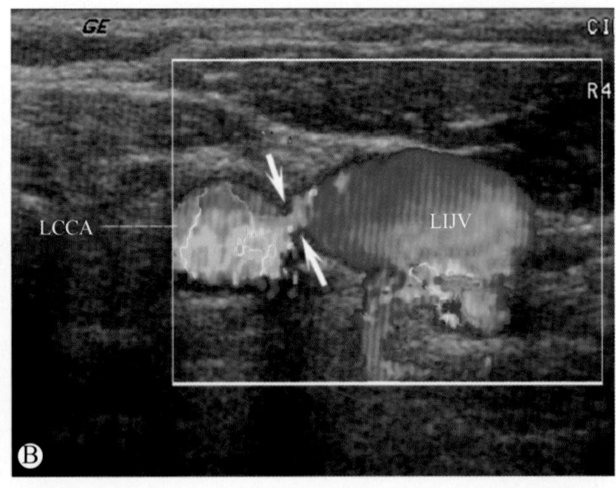

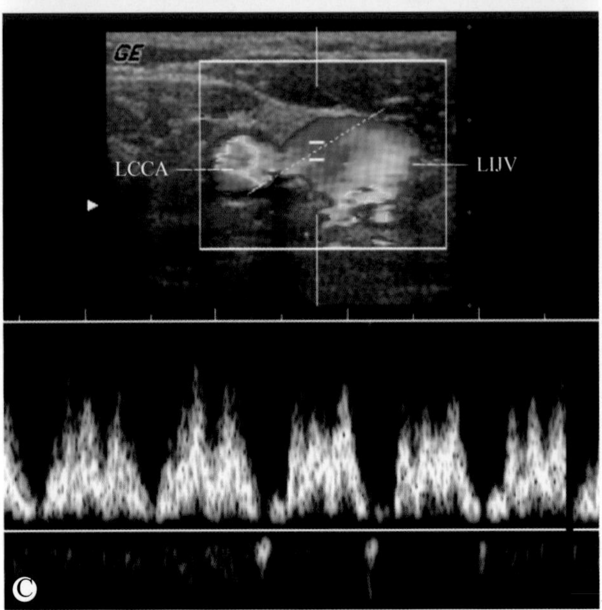

图18-4-5　正常颈部血管（无颈部外伤史，颈部亦未触及震颤）

A.在灰阶超声显像上，左颈总动脉与颈内静脉之间似可见一较窄的无回声通道（箭头）（实为伪像）；B.在彩色血流成像上，左颈总动脉与颈内静脉之间似可见一较窄的血流信号交通（箭头）（实为伪像）；C.在此两条血管似交通处的远端（实为颈内静脉）探及静脉频谱，未能探及高速动脉样血流频谱，据此可以排除动静脉瘘的存在。LCCA.左颈总动脉；LIJV.左颈内静脉

别是否具有动静脉瘘的血流动力学改变能够避免假阳性。

2.如何避免误诊和漏诊　以下情况如不注意，可出现误诊和漏诊：①临床上没有提示观察有无动静脉瘘；②仅申请检查动脉；③小的动静脉瘘（血流动力学和形态学改变不明显）；④引流静脉呈囊状扩张。

解决方法如下。

（1）询问病情和进行体格检查，如有无外伤史，局部能否扪及持续性震颤或闻及双期杂音，有无肢体肿胀或心力衰竭的表现。

（2）重视寻找动静脉相邻处和静脉内杂色血流信号。在进行彩超检查时，许多动静脉瘘患者往往首先呈现这种征象（图18-4-6，图18-4-7）。如该处又能扪及持续性震颤，则很可能为动静脉瘘。进一步按照上述介绍的定位方法追踪观察，能够明确诊断。

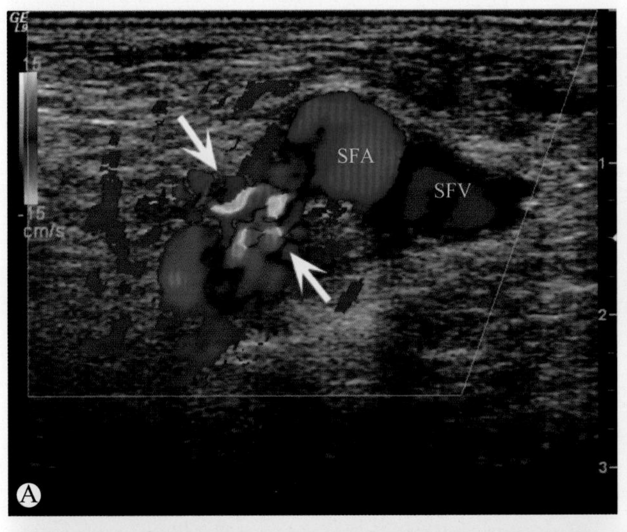

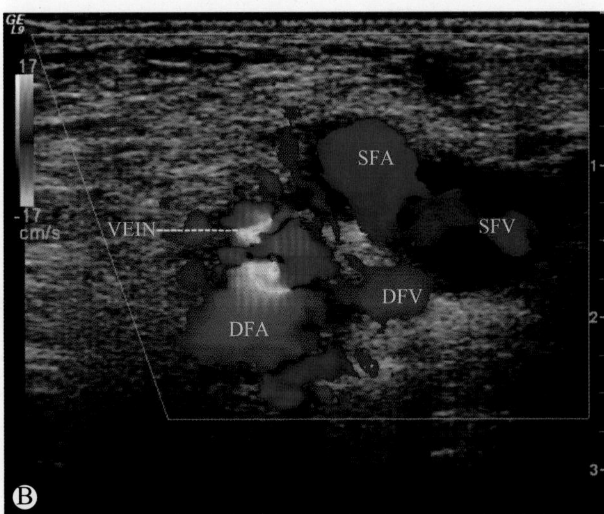

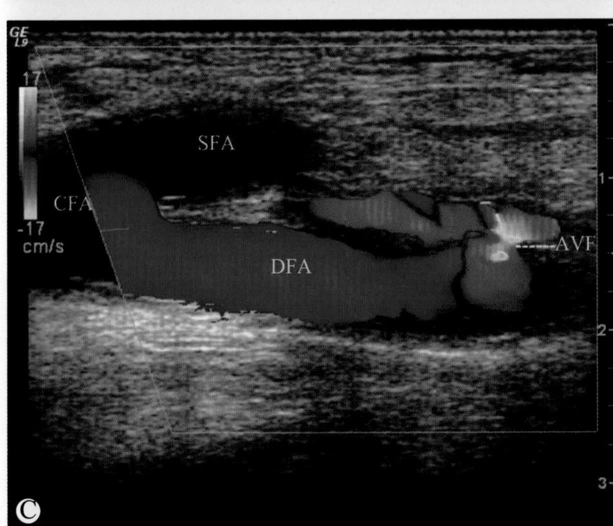

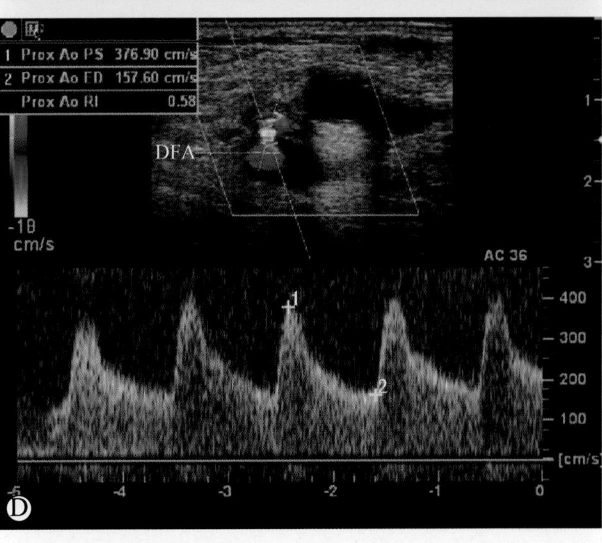

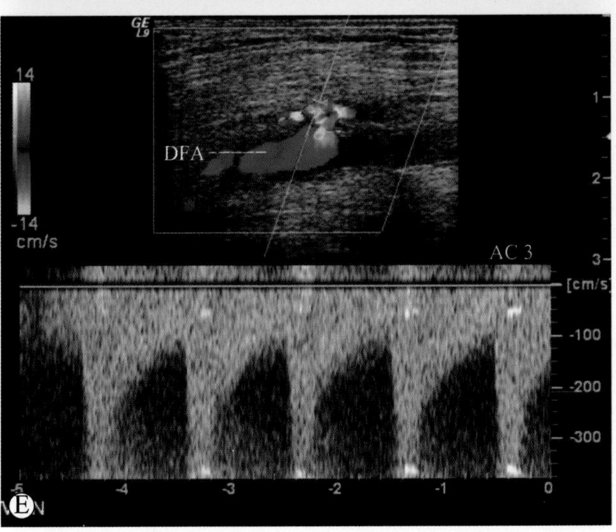

图18-4-6　股深动脉与股深静脉属支动静脉瘘

A.横切股动脉分叉处下方发现杂色血流信号（箭头），其实为瘘口所致，该处能扪及持续性震颤；B.仔细检查发现瘘口位于股深动脉与股深静脉属支之间；C.纵切显示股深动脉与其前方的股深静脉属支相交通；D.瘘口处高速动脉样血流频谱，PSV为377cm/s，RI为0.58；E.与瘘口相连的静脉内亦探及高速动脉样血流频谱。SFA.股浅动脉；SFV.股浅静脉；DFV.股深静脉；DFA.股深动脉；VEIN.静脉；AVF.瘘口处；CFA.股总动脉

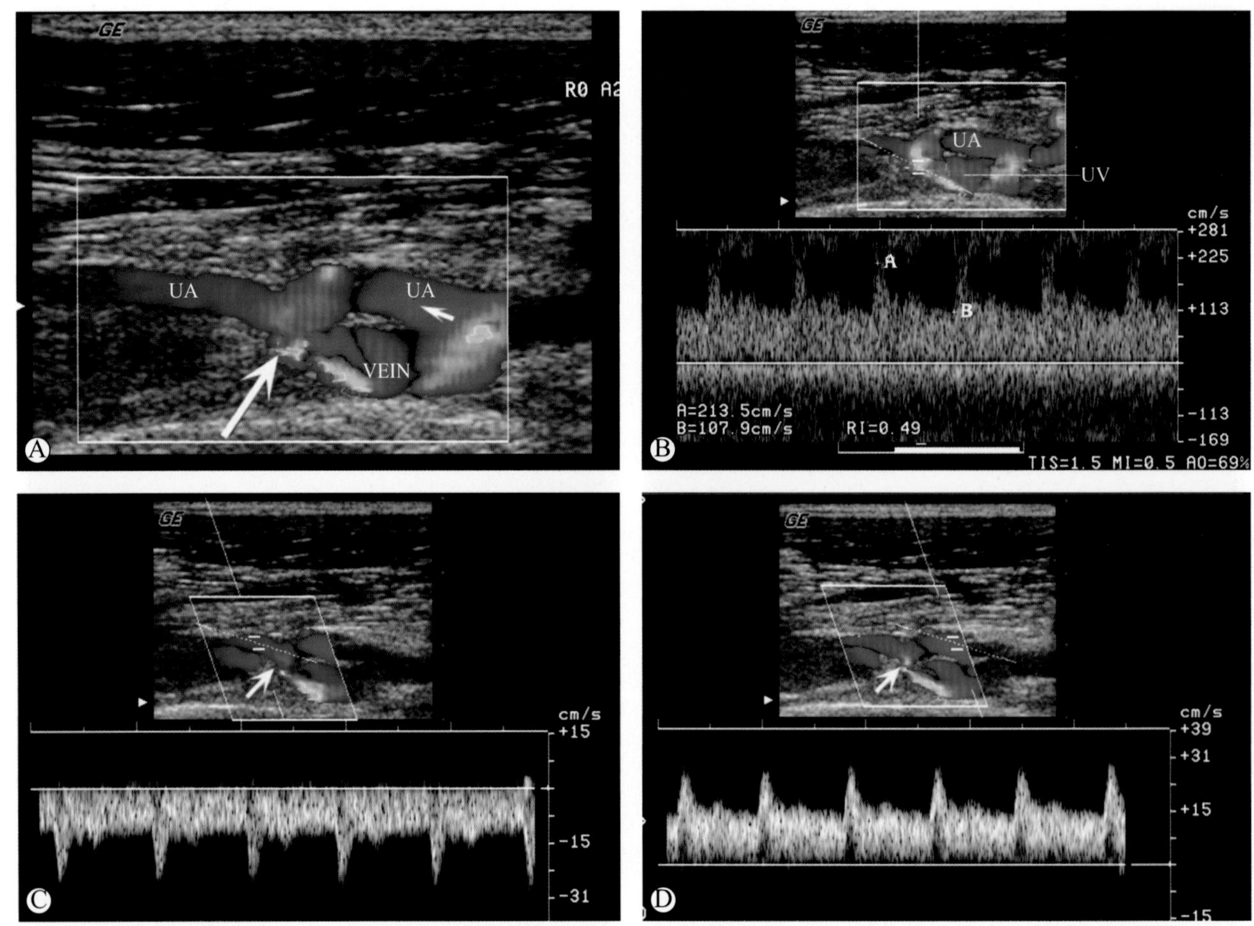

图18-4-7 尺动静脉瘘

A.长箭头所指处为尺动静脉之间的瘘口，另可见瘘口远心端尺动脉血流方向逆转（短箭头）；B.瘘口处高速低阻动脉样血流频谱，PSV为214cm/s，RI为0.49；C.瘘口近心端尺动脉的低阻型血流频谱，箭头所指处为瘘口；D.瘘口远心端尺动脉亦为低阻型血流频谱，箭头所指处为瘘口。UA.尺动脉；UV.尺静脉；VEIN.静脉

（3）在所查动脉的最近心端获取频谱，观察有无高速低阻型血流频谱，因为对于较小动静脉瘘，彩色血流成像尤其灰阶超声不易发现供血动脉或引流静脉的异常改变。

（4）重视观察血管形态的变化和静脉内动脉样血流频谱。

（5）脏器和肢体的囊性或囊实性结构，应常规行彩超检查，以避免将动静脉瘘患者扩张的引流静脉误诊为囊肿、管道扩张和其他疾病。

（四）鉴别诊断

1.四肢动静脉瘘与动脉瘤的鉴别　临床上症状不明显的损伤性动静脉瘘易与动脉瘤混淆，应予以鉴别（表18-4-1）。

2.四肢动静脉瘘与血栓性深静脉炎的鉴别　由于动静脉瘘患者肢体肿胀和静脉曲张，有时需与血栓性深静脉炎鉴别。血栓性深静脉炎患者一般肢体静脉曲张比较轻，局部没有震颤和杂音，动静脉之间无异常通道，静脉内无动脉样血流信号，邻近动脉也无高速低阻血流。采用彩色多普勒超声，两者很容易鉴别。

表18-4-1 四肢动静脉瘘与动脉瘤的鉴别要点

项目	动静脉瘘	动脉瘤
搏动性肿块	较小、搏动不明显	最常见
杂音	持续性、收缩期增强	收缩期
局部浅静脉	明显曲张	无变化或轻度曲张
远侧动脉压	可减低	无变化或减低
脉压	增大	无变化
心脏	可扩大	无变化
动静脉之间	有异常通道，为高速动脉样血流信号	无异常通道
受累动脉	瘘口近端动脉高速低阻血流，很少合并瘤样扩张，瘘口远端动脉血流频谱基本正常	局限性明显扩张或通过瘤颈部与邻近的搏动性肿块血流交通
受累静脉	扩张、血栓形成和血流动脉化	一般不累及静脉
动脉造影	动静脉之间有异常通道	无异常通道

（五）临床意义

对于四肢后天性动静脉瘘，大多数患者通过彩超可做出肯定性结论，对瘘准确地定位，并将瘘的位置在体表标记出来。这样能避免术前的血管造影检查，指导手术时寻找瘘口。但对于有的患者，发现静脉内有动脉样血流频谱和其他动静脉瘘超声征象而未能判断瘘具体位置时，则可做出推断性结论。在做出这种结论时，应注意有的患者瘘口处射流可引起数条深静脉或（和）浅静脉同时探及动脉样血流信号，所以，某静脉内探及动脉样血流频谱，并不意味着它直接参与动静脉瘘的构成。必要时，应进一步行血管造影检查，以明确瘘口的具体位置。

彩超能够评价瘘分流量的大小，瘘远端动脉血供情况，引流静脉有无功能障碍，以及心脏结构和功能的改变，为临床治疗方案的选择提供重要依据

三、先天性动静脉瘘

先天性动静脉瘘是胚胎原基在演变过程中，动静脉之间形成的异常交通所致。瘘口众多且细小，仅有单个瘘孔者极为罕见，不易确定瘘口的位置。本病可以发生于人体任何部位，最常见于下肢，特别是踝部。在上肢瘘管常起源于尺动脉的分支、手掌动脉和手指动脉。临床表现为患肢增粗，皮温较健侧高，静脉曲张、溃疡和坏疽等。

（一）声像图表现

1.受累部位可见许多散在的管状和圆形无回声区，呈蜂窝样改变。

2.彩色血流成像显示无回声区内充满血流信号，并可见散在分布的色彩明亮的五彩镶嵌的血流信号。

3.病变部位动脉血流频谱为高速低阻型。仔细观察病变处可探及许多扩张的静脉，有的内部显示动脉样血流频谱。

4.在病变近心端参与瘘血供的动脉常增宽，走行弯曲，甚至呈瘤样扩张，血流频谱为高速低阻型（图18-4-8，图18-4-9）。

（二）诊断评价

彩超能较好地诊断四肢先天性动静脉瘘，但如与先天性血管瘤并存于同一部位，则有时不易鉴别。由于本病常发生于细小的动、静脉之间，且瘘口众多、细小，不像后天性动静脉瘘那样容易判断瘘口的具体部位。瘘

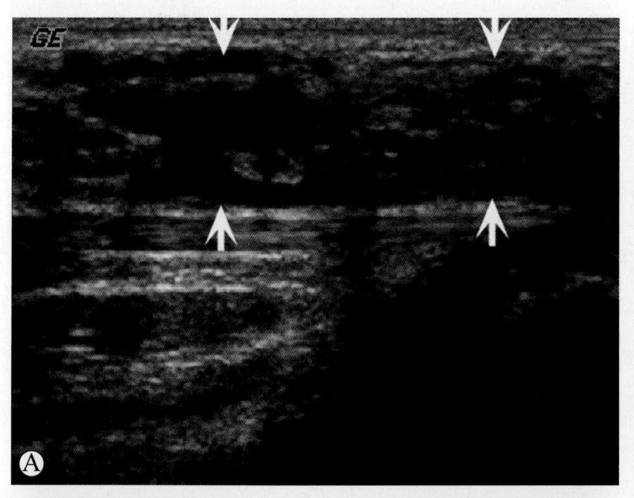

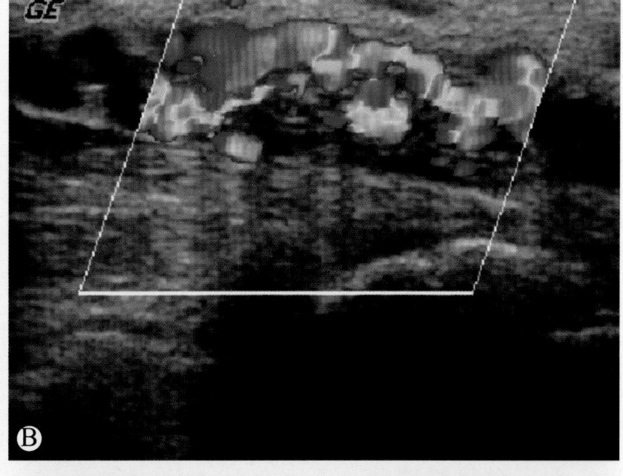

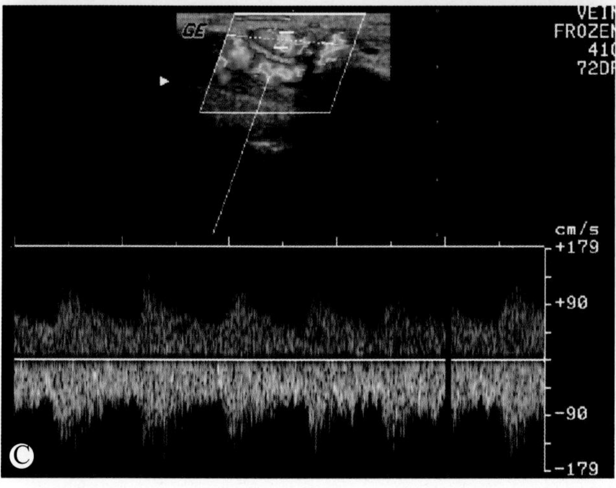

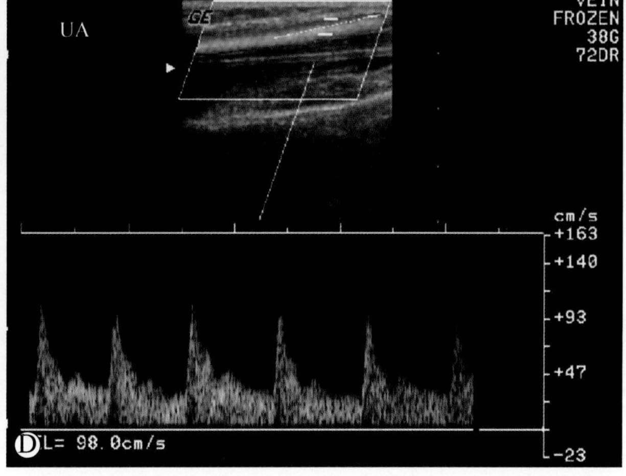

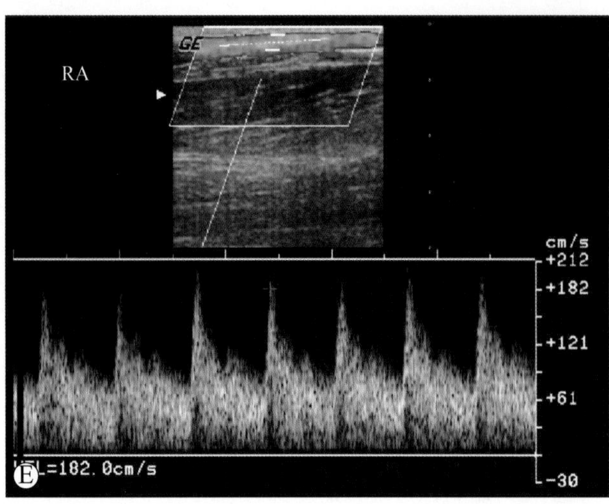

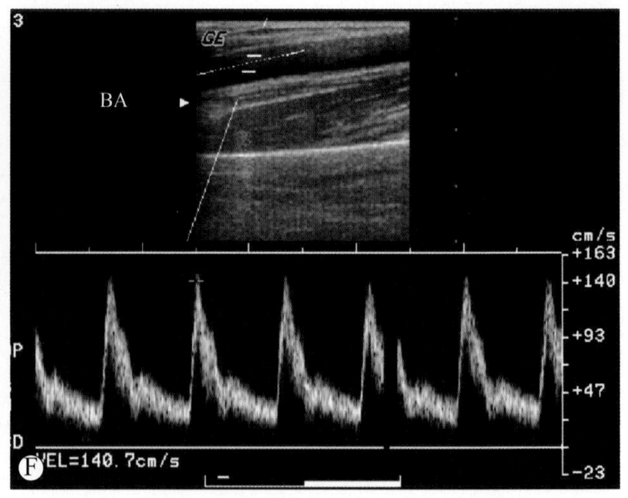

图18-4-8 手部先天性动静脉瘘（血管造影证实由桡、尺动脉供血，以桡动脉为主）

A.大鱼际处呈蜂窝样结构（箭头）；B.该蜂窝样结构内部探及许多走行纡曲扩张的动、静脉；C.该蜂窝样结构内的静脉血流为动脉样血流频谱；D.同侧尺动脉（瘘口近心端）血流频谱为高速低阻型，PSV为98cm/s；E.同侧桡动脉（瘘口近心端）血流频谱为高速低阻型，其PSV（182cm/s）明显高于同侧尺动脉，这是由于该动静脉瘘主要由桡动脉供血所致；F.同侧肱动脉（瘘口近心端）血流频谱亦为高速低阻型，PSV为141cm/s。RA.桡动脉；BA.肱动脉；UA.尺动脉

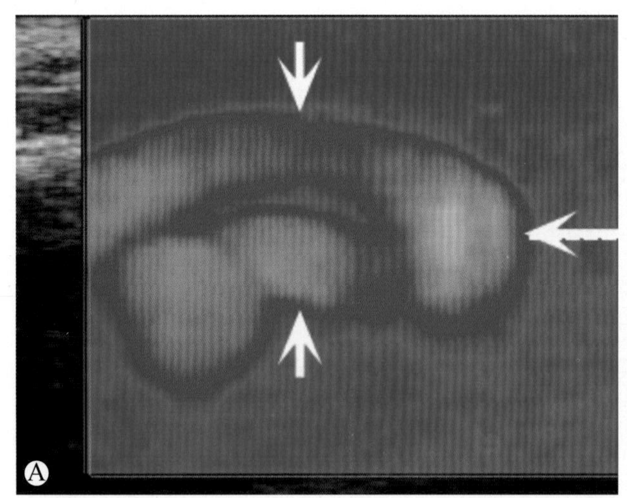

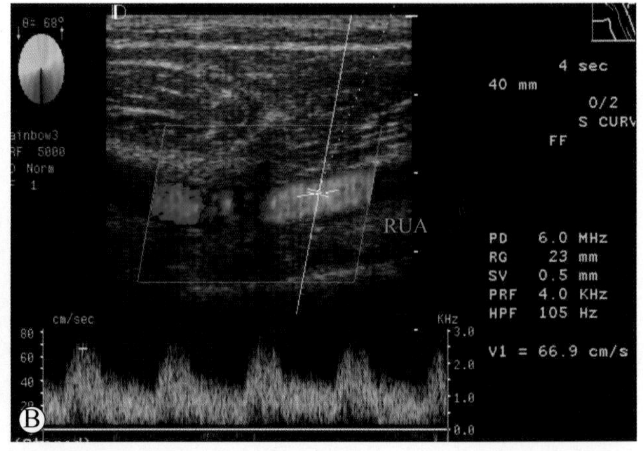

图18-4-9 前臂先天性动静脉瘘

A.供应动静脉瘘的尺动脉明显增宽，走行弯曲（箭头）；B.供应瘘口的尺动脉为高速低阻型频谱，PSV为67cm/s。RUA.右尺动脉

口处杂色血流信号有助于提示瘘口部位。另外，彩超可以判断参与瘘口血供的动脉。

四、人工动静脉内瘘

建立和维持良好的长期血管通路是慢性血液透析的先决条件。采用血管外科手术方法在自身动静脉之间形成有功能的动静脉血管通路，称为人工动静脉内瘘。彩色多普勒超声术前可协助选择合适的血管，如血管位置、管径、管腔通畅度、供血情况，避免在不理想的血管上建立内瘘，有助于提高人工动静脉瘘的成功率；术后可以定期监测人工动静脉瘘的功能，及时发现并发症，如瘘口狭窄、血栓形成、静脉瘤等，利于加强对内瘘功能的维护，延长使用寿命。这是一种安全、方便、可靠的检测手段，已取得与血管造影相似的准确性。

（一）人工动静脉内瘘类型

人工动静脉内瘘分为自身动静脉内瘘和移植血管内瘘两类。

1.自身动静脉内瘘　1966年Brescia和Cimino等首次将桡动脉和头静脉在皮下吻合，建立了安全、有效的动静脉通路，术后静脉扩张肥厚（静脉动脉化），可以反复穿刺，进行长期透析，称为自身动静脉内瘘。国内大多数医院采用这种方法。内瘘部位选择原则为浅表邻近的动静脉，先上肢后下肢，先远端后近端。首选标准内瘘为非惯用侧前臂腕部头静脉与桡动脉吻合；其次为贵要静脉与尺动脉。吻合方式有3种：①端侧吻合，大多采用；②侧侧吻合，适用于静脉纤细者；③端端吻合，已很少采用。理想血管通路的要求：①内瘘的血流量要达到透析要求，最好在200～300ml/min；②管径要达透析要求，否则影响内瘘预后；③长期保持通畅，并发症少。

2.移植血管内瘘　使用替代血管建立动静脉之间的通路，国外使用较多。搭桥最常用部位是前臂掌侧，其次是上臂和大腿。准备搭桥的动脉口径应≥3.0mm，静脉流出道内径应≥4.0mm，以减少回流阻力，保证近心端血流通畅。搭桥的方式有3种：①直线型吻合；②U型吻合；③间插或跳跃型吻合。

（二）超声检查

1.适应证与禁忌证

适应证包括：

（1）内瘘的震颤、杂音减弱或消失。

（2）术后引流静脉属支过多致瘘难以成熟。

（3）透析时针刺困难。

（4）透析时血流量下降、动态静脉压增高、通路再循环增大。

（5）瘘侧肢体水肿和（或）疼痛、穿刺后出血时间延长。

（6）不可解释的Kt/V（透析充分性的一项指标）。

（7）疑诊狭窄、血栓、窃血、血肿、动脉瘤或静脉瘤样扩张等并发症。

通常无禁忌证，出现以下情况时检查受限：

（1）检查区域溃疡或针刺后针孔处出血使用绷带。

（2）极严重的低血压（血流量及流速受影响）。

2.检查方法

（1）检查前准备：一般无须特殊准备，被检者应充分显露上肢。

1）病史：了解简要病史，包括造瘘具体情况，如次数、位置、吻合方式、每次使用时间、内瘘失败的原因，现用内瘘情况；了解有无上肢或颈胸部手术史或有创性检查及治疗史。

2）简略体检：观察上肢手术切口位置，有无红肿、瘀斑、血管膨出；触诊内瘘，了解有无搏动及震颤。

3）体位：平卧位或坐位均可，舒展上肢。

（2）检查技术

1）检查步骤及技术要点

术前检查：先用灰阶图像横切面扫查找到桡动脉、头静脉走行，检查范围包括前臂桡动脉及头静脉或适合进行造瘘术的其他动脉和前臂浅静脉，观察血管走行、管壁情况，测量管腔内径，评价上肢动脉有无动脉硬化、斑块、狭窄或闭塞，测量动脉内径、流速，评价上肢浅静脉的通畅性，有无变异、血栓、狭窄及闭塞，测量上肢浅静脉内径，然后用彩色多普勒血流成像观察血管的血流状况，用频谱多普勒测量桡动脉流速，并对动脉及静脉属支、走行做出准确标记等。因此，造瘘前选择合适的动、静脉血管对提高手术成功率具有较大指导意义。

术后检查：分别采用灰阶、彩色及脉冲型频谱多普勒检查，根据不同检查部位优化多普勒量程，观察流入道动脉、瘘口大小和瘘口的血流量、流出道静脉及属支、瘘口远心端动脉的血管走向及管腔内血流充盈情况，并进行脉冲型频谱多普勒分析，整体上了解动静脉内瘘血管通路的解剖及血流动力学信息，可早期发现内瘘吻合口狭窄、附壁血栓、栓塞位置及累及范围、瘤样扩张等并发症，指导临床进一步治疗。

若吻合口内径＞8mm，血流量＞1000ml/min，为流量过大，可造成动脉血通过内瘘回心血量增加，心脏负担过重，导致心力衰竭。若吻合口内径＜2.5mm，则可诊断内瘘狭窄。而造瘘术吻合口狭窄、栓塞、反复穿刺部位形成血栓性静脉炎或血管局限性扩张、血管瘤形成等合并症，可使回心血流量不足，无法达到透析的要求。因此，多普勒超声对其合并症的检测具有重要意义。

2）操作注意事项

①检查时应使用足量耦合剂，探头轻触皮肤，手法轻柔，勿对血管尤其是静脉血管加压，造成人为狭窄假象。

②应注意随时调节仪器条件。根据血流速度，随时调整彩色多普勒流速标尺，有时会出现狭窄处流速标尺调至最高限，仍出现血流混叠，应结合灰阶超声及多普勒频谱测量来确定诊断。

③纡曲的静脉可呈连续不规则“S”形或扭曲，横向或向深层走行，此时仪器调节及追踪管腔尤为重要。

（三）正常人工动静脉内瘘表现

1.临床表现　人工动静脉内瘘术后在吻合口静脉侧容易触及搏动、明显的持续性震颤，听到粗糙的“机器滚动样”血管杂音，表示内瘘通畅和血流量充分。如果只能触到搏动、震颤与杂音消失，表示流出道梗阻，原因可能是静脉近心端狭窄或血栓形成。

2.声像图表现　与后天性动静脉瘘相似（图18-4-10），参见本书有关内容。

正常动静脉内瘘超声表现如下：

（1）流入道动脉：桡动脉通常增粗，阻力下降，呈高速低阻血流频谱，血流量明显增大。

（2）动静脉瘘口：可探及五彩镶嵌的湍流，低阻血流频谱，血流速度较流入道动脉增高。

（3）流出道静脉：静脉近瘘口端内径增宽，呈动脉样低阻血流频谱，由动静脉内瘘处向近心端方向血流速度逐渐减低，探头加压后静脉管腔消失。

（4）瘘口远心端动脉：正常血流方向和正常高阻动脉波形，或表现为低阻反向血流。

（四）人工内瘘并发症的超声监测

1.狭窄　自身动静脉内瘘狭窄最常发生于吻合口，

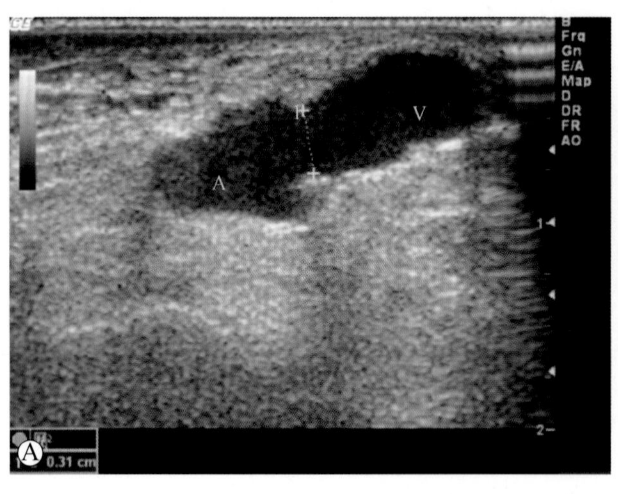

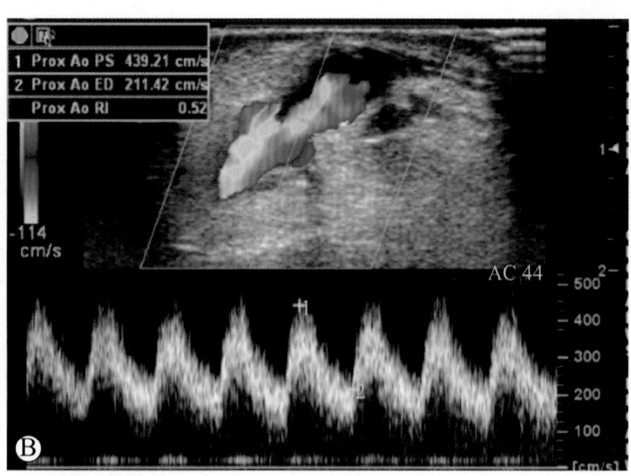

图18-4-10　前臂正常人工动静脉内瘘

A.桡动脉（A）与浅表静脉（V）之间可见一瘘道，其内径为0.31cm；B.瘘道处血流频谱为高速低阻型，PSV为439cm/s，RI为0.52

其次为引流静脉，可由反复穿刺致静脉内膜损伤、管壁增厚、瘢痕形成、与周围组织粘连等引起。移植血管内瘘则好发于静脉侧吻合口（图18-4-11），以及引流静脉内膜增生导致的进行性狭窄（图18-4-12）。

（1）瘘口狭窄。造瘘术后早期，头静脉压力增高、手部活动受限可造成患者伤口周围肿胀、组织内压力增高，容易压迫吻合口使瘘道变窄。此外，老年人、动脉硬化、糖尿病患者腕部供血不足、血管管径过小也是引起狭窄或闭塞的原因。如在造瘘术后24小时内发生动静脉内瘘闭塞者，多与吻合的血管扭曲形成死角、包扎压迫过紧、吻合口过小、手术中损伤血管内膜、低血压和血液高凝状态等因素有关。

灰阶超声显示瘘口管壁增厚，管腔变窄，内径一般小于2.5mm，彩色多普勒显示血流由动脉端流向静脉端，

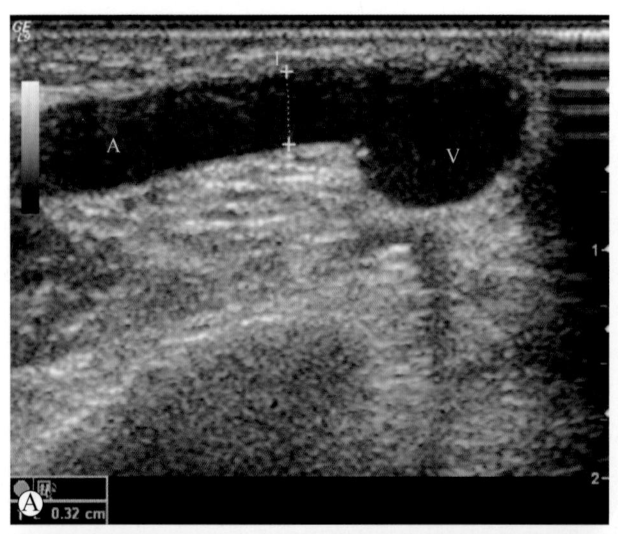

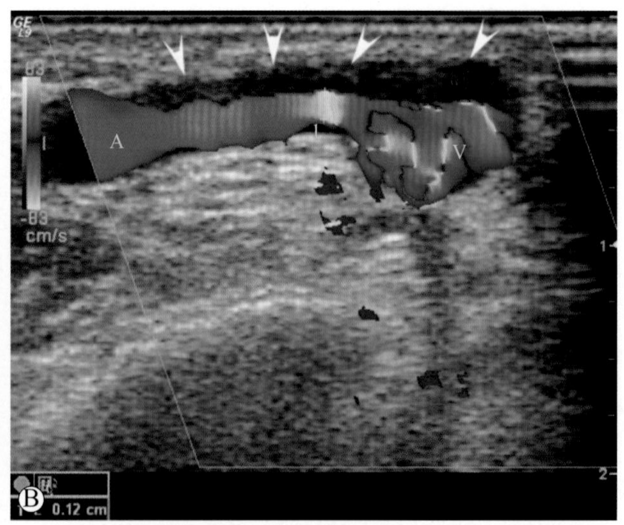

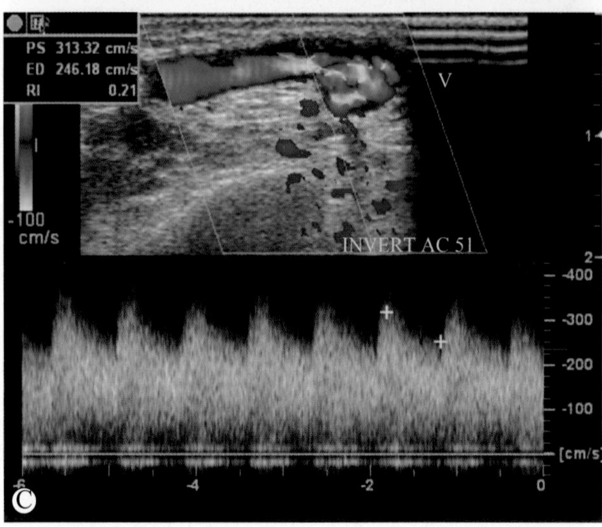

图18-4-11　前臂人工内瘘吻合口狭窄

A.在灰阶超声上测量瘘口内径为0.32cm，测值不准确，应借助彩色血流成像来帮助辨认管腔内缘；B.彩色血流显像显示瘘口最窄处血流束宽仅0.12cm，为管腔内血栓所致（箭头）；C.瘘口处PSV为313cm/s。A.桡动脉（供血动脉）；V.头静脉（引流静脉）

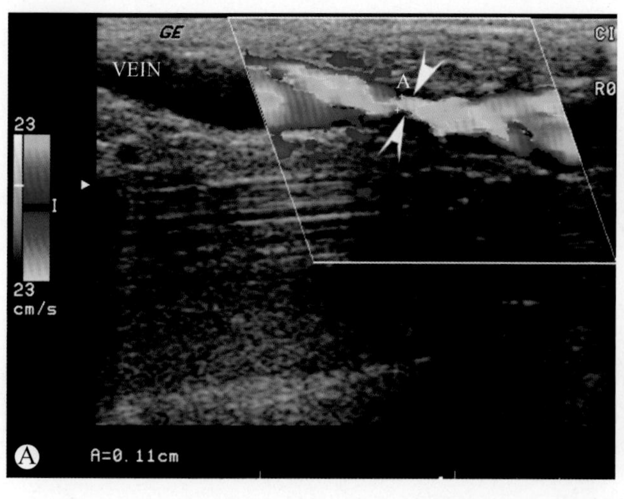

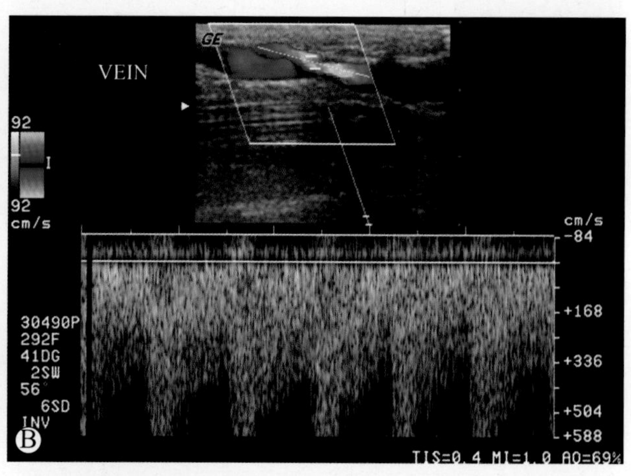

图18-4-12 前臂人工内瘘引流静脉狭窄

A.引流静脉（头静脉）血流束较细（箭头），最窄处内径约0.11cm；B.引流静脉狭窄段流速明显增高，PSV大于600cm/s。VEIN.静脉

狭窄处可见明亮的高速血流信号；频谱多普勒在狭窄处可测得高速血流，峰值流速与瘘口上游2cm处桡动脉峰值流速的比值≥2.5，同时可导致瘘口近心端动脉血流阻力升高，趋向变为正常动脉血流频谱。

（2）静脉端狭窄。头静脉反复穿刺使血管内膜损伤引起纤维化、感染侵犯血管壁、血肿及血肿机化、血管弹性差引起穿刺部位愈合不良形成瘢痕等均可引起静脉端血管的狭窄。

灰阶超声显示狭窄处管壁增厚，管腔变窄，内径一般小于2.0mm；彩色多普勒在狭窄处可见明亮的高速血流信号；频谱多普勒在狭窄处可测得高速血流信号，峰值流速与狭窄处下游2cm处头静脉峰值流速的比值≥2.5，同时结合静脉的血流量明显降低时（＜200ml/min）诊断瘘口狭窄更具有临床意义。

（3）内瘘不完全堵塞标准：内瘘血管杂音及震颤较前减弱，最大稳定透析血流量＜150ml/min，并经血管造影证实为吻合口或其附近头静脉狭窄。

2.血管内血栓形成和闭塞　血管内血栓形成继而闭塞是人工动静脉内瘘最常见的并发症之一，主要与下列因素有关：①动静脉瘘手术时操作不当，动、静脉吻合时对位不良，引起血管扭曲、痉挛；②术后包扎过紧，同一部位重复穿刺，静脉壁内膜受损；③临床用药或全身因素（如心排血量低、血液高凝状态、低血压或休克）。超声检查可以观察动静脉内瘘的解剖结构改变，检测血流动力学变化，及时发现血栓。

动静脉内瘘在术后的不同阶段均可发生栓塞，早期动静脉内瘘栓塞是指内瘘术后至内瘘成熟期间发生的栓塞，其主要影响因素包括血管吻合扭曲、血肿压迫、静脉纤细狭窄、静脉分支过多等。后期动静脉内瘘栓塞是指内瘘开始使用后发生的栓塞，常见的原因如透析中低血压、超滤量大、糖尿病、高脂血症是发生动静脉内瘘栓塞的危险因素；其次，心力衰竭、休克、血液高凝状态导致血流缓慢而易形成血栓。有研究报道糖尿病、纤维蛋白原是动静脉内瘘血栓形成的危险因素，白蛋白是动静脉内瘘的保护因素。

引流静脉、吻合口、供血动脉均可发生血栓形成或闭塞（图18-4-13～图18-4-15），尤以前两者好发，且可以多发。灰阶图像管腔内可见被低至中等回声部分或全部

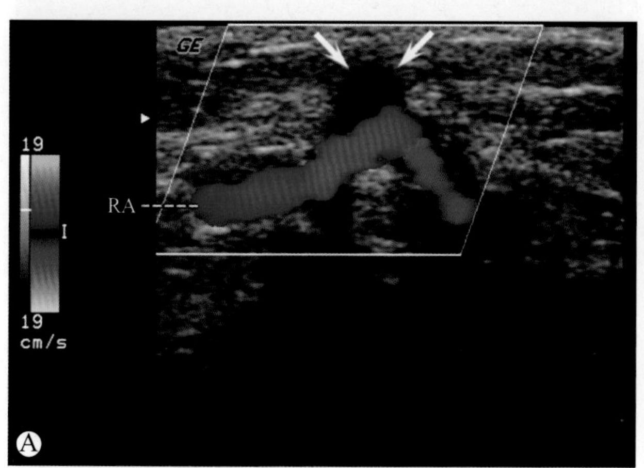

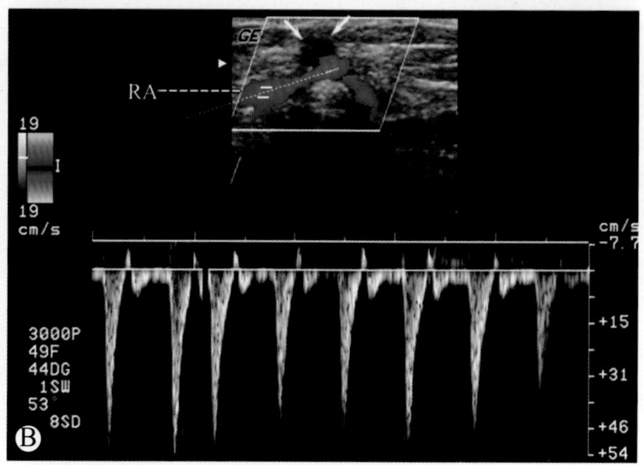

图18-4-13 前臂人工内瘘吻合口血栓形成并闭塞

A.瘘口处无血流信号（箭头）；B.与瘘口相连的近端桡动脉血流频谱恢复正常的三相波型。RA.桡动脉

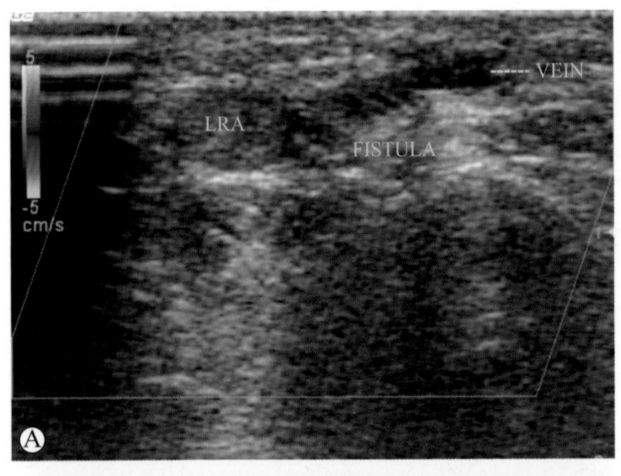

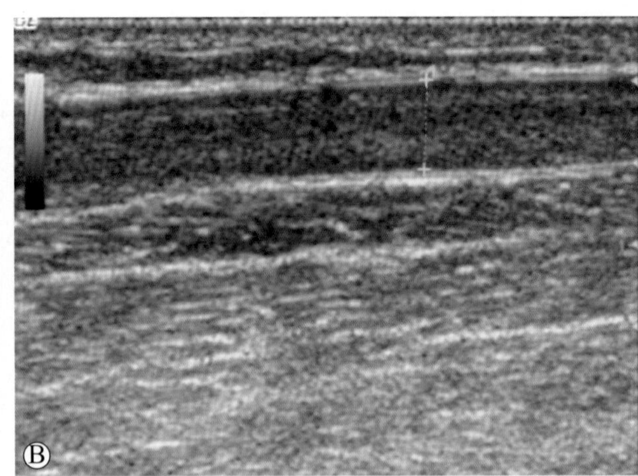

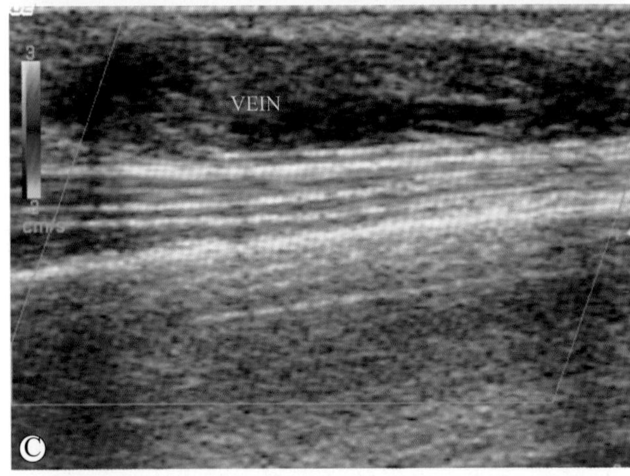

图18-4-14 前臂人工内瘘广泛血栓形成

A.瘘口处（FISTULA）与瘘口相连的左桡动脉（LRA）和浅静脉（VEIN）内均充满低回声，无明显血流信号；B.与瘘口相连的桡动脉管腔内充满低回声；C.与瘘口相连的浅静脉管腔内充满低回声，无明显血流信号

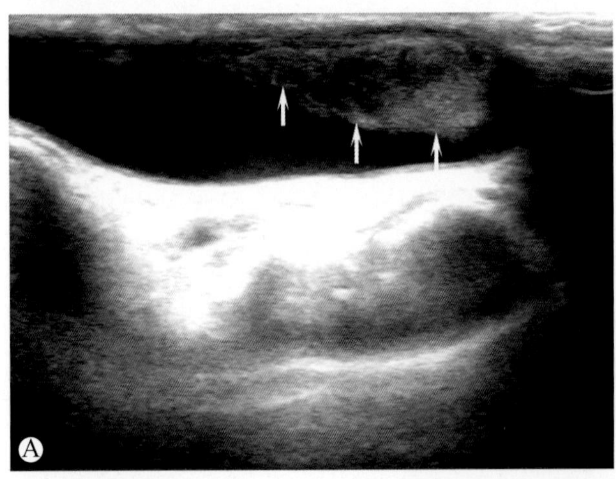

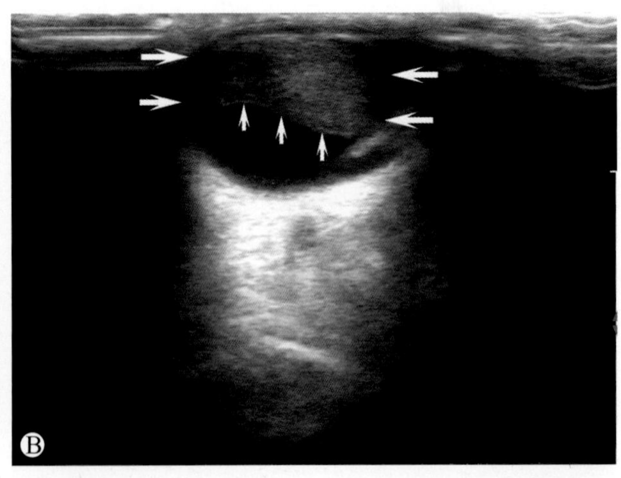

图18-4-15 前臂人工内瘘静脉血栓形成

A.纵切显示与瘘口相连的浅静脉内可见低回声血栓（箭头）；B.横切显示与瘘口相连的浅静脉内可见低回声血栓（箭头）

充填。彩色多普勒检查可见星点状少量彩色血流信号或未见明显彩色血流信号。当吻合口闭塞时，除表现为吻合口处无明显血流信号外，引流静脉血流恢复为连续性带状频谱，瘘口近心端供血动脉血流恢复为正常的三相波形。

3.静脉瘤样扩张 是最常见的并发症之一，常与内瘘使用过早（<3周）、头静脉血流动脉化压力增高、瘘口过大、同一部位反复静脉穿刺或者瘘口紊乱血流冲击有关。好发于瘘口附近或距瘘口数厘米处的主干静脉上，常多发。声像图显示局部管径显著增宽，即静脉瘤样扩张（图18-4-16），此时应测量其最大内径、范围，描述与内瘘或肘横纹的位置关系。瘤体内可有血栓形成的相应声像图改变，致管腔狭窄，频谱显示轻度狭窄时流速增高，重度狭窄时流速减低，导致静脉回流障碍。

4.假性动脉瘤 常发生在反复穿刺部位，多因长期透析反复穿刺、持续使用抗凝药、压迫不当等原因引起。灰阶超声表现为动脉周围的液性暗区，内可见点状回声或“云雾”状血流，彩色血流显像显示病变区内呈湍流，在动脉破口处可探及湍流或高速喷射状血流频谱（图18-4-17）。

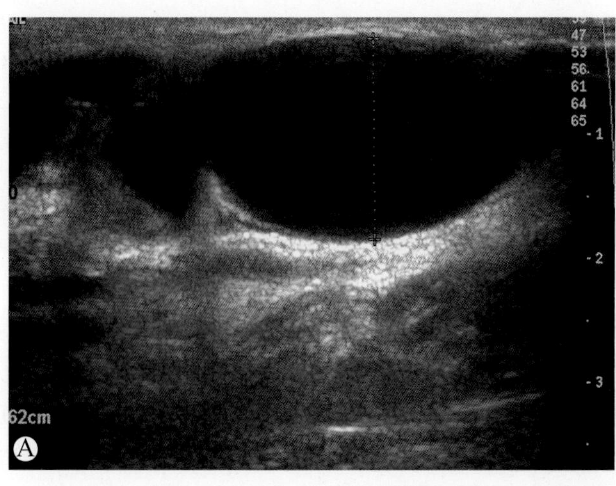

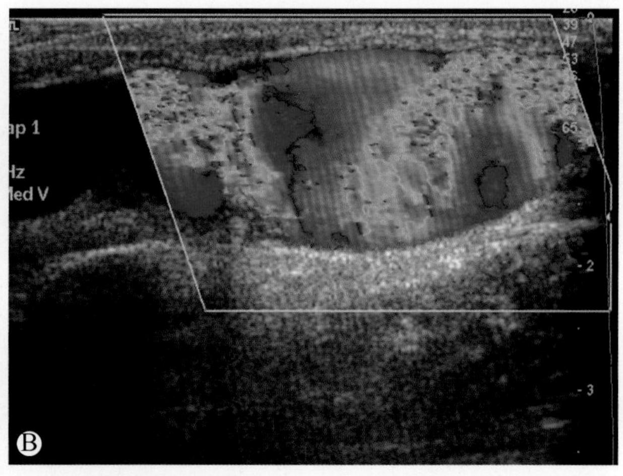

图18-4-16　前臂人工内瘘引流静脉瘤样扩张

A.引流静脉瘤样扩张，最宽处前后径1.62cm；B.引流静脉瘤样扩张的彩色血流图

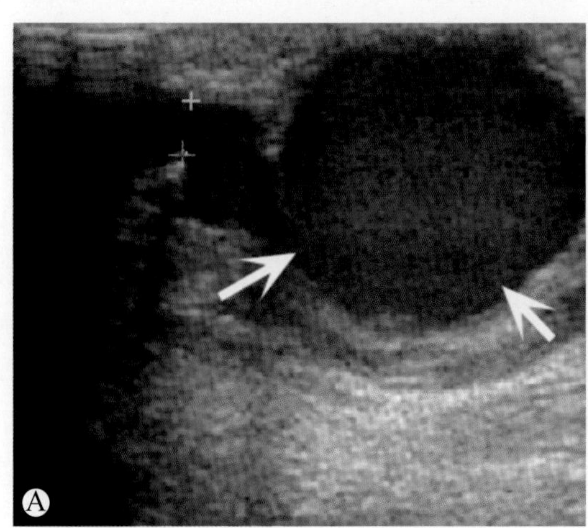

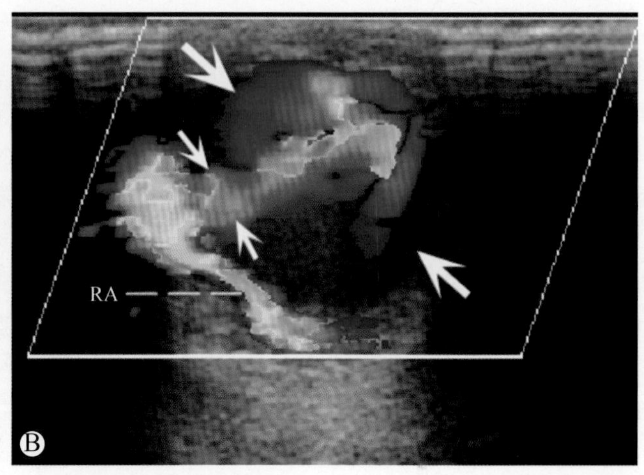

图18-4-17　前臂人工内瘘并发假性动脉瘤

A.假性动脉瘤（箭头）；B.短箭头指向瘤颈部，长箭头指向瘤体部。RA.桡动脉

5.窃血综合征（图18-4-18）　当动静脉内瘘压力很低或桡动脉近心端狭窄、闭塞时，彩色血流显像可显示瘘口远端桡动脉内血流反向，呈向心性，与瘘口近端桡动脉血流方向相反，两者血流均进入吻合口。由于瘘口远端桡动脉从手部窃血，可导致手部供血不足的相应表现。

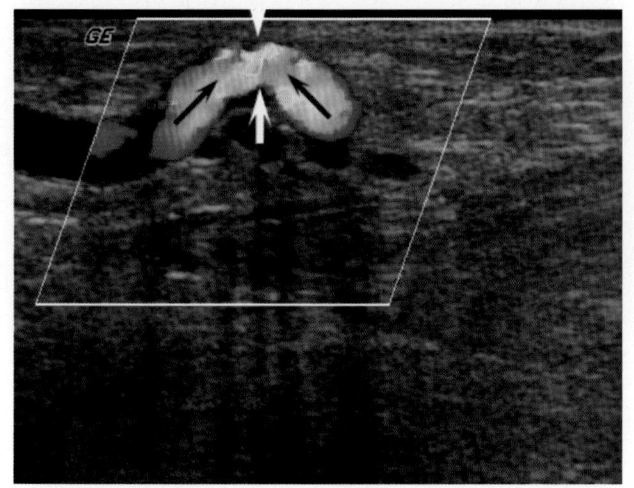

图18-4-18　窃血综合征

白色箭头指向瘘口，黑色箭头表示近端和远端桡动脉血流均流向瘘口

（五）人工动静脉内瘘流量测定

根据公式“血流量＝血管截面积×平均血流速度”可计算人工动静脉内瘘流量，主要有以下几种方法。值得注意的是，彩色多普勒超声测量内瘘流量重复性较差，对操作者技术依赖性强，临床应用受到一定限制。

1.直接测量瘘口口径（面积）及平均血流速度，计算其血流量。

2.内瘘平均血流量＝瘘口近端动脉平均流量－远端动脉平均流量（当有窃血综合征时不宜使用）。

3.内瘘流量＝引流静脉血流量，常在距吻合口4cm处测量瘘口近心端静脉管径（面积）、平均血流速度。此方法适用于瘘口血流全部经引流静脉回流的情况。当引流静脉出现反流或测量处瘘口近心端引流静脉有未结扎的静脉属支时，此方法测值不可靠。

4.流速剖面显示是测定血流量的新技术，由仪器在10ms间的流速剖面谱上分区截取流速数据，乘以相应的管腔内环面积，得到分区环流量，全部环流量之和为瞬时血流量（ΔV），即

瞬时血流量 $\Delta V=\Sigma V_nA_n$（乘以100为每秒血流量，乘以60为每分钟血流量）

这是目前比较准确的方法。移植血管则选替代血管平直段测量。

五、血栓闭塞性脉管炎

血栓闭塞性脉管炎（thromboarteritis obliterans）也称Buerger病，是一种缓慢发展的动脉和静脉节段性炎症病变，多见于20～40岁的男性吸烟患者。患肢发凉，足、小腿疼痛，疼痛常是剧烈的，有典型的间歇性跛行，吸烟后病情加剧而戒烟后缓解。肢体缺血导致皮肤苍白，营养障碍。足背和胫后动脉搏动减弱或消失。约50%的患者早期或整个病程中可反复出现游走性浅静脉炎。严重者脚趾和小腿有溃疡和坏疽。

1.病理表现

（1）病变主要发生于中、小型动脉及其伴随静脉，下肢多见，常发生于膝以下的血管。

（2）受累血管全层非化脓性血管炎，先是管壁增厚，继而管腔内血栓形成，以至血管完全闭塞。

（3）血管壁的病理改变呈节段性，病变段管壁之间有正常管壁。

2.声像图表现

（1）使用高频高分辨率超声仪在受累的浅表动脉段中可观察到病变处动脉管壁增厚，常无明显钙化斑块，增厚程度与病变程度有关（图18-4-19）。严重者整个管壁增厚，管腔内合并血栓。

（2）病变与正常部分界限分明。

（3）受累动脉为节段性狭窄或闭塞，彩色多普勒超声表现如前所述。

3.鉴别诊断

（1）血栓闭塞性脉管炎与动脉硬化闭塞症的鉴别：两者血流频谱相似，但症状程度明显不同，且后者常见大、中型动脉内中膜增厚、钙化斑块，斑块较血栓回声明显增强，老年人多见，常合并冠心病、高脂血症等。而本病中小动脉管壁增厚，呈节段性，正常与异常处界限明显，且无钙化，多见于年轻男性。

（2）血栓闭塞性脉管炎与大动脉炎的鉴别：两者症状相似，但后者肢体中小动脉血流频谱为狭窄后改变，且管壁无明显改变，病变主要导致主动脉和头臂干等大血管管壁增厚，多发于年轻女性。而本病主要导致中小动脉血流频谱呈狭窄或闭塞性改变，且管壁增厚，呈节段性改变，常见于年轻男性吸烟者。

（3）血栓闭塞性脉管炎与急性动脉血栓的鉴别：两者症状相似，但后者是急性发作，栓塞处动脉内可见脱落的栓子、有/无继发血栓形成及动脉原有病变等，靠近栓子的远端呈杂色血流信号或无血流信号，远离栓子的远端动脉血流反向波消失，流速明显减低或血流频谱消失或出现静脉样血流频谱。而本病为慢性发病，肢体动脉管壁增厚，且呈节段性，血流频谱为狭窄或闭塞性改变。

（4）血栓闭塞性脉管炎与抗磷脂综合征（antiphospholipid syndrome，APS）的鉴别：后者可因肢体肿痛就诊，超声提示肢体动静脉血栓形成。多以反复动脉或者静脉血栓、病理妊娠和抗磷脂抗体（APL）持续阳性为特征，可以出现任何组织或器官的动、静脉和小血管血栓，常发生在少见部位如腹部血管栓塞，导致腹痛，发病年龄轻，反复发作。可继发于系统性红斑狼疮或者其他自身免疫病，但也可单独出现（原发性APS）。

（5）血栓闭塞性脉管炎与血管型白塞病的鉴别：后

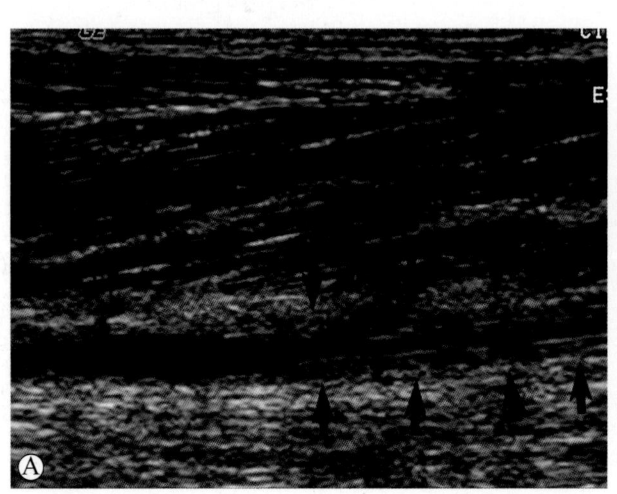
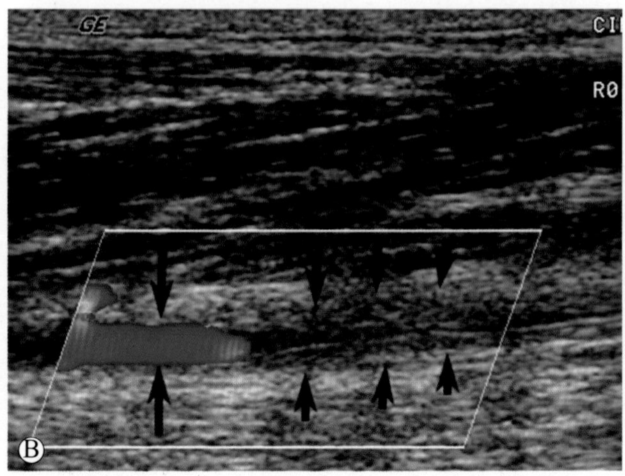

图18-4-19　血栓闭塞性脉管炎

A.胫后动脉中段管壁明显增厚（箭头），正常与异常部分界限分明；B.胫后动脉正常段（长箭头）和病变段（闭塞）（短箭头）

者可出现动脉瘤、动脉管腔狭窄（闭塞）和动脉内膜炎。基本病理改变为血管周围炎症，累及大中动脉和（或）静脉（图18-4-20），动脉受累主要为主动脉、上下肢动脉。临床工作中，对于年轻男性出现不明原因静脉血栓、动脉闭塞或动脉瘤，详细询问病史是否有过反复口腔溃疡，完善免疫学检查，可考虑白塞病可能。

六、胸廓出口综合征

胸廓出口综合征（thoracic outlet syndrome，TOS）是指支配和供养上肢的神经血管在通过胸廓出口处受压迫而产生的上肢神经血管的临床综合症状，可影响上肢的功能。引起压迫的有两大类，即骨性压迫与软组织压迫，前者引起的TOS比较容易引起临床医师的注意，而由软组织压迫引起的TOS由于对其认识不足，则容易漏诊甚至误诊。

根据神经血管受压后产生的主要症状分为神经型、动脉型、静脉型及混合型。许多报道认为动脉型占多数。超声除可观察动脉与静脉的受压情况外，还可以通过动态观察锁骨下动脉、患侧上肢动脉及椎动脉的血流动力学改变，帮助判断病变的部位及程度。

超声检查方法：从患侧锁骨下动、静脉起始部至尺、桡动、静脉进行连续追踪探查。明确受压部位，测量受压段和受压段远端血管内径。观察受压段锁骨下动脉周围软组织等结构有无异常及血管彩色血流充盈情况，测量彩色血流宽度，检测受压处、近端及远端的血流频谱。上肢过度外展时，检测肱动脉峰值流速，动态观察其变化，并进行双上肢动脉、颈动脉及椎动脉的血管结构、彩色血流、峰值流速和频谱形态的对照检测。

超声表现（图18-4-21）：

1.在上肢过度外展的情况下，锁骨下动脉受压处的峰值流速大于等于自然状态下的2倍；严重压迫者，受压处的锁骨下动脉内无血流信号，其远端动脉血流反向波消失，收缩期加速度减小。

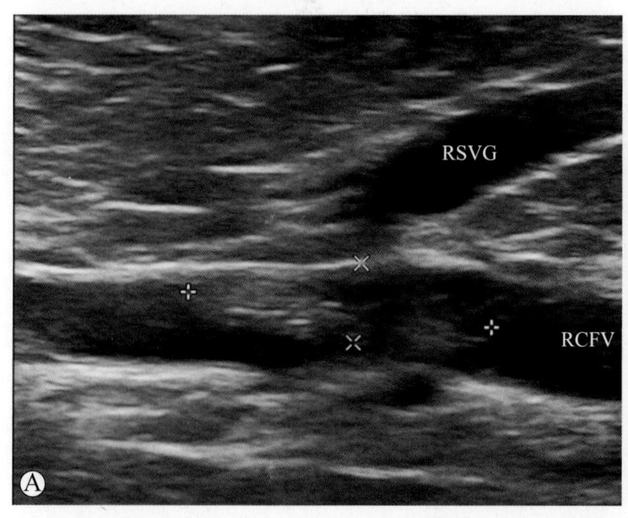

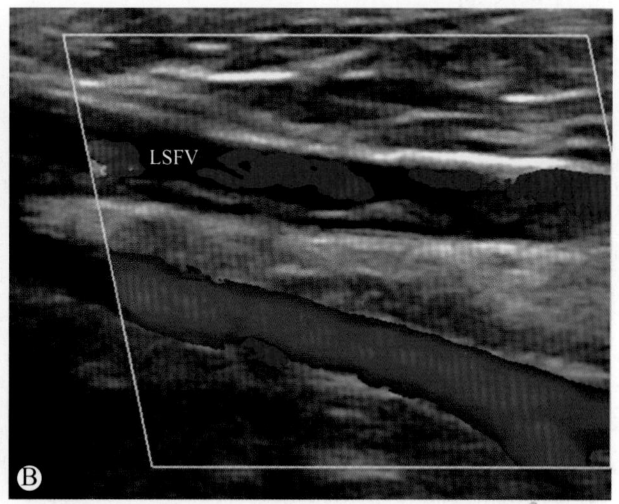

图18-4-20 白塞病下肢静脉血栓形成

A.右股总静脉血栓形成；B.左股浅静脉血栓形成，彩色多普勒显示管腔内充盈缺损。RCFV.右股总静脉；RSVG.右大隐静脉；LSFV.左股浅静脉

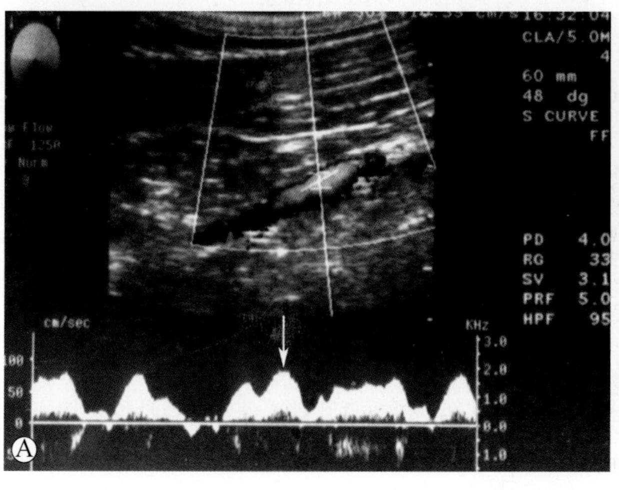

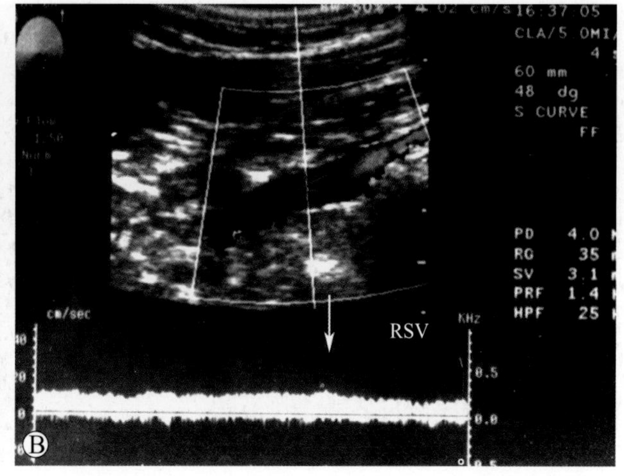

图18-4-21 胸廓出口综合征

A.自然状态下，右锁骨下静脉为正常波形；B.患者右上肢过度外展，右锁骨下静脉（RSV）频谱不随心房压力和呼吸而改变

2.在上肢过度外展的情况下，锁骨下静脉内无血流信号，或波形失去随心脏舒缩及呼吸运动变化而改变的现象。

3.部分病例合并锁骨下静脉、腋静脉或头静脉血栓。

4.病变发生在左侧者，胸廓出口的肌肉组织肥厚、纤维化及骨组织增生导致锁骨下动脉受压，向后移位，可使左颈总动脉和左锁骨下动脉近端间隙明显增宽，局部回声增强。而正常人左颈总动脉与左锁骨下动脉起始部的两条血管平行，血管腔内回声清晰，无锁骨下动脉后移，血管间隙为低回声。锁骨下动脉第二段受压血管变窄，锁骨下动脉前上方常可见肥厚的肌肉束横切的点状回声，纵切时呈条状及束状的肌肉回声。病变远侧可有动脉狭窄后扩张现象及血栓形成，无其他血管疾病的表现。

应当注意，上述表现并不是胸廓出口综合征所特有的，部分正常人和其他上肢疾病也可出现类似表现。

七、Klippel-Trenaunay综合征

Klippel-Trenaunay综合征（简称K-T综合征）又称骨肥大-静脉曲张综合征或血管扩张性肥大等，是一种较少见的先天性疾病，病因为胎儿期坐骨静脉系统未退化而在出生后继续发育，导致臀部和下肢外侧出现大量异常静脉，常伴有深静脉发育异常，部分病例合并动静脉瘘，淋巴系统畸形也较为常见。

主要临床表现有皮肤毛细血管畸形、患肢骨及软组织肥大、早期出现的单侧性浅静脉曲张或静脉畸形，满足以上3条中的2条即可诊断本病。病变主要累及四肢，尤以下肢多见，通常累及单侧。皮肤毛细血管畸形最常见，通常在出生时即存在，表现为地图状淡红或紫红色斑痣隆起于皮肤，压之褪色；骨及软组织肥大可见于2/3的患者，表现为患侧肢体较对侧肢体增粗增长；浅表静脉曲张发生率约为72%，多于青少年时期出现。本病可继发皮肤营养不良、静脉炎、肢体功能障碍、水肿、静脉血栓形成等，还可因动静脉瘘导致心力衰竭及消化道、肾脏、生殖器畸形及血管出血等。

超声可通过评价患肢血管系统的解剖及功能状况从而明确诊断。主要超声表现如下。

1.静脉系统

（1）浅静脉：下肢浅静脉曲张甚至瘤样扩张常见，与一般下肢浅静脉曲张不同，病变主要集中在大腿或臀部的外侧、小腿前内侧和踝部等。浅静脉瓣膜功能不全主要累及大隐静脉，小隐静脉较少受累。

（2）深静脉：主要包括深静脉发育不良（内径减少50%以上）或缺如、深静脉瓣膜功能不全或瓣膜缺如、深静脉瘤样扩张等。

（3）穿静脉反流常见。

2.动静脉瘘　超声可确定是否有临床意义的动静脉瘘存在，其超声表现见本节先天性动静脉瘘部分。肢体近端的严重动静脉瘘可导致动脉远端呈缺血性改变。

3.血管发育异常　主要累及皮下组织，灰阶超声可见患肢皮下软组织增厚，但肌肉增厚不明显。

4.其他　产前发现肢体发育不对称及血管源性肿物，应考虑到K-T综合征的可能性。对于可能合并的动静脉瘘，新生儿期即可得到明确的超声诊断，但新生儿的静脉系统检查较为困难，对于疑诊患儿，可在12～18个月时复查。

本病应与淋巴性水肿和单纯静脉曲张鉴别。淋巴性水肿无血管畸形，也无骨组织异常。单纯严重的静脉曲张不伴有皮肤血管畸形，也不合并骨组织异常。

（李建初　徐钟慧）

第五节　超声新技术在周围血管疾病诊断中的应用

一、超声造影

（一）超声造影诊断周围动脉狭窄

动脉超声造影可获得良好的对比效果，造影剂在管腔内呈密集点状高回声，充盈管腔，回声强度显著高于管壁及周围组织，管腔轮廓显示清晰。首先，动脉内中膜厚度（intima-media thickness，IMT）增大是判断早期动脉粥样硬化的无创性指标，超声造影可以清晰显示动脉IMT内缘与管腔的界限，有助于明确动脉IMT的厚度；其次，超声造影可发现二维或彩色多普勒超声遗漏的斑块，尤其是前壁的低回声斑块；最后，超声造影剂可增强动脉内彩色血流信号，可直观显示动脉狭窄，狭窄处表现为管壁低回声区突入管腔，管腔内呈局限性造影剂充盈缺损。与常规超声相比，超声造影诊断动脉狭窄的优势在于对血流的检测更敏感，几乎不受声束入射角度影响，无血液外溢伪像，能够客观反映管腔血流状况，诊断准确性高于常规超声。在颅外段颈内动脉狭窄的诊断中，常规超声主要采用频谱多普勒流速指标诊断有血流动力学意义的狭窄，其诊断准确性受血流参数的选择、局部及全身血流动力学变化的影响。超声造影诊断颈内动脉狭窄的准确率高于常规超声，接近于血管造影。

超声造影对轻中度动脉狭窄的诊断更敏感、准确，检测动脉狭窄的准确性、敏感度及特异性均比常规超声高，对动脉狭窄的分级与DSA有较好的一致性，且能有效减少由于血管走行扭曲导致的高估血管狭窄程度的情况。同时，由于超声造影可以明显改善狭窄血管内残余

血流的显示，有助于鉴别严重狭窄与闭塞。例如，超声造影在狭窄严重、血流灌注少的动脉管腔内仍可清晰显示其血液流动情况，显示狭窄以远的颈动脉管腔的通畅性。超声造影是对颅外段颈动脉狭窄筛查的最佳检查方法，也是评价颈动脉支架植入后再狭窄较为可靠的检查方法。目前超声造影还用于观察自身免疫相关疾病受累血管管壁的血流灌注和管腔的狭窄程度，为临床治疗相关血管疾病提供依据。

超声造影在诊断动脉狭窄时仍有一定的局限性：血管前壁强回声斑块所产生的声影影响管腔血流的显示，有可能造成漏诊，因此超声造影虽具优越性但并不能取代常规超声，二者结合的诊断准确性最高。此外，为准确评估狭窄范围与程度，需要纵、横切面相结合，以避免偏心性斑块导致的高估或低估管腔狭窄程度的情况。

（二）超声造影评价颈动脉斑块内新生血管

颈动脉粥样硬化是导致缺血性脑卒中的主要病因，粥样斑块内新生血管可以促进粥样硬化病变的发展，诱发斑块内出血及斑块破裂，是导致斑块不稳定的重要因素，因此斑块内新生血管逐渐引起人们的高度重视。常规颈动脉超声检查可通过观察斑块的形态、体积、内部回声特点及血流动力学等信息来评价其稳定性，但对于斑块内部组织学特征的显示，仍有其局限性。超声造影对检测颈动脉斑块内新生血管具有很高的敏感性，可定量评价斑块内新生血管的增强情况，弥补了常规检查方法的不足。然而，以微血管密度（microvascular density，MVD）为对照，采用CD34抗体标记斑块内新生血管，显示超声造影并不能完全反映斑块内的新生血管。

研究表明，对于超声造影增强的颈动脉粥样硬化斑块，其不稳定性可能更高。各种颈动脉斑块中，低回声斑块和混合性斑块内部超声造影增强者多于强回声斑块，表明前两者新生血管较多，斑块趋向不稳定。因此，对于颈动脉斑块（尤其是软斑和混合性斑块），超声造影表现为增强，需要积极予以治疗，预防及控制动脉硬化的发展及脑梗死的发生。超声检查无创、简便，易于重复，结合超声造影剂的应用，有望在研究动脉硬化斑块的稳定性，以及预测脑血管事件的发生方面发挥更大作用。

（三）超声造影诊断深静脉瓣膜功能不全

近来有研究者利用超声造影评价下肢深静脉瓣膜功能。经足背静脉注入超声造影剂，在待评价瓣膜远端采用袖带加压放气的方法造成瓣膜两侧的压力差，观察瓣膜处造影剂反流情况，评价瓣膜功能。超声造影性能稳定，顺行造影时可显示造影剂微泡充盈静脉管腔的过程，得到类似于X线顺行静脉造影的图像，并可反复重复观察，脱机后分析，能够比较准确地提供下肢静脉的功能，但目前相关研究较少，具体应用方法和诊断标准尚需进一步研究。

（四）超声造影诊断下肢深静脉血栓

经足背静脉注入超声造影剂，可对下肢深静脉系统进行评价，造影剂充盈静脉管腔，静脉血栓形成处形成充盈缺损或血流阻断。急性血栓回声很低，常规超声难以区分血流和血栓，有可能造成漏诊，造影后管腔内血流回声明显增强，易与血栓鉴别。研究显示，超声造影后下肢深静脉血栓的发现率明显高于常规超声，对于附壁血栓的显示也可取得较好效果。

研究也显示，当下肢深静脉血栓形成时，其近心端未受累静脉可出现造影剂微泡灌注出现时间、达峰时间较健侧明显延长，可能与急性深静脉血栓形成后凝血机制激活、血流缓慢淤滞有关。血栓近心端未受累静脉虽然加压后管腔可完全压瘪，但在造影过程中，管腔周边可出现无微泡灌注的低回声带，表明淤滞附壁的血流流速极低，超声造影也难以显示，该现象可早期提示血液呈高凝状态。超声造影能准确指导和调节下肢深静脉血栓介入溶栓治疗的置管位置，同时评价溶栓效果。因此，超声造影在临床防治血栓发挥了积极作用。

此外，近年来国内外有学者对血栓靶向超声造影剂在血栓诊断方面的应用进行了研究。血栓靶向造影剂与活化血小板的相应受体具有较强的亲和力，可特异性地结合到血凝块上，使血栓回声增强，而血管内血流的回声不受影响。目前体外实验及动物实验结果均显示注射靶向造影剂后，血栓回声明显增高，与管腔无回声分界清晰，图像质量得到明显改善，有利于静脉血栓尤其是急性血栓的诊断，具有良好的应用前景。

二、血管回声跟踪技术

血管回声跟踪（echo tracking，ET）技术是近年应用于临床的超声新技术，通过射频信号相位差法计算和测量管壁实时位移，在实时跟踪、描记血管壁运动轨迹的同时，计算相应的参数。该技术分辨力高达10μm，明显高于传统的检测方法，可在动脉管壁增厚和斑块形成之前发现内皮功能改变，为临床早期评价管壁功能提供了新的手段。研究表明，血管内皮是血管寿命的关键性决定因素，动脉硬化的早期阶段为血管内皮细胞的功能异常，并贯穿于动脉硬化的全过程。随后出现血管内膜的增厚、斑块的形成及管腔狭窄等影像学上的形态变化，是影像学检查方法判断有无动脉硬化的主要依据。而ET技术是通过描记血管壁运动曲线，可在内皮细胞功能异常阶段发现动脉硬化。目前，该技术已经用于检测各种疾病引起的血管内皮功能异常及早期动脉硬化。

ET技术使用的参数为压力–应变弹性系数（pressure-strain elastic modulus，E_p）、硬度指数（stiffness parameter，β）及顺应性（arterial compliance，AC）。其计算公式如下：

$$E_p =（P_s - P_d）/［（D_s - D_d）/D_d］$$

$$\beta =［\ln（P_s/P_d）］/［（D_s - D_d）/D_d］$$

$$AC = \pi（D_s \times D_s - D_d \times D_d）/4（P_s - P_d）$$

其中，P_s为收缩压，P_d为舒张压，D_s为收缩期内径，D_d为舒张期内径。

检查时首先获取动脉长轴切面，清晰显示动脉前、后壁内膜，在ET B/M模式下，调节M型取样线角度使之与动脉管壁垂直，以获取最佳图像和最大血管内径，将取样门分别置于动脉前壁和后壁的内膜–中层交界处，启动ET技术，连续获取5～6个以上心动周期动脉内径变化曲线并储存，存入仪器硬盘系统，根据患者血压，系统自动计算相应参数。

血管回声跟踪技术在应用过程中应注意以下问题。

1.操作过程中必须保持追踪门位置恒定，才能得到准确的图像和运动轨迹，保证参数计算的准确性。

2.各参数的计算均与血压有关，因此受检者在检查前3天应停用影响血压的药物。

3.年龄对各参数均有影响，在确定各参数临床意义时应考虑到年龄因素。

4.动脉形态学改变和功能参数变化之间并不完全平行。E_p、β和AC等血管弹性参数对于评价无明显形态学改变的血管功能较为敏感，但对于存在显著形态学改变（如内膜–中层增厚）的血管，并不能进一步反映血管病变的程度。

在临床应用操作过程中，检查结果会受到取样线定位、心率、收缩压、血管的选取、图像质量及年龄等因素的影响，故应合理应用该技术，避免这些因素的干扰。

三、三维超声技术

三维超声是在二维超声基础上发展起来的新技术，在外周动脉粥样硬化的检查中不仅可以全面地显示动脉管壁的情况、斑块的位置，还可以立体地观察斑块的表面形态和内部结构，为临床上诊断、治疗及疗效评价提供更全面的临床信息，具有重要的临床价值和应用潜力。三维超声的优势主要表现在以下方面。

1.三维超声可更准确而全面地显示病变　由于受血液的冲击，外周动脉粥样硬化斑块好发于动脉分叉处，而二维超声难以将动脉分叉在一个切面上清晰地显示出来，容易漏诊分叉处的斑块，也难以全面地显示分叉处斑块的表面形态。三维超声则可以清晰地显示血管主干及其分支，获得的病变信息更接近于实际解剖结构，对于分叉处的斑块、形态尤其是分叉处的多个斑块可清晰完整地显示，尤其在显示斑块表面溃疡和斑块内出血方面与二维超声相比具有独特的优势，可为临床诊断提供更全面的影像信息。

2.对血管病变进行更准确的测量　三维超声可直观显示血管病变的位置，对于斑块位置的测量更为准确。三维超声不仅可显示整个斑块的空间形态，还可以满意地显示管腔内结构，尤其对于强回声伴有声影的钙化斑块，三维超声能较好地描绘斑块轮廓，计算管腔面积，在定量判断管腔狭窄率方面与三维CTA有较好的一致性。

3.定量测定斑块体积　外周动脉粥样硬化斑块是立体结构的病变，斑块体积测定比面积、内中膜厚度和管腔狭窄率等指标的测定对于评价斑块的发展变化具有更高的敏感性。实时三维超声可明确显示斑块的回声强度及其在血流冲击下的活动度并可定量测算斑块的面积与体积，这是目前其他常规影像学检查方法不能实现的，对斑块的定量评价是三维超声的重要功能。三维图像可完整地重建整个斑块的立体结构，无须任何假设推算，即可以直接对斑块的体积等进行准确测量。实时三维超声可以对斑块及血管的空间形态进行任意方向的切割，观察及测量斑块的最大面积及体积，可避免常规二维超声对斑块面积的低估。在整个心动周期内，斑块体积随血压变化而发生改变，因此实时显示斑块的体积变化对于全面了解血压脉动对斑块稳定性的作用具有重要意义，高分辨力实时三维超声通过定量心动周期中任一时相的斑块体积，可简便、无创地评价动脉粥样硬化斑块稳定性、易损性及其治疗转归。

三维超声在外周血管的应用方面尚存在一定不足，三维超声图像质量取决于二维图像效果，因此二维图像显像欠佳时也不能获得良好的三维图像。在诊断外周动脉硬化病变时，对于血管检查而言，三维超声探头频率较低，图像分辨率不够高，在对于较细的动脉血管显像及定量方面具有一定的局限性。应用于诊断下肢动脉粥样硬化斑块时，由于股深动脉解剖位置关系，三维超声无法完整显示股深动脉，只能对其起始部进行评价。

四、超声弹性成像

人体组织的弹性/硬度与病灶的生物学特性紧密相关，对于疾病的诊断具有重要的参考价值。超声弹性成像（ultrasounic elastography，UE）是目前超声成像的研究热点之一。超声弹性成像可分为血管内超声弹性成像及组织超声弹性成像两大类。

血管内弹性成像是利用气囊、血压变化或者外部挤压使血管产生运动，计算血管的应力分布从而评价其弹性。血管内超声弹性成像可对血管壁和动脉硬化斑局部力学特性进行评价，用于估计粥样斑块的组成成分，评价粥样斑块的稳定性，估计血栓的硬度和形成时间，观察介入治疗和药物治疗的效果。目前的研究主要集中于检测不稳定斑块。有研究应用尸检血管的血管内弹性成像和病理相对照，结果显示不稳定斑块的弹性成像特征为表面纤维帽弹性系数高，其相邻组织弹性系数低，即其内部有较软的组织。不稳定斑块表面弹性系数高于稳定斑块。斑块表面纤维帽越厚，表面弹性系数越低。血管内弹性成像判断斑块稳定性的敏感度为88%，特异度为89%，具有重要的临床价值。但是血管内弹性成像需要使用有创性血管内探头来获取相应的组织弹性信息，操作较为复杂，在一定程度上限制了其应用。

组织弹性成像利用探头或者探头-挤压板装置，沿着探头的轴向压缩组织，根据各种不同组织的弹性系数不同，施加外力后其应变不同，根据组织内部不同位置的位移，计算其变形程度，以彩色编码成像加以显示。目前有研究者利用组织弹性成像评价颈动脉、肱动脉等大、中动脉的管壁弹性，发现糖尿病患者的动脉壁硬度明显高于对照组，而内膜-中层、管径等指标无明显差异，说明超声弹性成像能在动脉血管发生形态学改变以前，早期评价血管壁弹性，了解动脉内皮功能的变化情况，早期诊断及监测大血管并发症的发生、发展，有利于及时给予干预措施，提高患者生存质量。

此外，研究者还利用弹性成像对下肢深静脉血栓进行分期。急性血栓具有导致肺栓塞的潜在危险性，慢性血栓附着于管壁，没有栓塞危险，因此鉴别血栓的时期具有重要的临床意义。一般认为急性血栓回声很低，静脉管腔扩张，但是这些征象常常难以可靠地对血栓进行分期。在慢性血栓基础上再发急性血栓，诊断变得非常困难。相关研究显示，慢性血栓的弹性仅为静脉壁弹性的1/10，亚急性血栓虽然回声不均匀，但是其平均弹性为静脉壁的1/4～1/3，弹性成像对急、慢性血栓的鉴别准确性高于常规超声，对于血栓后综合征患者的诊断尤其有价值。

五、动脉僵硬度定量分析技术

动脉僵硬度定量分析技术（quantitative arterial stiffness，QAS）是基于射频信号原理自动追踪管壁运动获得相应动脉的弹性成像参数，通过功能成像来反映管壁的机械特性和运动状态。在一定范围内脉搏波传导速度值越高，动脉硬化程度越大。依照其数值的动态变化可准确反映有无早期动脉硬化，为临床提供可靠的诊断依据。研究提示，在血管壁未出现形态改变之前，QAS技术即可定性和定量评估血管弹性功能的异常。

六、UltraFast多普勒成像技术

UltraFast多普勒成像技术是向介质发射数个倾斜的平面波，然后结合归纳其散射声波，重建形成超声图像。与传统的彩色多普勒获取模式不同，UltraFast成像技术克服了脉冲型频谱多普勒取样空间的限制及彩色多普勒所显示的信息只是根据少数的激励而获得的平均血流速度和（或）多普勒能量的限制，将彩色多普勒与脉冲型频谱多普勒合二为一。UltraFast成像技术彩色框中的所有像素点都以高达数千赫兹的图像帧频采集图像信息，显著提高系统的最大帧频，通常能够达到60～200Hz，是传统超声系统的100倍。UltraFast成像系统能够同时计算所需要的所有线，因此不论图像大小或其他特征，都能够通过一次发射而计算整幅图像。在这样一个系统中，图像帧频不再受制于重建线数的多少，而仅仅依赖于一次脉冲经过介质传播进而返回探头的时间，整幅图像的多普勒信息可以被同时、连续获得，图像质量的大幅提高并不会导致彩色血流框尺寸的减小。该技术是融合彩色多普勒和脉冲型频谱多普勒的全新多普勒模式，一次发射、全定量接收，从而简化工作流程，减少检查时间，并提供先进的测量和显示能力。

UltraFast的回顾性频谱分析首次为临床提供了测量和对比多个部位血流频谱的能力，可以同时运用于显示和测量血流，由于其接受都是同步的，所有数据都是处在同一个心动周期内，因此显示了完美的时间同步性。UltraFast多普勒不仅能够增强血流显示性能，更支持图像上任意位置的血流数据测量，使用者只需将取样容积放置于感兴趣区内的任意部位，系统就会即刻计算和显示出该部位的脉冲型频谱多普勒。因此，由UltraFast频谱分析所得的数据与相同条件下使用传统脉冲型频谱多普勒检查所得的数据是相等的。

（李建初　王　健）

第19章 19

胸腔疾病

第一节 纵隔疾病

一、经胸途径超声检查

纵隔结构通常可通过CT和MRI检查获得。除超声心动图之外，经胸超声检查纵隔目前仍未得到广泛应用。然而，纵隔区域的超声检查是非常有用的。早在1971年，Goldberg就指出可应用超声通过胸骨上途径检查纵隔。在20世纪80年代中期，在儿科和成年人人群都进行了纵隔超声的相关研究，且其有效性得到证实。彩色多普勒超声和近来超声造影的应用使得纵隔超声检查的研究进一步深入。近年来，彩色多普勒超声、超声造影及介入性超声的快速发展和广泛应用，使得纵隔超声检查的研究进一步深入和拓展。

（一）解剖概要

纵隔是两侧胸膜腔之间的一个胸内间隙，是呼吸、循环、消化等器官的主要通道。纵隔解剖部位特殊，前方为胸骨，后方为胸椎前缘，两侧有充气的肺，其内部组织结构复杂，包括间隙内的全部脏器和结缔组织。通过胸骨角和第4胸椎体下缘的水平面，将其分为上纵隔和下纵隔。下纵隔又以心包为界分为前、中、后三部分。

1.上纵隔内有胸腺、出入心脏的大血管、迷走神经、膈神经、气管、食管、胸导管等器官。

2.前纵隔有前纵隔淋巴结和疏松结缔组织。

3.中纵隔内有心脏、胸内大血管、气管、气管旁淋巴结、胸导管中上段等。

4.后纵隔内有交感神经链、后纵隔淋巴结、食管、胸导管中下段等。

（二）超声检查

由于声窗较小，3.5MHz和5MHz的小口径凸阵弧形探头适用于纵隔疾病的超声检查。在检查纵隔时，常规采用胸骨上及胸骨旁途径，偶尔可采用胸骨下途径。从胸骨上探查，患者取仰卧位。若观察上纵隔结构，应在胸椎下垫枕，使患者取头低后仰位。将头转向左侧或右侧对观察也有帮助。患者取左侧卧位及右侧卧位时，纵隔结构移位，有利于进行观察。另外，呼气时也有利于观察纵隔结构。

在超声图像上，纵隔区域内的间隙脂肪和结缔组织都表现为均匀高回声，正常的神经和淋巴结通常不显示，婴幼儿前上纵隔扫查时可探及正常胸腺，表现为边界清晰、均匀的低回声团，包膜呈完整、光滑的线样强回声，而正常成年人则难以探测到该结构。因此，当超声检查发现纵隔内存在局限性的结节样结构或其他异常回声时，应高度怀疑为纵隔疾病。

超声可很好地显示上、中纵隔结构，90%～95%的患者通过胸骨上途径可对其进行充分检查。然而，后纵隔、脊柱旁区、肺门、胸骨后间隙通过经胸途径仅能部分显示。经胸超声的检查效果可受肥胖、肺气肿、纵隔畸形（因外科手术、炎症、放疗）、脊柱畸形的严重影响。超声几乎在各部位（除脊柱旁区）纵隔病变的检查上都要优于胸部X线摄片。在评价主动脉上、心包、血管前间隙、气管旁区时，超声的敏感度可达90%～100%，与CT类似。然而，在主-肺动脉窗和隆嵴下区时，超声的敏感度仅为70%～82%。因此，超声检查纵隔的效果介于胸部X线和CT之间。

（三）适应证

当患者进行胸部X线检查表现不确切或可疑纵隔占位性病变时，应进行纵隔超声检查。经胸超声途径纵隔检查的适应证如下。

1.急性胸部症状。

2. X线胸片：纵隔内占位性病变。

3. X线胸片：不确定的占位性病变。

4.肿瘤分期。

5.监测疾病的进展过程及治疗效果。

6.穿刺和引流。

（四）纵隔占位性病变的超声表现

成年人纵隔中约75%的占位性病变位于前、中纵隔，因此可很好地以超声显示。超声可评价纵隔占位性病变的位置、大小、形态、活动度及肿瘤周围血管。高分辨率超声根据内部回声可鉴别其囊性、实性或钙化。彩色多普勒超声及超声造影可评价内部结构（血管分化、血管浸润征象、肿瘤血管）。然而，纵隔肿瘤的最终确定诊断通常需要在切除肿瘤后，由组织病理学检查来确认。

1.淋巴结疾病　淋巴瘤约占原发性纵隔肿瘤的1/4，然而，支气管肺癌的淋巴结转移也很常见。炎性肿大淋巴结、淋巴瘤及转移性淋巴结多为低回声，很容易与周围高回声组织相鉴别。仅通过超声表现而不进行穿刺活检不能鉴别上述疾病。经过治疗的淋巴结回声可增强。随着高分辨率仪器的应用，可常见在气管旁、主-肺动脉窗的正常的纵隔淋巴结呈低回声。

霍奇金淋巴瘤或非霍奇金淋巴瘤超声表现类似，以低回声为主，有时可为无回声。肿块常呈圆形、椭圆形、分叶状或不规则形（图19-1-1）。

彩色多普勒显示病变周边及内部血流多较丰富，并可测及高速动脉血流。淋巴瘤常可并发心包积液及胸腔积液，可在相应部位探查到积液的无回声区（图19-1-2）。如果淋巴瘤位于肺门区域，可压迫支气管，引起肺不张或阻塞性肺炎，可有相应的肺部回声变化。

淋巴结转移常呈圆形、椭圆形或不规则形，边缘模糊、不规则。内部回声性质常因原发病不同而有所差异，呈低回声、弱回声、无回声或强弱混合回声。当患者有原发恶性肿瘤病史，超声检查发现纵隔内有异常肿大淋巴结时，应考虑为淋巴结转移。

2.胸腺肿瘤　胸腺位于胸骨后方，前纵隔内。在成年人，正常胸腺很难与周围的高回声区分。1/4～1/3的原发性纵隔肿瘤来源于胸腺。确诊需依赖于超声或CT引导下穿刺活检（表19-1-1，图19-1-3）。

表19-1-1　良、恶性胸腺肿瘤的超声特征

良　性	恶　性
低回声，回声均匀	低回声，回声不均
边界清晰	边界模糊
圆形，部分呈分叶状血流分布均匀，以静脉血流为主	边缘不规整，呈锥状突起血流分布紊乱，以动脉血流为主
无周围组织浸润	周围组织浸润（心包、血管）

3.生殖细胞肿瘤　畸胎瘤和精原细胞瘤最常位于前下纵隔及中部，约占原发性纵隔肿瘤的10%。畸胎瘤通常发生于20～40岁人群，生长缓慢，仅在长到一定大小侵犯周围结构时才会产生症状。这些肿瘤边界清晰，包含囊性（上皮样结构皮肤和附属物）和间质来源的组织（软骨、骨、平滑肌）。25%～30%的肿瘤可向恶性转化。

（1）囊性畸胎瘤：为圆形、椭圆形或分叶状，多为单房性，也可为双房或多房性。边界清晰，可有完整包膜。内部多为无回声、低回声，也可有不规则强回声。囊壁若有钙化或骨组织时，可呈强回声并伴声影。有时囊肿内容物为稀薄液体与油脂样皮脂同时存在，两者分层，后者漂浮于上方呈高回声，前者显示为无回声区，称为脂液分层征。

（2）实性畸胎瘤：包含来自3种胚层的各种组织，

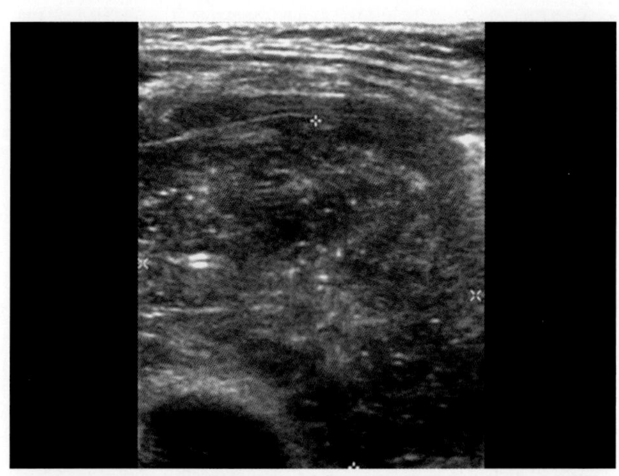

图19-1-1　霍奇金淋巴瘤

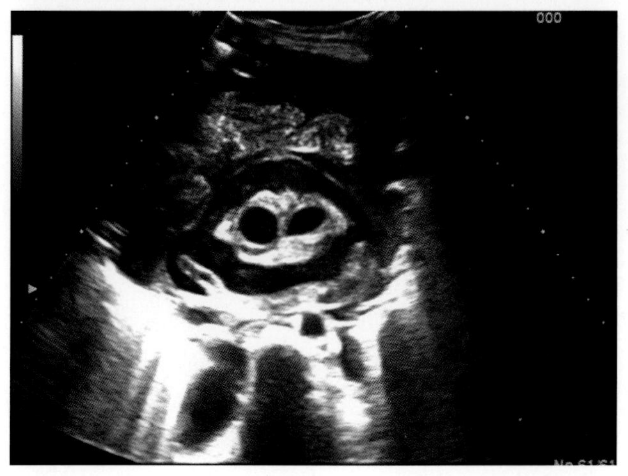

图19-1-2　纵隔淋巴瘤并发心包积液、胸腔积液

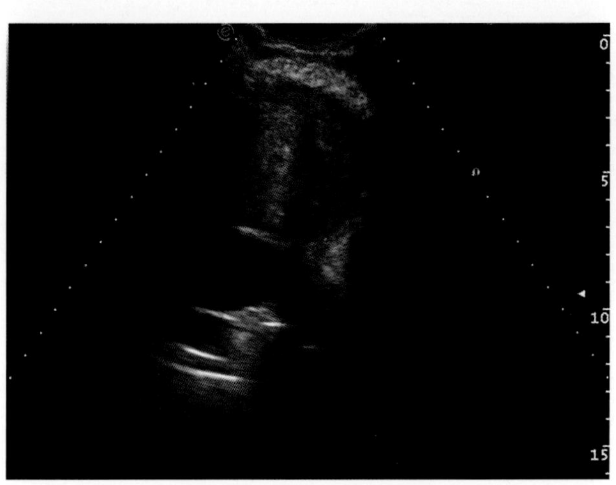

图19-1-3　良性胸腺肿瘤
呈边界清晰的低回声肿块

声像图上表现为大小不等的低回声、不规则强回声（伴有或不伴有声影），有时肿瘤内部也可见大小不等的无回声区。如果肿瘤增大较快或合并胸腔积液及心包积液，常为恶变的表现。

（3）精原细胞瘤：多见于中青年男性。原发性精原细胞瘤声像图上多表现为边界清晰的中低回声，内部回声均匀或不均匀，有时可见因出血或囊性变引起小片弱、无回声区。彩色多普勒超声检查多表现为血流明显增多。继发性精原细胞瘤多为睾丸精原细胞瘤的纵隔淋巴结转移。

4.神经源性肿瘤　神经源性肿瘤起源于交感神经干、肋间神经或迷走神经，通常生长在后纵隔。因此可通过经胸超声进行检查，经食管超声显像和穿刺也易于进行。神经源性肿瘤发病年龄常与肿瘤类型有关：＜1岁，神经母细胞瘤；1～10岁，交感神经系统肿瘤；＞20岁，神经纤维瘤和神经鞘瘤。

（1）神经母细胞瘤：来自交感神经系统，儿童多见，常较巨大，形状不规则，边缘不整齐，边界清晰，无包膜。内部多为中低回声，分布不均，偶可见无回声区或粗大的钙化样强回声。彩色多普勒显示肿瘤内血流不丰富，但可探及动脉血流。

（2）神经节细胞瘤：是交感神经系统肿瘤中最常见的良性肿瘤，常见于青少年及成年人。肿瘤多为中低回声，分布不均，边界清晰，有完整包膜回声。内部偶可见不规则片样弱回声区。彩色多普勒显示肿瘤内血流不丰富。

（3）神经纤维瘤：多为圆形、椭圆形或分叶状，边缘清晰，无完整包膜回声。内部呈中低回声，分布均匀，可有后方回声增强。彩色多普勒显示肿瘤内血流不丰富。

（4）神经鞘瘤：起源于周围神经的神经膜细胞（施万细胞），较为常见。肿瘤常呈圆形、椭圆形或分叶状，边界清晰，边缘整齐，有完整的包膜回声。内部多为中低回声，可有短线样回声及不规则无回声区。后方回声增强不明显。恶性神经鞘瘤形态不规则，无包膜，内部亦呈中低回声，分布不均，可有不规则无回声区。彩色多普勒显示肿瘤内血流不丰富。

5.胸骨后甲状腺、甲状旁腺　可根据局部解剖及典型的超声特点可靠地区分甲状腺和甲状旁腺。彩色多普勒超声有助于证实病变的起源器官。向胸骨后延伸的甲状旁腺腺瘤通常表现为显著的低回声、血流丰富的占位性病变。穿刺活检有助于与增大的淋巴结相鉴别。

6.纵隔囊肿

（1）心包囊肿、支气管囊肿和食管囊肿均可被超声清晰显示。然而，如果囊肿内含有高度黏稠的液体，即使通过动态的二维超声显像（变换患者体位），也难以对其囊、实性进行区分。彩色多普勒超声或超声造影时，病变内无血流可有助于诊断。心包囊肿可随心脏搏动而有同步移动，多为单房性。支气管囊肿多位于中纵隔的中上部，多为单房性。食管囊肿一般见于后、上纵隔。

（2）胸腺囊肿：多位于前、上纵隔胸腺区，常呈圆形或椭圆形，边缘光滑整齐，内部为无回声区，多为单房性，偶为多房性，后方回声增强明显。

（3）囊性淋巴管瘤：多见于前纵隔的上、中部，为圆形或椭圆形的无回声区，边界清晰，边缘光滑整齐，后方回声增强，可有侧壁声影。

7.心包疾病　超声对心包疾病，包括心包积液、心包积血、肿瘤浸润均易显示。

8.食管疾病　近段或远段食管可通过胸骨上及胸骨下途径清晰显示。透壁性食管肿瘤表现为边界模糊的低回声病变，在外科手术切除食管后，可显示上段吻合口。有时，肿瘤复发也可显示。

（五）小结

纵隔占位性病变最常发生于前、上纵隔。经胸超声检查纵隔病变的效果与CT类似，在超声引导下进行穿刺可轻松获得病变组织以进行病理诊断。然而，超声检查的缺点需高度依赖于检查者的经验、水平（表19-1-2），与CT相比，超声仅能显示纵隔的部分结构。应用腔内经食管超声和支气管超声可弥补一些缺点。

表19-1-2　经胸超声检查纵隔病变的优缺点

优　点	缺　点
动态显像	依赖检查者的水平
任意选择切面探查	仅能显示纵隔的部分结构
穿刺并发症少	仅前纵隔病变可穿刺

二、经食管超声检查肺癌及纵隔病变

经食管超声评估纵隔内病变，如肺癌和纵隔淋巴结肿大的患者，具有很重要的临床意义。目前，外科方法如纵隔镜、纵隔切开术仍被认为是检查纵隔病变的标准方法。然而，这些方法具有创伤性，需要住院进行，费用高，且有一定的局限性。经食管超声引导下针吸活检为纵隔病变提供了微创的检查方法。经食管超声引导下针吸活检当前用于各种胃肠道恶性病变的分期。Pedersen于1996年首次报道了将经食管超声引导下针吸活检应用于纵隔病变的分期，该法已成为胸部疾病的重要诊断方法。

第二节　肺部疾病

一、肺炎性病变

（一）肺炎

1.病理生理　在小叶性和节段性肺炎，肺内的气体被大量的纤维蛋白渗出物所替代。疾病的第1周为充血期和肝变期，为超声波的穿透提供了良好的条件。在这一期中，肺炎可被超声很好地显示。在消散期，肺的炎性部分不断充气增大。空气的反射遮挡了深部的炎症浸润。超声有可能造成对这一时期病变的实际范围的低估。

局灶性肺炎和间质性肺炎很少扩散至胸膜，超声几乎不能显示。支气管肺炎因为经常伴随累及胸膜，因此有一部分可被超声显示。

2.肺炎的超声表现　肺炎有许多声像图特征，但并非特异。根据疾病期别的不同，有下列多种不同的表现。

（1）早期时，肺实质与肝脏回声类似。

（2）肺实质内空气残留（图19-2-1）。

（3）支气管气象。

（4）狭窄后支气管液象（黏液支气管征）。

（5）边缘模糊或呈锯齿状。

（6）在边缘呈混响伪像。

（7）在形成脓肿时呈低至无回声。

3.充血期　在疾病的早期，如充血期，肺部病变呈均匀的低回声，表现与肝脏回声类似（图19-2-2）。

形状不规则。很少像肺梗死一样清晰地呈段显示，也不像肺癌或转移灶那样表现为圆形。病变边界不规则，呈锯齿状，边缘模糊。

4.肺泡含液象　在胸膜下位置，超声可发现不同范围和强度的条带状低回声（浅表部位的肺泡含液象）。

根据疾病的期别和程度不同，有时可见到位于胸膜下位置的气泡回声。

5.支气管气象　支气管气象呈明显的树杈分支状强回声，分布于实变的肺实质间，可见于87%的肺炎病例中。在绝大多数的病例中，经常有少量的扁豆状的几毫米的内部回声存在（图19-2-3）。这些回声表示在小支气管内有气体存在，也称为部分支气管气象。这些内部回声是由小支气管充血分泌形成的高度差异的声阻抗而产生的。病毒性肺炎因其肺组织含气少，其支气管气象不显著，或仅产生很少的不明显的支气管气象。

6.支气管液象　支气管液象是肺炎的另一超声特征。支气管液象见于20%的肺炎患者，通常发生在肺炎的早期，是由支气管分泌或支气管阻塞引起的。它是沿支气管树分布的管状无回声结构。持续存在的支气管液象通常提示可能为阻塞性肺炎，而这是支气管镜检查的指征。

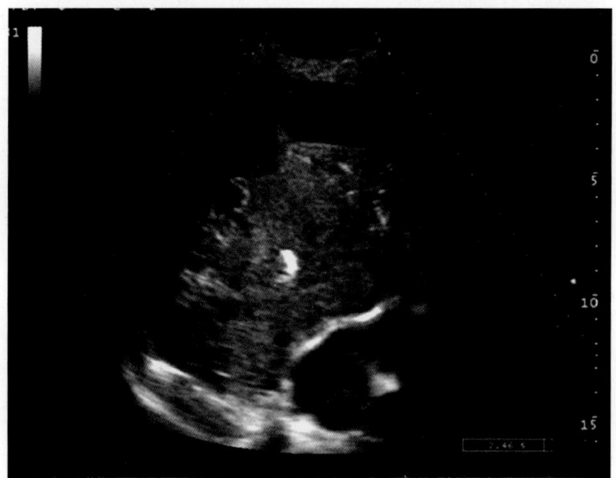

图19-2-1　肺实质内空气残留

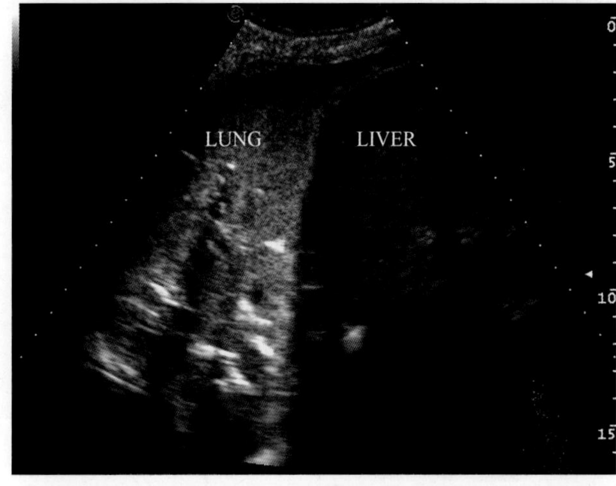

图19-2-2　大叶性肺炎充血期，肺组织实变，回声与肝相似

LUNG.肺；LIVER.肝

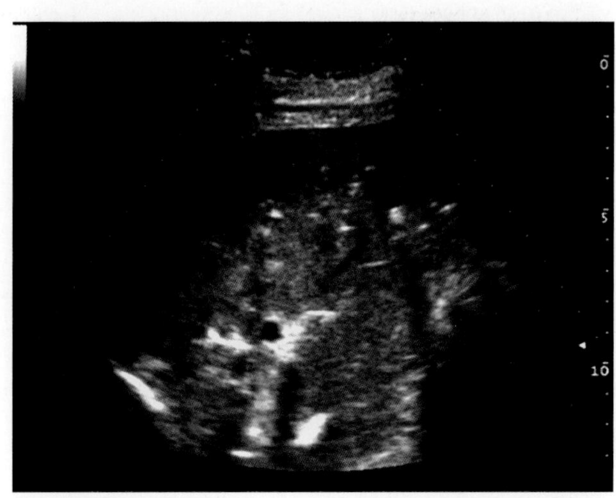

图19-2-3　部分支气管气象

7.阻塞性肺炎　超声对于显示发生在肿瘤周围或者边缘的阻塞性肺炎要优于X线检查。阻塞性肺炎的典型表现为支气管液象。对于阻塞性肺炎的诊断，动态的超声检查效果与CT检查类似。超声可判断肺炎是否消退或

者肿瘤是否增大，因此对于疗效监测非常重要。

8.血流 肺炎在彩色多普勒血流显像上有典型表现：血流均匀增加，呈分支状，血管走行正常。实际上，血流在整个病变浸润区域直至胸膜下都显示为增加。该特点在肺梗死与肺肿瘤鉴别时有用。肺梗死为血流减少或无血流，肺肿瘤为不规则的血流状态。恶性肿瘤在其边缘血流异常丰富。由于新生血管形成，肿瘤边缘的血管表现为典型的螺旋状分布。

9.脓肿形成 细菌性肺炎很容易液化并形成脓肿。大叶性肺炎中大约有6%的患者形成脓肿。

肺脓肿的超声表现很有特征性：呈圆形或卵圆形的无回声病变。根据是否有包膜形成，边缘呈光滑、致密的高回声。内部呈弱回声代表脓液黏稠富含蛋白或有很多的细胞成分（图19-2-4）。由产气菌形成的脓肿，高回声的气体残留在液体中随呼吸节律移动。分隔表现为高回声、扑动的纤维。在靠近探头的一侧偶尔可看到由浸润的肺实质和脓肿的液体之间声阻抗而产生的人工噪声，应注意切勿认为是内部回声。真正的内部回声通常位于图像的深部。在脓肿早期，小脓肿存在于实变的肺组织中，无光滑边缘和高回声包膜。

由于通过痰或者支气管灌洗所获得的用于细菌学检查的物质较少，通过超声引导下抽吸来获取样本进行病原学检查具有很大意义。当应用穿刺针进行穿刺时，应进行全面的超声扫查，必要时，应在超声引导下实时进行，以保证避开充气的肺组织和血管。约80%的肺感染病因可通过此方法确诊。

肺脓肿的引流可在超声或CT引导监视下进行。器具的选择依病变的大小、内容物的黏稠度而不同。直径2cm以内的微脓肿即可行细针穿刺并抽吸干净。大的较黏稠的脓肿需要粗针抽吸和冲洗引流。引流管的位置由超声控制决定。引流管表现为双层反射结构，应斜行通过胸壁，在脓肿距离胸膜最近的点进入，如此可将产生气胸的概率降至最低。只有应用正确的路径，如通过均匀一致的浸润区，避免通过含气区域，才能将发生支气管胸膜瘘的风险降至最低。

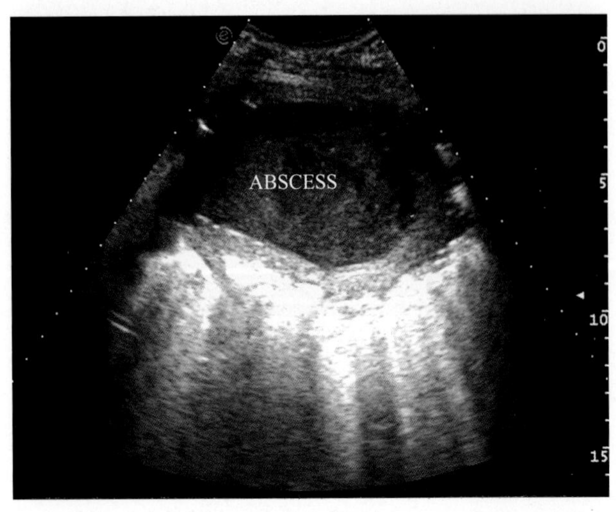

图19-2-4 肺脓肿

脓肿内部为弱回声，且有较厚包膜。ABSCESS.脓肿

10.消散期 当肺炎处于消散期时，受浸润的肺组织逐渐充气增大。这些气体可产生反射和混响伪像。

超声图像上表现为肺炎消退，病变区域减小。超声对肺炎浸润的范围可能会造成低估，因此肺炎的初步诊断主要依赖于临床表现和X线胸片。超声对监测疾病病程，特别是对妊娠期妇女和儿童有特别的意义。

（二）结核

肺结核在胸部X线片上有典型特征，在胸部超声上甚至特点更多。超声诊断肺结核的总体价值并没有被充分研究。然而，在特定情况下，它的价值是毋庸置疑的。通过超声引导下抽吸甚至活检可提供更好的病原学检查，并且可很好地观察到胸膜下液化和并发的胸腔积液。

肺结核病变超声表现为圆形或不规则形，相对均质；胸腔积液；增厚或呈节段性显示的脏胸膜；胸膜下多发的低回声病变；肺炎样病变；空洞。

根据病变大小的不同，结核性浸润可有像肺炎一样的空气残留。当粟粒样结核呈结节样播散时，超声上可表现为胸膜下无数直径约数毫米的结节样低回声。

超声可很好地显示病变的液化，但空洞内的气体常作为干扰因素影响观察效果。超声可敏感地发现很少量的胸腔积液和增厚的胸膜。超声可用于监测患者对于抗结核治疗的反应，特别是对位于胸膜和胸膜下结核病变的患者。

陈旧性结核球可被超声怀疑为肺癌，但结核球很少有“鸦爪征”。胸膜下结核瘢痕呈星形强回声，存在钙化时可产生声影。

超声在肺结核上的诊断价值在于其可发现在X线胸片上无法发现的少量胸腔积液。这些积液可在超声引导下穿刺抽吸以确定诊断。在胸膜下结节的病例中，诊断性抽吸也有用处。当进行疗效监测时，胸膜下病变用超声随访要优于放射线。然而，当空洞内有气体时，超声对空洞显示有限，在这种情况下X线胸片和CT是必不可少的。

（三）间质性肺炎

从技术上而言，超声并不适合诊断肺间质类疾病。然而，这类疾病经常伴随胸膜的累及，而后者在超声上显示得要比其他影像学检查方法好：少量的胸腔积液；断续的胸膜并彗星尾伪像；胸膜下实变。

在少量胸腔积液和胸膜下浸润的患者中，超声对于疗效的监测非常有效，优于其他检查方法。

（四）小结

肺炎性浸润在超声上有典型特点（支气管气象、液化、肺周积液）。由于伪像，超声可对浸润范围造成低估。

胸部超声对肺炎的价值在于评估并发的胸腔积液、及时检查出脓肿的形成、超声引导下病原体的收集、对妊娠女性和儿童的无放射性。

在肺结核及肺间质性疾病中，超声是发现少量胸腔积液和胸膜下液化的最佳方法。因此，对于监控疾病的病程是必不可少的。

二、肺实性占位性病变

肺实性占位性病变主要是指原发性肺肿瘤和转移性肺肿瘤。

在肺恶性肿瘤的影像学诊断中，超声是放射学检查方法的有价值补充。由于其高分辨率，超声图像可提供很重要的额外的信息。例如，不应用造影剂即可无创性地显示血管。

只有当肺内实变不含可阻挡声波传播的气体时，才可被超声显示。对于肺恶性肿瘤的分期及计划治疗，为获得肺部病变的整体情况提供断层显像的方法，如CT或MRI，是必不可少的。

在肺肿瘤的诊断中，超声检查可起到以下几种作用：①有助于决定病变良性或恶性的性质；②超声引导下穿刺活检；③有助于对肿瘤进行分期；④评估外科手术或切除能否进行；⑤监控治疗效果；⑥观察病变区域血流状态。

肺癌的回声性质不一，通常为低回声、等回声或不均匀回声（图19-2-5），更为罕见的是表现为近乎无回声。肺癌呈结节状或团块状，轮廓清晰，有出血、坏死者，内部可有不规则无回声区。与支气管相通的空洞，有时可见不规则点状强回声。

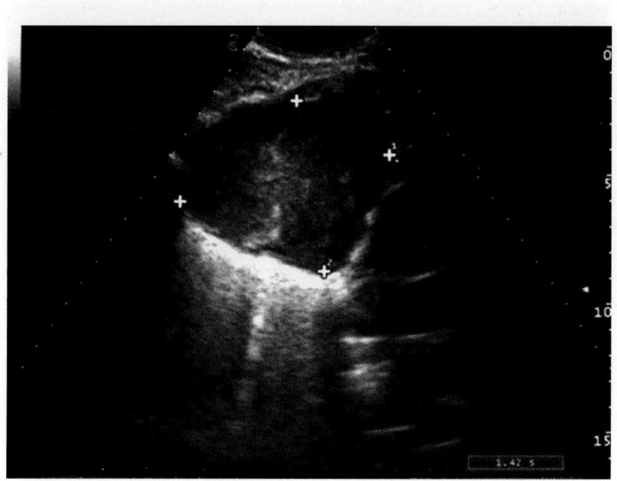

图19-2-5　肺癌声像图

与急性炎性浸润相反，肺恶性肿瘤在超声上短期内不会有变化。肺肉质变和周围型肺胼胝样瘢痕在鉴别诊断中与恶性肿瘤难以鉴别。

鉴别良、恶性肺肿瘤的主要标准如下：①肺的表面轮廓；②充气肺组织的边缘；③对邻近结构的侵犯（胸壁、膈肌、心包）；④正常血管的移位；⑤新生血管的形成。

（一）肺表面轮廓

由于周围的胸腔积液所形成的透声窗，肺表面轮廓可很好显示。可因肺癌侵犯而呈表面凹凸不平。良性的炎性浸润肺表面光滑，不会导致这种肺表面的不规则变形。

（二）充气肺组织的边缘分界

恶性肿瘤通常与周围肺组织分界清晰。然而，偶尔可发现向正常充气的肺实质内呈指形分支结构，这是一种浸润性生长的征象。

与炎性病变相反，这种位于边缘区域的恶性肿瘤内部通常是不含气的，与周围组织界限更为分明。

（三）对邻近结构的侵犯（胸壁、膈肌、心包）

恶性病变侵犯周围结构是肿瘤侵袭性性质的一种表现。在肺尖肿瘤综合征（Pancoast综合征）中，可清晰地看到占位性病变穿过胸膜顶。

恶性病变侵犯胸壁经常会产生局部疼痛。用探头对疼痛区域有目的地扫查可早期发现疾病，有助于早期诊断。

肿瘤对胸膜、胸壁的侵犯程度是临床分期、判断手术适应证、决定治疗方案、判定预后的依据。若侵及脏胸膜，可有胸膜回声中断、消失、肥厚，呼吸时肿瘤可随肺移动。若侵及壁胸膜或侵犯胸壁时，肿瘤与胸壁分界不清，呼吸时肿瘤随胸壁呈同步运动或无运动。

炎性病变也可经常扩散至胸壁。然而，肺的正常结构在肺炎浸润的组织中并无破坏。结合临床症状和细菌学检查，可准确诊断。

以肝脏为透声窗，右侧膈肌可由超声全部显示。在左侧，位于脾内侧的肿瘤仅当有胸腔积液存在或以肿瘤本身为声窗时方可被超声显示。在一些肿瘤晚期患者，也可看到肿瘤侵犯膈肌，可在膈肌的条带样回声上见到边界清楚的弱回声实质肿块。

对于疾病的临床分期和治疗计划的制定，评估肿瘤与心包的关系非常重要。由于良好的分辨率和可进行动态观察，超声可清楚地观察肿瘤对心包的侵犯。

（四）正常组织结构的破坏及血管的移位

恶性肿瘤侵袭可破坏组织的正常结构。支气管分支可被肿瘤侵袭中断或完全破坏。原有的正常血管或移位，或完全消失。

肿瘤血管在病灶边缘部位多见，呈卷曲样，粗细不等，可检出低速、低阻搏动性血流或出现动静脉瘘血流信号，部分血流可伸向肿瘤内部。

（五）其他检查评估切除的可能性

为获得进一步的信息以评估肿瘤能否手术或被切除，应进行更为详细的动态检查。为了在电视胸腔镜外科手术（VATS）和开胸术之间做出选择，应评估病变是否广泛固定于壁胸膜或肺组织能否自由移动。然而，粘连本身并不能作为判定肿瘤良、恶性的依据。

在肿瘤分期中，超声对位于锁骨上窝淋巴结区转移灶的显示要优于CT（图19-2-6），常规应进行腹部超声检查以确定有无转移。

在纵隔肿瘤扩散的病例中，一定要检查上腔静脉及其属支，以确定是否存在压迫或血栓形成。对于阻塞了支气管分支的肿瘤来说，肺不张是一个合适的声窗。超声在鉴别肿瘤与周围非充气的肺组织方面要优于CT。

当存在胸腔积液的时候，超声可显示因肿瘤产生的肺不张的部分的表面轮廓。

（六）非均质的结构类型

由于其内部结构类型高度不同，对于恶性病变的评估有时非常困难。肿瘤的实性部分仍可包含残余的充气的支气管分支、液化或坏死。邻近肿瘤的肺组织可炎性受累或钙化。在肺的病变部分，肿瘤的实性部分可与并发的炎性浸润一并存在。

超声检查支气管肺泡癌有很大困难。一方面，位于肺周边部位的多个实性病灶与多灶性肺炎声像图类似；另一方面，有时仅可发现非特征性的肺表面凹凸不平。在所有不确定的肺病变的病例中，超声可对决策起到重要辅助作用。超声可帮助检查者决定进一步的检查方法：或立即进行超声引导下的穿刺活检，或作为补充性的影像手段选择合适的外科方法。

（七）转移性肺肿瘤

当转移性肺肿瘤位于肺边缘部位时，可被超声发现。转移灶没有小的空气残留，通常表现为均一的低回声，偶尔可呈分支状扩散至肺组织。彩色多普勒显示，病理性的血流主要位于病变边缘。

（八）肺错构瘤

肺错构瘤是肺正常组织胚胎发育障碍所形成的肿瘤样病变，起源于肺周围支气管组织。肿瘤主要由软骨和纤维组织构成，可发生钙化。声像图：肿瘤为圆形或椭圆形，边界光滑整齐，内部呈均匀和不均匀低回声（图19-2-7），中心可有带状高回声。

（九）小结

超声对早期肺癌、弥漫性肺癌及中心型肺癌难以显示，仅对邻近胸壁的周围型肺癌、肿瘤与脏胸膜间肺组织较薄或发生阻塞性肺炎及合并胸腔积液者，才能显出肿瘤病灶。彩色多普勒血流成像（CDFI）对判定肿瘤的良、恶性及监测肺癌疗效反应具有很大意义。超声不能对原发性肿瘤和转移性肿瘤进行鉴别，必须依据患者的病史和胸部X线片来解读检查结果。

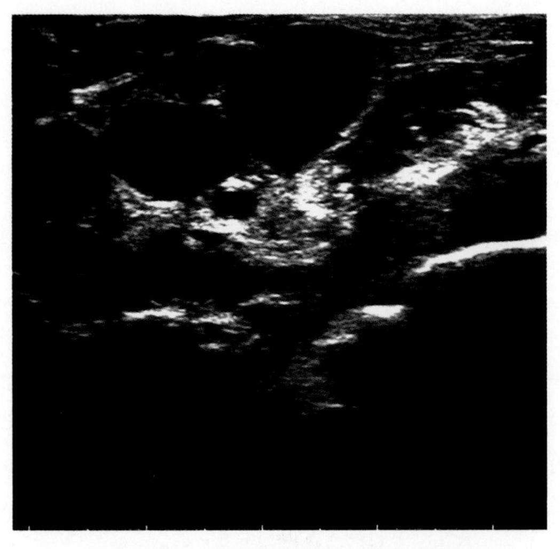

图19-2-6 肺癌锁骨上窝淋巴结转移

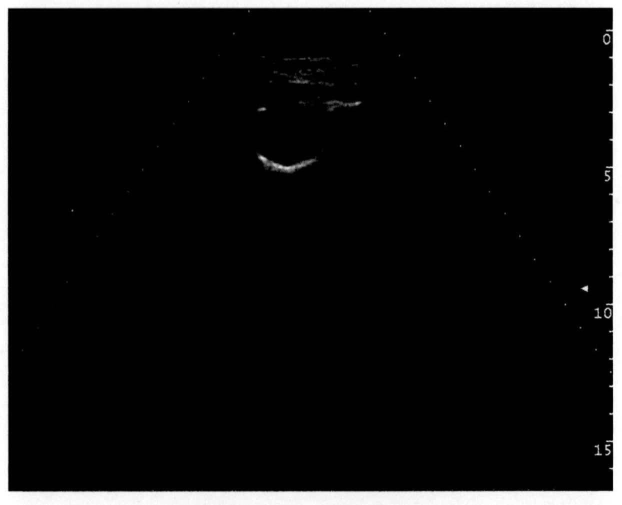

图19-2-7 肺错构瘤

肿瘤内部回声均匀，边缘见钙化

第三节　胸腔疾病

一、正常胸膜

正常胸膜仅0.2～0.4mm厚，即使对于现代化的超声诊断仪来说，也达到了分辨率的极限。在胸膜界面的不同声阻抗差异使得超声对其进行显示成为可能。壁胸膜表现为细的回声线，胸膜腔可表现为无回声，也可表现为高回声的平行带。由于充气的肺组织在超声上产生的全反射，正常情况下，脏胸膜难以显示。在病理状态下，肺组织因为病变而不含气体，脏胸膜可表现为一具有回声的细线。

“彗星尾征”被认为来自脏胸膜和表浅部位肺泡内气体之间的混响。因此，“彗星尾征”在呼吸时也随肺移动。即使没有“彗星尾征”，肺相对于壁胸膜的呼吸移动也可很容易观察到。对于哮喘或肺气肿的患者，即使在正常情况下，肺仅有小范围的呼吸移动。没有肺的呼吸移动通常被认为存在炎性或肿瘤性的胸膜粘连。在气胸时，胸膜腔内含有气体，肺没有呼吸移动。

二、胸腔积液

尽管胸腔积液可在早期由超声检查发现，但胸部X线片仍是判定胸腔积液是否存在的主要方法。超声可很容易发现大量积液，然而位于胸壁和膈肌之间的极少量积液与平行于胸膜的低回声的胸膜肿胀很难鉴别。

胸腔积液通常是无回声的，并且随呼吸可有形态的变化，有时其内可有分隔或漂浮样回声。胸腔积液随呼吸导致的液体流动可产生彩色多普勒信号。

（一）探查优势

通常情况下，当患者取站立位时，至少150ml的胸腔积液才可被X线检查到。超声在站立位检查胸腔积液时（敏感度100%，特异度99.7%）要比传统X线（敏感度71%，特异度98.5%）更为可靠。当患者立位或坐位时，在胸壁和膈肌之间少至5ml的液体即可被超声检查到。实际上，健康成年人生理性的胸腔内液体可被超声观察到。仰卧的患者轻度侧卧，可检出少量的背侧的液体。超声检查可在床旁进行，并可进行随访多次检查。用X线进行检查，仅能在50%仰卧的患者中发现有胸腔积液，有时甚至双侧大量的积液也无法发现。在X线上无法鉴别胸腔积液和肺不张，因此经常会导致X线对积液量的高估。

（二）游离性胸腔积液

正常情况下，脏胸膜、壁胸膜呈一光滑的高回声带，当胸腔积液时，胸膜脏、壁层分开，其内出现无回声区，这是胸腔积液声像图的基本征象（图19-3-1）。

少量积液：因重力作用位于胸腔底部，在膈肌与肺底之间可见窄带样无回声区。其形态和宽度随体位和呼吸而变动。位于后肋膈窦的无回声区通常呈三角形，吸气时无回声区变小或消失，呼气时无回声区增大。

中等量积液（上界不超过第6后肋水平）：液性无回声区范围及深度增大，且受呼吸及体位变化的影响。坐位时无回声区呈上宽下窄分布。

大量积液（上界超过第6后肋水平）：大部分胸腔呈液性无回声区，纵隔向健侧移位，呼吸及体位的改变对胸腔积液的范围及深度影响不大。肺组织因压迫呈萎陷状态，其内可见支气管残留气体回声。

（三）积液类型

胸腔积液的类型对于诊断而言也极其重要。漏出液其内无成分，因此可表现为无回声。渗出液或血性积液，因其内含有高蛋白成分及细胞成分较多，经常表现为有回声。在实时扫查时，经常可见到由于呼吸及心搏而导致的漂浮样或回旋样回声。这种现象在恶性积液中很常见，但不具有特异性。

漏出液通常为无回声，而渗出液可无回声也可有回声。相对均一的回声通常被认为是胸腔积脓或是血胸的典型特征。笔者认为，胸腔积脓或血胸也可表现为完全无回声。如存在纤维分隔或胸膜结节样变化，通常提示为渗出液。少数情况下漏出液可呈弱回声。如果想明确诊断，应当对胸腔进行穿刺。特别是对那些少量积液患者及重症患者，可在超声引导下进行胸腔穿刺，其具有安全、准确、快速的特点，并可在重症患者床边进行。

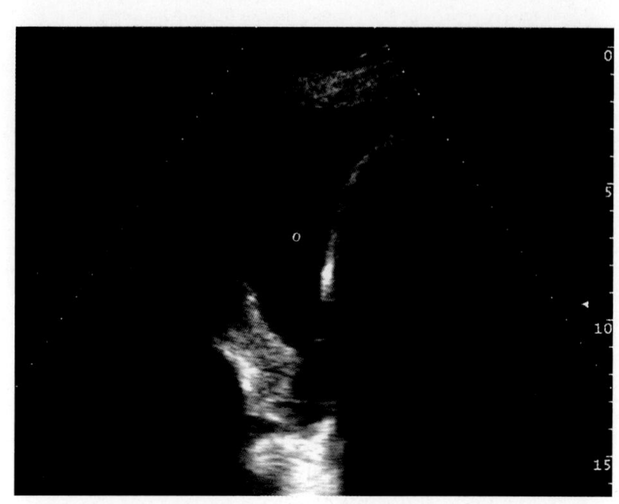

图19-3-1　胸腔积液

在超声引导下进行胸腔穿刺显著提高了成功率。

（四）复杂性胸腔积液

感染性、分隔性及多房性胸腔积液也被称为复杂性胸腔积液（图19-3-2）。感染性肺周积液可经穿刺抽吸证实或排除。超声对于发现多房性积液及分隔性积液是一种敏感的方法。超声可避免多房性胸腔积液穿刺的失败，甚至可对较大液腔进行定向穿刺。

（五）胸腔积脓

胸腔积脓通常表现为包裹性的、非自由流动性的液性暗区。通常呈弱至中等程度的、相对均一的回声。无回声区内多有浮动的点状高回声（图19-3-3），并可随患者体位变动和剧烈震动而移动。脏、壁胸膜通常增厚，回声增强。当有胸膜钙化时，可见局限性强回声伴声影。超声上很容易显示纤维分隔，而在CT上却较难。

超声引导下穿刺置管引流已经成为胸腔积脓的标准化治疗方法。向胸腔内应用纤维蛋白溶解剂可溶解分隔，提高引流的成功率，从而减少外科手术可能产生的严重并发症。鉴别肺脓肿和胸腔积脓非常困难。肺脓肿通常向周围区域显著扩散，其周围可有肺不张且脓壁较厚。含气脓腔内的气体量随患者体位改变而变化，这是表明脓腔与支气管相通并且脓液存在的可靠的征象。在穿刺后，胸腔积脓内会有人为产生的气体。产气菌在胸腔积脓中很少见。

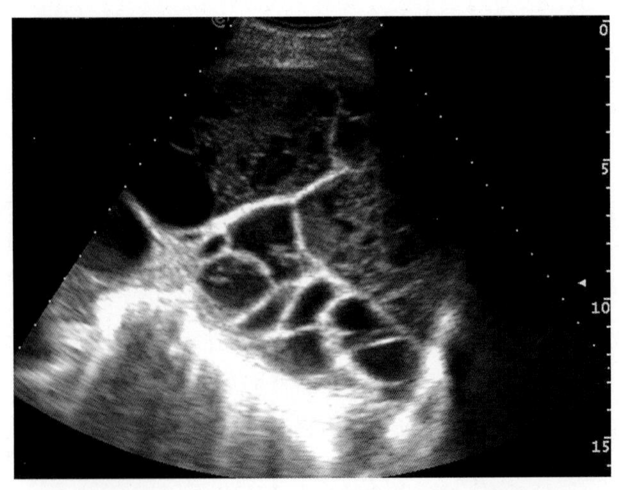

图19-3-2 多房性胸腔积液呈多房小腔分隔

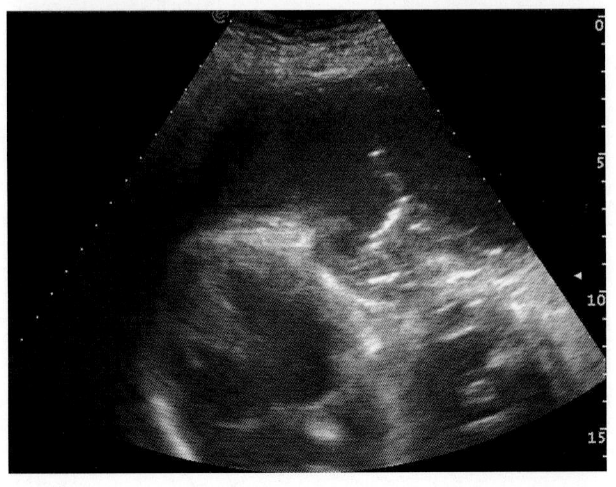

图19-3-3 胸腔积脓无回声区内见弥散分布的点状高回声

治疗中最困难的是脓液不能通过充分引流及因胸膜移动造成引流点堵塞。通过胸膜粘连，脓肿可被引流而不会造成持续性胸腔积脓。

三、胸膜病变

（一）胸膜炎

临床上，胸膜炎很难诊断，通常是在排除了其他可能导致胸痛的疾病（心绞痛、心肌梗死、骨性及神经性疼痛）后才能诊断。胸部X线通常表现为膈肌轮廓模糊或消失，也可发现在胸膜隐窝的液体，但总体而言，这些表现不具有特异性。

大多数胸膜炎患者在超声检查时胸膜有明显改变。壁胸膜通常表现为增厚的低回声，特别是在胸膜炎的早期阶段。增厚的脏胸膜通常包括肺组织的表面，表现为小的、圆形或楔形的区域。除了胸膜增厚外，也可出现纤维带状结构。这些纤维带状结构可有回声，它们伴随积液而出现，表现为不均匀的线样结构。在胸膜炎的后期，这些纤维间隔将积液分成很多的小腔（图19-3-4）。

目前彩色多普勒对胸膜炎的诊断价值不大。有研究表明，彩色多普勒仅在23.4%的胸膜炎患者中可发现血流信号增加。

（二）良性胸膜肿瘤

良性胸膜肿瘤，如脂肪瘤、神经鞘瘤、软骨瘤或良性胸膜间皮瘤非常少见，在所有胸膜肿瘤中所占比例小于5%。良性胸膜肿瘤通常呈中等回声，边界清晰。可使

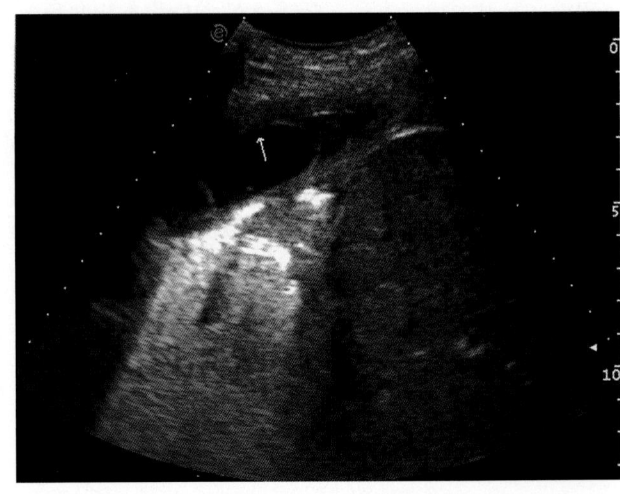

图19-3-4 胸膜增厚并少量胸腔积液（箭头）

邻近结构移位，但不表现为侵袭性及向周围组织破坏性生长。良性肿瘤周围可有少量的伴随性胸腔积液。超声无法对每种良性胸膜肿瘤进行鉴别。

（三）转移性胸膜肿瘤

由于转移性胸膜肿瘤常伴有胸腔积液的产生，以积液为声窗可使转移性胸膜肿瘤的检出更为容易。除发生在膈肌与胸壁的夹角外，大多数转移性胸膜肿瘤发生在肋胸膜或膈肌上。

肿瘤通常呈低回声至中等回声。主要位于胸膜上，呈结节样、圆形、半球样或宽基底的息肉样，向胸腔积液内凸出（图19-3-5）。

根据转移瘤的位置，小至1～2cm的病灶可被检出。大的转移瘤可侵入邻近组织，如肺或胸壁。转移瘤通常与周围组织边界欠清。单发、边界清晰的转移性胸膜肿瘤与良性胸膜肿瘤无法鉴别，因为二者回声特征类似。当存在相应的原发病时，多发的结构类似的病灶是转移性胸膜肿瘤的典型表现。因此，依靠活检来确定诊断有时是不必要的。经胸超声引导下细针穿刺活检对于进一步诊断不明原发肿瘤具有重要意义。转移性胸膜肿瘤最多见于乳腺癌和支气管癌。单发的位于脏胸膜的肿瘤的超声表现类似于周围型支气管肺癌。转移性胸膜肿瘤可导致胸膜粘连，肺组织呼吸移动消失。

（四）胸膜间皮瘤

胸膜间皮瘤是被覆于胸膜的内皮细胞发生的肿瘤，分为局限型纤维性间皮瘤和弥漫型恶性间皮瘤两种。

1.局限型纤维性间皮瘤　多呈圆形，内部为实性低回声，边界清晰，有完整包膜。偶可见无回声区及钙化样强回声。肿瘤周围的胸膜可有增厚，界限清晰。当伴有胸腔积液时，肿瘤的显示更为清晰。

2.弥漫型恶性间皮瘤　可表现为在增厚的胸膜上出现大小不等的低回声隆起，无完整包膜，与胸膜界限欠清。较大的肿瘤内部可有出血、坏死而呈不规则无回声。肿瘤后方多有衰减。常伴有血性胸腔积液。

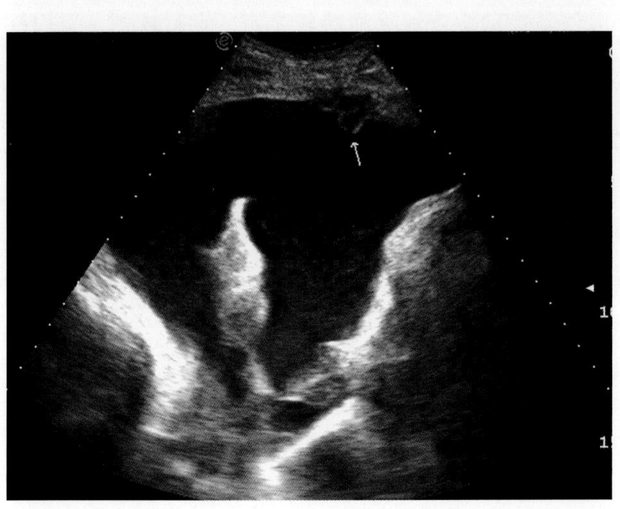

图19-3-5　肺癌胸膜转移（箭头）

四、气胸

气胸的主要诊断标准是动态观察时缺乏肺的呼吸移动。哮喘或肺气肿的患者，即使在正常情况下，呼吸时肺的活动度也较低。胸膜间隙表现为在脏、壁胸膜之间的低回声线，而这在气胸时是缺乏的。

气胸的超声征象：①无肺滑动征；②粗糙的反射回声；③胸膜间隙消失；④无彗星尾征。在存在液气胸时，可有移动的气-液平面，液体内的气泡呈高回声反射。

如果患者穿刺后产生气胸，一旦超声经过气体，检查者就看不到壁胸膜外的任何穿刺目标。在胸腔穿刺、支气管活检、锁骨下静脉置管后，气胸可应用超声快速排除。近来的研究表明超声对诊断气胸具有高敏感度（85%～100%）。

五、胸部外伤

在胸部外伤后，超声可以很敏感地发现胸腔积液这一征象。新鲜的、血性的积液经常是无回声的。精确地描述积液量对于随访观察非常重要。在胸部外伤后，应常规探查心包，并将之视为常规，以除外外伤性心包积液。

六、小结

超声可较X线更敏感地发现胸腔积液，具有快速、简便、准确的优点。超声对于鉴别胸部X线密度增强影是胸膜增厚、肺实质性病变还是胸腔积液具有重要意义。应用超声定位或在超声引导下对胸腔积液进行穿刺抽吸，特别是包裹性积液或少量积液，成功率高，具有良好的效果。超声可观察胸膜肿瘤的部位、大小、形态、数量、血流情况，有助于鉴别诊断，并可指导穿刺活检以取得组织学诊断。

第四节　胸壁疾病

胸壁因紧邻探头下方，可很好地被超声显示。任何触诊怀疑胸壁异常（炎性或肿瘤性）均可行超声检查。胸部外伤也是胸壁超声检查的适应证，肋骨和胸骨骨折可有很高的诊断准确率。局部血肿、胸腔积液或气胸也可被超声检查发现。

一、液体积聚

1.血肿 根据内部红细胞成分、机化程度、血肿期别，血肿可有多种回声类型。血肿通常为无回声或低回声。偶尔可呈细小、浑浊回声。少部分病例血肿中心区可呈强回声。机化的血肿内部可回声不均。血肿通常无包膜。

2.血清肿、淋巴囊肿 血清肿多为手术后的并发症，呈圆形、椭圆形或不规则形无回声，通常无包膜。淋巴囊肿通常为圆形或椭圆形无回声区，内部可有分隔，有时可见到阻塞的淋巴管。

3.脓肿 脓肿通常为无回声，但脓肿内部的细胞和蛋白成分会产生一定的内部回声，因此，脓肿也可为弱、低回声。感染性血肿与脓肿两者之间鉴别较为困难，但脓肿多有不同程度的包膜形成，这是一个很重要的特征。脓肿内部常可见弱点状回声漂浮流动。

二、肿瘤

1.脂肪瘤、纤维瘤 脂肪瘤和纤维瘤由于其细胞、脂肪成分及内部的结缔组织成分，以及间质组织中的声阻抗差异，超声结构可从低回声到相对致密回声，病变与周围组织界限欠清。可有包膜。

2.肉瘤和胸壁软组织转移 侵袭性生长是恶性占位性病变的一种主要特征。病变多呈圆形、椭圆形、分叶状或不规则形，内部通常为低回声，有时可合并不均质的高回声部分。彩色多普勒超声检查可观察病变内部及周边血流的分布和血管的走行，有助于评估可疑为恶性病变的低回声病灶（图19-4-1）。

当进行超声引导下针吸活检时，评估病灶的血流分布类型很有帮助。在靠近探头的感兴趣区，超声引导下针吸活检是一种获得组织学标本最为有用的方法，最终可确定诊断。

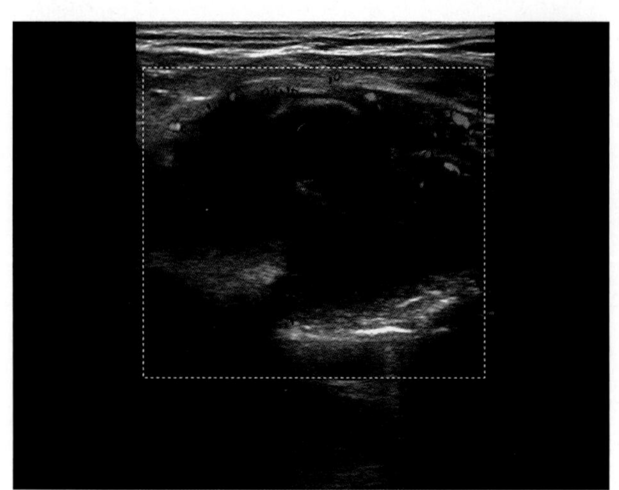

图19-4-1 乳腺癌胸壁转移
肿瘤为低回声，边缘见较丰富血流

三、淋巴结

淋巴结是胸壁触诊时最常触及的肿物（表19-4-1）。高频探头产生的高分辨率图像及彩色多普勒检查为淋巴结疾病提供了更多的诊断信息。

然而，仅通过超声图像来鉴别淋巴结的良、恶性应当慎重，最终诊断要取决于针吸活检后的组织学检查。超声图像的动态变化在临床上具有重要意义。因此，超声可有助于炎性淋巴结的确定诊断，也可用于评估恶性淋巴结的治疗疗效。

表19-4-1 炎性淋巴结与恶性淋巴瘤、转移性淋巴结的鉴别

	炎性淋巴结	恶性淋巴瘤	转移性淋巴结
形态	卵圆形、长形	圆形、卵圆形	圆形、不规则形
边缘	光滑	光滑	不规则
边界	清晰	清晰	模糊
生长	串珠样	膨胀性、占位性	清晰性
移动度	好	好、中等	差
回声	周围低回声，“脂肪门征”	低回声、囊性	不均质回声
血流	规则、中央型	不规则	螺旋状

1.炎性淋巴结 炎性淋巴结直径一般＜2cm。通常呈卵圆形、三角形或者长条形，边界清晰，边缘光滑整齐。在淋巴结炎时，淋巴结呈典型的串珠样排列，淋巴门回声增强。此征象在炎性过程的治愈阶段可经常见到。彩色多普勒检查可见血流较丰富，走行规则，呈门样分布。

2.恶性淋巴瘤 淋巴瘤的声像图特点为边界清晰、回声均匀、低回声。霍奇金淋巴瘤通常接近于无回声，近似于囊性。恶性淋巴瘤可呈圆形、卵圆形或分叶状。彩色多普勒显示恶性淋巴瘤血流丰富，但血流分布不规则。恶性淋巴瘤在声像图上有时难以与急性炎性淋巴结相鉴别。

3.转移性淋巴结 转移性淋巴结通常为圆形，内部回声不均，中等程度的高回声占主要部分，与周围组织界限模糊。可向其周围的肌肉、血管呈侵袭性生长。淋巴结的大小是不可靠的标准，但转移性的淋巴结通常比炎性淋巴结大（后者最大直径为2cm）。在转移性淋巴结

旁偶尔可见到反应性淋巴结。

转移性淋巴结的血流类型很典型，多不规则分布在边缘，向各个方向杂乱分布。

当前，超声对支气管癌的分期是一项常规检查，因为它在显示锁骨上窝淋巴结和胸壁转移时要优于CT检查。一些非触及性的淋巴结经常通过超声检查得以发现。

四、胸壁结核

胸壁结核包括胸膜周围结核、肋骨周围结核及结核性脓肿。首先引起胸壁淋巴结结核，可形成脓肿，侵入周围软组织，并向胸壁内、外蔓延，可侵蚀和破坏肋骨或胸骨。

胸壁结核的声像图表现：早期病灶较小，呈椭圆形，可局限于肋间软组织内。病灶内部呈不均匀低回声，干酪样坏死后呈无回声，可有点状钙化，肋骨无明显异常。当脓肿较大时，可穿破肋间肌，在皮下及胸膜外形成脓肿，包绕肋骨，此时，肋骨结构仍保持完整。脓肿晚期侵袭胸骨或肋骨时，可见骨皮质回声中断、消失，脓腔中可见呈不规则片样的强回声死骨。脓肿向胸壁深层侵袭时，可在胸膜外形成不规则无回声区，并可见低回声不规则窦道形成。

第五节 介入性超声在胸腔疾病中的应用

许多胸腔疾病的原因都可以通过患者病史、临床表现及影像学方法确定。确诊经常需要生化、微生物、细胞学、组织学检查，这些检查需要的物质可通过靶向性的穿刺获得。

胸腔疾病检测可采用以下介入性方法。

1.经皮途径：①超声；②放射（X线透视、CT）。

2.腔内途径：①支气管镜；②腔内超声。

3.外科方法（纵隔镜、胸腔镜、外科手术）。

一、适应证

除了经常采用的胸腔积液穿刺外，超声检查可探查到的占位性病变，如位于胸壁、胸膜、肺和前纵隔的占位性病变，均是重要的适应证。

介入性超声在胸部疾病中的适应证如下所述。

1.胸壁占位性病变（肿瘤、脓肿、血肿等）。

2.胸膜占位性病变。

3.胸腔积液和积脓。

4.周围型肺实变（肺肿瘤、肺炎、肺脓肿）。

5.纵隔病变（前纵隔）。

二、禁忌证

1.绝对禁忌证　严重的凝血机制障碍（INR＞1.8，部分凝血活酶时间＞50s，血小板计数＜50×10^9/L）。

2.相对禁忌证　肺气肿性肺大疱；肺动脉高压；当呼吸功能严重受限、血气分析值较低时，应先行治疗，待患者一般情况改善后方可穿刺。

三、超声引导或CT引导穿刺

尽管CT对于一些肺和纵隔的疾病可有更清晰的显示，但仅在目标和穿刺路径用超声引导不能进行穿刺时方采用。

与CT引导穿刺相比，超声可在穿刺整个过程中全程监视。操作者可根据需要自由选择路径。含气的肺组织可得到有效保护（气胸的发生率低）。高分辨率超声探头可观察到位于胸廓上口区域的神经束，因此可避免穿刺时造成损伤。

应用彩色多普勒超声可以观察胸廓上口、胸骨旁的血管，并可发现肿瘤的活性部分。近来，通过超声造影可更为敏感地发现肿瘤活性部分。

超声引导经皮穿刺也有一些限制。对于超声不能发现的占位性病变，或者穿刺路径不安全，应当采用其他方法（支气管镜、腔内超声）或CT引导下穿刺。

超声引导穿刺的优点如下。

1.方便、快速，可在床旁进行。

2.对患者、操作者无放射性损伤。

3.自由选择穿刺方向，对穿刺过程连续监测。

4.避免伤及神经、血管和肺组织。

5.可在彩色多普勒超声及超声造影的辅助下对肿瘤的活性部分进行穿刺，以获得更高的成功率。

6.通过彩色多普勒超声和超声造影来鉴别肿瘤与肺炎或肺不张。

7.费用较低，可在门诊进行。

四、穿刺前准备

绝大多数诊断性穿刺和引流均可在门诊进行。原则上，如果日常的无菌措施能够保证，介入性操作可在任何房间内进行（如急诊室、普通病房、ICU病房）。便携式超声可能更具优势。

1.术前准备

（1）全面了解其他影像学检查结果（支气管镜、胸部X线片、CT）。

（2）胸部超声检查情况。

（3）确认穿刺适应证。

（4）评估超声引导下介入操作是否可行。

（5）介入操作是否有禁忌证。

（6）患者是否接受了预防性的抗生素治疗（尤其是肺脓肿患者）。

（7）是否已经告知患者穿刺过程并签署知情同意书。

（8）确定是进行细胞学检查还是组织学检查。

（9）选择合适的穿刺器具（穿刺针具、引流管）。

2.介入操作

（1）确定患者体位（坐位、仰卧位、侧卧位、俯卧位）。

（2）扫查穿刺目标，确定穿刺路径及方向。

（3）消毒、局部麻醉。

3.随访

（1）门诊患者：介入操作后3小时内进行监测，在患者离去前，超声检查以排除出血和气胸，告知患者一旦出现症状后立即返回医院。

（2）住院患者：3小时后超声复查以排除出血和气胸，若结论不确定，可行再次穿刺。

4.超声引导下介入操作取得良好结果的条件

（1）仔细筛选适应证（需要临床经验）。

（2）胸部超声检查和穿刺的经验。

（3）对有可能发生的并发症的认识及紧急处理措施。

（4）规范、严密的术前准备。

（5）病理医师和微生物检验员的经验。

（6）各学科间的合作。

五、具体应用

（一）胸壁

对于胸壁病变，应选用高频线阵探头。胸膜腔病变或肺部病变应选择扇扫探头或凸阵探头。应尽量平行于肺表面进行穿刺，以增加穿刺针尖到肺表面的距离。穿刺针尽可能完全显示其全长（在一合适的角度），可将发生气胸的危险降到最低。使用自动活检枪时，一定要估计好射程，必须确保射程内没有肋骨、血管和含气的肺组织。

对术后液体积聚进行治疗可行多点穿刺，必要的话还可以采取置管引流。在穿刺胸廓上口的肿瘤时，应注意避免伤及神经干（臂丛）和血管。

（二）胸膜腔

1.胸膜腔穿刺术　对于大量胸腔积液的患者，超声检查有助于确定积液的范围，在肋间隙标记最佳穿刺位置。对于复杂性胸腔积液（少量、多房性、包裹性、穿刺位置不佳）患者，在连续超声监视情况下，穿刺会更安全，气胸的发生率显著降低（＜1%），穿刺成功率为97%。

局部麻醉后，带有穿刺针芯的引流管应从肋骨上缘进入（避免损伤沿上一肋骨下缘走行分布的血管神经束）。在进入胸腔后，撤出针芯。诊断性抽液50ml送检即可，治疗性抽液应尽量抽吸干净。对于有分隔的积液，应在超声引导下对分隔内的液体逐个穿刺抽吸。若液体抽出困难，可在超声引导下适当调整穿刺针位置，若仍难以抽出，应当注入少量生理盐水，观察是否为针管堵塞及液体是否弥散。若液体不弥散，说明其过于黏稠或有可能为实性，此时应进行穿刺活检取得标本，以进行培养或细胞学检查。

对于合并心力衰竭、肺炎的非复杂性胸腔积液，甚至穿刺后产生的少量气胸，均可通过胸腔穿刺术进行治疗。恶性胸腔积液、积脓、积血因为会有产生分隔的可能，应当进行置管引流。

2.胸膜活检　对于恶性胸腔积液的患者，经典的胸膜盲穿的准确率低于50%，视频辅助的胸腔镜检查的应用越来越广。超声引导下的胸膜活检作为一种补充性的方法，目前仅在很少的一部分病例中得到应用。从增厚的胸膜细针穿刺抽吸活检价值有限，甚至会很危险（出血），其仅在有局灶性病变的时候才应用。对于脏胸膜＜2cm的肿块，禁忌穿刺检查。

3.胸膜腔穿刺引流　在合适的适应证下，恶性、血性、炎性胸腔积液均可通过超声引导下置管引流，快速、安全地得到治疗。如果穿刺路径的选择比较困难，仅有少部分病例需要CT引导下穿刺。8～14F的细管较传统应用的粗管更易被患者耐受。两者的成功率基本相同，且细管发生并发症的概率更低。穿刺针垂直快速进入胸膜腔，抽出液体后经穿刺针引入导丝，撤出穿刺针，经导丝用扩张管将皮下扩张至壁胸膜，然后经导丝引入引流管，撤出导丝，局部固定引流管，抽吸积液。引流管应尽量置于胸膜腔的最低点，一般定位于患侧腋后线第8或第9肋间。

肺周积液应尽快引流，以免形成分隔。根据炎症的程度，引流管通常放置5～10天。恶性胸腔积液的患者，7～12F的导管即可满足需要。脓胸的早期诊断非常重要，因为经皮穿刺治疗仅在急性期（1～4周）才会获得成功（成功率72%～88%）。当存在分隔时，注入尿激酶（每次治疗5万～10万U）可显著提高引流的成功率。

4.肺内病变　如果肺内病变达到脏胸膜，就有可能需要穿刺，阻塞性肺不张或肺炎提供声窗有助于显示。

对肺上部病变进行活检，应尽可能避免坐位或半卧位穿刺。以免因小气道与肺静脉穿通时，气体进入压力较低的肺静脉而造成空气栓塞。

直径＞3cm的周围型肿瘤应当通过细针切割活检（组织学）进行诊断，直径＜3cm的应通过细针抽吸细胞学进行诊断。穿刺时应尽量在肿瘤边缘取材。空洞病变应在内、外缘活检。应尽量减少穿刺次数，细针一般以穿刺4针为限，粗针原则上只要获得足够的组织就不做多次活检。

在肺癌确诊时，2/3的患者已不能通过手术治愈。在进行姑息性治疗前，肿瘤的病理组织学类型必须确定。在周围型肺癌的诊断中，超声引导下的穿刺明显优于支气管镜，比放射线或CT引导下的穿刺更为方便和快速，并且避免了放射性损伤。

选择安全的穿刺路径，避免穿刺含气的肺组织，是避免气胸产生的重要先决条件。穿刺针与探头保持在同一平面，针尖在超声连续监测下进入壁胸膜。当患者屏住呼吸时穿刺病变，针尖不伤及含气的肺脏。为了达到这个目的，穿刺的深度应事先测量，并在穿刺针上进行标记。

如果操作者经验充足，位于周边部位的小的肿瘤（直径＜1cm）也可进行穿刺。穿刺技术必须要根据病变的具体类型进行调整。针尖必须几乎垂直于皮肤进入，穿刺针位于探头中部且平行于探头，应尽可能少地与皮肤接触。通过倾斜探头，可看见针尖位于胸壁内，进针，在监视下插入病变。前后快速提拉针尖有助于观察。中心部带有孔洞的专用穿刺探头更有利于穿刺成功。

5.肺炎及肺脓肿　肺实变的原因通常很难确定，特别是在免疫抑制的患者。在病变区域进行穿刺抽吸或切割活检以进行微生物、细胞学及组织学检查，可使93%的病例获得诊断。

即使是胸部X线片难以发现的小的肺脓肿（直径6～7mm），也可被超声发现。如果抗生素治疗没有产生预期的效果，可对液体进行超声引导下抽吸。通过这种方法，65%～93%的病例可分离出病原体。如果治疗仍不成功，应在超声引导下进行肺脓肿的置管引流。操作时应采用最短路径和经过实变的、均一的或不张的肺组织，可将发生支气管胸膜瘘的危险降至最低。

（三）纵隔

仅有一小部分纵隔占位性病变（胸骨后甲状腺肿、囊肿、动脉瘤）可通过其超声声像图特点进行鉴别，大多需要影像引导下进行穿刺活检来确定诊断。纵隔的占位性病变可很容易地在超声引导下从胸骨上或胸骨旁途径进行穿刺。准确率为54%～100%，发生并发症的概率为0～4%。应注意避免穿刺到血管。对于位于浅表部位的病变（胸腺瘤、淋巴瘤），应优先选用粗针。当应用粗针时，组织学分类的准确率可达93%，而发生并发症的概率仅轻微升高（＜1%）。

与放射线或CT引导穿刺相比较（10%～44%），超声引导穿刺很少发生气胸。

并且，经食管内镜超声引导下穿刺也得到成功应用，这是对经皮穿刺的很好的补充。

六、并发症

超声引导下穿刺并发症的发生概率很低。气胸的发生率为2.8%；仅1%的患者需要引流。0～2%的患者有出血或咯血。至今尚无发生空气栓塞或死亡的病例。因为穿刺过程而造成的肿瘤播散（种植转移）非常罕见，发生率约为0.003%。

七、穿刺后气胸

如果穿刺后病灶和针尖突然消失，提示已穿破肺组织，发生气胸，应停止穿刺，拔出穿刺针。超声可通过发现肺随呼吸的滑动运动消失来判断有无气胸。游离气体的量仅能通过X线胸片来确定。一般非张力性气胸患者住院观察即可，等待其自然吸收。当患者出现症状或出现大量气胸时，应进行胸腔穿刺抽气治疗，最初10小时内的成功率为90%。

（吴长君　王俊峰）

第20章

肝脏疾病

第一节　超声仪器和检查方法

一、超声仪器

（一）二维实时超声诊断仪

超声诊断的仪器设备和标准化的操作方法是良好显示肝内病变、提高诊断正确率的重要基础。目前肝脏的超声检查仍以常规实时灰阶的B型超声仪为主。常规B型超声仪必须达到实时显示（帧频≥8f/s）、高分辨率与高灰阶（灰阶级≥128）三项性能要求。同时，还需要特别注意探头的选择及完整的配套装备，目前多采用凸弧形探头。由于凸弧形探头兼备扇形的深部视野开阔及线阵的浅表部大面积显示的优点，故最适合肝脏检查。其目的主要在于：①确定肝内占位性病变并提示定性、定位诊断；②对某些弥漫性肝脏疾病或肝弥漫性疾病的某种阶段做出明确诊断；③鉴别细胞性黄疸和阻塞性黄疸。

（二）彩色多普勒超声诊断仪

1.彩色多普勒和频谱多普勒技术　彩色多普勒超声检查（color Doppler ultrasonography）就是在二维声像图的基础上设置一个取样框，利用计算机的分时处理方法，几乎在获得二维声像图的同时也获得取样框内的多普勒信号，然后通过计算机的信息处理后，将多普勒信号以彩色信号按取样时的特定方式叠加在二维声像图上形成一幅实时彩色图像；频谱多普勒（spectrum Doppler ultrasonography）也可在二维声像图的基础上设置一个取样门，将获得取样门内的多普勒信号以频谱图像显示，形成二维声像图（在上半幅）和频谱图像（在下半幅）的双幅实时图像。这时我们不仅能看到组织的声像图，并且能看到组织血管内的血液流动现象。

由于肝内血管丰富，彩色多普勒可获得肝脏断面血流的走向、流速、流量的测定，以及病变区血流与周围血流的关系，供诊断及鉴别诊断分析。

2.超声造影技术　超声造影技术作为一种全新的影像学检查技术，包括特定的超声造影剂和特定的超声造影成像技术。超声造影技术的不断开发和完善大大拓展了对正常组织和病理组织的解剖学细节显示，提高了诊断符合率并减少了检查过程中的创伤。在一些器官诊断性成像和介入性诊断、治疗监视与评价的临床应用中，超声造影技术正日益被临床医师所接受。这项技术目前多应用于肝脏病变的诊断。根据注入造影剂后的时间，将肝脏的显像分为动脉相（arterial phase）、门脉相（portal phase）和延迟相（delay phase）。根据各期相病灶内造影剂进入与消退的模式，即快慢、方式及强度等的不同，对病灶做出特异性的诊断。

与常规超声检查相比，超声造影具有动态、实时、连续显示肝脏实质、病灶血管构架及组织灌注状况等优势，诊断效能与增强CT相当。

3.弹性成像技术（elastography technique）　弹性成像技术是在体外测定组织机械特性的超声检查方法，它通过采集组织压迫前后的射频信号（radiofrequency signal），利用多种算法对信号进行分析，得到组织内部的应变分布，可以反映有关组织内部的质地或弹性特征的信息，而这种信息是帮助鉴别病变性质的很重要的参数，增加了常规超声成像模式的观察方法，具有一定的临床价值和应用前景。目前超声弹性成像技术大致分为3种：①压迫性弹性成像（compression elastography or strain imaging）（Ophir等于1991年提出）；②间歇性弹性成像（intermittent elastography）（Catheline等于1999年提出）；③振动性弹性成像（vibration sonoelastography）（Fatemi等于1998年提出）。

近年来，超声弹性成像技术被用于测量肝组织硬度，以评估脂肪肝及肝纤维化的程度，具有良好的应用前景，被认为是一种无创、快速、可反复应用的定量检测肝纤维化的方法。

4.超声造影三维成像技术（three-dimensional reconstruction of contrast-enhanced ultrasonography）　新近出现的三维灰阶超声造影技术融合了超声造影和三维成像技术的优势，可更清晰地显示立体的肝动脉树状结构，对肝内动脉特别是肝段及亚段动脉分支的显示也更清楚，三维超声造影具有独特的优势。

二、工作频率

常用探头工作频率（operating frequency）为2.5～

4MHz，对儿童和在需要了解肝脏轮廓表面及浅表部位结构时应采用5MHz。

三、检查方法

（一）检查前准备

检查前一般不需要特殊准备，如果需要同时观察胆道系统情况，则应空腹；如果需要确定上腹肿块与肝脏之间的关系时，可在饮水500～800ml后检查，以利于肝脏邻近结构的显示。

（二）体位

1.仰卧位　适于检查左、右各叶大部区域。

2.右前斜位或左侧卧位　适于检查右叶最外区、后区，右肝-肾区，右膈顶部。

3.右侧卧位　显示左外叶特别有用。

4.坐位或半卧位　适于检查左、右肝膈顶部，以及被肋骨掩盖的表浅部。

5.俯卧位　适于检查肝右后叶病变。

（三）肝脏超声检查的主要途径

1.剑突下途径（subxyphoid approach）　在剑突下做切面检查，可显示左叶的各个纵切面及其与腹主动脉、下腔静脉、胰腺头部及体部等组织的关系。如将探头上移，则可显示左叶上缘、横膈及心脏等。

2.右肋缘下途径（right subcostal approach）　在右肋缘下方检查，可从不同角度观察肝右叶斜切面图像，测量右叶的斜径。在肋缘下垂直检查，可观察到平静呼吸及深吸气时，肝右叶在肋缘下的大小。亦可显示从第一肝门至第二肝门处的一系列切面。

3.右肋间途径（right intercostal approach）　自右锁骨中线第4或第5肋间隙开始，自上而下逐一观察各个肋间的斜切面和横切面，测量肝右叶的前后径。还可进行肋间纵切，有助于寻找胆总管、门静脉的全程及肝圆韧带等结构，对肝脏的分叶定位亦十分有利。

4.胸壁纵切途径（chest wall longitudinal scanning approach）　于胸骨右缘至腋后线之间做多个平行的纵切面，以观察肝脏与下腔静脉、胰腺、胆囊和右肾等邻近脏器的关系，因受肋骨的影响，有时肝组织特别是膈顶区，显示不太满意。

5.右侧背部途径（right back approach）　此检查肝脏的方法一般很少采用，但是当上述各种途径检查肝脏不能满足诊断与鉴别诊断的需要时，可在右侧背部进行纵切、横切及斜切检查。

6.其他途径　检查肝脏常应同时检查脾脏和全腹部。探头移至左侧第8或第9肋间扫查，显示脾脏纵断面及脾门区血管、显示脾脏及左肾的冠状断面图。最后行腹部纵向和横向扫查，显示腹腔及盆腔断面，观察有无肿块或积液。

（四）注意事项

1.检查时，探头应置于检查区连续滑动进行观察，应避免做点状跳跃检查，造成图像闪烁，影响观察效果，也容易造成漏诊。另外，对每一检查切面进行观察时，应将探头做最大范围的弧形转动，以便连续、广泛地对肝内结构和病灶进行观察。

2.在肋间斜切检查时，应让患者做较缓慢的深呼吸运动，以便观察极大部分肝脏，减少盲区。特别是肝上缘近横膈区，深呼气后观察到的肝脏范围要比深吸气时广泛，常常可以发现近膈肌区的较小占位性病变。

3.当发现肝脏内有病灶时，从纵、横、斜各个切面声像图进行观察，并通过病灶最清晰处拍摄纵、横切面或斜切面图。

4.检查肝脏的同时要观察肝脏与毗邻脏器、周围组织的关系。

（徐秋华　周辉红）

第二节　正常肝脏声像图和正常值

一、肝脏超声分叶分段

以肝裂和门静脉及肝静脉在肝内分布为基础的Couinaud分段法（图20-2-1），将肝脏分为5叶、8段：相当于尾状叶为Ⅰ段，左外叶为Ⅱ、Ⅲ段，左内叶为Ⅳ段，右前叶为Ⅴ、Ⅷ段，右后叶为Ⅵ、Ⅶ段。这对肝内病变的定位诊断及临床肝切除手术均有重要意义。

1.正中裂　即主门裂，内有肝中静脉走行，将肝分为左右半肝，直接分开相邻的左内叶与右前叶。

2.左叶间裂　内有左叶间静脉和门静脉左支矢状部走行，分开左内叶与左外叶。

3.左内叶　左内叶两个亚段之间并无肝裂相分，鉴于门静脉左支大致居左半肝上下径的中份，外科又有亚段切除的实例，故以门静脉左支平面作为区分两亚段的标志。

4.左段间裂　即左门裂，内有肝左静脉走行，分左外叶为上段和下段。

5.背裂　上起三大肝静脉出肝处，下至第一肝门，将尾状叶同左内叶和右前叶分开。

6.右叶间裂　即右门裂，内有肝右静脉走行，分开右前叶与右后叶。

7.右段间裂　即横裂，内有门静脉右支。门静脉右支平面以上为右前叶上段和右后叶上段，以下为右前叶下段和右后叶下段。

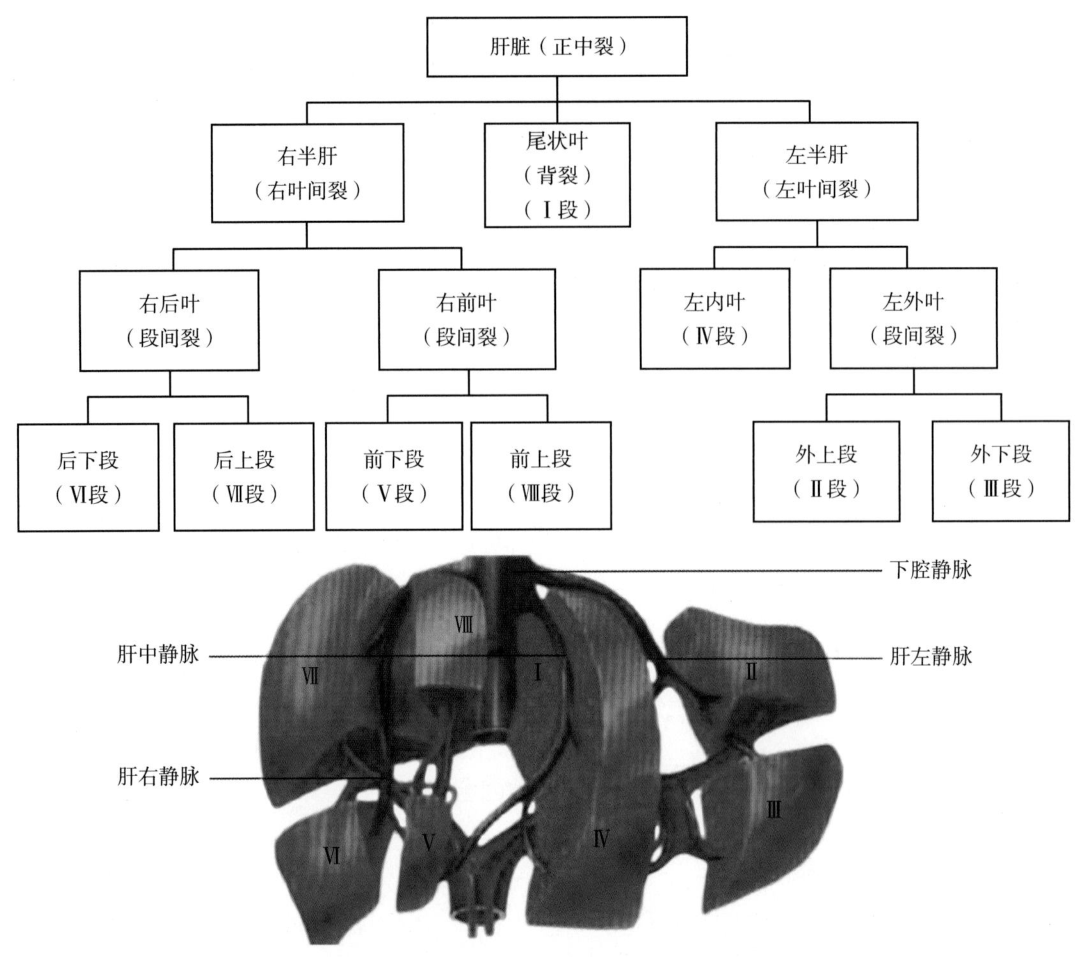

图20-2-1　正常肝脏的Couinaud分段法

二、肝脏标准切面

1.肝肋下斜切显示第一肝门　将探头置于右腹直肌外缘与肋弓交点和脐的连线上，适当侧动探头并使声束平面对准肝门的双管结构。常用于显示肝外胆管和“工字形”门静脉的主干和分支。此切面主要显示门静脉左支矢状段、门静脉左支横段、门静脉主干、门静脉右支、门静脉右前支、静脉韧带裂、门静脉右后支、膈顶部和下腔静脉等（图20-2-2）。

2.肝肋下斜切显示第二肝门　在上述操作的基础上继续向横膈方向偏移探头至清晰显示肝中间静脉和肝右静脉的全长，亦可称为肝静脉平面。此切面主要显示肝左静脉、肝中间静脉、肝右静脉、门静脉右支和膈面等（图20-2-3）。

3.肝剑突下横切显示左外侧角　将探头置于左肋缘下，嘱被检查者不断做深吸气运动，声束朝向被检查者

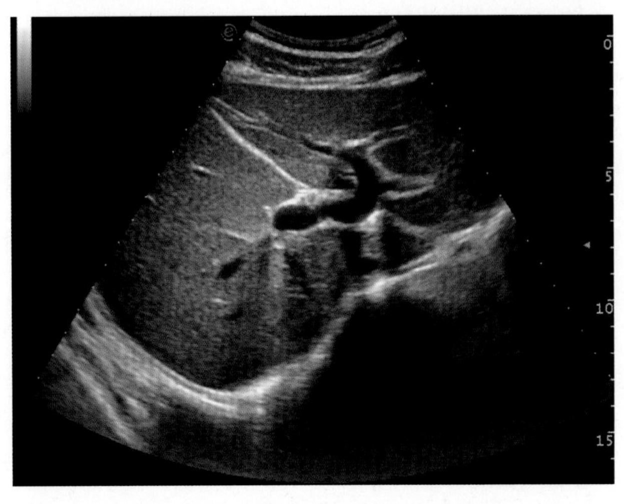

图20-2-2　肝肋下斜切显示第一肝门

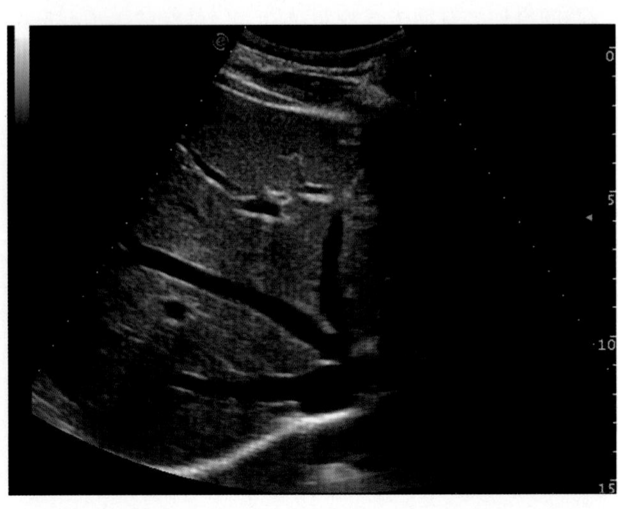

图20-2-3　肝肋下斜切显示第二肝门

的左肩方向，以充分观察左叶被胃肠气体遮盖部分。此切面主要显示左外叶下面、左外叶前缘、左外侧角和肝左静脉属支等（图20-2-4）。

4.肝剑突下矢状切显示左叶间裂　将探头置于左上腹，使声束平行于腹正中线自左向右缓慢移动探头，显示左叶间裂的结构。此切面主要显示左叶前缘、左横膈面、尾状叶、肝圆韧带、静脉韧带、门静脉矢状段和下腔静脉等（图20-2-5）。

5.肝剑突下矢状切显示左叶经腹主动脉长轴切面　将探头置于剑突下，使声束平行于腹正中线自右向左缓慢移动探头至显示腹主动脉长轴切面。此切面主要显示左叶前缘、左叶下面、左横膈面、腹主动脉、肠系膜上动脉和胰体部等（图20-2-6）。

6.肝右肋下矢状切显示正中裂　将探头置于右侧肋下，使声束平行于腹正中线并使探头稍上翘，缓慢移动至显示正中裂。此切面主要显示胆囊、肝动脉右支、门静脉主干、下腔静脉、肝总管和肝前缘等（图20-2-7）。

7.肝肋下斜切显示膈顶　将探头置于右肋缘下与肋弓平行，使声束由垂直朝向被检查右肩横膈方向缓慢扫查，观察肝脏外形、肝实质，特别是观察膈顶是否有病变。此切面主要显示膈顶区、肝右静脉、门静脉左支和门静脉右支等（图20-2-8）。

8.肝右肋间斜切显示右叶间裂　将探头放在右侧第7至第9肋间，以肋间为轴进行扇形侧动扫查，作为对肝右叶的补充观察，同时可清晰显示右叶间裂。此切面主要显示肝底面、肝前缘、门静脉右后支、门静脉前支和肝右静脉长支等（图20-2-9）。

三、正常肝脏声像图

正常肝脏的外形在肝脏横切面上近似楔形，右侧厚而大，为楔底，左侧小而薄，为楔尖。在纵切面声像图上，肝的形态略呈三角形，右半肝的截面积较左半肝大，底位于图像左侧，为肝左叶或右叶膈顶部。正常肝脏轮廓光滑、整齐，轮廓线由含纤维结缔组织的肝包膜形成，呈一条线状纤细、光滑强回声围绕整个肝脏。膈面呈弧形，肝的脏面内凹或较平坦，边缘锐利，肝左叶下缘角＜45°，右叶下缘角＜75°。肝脏的血液供应3/4来自门静

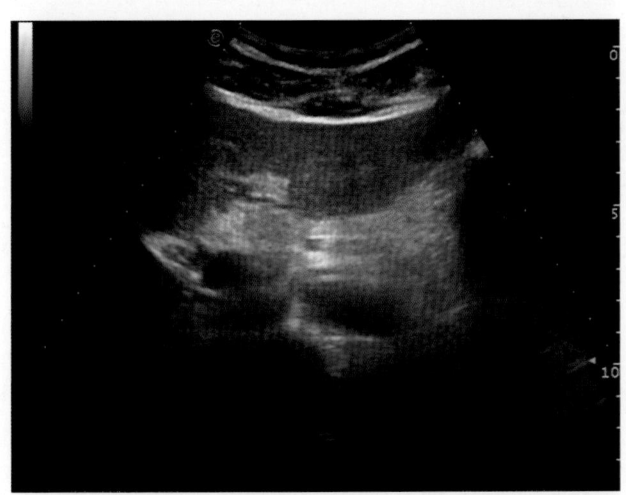

图20-2-4　肝剑突下横切显示左外侧角

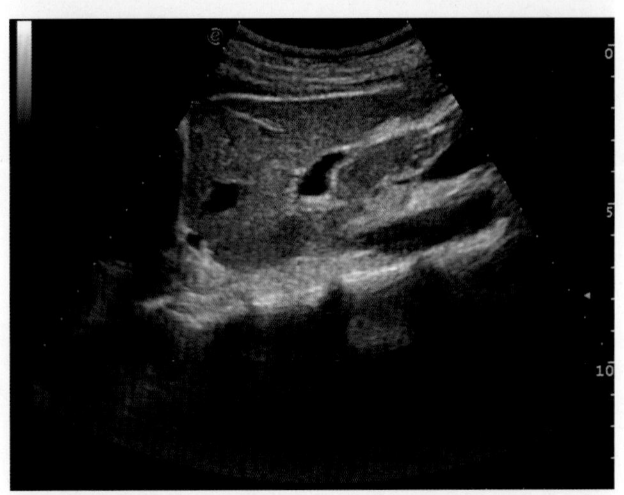

图20-2-5　肝剑突下矢状切显示左叶间裂

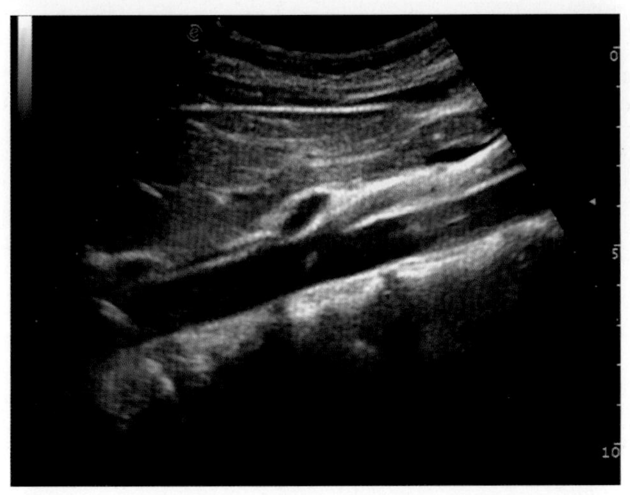

图20-2-6　肝剑突下矢状切显示左叶经腹主动脉长轴切面

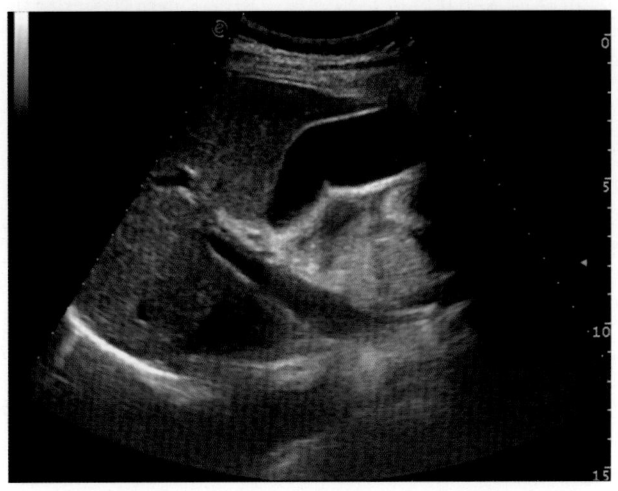

图20-2-7　肝右肋下矢状切显示正中裂

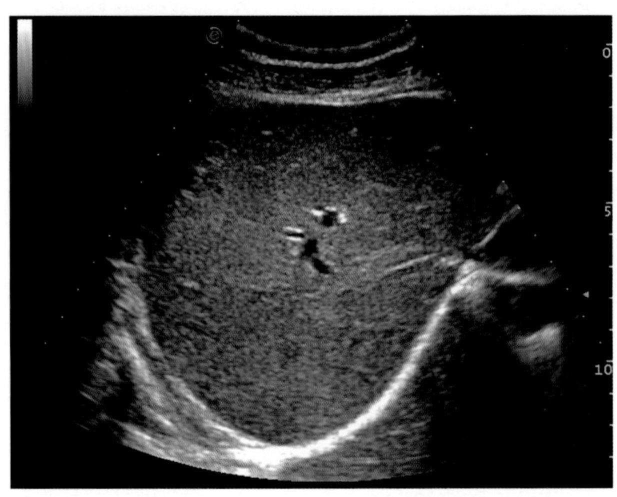

图20-2-8 肝肋下斜切显示膈顶

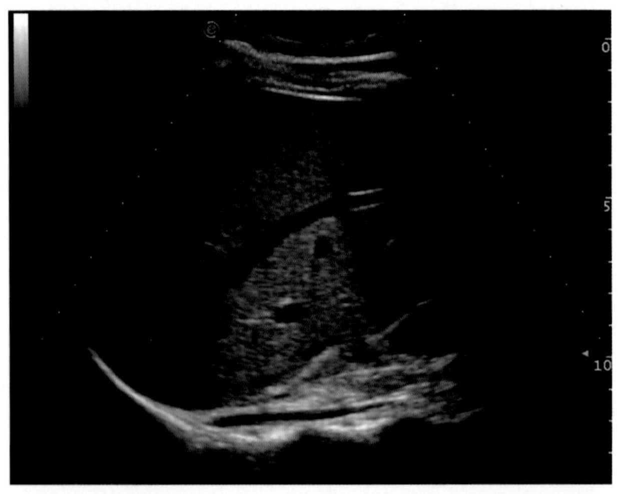

图20-2-9 肝右肋间斜切显示右叶间裂

脉，1/4来自肝动脉。门静脉的终支在肝内扩大为静脉窦，它是肝小叶内血液流通的管道。肝动脉内是来自心脏的动脉血，主要供给氧气，门静脉收集消化道的静脉血，主要供给营养。

正常肝实质灰阶呈弥漫性均匀一致分布的中低水平的点状回声，一般比胰腺略低，比肾皮质稍高。其回声是由肝细胞和其纤维组织支架、胆管、小血管等无数小界面形成的。肥胖者肝实质回声水平可相对提升，同时远区出现衰减现象。肝周围是由被膜形成的界面，表现为线状强回声。在肝横断面图像上，常可在左内叶与左外叶之间见到肝圆韧带的横断面，呈圆形强回声，直径约数毫米。肝左叶与尾叶之间可见到由静脉韧带所致的线状强回声。

肝内管道结构呈树状分布，肝内门静脉管壁回声较强，壁较厚，可显示至三级分支。肝静脉管壁回声弱，壁薄，可显示一至二级分支，肝内胆管与门静脉平行伴行，管径较细，均为伴行门静脉内径的1/3，位于肝门处的肝动脉常可显示，穿行于门静脉和胆管之间。正常肝脏在靠近第二肝门附近的肝实质随心动周期变化而有伸缩，提示肝质地柔软。

1.彩色多普勒（color Doppler）检查　肝内门静脉血流彩色均匀，为向肝流向，而肝静脉为离肝蓝色血流，肝动脉血流方向与门静脉血流方向一致，为进肝血流，肋间斜切时，管腔内充填均匀的单色血流随心动周期有明显的色彩变化，收缩期血流色彩明亮，舒张期色彩暗淡。

2.脉冲多普勒（pulse Doppler）检查　肝内门静脉呈持续性平稳频谱，随呼吸略有波动，呼气时血流速度增快，波幅稍高，吸气时血流速度减慢，波幅较低，流速为15～25cm/s，呈向肝性连续性低速血流，进食、运动、饮水后，门静脉流速均可增加。肝静脉呈三相波形频谱，其主要振幅为基线以下的负向波形，即在收缩期及舒张期血流之后还可见一反向血流波形。肝动脉呈连续性低阻型动脉血流频谱，收缩期舒张期均为正向血流，肝固有动脉峰值速度为57～66cm/s，阻力指数<0.7。

3.正常肝脏超声造影表现　肝脏由肝动脉和门静脉双重供血，正常肝实质血供约70%来自门静脉，30%来自肝动脉。自外周静脉注射造影剂后，首先经肝动脉灌注肝脏，然后再经过一次微循环汇聚于门静脉的二次造影剂灌注，使肝脏出现特异性的动脉相、门脉相及延迟相（或实质相）。正常肝脏的超声造影表现：①动脉相（8～30s），肝内动脉呈分支状、网状增强，进而肝实质不均匀弥漫性增强；②门脉相（30～60s），门静脉开始增强，整个肝脏回声进一步增强，早期仍清晰显示肝动脉、门静脉主干分支的增强回声，逐渐呈均匀性增强；③延迟相（60～300s或更长），肝实质呈均匀性增强，回声逐渐均匀性衰退、减低，恢复至基础状态。尽管肝脏造影信号灌注时相和长短受多种因素的影响，但根据肝脏及肝内不同性质病灶、不同时相的造影增强特点和时间-强度曲线分析，可显著提高对肝脏局灶性病变的诊断和鉴别诊断。另外，通过肘前部静脉注射造影剂后到达肝静脉的时间，对肝硬化和某些恶性肿瘤也具有诊断价值。

四、肝脏超声测量正常值

1.肝脏右叶最大斜径

（1）测量标准切面：以肝右静脉和肝中静脉汇入下腔静脉的右肋缘下肝脏斜切面为标准测量切面。

（2）测量位置：测量点分别置于肝右叶前、后缘的肝包膜处，测量其最大垂直距离。

（3）正常参考值：正常成年人为10～14cm。

2.肝脏右叶前后径

（1）测量标准切面：第5或第6肋间肝脏右叶的最大切面为标准测量切面。

（2）测量位置：测量点分别置于肝右叶前、后缘的肝包膜处，测量其最大垂直距离。

（3）正常参考值：正常成年人为8～10cm。

3.肝脏左叶厚度和长度径线

（1）测量标准切面：以通过腹主动脉的肝左叶矢状纵切面为标准测量切面。

（2）测量位置：左叶厚度测量点分别置于肝左叶前后缘最宽处的肝包膜处（包括尾状叶），测量其最大前后距离，左叶长度测量点分别置于肝左叶的上下缘包膜处，与人体中线平行。

（3）正常参考值：肝左叶厚径≤6cm，肝左叶长径≤9cm。

4.门静脉及胆总管的宽度

（1）测量标准切面：以右肋缘下第一肝门纵断面为标准测量切面，胆总管要求尽量显示其全长至胰头后方。

（2）测量位置：门静脉测量要求在距第一肝门1～2cm处测量其管径，胆总管测量应在最宽处。

（3）正常参考值：门静脉主干宽度（内径）＜1.4cm，流速为15～25cm/s，胆总管宽度（内径）0.4～0.6cm。

5.注意事项　正常肝脏大小测值与个体差异、高矮胖瘦有关，影响因素较多。肝脏形态不规则，同一部位声束稍倾斜测值即有不同；吸气时肝左叶较长，厚度略小，呼气时则稍短而略厚；进餐后胃腔膨大向上推挤肝脏，门静脉系统回流增加，管径增粗。故同一肝脏不同状态下的测值可有差异。

另外，分析图像清晰度时要考虑到，肥胖者腹壁厚者透声差，可用2.5MHz探头；肝硬化肝缩小并向右上后移，结肠上移气体较多、影响较大；可从右腋中线第5肋间开始向下检查。

检查前将仪器调整为最佳功能状态；灰阶、对比度及彩色多普勒检查的速度标尺要适宜。一般肝脏包膜亮度适中，肝实质回声细小均匀，血管纹理清晰，门静脉与肝静脉血流清晰，彩色充盈管腔内无溢出。

（徐秋华　周辉红）

第三节　肝脏弥漫性疾病

肝脏弥漫性疾病是指由多种原因导致累及全肝的实质弥漫性损害的一组疾病。常见病因有病毒性肝炎、先天性遗传性疾病、代谢性疾病、自身免疫性疾病、胆管源性疾病、寄生虫感染、肝脏淤血及其他放射性、化学性毒性损伤等。上述病因可引起肝细胞变性、坏死，肝脏炎性细胞浸润，纤维结缔组织增生等病理变化，导致肝脏功能及形态发生变化。

由于各种肝脏弥漫性疾病的病理改变相似，缺乏特异性，不同疾病具有类似的超声表现，鉴别诊断较难，但弥漫性肝病如不能及时明确诊断并给予有效治疗，大多数肝脏弥漫性病变可发展为肝纤维化，进而发展为肝硬化，所以须结合临床（如肝脏穿刺活检）和其他检查结果（如化验结果、其他影像学检查等）进行综合分析，做到早期诊断。但某些疾病在某一阶段的超声声像图可表现出相对较典型的特征，此时有助于鉴别诊断，如下列具有明显特征性表现的疾病，通过常规超声检查可大致判断病因。

（1）脂肪肝：肝脏轻度或中度增大，肝边缘较圆钝，实质回声弥漫性增强，呈“明亮肝”，可出现不同程度的声衰减，肝内管道结构多模糊不清。

（2）先天性肝内胆管囊状扩张症：表现为与门静脉走行一致的囊状或柱状无回声区，可清楚地显示门静脉周围绕行的扩张肝管，呈现出贯穿内腔的“桥形”结构，与胆管相通。

（3）药物性肝损伤：中重度的药物性肝损伤可表现为肝脏增大，回声稍减低，呈细颗粒状，随病情进展为肝实质增粗、回声增强，胆囊壁呈“双边”影。重度药物性肝损伤可合并腹水。

（4）原发性胆汁性肝硬化：典型超声表现为肝内胆管管壁回声增强，部分可纡曲扩张，后方回声可出现轻度增强，管壁弥漫分布，形成短线征。

（5）布-加综合征：可见肝脏内肝静脉结构、走行的异常，或下腔静脉的结构异常，同时肝内回声增粗，边缘角变钝等。

一、代谢性疾病

（一）脂肪肝

1.临床概述　脂肪肝（fatty liver，FL）是常见的弥漫性肝脏疾病，主要病因是肥胖、过量饮酒、过量饮食及糖尿病等，其他还有蛋白质缺乏、妊娠、慢性肝病、心力衰竭和药物毒性作用等引起的肝细胞内脂肪堆积。正常肝脏脂肪含量约占肝湿重的5%，在脂肪肝时其含量可高达40%～50%。

病理上可分为3个阶段：①不伴炎症的脂肪肝；②汇管区伴有炎症，也称脂肪肝性肝炎；③肝小叶内纤维组织增生，以致大量纤维化及假小叶形成，导致脂肪肝性肝硬化。脂肪肝为可逆性病变，大多患者无自主症状，常在超声普查中发现。部分患者可出现食欲缺乏、恶心、呕吐、腹胀、无力等，较重病例最常见的表现是肝大、肝区疼痛及压痛，少数患者可有轻度黄疸、脾大，以及男性阳痿或女性月经过多或闭经等。

脂肪肝多为弥漫性肝脂肪浸润，少数累及肝脏解剖分叶的某一叶段。还有部分脂肪在肝内呈团块状分布，或弥漫性脂肪浸润的区域内残留大小不等的正常肝组织。

其病理机制尚不清楚，有学者认为与门静脉血流量有关，某一叶段的门静脉血流量降低使该区域肝组织局部缺血，导致肝实质内糖原减少和脂肪堆积增多。另外，弥漫性脂肪肝内残留局限性正常肝组织，被认为是该区域的门静脉与胆囊静脉或副胆囊静脉之间存在直接吻合支的缘故。

2. 超声表现　肝脏多表现为均匀性增大，脂肪肝时肝实质回声增强，使肝包膜显示不清，轮廓多较模糊。因肝细胞内的脂肪微粒积聚产生大量散射，使肝组织回声弥漫增强，同时大量的散射使得入射的超声能量偏离传播方向，再加上组织吸收致使透射波的能量显著衰减，肝脏后场声衰减，深部肝组织回声减弱，甚至无回声。根据脂肪浸润的范围可分为两种类型。

（1）弥漫性脂肪肝（图20-3-1）：脂肪均匀性浸润全肝，肝实质回声弥漫性增强，同时出现不同程度的声衰减。根据二维超声表现，可将脂肪肝分为三度。

1）轻度：肝脏大小正常，回声轻度增强、细密，分布均匀，远场回声衰减不明显，可见肝内管道和膈肌边界。

2）中度：肝脏大小正常或稍大，肝脏回声中度增强、细密，分布较均匀，远场回声轻度衰减，肝内管道和膈肌边界尚可见。

3）重度：肝脏体积增大（饱满），肝脏回声明显增强、细密，（肝脏边缘钝圆）肝内管道结构模糊不清，远场回声明显衰减，膈肌显示不清。

（2）局限性脂肪肝（图20-3-2）：又称非均匀性脂肪肝，脂肪可局限累积于某肝叶或肝段，也可以呈局灶性累积。按分布特点可分为三个类型。

1）段叶型脂肪肝：脂肪肝堆积局限于一个或多个肝脏解剖叶段。声像图表现为回声增强区域符合肝脏解剖的叶段划分，边界与肝静脉一致。回声增强的范围呈扇形或地图状延伸至肝表面，其内可残存部分正常肝组织，显示为不规则的低回声区，其余无脂肪浸润的肝脏叶段回声正常。

2）团块型脂肪肝：正常的肝组织内出现脂肪堆积。声像图表现为一个或多个回声区域，形态欠规整，但边

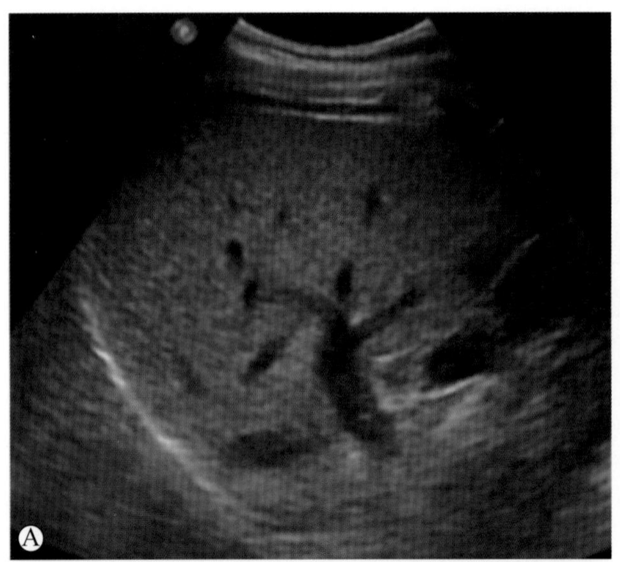

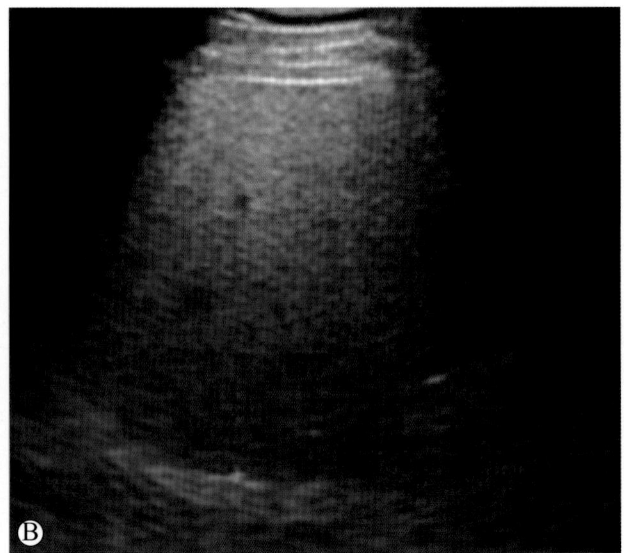

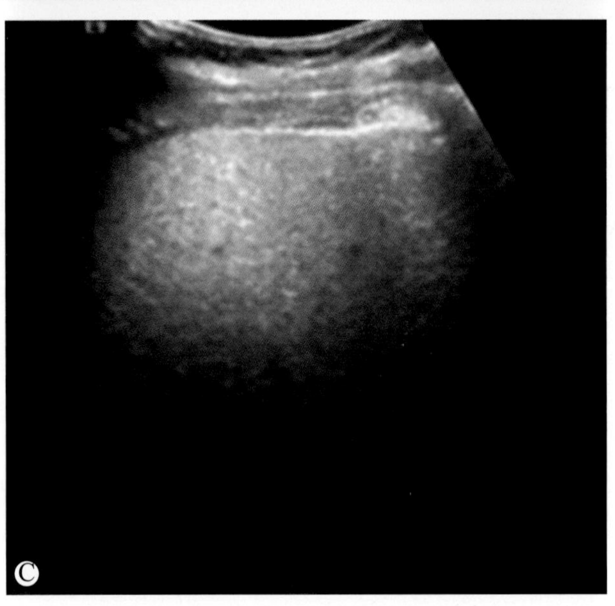

图20-3-1　弥漫性脂肪肝
A. 轻度；B. 中度；C. 重度

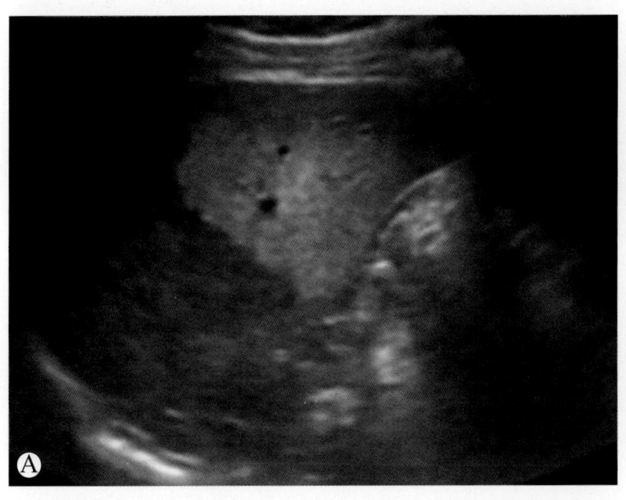
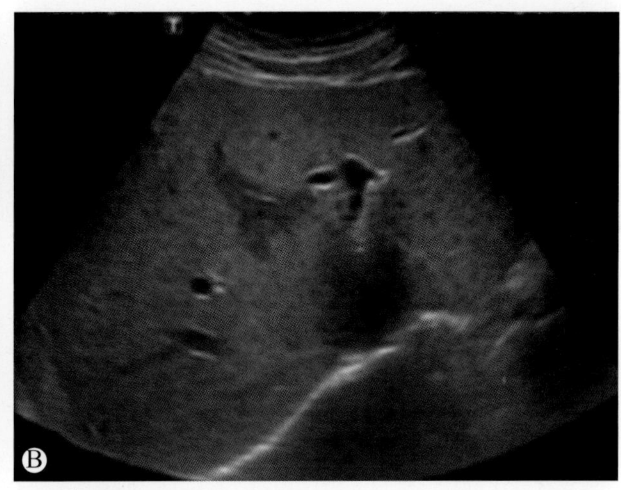

图20-3-2 局限性脂肪肝
A.段叶型脂肪肝；B.小叶间脂肪堆积

界清晰，直径多小于5cm，其余肝实质回声正常。

3）小叶间脂肪堆积：此型为成片的脂肪组织堆积在肝脏的横窦周围、胆囊床、第一肝门区、门静脉及肝静脉主支周围。因为脂肪组织内缺乏纤维组织，声学界面少，所以声像图表现为不规则的片状低回声，可呈三角形、长条形、类圆形等多种不规则形态，无球体感。边界清楚，内部回声均匀，常可显示其中有细管状结构通过。

另外，如果脂肪肝未得到及时诊治，可发展为脂肪性肝炎，可伴脾增厚或肿大、胆囊壁增厚或形态改变；脂肪性肝纤维化和肝硬化可有肝裂增宽，肝包膜增厚，肝表面不光整，肝内回声不均匀，各肝叶间比例失常，门静脉主干管径增粗，门静脉血流量增加，伴脾脏增大、胆囊壁增厚或胆囊形态异常等。

3.鉴别诊断

（1）肝硬化和弥漫型肝癌为肝弥漫性病变，其超声检查可表现为肝近场回声增高、远场回声衰减，应与脂肪肝鉴别，结合临床表现，鉴别并不困难。

（2）局限性脂肪肝时，超声表现为肝大部分强回声脂肪浸润，其间相对正常肝组织的小片状低回声区，此种情况须与小肝癌鉴别。前者边界清楚，无占位效应，周围无声晕。

（3）团块型脂肪肝时，超声表现为肝内一个或多个边界清楚的高回声区，形态欠规整，须与高回声型肝血管瘤鉴别，后者多呈筛网样结构。

（二）酒精性肝病

酒精性肝病（alcoholic liver disease，ALD）是由长期大量饮酒引起的一种弥漫性肝损伤。以男性多见，但女性对乙醇（酒精）较男性更敏感。其发病机制主要是乙醇中间代谢产物乙醛对肝脏的直接损害。其肝病理改变为酒精性肝炎、酒精性脂肪肝及酒精性肝硬化。研究表明，饮酒在50g/d以上会出现脂肪肝，但为可逆性病变，戒酒数周后肝可恢复正常。

本病轻者可无症状，但一般多有食欲减退、恶心、呕吐和腹胀等症状。急性酒精性肝炎时，肝大伴有触痛、发热和腹痛，可酷似急腹症。血清胆红素可正常或中度升高，血清氨基转移酶可升高。重症者可出现腹水、黄疸、中性粒细胞计数升高、凝血酶原时间延长及肝性脑病。

在病程发展的不同阶段，超声表现各不相同，按照酒精性肝损伤的程度，并结合患者的饮酒史，大致分为以下几种类型（图20-3-3）。

1.轻症酒精性肝病　可无临床症状或症状轻微，肝功能、病理及超声检查均基本正常或轻微异常，且无特异性，容易被忽视而得不到及时诊治，从而使酒精性肝病进行性加重。

2.酒精性脂肪肝　较轻时患者可无症状，若程度较重，可出现肝区疼痛、肝大等症状，还有少数患者会表现为轻度黄疸。超声检查，肝脏测值正常或不同程度增大，形态饱满，包膜光滑、清晰。前场回声弥漫性增强，呈云雾状，深部不同程度衰减，肝内管道结构较模糊，肝静脉变窄，门静脉管腔回声减弱。

3.酒精性肝炎　最显著的病理表现是肝细胞发生水肿，或者发生气球样坏死。同时肝小叶中央的病变尤其突出。临床上可出现恶心、呕吐、黄疸，甚至可发生肝性脑病、肺炎、急性肾衰竭、上消化道出血等症状，血清氨基转移酶升高。

超声表现：①肝脏轮廓饱满，包膜清晰，约60%伴不同程度肝大；②肝实质回声增粗、增强，分布不均，后方回声衰减不明显；③肝内管道结构在肝脏内的门静脉部位或者亚肝部位的分支上出现了平行的管状结构，

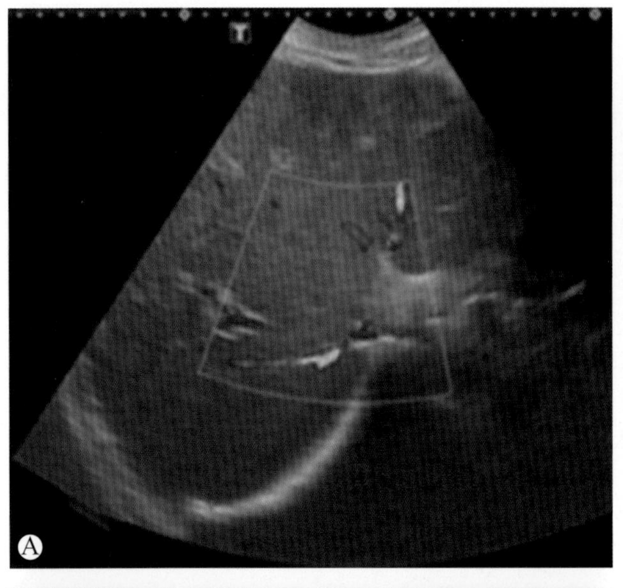

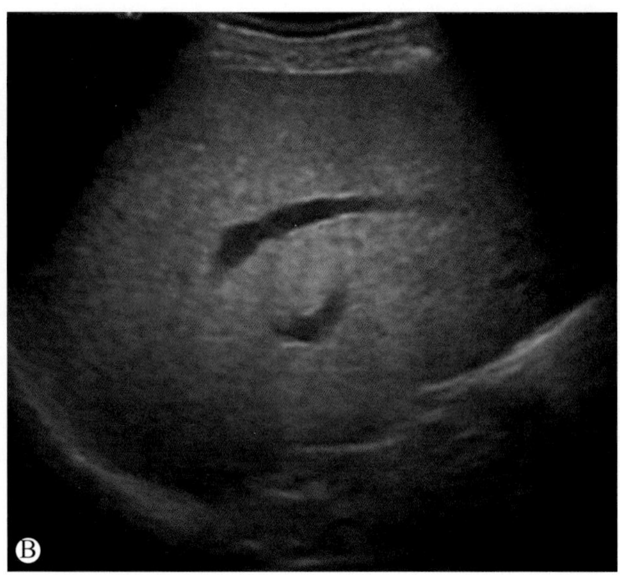

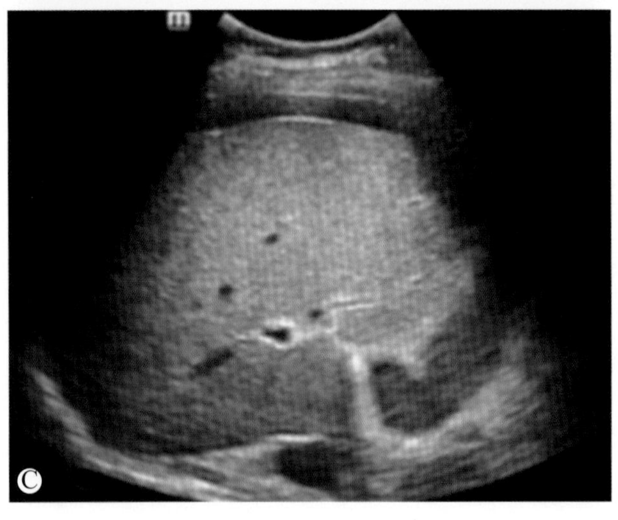

图20-3-3 酒精性肝病

A.酒精性肝炎；B.酒精性脂肪肝；C.酒精性肝纤维化-肝硬化

多普勒超声显示肝动脉分支出现扩张，即肝内假“平行管征”。PW（脉冲波）示肝动脉阻力指数下降，与正常肝脏阻力指数的差异具有统计学意义。

4.酒精性肝纤维化 随着病情发展，出现大量的肝细胞再生和结缔组织增生，形成假小叶。超声表现为①肝脏形态欠规则，多切面的测值均增大；②肝包膜回声变强，但无肝炎后肝硬化的锯齿状变化；③肝内回声增粗、增强、增多，肝内管道结构尚可显示。主要通过病史和相关检查与其他慢性肝病相鉴别。

5.酒精性肝硬化 超声表现见肝硬化相关章节。

（三）药物性肝炎

药物性肝炎（drug induced liver disease，DILD）或药物性肝损伤主要是在临床用药或个人在治疗、营养的过程中肝脏受药物本身、代谢产物或发生过敏反应所致的医源性疾病。其危害包括肝脏血管损害、促进肝硬化和诱导肝癌等。该病可以发生在既往没有肝病史的健康者或有肝病基础的患者中。

能引起药物性肝炎的药物较多，如解热镇痛消炎药、镇静催眠药、抗结核药、抗寄生虫药、抗生素、激素类药物、化疗药物等，另外，金属、类金属或食物性中毒等也可引起。临床大量研究表明，抗结核药和补充或替代药（CAM）是药物性肝炎最常见的病因，在我国乃至绝大多数亚洲国家中，最主要的致病因素是中草药，而在欧美地区则主要以NSAID为主。其病理改变为肝细胞坏死、胆汁淤积、细胞内微脂滴沉积。随着药物种类和用药量的日益增加，该病的发病率和病死率逐渐增高。本病约占所有黄疸住院患者的2%，在暴发性肝衰竭中占10%～25%。

根据临床表现该病可分为急性和慢性两类，急性药物性肝炎的超声表现类似于急性病毒性肝炎，早期肝脾体积无明显变化，由于肝细胞变性，出现小片低回声；若肝细胞内脂肪增多，则肝内回声细密、增多、增强，类似脂肪肝表现。

若药物性损害长期存在，其表现类似于自身免疫性肝炎，轻度可无任何异常回声，中重度则可出现淤胆及毛细胆管胆栓形成、肝血窦扩张等改变，超声表现为肝大，肝脏回声较粗、较高，分布均匀或欠均匀，深部回声减弱，并见弥漫性分布的短细回声、类管道状结构为增宽的细小肝管（图20-3-4）。

（四）肝豆状核变性

肝豆状核变性（hepatolenticular degeneration，HLD）又称Wilson病，或称假性硬化病，是一种以铜代谢障碍为特征的常染色体隐性遗传性疾病，多发生在青少年。该病起病隐匿，病程进展缓慢。由于铜蓝蛋白合成障碍及胆汁中的铜排泄受限，过量的铜不能排出体外而在肝、脑、角膜等组织脏器中沉积，继而出现不同程度的肝损伤、神经精神症状、角膜色素环（K-F环）等临床表现。铜在各脏器的沉积量及排铜能力的个体差异大，因而各脏器受损的顺序及程度也存在较大差异，从而使得临床表现较复杂。

肝脏是体内铜中毒的原发靶器官和铜主要的沉积部位，病理上表现为肝细胞、基底节细胞变性，随着铜在肝细胞内沉积的持续增多，引起肝细胞脂肪变性或核空泡形成，继而肝细胞坏死、肝纤维化，逐渐演变成肝硬化。

超声表现以肝细胞的病理改变为基础。从轻到重分为4期：肝脂肪变性期、肝炎期、肝纤维化期及肝硬化期。由于肝内铜颗粒的沉着呈不规则岛状分布，细胞基质内空泡状或结晶状的包涵体的形成，在肝内形成多种类型的声学反射界面，形成复杂多样的声像图（图20-3-5）。

（1）脂肪变性期：肝内铜蓄积使肝组织声阻抗明显增高，同时过量的铜沉积导致肝细胞脂肪空泡变性坏死，使肝脏回声表现为不均匀性增强、细密，后方可出现衰减，且常合并肝大。

（2）肝炎期：肝脏铜沉积量增多，进而小叶中央静脉周边的纤维组织增生，回声表现为明显增粗、增强，可见形态不规则的杂乱回声，肝内管系走行基本正常。

（3）肝纤维化期：随肝损伤程度加重，肝内回声增粗、条索状及层状，分布不均，类似地层切面，称“岩层征”。且病变多沿门静脉及其分支分布，近中心回声强，边缘部回声弱，构成“树枝样”改变。肝内管系欠清晰，远端呈网格样改变。

（4）肝硬化期：肝细胞变性坏死、炎症细胞浸润、增生的纤维组织、再生结节与残存的正常肝组织相互夹杂，导致组织的声阻抗各异。肝脏不同程度地缩小，形态不规则，被膜增厚、不光滑，肝实质内可见弥漫性分布、大小均匀的结节样回声，边界清楚，肝内管系走行杂乱、减少，肝静脉变细、走行失常。可合并门、脾静脉扩张，门静脉高压、腹水等非特异性肝硬化的超声表现。

由于超声图像的非特异性，诊断本病时需结合家族史、血清铜蓝蛋白检测、K-F环及病理等检查、检验结果，与肝炎、肝炎后肝硬化等疾病相鉴别。

（五）肝淀粉样变性

肝淀粉样变性（hepatic amyloidosis，HS）较罕见，是淀粉样蛋白物质在组织中沉积造成的，可沉积在局部或全身多个器官。本病是全身淀粉样变性的一部分，属于系统性疾病，可累及除大脑外的几乎所有器官，50%～70%的患者有肝脏受侵犯。

肝淀粉样变性早期症状轻微，肝功能基本正常，至中后期时可有不同的临床表现。大部分肝淀粉样变性起病隐匿，且由于缺乏特异性的临床症状及体征而容易误诊。按临床表现大致分为6型：①原发性淀粉样变性；②继发性淀粉样变性；③透析相关性淀粉样变性；④家

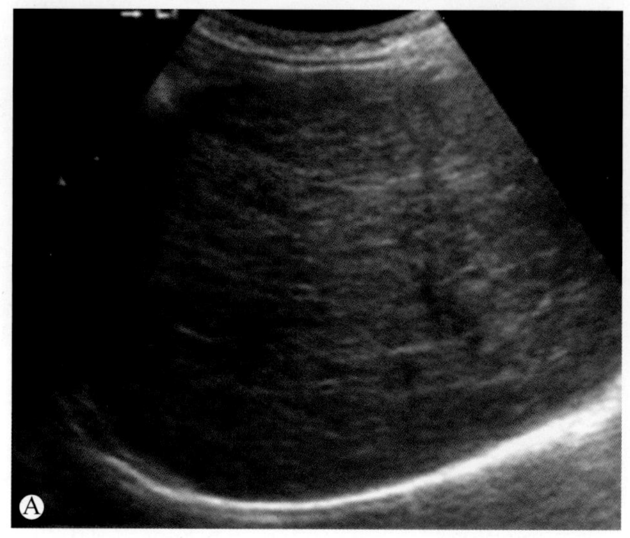

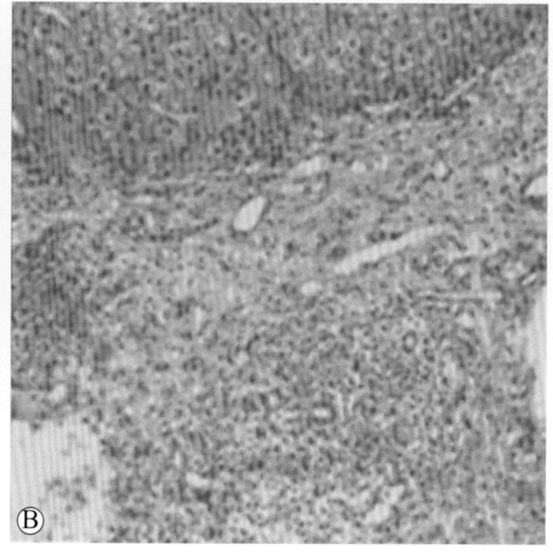

图20-3-4　慢性药物性肝损伤

A.超声表现为肝脏回声增粗、条索样；B.病理肝纤维化G2S3（肝脏炎症反应2级，纤维化程度3级）

族性淀粉样变性；⑤老年性淀粉样变性；⑥局限性淀粉样变性。其中原发性和继发性最多见。原发性淀粉样变性指在临床上无其他可能引起淀粉样变性的疾病存在，患者出现不明原因的肝大，最大可达肝下缘7cm，剑突下10cm。碱性磷酸酶增高，大量蛋白尿，血或尿中检测到单克隆蛋白。继发性淀粉样变性常由类风湿关节炎、多发性骨髓瘤、慢性感染性疾病等引起，多合并其他器官受累，其中肾脏受累最常见，表现为肾病综合征，其次为心脏受累。常见症状有疲乏、无力、体重下降、劳累后气短、周身水肿、感觉异常等，据受累器官不同可出现相应的症状，80%～90%的患者可出现肝大，质地较硬，触痛不明显，表面尚光滑；21%的患者出现腹水，多为漏出液；90%以上患者有蛋白尿，相当数量的患者有心肾功能不全、直立性低血压、周围神经炎；蜡状皮肤病和巨舌症是很有诊断价值的临床征象。大量临床实践表明，若肝脏出现明显增大伴碱性磷酸酶、谷氨酰转肽酶明显升高，其他肝功能指标轻度异常时，应考虑该病，另外，及时行肝穿刺活检可避免误诊。

肝淀粉样变性按病理镜下表现大致分为3型：①汇管区和血管周围浸润型淀粉样蛋白（AA型蛋白）浸润汇管区的血管壁，又称血管型，肝实质不受侵犯，或仅有少量淀粉样物浸润到窦周（Disse）间隙和窦间隙，此型占肝淀粉样变性的40%以上。②肝小叶内浸润型含免疫球蛋白轻链片段的淀粉样蛋白（AL型蛋白）沉积于Disse间隙和窦间隙，正常肝细胞索受挤压或扭曲，仅剩少量的正常肝细胞，约占肝淀粉样变性的25%。③混合型兼有上述两型的改变，约占20%。

超声表现（图20-3-6）：肝脾体积增大，表面平滑，形态、轮廓多无改变，肝内回声粗大，分布不均；部分患者可见腹水，少部分患者可出现胆汁淤积现象。绝大多数声像图上无明显特征改变，肝淀粉样变性可导致肝脏硬度变大，而对肝功能影响相对较小，因此发现肝脏不明原因肿大，且以左外叶增大为主，肝硬化程度与临床表现不一致时，可在超声引导下行肝穿刺活检（刚果

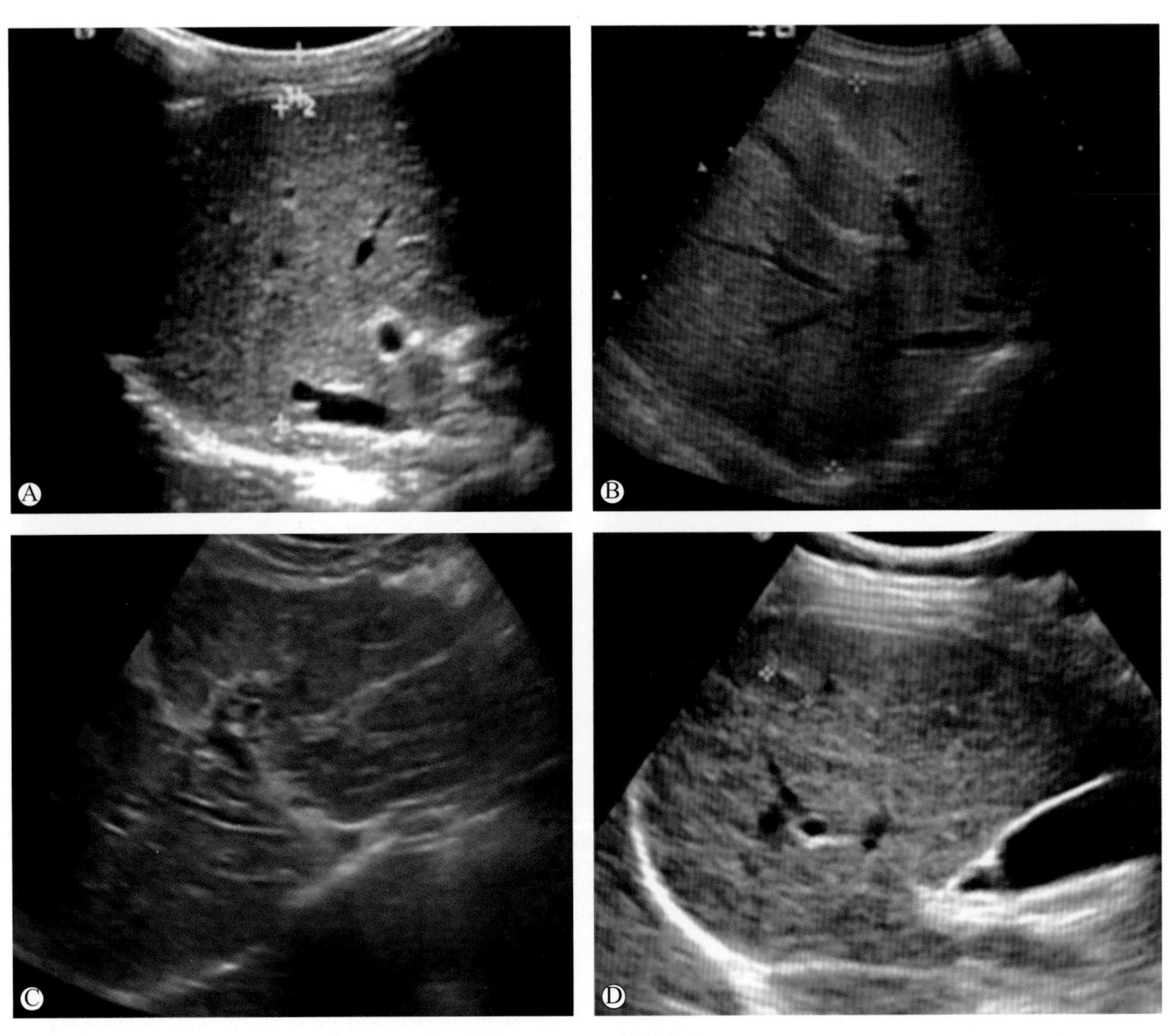

图20-3-5 肝豆状核变性

A.回声增粗；B."岩层征"；C."树枝样"改变；D.硬化结节

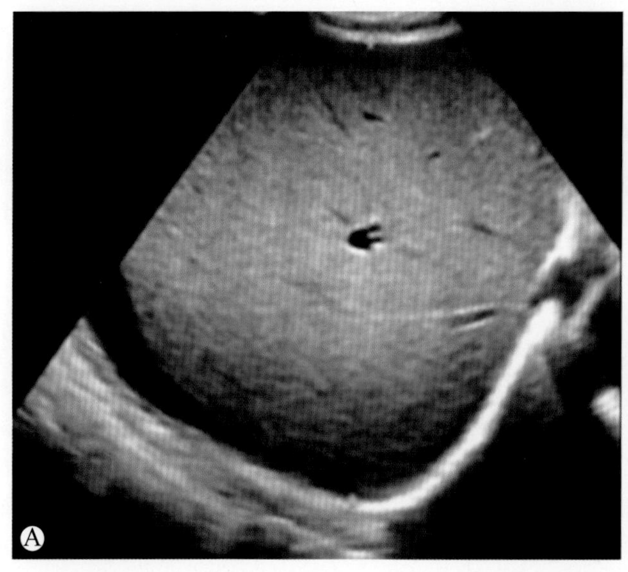

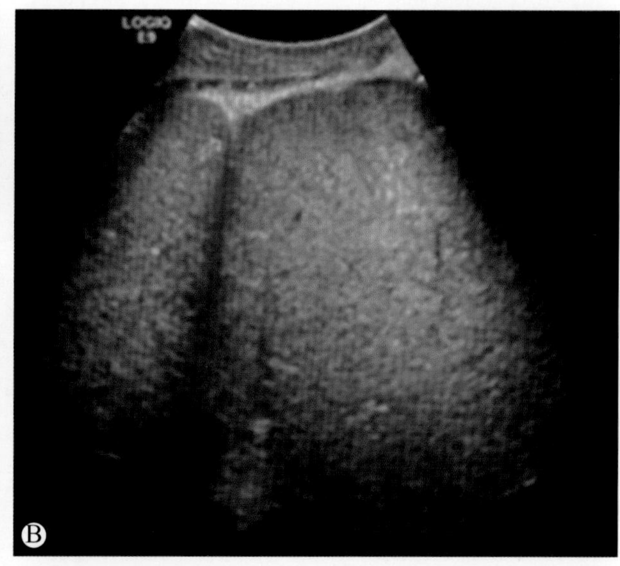

图20-3-6　肝淀粉样变性

红染色）确诊。

（六）肝糖原贮积症

糖原贮积症（glycogen storage disease，GSD）较罕见，好发于婴幼儿，多为常染色体隐性遗传的先天性酶缺陷，导致糖代谢障碍。按照缺陷的酶及发现的年代顺序不同，将糖原贮积症分为13个类型，其中Ⅰ型最常见，累及部位常为肾、脑等重要组织器官。肝糖原贮积症是糖原贮积症常见的Ⅰ型，由肝内葡萄糖-6-磷酸酶缺乏所致。病理特征：肝细胞核圆，胞质透亮，肝细胞体积增大，电镜下可见肝细胞明显肿胀，胞质内可见大量糖原堆积及大小不等的脂滴形成，线粒体有浓聚现象，Disse间隙增宽，汇管区明显扩大并见胶原纤维大量增生，临床上常引起肝脾大、血糖过低、血脂过高等症状，部分患儿出现生长发育迟缓、易感染的现象，可因严重酸中毒、痛风性肾炎等引起肾衰竭而死亡。

该病在超声表现上缺乏特征性，早期超声上无明显改变；随疾病发展可引起肝脏体积增大，但表面平滑、轮廓线整齐清晰；中后期可以出现典型肝脏脂肪变特征，终末出现肝硬化改变，肝实质的回声增强、增密，分布欠均匀，确诊本病需依靠肝活检和酶的测定（图20-3-7）。

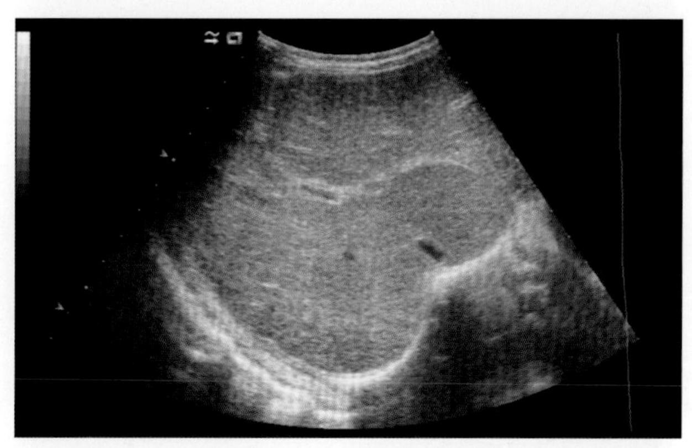

图20-3-7　肝糖原贮积症

（七）自身免疫性肝病

自身免疫性肝病（autoimmune liver disease，AILD）是因免疫系统过度激活而出现肝功能异常及相应临床综合征的一组疾病。通常分为2种类型：①以肝炎为主型，即自身免疫性肝炎（autoimmune hepatitis，AIH）；②以胆管损害和胆汁淤积为主型，即原发性胆汁性肝硬化（primary biliary cirrhosis，PBC）和原发性硬化性胆管炎（primary sclerosing cholangitis，PSC）。此外，部分AILD既具有AIH的特征，同时又符合PBS或PSC的临床和病理学特征，故称其为重叠综合征（overlap syndrome，OS）。

目前自身免疫性疾病的发病原因并不清楚，可能与遗传、环境、化学物质（包括药物）接触、病原生物体感染有关。AIH是一种因免疫系统对自身肝细胞的耐受被打破，进而对肝细胞产生免疫介导损伤的慢性疾病。最新调查显示：AIH在欧洲人群的发病率为（17.3 ～ 19.4）/10万人，年发病率为（0.5 ～ 2）/10万人。约56%的患者出现肝纤维化，12%的患者进展至肝硬化，AIH可有肝脾大、黄疸和其他慢性肝炎的症状和体征。约10%可快速进展至肝衰竭。

肝细胞炎症、坏死及界面性炎症为AIH的突出特点，常伴有坏死和纤维化，重症患者可出现桥接坏死、融合样坏死、玫瑰花结排列肝细胞、纤维间隔及假小叶形成。AIH诊断主要基于临床表现、实验室检查和组织学检查进行综合评价，在排除其他诸如病毒性和药物性肝损伤等因素后方可明确诊断。

PBC是一种自身免疫性、慢性进行性、胆汁淤积性肝病，其特征是以胆管损害为主，肝内胆小管进行性破坏和炎症反应导致胆流障碍，出现肝内慢性淤胆、胆管消失、门静脉纤维化，终至肝硬化。

超声表现：PBC早期无特异性表现，只有发展到中晚期才会表现出典型的声像图特征。主要为肝内回声增粗、增强、细颗粒状，同时有肝内胆管壁回声增强所形成的弥漫分布的短线状图像，出现腹腔淋巴结肿大的发生率远大于病毒性肝炎性肝硬化。

PSC也是一种原因不明的慢性进展性胆汁淤积性肝病，其特征为肝内外胆管广泛炎性狭窄，引起胆管闭塞、胆汁性肝硬化甚至进展为肝衰竭。好发于青年男性，60%～80%的PSC患者伴有炎症性肠病，最常见的是伴有慢性溃疡性结肠炎和纤维化。临床表现因人而异，可能会出现疲劳、腹部不适、黄疸、瘙痒等症状。晚期可能发展为胆管癌。其诊断主要是在发现提示胆汁淤积的生化指标（ALP和γ-GT水平升高）的基础上，存在相关的胆管影像学表现，如ERCP或MRCP下呈现出特征性的胆管串珠样改变，包括多发狭窄和节段性扩张（图20-3-8）。

二、病毒性肝炎

（一）病因学

病毒性肝炎是由肝炎病毒引起的一类以肝脏损害为主要表现的全身性传染性疾病，包括甲型（hepatitis A virus，HAV）、乙型（hepatitis B virus，HBV）、丙型（hepatitis C virus，HCV）、丁型（hepatitis D virus，HDV）和戊型（hepatitis E virus，HEV）肝炎病毒，还有研究尚不明确的己型（hepatitis F virus，HFV）和庚型（hepatitis G virus，HGV）肝炎病毒。其他非嗜肝病毒可引起肝脏损害及类似肝炎表现，如EB病毒引起的传染性单核细胞增多症，成人巨细胞病毒肝炎，单纯疱疹病毒、腺病毒、风疹病毒、麻疹病毒、黄热病毒、人类免疫缺陷病毒及柯萨奇病毒B群等引起的病毒性肝炎。病毒性肝炎是世界上危害较大的传染病之一，其中乙肝流行最为广泛。国内血清流行病学调查表明，在散发性病毒性肝炎中，甲型肝炎占36%～47%，乙型肝炎

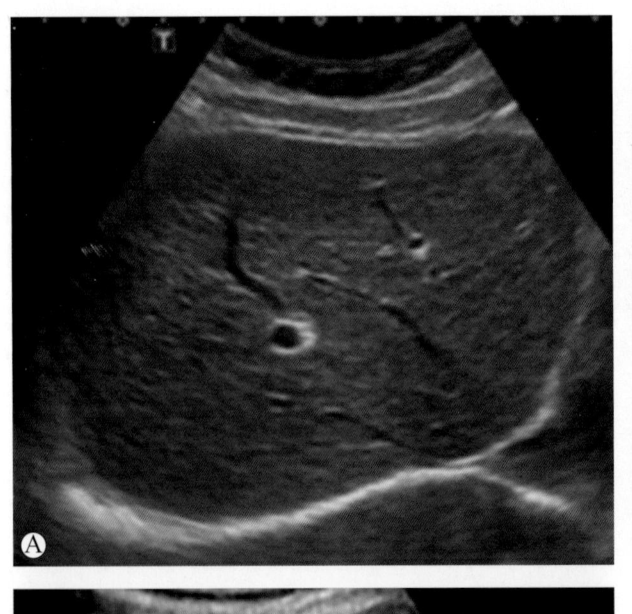

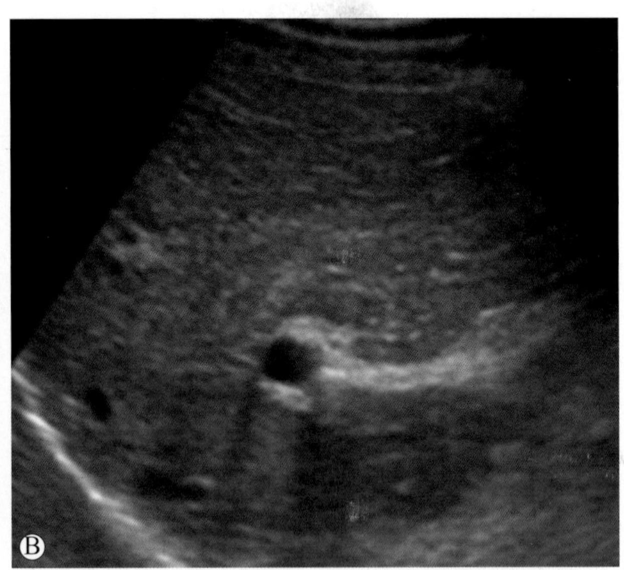

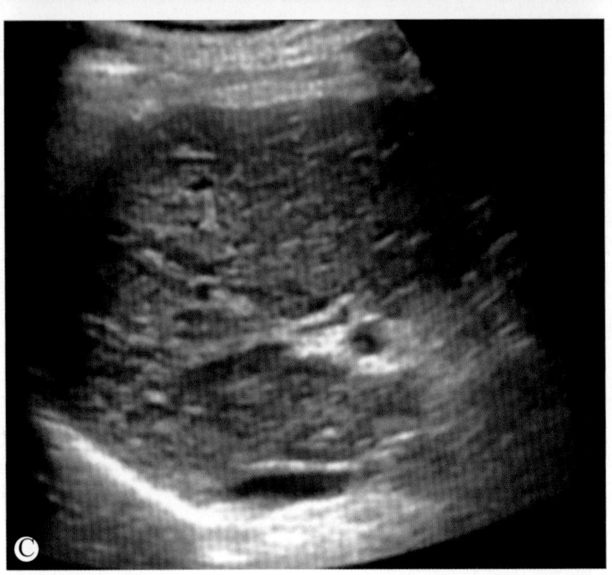

图20-3-8 自身免疫性肝病

A.肝脏回声增粗、短线样；B.胆管壁回声增强；C.原发性胆汁性肝硬化

占36%～41%，丙型肝炎占10%～25%，戊型肝炎占10%～20%。

（二）流行病学

常见病毒性肝炎的流行病学如表20-3-1所示。

（三）临床病理及超声表现

约有半数患者起病隐匿，在检查中偶然发现，有症状的患者临床表现为乏力、食欲缺乏、恶心、呕吐、厌油、腹泻及腹胀等，部分病例有发热、黄疸，而重症肝炎患者早期可出现肝衰竭表现。不论是哪一类型病毒性肝炎，其临床各期对应不同程度的肝细胞变性、坏死及炎细胞浸润，导致肝脏及肝外等实质脏器的声学界面发生改变，产生超声声像图变化。目前，超声影像技术是定期监测病毒性肝炎肝脏及肝外脏器改变，以无创评估损害程度并判断预后的首选影像方法。根据病程长短，可将其分为急性肝炎、慢性肝炎和亚急性肝炎，而对于乙肝病毒，根据感染数量、毒力和自身免疫反应状态等的不同，感染者可分为带保护性乙肝表面抗体者、长期慢性无症状带毒者、慢性肝炎患者、重型肝炎患者等。

1.急性肝炎（acute hepatitis，AH） 指肝炎病程不超过6个月者。肝大，表面光滑，呈全小叶性病变。病理可见肝细胞肿胀、水样变性、气球样变，夹杂以嗜酸性变、凋亡小体形成及散在的点灶状坏死，同时健存的肝细胞再生；局部伴有淋巴细胞为主的炎性细胞浸润；汇管区呈轻度至中度炎症反应，肝内无明显纤维化。部分肝组织内可见淤胆，毛细胆管内形成胆栓，肝窦内有含黄褐色的吞噬细胞聚集。我国最常见的急性肝炎是急性甲型肝炎和急性乙型肝炎，前者多可治愈。急性无黄疸性肝炎主要临床症状为食欲缺乏、腹胀、肝区隐痛、乏力等，肝功能有轻度损害；急性黄疸性肝炎起病较急，常表现为畏寒、发热、恶心、呕吐、腹胀、乏力等，2～8天后出现黄疸，并逐渐加深。

超声表现可由轻到重分为3度，轻度时，肝实质回声基本正常，肝脏可轻度肿大，门静脉管壁回声略增加，表现为“小双管”状或“小等号”状。中重度时，肝脏实质回声减低，分布稀疏。肝脏增大，增厚，形态饱满，肝角圆钝。肝实质光点密集减弱。门静脉主干及其分支管壁回声增强，肝静脉走行显示更为清晰（图20-3-9）。

另外，急性肝炎时可伴肝门淋巴结肿大，少数病例

表20-3-1 常见病毒性肝炎的流行病学

	甲型肝炎	乙型肝炎	丙型肝炎	丁型肝炎	戊型肝炎
病原学	单股正链RNA	环状双链DNA	单股正链RNA	单股环状闭合RNA	单股正链RNA
传播途径	粪-口	体液、血液、母婴	血液	体液、血液、母婴	粪-口
潜伏期	30天	70天	50天	70天	40天
传染性	黄疸前期	整个病程	整个病程	整个病程	黄疸前期
临床表现	发热表现	可有肝外表现	症状较轻	乙肝的协同或重叠感染	淤胆明显
发病年龄	青壮年多见	青壮年多见	各年龄段	青壮年多见	中老年多见
隔离期	起病后3周	HBsAg阴转	HCV-RNA阴转	HDAg阴转	起病后2周
预后	好，急性	90%转慢性	50%转慢性	70%转慢性	好，急性

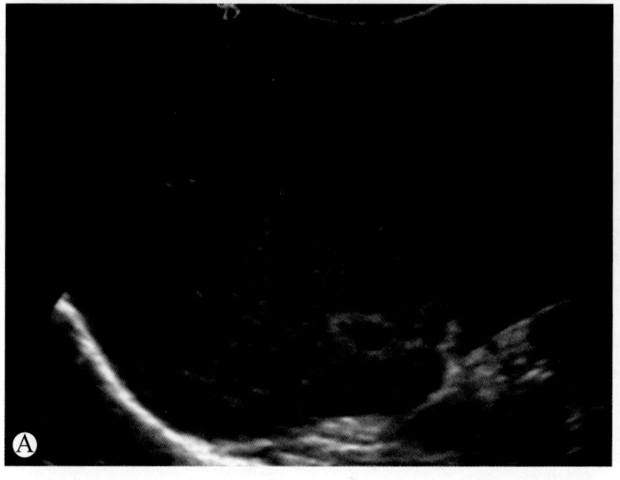

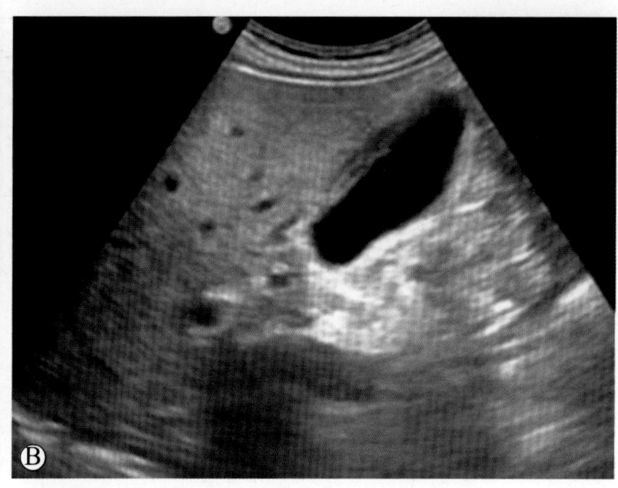

图20-3-9 急性肝炎

A.轻度，门静脉管壁回声增加；B.中重度，肝实质回声密集、减弱

伴有脾脏轻度肿大。继发胆囊改变是超声诊断急性肝炎的重要特征（图20-3-10），常见的有胆囊腔缩小，胆囊壁增厚，黏膜水肿、双边样，胆囊充盈不佳或充满弱至中等的点状回声，且胆囊改变出现较早。

2.慢性肝炎（chronic hepatitis，CH） 指多种原因引起的慢性肝脏炎性疾病，一般多由急性乙型肝炎、急性丙型肝炎久治不愈，病程超过6个月迁延而来，也有人感染肝炎病毒后，隐匿起病，病程较长。慢性肝炎传染性较强，分为慢性迁延性肝炎（CPH）和慢性活动性肝炎（CAH），甲肝和戊肝一般不会发展为慢性肝炎，但急性甲肝偶有迁延不愈的现象。

临床上慢性肝炎一般无特征性表现，主要为食欲缺乏、疲乏困倦、腹胀等。随着对慢性肝炎认识研究的加深，研究者提出了更加符合临床需要的慢性肝病分类方法，即以病理组织学改变来确定病变的程度，以分级（G1～G4）表示炎症的活动度，以分期（S0～S4）表示纤维化的程度，慢性肝炎分为轻、中、重三度（图20-3-11）。慢性肝炎时，小叶内除了不同程度肝细胞变性和坏死外，汇管区及其周围炎症常较明显，并伴有不同程度的纤维化，主要病变为炎性坏死及纤维化。

（1）轻度慢性肝炎：包括原慢性迁延性肝炎和轻型慢性活动性肝炎（G1～G2，S0～S2）。镜下肝细胞变性，有点状、灶状坏死或凋亡小体形成；汇管区有或无炎症细胞浸润，有或无局限性碎片状坏死；小叶结构完整。超声表现：肝、脾无增大或仅表现为肝轻度增大，或仅有肝左叶轻度肿大。肝内回声增多，肝静脉走行清晰。

（2）中度慢性肝炎：相当于原中型慢性活动性肝炎（G3，S1～S3）。镜下汇管区炎症明显；伴中度碎片状坏死；小叶内可见融合坏死或伴少数桥接坏死；纤维间隔形成，小叶结构大部分保存。超声表现：肝、脾轻度

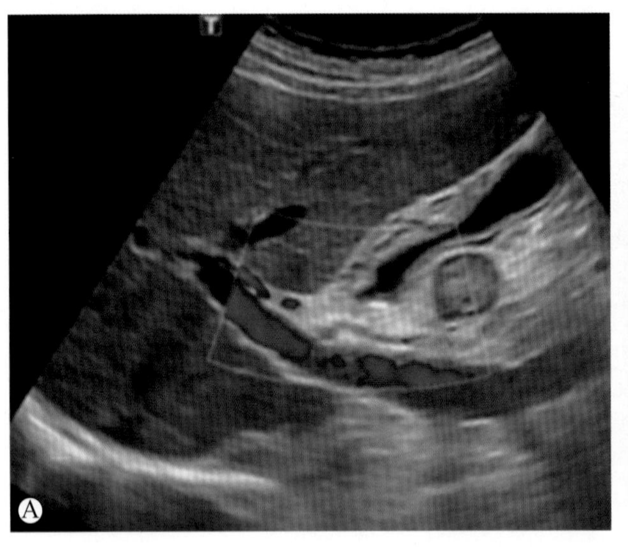

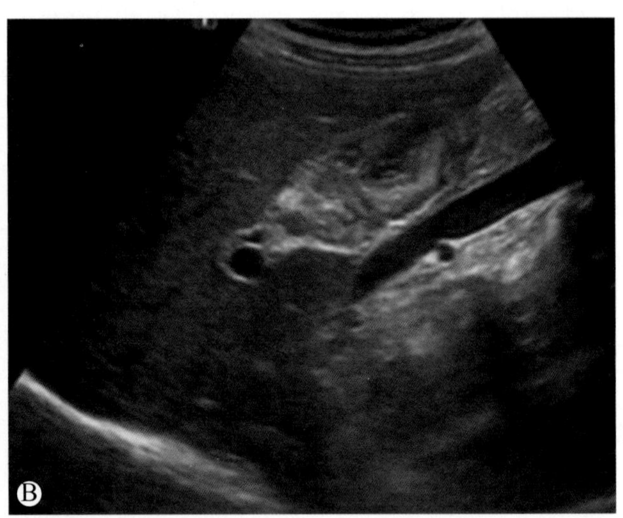

图20-3-10 急性肝炎继发胆囊改变

A.胆囊壁增厚，双边样；B.胆囊壁水肿，囊腔缩小

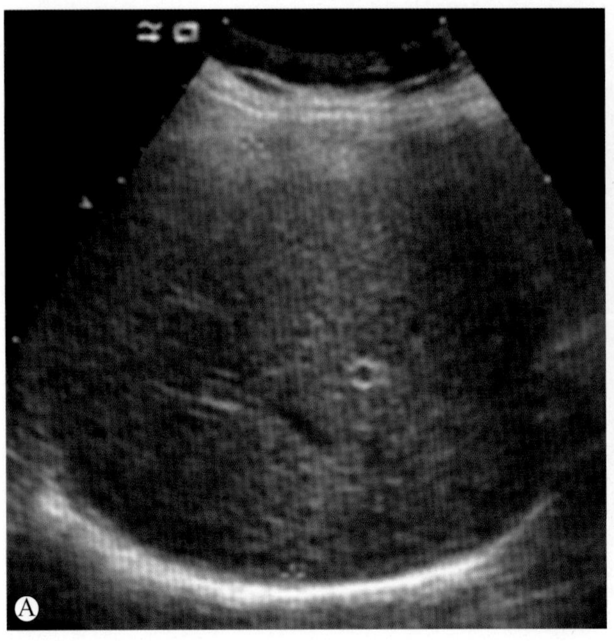

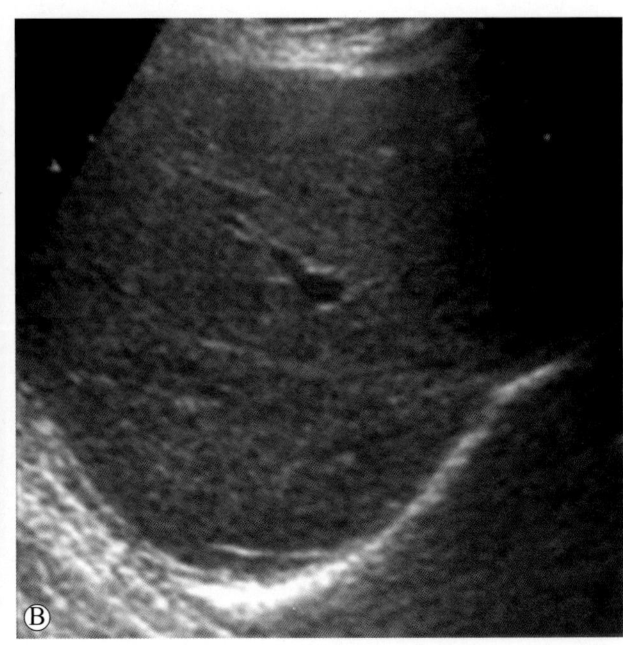

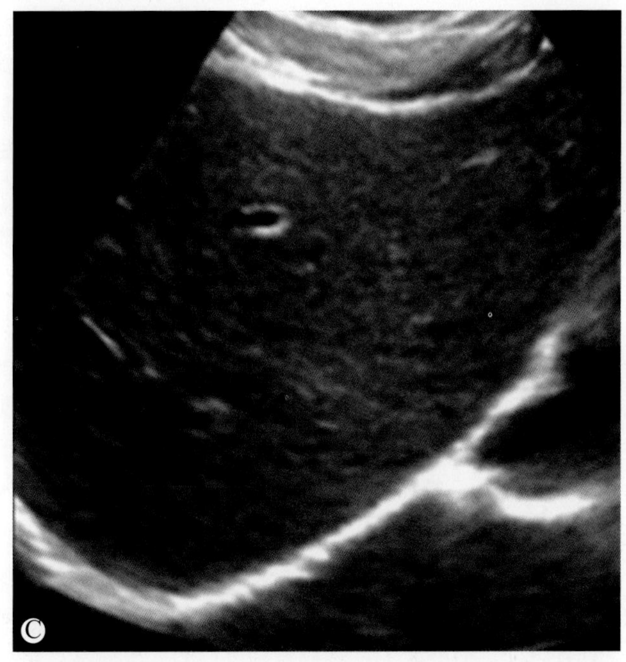

图20-3-11 慢性肝炎分类

A.轻度G2S2；B.中度G2S3；C.重度G3S4

增大，轮廓清楚，肝内回声增多，分布欠均匀，肝静脉走行多清晰，门、脾静脉内径无增宽，CDFI显示门静脉血流速度减低。

（3）重度慢性肝炎：相当于原慢性重型活动性肝炎（G4，S2～S4）。镜下汇管区炎症严重或伴重度碎片状坏死；桥接坏死累及多个小叶；大量纤维间隔，小叶结构紊乱，形成早期肝硬化。超声表现：肝脏轮廓清楚，部分病例肝包膜欠光滑，边缘变钝；肝内回声明显增粗、分布不均匀；肝静脉走行欠清晰，或轻度狭窄扭曲；门、脾静脉扩张；脾稍大；胆囊壁增厚，可见"双边征"；CDFI示门静脉血流速度减低。肝门有时可见数目不等的类圆形肿大淋巴结，直径1～2cm。

3.常见病毒性肝炎的特殊性表现

（1）慢性乙型肝炎：国内血清流行病学调查表明，在散发性病毒性肝炎中，乙型肝炎占36%～41%，90%以上的成人急性乙型肝炎可以痊愈，即达到HBsAg（-），约10%的成人乙肝转为慢性。

超声表现（图20-3-12）：慢性乙型肝炎中晚期突出表现即肝内结节形成，结节大小可不等，可为低回声或高回声，部分患者同时见低回声及高回声结节，检查过程中应注意结节大小、形态、有无血流等，区别有无癌变可能，对超过2cm的结节应高度警惕癌变风险。

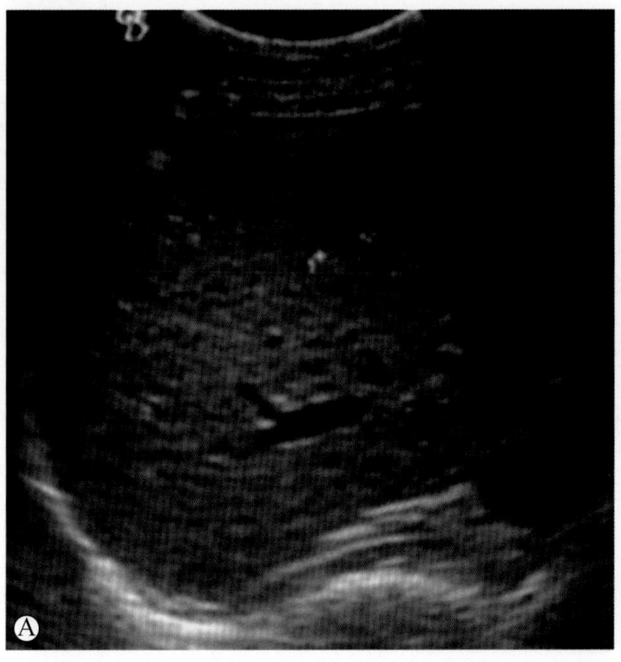

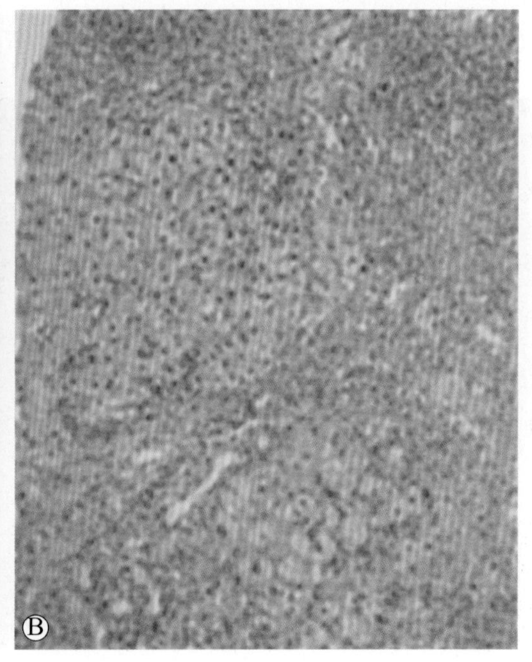

图20-3-12 慢性乙型肝炎

A.肝脏回声增粗，条索样，小结节形成；B.病理G1S1～S2

（2）慢性丙型肝炎（HCV）：HCV的高度变异性使其逃避机体的免疫监视，导致HCV感染后的慢性率较高，可达60%～80%。HCV在血液中滴度低，免疫原性弱，甚至产生免疫耐受，造成病毒持续感染。丙型肝炎较其他各型肝炎更容易发生肝细胞脂肪变性，脂肪变性、淋巴细胞浸润或淋巴滤泡形成、胆管损伤为丙型肝炎特有的病理过程。慢性炎症导致肝细胞不断地破坏和再生是诱发肝细胞癌（HCC）的重要因素。

超声表现（图20-3-13）。①脂肪变：由于丙型肝炎较其他各型肝炎更易发生脂肪变的特殊病理过程，故声像图多见脂肪肝表现，肝脏回声密集、增强，部分患者肝脏增大，肝内管系显示不清晰；②癌变：丙型肝炎肝内结节发生较乙型肝炎晚，丙型肝炎在未达肝硬化阶段即可发生癌变，部分患者病灶较小，位置隐蔽，可无明显临床症状，在检查过程中应予以重视，如患者持续性甲胎蛋白增高，或超声检查可见门静脉内栓塞，应高度怀疑有癌变可能。

（3）新生儿肝炎（neonatal hepatitis，NH）：常常在出生1个月内发病，首先出现黄疸。主要病因有感染、遗传性疾病（半乳糖血症等）、先天性胆道闭锁、药物性肝炎等。其中感染为主要病因，包括TORCH感染（弓形虫、风疹病毒、巨细胞病毒和单纯疱疹病毒）、其他病毒感染（如梅毒、嗜肝病毒、EB病毒等），以乙肝、丙肝病毒和巨细胞病毒感染最为多见。这些病原体可通过胎盘感染胎儿，亦可在产程中或产后感染，除可引起肝脏损伤外，还可侵犯全身各系统器官。少数病例与先天性代谢缺陷有关。

临床上主要表现为皮肤和巩膜黄染、大便色泽变淡或呈陶土色、尿色深黄、肝脾大及肝功能损害等，伴有结合胆红素和未结合胆红素均升高。部分患儿起病于新生儿期，感染可能发生于宫内、生产时和出生后。起病常缓慢而隐匿，黄疸可持续不退或加剧，或生理性黄疸消退后又再度出现黄疸。患儿伴轻度呕吐、畏食、体重不增加等。虽然发病于新生儿期，但确诊往往已超过新生儿期。

超声表现（图20-3-14）：①新生儿肝炎主要以肝脏损害为主，肝大、轮廓清晰，回声增粗。同时因肝炎引起的胆汁分泌量减少，可致空腹时出现小胆囊征象，但餐后胆囊收缩率常在50%以上。②先天性胆道闭锁患儿多合并胆囊及胆囊管发育不良，胆囊壁存在不同程度纤维化，肝门出现纤维块、胆囊壁皱缩和小胆囊（长轴≤15mm），餐后胆囊收缩功能消失。③少数患儿伴脾大。

（4）其他：甲型、戊型肝炎均为急性自限性过程，无慢性化。戊型肝炎的临床表现类似于甲型肝炎，病程呈自限性，但老年人及孕妇重型戊肝的发生率高，病死率也较高。戊型肝炎成人多显性发病，以黄疸型多见，近1/2患者存在淤胆型肝炎，表现为毛细胆管内胆汁淤积、实质细胞腺体样转化，肝细胞变性不明显。

三、肝衰竭

根据组织病理和病情进展情况，中华医学会感染病学分会肝衰竭与人工肝学组制定了《肝衰竭诊疗指南》，将肝衰竭分为：急性肝衰竭（acute liver failure，ALF）、亚急性肝衰竭（subacute liver failure，SALF）、慢加急性（亚急性）肝衰竭（acute-on-chronic liver failure，ACLF）和慢性肝衰竭（chronic liver failure，CLF）。

超声表现（图20-3-15）：①ALF起病急，发病2周内出现Ⅱ度以上肝性脑病，超声探查肝脏进行性缩

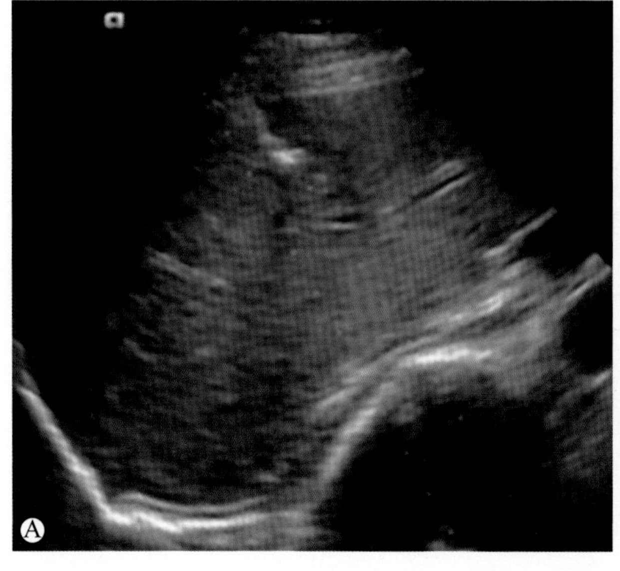

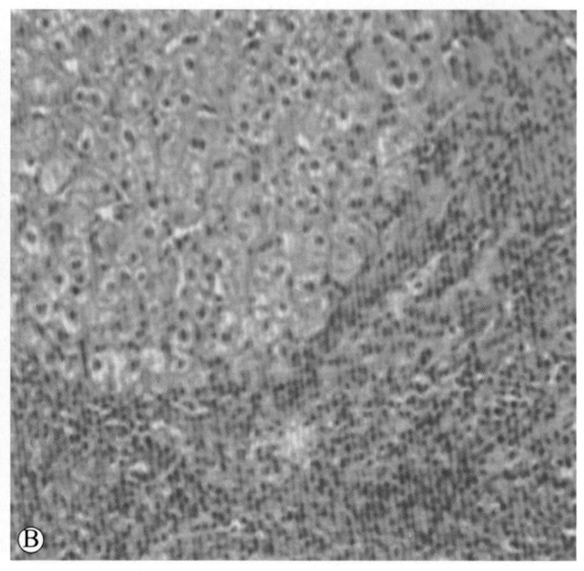

图20-3-13 慢性丙型肝炎

A.回声增粗、无条索感；B.病理G2S3～S4

小。②SALF发病15天至26周内出现肝衰竭症候群，早期可无明显改变，中期可出现胆系改变和（或）腹水。③ACLF在慢性肝病基础上短期内发生急性肝功能失代偿，超声表现主要与慢性肝病基础有关，肝实质回声可增粗、出现条索状回声等，肝被膜可光滑或呈波浪状。④CLF在肝硬化基础上肝功能进行性减退和失代偿，其超声表现与肝硬化程度相关，除肝脏、胆道系统及脾脏相应改变外，还可出现门静脉高压、腹水等征象。虽然肝衰竭的诊断依靠临床特征与实验室检查，但超声影像能动态观察肝脏、胆系、脾脏等与肝功能相关的直接和

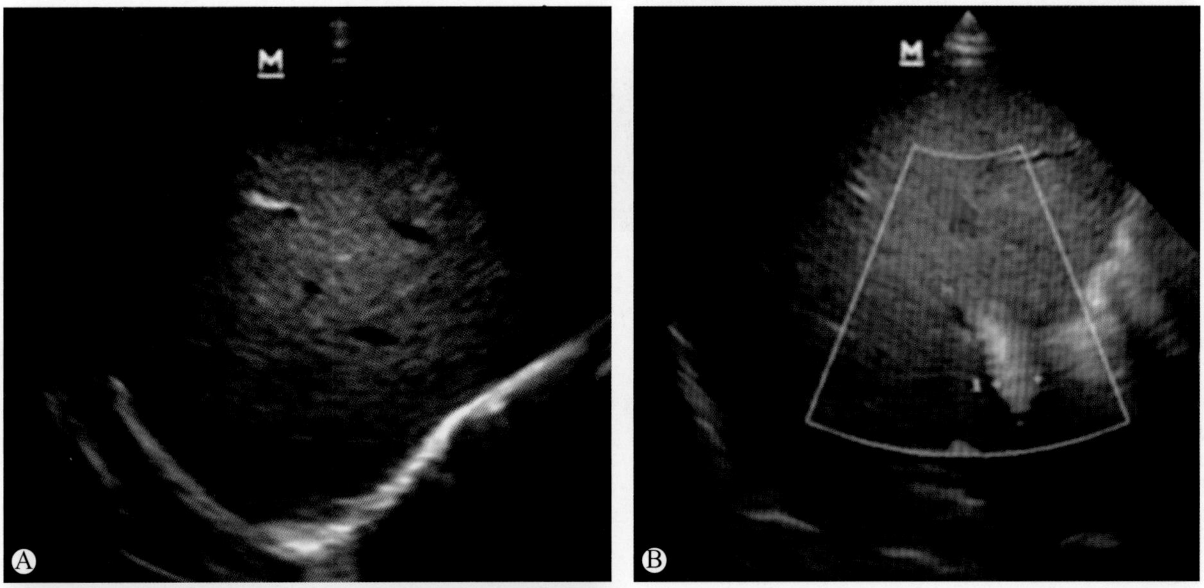

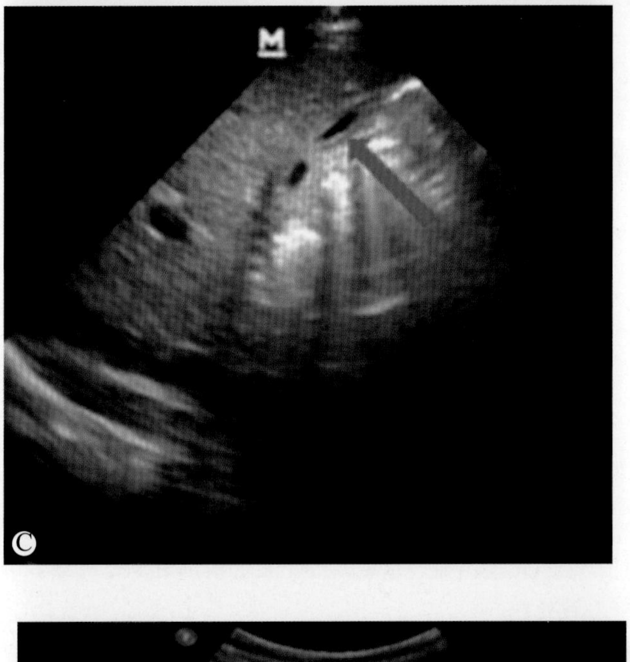

图20-3-14　新生儿肝炎

A.肝大、轮廓清晰；B.肝脏回声增粗；C.胆囊小、充盈差

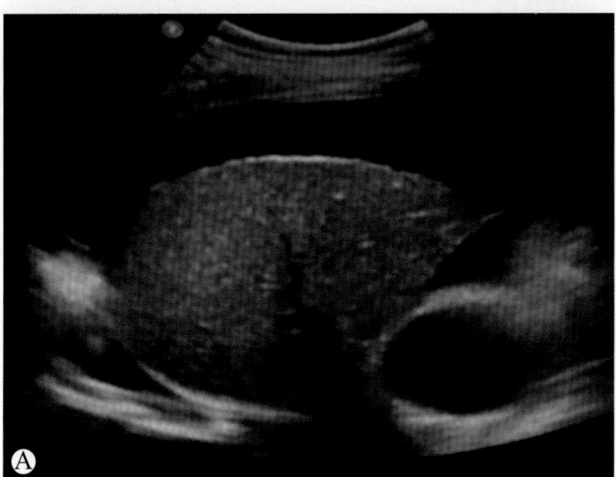

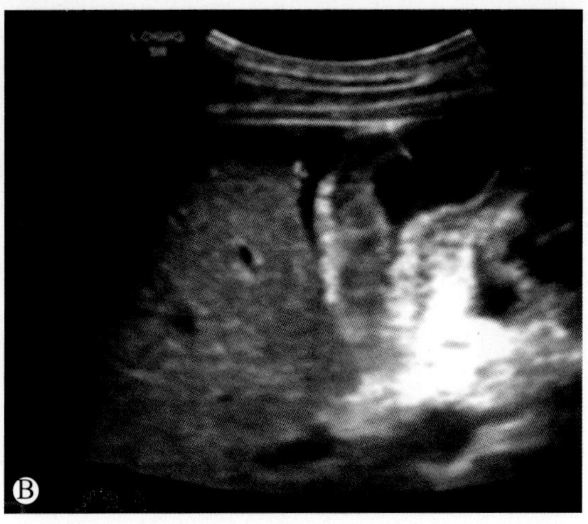

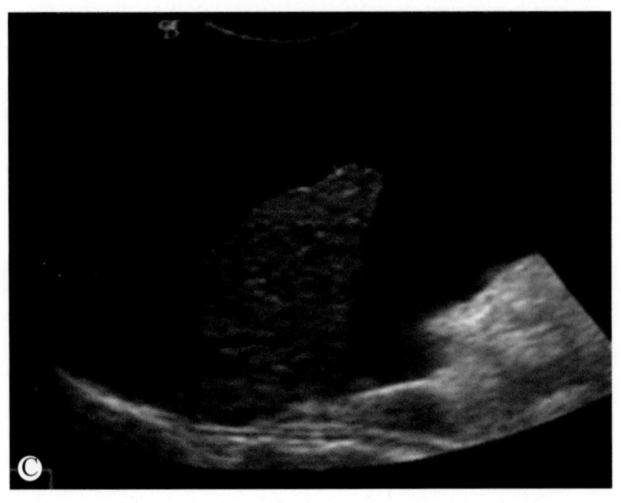

图20-3-15 肝衰竭

A.肝脏萎缩、回声增粗，伴腹水；B.胆囊壁水肿增厚；C.肝硬化基础，失代偿改变

间接征象，有利于评估肝衰竭治疗效果与预后。

四、寄生虫性肝脏疾病

多种寄生虫可侵犯宿主的肝脏，引起肝胆疾病。这些寄生虫在肝内移行和寄生造成的长期慢性炎症刺激可引起肝细胞的坏死、再生，进而发生局灶性的纤维化。轻度的损伤康复后，其不成熟的胶原纤维可被酶降解消除；持续或严重的损伤则导致纤维化乃至肝硬化。常见的可致人或动物肝脏病变的寄生虫：日本血吸虫、华支睾吸虫、细粒棘球绦虫、多房棘球绦虫幼虫、溶组织内阿米巴、卫氏并殖吸虫、弓形虫、弓首线虫蚴、疟原虫、白蛉等。

（一）血吸虫性肝病

血吸虫性肝病是血吸虫寄生在门静脉系统所引起的肝脏疾病，是一种寄生虫性疾病（parasitic liver disease）。我国常见为日本血吸虫病，主要流行于亚洲、非洲、拉丁美洲的76个国家，我国该病疫情严重，好发于长江流域及以南的湖南、湖北等省市自治区。感染血吸虫后，寄生在人或哺乳动物肠系膜静脉内的成虫排出的虫卵随血流沉积于肝脏，造成一系列急性或慢性肝组织细胞形态和功能的变化。

1.急性血吸虫肝病（acute schisto somiasis liver disease，ASLD）

（1）临床概述：血吸虫尾蚴大量进入人体后，随血流进入门静脉的小分支，在汇管区形成急性虫卵结节，导致汇管区的炎性渗出及以嗜酸性粒细胞为主的细胞浸润，并伴有肝细胞的小灶样坏死。临床上患者主要表现为畏寒、发热（晨轻夜重），伴有腹痛、腹胀、腹泻、食欲缺乏、呕吐、便血等消化道症状。同时出现肝大、肝区压痛、黄疸及部分神经系统症状，因其起病急剧，变化多样，如救治不及时可发生死亡。血液检查嗜酸性粒细胞明显增多。

（2）超声表现：①肝脏有轻度肿大，以左叶为著；肝脏轮廓线明显，一般较整齐；肝实质回声不均匀增强、密集；肝内管道较清晰，走行正常；病情严重时在汇管区周边可有散在分布、数毫米左右边界模糊的低回声。②脾可增大，部分患者在左肋缘下可探及脾脏下缘，急性血吸虫病尤为显著。③腹腔内门静脉旁淋巴结肿大。

2.慢性血吸虫肝病（chronic schisto somiasis liver disease，CSLD）

（1）临床概述：CSLD因反复多次感染或急性期迁延转归为慢性，虫卵在肝脏不断沉积，引起肝内肉芽肿及纤维化等病变，逐渐演变为血吸虫性肝纤维化甚至肝硬化。慢性期临床症状表现不一，常见症状有腹痛、腹泻、贫血、乏力、严重消瘦，粪便中出现红白冻状物，肝脾大等。由于血吸虫病未及时治疗、治疗不彻底或重复大量感染尾蚴，发展为晚期血吸虫肝病。中重度感染者，肝脏因慢性虫卵结节、虫卵钙化、小叶间大量纤维组织增生，伴以小肝管增生和炎症细胞浸润，出现肝脏变硬、变小，导致血吸虫病性肝硬化，以致脾大、腹水、贫血、上消化道出血、重度营养不良、极度衰弱，严重者可导致死亡。

（2）超声表现：CSLD一般无肝细胞的再生，所以肝内血管一般不发生推移、挤压征象，根据临床病情及声像图改变，可将CSLD分为轻、中、重三型，超声可见明确的特征性表现（图20-3-16）。

1）早期：无明显临床体征，多数患者经由其他疾病检查或健康体检时发现，多为青少年，有疫水接触史。肝脏病变较轻，血吸虫卵进入肝脏静脉细支，虫卵堆积处常形成嗜酸性小脓肿、慢性结节和胶原纤维包裹的钙化虫卵。

超声表现：肝脏体积正常或轻度肿大，肝包膜光滑，下缘角锐利，肝表面多平整，肝实质回声增粗，回声减

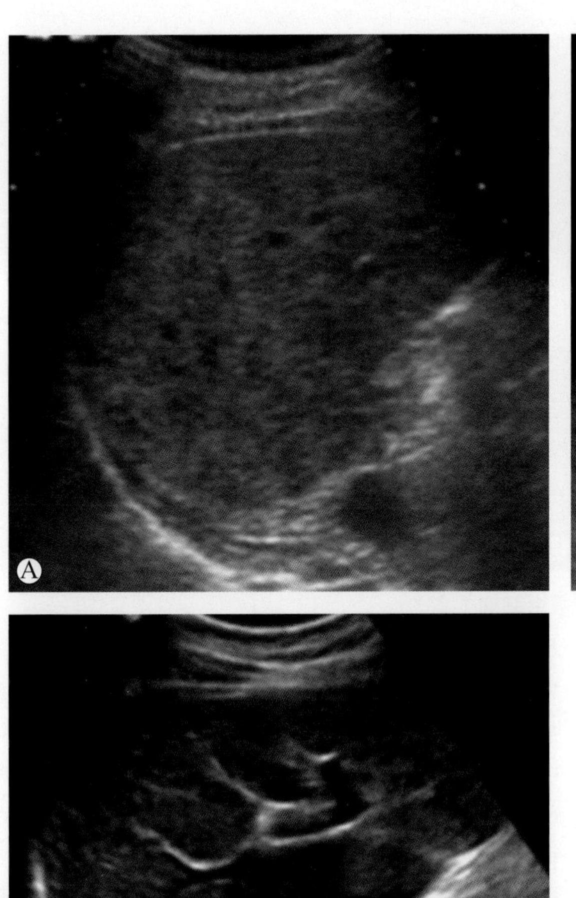
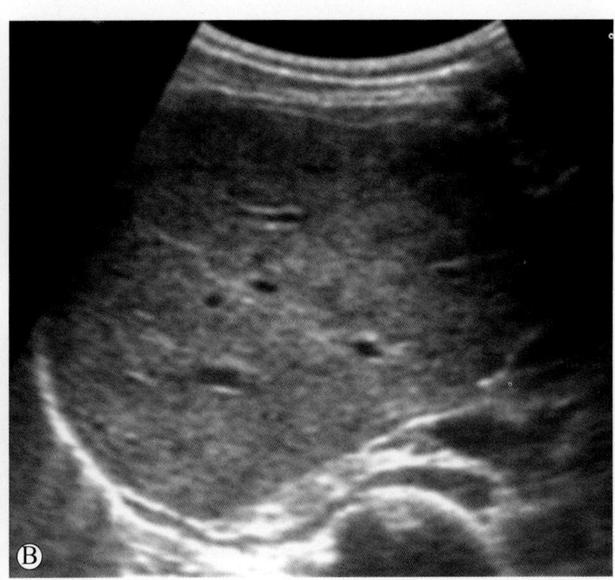
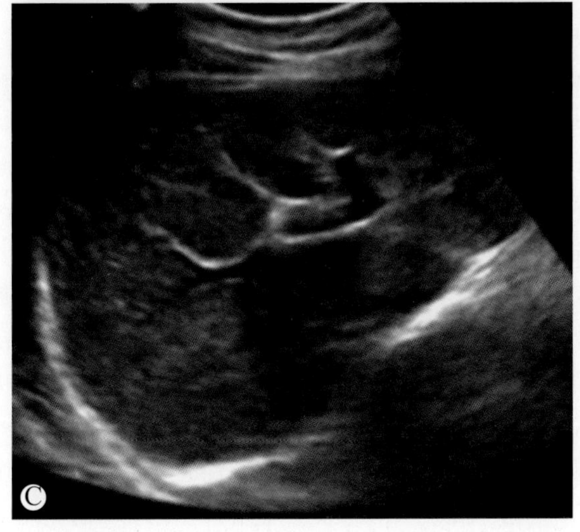

图20-3-16　慢性血吸虫肝病（一）

A.肝实质回声增粗；B.斑片状回声增强；C.管壁明显增厚

低，有小泡状改变，分布欠均匀。

2）中期：若早期治疗不彻底或再次感染，虫卵不断进入门静脉细支，因慢性虫卵结节、虫卵钙化、小叶间大量纤维组织增生，最后形成肝脏纤维化。患者普遍有乏力、上腹不适、消瘦等临床体征。

超声表现：肝包膜线增粗、不光滑，呈“细波浪状”，肝实质回声增粗，颗粒粗大，呈弥漫性分布，部分患者肝实质呈“细网格样”改变。此期肝静脉显示良好，血流充盈尚佳。

3）晚期：多为没有经过系统治疗或者未脱离病原反复感染而造成，在纤维化基础上，大量虫卵在门静脉内形成虫卵结节，压迫附近肝细胞索，使得肝脏变小、变硬，最终导致血吸虫病性肝硬化及门静脉阻塞，出现门静脉高压、脾大、腹水等。

超声表现：肝脏体积缩小，以右叶为著，左叶常可增大，肝左右叶比例失调。这点不同于肝炎后肝硬化以右叶萎缩和单纯尾叶增大的特点。肝包膜不规则，呈“波浪状”“锯齿状”改变。肝实质回声增粗增强，分布不均匀，肝切面见不规则强光带分割，因沿门静脉主干及分支分布的结缔组织增生程度不同，肝实质形成特征性表现如下：①鳞片状回声增强，在肝实质内呈弥漫性分布，常同时存在分布不均匀的粗大点状及斑片状增强回声。②网格状回声增强，肝内有大小不一网格状增强回声带分布，将肝实质分割成数厘米大的小区，回声带一般较细而整齐，使肝脏呈“马赛克”或“地图样”（图20-3-17）。③粗网状高回声，网格回声带粗厚，回声明显增强，被包围的肝实质分区较小，多在3cm以下，近似圆形，内部回声较低，易误诊为结节性肝癌。同时门静脉周围因纤维组织大量增生，管壁明显增厚，在超声上形成粗大的条索状强回声，横切面扫查时可使门静脉呈“牛眼”样图像。

合并门静脉高压时，门静脉及其属支、脾静脉、肠系膜上静脉均可有不同程度的扩张、胆囊壁呈双边改变、腹水、腹壁静脉曲张、侧支循环形成等系列表现。其中尤以脾增大明显，巨脾可达髂前上棘，向右可越过腹中线，其内可见弥漫点状中高回声。其预后较差，少数患者亦可合并肝癌。彩色多普勒超声显示门静脉及肝静脉血流走行失常、扭曲变窄。

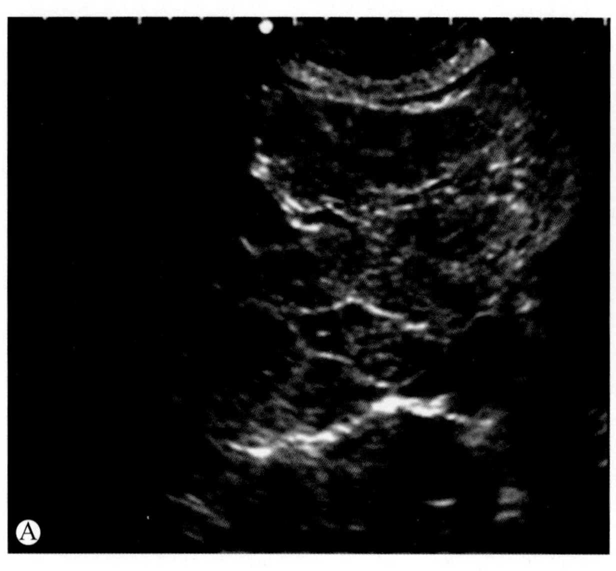

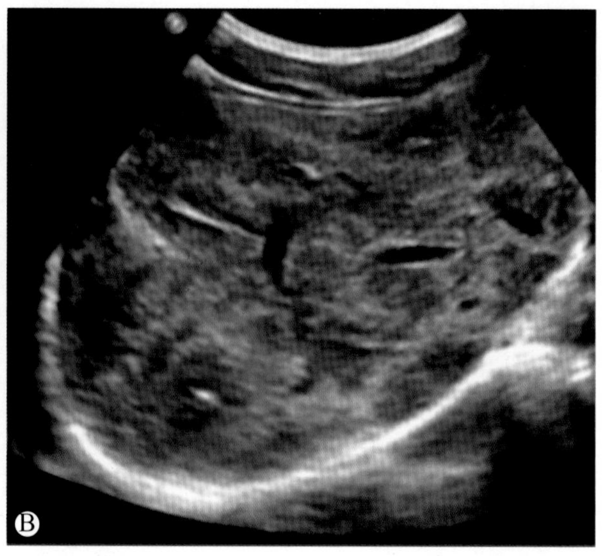

图20-3-17 慢性血吸虫肝病（二）

A.典型的“地图样”改变；B.弥漫斑片样改变

3.鉴别诊断

（1）肝硬化晚期：血吸虫肝病有和一般肝硬化类似的各种表现，基于其门静脉分支周围纤维化的病理特点，属于明显的窦前型门静脉高压。尤其胃肠道静脉回流受阻严重，发生食管-胃底静脉曲张、充血性脾大及腹水的情况较一般肝硬化更为严重。最常见的并发症为食管静脉破裂，发生致命性大出血或诱发肝性脑病。由于肝实质损害和肝细胞再生不明显，间变者少，并发癌变者罕见。

（2）原发性肝癌：血吸虫肝病的超声表现为粗网格状回声，有时不易与弥漫性肝癌鉴别，需要结合临床长期的疫水接触史、其他影像学和免疫学检查等，确定诊断还有赖于病原学检查，如粪检孵化、直肠-乙状结肠镜活组织检查，以及超声引导下肝穿刺组织学检查。

（二）华支睾吸虫病

1.临床概述 华支睾吸虫病（clonorchiasis sinensis）属人畜共患性疾病。多寄生于人、犬、猫、猪及其他一些野生动物的肝脏、胆管和胆囊内，终宿主因食入含有活囊蚴的淡水鱼虾而被感染，引起华支睾吸虫病（又称肝吸虫病）。此病主要流行于中国、日本、韩国和越南等国家和地区，世界范围内患者达3500万人，我国约为1500万人。此病在我国分布于22个省市自治区，以广东、广西和海南等省和自治区较多，主要流行于华南地区。是当前我国最严重的食源性寄生虫病之一，对人体健康危害较大。

轻度感染者，一般无明显症状与体征；中度感染者，常因多次重复感染，可引起急慢性胆囊炎、胆管梗阻性黄疸和胆结石等疾病，患者可有食欲减退、上腹隐痛、腹泻、肝脏轻度肿大伴轻压痛等症状及体征，血中嗜酸性粒细胞正常或轻度增多；重度感染病例，体内的虫数可达上万条，可出现黄疸、胆绞痛、腹水等肝硬化表现。在儿童时期，严重感染华支睾吸虫可致营养不良和发育障碍（侏儒症），成人严重感染者可有门脉性肝硬化，出现门静脉高压症。

2.病理改变 因虫体、虫卵及其毒性分泌物刺激所致的局部胆管损害、炎症及堵塞造成肝内胆管管壁增厚、胆汁淤积，致使管腔出现不均匀性狭窄及囊状和柱状扩张，周围有炎症现象，邻近的肝细胞可以发生营养不良、脂肪变性、局灶性坏死甚至门脉性肝硬化等。目前该病的诊断主要靠病原学检查、血清特异性抗体的免疫学检测和影像学检查，首选的检查是常规腹部超声。

3.超声表现

（1）超声所见肝脏呈轻度增大，以左叶为著，这可能是左肝管较平直，幼虫更易入侵所致。肝脏内部回声较粗，分布不均匀。

（2）肝内稍大胆管内径呈不同程度增宽和局限性扩张，肝内胆管壁增厚、回声增强，可表现为“双轨征”及条索样高回声。动态观察，有时可见呈斑块状或条索样中等回声的活虫体在肝内外胆管内活动征象。

（3）晚期可见胆囊壁增厚、腹水甚至门静脉高压等表现。

4.临床意义 血吸虫病感染较轻患者，肝脏内病变不显著，超声仅表现为肝内回声稍增粗及分布略不均匀，难以与慢性肝炎相鉴别。华支睾吸虫病的文献报道较少，应结合其流行病学特点，如在疫区或曾在疫区生活史等。当此病患者出现胆管壁增厚时，需与硬化性胆管炎、继发性胆管炎相鉴别，当华支睾吸虫病患者超声声像图上出现小片状高回声时，需与弥漫性肝癌鉴别，此时行增强影像学检查有利于明确诊断。晚期血吸虫病的肝脏图像一般较典型，易与其他肝病相鉴别。

（三）其他

由棘球属虫种引起的肝棘球蚴病、由溶组织阿米巴原虫引起的阿米巴肝脓肿具有特异性超声表现，详见本书相关章节描述。

除上述较常见寄生虫感染引起肝脏损害外，卫氏并殖吸虫、弓形虫、弓首线虫蚴、疟原虫、白蛉等寄生虫亦可引起相应肝脏实质及肝内胆管损害，如肝脏形态、边缘的改变，部分肝内胆管回声增强等，但由于此种损害的超声表现不具有特异性，在临床诊断时主要依靠实验室及其他检查确定病原。

五、淤血性肝病

淤血性肝病（congested liver disease，CLD）是由右心衰竭、肝脏血管异常导致肝脏血循环障碍、血液回流受阻，肝脏淤血所引起的病变。肝脏长期淤血、缺氧累及小叶中央区静脉扩张，肝细胞受压、变形、萎缩、胞质内呈颗粒样变，导致核固缩、核分裂及细胞坏死。随病情进展，小叶中央区的网状纤维塌陷，形成纤维化，且范围逐渐增大，向门区延伸，严重时仅在门区可见少量正常肝细胞。最终小叶中央静脉间纤维桥接形成，改建小叶结构，形成肝硬化。

（一）心源性肝淤血

心源性肝淤血是临床慢性充血性心力衰竭常见并发症，心功能失代偿时出现肺循环和（或）体循环淤血，因右心房压力升高致肝静脉压增高，血流淤滞造成肝血液质量变化、肝细胞缺氧，同时造成小叶中央静脉压上升，压迫中央区周围的肝细胞，使之萎缩和坏死；心搏量降低、肝血流量下降必然导致小叶中央区供氧降低，出现中央区肝细胞缺氧坏死。肝脏淤血反复发生或长期存在可导致中央静脉肥厚和小叶中央区结缔组织增生，随淤血加重，病变进一步发展，形成心源性肝硬化。临床表现为肝大，伴有右季肋部不适或腹痛；同时由于胃肠道淤血，可见食欲缺乏、恶心、呕吐；患者多有心脏扩大、颈静脉怒张、发绀、尿量减少和下肢水肿、胸腔积液、腹水等。

1. 二维超声表现（图20-3-18）

（1）肝淤血早期显示肝脏各径线增大，下缘角变钝，包膜光滑平整，肝实质回声略减弱，分布均匀，肝静脉和下腔静脉管径轻度增宽，管腔内可见细小点状回声，脾大不明显。

（2）随肝淤血时间延长，肝脏各径线测值相应变小，肝表面较光滑，或偶有波纹状起伏，肝内回声增强，分布尚均匀，超声探查时，探头接触处常有明显压痛。

（3）肝淤血典型表现为肝静脉各支内径显著增宽，内径可＞1cm。同时，下腔静脉内径增宽，并可见进入右心房内。肝静脉及下腔静脉管径的周期性变化减弱或消失。

（4）晚期，由于肝淤血所致肝硬化，引起肝内型门静脉高压，可观察到相应的超声表现，如门静脉内径增宽、脾大，部分患者可有腹水、心包积液等。

2. 彩色多普勒　显示肝静脉内血流暗淡，频谱多普勒显示离肝血流速度减慢，可失去正常三相波形。

（二）布-加综合征

布-加综合征（Budd-Chiari syndrome，BCS）是指因主肝静脉出口和（或）肝后段下腔静脉部分或完全梗阻性病变引起的肝静脉-下腔静脉血液回流障碍，肝脏长期淤血，最终可发展为以肝硬化窦后性门静脉高压症和下腔静脉高压症为特点的一系列综合征。常见病因有高凝状态下所致血栓、肿瘤等外来压迫、下腔静脉先天发

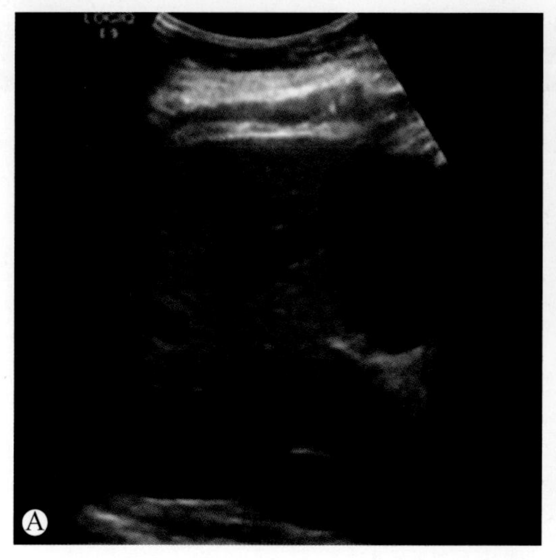

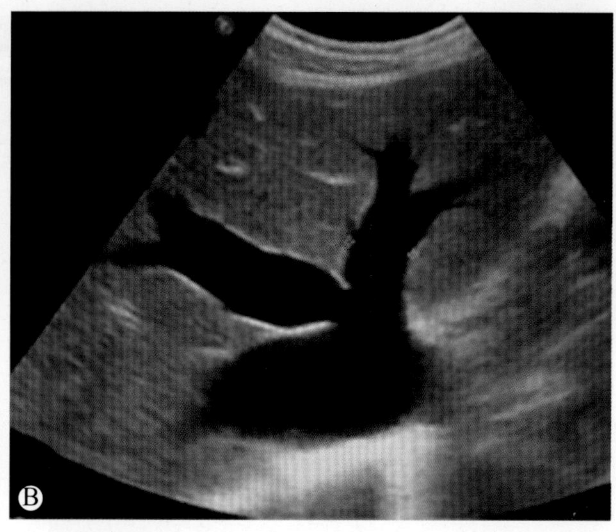

图20-3-18　肝淤血

A.肝脏回声减低，边缘变钝；B.肝静脉扩张

育异常（隔膜形成、狭窄、闭锁）、静脉内赘生物等。在欧美国家，本病最常由肝静脉血栓（HVT）引起，而在亚非国家，本病则主要由下腔静脉膜性梗阻引起。

临床表现、病程急缓与阻塞部位和阻塞程度有关，临床表现为肝脏淤血、进行性肿大伴右上腹痛、脾大、腹水、门静脉高压、胸腹壁静脉曲张、下肢水肿，与肝硬化相似。晚期患者多死于严重营养不良、食管曲张静脉破裂的消化道大出血或肝肾衰竭。诊断本病的金标准是下腔静脉造影术，但由于造影属于有创检查，超声可实时、动态地观察肝脏内外血管形态和血流动力学，以及肝脏本身的形态学改变，能较好地评估布-加综合征的严重程度和范围，更广泛地应用于临床。该病复杂多变，类型众多，其病理分型无统一标准，一般根据病变阻塞部位不同分为下腔静脉狭窄或阻塞型、肝静脉阻塞型、混合型三种类型，根据阻塞性质不同再分为若干亚型。

1.血管系统超声表现

（1）Ⅰ型：下腔静脉型，梗阻发生于下腔静脉（图20-3-19）。

1）Ⅰa型，隔膜型梗阻：主要为先天发育异常。多表现为下腔静脉内隔膜，隔膜呈筛孔状或膜状，一般位于下腔静脉汇入右心房处以下3～4cm处。病变处下腔静脉内径可正常或狭窄，静脉壁增厚，部分可见附壁血栓形成。病变远段下腔静脉扩张，肝静脉扩张。

2）Ⅰb型，狭窄或闭塞型梗阻：可为纤维性或下腔静脉炎导致。纤维性梗阻时梗阻段的管壁回声增厚、呈对称性，内膜光滑，梗阻远心端下腔静脉增宽；下腔静脉炎性梗阻时，下腔静脉管壁增厚，内膜不光滑，管腔狭窄，病变段血管腔内常有附壁血栓形成。当下腔静脉完全闭塞时，下腔静脉管腔无回声结构消失。

3）Ⅰc型，栓塞型梗阻：可为全身高凝状态下形成的附壁血栓或由腹腔内肝、肾、肾上腺及腹膜后等部位恶性肿瘤的侵犯形成的癌栓。此时下腔静脉管腔无回声内出现实性回声团，内部回声不均，与下腔静脉管壁分界清或不清。

4）Ⅰd型，外压型梗阻：下腔静脉周围脏器明显增大（如肝尾叶增大）、邻近器官的肿瘤等对下腔静脉的推移、压迫，使下腔静脉管腔呈弧形，局部变窄，但管壁回声连续，内膜光滑完整。超声检查可发现原发病灶。

CDFI：当完全阻塞时，阻塞处无血流信号，如血液经肝外血管分流，远心端下腔静脉（IVC）血流反向，如经肝内血管分流，IVC远心段血流方向正常；局部狭窄时，血流变细，呈“镶嵌样”，狭窄处可见喷射状五彩高

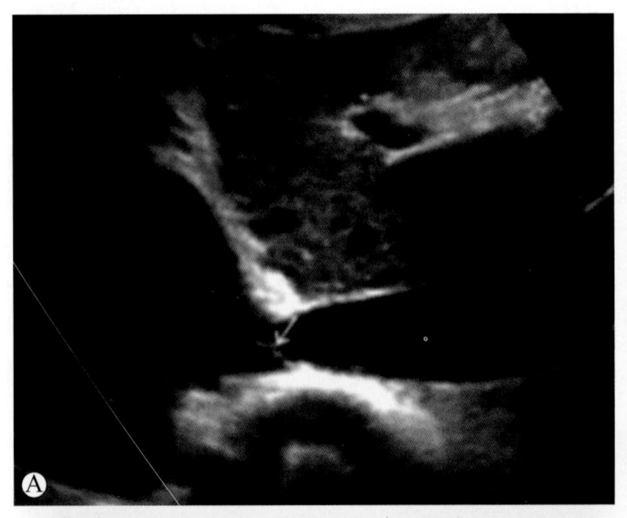

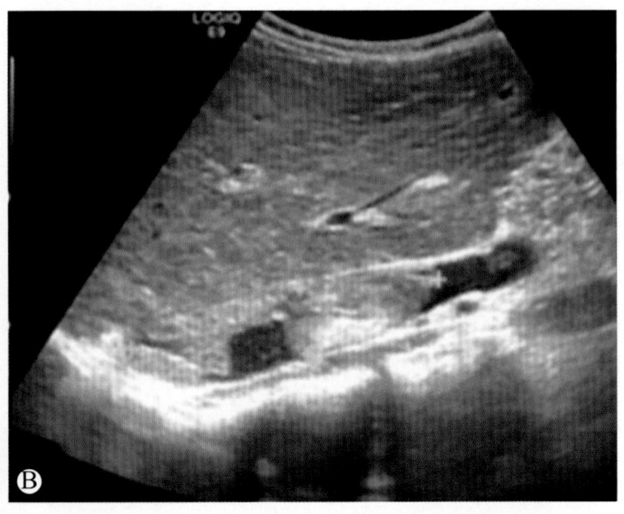

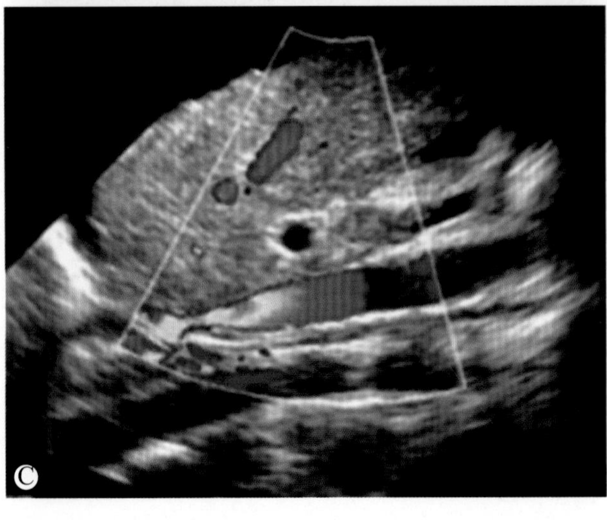

图20-3-19 布-加综合征下腔静脉型

A.下腔静脉隔膜；B.下腔静脉栓塞；C.下腔静脉狭窄

速血流，甚至可达右心房内。

PW：狭窄处可测及连续高速湍流频谱，远段下腔静脉流速减低、搏动减弱，肝静脉三相波消失，门静脉流速减低，若完全梗阻，则病变处测不到频谱。

（2）Ⅱ型：肝静脉型（图20-3-20），肝静脉阻塞可累及单支、双支，或三支肝静脉同时受累。其梗阻分型与下腔静脉梗阻类型大致相同。

1）Ⅱa型，隔膜型梗阻：受累肝静脉管腔不窄，在汇入第二肝门处可见带状强回声将肝静脉与下腔静脉分隔，肝静脉管腔与下腔静脉管腔不延续，受累肝静脉管腔可增宽，管壁搏动消失。

2）Ⅱb型，狭窄或闭塞型梗阻：受累肝静脉管壁增厚，不光滑，肝静脉全程或汇入第二肝门处变细、闭塞，或管腔显示不清，仅可见肝内的条索样高回声。此种分型主要与先天发育异常有关。

3）Ⅱc型，栓塞型梗阻：血栓性梗阻时管壁回声连续，管腔内可见实性回声，血栓根据形成时间可表现为低回声或强回声；癌栓性梗阻时管壁回声连续中断，与管腔内壁回声分界不清，栓塞内回声不均。栓塞段以下的肝静脉内径增宽。

CDFI：若肝静脉完全阻塞，闭塞的肝静脉内无彩色血流显示，仅可见侧支分流静脉丛，脐静脉为出肝血流；同时可见异常走行的交通支连接于肝静脉之间，阻塞段肝静脉与交通支可呈反向血流，若肝静脉内有栓子形成，则表现为栓子附着处的血流充盈缺损。

PW：闭塞的肝静脉内未见血流频谱显示，未闭塞的肝静脉血流频谱呈双相或单相、低速血流频谱，波幅平坦，深呼气时亦可见反向血流频谱。各型肝内侧支循环形成时，肝血流经侧支流向未闭的肝静脉或经与侧支相交通的肝尾叶静脉汇入下腔静脉。

另外，在肝静脉阻塞时，肝内静脉之间会形成交通支及侧支循环，显示为肝静脉之间走行不规则的无回声管道，粗细不均，呈“S”或“C”形。当三大静脉闭塞时，会有副肝静脉出现：于肝静脉正常开口下方（第三

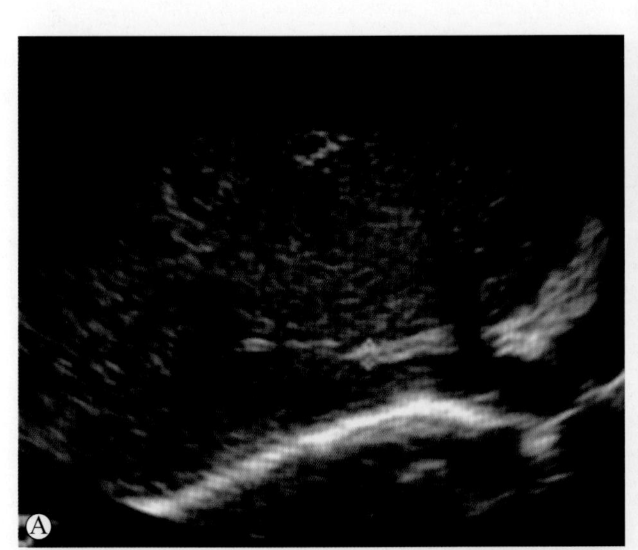

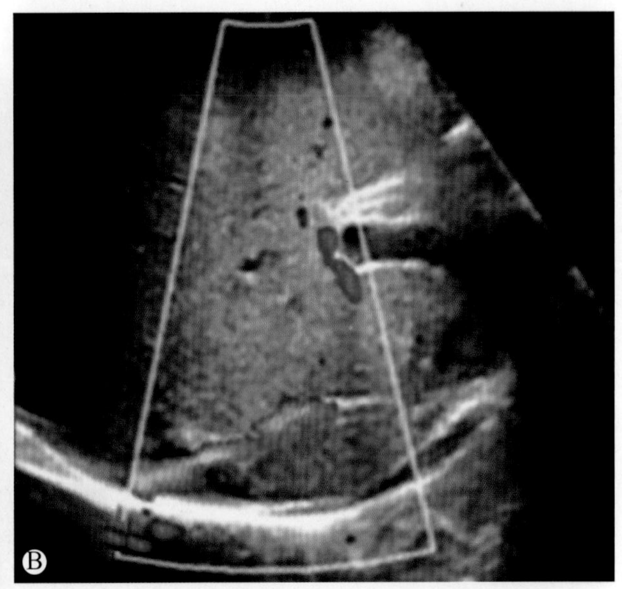

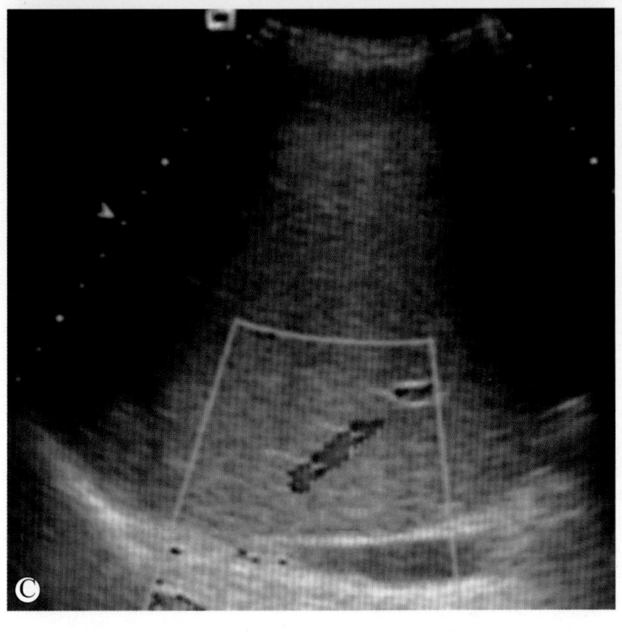

图20-3-20　布－加综合征肝静脉型

A.肝右静脉管壁增厚、闭塞；B.肝右静脉管腔变细；C.肝中静脉管腔狭窄，近心段闭塞

肝门）或相当于第二肝门处探及粗大静脉血管与下腔静脉相通。副肝静脉主要包括左、右后下静脉及尾状叶静脉，BCS副肝静脉扩张，成为重要的回流通道。在肝静脉阻塞时，肝静脉血流经这些异常交通管道进入下腔静脉，直接沟通门-腔静脉（图20-3-21）。

（3）Ⅲ型：混合型，即既有下腔静脉阻塞又有肝静脉阻塞，同时显示下腔静脉阻塞型和肝静脉阻塞型的超声声像图特点。

2. 血管系统外超声表现（图20-3-22） 布-加综合征病变早期，因肝内血液回流障碍，呈肝淤血样表现，肝脏体积可增大，以尾状叶增大明显，肝内回声稍低。疾病进展时，肝脏体积可缩小，肝内回声分布不均，增粗、增多，可出现片状强回声。晚期，肝脏体积可缩小；肝包膜可稍不平整，肝内回声增粗、增多，甚至形成弥漫性分布的高回声小结节，呈肝硬化声像图改变，同时伴有程度不等的脾大和腹水，晚期可形成巨脾、顽固性大量腹水。

在临床工作中，布-加综合征导致的肝脏病理改变和过程与心源性肝淤血类似，各型有相似的超声表现。当高度怀疑是布-加综合征时，还应该注意其与肝硬化和肝小静脉闭塞相鉴别，若超声未见下腔静脉和肝静脉的梗阻现象，但有肝大特别是尾状叶增大时，应想到是梗阻水平在肝窦或肝小静脉。

（三）肝小静脉闭塞症

肝小静脉闭塞症（hepatic veno-occlusive disease，HVOD）又称肝窦状隙阻塞综合征，是指某种原因所致肝小叶中央静脉和（或）小叶下静脉损伤导致管腔狭窄或非血栓性闭塞而产生的门静脉高压。本病常由食入含有吡咯生物碱的植物、草药或者茶制品引起。另外，接触或食入砷剂、汞等有毒物质，干细胞移植术前大剂量放、化疗，过量雌激素等也可导致本病的发生。临床表现主要有体重明显增加、肝大、疼痛、黄疸、腹水等，半数以上的患者可康复。20%～25%的患者死于肝衰竭，少数患者发展为肝硬化门静脉高压症。

超声表现：①肝脏弥漫性增大、腹水。②门静脉高

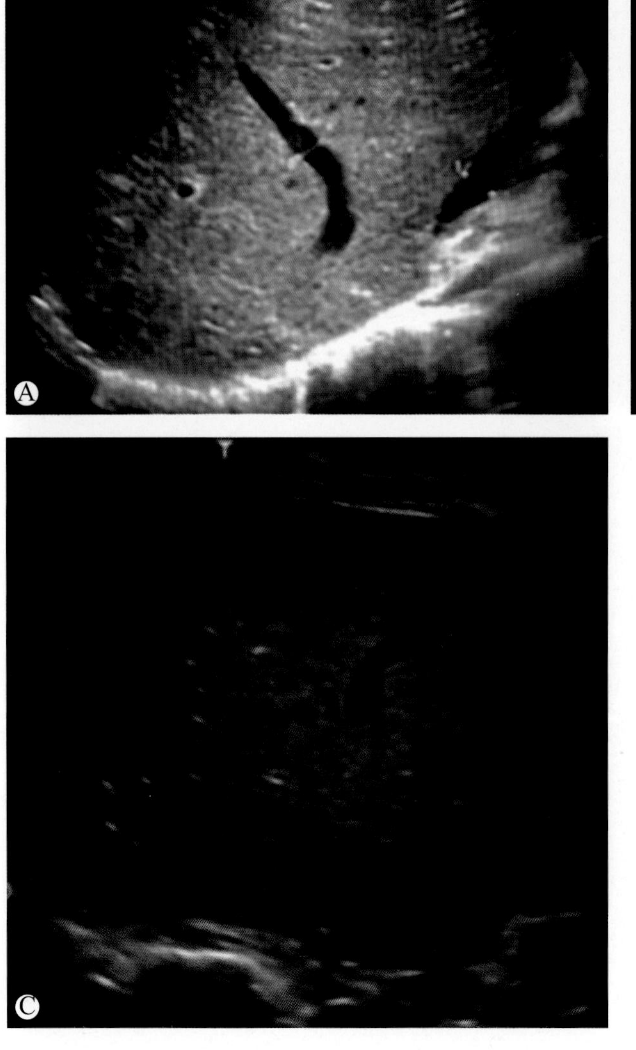

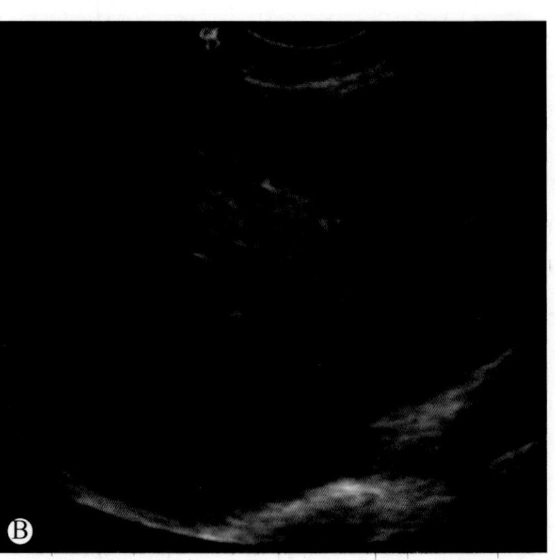

图20-3-21 布-加综合征肝静脉型

A.肝中、肝左静脉与下腔静脉管腔不延续；B、C.肝静脉之间形成交通支

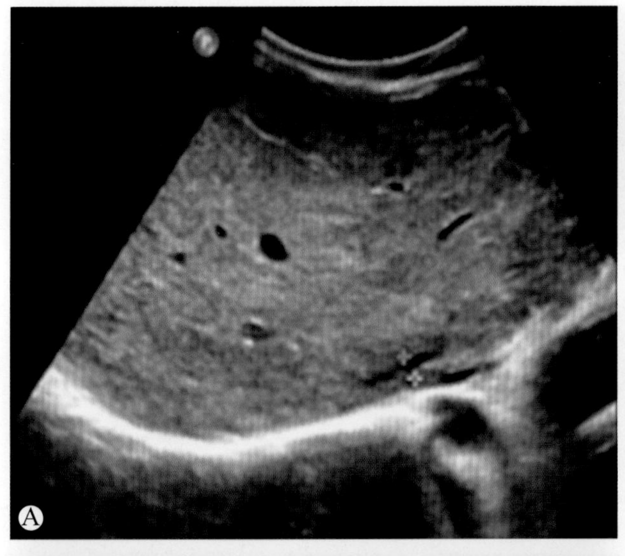

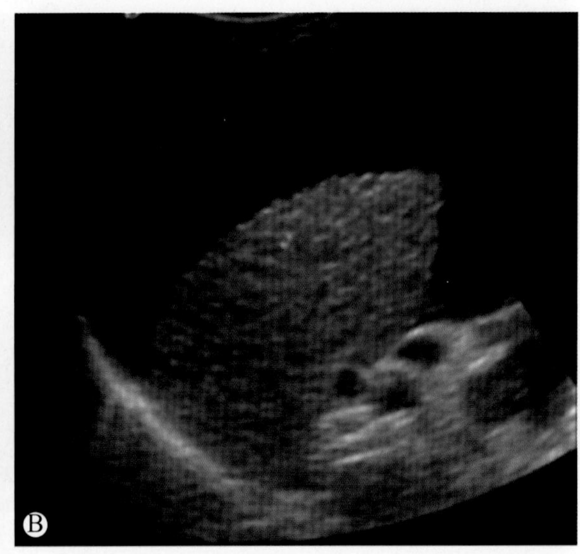

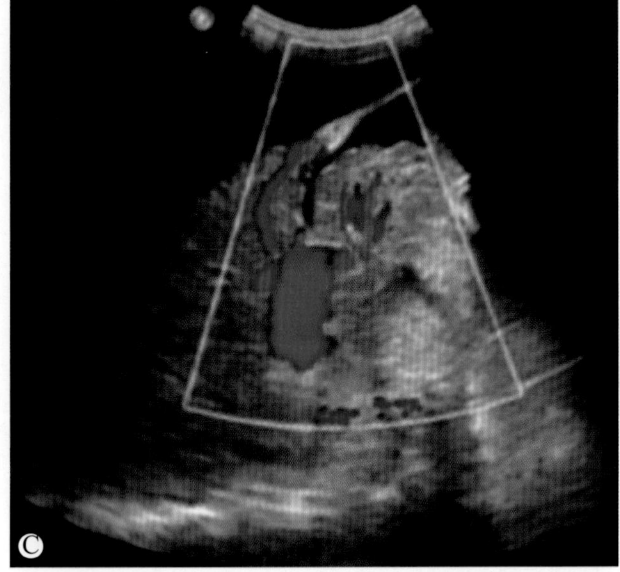

图20-3-22　布-加综合征肝脏表现

A.肝内斑片状高回声；B.肝脏萎缩、硬化结节形成，伴大量腹水；C.肝硬化、腹水、副脐静脉开放

压相关症状，如门静脉增宽并流速减慢、副脐静脉开放等，晚期可见门静脉血流方向改变。③肝静脉受损表现，肝静脉回声增强，内径变窄，血流减少、流速减低甚至消失。④肝动脉阻力指数增高具有诊断和鉴别诊断意义，但升高程度与病情严重程度不呈正相关。

作为一种特殊类型的肝脏疾病，本病在我国发病率较低，易漏诊或误诊，根据2009年美国肝病学会肝脏血管疾病诊疗指南，诊断本病的金标准为测定肝静脉压力梯度（＞10mmHg）及肝脏病理组织学检查（直接征象为肝窦内皮细胞损害致肝窦流出道阻塞）。同时需与布-加综合征、心源性肝淤血、病毒性肝硬化相鉴别。影像学检查具有重要的辅助诊断及鉴别诊断价值。

附：布－加综合征支架植入术后支架脱落1例

患者为老年男性，因下肢水肿、腹胀就诊，经检查为下腔静脉膈肌段狭窄，诊断为布－加综合征，行球囊扩张及支架植入介入治疗未成功，1个月后再次行球囊扩张术，并植入支架1个，症状缓解。2年后，再次出现腹胀、双下肢水肿，检查发现下腔静脉支架上节部分移位变形（图20-3-23），且右心房发现植入支架体强回声，考虑支架脱落进入右心房（图20-3-24）。

六、其他

（一）白血病

白血病的髓外浸润可累及全身多系统，临床表现多样，典型表现如贫血、发热、出血、骨关节痛等。但少有以严重肝功能损害及黄疸为首发症状者。急性白血病患者肝功能受损多出现在化疗过程中，以药物性肝功能损害最为多见。据文献报道，白血病细胞肝内浸润高达86.54%，但浸润的程度与肝功能受损并不平行。由于肝脏呈弥漫性浸润，声像图上肝脏视病情轻重呈不同程度的增大，形态轮廓无明显改变，肝内回声低弱，较正常稀疏，分布不均，间有粗大点状高回声；脾大显著。

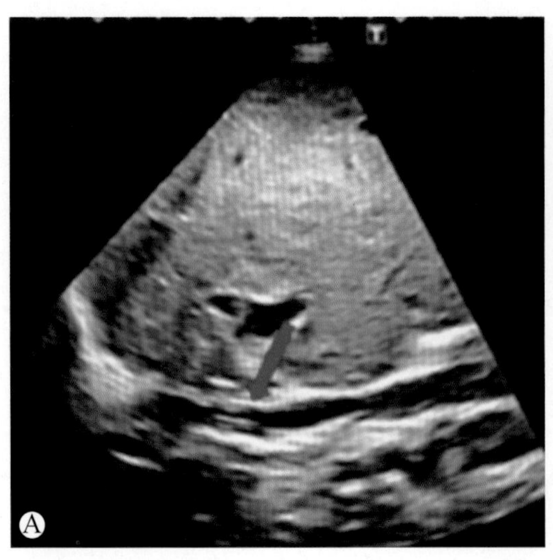

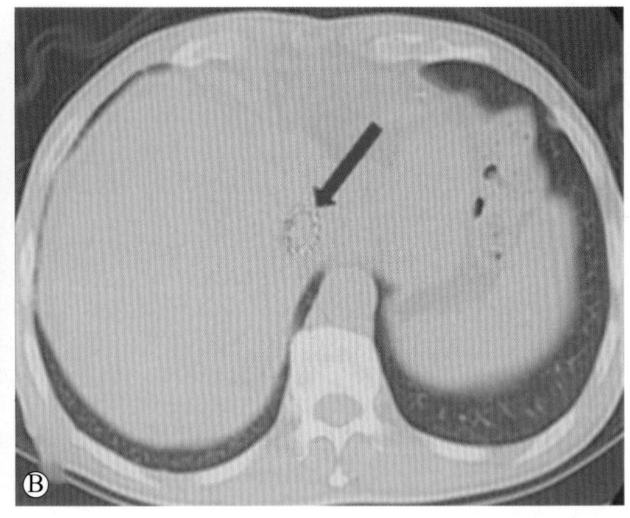

图20-3-23　肝脏检查

A.超声可见下腔静脉狭窄、管壁增厚，其内可见植入支架强回声；B.MRI示狭窄下腔静脉植入支架的横切面

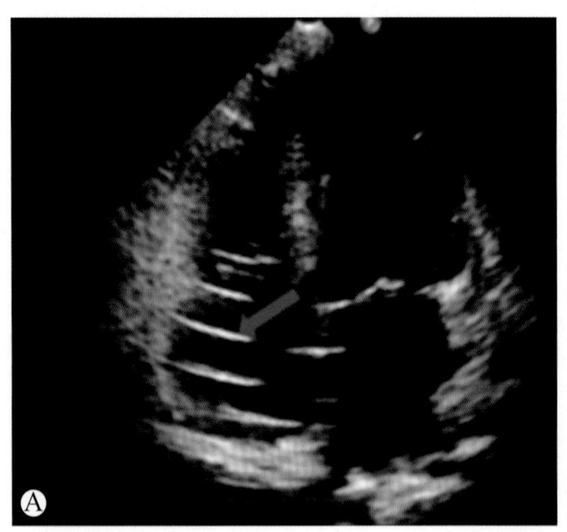

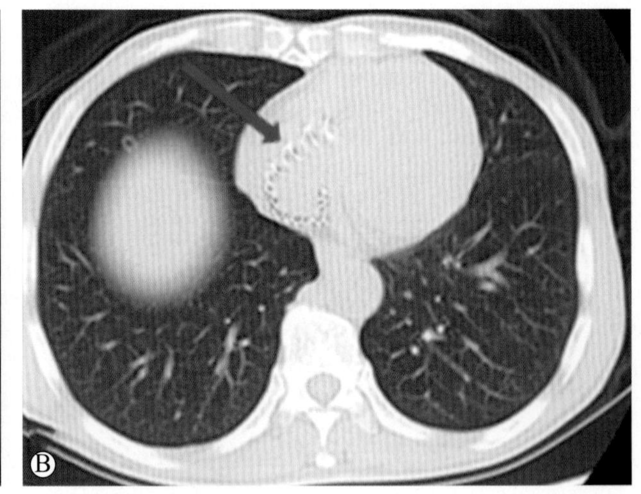

图20-3-24　心脏检查

A.下腔静脉植入支架脱落至右心房内，呈弹簧状强回声；B.MRI示右心房内脱落支架呈“C”形

（二）糖尿病

糖尿病患者大多有微血管病变及微循环障碍，毛细血管基底膜增厚，使氧弥散功能下降，可累及机体各脏器，导致各器官缺血缺氧，可引起肝细胞内二氧化碳蓄积、酸中毒、供氧减少、氧消耗增加，使肝细胞磷酸化能力降低，谷丙转氨酶和谷草转氨酶活性增加，胆红素代谢紊乱，白蛋白生成减少，尤其是当合并酮症酸中毒时，更易发生肝损伤。

在高血糖状态下，葡萄糖等还原糖与蛋白质、脂类、核酸等生物大分子中的游离氨基非酶促共价加成产物。血糖增高能直接引起糖基化终产物（AGE）生成增多，生成速率加快，一旦超过AGE降解系统的降解能力及肾脏清除能力，就会导致其在体内蓄积。AGE可诱发肝功能异常和肝纤维化的发生发展，而肝脏功能的异常又可削弱其对AGE的清除作用，使血清AGE水平进一步升高，加重肝脏的损伤，从而形成恶性循环，促进糖尿病合并肝病的病程进展。而脂肪肝被认为是引起糖尿病相关性肝损伤的最常见原因，病理上表现为肝细胞脂肪变性、空泡形成、水肿变性等。临床表现可有多尿、多饮、多食、疲乏、消瘦。超声表现为肝脏增大、增厚，内部回声增高、细密，深部稍有减弱，类似脂肪肝超声改变。

（三）戈谢病

戈谢病（Gaucher disease）是一种由葡萄糖脑苷脂酶（GBA）缺乏引起的常染色体隐性遗传性疾病。临床表现为多系统异常，包括外周血细胞减少、肝脾大，以及骨质损害、神经系统异常，最常见的表现是症状性脾大或血小板减少，因此患者常以血液系统疾病就诊。此病可发生于从幼儿到老年的任何年龄，症状从轻度血小板减少到脾大或缺血性坏死。Brady等在1964年证明溶酶体酸性β-葡萄糖脑苷脂酶（gluccocerebrosidase，GC酶）缺乏可引起葡萄糖脑苷脂的贮积。该病由基因突变导致机体GC酶活性缺乏，形成贮积细胞即戈谢细胞，导致受累组织器官出现病变。

根据戈谢病发病的急缓和内脏受累程度及有无神经系统异常将其分为三种类型：慢性型（Ⅰ型、非神经型、成人型）、急性型（Ⅱ型、神经型、婴儿型）和亚急性型（Ⅲ型、神经型、幼儿型）。本病在我国发病率较低，北方高于南方。临床主要表现为肝脾大、全血细胞减少、智力低下、反复癫痫和共济失调、骨骼受累等。超声可显示肝脏增大、增厚，边缘饱满；病变区呈高回声团块，边界清楚，内部回声分布欠均匀，不易与肝腺瘤鉴别，须经病理证实。

（四）放射性疾病

放射性疾病是指放射线及放射性核素作用于机体，达到一定剂量水平引起的体内一系列病理变化，是人体电离辐射后产生的各种疾病的总称，包括职业性和非职业性放射性疾病。在各种肿瘤等进行放射治疗时，亦可发生放射病。这种慢性放射病病理过程复杂，与照射剂量及病程有关。超声检查时，肝脏可有轻度增大，肝内回声增粗，分布略欠均匀，类似肝炎后的肝脏回声改变。

七、肝硬化

（一）概述

肝硬化（cirrhosis of liver，CL）是由一种或多种原因引起的，以肝组织弥漫性纤维化、假小叶和再生结节为组织学特征的进行性慢性肝病。引起肝硬化的病因很多，欧美国家以酒精性肝硬化多见，占全部肝硬化的50%～90%。在我国，肝硬化以病毒性肝炎后肝硬化为主，占肝硬化的60%～80%，其中乙型、丙型肝炎所致肝硬化最常见，丁型肝炎也可引起肝硬化，而甲型及戊型肝炎不发展为肝硬化。此外，慢性酒精中毒、自身免疫性肝病、胆汁淤积、部分遗传代谢性疾病（如肝豆状核变性、血色病等）、非酒精性脂肪性肝病、寄生虫感染、长期接触某些工业毒物、药物等均可引起肝细胞或肝内汇管区的损伤，从而引起肝脏纤维化，导致肝硬化。

肝硬化起病隐匿，病程发展较慢，根据患者的临床表现可分为代偿期肝硬化及失代偿期肝硬化。代偿期肝硬化患者临床症状较轻且无特异性，可有乏力、食欲减退、腹胀、上腹隐痛等不适；触诊可有肝脏的轻度肿大，硬度增加；肝功能正常或仅有轻度升高。当出现腹水或其他并发症时，称为失代偿期肝硬化，此时上述临床症状表现明显，同时伴有腹水、脾大、食管-胃底静脉曲张等症状。晚期可出现进行性黄疸、食管-胃底静脉曲张破裂出血、肝性脑病及出血倾向等。

（二）发病机制

肝脏再生能力极强，20%～30%的肝脏可维持正常生理功能。肝星形细胞（stellate cell）是形成纤维化的主要细胞。当肝脏受损时，肝星形细胞被激活，细胞外基质合成增加，胶原合成过多，降解减少，各型胶原沉积于Disse间隙，肝窦内皮细胞下基底膜形成，内皮细胞上窗孔的数量和大小减少，甚至消失，形成弥漫的屏障，称肝窦毛细血管化。肝细胞表面绒毛变平及屏障形成，肝窦与肝细胞物质转运受阻，肝窦变窄，血流受阻，肝内阻力增加，肝细胞缺氧和给养障碍，进一步加重肝细胞坏死程度。广泛肝细胞变性坏死、肝小叶纤维支架塌陷，残留的肝细胞不沿支架排列、形成不规则结节的肝细胞团，即再生结节形成。自汇管区和肝包膜有大量纤维结缔组织增生，形成假小叶。肝内血循环紊乱，血管床缩小、闭塞、扭曲、受压；肝内门静脉、肝静脉和肝动脉之间出现交通吻合支，门静脉高压形成。

（三）病理学分类

肝硬化的分类方法很多，我国按照病因并结合形态学将其分为门脉性、坏死后性、胆汁性、淤血性肝硬化、寄生虫性及色素性肝硬化等。目前临床上广泛使用的是国际肝病学界通用的分类方法，按形态学将其分为4种类型。

（1）小结节性肝硬化：大体形态可见肝多呈橘黄色或棕栗色，表面呈弥漫的颗粒状或结节状，但随疾病的进展，小结节可发展成为大结节，结节间纤维间隔较薄而一致。另外，门静脉性肝硬化相当于小结节性肝硬化，为各种病因引起的肝硬化最常见者，欧美主要为酗酒所致，我国主要为病毒性肝炎所致。结节大小比较均匀，直径一般＜3mm（多数＜2mm），个别结节不超过1cm，

（2）大结节性肝硬化：在肝实质大量坏死的基础上形成，结节由多个小叶形成，纤维结构宽窄不一，假小叶大小不等。肝脏各叶坏死程度不同，导致肝轮廓变化较显著。结节直径一般为3～5mm，大者直径可达数厘米。

（3）混合性肝硬化：为较为常见的类型，此型大结节和小结节同时存在，大小结节的比例基本相等。坏死后肝硬化相当于大结节性肝硬化或混合性肝硬化，结节是在肝实质大片坏死的基础上形成的。

（4）不完全分隔性肝硬化：又称再生结节不明显肝硬化，主要是由于增生的结缔组织开始分割肝小叶，但未完全分割形成，此型在我国主要见于血吸虫性肝硬化。

（四）病理生理

肝功能减退（失代偿）和门静脉高压是肝硬化发展的两大后果，临床上表现为由此而引起的多系统、多器官受累所产生的症状和体征，进一步发展可产生一系列并发症。全身症状：乏力、体重下降、肌肉萎缩、水肿等；消化系统表现：食欲减退、腹胀、腹泻、腹痛等；出血倾向：牙龈、鼻腔出血、皮肤黏膜紫癜等；内分泌

紊乱相关表现：肝病面容和皮肤色素沉着（黑色素生成增加）；蜘蛛痣、肝掌、性功能减退、男性乳房发育、闭经、不孕（肝对雌激素的灭活减少）；糖尿病患病率增加（肝对胰岛素的灭活减少）；易发生低血糖（肝糖原储备减少）等；黄疸；门静脉高压、门体侧支循环开放：食管-胃底静脉曲张、痔核、腹壁静脉扩张；脾大及脾功能亢进：血细胞减少，出血倾向及贫血；腹水、腹胀，移动性浊音阳性。

（五）超声表现

1.早期肝硬化的表现

（1）二维声像图：可见肝脏体积正常或轻度至中度增大，肝脏各径线的测值均有不同程度增大，肝下缘角变钝，肝包膜尚平整。肝实质回声增强、增粗，密度增加，分布较均匀。可呈局限性、散在性和不规则状，亦可呈网格状或云雾状。门静脉、肝静脉、肝动脉的内径、结构和血流频谱改变不明显；脾可正常或稍大，脾静脉内径正常。胆囊大小及形态正常，胆囊壁增厚。

（2）彩色多普勒：门静脉血流量增加，但门静脉系统血流速度较常人明显减低，有学者认为这反映了门静脉系统高阻力、高动力状态，腹腔动、静脉系统血流量较常人明显升高。

（3）早期肝硬化病理改变与肝纤维化类似，包围肝小叶的结缔组织间隔较狭窄和整齐，肝内结节形成不明显，肝内血管重建轻微，超声对早期肝硬化诊断的特异性不强，有时需结合病史、血清学检查，甚至肝穿刺活组织检查进行鉴别。

2.典型肝硬化时肝内的超声表现（图20-3-25，图20-3-26）

（1）形态轮廓：肝脏形态失常，各叶比例失调，左

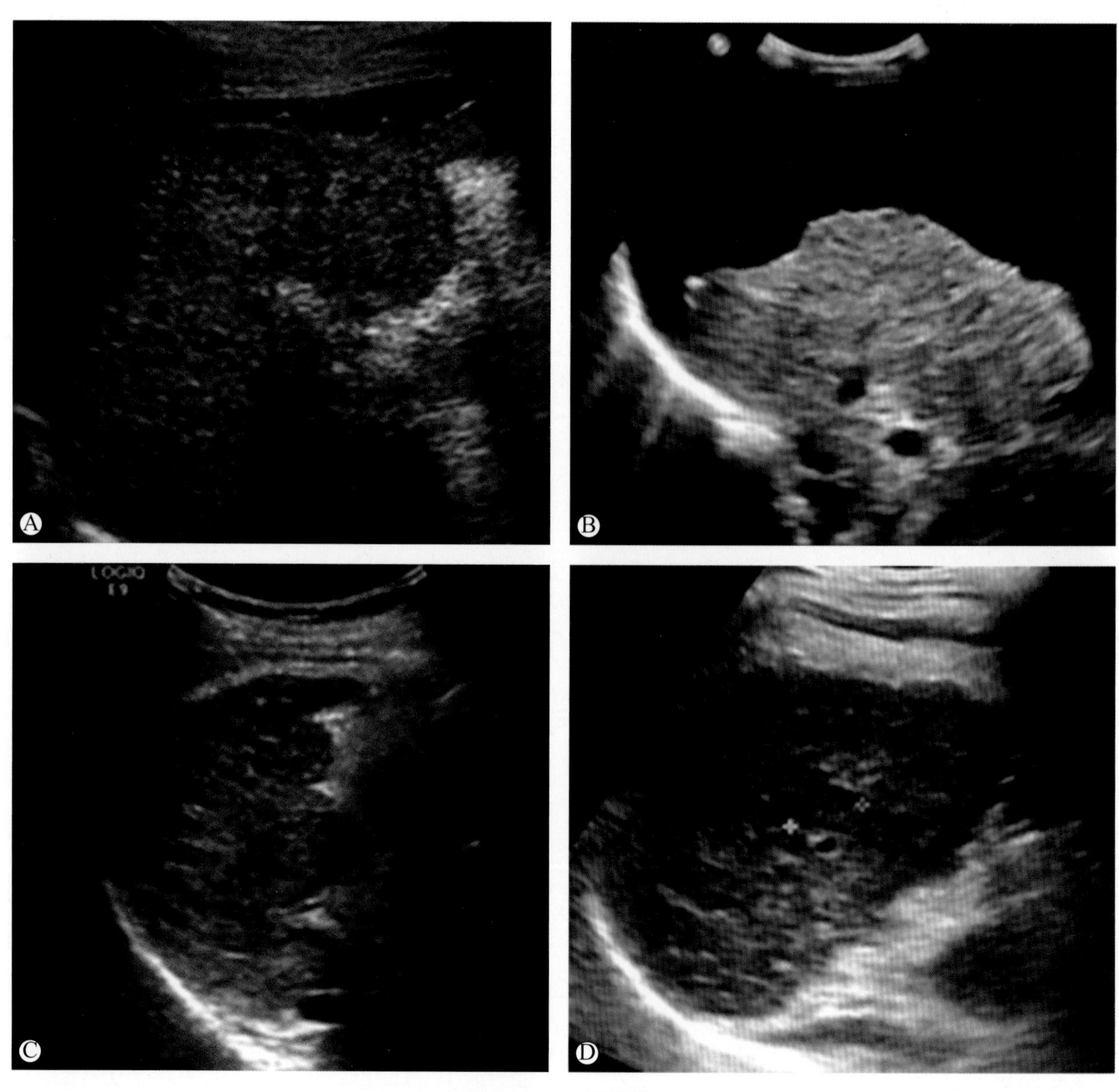

图20-3-25 肝硬化

A.肝被膜锯齿样改变；B.肝脏萎缩，被膜驼峰样改变；C.肝内条索样回声；D.肝内多发硬化结节形成

内叶及右叶萎缩，左外叶及尾叶增大，可造成肝门右移。肝脏表面高低不平，可呈波浪状、锯齿状或凹凸状，有腹水时，肝表面改变更清晰。

（2）肝实质，肝内结缔组织增生，大量纤维分隔形成，包绕再生结节，形成假小叶。肝实质回声粗强、不均，肝内管系结构不清晰。实质内弥漫性分布着大小不等的稍高回声或低回声结节，圆形或类圆形，其周围毛糙或呈细突样改变，有时为外形规则且具有包膜的均匀低回声结节，这一类结节应注意与血管瘤和小肝癌鉴别。

（3）肝血管由于假小叶大量形成，肝内纤维结缔组织增生挤压肝窦，致中央静脉、门静脉分支和肝静脉属支的肝内小静脉变细，CDFI示肝内血管网明显减少（图20-3-26）。

1）肝动脉：肝硬化时，门静脉压力升高，门静脉系统血流量减少；肝动脉因其弹性较好，对肝脏起代偿供血作用。二维超声肝动脉较正常易于显示，内径增宽，以3～5mm多见。彩色多普勒在肝门部见与门静脉伴行的搏动性条状彩色血流，在肝内也可见到点状闪烁搏动血流；脉冲型频谱多普勒超声显示肝动脉血流速度增高（正常峰值流速为20cm/s左右）。

2）肝静脉：由于肝内纤维结缔组织增生牵拉及肝小叶重建挤压，肝静脉形态失常，可部分不显示或呈粗细不一、弯曲的不规则状，肝静脉及其属支走行僵直、管腔狭窄，甚至闭塞，部分小分支回声消失。彩色多普勒超声显示肝静脉内血流的走向较僵直，可呈双向流动，PW示可呈两相波或单相波。若有血栓形成，则肝静脉内出现充盈缺损，但较罕见。

3）门静脉：肝硬化时，二维超声显示门静脉主干及分支常可有扩张，正常成年人门静脉内径1.0～1.2cm，随着门静脉高压的严重程度不同，其扩张程度亦有一定差异，通常在1.4cm以上，当肝硬化晚期，肝右叶明显萎缩时，门静脉右支可变细。彩色多普勒显示门静脉主干及其分支管腔内色彩可变淡，门静脉主干可呈双向血流，色彩随血流方向改变而变化。脉冲型频谱多普勒显示门静脉流速减慢，峰值流速低于15～20cm/s。

门静脉血栓多见于主干内，亦可向左右分支延伸，超声表现为门静脉内径呈不规则增宽，管腔内见条索状或团块状低等至中等回声，其回声强度与血栓形成时间有关，常附着于血管内膜面上，游离缘较整齐，游离缘尤其是两侧端有时可见絮样结构漂浮于血流中，较大的血栓使近端门静脉增宽，若血栓未完全阻塞管腔，在血栓处彩色血流充盈缺损，血流束变细且不规则；若完全

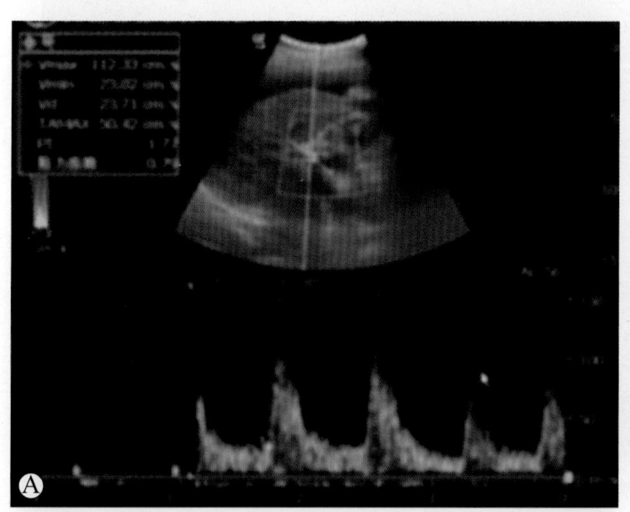

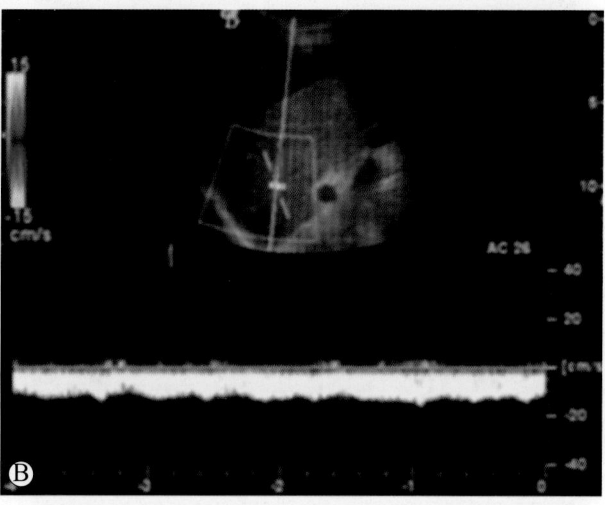

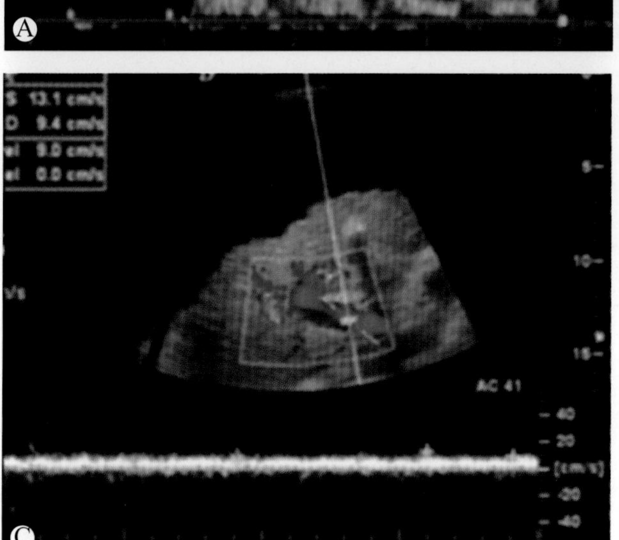

图20-3-26　肝硬化时肝血管变化

A.肝动脉流速升高；B.肝右静脉频谱门脉样改变；C.门静脉流速减低

阻塞血管，则血栓处管腔内无血流信号显示，血栓内部多无血流信号。门静脉主干栓塞后，局部侧支循环形成，门静脉呈海绵样变性（图20-3-27）。二维超声显示网络状管道，彩色多普勒超声显示内有向肝性的静脉型血流，无病变的近端门静脉及其属支内径增宽，血流缓慢。

在肝内血流阻力的作用下，多重侧支循环可开放。超声常见的有副脐静脉开放、胃冠状静脉增宽、食管-胃底静脉曲张、胰体尾周围的脾-肾和胃-肾静脉支增宽增多，门静脉-下腔静脉侧支形成。彩色多普勒超声可显示出肝血流，内彩色血流充填饱满，PW显示为门静脉样连续带状频谱（图20-3-28）。

（4）脾脏：由于肝硬化后血液回流受阻，脾窦长期淤血，脾内纤维组织增生和脾髓细胞增生。表现为脾大，副脾随脾脏增大而增大，且副脾的显示率增高。包膜回声增强，实质回声一般无明显改变，或偶有回声增粗增高，分布尚均匀。成年人脾厚度＞40mm，最大长径＞120mm。脾门区脾静脉直径可从正常的4～7mm扩张到10～20mm以上，部分走行纡曲，可与肾静脉交通，形成分流。

（5）脾功能亢进：由于长期脾窦淤血，脾内纤维组织增生和脾髓细胞增生，从而导致脾脏吞噬清除血细胞的功能增强。

（6）胆囊可出现肿大，内膜面毛糙、胆囊壁水肿等继发性表现。超声表现为胆囊壁增厚，由于水肿明显，胆囊壁为内层低回声、外层高回声的双层结构，胆囊壁增厚明显时，可显示为高低回声相间的多层结构。肝硬化时，易合并胆囊息肉及结石。

（7）胸腹水：肝硬化时，由于血清白蛋白减少致胶体渗透压降低引起液体潴留于体腔和组织间隙。少量腹水时，可在盆腔最低处或肝肾隐窝、脾肾隐窝探及无回声；随着腹水量的增多，肝周亦可见带状无回声；大量腹水时，呈弥漫性分布的无回声区（图20-3-29），可见肠管漂浮于其中，有时需与巨大卵巢囊肿相鉴别。肝硬化腹水为漏出液，一般透声好，当合并感染或反复发作的腹膜炎时，无回声内可见大量细密光点漂浮或细条带样强回声漂浮。有些中晚期肝硬化患者的胸腔内可见少

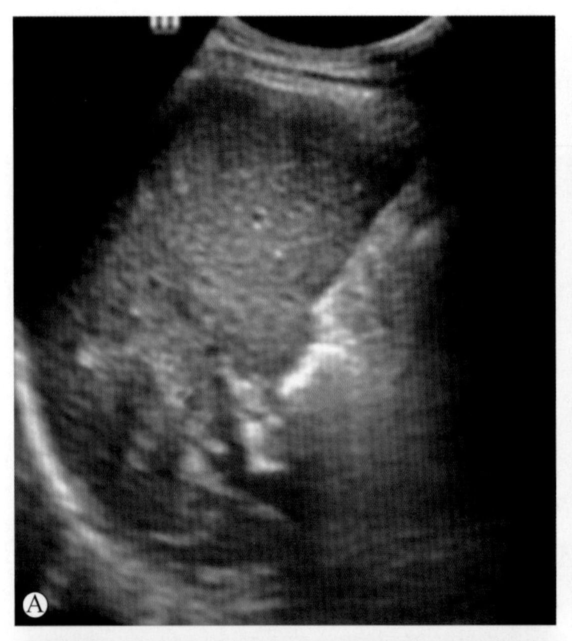

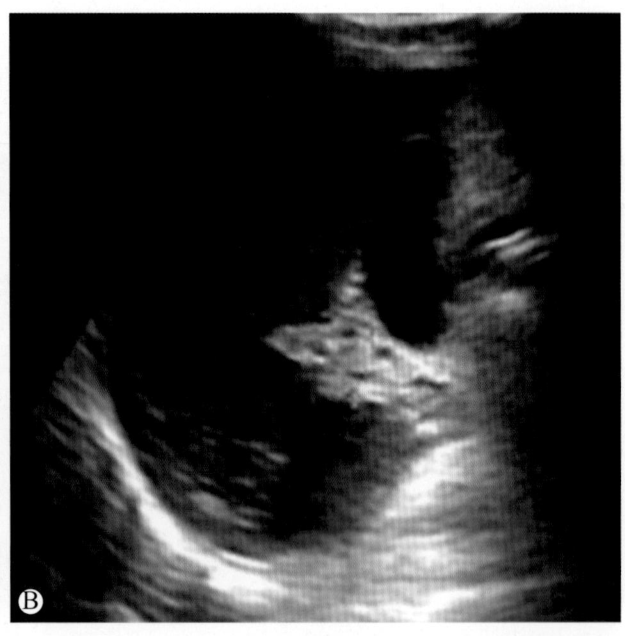

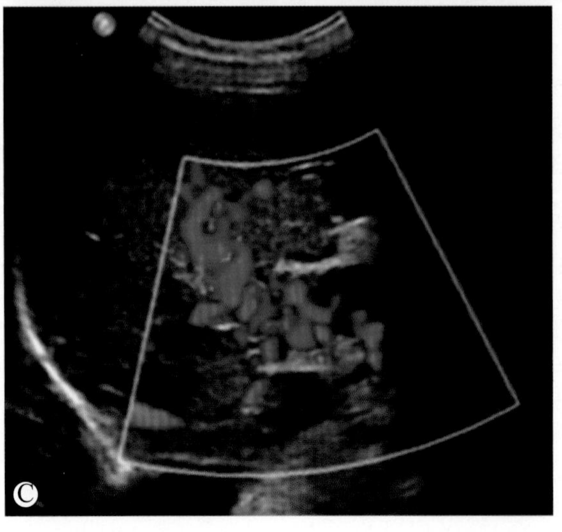

图20-3-27　门静脉海绵样变性

A.门静脉栓塞；B.门脉走行区回声增强、紊乱；C.彩色多普勒示海绵样变性、门静脉内蜂窝样血流信号

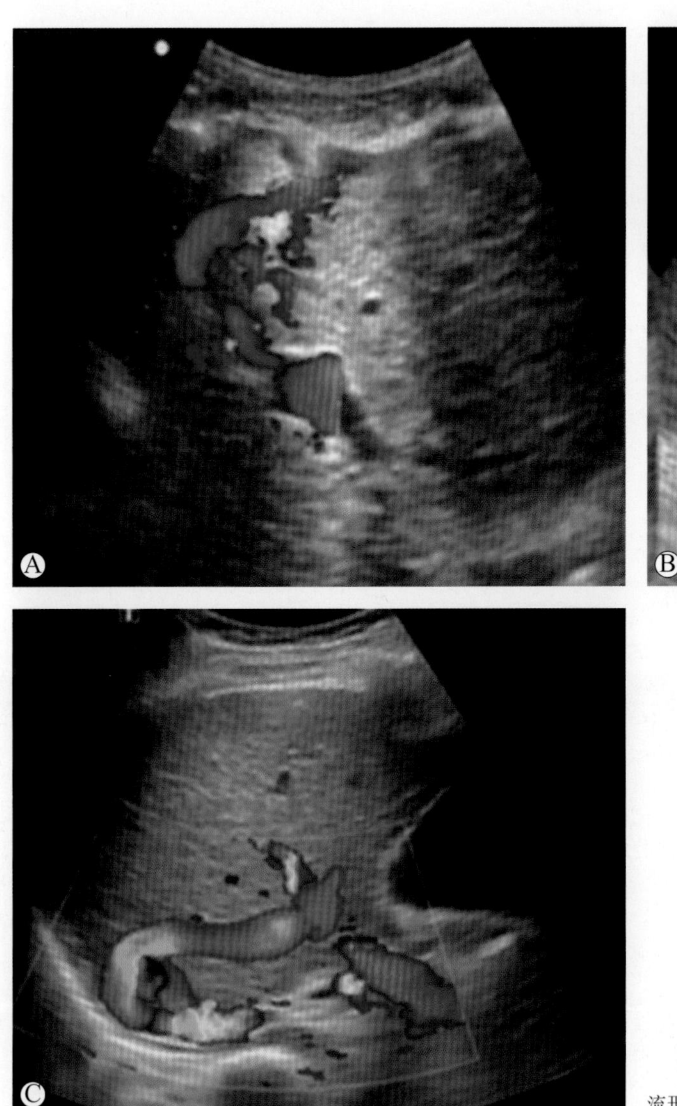

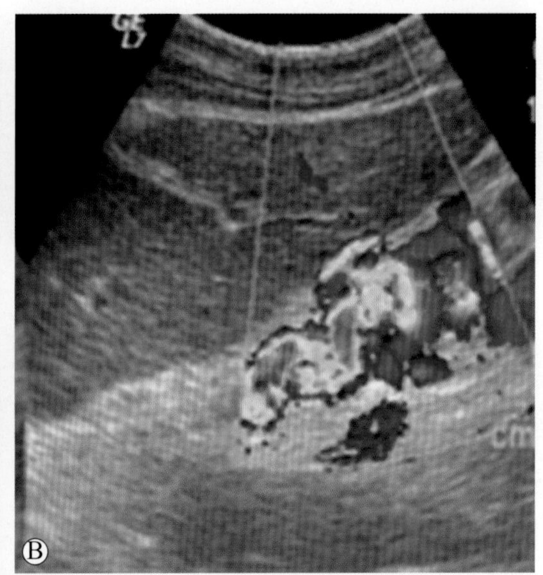

图20-3-28　肝硬化门静脉高压侧支循环形成

A.副脐静脉开放；B.胃底静脉曲张；C.门-体静脉分流形成

量或中等量胸腔积液。

3.特殊类型肝硬化　在我国，病毒性肝炎虽然是导致肝硬化的主要病因，但近年来，由于对具有传染性的病毒性肝病的深入研究，乙肝等预防性疫苗接种的普及，以及抗病毒药物的不断涌现，该类疾病已经得到了有效的控制，人群感染率明显下降，由此导致的肝炎后肝硬化在肝硬化中的比例也呈现下降趋势。

然而，随着生活水平的提高和一些不良生活习惯的形成，以及滥用药物及环境污染等，一些非传染性肝病，如酒精性肝病、药物性肝病及自身免疫性肝病等患病率均呈逐年上升的趋势，也导致非肝炎性肝硬化比例有所升高。由这些疾病所导致的肝硬化，由于致病原因及病理过程的差异，在超声诊断时，除具有肝硬化的常见共性以外，还有各自的特征性表现（图20-3-30）。

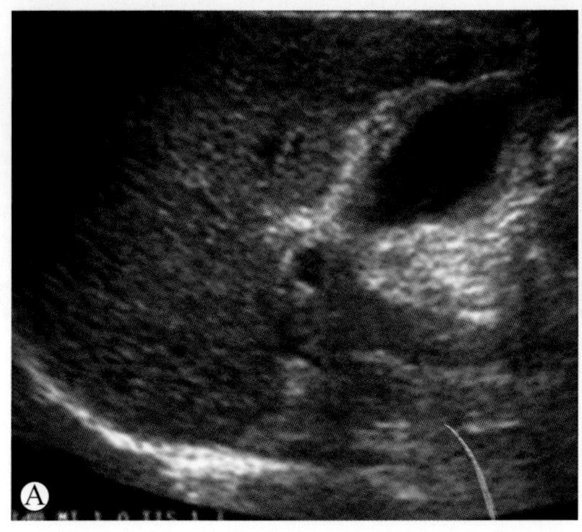

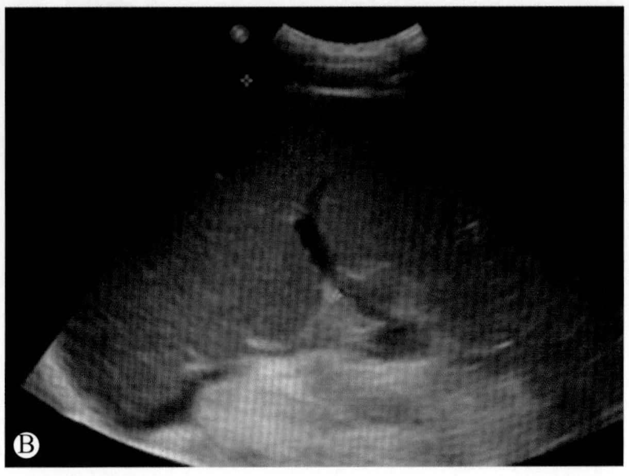

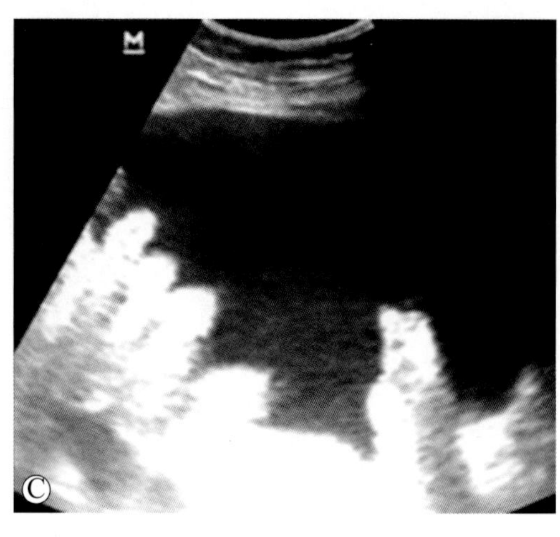

图20-3-29 肝硬化继发改变

A.胆囊壁毛糙、增厚；B.脾大、脾静脉扩张；C.大量腹水

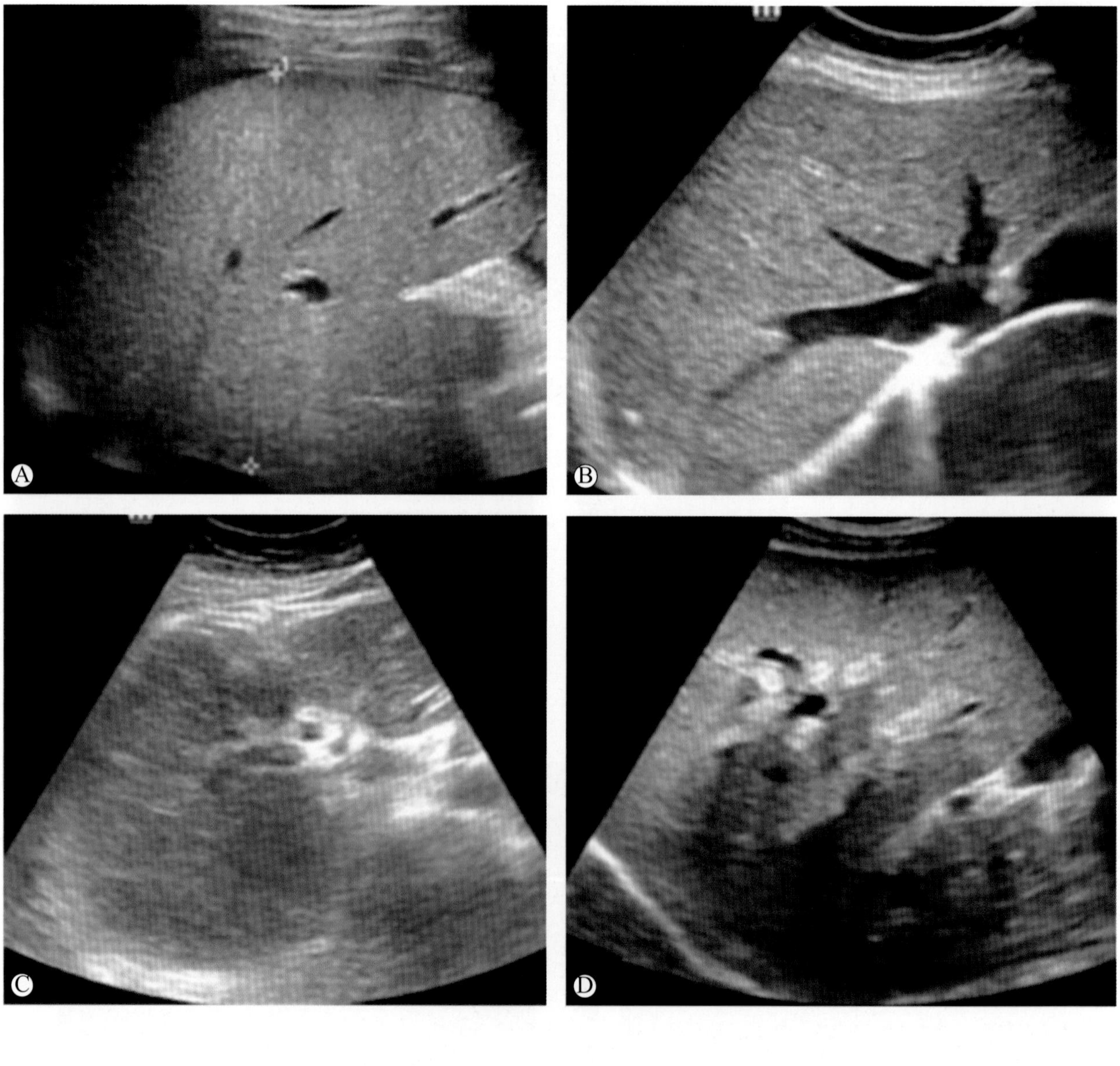

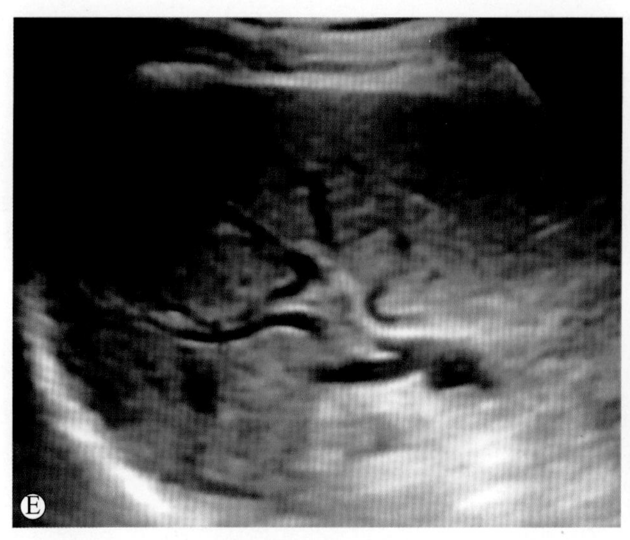

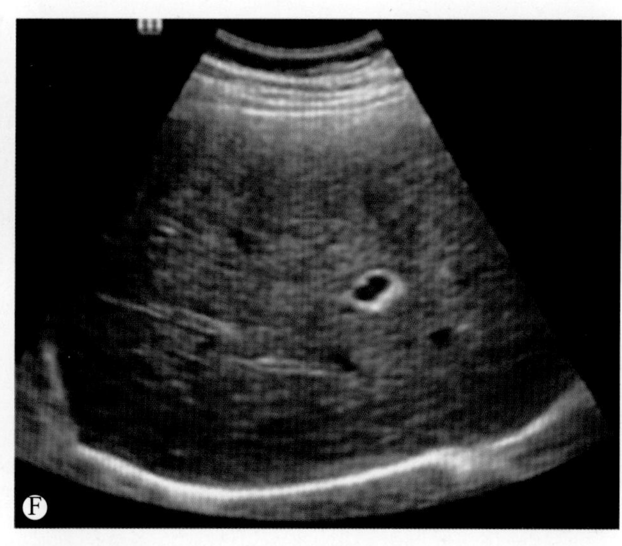

图20-3-30　特殊类型肝硬化

A.酒精性肝硬化；B.淤血性肝硬化；C.自身免疫性肝炎后肝硬化；D.原发性硬化性肝硬化；E.原发性胆汁性肝硬化；F.药物性肝损伤所致肝硬化

（1）酒精性肝硬化：是由长期过量饮酒导致的肝脏损害，长期过量饮酒，大量的乙醇进入肝细胞氧化后形成乙醛，大量乙醛对肝细胞产生明显的毒性作用，直接或间接导致肝细胞变性坏死及纤维化，严重时发生肝硬化。肝硬化的发生与饮酒量和时间成正比。据统计，每天饮含乙醇80g的酒即可引起血清谷丙转氨酶升高，持续大量饮酒数周或数月可发生脂肪肝或酒精性肝炎。若持续大量饮酒达15年以上，75%左右可发生肝硬化。

二维超声检查：早期肝脏各径线测值增大，肝包膜增厚、回声增强，偶有毛糙或不光滑，但较少出现肝炎后肝硬化常见的锯齿状和明显肝脏体积缩小等改变，肝实质回声弥漫性增强，呈密集的点状。随着病情的进展，实质内可显示大量圆形或类圆形低回声结节，弥漫分布全肝，但因纤维化病变比较弥漫，形成的纤维间隔细小而疏松，因此结节较肝炎后肝硬化者细小、均匀，结节周边可见网络状强回声。

酒精性肝硬化时，以门静脉高压症为主要表现且出现较早，在超声检查中发现门静脉增宽、门体静脉侧支循环开放等。同时肝外表现出现较早，如脾大、胆囊壁水肿、腹水等。在肝实质回声不能明确诊断时，可结合病史，借助这些征象进行诊断，避免误诊及漏诊。

（2）淤血性肝硬化：是由于肝脏长期淤血、缺氧，使肝小叶中央区肝细胞萎缩变性甚至消失，从而引起小叶结构重建形成肝硬化。

二维超声表现：早期肝脏增大，晚期肝脏缩小，肝表面光滑或稍不平整，较少出现肝炎后肝硬化所致锯齿样改变。肝实质回声增粗、增强，分布尚均匀，结节感不强，肝静脉、下腔静脉内径增宽，张力增大。CDFI示增宽的肝静脉及下腔静脉内血流充填饱满；门静脉增宽，CDFI示血流可呈双向，PW可见频谱波动性增强。腹水多见，且出现较早。由血管系统异常所致淤血性肝硬化除肝内外相关肝硬化表现外，可发现原发血管性病变表现。

（3）自身免疫性肝炎后肝硬化：自身免疫性肝病是因一组慢性异常自身免疫反应介导形成的肝病，一般包括自身免疫性肝炎（autoimmune hepatitis，AIH）、原发性硬化性胆管炎（primary sclerosing cholangitis，PSC）及原发性胆汁性肝硬化（primary biliary cirrhosis，PBC）。由于高浓度的胆汁酸和胆红素对肝细胞的毒性作用，导致肝细胞变性、坏死、纤维化，直至肝硬化。

二维超声表现：肝脏大小正常或轻度增大，表面可光滑或稍不平整，肝实质回声增粗、分布不均、颗粒感及粗大结节感不明确、以大小不等的稍低或稍高的“斑片样”回声为主，肝内胆管回声增强、管壁增厚。如为梗阻所致肝硬化，则表现为梗阻远端胆管扩张，并可见梗阻处相应病变表现。一般腹水及门静脉高压症较少见。

（4）药物性肝损伤所致肝硬化：指服用某些药物后，由药物或其代谢产物引起肝脏的损伤反应导致的肝硬化。目前已知上千种药物可引起肝损伤。但此类疾病除个别已明确由剂量累积对肝细胞产生影响的药物外，其他药物所致肝损伤主要与服药者的个体差异、环境及遗传易感因素有关，一般依赖于临床诊断。

二维超声表现：肝脏大小正常或轻度增大，表面可光滑或稍不平整，肝实质回声增粗、分布不均、颗粒感明显。一般肝内管壁回声正常。门静脉高压、腹水、胆囊壁改变等征象出现较晚。

此外，当肝实质发生片状坏死时，肝内可出现形态不规则的高回声区，范围较大，可达5cm或更大，其内回声不均，可有形态不规则的低回声区，部分周边可见高回声包绕。血吸虫肝病致肝硬化时，肝内可见长短不一的高回声分隔包绕低回声区，表现为特征性的网格状或地图样改变。合并腹水时，可见肝实质回声相对增高。

（六）鉴别诊断

1.弥漫性肝癌　多在肝硬化基础上发生。肿瘤呈弥漫性分布，无边界或包膜，可呈结节状或斑片状，癌区仅示回声增多增粗。一般伴有肝脏增大、形态不规则、门静脉系统的癌栓等，表现为门静脉内径增宽，管腔内充满实性栓塞物，管壁模糊。CDFI可见肝内血流信号丰富杂乱，可见较多动脉样血流信号。当门静脉内充满癌栓时，显示门静脉内没有血流充盈，可见栓塞物内的细小动脉样血流信号。超声造影或MRI等可较明确诊断。

而肝硬化一般肝脏缩小，形态不规则，多数门静脉血流通畅，部分合并门静脉血栓时，表现为主干或较大分支内的实性回声，管壁一般清楚。CDFI示门静脉内血流充盈缺损或无血流充盈，不出现动脉样血流信号。

2.肝硬化结节与小肝癌　部分肝硬化结节呈圆形、类圆形，结节感明显，需与小肝癌鉴别。小肝癌多为圆形或椭圆形，部分周边可见“声晕”，内部回声一般以低回声为主，可相对均匀或不均匀，CDFI显示周边或内部可见滋养血管血流信号，PW显示通常为高速高阻或高速低阻型频谱。硬化结节回声一般与周围肝实质相似、略低或略高，内部可见等号或短线状回声，周边无“声晕”，可见条索样稍高分隔回声，CDFI一般血流信号不丰富，偶可探及动脉样血流。

超声造影可更好地分辨二者，小肝癌在超声造影中常呈典型“快进快出”典型征象，肝硬化结节在超声造影中则与周围肝实质同步增强减退。

3.肝硬化继发门静脉高压症与布-加综合征、肝小静脉闭塞症等　肝硬化所致门静脉高压一般为肝前型，即门静脉内的血栓形成、栓塞、海绵样变性等。肝内肝静脉及下腔静脉异常者罕见。布-加综合征所致肝硬化主要为肝后型，主要表现为肝静脉、下腔静脉的结构性异常，如隔膜、狭窄、闭塞等，伴有肝内静脉间或肝外的异常血管通路形成。而肝小静脉闭塞症为肝内型门静脉高压，为小叶中心病变导致的窦后性门静脉高压，一般肝内结构正常，肝硬化声像特征明显。

八、肝纤维化

（一）临床概述

肝纤维化（hepatic fibrosis，LF）是指由各种致病因子所致肝内结缔组织异常增生，导致肝内胶原蛋白等细胞外基质过度沉积的病理过程。其是肝脏因各种病因所导致的慢性肝脏疾病的一种修复反应，是各种慢性肝损伤进展至终末期的共同路径，同时其也是一个渐进性的可逆过程。

（二）诊断标准

我国目前采用2000年中华医学会肝病学分会修订的《病毒性肝炎防治方案》，依据胶原对肝脏结构的破坏范围、程度和对肝微循环影响的大小，将肝炎肝纤维化病理诊断划分为S0～S4，共5期。

通过消除病因、加速降解过程或诱导星状细胞凋亡等有效的抗纤维化治疗，理论上可在组织学水平逆转肝纤维化，但若病因持续存在，最终必然发展为不可逆转的肝硬化。因此，肝纤维化的早期诊断和病情的动态监测对于慢性肝病的治疗及预后有重要意义。目前，诊断早期肝纤维化的最可靠指标仍是病理组织学检查。但因其有创性、难以反复活检、并发症风险（并发症率为1%～5%，死亡率为1/10 000～1/1000）、肝脏纤维化分布不均匀、观察者主观差异、标本取材、标本破碎等情况可造成假阴性或误判纤维化程度。国内外学者多年来一直致力于无创性肝纤维化评估系统的研究。

（三）无创诊断技术的发展及应用

为实现肝纤维化无创性早期诊断及病程跟踪随访，临床借助于血清学及影像学检查。为提高血清学诊断肝纤维化的准确性，国内外研究者进行了大量工作，建立了多种诊断模型，但不同模型选取的检测指标各有差异，受到检测试剂及检测技术水平的影响，某些模型仅针对特定肝病类型，无法普及推广。有文献报道应用血清学指标诊断肝纤维化程度的漏诊率可达20%。比较而言，影像学技术则较为稳定，通过肝脏及相关脏器的形态学及肝脏血流动力学改变等特征性指标评价肝纤维化，由半定量发展至定量诊断，满足了无创、快速、准确的诊断需求，特异性和敏感度较高。

目前常用的影像学技术，如超声、CT及MRI对于肝纤维化的无创性评价各有优势。早期研究结果中，超声、CT和MRI均具有一定价值，但对肝纤维化1～4期的详细划分存在困难。影像学技术基于血流动力学的无创性功能成像成为近些年研究的热点。例如，CT灌注成像能提供组织形态学和功能学的综合信息，可先于形态学变化之前发现肝脏弥漫性病变；MR灌注加权成像（MR-PWI）基于分子水平的功能成像，能够提供肝脏不同病理状态的组织微灌注血流动力学信号。多位学者研究表明，MR-PWI技术能够应用于肝纤维化的诊断；磁共振弥散加权成像中的表观弥散系数值则通过检测活体内水分子运动间接评价肝纤维化和肝硬化。然而，CT、MR-PWI技术因受辐射及检查成本的限制，在治疗前后动态对比及长期随访中难以普及应用。

超声检查因具备无创、无放射性、实时动态的特点，被临床首选用于诊断及评估慢性肝病程度。通常二维超声检查虽可动态地观察肝脏形态及其实质回声的变化，对肝纤维化进行评价，但特异性不高，仅对重度肝纤维化的评估有所帮助。目前随着超声技术的发展，应用超声背向散射积分、超声造影及超声弹性成像等多种超声技术，可以从血流、弹性、代谢、功能等多方面对肝纤维化程度进行评估。

（四）超声表现

1.二维超声表现（图20-3-31） 早期纤维化时，肝脏回声增粗，不均匀，表面欠光整，血管较细。典型肝纤维化：肝脏回声增粗，呈条索状、网格状改变，表面不光整，血管变细。肝硬化时，肝脏回声增粗，呈结节状，表面凹凸不平，呈锯齿状、波纹状，血管变细扭曲，肝静脉变细、狭窄，伴脾大、脾静脉扩张，胆囊肥大，伴胆囊壁水肿、增厚等。

在对超声检查肝纤维化和肝硬化的研究中，不同学者所注重的观察指标也不相同。有研究报道，根据肝包膜厚度、肝表面、肝实质回声、肝边缘、肝静脉内径、脾脏厚度、脾脏面积、胆囊壁厚度等不同的声像图表现，进行半定量分析，并综合积分，随肝纤维化级别升高，积分值升高。在病理S0～S2分级中，二维超声表现差异不大，对诊断的意义有限。随着肝实质纤维化程度的发展，在S3、S4分级中，肝脏超声声像图特征较显著，对于肝纤维化的诊断意义更大。但文献报道的超声检查诊断肝纤维化的敏感度及特异性存在较大差异，且由于不同的超声设备分辨率不同，机器的调节又因人而异，在肝脏回声强度判断和纤维组织形态判别方面难以有统一标准。因此目前超声诊断肝纤维化的确切诊断价值尚不明确，尚无相关统一及共识性结论应用于临床。

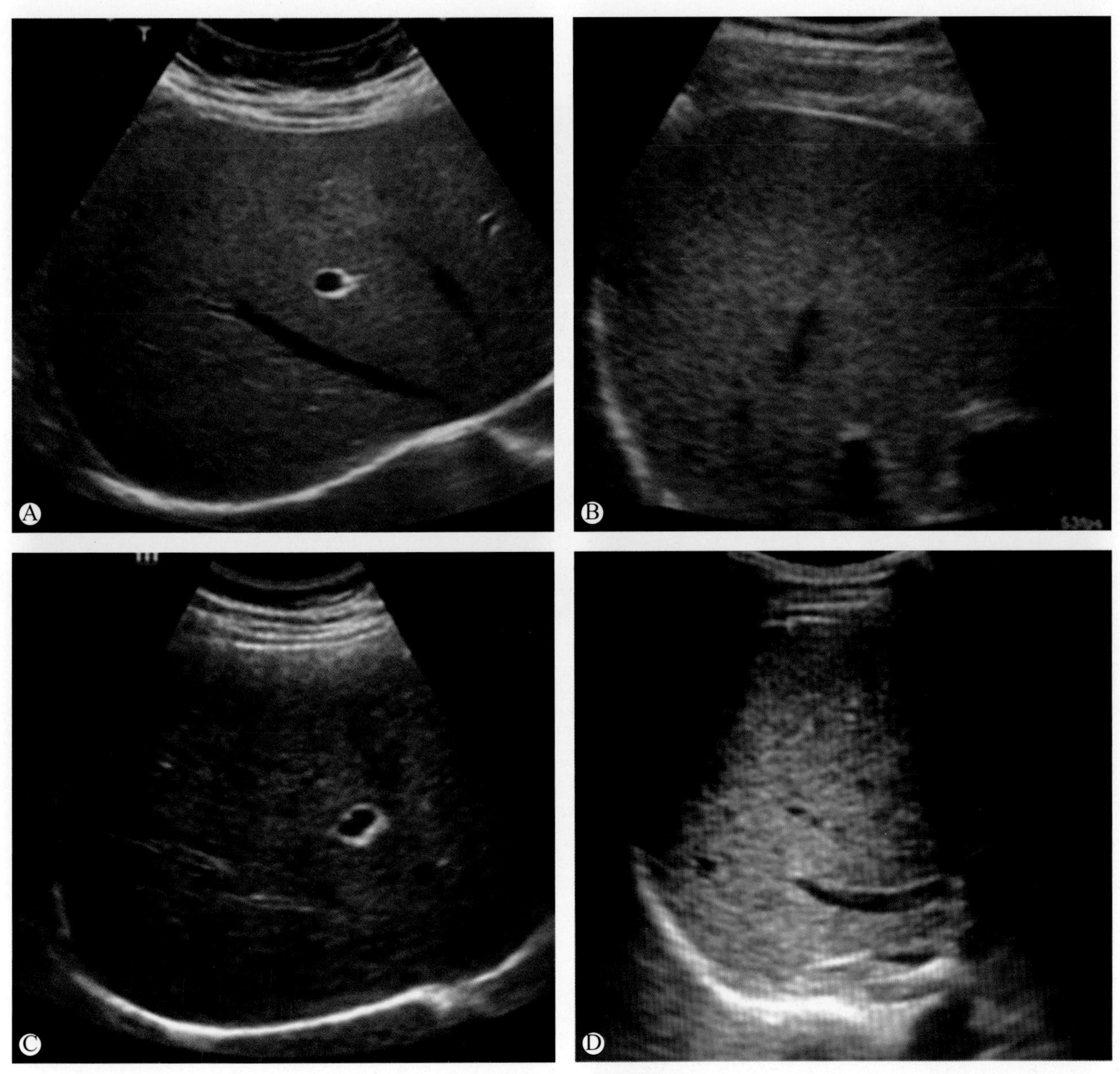

图20-3-31 肝纤维化

A.肝脏回声无明显变化；B.肝脏回声增粗；C.肝脏回声呈条索样、血管变细；D.肝脏回声呈小结节样改变

2.彩色多普勒超声检查（图20-3-32） 肝纤维化可伴随肝血流动力学改变，彩色多普勒和频谱多普勒主要通过门静脉及脾静脉的血流变化对肝纤维化及肝硬化提供诊断依据，主要指标包括门静脉、脾静脉、肝静脉内径，以及相应血管内血流方向、血流速度及阻力指数等。Bolondi等把肝静脉频谱分为3种类型：①肝静脉0型，三相波或四相波，即2个负相波，1～2个正相波，常见于正常和轻度肝纤维化；②肝静脉1型，波幅降低，无反向血流，常见于中度肝纤维化；③肝静脉2型，连续平坦波形，类似门静脉血流，常见于重度肝纤维化。

不同程度的肝纤维化时，门静脉和脾静脉的血流动力学指标差异较大，且肝实质病变损害了肝血管壁的顺应性，肝静脉的血流频谱发生了变化。肝动脉血流速度增加，门静脉血流速度减慢，两者（A/P）比值高低与纤维化程度呈负相关，但肝静脉频谱受年龄、进食、右心房压力、肝实质顺应性、呼吸时胸腹腔压力的改变、被检者紧张情绪、呼吸状态、仪器的调节等多种因素的影响，且重复性差，因此，彩色多普勒超声检查可在二维超声基础上作为评价肝纤维化程度的一个参考指标。

（五）超声造影

随着超声造影剂的不断改进及超声成像技术的发展，大量研究表明，声学造影能有效增强肝脏的二维超声信息，反映正常组织和病变组织的不同血流灌注特点，能够反映脏器的功能性成像，被用于对肝纤维化、肝硬化患者的肝脏血供情况进行评估（图20-3-33）。

肝纤维化时，肝脏整体血流灌注量减少，门静脉系统的高阻力可致肝动脉代偿扩张、肝内血管之间出现异常吻合支，从而使肝动脉、门静脉的血液绕过肝血窦直接进入肝静脉系统，表现为肝脏血液通过时间缩短；随着病情进展，前期全肝血流量不变或轻度下降，后期肝动脉血流量的增加不足以代偿门静脉下降血流量，全肝血流量仍下降。在此血流动力学的基础上，国内外学者的大量研究认为超声造影剂微泡在肝实质内分布的信

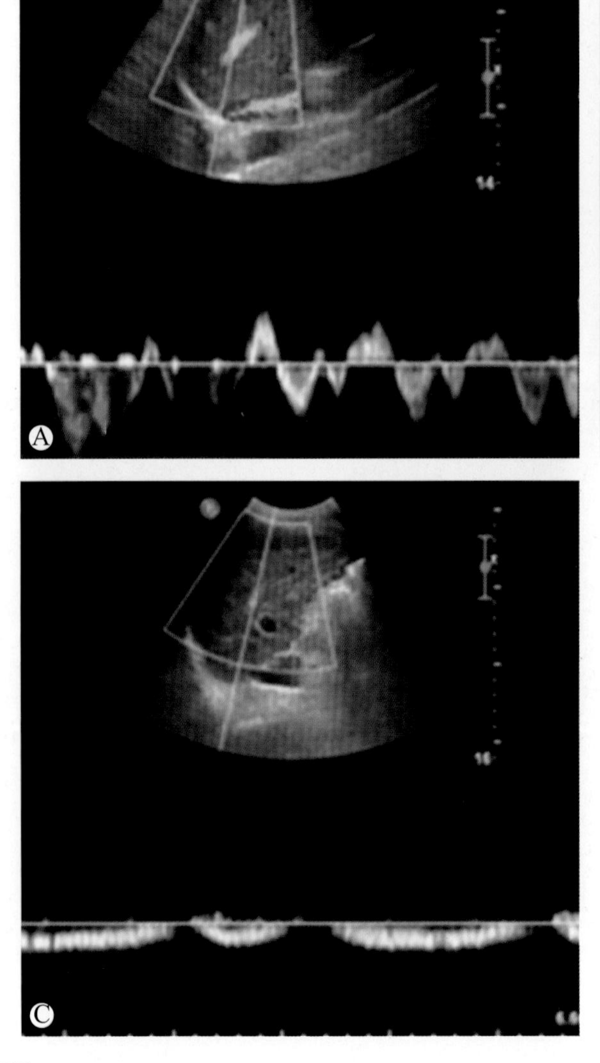

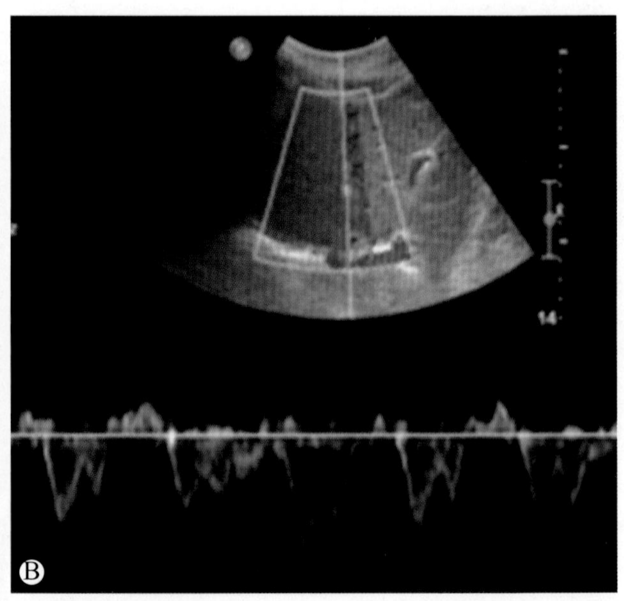

图20-3-32 肝纤维化CDFI表现
A.肝静脉0型；B.肝静脉1型；C.肝静脉2型

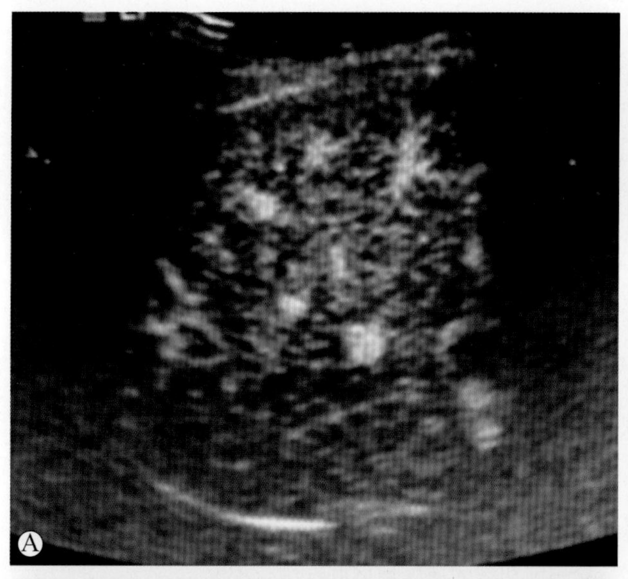

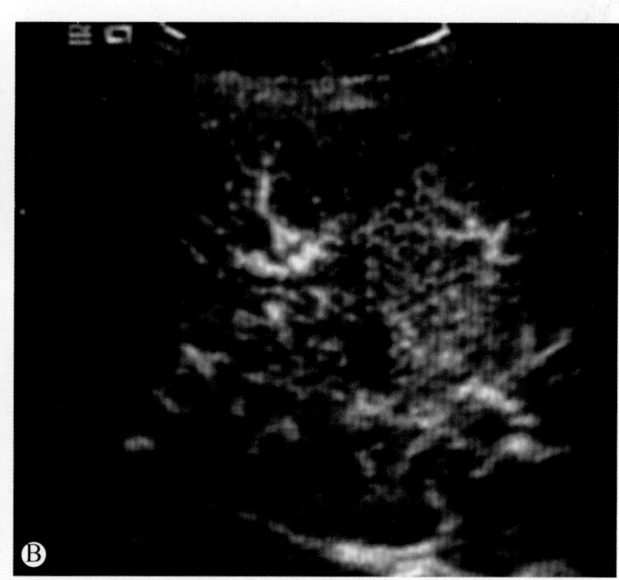

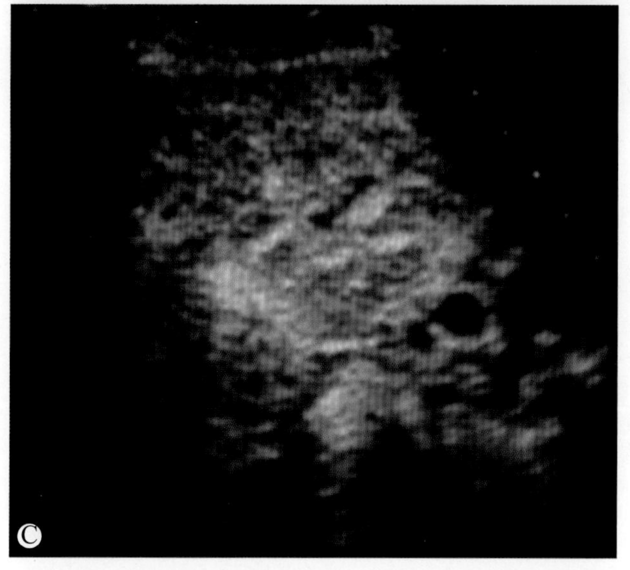

图20-3-33　肝纤维化超声造影

A.肝实质较均匀增强，S0期；B.肝实质较不均匀增强，S2期；C.肝实质斑片状增强，S3期

号强度能够反映肝纤维化的程度，应用肝静脉到达时间（hepatic vein arrival time，HVAT）、肝静脉渡越时间（hepatic vein transit time，HVTT）、肝动静脉渡越时间（hepatic artery-vein transit time，HAVTT）、肝静脉显影时间、门脉显影时间等参数作为评估指标。

研究证明，弥漫性肝病患者肝静脉平均通过时间和颈动脉延迟时间随着纤维化程度的加重而缩短。研究者认为造影剂在肝内循环的时间能反映肝内血流动力学的变化，是一种有价值的无创性诊断肝纤维化乃至肝硬化的检测指标。也有学者提出了超声造影诊断肝硬化的局限性，Ridolfi等进行了肝静脉显影时间的研究，并结合肝静脉增强峰值时间一起分析，结果表明虽然肝硬化组肝静脉显影时间明显减短，但还不足以评价肝硬化的严重程度。

超声造影容易受造影剂的种类、剂量、推注方式及不同成像方式、取样部位等多种因素的影响，从而导致检测结果不稳定、缺乏可对比性，因而其在临床的实际运用及相关定量评价指标还有待进一步探讨和完善。

（六）超声弹性成像

对于近些年发展起来的声学组织弹性成像技术，从肝脏生物力学特征角度研究其无创诊断肝脏纤维化程度的价值。生物组织的弹性（或硬度）与病灶的生物学特征紧密相关，对于疾病的诊断具有重要的参考价值。因此超声弹性成像（ultrasounic elastography，UE）的概念由Ophir等于1991年提出后，多年来历经多次发展，成像方式由一维发展到二维，对弹性特征由半定量分析发展到定量分析。由于其无创性、可重复性，以及可长期动态监测病情变化的性质，与其他影像学比较，其经济性、便携性、实际操作方便性等优势使其得到迅猛发展。

超声弹性成像是对组织施加一个内部（包括自身的）或外部的动态、静态或准静态的激励，遵循弹性力学、生物力学等物理规律，组织将产生位移、应变、速度分布等响应，将上述物理改变结合数字信号处理或数字图像处理技术，测算出组织内部的情况，从而间接或直接反映组织内部的弹性模量等力学属性的差异。目前超声弹性成像可大致分为血管内超声弹性成像及组织超声弹性成像两大类。而Taylor等将众多的超声弹性技术分为3种，即压迫性弹性成像（compression elastography）、间歇性弹性成像（transient elastography）、振动性弹性成像（vibration elastography）。

1.压迫性弹性成像 由Ophir等提出，通过操作者手法加压，然后对组织受压前后的变化进行比较，得到相关压力图。以彩色内部设置可供调节的弹性成像感兴趣区域（regions of interest，ROI），对加压过程中ROI内部组织与周围组织之间的弹性差异进行比较，进而得到压力差异图像。临床上常用于评估肝纤维化程度的为实时组织弹性成像技术（real-time tissue elastography，RTE）。

RTE依靠患者心血管搏动使肝组织产生应变与位移，以压力应变曲线作为标准，而由于肝组织纤维化程度的不均匀性，应用实时组织弹性彩色图无法进行客观、量化评估。Strain Histogram组织弥散度成像分析技术很好地解决了这一问题，Strain Histogram组织弥散度成像通过定量分析弹性图，计算出弹性图中应变均值（MEAN）、标准差（SD）、蓝色区域百分比（%AREA）等11个特征量，按照公式计算出LF指数，以LF指数的大小定量评估肝纤维化程度。研究表明，通过LF指数诊断≥S1级肝纤维化的灵敏度、特异性、准确度分别为94.74%、88.64%、92.50%。而裴书芳等对70例慢性乙型病毒性肝炎（乙肝）患者进行临床研究，所有患者应用RTE对肝脏纤维化程度进行评分，然后与肝组织纤维化病理学分期进行对照。其结果表明，RTE诊断肝纤维化具有较高的敏感度和准确率，以及良好的特异度。但是实时组织弹性成像由心血管搏动而触发，因心搏周期及动力存在个体差异，并且对于高度肥胖、严重肝萎缩和肋间隙狭窄的患者，诊断准确率均会受到一定的影响（图20-3-34）。

2.间歇性弹性成像 由Cathelive等提出，利用一个低频的间歇振动，使组织发生位移，产生瞬态剪切波，用超声成像系统跟踪采集信息，并将结果转化为压力值（kPa），利用该方法获得ROI中不同弹性系数的组织的相对硬度图。临床上常用于评估肝纤维化程度的为瞬时弹性成像技术（transient elastography，TE）。它通过测量肝脏硬度值反映肝纤维化程度，具有无创、简便、快速、易于操作的优点，可重复性、安全性和耐受性好。其中，FibroScan一维弹性成像系统即为TE，在诊断肝纤维化方面有较好的代表性（图20-3-35）。此技术由探头振动轴发出低频脉冲弹性波，检测区肝脏组织发生位移产生剪切波，剪切波在肝脏中的传播速度与肝组织硬度直接相关，肝组织硬度越大，剪切波的传播速度相应越快，通过检测剪切波的速度评估肝纤维化程度。

国内外的许多学者做了大量的研究，TE已被美国肝病学会、欧洲肝病研究协会及中国《慢性乙型肝炎防治指南》推荐为乙型、丙型肝炎病毒相关肝纤维化临床评估的重要手段。对于谷丙转氨酶及总胆红素正常、单纯慢性肝病患者，TE技术在显著肝纤维化、肝硬化评价方面的可靠性基本达成了共识。而TE除了在肝纤维化程度的诊断上有较高的准确率，在肝硬化相关并发症的预测方面也有重要的应用，如预测肝硬化门静脉高压、食管-胃底静脉曲张破裂出血、肝细胞癌、肝功能失代偿，肝脏硬度值与这些并发症均具有较高的相关性。

但TE图像由于没有二维切面图像对照显示，可能出现较多抽样误差，稳定性、重复性不佳。并且多种因素可以影响TE的检测值，如患者肥胖（BMI≥30kg/m^2）、肋间隙狭窄、腹水可能致操作失败率为2.4%～9.4%，肝脏炎症活动度（氨基转移酶或胆红素水平升高）、肝外胆汁淤积或者肝静脉淤血及进食等均可影响肝脏硬度，进而影响对肝纤维化程度判断的准确性，因此TE的应用会受到一定限制。最近一种用于肥胖患者肝脏超声弹性

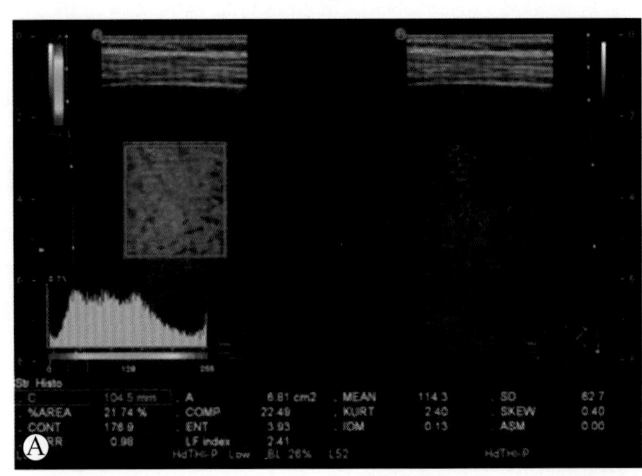

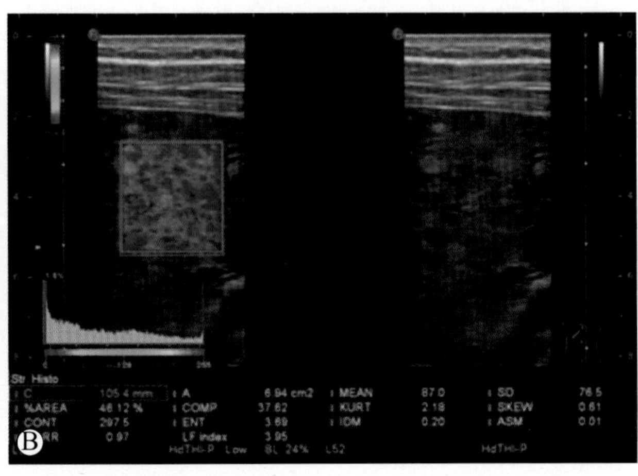

图20-3-34 实时组织弹性成像技术检测肝脏LF指数

A.S1～S2级肝纤维化；B.S3～S4级肝纤维化

成像的XL探头（不同于一般的M探头）问世，此探头集合了所有探头的最佳诊断特性，并且有较低的诊断错误率。相比于M型探头，XL探头具有更低的频率脉冲（3.5MHz）、更长的超声换能器焦距（50mm）、较大的振幅（3mm）及更深的测量深度（35～75mm）。在BMI≥30kg/m^{2}的肥胖患者中，用M型探头测量肝脏硬度的错误率是29.1%，而用XL探头测量肝脏硬度的错误率为6.8%。

3.振动性弹性成像　又称为超声激发振动声谱成像，由Fatemi等提出，其利用探头产生低频推力脉冲，组织受力后产生纵向压缩及横向振动，通过收集这些细微变化计算出横向剪切波的波速（m/s），并把振动图像用实时多普勒声像图表现出来，从而反映该区域肝组织的硬度。该技术是一种全新的弹性成像技术，其未来可能在对肿瘤的早期检测、肿瘤的热治疗和高强度聚焦超声治疗过程的监测中发挥积极的作用。临床常用于评估肝纤维化程度的为声辐射力脉冲弹性成像（acoustic radiation force impulse，ARFI）及实时剪切波弹性成像（shear wave elastography，SWE）。

（1）ARFI将传统的超声影像学技术与特定区域肝组织硬度评价结合起来，该方法也称为声触诊组织量化技术（VTQ），它从一个全新的角度反映组织的弹性机械信息（图20-3-36）。Bota等对132例丙型肝炎进行ARFI

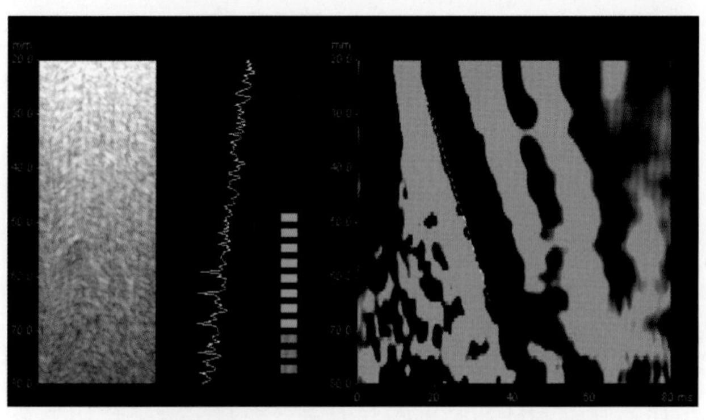

图20-3-35　FibroScan操作界面

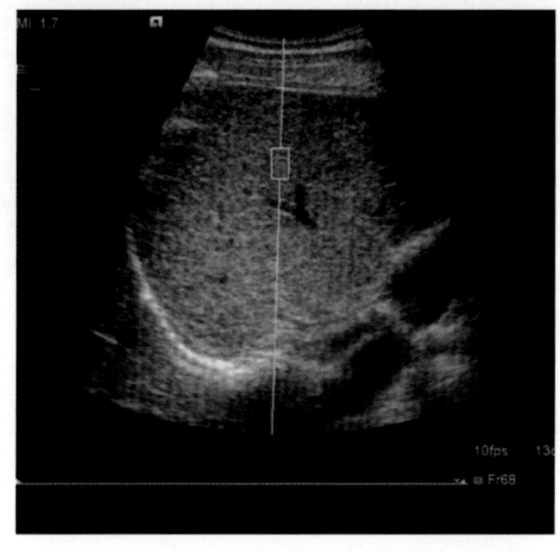

图20-3-36　ARFI技术剪切波测量界面

测量，对照肝组织活检病理，以1.35m/s作为界值诊断≥2级的肝纤维化，预测显著肝纤维化的阳性预测值为93.2%；以1.87m/s作为界值诊断代偿性肝硬化，排除代偿性肝硬化的阴性预测值为97.8%。

有研究证实ARFI可以显示肝内局灶性病变，并有助于引导及监测热消融病灶。Kuroda H等认为急性肝衰竭患者的肝脏硬度不断增加，他们也认为应用ARFI可以评估肝脏硬度，从而反映肝损伤的严重程度并预测急性肝衰竭患者的预后，而剪切波速度是一个较早且比较精确的标志。由于可以通过超声检测选择待评价区域，ARFI可以避免解剖学障碍，如血管等，是一种简便的、快速的可重复性无创评价肝纤维化的方法。但ARFI的可重复性在女性患者、较高的体重指数（≥25kg/m^2）、腹水及非肝硬化患者中较低；且仅能测量辐射力聚焦点位置附近的剪切波速度，取样面积有限，聚焦局部能量较高。

在探讨ARFI测量因素的研究中发现，剪切波速度只有满足四分位间距≤30%，成功率≥60%时，其与病理才有高度相关性；而在利用ARFI测量肝脏剪切波速时发现，通过肝Ⅶ、Ⅷ段及在包膜下1～2cm、2～3cm的测量时，会减少无效测量的次数，且测量值与病理分期也有较好的相关性。

（2）SWE是实时剪切波成像技术（supersonic shear imaging，SSI）利用多波成像平台发射不同模式的声波并采用声波辐射脉冲控制，在组织不同深度连续聚焦，产生Mach Cone效应，从而增加剪切波的生成。组织形变产生的剪切波是横波，传播速度为1～10cm/s，远小于声速，不易实时捕获与分析。故利用超快速成像系统再加以捕获、追踪剪切波得到实时的弹性成像图，获取组织的剪切波传播速度即得到杨氏模量（单位：kPa）。

组织弹性与剪切波速度的平方成正比，故剪切波速度越快，组织弹性越大，以此将弹性模量信息以彩色编码形式实时叠加在二维灰阶图上，较硬的组织显示为红色，较软的组织显示为蓝色，图像的分辨率可达1mm左右。一次测量得到弹性模量平均值、标准差、最大值及最小值等一组数据。

Thiele等采用SSI和FibroScan技术对酒精性肝病和正常志愿者进行的前瞻性对照研究表明，对于显著肝纤维化（Ishak计分≥3）和肝硬化（Ishak计分≥5），两种弹性检测技术均有较高的准确度，且无显著的差异；SSI和FibroScan诊断显著肝纤维化的最佳界值分别为10.2kPa和9.6kPa，诊断肝硬化的最佳界值分别为16.4kPa和19.7kPa。但Woo等认为ARFI技术测量肝脏硬度较SSI技术更可靠，SSI技术测量的剪切波速度高于ARFI技术。由于SSI技术取样框为可调节大小的圆形框，分析区域越大，误差越小，尤其适于评估实质脏器的非均匀性改变。且SWE是基于ARFI技术的改进，降低了聚焦超声波的能量，可用于肥胖和腹水患者，但其受测量深度的影响。

以上具有代表性的声辐射力弹性成像技术，在图像分辨力、对比度、成像速度和辐射剂量的安全性方面互有优劣。而在成像速度和安全性上，所需声辐射激发脉冲数量越少，成像速度越高，安全性也越高；所需激励超声强度越小，安全性越高。目前看来，SSI优于ARFI，ARFI又优于谐波运动成像（harmonic motion imaging，HMI）。

作为一种全新的成像检查技术，超声弹性成像提供了生物力学信息，使之成为二维灰阶超声和超声造影之外的另一个独立诊断参数。将影像学、病理学与生物力学相联系，用于评估慢性肝病患者肝纤维化分期的报道很多，尤其是无创、快速和客观地分期诊断病毒性肝炎肝纤维化，但还没有建立针对不同病因的肝纤维化分期诊断标准。对于慢性肝病的病情监测，疗效观察中的应用价值尚需大样本多中心研究的深入探索。

（七）超声背向散射积分

背向散射积分（integrated backscatter，IBS）是一项近年发展起来的新型无创性超声组织定量技术。超声束进入人体内组织时，组织细微结构构成的散射体使超声波向各个方向发生散射，朝向探头与入射波方向成180°的散射称为背向散射，其散射强度与散射体的浓度、大小、排列方式及其与周围组织的声阻抗差、散射体的弹性和超声频率等有关。背向散射积分是对组织散射射频信号进行积分并分析处理，用检测组织的声学密度来定量描述正常组织和病理组织的物理特性。

在对肝脏的研究中发现，IBS值不受性别、体重及肝脏不同部位取样差异的影响，具有很好的稳定性和可重复性。肝炎、肝纤维化、早期肝硬化中肝脏的IBS值高于正常，且随着肝脏纤维化程度的加重，IBS值依次增加。这与肝脏纤维化时肝细胞炎症、损害、坏死，肝纤维化、肝小叶改变假小叶形成，最终导致肝硬化的病理基础一致。但IBS值受肝脏切面深度的影响，在肝炎时，肝脏近场、中场、远场的IBS值依次降低；在肝纤维化和肝硬化时，IBS值大小为中场＞近场＞远场，且此时IBS值与肝纤维化病理分期间呈显著的正相关，以中场为著。因此，应用IBS技术测定肝纤维化及早期肝硬化患者肝脏的IBS值，可作为临床早期诊断肝纤维化及肝硬化的一种辅助手段。但关于年龄、脂肪沉积、不同病因等对IBS值是否存在影响及其中的规律性，还有待于进一步深入研究。

（李志艳）

第四节 肝脏含液性病变

肝脏含液性病变的致病原因多种多样，主要包括以下几点：①先天性因素，主要引起的疾病为多囊肝；②寄生虫感染，主要以肝包虫疾病多见；③创伤性、潴留性，或老年性退行性病变，主要的疾病有非寄生虫性肝囊肿、外伤性血肿等；④细菌、真菌性感染，主要疾病为肝脓肿。在临床工作中，最常见的囊性病变为肝囊肿和肝脓肿。因为肝脏含液性病变在超声声像图中有较为特异的表现，故超声检查已成为其首要的检查方式，但超声尚不能严格区分脓性、血性、渗出液或漏出液等囊性病灶或积液的性质。

一、肝囊肿

1.临床概述　肝囊肿（liver cyst）分寄生虫性和非寄生虫性，前者以肝包虫所致为多见，后者可分为先天性、创伤性、潴留性，亦可为老年性退行性病变，其中以先天性肝囊肿最为常见。非寄生虫性肝囊肿是一种常见的肝脏良性疾病，随年龄增长，发病率上升，据文献报道，50岁以前肝囊肿的发病率为9.4%，而50～70岁肝囊肿发病率为19.2%。囊肿可单发或多发，以后者多见，囊腔通常不与肝内胆管交通。病理上，肝囊肿实为肝内胆管囊肿，囊壁由胆管上皮组成，囊壁菲薄，囊内为透明浆液，感染时上皮发生炎症改变。一般认为囊肿是由起源于肝内迷走胆管或肝内胆管和淋巴管的发育障碍导致管腔内容物滞留而形成的。

肝囊肿一般生长缓慢、病程长，直径变化并非匀速进行，其中2～3cm的囊肿增长变化缓慢，3cm以上的肝囊肿增长相对较快；常由影像学检查偶然发现，通常无明显的临床症状，如囊肿增大到一定程度或对周围组织产生压迫，可出现相应症状：当压迫胃、十二指肠时，可引起餐后饱胀、食欲减退、恶心呕吐等消化道症状；肝门处的囊肿可压迫肝管或胆总管引起轻度黄疸。一般无症状者可予以随访，有症状者需给予相应治疗，包括囊肿穿刺抽液、囊肿开窗术、囊肿引流术或切除术等。囊肿抽液通常在超声引导下完成（直径≥5cm并出现压迫症状者），超声引导下避开肠道、膈肌、胸腔等结构，抽液后注入硬化剂，以减少术后复发。临床应用的硬化剂有无水乙醇、冰醋酸、50%葡萄糖、四环素、平阳霉素、土霉素、米诺霉素、高渗盐水、鱼肝油酸钠等，其中无水乙醇价格低、副作用少、硬化效果好，临床应用最多。另外，在创伤或炎症后产生的肝内囊性灶有别于真性囊肿，因其囊壁无上皮细胞组成，故而称为假性囊肿。

2.超声表现（图20-4-1）

（1）二维声像图：①肝脏体积正常或增大，肝实质内无回声暗区，圆形或椭圆形，少数有分隔或呈融合状，形态欠规则。②多为单房性，包膜完整，具有完整、

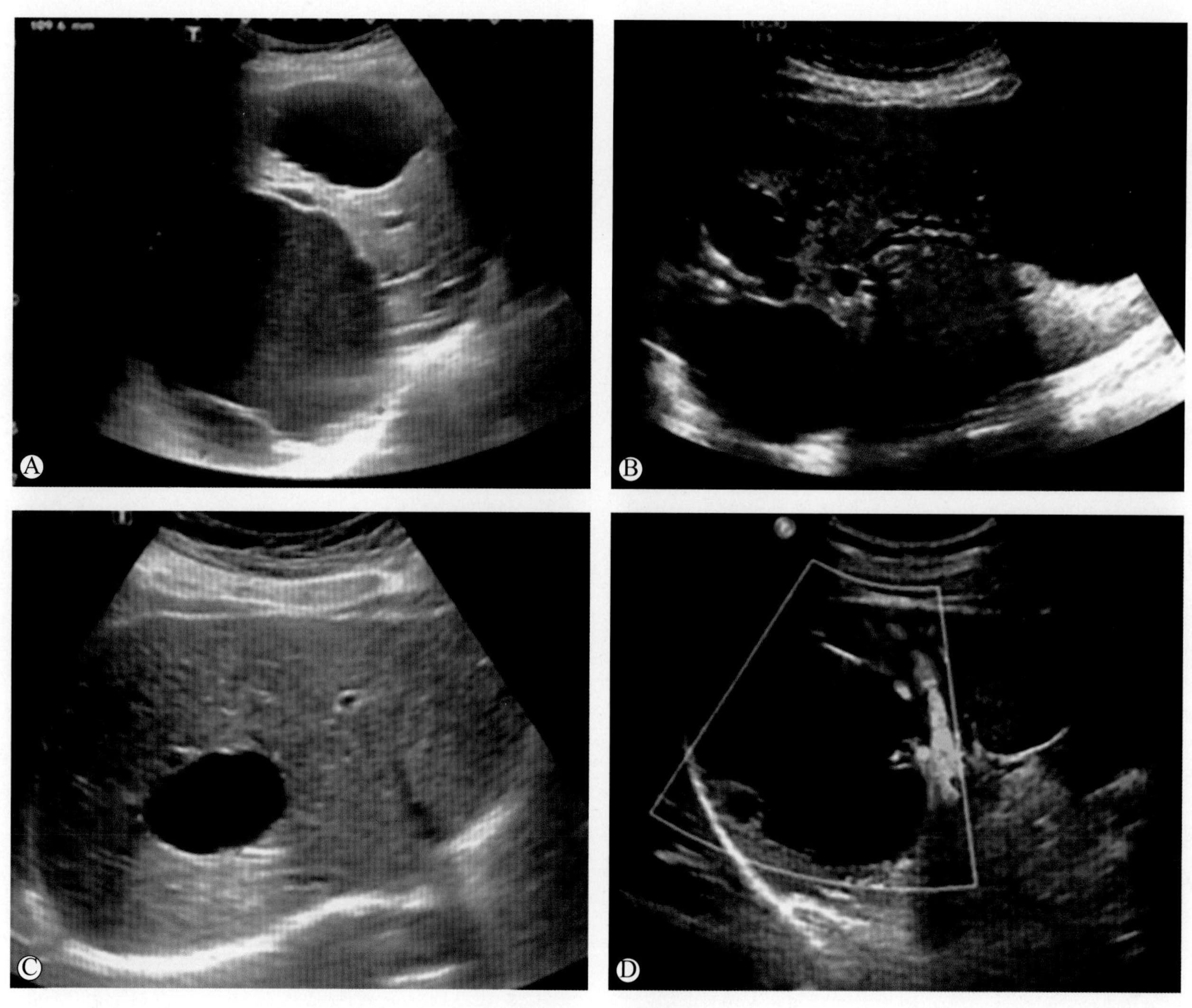

图20-4-1 肝囊肿

A.多发囊肿，囊内分隔；B.囊肿相互融合；C.典型单发囊肿，侧壁“回声失落”，后方回声增强；D.囊壁可见条状血流信号

纤细、光滑的薄囊壁，与周围肝组织境界分明。③囊肿内部呈均匀无回声，透声好，后方回声增强。④两侧壁因回声反射和折射可出现“回声失落”（echo drop-out）。⑤肝囊肿大小可由数毫米到20cm以上，超声通常可观察到＞5mm的囊肿，有时可探及更小的囊肿。当囊肿较大时，可引起肝脏相应增大，肝内血管、胆道受推移或压迫，近肝脏表面的囊肿可使肝脏局部隆起；而肝内的小囊肿（一般＜10mm）由于部分容积效应而呈极低回声。⑥由于混响效应，近探头的浅表囊肿前方可呈现片状低回声，需与实性结节鉴别。⑦囊肿合并感染或出血时，囊内透声差，可见斑点状或絮状低回声，底部可有分层现象，囊壁边缘可呈不规则性增厚，需与肝脓肿、肝包虫相鉴别。

（2）彩色多普勒超声检查：小的肝囊肿，彩色多普勒超声多无阳性发现，部分较大囊肿的囊壁上可探测到少量点状、细条状血流信号，频谱多普勒多显示为静脉血流或低阻动脉血流信号。如囊壁血流信号丰富，应引起重视，需与肿瘤性或感染性肝囊性病变相鉴别。

3.其他影像学检查　肝囊肿在CT扫描下表现为外壁光滑、边界清楚的圆形低密度灶，周边极薄。囊内容物密度均匀一致。平扫CT值为0～20HU。在MRI T_2WI中，单发的单纯性肝囊肿呈均匀的极高信号，在T_1WI中为典型的均匀低信号。但如果囊液内含有蛋白质或（和）出血，T_1WI中囊肿可表现为高信号。增强CT、MRI及超声造影检查肝囊肿呈三期“无增强”表现。此时需与肝转移癌相鉴别，需结合超声及临床综合诊断。

4.鉴别诊断

（1）创伤性肝囊肿：有比较明确的肝外伤或肝外科手术史，此肝囊肿囊壁较厚，形态欠规则，肝外伤后形成的或炎症吸收后残留的液性病灶，囊液可为血液、胆汁等，内部透声较单纯性囊肿差，改变体位或抽液治疗时可见点状或絮状回声在囊液中漂浮。

（2）肿瘤性肝囊肿：生长速度快，体积大；囊肿形态不规则，常为多房性，囊壁有乳头状突起或囊壁厚薄不均。囊液内大多有较多杂乱回声，大多可抽吸到血性囊内容物。转移性囊性病灶的周围肝组织内尚可发现实质性的转移瘤。尤其是感染后不典型囊肿的较厚囊壁，需与肝脏恶性肿瘤或血管瘤相鉴别。

（3）肝脓肿：因病程长短及液化程度的不同，可表现为低回声或无回声，其内部常出现坏死组织碎屑的低回声，部分脓肿壁较厚，边缘不规则，脓肿周围因炎性反应而形成低回声晕圈包绕。当单纯性囊肿合并感染或出血时，尤其是感染的囊肿，囊壁回声模糊、增厚，轮廓欠清，与液化较好的肝脓肿区分有一定困难，此时需结合患者临床症状加以鉴别。

（4）寄生虫性的肝囊肿：多指肝包虫病，可呈“囊中囊征”“葡萄串征”等表现。若为单房性，囊内见不到子囊回声，仅靠声像图表现难以区分，需结合临床及实验室检查（Casoni试验）加以鉴别。

（5）肝外性腹腔囊肿：如右肾囊肿、胰腺囊肿、肠系膜囊肿和胆总管囊肿等病变与肝囊肿的鉴别，由于其以位于肝右叶脏面居多，需多切面扫查，以鉴别腹膜后或右肾来源的囊肿，前者在呼吸时和肝脏活动一致。

（6）位于肝门部、胆囊窝旁的肝囊肿：要区别于胆总管囊肿，后者囊壁较厚且易发生钙化，常伴声影，两端或一端与胆总管相连。

（7）肝内管道结构的横断面：其酷似微小的肝囊肿（直径5mm左右），改变超声扫查方向后，可显示为管道状结构，跟踪检查可见其归属于肝内某一管道系统，而肝囊肿在任何断面上均显示为圆形或卵圆形。

（8）腹水：部分肝内较大囊肿可占据大部分腹腔，上至第3～4肋，下达脐平面或下腹部，此时需与腹水相鉴别，需全面扫查，前者内不会探及漂浮的肠管回声。

二、多囊肝

1.临床概述　多囊肝（polycystic liver）最早由Bristowe于1856年提出，为常染色体显性遗传疾病。可合并多囊肾，也有合并胰腺、肺、脾等囊肿。囊肿多散布于全肝，少数可密集于肝的一叶，囊肿之间可见数量较多的小胆管和正常肝组织。囊液多为无色或微黄色，若合并感染或出血，则囊液可浑浊或变红，囊肿之间的肝组织可正常。

肝囊肿生长缓慢，小囊肿可无症状，随着囊肿进行性增多、增大，肿大的肝脏对周围组织压迫可出现腹胀、食欲减退、恶心、呕吐、体重下降等症状。若囊肿伴发感染、出血时，患者可出现发热、腹痛等相应的临床症状；极少数多囊肝患者可出现黄疸、腹水、脾大等肝衰竭症状。因雌激素会刺激肝脏囊肿的生长，女性多囊肝的发病率更高，妊娠、口服避孕药、雌激素替代治疗会加速病程进展。

根据影像学检查，可以将多囊肝分为3型。①Ⅰ型：＞10cm的囊肿少于10个；②Ⅱ型：肝实质小部分受累，还有一大半正常肝组织；③Ⅲ型：肝实质被小型和中型的囊肿弥漫性占据，只有少数正常肝组织，而目前肝移植是Gigot Ⅲ型多囊肝最有效的治疗方法。而除了肝移植能改变其自然病程达到痊愈，还有抽吸硬化术、开窗术、肝部分切除术、肝动脉栓塞术及药物治疗等其他可减少肝脏体积、缓解临床症状、提高生活质量的方法。

2.超声表现

（1）二维声像图（图20-4-2）：①肝脏体积增大，形态失常，轮廓不清，表面高低不平，周围组织受压移位，并发多囊肾时，肝肾间隙分界不清；②肝内多个大小不等、形状不一的无回声，弥漫分布全肝，无回声区之间的肝组织回声正常或增强，分布不均匀，部分严重的多囊肝不能探及正常的肝实质回声，囊壁间呈线样回声；③多囊肝内透声较好，后方增强效应不明显，如囊内出血或感染时，囊内可见絮状回声漂浮；④多囊肝时，需同时检查肾、脾、胰腺等脏器，观察是否合并其他脏器的多囊性病变。

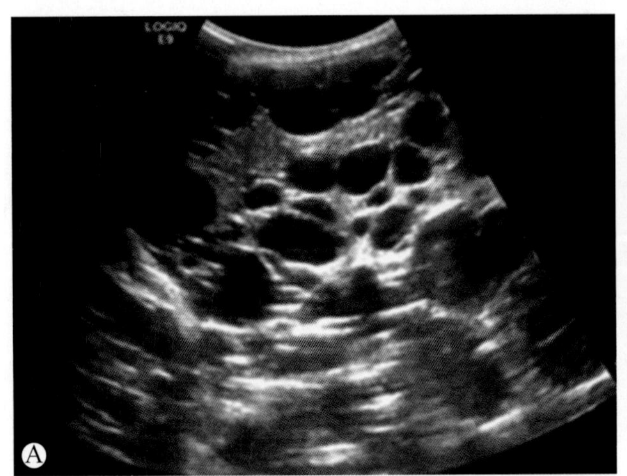

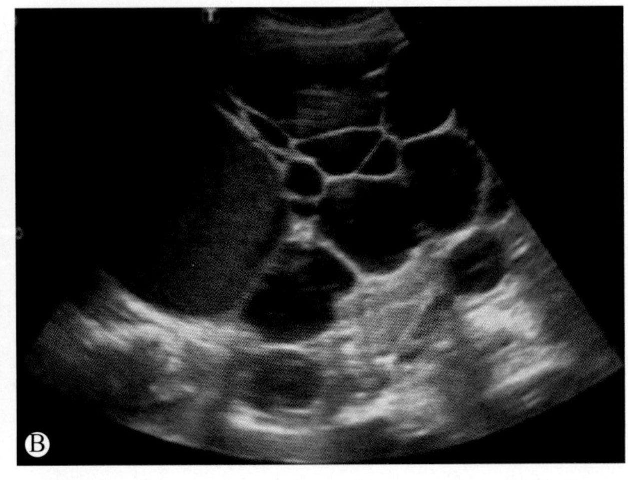

图20-4-2　多囊肝

A.后方增强不显著，囊肿间肝实质回声增强；B.囊内出血/感染，部分囊内见絮样弱回声

（2）彩色多普勒超声检查：肝内囊性无回声区内无血流信号，囊肿间及血管受压移位、变细、走行失常。

另外，还有一种微泡型多囊肝，较罕见，临床症状及影像学检查均不典型，易被误诊为肝硬化伴发肝癌。超声检查可见肝内散布多发囊肿，直径多在几毫米，当局部放大后，可见直径5mm左右的囊肿后壁有增强效应或呈“蝌蚪尾征”，直径1～2mm的微小囊肿，由于囊壁多重反射，不表现为典型的无回声区，而呈分布紊乱的粗大点状高回声（图20-4-3），囊肿间可见短棒样、等号状高回声，因侧壁回声失落，其两侧边缘不封闭。肝静脉形态显示欠佳，但门静脉大多走行自然，管壁多无僵硬感，可与肝硬化相鉴别。

3.其他影像学检查　CT、MRI检查的诊断准确率较高，表现为肝实质内单发或多发类圆形低密度影，边界清楚，增强扫描无强化。MRI在T_1加权中为低信号，在T_2加权中为高信号，并能清晰地显示肝囊肿与主要血管、胆管及周围空腔、实质脏器的空间关系。另外，CT可根据囊内密度、MRI可根据囊内信号的差异判断囊内合并感染或出血情况。

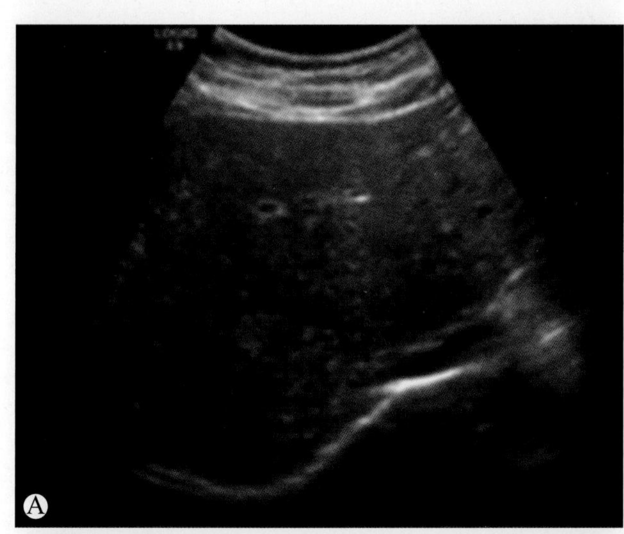

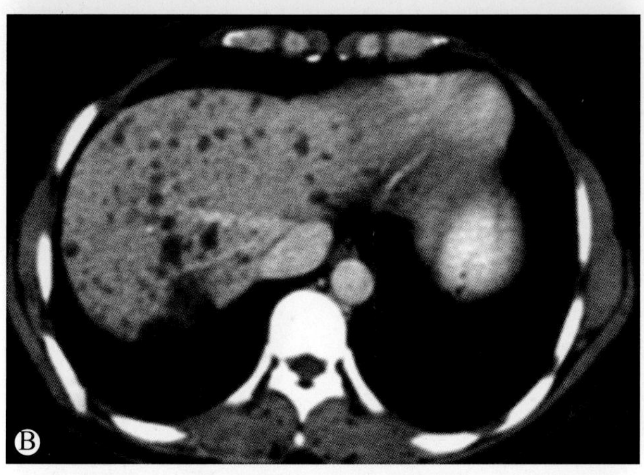

图20-4-3　微泡型多囊肝

A.紊乱粗大的点状高回声，后壁呈“蝌蚪尾征”；B.同一病例CT表现

4.鉴别诊断　典型的多囊肝超声具有特征性表现，对于不典型者，需与先天性肝内胆管囊状扩张症（Caroli病）相鉴别，后者为先天性肝内胆管节段性、交通性囊状扩张，常有胆道感染症状和体征，肝内无回声病变超声鉴别诊断要点见表20-4-1。

表20-4-1　多囊肝、多发性肝囊肿、先天性肝内胆管囊状扩张的超声鉴别要点

	多囊肝	多发性肝囊肿	先天性肝内胆管囊状扩张
肝脏形态	肝大、形态失常	多正常	肝大
囊肿数目及分布	多发、弥漫分布	数个、散在分布	多、沿肝内胆管分布
与胆管关系	互不相通	互不相通	与胆管相通
形态	圆形、类圆形	圆形、类圆形	梭形
囊壁	薄，光滑完整	薄，光滑	较厚，呈高回声
后方回声	无增强	明显增强	增强
合并多囊肾	多见（50%以上）	少见	少见

三、肝脓肿

1.临床概述　肝脓肿（hepatic abscess）可分为细菌性、阿米巴性和真菌性。临床上以细菌性肝脓肿多见，常见致病菌有大肠埃希菌和金黄色葡萄球菌。细菌经胆道沿胆管上行是引起细菌性肝脓肿的主要原因，还可因体内其他部位的化脓性病变经肝动脉进入肝脏，以及继发于肠道、腹腔感染后的化脓性门静脉炎，细菌逆行进入肝脏；此外，肝外伤，特别是肝的贯通伤或闭合伤后肝内血肿感染也可形成脓肿。

临床上，寒战高热是最常见症状，体温可高达38～40℃，一般为弛张热或稽留热；肝区持续性钝痛或胀痛，可伴有右肩牵涉痛、胸痛、刺激性咳嗽、呼吸困难等；由于细菌性毒素吸收可引起乏力、食欲缺乏、恶心、呕吐，少数患者可有腹泻、腹胀等消化道及全身症状。在脓肿形成前期给予全身支持治疗的同时，使用较大剂量抗生素。脓肿形成后，可在超声引导下行经皮肝脓肿穿刺置管引流，对于溃破或有溃破倾向的脓肿，可行切开引流。

阿米巴肝脓肿是阿米巴肠道感染最常见的重要并发症，约半数患者有阿米巴肠道感染病史。临床表现与细菌性肝脓肿相似，可伴有肠道症状及脓血便的表现，粪检发现阿米巴包囊或滋养体有助于确诊。临床上，阿米巴肝脓肿给予抗阿米巴药物治疗，配合反复穿刺抽脓及支持治疗，其预后多较好。如及时确诊，适当治疗，治愈率可达68.5%～95%。若伴发细菌感染，患者可有寒

战、发热、食欲缺乏、腹胀、恶心、呕吐甚至腹泻等症状，白细胞及中性粒细胞计数显著升高，此时脓液不再是单纯的咖啡色，而是黄白色或黄绿色，伴恶臭。另外，脓肿穿破是阿米巴肝脓肿最常见且严重的并发症，穿破入邻近脏器可引起相应的临床症状及体征。

随着抗生素、化疗药物、免疫抑制药的广泛使用和自身免疫缺陷等原因，肝脏特殊感染逐渐增多。如肝内多发的真菌性肝脓肿，患者多无典型的临床症状，影像学的辅助诊断尤为重要。

2.超声表现

（1）二维声像图：脓肿形成前，肝内病变呈低回声或等回声，内部回声不均，边界模糊，炎症局部回声增强或形成高回声团块，边缘毛刺状，与肝癌难以鉴别；细菌性肝脓肿常为多发，分布于全肝或局限于一叶，大小及数目不一，较大者可＞10cm，而阿米巴肝脓肿常为单发，一般较大，多位于肝右叶，靠近膈肌。邻近被膜下的浅部病灶可在肝表面形成局部光滑的丘样隆起，肝脏可肿大。

肝脓肿随病程进展的不同时期，声像图也随之变化。

1）脓肿前期（炎症期）：病程早期脓肿尚未液化，早期局部充血水肿时，表现为病灶呈低弱回声，后方回声可轻度增强，周边常有稍高回声环绕，病变不规则，边界模糊不清（通常出现在感染1周内）。当肝组织破坏出血和坏死时，表现为病灶内部出现点、片状高回声，间有不均匀的粗点状低回声区，边界模糊不清。有时周围可出现较宽的高回声带，或为低回声晕环，可能为周围组织水肿所致（图20-4-4）。

2）脓肿形成期：随病程进展，脓肿开始部分液化，液化区呈无回声，后方回声增强，有时可表现为蜂窝状结构，脓肿边界清楚但边缘不光滑。典型肝脓肿轮廓清晰，脓肿液化范围较广，呈无回声区，其内可见少许细小点状或斑块状回声，较稠厚的脓液则呈不均匀低回声，随体位、呼吸改变有漂浮感（图20-4-5）。脓肿壁常较厚，为3～5mm，内壁常不光滑呈“虫蚀状”，脓肿后壁和后方回声增强。若合并产气型细菌感染，还可见气体强回声（图20-4-6）。

3）脓肿吸收期：经过药物治疗或穿刺引流后，脓液逐渐减少，脓肿壁新生肝组织和肉芽组织生长，使脓腔不规则缩小，失去胀满感。脓肿内部无回声区明显减小或消失，代之以斑片状或条索状高回声（图20-4-7）。

4）慢性肝脓肿：久治不愈的肝脓肿，无回声区多有不规则团状或点状高回声，表现为实性杂乱高回声团块。由于脓肿壁肉芽组织形成与周围组织炎性粘连，脓腔壁显著增厚，回声较强，有时可伴钙化，表现为强回声伴后方回声衰减（图20-4-8）。

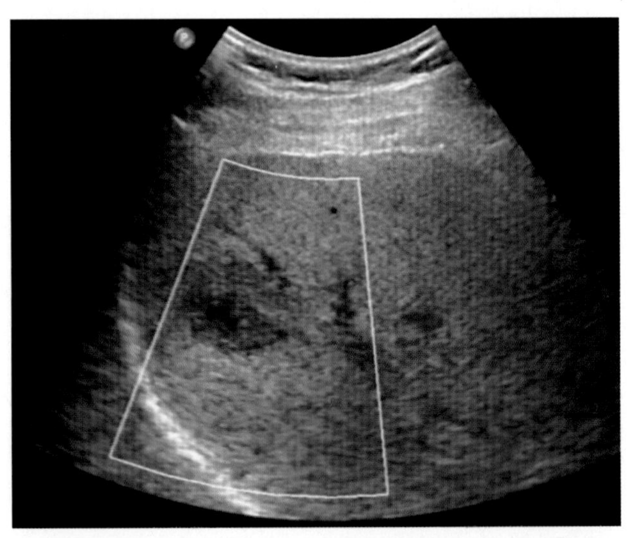

图20-4-4 肝脓肿前期，病灶呈低弱回声，脓肿尚未液化，后方回声轻度增强，边界模糊不清

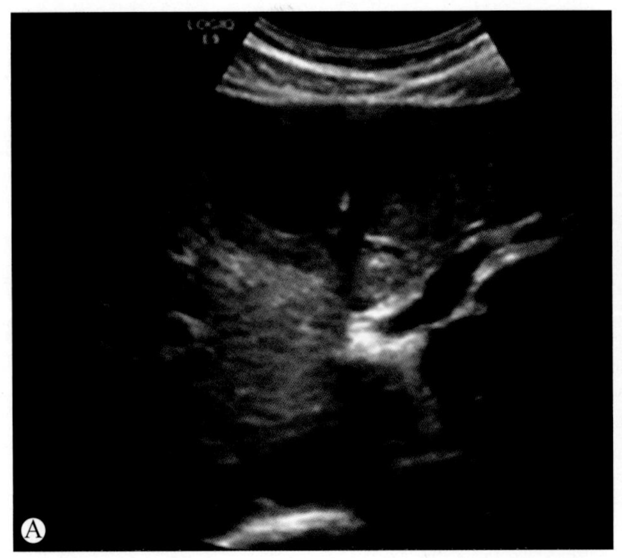

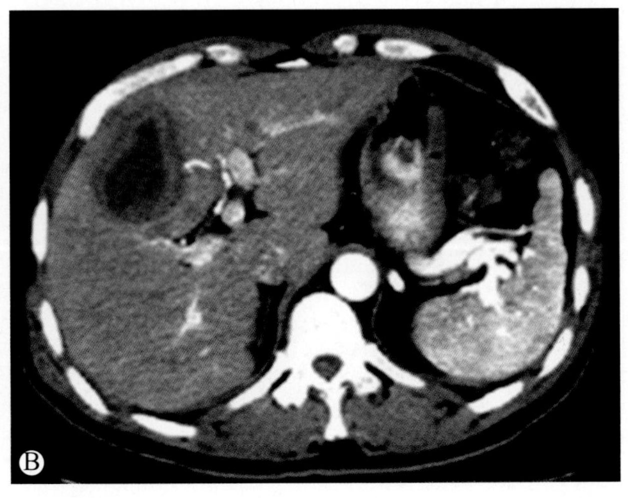

图20-4-5 典型肝脓肿

A.厚壁无回声病灶，边界清晰，后方回声增强；B.对应增强CT动脉相，厚壁低密度无强化病灶

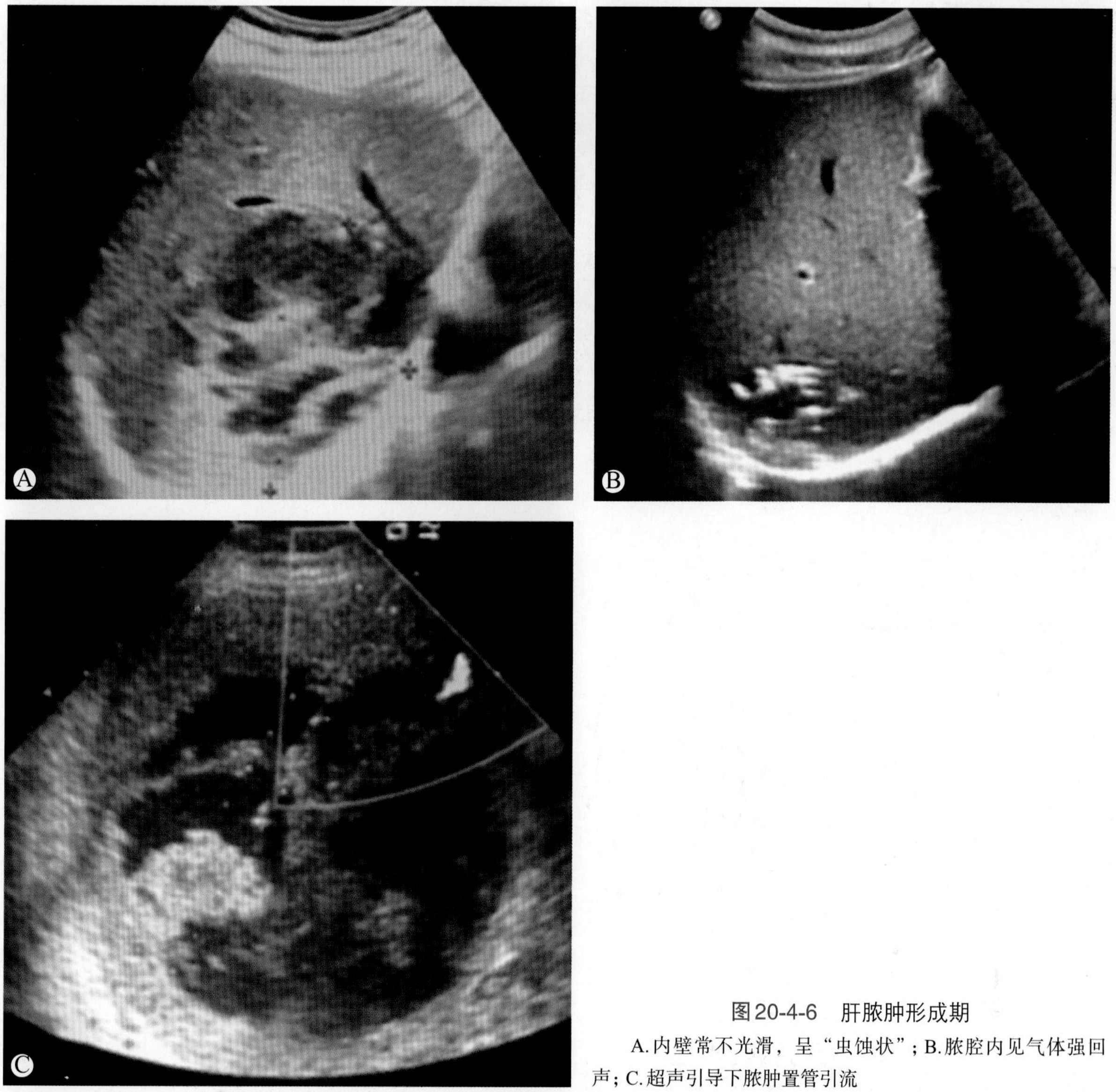

图20-4-6　肝脓肿形成期

A.内壁常不光滑，呈“虫蚀状”；B.脓腔内见气体强回声；C.超声引导下脓肿置管引流

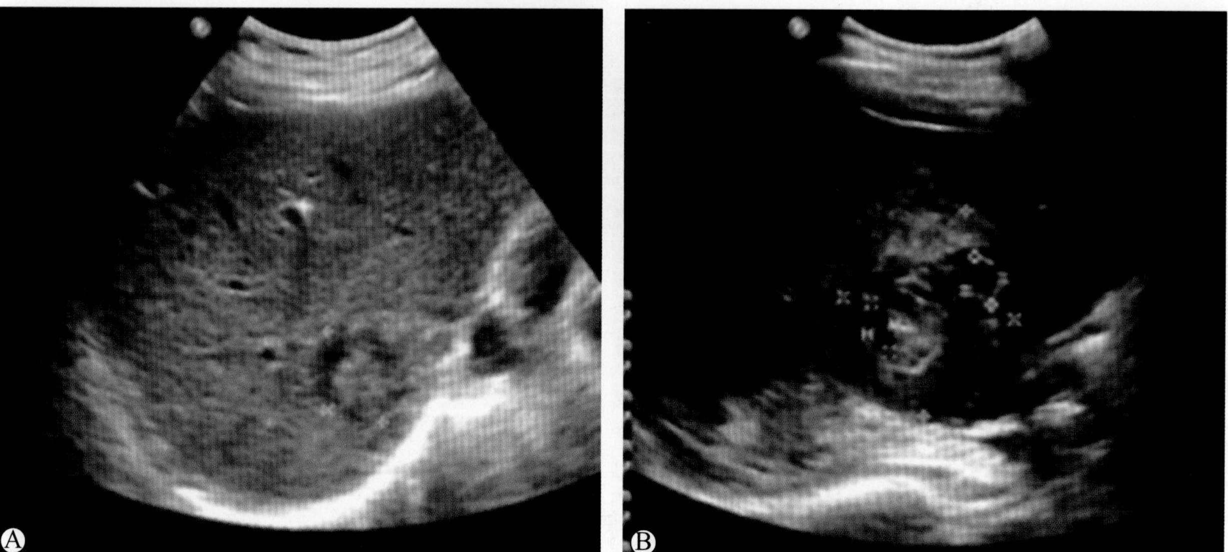

图20-4-7　脓肿吸收期

A.脓腔内脓液吸收，局部呈高回声；B.脓腔不规则缩小，呈小片状无回声

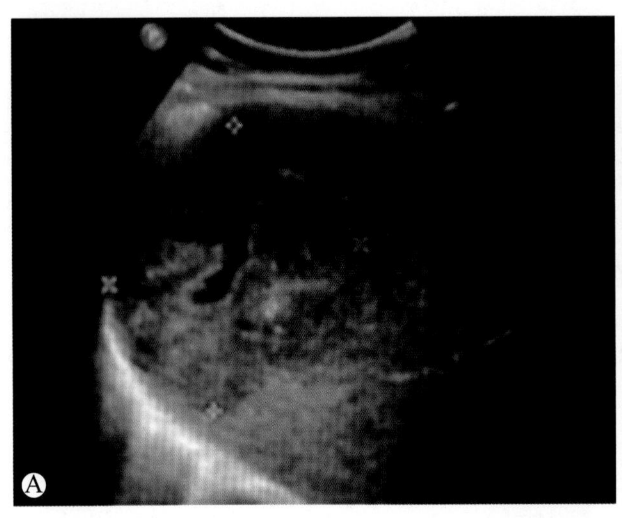

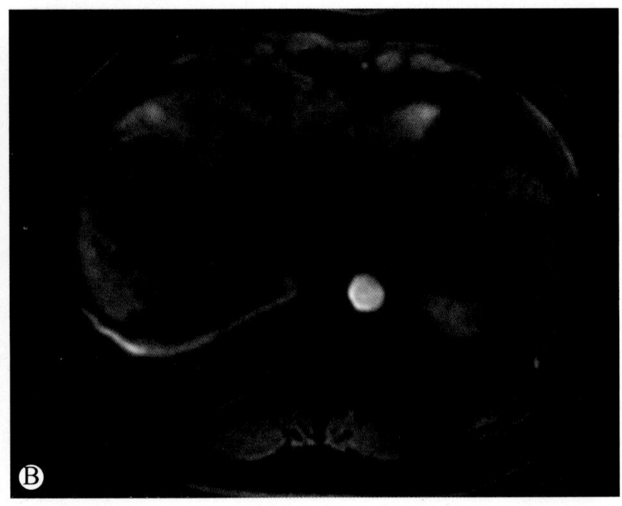

图20-4-8 慢性肝脓肿

A.脓腔壁增厚，不规则，无回声区夹杂高回声；B.对应MRI表现

另外，典型肝脓肿时右侧胸腔可出现反应性胸腔积液，如脓肿突破肝面可形成右膈下脓肿，可见膈肌活动受限，若穿透膈肌则可形成脓胸。

（2）彩色多普勒超声检查（图20-4-9）：①肝脓肿早期病变区有明显充血水肿，病灶内及边缘可见点状或条状的彩色血流；②脓肿形成期，脓肿周边血流信号较丰富，壁上可见血流信号，频谱于脓肿边缘可探及低阻动脉血流，RI多小于0.6；③在完全液化的肝脓肿，彩色多普勒无血流信号；④脓肿吸收期病灶局部血流信号逐渐恢复。另外，细菌性肝脓肿较阿米巴肝脓肿炎症反应更急剧，更容易检测到血流信号，阿米巴肝脓肿通常血流信号稀少或不能探及。

（3）超声造影（图20-4-10）：典型的细菌性肝脓肿主要指脓肿形成期，超声造影表现为动脉相脓肿壁环状增强，脓肿壁周围低回声环和脓腔内液化坏死区无增强。不典型的细菌性肝脓肿主要是化脓性炎症期、脓肿形成期，此型常规超声表现差异较大，难以与原发性肝癌相鉴别。而超声造影表现的以下征象，有助于鉴别诊断。

1）病灶缩小征：表现为造影后测值较灰阶超声均有不同程度缩小。由于化脓性炎症期肝组织的局部炎症、充血、水肿，脓肿边界模糊不清，造影后，边界显示清晰，造成病灶缩小。

2）周边一过性增强征：表现为肝脓肿周围组织于动脉相明显增强，较灰阶超声显示边界更清晰，该增强消退快，于门脉相消失，这与化脓性炎症期、脓肿形成期脓肿壁未形成有关。

3）“花瓣征”：是化脓性炎症期的造影改变，表现为弥漫性炎症反应，局部肝组织充血水肿，大量炎细胞浸润，造影剂弥漫性充填，而中央多个细小坏死区无造影剂充填，聚集成团呈“花瓣征”。

4）“蜂窝样”改变：是脓肿形成初期的造影表现，多个小脓腔形成，中间及周边是未坏死的残留肝组织的

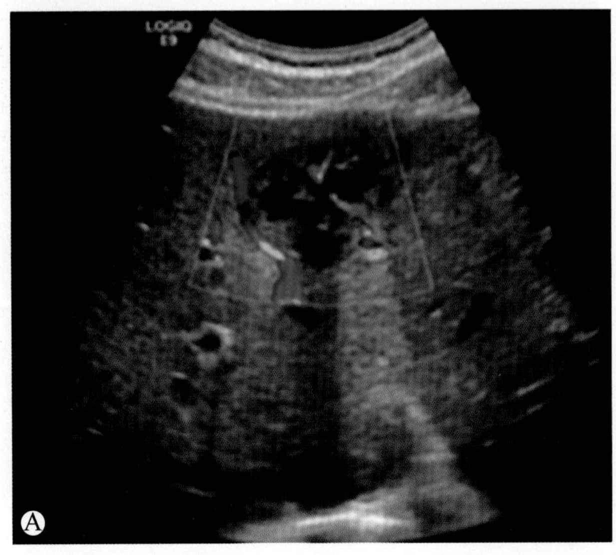

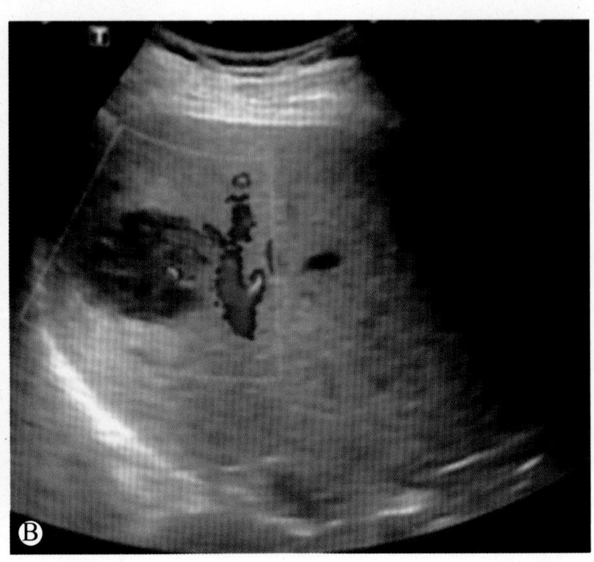

图20-4-9 肝脓肿CDFI表现

A.脓肿周边及厚壁上探及条状彩色血流；B.脓肿分隔上探及条状彩色血流

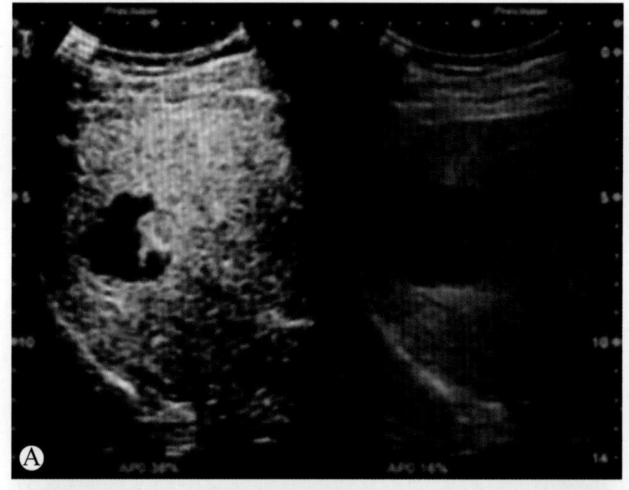

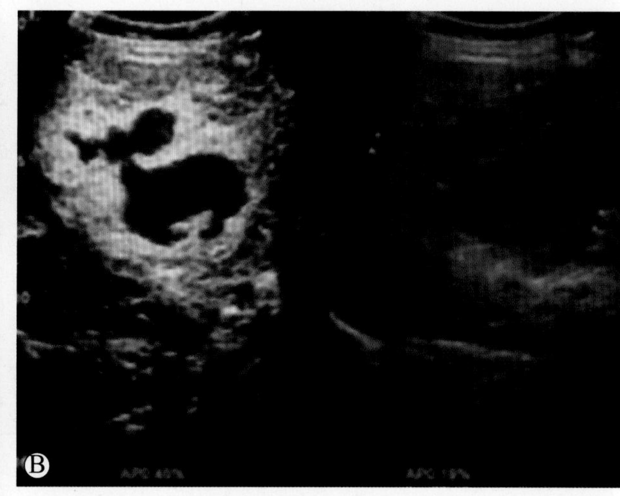

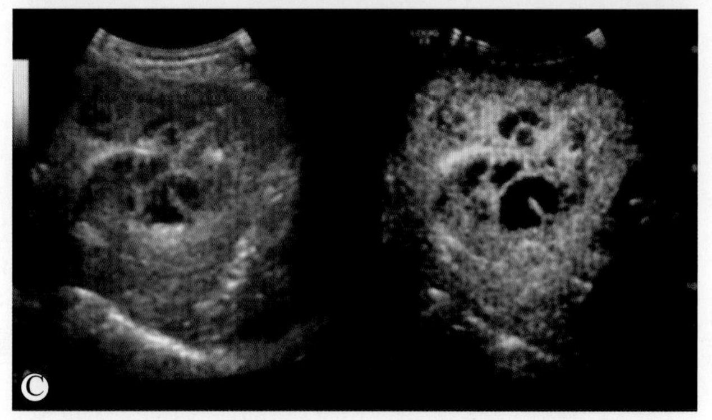

图20-4-10　肝脓肿超声造影

A.造影后测值较灰阶超声缩小；B.肝脓肿周围组织动脉相一过性增强；C.无增强的脓腔与网状支架内血管形成“蜂窝样”改变

网状支架，造影后网状支架内小血管增强，而小脓腔无增强，构成“蜂窝样”改变。

3.其他影像学检查

（1）X线检查：当脓肿体积较大时，可发现肝脏阴影增大，肝右叶脓肿时可伴右肋膈角模糊、右侧膈肌受压抬高及运动受限等情况，累及胸腔时可伴右下肺炎症或肺不张。

（2）CT检查：①典型细菌性肝脓肿，平扫示肝内低密度占位，密度均匀或不均匀，以圆形或类圆形为主，边界多不清，增强后病灶中心液化坏死区不强化，而脓肿壁环状增强（“环靶征”）；②不典型细菌性肝脓肿，平扫肝内低密度影，密度多不均匀，边界不清，形态不规则，增强扫描呈现多房及多分隔表现，可出现“蜂窝征”“簇状征”“蜘蛛征”“周边多囊征”“花瓣征”、一过性肝段增强等表现；③阿米巴肝脓肿的CT表现与细菌性肝脓肿相仿，其典型表现为边缘光滑整齐的圆形或卵圆形低密度灶。

（3）MRI检查：肝脓肿早期，T_1加权表现为局部稍低信号区，边界模糊不清，T_2加权表现为稍高信号，其内信号不均匀，内可见点片状高信号（坏死液化区）；脓肿形成期，细菌性肝脓肿约1/3的病例可见周围水肿带，其特征性表现为T_2WI上高信号。脓肿腔可表现为均匀或不均匀信号，在增强MRI中脓肿典型表现为周边强化，随后病变中央先后缓慢强化；而阿米巴性肝脓肿在T_1WI中，脓肿腔内信号低于正常肝组织，在T_2WI中，病变表现为均匀或不均匀的高信号，周围常有一圈更高信号环绕。

4.鉴别诊断　因为肝脓肿不同病程及超声表现的多样性，常常缺乏特异性征象，所以常与肝脏占位性病变等疾病相混淆，主要鉴别点如下。

（1）转移性肝癌时中心坏死的声像图表现和肝脓肿有相似之处，鉴别诊断常常需要结合病史、体征和其他检查进行分析，必要时应做穿刺抽吸细胞学或组织学检查。

（2）肝脓肿未液化时与HCC表现相似，均表现为实质性低回声。然而，短期内超声随访观察不难将二者鉴别。同时，血清甲胎蛋白的检测、超声造影或CT增强等检查也是重要的参考依据。

（3）其他肝囊肿合并感染、胸腔积液、肝棘球蚴囊肿、腹腔内脓肿等均可被误认为是肝脓肿，此时，应注意结合病史及多切面、多体位超声检查进行鉴别。

对于肝脓肿，除以上不同时期的声像图表现外，不同病因所致的肝脓肿还具有一些特征性诊断指标。例如，真菌性肝脓肿在超声上有典型的“靶环征”表现，与转移性肝恶性肿瘤的“牛眼征”相似，进行超声造影及超声引导下穿刺有助于明确诊断。细菌性肝脓肿和阿米巴肝脓肿的鉴别诊断见表20-4-2。

四、外伤性肝血肿

1.临床概述　外伤性肝血肿（traumatic liver hematoma）主要发生在肝包膜下和肝实质内，肝右叶和膈顶部多

表20-4-2　阿米巴肝脓肿与细菌性肝脓肿的鉴别诊断要点

	细菌性肝脓肿	阿米巴肝脓肿
病史	起病急，寒战、高热、肝区疼痛	起病较缓，有阿米巴痢疾史
肝脏	肝脏弥漫性肿大	肝大或有局限性隆起
病灶	多个，单个则体积较大	单个多见，多位于肝右叶
脓肿壁	壁不明显，周边回声高	较厚，内壁呈虫蚀状
内部透声	无回声伴较粗大光点	无回声伴细小光点
后方回声	增强	增强
毗邻关系	膈肌活动受限	膈肌活动受限，右侧胸腔积液
脓液颜色	黄绿色或黄白色	褐色、巧克力色

见，患者可表现为肝区胀痛、肝大、慢性贫血等，继发感染时可形成脓肿，损伤胆道可造成胆汁潴留、胆道出血症，严重者出现腹腔内出血、休克。肝脏外伤通常见于交通车祸、建筑工伤意外、医源性损伤等造成的利器性肝外伤或钝性肝外伤，需要临床予以紧急处理。目前国内腹部实质脏器创伤的治疗包括保守治疗、手术治疗和微创治疗，其中手术是主要的治疗方法，非手术治疗率为10%～30%。国际上，腹部实质脏器创伤的非手术治疗率高达65%～90%。外伤可能导致多脏器的多部位出血，除肝血肿外，可合并脾或肾内血肿，以及腹腔腔隙积血，如肝肾隐窝、直肠膀胱陷凹及直肠子宫陷凹等积血征象。

2.超声表现

（1）二维声像图：依据损伤位置将外伤性肝血肿分为肝包膜下血肿、肝中央破裂（肝实质血肿）及真性肝破裂。

1）肝包膜下血肿时，可见肝脏包膜光滑、连续，包膜的强回声亮线与肝实质之间形成月牙形或不规则形的无回声区，肝实质侧回声增强，后方的肝组织可受压呈凹陷状。病史较长时可见包膜下回声增强，其内偶见细光点。

2）肝中央破裂时，肝脏大小正常或肿大，损伤位于肝实质深部，超声可见肝脏包膜光滑、完整，外形规则，肝实质内可探及性质不规则的低回声/无回声区，腹腔内无游离积液。

3）真性肝破裂时，可见肝包膜连续性中断，边缘不光滑，实质内可见条索状高回声/低回声区，延伸至包膜中断处，边界模糊不清，其内可探及不规则无回声区。严重肝破裂者，实质内回声杂乱、无清晰边界，肝正常形态消失。肝脏周围或腹腔内可探及游离液性暗区，提示腹腔积血（图20-4-11）。

超声造影肝内呈三期无灌注，肝前见游离积液。

另外，早期肝血肿表现为高回声，随着出血量的增多，表现为混合回声、低回声或无回声。随着病灶内血液凝集，血凝块呈现低回声，有漂浮现象，血凝块进一步机化后回声增强，其内可见细小杂乱的高回声区。当血肿内血液经再吸收并代之以浆液时，表现类似于囊肿，由陈旧性血肿形成外伤后囊肿。

（2）彩色多普勒超声检查：肝血肿内通常无血流信号，当血肿伴高速活动性出血时，出血点处可探及彩色血流（图20-4-12A）。

（3）超声造影：创伤区域由于局部动脉发生痉挛、断裂、血栓形成或损伤区组织水肿压迫血管，导致局部血流灌注停止。因此，在造影各时相始终呈低-无灌注表现（图20-4-12B）。伴活动性出血时，表现为造影剂持续浓聚于血肿内形成异常增强区，同时若伴有被膜中断，可见造影剂沿被膜破口处随出血外溢，不同出血速度的超声造影特征如下（图20-4-13）。

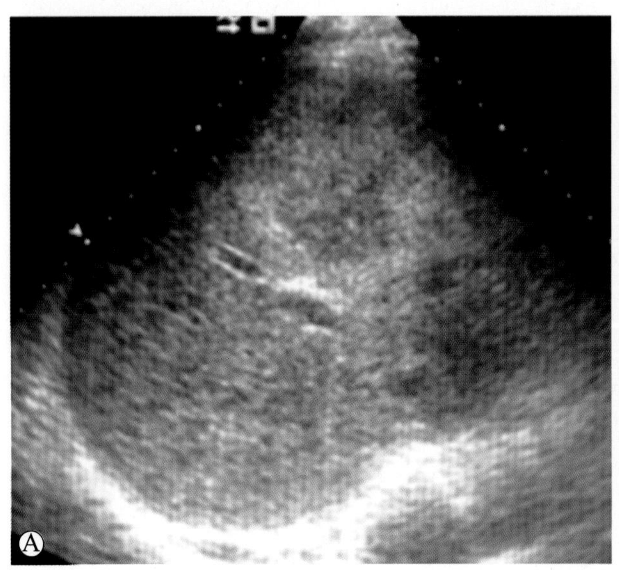

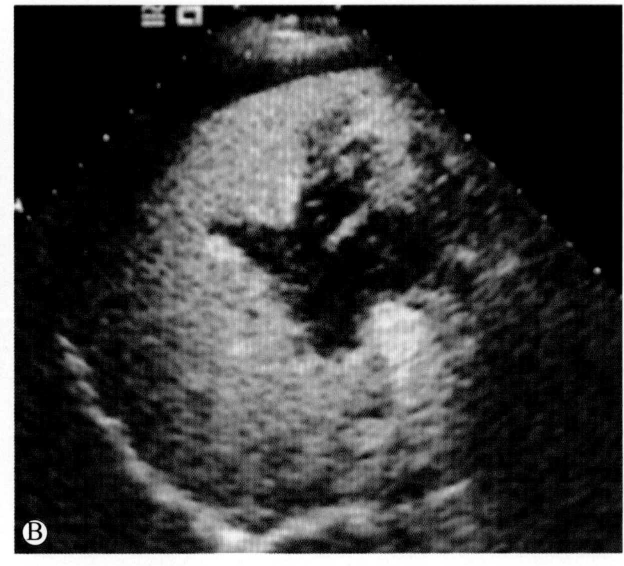

图20-4-11　腹部外伤后严重肝破裂

A.肝实质内低回声区，边界不清，内回声不均；B.超声造影肝内呈三期无灌注，肝前见游离积液

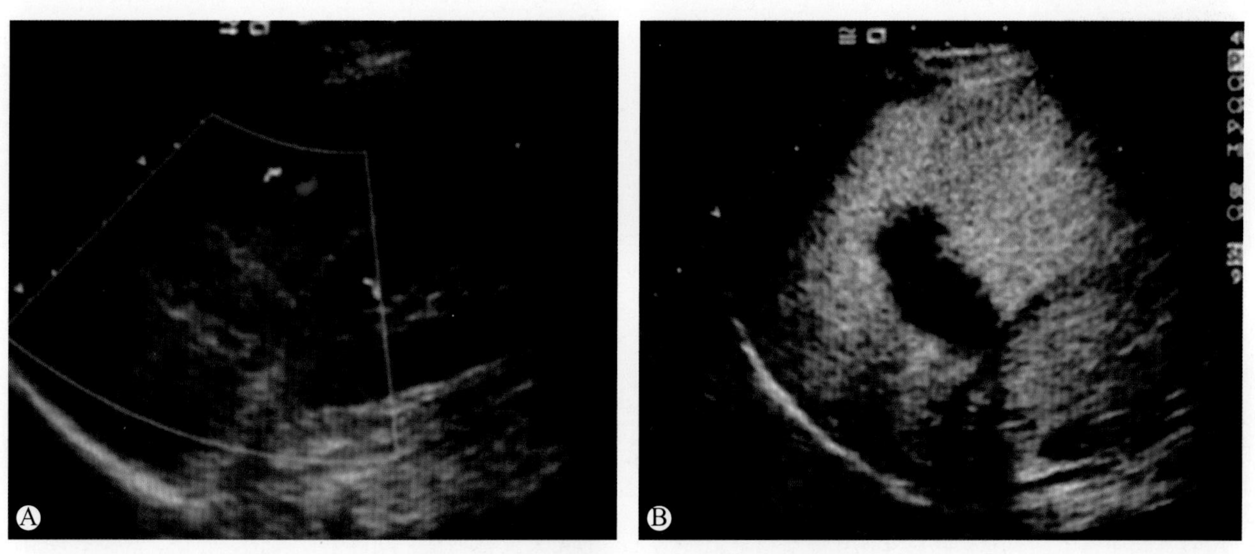

图20-4-12　交通意外后1天，肝右叶挫裂伤

A.肝脏低-无回声区内无血流信号；B.超声造影各时相始终呈无灌注表现

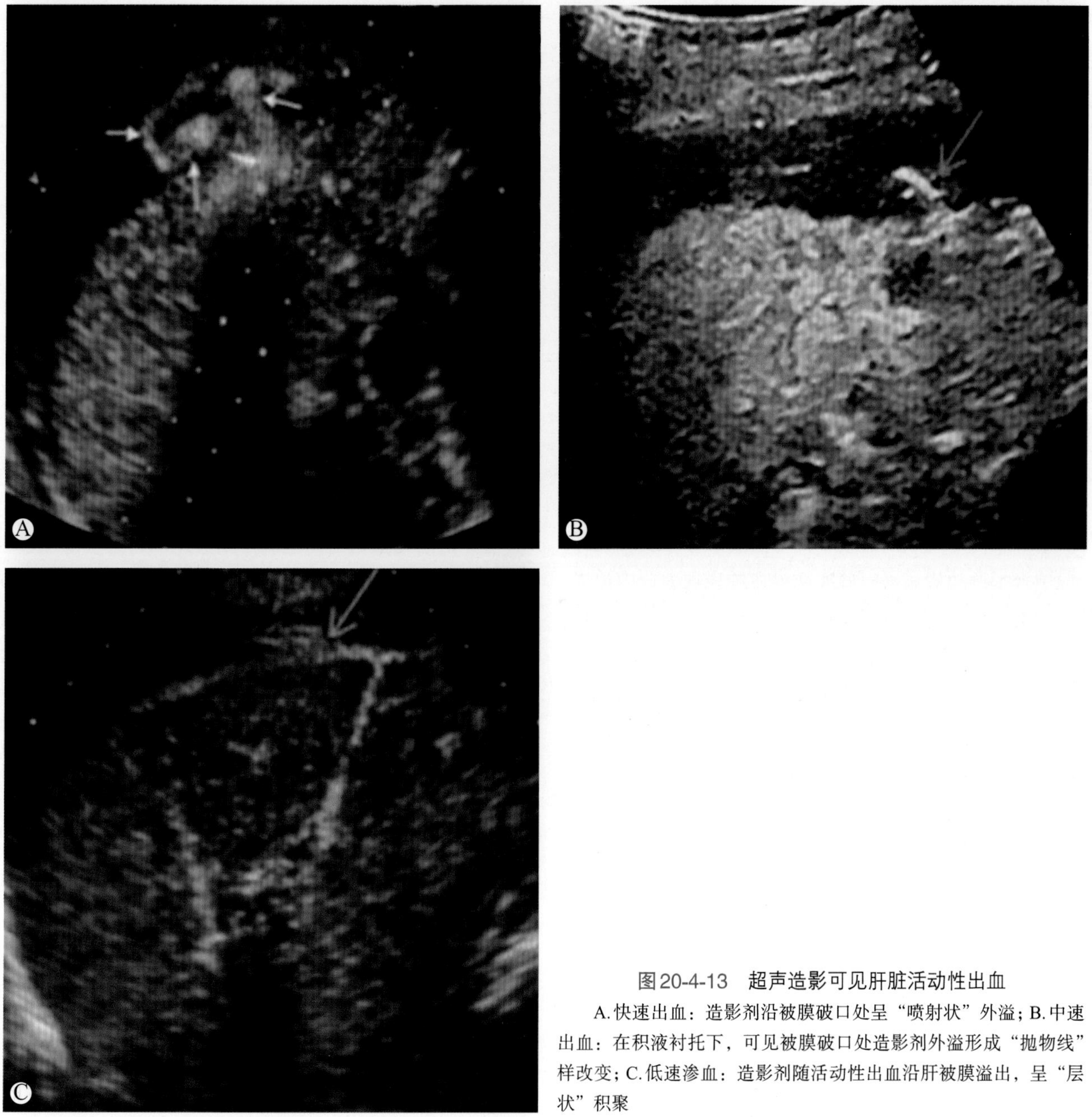

图20-4-13　超声造影可见肝脏活动性出血

A.快速出血：造影剂沿被膜破口处呈“喷射状”外溢；B.中速出血：在积液衬托下，可见被膜破口处造影剂外溢形成“抛物线”样改变；C.低速渗血：造影剂随活动性出血沿肝被膜溢出，呈“层状”积聚

1）快速出血时：可见造影剂气泡向血肿内部连续快速涌动，造影剂呈持续的浓聚区；被膜破口处造影剂呈“喷射状”外溢，在积液衬托下形成不同高度和射程的“喷泉样”涌出。

2）中速出血时：动态观察可见向创伤灶血肿内及被膜破口外溢出的造影剂气泡，沿一定的方向呈持续或间歇几秒的“窜动状”溢出；在积液衬托下，被膜破口处造影剂形成“抛物线”样溢出。在无积液衬托的腹腔环境下，被膜破口处造影剂外溢，因周围的肠气干扰，显示不如快速出血时直观。

3）低速渗血时：在血肿内及肝前积液的衬托下，动态可见造影剂气泡逐个“间歇样”缓慢外溢。在无积液衬托的腹腔环境中，当被膜破口处存在渗血时，造影剂沿肝被膜表面溢出积聚呈“层状”，并能分辨造影剂溢出的渗血点。

另外，动脉相活动性出血的表现常易与血管混淆，尤其是血肿内活动性出血的“持续性浓聚”和“窜动状”表现，在实际观察中需与创伤灶内未累及的正常血管相鉴别，活动性出血往往形态不规则，且不沿血管走行方向，其持续时间长，在实质脏器内造影剂动脉相消退之后，始终呈高灌注表现，甚至在延迟相仍可见活动性出血区造影剂气泡的“窜动状”表现。因此，在应用超声造影观察创伤活动性出血时，延迟扫查尤其重要，该期较其他造影实相更有助于活动性出血的识别，这与超声造影在其他领域，尤其是鉴别良、恶性病灶时以观察动脉相为主的情况相反。此外，超声造影对腹部损伤的诊断与CT相关性良好，可对创伤程度进行快速准确的分类评估，为临床采取相应的治疗措施提供更为科学的客观依据。

3.其他影像学检查　CT平扫时，肝包膜下血肿表现为肝边缘新月形成或凸透镜样的等密度或低密度影，伴相应圆弧形肝边缘扁平；肝实质内血肿表现为肝内边界模糊的类圆形或星状低密度影。新鲜血肿时表现为等密度CT平扫常不能与肝实质相区分，此时宜行增强CT扫描，同时对是否合并其他多脏器损伤和肝外伤的严重程度进行全面评估。

4.鉴别诊断　第一，外伤后早期肝血肿表现为无回声区，常规超声不易与活动性出血或假性动脉瘤鉴别。彩色多普勒血流成像时，后者的无回声区内可探及五彩血流或红蓝相间的血流信号，假性动脉瘤时可探及收缩期短而舒张期长的“正负交替的频谱”。第二，肝外伤伴发胆道损伤形成胆漏，超声表现为无回声区，内透声较血肿好，可在超声引导下穿刺出胆汁来明确诊断。第三，血肿机化吸收后超声表现为实性的不均质回声，需与肝脏肿瘤相鉴别，此时可通过彩色多普勒检查内有无血流信号，以及超声造影及其他影像学检查相鉴别。

另外，由于膈顶部肝脏受肺气干扰，在检查此部位时，应当嘱患者配合呼吸，在深呼气末进行观察有助于发现小的肝损伤。对于患者腹痛明显或者外力作用的着力点及其对冲部位，尤其要重点检查，同时观察有无合并其他脏器的损伤。

五、肝动脉瘤

1.临床概述　肝动脉瘤（hepatic arterial aneurysm）由James Wilson在1809年首次报道了该病，其在人群中的发病率约为0.4‰，在内脏动脉瘤中居第二位，约占20%，仅次于脾动脉瘤（60%～80%）。多由动脉壁中层的先天发育不良、动脉粥样硬化、外伤、感染、动脉炎等原因引起，其中以高血压伴粥样硬化者较多见。近年来因医源性因素导致肝动脉瘤的发生有增多趋势，成为除外伤和感染之外的重要病因，如肝叶切除术，胆管结石、肝门部胆管癌切除行胆-肠吻合术，肝移植术，以及肝脏穿刺活检、经皮肝穿刺胆道造影置管引流术等，均可导致肝动脉瘤的发生。

（1）肝动脉瘤分类：①根据部位可分为肝外型、肝内型及混合型；②根据性质分为真性、假性及夹层性；③根据形状分为梭状型及囊状型，而动脉粥样硬化所致者多为肝外型真性动脉瘤，呈梭状，创伤、感染所致者多为肝内型假性动脉瘤，呈囊状。瘤壁上易形成血栓，血栓脱落可致栓塞。

（2）临床表现：多数患者无特异性症状，部分可出现与饮食无关的右上腹或右季肋部疼痛，瘤体急性扩大或破裂出血时可有剧痛及右肩背部放射痛。瘤体压迫胆道可致梗阻性黄疸，压迫胰管可致急性胰腺炎。动脉瘤破裂破入胆道可出现Quincke三联征，即胆绞痛、梗阻性黄疸和上消化道出血。发病早期黄疸的程度常有波动性变化，一旦出血后肿瘤缩小，黄疸随之消退，该征象对诊断有重要价值。若瘤体破入腹腔可出现剧烈腹痛、出血性休克甚至死亡；破入十二指肠可引起上消化道大出血；破入门静脉引起门静脉高压表现。大量研究表明，约1/3病例可有发热，多与胆道感染或肝动脉本身的炎症有关。少数患者可在上腹部扪及搏动性肿块或震颤，听诊有时可闻及收缩期血管杂音。

（3）治疗方法：肝动脉瘤一经诊断，均应手术治疗或通过介入手段治疗。肝动脉结扎后一般不会引起严重的肝供血障碍，故可先试行阻断肝动脉，观察肝脏血供情况，若无血运障碍，则可做瘤体结扎或结扎加切除术。若有血运障碍，则需切除后行旁路自体静脉或人工血管搭桥术。对肝内动脉分支上的肝动脉瘤，可行相应肝段（叶）的部分肝切除术，部分病例亦可在肝门处结扎供应动脉瘤的肝外血管。近年来，随着介入设备和技术的提高，血管腔内治疗应用日益增多，包括动脉栓塞和覆膜支架植入术等，具有创伤小、恢复快的特点，尤其适用于高危、局部解剖困难的患者。肝动脉瘤破裂的发生率为20%～40%，其预后很大程度上取决于早期诊断和早期治疗。一旦破裂出血，病死率可达40%，因此早期诊断和治疗极为重要。

2.超声表现

（1）二维声像图：①多为囊形或梭形，囊形瘤体位于动脉一侧，可有颈部，呈不对称外凸动脉瘤的瘤壁是动脉壁的一部分；梭形瘤体则涉及整个动脉周界，动脉管径局部增宽；部分肝内假性动脉瘤呈不定形或不规则形。②动脉瘤壁完整，边缘清晰，呈线性高回声，与正常动脉壁延续相连，动态观察有搏动感。③瘤体内通常为无回声，透声好，但肝内假性动脉瘤多呈混合回声，内透声差，可见血凝块形成的条块状高回声，多见于肝外伤及各种手术后，与肝血肿的超声表现一致。④并发附壁血栓时，可见中、低回声呈同心圆状或偏心状附壁，部分还可见附壁弧状、环状强回声，后伴声影。⑤肝动脉瘤破裂后，出血进入腹腔可见到游离积液，出血如被周围组织局限，可形成血肿。

（2）彩色多普勒超声检查：瘤体无回声区内可见红蓝相间的湍流信号，在瘤口处部分呈五彩镶嵌状，可探及肝动脉属支进入瘤体内。另外，先天性肝动脉瘤常伴动静脉瘘存在，与小肝静脉形成瘘时，在肝静脉内有搏动性血流信号；与门静脉形成瘘时，可见相通的门静脉分支内血流反向。脉冲多普勒显示瘤体内血流呈动脉频谱，在瘤口处可探及收缩期单向高速高阻血流频谱，与瘤体相连的动脉干及瘤体内均为动脉血流频谱。

（3）超声造影：肝动脉假性动脉瘤是肝移植术后罕见的严重血管并发症，通过造影剂的异常充填，超声造影可明确肿块的血管来源，尤其是对于较小和位置较深的动脉瘤，有助于提高检出率，可与扩张的门静脉及胆管相鉴别。

3.其他影像学检查

（1）CT检查：肝动脉瘤在CT平扫时可呈CT值约30HU的低密度或混杂密度影，有时平扫也可见蛋壳状钙化；在增强CT上可见强化的动脉瘤腔及其内呈低密度的血栓。

（2）MRI检查：肝动脉瘤在T_1WI和T_2WI上分别表现为低信号和混杂而不均的涡流信号，其内可有代表附壁血栓的实质信号，增强MRI示动脉相瘤体呈均匀性明显强化。

（3）血管造影检查：诊断动脉瘤的金标准。其既可显示动脉瘤及其供血动脉，进而明确动脉瘤的位置和范围，又能同时行介入栓塞治疗，兼具诊断和治疗的双重价值，血管造影检查除可显示上述病变之外，还可显示常与动脉瘤并发但不易为CT动脉造影（CTA）显示的动脉-静脉（含门静脉）瘘。但对于动脉瘤内附壁血栓的显示有一定的局限性，只能显示造影剂通过管腔及瘤腔。

4.鉴别诊断　假性动脉瘤时，二维超声不能显示肝内动脉瘤无回声区与肝动脉之间的关系，容易与肝囊肿混淆，彩色多普勒超声检查有助于二者的鉴别，动脉瘤口处收缩期可见自动脉进入瘤体内的明亮彩色血流信号，舒张期可见自瘤体经破口返回动脉的深暗彩色血流信号。

（李志艳）

第五节　肝包虫病的诊断

包虫病（hydatid disease）是人畜共患的寄生虫病，流行于世界各畜牧业发达地区，已成为全球性公共卫生问题，我国的西部及北部为包虫病流行地区，包虫病给农牧民和疫区居民的健康造成严重危害，给畜牧业带来严重的经济损失，是妨碍农牧业生产发展的常见地方病，也是当今世界的一项重要公共卫生问题。

包虫病是棘球绦虫的幼虫寄生在人体所致的寄生虫病，是畜牧地区常见的人、畜共患的地方性、流行性疾病。在人畜间形成感染有两种类型，一种是由细粒棘球绦虫的虫卵感染所致的单房型棘球蚴病，简称棘球蚴病或包虫囊肿（hydatid cyst），通称包虫病（hydatidosis）；另一种是由多房型棘球绦虫或多房泡球绦虫的虫卵感染引起的多房型棘球蚴病，简称泡球蚴病，通称泡型包虫病。这两种包虫病在形态学、流行病学、病理、临床过程、预后及临床处理方法上截然不同。尤其是泡型包虫病，为浸润性生长，当临床发现时病灶广泛，往往不能根治性切除，易误诊为肝癌而延误治疗，预后更不佳。

一、肝包虫囊肿的诊断

国内应用超声诊断肝包虫囊肿始于20世纪50年代末，近年来随着高档彩超仪的应用及病例的增多，临床积累了丰富经验，本病的诊断符合率可达99%，超声诊断价值已为临床所公认。

（一）临床资料

人患包虫病是由于感染犬的细粒棘球绦虫的虫卵，从而成为细粒棘球绦虫幼虫的中间宿主。细粒棘球绦虫成虫小，长3～6mm。当误食细粒棘球绦虫虫卵后，虫卵存于十二指肠内，被胆汁胰液融去外壳，孵化成六钩蚴脱壳而出，以头钩附着于小肠黏膜上，继而钻入肠黏膜毛细血管内，顺血流进入门静脉，先到达肝脏。因此，包虫在肝脏寄生的发病率最高。曾有报道统计，在50余年间共经手术治疗囊型包虫病11 000例。其中，肝包虫病8493例，占77.21%。

（二）临床诊断

细粒棘球绦虫的生活分为成虫与幼虫两个寄生阶段，成虫的终末宿主为犬，其次有狼、狐等，猫、狮等虽可感染，但不能产卵。幼虫的中间宿主为绵羊，其次为牛、马、猪、骆驼、兔等，以及鹿、黄羊、羚羊和野生啮齿类动物。人感染虫卵发生棘球蚴可成为偶然的中间宿主。超声诊断肝包虫囊肿的首要依据是在肝实质内探及圆形囊壁较厚的无回声区，结合病史、流行病学、症状、体征及各种生物学试验做出诊断。

1.接触史　患者多数来自牧区或半农半牧区，或曾在牧区生活与犬、羊接触，但是由于虫卵是不易感染疫源，并非接触犬后都会感染，近年来一些城镇居民饲养犬、羊等家畜，无接触史而患本病，多系间接接触而受到感染。

2.症状　本病常自幼感染，感染早期包虫甚小，潜伏寄生，病程缓慢，无疼痛，而患者不知道已染病；数年后，甚至到成年始发病。本病的基本损害是压迫肝脏组织，但包虫本身对组织无直接侵蚀损害，因此，肝功能无明显改变。包虫囊肿长大后，可出现压迫症状，有肝区胀痛、上腹不适、食欲缺乏等。儿童患病可影响发育，出现营养不良、贫血等。

3.局部体征　包虫是人体内最大的寄生虫，感染早期包虫的容积仅有数毫升。由于肝组织致密，阻力较大，包虫占位生长时主要向阻力小的方向发展，即向肝表面扩张，而渐突出于肝表面。若包虫位于肝脏下缘，可在肋缘下触到包块。一般临床发现的包虫多已较大，容积在百毫升以上，表现为肝脏增大，并有部分突出肝表面，患者开始被发现有肝区包块，并且往往是首发体征。包虫囊肿的典型体征：包块边缘整齐，界限清楚，表面光滑，随呼吸上下移动，由于外囊较厚，包虫囊液所致囊肿张力较高，触之硬韧，压之有弹性感，叩之有震颤感，即“包虫囊震颤征”。

4.皮内过敏试验　Casoni试验，阳性率可达75%～95%，也可出现假阳性及假阴性。

5.血清学诊断　常用的有血清补体结合试验，特异性高，但对蠕虫类及肿瘤有交叉反应。间接血凝试验，假阳性极少，与皮内试验结合应用诊断符合率更可靠。

（三）超声诊断

超声诊断技术发展早期是20世纪60年代所用的A型超声诊断，它采用幅度调制显示方式（amplitudemodulation display）。在显示器上，以纵坐标表示脉冲回波的幅度，横坐标表示超声波的传播距离，即检测深度。当声波在人体组织传播时，通过不同声阻抗组织界面产生相应的反射回波。界面的声阻抗差越大，反射的回波越强；声阻抗差越小，反射的回波越弱；无声阻抗差则无反射波。声波在均质性液体中传播时，该液体的声阻抗差接近零，没有反射波，呈现无回声的平段。肝囊型包虫在肝内呈液性物质，故A型超声可扫查肝囊型。肝囊型包虫反射回波呈无回声平段，对肝包虫边界有一个平面范围的大小和深度的诊断价值，但就空间结构来讲，A型超声显像为一维回波幅度法，这决定了它的诊断局限性。20世纪70年代，随着超声设备的发展更新，B型超声问世，并取代A型超声。B型超声诊断法是采用辉度制显示，可以取任何角度与声束方向一致的切面，得到的是解剖断面图，从而获得人体解剖形态和结构的空间信息。由于包虫存在的位置相对固定，使脏器组织成为超声探查包虫的良好透声窗，以避免胃肠道气体干扰所产生的多次反射伪像，排除超声扫查过程中带来的障碍，从而提高包虫病变的显示分辨率。超声检查为无损伤性、安全的直观影像学检查方法，可显示完整占位病变，具有可重复动态观察和方便易行的优势。

在各种影像学诊断技术中，超声诊断是诊断兼行操作即时分析、判断才能完成的工作，超声医师的基本素质和操作技巧是提高诊断率的关键条件之一，故超声医师应具有本专业和学科综合知识。做好超声诊断的关键是重视方法学，其中包括正确的设备使用、扫查方法、病变显示方法、声像图分析法、鉴别诊断方法等。超声检查前需仔细询问病史和了解临床所提供的信息，根据患者胖、瘦或年龄正确选择探头频率，进行全面检查，重点检查病变区。充分发挥超声的优势，利用超声窗避开胃肠道气体，获得理想的切面图。识别超声伪像，减少伪像。例如，混响伪像的产生是超声垂直照射到平整的界面（如胸壁、腹壁），超声波在探头和界面之间来回反射，引起多次反射，可适当侧动探头，使声束勿垂直于胸壁或腹壁，从而减少这种伪像。加压探测可见多次反射的间距缩小，减压探测又可见多次反射的间距加大。肠腔和肺部产生强烈的多次反射伴有后方声影。这种伪像如果发生在肝包膜表面或腹膜腔，代表腹腔有游离积气，结合病史，提示胃穿孔，所以既可以避免伪像引起的误诊或漏诊，又可以利用某些特征性的伪像帮助诊断，提高对某些特殊病变成分或结构的识别能力。重视扫查方法、扫查技巧，包括患者的体位变换，以及吸气、呼气和憋气等方式，达到最佳图像。操作者应注意手持探头在腹壁扫查滑行过程中根据患者胖、瘦、病变掌握加压的轻重程度。例如，急性阑尾炎、胆囊炎、胰腺炎等，扫查部位局部压痛均为重要诊断信息。又如，腹部囊性包块探头扫查加压时可变形，而实性包块加压时不变形。超声定位诊断至关重要，可通过呼吸运动观察脏器与病变是否一致运动，从而判断病变的来源、有无粘连，同时观察占位病变的形态、大小、与周围脏器的关系、有无浸润等。对复杂、疑难病例采取排除法，即同一种类型的图像可能发生于哪种疾病，然后根据各种临床资料综合分析，逐一排除，以获得客观的结论。克服超声检查中易发生的先入为主的判断，提高诊断率。在摄取病变典型图像的同时也摄取非典型的、罕见的图像。摄取的图像应包含病变与周围脏器、组织的关系，获得全面信息，以供临床诊断。

1.肝包虫囊肿的超声声像图分型　包虫病超声检查的物理特性：包虫囊肿有较强回声的双层囊壁（内囊壁和外囊壁），与脏器组织之间产生清晰的界面亮度，衬托出明亮的对比反差，远比其他囊肿的囊壁厚，超声通过增厚的侧缘产生折射，出现侧壁声影。超声对含液性的包虫囊液呈无回声区或无反射区，主要取决于超声通过两种组织的阻抗差，阻抗的大小等于介质的密度与介质中声速的乘积。阻抗差越大，其反射越强，反之越低。液性的物质阻抗差为零，声波在均匀组织中传播，没有反射波，呈现无回声暗区。包虫的吸收系数较其他组织低，类似一般囊肿，表现出较低的超声衰减系数，使接收到的中、远场回声信息不会丢失，并且后方声能增加，出现回声内收。根据超声的物理特性，包虫囊液后方沉积的原头蚴可显示出细弱的回声反射。

包虫囊内有子囊时，母囊液又成为子囊良好的透声窗，子囊囊液衬托子囊壁的形态。对包虫病，除认识包虫的共同特性外，还要熟悉在不同脏器和部位的包虫特殊的超声图像及常见伪像，选用适当的探头和频率，合理调节若干功能键，去伪存真，特别对时间增益补偿，该键远场增益不能过度，否则会将包虫囊肿后方声能内收增强，从而增加回声强度，包虫囊肿后方的病变易被掩盖。

肝囊型包虫的超声表现：包虫在肝脏的发病率最高，肝包虫的超声表现具代表性和典型性。由于肝脏位置固定，体表面积较广，不受胃肠气体的干扰，并且肝实质由肝小叶和一系列管道、门静脉、肝动脉、肝静脉及肝内胆管构成，密度相对均匀。超声以肝脏作为人体不同组织和体液回声强度等级的一个中等回声参照物，肝脏作为超声探查其占位病变的良好透声窗。肝包虫的超声探查可显示包虫大小、形态、囊壁的厚度、单发或多发，以及子囊形态，具有独特的声像特征，并且包虫与周围脏器组织毗邻关系泾渭分明，在包虫出现各种合并症时可以获得清晰的图像。对肝泡球蚴的诊断有明确的图像，可与肝癌相鉴别。根据肝包虫所处的自然发展过程、不同阶段的病理变化，以及各种并发症的性状改变、声像图特征，结合临床表现及病理形态，肝囊型包虫病分为七型。

（1）单发囊肿型：此型多见，占70%左右，为圆形或类圆形均匀一致的单个液性暗区，直径大多超过3.0cm，轮廓清晰，包膜完整，与肝组织界限分明，囊壁增厚回声增强，后壁增强效应明显，若出现下列声像图更具特征，囊壁光滑完整呈双层，两层囊壁之间为极窄小的宽窄均匀的无回声间隙衬托出“双壁征”是本病特征性的声像图。探头振动包虫囊肿时，在囊肿后方见浮动的细小光点，是沉积在包虫囊下方的原头节被泛起漂动的反射光点，称为“囊沙”（图20-5-1～图20-5-5）。

（2）多发囊肿型：肝内探及两个以上孤立的圆形囊肿，各个囊肿大小、囊壁结构、囊内回声不尽一致，可有明显差别，形如“花瓣征”“车轮征”（图20-5-6～图20-5-9），肝右叶多发占85.6%，肝左叶多发占7.5%，两叶多发占6.9%。

（3）子囊孙囊型：母囊内有大小不一、数目不等的小囊肿及子囊较规律地排列在母囊周围，以及包虫特有的“囊中囊”征象，囊内壁光滑，其内为无回声。子囊孙囊过多呈众多圆形光圈或由多条光带分成形状各异、数目不等的“蜂窝状”。根据这些包虫囊肿独有的特征性声像图

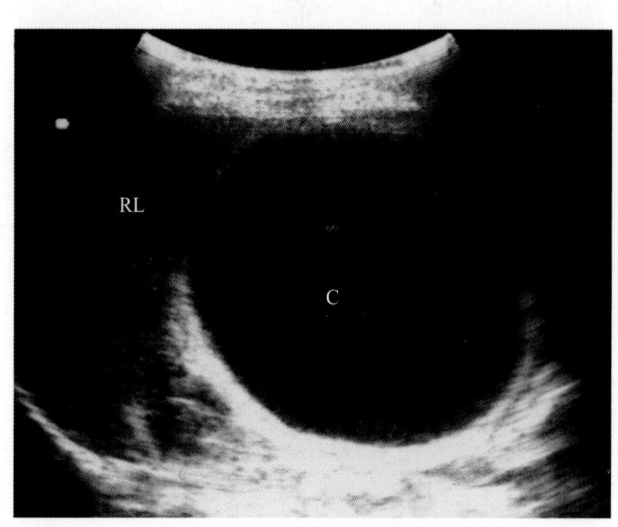

图20-5-1　单发囊肿型包虫
RL.肝右叶；C.囊肿

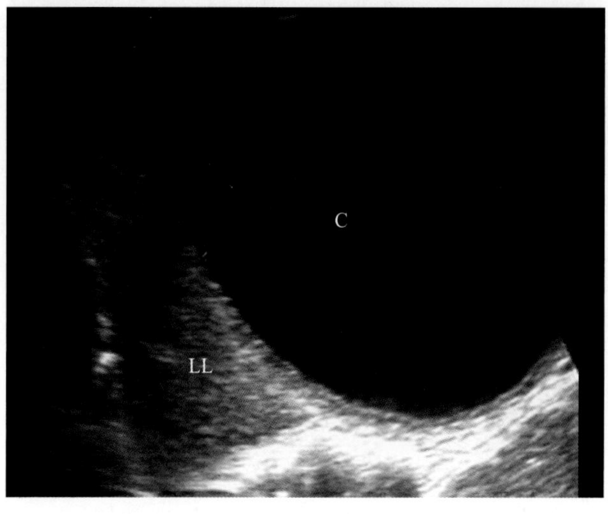

图20-5-2　包虫囊肿“双壁征”（一）
LL.肝左叶；C.囊肿

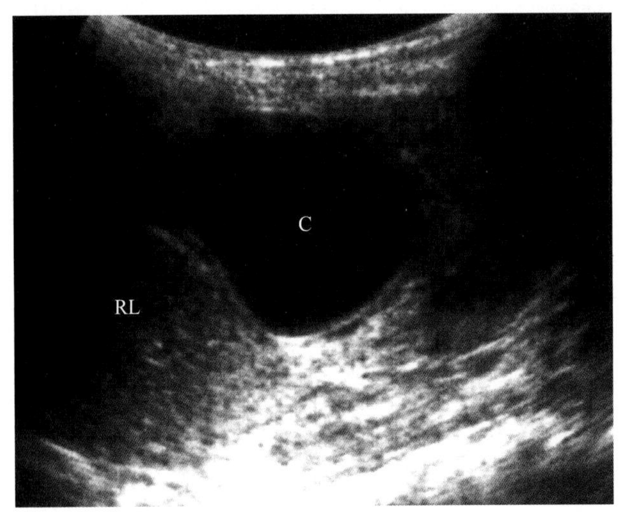

图20-5-3 包虫囊肿"双壁征"(二)
RL.肝右叶; C.囊肿

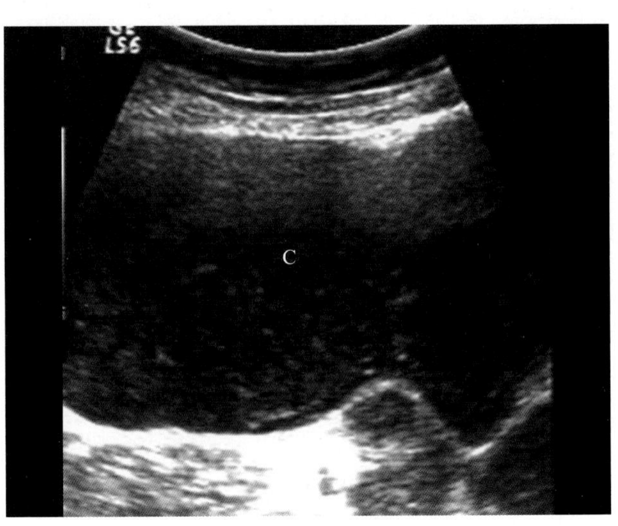

图20-5-4 包虫"囊沙征"(一)
C.囊肿

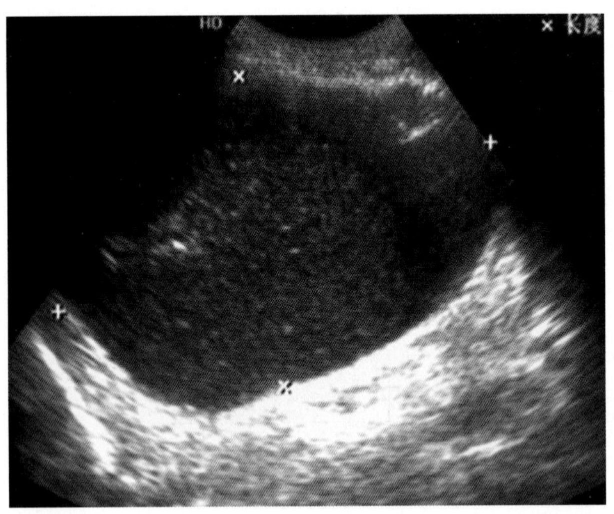

图20-5-5 包虫"囊沙征"(二)

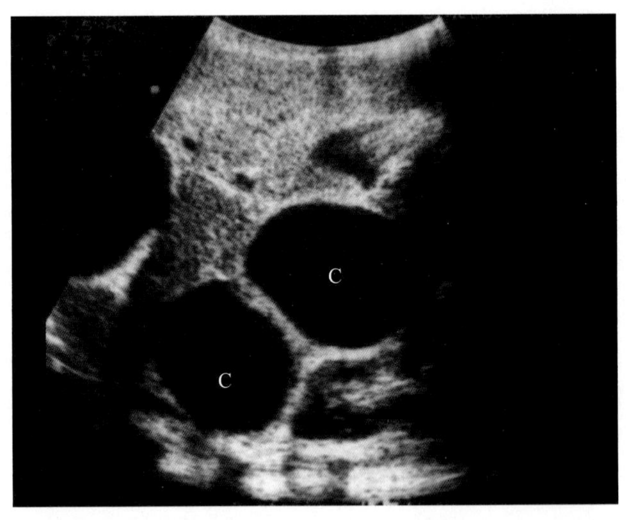

图20-5-6 多发性包虫囊肿
C.囊肿

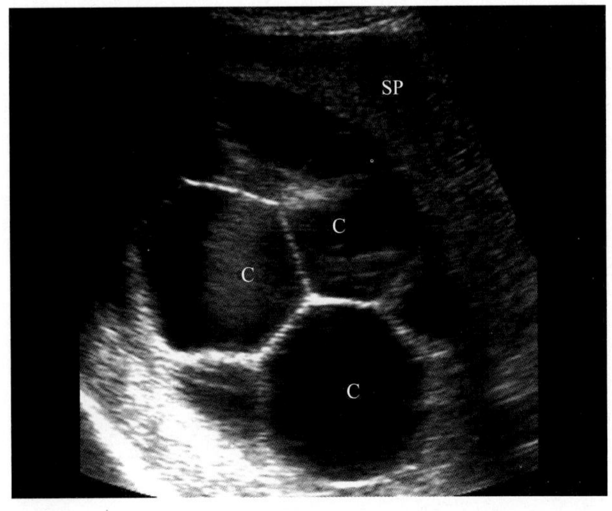

图20-5-7 包虫囊肿"车轮征"(一)
C.囊肿; SP.脾

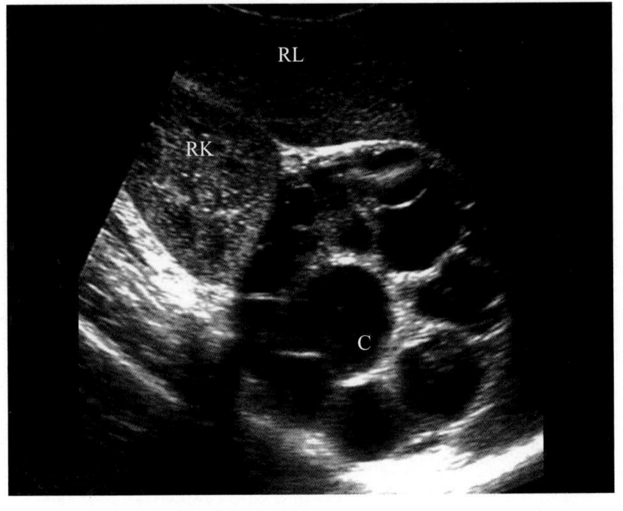

图20-5-8 包虫囊肿"车轮征"(二)
RL.肝右叶; RK.右肾; C.囊肿

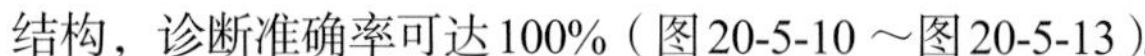

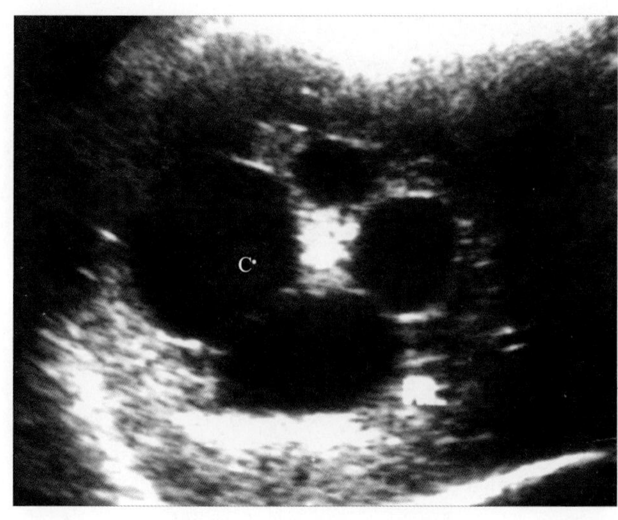

图20-5-9　包虫囊肿“花瓣征”
C.囊肿

结构，诊断准确率可达100%（图20-5-10～图20-5-13）。

（4）内囊破裂分离型：由于囊肿受外来原因的损害或囊内感染，使内囊壁破裂所致。显示内囊壁部分分离，内外两层的间隙增宽形成明显的暗带且宽狭不一，或内囊壁塌陷于囊液中，卷曲皱褶囊壁增厚毛糙。内囊壁完全分离破裂，囊液内有卷曲的强光带或不规则光带漂动（图20-5-14，图20-5-15）。

（5）囊壁钙化型：囊壁厚粗糙呈球状光圈强回声或碗边样改变，如“蛋壳”或“瓦缸边”。内呈不均质中低回声及无回声，亦可为点状、斑片状、点片状交错在一起的不规则强回声，提示囊内容物有钙化，包虫多已死亡。上述这种钙化程度越重，囊肿后方声影就越明显，也表明包虫多已衰老坏死（图20-5-16～图20-5-18）。

（6）囊肿实变型：病程久的包虫退化，衰亡坏死机

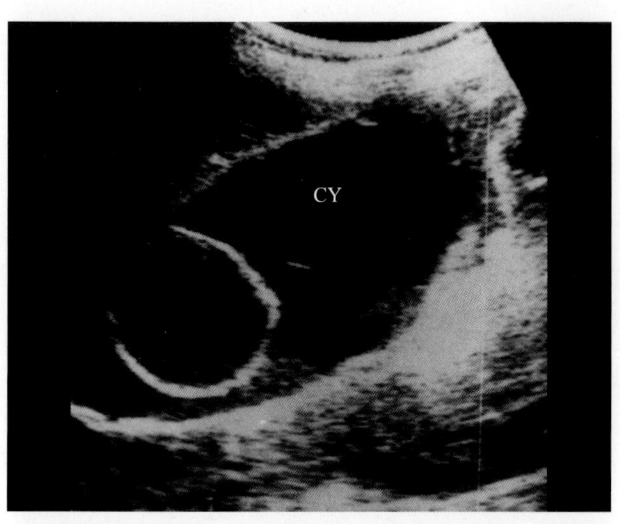

图20-5-10　包虫特有的“囊中囊”征象
CY.包囊

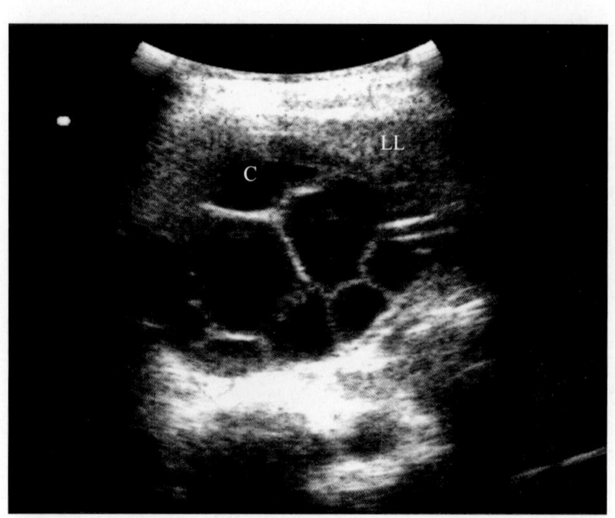

图20-5-11　包虫母囊周边的子囊征象
LL.肝左叶；C.囊肿

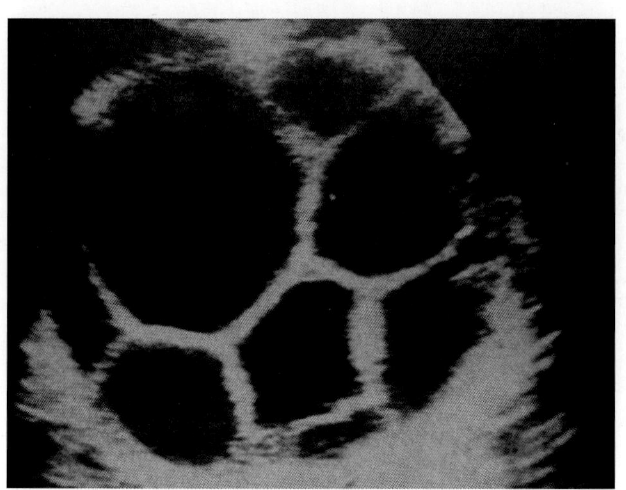

图20-5-12　子囊孙囊过多呈“蜂窝状”征象

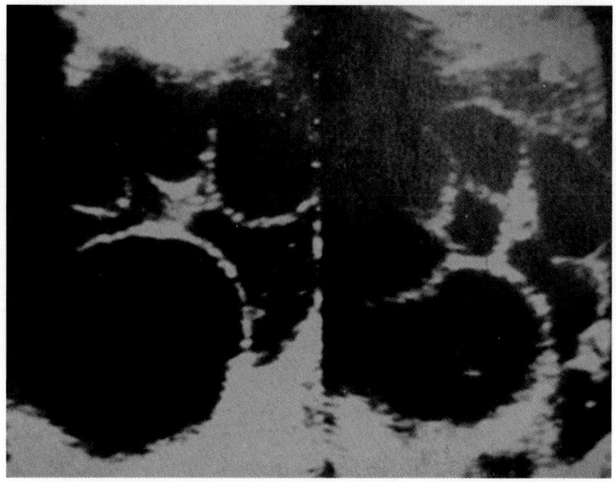

图20-5-13　肝包虫子囊型，显示包虫内子囊重叠呈“葡萄征”

化，囊肿仍呈球形，囊壁增厚，边界粗糙但边界仍清晰分明。病程甚久的包虫逐渐退化，坏死，溶解，液吸收减少，浓缩变成糊状或干酪样，囊内显示回声强弱不均的实性光团，典型的改变呈“脑回状”或“洋葱状”。囊液吸收后母囊塌瘪、折叠及子囊变性坏死形成实性物质病灶（图20-5-19～图20-5-21）。

（7）感染坏死型：由包囊感染的脓性物质和坏死退化变性的子囊等混杂而成，声像图可有以下特点。囊壁不均匀增厚，内囊壁不整齐，囊液透声性差，囊内充满强弱不等、回声不均匀的光点、光斑、小光团。感染的中早期，内囊分离破裂。因炎性作用，子囊张力减弱呈非球形或干瘪状的不规则光条回声，囊内呈现出光点回声、囊液内无存活的原头蚴，动态观察包囊停止发育。手术所见母囊均已破坏，子囊大部分或全部破裂，囊液呈脓性。具有上述声像特征，诊断感染的符合率可达95.2%，根据声像图表现可判断感染的程度和不同阶段的病理变化，转归有所预测，可帮助选择治疗方案和手术方式（图20-5-22，图20-5-23）。

2.包虫囊肿破裂的超声表现　因肝包虫病病程多数较长，包虫囊肿较大或巨大，在合并感染坏死的情况下常有包虫囊肿破裂的情况发生，常见有以下情况。

（1）包虫外囊内破裂：包虫囊肿外囊壁脱落，囊壁塌瘪，收缩内陷，卷曲皱褶，漂游于囊液中，在液性暗区内显示多种形态，弧形折叠的条索状强回声带动体位时可见该光带漂动变形，显示包虫囊壁塌陷呈“天幕征”，囊壁塌陷收缩变形呈飘带状，显示囊壁卷曲呈团块状等（图20-5-24～图20-5-28）。

（2）肝包虫破入腹腔：是指包虫内、外囊皆破裂，囊液溢入腹腔。声像图表现为塌陷的包虫囊肿、囊液减少，脱落的内囊回声光带随呼吸而上下移动，腹腔检测出积液（图20-5-29）。

（3）肝包虫破入胸腔：是肝顶部包虫通过膈肌破入右侧胸腔，超声可显示肝顶部包虫膈肌破口，并可见胸腔积液。如内囊破入胸腔，同时可显示漂游的内囊回声随

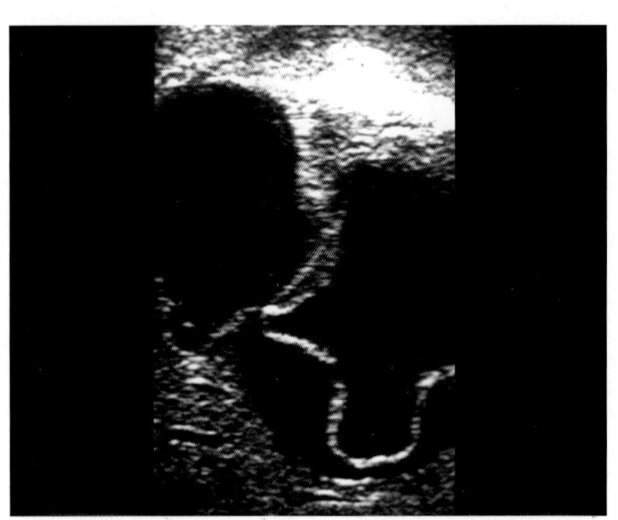

图20-5-14　包虫内囊破裂分离

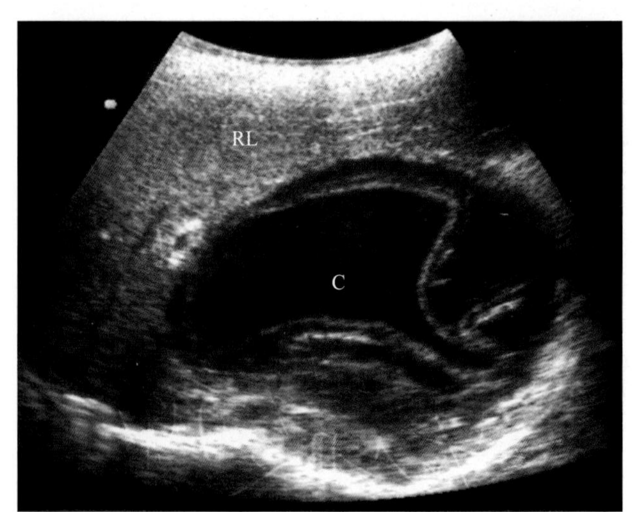

图20-5-15　包虫内囊破裂分离，形如“花瓣状”
RL.肝右叶；C.囊肿

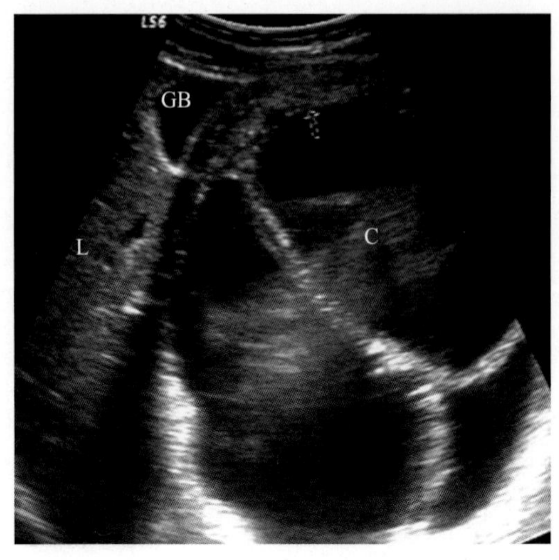

图20-5-16　包虫囊壁增厚，后方回声明显增强
GB.胆囊；L.肝；C.囊肿

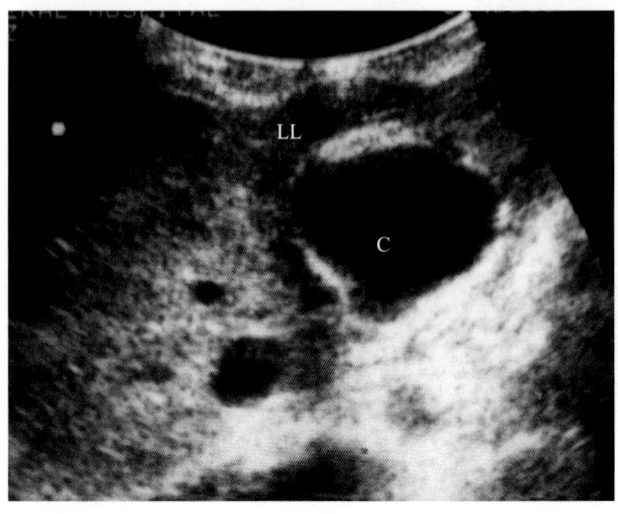

图20-5-17　包虫囊壁粗糙增厚，形如“瓦缸边”
LL.肝左叶；C.囊肿

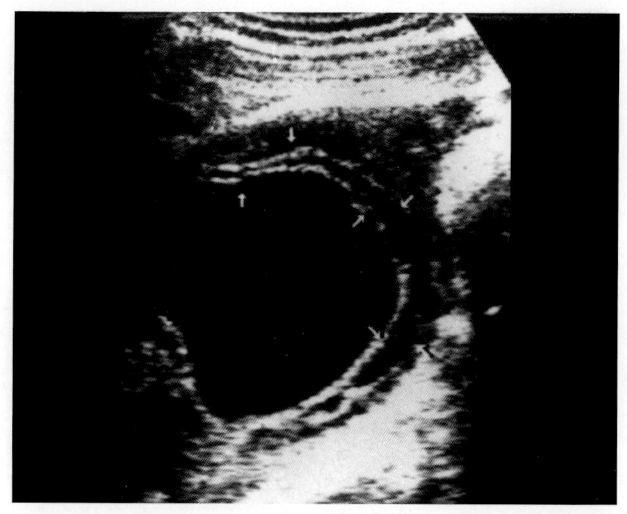

图20-5-18　包虫囊壁增厚（箭头）

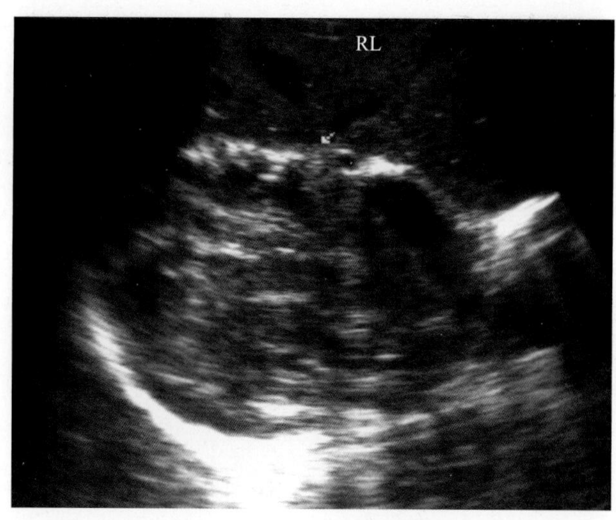

图20-5-19　包虫囊肿实变
RL.肝右叶

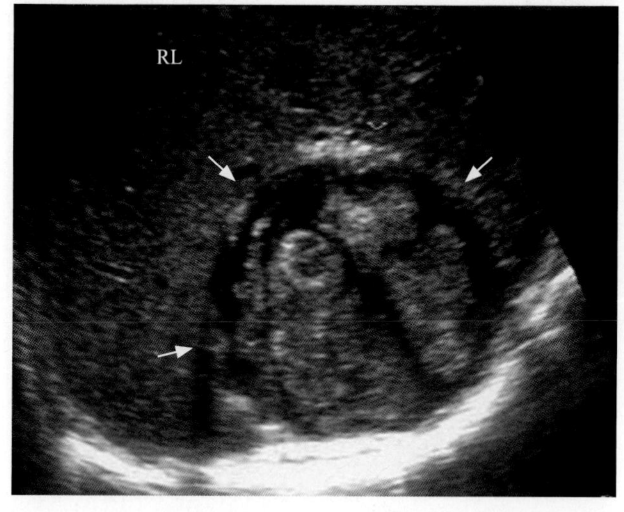

图20-5-20　包虫实变呈“脑回状”（箭头）
RL.肝右叶

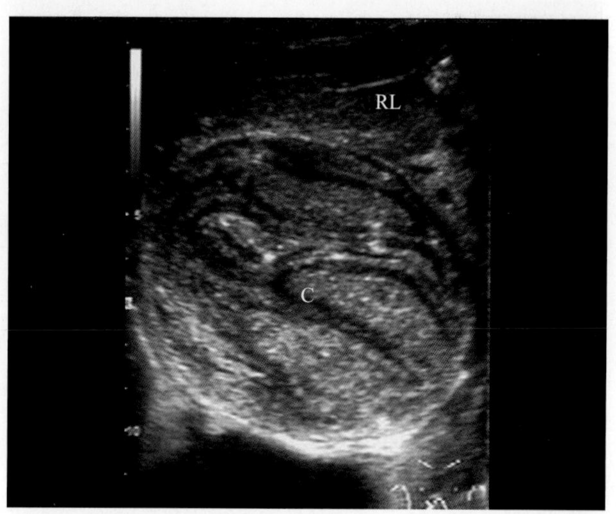

图20-5-21　包虫实囊形如“洋葱状”
RL.肝右叶；C.囊肿

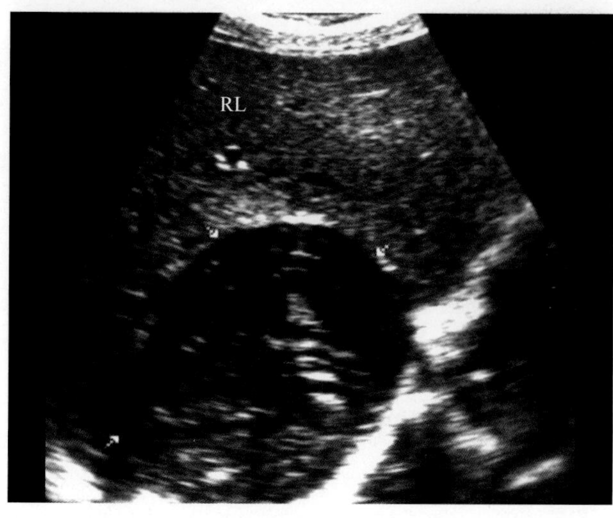

图20-5-22　包虫感染后不规则无回声及光带光团
RL.肝右叶

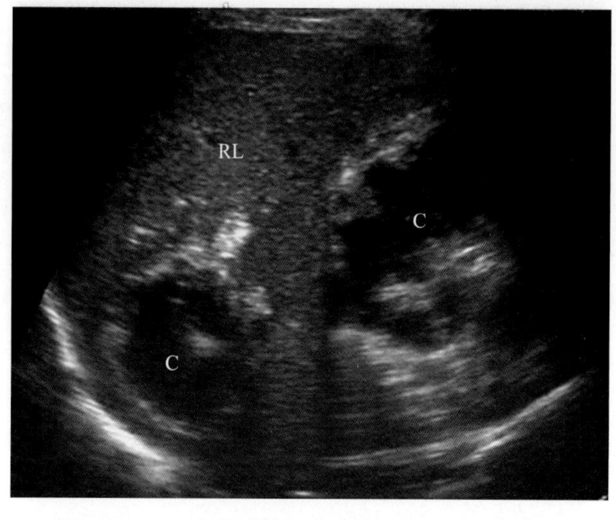

图20-5-23　包虫感染包虫囊腔内的液性区及光团
RL.肝右叶；C.囊肿

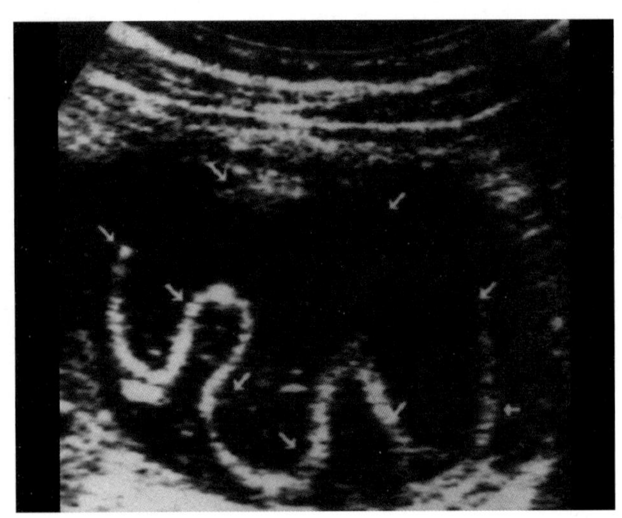

图20-5-24　包虫外囊内破裂形成的卷曲皱褶

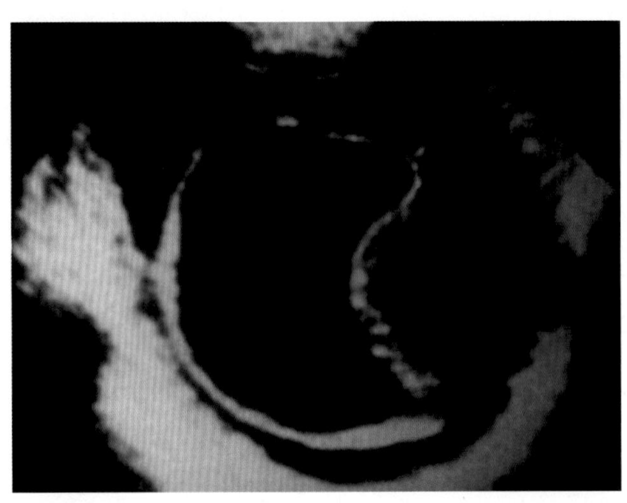

图20-5-25　肝右叶包虫并发破裂，显示囊壁塌陷漂浮在囊液中

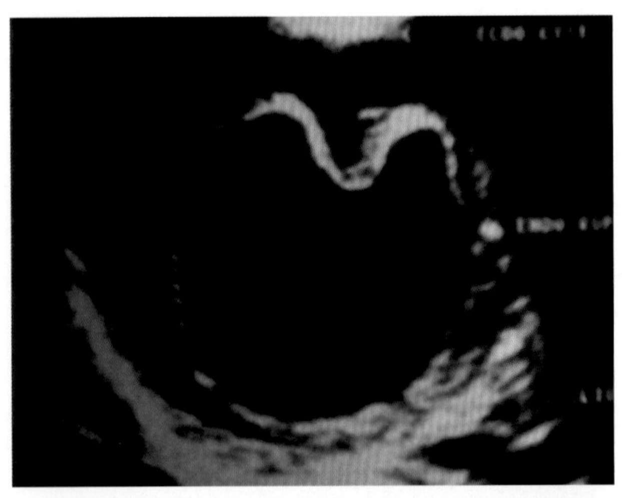

图20-5-26　肝右叶包虫并发破裂，显示包虫囊壁塌陷呈“天幕征”

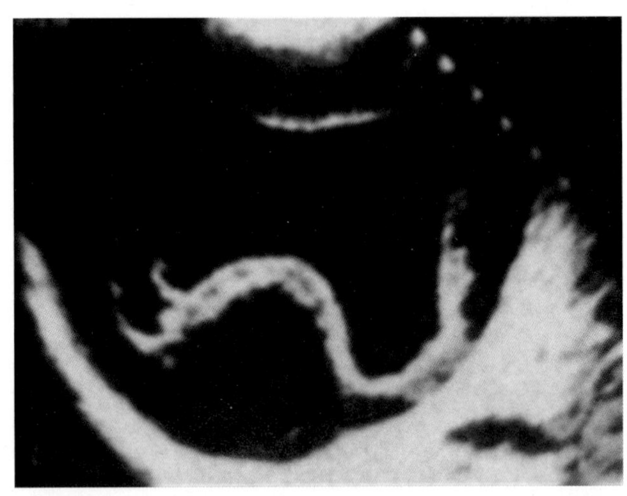

图20-5-27　肝右叶包虫并发破裂，显示囊壁塌陷收缩变形呈飘带状

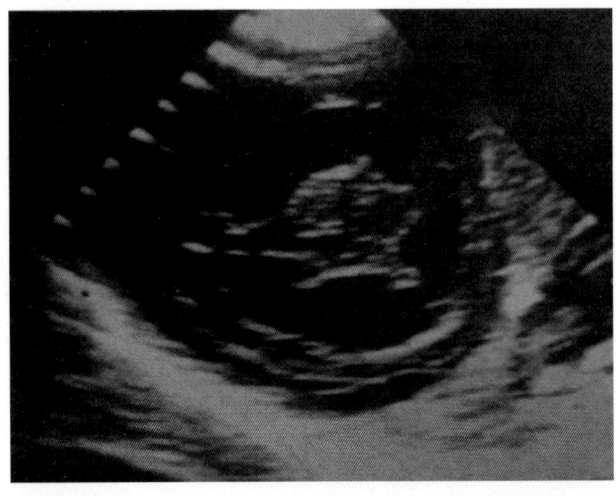

图20-5-28　肝右叶包虫并发破裂，显示囊壁卷曲呈团块状

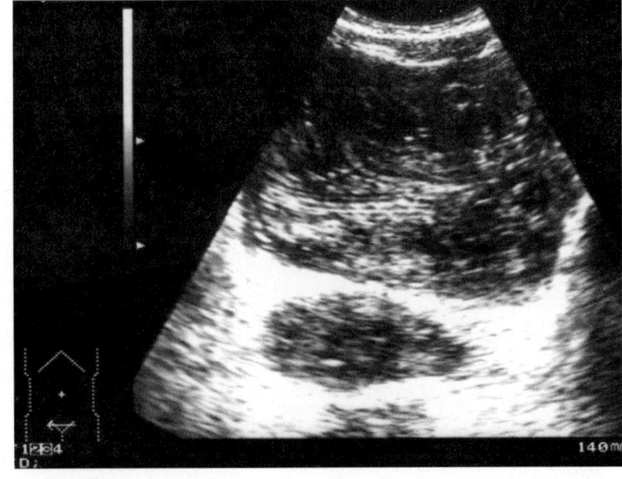

图20-5-29　肝包虫破入腹腔，显示腹腔内大小不等的包虫囊

呼吸运动移动。若含有子囊，可出现小光环或多条光絮。

（4）肝包虫破入胆道：囊液漏入胆道，包虫囊肿张力减小，囊肿缩小变为不规则的椭圆形，不仅可在暗区内显示包虫破裂的征象，而且可探查到包虫囊与胆管相同的口。若子囊及包虫碎片溢入胆总管，产生阻塞时，可探出胆总管扩张，其内含小光环、条索状絮状回声（图20-5-30）。肝包虫破入胆道时，可显示包虫破入肝管，形成包虫囊-肝管瘘（图20-5-31）。

（5）肝包虫破入肺内：肝顶部的包虫继发感染后，与膈肌、胸膜及肺底产生粘连，与肝、膈粘连形成粗糙肥厚囊壁的宽大光带和肺脓肿的炎光团。可在肋间以肝作为透声窗探测右肺下叶，显示肝包虫呈无回声或不均质的低强回声区增高、不均质的暗区（图20-5-32，图20-5-33）。

3.肝囊型包虫超声鉴别诊断　由于细粒棘球蚴是以囊肿为主的表现形式，它具有一般囊肿的超声表现，因此肝囊肿的鉴别诊断主要从几个方面进行：①流行病学诊断，询问有无犬、羊接触史。②结合临床表现，动态观察囊肿的变化，做血清免疫试验。③超声诊断，由于细粒棘球蚴具有特征性声像，如“双壁征”“囊中囊”“囊套囊”等与一般肝囊肿不同，后者囊壁纤薄，缺乏张力，但初发的小包虫囊肿张力较弱，形态不完全呈圆形。典型的肝包虫一般不难确定诊断，但须与以下肝脏疾病相鉴别。

（1）单囊型与肝囊肿：单囊型大多超过3cm，具有包虫囊肿的特征性声像图表现，囊壁薄而光滑的囊肿不难鉴别。

（2）多发囊肿型与多囊性肝病：多发囊肿型表现，囊壁结构和囊内回声不尽一致，差异明显。多囊性肝病于肝内显示多个大小不等的无回声区，彼此间可有正常肝实质，常伴有肾或其他脏器（如脾、肺等）多囊症，其中约半数多囊性肝病同时伴有多囊肾，而原发性肝肾包虫囊肿同时受累并不多见。

（3）巨大先天性胆总管囊肿：临床上有70%～90%的病例有间歇性发作性黄疸。扫查时认真辨认胆囊、胆总管、门静脉三者的解剖关系。在胆囊后方，门静脉前方观察到与胆道相连续的无回声区，具有重要鉴别意义。

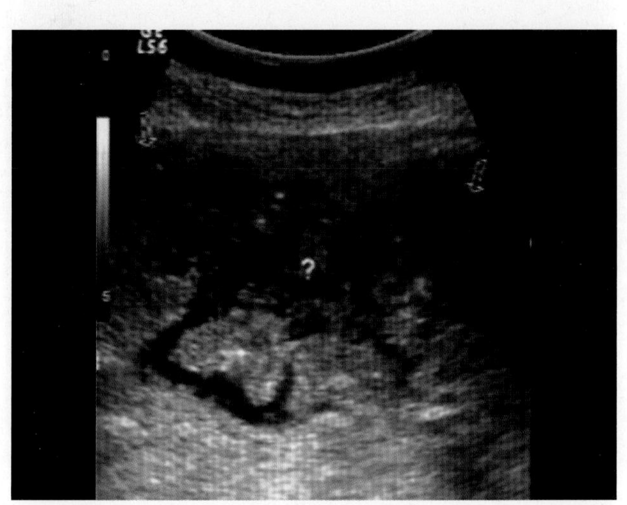

图20-5-30　肝包虫破入胆道引起的肝内胆管扩张

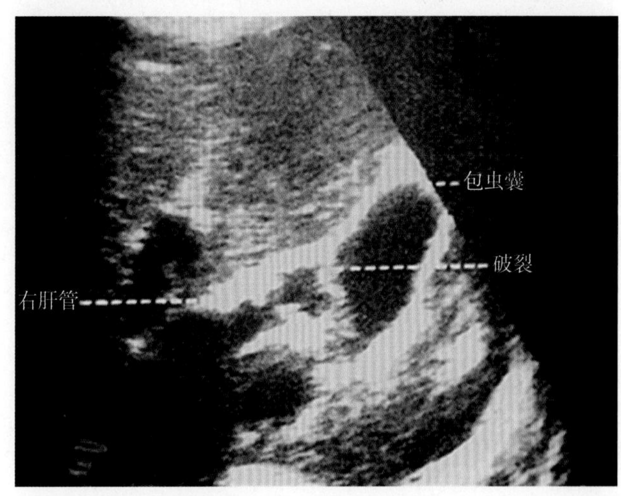

图20-5-31　肝包虫破入胆道，显示包虫破入右肝管，形成包虫囊-右肝管瘘

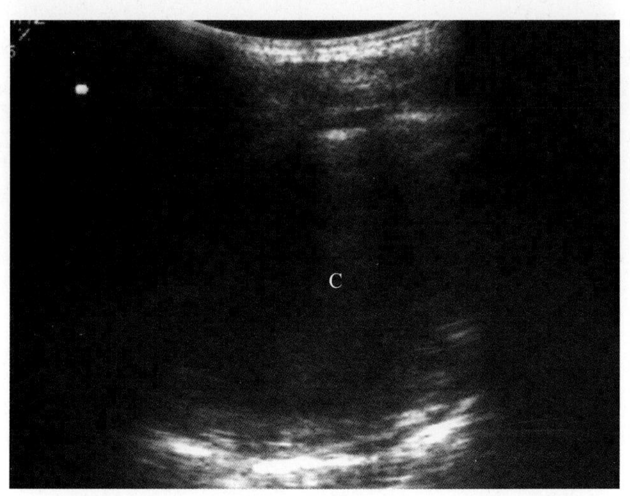

图20-5-32　肝包虫破入肺内形成较局限的包虫囊
C.囊肿

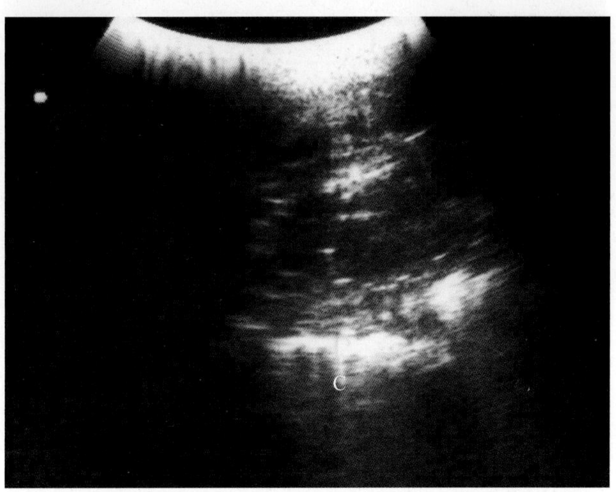

图20-5-33　肝包虫破入肺内引起感染灶
C.囊肿

（4）右肾上腺、右肾上极巨大囊肿、右肾巨大肾盂积水与右肝后叶包虫囊肿：应多体位、多切面仔细观察囊肿与肝、肾、肾上腺的关系，以及囊壁结构和回声，囊内声像特征等，一般难以鉴别。

（5）囊肿实变型与肝癌：囊肿实变型内部回声杂乱，见不均匀密集强光斑、光团，囊壁增厚，而多普勒检查病灶内及周边观察不到彩色血流信号，结合流行病学，以及临床表现、Casoni试验、AFP等检查，不难鉴别。

（6）肝包虫术后残腔应与肝包虫术后残腔原位复发的超声相鉴别：肝包虫术后残腔边壁塌陷、皱褶，边壁不清，失去张力，囊内见术后沉积的碎片，透声较差，随着时间的推移，残腔逐渐吸收缩小（图20-5-34），而肝包虫术后原位复发在短期内出现增大，张力随之膨胀，囊壁清晰可见，常可出现子囊回声（图20-5-35）。

（7）肝包虫并发感染与肝脓肿、肝血肿声像图的鉴别：肝脓肿和肝血肿声像图无明显边缘回声，但肝脓肿、肝血肿内部回声有时酷似肝包虫感染（图20-5-36～图20-5-38），尤其是在肝血肿机化收缩时易混淆，应仔细观察是否能找到囊内脱落的包虫囊壁条索状回声，这一点可作为鉴别诊断的要点。

二、肝泡型包虫病的超声诊断

肝泡型包虫病是临床上较为罕见的一种特殊类型的寄生虫病。泡状棘球绦虫终末宿主主要是狐，其次是犬、猫。中间宿主主要为田鼠和野鼠，人吞食污染虫卵的食物而感染，在肝或其他脏器发育成泡球蚴病。人为中间宿主。1965年，姚秉礼、戚振乙分别报道了此病，之后在甘肃、青海、宁夏、四川、西藏等省、自治区均有包虫病的流行病学和临床病例总结。中国有21个省、自治区有肝泡型包虫病的病例报道。有报道对572例病例进行分析，发现肝、肺包虫病感染高达近90%，经确诊和治

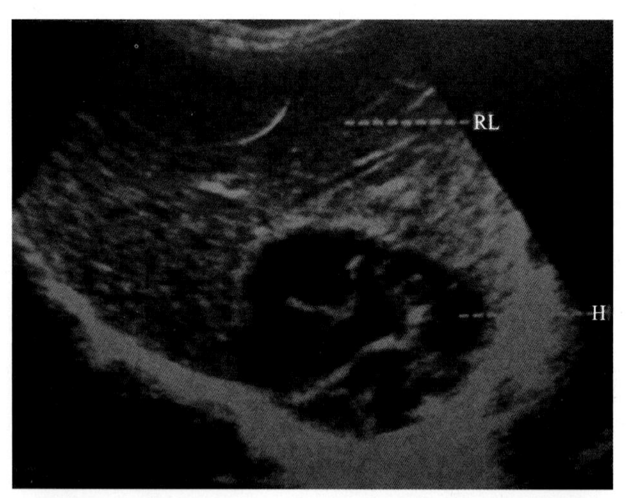

图20-5-34 肝右叶包虫摘除术后，显示两个残腔边壁塌陷，内见积留的碎片

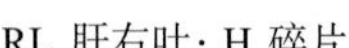

RL.肝右叶；H.碎片

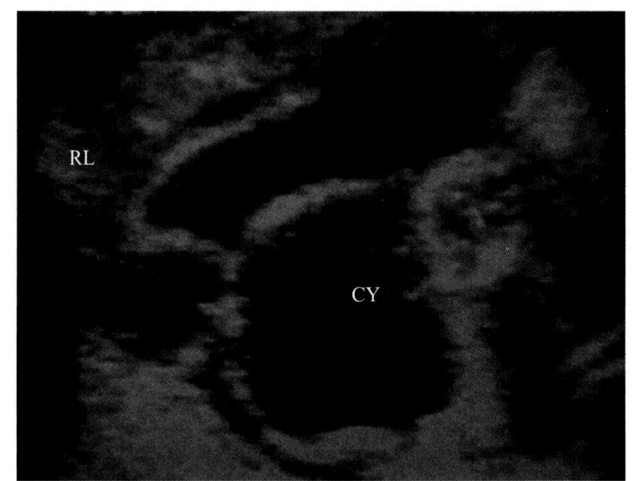

图20-5-35 肝包虫摘除术后，显示上方残腔内见积留的碎片，下方为肝包虫术后原位复发

RL.肝右叶；CY.包囊

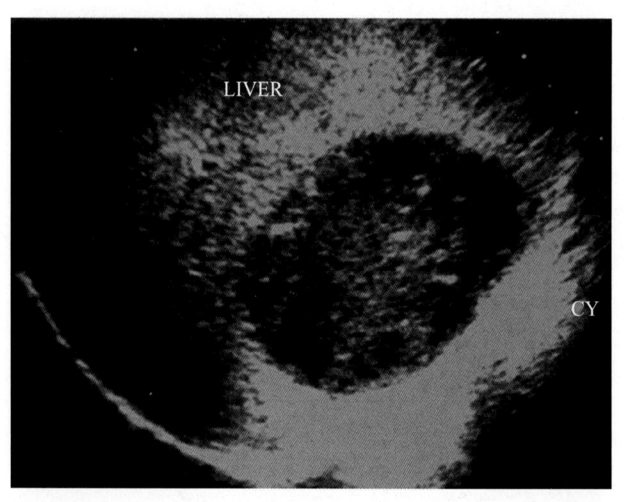

图20-5-36 肝右叶血肿，显示血肿边界不清，无囊壁，内见絮状回声

LIVER.肝；CY.

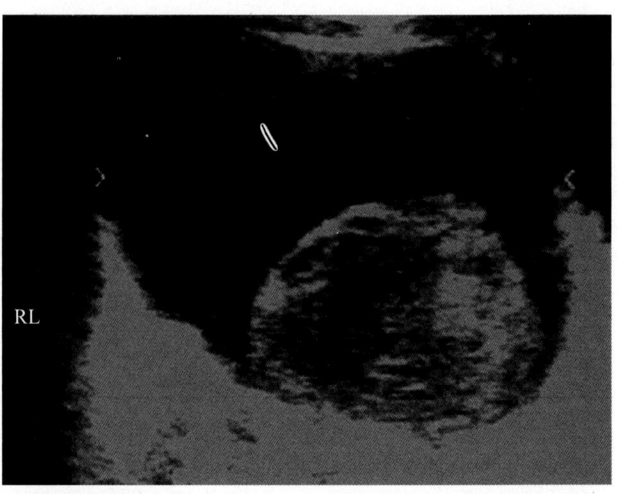

图20-5-37 肝右叶血肿，显示血肿内凝集机化的血块呈中强回声光团

RL.肝右叶

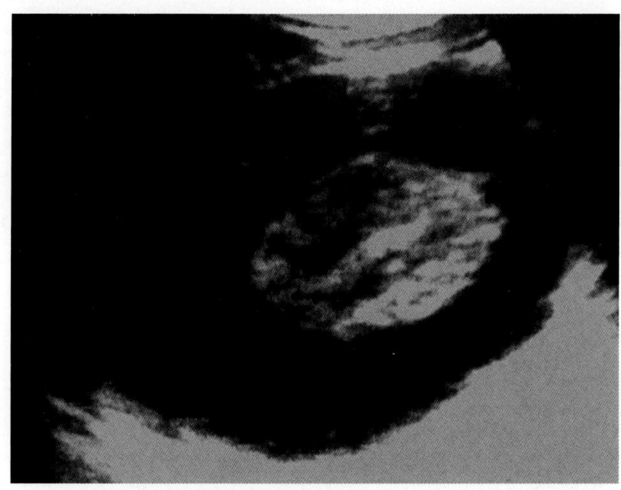

图20-5-38　肝右叶血肿，显示血凝在血浆中随体位移动至暗区中部，后方增强效应

疗的肝泡型包虫病患者近200例（约占包虫病例的3%）。

由于该病蚴囊呈外性芽生，无被膜形成，该病在肝内呈浸润性生长，晚期似肝癌一样转移或侵害周围脏器，并可侵入血或淋巴管转移到远处脏器，临床上素有“寄生虫性肝癌”或“虫癌”之称。泡球蚴实质性肿块病理：由无数密集小囊泡形成，囊泡无纤维包膜，断面肉眼观酷似蜂窝状或海绵状结构，无数个泡球蚴集成不规则的结节或巨块，在肝内呈浸润性生长，形成实质性的坚硬肿块，周围形成浸润。由于病灶内部的管及肝管纤维化闭塞而实变，病灶内因缺乏营养而坏死液化，变性死灶的周围可继发钙盐沉积，呈颗粒状或无定形大片钙化。

（一）临床诊断

肝泡球蚴病为高寒牧区少见的一种寄生虫病，占人体包虫病总数的1.4%～3%，92.41%～99.17%寄生在肝脏。在我国新疆、宁夏、甘肃、四川诸地见临床报道，近年来亦见超声报道。

1.接触史　有流行地区生活史，有犬、狐接触史。

2.症状　青壮年发病多，自觉症状较轻微，病史长，有上腹胀痛、食欲减低、乏力、消瘦、寒战、高热等症状。阻塞性黄疸、胆汁感染、恶病质、中毒性休克、大出血、肝衰竭为常见的临床症状。

3.体征　缓慢生长的上腹包块表面凹凸不平，边缘不整，边界不清，质地坚硬似软骨状，亦可见脾大、胸腹壁静脉曲张等体征。

4.肝泡型包虫病的主要并发症　如胆汁感染引起的败血病或由胆道系统阻塞、感染而致的中毒性休克。肝泡型包虫病病灶转移也是一个常见的并发症，10%～20%的泡型包虫病患者可发生病灶转移，多见于肝脏邻近组织浸润，亦可见肺和脑转移，罕见骨转移。

（二）声像图分型

肝脏是泡球蚴的主要寄生器官，泡球蚴的基本病理形态、组织结构与发展演变决定了其影像特点，其声像图表现错综复杂，介实性肿块是本病的基本特征，液化、坏死、钙化等改变是病变处于不同病期的不同病理阶段，下列声像图具特异性，可分为三型。

1.实性肿块型　常为单发巨大实性肿块、外形极不规则，呈多形状、分叶状，表面凹凸不平，呈结节样隆起，边缘不规则，与肝组织界限不清，周边无包膜，内部回声极不均匀，呈地图样改变，散在性小暗区，大小不等的沙粒状、点状、斑状强回声并存（图20-5-39～图20-5-42）。

2.纤维钙化型　随着泡球蚴侵蚀肝组织过程中发生病灶纤维化及钙盐沉积，超声显示病灶内出现斑点状钙化强回声，并扩展融合成不规则片状强回声钙化灶，后方伴声影，常较宽，形如“帘状”，致使后方组织回声不显示（图20-5-43，图20-5-44）。

3.液化空洞型　泡球蚴节结状增殖融合成巨块病灶，血管闭塞，内部缺血坏死，液化形成形态不规则的坏死液化腔。超声显示在不均质的强回声光团内出现不规

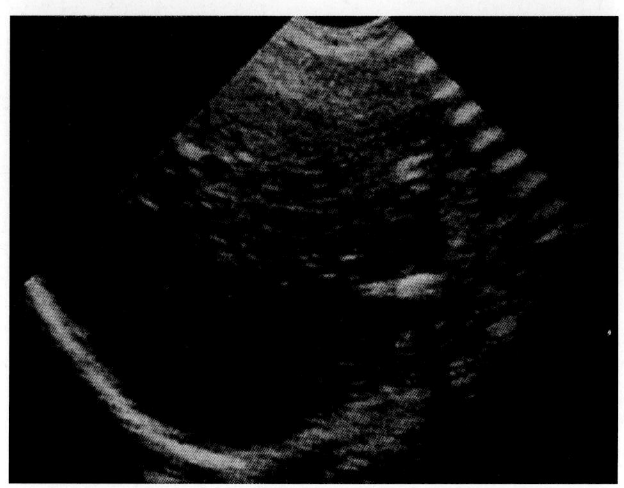

图20-5-39　肝右叶泡球蚴病实性结节改变

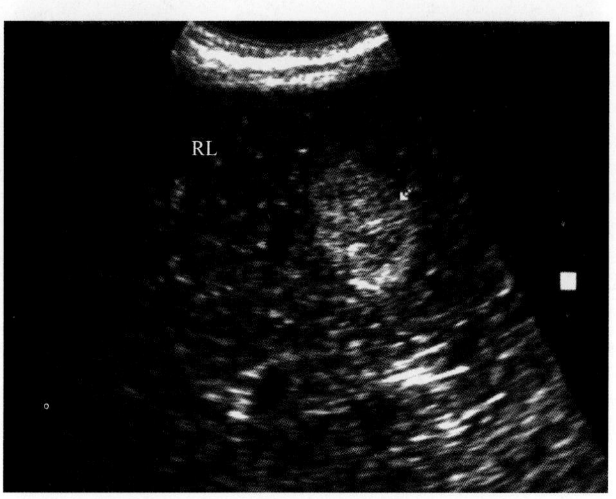

图20-5-40　肝右叶泡球蚴小强回声结节
RL.肝右叶

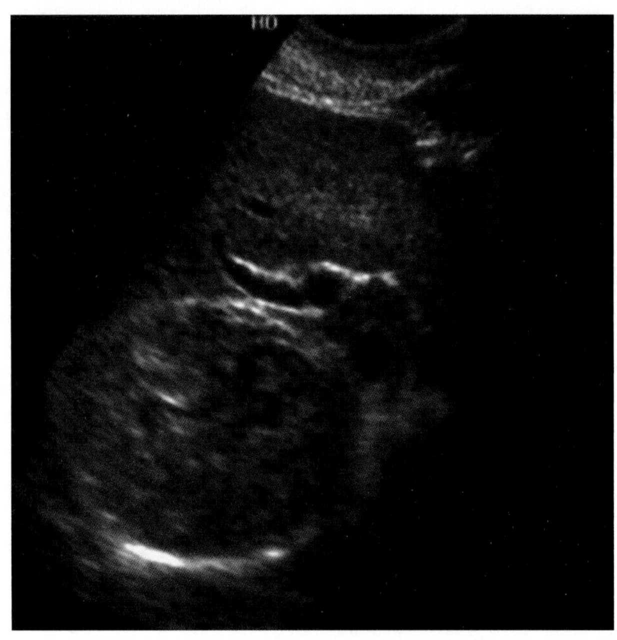

图20-5-41 肝泡球蚴实块型改变

则的液性暗区，后方回声增强，呈“空洞征”（图20-5-45）；空腔周围是凹凸不规整的强回声钙化壁向空腔内突入，形成“岩洞征”或“半岛征”（图20-5-46，图20-5-47）；病灶最外层泡球蚴持续向正常肝组织侵蚀繁衍，外周浸润呈低回声晕带。

彩色多普勒检查在肝泡型包虫病与肝癌诊断中具有较大的鉴别价值，因为肝泡型包虫病和肝癌在二维超声表现上存在部分交叉与重叠，易混淆而造成误诊。对于肝泡型包虫病，采用CDFI技术，周边可见连续和短线状，血管回声多在进入病灶边缘处呈“截断状”，多不显示任何形式的血流信号，即“贫血供”征象。而在肝癌，CDFI显示病灶内部星点状或短线状纡曲绕行的“树枝状”血流信号，即“富血供”征象。值得强调的是，选择低速血流时检出率更高，显示血流连续性更好，不失为鉴别肝泡型包虫病和肝癌的首要指标。

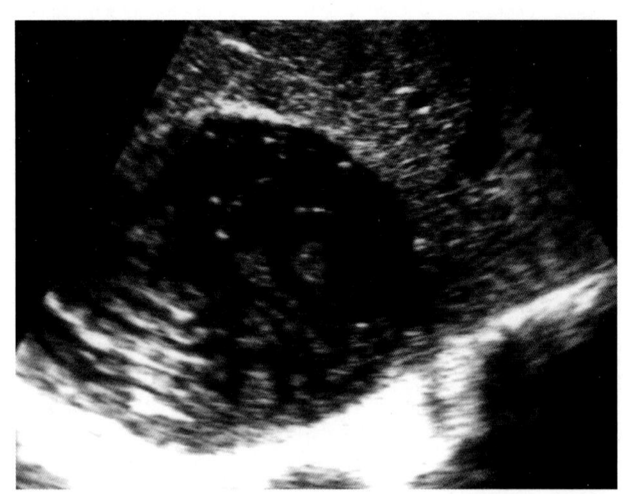

图20-5-42 肝泡球蚴点状、沙粒状回声

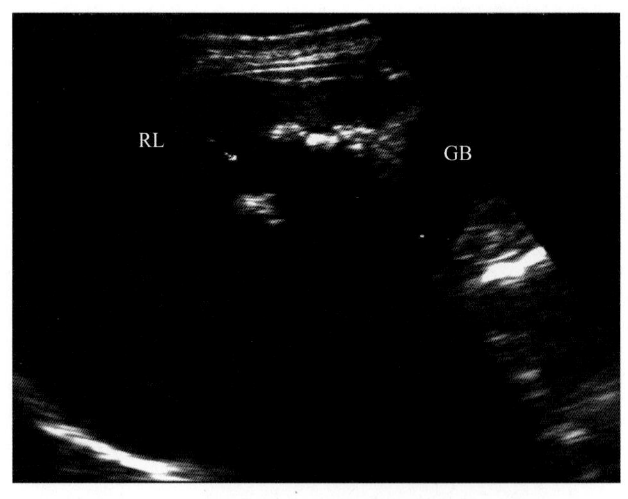

图20-5-43 肝泡球蚴钙化后方伴声影，常较宽

RL.肝右叶；GB.胆囊

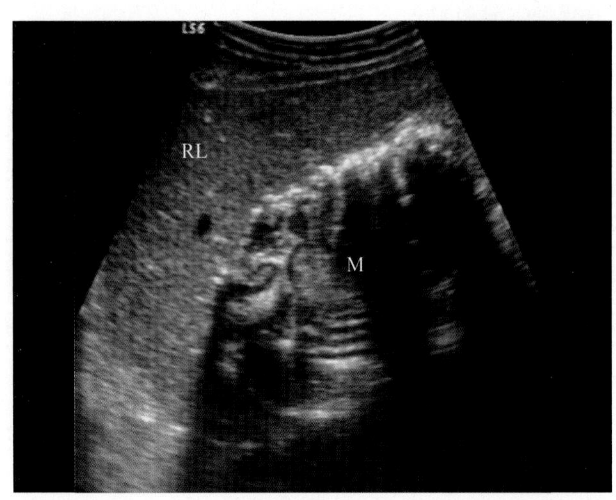

图20-5-44 肝泡球蚴钙化后方衰减形如“帘状”

RL.肝右叶；M.肿块

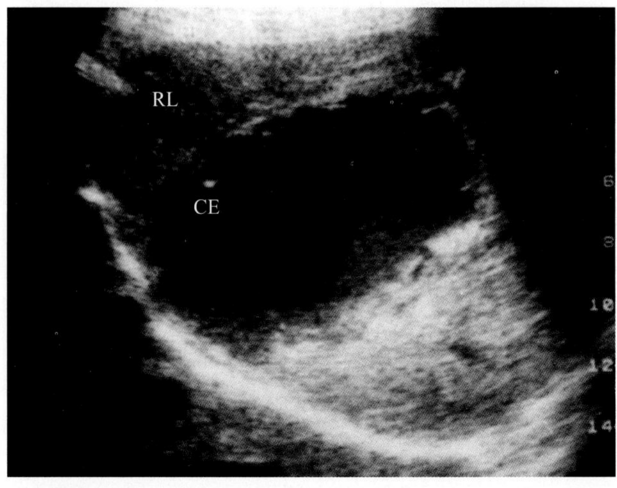

图20-5-45 肝泡状棘球蚴空洞型，显示不均质的强回声光团病灶内存在液性暗区，形成“空洞征”

RL.肝右叶；CE.囊肿

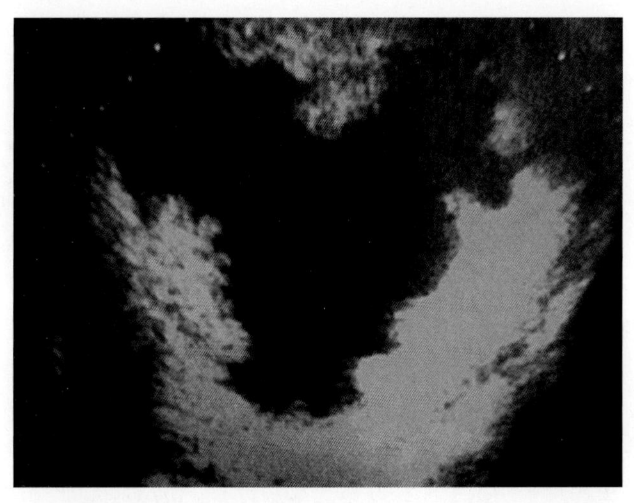

图20-5-46 肝泡状棘球蚴空洞型，示病灶内不规则的液性暗区形成“岩洞征”

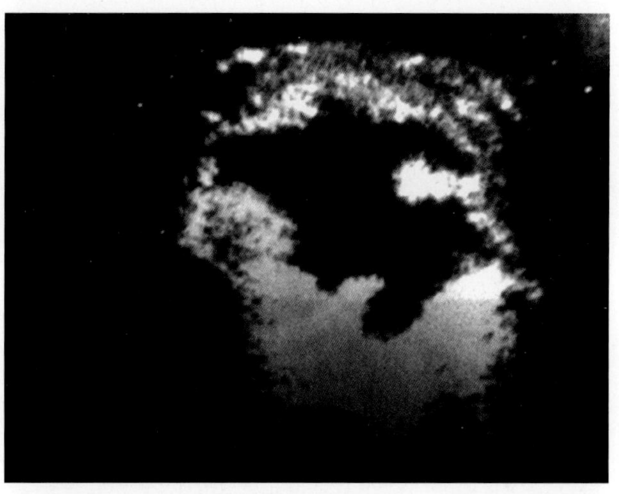

图20-5-47 肝泡状棘球蚴空洞型，显示空腔周围强回声钙化壁向空腔内突入，呈“半岛征”

（三）肝泡型包虫病的合并症

1.胆道并发症 肝泡型包虫病早期可无明显症状，临床上经常由于其并发症的产生才引起关注，梗阻性黄疸是最为常见的严重胆道并发症之一，其主要胆道并发症有狭窄、黄疸和感染等。超声检查能准确地测量胆管直径及管腔内的情况，为临床提供较准确的信息。

2.门静脉高压症 肝泡型包虫病应属于混合原因的门静脉高压症，其原因如下：一方面，泡型包虫病巨大病灶压迫造成类似于肝脏吸虫性的门静脉高压特点，即脾大、腹水较为明显，而肝功能损害相对较轻；另一方面，泡型包虫病病灶外浸润生长可破坏肝细胞和细小肝胆管，亦可产生类似肝炎后肝纤维化影响，最后导致门静脉高压症。彩色多普勒超声除可测量门静脉、脾静脉，亦可判断血流动力学的改变。

（四）肝泡型包虫病的超声鉴别诊断

1.鉴别诊断 20世纪70年代以前，对肝泡形棘球蚴的诊断手段较局限，临床表现类似肝癌，常被误诊。随着超声对肝泡型包虫病的认识和经验积累，超声诊断率得到了提高。根据流行病学，来自疫区的患者有犬、猫、牛、羊及狐、鼠等接触史，依据症状并结合免疫学试验和特有的声像图表现，诊断不难确立，其特殊的声像图还应与下列疾病相鉴别。

（1）小结节型泡形棘球蚴与肝血管瘤的鉴别：肝血管瘤病灶界限清楚，多为圆形，内部呈网络状，其内无粗沙粒或线状声影，血清免疫学有助于鉴别，肝血管瘤CT增强扫描即刻呈强化效应为其特征性鉴别。

（2）肝泡型包虫病：其声像图表现在某一病理过程（如浸润、液化）中和肝癌相似，但两者仍有差异。①肝癌声像图一般呈中等回声光团，而肝泡状棘球蚴呈中强回声光团。②肝泡型包虫病灶后方衰减明显大于肝癌。③肝泡型包虫病灶中液化呈“岩洞征”或“半岛征”，而肝癌可伴中心坏死暗区内无突入肝实性回声。④肝泡型包虫病灶出现点状或火片状钙化的强回声，后方声影，肝癌则无钙化现象。⑤肝癌周边和内部检测到动脉血流信号，肝泡型包虫病灶内无动脉血流信号。相同点为两者病灶周围都可见到低回声晕带。

（3）泡形棘球蚴坏死液化型与肝脓肿的鉴别：肝脓肿声像图显示肝脏弥漫性增大，病灶区见不均匀低回声，有的中心可见液性暗区且全身中毒症状较重，肝泡球蚴液化型特有的液化腔无包膜回声，呈虫蚀样或熔岩洞样改变的声像特征，结合免疫反应程度和包虫免疫试验可做出鉴别诊断。

2.超声造影在包虫病诊断中的价值 在包虫病诊断中，超声造影多应用于肝泡型包虫病的诊断，因肝泡型包虫病是临床上较为罕见的一种特殊类型的寄生虫病，常规超声征象不具特征性，很难与其他肝脏实性或囊实性占位病变相鉴别。近年来，超声造影的发展不仅为肝泡型包虫病提供了一种更准确的诊断和鉴别诊断方式，也能提高该病的早期检出率。

肝泡型包虫病在肝内呈浸润性生长，晚期似肝癌一样转移或侵害周围脏器，显微镜下受累肝组织间散在大小不等的小囊泡，囊泡周围有肉芽组织、纤维结缔组织增生及嗜酸性粒细胞浸润，囊泡之间的组织退行性变性或坏死，伴有异物灶炎症反应，致小动脉硬化而闭塞。二维超声表现为肝内强回声块，形态不规则，边界不清晰，部分肿块周围有声晕，内见散在多发的沙粒样回声。CDFI肿块内无血流信号。当肿块内沙粒样改变不明显时，二维超声很难将其与肝脏恶性肿瘤相鉴别。虽然彩色多普勒为其鉴别诊断开辟了新的途径，但因彩色多普勒对低速血流信号不敏感，难以准确判断肿块内是否存在血流。所以常规超声在肝泡性包虫病的鉴别诊断上，特别是与少血供的肝恶性肿瘤的鉴别上还存在着一定的困难。超声造影成像技术能够清晰实时地显示微循环和组织血流灌注，改善了图像的对比分辨力。造影剂采用意大利Bracco公司生产的SonoVue。使用前用生理盐水5ml溶解粉末，摇荡得到白色乳状的微气泡混悬液。在完成二维显像方法记录肝内病灶的位置、大小、形态、边缘及内部回声状态后，彩色多普勒观察并记录肿块内部的血流状况，切换到造影状态，保持低机械指数，经左肘正中静脉快速注射2.4ml造影剂，随即快速注入5ml生理盐水，同时超声实时不间断地观察病灶的动态灌注过程，观察时间为3～5min。超声造影能清晰显示肝泡型包虫病动脉相、门脉相及延迟相肿块内均无造影剂灌入，动脉相即迅速呈现负显影状态，并延续至门脉相、延迟相。这种独特的超声造影表现是肝恶性肿瘤所不具备的，从而为肝泡型包虫病的鉴别诊断提供了一种准确而有效的方法。值得一提的是，超声造影各期均为负显影状态，并非肝泡型包虫病所特有（图20-5-48，图20-5-49），肝孤立性坏死结节的超声造影表现也是动脉相、门脉相、延迟相均无造影剂进入，呈边界清晰的无增强区。但两者的二维声像图表现明显不同，前者强回声，肿块多较大，内有沙粒样结构，后者回声低，结节较小，为两者的鉴别诊断提供了依据。

总之，肝泡型包虫病具有特征性的超声造影表现：动脉相、门脉相及延迟相肿块内均无造影剂灌入，无增强表现。在动脉相就迅速呈现负显影状态，并延续至门脉相及延迟相；这种独特的超声造影表现使其与肝脏血供丰富或少血供的良、恶性局灶性病变形成了鲜明的对比（图20-5-50，图20-5-51）。

3.肝泡型包虫病的诊断及其鉴别诊断要点　常规超声表现常为单发实性肿块，多数较大，边缘不规则，周边无包膜，与邻近肝组织分界不清，内部回声不均匀，小钙化灶表现为沙粒样、点状强回声，当存在缺血坏死时，病灶内可有不规则的液性暗区。表面可见强回声，后方伴声影。CDFI：病灶内未探及血流信号。值得注意的是，小于2cm的病灶，常规超声易漏诊，而造影后在明显强化的正常肝实质比衬下均能清晰显示。这对于发

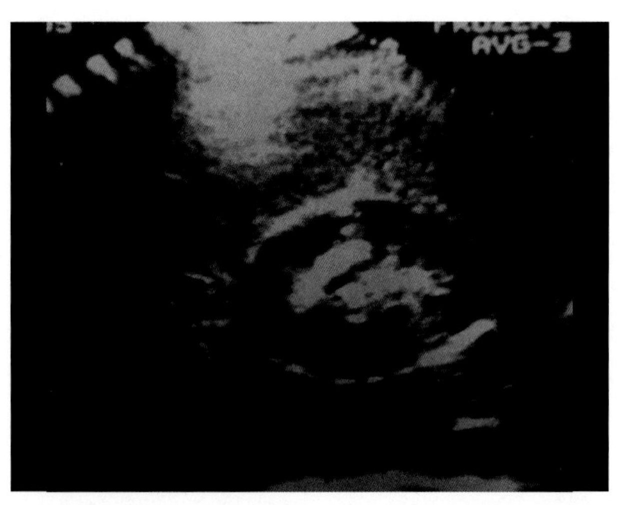

图20-5-48　肝右叶癌肿，显示中等回声光团，边界不清，后方声束衰减不明显

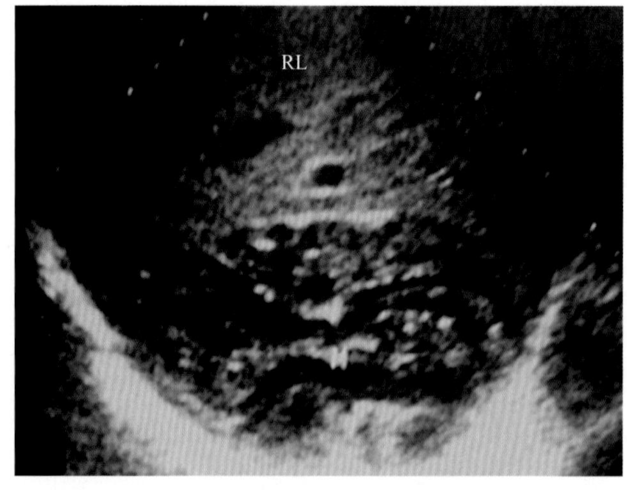

图20-5-49　肝右叶癌肿，显示中等回声光团，周边见低回声晕带

RL.肝右叶

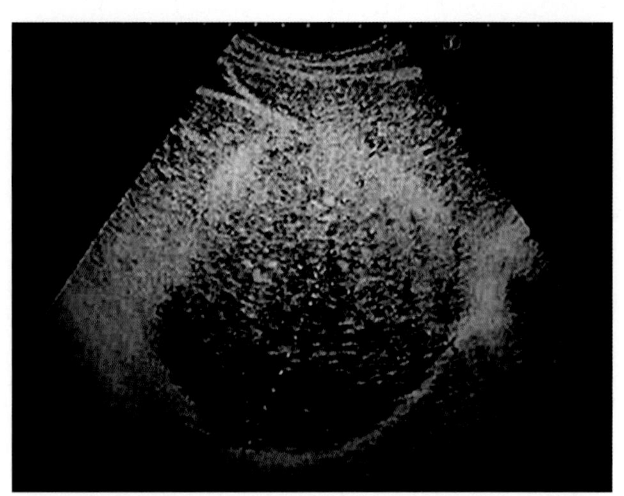

图20-5-50　肝泡型包虫病二维声像图

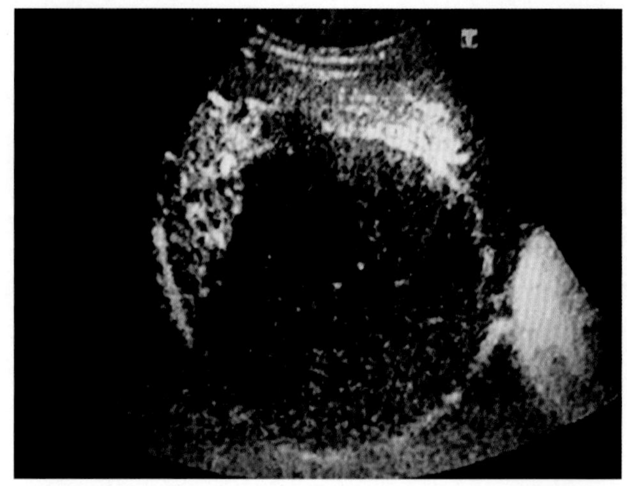

图20-5-51　肝泡型包虫病注射造影剂22s后声像图

现早期小病灶，尤其是呈等回声的病灶极具价值。

三、肝外包虫病

（一）肺包虫囊肿

肺包虫囊肿的发病率仅次于肝脏包虫囊肿，居第二位，占6%～20%。儿童肺部受累率较高。其感染途径：六钩蚴通过肝脏血窦进入肝静脉→下腔静脉→右心→肺；六钩蚴不经肝，由肠系淋巴→胸导管→静脉系统→肺。

由于右侧支气管比左侧宽且短，与总支气管呈一致方向，吸入虫卵较易进入右肺，更易沉落于下叶，故右肺虫卵多于左肺，下叶多于上叶。单发多于多发，周边型较多见肺与肝并发，约占36%，肺阻力小，胸腔负压，有利于包虫扩展，因此生长速度较快，每年可增长原体积的1倍。外囊壁薄，出现症状较肝包虫囊肿为早，合并破裂，感染较肝包虫囊肿多。较大囊肿可压迫肺组织及小支气管，易产生胸痛、刺激性咳嗽等症状，巨大囊肿可造成肺不张，出现胸闷、气喘、呼吸困难。肺包虫囊肿超过6cm后容易破裂，90%破入支气管，产生肺包虫-支气管瘘时，可以咯出大量水样囊液、子囊及凉粉皮样碎片。破入胸腔者少见。肺包虫囊肿合并感染者，有胸痛、发热、咳嗽与脓性痰，类似肺脓肿。肺包虫囊肿的诊断主要依靠病史、流行病学、血清免疫学。如有明确的咯出内囊病史，痰涂片查到头节、小钩等，则可以确诊。

超声表现：肺包虫超声探查取决于包虫生长的部位是否突出于肺表面并与胸膜或膈肌粘连，借胸膜或膈肌作为透声窗避开肺组织气体，可探查到包虫囊肿声像特征，并可见包虫囊肿呼吸征，因含气的肺泡界面产生多次反射而阻碍超声检查（图20-5-52）。位于肺中心部的囊肿不易探及，肺表面及靠近胸壁的体积较大的囊肿中可探测到液性暗区，与肝包虫囊肿的特征基本相同，并可见包虫囊肿呼吸征。

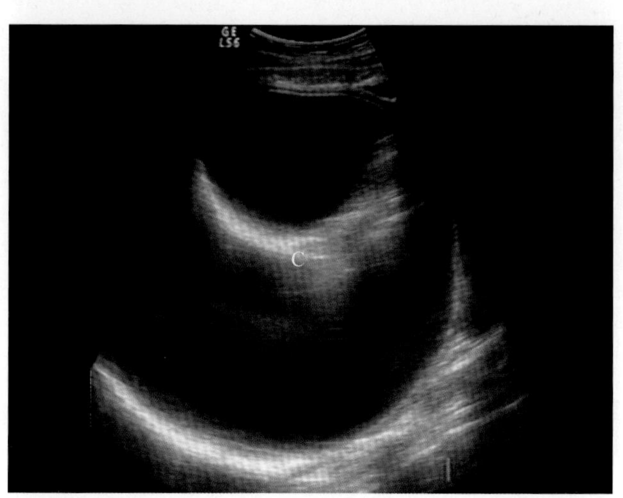

图20-5-52　肺包虫囊肿，可见清晰的包虫内囊壁回声

C.囊肿

（二）腹腔包虫囊肿

1.概述　腹腔包虫囊肿的发病率仅次于肺包虫囊肿，约占人体包虫的12.4%，多与肝、肺等包虫囊肿并存及多发。其病程较长，临床发现时囊肿已较大。主要表现为压迫症状及腹部触及柔韧性、弹性包块。常见并发症有机械性肠梗阻，囊肿破裂引起全腹膜炎。包虫囊肿向肠管破溃时，形成包虫囊-肠瘘，可从大便中排出囊液、子囊及内囊碎片。诊断依据主要靠病史、症状、局部体征、超声特有的声像图征象、X线、内镜，结合流行病学及皮内试验等。

2.超声表现　该病分为原发性和继发性，继发性常来自肝或腹腔包虫破裂、术中种植等，因此腹腔包虫多发性较单发性为多，一般囊肿较巨大，超声探查可见圆形、类圆形液性暗区，有子囊较无子囊为多，常形成“囊连囊”和“囊中囊”影像，病程长久时常见囊壁钙化呈高回声环，或囊壁明显增厚，回声增强（图20-5-53）。腹腔包虫需与肠系膜囊肿、附囊性包块相鉴别。

3.腹腔包虫合并症

（1）腹腔包虫合并肠梗阻：包虫在腹腔内寄生发育过程中，寄生脏器组织纤维增生，包围包虫，形成外囊，其周围浆膜组织反应渗出纤维素，形成膜状及条索状粘连，使腹腔脏器与肠管广泛粘连，因包虫囊肿的压迫及纤维带的牵拉，使肠管变形或形成弯曲成角，致机械性不全肠梗阻。超声探查扩张的肠管回声，最大径可达4.0cm，动态扫查，肠蠕动慢或消失。

（2）腹腔包虫合并感染：约占腹腔包虫的10.9%，其中主要见于病史较长的多发性包虫。感染原因：包虫衰老，活力退化；子囊过多，营养不足，变性坏死，邻近脏器炎症浸润等。

腹腔包虫的外囊较肺包虫的外囊厚，具有屏障作用，可将炎症局限于包囊内，故全身症状反应较轻，仅有隐痛，长期低热、食欲缺乏、体质消耗、贫血瘦弱。因长期营养不良，部分患者体形瘦如骷髅。腹部触诊除具有

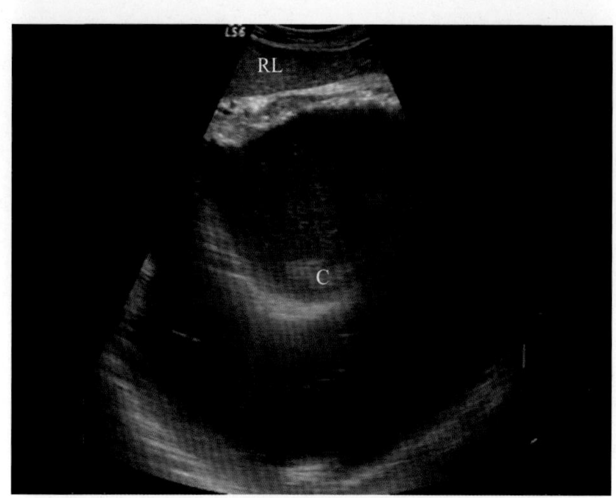

图20-5-53　腹腔巨大包虫囊肿

RL.肝右叶；C.囊肿

虫的典型征象外，尚有触痛及叩击痛。但罕见有腹膜炎者，甚至手术发现囊液已呈脓性，而无明显的痛疼症状和腹膜炎体征。

（3）腹腔包虫合并破裂：约占腹腔包虫的5%，腹腔包虫一般较巨大，本组统计最大1例包虫为20cm×18cm，外力挤压是主要破裂原因。由于腹腔包虫的外囊壁较肺包虫较为厚韧，一般震动不易破裂，当腹部挫伤或包虫感染时，囊壁炎症浸润，使囊壁的脆性增加而发生坏死穿孔，破入腹腔形成腹腔内及肠襻间脓肿；如与肠壁粘连的包虫合并感染，包虫囊肿可穿破肠壁，排便时可见子囊或内囊碎片，此种情况较少见。

4.腹腔包虫囊肿病的超声鉴别诊断　腹腔包虫子囊型应与腹腔囊腺瘤相鉴别：两者都有较厚的边壁，但腹腔囊腺瘤见不规则的分隔状液性暗区（图20-5-54），有时可见由囊壁突入腔内的乳头状回声，可作为鉴别依据（图20-5-55）。腹腔淋巴瘤的声像图类似腹腔包虫，它呈杂乱的网格状液性暗区，无明显形态，边壁较薄，超声扫查不规范易被误诊。腹腔肠系膜囊肿多为单房性液性暗区，边缘较包虫囊肿壁薄（图20-5-56）。腹腔淋巴水瘤如发生破裂，显示囊肿缩小，腹腔检测到积液（图20-5-57）。

（三）脾包虫囊肿

脾包虫囊肿几乎皆由血液循环感染所致，多为原发性，占人体包虫病的2%～3%，常伴有肝、肺等组织同时受累。绝大多数为单发，包虫发生在脾脏任何部位，几乎皆向脾脏表面突出，这与脾脏的组织结构有关（图20-5-58、59）。触诊具有包虫病一般特点。合并感染后，出现疼痛、压痛，常伴有局限性腹膜炎。超声检查与肝包虫囊肿所见相同。脾包虫囊肿应与脾囊肿相鉴别。合并感染的包虫应与脾内陈旧性血肿相鉴别。

（四）胰腺包虫囊肿

胰腺包虫囊肿甚为少见。因解剖部位关系，胰腺包虫囊肿可突出于小网膜囊内而居肝胃之间，或居胃与横结肠之间，亦可居横结肠之下。巨大囊肿可使周围器官受压移位，如居胃小弯部的囊肿，可使胃小弯呈弧形压

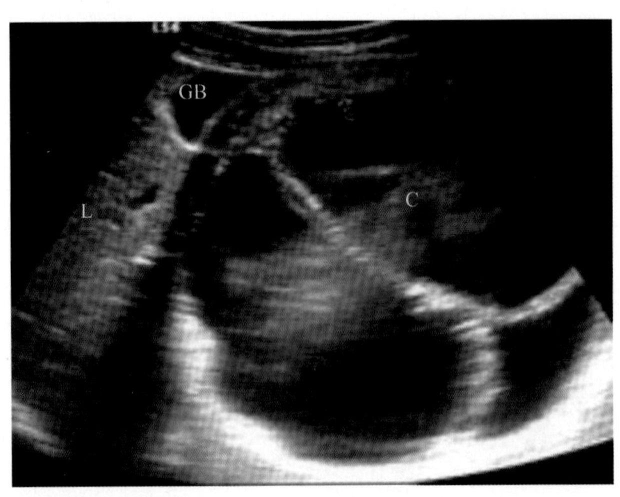

图20-5-54　腹腔包虫囊肿分隔

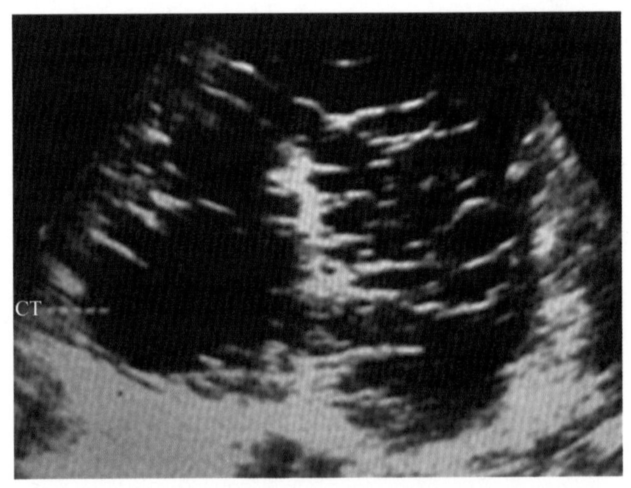

图20-5-55　腹腔囊腺瘤，显示液性暗区内不规则的分隔带

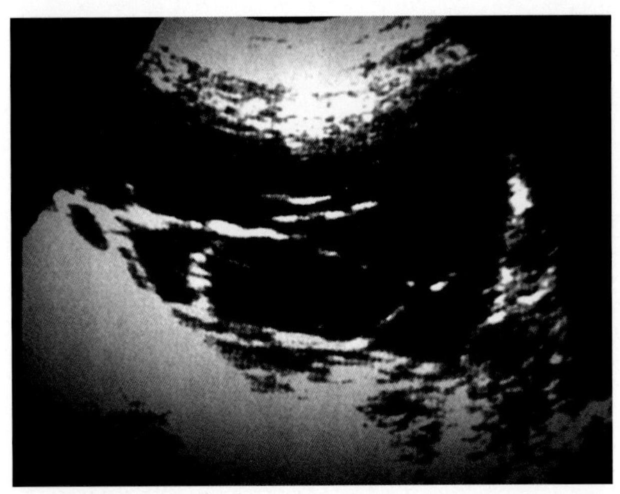
图20-5-56　腹腔淋巴水瘤，显示无明显形态，液性暗区内见杂乱的分隔带

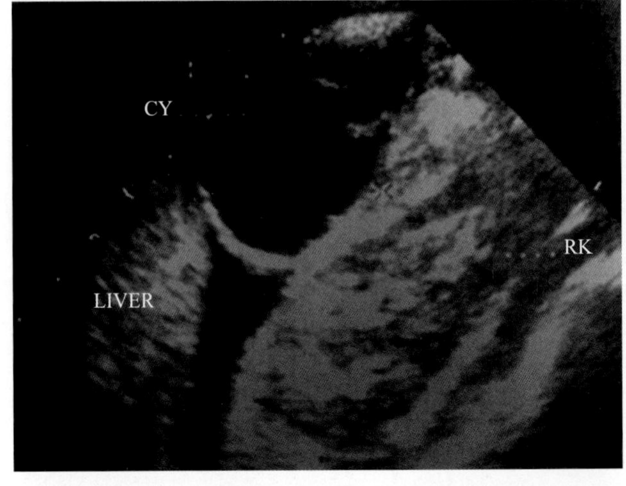

图20-5-57　腹腔淋巴水瘤裂，显示囊肿缩小，腹腔检测到积液

CY.包囊；LIVER.肝；RK.右肾

迹；居胃大弯侧者，可使胃向右、上、前推移。

超声表现：胰头或胰体尾部囊性占位病变具有包虫囊肿的一般特点；胰管可受压扭曲或扩张；如实变性包虫位于胰头部可引起压迫症状，出现胆总管梗阻征象。本病须与胰腺假性囊肿、胰腺实性肿瘤、肠系膜及网膜囊肿相鉴别。后者变换体位或用手推移时活动度较大。胰腺假性囊肿患者常有胰腺炎病史（图20-5-60）。

（五）盆腔包虫囊肿

本病在包虫病流行区并非罕见，发病率为6%～10%，女性居多。典型的体征是无痛性可移动的球形或马铃薯样的包块，大小不等，单发或多发，边缘整齐，界限清楚，表面光滑，触之硬韧，压之有弹性，叩之有"包虫囊震颤征"，巨大的包虫，此征尤为明显，易与其他肿瘤相鉴别。弥漫性多发包虫可使腹腔增大，可触到多数囊性包块，因包虫囊中的分隔形如"调色板"样，因多数与腹膜网膜、子宫或附件紧密粘连，故包块活动性较差。超声可发现盆腔性包块，与腹腔包虫囊肿所见图像相同。本病应与卵巢囊肿相鉴别。后者多呈多房性，多有蒂，应多切面探查，囊肿与卵巢关系密切。血清试验阳性有助于鉴别，盆腔包虫囊肿可向阴道穿破，形成包虫-阴道瘘（图20-5-61、62）。

（六）卵巢包虫

卵巢包虫囊肿在临床较罕见，本组有2例病例，临床均以卵巢实性肿瘤手术，经病理检查为卵巢包虫囊肿。超声扫查一侧卵巢增大，有完整的包膜回声，其内部回声不均匀，见数个大小不等的无回声区，无回声区与无回声区之间见有间隔，其间隔较厚；部分无回声区内见小的点状或片状强回声，多为包虫沙粒及包虫头节的影像。因卵巢

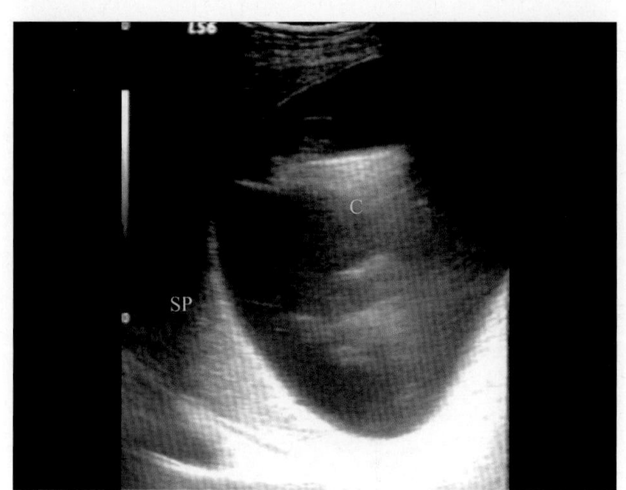

图20-5-58　脾包虫

SP.脾；C.囊肿

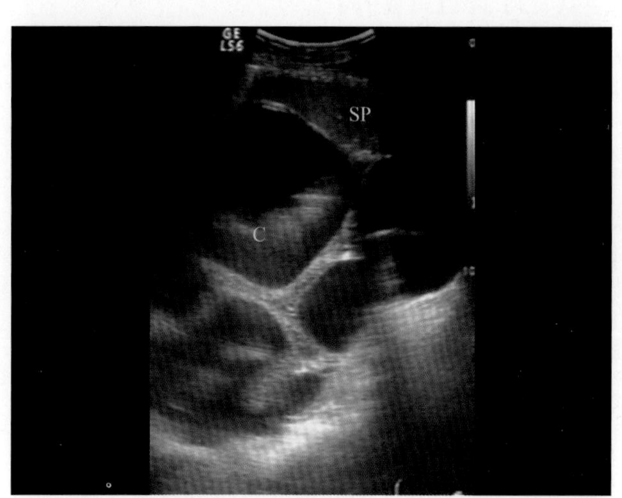

图20-5-59　脾包虫"子囊孙囊型"

SP.脾；C.囊肿

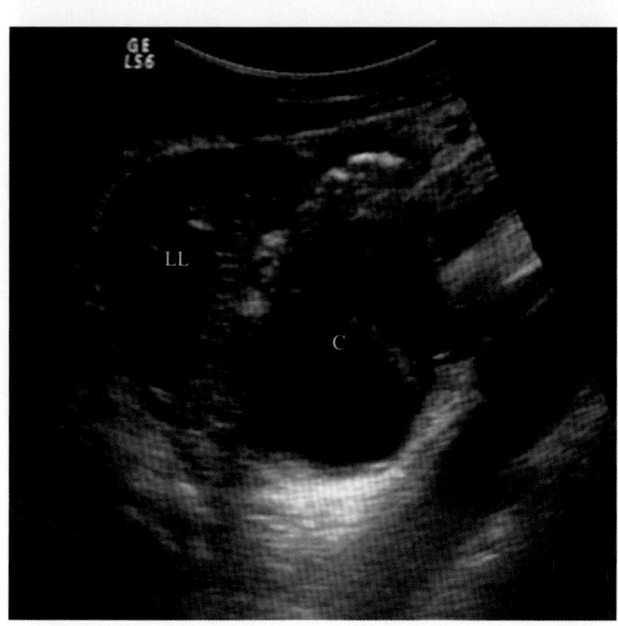

图20-5-60　胰头部包虫囊肿

LL.肝左叶；C.囊肿

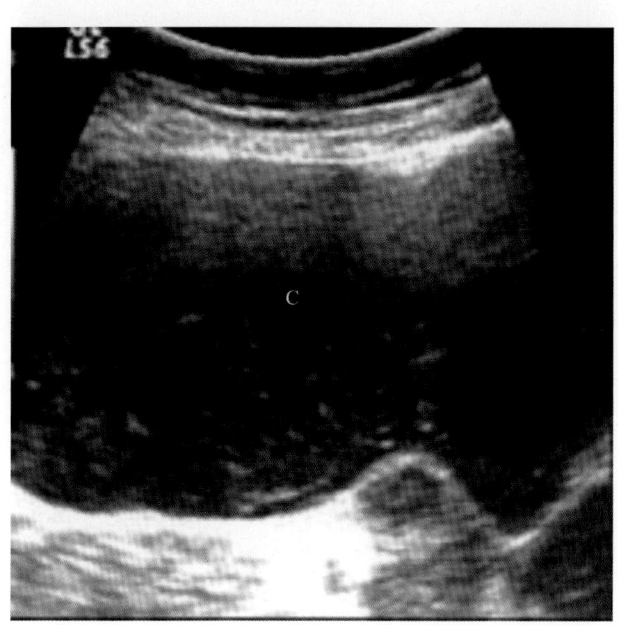

图20-5-61　盆腔包虫内见"囊沙"

C.囊肿

动脉血供较丰富，彩色多普勒在肿物的周边及其内可见散在星状血流信号，无穿入性血流信号（图20-5-63、64）。

盆腔囊型包虫病的超声鉴别诊断：盆腔包虫超声诊断须与附件囊性包块相鉴别。①皮样囊肿，囊内见悬浮的脂粒，而虫后方见沉积的“囊沙”。②巧克力囊肿，为模糊粘连不清的边界，而包虫囊肿则为清晰增厚的边壁回声。③单纯性卵巢囊肿，可见纤细的包膜，而单发型包虫囊肿为增厚明亮的边壁回声。多发型盆腔包虫囊肿超声表现呈“囊连囊”征。子囊型包虫囊肿声像图呈“囊中囊”征是由于多发性液性暗区内杂乱的分隔带。

临床意义：在流行病区如发现卵巢有上述声像图表现，应高度考虑卵巢包虫囊肿的可能。另外，当包虫囊肿较小时，有时声像图酷似多囊卵巢，前者囊与囊之间间隔较厚，而后者囊与囊之间光带较细且规整。

（七）肾包虫囊肿

本病发病率甚低，约占包虫病的0.4%，但在泌尿系统包虫病中以肾包虫囊肿最为多见，绝大多数为单侧单发，肾上极比下极多见，依据病理特征将肾包虫囊肿分为两型。

1.闭合型　包虫囊肿生长在肾实质。超声表现：肾内类圆形暗区，一个或数个，有一定张力，囊壁较一般囊肿壁厚，与肾盂不相交通，早期可无自觉症状，随着囊肿增大，上腹部可出现肿块，压迫周围组织有腰背痛、腹痛、腹坠感，压迫肾组织可出现少量蛋白尿。

2.相通型　包虫囊肿破入肾盂，囊液、包虫碎屑、子囊等流入集合系统，可致泌尿系统堵塞，产生肾绞痛，多数有血尿及膀胱刺激症状。若包虫位于肾盂，引起集合系统受压，可出现肾盏或肾盂积水。常继发尿路感染。

肾包虫囊肿须与肾盂积水、肾囊肿或合并出血机化、肾癌伴中心坏死出血、液化者相鉴别（图20-5-65、66）。

（八）膀胱包虫

膀胱包虫是较为少见的泌尿系包虫，多以盆腔包块就诊，本组发现1例，其声像图无包虫特征，为实块性肿物，但其内见小的囊泡样无回声，彩色多普勒无血流信号（图20-5-67）。

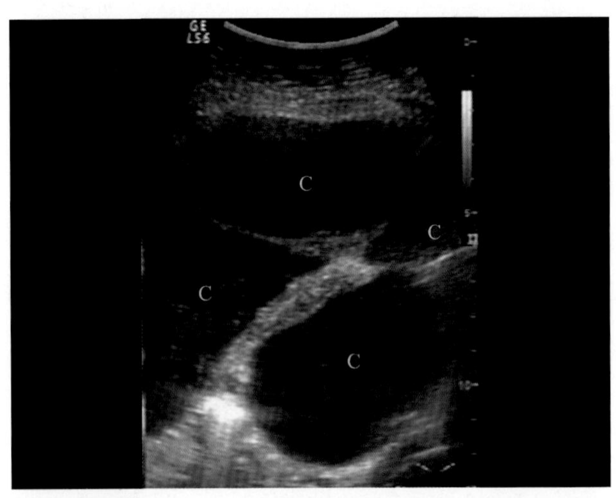

图20-5-62　盆腔包虫内见分隔形如“调色板”
C.囊肿

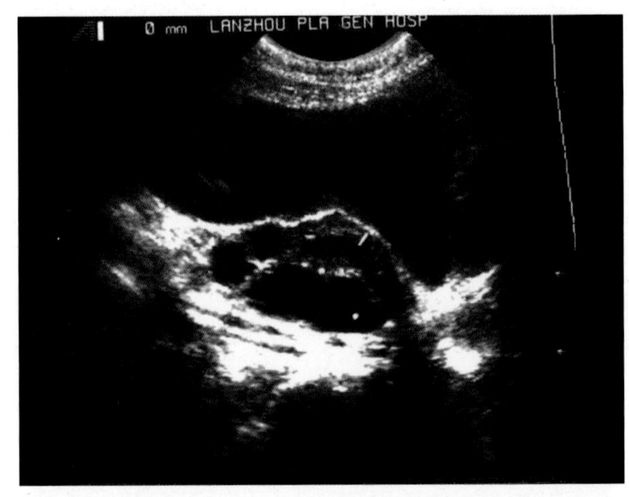

图20-5-63　卵巢泡球蚴，呈“多房型”

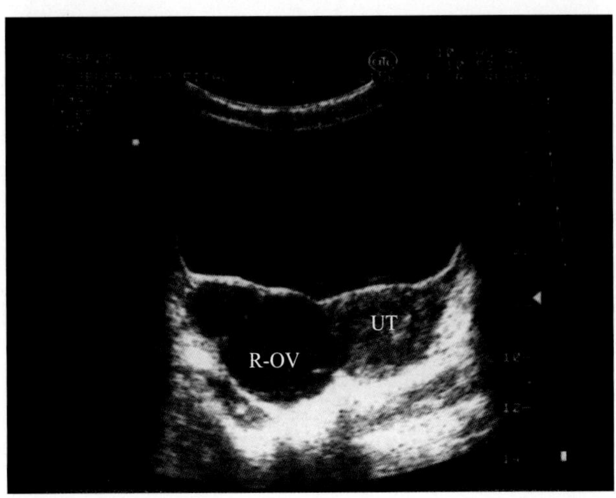

图20-5-64　卵巢泡球蚴
R-OV.右侧卵巢；UT.子宫

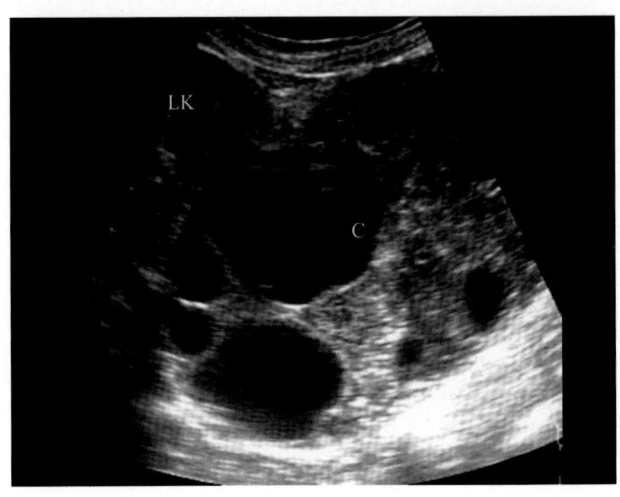

图20-5-65　左肾上极包虫，母囊周边的子囊回声
LK.左肾；C.囊肿

（九）肾上腺包虫

肾上腺包虫是较为罕见的泌尿系包虫，一般无症状，多在体检或普查时发现肾上腺的包块回声。在本组发现1例声像图为实块性改变，CDFI无血流信号。本病应与肾上腺嗜铬细胞瘤、肾上腺腺瘤等相鉴别（图20-5-68）。

（十）睾丸附睾包虫

睾丸附睾包虫罕见。超声表现：睾丸或附睾任何部位均可有单囊或多囊性占位包块，一般包虫囊肿为3～5cm，较固定。当包虫囊肿长于附睾处时，常可误诊为附睾囊肿，在诊断时应结合流行病史及包虫试验进行鉴别。

（十一）脑包虫囊肿

脑包虫囊肿是六钩蚴侵入大循环经颈内动脉迁移至颅内所引起的。顶叶、额叶为最常见的寄生部位，儿童发病率较成人为高（占80%）。包虫囊肿在脑组织内呈占位性扩张性增长，在儿童，颅缝可代偿性增宽，故早期症状不明显；在成人，则症状出现较早，表现为颅内高压，如头痛、恶心、呕吐、头晕、视力丧失或癫痫样发作。脑包虫囊肿症状出现的早晚及定位性症状的有无取决于寄生的部位。如寄生在脑组织功能区，则定位症状出现早而严重；反之则症状出现较晚，且较轻。脑包虫囊肿临床表现与颅内肿瘤病变相似，发展迅速者应警惕本病的可能，并应做有关检查，如脑血管造影、气脑造影、CT及磁共振检查等。

超声表现：中线波向健侧偏移；颅内出现囊性占位病变；压迫脑室时可有脑室移位形态。

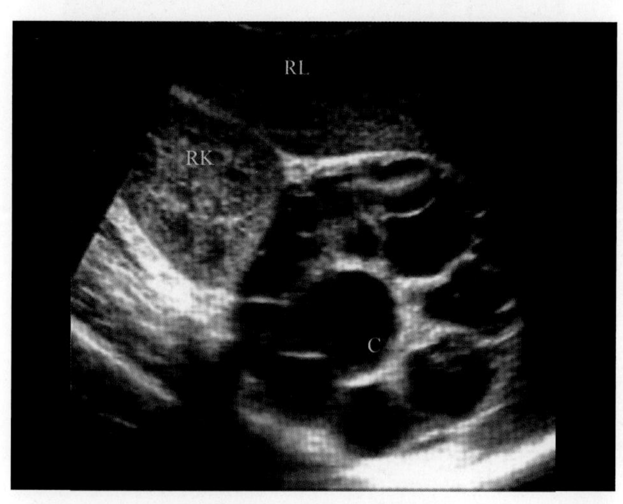

图20-5-66　右肾下极多囊包虫
RL.肝右叶；RK.右肾；C.囊肿

（十二）心脏包虫囊肿

心脏包虫囊肿甚为罕见，仅占0.5%～2%，88.2%为单发，左心比右心多见，左心室更为多见（41%），六钩蚴从肠黏膜潜入毛细血管，进入体循环后停留在心脏，因冠状动脉口比较小，极少进入冠状动脉。早期可无症状。较大的包虫囊肿使患者表现出胸闷、心悸、心律失常等。因心肌组织致密，阻力较大，包虫囊肿呈扩张性向心腔内或心外膜下增长，在心脏不停地舒缩振荡下极易造成破裂，如破入心腔可致严重的过敏反应，产生广泛的肺栓塞，形成其他部位的继发性囊肿。

超声表现：心脏轮廓形态失常；心脏某部位局限性膨隆，向心腔或心外膜突出，呈圆形、类圆形、边缘整齐、边界清晰的囊性病变；囊性占位病变的直径一般在4cm以下，很少超过4cm；囊肿不随心脏舒缩而活动，但随心脏搏动被推移，借以与心脏其他肿瘤（如左房黏液瘤）相区别；多切面探查，囊肿与心脏组织密切相关，不随呼吸运动而活动，借以与肺包虫囊肿相区别（图20-5-69，图20-5-70）。

（十三）乳腺包虫囊肿

乳腺部位发生包虫囊肿极为罕见，由于乳腺组织松

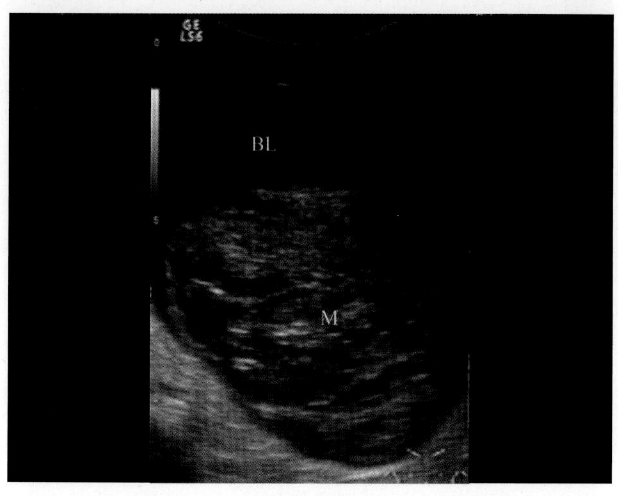

图20-5-67　膀胱泡球蚴包虫，呈实变型
BL.膀胱；M.肿块

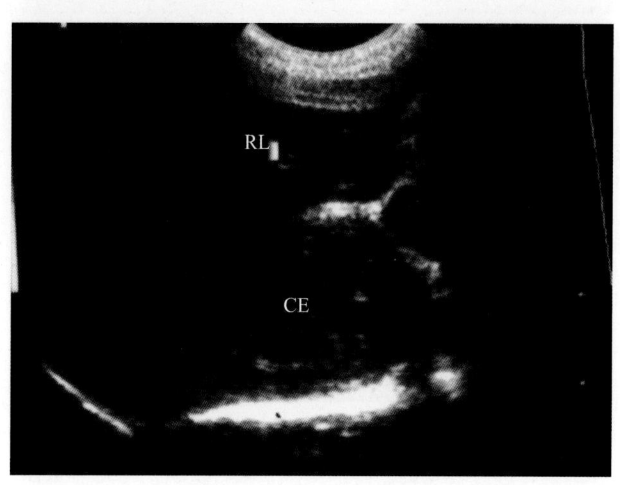

图20-5-68　肾上腺包虫
RL.肝右叶；CE.包虫

软，囊肿生长空间不受限制，无明显异常症状，一般以无痛性包块进行性长大而就诊，乳腺包虫多见于生活在牧区的23～25岁育龄女性，囊肿可为单发、多发。也可为单囊、多囊，其生长一般较为缓慢。但妊娠后与哺乳期则生长加速，触诊时肿块呈囊性感，表面光滑，活动度大，周围组织不粘连，乳头不内陷，腋淋巴结不肿大，借以与乳腺癌相区别。多囊型者触诊有实体感，质较硬。乳腺包虫囊肿图像表现多样，询问病史和生活史有助于包虫病诊断。

超声表现：圆形或椭圆形囊性占位，边界清晰，有完整、光滑囊壁，囊壁较厚；内部无血流信号，双侧腋窝无肿大淋巴结。结合流行病学及皮内试验，不难确定诊断。但须与纤维腺瘤、乳腺囊肿与乳腺癌相区别（图20-5-71、72）。

（十四）甲状腺包虫囊肿

甲状腺包虫囊肿极罕见，常为单发，生长缓慢，状如单纯性甲状腺囊肿，部分包囊长大，可压迫气管及周围神经、血管，产生症状。文献报道曾有破入气管的病例。

超声表现：为圆形、类圆形液性暗区，具有包虫囊肿的特有声像图表现，不难诊断。

（十五）骨包虫囊肿

骨包虫囊肿发病率较低，占人体包虫病的0.5%～2%。包虫在骨组织的生长方式与在软组织截然不同，骨组织致密、坚硬，限制包虫向周围扩张或生长。故其生长方式为外生性增殖（由母囊向外生出子囊），向阻力小的骨髓腔及骨小梁间隙增长。久之压迫骨质，破坏骨小梁，形成蜂窝状空洞。本病主要诊断依据：病史、流行病学、骨性包块，中晚期见囊状空腔扩大，骨皮质变薄，表面凹凸不平或泡状隆起。

超声图像特点：高频探头，选择骨骼肌肉软件可清晰地显示病变部位，类圆形囊性骨性空腔，骨质畸形，长管状骨有增粗，扁骨有增厚表现，骨表面隆突不平，

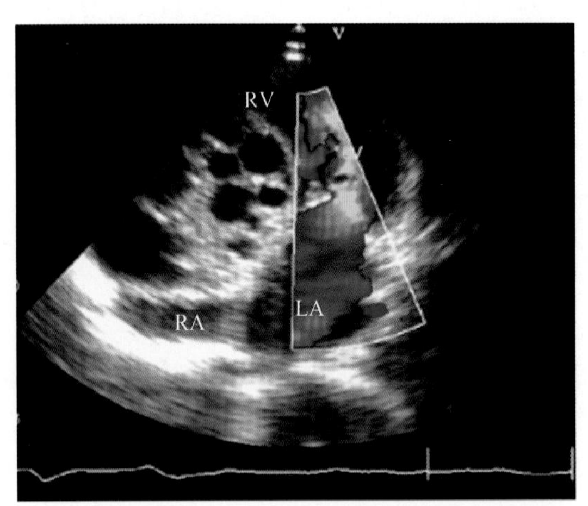

图20-5-69 心脏包虫
RV.右心室；RA.右心房；LA.左心房

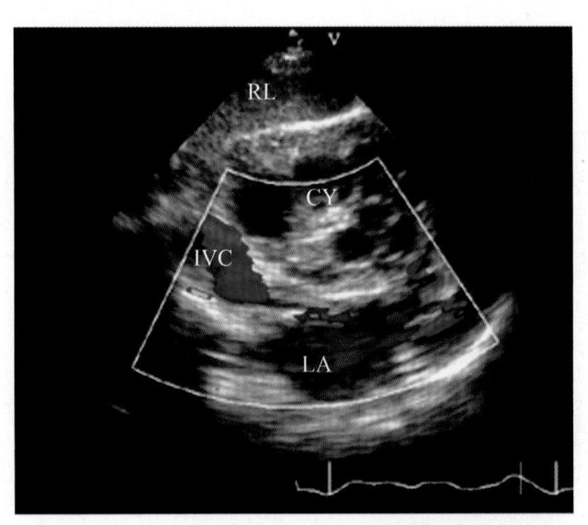

图20-5-70 心脏包虫呈“多房性”
RL.肝右叶；CY.包囊；IVC.下腔静脉；LA.左心房

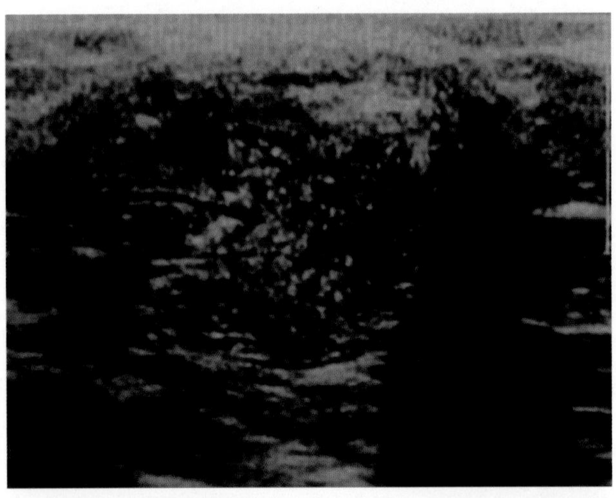

图20-5-71 乳腺包虫超声显示不均质低回声团，边界清楚，形态较规则，内部呈多个融合块状，可见多数点、片状化及弧形钙化灶伴有声影，团块可见侧方声影，后方回声无衰减

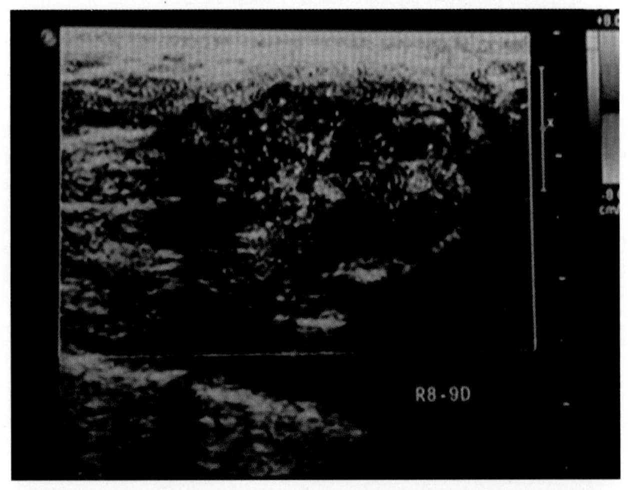

图20-5-72 团块内未见血流信号

晚期骨质减少，为大小不等的囊腔所代替。

骨包虫囊肿须与骨结核、骨巨细胞瘤、骨囊肿相鉴别。骨包虫的血清学及皮内试验阳性率与肝包虫相当。

（十六）肌肉包虫

肌肉包虫十分少见。目前文献仅见2例报道，本作者检查发现1例。本病发展缓慢，多无自觉症状，常以包块就诊，高频探头超声检查，在腰大肌、腿部及背部检出的无回声区大小不一，边界清晰，内呈单囊或囊型，似有“双层壁”改变（图20-5-73）。应与结核性脓肿、肌肉血肿等鉴别。

（十七）腋窝包虫病

腋窝包虫病极为罕见。目前文献仅见1例报道，多以发现包块就诊。本例报道左侧腋窝包块为多囊型，大的囊肿内有多个大小不等圆形小囊，呈葡萄状或蜂窝状，偶见小囊中又有更小的囊，形成“囊中囊”征象；根据流行病史，结合超声显示腋窝包块具有囊型包虫病的超声特征，应考虑本病的可能（图20-5-74）。

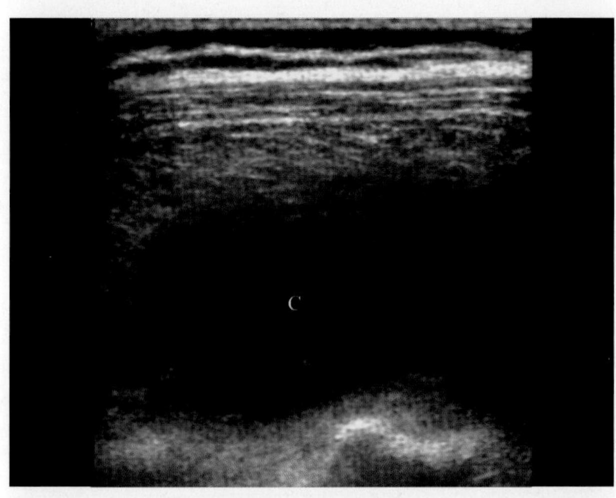

图20-5-73 腰大肌包虫
C.囊肿

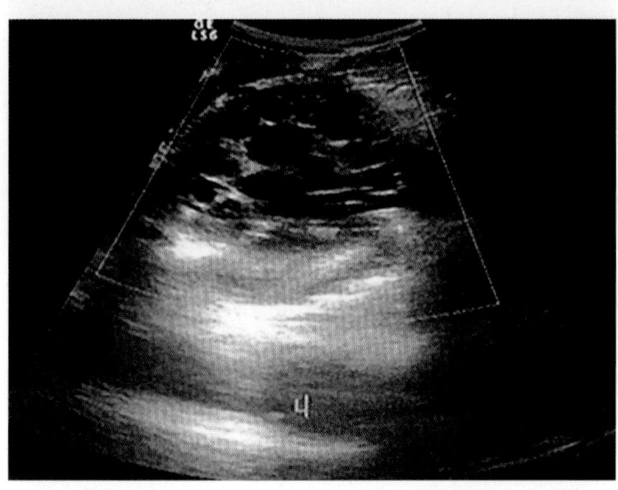

图20-5-74 腋窝包虫图显示呈多囊性

四、肝棘蚴球病的治疗现状

肝棘蚴球病的传统手术方式为棘蚴球内囊摘除、囊腔外引流。近20年来，许多学者在肝棘蚴球的外科术式、穿刺治疗、药物治疗等方面均进行了成功的探索。

（一）外科治疗

外科手术仍为肝棘蚴球病的主要治疗方法，尽管在单纯棘蚴球囊肿的治疗上出现了其他替代方法，但外科手术在复杂肝棘蚴球的治疗上仍居中心地位。随着外科技术的进步，手术方法呈现多样化的趋势。

（1）肝棘蚴球内囊摘除术。

（2）肝棘蚴球外囊剥除术：多采用Bourgeon的“开囊法”，即清除囊内物，然后用灭活头节的药物消毒棘蚴球外囊，最后紧靠棘蚴球外囊壁完整切除，最大限度地保留正常肝组织。

（3）肝部分切除术：早在1965年，法国、西班牙和匈牙利就开始了肝叶切除术治疗泡型肝棘蚴球病。肝切除技术要求相对较高，对于囊性肝棘蚴球病，以往一般持比较保守的态度，仅在局限于一叶的大型棘蚴球囊肿且合并肝组织严重损害或囊肿感染形成厚壁的慢性脓肿等情况时才予以考虑。

（4）腹腔镜手术：Katkhouda等于1992年报道了腹腔镜治疗肝棘蚴球病，随后国内外相继有相关的临床经验报道。但目前尚无肝棘蚴球开腹手术与腹腔镜手术的临床随机对照研究，Zaharie等对62例患者进行研究的结果表明，对所有肝叶的肝棘蚴球均可安全地进行腹腔镜手术。

（5）肝移植：1985年，肝移植开始应用于肝棘蚴球病的治疗，主要适应证为病灶多或广泛浸润无法根治性切除的泡型肝棘蚴球病。

（二）介入治疗

肝包虫囊肿在流行区发病率很高，以往一直采用手术治疗，但国内外研究显示超声引导下经皮肝穿刺介入治疗肝包虫囊肿是一种安全、有效、价低的技术，尤其适用于疾病流行而医疗资源较为缺乏的地区，如我国的包虫病流行地区。超声引导下经皮肝穿刺介入治疗联合抗包虫药阿苯达唑可以达到与外科手术同样的效果，且费用更低、并发症更少。经皮穿刺抽吸治疗肝包虫囊肿一度被视为错误和危险的操作，有时甚至是禁忌证，最主要的原因是囊液漏入体腔可引起过敏性休克乃至死亡。

随着仪器设备的改进和抗包虫药、多种有效抗生素及免疫制剂的应用，尤其是实时超声引导下穿刺技术的进步，使此疗法成为可能。1985年，Mueller等第一次报道了对包虫囊肿成功进行穿刺抽液，之后国内外许多学者对包虫囊肿在实时超声引导和监视下进行穿刺、治疗。超声引导下硬化治疗一般并发症较少且不严重，并发症发生率低于外科手术治疗，安全性较好。常见的并发症有发热、低血压、荨麻疹、脓肿等。本组38例患者在超声引导下经皮肝穿刺介入治疗和术前术后全身给药治疗后，超声复查全部治愈且无复发，效果明确，无并发症。超声引导下经皮穿刺抽液冲洗硬化治疗不需要考虑囊肿的位置、深度、数目和大小，但一般可以按包虫病分期进行选择，对Ⅰ、Ⅱ期病例，经皮穿刺更适用于非复杂性包虫囊肿，已被WHO推荐使用；对不能抽液的Ⅲ期、活跃的Ⅳ期穿刺效果不佳，可长期留置导管并每天冲洗，也可选择手术或不治疗。硬化剂可以选用甲醛、0.5%硝酸银、5%西曲溴铵、20%以上的高渗盐水、95%无水乙醇、过氧化氢、1%碘酊等，其中高渗盐水和无水乙醇最为常用。注入硬化剂宁多勿少，但无水乙醇刺激性大，最多不宜超过100ml。高渗盐水依靠渗透压使头节脱水而达到治疗效果，几乎无任何并发症，最为安全。为保证疗效，在抽完囊液后应注入足量的硬化剂，国外用药量一般为囊液量的50%～60%。

在肝包虫的穿刺治疗过程中，应注意以下几点：①穿刺点应避开其他脏器和较大血管，同时，为防止穿刺处渗漏，应尽可能通过一定厚度的肝组织。②穿刺时嘱患者屏气，进针要快，以防因呼吸动作而划破肝脏，同时减少疼痛，穿刺成功后，要保证超声显示器始终显示针尖，针尖始终位于囊腔低位，以防因囊壁塌陷而使针尖脱离囊腔；在拔针或改变针尖位置时，亦应嘱患者屏气，其余时间可保持平静呼吸。③对于较大囊腔，可在穿刺冲洗后留置引流管5～7天，每日用高渗盐水反复冲洗4～5次，同时使用抗生素预防感染，以提高疗效，促进囊腔回缩变小，每天抽液量少于10ml时可予拔管。④除术前应用抗过敏药物外，穿刺时还应注意，当穿刺进入囊腔后，应快速减压，避免囊液外溢引起过敏。⑤如抽出的囊液呈澄清的黄色或绿色，提示囊腔与胆管相通，此时禁用乙醇，以免引起胆管黏膜损伤，宜用无菌高渗盐水或选择开放性手术治疗。⑥对多子囊型囊肿应尽可能调整进针角度，逐一刺破子囊并硬化治疗；如受穿刺角度限制或子囊过多无法全部刺破时，常规硬化治疗后，保留于母囊内的硬化剂应相应增加，必要时可于1周后重复穿刺硬化治疗；治疗后严密观察有无并发症，以便及时处理。⑦对细菌感染严重的包虫囊肿、囊液呈脓汁状者不可行硬化治疗，须注入甲硝唑3～5g（用生理盐水稀释至5～10ml）保留于囊腔，必要时予以手术治疗（图20-5-75～图20-5-77）。

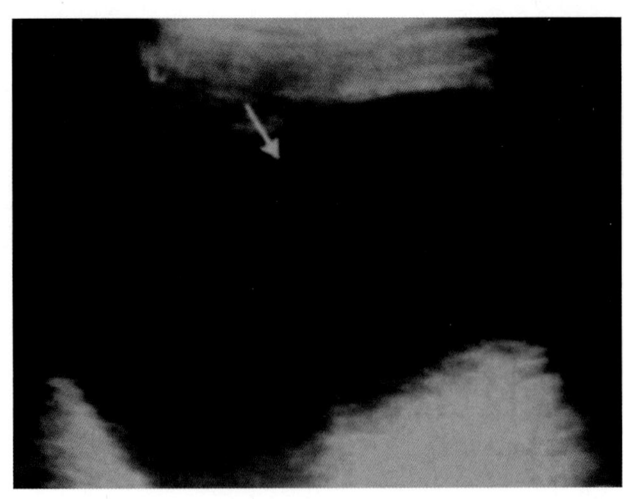

图20-5-75　穿刺前肝右叶大包虫囊，有双层壁，张力高（箭头）

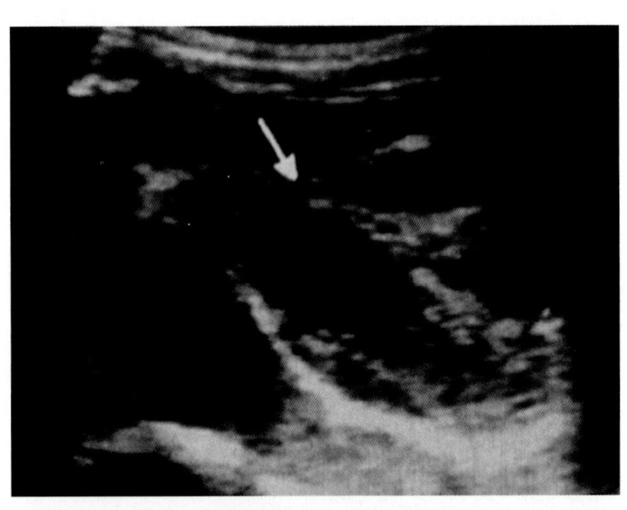

图20-5-76　穿刺后3个月包虫囊缩小，有双层壁，张力高，囊液减少，内壁塌陷，无张力（箭头）

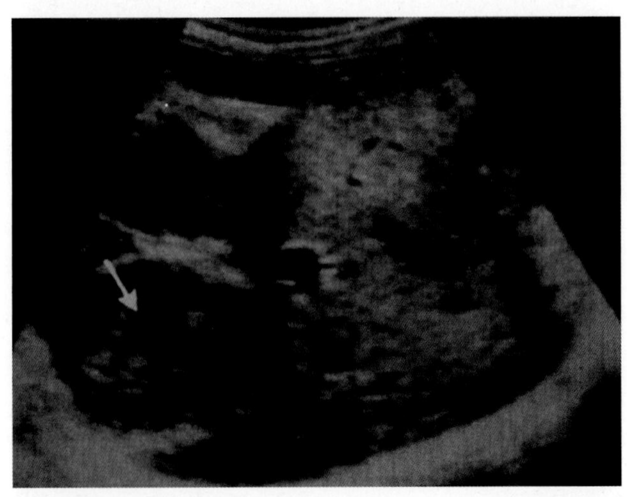

图20-5-77　穿刺后1年包虫囊明显缩小，无囊液，呈稍高不均匀回声团块（箭头）

（三）消融治疗

超声或CT引导下的经皮射频消融在肝癌治疗上已是成熟的技术，具有操作简单、创伤小、安全性高的优点。

2001年，Brunetti等报道了经皮射频消融术治疗肝棘球蚴病患者2例获得成功。超声引导下经皮穿刺射频热消融治疗在超声引导下经皮穿刺后，使用射频的方法，以高渗溶液为介质，使温度升高达90～100℃，持续30min以破坏溶液内所有的包虫头节，然后抽出高渗溶液，此法主要适用于复杂囊肿及体积较大或再发的囊肿。超声引导下经皮穿刺射频热消融治疗肝包虫病有效率较高，为很多复杂性包虫病患者解除了痛苦。

梁东等报道了12例肝泡球蚴病患者，肝切除后在直视下对残留病灶进行射频消融，在避免血管及胆管损伤的同时可进一步提高治疗肝泡球蚴病的疗效。进行射频消融时，由于穿刺有可能造成囊液外漏，引起棘蚴球种植和过敏，应经正常肝组织进入棘蚴球囊腔。肝脏及肝包膜质地柔软，具有较强的弹性回缩性质，经正常肝组织穿刺可降低囊液外溢的概率。穿刺前后应预防性应用抗组胺药物和抗棘蚴球药物。目前消融治疗还属于探讨阶段，确切的疗效尚需进一步观察。

（四）介入栓塞疗法

任伟新等发现，肝泡型棘球蚴病患者行数字减影肝动脉造影（DSA），3周后碘化油沉积在病灶周围，而正常组织无碘化油沉积，两者界限较清，从而证实DSA能够清楚分辨病灶供血动脉及病灶血管，为选择性进行血管栓塞治疗提供了依据，但其具体的近期及远期治疗效果仍需要进一步探究。

（五）药物治疗

药物治疗一般作为肝棘蚴球病的辅助治疗或不能手术切除的姑息治疗。阿苯达唑片剂为国内外公认的首选药物。一般辅助治疗剂量为10～15mg/（kg·d），术前服药1周，术后服药4周；如对肝棘蚴球病完全采取药物治疗，患者需连续服药3～6个月。关于肝棘蚴球药物的疗效，Franchi等报道了目前最大样本量的观察结果。848例（929个囊肿）患者连续服用阿苯达唑或甲苯达唑3～6个月，治疗后74.1%的囊肿缩小，阿苯达唑的疗效优于甲苯达唑（82.2%∶56.1%，$P<0.01$）；在随访过程中，104个囊肿（22%）进一步退缩，而163个囊肿（25%）再次增大。其他文献的结果为治愈或显著改善28.5%～58.0%，10%～51%部分有效，13%～37%无变化，还有4%～33%恶化，复发率9%～25%，疗效与病程、囊肿大小、部位等因素相关，单发和＜6cm的棘蚴球囊肿疗效相对较好。除了有效率低和复发率高外，由于患者多分布于偏远地区，很难坚持长期不间断服药。此外，目前尚不清楚药物治疗后的棘蚴球生物学过程，药物的最佳剂量和治疗时间尚无正式的评估，治疗后的随访时间亦未统一，建议治疗后应随访1年以上。

五、临床意义

在我国，包虫病仍然是一个主要的人兽共患疾病，根据中国疾病预防控制中心在全国包虫病防治工作会议上的不完全统计，我国大约有30万包虫病患者，有2000万人受到包虫病直接和间接感染的影响，早期诊断可为早期治疗提供最佳的依据。包虫病影像学诊断包括超声扫描、彩色多普勒血流成像、X线摄片、血管造影、放射核素显像、CT、MRI、DSA等，以往均属于影像诊断科，目前随着医学的发展多分别独立成为专业学科，彼此间的沟通不够，知识面局限，所以专业医师不仅应熟悉各临床专科疾病的病理生理、组织结构的形态变化，而且更需了解各种影像诊断的特殊征象，掌握各专科检查的优势适应证，互相补充，不能彼此替代，避免滥用、重复检查，以遵循适应证为主，也应考虑按从简单到复杂、从无放射线到有放射线、从无创伤到有创伤、从经济到昂贵的顺序选择。肝包虫病首选超声，因超声检查为无损伤性、安全的直观影像学检查方法，可显示完整占位病变，具有可重复动态观察和方便易行的优势，用于包虫病检查时，对包虫囊肿的大小、形态、囊壁厚度、单发或多发、脏器定位，对泡球蚴病的形态、内部结构和对肝实质损害的程度，以及与之相似病变的鉴别诊断均有意义。其诊断肝包虫囊肿的总符合率达97%，在当前影像技术诊断中仍为首选；肺包虫病首选X线片，骨包虫病首选CT，脊柱包虫病首选MRI，脑包虫病首选CT或MRI。

（赵夏夏　苗　英）

第六节　肝脏良性局灶性病变

肝脏良性局灶性病变临床上较常见，且多为超声检查时首次发现。2010年版WHO的肝胆肿瘤组织学分类把瘤样病变放在良性肿瘤分类中，并列举了约20种肝脏良性局灶性病变病理类型，反映出这类病变在组织学类型中具有多样性和复杂性，其中也不乏癌前病变、交界性病变及生物学特性不甚明确的肿瘤性病变（表20-6-1）。

表20-6-1　肝脏良性局灶性病变的部分较常见代表性组织学类型

组织来源	肿瘤类型
肝细胞性肿瘤	肝细胞腺瘤（肝腺瘤病）、局灶性结节性增生、部分结节性变、异型增生结节、局灶性脂肪变
胆管上皮性肿瘤	胆管腺瘤（管周腺体错构瘤）、胆管微小错构瘤、黏液性囊性肿瘤（胆管囊腺瘤）、胆管内乳头状肿瘤、胆管腺纤维瘤
血管和淋巴管性肿瘤	海绵状血管瘤、婴儿血管内皮瘤、血管周围上皮样细胞瘤、血管母细胞瘤、淋巴管瘤（淋巴管瘤病）
肌、纤维、脂肪性肿瘤	平滑肌瘤、横纹肌瘤、孤立性纤维性肿瘤、脂肪瘤、血管平滑肌脂肪瘤、髓脂肪瘤

一、肝血管瘤

1.概述 肝血管瘤（hepatic hemangioma，HH）是由胚芽的错构形成的一种先天性畸形血管，在肝脏良性肿瘤中最为常见，在一般人群中的患病率为0.4%～20%，尸检发现率为3%～20%。有学者认为固醇类激素有促使其扩张和增生的作用。组织学上分为硬化型、血管内皮细胞型、毛细血管瘤和海绵状血管瘤，其中海绵状血管瘤是最常见的类型。发生在肝脏中的大多数为海绵状血管瘤，可发生于肝脏的任何部位，但常见于包膜附近和血管邻近。肝血管瘤可发生于任何年龄，成年人多见，高发年龄为30～50岁。一般肿瘤较小或生长缓慢，所以不会引起临床症状。随着肿瘤增大，患者会出现上腹部不适、腹部肿块、胀痛、食欲下降等。少数巨大的海绵状血管瘤可出现黄疸、瘤内感染、自发性或创伤性破裂出血等，甚至可危及生命。

随着超声、CT等影像学检查的广泛应用，越来越多血管瘤被检出，90%左右的血管瘤为单发，且瘤体大小不一，多数小于3cm，文献报道有些海绵状血管瘤可达20cm，甚至40cm或更大。其切面呈海绵状，无明显包膜，可见大量扩张的血管腔隙和纤维结缔组织；部分切面中可见机化血栓或瘢痕组织及钙化灶，多因退行性变所致。

2.二维超声表现（图20-6-1）

（1）高回声型：约占90%，肝内出现圆形或椭圆形高回声结节，回声较均匀，其内可见间隔细小管道状及小圆点状无回声结构，呈筛网状。病灶边界清晰、锐利、呈浮雕样，后方回声无衰减。大多数小血管瘤（＜2cm）表现为高回声型。

（2）低回声型：多见于较小的海绵状血管瘤，肝内出现圆形或椭圆形低回声团，边界清晰，病灶边缘处有时可见较厚的线状或血管壁样高回声环绕；病变内部呈低回声，分布欠均匀，可见细小管道状及粗大圆点状无回声区，类似筛状结构。

（3）混合回声型：多见于直径5cm以上的较大海绵

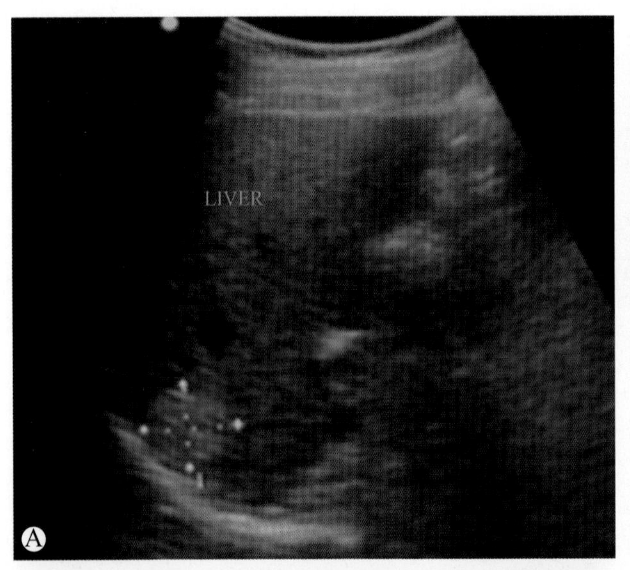

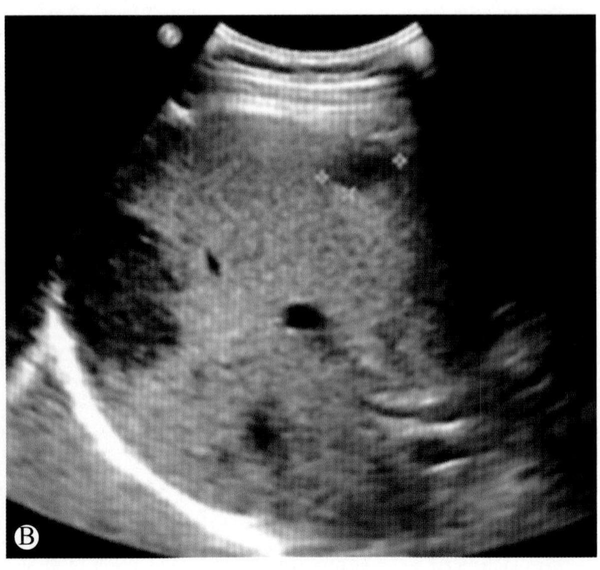

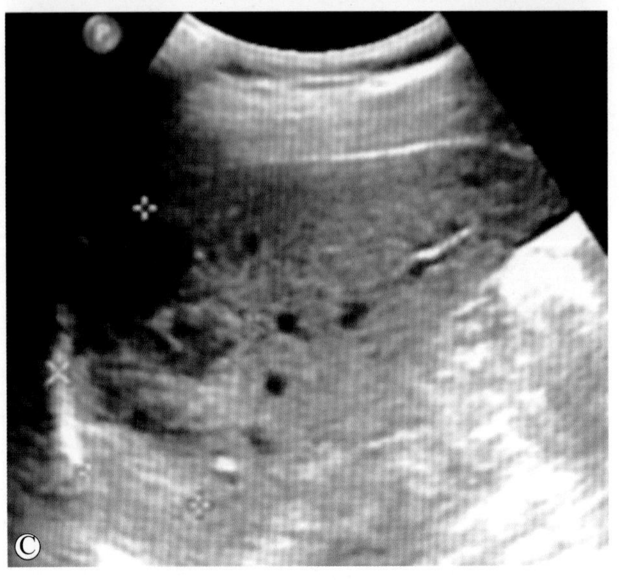

图20-6-1 肝脏血管瘤

A.高回声型；B.低回声型；C.混合回声型

状血管瘤，肝内出现圆形或不规则形混合性回声，病灶边界欠清晰，内部回声强弱不一，分布欠规则，呈条索状或蜂窝状，并有大小不一、形状不规则的无回声区；若其内部有钙化灶存在，可见相应的强回声并伴后方声影。

3.彩色多普勒超声检查　尽管血管瘤富有血管，但由于内部血流缓慢，一般的彩色多普勒超声不易检测到血流信号，采用高灵敏度彩色多普勒诊断仪可在病灶周边或其内部探及点状或短线状血流信号（图20-6-2）。根据血流特点分为以下几个类型。

（1）病灶周边及内部未见明显血流信号，脉冲型频谱多普勒未探及血流频谱。多见于直径＜30mm的高回声血管瘤。

（2）病灶周边及内部出现斑点或短线状血流信号，见于较小高回声型及部分低回声型血管瘤。

（3）病灶周边供血动脉走行较纡曲，内径稍扩张，甚至呈环状包绕病变周围。见于中等大小低回声及部分强回声的血管瘤。

（4）病灶周边血管呈分叉状伸入肿块内部并可继续分支，见于较大混合型血管瘤。

（5）病变内部呈斑片状彩色血流信号，较稳定，脉冲型频谱多普勒显示多为静脉血流信号，少数可探及低速低阻动脉样血流信号。

4.超声造影　超声造影技术可显著提高肝血管瘤诊断敏感度及特异性，典型的肝血管瘤的造影增强方式（占60%～80%）表现为动脉相或门脉早期病灶周边样或环形增强，门脉相与延迟相造影剂呈渐进性、向心性充填（图20-6-3），呈“边缘快进，整体慢出”模式。

毛细血管瘤动脉相早期可均匀增强，海绵状血管瘤瘤内回声不均，如果瘤内有血栓形成或钙化，可以出现相应区域无造影剂充填现象。造影剂充盈速率取决于瘤体的大小，充填时间与血管瘤大小有一定关系，一般造影剂完全充填瘤体需要几分钟。

5.临床意义　超声检查具有操作简便、无放射性损伤等优点，是肝血管瘤诊断的首选检查手段。肝血管瘤，尤其是海绵状血管瘤较为多见，超声常可发现肝内局灶性回声增强区，一般声像图表现均较典型，较易诊断。研究表明，超声对3cm以下血管瘤诊断的敏感度可达94%，诊断特异度可达80%。超声造影在肝血管瘤诊断方面也有较高的应用价值，根据病灶血流灌注特征，可与肝癌、肝局灶性结节性增生、肝腺瘤等进行鉴别诊断。

肝脏小血管瘤与小肝癌的鉴别诊断要点：肝血管瘤有小静脉血管自肝组织进入病变内，增生和扩张的血管多呈筛状无回声区，轮廓凹陷不整齐，边界清晰或欠清晰；而小肝癌大多呈低回声，分布较均匀，轮廓常较清晰，有时可见到包膜回声，内部无筛状结构，但可见有高速高阻的短小动脉血流自边缘处进入病变内。需要指出的是不典型血管瘤有时难以与恶性肿瘤相鉴别，此时采用超声造影有助于明确病灶性质，其诊断肝血管瘤准确率高达98%。小肝癌的生长速度快，动态观察短期内可见病灶增大。对极少数仍不能确诊的病灶，可在超声引导下穿刺活检进行组织学检查来确诊。

二、肝腺瘤

1.概述　肝腺瘤（hepatic adenoma，HA）是一种较少见的良性肿瘤，以右叶多见，可单发或多发，少数为多结节型，直径1～20cm。好发于青壮年，常见于糖原贮积病、糖尿病、继发于β地中海贫血的铁剂负荷的患者、长期服用避孕药的女性，以及正在使用促蛋白质合成类固醇类药物的男性患者。

2.临床表现　早期由于肿瘤较小往往无明显临床

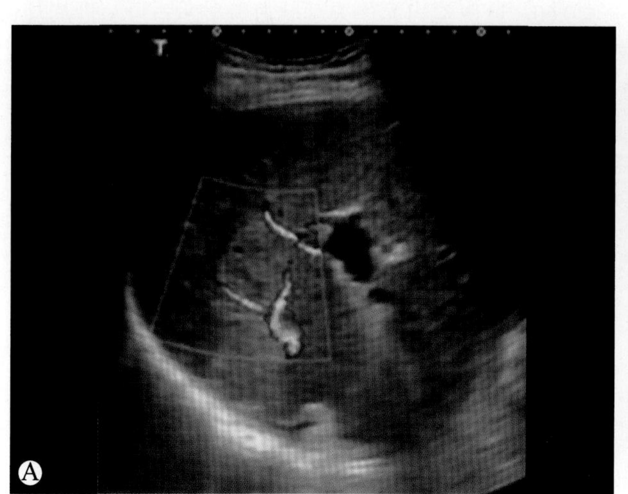

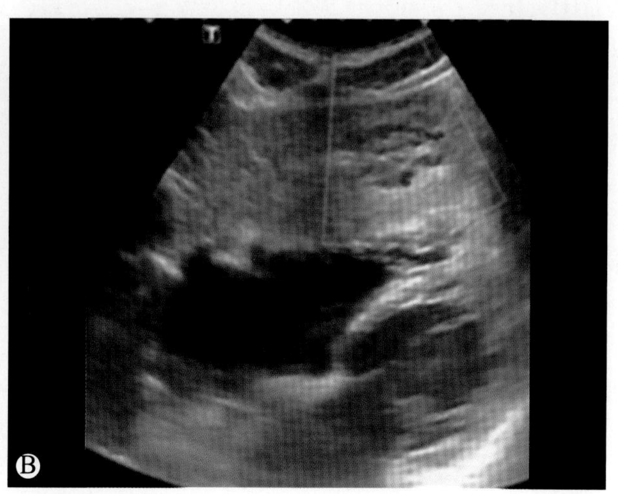

图20-6-2　肝血管瘤CDFI表现

A.周边供血动脉环状包绕；B.周边血管伸入病灶内部

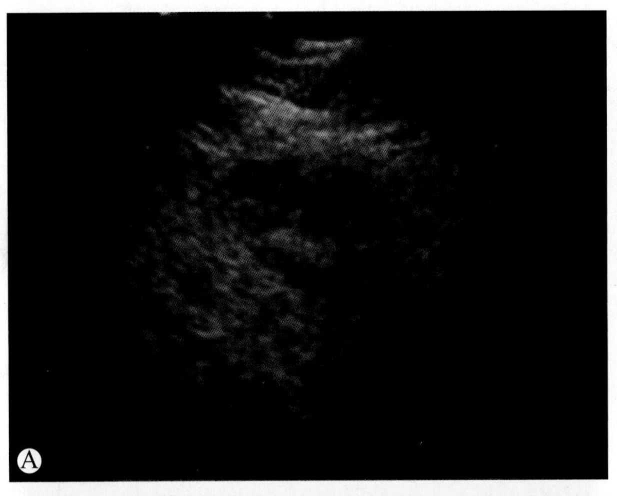

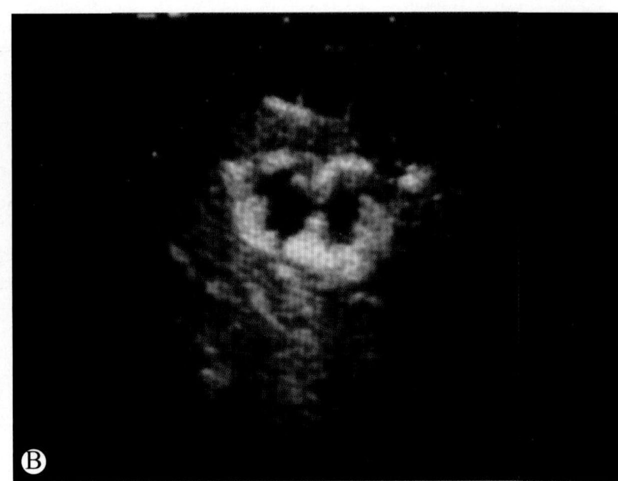

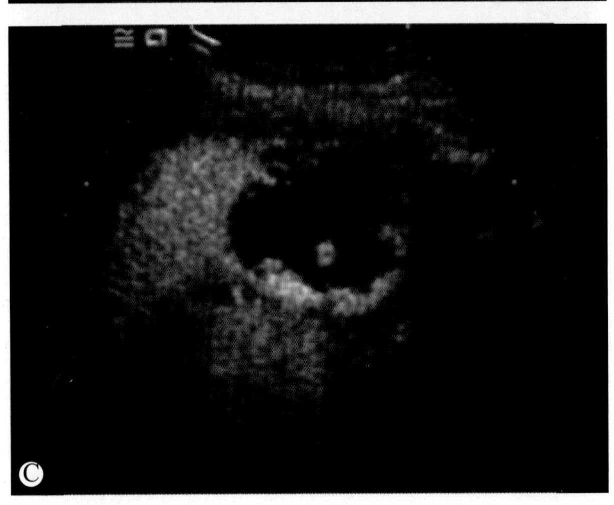

图20-6-3 肝血管瘤超声造影

A.二维低回声不均质病灶；B.动脉相周边环形增强；C.延迟相周边结节样增强

表现，部分患者在体检时发现而就诊。当肿瘤直径增至8～10cm以上时，可出现肝大、右上腹胀痛、右上腹包块、压迫周围脏器等临床表现；瘤内出血时，患者出现急性腹痛，且可多次反复发作，常伴有畏寒、发热和白细胞计数增高。本病可并发破裂出血，并有恶变可能，发生率分别为21%和8%，积极手术切除是有效的治疗手段。

3.病理特征 根据基因及病理特征将肝腺瘤分为3型：①炎症型（占40%～50%），该型容易发生出血；②肝细胞核因子-1α突变型（占30%～35%），常合并脂肪变性；③β-catenin突变型（占10%～15%），易发生恶变。

肝腺瘤质地较硬，与邻近肝组织之间有纤维包膜分隔，边界清楚。切面呈肉色，与周围肝组织分界清楚，常无包膜，可有暗红色、浅褐色或黄色的出血梗死区或坏死及瘢痕组织。如病灶无明显包膜，易发生恶变。镜下可见瘤细胞与正常肝细胞相似，呈索状排列，瘤内无胆管或汇管结构，偶可见脂肪组织。

4.超声表现（图20-6-4）

（1）形态轮廓：病灶多呈类圆形或椭圆形，若肿瘤较小，肝脏可无明显改变；大的腺瘤肝脏可有局限性增大，位于肝表面者可向外隆起。边界清晰光滑，但一般无完整包膜。

（2）内部回声：通常较小的腺瘤为较均匀或稍不均匀的低或稍高回声，较大的腺瘤内常伴出血坏死和液化，瘤体内出现不规则高回声、无回声区，构成混合回声结构。

（3）彩色多普勒超声检查：肝腺瘤的血供较丰富，病灶的内部及周边可见线状或分支状血流信号。较大病灶周边可探及粗大纡曲的动脉血流进入病灶，且RI＜0.60。肝腺瘤内无中央动脉血流显示，可与肝局灶性结节性增生相鉴别。

5.超声造影（图20-6-5） 动脉相增强早于肝实质，表现为均匀快速高增强，动脉早期可显示瘤周的滋养血管，病变较大时动脉相可见无增强区。门脉相及延迟相仍表现为持续高增强或等增强，部分病灶延迟相消退至低增强。

6.临床意义 肝腺瘤过去被认为是罕见的良性肿瘤，由于推广口服避孕药和影像学检查技术的进步，肝腺瘤检出率及确诊率正在逐渐增高。据估计，肝腺瘤患病率已升至1%，正逐步成为临床诊断和影像学检查中较为多见的良性局灶性病变。

超声对肝腺瘤的检出有很高的敏感度，但声像图表现多种多样，缺乏特异性，常规超声不能对其做出定性

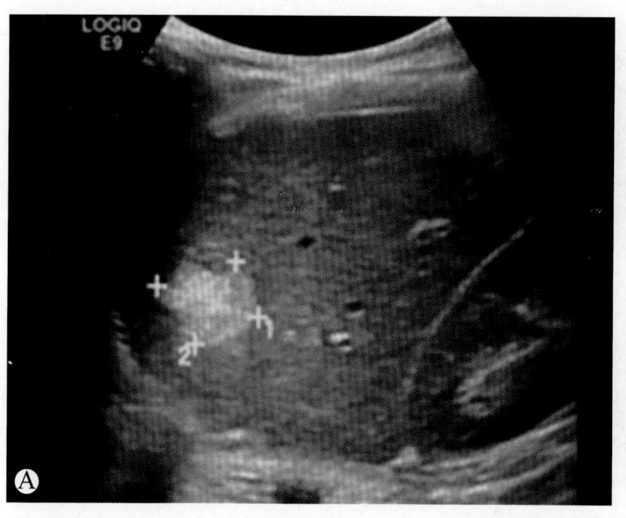

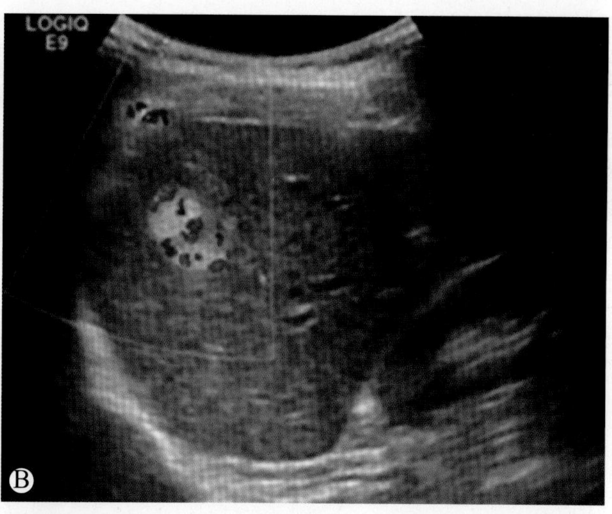

图20-6-4 肝腺瘤超声表现

A.高回声结节，边界清晰；B.病灶血供丰富

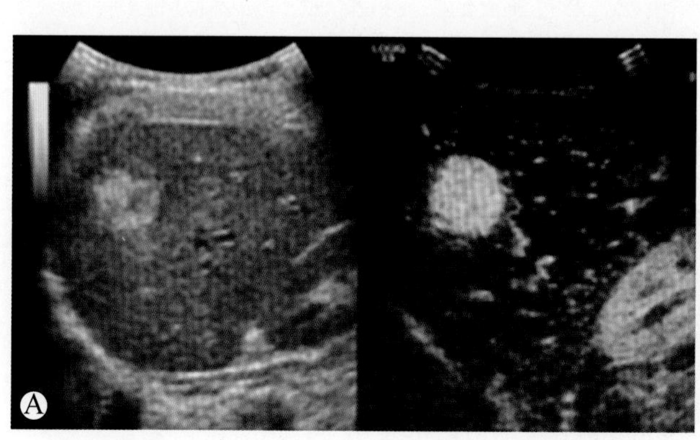

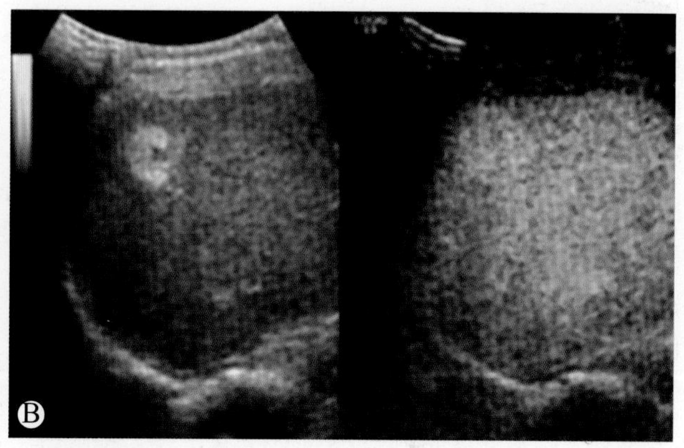

图20-6-5 肝腺瘤超声造影

A.动脉相均匀快速增强，且早于肝实质；B.门脉相及延迟相持续高增强

诊断。肝腺瘤后期常有急性发作性疼痛，这有助于临床将其与肝局灶性结节性增生、转移瘤、肝脓肿及肝细胞癌等疾病相鉴别，超声造影的特异性表现有助于肝腺瘤的诊断。

7.鉴别诊断 小的肝腺瘤多呈边界清楚的类圆形病变，需与局灶性结节增生相鉴别；大的肝腺瘤形态多不规则，需与肝癌相鉴别；对难以确诊或高度怀疑恶性肿瘤可采用超声造影进行鉴别诊断，必要时可通过超声引导下穿刺细胞学或组织学检查明确诊断。

三、肝局灶性结节性增生

1.概述 肝局灶性结节性增生（hepatic focal nodular hyperplasia，FNH）为良性非肿瘤性病变，较少见。按照WHO的诊断标准，FNH是指肝实质增生并被星形纤维瘢痕间隔，多呈结节状，很少并发出血，无恶变倾向。人群发病率约4%，好发于20～50岁女性。大多数患者无临床症状和体征，多为体格检查或其他疾病检查时发现；极少数患者肝区有轻微触痛和叩击痛。

2.病因及病理发病机制 尚不清楚，目前认为FNH是肝实质对先天存在动脉血管畸形的增生性反应，有研究认为FNH发病可能与雌激素有关，所以多见于育龄妇女。单发病灶，直径为1.0～8.0cm。通常边界清晰，无包膜，若在肝表面会形成脐凹，也可突出肝表面甚至成蒂状（约20%有蒂），切面一般呈浅棕色或黄白色，少有出血坏死。病变中间为星芒状结缔瘢痕组织，纤维间隔内的畸形厚壁血管和增生的毛细胆管是FNH的组织学诊断标准。与正常组织分界清晰，多无包膜。

3.超声表现（图20-6-6）

（1）二维超声：肝脏形态和轮廓一般正常，偶有轻度增大。在肝内多表现为单个或大小不等的稍低回声或等回声，很少为高回声，形态欠规则，边界清晰，无明显包膜及声晕，常可见病灶中心部位细条索样的强回声，向周围呈放射状排列或分布。

（2）彩色多普勒超声检查：病变内可见较丰富的彩色血流，中央可见放射状或星芒状血流信号向边缘延伸。

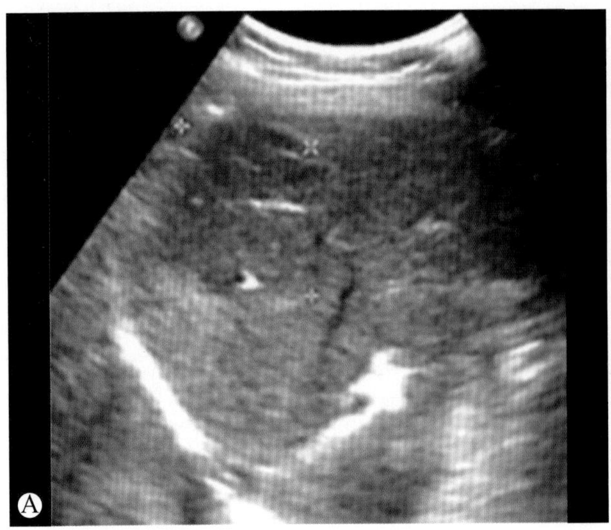

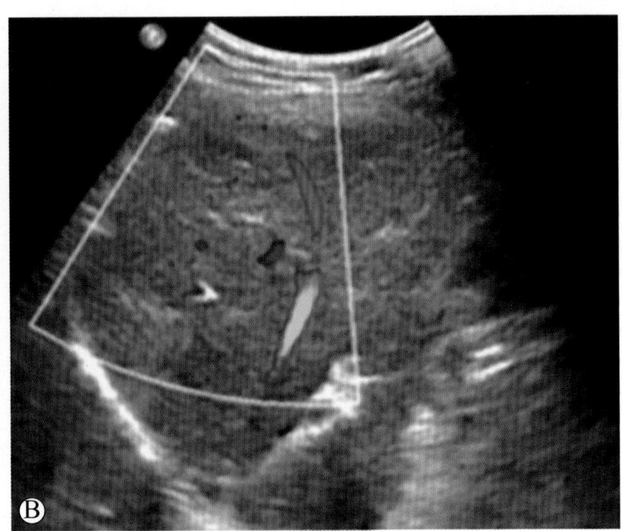

图20-6-6 肝局灶性结节性增生的超声表现

PW可探及动脉频谱，阻力指数较低，RI＜0.5。当存在滋养血管和车轮状辐射血管这两种标志时，一般提示为FNH。

4.超声造影 动脉相病灶增强早于肝实质，呈均匀性高增强，约40%的病灶内可见滋养血管由中央向周围呈“轮辐状”放射增强模式。70%～75%的病灶门脉相及延迟相仍为高增强或等增强，部分可见低或无增强的“中央瘢痕”（图20-6-7）。

5.临床意义 FNH目前被认为是肝实质对先天存在的动脉血管畸形的增生性反应，而不是真正意义的肿瘤。由于其通常无明显的临床症状，超声检查是临床早期发现并明确诊断的首选方法，同时，可依据病灶内出现“星状”彩色血流的特异性表现，将其与其他肝内病灶相鉴别。常规超声检查虽然检出率较高，但是诊断仍缺乏特异性。超声造影可显著提高其检出的准确率，必要时可行超声引导下穿刺组织学活检明确诊断。

四、肝结节性再生性增生

1.概述 肝结节性再生性增生（hepatic nodular regenerative hyperplasia of liver，NRHL）是一种临床少见的肝脏疾病。NRHL可发生于任何年龄，成人多见，男女比例无明显差异，早期可无症状，中晚期临床主要表现为非肝硬化性肝源性门静脉高压症。NRHL发生与许

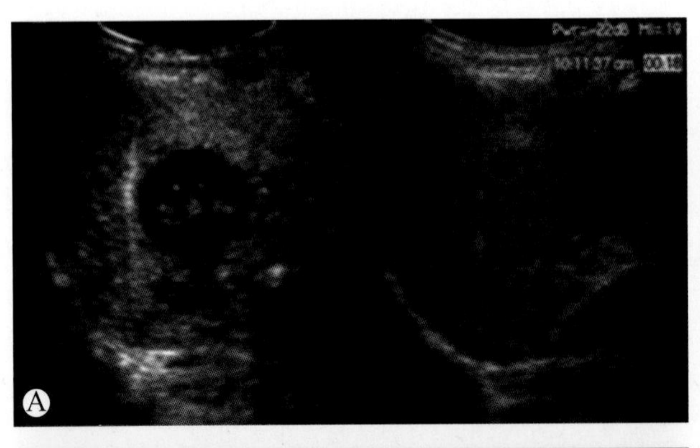

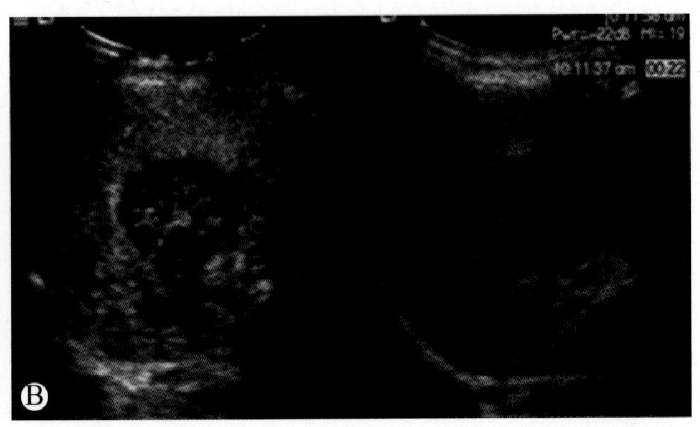

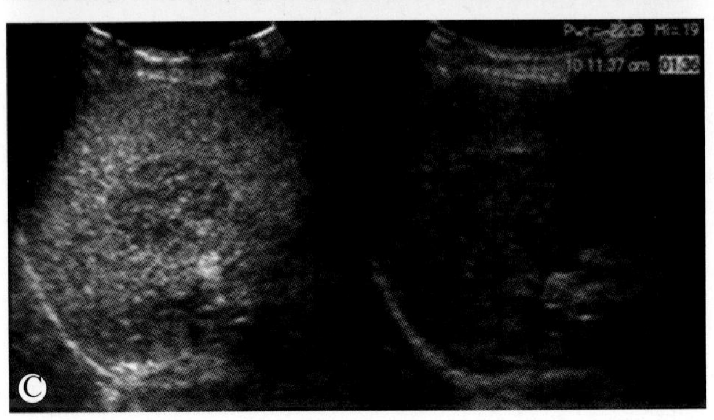

图20-6-7 肝局灶性结节性增生的超声造影表现

A.动脉相；B.门脉相；C.延迟相

多疾病有关，主要见于自身免疫性疾病（如红斑狼疮、类风湿关节炎、结节性动脉炎）、Felty's综合征、充血性心力衰竭、血液系统疾病、代谢性疾病、炎症性肠病应用免疫抑制剂治疗的患者。其发病机制与肝实质内微循环障碍有关，是肝脏对血流分布异常的一种非特异性适应性改变。

2.病理典型特征　再生结节被结节周边区萎缩的肝细胞分割，结节外缘无纤维包绕，增生的肝细胞呈双板或多板排列，中央静脉被挤压变形，无纤维结缔组织增生。结节大小多为0.5～4.0cm，多数结节直径＜1.0cm。

3.超声表现（图20-6-8）　早期肝内回声弥漫性增粗，分布不均匀。肝内可见单发或多发低回声/等回声结节，边界清晰，无包膜，因无症状常在体检时发现。后期可伴发门静脉高压、脾大，侧支循环开放。彩色多普勒超声检查于肝脏结节内可探及稀疏点状血流。

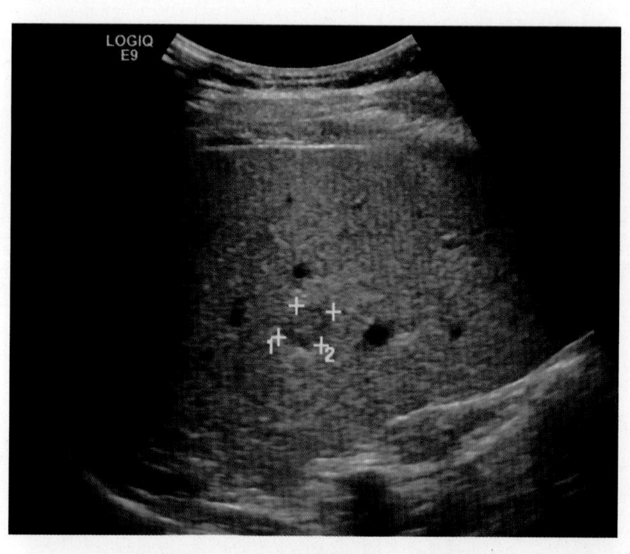

图20-6-8　肝结节性再生性增生

五、肝细胞腺瘤样增生

1.概述　肝细胞腺瘤样增生（adenomatous hyperplasia，AH）指在慢性肝病或肝硬化基础上发生的结节性增生性病变，常可出现较大的腺瘤样结节。结节周边常围以内含有血管及胆管的纤维间隔的假包膜，增生的肝细胞群中有许多小胆管和血管，常从周围向中心伸展。

2.病理　多呈圆形或椭圆形，可凸出于肝表面，边界清楚，直径明显大于周边的肝硬化结节，多在1～3cm，颜色与周边组织相同，质地不硬。近年来越来越多的研究表明，它与肝癌的发生有密切的关系，被认为是一种癌前病变。

3.超声表现（图20-6-9）　肝实质回声弥漫性增粗、不均匀，可见单发或多发结节，可呈低回声、等回声、高回声（其回声特点与细胞脂肪变性程度相关），形态较规则，边界尚清楚，无包膜，部分周边可有晕环，彩色多普勒可见结节边缘或内部点状彩色血流。

4.超声造影　于造影三个时相均与周围肝组织呈等增强表现，部分结节于动脉相可呈稍高增强，但其增强强度明显低于HCC，且门脉相与延迟相没有造影剂早退现象。

六、肝脏血管淋巴管瘤

肝脏血管淋巴管瘤（hemolymphangioma of liver，HLL）为起源于间胚叶组织的良性肿瘤，是少见的先天性畸形，临床上很罕见。治疗以手术切除为主，预后良好。可单独发生于肝脏，也可同时见于其他部位。多见于儿童和青少年。

超声表现无特异性，多为边界清楚的囊性或囊实性病灶，壁薄，囊腔大小不一，实质回声欠均匀。彩色多

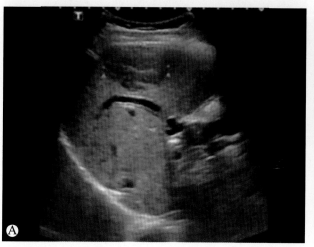

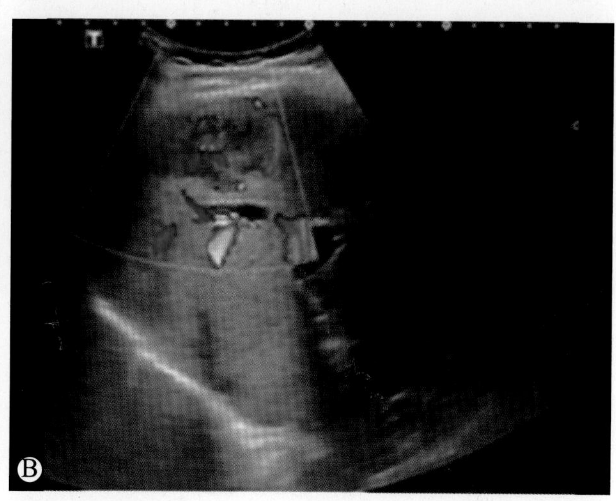

图20-6-9　肝细胞腺瘤样增生

普勒超声检查，囊壁及实性区可见细小点状血流信号。

七、肝炎性假瘤

肝炎性假瘤（inflammatory pseudotumor of liver，IPL）是一种肝脏炎性结节性病变，以纤维组织增殖同时伴大量炎性细胞浸润为特征。发病于各个年龄段，但多见于青壮年。其病因不明，但大部分病灶是先天性且与发热性疾病有关，近年来大量研究表明，还可能与免疫反应、内外源性过敏原引起的变态反应、自身免疫性疾病、胆管炎或感染等有关。

患者多在体检或门诊做肝脏超声检查时被发现，临床多无症状，也可有肝区轻微不适、伴呕吐、黄疸、低热或体重减轻等。需与肝癌、肝转移瘤和肝脓肿相鉴别。多数学者认为可行保守治疗，通过随访观察，部分病灶可消失或缩小，预后较好。

1.超声表现　肝实质内可见直径为1.0～3.0cm的低等至中等回声结节，形态较规则，分布均匀，边界较模糊，内部可见细小光点或小圆形液性暗区；病灶较大或靠近血管时，可见血管被推挤、移位，但无侵蚀包绕现象。彩色多普勒超声检查，偶可见点状血流（图20-6-10）。

2.超声造影　动脉早期迅速强化并快速廓清，门脉相及延迟相病灶回声均显著低于周边肝实质，表现与恶性肿瘤相似，易发生误诊，所以诊断时要注意患者的全身情况、有无肝炎及肝硬化病史、其他影像学表现、甲胎蛋白等情况，确诊须依靠肝脏穿刺活检病理组织学检查。

3.鉴别诊断　IPL注意与小肝癌进行鉴别，后者多伴有声晕，且后方回声有轻度衰减，而前者则以较为均匀的低回声为主，周边无声晕，后方回声可有轻度增强；同时结合病史及实验室检查，可进行鉴别，必要时可行超声引导穿刺组织学检查明确诊断。

八、肝黏液瘤

黏液瘤是以组织中富含酸性黏多糖和糖蛋白性黏液基质为特征的良性间叶性肿瘤，一般不呈进行性生长。好发于心肌、骨、皮肤和软组织，发生在肝脏者十分罕见。

超声表现：①病灶体积较大，表面隆起，呈分叶状，包膜光滑完整，对周围组织脏器压迫，但无浸润现象；②内部为囊实混杂回声，实性部分为均匀细密的等回声，类似肝脏实质，肿块内无胆管结构；③彩色多普勒检查，肿块周边及内部的实性部分通常无血流信号；④腹、盆

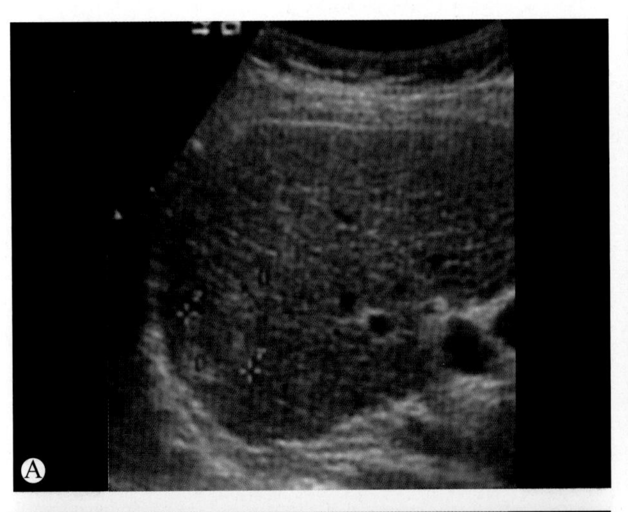

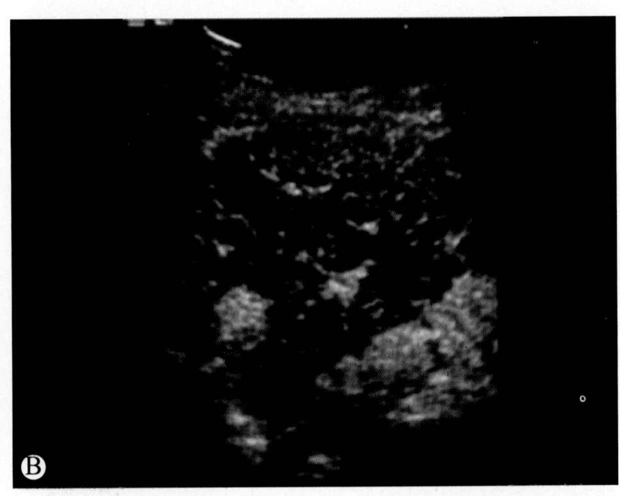

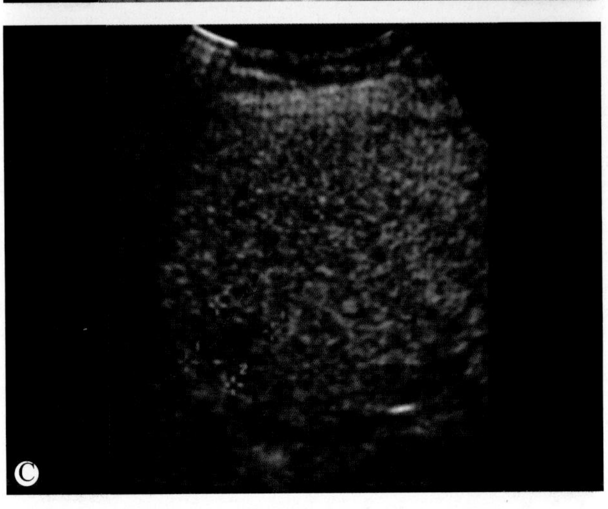

图20-6-10　肝炎性假瘤

A.肝右叶中等偏低回声结节，边界欠清；B.超声造影动脉相快速增强；C.延迟相早退，病灶低于周围的肝实质

腔多无积液。

九、肝错构瘤

肝错构瘤（hepatic hamartoma，HH）由Maresch于1903年首次报道，1956年由Edmondson正式命名，是一种罕见的胚胎和胎肝发育异常的肿瘤样团块。国内仅有散在个案报道，一般发生于2岁以内婴幼儿，平均年龄15个月，男性多于女性，成人极罕见。少数病例为尸检时偶然发现。

超声表现：声像图示病变区呈中至高回声，边界不清，包膜不明显，内为中-高回声，常为多个融合成片状的高回声组成，后方有明显声影，有的内部间有多个圆形无回声区。从声像图上较难诊断，应与肝毛细血管瘤、畸胎瘤及肝纤维瘤相鉴别。

CT特征性表现：平扫时可见边界清楚的多房性低密度肿块，不同厚度的分隔具有软组织密度。增强扫描实性部分呈不均匀强化而囊性部分则不强化。

十、其他

（一）肝结核

1.概述　肝结核常继发于肺、肠道或其他部位的结核，多由结核杆菌血行播散至肝形成。本病不多见，可有慢性低热、食欲缺乏、消瘦等症状，但缺乏典型特征，临床诊断较困难。

2.超声表现　按病程进展可分为弥漫粟粒型、结核瘤（巨结节）型和结核性脓肿型3个亚型。较特异性的超声声像图表现（图20-6-11）。①弥漫粟粒型：表现为肝大，肝实质回声不均，部分肝脏内散在分布多发弱回声和强回声小结节。②结核性脓肿型：均呈类圆形，直径2～5cm，边界清楚，边缘尚完整，壁厚薄不均，内部以低回声为主，间有无回声区，无回声区内有细小光点，后方回声略增强。个别病灶周边亦可见强回声钙化。③结核瘤型：多为孤立病灶，呈类圆形或多结节融合成不规则形，直径1.5～5.0cm，边界尚清，部分呈均匀的弱回声，后方回声轻度增强，另有一些患者的肝脏实质内回声不均、增强，可见斑块状钙化强回声伴声影。彩色多普勒超声显示部分病灶中动脉扩张，血流加快，阻力指数增大，大部分病例血流信号不丰富。

3.临床意义　超声检查可为肝结核提供准确的定位诊断，其声像图因疾病的发展阶段不同而呈现多样性，特别是单发的孤立性病灶声像图不典型时，难与肝脏的良性病变如肝囊肿、肝血管瘤、非均匀脂肪肝、包虫囊肿或肝脓肿等相鉴别；尤其是病程晚期，肝内病灶呈浸润融合状，腹腔内广泛淋巴结肿大及多脏器受侵时，易误诊为肝癌全身转移。因此，除见到病灶强回声钙化伴声影时的特异性表现外，单凭声像图表现一般难以诊断，应紧密结合临床是否有结核病史。必要时行超声引导下肝穿刺病理活检，其确诊为结核的依据是检查出朗格汉斯细胞或抗酸杆菌。在肝结核治疗中，通过超声动态观察病灶变化，结合病理特点，可以了解病情发展，对抗结核药物的疗效、术前定位和手术方案选择具有重要临床应用价值。

（二）肝内胆管结石及肝内钙化灶

1.概述　肝内胆管结石是指左右肝管汇合部以上的结石，多数是由于肝内胆管弯曲度大，肝细胞所生成的胆汁在肝内胆管中流动速度缓慢，造成肝内胆管内胆汁排除不畅，进而淤积形成结石，多为原发性色素结石；此外，肝内胆管发育异常、胆道感染也是引起发病的一个重要原因。肝内胆管结石患者可有右上腹闷胀或消化

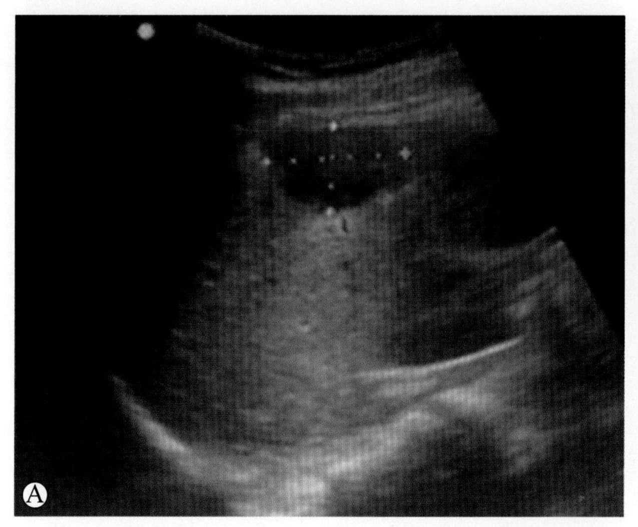

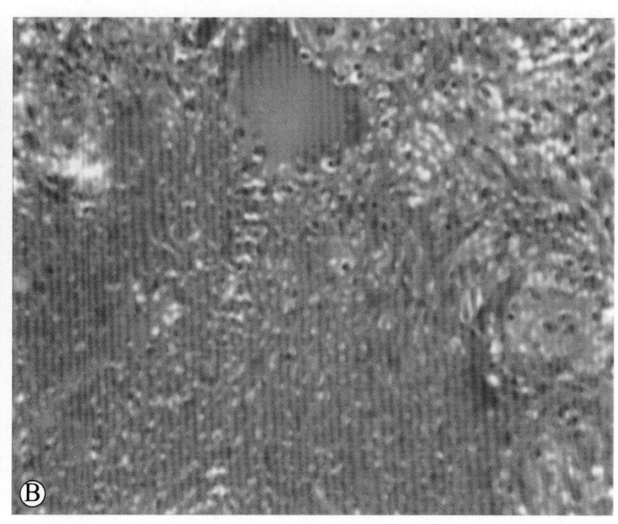

图20-6-11　肝结核

A.肝右叶低回声，边界清楚，后方回声轻度增强；B.穿刺活检病理：肝结核

不良等症状。肝内钙化灶则无明显临床症状，大多在做常规超声检查时发现。

2.超声表现（图20-6-12）

（1）肝内胆管结石：多位于肝左叶及右后叶，以多发为主；结石大多呈团状高、强回声，其周围可见“双线征”胆管壁高回声及带状低回声、无回声带或晕环，后多伴有干净声影，近端胆管多数扩张；且与相应的门脉相伴行贴近，彩色多普勒超声检查可清晰显示并鉴别门静脉和肝内胆管。

（2）肝内钙化灶：多位于肝右叶，单发多见，大多表现为肝内团状、斑点状及带状高、强回声，其位于肝实质内，周围无胆管壁回声及带状低回声、无回声或晕环，部分后伴声影，近端无扩张胆管，其旁大多无相应的门静脉伴行。

3.临床意义 二者的超声表现具有特征性，鉴别不困难。肝内胆管结石是胆管结石的一种类型，若见到肝内近端胆管扩张，肝内出现圆形或团块状强回声，沿着胆管走行，呈串珠样排列，一般为肝内胆管结石；而肝内钙化灶是既往创伤、出血、脓肿后形成的“瘢痕”，若在声像图中看到呈圆形或不规则强回声，边界清晰，后方回声声影明显，且近端肝内胆管无扩张时，多提示为肝内钙化灶。

（三）肝内异物

造成肝内异物的原因多种多样，所以超声声像图上也一般无共性表现，一般有以下几种情况：外伤后，肝内如留有较大金属异物，声像图示强回声，后方有明显声影。如为手术时置放的银夹，呈粗大点状强回声，多无明显声影。如肝癌放疗前放置金标，超声声像图上表现为肝内点状强回声，后伴“彗星尾征”。如为填塞的大网膜或明胶海绵，则呈边界欠清、形状和大小不一的高回声区（图20-6-13）。

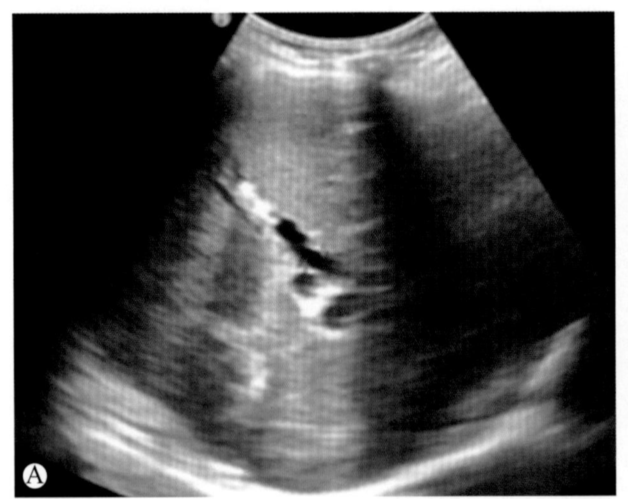

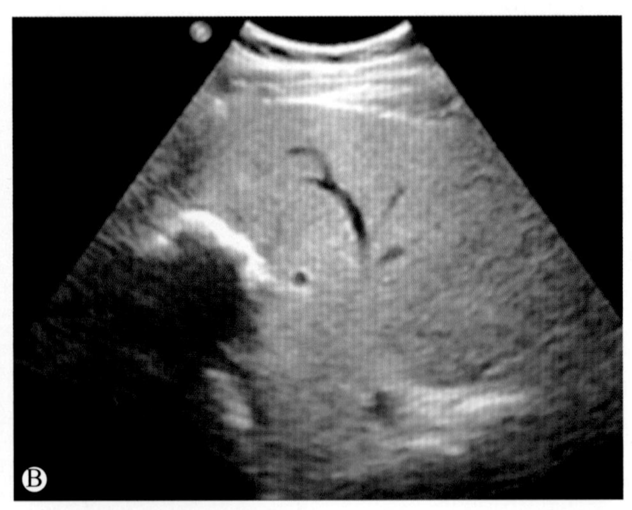

图20-6-12 肝内胆管结石及肝内钙化灶超声表现

A.肝内胆管结石，伴局部胆管扩张；B.肝内钙化灶，后伴声影

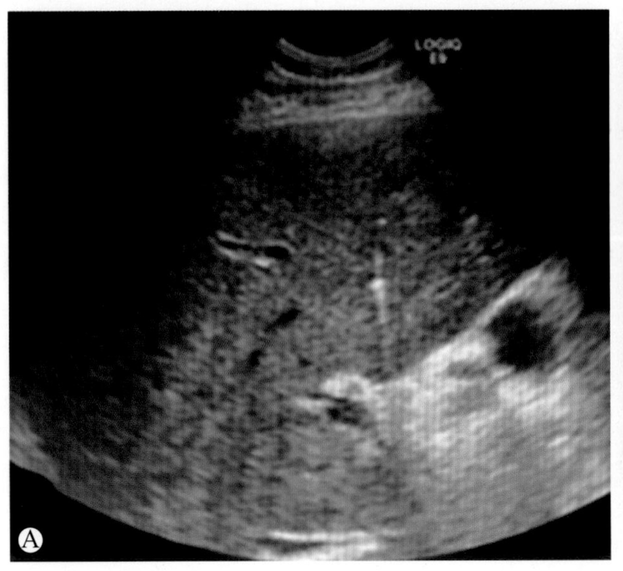

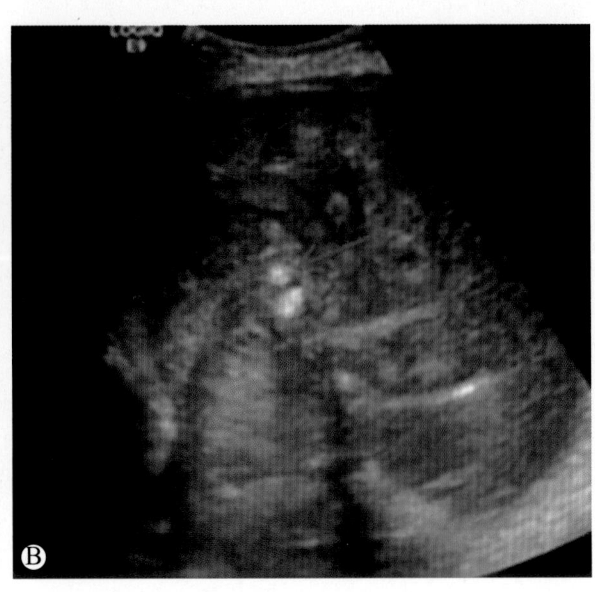

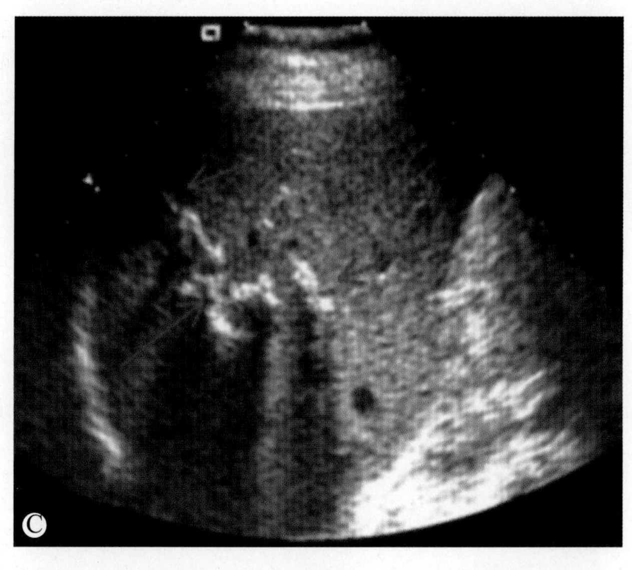

图20-6-13　肝内异物

A.放疗前，肝内置入金标定位；B.肝肿瘤出血动脉栓塞后金属圈回声；C.肝破裂注射OB胶出血预后

（李志艳）

第七节　肝脏原发性恶性肿瘤

原发性肝癌（primary hepatic carcinoma，PHC）是全球第五大常见恶性肿瘤，居肿瘤致死原因的第3位。2015年我国肿瘤登记中心发布的最新数据显示，肝脏原发性恶性肿瘤的发病率在各种恶性肿瘤中列第4位（46.61/10 000），总死亡率为第3位（42.20/10 000）。肝脏原发性恶性肿瘤起源于肝脏的上皮或间叶组织，前者称为原发性肝癌，后者称为肉瘤，较前者少见。上皮性恶性肿瘤主要有肝细胞癌、肝内胆管细胞癌、混合型肝细胞癌和胆管细胞癌、肝母细胞瘤、纤维板层型肝癌等；非上皮性恶性肿瘤主要有横纹肌肉瘤、上皮样血管内皮瘤病、炎性肌成纤维细胞瘤、恶性淋巴瘤、纤维肉瘤、淋巴肉瘤等。肝细胞癌和肝内胆管细胞癌是肝脏原发性恶性肿瘤常见类型。

一、原发性肝细胞癌

原发性肝细胞癌（hepatocellular carcinoma，HCC）是临床常见的恶性肿瘤之一，占原发性肝癌的85%～90%，以30～50岁的男性最常见。目前常用的检查方法有甲胎蛋白测定（AFP）、碱性磷酸酶（ALP）、γ-谷氨酰转肽酶（γ-GT）等实验室检查，以及超声、CT、MRI、核素扫描和肝动脉造影等影像学检查。鉴于AFP等实验室检查缺乏足够敏感度和特异性，超声检查逐步成为主要的影像学筛查手段。

（一）病理与分型

1.组织学分为3型

（1）肝细胞型：最多见，90%伴肝硬化，86.5%的细胞呈多角形，核大，核仁明显，胞质丰富，癌细胞排列成巢状或条索状，癌巢之间有丰富的血窦。

（2）胆管细胞型：7%多来自小胆管上皮细胞，呈立方状或柱状，排列成腺体，此型在女性中较为多见。纤维组织较多，血窦较少，所以发展较慢，病程较长。

（3）混合型：此型最为少见，约占总数的3%，部分组织形态似肝细胞，部分似胆管细胞，有些细胞呈过渡形态。

2.大体形态　分为3型，即块状型、结节型和弥漫型。早期肝癌多为单个结节，多发结节可能是肝癌多中心发生或肝内转移所致。

（1）块状型：病灶直径5～10cm，＞10cm为巨块型，右叶多见，呈类圆形。分为单块、多块、融合块3个亚型，易发生坏死、液化，邻近边缘及外凸者易破裂出血。

（2）结节型：病灶直径3～5cm，边界清楚，形态不规则，大多伴有肝硬化基础。有单个、多个、融合结节3个亚型，最大直径通常＜5cm，周边可见散在细小癌结节。

（3）弥漫型：结节小，弥漫分布全肝，与肝硬化的再生结节不易鉴别。

3.小肝癌　目前国际上对小肝癌的诊断标准不一，瘤体直径2～5cm，我国肝癌病理协作组分类和卫生部《原发性肝癌诊疗规范（2011年版）》分类明确了小肝癌的标准：①单个肿瘤直径≤3cm或肿瘤数目不超过2个，其直径总和≤3cm；②将直径≤1cm的肿瘤定义为微小肝癌。小肝癌多以单结节性、膨胀性生长为主，与周围肝组织分界清楚，多伴有假包膜形成，具有生长较慢、恶性程度较低、发生转移的可能性小等特点。患者多无临床症状，手术切除率高，预后较好。

（二）超声表现

1.肝脏形态　早期时病变较小，肝脏形态可无明显改变。随着病变的增大，肝脏可有局限性增大、增厚。当病变区范围较广时，肝脏因显著增大、增厚，而呈不规则形（图20-7-1，图20-7-2）。

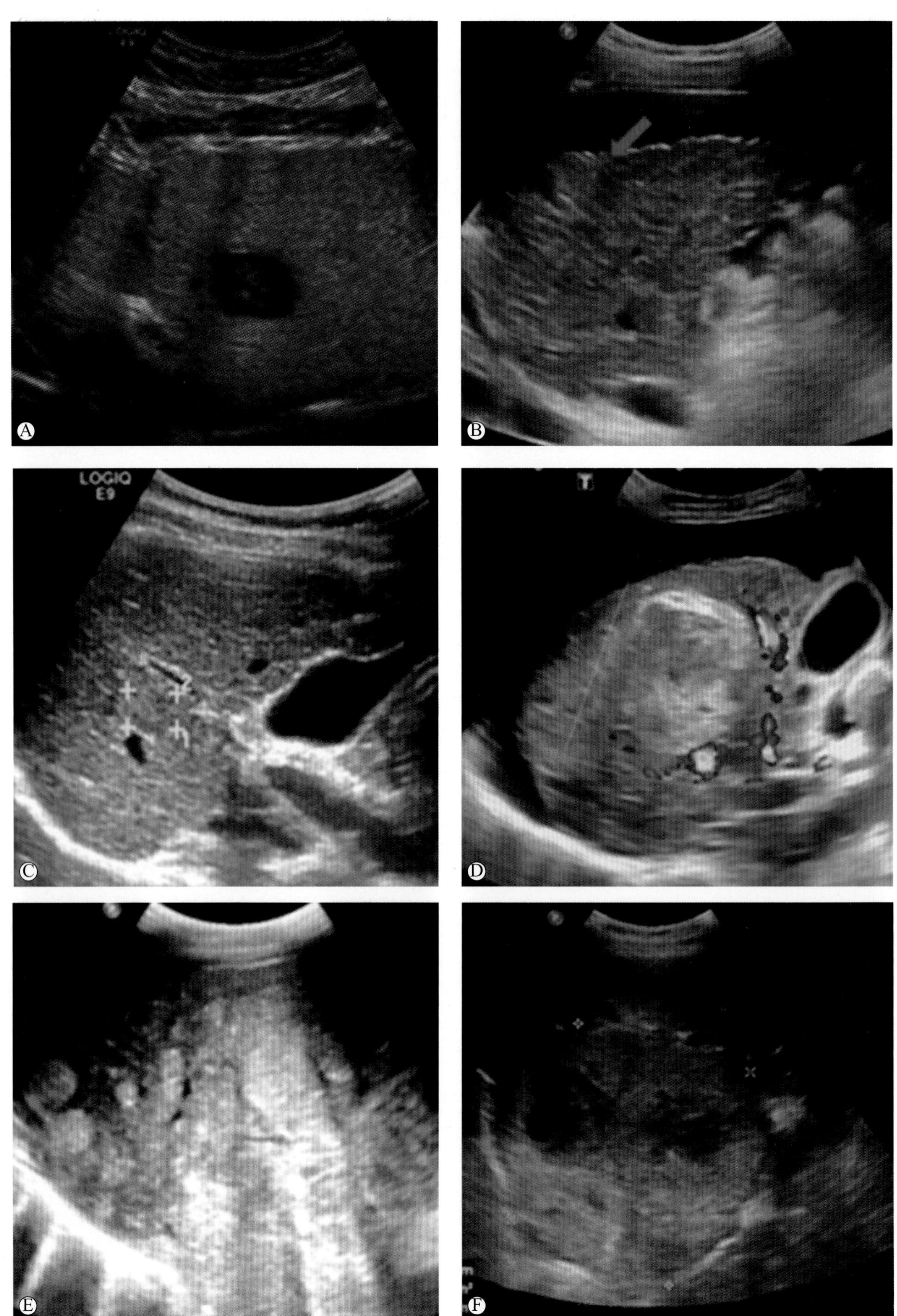

图20-7-1　原发性肝癌超声表现

A.低回声型；B、C.等回声型；D.高回声型；E.弥漫型；F.混合型

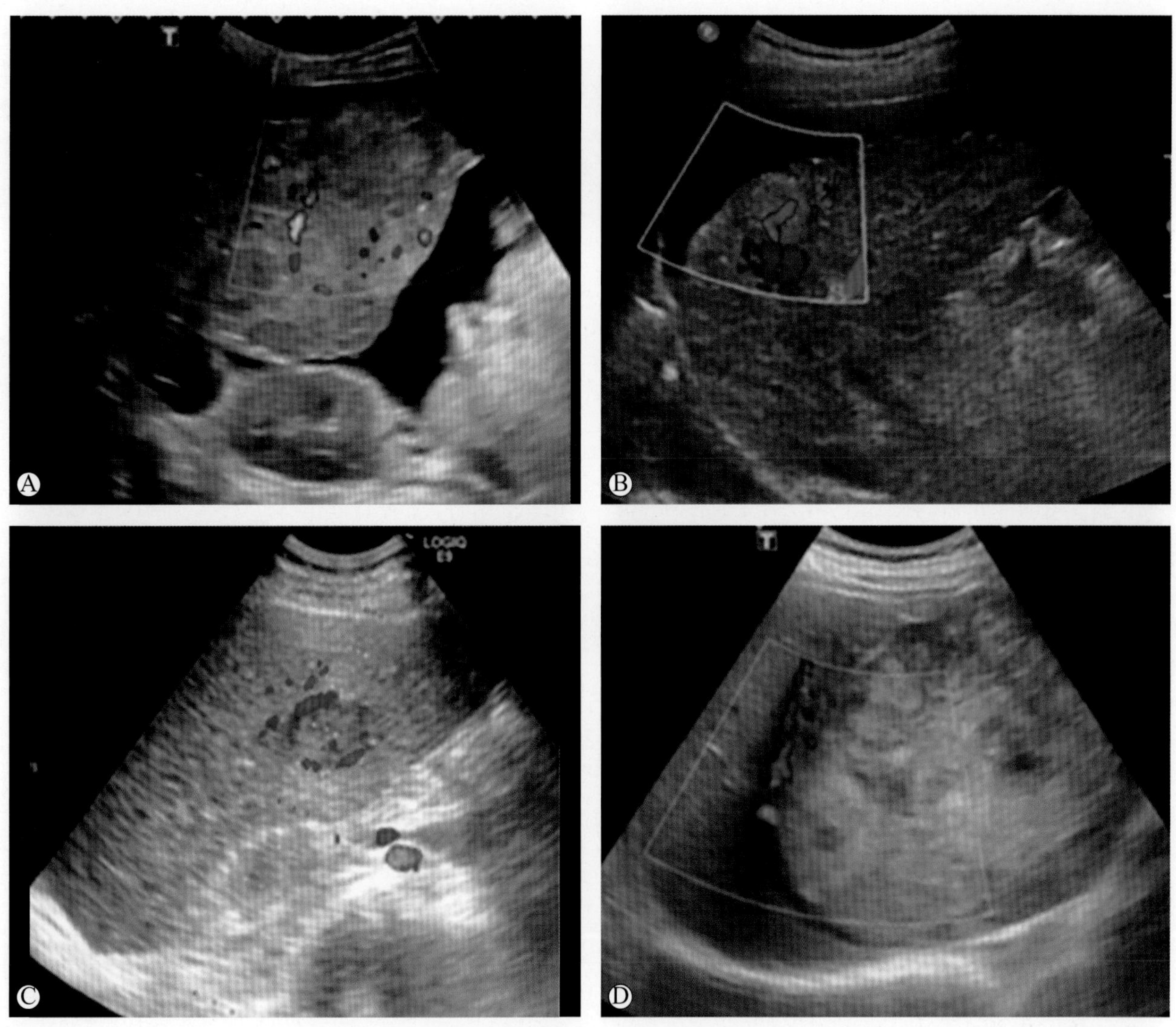

图20-7-2 原发性肝癌CDFI表现

A.病灶周边及其内可见条束样血流；B.病灶周边粗短动脉延伸入病变内；C.病变周边环绕血流；D.肿瘤周围血管受压移位

2.肝脏轮廓 常随病变的具体形态和范围而改变。早期局限性病变时，肝脏轮廓可无明显变化，若为较大的巨块型病变或邻近肝表面的病变时，常可导致肝脏轮廓的局限性向外隆起；结节型病变或合并肝硬化者，轮廓常呈凹凸不平或不规则状；外生性肝癌发生在肝被膜下，肿瘤主要向肝外突出生长，所以仅有小部分累及包膜下的肝组织；偶见外生性肝癌有蒂与肝实质相连，可能来自肝副叶或异位肝组织。

3.病变区回声特征 原发性肝癌声像图的分类、分型方法颇多。上海肿瘤医院对原发性肝癌的病变区声像图分析后，归纳其特征如下。

（1）低回声型：占15%～35%，病变回声低于周围肝组织。内部回声分布欠均匀，一般将低回声为主而混杂少量高回声的病变归于低回声型。低回声型提示癌组织血供丰富，生长较旺盛，肿瘤组织未出现坏死。根据声像图上的不同回声表现，可分为以下几种情况：①弱回声结节，病变区回声明显低于周围肝组织，常呈圆形或类圆形，边界较清晰，与周围肝组织分界明显。内部回声微弱、细小，分布尚均匀，有时可有后方回声轻度增强现象。病变一般较小，直径多为1～2cm。②低回声结节，可为单发或多发。病变边界清楚，与周围肝组织分界明显，病变多无包膜回声，内部回声分布欠均匀，边缘较模糊或不规则，病变范围多在2.5～5cm。本型中弱回声者多见于小癌型的肝细胞肝癌；低回声者多见于结节型肝细胞癌。

彩色多普勒超声检查，显示粗短动脉自周边处进入，或延伸达结节深部。常可伴有肝硬化背景，肝硬化再生结节多无包膜，回声稍高且分布欠均匀，周边及病变内部无动脉血流显示。

（2）高回声型：占30%～50%。病变区回声高于周围肝组织，多数病变回声不均匀。高回声多提示肿瘤有脂肪变性和坏死倾向，但坏死组织尚未发生液化；部分病灶周边可见低回声晕环，多因迅速生长的膨胀性肿瘤压迫周围非肿瘤肝组织，残留网状纤维沿肿瘤界面聚集，形成假包膜或包膜所致。

彩色多普勒超声检查，病变内部可见短粗高速高阻动脉血流。病变周边可见门静脉或肝静脉由于被肿块推移而环绕于周边处。

（3）等回声型：病变区回声与周围肝组织相似，有的则仅有极微弱的增强，但周围多可见低回声晕环而得以辨认。

（4）弥漫型：较少见。结节数目众多且弥漫分布于整个肝脏，可致肝肿大，肝脏形态可无明显改变，轮廓可不规则。直径在1cm左右，低回声多见，少数呈不均匀高回声。结节多无声晕或包膜，常不易与结节性肝硬化图像相鉴别，前者门静脉内常可见有癌栓低回声团，后者则无。

（5）混合型：约占10%，此型多见于体积较大的肝癌。病变内部可出现多种类型回声。常见的有两种情况：①病变区高回声团内间有形态不规则的无回声区或低-中等回声，多沉积于深部，部分可见有分层现象，无回声区内壁常不平整、不规则，多在病变组织发生液化、出血时出现；②病变区高回声内间有大小不一、形态不规则的低回声区，多在病变组织有坏死时出现。本型多提示病变内存在出血或液化坏死区。

（三）超声造影

动脉相病变呈快速均匀性高增强，门脉相病变内造影剂逐渐退出呈等增强或低增强，延迟相呈低增强（图20-7-3）；如病变内合并液化坏死区，则可见造影三期无增强区域。如合并破裂出血，可见肿瘤内出血点处造影剂持续浓聚，出血速度较快时可见沿中断被膜向肝外涌出（图20-7-4）。

二、胆管细胞性肝癌

肝内胆管细胞癌（intrahepatic cholangiocarcinoma，ICC）是指左右肝管汇合部以上的胆管上皮细胞起源的恶性肿瘤，占原发性肝癌的10%～15%。近年来其发病率和死亡率有逐渐升高的趋势。病因及相关危险因素：肝内胆管结石、原发性硬化性胆管炎、麝猫后睾吸虫与华支睾吸虫等寄生虫感染、胆管畸形和丙型病毒性肝炎等。

ICC多发生于50～70岁，男性略多于女性。临床上早期无明显症状，部分患者有腹部不适、乏力、消化不良、发热等非特异性症状。晚期可出现腹痛、消瘦、腹部包块、黄疸等。该病恶性程度高、症状隐匿，预后差，其5年生存率约30%。

（一）病理特点及分类

ICC可发生于任一肝叶，以左叶多见，多为单发。

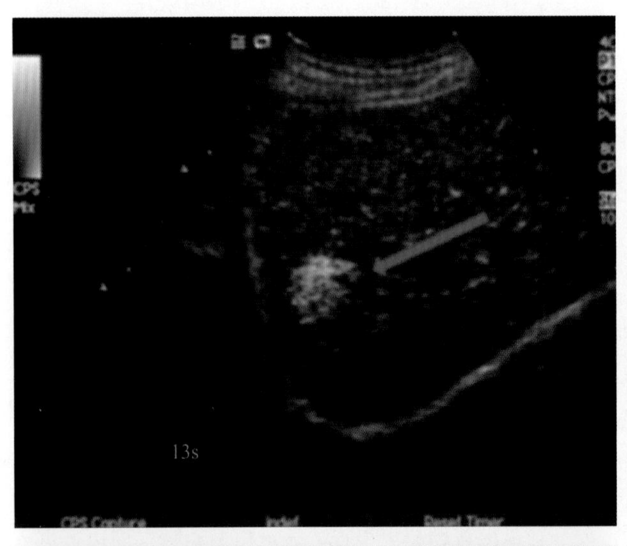

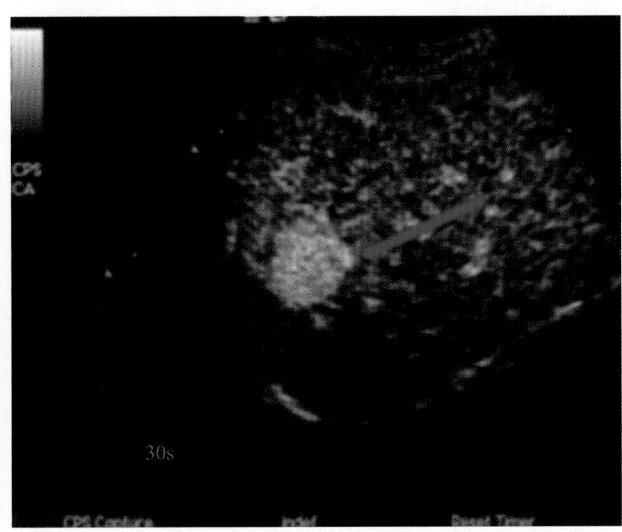

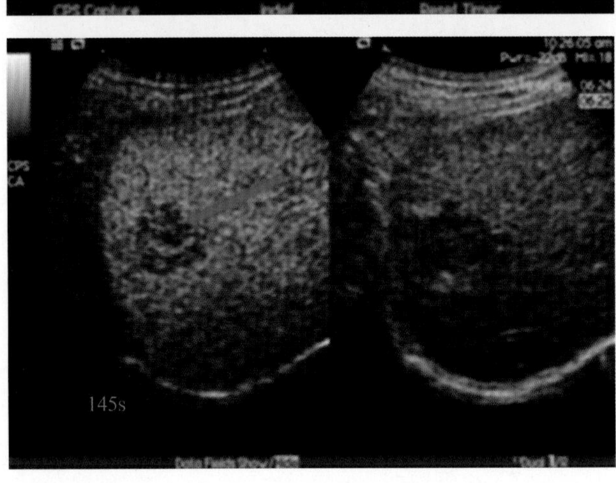

图20-7-3 原发性肝癌超声造影表现

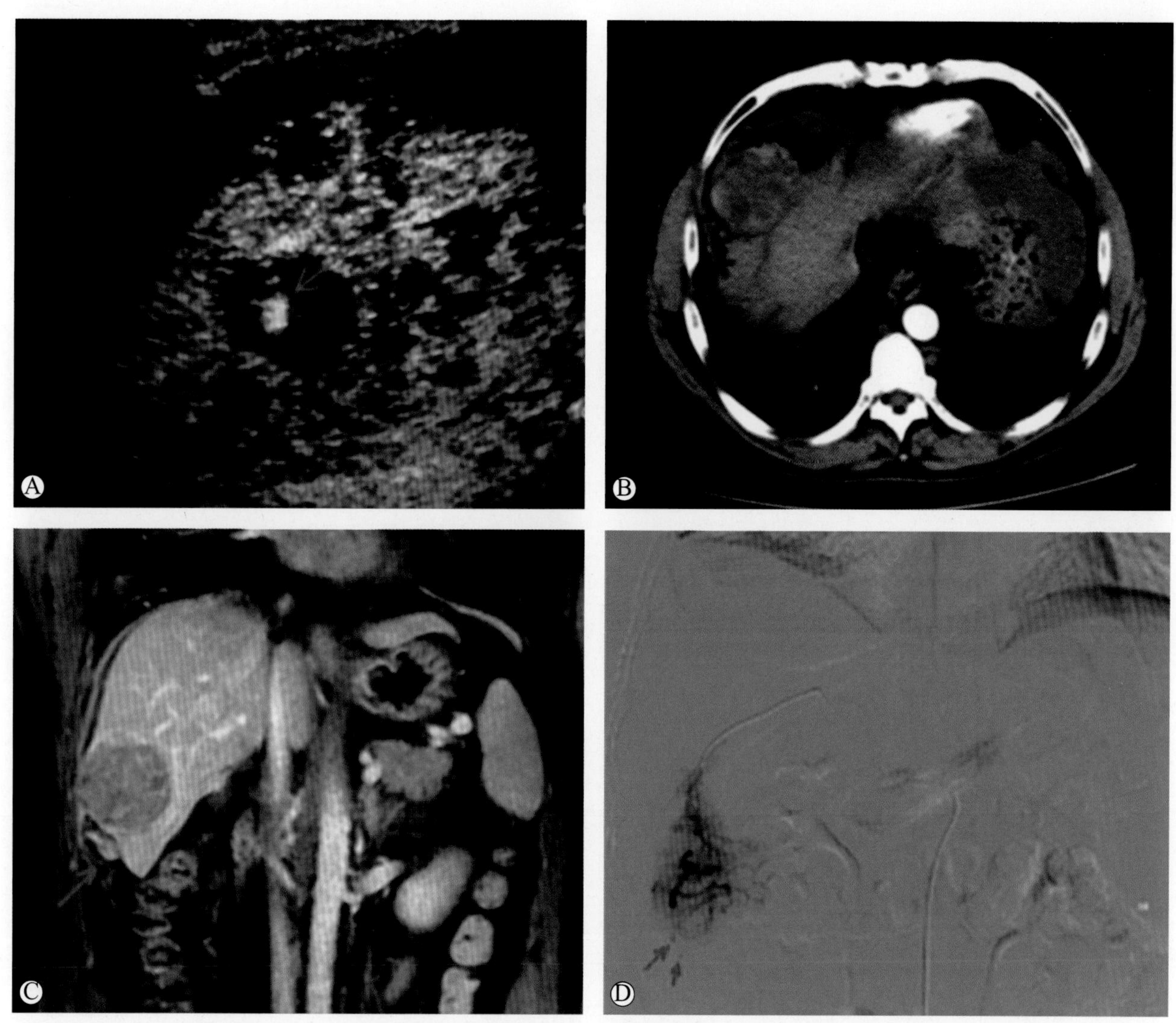

图20-7-4　肝癌破裂出血

A.超声造影示肿瘤内出血点处造影剂持续浓聚；B.同一病例未见活动性出血点；C.MRI可见肝肿瘤局部外凸、被膜中断伴出血；D.动脉造影可见造影剂外溢

质硬无包膜，肿瘤组织内较少血管形成，血窦少，结缔组织和间质纤维组织多，形成硬化性腺癌。可沿肝内门静脉分支转移，也可沿胆管树转移至肝门淋巴结。但一般较少侵犯门静脉及肝静脉，主要经淋巴道播散。多数肿瘤切面灰白色，伴有多少不等的黏液。组织学类型分为高、中、低分化腺癌和未分化腺癌、乳头状腺癌、鳞腺癌等。以管状腺癌为主，其次为乳头状腺癌，少有黏液腺癌、硬化性胆管癌、未分化癌。

国外学者根据肿瘤生长方式，将肝内胆管癌大体分为肿块型、管周浸润型和管内生长型三类。以肿块型最为多见，呈膨胀性生长，形成明确肿块，通过门静脉系统侵犯肝脏；管周浸润型主要沿胆管长轴生长，常导致周围胆管扩张；管内生长型则呈乳头状向胆管腔内生长。

（二）超声表现

肿块型表现为肝内不均质实性肿块，大多无明确边界，形态欠规则，呈低或中等回声，也可呈高回声。占位效应及胆管扩张能提示肿瘤存在，大多数肿块型ICC周边可见卫星结节；管内生长型表现为狭窄胆管内一个或数个实性肿块，致使受累胆管明显扩张，所累及肝叶显著肿大（图20-7-5）。彩色多普勒超声检查，ICC多为乏血供型，可作为与HCC的鉴别要点。

（三）超声造影

ICC多与HCC类似，表现为动脉相高灌注，门脉相及延迟相呈低灌注的“快进快出”模式。

由于ICC的组成成分不同，造影增强方式表现多样，当病灶以癌细胞为主而缺乏纤维组织时，可表现为整体均匀或不均匀高增强；当肿瘤内纤维间质丰富时，动脉相呈不均匀低增强，主要表现如下：A型，环状增强向内充填；B型，整体高增强；C型，环状增强不向内充填。周边不规则环状增强是ICC的重要特征，在直径＜5cm的病灶中占46%，在5cm以上的病灶中占69%，而在HCC中仅占1%，是二者鉴别诊断的要点（图20-7-6）。

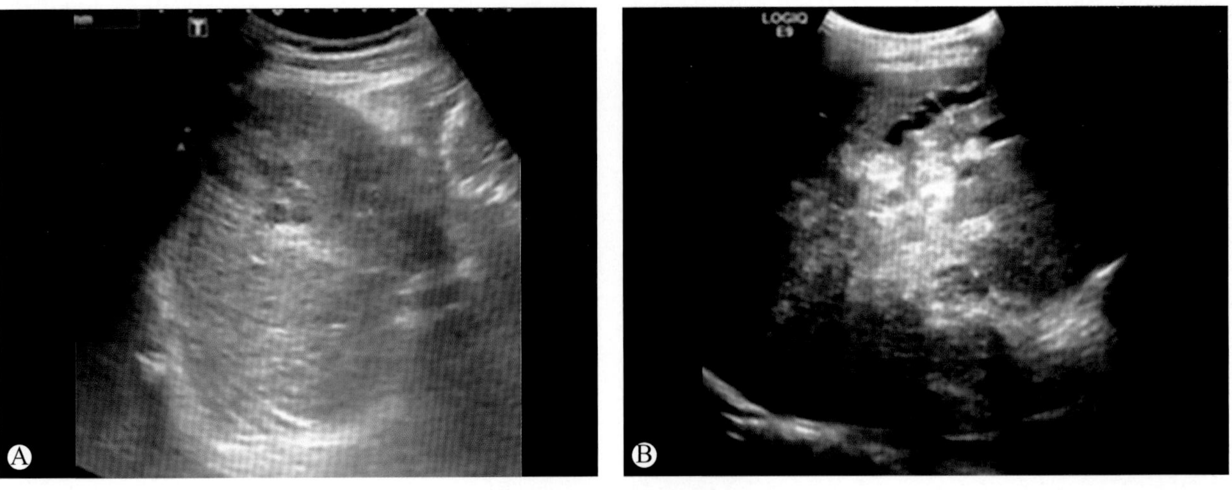

图20-7-5 肝脏胆管细胞癌

A.肝内不均质实性肿块；B.肿瘤累及胆管远端局限性扩张

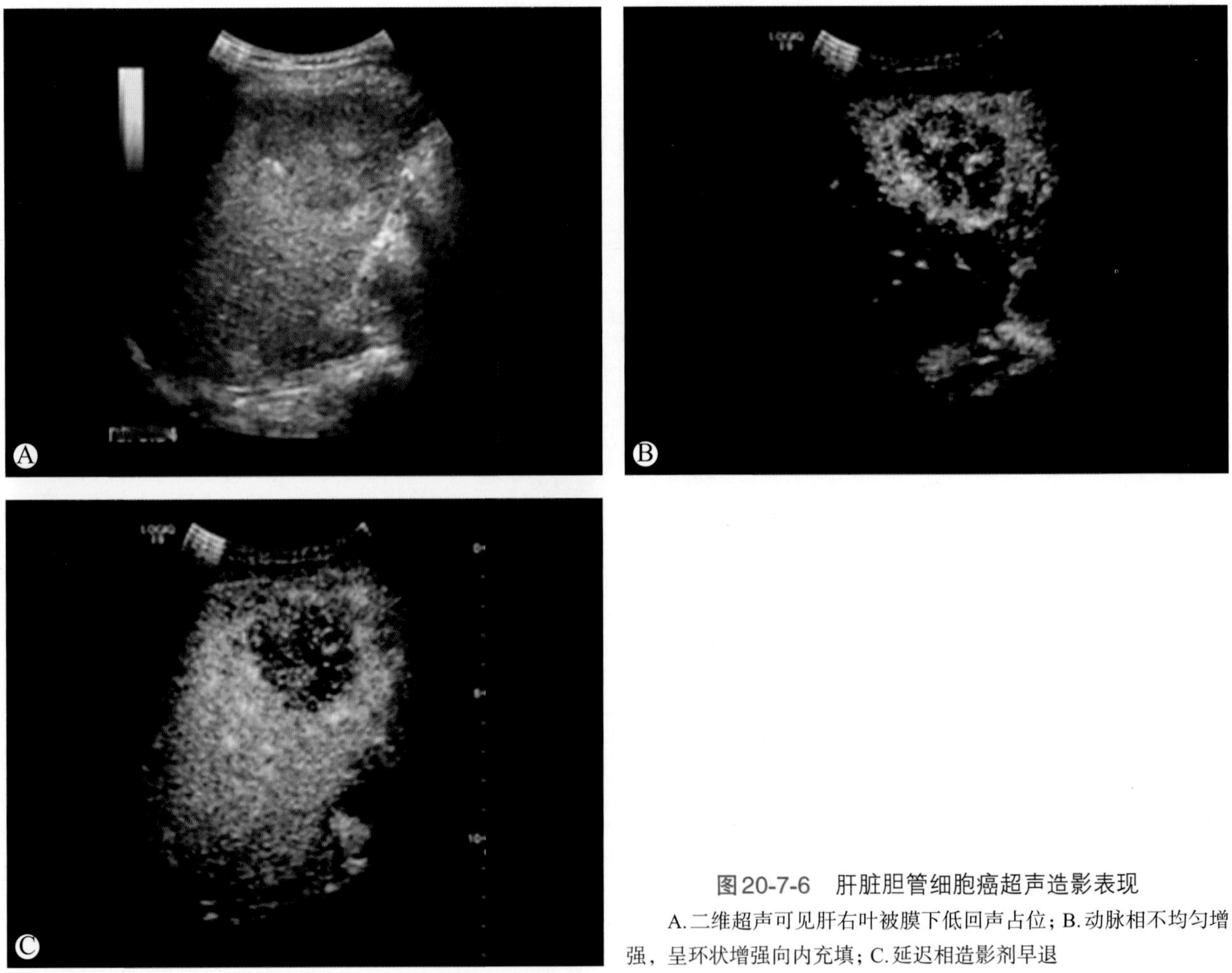

图20-7-6 肝脏胆管细胞癌超声造影表现

A.二维超声可见肝右叶被膜下低回声占位；B.动脉相不均匀增强，呈环状增强向内充填；C.延迟相造影剂早退

三、肝母细胞瘤

肝母细胞瘤（hepatoblastoma，HB）是由肝脏胚胎组织或胎儿肝细胞发生的恶性肿瘤，较少见。主要发生在3岁以下婴幼儿，约占儿童肝脏肿瘤的79%。好发于右叶，单个肿块，也可为多个结节，增长迅速。病理上可分为上皮型和混合型。临床表现为腹部逐渐增大、上腹可触及包块、食欲减退、消瘦、贫血等。

（一）超声表现

肝脏明显肿大，肝内可见体积较大肿块，肿块形态呈圆形、椭圆形或分叶状，与周围肝组织分界明显。大部分单发，少部分在肝内可见卫星结节，不伴有肝硬化，边界清晰或模糊（图20-7-7）。肿块内部回声分布不均，常有高回声或无回声区，为坏死黏液样变性或出血所致，如发现强回声并伴有声影，多提示病变区有钙化灶，对诊断本病有较大帮助。彩色多普勒超声检查显示，大部分肿块可探及丰富血流。

（二）临床意义

二维超声及彩色多普勒超声可对肿瘤的大小、形状及血流分布情况进行有效评估，并对肿瘤与周围组织、脏器的关系进行描述，为临床进一步诊治提供可靠、详细的影像学信息。

四、纤维板层型肝癌

纤维板层型肝癌（fibrolamellar hepatocellular carcinoma，FLHCC）是HCC中的一种少见特殊组织类型，该病发病率低，仅占HCC的1%～2%。该病在欧美等地区发病比例较高，而在HCC好发的东南亚和非洲南部地区少见。纤维板层型肝癌常见于年轻人，35岁以下占87%，无明显性别差异。

（一）病理及临床特点

单发病灶居多，巨块型和弥漫型罕见，发病机制不同于HCC，与肝硬化和乙型肝炎无关。病理特点为大量强嗜酸、含细颗粒的肿瘤细胞胞质；瘤细胞周围有宽大板层排列的纤维束包绕并分隔肿瘤。早期无特殊临床症状，少数有右上腹隐痛或闷胀，进展缓慢，不易察觉，多在体检时发现；部分病例可触及肿大肝脏。该病恶性程度低，进展缓慢，手术切除率高，文献报道其术后5年生存率达50%。

（二）超声表现

超声检查肝内可见单发不均匀低回声或混合型回声肿块，少数呈均匀强回声，边界清楚，可有包膜或假包膜，部分病变内有强回声钙化；肿块存在出血或坏死液化时，可见无回声区，彩色多普勒超声显示肿瘤内血流较丰富（图20-7-8）。

五、肝脏其他罕见恶性肿瘤

1.肝平滑肌肉瘤　极为少见，好发于男性，多位于肝右叶，单发，质地硬，易坏死、出血和囊性变。临床可有食欲缺乏、腹痛、消瘦、腹块等症状，以及肝大、表面光滑、质地稍硬等体征。

超声表现为病变区近似圆形、椭圆形，有时可见有纤细的包膜回声。内部呈低回声或中等回声，分布不均匀，常间有大小不一、形态不规则弱回声区，后壁回声可稍有增强。出现坏死、大量出血时，呈大片微弱回声，需与囊液稠厚的囊肿相鉴别。

2.肝血管外皮瘤　是一种发生于间叶组织的血管源性肿瘤，它来源于毛细血管网状纤维鞘外的血管外皮细胞，低度恶性，可发生于任何年龄。肿瘤多与周围组织粘连疏松，界限清楚，常可完整切除。位于肝实质边缘的肿瘤可向外隆起。超声表现为不均质的中等回声，发生出血或坏死时可见其内夹杂不规则弱回声或无回声区。

3.肝恶性间皮瘤　是发生在脏胸膜或壁胸膜上的较少见的肿瘤。良性居多，少数为恶性。发生于肝实质内的恶性间皮瘤较罕见，多发单房或多房巨大囊性包块，假性囊壁较厚，且厚薄不均，内缘毛糙。其内回声分布不均，可见分隔及条索状回声。应与伴有坏死囊变的巨块型肝癌及肝包虫病相鉴别。

4.肝肉瘤　发病率低，占肝脏原发恶性肿瘤的1%～2%。恶性程度高，预后较差，1年生存率几乎为零。肝肉瘤种类繁多，血管性肝肉瘤有血管肉瘤、上皮样血管内皮瘤、卡波西肉瘤。实体性肝肉瘤有纤维肉瘤、脂肪肉瘤、平滑肌肉瘤、横纹肌肉瘤、软骨肉瘤、未分化

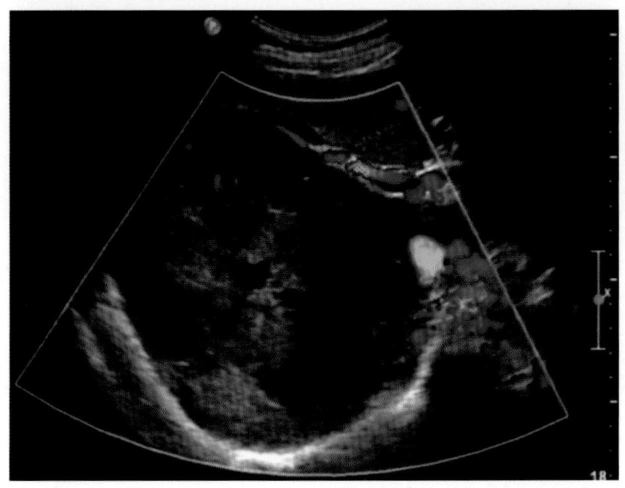

图20-7-7　肝母细胞瘤

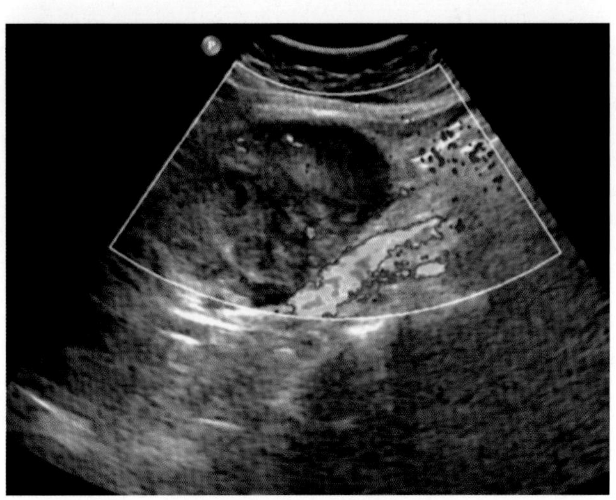

图20-7-8　纤维板层型肝癌

肉瘤。尽管部分肝血管肉瘤的发病与长期接触二氧化钍胶体、氯乙烯或砷等因素有关，但绝大多数肝肉瘤无明确病因，且通常没有肝硬化基础。

六、小肝癌的声像图特征

（1）小肝癌多表现为圆形或近圆形低回声结节，内回声均匀，结节边界较清楚。低回声型小肝癌约占60%，较少见的呈等回声、稍高同声或混合性回声。研究表明，小肝癌回声水平变化如下：低回声型（＜2cm）、等回声型（2.5cm左右）、高回声型（3cm）、混合回声型（3.5cm以上）。

（2）常伴周围声晕，其病理基础是肿瘤的快速生长对周围组织压迫形成的假包膜；声晕宽度多在2～4mm。

（3）彩色多普勒血流特点：小肝癌可有肝动脉和门静脉双重供血，彩色多普勒显示瘤内短束状或树枝状血流信号，脉冲多普勒可探及高阻动脉样和（或）静脉样血流频谱。

（4）超声造影表现：小肝癌80%～90%的血供来自肝动脉，门静脉参与供血，而成为双重供血系统，并经常有动静脉瘘形成，而周围实质80%由门静脉供血。因此，超声造影典型表现为造影剂“快进快退”，即于动脉相早期结节呈快速、整体高增强，门脉相或延迟相结节内造影剂即开始消退，回声强度明显低于周围肝组织，呈“快退”表现。

（5）特殊部位小肝癌的超声诊断：对位于肝膈面、肝包膜下、肝左外叶和肝右后叶下段、肝尾叶的小肝癌，在检查过程中容易遗漏，尤其是对小于1cm微小肝癌或边界不清晰的等回声小肝癌，容易忽略而造成漏诊。因此，超声检查中要注意以下几个方面：①嘱患者平稳呼吸而使声束方向固定，使肝脏在探头下方缓慢往返移动，通过动态观察更易发现小病灶；②患者屏气后侧动探头，观察病灶与正常组织的关系；③对高度可疑的病灶，需从多方向、多切面扫查，以证实病灶的存在；④通过增强图像对比度、开启谐波等手段突出病灶的回声；⑤注意彩色多普勒血流成像的应用，尤其是中等回声或边界不清晰的小肝癌，如在病灶内或周边探及束状血流，要高度怀疑小肝癌存在，必要时可进一步行超声造影或增强MRI进行诊断。

七、原发性肝癌的继发声像图特征

随着肝肿瘤的进展，肿瘤会对周围组织或结构产生影响，观察肝肿瘤周围组织或结构声像图的改变对原发性肝癌的诊断与鉴别诊断可起到一定帮助。

1.卫星病灶　又称卫星癌结节，是肿瘤出现肝内转移的一种征象。多见于巨块型肝癌，常发生于肿瘤周边的肝组织内。声像图表现：卫星病灶多呈圆形，边界清晰，周边有声晕，直径多在2cm左右，数目不定；内部回声以低回声型多见，少数为高回声型。

2.肿瘤挤压征象

（1）肝包膜局部隆起：位于肝被膜下的肿瘤或较大的肝内肿瘤（多＞5cm），肿瘤膨胀性生长容易引起肝包膜的局部隆起；如肿瘤邻近肝缘处，常致使肝缘变钝。这一征象对边界不清晰或肝硬化基础的原发性肝癌的诊断有较大帮助。值得一提的是，位于脏面的肝肿瘤应注意与肝脏先天性畸形Riedel叶进行鉴别，后者为肝右前叶似舌状向右侧肾脏前方伸展。

（2）肝内血管受压变形：肿瘤生长会压迫肝静脉、门静脉和肝段下腔静脉等肝内血管，致使血管受压变窄，失去正常的形态。

（3）肝内胆管扩张：肿瘤膨胀性生长会压迫肝内胆管分支，致使受压处远端胆管扩张；而位于肝门部的肿瘤会引起肝内胆管的普遍扩张。

3.血管癌栓

（1）门静脉癌栓（图20-7-9）：门静脉癌栓形成是影响肝癌预后的重要因素，有报道称原发性肝癌伴门静脉癌栓的发生率约为19%，其主要是由肿瘤内动静脉瘘和门静脉血液逆流引起的。门静脉癌栓好发的部位依次为门静脉主干、左支和右支。声像图表现为门静脉扩张，管腔内充满或出现结节样实性回声，根据癌栓累及范围，主要有以下3种表现：①实性回声局限于某一支门静脉内，显示为边界清晰的孤立均匀的等回声或低回声团块。多普勒检查可见癌栓周围有血流通过。②某一支门静脉管腔被条索状等回声或低回声充填，管腔完全堵塞。③肝内门静脉系统被广泛浸润，门静脉管腔显示不清，多见于弥漫型肝癌。彩色多普勒显示：门静脉管腔血流充盈缺损或无血流充填，部分癌栓内可探及低阻动脉频谱。门静脉形成广泛吻合支及门静脉肝动脉短路，局部呈筛网状高回声，提示门静脉周围出现“海绵样”变。

（2）肝静脉癌栓（图20-7-10）：常发生于晚期或巨块型肝癌患者，声像图表现为肝静脉管腔内出现实性栓塞物回声，肝静脉管壁多显示清晰。肝静脉受侵后，癌栓可随肝静脉血流蔓延至下腔静脉。

（3）下腔静脉癌栓：多与肝静脉癌栓合并存在。声像图表现为下腔静脉增宽，管腔内出现实性回声。值得注意的是，下腔静脉和肝静脉的癌栓容易脱落，随血流到达心肺和脑部血管，导致其急性栓塞，引起患者猝死。少数患者还可出现位于肝内胆管和右心房的癌栓。

八、原发性肝癌超声造影诊断价值

超声造影最早在心血管疾病检查中广泛应用，直到

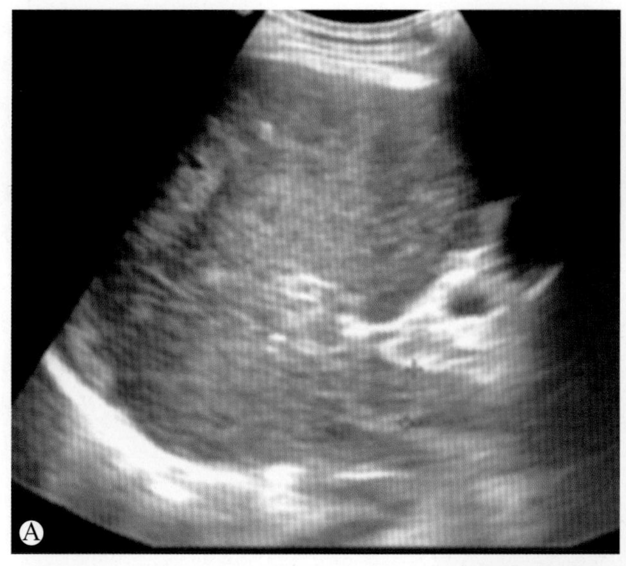

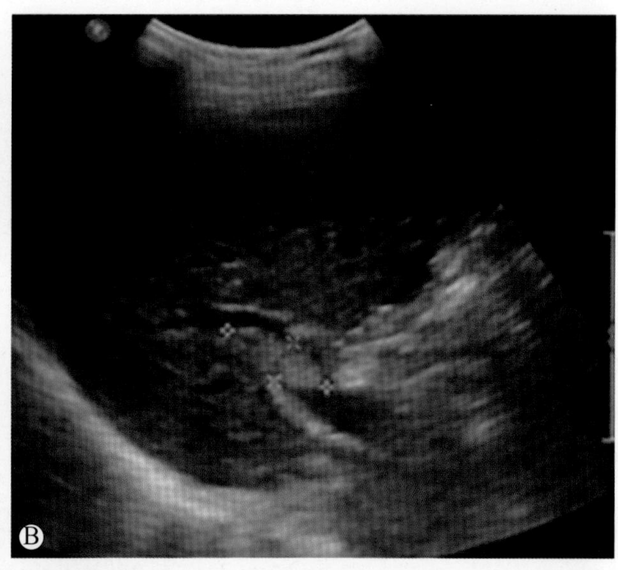

图20-7-9　门静脉癌栓形成

A.门静脉完全性充填；B.门静脉内栓子形成

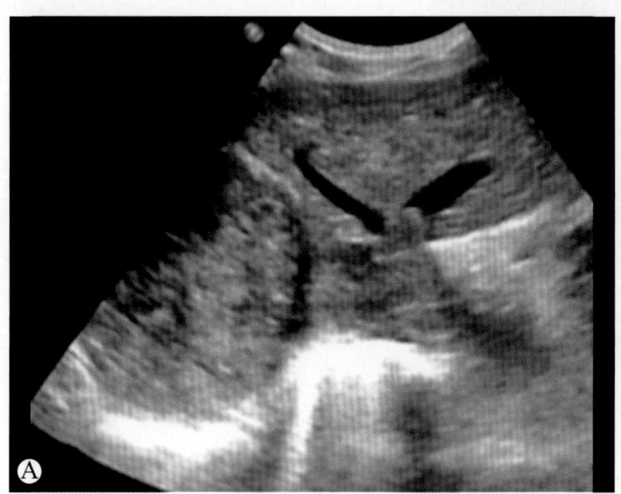

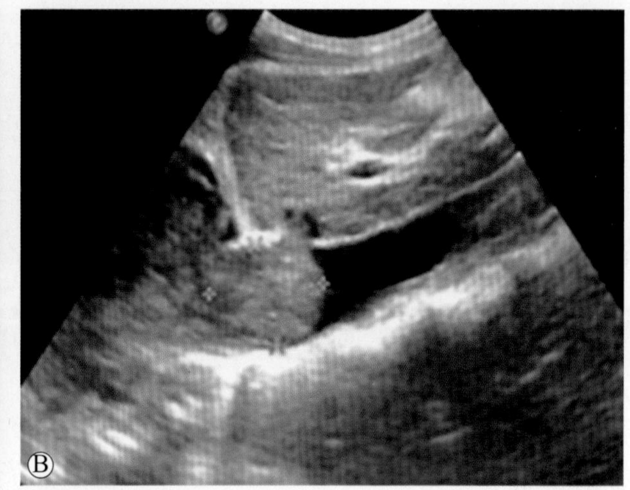

图20-7-10　原发性肝癌

A.肝静脉癌栓形成；B.癌栓延续至下腔静脉内

1986年，Matsuda将其首次应用于肝脏。随着超声造影临床应用的日益广泛，以及二次谐波、能量多普勒显像等技术的应用，超声造影取得了长足进步，弥补了常规灰阶超声在显示病变内细小血流信号、微血管灌注方面的局限性。超声造影通过静脉注射造影剂来增强人体的血流信号，可实时动态地观察组织的微血管灌注信息，进而清晰显示病变内细小血流信号及微血管灌注，提高病变尤其是微小病变的检出率并对病变性质进行鉴别。研究显示，超声造影对肝肿瘤诊断符合率为94.4%，要显著高于灰阶超声的诊断符合率（59.2%）。HCC的病理特点是新生血管丰富且以肝动脉供血为主，所以决定了大部分病灶表现为"快进快出"的增强模式，即动脉相整个病变呈均匀性或不均匀性快速增强，回声强度大大高于周围肝组织，部分病变于动脉相早期可见一条或多条滋养动脉深入瘤内，门脉相病变内造影剂即开始迅速或逐渐消退，直至延迟相病变呈低增强表现。有学者认为HCC在门脉相及延迟相的灌注情况与肿瘤细胞分化程度有关，门脉相呈等增强病变多为高分化，而高分化HCC造影剂开始廓清时间相对较晚、高增强持续时间相对较长。这是因为早期和分化程度较好的HCC不仅有滋养动脉供血，同时也接受一定程度的门脉供血，而中低分化HCC动脉血供不断增加，门脉血供明显减少。要注意的是，门脉相灌注情况与病变的良恶性没有直接关系，门脉相呈高增强或等增强病变不能轻易诊断为良性，一定要观察到延迟相的情况再行诊断。

胆管细胞性肝癌的病理特点为肿瘤边缘以癌细胞为主而纤维组织含量较少，内部纤维组织较丰富而癌细胞较少，血管分布较稀疏。有研究显示，胆管细胞性肝癌动脉相多呈周边高增强，内部不均匀似稀疏条带样增强，这种灌注特点有别于HCC。其达到峰值时，回声强度低于HCC，在一定程度上反映了胆管细胞性肝癌为乏血供型肿瘤，缺乏类似HCC病灶内的动静脉分流。胆管细胞性肝癌的病理特点决定了其动脉相增强特点，当病灶以癌细胞为主而缺乏纤维组织时，可表现为整体均匀或不均匀高增强；当肿瘤内部纤维间质丰富时，动脉相可呈不均匀低增强，其增强强度受病变内纤维组织含量、血供丰富程度及是否伴有坏死的影响。

超声造影能对肿瘤病灶进行鉴别诊断，清晰显示肿瘤边界、局部浸润情况及周边有无子结节，对肿瘤进行精准定位，明确肿瘤与周围组织结构的关系，清晰显示肿瘤滋养动脉（图20-7-11），了解肿瘤血供情况，进而有利于对疾病分期进行正确判断，对指导下一步临床治疗提供有价值的信息。治疗中，对于常规灰阶超声不能明确显示的肿瘤，如伴有明显肝硬化背景的或肝动脉栓塞治疗后的肿瘤，以及微小肝癌，尤其是亚厘米级微小肝癌等（图20-7-12），超声造影能在不同的时相显示肿瘤，为超声引导下准确穿刺治疗肿瘤创造有利条件。若在局部治疗后即刻应用，便于区分有灌注的残癌与无灌注的凝固坏死区域（图20-7-13），因而超声造影也是评价肿瘤局部治疗的有效手段，若发现残癌，即刻补充治疗，实现一次性完全灭活肿瘤。肿瘤局部治疗后，由于常规灰阶超声、彩色多普勒对治疗区范围难以准确评价，临床常结合增强CT或MRI、肿瘤标志物检查等综合判断。超声造影可以动态显示复发病灶血流灌注特征，可

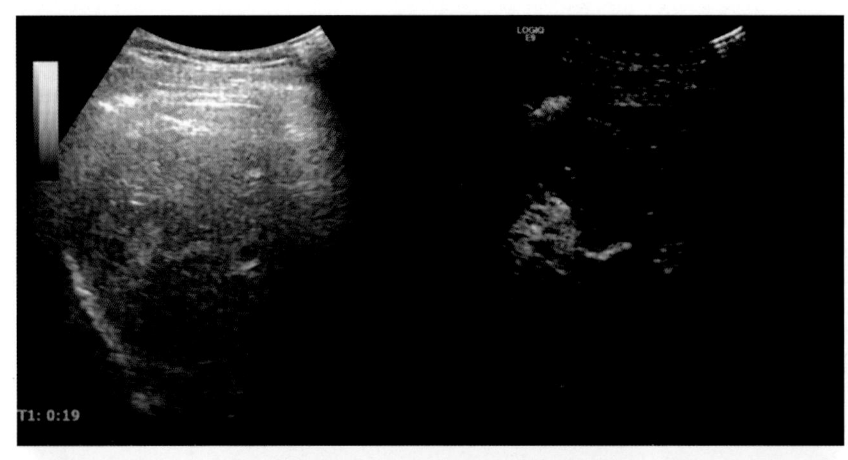

图20-7-11　超声造影动脉相可见高灌注病灶及粗大滋养动脉

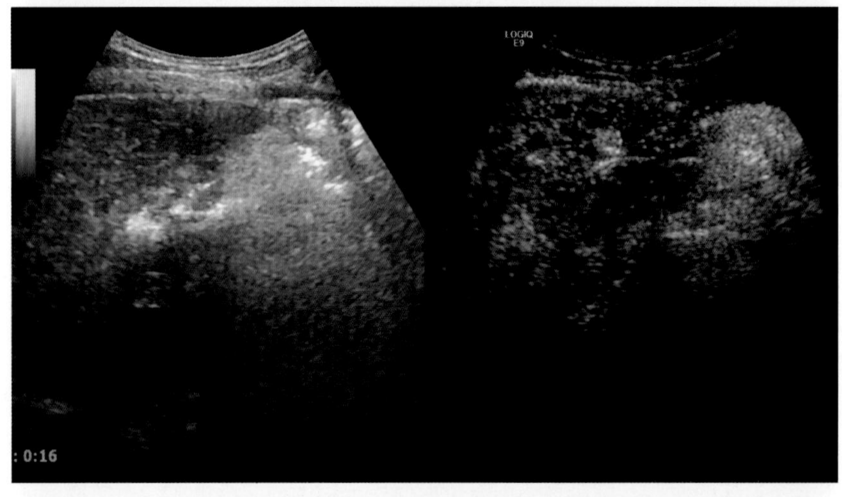

图20-7-12　超声造影显示微小肝癌呈富血供灌注表现

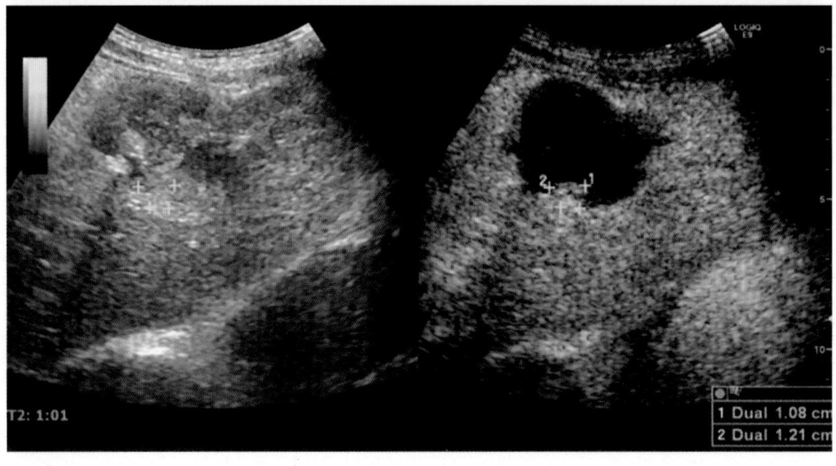

图20-7-13　消融后凝固坏死区，后壁可见少许残存癌灶

弥补CT受碘油沉积、MRI受患者体内金属异物等缺陷，从而成为临床评价肿瘤局部治疗效果的重要手段。

九、鉴别诊断

（1）肝血管瘤生长速度缓慢，质地柔软，很少发生肝内血管绕行征和血管压迫征。较小血管瘤多呈边界清晰的高回声，内部回声致密，彩色多普勒内部无明显血流。低回声血管瘤体积较大，多为分叶状，边缘多呈强回声，内部以大的网格或多发小的筛孔状回声为主，彩色多普勒可在病灶边缘探及点状或束状血流信号。对体积较小的低回声型血管瘤诊断较为困难，可行超声造影或结合其他影像学进行诊断。

（2）转移性肝癌患者多有原发恶性肿瘤病史，肿瘤常为多发性，大小不一，形态相似，边界清楚；彩色多普勒显示病灶内部血流信号不明显。如为首诊患者，超声检查怀疑肝脏病灶为转移瘤时，建议进一步检查寻找原发病灶。

（3）肝脓肿早期病变组织没有发生液化，其声像图和HCC颇为相似。对厚壁、内部坏死组织未完全液化的脓肿，应注意与肝癌中心液化坏死进行鉴别。肝脓肿周围肝组织因受炎症影响而有回声轻度增强。此外，在病灶液性暗区内部有浑浊点状或条片状坏死组织回声，随患者体位改变而有漂浮、移动征象。

（4）非均匀型脂肪肝声像图表现为脂肪肝背景下出现低回声区，病灶周边无声晕，形态欠规则，后方无增强效应；常出现在肝脏边缘如被膜下、胆囊床及血管附近。

（5）弥漫型肝癌与肝硬化的鉴别：除根据甲胎蛋白指标外，前者肝脏体积多增大，肝内管系多受侵犯伴癌栓存在，彩色多普勒病变区可见束状血流；后者体积常缩小，肝内管系可见。

（6）肝硬化再生结节发生于肝硬化患者，常为多发性，直径以15mm以下多见，边界欠清晰；单发的再生结节与小肝癌鉴别困难，需结合超声造影或其他影像学进行鉴别。

（7）其他肝脏良性肿瘤如肝腺瘤、结节样再生等多无特异性，结合患者病史、实验室检查和其他影像有助于诊断，必要时可行超声引导下穿刺活检明确病变性质。

十、临床意义

原发性肝癌中HCC的诊断，目前临床首先进行AFP的测定，但国内外研究表明，AFP诊断HCC的敏感度仅为49%～71%，特异度为49%～86%。而超声检查的诊断敏感度为78%～90%，特异度高达93%，这使超声检查成为肝癌临床诊断的首选影像学方法。研究显示，每年两次的超声检查可使HCC病死率降低37%。

高分辨率、高灵敏度超声诊断设备的应用显著提高了小肝癌的检出率。超声造影作为超声诊断领域的新技术，可显示病变组织的微血流灌注情况，其在肝肿瘤诊断方面，比增强CT有更高的敏感度和特异度，不但能发现亚厘米级微小肝癌，还能准确显示肿瘤的浸润范围和对周边邻近结构的侵犯情况。超声对于较大的肝癌病灶，因其具有特征性声像图表现，多能做出明确诊断和鉴别诊断。但对一些如海绵状血管瘤、未完全液化的肝脓肿、腺瘤样再生结节、肝腺瘤和FNH等肝脏病变，尤其是患者伴有肝炎或肝硬化基础时，在与肝癌的鉴别诊断方面有一定困难，需引起特别注意，必要时需进行增强影像学检查或超声引导下行穿刺活检进行鉴别。

HCC和ICC是原发性肝癌的两种常见病理类型，声像图特征：HCC多呈低而较均匀回声，边界清晰，胆管受侵犯少见，CDFI血流显示较丰富；而ICC则回声强弱不等，边界模糊，占位效应和胆管扩张多提示肿瘤存在，CDFI缺乏血流信号。凭借特征性声像图，结合患者临床症状和病史，不难做出诊断。此外，超声能清晰显示肝内门静脉、肝静脉、下腔静脉和胆管等结构，并以此对肝脏进行准确的分叶分段，明确肝肿瘤所处位置，以及与周边较大血管、重要脏器的毗邻关系，为临床提供丰富、有价值的诊断信息，以决定临床下一步采取何种合适的治疗方案。

超声检查的优势在于可实时观察、无放射性损伤、设备移动性好、对危重患者可进行床边检查等，但同时易受到患者肺气、骨骼、肥胖等因素干扰，影响诊断准确性。与CT、MRI等其他检查手段联合应用，可取长补短，进而提高肝肿瘤诊断的准确性。

（李志艳　李　猛）

第八节　肝脏继发性恶性肿瘤

肝脏是多种恶性肿瘤最易发生转移的器官，发生在肝外的恶性肿瘤通过血行播散或淋巴管转移至肝脏，称为继发性肝癌、肝转移或转移性肝癌。据尸检统计，晚期恶性肿瘤患者中40%～50%有肝脏血行播散。腹腔及盆腔器官（如胃、胰、胆道、结肠、直肠、子宫、卵巢）的肿瘤可经血行（经门静脉）播散或淋巴管转移至肝脏；食管下段、胃、胆囊、胰腺等处的肿瘤也可直接侵犯肝脏。约2/3转移性肝癌来自腹腔内肿瘤，食管、胃肠、胆囊、胰腺等消化系统器官最容易转移至肝脏，其次是乳腺癌、肺癌、肾癌、卵巢癌、子宫癌和黑色素瘤等。转移途径有经门静脉、肝动脉血行转移和经淋巴转移。邻近器官肿瘤如胆囊、胃、胰腺的病灶可直接浸润播散至肝脏。

肝脏转移癌的特点：①肿瘤呈白色，与周围组织边界清楚，肿瘤中心多发生坏死、退变而于表面形成中心型凹陷。②多发常见，多位于肝脏边缘部或肝包膜下，单发较少见。局限或散在不一，可分为多发性结节型、结节相互融合型、边界不清的弥漫型，肿瘤内部产生钙化，主要见于消化管肿瘤的转移。③一般先有原发癌症状，早期无特异性症状，可有乏力、消瘦、肝区疼痛，继而发展为肝大、黄疸、腹水等，化验血常规，ALP、LDH、GPT可有升高，在恶性肿瘤治疗前后确定肝脏有无继发性病灶，常对治疗方案的决定和选择、预后的估计具有重要意义。

一、继发性肝癌的超声特点

1.病灶多为圆形或类圆形，无包膜，病灶位于肝表面时可见局部隆起。病灶较小时，肝脏大小形态多无明显异常，当病灶较大或弥漫性肝转移时，肝脏可不同程度增大，肝脏形态失常，不规则。

2.特征性超声表现

（1）靶环征：病变边界清楚，形态规则，周边有较宽的低回声晕环；内部为较均匀的高回声或等回声，此为肿瘤组织变性区。较大病变的高回声中央部分有时可因坏死、液化而出现粗点状无回声区，则称“牛眼征”，亦称“同心圆征”，远侧回声多无明显改变。常见于胃肠道肿瘤的肝转移，也偶可见于其他恶性肿瘤的肝转移（图20-8-1）。

（2）高回声型：病变边界清楚，形态欠规则，内部回声明显高于周围肝组织，后方回声衰减。结肠癌、胃癌、食管癌的肝转移瘤常表现为高回声型。

（3）低回声型：病变边界清楚，形态规则，直径常小于3cm，内部呈低回声，与低回声型原发性肝癌相似，此型可见于各种肿瘤的肝转移。

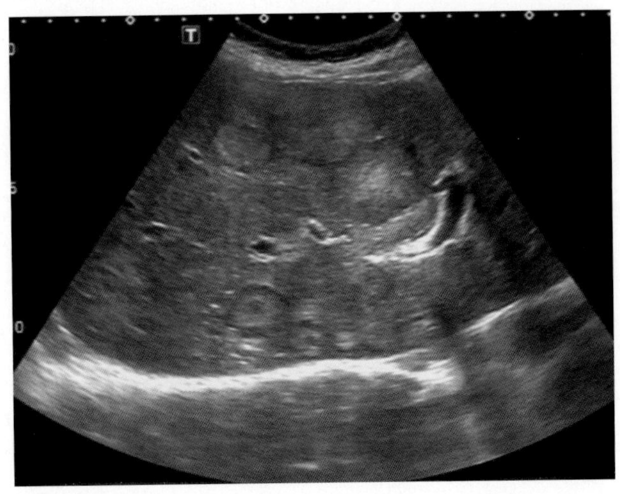

图20-8-1 肝实质内多发转移灶，“同心圆征”

（4）弱回声型：较少见。病变区呈圆形、椭圆形或稍不规则形，轮廓较光滑整齐，边界清晰。内部常无回声出现，偶有稀疏的微弱回声，其远侧回声有时可有轻度增强。提高增益后，可出现微弱回声，后方回声可明显增强。彩色多普勒超声检查，常在病变外侧或边缘处显示血流信号，可为动脉也可为静脉。本型多见于淋巴瘤、乳腺癌、胰腺癌、黑色素瘤、卵巢癌、鼻咽癌等的肝转移。

（5）混合型：病变体积较大，边界清楚，形态较规则，内部以高回声或等回声为主，近病变中心区可因组织液化、坏死等出现范围较大、边界不规则的无回声区。这种肿瘤内大范围变性坏死和液化在HCC中较少见。多见于胃肠道、卵巢等恶性肿瘤的肝转移。

（6）弥漫型：多数微小肿瘤弥漫性分布于肝内，致使肝脏回声显著粗乱，呈小结节样改变，与肝硬化增生结节难以区别，多通过增强影像学或穿刺活检得到确诊（图20-8-2）。

二、鉴别诊断

继发性肝癌除需与原发性肝癌鉴别诊断外，尚需与肝血管瘤、肝硬化结节、部分血吸虫性肝硬化、肝内局限性脂肪堆积等相鉴别。可参见原发性肝癌的鉴别诊断。部分继发性肝癌与原发性肝癌声像图之间有较明显的差别；有的则基本近似，很难鉴别。

1.小于2cm的继发性肝癌 近半数呈高回声，多数内部回声均一，需与肝血管瘤相鉴别；低回声者需与原发性肝癌相鉴别。继发性肝癌因肿瘤中心区生长过快，压力增长过大，使周围的肿瘤组织受压变性，形成较宽的低回声晕环，这是其重要的鉴别依据。

2.较大病灶两者间基本相似，难以区分 仅在有以下声像图表现时，才有可能加以区别。①当巨大病灶周围见到声晕，或肝静脉、门静脉被推挤，环绕癌肿，或病灶巨大占据半肝且有明显边界者，多为原发性肝癌。②当较大病变区呈“牛眼征”或巨大病灶呈现“火山口样”改变时，肿块内部有大片不规则无回声区，或病变区边界模糊而不规则者，多为继发性肝癌。

3.对周围肝组织和结构的影响 继发性肝癌亦与原发性肝癌一样，可从声像图上观察到病变对周围肝组织及其结构所产生的影响。主要表现为血管胆系的受压或移位、向肝脏的直接浸润等。

此外，原发性肝癌常在肝硬化背景下发生，而继发性肝癌为多发、孤立、边界清晰的病灶较为常见，且很少有肝硬化的肝病基础。继发性肝癌动脉造影示血管较少，而原发性肝癌常有丰富血供。采用新型肝胆显像剂

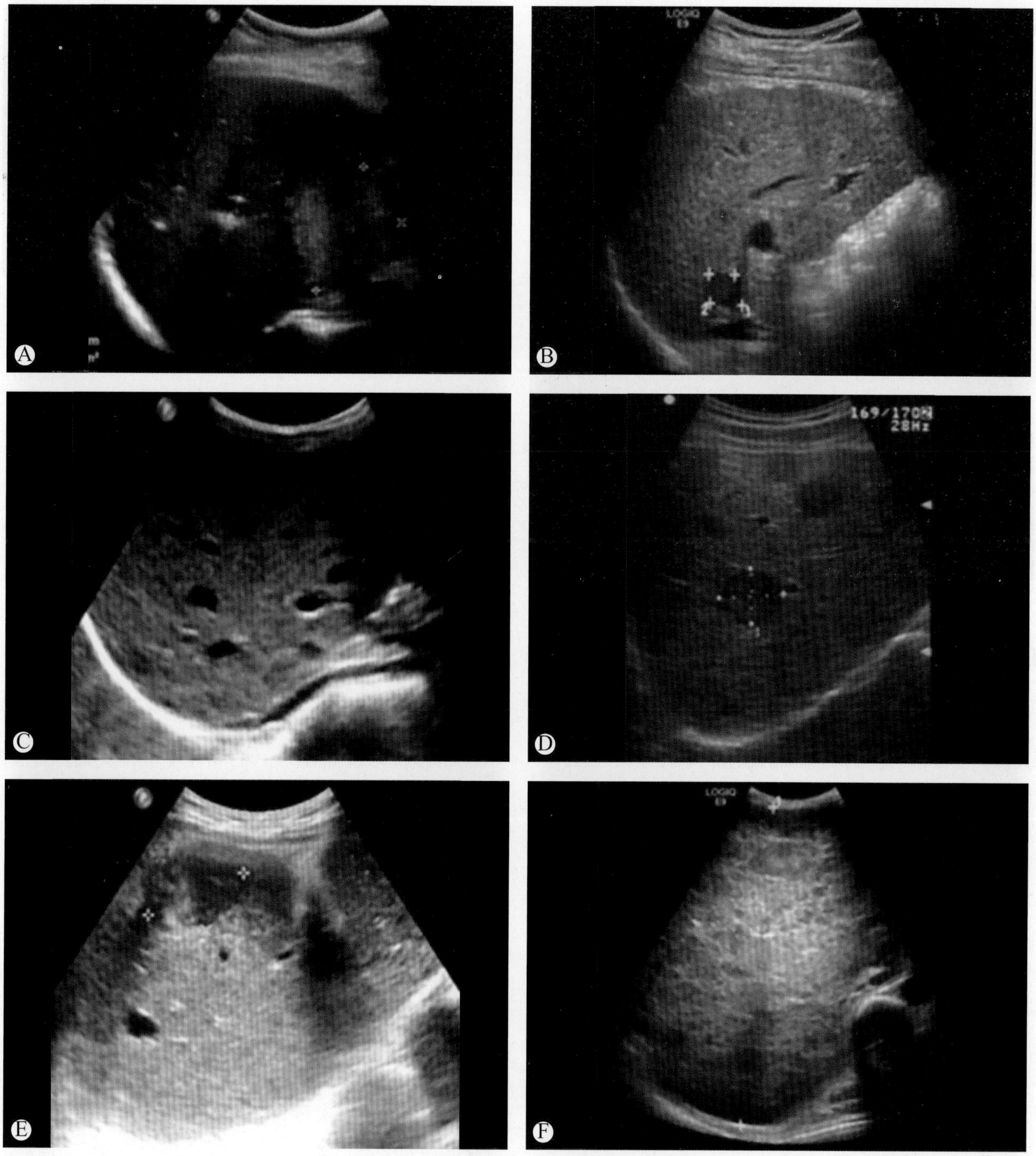

图20-8-2　继发性肝癌

A.高回声型；B、D.低回声型；C.弱回声型；E.混合型；F.弥漫型

^{99m}Tc-吡哆醛-5-甲基色氨酸（^{99m}Tc-PMT）扫描时，继发性肝癌为阴性而多数原发性肝癌可获得阳性显像。

三、继发性肝癌超声造影表现

近年来，超声造影凭借能动态观察肿瘤内部微血流灌注等优点，已广泛应用于转移性肝癌的诊断中。国内外大量研究显示，相比常规灰阶超声，超声造影可提高转移性肝癌特别是微小病变的敏感度和特异性。转移性肝癌超声造影增强模式表现不一，其典型特征如下：动脉相“面包圈”样增强，门脉相造影剂快速廓清呈低增强，延迟相病变呈低增强（图20-8-3）。有报道称，转移性肝癌的增强模式与原发恶性肿瘤类型有一定关系，富血供转移瘤多见于神经内分泌癌、恶性黑色素瘤和肉瘤等，而乏血供转移瘤常发生在结直肠癌、胃癌、胰腺癌及卵巢癌等。此外，转移癌的增强模式与肿瘤大小有一定关系，小病灶因其富含肿瘤细胞和血管表现为均匀性强化，而大病灶因其内部凝固坏死或血管内瘤栓表现为非均匀性强化。

部分转移性肝癌可见血流由周边向中心走行或内部扭曲杂乱的血管。研究认为，动脉相环状强化是乏血供转移瘤的增强模式，这主要缘于瘤灶的低动脉供血。

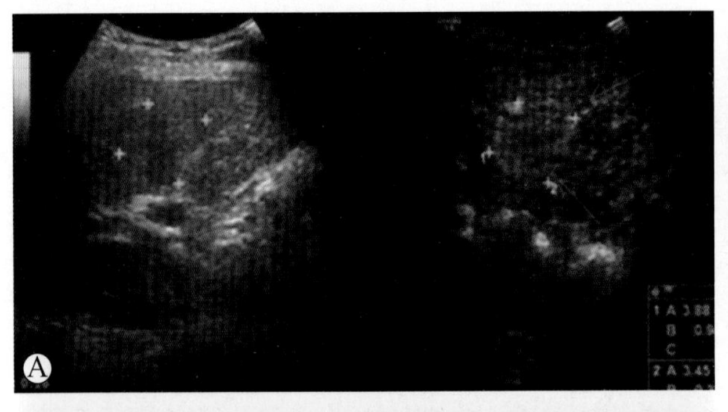

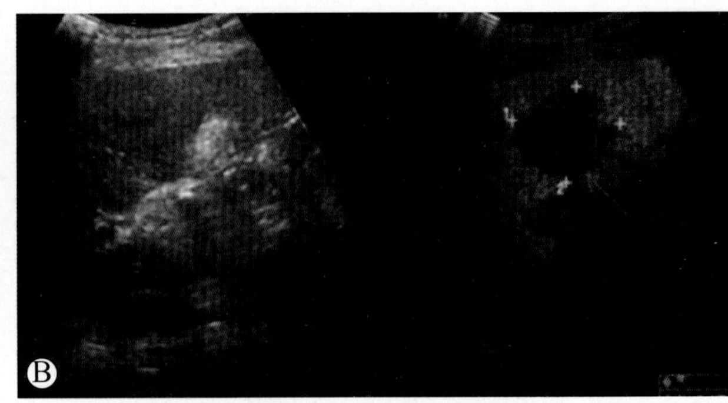

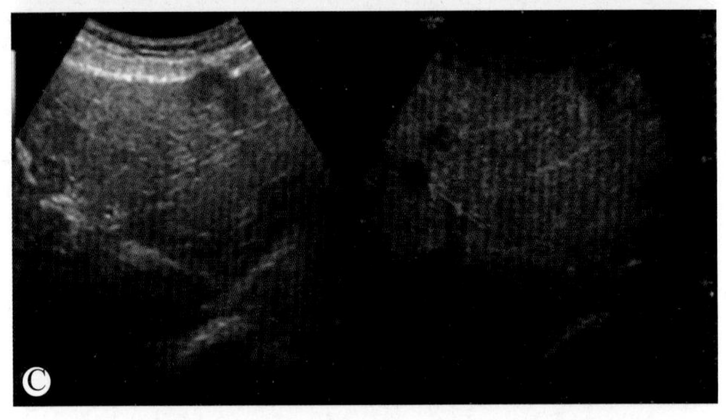

图20-8-3　肝转移癌

A.动脉相快速增强；B.延迟相造影剂退出；C.延迟相肝内多发早退病灶

四、临床意义

转移性肝癌是肝脏常见的恶性肿瘤，早期诊断，以及准确评价转移瘤大小、数目和位置对治疗策略的选择、随访和预后起关键作用。超声检查具有无辐射性损伤、方法简单易行和费用低等特点，是诊断转移性肝癌的首选方法。在肿瘤治疗前后及随访中，超声检查能够较早地提示肝内有无转移病灶存在的可能性，而超声造影技术可精准显示病灶内血流灌注特征，对微小转移瘤检出的敏感度与特异性优于CT，与MRI相当。但有些情况也会导致漏诊或误诊：①仪器的灵敏度较差或分辨率不佳，以致在声像图上不能显出病变区或难以识别；②操作人员不够细致，使小病灶遗漏；③操作人员的临床经验不足，易造成对小病灶的不能识别而遗漏；④病灶位于超声探测盲区；⑤较早较小病灶呈等回声结节者。

对来自各个不同脏器、不同病理性质的原发癌肝转移声像图，大多数特征性不强，因此，不但难与原发性肝癌相鉴别，也难以判断其原发病变所在。仅有少数情况对提示原发灶有帮助。如声像图上呈现“靶环征”或“牛眼征”，为大肠癌肝转移的居多。无回声型病变多为鼻咽癌、淋巴肉瘤或来自其他肉瘤的肝转移。网格状多房型及水平分隔状病变多来自有分泌黏液功能的肿瘤，如卵巢囊腺癌、胃肠道黏液腺癌等。

需要指出的是，转移性肝癌的确诊最终取决于临床、肿瘤标志物和其他影像学检查的综合诊断结果，对高度怀疑转移性肝癌和（或）原发灶不明的病例行超声引导下组织学穿刺活检有助于提高检查诊断阳性率。

（李志艳）

第九节　肝移植

肝移植先驱Starzl于1963年在美国科罗拉多大学做了第一例人类肝移植。我国于1977年在上海瑞金医院开展了国内首例人体肝移植。20世纪80年代，随着新一代免疫抑制剂的应用、体外静脉转流技术的问世、UW保存液的使用，以及麻醉、外科手术、影像技术和术后监护水平的提高，肝脏移植技术获得快速发展，移植后生存率稳步提高，肝移植已成为治疗各种终末期肝脏疾病的唯一有效方法。近20年来我国肝移植技术蓬勃发展，规模已居世界前列，手术、围手术期处理和临床疗效已接近国际先进水平，国内较大移植中心的围手术期病死率已降至5%以下，术后1年、5年、10年生存率已分别达到90%、80%和70%。

超声检查是一种无创、经济、简便的影像技术，尤其是多普勒超声及超声造影在血管及血流动力学方面的优越性，在肝移植的术前评估、术中血管分离和重建及术后疗效的监测有重要意义，在肝移植的临床评估中具有不可替代的独特应用价值，已成为肝移植首选的影像学检查方法。

一、肝移植的应用解剖

（一）门静脉的解剖

门静脉由肠系膜上静脉和脾静脉汇合而成，形成腹腔脏器的静脉回流途径，成人的门静脉长约8cm，其间有胃、胰十二指肠静脉汇入，在肝固有动脉和胆总管后方上行，于肝门部分为粗短的右支和细长的左支，入肝后反复分支，形成肝窦。

多数门静脉分为左、右支，少数可见直接分为右前支、后叶支和左支，或右后叶支由左支发出等。部分的门静脉分叉可能贴近肝实质或从肝实质内分出。

门静脉右支较粗短，分支早，变异较多，主要分布至右半肝和尾状叶的右半部分。

门静脉左支走行较恒定，左支自肝门分出后沿横沟向左至左纵沟弯向前上方，进入肝组织，可分为横部、角部、矢状部和囊部。横部位置表浅术中易于分离。门静脉左支分布至左半肝和尾状叶的左半部分（图20-9-1）。由于门静脉左支长，术中易于暴露分离，在劈离式肝移植时对左半肝保留左支，而右半肝则留有门静脉主干。

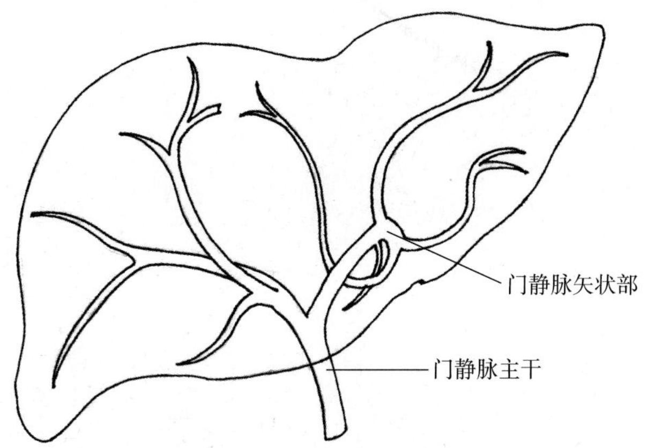

图20-9-1　肝内门静脉解剖图

（二）肝动脉的解剖

肝固有动脉为肝总动脉的延续，走行于肝十二指肠韧带内，在门静脉的前方，胆总管的左侧，于第一肝门分为肝左动脉和肝右动脉进肝，肝右动脉在胆囊三角分出胆囊动脉（图20-9-2）。与门静脉和胆管伴行，被Glisson鞘包绕，但行程弯曲。由于肝固有动脉分支偏左，故肝左动脉较肝右动脉短。40%的人肝固有动脉还会分出肝中动脉，主要分布于肝方叶及邻近肝组织。

肝动脉的变异可以包括肝总动脉起源变异、肝固有动脉的变异、肝左动脉和肝右动脉的变异。

肝总动脉最常见的变异起自肠系膜上动脉，多在胰腺后方起始，于门静脉后方进入肝十二指肠韧带，另外还可起自腹主动脉等。

对于肝固有动脉，20%的人可能缺失，多数为左、右肝动脉分别起自胃左动脉和肠系膜上动脉，其他还可起自肝总动脉和肠系膜上动脉等。也有肝十二指肠韧带内缺失肝动脉，胃左动脉的迷走肝动脉支配全肝。

对于除肝左动脉、肝右动脉外，另一支异位起源的副肝动脉和替代正常肝动脉的异位肝动脉统称迷走肝动脉。副肝左动脉可起于胃左动脉、肝右动脉、肝总动脉、脾动脉等；副肝右动脉可起于肝左动脉、胃十二指肠动脉等。替代肝左动脉的动脉可起于胃左动脉、腹腔干、肠系膜上动脉，替代肝右动脉的动脉可起于肝总动脉、肠系膜上动脉、腹腔干等。

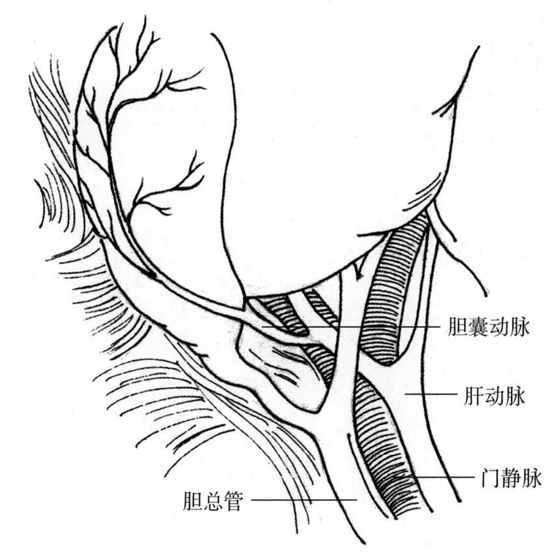

图20-9-2　肝门部肝动脉解剖图

（三）胆道系统的解剖

肝细胞间的小胆管逐渐汇成小叶间肝管，进而汇合成肝段、肝叶的肝管，最终汇成左右肝管，在第一肝门汇成肝总管。左肝管长约1.6cm，引流左半肝胆汁，右肝管长约0.8cm，引流右半肝的胆汁。尾状叶的胆汁引流变化较大，大多分别注入左、右肝管，小部分人仅注入右肝管或左肝管。肝总管下行汇合胆囊管后成胆总管，胆囊管长度为1～3cm，胆总管长度约7cm，经十二指肠上段、十二指肠后段、胰腺段、十二指肠壁内段四段，终引流入十二指肠。

多数情况下左、右肝管汇成肝总管，但存在部分肝总管汇合变异，可见左肝管、右前肝管、右后肝管共同汇合，或者右前、右后肝管单独汇入肝总管等。胆囊变异少见。

胆管系统供血（图20-9-3）：肝胆管的血供来源于动脉。十二指肠以上胆管在3点、9点钟位有两条沿胆管侧壁走行的动脉，血供来源于胰十二指肠动脉、胃十二指肠动脉、肝右动脉、胆囊动脉等，肝门部则有周围血管构成的血管丛供血。肝内胆管供血来源于伴行的肝动脉。

（四）肝静脉的解剖

肝静脉起于肝组织内的中央静脉，逐渐汇合成段间静脉、叶间静脉，最后汇合成肝左、右、中静脉，于第二肝门注入下腔静脉。三条静脉可分别开口于下腔静脉，

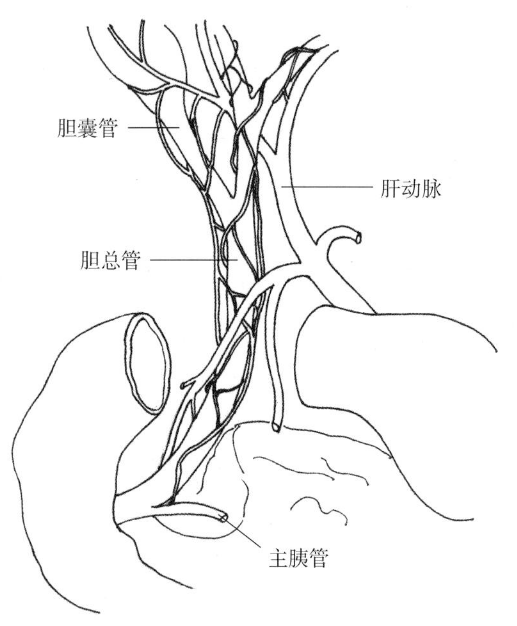

图20-9-3 肝外胆道血供解剖图

也有肝左、中静脉共干一起开口于下腔静脉。

肝右静脉是三者间最长的一条，位于右叶间裂内，主要收集肝右后叶和部分肝右前叶的血液。肝中静脉位于正中裂内，收集左内叶和右前叶的血液。肝左静脉接受来自左外叶及少部分左内叶的血流。

另外，还可见直接开口于下腔静脉左前壁和右前壁的肝短静脉（图20-9-4），一般有4～8条，部分肝短静脉较粗，开口左前壁的肝短静脉主要接收左尾状叶的静脉回流，右前壁开口的则回流右尾状叶和肝右后叶脏面的血液。

（五）肝淋巴回流和神经

肝淋巴管分为深浅两组，浅组主要位于肝被膜内；深组淋巴分为升、降两组，升组伴行肝静脉经过第二肝门、下腔静脉裂孔注入膈上淋巴结，降组伴行门静脉，

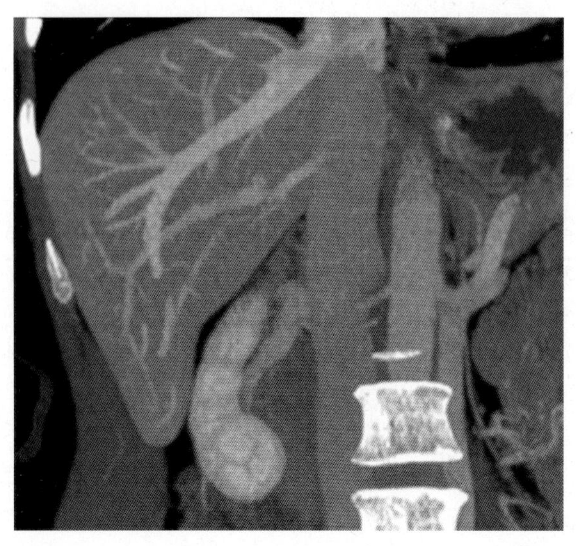

图20-9-4 肝短静脉CT切面图，肝短静脉汇入下腔静脉

主要经肝门入肝淋巴结。

肝神经主要来自腹腔神经丛和迷走神经前干的肝支。

二、肝移植手术方式

肝移植不同术式的管道吻合方式有一定差异，需吻合的管道包括三根血管和一条胆道，血管吻合时都留有“生长因子”，以供后期血管的扩张。

经典式肝移植的肝上和肝下下腔静脉行端端吻合，背驮式肝移植中供体的下腔静脉或肝静脉与受体成形后，肝静脉或下腔静脉一般行端端吻合或端侧吻合。

门静脉的吻合一般都是供体和受体门静脉端端吻合，注意对受体门静脉保留一定长度，如部分肝移植中，供体门静脉口径较小，可对其行“鱼口状”整形，如受体门静脉有血栓形成、海绵状改变、发育不良或长度不足等情况存在，则可用供体髂静脉行供受体门静脉搭桥吻合。

肝动脉的重建方式一种是供体和受体动脉行端端吻合，可直接或对断端进行修剪后吻合；另一种是供体肝动脉和受体相应动脉做端侧吻合，最常选择的部位是选择肾动脉下方的腹主动脉，如果长度不够，可用供体髂动脉搭桥。

最后吻合胆道，需要在受者血流动力学稳定的情况下进行，胆总管内径正常时，行供体和受体胆总管端端吻合，此术式并发症最少。对于小儿或合并胆总管病变的，需要用胆道空肠Roux-en-Y吻合。需要注意的是，吻合口置放T管过早，拔管后可能增加胆漏的机会；分离胆管时应注意保护供血动脉，预防术后胆道缺血。

同种异体肝移植受体的移植术式主要包括经典式原位肝移植、背驮式肝移植、减体积肝移植、劈离式肝移植和辅助性肝移植5种。

（一）原位肝移植

原位肝移植（orthotopic liver transplantation）即经典式肝移植或标准式肝移植，原位肝移植术需建立体外静脉转流，以减轻由切除连带肝后下腔静脉的整个病肝造成的循环障碍，供肝植入时按原解剖位置依次重建肝上下腔静脉、肝下下腔静脉、门静脉、肝动脉和胆总管（图20-9-5）。此术式目前主要应用于肝脏恶性肿瘤和再次肝移植的部分患者。

（二）背驮式肝移植

背驮式肝移植（piggyback liver transplantation）与经典式的区别在于其保留了肝后下腔静脉和肝静脉，无肝期不需阻断或仅部分阻断肝后下腔静脉，因而无须常规行静脉转流术。将供肝的肝上下腔静脉与受体成形的

肝静脉端端吻合重建，缝闭供体肝下下腔静脉（图20-9-6）。为了应对植入者的不同情况，出现了不同的改良背驮式肝移植方法，如供、受者下腔静脉成型后端侧吻合或侧侧吻合，减少术后流出道吻合口狭窄的发生率；桥式背驮式肝移植应用于布-加综合征病例。背驮式肝移植可广泛应用于各种代谢性、先天性、良恶性、急慢性终末期肝病。

（三）减体积肝移植

减体积肝移植（reduced-size liver transplantation）适用于一般儿童或体重＜40kg的成年患者。成年人尸体供肝由于体积过大，需要根据儿童受者体重及腹腔容积，修剪成有功能的适当肝叶或肝段，常用带血管蒂的左半肝、左外叶或右半肝。手术一般采用的是背驮式技术，由于修剪剩下的肝脏不另作他用，故切取时尽可能留长血管蒂，便于术中修剪，以减少术后血管并发症的发生。目前减体积肝移植一般被劈离式肝移植代替。

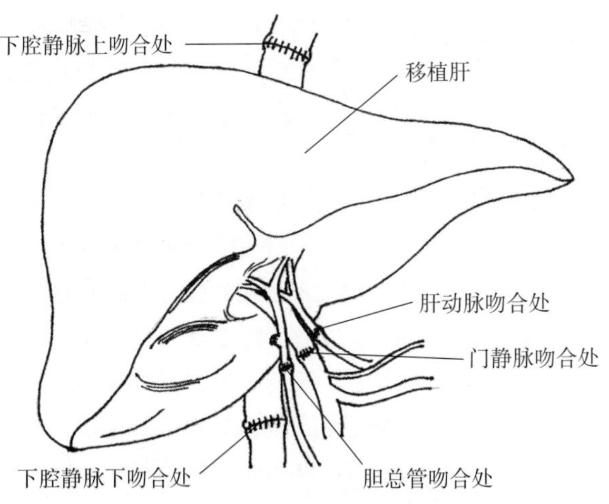

图20-9-5　原位肝移植技术解剖图

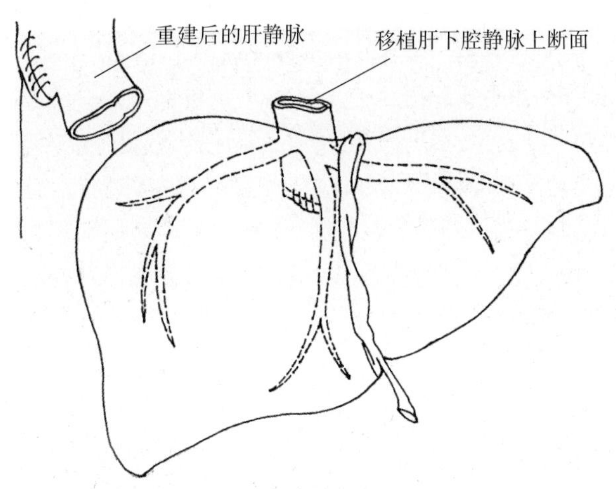

图20-9-6　背驼式肝移植技术解剖图

受体肝静脉重建与供体上下腔静脉吻合

（四）劈离式肝移植

由于供肝短缺趋于严重，促使外科技术革新，出现了劈离式肝移植（split liver transplantation）、活体部分供肝移植等方式，使更多的患者等到手术机会。同时也要求术者有更高的技术能力。

劈离式肝移植需要一个可取代全肝的部分肝脏组织，因此它必须拥有适当的肝动脉和门静脉灌注、肝静脉和胆道引流及足够的肝细胞量。

供肝依据解剖结构可以分离为左外叶和扩大的右半肝，分别供给一个儿童和一个成人，左外叶包含肝左静脉、肝左动脉（如有变异可保留主干）、门静脉左支和左肝管，采用背驮式植入受者体内，右半肝保留下腔静脉、门静脉主干、右肝动脉等，可采用经典原位植入技术；供肝也可分为左、右叶分别供给两个体重较轻的成人，左半肝（Ⅱ、Ⅲ、Ⅳ段）留有肝左静脉、肝中静脉、腹腔干、门静脉左支及左肝管，右半肝留有下腔静脉、门静脉主干、肝右动脉及胆总管，需要注意：由于供肝体积常接近受者最低需求，对供体和受体的选择有一定要求，面临肝静脉引流、胆管血供、小肝综合征、血管变异等问题。为了保证供肝的血供，外科医师发明了劈离肝中静脉髂静脉瓣修复等不同方式，对于血管重建时血管过短、张力增高等情况，给予血管搭桥预防术后的相关并发症。

劈离式肝移植常见并发症有断面出血、胆漏、胆道吻合口狭窄、动脉血栓、原发性无功能及小肝综合征等。

活体部分肝移植利用劈离式的技术发展而来，这项技术开展到现在有近20年。其具有供肝活力强、冷缺血时间短、可选择最适宜的手术时机等尸体肝移植没有的优势，但是也存在对健康供者行肝叶切除术的伦理问题及手术技术难度大等问题。

（五）辅助性肝移植

辅助性肝移植（auxiliary liver transplantation）是保留部分或全部病肝，将供肝部分或全部植入受者，使肝衰竭患者得到临时的支持，以待原肝功能恢复，或代偿原肝缺失的代谢、解毒等功能。辅助性肝移植可以分为异位辅助性肝移植和原位辅助性肝移植，前者常将供肝植入右结肠旁沟，后者则需切除部分病肝以供供肝植入。供肝的门静脉与受体的门静脉做端侧吻合；肝动脉经搭桥与腹主动脉或腹腔干吻合；胆管重建采用标准的胆总管空肠Roux-en-Y吻合。辅助性肝移植适用于暴发性肝衰竭、先天性代谢性肝病、良性终末期肝病。但是其存在受体肝和移植肝之间的功能竞争导致移植肝萎缩等问题，有待进一步研究。

三、肝移植的超声检查

（一）超声仪器

超声仪器应具备彩色和脉冲多普勒功能，有实时灰阶超声造影功能则更佳。肝移植的术前超声检查与常规肝脏检查无异，通常用凸阵2～7MHz宽频探头。术中超声常用T型高频探头，但模拟关腹后可选择凸阵探头。术后因受切口、敷料及体位影响，体表暴露区域常受限，可用接触面小、成像视野大的相控阵或小凸阵探头，这种探头尤其适用于超声引导下穿刺介入治疗。

（二）仪器调节

对肝移植患者需准确评估肝脏整体情况，尤其是肝脏的血管系统，仪器调节时要注意二维灰阶图像的优化，尤其要正确调节多普勒超声的设置。由于肝脏血管的空间位置、管腔内径和血流速度迥异，出现血管并发症时这种差别就更显著，在检查过程中需随时对基线、帧频、壁滤波、增益、速度范围、角度、取样容积的大小和位置等参数进行调节。

1.二维灰阶图像的调节　图像的调节应做到因人、因需而异。可根据需要来改变探头频率，体型较瘦者可适当调高频率，而体型较胖者则需调低；同一患者，目标区域距探头较近时用较高频率，较远时则可调低，如在显示肝静脉和下腔静脉汇合处及供应肝后段的血管时。除改变探头频率外，还可通过改变聚焦区域的位置和数量、增益及帧频来改善图像质量。高增益的二维图像可抑制血流信息，低增益的二维图像则相反。深部肝段取样将降低成像帧频，但如使用单个聚焦，可提高帧频，使图像更接近实时。

2.多普勒参数的调节　为了对移植肝的动脉和静脉进行半定量和定性评估，多普勒超声检查应包括彩色和频谱分析，合理的参数调节将获得良好的多普勒显示效果。

（1）多普勒脉冲重复频率：肝脏的动、静脉系统血流速度相差较大，故应根据不同的血管设定不同的PRF。一般在显示肝动脉时，应将彩色多普勒PRF调高，显示门静脉或肝静脉时则调低（图20-9-7）。不合理的PRF设置可能导致对血流性质的误判，如PRF设置过低，会导致混叠效应，在肝动脉或门静脉内出现五彩镶嵌血流（图20-9-8），造成血管狭窄的假象，且容易误判血流方向；相反，过高的PRF设置则可能出现无血流信号的伪像。频谱多普勒的PRF调节和彩色多普勒相似。

（2）基线（baseline）：调整基线可以改变所显示的速度范围，从而也可以避免混叠伪像。混叠伪像常在检测高速血流时发生，如检测肝动脉（特别是发生狭窄时）（图20-9-9）及检测右肝的深部血管时（因为随着取样深度的增加，PRF下降）。

（3）壁滤波（wall filter）：壁滤波可有选择地去除血管壁运动产生的低频率高强度噪声。在检查流速较高的肝脏血管时，为了减少这种低频噪声，可适当调高壁滤波，但血流速度明显下降时，为了避免低速血流信号的丢失，滤波设置应该调到最低的程度（通常在50～100Hz），否则可出现无血流信号的假象。当肝动脉阻力明显增加时，可导致频谱舒张末期血流速度极低，此时需要降低壁滤波以显示舒张末期血流，这对正确测量肝动脉血管阻力、半定量肝动脉血流至关重要。

（4）增益（gain）：频谱多普勒的合理增益设置是正确测定血流参数的基础。彩色多普勒超声检查时，彩色增益过高将产生噪声，掩盖真正的多普勒信号（图20-9-10）；设置太低将低估血管内的血流分布，人为导致“充盈缺损”可能误判为血管内血栓形成。

（5）彩色取样框（color sampling frame）：彩色取样框的大小对成像帧频有很大的影响，取样框越大则帧频越低。肝移植患者在术中及术后应早期应用呼吸机，因

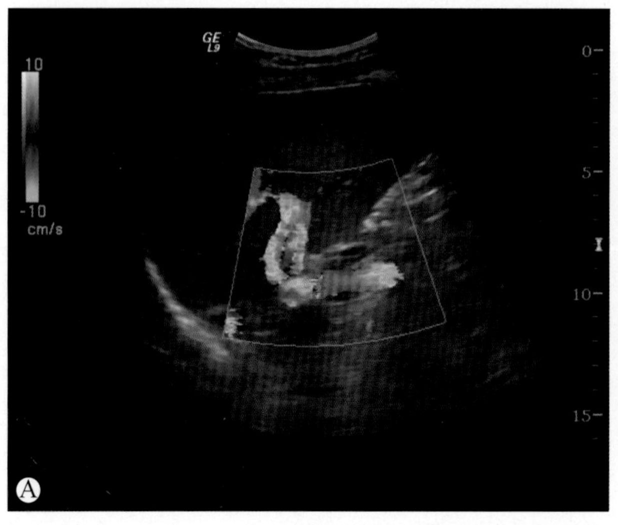

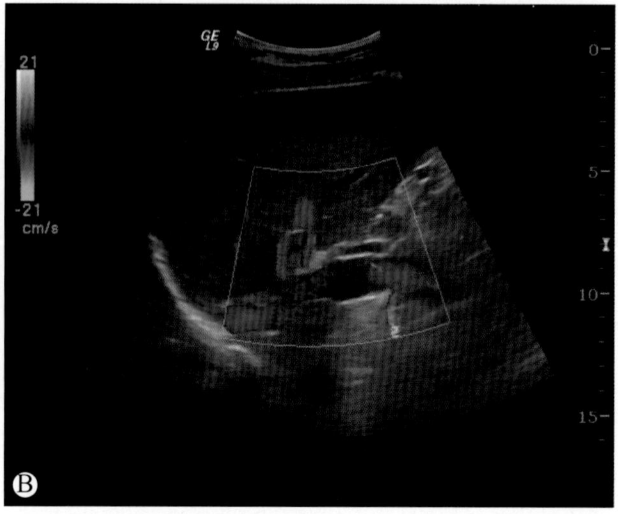

图20-9-7　调高PRF后清楚显示原隐藏于门静脉血流内的肝动脉

为其无法控制呼吸运动，因此在保证取样框涵盖目标区域的前提下，应尽量减小其大小，以迅速捕捉目标血流信息，实时分析血流特性。

（6）取样容积（sampling volume）：理论上，为了正确进行血流的半定量计算，脉冲多普勒取样容积的大小应该恰好包括目标血管的整个管腔，然而实际上由于取样角度和患者呼吸的双重因素影响，这一理想状态很难达到。相反，在检测肝动脉时，由于血管细小且随呼吸移动，为了取得肝动脉的频谱，应尽量加大取样容积，特别是对于应用呼吸机的患者，患者呼吸的幅度、频率很难配合检查。通常肝动脉的血流速度高于毗邻的门静脉，故所取得的血流频谱即使含有门静脉的成分，也不至影响对肝动脉空间峰值流速的评估（图20-9-11）。门静脉由于内径较粗，故应将取样容积置于其管腔内，门静脉反流在肝移植患者中很常见，这时取样容积放在静脉的中心部分将得到在频谱基线以上和以下的血流信号。

（7）角度调整（angle correction）：彩色多普勒血流显像时，为了使肝脏血管的血流显示达到最佳，应多方位调整探头的位置和角度，使声束与血流尽量平行，以获得最佳的多普勒频移。频谱多普勒超声在取样时必须将声束和血管的夹角控制在60°之内，只有这样，获取的血流速度信息才是可信的。如果声束和血管的夹角过大，会导致彩色“充盈缺损”的伪像。

3.超声造影参数的调节　不同于多普勒超声，超声造影技术只要管腔内有血液的流动或位移，就能清楚显示移植肝的血流灌注充盈情况。合理调节各项参数，以获得良好的显示效果，不同的超声仪器的造影成像技术虽然不同，但都需调低机械指数，高机械指数会爆破微泡，从而缩短造影剂的寿命，影响成像的时间。不同品牌的超声仪器的调节略有不同。例如，ALOKA设置为0.09，ESAOTE设置为0.06～0.10；调整探头频率，获得足够的组织抑制并保持合适的穿透深度，可见大血管结构及所需的解剖标志；图像的聚焦点通常调整到所需观察的水平稍下方；增

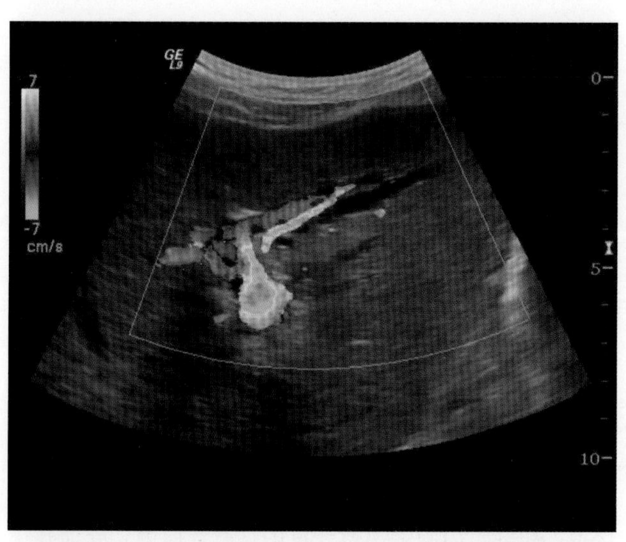

图20-9-8　PRF过低，门静脉左支内见五彩镶嵌血流

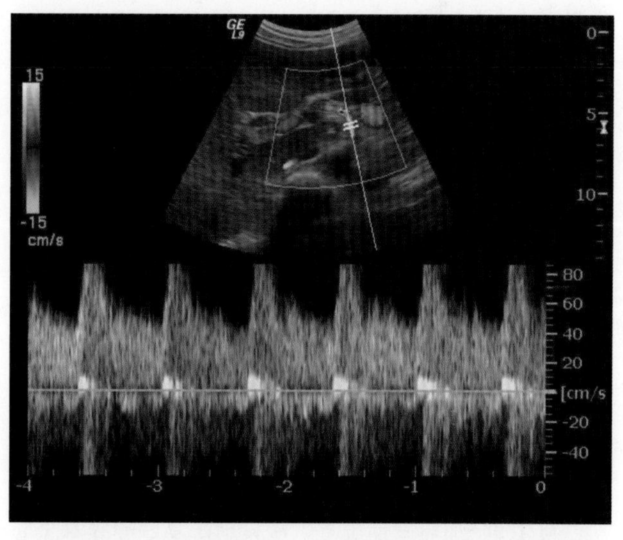

图20-9-9　未调整基线，肝动脉频谱出现混叠伪像

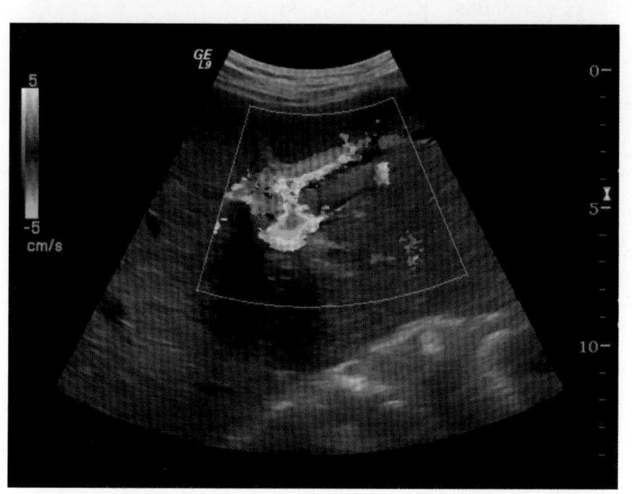

图20-9-10　增益过高，掩盖真正的多普勒信号

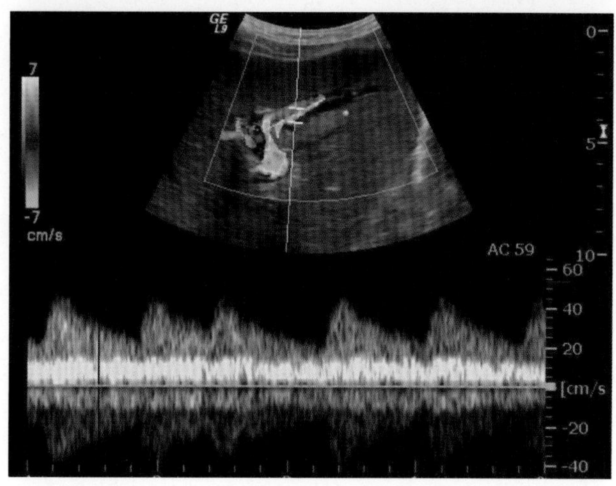

图20-9-11　加大取样容积，肝动脉频谱上包含门静脉的成分

益方面需要适当调低，过大的背景噪声会影响观察造影剂的填充显示效果。

（三）检查方法

肝移植患者超声检查时，探头置于肋间隙进行多切面成像。通常取仰卧位或右前斜位，采用合适的体位可缩短深部目标区域至探头的距离，利于显示这些部位的血管。在血管多普勒成像时，应改变探头和血流之间的角度，以获得最佳的多普勒效应。情况允许时嘱患者做呼吸的配合，以掌握肝脏位移规律，这对获得满意的频谱多普勒至关重要。

肝移植的术前、术中和术后超声检查各有其特殊性，应有不同侧重。

1.术前超声检查 肝移植患者术前常规行超声检查，评估病变肝脏、胆道系统情况，了解肝脏血管系统的解剖位置、变异情况，尤其在发现肝内外胆管结石和明确肝内囊性病灶方面有独特优势。结合患者的一般状况、实验室及其他相关影像学资料，确定患者是否有肝移植适应证。

对于肝硬化患者，通过超声检查了解其肝硬化的程度、有无并发肿瘤、门静脉和肝动脉内径、门静脉系统有无血栓及血流动力学改变情况。如门静脉血栓形成易合并门静脉海绵样变，此时门脉结构常模糊不清，需进行血管造影以正确评估。

对于占位性病变，需要了解病变的数目、大小、位置、有无邻近脏器粘连及其他脏器转移等，核对肝肿瘤移植的相关标准。肿瘤较大时，则需观察血管有无受压、扩张及栓子形成，如有栓子，应详细了解其大小、部位及分布范围，应用彩色多普勒或超声造影可以帮助鉴别栓子性质。

对于布-加综合征患者，需特别注意肝静脉及下腔静脉，包括了解病变的部位、范围、类型、原因及血流动力学状态。

值得注意的是，胆道闭锁的患者肝内门静脉可能缺如；多脾综合征患者下腔静脉可能缺如等。

对于活体肝移植，超声对移植肝供体须做初步影像学检查，评估要点包括肝实质变化、是否有脂肪肝及其程度、是否有肝肿块、是否有异常的胆道扩张等、是否有肝静脉和门静脉的解剖异常。尤其是对于肝静脉分支的分布，有否异常分支，如肝左上静脉、肝右下静脉、肝中静脉分出的前上叶静脉等，内径＞5mm则会支配相当范围的肝血液回流；评估供体门静脉横部的内径，以免供、受体门静脉重建时内径相差过大。

同时超声还能对脾、肾、胰和心脏等重要器官进行评估。

2.术中超声检查 对于活体肝移植，首先要保证供体生命安全，供体、受体都需要有足够的肝组织来满足机体代谢需要，且都应具备足够的血供、回流静脉及引流胆管。因此，手术技术复杂，肝脏切取技术要求高，肝中静脉是最重要的标志，其取舍关系到供体健康及受体存活。超声在活体取肝手术中有辅助定位作用，于肝脏表面定出肝中静脉的走向、主要肝中静脉分支走向及大小，对移植肝是否包含肝中静脉有重要参考价值。超声可辅助判断肝动脉分支相应的供血范围，明确其是否为主要血供来源，其对移植肝动脉吻合血管选择有所帮助，可以防止血管位置的错误认定。在供体肝脏切除后，借助超声可观察残肝血流情况。

完成肝移植所有肝血管吻合再灌注后，多普勒超声可做全面肝血流动态检测。首先测定肝静脉血流是否正常，流速需＞10cm/s，频谱为双相或三相波，如发现肝静脉频谱呈单向平坦波形，要考虑肝静脉血栓形成、血肿压迫第二肝门、肝脏位置偏移或旋转等所致的肝脏流出道梗阻。其次测定门静脉的内径及血流。正常门静脉血流应＞12cm/s（流量要求达到800ml/min或更高），彩色多普勒显示血流填充良好，若流速减低，需考虑血管弯曲、部分血栓形成或吻合处狭窄等。由于门静脉和肝动脉之间存在血液流动混合机制（Buffer机制），门静脉血流量少，肝动脉流量将会增加，PSV增高，RI降低。对于移植肝体积相对受者偏小的情况，需避免门静脉高压导致肝衰竭，即所谓小肝综合征，术中可采取脾切除、门静脉-下腔静脉分流等减少血流量，通过多普勒超声确定门静脉流量是否减少至正常。

肝动脉的评估主要参数为PSV、RI、波形，一般PSV＞32cm/s（血流量＞350ml/min），若RI术中值偏高（＞0.9），流速低于正常，考虑肝动脉痉挛，给予利多卡因解痉。如测不到动脉信号，可能是由于血栓形成、压迫、扭转、内膜剥离或严重的痉挛等原因。肝动脉狭窄或部分阻塞时，可测及小慢波形，收缩期峰值流速（SAT）＞0.08s，RI＜0.5。

超声提示肝血流测定正常后再进行胆道吻合和关腹，在正式关腹前行模拟关腹，再重复检测肝内血流，此时因为腹壁压力可影响肝内血流，尤其是儿童受者。模拟关腹时因气体干扰，检查困难，通常需要在腹腔内大量灌水进行检查。

3.术后超声检查 内容应包括肝脏形态大小、实质回声；肝内外血管包括吻合口的内径及流速、阻力指数等血流动力学指标；胆道内径、管腔内部及周围回声；肝门部、肝周、胸腹腔积液及其他脏器有无异常。

术后早期，由于敷料和各种引流管的影响，肋缘下扫查一般比较困难，多需依靠肋间扫查。测量右叶前后径（肝右叶前缘至下腔静脉右缘）和肝缘角度可以动态评估肝脏大小及形态变化。由于冷缺血及保存时间过长会造成肝损伤，尤其要注意早期肝包膜下实质有无异常回声。血管的位置及走行因重建方式不同而有所不同，应尽可能观察血管全程。门静脉及肝动脉多在肝门部观察，后者有时难以显示，借助超声造影剂可以提高其显示率。对于肝静脉，除注意汇入下腔静脉处的血流状况外，更需分析肝右、肝中静脉的频谱形态，肝左静脉由于受心脏搏动的影响较大，频谱改变的诊断意义不大。对于下腔静脉，观察吻合口及远近端血管形态以矢状切面较好，而观察血管张力时则以横切面为佳。下腔静脉观察的重点因术式而异，原位肝移植需重点观察肝上、下两处下腔静脉吻合口，此两处较容易发生狭窄或血栓；对于背驮式肝移植，应重点观察肝静脉-下腔静脉吻合处情况，同时还要了解供肝下腔静脉闭合管端情况。

术后检查时间：从术后3小时后即可开始随访，前5天每天检查一次，然后每周一次直至出院，出院后可每3个月一次。如有血流异常，则增加检查次数或时间，也可根据患者的临床表现及实验室指标来调整检查的具体时间。

4. 超声造影检查　可应用于肝移植术前、术后，其对二维灰阶或多普勒不能明确的肝内肿块、肝血管畸形及术后并发症有较高的诊断意义。

扫查方式同二维彩色超声，可通过肋间和剑突下扫查肝脏血管，对于肝内特别的检查对象，取最合适的切面，注意患者呼吸的配合。造影检查应在完成灰阶超声、多普勒超声之后进行，首先确定造影所要观察的目标病变灶或血管，选择好适当切面，然后切换到特定造影成像状态下，调整好相应参数，经外周静脉团注造影剂并用生理盐水冲管，同时开始计时、记录，观察肝脏造影增强的3个时相，动脉相约为注射造影剂起至40s，可见肝动脉充盈显像；门脉相为注射造影剂后40～120s；由于肝实质主要由门静脉供血，延迟相（实质相）在门脉相之后，约注射造影剂120s后（图20-9-12）。

通过造影了解血管内通畅情况，结合对动态图像进行造影增强时间-强度曲线分析等有助于诊断相关血管病变，另可根据肝内肿块造影下增强减退的快慢来判断肿块的性质。

四、移植肝的正常表现

（一）肝实质

移植肝外形因术式而异，大小则依据植入供体肝脏的大小而有所不同，其正常参考值应与正常成人相似。移植后早期，部分患者肝实质回声可有一过性增高，约

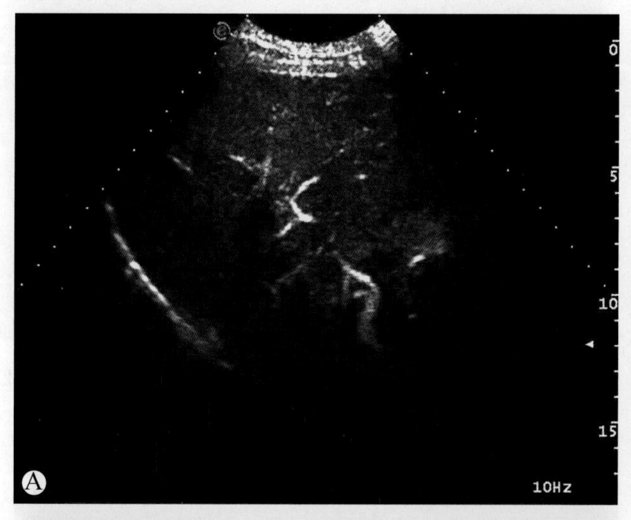

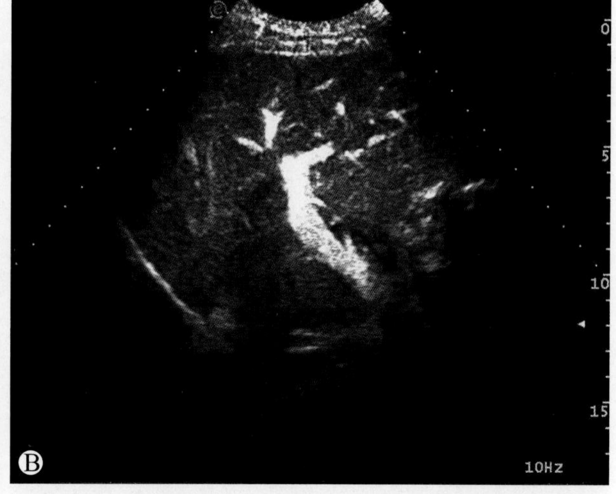

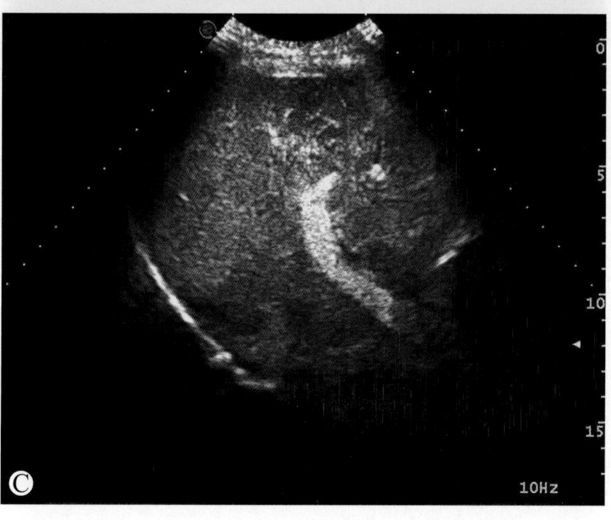

图20-9-12　超声造影移植肝3个时相的肝门部肋间扫查
A. 动脉相；B. 门脉相；C. 延迟相

2周后可恢复正常。在肝脏近包膜的边缘部位有时可见到大小不等、形状不一、边界不清的低回声灶，一般认为与低温保存及再灌注过程中肝脏表面局部组织冻融有关，均为正常超声表现。

（二）肝内、外胆管

全肝移植一般肝门部胆管显示清晰，而部分活体肝移植由于受肠气干扰，肝门部胆管可显示不清。肝移植术后，肝内胆管1个月内可呈轻度扩张，管壁增厚、回声增强，肝门部胆管管腔透声差，管壁增厚。术后1个月超声观察多可恢复正常，与非移植肝的正常胆道超声表现类似。如果放置T管，肝外胆道可表现为管壁增厚。吻合处水肿炎症一过性狭窄常发生于术后4～8周。

移植肝术后胆道的表现有其特殊性，因此有学者提出了胆道异常表现的特殊超声诊断标准：肝内三级胆管内径大于2mm，肝门部胆管内径大于伴行门静脉内径1/3即为胆管扩张；胆管壁的厚度及回声与门静脉管壁相比增厚、增高，即为胆管壁增厚、回声增高；胆管腔内的透声与伴行门静脉类似则为透声好，管腔与管壁无法分辨则为透声差，介于两者之间则为透声欠佳。

（三）血管

1.肝动脉（hepatic artery） 因肝移植手术中剖开的Glisson鞘不再缝合，以及吻合的部位、方式的不同，肝动脉和门静脉的解剖位置可以有较大的变异。肝门处肝动脉内径一般约为4mm，但变化范围较大，通常在2～5mm，如以肝动脉供血为主的受体肝移植后内径相对较粗。

一般情况下，肝动脉因内径较细、肠气干扰，二维灰阶超声显示较为困难，仅较粗的肝动脉可部分显示（图20-9-13），肝内分支常无法显示。

肝内肝动脉分支一般需用彩色多普勒超声显示肝内有搏动血流信号来提示动脉存在（图20-9-14），如移植后重建的肝动脉较长，在彩色多普勒可测及肝门处走行扭曲的肝动脉血流信号（图20-9-15）。

正常肝动脉频谱多普勒超声表现为舒张期持续存在的血流搏动频谱（图20-9-16），PSV可因血管扭曲、取样角度、取样部位、仪器及检查时间的不同而相差较大，范围为30～100cm/s，搏动指数（PI）一般为0.80～1.50，SAT＜0.08s，RI根据肝动脉吻合方式的不同而有所不同，端端吻合的RI一般为0.40～0.70，典型的频谱表现为收缩峰较宽，舒张期血流速度逐渐缓慢下降；而旁路吻合的RI一般为0.60～0.80，频谱表现为收缩峰较窄，舒张期血流速度快速不均匀下降。部分患者肝移植术后早期肝动脉阻力指数较高，甚至达到1.0，表现为肝动脉舒张期血流缺失，频谱形态呈“钉”样（图20-9-17）。这通常见于动脉痉挛，应用血管扩张剂后，阻力指数往往逐渐减低，1～2周后可接近正常。此外，这种“钉”样频谱的峰值流速通常在正常范围，但动脉流量多数降低，这时动脉流量的检测对临床有一定的指导

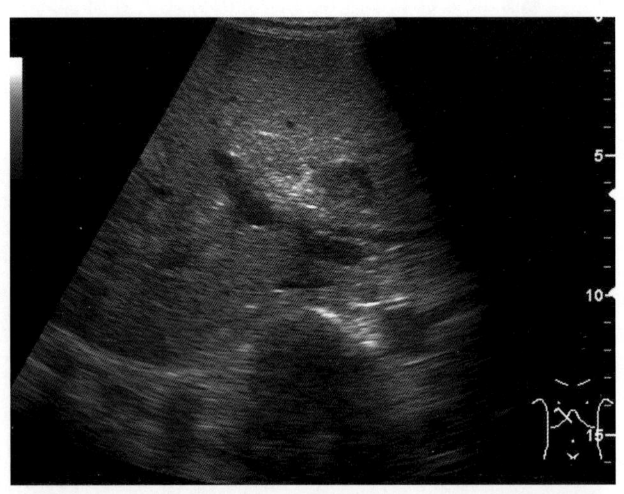

图20-9-13 肝动脉的二维超声图（肝门处显示增粗的肝动脉）

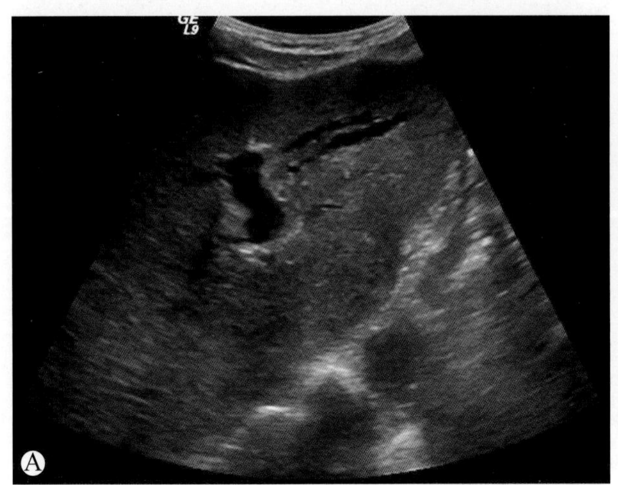

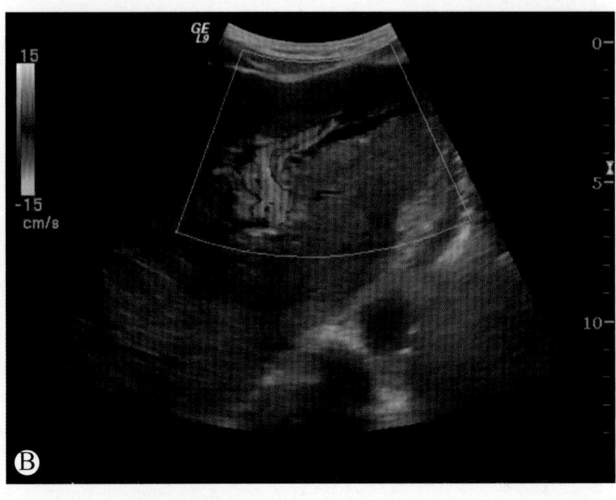

图20-9-14 肝内动脉一般需用彩色多普勒显示

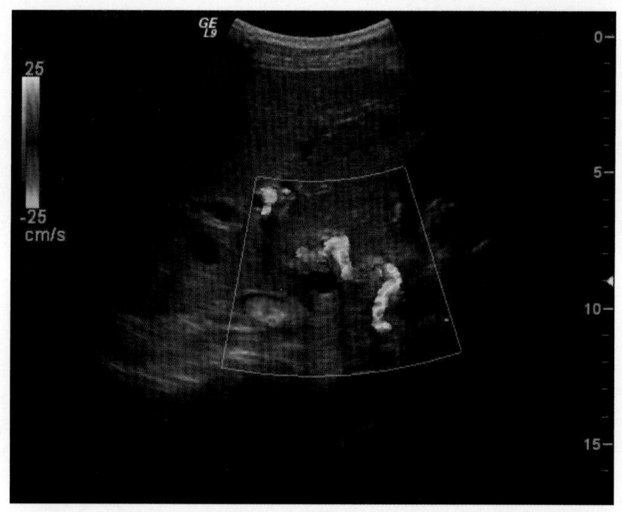

图20-9-15　扭曲的肝动脉图（肝门处见走行扭曲的肝动脉血流信号）

意义。

虽然多普勒超声对流量的检测不是很准确，但可作为一个动态观察的参考指标，用于前后对比。

部分患者由于血流方向和速度的关系，彩色多普勒超声无法检测到肝门部的肝动脉血流信号，超声造影可提高其显示率，在动脉相可观察到肝门部门静脉周围充盈造影剂的肝动脉（图20-9-18）。

2.门静脉（portal vein）一般移植后肝门部的门静脉内径为8～14mm。

二维灰阶超声显示正常门静脉管壁较厚，为管壁回声较强的管状结构，管腔内无异常回声。在吻合口处可见缝线等造成的点状高回声，此处内径可相对较窄（图20-9-19），一般≥7mm，其远端内径相对较粗，近吻合口处可呈弧形膨出。吻合口远端一般都能较好显示，吻

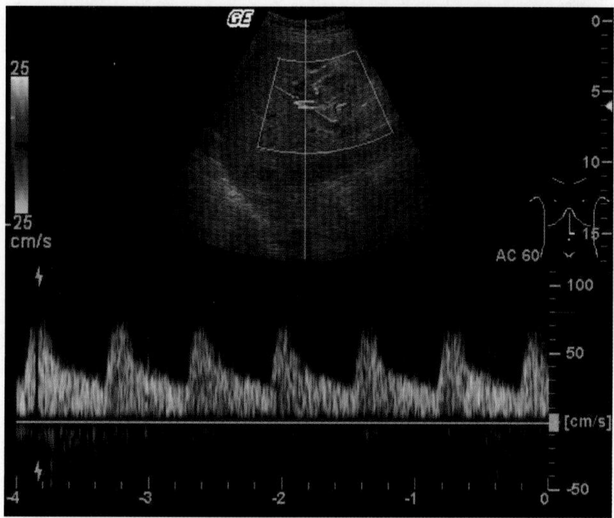

图20-9-16　正常肝动脉频谱图表现为舒张期持续有血流的搏动频谱

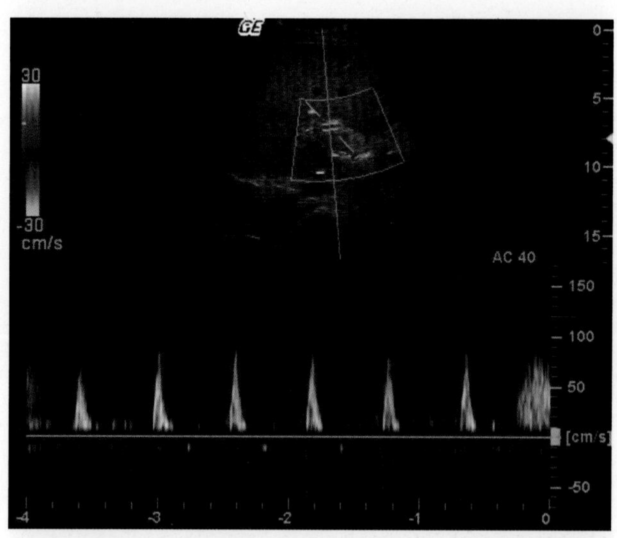

图20-9-17　痉挛的肝动脉图（肝移植术后早期高阻型的动脉频谱）

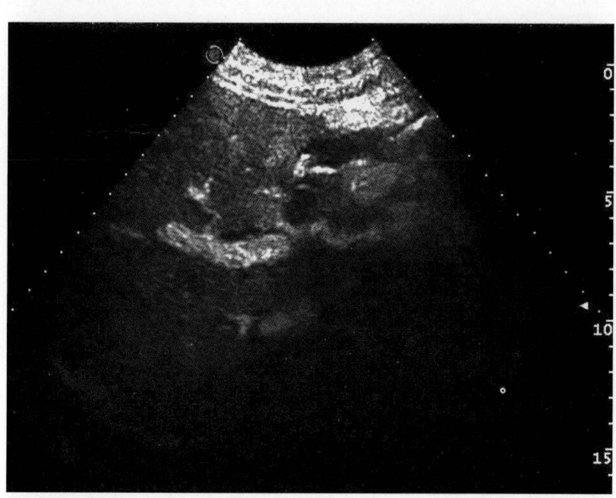

图20-9-18　超声造影剑突下横扫显示垂直于声束走行的肝动脉

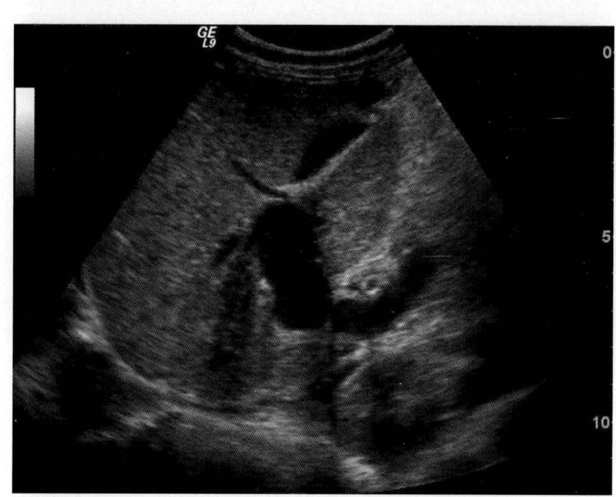

图20-9-19　正常门静脉长轴图，门静脉吻合口长轴相对变窄

合口近端部分由于气体等原因较难显示。

彩色多普勒超声显示管腔内血流充盈好，早期可呈红蓝相间的双向螺旋型血流（图20-9-20），这在部分活体肝移植门静脉矢状部尤其多见，1～2周后可恢复为入肝的单向血流。

频谱多普勒超声表现为连续毛刺状带状频谱（图20-9-21），随呼吸运动有轻度起伏，早期平均流速高于正常值，通常为20～50cm/s。肝移植后门静脉血流速度的增高是由于长期处于高阻状态的门静脉系统遇到低阻力的移植肝后，压差加大，血流速度自然加快。此外，血管吻合术后再灌注造成血管内皮细胞损害、水肿引起动脉供血不足，代偿性出现门静脉供血增加，血流速度加快。1～2周后随着肝动脉供血增加，门静脉血流速度可逐渐降低至接近正常或稍高。一般来讲，门静脉吻合口处流速应与吻合口前后的血流速度相同，但在术后早期也可略增高。

3. 肝静脉（hepatic vein） 肝移植后正常肝静脉的右、中、左三支及其二级属支在二维灰阶超声上一般均能显示，只是与下腔静脉的吻合口较难显示。肝静脉表现为条索状无回声区，管壁不易显示，而是以肝实质的回声为其边缘，静脉内径可以稍细（图20-9-22）。

彩色多普勒超声显示肝静脉近心端多为红蓝相间的彩色血流信号，无充盈缺损，约20%的患者亦可呈单色的离肝血流信号。

频谱多普勒超声显示近心端肝静脉频谱形态多为三相或双相波形（图20-9-23），少数呈单向波浪形，这是由于肝细胞水肿和炎性细胞浸润使肝脏肿胀、顺应性降低。随着早期炎性反应的减轻，如不发生明显的并发症，1周后移植肝逐渐恢复正常，肝静脉频谱呈三相或双相波。远离心脏的肝静脉分支则可表现为平坦的单向波，

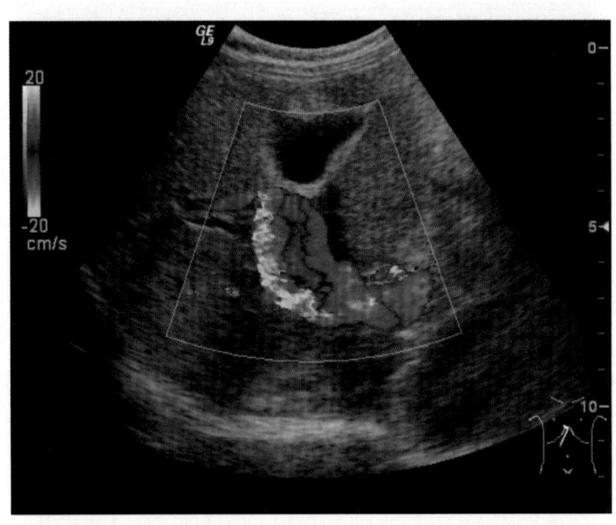

图20-9-20 正常门静脉彩色图（门静脉术后早期红蓝相间的双向螺旋型血流）

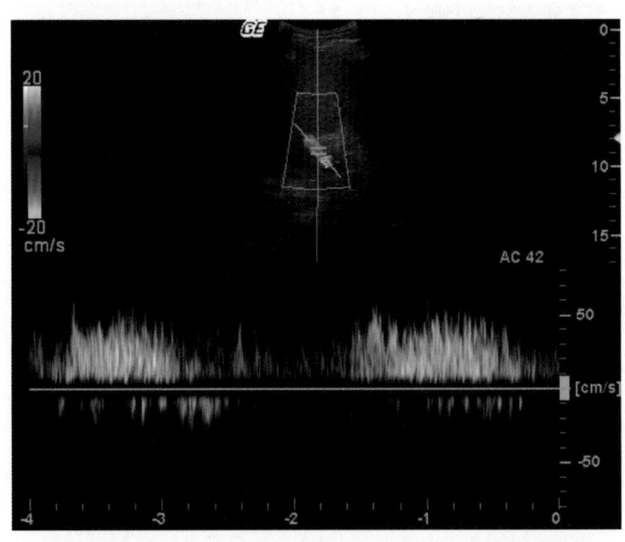

图20-9-21 正常门静脉频谱图（术后早期呈连续毛刺状带状频谱）

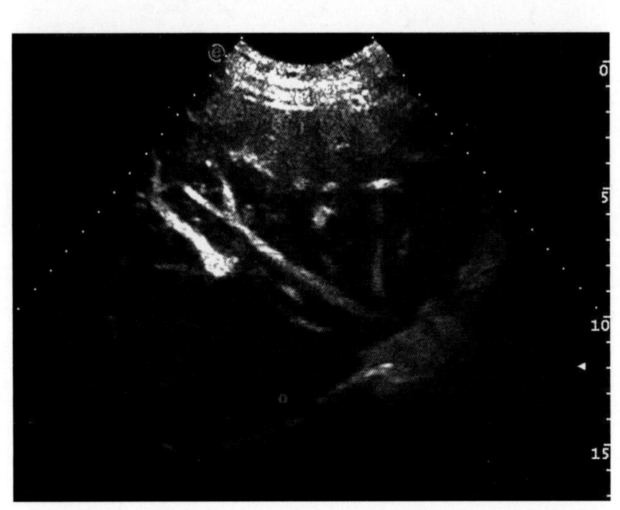

图20-9-22 超声造影显像肝静脉汇入下腔静脉

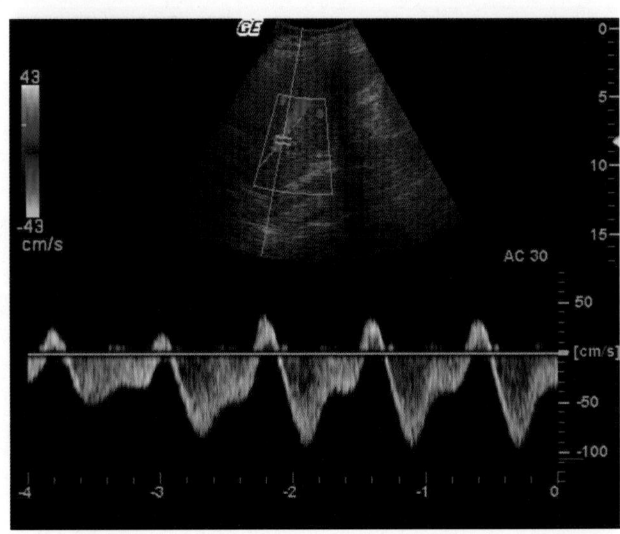

图20-9-23 肝静脉频谱图（近心端肝静脉多普勒频谱呈三相波形）

这是由于不同部位的肝静脉受呼吸和心脏舒缩影响的程度有所不同。肝静脉的平均流速变化范围较大，肝中静脉距第二肝门20～30mm处的流速通常≥20cm/s。

4.下腔静脉（inferior vena） 肝移植术后因受供肝的重力影响，二维灰阶超声通常显示下腔静脉的短轴切面为扁椭圆形，管壁光整，腔内无异常回声，在吻合口处亦可见缝线等造成的点状高回声（图20-9-24），经典式肝移植术式中肝下吻合口的点状高回声较肝上吻合口更易显示。

彩色多普勒超声显示下腔静脉亦为单色血流信号，因血流与声束较垂直，彩色血流的显示率不如门静脉和肝静脉高。

下腔静脉近心的频谱多普勒可表现为类似于肝静脉的三相或双相波，远离心脏的下腔静脉波幅减小并逐渐变成连续型。

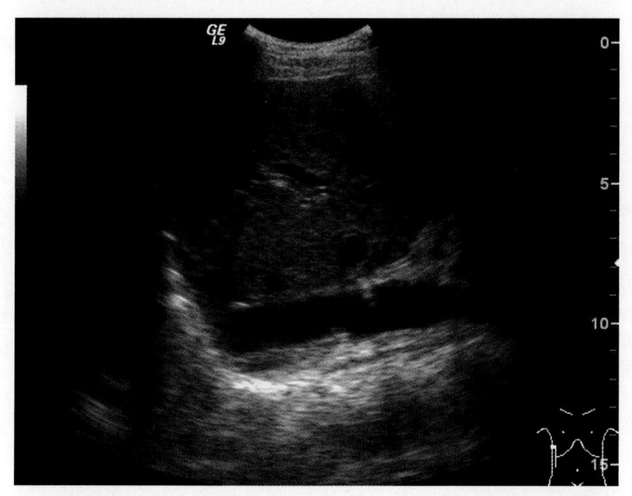

图20-9-24 正常下腔静脉图（肝下吻合口处见缝线的点状高回声）

五、肝移植后的常见并发症

（一）血管并发症

血管并发症是肝移植术后最常见、最严重的并发症，是移植后预后好坏的决定因素。其通常发生在术后早期，由于儿童的血管较细，手术吻合技术要求更高，儿童的血管并发症发病率较成人明显增高，在部分肝移植患者中发病率也相对较高。血管并发症包括有动、静脉血栓或狭窄、肝动脉假性动脉瘤及动静脉瘘等，其早期诊断对肝移植的预后起关键作用。

超声作为肝移植术后早期常规无创性检查，可以特异性地提高血管并发症的检出率，以便于早期治疗，但目前血管造影仍是诊断肝移植血管并发症的金标准。

1.肝动脉 是肝内胆管血供的重要保障，因而对肝动脉血流的监测在肝移植患者术后随访中至关重要。肝动脉并发症是肝移植术后最常见的血管并发症，主要包括肝动脉血栓、肝动脉狭窄、脾动脉窃血综合征及肝动脉假性动脉瘤等。儿童肝动脉内径较细，较成人更容易出现并发症。

（1）肝动脉血栓形成（hepatic artery thrombosis）

1）临床概述：肝动脉血栓形成是肝移植术后最常见的血管并发症，也是再次肝移植最为常见的技术性原因。成人的发生率为1.6%～6.7%，死亡率高达11%～35%。儿童较成人更常见，为12%～30%，死亡率更高。

导致肝动脉血栓形成常见的原因有手术技术因素（血管内膜损伤、吻合口内翻、动脉扭曲等）、肝动脉内径小（≤0.3cm为高危因素）、排斥反应引起的肝脏肿胀及血管内皮损伤、肝静脉并发症等。

临床上根据病程可将肝动脉血栓形成分为急性、亚急性、慢性3种。通常把术后4周内定义为早期，之后为晚期。术后早期出现的急性肝动脉血栓形成，由于没有侧支循环形成，常发生暴发性肝缺血性实质坏死、严重感染和败血症，患者表现为发热、腹痛、意识障碍等。亚急性肝动脉血栓形成发生于术后早期或晚期，主要表现为缺血性胆管损伤，如胆管狭窄等。随着时间推移，一定侧支循环的形成可防止广泛肝细胞坏死，但不能防止胆管缺血性损伤，患者表现为术后低热、反复发作的急性胆管炎，继而胆管坏死、胆漏、脓肿形成。慢性的肝动脉血栓临床上进展缓慢，症状轻微或无症状，需要超声密切监测。

2）超声表现：目前经腹的二维超声对肝动脉血栓的检测不敏感。肝动脉血供障碍引起肝实质梗死时，二维超声可探查到肝实质回声不均匀甚至出现局灶性低回声，其分布与栓塞肝动脉供血的肝区有关，有时需与肝内肿块等鉴别。超声造影显示梗死病灶区域始终无增强，或者可见增强的血管脉络。当引起胆道并发症时，可测及肝内胆管扩张的表现。

彩色多普勒超声上，在没有形成侧支循环的情况下，肝动脉血栓表现为肝动脉管腔及其左右分支内均无血流信号（图20-9-25）。以血流信号消失为判断标准，诊断肝动脉血栓的敏感度及特异度分别约为82%和86%。此外，还可表现为肝外动脉分支内直接看到动脉血流信号突然消失、肝外动脉消失，肝内动脉信号搏动降低、延迟出现的上游动脉信号等。当形成侧支循环时，可在肝门部见到不规则紊乱的细短动脉血流信号（图20-9-26）。

在频谱多普勒上如果出现肝动脉流速逐渐下降，进而舒张早期呈现切迹、血流信号部分或全部消失，最终收缩期血流信号亦消失，即所谓的即将形成血栓综合征，这时要引起高度重视并进行密切随访。下游肝动脉RI下降和SAT的延长对诊断肝动脉血栓形成有一定帮助，文献报道以RI＜0.5、SAT＞0.08s为标准，诊断肝动脉血

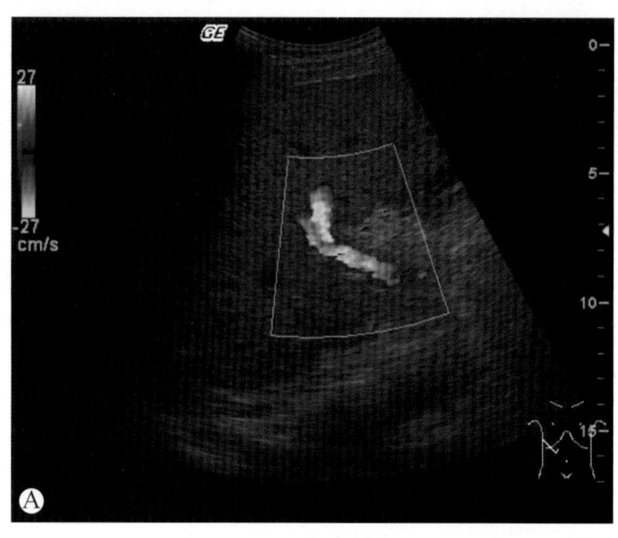
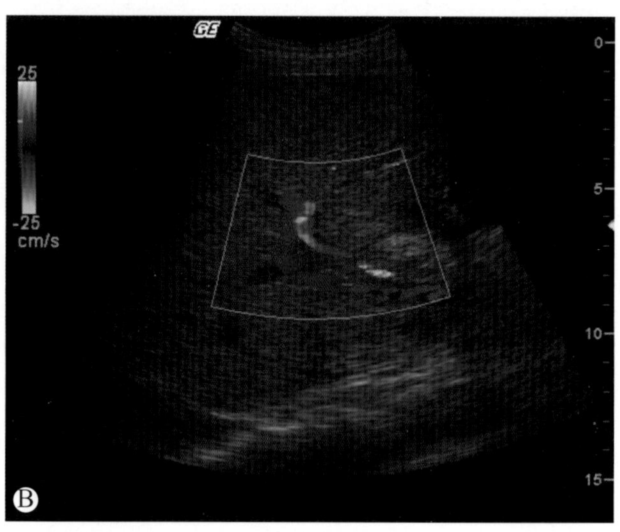

图20-9-25 肝动脉血栓图

A.血栓后肝门未见肝动脉彩色血流信号；B.取栓后肝门见肝动脉血流信号

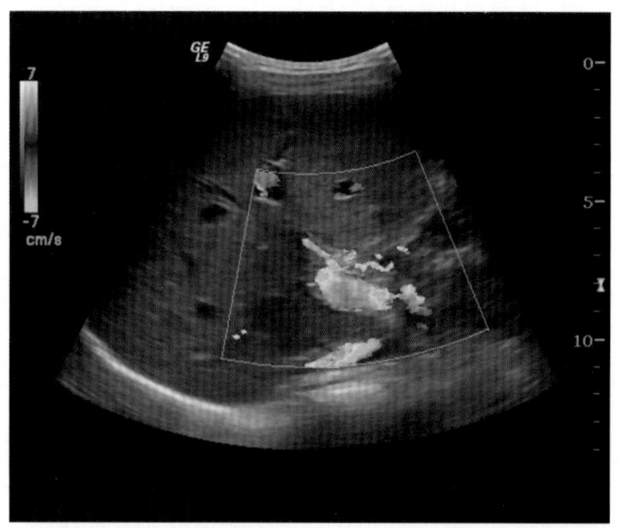

图20-9-26 肝动脉血栓图（血栓后肝门部侧支循环形成）

栓的敏感度和特异度分别为66%～81%和76%～86%。

肝动脉血栓时扫查门静脉可发现代偿性供血增多，表现为门静脉增宽、血流速度增快。其发生机制与肝脏为肝动脉和门静脉共同供血的原理有关。

在某些情况下，多普勒超声会无法测及肝动脉血流。例如，肝动脉细小、扭曲或移位；患者血压较低，末梢灌注不足；肝脏缺血再灌注后水肿；肝血肿和其他肿物的外部压迫及排斥反应、病毒性肝炎等因素引起的严重水肿；这时超声造影检查可降低肝动脉血栓假阳性率。通过右肋间斜切和剑突下横切扫查，显示第一肝门门静脉主干及右支，外周静脉注入造影剂后观察动脉相与门静脉伴行的肝动脉及其分支有无灌注显像。如门脉相前门静脉周围出现肝动脉造影剂灌注，并呈树枝状逐渐向肝内延伸，即为肝动脉通畅，如未见显像，则可考虑肝动脉血栓形成，延迟相注意观察有无肝实质灌注缺损。如能显示腹腔干分出肝总动脉及脾动脉的“海鸥征”，可进一步观察旁路吻合的动脉在动脉相的充盈情况。超声造影特异度与血管造影相当，但有少数肝动脉血栓患者通过膈下动脉或肠系膜上动脉建立侧支循环，使肝门区或肝内出现不规则的动脉血管显影，造影时应注意紧邻门静脉观察肝动脉显像，以避免假阴性结果。

3）其他影像学检查

A.血管造影：腹腔动脉血管造影是诊断肝动脉血栓的金标准，造影表现因肝动脉血栓的部位和程度而不同，不完全血栓可见血流缓慢、管壁不光滑，远端血流灌注减少，可见分支显影变细、稀疏，完全性血栓时动脉相血流中断，充盈缺损，远端分支不显影。

B. LCT：敏感度和特异度较高。肝动脉血栓时动脉相增强扫描见管腔内不强化的充盈缺损影即可诊断，另可见肝内分支消失或模糊，同时可评价肝内坏死范围，CTA可进一步直观显示血栓的位置和范围。

（2）肝动脉狭窄（stenosis of hepatic artery）

1）临床概述：肝动脉狭窄多在术后4周之内发生。发生率为1.4%～5.3%，儿童发生率更高，可高达26%。肝动脉狭窄、闭塞的死亡率可高达75%。肝动脉狭窄最常发生于吻合口处和血管重建后的扭转处，其原因为血管钳夹损伤、吻合技术因素或动脉痉挛和扭曲。

肝动脉狭窄引起移植肝灌注不足，轻者可表现为肝功能轻度异常，重者可发展导致缺血性胆管损伤、缺血性梗死。肝动脉狭窄缺乏特征性的临床表现，临床上怀疑狭窄发生时需超声检查筛查和血管造影明确。明确诊断后可给予血管气囊成形术、支架植入术的治疗，对于部分患者可能需要肝动脉手术重建（进展期或慢性患者）。

2）超声表现：二维灰阶超声对肝动脉狭窄的诊断意义不大，因为多数情况下，它难以显示肝动脉狭窄处的管壁情况，因而不能准确判断狭窄的程度，尤其是肝内小动脉。偶尔可见到狭窄后上游扩张的肝动脉。由于狭窄后肝实质血流灌注不足，早期肝内可以测及花斑状低回声，缺血改善后回声可恢复正常。如病变进一步恶化，则形成肝内灶性梗死或脓肿，超声表现为局部的无回声、低回声（图20-9-27）、高回声、部分伴钙化强回声。

彩色多普勒超声显示肝动脉狭窄处呈明亮血流，但根据彩色血流束宽度来估计狭窄程度并不可靠，这是由于彩色多普勒血流信号易向腔外溢出，需要适当调高脉冲重复频率和（或）减低彩色增益。靠近狭窄的下游肝动脉扩张呈五彩喷射性血流，而肝动脉肝内分支血流信号可明显减少。

频谱多普勒超声在狭窄处可检测到局灶性高速血流，通常＞200cm/s，但由于动脉扭曲造成频谱取样框放置和角度调整的困难，常难以直接检测到该狭窄部位。当近端狭窄动脉内径减少＞50%（即显著狭窄）时，狭窄处下游的肝动脉的血液流速减慢，频谱形态呈特征性改变，即单峰持续波（图20-9-28），其特点为RI降低（＜0.5），SAT延长（＞0.08s）。虽检测这种特征性的单峰持续动脉频谱敏感度较低，但这是超声评估肝动脉狭窄的可靠指标。

有作者认为诊断肝动脉血栓形成或狭窄时SAT比RI更可靠，因为RI和肝动脉的重建方式有关，而SAT和动脉重建方式无关。端端吻合的肝动脉RI约为0.5，而腹主动脉-肝动脉旁路吻合的患者RI约为0.7，因此端端吻合的患者RI＜0.5并不意味着有血栓或狭窄。同样，在肝动脉旁路吻合中RI接近0.6也不意味着有血栓或狭窄，但要引起警惕。术后早期（2天内）动脉的水肿也可以改变动脉频谱，貌似狭窄，这期间应监测肝功能。

需要指出，根据“单峰持续波”实际上不能区分明显的肝动脉狭窄还是有侧支循环形成的肝动脉闭塞性血栓，类似的波形还可见于严重的腹腔干动脉硬化性疾病、动静脉瘘及动脉-胆道瘘等。同时，门静脉平均流速居高未降时，肝动脉PSV在短期内升高合并RI的异常升高可能也是肝动脉狭窄的表现。

超声造影后肝动脉血流信号增强，动脉的显示长度增加，吻合口显示率提高，因而可提高动脉狭窄的诊断概率和可靠性。其确诊的移植肝动脉狭窄与DSA或CTA比较，定位诊断符合率可达94.1%，狭窄程度诊断符合率可达88.2%。超声造影能更直观地显示扭曲肝动脉的解剖结构，诊断更为准确，可对由肝动脉扭曲造成频谱改变导致的假阳性结果进行鉴别。但与DSA及CTA相比，超声造影在诊断肝动脉狭窄方面缺乏整体的成像效果。

3）其他影像学检查

A. 血管造影：肝动脉狭窄可见动脉相血管内血流缓慢，远侧血流灌注减少，可见分支显影变细、稀疏。临床证实介入腔内血管成形术有一定的治疗作用，可行血管气囊成形术或支架植入术。

B.CT：CT血管重建技术能准确显示肝动脉及其三级以内分支，对肝动脉狭窄部位的判断接近DSA，对狭窄程度的判断也与DSA相近（图20-9-29）。

（3）脾肝动脉窃血综合征（spleno-hepatic arterial steal syndrome）

1）临床概述：最早由Langer在1990年提出，肝移植术后脾动脉窃取了移植肝肝动脉的血流，造成肝血流灌注不足，导致胆道缺血而产生肝功能降低，同时致脾脏增大和高灌注。可发生在术后几小时到几周内，排斥反应和病毒感染可使之加重。在原位肝移植术后其发生率为3.1%～5.9%。

临床上，因肝动脉灌注减少，引起肝酶增高、代谢障碍、胆汁淤积，伴脾功能亢进，诊断主要依赖于超声多普勒检查和血管造影。如症状发展快，需行急诊手术：脾切除术及脾动脉、胃十二指肠动脉结扎；对于术后诊

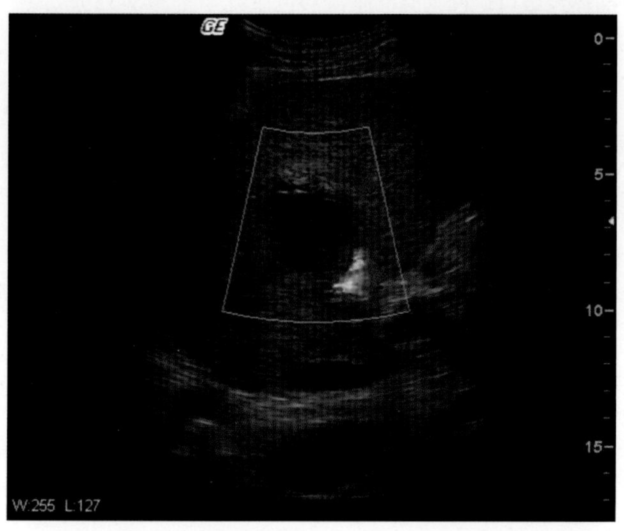

图20-9-27　肝动脉狭窄图肝内见不均匀的低回声区

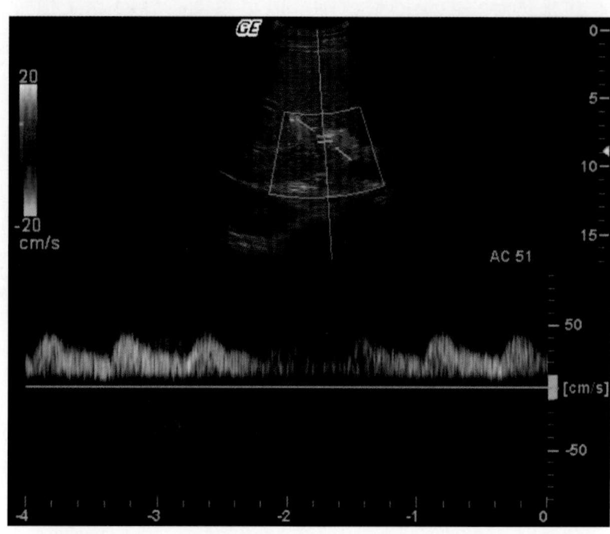

图20-9-28　肝动脉狭窄图（远端肝内动脉低流速的单峰持续波）

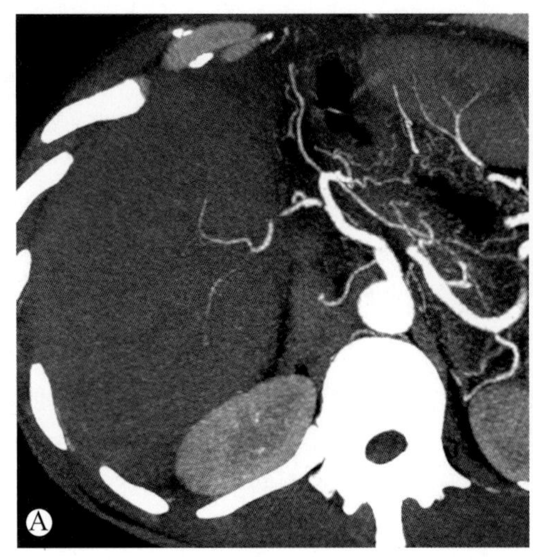
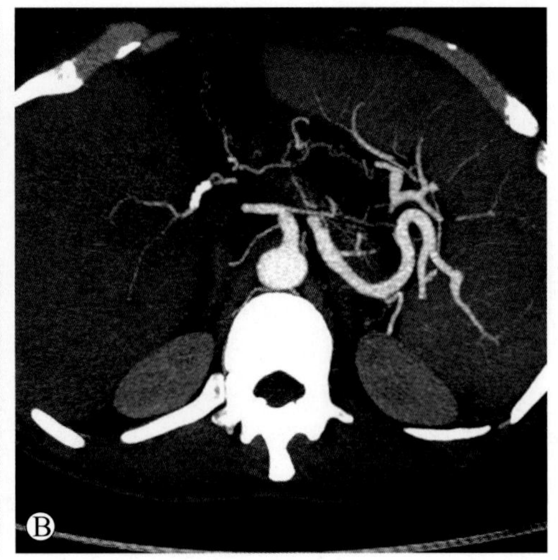

图20-9-29 肝动脉吻合处狭窄CTA上放置支架治疗前后

断为窃血综合征且症状较轻者，可行介入性脾动脉栓塞。早期诊断和治疗，移植肝可恢复良好。

2）超声表现：二维灰阶超声显示缺乏肝脏特征性的表现，可能因肝内胆管缺血出现胆管扩张，脾脏可短期内进行性增大，脾动脉内径增宽。

彩色多普勒较难测及肝动脉的血流信号，可测及增粗的脾动脉及其内明亮的血流信号。

频谱多普勒：肝动脉PSV减小，RI增大，血流量减少，脾动脉流速、流量增大。

超声造影：能显示出低流量灌注的肝动脉内增强的造影剂信号，但信号微弱，而无脾动脉窃血时则超声造影显示肝动脉增强表现与正常肝脏一致。

肝动脉血栓、狭窄，排斥反应、再灌注损伤（血管阻力增高、血管再形成），以及脾动脉窃血综合征都可引起肝脏灌注不足，需要鉴别。

3）其他影像学检查

A. 血管造影：腹腔动脉造影时可以观察到肝动脉处于开放状态，但是内径较细、流量缓慢、肝内分支相对腹腔动脉其他分支充盈延迟、肝实质灌注不良。对应可见脾动脉内径较粗、早期过度充盈，内径增粗和流量增大，甚至脾静脉、门静脉与肝动脉同时或较之前充盈，则可诊断为脾动脉窃血综合征。

B. CTA：通过CTA检查可见到内径明显差异的肝动脉和脾动脉，伴有肿大的脾脏（图20-9-30）。

（4）肝动脉假性动脉瘤（hepatic artery pseudoaneurysm）

1）临床概述：肝移植后肝动脉假性动脉瘤是十分罕见的并发症，发生率为1%～2%，如发生破裂出血，死亡率可达70%。

假性动脉瘤没有真正的血管壁结构，绝大部分为纤维组织包裹。可发生于肝外及肝内，肝外的假性动脉瘤通常发生在肝动脉的吻合口处，主要与细菌、真菌感染相关，部分由胆漏后胆汁造成肝动脉损伤或血管分离吻合操作中的医源性创伤；肝内的假性动脉瘤则继发于肝活检、肝穿刺胆道造影或引流术后，发生率低于肝外假性动脉瘤。假性动脉瘤可形成动脉瘤-胆道瘘或者动脉瘤-门静脉瘘，常易破裂导致腹腔内大出血。

临床早期未破裂的假性动脉瘤常无临床表现，不易发现，常在影像学检查中偶尔发现。多普勒超声在术后常规检查中可作为筛选，动脉造影则为目前确诊的检查方法。

2）超声表现：肝动脉假性动脉瘤二维灰阶超声显示为邻近肝门部或肝内局限性无回声或混合性回声，通常存在于肝动脉相邻的部位，可有搏动感，其内可见附壁血栓所致的团块状中等或高回声。

由于在二维灰阶图像上表现并不典型，对所有肝内或肝周的囊性肿块都应常规进行多普勒检查。彩色多普勒超声显示瘤腔内呈现红蓝参半的彩色涡流信号（图20-9-31），在少数情况下可清晰显示破裂口，可见收缩期自动脉进入瘤体内的明亮的彩色血流，而舒张期则可见自瘤体经破口返回动脉的暗淡彩色血流（图20-9-32）。

如将频谱多普勒取样容积置于瘤内破口附近，则能测及典型的收缩期短而舒张期长的“正负交替的频谱”，为假性动脉瘤的特征性表现。较大的假性动脉瘤由于腔内涡流的血流速度较慢，常需要加大增益、降低脉冲重复频率以提高血流的显示率。在这种情况下，频谱可主要表现为单向驼峰形或波浪形，不要误认为是扩张的静脉。动脉瘤下游的肝内动脉因血流量的减少亦可出现类似肝动脉狭窄的单峰持续波。动静脉瘘时，肝动脉可表现为高速低阻（RI＜0.35）型频谱（图20-9-33，图20-9-34）。

有时彩色多普勒难以发现较小的动脉瘤，或者由于假性动脉瘤位置较深，不易引出血流频谱而造成漏诊，甚至可能把局部的胆管扩张误诊为假性动脉瘤，超声造影可以协助判断有无假性动脉瘤和动静脉瘘，增加诊断

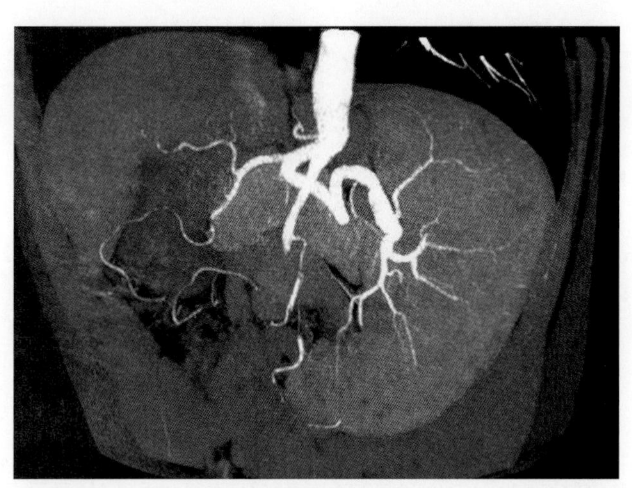

图20-9-30　CTA下可见粗大的脾动脉和纤细的肝动脉

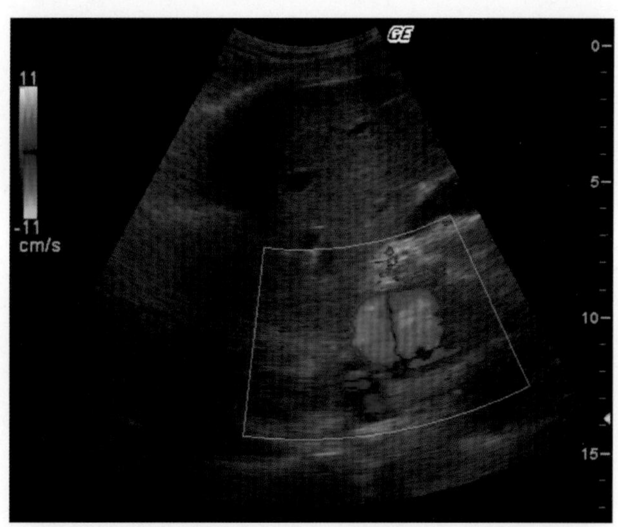

图20-9-31　假性动脉瘤图，瘤腔内的彩色涡流信号

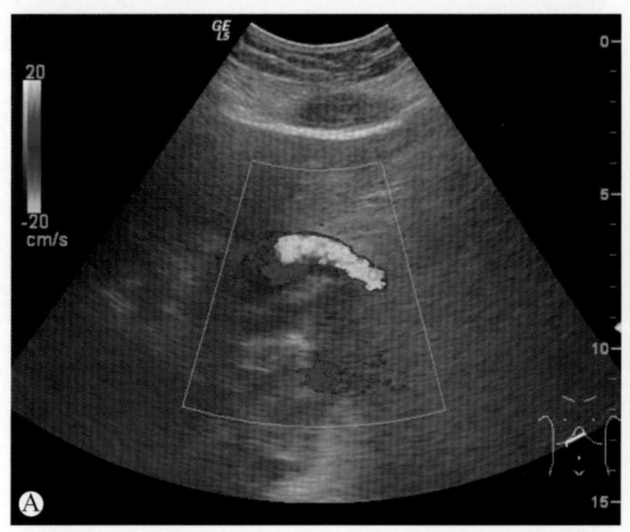

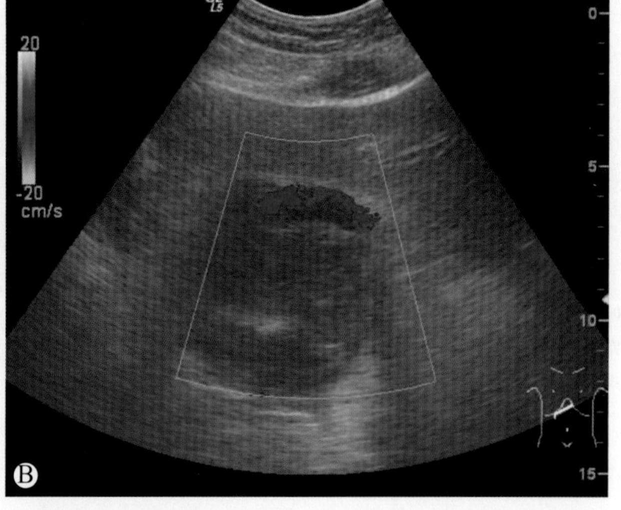

图20-9-32　彩色多普勒下破口处彩色血流

A.收缩期明亮血流；B.舒张期暗淡血流

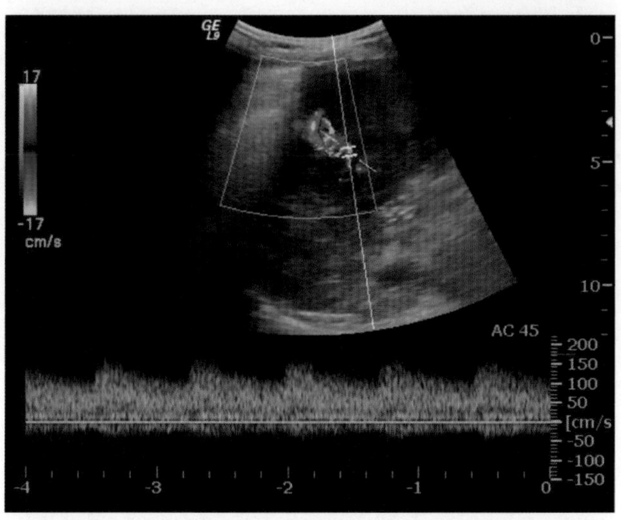

图20-9-33　肝动脉-门静脉分支瘘时的肝动脉频谱

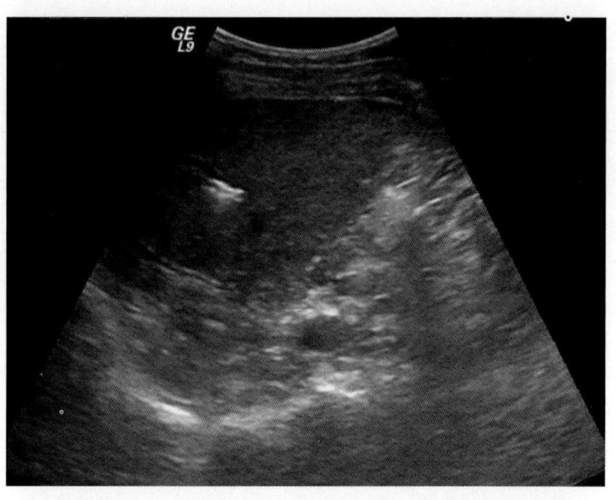

图20-9-34　肝动脉-门静脉分支瘘导管栓塞后改变

的可靠性。超声造影能显示可疑病变部位在动脉相有造影剂的异常充填，较精确地显示解剖的改变，定位假性动脉瘤，因此增加了诊断的准确性。此外，超声造影可以直观地评价假性动脉瘤的介入治疗效果。

3）其他影像学检查

A. 血管造影：经动脉造影明确假性动脉瘤的部位，并可决定是否需要立即行栓塞治疗以减少破裂的危险。也可为手术重建血管或再移植提供依据。

B. CT：增强CT显示动脉瘤腔强化与主动脉强化程度一致，如形成附壁血栓，可见瘤内低密度缺损区；CTA是诊断假性动脉瘤的最佳方式之一，可见造影剂从动脉管腔向外呈囊袋状突出，形态不规则，常常只有一个与血管相通的入口（图20-9-35）。

2. 门静脉　门静脉并发症易导致亚急性或慢性肝功能不全，所以早期诊断至关重要，早期治疗对改善肝功能、挽救移植肝具有重要的临床意义。一般情况下，术前存在严重门静脉高压症病史或经过硬化剂治疗、门体分流术和脾切除治疗及门静脉存在血栓等病变的患者，移植术后出现门静脉并发症的概率较高。与成人原位肝移植相比，儿童肝移植和活体肝移植术后门静脉并发症更多见，前者的发生率可达8%～16%。

（1）门静脉血栓形成（portal vein thrombosis）

1）临床概述：门静脉血栓是肝移植后少见的并发症，最早术后3小时即可发生，发生率为1%～5.8%，多发生于吻合口。常见原因包括门静脉吻合时的扭曲、血管过长或过短、门静脉取栓不彻底、过分牵拉门静脉导致痉挛、急性排斥反应、肿瘤复发及高凝血状态等。据报道，门静脉血栓还与移植术中门静脉血流量低于1L/min有关。

门静脉血栓的临床表现取决于血栓形成的时间，早期发生可以出现肝功能损害、凝血障碍、门静脉高压、曲张静脉出血、肠道静脉淤血、肠缺血或坏死，以及大量腹水等，有足够侧支循环形成及肝动脉代偿的患者相对症状较轻。晚期形成血栓的患者肝功能可正常，但均可有曲张静脉出血、脾功能亢进或腹水等。

2）超声表现：对于门静脉内新鲜的血栓，二维灰阶超声显示为门静脉主干或分支内絮状或团块状低回声（图20-9-36），可部分或全部充填管腔。陈旧性血栓的回声根据形成时间的长短有所不同，通常随着血栓时间延长，回声逐渐增强，可呈等回声或高回声，边缘常不规则，而门静脉内径常增粗。

当急性血栓表现为无回声或极低回声时，不易在二维灰阶超声上显示，需要借助彩色多普勒超声才能发现。门静脉部分栓塞时彩色多普勒超声显示管腔内见充盈缺损，血栓所在部位血流束变窄（图20-9-37），血流束表现为明亮的多彩湍流，频谱多普勒超声显示流速加快。完全栓塞时则彩色和频谱多普勒超声均无血流信号显示，此时不管二维灰阶超声表现如何，都应该高度怀疑门静脉血栓。

慢性门静脉血栓患者栓塞管腔周围可建立侧支循环，形成门静脉海绵样变，表现为肝门处正常的门脉结构消失，血管腔及其周围呈网络状无回声，彩色多普勒超声则可在无回声网络区内测及血流信号（图20-9-38），频谱多普勒超声显示为连续的带状静脉频谱。

因为栓塞导致门静脉梗阻，可以引起肝脏血流量的减少，故可出现肝静脉流速相应性减慢，肝动脉流速代偿加快。

超声造影时，疑栓塞的门静脉内造影剂充盈缺损，持续观察到延迟相均未见造影剂进入。据报道，彩色多普勒结合超声造影对于门脉血栓形成的敏感度达94%，特异度达100%。灰阶和多普勒超声易混淆癌栓与血栓，多普勒难以显示癌栓中的微小血流，陈旧性血栓的回声又与癌栓相近。超声造影则可显示癌栓中的微小血流，癌栓栓塞表现为门静脉内实性异常回声，动脉相早期增强后癌栓增强区与周围血流中的微气泡混淆，门脉相癌栓内造影剂迅速廓清呈低增强，与高增强区域分开，此

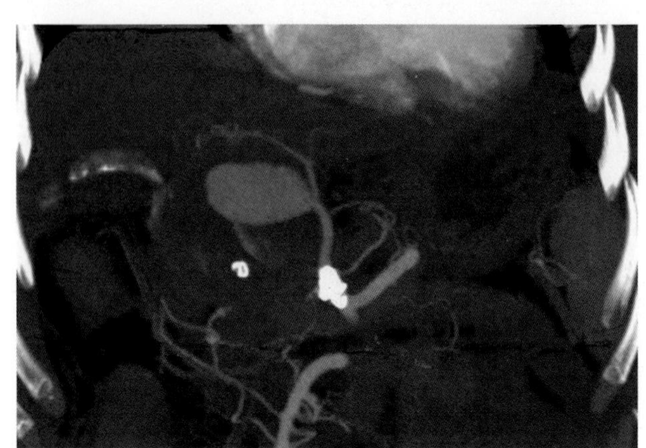

图20-9-35　CTA下造影剂从动脉管腔向外呈囊袋状突出，只有一个入口与血管相通

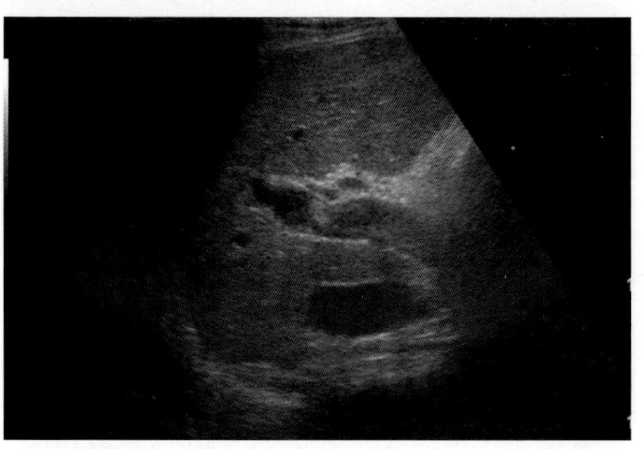

图20-9-36　门静脉血栓图（门静脉主干内见低回声血栓）

时可清晰地勾勒出癌栓轮廓。灰阶和多普勒超声难以区分门静脉重度狭窄与完全栓塞，超声造影通过动态显示微气泡的流动，清晰地勾勒出门静脉内狭窄的残余管腔。

3）其他影像学检查

A. 血管造影：包括间接门静脉造影和肝穿刺门静脉造影两种方式，前者创伤较小，而后者更清晰，并可测压，但操作难度较大。其能直接显示异常门静脉血管、周围侧支血管及其血流方向，不完全血栓可见门静脉远侧血流灌注减少，可见分支显影变细、稀疏，完全性血栓时则下游分支不显影。

B. CT和MRI：门静脉血栓在增强CT上可表现为门静脉内充盈缺损的低密度影，如形成侧支循环（门静脉海绵样变）时于门静脉主干周围及肝内门静脉左右支周围见大量纡曲扩张静脉丛，MRA可发现门静脉血栓后侧支循环形成情况。

（2）门静脉狭窄（portal vein stenosis）

1）临床概述：肝移植后有临床意义的门静脉狭窄并不常见，往往在肝移植几年后发生，儿童患者相对多见。狭窄部位通常发生在吻合口处，与吻合技术有一定关系，活体肝移植由于供者提供门静脉长度有限，常需成形或搭桥，故其发生率较全肝移植高。大部分病例是由吻合口瘢痕挛缩、扭曲或外压等所致。

门静脉狭窄的临床表现取决于狭窄的程度，轻度狭窄一般无临床症状，严重的狭窄临床表现包括门静脉高压、肝衰竭、上消化道出血及大量腹水等。

2）超声表现：门静脉狭窄应用高分辨率的二维灰阶超声即可诊断，显示为狭窄处内径明显缩小（图20-9-39），常小于7mm，如门静脉主干狭窄处＜3.5mm，则可引起血流动力学的显著改变。狭窄后的门静脉内径相对增宽，其宽度与狭窄程度成正比，轻者管壁向两侧呈弧形膨出，严重者呈瘤样扩张。

彩色多普勒超声则显示狭窄处上游血流正常，部分患者可出现离肝血流信号，而狭窄处呈明亮的高速喷射性血流，狭窄后扩张段可为涡流（图20-9-40）。

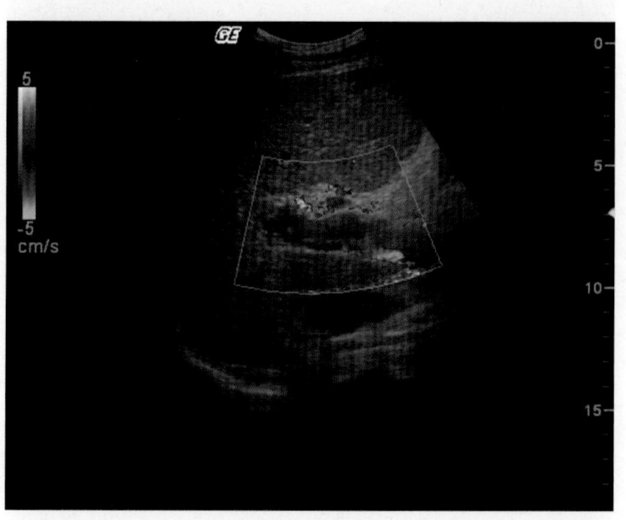

图20-9-37　门静脉部分栓塞彩色多普勒超声图示门静脉彩色充盈缺损，血栓周边部血流束变窄

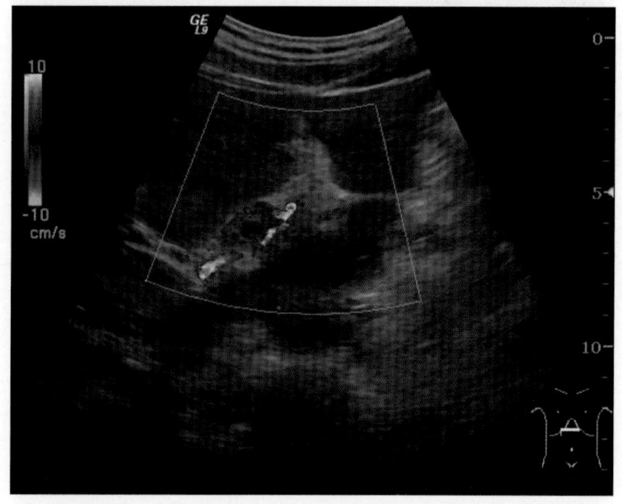

图20-9-38　门静脉血栓彩色多普勒超声图示血栓后侧支循环建立（海绵样变）

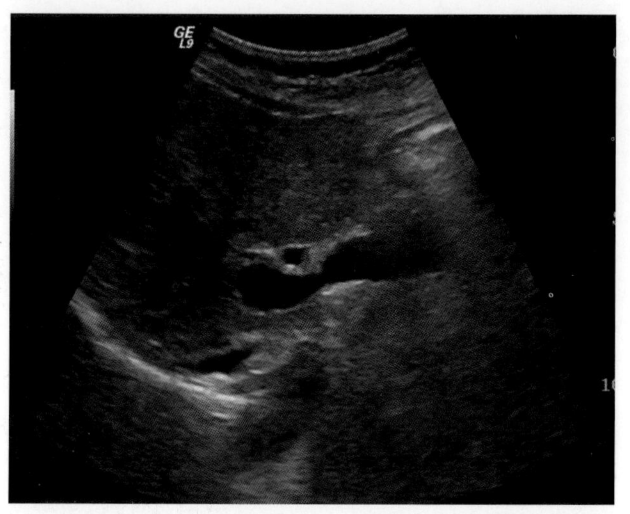

图20-9-39　门静脉狭窄图，狭窄处内径明显缩小

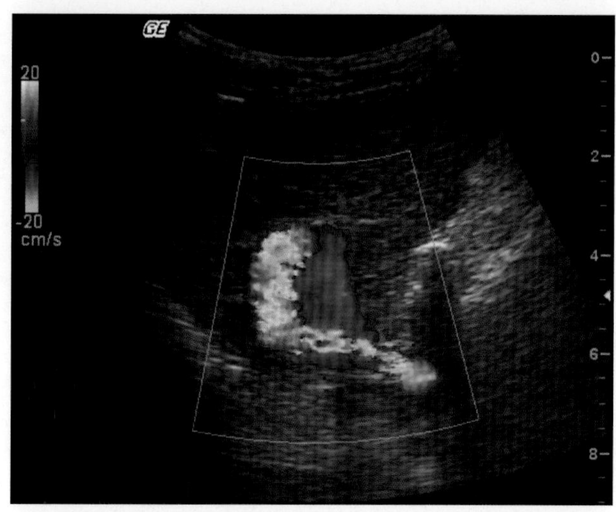

图20-9-40　门静脉狭窄图，狭窄处呈高速喷射性血流，狭窄后扩张段内为涡流

频谱多普勒超声显示门静脉狭窄下游可为低速双向血流频谱、流量显著降低，狭窄处则可测及高速血流（常＞70cm/s），其流速常比狭窄前高4～5倍以上（图20-9-41）。

出现严重的门静脉狭窄时，肝动脉在彩色多普勒上往往易于显示，甚至二维灰阶超声也可显示肝动脉管腔，而频谱多普勒则显示其流速代偿性加快，流量增高（图20-9-42）。

门静脉狭窄的其他征象：脾大、大量腹水、肝门部侧支循环建立等。对于术后早期发生狭窄的病例，应反复行超声检查，因为有时在吻合口预留的“生长因子”可在后期扩张。

另外，需注意当受体和供体的门静脉内径存在差异时，CDFI可显示门静脉涡流，尤其是在脉冲多普勒频率调低的情况下，不要误认为是门静脉狭窄。

门静脉超声造影不受动脉相的短暂时间窗限制，可在门脉相和延迟相获得良好的造影图像，门静脉血流能够通过的部位即可见造影剂充盈和增强显像。造影剂填充后可显示门静脉狭窄部位内径减小，狭窄处呈现明显的“细腰状”改变，门脉显影延迟。多普勒超声下造影剂能使门脉狭窄的血流动力学改变在频谱图上得到增强，使得评价更为准确。

超声同样可以评估门静脉狭窄治疗后情况，二维灰阶超声能清楚地显示支架在门静脉内的位置，表现为平行的条状强回声（图20-9-43），了解门静脉内径的情况，多普勒超声测量门静脉的血流速度（图20-9-44）。

3）其他影像学检查

A. 血管造影：同门静脉血栓，明确存在狭窄时，结合其临床症状严重程度，形成门静脉高压，可行肝门静脉腔内成形术，必要时放置内支架。

B. CT和MRI：同门静脉血栓，增强CT和增强MRA都能早期发现形态学改变（图20-9-45，图20-9-46）。

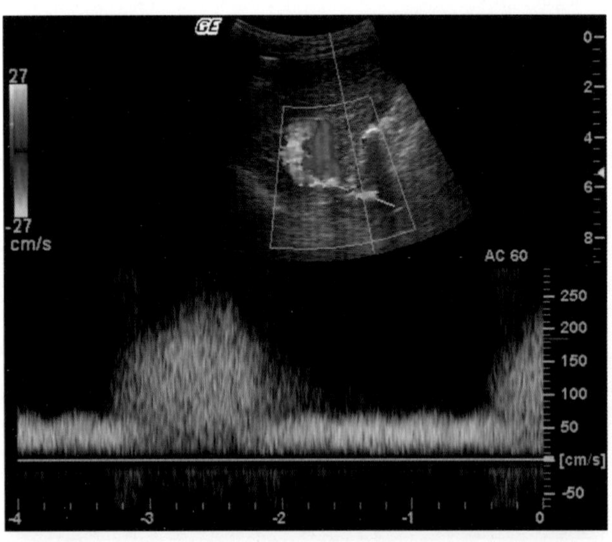

图20-9-41 门静脉狭窄患者做深呼吸运动的频谱图，门静脉狭窄与非狭窄交界处的多普勒示高速与低速血流相差4倍以上

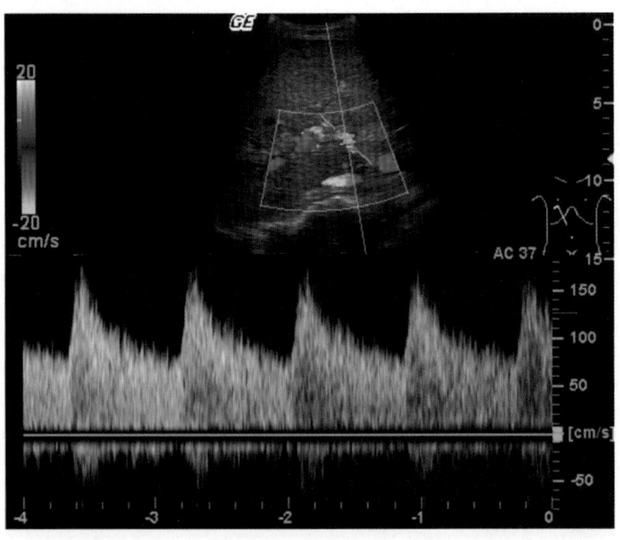

图20-9-42 门静脉狭窄的肝动脉图，肝动脉流速代偿性加快

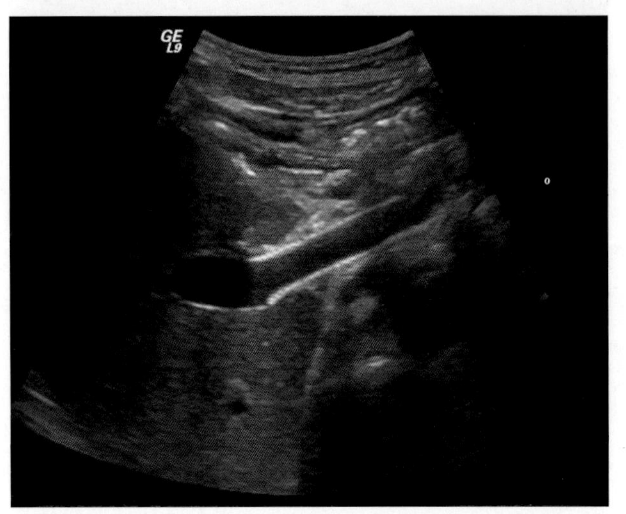

图20-9-43 门静脉狭窄放置支架后门静脉内见支架回声

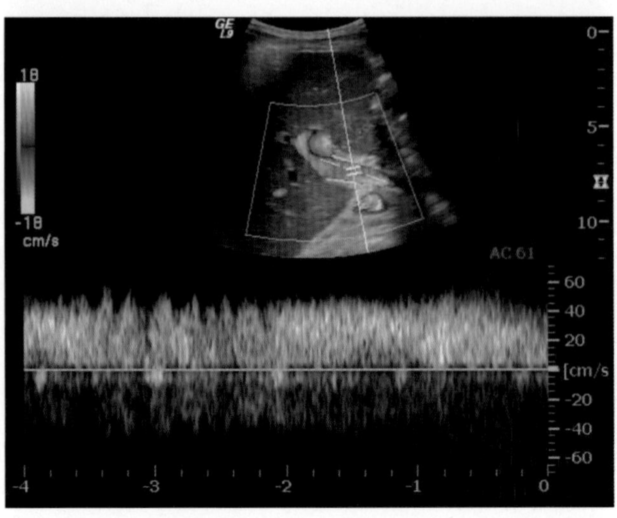

图20-9-44 门静脉狭窄放置支架后，门静脉血流恢复正常

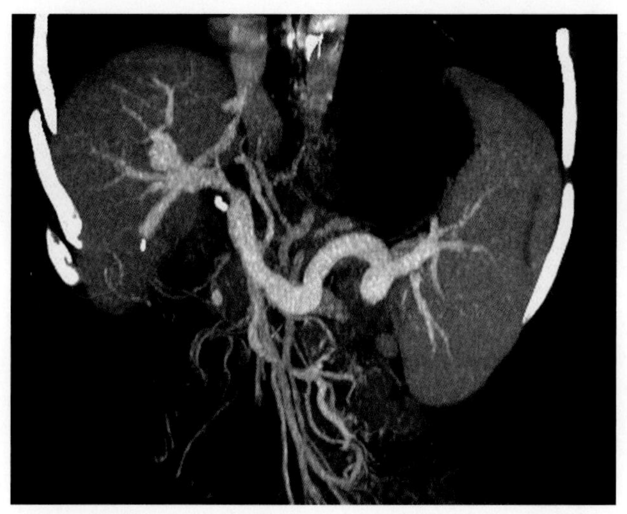

图20-9-45　CT血管重建，可见门静脉主干狭窄

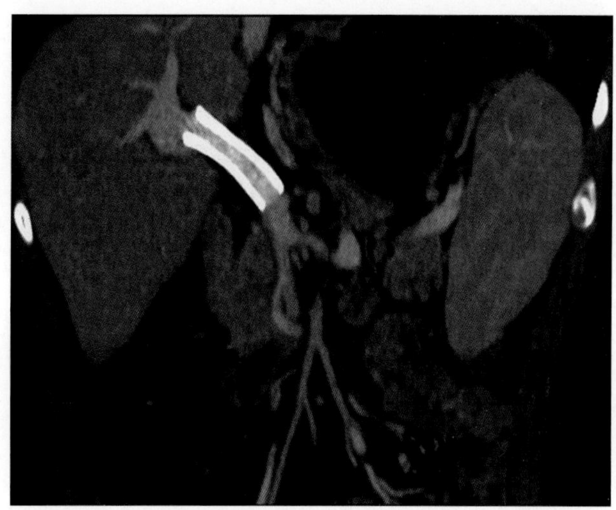

图20-9-46　CT血管重建，门静脉狭窄处支架植入

（3）门静脉积气（pneumatosis of portal vein）

1）临床概述：门静脉积气可发现于肝脏移植后的最初几天，有时数周，尤其是术后1～2周。肝移植的门静脉积气与临床上常见的肠道缺血和坏死等其他病因所引起的不同，除非有异常的临床表现，一般预后较好，不需要进一步检查或治疗，而肠缺血坏死引起的门静脉积气，其病死率超过90%。有研究报道肝移植术后出现门静脉积气比较常见，2周内的超声发现率约为18%，其原因可能与术中门静脉的直接暴露和术后抗排异药物损伤胃肠道黏膜有关。

2）超声表现：气体与血液间存在巨大的声阻抗差，使得超声能早于CT更敏感地发现微量积气，甚至在灰阶图像上无阳性发现时，多普勒血流频谱图就已有改变，因此超声检测门静脉积气是一种可靠的方法。

二维灰阶超声显示为在门静脉主干及分支管腔内可见随血流向肝脏移动的点状或线条状强回声，前者以门静脉主干内多见，后者主要分布在肝内门静脉分支（图20-9-47）。这种点状和线条状强回声的形式往往与气体的数量有关，积气量较少，只在门静脉内观察到点状强回声，而且以门静脉主干为主；随着积气量的增加，气体易于向门脉左支积聚而形成条索状强回声；气体数量再增多则可导致肝脏回声不均。这种不定形的点状强回声在门静脉内还随呼吸和体位改变而移动。平卧位时积气易积聚于肝左叶，因此时肝左叶在空间上处于最高位置，利于低比重的气体积聚。

频谱多普勒显示在门静脉内可见间断性出现的高强度毛刺状信号，这是由于在处理这些气体强回声信号时，多普勒接收器“过载”产生的伪像。此外，在监听多普勒信号时，还可听到类似于浸在水中的轮胎溢出空气时发出的声音。

门静脉积气应首先与肝内胆道积气鉴别诊断，可借助腹部平片及CT根据低密度气体影在肝内的位置鉴别，肝内门静脉离心方向的血液流动使得气体多位于外周，肝被膜下2cm以内的范围；相反，胆汁的向心方向流动使得胆道积气多表现为肝脏中心部位的气体影。当积气分布较局限时，需与产气菌感染的肝脓肿相鉴别，后者的气体分布更为局限且融合聚集成团而非斑片状。

3.肝静脉　肝静脉血栓和狭窄（thrombosis and stenosis of hepatic vein）

（1）临床概述：肝静脉血栓和狭窄较少见。劈离式和活体肝移植时较易见，因为供肝的下腔静脉或肝静脉需与受体的肝静脉吻合。

肝静脉狭窄的最常见原因是移植肝固定不当导致移位、扭曲，其次为吻合不当或周围血肿压迫，血栓可因为手术技术因素、患者潜在的高凝状态或布-加综合征而复发。

肝静脉的血栓或狭窄引起肝脏流出道梗阻，临床表现通常无特异性，可引起肝功能异常、腹水，长时间的

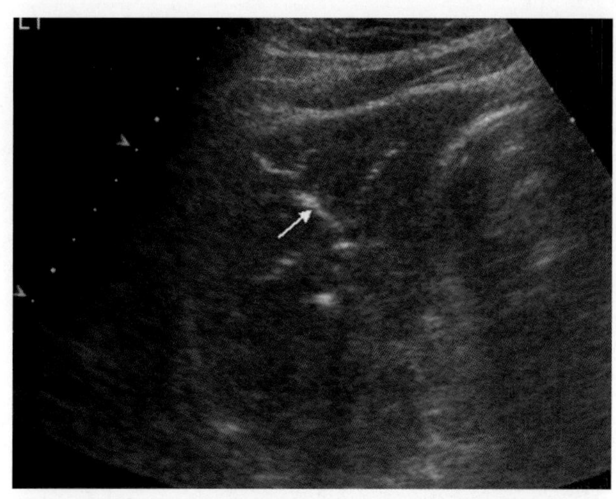

图20-9-47　门静脉积气图，门静脉肝内分支见线条状的气体强回声

引自Clinical Radiology，2003，58（9）：672-680

梗阻可形成肝硬化、门静脉高压等一系列临床表现。对于左外叶肝移植，如肝左静脉发生急性血栓，可导致移植物严重功能障碍。

（2）超声表现：肝静脉狭窄和血栓都有肝静脉流出道梗阻的相应超声表现，如肝静脉扩张等。二维灰阶图像可看到肝内肝静脉的狭窄，但吻合口处的狭窄在灰阶图像上常难以确认。有时可在肝静脉内看见低回声的血栓形成（图20-9-48）。

多普勒超声较有诊断意义，彩色多普勒超声常可于吻合口处测及异常明亮的血流信号，频谱多普勒超声则可测及高速杂乱的静脉血流，平均流速常大于110cm/s。轻度的肝静脉流出道梗阻，其肝静脉狭窄下游平均流速常大于20cm/s，可以没有临床症状。显著的肝静脉流出道梗阻时，其下游肝静脉平均流速常小于20cm/s。肝静脉的流速差异较大，所以狭窄和血栓引起肝静脉流出道梗阻，超声诊断的主要依据是频谱形态的改变而不是局部流速的增高。肝静脉流出道梗阻时其频谱形态常因失去正常的多相波动性而变得较为平直。

肝静脉流出道梗阻时，门静脉流速也可以减低，平均流速常低于21cm/s，有时甚至出现反向血流。一般认为在诊断显著性肝静脉梗阻时，评估肝静脉和门静脉的血流比单纯评价肝静脉吻合口区域的血流更准确。肝动脉一般无明显改变，但部分患者可出现阻力指数增高。另外，移植前就有门静脉高压侧支循环形成的患者，在肝静脉狭窄后的早期，门静脉高压的超声表现可并不明显。同时可见到大量腹水等相关超声表现。

肝静脉频谱变平直，这并不具有特异性，需要与心力衰竭、外在压迫肝静脉、排斥反应、病毒性肝炎造成的肝细胞水肿、肝大、顺应性减低等因素进行鉴别。

超声造影可不受心脏搏动、血管走行方向及彩色多普勒外溢信号的干扰，通过观察造影剂在下腔静脉及肝静脉内的充盈情况，可帮助判断肝静脉狭窄的部位及程度；也可通过观察肝实质微循环灌注情况，判断流出道是否通畅。

（3）其他影像学检查

1）血管造影：明确诊断肝静脉血栓或狭窄的部位和程度，同时可给予对应的介入治疗，行气囊扩张、溶栓、支架或联合治疗。

2）CT：增强的静脉期或CTA重建图像都可充分显示肝静脉管径狭窄或管腔内的充盈缺损（图20-9-49），以及显示由此导致肝内淤血病变的部位、范围和程度。

4. 下腔静脉

（1）下腔静脉血栓形成（thrombosis of vena cava）

1）临床概述：下腔静脉血栓形成少见，多由于手术技术因素，如血管内膜损伤等，其他可见于布-加综合征复发、高凝状态患者等。

下腔静脉血栓如同狭窄，可造成下腔静脉高压，导致体循环回流障碍的一系列症状，如肝移植物充血功能障碍、肠道水肿、腹水、下肢对称性水肿、肾功能损害等。对于完全栓塞，可出现暴发性肝衰竭。

2）超声表现：下腔静脉血栓二维灰阶超声表现为血管腔内团块或絮状实质性回声（图20-9-50），如血栓较新鲜，多为低回声，而陈旧性血栓则表现为回声不均的中等回声或高回声，下腔静脉内径的粗细与血栓阻塞程度有关。依据是否累及第二肝门，肝静脉的内径可表现为增粗或正常。

下腔静脉不完全栓塞时，彩色多普勒超声显示有充盈缺损，血栓周边血流束变窄，出现明亮的多彩湍流，频谱多普勒超声显示狭窄处流速加快，远处流速减低，失去周期性三相波的特点。完全栓塞时彩色和频谱多普勒超声不能测及血流信号，如果做瓦氏动作仍不能显示血流信号时，更应怀疑为完全性栓塞。此外，侧支循环

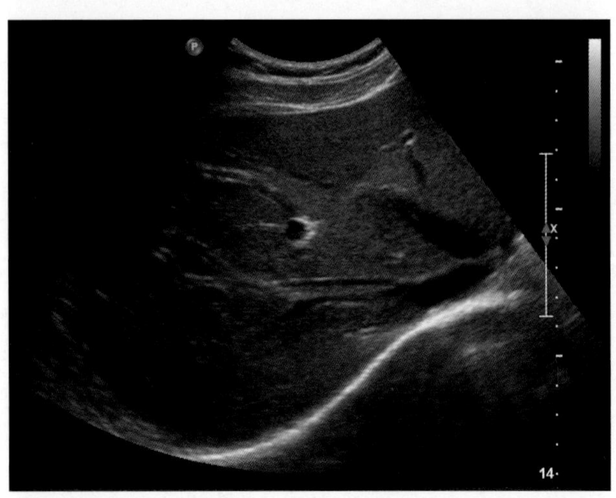

图20-9-48 肝静脉血栓图，二维灰阶超声下肝右静脉内血栓形成

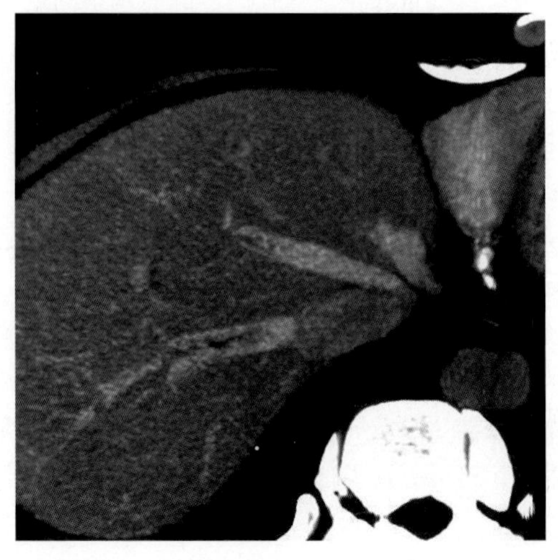

图20-9-49 CT显示肝中、肝右静脉内见充盈缺损，提示血栓形成

形成也是下腔静脉血栓的佐证之一。

应用超声造影技术检查时，若造影剂微泡显示充盈缺损，则考虑下腔静脉血栓形成。

3）其他影像学检查

A. 血管造影：腔静脉造影能明确显示下腔静脉内充盈缺损，明确其位置和程度。

B. CT：在增强的静脉期或CTA重组图像均可显示下腔静脉管腔内充盈缺损，并明确其程度。

（2）下腔静脉狭窄（stenosis of vena cava）

1）临床概述：下腔静脉狭窄较少见，发生率为0.5%～3.7%。如狭窄段上下腔静脉压力梯度＞8cmH_2O（或10mmHg），临床上则考虑诊断下腔静脉狭窄。狭窄最常见的部位是吻合口，多由手术技术因素（如血管吻合对合不良、保留过长等）引起，其他原因可见于移植肝的肿胀、肝后下腔静脉旁血肿压迫等。急性狭窄常继发于吻合口血管大小不符或肝脏位置旋转导致肝上下腔静脉扭转等，晚期的狭窄常继发于纤维化、慢性血栓及血管内膜过度增生等。

下腔静脉狭窄造成高压，导致体循环回流障碍，临床表现包括肝移植物充血功能障碍、肠道水肿、腹水、下肢对称性水肿、会阴水肿及肾功能损害等。

2）超声表现：对于原位肝移植，肝上、下腔静脉吻合口正常内径一般为10～12mm，发生狭窄时吻合口内径可＜6mm。

二维灰阶超声如能直接观察到狭窄部位，即可明确诊断（图20-9-51），通常表现为吻合口处突然变细，吻合口呈“漏斗样”改变。狭窄的间接表现有狭窄上游下腔静脉扩张，横切面呈圆形（图20-9-52）。当累及肾静脉时，表现为左、右肾静脉扩张（图20-9-53），肝上吻合口狭窄时可伴有肝静脉的扩张和肝脏的肿大。

彩色多普勒超声测及吻合口或近吻合口的下游处明亮的血流信号，上游下腔静脉回心血流速度缓慢呈深暗

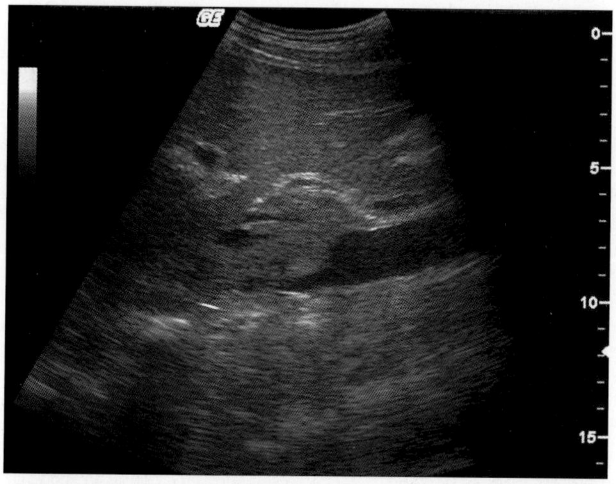

图20-9-50　下腔静脉血栓图，下腔静脉内见团块状回声的血栓

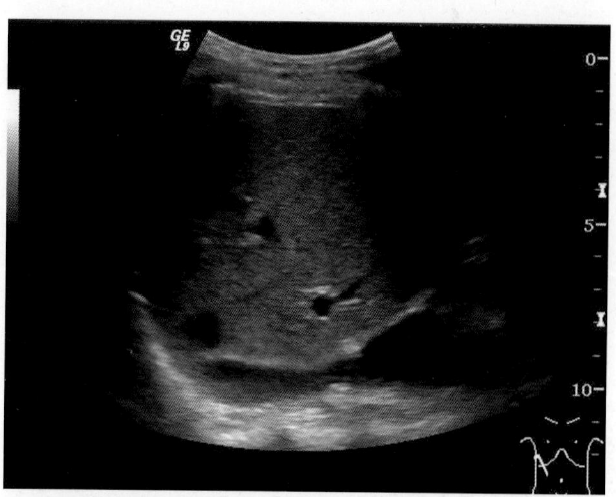

图20-9-51　下腔静脉狭窄图，二维灰阶下可见下腔静脉吻合处内径变窄

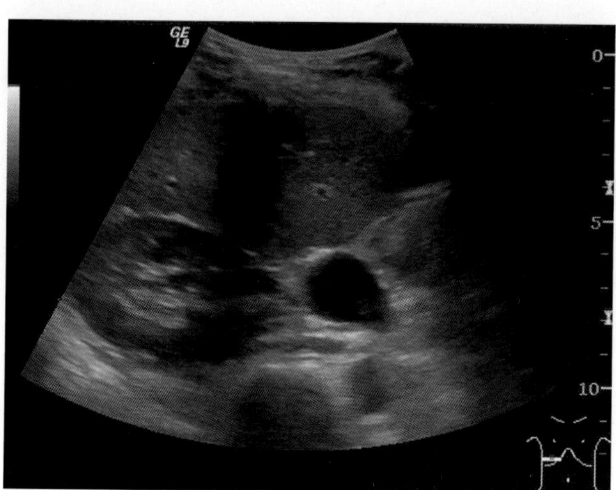

图20-9-52　下腔静脉狭窄图，狭窄处上游的下腔静脉扩张，切面呈圆形

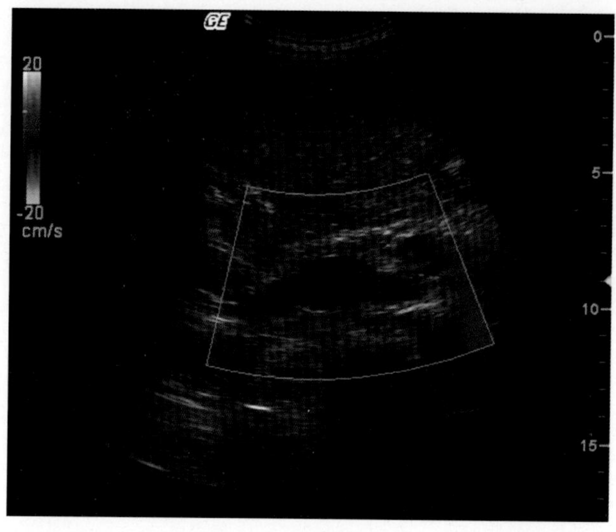

图20-9-53　下腔静脉狭窄的肾静脉图，左、右肾静脉扩张

色（图20-9-54）。

频谱多普勒超声显示下腔静脉血流速度下降，如肝上吻合口狭窄还可见到肝静脉流速的减低。频谱呈不随呼吸、心动周期而波动的带状持续性血流，这种缺乏波动性的频谱虽然是诊断下腔静脉吻合口狭窄的支持依据，但特异度不高。如在肝下吻合口狭窄时波动性的静脉血流仍可存在于狭窄水平以上的下腔静脉。多普勒超声诊断狭窄最敏感的指标是直接在吻合口或其周围测及高速血流，如果狭窄处的流速比狭窄前增至3倍以上提示显著狭窄，肝上吻合口狭窄通常大于150cm/s，而肝下吻合口通常＞120cm/s。对于严重的狭窄，多普勒超声还可测及肾动脉阻力指数及搏动指数增高。

应用超声造影技术可发现肝实质显影峰值时间延迟，持续时间延长，实质显影极不均匀。同时，造影剂填充存在狭窄的下腔静脉时，可清楚显示狭窄的部位和程度，使诊断更为可靠。

但外在肿块压迫或术后暂时性肝水肿等均可造成下腔静脉狭窄的超声改变，需要注意鉴别。另外，移植肝生长或扭转也可造成下腔静脉假性狭窄，表现为随患者体位改变，彩色多普勒上出现有或无流出道梗阻的不同超声征象，必要时让患者呼气时或站立位检查予以鉴别。

3）其他影像学检查

A.血管造影：腔静脉造影能明确诊断。如发现造影剂螺旋状层流和缩窄，提示狭窄是由扭曲造成的。

B. CT：在增强的静脉期或CTA重组图像都可显示下腔静脉管径变窄，并明确其程度（图20-9-55）。

（二）胆道并发症

胆道并发症是肝移植术后常见的并发症，为导致移植肝功能异常的第二大原因，仅次于排斥。现发生率为5.8%～50%。按发生部位可分为供体胆道并发症、受体胆道并发症和胆道吻合口处并发症3大类；按发生时间可分为近期并发症（术后3个月内发生）和远期并发症（术后3个月后发生），前者相对多见。临床常见的胆道并发症包括胆漏、胆道梗阻、胆管缺血性改变和壶腹部功能障碍等。

1.相关因素

（1）胆道供血：胆道血供主要来源于肝动脉，肝动脉是否能提供足够供血是影响胆道并发症的重要因素，术中胆道重建时需注意对胆管血供的保护，保留胆道旁及胆道供血的血管、避免保留过长的供体胆道和吻合口、避免存在张力等。

（2）供肝保存和缺血再灌注：供肝缺血再灌注损伤影响胆道上皮细胞，继而会出现多发性肝内胆道狭窄。

（3）胆道重建方式：不同的重建方式会带来不同并发症，胆总管端端吻合是术中首选，术后可放置T形管来避免吻合口狭窄，或不放置来避免拔管时可能造成的胆漏风险，如做胆总管空肠Roux-en-Y吻合，术中在放置胆道引流管或吻合口支撑管时会产生相应的吻合口塌陷、肠道等并发症的风险。

（4）免疫排斥反应、感染、原发性硬化性胆管炎等的发生。

2.临床表现　患者有腹胀、右上腹痛、呃逆、黄疸等非特征性表现。实验室检查提示肝功能异常及总胆红素升高等。

3.超声价值　超声检查在术后随访中能提供胆道内径、狭窄情况及有无结石、胆泥、肿块等的信息，并可监测移植肝血供及血流动力学变化。另外，超声在胆道并发症的治疗中也有一定应用价值，如引导穿刺活检、超声引导下置引流管，以及协助内镜逆行胰胆管造影了解内置引流管的位置等。但是超声在胆道并发症诊治中也有其局限性，如易受胃肠气体的干扰而影响检查，有

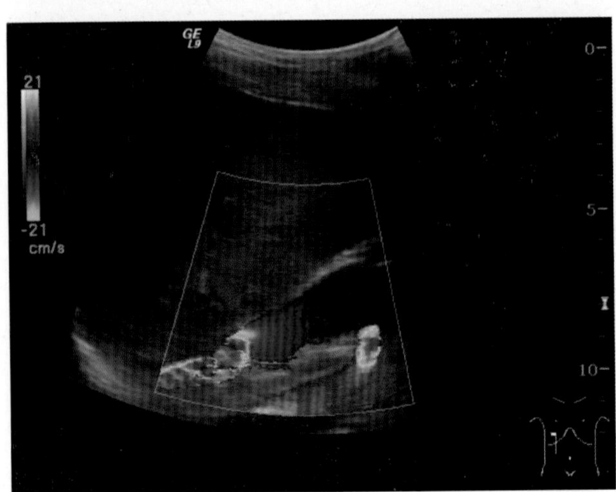

图20-9-54　下腔静脉狭窄图，彩色多普勒下狭窄的下腔静脉下游处见明亮的血流信号

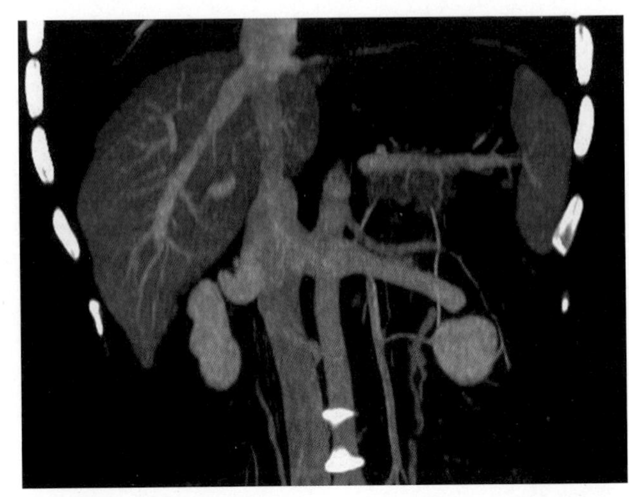
图20-9-55　CTA显示狭窄的下腔静脉，上游下腔静脉和肾静脉增粗

时难以明确梗阻部位等。

2.胆漏

（1）临床概述：胆漏是肝移植术后的严重胆管并发症。肝外胆漏主要可分为吻合口漏（术后早期，常与手术技术因素有关）、拔除T管后胆漏（早期拔管的发生率高达33%，症状相对轻，可以自愈）及肝断面胆漏（主要见于部分肝移植患者，只要引流畅，可自愈）等。肝内胆漏可形成胆汁瘤，因病因不同可分为医源性胆汁瘤、外伤性胆汁瘤和自发性胆汁瘤。

临床上患者常有腹肌紧张、腹痛、反跳痛等胆汁性腹膜炎表现，腹腔内局限性积液及不明原因的发热等，肝外胆漏并发感染如腐蚀肝动脉，导致致命性出血的严重并发症。另外，胆漏可造成胆道与胸腔或肺形成胸腹瘘（冠状韧带与膈连接处）。

胆漏诊断可以经T形管行胆道造影术，若无外置胆道引流管，可行腹腔引流液胆红素定量，其水平远高于血液有助于诊断。还可借助于MRCP，若各种检查仍不能明确，可行剖腹探查。

（2）超声表现：胆漏二维灰阶超声表现为肝内或肝外的局限性液性无回声区。肝内型胆漏的液性无回声区可为多发，其大小随着病情而改变，囊腔可逐渐增大或缩小，当胆汁局限性积聚明显时，形成胆汁瘤，大者可达10cm。其形态以不规则多见，如伴有感染时内部回声多变，无回声内可见细点状、絮状或团块样回声（图20-9-56），部分也可见气体反射。除局限性积液外，还可见到肝内胆管壁回声增强、不同程度的胆管扩张、肝实质回声增强增粗等间接表现。肝外型胆漏的局限性无回声区（图20-9-57），一般边界较清，其壁常为周围脏器所组成，后方回声可增强，肝内胆管可轻度扩张。

彩色多普勒表现为无回声区内无血流信号。通过多普勒检查排除肝动脉栓塞或狭窄引起的胆道并发症。

超声造影表现为胆管漏口周围可见造影剂向外溢出，同时部分病例超声造影观察胆管壁，可发现胆管壁血流灌注明显减少，提示缺血。

对于胆汁积聚引流不畅，且出现局部或全身感染症状的患者，可在超声引导下置管引流。

胆漏应注意与血肿、肝脓肿相鉴别：两者超声下可表现为低回声或无回声区，但血肿往往发生于术后1周内，内可见网状分隔，胆漏多发生于术后2～3周，其内透声良好。鉴别困难时需借助超声引导下穿刺，如穿刺抽液引流见黄绿色液体，考虑肝脓肿，引流后数天引流液变为金黄色，则诊断为胆汁瘤并发感染。血肿的超声表现有“经时变化”的特点，穿刺可见血性液体。另外，假性动脉瘤亦可表现为肝内及肝门部局限性液性无回声，彩色多普勒超声下见瘤腔内呈现红蓝参半的彩色涡流信号，可以此鉴别。

（3）其他影像学检查

1）胆道造影：胆道造影术可准确显示胆道胆漏部位，为确认胆道并发症的金标准。对于置有T形管的患者，可经T形管造影，其操作简单、方便、无创。目前重建多采用不放置T形管，可行内镜下逆行胆道造影显示胆道树状结构，同时通过放置胆道支架、胆道引流来治疗胆漏。对于胆总管空肠吻合的患者，可采用经皮肝穿刺胆道造影术，操作时应注意预防逆行感染。

2）磁共振胆胰管造影：具有无创、安全、不需造影剂的特点。

3.胆道梗阻

（1）临床概述：胆道梗阻的发病率为3%～14%。胆道的狭窄常发生在移植后几周内，也可发生在术后几年。一般可分为吻合口狭窄与非吻合口狭窄，其中以前者多见，发生率为5%～14%。

早期胆道狭窄主要是吻合口狭窄，可由技术因素导致胆管血供不良。晚期胆道狭窄常继发于血供不足。原因可以有肝脏缺血再灌注损伤、肝动脉狭窄或血栓，以

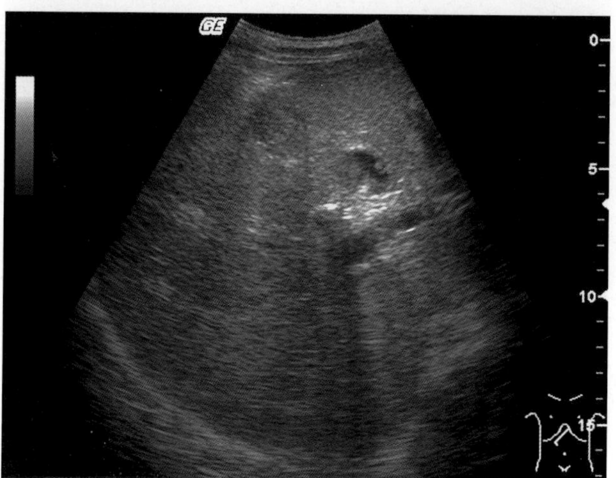

图20-9-56　肝内胆汁瘤图，肝内见混合性的异常回声区

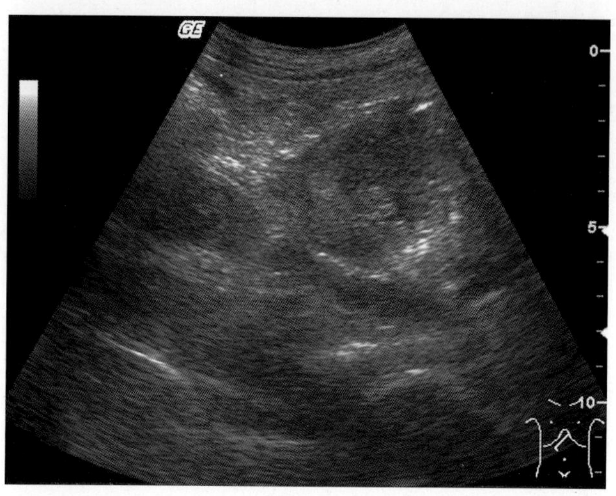

图20-9-57　肝门处胆漏图，肝门处见内部回声不均的异常病灶

及真菌巨细胞病毒感染、ABO血型不相容、慢性排斥反应等。此时胆道狭窄常合并胆道胆泥、结石及胆道铸型的形成。胆管内胆泥由胆汁浓缩变稠或胶原组织在受损的胆管壁聚集而形成，主要发生在胆总管和大的肝内胆管分支。一般在移植后数天至数年后发现，持续存在的胆泥可形成结石，其成分常为胆色素性。胆道铸型常发生在术后晚期，主要由胆管缺血造成，坏死的胆道内膜脱落，继而与胆汁中的固体物质沉积，共同形成胆管铸型，常需要重新移植。弥漫性狭窄又称缺血性胆道狭窄，表现为胆管节段性狭窄和扩张，最终导致胆道机械性梗阻和继发性胆道感染。

临床表现为Charcot三联征，黄疸程度视梗阻情况而定，可有反复，右上腹持续性疼痛之后继而出现发热，发热可为弛张热。如病情继续发展可出现低血压和神志改变。

（2）超声表现：二维灰阶超声对胆道狭窄诊断并不敏感，对肝内外胆管扩张，此间接征象有80%～100%的敏感度。胆道吻合口狭窄的超声表现可有近端胆总管及肝内胆管弥漫性扩张，而管壁及肝脏回声无明显改变。非吻合口狭窄表现为肝内胆管局部狭窄伴近端胆管扩张（图20-9-58），可单发也可多发。多发狭窄伴扩张者，胆管多呈串珠状改变，并可伴有管壁增厚、回声增强、腔内透声差。采用高分辨局部放大技术有助于直接显示狭窄的胆管，而超声造影检查有助了解胆管内径、狭窄程度，从而准确诊断胆管狭窄。

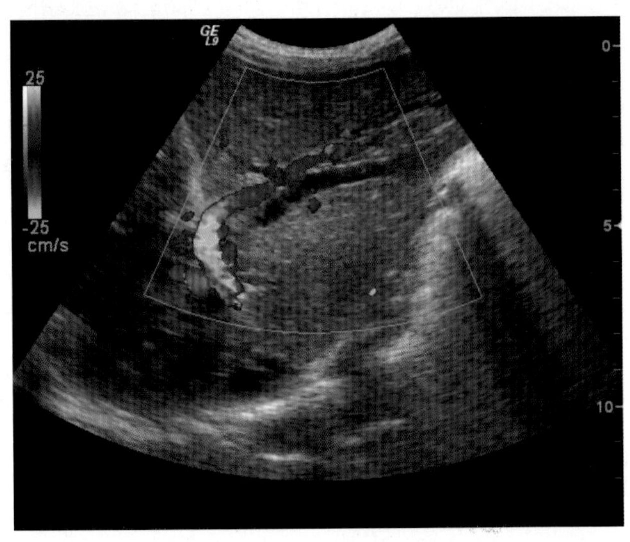

图20-9-58 胆道狭窄图

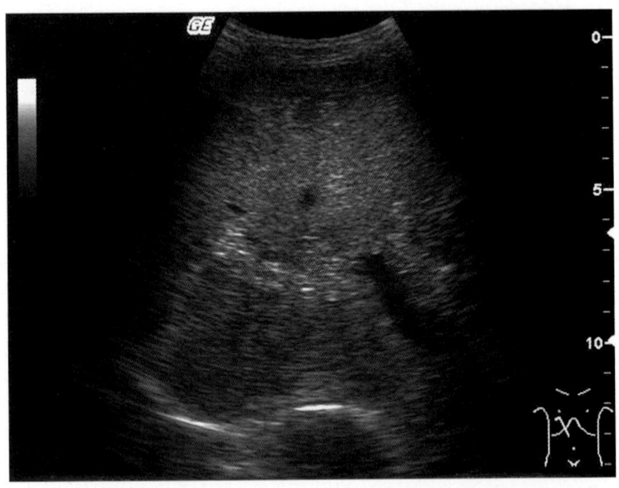

图20-9-59 肝内胆管“铸型胆泥”图

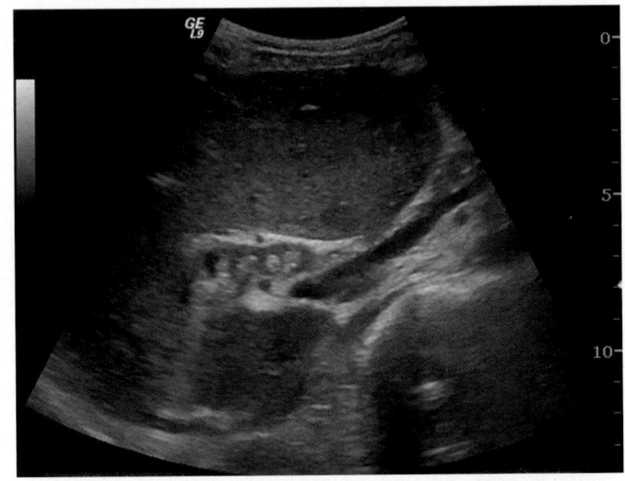

图20-9-60 肝移植后胆总管内形成结石

因胆道梗阻可并发胆泥或结石等，其以局限性分布多见，主要分布于胆总管和（或）左、右肝管。胆泥的超声表现：可在胆管内见细小点状、絮状或条索状回声，管腔内透声差。如胆泥高度浓缩，则可在胆管内见到不均质稍高回声，充满管腔，或呈高回声，环形膜状覆于胆管内壁，有时胆管壁与胆泥分界模糊，这两种表现即所谓的胆管内“铸型胆泥”（图20-9-59），往往伴有胆管壁毛糙、增厚及回声增强等炎症的继发改变。持续存在的胆泥形成结石，因为胆色素性结石多表现为伴弱声影的稍强回声（图20-9-60）。大部分肝内胆管结石均伴有局部胆管扩张，而无局部扩张的多见于末梢肝管内的结石。如出现胆道铸型，胆管壁变得模糊，可见沿胆管排列的条索状中高回声，将影响胆管直径的评估。

彩色多普勒检查主要用于排除肝动脉血栓形成或狭窄引起的胆管狭窄（图20-9-61）。

对于胆管狭窄，经治疗放置支架帮助胆汁引流，超声可以复查了解所放置支架的位置（图20-9-62），观察肝内胆管扩张情况是否得以改善。

（3）其他影像学诊断

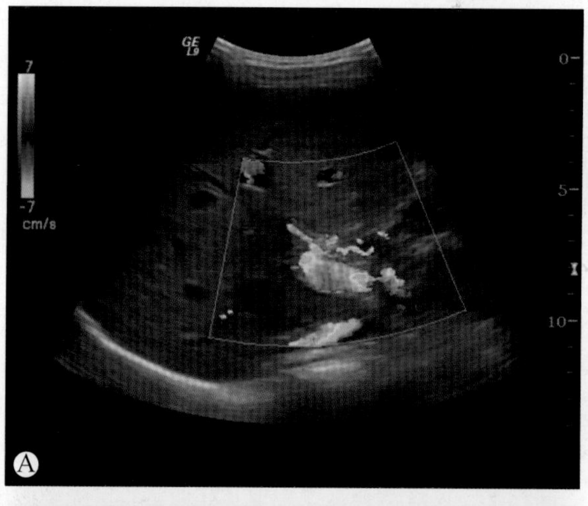

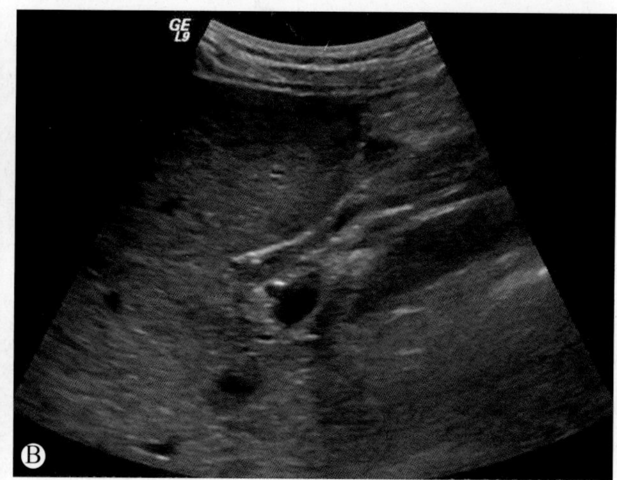

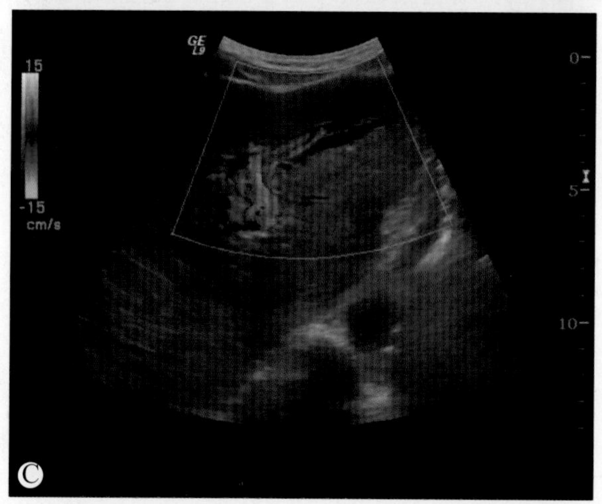

图20-9-61　由肝门部肝动脉栓塞引起的肝动脉走行紊乱伴胆总管狭窄，肝内胆管扩张

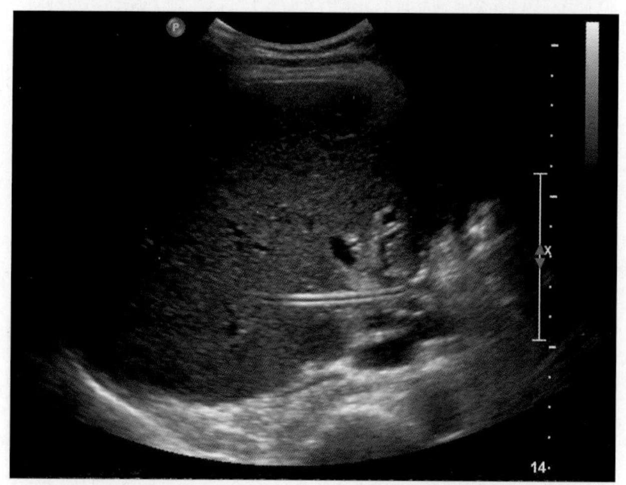

图20-9-62　肝右胆管狭窄后放置支架

1）胆道造影：胆道造影术能准确显示胆管树形态学改变，了解胆道的内径、狭窄程度。与诊断胆漏一样，可采用经T形管造影、内镜下逆行胆道造影或经皮肝穿刺造影，同时可进行放置支架、胆道扩张和引流等治疗。发生胆道铸型时可见到特征性虫蚀状充盈缺损，而原发性硬化性胆管炎复发时显示肝内胆管呈串珠样广泛分布的狭窄。

2）MRCP：能较好地显示一级胆管，相较胆道造影有无创、无须使用造影剂的特点。

3）CT检查：可发现胆道扩张、狭窄，但临床价值有限，需结合其他检查。

4.胆管缺血性改变　肝内胆管由肝动脉单独供血，正常情况下，超声造影显示胆管壁显影早于周围肝实质，并在动脉相达到峰值强度，增强程度低于或等于肝实质。当胆管壁发生缺血时，超声造影可显示胆管壁在门脉相、延迟相与肝实质同步显影，而动脉相胆管壁造影剂灌注减少或无灌注。超声造影可通过实时动态观察胆管周围血管丛的微循环灌注情况，早期发现胆管缺血性改变，为临床早诊断、早治疗提供客观依据。

（三）肝实质并发症

1.肝移植排斥反应（liver transplant rejective reaction）

（1）临床概述：排斥反应是肝移植后常见的并发症之一，是引起肝功能异常的最常见原因。虽然强效低毒的免疫抑制剂已出现，但仍有25%的患者会出现不同程度的排斥。分为急性排斥、迟发性排斥、慢性排斥及超急性排斥，其中以急性排斥最多见，其发生率为30%～80%。排斥反应需活检，根据病理做出诊断。

急性排斥反应常见于术后10天左右，在免疫抑制剂用量不足、儿童受体、血型和组织配型不同及移植肝保存损伤的患者中尤为常见，组织学表现为汇管区的炎症、非化脓性胆管炎和血管内皮炎，激素治疗常有效。生化指标改变比症状早，出现氨基转移酶、总胆红素水平升高，继而患者表现为乏力、发热、腹痛、肝脾大等，胆汁引流颜色变淡。严重者可出现呼吸急促、烦躁不安等症状。

迟发性急性排斥反应指发生于术后6个月的急性排斥反应。

慢性排斥反应常发生于移植数月后，一般不可逆，危险因素包括急性排斥反应发生的次数和程度、受体自身免疫性肝病史、巨细胞病毒感染史和供体的年龄大于40岁。组织学表现为进行性胆管损害导致小叶间和中央胆管数量减少（胆管缺失），通常没有显著的炎性浸润。临床症状较急性排斥反应的黄疸明显。

超急性排斥反应发生迅速，于再灌注的数分钟或数小时内发生，移植物失功。与多次输血及妊娠、供受体ABO血型不符有关。

（2）超声表现：肝移植排斥的二维灰阶超声无特异性，通常表现为肝实质回声的不均匀，肝脏大小可正常或肿大，有时可见胆管轻度扩张。急性排斥时肝实质水肿，回声降低，慢性排斥时门静脉周围回声可以增高。由于肝动脉血供相应减少后，胆管壁舒缩活动受其影响，超声下可见胆管增宽。

急性排斥反应时，尤其在术后第1周，肝动脉由于受周围水肿肝组织的挤压，频谱多普勒可表现为肝动脉的血流速度减低，阻力指数升高（图20-9-63）。慢性排斥反应时由于内膜下泡沫细胞沉积，肌内膜增生，内膜硬化，最终可导致进行性肝动脉狭窄，甚至形成血栓。彩色多普勒显示肝动脉的血流信号微弱，流束明显变细，有时甚至难以显示，频谱多普勒则显示流速下降，阻力指数可升高。

肝静脉频谱具有一定诊断价值，特别是移植后最初诊断正常者。发生排斥时肝静脉可失去正常的多相波形而变为单相平坦或负二相波，波幅下降，频谱形态变钝（图20-9-64）。随着排斥反应减轻或消失，肝静脉又恢复到三相波，峰值流速增高。门静脉血流动力学同时也发生改变，表现为平均血流速度减低。有报道用门静脉衰减指数（damping index，DI＝最小速度频移/最大速度频移）下降和肝静脉衰减指数升高对诊断急性排斥反应的敏感度为75%，特异度为91%。

由于排斥反应的诊断比较复杂，肝血管的多普勒表现受外界影响因素较多，如肝静脉流出道受阻和心力衰竭等都可改变肝静脉形态，以上表现都并不能单独作为诊断标准，还应结合临床表现及其他实验室检查做出诊断。对高度怀疑的急性排斥反应，在超声引导下的肝穿刺有助于临床诊断。

2. 移植后淋巴组织增生疾病（posttransplant lymphoproliferative disorders）

（1）临床概述：移植后淋巴组织增生疾病是指异体移植后，医源性免疫抑制状态下发生的一类淋巴组织增生或淋巴瘤，以B细胞系列多见，少数由T细胞起源。肝移植患者中，成人发病率为1%～2%，儿童的发病率则较高。与EB病毒感染相关，病毒阳性患者发病时间较早，大多数发生在术后4～12个月，本病需要病理活检明确诊断。

临床表现多样，可累及任何脏器，好发部位包括淋巴结、胃肠道、肺等，淋巴结外发病概率是淋巴结内的3～4倍。患者一般有发热、体重减轻等非特异性症状，根据累及的部位可出现相应症状，肝移植患者常会累及肝门，淋巴结肿大压迫胆道、血管，出现梗阻性黄疸、肝功能异常等。

（2）超声表现：肝移植后肝内淋巴组织增生疾病有三种不同的超声表现，第一种是肝内局部回声减低，可

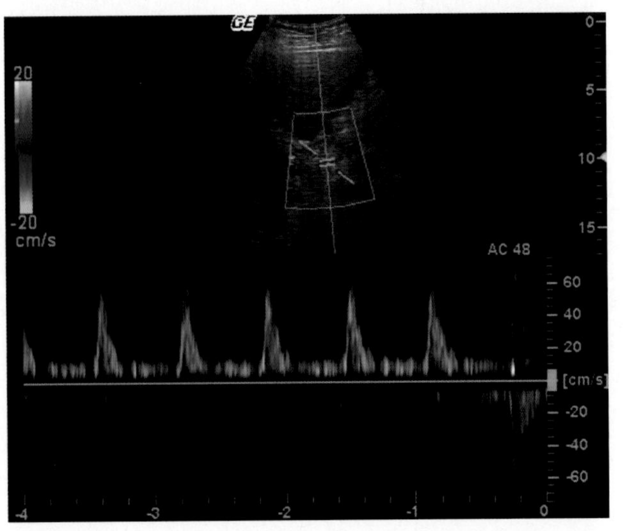

图20-9-63　肝排斥的肝动脉频谱图，肝动脉阻力指数升高

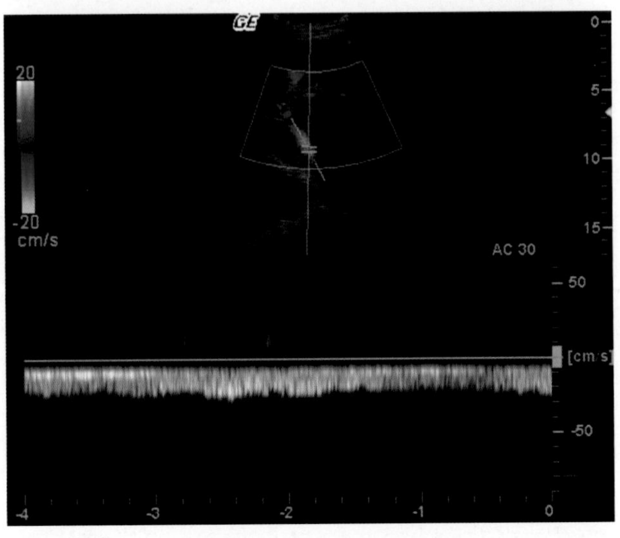

图20-9-64　肝移植排斥的肝静脉频谱图，肝静脉频谱流速减低，形态呈平坦的单向波

见大小不等的椭圆形低回声区（图20-9-65），彩色多普勒超声显示低回声区血流信号丰富，超声造影可以显示更清晰。第二种是弥漫性肝大，肝脏实质回声分布不均，见片状的低回声，边界不清，进而可演变为肝衰竭的超声表现。第三种是肝门部病变（图20-9-66），较多见。常表现为边界欠清的低回声，病变周边可测及较丰富的杂乱血流信号，超声造影显示为"快进快出"表现，呈高增强且不均匀伴坏死。低回声肿物常包绕胆管、肝动脉及门静脉，部分患者可导致梗阻，可见肝内胆管扩张，彩色及频谱多普勒超声可见门静脉狭窄等表现。

侵犯脾脏的概率是28%，受侵犯的脾脏也表现为散在的局限性低回声病灶。另外，30%可侵犯胃肠道，最常见侵犯小肠，其他实质性脏器侵犯比较少见。淋巴结累及并且超声可发现的患者约为20%，肝门和腹腔干淋巴结是好发部位，此外腹膜、后腹膜、腹膜外的淋巴结也可单独或同时累及。

3.恶性肿瘤复发（malignant tumor recurrence）

（1）临床概述：肝移植患者是发生恶性肿瘤的高危人群，在一定程度上是由免疫抑制剂的使用引起的。肝移植后最常见的肝脏恶性肿瘤是肝癌，发生率为4%～5%。根据肝移植米兰标准：肝癌患者进行肝移植的条件是单个肿瘤直径＜5cm；如果是多个肿瘤则不超过3个，其中最大的直径＜3.5cm，3个肿瘤的直径之和＜6.5cm，无肝静脉和门静脉癌栓，这种病例中复发的概率为7%左右。超声在移植肝的肿瘤复发中的作用主要是监测有无复发及肿瘤大小变化。

（2）超声表现：肝脏恶性肿瘤二维灰阶超声可表现为单发或多发的高、低回声（图20-9-67），回声不均匀。肝癌的复发灶既可以为肝内病灶，也可以为肝周病灶。无肝硬化的患者做超声较易发现恶性肿瘤的复发，而有肝硬化的患者较难发现。

采用超声造影技术，通过动态观察肿块动脉相、门脉相、延迟相造影剂灌注的改变，来明确诊断肿块性质。如见造影剂"快进快出"的表现，即肿块在动脉相即增强，延迟相时已消退，考虑恶性肿瘤。同时，超声造影还有助于检出有些等回声的恶性肿瘤，以此可增加监测肿瘤复发的可信度。超声造影可用于碘油过敏的患者，但对患者呼吸配合要求较高。虽可在门脉相扫查整个肝脏，但每次只能重点观察一个肿块，对于肿瘤体积过大、基础超声显像不佳及肝内多发肿瘤的情况，造影不具优势。

通过超声造影可鉴别血管瘤（具有"慢进慢出"的特点）、脂肪分布不均（造影增强幅度、峰值强度与周围肝组织相同）、梗死灶（低回声、分界尚清，造影时无增强）等。

（3）其他影像学检查：CT。可一次注射造影剂在一个呼吸周期即可完成扫描，可观察肿瘤内部结构、包膜、子灶及血管有无侵犯等，因此螺旋CT检查具有相对优越性。同时CT能观察到肝脏周围及腹膜后的转移情况，但由于扫描方式及注射造影剂后开始扫描的时间不同，加上造影剂循环存在个体差异，并且由于间断不完全摄静态片，有时较难准确判断峰值强度到达的时间而导致漏诊、误诊。

4.移植肝纤维化（graft fibrosis after liver transplantation） 随着移植技术的进步，患者术后生存时间延长，而移植肝纤维化成为肝脏失功的主要原因之一。儿童肝移植10年后，69%的患者可出现肝纤维化，即使在肝功能正常的肝移植患者，也有85.5%的患者存在不同程度的纤维化改变。目前其机制尚不明确，可能是由于患者的个体因素、排斥反应、病毒因素及免疫因素交互作用，肝活检是肝纤维化诊断与分级的金标准。

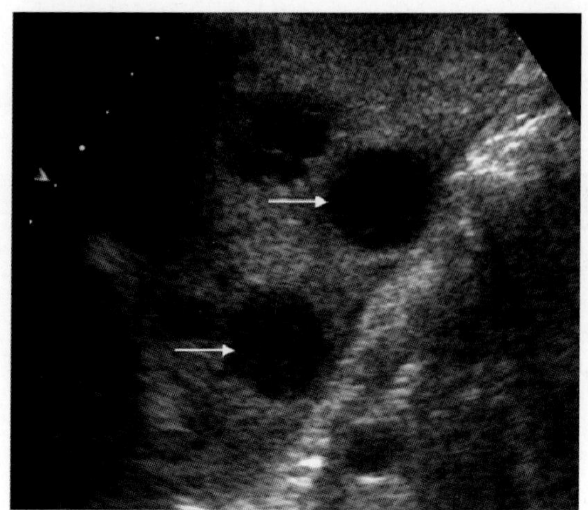

图20-9-65　移植后淋巴组织增生疾病，肝内见大小不等的椭圆形低回声区

引自Shaw AS，Ryan SM，Beese RC，et al. Ultrasand of non-vascular complications in the post liver transplant patient. Clinical Radiology，2003，58（9）：672-680

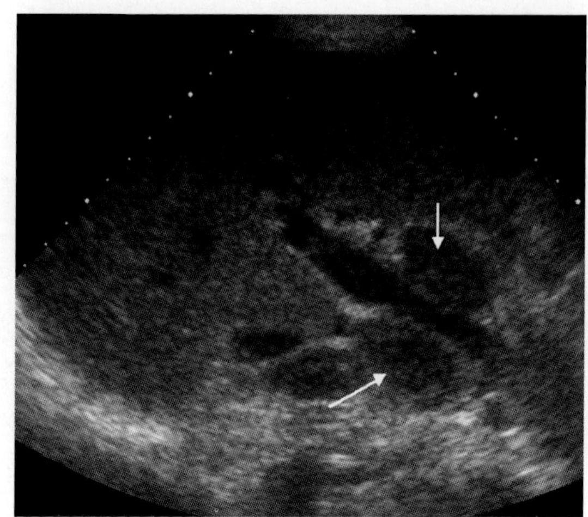

图20-9-66　移植后淋巴组织增生疾病，肝门部见大小不等的椭圆形低回声区

引自Shaw AS，Ryan SM，Beese RC，et al. Ultrasand of non-vascular complications in the post liver transplant patient. Clinical Radiology，2003，58（9）：672-680

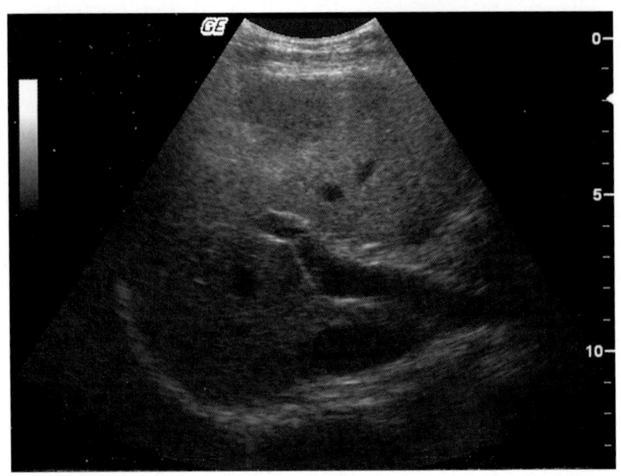

图20-9-67 肝移植后恶性肿瘤复发，肝脏内可见低回声的复发灶

肝移植术后肝炎的复发可加速肝纤维化进程，若不及时干预，可发展为不可逆转的肝硬化，因此对肝移植术后肝纤维化进行早期诊断具有重要的临床意义。目前，早期的肝纤维化常规超声并不敏感，而超声弹性成像技术可显示和量化组织弹性，突破了以往解剖结构显像的局限性。研究表明，肝脏弹性成像与纤维化病理严重程度具有良好的相关性，可作为传统超声显像方式的补充。

（四）肝周并发症

积液包括胸腔积液、腹水、血肿及脓肿。胸腔积液和腹水在术后早期较常见，其发生率为45%～70%。尽管超声检测积液较敏感，但特异性欠佳，有时难以判断积液的类型或是否感染。腹水、胆汁、血液、脓液及淋巴液均可表现为液性无回声区，但部分也可有特异性的超声表现，如血液和脓液内可见微粒；癌肿扩散也可引起微粒性腹水。超声引导下的穿刺既可鉴别积液的性质，又可起到治疗作用，超声不易发现的积液还可用CT来定位。

1.胸腔积液　移植后右侧胸腔积液十分常见，在术后几周内可消退，通常认为是一种交感神经反应，一般没有临床意义，但大量胸腔积液时患者可出现呼吸困难。

胸腔积液超声表现为不分腔的液性无回声区（图20-9-68）。如伴有感染，可见条索状分隔，内部透声差，还可见絮点状回声漂浮。如在移植后第3天出现积液量增加，应该考虑其潜在的原因如膈下脓肿等。大量胸腔积液时，肝静脉的频谱常表现为平坦的单向波，超声引导下穿刺抽液解除压迫因素后，肝静脉的频谱形态可恢复为三相或双相波形。

2.腹水　肝移植术后常发生膈下、腹腔、肝周积液，以右肝下最为常见，大多数是无菌性的，一般不会影响移植肝功能。少量肝周积液在移植后早期较常见，一般无临床症状，术后几天内可消退。而移植后出现大量的腹水则较少见，应警惕有无肝静脉流出道梗阻、急性腹腔内出血及发生胆漏等情况，此时易伴发肾衰竭、感染，存活率较低。对于伴有发热的腹水，不能排除脓肿形成，必须及时行置管引流。

腹水超声上表现为肝周无回声区，可见肝脏与腹壁分离，或者腹腔内游离无回声区。超声检查时应该记录其范围、形状及回声，以供随访时比较，如积液内出现带状回声分隔（图20-9-69）或气体强回声，形态呈球形而非新月形，改变体位时积液形态又相对不变，邻近肝实质回声降低，常提示伴发感染，考虑脓肿形成可能。如胰、十二指肠周围及肾周前方出现局限性积液，特别是在ERCP后出现，应考虑为移植后的急性胰腺炎伴假性囊肿，此时还可有胰腺增厚肿胀、回声减低等超声表现。可在超声引导下穿刺抽吸或放置引流管，以缓解症状，同时也可判断液体性质、做细菌培养等，但须用彩色多普勒超声鉴别假性动脉瘤，以免误穿而导致严重的后果。

3.血肿　血肿常出现在移植后的前几天内，大部分是继发于手术时（或手术后短时间内）腹腔内广泛的出血，也可是继发于胆道造影或经皮穿刺后的腹腔出血，而急性腹腔内出血多见于血管吻合口或假性动脉瘤的破

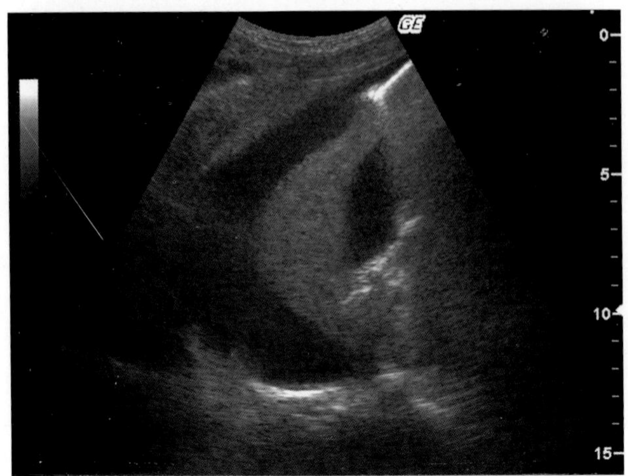

图20-9-68 胸腔积液，肝移植后右侧胸腔积液

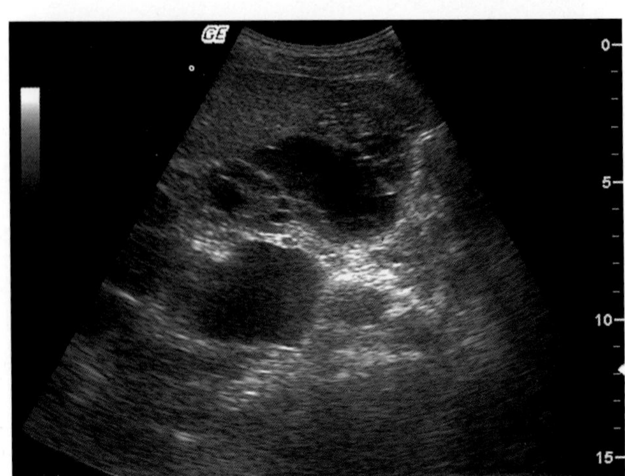

图20-9-69 腹水，积液内见带状回声分隔

裂等，肝内血肿主要是由手术操作所致的肝实质损伤引起的。一般明显的血肿消退需要2～3周，期间可用超声监测。肝移植术后血肿可发生在腹腔内任何部位，但多见于肝左叶的前后方、右前叶下段旁及右膈下的裸区，后者尤其多见，这与外科手术去除正常的腹膜反折有关。

在移植后早期，超声上典型的右侧膈下血肿表现为肝脏裸区较均匀的液性无回声区，由于血液成分的关系，其内部回声稍高于一般的液性无回声，随着时间的发展，血肿机化后可变为条索状回声或低回声（图20-9-70），最后发生液化后可溶解吸收、消失。血肿在移植后2个星期内，大部分都已结成凝血块，超声表现类似于均匀性的实质性肿块回声，与邻近肝实质回声相似（图20-9-71）。两者鉴别困难时，超声造影和CT有助于鉴别，超声造影显示病变区域始终无增强。右侧肾上腺也可出现低回声区（图20-9-72），这是因为肝移植手术时，右侧肾上腺易遭受静脉缺血，导致肾上腺出血，不过通常为自限性，随访时会发现低回声逐渐消失。近第二肝门处的血肿常引起肝脏流出道梗阻，从而导致相应的血流动力学改变，此时，可通过对肝脏肝静脉、门静脉及肝动脉的血流动力学改变来动态监测，以便及时评估流出道梗阻的情况（图20-9-73）。该处血肿的穿刺引流一般没有必要，但假如继发感染或明显压迫周围组织结构时，应积极处理。

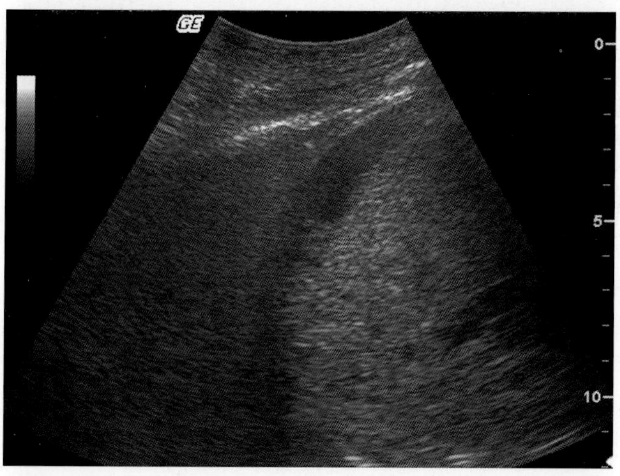

图20-9-70 肝周血肿，裸区内见新月形（条索状）低回声

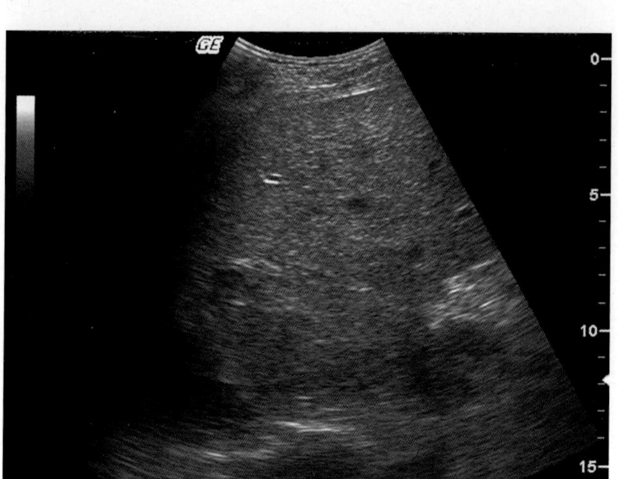

图20-9-71 肝周血肿，与邻近肝实质回声相似的实质块回声

在CT平扫上，血肿呈较高密度影，不同于胆汁瘤、脓肿、血液积聚，较易鉴别。

4.脓肿　肝移植术后脓肿的发生率为4%～10%，大部分（85%）是细菌性感染，继发于胆道并发症后，小部分是真菌性的，特别是在移植后出现肝衰竭时。肝移植后脓肿可以发生在包括肝外及肝内的腹腔任何部位，最常见的部位是膈下及肝下间隙。

肝内脓肿的超声表现依据其成熟度不同而有所不同，早期的典型表现为肝实质内单个或多个不均匀性低回声，脓肿成熟时表现为壁较厚的无回声或混合性回声，病灶内血供多不丰富。超声造影表现为动脉相周边呈厚环状高增强，其内为无增强液化坏死区，门脉相及延迟相环状高增强区消退为低增强。肝内脓肿往往继发于潜在的移植肝结构异常，超声检查有必要仔细观察有无胆道狭窄或肝动脉血供障碍（血栓或狭窄）等异常情况。

肝下间隙的脓肿内常表现为条索状或絮状回声（图20-9-74），如见到伴"彗星尾征"的强回声时，常提示内含气体。脓肿内部液性成分明显时可以考虑超声引导下引流置管，但肝门处的脓肿穿刺需要特别小心，需要避开大血管和胆管系统，最好在彩色多普勒超声引导下进行（图20-9-75），因为二维灰阶超声有时较难鉴别脓肿和假性动脉瘤，而且肝门处的脓肿本身也有可能导致肝动脉假性动脉瘤的形成，必要时用超声造影可以提高诊断的准确性。

感染后引起的脓肿在CT影像学上有一定特异性，表现为局限性水样密度灶，周围厚壁包裹，可有分隔，增强后囊壁及分隔强化，周围脂肪间隙密度增高。

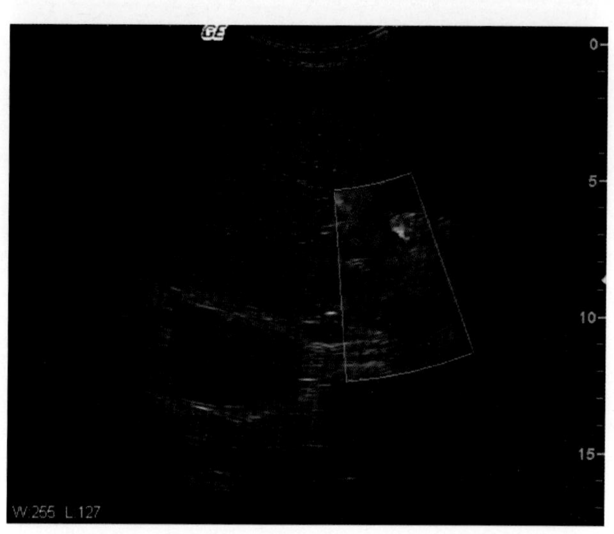

图20-9-72 右侧肾上腺出血，肾上腺区的低回声区

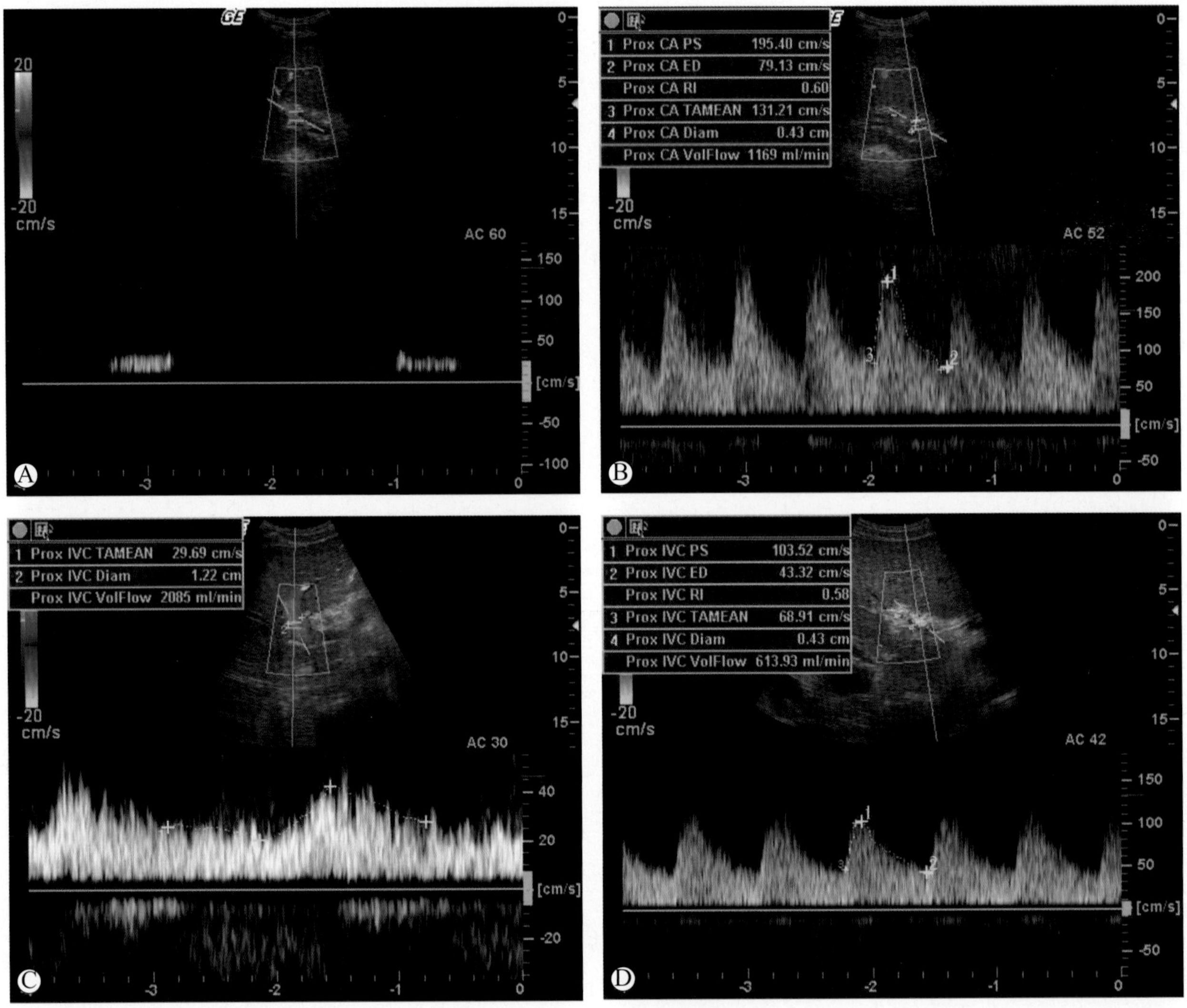

图20-9-73　第二肝门处血肿图

A.因肝流出道受阻，门静脉流速减低并呈间歇性血流频谱；B.动脉代偿性流速增快；C.血肿去除后，门静脉流速减低至恢复正常；D.血肿去除后肝动脉流速基本恢复正常

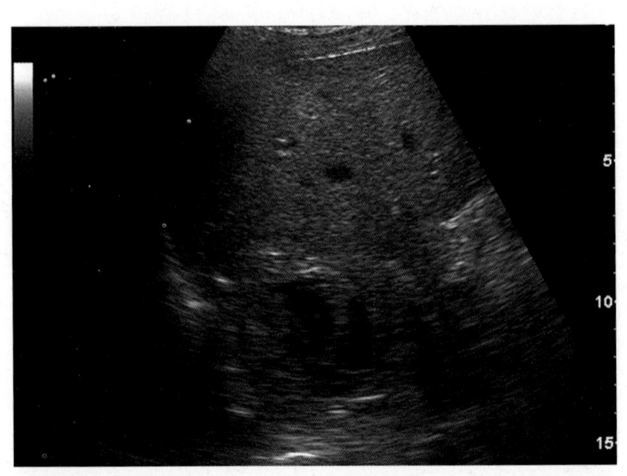

图20-9-74　肝下间隙脓肿

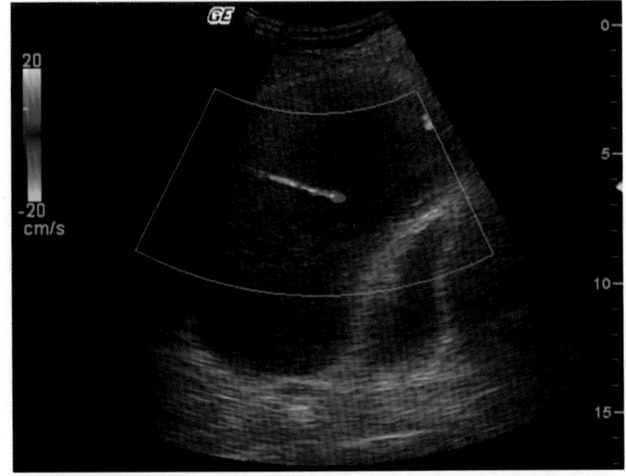

图20-9-75　彩色多普勒超声引导下穿刺，抽吸时引流管可见红色的多普勒信号

T形管逆行胆道X线造影等对胆外管疾病有帮助，但肝内胆管常显示不良，特别是肝脏周边病变。CT等影像学检查多提示为肝囊肿。因此，这些有创检查方法对诊断的作用不是很大。不能仅仅为了明确诊断轻率进行，徒增患者痛苦与经济负担。若贸然行之，往往可能会得不偿失；当然，如条件许可，为进一步明确疾病性质，应力争进行病理学检查。

本组中有10例做过CT检查，均诊断为肝囊肿。有4例患者因胆结石手术，术后进行T形管造影，均未发现肝内病变。

（詹维伟　燕　山　周　伟）

第十节　退行性节段性肝内胆管扩张症

退行性节段性肝内胆管扩张症是在1985年被发现的一种肝内囊性病变。它是老年人因肝内胆管退行性变化而发生节段性扩张所致。

退行性节段性肝内胆管扩张症的超声声像所见具有一定的特异性。初始阶段（1985年）仅发现其与其他肝内囊性病变的声像图表现的不同，虽认为是由肝内胆管扩张所致，但其病因不明，曾将其命名为“特发性肝内胆管扩张症”（1987年）。后经较长期的临床观察、随访观察、流行病学调查、超声所见分析等研究（1991年），又经过20余年的临床与随访的观察，认识到此病确实是一个新被发现的由肝内胆管退行变化所致的肝内囊性病变。

本病多发生在无任何症状或体征的老年人中，实验室检查无异常发现，预后良好，迄今无特殊或积极的治疗方法。由于上述种种原因，虽尸检与活体标本的病理学检查是证实本病的最好方法，但如无特殊情况，不可能因本病而进行尸检或取得其活体标本。反之，通常尸检时本病也不会被顾及。因此，迄今笔者团队仅有1例因癌变手术而获得相关病理资料。同样理由，如仅为了诊断，肝内胆管造影等有损伤的检查方法也不应进行，且这也不易为患者接受，故目前本病的发现与诊断主要依赖超声。随着社会与医学的发展，相信这一目前尚不全为人熟知的病种将会进一步得到确认与熟悉。

一、发病率

1.在健康体检人群中，本病多发生在＞60岁的老年人，发病率约7%，而在青年、儿童中无1例发现。

为了分析超声显像对本病的发现率，笔者（1991年）曾特意对不同年龄段人群做了健康体检，依年龄分为3组：①7～11岁学龄儿童1397人，其中男性713人，女性684人。②20～21岁大学新生79人，其中男性40人，女性39人。③51～90岁离休干部466人，其中男性357人，女性109人。超声显像发现肝内囊性病变的声像所见符合本病者共34人（7.3%），均为＞60岁老年人，男女比为3∶1（表20-10-1）。

表20-10-1　各年龄组超声体检的发病情况

	年龄（岁）	检查人数	发现人数	发现率（%）
老年	51～90	466	34	7.3
青年	20～21	79	0	0
儿童	7～11	1397	0	0

2. 1985～1991年，笔者所在附属医院住院患者在超声肝脏检查中发现肝内囊性病变的声像符合退行性节段性肝内胆管扩张者均为临床观察对象。本组共328例，其中男性215人，女性113人，男女比为1.9∶1。对这组患者均做了临床与超声声像等分析。

在本组因其他疾病而住院的患者中，发病比较早，＜40岁者发病率为4.9%；而＞50岁者发病率为84.1%。此现象可能是因伴发疾病影响患者退行性变所致。其发病情况见表20-10-2。

3.为了解超声显像在日常检查中对于本病的检出率，笔者（1987～1991年）曾对住院患者做了一次统计。该时期内共进行肝超声检查的人数为5203人，发现本病136人，超声发现率为2.61%。其之所以较低，可能与超声日常检查人群中以中、青年居多有关。

二、临床所见

在健康体检人群中，本病患者多无自觉症状与体征，实验室检查（肝、肾功能检查等）均呈阴性；但当囊性病变较大、较多时，肝脏可肿大而被触及。如有并存疾病或并发症时，则可出现相应的症状、体征。并存疾病以胆系结石居多，然后依次为各种肿瘤、慢性肝病、肾脏疾病等。并发症则以继发感染、结石等为多见。根据临床观察组中234份病案记载，其中80例有并存疾病，发生率约34%。并存疾病与实验室检查所见，详见表20-10-3，表20-10-4。

表20-10-2　328例住院患者中退行性节段性肝内胆管扩张症的年龄分布

年龄（岁）	20～29	30～39	40～49	50～59	60～69	70～79	≥80
病例数（百分比）	1（0.3%）	15（4.6%）	36（11.0%）	87（26.5%）	130（39.6%）	44（13.4%）	15（4.6%）

表20-10-3 80例退行性节段性肝内胆管扩张症的并存疾病

	病名	例数	百分率（%）
慢性肝病	慢性血吸虫病	2	25.0
	脂肪肝	2	
	慢性肝炎	10	
	肝硬化	6	
胆系疾病	胆囊结石	26	36.3
	胆总管结石	1	
	胆囊切除后	2	
肿瘤	食管癌	5	27.5
	喉癌	1	
	直肠癌	5	
	乳腺癌	2	
	肺癌	9	
肾疾病	肾囊肿	5	8.8
	肾结石	1	
	慢性肾病	1	
其他	颈部肿块	1	2.5
	溃疡病	1	

三、超声所见

1.病变声像。钟大昌等（1987年）将肝内胆管扩张就其病因分为先天性与获得性两类，又将先天性肝内胆管扩张按其发生部位分成中心型、周边型、混合型（中心与周边并存）、伴先天性肝纤维化型（Caroli病）四种类型。

退行性节段性肝内胆管扩张症是老年人的一种退行性变化，为肝内胆管发生节段性扩张所致的肝内囊性病变。其病变声像有些类似Caroli病，但与肝囊肿、多囊肝等不同，具有一定的特异性。

通常本病囊性病变的无回声区透声性良好，后方可见回声增强效应，多无侧壁回声失落现象。囊壁较厚，边界清晰，边缘欠整齐，轮廓欠完整，回声强度也可轻度强弱不等。最特殊的是周边部常可发现细小管状的交通支回声（图20-10-1）。

因为本病是由肝内胆管退行性变所致，故病变声像的形态、大小、数目等与患者的年龄、病程、病情、病变位置、并发症发生等相关。通常在疾病初期，病变形态多为近圆形，常发生在3级胆管分支以上，较小，直径多＜10mm，常单个，偶见数发（图20-10-2）。如病变位置为中心型，则其形态可为柱状、纺锤状，也可较大（图20-10-3）。

随着病程、病情的进展，病变声像的周边可向外扩展，也可在病变邻近或肝脏其他部位出现新的病变。新生的病变一般较小。两个紧密相邻的囊性病变，或直接互有交通，或其间可见小管状交通支回声（图20-10-4）。较大的囊性病变可因囊壁破裂而出现间隔样回声（图20-10-5）。

综上，病变就会大大小小，疏疏密密；病变形态也因此形形色色、五花八门。有的形如乒乓球拍（图20-10-6），有的如花朵状或者葡萄串样（图20-10-7）。

由于上述原因，超声显像检查时病变声像的形态、大小、数目等随病变发展阶段而异。

临床观察组的328例患者，在超声发现本病时对病变声像的分析结果如下。

（1）部位：发生在右半肝167例（51%），在左半肝88例（26.8%），左右肝均累及者73例（22.2%）。

（2）数目：单发188例（57.3%），多发140例（42.7%）。病变数可单个至十余个。

（3）大小：最小直径为8mm，最大为65mm，以

表20-10-4 80例退行性节段性肝内胆管扩张症并存其他病的患者实验室检查

检查项目	例数	异常病例	正常病例
胆红素测定（总胆红素、结合胆红素）	80	5（6.3%）*	75（93.7%）
血蛋白定量（总蛋白、白蛋白、球蛋白）	20	0	20（100%）
谷丙转氨酶	80	2（2.5%）^	78（97.5%）
谷草转氨酶	20	0	20（100%）
碱性磷酸酶	20	2（10%）#	18（90%）
肝功能检查（絮状试验等）	55	1（1.8%）△	54（98.2%）
肝炎抗原及抗体测定	9	4（44.4%）§	5（55.6%）

注：*均为合并胆结石患者

^1例为多囊肾，1例为喉癌肝转移

#稍高于正常上界

△肝硬化患者

§2例HBsAg（+），2例抗HBS（+）

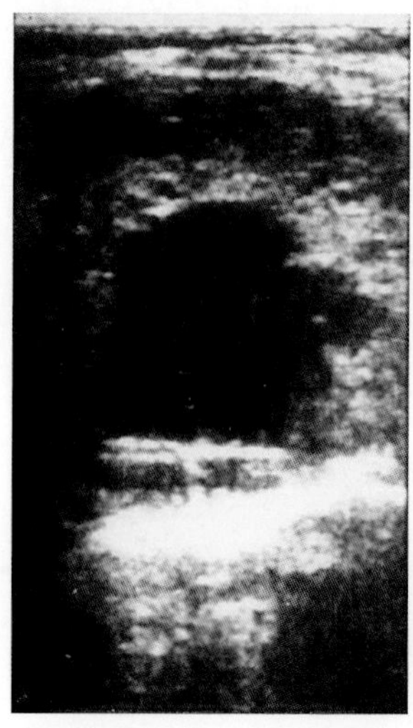

图20-10-1 退行性节段性肝内胆管扩张症声像图（一）

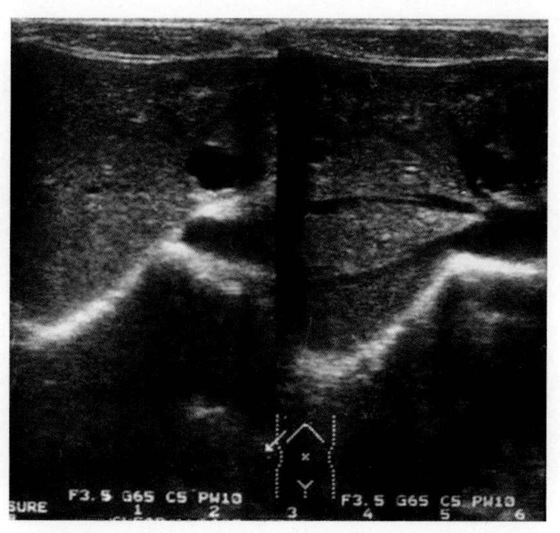

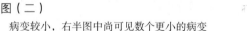

图20-10-2 退行性节段性肝内胆管扩张症声像图（二）

病变较小，右半图中尚可见数个更小的病变

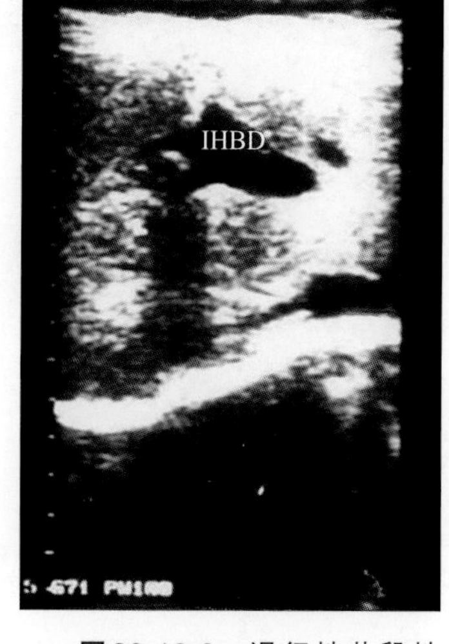

图20-10-3 退行性节段性肝内胆管扩张症声像图（三）

中心型病变，呈树枝状，无回声区内可见小结石强回声团

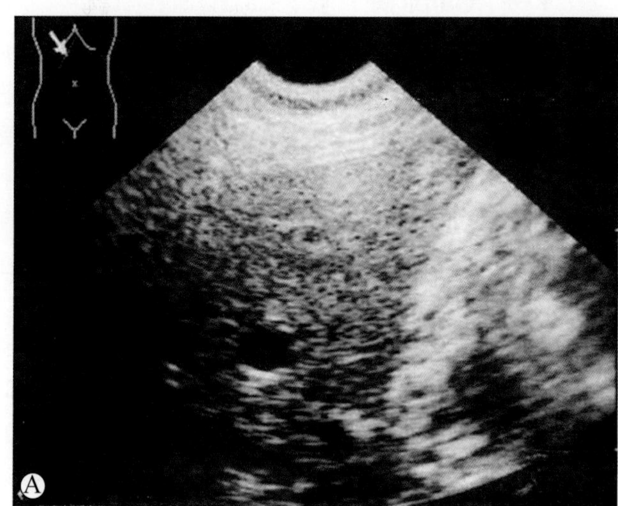

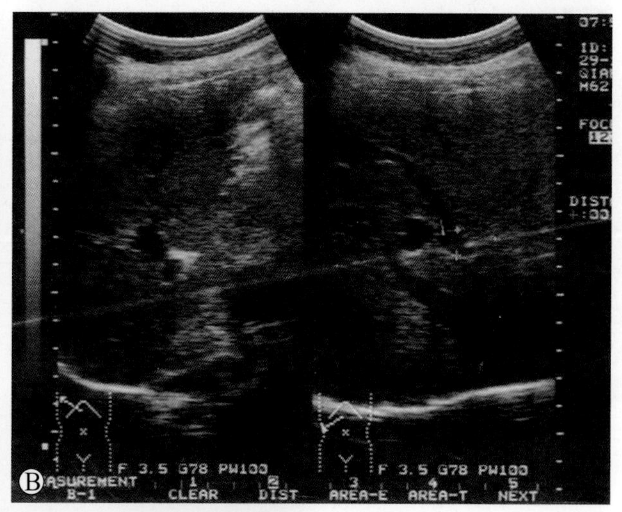

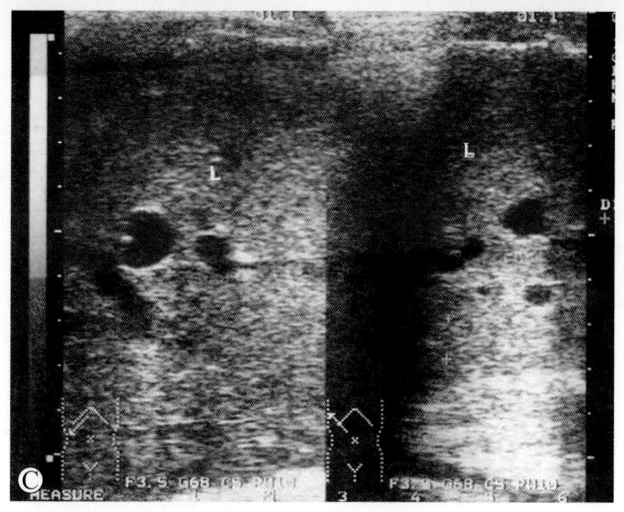

图20-10-4 退行性节段性肝内胆管扩张症声像图（四）

患者，男性，60岁，大学教师。A.健康体检时超声显像发现肝内小的囊性病变（1990年12月）；B.近1年后（1991年11月）超声显像复查，右图：肝右叶邻近肝中静脉处新生的小病变；左图：原有病变向邻周扩展，形成2个眼镜样病变，其间直接相通；C.再隔1.5年后（1993年3月）超声显像复查病变变大、增多

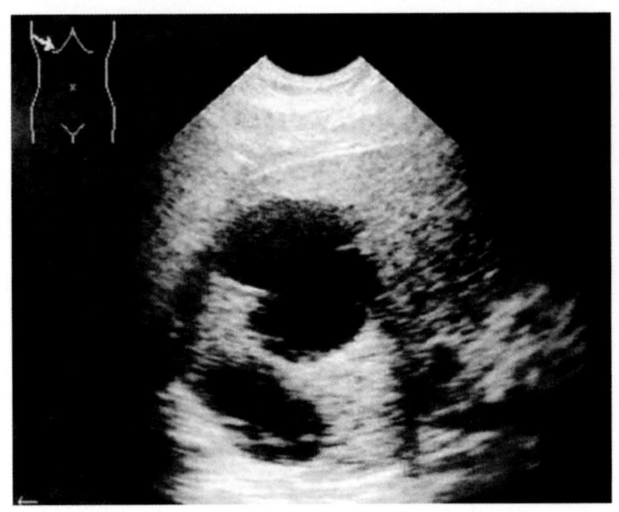

图20-10-5 退行性节段性肝内胆管扩张症声像图（五）
病变较大，右上两个病变直接交通，左下两个病变因囊壁破损而呈现间隔样回声

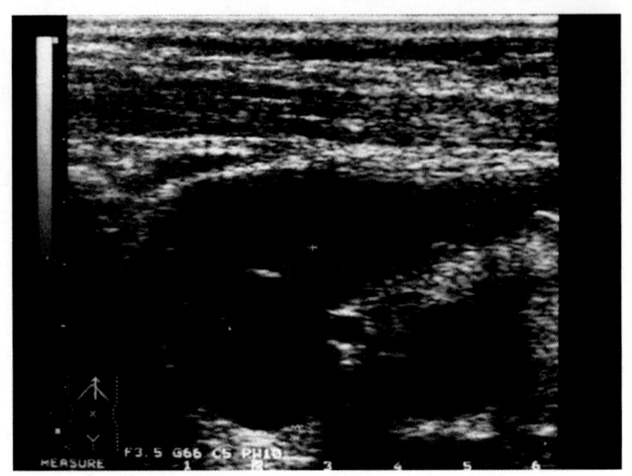

图20-10-6 退行性节段性肝内胆管扩张症声像图（六）
病变形态如乒乓球拍

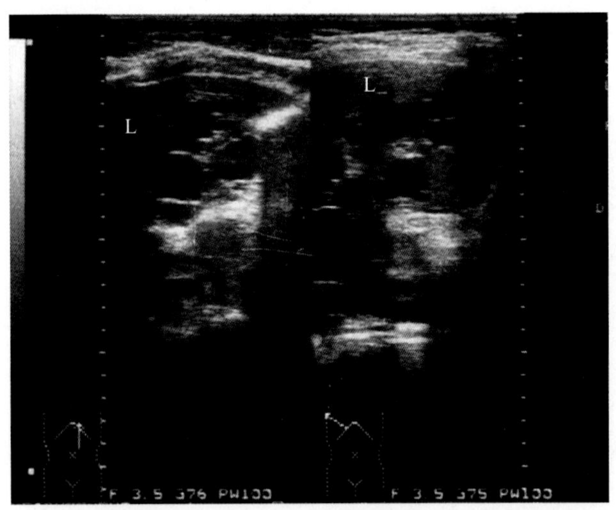

图20-10-7 退行性节段性肝内胆管扩张症声像图（七）
左图：类似花朵状，右图：类似葡萄串样。L.肝脏

10～30mm最为多见。

（4）形态：未做统计。

2.肝脏一般无肿大，需视肝内胆管扩张程度与范围而定，个别患者肝可肿大明显。脾通常不大。

3.如病程较久或病情较重，或可合并胆石与胆道感染，此时可出现相应的超声所见。

4.患者无门静脉高压的超声所见，如门静脉系统的扩张、侧支循环形成等。

5.肾脏多无囊性病变。

四、鉴别诊断

尽管退行性节段性肝内胆管扩张的声像所见有一定的特异性，但在肝内囊性病变中，不论是先天性还是后天性，有不少是因肝内胆管节段性扩张所致。鉴别时必须密切结合临床，综合诊断。

（一）Caroli病

Caroli（1970年）曾提出Caroli病的X线胆道造影的典型图像为肝内较大的胆管分支发生的可单发或多发的扩张，常呈球囊状节段性扩张；但肝脏边缘的较小胆管分支扩张则可呈念珠状或串珠样。

Glenn（1973年）指出，肝内胆管节段性扩张可表现为多发性囊性扩张，也可在肝内某一段胆管整段呈圆柱状扩张。

由于Caroli病与本病同为肝内胆管节段性扩张所致，虽病因有所不同，一为先天性，另一为后天性，但其病变形态可以类似。以下几点可用于Caroli病与本病的鉴别。

1.发病率较低，多见于儿童、青年。

2.患者多有反复发作的胆道感染的症状和体征，诸如腹痛、发热、黄疸等，偶也可有门静脉高压、上消化道出血等临床表现，且同时出现相应的实验室检查异常。

3.超声显像：肾、胆总管等常可同时发现囊性病变，有些患者同时还可发现门静脉高压、肝脏纤维化等超声所见。

（二）肝内血池

此疾病是肝内血管扩张形成的一种肝内囊性病变。扩张的血管可以是门静脉，也可以是肝静脉或肝动脉。其病因多为先天性，乃肝内血管在发育过程中局部管壁发生扩张所致；也可为因后天的外伤、肝穿刺、邻近肿瘤侵蚀等原因，血管受损后血管间形成瘘管而扩张所致（图20-10-8）。一般肝内血池的发生常较少、较小。其与退行性节段性肝内胆管扩张的鉴别如下。

1.肝内血池虽因超声显像而发现的病例增多，但相对比较少见。

2.肝内血池为肝内囊性病变，但其囊壁较薄、光滑；囊壁回声强度也不如退行性节段性肝内胆管扩张那样明显。且在其无回声区周边仔细搜查常可发现与肝内血管有交通支或直接相通。

3.双功或三功超声显像仪，无回声区或血管交通支内可测得超声脉冲多普勒的血流信号或彩色显示血流。这是肝内血池的超声特征。

（三）肝囊肿

先天性病因，好发于婴幼儿。往往单发，也可多发，常散在分布，大小可不一。患者多无症状与体征，预后良好。随访中病变可有多少、大小变化，甚至消失不见，但常长期稳定，变化甚少。

肝囊肿的病变声像图具典型囊性病变特征，形态常近圆形，张力较高，囊壁薄而光滑，可见侧壁声影与后方增强效应（图20-10-9）。其与退行性节段性肝内胆管扩张的鉴别不难。

（四）多囊肝

此病为先天性疾病，有遗传与家族发病史。常同时伴有肾、脾、卵巢等其他脏器的多囊性病变，特别是先天性多囊肾。当伴发其他脏器多囊病变或肝内囊肿与肝脏增大明显时，可以出现相应或有关的症状、体征、实验室检查异常等。超声显像为首选检查方法，CT、MRI等也可提供诊断。

多囊肝的超声所见如下。

1.多囊肝时，肝脏可以肿得很大，肝内常全肝密布大小不一的多发性囊肿，偶也可仅见一叶或数叶分布。病变形态常近圆形，但周边无交通支可见。相邻的囊肿可破裂相通，或形成间隔。随访观察病变演变情况类似肝囊肿。

2.肾、脾、胰、卵巢等脏器超声显像也可能发现多囊病变。借此可做鉴别参考。

（五）其他肝内囊性病变

如肝脓肿、肝血肿、肝包虫病等，可根据各疾病的病史、临床、实验室检查等做出鉴别，不再赘述，也可参考相关专著。

五、随访所见

在临床观察组中，曾对22例年龄＞46岁的患者（男19例，女3例）不定期进行超声显像、肝功能等系列随访，时间最长者为10年，最短者为6.5个月。随访次数最多者20次，最少者1次。

（一）病变演变

本病的肝内囊性病变随病程进展或患者年龄增长而有变化。超声随访时间越长，病变发生改变者越多。如随访时间＜3年，无变化者为5/7例（71.4%），而在随访时间3～10年组中，则病变无变化者为6/15例（40%）。

在这些病变演变中，以病变变大（超声见有2个病变径值＞2mm）最为多见。22例患者中有15例发生，占68.2%。病变的增大、增多引致病变形态改变。

在22例随访患者中，有1例是由健康体检发现患本病的。虽被发现时其病变较大、较多，然而在此后3年中数次随访时病变发展速度惊人；在1993年超声显像复查时，肝内囊性病变几乎占肝脏体积1/3以上（图20-10-10）。患者去其他医院诊治，后曾来笔者所在医院称“经肝穿刺抽出液体达2500ml”，可惜此后失去联系。

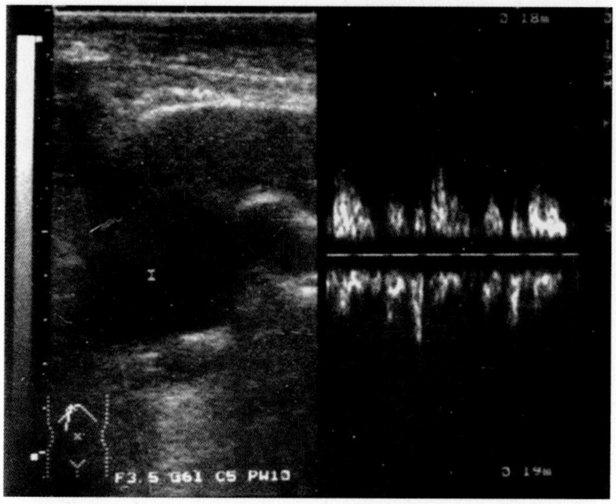

图20-10-8　肝内血池（门脉-肝静脉瘘）声像图（左）与脉冲型频谱多普勒超声测得的血流信号（右）

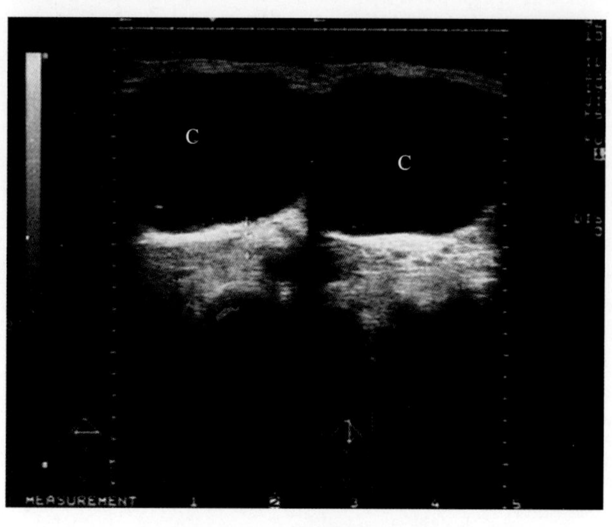

图20-10-9　肝囊肿声像图

C.囊肿

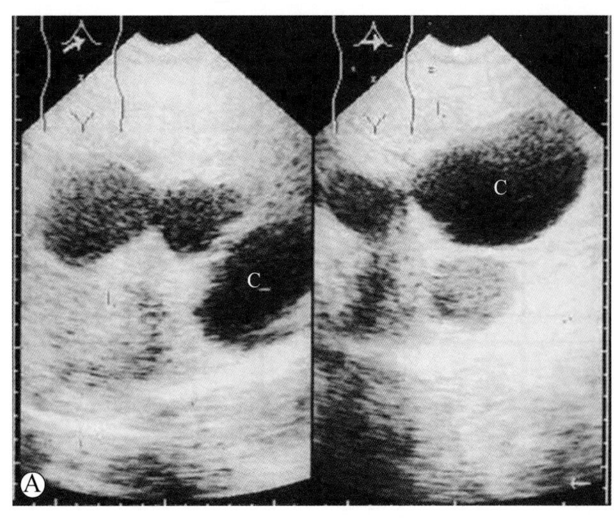

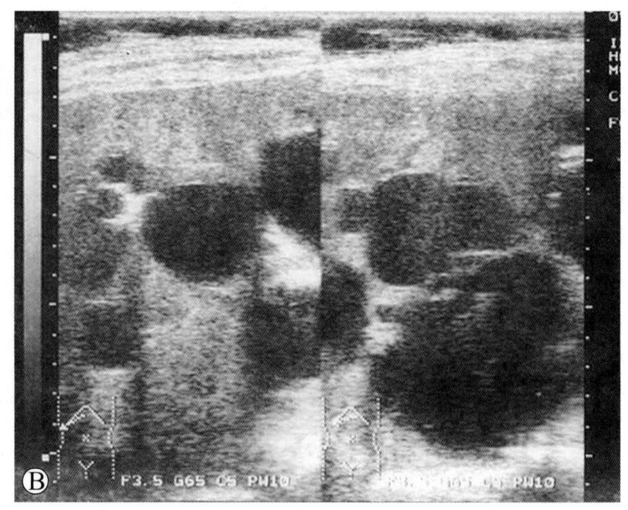

图20-10-10　退行性节段性肝内胆管扩张症声像图（八）

患者，61岁，干部。A.健康体检时（1990年4月）发现，超声所见；B.近3年后（1993年2月）超声复查时病变明显增多、变大，几乎占肝脏1/3体积以上。C.囊肿

（二）并发症

1.合并感染　超声随访检查中，如发现病变周围出现一层较厚的、边缘欠清晰的低回声，病变的无回声区透声性下降，且有炎症的相应临床表现，即可认为病变并发感染。本组仅1例发生，占4.5%（图20-10-11）。

2.合并结石　本组仅1例发生（4.5%）。1例在本病发现时即有结石回声存在。另一例为在本组病例外，随访中被发现，并同时并发感染。

3.合并出血　退行性节段性肝内胆管扩张伴病变内出血罕见。患者通常无症状或症状不明显。少量出血时，超声显像病变内液体透声性可下降。出血量多时，病变变大、张力增高、囊壁变薄，交通支可不明显。病变无回声区内可发现血凝块回声，回声的大小不定，回声强度随病程而异。笔者曾在2002年发现过1例。患者为女性，85岁，退休教师，其他医院超声显像、CT、MRI等均疑为肝癌，但其血甲胎蛋白（AFP）不高（图20-10-12）。

鉴于其声像图符合本病伴出血所见，且肝脏其他部位也可见数个本病的囊性病变，乃告知可能为本病合并出血，但必须每3个月定期超声随访复查。

2002年11月至2004年12月，超声显像见患者囊内血凝块回声逐渐缩小，且其中出现散在分布的点状强回声，并渐见增多、增强。此时期患者自觉不错，能独自一人来院复查。考虑若是肝癌，很难支撑2年之久，这也是诊断佐证之一。2005年起患者未曾来院复查，联系中断。

4.病变恶变　本病在超声显像中如发现肝内囊性病变的内壁不均匀增厚、局部隆起、表面不平，或有乳头状息肉样回声突出。无回声区内可因出血而透声性下降，

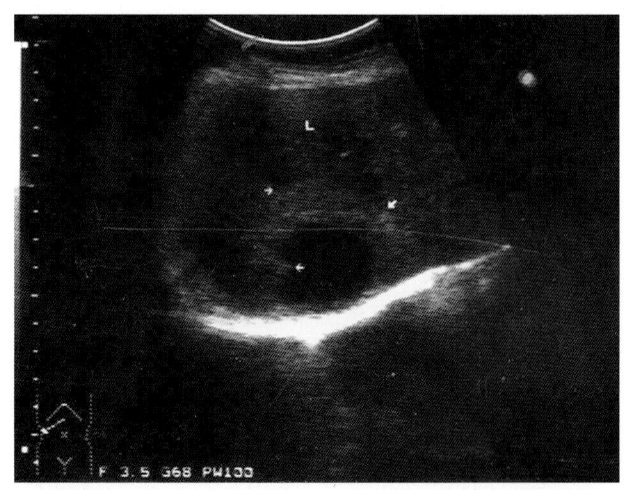

图20-10-11　退行性节段性肝内胆管扩张合并感染声像图

或出现近圆形血凝块回声。此时应疑有病变恶变。本随访组中仅发现1例（4.5%），嘱进一步检查，但因失去联系，随访中断（图20-10-13）。

另一例患者为女性，干部，虽也是随访组成员，但在随访组调查的5年时间内，肝内囊性病变无大变化。因患者为本院同事，故病变随访继续进行。1年后（1990年9月）超声发现病变恶变（图20-10-14A），故多次劝其早期手术。但患者因无症状、CT等诊断为肝囊肿、血肝功能与甲胎蛋白等检查均正常，迟迟未能下决心。直至1992年8月超声显像复查发现肝右前下紧贴门静脉处，原病变已变为一较大的、近圆形的强回声，内中有众多的圆形小暗区。病变壁薄、边缘整齐，边界清晰。门静脉处可以见到有附壁的长圆形癌栓回声（图20-10-14B），考虑病变恶变并有转移。虽多次告知不宜手术，但反复劝阻未成，终去他院手术。术中发现肿瘤紧贴门静脉，无法剥离切除。病理证实为胆管囊腺癌。手术所见基本

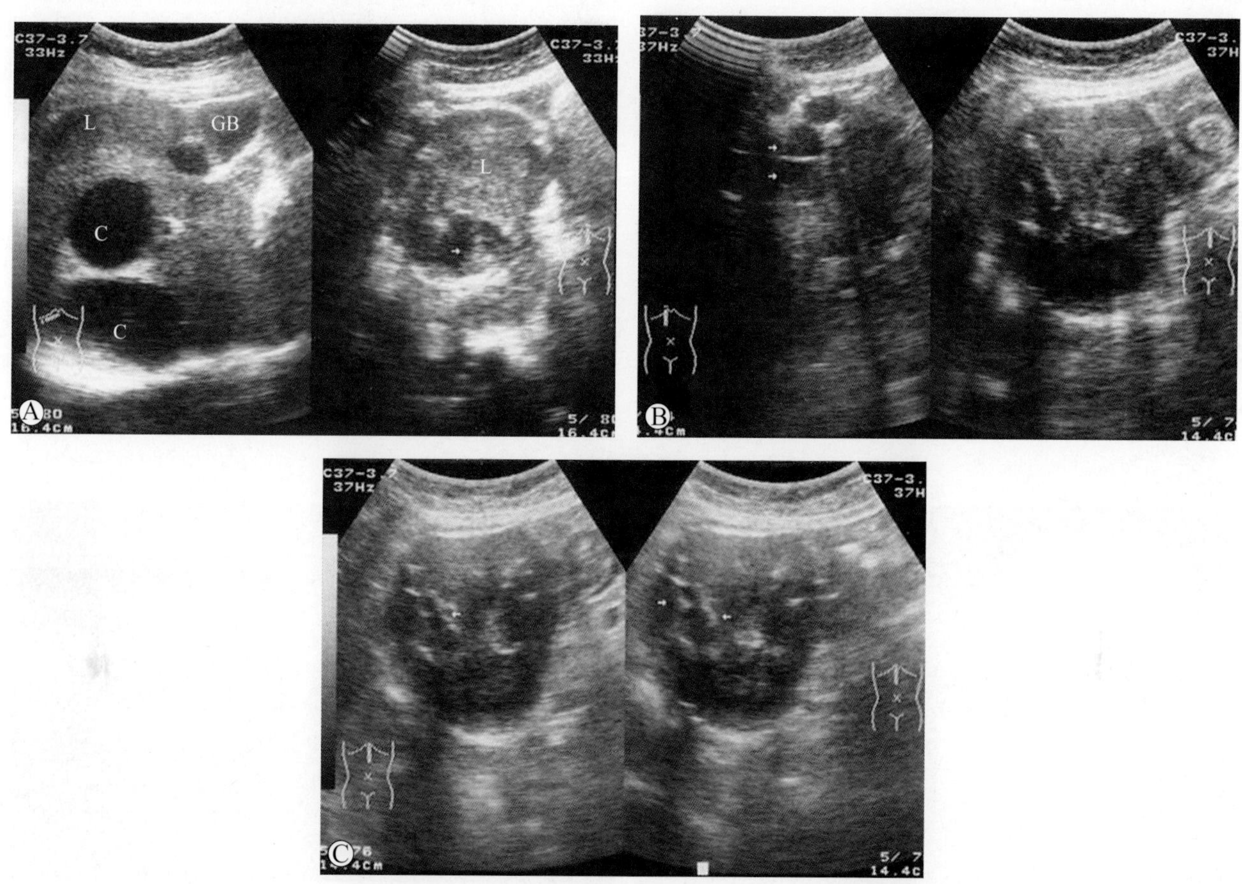

图20-10-12　退行性节段性肝内胆管扩张伴出血声像图

A.肝左叶病变伴出血，内见血凝块回声，囊壁变薄，尚可见交通支（右半图），此病变邻近肝右叶处还有数个本病的囊性病变（2002年11月）；B. 1.5年后肝左叶病变内血凝块回声缩小，且出现有规则散在分布的点状强回声（2004年5月）；C.又0.5年后，病变内纤维钙化点状回声增多、增强（2004年12月）。L.肝；GB.胆囊；C.囊肿

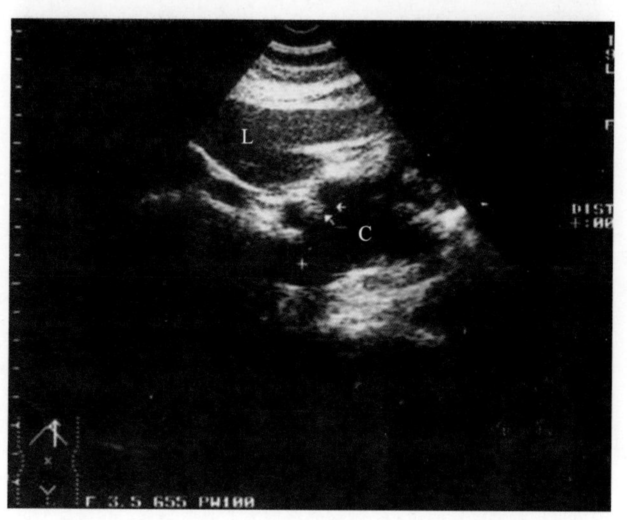

图20-10-13　退行性节段性肝内胆管扩张病变恶变声像图（一）

L.肝；C.囊肿

与超声显像相符。术后又经化疗及放疗，患者自觉尚可。1993年2月（约术后2个月余）超声显像复查见肿瘤增大，回声增强，边缘不整呈轻度分叶状。门静脉内癌栓回声也增大，几乎堵塞门静脉管道（图20-10-14C）。此后不久，患者即去世。

六、诊断

退行性节段性肝内胆管扩张症的病变声像具有一定的特异性，且多发于老年，又无症状与体征，预后良好，故目前疾病的发现与诊断均仅凭借超声显像检查，通常不再需要进行一些影像学或有创的特殊检查，但超声诊断时应密切结合临床综合诊断。

当临床确有诊断或鉴别诊断需要时，以进行经皮经肝胆管造影（PTC）或内镜逆行胆胰管造影（ERCP）最为理想。口服或静脉法做胆道X线造影、手术中或T形管逆行胆道X线造影等对胆外管疾病有帮助，但肝内胆管常显示不良，特别是肝脏周边病变。CT等影像学检查多提示为肝囊肿。因此，这些有创检查方法对诊断的作用不是很大。不能仅仅为了明确诊断轻率进行，徒增患者痛苦与经济负担。若贸然行之，往往可能会得不偿失；当然，如条件许可，为进一步明确疾病性质，应力争进行病理学检查。

本组中有10例做过CT检查，均诊断为肝囊肿。有4例患者因胆结石手术，术后进行T形管造影，均未发现肝内病变。

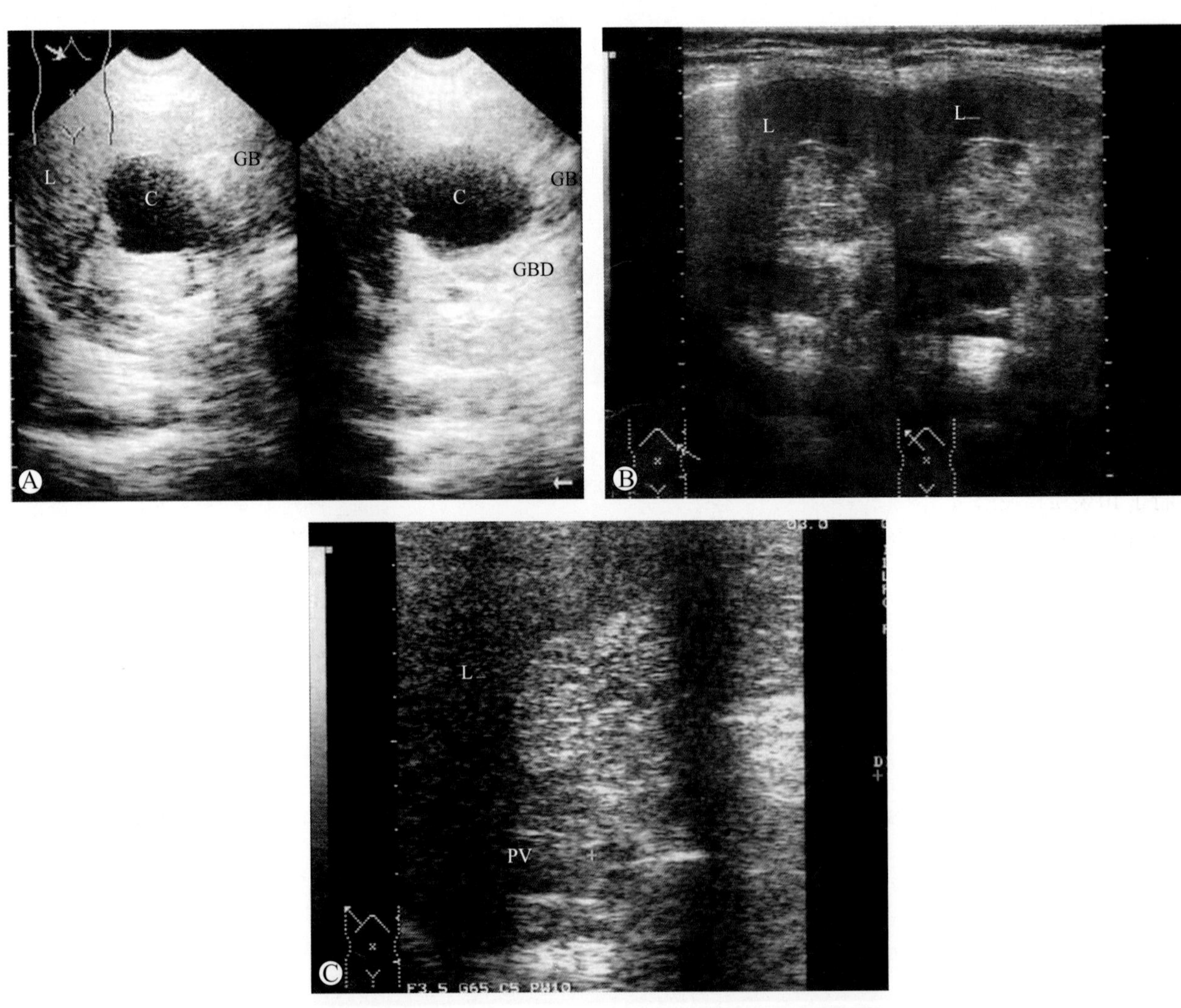

图20-10-14 退行性节段性肝内胆管扩张病变恶变声像图（二）

A.肝内囊性病变张力增高，病变右侧内壁（右半图较明显）局部增厚隆起，表面不平；B. 2年后超声显像发现，肝右前下紧贴门静脉处，原病变增大，回声改变，门静脉内可见长圆形癌栓回声；C.肿瘤回声增大，回声增强，边缘呈分叶状，门静脉内癌栓回声也增大，几乎堵塞门静脉管道。L.肝；C.囊肿；GB.胆囊；GBD.胆管；PV.门静脉

七、治疗

本病预后良好，又无良好治疗方法，故一般无须治疗，注意保健即可，但应3～6个月定期超声随访。如发现病变过多、过大，且有压迫症状出现，可在超声引导下进行经皮肝穿刺。既可进一步明确诊断，又可引流、抗炎。但因本病病变与周围胆管是相通的，不宜注射硬化剂，以免致正常胆管损伤。在发现病变合并感染时，可抗炎和对症治疗。如发现病变恶变或合并胆结石，当在进一步明确诊断后，根据具体情况及时做出处理。

（林周璋）

第十一节　门静脉高压症

肝硬化是门静脉高压症的主要发病原因，而食管和（或）胃底静脉曲张是门静脉高压症严重的并发症，大量的资料表明大约有2/3的肝硬化患者最终将发生食管和（或）胃底静脉曲张出血，一旦破裂出血，其病死率高达40%～50%，因此，早期诊断预防食管-胃底静脉曲张及破裂出血备受国内外学者的关注。

随着超声仪器的飞速发展及新技术的问世，如彩色多普勒超声、腔内超声、微探头超声、超声造影、腔内三维超声等，超声不仅能显示细小血管的形态、结构、走向，而且能获得其血流动力学信息，使得门静脉高压症、食管-胃底静脉曲张破裂出血的诊断和预测成为可能。

近十余年来，笔者检查了千余例门静脉高压症患者，进行了10余项相关课题研究，现将自身的体会结合所查阅的国内外有关文献写成书稿，供同道参考。

一、主要病因

门静脉正常压力为1.27～2.35kPa（13～24cmH_2O），平均值为1.76kPa（18cmH_2O），比肝静脉压高0.49～0.88kPa（5～9cmH_2O）。由于肝内或肝外门静脉的阻塞，门静脉系统内压力增高＞10～12cmH_2O时，可引起一系列血流动力学改变和临床症状，称为门静脉高压症。

按门静脉血流阻力增加的部位，分为肝前、肝内、肝后三型。

1.肝前型　门静脉高压症常见病因是肝外门静脉阻塞、畸形、压迫等，如门静脉血栓形成、转移癌、胰腺炎、外在肿瘤压迫等。

2.肝后型　门静脉高压常见病因有布-加综合征、缩窄性心包炎等。

布-加综合征是指肝静脉干和（或）下腔静脉的肝静脉入口处有一段完全或不完全阻塞引起的症候群。

3.肝内型　门静脉高压症可分为窦前型、窦型、窦后型。

（1）窦前型：肝内肝动脉小分支与门静脉小分支在汇入肝窦前形成异常吻合。使高压力的动脉血流入门静脉内。门静脉压力升高。

（2）窦型：肝内广泛结缔组织增生，肝血窦闭塞或窦周纤维化，使门静脉循环受阻。

（3）窦后型：假小叶压迫小叶下静脉，使肝窦内血液流出受阻，进而影响门静脉血流入肝血窦。

肝硬化是门静脉高压症的主要发病原因。其通过窦性、窦前或窦后阻塞，导致血管阻力增加，造成高动力循环状态，从而增加门静脉压力。结合病因及病变的综合分类，肝硬化可分为门静脉性、坏死后性、胆汁性、淤积性、血吸虫性等。门静脉性肝硬化为各型肝硬化中最常见者。本病在欧美由长期酗酒引起者多见（酒精性肝硬化），在我国及日本，病毒性肝炎则是本病主要原因（肝炎后肝硬化）。

4.特发性门静脉高压症（idiopathic portal hypertension，IPH） 是一种原因不明且多不伴有肝硬化的门静脉高压性疾病，主要表现为反复上消化道出血和脾功能亢进。IPH的病因和发病机制尚不清楚。

二、门静脉系统的组成和特点

成年人门静脉的管径为1.0～1.2cm，门静脉的主干长度约为7cm。门静脉是由肠系膜上静脉和脾静脉（含肠系膜下静脉）汇合而成的。

脾静脉与肠系膜上静脉汇合成门静脉主干，在胰头、颈部交界处的后方，向右上斜行，经十二指肠球部的深面进入肝十二指肠韧带，肝动脉和胆总管分别位于其前方左右侧，下腔静脉在其后下方。门静脉主干紧贴肝门内分成左、右两支，分别进入左、右半肝。然后逐渐分支，其小分支和肝动脉小分支的血流汇入肝小叶的肝窦，流入肝小叶的中央静脉后，再经肝静脉主干流入下腔静脉。

（一）门静脉为主要属支

1.脾静脉　在脾门处由2～6条小静脉汇合而成，在起始部尚有胃短静脉、胃网膜左静脉汇入。脾静脉的走行比较恒定，多数位于脾动脉下方及胰腺后横沟中，由左向右走行，沿途有多数胰腺小静脉汇入，最后与肠系膜上静脉汇合成门静脉。肠系膜下静脉通常在脾静脉与肠系膜上静脉汇合之前沿脊柱的左侧上行汇入脾静脉。

2.肠系膜上静脉　由胃网膜右静脉、中结肠静脉、右结肠静脉、回结肠静脉、小肠静脉及胰十二指肠下静脉等汇合而成。在同名动脉右侧肠系膜根部上升，第2腰椎右侧、胰腺颈部后面与脾静脉汇合组成门静脉。

3.胃冠状静脉　即胃左静脉。收集胃底幽门部、胃小弯的血流，由胃小弯上部从左向下行，汇至门静脉。胃冠状静脉在胃小弯部汇成两支，一支是胃右静脉，汇入门静脉；另一支是胃左静脉，在贲门处分成胃支和食管支，进入食管下端及胃小弯侧的黏膜下静脉网，与食管下端的静脉系统相交通。

（二）门静脉系统与腔静脉系统的交通

比较恒定的门-腔静脉的交通支血管网一般可见于以下部位。

1.胃底、食管下段交通支　胃冠状静脉和胃短静脉通过食管-胃底静脉丛与奇静脉、半奇静脉吻合，流入上腔静脉。因为距离门静脉、腔静脉主干都近，压差大，受门静脉高压的作用最早，因而静脉曲张发生较早也较严重，破裂时出现上消化道出血。胃左静脉及属支导致食管曲张静脉发生率达90%，其出血发生率为60%；胃短静脉、胃后静脉使食管-胃底静脉曲张发生率达60%，其曲张静脉破裂出血发生率为30%左右。

2.前腹壁交通支　门静脉血流经脐旁静脉与腹壁上静脉和腹壁下静脉连接，分别流入上腔静脉和下腔静脉。门静脉高压症时，这些静脉曲张可形成海蛇头状（caput medusa）脐周静脉曲张或克-鲍综合征（Cruveilhier-Baumgarten syndrome）。

3.直肠下端肛管交通支　门静脉血流经肠系膜下静脉、直肠上静脉与直肠下静脉、肛管静脉吻合，流入下腔静脉，门静脉高压时此处静脉曲张可形成痔核，其发生率为49%。

4.腹膜后交通支　在腹膜后，肠系膜上、下静脉的许多细小属支与下腔静脉的属支相吻合，称为雷济厄斯（Retzius）静脉丛。门静脉高压时，呈弥漫性扩张，可使腹膜呈现类似葡萄酒色痣样色素斑，手术时损伤后极易出血。

5. Sappey静脉　在肝脏裸区肝静脉的小分支与膈静脉相交通。

6.异位曲张静脉　近来由于广泛采用硬化剂和结扎治疗或预防门静脉高压症合并食管曲张静脉出血，阻断了门体头向侧支，促进了门体尾向侧支的开放，导致异位曲张静脉，其中以十二指肠壶腹最常见，结肠次之，小肠最少。

（三）食管下段静脉解剖

1.正常人食管下段静脉结构有上皮内静脉、浅静脉丛、黏膜下深静脉和食管旁静脉，另外尚有连接食管旁静脉和黏膜下深静脉的穿通静脉（图20-11-1）。

2.门静脉高压时食管下段静脉解剖基本的静脉结构和正常人是一样的，只是在门静脉高压时静脉明显扩张、纡曲，静脉内径较正常人大几倍乃至十几倍。有门静脉高压的患者，通常有两处静脉曲张，即食管静脉曲张和胃静脉曲张。

（1）巨大的食管静脉曲张：在食管胃结合部上方2～3cm处，可见到1～4根大的静脉曲张，它收集上皮下浅静脉、侧支静脉和黏膜下深静脉的血液，这些巨大的食管静脉曲张纡曲、扩大，可以紧贴上皮，甚至侵蚀上皮。

根据食管下端血管的三维观察，可将食管静脉曲张分为两种类型。

1）Ⅰ型：栅栏型上皮内静脉、浅静脉丛、小的侧支静脉和黏膜下深静脉在食管下端明显扩张，呈纵向排列，像栅栏样表现。此型往往较少伴有胃静脉曲张（图20-11-2）。

2）Ⅱ型：管型上皮内静脉和小的侧支静脉不明显，但是静脉的直径比正常极度扩大，某些静脉侵蚀了上皮，黏膜下深静脉明显扩张，并跨过食管胃结合部，与胃静脉曲张相连（图20-11-3）。

（2）胃静脉曲张：胃左静脉的分支在食管胃结合部下方2cm处，垂直穿透胃壁，并与该处黏膜下深静脉汇合，此处黏膜下深静脉明显扩张，并向黏膜面凸出。这些深的胃黏膜下静脉直接与食管黏膜下深静脉相贯通（图20-11-4）。

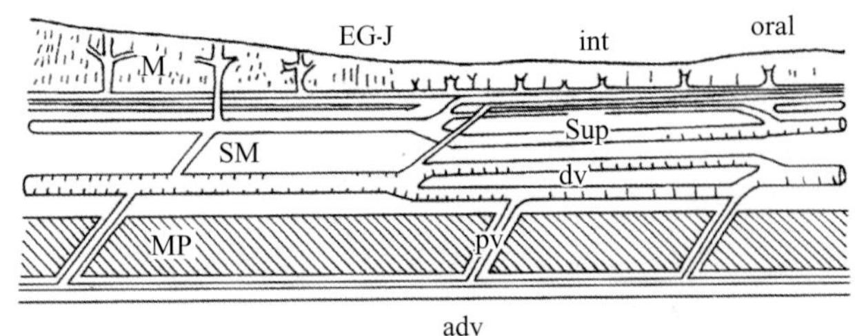

图20-11-1　正常食管下段血管结构

EG-J.食管胃汇合处；int.上皮内静脉；oral.口侧；M.黏膜；SM.黏膜下层；MP.肌层；Sup.浅静脉丛；dv.黏膜下深静脉；pv.穿通静脉；adv.食管旁静脉

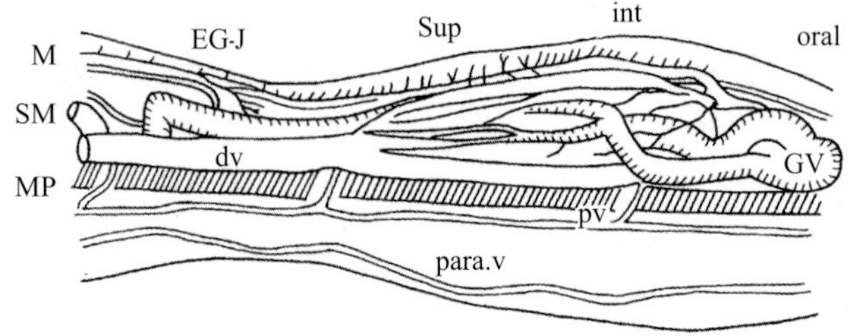

图20-11-2　食管下段Ⅰ型静脉曲张

GV.胃静脉曲张；para.V.管壁外静脉

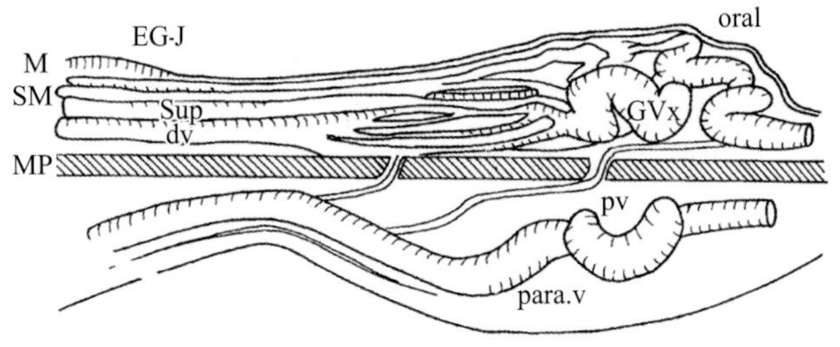

图20-11-3　食管下段Ⅱ型静脉曲张

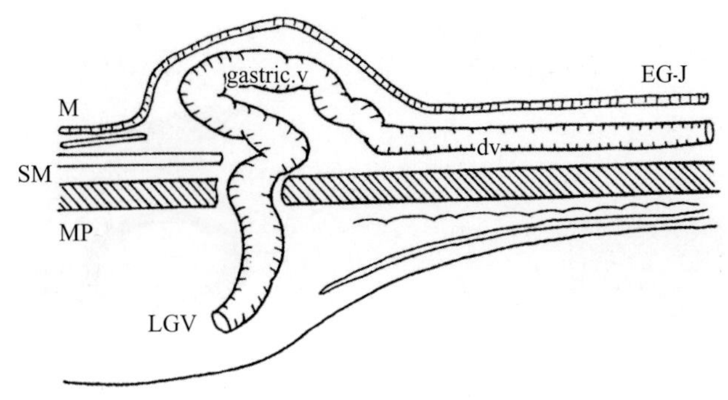

图20-11-4 胃静脉曲张

黏膜下的胃静脉曲张，它是胃左静脉的分支，垂直穿透胃壁形成。gastric.V. 胃静脉；LGV. 胃左静脉

（3）食管旁静脉：沿着食管壁外层是胃左静脉的分支，其横跨食管胃结合部，演变成明显扩张的食管旁静脉，它通过穿静脉与食管黏膜下静脉相贯通。

食管下段管型静脉数量不多，但却明显扩张，在食管胃结合部上方2～5cm处形成巨大的食管静脉曲张。源自胃左静脉分支的食管旁静脉粗大，经穿静脉与食管下端静脉曲张相连。

三、检查方法

（一）经腹部常规超声检查

1. 仪器

（1）二维实时超声显像仪：为腹部超声检查常用仪器，主要有线形和凸形扫描实时显像仪。由于血管管径较细，走向不一，走行弯曲，线阵探头声速投射方向容易掌握。因此较易显示和追踪血管的走向和变化。对于腹壁浅表静脉曲张（如脐静脉重开放导致腹壁下浅静脉扩张）的超声探测，用7.5MHz以上的高频线阵探头扫查，则可清晰显示血管内径的大小、走向和延续关系；对于腹腔内深部静脉曲张的探测，则宜用2.5～4MHz的低频线阵探头，否则，由于穿透力的明显下降而不能显示深部病变。但线阵探头皮肤接触面积大，容易受肋骨和肺内气体的遮挡；对肋弓角较小或瘦小者，探头不易横向置入剑突下进行横切面的扫查和观察。

凸形扫查的优点在于探头与皮肤接触面积小，扫查角度及图像显示面积大，不易受肋骨、肋弓角度大小和肺内气体的干扰，观察深部病变极具优越性，尤其是在剑突下观察食管下段、贲门部曲张静脉时，凸形探头明显优于线阵探头。但由于其近场盲区较大，在探测腹壁浅静脉时，不如线阵探头。

（2）超声多普勒显像仪：主要有彩色多普勒及脉冲多普勒血流显像仪，它们是超声探测血管异常的主要仪器，超声多普勒血流显像仪除能如上述二维超声显像仪一样提供血管结构的解剖信息外，还能提供血管内血流动力学信息，如血流方向、血流性质（紊流、层流、湍流）、血管内最大瞬时血流速度、平均血流速度、血流量及压差。在评价食管-胃底静脉曲张时，胃左静脉及食管静脉内的血流方向很重要，它对食管-胃底静脉曲张破裂出血有一定的预测价值，彩色多普勒血流显像能无创、准确地观察到这一有价值的特征，在食管-胃底静脉曲张的检测中有极其重要的价值。

2. 检查前准备　检测前宜禁食8～12小时，清晨检查较好，这样能减少胃肠气体及其内容物对图像质量及门静脉血流速度的影响。

3. 检查时体位　常规采用仰卧位。患者仰卧，平静呼吸，两手上举置于头侧枕上。探查贲门及食管下段时，双膝弯曲，腹肌放松。

4. 检查方法　常规采用仰卧位直接探查法。在探测部位涂以适量超声耦合剂以消除探头与皮肤接触面之间的空气，然后逐一进行探测。

（1）首先应对肝脏进行常规扫查，观察肝脏的形态、大小、轮廓、表面回声、肝实质回声，肝内血管结构（肝静脉、门静脉、肝动脉）的形态、走向与血流动力学变化等。

（2）可能出现的门静脉侧支循环的探测如下。

1）脐静脉重开的超声探测：以5.0～7.5MHz探头为宜。探头置于剑突下，显示经腹主动脉的左肝纵切面，在门静脉矢状部无回声区的前下方寻找肝圆韧带，观察肝圆韧带内有无扩张的血管无回声管腔（正常脐静脉是闭塞的），用彩色多普勒血流显像显示其内的血流方向，并沿肝圆韧带走行方向向下追踪至脐周腹壁下，显示脐静脉与腹壁浅静脉的交通情况，用脉冲多普勒测定其内的血流速度等参数。

2）胃左静脉的超声探测：以3.5～5.0MHz探头为宜，在穿透深度允许的情况下，尽可能用高频探头。如瘦小患者可用7.5MHz探头显示胃左静脉。正常胃左静脉汇入脾静脉或门静脉（一般汇入门静脉起始部）。将探头置于上腹部偏右，沿门静脉起始部追踪探测，可显示一无回声管状暗带，一端与门静脉起始部相连，沿着胃小弯侧向食管贲门方向走行，管径一般为2～4mm，无扭曲，彩色多普勒血流显像可显示其内的血流方向，正常应为向肝血流，脉冲型频谱多普勒取样容积置于其中，可获得静脉血流频谱，频谱呈水纹状，在基线下方。

3）食管胃结合部食管下段曲张静脉的超声检测：由于该处血管位置深在，易受胃内容物及胃内气体干扰，故宜空腹8～12小时后适量饮水，用3.5MHz探头检查。检查时患者仰卧，双膝弯曲，探头置于剑突下偏左，略加压推开胃内气体干扰，超声束略向上指向贲门部，此时可在腹主动脉的前方、左肝后方显示一椭圆形结构，即为贲门。声束向上翘则可显示食管下段，声束向下弯则可显示胃。此时仔细观察食管壁厚度及其周围有无扩张的血管，彩色多普勒血流显像可显示食管及贲门部壁内及其周围血管血流信息。正常食管壁厚≤5mm。

（二）内镜超声检查

1.仪器

（1）内镜超声显像仪：超声换能器安装在内镜的末端或侧方，同时能获取内镜图像和超声图像。换能器的频率较高，一般在7.5MHz以上。目前使用的内镜超声仪有两种扫描方式，一种为线阵扫描仪，另一种为旋转式辐射扫描，扫描角度可达360°。可获得检测组织部位的360°切面图像。

（2）微导管超声显像仪：超声换能器安装在旋转驱动轴末端，可做360°的旋转，频率在15～40MHz，在旋转驱动轴外有一个导管护套，导管内充满已消毒的液体，以利于超声的发射和接收。导管大小为3.5～9F，经胃镜活检孔道插入的导管外径一般为6.0F（图20-11-5）。

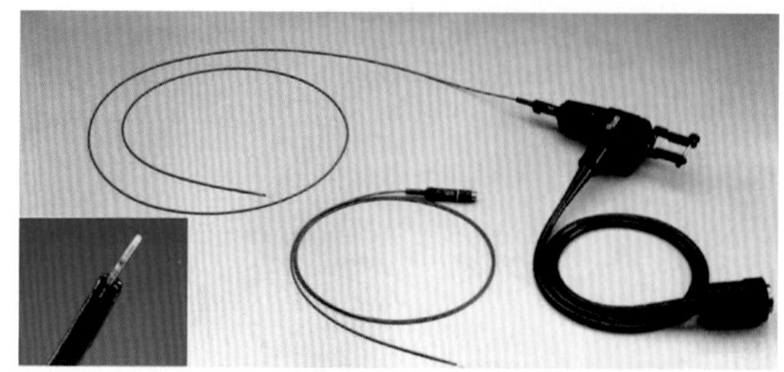

图20-11-5 微探头超声仪

2.检查前准备

（1）禁食8～12小时，使胃内容物排空。

（2）常规胃镜检查前咽喉部局部麻醉。

（3）准备无气水并检查仪器的性能状态，确认其连接与运行良好。

3.检查方法 左侧卧位，与胃镜检查时体位相同。

四、门静脉高压症声像图特点及血流动力学变化

肝硬化门静脉高压症引起全身病理生理变化，造成机体血流动力学改变，早期研究血流动力学的方法多数有创、复杂、不易重复，以动物模型为基础的研究较多，临床研究不多。多项新技术的发展，尤其是彩色多普勒超声的发展，使方便无创地研究血流动力学成为可能。其重复性好、准确性高，现广泛应用于临床，是当前评价血流动力学最常用的一种方法。彩色多普勒超声可对门静脉系统及其侧支循环等进行各种血流动力学指标的观察，对肝硬化门静脉高压症做出定量或半定量诊断。

门静脉高压症血流动力学的超声表现如下。

1.门静脉内径增宽 肝硬化门静脉高压症引起门静脉、脾静脉、肠系膜上静脉、左右门静脉内径增宽（图20-11-6）。门静脉系统血管粗细与门静脉压力呈正相关。门静脉内径增宽与其压力的升高成正比；门静脉内径宽度是判断门静脉高压的一个重要参数。门静脉内径＞12.5mm作为诊断肝硬化门静脉高压症的标准，其敏感度和特异度均达80%。门静脉内径＞12mm，脾静脉＞8mm，胃左静脉＞4mm，提示门静脉高压存在，并有食管静脉曲张的可能。赵淑贤等应用超声观测脾切除术前后患者门静脉、脾静脉及肠系膜上静脉宽度，对比研究进一步证实门静脉内径是评价门静脉高压的有用指标。此外，门静脉内径可作为判断肝硬化伴食管静脉曲张较准确的方法。杨建民等对105例肝硬化患者检测门静脉内径，14～15mm者60%发生曲张，＞16mm者100%发生曲张。罗德新等报道，门静脉直径＞14mm、脾静脉直径＞10mm时，应考虑门静脉高压并发食管-胃底静脉曲张的可能。

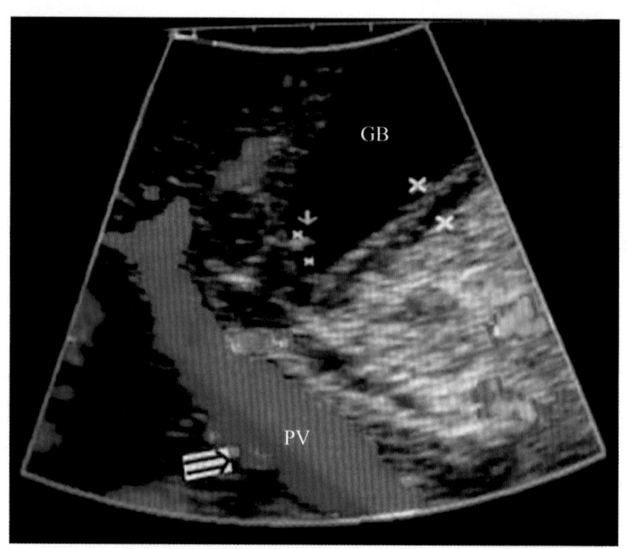

图20-11-6 增宽的门静脉彩色血流

GB.胆囊；PV.门静脉

2.门静脉侧支循环开放

（1）胃左静脉增宽，血流速度增快：门静脉高压时，胃左静脉增宽，血流速度增快，血流方向可向肝、离肝或双向，血流量增加（图20-11-7，图20-11-8）。当胃左静脉≥5mm时，结合门静脉内径＞12mm，脾静脉＞8mm，则提示有门静脉高压，并有合并食管静脉曲张的可能。门静脉高压症患者胃左静脉逆肝血流发现率为70%～80%。

（2）脐静脉重新开放：正常人脐静脉已闭塞，并形成纤维条索状结构（肝圆韧带），门静脉高压患者10%～30%有脐静脉开放，根据开放与否可作为诊断门静脉高压症的重要依据。

超声表现：在肝左叶镰状韧带旁见一条无回声液性

管状结构，一端与门静脉左干矢状部的囊部相通，另一端延续到肝被膜外，尤以肝前出现较宽的液性暗带明显。彩色多普勒超声显示脐静脉内可见彩色血流信号，呈静脉频谱（图20-11-9，图20-11-10）。

（3）食管-胃底静脉曲张：门静脉系统是体内较为特殊的静脉系统，其两端均为毛细血管网，且静脉内缺乏静脉瓣，与体循环之间还存在着广泛的潜在性交通支，虽然在正常情况下，这些交通支并不显示出生理上的意义，但在门静脉高压时，门静脉血液回流受阻，只能被迫另找出路而最终导致门体侧支循环开放，其中胃底和食管下段交通支是临床上最为重要的门体侧支循环途径。正常时，食管胸段的静脉血经奇静脉回流至上腔静脉系统，而食管腹段的静脉血则经胃冠状静脉回流至门静脉系统，两者的血流方向实际上是背离的。当门静脉高压时，血液发生反流，门静脉系统的血液借胃冠状静脉通过食管静脉丛经奇静脉而流向上腔静脉，结果导致食管静脉曲张，超声表现食管壁增厚＞5mm，可见呈圆形、卵圆形及管形的无回声区，分布于管腔强回声的周边或食管的壁内，走向与食管长轴一致。严重曲张者，无回声区呈蜂窝状，广泛分布于食管壁、管腔内及食管周围，使食管边界不清而无法分辨管壁和管腔回声（图20-11-11，图20-11-12）。笔者对100例门静脉高压食管静脉曲张患者的胃镜结果进行对比研究，根据食管壁的不同厚度，将食管静脉曲张分为轻、中、重三度：①轻度，食管壁厚度（5.88±0.55）mm；②中度，食管壁厚度（6.91±0.59）mm；③重度，食管壁厚度（8.23±1.17）mm。

以6.3mm作为划分轻度与中度的截断值，其敏感度与特异度分别为92.2%与93.3%。

胃底静脉曲张者表现为胃底部、脾肾隐窝及胃脾隐窝处可见大量蜂窝状无回声区，侧动探头，无回声区可相互连通。彩色多普勒血流显像表现为深红色或深蓝色低速血流，无搏动，频谱多普勒显像表现为“水纹波状”

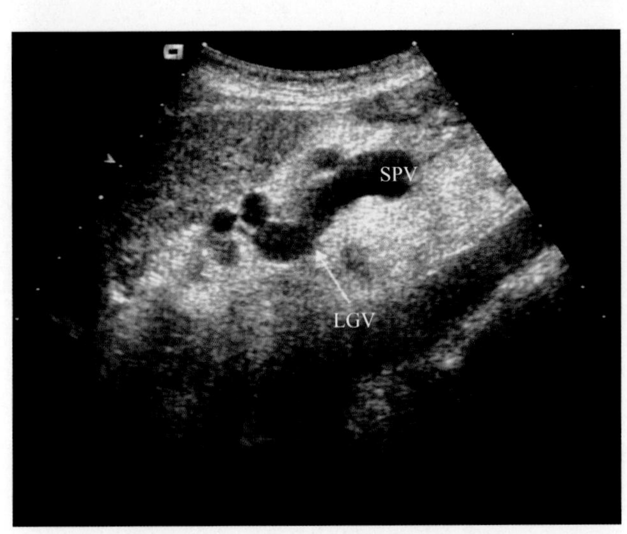

图20-11-7　胃左静脉增宽二维声像图

LGV.胃左静脉；SPV.脾静脉

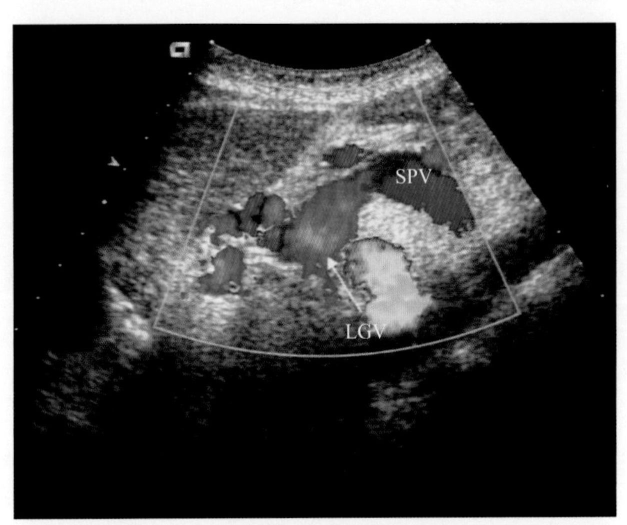

图20-11-8　增宽胃左静脉内离肝彩色血流

LGV.胃左静脉；SPV.脾静脉

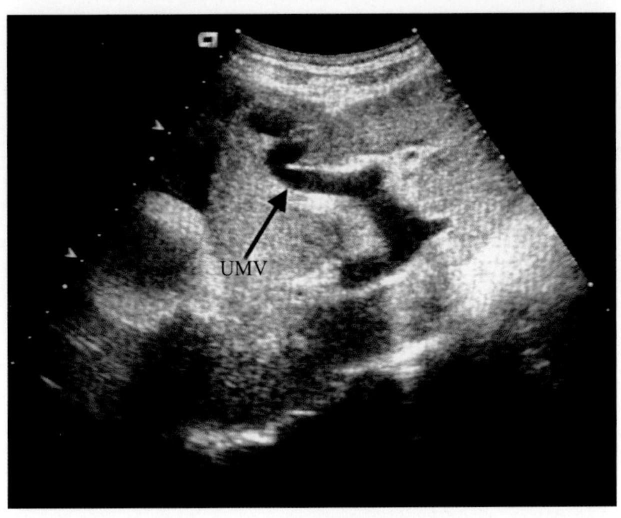

图20-11-9　脐静脉重新开放

UMV.脐静脉

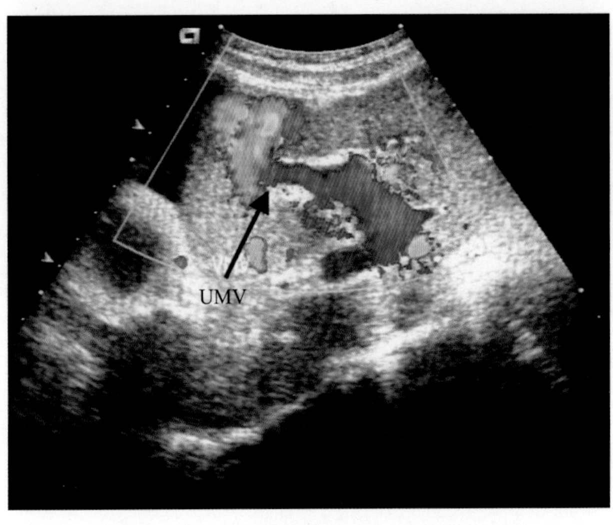

图20-11-10　脐静脉重新开放彩色血流

UMV.脐静脉

静脉血流（图20-11-13）。彩色多普勒扫查，液暗区内可见彩色血流充填，多普勒频谱为静脉血流。

应用内镜超声可观测食管-胃底静脉曲张的超声改变，与内镜相比更客观、更精确。可测得曲张静脉内径，根据内径予以分度。Nobuhiki等应用微探头内镜超声将食管静脉曲张分级：0级，无静脉曲张；1级，直径＜5mm；2级，直径5～10mm；3级，直径＞10mm（图20-11-14～图20-11-16）。微探头内镜超声还可显示食管旁静脉，可分为无、小（直径＜5mm）、大（直径＞5mm）。

（4）脾肾分流：自发性脾肾分流是由于肝硬化后肝内阻力增加和内脏血流增加，从而使门静脉压力增加所致。自发性脾肾分流形成后，部分门静脉血流可经脾静脉、脾肾静脉间异常交通支流向左肾静脉，最后汇入下腔静脉，这样大大减轻了门静脉及食管静脉的压力，对延缓食管静脉破裂出血具有很重要的意义。

1）自发性脾肾分流直接声像：自发性脾肾分流最直接的征象是交通支的有无。自发性脾肾分流的患者多数在脾门区静脉与左肾静脉间可见交通支形成，交通支一端连于脾静脉，一端连于左肾静脉主干，走行纡曲，需多个切面追踪观察方可显示（图20-11-17，图20-11-18）。超声造影可以更清晰地显示脾肾分流口（图20-11-19）。少数患者在超声上只能观察到脾肾间有纡曲走行的血管丛，经多角度观察，未显示与脾肾静脉有明显的交通。

2）自发性脾肾分流间接声像：胰腺后方脾静脉血流方向、脾门区脾静脉曲张、左肾静脉内径及血流速度是诊断自发性脾肾分流重要的间接征象。多数自发性脾肾分流患者胰腺后方脾静脉呈现为蓝色离肝血流或为红蓝双向血流。正常人胰腺后方脾静脉均呈红色向肝血流。自发性脾肾分流的患者脾门区脾静脉曲张明显，二维表现为蜂窝样改变，彩色多普勒表现为红蓝相间的血管团。自发性脾肾分流患者左肾静脉内径明显增宽（图20-11-19，图20-11-20）。左肾静脉彩色多普勒表现为以红色为主的彩色血流信号，频谱多普勒则表现为血流速度明显增快。

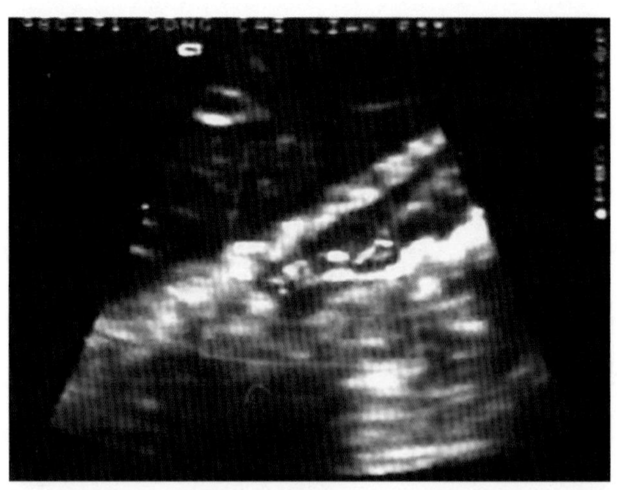

图20-11-11 经左肝声窗食管下段静脉曲张彩色多普勒血流显像

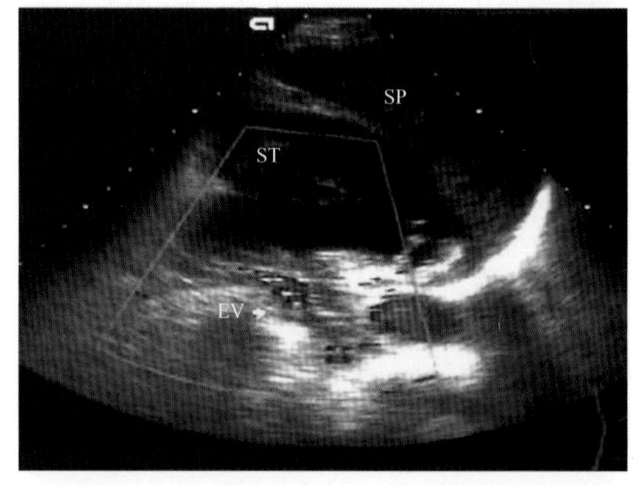

图20-11-12 经脾声窗食管下段静脉曲张彩色多普勒血流显像

EV.食管静脉曲张；ST.胃；SP.脾

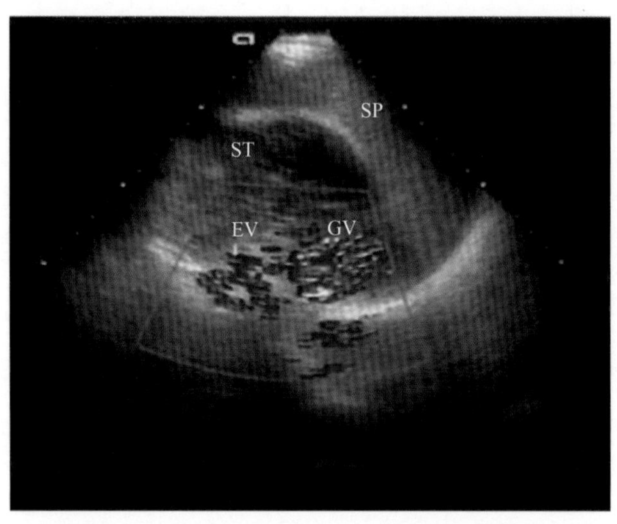

图20-11-13 食管-胃底静脉曲张彩色多普勒显像

EV.食管静脉曲张；ST.胃；SP.脾；GV.胃底静脉曲张

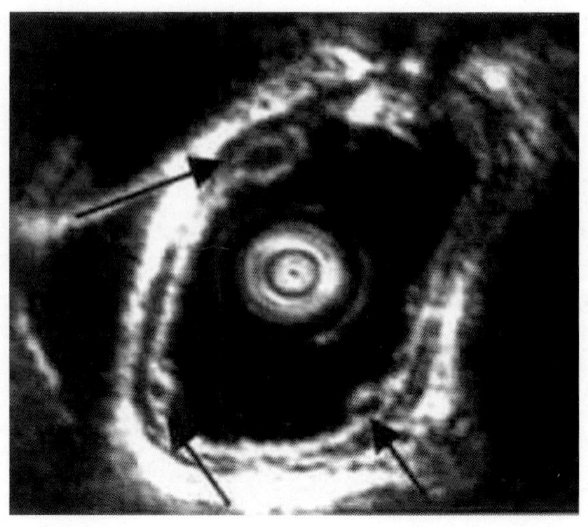

图20-11-14 1级食管静脉曲张微探头声像图

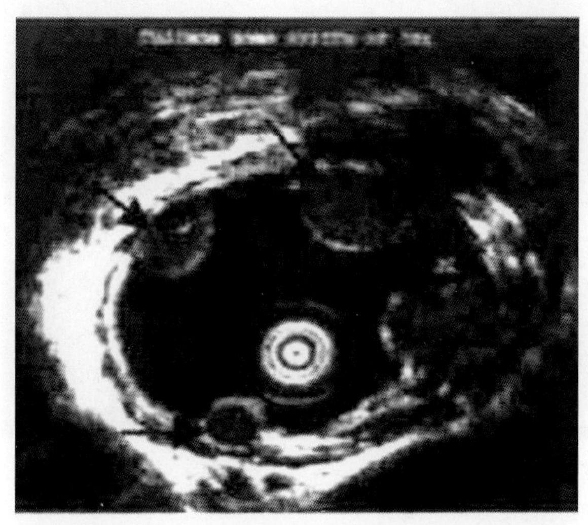

图20-11-15 2级食管静脉曲张微探头声像图

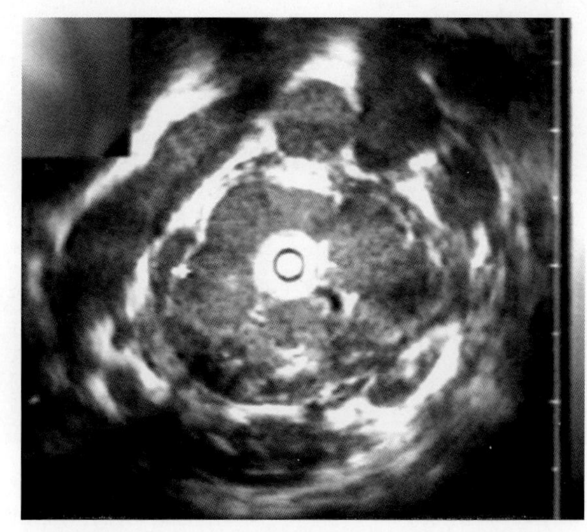

图20-11-16 3级食管静脉曲张微探头声像图

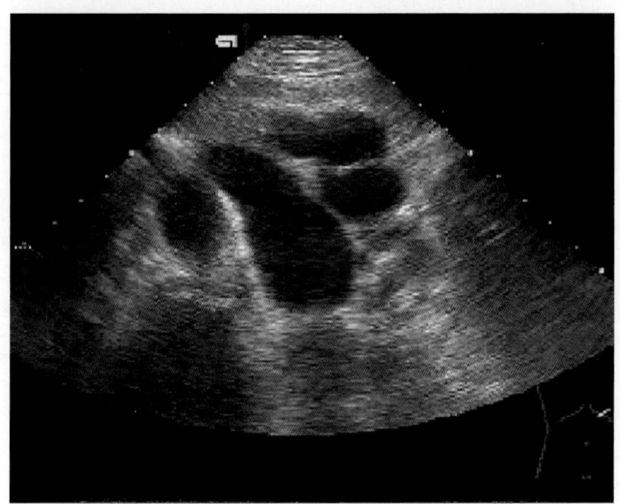

图20-11-17 脾肾分流二维声像图

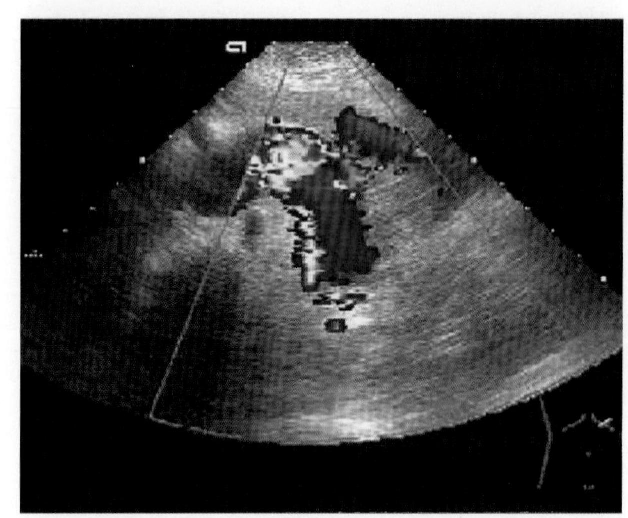

图20-11-18 脾肾分流彩色多普勒血流显像

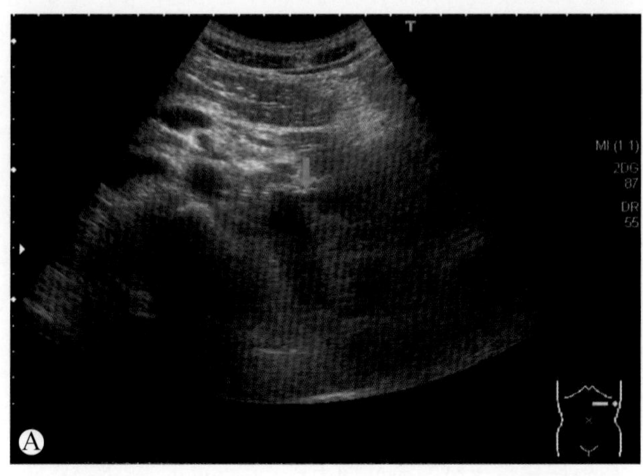

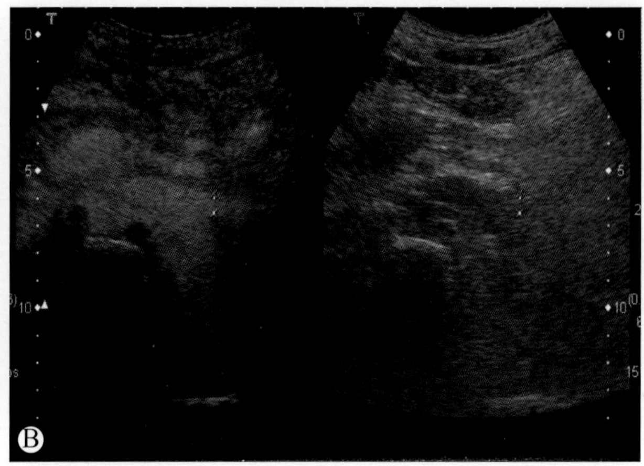

图20-11-19 脾肾分流图

A.二维图，箭头示分流口；B.造影图，可以更清晰显示分流口大小

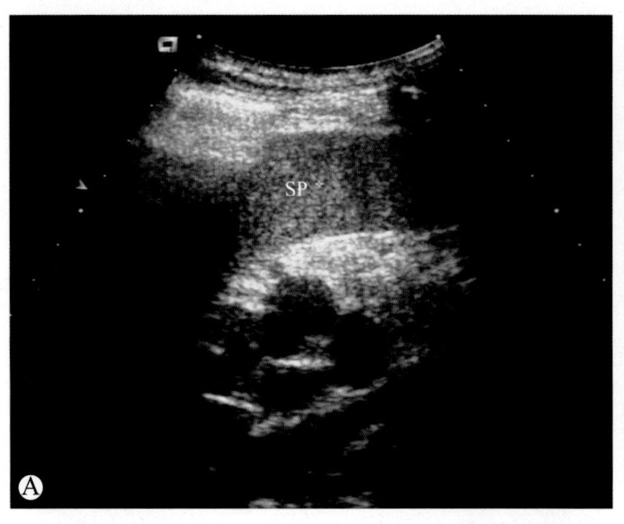

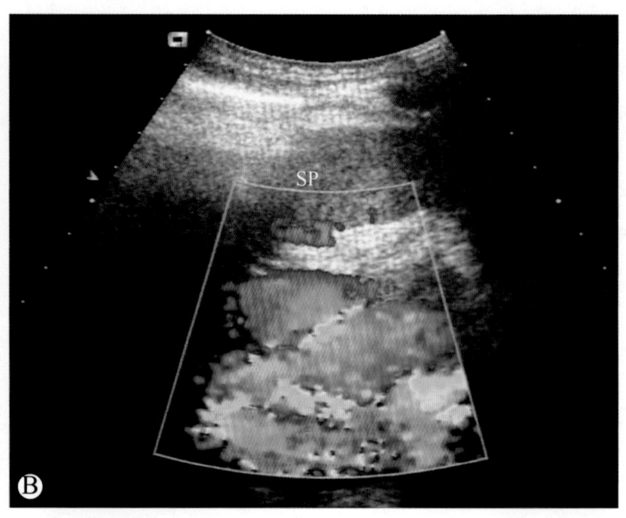

图20-11-20 脾门区曲张静脉丛

A.二维声像图；B .脾门区曲张静脉丛彩色血流。SP.脾

（5）脾大：正常脾脏最大长度为8～12cm，厚度不超过4cm，宽度为6～8cm。正常脾脏大小随年龄及含血量的多少而变化，个体差异较大。

目前认为肝硬化时脾大主要有两种原因：一是由于门静脉压力增高，导致脾脏淤血及脾动脉血流量增加，引起脾充血，两者共同作用引起脾窦扩张，造成脾大。另一原因是脾内组织的增生，包括肝炎病毒抗原和外源性抗原刺激脾脏免疫组织的增生。正常时脾静脉血流量只占门静脉血流量的20%左右，肝硬化后其比例明显升高，可高达70%以上。肝硬化门静脉高压脾循环在门静脉高动力循环中占有十分重要的作用。

（6）腹水：腹水的发生是肝硬化自然病史中的一个重要标志，约50%的代偿性肝硬化会在10年之内发生腹水，75%以上的失代偿性肝硬化患者伴有腹水，顽固性腹水可导致肝肾综合征（hepatorenal syndrome，HRS），大约50%的腹水患者在2年内死亡。声像图表现为腹腔内片状的无回声区。

肝硬化腹水形成取决于体液选择性积聚在腹腔的局部因素和引起心血管、肾脏病理生理改变、促使水钠潴留的全身因素。

五、食管-胃底静脉曲张的内镜超声

（一）内镜超声检查方法

1.充分了解食管周围及纵隔的内镜超声解剖 内镜超声检查有极其重要的意义。食管内镜超声扫查常常始于食管胃结合部。当使用360°辐射状扫描仪器时，操作者应在一舒适的位置握持超声内镜或超声探头，然后，通过仪器上的电子旋转按钮将图像旋转，使之在屏幕上将主动脉显示在屏幕的“5点钟”位置。整个操作过程均应保持着这种显示状态，这一位置相当于人体的前后位方向，这样有助于检查者辨认食管周围结构。例如，主动脉显示在5点钟位置时，脊柱则位于6点钟至7点钟位置，奇静脉位于7点钟到8点钟位置，气管在12点钟处。如果检查的目的是显示食管壁结构，应注意不要将水囊过分充盈，充盈到能足够排出食管腔内的气体就可以了，过度充盈会压迫食管壁，影响食管壁层次结构的显示。在食管远端扫查时常常能显示出肝脏的切面，肝脏应显示在荧光屏图像的6点钟到12点钟之间，此时胃底则显示在图像1点钟到5点钟的位置。下腔静脉和肝静脉偶尔也可显示。当内镜进一步退出时，如果主动脉能维持在5点钟处，脊柱则显示在7点钟处，左心房很容易显示在图像的12点钟位置。当探头退到食管中段时，由于支气管内充满气体，左右支气管显示为环状高回声，位于11点钟和1点钟之间。左右主支气管间常可显示出淋巴结（气管隆嵴下淋巴结），用12MHz探头探查时更易显示。此位置主动脉很容易在5点钟处显示，脊柱位于7点钟处，奇静脉正好在脊柱的左侧，肺呈强回声位于9点钟处。在探头继续退出时，可见左右支气管逐渐汇合成气管，在此1～2cm范围内，有许多重要解剖标志须辨认。除了左右支气管汇合点和气管外，前方有主动脉弓，屏幕上显示在图像的右侧从5点钟延伸到2点钟；从食管远端上行的奇静脉向右前方向行走，汇入上腔静脉。探头进一步退出可显示从主动脉弓发出的三大血管分支，气管仍位于12点钟处。食管上段括约肌正常距门齿18cm，当探头退出至此部位时，患者常难以忍受。

2.微导管仪器及超声检查方法 微探头超声组成部分包括超声内镜图像处理中心、EndoEcho超声探头驱动器、超声内镜专用自动注水装置、内镜超声微探头等。

内镜超声微探头可以经普通内镜活检孔插入的方法进行检查，分为水囊和注水两种声窗显示方式。按探头的扫描平面可分为以下2种。①横轴超声内镜，超声内镜的扫描平面与超声内镜的长轴垂直；②双平面超声内镜，可以同时形成两副彼此相关的二维超声图像——环形切面扫描和纵向线形扫描图像，并可以在同一个监视器上显示。

内镜超声微探头的基本组成是外鞘和换能器芯，长约2000mm。微探头超声利用其就近观察（直接置于食管腔内）和高分辨率的特点（20MHz，探头的最大实际分辨率为0.08mm），可以使食管壁内外结构清晰成像。非常适合食管下段检查。其特点如下：①操作方便，体积小，外径约2mm（1.7～2.9mm），经胃镜活检孔插入，可在胃镜检查后立即进行，减轻患者痛苦。②工作频率为7.5～30MHz，扫描范围360°，成像清晰，分辨率高，轴向分辨率达0.1mm。③探测深度适宜，穿透深度2～3cm。④以无气水作为超声显示介质，几乎不影响曲张的食管静脉，具有真实反映食管曲张静脉自然状态的优点。

患者左侧卧位，咽喉部常规局部麻醉后将胃镜插入胃内，先观察胃和食管的内镜情况，然后将微探头经胃镜活检孔道插入胃内，胃镜上的另一小孔则与自动水泵相连，以注入无气水作为超声传导介质，亦可在微探头外装备带有水囊的外鞘，水囊内可注入无气水1～2ml，这样亦可消除病变部位食管腔内气体的干扰。检查时超声探头随胃镜一同缓慢向外退，同时观察并记录扫查平面内的胃食管腔、管壁及管壁周围情况，并在以下几个部位做详细检查：①胃的上部；②食管胃结合部；③食管下段（食管胃结合部上方5cm以内的食管）。如果不能获得满意图像，应根据观察目的适当调整探头频率。在上述3个部位所获得的360°二维图像中，每处均应观察胃食管壁厚度、黏膜下曲张静脉、壁旁静脉、穿静脉及曲张静脉的数目、最大曲张静脉的内径和壁的厚度等。在食管胃结合部或稍上方观察到曲张静脉时，则应向头侧追踪观察至少5cm的食管，同时可观察奇静脉。

（二）正常食管内镜超声表现

超声检查的分辨率与探头频率有关，探头频率越高，分辨率越强，显示组织的结构越细致，越清晰，但其穿透力越差；反之，超声探头频率越低，分辨率越差，显示组织的结构越粗糙，但其穿透力越强。内镜超声将超声探头置于食管腔内，探头与被观察的对象距离很近，因此可选用高频率的超声探头扫查。一般而言，7.5～10MHz探头轴向分辨率约1mm，穿透深度约3cm，此类探头适合于观察食管旁静脉，而15～20MHz的探头轴向分辨率约0.1mm，穿透深度约2.0cm，则此类探头更适合于观察食管壁结构及食管壁内的血管结构。7.5～10MHz探头可显示出食管或胃壁的“三强两低”的五层回声结构，其图像特征与前述常规腹部超声图像特征一致，但较之更为清晰（图20-11-21），即由内至外依次为：第一层，强回声带为黏膜浅层及其与管腔内液体的界面反射；第二层，低回声带为黏膜深层；第三层，强回声带为黏膜下层加上黏膜下层与肌层的界面反射；第四层，低回声为肌层；第五层，强回声为食管周围脂肪层或胃浆膜层及其间的脂肪组织。

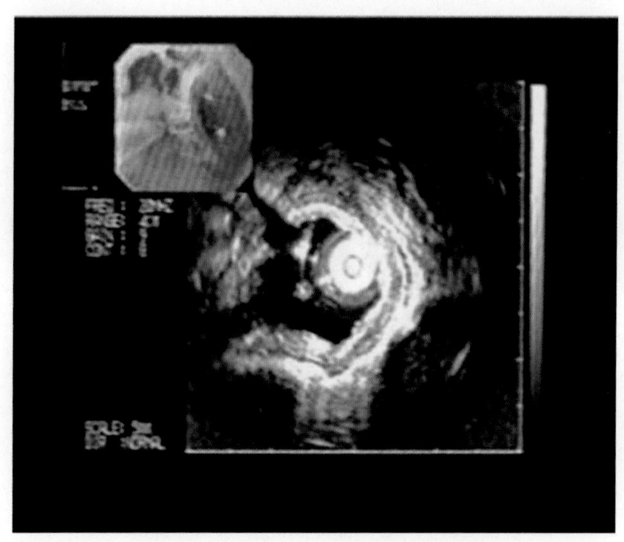

图20-11-21　正常食管内镜超声

正常内镜超声测量的胃壁厚度为（3.7±0.5）mm，食管壁的厚度为3.1～3.3mm。但内镜超声显示的胃或食管壁的厚度有一定误差。超声测量的胃或食管壁的厚度取决于超声反射界面和所显示组织的声阻差，此外还与下述因素有关，如内镜超声探头对壁的压迫程度、聚集点的调节及扫描角度的变化等，在实际应用中应加以注意。正常情况下，内膜层厚度、黏膜下层厚度及肌层厚度三者之比为1∶1∶1。

20MHz以上的超声探头可显示胃或食管壁5层以上的结构。Kighimoto等研究认为，20MHz探头可显示胃或食管壁为7层结构（“四强三低”回声结构），由内向外分别为：第一层，稍强回声层，为黏膜层；第二层，低回声层，为黏膜肌层；第三层，强回声层，为黏膜下层；第四层，低回声层，为环形肌层；第五层，强回声层，为环形肌与纵行肌之间的结缔组织；第六层，低回声层，为纵行肌层；第七层，强回声层，为外膜层。

（三）食管静脉曲张的内镜超声声像特征

微导管超声可获得食管360°二维切面图像。食管静脉曲张表现为黏膜下层内多个无回声区，多为圆形或椭圆形，也可为长条形无回声区，其形态的变化与曲张静脉的部位和探头的相对位置有关，明显向食管腔内突出。同时可显示食管壁内穿静脉的无回声腔，它连接黏膜下曲张静脉和食管旁静脉。食管旁静脉位于食管外膜附近，呈圆形、椭圆形或长条形管状无回声区，走行弯曲、扩张（图20-11-22）。

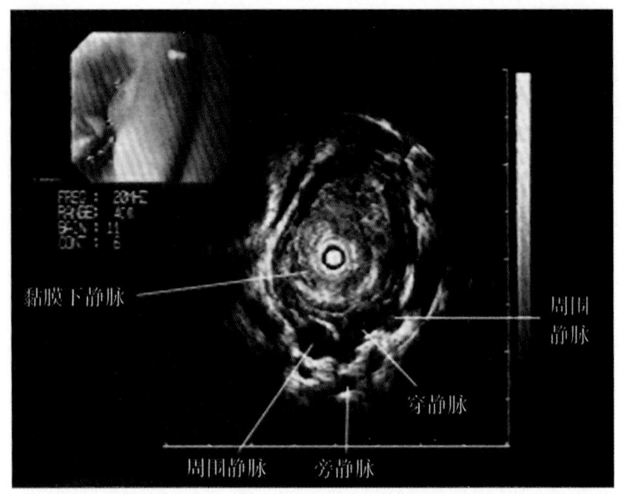

图20-11-22 食管周围静脉和穿静脉

六、腹部超声和内镜超声预测食管静脉曲张破裂出血

食管静脉破裂出血是肝硬化门静脉高压最主要且最致命的并发症之一。曲张静脉一旦破裂，首次出血病死率高达30% ~ 50%。故出血前进行准确的预测对防止出血、挽救生命具有极为重要的价值。

近几十年来，随着超声技术的飞速发展，超声显像在肝硬化门静脉高压中的应用得到不断的拓展，从黑白超声到彩色多普勒超声，从腹部（体表）超声到内镜超声再发展到微导管超声，都显示出巨大的发展潜力。目前在食管静脉的超声检测方面，超声不仅可提供曲张静脉的解剖信息，如曲张静脉的形态、走行、范围、大小及食管静脉壁的厚度，而且还可提供曲张静脉内的血流动力学信息，如曲张静脉的最大瞬时血流速度、平均血流速度、血流量等，这也使得超声逐渐发展为预测食管静脉曲张破裂出血的主要手段之一。

（一）腹部超声在食管静脉曲张破裂出血中的临床应用

腹部超声预测食管静脉破裂出血的指标如下。

1.门静脉内径、血流方向、门静脉充盈指数

（1）门静脉压力升高是形成食管静脉曲张和破裂出血的前提条件，是食管静脉破裂出血的主要原因之一。门静脉内径、血流方向在一定程度上能反映门静脉高压是否存在及其严重程度。门静脉内径≥1.3 ~ 1.5cm时提示有门静脉高压。门静脉内径≥1.5 ~ 1.8cm时常提示食管静脉有破裂出血的可能。通常，门静脉血流方向是向肝血流，血流方向变为离肝血流提示门静脉压力高、食管静脉破裂出血的可能性很大。门静脉内径、脾静脉内径还可作为预测曲张静脉破裂出血的参考指标。李芳等发现，当门静脉内径＞15mm，脾静脉内径＞11mm时，上消化道出血发生率明显升高。预测出血可行，可作为出血的警戒值。

（2）门静脉充盈指数：指门静脉面积与门静脉内平均血流速度之比。$CI = CSA/V_{mean} = (A \times B\pi/4) / (0.57\ V_{max}\cos\theta)$。式中，CSA为门静脉面积；$V_{mean}$为门静脉平均血流速度；$A$、$B$分别代表门静脉的前后径及横径；$V_{max}$为门静脉最大血流速度；$\theta$为门静脉血流与超声速之间的夹角。门静脉充盈指数与门静脉压力、肝内门静脉的血管阻力、门静脉血流量及门体侧支循环有关。门静脉内径越大，血流速度越低，门静脉充盈指数越高，发生出血的可能性越大。

2.胃左静脉内径、血流方向、血流速度及其分流指数

（1）门静脉高压时，胃左静脉内径增宽，血流速度增快，血流量增加，血流方向常变为双向或离肝血流。如胃左静脉内径＞5.0mm，血流方向变为离肝，且离肝血流速度≥17cm/s，说明门静脉高压比较严重，要警惕高度出血的危险性。胃左静脉直径＞5mm，结合门静脉直径＞16mm，脾静脉＞12mm，可作为预测出血的危险指标。但国内外有报道，单项胃左静脉内径扩张并不能预测食管静脉破裂出血。胃左静脉离肝血流且血流速度增快时，提示食管曲张静脉有出血的危险。韩蕴新等应用多普勒超声检测门静脉高压患者门静脉和胃左静脉的内径、最大血流速度、血流量、血流方向，结合内镜下所见曲张静脉串珠状或结节状、红色征等，对食管静脉曲张出血进行预测，未出血患者凡胃左静脉内径＞6mm，胃左静脉又属离肝血流，则其食管静脉是不久将出血的高危食管静脉。门静脉高压患者胃左静脉血流方向对出血预测有价值。Wachsberg等研究的结果示胃左静脉向肝血流出血率低，而离肝血流患者78%发生食管静脉曲张出血。

（2）胃左静脉分流指数：指胃左静脉血流量与门静脉血流量的比值。肝硬化门静脉高压时，由于阻碍门静脉循环的肝脏病变长时间不能消除，致使门静脉压力持续升高，同时由于食管贲门部的静脉距门静脉较近，且压力又较其他侧支低，故门静脉压力较容易超过胃左静脉的压力，导致门静脉内血流通过胃左静脉反流入食管静脉，从而造成门静脉血流量减少而胃左静脉血流量增大、食管静脉压力增大，食管静脉曲张甚至破裂出血。如胃左静脉分流指数≥ 0.12，说明门静脉高压比较严重，要警惕有高度出血的危险性。胃左静脉分流指数越大，出血可能性越大。当胃左静脉分流指数截断值定为0.12时，其预测出血的敏感度、特异度和准确度分别为93.7%、99%和92.3%。

3.肝静脉阻尼指数（damping index，DI） 指肝静脉向下的最小血流速度与向下的最大血流速度之比。DI＝肝静脉下行最小流速/肝静脉下行最大流速。Kim MY研究认为DI≥ 0.6是预测严重的门静脉高压症的较好指标，其敏感度为76%，特异度为82%（图20-11-23）。

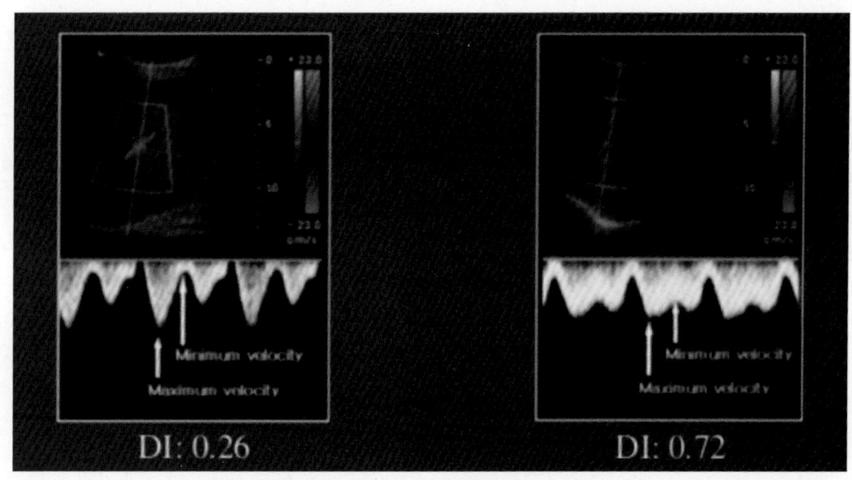

图20-11-23　肝静脉阻尼指数（DI）

4. 食管下段壁厚度及其壁内食管静脉血流方向

（1）由于分辨率和食管下段位置太深等原因，经腹超声常不能直接显示食管下段曲张静脉管腔，但通过测量食管壁厚度可间接评价食管壁静脉曲张程度。正常食管壁厚度≤5mm（图20-11-24），如≥6mm，提示有食管静脉曲张，如≥8mm，提示出血可能性很大（图20-11-25）。

（2）对于食管下段显示较清晰且静脉曲张较严重的患者，彩色多普勒超声常可显示食管下段曲张静脉内有血流信号，如血流呈明显的离肝血流，提示要警惕高度出血的危险性。

（二）内镜超声在食管静脉曲张破裂出血中的临床应用

1. 内镜超声预测指标

（1）食管黏膜下曲张静脉总横断面表面积（cross-sectional surface area，CSA）：食管静脉曲张横断面表面积之和是预测出血的有效指标之一。Miller等前瞻性双盲观察了28位食管静脉曲张患者最大食管静脉曲张横断面的曲张静脉总面积。采用Cox比例机遇模型方法分析了出血组（6/28）和非出血组（22/28）的CSA，认为两组之间CSA具有显著性差异。以0.45cm^{2}为截断值，预测食管静脉曲张出血的敏感度和特异度分别为83%和75%。

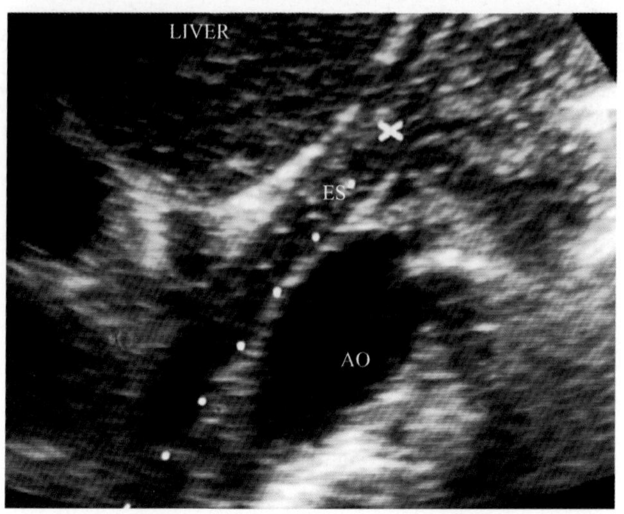

图20-11-24　正常食管下段声像图

LIVER. 肝；ES. 食管；AO. 腹主动脉

（2）食管周围静脉和穿静脉的直径：笔者在实践中发现食管周围静脉和穿静脉直径越大，发生复发和出血的可能性也越大。胃镜可显示食管黏膜下静脉，但无法显示食管周围静脉和穿静脉，而超声微探头可清晰地显示这些血管。内镜套扎术和曲张静脉硬化治疗虽可消除食管黏膜下静脉，但没办法消除食管周围静脉和穿静脉。食管周围静脉的血流通过穿静脉可反流至食管黏膜下，导致食管静脉曲张复发甚至破裂出血（图20-11-26）。

（3）曲张静脉壁张力：根据Laplace公式，$T=TP\times r/w$（T代表曲张静脉壁的张力，TP代表曲张静脉内压力，r代表曲张静脉的半径，w代表曲张静脉壁厚度）。曲张静脉壁张力是血管壁对抗向外膨胀的一种向内约束力量，代表血管本身的一种固有特性，血管腔内向外膨胀的力量越大，血管壁的张力就越大，以防其进一步扩张。血管扩张到一定程度时，血管内径稍有扩大或血管壁的厚度略有减少，即可导致血管壁的张力明显增加，超过血管壁的弹力极限时，则在血管壁的最薄弱点发生破裂。理论上曲张静脉壁张力是最理想的预测指标，过去由于不能准确获得曲张静脉壁厚度这个参数，无法计算出曲张静脉壁张力，现随着20～30MHz的高频超声微探头的发展，除了可准确测量出曲张静脉的内径，还能测量壁的厚度，再结合曲张静脉压力的测量（通过测压仪或曲张静脉穿刺测压），即可计算出曲张静脉壁的张

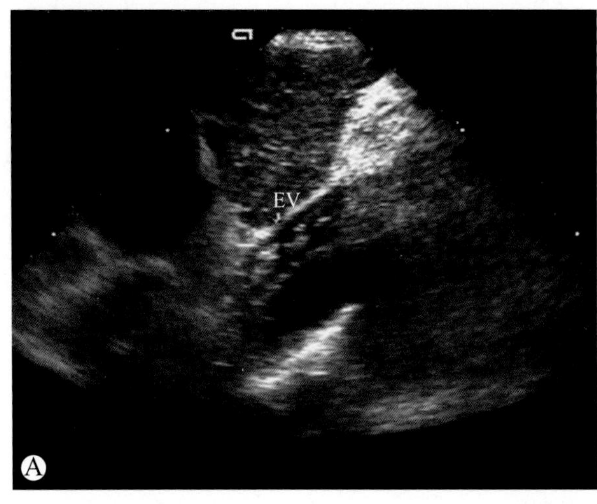

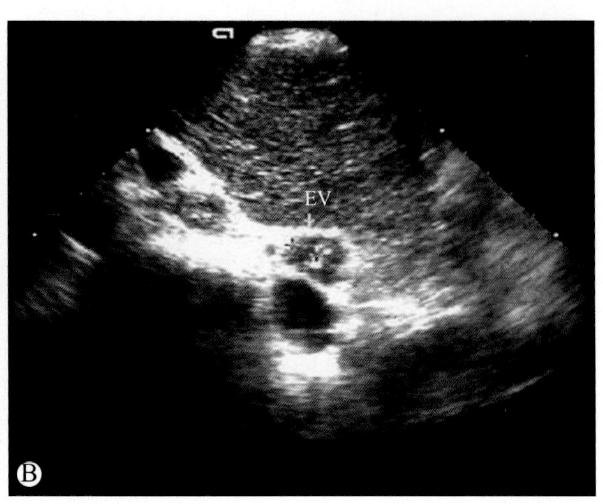

图20-11-25 食管下段静脉曲张二维声像图

A.纵切；B.横切。EV.食管静脉

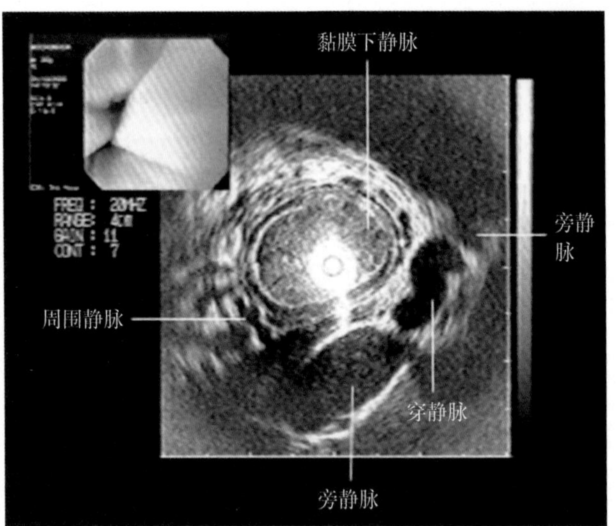

图20-11-26 食管周围静脉和穿静脉

力，从而可望对食管静脉破裂出血做出准确的预测。前瞻性研究表明，当食管曲张静脉压力＞15mmHg时，出血的可能性为78%；压力＞20mmHg时，表示正在出血或新近有过出血。无创测压仪测量的曲张静脉压力是曲张静脉内压力，并不完全代表曲张静脉壁张力。微探头可以准确测量出黏膜下曲张静脉的大小和壁的厚度，结合无创测压仪测定的曲张静脉内压力，运用Laplace定律，可以计算出食管曲张静脉壁张力。Jackson等首次通过采用20MHz高频超声微探头结合内镜下食管静脉曲张测压，通过Laplace公式测出静脉壁张力（40～195mmHg）。李瑞珍等研究发现食管曲张静脉壁张力与食管曲张静脉压力有指数相关关系，出血组和未出血组食管曲张静脉壁的张力分别为（315.22± 16.42）mmHg和（129.15±10.44）mmHg，两组之间有显著性差异。

2.临床意义　超声预测是一项很具吸引力的预测手段，具有无创、简单、方便等优点。目前采用超声预测食管曲张静脉破裂出血的指标不少，均有一定的意义，其中食管静脉壁张力是较有前途的指标。

七、微导管超声在食管静脉曲张治疗后疗效评估及复发预测中的临床价值

食管静脉曲张治疗后的疗效是指导进一步治疗或随访的关键。评估疗效的方法有内镜、钡剂、经皮经肝门静脉造影、经腹超声、CT、MRI等。上述方法有创伤大、价格昂贵或显示不满意等不足之处。普通内镜仅能见到扩张增粗的食管黏膜下静脉形成的食管静脉曲张，而超声微探头可清晰地显示食管壁内外普通内镜难以观察到的血管结构。

（一）超声对食管静脉曲张治疗后疗效评估的标准

根据日本门静脉高压研究会1991年制订的分级标准对食管静脉曲张进行分级：F0，无曲张静脉；F1，轻度，直的、管径较小的血管；F2，中度，串珠样中等程度扩张的血管；F3，重度，瘤样、结节样显著扩张的静脉血管。

1.周围静脉曲张程度

（1）轻度：稀疏分布或无，血管根数＜4且内径＜2mm。

（2）重度：密集分布，血管数目≥4且内径≥2mm。

2.旁静脉曲张程度

（1）轻度：内径＜5mm。

（2）重度：内径≥5mm。对于食管静脉曲张结扎术的疗效评估一般是通过胃镜观察治疗前后曲张静脉是否回缩或闭塞。但由于胃镜只能观察到食管表面的静脉，故有一定的局限性。应用微探头扫查食管下段，自食管胃结合部向上连续扫查5cm范围，观察食管壁内外血

管。应用微超声探头检查不但安全易行、重复性好，还可以观察到曲张静脉的内径变化并探测到深层静脉和曲张静脉复发及再交通情况。近年来，国内外有文献报道应用超声胃镜对食管静脉曲张内镜下治疗术进行疗效观察。胃镜下微探头超声检查是一种先进的诊断方法，集安全、简便、客观、准确、重复性好于一身，它可以比胃镜更客观准确地描述食管静脉曲张治疗前后曲张静脉及周围血管的闭塞和再扩张情况，从而准确地判断治疗效果。

3.食管静脉曲张治疗后的内镜超声评估疗效指标

（1）根治：在食管下段5cm以内及胃近端1～2cm内无曲张静脉残留。

（2）有效：黏膜下曲张静脉分级减轻；黏膜下曲张静脉压力减小；穿静脉及食管周围静脉内径减小、数量减少。

（3）无效：黏膜下曲张静脉分级如故，甚至加重；黏膜下曲张静脉压力增加。

4.腹部超声评估疗效的指标

（1）有效：门静脉内径减小，血流量增加；胃左静脉内径减小，血流速度减慢；食管壁厚度减小，壁内蜂窝状液性暗区消失；脐静脉血流速度减慢，血流量下降。

（2）反之，则疗效欠佳。

（二）超声对食管曲张静脉治疗后预测复发及再出血的应用及声像图表现

微探头预测复发及再出血的声像图表现如下。

1.食管曲张静脉压力测定是预测食管静脉曲张破裂出血的最主要方法。根据流体力学Laplace定律，血管内压力增加是始动因素，血管内压力越高，血管扩大，口径增大，血管厚度减少，血管变薄，同时血管张力增大，当张力增大超过一临界值时，血管壁破裂，发生大出血。

2.穿静脉增多、增粗提示复发的可能，超声造影可以提高穿静脉显示率。穿静脉是沟通食管曲张静脉和周围静脉及旁静脉的桥梁，其内血流方向具有双向性的特点，可以向内（从食管周围静脉引流入黏膜下静脉）、向外（从黏膜下静脉引流入食管周围静脉）或双向。穿静脉在食管曲张静脉发生发展过程中有重要作用，它的开放、扩张使食管壁内外曲张血管之间的相互影响更为密切。当有大量的分流血流由食管曲张静脉通过穿静脉流入周围静脉和旁静脉时，必然会促使其在食管壁外扩张，形成内镜超声下可见的扩张血管；相反，食管周围静脉和旁静脉的血流也可以通过穿静脉流入食管曲张静脉，从而促进食管静脉曲张。

3.严重的食管周围静脉提示近期静脉曲张复发可能，食管旁静脉和周围静脉均对食管静脉曲张的形成有影响，其中周围静脉发挥着更大的作用。对旁静脉和周围静脉扩张严重，尤其是食管周围静脉扩张严重者，应在彻底根治食管曲张静脉的前提下，适当缩短复查时间间隔，至少＜6个月，以便及时发现食管曲张静脉复发并进行有效干预。

4.红斑征。Schiano等利用20MHz高频超声微探头对食管静脉曲张表面的血囊肿样红斑征进行研究，发现60%超声下类似动脉瘤样隆凸。作为出血的前驱改变，血囊肿样红斑征可能表现为局部曲张静脉壁的薄弱。笔者认为在部分食管静脉曲张中，增高的曲张静脉壁张力可能并不直接导致静脉壁破裂，而是先继发形成动脉瘤样改变，致使局部静脉壁薄弱，而后在各种不利因素作用下导致出血。

5.食管静脉曲张容积检测。Chung等应用20MHz高频超声微探头及三维影像重建系统测定食管静脉曲张模型的腔内容积，结果显示测定容积值与实际值误差仅为0～0.27ml，两者有显著相关性，认为作为几乎无创伤性检测手段，超声微探头下食管静脉曲张容积检测可能将有助于预测出血风险及更为准确地评估患者食管静脉曲张治疗后反应与预后。

6.内镜治疗后食管壁残留静脉与食管静脉曲张复发有关。根据内镜超声微探头显示食管壁仍残留曲张静脉或仅部分形成血栓的静脉或小的无回声结构，则其复发可能性很大。

虽然目前内镜超声检查预测食管静脉曲张复发及再出血尚处于探索阶段，但其已展现出光明的应用前景。为更好地了解内镜治疗后食管静脉曲张复发的病理生理学特点，有必要进一步研究食管周围侧支静脉、穿静脉与食管贲门部壁内静脉之间的关系，以利于预测食管静脉曲张复发及再出血。超声微探头的广泛应用加深了人们对食管静脉曲张病理生理学特性的认识。随着新技术的不断应用，如三维成像、微探头彩色多普勒成像、超声造影的应用，以及相关经验的不断积累，超声内镜在指导食管静脉曲张的治疗与预测复发及再出血方面将发挥更为积极的作用。

八、门静脉高压患者肾脏、心脏等器官血流动力学的变化

肝硬化可引起心血管系统的改变，主要表现为高动力循环状态，心排血量增加，内脏血流量增多，心率增快，外周血管扩张，阻力下降，血压下降，心脏功能受损。这种血流动力学的紊乱不仅对门静脉高压的维持起重要作用，而且也是水钠潴留、腹水、肝肾综合征、肝

肺综合征等出现的重要原因。

肝硬化患者血流动力学的紊乱在肾脏主要表现为肾血管阻力增高，肾血流量下降，肾小球滤过率降低。研究表明，肝硬化患者肾动脉血流频谱呈高速高阻型，收缩期出现高峰，舒张期血流减少，肾动脉血流阻力增大，这种血流动力学的改变早于肾功能血清肌酐、尿素氮参数异常的出现。正常人肾动脉血流阻力由肾门至肾皮质依次降低，而肝硬化门静脉高压特别是有腹水的患者，这种规律消失。肝硬化肾血流动力学紊乱持续存在并逐渐加剧，肾皮质持续缺血，可能是肝肾综合征的始动因素。

肝硬化患者不仅有血流动力学的紊乱，而且会引起心脏功能的损害、肝硬化。心脏功能受损早期主要表现为心肌收缩反应迟钝，在静息时可表现为收缩功能正常，但当遇到药理、生理或精神应激时，受损的功能就会表现出来，因为此时组织耗氧量增加，为满足组织耗氧量的需要，正常机体会发生各种应激反应，包括心排血量增加。肝硬化患者心脏功能受损，难以满足心排血量的需要。研究证实运动负荷后，肝硬化患者左心室舒张压和肺动脉压增加，而其心脏指数没有改变甚至减少，表明心脏对心室充盈压增加的反应高度异常。负荷后肝硬化患者左心房直径明显增大，提示左心室收缩功能不全，血液停滞于左心房，左心室顺应性下降。且肝硬化收缩末期容积和舒张末期容积明显增加，提示心室收缩反应迟钝。评估心脏收缩功能的指标中，除SV、CI、EF外，收缩时间间期是另一重要指标，也是目前唯一以时间为变数的一种无创心功能检测法，其可靠性已被心导管证实。其中左心室射血前期（PEP）与射血时间（LVET）比值反映心功能改变较心脏指数更敏感，在心脏功能损害的早期即可出现异常，而心脏指数、射血分数往往在左心室功能损害晚期才显示异常。肝硬化门静脉高压患者静息和运动后心脏PEP、LVET时限延长，以PEP明显，PEP/LVET延长表明静息和运动后心脏收缩功能均有损害。心脏收缩功能的异常往往伴有舒张功能的减退，且后者常先出现，并被认为是心肌受损的早期标志。多普勒超声心动图在心室充盈期的二尖瓣频谱E波、A波峰速，E/A比值是人们公认的左心室舒张功能异常的无创指标。肝硬化患者E波、A波峰速均增高，而E/A比值下降，提示心脏舒张功能减退。然而显著的肝硬化患者并无明显的心力衰竭，这可能是因为明显的外周血管扩张显著地降低了心室的后负荷，或者循环血量的增加导致显著前负荷加重，从而对心功能下降有代偿作用，掩盖了心力衰竭的严重症状，因此，临床上心力衰竭的症状轻微，肝移植、外科门体分流、经颈静脉肝内门体分流等都可诱导心力衰竭的出现。肝移植通过多种机制，门体分流则使大量的静脉血迅速返回心脏，从而诱导心脏的应激反应。

门静脉海绵样变性

（1）超声诊断：为肝前型门静脉高压症的主要原因，占儿童门静脉高压症的50%以上。

（2）病因：门静脉因先天性或后天性原因导致门静脉主干和（或）分支完全或部分阻塞后，为维持肝的血液供应，在闭塞的门静脉及其周围逐渐形成多条伸入肝内的侧支，表现为一种特殊的海绵样外观，故命名为“门静脉海绵样变性”，其替代了门静脉的作用，将血液注入肝内门静脉系统。

（3）临床体征：以脾大、脾功能亢进、消化道出血、腹水为主要表现。

（4）超声影像特点：见图20-11-27，图20-11-28。①肝门区可见门静脉壁增厚，回声增强，其前方呈蜂窝状液性暗区，范围依门静脉阻塞严重程度而定。②CDFI可见门静脉主干及其液性暗区内充满血流信号，多普勒频谱可显示门静脉血流。

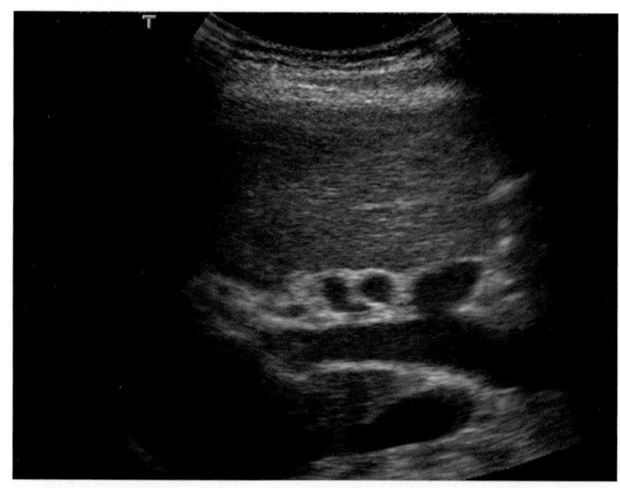

图20-11-27 门静脉海绵样变性（一）

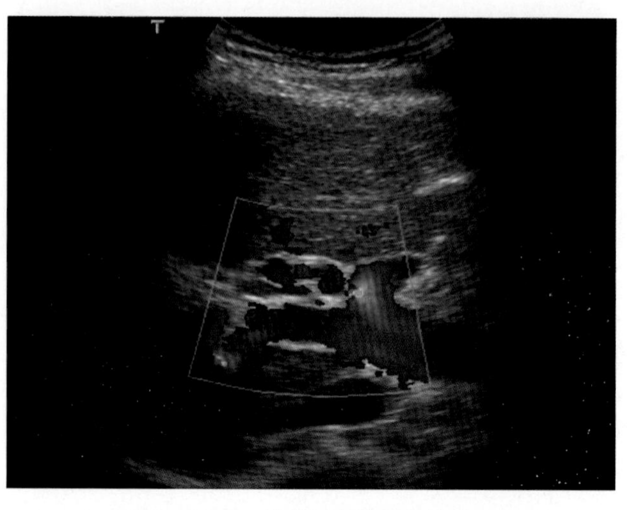

图20-11-28 门静脉海绵样变性（二）

九、弹性成像无创评估肝硬化门静脉高压症的肝静脉压力梯

肝静脉压力梯（hepatic venous pressure gradient，HVPG）是通过颈静脉插管，测定肝静脉锲入压与游离压，两者之差即为HVPG（图20-11-29）；HVPG是各种病因肝硬化（除了原发性胆汁性肝硬化）门静脉压力测量的准确、可重复及安全的指标。HVPG是肝硬化门静脉压力的金标准，可以诊断门静脉压力程度并对其进行分级；也是评估患者预后的预测因子。多个研究结果表明HVPG升高是肝硬化并发症发生的独立预测因子。简单而言，HVPG与代偿期肝硬化1级患者的静脉曲张形成、发展为失代偿期及肝癌的发生等危险性均有相关性。HVPG≥10mmHg，增加了患者发生失代偿、肝癌及死亡的危险性；HVPG≥16mmHg，大大增加了患者死亡的危险性；HVPG＞20mmHg，是发生曲张静脉急性出血的最好的独立预测因子。

准确分级肝硬化病情对于治疗肝硬化具有十分重要的意义。目前公认的肝硬化分级分为代偿期和失代偿期。代偿期是指没有或者很少有临床表现，分为两个亚级：1级，没有静脉曲张；2级，合并静脉曲张。以HVPG为分类标准可以进一步分为：①没有门静脉高压；②有门静脉高压但没有达到临床显著水平（HVPG＜10mmHg）；③临床显著的门静脉高压（HVPG≥10mmHg）。

HVPG对于分级肝硬化门静脉高压症的严重程度、预测食管静脉曲张破裂出血、评估治疗效果、评估预后都有极重要的意义。但由于其属于有创检查，不能作为常规检查在基层医疗单位广泛推广，也不能在短时间内多次、反复地对患者进行测量，迫切需要一个无创的方法能够部分替代HVPG，提供一种快速区分代偿期肝硬化患者预后分级的筛查方法。

肝硬化的重要病理学变化就是硬度增加，超声弹性

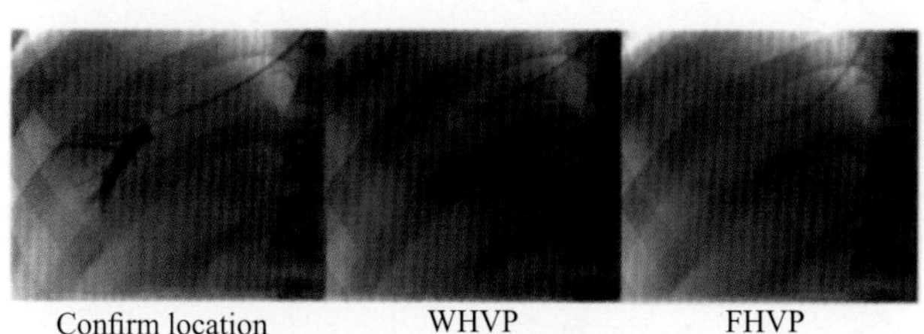

HVPG = WHVP − FHVP

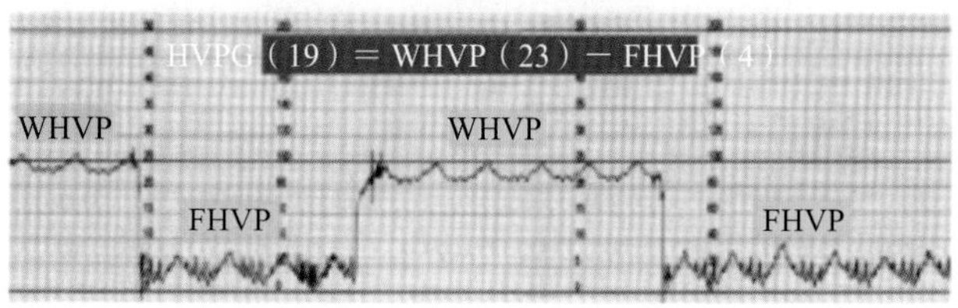

图20-11-29　肝静脉压力梯测量

成像是近些年迅速发展的新技术，在评估肝脏慢性病变方面发挥了重要作用。

超声弹性成像即采用超声的方法评估组织硬度，硬度则是反映组织实质内在的一种物理特性。欧洲肝病研究协会（European Association for the Study of the Liver，EASL）于2015年把应用瞬时弹性成像（TE）测量肝脏硬度评估肝病的进展和预后写进指南。

（1）推荐TE测量肝脏硬度的方法：患者仰卧位，右上臂上伸，充分暴露肝脏右叶。超声探头放在于第9～11肋间隙水平（通常肝脏活检的位置）的腋中线处。超声图像至少能显示6cm深的肝脏组织，并且避开血管结构。然后启动测量按钮测量肝脏组织硬度。

如果测量不成功，则无杨氏模量数值显示；如果测量了10次都无数值显示，则该病例肝脏硬度测量失败。TE测量肝脏硬度结果有效的标准是：①至少有10次显示测量值的结果；②有测量结果的次数占整个测量次数的比值大于60%；③四分位数间距（interquartile range，IQR，反映测量值的分布离散程度）小于硬度测量值中位数的30%（即IQR/M≤30%）。

欧洲肝病研究协会指南认为TE是一种快速、简便、安全和易于学习掌握的技术，具有广泛的应用价值。当患者合并腹水、过于肥胖时，其应用受到限制；此外也受制于操作者的技术和经验；大约有20%的测量失败率。

（2）TE在慢性肝病中的应用：欧洲肝病研究协会指南推荐TE可以作为无创测量肝脏硬度的方法；在病毒性肝炎肝病（乙肝和丙肝）中的应用价值得到证实，在非酒精性脂肪肝和其他慢性肝病中的应用价值有待证实；相比于检测出明显肝纤维化，TE能更好地检测出肝硬化；TE测量肝脏硬度是慢性肝病患者是否有肝硬化的可信赖的指标，其排除肝硬化的价值大于诊断肝硬化的价值（阴性预测值达90%以上）。

TE可以有效检测患者是否发展到临床上HVPG显著升高或食管静脉曲张的高危险性。多个研究证实，在较严重的肝病患者中，TE测量的肝脏硬度值与HVPG有很好的相关性。在代偿期慢性肝病/肝硬化患者中，TE诊断临床显著的门静脉高压（clinically significant portal hypertension，CSPH，HVPG≥10mmHg）的价值很好：诊断CSPH，敏感度为90%时TE参考值为13.6kPa，特异度为90%时TE参考值为21kPa。

研究表明，HVPG为5～12mmHg时，TE与HVPG有很好的相关性（此时病情处于没有明显临床症状的肝硬化阶段），但当HVPG＞12mmHg时，二者相关性就不好了。这是因为随着肝硬化程度不断进展，门静脉压力的升高越来越不依赖于肝脏纤维化导致的阻力增高，而是越来越依赖于肝外因素（如高动力血液循环、内脏血管扩张等）。因此，研究者把TE无创替代HVPG的应用

限制在HVPG＜12mmHg时的代偿期肝硬化患者。

（3）影响TE准确性、重复性的因素

1）TE不适用于肥胖、肋间隙窄、腹水等患者。

2）操作者间及操作者内测量可重复性好，但没有达到理想的状态。

3）有近20%测量不成功的可能性。

4）水肿、炎症（ALT过高、肝炎病毒高复制期即病毒血症期）、胆汁淤积、肝脏充血（充血性心力衰竭等）会导致肝硬度增高。

5）不同病因的门静脉高压，TE的参考值不一致。

（高　峰　李瑞珍）

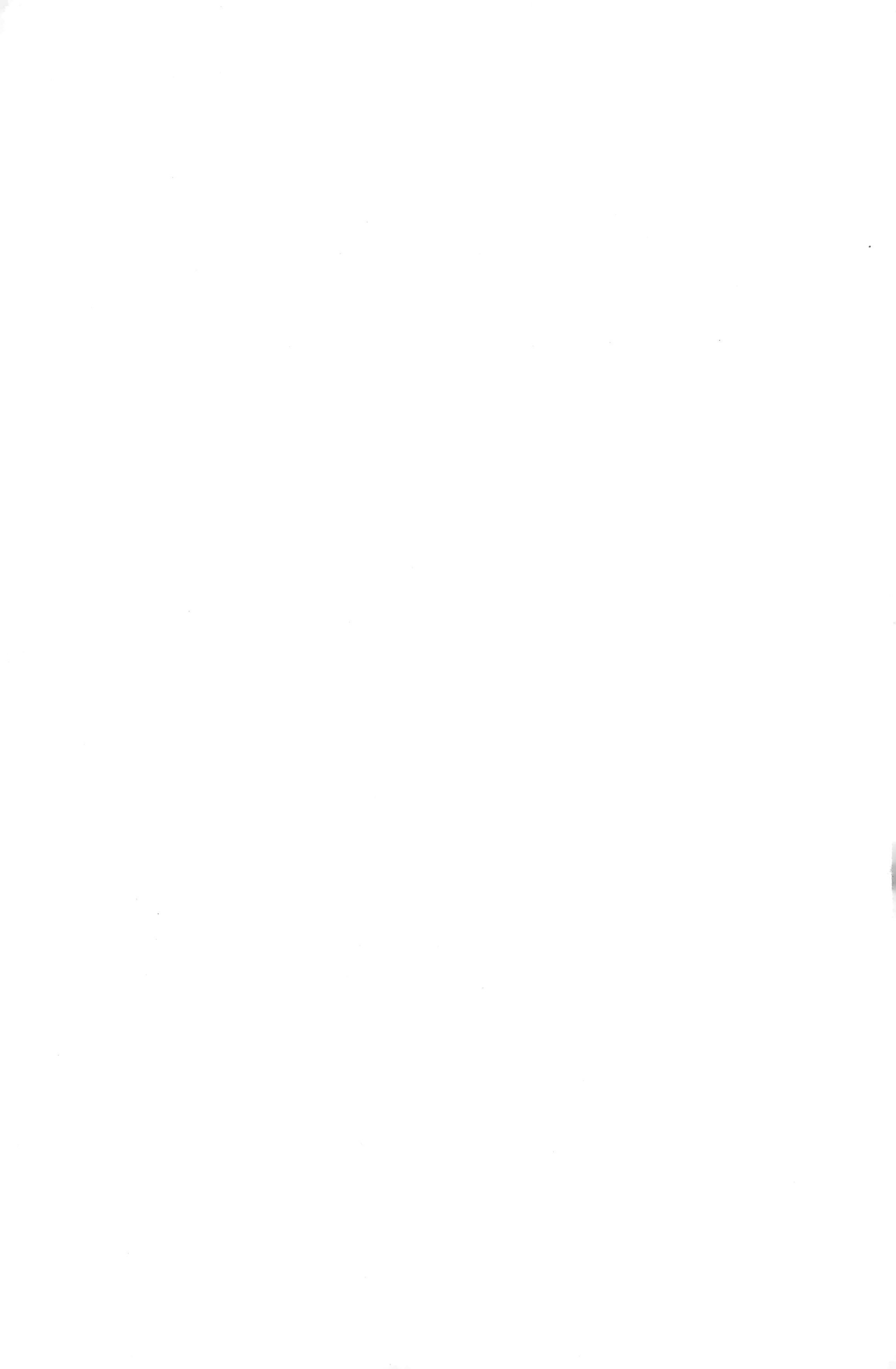